中医从基础走向临床丛书

辨证求因从气论

名医解读
中医学理论
框架的基石

瞿岳云——

主编

CS
K 湖南科学技术出版社·

国家一级出版社 全国百佳图书出版单位 · 长沙

前　言

　　"气"是中国传统文化最基本、最独特的范畴，也是中医学构建理论体系的基本概念之一。气是宇宙的本原，是生成万物的原初物质，作为万物之灵的人自然也不例外。"天覆地载，万物悉备，莫贵于人，人以天地之气生"（《素问·宝命全形论》）。"天之在我者德也，地之在我者气也，德流气薄而生者也"（《灵枢·本神》），从世界本原层面揭示出气是构成人的基本物质。气的概念被广泛地用来解释宇宙和生命的起源，自然界和人的组成、变化及关系，以及人体的健康和疾病等各个方面，涵盖了哲学和医学两个层次、多个方面的内容。在中医学理论的形成和发展过程中，吸收了诸多古代哲学的概念范畴。中医气学理论即直接来源于古代哲学，并从医学的实际出发，赋予了特有的内容，使中医学的气概念具有了自己特定的内涵，在概念上实现了从哲学之气向医学之气的转化。

　　气学理论是中医理论框架的基石，那么"气"是什么？是物质，还是功能？回答这个问题，首先要回答什么是生理功能，生命物质指的是什么，二者有什么关系，如何区分，等等。生命是由核酸、蛋白质等组成的生命体所呈现出的特殊现象，其基本特征是新陈代谢和自我复制。在生命过程中，既有维持生命活动的基本物质，也有运动着的物质的各种不同的功能表现。在中医学中，运用了各种不同的气名，表达维持生命活动的基本物质和运动着的物质的各种不同的功能表现，《黄帝内经》（简称《内经》）提出了"以名命气"和"以气命处"的划分方法。"以气命处"是在人体生命活动中各组织器官呈现出的不同的功效和作用。例如，以脏腑为处的心气、肝气、胃气、胆气等；以五体为处的血脉之气、肌肉之气、骨髓之气、筋膜之气以及胸气、腹气、中气、头脑之气、耳目之气、口齿之气等。

　　《内经》中气的概念很多，大致可分为两类：第一类是作为哲学观念，即气是物质的同义词，是一个普遍广泛的概念，它可以概括宇宙的万物，解释自然界事物的存在和运动状态，不指具体某一事物。例如，《素问·天元纪大论》中"形气相感而化生万物"，《素问·宝命全形论》中"天地合气，命之曰人"，其中之气均为古代哲学中的气。第二类是指构成人体生命的基本物质，既是人类赖以生存的某种物质，又指如同肺腑组织功能活动的总称。

　　《内经》对气的认识可以归纳出气的六个特点。其一，气具有普遍存在性。认为世界上的一切事物都具有代表其自身本质属性的"气"，也就是说"气"决定着事物的本质特性。每种事物都有其各自的"气"，如天气、地气、人气、寒气、暑气等。所以说，"气"代表了天下万物各自的本质属性。其二，气对于生命具有决定性。人不可以离开"气"而存在，"气绝"则死，"气尽"则形骸独居，没有"气"的形骸是死的。其三，气具有普遍相通性和穿透性。《素问·生气通天论》云："天地之间，六合之内，其气九州、九窍、五脏、十二节，皆通乎天气。"气的普遍相通性——自然界的"气"与人体中的"气"，以及人体内部的"气"之间是相通的。其四，气具有能量属性。"气"与"气"之间、"气"与

"形"之间可以相互作用，这反映出"气"具有能量属性。其五，气具有可被感知性。"气"是可以被感知、可以被认识的。根据人体外部"形"的表现可以推知人体内部的"气"的状态。"气"的可感知性是中医诊断学的理论基础。其六，气具有可控性和可调节性。人体的"气"以及"气"的运动是可以调节、可以操控的。人体之"气"的可控性和可调性，为中医独特的治疗学提供了理论依据。

气为百病之源。气是构成人体的最基本物质，人体之气来源于呼吸自然之清气、饮食水谷之气、父母禀赋之精气，随着人类本身活动过度，生态恶化，环境污染，体质缺陷等，造成天气不清，地气不洁，精气伏邪。

气为百病之基。它体现了中医正气为主的发病观，"正气存内，邪不可干"；"邪之所凑，其气必虚"；正气虚损内因是发病的根据，外在邪气外因是发病的条件，外邪通过正虚才能发生疾病。因此，正气不足为百病产生的基础。

气为百病之机。张景岳云："气之为用，无所不至，一有不调，则无所不病。故其在外则有六气之侵；在内则有九气之乱。"

气为百病之因。气失和谐即为致病的邪气，从而产生诸多病变。

气机紊乱是疾病的基本表现形式。人体是一个有机的生命活动机体，是充满着运动变化的机体。气机的升降出入就是生命的基本表现形式，贯穿于生命活动的始终，"升降出入，无器不有"，也无时不有，内而脏腑气血，外而语言视听，无不是脏腑气机升降出入的体现。人体之所以能保持旺盛的生命力，正是五脏六腑的气化，使其升已而降，降已而升，升中有降，降中有升，维持全身气血津液的代谢平衡。"气之在人，和则为正气，不和则为邪气。凡表里虚实，顺逆缓急，无不因气而至，故百病生于气"（《景岳全书》）。临床上，各种致病因素导致气机升降出入的变化，故张景岳云："凡病之为虚为实，为寒为热，至其变态，莫可名状。欲求其本，则只一气字足以尽之。"因而辨证关键在于辨气，论治诸病以调气为要。《景岳全书·诸气》云"病之生也，不离乎气，而医之治病也，亦不离乎气。但所贵者，在知气之虚实，及气所从生耳"。将天人之气、脏腑之气、形志之气，整体地、辩证地予以分析归纳的辨证方法，是中医诊病的特点之一。

纵观古今之中医，无论是"四大经典"，还是各朝代医家之著述，几乎无一不言"气"者。气学理论贯穿于中医理、法、方、药之中，诸如生理之正气、元气，病因之邪气、六气，病理之气虚、气滞，病机之气化、气机升降、阳化气、阴成形，治疗之补气、调气等，涉及中医理论体系的各个方面，内容甚为丰富。既然如是，那么气的本质是什么？仁者见仁，智者见智，歧义诸多，然而目下鲜见有对中医"气"探索研究的系统归纳总结。有鉴如是，吾汇集广泛的相关文献，结集为这本《辨证求因从气论——名医解读中医学理论框架的基石》。因而斯作从一定程度而言，实为热心研究"气学"之专家学者集体的结晶，本人仅就此作了梳理、归纳而已。

本书分为上、下两篇，即理论与临床两大部分。上篇为"气之博论"，内容涵盖中医诸多之气的概念、特性、内涵与外延、历史源流，以及哲学之气与中医之气的联系与区别、气本质的现代科学研究等；下篇乃基于中医"百病生于气"的经典之论，为"诸病从气辨治"，着墨颇多，涉及临床呼吸系统、心脑血管系统、神经系统、消化系统、内分泌系统、泌尿系统以及妇科、男科、骨科和肿瘤等诸多疾病中医从气辨治之理、之验。本书既有理论解读，又有辨治的方药经验，亦有相关现代研究的新颖见解，昭显着理论与实践的统一性。

瞿岳云

于湖南中医药大学

目　　录

上篇　气之博论

下篇　诸病从气辨治

上篇　气之博论

1 　先秦气论与《内经》的发展

　　"气"范畴作为中国古代哲学的核心范畴之一，它"自形成后就决定了中国哲学的基本发展方向，并且对天文、地理、农学和医学等古代科学技术产生了重大影响，规定了古代科技的形态和发展方向，形成了我国有别于西方的独特的科技理论体系"。这一科技体系虽在后来被西方所超越，但不容否认，源于中国古代哲学的"气"范畴，在被引入医学经典《内经》之后得到了充分发展，尤其在中国岐黄医学领域表现得极为突出，取得了人类医学领域的重大成就。学者腊永红等着重从哲学与医学两个方面对"气"范畴之演变做了考察揭示，以期对中国古代"气"论自然哲学有进一步了解。

先秦气论演变

　　任何一个哲学范畴都不会突然产生，必有一个酝酿和发展演变之过程，"气"范畴自然也不例外。"气"字起源极早，据考证在甲骨文中就已出现"气"字，但它最初不是一个哲学范畴，而是一个表示具体事物的概念，所表示的是山川云气及人的呼吸之气的客观之物。经过春秋以前漫长的发展过程，人们通过对自然界的云气、雾气、风气和寒暖之气，生活中的烟气、水气、蒸气以及自身气息这些区别于液体、固体的流动而细微的客观实在现象的观察思考，逐渐有了万物皆有气，气是决定万物存在、发展与消亡动力的认识，形成了"气"这一表示世界万物原始基质的观念。最早从哲学意义角度使用"气"概念的是西周太史伯阳父。幽王二年，三川皆地震，引发人们各种猜测，伯阳父却用阴阳二气失序来解释地震之发"夫天地之气，不失其序，若过其序，民乱之也。阳伏而不能出，阴迫而不能蒸，于是有地震。今三川实震，是阳失其所而镇阴也"（《国语·周语上》）。由于"阳伏""阴迫"，阴阳二气不能正常升降转化，固有的运动秩序就被颠倒，于是发生地震。伯阳父第一次用阴阳二气这一构成物质世界的原始基因来解释宇宙自然的运动变异，因此，使得阴阳二气就具有了世界本原、本质的意义，突破了殷周以来天帝鬼神世界观的羁绊，宣告了中国气论哲学的诞生，这对以后中国自然科学发展乃至政治、伦理道德等基本思想体系的形成具有奠基意义。

　　老子以降，阴阳二气已有万物本体之意味。"道生一，一生二，二生三，三生万物。万物负阴而抱阳，冲气以为和"（《老子》四十二章）。一者，气也。道生一，就是道生气，亦即道以气之形态出现。一气化而分为阴阳二气，此即"一生二"，阴阳二气交相感应、涌摇融合就形成为一种和合状态，这即"二生三"；天地万物就是由阴阳二气交互感应合和而生成，此即"三生万物"。此万物当然包括人在内，人也是阴阳二气合和而生。而人若能把形气和精气结聚在一起且保持体内气的和谐状态，人就不会离开本真，会使体内血气达到精充气和状态，这样就可返璞归真，使人停留在无欲的、婴儿的状态，从而达至保全养生目的。"载营魄抱一，能无离乎？专气致柔，能如婴儿乎？"（《老子》十章）至此，老子已摆脱气的具体形态，将阴阳二气概括到了本体论的高度，可以说在宇宙观上，促使气一元论的产生，老子是有开创性功绩的，但他没有对阴阳二气作进一步的界定，未免显得有些粗糙模糊。

　　庄子进一步发展、抽象了老子的"气"，明确提出了"通天下一气耳"命题，使气被更肯定地提升到了宇宙本体的高度。"察其始而本无生，非徒无生也而本无形，非徒无形也而本无气，杂乎芒芴之间，变而有气，气变而有形，形变而有生，今又变而之死，是相与为春秋冬夏四时行也。"（《庄子·至乐》）即是说，从人之生命发展过程来看，起初并无生命存在；再往前追溯，不但不存在生命，甚至连生命的载体即形体也不存在；非但形体不存在，连气也不存在。那么"气"从何而来？它不是生出来的，而是存于杂乎芒芴之间，这种芒芴状态本身就是气的一种混沌未分之状态。这种"芒芴"之气后经过分化，便"变成阴阳二气；二气凝结，变而有形；形既成就，变而生育"。可见，宇宙间一切有生命的东西，都是由气生成的。"天地者，万物之父母也，合则成体，散则成始"。（《庄子·知北游》）此处所说的合成体，散成始，皆指"气"而言。《庄子·知北游》还明确指出："人之生，气之聚也。聚则为生，散则为死。若死生为徒，吾又何患？故万物一也。是其所美者为神奇，其所恶者为臭腐；臭腐复化为神奇，神奇复化为臭腐。故曰：'通天下一气耳'，圣人故贵一。"气在这里成为万物统一的基础，万物的存亡在于一气聚散变化。既然万物皆一气所生，故宇宙间也就只有一气之存在。死生为徒，相为始终，都是贯通天下万物的一气所为，所以美生恶死大可不必，"圣人故贵一"。这较《老子》的"冲气"说更为深刻，它包含有两层意思：一是宇宙万物统一于气；二是万物在本质上是物质的。庄子同样认为要使生命能正常生长和发展长久，须使阴阳二气在交感变化中保持协调状态，使体内元气和平。"天气不和，地气郁结，六气不调，四时不节。今我愿合六气之精，以育群生"。（《庄子·在宥》）可见，庄子显然是在努力探求宇宙天地之统一性和本质问题，这种探求在客观上为先秦道家创立元气本体论提供了思想前提和逻辑前提。而气作为宇宙的本体与元气本原论是有区别的。"本原论有时间的先后，而本体论则没有时间的先后，而只有逻辑上的先后，它涉及世界的本质问题，世界的构成问题，世界的统一性问题"。因此，说气是宇宙的本体，是说气是自然万物的基础，亦是说气成为世界的本质或构成天地万物的物质元素。实际上，庄子对气抽象的过程，也就是把气系统化、理论化的过程，这个过程也是中国古代最早的气一元论思想形成和建立的过程。

至战国时，亦大概与《庄子》发展出"通天下一气耳"思想的同一时期，《管子》明确地用"气"解释"精"，把"精"与"气"并联，正式提出"精气"这一重大概念，并对之作了多方面的阐释，认为人的形体和生命都是由精气所构成。"精也者，气之精者也""凡人之生也，天出其精，地出其形，合以为人，合乃生，不合不生"（《管子·内业》）。"凡人之生也，男女精气合，而水流行"。（《管子·水地》）稷下道家不仅以精气来解释人的生成，也以精气来解释人的意识起源和精神活动。"气道乃生，生乃思，思乃知，知乃止矣。"（《管子·内业》）人因为有了精气才有了生命，有生命才有思想，有思想才有智慧，有智慧人才真正成为人。"精气"不但是人得以生的基本条件和材料，也是构成天地万物的基质与根源。"凡物之精，此则为生。下生五谷，上为列星。流于天地之间，谓之鬼神；藏于胸中，谓之圣人。是故名气，杲乎如登于天，杳乎如入于渊；淖乎如在于海，卒乎如在于己。是故此气也，不可止以力，而可安以德，不可呼以声，而可迎以音。"（《管子·内业》）这是说，气是一种无处不在，独立于人之外，弥漫流动于天地之中的精灵之气，精气动而化生万物，故它既是化生天上星辰和地上五谷的物质材料，也是鬼神和圣人产生的物质基础。

可以看出，《管子》把自然现象与生命现象相统一，寻求到了自然与人共同的本原，即二者的产生都依赖于精气的结合，把生成宇宙万物的本体看成是具有概括性质的精气。无疑，"《管子》的精气概念蕴涵了它之前气思想发展的所有成果，它在一定程度上摆脱了'气'的各种具体的直观的经验形态，以自身高度抽象化的特点而跃居其他概念之上成为具有一定普遍性的哲学范畴"。这在万物起源问题上是一种巨大的理论贡献，它不但为后来唯物主义哲学的发展开辟了道路，也为《内经》"气"理论体系的形成开拓了先河。

《内经》对先秦气论的继承

《内经》是我国现存医书中最早的典籍之一，成书于战国至秦汉时期，分为《素问》和《灵枢》两部分。《内经》汲取气一元论思想，用以解释天地自然、人体生理病理和防治养生等。《内经》首先把气看作宇宙的本原，构成万物的基础，整个自然界充满着气。"太虚寥廓，肇基化元，万物资始，五运终天，布气真灵，总统坤元。"（《素问·天元纪大论》）指出在天地未分之前，宇宙充满了无形的元气，这是世界的始基，一切有形的器物都是凭借元气而生成。具体地说，"天地气交，万物华实"（《素问·四气调神大论》），"在天为气，在地成形，形气相感而化生万物矣"（《素问·天元纪大论》），"气合而有形，因变以正名"（《素问·六节脏象论》），即气聚合变化而产生有形有名的天地万物。《素问·宝命全形论》对此作了更明确的阐释，"天地合气，别为九野，分为四时，月有大小，日有短长，万物并至，不可胜量"。这即是说，九野、四时、日月、万物、宇宙间一切纷繁复杂的事物与现象都是由气和合而成。

气是宇宙的本原，是生成万物的原初物质，作为万物之灵的人自然也不例外。"天覆地载，万物悉备，莫贵于人，人以天地之气生，四时之法成"，"人生于地，悬命于天，天地合气，命之曰人"（《素问·宝命全形论》），"天之在我者德也，地之在我者气也，德流气薄而生者也"（《灵枢·本神》），这都从世界本原层面揭示出气是构成人的基本物质。不仅如此，《内经》还将道家的精气理论用以说明人的生命本质，人的生命由人之"三宝"精、气、神构成。精为根本，是构成人体的基础，故有"夫精者，身之本也"（《素问·金匮真言论》），"人始生，先成精，精成而脑髓生"（《素问·经脉》），"生之来谓之精，两精相搏谓之神，随神往来者谓之魂，并精而出入者谓之魄"（《灵枢·本神》），充分论证了人体是在"精"的基础上产生的，两精相搏，合而为人。气作为维持生命活动的基本物质，遍布全身，包括脏腑经络，四肢百骸，无处不到。"荣者，水谷之精气也，和调于五脏，洒陈于六腑……卫者，水谷之悍气也……循皮肤之中，分肉之间，熏于肓膜，散于胸腹"（《素问·痹论》），"其流溢之气，内溉脏腑，外濡腠理"（《灵枢·脉度》），"真气者，所受于天，与谷气并而充身也"（《灵枢·刺节真邪》），所谓"充身"，犹言能够维持全身脏腑组织功能活动，充分肯定了人的生命是"气"的一种高级运动形式。精气在全身运动，化为血液；由于血液是精气存在的一种实物形态，故又称之为"血气"。"故养神者，必知形之肥瘦，营卫血气之盛衰。血气者，人之神，不可不谨养"（《素问·八正神明论》），"营卫者，精气也；血者，神气也"（《灵枢·营卫生会》）。在精气的基础上产生神——人的生命力与精神。精、气、神与有形的躯体结合在一起形成生机勃勃的人体，因为气，人体才有生机，神也是以气为物质基础的，人体各种生命物质皆为一气所化。"人有精、气、津、液、血、脉，余意以为一气耳，今乃辨为六名……上焦开发，宣五谷味，熏肤，充身泽毛，若雾露之溉，是谓气。"（《灵枢·决气》）

可见，《内经》认为气是原始物质，是生成天地万物的基础，它又是运动的，人体之气既成为生命产生的物质基础，又是生命变化、发展的内在动因，这无疑是对气一元论的贯彻和应用。正如医史家马伯英所说："'气'具有了相当于'万物之源'这样的角色。于是……道与气，一而二，二而一，道即是气，气即是道，二为一体。"

《内经》对先秦气论的发展

更值得注意的是，《内经》不但从哲学的高度提出了气是宇宙本原的思想，而且还首次从医学角度花了大量篇幅阐述了人体生命活动中的"气化"理论，以"气化"来研究人体的生理病理现象、疾病的诊治和预防原则，突破了秦汉气论哲学中气是万物生化动力的一般认识，认为气化对生命本质及发展具有重大意义。

何谓"气化"？"气"是指风、热、火、湿、燥、寒六气，也即自然界中的各种气候变化。"化"，《素问·天元纪大论》云"物生谓之化"，"在地为化，化生五味"。意谓"化"是指自然界中的各种物化现象。简言之，"气化"就是指自然界中的各种生命现象，是在自然界正常气候变化的基础上产生的，这也是气的变化过程。宇宙万物由于气的作用，其形态、性能及表现形式出现的各种变化，皆是气化的结果。有气然后有化，没有气就没有化。这也就是"不生不化，静之期也"《素问·五常政大论》）。"在天为气，在地成形，形气相感而化生万物矣。"（《素问·天元纪大论》）气化运动成为自然界生生不息的生机所在，若宇宙没有气化运动，整个宇宙将是一片死寂而失去生机。在一定意义上说，气化学说作为研究由气的运动推动宇宙万物的发生发展与变化的理论，后成为中国古代哲学"气"学说中的核心部分。

　　《内经》所谓的气化，涵盖了两方面内容。首先，气化是指天地之气的运动变化。如"天地合气，六节分而万物化生矣"（《素问·至真要大论》），"气始而生化，气散而有形，气布而蕃育，气终而象变，其致一也……非天不生，地不长也"（《素问·五常政大论》），明确指出气贯穿于事物发生、发展、衰亡的全过程，从始至终，从生化到象变皆一气所为。气之所以能成为天地万物生化的动力，源于气的运动属性。因为气既然是一种物质，运动又是物质的固有本性，所以运动就成为气的本性，气不得不运动。用《内经》的话来说就是："气之不得无行也，如水之流，如日月之行无休"（《灵枢·脉度》）。气自身运动变化，化为天地阴阳二气，阳气居上，阴气在下。居上之天气当下降，在下之地气应上升，如此则天地阴阳二气氤氲交感，相错相荡，化生宇宙万物，并推动着它们的发展变化。"气之升降，天地之更用也……天气下降，气流于地；地气上升，气腾于天。故高下相召，升降相因，而变作矣。"（《素问·六微旨大论》）"升降出入"是气的基本运动形式，也是"变化"的基础和关键，气的运动具有普遍性，在气的运动促进作用下，自然界的万事万物都处于生长化收藏的运动变化之中。其次，气化是指生命活动中气的运动变化。对于人之生命来说，气化运动是生命活动的存在形式。"根于外者，命曰气立，气止则化绝"（《素问·五常政大论》），"膀胱者，州都之官，津液藏焉，气化则能出矣"（《素问·灵兰秘典论》），此气化过程是由人体内之气的升降出入运动来推动，而非由宇宙之气或天地阴阳之气的运动来激发，永不停息的气化运动维持了生命的存在。而正是有关内容使得后人将《内经》的成书作为中医气化学说形成的标志，也延伸出了岐黄医学重气化不重形质的方法论特色。

　　进一步而言，《内经》提炼出"气化"范畴，是其对人体内的精、气、血、津、液等复杂的物质新陈代谢过程朴素的表达。在气的作用下，并借助气的运动，促进体内物质的生化及相互间的转化，如食物在体内的消化、吸收、转化；代谢后废物的收集与排泄；津之化气、化汗、化尿、化涕、化唾、化涎等均是气化过程的具体体现。"味归形，形归气，气归精，精归化。精食气，形食味；化生精，气生形。味伤形，气伤精；精化为气，气伤于味。阴味出下窍，阳气出上窍"（《素问·阴阳应象大论》），"食气入胃，散精于肝，淫气于筋。食气入胃，浊气归心，淫精于脉。脉气流经，经气归于肺，肺朝百脉，输精于皮毛。毛脉合精，行气于府"（《素问·经脉别论》）。这些引文形象地描述了体内各种物质复杂的新陈代谢过程，这些活动皆是"气化"的结果，无疑这是《内经》对生命活动机理的深刻阐发。

　　气是构成人体和维持生命活动的最基本物质，气化是生命活动的基本形式。气和气化对人体起着调控作用，从而维持着人体内环境以及人与外界环境的平衡协调。但若出现失常的气化运动就会破坏这一平衡协调，从而出现脏腑经络器官的病变。因而，具有"以人为本"特色的岐黄医学经典《内经》特别重视气化状况的研究和调治，在病机方面提出"百病生于气"的发病观。"怒则气上，喜则气缓，悲则气消，恐则气下，寒则气收，炅则气泄，惊则气乱，劳则气耗，思则气结。"（《素问·举痛论》）这里虽仅举九气为病，实则概括无论外感或内伤皆可导致气的病变。所谓气上、气缓、气消、气下、气收、气泄、气乱、气耗、气结皆是气机失调的各种表现。何谓"气机"？它是指气的运行机制。气机失调，诸如升降失司，开阖不利、气机逆乱等皆可导致各种病状出现。因此，"百病生于气"的观点，从理论上高度概括了疾病发生、发展变化的基本规律。由于"百病生于气"，因而调整失调的气机，使其气化作用恢复正常，当是治愈疾病的目的之一。疾病过程千变万化，调节气机又当针对具体情况采用不同治法。《内经》所载治法虽多，"但归纳起来，不外乎扶正和祛邪是两大总则。扶正是对虚证而设，祛邪是对实证而立。无论虚证和实证都是人体之气化运动方式失常的表现，主要着眼于机体功能的障碍"。故扶正和祛邪均是通过调节气化的失常运动来纠偏人体组织功能的障碍，"调气"是其大法。"谨守其气，无使倾斜"（《素问·五常政大论》），"用针之类，在于调气"（《灵枢·刺节真邪》），"凡刺之道，气调而止"（《灵枢·终始》），"疏其血气，令其条达，而致和平"（《素问·至真要大论》），同理，要使生命得以延长，就必须激发"气"这一生命本原，《内经》中最著名的一个养生忠告就是："恬淡虚无，真气从之。精神内守，病安从来。是以志闲而少欲，心安而不惧，形劳而不倦"（《素问·上古天真论》）。可见，气化思想为岐黄医学理论体系的构建奠定了坚实的基础，牵涉到岐黄医学中的各个方面，值得深入研究。

　　总之，先秦气论哲学经过演变所发展出的气一元论思想被中国古代医家引入医学领域，也成为《内经》构筑医学理论体系，用以解释自然、人的生命本质、疾病发生和医疗诊断"一以贯之"的基本概念，这种中医哲学特有的思维方式使得中国岐黄医学理论很早就扎根于唯物主义认识论的沃土之上，并丰富发展了中国哲学广博的内涵，而这正是《内经》引进哲学"气"概念，作为医学理论之网的纽结之最重要的意义和作用。

2　气一元论对《内经》的影响

气一元论是从元气来解释宇宙的生成与性质的学说，属于古代哲学本体论的范畴，与阴阳学说、五行学说共同构成中国古代自然哲学的基本内容。三者均参与了医学理论的形成，并成为《内经》理论体系的重要组成部分。气一元论的本体论思想直接导致了中国古代的"天人合一"的整体观、取象比类思维方式、气化学说等的形成与应用。学者贺娟认为，了解气一元论的形成过程以及其对《内经》理论的影响，对深入理解中医学理论体系的内涵、准确把握中医学思维方式等均具有重要意义。

气一元论思想形成的哲学背景

"气"最初始的含义是指空中飘动着的云彩或云层流动，其后，气沿着物质和功能双重属性上的延伸和深化，使"气"演变成为自然哲学和一切自然科学的基本范畴。中国古代关于宇宙自然哲学的内容，最早见于《老子》，其云"道生一，一生二，二生三，三生万物。万物负阴而抱阳，冲气以为和"。又云"有物混成，先天地生，寂兮寥兮，独立而不改，周行而不殆，可以为天地母。吾不知其名，强字之曰道"。老子认为，在天地万物化生之前就有一种物质浑然存在，它经过一定的运动变化，化生了天地及天地万物，这种物质不依赖于人的意志而存在，名之为"道"。因此，"道"是能够化育宇宙及万物的本源物质。

春秋时期的庄子继承、发展了老子的思想，进一步将"道"规范为"气"，《庄子·则阳》云："是故天地者，形之大者也；阴阳者，气之大者也；道者为之公。"认为"道"是天地阴阳所共同具有的东西，"道"的内涵就是"气"，"气"是构成万物的统一和最原始的物质元素。又《庄子·知北游》云"通天下一气耳"，即贯通天地万物者，唯有一气。因此，庄子的表达已经显露出"气一元论"的思想雏形。宋钘、尹文继承和发展了老子的学说，将"道"的概念逐步转化为"气"和"精气"。宋、尹无独立的著作留世，他们的学术思想，主要记载于《管子》，《管子·内业》云："凡道无根无茎，无叶无荣，万物以生，万物以成，命之曰道。"表述了与老子相同的学术观点，认为"道"虽然无根无茎、无叶无花，但却能化生天地万物，万物皆是由道而生，道生万物。同时又云："凡物之精，此则为生。下生五谷，上为列星，流于天地之间，谓之鬼神；藏于胸中，谓之圣人。是故名气，杲乎如登于天，杳乎如入于渊，淖乎如在于海，卒乎如在于己。"认为精气化生万物，大地之五谷，天空之星辰，无形如鬼神，有形如圣人等，皆是由精气所生，这种"精"是"气"中之精粹，是"气"中最凝练的部分，即"精也者，气之精也"，从而又将天地的本源定位于精或精气上，将"道"的概念成功替换为"精气"。

宋、尹同时将"精生万物"的自然观引入人体生命，认为人之形体乃至精神、思维等也是由精气所化生，云"凡人之生也，天出其精，地出其形，合此以为人"，"气道（通）乃生，生乃思，思乃知，知乃止也"。精生成有形之体，有形之体逐渐产生精神活动。而同时庄子也阐发了气化生命的观点，在《庄子·知北游》云："人之生，气之聚也，聚则为生，散则为死。"文子则在其所著《文子·下德》中云："万物乘一气而生。"

至西汉时期，淮南子刘安在其《淮南子·天文训》中对气生宇宙的过程做了系统描述，"天坠未形，冯冯翼翼，洞洞漏漏，故曰太昭。道生于虚廓，虚廓生宇宙，宇宙生气，气有涯垠，清阳者薄靡而为天，重浊者凝聚而为地。清妙之合专易，重浊之凝竭难，故天先成而地后定。天地之袭精为阴阳，阴阳之专精为四时，四时之散精为万物"。"气"处于一种不停息的凝聚与弥散运动中，气的弥散而为天，凝聚而为地，如此，则整个天地自然，无论是有具体形态的实物，抑或各实物之间看不见、摸不着的"虚空"，皆由气组成，都充满着气。所不同的只是实物和"虚空"中气的存在形式，前者呈"聚合"状态，而后者呈"弥散"状态，如明代王廷相云："有形亦是气，无形亦是气，道寓其中矣。"至此，"气一元论"思想基本成形。

气一元论在《内经》理论中的继承与发展

从老子的"道生万物"，到刘安的"气生万物"，这种关于世界本原的认识，也渗透到《内经》之中，并在《内经》理论中形成了丰富的"气"本体论思想。《素问·天元纪大论》云："太虚寥廓，肇基化元，万物资始，五运终天，布气真灵，总统坤元。九星悬朗，七曜周旋，曰阴曰阳，曰柔曰刚。幽显既位，寒暑弛张。生生化化，品物咸章。"阐述了与《淮南子》相近的宇宙生成观。天元之气，布于太虚，以司大地气化生物之道，这种真元之气，在时序上的分布差异，导致了风、暑、火、湿、燥、寒等气象特征的呈现，以及四时之生长收藏生化状态的差异。在方位上的分布差异，造就了不同地域的气候与生化特性的不同，即东方气温，主万物之所生；南方气热，主万物之所长养；西方气凉，主万物之所收引；北方气寒，为万物之所闭藏。天地元气不仅化生了天之日月星辰，而且赋予大地生化之能，造就大地之草木虫兽等一切生灵，人属于其中之一。故《素问·宝命全形论》云："夫人生于地，悬命于天，天地合气，命之曰人。"这些理论，均是对古代哲学思想中气一元论思想的继承。

《内经》在继承古代哲学思想中气学理论的同时，亦对哲学层面的气学思想进行了丰富与完善。首先，继气本原论、生成论后延伸提出了气主宰论的思想，认为元气不但化生自然万物，而且主宰控制生命过程的始终，《素问·五常政大论》云："气始而生化，气散而有形，气布而蕃育，气终而象变，其致一也。"即气的盛衰、运动变化，决定了生命的起始、成形、繁茂、凋零等不同的生命状态。其次，提出了气运动论，气化生万物的运动形式，即是气的升降出入运动。天地之气在不断地升降之中，才有天地之气的交流互感、氤氲交合，成为万物化生的前提，如《素问·六微旨大论》云："天气下降，气流于地；地气上升，气腾于天。故高下相召，升降相因，而变作矣。"并将这种运动看作是所有生命存在的基本形式，云"出入废则神机化灭，升降息则气立孤危。故非出入，则无以生长壮老已；非升降，则无以生长化收藏，是以升降出入无器不有"。

气一元论对《内经》理论的影响

1. "天人相参"整体观思想的本源 "天人相参"思想是中国古代哲学的重要内容，同时也是《内经》学术思想的核心。"参"，本意为"三"，即天、地、人三者相合之义，具体指人体与自然存在着通应关系。"通"，即贯通、入通，《内经》中有大量表述人体的五脏与自然界四时之气存在入通关系的内容，不同的时令之气入通于不同的五脏系统，如《素问·金匮真言论》《素问·阴阳应象大论》《素问·六节脏象论》所言内容即是如此。"应"，即相应，认为人与自然之间存在着形态结构、运转规律、外在征象的相应性，入通关系的存在也是源自二者内在规律的一致性，而这一思想形成的背景，是"气生万物"的气一元论思想。邢玉瑞认为，气生万物的"宇宙演化学思想，从发生学上阐明了万物同宗、宇宙一体的关系，丰富了宇宙是一个整体的观点。人与天地万物同出于一个萌胚，经历了同一个演化过程，因而具有程度不等的亲缘关系，具有深刻的统一性、一致性、相似性"，这成为"天人相参"思想的哲学基础。

因此，人与天地及自然万物包含有相同的属性、规律乃至特征，人在生命的内在规律上、外在的生命现象上与天地存在一致性，因此，生命与天地不仅存在结构上的相似，而且存在功能上的相通、相应，四季的变动、寒热温凉的往复，是天地之气变动规律最显著的特征之一，《内经》的天人合一、五脏应四时的思想便由此而生。

首先，《内经》的"天人相参"思想包括天人结构的相应。《素问·阴阳应象大论》所论"天不足西北，故西北方阴也，而人右耳目不如左明也。地不满东南，故东南方阳也，而人左手足不如右强也"，"六经为川，肠胃为海，九窍为水注之气"以及《灵枢·邪客》所述及的大段天人结构的对应文字，均是在寻求人与天地在形态结构上的相似性。

其次，"天人相参"思想包括天人规律的相应。《灵枢·营卫生会》云"人与天地同纪"。"纪"，规律之意。《素问·阴阳应象大论》云："阴阳者，天地之道也……治病必求于本。"《灵枢·阴阳二十五人》云："天地之间，六合之内，不离于五，人亦应之。"认为阴阳、五行的规律，是自然界的普遍规律，因此，也应该是人体生命的规律。同时，天地阴阳之气运转最典型的规律性变动是四季的轮回和昼夜的交替，所以，"天人相参"在《内经》中分别见于《素问·六节脏象论》《素问·咳论》《灵枢·刺节真邪》《灵枢·岁露》等篇章，从其原文表述的内容来看，更多是用于表述人与四时、昼夜的通应关系。除此之外，人体的生命节律，亦与日月的运行、北斗七星的移动等相应，对应的理论，广泛应用于《内经》生理、疾病、诊断、治疗、养生等所有方面。

再次，包括天人现象的相应。《内经》中大量文字描述人与天地在外在现象的相应性，如人体阳气的功能、作用与自然界太阳的相应，人体水液代谢与天地云雨之气的升降转化的相应，人体气血的虚实与月相盈亏的相应，等等，这实则是取象思维存在的前提与基础。

2. 取象思维方式产生的基础　经验思维和取象思维是《内经》所使用的最重要的思维方法，与西方自然科学所使用的逻辑思维形成鲜明对比。这一方法被《内经》广泛应用于人体脏腑生理功能的认识、病机的归类、治疗方法的确立，以及药物属性的认识。取象思维在《内经》中被称为"援物比类"，《素问·示从容论》云："夫圣人之治病，循法守度，援物比类，化之冥冥，循上及下，何必守经。"而"取象比类"思维方式的提出与使用，与气一元论的哲学世界观密切相联，在气一元论的本体论思想影响下，中国古人的认识论方法是难以超越取象比类思维方式的。由于人与天地及天地万物皆本源于太虚元气，人与天地万物有共同的结构、规律与外在现象，故可借用天地及自然万物之象来认识人体内在脏腑功能及生理、病理规律，并应用于疾病的诊断和治疗，成为取象思维的重要基础。取象思维是《内经》理论使用最广泛最深入的一种思维方式。

3. 气化学说产生的基础　气化，是指气的运动产生的各种变化的过程。在气的直接作用或参与下，宇宙万物在形态、性能及表现形式上所出现的各种变化，都是气化的结果。之于自然界，所谓气化是元气化生万物的过程；之于人体，所谓气化是人体生命活动的源泉。

气一元论思想认为自然万物均生成自太虚元气，而元气生成万物的过程是以气的运动变化为前提的，这就是最本源的气化理论，《素问·六微旨大论》云："天气下降，气流于地；地气上升，气腾于天。故高下相召，升降相因，而变作矣。""出入废则神机化灭，升降息则气立孤危"之论，强调升降出入的无器不有，实则是强调"气化"状态的广泛存在。

以这一思想为起源，《内经》将气化理论延伸到自然及人体生命的各个层面，认为六气影响生命活动的不同源自六气气化的差异，《素问·五运行大论》云："燥以干之，暑以蒸之，风以动之，湿以润之，寒以坚之，火以温之。故风寒在下，燥热在上，湿气在中，火游行其间。寒暑六入，故令虚而生化也。"正常之六气是化生、维系正常生命活动的前提，而异常的六气称为六淫，是导致生命状态产生病理改变的重要内容，这是六淫病因观产生的基础，这一理论在五运六气理论中发挥到了极致。《内经》的气化学说内容，主体呈现为六气的气化，如《素问·六元正纪大论》大篇幅地论述了六气气化对自然界生化状态的影响，云："凡此太阳司天之政，气化运行先天。天气肃，地气静，寒临太虚，阳气不令。""凡此阳明司天之政，气化运行后天。天气急，地气明，阳专其令，炎暑大行。""凡此少阳司天之政，气化运行先天。天气正，地气扰，风乃暴举，木偃沙飞。炎火乃流，阴行阳化。""凡此太阴司天之政，气化运行后天，阴专其政，阳气退辟。""凡此少阴司天之政，气化运行先天，地气肃，天气明，寒交暑，热加燥，云驰雨府，湿化乃行，时雨乃降。""凡此厥阴司天之政，气化运行后天，诸同正岁，气化运行同天。天气扰，地气正。风生高远，炎热从之。云趋雨府，湿化乃行。"

气化学说进一步发展、延伸，就形成了人体脏腑功能的气化，即从气的运动变化角度阐释脏腑功能活动，人体生命活动的存在就是不同脏腑组织进行气化的结果，如《素问·刺禁论》所描述的"肝生于左，肺藏于右，心布于表，肾治于里，脾为之使，胃为之市"，完全是从气机运行角度描述脏腑，因此《素问·灵兰秘典论》云："膀胱者，州都之官，津液藏焉，气化则能出。"人体代谢的过程也是以气化过程呈现出来，如《素问·阴阳应象大论》云："味归形，形归气，气归精，精归化；精食气，形食味，化生精，气生形。"

在气一元论的生成论和气化学说的状态论的背景下，《内经》认识生命活动皆是以"气"为主体的，因此，以"气"为词根构成的学术术语最为多见，如宗气、营气、卫气、元气、真气、血气、谷气、阳气、精气、五脏气、经络之气等，并构成《内经》乃至中医学学术内容的重要特点。

4. 五脏为核心生命观形成的依据　《内经》将五脏作为生命体系的核心进行建构，也是由于五脏是人体中储藏精气的器官，《素问·五脏别论》云："五脏者，藏精气而不泻也，故满而不能实；六腑者，传化物而不藏，故实而不能满。"《灵枢·本神》云"肝藏血，血舍魂""脾藏营，营舍意""心藏脉，脉舍神""肺藏气，气舍魄""肾藏精，精舍志"等。这种五脏藏精气的认识，是源自解剖经验中五脏多为实体脏器，而六腑多为中空脏器而起。

5. 肾气在生命活动中的主导作用　由于精气、元气是构成生命的原始物质，因此，《内经》注重储藏先天精气的肾的重要性，不但认为肾精、肾气主持着生命活动的全过程，人之生命活动之生、长、壮、老、已的过程，是源自肾气肾精从少到壮、从壮到衰的过程，《素问·上古天真论》论女七男八的生命阶段性规律，强调肾气是主宰，这一思想复制的就是"气始而生化，气散而有形，气布而蕃育，气终而象变"的元气主宰论思想。而保养肾精肾气或元气，也是养生长寿的根本，人早衰的原因是"以欲竭其精，以耗散其真"，故养生要"积精全神"。

总之，气一元论思想贯穿于《内经》理论的始终，作为古代自然哲学最重要内容，在《内经》理论体系的形成中占据举足轻重的地位。

3　气一元论对中医学的影响

气一元论又称元气论，它以"气"来探求宇宙的本原、阐释世界一切事物的发生、发展和变化的规律，从本体论的角度阐明了整个物质世界统一于气，是中国古代重要的哲学思想之一，也是当时的宇宙观和方法论。随着古代哲学和医学的不断发展，二者相互渗透融合，中医学逐步将"气"作为其逻辑思维的起点和最基本的概念，沿着"气"这条主线，中医学对中国古代哲学"气一元论"思想进行了深入的继承与阐发，形成了关于人体变化及人与自然、社会环境相吸相映、交感统一的深刻认识，并贯穿于中医学的生理、病理、诊疗、养生等各方面。学者韩诚等认为，厘清气一元论对中医学理论体系的影响，有助于回归中医原创思维，梳理和解读中医经典，更好地继承和发展中医理论。

气一元论的产生及发展

"气"的本意是表示天地之间的氤氲不定之气。在《说文解字》中提到其从气部，释义为"云气也，象形，凡气之属皆从气"，指天地之间流动不居、均匀扩散分布的非液态、非固态的客观本源性自然物质，如氤氲烟气、山川云气或呼吸之气。而后古人在漫长的观察和总结过程中，从物质层面和功能层面进行了抽象，有了对"气"的朴素的属性划分和描述，如《国语·周语》中将天气分为阴、阳、风、雨、晦、明六种；再如西周太史伯阳父用天地阴阳之气的变动失常，阐释地震之由甚至是国家动乱，云"天地之气，不失其序；若过其序，民乱之也"。

对气的具体客观感知逐渐转变为对其本质及变化规律抽象认识的过程，使"气"演变成为中国古代朴素唯物主义哲学和自然科学的基本范畴。真正将气上升到作为世界万物本原的高度，使之进一步成为自然哲学理论的肇始是老子，他认为宇宙万物的本质是浑然一体的物质（道），事物因混沌的气（或朴，或一）分化成为万物，云"道生一，一生二，二生三，三生万物……冲气以为和"。一者，气也，道生一，就是道化生为气，即道以气之形态出现，天地、阴阳、万物皆出于气，源乎道。可见在老子的思维体系中，道与气等同，"气"已经摆脱了具体的形态，成为一种哲学上的本体。

庄子继承老子的思想，将"道"规范为"气"，强调气是万物统一的最原始的物质基础，并提出"通天下一气耳"（《庄子·知北游》）的著名论断，把气进行系统化和理论化，从而有了气为宇宙本体的宇宙观。此外，关于气合成形、化生万物的观点，在《庄子》中还有多处体现，如"天地者，万物之父母也，合则成体，散则成始""人之生，气之聚也，聚则为生，散则为死"。一气的聚散变化关系着包括人在内的万物的存亡，万物皆由一气所生，故宇宙间也就只有一气的存在。

同样处于纷争时期的稷下道家学派发展性地将气和精合而论之，把"道"诠释为由精气所构成的物质存在，实现了"道""气"合一，使"道"由一种抽象性的存在演变成一种物质实体（精气）。同时还认为"精气"是人得以生的基本条件和材料，云"凡人之生也，男女精气合，而水流行""气道乃生，生乃思，思乃知，知乃止矣""人之生，天出其精，地出其形，合此以为人""气者，身之充也"。这种"精气化人"的认识不仅与庄子相合，也为中医学"气"理论体系的发展奠定了基础。

到了宋代、明代，"气一元论"得到了跨越式的发展。北宋张载首次明确提出"气一元论"，指出"太虚无形，气之本体"，且云"气之聚散于太虚，犹冰凝释于水"，认为太虚是气的无形和本然状态，气是宇宙的本体，太虚与万物为气之聚散的两种不同形态。同时他还用气之聚散来解释实物和虚空的形态转变，以及万事万物的生成、变化与转化，提出了"凡有皆象""凡象皆气"等命题，用有形可见之象揣测无形不可及之气，云"两不立，则一不可见；一不可见，则两之用息。两体者，虚实也，聚散也，清浊也，其究一而已"，标志着气一元论哲学思想至此发展成熟。

气一元论在中医学中的应用

　　中医学对生命的认识源于中国古代哲学的"气"范畴，又从医学角度对哲学层面的气进行了发展。中国古代哲学气一元论强调气的运动性，强调气既是物质存在，又具有功能的意义，是物质与功能的统一，中医学中的气也是生命物质与生理功能的统一。

　　1. 一气周流，万物基始　中国古代哲学的气一元论，从对宇宙本源的阐释延伸至对人体生命的探索，继而与医学科学相结合，形成了中医学认识世界和生命运动的世界观和方法论。中医学对生命的认识是对气一元论思想的继承，它认为万物同出于一而异于形，均是由气化分而成。《素问·天元纪大论》云："太虚寥廓，肇基化元，万物资始，五运终天，布气真灵，总统坤元。"描述了在天地混沌未分之初，宇宙间充满的无形元气即是世界的基始，元气布散、交感、变化生成世间万物。正是在这种气的和合状态下，一切有名有形的器物才相应产生，如"天地气交，万物华实"（《素问·四气调神大论》）；"天地合气，别为九野，分为四时，月有大小，日有短长，万物并至，不可胜量"（《素问·宝命全形论》）；"在天为气，在地成形，形气相感而化生万物矣"（《素问·天元纪大论》）；"气合而有形，因变以正名"（《素问·六节脏象论》）。

　　人类作为天地万物中的一个部分，也藉"气"的媒介和桥梁作用与天地万物息息相通，即"人以天地之气生，四时之法成"（《素问·宝命全形论》）；"天之在我者德也，地之在我者气也，德流气薄而生者也"（《灵枢·本神》）。可见人与天地和谐统一，有着共同的本源和属性，因而人的生命现象必然受天地自然界规律的影响。这种精气化生万物，整体分化产生部分的气一元论整体观，从宏观角度把握了医学研究领域的唯物主义发展方向。基于这一认识，《内经》提出了"人与天地相参"（《灵枢·岁露论》）的观点，将人体置于自然环境和社会环境之中，从天、地、人，即人与自然、社会环境之间的关系，来考察生命的运动规律。《灵枢·玉版》中提出了"上合之于天，下合之于地，中合之于人"的针刺治疗原则，强调只有在上通晓天文，在下熟知地理，在中通达人事，方可以诊病疗疾。这种天、地、人相互交感的系统整体观贯穿于中医学理论体系之中，指导人们认识人体的生理、病理，疾病的诊治、预防以及养生等医疗实践活动。

　　2. 多元之象，总统于气　人作为万物之灵，是由气交感和合而成，这是中医学对人体这个复杂巨系统的整体认识。中医学对人体生理功能的认识也强调在整体基础上的结构分化及其之间的联系，追求人体之气与自然之气、人体内各脏腑经络之气、形体与神气等的平衡。但是气不仅参与人体的生成环节，还遍布全身，是构成人体脏腑经络等生理活动的物质基础，参与维持人体的正常功能活动，单纯地用一个字已无法概括和反映人体生命活动的各种具体变化。仔细剖析《内经》中"气"的论述内容，大致可将其分为4个层次：第一层次的气是宇宙自然本源之气，天地万物均是由其所化生。如"太虚寥廓，肇基化元……布气真灵，总统坤元"；"天地合气，别为九野，分为四时……万物并至，不可胜量"；"本乎天者，天之气也，本乎地者，地之气也，天地合气，六节分而万物化生矣"。第二层次的气为人身之气，这也是中医学着重探讨的，包括"人气""真气""原气""神气""正气"等，是人体一身根本之气，其功能在人体中居于最高的位置。如"正月二月……人气在肝；三月四月……人气在脾……人气在肾"。"正气存内，邪不可干"。第三层次的气均由第二层次分化而来，人身之气根据其性质被分化为阴气和阳气，成为第三个层次，如"阴阳者，血气之男女也"；"阴者，藏精而起亟也，阳者，卫外而为固也"；"天地之道，以阴阳二气而造化万物，人生之理，以阴阳二气长养百骸"（《类经附翼·医易义》）。第四层次则是对前两个层次在循行部位和具体功能上的再次细化，包括营卫之气、脏腑之气、经络之气、脉气、血气等，其遍布全身，参与具体的脏腑、经络及其他物质的生理功能活动。如"荣者，水谷之精气也，和调于五脏，洒陈于六腑……卫者，水谷之悍气也……循皮肤之中，分肉之间，熏于肓膜，散于胸腹"（《素问·痹论》）；"五脏受气于其所生，传之于其所胜，气舍于其所生，死于其所不胜"；"凡刺之道，气调而止，补阴泻阳，音气能彰，耳目聪明，反此者血气不行"（《灵枢·终始》）；"脉气流经，经气归于肺"（《素问·经脉别论》）；"脉之盛衰者，所以候血气之虚实有余不足"（《灵枢·逆顺》）。

其实这种"从一分化"的多元思路和方法在中医理论中极为常见。如按属性将气分为阴阳的二分法，以及按其气之多少、开、合、枢划分的三阴三阳三分法，按天气变化、药性温凉划分四时、四气的四分法，一气流行化生木、火、土、金、水五种象态的五分法等。这种"气多元论"可以说是中医理论逐渐完善成熟的表现，不讲求多元共存性和多层次性可能会脱离中医理论的根本。但事实上，多元分层的目的在于细化理论、增强其直观性和条理性，如"以名命气，谓正其名则气有所属，如三阴三阳者名也，名既立，则六气皆有所主矣。以气命处，谓六经之气，各有其位，察其气则中外前后上下左右，病处可知矣"（《类经·运气》）。但是多元的变化终究也只是气本体在象层面的分化和外显，正如张载所言："凡可状，皆有也。凡有，皆象也。凡象，皆气也。"万象最终归为一气。中医学的整体观念思维模式从根本上即是由"象数"作为认识起点，到客体之"形神"，再到融通整体之"气"渐次递进，其最终落脚的本原正是体用相合的"一元之气"。

3. 升降出入，无器不有　中医学认为，天地万物、人之血肉均由客观存在的气化生而成，但这种"气"并不是一成不变的，这种化生万物的过程也不是机械的，而是动态交互的。这种形式多种多样的气的运动状态，中医学称之为气机，凸显了气在生命体中发挥功能的主要方式，其运动形式主要包括升、降、出、入、聚、散。

气是永恒运动的物质微粒，由气构成的天地万物处在不停息的运动变化之中。气机在自然界和生命体中的升降规律是具有普遍性的，《内经》将这种普遍性概括为"升降出入，无器不有"。人体是生于天地之间的有序的整体系统，因此，在人体这个"小天地"内的阴阳二气也不断地进行着升、降、出、入的运动，周流不断，动态平衡，使人体内的正气旺盛，进而维持脏腑经络的功能处于正常状态，表现为"清阳出上窍，浊阴出下窍；清阳发腠理，浊阴走五脏；清阳实四肢，浊阴归六腑"（《素问·阴阳应象大论》），一旦这种平衡被打破，就会变生他病，出现"清气在下，则生飧泄，浊气在上，则生䐜胀，此阴阳反作，病之逆从也"；"大怒则形气绝，而血菀于上，使人薄厥"等。

气机升降出入是有规律、有秩序的。《素问·六微旨大论》认为，升降出入"四者之有，而贵常守，反常则灾害至矣"。各个脏腑之气也有其正常的升降趋势和规律，如"肝生于左，肺藏于右，心部于表，肾治于里，脾为之使，胃为之市"（《素问·刺禁论》），人体脏腑之间气机的升降出入运动，相互为用、相互制约，各脏腑之气的升降出入是人体生命活动中气化的根本枢纽，正是由于脏腑之气不断地升降出入才保证了人体生命活动的正常进行。正如《素问·六微旨大论》所云："出入废则神机化灭，升降息则气立孤危。故非出入，则无以生、长、壮、老、已；非升降，则无以生、长、化、收、藏。"可见升降出入、气机交感是万物变化的根本，是生命活动的体现。

4. 天地合气，命之曰人　宇宙万物在外在形态和内在功能上所出现的各种变化都是气化的结果。就天地自然而言，气化是元气化生万物的动态过程；就人体而言，气化是人体完成生命活动的动力源泉。《素问·六微旨大论》中提到了气化对于万物升华具有极其重要的作用，云"夫物之生从于化，物之极由乎变，变化之相薄，成败之所由也，故气有往复，用有迟速，四者之有，而化而变"。

中医学将气一元论思想中自然万物生于太虚元气，并在气的直接作用或参与下表现出的形态及性能称为气化。《素问·六微旨大论》云："天气下降，气流于地；地气上升，气腾于天。故高下相召，升降相因，而变作矣。"万物变化都是天地之气上下相召、交感化生的结果，同时在气化过程中，气同则象同，气异则象异，气变则象变，气化决定着事物的象变及相互关系，故《素问·五常政大论》云："气始而生化，气散而有形，气布而蕃育，气终而象变。"

气化并不是仅仅局限在狭义的气的变化中，而是呈现出多层次、多形式之变，如气分阴阳，则为阴阳变；气聚五行，可以五行演。若以本态显，在自然界为风云，在人体为元气、卫气、宗气、营气、脏腑之气、经络之气。若以聚态呈，在自然界为有形万物，在人体为脏腑组织、气血津液。以这一思想为起源,《内经》将气化理论延伸到自然及人体生命的各个层面。在自然规律层面,认为无形的天地之气之间可发生相互转化以及对自然界六气化生的影响,云"地气上为云,天气下为雨。雨出地气,云出天气"(《素问·阴阳应象大论》);"凡此太阳司天之政,气化运行先天。天气肃,地气静,寒临太虚,阳气不令"(《素问·六元正纪大论》)。在人体生命层面,首先承认人是天地气化作用的结果,云"人生于地,悬命于天,天地合气,命之曰人"(《素问·宝命全形论》);其次认为人的生、长、壮、老、已及新陈代谢等也是气化的结果,云"味归形,形归气,气归精,精归化,精食气,形食味,化生精,气生形,味伤形,气伤精,精化为气,气伤于味";再次,认为脏腑、经络等都是气化的主体和承担者,云"上焦如雾,中焦如沤,下焦如渎"(《灵枢·营卫生会》),分别描述了上焦心肺、中焦脾胃以及下焦肝肾的气化功能。再如,《灵枢·决气》云:"中焦受气取汁,变化而赤,是谓血。"描述了血液亦是食物精微在气化作用下的结果。其实自然万物与人的诸般变化都缘于气无限变化的特性,归纳而言不外"气化"二字,万般变化不过是内涵清晰的各种聚散形式不同之"气"的排列组合而已。

5. 通天地,亘古今,无非一气 以时间为主、空间为辅,以时间统摄空间的思维方式,系中国传统文化与科学一切特色之根。罗钦顺在肯定天地万物"本同一气"的同时,提出了"盖通天地,亘古今,无非一气而已。气本一也,而一动一静,一往一来,一阖一开,一升一降,循环无已",从时空概念上总结了气的运动性和无限性。中医学向来重视人体活动与大自然环境的整体关系,包括地理因素和天时因素两个方面,而且中医学在其理论发展和临床实践中也很好地继承并运用了气的这种时空特性。

日月的运动、昼夜的更替、四时的循环、甲子的流转,无不体现出时间的节律,这种自然时间的节奏亦会体现在气的流转变化上。《内经》中有多个篇章都论述了气在时间层面上的连贯不间断性以及人体生命活动与之相应的表现,无论是天地运气之主客、营卫二气之昼夜环周循行,还是人体脏腑之气依天时而动、天癸肾气之律彰显人之生、长、壮、老,甚至是一日一夜五分之,五脏之气因时变化而病有轻重转归,无不体现出气随时动、人因气变的特性。《内经》中关于气的认识的重心正在于"时间"二字。在中医理论中,时间和空间的概念是既独立又互相关联的,它们与客观事物密不可分,也与人的主观感受密不可分。充斥天地之气,化生云雨上下交感,方可沟通天地;天地有缺,西北高而东南低,则人与天应,左右之气多少有别;从虚乡而来之八风,与其所主时令不相一致,故能病人也;风雨雷电、山川湖海、人身脏腑,万事万物莫不有气充斥其间。正因为气这种无时不有,无处不在,从时间与空间层面上相互交融的特性,直接影响了中医学"因时而异"、追求"动态平衡"的思维方式。

"气"既是诸象的来源,又是万法的根本,气无限变化的特性是中医学取象比类、司外揣内、归纳演绎等思维方法形成的哲学基础,因此,将变化多端的象的本质还原于气,从客观、整体、本质上观察和解读人体各种生命活动,才能真正达到形式和内容的高度统一。《内经》提出了"智者察同,愚者察异",只有从本体出发,观察和体悟生命,方能发觉古人的智慧。张景岳《类经·摄生类》云:"夫生化之道,以气为本,天地万物莫不由之,故气在天地之外,则包罗天地,气在天地之内,则运行天地,日月星辰得以明,雷雨风云得以施,四时万物得以生、长、收、藏,何非气之所为?人之有生,全赖此气。"因此,剖析气一元论思想的发展脉络及其对中医学理论体系的影响,对于回归中医本真的思维方式、解读中医经典、提高中医临床水平等均具有重要的指导意义。

4 气一元论对脏象学的影响

在先秦、两汉时期，"气一元论"是诸多学说理论的基础哲学概念。在一定程度上，了解"气一元论"的内涵意义，才能理解许多中国古代文化学说的合理性、逻辑性，因此，学者何清湖等对"气一元论"的渊源进行了探讨，以便于认识这一古老的概念及其对中医学脏象理论的形成产生的影响。

气一元论的渊源

1. 气一元论的产生与确立 在《说文解字》中解释"气"为"云气也"，说明古人最开始认为"气"是自然界的气流；还有把"气"作为人体呼吸气息的，如《礼记正义·祭义注》云："气，谓嘘嘘出入者也。"但真正把"气"作为宇宙本原进行探讨则经历了一段认识过程。

探讨世界的本原一直是中国古代文化里十分重要的命题，也因此产生了诸如《易经》把世界看作由"天、地、风、雷、水、火、山、泽"8种自然现象构成的观点，还有五行学说把"金、木、水、火、土"看作构成万物最为基本物质的学说。到了春秋战国时期，开始出现"水地""精气"的说法。《管子·水地》云："地者，万物之本原，诸生之根菀也，美恶、贤不肖、愚俊之所生也。水者，地之血气，如筋脉之通流者也。""水者何也？万物之本原也，诸生之宗室也，美恶、贤不肖、愚俊之所产也。"将世界的本原开始锁定在"水地"上。综上可以看到，从"八卦"到"五行"再到"水地"说，这一数目的逐渐减少标志着古代先贤的哲学观逐步趋于高度概括，"气一元论"就是在这种背景下产生的。

《管子·内业》云："精也者，气之精者也。""凡物之精，此则为生。下生五谷，上为列星。流行于天地之间，谓之鬼神。藏于胸中，谓之圣人。是故名气，杲乎如登于天，杳乎如入于渊，淖乎如在于海，卒乎如在于己。是故此气也，不可止以力，而可安以德；不可呼以声，而可迎以意。"开始出现"精气"的说法，并把"精气"看作五谷、列星、高山、大海、智慧等一切有形物质及无形精神的本原。而老子《道德经》云："道生一，一生二，二生三，三生万物，万物负阴而抱阳，冲气以为和。"正式把"气"看作了世界万物的本原，可视之为"气一元论"的滥觞。之后庄子传承老子的学说而在有关"气"的论述上多有发挥，如《庄子·至乐》云："察其始而本无生，非徒无生也而本无形，非徒无形也而本无气。杂乎芒芴之间变而有气，气变而有形，形变而有生。"进一步阐明了万物生于"气"，"气"是一切有形物质的基础。《庄子·知北游》更是用"通天下一气耳"的观点，高度概括了"气"为世界的本原，使得"气一元论"正式成立。

2. 气一元论的内容 对于"气一元论"学说所涉及的内容，古代学者多有阐发，如对于"气"是宇宙本原的说法，先秦时期《荀子·礼论》云："天地合而万物生，阴阳接而变化起。"《荀子·王制》云："水火有气而无生，草木有生而无知，禽兽有知而无义，人有气、有生、有知亦且有义，故最为天下贵。"东汉时期《论衡·自然》云："天地合气，万物自生。"《公羊传解诂》云："元者，气也。无形以起，有形以分，造起天地，天地之始也。"均在前人言论基础上进一步肯定了"气"为宇宙本原的说法。而对于"气"的运动形式，许多学说也多有阐发，如《素问·六微旨大论》云："出入废则神机化灭，升降息则气立孤危。故非出入，则无以生、长、壮、老、已；非升降，则无以生、长、化、收、藏。是以升降出入，无器不有。"表明"气"有升降出入的运动形式，且只有不断运动才使得世界能无时无刻不在生机变化。《吕氏春秋·召类》云"类同则召，气同则合，声比则应"；《鹖冠子·环流》云"万物相加而为胜败，莫不发于气"；则表明"气"在自然界作为一种介质的存在，使得万事万物之间都可以因为"气"而感应、联系。综上可以看到，经由历代学者探讨，基本确立了"气一元论"的内容主要包括：①"气"是宇宙的本原，万事万物皆由"气"构成；②"气"具有"升降出入"的运动形式，只有"气"不断地运动，世界才有生机变化；③"气"还是事物之间的介质，因为有"气"的存在才使得事物之间可以产生普遍联系。

"气"作为宇宙本原，自然也是人体形成的根本来源，如《庄子·知北游》云："人之生，气之聚也，聚则为生，散则为死。"《管子·心术》云："气者，身之充也。"因此，"气一元论"也逐步渗入中医学，成为中医学诸多理论的学说基础。

气一元论对于脏象理论形成的影响

在中国古代先贤的阐发下，"气"成为宇宙间形成万事万物的根本，而立足于"气一元论"的思想，古人对于自然、生命的认识视角开始变得宏观、广泛。脏象理论正是基于古代医学家宏观、广泛看待生命体的视角而形成的。"气一元论"带给脏象理论的影响有以下三个方面。

1. 具备唯物的认识观　在许多人看来，中医学用以阐释理论而借用的"气一元论""阴阳五行"是缥缈虚构的，实则不然。古人开始运用"气一元论"等学说阐发理论正是唯物观的开端，就是这些学说首先把人类目不能及的细小精微的物质和无影无形的变化表达了出来，用朴素直接的语言对各类自然现象进行了直观描述，而非责之于"鬼神学说"，可称之为"唯物的认识观"，即力求在认识和表达的过程中赋予尚且未知的事物以实物的形象来肯定其物质性。

《内经》中有多种"气"的说法，除了一部分阐述的是人体功能、能量、信息等内容，绝大部分描述的是物质实体的功能变化。如《素问·上古天真论》云："女子七岁，肾气盛，齿更发长。二七，而天癸至，任脉通，太冲脉盛，月事以时下，故有子……丈夫八岁，肾气实，发长齿更。二八，肾气盛，天癸至，精气溢泻，阴阳和，故能有子。"就是用"肾气""肝气"描述实物化了人们所不能肉眼见到的人体肝肾功能，由此使人们对于人体肝肾功能有了客观直接的认识。《素问·生气通天论》云："是故味过于酸，肝气以津，脾气乃绝；味过于咸，大骨气劳，短肌，心气抑；味过于甘，心气喘满，色黑，肾气不衡；味过于苦，脾气不濡，胃气乃厚；味过于辛，筋脉沮弛，精神乃央。"也是以"脏气"代表脏腑功能。类似于这种将人们不能所见的功能、作用、性质等冠之以"气"的说法还有很多，如代表生理物质的胃气、经气、脉气、真气、宗气、营气、卫气、血气、筋膜之气、清气、浊气、精气等，病理物质如邪气等。古代先贤客观观察人体生理病理现象，在遇到肉眼不能及的现象和物质时则以"气"冠名而实现了唯物化，没有以"鬼神之说"阐释，已经是一种客观承认事物现象的唯物观，因此，"气一元论"对于脏象理论形成产生了深远的唯物观影响，而以"气"树立理论的唯物观，也是当时所能采取的最为可靠的科学方法。

2. 形成恒动的认识观　先秦、两汉时期的"气一元论"学说中还描绘了"气"的运动，认为"气"是具有活力、生机勃发而运动不息的物质，而气所构成的万事万物也都处在无休止的运动变化之中。如《素问·六微旨大论》中除概括"气"的运动为"升降出入"的形式以外，还提出了与"气"相关的恒动观，即"夫物之生从于化，物之极由乎变，变化之相薄，成败之所由也。故气有往复，用有迟速，四者之有，而化而变，风之来也……岐伯曰：不生不化，静之期也"，强调了"气"往来进退、缓慢迅速促使物质产生运动变化，而不断的运动变化则是生命运转的常态和根本。由此可见，"气一元论"运动不息的理论内容使得中医学形成了一种恒动的认识观，从而中医先贤善于以变化发展的视角认识和观察生命，而脏象理论也正是在这一种视角下所形成的。

《灵枢·营卫生会》云："人受气于谷，谷入于胃，以传与肺，五脏六腑，皆以受气，其清者为营，浊者为卫，营在脉中，卫在脉外，营周不休，五十度而复大会，阴阳相贯，如环无端……夜半而大会，万民皆卧，命曰合阴，平旦阴尽而阳受气，如是无已，与天地同纪。"描述了水谷之气进入体内以后分化为营、卫二气运行周身不休，用"阴阳营卫"阐述不同时间段人体所产生的不同生理变化。还有如

《素问·六微旨大论》云："显明之右，君火之位也；君火之右，退行一步，相火治之……何也？岐伯曰：亢则害，承乃制，制则生化，外列盛衰，害则败乱，生化大病。"通过六气的变化表明了五行之间存在生克制化、亢害承制等运动变化关系，并强调正常的生克制化是维持事物生化不息的基础，而过度的生克制化则会产生病变。类似"营卫"和"五行生克制化"等都是脏象理论形成过程中不可或缺的重要概念，而"气一元论"的恒动变化成为这些概念成立的基础。更为明显地体现恒动观的脏象理论阐述还有《素问·脏气法时论》云："病在肝，愈于夏；夏不愈，甚于秋；秋不死，持于冬，起于春……肾病者，愈在甲乙，甲乙不愈，甚于戊己；戊己不死，持于庚辛，起于壬癸。肾病者，夜半慧，四季甚，下晡静。"用恒动的视角对各脏腑疾病的发展变化进行了预判，以发展变化的眼光对各脏腑可能的病变情况进行了指导。综上可知，脏象理论在形成过程中处处体现了"气一元论"所带来的恒动观影响。

3. 形成整体系统的思维模式　整体观念一直是中医学的重要理念，旨在强调事物的整体性与统一性，而"气一元论"的学说奠定了这一理念产生的基础。整体观念包含两个方面的内容，一是人体本身是一个有机的整体，二是人与自然息息相关而具有统一性。古人把"气"作为世间万物形成的本原，从而使得"气"在事物之间具有了介质作用，促使世间万物能够相互感应，甚至有相似相通之处，正是这一点使"气一元论"成为整体观念的重要理论基础，也促进了脏象理论的进一步完善。

《素问·四气调神大论》云："春三月，此谓发陈……此春气之应，养生之道也。逆之则伤肝，夏为寒变，奉长者少……冬三月，此谓闭藏……此冬气之应，养藏之道也。逆之则伤肾，春为痿厥，奉生者少。"首先将四季气候与脏腑生理联系起来，阐述了人体脏腑与自然之气联系相应的观点。《素问·金匮真言论》云："天有八风，经有五风，何谓？岐伯对曰：八风发邪，以为经风，触五脏，邪气发病。所谓得四时之胜者……故春气者，病在头；夏气者，病在脏；秋气者，病在肩背；冬气者，病在四支。故春善病鼽衄，仲夏善病胸胁，长夏善病洞泄寒中，秋善病风疟，冬善病痹厥……天之阴，阴中之阳也。故人亦应之。"进一步将自然界的"八风"与人体病变联络在一起，并把四时气候与相应脏腑及身体部位做了联系，更突出了中医学对于人体、自然认识上的整体观念。总体来说，把自然之气与相关脏腑联系起来，以及把脏腑与相应身体部位联系起来，以全面考量人体生理病理状况的整体观思维方式，就是建立在以"气"作为自然界普遍事物介质的基础之上的。《灵枢·决气》云"余闻人有精、气、血、津、液、脉，余意以为一气耳"，更是以"气"高度整体地概括了人体生理。《素问·至真要大论》云："本乎天者，天之气也。本乎地者，地之气也。天地合气，六节分而万物化生矣。"《素问·天元纪大论》云："太虚寥廓，肇基化元，万物资始，五运终天，布气真灵，总统坤元。"《素问·宝命全形论》云："人以天地之气生，四时之法成。"均也强调了在"气"的基础上万事万物具备的整体性，从而阐明"气"使人与天地、四时相应相关。可以说最终"气"所体现的介质作用以及"气一元论"的高度概括性促使脏象理论形成了人体内部脏腑组织相联系、脏腑与人体各部位相联系及脏腑与自然变化息息相应的整体系统的思维模式。

综上所述，"气一元论"作为先秦、两汉时期古代先贤原创的朴素的唯物主义观，被广泛地用来阐发认识当时所不能理解、不能观察到的细微物质以及事物的精微变化，是当时所能采取的相对客观科学的阐述方法，是一种认识世界万物的高度概括学说。在观察和实践的过程中先贤把"气"作为世界本原，并认识到了"气"的不断运动变化以及"气"联系万事万物的作用，最终"气一元论"成为诸多学说理论的基础逻辑支撑学说，也自然被引入到医学领域。脏象理论在形成过程中受"气一元论"影响而以"气"描绘诸多脏腑功能表现、变化和联系，形成了唯物、恒动的认识观以及整体的思维方式，"气一元论"给脏象理论形成带来的这些影响始终贯穿在后来的发展演化之中。

5 《内经》气论

　　《内经》是我国的古典医著之一，内容极其丰富。过去，有人认为《内经》共见"气"名 300 多处，凡 80 余种，实则此数字是失实的。现经对《内经》予以逐句分析研究，统计其各种气名共 2997 个，气名分类凡 271 种。在《内经》的 162 篇中，用"气"作篇名的凡 19 篇，相比之下用"阴阳"为篇名的却只有 7 篇。全书除有 12 篇未见一个气字外，其他 150 篇中都有多少不等的气名以阐述有关医学的生理、病理机制，即使是在那些无一"气"字的 12 篇中，其对某些生命科学或疾病现象的解释，也多是以气学说为指导思想的，只不过在字面上是采用阴阳、五行、脏象、经络、辨证、论治等来间接表达了。

　　根据现所掌握的资料，历代医家和《内经》注释家多只将《内经》学术内容主要按照"摄生""阴阳五行""脏象经络""运气""辨证论治"等学说予以分类阐述，迄今却极少有视"气"为一系统的学说而加以深入研究，至少在古今的医学文献中，尚未发现有将"气"另立一篇予以全面而系统地介绍。有也多只是纳入脏象学说中谈点"精、气、神"或"气血津液"，或列入运气学说内略述五运六气而已。但这决非《内经》气学说的全貌，只是其丰富内容中的一个小的分支领域而已。学者王明辉对《内经》中气学理论做了广泛而深入的归纳探析，藉以窥其堂奥。

气学摄生理论

　　用《内经》中的气学理论以指导摄生的论述，原文多见于《上古天真论》《四气调神大论》《生气通天论》《阴阳应象大论》《脏气法时论》和《八正神明论》等篇。其主要精神着重在说明，人之可以延年益寿、防病抗老，宜注意 3 个重要环节。其一，是摄生须做到体内的阴阳二气在动态中的平衡。阴阳二气，是构成人体内气的两种具有代表性的重要部分。如营、血属阴气，卫气属阳气等。人若求其能"年皆度百岁，而动作不衰"，则必须谨养其阴阳二气，亦即须保持精、气、神的充沛和从顺，这才符合养生之道。此则须一要固护阳气，若阳气不彰，人即折寿。二要谨养阴阳二气，不可使之伤损，其要点在于志闲少欲，心安不惧，形劳不倦，善理七损八益等，则能使阴阳之气"二者可调"。三是要知晓人之三宝在动态中平衡及其相互为用的关系而谨养之。精气神三宝，分则为三，合则一气，精气属阴，神气属阳，三者互根互用。故《内经》中云"得神者昌，失神者亡"。其二，是摄生须注意体外环境"气"的变化。《内经》认为，养生的重要措施之一是四气调神以全其天真。所谓"四气调神"，就是随春夏秋冬四时之气，调养心肝脾肺肾五脏的神气。故如能做到经常注意外界环境，特别是自然环境气候的寒温和湿燥，风雨的变化而采取相应的调养措施，则多可防病抗老。如违反了四季气候变化的规律，破坏了内外环境的统一平衡，则容易受病。春生、夏长、秋收、冬藏，是大自然的变化规律，故如能做到春养生、夏养长、秋养收、冬养藏，起居适时，情志和平，精神调摄，则可达到养生健身的目的。如自然界生长收藏之气化异常，亦能影响人体相应的五脏气失调而发病。其三，是摄生还须做到内气与外气的协调统一。《内经》中提及的具体做法是，对外界的贼风邪气，宜"避之有时"；在精神意识方面，亦宜恬淡内守；要掌握天地间阴阳二气的变化，通过气功导引或其他有效的锻炼，使人体五脏六腑、九窍十二肢节等内气能与外气正常交通。这样，才能使阳气固密，卫气旺盛而邪气无由入伤，故可真气内存，疾病不生而延年益寿。

气学阴阳五行

自古以来即认为，阴阳五行学说为中医学基础理论和临床实践的指导思想，有关人体的摄生、脏象、病机、诊治及方药，运气和天人相应等方面，都可用阴阳五行学说加以阐述。通过对《内经》的进一步研究，发现五行的生克乘侮和类属，都离不开阴阳的气化作用，且五行学说也是阴阳学说的衍生和发展，而阴阳二者，实则一气也，阴阳是气的一分为二，此即"一物两体，气也"一语的含义。从理论的发生和发展看，实质上，阴阳学说无非是中医气学说的衍生和发展，这是构成中医学唯物的自然观和朴素的辩证法等指导思想的重要前提。故气合则为一，分则为阴阳，再分可为五行之气甚或更多。相对而言，阳气主外、主天、主动；阴气主内、主地、主静。如《内经》云"人阴阳合气应律……人气应天""阳者，天气也，主外多阴者，地气也，主内"等，即此之谓。人之脏腑经络，亦有阴阳血气多少之分，故有三阴三阳之别。如《素问·天元纪大论》云"阴阳之气，各有多少，故曰三阴三阳也"等，即述此意。阴阳的盛衰消长，对立统一，五行的生克乘侮，此类制化等作用和特性，归根结底，在于气化。故经云"五气更立，各有所先……一气有余，则制己所胜而侮所不胜；其不及，则己所不胜侮而乘之，己所胜轻而侮之"，又云"天有五行御五位……人有五脏化五气……形气相感而化生万物"等，都旨在阐明阴阳五行的气化实质。此外，五运六气的活动，也无非是天地相对于人所涉及的气的变化。如《素问·六节脏象论》云："春胜长夏，长夏胜冬，冬胜夏，夏胜秋，秋胜春，所谓得五行时之胜，各以气命其脏……未至而至，此谓太过，则薄之也，命曰气迫。"似此类经文都明显地提出了五运六气的气化作用及其对人体内气的影响。

气学天人相应

"天人相应"，亦称"天人合一"，是古代医家在当时的历史条件下，认识到人与天地自然界关系密切所形成的一种整体观。这种天人相应的整体观，是中医理论的特色之一，它阐述了人体的组织结构、生理现象和病理反应与自然界的变化常相通应的关系，亦即是内外环境的统一性和人与四时五方的相关性。而天与人是如何相应的？按照《内经》中《生气通天论》《脏气法时论》《四气调神论》《平人气象论》《六节脏象论》及《阴阳应象大论》等篇的内容分析，关键在于人体内气与大自然外气的交通呼应和统一协调。故简而言之，天人是以"气"相应的，且常因人、因时、因地而制宜。具体地说，人脏腑经络之血气，常受天地自然界之气的影响。在时间上，有一年春夏秋冬四季和一日旦昼晡夜的不同。如《素问·四时刺逆从论》云"春气在经脉，夏气在孙络，长夏气在肌肉，秋气在皮肤，冬气在骨髓中"，"气穴三百六十五，以应一岁"（《素问·气穴论》）所述的内容即是。在空间上，天人相应亦有东西南北中五方和高下寒温的区别。

不仅在生理上人气应天地之气，在病理上，病气亦受外气的影响而出现旦慧、昼安、夕加、夜甚等，或效，或瘥，或剧的变化。由于脏腑经络血气的四季和昼夜的人气盛衰变化，故在诊断和治疗时，亦须注意天气与人气的相应而辨证论治，谨察脏气的强弱，做到因天时而调气，切不可虚虚实实。经云"谨候其时，气可与期，失时反候，五治不分，邪僻内生，工不能禁也"。《素问·八正神明论》更明确指出"凡刺之法，必候日月星辰，四时八正之气，气定乃刺之……因天时而调血气……四时者，所以分春秋冬夏之气所在，以时调之也……先知日之寒温，月之虚盛，以候气之浮沉，而调之于身，观其立有验也"。故诊治亦宜辨明天人相应之气。

气学分支之五运六气

五运六气是中医运气学说的主要内容。五运，指的是木火土金水五行之气；六气，为风寒暑湿燥火六类天气的总称。五运六气，亦是中医气学说的一个重要分支理论，它是古代科学家解释自然界变化，及其对万物生长发展过程有内在关联性的一种学说。其基本精神在于阐明：六气为天气，五运为地气，天气主降，地气主升，相辅相成，是万物（包括人体）正常生化的历程和机理。五运六气学说和阴阳五行学说，作为气学说的分支理论，相得益彰，充分地表明，阴阳五运是万物的纲纪，年岁的四时，人的生长衰老等生理和病理变化，都离不开这个基本变化规律。

如《素问·六节脏象论》指出，天以六为节，天气始于甲，地气始于子，子甲相合，六十日而甲子周，六六三百六十日以成一岁。天有六六节气，地以九九制会，故人神脏五，形脏四，合于三阴三阳之六气而表脏象。

《素问·天元纪大论》意在阐明五运六气，上下相召，五六相合，三十岁为一纪，六十岁为一周，周而复始，无有终时。五运之德，气建于寅。厥阴之上，风气主之；少阴之上，热气主之；太阴之上，湿气主之；少阳之上，相火主之；阳明之上，燥气主之；太阳之上，寒气主之。以六气为天气，五运为地气，天气降，地气升，相互为用，使万物生化不息，而年之四时及人之生老病已等变化，也以此为法则。

《素问·五运行大论》认为，始则五气横天，而化五运五行，继则天地人物皆本五运行以化生。以天干配五行，十二地支配三阴三阳、六气，并用以揭示六气的变化与人脉象变化的相应性。据间气之位，判脉象之异常，脉与间气相应为常态，脉与间气不应为异态；掌握主岁的干支，了解当年司天、在泉及四间气的分布，以气与脉的相应与否，来预测病证之顺逆死生等转归。

《素问·六微旨大论》以五运气行之理，阐述天道六六之节，地理应六节，上下有位，左右有纪，岁数始终，万物生化之道。六气之间有标本中气的具体相互关系和相互承制的特点，这些都反映了气的升降出入运动的矛盾统一性，故有"气之升降，天地之更用也"，"升降出入，无器不有"的论述。这对某些病证的诊治亦有其指导意义。

《素问·气交变大论》承气交之分，人气从之的理论，阐述气运之太过不及，四时之德化政令，星象之吉凶善恶均有常有变，而可征应于人，影响生命机能，导致疾病。但气运虽反常，也可因人正气之内存而不病。这些对养生和病证的诊治多有其积极意义。

《素问·刺法论》虽言针刺法，但所论多阴阳上下，运气升降之理。其大旨述六气升降不前，不迁正，不退位及化运刚柔失守，可使民病疫病及刺法的防治意义。

《素问·本病论》主要说明，五运六气，上下升降，迁正退位与有关疫病流行的规律。着重指出，人体正气虚弱，精神之气失守和非时的天气，此气之"三虚"合成暴亡的疫病。还总结疫病不一定都发生在运气反常的当年，也可在二三年后迟发的实践经验。

《素问·五常政大论》谓五运有太过、不及和平气，此皆其常。天气制于上，运气主于中，万物生化，五虫孕育，有盛有衰，皆是其政。五运根中，六气根外，化不可代，时不可违，皆为五常之政。运气有太过、不及和平气之分，四方地理有高下阴阳气之异，这些都对病证的预防及诊疗有其重要意义。

《素问·六元正纪大论》以六元而正六十岁之纪，司天在上，在泉在下，化运宵中，年主太，朋年主少，太主太过，少主不及，中有化有变，有胜有复，有用有病，不同候。其要在于气化之常和变。应明察气候的正反常异之变，进而掌握有关生理、病理的具体变化，并以此作为防病、治病的依据。论中以六气为基点，配以五行运，划分为气化不同的大小单元、三十岁纪、通过司天在泉，四步间气、中气、主气、客气等，进而分析五运六气的常变、太过不及，以及胜复不同对人体的影响。其所述"四时之气，至有早晏，高下左右……行有顺逆，至有迟速……至高之地，冬气常在；至下之地，春气常在，必谨察之"，与《五常政大论》的"地有高下，气有温凉，高者气寒，下者气热"和《至真要大论》的"时有常位，而气无必也"等理论，说明运气学说有其一定的机动灵活性，不可拘执。其合理内涵，端在于天时与人体内外气有其规律性的关联。

《素问·至真要大论》主在阐明六气司天，六气在泉，有正化，有胜复，有标本寒热，有调治逆从，五味阴阳，制方奇偶，谨奉天道，合于人身。以司天在泉，六气分治的变化，细分缕析地详举了相应病证的产生，其中病机十九条之例举尤为提纲挈领。而诊治之要，在于"谨守病机，各司其属……疏其血气，令其调达，而致和平"。故高士宗云："以药治病，乃调气之方，故必别其在阴在阳。"实为临床经验丰富的总结。

凡象皆气的脏象经络理论

中医学所言的脏腑，不论是指神脏或形脏或经络俞穴，论述其生命现象，多重视其气和气化作用。故古医家有六节脏象之论，且作出"凡有皆象，凡象皆气"的概括。以下拟分形体、经络、功能三大部分，摘要介绍《内经》气学说对中医脏腑理论的指导作用。当然，由于中医的整体观和人的整体性，故所涉及的 3 个部分，也常是相互联系而难截然划分，有时还关系到其他中医学说的内容。

中医所述形体脏象，主在阐述人之五脏六腑和奇恒之腑，或为天气所生，或为地气所化；或则藏精气而不泻，或则受五脏之浊气而化，故人身脏腑形体不离乎气。经文明确指出人之精气、津液、血脉，分则为六，合则一气耳。古人还根据气质的不同，将人分为五行人或二十五形，且寿夭亦与形气、血气的相伍有密切关系。

经络脏象，述人之手足三阴三阳经络，实为"气"之大经隧。此阴阳之经气，内于五脏六腑，外络支节气穴，且衍为营气、卫气而有头气、胸气、腹气之街，其注膻中者，则为气之海，而刺法亦不离营卫血气之有余不足而施补泻。十四经（手足六阴六阳经，加上任、督两经）各有其脉气，而与一定的气穴相连属，使人表里、内外、上下、脏腑、支节形成一个统一的整体。

中医论功能脏象，主要在述明生命现象的本质在于气化和气机，可分 3 个方面予以说明。

（1）脏腑气机：脏腑构成人之形体，五脏既司人生长壮老已（其中以先天的肾气更受重视），又影响人的精神意识，如神志、七情和梦境等。脾胃之气为后天之本，其源始于饮食之水谷五气。在生理情况下，水谷之气可使窍肢、经络、脏腑正常发育而行使各自的功能，在病理情况下，饮食五气亦可使脏腑体骸伤损而影响其功能的正常发挥。人的色脉外象，也与脏腑气的盛衰相关，故有五阅五使和气口脉象之辨。权衡五脏六腑气之盛衰，亦为中医辨证施治之纲要，故脏腑的气机不可不察。

（2）阴阳气机：人之阴阳二气，与天地时气相应，如能内外调和，则邪不能害；若阴阳二气反作，则易致病伤。人气亦一整体，在体内，气与精、神、形、味相辅相成，生化不已，若一处偏盛，则平衡失调而成乘侮之病势。人体因阴阳二气之多少而分六经，此六经气血的多少各有其常数，以营生理、以司生化，如六经气血失常，则亦成病。五脏六腑阴阳之气皆禀气于胃，作为后天之本的脾胃之气是甚其紧要的。平人不食饮则易绝水谷精气，胃气亦损，故有七日不食饮可水谷气尽而死之说。士之勇怯，亦以气分，气盛多勇，气衰多怯。而人气之周营于身，有其常度，如能做到五十营备，则可尽天地之寿。总上，可知阴阳气机对人体何等重要。

（3）营卫气机：营卫二气，所以奉生而周于性命者也。营出中焦，卫出下焦，营在脉中，卫在脉外，二者行于身，营周不休，五十而复大会，阴阳相随，如环无端。卫气昼行于阳夜行于阴，日夜五十周于身而有定时，所以温分肉，充皮肤、肥腠理、司开阖，和则分肉解利，皮肤调柔，腠理致密，故为抗病力的重要组成部分。营气以内谷为宝，可变化精气、血气、营周于身，五脏六腑赖以滋养。

从气学分析病因病机

《素问·至真要大论》云："审察病机，无失气宜。"盖病随气动，必察其机，治之得其要，是无失气宜。气太过，则亢极而实；气不及，则被侮而虚，此阴阳盛衰自然之理。脏五气六，各有所主，或实或虚，则亦无不随气之变而病有不同者。如诸风掉眩皆属于肝，若肝木气胜，则四肢强直而为掉，风气动于上而为眩。脾土受邪，可由于肝气之实；肝木气衰，则血不养筋而为掉，气虚于上而为眩；金邪乘木，则由肝气之虚。诸如此类，五脏六气，虚实皆然。故以气宜言病机，气之盛虚有无，实为纲要。本内容包括三气病因（六淫邪气、七情之气、伤于内外气）及病证机理（脏腑、经络或明阳之病气）。《灵枢·百病始生》云"夫百病之始生也，皆生于风雨寒暑，清湿喜怒。喜怒不节则伤脏，风雨则伤上，清湿则伤下。三部之气所伤异类"等，为此作了较好的概括。

中医的病因学，从气学理论来分析，可分 4 个方面。

（1）内外三气致病：百病始生，无非外感六淫之气，内伤七情之气，或内外邪气并而致病。如饮食、劳倦、房室、虫伤之类。三因致病，可单独为患，亦可综合为因，而外感内伤，复有上中下三员之分。喜怒不节，为五志病，内伤于脏，故起于阴；清湿袭虚，阴邪之气在表，故起于下；风雨袭虚，阳邪之气在表，故起于上。受病之始，只此三部，至其浸淫流淡，则病变不可胜数。邪气之中人有高下之度，无有常数。中于阴则淄于腑，中于阳则淄于经。情欲之气伤脏，病起于阴。忧思伤心；重寒伤肺；忿怒伤肝；醉以入房，汗出当风伤脾；用力过度，入房汗出浴则伤肾。此内外三种病气的伤人，或伤经，或伤络，或伤脏，或伤腑，或伤表，或伤里，皆在于气机之失宜。

（2）外淫邪气致病：风寒暑湿燥火，此六淫之气皆可为致病之外因，而以风寒湿热之为患更属多见。六气致病，可单一病气发病，亦可多种病气为因。前者如风病、中暑、伤寒之类；后者如风寒湿三气合而成痹之属。但不论病气的单一或多因，总是乘虚而入，此即"邪之所凑，其气必虚""正气存内，邪不可下"之理。六淫病气常循皮筋络脉，循经，入腑，注脏，由表及里，所谓直中者，亦必是表虚使然。故六淫之气多外感，留而不去，传里，亦可成内伤。六气感人，多应四时之气为病，故病有其多发季节和好发病位，有关六气的标本、中见，亦不可不知。此外，古人对某些外感病气，亦有以毒气、病气、疫气名之，或示其病变之重，或喻其传染之速，亦兼寓有致病之毒的含义。

（3）七情之气致病：七情之气过极，可内伤成病，喜怒悲忧思恐惊，皆可为患。故《内经》有"大怒形气绝""喜怒伤气""暴怒伤阴""暴喜伤阳""忧患不止，精气弛坏"等论述。《内经》还论述了由于七情所致之五并、五乘及九气之变，使对七情之气所伤及所反映的气机变化，如气上、气缓、气消、气下、气收、气泄、气乱、气耗、气结等有所了解。并指出疾病的内因，除七情之气外，尚有机体内六气之相胜为患。如内风、内寒、内热、内湿、内燥、内火，此六气太胜，亦可成内伤之疾。

（4）不内外因致病：除外因六淫之气或七情内因之气可致病外，习称的不内外因亦可引起疾患。如饮食不节可伤脾胃之气；饱食则筋脉横解，肠僻为痔；大饮则气逆；五味过极，亦伤五脏；药气漂悍亦伤脾气等。房室不节可伤肾气，强劳不节可成五劳所伤，故视、卧、坐、立、行等生理活动，亦当适可为度。此外，外伤虫咬、夜行堕恐，可伤营卫经气而致五脏病损。有时内外气合邪而致病，尤不可不察。

中医的病理学，从气学理论分析，亦可分为 4 个方面。

（1）阴阳气偏胜：阴阳之气，如权衡之不得相失，清静则生化始，扰动则苛疾起。人体阴阳二气之和调与盛衰，亦受环境外气的影响，如逢年之盛，月之满及时之和这"三实"时，则虽有贼风邪气不能危之；若贼风数起，邪气数犯，寒温不和，则民多病而危。阴阳二气之偏盛，可因六淫如风寒等之伤形，亦可因七情如喜怒忧思之伤气，气伤则脏伤而病。阴平阳秘，精神乃治，阴阳二气离决，精气乃绝。如经云"阴阳并绝，浮为血瘕，沉为脓腑"即一例证。在病证的发生发展中，阳气与阴精能否互根互用，亦起关键性作用。阴阳之气实则形实，气虚则形虚。且阴阳气充与否，还与谷气相关，谷盛气盛，谷虚气虚。阴阳气的偏胜，亦相关于精气与邪气的消长。关乎精气者，如经文所指"膏者多气，肉者多血，脂者血清"，三者气血多少不同可致不同的病证。关乎邪气者，虚邪贼风，避之以时，邪气留止，乃有"八虚"之证。阴阳失调、有余不足而有神、气、血、形、志等百病之生。阴阳相薄，是其气失调的病机之一，有上实虚，亦可上虚下实；有血并于上，亦有气并于下，如经文所指"阳气并于上，阴气并于下"则为人厥，即其例证。阴阳偏胜可致血气离居，有血并为虚、气并为虚者，亦有气并无血或血并无气者。阴阳气血多少，亦可反映出证之寒热，阳盛则热，阴盛则寒，或为寒中，或为炅中，或为水证，或为痹气……诸证皆关系于阴阳偏盛。阴阳消长，还可导致营卫二气的虚实变化。总之，阴阳气偏胜，是百病诸证变化之根本。

（2）五行气乘侮：五脏病多依五行生克为序而传变，藉此多可预测病之转归，如肝受病气于心，传之于脾，气舍于肾，至肺而死之类。故病证的预后，可由五行气之生克乘侮而推知其模式，如肝热病至庚辛（金）而死，是金克木；心热病至壬癸（水）而死，是水克火之类。五脏病亦受时令影响，故《内经》有至其所生而愈，至其所不胜而甚，至于所生而持，自得其位而起的论述。故六气胜复，多依五行气之序而动，并与五脏的病机相关，且五行、五时所主气影响五脏阴阳气的盛衰，其证治亦可不同。如秋金主治，肺气收杀，阳气在合，故治当取于合之类。百病的病机，随一年分为四季，一日分为四时而有旦慧、昼安、夕加、夜甚的不同反应，然都关于人气的盛衰。五脏五气所病，亦以五行比象取类。如心噫、肺咳、肝语、脾吞、肾欠嚏等即其例证。故五行气的乘侮，撮合外气、内气的内在联系，影响五脏气机的变化，从而反映出不同的证候。

（3）脏气盛衰：审察病机，还须诊知脏腑的病位和发病机理，《内经》经文，有些是病机十九条中的有关脏腑病变，如诸风掉眩皆属于肝，诸气膹郁皆属于肺之类。五脏病机主要反映阴阳气盛衰之争，阳胜则阴病，阴胜则阳病，此其大要。唯须注意者，依五行生克乘侮规律，一脏有病，可影响其母子或间脏，然治病求本，寻其主要病机，则当记取经云："一人之气，病在一脏也。若言三脏俱行，不在法也"之至理。脏腑阴阳气之争，亦反映于气血虚实方面，如经文所述，可有形质的病变，亦有情志梦兆之可征，如肾气虚则梦舟船溺人，脾气虚则梦饮食不足之类。脏腑病机，可由饮食气味和情志过极引起，亦须依据五行生克规律予以防治，如经文所述五主、五走、五裁之类，即其例证。脏腑病证多有其易伤好发的病因为触击点，如愁忧恐惧伤心，形寒饮冷伤肺之类，是值得注意的内容。脏腑发病，各有其相属的体骸、肢窍病变所反映出的虚实证候，亦可循有关经络、气穴和营卫流行之气机变化而出现是动病、所生病，或有水俞在诸分，热俞在气穴的育机差异。脏腑病证，可影响脉气的变化，如经文所述五十营而有不同代脉的出现，可藉以寻其病机。此外，脏腑病恶化，可见真脏脉症，这是病势进展，病机趋危的征兆。

（4）证由气乱：每一病证多有其不同的病机。虽病证的病机如上所述，多与阴阳气的偏盛，五行气的乘侮或脏腑气的失调相关，但亦各具其特点。如阳气烦劳而精绝可致煎厥。同为疟病，风寒之气不常，荣卫气不能并行，但却因卫气日行之迟早盛衰和邪犯部位不同，而有一日疟、间日疟、数日疟、温疟、瘅疟和脏腑疟的差异。风寒湿三气杂至，合而为痹，并有五脏六腑痹之分，但如荣卫二气平调，不与风寒湿三邪杂合，则亦可不痹。荣泣不通，卫气归之不复反，可为痈肿，由于邪侵部位及正邪二气盛衰消长的不同，又有夭疽、脑烁、脱疽等病证的差异。随五气之溢，可有脾瘅、胆瘅及癃、肾风或胎病的发生。据脉证，可判分少气、上气、肥气、疝气或阴痹积气。因阴阳荣卫气的运化失常，相关于一定脏腑，可出现卒然自上、善忘、善饥不嗜食、多卧或不得卧、目闭或目不瞑等症候。故病证或症征是相关病机的外阅现象，是病成于内、证见于外的反映结果。

辨证关键在辨气

《素问·疏五过论》云："圣人之治病也，必知天地阴阳，四时经纪；五脏六腑，雌雄表里，刺灸砭石，毒药所主；从容人事，以明经道，贵贱贫富，各异品理，问年少长，勇怯之理；审于分部，知病本始，八正九候，诊必副矣。"这就是说，在辨证时应以整体观思想为指导。在判断病证的转归和预后方面，《素问·脉要精微论》更明确指出"切脉动静，而视精明，察五色，观五脏有余不足，六腑强弱，形之盛衰，以此参伍，决死生之分。"这些将天人之气、脏腑之气、形志之气，整体地辨证地予以分析归纳的辨证方法，是中医诊病的特点之一。实际上，辨证的关键在辨一"气"字，即辨阴阳气之偏盛、五行气之乘侮、六经气之消长、脏腑气之虚实、天人气之相应等。在归纳和收集病情时，贵在四诊合参，不可执一。辨证，可分四端说明之。

1. 诊则在辨气 医生诊病，须知年岁气运之盛衰，如日之寒温，月之虚盛，四时气之浮沉，乃可知病虚实之所起。病为本，工为标，医生临证，须以四诊归纳分析病证诸候的客观存在，做到标本相得。病邪之气转移，有从外入经者，如伤风、伤寒之类；有非从外入经而系五气留连、荣卫倾移，病有所并，虚实因生者，如七情内气之所伤，暴怒伤阴，暴喜伤阳，不在脏腑，是形志之气失调，故宜详察。诊有十度，度脏腑之气，主在生物医学的诊断；度情志之气，主在心理医学的诊断；度民气贫富贵贱，主为社会医学的诊断。这些整体观的诊法，为现代生物心理社会综合医学提供了雏形。

2. 辨证辨气 辨证首在辨阴阳气之消长，如寒厥、热厥，分由阴气或阳气之衰于下而起。阳气有余，则病热中善饥，阴气有余，可为寒中腹痛，阴气不足，阳气有余，营气不行亦可发为痈疽。五脏之气热，在肺热叶焦的基础上，可发为诸痿；积气在中，则亦可形成五脏之痹；腹中有厥气，则为厥病。五虚由于五脏之气虚衰，暴厥由于内气的暴迫；疟气源于卫气的循行失调，诸咳可由于五脏六腑之气逆。六经的血气多少，常为病证迥异之由，骨、筋、脉等癫疾，皆由于少气所生，气下泄不治；风寒湿三气杂至而真气不能周，则发为周痹。此皆正气与邪气相干致病之例。经云：百病皆生于气。此理可明。

3. 四诊辨证 中医四诊，望色气，闻病气，问神气，切脉气，同归重要，且旨在辨气之虚实消长。精明五色，为气之华，故望气色，宜审其明泽鲜润为顺。闻病气，可知病之浅深；听声音，以知中气之衰盛。问情志变气，尝富后贫，先乐后苦，可辨脱营、失精、痿躄诸证，此内外气交相为患。诊气口、尺肤而知脉气盛衰，证之虚实，如脉长则气治，短则气病，上盛则气高，下盛则气胀，代则气衰，细则气少之类。春弦、夏洪、秋毛、冬石，此四时正常的脉气，若太过或不及，则为病证的反映。是知脉气盛衰，系于阴阳气之有余不足；经络气之有余不足，亦反映于脉气之虚实逆顺。脉无胃气，则真脏脉见，如肝不弦、肾不石之类。真脏脉见，则其病危重。《内经》强调四诊合参，即权衡所见之色气、脉气、神气和病气等而辨证，此则可慎五过、四失之戒。

4. 辨气测转归 判断病证的转归，可单项或综合观察患者的神气、色气、脉气、病气、形气等的逆顺变化而得出相应的预测。如经文所述，有的可根据脉象，而知某脏气或经气之不足，并藉以推断预后，如有的脉象提示，病益甚在中或益甚在外。真脏色脉见，是脏气绝，故病证多危或死。人脉无胃气，则真脏脉见，故病亦多死，形与气相得者生，形气相失者病难治，故审察脏气的盛衰以测转归是中医学辨证识病中的重要环节。

调气论治

阴阳二气更胜之变，为病证之形能，故治则在于阳病治阴，阴病治阳，定其血气，各守其乡，而关键在于调整阴阳二气，以平为期。针治以调失衡的经气，方药以调脏气的盛衰。无论内治、外治、气功、按摩等莫不如此。

1. 治则在平气 确定治则，先须审病之阴阳。阳病治阴，阴病治阳，治病之则，以气内为宝，形气相得为可治，形不足者，可温之以气。古医之治病，移精变气而已；中古治病，兼治本末标本，使邪气得服；今之治病，以方药或针石，平阴阳为期，故有高者抑之，下者举之，有余折之，不足补之，同者逆之，异者从之，寒者热之，热者寒之等治则之立。论治须先定治则，治则应注意天人相参，辨同气客气之异，而按阴阳五行之生克制化，以权衡方药。

2. 药治在调气 方药治病，主在以其气味之偏而调正气之虚，邪气之胜。故药辛甘淡渗为阳，酸苦咸泄为阴；芳草气美，石药气悍。故须注意气味厚薄、升降浮沉等阴阳四气的变化。方药奇偶大小之制，以平气为则，故有近而奇偶，制小其服；远而奇偶，制大其服的不同。方药的收散、缓急、燥润或软坚之选用，目的亦在于调其气使之平。方药有正治、反治。如寒者热之，热者寒之，微者逆之，甚者从之，坚者削之，客者除之，劳者温之，结者散之，留者攻之，燥者濡之，急者缓之，散者收之，损者益之，逸者行之，惊者平之等为正治。塞因塞用，通因通用，热因热用，寒因寒用等为反治。但不论正治、反治，都必伏其所主，先其所因而使气和。治病不明五气，则一可服寒而反热，服热而反寒，如治其胜复，关键在各安其气，使病气衰去。选用方药，还须知五味之喜攻（如酸先入肝、苦先入心之类）。

否则，将不知久而增气，物化之常；气增而久，夭折之由。故方药防治病证，如做到气血正平，则可长有天命。

3. 针治调经气 针治在于善调经气（调气）。所谓针刺候气，即候经气之至。故经云：刺之要，气至而有效，刺之道，气调而止。是则调气在于终始一而持心。刺时吸则内针，无令气作；吸则转针，以得气为故。针以得气，则当密意守气勿失，其来不可逢者？气盛不可补；其往不可追者，气虚不可泻。气有余则泻其经隧，无泄其气；气不足则补其经隧，无出其气。如用虚为实，以邪为真，用针无义，反为气贼，可夺人正气。故用针者，不知年（岁气）之所加，（阴阳）气之盛衰，（正气、邪气）虚实之所起，则不可以为工。针刺须因四时日月气之盛衰，而用不同的取穴和手法。人参天地，须知人气在外和在中之别，形气多少之分，故各以其时为齐。针刺逆四时则生乱气，须春取络脉诸荥，夏取诸俞，秋取诸合，冬取诸井诸俞之分。此四时之序气之所处，病之所舍，脏之所宜。针治须知经络形气，知迎随补泻，气可令和，和气之方，必通阴阳。针刺还须参照患者的形气和病气而治，形气不足，病气有余，宜急泻；形气有余，病气不足，宜急补；形气病气俱不足，不可刺；形气病气俱有余，当泻其邪，调其虚实。九针各有所用，如镵针泻阳气，员针泻分气，鍉针致气，员针取暴气等。针刺有其忌慎，如经云："无刺大醉，令人气乱；无刺大怒，令人气逆。"凡十二禁须加知守，否则，经气不次，邪气复生，可伐身而失气。还宜知经脉气血之盛衰，如脉气盛而虚者，刺之则脱气；血气俱盛阴气多而血滑者，刺之则射；阴气积于阳，刺之血未出而气先行致肿之类。

《内经》中的气学说实为中医理论，如摄生、阴阳五行、天人相应、五运六气、脏象、病因病机、辨证论治等学说的科学内核，形成了中医学的医学理论的独特体系。

6 《内经》气学探析

章文春提出"气学说是中医理论框架的基石",而气学说根源于其产生的中国传统文化的背景;章文春还提出了"以气论为基石的,或者是以气为对象的整体才是整个科学体系的全部",包含了古人所讲的"形而上者谓之道"与"形而下者谓之器"两部分内容。刘长林在《中国象科学观——易、道与医、兵》中说:"所有不能直观觉察得到的无形的联系和存在,无论是现实起作用的存在,还是现实未起作用的存在,都以'气'称呼。"张君房《元气论》提出"道即元气"。《性命圭旨》则提出"道"与"气"同之说,"道也者,果何谓也?一言以定之曰:气也"。张载云:"太虚者,气之体……由太虚,有天之名;由气化,有道之名;合虚与气,有性之名;合性与知觉,有心之名。气之性本虚而神,则神与性乃气所固有。"乃知道、心、天等与气具有相同的内涵。学者邓萍等基于此视角,对《内经》气学内容作了重新归类探析,主要说明两点:首先,《内经》作为一本医学著作,其理论思想继承了传统文化气学说的内容;其次,无论是治理他人抑或医治他人,必须从自身内证修炼做起,如《素问·上古天真论》所描述的真人、圣人等均在说明自身如何通过内证修炼"与道合同",说明"气是成圣的内在基础"。

《内经》气学

《内经》奠定了中医的理论基础,对其中气的相关论述,有从气的分类角度研究者,如郑洪新、郝小梅等将气分为四大类共 80 余种;有从气学说相关的理论入手,进行更细致的研究者,如苏颖对五运六气的研究;有研究气的源流者,如赵洪钧将《内经》的研究置于其产生的时代背景中进行研究;亦有发挥气在临床中的具体应用者,如将"标本中气学说"用以阐述临床症状的产生与疾病的发生发展规律等。本文主要涉及了两个方面:对气学说"形而上"本体的论述;"形而下"层面的论述,包含了气的规律性与物质性。

1. 气学"形而上"层面的论述 此部分包含了道、心、天等内容,而这些在《内经》中均有论及。如《素问·上古天真论》中"天真"之"天"的含义即是"形而上本体论",也指道,因天之一字,两横代表天、地,加一人,代表天人合一,而"气是天人合一整体观之的中介",对"黄帝"的描述中提到的"成而登天"的天,是指得道,亦即"天人合一"的境界。此外还通过上古、中古的真人、至人以描述体悟本体应有的状态,如"提挈天地,把握阴阳"等,"将从上古合同于道",可以通过一定的方法使自身与道合同。

《素问·生气通天论》中"生气"与"天"的关系,前述"天"与气相同,具有形而上哲学层面的内涵,此处的生气是"天"(本体)的用,具有"生生"之能,"苍天之气"性是"清净",故能体悟到这种境界,即找到了生命的根本,"本身生命有个生生不已的力量","此寿命之本也"。此外,对气的本体的描述亦包括了"道",如《素问·灵兰秘典论》中"余闻精光之道"的"光"即是道家"炼精化气"最终返还意识的"空灵"的明镜境界,亦是对道体的体悟。"至道在微,变化无穷"包含了传统文化儒家道统的十六字心法的"道心唯微","变化无穷"则是对道体性的描述,与传统文化气学说所论内容一致。

此外,对气学说形而上层面的论述也包含"心"相关的内容,在《素问·八正神明论》中有所论述,即"神乎神……目明心开而志先,慧然独悟……故曰神",即是对悟道境界的阐述,并说明了在这种状态下可以直接起治疗疾病的作用，如此则"三部九候""九针之论""不必存也"。因此与形而上本体有关的论述中，气学说的内容涉及了修炼体悟的内容，也涉及了对本体性、用的描述，包含了心、道、天等相关的论述，从这一角度看，传统文化气学说形而上层面的内容对中医学产生了十分重要的影响。

2. 气的物质性论述　对气的物质性描述，包含了众多不同的气，作为人体重要的生理物质，现代科学统称之为"能量"。能够维持人体各项生理活动需要的物质如精、血、津、液等，《内经》中虽然设定了许多名称，但究其本质只是"一气周流"产生的不同现象，因所论为形而下的内容，故随有形之所在表现出不同的功能（象），故赋以"某气"之名。如果从一气周流的角度理解，则必然涉及"形"，如此方可展现作为物质的气的运行轨迹，以及在不同位置产生的一系列的物质变化，《庄子》称为"气化"或"物化"，气的运动引起了形的变化，从一种物质"化"成另一种物质，从而使人的形体表现出生长、衰老等不同的现象，都是基于"气"。现以"生气"为例说明。

俗话常说某个人生机勃勃，或者生气勃勃，说明生命充满生气，而生命的基本过程如《素问·阴阳应象大论》所述，由生长化收藏推动自身的"生长壮老已"，一个始终具有生气的人方称得上一个"活人"。反之，由生到死的过程即是生气不断减少、死气不断增加的过程，如许多肿瘤晚期的患者，面容中很少能看到"生气"

第一，生气即肝气。《素问·四气调神大论》云："春三月……此春气之应，养生之道也。"养生所养为生气，生长化收藏，春天"天地俱生"，因为"此谓发陈"，推陈出新。而肝气来源于元气，亦即"肾间动气"，此则源于《难经》，"生气"之后是"长气"（阳气），水生木，木生火，木为生气，火为长气，水乃藏气，化气即脾气。故患者生气不足，即需要推动其生机。

第二，生气通于天气。《素问·生气通天论》云："夫自古通天者，生之本，本于阴阳……皆通于天气。"生气本于阴阳，"一阴一阳之谓道"，"道即元气"，乃是因为肾阴肾阳在两肾之间旋转交媾，即肾气（肾间动气），所以生之本，本于阴阳，乃是生生不息之义，与前述形而上层面本体论的"天"之生生不已之功能一致，故此处已经牵扯到传统文化诸子百家论述的形而上道（气）的"用"——生生不已。另外，阳在外，阴在内，"阴者，藏精而起亟也""阳者，卫外而为固也""万物负阴而抱阳"，故"圣人抟阴阳"，说明养"生气"必须要阴阳并济，所以"筋脉和同，骨髓坚固，气血皆从"。

第三，天运当以日光明。"阳气者，若天与日"，说明了重阳气的思想。人体的功能活动都要依靠阳气，虽然阴阳同调，但养生气还更看重阳气。

故针对生气不足，《金匮要略》运用小建中汤的变方——黄芪建中汤。黄芪用一两半，用量相对较少，王旭高在《西溪医书夜话录》中提到小剂量黄芪具有"补肝气"的作用，可升肝的生生之气。芍药、甘草养生气，因为生气在肝，所养为肝气。胶饴可用麦芽代替，因胶饴主要为"麦芽糖"，但麦芽有其优势之处，即胚芽的生生之气可补肝之生生之气。人体生气向上为长气，生长化收藏，水生木，木生火。补生气用小量黄芪，补长气用桂枝、甘草，化气用生姜、大枣。而收气、藏气没有，因为患者生气不足，需要推动其生机。而小建中汤与小柴胡汤均可以对人的生气产生影响，易于辨错，其区别在于，小建中汤属于虚证，小柴胡汤属于实证。此处，则又涉及脾胃为后天之本，脾胃之气的运"化"功能，外界水谷等物质进入人体后，必须经过脾胃之"气"的"化"，或者如传统文化所讲的"混化"，方才能成为自身的一部分，"土"的特点与关键即是"化"。

3. 气规律的论述　气的规律性的内容所描述的是气的运动变化规律，有对人体之气运动变化的描述，有对天地自然之气运动变化的描述。而规律反映的是现象背后的本质，亦即通过认识、掌握规律，可以透过现象了解本质，而一旦有不符合规律的行为产生，即会导致不正常现象的产生，亦是规律。因此，《内经》运用许多语言阐述"道"的规律，希望都能掌握规律、运用规律，使天人真正的合一。现结合标本中气学说阐释卫气的运动变化规律。

第一，《素问·六微旨大论》云"太阳之上，寒气治之，中见少阴"，是后世有名的"标本中气学说"的根源。太阳经为阳经，但其性寒，故太阳病首先表现为"恶寒"，这是其生理特性的本质决定的，中见少阴热化，此为太阳病之后发热的原因，即少阴经的热气作用，出现发热、脉浮；反之，少阴热气不出，则不会发热，并且出现脉沉。故《伤寒论·太阳病篇》最关键的即是营卫的问题。麻黄可以解散太阳之寒，桂枝可以温少阴之阳，用桂枝而不用附子，因为心阳出于瞳孔，周行全身，即是营卫之气。如果患者未见发热恶寒，仅有一点咳嗽，则去桂枝，即为三拗汤（《太平惠民和剂局方》）；如果少阴热气不足，脉不浮反沉，即为麻黄附子甘草汤，因为肾阳虚则用桂枝易附子，无咳嗽则不用杏仁，若患者体质偏热，少阴热气太过，则伤寒以后化热，去桂枝加石膏则为麻杏石甘汤。

第二，太阳的卫气从何而来？心阳根于肾阳，下焦为肾阳，水生木，木生火，"长气"为心阳，心阳出于瞳孔，周行全身即为营卫之气。中医称人体中间的脉为"冲脉"，奇经八脉之一，道家称为"中道""黄道"。气血沿冲脉上下起伏，最下为会阴穴，最上为百会穴。白天气血从肾到心，出于瞳孔，夜间睡觉闭眼时，又从瞳孔回到心，然后下入肾，人则入睡。这个规律表现在2点：①人在睡觉时一定要盖被子，无论白天还是夜晚，因为人的卫气从瞳孔回到心再到肾，人即会觉得凉；②人与其他动物的区别是直立行走，因此血液升到大脑，心脏的负担则增加，同时下肢离心脏的距离远，受地心引力的作用，回流困难。故下焦气血从肾上升至心出于瞳孔，需要借助冲脉的力量，此亦所谓"卫出于下焦"，因而"命门者，目也"成为下焦肾阳出入人体的重要门户，故称其为"命门"。

第三，《难经》云："人之有尺，譬如树之有根，树叶虽枯槁，根本将自生。脉有根本，人有元气，故知不死。"这里是说切脉左手的尺脉，将之比喻为树的根，则寸脉像树的枝，树干为人的冲脉，如此尺脉有根本，说明人有元气，树叶虽枯槁，但是转年"根本将自生"，所以"枝叶"用桂枝，"根本"用附子，附子为根。因此，麻黄汤的发表作用就会出现几个不良反应：①可以使气血沿冲脉而上，会致人烦躁、血压升高；②气血上升到心脏，可使人的心率加快而出现心悸；③《内经》云"天枢以上"为阳，"天枢以下"为阴，气血沿着冲脉上升，则平素下元不足的人，元气出表，肠道之气减少，胃肠蠕动受到抑制，故脾虚的人"发汗后，腹胀满"，用人参补元气。这也从另外的角度说明了"气是万物的本原"，具有生生不息之功能。

第四，《内经》中还有对气的升降规律、三阴三阳规律的相关论述。如《素问·八正神明论》以"日之寒温，月之虚盛，以候气之浮沉"，从而判断天地间气机的"浮沉"，即升降规律的体现，并且借助这个规律，"调之于身，观其立有验也"，这不仅体现了天人整体观的思想，亦印证了人体之气所具有的升降规律；《素问·六微旨大论》进一步云："气之升降，天地之更用也"，而这"用"的具体表现则是天地之气彼此交互的"升已而降""降已而升"。对于三阴三阳，《素问·天元纪大论》云"阴阳气各有多少，故曰三阴三阳"，也就是说三阴三阳各自的名称代表了其中阴阳二气的各自占比情况，因此也就展示了各自病理条件下阴阳各有盛衰的明显差异，三阴三阳还被运用于五运六气的体系构建，用以更细致地描述天地之气的运动变化，并且与人体六经对应，为《伤寒杂病论》六经辨证体系的搭建奠定了基础。

对传统气学的继承与发展

《内经》内容涵盖了阴阳、五行、干支、天象、气脉及传统文化天人合一等内容，涉及了形而上的学理与形而下的具体的事物与实践。这不仅涉及了中医学理论与相关的医疗，也与人体生命、生活息息相关，其立于生命的原始点，崇高而根本，是一本包括了医人、医国、医社会、医"心"的书，这是全书的中心，故可称之为中华文化之"至精"。

1. 继承 先从如何养生寿人切入。如《素问·上古天真论》以肾气、天癸的盛、实、平均、衰等阐述人体生命生长壮老已的规律与现实表现，并基于此说明了"年老有子"的根本在于"气脉常通，肾气有余也"，紧接着列举了上古真人、中古至人、圣人、贤人等是如何修炼行持的。如"呼吸精气，独立守神"，可以达到"寿敝天地"，达到"道生"的境地，从形而下的生命的修炼开始，从而证入形而上道的境界，然后将所证得的生命真谛融入医学为大众服务，如《灵枢·九针十二原》云："余子万民……余欲勿使被毒药，无用砭石，欲以微针通其经脉，调其血气。"这与《管子》《老子》分别讲述的"守静"以长寿、"守一"以悟道，《列子》讲述的精神宁静专一的"疑独"，《庄子·逍遥游》所描述的"海运将徙于南冥"，《庄子·养生主》所讲的"缘督以为经"的修炼，成就内圣"逍遥游"的境界，成为自身之"主"，然后《庄子·人间世》入世、治世、治社会，成就《庄子·大宗师》《庄子·应帝王》的精神内核是一脉相承的。

《素问·举痛论》云"善言古者，必有合于今"，强调了做学问须博古通今，过去、现在都应了知，"善言人者，必有厌于己"，从医、从政乃至一切，治理他人、治理社会，则是儒家《四书》思想的具体体现，必须先从自身实践做起，因此，无论是传统文化气学说的修炼体悟，作为帝王将相治理国家，还是《内经》所讲述的气功修炼乃至作为一个医生，都讲究"内圣"；而"善言天者，必有厌于人"，则是指天道自然规律在人生命、生活中均有具体的应验，此则是指"天人合一"。

2. 发展　《内经》发展了气学说的内容，如针对人体生命之气，明确了各种气的分类、名称、功能、运行规律，如《灵枢·营气》《灵枢·卫气》《灵枢·营卫生会》《灵枢·卫气行》；《内经》还将天地间四时气的变化与人体生命相应，阐述疾病产生的原理并发展了具体的治疗方法，如《灵枢·四时气》，而《灵枢·顺气一日分为四时》则将四时之气的理论发展对应到一日之气的变化。《内经》建立并完善了经络的理论体系，使十二经脉的理论、系统与自然界十二月、十二时辰相结合，用以阐释人体之气运行的各种特征与规律，使原来需要通过气学说修炼体悟才能了知的内容固定下来，使学习者可以循门而入，如《灵枢·九针十二原》云"必明为之法，令终而不灭，久而不绝，易用难忘……先立针经"，以及《素问》七篇大论所阐述的五运六气的自然规律等，即是最好的明证。

综上所述，《内经》气学说的核心要义有 3 点，即《素问·举痛论》所言 3 个方面。第一，"善言天者，必有验于人"，譬如中医学所述的"天人合一"，从形而上角度论抽象的天文、自然规律，只是学问上空谈道理，必须在人相关的事情上有实际运用与经历方可，所以现今对《内经》气学说的相关论述，五运六气、标本中气、气的升降浮沉等内容的研究即是形而上抽象的学理在人类疾病预测、治疗中的运用，如用《三因极一病证方论》指导具体的临床治疗。第二，"善言古者，必有合于今"，说明古今一贯，应通晓古今绵延演变的因果关系，其中也蕴含了"规律"的内容，如《素问·上古天真论》描述的"贤人""将从上古合同于道"而实现"可使益寿而有极时"，只是将气学说的学理通过如何养生寿人这一角度切入而已。第三，"善言人者，必有厌于己"，说明医治他人必须从自身实践做起，即"内求法"。以传统文化气学的视角看《内经》气学内容，包含了形而上本体论的道、天等，继承了传统文化中气学的精要内容，因其需要像圣人、至人等一样对天地自然的规律有充分的理解掌握，亦需要通过切身的修炼体悟方能明了，在中医学称为"中医内证体察"。对普通人而言是一项十分高远的存在，而与人息息相关的生老病死则难以避免，故气学在形而下的认知、运用研究较多。这也造就了气学成为医学理论框架基石的地位，通过整理也可知中医学在《内经》时代是注重对"气"的内证修炼与体悟的，这对现代中医学的研究都将有重要的启发意义。

7 《内经》气学理论体系

学者刘革命对《内经》气学理论体系的形成及其应用作了梳理归纳。《内经》中关于气的理论开始于先秦的精气学说。所论气初步认识是"云雾之气"。进而扩大代表其他事物。在古代大致有两种意义。一种是指元气，一种是指人的呼吸之气。天气对农业十分重要，气息对人必不可少。古代哲学家正是从这种认识中建立起以气为基础的自然观。在把气作为医学观念之前，气一直作为哲学观念，地位十分重要。战国时期的稷下学派把老子的道做了加工改造，提出了气是万物的总根源，强调气初于不断运动变化之中，从而形成精气说。后来的王充又提出元气学说，认为人、天地、自然万物，由气构成，气是永恒的，从而标志着气学理论的正式形成。

《内经》中气的概念很多，大致可分为3类：第一类是作为哲学观念，即气是物质的同义词，是一个普遍广泛的概念，它可以概括宇宙的万物，解释自然界一些事物的存在和运动状态，不指具体某一事物。如《素问·天元纪大论》中"形气相感而化生万物"，《素问·保命全形论》中"天地合气，命之曰人"。其中的气均为古代哲学中的气。第二类是指构成人体生命的基本物质，既是人类赖以生存的某种物质，又指如同肺腑组织功能活动的总称。第三类是指一些具体物质形态，如风气、寒气、天气、地气，与哲学中的气及人体之气也不相同。

《内经》认为气是构成世界的唯一本源，这种气分为阴阳二所，二气相互作用，从而化生万物。如《素问·天元纪大论》中云"太虚廖廓，肇基化元，万物资始，五运终天，布气真灵，总统坤元，九星悬郎，七曜周旋，曰阴曰阳，曰柔曰刚，幽灵既位，寒暑弛张，生生化化，品物咸章"。又云"故在天为气，在地成形，形气相感而化生万物矣""气有多少，形有盛衰，上下相召而损益彰"。《素问·阴阳应象大论》云"阴阳者，血气之男女也；左右者，阴阳之道路也；水火也，阴阳之征兆也，阴阳者，万物之能始也"，均有力地佐证，说明气是自然界唯一的根源，是阴阳而气对立统一的结果，对立统一是其总规律。《内经》认为气是在不断运动变化的，"升降出入"是其主要形式，如《素问·六微旨大论》云"气之升降，天地之更用也""天气下降，气流于地，地气上升，气腾于天，故高下相召，升降相因"，宇宙的生物运动因而变作矣。并认为"生降出入，无器不有"，"气散则分之，生化息矣"。可见《内经》对气已有了足够的认识，并认为这种运动变化有一定规律，叫"物化有常"，"天地之道"。《内经》认为气是人体之根本。如"天地合气，命之曰人"。受其影响的《难经·八难》亦云"气者，人之根本也"。气作为构成人体的本源，又有"元气""原气""真气"之称，其形成均来源于肾中先天之精，脾胃水谷之精，呼吸自然界之清气。如《灵枢·刺节真邪论》云："真气者，所受于天地，于谷气并而充身也。"《素问·六节脏象论》云："天食人以五气，地食人以五味。五气入鼻，藏于心肺，上使五色修明，音色能彰；五味入口，藏于肠胃，味有所藏，以养五气，气和而生，津液相成，神乃自生。"可见气是构成人体的物质基础，又是人体物质活动的物质基础。

《内经》中有关气的分类方法很多，按不同分类标准有以下几种：以阴阳清浊和五行分类，以部位分类，以药性分类。总之，《内经》认为气无处不有，无时不有，具有五行有征，运动不息而有常的特征。

《内经》气学理论在生理上的应用，《内经》认为气是构成人体和维持人体生命活动的最基本物质，它对人体具有多种重要的生理功能。总体而言，主要是以下几个方面的生理功能。推动作用：指气具有激发和推动作用。气是活力很强的精微物质，能激发和推动人体的生长发育及各脏腑经络等组织器官的生理功能，能推动血液生成和运行，以及津液的生成、输布和排泄等。温煦作用：指阳气气化生热，温煦人体作用，即《难经·三十二难》所云"气主煦之"，人体的体温需要气的温煦作用来维持，各脏腑经络等组织器官的生理活动需要在气的温煦作用下进行。血得温则行，气可化水，血和津液等液态物质都需在温煦作用下才能进行。防御作用：指维护肌肤，抵御邪气的作用，一方面可抵御外邪的入侵，一方面可驱邪外出。所以，气的防御作用功能正常，邪气不易侵入，或有侵也不发病，也易治愈。固摄作用：指对体内液态物质具有固护统摄和控制，不使其无故丢失的作用。主要表现在固摄血液，防止血液溢出脉外，保证血液在脉中正常循行，固摄汗液，尿液，胃液，肠液，控制其分泌量、排泄量，防止体液丢失，固摄精液，防止外泄。气化作用：指通过气的作用而产生的各种变化，即精、气、血、津液的各种新陈代谢及其相互转化，是物质转化和能量转化的过程。气是维持生命活动的物质基础。各种生命活动的气经常处于不断的自我更新和自我复制的过程中。气的这种运动变化和伴随的能量转化过程，称"气化"。《素问·阴阳应象大论》所说"味归形，形归气，气归精，精食气，形食味，化生精，气生形……精化为气"就是对气化作用的概括。气化为形，形化为气是形气转化的气化运动，包括了气血津液等物质的生成和转化，利用排泄过程。人体必须不断地从周围环境摄取生命活动的必需物质，否则，生命活动就无法维持。脏腑、经络、周身组织无不在不同的角度、范围、程度上参与了气化运动，并从中获取所需要的营养和动力，而排出无用的和有害的代谢产物，没有气化就没有生命。气化运动是生命最基本的特征。营养作用：主要指脾胃运化食物而化生的水谷精气的作用。此与津液结合而成为血液而运行全身，发挥营养作用。此气也可凝聚成人体的脏腑经络、各种器官等形体，也可被消化而成为人体的动力。

分而言之，根据气的组成成分，分布部位和功能特点不同，而分为多种多样的不同名称的气，主要有宗气、中气、元气、卫气、营气、脏腑之气、经络之气。宗气：《灵枢·邪客》云"宗气积于胸中，出于喉咙，以贯心脉，而行呼吸"。宗气在《灵枢·五味》又称大气，"大气之搏而不行者，积于胸中，命曰气海"，即膻中的部位，为机体的上气海。宗气的功能主要是推动作用。《难经·二十二难》云"气主煦之"。《素问·平人气象论》云"左乳下其应脉，宗气也，其应动衣，宗气泄也"。应脉，是正常的动，应衣是变病的动。宗气搏动于左乳下，是和人的心的搏动有密切联系的。所以《灵枢·邪客》云宗气贯心脉。宗气主动不仅限于心脉，而是与整个机体功能活动都有关，故《读医随笔》云"宗气也，动气也，凡呼吸语言声音以及肢体运动，筋脉弛张，宗气之动也"。中气：主要是由于饮食的不断摄取，经过胃的腐熟，脾的运化，使机体各个脏腑组织都得到中气的供给，以维持其不同的生理功能。《素问·太阴阳明论》云："四肢皆禀气于胃，而不得至经，必因于脾乃得禀也……故太阴为之行气于三阳……亦为之行气于三阴，脏腑各因其经而受气于阳明，故为胃行其津液。"李东垣《脾胃盛衰论》云："夫饮食入胃，阳气上行，津液与气入于心，贯于脉，充于皮毛，散于百脉，脾禀气于胃而浇灌于四旁，荣养气血者也。""人受水谷之气以生，故以胃气为本"即是此意。总之，中气的作用是腐熟水谷，以滋营卫，升清降浊，运化四方。元气：并受于先天，秘藏于肾精之中，习惯称之为"水中之火"，是机体发育繁衍的根源。《素问·生气通天论》云"阴阳之要，阳秘之固""阴平阳秘，精神乃治""阳强不能秘，阴气乃绝"。元阳作用于机体的各个部分是通过三焦系统来完成的，所以《难经·三十八难》云"三焦有原气之别焉，主持诸气"。《难经·六十六难》云"三焦者，原气别使也，主通行三气，经历五脏六腑"。营气：是行于脉中具有营养作用之气，其主要生理功能为主脉中，成为血液组成成分之一。故《灵枢·邪客》云："营气者，泌其津液，注之于脉，化以为血。"营气循环经脉，流注全身，为脏腑经络等生理活动提供营养物质，营运全身上下、内外，流于中而滋养五脏六腑，布于外而灌溉皮毛筋骨。卫气：行于脉外之气，具有温分肉，肥腠理，利关节，司开合之功能，其循行与人的睡眠有关。卫气行于内，人便入睡；卫气行于体表，人便醒寤。人身之气在形成了脏腑经络等形体之后，便藏于其内，变为各个脏腑经络之气。由于其主要组成成分和运行的方式不同，从而使各脏腑经络结构和功能具有各自的特异性。脏腑经络之气是构成脏腑经络的最基本的物质，也是维持脏腑经络生理功能的物质基础。

气的失常导致病理变化。《内经》气学理论在解释人体的病理过程中得到广泛应用。主要体现在以下2个方面：①气的生成不足或耗损太多，从而形成气虚的病理状态。②气的某些功能不足或气的运行失常从而形成气滞，气逆，气陷，气闭，气脱等。气虚的病理表现涉及全身的各个方面。由于不同的气的功能不同，因而气的表现十分复杂多样。例如，卫气虚则卫外无力，机表不固，故患者比较怕冷，经常自汗，易于感冒。脾气虚的患者则四肢肌肉失常，可见周身倦怠乏力，脾气虚也可导致清阳不升，清窍失养，而见精神委顿，头晕耳鸣。心气虚则无力以行血或脉道充盈不足，则脉虚弱而无力或微细，心气虚也影响心搏和血流，推动无力可见心悸，血行迟缓则血瘀。肺气虚则呼吸功能减退，故动则气短。元气虚，则可导致生长发育迟缓、生殖功能低下，机体所有功能减弱，从而表现一系列脏腑虚弱的征象。机体失常一般概括为：气机瘀滞，其病表现有许多方面，气滞于机体某一局部则可使精气阻滞不畅，血运受阻，从而发为胀满、闷胀，甚至引起血瘀水停或形成瘀血等病理产物。气滞则血瘀使血流不畅，从而使人某一局部出现疼痛。气滞则津液代谢不畅，水湿内聚，发为痰饮或水肿。肺气瘀滞则胸闷，气喘。肝气瘀滞则胁胀满，少腹疼痛。胃肠气滞则腹胀而痛时作时止。气逆：多见于肺胃肠的病变。在肺则肺失肃降，肺气上逆，可见咳逆气喘。气逆在胃则失和降，胃气上逆，发为恶心呕吐或呃逆嗳气。气逆在肝则肝气上逆，发为头疼而胀，面红耳赤易怒等症。气陷：是在气虚的基础上而发生的以气的升降功能不足和气的升举无力为主要特征的病理状态，多表现为头晕眼花耳鸣，疲惫乏力等。即《内经》所云"上气不足，脑为之不满，耳为之苦鸣……目为之眩"。或表现为胃下垂、肾下垂、子宫脱垂等病症。气闭：气之出入障碍，主要指气瘀太过，上心胸，闭塞清窍，以至突然晕厥，或痰浊闭塞气道，气之出入受碍，呼吸困难的病理状态。气脱：气的大量外散脱失，全身的气严重不足，气的各种功能突然全面衰竭。可出现全面衰竭，汗出不止，目闭口开，全身软瘫，手撒，二便失禁，脉微欲绝等症。

《内经》气学理论也广泛应用于疾病的诊断治疗。在辨证中，气的辨证依据患者的不同表现，可分为气虚类如气虚、气陷、气不固、气脱等。气滞类如气滞、气逆、气闭等。在脏腑辨证中有不同的脏腑病变，如心气虚、肺气虚、脾气虚、胃气虚，及胃肠气滞，脾不统血，肝瘀气滞，肾气不足，肾阳不足，心肺气虚，脾肺气虚，肺肾两虚，脾肾两虚等。卫气营血辨证中有气分、卫分、营分等。经络辨证中又有各经脉的气的盛衰。根据不同的辨证结果制定不同的治则治法。大的治则为调气，气虚宜补气，由于气的生成来源于先天之精气的自然界之清气。除先天禀赋，饮食因素，环境因素外，还与肾、脾、胃、肺的功能状态有关。因而在补气的同时应注意调补脏腑的生理功能，子宫脱垂等病症调补脾胃尤为重要。气机不畅则调理气机，一要顺应脏腑的气机升降规律，不同的脏腑有各自脏腑的气机升降出入规律，如脾气主升，胃气主降，肝易升发，肺气肃降等。针对证候特点而顺应这种规律，如胃气上逆宜和胃降逆等。二是调理气机紊乱的病理状态。针对不同的病理证候性质，而给以调理，如气滞者宜行气，气闭者开窍通闭，气脱者宜益气固脱。同时临床上应用气学理论把部分药物进行了分类，如理气药、补气药、下气药、行气药、降气药等，为临床治疗提供了依据。

8　《内经》气学理论解密

　　学者张莽对《内经》"气"的理论做了广泛深入地探索，提出《内经》"气"的根本属性就是物质的见解。其认为要解密《内经》"气"，首先要解决的问题是"气"的原始含义与根本属性是什么。

"气"为何意?

　　据考证，"气"的最初原形是甲骨文中的"☲"。有关"☲"的含义解释众多，但从中国象形文字起源来看，上部似云动，下部似平地，应为天地之意。到早期的《易经》中，"气"便用于了"乞求之意"，于省吾先生也将"气"与"乞"列为同义字。在这个时期，"气"是没有现在所谓的气体、空气或人体呼吸等任何含义的。《说文解字》云："气，云气也，象形。"似乎有了大气、云气等较为明确的含义了。而《玉篇》云"气，息也"（古人将"一呼一吸"为一息），"气"便有了人的"呼吸"这个新的含义。但一定注意，"气"字仍然是一个多意之字。从马王堆出土的竹简文记载的养生方中，"气"字开始了组词使用，有了较为明确的定义或含义，例如"神气""血气""朝气""食气""气血"等不同的术语，"气"字也就有了更加广泛的含义，不仅指自然大气，还指人的精神、食物营养，包括肺呼吸在内的人体脏器的功能活动等。只是到了近代，中国传统文化中的"气"字才定名限定在了大气、气性物质、空气等狭小范畴内。因此，对于《内经》及其前体文化中使用的"气"和气性词语，一定要与当今的气区别开来。但是，无论是"☲"或"气"，可以肯定的一点就是均指客观物质，它们的属性是飘动、多变、难以琢磨而又是确实存在的。

前体文化——《周易》的宇宙、天地阴阳、天地万物的物质组成观

　　根据中国文化的形成特点——"2000年的一脉相承"，《内经》与它的前体祖根文化是密不可分的承袭和发展关系。《周易》的本经——《易经》源于上古时期，大约在西周末年定型。《易经》是中国经部书籍之首，被后人公认为中华文化的开元祖根之作，是定型中国认识世界、探索世界最基本哲学观点——"阴阳整体观"、"整体系统观"和"大一统"的首创者。

　　由于《周易》是中国古代最早关于包括人体自然属性在内的自然万物的大成著作，其中蕴藏记载的丰富医学资料（例如14种疾病、8种草药、众多人体形态结构与生理功能的名词、生育孕育与不育疾病等）均被整体融入了《内经》。而《内经》中使用的核心哲学思想如阴阳学说、脏象学说、气化学说等完全是易理的嫁接之用。当然，《内经》对易理的使用不是完全照搬，而是采用了重新诠释，对生命、人体生理、养生、病理病机、医疗以及中药学等重大理论思想进行了探索并发展与升华了原有理论，成为一部与《周易》交相辉映的又一部伟大著作。鉴于《周易》与《内经》的如此亲密承袭关系，后代各个著名医学家都共同遵守着一句唐代孙思邈的名言："不知易，便不足以言太医。"由此可见，《周易》对中医学理论与思想进步是起着始终形影不离的启示与指导意义的。

　　"天人合一"是整个中国传统文化的精髓。"天地组成宇宙"，关于宇宙形成的探索就是从《周易》开始的。在《周易》中关于宇宙的形成，可以从"太极"理论章节获得，宇宙造化之初为"混沌大元"状的气胎，太极世界是由"太素"构成。"生生之谓易"，太素循太易而生天地阴阳，天地阴阳循易而生变万物。也就是说，天地万物化生的共同本源是由太素组成的气胎体，因此，包括人体在内的世界万物

均为物质属性，这是与西方的上帝、真主创造一切的说法最根本的区别，证明了中国文化的祖根主体性就是极具科学内涵的。

"混沌大元"状的气胎循"太卦"开始运动化生而进入"太极混元"，"天阳地阴"二气分化出现，它们是相互对立统一的一个整体。所以，阴阳二气就是物质存在的两种形式。"太极混元"因而表现出了"阴阳两仪"（这个过程就是常说的"一分为二"观点的出处）。"太极混元"中的"阴阳"两部分循卦继续分化，化生出了"四象之气"，这"四象之气"便是成熟初期天地的雏形标志。"四象天地"继续循八卦易理进行各种各样的复杂运动与复杂化合或化生，世界万物从而在"生生不息与生息万变"中进行着各自规律性或周期性的生成、存在、转化。这就是成熟天地——大家生存的这个天地世界，而包括人类在内的万物生灵就遵循着以天地阴阳为父母和以"易理卦变"为变化规律而生而长而存而繁衍而死亡。总之，《周易》的天地、阴阳、元气、阴阳之气等是属于物质的。

前体文化——老子哲学与《道学》中的宇宙、天地阴阳、天地万物的物质属性观

现在再看一看老子的"道"学说。老子是中国春秋战国时期的领纲人物，也是诸子百家出现最早的"一家一子"。他秉承《周易》基本理论、基本哲学观点和《周易》对宇宙、自然、万物等生变规律深入探索的方向，并将他的众多探索与认知结果总结为了《道德经》。这部著作也是流传到今天，最早、最完整的中国古代唯一一本由本人亲自撰写的经书。单从这种直接的传承经历，就可以发现它的重大历史价值。据记载，早在周朝末年就做周王室主管藏书官员的老子，在当时就已经是颇有声望的大智者、大贤人。儒学创始人孔子尊称他为"龙"，并向他请教了"礼"的学问。另外，在老子《道德经》中，随处可见他的"吾不知""吾强谓之""似是"等谦逊不妄言的理性思想与科学态度。张莽认为，他的这种"知之为知之，不知为不知"的伟大精神和因此而留下的探索空间与方向，也是他被后来人因不断得启而倍受崇敬的重要因素之一。

在亲书的《道德经》中，老子以言简意赅、博大精深、旗帜鲜明的"发前人所未发、述前人所未述"，创造性地提出了宇宙、天地阴阳的形成机制是"道生道控"，天地之间万物生灵的形成机制也同样是"道生道控"的"大一统"整体性与总控性。这种大一统论成为中国文化成熟后的强调整体系统观的总特征。"道"与"气"一样，也是多意字。"道，渊兮，似万物之宗""吾不知谁之子，象帝之先""道之为物，惟恍惟惚，其中有象，其中有物""有物混成，先天地生，吾不其名，字之曰道，强为之名曰大"等，从中可以发现，老子对宇宙、天地的形成与组成的看法是以整体的"道"来取代了《周易》中散在的"太素"说法，强调了宇宙、天地组成成分的有机整体性。所以，从老子的"道"的物质性，也再次证明了阴阳两态均是物质。老子对天或气的认知方面，提出的"是为恍惚，迎之不见其首，随之不见其尾"，"万物负阴抱阳，冲气以为和"的理论，也证明了"气"虽不能分辨，但也是完全可以感觉到的物质。

《内经》中对气的物质本性的论述

首先，从《内经》两部分的名称分析，《素问》即天地、天地之间的人之构成成分是什么？这里的"素"是继承了《周易》的太素成分论。正如在第1个问题讨论中，得出的太素是太极时代宇宙的物质组成成分一样，《素问》的"素"，当然是对当今天地之间的人体"素"的组成成分或人体选用了什么样的"素"的探询。《灵枢》即人体的控制机关或控制机制。主要探索的是人体如何或受什么来控制自己的思想、生命活动、形成与生长、存在与死亡等方面的问题，同时也为医者提供如何认识病理病机、如何调理患者的病症以及如何进行养生等方面的基础理论支持。所以，从《内经》两部分的名称来分析，

就可以得出《内经》总体哲学思想是人体是物质的，而不是精神的。而从"拘于鬼神者，不可与言至德"（《素问·五脏别论》）的直接论述中对这个问题的回答可以说是坚定的。

《内经》不仅继承了《周易》的宇宙组成的物质观，也同样继承了老子的"道生道控"理论中的宇宙万物组成的物质性。从中不断出现的"元气""精气"等以及"道""德"等词汇中，特别是老子哲学中独创"动静""虚实""有无"等新型词汇的频繁使用，可以肯定《内经》是整体性接受了"道家"对宇宙、自然、天地、万物等新探索结晶和成果。尤其是《内经》的定型全名——"黄帝内经"的由来。从学者考证结果中可以了解到，在秦汉早期是中国"大一统"思想的确立时期，此时独崇"黄老"哲学，老子的哲学思想成为主流统治地位的哲学思想。而诞生于这个时期的《内经》冠名"黄帝内经"，可以管窥到老子哲学对《内经》形成与思想定位是具有一定或很大影响的。换句话讲，《内经》是完全在《周易》——老子"道生道控"理论基础上发展起来的经典之作。

当然，如果说《内经》仅仅是对其起源知识的综述著作，那肯定是大错特错。《内经》是一部吸收了包括《周易》、老子等其前体诸多哲学观点和自然科学部分的精华，首次以人体的自然属性为核心，探索天地大整体阴阳系统、天地大整体阴阳系统与人体子整体系统、人体内部各个子功能系统等，多个层面、立体时空性的各种各类有机成分之间复杂相互关系的大学问。其创造性提出的许多思想与观点，不仅是中医学的奠基之石，也对中国的"大一统"文化、哲学思想以及其他自然学科的发展起到了启示与促进作用。难怪有的学者将《内经》比喻成是中国融生命、医学、天文、气象、心理、历算、地理、逻辑等众多学科的伟大科学著作，是完全能与周易、道学、儒学等经典同光辉的古代大成性思想体系。

在对人体学与医学的探索成就方面，《内经》的许多理论诸如"阴阳"理论、"气"理论、"经络俞穴"理论以及"组方"理论等，都是二千多年来常青不老的精华明珠。以至于到今天，中医药学因它而依旧具独特魅力，因它而继续独步世界医林；中、西医的基础理论发展方向与探索思维模式的不同也是因它而起。

那么，《内经》中关于人体内的"气"是物质有没有直接的论述呢？答案是肯定的。《内经》的各个篇章中都充满了对"气"的物质属性的论述，比如在《素问·上古天真论》中，"今时不然也……以欲竭其精，以好散其真""女子……二七而天癸至……七七，任脉虚，太冲脉衰少，天癸竭""丈夫……二八肾气盛，天癸至，精气溢泻，阴阳和，故能生子"以及"余闻上古有真人者……呼吸精气"等，在《生气通天论》中，"苍天之气……顺之则阳气固……失之则内闭九窍，外壅肌肉，卫气解散。此为自伤，气之削也""阳气者……汗出而散""魄汗未尽，形弱而气烁""凡阴阳之要，阳密则固……阳强不能密，阴气乃绝……阴阳离决，精气乃绝"等，均描述了阴阳二气的物质本性和与自然气性物质的属性一致性。所以，可以肯定地得出结论：《内经》中"气"的根本属性就是物质。

《内经》中的气是高能的生命物质

《内经》中"气"的理论是将近 2000 年前的认知结果，故在讨论与诠释时从理念上就必须分清古人与今人的占有资料的不平等关系，因而也就不能完全以现在的标准来衡量与要求古人能精确地指明所说物质的准确类别。这个观点也是部分现代人在研究中医理论方面经常出现偏差论述的原因之一。

1.《内经》中"气"的含义　由于中国古代语言是一字多意，《内经》中人体内的"气"也是非常复杂的多含义性的。首先，从《内经》的祖根——《周易》来看，宇宙混沌气胎始于"一"，即元气，是天地万物形成、存在、生息、繁衍的共同本源，又能统摄天地万物的阴阳二气。而在黄老思想中，采用了"道生道控"来明确元气的"生与控"双重价值。《内经》是完全承袭了这两个前体文化的认知结果，例如"人以天地之气生"（《素问·宝命全形论》），中医在以后发展中也继承了这一观点，例如"气者，人之根本也，根绝则茎叶枯矣"（《难经·八难》），这些说明了"气"是人一切生命活动的根本基础。

2. 现代生命科学与人体学对人体生命科学探索结果　现代生命科学的探索结果与《内经》中生命

体组成的物质性是那么的相似，有异曲同工之妙。"生命体是物质的，而生命是现象，是生命物质存在的表现形式，如同阳光是太阳存在的表现形式一样"。生命物质是生命存在的基础，西方哲学讲究不断探索，探索这种生命物质究竟是什么。这种刨根问底的精神与中国哲学中讲究的"够用即可"有很大的不同，这是它独特的优势和中医应该学习的长处。在深入探索中，西方对包括人体学在内的生命科学进行归纳，发现了宇宙天地可分为无机世界与有机生物世界两大部分。前者是后者的本源与出现的母体，后者是前者衍生发展而来但却高于前者的、并有一定独立性的子物质集团体或生命物质集团体。这种生命物质的高级性表现在如下几个方面。

（1）生命物质使用元素选择的高级性：生命体内的元素与大自然的同种元素是相同的，但是并不能因此就简单认为自然界的任何元素都可以参加生命体的组成。生命物质中元素选择的高级性是其重要的物质基础，生命体内使用的元素只是自然无机世界中的少部分且有量的不同限制。这就是说，生命体内对大自然提供的元素是有严格选择的，这种选择不仅是种类的选择，还有量的选择，有的需求量很大，有的只是微量即可。这个特征就证明了生命物质源于自然而高于自然的主动而高级性。

（2）生命物质分子有级别的高级性：生命体需要的各种元素，在体内将以化合为各种分子的形式存在。从对分子组成中使用元素的种类与数量的复杂性等综合分析来看，生命物质分子总体上远远高于无机世界的分子，其部分以与自然无机物分子相同的形式存在，级别最低；部分以简单低级的有机化合物形式存在，级别中等；而级别最高、只有生物体内独有的、构成生命物质最为核心的分子却是 4 类生物大分子：糖、蛋白质、脂类和核酸。它们的分子量也是最大的，元素组成也是最为复杂的。从生命物质分子的含能量分析来看，无机分子＜简单低级有机化合物＜生物大分子，即级别越高的分子含能量也越高。单就糖、蛋白质、脂类和核酸这 4 种核心分子来看，如果从同一种生物的单层面分析，分子级别以核酸分子为最高级，原因是它的分子量大，能控制其他分子的代谢活动，同时其含能量也最多。如果从生物进化程度的纵向比较层面来分析，越是低等简单的生物，其包括 4 种大分子在内的总体分子无论是数量还是大小，均较简单而数量偏少，典型表现是核酸分子的分子量与分子数量的微小，例如在病毒体内的核酸分子只是简单而少量的 RNA 分子或 DNA 分子；而越是高等生物，这 4 种分子的分子量也越大，并且他们体内的核酸分子发展成为巨大的 DNA 分子与含量丰富的 tRNA 分子、rRNA 分子和 mR-NA 分子等，其他各种分子无论从数量还是从分子大小上也在同步增加与增大。

（3）生命物质分子排列细胞化的高级别：生命体的各种组成生物分子，不是杂乱无章，而是非常讲究秩序，这种秩序的体现就是共同组成细胞。所以，细胞是所有生物体结构、功能以及生长的基本单位，它是一个相当严密的整体和自我控制分子系统。在结构方面，细胞中各种相关分子分别以不同的排列组合形式，分别组成细胞膜、细胞质、细胞核等。其中作为生物分子中最高级与标志性分子的核酸分子主要集中在核内被保护着；在生理功能上，以核酸分子为总控中心，它储藏着该种生物独特的遗传信息即基因，通过基因有序的表达与封闭，控制着整个细胞的新陈代谢与各种生命活动。正常情况下，核酸分子只进行复制，不发生代谢与降解，经过复制后将引导细胞进行分裂即繁殖（在多细胞生物中被称为增殖）。一旦细胞内的核酸分子发生了降解现象，那么结果就是细胞的死亡。

（4）细胞分化的高级性：在最低等生物，一个细胞就是一个独立的生物，例如细菌、病毒等。因为只有一个细胞，它们的机体细胞就只有生存与生长的特性，没有分化。但由低级到高级，生物体内的细胞数量逐渐增多，例如一个正常成年人体内大约有 6000 万亿个细胞。在这么多细胞生物体内，细胞随着数量的增加便出现了分工的不同，细胞出现了形态、大小、内部结构、生理功能等的分化。比如在动物体内，分化出了起隔离与保护作用的上皮细胞、起运动功能的肌细胞、担负运送氧气的血红细胞、专门形成支撑结构的骨细胞等。据不完全统计，在人体中大约有 800 种细胞。特别值得提出的是在动物体内独特分化出现的神经细胞，因分化级别最高级而成为动物体的行为控制与思想过程的"灵魂"细胞。神经细胞存活即标志生物的存活，神经细胞死亡即标志生物的死亡（尽管此时还有许多非神经细胞依旧存活）。根据对动物体内神经细胞的统计与比较，动物的智慧与神经细胞和全身细胞的比值密切相关，即神经细胞所占比例越高，动物的智慧潜能也越大。人是动物中比例最高的生物，因此人类种群是地球上最智慧的生物。

（5）多细胞生物体内细胞外生命物质存在的高级性：在单细胞生物，细胞为了保持自己独立分子系统的生存，分泌产生一些有机物与无机物的混合成分包绕在细胞周围，被称为细胞壁，以自我保护。但在多细胞生物，由于已经分化出了专门担负保护作用的细胞，在体内的各种组织细胞之间，相当于细胞壁的细胞外成分的性质、化学成分以及功能特性等也就发生了质的变化，比如人体内的骨组织中变成了胶原纤维与钙盐为主的骨基质、结缔组织中的胶原纤维、弹力纤维、网状纤维、黏蛋白以及组织液等为主的结缔组织的细胞间质、软骨组织中的黏多糖与钙盐为主的软骨基质等。特别是在机体内各种囊管腔存在的体液以及低压气性物质等，这些细胞外生命物质的出现与积存，不仅是机体立体构造必需的，也是细胞外能量储存的重要形式。

总之，生命体的确是与天地自然的无机世界有着本质区别的，这种区别的外在表现是生命物质，而内在的核心因素是能量的积聚与保持，是一个个"高能积聚体"。如果单取生命物质的含能量做标准，生命物质分子的含能量越高其级别也越高；而以含高能生命物质分子为主构成的生命体或生物种群，其生物级别也就越高级。人类种群一方面所食用的物质可以说是天上地下各种精华，尤其是无论级别多高的动植物均可成为人的盘中餐，保障了人类充足而高能量物质的供应；另一方面人体内以DNA为代表的生命物质又是所有生物均不可比拟的巨大而高级的。

虽然人类拥有相当智慧，自古至今不少人却以自我怀疑的态度进行了各种的探索，并提出了各种假想诸如上帝、神仙、佛以及近年来的外星人等，但直到今天的结论依旧如同中国2000年古老的认知一样：人是天地之间的最高级的生灵，人类在地球上的确是最高级的、最智慧的生物。《内经》中人体内的"气"就是人体蕴涵高能的各种生命物质。

《内经》中的气是生命物质中蕴涵的巨大能量

既然人体内的生命物质是高能特性的，是经过多级化合而成的，同时又是在进行分解或降解的，其中的能量形式也就随着这种生命物质分子有序转换而进行相应的变化。能量是不能独立存在的，必须依存于物质，因此能量既是物质本身变化的根本原因，也是物质变化的表现征象。大分子的形成过程就是能量的集中过程，这种集中使它们存在于有形，所以能被可视、可察。但当这些大分子降解或分解时，便是解体成了众多小分子和同步发生的高能释放的过程。释放出的能量近50％可以被其他小分子聚合为大分子的过程重新使用；其余部分则是被其他小分子吸收，使它们具有了能动性，例如在自然界我们熟悉的水分子，增加能量到一定程度就可以流动或滚动，甚至变为水蒸气而能进行更强大的运动-升散；但当失去必需的能量后就会发生水蒸气重新变归液水，若再减少能量到一定程度，就会凝固成冰。而空气中的各种分子也均具有同样的特性。

名词"能量"属于现代术语。《内经》中关于人体"气"的这种能量属性的描述却是很突出的，例如"阴阳者，天地之道也……阳化气，阴成形"（《素问·阴阳应象大论》）。"阳者，天气也；阴者，地气也……阳气从手上行到头而下行至足；阴气从足上行至头而下行循臂至指端"（《素问·太阴阳明论》）。证明了中国古代伟大的思想家们虽然不能圆满解释这种天空、天"气"以及人体"气"的本质是什么，但他们对这种"气"性的描述确实是相当精辟而生动的。

再从现代地球发生学、生命科学和人体学等学科中探询与此相关的认知情况。"天人合一"，说明天地与人和各种生物的密切关系。"天人合一"是中国古人早在2000多年以前提出的。但中国后人并没有在这个领域进行更深层次的探索。然而，西方人士却在近代开始探索并且在这个领域已是独领风骚。在天体形成理论探索中，例如地球的形成过程，建立的学说可以说与中国古老的《周易》惊人的类似，但却是精确而有根有据的。这个公认的地球形成学说主要内容是：大约在60亿年以前，太阳系还是一种黑茫茫的空间，其中主要是悬浮状的稀薄尘埃与气体物质，被称为星云。在星云中，由于这些物质分布的不均匀性，处于高密度区域的物质便互相吸引而组成更大的颗粒物质与更高密度的团体；处于低密度区域中的物质由于受到高密度区域大颗粒物质的吸引而不断加入到高密度团体中。这样经过相当长的时间，太阳系原始空间便逐渐形成了原始星云体，其内核部分进一步收缩成为原始太阳，能不断以光的形式散发能量。而位于原始星云体周边部分的微粒成分各自区域性分别收缩形成了大小不等的小行星，围绕太阳进行旋转，其中的一个便是地球。刚刚雏形建立的地球，只是一个由固体微粒与尘埃气体混合的疏松球体。随着岁月的流逝，这些大大小小的固体颗粒在位于地心较大颗粒物质的吸引下，逐渐向地心靠拢，因而原始地球开始了收缩，同时内中高能物质在转化或化合中不断释放能量出来，造成了地球内部的温度升高，受能量高温的作用，可以携带能量的各种气性物质小分子以及水分子气化为的水蒸气等，开始了不断向地球表层散发并组成了大气层，即天地形成。大气层与地球本体之间始终不断地进行着物质的交流：失去携带能量的小分子或在大气层中进行化合组成了新型大分子的物质可以重新降落回归地球表面，例如水；地球内部或表面的大分子又可以不断因携带能量而升入大气层。大约到 2 亿~3 亿年前，地球表面出现了广阔的海洋、坚硬的地壳、清新的大气层、松软的土地等，同时在地球表面开始逐渐出现了低级生物，部分生物进化成为高级生物。地球学家根据对地壳岩层的变化分析，将地球的地质演变过程分为了太古代、元古代、古生代、中生代、新生代等 5 个时代，其中每个代又分为若干个纪。例如中生代的三叠纪、侏罗纪、白垩纪等。现在的这个时代是新生代的第 4 个纪。据生物学家的考证推断，人类的出现大约是短短的 250 万年以前。虽然人类的出现时间晚，人类文明也仅仅是短短的数千年，但发展到今天人类生息繁衍却是如此的旺盛，这一方面说明了在过去人类的确是适应这个地球的时代，天地允许是第一，而人类能靠自己的智慧主动适应天地自然和主动改造生存环境却是另一个不可缺少的方面。这个方面的发展就是人类文明进步的体现。总之，地球形成学知识明确了天地的区别之一就是携带高能的小分子物质升散到表层而组成了俗称的"天"，而含更多能量但个大的分子却相互吸引组成了"地"。

再具体看一看人。从胚胎形成之初，由父亲的精子与母亲的卵子经过复杂的 28~30 h 的受精过程，合并成为一个以重新组合排列的二倍体 DNA 为核心总控的受精卵。她的直径只有 0.1 mm，是一个细胞的人。但她有强大的生命力，表现在对母体供给所需能源性营养物质和构件性营养物质的主动摄取，同时还进行着复杂的分裂增殖（使细胞总数不断增多、胚体生长）和细胞的分化（使细胞能分工合作，共同完成整体功能）并出现人的生命特征（例如大脑的高度发达等）。随着胚胎细胞的增多与分工的完善，在胚胎体内逐渐形成了各种各样的腔管囊等结构，例如心血管腔、胸膜腔、腹膜腔、神经管腔、骨髓腔、组织间隙等。他们的生命价值是满足细胞产生的各种细胞外物质存在的需要。这些细胞外物质有的是储存热能以保持人体恒温特性的需要，有的是传输营养与废物等成分的载体。大约到胚胎 8 周末，外形与内部各个器官结构分化建立基本完成。再经过大约 30 周的长大性发育和必需的能源储存而成为成熟胎儿并很快出生。成熟胎儿的细胞总数大约为 2000 万亿个，体质量也达到 3000 g 左右。出生后的孩子将继续生长发育，一直到成体。这个出生后的生长发育主要表现在细胞数和细胞外物质的双重性继续增多，也就是说生命物质的增多，能量储备的相应增多。进入成熟时期，人体内的细胞数与细胞外物质量基本保持稳定状态，但这是个动态平衡的稳定，是细胞和细胞外物质的新生过程与衰老分解过程的相对平衡。进入衰老时期后，人体内的原有细胞数与细胞外物质量基本保持稳定状态的平衡关系开始被打破，即细胞和细胞外物质的新生过程逐渐小于衰老分解过程，造成细胞数与细胞外物质量的减少和它们应有功能分工的减退。结果必然是整个人体功能的减退和形态结构向衰老方向的转变。总之，人的一生，从受精卵形成开始到衰老死亡的整个过程，表面是生命物质的增减或细胞与细胞外物质的增减变化，但其核心却是整个机体能量的增减即俗称的生命力的强弱变化。

由于目前西医仅仅重视了对可视、可测生命物质分子的组成、立体构型、合成与分解过程等的研究，而对这种属于生命活动中最为核心的能量问题缺乏足够的重视，人体总能量的准确数据是没有的。鉴于在成年人体内水占总重的 50%、蛋白质占 22.22%、脂肪占 6.67%、糖占 1.00%，这 4 大生命物质总计占成人体质量的 79.89%，并且它们是含能量最高的生命物质主体，现在只能根据散记在《生物学》《生命化学》以及《生物化学》等中的有关实验数据与系数进行粗略的统计与估计。从统计中可以发现，一个胖瘦适中、体质量 65 kg 的正常成年人体，单单仅占物质总量 79.89％ 的 4 大物质就蕴涵着 528100 kJ 的能量。这充分说明了人体的确是一个含能量相当高的"特高能体"。又可以确定一条结论：《内经》中人体"气"的本质就是蕴涵在人体各种生命物质中的能量。

《内经》中人体"阴精"的本质是巨量"势能"

在《内经》对人体的认知方面，其核心观点或理论基础是"阴阳二气"学说。阴阳学说流传于上古时期，综合整理于《周易》中，是中国古代对世界万物起源与万物属性认知的根本观点。在《周易》的"阴阳二气"理论中，阴阳二气既是对立的 2 个部分，也是统一整体的 2 个方面，即"立体两部阴阳唯物辩证"理论（当时对天地的看法是"天地两层"），明确了"阴阳二气"是一切变化的根源，是宇宙运动的根本动力。到春秋战国时期，大思想家老子全面继承了《周易》的"阴阳二气"是宇宙与天地万物存在与变化的根本与动力源泉之说，同时又发展或明确了阴阳唯物辩证关系的"时间顺序性"内容，使阴阳理论发展到了"立体、两部、母胎、母子阴阳唯物辩证观"水平，大大丰富了阴阳理论的内涵与应用范围。《内经》是在老子之后定型的著作，它全面继承了前体阴阳唯物辩证理论，将其作为对人体生命规律的认知总纲，并以传统的"天人相应"和"天地阴阳"理论为指导，探索了人体内功能体的设置、各个功能体之间的联系等，并创造性地提出了"阴内阳外"的"球"形阴阳整体关系等众多新科学内涵，从而使中国古代的阴阳理论上升到了一个全新而完美的高度。

那么《内经》中的"阴阳二气"各有什么特征？

前面的论述中，已经得出了这样的一个顺序性结论："气"是物质—是生命物质—是生命物质中蕴涵的能量。在《内经》中人体内的"阴气"名称发生了变化，一般简称为"阴"或"阴精"，即肉眼可见、可辨的诸如皮、毛、筋、骨、肌、脏腑等各个具体结构实体，统称为阴性物质。西医对人体结构的认知层面远比中医复杂得多，首先从宏观整体层面看，《内经》中的阴精就是肉眼可见的各个实体器官结构，例如心、肝、脾、肺、肾、脑、脊髓、消化管壁、呼吸道壁、血管、神经、淋巴管、骨骼、肌肉、脂肪等，即凡是在西医大体解剖学上描述记载的人体结构均属于阴精之列；其次，若从各个器官结构的微观层面看，《内经》中的阴精就是只有在显微镜下才能分辨出来的各个器官结构中的细胞和细胞分泌出来的并且只位于细胞周围或细胞之间的物质分子（如组织间质中的纤维、黏蛋白，体液中的白蛋白、球蛋白，骨组织中的骨纤维与钙盐，软骨组织中黏多糖与钙盐等固定成分）等，即在人体组织学中描述记载的各种有形成分与结构；若从细胞超微结构层面看，《内经》中的阴精就是指细胞膜、细胞器、核膜、染色质或染色体等，即在细胞生物学中描述记载的各种有形成分与结构；若从生物分子层面看，则是包括 DNA、RNA、蛋白质、脂类、多糖等生命物质分子，即分子生物学中记载描述的各种生物分子；若从新近刚刚兴起的遗传基因分子生物学工程层面看，构成 DNA 基因的各种功能基团即是符合《内经》中阴精属性的物质成分。

从现代人体胚胎学中胚胎的早期发育与《周易》"气化"理论以及《内经》的"阴阳互根"的对比分析中，不难发现属于"阴精"的受精卵以及桑葚胚时期的卵裂球细胞，均属于"纯阴或重阴"，在以后的继续发展中有这些细胞分泌或产生出来的"胚泡液"等则是"阳气"性质的"阳性物质"。所以，这种在形成时期的"重阴生阳"说明了"阴精"-细胞物质是基础、是关键。在成体中，《内经》的"阴阳互根"与"阴阳转化"理论中，也强调了"精化为气"和"精食（饲养）气"（《素问·阴阳应象大论》），说明了阴精也同样是阳气的源泉与根本。人的一生阴精是极易消散的，所以名医张景岳提出的"此一阴字，正阳气之根也"以及近代温病学家吴鞠通主张的"存得一分阴液，便有一分生机"等，均强调了阴精的重大生命价值。而在西医人体学中，组织细胞是整个人体生命活动的核心部分，它们一方面储存着生命物质的主体与核心成分——DNA、蛋白质、脂类、多糖等，另一方面蕴涵着在这些物质中的巨大但处于结合状态的能量。可以这样认为，人体的生长、重阴的积累，就是或主要是细胞数量的增加而形成的体内蕴涵的结合能量的增加，而这种结合能量便相当于物理学上的"势能"。

那么，关于"阴精"中的势能含量及其占人体总能量的比例是多少？张莽还是采用对占65kg成年人体质量79.89％的水、蛋白质、脂肪和糖等4大生命物质的"阴阳"比例的方式粗略估算了阴精中的含能量与所占比例。一个胖瘦适中、体质量65kg的正常成年人体，单这4大物质中就有大约84.59％属于"阴精"，而这4大物质中的"阴精"所含势能量却占其总势能526800kJ的大约99.75％，说明了"阴精"势能相当巨大且所占比例之高令人惊讶。"阴精势能"的充足存在，的确是人体生长和进行各种生理性活动的基础与保证。

综上所述，可以得出以下结论：《内经》中人体内"阴精或阴"就是指细胞与各种有形的细胞外间质成分，或者是由它们共同组成的组织或器官结构；而"阴精或阴"的本质核心是这些生命物质或结构中蕴涵的、处于结合状态的巨量"势能"。

《内经》中人体"阳气"的本质是"动能"能量

人体内的阳气，从《内经》中"阳气者，若天与日……阳因而上，卫外者也"（《素问·四气调神大论》）的描述，既明确了它的位置或分布特点，也明确了它的功能特点。在现代人体学中，能起这种功能并符合这种分布规律的生命物质是什么呢？众所周知，在人体内存在着各种各样的、大小差别巨大的囊管腔结构。有学者根据与外界是否直接相通，将它们分为开放腔隙与内藏腔隙两大类。前者是指与外界直接连通的腔隙，例如泌尿生殖管道腔、呼吸管道腔、消化管道腔以及分布在消化系统、呼吸系统、泌尿生殖系统和皮肤等中的各种外分泌腺的管腔等，后者则指密藏在体内的各种腔隙，例如组织间隙、毛细血管周隙、关节囊腔、眼房腔、蛛网膜下腔、脑室以及脊髓中央管、心血管腔、淋巴管腔、玻璃体腔、甲状腺腺泡腔、胸膜腔、腹膜腔、心包腔、骨髓腔、硬脑膜下隙等。腔隙作为人体形态与结构的重要立体构件成分，无论是在人体整体结构中还是在整体功能中均发挥重要的作用。然而西医仅仅将它看作是一种容器或通道，对其中的内容物的探索也仅仅是限定在了有形可视部分。这个巨大而复杂的囊管腔系统从体积上初步估算，大约占人体立体空间的70％，有关它的真正生命价值尚有待研究。

从对人体属于"阴精"物质的属性认定原则分析，这众多囊管腔结构的壁性成分例如上皮、结缔组织、平滑肌、弹力膜等，应是属于"阴精"的。而位于这众多囊管腔内中胶状、液态的大分子、细胞等，例如体液中的蛋白质、糖、血细胞、血小板，眼球中的玻璃体等，也应是属于"阴精"物质。而上述诸腔中存在的水和气性物质以及在胸膜腔、腹膜腔、心包腔、骨髓腔、硬脑膜下腔等其他各个腔中存在的低压气性物质，尽管对其详尽的分子种类与所占比例等尚不完全了解。但从对现有的西医初步认知结果重新综合分析来看，它们有一个共同的特征：流动或弥散性，例如血液的流动、呼吸气体流动以及肺和组织细胞的气体弥散等。虽然这种流动或弥散的速度有快慢之分、幅度有强弱之别，但这种特性均是完全符合《内经》中"阳气"物质属性的。《内经》中记述的"阳气"突出特性便是走窜性。

从《内经》"营周不休，五十而复大会"和"营在脉中"（《灵枢·营卫生气》）等叙述中可以了解到，"阳气"运行主要是规律性循脉而行，与血液循环有相似之处，而"卫在脉外"（《灵枢·营卫生气》）的"阳气"不太规律性散行现象，则与组织液的慢、散流动性也有相似之处。此外，从《内经》中记述的"元气""宗气"分别藏于"上、下气海"等说明的"阳气"有存储部位来看，肺内有一定量的残气储存以及胸膜囊腔、心包囊腔、硬脑膜下隙腔、鼻窦腔等中的气性物质储存等，就有了"上气海"的特征；而胃肠腔内必需的气性物质存在以及腹膜囊腔、女性输卵管子宫腔或男性鞘膜囊腔等中的气性物质储存等，也就有了"下气海"的特征。

这些无论是气性或液性的"阳性"物质，若与前面讨论的"阴精"中蕴涵的巨大结合能——势能进行对比，参考现代物理学公认的"势能"向"动能"转化的必然性以及《内经》中明确指出的"阴为阳根"，也就不难理解这类属于"阳气"物质之能动本质就是蕴涵着巨大的"动能"能量，这些能量是由结合能转化而来的，是随着细胞以及细胞外属于"阴精"物质的分解代谢而释放出来的能量，和随着水谷食物在消化管中被分解释放而进入血液的能量等的总称。这种"动能"能量以热能为主，其大部分维持人体的体温并被蒸发，小部分能量也可能重新随着细胞的合成代谢而回到"阴精"物质中转化为了"阴精势能"，或者是因为维持了正常的体温而保证了细胞的正常合成代谢，促进了"阴精势能"的形成，这便完全符合了《内经》强调的"阴阳互根"的一方面"阳为阴根"。由于"阳气"物质中蕴含的动能是随着细胞的分解代谢、产物的分泌以及由于整个细胞的衰老崩解等各种"阴精"的分解而化生出来的，是由结合能——"势能"在做功中转化而来的，形式可能有热能、电能、离子能等多种形式，但在物理学上却均属于"动能"范畴。故"阳气"的本质就是蕴涵在各种流动或运动性物质中的"动能"能量。

在《内经》中并未直接说明"阴阳二气"的比例，后世医学家的著述也未记载。但从尊《内经》为理论基础的中国气功学中，古代著名内丹学者张伯瑞编著的《悟真集》记载了"阴阳二气"比例："阴阳得类归交感，二八相当自得亲。"即"阴阳二气"是二八比例。另外，对《内经》阴阳理论进行总结中发现的"大阴小阳"以及在对四大物质的初步测算结果，也证明了"阴阳二气"的比例是有很大悬殊的。根据目前公认的"二八"宇宙稳定定律，"阴阳二气"的"二八"比例还是比较合理的。

那么，属于"阳气"的生命物质中蕴涵着多少能量？利用前面的统计，也按只占 65 kg 成年人体质量 79.89％的水、蛋白质、脂肪和糖等 4 大生命物质进行粗略估计，去除其中属于"阴精"的物质（84.59％）和蕴涵能量（99.75％），剩余的 15.41％物质即为"阳气"物质，它们蕴涵的总能量大约为 1300kJ。虽然这些"阳气"物质所蕴涵的能量非常微小，但却是人体必不可少的部分，我们的身体就是因蕴涵在它们和气性物质中的能量而呈现着生命的光辉！

从上述的分析中，可以得出如下结论：《内经》中人体"阳气"的物质基础就是除属于"阴精"性物质以外的所有其他生命物质，这些物质主要分布在人体内相关囊管腔中并组成各种形式的内容物；而"阳气"的本质就是蕴涵在这些内容物中的"动能"能量。

人体气液双态的水蕴涵着相当大的"动能"能量

在人体内，构成阳气物质基础之一或蕴涵阳气的各个囊管腔中的"气液双性"内容物，具有能动性但还必须有水做基质才能真正进行流动。那么，这种"阳气"或动能，与流动水之间是什么关系？

1. 水在人体中的分布及与人体的关系　据资料表明，一个人光喝水不吃任何食物，可以维持生命 2 个月；如果不喝水最多能坚持 1 个星期；如果不呼吸，5 分钟就可造成大脑的不可逆性损伤甚至机体的死亡。因此，水是仅次于空气的第二生命基础物质。

水是人体内含量最多的生命必需物质分子，在新生儿约占体质量的 66.4％、婴儿约占体质量的 56.2％、儿童约占体质量的 54.0％，而在标准身材的成人约占体质量的 49.8％。通常笼统地认为水占人体体质量的 50％～67％，但在不同的器官结构或组织中，水的含量差异却是相当巨大（按质量计算）的，例如在骨骼与软骨中仅为 22％，骨骼肌与心肌为 76％，大脑为 86％，血液为 91％，而在眼球却高达 99％。

在现代有关人体内水的存在形式问题，一般认为只有结合水与流动水 2 种形式。大约 2/3 分布于细胞内，主要以与蛋白质、脂肪、糖等许多有机物质结合形式而存在，参与细胞的立体构筑和多种生命活动；另外 1/3 则主要与电解质、蛋白质和各种低分子有机化合物等混杂在一起，共同组成流动的体液（包括组织液、血液、淋巴液等），分布于组织间隙、心血管系统以及淋巴管内。存在于组织液中的水分别约占总水量与流动水量的 24.99％与 75.00％，而存在于血液与淋巴液中的水分别约占总水量与流动水量的 8.34％和 25.00％。若按一个 65kg 成人计算，流动水量约为 10.83 kg。西医认为这些体液中流动水的生理功能主要是调节体温，具有良好溶剂以及湿润和润滑的作用。

2. 水的物理特性　在自然界，水的存在形式有 3 种，液态——水、固态——冰以及气态——水蒸气。固态水，含能最低，能保持水的存储；液态水，含能量较高，可因势能而流动，也可因热能增加而翻滚流动；而气态水，含能量最高，具有散发、"布朗"逃逸和升窜等强烈的运动特性。而水的这 3 种状态，可因其存在的微环境的热能或光能等的强弱影响而进行着互相转化。

在大自然环境中，液态水的汽化被公认为是太阳能与/或地球内部的热能共同作用所致。水的汽化有如下特点：①蒸气压极低，只有 18 mmHg，意味着要使水成为水蒸气则需要相当多的能量。②比热相当高，比热值为 1.00，意味着水能保存热能的时间较长，热能的散发比较缓慢。③水在自然界中，液态水与水蒸气的分子组成是不发生改变的。④水随着水温或内能的升高，其膨胀或上升压力也相应不断加大，一旦成为水蒸气时，其压力则因高于大气压而能逐渐上升到高层大气中。

液态水不仅善于融热能、融各种水溶性细胞外生命物质等，还能始终保持运动特性，只是运动有速度快慢与强弱之别而已。液态水之所以是液态，就是因为水分子始终在运动而使它不能形成固定的形状，也就是说，液态水是具有分子走窜潜能的。处于不停运动状态的水分子，一旦获得了足够的热能，便可以率先从水的表面蒸发而变成水蒸气逃逸出去。水的这种蒸发性取决于水内部热能含量或水周围环境可被吸收的热能（温度）或风能等的高低。蒸发的水分子均是具有最高能量的分子，而留下来的均是含能量较低的分子。即使在相对稳定但"高温"状态下的液态水也会发生气化现象。

3. 体液中流动水的气液双性特性　人体是一个相对密闭的整体，在人体尤其是存在于各个密闭性囊管腔中的水，是否也有气化现象？现在尚无直接证据。但从实验中得到启示：在 20 ℃ 条件下，当水被放入一个密闭的实验瓶中时，处于表层的水分子的确是在进行着汽化，形成水蒸气。但当达到一定程度时，水蒸气还会不断返回为液态水，回返与蒸发保持着动态平衡。也由于液态水的这种蒸发特性而形成了水的蒸气压。

20 ℃ 时水的蒸气压是 18 mmHg，根据水温蒸气压比例定律："在体积不变的条件下，水蒸气压的变化与水温呈正比关系"，正常体表温度为 37 ℃ 时，其分布于体表层中水的蒸气压应该为 33.3 mmHg。由于人是恒温动物，但从体内到体表温度是逐渐降低的，正常心脏与动脉血的温度是相同的。若依此方法类推，心脏与动脉内的温度平均为 38 ℃，那么分布于动脉血中的水的蒸气压也应达到 34.2 mmHg。而这种明显的蒸气压的双倍增加，就完全可以得出"体液中流动水的气液双性是确实存在的"结论。

另一个直接证据就是在常温环境下（20 ℃），即使人体体表处于 36.5 ℃～37.4 ℃ 时也在始终进行着不显性汗水、呼吸道分泌液水等的完全气化为水蒸气的现象，也能佐证人体内流动水的确是能够发生气化现象的。

那么，这些流动水中蕴含有多少能量？也按只占 65 kg 成年人体质量 79.89％ 的水、蛋白质、脂肪和糖 4 大生命物质进行粗略估计，若以流动水的最低平均温度为 37 ℃ 计算，一个体质量为 65 kg 成人流动水中蕴含着大约 1300 kJ 的能量，几乎是这 4 大生命物质中属于"阳气"能量的全部。

总之，存在于密闭性囊管腔中流动水所蕴含的"阳气"动能以及与不断进行的气化现象，就使我们有足够的理由得出如下结论：人体内处于气液双态的流动水是《内经》中人体"阳气"的重要物质基础之一，而气液双态的流动水作为"阳气"的本质是它蕴含着相当大的"动能"能量。

人体气性物质是阳气的重要组成部分

"天人相应"是《内经》探索人体结构与生理功能的总纲思想。天是气性物质组成的"天阳"或"天气"。人体内的气性物质也就理所应当属于"天阳"或"天气"，特称"阳气"。但是，在《内经》中，尤其是在后来中医发展中，"天"不仅仅是指自然大气与日月星辰组成的天，也包括人体智慧与心理活动、人肉体自然属性之"天"、生存地理环境之"天"、法律伦理道德政治社会之"天"甚至家庭民族国家之"天"等。因此，中医学中的"天"是一个含义非常复杂的词汇。根据《内经》中对"天"的使用基本是以自然大气为主，在此也就暂限定在与"天阳"或天空大气相应的范围内进行讨论。

1.《内经》对"天阳"与人体阳气相互关系的认知　《素问·四气调神大论》云"春三月……万物以荣，夜卧早起……此春气之应""夏三月……使气得泄，若所爱在外，此夏气之应""秋三月……早卧早起……收敛神气……此秋气之应"以及"冬三月……早卧晚起……使气亟夺，此冬气之应"等，主要强调了人体的生理活动与季节性大气气候变化的一致性以及"天阳"与人体"阳气"之间的密切关系。而"天气，清净光明者夜，藏德不止……从之，故身无奇病，万物不失，生气不竭"，则说明了天气是蕴涵了巨大的力量，人体内的相应"阳气"也是有如此性能的物质，身体内只有保持有如此的重要的人体"阳气"，才能身体健康，生命力旺盛。《素问·生气通天论》"其气九州、九窍、五脏、十二节，皆通乎天气，其生五，其气三"以及"阳气者，若天与日，失其所则折寿而不彰"等，则是直接讲明了人体"阳气"与"天阳"之间能直接转换性质的一致性。这是《内经》对人体"阳气"与天空大气日月阳光等"天阳"密切关系的表述。

2. 现代有关天空大气的认知结果　环绕地球的大气层自内向外共分为 6 层。①对流层，指 10～12 km 高度的大气。该层气体密度最高，氧气、二氧化碳、水蒸气、尘埃、各种烟尘废气等就构成了它的主要成分。由于它直接受到地球不断散发含能量气性物质以及这些物质因在空中的化合变化而升降等的影响，呈现为复杂多变特征，并且是风雨冰雹等各种气候现象的发生层，即气象层。②平流层，指对流层以外到 50 km 之间的大气。该层大气稀薄，与气象变化关系不密切。③中间层，指平流层以外到 80 km 之间的大气。空气更加稀薄，含能量较低，温度变化不大。④热层，指 80～500 km 的大气。因受太阳光能的直接影响而昼夜温度变化非常显著。⑤电离层，指 500～1000 km 的大气。是扩散能力极强的各种微小气性物质存在的区域，也是它们在天体、阳光等多种因素的共同作用下发生复杂电离改变的部位。⑥磁力层，指 1000 km 以外的大气。是地球大气层与外空间进行过渡移行的部分，没有明显的边界。

从上述可以清楚地知道，能直接影响人的大气主要是对流层内各种气性物质分子，其中氮气 78%，氧气 21%，其余 1% 为二氧化碳、水蒸气、惰性气体以及工业废气二氧化硫、一氧化氮、碳氢化合物等。人体从大气中获取的气性物质是氧气，呼出的气体是二氧化碳，而氮气是一种不能被吸收使用的气性物质。但是即使是氧气，也不是全部能被使用，使用率仅 23.81% 左右。

3. 影响大气对流层气性物质成分的主要因素　先了解一下地球形成理论。刚刚脱胎形成的原始地球是一个由固体微粒与尘埃气体混杂而成的松散球块。随着地心较大固体微粒的集中而形成了地心引力，后者逐渐使松散的表层微粒以地心为中心发生聚合，地球因而逐渐收缩为了实体。地球实体化后，一方面位于表面的物质逐渐冷却形成地壳；另一方面位于内中的各种高能物质释放的热能能量开始积聚，使地球内的温度急剧升高，部分物质形成了熔岩浆。这种蕴涵巨大热能性动能的熔岩浆，若发生涌动即表现为地震；若发生冲破地壳的喷射现象即火山爆发。在地球早期，这种火山爆发现象在连续不断地进行着。伴随火山爆发而喷出的气体，主要成分是氨气、水蒸气和甲烷等。它们分布于地球的表层，形成了原生大气。这是否有点像"重阴生阳"？

由于地球内部持续的高温状态，氨气、水蒸气和甲烷等的持续生成与伴随岩浆喷发不断进入大气中，大气层也不断增厚。位于大气层最表层中的水蒸气部分因冷却聚集为雨返回地表，部分则在外来紫外线的照射下分解为 H_2 与 O_2，其中的 H_2 大部分因具有巨大的膨胀走窜性而冲破地球引力，逃逸到外空中；而 O_2 则很快与氨气化合形成水与 N_2，或与甲烷化合形成水与 CO_2。故大气低层成为以 CO_2 为主的次生大气。

由于水蒸气转化形成的雨水回返地表，低洼区域水积聚和大气中丰富的 CO_2 为地球上最早的生物——单细胞嗜 CO_2 生物的出现奠定了基础。随着单细胞嗜 CO_2 生物的诞生与急剧增多，它们因消耗 CO_2 并释放 O_2 使大气低层开始，逐渐变为了以 CO_2 与 O_2 平分秋色的混合状态。在这种 CO_2 与 O_2 混合状态下，部分低等生物物种在进化过程中转变为嗜氧生物，它们便是今天地球上的肉眼可见的各种动物（包括人类）的祖先。它们的共同特点是以低等生物为食物，并消耗 O_2 而释放 CO_2。而部分嗜 CO_2 生物也在进化，形成了各种海草植物与陆地植物。嗜氧生物与嗜 CO_2 生物便相互组成了一个相互依赖的有机整体或"阴阳生物统一整体"；这个"阴阳生物统一整体"的存在又必须依赖天地大阴阳整体的平衡和谐，同时天地之间也要继续保持协调平衡；这三大平衡关系是今天各种生物存在与生息的前提与基础。人类的生存，当然也必须严格受到这三大平衡关系系统的制约。

4. 人体内的气性物质种类与分布特点　虽然在《内经》中强调了人体内属于"阳气"性质的气性物质与大气之间的相互通连、转换等，但绝没有说人体内的气性物质是与大气完全一样的。人体是生命体，是一个相对天地自然的大系统而言的一个小整体系统或子整体系统。有关人体整体系统的相对独立性程度，中、西医的认知分歧是明显的。包括《内经》在内，中医是有点过分强调了它对天地大系统的一致性和绝对和谐性，而西医却也有点过分强调了它的独立性。

从现代生命科学与现代医学的探索结果来看，正常存在于人体内的气性物质包括血液中的氧气、二氧化碳、水蒸气，呼吸系统内固存的氮气、氧气、二氧化碳、水蒸气等气性物质，胃肠腔中固存的甲酸、氢气、二氧化碳、水蒸气、少量空气以及异常情况下蛋白质腐败分解成的吲哚气、甲基吲哚气、氨气、肉毒氨气等。人体正常体液、组织、密闭性囊管腔等中决不会仅仅有氧气、二氧化碳等。新发现的生理性气性物质——一氧化氮广泛存在于血液、组织液、房水等中，不仅参与人体循环、呼吸、消化以及神经等多个系统的生理过程，也与多种疾病的发生、发展等病理变化密切相关。随着对人体内气性物质种类、定量以及生理病理功能的不断深入探索，特别是蕴涵在它们中的"动能"情况，属于人体"阳气"的人体内气性物质的结构意义、生理病理功能等也必将被彻底解密。

人体血脉中的氧气是《内经》中的正气

《灵枢·邪客》云："宗气，积于胸中，出于喉咙，以贯心肺而行呼吸焉。"《灵枢·海论》云："膻中者为气海。"《灵枢·刺节真邪》云："正气者，正风也，从一方来，非实风，又非虚风也……正风者，中人也浅，合而自去，其气来柔弱，不能胜真气，故自去……其下者注于街，其上者走于息道。"从上述《内经》对"宗气"性质阐述中，我们了解到它是一种后天之气，吸入之气，能储存在"气海-膻中"，并且能下行进入"心脏"（或心与血脉）之气，上行则与呼吸、语言等密切相关的气体物质。

1. 现代生命科学对新陈代谢的认识　在现代生命科学的认知结果中，生物必须进行新陈代谢，这是包括人在内的所有生物的最基本特征。生物进行新陈代谢就需要主动摄取构件性营养物质与能量性营养物质，这些营养物质的来源便是大自然，是土壤、水、大气和太阳。最低等生物，也被称为自养生物，如各种海洋藻类和陆地上的绿色植物，主要是直接摄取和使用土壤中的相应种类（不同种类生物选用不同种类和不同比例的组成元素）的无机和有机小分子、大气二氧化碳以及阳光能量等，合成自己高级的高能有机化合物，如 DNA、糖、油脂、蛋白质、维生素等。而在进化相对较为高级的生物如各种食草动物，主要是通过食用植物、利用氧气和阳光能量来进行自己所需的高级生物分子合成，因而也被称为异养生物。人属于高级动物，也是典型的异养生物。人通过食用蔬菜类植物与低等动物之肉奶等各种营养物质，同时利用氧气等，来进行自己高级生命物质的合成。这种合成过程也被称为同化作用，随着各种构件营养物质的小分子被细胞加工和转化为大分子的生命物质过程的进行，由供能营养物质分解产生的含高能基团也就转化并加入到大分子中，从而使能量被保存起来。

2. 氧气在人体内的运输利用过程　现代人体学认知结果证明，作为人体生命物质存在的主体形式和具有生命力的能动部分——各种组织细胞，尽管它们因种类不同而对氧气的需求比例有一定差异，但均属于嗜氧细胞。缺氧 5 分钟就可以造成作为人体最核心细胞群体的神经细胞等发生不可逆性损伤，甚至死亡。人体结构中，承担为人体从大气中摄取氧气和排泄细胞氧化过程中产生的二氧化碳等功能的专门结构基础便是呼吸系统。呼吸系统是由鼻、咽、喉、气管、左右支气管以及左右双肺等组成，其中肺脏是呼吸系统的主器官。肺的主体结构是支气管树，大约有 24 级分支。在支气管树的末端三级分支上大约附连着共计 3 亿～4 亿个半球状的肺泡。肺泡的直径为 $200\ \mu m$，是吸入大气与循环血液之间进行气体交换的部位。大气与血液不是直接接触的，在两者之间存在着由肺泡壁、少量疏松结缔组织以及毛细血管壁等共同组成的气血屏障。该屏障非常薄，只有 $0.4\ \mu m$，正常生理情况下只允许氧气、二氧化碳等少数种类的脂溶性气性物质自由弥散通过，而水、水蒸气、水溶性物质以及非脂溶性的氮气、二氧化硫等均不能通过。在正常成年人，肺的最低维持性气量（即残气量）约为 $1000\ mL$，最大容量（即肺活量）约为 5000 mL，平静呼吸时的呼出或吸入气量约为 500 mL。

　　另外，肺的吸入与呼出气量也是不相等的。若以总量比较，平静呼吸状态下，大约每分钟吸入氧气 270 mL，而呼出的二氧化碳为 230 mL，即呼出气量较吸入气量减少了 40 mL。在安静状态下，人对氧气的消耗量大约为 250 mL/min。

　　进入肺泡中的氧气通过自由弥散方式进入肺泡周围毛细血管的低氧肺动脉血，其中绝大多数被红细胞运输，只有极少数以被血浆溶解方式运输。氧气随血流被动脉输送到全身各处组织中的毛细血管后，即被释放出来而进入组织液中，释放率大约是 33.33%。组织液中的氧气将全部弥散到组织细胞中，其中大部分在组织细胞的线粒体的生物氧化过程中被使用。线粒体通过利用氧气对摄入的糖、蛋白质、脂肪等各种能源性营养物质进行氧化分解，使它们被彻底分解为二氧化碳和水并释放其中蕴涵的能量。释放出来的能量绝大多数被用于合成细胞独有的高能分子——三磷酸腺苷分子（简称为 ATP）。ATP 是人体细胞进行各种合成代谢和执行各种生理功能等所能使用能量的主要形式。而少部分氧气，则是作为构件元素参与组成细胞内新合成的各种生物分子。

　　总之，从上述各种现代资料结果分析，氧气这种经呼吸从大气获得、能存藏于肺内、能进入心脏、运行于血管，并且与人的生命密切相关的特性，是符合《内经》"宗气"含义的。虽然氧气是吸入气性物质的精华部分、"宗气"的核心成分，但仅仅将氧气看作是"宗气"的全部，就肯定会偏离《内经》"宗气"也是系统功能体性设置的基本特征。准确的"宗气"物质定位应是：吸入的无色、无味之大气为宗气，相对的有异味、有污染的各种异常大气为贼风；"气海或膻中"的结构基础是肺脏，其中存在的混合了水蒸气的大气是"气海"之气；而进入体内血脉之中的氧气才是《内经》中的"正气"。

《内经》中的水谷之气是营养物质中的能量

　　《灵枢·平人绝谷》云："故神者，水谷之精气也。""平人……胃满则肠虚，肠满则胃虚；更虚更满，故气得上下，五脏安定，血脉和利。"《灵枢·海论》云："胃者，水谷之海……水谷之海不足，则饥不受谷食。"《灵枢·平人绝谷》云："故平人不食饮七日而死者，水谷精气津液皆尽故也。"《素问·平人气象论》云"人以水谷为本，故人绝水谷则死，脉无胃气亦死"等，阐述了"水谷之气"的后天获得性、胃肠储存与转化性、对人体生命存在与各种生理功能的必不可少性等特征。

　　那么，《内经》中的人体这种"水谷之气"是现代认知中的什么物质？正如"宗气"的内涵一样，也是从人体的生物本性开始。包括人在内所有生物的共同特征是新陈代谢，个体的生存必须不断从外界获取构件营养物质与能量营养物质。人体通过呼吸系统获取需要的氧气，其主要是作为氧化剂协助人体细胞获取能量，少数是作为构件元素留在体内，但这远远不能满足人体对种类繁多的构件元素物质和巨大能源物质的需求。现代人体形态学与生理学的研究结果已经证实，人体满足这种需求的专门结构便是消化吸收系统。

　　消化吸收系统是由口、咽、食管、胃、小肠、大肠、肛门以及唾液腺、肝脏、胰腺等器官共同组成。其中胃主要是储存食物，同时对食物进行初步消化分解、酸化食物、杀菌抑菌以及少量吸收营养物质。小肠是消化与吸收的主要部位，长 5~7 m。几乎人体所有需要的构件营养物质和能源营养物质均是在这里被消化酶分解和被转运吸收到血液中的。被吸收入血的各种小分子营养物质还要先经过门静脉到肝脏，在那里被进一步加工、生物转化以及对有害成分的解毒、肝细胞以糖原形式储存糖等，然后才进入体循环而随动脉血到达全身各处的毛细血管，渗透出来后被组织细胞摄取而用于新生物分子的合成材料或能源物质，以满足人体生命存在之需要。这类营养性物质便可以视为水谷精微。据不完全统计，人体所需食物供应的物质有水、蛋白质、糖、脂肪、维生素、矿物质、微量元素等 7 大类、100 多种元素。由于人属于异养生物，所需营养主要是由各种低等动植物来源的复合食品提供，只要不偏食或偏好，肉、蛋、奶、粗细粮、蔬菜、水果等均衡食用，是完全可以满足身体的正常需求的。

　　与对"宗气"的现代诠释相似，对"水谷之气"的诠释也不能仅仅限定在只是指这些被吸收的"单纯营养精微"内容。它们肯定是"水谷之气"的主体成分,但胃肠腔内还有另外五类重要的物质存在:一是饮食之水,它不仅是能蕴涵动能的"阳气"载体,也是人体需求量最大的无机性生命物质;二是胃肠、蠕动和各种营养物质被消化分解中释放出来的热能,它蕴涵在被吸收入血的水与营养精微之混合物中;三是胃肠壁中的小消化腺以及唾液腺、肝脏、胰腺等分泌产生的各种消化液中的水、蛋白质、糖等,它们也是绝大部分被吸收入血而重复使用的;四是大肠腔中正常寄生菌产生出来的、人体必需的维生素 B、维生素 K、氨基酸以及正常的胃肠气体等,前三种成分将被大肠吸收,而正常胃肠气体的功能是在胃肠腔中上下移动,扩充、膨胀胃肠,以维持它们的容纳性与良好功能性状。但在病理情况下,例如蛋白性残渣过多时(小肠内食物出现消化或吸收不良时),可被细菌进行"腐败"性分解而转化成对人体有巨大毒害作用的甲基吲哚、肉毒胺(尸胺)、组胺、酪胺、赖胺等。胃肠腔中无论是正常还是异常的气性物质,均有部分弥散进入血液,有害气体分子将被肝脏解毒,而无害气体的作用尚属未知。

总之,对《内经》中"水谷之气"的现代含义是:主体应是水与经过消化分解出来的营养性小分子即各种"精微"成分,而更加全面的含义还应包括正常存在于胃肠中的气性物质、食物分解中和胃肠执行功能中释放出来的热能等。而"水谷之气"的本质则应是蕴涵在被吸收的营养物质中的能量。

《内经》中的卫气是众多功能的综合

1. 《内经》中对"卫气"的认识 "卫者,水谷之悍气也,其气剽疾滑利,不能入于脉也,故循皮肤之中,分肉之间,熏于肓膜,散于胸腹"(《素问·痹论》);"卫气者出其悍气之剽疾,而先行于四末分肉皮肤之间而不休者也"(《灵枢·邪客》);"卫气者,所以温分肉,充皮肤,肥腠理,司关阖也"(《灵枢·本脏》)、"其浮气之不循经者为卫气"(《灵枢·卫气》);"故卫气之行,一日一夜五十于周身"(《灵枢·卫气行》)等;可以看出"卫气"的特征是护卫功能、在皮肤中的屏障作用、立体循环性、运行于"脉"外等。而从"卫气留久,皮肤湿则分肉不解,其行迟""夫卫气者,昼日常行于阳,夜行于阴,故阳气尽则卧(寐),阴气尽则寤"(《灵枢·大惑论》)等,则又说明"卫气"也是与人的清醒睡眠节律、好动好静性格、肥胖等有着密切相关关系。

2. "卫气"在现代医学中所对应的功能与结构 "卫气"的第一层含义是在皮肤中的护卫与屏障功能。在现代人体皮肤结构认知体系中,皮肤的构造是由 3 层组成:表皮——复层扁平上皮、真皮——致密结缔组织,皮下组织——薄层疏松结缔组织和厚密的脂肪组织。在真皮,尤其是皮下疏松结缔组织中,正常存在着大量的、有序流动的组织液,它与毛细血管内的血液不停地进行着交流或交换。这种组织液的 90% 是水,另外 10% 为无机离子、蛋白质、氧气、二氧化碳等物质,其中的部分蛋白为具有防御、免疫功能的免疫球蛋白;在表皮中散在的具有抗原呈递功能的 Langehan 氏细胞、分散于真皮与皮下组织中的浆细胞、巨噬细胞、肥大细胞以及少量白细胞等也是"卫气"的结构基础物质。此外,皮肤中的皮脂腺分泌的皮脂以及汗腺分泌的汗液也具有酸化皮肤表面、杀菌抑菌功能等。有实验证明,把300 万个细菌放在正常皮肤上,大约 1 小时就可杀死 65% 的细菌,2 小时就可杀死 99% 的细菌。若皮肤表面出现皮屑、尘土、皮脂以及汗液等的混合肮脏物滞留,一方面会降低酸度,有利于细菌的生长与繁殖,另一方面会堵塞毛孔、汗孔,妨碍散热以及汗液与皮脂的正常排泄等,并易患皮肤感染性疾病。因此,从这 3 方面生理性的防御与免疫屏障功能来看,组成皮肤的相关成分应是"卫气"的物质基础之一。

"卫气"的第二层含义是流动性与温煦肌肤。皮肤中正常存在的、始终处于与血液进行交流与转换的组织液能从动脉血中源源不断获取热能、氧气、营养物质等,使它能营养、温暖皮肤和保持皮肤的温度。因此,蕴涵着巨大热能的皮肤组织液也可完全肯定是"卫气"的重要物质基础。

"卫气"的第三层含义是全身性循环流动和流动于"脉"外。人体内体液占总重量的 20%,其中血液与淋巴液占 5%,组织液占 15%。《内经》中的"脉"有"经脉""络脉"之分,除"脉口与人迎"为具体的动脉和可见的"络脉"为皮肤的静脉之外,由于缺乏实际解剖学认知结果,基本上是属于功能体性的。所以，"卫气"循环行走于"脉"外，应是既没有行走于皮肤的动脉之中，也没有走行于皮肤静脉之中。现代医学认为皮肤中存在着丰富的毛细血管与毛细淋巴管。前者是实现皮肤组织液进入血液循环的部位，通过它大约回流组织液的 90%，主要是组织液各种小分子代谢产物、二氧化碳、水以及无机离子等；后者回流组织液的 10%，回流成分则是各种大分子代谢产物、水、无机离子以及病理情况下的细胞碎片、细菌、病毒、癌细胞等各种不能或不适宜直接进入毛细血管的代谢成分。因此，淋巴液必须经过沿途各级淋巴结过滤，以变成无毒无害和能被肾进行排泄的各种小分子废物形式。总之，皮肤组织液的不断流动性、更新性、不经"脉"行而又能进行回流式循环的特性，是符合"卫气"属性的物质。

"卫气"的第四层含义是"主导汗孔开合"，它与汗腺的分泌功能有关。汗腺是皮肤重要的附属结构，广泛分布于所有皮肤中。它是人类独特的结构，且异常发达，大约有 $143\sim339$ 个／cm^2。汗腺是单管状腺，其分泌部位位于真皮下 1/3 或真皮与皮下组织的交界区域即组织液的主要分布层区内。它能在组织液因各种因素造成温度过高时，通过主动吸收、转运组织液中蕴涵热能的水以及少量无机离子、尿素、尿酸、乳酸等，形成汗液并分泌到皮肤表面来加强散发皮肤内的热量，从而使皮肤的散热调节体温功能得以完整实现。另外，在腋窝、乳晕、外阴以及肛门等少数区域的皮肤中还存在着一种"大汗腺"，它与皮脂腺相似，开口于毛囊，主要分泌黏稠的脂蛋白物质，分泌部位位于皮下脂肪层。正常情况下，这类分泌物是无特殊气味的但当发生细菌寄生后则出现臭味。总之，从皮肤组织液的量与组织液的温度等和散热性的汗液的形成和分泌等之间存在的这种复杂而密切的关系中，可以明确这样的事实：组织液的确是具有影响汗腺分泌的重要因素和调节因素。

另外，关于"卫气"与人的清醒睡眠节律、好动好静性格有关问题，这应属于大脑的神经调节和心理控制，"卫气"应是参与了这一过程，但不是主导或主控成分。至于与肥胖和运动迟缓的关系，则应是属于"阴精"的脂肪组织的转化储存脂肪的过程，"卫气"可能为这一过程提供了营养物质，但不应是主导了这一过程。

综上所述，可以得出如下结论：《内经》中的"卫气"的物质基础应是皮肤中的组织液以及各种具有防御或免疫功能的细胞成分，而它的功能本质则是这些物质具有的营养、防御屏障、免疫清除以及通过散热来调节体温等众多功能的综合。

《内经》中的精、气、神是指胚胎细胞 DNA 的总控能力和性腺与性激素及大脑高级神经功能

《内经》在探索人的生命力以及繁衍生息动力时，创造性地提出了"精、气、神"等一系列寓意深刻的新词汇与新理论。"精、气、神"理论，不仅为中医学基础理论奠定了坚实的基础，也为同样以它为基础的中国气功学提供了更加广泛的探索空间。"精、气、神"理论属于现代人体生理学和胚胎发生发育学范畴，虽然在这部重在疾病防治的著作中并不属于核心或主要内容，但却为以后该领域的探索奠定了坚实的基础，指明了探索发展的方向。

1. 《内经》中先天"精、气、神"的含义及与现代医学的联系　在对《内经》"精、气、神"理论的历代诠释中，无论是中医界还是气功界，认知结果是完全一致的："精、气、神"是三位一体的统一体。"精"是构成人体有形成分的最精华部分，具有化生"气"的本能特性；"气"是构成人体的无形之物，是维持人生命存在的必需物质；"神"是人思想、感觉、意识等核心功能以及总控机制的基础；同时，"精、气、神"包含"先天秉承与后天获得"两大有机部分，并且"三者互为其根，可以相互转化"等。

在《内经》中关于先天的"精、气、神"，如《灵枢·决气》云："两神相搏，合而成形，常先身生，是谓精。"以后的古代中医学者又将其称为"元精"或"精元"。而气功学《性命圭旨》中云"以其

凝聚，谓之精"。在《周易》中"元，始也"，即能力强大、创始之意。从现代生物学认知结果中，无论是单细胞生物还是多细胞生物，均是以细胞为基本结构单位、基本功能单位和生长发育单位来进行生命活动的。人的初始，就是由父亲的精子和母亲的卵子经过将近 30 小时的复杂受精过程而形成的受精卵。受精卵具有强大的生命力，表现在能主动而强大地摄取各种营养物质并转化为自身成分，进行大约每 10 小时 1 次的快速"卵裂"并逐渐分化出各种密切配合的组织细胞。虽然在《内经》中使用了男、女"天癸"物质形成胚胎，但现在其完全可以等同于精子和卵子。因此，"元精"就是指受精卵或组成受精卵的生命物质。

在气功学《性命圭旨》中云"紬其流行，谓之气"。意思是说"元气"是一种能进出而善动的物质，即胚胎时期，摄取由母体提供的各种构件性营养物质、能源性营养物质以及胚胎发育中排泄出来的各种代谢产物等强大的物流过程，也就是指胚胎强大的新陈代谢过程。"元气"的本质，正如对《内经》中"气"的本质讨论中得出的结论一样，表面上是进行着的物质的积蓄、胚胎的发育生长，而本质也应是随着这种生长而不断增加的能量积蓄。

在气功学《性命圭旨》中云"以其妙用，谓之神"。意思是"元神"的功能特性是玄妙、总控。无论是受精卵还是胚胎体内的各种细胞，它们具有强大的生长与分化能力，其核心组织与控制功能的物质成分便是位于细胞核中的核酸分子（DNA）。从男女两性配子结合为受精卵，表面上是 2 个特殊细胞的融合，实质却是双方各自提供的 23 条染色体的组合，是双方各自提供的蕴涵在染色体中的 DNA 的组合。核酸分子是具有独特功能的最高级生物分子，正常情况下它只能由父母遗传而来，蕴涵着个体由父母赋予的、独有的基因组型，决定着个体对营养物质的主动选择、合成自己独特的蛋白质、发育成自己独特的外形与相貌特征。由于核酸分子的这种总控与核心功能，细胞因它在而存、因它变异而病变、因它的崩解而死亡，可以肯定，"元神"即为内藏在受精卵乃至以后所有胚胎细胞中的核酸分子或 DNA 分子。

2.《内经》中后天"精、气、神"的含义及与现代医学的联系　在人出生后，继续存在着先天性的"元精、元气、元神"，但它们却已经由胚胎时期的"三合一"团聚状态，变为了"一分三"的解体状态。对于其定位《素问·五脏别论》云："所谓五脏，藏精气而不泻也。"说明"精与气"主要储藏在五脏。而"元精"，《内经》定位则是"肾"。"肾"功能体是"封藏之本，精之处也""作强之官，伎巧出焉"等，说明"肾"是具有生殖与性功能的系统，而现代医学证实了男、女生殖系统是性与生育功能的结构基础。从气功学讲究的"五脏之主肾最精""闭子精门可长活"以及"顺流而下，元精化形，而生男育女"等，也可佐证"元精"主要是生殖与性功能。因此，可以确定出生后的"元精"应是指性腺（睾丸或卵巢）的制造配子和分泌性激素的功能。

从《内经》的"下气海"和气功学的"丹田"说，说明"元气"是主要储存在下腹内；从过度的性生活"损伤元气"论，腹泻、多尿的"泄气"论以及腹部开放性外伤和手术的"伤元气"论等流行在气功学与中医学的说法，说明其应是以生殖功能、性功能为主，同时兼有腹腔低压性气性物质、胃肠气性物质等多功能的综合体。

"元神"作为人体主控功能体，有关其定位或主要储藏位置，在《内经》中确实出现了混乱。从"头者，精明之府"（《素问·脉要精微论》）似乎是将"神"功能体定位为脑，从"余闻方士，或以脑髓为脏"（《素问·五脏别论》）的提问，佐证了当时对脑功能定位的争议是相当显著的。但《内经》先是提出了"心者，五脏六腑之大主也，精神之所舍也"（《灵枢·邪客》）以及"心者，君主之官也……主明则下安……主不明则十二官危"（《素问·灵兰秘典论》）等来进行"神"的定位；接着在强调"心为君主"的同时又把"肾"功能体提升，又再一次加深了混乱，造成了"双脏首"或"双神主"但却"无君"，并且放弃了对脑的探索，丢失了对脑与"神主"总控功能体偶联的机会。《内经》所造成的对"神主-人体总控机制"定位的混乱，在以后的中医学以及气功学界的应用与诠释发展中出现偏差应是在意料之中。例如，"肾两者，非皆肾也，其左为肾，右者为命门，命门者，诸精神之所舍，元气之所系"（《难经·三十六难》），"命门为元气之根，水火之宅"以及"命门在两肾各一寸五分之间，为人体阳气"

等，似乎提示"总控机制"还有更多的定位。然而，早在公元 16 世纪明朝大医学家李时珍提出的"脑为元神之主"理论以及当时名医金正希提出的"人之记性在脑"理论等，是接近于将"神主"总控机制与脑进行偶联定位的最好时机。同时，在气功界也曾提出了"泥丸百节皆有神""泥丸者，元神之室，灵性之所在，神之要也"以及"神者，日则接物，夜则接梦"等正确认知。但是，由于中医学在发展中盲目尊崇《内经》和对《内经》不加思辨的主流全盘"承袭"，却使这众多本该"闪光与光大"的正确思想被埋没在了中医的探索史记中。结合当今现代医学的公认结果，"后天之神"的定位应是大脑，其本质应是大脑和/或神经内分泌系统共同进行的协调管理和想象力、感知觉、逻辑推理、记忆、情感等各种高级的神经心理活动的综合。

后天性的"精、气、神"是来自呼吸与饮食水谷，显而易见是指人利用从大气、饮食营养中获取的各种构件性营养物质与能源性营养物质等，而根本原因是它们中蕴涵着能被人体使用的巨大能量，从而能使人体在新陈代谢中可以合成自身物质以储存能量以及这些能量释放后驱动人能进行各种复杂的身心功能活动。

在《内经》中，一方面指明了无论是胚胎时期还是出生后，先天性的"精、气、神"是"三者团抱、互根、互转、相互影响"的辩证关系；另一方面先天性的"精、气、神"与后天性的"精、气、神"相互融合为一体，并且有"元控、后养"、"后贫而损元"等极为密切的辩证关系。

总之，《内经》中的"精、气、神"，在胚胎形成时期应分别指胚胎细胞、胚胎细胞强大分裂与分化能力以及胚胎细胞 DNA 分子的总控能力；而在出生后，则应分别指性腺生成配子与分泌性激素功能、腹腔气性物质与胃肠气体功能、大脑的高级神经心理活动功能等。

《内经》中的气化是指人体对营养物质转化利用过程

"出入吐纳"与"气化"是《内经》在对人体生命物质的生成与转化、生理功能执行以及人体内物流过程等多个方面阐述中所使用的专门性术语词汇。

1. "出入吐纳"理论　《素问·六微旨大论》云"非出入，无以生长壮老已……出入废，则神机化灭"。而马王堆汉墓出土的《养生方》亦云"新气易守，新气易寿，宿气易老"，说明了人体必须不断地从外界获取后天水谷精微以及宗正之气，同时也必须不断呼出和经二便排出"浊气"，才能健康、长寿。

早在 2000 年以前由《内经》提出的"出入吐纳"理论以及"生生化化，品物咸章"观点等，与现代医学与生命科学中使用的"新陈代谢"理论、"生命在于运动"观点进行比较，我们就不难发现，两者在寓意与内含等方面简直是跨越了时空的完全一致。在现代医学与生命科学认知中，人体作为生命体，运动的含义不仅是整个身体的运行蹦跳、屈伸活动，内部器官结构的搏动、跳动、蠕动以及血液、淋巴液的流动等，也是包含体内物质分子的立体构型变化、位置的移动，尤其独特的是无时无刻不在进行着的连续性和程序规律性的分子类型之快速转换。这种物质分子的快速转换也是生命体内独有的方式，其原因是在生命体内存在着众多独有的"代谢酶"。

《内经》时期的"出入吐纳"含义可能是比较简单而笼统的。但结合发展到今天的人体学探索结果，其内容便可大大丰富。"出入吐纳"理论应包括如下 3 个层次的内容：①人体整体与外界之间"出入吐纳"。人通过呼吸系统的吸气过程与消化系统的饮食消化吸收过程，从外界环境中主动选择性摄取自身需要的各种营养物质（包括构件性营养物质与能源性营养物质），即纳新或吸收过程。同时，又通过泌尿系统的泌尿排尿过程、消化系统的排泄粪便过程、呼吸系统的呼气过程以及皮肤的排汗等途径，来排泄机体产生的各种废物、废气以及水等，即推陈或排泄过程。②人体各个组织细胞与体内内环境之间的"出入吐纳"。细胞是人体结构与功能的基本组成单位，也是人体生命物质的能动部分。各个组织细胞在生命过程中，一方面不断从体液局部组织液中吸取所需营养，即细胞的纳新或吸收过程；同时也不断排泄代谢产物和分泌功能产物到组织液中，即细胞的推陈或排泄过程。③人体组织细胞与细胞间质的"出入吐纳"。在成年人，除少数种类细胞（如神经细胞）是不能进行更新而被称为终身细胞外，其余绝大多数的组织细胞是必须进行各自周期规律的老细胞凋亡脱落、新细胞形成增补，而各个组织细胞间质则是必须进行新陈代谢的，即组织水平上的"出入吐纳"。这种分别在 3 个层次上进行的"出入吐纳"活动，是保证人体"生、活、健、寿以及繁衍后代"的基础与保证，其中人体整体水平上的"出入吐纳"却是最基础和最根本的。

中医学强调"本"与"象"。人体进行的这种显而易见的物质"出入吐纳"，究竟是"本"还是"象"？正如我们已经在前文中所做结论一样，这里进行的各种物质之进出吐纳活动，其实均属于表象。那么其本质是什么？就是能量，蕴涵在这进进出出物质中的能量。能量是不能独立存在的，它只能依附于物质。摄取各种营养的目的是获取它的能量，加工成自身物质或自身新细胞本质也是为了存储能量。而各种形式的物质分解与相应的排泄过程，便是释放能量的过程。

那么，人需要的各种构件性营养物质与能源性营养物质从哪里来？当然是大自然，是大地、大气和太阳——各种生物都必须赖以生存的共同之源。在最低等生物例如各种海洋藻类和陆地上的绿色植物，主要是需要直接以无机物、CO_2 和阳光为营养，却能合成出高级的高能化合分子例如糖、油脂、蛋白质等；在较高级的生物例如各种食草动物，主要是通过食用植物、吸取 O_2 和利用太阳光来获取完整的营养。但在最高级动物——人，则主要是在充分吸取环境中 O_2 与水的前提下，通过食用植物的果、叶、根、茎和低等动物的肉、蛋、奶等，来获取完整的营养。

另外，人体同步性进行的"出吐"与"入纳"，从整体层面上看，在不同生长发育阶段存在着不完全对等平衡规律。青少年时期"入纳"始终应大于"出吐"，从而使机体能进行生命物质与能量的持续储存，表现为人体的生长发育；成年后则是"出吐"与"入纳"基本保持动态平衡，使人机体内生命物质与能量的降解消散与合成补充能保持基本一致，表现为生长的"停滞"与形态的定型；到衰老阶段，由于"出吐"大于"入纳"，即体内生命物质与能量的保持能力在不断降低，正如《素问·阴阳应象大论》中云"年四十而阴气自半也，起居衰矣"，使人体表现为形体萎缩，精神衰退，各种生理功能下降。

2. "气化"理论　在中国传统医学认知思想体系中，人是因"有气"而生而活，因"失气"而死而亡。而"得气"或保持"有气"的基础前提，是人体不停进行的"气化"过程。因此，"气化"理论在《内经》正常人体生理学中占有着重要的地位，是核心理论之一。在《内经》中，"五脏"是核心成分，"五脏"的"气化"便是人体整个"气化"的核心或中心，"五谷为养，五果为助，五畜为益，五菜为充……以补精益气"（《素问·脏气法时论》）等，指明了人必须选用饮食的水谷种类，而"五味所入（酸辛苦咸甘分入肝肺心肾脾）"（《素问·宣明五气》）等，则说明了各种营养物质必须被"五脏"吸纳并"气化"，才能使"五脏"保持形体，并执行各自的所主所司（心主脉，肺主皮毛、司呼吸，肝主筋，脾主肉，肾主骨）、藏神（心藏神，肺藏魄，肝藏魂，脾藏意，肾藏志）、并志（心喜、肝怒、脾思、肺忧、肾恐）、化液（心为汗，肝为泪，脾为涎，肺为涕，肾为唾）以及抵御"五恶（热、寒、风、湿、燥）"等，而防止"五发（病发于骨、血、肉、冬、夏）""五乱（狂、痹、巅、哑、怒）"（《素问·宣明五气》）的形成。"五脏"的这种"气化"受到干扰，例如"五味所禁（多辛、多盐、多苦、多甘、多酸）"中偏食、"五劳所伤（久视伤血、久卧伤气、久坐伤肉、久立伤骨、久行伤筋）"（《素问·宣明五气》）中的过用等，均可引发相应疾病的发生。

关于《内经》中人体内物质"气化"过程，可以结合现今西医探索结果，分解为 2 个连续的过程：①人体对从外界环境中摄取的营养物质进行"气化"。其途径有二：一是通过呼吸过程，不断将混合在空气中的"正风"（即氧气），"气化"（选择性滤过吸入）为人体内的"正气"（即血氧），这个过程主要是由肺来完成；二是通过对饮食水谷的消化吸收过程，不断将其中的各种营养物质即"水谷之气"，"气化"（即主动选择性吸收）为能够被人体利用的"营气"与"精微"（即血中各种营养物质分子）。这个过程主要是由现代医学中的胃肠和肝脏等共同完成。②人体内器官组织对所需各种营养物质的"气化"。各个器官的组织细胞，主动从由血脉蕴涵的"营气"与"精微"转化成的局部组织液中，吸收和转运所需营养物质到自己组织细胞中，通过相应代谢酶系统的催化作用，使它们发生"气化"，即或转化为新的构件性生命物质，或氧化分解释放出能量，或被加工合成为功能性分泌产物（包括细胞间质、调节或信息性分子、体液组成成分以及外分泌液）等。这个过程事实上又包括了 2 个含义：一是转化为新的构件性生命物质和被加工合成为功能性分泌产物过程，可以看作是"滋阴""化阴"或"藏精"；二是氧化分解释放出能量在驱动相应的做功中，由于是伴随着大量热能的生成和被释放入循环流动的血脉中，故可以看作是"化阳""壮阳"或"生阳"。所以，只有经过"气化"才能"阳化气，阴成形"（《素问·阴阳应象大论》）。

《内经》中的阳气是热能散发调控的基础

阳气，形为人体的各种善动物质成分，表现为各种信息的流传、各种气液物质的流动以及包括神经心理在内的各个器官与组织细胞的功能活动等多种形式，但其本质却是蕴涵在各种"动"性物质中的动能或驱动之能量。"阳气者，若天与日，失其所则折寿而不彰""阳者，卫外而为固也"以及"凡阴阳之要，阳密乃固"等，阐明了阳气的主要功能是护阴、护体，是执行各种保护防御功能的基础。而"阳气者，一日而主外，平旦人气生，日中而阳气隆，日西而阳气已虚，气门乃闭"等，论述了阳气也是存在着白昼性消长变化规律的。那么，阳气的这种白昼性消长变化规律之现代基础、调控机制与生理意义是什么？

西医的探索已经证实，人体本质是一个物质与能量始终处于动态变化的有机整体。构成人体的各种形态结构系统，大若肉眼可辨的各个宏观系统，例如呼吸、消化、泌尿、生殖、内分泌、骨骼、肌肉、免疫、皮肤、脉管、神经等解剖学结构系统，小若微观下的各个组织、细胞、基因组、生物分子等，均属于不同层面的各个相对独立的有机结构系统与能量系统。若从《内经》阴阳分类角度分析，这些有形器官结构系统以及蕴涵在它们内部的结合性化学能量便是"阴"。这些有形的结构在执行相应的生理分工或做功过程中，必须将储存能量以相应形式（例如神经电、心电、肌电、心音、声音以及机械能等）释放出来，并且其绝大多数被转换为最低级的热能，不能被重新使用，属于废用性能量。这些失用性热能虽然可以维持体温，但最终是随体液循环流动被输送到皮肤以及各个排泄系统（呼吸、泌尿、大肠等）而散发到周围外环境中。这种失用性热能能量则应是《内经》中的"阳气"范畴。但《内经》中的阳气还有另一重要来源部分，即经饮食消化被胃肠不断吸收转运入人体的各种营养物质、经呼吸系统不断进入人体的氧气以及机体正常储存营养物（如糖原、脂肪等）的分解与使用等。它们中蕴涵着营养性新动能，能被机体的组织细胞吸收并储存或转化为新合成物质中的势能。这两大来源性动能便应是《内经》中人体完整的"阳气"。

为什么阳气会表现为昼夜性消长变化？现代西医探索证实，人属于昼行动物，白天是生理性运动活跃时期，在整体水平上便呈现为白天人体的各个组织器官活动主要进行物质分解代谢以及饮食呼吸增强等，这种产热的加强使循环血液中的热能含量增多；夜间则是各个组织器官进行物质合成代谢、物质储存和细胞分裂增殖等，使循环血液中的热能含量减少。作为恒温动物，人体必须保持一定的热能储存，是构成人体细胞的正常生理活动所必需的温度内环境条件。这种保持适当热能储存以维持正常体温，就应是《内经》"阳固"的现代含义，所以体温变化可借鉴为中医学的"阳固"参考指标。

人体的生理性体温存在昼夜波动规律：清晨 2:00—6:00 最低，下午 13:00—18:00 最高，波动范围正常在 1 ℃之内。虽然全身各处的组织器官均是产生热能的源泉，但对人整体循环血液中热能含量能产生显著影响的却主要是肝脏、大脑、心肌以及骨骼肌（它们功能活跃时期温度能保持在 38 ℃左右）等。在安静状态下，以肝脏产热比例最高；在运动或劳动时，骨骼肌与心肌则成为主要产热部位，强烈运动时它们的产热大约占总产热量的 90%。

与产热过程相对应的是对多余热量的散发。只有产热与散热的平衡才能保持体温的相对恒定。热能散发的主要途径是皮肤，它以辐射、对流、传导以及排汗等形式进行，约占总散热量的 97%；另外，呼吸、排尿和排便等也是散热的途径，但仅占散热量的 3% 左右。因此，皮肤散热状况与肝脏、大脑、心脏和肌肉等器官产热状况能否保持基本一致平衡，是决定体温能否恒定的主要因素，即在一定程度决定着人体的"阳固"的状况。

人体的恒温主要是由位于下丘脑中的体温调节中枢调控而形成的，属于非意识或自主性体温调节。同时还有在大脑意识支配下采取保温或降温措施而进行的体温调节，这属于行为性体温调节。但从生物学角度分析，前者则是主要和基础性的调节。一般认为，在下丘脑前部混合存在着2种神经元：热敏神经元与冷敏神经元。热敏神经元对体温升高信息敏感并引起皮肤散热增强；冷敏神经元则对体温降低信息敏感并引起内脏以及肌肉产热增强。关于下丘脑的调节途径，目前认为主要是通过以下几点实现：①管理支配皮肤血管的体表交感神经信控系统；②支配管理内脏运动的体内交感神经信控系统；③躯体运动神经系统；④下丘脑-甲状腺激素系统以及下丘脑-肾上腺髓质激素系统等。其中体表与体内交感神经系统呈现为白天活性升高，并引发相应器官组织的物质分解、产物分泌或曰增强热能生成，同时也增强皮肤的散热，可统称为促生阳系统；在白天进行的意识支配下的各种躯体运动以及反应性神经肌紧张，下丘脑-甲状腺激素系统以及下丘脑-肾上腺髓质激素系统引发的产热增强等，也应属于促生阳系统。而体表与体内副交感神经系统则是抑制产热与散热，从而降低体温，应属于抑生阳系统。

另外，人体生命物质的结构与功能的基本单位细胞，其本身也存在着昼夜活动规律。现代西医在该领域的探索结果是在人体细胞的基因组中，正常存在着生物钟基因（clock基因）。该基因属于相当稳定保守的基因，本能性遵循着昼夜规律性活性变化。在细胞生物钟基因调控下，人体细胞在白天主要是进行对原有物质的分解与排出即"生阳"，而夜间主要是对新物质的加工储存以及分裂增殖即"减阳"等。

那么，人体产热并散热，释放热能到体表，到机体与外界直接接触的各个表面，其生理价值仅仅是为了保持体温？到目前为止西医尚未涉及该领域的探索报道。但根据《内经》的"阳卫"理论，热能不仅是在皮肤与黏膜内部能发挥护卫功能，散发出来的热能也应是保护与防御机制的重要组成部分。张莽认为，经呼吸道黏膜、皮肤等生生不息的散发热能，应该是在人体表面形成了一个高能保护层，一是缓冲环境空气的直接影响与干扰，二是加速接触层面的空气流动，间接稀释，或冲淡了各种有害微小成分（例如细菌、病毒以及粉尘等）的浓度，减少了它们附着于损伤机体的机会。这一点也可以帮助深入理解《内经》中明确指出的"暮而收拒，无扰筋骨，无见雾露"的科学养生论断。

《内经》中的血帅之气是神经内分泌激素系统对血液循环的调控功能

血液是人体的一种特殊组织，呈液态而流动，不仅是人体内各种营养物质、代谢废物、体液调节物质以及氧气、二氧化碳等被运送的载体，也是构成人体组织细胞生存内环境的重要组成部分。在《内经》中，血液被称为"营血"或"血"，内含由"脾胃"吸收化生出来的"水谷精微"（即各种营养物质）与"肺"吸入的"正气"（即氧气），循环流动于阴阳两类"经脉"中，具有充养"五脏""六腑""官窍"以及"形体"的功能。《内经》中的"心主脉""脉为血腑""气为血帅""气行血行、气滞血瘀"等论述，说明了血液的流动特点：一是循血脉而循环运行；二是血液运行的直接动力是具有调控与推动之双重功能的"血帅"之"气"。

现代西医在广泛观察的基础上，已经确立了由心脏、动脉、毛细血管、静脉4类结构共同组成的心血管密闭管道系统，是血液循环流动的专属通道。其中，心脏的自主性起搏系统能自动产生节律性兴奋信息并指导调控心肌进行节律性舒缩，所形成的强大"泵"功能是推动血液循环流动的主要动力来源；各级动脉（大、中、小动脉）与静脉（小、中、大静脉）的管壁中均正常存在着血管平滑肌，其规律性舒缩则是继续推动血流前进的另一种动力来源。因此，心脏与血管不仅是约束血液流动的结构成分，更是推动与保证血液循环流动的直接动力来源，而心脏、动脉、静脉的这种提供推动动力之功能，便应是"血帅"之"气"推动能力的现代含义与结构基础。"血帅"之"气"的含义不仅是率领、推动血液流动之意，还具有控制、调节之意。那么，在现代西医人体学认知中，能够起到直接调节心血管功能活动的结构成分是什么？

在现代西医人体学认知中，心脏与血管均属于内脏部分，其直接调控的结构基础是自主神经-激素系统；心脏与血管均是直接受自主交感神经-激素系统与自主副交感神经-激素系统的双重调控，前者是增强心脏的跳动频率与心肌收缩力，后者则是降低心脏的跳动频率与心肌收缩力。也就是说，心脏与血管的功能是在一对具有拮抗作用的神经调节系统共同控制下进行正常活动的。关于自主交感神经-激素系统的下行通路，目前被肯定的有：①下丘脑-内脏交感神经传出纤维通路和下丘脑-内脏交感神经-肾上腺髓质-肾上腺素与去甲肾上腺素通路。这 2 条通路的心血管系统效应结构主要是心脏传导系统、心冠脉系统、脑动脉系统以及躯干四肢肌肉的中小动脉等，引导的主要效应是提高心脏传导系统兴奋产生的频率，增强心脏收缩力，收缩内脏小动脉，扩张骨骼肌血管以及升高血压等。②体表交感神经传出纤维通路。指混合在躯体周围神经内的交感神经传出纤维，其效应结构主要是皮肤真皮内的微小动脉，引导的主要效应是减少血流进入皮肤毛细血管网、减少散热、降低皮肤表面温度等。

自主副交感神经-激素系统的下行通路主要有：①下丘脑-头颈胸部内脏副交感神经传出纤维通路。效应器官主要是双眼、泪腺、唾液腺、食管、下呼吸道、肺脏以及心脏等，引导的主要效应是抑制它们的血液供应以及降低呼吸心跳频率、心肌收缩力、血压等。②下丘脑-腹部内脏副交感神经传出纤维通路。效应器官主要是胃、小肠、结肠、肝脏、胆囊、胰腺等，引导的主要效应是使它们的血管扩张、血流丰富并增强其功能。③下丘脑-下腹部内脏副交感神经传出纤维通路。效应器官主要是乙状结肠、直肠、膀胱、内生殖器官等，引导的主要效应是使它们的血液供应增多以及生理功能增强。

另外，心血管系统推动血液循环流动的动力功能还受到大脑意识系统的间接调控，即《内经》中强调的"意为气帅"含义。这一过程在现代西医的认知中，是大脑通过对下丘脑-自主交感神经传出系统的加强或兴奋作用来实现的。因此，《内经》中调控血液运行的"血帅"之"气"，还包含了现代西医学中的大脑意识对血液循环流动进行调控的内容。

结合《内经》中"心""血""脉"以及"经络"的不同含义，特别是经络与血脉之间路线虽有重叠但却是属性有明显区别的 2 个网络系统。故可以得出如下结论：血液循环流动的"血脉"便是心血管系统；"心主脉"与"行血之气"便是心肌与血管平滑肌的收缩力；而控制调节血液流动的"血帅之气"便是自主神经-内分泌激素系统对血液循环的调控功能。

9 《内经》气和元整体观

"气"是《内经》的核心学术思想之一，中医学的诸多理论均建立在"气"理论的基础之上。"气"的概念被广泛地用来解释宇宙和生命的起源，自然界和人的组成、变化及关系，以及人体的健康和疾病等各个方面，涵盖了哲学和医学两个层次、多个方面的内容。中医学的整体观是"元整体观"，而不是"合整体观"。所谓"元整体"也称为"分化系统"，是由混沌未分的整体分化出其内部诸要素而形成的；所谓"合整体"也称为"组合系统"，是由分散的要素组合为统一体而形成的。中医学强调的是以宇宙一体、天人合一、整体不容分割的大视野来看待事物的整体性。万物由气聚散而成，万物因气而建立联系，所以"气"是系统呈现整体性的根源。学者武峻艳等对《内经》之"气"与中医学"元整体观"做了探析。

气概念的起源与嬗变

"气"字在甲骨文和金文中已经出现，气的含义最初是来自对自然现象的直观描述。《说文解字》云："气，云气也，象形。"提示气最初始的含义是指空中飘动着的云或云层流动；其后沿着物质和功能双重属性上的延伸和深化，"气"演变成为自然哲学和一切科学的基本范畴。

先秦时期"气"的内涵主要指区别于液体、固体的流动而细微的存在。气，具有形而上的哲学意味，始自西周末年周太史伯阳父，曰"夫天地之气，不失其序，若过其序，民乱之也。阳伏而不能出，阴迫而不能蒸，于是有地震。今三川实震，是阳失其所而镇阴也"（《国语·周语上》）。春秋战国之际，老子建立了以"道"为本体的本体论哲学体系，曰"道生一，一生二，二生三，三生万物，万物负阴而抱阳，冲气以为和"。《老子》中的"气"是一个重要的哲学概念，但还不是宇宙的"本原"，只是"道"的产物，在由道气-象等范畴组成的《老子》哲学中"气"只是一个中介。庄子发展了《老子》的"气"含义，提出"通天下一气耳"。《庄子》哲学以道、气、人或物为一、二、三级范畴，认为"气"是道的产物，气聚则形成万物，气散则万物消亡，这是中国古代最早的气一元论。战国时期的《易传·象传》开始以"元"的观点说明宇宙万物的本原。荀子是中国古代第一个用"气"的观点阐明整个物质世界统一性的学者，云"水火有气而无生，草木有生而无知，禽兽有知而无义，人有气有生有知亦有义，故最为天下贵也"（《荀子·王制》），可见荀子认为自然界的各种物质形态，从动物到植物，虽然属性各有所别，但共同的本原却都是物质性的"气"。

在汉代的大多数哲学流派中，"气"不再是"道"的产物，而是被看作宇宙的本原和终极的存在。西汉时期董仲舒哲学中的"元"是"万物之本"，"元"与"气"组合成一体，最早是在董仲舒所著的《春秋繁露》中，但其不含任何哲学意义。从哲学意义上探讨宇宙本原，并使用"元气"一词则出现在西汉后期，并由此产生了元气论思想。所谓元气论思想就是认为，宇宙之初只有浑沌的元气，后来产生了分化，于是清轻的阳气就上升，形成天；重浊的阴气就下沉，凝聚为地，天地又化生出万物，元气本来就有，而不是任何派生物。东汉王充在《论衡》中明确提出，元气是天地万物和人类的形体及其道德精神的唯一生成本原，将气作为哲学逻辑的最高范畴，确立了"元气一元论"的思想。元气论思想产生于先秦，元气一元论的宇宙观出现于西汉、形成于东汉，对元气一元论思想作比较系统、明确论述的是东汉王符。

古代元气论发展的第二个高峰期出现在宋代。张载是北宋"气一元论"的集大成者，他在《正蒙》

中指出"凡可状皆有也，凡有皆象也，凡象皆气也"，认为气是一切独立于人类意识之外的客观实在的现象。可以说，"太虚无形，气之本体"的"气本体论"，是以"气"为最高范畴的"气一元论"哲学发展的最高峰。

《内经》中气的概念和分类

《内经》中的"气"理论，深受古代哲学气学说的影响，具有哲学和医学上的双重含义。

1. 气是构成世界的本原　在古代哲学中，精气是指充塞于宇宙中的无形而运行不息的极细微物质，是宇宙万物包括人类的共同构成本原，世间万物无不涵盖其中，正所谓"至大无外""至小无内"。此精或精气的概念是极为抽象的，是精气理论结构的最高层次，如《内经》中的"苍天之气""日月星辰四时八正之气""地之气""水注之气"等。

从元气论的自然观出发，认为宇宙是一气混元的统一体，气是构成宇宙万物的基元，人处天地自然中，当然也就和宇宙万物的构成同源，都是由气构成的，即"人以天地之气生，四时之法成""天地合气，命之曰人"（《素问·宝命全形论》）。气聚成形，形散为气。正是由于人与天地都是由"一气"构成的，所以组成人体各部分以及维持人体正常生命活动的物质，其本质也是气，故"余闻人有精、气、津、液、血、脉，余意以为一气耳"（《灵枢·决气》）。

2. 气是自然界的大气　自然界之大气称清气，人赖之以生存，又称呼吸之气，如《素问·上古天真论》云："呼吸精气，独立守神。"这一层次是较具体的气，是指存在于自然界之中的大气及其变化而产生的四时之气、六气等，如"四时之气""风、寒、湿之气""温气""燥气"等。人生活在天地之中，要想保持身体健康，就必须与天地相参，与自然界大气的变化协调一致，正如《素问·四气调神大论》所言"夫四时阴阳者，万物之根本也。所以圣人春夏养阳，秋冬养阴，以从其根，故与万物沉浮于生长之门"。

3. 气是人体之气　人体内的气，是指人体内活力（生命力）很强、不断运动且无形可见的极细微物质，既是人体的重要组成部分，又是机体生命活动的动力。在人体气是物质与功能的统一体，气的一个重要特征是显示为各种功能态。在《内经》中往往把"精气"与"气"混称，都是指构成人体和维持人体生命活动的基本物质。气由精化，精是气的化生本源，气是比精更细微的物质，是精的功能态。生命的本原是精而非气，即禀受于父母的先天之精，而气是精化生在人体内运行不息以推动和调控机体生命活动的极细微物质，即"人始生，先成精"（《灵枢·经脉》），"夫精者，身之本也"（《素问·阴阳应象大论》）。

一身之气是人体之气的最高层次，由精（包括先天之精和后天之精）化生，并与肺吸进的自然界清气相融合而成。一身之气又可分为阴气与阳气，它既是构成人体的基本物质之一，又是人体生命活动的动力来源。《内经》将古代哲学中的气学理论运用到医学中，并联系到自然界的变化，使这一学说进一步理论化、系统化，其将自然界凡是能发生变化的物质都加以概括，如天气、地气、风气、云气、热气、燥气等，同时以阴阳作为分类。有学者认为，"阳或阴，仅是说明事物和现象的属性，自身没有具体的结构和功能"，因此阴阳与气的关系是认识论与本体论的关系，正如《灵枢·阴阳系日月》云："阴阳者，有名而无形。"

其次是元气、宗气、营气、卫气，是根据一身之气的组成、分布、功用来划分的。《内经》无"元气"之称，现代中医基础理论中的"元气"在《内经》中被称作"真气"，如《灵枢·刺节真邪》云："真气者，所受于天，与谷气并而充身者也。"其中"天"包括先天和后天两个方面，先天指元气、后天指吸入的清气。由于真气的分布部位不同，因而有不同的名称，在上焦者称宗气，在中焦者称中气，在下焦者称元气。同为一气，其异常的盛衰变化又可以导致疾病，致病的物质称为"邪气"。正气相对于邪气而言，是生命机能的总称，它有抗拒邪气的能力。胃气广义上指的是真气，狭义指胃本身的功能。"真气""正气""胃气"名虽有异，实则一也。

再次为各脏腑之气和经气，一身之气分布于脏腑经络即为脏腑经络之气。脏腑之气是活力很强、运行不息的极精微物质，含有巨大的能量，是推动和调控脏腑功能活动的动力来源，此气常以功能形式表现出来，其状态则以相关脏腑功能的旺衰或障碍与否来判断。气运动的基本形式是升、降、出、入，而气的升、降、出、入过程主要是通过脏腑的功能活动来体现。同一层次的气可相互渗透，相互转化，相互通应，相互影响。

中医学元整体观的主要特征

整体观是中医学的世界观和方法论，是关于人、事物和现象的完整性、统一性和联系性的认识，其主要内容包括人与外界自然的整体观、人体内部的整体观、机体与情志的整体观、人与社会环境的整体观。中国传统哲学的整体观是建立在整体性方法基础之上的。所谓整体性方法，就是从整体角度出发，着眼于事物之间的相互联系和相互作用，进而理解和规定对象的一种思维原则。无论是儒家《易传》所说的"易有太极，是生两仪，两仪生四象，四象生八卦"，还是道家《老子》所说的"道生一，一生二，二生三，三生万物"，都强调世界和万物是一种元整体，元整体的本原是混沌一元的整体，由整体产生出部分。"气一元论"把世界和事物理解为由混沌一元的元气分化演变而来，气分阴阳，阴阳生万物。中医学在这种思想的影响下孕育和发展，"气一元论"贯穿《内经》始终，阴阳、五行、脏象、经络等理论在本质上都是元整体观的表现。

中医学考察了三个基本层次上的关系，一是系统与环境的关系，包括自然环境与社会环境；二是系统与要素的关系，包括形神相关、藏象相关、经穴相关等内容；三是要素与要素的关系，包括五脏相关、经络相关、脏腑相关、五行相关等。在这个过程中，中医学表现出了重功能、轻形质，强调关系、重视联系，关注动态、追求"至和"的特征，而这些特征的实现无不与"气"的特性密切相关。

气一元论是中医学元整体观的基础

《内经》从自然到人体、从生理到病理，都贯穿着"气一元论"思想。中医学在构建其理论体系之初，便从"天人合一"的整体观念出发，以气为本体，以阴阳五行为关系模型，将人体置身于天地自然的时空中加以考察，来建立其生理、病理基础，并提出了相应的诊治原则。

《内经》之"气"涵盖了无限大的天地之气和无限小的人之神气。"天地之道，以阴阳二气而造化万物；人生之理，以阴阳二气而长养百骸"，在宇宙"气"是构成世界的本原；在人体"精"为生命之本原，"气"为生命之维系。气由精化、形由气生，气聚成形，形散为气，正如《素问·六微旨大论》所云"升降出入，无器不有。故器者生化之宇，器散则分之，生化息矣。故无不出入，无不升降"。正是由于气的运动，使器物内部出现上下升降的变化，与外界环境发生内外出入的一定关系，并最终使器物分解为气。升降出入是一切器物的共性，所不同的只是"化有大小，期有近远"。天地万物俱秉一气，自然之气与人体之气正是以"同类相从、同声相应、气同则合"的方式相感、相应，将人与大自然联系成一个有机的整体，如张志聪在《黄帝内经素问集注》中所云"皮、肉、脉、筋、骨，五脏之外合也，五脏之气合于四时五行，故各以其时受病，同气相感也"。

"气"是《内经》中的重要概念，哲学之气是最高层次，其概念是抽象的，是宇宙的本原或本体；其次为中医学的气（即人身之气）与自然界之气（即大气），它们虽然也是无形而运动的，但都是较具体、实在的精微物质。人与环境是一个有机联系的整体，人体也是一个有机联系的整体，人的生、长、壮、老、已是一个连续的生命过程，一切生命现象包括人的形体组织和精神活动，都是构成人体的基本物质气运动的结果，正如《庄子》所言"人之生，气之聚也，聚则为生，散则为死"。

气一元论思想从气本原论或本体论的角度阐明了整个物质世界的统一性，即由气产生的宇宙万物是由共同的基质构成的。气一元论与关于事物运动根源和规律的阴阳学说，以及关于事物多样性和统一性的五行学说一起构成了中医整体观的认识论基础。只有明确了《内经》中"气"的概念和分类及其演变过程，才能更好地理解中医整体观。

10　《内经》气的本质属性

中医把"气"定义为一种"精微物质"，但到目前为止尚未找到可靠依据。"精微"所表达的含义比较模糊，似指"微小"而"精致""重要"的意思。然而，没有证据表明，"气"一定就是一种传统意义上的物质，而不是"能量""电"或者是"磁场"等形式。科学家发现，传统意义上的物质只占今天宇宙的30%，而神秘的反物质却占70%之多。科学家说："能量和质量在本质上是同一样东西"（里德雷著，李泳译．《时间、空间和万物》）。如果硬要把这个世界上的一切事物都视为物质的，那么就只能像1998年诺贝尔物理学奖获得者罗伯特·劳克林所说的那样"将时空的空虚视为物质"。

从《内经》有关"气"的描述中可以明显看到，"气"具有能量属性。中国古人对"气"的认识并没有受到实体物质概念的限制和羁绊，这就成为中医学理论体系建立的重要前提条件；否则，可能就不会有中医学的建立。到目前为止，找不到"气"是传统物质的证据，也没有任何证据来否定"气"的存在。所以，第一步是承认"气"的客观存在性，这一点是十分重要的。学者云玉芬等认为，要认识"气"的本质，需要打开思路，脱离传统的"物质"的局限，从经典入手，深入挖掘和探索中医"气"的理论。

《内经》对气的认识

《内经》中"气"字出现了近3000余次，其次数远远高于其他概念。总结《内经》中记载的"气"所涉及的内容，可以归纳出气的6个特点。

第一，气具有普遍存在性。《内经》认为，世界上的一切事物都具有代表其自身本质属性的"气"，也就是说"气"决定着事物的本质特性。每种事物都有其各自的"气"，如天气、地气、人气、正气、邪气、金石之气、四时之气、风气、雷气、谷气、雨气、宗气、卫气、脏气、真气、精气、寒气、暑气等。《灵枢·阴阳清浊》云："余闻十二经脉，以应十二经水者，其五色各异，清浊不同，人之血气若一，应之奈何？岐伯曰：人之血气，苟能若一，则天下为一矣，恶有乱者乎？"这是说各种事物之间的根本区别在于"气"的不同，"气"若都相同，则天下万物就没有区别了。所以说，"气"代表了天下万物各自的本质属性。

第二，气对于生命具有决定性。《内经》认为，人不可以离开"气"而存在，"气绝"则死，"气尽"则形骸独居，没有"气"的形骸是死的。《灵枢·玉版》云："迎之五里，中道而止，五至而已，五往而脏之气尽矣，故五五二十五，而竭其输矣，此所谓夺其天气者也，非能绝其命而倾其寿者也。"又如《素问·热论》云："阳明者，十二经脉之长也……三日其气乃尽，故死矣。"

第三，气具有普遍相通性和穿透性。《素问·生气通天论》云："天地之间，六合之内，其气九州、九窍、五脏、十二节，皆通乎天气。"气的普遍相通性——自然界的"气"与人体中的"气"，以及人体内部的"气"之间是相通的。《素问·阴阳应象大论》亦云："天气通于肺，地气通于嗌，风气通于肝，雷气通于心，谷气通于脾，雨气通于肾。六经为川，肠胃为海，九窍为水注之气。"

气在人体内的运动按照一定规律进行，除了沿着一定的线路和按照一定的时间规律运行以外，气还在人体内部器官及皮肉筋骨中"游行出入"。气的这种运动不需借助任何可见的实体结构，气的这种运动特点也反映出"气"具有穿透性。故《灵枢·九针十二原》云"二十七气所行，皆在五俞也。节之交，三百六十五会……所言节者，神气之所游行出入也，非皮肉筋骨也"。

第四，气具有能量属性。"气"与"气"之间、"气"与"形"之间可以相互作用，这些作用反映出"气"具有能量属性。例如，《素问·生气通天论》云"其生五，其气三，数犯此者，则邪气伤人，此寿命之本也……阳气者，精则养神，柔则养筋……阳不胜其阴，则五脏气争，九窍不通……四时之气，更伤五脏"。《素问·腹中论》云"夫芳草之气美，石药之气悍，二者其气急疾坚劲，故非缓心和人，不可以服此二者……夫热气慓悍，药气亦然，二者相遇，恐内伤脾"中药之"气"与人体之"气"是相互作用，才可以用中药之"气"来调节人体之"气"；针灸治疗疾病，亦是用针灸来调节人体中的"气"。

第五，气具有可被感知性。"气"是可以被感知、可以被认识的。根据人体外部"形"的表现可以推知人体内部的"气"的状态。"气"的可感知性是中医诊断学的理论基础。

下面一段文字表明，人的"色""脉""梦""声音""语言"以及人的身体和精神等表现都可以反映出"气"的情况，表现出"气"的运动状态的变化等。

《素问·脉要精微论》云："夫脉者，血之府也，长则气治，短则气病，数则烦心，大则病进，上盛则气高，下盛则气胀，代则气衰，细则气少，涩则心痛。"

第六，气具有可控性和可调节性。《内经》认为，人体的"气"以及"气"的运动是可以调节、可以操控的。人体之"气"的可控性和可调性，为中医独特的治疗学提供了理论依据。对"气"的调节或操控主要有 3 种手段，即针灸、药物和导引。例如，《素问·刺禁论》云："刺缺盆中内陷，气泄，令人喘咳逆……无刺大醉，令人气乱。无刺大怒，令人气逆……刺肘中内陷，气归之，为不屈伸。"

经络与气的运动规律

经络就是"气"在人体运行的路径，经络不可能是"气血"的运行"通道"；因为有形的血液不可能在无形的经络中运行，血液只能在血管内运行。如果经络里能运行血液，经络岂不等同于血管了吗？经络的实质问题就是"气"的实质问题。

"气"在人体组织器官中运行的线路就是"经络"。"气"本身可以不需要任何已知的实体结构的帮助（气本身是"无形"的，无需借助于"有形"的管道），就可以穿越人体的各个组织器官（即"皮肉筋骨"），沿着其特定的路线（经络）运行，并在其运行过程中在人体的特定部位改变其运动形式，从而形成了一定数量的"穴位"，即"气穴"。正如《素问·气府论》中所云"足太阳脉气所发者七十八穴……足阳明脉气所发者六十八穴……凡三百六十五穴也"。

由上文可以看到，经络线路上之所以形成一定数量的"穴位"，其原因是由"脉气"所"发"形成的。"脉气"产生出了穴位。这样看来，应该说"气"是"经络"和"穴位"产生的前提，没有"气"就不会有"气"的运行线路（即经络），也不会有"脉气"所"发"出的"气穴"。

《灵枢·九针十二原》云："五脏五俞，五五二十五俞，六腑六俞，六六三十六俞，经脉十二，络脉十五，凡二十七气以上下。所出为井，所溜为荥，所注为俞，所行为经，所入为合，二十七气所行，皆在五俞也。节之交，三百六十五会……神气之所游行出入也，非皮肉筋骨也。"

《灵枢·邪气脏腑病形》云："刺此者，必中气穴，无中肉节。中气穴，则针游于巷；中肉节，即皮肤痛；补泻反，则病益笃。"

《素问·阴阳应象大论》云："论理人形，列别脏腑，端络经脉，会通六合，各从其经，气穴所发各有处名，豀谷属骨皆有所起，分部逆从。"

以上 3 段文字清楚表明，"穴位"就是"气穴"，是由"气"所构成的，而不是由"皮肉筋骨"构成的。"穴位"的本质是"气"、是"气"在人体的特定部位（人体的特定组织结构中）运行时所表现出的一种运动状态，其含义不是指"皮肉筋骨"或"肉节"等人体的组织结构。也就是说"穴位"并不是人体的组织结构。"穴位"就是"气穴"，"气穴"就是"穴位"，就是有"神气""游行出入"的位置、是"气"的一种运动状态的变化，"穴位"并非指人体特定的组织结构（人体特定的组织结构就是《内经》中所说的"皮肉筋骨"）。这点正好印证了在实验室内无法发现经络的实体结构的结论。

气的运动特点是：沿着经络运行，同时在其运行过程中，沿途在特定位置运动状态发生改变，从而形成"气穴"，有"神气"在这个位置"游行出入"于人体内外。所以说，进行针刺时，是针与"气"的相互作用，不是针与皮肉筋骨的相互作用，即"必中气穴，无中肉节。中气穴，则针游于巷；中肉节，即皮肤痛；补泻反，则病益笃"。所以说，虽然针明明刺入人的肉体中，却说"必中气穴，无中肉节"，因为"肉节"不是"气穴"，二者虽然有空间的交叉重叠性，但二者是根本不同的；针刺的作用对象不是"肉节"而是"气穴"。在此我们看到了"气"的一个重要特性，即可调节性。医生可以通过针刺的方法，也就是针的运动，使人体局部的电场或磁场的能量运动（即"气"）发生变化，从而调节人体气机，影响人体组织细胞的能量运动，达到治疗疾病的目的。

综上所述，对于气的认识可以归纳为以下几点。①"气"是无形的，有能量属性。②"气"具有穿透性——它可以穿越人体的一切组织结构在人体内沿着特定的线路运行。③"气"的运行有特定的规律性，人体的多种生理及病理状态都会对"气"的运行产生影响，从而改变"气"的运行状态。④"气"的运行状态的改变决定着人体的一切生理及病理的变化。

气其实并不是神秘莫测、虚无缥缈的东西。古人关于"气"的理论还远远没有被后人充分揭示。气作为中医理论体系中的概念，还没有得到应有的重视。正如黄龙祥先生所指出的那样，我们必须清醒地认识到：中医理论研究久攻不破的关键不在实验室这个环节，而在于进入实验室之前的"解读""分解""提炼""转换"诸环节！也就是说必须加强实验室之前的史学研究和理论分析。

11 《内经》气的哲学基础

学者陈倩亮认为，《内经》论"气"是具有唯物辩证法哲学基础的。

气是物质的本原

气这个概念，在《内经》中应用极广，如天气、地气、寒气、热气、燥气、暑气、湿气、火气，还有人体中的营卫、脏腑、经络之气等。《灵枢·决气》云："人受气于谷，谷入于胃，以传于肺，五脏六腑皆以受气，其清者为营，浊者为卫。"表明人体内之气，是由心肺宣发吸入的空气和脾胃化生水谷的精微而来。承认气是物质的实体，是构成万物的元素。

《内经》既承认了"气"是物质世界的本原，万物由"气"所构成，又进一步认为气分阴阳。创造天地万物之力量乃是阴阳二气的相互作用的结果。如"积阳为天，积阴为地"；"清阳上天，浊阴归地"。即是说阳性物质，其体轻清，主热、主动、主升，飘扬在空中形成了天宇；阴性物质，其体重浊，主寒、主静、主降，凝聚成有形的物体；构成了大地。天和地就是整个自然界；"天垂象，地成形，七曜纬虚，五行丽地。地者所以载生成之形类也；虚者所以列应天之精气也。"（《素问·天元纪大论》）阐明组成天之"积阳"，乃是由精气所构成，而精气的集中表现则是七曜（日、月、五大行星）之反映；构成大地的"积阴"，即是木火土金水五种物质的运动变化。从本质上揭示了天地宇宙和世界的物质性。

承认"气"的物质性后，《内经》还深入地阐明了万物产生的原理。《素问·天元纪大论》云："在天为气，在地成形，形气相感而化生万物矣。"所谓形气相感，即是指天地阴阳二气相互作用。说明天地之所以有万物，是物质世界本身的产物，都是以"气"为构成的始基，及其运动变化的结果。《内经》这种坚持"气一元论"及其运动、变化、发展的观点，符合唯物辩证法原理。

恩格斯曾经指出"生命是整个自然的结果"。《素问·至真要大论》云："本乎天者，天之气也；本乎地者，地之气也；天地合气……而万物化生矣。"所谓"万物"，当然包括人体在内，故又云："人生于地，悬命于天，天地合气，命之曰人。"（《素问·六微旨大论》）即是说天地之气交通化合，而后万物方能化生，因此人的生命活动亦总是与天地自然界密切相关，说明《内经》是把人看成物质世界的一部分，从而肯定了生命活动的物质性。

运动是气的根本属性

《内经》承认气的物质性的同时，提出气不是僵死不动的，而是活泼充满生机的物质实体，因此由气形成的整个自然界是在不停地运动变化着。如气的运动形成："非出入，则无以生长壮老已；非升降，则无以生长化收藏。是以升降出入，无器不有。"（《素问·六微旨大论》）新生的不断长出来，由小到大，由少到壮，陈旧的逐渐衰退，由壮变老，最后凋谢死亡。故"气之升降，天地之更用也"（《素问·六微旨大论》），断定气的升降出入和相互作用，引起世界上的各种变化。云："气始而生化，气散而有形，气布而蕃育；气终而象变，其致一也。"（《素问·五常政大论》）进一步表明，无论动植物的生育繁衍，还是无生命物体的生化聚散，万物的生成和变更，无一不是气的敷布和化散所造成。

那么气运动的源泉从何而来呢？《素问·六微旨大论》云："气有胜复，胜复之作，有德有化，有用有变。"肯定了气自身即具有运动的性质。气本身有克制和反克制的能力，这种既对立又统一的规律，使事物发生变化。

由于气本身就有运动的属性，同时具有生命物质和生理功能两种含义。如"上守神者，守人之血气有余不足，可补泻也"（《灵枢·小针解》）。这里所说的"神"和"气"既是指生理功能，同时又是物质性的气。人体中所谓脏腑经络之气、营卫之气、阴阳之气、真气、大气等名称，都有此双重含义。《内经》有时用气或神气着重表示人体的某种生理功能，并不是认为还有一种非物质性的纯功能之气存在，而只是由于《内经》为时代局限，尚未能将生理功能与生命物质在概念上完全区分开来，在哲学上还不能完全摆脱《易经》的"一阴一阳谓之道"这个轻视物质形体重视动态规律的影响。事实上功能性或规律性就寓存于物质形体之中，任何规律或功能运动都是物质本身具有的规律或功能运动。

形气的相互转化

细读《内经》全书关于气的论述，不难发现一切有形物质，包括大地星辰，在《内经》看来，都是由气通过气化作用生成的。故"物之生从于化，物之极由乎变"（《素问·六微旨大论》），"气合而有形，因为以正名，天地之运，阴阳之化，其于万物"（《素问·六节脏象论》）。就是说，气聚而成有形之物；然而有形体生成之后，必然有一天要败毁，"器散则分之"（《素问·六微旨大论》），意思是说有形器物毁坏之后将散而为气。可是气本身却无所谓生成和败毁，因为气的客观实在性则是永恒的、不变的、绝对的。因此它"无形无患"（《素问·灵兰秘典论》）。所谓无形无患，即是指气的运动结果。换句话说，形气转化不过是气运动的一种表现形式。所以气本身是没有形体可言，谈不到损坏和生成。就《内经》气的定义而言，包含了3个极为丰富而深刻的内容：①坚持了气的客观实在性；②反映了气的可知性；③揭示了气的辩证性。所以《内经》这个观点是符合辩证唯物主义思想的。

《内经》还运用阴阳理论进一步说明形气转化的根源。《素问·阴阳应象大论》云："阳化气，阴成形。"意思是阳主动，动则散，故化气；阴主静，静则凝，故成形。由于阴阳动静的相互吸引、相互作用，就产生出气化成形和形散为气这样两种相反的运动过程。这种观点意味着承认器物是可以相互转化的，否认万物之间存在着不可逾越的界限，认为质是普遍联系和永恒发展的。似有物质既不能创造，也不能消灭的思想萌芽。

气是信息的载体

《内经》把人体看作是一个能进行自我调节和控制的系统，在这个系统中，心是控制中枢。"心者，君主之官，神明出焉""主明则下安，以此养生则寿""主不明则十二官危，使道闭塞而不通，形乃大伤"（《素问·灵兰秘典论》）。心就像国家最高统治者，支配和管理身体的各个器官，向其发布指令。这些"使道"即全身的经络，它们是调节与控制的传导系统，而沿经络运行周身的气血，则是使控制与调节得以实现的具体特殊功能的物质实体，起信息及其载体的作用。《内经》虽然未明确指出这一层道理，但字里行间已蕴涵着这样的思想内容，即气具有信息传递和自动调节的属性，这就反映了各种物质运动形成之间的普遍联系和变化的唯物辩证法观点。

《内经》论"气"是通过承认气为物质世界的本原、万物由气所构成来坚持物质为第一性的，并在此基础上阐明了万物产生的原理是"形气相感"，表明人是物质世界的一部分；同时提出气这种物质是在不断地运动着，运动的基本形式是"升降出入，无器不有"；运动的源泉是气本身具有克制和反克制的能力所致。因此在《内经》看来，宇宙的一切都是"无形无患"之气运动的结果，所以物质是既不能创造，也不能消灭的。气不仅是一种物质实体，而更为重要的是作为一种信息的载体，通过全身经络系统调节、控制、传导而实现具体的功能。因此《内经》在论"气"方面，是在物质观、恒动观、辩证观的哲学基础上，自发地运用辩证唯物主义的基本原理，初步萌发出信息论、控制论的萌芽。这也许就是中医能够经历几千年沿至今日仍兴旺不衰的根据所在。

12 《内经》气的逻辑建构

在中国哲学形态中，经验世界、现象世界无不浸染着逻辑世界、原理世界。学者王永哲认为，如欲达到逻辑、原理的清晰，须往经验、现象中析求。经验的对象（抑或现象）是活跃的，它对主体所造成影响而形成的映像时刻变幻。经验结果、现象统一的根源就在于逻辑、原理处。逻辑、原理无形、无相，为便于理解与传达，须找寻一挂搭以利之。挂搭与被挂搭之关系有如《朱子语类·卷第九十四》所云理气之关联："有理而无气，则理无所立；有气而后理，方有所立。""理"必须立于"气"之上，也就是说，"理"不得不"挂搭"在"气"之上。因此，"挂搭"如作动词解，则是为无形、无相的逻辑、原理范畴找寻、打造一生动的载体范畴；如作名词解，则就是该生动的载体范畴。中国哲学之范畴如"气""阴阳""五行"等范畴之间的关系就是因为挂搭而发生、发展。在诸多范畴之中，"气"因为最贴近生活而最为亲切，故而被应用也最频繁。中国哲学频繁应用"气"范畴已是公认的事实，作为中医学纲领的《内经》则更是把"气"作为人体生命发生、运作、联系的统一。

气是最佳的挂搭

气、阴阳、五行是中国哲学重要的范畴，李存山通过对《尚书·洪范》中"庶征""五行"的文本阐义，再引用《国语·鲁语上》提及的"三辰"进行解读而得出结论："五行"不包括"气""风"的意义在内，并认为春秋时期"六气五行"说最大特色是"六气"与五行相对。至战国前期的著作《管子》，中国古代气一元论的思想初步确立，由此五行说改变为气所生，精气即五行之气。"气（阴阳）-五行-万物"，这就是中国哲学气论物质观的基本构架。气论物质观是中国哲学的一部分，"天人合一"之发微与统合更为中国哲学的宇宙观、方法论的核心。作为春秋战国至西汉末期医学理论与治疗经验的论文汇编，《内经》自然地吸收了这一时期自然哲学的概念、范畴、方法用于解读医学理论。《内经》的"天人相应"乃是基于"天人合一"发微之由合而分、统合之由分而合的宇宙观、方法论的运用。从合到分的阶段，《内经》无疑吸收了"气（阴阳）-五行-万物"之基本构架，从分到合则须确认实现"合"这一目的的动力与功能，该动力与功能的效用固然明显，却避免不了地需要挂搭在"气"之上以发挥现实和逻辑的作用。因此，"气"的内涵与逻辑作用便有了新的内容。《〈内经〉气学概论》认为，《内经》论述了80余种气，大致可分为自然界之气、人体生理之气、病邪之气、药物之气四类。从类上来看，中国自然哲学的"气"范畴发展至《内经》已然包罗万象。

"天"是中国自然哲学体系发生的逻辑起点，"中国古典哲学中'天'概念最本质的特性是有机性、不确定性和泛道性"。中国自然哲学则在恪守其"不确定性"之上发扬其有机性。自然哲学的"天人合一"被以《内经》为纲领的中医理论扬弃之后而呈现着"天人相应"的样态。《内经》作为指导诊治、养生的中医学纲领，其关注的对象集中在人体生命之上，其中的"天人相应"体现在天地孕育人体生命、又影响人体生命的过程之中。在天人相应的结构里，贯通天人的便是"气"。从思维逻辑上审视，《内经》的"气"便是天地规律、人体生命的挂搭，没有了"气"这一挂搭，天地规律、人体生命及其"相应"则无所立。也只有这样，天、人方能通过"气"相联系。这里所说的"气"，就其逻辑和现实的功能而言，既是规律、生命所挂搭，又是天、人"相应"的桥梁。当然，相比人体生命，天的规律的能量大得多。因此，"天人相应"在《内经》的含义主要是人应天，而人应天同样须通过"气"方得以实现。

　　天地之气、四时之气是人们为了说明宇宙的变化和各季节的属性而命名的。五行之气则是古代医家运用类比取象的方法，将人类生活的自然界事物，与人体脏腑组织、生理疾病现象作了广泛的联系和研究推衍出来的概念性术语。从表达的需求上来看，"气"是被用来命名的。从思维方式的角度讲，属性、生理、病理现象需要挂搭在一个概念或者范畴之上以定位思维的对象。属性、生理、病理现象属于大到宇宙、小到人体脏腑组织的不同对象，并且，这些不同对象还是运动变化的。运动变化就是上述对象的共性，创造一个能被这些共性挂搭的概念或者范畴也能够更加方便地传达和交换意思。"人以天地之气生，四时之法成"（《素问·宝命全形论》），"四时之法"挂搭在"天地之气"上，就令人们在思考人体生命的哲学抽象过程中有了对象。在已有的中国自然哲学思想的影响下，"气"便成了各属性、生理、病理现象最佳的逻辑挂搭。《内经》的生理之"气"概念、病邪之"气"概念无不是基于思维定位、意思传达和交换的需求而被使用。纵观中国哲学中所有的范畴，能够和"气"一般既涵盖万象，又几乎就在人的感官附近的范畴可谓绝无仅有。而至于药物的气味，就更加是人们的直观感受的总结了。

在解读生命过程中气内涵日益发微

　　《内经》以气概念为基础，构建了古典医学的概念体系。《内经》将气概念用于对生命的认识方面，认为气具有生命本质的含义。《内经》继承了先秦至汉代自然哲学的气观念，又在把气观念用于认识人体生命的过程中使其内涵更加丰富，实现其发微。

　　认识人体生命，首要的当然是生命的产生问题。诚然《内经》通篇几乎都在运用气观念解读生命，其作者却没有回避人体生命的产生问题。"人以天地之气生，四时之法成"（《素问·宝命全形论》），天地是人的根本原因，四时之法是天地之象，也是"成人"的条件。人是有生命的，故《素问·宝命全形论》云："夫人生于地，悬命于天，天地合气，命之曰人。"地、天分别担当了产生人的躯体、赋予人体生命的职能，天气与地气相合，产生了有生命的人。有生命的人还是能生活的人，于是《素问·宝命全形论》又云："天之在我者德也，地之在我者气也，德流气薄而生者也。"天还赋予人以"德"。在活生生的人的历程中，"德"之意已经超越生命而达至生活之程度。而天之德本来如"天气，清净光明者也，藏德不止，故不下也"（《素问·四气调神大论》）。高士宗对之解读为"天气清净，言天纯粹无为也；光明者也，言天覆照无私也藏德不止，即天之所以调神"。天是无为之天，天气是无私之气，天"德"亦仅仅是调神之标准，然而，天地合气、德流气薄，产生了有生命并能生活的人，"气""德"的内涵在认识人体生命的过程中进一步丰富起来。

　　在人体生命发生问题已被回答的逻辑前提下，《内经》对人体生命的认识开始了极尽思维之能事的过程。《内经》的成书，上承春秋至秦汉中国哲学气论思想体系时期。在这一时期，"早期五行说经过阴阳五行家的改造，已经改变了原有的形态，被容纳、消化在气论的思想体系中了"。"气""阴阳""五行"被充分地应用于《内经》对人体生命活动的阐述。

　　关于人体生理的气，《内经》有精气、神气、真气、正气、大气、宗气、血气、中气、营气、卫气、清气、浊气、阳气、阴气、人气、五脏之气（心气、小肠气、肺气、大肠气、脾气、胃气、肝气、胆气、肾气）、血脉之气、肌肉之气、骨气、筋膜之气、头角之气、耳目之气、经气、络气、俞气、谷气（酒气）。各气各就其位、各司其职、分工协作，维系着人体生命的常态。气是人体生命的根源，人体之形因为气——"气合而有形，得脏而有名"（《灵枢·顺气一日分为四时》），"人有精、气、津、液、血、脉，余以为一气耳"（《灵枢·决气》），人体生命的有形或无形之物，均因气而生，因气而活。而"阳为气、阴为味、味归形、形归气、气归精、精归化、精食气、形食味、化生精、气生形"（《素问·阴阳应象大论》）则于生命处无不发微。可见，对于人体生命，"气"真可谓无所不能。关于人体的病恙，《内经》同样用气来解读。"百病生于气"（《素问·举痛论》），对于引起病恙的因素，《内经》称之为病邪之气。外感病是因为人体外感了邪气所致，外感邪气有风气、寒气、湿气、水气、热气、火气、暑气、燥气。内生病则主要是七情伤气所致，"怒则气上、喜则气缓、悲则气消、恐则气下、惊则气乱、思则气结、劳则气耗、寒则气收、炅则气泄"（《素问·举痛论》）。此外，致人生病的气还有厥气、逆气、乱气、疟气、痹气、毒气、恶气、淫气、暴气、肥气等。《内经》指导下的中医治病手段之一的针灸，也是通过针尖的刺探、操摆各经络交汇点的气以达到治疗之目的。中医所使用的药物，同样是通过药物气味予以解读。"气合而有形，因变而有名"（《素问·六节脏象论》），在阐释医学理论的过程中，中国自然哲学的"气"范畴的内涵被《内经》以分化、分工的方式丰富了。

运用"气"解读人体生理、病理，以及疾病的诊断、治则，《内经》所依据的标准是阴阳、五行。肇始于先秦的自然哲学范畴"阴阳""五行"被《内经》作者以"气"这一逻辑挂搭引入医理之中。"阴阳者，天地之道也，万物之纲纪，变化之父母，生杀之本始，神明之府也"；"积阳为天，积阴为地，阴静阳躁，阳生阴长，阳杀阴藏，阳化气，阴成形"（《素问·阴阳应象大论》）；阴阳的各自特性和相互联系经此一说成为定则。又"自古通天者，生之本，本于阴阳"（《素问·生气通天论》），天地合气而生人，而人生（生存、生活）通天，又须以阴阳为本。而且"阳中有阴，阴中有阳"（《素问·天元纪大论》），"阴阳者，推之可百，数之可千，推之可万，万之大，不可胜数"（《素问·阴阳离合论》），可见，阴阳已达至人体生命的任一环节。生命存续，气润周身，阴阳不绝。五行木、火、土、金、水经《内经》作者比附为五脏、五志、五音、五味等，其间的生胜联系也是通过挂搭于气上得以实现。对于生命的解读，无论多么深的程度都不会被认为太过，因此阴阳五行的运用也是无限发展的。在这个过程中，气就像穿针引线，每达及一层次，线的缠绕、分叉就多一分，却始终被牵引着。

气既是中医理论统一的实体，又是中医思想能动的信差

《内经》对于气和阴阳的关系没有明确的说明。《内经》中既没有阴阳是气的说法，也没有说阴阳是气的属性。这个空白给后世留下了解读的空间。而对于中国哲学重要的范畴阴阳、五行，《内经》则有详细而谨慎的论述。关于阴阳，《素问·生气通天论》云："阴者，藏精而起亟也；阳者，卫外而为固也。"说的是阴阳各自的分工。而《素问·阴阳应象大论》"阴阳者，万物之能始也"说的则是阴阳属性的根本性作用。"是故内有阴阳，外亦有阴阳"（《灵枢·寿夭刚柔论》）要说明的是阴阳这一对范畴的应用无穷。"五行"一词，在《内经》中出现 27 次。《灵枢·五乱》云"五行有序，四时有分，相顺则治，相逆则乱"，意在说明五行次序的重要性，《素问·阴阳应象大论》中"天有四时五行，以生长收藏，以生寒暑燥湿风。人有五脏化五气，以生喜怒悲忧恐"是对人天的比附。五行的生胜，《内经》所发挥的是一行过或不及而导致的周身反应。阴阳、五行学说，《内经》之继承多于发挥。对于"气"，《内经》则大书特书甚至不厌其烦，"气"字仅出现的次数就达近 3000 处。就内容来看，《内经》中"气"范畴的含义是多样的；而如果从逻辑层次上来看，《内经》"气"范畴从天开始逐级达至人体生理、病理的最细微处。总之，无论从逻辑层次上还是从含义上来看，《内经》中"气"的形象摇曳多变。一方面是对阴阳、五行谨慎而详细的描述，一方面是对气不厌其烦的讨论。《内经》唯独留下气和阴阳、五行关系论述上的空白。是作者的疏忽，抑或是作者有意为之？学者王永哲倾向于后者。《内经》一书并非出自同一时期同一人之手，在经过历代作者的扩充、修订之后，如果还疏忽而留存这一明显的漏洞，是不可想象的。故而只有一种可能，即我们所谓的漏洞对于《内经》历代众多的作者而言，实在不是问题。《内经》是中医学纲领，中医学起源自经验。从经验上升到理论的过程中，在科技不发达的古代，使用当时流行的自然哲学的范畴来说明医理是平常之事。那么，用自然哲学的范畴来解读生理、病理也就顺理成章了。于是，《内经》运用阴阳、五行范畴予以解读人体生理、病理，从而形成了《内经》特有的阴阳、五行范畴体系。但是，《内经》毕竟是被用于指导医学实践的，纯粹的属性理论对于医学实践的指导效用甚微，于是为阴阳、五行属性设立一逻辑挂搭则成为必要。此逻辑挂搭既能被挂搭上阴阳、五行，又能比拟生命的特征，"气"范畴就这样而成为《内经》最重要的范畴了。何为气？非实非虚，周流四肢百骸、五脏六腑，又通于天人，难以捉摸，是为气。生命何尝不是如此！而且，顺着中医学的方法研究生命，"气"范畴的内涵必然随着中医的继续发展而更加庞杂。欲在日益庞杂的内涵中把握"气"

范畴，只须始终提携"气"从一开始就一以贯之的逻辑功能——为阴阳、五行等属性所挂搭。这一挂搭不仅使阴阳、五行诸属性在中医学理论中更加明确，还有益于中医继续发展过程中的量化努力有的放矢。

　　"属性暗含着实体的存在，它们不可能在世界中不受束缚而自由地单独游荡。它们不能没有支撑而存在（这样就成了无源之水），因为这就意味着它们将会成为无的属性"（亚历山大·柯瓦雷著，邬波涛、张华译.《从封闭世界到无限宇宙》）。没有实体就没有属性是世界的根本关系。中国自然哲学则致力于统一实体的确定。中国自然哲学思想家们没有异议选择了"气"作为统一的实体。限于传统的条件，中国传统思想史没有（也不可能）主要从现实的入路进行实体的统一。从逻辑的入路对实体进行统一便成了中国自然哲学的传统。为经感觉而上升为理性的属性设立挂搭，该挂搭又在因理性的发展而令属性日益丰富的过程中持续发微。《内经》作者前赴后继地试图说明人体生命的运动变化，该运动变化所挂搭的就是"气"。和天地宇宙一样，人体生命是运动变化着的，《内经》作者认为二者的变化相似且相通。该运动变化本身就是功能。功能本身是不可捉摸的，观察者却总能在思想中摩画出其形象，这就是所谓的意会。因为传达、交流的需要，思想中的意会又必须被表达出来，"气"便担当起传达该意会内容的信差。因为"气"的存在，在被传达的过程中，思想中意会的内容渐渐有了形象。只要功能存续，生机盎然，"人之生，气之聚也"（《庄子·知北游》）功能流逝殆尽，则油尽灯枯，"聚则为生，散则为死"。

13 《内经》六气内涵考释

"六气"是中医基础理论的经典概念之一，也是五运六气理论中的重要名词术语。六气一词在传世文献《远游》《左传》《庄子》中都出现过，但在医学文献中最早出自《内经》。一词多义是语言文字的常见现象，六气概念或显或隐在《内经》及其后世医家的注释中多次出现，不同语境下其含义并不相同，易导致中医初学者混淆。学者王霜等从六气在《内经》中的含义剖析出发，参考后世医家的注释，探析了六气概念的内涵。

自然之六气

1. 六气为风、寒、暑、湿、燥、火 《类经》云"天之六气，风寒暑湿火燥是也"。现在最普遍认为六气是在正常的气候条件下表现为风、寒、暑、湿、燥、火六种不同的气候变化，是万物生长和人类生存的必要条件。

（1）六气的正邪转化：自然界的六气，风、寒、暑、湿、燥、火正常运行变化，有利于万物生长变化。如《素问·阴阳应象大论》云："天有四时五行，以生长收藏，以生寒暑燥湿风，人有五脏化五气，以生喜怒悲忧恐。"自然界有四时五行，产生六种不同的气候变化，也体现了六气为不同的季节或时令的气候特征，如春风夏暑、秋燥冬寒。若气候变化异常，超过一定限度，六气就会变成致病因素。《素问·至真要大论》强调"夫百病之生也，皆生于风寒暑湿燥火，以之化之变也"。唐代王冰对此注释为"风寒暑湿燥火，天之六也。气之正者为化，气之邪者为变，故曰之化之变也"。六气应时而至，至而合度，有利于万物生长；若六气非时而至、至而暴烈则为六淫，转变为病因或致病因素。宋代著名医学家陈无择创立"三因学说"，在《三因极一病证方论》中将外感六淫称为外因，提出"六淫天之常气，冒之则先自经络流入，内合于脏腑，为外所因"。六淫外因由表入里，侵害机体。六气与六淫之间的转化，存在着太过与不及，非其时而气至，或六气变化过于急骤，或人体正气不足，导致疾病发生，六气变成六淫，成为病因。如春天应温反寒、秋天应凉反热等……以及气候变化过于急骤如暴冷、暴热等，使机体不能与之相适应，都会导致疾病的发生。即风、寒、暑、湿、燥、火各气所至的时令、程度以及气间转化顺畅性、人体耐受性等决定着六气对人体生理、病理的影响。

（2）审察六气病机：六气病机对以六气为病所表现的症状及其脏腑关系进行分析，对病机定因、定性，可促进中医病机学的发展。《素问·至真要大论》所载最为经典的"病机十九条"奠定了中医病机学的理论基础。其中，所涉六气病机共达12条，以火热病机居多，属热4条，属火5条，风、寒、湿各1条，余为5条五脏病机，2条上下病机，未涉燥气病机。合计19条，以应天地间小衍之数。后世刘完素在《素问玄机原病式》中率先提出燥气病机的病证，即"诸涩枯涸，干劲皴揭，皆属于燥"。"审察病机，无失气宜"是"病机十九条"的导言，这句话揭示了六气病机的重要意义，六气与时节相宜则人安，失宜则人病。疾病发生和演变与六气的变化密切相关。六气可相兼而行，又各有所主的时令，故审察病机时不仅需根据六气的病证表现加以分析，还须结合六气主时的特征具体分析，治疗时善用六气的主时规律有助提高防治功效。病机十九条以"诸"为句首，承接疾病的外在征象，后接"皆属于"加疾病的内在机要。以"诸热瞀瘛，皆属于火"为例，目不明为瞀，故瞀为眼花目眩或心绪烦乱之意，瘛为抽搐之意，《素问·玉机真脏论》中"病筋脉相引而急，病名曰瘛"，强调在火气偏胜的情况下极易出现眼花目眩、心绪烦乱、肢体抽搐等症状。火的特性为炎上、明亮、温热，在临床上可见面赤、发热、心烦等表现，火气亢盛于上就会出现头晕、眼花等，热极生风、风火相煽、耗伤津液、筋脉失养就会出现肢体抽搐，这些临床表现皆属于火气病机。病机十九条将六气内涵由疾病发生的病因层面转换到疾病本质的病机层面，这是一种气化同构的佐证。

2. 六气为厥阴风木、少阴君火、太阴湿土、少阳相火、阳明燥金、太阳寒水　"六气"是五运六气学说的经典概念，属于本领域的最常见概念表达。在五运六气学说中，六气是厥阴风木、少阴君火、少阳相火、太阴湿土、阳明燥金、太阳寒水的合称，亦简称"三阴三阳"，时或省略式表达。

（1）六气分主时令，又有主气、客气之别：《素问·天元纪大论》云"厥阴之上，风气主之；少阴之上，热气主之；太阴之上，湿气主之；少阳之上，相火主之；阳明之上，燥气主之；太阳之上，寒气主之。所谓本也，是为六元"。其中"本"即指风、寒、暑、湿、燥、火六气，众多生命现象、生命周期规律是在自然界正常的气候变化基础上产生的。清代医家张志聪从天地、标本的角度理解，释为"寒、暑、燥、湿、风、火，在天之六气也。三阴三阳合于地之十二支，而上奉天之六气，是以天气为本而三阴三阳为标……上下相如，是以六气司天而六气在泉也"。《类经·逆顺相传至困而死》注"盖天地之气，以六为节，如三阴三阳，是为六气"。可见，据《素问》七篇运气大论所述，经后世注释、阐发，除6种气候变化之外，三阴三阳的六气含义成为最常用的五运六气术语。

在五运六气语境下，将1年等分为6个时令季节，厥阴风木、少阴君火、太阴湿土、少阳相火、阳明燥金、太阳寒水分别统辖其中的一个时令季节，相当于60天有零，称作初、二、三、四、五、终（六）之气，合称"六气六步"。同时，每一个时令季节，又由主气、客气分别统辖。主气即为主时之气，显示一年六时气候交替的常规，反映各时段不同的气候变化特点；客气为一年六个时段异常气候变化，犹如客之往来。客气为地支所司，依当年地支推演六气的客气，按厥阴风木、少阴君火、太阴湿土、少阳相火、阳明燥金、太阳寒水的秩序看看轮替。六气的主时、主客变化与疾病、疫病的流行、辨证、防治密切相关。

（2）六气治法：《内经》中关于"六气"的治法进行了相应的记载。其治法总体遵循"治诸胜复，寒者热之，热者寒之，温者清之，清者温之，散者收之，抑者散之，燥者润之，急者缓之，坚者软之，脆者坚之，衰者补之，强者泻之，各安其气，必清必静，则病气衰去，归其所宗，此治之大体也"的原则。"六气"的治法特点是运气气化失常，将人体脏腑失调和六气气化失常联系起来，充分体现了整体性和天人合一的治疗思想。《内经》运气七篇大论中关于六气提出了一些具体的治疗方法，如六气胜复、主客相胜、六气主时补泻等，这些治法是在中医学整体观念及辨证论治思想指导下总结出来的，在治疗上有着重要的指导意义。但在临床治疗中，还需根据六气胜复、升降失和、不迁正、不退位等特殊情况具体分析，灵活加以运用。

（3）六气脉象："六气"的脉象有着其独特的脉形、脉律，在审查病机中具有重要作用。《内经》中所述的"六气"脉象体现着五运六气学说的六气含义，分叙了主气应脉象和客气应脉象，可用于测气候之常、气候之变。四时应脉有春弦、夏钩、秋浮、冬营的变化，六气应脉较之脉形的四时变化更加复杂精细，且脉形变化可早于气候、物候的变化，反映了脉以候神、候气之变化的深化。在《内经》中只提出常规六气气化情况下的脉象变化，并未对复杂六气气化情况下的脉象做出解释。客气应脉法，在《素问·至真要大论》讨论到"厥阴之至其脉弦，少阴之至其脉钩，太阴之至其脉沉，少阳之至大而浮，阳明之至短而涩，太阳之至大而长"。张景岳认为六气脉象的划分是根据木火土金水的五行特性而来，例如厥阴之至，风木之气，木体端直而长，故脉弦；少阴之至，君火之气，火性升浮，来盛去衰，外实内虚，故脉钩；太阴之至，湿土之气，土体重实，故脉沉；少阳之至，相火之气，火热盛长于外，故脉来洪大而浮于肌肤之上也；阳明之脉，燥金收敛，故脉象短而涩也；太阳之至，寒水之气，水源长而广，故脉大且长。刘完素在《新刊图解素问要旨论》中提出的客气应脉基本承袭了《素问·至真要大论》，少有改动。主气应脉法，刘完素著有《新刊图解素问要旨论》，在《内经》的基础上完善了五运六气脉法，补充了临床脉诊的内容，扩大了五运六气理论在临床诊疗的应用范围。他提出主气应脉形，为"风木之位，厥阴脉大小长短不等；君火之位，少阴脉虽旺而未至高茂；相火之位，少阳脉洪盛高茂；湿土之位，太阴脉长盛而化速；燥金之位，阳明脉紧劲细微；寒水之位，太阳坚守不伸"。刘完素在《新刊图解素问要旨论》中云"凡天之六气所至，则人脉亦应之而至"。六步主位之脉，各以六气之时有所应之脉，非应者为病。上述所论为六气主气所应为常脉，不应为病脉。《医宗金鉴》云"太过实强，病生于外。不及虚微，病生于内"。吴谦注为"外因六气风、寒、暑、湿、燥、火之邪，脉必洪大紧数，弦长滑实而太过矣"。此为非时六邪所致病脉。《素问·至真要大论》云"至而和则平，至而甚则病，至而反者病，至而不至者病，未至而至者病"。即为应时之脉至而和缓者为不病之平脉；脉至而太过则为病脉；脉至而出现与时令相反之脉象为病脉；时令未至而应时之脉已至亦为病脉。因此临证治疗中还应参考时令六气脉象的变化，对疾病的变化做出预判。

人体之六气

1. 六气为精、气、津、液、血、脉 《灵枢·决气》云"余闻人有精、气、津、液、血、脉，余意以为一气耳，今乃辨为六名"。在此处，六气是指人体精、气、津、液、血、脉的合称。

（1）六气各有部主，总属一气：精、气、津、液、血、脉是六种构成人体和维持人体生命活动的重要物质。六者本于先天，总属一气，成于后天，故分判为六。而且"六气者各有部主也。其贵贱善恶，可为常主，然五谷与胃为大海也"。六气各有有余、不足，各有部主，或言有贵贱，或言互相资生而无贵贱之别。对于一气的解释，有研究认为《内经》中"一气"的提出是受古代哲学一元论的影响，认为气为宇宙万物生成的本原。精、气、津、液、血、脉的总称，是人体脏腑活动的产物，也是构成人体和维持人体生命活动的重要物质。"精"为秉受于先天的生命物质，且需水谷精微的补充；"气"为脾胃运化水谷并温煦濡养全身的营养之气；"津液"为滋润机体四肢百骸的营养物质；"血"为水谷精微化赤为血；"脉"为脉络也。此处的六气概括为六种生命物质，并作了定义。六气是人体必需的基础物质，这六种物质在生理病理上相互作用、相互影响，共同维持人体基本生命活动。

（2）六气脱症的表现：在《灵枢·决气》中概括了"六气"脱症的临床特征。"六气者，有余不足，气之多少，脑髓之虚实，血脉之清浊，何以知之？岐伯曰：精脱者，耳聋；气脱者，目不明；津脱则腠理开，汗大泄；液脱者，骨属屈伸不利，色夭，脑髓消，胻酸，耳数鸣；血脱者，色白，夭然不泽，其脉空虚，此其候也"。因肾藏精，肾通窍于耳，故精脱则耳聋；目得血而能视，气生血，气虚则血虚，故气脱则目不明；发于腠理，汗出溱溱谓之津，故津脱者可见腠理开，汗大泄；谷入气满，淖泽注于骨，补益脑髓，皮肤润泽谓之液，故液脱者则骨节、脑髓、皮肤、耳窍无以濡养；中焦受气取汁，变化而赤谓之血，血脱则其濡养滋润功能失常，可见色白，夭然不泽；脉为血液运行的通道，又称为"血府"，血液循脉运行周身，故脉脱则血失。六气脱症的临床表现从一个侧面验证了"精气夺则虚"的重要意义，也体现了构成人体生命活动基本物质的亏耗会严重影响人体脏腑功能活动，进一步证实了"六气"的重要性，并为在临床上诊治精、气、津、液、血、脉之六气不足的病证提供了理论指导。如治疗耳聋可以采用补肾填精、益气充耳之法；治疗目不明可以采用益气名目法；治疗汗大出可用益气固脱增液法；治疗液脱可用滋阴增液法；治疗血虚可用补益气血法等。

2. 内生六气 受《内经》自然之六气的理论启发，后世医家引申出"内生六气"的概念内涵。人与天地相应，天有风、寒、暑、湿、燥、火六气的变化，人亦应之。内生六气是指在疾病发展过程中，由于脏腑功能失调所产生的与感受"六淫"之邪相似的病症表现，故在"六气"之前冠以内生。后世医家明确讨论了内生六气的问题。

（1）内邪六气之病为本脏自伤：金元时期是中医理论百家纷呈的学术繁荣期。最早由刘完素创造性地提出脏腑六气病机，指出"一身之内，寒、暑、燥、湿、风、火六气浑而为一，两停则和平，一兴一衰则病以生也"。刘完素认为人体内生六气是诸脏腑本身的属性，也是脏腑病变的证候反应。又云："寒、暑、燥、湿、风、火六气，应于十二经络脏腑也。"结合《内经》中"亢害承制"理论，进一步阐发由脏腑本气兴衰变动而内生六气，及其兴衰胜克而致病的机制，其中承为五行中的相克属正常的生理活动，制是五行中相侮的异常变化，他认为内生六气失去承制关系出现的盛衰变化，是人体的基本病理机制。朱丹溪在《丹溪心法·中风》中云"湿土生痰，痰生热，热生风"。讨论了内风、内热产生的原因。章虚谷在《灵素注解类编》中提到"盖六气之邪伤人，各由门径而入……又有内邪六气之病，是本脏自伤，非由外感者"。论述了外感六邪经皮肤肌腠、口鼻吸入，由络入经，侵入机体，而内邪六气由本脏所伤而致邪，直中本脏。如肝伤则风邪内生；心劳则火邪内生；脾伤则湿邪内生；肾伤则寒邪内生；肺伤则燥邪内生。暑邪由火、湿二气合化，故也有现代学者称之为"五气"，或称之为内生"五邪"，认为由于脏腑功能的失调，导致气、血、津、液代谢失常，产生"内风、内寒、内湿、内燥、内火"，与风、寒、湿、燥、火五种外感六淫外邪类似的致病特征。

（2）内生六气的临床表现：内生六气，不是致病邪气，而是气血津液、脏腑等生理功能失调所产生出来的类似外感六淫性质的临床表现。在六气名称前加"内"，如内风、内寒、内湿、内燥、内热、内火，以示与自然之六气的区别。内生六气病证的产生各有不同的病理机变。现以内风为例阐述病变机理。内风指在病变过程中所产生的一些动摇不定的症状表现，如出现头晕目眩、四肢抽搐、角弓反张，甚至可能出现猝然昏倒、不省人事等表现，因其像风之动，称之为内风，并与外感六淫风邪相区别。内风所表现的动摇不定的症状，多属病变部位在肝，故又称肝风内动。病机十九条中"诸风掉眩，皆属于肝"，肝体阴而用阳，肝风之所以内动，一是因肝阴不足、阳失潜藏引动内风，二是因肝火上炎、燔灼肝经、风火相煽而生内风。

《内经》作为中医的学术源头，是由历代医家传承、发展而来，其中一些名词术语常具有多层含义，学术理论常有歧义之处。通过梳理《内经》原文及后世医家对六气的注解，可将对六气的解释分为两大部分，即为自然之六气和人体之六气。自然之六气，一是为风、寒、暑、湿、燥、火自然界的六种气候特征，二是在《内经》运气学说部分，在风、寒、暑、湿、燥、火之上被冠以三阴三阳，厥阴风木、少阴君火、太阴湿土、少阳相火、阳明燥金、太阳寒水称之为六气，该六气有一定的时间规律和具体的气候特征。在人体之六气部分，六气的含义也为两种，一种是精、气、津、液、血、脉六种构成人体的基本生命物质，另一种为后世医家基于《内经》中外感六淫理论衍生出的"内生六气"的概念，即为人体疾病变化所产生的临床表现。辨析六气的概念内涵，揭示六气理论的临床价值，有利于加深对中医经典理论的认识，为中医理论的守正传承提供参考。

14 《内经》六气发病机制模型

《内经》用"三阴三阳"概念标记了风、寒、暑、湿、燥、火（热）六气的阴阳属性，构建了独特的"标本中气理论"模型，成为伤寒六经气化理论产生的理论源头，对于理解和应用张仲景《伤寒论》相关条文给予重要的启迪。学者张登本从六淫之气的自然属性和人体禀质偏颇两个维度，构建了六气淫胜伤人致病的机理模型。

"三阴三阳"六气标本中气意涵及关系

本，即事物的本体、本质，此指风、寒、暑、湿、燥、火（热）六气，因为六气是气候物化现象发生的根源，故谓六气为"本"。标，即标志、标象、符号标记，由于《内经》运用三阴（厥阴、少阴、太阴）三阳（少阳、阳明、太阳）分别作为六气的阴阳属性标记符号，所以就称"三阴三阳"为"标"。中，即中见之气，也简称为"中气"，是与标本相互联系，并且与"标"为表里关系。六气的"三阴三阳"标本中气关系，是"五运六气理论"中用以推演每年六步之气运行变化的基本要素，也是理解和掌握经文相关内容的基础。例如"少阳之上，火气治之，中见厥阴；阳明之上，燥气治之，中见太阴；太阳之上，寒气治之，中见少阴；厥阴之上，风气治之，中见少阳；少阴之上，热气治之，中见太阳；太阴之上，湿气治之，中见阳明。所谓本也，本之下，中之见也，见之下，气之标也。本标不同，气应异象"（《素问·六微旨大论》），即是其例。此节原文内涵既是"三阴三阳"六气之标本中气关系的明确表达，也是这一知识在《内经》中的应用之例。

"三阴三阳"六气标本中气理论在外感病发生机理中的应用

《内经》基于外感病的临床实践，应用"三阴三阳"六气标本理论，将六气淫胜的发病机理概括为"六气标本，所从不同……气有从本者，有从标本者，有不从标本者也……少阳、太阴从本，少阴、太阳从本从标，阳明、厥阴，不从标本从乎中也。故从本者，化生于本；从标本者，有标本之化；从中者，以中气为化也"（《素问·至真要大论》）三种类型。

理解本节经文的要言大义时必须要把握其中的"化"和"从"的深刻内涵。

"化"是此节经文中的关键词语，是《内经》论述"气化"概念的省称，此处特指六气作用于人体所发生的病理变化，故而王冰以及马莳、张景岳都予以特别关注而阐发之，这便是清代张志聪创立伤寒六经气化学说的理论源头和依据。

"从"，此处为"从化"概念的省称。所谓"从化"，此指六气淫胜伤人致病时，"三阴三阳"之气在患者特定的体质背景下，致病的六淫之气就会顺从人类不同体质类型而发生不同性质的发病机理变化。例如"少阴之气"（热）伤人，多数情况下引起性质属于阳热特征的病机变化，此与"少阴之气"（热）之本体性质相一致，此种病机就属于"气化从本而生"；若逢偏阴（阳虚阴盛）体质者，可能引起性质属于阴寒特征的病机变化，此种病机就属于"气化从标而生"；由于太阳为"少阴之气"（热）的"中见之气"，性质属阳，所以其病机就与"从本而化"的病机类型一致。这也是中医"从化"理论的源头和依据之一。

于此，基于气化观念，对"三阴三阳"六气致病机理的三种不同类型进行解析。

1."少阳、太阴从本"而化　所谓"少阳、太阴从本"而化的病机，缘起于"少阳之本火，太阴之本湿，本末同（二者的本体之气与标志符号的阴阳属性均相同），故从本也。何也？以气化（暑气、湿气作用于人体所发生的病理变化）从本而生也"之故，这就是"三阴三阳"六气中"少阳（暑气）太阴（湿气）"的发病机理。

（1）少阳暑气发病从本而化：六气中的少阳之气，即暑气。暑气为"本"，属性为"阳"；其"标"（属性标记）为"少阳"，亦属阳，此即所谓"标本同气"（气，即属性、本性），故其致病的病机特征为"气化从本而生"。暑为盛夏火热之气，具有炎热、升散、挟湿的基本特性，故其淫胜所致疾病特征，必然与其本性一致。暑气致病机理有如下特征。

1）表现阳热之象：暑为火热之气，具有炎热之性，故暑邪伤人多表现出一派阳热之象，如出现壮热、心烦、面赤、烦躁、脉象洪大等症状。此所谓"诸热瞀瘛，皆属于火"（《素问·至真要大论》）。

2）上犯头目，扰及心神：暑邪具有炎热、升散之性。升，即暑邪易于上犯头目，热扰心神。伤于暑邪，上犯头目，则头昏目眩；暑热之邪，扰动心神，则心烦闷乱而不宁。此所谓"诸禁鼓栗，如丧神守，皆属于火……诸逆冲上，皆属于火"（《素问·至真要大论》）。

3）易于伤津耗气：暑性升散。散，即暑邪为害，易于发散，故常伤津耗气。暑邪侵犯人体多直入气分，使腠理开泄，津液发散于体表，而致大汗出。汗出过多，一方面耗伤津液，出现口渴喜饮、唇干舌燥、尿少色黄等症；另一方面，在大量汗出的同时，往往气随津泄，而导致气虚。故伤于暑者，常可见到气短乏力、倦怠懒言，甚则出现突然昏倒、不省人事等气随津脱之象。

4）多见暑湿夹杂：暑多挟湿，故暑邪为病，多合湿邪而弥漫机体，见暑湿夹杂证候。临床除发热、烦渴等暑热表现外，常兼见四肢困倦、胸闷呕恶、大便溏泄不爽等湿阻症状。暑湿并存，一般以暑热为主，湿邪次之。暑多挟湿，但并非暑中必定有湿。

当然，少阳暑气伤人，若感染者属于偏阴体质，也可以发生"气化从中气而生"的发病机理，表现为"阴暑证"。阴暑证，指夏季因气候炎热而吹风纳凉，或饮冷无度等诱发因素，又遇偏阴（阴盛阳虚）体质者，以致暑热邪气从阴化寒，而成本证。临床主要症状如发热恶寒、无汗、身重疼痛、神疲倦怠、舌质淡、苔薄黄、脉弦细等。由于"少阳之气"（暑）的"标本同气"，属性均为阳，所以"少阳"暑邪侵犯人体后的病机"气化"从标与"气化"从本一致，临床所见的暑证也正是如此。

（2）太阴湿气发病从本而化：六气中的太阴之气，即湿气。湿气为"本"，属性为"阴"；其"标"（属性标记）为"太阴"，亦属阴，此即所谓"标本同气"（气，属性、本性），故其致病的病机特征为"气化从本而生"。湿为长夏主气，具有重浊、黏滞、趋下的基本特性，故其淫胜所致疾病的特征，必然与其本体属性一致。湿气致病特征有以下几个方面。

1）易于损伤阳气：湿为阴邪，湿胜即阴胜，"阴胜则阳病"，故湿邪为害，易伤阳气，而有"湿胜则阳微"之说。脾为阴土，主运化水湿，却又喜燥而恶湿，对湿邪有着特殊的易感性。湿邪侵袭人体，常先困脾，使脾阳不振，运化无权，水湿停聚，发为泄泻、水肿、小便短少等症。由湿邪郁遏使阳气不升者，当用化气利湿、通利小便的方法，使气机通畅，水道通调，则湿邪可从小便而去，湿去则阳气自通。

2）易于阻遏气机：湿邪侵及人体，由于其黏腻停滞的特性，故湿邪留滞于脏腑经络，最易阻滞气机，导致气机升降失常的病理变化。湿阻胸膈，气机不畅则胸闷；湿困脾胃，脾胃纳运失职，升降失常，则食少纳呆、脘痞腹胀、便溏不爽、小便短涩。

3）易于侵袭阴位：湿邪有趋下之性，致病具有易于伤及人体下部的特点。例如水湿所致浮肿以下肢水肿较为多见；小便浑浊、泄泻、下痢、妇女带下等，多由湿邪下注所致。

4）病程缠绵难愈：湿性黏滞，胶着难解，故起病缓慢隐匿、病程较长、反复发作、缠绵难愈。例如湿温是一种由湿热病邪所引起的外感热病，由于湿邪的特异性，其出现的发热症状，时起时伏，缠绵不愈，具有明显的病程长、难以速愈的特点。其他如湿疹、着痹等，亦因其为湿邪所侵而常常反复发作，不易痊愈。

5）多见头身、肢体困重：湿性重浊，故湿邪致病，其临床症状有沉重的特征，如头身困重、四肢酸楚沉重等。湿邪外袭，遏困清阳，则头重如束布帛；湿邪留滞经络关节，阳气布达不畅，则发为"着痹（湿痹）"，可见肢体关节疼痛重着不移、肌肤顽麻不仁；或者阳气被湿邪阻遏，颈项、肢体关节失于阳气温煦而僵硬失于灵动，故有"诸痉项强，皆属于湿"（《素问·至真要大论》）所论之病机。

6）排泄物和分泌物秽浊不清、黏滞不爽：湿性重浊黏滞，故湿邪为患，易于出现排泄物和分泌物秽浊不清、黏腻不爽的症状。如湿浊在上，则面垢、眵多；湿滞大肠，则大便溏泄黏腻不爽、下痢脓血黏液；湿浊下注，则小便浑浊涩滞不畅、妇女黄白带下过多；湿邪浸淫肌肤，则可见疮疡、湿疹、脓水秽浊等病症。

当然，如若患者为偏阳体质，那么感染属阴之湿邪，极易从阳化热，也可以有"气化从中气而生"的发病机理，表现为"湿热证"。如"因于湿，首如裹。湿热不攘，大筋緛（短缩、拘紧）短，小筋弛长。緛短为拘，弛长为痿"（《素问·生气通天论》）。即感染湿邪后，又逢患者属于偏阳（阳盛阴虚）体质，湿气从阳化热，从而导致湿热胶着之证；也可有湿邪、热邪夹杂伤人致病者。

2. "少阴、太阳从本从标"而化　所谓"少阴、太阳从本从标"而化的病机，缘起于"少阴之本热，其标阴，盖君火生于子午，午者一阴生之位，火本热而其气当阴生之初，故标本异（标本的阴阳属性不同），而君火属少阴也。太阳之本寒，其标阳，盖水居北方子，而子者一阳生之位，水本寒而其气当阳生之初。故标本异而寒水属太阳，故从本从标也。何也？以气化（热气、寒气作用于人体所发生的病理变化）从本标而生也"之故，这就是"三阴三阳"六气中"少阴（热气）太阳（寒气）"的发病机理。

（1）少阴热气发病，从本从标而化：六气中的少阴之气，即热气（君火）。热气为"本"，属性为"阳"；其"标"为"少阴"，此即所谓"标本异气"，故其致病的病机特征为"气化从本标而生"。热为盛夏主气，具有炎热、升腾、向上的基本特性，故其淫胜所致疾病的特征，必然与其本体属性（热气，属阳）相同。

1）少阴热气发病，从本而化：少阴之本"热"（火），热（火）邪之性炎热燔灼，蒸腾向上，来势急骤，变化迅速猛烈，故称热（火）邪为阳邪，故其致病特点有以下几个方面。①表现阳热之象：热（君火）为阳邪，其性燔灼，故火热之邪侵犯人体表现为一派阳热之象，可见壮热、面赤、烦躁、舌红、脉洪数等症状。②易于伤津耗气：热（君火）邪侵犯人体，因其燔灼蒸腾而消灼煎熬阴津，又逼迫汗液外泄，从而耗伤人体的津液，故火（热）邪致病临床表现除热象显著外，常伴有大汗出、口渴喜饮、咽干舌燥、尿少色黄、大便秘结等津液不足的症状。火热阳邪过盛，机能亢奋，还易于销蚀人体正气；同时火热之邪迫津外泄，也会导致气随津泄而耗气，因此临床上还可见倦怠乏力、少气懒言等气虚的症状。③主要侵犯人体上部：热（君火）邪具有上炎的特点，其致病主要在人体上部。例如风热上扰可见头痛、耳鸣、咽喉红肿疼痛；阳明火盛可见牙痛、齿龈红肿等症状。④易致生风动血：火热之邪侵犯人体，易于引起肝风内动和血液妄行的病证。火热之邪燔灼肝经，劫耗阴液，使筋脉失养，运动失常，可致肝风内动，称为"热极生风"。临床表现为高热、四肢抽搐、两目上视、角弓反张等，符合"诸转反戾，水液浑浊，皆属于热"（《素问·至真要大论》）所论之病机。血得寒则凝，得温则行。火热之邪侵犯血脉，可扩张血脉，加速血行，甚则灼伤脉络，迫血妄行，引起各种出血的病证。如吐血、衄血、便血、尿血、皮肤发斑、妇女月经过多、崩漏等。⑤易扰心神：心在五行中属火，火热之性躁动，与心相应，故火热之邪入于营血，尤易影响心神。轻者心神不宁而心烦失眠；重者可扰乱心神，出现狂躁不安、神昏谵语等症。⑥易致阳性疮痈：火热之邪入于血分，可聚于局部，腐蚀血肉，形成阳性疮疡痛肿，故有"痈疽原是火毒生"（《医宗金鉴·痈疽总论歌》）之临床研究结论。可见火热之邪是引起阳性疮疡的主要病因，其临床表现以疮疡局部红、肿、热、痛为主要特征。

2）少阴热气发病，从标而化：热气"本"阳而"标"阴（少阴），若因患者属于偏阴（阳虚阴盛）体质，此时热邪"从标（少阴，属性为阴）而化"，故临证虽有热邪伤人，也会有热邪"从标（少阴，属性为阴）而化"寒，即所谓"热从寒化"的病机发生，临床症状会表现出阴寒特征。

（2）太阳寒气发病，从本从标而化：六气中的太阳之气，即寒气。寒气为"本"，属性为"阴"；其"标"为"太阳"（属性为阳），此即所谓"标本异气"，故其发病的机理特征为"气化从本标而生"。

1）太阳寒气发病，从本而化：太阳之本"寒"（属阴），寒邪（阴邪）具有寒凉、凝滞、收引的基本特性，故其所致临床症状特点有几个方面。①易伤阳气，表现寒象：寒属阴邪，故寒邪偏盛则阴邪偏盛，"阴盛则阳病"，故而最易损伤人体阳气。感受寒邪，阳气受损，失于温煦，故全身或局部可出现明显的寒象。寒邪侵袭肌表，郁遏卫阳，则恶寒；寒邪直中于里，损伤脾阳，则运化升降失常，以致脘腹冷痛、吐泻清稀；若心肾阳虚，寒邪直中少阴，则可见恶寒蜷卧、手足厥冷、下利清谷、精神萎靡、脉微细等，故有"诸病水液，澄澈清冷，皆属于寒"所论之病机（《素问·至真要大论》）。②阻滞气血，多见疼痛：气血津液的运行，有赖阳气的温煦推动。寒性凝滞，寒邪侵入人体，阳气受损，经脉气血失于阳气温煦，则凝结阻滞，涩滞不通，不通则痛，故寒邪伤人多见疼痛症状。感受寒邪所致疼痛的特点，多为局部冷痛，得温则减，遇寒加重。例如寒袭肌表，凝滞经络，则头身疼痛；寒客肢体关节，气血凝滞不畅，发为肢体关节疼痛剧烈之痛痹（寒痹）；寒邪直中于里，阻滞气机，则脘腹冷痛或绞痛。③腠理、经脉、筋脉收缩拘急：寒性收引，故寒邪侵袭人体，可使气机收敛，腠理闭塞，经脉收缩而挛急。例如寒袭肌表，则毛窍收缩，故无汗；寒舍经脉，则血脉挛缩，可见脉紧；寒客筋脉，则筋脉收引拘急，可使肢体关节屈伸不利，或冷厥不仁。

2）太阳寒气发病，从标而化：寒气"本"阴而"标"阳（太阳），此即所谓"标本异气"，故临证虽有寒邪伤人，但因患者属于偏阳（阴虚阳盛）体质，此时伤人致病之寒邪就会发生"从标（太阳，属性为阳）而化"，可有"寒气从阳化热"的病机发生，临床症状会表现出阳热特征。

3. "阳明、厥阴，不从标本从乎中"气而化 所谓"阳明、厥阴不从标本从乎中"气而化的发病机理，缘起于"阳明之中太阴，厥阴之中少阳，本末与中不同（阴阳属性不同），故不从标本从乎中者。何也？以气化从中气而生也"之故，这就是"三阴三阳"六气中"阳明（燥气）厥阴（风气）"的发病机理。

（1）阳明燥气发病，不从标本从乎中气而化：六气中的阳明之气，即燥气。燥气为"本"，由于燥气为秋季的主气，秋季属阴，故燥气的属性亦为"阴"；其"标"为"阳明"（属性为阳），此即所谓"标本异气"，故其致病的病机特征为"气化从本标而生，气化从中气而生"。其实阳明燥气致病机理除此处"气化从中气而生"病机特点之外，还有"气化从本而生"和"气化从标而生"，故共计3种类型。

1）阳明燥气之"气化从本而生"致病机理：燥为秋季主气。秋季天气收敛清肃，气候干燥，空气中水分减少，故燥邪虽四季均有，但以秋季为多见。燥邪的致病特点有以下2点。①易于耗伤津液：燥性干涩，侵犯人体，最易耗伤人体的津液，出现各种干燥、涩滞不利的症状。例如口干唇燥、鼻咽干燥、皮肤干燥甚则皲裂、毛发干枯不荣、小便短少、大便干结等，这就是"燥胜则干"（《素问·阴阳应象大论》）和"诸涩枯涸，干劲皲揭，皆属于燥"（《素问玄机原病式·六气主病》）的病机体现。②易于伤肺：燥为秋令主气，与肺相应。肺为娇脏，喜清肃滋润而恶燥。肺主呼吸，开窍于鼻，直接与自然界的大气相通，外合皮毛，而燥邪伤人，多从口鼻而入，故燥邪最易伤肺。燥邪犯肺，使肺津受损，清肃失职，从而出现干咳少痰，或痰黏难咯，或痰中带血，甚则喘息胸痛等症。

2）阳明燥气之"气化从标而生"致病机理：秋令燥气属阴，其标阳明属性为阳，若偏阳体质之人感染燥气，病机极易从阳（标）化热而生温燥证（当然也有燥邪兼夹温热邪气伤人者），临床症状多见发热，微恶风寒，头痛，少汗，或干咳胸痛，或少痰而黏，咽干鼻燥，舌边尖红，舌苔薄黄而干，脉象浮数。

3）阳明燥气之"气化从中气而生"致病机理：阳明燥气"本"阴而"标"阳（阳明），太阴为其中气（属阴），若偏阴体质患者感染秋令燥邪，病机极易从阴（中气属性）化寒而生凉燥证（当然也有燥邪兼夹寒凉之邪伤人者），临床症状多见恶寒，发热轻，无汗出，头痛，鼻塞，咽干，咳嗽，痰少而清稀，脉象浮紧，舌苔薄白而干。

（2）厥阴风气发病，不从标本从乎中气而化：六气中的厥阴之气，即风气。风气为"本"属"阳"；

其"标"为"厥阴"（属阴），此即所谓亦属于"标本异气"，故其致病的病机特征为"气化从本标而生，气化从中气而生"。其实厥阴风气致病机理除此处"气化从中气而生"的病机特点之外，还有"气化从本而生"和"气化从标而生"，共计 3 种类型。

1）厥阴风气之"气化从本而生"发病机理：六气中的风，四季皆有，然为春季的主气。风淫偏盛则以轻扬开泄、善行数变、动摇不定、多兼他邪为基本致病特性。①易侵袭阳位：阳位是指病位在上、在表，如头面、咽喉、皮肤、腰背等处。风为阳邪，阳邪易袭阳位，故风邪致病常易侵袭人体的头面、咽喉、皮肤、腰背等属阳的部位。如风邪循经上扰头面，则头项强痛、口眼歪斜；风邪犯肺，则鼻塞流涕、咽痒咳嗽；风邪外袭，肺失通调，水道不利，风水相搏，则面目浮肿；风邪袭表，则见恶风、发热等表证症状。风性开泄，故风邪客于肤表，使腠理失于固密则出现汗出、恶风等症状。②病位游移不定：风性善行，故致病有病位游移，行无定处的特点。如风疹、荨麻疹发无定处，此起彼伏；行痹（风痹）之四肢关节游走性疼痛等症状，均属风邪善行的表现。③发病急骤，变化无常：风邪致病具有变化无常和发病急骤，症状时隐时现的特点。如风疹、荨麻疹之发病较急，时隐时现；小儿风水病短时间会发生头面一身悉肿，均反映了风性数变的特点，这就是"诸暴强直，皆属于风"（《素问·至真要大论》）病机的体现。④肢体异常运动：风性主动，风邪致病具有动摇不定的特点。如因受外伤再感风邪，出现的四肢抽搐、角弓反张、直视上吊等"破伤风"症状等，此所谓"风胜则动"（《素问·阴阳应象大论》）之义。⑤常为外邪致病的先导：六淫之中，风邪居于首位。由于风邪为患较多，致病极为广泛，因此在外感病邪中是主要的致病因素。风邪常为外邪致病的先导，寒、湿、燥、热等邪气，多依附于风而侵袭人体。例如风寒、风热、风湿、风燥、风火等，故又有"风为百病之长""风为百病之始"之称。

2）厥阴风气之"气化从标而生"发病机理：厥阴风气"本"阳而"标"阴（厥阴），所以偏阴体质的患者感染风邪，极易从"阴"（标）化寒，而成为风寒证，常见症状如恶寒重、发热轻、无汗头痛、鼻流清涕、咳吐白痰、舌质淡苔薄白、脉浮紧。临床常称之为"风邪寒邪兼夹伤人"，此实为厥阴风气致病"气化从标而生"机理的具体表现。

3）厥阴风气之"气化从中气而生"发病机理：厥阴风气"本"阳而"标"阴（厥阴），少阳是其"中气"（属性为阳）。所以偏阳体质的患者感染风邪，极易从"阳"（中气）化热，而成为风热证（当然也有风热邪气兼夹伤人者），常见症状如发热恶风、鼻流黄涕、咳吐黄痰、身有汗出、舌红苔薄黄、脉浮数等，此实为厥阴风气致病"气化从中气而生"机理的具体表现。

"三阴三阳"六气中的任何一气发病，其机理都有"气化从本而生""气化从标而生""气化从乎中气而生"三种类型。经文有"少阳、太阴从本""太阳、少阴从标从本""阳明、厥阴从乎中气"之论的原因，一是突出其易生之病的发病机理，如太阴之本湿标阴其病多湿，少阳之本阳标阳故多阳热之证等；二是强调病情复杂的发病机理，如少阴热气致病有寒化（从标而化）、热化（从本而化）之理，厥阴风气致病从乎中气而化的风热证之机；三是强调不被重视的发病机理，如阳明燥气"气化从乎中气而生"的"凉燥证"等。

总之，《内经》基于标本中气理论，在"三阴三阳"思维模式引领下，对天地自然六气淫胜伤人致病的机理予以研究，由于患病人体禀质的差异，虽然同为感染"三阴三阳"淫胜之气，但是所发生的病证不同，就会有不同的病变机理和互有区别的临床表现。其原因在于人体不同禀质对侵犯人体六淫邪气的"气化"反应各异之故，这就是"三阴三阳"六气致病会有"气化从本而生""气化从标而生""气化从乎中气而生"不同病机类型的缘由。

15　《内经》气、精、神生命核心理论

　　什么是生命？在科学史上，许多哲学家与生物学家给生命下过种种定义。其定义之多，分歧之大是少见的，可以说不同专业的学者都试图从自己专业来定义生命。现代医学不乏先进技术的应用，不乏学科发展的动力，但仅仅将化学反应作为维持生命现象的重要机制，仍然不能概括生命现象的全部，缺乏对生命本质的认识和生命现象运行规律的把握。那生命的本质是什么？运行机制又是什么？面对这两个问题，现代科学仍然处于困惑之中。

　　《内经》是成书于西汉中末期的医学著作，它运用宏观思辨的方式，将人置于天地之间来考察生命现象，分析了生命的起源、生命的过程，以及如何使生命不受疾病侵袭以尽享天年等问题，包含着丰富的古代生命哲学的思想，尤其强调气、精、神三者的含义和关系。其中气的概念又是最为关键的。气在中国古代哲学的发展史上，经历了云气说、精气说，最后又统一于元气说，并逐步发展成为普遍概念、哲学范畴，是自然界、社会、人类及其道德精神获得统一的物质基础。

　　《内经》理论根植于中国传统文化，它将生命放在宇宙自然的背景下来考察，通过气建立了人与自然界的普遍联系，所以其所讨论的气是最高层次的含义。《内经》中有大量的论述气、精、神的内容，皆以保全精、气、神为修养之要，但尚未把精、气、神合在一起作为一个系统来提出。结合秦汉时期哲学发展的特点以及西汉时期精气神学说的发展阶段，用"精-气-神"来概括《内经》的生命观是不妥当的，应为"气-精-神"。学者赵心华等以中国传统文化为背景，从生命哲学的角度对《内经》"气-精-神"理论进行研究，认为"气-精-神"理论是《内经》生命观的核心内容，从而使对生命本质有一个全面、科学、深刻的认识。

《内经》生命观受古代哲学影响

　　整部科学史告诉我们，任何学科的建立和发展，都离不开哲学。中医学根植于中国传统文化，《内经》对于生命的认识也深受当时宇宙观的影响，这是必不可少的逻辑起点，而其核心则在于天人观。正是在宇宙生成论的奠基和天人观的轮廓支撑下，才能形成《内经》特有的生命观。

　　中国古代对于生命的认识离不开对天人关系的探讨，先秦时期气是化生万物的最基本物质。《庄子·知北游》从宇宙起源推演至人类诞生的本始，认为"通天下一气"。《管子》发展了老子的道气说，提出了精气说。认为精气是万物之源，也是生命的本源，广泛地存在于天地之间，并且流动变化而产生出各种具体的东西。中国传统的天人相应说，既是古代医家的世界观，又是方法论，并提供了认识世界的总原则——整体观。《内经》中"人与天地相应"的观点将人体置于"天、地、人一体"的大背景下来考察生命活动的规律，把"天"与"人"作为一个整体来认识，"人与天地相应"贯穿于《内经》整个学术体系之中，当然也包括对人体生命的认识。

《内经》生命观的核心是气-精-神而非精-气-神

　　在目前中医类教材中的脏腑理论下常常可见精气神学说专论，精气神学说作为中医藏象学说的重要组成部分，已被大家认可并广泛运用。精气神学说认为"精"有形为生命本原，"气"无形为生命的动力，"神"为生命的主宰及体现，也即人的生理活动和精神活动。三者有机结合，使整个生命过程处于

更为有序的状态，所以精、气、神又被称为"人身三宝"，而多数医家又把精、气、神称为"人身三宝"的理论渊源归结于《内经》。

然而赵心华研究认为，虽然《内经》中有大量关于精、气、神的论述，但是尚未形成现代意义上的精气神理论，原因有二：

其一，考据现代意义上的精气神学说的内涵，虽然源于中国古代哲学中的精气学说及关于神的认识，但《内经》中尚未把精、气、神合在一起作为一个系统来提出，而且诸家对精、气、神的诠释也不一致。究其理论的最终形成是和道教内丹学的发展密不可分，即精、气、神被作为一个组合系统，是在道教。以下略作溯源：

西汉时期的《淮南子·精神训》最早将精、神、气3字放在一起来讲，提出"精神盛而气不散则理"，但这里主要是强调精神和精气之间的关系。而在《淮南子·原道训》中"夫精神气志者，静而日充者以壮，躁而日耗者以老"提出的"精神气志"主要指人的精神，所以说《淮南子》也未明确将精、气、神三者作为一个统一的系统来论述其在人体生命中的重要作用。

汉魏以后，气、精、神在中医和道教学说中不断发展，到了汉末《太平经》中才首次将三者放在一起来论述人体，最早提出了精气神理论："三气共一，为神根也。一为精，一为神，一为气。此三者共一位也，本天地人之气。神者受之于天，精者受之于地，气者受之于中和，相与共为一道。"并指出以精、气、神为"三一"，以"爱气尊神重精"为养生延寿之要，且提出了"气转为精，精转为神，神转为明"的先后顺序。

晚唐以来，道教各种炼养术渐归于内丹一途。内丹学以精、气、神为人体生命活动的三大要素，内炼成丹的"药物"，尊称为"三宝""三奇"。《心印妙经》最早云"上药三品：神与气精"，对精、气、神的含义及其相互关系进行了深入的阐发。《道言浅近说·十二》云"精、气、神为内三宝"。于是"天有三宝日月星，人有三宝精气神"成了练功者的口头禅。进而后世医家和养生家在此基础上不断丰富和发展了中医理论和养生理论，才最终形成了现代意义上的精气神学说。

可见，精气神学说的最早论述是在成书于东汉时期的道教早期经典《太平经》，成熟并广为流传于隋唐时期。而目前学术界大多数学者认为《内经》成书于西汉中末期，所以从时间上来讲，当时精气神学说作为一套理论还未成形。而且程雅君在《中医哲学史》第一卷《哲学的萌芽和医学的起源》中亦指出"气、精、神，是我国古代哲学中的重要问题"，"在气、精、神三者中，'气'论又是重中之重，对中国哲学，中医学都产生了深远的影响"，并且用"先秦哲学中的气、精、神学说"作为这一节的标题。严世芸在《中医学术发展史》中也指出秦汉时期《内经》确立的是"气、精、神"生命观。所以考虑到精气神学说的发展阶段还不能用精气神理论来概括《内经》的生命观。

其二，从《内经》的内容和性质来看，它上承《周易》的哲学原理，下启中国传统的医学体系，凝聚了先秦时期中国传统文化的精华，不仅以其内涵深刻且丰富的医学思想受到中国医学界的重视，而且其中还有许多广泛涉及古代哲学的内容，包含着丰富的古代生命哲学思想。虽然《内经》中有丰富的精、精气、精神、神的相关内容，但是它所构建的医学体系的理念是"人与天地相应"，讨论人时并不仅仅是当成一个独立的生物个体来看，而是将人放在整个自然界中进行讨论，这样人就具有了和万物一样的共性。所以现代意义上的精气神学说，将精、气、神视为"人身三宝"，在《内经》中看来，未免太局限了，两者含义并不完全一样。

提出《内经》"气-精-神"生命核心理论，具体原因有三：

其一，"通天下一气"。气在先秦时期已经演变成为中国古代哲学的核心范畴之一。气学说认为气是构成天、地和自然界万物的基本物质，气化运动是永恒的，气的运动决定了万物的运动和变化。无论是生理、病理现象，还是精神心理过程，都可以用气来加以说明和概括。这种中医哲学特有的思维方式丰富和发展了中国哲学广博的内涵。

《灵枢·决气》云"人有精、气、津、液、血、脉，余意以为一气耳"，构成人体的精、气、津、液、血、脉等精微物质从大的范围上来说都是气。《素问·六节脏象论》认为"气和而生，津液相成，神乃自生"。气是生命活动的动力和源泉，它对于人的生长发育起着推动和激发作用，气机失调能导致多种疾病。故《素问·举痛论》云："百病生于气也。"由于气具有活动性很强的不断运动着的特性，对人体生命活动有推动和温煦的作用，因而中医学以气的运动变化规律来阐述人体生命的运行规律。正是在不断的运动变化中，生命完成了由出生到死亡等一系列过程。在整个气化过程中，一方面机体的生理功能活动使气化得以进行；而另一方面各器官又从气化过程中获得能量和物质，所以说从这个意义上讲，脏腑、经络等组织器官的生理功能活动实质上就是气化过程。所以气是《内经》认识生命本质的逻辑起点，而气化则是生命的基本特征。

其二，"精也者，气之精者也"。精与气的关系是极其密切的。《易纬·乾凿度》指出："纯粹，精也。"所以精学说是从气学说中衍生出来的，是气的精华部分，进而经宋尹学派的提炼形成了精气学说。《管子》中有大量的对于精气的论述，认为"精者也，气之精者也"。

而精气学说是中医学的哲学基础之一，故《内经》既受到古代精气学说的影响，又按照医学科学的实际被赋予了新的内容。在《素问·汤液醪醴论》中云"精气弛坏，荣泣卫除，故神去之而病不愈也"。"精"是指构成人体和维持人体生命活动的最基本物质。

人类生殖繁衍之精，若追究其最初来源，按古代哲学的观点，则是宇宙中无形而运动不息的精气。人类作为一个物种在世界上出现时，人类始祖禀受了宇宙中的精气，并将其转化为自身固有的、具有遗传特性的、能繁衍生命的精。此精又在人类生殖繁衍过程中因受到自然和社会环境中各种因素的影响而不断改造，不断进化。

其三，从《内经》中对于三者关系的论述来看，对气、精、神三者辩证关系的阐发可谓切中肯綮。在这三者之中，尤其认为气最关键，《灵枢·本神》则指出"无气则死矣"。气是人生三要素中的结合点或中心环节。对此，刘完素在《素问玄机原病式·六气为病》中认为"夫气者，形之主，神之母，三才之本"。明确提出气在生命过程中起着主导作用。

故而可以看出"气-精-神"理论是《内经》生命观的核心理论，人体生命活动的存在和维持是通过气、精、神体现出来的，气是生命的根本。"气-精-神"理论的提出在本质上是与"精-气-神"不同的。"气-精-神"将人体放在天人关系的大背景下来考察，把人看成和万物一样是具有同一来源的统一体。生命的发生首先是来源于哲学上的本源之气，进而产生了具体生命的先天之精，即"生之来谓之精"，再通过"两精相搏"产生了生命的主宰和生命现象的表现，即"神"。而"精-气-神"理论一般情况下是局限在生命科学领域内来讨论生命的，认为父母先天之精相结合产生了人体，即"精"是人体的物质基础，进而精产生人体之气，"气"无形为生命的动力，"神"为生命的主宰及体现，三者关系基本是平行的，代表了生命的不同方面，所以后世有精、气、神为"人身三宝"之说。所以"气-精-神"和"精-气-神"是站在不同的角度上来论述生命的。而考虑到《内经》成书时的具体社会文化背景，可以看出"气-精-神"理论更加符合《内经》对于生命的认识。只不过由于社会的进一步发展，道教的盛行，道教思想对于学术的影响不断加深，精气神学说逐渐形成并广为人知，成为解释人体生命的一个重要理论。

气-精-神理论的内涵

《内经》受先秦气本体论的影响，认识到气是人体生命的根源。从生命的过程来看，"出入废则神机化灭，升降息则气立孤危"，气化则是人体生命的基本特征，气化运动存在于生命过程的始终；从生命的维系来看，虽然气、血、精、津液都是脏腑经络等组织器官进行生理活动的物质基础，但是"人有精、气、津、液、血、脉，余意以为一气耳"，所以认为气是生命的根本，在生命过程中起着主导作用。李东垣的《脾胃论·省言箴》亦云："气乃神之祖，精乃气之子，气者精神之大根蒂也。"《内经》的生命观强调了气、精、神三者的层次不同，"气为源，精为基，神为机"。

1. 气为源 中国古代哲学的生命本源说，是古代哲学家和思想家对于宇宙万物包括人类诞生本始的一种认识，认为气是构成世界万物的本源，阴阳二气的运动导致了万物的变化，动而不已，所以气是生命最活泼机变的层次，气能生精、化神。《庄子·知北游》云："人之生，气之聚也。"从哲学层面上讲人类也是由天地之气结合而成，但人作为万物之灵又与一般生物有所不同，《淮南子·精神训》有"烦气为虫，精气为人"之说，人所禀受的是至精至纯的精气。

《内经》认为万物及生命皆源于阴阳之气的运动，如"阴阳者，万物之能始也"（《素问·阴阳应象大论》），万物通过"阳化气，阴成形"（《素问·阴阳应象大论》）的作用，"气合而有形，因变以正名"（《素问·六节脏象论》），说明阴阳二气合和的形式不同，就可以造出各异的物质形态。在《素问·宝命全形论》中又云"人以天地之气生""天地合气，命之曰人"，而《灵枢·本神》中云"德流气薄而生者也"，说明了万物（包括人类）是在阴阳和谐的状态下所孕育的。《内经》全书以气为生命活动的总纲，深入论述了气在人体生理活动、病理变化、诊断治疗中的作用，从而说明气是生命的总根源。

2. 精为基 "人始生，先成精"（《灵枢·经脉》）、"生之来谓之精"（《灵枢·本神》），指的是先天之精，古人早就认识到精为生命的基础物质，人体既成之后，全赖此精不断营养，才能生长发育。故云"精者，身之本也"（《素问·金匮真言论》）。后天之精来源于水谷，化生于脾胃，并且精为血之源、津之质，即《素问·经脉别论》中所指出的"食气入胃，散精于肝，淫气于筋。食气入胃，浊气归心，淫精于脉。脉气流，经气归肺，肺朝百脉，输精于皮毛。毛脉合精，行气于府，府精神明，留于四脏"；"饮入于胃，游溢精气，上输于脾，脾气散精……水精四布，五经并行"。《灵枢·营卫生会》云："中焦亦并胃中，出上焦之后，此所受气者，泌糟粕，蒸津液，化其精微，上注于肺脉乃化而为血。"所以精可以化气，可以生神，是气与神的物质基础，是生命的最基础、最稳定的层次。

3. 神为机 神能驭气、统精，是生命的主宰，是生命活动的最高层次。《内经》中有"得神则昌，失神则亡"的说法，强调了神的调控作用。《内经》将主宰之神的含义，移植到中医学中来，创造性地提出了"神机"的概念。《素问·五常政大论》云："根于中者，命曰神机，神去则机息。"对于"机"的解释，《庄子·至乐》云："万物皆出于机，皆入于机。"成玄英疏云："机者，发动，所谓造化也。"神和机相连，即造化之机，乃是万物生命过程的主宰，故《素问·玉机真脏论》云："天下至数，道在于一，神回不转，回则不转，乃失其机。"从而成功地确立了主宰之神的内涵。

综上所述，赵心华认为"气-精-神"是《内经》生命观的核心理论，尤其强调气是《内经》生命观的根本，并且提出"气-精-神"理论的内涵是"气为源，精为基，神为机"，从而对生命本质有一个全面、科学、深刻的认识。

16 从《内经》思维方法论气和能量的相关性

中医学认为，脾"主运化，主统血，在体合肉，主四肢"，是"气血生化之源""后天之本"。现代研究认为中医脾不仅包括解剖学中的脾，还包括胰腺、淋巴等其他器官，是一个综合性的结构和功能概念，它以消化系统为主，并涵盖机体其他的系统和器官，如神经、内分泌、循环、免疫等系统均与脾的主要生理功能有相似与相关性。气分为先天之气以及后天之气，是构成人体和维持人体生命活动的基本物质之一，以升降出入为基本运动形式在人体内运行不息。脾胃的生理功能对先天之气和后天之气的充盛都有重要作用。张景岳云："故人之自生至老，凡先天之有不足者，但得后天培养之力，则补天之功，亦可居其强半，此脾胃之气所关于人生者不小"。李东垣也有"脾胃虚则九窍不通"的论述。从现代生理学角度看，人体生命活动能直接利用的腺嘌呤核苷三磷酸（ATP）的生成与线粒体的生理活动密切相关，各项生命活动的有序进行，细胞的增殖和分化也都依赖 ATP 水解所产生的能量。学者李斌等结合中医基础理论中气的概念及其现代研究成果，从脾和线粒体生理功能的角度，运用《内经》的经典思维方式，探讨了脾所生之气和线粒体中生物合成的能量之间的相关性。

整体思维和象思维下脾与线粒体的统一性关系

1. 整体思维和象思维　《内经》论述了中医学理论众多的思维方法，如象数思维、整体思维、中和思维、变易思维等，也就是我们现在常说的整体观念、取象类比等。整体观念是中医理论体系的主要特点之一，是普遍联系和同源异构思维方法的表达，包括人体自身的完整性及人与自然、社会环境的统一性。而取象类比则决定了中国传统文化的面貌和走向，对中医学理论体系的建构产生了重大且深远的影响，是中医学思维方法的核心。

整体观念可以指导我们从普遍联系和相互制约的角度，以整体、统一、联系的方式认识现代生理学知识。取象类比则可以引导我们从已知有限的角度推理、认知未知领域，跨越认识的局限性，如由宏观认识微观，以一般推论个例，从抽象演化具体等。因此，从整体思维和象思维的角度探究中医传统理论和现代医学知识的关联性，符合中医学发展特点，也符合中医认识事物的基本方法。

2. 整体观念和取象类比的现代运用　人是一个有机整体，细胞同样也是一个微小的有机整体，郑敏麟通过对中医藏象理论的现代研究以及细胞生物学相关知识的综合性总结，归纳出基于宏观层面和微观层面相结合的"中医藏象实质细胞生物学假说"，提出线粒体即中医之脾的观点。所以，中医理论可以对细胞的结构和活动做出解释，且脏腑与细胞的功能活动表现是一致的。也就是说，探究气与能量的关系是基于整体观念中普遍联系思维方法的表达，是具有科学性和可实施性的。

取象类比法在现代中医药学者研究中医药理论以及临床实践中具有巨大的指导价值。如刘娇萍基于象思维对脾藏象的形成以及现代物质基础进行了较深入的探讨；唐仕欢等通过对象思维方法的探究，将四气五味等从象思维的角度进行系统诠释，认为以象思维作为突破口可阐释中药药性的成因，开拓中药药性研究的新思路。这些运用类象推演思维指导临床用药、探究理论创新的现代研究，是中医学发展的新活力。整体观念和取象类比对中医药现代发展和研究具有重要的指导价值，是深化中医理论，将中医理论运用现代知识阐释的重要工具。

脾藏象功能与线粒体功能的统一性

1. 脾与线粒体整体上的统一性 线粒体的功能活动与脾藏象的功能具有相关性。所以，脾藏象所表现的物质分配（主运化，主统血）和活动能力（肌肉四肢代表活动能力）的功能与线粒体的三羧酸循环（TCA）功能具有相似性，伴随 TCA 生成的 ATP 的量代表了活动能力的强弱。TCA 过程的中间产物是细胞合成人体生命活动所需要的各种活性物质的前体，所以，线粒体功能的异常，将导致细胞凋亡。宏观上，脾是人体的枢纽，微观上，线粒体是进行各项生命活动的核心，所以，脾和线粒体分别是人体宏观以及微观的"气血生化之源"以及"后天之本"。

2. 脾与线粒体对物质运化的统一性 现代研究认为，"脾主运化"并不单纯指其对物质的消化吸收，还体现在脾调控全身器官组织物质和能量的新陈代谢。"脾主运"是消化、吸收和转运水谷精微的过程，也就是营养物质在各种消化酶作用下被分解为可被人体吸收利用的小分子物质，并和水及无机盐一起被小肠黏膜吸收进入血液的过程，是第一阶段；"脾主化"则是在气化作用下，将水谷精微化生精气血津液并营养全身的过程，此为物质之间以及物质和能量之间的转化过程，是第二阶段。"运"是"化"的前提和基础，两者相辅相成，密不可分。

线粒体是活细胞生物氧化产生能量的细胞器，并通过进行氧化磷酸化反应，将糖、脂肪、蛋白质等营养物质在活细胞内彻底氧化生成二氧化碳和水，同时产生能量。线粒体消耗营养物质生成 ATP 的过程如下：①营养物质分解为其基本组成单位（葡萄糖、脂肪酸、氨基酸等）；②基本单位分解，产生可直接用于代谢的中间产物，这些中间产物进入线粒体，转化为乙酰辅酶 A（CoA），约释放总能量的 1/3，部分合成 ATP；③在 TCA 的作用下乙酰 CoA 脱羧产生 CO_2，脱氢产生还原当量（NADH＋H＋、FADH2）；④还原当量参与氧化呼吸链，最终与氧结合形成水，释放出大量用于合成 ATP 和维持体温的能量。

郑敏麟通过对中医藏象实质的研究，认为线粒体作为细胞生物氧化作用的主要场所，与能量代谢有密切相关性，与中医的脾藏理论存在一定的相关性。因此，脾主运化，不仅指饮食物在胃肠的消化吸收，更主要的是营养物质在线粒体经过生物氧化的产能过程。所以，根据脾与线粒体的主要功能并结合郑敏麟的研究，采用取象类比法推理：脾主运化的第一阶段"脾主运"与线粒体氧化磷酸化反应的前两步作用相似，脾主运化的第二阶段"脾主化"与线粒体氧化磷酸化反应的后两步基本吻合，二者应具有相似的生理功能及作用。

3. 脾与线粒体其他方面的统一性 线粒体是对体液环境高度敏感的细胞器，体内渗透压的变化、pH 值的异常等都可能对其结构和功能造成损害。这些可造成线粒体损害的因素类似于中医学"水湿之邪"，即线粒体对内环境的要求和中医"脾恶湿"的特性相符。肌肉的运动、小肠对营养物质的吸收、肾小管对水液的重吸收等功能的实现对能量具有高度需求，而组成这些组织、器官的细胞内富含线粒体，这与脾"主肌肉四肢""主运化水谷精微""运化水液"的理论相吻合。血小板中约 50％ 以上的 ATP 来自线粒体氧化磷酸化，所以线粒体产生 ATP 功能的正常是血小板凝血功能正常发挥的前提，即脾统血。现代关于凝血与抗凝系统的相关因子对立统一、动态平衡的研究也丰富了脾统血的科学内涵。郑敏麟认为三大营养物质（水谷精微）在线粒体内经三羧酸循环和氧化磷酸化反应不仅可以氧化生成 ATP（气），还可通过琥珀酸单酰 CoA 与甘氨酸合成血红素（血），因此线粒体（脾）是"气血生化之源"。

气与能量的统一性

1. 气与能量内涵统一 中医学以精气血津液作为构成机体和维持人体生命活动的最基本物质，现代生理学则认为 ATP 是新陈代谢的物质基础。精气血津液由饮食水谷中的精微部分所化生，这些精微物质既可以为机体生长发育的过程提供营养物质基础，同时也是新陈代谢过程中各种功能活动的能量来源。气和 ATP 是由同样的物质化生而来的，化生之源相同。其中，气作为构成人体并维持机体生命活动的基础物质之一，以气化的形式在人体内运行不息并与不同物质进行不同形式的组合，构成人体生理活动所必需的精气血津液等物质，并促使精气血津液之间相互转化，从而使脏腑、形体、官窍以及经络等的各种功能活动正常运行，激发并推动机体各部分的生理活动。

中医气的实质就是为人体活动提供能量的一种物质，气化的过程也包括有形与无形，即物质与功能之间的相互转化，是机体能量代谢的基本形式。人体内的氧代谢途径，由呼吸系统吸入的氧气和消化系统吸收的小分子共同参与，在线粒体中进行氧化磷酸化反应，产生 ATP。这里的氧气就是中医学中经由肺吸入的自然界清气，小分子物质则是脾胃运化产生的水谷精微。现代研究认为机体所有生命活动的有序进行，如机体的生长发育、繁衍生息、神经系统冲动的传导等，不论是肉眼观察到的还是观察不到的机体内部进行的复杂生命过程，其推动力都是 ATP。所以，结合对整体思维与象思维的探讨所得出的脾和线粒体具有统一性的结论，我们推测气和能量在内涵上也应该具有统一性，气化和机体新陈代谢过程中的物质和能量转化是一致的。

2. 气与能量功能统一　中医学把气的生理功能归纳为以下 4 个方面：①推动与调控；②温煦与凉润；③防御；④固摄。气的推动与调控、温煦与凉润作用类似于人体的基本生理活动，如体温的相对恒定、四肢的运动、肌肉的反射活动、思考活动的进行以及人体所表现出的兴奋和抑制活动等。能量充足是保障人体机体环境健康的基础，也是人体抵御疾病，代谢活动正常的基础。这一点与气的防御和固摄作用相似。因此，中医的"气"与现代生物学的"能量"都是机体各种生命活动的推动力，对机体的功能作用基本相似，将气与现代生物化学关于能量的相关理论在中医思维指导下进行比较解读是可行的。所以，人体的氧代谢途径与中医学关于气的化生理论在本质上是完全一致的。气的不足将导致正常的生理功能下降。《灵枢·五味》云："谷不入，半日则气衰，一日则气少矣。"《素问·通评虚实论》云"精气夺则虚"。从"气衰或气少"的临床表现看，这类似于过度消耗储存在肝脏和肌肉的肝糖原、肌糖原后导致的低血糖症状。

现代研究表明，健脾益气中药可以改善线粒体结构，增强其氧化磷酸化的作用，增加 ATP 的生成。如人参皂苷可以促进剧烈运动时产生的大量乳酸转变为丙酮酸，然后经乙酰 CoA 进入线粒体的三羧酸循环进行氧化反应，使机体可以更有效地利用糖原和 ATP。胡齐等通过实验研究发现四君子汤可明显升高肝、脾组织线粒体膜电位，改善线粒体功能，从而对能量代谢产生影响。这些研究，已经从细胞和分子水平对"脾主运化"的科学内涵进行了深入挖掘。而诸如人参、党参、黄芪、白术等补气药都能不同程度地增加线粒体的能荷值（ATP 含量）；而理气药如厚朴、枳壳、青皮、乌药等则表现为降低能荷值。同时，现代研究还发现 TCA 不仅只生成能量，还可以进行糖、脂、氨基酸之间的相互转化。这一现象和中医学精化气，气生精的互化形式理论相似。

所以，从人体和细胞整体统一的角度，通过对脾运化食饮转变为水谷精微的过程和线粒体进行TCA 产生能量的过程进行类比，我们可以得出脾运化产生的水谷精微之气是维持人体后天最基本的物质之一，线粒体产生的能量是生命活动的基础，中医学中气的概念与能量的内涵具有相关性，二者功能是统一的。

17　言气彰物

　　"言气彰物"一词取义于《素问·气交变大论》："余闻之：善言天者，必应于人；善言古者，必验于今；善言气者，必彰于物；善言应者，同天地之化；善言化言变者，通神明之理。非夫子孰能言至道欤。""言气彰物"反映出的是一种世界观，也是一种方法论。言其为世界观者，中国哲学认为物之征象表现是气之彰显、化生及信息调控的结果，无形的气必然会彰显于有形的物上而成其象。正如《庄子集解·外篇·至乐》云："气变而有形，形变而有生。"言其为方法论者，是通过气来解释、检验与把握物之象的理论。学者孔庆浩等论述了"言气彰物"的义理，以期昭示中医理论体系特色和方法论特征。

气的含义

　　"气"一词，字义甚丰，其含义在不同情景和时代下也不同，从起初出现在甲骨文中所言之三即今气字，指代的是"气求，迄至，讫终"，到象形的含义，烟气，云气，雾气，风气，《说文解字》云："气，云气也。"又云"云，山川气也"。发展到哲学上的阴阳二气的概念，无形的道的概念，到朱熹的理气之辨时，"理"反而上升到无形之道，"气"是有形的实质。可见，纵观中国文化史，气的内涵也一直在变化。而中医理论所言气者，概念也十分丰富，在内经》中，提及气的就大约有 800 处，以气组成的名称达 2997 个。《素问·天元纪大论》《素问·六节脏象论》等还专篇论述有关气的理论。气的含义在中医的概念中，有表物质的，有表功能的，更有表时空信息感应的。如《素问·六节脏象论》云："气数者，所以纪化生之用也。""五日谓之候，三候谓之气。""不知年之所加，气之盛衰，虚实之所起，不可以为工矣。"

　　气在中国哲学概念中可分为有形的物质和无形的物质，且中国哲学思想中更偏重于务虚、无形、形上的气，这气相似于现代科学所言的场、信息和能。张载云"太虚无形，气之本体，其聚其散，变化之客形尔"《正蒙·太和篇》。王充云"非物则气"《论衡·纪妖》，"无体则气"《祀义》，"非形体则气"《卜筮》。可见，气与形，气与物对举，都反映出气是无形，而物是有形，有形的物不归为无形的气，且气是本体，有形之物产自无形的气。王充《论衡》云："天地气合，万物自生。"《素问·保命全形论》云："人以天地之气生，四时之法成。""在天则为气……在地则为形，形气相感而化生万物，此造化生成之大纪也。"何梦瑶《医碥》云"天地之气，变幻无定，则人身之气，亦变幻无定，而病情不可一律拘也"，这些都说明，中医对气的理解深受中国哲学气无形的思想影响，偏重于视气为无形的本，是感应的信息。天体有无形之道，无形之气，气无形但有迹可寻，人感应之而成人体生命的运行之道。"言气彰物"就是反映了以气为本的认识论和无形的气对物的感应性。气为阳，物为阴，阴阳不相离，故言气、识气不能离于物，不离于阴，所以"善言气者，必彰于物"。彰，有表露，明之意。《广雅·释诂四》云："彰，明也。"道不能离开器，正如"气不能不聚而为万物"《正蒙·太和篇》。所以言气彰物，既包含时空信息变化对人体的影响规律，又包含本体无形之道对物的化生和决定作用。

从气概念看中西生命观之本体差异

　　这里带出一个生命本末的哲学思辨问题。到底生命的变化之本在物质的结构改变还是物质之上的规律和信息的影响呢？前者是形下之器，后者是形上之道。西方受近现代实证哲学思潮影响，走上了以实证科学方法研究人体之路。而中医一脉相承至今仍是受着古代哲学思想影响，认为人生命之体只是末，其本在于形上之气，形上之道，所以不难理解中医理论大部分内容都和形上之道相关，我们不认识脏腑，但我们会考究脏象，因为脏象是形上的气之反映，是能和天地交融的，能受气之感应而变化的。对本和末的哲学观点认知差异直接决定了中西医考究人体生命的重心截然不同。正因为中西医研究的对象和认知结构有着本质上的差异，两者服务的对象虽然都是人，但中医研究大体上都是无形之气在人体所产生的征象，以及人与天地万物的关系性、人的脏象时空变化性等。从天人合一，整体观念，辨证论治，三因制宜，五运六气，到中药的治疗效用，都无不体现出气主导互动的概念。气的一元化生性很自然地决定了中医视人与万物时空关联。因而，中医会借阴阳五行作系统的把握，以比类取象、象数思维、灵感思维为主要的思维方法。而实证医学的重心是物质的结构和功能，关注的是形下的人。因而，现代西方医学便依赖科技实验手段，以逻辑线性思维为主要方法，对物质作不断深层次的认识。研究人体形上形下层面的不同，决定了所用的方法和思维需要不一。由此可推断，言气彰物的形上研究法应该是最适宜于研究形上人与天体关系性的方法，这也是中医理论的特质，和西医理论有着根本差异之处。这也可以解释为何古代科技不及现代的先进，但却依然可发现天体的变化规律以及人身变化规律，因为认识关系是要用直观灵感思维，整体把握是要对信息的系统辨认，这都依赖人的本能智慧，科技在这方面能发挥的作用不大，计算机无法代替人脑对外界的综合认知和判断。所以，在科技高度发达的今天，若要研究形上层面的人和发展中医理论，还是得从天体宇宙观中去学习和把握。当然，科学技术的发达可以帮助我们从以往认识到的"气"所彰显于整体的人的征象进一步深入到更细微的内在结构上，也可以在整体的时空中延伸人的视野和扩大人的功能，帮助在跨地域作数据的实时采集与比较，天体图像的摄取与分析比较等方面都可以让所言之"气"的信息更丰富和完整。

从气之道认识中药之性

气是道，道是包含着时空关系的规律，从观察现象和认识规律可以得知物的禀赋特质，从而进一步把握此物和彼物之间的关系性。清代徐灵胎从中医理论的认知角度把握物之特性，例如言："辛夷与众木同植，必高于众木而后已，其性专于向上，故能升达清气，又得春气之最先，故能疏达肝气，又芳香清烈，能驱逐邪风，头目之病药不能尽达者，此为之引也。"可见，观察现象（高于众木），感观现象（芳香清烈），记录和感悟时间关系（得春气之最），这一切都是依赖于人的感观本能实践和领悟。中药药理学专家、中国工程院院士李连达于2013年在北京中医药大学以《科学精神，为学人生》为题的演说中提到"把中药都搞成组分中药是唯一正确的路是错误的，你可以这样去做，但这不是也不应该是唯一的方法，因那样做会丢失了中药的归经与气味"。

孔庆浩认为，忽略了中医传统理论本身的认知对象——言气和气象关系性，及中医自身的认知方法——言气彰物，是导致中医理论至清代以后少有质的突破的原因之一。从具体物质中提炼出抽象的道理是中医理论考究的重要方法之一，中医重视"气"，因为"气"是本，本是无形的道，是普遍规律。老子云"天下万物生于有，有生于无"（《老子》）。"无"是指抽象的本体，"有"则泛指具体的存在。运用各种范畴来剖析问题，就可以透过表层现象来洞悉到隐藏在背后的本质。这就是言气的方法，而善言气者必有彰于物，也就是可从物之现象来洞悉本质。科技再发达，都只能是现象层面的丰满，代替不了人的抽象思维能力和判断。所以，古代虽科技不如今天之发达，仍能言气和发展中医理论，皆因对气的了解，依赖的不是科技，而是人的不可替代的本能。而中医理论大体而言就是经验的实践与天人感应的气之理论有机融合的学问。自然界和人体还有很多现象关系性是尚未被发现和把握到的，这需要中医人在传统理论和思方学下努力发现和验证，成为新的理论认识。

气概念影响着中医认识论和方法论

明白了言气彰物的意义和本末的概念，以及研究的方法，那就很容易理解中医的概念源流和应用。先不论五运六气的计算法，单论六气对人的影响，六气虽无形但彰于人时是明显带有其特性的。风、寒、暑、湿、燥、火，人感受之，发病就大体带有这六气的特性，如北方秋冬风寒盛，感之在人身上就有风寒的征象，初秋又因暑热未完全退却，日间天气偶有闷热，人感之发病则带有暑热之邪的征象。南方春夏交接前雨湿天气，人易感之则有困重缠绵的湿邪征象。这些都是直观的言气彰物法的体现。

古人考察天象，找寻规律，发现天空中的星象运行变化是有时间和方位规律的，二十八星宿就是主要划分时节和方位的工具，角、亢、氐、房、心、尾、箕，这七个星宿组成一个龙的形象，春分时节出现在东部的天空，故称东方青龙7宿；奎、娄、胃、昴、毕、觜、参，这七个星宿形成一个虎的形象，春分时节出现在西部的天空，故称西方白虎七宿。又因古人是惯以坐北朝南，面向南方而定方位时节，所以才有左东方青龙、右西方白虎。古代医家把人之藏象应于天体五行之中，把肝归为木星类应于东方，联系到左青龙的天象中去，肺金色白应于西方联系到右白虎中去，很自然就有左肝右肺的记载。这是古人站在天人相应、整体观念认知方法下的表述。另一方面，要理解古人认知人体的方法不会是按当今现代解剖学的定位法，直观思辨才是古人所用的，因此，其定位当是以观察者为中心，所见眼前是左面就言左，是右面就言右，那剖腹所见，最直观的就是肝之脏器在观察者的左边（也就是尸体的右侧），那很自然就言左肝。从这个源流考究和理解，古人所得的结论是没有错的，因古人不是用现代解剖学方法定位，也不是现代医学所重视的脏腑实质的概念，古人所关注的是人与天体的关系，建基的哲学信仰就是气一元论，"道生一，一生二，二生三，三生万物"（《道德经》）。"易有太极，是生两仪，两仪生四象，四象生八卦"（《周易·系辞上》）。"易与天地准，故能弥纶天地之道。仰以观于天文，俯以察于地理，是故知幽明之故"（《周易·系辞上》）。了解天道就可认知人道，因人和天体星象都是由气一元而化生出来的既独立又紧密联系的个体。

伽利略曾经有这么一段名言："科学的真理不应该在古代圣人蒙着灰尘的书本中去寻找，真正的哲理是写在那本经常在我们面前展开着的最伟大的书里，这本书就是宇宙，就是自然本身，人们必须去读它。"伽利略这段强调了道在宇宙中，这和中国古代哲学的理念是一致的。不可否认，中医理论的内容大多来源于天体的认识，用植根于自身文化的表达模式，承载着对人体认识的义理。

气的时空感应性对现代科学的意义

现代的实证科学认知也愈来愈发现人体不单是物质结构的，还具有时空变化的关系性。如地理学认为，地理现象在时间和空间上存在着节律性，这种节律性起源于外源的周期性干扰。研究表明，人体现象同样有多种节律性，如健康正常人的血压就呈现24小时为周期的节律性波动，但出奇的是，像血压这种昼夜节律特征是生命体所固有的，睡眠-觉醒周期或休息-运动周期只是在一定程度上影响着血压昼夜节律，因人体实验表明健康人处于没有明暗周期变化、没有时间指示而安静的环境中持续卧床一周后，其血压的昼夜波动仍然维持原有的特征。这说明人体的运作自有一套规律性，物质的变化表现出自身的秩序，而这一秩序很可能受时空统摄作用多于受外环境或活动刺激的影响，这也从侧面带出了言气彰物的本体认识论思想。言气彰物时刻把人置于整体、动态、关联的横向层面作观察思考，可为现代医学提供很好的研究思路。系统科学、信息学、时间医学的诞生标志着人与天体万物有关联规律的认知已开始深入到西方的科学思维领域。

总而言之，"言气彰物"可以说是中医传统理论产生的主要方法论和认识论。古人在经验实践观察下，日积月累归纳成理论或说法，此其一。而还有更重要的是，"法天则地""言气彰物"，通过对宇宙之理的体悟，并以之为中心来建立新的理论体系，大胆地作出新概念新理论的假说，再通过实践于人体后的检验而作出符合事实规律的修正，这一方法可以相等于现代科学方法论中的概念创造方法论，爱因斯坦就是这种方法论的代表。中国古人在二千多年前已能运用此方法来认识人体，可以说是超前的智慧结晶。而随着现代物理学的不断新发现，从上帝粒子的发现证实标准模型的正确性，揭示无形粒子和有形粒子的转化，以解释宇宙中大量暗物质之谜，都和中国哲学中"气不能不聚而为万物，万物不能不散而为太虚"的认识靠近。可见，古人之思辨和智慧实有超越时代之处，言气彰物的哲理就是一证。

18　凡气皆象

气和阴阳一样，是中医学理论中最基本的概念。依教科书解释，气是"人体内活力很强运动不息的极细微物质"。学者李具双以隋唐时期医家杨上善基于古本《内经》类编注释而成的《黄帝内经太素》为研究资料，对"气"的意义及与"气"结合构成的双音节词进行分析，认为气泛指各种象，包括物质和非物质的，并非仅指细微的物质。

气在先秦语言及《太素》中的基本意义

1. "气"由本义引申为凡象之称　《说文·气部》云"气，云气也，象形。"清段玉裁注："气本云气，引申为凡气之称"。段注所谓"凡气之称"，这个"凡气"包括哪些呢？《说文·雨部》云"云，山川气也"，"霚，地气发天不应曰霚"，"霿，天气下地不应曰霿"，"霓，青赤，或白色，阴气也"；《说文新附》云"霞，赤云气也"；《玉篇·雨部》云"霄，云气也"；《说文·火部》云"烟，火气也"。云、雾、霄、霞、霓、烟都是自然界的现象，这些"象"都是气。《说文·气部》云："氛，气也。"段玉裁注："统言则祥氛二字皆兼吉凶，析言则祥吉氛凶耳。"即氛可以指祥气与凶气。可见，不仅自然界的现象称气，某种状态也叫气。《左传·昭公元年》中提到的"六气曰阴、阳、风、雨、晦、明也"，即天、地、风、雨、白天、夜晚六种古人习见的象，是各种象中之大而明显者曰六气。人高兴了叫喜气，怒叫怒气等。张载《正蒙·乾称》下云："凡可状，皆有也；凡有，皆象也；凡象，皆气也。"即一切可以表述的都是有，都是存在，一切存在都曰象，一切象都是气。象，即现象，大者如天地日月星辰山川，小者指人饮食入胃产生的各种精微物质及各个器官的功能，如脉气、腑气、脏气等。一言以蔽之，天地之间所有的象，不论是物质形态还是非物质形态的，皆可以曰气。

2.《太素》中"气"指各种"象"　《太素》中有"六气"篇，六气指精、气、津、液、血、脉；"九气"篇，九气指怒、喜、悲、恐、寒、热、忧、劳、思；致痹症三气，指风、寒、湿。《素问·四气调神大论》所谓的四气为春、夏、秋、冬，五脏气为噫、咳、语、吞、欠，六腑气为怒、逆、哕、泄、溺、水。把《太素》中明确谓之"气"的词汇集起来，有精、气、津、液、血、脉、怒、喜、悲、恐、寒、热、忧、劳、思、风、寒、湿、春、夏、秋、冬、噫、咳、语、吞、欠、逆、哕、泄、遗、溺、水等。分析这些明确谓"气"的词，很容易发现它们指自然界和人所具有的各种现象，这些"象"有物质性的，但更多的则是非物质的。如果把《太素》中以"气"为名标称的象都定义为精微的物质，则不免以偏概全。"气"的概念内涵界定不准确，那么由此推导的所有关于"气"的结论都值得商榷。

以气构成的双音词的基本用法及意义

1. "名词＋气"形式所表示的意义　"气"与前面的名词结合构成双音节词，"气"字用以强调前面的名词是现象，或这个名词显于外的功能属性，而不是强调它的形态结构。在这里"气"字意义已经虚化，和《伤寒论》中的词缀"家"用法基本相同。李具双统计《太素》中相对固定的以"气"为词缀的构词，计 59 个，其中"气"字前面是名词的有天气、地气、春气、夏气、秋气、冬气、人气、水气、风气、雷气、雨气、云气；脏气、腑气、血气、心气、肝气、脾气、肺气、肾气、胃气、胆气、经气、脉气、输气、精气、肌气、痈气、疟气、疝气；谷气、食气、酒气等。

以上词组按内容又可以分成两类：一是自然界中的各种现象。天地是最大的象，也是最大的气，是气之大者，天阳气，地阴气；其次是季节的变化产生的春、夏、秋、冬四气；其次是天地阴阳四时产生的各种现象，风、雨、雷、电、云、寒、热等，还有人的生理病理所产生的各种象，皆曰气。天气、地气、春气等不能解释为天的气，地的气，春的气，即不能解释为偏正词组，这里的"气"和《伤寒论》中的"家"一样意义已经虚化，用以强调前面的词是象，不是事物的形态结构。"天气"是指天产生的可以观察到的各种象，比如阴、晴、雨、旸等现象；"地气"是地产生的象或功能；"春气"是春天产生的象或者功能，而不是春天的构成。同样，肝气是肝产生的显于外、通过望闻问切可以观察感知到的象或者功能，脾气是脾显于外的象或者功能。中华民族的思维特点是象思维，即由象把握事物的本质，而不是着眼于对事物的形态结构进行解剖分析。加词缀"气"与不加的区别是：不加词缀"气"，也能表示象，但容易引起歧解，而加了词缀"气"，使词义具体化，明确表示的是象或者显于外的功能，表达的意思更具体，在交流中不再容易引起歧解。比如单言肝，可能是指肝的本体结构形态，也可能指肝显于外的象。"肝气"不同于肝，肝气指肝这个脏器具有的"象"。换言之，是肝所具有的显于外的功能属性，通过望闻问切可以感知到。肝后面加"气"，明确了是肝的象，不再是肝的本体即肝的形态结构，意义明确，不再有歧义。"经气"不同于经，经气指经脉显于外、通过望闻问切可以感知的象，而"经"指经脉。在古代汉语中，"经"既可以指经脉的形态结构，也可以指经脉显于外的象，不加词缀"气"则需要在上下文中揣摩，意义不明确。同样，春，不等于春气，春气不是指春的本体结构，而是指春所具有的象，比如和煦、万物茂长等现象。中国古人的思维特点是由象观察事物的本质，即医经所谓的"司外揣内"。

"气"的这个用法，和《伤寒论》中"家"的用法基本相同，都是词缀。语言学界公认"家"可以做词缀，如奴家、酒家、女儿家、作家等。这里的"家"不再是实词"家庭"的意义，而是和前面的词根结合构成某一类人："汗家，重发汗，必恍惚心乱"（《伤寒论》）的"汗家"，指素来发汗多的人；"喘家，做桂枝汤，加厚朴、杏子佳"（《伤寒论》）的"喘家"，指有喘疾的患者；"阳明之为病，胃家实是也"（《伤寒论》）的"胃家"，就是指胃；"以脾家实，腐秽当去故也"（《伤寒论》）的"脾家"，就是指"脾"。

"气"作为词缀，比"家"的应用还要广泛，比如风气、习气、喜气、怒气、脾气、热气、冷气、阳气、阴气、浪气、天气、雨气等。

2. "非名词＋气"形式所表达的意义　非名词类和"气"结合构成双音节词，其所表达的意义是："气"字前面的词表示的是象，加词缀"气"则强调某事物的功能属性，而产生这个功能属性的本体在该词组之外，即另有本体。如怒气，产生"怒"这个现象的本体是肝，在词之外；喜气，喜不是产生喜之象的本体，其本体是心。和肝气、心气这类名词加词缀"气"形式比较，"肝气"中产生肝的正常和异常象的主体是词根肝，产生心象的主体是名词心，而非名词类所标识的象，产生象的本体在词之外，或者说另有本体。明确这一规律，对于理解中医经典著作非常重要，因为中医术语中有不少这类词，如何理解这类词所表达的意义，甚至牵涉到对中医理论体系的理解。统计《太素》中"气"字前面不是名词的主要有神气、恶气、生气、营气、卫气、浮气、悍气、热气、寒气、湿气、真气、清气、浊气、暴气、逆气、邪气、淫气、阳气、阴气、肥气、大气等。这些词，不能把"气"解释为精微的物质，从构词角度，就是不能解释为偏正词组，而应该把"气"理解为和"家"一样，是词缀，其功能是标识前面的词是象，不是事物的形态结构。"气"附着在名词后面，标识前面的名词就是产生象的本体，附着在非名词后面，也标识前面的词是象，但产生这个象的本体在这个词组之外。比如悍气，表示不同于营气的一种现象，它不在脉内运行，而是走脉外，能迅速到达肌肤腠理四末，并且其活跃度在白天和夜晚还不同。产生这个象或者功能的本体不是"悍"，"悍"是现象，加词缀"气"用以明确表示是象。产生这个象的本体在词之外，即以胃为代表的六腑。当然，在中医经典中，词缀"气"可以省略，如浊气、寒气、邪气、淫气等，在具体的语言环境中可以省略为浊、寒、邪、淫等。药物有四气，温凉寒热，即温气、凉气、寒气、热气。温凉寒热，是形容词，是对药物属性特点的描述，是药物显于外的象，是古人在当时的条件下所能感知到的。加词缀"气",使前面的词根表示的象这一意义更加明确,产生这些象的主体在词之外。

3. 界定"气"在双音节词中为词缀的意义　首先,在以"气"为词尾的双音节词中,气字不能解释为实词,即解释为人体内活力很强而运动不息的极细微物质。这样理解不符合汉语构词特点,也不能准确理解中医经典著作所记载的深刻含义。从构词角度看,不论是"名词+气"还是"非名词+气"构成的双音节词,都不能理解为偏正结构,即"气"不是中心词,而是词缀,是表示事物的象。如果是偏正结构,即"气"字受前面的词修饰限定,那么被修饰的中心词一定有明确的概念内涵和外延,如悍匪、热风、凉水、毛笔之类,它们属于偏正词组,意义明确而没有歧义。如果错误地把医经中的"N+气"构词形式解释为偏正词组,如肝气解释为肝的气,肾气解释为肾的气,脾气解释为脾的气,那么中医理论中就会出现许多不知名的精微物质。推而广之,就会出现很谬误的结论,如喜气是喜的气,洋气是洋的气,神气是神的气,阳气是阳性的气,阴气是阴性的气,营气、卫气、浮气、悍气等理解为营养的精微物质,护卫温煦的精微物质,虚浮的精微物质,滑急的精微物质。换句话说,科学技术发展到今天,这么多的精微物质到底是什么物质?这样解释不仅在训诂上错误,也会使中医理论混乱。

其次,"气"理解为与《伤寒论》中"家"一样是词缀,能准确理解古医经,揭示某些疾病的病因。中医经典著作中,有相当多以"气"为词尾的词,如营气、卫气、浮气、悍气、阴气、阳气、脉气、腑气等,如果解释为具有独立意义的实词,不仅容易引起理论的混乱,还不能揭示某些疾病的病因病机。以"营气"为例,都解释为具有丰富营养功能的物质,那么这种物质是什么物质?和其他的如卫气、脉气、浮气等有什么区别?营气的来源、生成、运动方式如何?营气为病,治病则必求其本,这个本是不是不知名的细微物质?把"气"解释为实词不能很好回到这些问题,相反,按古代汉语构词规律释为象,则能很好解释这些问题。水谷入胃,化为津液,津液之精专者变化而赤为血,血入手太阴肺经,循经脉流注,五脏六腑都受血的滋养,血的这个显于外的营养功能曰营气,合而称之曰营血。《太素·卷二·六气》云:"何谓血?岐伯曰:中焦受血于汁,变化而赤,是谓血。"什么是血?中焦泌胃所纳五谷津液变而赤的液体是血。卷十二《营卫气别》云:"其清者为营,浊者为卫,营在脉中,卫在脉外,营周不休。"即从清浊分,水谷津液之精专者营血注肺为清,浊者浮气在脉外为卫。营血在脉内运行,功能是营养周身不休。卷十二《营卫气别》血"故独得行于经隧,命曰营气"。杨上善注云:"人眼受血,所以能视,手之受血,所以能握,足之受血,所以能步,身之所贵,莫先于血,故得行于十二经络之道,以营于身,故曰营气也。"血何以谓营气?是因为血所具有的营养功能,或者说血的营养功能又叫营气。血流于经脉,功能是滋养五脏六腑全身,故曰营曰荣。营、荣后面加词缀"气",用以强调营、荣为血显于外的象,这个象通过望闻问切可以感而知之。产生营、荣功能的本体是血液,不是什么不知名的极细微物质。治病必求其本,营之为病,求之于血,进一步探求则为产生血的六腑,而不是责之于什么极细微物质。

19　气含义嬗演

气是中医学的核心概念，在形成中医理论体系、指导中医临床实践、促进中医学术现代化等方面居于核心地位并起主导作用。近 60 年来国内外对其研究可谓壮观，主要聚焦于气内涵的争论、气实质探索以及近年来气的"场"假说。少有中医气理论未成及初成之研究，且其由未成之哲学化历程至中医气理论初成之过程尤能看出其属性特征。学者董晓艳对"气"含义嬗演及中医气理论发生做了探析。

气的原初含义

古代哲学和医学的气概念具有普遍的、抽象的意义，它从"气"字特殊的、具体的原始意义中升华而来。法拉格说："词的意义……给我们指出具体的意义往往先于抽象的意义"（《思想起源论》）。据考证，殷代的甲骨文和周代的金文皆见"气"字，非名词意义。在甲骨文、金文中，气是作为假借字使用的，通"乞""迄""讫"，且《尚书》《诗经》中亦没有找到名词气字，这使得对作为名词的"气"原始含义的探讨成为一项困难的工作。

目前学界普遍认为"气"的原始含义是"云气"，此解释首见于许慎在《说文解字》中的说法，"云，气也，象形"，又云"云，山川气也"。由于殷代已进入农耕文明，年成的丰歉与雨水关系最大，且据基本常识，他们知道雨生于云，云生于山川之气，因此殷商时期对"云"的膜拜是很自然的。《左传·昭公十七年》云："昔者黄帝氏以云纪，故为云师而云名。"甲骨文中亦有祭云乞雨的卜辞，"兹云，其雨？不其雨？""来云自南，雨。"故云气及其扩而充之的自然界之空气、气体乃气之本始意义则不足为奇。董晓艳以为，除却云气，与原始人类关系最密切亦最直观的莫过于烟气和蒸气。恩格斯说："火的使用第一次使人支配了一种自然力，从而最终把人同动物界分开。"殷墟卜辞记载人们焚烧人或牲，《左传》等古籍亦有"焚巫""暴尪"或主祭者自焚等向神求祈，此中原始人对烟气的观察及感悟不难想见。《周礼·考工记·栗氏》亦云："凡铸金之状，金与锡。黑浊之气竭，黄白次之；黄白之气竭，青白次之；青白之气竭，青气次之。然后可铸也。"此处"气"字指青铜冶炼中冒出的呈黑、黄、白、青颜色的烟气。随着青铜容器出现，容器蒸煮食物代替用火直接烧烤，蒸气就与人类密不可分。藤堂明保编《汉字语源辞典》认为气之原意是蒸米之时，锅中装不住，不断冒出的热气。1975 年马王堆三号汉墓出土的帛书《五十二病方》中云："血痔，以弱（溺）孰（熟）煮一牡鼠，以气熨……取秋竹煮之，而以气熏其，已。"其中的两个气均指蒸气。总之，气概念发生主要源于三个方面：①由云气扩充至风、云雾及寒暖气候等自然界之空气、气体。②火的使用产生的烟气、蒸气、火气等。③人体呼吸之气及热气等。此时"气"只是一普通字词，尚未蕴涵哲学含义。

气含义哲学化

人们感受到气的存在，逐渐认识到气的特性及运动变化规律并做理论概括，亦即成为哲学概念，"至迟从《左传》《国语》开始"。周幽王二年，"西周三川皆震"，太史伯阳父在解释地震原因时云："夫天地之气，不失其序；若过其序，民乱之也。阳伏而不能出，阴迫而不能蒸，于是有地震。今三川实震，是阳失其所而镇阴也。"需要注意两点：其一，其将地震的原因并未归于天神的震怒和儆惩，而是以物质世界自身的原因来解释自然现象，这有别于原始宗教世界观，诚如黑格尔所云："这完全是真理的另一种来源，与那天启的，给予的和权威的真理来源正相反。这种于权威之外另寻别的根据来代替的活动，人们便叫作哲学思想。"其二，其从阴阳二气交感互动、相互作用来论证宇宙万物生成与变化的内在根据，此为阴阳理论与气论第一次汇流。进而，《国语·周语下》亦认为阴阳之气存于宇宙万物包括人体并决定人的性情，开始关注作为哲学概念气的运动变化规律。云："口内味而耳内声，声味生气。气在口为言，在目为明。言以信明，明以时动。明以成政，动以殖生。政以生殖，乐之至也。若视听不和，而有震眩，则味入不精，不精则气佚，气佚则不和。于是乎有狂悖之言，有眩惑之明，有转易之名，有过慝之度。"自此，阴阳学说与气论合二为一并探求哲学气运动变化秩序的材料俯拾皆是。如医和给晋平公治病，认为其病因"非鬼非食"，而是违背了"六气"的秩序，"不节不时"，气淫所致。他云："天有六气……淫生六疾。六气曰：阴、阳、风、雨、晦、明也；分为四时，序为五节，过则为灾。阴淫寒疾，阳淫热疾，风淫末疾，雨淫腹疾，晦淫惑疾，明淫心疾。"此时的气论思想主要用以说明世界的秩序、联系和事物的变化，尚未脱离感性色彩，并没有涉及宇宙万物构成元素或本原之思想，直至战国才明确使用了本原概念并将气作为化生世界万物的本原。

"有一个东西，万物由它构成，万物最初由它产生，最后又复归于它，它作为实体，永远同一，仅在自己的规定中变化，这就是万物的元素或本原"（亚里士多德，《形而上学》）。元素和本原宜有所区别。而《管子》最早明确使用"本原"概念，提出以一种物质为万物之本原思想。"水者何也？万物之本原也，诸生之宗室也，美、恶、贤、不肖、愚、俊之所产也。"又云："水，具材也。"吕思勉解释此"材"为《左传·襄公二十七年》"天生五材"之"材"，"言火、木、金、土其初皆为水也"。与早期"阴阳说""五行说"认为世界的本原是二元的或多元的相比，其开了一元本原的先河。沿此路径，其后的老庄哲学虽认为万物由阴阳二气组成，但又强调道比气更为根本。《老子》四十二章云："道生一，一生二，二生三，三生万物。万物负阴而抱阳，冲气以为和。"这是"第一个把气作为万物之元素的思想"。庄子继承发展了老子关于"气"的思想，认为人及万物是由气化生而成，"人之生，气之聚也，聚则为生，散则为死……故通天下一气耳。"《管子》书中《内业》、《心术》上下、《白心》等四篇作者改造了道家哲学，认为"道"就是"精气"。《内业》云："凡物之精，化则为生，下生五谷，上为列星；流于天地之间，谓之鬼神；藏于胸中，谓之圣人。"这是说宇宙间一切物质和精神现象都源"精气"所成。"一物能化谓之神"，"一气能变曰精"。此处之"化""变"主要指"一气"向万物万形的转化。此外，其他篇亦认为自然界的一切事物都"根天地之气"，人亦当然源于气，"气者，身之充也"，"有气则生，无气则死，生者以其气"。至此，中国古代气一元论初步确立。

哲学气对中医气论的影响

学界不能否认中国古典哲学"气"论对中医气论的重大影响。如《中医气的研究资料》从《庄子·知北游》《管子·心术下》《周易·系辞上》等哲学经典对气的论述以阐明人身之气，认为"《内经》继承气一元论的思想，运用当时进步的阴阳这种哲学逻辑，来总结临床经验"。任继愈在论述中国古代医学和哲学时说，《内经》的思想继承发展了气与阴阳五行说。就连更强调"中医'气'别于哲学'气'"的孙广仁亦认为"气化理论不仅在哲学上影响很大，并且对中医理论的形成作用也很大"。

"气"虽很早就被用以描述人体，但形成中医气理论是受当时气一元论哲学思想的影响。从"气是宇宙的本原"这一基本观点出发，中医学认为，气是构成人体和维持人体生命活动的最基本物质。

1. 生理观——天地合气，命之曰人　中医认为，万物皆由气所化生。"在天为气，在地成形，形气相感而化生万物矣"。人亦不例外，因气而生。《素问·宝命全形论》云："人以天地之气生，四时之法成。"由是，古人对人体形态结构的认识必然效仿其对天地规律的认识，并认为人体结构与天地之气相通。《灵枢·九针论》云："一者天也，天者阳也，五脏之应天者肺……以取大气之不能过于关节者也。"《圆运动的古中医学》主张还中医以本来面目，认为中医乃"人身一小宇宙之学"，因此，其主张须先认识二十四节气地面上所受太阳射到的热降沉升浮的圆运动，而后认识十二经名词的所以然。人体阴阳气

92

化的和谐意味着健康。《素问·调经论》云"阴阳匀平，以充其形，九候若一，命曰平人"。《灵枢·终始》云："平人者不病，不病者，脉口人迎应四时也……形肉血气必相称也，是谓平人。"此外，人体气化亦具有时间节律特点。一天之中，随天地气化存在阴阳盛衰的变化。《素问·生气通天论》云："阳气者，一日而主外，平旦人气生，日中而阳气隆，日西而阳气已虚，气门乃闭。"一年之中，人体五脏与自然气化相应。《素问·诊要经终论》云："正月二月，天气始方，地气始发，人气在肝。三月四月，天气正方，地气定发，人气在脾。五月六月，天气盛，地气高，人气在头。七月八月，阴气始杀，人气在肺。九月十月，阴气始冰，地气始闭，人气在心。十一月十二月，冰复，地气合，人气在肾。"气化的中正平和状态则谓之"平人"，反之，气化失去协调则谓之"病人"。

2. 病理观——邪气盛则实，精气夺则虚　《内经》认为正邪二气关系疾病的发生。正气虚弱，抗邪无力导致邪气侵袭人体而发病；正气旺盛，卫外固密，外邪难以入侵。正所谓"正气存内，邪不相干"，"邪之所凑，其气必虚"，《灵枢·百病始生》云："此必因虚邪之风，与其身形，两虚相得，乃客其形。"时令变化的异常、七情之气过激、饮食气味失当、形神劳倦耗气等均会对人体气化产生影响。《素问·八正神明论》云："故天温曰明，则人血淖液而卫气浮，故血易泻，气易行；天寒曰阴，则人血凝泣而卫气沉……以身之虚，而逢天之虚，两虚相感，其气至骨，入则伤五脏，工候救之，弗能伤也，故曰：天忌不可不知也。"《素问·六节脏象论》云："未至而至，此谓太过，则薄所不胜，而乘所胜也，命曰气淫……至而不至，此谓不及，则所胜妄行而所生受病，所不胜薄之也，命曰气迫。"《素问·举痛论》云："怒则气上，喜则气缓，悲则气消，恐则气下……惊则气乱……思则气结。"《灵枢·五味》云："谷不入，半日则气衰，一日则气少矣。"《素问·至真要大论》云："夫五味入胃，各归所喜……久而增气，物化之常也；气增而久，夭之由也。"《素问·举痛论》云："劳则气耗……劳则喘息汗出，外内皆越，故气耗矣。"一天或一年之中自然气化的状态亦会影响人体疾病的变化，尽管病因多样，病理复杂，但其关键都离不开"气化失和"这一根本。

3. 医理观——调和阴阳，以平为期　中医对人体生理的认识基于天人气化一体，对疾病定位为人体内部气化违和，故治疗的思路即通过"调气"化解病因，由邪气不服转为"邪气乃服"，以恢复体内气化和谐，达到"阴平阳秘，精神乃治"。"治病必求于本"，将调节气化失常看作治疗的根本。《素问·阴阳别论》云"谨熟阴阳，无与众谋"。强调要"谨察阴阳所在而调之，以平为期"——偏胜偏衰求其平，太过不及求其均，阴阳相争求其和，清浊相干求其顺。且其主要治疗思想：治病求本、精究天人、以平为期、虚实补泻、明辨顺逆、调和致中等，着其根本，无一不以"调和阴阳，以平为期"为宗旨。

综上所述，"气"由初始之意至中医气论，历经具体含义、抽象意义，再上升为宇宙本原，后成为中医核心范畴。

20　气概念的探讨

　　学者陈利国从医学之气与哲学之气的关系、人体气的层次划分、如何认识人体气的实质等方面进行了探讨。

医学之气与哲学之气

　　在中医学理论的形成和发展过程中，吸收了诸多古代哲学的概念范畴。中医气学理论即直接来源于古代哲学，并从医学的实际出发，赋予了特有的内容，使中医学的气概念具有了自己特定的内涵，在概念上实现了从哲学之气向医学之气的转化。

　　1. 精气　精气概念首见于《管子》。以精气为世界本原者，主要体现在《管子·内业》等篇的精气思想中。《管子·内业》云："凡物之精，此则为生，下生五谷，上为列星，流于天地之间，谓之鬼神；藏于胸中，谓之圣人。是故名气。""精也者，气之精者也。"精即精气，是精微的气。它是世界万物包括精神现象在内的各种事物和现象的本原。《管子》精气说是中国古代哲学中气学理论的一种形式。精气作为中医气学理论中一个重要概念，其形成受《管子》精气说的影响，但在使用上重点已不再是关于世界本原问题的讨论。其基本内容可概括为以下 3 个方面：肾精、水谷精微、人体正气。精气概念在中医学的含义不同，但其间的关系非常密切。无论哪种意义，都是关于人体生命现象的说明，与《管子》中所谈的精气具有不同的思想内涵，一属中医学的特定概念，一属古代哲学范畴，属同一个体的不同认识层次。

　　2. 血气　血气一词较早的史籍记载见于《国语》。《国语·鲁语上》云："若血气强固，将寿宠得没；虽寿而没，不为无殃。"这是中国哲学气论观念较早的表现形式。孔子把血气作为生命有机体的基础和本质，云："君子有三戒。少之时，血气未定，戒之在色；及其壮也，血气方刚，戒之在斗；及其老也，戒之在得。"（《论语·季氏》）《左传》最早用于医学，把血气看作不同于形肉的生命内在的基础的本质。

　　在哲学里，血气一词都是在气这种意义上使用的，在中医学则不尽相同。如在《内经》里，有时从气这种意义上使用表达一个概念，有时则作为两个概念使用，与现在常用的气血同义。

　　同为血气，《左传》作为医学概念使用，孔子则上升为哲学范畴，在《内经》里又被分化发展，经历了从早期的气论观念到表示人体生命本质的演变过程。可以看出，气作为中医学和哲学共有的研究内容，有着不同的演化发展过程，在不同的时间里交叉和分离交替进行着，甚至有时很难分清是谁对谁的影响。但在中医学里，分化出来的血气概念又被统一到了精气思想之下，把血与气看作精气概念的一部分，形成了具体说明人体生命本质的中医学概念。

　　3. 元气　元气与精气、血气一样，都是医学与哲学共同的研究内容，所不同的是，有关元气的提出以及在哲学和医学的演变情况更为复杂。研究思路是：①元气一词最早提出者，哲学家认为是在汉代，是"元"与"气"结合以后出现的。②在医学文献中，元气（原气）一词最早见于《难经》。但关于《难经》的成书时代和它与《内经》的关系，学术界尚有争议。如果把《难经》的成书时代定于战国或更早，最早提出和使用元气概念的当推《难经》。③比较医学与哲学中元气概念的不同含义，以说明元气概念在医学与哲学中的区别。

　　气的概念出现很早，元气概念出现较晚。董仲舒的《春秋繁露》最早使用了"元气"，而且屡见于汉代著作中，说明元气理论在汉代已经形成。对于"元"的解释，董仲舒《春秋繁露·重政》云："元犹原也，其义以随天地终始也……故元者，为万物之本，而人之元在焉，安在乎？乃在乎天地之前。"董仲舒讲了元为万物之本，也讲了人之元的问题。东汉何休在《公羊传·隐元年解诂》中云："元者，气也。无形以起，有形以分，造起天地，天地之始也。"明确了元即是气。

在中医学文献中，原气一词最早见于《难经》。《难经·三十六难》云："命门者，诸精神之所舍，原气之所系也；男子以藏精，女子以系胞。"按董仲舒对元的解释，《难经》中的原气即元气。

哲学上，元或原为世界之本；医学中，元气由肾精所化，是肾精之生理效应。前者可聚可散形成万物，后者则只限于人体，是为医学之气与哲学之气的根本区别。

从以上三种气的分析中可以看出，气是医学与哲学共有的研究内容，是在不同领域不同的演化发展过程。元气概念出现较晚，但却是中国古代哲学气论的发展和概括，一开始便与人体结合起来，为医学的直接利用奠定了基础。所以，它一出现便受到医学的高度重视，以至于在哲学上、在医学里均出现了以元气概括气论的趋势。特别是在医学中，元气概念出现以后，很快即被专门化，在概念上也实现了从哲学向医学的转化。

人体气的层次划分

如何从纷繁庞杂的气学理论体系中找出规律，说明各种气之间的关系，界定不同气概念的内涵，较明确地反映气的实质，是气学理论研究中的一项艰巨任务。气概念在不同领域不同层次上使用着，非常广泛，仅《内经》一书就论述了80余种。同为一气，由于气名不同和所属研究领域的差别，不可能把各种气统一起来。较好的解决办法是按照中医学的实际进行综合分析，找出规律，界定范围，划分层次，说明关系，明确所研究的属于哪种气，从而得出较为客观的结论。

1. 划定医学之气与哲学之气的界限　建立在《周易》"一阴一阳之谓道"和"有天道焉，有人道焉，有地道焉，兼三材而用之"的思想之下的中医气学理论，是一庞大的体系。一开始它就把气概念局限到了医学研究的主要对象——人体身上，并提出了"人气"这一具有针对性意义的概念。《素问·宝命全形论》云："人生于地，悬命于天，天地合气，命之曰人。"这样，不仅从最一般的意义上指出了人的物质本原，同时也把人气与天气、地气区分开来，使人气这一概念专门化，成为医学科学特有的研究内容。

2. 区分生命物质和生理功能　气是什么？是物质，还是功能？这也是在气学理论研究中争议较多的问题。回答这个问题，首先要回答什么是生理功能，生命物质指的是什么，二者有什么关系，如何区分等问题。

生命是由核酸、蛋白质等组成的生命体所呈现出的特殊现象，其基本特征是新陈代谢和自我复制。在生命过程中，既有维持生命活动的基本物质，也有运动着的物质的各种不同的功能表现。在中医学里，运用了各种不同的气名，表达维持生命活动的基本物质和运动着的物质的各种不同的功能表现，《内经》提出了"以名命气"和"以气命处"的划分方法。

物质性的气属于"以名命气"一类。这类气都有明确的物质来源，在人体生命活动中，其物质性也没有改变。如真气、营气、气等，这一类的气来源于自然，是维持人体生命活动的最基本物质。

"以气命处"的一类，皆是在人体生命活动中各组织器官呈现出的不同的功效和作用。如以脏腑为处的心气、肝气、胃气、胆气等；以五体为处的血脉之气、肌肉之气、骨髓之气、筋膜之气以及胸气、腹气、中气、头脑之气、耳目之气、口齿之气等。

通过在生命过程中进行比较、分析，可以看出两类不同气的关系。我们把气的代谢过程分为3个阶段：第一阶段，从饮食物与自然界清气的纳入开始，到经肺脾二脏共同作用形成人体生命活动所需基本物质之一——气；第二阶段，是气与脏腑相互作用；第三阶段，是代谢产物的排泄和输出能量信息。第一阶段中物质性的气，经过第二阶段的转化才到了第三阶段以多种不同的功效和作用形式呈现出来。

其实，在代谢过程的开始就有功能性的气的参与。同样，每一阶段也都离不开物质性的气，每一阶段都存在着气的转化关系。但是，气在人体生命活动中经过一系列的转化，从第一阶段的生成到第三阶段的输出，已经具有了不同的性质。前者属物质性，后者属功能性。

3. 物质性气的层次划分　中医学对物质性的气有不同层次上的认识。精气是"人身之本"，是最高层次；血与气是"人之所有者"，是精气的两个重要组成部分；营气、卫气，是按其清浊和循行部位不同而划分的血气之气的两个概念。从精气到营卫二气，概念不断分化，认识不断深入，形成了不同的概念层次。

以上分析中，哲学之气与医学之气，分属不同的研究领域和认识层次。在人体之气中，功能性的气与物质性的气，其间并无概念上的分化，也不存在层次关系，所能确认的仅仅是它们在代谢过程中的密切联系。

人体气的实质

研究人体气的实质，要区分两类不同性质的气，明确其研究对象是物质性的气。

在物质性的气中，从概念层次上划分，精气最高，内容广泛，包括气、血、精（先天之精和后天之精）、津液等，不是进行气实质研究的对象。在其他气中，应当选择最有代表性意义，尤其是经典著作中重视程度最高的气。

《内经》在论述人体生命内在的基础和本质时，除强调"夫精者，身之本也"外，还指出"人之所有者，血与气耳"。这种气就是我们选择的最有代表性意义的气的研究对象。因为按照《内经》里的规定，与血同行于脉中的气，或称血气之气，与真气、经气等来源、作用、概念分化都完全一致，名称不同，实为一气。而营气与卫气是血气之气按其清浊和循行部位不同分化出来的两个概念。以此为研究对象，可谓抓住了关键。这是因为：①它比人体气中的任何一种都更具有"直观性"。它以血为载体，又"帅"血而行。通过血即可观察气。②它比人体气中的任何一种都更具有"整体性"。血只限于脉中，气则具有更大的"渗透性"，能够贯人体一切脏腑组织之实，充躯壳之内一切之虚。③它比人体气中的任何一种都更具有"实用性"。

为了说明气与血的关系以及气的整体性，《内经》把气分成了"独得行于经遂"之营气和"不能入于脉"之卫气两部分，并用了大量篇幅，从营卫二气的性质、部位、循行以及生理功能、病理变化、治疗方法等进行了论述，概念明确，层次清晰，便于认识，实用性较强。

现代物理学发现，自然界不仅有空间上分立的基本粒子、原子、分子以及由它们构成的基本物质形态，而且还有在空间上连续分布的电场、磁场、引力场之类的不是由原子、分子组成的物质形态。前者有一定的几何形体，并且有一定的空间把它们隔断开来，这类物质现代物理学一般称为非连续性或粒子性的物质（实物）；后者存在于整个空间，连续无间，这类物质现代物理学一般称为非粒子性或连续性物质（场）。气在中医学也被赋予了连续的性质。借助现代科学的研究成果和中医学的传统认识，对于人体气可以这样认识：①气主要来源于水谷精微和自然界清气；②气在人体内化生；③气主要依附于血，能够通贯全身，具有整体性；④气是一种无形的、连续形态的物质存在；⑤气是构成人体和维持人体生命活动的基本物质。

21　气的现代诠释

　　"气"是中国传统文化最基本、最独特的范畴，也是中医学构建理论体系、阐释天人关系、探索生命规律、解释疾病机理、讨论防治理论的基本概念之一。气概念应用广泛，但因其内涵深刻，理解上易产生歧义，因此，对于"气"的正确解读和诠释，是现代中医基础理论讨论的焦点问题。归纳关于"气"概念内涵的研究，主要有两个切入点：一是立足于古代哲学的认识，主要从气的概念来源及思维方法上诠释其内涵，着重于在理论上从哲学之气推导中医学之气的概念特征，形成物质说、功能说、物质与功能统一说、物质功能信息合一说、生命说、生命活动之象说、反应特性说、功能和信息关系说等；二是结合现代科技成果，主要从西医学的认识领域比附中医学气的"实质"，认为气与细胞及细胞通讯、生物能、新陈代谢、线粒体、基因、免疫球蛋白、蛋白质组、脂联素、Ca^{2+}、气体信号分子、电、场、微粒流、中微子、量子、暗物质、熵、信息、系统理论等有关。针对目前研究状况，学者王小平提出如下问题，并阐述了自己的观点。

气的物质与功能之争

　　气是中医学乃至中国古代文化最基本、最常用的概念，自古以来，人们对这一概念的熟悉程度似乎不需要解释，皆可意会领悟而知。在浩瀚的中医古代文献中竟然未曾有人对"气"下一个确切的定义。然而，随着时代的变迁，文化背景发生了前所未有的变化，人们已经不满足于通过意会领悟的方式或者根本就缺乏意会领悟的经验背景对"气"概念进行把握，特别是在西方科学日益占据主导地位的当代，为"气"概念下一个现代定义，即用现代思维和语言对古代的"气"概念加以诠释，成为中医"现代化""客观化"的基本要求，于是首先出现了"气"的内涵是"物质"还是"功能"的争议。不难看出，气的"物质""功能"之争带有明显的时代痕迹。

　　最初将"气"定义为"物质"的原因可能与两个因素有关：一是当时科学发展水平提供给人们的认识视野有限，二是受当时流行的哲学思想的影响。当时的学者习惯地把一切事物和现象的本质归结为"物质"，加之当时的人们并未明确认识到哲学范畴的"物质"（客观存在）与物理学的"物质"（有质量的时、空填充内容）是两个不同内涵的概念，因而，常常将两个"物质"概念混同为某种或某些物质成分（实体粒子），并把"物质"作为与"功能"相对的概念，在理论上认为可以通过实证方法发现构成"气"的物质成分。

　　几乎是在"物质说"的同时，学者们通过对"气"概念的起源、演变及古代哲学及《内经》对"气"的认识，意识到"气"具有运动、无形的特征，因而认为："每一种气都是物质与功能的统一体，不存在只是物质而没有功能，或者只是功能而没有物质的气，质与能在中医"气"这一独特概念中得到完满的统一"。这一观点得到许多学者的认可，形成"气"的"物质与功能统一说"。

　　此后，又有学者从中医及古代中国人对"气"的认识，结合现代科学发现，提出了"气"的"功能说"，认为"气"不是物质性观念，而是一纯粹的功能性概念。此说虽未得到学界的共识，但从中医学的认识方法来看，有一定的独到之处，但完全脱离物质结构谈功能，又为持前两者观点者所诟病。

　　从过程和结果来看，这场争论对于理解和诠释"气"的概念内涵虽有一定的意义，但从实际产生的效果看，并未产生积极影响。相反，对气"物质说"或"物质与功能统一说"的肯定误导中医学界展开了一场轰轰烈烈的寻找气的"物质基础"的实验研究，时至今日，除了证实"气"的客观存在外，并未发现能够揭示"气"本质的"实体粒子"。提示这种研究思路可能出现了偏差。

反思气的"物质""功能"之争，问题出在思维方式上。用了现代人的思维模式去思考了一个中国古代的学术概念，没有从古人的思维特征上把握气在中国古典哲学及中医学中的内涵及特点。

"体用不二"是中国传统文化特有的思维模式之一，这一特征导致了"气"内涵的复杂性。有学者认为，对于气之"体"，宜从哲学"本体论"的角度来理解，即"气"是客观世界之最高本体，对于气之用，则必须从哲学"认识论"的角度来理解，即从气的具体作用、功能、属性、状态、表现等方面来理解。本体的"气"是理性的、抽象的概括，而具体的"气"则是感性的、现象的表现。然而，由于气的"体用合一"，使它同时具有高度理性化而又具体经验化的双重特征，从而造就了中国传统文化思想中特有的"实用理性"。当提到具体的"气"时，只有看到所处的一定的实用场合，才能确定它究竟是指物质还是功能，是指作用还是属性，是指状态还是现象。中医学正是在这种"体用不二"的思想的影响下，对自然界气候变化及人体生理病理变化进行研究时，并不是着眼于对它们的具体形态、结构及组成成分（即气之体）的研究，而是着眼于对天地之气和"人气"的具体功能、属性、状态、作用（即气之用）的观察。《素问·气交变大论》指出"善言气者，必彰于物"。气的"本体"不可测，但可以通过物象体现出来。如观察五脏之气的关键，不是五脏解剖之"体"，而是五脏表现在外之"象"，它是五脏之"用"的具体体现，因而《灵枢·本脏》云："视其外应，以知其内脏，则知所病矣。"

可见，中国古人对"气"的认识，并没有受到实体物质概念的限制和羁绊，而是将"体"与"用"看成一体。既然气"体用不二"，那么我们有必要用"物质"或"功能"对"气"进行定义吗？

关于气实质的研究

在唯科学论及中医现代化思潮的影响下，关于"气"的研究也走上了西化的道路，人们试图通过实验室研究或比附现代科学的某些成果，来揭示"气"的实质。如果这些研究只是对"气"客观性的验证，则无可厚非。但如果用西化的方法来研究"气"实质就可能犯了方向性错误，因为"气"不是分析方法得来的，也不可能用分析方法还原回去。东西方文化存在差异，其认识事物的途径和视野各不相同，用西学的方法和视角来认识一个东方色彩鲜明的概念范畴，得出的结论有可能是南辕北辙。气是中国古代先哲运用传统认识途径和思维方法形成的概念，对气实质的研究应当回归和遵循传统的认识规律，才能准确揭示"气"的实质。

分析已有的结合现代科技或运用西学方法取得的研究结果，对"气"的研究还只是停留在现象的描摹上，远不是"气"的实质。对"气"的研究，如果要选择西学的方法，那么，必须清醒地认识到"中医理论研究久攻不破的关键不在实验室这个环节，而在于进入实验室之前的解读、分解、提炼、转换诸环节！也就是说我们必须加强实验室之前的史学研究和理论分析"。因此，在对气"实质"进行实验研究之前，首先应当在理论上正确解读"气"的概念内涵，在符合中医思维的前提下，将其转换为实验研究可以理解和操作的方法和指标。在中西医均未能正确理解和诠释"气"的情况下，用西学的方法研究可能会南辕北辙。

哲学气与中医气的关系

厘清哲学气与中医气的关系，对于在理解气内涵过程中选择正确的途径和方法有重要意义。有学者认为，中医学气学理论并非源于哲学的气学说。两种不同学科范畴的气概念各有生成根源。中医学的气学理论源于古人对呼吸之气及人体"热气"的观察与体悟，通过观察蒸米锅中冒出的米香之气，可以联想人体摄取饮食物的精华物质（即水谷之精）亦可蒸化为气，以推动人体的生命活动。另外，通过对导引、吐纳等功法的修炼，可体验到气在体内上下流动或沿经络流注；通过对家族成员之间的比较性观察，以发现不同家族成员在体力与智力上的差异，推测这与父母遗传的精及其所化的气有关，从而产生了对元气的初步认识。古人正是通过对人体生命现象的观察与推理，形成了中医学的气概念。可见中医学的气概念有其自己的生成根源，并非脱胎于古代哲学的气概念。因此，中医学的气理论与古代哲学的气学说，既有一定的联系，又有严格的区别。

主张医学之气源于哲学之气者占主流，如有学者认为先秦时代，哲学家对宇宙的理解是万物相通、天地一统的有机整体。人和天、地一样，都是气构成的，都是气存在和变化的形式，天地人的变化，也就是气的聚散升降运动的结果。古代哲学文献中关于气与人体、气与生命的论述，成为古代气学理论对医学渗透的先导。一方面古代医学实践形成的关于气的理解，对中国古代哲学之气的形成有过启示；另一方面，哲学关于气的学说对医学主动渗透，对医学理论的建构有着深刻的影响。气，在这里形成一个连接点，哲学的气一旦透过这个连接点，尽管还可能带有某些哲学色彩，但从本质上说，不再是哲学的气，而更突出了医学的特点。在医学中，气与血、精、神并列，说明了医学对气有了自己的理解，并赋与新的意义。哲学的气对医学的渗透，是中国古代气学理论的嬗变，是从抽象程度较高的哲学范畴演化为医学理论的具体内容。当医学以气学理论观察生命、健康与疾病，发现人体内存在着实实在在、望之可见、触之可及的气。因此，医学从观察到思考，逐步建立起属于自己的气学理论。

中医学的形成有其深厚的传统文化背景，古代哲学对中医学核心概念的形成及其表述方式均产生深刻影响。特别是在《内经》时代，哲学与自然科学尚未分化，自然科学援引哲学概念、并将概念赋予自然科学的内容是自然而然的事情。中医学在理论形成和发展过程中，借用或吸收了诸多古代哲学的概念范畴，如阴阳、神等，气概念也不例外。中医气学理论源于古代哲学，并从医学实际出发，赋予了特有的内容，但其内涵则有相同之处。如《素问·宝命全形论》云："天地合气，命之曰人。"此"气"还带有哲学意味，而《灵枢·决气》"上焦开发，宣五谷味，熏肤、充身、泽毛，若雾露之溉，是谓气"的"气"则完全医学化了。在《内经》中两种不同领域的气并用或混用，说明在古人的观念中，哲学之气与医学之气在概念内涵上没有严格区别，只是论域或层次不同而已。所以，尽管中医学的气是相对独立的概念，但考察中医学之气不应该也不可能脱离哲学之气这个渊薮，还应当从哲学之气推衍中医学之气的概念内涵。

气内涵的表述应符合时代的学术发展

虽然气概念的诠释，主要从古代哲学的思维及观念入手，但对气概念的表述还是应当与时俱进。现代科学较之过去的几十年有了较大发展，许多旧的理论和观念正在或已被淘汰。既然要用现代语言诠释气概念，就应当符合至少是不违背现代科学的发展现状和趋势。如以往的文献中，有学者认为气是《内经》中表示既不是液体也不是固体的流动而细微的物质存在的重要概念范畴。诚然，以古人的感官所见所及，只能将物质形态区分为固体、液体和气体三态，甚至在二三十年以前人们的知识结构里，物态只有这三种。但随着科学技术的发展，人们发现物质形态远不止这三态，就目前科学界对物态的划分即有气态、固态、液态、等离子、爱因斯坦凝聚态、费米子凝聚态等六态，且物态之间在一定条件下可以转化，就如同"气化"一样。再用过时的物质三态观念表述气的概念，显然不合适了。

中医学之气外延的界定

在现行中医相关文献中，对中医学之气的界定大多局限于人体之气。但从中医气学理论的整体框架来说，仅仅讨论人体之气是远远不够的。《内经》把影响人体生命活动的诸多因素都称作"气"，如谷气、寒气、苍天之气、天气、春气、邪气等。人体的生理病理变化，是这些"气"与人体之气相互作用的结果，也是中医气学理论研究的对象，因而对"气"的诠释不能遗漏了这部分内容。此外，目前对"气"的论述，大多是从气的自然属性着墨。但中医学历来重视人的人文社会属性，那么，气的概念是否应该将其人文属性概括其中？

气与阴阳、五行概念的论域应当一致

众所周知，气、阴阳、五行是中国古代哲学的重要范畴，也是中医学理论体系建构的思维工具。气、阴阳、五行三个概念，起初均是指实体的存在物，至西周时期，三者皆从表示有形可及的实体转变为无形的抽象概念，具有了哲学意味。因而，气、阴阳、五行均是超越了实体形态的、标示事物属性特征的概念范畴。气学是阴阳、五行学说的基础，一气分阴阳，阴阳变化成五行。根据现有的中医教材，将阴阳及五行均定义为"属性"，说明阴阳、五行的论域是"属性而非实体"的观点已达成共识。那么，作为与阴阳、五行有着共同认识方法和特征的"气"概念是否也应当有相同的论域？即"气"不是实体，而是事物运动表现出来的性质、状态、功能、行为、效用等。

气的现代诠释与中医基础理论的其他命题一样，都存在着古代与现代、哲学与自然科学、概念内涵与表述方式等诸方面的矛盾冲突。如何更准确地理解气的概念内涵，并用现代语言准确地表述出来，要求我们既要追溯概念的历史源流，又要把握现代中医学术的发展脉络。

22　中医气的内涵

　　"气"是中国传统文化最基本、最独特的范畴，也是中医学构建理论体系的基本概念之一。气概念应用广泛，但因其内涵深刻，理解上易产生歧义。总结关于"气"概念内涵的研究，发现其中有问题、有误区，也有亮点、有启示。学者王小平认为哲学之气与中医之气是源流关系，对中医"气"概念的诠释应遵循古代哲学的思维模式，作为与阴阳、五行有着共同认识方法和特征的"气"概念也应当有相同的论域，即"气"不是实体，而是事物运动表现出来的性质、状态、功能、行为、效用等。同时研究中医之气不能仅局限于人体之气，还应把影响人体生命活动的诸多因素及人文社会属性的内容概括其中。此仅对中医"气"概念应当具有的基本内涵做了讨论。

气是客观实在

　　古代哲学认为，气是宇宙的本原。《管子·内业》云"精也者，气之精者也……凡物之精，比（合）则为生，下生五谷，上为列星"，谓气是化生天地万物的本原。《易传·系辞上》云："精气为物。"这里的"物"字，是指哲学意义的客观存在。《内经》继承了古代哲学的宇宙生成论，认为气是宇宙万物的起源，如《素问·天元纪大论》云："太虚寥廓，肇基化元，万物资始，五运终天，布气真灵，总统坤元，九星悬朗，七曜周旋，曰阴曰阳，曰柔曰刚，幽显既位，寒暑弛张，生生化化，品物咸章。"弥漫无际的"太虚"是生成万物以及五运阴阳变化的根源，它的运动促使万物发生发展，于是天地间出现了阴阳刚柔的各种物象，包括有形和无形的物质形态以及寒暑往来的季节变化，万物尽显兴盛景象。这里的"太虚"即是气的原始状态。刘长林等研究认为，在中国气学看来，物之化成，人之有生，心之能知，全赖此气。古往今来，大量的事实和深层体验证明，此真灵之气，有确凿的实在为依据，并非全靠想象。它们构成"气"概念的主体，是中国哲学和传统学术的重要对象。

　　中医学之气，包括人体之气以及影响人体的一切相关因素，更具客观实在性。两者皆以生命活动的各种征象彰显或自我体悟，如《灵枢·五味》描述的那样："谷始入于胃，其精微者，先出于胃之两焦，以溉五脏，别出两行，营卫之道。其大气之搏而不行者，积于胸中，命曰气海，出于肺，循咽喉，故呼则出，吸则入。天地之精气，其大数常出三入一，故谷不入，半日则气衰，一日则气少矣。"再如经气，虽不可见，但可在医生针下或患者的"得气"中体验，并通过"气至而有效"（灵枢·九针十二原》）加以验证。

　　虽然到目前为止，"气是什么"尚无答案，但诸多研究证明了"气"的客观实在性。其实，《内经》用"气"来解释在当时超出肉眼直观、无法认识的物质（广义）存在，是一种理论思维的跨越，使中医药理论跨越了物质（广义）是什么的问题，直接进入到物质发生了什么样变化的研究探索之中。在"气"的研究中，首先要承认"气"是客观实在，其意义有二：一是从认识论的角度，承认"气"是客观实在，才能肯定"气"的真实性，才有研究的价值和可能性。因为，"坚持西方科学哲学立场的人可能拒不承认'气'的实在性。在他们的观念中，一切真实的存在都必定能够被感觉或延伸感觉的工具所感知，否则就是子虚乌有，就是封建迷信"。二是从研究思路来说，承认"气"是客观实在，而不是纠缠于"气"是物质还是功能、粒子还是场、质量还是能量、暗物质还是明物质等，研究者才能摆脱思维局限，真正运用中医思维方法研究和把握气的概念内涵。

气是生命流转

甲骨文早有"气"字，本义为"云气"，随着人们对自然界及生活现象的进一步理解，出现了一系列与"气"相关的汉字。"气"字隶变以后出现了"氣"字，"氣"又有重文"餼"，而"曔"和"炁"则都是"气"的古文，仔细观察这些和"气"相关的一系列汉字，可以发现涉及的形旁有"米""食"，还有"火""日"，汉字的创造是古人在对日常生活的观察中形成的，这些汉字在使用中体现出所蕴含的生命性特征，"米""食"是生命所需的来源，"火""日"是生命活动的动力，这些特征使得汉字"气"由文字概念升华为中国传统生命观中的一个抽象概念，成为用来描述生命存在的要素。

气，在古代哲学中有生成、生命的意义。关于气的生成方式，《老子·第四十二章》云："道生一，一生二，二生三，三生万物。万物负阴而抱阳，冲气以为和。"气是道生万物的承载者，气分阴阳，阴阳二气感应和合，万物由此生生不息。《庄子·知北游》亦云："人之生，气之聚也；聚则为生，散则为死。"庄子通过"气"的聚散与人生死的关系，更加明确地阐释了"气"与万物生成与消亡之间的内在联系。《内经》在庄子聚散说的影响下，也提出"气合而有形，因变以正名"（《素问·六节脏象论》），认为气的聚合可以产生形形色色的事物。人的生成也是天地之气聚合的结果，故《素问·宝命全形论》云"天地合气，命之曰人"。

气的生命意义在于，气赋予宇宙及人以生命，不仅是宇宙万物的生命本源，还是维持和促成生命流转的动力之源。《管子·枢言》云："有气则生，无气则死，生者以其气。"气，即是生命。《素问·五常政大论》云："气始而生化，气散而有形，气布而蕃育，气终而象变，其致一也。"气运动不息、生生化化，生命的产生、发育、壮大、凋亡等皆源于气始、气散、气布、气终。正是气不同的运动状态，才有了生命生、长、壮、老、已的过程。《灵枢·天年》以10岁为一个生命阶段，对每一阶段的脏气盛衰状况予以评述，阐明人的生命过程即是人体之气沿时间之轴所呈现出的盛衰变化过程。就大自然而言，生命不断流转轮回，而其承担者及推动者唯"气"而已。

中医学的形成与中国传统的时空观密切相关。中国人所选择的时空坐标以时间为主，空间为辅。中医无论在生理病理还是在临床治疗上，着重把人身看作一个时间流程，这也就决定了中医学必定以自然活着的人身整体为认识对象，因为时间不能切割。在中医学鲜明的时间性特征制导下，《内经》发现并记载了大量人体生命的节律性变化，如昼夜节律、一日分四时节律、十二时辰节律、月盈亏节律、五脏应四时（五时）节律等，并以这些节律性的变化作为判断生命规律正常与否的依据。关于人体生命节律形成的原因，《内经》认为是人之气顺应天地之气运动的结果，《素问·宝命全形论》云："人以天地之气生，四时之法成。"《灵枢·营卫生会》云："气至阳而起，至阴而止……如是无已，与天地同纪。"说明天人同气，因而天人同纪。可见，气也是生命流程中节律性变化的承载者。

中国古代哲学的本体论，不同于西方哲学强调静态的实体存在，它关注的是宇宙的起源和演化，因而更加注重自然万物之间动态的生成关系和生命流程的变化。中医学引入"气"的概念，用以阐明人体生命生成、变化、衰亡的规律及机制，在一定意义上"气"代表着生命流转。

气是运动之象

运动是气的基本属性。《灵枢·脉度》云："气之不得无行也，如水之流，如日月之行不休。"气的运动彰显于物，则是盎然生机、万千气象。对器物而言，气的运动形式不外升降出入，《素问·六微旨大论》云："非出入，则无以生长壮老已；非升降，则无以生长化收藏。是以升降出入，无器不有。故器者生化之宇，器散则分之，生化息矣。"器，即器物，包括生命体，因气的升降出入运动而生化，促成生长壮老已的生命流程，以及生长化收藏的物候之象；一旦气的运动停止，生命体随之瓦解，生机顿失。可见，器"的运动之"象"是气的运动状态的直观反映。"象"是"气"通过"器"表现于外的存在，一般是在"器"运动变化的过程之中彰显出来。气主宰着"器"的运动之象。

"气"是象形文字，是"中国先民们对于自然界云烟等的直接观察，或对人自身的嘘吸等的直接经验，是象形的直觉思维"。"象"范畴及意象思维经《易传》的论述而确立，在探讨世界本原问题时，老子提出"道"，《易传》崇尚"易"，还有一些哲学家主张"气"，这些范畴的共同特点在于，它们没有形体形质。就是说，中国古代哲人一般不将世界本原归结为某种或某几种有形的物质元素，更没有在这样的基础上提出类似"实体"或"本体"的概念。在中国古典哲学中，气不是指称具体物质，而是对物质运动之"象"的描述。因而，古人在研究某一物质形态时，是以"象"作为切入点，由对"象"的认识和评判，带动和制导对具体物质的研究。

另外，在道家看来，道、气、无相通，故道教文献亦将气写作"炁"。而作为万物本源的"无"，是无状、无物、无形、无间的一种绝对均匀、内部无任何差别的混沌存在状态。气的这种非结构特性，决定了对事物的认识，不可能将其分解成最简单的因素，从事物的内在结构来分析、解释事物存在和变化的宏观现象，而只能停留在表象的外在性，对事物的同异区分只能是以表象区分和主观臆测为基础。从人类认识的角度来看，"无"是感官不能觉察、不能把握的恍惚，理性思维也无法把握本体的"无"，不能用有限的语言来表征。因此，对"无"的认识，只能通过超越感官和逻辑思维之上的直觉体认，或者通过"无"所生之"有"的表象来认识。

《内经》将"象"的认识论成功应用于医学，以气为基础建立了藏象经络学说。王冰注《素问·六节脏象论》云："象，谓所见于外，可阅者也。"中医之象，主要是指人体作为活的整体表现于外和所感受到的功能动态过程，是人体内外之气相互作用的整体反应。对于疾病的诊断，也是通过"象"的变化来判断体内气的状态，如《素问·脉要精微论》云"夫脉者，血之府也。长则气治，短则气病""夫精明五色者，气之华也""五脏者，身之强也……得强则生，失强则死"等，通过脉象、精明、五色、身形等"象"的变化把握体内气的常变。治疗上的调气也是以"象"的恢复为指征，如《素问·至真要大论》云："调气之方，必别阴阳……寒热温凉，衰之以属。"可见，在《内经》的观念中，"气"与"象"是如一的，正如张载《正蒙·乾称》所云："凡可状，皆有也。凡有，皆象也。凡象，皆气也。"可见，象的实质是气，气即运动之象。

气是人文状态

人文状态，是指人的精神活动状态及道德修养素质。气学理论产生于古代文、史、哲、医尚未分化的时代，在各种哲学思想、自然科学、文化艺术门类中都有涉及，形成了错综复杂、贯穿百家、概念多元的特点。因而，"气"的概念不仅是指自然界的客观实在，而且还具备浓厚的人文气息，是人的价值观、审美观及行为规范等对客观实在的反映。对中医之气而言，前者主要通过"形"表现出来，后者则反映于"神"的变化及状态。

追溯"气"论发展脉络，早在《左传》中就有了"气"与精神相关联的论述。《左传·昭公元年》载秦医和云："天有六气，降生五味，发为五色，征为五声，淫生六疾。六气曰阴、阳、风、雨、晦、明也。"六气的运动变化形成五味、五色、五声和六疾。同时，"六气"也是人情志的终极本原，《左传·昭公二十五年》云："民有好、恶、喜、怒、哀、乐，生于六气。是故审则宜类，以制六志……哀乐不失，乃能协于天地之性，是以长久。"天有"六气"，人有"六志"，人之心性与"天地之性"谐和，方能共存。孔子则主张伦理源于"气"，《大戴礼记·四代》云："食为味，味为气，气为志，发志为言，发言定名，名以出信，信载义而行之，禄不可后也。"即饮食生气，气生伦理，从饮食、气、伦理的辩证关系来认识人体之气的自然价值与社会价值。概而论之，古人将宇宙本原、人体之气、精神之气合而为一，浑然一体。

明确将"气"视作一种人文精神状态的是孟子，《孟子·公孙丑上》云："我善养吾浩然之气……其为气也，至大至刚，以直养而无害，则塞于天地之间。"这里的"浩然之气"，是指人主观的道德伦理素养达到很高水平时所具有的一种正义凛然的精神状态，有了伟大的人格力量，就可以经受外界的任何干扰和困惑。这种依托主观而存在的"气"已和道德人格联系在一起，而不仅仅是物质始基。从孟子开始，这种与人精神意志合为一体的"气"成为意识形态范畴的元素。中国古代文学艺术多用"气"作为专门术语，品评作者或人物才情、气质及由此形成的风格。如南朝齐梁的谢赫所著《古画品录》中，提出绘画六法，其中第一法就是"气韵生动"，即书画中字物的神态呈现出活生而灵动之状，以表现气在旋转中飘逸的力和美，后人多把它作为绘画的最高境界。要达到"气韵生动"，书画者必须学会"运气"，使气血畅通，气力自然注于腕指，写出的字才会达到"气韵生动"的程度。再如，军队士气对于战争的胜负至关重要，它包含勇气、志气、斗志、义愤、仇恨、无畏等多元内容的精神状态，故《四囊书》云："兵之所以战者气也，气之所以激者怒也……善用兵者，养其气，蓄其锐"。可见，在古人那里，气与精神原本就是一回事。

从认识论而言，气是在主客相融的认识方式下发现的。所谓主客相融不可能是在形体上，只能是在心念上，故气与心（神）相通。《老子·第五十五章》云："心使气曰强。"表明"心"可以支配"气"。《管子·内业》亦云："是故此气也，不可止以力，而可安以德；不可呼以声，而可迎以意。""不可止以力"，"不可呼以声"，是说用"力""声"等物理方法对气不会产生效用，而必须用"德""意"等心理方法才能得气。根据古代哲学认识论的观点：首先，气细无内大无外，无不包容，无不通透，与任何事物都不可能形成对立关系，用主客对立的方式是无从捕捉的，因为它与人的感觉器官根本构不成任何形式的物质性碰撞，故不能给予人的感觉器官及其延伸工具以能够引起反应的刺激。其次，由于气虚无形，其功能隐而不露，但天地万物的演进前行，归根到底源于气的推动。《老子·第三十七章》云："道常无为而无不为。"无为不是不作为，而是不在对立的关系中作为，是在融为一体的情况下因物而为，也就是沿时间的方向顺物自然之为。物可见，但气运不可见，必须靠心灵体验。第三，气具有灵性和特殊的能动性，能够产生生命，接通思维，传递信息。与某些有形物结合，能够成为思维的体现者和载体。人的精神现象与"气"有相通之处。表现在精神的内容虽然五彩纷呈，涉及无限广大的空间，但其本身却不单独占有任何空间，而只是一个时间的过程。与"气"不单独占有空间却因发挥功能而构成时间过程相似。这意味精神与"气"应当属于同一种性质的存在，即它不可能与有形之物发生对立。因此，心要与气接通，必须虚静，才能做到主客相融，也才能得气。

形神一体的形神观是中医原创思维模式的要素之一。形既指实体结构的客观存在，亦是对其进行的总结和概括，更是功能活动的载体。"神"主要指生命活动的一切表现、灵明神气及思维活动。《素问·上古天真论》提出"形与神俱"的整体思想，认为人的形与神是生命过程中可分而不可离的两个部分，这里的"形"包含人体之气，"神"包括精神活动，是人区别于其他物种的特殊之"象"。《灵枢·小针解》云："神者，正气也。"《灵枢·平人绝谷》亦云："神者，水谷之精气也。"将气与神视作同盛衰、共存亡的一体。《灵枢·通天》则根据人体阴阳气的差异，将人分成五种体质，其主要划分依据就是个体的人格、态度、行为等心理特征，说明人体之气与个体的人文精神状态是相通应的。《内经》既肯定气对神的本原意义，又不忽视气对神的支配作用。如《素问·六节脏象论》云："天食人以五气，地食人以五味。五气入鼻，藏于心肺，使五色修明，音声能彰。五味入口，藏于肠胃，味有所藏，以养五气，气和而生，津液相成，神乃自生。"天地之气化生人身之气，天人之气共同推动神的产生。《素问·阴阳应象大论》云："人有五藏，化五气，以生喜怒悲忧恐。"《灵枢·五阅五使》云："五气者，五藏之使也。"说明五气作为五藏之功能和信息，是产生情志活动的推动者和承担者。《灵枢·天年》在论述人的生、死时，特别强调神的重要，云："血气已和，营卫已通，五脏已成，神气舍心，魂魄毕具，乃成为人……失神者死，得神者生……百岁，五脏皆虚，神气皆去，形骸独居而终矣。"本段文字阐明了两个道理：一是神由气生，神的存亡取决于气的存亡，神实为气的显象；二是神与气虽是两个不同概念，但其生命意义是一致的，故并称"神气"。神不仅是气的彰显，而且还是气的主宰，人的情志、思维、性格、行为、态度、修为等皆可对气产生影响，如《素问·上古天真论》云："恬惔虚无，真气从之。"指出良好的心态可以促进气的充盈与运行；《素问·经脉别论》云："当是之时，勇者气行则已，怯者则着而为病也。"说明勇怯关系到人对环境变化的应变能力，进而影响气的运行，决定发病与否。

正是因为气与神的"不二"关系，且气无形不可见，而神有征可察知，所以，中医学常常是通过"神"来掌控"气"。《灵枢·行针》在描述针刺反应时云："百姓之血气，各不同形……重阳之人，其神易动，其气易往也……重阳之人，熇熇高高，言语善疾，举足善高，心肺之脏气有余，阳气滑盛而扬，故神动而气先行。"说明针刺反应与精神相关，根据患者的情绪性格特征，可以判断其脏气、阳气、经气的功能状态。所以，《内经》在诊断上强调对患者人文精神状态相关资料的收集和分析，如《素问·调经论》云："诊病之道，观人勇怯，骨肉皮肤，能知其情，以为诊法也。"《素问·疏五过论》亦云："圣人之治病也……从容人事，以明经道，贵贱贪富，各异品理，问年少长勇怯之理……诊必副矣。"不仅如此，《内经》还要求医生在诊病时要排除杂念、平心静气，虚心感受患者脉气的变化，故《素问·脉要精微论》云："持脉有道，虚静为保。"治疗上，《素问·八正神明论》云："故养神者，必知形之肥瘦，营卫血气之盛衰。血气者，人之神，不可不谨养。"说明养神就是养血气，其治疗意义是一致的。

可见，《内经》是把人的精神活动视作人体之气特殊的表现形式。《荀子·王制》云："水火有气而无生，草木有生而无知，禽兽有知而无义，人有气、有生、有知，亦且有义，故最为天下贵也。"可知，万物之中人至贵的原因是，万物皆"有气"，唯有人"有义"。所以，人生命活动中最独特的内容就是人文状态。中医学之气，是阐释人生命活动规律的概念范畴，必然含有人文状态的内涵。

23 中医气的现代内涵

中医学的气学理论是中医基础理论的重要组成部分，是中医药学科的重要理论基础，也是辨证施治的理论依据。因此，用现代生物学理论和技术阐明气本质的科学内涵，对于发展中医学具有积极意义。气是构成人体和维持人体生命活动的基本物质之一，是具有很强活力的精微物质，有推动、温煦、防御、固摄、气化等作用。学者王爱云等对气的物质本质和气学理论内涵研究提出的不同观点做了归纳。

早期对气本质的认识集中于气的物理特性

认为气与红外辐射、生物电等相关。最早开展气本质的研究多集中于 20 世纪 90 年代对气功之气的物理和生理效应研究。认为气功发放的"外气"是属于红外辐射、静电、磁和某种"流"等；气功的"内气"可能是由于意念集中某穴位，使这一系统的组织细胞的各种形式的生物电活动有序化。田明清认为，生命起源于原始大气的化合物，原始大气和正负电荷可视为中医学中的精微物质。气本身具有传导性、涌动性，人体之气等同于细胞膜周边的带电离子。凡细胞的变形、分裂皆取决于涌动性的离子调控，因此认为气为带电离子。从生物学角度来说，气是带电离子，气的实质是电，从物理学角度来说，气是正负电荷。吴昊天等整合近 20 年对"气学"理论的成果，提出气为不具固定形态，并通过渗透、聚散、出入等形式贯穿于一切事物之间的暗物质、信息流、势能力场以及生物电磁场。刘风华等应用多电极电生理技术记录生物电传导，发现针刺引起生物电循古典经脉线路传导。因此"气"被认为是生物电，红细胞在血液循环中不断消耗氧气、营养物质和二氧化碳来产生生物电，红细胞是类似燃料电池功能的集群流动发电机。

近年多从现代生物学角度阐释气的科学内涵

1. 从气体角度阐释气的本质 认为气的本质是一氧化氮（NO）或水蒸气。有学者提出气本质的物质基础与一氧化氮密切相关，认为一氧化氮可以解释多种生理与病理现象，符合中医学中"气"的特点。黄沾文等认为中医经络之气是水蒸气，提出了"经络是机体活系统新陈代谢在筋膜间隙形成的水蒸气网"假说。

2. 从微循环、代谢、离子、神经系统、免疫等方面阐释气的本质 认为气与微循环关系密切。谷万里从气与血管内皮细胞、微循环、自由基等方面论述了气与气体信号分子的联系。于游等认为，微循环的生理功能与气的特征有诸多相似之处，微循环促进血液、淋巴液、组织液循行的功能与气的推动作用相似；微循环参与免疫的作用与气的防御作用相似；微循环的温度调节功能与气的温煦作用相似；血管内皮细胞对凝血的作用与气固摄血液的作用相似。因此通过调理气机改善微循环可以对冠心病治疗起到积极作用。但王爱云认为，此处微循环与气的相似之处，更多是气血的作用而不单单是气的作用。

认为气的实质是新陈代谢。张永忠认为，气的实质就是新陈代谢，包括机体和各组织器官的物质代谢、能量代谢及伴随代谢所发生的生命功能。

认为气与钙离子、钠离子以及神经系统密切相关。李荣群认为 Ca^{2+} 与气有千丝万缕的相似之处，人体钙离子所具有的成骨、体温调节及调节血流、免疫表达等功能，都与中医的气学理论存在渊源，并从气与 Ca^{2+} 生成来源、生理功能等方面探讨了气的本质，认为 Ca^{2+} 至少是气的一个重要组成部分。

张海生认为，气的本质为神经元、钠离子、多肽功能，是脑及神经的多重调节。神经中枢调控，实际是气化而完成。气的推动、生化、沟通作用，包括神经元的传导以及钙离子、钠离子、酶类、肽类等物质进行信息交流。

3. 从神经血管单元阐释对气的认识　黄世敬等从神经血管单元（NVU）视角阐述中医学对气血的认识，探索中西医理论之融合，开辟疾病现代医疗的新思路。NVU 以气为用，通过神经血管耦联、血脑屏障功能及其细胞间相互作用，分别体现了气行血、防御固摄、转化调控等功能，气血之相互作用以维持 NVU 稳态微环境。

4. 从自由能的角度阐释气的本质　认为缺乏酶等物质（血虚）则反应速率慢，不能提供足量的自由能（气虚）。陶必修认为，气是体内的自由能，血是体内有益的液体和固体物质。当物质分解时，可释放出自由能，故中医说血为气之母。酶是生物催化剂，是中医"血"的成分之一，血虚（缺少酶等有益物质）则气不足（反应速率太低，不能提供足量的自由能）。

5. 从分子生物学角度阐释气的本质　认为气与基因及其表达有关，或与细胞通信密切相关。蒋晓琳用分子生物学解释气学理论，认为气学理论囊括了基因的表达。DNA 的多态性，为中医之"气有不齐"导致"品物咸彰"作了现代分子生物学的注脚。主张从基因及其表达角度研究气的生理实质。马迎民等认为"脏腑之气"的现代医学本质主要涉及不断运动、相互作用、共同完成分子水平做功或能量转化的细胞特殊蛋白质、生物小分子及三磷酸腺苷。徐先祥等认为气和细胞通信是不同思维方式对于同一生命现象的不同认识，从细胞通信的角度有利于认识气的实质。

现代医学角度对气的功能的阐释

王米渠等从基因功能组合角度论述他对"气"的认识，认为推动作用与集落刺激因子、防御作用与免疫球蛋白基因家族、温煦作用与冷休克基因座、气化作用与生长因子、固摄作用与凝血因子、营养作用与神经营养因子功能是相对应的。但论述仅仅停留在猜想阶段，并未付诸实验。

韩晶岩近年来发表系列文章，阐述对气主固摄的理解。他认为，由于气虚导致的心脏微血管通透性增加、血浆白蛋白外漏属于气虚不能固摄。他认为，缺血再灌注损伤引起的就是气虚血瘀证；气虚导致心脏微血管通透性增加、血浆白蛋白外漏属于气不固摄。在现代科学研究中，"气"由氧气（清气）和水谷精微（精气）组成，水谷精微通过脾胃运化入血，与氧气构成体内营养物质的主要源泉。水谷精微通过代谢，产生三羧酸循环中各类重要的能量物质，与氧气一起介导线粒体呼吸链复合物的电子传递过程，最终产生三磷酸腺苷（ATP），而 ATP 是气在体内代谢形成的最终产物。气充足时，能够借助血管内皮细胞之间紧密连接，对血、津液等液态物质起到固护、统摄、控制作用，从而防止其无故流失到血管外。其中，血管内皮细胞之间的紧密连接蛋白，包括 Occludin、claudin5、E‑钙黏素、JAM1、ZO1 等在这一过程中发挥关键作用。研究表明，气虚时，紧密连接蛋白表达下降，细胞骨架断裂，细胞连接被破坏，血浆白蛋白渗出，由此产生气不固摄现象。薛汉荣认为卫气作用与防御素功能有着惊人的相似之处，并提出通过益气温阳护卫法干预防御素的可行性。

从增强免疫角度说明补气的内涵

认为补气为增强免疫。高依卿等试图从调"气"的角度来探讨气与血的关系。发现黄芪一方面能活化 T 细胞、诱生 IFN（干扰素）、CSFs（集落刺激因子）及增强 LAK 细胞（淋巴因子激活的杀伤细胞）活性等，表现出与其增强机体免疫有关的固有补气作用。刘苏等认为，气的本质为具有免疫功能，并囊括有生物动力学效应中的强微粒流，并通过自身辐射、传导等作用模式以实现身体各器官、组织之间的信号传导和交通。

国外医家对中医气的认识

国外的中医著作也用现代语言对气进行了通俗的描述。Alex Holland 认为，中医将人体生理过程视为多种生命物质间的相互作用，这些物质表现为不同的实质，其中最基本的生命物质就是气。气既是名词也是动词，是演化的过程，也是演化的主体。生命是气的增长，死亡是其消散。气是看不到的存在，是流动中的力，在人体中"织"出多种多样的图案。Kaptchuk 在论气的概念时认为，中国文化与医学思想中，气与阴阳同为基础。宇宙万物都由气构成和定义，气是对所有现象的表达，是宇宙自身的脉搏。气是一切存在与生成的本质，它并不"引起"变化，而是代表着变化的过去、现在和将来。事物因气而变化成为不同的形式。此外，他十分重视气与感应的关系，并用感应来解释气的作用方式。指出一个事物影响另一个事物的能力称为"感应"，如果气是链接，感应就是其作用方式。通过感应，一个气唤醒其他的气，而宇宙通过感应影响着人类。关于气的广义与狭义概念范畴，他认为广义之气包含阴阳，而狭义的气是发生、运动、收缩、激活的特殊动力，仅体现其阳的属性。在中医文献中两者并存，广义的气可用于任何情境，狭义的气只能用于能动的部分。

综上所述，当前研究者对气的现代内涵阐释，大部分停留在臆测阶段，仅仅是将现代技术理论与中医气的某些特征相关联。比如从生物电、一氧化氮、水蒸气等角度阐释气的本质。对于气的功能研究，实验研究仅有对气能固摄和补气方面的研究。不论气的本质是生物电还是某种气体，其功能的发挥离不开机体组成的基本结构——细胞及亚细胞结构。因此，从细胞和亚细胞着手，研究气的功能和本质，不失为一条可行之路。

24　中医气理解的思维方式

　　气的思想充斥了中国几千年来社会生活的方方面面，在中医学中更是不可或缺的理论基石。古人从未、似乎也从不需要为"气"下定义，如人饮水，其个中滋味古人似乎能很好地意会。然而，在一片要求中医学"现代化""客观化"的呼声中，不得不给气下一个定义。如此，就产生了一个两种研究视角转换的问题。随着西方科学日益在我们的生活中占据主导地位，我们的视角、我们的思维方式几乎已经完全被西方同化。而许多中医界的同道们为了中医自身的生存与发展，力求证明中医的科学性。这样，为气下定义，无疑是要用西方哲学的语言或者现代科学的语言来解释中国古代的概念，其所得的结论无疑是要符合西方哲学或现代科学的概念标准及思维习惯，如此就要求该定义有明确的内涵和外延，并逻辑严密，推理清晰。然而，我们不无遗憾地发现，大多数对气的定义仍然不尽如人意，无法达到上述要求。就其内涵归纳起来约有如下数端：①气是构成人体的基本物质；②气是维持生命活动的精微物质；③气是有很强活力的物质。

　　"物质"一词在西方哲学中是指独立于人的意识之外的客观实在，是对不同形态的物质都具有客观实在性这一共性所作的最高概括。在这一意义上，是不能用作对具体事物进行定义的，因为那将导致此定义毫无意义，在某些情况下甚至是错误的。在现代科学中，"物质"通常是指物理学意义上的物质，即可测知的客观实体，现在中医学中不少认识也是取此含义。即使这样理解，其所说的"基本物质""精微物质""有很强活力的物质"，仍然没有给出气的明确的内涵和外延，而仅仅让人感到气同目前现代科学所发现的所有物质都不相同，是一种特定的物质，或者是几种物质的集合，或者是人体的所有物质。

　　上述对气的定义之所以不尽如人意，问题就出在定义者总是试图用现代的、西方的观念、角度、价值取向考虑古代的问题，即用现代的思维模式思考中国古代的问题。西方哲学或现代科学与中医学在思维方式、研究手段、认识途径、判断标准等各方面都是不同的。所以学者李婷等认为，要对气进行正确的理解，就必须沿着中国古人的思维历程，把握气在中国古典哲学中的内涵，明确其与现代所说之物质的区别，以及中医学在吸收古典哲学中气的概念后的具体运用，只有这样才能对气有较准确的把握。

中国古典哲学中气的内涵及思维方式

　　气是"中国先民们对于自然界云烟等的直接观察，或对人自身的嘘吸等的直接经验，是象形的直觉思维"。先秦哲学关于气的论述不尽相同，但其共同点只有一个，即在于气是运动变化的，是世界万物的活力源、原动力。最典型的是《管子·内业》中的论述，指出气代表的是事物无所不在、微妙至极的运动变化，且"不可止以力""不可呼以声"，即非有形实体。《庄子》则明确地将气与形区分开来，其云"气变而有形，形变而有生"。由以上论述可知，古人是取气之象来描述世界万物永恒运动的特性的。

　　西汉后期，在对天人宇宙原始性的探求中，设定了"元"的概念。也把"元"作为气之始，把元气设定为具象世界阴阳二气所具有活力源的根源。"太初，气之始也，生于酉仲，清浊未分也。太始，形之始也，生于戌仲，清者为精，浊者为形也。太素，质之始也，生于亥仲，已有素朴而未散也。三气相接，至于子仲，剖判分离，轻清者上为天，重浊者下为地，中和为万物"（《广雅·释天篇》）。可见，在生成论中，气不同于形质，而又贯通于形质之中，成为形质运动变化的根据。形质始于气，又包含或继承了气的特性或要素，即永恒运动变化的特性。张衡在《灵宪》中论述天体的起始云："太素之前，幽清玄静，寂漠冥然，不可为象。厥中惟虚，厥外唯无。"（《续汉书·天文志上》）把宇宙生成的根源置于形而上的本体——"无"中。在这一由"无"而"气"而"形"而"质"的过程中，其内在的逻辑关系又是如何的呢？王符云："是故道德之用，莫大于气。道者，气之根也。气者，道之使也。必有其根，其气乃生；必有其使，变化乃成。""上古之世，太素之时，元气窈冥，未有形兆，万精合并，混而为一。"之后，元气"翻然自化，清浊分别，变成阴阳。阴阳有体，实生两仪"（《潜夫论·本训篇》）。这里的"道"即是"先天地生"的世界的本源，即上文所说的"无"。作为"道之使"的气，其主要特征在于"变化"。道与气是体用关系，而气则可以"翻然自化"，运动是其内在本性，成为产生形质并推动形质变化的原动力。

到了宋代，气的观念有了新的发展。张载认为"太虚即气则无无"（《正蒙·太和》），"凡象皆气"（《正蒙·乾称》），将具象世界及元气之前的"无"统一于气，建立了较明确的气一元论。并强调气的运动变化，"气土央然太虚，升降飞扬，未尝止息"（《正蒙·太和》）。说明了运行不息是气的内在本性，并不需借助丝毫外力。只有朱熹似乎将气当作"器"来看待，他提出了理与气之辩，认为理是气的根梏，不承认气的"自动性"。后世多有发挥张载学说者，如王廷相、方以智、王夫之、戴震等人，在阐发气在天地间无所不在的同时更强调了其运动性。

综上所述，在中国古典哲学中，对气的理解基本是相同的，即气不是指具体的物质，而是以象会意，用以描述事物永恒运动的特性。由此可以看出，气是基于一种非对象性的思维方式而形成的。中国古人从未将人与自然万物分隔开来，天人合一是其根本思想。天地与我同心，万物与我并生的老庄哲学，反映在认识过程中就是认识主体与客体的同一性。中国人是在有诸内必形诸外、由外而知内的理论前提下，通过直觉"领悟"，从整体上把握事物的。注重的是事物之间的联系及运动，并且要求在认识过程中达到人心与道相合，即这种领悟过程必须在时间和空间上与事物保持充分的一致性，对事物进行直接地把握。这使得其理论体系必然不是确定、客观的，也不是重实证的。相对于西方科学，在非对象性思维基础上形成的中国传统医学是一种意象性的理论体系，关于气的理论也是如此。它明显地区别于西方科学，与西方哲学也难以融通。它不重视物质结构，它的概念并非通过解剖手段得来，故没有明确的内涵和外延，其所代表的意义是可变的、模糊的、抽象的。它的理论体系的形成也不是依靠逻辑推理，而是通过直觉领悟来对人与自然、人自身在不断运动的过程中的相互关系进行把握。其领悟之所得乃系难以言传，只可意会。然而，为了表达的需要，它多采用了意象性的类比的方式。

中国之气与西方之物质间的不同

不是所有东方和西方的东西，现代和古代的东西都能一一对应的，虽然关于气的学说同阴阳、五行一样代表了中国古代朴素的唯物主义思想，但就此认为中国古代的"元气论"也像古希腊的"元素说"一样，将气作为构成世界万物的客观物质实体或基本单位，则未免牵强。

诚然，不能离开物质来谈运动，而中国古人却是在探求运动的过程中引入物质的，而不是像西方那样先分析事物的结构，再去认识事物的运动特征。这是中国古人特有的认识过程。他们关心的不是事物的肉眼看不见的细小颗粒，而是其气势磅礴的交感变化的相互关系。不同结构的事物的运动特性可以是相同的，这就是对事物运动进行认识的基础。古人只不过取气、阴阳、五行之象来说明事物运动的特征。同时，不同于古希腊，中国古人有其特殊的思维方式。他们不像欧洲人那样，将主体与客体严格区分开来，用分析还原的对象性思维方式来认识世界，而是将自己融于这个世界之中，用非对象性的思维去领悟这个世界。所以他们只注意事物交感变化的运动现象，通过直觉感悟它，而不去分析事物的基本结构。另一有别于西方的特殊之处是中国古人对这种运动规律的描述，他们不是运用抽象的概念、定义、逻辑推理，而是用比类取象的手法。古人取气之象，用来说明事物运动的虚无无形、遍流万物。

正是基于以上三个有别于西方的特殊方面，在理解气这一概念时，不能将其机械地等同于古希腊的"元素说"，认为气是构成万物的基本粒子。张岱年认为"在中国古代哲学中气、形、质有层次之别。质是有固定形体的。西方古代哲学所谓原子，用中国传统哲学的名词来说，应云最微之质。而中国古代哲学则认为万物的本原是非形非质的贯通于一切形质之中的气。这气没有不可入性，而具有内在的运动性"。这说明气并不等于物质，而是表明一切物质的运动性的范畴。

中医学气的指象意义

《素问·五运行大论》云："天地阴阳者，不以数推，以象之谓也。"当气这一概念被引入中医学之时，同阴阳、五行一样，仅是取象的意义。岐伯在解释气的含义时云"上焦开发，宣五谷味，熏肤、充身、泽毛，若雾露之溉，是谓气"（《灵枢·决气》），更为我们描绘出了人体生命运动的生动画面，而不见丝毫形质可言。

《内经》中也有诸如宗气、营气、卫气、邪气、气道等概念描述，似乎确有那么一种物质存在于人体之中，但细究起来却不难发现其似是而非之处。首先，从其描述中可见，虽然似在描述某种实体物质，然而仍从运动处取意。如"营气者，泌其津液，注之于脉，化以为血，以荣四末，内注五脏六腑，以应刻数焉"（《灵枢·邪客》）。此处对于营气的描述，并未从分析其结构、形态、组成等处入手，让人无法确切知道营气到底是一个什么样的东西，而重在描述其运动变化的规律，给出一个具有某种特性的运动变化之象来。其次，中医学对人体生理功能的研究，从一开始就没有走一条分析、解剖的道路。中医学理论中的解剖学基础极其浅显，而且没有被重视，在这极简单的解剖学基础上构建起来的极庞大复杂的理论体系源自何处呢？很显然来自"黑箱方法"，由外知内，从人体外在的生命活动所表现出来的象来研究人体。古人用气来描述的那一系列如元气、六气、邪气、正气之类的名词，本非确有实体，而是同种功能活动的概称，取其运动之象。

气是物质运动之象

正如气一样，象属于中国古典哲学的范畴，同时也是一个不能被现代西方哲学概念所代替的范畴，所以我们只能直接引用。这里的象不是一般所讲的形象的象，它是事物的运动、联系、变化被人的头脑加工过后形成的整体感受。而象的形成源于直觉感悟，在中国这种以整体性、运动性为特征的非对象性思维过程中，直觉感悟本身就具有很好的完整性，而不必、也不可能产生逻辑推理等理性过程，其得到的结论只能是综合的象，而不是西方意义上的概念。在这一点上不能说气是一种理性认识的概念，而是直觉感悟的象。

至此，我们不难给出气的较为准确的定义：气是物质运动之象。这里的物质同样也是取现代科学中通用的含义，即物理学意义上的物质，能被感知或测知的客观实体。气不等于物质，而是表明一切物质的运动性的范畴。值得指出的是，正如上文所说，西方的对象性思维方式使之过于注重物质的结构，故而看不到或忽略了事物的运动变化，只有在非对象思维中才会有"气"这一注重运动的范畴，而运动本身就代表每时每刻的变化，就更难于把握非逻辑思维所能胜任。在现代科学中，每种物质都有其结构和层次，如果我们假定某物由 A、B、C、D 四个部分构成，每一部分所对应的运动规则的集合分别是 a、b、c、d，传统科学对该物的研究从结构入手，一般认为该物的运动规则的集合是 a＋b＋c＋d。然而，事实并非如此，作为一个整体，该物的运动集合有可能是 ab＋cd＋ac＋bd 或 abcd 或其他的可能，而唯一不可能的就是 a＋b＋c＋d，因为当 A、B、C、D 结合成为一个整体时，它们之间很强的相互作用及信息交换使这一整体的运动出现了"突现现象"，即物质的结构可以叠加，而运动不可以叠加。这是现代科学正在关注的复杂系统理论，并为其理论的建立而大伤脑筋："为 CAS 建立理论是非常困难的，因为 CAS 是整体行为，不是其各部分行为的简单加和，CAS 充满了非线性。非线性意味着我们通常使用的从一般观察归纳出理论的工具，如趋势分析、均衡测定、样本均值等都失灵了"（约翰·H. 霍兰著，周晓牧、韩晖译，《隐秩序　适应性造就复杂性》）。而这一突现的运动特性正是中国古人在整体观念下关注的对象，表达这一运动的范畴即是气。

在哲学意义上，由于"物质"一词代表了事物的客观实在性，而运动是具有客观实在性的，所以我们说气属于物质范畴，但这与将气定义为物质是两个概念，应当注意区分。

在中医学中，气的含义应该是人体生命运动之象。而人体生命运动又具有多重特性，包括如精、津、血、脉、营、卫等各方面的生命活动，故黄帝云："余闻人有精、气、津、液、血、脉，余意以为一气耳。"（《灵枢·决气》）即精、气、津、液、血、脉及营、卫等都是"气"之下的范畴，这些名词在中医学中绝不仅仅是一个个的实体名称，它们还代表了生命活动的一定形式或状态，其外在表象也是气。

将气作为一种物质是目前中医界公认的。然而，这一理解是极其有害的，对中医学理论的发展形成了明显的阻碍。不但形成了中医学和西医学难以沟通的主要障碍，而且阻碍了中医学自身的深入研究。例如在理论方面，如以气作物质论，则上文所讲的精、津、液、血、脉等中医学名词更加难以理解。又如在对经络实质的研究中，大量的人力、物力投入其中却进展甚微，其主要原因就是古人在观察到经络时是观察到经气流动这一现象，而非以解剖为基础。实际上，同一个人体，西医看到的是组织器官，中医看到的是生命运动，并不存在特殊的与经络相对应的实体组织。正如中医学中的"心"在西医中没有一实体器官与之相对应一样。故而一味地寻求经络的解剖结构或物质基础往往陷入困境。归根结底，是在对中医学的基本概念的定义过程中完全抛弃了中国哲学或传统文化固有的思维方式，抛弃了这些概念得以生存和发展的根基，而以另一种视角进行重新定义，这样难免会失去其原意。

将气定义成物质运动之象，可以说是站在现代的角度，充分吸收了中国古代的思维精华，为中医学基本概念的理解所作的一次尝试。事实上，不同的思维方式可以共存于同一个人的头脑中，也可以共存于同一概念的定义中，且它们之间具有很强的互补性，将二者有机地融合是我们所倡导和追求的。作为遗传算法之父和复杂性新科学的先驱者之一，约翰·H. 霍兰非常深刻地认识到了这一点："真正综合两种传统，欧美科学的逻辑、数学方法与中国传统的隐喻类比相结合，可能会有效地打破现存的两种传统截然分离的种种限制。在人类历史上，我们正面临着复杂问题的研究，综合两种传统或许能够使我们做得更好"。同样，对于当代的中医学，对于中医学中基本概念的理解，不能只站在现代的角度，而应穿越思维空间去经历古人的思维历程，只有这样才能得出准确而真实的结论。

25 中医气的本质刍议

气概念是中医理论构建的核心，现代中医理论研究对于气的诠释受科学实证思维的影响，习惯于以量化可视化的实证性表述，将气描述为一种实体性的存在或者物质化的元素基质。这种精确化的诠释反而带来了中医之气到底是什么的质疑考问。中医气概念的产生与构建极具本土文化色彩，学者张梅认为，以现代语义对中医气概念进行理解时，应充分遵循中医气概念本身的表达特点，这才是准确把握中医理论实质的路径与方法。

中医气现代诠释存在的问题

将气的范畴转换成为现代语境中的表述是传统中医思想与现代医学体系交融进程中的重要环节。在这种转换的过程中，基于科学诠释的需要，对于气的界定通常是站在现代科学知识的角度将其本质视为某种物质性的存在。例如，《中医基础理论》界定气的概念是存在于宇宙之中的无形而运动不息的极细微物质，是宇宙万物的共同构成本原。此基本承袭了气的物质说，认为气是自然界极细微的物质，是构成世界的物质本原，也是构成和维持人体生命活动的最基本物质。《中医哲学基础》中认为气是极精微而又无形的物质，弥漫、渗透、充满于整个宇宙时空无处不在。这些定义都有一个共同的认识，即将气视为一种具有客观性的物质性的存在，并将物质性视为基本特性。这种对于气的解释具有一种潜在的认知前提，那就是基于主客二分的预设将气视为与主体对立的客体性的存在。这样一种认识前提符合现代实证医学体系注重从物质层面、结构层面、个体层面、静态层面理解人体生命及其运动变的特点，但却并不利于对于中医的思维方法诸如注重直觉体悟的象思维、强调关系内外统一的藏象理论的理解，所以会产生"气是什么"这样的疑问甚至是对中医理论的质疑。

除将中医之气单一物质化的诠释方式之外，还有一些对于气的内涵进行多角度多维度的判断。如认为气分为不同的层次，除物质特性外，还有自然常识之气、性命之气、精神之气与道德之气、能动之气。或认为中医之气的基本内涵包括客观实在、生命流转，气是运动之象，是仁德精神活动状态及道德修养素质等人文状态。这些不同层次的对于气的界定凸显了气的流动变化以及关系媒介特征，在这种流转与化生的过程中气作为吾身与世界的联系和中介而存在，既具有实体属性又具有关系属性。不过，在这些界定中气的流行变化以及关系属性依然是建立在物质属性的基础之上，也即认为气是一种流动于天地之间的连续性的物质形态。

由上可见，迄今对于中医学核心范畴气的内涵的界定虽还没有统一的答案，但是主要还是将其首先视为物质性存在，气的一些其他的特征基本都是建立在物质性基础之上的具体表现。也即是，对于气的认识始终是基于一种主客二分的角度将气视为受主体观察的对象性存在，这还是一种以个体为基点，以精确论证为主的原子论式思维的结果。因为原子论思维注重从个体出发论及宏观世界，习惯于以事物内部结构的精准论证为前提去认识事物的本质。邢玉瑞等人认为这种对于中医之气物质性的界定难以与西方哲学之中的原子概念进行区别，是对于气概念的阉割。

实质上，中医学气范畴无法统一表述的困境正是中医之气的本身特点之一。在中医经典文本的表述之中，气本身无固定形体、不可计量，故无法从内部结构和构成的途径入手认识气的本质。由此，对于气的理解我们也只能通过所谓直觉体悟、取类比象等带有意向性、模糊性的认知方式对其进行把握，这也符合中国传统文化的特点。因为中国传统文化习惯于以整体的认知方式对世界予以考察，整体蕴含有多重复杂的关系，这就意味着用单一意蕴的概念来表征对象世界简直是不可能的。当然，在中医现代化思潮的影响之下，作为中医理论基石的气虽无法言说但是又面临不得不说的境况。但可不必以来自西方哲学的舶来词对气进行抽象化、逻辑化的说明，因为中西两种哲学的思维方式存在较大差异。对于中医之气的内涵的理解可以回到中医气论产生的理论土壤以及中医经典文献本身的论述之中加以剖析，还原中医气论的本然情形。在这种还原与回溯之中发现，正是因为气的这种无法言说性使中国传统哲学气论以及中医对气的理解的落脚点并不在其外部特征之上，而是在处理天地人的关系上。也即中医学中气概念是作为解说宇宙事物之间关系的工具、思维方式的表达载体，并非是物质性的、独立性的实体。正如有的观点认为中医气论的本质为"关系本体论"，这其实也是意识到了在中医学中气论只是一种看待、理解宇宙万物关系的思维方式。

中国古代哲学气论特点

中医学理论根植于中国传统文化之中，作为其理论基石的气论也与中国古代哲学之气论保持紧密联系。由此，深入了解中医学气论需要回归其产生的理论背景之中，才能准确界定气的内涵，而不是一味遵循西方哲学原子论思维以某种具体的可量化的实验室研究对其进行解读，或者比附于现代科学研究发现成果将之进行具化与量化，流于"实体层面的探寻"，这些都是对于中医思维方式的偏离。

气虽是中国古典文献中频繁出现的词汇，但是对于气的概念在中国古代哲学之中并没有给出明确的定义式的说明。因为在中国古代哲学的视域之下，这个具有世界本原意义的哲学之气并非是一种实体形质的存在，而是一种不着形象的哲学式存在，最明显的特征就是具有流动性、整体性、模糊性、直觉性等。

《说文解字》云："气，云气也，象形。""云气，山川气也。"这是一种词源学意义上的对于气的解释，将气理解为自然界浑沌之状，但并未有对于气的存在状态做出说明。春秋时代，气的概念进一步深化，人们开始用气来说明万物的生成。如《左传》中医和认为"阴阳风雨晦明"六气，是五味、五色、五声、六疾、四时、五节产生的根源，子大叔亦认为"气为五味，发为五色，徵为五声……民有好恶喜怒哀乐，生于六气。"战国时期到两汉时期，气的概念臻于成熟，气既是万物的基础，还是宇宙动力的源泉和世界多样性的根据。如《淮南子·本经训》云："天地之和合，阴阳之陶化万物，皆乘一气也……由此观之，天地宇宙，一人之身也，六合之内，一人之刑也。"可见古人将气与天地联系起来，对气的理解远超出自身活动的范围，而是扩展到了无限的宇宙，以气来说明世界的统一性，构筑宇宙内在的整体联系。气成为宇宙系统内在联系的基本脉络。

中国哲学在将气作为世界本源时对于气的存在形态的具体描述并不多见，并且在零星的表述中基本都是采用带有模糊性、直觉性的词汇对气进行描述、类比性的阐释。典型如《管子·心术》对气的样态和构成作出了"其大无外，其小无内"的描述，《管子·内业》把"灵气"规定为"其细无内，其大无外"，是一种无限可分的存在，兼具物质性与精神性。《荀子》对气的具体状态也进行了类比表述，把气规定为"精微乎毫毛，而充盈乎大宇"。《淮南子·俶真训》论气是"析豪剖芒，不可为内"。可见，对于气的具体形态。古代哲学之中并未有非常明确的说明，即使是将其比作为"毫毛""析豪剖芒"，也只是以类比的方式表明气的精微特性，而并非将气明确视为物质性的粒子之类，也即气在中国古代哲学的理解之中并非实体层面的或者原子论式的存在。

与此同时，这些对于气的存在状态的讨论也并非是气论的主角与目的，气论的最终目的在于表达一种对于人与周围环境的关系的理解与看法，以气的弥漫充实与变动不居的特性去说明并证明天地人之间普遍联系的关系状态和运动变化原则，构建起人身小宇宙、天地大宇宙的天人关系之说。例如，在中国古代哲学的气论之中，对气的论述往往更注重从其弥漫性、化生性、流动性特点出发，将万物放置于其中加以整体论述。《庄子·知北游》云："人之生也，气之聚也，聚则为生，散则为死……故曰通天下一气耳。"《后汉书》载张衡论宇宙演化模式云："元气剖判，刚柔始分，清浊异位……动以行施，静以合化。埋郁构精，时育庶类。"张载论气之为物，云："气块然太虚，升降飞扬，未尝止息。"这种元气宇宙论所强调的乃是天人生成的整体性、连续性，气只是解说万物由无形至有形的表述依据，轻其形质的探讨而重其功能属性的内涵构建。

总而言之，中国哲学对于气及其相关概念的推崇，使中国人形成了自己特殊的宇宙图景，把世界看成是一个以气为联系中介的浑然统一整体，而不是彼此分离的万物的总和。在中国哲学之中，气并不是单纯往来流动的精微物质，而是体现着联系性、普遍性、秩序性的载体，由此建立在以气论为理论核心的中国式思维模式，也表现出重视事物的功能联系，轻视实体形质，对问题强于综合而弱于分析，重视实践因素超过空间因素，具有整体性、对待性、直觉性、模糊性、内向性、意向性等特点。气概念的内涵指向了一种"关系本体论式"的存在。这样一种具有超有限、超距离特性的整体化思维模式也影响到应用这些概念的中医学领域。

中医气论的特点

气是传统中医学认识人体生理脏腑知识的根本。中医的气论非常广泛，主宰了中医理论的核心，奠定了中医学的基本思维模式。在中医气论之中，侧重于从动态功能、关系角度对气进行阐释，使气成为沟通人体内外及其与周围大环境之关系的纽带，而不是将气视为原子论式的有形有质的实体性存在。

中医学援引中国哲学之气来说明生命的本质，将中医学身体观与生命观建立在气化基础之上。如《素问·五常政大论》云："气始而生化，气散而有形，气布而蕃育，气终而象变。"《素问·宝命全形论》云："天地合气，命之曰人。"《类经·脏象类》也认为"精、气、津、液、血、脉，无非气之所化也"。已有观点通常据此将气认为是构成人体和维持人体生命活动的最基本物质。这种理解基于从有到有、无不能生有的一种实证认知经验出发，似乎认为只有将气理解为物质性的生命基质才能说明有形之体存在的来源。实质上，在以上对于生命本源追溯的表述中，主要是立足于"气化"概念从动态层面了解生命的产生与存在过程，强调生命的动态化形成而非将生命的形成及其存在状态静态化看待。因此，基于气化生命观与身体观，中医学对人体的观察，着眼点不在体和质，而在人体外部所呈现的功能动态之象，也就是"证"。对于生命的进程也以气化的推动作为根本动力，例如"女七男八"之说。可以说，中医学生命观、身体观、诊疗观等医学认知与医疗模式都是建立在动态化的气论的理论基础之上。

中医学核心理论脏象学说的构建也是基于一种动态化功能关系属性的气论。中医脏象学说认为脏居于内，形见于外，故曰脏象。《灵枢·外揣》云："五脏六腑深藏于里，五官症候外现于表，其司外相袭，若鼓之应……故可司外揣内。"气是脏象学说表里范畴的基础。脏象学说基于气的运动变化属性来沟通内外与表里之间的关系。首先，脏象之脏非解剖学意义上的具体形态之器，而是气存在与运动的形式。《内经》云："胃者水谷之海，六腑之大源也。五味如口，藏于胃以养五脏气，气口亦太阴也。是以五脏六腑之气味，皆出于胃。"脏是气化的功能形态表现，是依"流动的气"而形成的，是作为这种"流动的气"的活动场域而存在。《内经》又提到"脏气生象"，不仅对于脏要以气化的观点来理解与认识，象也是着眼于在气化的过程中呈现出来的动态之象，而不是由具体材质构成的静态之体，正所谓"凡有，皆象也。凡象，皆气也"。脏与象都是气化的结果与表现，是气的动态功能层面的存在。因此，脏为气之"体"，象为气之"用"，只有以气释脏，以功能活动解象，才更符合脏象的内涵。其次，脏象内外联系、天人相应的原因也是气居间关系，使内外可由隔阂而互通。《灵枢·本脏》云"五脏者，所以参天地，副阴阳，而运四时，化五节者也"，"通天下一气耳"的气化生命本源论，决定了人体与自然外部环境之间的普遍联系与对应关系。"气"作为身体与世界的联系和中介者，通过气化贯穿天地人之物。因此，在内脏腑之气的变化与状态可以显现在身体表面某部分，同时也反映了大宇宙的相应范畴的表象。所以，脏象学说的实质是以气及其流行变化来说明人体生命现象。脏象学说如果没有立足于关系化、功能化的气范畴，也不会形成其特有内外相应、观物取象的思维方式。

总而言之，中医学之气论主要目的与中国哲学之气有异曲同工之处，论气并非是对气具体形质的定性与探讨，而是在以气求得存在源头之动静后返本以开个人与宇宙之新，在气论的理论框架之中阐明天人一体的整体性原则。实质上，在《内经》之中，有八十余种对于气的说法，其中大部分的论述都是借气的动态之象阐明一切现象，物质、生命、精神三个世界的存在及关系都是气在凝聚与扩散之间的功能化呈现。所以，当提到气时，它并不是往来流动的精微物质，而是体现着规律性、规定性的载体，强调从整体层面、功能层面、动态层面去把握人体的生命现象以及指导疾病的诊断治疗。由此，中医之气在本质上就与非连续性的原子论迥异了。

根植于中国传统文化之中的中医学气论是中国哲学之气在医学领域的延伸，具有鲜明的本土文化色彩。传统哲学气论注重从变动不居的、不着形象的整体真实层面对气进行把握，表现出明显的"非理性直觉"式的整体思维特征。成中英认为中国哲学之中构建起"动态整体框架"的气是非实体性质的，不能作为细分和概念化的对象，否则动态整体将遭到僵化与割裂。这种非实体性、有象无形、非对象性的气概念也决定了中医方法论是一种生成整体论，其中，思维形式表现为象思维，实验方法表现为内证和外证相结合，观察方法表现为主客统一观下以及理论渗透下的观察。在这种生成整体论中，气的内涵表现出非物质性的思辨化、哲学化的特征，是体现中医思维方式的载体。

现有中医基础理论的研究对于气的阐释常将其视为一种肉眼难以相及的至精至微的物质性存在，或以原初物质、基本元素之类的词汇对气的实质进行界定。这种将气纯粹物质化的诠释是现代唯科学论思潮、分析式思维影响之下的解读。这种以西学的方法和视角来认识一个东方色彩鲜明的概念范畴，得出的结论有可能是南辕北辙，况且这种科学诠释随着现代科学的发展，也有难以穷尽之嫌，恐怕最终的结果也是永远得不到"实质"。

26　气与中医的自然观

　　"自然"一词最早出现在《老子·二十五章》，云"人法地，地法天，天法道，道法自然"，这是中国人理解最广泛的自然的含义。自然观是人们对自然界的总体性认识，是关于自然系统的性质、构成、发展规律以及人与自然关系等方面的根本看法。任何一门系统的学科必然包含与之相适应的系统的自然观，中医自然观是与中医学相适应的系统的自然观，是中医学在人与自然的实践中形成的对自然和生命的总体性认识。气是中国传统哲学的重要概念，同时也是中医学的理论基石，学者宋铮等认为，气和中医自然观的关系十分密切，气对中医自然观的形成、内涵、性质与价值具有重要的影响，是中医自然观的基础与核心。

气是中医自然观的哲学基础

　　自然观是人类在长期的人与自然实践过程中形成的，构成自然观的基础是人们所引起的自然界的变化，而不是自然界本身，任何自然观都具有一定的历史文化背景，这是自然观形成的哲学基础。中医自然观的形成也并非一蹴而就，而是在长期的医学实践中逐渐形成的。《内经》的成书以及《伤寒杂病论》《难经》《神农本草经》等经典的出现，使中医学的理、法、方、药理论体系逐渐完善，中医自然观也是在这一时期初步形成的。除了医学的发展，其哲学基础亦不容忽视，中医自然观的哲学基础是元气论。

　　《易经》云"精气为物"。《老子》云"道生一，一生二，二生三，三生万物，万物负阴而抱阳，冲气以为和"。秦汉时期形成了元气论，道家的《淮南子》、王充的《论衡》、董仲舒的气学理论等都含有丰富的元气论思想，为中医自然观的形成奠定了哲学基础。《淮南子》蕴含了丰富的道家思想，该书系统深刻地发展了精气学说，解释天地万物的生成，提出了元气为万物之本的观点。《淮南子·天文训》言："道始于虚廓，虚廓生宇宙，宇宙生气，气有涯垠，清阳者薄靡而为天，重浊者凝滞而为地。"这里的气是为道之下，天地万物之原，和"道生一，一生二，二生三，三生万物"的生成秩序相似且有具体内容。《淮南子·泰族训》云"与元同气，故同气者帝"，提出了元气论的思想作为自然本体的考量。中国古代科学家、哲学家王充认为，万物之本原是气，如《论衡·谈天》云"元气未分，混沌为一……天地，含气之自然也"，将气与自然联系在一起，明确了气为自然之本体的观点；《论衡·别通》云"是故气不通者，强壮之人死，荣华之物枯"，对气在生命现象中的作用有比较深刻的认识。相比之下，董仲舒的观点则更重视社会与气的关系，他认为"天地之气，合而为一，分为阴阳，判为四时，列为五行"（《春秋繁露·五行相生》），强调阴阳五行的本质是一气，阴阳、五行、四时并列关系较为浓厚，其中心点是一气，这也是其天人观的核心，云"王正则元气和顺，风雨时，景星见，黄龙下"（《春秋繁露·王道》），以气为核心，将自然和人类社会相联系，为中医自然观将人、自然、社会共同作为研究对象提供了理论依据。

气是中医自然观的基本内涵

　　万物的本原是什么？这个问题开启了自然哲学的大门，中医自然观的回答是气，认为气是自然之本体，如《素问·天元纪大论》所云"故在天为气，在地成形，形气相感而化生万物矣"。中医自然观以气作为构成自然之本体，主要表现在气为宇宙之原、自然发展形式是气化、气是生命之源等方面。

1. 中医自然观以气作为宇宙之本原　《周易·乾凿度》云"夫有形生于无形，故有太易、有太初、有太始、有太素。太易者，未见气也；太初者，气之始也；太始者，形之始也；太素者，质之始也"。气作为宇宙发展阶段的标志和结构模式，也是宇宙的物质基础。同样现代物理学也有近似的认知，"据大爆炸宇宙论，能量与物质的进一步定位或生成秩序可以进一步概略和衍生为：（纯能量）奇点（爆炸，基本单位是弦）→（衍生出）各种辐射→（生成）高能粒子或点粒子→（在能量转换、聚合与逃逸中形成）宏观粒子（物体）→（最后生成整个）物质世界"。而《内经》的论述则略为简单，以阴阳之气来阐发，"积阳为天，积阴为地"（《素问·阴阳应象大论》）。

2. 中医自然观认为自然发展的形式是气化　喻嘉言《医门法律·大气论》云"天积气耳，地积气耳，人以气成形耳"，认为有形的物质是由气聚合而形成，此处的"积气"并非西方自然观所指的物质由原子排列组合而成，中医自然观的气聚而成形有专门的概念即"气化"，主要指气的变化过程。天地之间万物皆由一气化生而出，《二程遗书·卷五》云"万物之生皆气化"，气化并不像西方自然观那样结构明确、步骤清晰，却是以整体的观点、联系的观点进行具体阐释。现代科学也证明了物质的产生并非结构明确、步骤清晰的，其中还有许多人类未曾涉及的领域，气化的概念则为今天的科学发展提供了一个可借鉴的思路。

3. 中医自然观以气作为生命之源　"气者，人之根本也"（《难经·八难》），这是中医自然观对于生命的认知，把气作为生命的源头。《素问·宝命全形论》云"夫人生于地，命悬于天，天地合气，命之曰人"，这和现代生物学对于生命起源的假说非常接近。现代生物学认为，地球的生命起源于大约 35 亿年前，在阳光、火山、大海、雷电等条件的共同作用下，地球生命开始出现，最终导致了人的出现。中医认为的"天地合气"，是天气与地气的融合、阴气与阳气的交感，阳光、雷电为天之气，属性为阳气，为生命的诞生提供能量，大海、火山为地之气，属性为阴气，为生命的诞生提供形质，正是由于天地交感，能量和形质的相互作用，从而使生命诞生，因此，中医自然观认为气是生命的起源。

气是中医自然观的核心要素

自然观在一定的历史条件下形成，其内涵并非一成不变，当今社会随着人们对自然以及人与自然关系的理解逐渐深化，自然观的内涵也有所发展，它不仅包含自然本体论的含义，同时还包含自然认识论、自然价值论、自然伦理观的含义，中医自然观也不例外。中医自然观是中医学认识世界的基础，中医自然观认为，气是构成自然的本体，这一认识相应地在自然认识论、自然价值论以及自然伦理观等方面有着不可替代的作用。

1. 气是中医自然观认识自然的方法　中医自然观所包含的自然认识论以气为基础，气作为中医学认识自然的特殊方法、特殊手段和逻辑思维终点而存在。感性认识是人们认识的第一步，是对自然界的直接反映，中医学对于自然的感性认识直观而真实，气也是感性认识的对象，感性认识升华为理性认识，是认识的必然过程，中医自然观的理性认识是对自然的抽象、概括的反映，也是对自然的本质、全面的反映，是认识的高级阶段，这一阶段认识的基础是气，张景岳《类经附翼·医易义》云："气之为物，聚而有形；物之为气，散归无象。"对"物"的最终认识是气，气作为中医自然观对自然认识的终点，这并非混淆了物质的特殊性，因为这不是认识过程的结束，认识过程不仅是从感性认识到理性认识的飞跃，还包括从理性认识到实践的飞跃，这一阶段中医学对自然的实践目标是气，如《灵枢·决气》所云"余闻人有精、气、津、液、血、脉，余意以为一气耳"，构成人体的六种基础物质有精、气、津、液、血、脉，这是中医学对人体的感性认识，是直观的反映，这种对人体构成的基础物质认识上升为理性认识即为一气，这是对这六种基础物质本质的认识，也就是认识的高级阶段。之后从理性认识到实践的飞跃，则表现在中医学对精、气、津、液、血、脉这六种物质所生疾病的治疗皆从调气出发，顾护人体正气，祛除人体内的邪气，所以说气是自然认识论实践阶段的落脚点。这是中医自然观所包含自然认识论的全过程，从感性认识到理性认识再到实践的过程，气不仅是一种认识对象，更是认识的特殊方法和手段，是感性认识的出发点、理性认识的终点、实践的落脚点。

2. 气是自然价值的评价标准　中医自然观所包含的自然价值论是以气作为评价标准的，中医自然价值论和传统的价值评价并不相同，传统的价值评价是在主、客二分前提下的一种主客关系，价值的评价标准是以主体为主，主体对客体认同与否则是价值的有无或大小，其价值指向性为评价主体的人。中医自然观的自然价值评价则是以自然界和人共同作为中心，实现价值认同。中医学的自然价值评价的主客体分别是人与自然，但是主客体的地位是平等的，其评价标准是客观存在的气，评价标准的客观性和主客体地位的平等性，决定了价值评价的结果必然是公平且确实的。气作为中医学中自然价值的评价标准，是非常客观和适宜的，人们可以根据气的变化实现自然的价值认同，如《吕氏春秋·仲春纪》言"仲春行秋令，则其国大水，寒气总至……行冬令则阳气不胜，麦乃不熟"，春行秋令和春行冬令的行为，导致了寒气总至、阳气不胜的后果。从自然价值的角度探讨，气的不正常是对违反自然规律行为的回应，所得出的价值评价就是"坏"，从而对以后的行为有所警示。《素问·四气调神大论》云："春三月，此谓发陈。天地俱生，万物以荣，夜卧早起，广步于庭，被发缓形，以使志生；生而勿杀，予而勿夺，赏而勿罚，此春气之应，养生之道也。"在春天人的行为适应了春天的规律，结果是"春气之应，养生之道"，自然对人的意义就展现出来了，人与评价标准的气是相应和的，则自然价值的评价就是"好"，值得人们借鉴。气作为自然价值的评价标准，不仅使人们对自然界的改造有所依据，同时也肯定了自然作为人类赖以生存的家园和不可或缺的条件的价值。

3. 气是自然伦理的载体　自然伦理观主要讨论的就是人与自然的关系，中医自然观所包含的自然伦理观讨论的内容则具化在天人合一观。自然伦理观要求将自然界作为道德对象加以保护，而天人合一则是中医学的理想状态和追求目标，天人合一的载体和媒介就是气。

天人合一观是中医的一个重要观点，是中医整体思维的体现，要求"人与天地相参也，与日月相应也"（《灵枢·岁露论》）。在中医学的天人合一的自然伦理观中，天也就是自然，并非是需要保护的对象，而是人为求健康而与之合一的对象，人类的实践活动是以包括人体本身在内的天作为对象的，所以天与人的关系是平等和谐的，而天与人交流的载体就是气，《素问·生气通天论》云："天地之间，六合之内，其气九州、九窍、五脏、十二节，皆通乎天气。"天地之间，无论是九州还是人之九窍、五脏、十二节，都是通过气与天相通的，这就是天人合一的物质基础，这样人与天的交流就是直观的、随时随地的。天和人的合一，气作为交流的载体，就像是一个天平两边分别称着天与人，在保证天人双方交流畅通的同时，也保证了双方的平等地位，使人的实践活动更加有序，一旦有过分的行为，伤害自然的同时伤害的也是人类自己。

气决定了中医自然观的非结构性质

中医自然观以气为基础建立了整体论的思维方式，这决定了中医自然观的非结构性，与之相对应的西医学自然观的思维方式是建立在原子论基础上的还原论，是结构性的自然观。正如张岱年先生所言："西洋哲学中之原子论，谓一切气由微小固体而成；中国哲学中元气论，则谓一切固体皆是气之凝结。亦可谓适成一种对照。"

精确分析的还原论是西医学的重要特征，集中了近代科学的思维，其注重客观精确分析、实验的研究方法，强调个人至上、以解剖为基础的分析还原，重视实体，关注结构，进而形成结构性的自然观。然而"当科学家把整体还原为基本的构成部分——无论是细胞、基因或基本粒子，并试图用这些成分来解释所有现象时，便失去了认识整个系统的协调活动能力"。恰如细分到钢筋、水泥、砖块，便无法得知建筑的形貌、风格和功能。结构性自然观的缺陷愈发明显。

天人合一、道法自然的整体论是中医学的基本特点，蕴含着系统论、控制论的思想，强调人与自然、人与社会、人体自身的整体和谐发展，重视关系、关注功能，进而形成非结构性的自然观。中医自然观的非结构性质，在当今社会中，随着现代科学的进步、量子论的发展，愈发受到认可，正如普里戈金所说："现代科学的发展，近十年物理学和数学的研究，如托姆的突变理论、重整化群、分支点理论等，都更符合中国的哲学思想。"

中医自然观是中医学的特色与优势

自然观的形成与自然科学发展水平密切相关，同时又对自然科学发展有着重要的影响。中医自然观的形成与中医发展水平密切相关，同时中医自然观又对中医学的发展有着不可估量的作用。气是中医自然观的基本内涵，中医自然观对于中医学的发展具有重要的影响。气是一个重要表现，是中医学的特色与优势，对于中医学理论体系的形成，气的作用不可忽视，其对中医的生理、病理、诊断和疾病都有巨大的影响。

1. 气是构成人体的本原　气在人体中具有不同的表现形式，如宗气、卫气、营气、血气、脏腑之气、经络之气等，这些气因所在部位和脏腑不同，其功能也不相同，但本质来说都是人体先天精气以及后天水谷之气和吸入人体的自然界清气化合而成，正如《素问·宝命全形论》所云"人以天地之气生，四时之法成"。

2. 气在中医病理方面的作用　正如《素问·评热病论》所云"邪之所凑，其气必虚"，《素问·举痛论》云"余知百病生于气也"，中医以整体论为指导，以气作为认知疾病的切入点，认为人之所以生病，是因为邪气超过人体的正气，也就是邪盛正衰，这是对所有疾病机理总的概括。这里的邪气也称为病气，不仅包括自然界的非时之气，如寒气、暑气、湿气等六淫之气、传染的疫疠之气、特殊地带的山岚瘴气等，还包括了人体自身之内的非位之气，也就是气的运行不畅，如气虚、气陷、气逆等。举例而言，人体内的胃气本是正气，然其位置偏错，本应下降反而上逆，会导致呕吐、噫膈等病症，就成为邪气。西医学每一种疾病都有相应的病因和病理改变，然而疾病是千变万化的，中医学则化繁为简，以气提纲挈领，病机总括为正气衰、邪气盛，这就避免了对某些新疾病毫无认识、束手无策。

3. 气在中医诊断方面的作用　传统的中医诊法有望、闻、问、切四种，其中切也就是脉诊，是中医独具特色的诊法。中医脉诊注重以脉候气，如《素问·脉要精微论》云："夫脉者，血之府也，长则气治，短则气病，数则烦心，大则病进，上盛则气高，下盛则气胀，代则气衰，细则气少，涩则心痛。"望诊则是观察患者的神色、气色；闻诊和问诊则察知患者的声音、气味等变化。四诊合参，体察机体的变化。

4. 中医治疗以调气为要　中医治疗的一个方针就是顾护正气、祛除邪气，无论方药、针灸，还是推拿、按摩等各种治疗方法，扶正祛邪都是首要目标。《素问·上古天真论》云："虚邪贼风，避之有时，恬惔虚无，真气从之，精神内守，病安从来？""真气从之，精神内守"，气通神明则无病。

中医自然观的现代价值

中医自然观是中医学理论的基础，是和现代医学不同的本质所在，集传统文化、医学发展、现代科技、生态环境于一体，具有深刻的现实意义。中医自然观不仅能指导中医临床、发展中医理论，而且对科技创新和社会发展具有重要价值。

1. 医学价值　中医自然观最直接最明显的价值体现在医学中，中医无论是诊疗还是养生都离不开中医自然观的指导，中医产生于人类对自然的理解和实践，脱离自然观而谈中医无异于缘木求鱼。中医的医疗理念和医疗方式是建立在中国古人对自然的理解之上，正所谓"道法自然"，这也正是中医传承几千年仍然兴旺发达的原因。当今中医出现"西医化""神秘化"等倾向，只有中医自然观方能正本清源，保持中医强大的生命力。

中医自然观对中医发展的指导作用不言而喻，除此之外，对西医学和中西医结合医学发展的作用也十分重大。近年来西医学一直在谋求改变，以还原论为指导的西医学的发展越来越障碍重重，把人作为机器、把疾病作为对象而忽视人本身的做法受到越来越多的质疑。为此西医学从传统生物医学模式向生物-心理-社会医学模式转变，体现了西医学改变的趋势，这与中医自然观统一人、社会和自然于一体的天人合一观可以相互借鉴。中西医结合医学的发展成果丰硕，但是因中医、西医自然观的不同而面临挑战，西医学结构性自然观和中医学非结构性自然观的根本对立使中西医结合医学很难从根本上有所发展。近年来随着中、西医学观念的转变，这种对立在逐渐消失，特别是西医学生物-心理-社会医学模式的建立，同时随着中医学现代化研究的逐步深入，中西医自然观的合流趋势愈加明显，为中西医结合医学的发展奠定了坚实的基础。

2. 科学价值　中医自然观从思想的角度入手，应注重研究中医所蕴含的古代科学与现代科学在思想层面的共通性，注重中医理论与现代科学在局部对局部、整体对整体、局部对整体层面上的共通性，这种共通性能够影响当前对于"科学"标准的认识，直接促进"科学"标准的科学化而更加科学开放、客观全面、丰富充实。中医自然观将重新定义科学、科学标准和科学价值。实际上许多科学家都发现了中国传统思想与现代科学的密切关系，如莱布尼茨、玻尔、汤川秀树、林德曼、惠勒、普里戈金等都承认中国思想对他们研究工作的启发，正如美国著名科学史专家乔治·萨顿曾经说过："科学的种子，包括实验方法和数字，实际上科学全部形式上的种子是来自东方的"。

3. 生态价值　当今世界生态问题日益突出，环境污染、资源枯竭、生物灭绝、生态恶化已经逐渐成为全人类的问题。由近代机械自然观指导下的工业文明以征服自然为目的，最终导致生态恶化，是大自然给人类敲响的警钟。中医自然观以气为核心，以天人合一的思想处理人与自然的关系，这种中医独特的自然观符合现代生态文明的意蕴，更为生态文明准备了理论素材，在强调人与自然"合一"的同时，充分发挥人的积极性、尊重自然的唯一性。中医自然观为社会主义生态文明建设积累了传统文化方面的素材、提供了建设思路，更是为子孙后代留下了宝贵的遗产。

4. 文化价值　中医文化是中国传统文化的重要组成部分，中医自然观是中医文化的核心之一，其重要性不言而喻。当代中国传统文化的复苏势不可挡，中华民族五千年优秀文明留给后人无穷的财富，中医在中国人心中具有特殊的情怀和地位，越来越多的人信任中医、选择中医。正如屈原所云："生于斯，长于斯，死于斯"（《渔父》），以中医自然观为代表的中医文化在弘扬优秀传统文化的事业上具有不可替代的作用，中医自然观正是中华民族几千年优秀文化的缩影和活的榜样。

27 气与人体的客观性

气对人体有着重大的影响，从中国的哲学角度思考，气是万物的开始，也就是说万物皆由气所生，因此生命本身就与气不能分割；从生理病理方面而言，《内经》提出百病生于气，"怒则气上，喜则气缓，悲则气消，恐则气下，寒则气收，炅则气泄，惊则气乱，劳则气耗，思则气结"。可以看出气和气机在疾病治疗中的广泛性和主导性。学者和晓婕等就气与人体的客观性以及气在本草、针灸治疗方面的影响做了探析。

气的概念

"道生一，一生二，二生三，三生万物"（《老子·四十二章》），这里的一便是气，亦称太极；太极之前有太素、太始、太初、太易，太初者气之始也。二则是指阴阳二气，万物负阴而抱阳，阴阳二气分离了宇宙的混沌，协调了万物的平衡，如《太极图说》云"二气交感，化生万物"。人也是由阴阳之气感化形成的，如《素问·宝命全形论》云"人以天地之气生，四时之法成"，"天地合气，命之曰人"，《朱子语类》亦云："人之气与天地之气常相接，无间断，人自不见。"这是对气的一种追溯和认识，也是人与气的关系。元气论又称"气一元论"，其根本观点认为气是万物的本源，如《春秋繁露·玉英》云："元者，为万物之本……乃在乎天地之前。"《九家易》亦云："元者，气之始也。"万物的本源是气，人亦是由气组成，所以四时的变换与人体是息息相通的。调查显示，人在二至，即冬至和夏至的病死率会上升。这便是重阴重阳的变化，天地有四时的规律，人有生老病死的变化。如《灵枢·岁露》云"人与天地相参也，与日月相应也"。

百病生于气

"百病生于气"语出《素问·举痛论》。"余知百病生于气也，怒则气上，喜则气缓，悲则气消，恐则气下，寒则气收，炅则气泄，惊则气乱，劳则气耗，思则气结"。"百"在《说文解字》里解释为"十十也"。可以理解为百病为一切疾病或大多数疾病生于气；气的本始意义为云气，如《说文解字》云"气，云气也"。有人指出，百病是泛指，是大多数疾病，气是指气机，是功能状态。也有学者认为，卫气、脂、膏三者异态而同源，气态、液态是运行与功能发挥的前提，固态是储能状态。这就很好地解释了卫气的生理客观性，通过三态的转化维持着生命的健康。

百病生于气为中医名词，而中医又是建立在中国古代哲学的基础上，故百病生于气具有一定的"周易"的哲学思想。百病从两个方面解释了疾病的产生，一是气机，万物负阴而抱阳，气冲以为和，说明气机调畅是精神内守的关键，然而精神内守、真气从之的前提是虚邪贼风，避之有时，通过观察天地气机的太过、不及之变化，气候与时令的差异，也就是运用五运六气的哲学思想，从而防止邪气的侵犯，这就是上工治未病的思想。通过观察大宇宙的气机微妙参差，发现太过、不及来保持人体小宇宙的气机调畅。二是对于已病者来说，大多数病皆与气关系密切，即气的重要地位。《丹溪心法·六郁》云"气血冲和，万病不生"。因升降出入"总不外乎一气"，所以病之发生，气血首当其冲，故"百病生于气也"。《难经》云："气血为病，气首当其冲。"综上两方面可知，百病生于气主要指自然环境大宇宙和人体小宇宙的气机及其关系，非其时而有其气，是自然环境气机不调，人需要避之；如果人体已经感受外邪，就要借助自然界万物之偏性，加以扶正，使人体阴阳协调、五行平衡，或候日月星辰八正之气，行针调气，不及则补其气，太过则泄其气。

本草与气的客观性

本草之所以能够治病，是因为其药性。何为其药性？药性是指药的性状和性能，明代贾所学《药品化义》中说，性状为"天地产物生成之法象"，性能指"医人格物推测之义理"。性状，即法象药理，也就是人们对事物观察之后阴阳属性的认识，动物类的药物具有阳性，因为动物相对于植物而言具有善动易行的特性，再如本草类的麻黄，麻黄叶具有发汗解表的功效，麻黄根具有收敛的功效。《汉书·食货志》中将酒誉为"百药之长"，因其发散善行。性能，即机体反应，也就是药物对人体的作用，如人参可以大补元气，使垂危之人或气少乏力之人精神振作，麻黄可以使人大汗淋漓等。然而性状和性能则是基于药本身的偏性。广义上讲，要么偏阴，要么偏阳；狭义上讲，便是四气五味。这种偏性则依赖于天地之气的交感和他物的影响。天地之气的交感使药有了四气五味的特性，如肉桂生长于南方，四季阳光充足，得到的阳气多，所以为阳性药物；栀子皮善长走肌表清肺经之热，而栀子仁善于走里清心经之热；再如昆虫类，"凡虫蚁皆攻，无血者走气，有血者走血，飞者升，地行者降"。由此可知，人和万物都是以和为生，但都有个性，或阴或阳。他物影响主要指人为因素的采集和炮制，如《千金翼方》指出"夫药采取，不知时节，不依阴干暴干，虽有药名，终无药实"。采集也是受阴阳之气的影响，冬至、夏至为太阴、太阳，而太阴到太阳之间的少阳（春分），则是阴大于阳，故春分季节采完的药材具有一定的阴寒的偏性。秋分则反之。"道生一，一生二，二生三，三生万物，万物负阴而抱阳，冲和以为要"。即四气五味是阴阳偏性的具体说法，而阴阳又是气的衍生。

针灸与气的客观性

针灸和本草是中医的支柱。针灸更加突出了中国古代的哲学思想，《素问·八正神明论》云："凡刺之法，必候日月星辰八正之气，气定，乃刺之。"针灸将天人相应、五运六气的思想渗于其中，更加全面地解释了天地之气与人体之气的流注关系，如天干地支的推演、子午流注、灵龟八法等。

1. 天干地支与气　十天干是由天之五行木、火、土、金、水分阴阳而得，代表天、空间、主干；如甲乙为东方木，甲为阳木，乙为阴木；丙丁为南方火，丙为阳火，丁为阴火……古人用天干来记"岁"和"日"，而此"岁"和"日"非指时间，而指空间、方位和基本属性，正是五行在一年中的五季变化，所以《灵枢·四时气》中提到"四时之气，各不同形，百病之起，皆有所生"。空间上的"岁"和"日"的变化是由气的阴阳变化实现的，阴阳则是由水火寒热显示出来的。即气生阴阳，阴阳化五行，五行又分阴阳变天干。所以天干是以气的作用并建立在时间上的空间演变。十二地支是由地之六气风、寒、暑、湿、燥、火分阴阳而得，代表地、时间、分支；十二地支再分阴阳则是二十四节气，大雪十一月节，冬至十一月气，对应六气的风，应地支中的干；立春正月节，雨水正月气，对应六气中的寒，应地支中的寅……古人用地支来记"月"和"时"，因此地支是时间单位。二十四节气说的就是气温由寒变热，由热转寒的过程。这种时间上的寒热是由六气体现的，即春风、夏热、长夏暑、秋燥、冬寒；月有一节一气，月首为节，月中为气。地支分阴阳得二十四节气，合则得六气，六气是寒热的演变过程，而寒热是水火的客观体现，水火又是阴阳的征兆，这种阴阳二气在时间上的流动产生了地支与节气。综上可知，天干地支是气在空间和时间上的援物比类，取类比象出来的，它从不同的哲学角度反映了气的状态和演化以及在此过程中的反应。在空间中自然界之气上位居司阴，下位居在泉，左右为阴阳之气运动的道路，在时间的流动中，气进行升降出入，从而影响人体的气机。

2. 子午流注与气　《灵枢·卫气行》云"岁有十二月，日有十二辰，子午为经，卯酉为纬"。子午流注严格地将人体气血运行与天地之气结合在一起，认为人体效法于天地，所以在不同的时间段就会有气血流注的经络。如何若愚在《子午流注针经》所云："夫经气者，内干五脏，而外络支节。其浮气不循经者，为卫气；精专行于经隧者，为荣气。阴阳相随，外内相贯，如环之无端。常以平旦为纪，其脉始从中焦手太阴出，注于手阳明……凡刺之道，须卫气所在，然后迎随，以明补泻，此之谓也。"即寅时手太阴肺经流注，经过十二时辰之后由足厥阴肝经再次流注肺经，再依据五俞穴井、荥、俞、经、合与干支、五行配合，便形成了纳子法中的补母泻子法，如《灵枢·九针十二原》云："凡用针者，虚则实之，满则泄之，宛陈则除之，邪胜则虚之。"补母泻子法就是依气在人体的有余或不足，利用时间推演进行补气泄气，如遇到咳嗽有热的肺（金）实证，于寅时泻尺泽穴（水），即金生水，水为金之子。子午流注就是通过自然界气的运动规律，通过人体的某些特殊穴位调整人体已经紊乱的气机，使人体气无太过不及的状态。

3. 针法与气　《素问·刺要论》云"愿闻刺要。岐伯对曰：病有浮沉，刺有浅深，各至其理，无过其道。过之则内伤，不及则生外壅，壅则邪从之。浅深不得，反为大贼，内动五脏，后生大病"。针刺调气，针法主要的功用就是调气，气有余便泻之，气不足便补之，但气有营卫之分，有行于皮肤者、有行于脉内者，所以刺也有深浅之分，如《内经》所说的三刺之法，浅刺者逐邪气，中刺者至中气，深刺者下谷气。除此之外，因为人体与四季相通，根据气在人体的运动，《内经》提出，正月、二月、三月，人气在左，无刺左足之阳；四月、五月、六月，人气在右，无刺右足之阳；七月、八月、九月，人气在右，无刺右足之阴；十月、十一月、十二月，人气在左，无刺左足之阴。还指出刺肥人者以秋冬之齐，刺瘦人者以春夏之齐。针刺的目的只有一个，就是调气，气顺者安，气逆者病。通过针刺把由于各种因素导致的气机紊乱调顺，使其各司其职、顺时地运行于人体，疾病就自然而然地被除去。如《灵枢·卫气行》云："谨候其时，病可与期，失时反候者，百病不治。故曰：刺实者，刺其来也；刺虚者，刺其去也。此言气存亡之时，以候虚实而刺之。是故谨候气之所在而刺之，是谓逢时。"经络穴位是援物比类于自然界的，如《灵枢·邪客》所载天圆地方，人头圆足方以应之。天有日月应两目，九州应九窍，风雨应喜怒等。针刺的深浅不同，人体内不同功能的气所居的地方不同，自然界之气所能到达的位置也不同，所以刺法有深浅、时间、位置、顺逆等的差异。

气的由来在传统哲学主要有两种说法，一是道家思想的"一"。一是气，气分阴阳。二是气一元论。而气对人体的影响在病理上主要是气机的紊乱，这种紊乱主要指阴阳的盛衰，或偏于阴，或偏于阳，本草和针灸就是扶其所偏，天地之气交感形成人体，人体之内气的运动维持着生命力，外到皮肤，内达五脏。人体自身形成一个小宇宙，即人有五脏化五气，以生喜怒思忧恐，外有六气风热湿火燥寒造化万物，《医医医》中云："凡病变不外六淫七情以为病。"本草借助自身的偏性将人体的病理调正，针灸是借天地之气调节人体的太过不及。所以从客观的角度看，气与生命是一体的，天地之气若有太过不及则会有灾害，也就是气有非其时而有其化的现象。如时令未至而气候先期来到，称之为太过；人体亦如此，如木火刑金。所以自然界之气与人体之气是同源的，自然界之气影响着人体的生理、病理、痊愈或恶化等，只有深入了解彼此的关系，才能在治疗中运筹帷幄、以不变应万变。

28　中医气理论与人类生命科学

随着医学科学研究的日益深入和进展，人们越来越看到中医学的某些基础理论，在历史上和现代科学生活中均与之有着千丝万缕的紧密联系。如近些年来，有着显著进展且新颖学科竞相涌现的人类生命科学，就与中医的气学理论在溯源、实质和未来诸方面很能体现"推陈出新""古为今用"和"相得益彰"的辩证关系。因此，学者王明辉等努力发掘中医气学理论，将为现代人类生命科学提供新概念、新进展，且可获得相互促进、共同提高的预期效果。

确立中医气学理论的依据

中医学有关"气"的论述，历时久远、内容丰富，但迄今却极少有人视之为一项系统的学说而加以深入研究，至少在古今的著作和教材中尚未发现有人将其另立一篇予以全面而系统地阐述；即使有也多只是纳入脏象学说中谈点"精气神"或"气血津液"，或归并运气学说内略论五运六气而已。但这决非气学理论的全貌，而只是其丰富内容中的一个分支领域。为了丰富和发展现代科学（包括现代医学和现代生物学），有必要确立中医的"气"学说，引起科学界（包括中、西医学和生物学）的重视，并予以全面系统地、深入详尽地认真探究，俾能在改造客观世界的同时，加速中医现代化的进程。确立气学的理论依据如下：

从我国的古典哲学发展史看，中医的气学理论源远流长，如周代老子的道学中，就提出了"冲气以为和"的"气机"概念；先秦宋钘、尹文提出了"化不易气"学说；东汉王充则创"元气自然论"；宋王安石立"元气论"，并认为"生物者，气也"；北宋张载在"气一元论"的基础上，提出"一物两体，气也"的论点，深刻地认识到事物的升降、出入、浮沉、虚实、动静、聚散都是对立的统一，气的变化是事物运动的内因。他说，"若阴阳之气，则循环迭至，聚散相荡，升降相求，纲缊相揉，盖相兼相制，欲一之而不能。此其所以屈伸无方，运行不息，莫或使之"。这种用事物内部阴阳二气矛盾作用解释自然界和人体现象的方法无疑是进步的、唯物的，且许多内容与《内经》学术思想如出一辙，雄辩地体现出我国古代哲学思想与医学思想在气学理论方面的相互促进和相互渗透。

从中医学基础理论的发生和发展看，现在主要有两种不同的认识：一种认为，中医的某些基本理论如气、阴阳、五行、脏象、辨证施治等学说都是各自发生，并行发展的；另一种则认为，从理论的实质和主流看，中医的这些重要理论，都可溯源于气学说，归结为广义的"气"字。故古今中医学家曾概括中医学学术特点，谓重在"气化"。《内经》云："知其要者，一言而中，不知其要，流散无穷。"此所谓一言之要，应是阴阳气的转化。通观古今医籍实质，多可悟出如下的一些医理，即脏象学说是在一定实践的基础上，依阴阳五行学说某些哲理的取类比象，生理在于正常"气化"，病理反映气机失常，离不了阴阳五行气的运动；五行学说是阴阳学说的发展和继续，其核心亦在一"气"字，黄元御说，五行"其相生相克，皆以气而不以质也，成质则不能生克矣"。《素问·至真要大论》云"以名命气，以气命处，而言其病"，明显地指出了五行生克的气化作用。中医的辨证论治学说中辨证主要是辨脏腑或经络阴阳气之盛衰，论治则关键在于平衡阴阳二气。而阴阳学说从实质上看，却是气学理论的发展和继续，从古代哲学和医学上，从"生物者，气也"，"一物两体，气也"等的"气一元论"思想基础上发展"二元论"——阴阳学说及"多元论"——五行学说的过程。这应是一个由气学说向阴阳五行、脏象经络、四诊八纲、辨证论治等学说在思想主流上的发展及后几种学说反过来促进和充实气学说的过程。它体现了科学发展史中由约而博，由博返约的能动历程。过去，在有关什么是中医理论核心的争论中，王明辉认为理论核心应是阴阳五行学说而不是脏象学说。经过近二十年的反复琢磨和探索，以往阴阳五行与脏象经络谁是理论核心之争，虽各有其理，但从今日看来，确切的中医理论核心应是气学说。

中医气学具有系统、完整的理论内容

作为一种学说的有关中医"气"的理论，也和中医其他理论，如阴阳、五行、脏象、经络、四诊八纲、辨证论治等学说一样，其理论体系是较完备和较系统的，且可广泛地运用于中医理论和实践的很多方面，迄今仍具有实际指导意义。

1. 生理、解剖学内容

（1）根据《内经》所述，气可分为外气与内气两大类，其中有物质之气、功能之气和先天之气、后天之气的不同。

外气有天气（清气），谷气（饮食水谷，可合成后天之气）。

内气可分为原气（元气、先天之气、肾间动气），宗气（谷气与天气所化生），营气（水谷之精气，循脉上下），卫气（卫阳，水谷之悍气），真气（正气，先天与后天之气所化生），脏气（即心、肝、脾、肺、肾五脏之气），腑气（即胆、胃、大肠、小肠、三焦、膀胱六腑之气），奇恒之腑气（如胆气、脉气、胞气、脑气等），经气（即体现真气的十四经脉之气）等。

（2）气与精、神的关系，三者合称为"人之三宝"，其关系可从"阳化气，阴成形，味归形，形归气，气归精，精归化，精食气，形食味，化生精，气生形，味伤形，气伤精，精化为气，气伤于味"（《素问·阴阳应象大论》）这一段论述中看出它们仍是紧密相关的。也就是说，气之与精，异名同类，犹阴之与阳，对立而统一；气与形神，名殊而体一，形质神用，形神终归于气，故古人谓"一物两体，气也"，即含此义。古医家将人归纳成五形或二十五形人，也只是人体的气质分类而已。

（3）气的运动形式，根据《内经》的总结，基本为升降出入。经云："气之升降，天地之更用也，升降相因而变作矣。"故《素问·六微旨大论》云："升降出入，无器不有，故器者，生化之宇，器散则分之，生化息矣。故无不出入，无不升降。"这说明《内经》早已认识到世界物质包括人的生命活动，都是一直处于升降出入的矛盾运动之中。故同一篇又云："非出入，则无以生长壮老已；非升降，则无以生长化收藏。""出入废，则神机化灭；升降息，则气立孤危。"这种用唯物的自然观和朴素的辩证法所阐述的"气"，是充满生机而非僵死不变的。人就是一个不断表现为升降出入气化运动的生物体。故中医不仅将气的升降出入视为人体生命活动的特征和本源，而且还能动地将气的升降出入与各脏腑的功能、能量的代谢和精微物质的输布等作用紧密联系在一起。如水火既济的心肾相交、肺肾上下通调水道及脾气主升、胃气主降、肺主宣气、肾主纳气等生理活动，无不体现了气的运动。所谓"气化""气机"，也无非是"气"在一定特质基础上产生的机动变化方式。运气学说所涉及的也只是人与自然联系时关于五运六气运动变化的模式。

2. 病因、病机内容

（1）从病因学、发病学看，外感六淫之气，内伤七情之气，均可导致气病，如《素问·举痛论》云："怒则气上，喜则气缓，悲则气消，恐则气下，寒则气收，热则气泄，惊则气乱，劳则气耗，思则气结。"这说明六淫邪气、七情内气等不同病因可致不同病证。如"风客淫气，邪伤肝也"（《素问·生气通天论》），"诸气膹郁，皆属于肺"（《素问·至真要大论》）及"诸风掉眩，皆属于肝"等论述，揭示了风气为病的机理。"痛者，寒气多也""寒则腠理闭，气不行，故气收矣"（《素问·举痛论》）等，指出了寒气为病的病机。"热伤气，盖暑为阳邪，两相感召，故伤人阳气"，又云"炅则腠理开，营卫通，汗大泄，故气泄"（《素问·举痛论》）等，概述了暑热气致病之理。其他如"热气大来，火之胜也"，"诸湿肿满，皆属于脾"（《素问·至真要大论》）及"燥胜则干"等，亦分别点出了火气、湿气、燥气致病的病机。此外，如劳则气耗，房劳伤肾气，饮食饥饱损谷气，刀刃虫伤影响营卫之气等均可导致病痛，故《内经》有"百病皆生于气"的结论。从广义"气"的观点看，这结论无疑是正确的，且有其理论和实践的根据。无怪乎隋代巢元方的《诸病源候论·气病诸候》中专章论述了"百病皆生于气"的病因、病理，并分析了精神心理因素与疾病发生发展的密切关系。

（2）从运气学说到疫气理论看，《内经》作者在人与天地相应的思想指导下，用不少篇章如《素问·遗篇》等总结出五运六气对人体生理变化的规律及病机影响，并形成了具有特色的运气学说。在此基础上，以后历代医家多有发挥，如金元时刘完素提出的"亢害承制论"，认为气必须制约才能协调，并对五运六气作了深入的研究。他在《素问·玄机原病式》中云"不知年之所加，气之盛衰，虚实之所起，不可以为工矣"，故其研究运气学说是为了解决认识疾病上的问题，他既肯定了运气分主四时的理论，又指出了运气有常有变影响人体发病的客观事实。

实际上，运气即是指客观的气候规律。古代医家通过实践，早就观察到气候变异致病的现象，如《医说》六淫致病说，《周礼》所述四时气候失常与流行病的关系，《金匮要略》提出的气"有未至而至，有至而不至，有至而不及，有至而太过"等论述。由于四时、六气，二十四节令的"气化"不同，致疾病有轻重，证候有差异，故用主气、客气、常律、变律予以概括。我们不可用形而上学、宿命论观点来实践运气学说，故《内经》明确指出"时有常位，而气无必也"；"地有高下，气有温凉，高者气寒，下者气热"等看法，告诫人们研究运气不可离开时空观。但气运的变化对人体的影响却是肯定的。如王充《论衡》云"天气变于上，人物应于下"，仲景也论述了气之太过与不及，《梦溪笔谈》更有"医家有五运六气之术，大则候天地之变，寒暑风雨、水旱螟蝗，率皆有法。小则人之众疾，亦随气运盛衰"的深刻体会。

运气学说不仅只解释天时气候，确也是说明证候变化的理论。如《医碥》概括"运气之说，其大旨在详举六气，以明人之病源，一以例人病情耳。明人之病源者，言人感六气而生病，欲人细推所感之气，其中有无夹杂他气，当兼治也。例人之病情者，天地之气，变幻无定，则人身之气，亦变幻无定，而病情不可一律拘也"。此语诚道出运气学的真谛。

后世医家有的在中医有关运气、天气和正气的理论思想指导下，根据温热病的诊疗实践，如《素问·刺法论》云"五疫之至，皆相染易，无问大小，病状相似"等直观总结，至清代的吴又可、余师愚等提出了"疫气"的理论，有的名为"戾气"或"杂气"，作为时行病的病因，并谓"疫气从口鼻而入"，对温病学说的发展作出了重要贡献。

（3）从正气与邪气的消长提出了发病学和预防医学的重要理论，《内经》很早就提出了"正气存内，邪不可干"和"邪之所凑，其气必虚"等有关中医抗邪防病的理论。正如现代免疫学的一些观点，也足以说明用正、邪两气消长解释发病机理是正确的和唯物的。而中医防病、治病的最高准则，也无外乎是扶持正气、祛除邪气，这就是"扶正祛邪"的防治要则。故"不得虚，邪不能独伤人"，这应是中医十分重视内气的发病学特点。

3. 病、证诊断内容

（1）中医辨证，实际上是辨脏腑经络气的虚实。《内经》早就指出，"必审五脏之病形，以知气之虚实"。因气能调控人的生理功能和病理反应，故医生可通过四诊察知患者的脉气、色气、神气、语气和病气等，以测候五脏气的盛衰。如肝气郁结而失疏泄，则善太息，胸胁痛；脾气不运、胃气不降则食少纳呆；胆气滞阻则导泄失常而发黄等。

（2）辨气实证，气盛（风、寒、暑、湿、燥、火（热）六淫气之盛）；气郁（如肝气、痰气、情志郁结等）；气滞（如肝胆气滞、肠气滞、膀胱气滞、心胸气滞、肾气滞、脾胃气滞、乳房气滞、冲逆气滞等）；气逆（如肝气逆、胃气逆、肠气逆、冲任气逆、脚气上逆等）；气闭（如心气闭、肺气闭、膀胱气闭、大肠气闭、冲任气闭、经络气闭、卫气外闭等）。

（3）辨气虚证，脏腑气虚（如心气虚、肺气虚、脾肾气虚、肝胆气虚、肾气虚、冲任气虚、卫气虚等）；脱（心虚气脱、肺气脱、肝虚气脱、肾气脱、脾气脱、精气暴脱等）；气陷（如脾虚气陷、冲任气陷等）。

故在辨证诊断时，宜将气实或气虚落实到具体的脏腑经络，不宜笼统地只提气实或气虚，并须将有关的病型病机，予以明确指出，如气郁、气闭，或气脱、气陷之类。

4. 治则、方药内容

（1）在中医气学理论的指导下，对气病的总的治则为调气。根据气的虚实辨证，细分之可有补气、益气、理气、纳气、化气、利气、导气、开气、行气、升气、降气、破气等不同治法。调阴阳二气的具体措施，可因病情的不同而选用方药（包括内治、外治）、针灸调经气，或用气功、推拿按摩以协调人体内气和外气。其目的均在于调理气机。

（2）调气方剂的研究，初步统计常用的 448 首方剂（据《汤头歌诀正续集》），其中以气字命名的方剂共 31 首，如益气聪明汤、大小及调胃承气场、藿香正气散、不换金正气散、补中益气汤、乌药顺气汤、苏子降气汤、绀珠正气天香散、桃仁承气汤、顺风匀气汤、导气汤、疝气汤、清暑益气汤、搜风顺气丸、清气化痰丸、顺气消食化痰丸、气六合汤、金匮肾气丸、芍药导气汤及一些专用于理气的方剂，如越鞠丸、四七汤、代赭旋覆汤、桔皮竹茹汤、定喘汤、丁香柿蒂汤、四磨饮子、调中益气汤、六郁汤及丁香柿蒂竹茹汤等，其效用亦各不相同。如同为补气方，四君子汤主在补脾气虚；补中益气汤治中气不足、清阳下陷，金匮肾气丸化元气以利水，生脉散补元气以养阴，天王补心丹则功在补气血而宁心安神等。

方剂效用及组成明显涉及"气"药的有 274 首，其功效可见有补益、发表、攻里、和解、消补、理血、祛风、祛寒、祛湿、清暑、润燥、泻火、除痰、收涩和治经产、痈疡等的协同或促进作用。

以上两类涉及气药的处方共 305 首，为常用方 448 首的 80%，此还未包括某些有一定数量气药参与但主要方效不在此的方剂，如益元散、人参荆芥散之类。由此不难看出，调气的方剂和治则在中医治疗学上的重要地位了。

（3）调气中药的研究，初步统计 441 种常用中草药，其中明显具有调气作用的约有 183 种，占常用中草药的 41.2%，此尚未包括某些须通过调气作用始显药效的中草药，如细辛、防风、薄荷、番泻叶、郁李仁之类的药品。故此类药物的品种，除理气药外尚包括一部分主要药效为解表、清热、祛痰、止咳、化湿、消导、泻下、利尿、祛风、祛寒、温里、理血、安神、开窍、平肝息风、收涩、补益和驱虫等类药物。

5. 从《内经》篇章和内容分析　《内经》包括《素问》和《灵枢》两个部分共 162 篇。据初步研究，其中用"气"作篇名的有 19 篇，它们是四气调神大论、生气通天论、移精变气论、平人气象论、脏气法时论、宣明五气论、血气形志论、气厥论、气穴论、气府论、气交变大论、邪气脏腑病形篇、营气篇、四时气篇、决气篇、顺气一日分为四时篇、卫气篇、卫气失常篇、卫气行篇。而内容明显涉及气学理论的尚有 115 篇。前两项共 134 篇，占《内经》总篇数的 82.7%。其所阐述的领域，可包括中医阴阳五行、天人相应、脏象经络、养生防病、病因病机、辨证论治和方剂药物等方面的理论内容，而所总结的"气"名多达 271 种，2997 个。

由上可看出，中医的气学理论内容丰富、题材深刻、体例系统、影响较广，不论在理论和实践上均已具备确立为气学说的条件。现在，更需循此进行系统的、深广的研究，俾有利于中医学和现代科学内容的新发展。

用气学创新人类生命科学

现代科学的特点是相互渗透、相互吸收、互相促进、不断发展。毫无疑问，在现代自然科学（包括现代医学和边缘学科）发生发展的长河中，中医气学说已经并将继续提供新启示、新课题而共同前进。如：

1. 对现代解剖生理学的影响

（1）中医的"气"具有物质与功能的两重性。所谓人之三宝——气、精、神，实际上对生命而言最重要的是统一于"气"。由此，似可悟出脏腑的多功能性和运动中的相对平衡性。如能生态地研究脏腑、经络之气和诸如元气、谷气、宗气、真气、营气、卫气等升降出入运动的时相性和相互关系；观察胃气、脉气、神气等与五脏气的虚实反映以及气与精、血、津液等的生化因果过程，将为现代解剖生理学提供新设想、新理论，使新颖的生命科学得到新的发展。

（2）气既具有两重性，则在一定意义上，气与神经的功能有其相似之处。从气或神经能统摄、主持人整个机体的功能；不同的气（或神经）能维护人体生命活动的高度统一等方面，揭示了人体种种功能都是在相应脏腑的物质基础上，通过神经活动具体而细微地显露了"气"无所不在而又各有不同的生命现象。中医所谈的人体气化作用，可能为神经生理学或现代解剖生理学另辟新领域。

（3）气与人体免疫力。据研究，中医的某些益气药可使 IgA、IgG 含量增加，助阳（气）药有加速免疫形成的作用；针刺得气后，可增强细胞免疫力，改善脏腑功能和微循环。如前所述，中医早有"邪之所凑，其气必虚"及"正气存内，邪不可干"的总结，故人体正气的消长常影响某些免疫功能的强弱，这一点应是十分明确的。

（4）气与气功。有人观察到，气功可使大脑细胞有序而磁化，气功家的脑电波有改变，且其发功时可发射微粒流，故有人认为，这可能是人体的气凭借神经活动高度整合的产物的形式之一。由于气功须以气引意，以意领气，故可说"意识反作用过程是气功功能活动形成和发展的根本原因"，亦即是一种心灵能或内蕴的心身能的短时间内的辩证统一。这无疑是气与气功有着千丝万缕的联系，气学说将促进气功学研究的深化。

（5）气与信息论、控制论。从信息调控方面分析，人体的调控是以气为中心的阴阳消长平衡，五行生克制化，通过信息过程建立起来的反馈联系的结果。气与信息同样具有传递、保存、交换的特征。实践表明，活体可显示"气"的生化出入运动，而尸体则无气的象见。神经的功能反应亦是如此。从信息论的角度看，中医所指的每一脏腑的功能活动和病证变化，都是相关脏器的"气"的反应、转输和处理过程，也即是信息群，故古人有"凡有皆象，凡象皆气"的总结。这也提示在研究生命科学或气学理论时，应尽可能以具有生命活力的人体或动物为对象。

气学与现代解剖生理学的联系，远不止前述的有关内容，略举数例以供举一反三。

2. 气学可为宏观或微观的现代生物力学和生物物理学提供新课题

（1）自现代生物力学作为一门独立的分支边缘学科出现和深入研究所展示的内容来看，无论对进一步认识人体结构、揭示脏腑的功能及某些病证的内在机理，或对进一步丰富和发展力学或中医学的内容，都可能产生重大的影响。如中医脉气、经气与脏气（如心气、肺气等）相关于生物流体力学的研究，不仅可阐明中医切脉的科学道理，且可把脉象从传统的依人体自身感觉和经验分析的描述变为若干物理量的客观定量分析，并可为揭示整个生命活力包括心血管功能的动态变化规律提供更佳的无创伤性检查指标。气学与血液流变学的关系也很密切，进一步研究它，将对于通过改善和增强血液的流动性（气行则血行）来调节和控制人体免疫功能（反映正气的指标之一）、体液调节功能（三焦气化以调水道津液）以及肌肉、神经的兴备性（卫气为固）等，都有着广阔的前景。

中医的气功导引，运内气、发外气等，对运动力学中的体育和健康锻炼有着积极的重要意义。生物系统的运动力学对于改善人类的劳动过程，降低体力的消耗和提高劳动生产率以及减少、消除和预防某些病证的发生，对强身祛病、延年益寿也有着重要作用。

由于人体的力学性质和力学行为以及发生在生命活动过程中的各种力学现象和力学过程，都是具有自动调节和自动控制功能的，故研究气与生物力学，也是研究生物和人体内的各种控制和调节系统（如阴阳气的相对平衡，五脏气的生克制化、十四经气的盛衰消长等）及其工作原理的生物控制论的基本理论之一。

（2）气与生物物理学的联系。辐射场显示的人体"生命辉光"被认为是"气"与人体生命活动直接联系的能量场的表现，其电量的强度和宽度取决于与人体生命活动有关的电、磁、光、热等物理因子反映于"气"的转移变化。生命可感知"气"与"场"的存在，故辐射场在排除可能的干扰因素的情况下，很可能提出供研究"内气"的客观指标。既然人的思维意识、意念等也属于抽象（阴性）的物质，则其所示的活动也必然是另一类的客观存在。

经络之气，亦被认为是人体生物场之一，近些年来，气功的实验研究为研究经络场创造了条件。有关资料初步说明经络之气是一种电磁场，它存在于每个人而非气功师所特有；不同经络可能有不同信息，人体有收发经络信息的能力，且经络接收这类电磁波的能力较周围组织强。这些可说明，与气功外气实验研究结果相似，场论可较好地解释经络现象的多数特性，从而显示出它在"气"本质研究中的重要性。从理论研究和实验研究相结合入手，提出以"气"为中心的人体生物场理论，无疑将加速人类生命科学研究的进程。故有人认为，从气学理论看，经络可能不是一种人体组织的新实体，而是人体某种结构及其尚未被明察到的复杂的功能。这种功能活动，可理解为气对人体的调控是既固定又可变的通路（即径路），或经络场。

3. 气学与生物数学的相互促进　宇宙中的一切物质结构和运动都存在着数的实在性及数的和谐性，人的生命运动也不例外。《内经》云"阴平阳秘，精神乃治"，即寓有阴阳二气数量相对平衡的含义，五脏气的盛衰消长、五运六气的太过与不及和经气流注的多少等，都反映了数的实在性及和谐性。近些年来，不断发现人类生命活动具有一定的周期节律，如生物功能的正弦波节律反映了生物适应环境中能量波动的节律性，结合中医提出的"春夏养阳、秋冬养阴""春生、夏长、秋收、冬藏"及一年四季、一昼夜有关"气"的变化，多是生物新陈代谢中同化与异化一张一弛的表现。数的实在性，几乎可以在有机体的任何一个结构层次中找到证据，而数的和谐性则在机体各部的协调运动中得到充分的表现。如脾气主升，胃气主降，脾胃气和则升降协调；又如火气炎上，水气润下，水火既济，心肾相交等皆其例证。生命活动虽看似复杂和模糊，但"气"的节律性却能使人体按数学规律精密地运转，故用生物数学模型来描述生命运动必然成为现实。

4. 气学可启示生物钟学的发展　人体脏气的盛衰，使机体生命活动呈以百岁为周期的节律变化。《灵枢·天年》云："人生十岁，五脏始定，血气已通，其气在下，故好走。二十岁，血气始盛，肌肉方长，故好趋，五十岁，肝气始衰，肝叶始薄，胆汁始灭，目始不明。六十岁，心气始衰，苦忧悲，血气懈惰，故好卧。七十岁，脾气虚，皮肤枯。八十岁，肺气虚，魄离，故言善误。九十岁，肾气焦，四脏经脉空虚。百岁，五脏皆虚，神气皆去，形骸独居而终矣。"这百岁的人体生物钟律虽不一定绝对化，但大多数个体是按此周期变化的。另如作为先天之气的肾气，也有类似的节律运动，《素问·上古天真论》云："女子七岁，肾气盛，齿更发长；二七而天癸至，任脉通，太冲脉盛，月事以时下，故有子；三七肾气平均，故真牙生而长极；四七筋骨坚，发长极，身体盛壮；五七阳明脉衰，面始焦，发始堕；六七三阳脉衰于上，面皆焦，发始白；七七任脉虚，太冲脉衰少，天癸竭，地道不通，故形坏而无子也。丈夫八岁，肾气实，发长齿更；二八肾气盛，天癸至，精气溢泻，阴阳和，故能有子；三八肾气平均，筋骨劲强，故真牙生而长极；四八筋骨隆盛，肌肉满壮；五八肾气衰，发堕齿槁；六八阳气衰竭于上，面焦，发鬓颁白；七八肝气衰，筋不能动，天癸竭、精少，肾脏衰，形体皆极；八八则齿发去。"类似这种脏气、肾气的生物节律周期变化，使人体生长壮老已的生命进程有序。也由于经气、脉气、时气、脏气等气生物节律的描述及现代生命波函数的印证，使人们逐渐改变了过去长期认为生物的活动是无法预测的及生命的发展是不可控制的等错误观点，而正确认识到生物活动中偶然性与必然性的对立统一关系，这就为实现人工控制生物钟运转和对机体状况予以预测奠定了理论基础。生物的生长、发育、遗传和变异等都有一定的、与某些自然时间紧密结合的有机规律，这就是生物钟学研究的主要内容。而现代医学遗传工程学的兴起，可通过基因的改变而适当地调整人生命的节律。

5. 气学的天人相应观与时间生物医学　中医有关"气"升降出入的恒动性和相对的平衡性，使人们对有机生命运动的认识逐渐从静态的生物观过渡到动态的生物观上来，也就是说，从时间生物医学的角度，进而认识到"生命是时空有序性的复合"。这种新认识冲击了法国生理学家克劳德·伯尔纳提出且被误解的"生物内环境稳定说"。过去有人谓"内环境的稳定即恒时的平衡"，"疾病是一种不平衡，而健康就是平衡"。而中医所谓的阴阳二气的平衡，五行之气的生克制化、五脏气的升降出入、经气的盛衰消长等都是时相性动态平衡，"是机体状态在常阈空间内的节律振荡"。这个所谓"常阈空间"，是指机体与生存环境协调一致的、能使机体系统保持有序结构的"目的环"。《素问·四气调神大论》云："春三月……此春气之应，养生之道也，逆之则伤肝；夏三月……此夏气之应，养长之道也，逆之则伤心；秋三月……此秋气之应，养收之道也，逆之则伤肺；冬三月……此冬气之应，养藏之道也，逆之则伤肾。"实际是说明天人相应生物医学的时间观。而《素问·异法方宜论》云"东方之域……其民皆黑色疏理，其病皆为痈疡，其治宜砭石……西方之域，其民华实而脂厚，故邪不能伤其形体，其病生于内，其治宜毒药……北方之域，其民乐野处而乳食，藏寒生满病，其治宜灸焫……南方者，其民嗜酸而食胕，皆致理而赤色，其病挛痹，其治宜微针……中央者，其民食杂而不劳，故其病多痿厥寒热，其治宜导引按摩"等则是说明"天人相应"的生物医学的空间观。故中医天人相应观应是生物医学时空观的有序性复合。在进一步探讨时空观生物医学时，可结合地域空间、山川大气、时令节气等动态地研究人体脏气、经气相关的变化反应，并据以验证和发展中医有关运气学说、阴阳气化学说等在物候学、医学天文学和发病学等方面的理论。

6. 气学理论可充实生物心理社会医学的内容　尽管前文所介绍的生物医学推动了医学的进步，但由于生物医学模型多只集中注意于认识躯体的疾病，故在这一意义上说，生物医学即躯体医学。但影响人或人体的因素，除血肉之躯外，尚有来自社会、家庭及有关的精神意识等信息的刺激，这就兴起了现代生物心理社会医学模型的探索，并将促进今后整个医学体系的结构，由生物医学（躯体医学）、精神医学、社会医学这3个相互联系、相互渗透的方面组成。而从中医"气"包含物质与功能的两重性看，其物质性包括了脏腑经络的血肉实体，如心似莲花、肺如华盖、肝左脾右之类；其功能性则除一般生理功能外，还明确地提出了精神情志（如神、魂、魄、意、志及七情等）五神脏的功能；甚早就从社会、家庭的致病因素着眼，应用医学心理学调治七情之气而达到治病的目的。如《素问·疏五过论》云："凡欲诊病者，必问饮食居处，暴乐暴苦，始乐后苦，皆伤精气，精气竭绝，形体毁沮。暴怒伤阴，暴喜伤阳，厥气上行，满脉去形。"并强调在诊治疾病时，须注意患者的精神状态对躯体健康的影响。如《灵枢·口问》指出"心者，五脏六腑之主也……故悲哀忧愁则心动，心动则五脏六腑皆摇"。这有关外气与内气、形气与神气、天气与人气综合而相互联系、协调的气学理论，既为生物心理社会医学提供了雏形，无疑地，随着有关研究的深入，还将彼此促进和发展。

7. 气学对预防医学和长寿医学的影响　中医气学说中有关阴阳气化、五运六气和天人相应的理论较系统地阐述了时令节气和晨昏昼夜等时间与空间的变化对人体生理、病理的影响。《内经》早就提出了在养生方面宜做到"和于阴阳，调于四时""春夏养阳，秋冬养阴，以从其根"；在病机上可见"旦慧、昼安、夕加、夜甚""阳胜之病能冬不能夏，阴胜之病能夏不能冬"；在生理方面可有发育上春生、夏长、秋收、冬藏的规律及脉象上有春弦、夏洪、秋毛、冬石的正常变化；在诊治方面则强调"必先岁气，毋伐天和"的要则，等等。这些都为现代预防医学和长寿医学提供了可贵的经验总结。

现代医学气候学从太阳活动、气候变化等方面来探索其对人类生命的影响，发现太阳活动所致的气候变化确与人体血沉、血红蛋白、血压、新陈代谢的周期性起伏有一定的影响关系。从古时的年岁运气变化和人体经气节律，到今日的医学气候学研究，发现其确与某些流行性传染病、呼吸系病、心血管病的发病率和死亡率有一定联系。这就为创新时间病理学和时间流行病学提供了有关资料和线索。根据时间病理学和时间流行病学理论的指导，加强疾病的预防措施，如调整患者有关的昼夜节律或发病高峰的服药时间等，就有可能在防病的基础上，达到益寿延年的目的。

气的三因（气）病因学说，强调"正气存内"宜加固护，虽重视外因的致病性，但却不失之于偏，避免了外因论的片面性。这无疑将给予现代病因学、发病学和病理学以相应的影响；对生物（躯体）医学、精神（心理）医学和社会（群体）医学三者的结合将起一定的促进作用。

8. 气学对诊断学的影响　由于脏气、脉气、经气的昼夜节律和四时变化，提示了目前通常使用的平均恒时化验指标的缺陷，即正常范围的波动，亦易使人误诊为病变或药物疗效所致。故生理、生化的正常值标准，应不只是一个单值，而应为一串有时序的数值组成的系列，即是说需具有时相性。中医认为，脉气有春弦、夏洪、秋毛、冬石的四时生理变化，故如《素问·平人气象论》云"脉得四时之顺，曰病无他；脉反四时及不间脏，曰难已"，即提出了此时序性诊断原则。现代病证诊断学，可通过有关气的研究扩开眼界。因气能调控人体的生理功能和病理反应，故中医四诊的目的就在于推断"气"的虚实盛衰。因为具有物质和功能的两重性，故在寻找气病的客观指标时，除常用的生理、生化方法外，还宜多从分子免疫学、血流动力学、量子化学和生物钟学等方面探索具有一定特异性的、稳定的观察指标，俾能提高诊断水平。

气学可促进疾病预测学和时空遗传学的发展，由于脏腑气的"移皆有次"及经气、脉气流注的昼夜节律，故根据病气"各传其所胜"的理论，在一般情况下多可预测脏腑病证的转归。如《素问·脏气法时论》所云"肝病者，平旦慧、下晡甚、夜半静。心病者，四季甚，下晡静"等，即是在临床上对时间病理现象的经验总结。现代医学的临床观察，有的也证明了这一点。虽不一定对所有患者的转归预测全都绝对可靠，但由于生命的运动状态是一种受控于环境因子的时间波函数，因此仍可为预测生命运动的未来状态，提供一定的数学模式。因某些遗传病只到一定的年龄才发生，故研究先天的肾气与后天的脾气时，联系现代四维时空遗传学的内容，将为某些遗传性疾病的预后提供新的指南。

9. 气学理论可丰富治疗学的内容　通过"气"对机体内外的调控作用，可运用气方药治疗某些病证，以探索"气"的双向调节作用并逐步阐明调节人整体功能的中医辨证论治理论。当然，这需要药证结合地围绕"气"来进行研究。

针灸是一种具有"住痛移疼"效果的疗法，其机理主要是能"调经气"，故针刺有效与否，关键在于是否"得气"，其治疗成效也离不开时间与空间的观点。

中医治病，强调必"谨候其时，病可与期；失时反候者，百病不治"（《灵枢·卫气行》）。因气能使紊乱的生物节律"从耗散结构经过涨落而达到有序"，故有关气周期性涨落的观点，可促进现代时间治疗学、时间药理学的发展。如动物实验表明，机体生物节律的不同相，对药物的感受性亦有差异。如阿司匹林于晨6时服用有最长的排泄时间，而20时服用，则立刻达到排泄高峰且排出时间也最短。

气的周期节律还影响外科手术的时机选择，如选择恰当则多可减少术后并发症。此外，近来还观察到，在人体器官移植术中，异体器官组织细胞的生物节律（即气的涨落周期）与接受移植者的"气"是否有同步性，是手术成败的关键。也就是说，两个机体之间宜"同气相求"。

对七情所致气病的心理疗法，情气致病，心病还需心药医。故《内经》有"怒伤肝，悲胜怒；喜伤心，恐胜喜；思伤脾，怒胜思；忧伤肺，喜胜忧；恐伤肾，思胜恐"的治法总结。实际上，这是一种气的"脱敏"行为疗法，其目的在于驱除七情气病的精神障碍。此外，还有一种情气转移疗法可治"境遇性疾患"的精神病患者，通过调整其意气而达到治病的目的。

综上可知，中医气学是一种较系统而具特色的理论体系。它是中医基础理论的核心，且与其他理论，如阴阳五行、脏腑经络、病因病机、四诊八纲、辨证论治、方药治法等学说有着千丝万缕的因果关系。另立气学说并对之进行深入的研究，无疑将为包括解剖生理学、生物力学、生物物理学、生物数学、生物钟学、时间生物医学、生物心理社会医学、医学气候学、预防医学、长寿医学等在内的人类生命科学及临床诊治医学带来新的进展。

29   中医气理论与健康状态

气按其来源有先、后天之分，先天之气为生命本始之气，又称元气，是推动和维持人体生命活动的原动力，由先天之精化生而来，依赖于后天精气的充养，正如《灵枢·刺节真邪》中云："真气者，所受于天，与谷气并而充身也。"后天之气为出生后人体在脏腑功能活动的基础上，利用自然界清气和饮食水谷，化生而成的宗气、营气、卫气。气是生命之本，对人体健康状态的维持至关重要，《难经·八难》云："气者，人之根本也，根绝则茎叶枯矣。"学者杨晓丽等对中医气理论与健康状态的关系做了探析。

气是人体生命活动的原动力

气是为人体生命活动提供动力的基本物质，脏腑经络、形体官窍的功能活动都需要气的激发和推动，才能发挥各自特定的作用，所以说气是人体生命活动的原动力。

1. 气能促进生长发育　气为生命活动提供原动力，在人体生长发育进程中发挥重要的推动作用，对维持生命和延缓衰老意义重大。《类经·脏象类》云："精、气、津、液、血、脉，无非气之所化也。"指出在气的作用下，脏腑功能活动才能产生精、血、津、液等物质，所以气是激发和促进人体生长发育的动力基础。先、后天之气不断充养激发，保证生长发育按照生命进程推进，使人体呈现出生、长、壮的不同状态，而当气由盛而衰则会出现衰老的状态。

《素问·上古天真论》云："女子七岁，肾气盛，齿更发长；二七而天癸至，任脉通，太冲脉盛，月事以时下，故有子……丈夫八岁，肾气实，发长齿更；二八肾气盛，天癸至，精气溢泻，阴阳和，故能有子。"指出随着人体之气的充盛，会激发人体产生生殖机能（天癸）。

2. 气能推动精血津液的化生和输布　气能推动精血津液的化生和输布，保证脏腑经络、形体官窍的功能活动有充足的物质保障，使其发挥各自的生理功能。如《灵枢·脉度》中云："五脏常内阅于上七窍也。故肺气通于鼻，肺和则鼻能知臭香矣；心气通于舌，心和则舌能知五味矣；肝气通于目，肝和则目能辨五色矣；脾气通于口，脾和则口能知五谷矣；肾气通于耳，肾和则耳能闻五音矣。"指出人体官窍的功能活动与人体之气直接相关。

3. 气能维持呼吸功能　气能维持呼吸功能，肺和脾胃在宗气的生成过程中起着重要作用，宗气的盛衰直接关系到生命的存亡。《灵枢·邪客》云："宗气积于胸中，出于喉咙，以贯心脉而行呼吸焉。"指出宗气不但与呼吸功能有直接关系，而且影响血的循行输布。

4. 气能调节人体体温　气具有温暖的特性，能调节人体体温，不仅保证脏腑经络、形体官窍能够充分发挥作用，而且为精血津液的正常输布提供了温度保障，使其能够始终正常运行而不致凝滞、停聚。《难经·二十二难》云："气主煦之。"又如《难经·三十七难》云："人气内温于脏腑，外濡于腠理。"指出气能调节和维持人体内外处于温暖不凝的状态，是其发挥生命动力作用的重要体现。

5. 气能防御病邪　气能稳固和统摄精血津液，使精不因妄动而频繁遗泄，血不至于逸出脉外，津液不过于丢失，从而保障人体生命活动的物质供应，使正气充盛，并保持脏腑位置相对稳定。人体正气稳固，则邪气不易于侵袭人体，此外，气还有祛除邪气的作用，如《素问遗篇·刺法论》云："正气存内，邪不可干。"又如《类经·疾病类》云："正气内强，则根本无害，逼邪外出，则营卫渐平。"指出气充足，致病邪气就不容易侵入人体引发健康问题且有利于祛除病邪，使人体保持健康状态。

6. 气能舒畅精神活动　气能舒畅人体的精神活动，气能激发精神活动的产生，气足则神旺，如《素问·阴阳应象大论》云："人有五脏化五气，以生喜怒悲忧恐。"又如《脾胃论·省言箴》云："气者，精神之根蒂也。"指出气在人体的精神活动中也发挥着重要作用。所以气的生理功能正常，才能使人体处于健康状态。

气是保持人体健康状态的基本保障

人体健康状态的实现和维持不仅需要脏腑经络、形体官窍和精血津液等的物质保障，还需要元气、宗气、营气和卫气等的动力保障，如此才能形气相得，正如《素问·玉机真脏论》云："形气相得，谓之可治。"指出作为物质源泉的形体和作为动力源泉的气两相协调才能保障人体的健康，即使有疾病在身，也容易诊治，预后较好。从中医气的角度论健康状态，气能保持人体健康状态需要的动力水平，才能说气完全保障了人体的动力需求。具体在功能上，气的激发和促进作用使脏腑经络功能活动正常、形体动作灵活敏捷、精血津液分布合理、视听言动不失其常。作为人体健康状态的基本保障，气的运动需要不失其和，气的输布需要宣畅通达，气的化生需要保持充盈。

1. 气贵于和　气是构成人体的基本物质，运动是其根本属性，处于健康状态的人体气的运动不失其和。"和"有"中和"之意，具有平衡、均衡的含义。气得其和则为正气，充分发挥推动新陈代谢、温煦脏腑经络、防御致病因素、固摄有形物质、濡养形体官窍等作用。《素问·六节脏象论》云："气和而生，津液相成，神乃自生。"指出气的生理，贵在于"和"，气和则无太过与不及，处于满足人体正常需求的动态平衡状态，是保证人体健康的基本条件。

2. 气喜宣通　气是维持人体生命活动的动力，宣畅通达于周身是其发挥作用的前提。人体脏腑经络、四肢百骸等得气的充实才能获得发挥各自生理功能的动力支持，维持其健康状态。《素问·生气通天论》云："气血以流，腠理以密。"又如《灵枢·脉度》云："气之不得无行也，如水之流，如日月之行不休。"指出气喜宣通，气宣畅通达则精、津、液、血等物质的布散无郁无滞，筋骨得温养濡润而舒展灵活，是保证人体处于健康状态的前提条件。

3. 气足充形　气以充形，形以寓气，气充盛于身是其充分发挥作用的必要条件。人体利用饮食水谷与自然界的清气，通过脏腑功能活动产生充养人身的气，正气愈充足人体愈健康。《素问·评热病论》云："邪之所凑，其气必虚。"指出气不足则人体的御邪功能减退，则机体容易受到邪气侵扰且抗邪无力，使人体阴阳失调，脏腑经络功能紊乱而发生疾病。

养气是提高人体健康状态的必备条件

人体之气充分发挥其生理功能是保持人体健康状态的基本要求，气本身的健康状态是人身整体健康状态的重要组成部分，《类经·摄生类》云："此言养身之道，以养气为本也……人之有生，全赖此气。"所以正确养气，是提高人体健康状态的必备条件。

1. 气宜养不宜耗　人体之气的盛衰与生、长、壮、老、已的生命规律具有同步性，养气可以达到维护健康、延缓衰老的目的，而适应自然环境的变化，做到趋利避害，对养护气具有重要意义。《灵枢·顺气一日分为四时》云："春生、夏长、秋收、冬藏，是气之常也，人亦应之。"指出人体之气的养护需要顺应自然四时之气的变化，又如《素问·生气通天论》中云："春三月……生而勿杀，予而勿夺，赏而勿罚，此春气之应，养生之道也。逆之则伤肝……夏三月……使气得泄，若所爱在外，此夏气之应，养长之道也。逆之则伤心……秋三月……无外其志，使肺气清，此秋气之应，养收之道也。逆之则伤肺……冬三月……无泄皮肤，使气亟夺，此冬气之应，养藏之道也。逆之则伤肾。"指出生活起居、行为活动适应四时之气的变化，可以保养人体之气，反之，则损耗五脏之气，出现健康问题。

2. 气宜满不宜损　先、后天之气协同作用维持人体正常的生理活动，先天之气与生俱来，但需后天之气的不断充养，后天之气主要来源于饮食水谷所化生的水谷精微，正如《灵枢·玉版》云："人之所受气者，谷也。"《灵枢·营卫生会》云："人受气于谷，谷入于胃，以传与肺，五脏六腑，皆以受气。"指出人体之气有赖于脾胃化生的水谷精微的滋养，其养护需要饮食有节，正如《素问·脏气法时论》云："五谷为养，五果为助，五畜为益，五菜为充，气味和而服之，以补益精气。"指出水谷精微能为人体五脏六腑提供全面的滋养，保持脏腑间协调平衡，养气的基础在于水谷之气的充足，能够满足人体功能活动的需要。若水谷之气不足，则维持生命活动所消耗的气不能得到及时充养，则有损健康，正如《灵枢·五味》云："故谷不入，半日则气衰，一日则气少矣。"

3. 气宜动不宜滞　中医学将气的运动形式归纳为升、降、出、入，这种运动形式是生命存在的基本模式，因此人体之气的养护在于通过形体运动，使脉络畅通，保证气血津液精微顺利输布至周身上下内外，濡养脏腑经络、四肢百骸、形体官窍，并使其发挥正常生理功能。正如《三国志·华佗传》云："人体欲得劳动，但不当使极尔。动摇则谷气得消，血脉流通，病不得生，譬犹户枢不朽是也。"指出适度的形体运动有利于保持健康状态。

4. 气宜疏不宜郁　人体五脏六腑皆赖气的激发和推动进行功能活动，脏腑功能活动正常则人体无病，正如《金匮钩玄·卷一·六郁》云："气血冲和，万病不生，一有怫郁，诸病生焉。"指出一旦气有郁滞，就容易导致疾病发生。又如《景岳全书·诸气》云："凡病之为虚为实，为寒为热，至其病变，莫可名状，欲求其本，则止一气足以尽之。盖气有不调之处，即病本所在之处也。"指出一切疾病均存在着气不调畅的病机，人体之气宜疏不宜郁。

5. 气宜固不宜散　人体之气具有固摄精血津液的作用，气固密于内，阴液才不得流失，如《素问·生气通天论》云："阴平阳秘，精神乃治。"指出护养人体之气需要使阳气固密潜藏，又如《素问集注》云："盖阳密则邪不能外淫，而精不内亡矣。无烦劳则阳不外张，而精不内绝矣。"指出固护人体之气是保护生命之本的关键，在阳气固密的基础上，才能实现精血津液等阴精的内守。阳气破散，阴精不得稳固的保障，阴精也会消亡，生命也就会随之消亡。

讨　论

随着现代社会人们生活方式的改变，慢性病的发病率越来越高，中医学有着丰富的系统科学思想，对于社会、心理、生物等多因素致病的亚健康状态有着整体的认识与把握以及包括药物疗法和非药物疗法在内的多样的干预手段。目前，对于健康状态的研究引起广泛关注，中医治未病相关研究已受到重视，其思想早在《内经》中就有论述，如《素问·四气调神大论》云："是故圣人不治已病治未病，不治已乱治未乱，此之谓也。夫病已成而后药之，乱已成而后治之，譬犹渴而穿井，斗而铸锥，不亦晚乎。"指出养生防病的根本原则是未病先防。人体之气的养护对于达到和维持健康状态具有重要意义，也是治未病思想的体现，从中医气理论的角度探求其与健康状态的关系，以期丰富对中医治未病思想的理解，为预防疾病，保护健康提供思路。

通过分析气的含义和生理功能，可知气是为人体生命活动提供动力的基本物质，是人体保持健康状态的基本保障，是生命不可或缺的组成部分，但目前对于气的物质性和功能性存在争议，杨晓丽认为气具有物质和功能双重属性，物质是其体，功能是其用，体用一体才是中医学的气，气不是单纯的极细微物质，它本身即具有对形体进行激发促进作用的属性，它也不是单纯的功能表现，为人体生命活动提供动力无疑是对其产生效果的总结，但它本身也是动力的源泉。气是动力的源泉，又不全是，因为气激发了脏腑功能活动，而脏腑功能活动又化生了精气血津液等，在生命活动中消耗了气，而又产生了气。

气是健康状态达到和维持的基本要素，所以气的健康状态是人体健康状态的重要组成部分，但历代医家并未从气的角度提出健康状态的定义和养护原则，杨晓丽通过分析总结得出，气的健康状态要求气的运动不失其和，气的输布宣畅通达，气的化生保持充盈，而气的养护要求做到养而不耗、满而不损、动而不滞、疏而不郁、固而不散，五者既有联系又有区别，只是各有侧重。气的健康状态的提出，为其健康状态的评估、分类、辨识、调摄提供理论支持和思路，从而为中医健康状态的多维考核提供借鉴，丰富了中医健康状态的理论内涵和发展方向，为中医治未病思想提供新的理解角度。

30 中医气语词指称的概念性与时序性事态的对象化

中医药理论体系以汉语词为载体、根植于以象思维为基本特点的传统文化。气作为初始语词，是中医药实践活动中的核心术语；对气的概念化认识是中医药传承发展的基本要求，也是新时期下传统文化团结、发展的要素。学者严名扬等探讨了气认知的概念性内涵，以期为中医药理论的现代性话语体系的建立提供一个视野和角度。

就概念系统而言，中国传统思维对语词的第一要求是名实相符，故中医术语不完全具有纯抽象的性质。其次，中医术语对事物性质的考察，重在把握其基本属性而不完全是本质属性。从构词角度看，不论是"名词+气"还是"非名词+气"构成的双音节词，都不能理解为偏正结构，即气不是中心词，而是词缀，是表示事物的象，不是事物的形态结构；更不能把气解释为精微的物质。即气不是实体，而是事物运动表现出来的性质、状态、功能、行为、效用等。

作为一种基于隐喻认知的语言，中医语言中语词的概念形成及应用过程是跨域的，即将始源域的图式结构映射到目标域之上，通过始源域的结构来理解目标域。由此，气作为对诸"象"的把握是如何成为可能，气的语词指称在主体对客体的把握中，如何完成映射，实现具体指称的意义，这些成为气概念性认知期待探讨的问题。

气语词指称的出发点和模式

以气是物质或/和功能属性等为出发点展开的研究，将会在出发处遇到两个困难：①气的语词形成时期的中国古代哲学不应有相似于先进的马列哲学之"物质为世界本质"的认识观点；②气的物质本质是什么。中医研究的本质对象"物质"——气被认为是一种无所不在、无所不包，但又无法实证、难以把握的"极精微物质"。此种极精微物质的存在表现出类似于上帝样的超验性或者是不可言说的。这带来了难以回避的窘境，即中医学面对的对象成了信仰对象或者是不可说明的"保持沉默"；此窘境伴随现代研究的深入，越来越成为学科发展的禁锢。通过语词指称的意向性还原，把这些困难及疑惑，包括产生这些困难及疑惑的原因与背景知识悬置起来，并对气语词的指称形式展开进一步的还原与再次反思。

1. 气语词指称与物质世界的极精微物质   对气-物质论语词指称的辨析中，"名实相符"对应"语词-物质对象"模式。假如以气为"极精微物质"构建中医理论与物质世界的联系，表现出以下一番场景。青蒿药性苦辛寒，归肝胆经；其价值事态描述为"清透虚热，凉血除蒸，解暑，截疟"。青蒿素（分子式为 $C_{15}H_{22}O_5$）作为青蒿植物药治疗疟疾的有效成分——极精微物质，不等同于"（卫）气"。两者虽同为汉语词，但其语词所意指的内容，以及主体间性处于完全不同的话语体系。一是以近代科学知识为背景，一是在传统文化和思维中呈现对价值事态的描述和评价。

在物质论中，对中医理论的认识必须去论证或寻找某个基本物理粒子/场、活性生物酶或者细胞器等作为理论对象是极精微物质的依据，以解决诸如肾气、宗气等具有意义，但没有语词指称的问题。诚如精气、脏腑之气、营/卫气等具有各自的语词意义，它们之间也形成了理论关系，能在句子中有意义地使用它们；但它们没有指称，当使用它们时，不存在所谈论的物质——我们不能找到如氢气、笑气指称的 H_2、N_2O 客观物质；更不能把中医脏腑与解剖脏器直接等同。这些中医理论与物质论的矛盾并没有因采用物质论的方法而解决。

面对"名-实"对应"语词-物质对象"模式的深刻挑战，学界对气的认识与讨论，也逐步从实体物质论和功能说，向非物质的客观存在转变；如言气彰物、生命力、生命之本和时序性事态等。至此，一种联系传统中医理论与物质世界的现代性话语体系亟待建立。

2. 认知模式供给侧的理论重构　在辩证唯物主义和历史唯物主义指导下，中医学语词指称中的物质论对象应看作是强调被考察对象的客观存在性，一种认知对象的物质基础或者是对主观能动性的某种客观化的描述方式。而客观对象被把握的形式和此把握的哲学出发点，就存在无限的逻辑可能。在物质和意识的辩证关系中，一切观念和实在都是意识的构建。语词作为意识的表达，是对行动所指事态的意义承载。

中医理论遵循的传统哲理，从取象比类开始，经过格物致知，达到实事求是（通过对物理世界现象的感知，获取的感觉材料被进行比较分类，形成初始的序列性和规律性的符号认知；进而使用已获得的认知方式对事物进行主动的知识性思索，以达到对客观事物的一般性把握，追求事物的本质和真理）；其对物认知经历的"象-事-是"模式，注重对事态的考察分析。

而承载象思维的汉语言及术语来源于形名逻辑等认知范畴，注重名实相符。形名理论认为，任何客观事物（实）都有其一定的存在方式（形），人们对实和形的主观把握称作名。名与实、形必须是相称、相符的。气作为汉语词，必须与其所含意义的"形"和指称对象的"实"相一致。这种一致性是在象思维等"象-事-是"认知模式下的齐同性。因气的这种认知模式的普遍应用，伴随语词初始指称的外延，形成不同层次的意指内容和对象。

在气视角中，物质世界作为语词指称的来源，一定程度上被映射成主体间性中形名指称的符号。"象-事-是"对应的"语词-意义-指称对象"新模式，相比对物质世界认知的事态把握的关注，物质世界本身在此认知模式中被逐步置于次要的存在，或者说是被悬置了。只是这种悬置在长期的实践中变成了忽略，形成了语词对物质世界的名-实指称。为回归中医语词对物质世界的指称，就应在新模式下对气语词的事态把握的形式展开探讨。

气语词指称的形式与意义

1. 初始对象——气语词指称的意向性分析

（1）气之体验：气的语词意义无所不在，无所不包，每一个体验都是气的存在，即意识所及皆为气。无论是春意盎然的公园，还是人声鼎沸的盛典，甚至是无物无声的真空，以及对反物质及意识活动本身等认知边界的探索都能展现出气的存在。气在自我语词指称中通过体验感知的意向行为，表现为一种普遍性的认知方式。气的客观存在具有自明性，并参与每个体验意识的构成和意义给予。但气不会也无法准确而完整地描述物理世界的超验性，而是作为"我之对象"（被把握的基本事态）来指称被认知的客观对象；继而由诸多事态构建我们生活的世界。

（2）体验之气："我之对象"存在于个体的意识中，表达于语词，结合语词规律的主体间性对我们产生意义，形成了主体对于周遭一切的认识。对气语词和以气为途径的感觉材料处理事态对象的规律性获取，给予体验以内容和意义；而其又来源于体验的原初积累或初始语词的学习。语词指称存在的主体间性使我的体验、我的意识情感可以对外表达、传递，实现我存在的意义。如果体验之气构建了梅洛·庞蒂"身体意向"所特指的所谓的"世界之肉"，那么在主体的体验世界里，气本身和与其耦合的语词指称就是世界之肉生长的母体。生活世界的主体是已经与世界意向性地连接在一起的身体——主体，且在此体验之气视野中，我们所考察的是以流变客体为对象的世界，一个有别于由诸多不同单一要素有机构造的具有明确客体对象的世界。

2. 语词指称是关于气的命题

（1）语词指称中的初始对象"气"作为基本事态而存在：当我们放眼窗外，我们视觉中看到了光，而不是光子及其波粒二象性。虽然我们感觉到的光在物理学中是连续的光子流，但是我们真正在意的是光所传递的空间与时序的感觉材料的意义。如我看到了专心晨读的学童，这让我感觉到作为"朝气"的事态；正如触到、听见等感官体验包含于所有的体验之中一样。这种时序体验的指向性作为基本事态，成为初始对象，并以自身的内容与意义呈现对超验物理物（学童）的把握。据上所述，作为"朝气"指称的事态，我们描述的意向目的指向对此事态的评价，并被意义给予，言语表达为"朝气蓬勃"或"富有朝气"。再如，通过一定时间的观察，云从这里飘到了那里或者是还在原地，或是形状发生改变等，此谓之云气，故有《说文解字》称"气，云气也"的事态描述。而《玉篇》称"气，息也"则是以呼吸运动的存在来对生命活动的存在进行事态性判断。无论是对事态的描述、判断还是评价，气语词指称中的初始对象都作为"象-事-是"模式的基本事态而存在。

如此，气语词指称的事态对象是对客体感知活动单一范畴内的时间性的序列性现象流，或者是跨范畴的空间性（我们把这种空间性设定为内时间性）的序列性体验流，而这种时序的体验流成为被把握、被考察的对象，成为该指称的基本形式。并且这种形成对象的认识方式被广泛应用，逐渐成为一种最基本而普遍的认识角度；人们为便于使用和交流，在实践中逐渐用"气"代指。这种对象化的方式受语词指称的传统思维影响，但它更是语词指称初始的核心内容。伴随长期的发展，这种认知方式形成了自身的方法论和世界观，并演化出多级学科内容和不同的学术文化。此序列性体验的对象化趋于对客体的整体性把握，故在长期实践中创造出高度发达和层次交互的理论体系。

（2）气的语词指称就是时序性事态有意义的语言命题：正因只可意会、不可言传之物是被保持沉默的；所以无论是通过语言还是文字，时序性事态的客观存在性通过语词指称的意义给予，描述成意向性内容。我们主要是通过对物理事物的指称把它们联结起来。这些指称并非仅仅是语言本来的主体间性的无关紧要的残余，通过设计一种关于感觉材料的主观的人工语言就可以把它们清除掉。而中医意识活动考察的流变客体，只有通过意向活动本身的时序性事态的对象化而把握。汉语言及汉字具有象形、会意、指事、形声等原初的属性；在隐喻，比类、借代等意指形式中，关于时序体验对象的命题在语词表达中体现出自在的意义；故在此汉语词基础上，对时序事态的描述必然成为语言命题。对这种作为普遍事实的语言命题进行时序规律的总结和法则秩序的持存，逐渐被概括归纳为传统哲理（如阴阳、五行学说等）。关于时序事态-语词指称的语言命题的真伪期待在汉语言的指称形式和时序事态作为基本对象的把握中论述。

在语词指称的时序性事态的对象化过程中，事态命题对象的把握形式如下：假设 x 作为感官体验的感觉材料（形状、颜色等），$f(x)$ 是意向行为的形式，序列性体验流 $f(xn，n=1\cdots n)$ 就成为基本事态，并形成被把握的对象，此对象在原信念中被给予意义；并在下一级层次中对多范畴的基本事态再次进行内时间性的复杂事态把握，复杂事态被把握的形式 $F(y)$ 描述对象、被给予的意义为 $F[f(xn，n=1\cdots n)m，m=1\cdots m]$ 函数。在具体语境中，函数 $F[f(xn，n=1\cdots n)m，m=1\cdots m]$ 作为气语词指称的表达式而实现语言命题的意义。这种以事态性时序形式作为对象的基本认识观，伴随考察范畴的层次蔓延而映射，可形成对多层级复杂事态的把握。

无论此事态命题（气）的语言实在性表现出的是判断、评价还是描述，都是对具体事态的判断、评价和描述。如肝气是对肝脏生理活动表现出的现象做出功能性事态描述的统称；气滞是对脏腑、经络之气阻滞不畅的病理状态等事态的描述与判断；行气散结是指针对痰湿、瘀滞等气行不畅类病证，采用行脏腑经络之气的治疗措施等相关事态的评价。这些关于气的语词指称作为不同层级中复杂事态的把握，确定为各个命题。

3. 论证气作为时序性事态的语词指称

（1）传统思维的语词指称蕴含对时序性事态的把握与应用：气语词的早期记载，就强调其意义指称的序列性。如《国语·周语》云："天地之气，不失其序。若过其序，民乱之也。"《孟子》云"吾善养吾浩然之气"；"其为气也，至大至刚，以直养而无害，则塞于天地之间。其为气也，配义与道；无是，馁也"。随后借"告子未尝知义"和宋人"拔苗助长"两方面论述对事态（气）的把握，在内修身养性则自省于社会道义，在外行动实践则遵循自然秩序和规律。

再如礼乐认知方式的成形与推广。社会化的礼乐始于早期序列规范化的行为和动作。《礼记·乐记》云："簠簋俎豆，制度文章，礼之器也。升降上下，周旋裼袭，礼之文也。"通过器物的罗列和行为的仪式化，对人的言行进行约束与序列性规定使社会秩序安定，就如对音符的序列性编排产生单一音符混杂难以企及的音乐感。

对道义和礼法的重视，使对事态时序性的把握变得极为重要，并作为一般性的方法实施于实践中，成为知识的来源和组织形式，具体可见：二十四节气对自然的时序把握、三纲五常对人事社会运行秩序的维系。同理，生命体的时序认知常采用此描述。如《灵枢·决气》云："上焦开发，宣五谷味，熏肤，充身，泽毛，若雾露之溉，是谓气。"对六名之气的描述作为一系列被执行的动作在事态的持存中成为对象。

（2）复杂事态时序性把握的对象化是气作为实体存在的形式：气作为一元论在中医药理论体系中的核心支撑作用，是由气-时序性事态指称的思维方式被广泛地应用于中医药实践所决定的，具体可表现于中医术语的语词指称的意义、给予途径和中医临床辨证论治的思辨过程。也只有寻找到对中医思辨过程作为复杂事态而被时序性把握的普遍性，才能进一步证实气作为时序性事态把握的支撑地位。以下通过对中医辨证过程中一般性思维结构的分析，采用意向性的"还原"等方法，探讨复杂事态（中医辨证/证候）对象化的层次序列性把握与作为时序性事态指称的气之间的关系。

在中医思辨过程中，很难构造一个非线性的点体验，因为作为感知的基本单位至少有刺激-反应两端。中医药实践过程中力行望闻问切四诊的初始体验（如"苔黄有热"等体验的基本事态），以及对物理世界中的客体进行状态性的把握。对体验内容的客体化使诸多基本事态构成复杂事态，并在"关联体-复合体-统一体"（流变体）层次序列性把握中，呈现相关语词的意向目的。故中医学的一般性语词均为复杂性事态的把握。这种把握主要是对诸如四诊等体验内容的把握，而不是更关注于某些客观内容的单一精确性分析。对体验内容的客体化行为，为原信念（阴阳、五行学说、脏腑经络理论等）的意义提供了观念化作用的前提。作为有根基的体验流，四诊获取的感觉材料具有体验内容的确然性；这使得以此为基础的考察可以搁置对单一内容的深究，在辨证行为中表现出序列规定性的意向结构。辨证行为所达到的证型（如肺热壅盛证、脾虚痰湿证等）是对具体临床诊疗语境中复杂事态关于中医认知的纯粹本质。该思辨过程所呈现出的意向规律性的序列结构和辨证本身对诸多证候在原信念中跨范畴的内时间性意义给予，使得中医对复杂事态的时序把握表现为形式和内容两方面；其内容来源于原信念的意义给予，而形式则是以序列性结构为考察对象的气语词指称。这类形成对象的方式在中医术语指称中的普遍性，证明了时序性对象的客观存在；换而言之，复杂事态时序性把握的形式是气作为本质认识而存在的实体，并以此形成语词的指称对象。因此，一种以流变体的规定性序列形式为对象的实体——气得以明确。

作为复杂事态的中医一般性术语均具有内时间性。对于内时间性序列体验流进行处理的不同范畴中的感觉材料之间交互的函数关系，则是在语词指称背景下规定性的序列性命题。而这种汇聚多源性的认知复合体指向意向目的的统一，是语词指称通过语言文字的承载，在原信念等内环境中被把握的。

（3）气时序性事态的反思：首先，我们的所有认识应该是序列性的，知识就是在现象的序列性抽象后，形成对于表象和现实规律性的把握。无论是罗列对象做分析准备，还是观察的进行和经验的积累，所有的行动都自觉地浸淫于序列之中，并自然地成为思维活动组织的基本形式。如果我们的感知和知识是无序的，则所有法则和规律就无法形成，对真理的追求就更加无从说起。

其次，为追求本质和真理，建立中医语词指称的合法性，对气语词指称对象的物质化从出发点就否认语词指称对事态时序性的认知方式。在物化的道路上，气语词指称追求的永恒物质不可避免地成为不可言说或者是上帝样的超然性；这与物质化的初衷竟判如云泥，并致使以汉语词为载体的中医理论竟然难以在现代汉语言中被科学诠释以获得话语的现代合法性。汉语词的形名指称也使此"物质化"手段变得尤为困难。同时我们也应面对现实中所处理对象物质化的盲从性和伪科学性。

再次，有序性体验是主体对时间和空间产生感知的开始，是迈向文明的征象。处于无序、混沌中的虚无无法被把握，即使那是一种未知的存在。而能被体验（感知）所把握的均是有序的，对时序的事态把握依赖语词的叙述，正如孔子所言"述而不作"。在此澄清一个可能的误解，如对混乱、杂乱、乱伦等事态的描述，应该是建立在其考察范畴内有序认识中的事态评价。

最后，语言和文化的秩序来源于作为诸基本事态的时序性事态的把握。这种对秩序的强调在先贤的推动下，成为首要任务。经早期对礼乐崩坏的呼吁，礼法宗亲制度的建立，及儒学文化正统的确立，使对秩序与规则的建立和重视达到更高的层次。譬如诸子百家的革新，对不同时序对象，或者同类事态的时序性采取了不同的把握形式。这些促进时序性事态的把握演化成社会化的秩序和法规的确立。

气-时序性事态的对象化呈现中医语词的概念化

气-事态视角下的"象-事-是"对应"语词-意义-指称对象"模式，有别于"气-物质"对应"语词-物质对象"模式；其关键在于：前者认为，处于模型中心位置的"气"作为时序性事态对象化的语词，是对物质的表象感知如何表达意义、达到本质认识的途径和方法。在此基础上，新认知模式悬置了物质相对于意识的超验性，在方法和思维上更加符合传统哲理，为中医药理论的现代性话语体系的建立提供了一个视野或角度。

1. 时序思维——气思维　结合前文对气时序性事态的论述，气-时序思维是运用认知、体验的序列性事态的形式和内容等来反映现实的思维过程。时序思维的时序性事态对象包括初始事态、基本事态和复杂事态等层级；不同层级事态的序列水平表现为单一范畴的时间性、多范畴的空间性以及跨越时间与空间的交互性，后两者我们称其为内时间性。时序思维的过程就是事态的时序把握过程，包括形式和内容两个相关联的部分。它的形式理论主要是关于气作为实体如何被认识、被表达，内容理论主要是时序思维的体验、感知活动如何通过语词来表达在原信念中的意义。

时序思维下，中医术语通过语词（名）的意义（形）来描述整个世界的指称对象（实），并且指称对世界认知的纯粹本质。在气-时序思维的世界里，我们考察、认识的对象不是被构建的、可组分的，而是在不同认识层级中被映射、被衍生的。是故，基于中国传统哲理和文化特点的时序思维普遍存在于中医术语的语词表达中，并是有别于形象思维、抽象思维、灵感思维的思维形式。时序思维与抽象思维的相互独立性，必然出现以抽象思维为根基的概念思维难以对中医术语进行准确地把握，也说明它们是相互并列、平行的思维形式。

2. 气-时序性事态对象化的语词表达　在气一元论视角下，我们面临的中医语境均可从气论证、诠释，也包括对气本身的反思。在一般性的中医术语的语词指称中，"名-形-实"的认知序列性结构体现出对具体事态的考察，汉语言和汉字所蕴含的指称对象的事态性把握以及中医实践中思辨过程体现的序列规定性的事态把握，都具有气-时序性事态指称的认知方式和时序思维。

在中医语境中，如果采用"气-物质或/和功能"对一般性中医术语的指称对象进行现代标准的科学定义，那么所有术语均将缺乏明确的指称客体。这是因为术语指称的事态在时序性把握的形式中存在考察对象的流变体，以及原信念的意义给予存在多重性交互，使中医术语在此视角下缺乏考察客体的确定性，故无法为语词的概念化提供确定的内涵。当采用气-时序性事态对一般性中医术语指称的复杂事态时序性把握的形式进行对象化，以此形式作为气存在的实体，这种形成语词指称对象的方式悬置了事态把握过程中的流变体和原信念意义给予的多重性交互。

气-时序性事态对象化是对时序性事态把握的形式进行抽象，以形式构建气考察对象的实体。这种企图探索两套话语体系结合的切入点，悬置了原信念中时序性事态把握的内容的干扰（但气-时序性事态把握本身就是原信念的核心部分），展开话语体系间的媾和与交通，为术语概念性指称提供基于时序性事态认知的概念性内涵。

3. 中医气的内涵与外延　概念是意义的载体，即反映事物的本质属性的思维形式。概念是抽象的、普遍的想法、观念或充当指明实体、事件或关系的范畴或类的实体。内涵和外延是概念的两个基本特征，内涵就是该概念所反映的事物对象所特有的属性，外延就是指这个概念所反映的事物对象的范围。概念的内涵都有必要条件即客观事物（客观对象），其中必要条件只有一个，充分条件有多个。带有作用性质的充分条件越多，概念外延越小。

（1）中医气的内涵：概念的内涵和外延具有反比关系，即一个概念的内涵越多，外延就越小；反之亦然。中医气的外延极其丰富，它包罗万象，是宇宙万物的生化之源，说明气的内涵极其简明。对中医气内涵的考察经历着不同的概念化路径，目前对气的内涵学界公认的是极精微物质。结合前文辨析，气语词指称的时序性事态把握的形式体现了气作为实体而客观存在，而不是只可意会、不可言传的玄思或超验的信仰对象。

气-时序性事态的对象化指称形式以及其所呈现的中医语词，在意义给予的时序性和中医辨证与临床实践中的序列性结构等方面，一致性地证明中医气具有时序性的本质。如此，气概念的内涵：必要条件为时序，即时间性的或跨越空间及范畴的、序列性可把握的；事态的、可体验感知的为多个充分条件，即时序必须是对某事体验、某物感知的把握。虽然气无具体形状和空间结构，但气因认知的时序性而客观存在，且不能凭空产生、无端消失。气的内涵在于它必须是针对某事某物而言，气生于有；即使对自身的反思和意识本身的辨析，只是衍生的对象水平不同罢了。也正是气存在的时序性，所以气在自身意义给予之始就是运动的，是标识过程量的，是反映考察对象的状态、属性的。因此，作为中医理论的一级术语和初始语词，气的内涵是指时序性事态。

（2）中医气的外延：由气衍生的二级语词的概念内涵以时序性事态为必要条件，其充分条件则需结合其语词所考察的范畴和语境确定。广义上，气可以与任何汉字组合、形成新概念，这一点与汉字的造字法则和气作为时序性事态的普遍性语词指称密切相关。同时，气概念是对时序性事态把握的形式作为实体存在，也采用这种实体的存在方式进行概念的外延映射与化生。

根据中医理论和传统哲理，在时序性事态指称的映射中与气外延相关的下级概念至少可以分成如下3级：阴/阳气→天（自然物之气）/地（人文社会之气）/人气（生命体之气）→万事万物之气。正如《道德经》所云："道生一，一生二，二生三，三生万物，万物负阴而抱阳，冲（中）气以为和。"如此，通过对世界中的现象和活动的时序性事态把握构建中医基本认识途径、形式方法及理论体系。

通过气语词的时序性事态指称，蕴含于传统思维中的"象-事-是"对应"语词-意义-指称对象"新认知模式被发掘、展现出来了。在该模式中，气的认知符合对体验意识流在时空序列中的把握；气作为一种有别于现代物质论和还原论的认识方式，是对客体一段时间域或是空间域的考察，而不是单一点的切割样考察。相对地，气专注于对现象和行动在时序中的纵向考察，而不是同一时间点的横向分析。气-时序性事态把握的是过程量，呈现关于指称对象的状态描述、性质判断、功效评价等意义和内容。故以气-时序性事态的对象化为出发点，开展中医学理论的系统性分析及现代性话语的诠释，有利于中医理论延伸到微观的细胞功能、分子机制等科学研究中去；为在新时期下实现中医药传承发展的现代化目标提供新视角和新动力。

31 中医气指称事态时序性处理方式的预设和途径

秩序作为事态发生过程的体验内容的组织形式，是内容，也是形式。如果以事态把握在意识活动过程中的体验流的形式来限定"秩序"，那么对秩序的关注产生的认知视野的转换将进入一个新的话语体系。如此假设：传统哲理的中医药术语"气"指称"事态时序性处理方式"，简称"序式"。此对秩序的强调区别于现象学对秩序的先验意向性分析和"论秩序"。学者严名扬等对中医气指称事态时序性处理方式的预设和途径做了全新的探讨。

气指称事态时序性形式考察的预设

通过对中医"气"语词指称的概念性和时序性事态对象化的分析，"气"作为时序性事态的把握、组织形式，并以此形成客体对象被初步证实；且中医一般术语与思辨形式在以复杂事态时序性把握的形式中构建中医药所面对此客体对象认知的存在实体，即形成语词的指称对象。为进一步在此事态时序性处理方式的视角下，探讨气一元论思维中的一般性术语实践与语词命题，相关的预备考察拟先从该视角的预设和背景展开。

1. 预设的背景 伴随文明交融的"西学东渐"，由近代新文化运动发端，秉持彻底诀别于传统的"初心"而开展的白话文等运动，使得现代汉语在语言学上更趋于西方现代性的话语表达形式，以实现语言表达式的逻辑合理性与科学精确性。于此，汉语言中诸如"意会与言传""指事会意象形"等形式属性，在严格的概念定义后分离，形成益于思想把握、表述、交流、传播的实体；但随之而来的还有因语言现代性的表达式使汉字符号化，排斥、悬置或忽略了汉字词本身所具有的意指方式和汉语言所承载的传统哲理，导致因诸如玄思、谬误、诡辩而生的误解与迷失——因具体范畴内的客体无法通过否定自身而诀别范畴；即使这种使客体消亡的识别实现了，也只是他域中形成不同的新客体而已，原客体还在原范畴之中；就如"经历了 5000 多年的艰难困苦，中国依旧在这儿"一样。

在此，我们不去讨论带有具体时代特点和历史使命的"新文化运动"所采取各式文化运动的现实意义，而只是将其作为即将深入的领域及针对现代性问题所采取的探索性工作的部分背景。历史的发展使得每个时代均具有其独特的现代性，一种历史属性与现实环境交织的现代性问题，使处于现代性之中的每个独立个体必须理性面对。

一定程度上，对于现实中的个体使用现代性的话语体系试图述说传统哲理的形式与内容，尤其是对中医理论体系进行逻辑的、现代性的科学探讨，以此证明某种基于文化的根基性存在，并在现实中实现其存在的价值与意义的合法性是极具挑战的任务。为实施这些目标，基于现有认知体系的新境界企图被展现，以期在现代汉语背景下进行传统哲理在具体的同一论域中有意义的分析。

2. 预设的内容 事态时序性形式，或秩序的形式（以下简称"序式"）的处理方式以对事态把握所表达的顺序、秩序的序列方向性形式为考察的客体对象，并在感知的初始阶段参与意识内容的实现，使体验内容的质料通过序列性排列组合而映射、抽象成为知识与智慧。"气-序式"这种基于汉语言表达的事态认知方式的本质考察在自身的反思中具有自明性与确定性。当然这种标新立异的客体设置不是自圆其说的泛泛而谈，也不是简单地咬文嚼字的文字游戏；而是在逻辑的合理性中寻求一般性的出发点，并以中医药为理论实践的载体，在数理的普遍性中构建传统哲理的话语体系。

而在开展"序式"的考察之前，对即将进入的领域进行一些准备性工作是必需的。拟从 2 个预设出发，以此构建该领域的可能轮廓，并借这些预设展开所要述说的内容。2 个预设如下。①意识所及皆有序，有序均有方向性。②事物的序式考察具有类域中的形式和论域中的内容 2 个相互联系、对立统一的方面。

这些预设不仅仅只是关于写作叙述的技术处理，还是规范客体、展开话题的前提。在预设论证后，预设本身就成为结论，但要避免以预设来论证结论的文字游戏。任何对此 2 个预设的证伪是消除"先入为主"，达到某种区别于个体意识中既有经验的先验性范式，触及序式考察内容的必然步骤。

气-序式考察的途径

如果"世界是物质的，物质是第一性的，物质决定意识"；那么物质是意识永远无法完全把握而处于超验的位置上，与菩萨、神、上帝一样的信仰对象并列。超验性的"物质"与信仰对象的一个主要区别在于，两者在意识的体验把握中，对物质的认识是可以被构建、质疑而具有科学逻辑性，而后者是无可置疑的永恒。

意识方向有序性的本质根植于物质和意识关系的第一、第二性的顺序形式中。第二性的意识必然指向地反映第一性的物质，具体的意识内容所意指的事实必然体现于对物质把握的客观存在中；客观存在的物质决定主观实在的意识活动所具有的第一、第二性秩序，使得对该有序的指向性进行话语表达必然存在秩序的形式，即序式。

故可以推理出预设，意识都是有方向性的，也就是具有指向性。意识的指向性具有意识内容在形式上的秩序、顺序；无论承载此指向性的意向行为的内容是什么，意向行为的形式方向性具有承载物质决定意识的客观存在。如果语言是意识的表达，语词表达是意识活动的描述形式，那么语词表达不仅具有意义指向性，而且表达行为本身的形式也具有指向的有序性。所以，意识所及皆有序，不仅意识内容是有序的，而且意识形式必然有序。

1. 序式作为先验秩序的形式 思想的本质，即逻辑，表现着一种秩序，世界的先验秩序；即世界和思想必定共同具有的种种可能性的秩序。它先于一切经验，必定贯穿一切经验。作为实际情况的事实是诸基本事态的存在；而诸存在着的基本事态的总和就是世界。基本事态是诸对象（物件、物）的结合；在基本事态中诸对象犹如一条链子的诸环节一样彼此套在一起。在命题中事实的逻辑图像，即思想——以感官可以知觉的方式得到表达。

（1）连续序列形式的对象化：连续序列在因果关系中是一种必然性的连续序列。一切范畴都是行动的方式，通过它们，对象本身才被我们产生出来。如果可以判定 X 是 Y 的原因，这就意味着：产生于两者之间的连续序列并非只是产生于个体的思想之内，而且产生于对象本身之内——主体间性的设立基础之一。因此，这里不仅有一种一般的连续序列，而且有一种作为对象本身的存在条件的连续序列。连续序列对我们必然表现为和现象不可分离，就像这些现象表现为和连续序列不可分离一样。所以，是连续序列维系于事物，还是事物维系于连续序列，对经验都有同样的结果。

就实体来说，它是被固定的时间本身；因为对于我们来说时间固定下来，实体就会产生，反之亦然——此被固定的时间是以秩序的形式而论的。如果在时间中也存在着一种前后连续的序列，实体本身就必定又是时间里的常住性东西。此作为抽象类的实体在先验唯心论体系中既不能产生，也不能消灭。因为当某物消灭时，本身必定会遗留某种常住性东西，那一消灭的阶段就会由这种东西固定下来。因此，消灭的并不是常住性东西本身，不是事物（于语词表达中的事态）与连续序列彼此维系的形式，而只是常住性东西的一种规定——实体被定义的一种规定。而在现象学的直观表象中，直观充盈的一个不同尺度（规定）的说法指明了可能的充实序列；以此序列更好地认识和完整地把握对象。

常住性东西的本质来源于连续序列的某种形式，这些形式以确定的规定确认实体，并通过语词表达出来。消灭的规定被新的规定填充，连续序列对事物的维系形式不变。当我们以此连续序列形式为考察对象时，就要求体验内容置身于现象流和体验流的序列之中，在语词表达的事态考察过程中通过因果关系等交互作用，固定此指向的连续序列形式的实体。

实际情况下，对事态的考察必然处于时间性的秩序和跨范畴排序的空间性（内时间性）中，也就是时序性中。可以这样认为，"世界的先验秩序"在构成世界的事实或作为实际情况而存在的诸基本事态中，以事态的时序性形式——作为客体的"序式"——呈现时间和空间的连续性；对此客体的存在形式与内容等方面的探讨构成本领域的研究课题。

（2）秩序的形式合理性要求：序式作为先验秩序的形式以物质的第一性为基础。意识活动的思维过程使得对物质认识的能动性在逻辑形式上具有区别于意识体验的先验性，一种客观存在——尤其是在意识活动所示的意向行为在对象化的客体形式中表现出的先于经验的客观性存在——以物质与意识的辩证关系优先强调物质决定意识的先验性。序式作为先验秩序的形式需关切辩证唯物主义观，以避免时序考察的物质成为先天赋予的"神的启示"或意识于脑海中创造的心灵认识。以序式为对象的考察是以物质的客观存在为出发点，面对意识活动而进行的意向行为的事态序列性考察。

序式的先验性是对物质决定意识、物质的客观存在性先于意识的经验性而言；因为对于辩证唯物主义者而言，总需要确定的途径、方式来对辩证唯物论的物质第一性进行具体的话语表达。如果认为所有的话语表达都是意识活动而无关乎物质，那么唯心的认知方式如何把握客观存在的物质呢？这就关乎哲学道路选择的问题——但有一点应该确定，不同道路所提供的方法论体系在实践中都专注于现代性问题的解决。

而中医药理论的现代性话语表达为此提供了良好的实践领域；并在此基础上，对传统哲理应用下的中医药学进行逻辑明晰的科学探索，和在意识活动的考察端进行理性的反思是富有现实价值的，这两方面在哲学的话语表达中是统一的。序式作为先验秩序的形式肯定了意识活动在感官的体验层面所具有的时序性本质。经验、感知、体验等意识活动自觉或不自觉地置身于秩序之中；对此秩序的关注表现为对此秩序形式的抽象、概括，而不仅仅只是意识活动本身所意指的内容。

2. 序式作为实体的内容与形式　时序性事态形式的对象化是以事态考察中客观存在的序列表达形式构建实体，并且通过可能的汉语词——某"气"——达到意义的实现。事态把握所拥有的时序性形式构建的实体，具有辩证关系的形式和内容两部分；且内容具有双重形式，形式具有双重意义，两者是对立的统一。

（1）内容与形式的辩证统一：在话语表达和语词实现的具体论域中，事态序式考察具有对论域内对象进行话语表达的两层次描述：内容的形式和形式的内容。对序式-实体的形式和内容的描述遵循如下原则：①有形式必有内容，有内容必有形式，形式和内容相互体现对方的存在。②无组织形式的内容是无法被认识的，无内容的形式是未曾被把握的。③形式和内容的指向是一致的，它们体现对客体（事态）的意向性目的之统一。④由前三点可推出形式和内容在实践中互为根据、互为意义载体。⑤形式与内容在具体论域中具有对立性：话语表达的语词具有概括性和模糊性，所以在学科中的术语需要概念性的准确定义来限定语词表达的意义，表现出概念的内涵与外延的辩证关系。复杂形式中的内容表述越简单、意义越明确；概括性越强的简单形式的内容表述越繁杂——这是指被限定的具体论域而言的，因为界定的具体论域由形式与内容所充实——在具体论域被限定的空间中，形式与内容必然存在"厚此薄彼"的对立性。⑥形式与内容还可以角色转化，以形式为对象进行考察，则"形式"作为客体对象化生上一层次的内容（关于形式的理论）；以内容为对象进行考察，则"内容"作为客体对象化生出下一层级的形式（关于内容的理论）。

（2）形式独立于内容的外在存在：形式和内容的意向性统一，在语词表达的命题中根据话语叙述（言传）所及的学科内容和自身的组织形式，达到现实世界的意义给予（意会）。正如"只可意会、不可言传"所保持的沉默一样；"只可言传、不可意会"是不可理解的，是对语言的直接否定；即使是一般的肢体语言也是可以意会的。"只可意会、方能言传"和"言传之物必可意会"是意识活动通过语词表达于命题的逻辑前提。

而对传统哲理和中医药理论汉语词的表达命题、术语的考察在事态的把握中要求在内容与形式两方面均具有逻辑合理性。一方面,汉语词命题表述内容的逻辑合理性根植于自然科学的一般规律;另一方面,命题形式的逻辑合理性则不仅需在经典的一阶逻辑中辨识命题"真假",而且更需在诸如多值逻辑等广阔的逻辑领域中构建其话语体系。

同时,形式在上述原则⑥中具有双重意义,形式就自身反映而言,也是内容;就不反映自身而言,形式是和内容不相干的外在存在。在事态感知质料的时序性处理方式中,序式考察以感知内容、现象于语词的表达中回归于内容,并与所反映的内容形成对立统一的辩证关系。而此过程中,体验质料或现象在意义给予和语词表达中所必然具有的秩序的形式可应客体化而抽象为对象。

气-序式作为客体被考察的应用

以传统哲理为背景,试图利用哲学——马列哲学、语言哲学和现象学等的方法探讨"一元论"的气指称事态秩序性形式的现代性途径,需在科学和数理等方面开展具体研究的应用。

1. 序式考察在语词表达中的命题形式　如果悬置体验质料或现象在意义给予和语词表达中的内容,而对意义给予和语词表达的形式进行逻辑分析,那么面对话语表述中的各个语词命题的逻辑形式就自然地充实于某种秩序之中。气也正是以对一般性术语和汉语词命题所反映的事态性序式考察构建"一元论"地位与作用。例如:命题③苔黄有热;④诸风掉眩皆属于肝;⑤该病症所辨证型是太阳中风表虚证;⑥半夏泻心汤辛开苦降主治寒热互结之痞证。当在具体的事态考察中,以上述命题表达话语内容时,我们所意指的对象在某种序式的事态考察中完成了语词意义的实现。但这种意指形式的途径和方法需要在现代性背景下,实现意指形式的一般性叙述。即使是形式体系的复杂构建,对语词表达中的内容和形式的统一性和确定性是明确语词命题所指客体的基础。如果在体验内容对象化的过程中,考察事态的客体缺乏确定性,那么事态把握的语词命题就表现出意义的不确定,这种不确定的意义就是没有意义,是意指内容与形式分离所致的"不可理解"。

在此,还必须面对临床诊治中存在的同一病证可以从痰、从湿论治,也可从脏腑、经络等方面论治,一证多方,以及遣方用药也迥然有异所反映的"客体"不确定性。中医药要想被世界认可走向科学前沿,融入主流医学体系,必须走标准规范的道路。当然,如果所辨病证不是抽象的客体、不是对象化的载体,本学科本身不需要客体的确定性和语词意义的准确性,那么如何建立所辨病证的语词表述合法性呢?这将是事态序式考察解决现代性问题的另一方面工作。

2. 流变客体的对象化　解析命题③由 2 个层次的句法结构构成,第一层次:"苔黄"——舌苔的颜色是黄色——是描述性的客观事态的反映,观察客体是自然物舌苔,对象论域是颜色,内容是黄色;第二层次:"苔黄有热"——黄色舌苔说明存在"热"——是评价性的事态表述,观察客体为自然物的人体,对象论域是病症,内容是有热。同理,命题④、⑤、⑥也可以在句式的语法结构中呈现出多级层次的事态性表达;这些事态性表述的形式在本文主旨认识观下,以事态时序性的形式对象化而形成一个连续的客体流——某种客观存在的合法性原则使得此客体流成为对象、成为客体——如果可能,这类以流变客体在客观性事态序列性形式考察方式的语词意义,被赋予语词"序式"或者"气"。

从简单的命题③的句法结构性分析可见,在汉语词表达的意会特点中,汉语词命题在语法层次中以语境的转移使得话语所表达的内容、论域、对象等发生变化。但语词表达的命题形式和事态表述所具有的一般性原理是普遍性的,即以根基性地面对自然物感知、体验获取的第一层次内容是基于自然科学一般性现象、规律的直接呈现。"舌苔是黄色"的事态 C 客观存在,此事态指向事实,这是由感知内容中体验质料的根基性决定的。但对第二层次中"事态 C 有热"的事态 D 是否指向事实呢?则要求在以事态 C 为对象的观念化作用下的原信念意义给予途径具有普遍的逻辑合理性,如此需要回到第一层次中对"热"进行分析,并且这种分析是在暂时悬置原信念的情况下进行的,以此打破玄思和自我证明,建立原信念的根基性。

当然,在计算语言系统设置中,也可以在限定的语境中对事态 C 直接赋值为"有热",但此技术性处理还是需要更基础的论证以表明该话语体系的合理性。如以"寒"为赋值的话语表达存在"寒热"二类域中的逻辑值、"寒热温凉"四类域逻辑值、"风寒暑湿燥火"六类域逻辑值等范畴中论述的意义差异性。

3. 语词命题的序式考察　对命题③语词元素在第一层面进行反思，就可将语词表达式直接推向以汉字词为对象的研究领域；它至少包括以下两方面：以汉字为对象的语言学领域，和初始体验质料在明确认知内容和意义给予等认知方式的哲学领域。这些领域的探讨存在着各种逻辑可能，并在不同的逻辑形式和方法论中成为不同分支学科的研究内容；而其中采用事态时序性处理方式的考察是本课题选择的方向。

在复杂事态的复合型命题中，存在一种自觉的反思以背景的形式隐于语词表达的内容和语法合理性之后。这种"自觉的反思"在对以文本或话语表达于外时，除却语词表达的意向目的以外，普遍性存在的形式的评价、描述、判断的内容将此种反思从背景中显示出来，可语词表达为"气郁而热""气行不畅""气势如虹""营卫不和"等关于就事态形式性把握的表述——这些也都是关于"气"的、关于"序式"的呈现。

如对复杂事态的复合命题④"诸风掉眩皆属于肝"进行分析。假设该命题的现代汉语言表述为"各种因风所致的掉眩症状都是由于肝脏的相关病证所致"——先排除病症与症状间的自我证明，即悬置语词内容；那么命题④针对的根基性是"掉眩"这个客观事态 E，它的二级命题是"此事态 E 由风所致"的事态 F，三级命题是"各种事态 F 都是由于肝脏的相关病证所致"的事态 G。对复杂事态命题④各语词单元的考察在不同的层级命题中因考察论域、对象与内容的不同，使得此流变形式的客体需要一个整体把握的序式处理方式来建立该复合命题语词表达的合理性和意义的同一性。对命题④诸语词元素关系的表达式，不仅仅是简单的集合⑦，而是类似表达式⑧那样。

⑦ ｛风，掉眩，肝｝｛｛掉眩｝∩风｝⊆肝｝或｛｛掉眩｝∪风｝⊆肝｝，正如命题④诸语词元素所形成的对象类——表达式中各个语词元素所形成的意义集合——在序式考察中以某种类域间的交互产生关系，进而在复合命题④的目的同一性中建立基于某种逻辑形式的数理模型。而对于命题⑤、⑥等更复杂的命题形式也可以利用类域的交互进行序式考察。复杂事态在语词表达中的复合命题的序式考察需在以预设②的论证中涉及。

而对命题④的序式考察所展现的表达式是对命题内容悬置后的形式抽象；这种对汉语词命题所指事态的考察方式在中医理论体系中，只有"气"的形式定义才能提供命题中诸语词元素所表达内容集合类之间的联系和意义交互——是"气"使"风、掉眩、肝"等集合元素间产生关联，并且这种形式关联在不同的语境中被赋予推动、温煦、统摄等功能属性。对形式的抽象使得类似表达式⑧的表达形式可以独立于语词内容，并被"病机十九条"的各内容填充。对此过程的再次反思和抽象，悬置具体表达内容的表达形式成为"气"作为实体存在的对象，并且原表达式成为"气"的内容。如此，形成不同层级的对象化的气，在不同复杂程度的命题中维系该话语在事态性序式考察中的合法同一性。

如果我们述说任意事情，那么一个针对任意确定性客体的事件就产生了，在具体的语境中就以语词命题的形式形成一个事态，属于客观存在的事态考察被认定为事实。但理性提醒我们，不能如此轻率地接受这使用简单语言描述的序式对象，相关的探讨需要学术群体的广泛参与，直至有效地证伪。在气一元论的临床实践范畴中，科学技术与社会人文不是因学科组织秩序的内容而机械分离的；其中对学科处理事态秩序的强调和重视，使得以秩序的形式（气）为考察对象相较于对专注于秩序的内容（分子机制、代谢规律等）的研究同样能提供可探索的途径。

32　哲学和科学视域的中医学气本体论

　　本体是真实世界的自我反映，也是人与世界之间进行对话和理解的共同元素以及精神资源的共享基础。研究本体对认识世界和人类社会发展具有巨大的促进作用，有利于增进人类对知识建构、知识共享和知识交换的巨大需求。中医学基于气一元论的本体基础，建构起气本体论的医学知识体系，既属于哲学范畴，又具有自然科学的属性。学者王琦认为，对中医学的本体及其与之相关的认识、方法等进行概念化明确，而明确本体论是首要的问题。没有明确的本体梳理，便不能有清晰的认识论，也就不能明确用什么方法。当今，站在中医学发展的角度看，如何对中医学进行正确评价，用什么方法来评价，首先需要明确中医本体论是什么，也就能明白中医学的特色以及与其他学科不同的根本原因。

本体与本体论

　　宇宙万物的本体如何呢？从根源上看，本体是指事物本有的样态，即"自身"。早在中国古代已有对"本体"的记载，如《北史·魏彭城王勰传》记有"虽瑕琢一字，犹是玉之本体"，这里的本体乃为万物本身，即一物成为该物的根本。若从哲学的角度看，本体是探寻宇宙万物共同的构成基质，具有根本性、永恒性、主宰性的基本属性。只有明确本体属性，才能构造本体论的相关问题，既可明晰宇宙自然系统的根本，又可成为建构人类知识系统的重要基础。当然，探究本体不得不涉及万物的真实形态、内部关系和作用机理等，是从不同领域或视角认识世界的基本手段。在当今，诸多学科已着手思考且梳理出一些标准化的"本体"概念，该领域专家用这些本体来传递本学科的信息，并基于本体信息与其他学科进行交流和共享。中医学历经几千年的发展也形成了坚实的本体概念，成为传统医学知识体系建构的基础，不仅规范着本领域的学科建设，而且有利于引导该学科的发展方向。

　　所谓"本体论"，即是对宇宙存在及其本质规律解释的学说。从哲学角度看，本体论是关于事物本性的哲学问题，是对一切实在的本质性探究。一个学科依据本体建立起内部结构的知识体系，具有一定程度的共识达成。在中国哲学的本体论中，本体不仅是本初、基准，还是虚体、心性，能够通过迹象、作用予以认识；本体是在世界之中而不是世界之外，是中国哲学本体论最根本的规定。中国古代哲学关于宇宙本原与万物根本的思考，先后提出了"气本论""道本论""理本论""心本论"等说法。从解释学的角度看，气本论更合于对物之性的理解，相对于道、理、心而显得更为具体且可操作性强，也更能被自然科学所"同情"。当然，关于本体论的探究，气、道、理、心是不分伯仲，各具理成，且相辅相成。

　　众所周知，不同的哲学观对世界本原的看法各不相同，会生成与之相匹配的认识和方法的讨论，从而形成不同的认识论和方法论。也就是说，有什么样的本体论，就有与之相应的认识论与方法论，即本体论决定着认识论与方法论的形成和致思路向，三者有机统一共同构成关于范式、原则、方法、理论等的探索，有利于助推某一学科走向更加完备的知识体系。

气为宇宙的本体之溯源

　　中国古代哲学关于自然本体的原初认识是以"气"作为逻辑基础的，既有宇宙本体的哲学定位，又有存在形式的根本依据，以此生成相对稳定的认知模式，以探究天地万物的产生、存在、发展变化等。换言之，"气"在中国古代哲学体系中被赋予了本体范畴，是自然万物生成的缘由，同时也被视为宇宙万物变化的动因，是聚而有形、散而无形的不同存在状态之根由。如此，气无所不在、无时不有，构成以气为本体的知识结构，形成以"气一元论"为特色的学说体系。这里，一元论就是气的本然状态、整体动态、万物一体，而且人与万物均是整体的一部分。中医学也是从气的角度来看待关于自然本体的问题，孕生出一系列关于"气一元论"的思想，如一气运行、一气化生五味、天人合气生人等。

中医学之所以把人称作一个整体，是因为人时时刻刻以联系运动的形式存在，靠"气"的升降出入来显示一种有机的系统联系，而不是单纯的机械式运动。本人作为"中医原创思维研究"的首席科学家，提出了"取象运数的象数观，形神一体的形神观，气为一元的一元观"的思维模式。其中，象数观、形神观都是以"气一元论"为根据的。具体言之，气为一元就是所有事物由气而化，象由气生，万物皆有数，虚实合一，形神相通，皆"通于一气"；不仅如此，认知方法是主客交融，而不是主客分明。如此说，取象运数的临证思维与形神一体的生命活动，都是以气本论为基础展开的。所谓"君子务本，本立而道生"，对于医家而言，"务本"就是明晰气本论的宇宙生命信息和临证思维模式。这里必须明白，回首中医之本，方解遵循之道，固守中医之本，方能弘扬其道。

自 2020 年初暴发新型冠状病毒疫情以来，中医药在抗击疫情中发挥了巨大作用，这是有目共睹的客观事实。那么，为什么中医可以发挥如此疗效？王琦在 2020 年 4 月 17 日举行的国务院联防联控机制新闻发布会上提出："中医药在预防 2019 新型冠状病毒方面的指导思想可以用两句话来概况，一是扶正气，二是避邪气。"这是对古代中医学思想的继承和延续，可从三方面进行解读：一是扶正气，调节患者机体的内环境，提高免疫力；二是通过中药外用作用于黏膜，降低接触病毒的危险度；三是通过中药的挥发性物质，芳香避秽，改变病毒依附的生存环境。其中，正气就是免疫力，扶正气就是改变病毒的渗透环境，达到人与病毒并存的局面。

气本体论与物本体论的认识生命路径

纵观人类发展史，东西方对宇宙本体的认识和解释并不是完全一样的，甚至有着根本性的差别，主要表现为中国传统思想中的气本体论与西方传统主流思想中的物本体论之不同。中医学深受中国传统文化涵养，同样以气本论看世界，描述世界上任何的一种事物都离不开气。中医关于"气"的概念论述是极其丰富的，一方面表现在气是看不见、摸不着，无体积、无形状、无声音、无颜色的，另一方面表现为气的世界又不是单一的，人类与天地万物均有自己的气，天有天气，地有地气，人有人气。那么，气是有形的还是无形的？其表面现象是无形的，实际内容则是有形的精微物质。对气的有形与无形的认识与解释可借助于现代科学最前沿的研究成果加以理解，那就是宇宙由明物质与暗物质构成，明物质是可以被直接观察到的物质，而暗物质是存在于宇宙中的一种不可见的物质，均是宇宙物质的主要组成部分。组成暗物质的是"弱相关作用有质量的粒子"——一种暗能量的形式，是驱动宇宙运动的一种能量，人类无法直接用现有技术进行观测，但暗能量极有可能消耗暗物质。在宇宙中有形物质只占 5%，其他如"间隙"的存在占 95%。虽然暗物质无法被直接看到，但是其被物理学家估计占宇宙的 26%，而暗能量则达到 69%。在这样的科学背景下研究"气"，就说明"气"虽然看不见、摸不到，但有其自身内在的自然性、前沿的科学性，甚至气本体比物本体更接近于宇宙本身，只是目前研究水平有限，难以用现有的认知和手段来测量，而测量不到并不能说明其不存在。目前来看，中医学的气、经络仍难以用现代科技来认知与测量。

现代科学还发现，宇宙中组成质子和中子的所有夸克的质量加起来，只占到总体质量的 1%，其余99%均来自使夸克聚集在一起的能量。杨振宁等提出的强弱相互作用和电磁相互作用，是通过"场"的"相互作用"来实现的。这里，"相互作用"相当于能量，包括物质能量、气的能量。相比较而言，"场"的概念是科学的，而中医的"气"就被理解成了哲学概念。中医学的伟大之处在于能把这些微量的部分、隐形的东西归纳为理性的、能量的相互作用来看待。

就其根本而言，气本体论与物本体论认识生命的路径是不一致的。西方采用物质模型方法，运用线性思维路线，实证性地寻找最小单位作为物质世界基础，起初认为最小组成单位是分子、原子，后来认识到更小的粒子，如夸克、亚夸克；与之相应的，生命物质基础有血管、脏器、细胞、蛋白质、DNA、RNA 等。中国古代哲学是以气为一元的宇宙观，内涵着大道无形、大象无形。中医思维模型是模拟生命原型，运用非线性思维路线，旨在寻找"气"的生命功能关系。而实际上，宇宙存在是有形与无形的统一性、并存性之现象，气本体与物本体研究生命都是必需的。准确地说，气本体论与物本体论对生命的认识各有所长。物体是本体论的表达形式之一，也是具体的"落实处"，认识生命是以构成论的观点看问题，形成了一系列线性思维，只看到生命构成的物质，如细胞、组织等。而中医思维模型中非线性的思维路线，主要描述生命中气的功能关系，表现为你和他的关系、人和天的关系、五脏之间的关系，这些关系的存在是认识生命的重要基础，是把生命的总体作为认识的对象，是与基于物的线性思维路线截然不同的。

中医学气本体论的展开维度

现代科学对物体的研究已经非常广泛而正当，而气的研究却被排斥在主流之外。现代科学的反思已经告诉人们，多维研究和多元模式并存的理由和存在的价值是不言而喻的。本文站在科学研究的视角，从气的基质、气化、多态、功用、感应、节律来解释气本体论的问题，以期回应科学研究的多维化走向。

1. 基质

（1）宇宙本原的一元性：气是构成宇宙的元初基质，是构成自然万物的最基本元素。所谓的"通天下一气"（《庄子·知北游》），说明天地万物是为一气所生，不仅气是无处不在、无时不有，而且是至大无外、至小无内，构成气的一元宇宙。这里，至大是指宇宙生成，至小是指宇宙构成要素，这就是所谓"气一元论"研究的基本框架。相比于西方的原子论中的原子没有至大，而只有最小的物质元素，在此科学认识下是不断发现更小元素，"气一元论"的研究领域更为广泛且内涵更加深邃。

（2）普遍存在的整体性：气充塞宇宙天地之间，表现为"游乎天地之一气"（《庄子·大宗师》），是自然界、人类社会和人相统一的哲学范畴。气，没有形状、颜色、声音、体积，却是可以被察觉、感知的存在，包括可散布的物体、流动的气体等，具有普遍性的、抽象意义的物质概念和理论模型。在气的理论模型中，既有自然界的大气、空气、天气、气象、气候、节气、气温、湿气，又有人体的呼吸之气、可嗅觉的气体以及精神状态的气节、气魄、气概，甚至包括情绪表达的怒气、神气，以及器官功能的气功、气虚等。由此，在"气一元论"状态下，天地自然界以及人体形成一个普遍存在的有机整体。

（3）相互联系的系统性：气是一个互相联系的机制，包括构成宇宙万物生命的一切存在。气作为万物的中介，联系是系统存在的必要条件，从而使得万物构成联系的宇宙观。在气的宇宙观中，天地人构成一体，天人合一也是理所当然的。基于天人合一思想，天气与人气是相通的，表征着天人同气、通气，从而构成一个相互联系而通应的天人系统论。气本论不仅具有解释的广泛性，而且还有对一切存在合理性的认可。因为有"气"的存在，万物之间才具有相互联系和作用的可能，进而有着同气相求的自然感应论，如此人与自然便构成一个大系统。相比于西方的原子论的思想，原子只是系统中的物质要素，即可被观察的东西，具有"充实性"的属性，本身不可分而发生改变，只有通过简单的排列方式进行组合。

（4）虚无成象的解释性：气的本体是无形的，充塞于"太虚"之中，是为"太虚无形，气之本体……凡可状皆有也，凡有皆象也，凡象皆气也"（张载《正蒙·乾称篇》）。太虚即气，以象呈现，这些现象类似于中医对气的描述与表达。这里，气、太虚与万物本为一体，只是太虚与万物分别代表着气的本体的无形状态与有形状态。无论是无形还是有形均以"物"称呼，凡物皆有象，凡象皆有数；只是虚无成象更具有空间演绎的生命意义，蕴含着象的显现之所指，象中含有数，数中含有象；其中所看到的物质的、生命的构成仅是有形的部分，而充塞于生命存在的无形状态更具有解释意义。气是通过象表现出来的，中医用它来解释生命现象，如提出"胃气上逆""肝气不舒"等概念，是把脏腑解剖学上升到功能的高度，为一种虚无成象的生命解释性致思路向。相比较而言，原子论中的原子本身固有不变，而原子运动的场所——虚空，则是绝对的空无，截然不同于气的表达。

（5）生命现象的普适性：在中医看来，构成人体生命意义的不仅仅是人体本身，更多考察的是基于天人合一思想中的人体全息生命。这种全息生命全赖于气，包含有天地之气、人体之气和食药之气，甚至还有病邪之气，共为一体。这是从人体生命存在的开放系统而言，有着气的交通、交换的生命信息传递与表达。若仅就人体的封闭性系统而言，人是由精气、宗气、水谷之气、呼吸之气以及情志之气等构成，气是充塞于人体之中，是认识人体生命的基本依据，也是解释形与神相互关联、相互作用机理的根据。如此说，气是生命的本质，人类生命活动离不开气的存在。

2. 气化

（1）流动的气化形式：在气本体中，气的根本属性是运动变化。从中医理论体系本身来看，气化是揭示中医学本质属性的根本。具体言之，中医学解释生命的现象是一个运动的、时间的概念，整个生命过程都是由气的运动构成的，其所有的表现都是气的系统性流动。运动是气的根本属性，宇宙万物的根本属性在于运动，气化流行、生生不息，生命的过程同是如此。所以，天地之气是动而不息，所有的东西都在气化的过程中形成。所谓"气化者，气之化也。一阴一阳，动静之机"（王夫之《张子正蒙注》），以及"盖精气津液血脉，无非气之所化也"（张景岳《类经》），无不揭示了每个人都在感受气，都在气里面运动。又如食物在人体中的运化过程是"人受气于谷，谷入于胃，以传于肺，五脏六腑皆以受气"（《灵枢·营卫生会》），同样含有气化之理。不仅如此，"百病生于气"，气也是疾病过程中的主因，都表现为气化的过程与状态。相比于气化状态，原子论思想是以有形之物的存在形式为依据，是静态的解释方式。

（2）聚散的运动形式：生命的本质是一个动态的过程，中医学关注的生命问题都是在气化活动的状态下进行考问的。在这里，气不是一个指标，而是生命聚散的状态。聚散是气的主要运动形式。"太虚不能无气，气不能不聚而为万物，万物不能不散而为太虚"（张载《正蒙·太和篇》），聚是有形的，散是无形的，这是其中一个气化的运动过程。"人活一口气"也有气的聚散之一的生命意义，表现为"人之生，气之聚也；聚则为生，散则为死"（《庄子·知北游》），聚能够抟聚人体生命活动的元气，散则是散失之，练功则是抟聚真气的过程。

（3）升降的变化形式："气"在宇宙间"升降出入，无器不有"（《素问·六微旨大论》），指气的升降出入是天地万物的存在形式，更是一种变化形式。故而说"气之升降，天地之更用也"（《素问·六微旨大论》），气的升降形成"变通配四时"的"一往一来"寒暑式的圆道运动，即生成循环不已的四季更替。中医学通过人体生命活动与周围环境相协调、相一致的理论，说明人是处于一个相互联系的整体运动之中，不仅遵循着"非出入，则无以生长壮老已；非升降，则无以生长化收藏"的原则，而且以"升降出入"的机制来调适自我。气在人体中升降出入的运化机理，无论是正常的变化还是失常的变化，均取决于气化的升降变化形式，正常则为生理现象，失常则为病理现象。中医学常常用"气滞""气郁""气乱""气急""气缓""气陷""气逆"等来说明升降失常的病理现象。

（4）互变的形气化成：在宇宙天地中，既存在着有形的物，又存在着像磁场、能量等无形的物，而且有形与无形之间的界限不是绝对的，二者常常互化互变。所谓"气变而有形，形变而有生"（《庄子·至乐》），包含着形转化为气、气转化为形的互变机制。形气之间之所以能够转化，是以阴阳的对待关系来看待，"阳化气，阴成形"（《素问·阴阳应象大论》），张景岳解释为"阳动而散，故化气；阴静而凝，故成形"。中医尤其对无形的存在是以"关系功能"的表达形式来呈现，类似于现代意义的"磁场""能量"，不同于"实体"物的认识路径。例如，对口干的患者用麦冬、沙参、天花粉等滋阴药后仍口干，而含服西洋参之后，口干症状却缓解，是因为西洋参补气，气足则可以生津。人体中的互变互化现象是极丰富的，如肝肾阴阳互济，则表现为肝藏血、肾藏精，精血同源；肾精与肝血之间有着相互资生、转化的同源关系，二者之间互生互化的基础在于肝肾同源，血可以化为精，精可化为血，表明肝血与肾精相互资生与转化。

（5）活气的生机表达：中医学认为人体是基于"流动"的生命现象之上的活体，承载着气化理论的医道精神。中医看来，人体中无形的气是活的，注重的是人体器官功能及相关联系，为一种动态的认知路径（如同量子力学的波）。中医学的研究对象是活人，包括活的躯体、活的形态、活的能量。而西医学是基于解剖学和动物实验，关注有形的解剖尸体，是死的，是一种静态的认知路径，把人体看成是一个无限可分的、静态化的物质实体，强调观察、假设、逻辑分析的重要性，极为重视结构性的科学研究思路。然而，生命现象是一个活体象，这种活体象是通过生命的气表达的。应该说，二者通过不同的认识路径说明和解释人体的生命状态。

（6）显隐的方法：气的变化有着内隐与外显的复杂性表现形式，持有稳态与易变的现象，蕴含着黑箱与白箱的方法。气的变化还表现出由小渐大的现象，反映在机体上是由局部向整体的转化，也蕴含着见微知著的方法。一般而言，现代科学着眼于结构的重要性，强调结构决定功能，忽略功能对结构的影响，而且不主张存在结构以外的功能。实际上，关于生命有机体的研究，很多功能的问题超越了结构基础，有时候不受结构的影响，当然有部分功能是受影响的。"伍子胥过韶关一夜白头"，并不是其人体结构出现了问题。人体中的很多状态是由于功能领域的影响，例如打嗝，中医认为是肝气犯胃，应该疏肝理气、和胃健脾，而西医认为是膈肌痉挛。对于生命的认知，应不只一条认知路径，尤其中医学的方法有很多的途径，如"经络之气""上为云气""气为血之帅"等认知，有隐有显、有虚有实、有气化有上升，都是与气本体论相关的，而司外揣内的方法是通过气来表达的。

3. 多态

（1）一分法——太极、道：气的存在是一元性的。一分法是指气的原初状态，即本根的气，也就是本体上的太极即气、道即气。从生成论和规律性的角度看，太极与道本质上是一致的，表现为"太极，形而上之道也"（朱熹）和"道者，天地人物之通理，即所谓太极也"（王夫之《张子正蒙注·太和》）。而且无论是太极还是道，都是以气化的作用方式生成万物。也就是说，太极生万物，道生万物，都说明形而上的太极和道内含着气化。所谓的"道者，气之根也；气者，道之使也"（王符《潜夫论》）。说明道不离气，离气非道。这里，太极、道与气都表现出真相本性，生成万物，而自身不生不灭，实为宇宙本源。不难看出，这里的一分法实为一元论。

（2）二分法——阴阳：二分法就是太极生两仪，表现为万物负阴而抱阳、一物两体。"万物负阴而抱阳，冲气以为和"（《老子》），"一物两体，气也"（张载《正蒙·参两篇》），说明气生成万物后具有阴阳两体，实则为一气。阴阳作为属性是认识万物的基本手段，表现为阳气具有能量、运动、活泼、向上等特征；阴气具有贮存能量、静止、安宁、向下等特征。阴阳是对同类事物的对待性进行认识，构成一对对待关系，如昼阳夜阴、上阳下阴等。若以阴阳认识天地的关系，是为"清气上升，积阳为天"与"浊气下降，积阴为地"。不仅如此，一物两体的阴阳二气是互化的，在此基础上，阴根于阳、阳根于阴，这是中医学的一个重要思想，既有阴中有阳、阳中有阴，又有一而二、二而一的思想。对于人体而言，阳代表无形的功能，阴代表有形的物质，二者互相作用产生出变化的多样性。中医学强调"生之本，本于阴阳"，养生治病讲究调和阴阳，以"阴平阳秘"为准，充分展开对阴阳的讨论与应用。

（3）三分法——三才（天地人）：三分法在中国古代思想中最早为"三才"之说，就是"天""地""人"三才。《周易》记载"有天道焉，有人道焉，有地道焉，兼三才而两之"，"三才"构成相互独立而互为联系的关系。现代科学的物质三态为气态、液态、固态，以及发现的质量、能量、信息，与"三才"有着异曲同工之妙，构成宇宙的存在形式。在人体中，精气神的三位一体，也是一种三分法。中医也构建了"三才"医学模式，包括经络之气的"开阖枢"、病因之气的"三因说"、诊断学的"三部脉"，以及"三因制宜"的治疗观。

（4）四分法——四象（太阳、太阴、少阳、少阴）：四分法主要是以太阳、太阴、少阳、少阴4个维度为代表，通过 4 个维度观察自然界的现象。"两仪生四象"（《周易》），是指 4 种现象、状态或过程，可以代表春、夏、秋、冬四季，可以代表含有阴阳升降的青龙、白虎、朱雀、玄武四方，可以代表寒热温凉之四气，诸如此类。这里以阳性与阴性的增加与减少为依据，对含有阴阳的属性多少进行划分，从而认识事物。四象不仅指四时、四方，还可引申为如"国有四维"（《管子》）的四国等。

（5）五分法——五行（木火土金水）：五分法的核心是五行的系统协调关系，既代表物之本性，又代表空间的坐标，以资划分空间宇宙。五行是"水曰润下，火曰炎上，木曰曲直，金曰从革，土曰稼穑"（《尚书》），与之相关的有"五伦""五常""五脏""五味"等。五行具有系统能量的交互作用关系，包含系统内能量运转与交换的方法。系统是开放的，承载着 5 个维度的能量流通关系，具有存储、扩散、释放能量的作用机理。五行中蕴藏着五大系统，大系统中含有子系统，不断地进行五行的分类。中医药利用天地五行系统（包括药物作用机理）去匹配人体的五行系统，纠正脏腑系统中不协调的关系。

（6）六分法——三阴三阳（太阳、太阴、少阳、少阴、阳明、厥阴）：六分法主要有六气、三阴三阳之说。所谓"天有六气，六气曰阴阳风雨晦明也"（《左传》）。阴、阳、风、雨、晦、明六气是一种相对对称分类法，又如"六爻"等。中医学有五脏六腑，虽然也用了六分法，但形成了另外一个系统方法。相比而言，三阴三阳的对称性是极为明显的，而且是以"量化"形式划分：太阳为阳气的量最大是三阳，阳明为阳气的量中等是二阳，少阳为阳气的量最少是一阳；太阴为阴气的量最大是三阴，少阴为阴气的量中等是二阴，厥阴为阴气的量最少是一阴。在中医理论中，三阴三阳是认识宇宙变化和人体生命现象的必要手段。

（7）万分法——万物：万分法是最大的分类方法，是为"道生一，一生二，二生三，三生万物"（《老子》）的"道生万物"分类理论，等同于包括霍金在内的几代物理学家倾尽毕生心血探索的"万物理论"（Theory of Everything），又称"大统一场论"。其中最重要的是阴阳二气的广泛应用，也蕴含着不计其数的分类与推理过程，表现为"阴阳者，数之可十，推之可百；数之可千，推之可万；万之大不可胜数，然其要一也"（《素问·阴阳离合论》）。这里，阴阳的相互作用产生了天地万物及其之间的普遍联系。

（8）特征——多关系：气的统一场论，是一个系统的、整体的场域，其特征是多关系，是关系互相的连接。所谓"天地之气，合而为一，分为阴阳，判为四时，列为五行"（董仲舒《春秋繁露·五行》），天地之气生化万物，气与万物具有一与多的关系。气的分化现象也表现为一与多的关系，即一元之气既含有天气、地气、人气的三才之气，又有人体的精气、神气、血气、元气、脏腑之气、经络之气、营卫之气以及正气、邪气等，还有治则的补气、益气、下气、调气、破气、得气等。这个关系是多边的，共同构成气的基本原理。气的一与多的关系解释了宇宙本原、自然存在和具体形态，揭示了一般与个别、普遍与特殊及抽象与具体的关系。气的一与多还表现为万物的统一性与多样性的对待关系，蕴含着绝对规定与相对固定、绝对存在与相对独立，是认识世界的基本方法。

4. 功用

（1）明理的气化之用：中医是通过什么样的认知来明理的呢？是以器物承载着道理，而理又在气化之中。气化的存在形式在于"形而上者谓之道，形而下者谓之器"（《周易·系辞》），任何存在物都是气的聚而有形的"器"，而气之所以成器的内因和器之为用的内涵为"道"，实际上是蕴藏着气化之用的"理"。基于此，朱熹提出"有理便有气"，构成了功用和明理之间的认识。同理可推，认识人体生命与认识宇宙生命是一致的，因人体是宇宙的"复本"，这种天人合一思想与宇宙全息论有着同工之妙。

（2）神妙的变化莫测：宇宙生命的神妙之处在于其变化莫测，这是因天地万物间阴阳二气的化生所导致的。气的阴阳作用关系是变化莫测的，表现为"阴阳不测谓之神"（《周易·系辞》）。阴阳不仅对立转化，而且还互根互用。天为阳气，地为阴气，天地二气化生万物。所谓的"天地合而万物生，阴阳接而变化起"（《荀子·礼论》），是指阴阳二气的交感作用产生出宇宙间的不同物类。阴阳的作用关系还引起气的聚散离合和普遍联系，见证着万物的生灭变化。人的生长壮老已便是气的聚散变化形式，表现为"人之生死由乎气""惟气以成形，气聚则形存，气散则形亡"（喻嘉言《医门法律》），以及"气聚则生，气壮则康，气衰则弱，气散则死"（王三尊《医权初编》），人与宇宙万物一样皆是气的变化形式。

（3）涵养正气的道德境界：孟子所云"至大至刚，以直养而无害，则塞于天地之间"的"浩然之气"（《孟子·公孙丑上》），蕴含着涵养正气是一种道德境界。对于人体而言，涵养正气就是维持相对稳定的内环境和调节能力。人体自身之所以生病无外乎在于正邪的对待关系，一方面是正气不足会引起邪气侵袭而生病，另一方面是正气虽足而邪气太过强势而生病。中医强调"正气存内，邪不可干"（《素问·刺法论》），说明了正气对疾病的防御作用。中医强调以正气为本，注重人体的阴平阳秘、气血充盈等，把顾护和扶助正气作为提高机体能力的基本手段。正气不仅包括脏腑、经络、气血的功能通畅，还包括情志畅通、精力充沛，核心是"强身""调气""守神"，故而形神一体的不失调是保障正气保养的前提。

（4）虚无之用的功能表达：宇宙间充斥着气，表现为"天地之间，其犹橐龠乎"（《道德经》）。气本身是无形无象，而气的变化是有形或有象；故而说，气是"视之不见，听之不闻"，却实有其用。老子曾指出"埏埴以为器，当其无，有器之用。凿户牖以为室，当其无，有室之用，故有之以为利，无之以为用"（《道德经》），这里的虚无之用就是无形之气——气是无处不在，却有莫大的用处。天地之间的气，包括人体内的肺气、胃气、心气、脾气、肾气，这些都不是完全能用仪器测试出来的，因为气的功能状态是一种生命现象，并以虚无之用的关系互为依存，关系着万物之间以及人体内各种各样联系的互相链接。而且，养生之道也是以固守"虚无"的养神气、虚其心为主要价值取向。

5. 感应

（1）互为依赖的联系：宇宙万物既不是单独的存在，也不是机械的存在，而是互为依赖的有机联系的生命系统关系论。宇宙万物的存在如"感如影响，无复先后，有动必藏，咸感而应"（张载《横渠易说·下经·咸》），万物互相依赖，有着感应性、互动性和渗透性。这是一种"交往关系"的生存法则，处于一个普遍联系的有机整体之中，犹如肠道菌群和健康是相互联系的。这里，气贯于天地万物之间，具有无限的渗透性、感应性，使天地万物互通互有。在天人关系中，人之气能通于天之气，天之气亦能影响人之气，如呼吸的天气、饮食的地气，人与自然万物相互影响、相互作用、密切联系，构成一个统一的有机整体。

（2）合气生物的互用：宇宙万物是由气化而生，生成的奥妙在于不同形气相感。所谓的"和实生物，同则不继"（《国语·郑语》），便蕴含着不同类的"和合"才能创造生物，完全相同则无法发展继续。《周易》提出的"天地感而万物化生""二气感应以相与"，以及《素问·六节脏象论》指出的"本乎天者，天之气也；本乎地者，地之气也，天地合气，六节分而万物化生"；都以不同物类的感应而化生他物。又如"孤阴不生，独阳不长"，也蕴含着阴阳互用的感应问题，二者感而化生。还有类似的说法是，"天之在我者德也，地之在我者气也，德流气薄而生者也"（《灵枢·本神》），以及"人以天地之气生，四时之法成""天地合气，命之曰人"（素问·宝命全形论》），这里的"德流气薄"就是天地气交，只有天地合气，才能互感互用而生成万物和人类。

（3）天人合一的类比：天人合一是中国古代思想的一大特色，有着"天地之大纪，人神之通应也"（《素问·至真要大论》）的天人相应。类比是认识天人合一和天人相应的手段，涉及天地人之气的关联性、整体性以及取象比类的方法。如"天亦有喜怒之气，哀乐之心，与人相副。以类合之，天人一也"（董仲舒《春秋繁露·阴阳义》），这些是用感应的原理来理解气的问题，可以让我们感应到二十四节气对人体的影响，以及月亮的圆缺和月经周期的关系、女子的月经和生育的关系。人体五脏与天体五运六气的类比关系，也印证了天人相应具有的关联性、整体性，内涵着"气一元论"视域下天人同构、天人同理和天人同道的认知。基于此，中医学的重要思想之一就是全息医学。全息医学是以天人合一的中医理论为指导，研究人体生命与宇宙活动的全息联系，根据这种相关联的规律来预防、诊断和治疗疾病。

（4）形神合一的整体：形神一体也是气本体的存在样态。宇宙生命有着形神气互化的现象，表现为"道之用也，形化气，气化神，神化虚，虚明而万物所以通也"（谭峭《化书》），为气、形、神的互相转化、相互联系、相互制约和相互作用。张景岳在《类经》中指出"人禀天地阴阳之气以生，借血肉以成其形，一气周流于其中以成其神，形神俱备，乃为全体。"人体在气的作用下形神合一，形和神二者不是分离的，而是一元的，二者为一个整体，这是中医学与生命科学的统一认知。形神关系是"形者神之质，神者形之用"（范缜《神灭论》）。从养生学的角度看，养气与形神合一是统一的，强调御形、治神、调气构成一个整体。

（5）中介功能的感通：气的传递、中介功能是不可忽视的，表现为气能感应与传递信息，成为物与物或系统与系统，以及系统内部之间联系的中介。在中医学理论体系中，通过某一个局部来观察人体生命的全部，舌、脉、体位等任何一个局部对全身的反映，是通过气的流动、气的状态之中介作用来完成的。即从局部认识整体的全息认知模式。如艾灸至阴穴纠正胎位，一项基于 2331 例患者的 Meta 分析表明单纯艾灸至阴穴胎位转正率增加 44%；亚组分析提示，单纯组或配合组胎位转正率均与疗程和艾灸时间有关，且两组均对 30～34 周妊娠妇女疗效最佳；试验序贯分析提示艾灸至阴穴或配合膝胸卧位的疗效显著。

（6）经络系统的传感：气的传感在人体中的最好证明在于经络，"得气"是气的传感现象。现代人探索中医经络发现，人体内有组织之间的通道网，如"流动液体的高速公路"。李时珍对内景返观的论述，就蕴含着身体的传感信息，指出"内景隧道，唯返观者能照察之"（《奇经八脉考》），此处的"隧道"不是依据逻辑推理获得的，而是生命自身的主观体验和直觉领悟。中医关注基于"活体"的人体生命与疾病现象，对经络的理解不是一种组织器官，而是一种无形的、活泼的、流动的气，目前尚缺乏精密仪器检测到无形气的经络（经气）。这里，对于运动走向及其调控转换过程路径，不可能用物质结构、原子论去理解评价。练气功的人达到一定境界之时，也能够通过反观形式"看到"经脉气的流动，便是依据气的感传。

6. 节律

（1）律动性的周行不殆：荀子曾言"天行有常"（《天论》），是指天地运行有一定的规律可循。中医同样以发现"宇宙密码"为旨趣，将阴阳、五行、干支等纳入一定的时空模型中，用阴阳五行之气模拟、推演宇宙万事万物的运化规律。人体之气隶属于天地之气，也是运行不止、周行不殆，表现为"气之不得无行也，如水之流，如日月之行不休"（《灵枢·脉度》），维持着一定的流动性和律动性。如此看来，作为万物之灵的人类，不仅具备与宇宙生命信息相一致的律动，更为重要的是自觉遵循宇宙生命节律，这就是"顺天应人"的律动场域决定的。而且生命律动还表现为生命过程中的节点，如男女生长周期的"男八女七"律动点。必须承认，有形之物是以无形之气的律动和节点来达意，如人体的呼吸、脉搏、心律、内分泌活动等；而且，律动的叠加是人体活动的信息反映，是宇宙生命赋予的，并且和大自然密切相关。

（2）规律性的周而复始：宇宙万物（包括人类）的生命规律源自天地运行场域，是天体运行与地球互动的多层次、多周期性的产物。宇宙生命是有规律可循的，表现为"是故天地之动静，神明为之纲纪，故能以生长收藏，终而复始"（《素问·阴阳应象大论》）。而且，生命节律是多样性的，有 24 小时为一个节律，有 7 日为一个节律，有一个月为一个节律，像女性的卵巢活动就是一个月为一个节律。如此，包括人体在内的宇宙生命形成了大司天节律、年节律、节气律、周节律、日节律、时节律、月经律、胎产律等，都内含着周而复始的规律。

（3）大尺度的循环有常：大尺度是包括大司天节律、年节律，具有地球围绕太阳公转的周期思维模式。大司天节律是以五运六气理论为运演的六十年为一个甲子的循环机制，通过推演的形式发现其中的生命规律，承载着天地人一体的自然生命信息。现代气象学中的年周期，如"百年尺度""三十年尺度"等可被视为一个大尺度周期。尤其是，年节律由地支与五行相配来揭示自然周期性节律，同样以五运模型中的中运和六气模型中的岁气来推断对包括人类在内的生物体的生命节律影响程度。用太阳周年视运动测算，地球绕太阳一周为一年，人体的生理活动也有着年节律的变化。若从周期性角度看，年节律对农耕时代的人类生产劳动和实践活动影响最大，也最为明显，是年复一年而循环有常。

（4）中尺度的更替变化：中尺度是以四季节律、节气律为主，拥有律动相对明显的更替变化。"冬寒夏暑，阴阳也；所以运动变化者，神也"（程颢《程氏遗书》卷十二），一年中阴阳变化形成春温、夏热、秋凉、冬寒之节律。现代气象学中的季节周期，是以日照长短、气温高低等因素划分为四季，也遵循着春生、夏长、秋收、冬藏的规律。月节律是为中尺度中最具特色的律动，表现为月球绕地球运行周期影响着地球生态系统，对地球生物繁衍生息和人体的生理活动带来"潮汐能"式的节律变化。中医尤为重视月节律对人体生理病理的影响，不仅指出婴儿的出生曾受月相盈亏影响，是为"经血盈亏，应时而下，常以三旬一见，以象月则盈亏也"（陈自明《妇人良方》），而且治疗讲究"月生无泻，月满无补，月郭空无治"（《素问·八正神明论》），诸如此类。

（5）小尺度的回环往复：小尺度节律所蕴含的能量信息最为密集，能够短时间内感知节律变化，包括体察人体内的阴阳之气消长。《内经》关于日节律的相关论述极为丰富，《素问·脏气法时论》《灵枢·顺气一日分为四时》《灵枢·五十营》等皆有叙述。现代气象学中的日周期就是依据地球自转一周为一个昼夜节律，即日节律，也就是昼夜周期性循环。日节律的一个昼夜为 24 小时，也可以用六十甲子进行纪日，标记出十二时辰。日节律对人体脏腑、经络、气血影响明显，如子时是阴气极而一阳生，属于人体胆系统功能最旺盛的时辰，为胆经当令的时刻。由此可见，小尺度可以看到一天之中的昼夜节律，洞察人体中的气血经络运行，这些节律变化的本身都蕴藏着气的运行理论。

（6）人体周期的生物钟：现代科学亦证实，包括人类在内的所有生物之生命律是宇宙（天体）运动节律的全息缩影。人体生命蕴藏着宇宙整体的生命信息是一种全息理论，能够通过人气与天气的感通作用，把握人体生命运行状态，比如有月经律、胎产律等。中医通过感通气与能的作用关系来把握人体生命运行状态，涉及内脏外象、脏气法时等。中医对人体生命功能节律生物钟的认识，具有自我调节且相对稳定的规律性功能作用机制。2017 年 Jeffrey C. Hall、Michael Rosbash 和 Michael W. Young 因发现控制昼夜节律的分子机制而获得诺贝尔生理学或医学奖，其颁奖词为"获奖者窥见了生物节律的秘密，并阐释了其工作原理。他们的研究成果精确严密地解释了人、动物、植物是如何适应生物钟节律，并能够同时与地球自转保持同步的"。不难看出，两千年的中医学并非存在认知上的问题，亦与诺贝尔奖的命题具有高度一致性。这里，要重新认识中医学的伟大之处，如同认识生命节律气化思想的形成，虽历经漫长的岁月，但仍有不断被证实的、可持续性的科学命题。

对于本体论的观照，首先是如何寻找规定复杂现象的本质，由于认知方式不同，而形成了不同的本体论解读。源于西方哲学的"原子论"，以实体作为世界的本原，关注微观分析；源于东方哲学的"元气论"，关注整体宏观上各事物相互联系及其动态变化规律。如此，东西方产生出线性与非线性的思维差异。气本体论诚然立足于非线性的思维方式，为生命认知科学研究提供新的启示，而当代科学研究正朝着这一方向发展与延伸，后由于量子力学的产生以及与之相关的"测不准原理"，出现了不可数、不可决定、不可计算等概念，以及"场"概念的提出，诸多的理论无不与中医气本体论相印证。

大体而言，不同的本体论决定不同的方法论，也决定了不同的思维模式和认知差异。西医学以实体结构原子论引导还原实证性研究，中医学以非实体的气的运动调控关系作为研究对象，体现在以整体论引导主客交融、物我合一，二者有着明显的差异。气本体论探究世界本质是基于对万物深层次的理解之上，而认识对象却是世界的万千事物呈现出多样性、多元性、复杂性的现象。气本论的哲学逻辑结构有 3 层含义：其一，气是物质世界的本原，万物由气构成；其二，气有阴阳两种属性，阴指有形之物，阳为无形功能；其三，气是不断运动变化的，其形式为升降、出入、循环、转化。气作为哲学概念，用以解释宇宙万物的发生、发展、变化，形成了中国古代宇宙观和方法论。中医学借鉴中国哲学的元气概念，结合中医理论运思出"中医元气论"，用以研究人体气的概念、来源和运行机制，解释脏腑经络的生理功能、病理变化，指导诊断和治疗以及判断疾病的预后。

需要指出的是，气本论是中医学固有的本体论定性问题，拥有不同于其他学科的独特认知方式和思维方法，也是与其他学科相融合的根基所在。当代视域下的大科学、大医学更加呼吁基于不同系统观、不同方法论的多元评价体系是引导未来医学发展的趋势。无疑，中医学长期形成的本有的气本论研究，不是以器物结构分析为主，而是注重结构之上的功能表达，但不排斥借助有形之体加以阐明，为一种开放胸怀和多维致思路向。对于气的存在，中医讲究"善言气者，必彰于物"（《素问·气交变大论》）以及"候之所始，道之所生"（《素问·五运行大论》），均表达了这一思想。

中医学以气的变化、聚散、转化、生长壮老已、生长化收藏、象变、"器"的生灭等概念或术语解释生命现象，拥有对人体保健、生理、病因、病理、发病、诊疗等方面独特的认知，对现代生命科学提供新的智慧和启迪。中医学气本论关注的是天地人神合一的生命信息，传递着气的具体表达的全息论，涉及天文、地理、生物、生理、心理、人文、社会、哲学、科学等学科知识，对现代社会进入人工智能的虚拟时代具有强有力的刺激作用，有利于助推虚拟现实技术、量子循环等新一轮科技革命。

33　哲学元素系统发生同构律的中医气研究

气，是中医学中一个具有极其重要意义的基础理论，它是一种真实存在，且以弥散的状态存在于宇宙间，在人体内具有强大的活动力，是构成人体、维持人体进行正常生命活动所必需的最基本的物质，是传达各种不同生命信息的介质，还是刺激和调节人体生命活动的能源。气作为不断运动着的物质，具有相对独立的系统信息结构单元。学者王全年研究的模型中医学中表明任何相对独立的自组织物质的背后，在思维和数学方面都潜藏着统一的模型。基于中国传统古典哲学元素分析系统可以发生同构律，应用无极、太极、阴阳等中国古代的基本哲学元素，从中医理论的哲理和数理同构律2个重要方面，对中医理论中气的发生变化规律问题进行探讨，研究其哲理和数理2个范畴的规律，并且依照中国古典哲学元素系统结构发生同构律而发生。

气的传统概念

1. 哲学之气　气的概念源于"云气说"，气最初是古人观察和总结云气、雾气等自然现象而得出的定义，是指自然之气。西周时期，《国语·周语上》提出"夫天地之气，不失其序；若过其序……于是有地震。今三川实震，是阳失其所而镇阴也"。将气称为天地阴阳之气，认为地震的发生是因为天地阴阳之气运动交感失序而产生的。《老子》中提出"道生一，一生二，二生三，三生万物。万物负阴而抱阳，冲气以为和"。将气的本始意义上升为哲学层面的气，这里的"一"就是气，由宇宙的来源根基"道"而生成，是宇宙世界变化发展的基础。之后，庄子以阴阳论"气"，并认为人及万物是由气化生而成，说明气对生命的重要性，"阴阳者，气之大者也""人之生，气之聚也，聚则为生，散则为死……故通天下一气耳"。《荀子·礼论》云"天地合而万物生，阴阳接而变化起"，认为世界万物的变化，是阴阳二气运动交感而产生的。由此，气在哲学意义上是基本雷同的，均指宇宙万物生成的本原。

2. 中医学之气　从气是宇宙万物的来源根基这一观念来看，中医学认为，人就像宇宙万物一样，是自然界的产物，是天地之气、阴阳二气规律运动和变化的结果。《内经》关于气的理论的记载是最早最完整的，如阴、阳、天、地、营、卫、宗气的表述等，使气的理论更加系统化。如《素问·宝命全形论》所云"人生于地，悬命于天，天地合气，命之曰人"；"人以天地之气生，四时之法成"。宇宙天地万物的构成来源于气，人作为宇宙的一部分，其所以能生，也当依靠此气，并遵循相同的运动变化规律，即天地之气作为一个宇宙、这个世界本原之气，人是宇宙天地之气的运动变化产生出来的。《素问·阴阳应象大论》云"积阳为天，积阴为地"，这里的天就是指宇宙间的阳气蒸腾上升化为天，地就是指宇宙间的阴气凝聚下降化为地。《素问·天元纪大论》云"人有五脏化五气，以生喜、怒、悲、忧、恐"。说明人体中五脏之气，及五脏之气变化所产生的情绪活动。此外，在《难经》《类经》以及《景岳全书》等经典医籍中对气的概念都有相应的描述，为中医学"气"的发展做出了贡献。

人体之气的划分

《庄子·知北游》云"通天下一气耳"。说明宇宙世界万物形成的本始物质是"气"。在中医学中，"气"是一种构成人体的重要物质，也是维持人体生命活动必不可少的物质。中医理论下人体之气可分为以下 3 个层面。

1. 元气、宗气、营气、卫气　人体之气，根据生成来源划分，有先天之气（元气）、谷气、清气。根据分布部位划分，有居于胸中的宗气，宗气分为两部分，脉内的营气以及脉外的卫气。对于元气，在《内经》中没有其名称及概念的明确记载，《难经》的"元气"名称的记载为"原气"，为人体最重要、最根本的气。而作为人体 4 种最根本的气，元气、宗气、营气以及卫气，因其功能特点不同而得名，共同维持人体的正常功能。

2. 五脏之气　《素问·六微旨大论》云："故非出入，则无以生长壮老已；非升降，则无以生长化收藏，是以升降出入，无器不有。"说明气的运动发展变化具有"出、入、升、降"4 种不同表现形式。源于气的运动变化，元气、宗气、营气、卫气传输到相关脏腑，形成肺、心、肝、脾、肾气等脏腑之气，各脏腑之气的气化功能正常，则促进身体器官发挥正常的功能。

3. 脏气分阴阳　《周易》云："一阴一阳之谓道。"说明了宇宙中的气分为阴气和阳气。脏腑之气在气化作用下，按气分阴阳的功能特性将气划分为阳气和阴气：脏气中具有温暖机体、促进机体活动等兴奋作用的部分称为脏腑之阳气（亦为脏阳）；脏气中具有安定、降低机体功能活动等抑制作用的部分称为脏腑之阴气（亦为脏阴）。如肾气分"肾阴""肾阳"。肾阳主要有促进机体活动使机体维持温暖，使机体兴奋的功能；肾阴主要有滋养机体和限制机体活动的功能。

中国古典哲学元素发生同构律

1. 哲理同构律　周敦颐的《太极图说》云"无极而太极。太极动而生阳，动极而静，静而生阴，静极复动。一动一静，互为其根。分阴分阳，两仪立焉……二气交感，化生万物"。以其巧妙的语言揭示了无极是宇宙世界万物的本始，万物的演化以混沌状态的无极慢慢聚集生成有形的太极，太极以"冲气"为中心点形成趋阴或趋阳演化，阴阳二气运动交感推动万物演化，以"万物负阴而抱阳，冲气以为和"维护宇宙万物发展演化的稳定性。

无极——物质存在的一种本原状态，混元如一，无始无端，没有演化中心的无差别状态。如老子在《道德经》中提到"有物混成，先天地生，吾不知其名，强字之曰道"。这里的"道"代表没有边缘，一片混沌而存在的无极物质，是万物生成的本原，这种道态物质，从宇宙本原上来讲就是"元气"。

太极——无极中无形的元气慢慢聚集为有形的物质，即"气聚而有形"，形成一个个演化个体或单元，每一个演化单元都是一个统一体，是一个个"一"，是一个个太极。就其本质而言，太极是一个范畴含义，这个范畴就是太极，在太极图中用一个圆圈代表太极。

阴阳——代表任何太极统一范畴内的属性，以"一阴一阳之谓道"对立演化出的两个相对属性，如寒与热、大与小、正与负等"二"元阴阳属性。在太极图中大圈内用黑白两鱼代表阴阳。

以《太极图说》为代表的中国古典哲学元素深刻地揭示了世间万物演化的哲理同构规律："无极"物质是任何相对独立的宇宙自组织物质系统的同源演化物质；任何一个相对独立的自组织演化单元都是一个统一范畴内（太极）的演化单元；任何一个相对独立的自组织演化单元，都是围绕一个以"1"为代表的中心，以"一阴一阳"演化为 2 个对待属性。

2. 数理同构律　无极、太极、阴阳等中国古典哲学元素蕴藏着万物演化同构思维模型，深刻揭示了"象偶类奇"的历史演化规律，即宇宙任何一个相对独立的自组织物质演化结构单元，都是以"无极"物质为最小演化单元，都围绕一个以"致中和"为代表的中心向趋阴和趋阳两个对待等属类方向不断演化；按照"四个象数对应着 3 个类数（亦为"四象三元"），即象数与类数之比为 4∶3"的统一模式演化。设演化单元演化出"四象"的个数为 n（n 为自然数），S_1 为演化出的总象数，S_2 为演化出的象数分类数，那么演化出的总象数 S_1 与 n 的关系用数学公式 $S_1=4n$ 来表示，即象数偶数律；因为宇宙中任何相对独立的物质演化过程中，都具有"两象一类"的现象，如春、夏、秋、冬四个季节，在温度上可以分为三类：即夏季属热类、冬季属寒类、春秋属温类，若用阴子、阳子来表示，则界于纯阳子

（热类）和纯阴子（寒类）的阴阳杂合子（温类）之象数为 $4n-2$，则阴阳杂合子的象类是（$4n-2$）÷2，那么阴阳杂合子与纯阳子、纯阴子的总体象类数用数学公式 $S_2=(4n-2)÷2+2=2n+1$ 来表示，则以象数分类数 S_2 与 n 的关系用数学公式 $S_2=2n+1$ 来表示，即象类奇数律。"象偶类奇"规律反映了宇宙万物的历史演化规律。

n 取自然数，当 n 取 0、1、2、3、4……则 S_1 相对应的值为 0、4、8、12、16……分别代表零象（阴阳差别为 0）、四象、八象、十二象、十六象等。S_2 相对应的值为 1、3、5、7、9……对应象的分类为一类、三类、五类等。

中国古典哲学元素的数理同构律用以下 2 个数学公式表示其演化的象数与象类：象数偶数律公式 $S_1=4n$ 表明了趋阴和趋阳演化的象数为偶数对；象类奇数律公式 $S_2=2n+1$ 揭示了物质的演化统一围绕以"1"为代表的中心或轴心。"1"就是老子所提出的"冲气"二字，与阴阳共三类提出了著名的"三生万物，万物负阴而抱阳，冲气以为和"的思想。

中医学气同构律发生

《河图》揭示出的阴阳之理："将河图看作一个太极图，木火为阳，金水为阴，阴土阳土则为黑白鱼眼。此时水为太阴，火为太阳，木为少阳，金为少阴，此为太极四象"。以五行的特性来类比人体的五脏之气的特性，则肝脏、心脏之气属阳气，肺脏、肾脏之气属阴气，分别围绕脾阳气与脾阴气运行，五脏的阴阳二气交感，使人体的生理活动正常发挥。"万物负阴而抱阳，冲气以为和"。指出在人体中阴阳二气并不是处于静止不动的状态，而是在不停地交感变化、运行不息，阴阳二气的交和之气即是"冲气"，也就是太极图中阴阳鱼里面的那道曲线，阴阳二气靠这个中和之气才能稳定有序，保持气的运行通畅，使人体中"冲气"达到"和"的状态才是健康的最理想状态。

麦克斯韦说："一门科学规律与另一门科学规律之间部分类似将使我们能以这二门学科的一门学科来说明另一门学科。"在中医理论中，人体内的气就是一个演化范畴，人体内气的发生，以"元气"为最小演化单元，围绕以"冲气"为代表的中心向两个相反方向进行反演，呈现趋阴演化和趋阳演化，人体中的阴阳表现出一种协调状态，即"阴平阳秘"的状态则为健康的最佳状态。将人体之气视为一个范畴（即为太极），根据气的分布，脉内营气为阴，脉外卫气为阳；按照五脏之气的特性来划分，肝气、心气、脾阳为阳气属趋阳演化，肺气、肾气、脾阴为阴气属趋阴演化。按脏气分阴阳来划分，脏阳属趋阳演化，脏阴属趋阴演化。

在各类病因作用下，"冲气"失和，人体中的阴阳二气的气化功能异常，以"阴平阳秘"的理想健康状态为演化中心，向阴阳两个相反方向发展演化，产生阴阳偶对，则会出现 4 种不同的变化，为阳-阳、阳-阴、阴-阳、阴-阴，继而会出现"阳盛""阳衰"或"阴盛""阴衰"的征象。由于阴阳的对立制约，一方偏盛必然制约另一方使之减弱，《素问·阴阳应象大论》云"阳胜则热，阴胜则寒""阴胜则阳病，阳胜则阴病"。如肾气中的阴气偏盛，则阳气会虚衰，从而可以表现出腰膝冷痛，夜尿多，小便清长，畏寒怕冷等症状；肾阳气偏盛，则阴气会逐渐虚衰，机体失于滋养，虚热内扰，表现出腰膝酸痛，头晕耳鸣、盗汗、牙齿松动等症状。由于阴阳二气互为根本、相互依存，故阴阳的变化必须在一定范围内，如果超出了一定范围就会"阴阳离决，生命乃绝"。

根据中医理论同构律推导，除了阴阳这一对立范畴外，人体中还包括"表里""寒热""虚实"等很多阴阳偶对范畴，每一个范畴都会由一个中心演化出相互对立的两个元素，且其发生规律严格按照"四象三元"模式进行演化，其中阴阳代表中医理论中所有总纲，如气血精津液辨证中的气病辨证，其中气虚证、气陷证、气不固证、气脱证等为趋阴演化，气实证、气逆证、气滞证、气闭证等为趋阳演化。而中间的"冲气"则为阴阳中间交合之气的部分，为人体阴平阳秘的平和状态，称为"气平证"。由气机演化出的气证分类——气平证、气虚证、气实证，每一类证的数量永远为偶数，证的类型永远为奇数，与象数演化公式 $S_1=4n$，象类演化公式 $S_2=2n+1$ 相符，均严格遵从统一的中国古典哲学元素系统发生的同构规律。

　　气在人体中作为一种独立的自组织演化物质，有其独立的演化结构单元或系统，将气的运动变化视为一个范畴（即太极），则"元气"作为最小演化单元，其演化都围绕以"冲气"为代表的中心向"阴阳"两个对立方向进行反演，以"四象三元"为统一的演化模板，以象数偶数律演化公式 $S_1 = 4n$ 演化其象数，以象数奇数律演化公式 $S_2 = 2n + 1$ 演化其类，反映了中医学"气"同构律发生遵循"象偶类奇"的历史演化规律。

34　哲学之气与中医之气的分殊

如果说中国哲学是关于生命的学问，那么中医则堪称是生命哲学的代表。而"赋予整个中国文化以生命的一个要素"是"气"。从整体意义上看，中国哲学之气至少含有物理、生理、心理、伦理、哲理等几个层次的含义，可谓"一气涵五理"。就这五重含义的逻辑关系来看，"哲理意义的气，就是指作为世界万物之本原或元素的气，它可以化生万物，其本身与物理意义的气相通，而生理、心理、伦理乃至审美等意义的气都由此衍生而来"。形成于先秦两汉时期的中医学正是建立在中国古代哲学之气的理论基础上，从关注生命健康与疾病复杂关系的角度开启了对生命的关照。正是由于哲学之气与中医之气都与生命相关，人们往往将中医之气混同于哲学之气，如果不能厘清二者的区别与联系，既不利于人们认识中医，也不利于中医的传承、创新与发展。学者严家凤等对哲学之气与中医之气的分殊做了广泛的阐述。

以气论自然

困扰人类至今的三大问题皆是对生命的追问，对生命本质的追问必然引发关于生命本原的思考。我们的祖先在实践中观察体验，发现了与生命须臾不可离的气。气最初是指自然之存在物（物理之气），源于先民在日常生活中对云气、水气、雾气等自然现象的观察与体验，并进行了一定程度的归纳和总结，才逐渐上升为具有普遍意义的哲学之气，用以解释宇宙的和生命的起源。从自然之气到哲学之气的转化是一个由具体到抽象的复杂过程。作为哲学意义的气，首先被赋予宇宙本原的意义。《淮南子·天文训》云："道始于虚霩，虚霩生宇宙，宇宙生气，气有涯垠，清阳者薄靡而为天，重浊者凝滞而为地。"这是中国古代哲学对宇宙创生所进行的生动描述：道最初的状态是虚无，虚无演化出宇宙，宇宙产生出元气，有气而后才有天地。东汉哲学家王充认为天地万物皆由元气化生，《论衡·谈天》云："天地合气，万物自生。"北宋哲学家张载直接将气理解为宇宙的本体，《正蒙·太和篇》云："太虚无形，气之本体。"明末清初思想家王夫之主张元气化生万物，"太虚之为体，气也"（《正蒙·乾称篇》）。至此，中国哲学对于气的认识达到了最高峰，后人无出其右。作为哲学意义的气也被称为元气，它既被视为宇宙本体，也被赋予了生命本原的意义，《鹖冠子·泰录》云："天地成于元气，万物成于天地。"《庄子》用"通天下一气"说明气对生命的重要作用，"人之生，气之聚也，聚则为生，散则为死……故曰通天下一气耳"。王充用阴阳之气阐述生命的形成以及生命之生长壮老已的盛衰过程，《论衡·论死》云："阴阳之气，凝而为人，年终寿尽，死还为气。"至此可以看出，元气不仅是宇宙的唯一本体，也是万物生成变化的总根源。

中医吸收了古代元气论思想，将气看成是构成和维持人体生命活动的根本基础。《素问·宝命全形论》云："人以天地之气生，四时之法成。人生于地，悬命于天，天地合气，命之曰人。"《难经·八难》云："气者，人之根本也。"可见，人与天地自然中的任何其他物质一样，其生命都由气构成，人是天地之气合乎规律的产物。与元气概念联系最为紧密的是"精气"。《管子》把精气看成是"气"中最为精细者，"精也者，气之精者也"。"凡人之生也，男女精气合，而水流行"，即是说精气是人体生命存在的物质基础，人的形体和生命是由精气构成的。中国哲学关于精气的概念被中医学吸收，并用以阐释构成生命以及维持生理功能的先天之精气与后天之精气。精气是构成人体生命的生理基础，生命是禀受父母精卵结合而形成，人体诸脏腑各种功能皆由气推动和调控，可见，中医学在生命本原的认识上和中国古代哲学保持着高度一致。

　　但需要说明的是，哲学之气首先是宇宙观意义上的，气为宇宙间万物的本体而不仅仅是生命的本原。《荀子·王制》云："水火有气而无生，草木有生而无知，禽兽有知而无义，人有气、有生、有知，亦且有义，故最为天下贵也。"由水、火、草木、禽兽皆是由气构成，进而归纳出宇宙间的万物皆是由气构成。正如张岱年所言："气是生命的条件，但无生之物皆是气所构成的。"据此，可以看出中医学和哲学对于气的认识目的是不同的，"古代哲学研究气，目的在于探讨天地万物的生成和发展变化；中医学研究气，目的在于探讨人体生命活动和疾病变化机理"。二者之间是一般与特殊的关系，中医之气是哲学之气在医学领域的具体应用，二者不可一概而论。

以气论身心

　　中国哲学认为，气是生命的本原。那么，气有什么特质呢？《周易·系辞下》云："天地氤氲，万物化醇，男女构精，万物化生。"自然万物包括生命都是从氤氲之气中"化生"而来，究其形成的内在机制而言，其核心是"聚则为生，散则为死"。因而，气有有形与无形两种形态。相应地，万物在气的聚散中形成和消亡，生命的生长壮老已皆是气的运动变化的缘故。换言之，气具有运动不息、变化不止、连续不断的特性。

　　气不仅是生命形成和保存的生理基础，还是心理活动的基础。《论语·季氏》云："少之时，血气未定，戒之在色；及其壮也，血气方刚，戒之在斗；及其老矣，血气既衰，戒之在得。"这从侧面诠释了生理之气的运动变化会引起人体生理功能与心理特征的变化，但就以气论身心而言，中医在这方面论述更多也更为全面。

　　中医有关气的理论最早最完整地呈现于《内经》之中，在《内经》中涉及气的表述很多，阴气、阳气、真气、天气、地气、风气、寒气、热气、燥气、暑气、湿气、火气、营气、卫气、宗气，等等。医学之气有先天与后天之分，先天之气秉承父母的精卵结合而产生，医学上或称为"精气""元气"，先天之精气是生命活动的原动力，诠释了生命的形成，"两神相搏，合而成形，常先身生，是谓精"（《灵枢·决气》）。先天之气形成后，受饮食水谷等精微物质的滋养，形成后天之精气，具有维持人体生命活动并抵御外邪入侵的功能。除此之外，还有构成人体脏腑经络体系的这些物质所表现出来的生理功能，主要是指积于胸中、出于喉咙、贯注心脉而行呼吸的宗气，生于水谷、行于脉中的营气，生于水谷、行于脉外的卫气等。关于生理与心理之间的关系，中医表达了形体乃精神之基础的认识，"五脏者，所以藏精神魂魄也"（《灵枢·卫气》），"气者，精神之根蒂也"（《脾胃论》）。中医学中除了涉及先天之气、后天之气以及脏腑经络之气以外，还有很多与生命息息相关的气。仅就中医的五气而言，含义也是多种多样的，或指寒、暑、燥、湿、风的自然之气；或指金、木、水、火、土五行之气；或指五脏化生的喜、怒、忧、悲、恐的情志之气；或指反映内脏变化的青气、白气、赤气、黑气、黄气的五色之气；或指臊气、焦气、香气、腥气、腐气之气味；或指酸、苦、甘、辛、咸五味所化之气；或指脏腑功能的五脏之气等，这都是将人体生命之气具体化，并据此阐明机体疾病与健康的复杂关系以及生命形成发展变化的规律。中国古代气功正是注意到身心贯通与气的紧密连接，进而通过调心、调息和调形来达到舒解疲劳、提高神智乃至延年益寿的目的。这些都清楚地说明身体与心理上的健康或疾病与气的正邪、逆顺、强弱息息相关。

　　哲学之气对医学的影响是不容置疑的，但哲学之气向医学之气的嬗变是一个从抽象的哲学范畴演化为具体的医学理论的过程，"当医学以气学理论观察生命、健康与疾病，发现人体内存在着实实在在、望之可见、触之可及的气。因此，医学从观察到思考，逐步建立起属于自己的气学理论"。这意味着，哲学之气对医学的影响逐渐弱化，医学开始构筑自己的气学理论体系，用以解释人的生命本质、疾病的发生、临床的诊疗以及思维方式等，若至此仍以哲学之气捆绑束缚医学之气，则会阻碍医学的发展。

以气论情

不仅人的形体即生理活动离不开气，人的心理活动乃至情志活动也是以气为基础的。《左传·昭公二十五年》云："民有好、恶、喜、怒、哀、乐，生于六气，是故审则宜类，以制六志……哀乐不失，乃能协于天地之性。"意思是说，人的喜怒哀乐生于"六气"，所以要审慎地效法，适当地模仿，以制约"六志"。孔颖达在《正义》中云："此六志，《周礼》谓之六情。"也即是说，喜怒哀乐等情感活动由气而"生"，对其进行调节而"不失"，才能合于天地。中国人用生气、喜气、怒气、唉声叹气等形容气与情志活动的关系，传神地表达了气对人的情感情绪的影响。

马王堆出土的竹简《性自命出》中也有关于气与情的关系的论述："喜怒哀悲之气，性也。及其见于外，则物取之也。性自命出，命自天降。道始于情，情生于性。"这说明人的喜怒哀乐等情志活动本身即是气的具体外现，人的好恶喜怒哀乐之气"未发"为性，"及其见于外"则会受到外物的影响而转化为具体的喜怒哀乐之情。对于"性自命出，命自天降。道始于情，情生于性"，汤一介先生释义："人道（做人的道理）是由于人们相互之间存在着情感才开始有的；人的喜怒哀乐之情是由人性中发生出来的；人性是由天所给予人的（人性得之于天之所命），天命是天所表现的必然性和目的性。"这说明天、命、性、情之间的贯通性，但需要说明的是，情不等于欲，欲是指人过度的或基于生物本能的生理需求或欲望；情生于性，是性的外在表达，故而适宜的情志活动是身心健康的必要条件。

中国哲学尤其重视中庸思想。《论语·雍也》云："中庸之为德也，其至矣乎！"儒家的中庸之道既是至上的品德，也是养生之道的精髓所在。《素问》云："人有五脏化五气，以生喜、怒、悲、忧、恐。"人的精神情志活动是内在脏腑生理功能的产物，而内在脏腑生理功能则又有赖于气的推动。《内经》就人的情志活动偏胜对脏腑功能的影响做了详细阐释："怒伤肝，悲胜怒"；"喜伤心，恐胜喜"；"思伤脾，怒胜思"；"忧伤肺，喜胜忧"；"恐伤肾，思胜恐"。中医七情变化反映了机体的精神状态，七种情志的偏胜会影响到脏腑气机，导致气血逆乱，甚至直接伤及内脏。中医将七情与阴阳五行五脏分别配属，并提出所划分的七情之间具有生克制化关系，为临床治疗因情志异常导致的疾病提供了理论依据，也成为中医情志养生的重要理念。

中医自古即有以情胜情的疗法，利用五行生克制化的关系，以一种情志去克制另一种情志，从而有效地治疗由此产生的疾病。金代医家张从正深谙情志既可致病又可治病的道理，并运用于临床治疗："悲可以治怒，以怆恻苦楚之言感之；喜可以治悲，以谑浪亵狎之言娱之；恐可以治喜，以恐惧死亡之言怖之；怒可以治思，以辱侮欺罔之言触之；思可以治恐，以虑彼忘此之言夺之。"（《儒门事亲·九气感疾更相为治衍》）而中国哲学也以气论情，却是从中庸适度的角度突出人的情志表达要合度适宜，《中庸》云："喜怒哀乐之未发，谓之中；发而皆中节，谓之和。"中庸是君子、圣贤最看重的道德品质，应避免"过犹不及"，倡导执中致和。概言之，中国哲学将情志表达的适度视为君子品德，是德性修养的需要，而中医学要求情志表达的适度是为了防止情志致病，并用以临床治病。

以气论德

伦理思想是中国传统哲学尤其是儒家哲学的核心，传统儒家哲学也叫道学、仁学、心学、理学，其中包含了深刻的伦理意蕴。气的哲学产生于先秦，是在自然之气的基础上归纳概括出来的具有普遍意义的范畴，先秦哲学论气主要是从宇宙本体和生命本原的角度加以论说，起初气与道德的联系并不紧密。但在儒家哲学的发展进程中，气逐渐被赋予丰富的伦理内涵。

中国古代伦理思想始于孔子的仁学，经由孟子逐渐构建成一套完整的理论——性善论。性善论强调善是人天生固有的本性，通过四端之心这一内在生命活动表现出来，"恻隐之心，仁也；羞恶之心，义也；恭敬之心，礼也；是非之心，智也。仁义礼智非由外铄我也，我固有之也"（《孟子·告子上》）。孟子赋予气以伦理的意义主要是通过浩然之气实现的。在儒家看来，浩然之气代表了君子的高尚品格，是中国人追求正直生活和人性圆满的体现。孟子正是以气作为道德修养的路径："难言也。其为气也，至大至刚，以直养而无害，则塞于天地之间。其为气也，配义与道；无是，馁也。是集义所生者，非义袭而取之也"（《孟子·公孙丑》）。作为充塞天地之间的气代表了一种道德无比高尚、俯仰无愧于心、至诚至坚的精神状态，"养气"的途径则是"配义与道"，透过心理道德活动而蓄发的勇气和力量，在日积月累中实现道德的日臻完善。孟子认为志为气的主帅："志壹则动气，气壹则动志也。"这就是说，志与气是可以相互作用的，唯有心志专一，唯道义是从，才能涵养出浩然正气。由此可见，气在孟子已经被赋予了伦理的含义，气与人的品德修养由此产生了紧密的联系。荀子和汉唐诸儒多"以气言性"，宋以后逐渐发展出"天地之性"与"气质之性"两种含义。依据宋儒观点，天地之性无善恶，是天理在个体存在者身上的体现，而气质之性是形气结合（"气化"）过程中所形成的气禀清浊之性，是因人而异的实然之性。朱熹曾交代："论天地之性，则专指理言；论气质之性，则以理与气杂而言之"（《朱子语类》卷四）。也即是说，天地之性无善恶，而气质之性是有善恶之分的。

中国哲学"以气论性"赋予气以伦理的含义，但对中医的影响却很小。首先，中医谈医乃仁术，是从道德本性（天地之性）上说的，并未从气上说。先秦儒家认为，气是宇宙的本体和生命的本原，但随着性善论的建立，道德本体论思想逐渐成熟，自然万物包括生命都被赋予了道德的含义，而先秦形成的气本论却逐渐衰微，然而幸运的是，该理论被中医学吸收熔铸形成了逻辑严密的气—阴阳—五行理论体系，千年以来一直发挥指导医疗实践的作用。其次，中国哲学认为，气质之性是恶的来源。气质之性是万物包括人在"气化"过程中所形成的气禀清浊之性，是个体的、分殊的实然性。中医也说"气化"，即指气的运动及其所产生的各种变化，主要包括"天地阴阳之气的相互作用所导致的一切变化"，"自然气化所表现的时间节律与人体生命现象以及人体结构之间的关系，以及无不对人体的生理功能、病理变化，以及对治疗措施产生的影响"和在"自然之气参与人体所发生的各种生化活动"。总之，气的聚散、升降、出入是生命存在的基本方式，维系着脏腑经络的生理功能。因而，中医是从生理、病理的角度去认识人体之气，在养生方面，中医讲求养身、养心和养神，却并未直接涉及以气养德的伦理内涵。

当前，中医迎来了前所未有的重大发展机遇期，正如何裕民所言："当今是中医学发展的最好时代，也是难得的最后契机；需学术共同体认真发掘学科内生性动力机制，形成清晰新思维，做好顶层设计，融入时代发展大潮"。而中医学的"内生性动力机制"无疑是"气"，只有立足于气的理论，考辨其历史源流，厘清其核心要义，才能从根本上阐明中医药学的"真正优势"。

气是最能彰显中国文化特质的一个概念，是赋予整个中国文化以生命的一个要素。但作为哲学意义之气与中医之气存在较大差异，只有将医学之气从哲学之气中剥离出来，厘清哲学之气与医学之气的复杂关系，认清医学之气在防病、治病、养生等方面的积极意义，才能为中医在当代的发展拨开"偏见"的迷雾、扫清"玄虚"的障碍。

35 气内涵及其当代科学诠释探析

在中华文化体系中，气的概念有一元性、多义性和模糊性的特点。在古代气一元论尤其道家与古典哲学元气论思想基础上，如何将对气含义的阐释跟中医经典、西医及当代前沿科学的相关认识结合起来，对"气"形成返本开新的恰当认知，具有重要的实际意义和价值。学者陈兆学等对气之内涵及其当代科学诠释做了探析。

气一元论内涵探析

在古代诸子百家体系中，气道文化由来已久。如孟子有所谓"浩然正气"的说法，在《管子》通篇中使用"气"作为基础概念来阐释自然、社会以及人体变化的观点比比皆是。而在老子《道德经》中则有"专气致柔""冲气以为和""心使气曰强"共3处关于"气"的词条，将气的效用与心性修养之道及天地万物生成与结构相联系。后世普遍关注的"元气"一词则最早由道家另一典型代表人物——鹖冠子在其著作《鹖冠子·泰录》中提出，谓"天地成于元气，万物乘于天地"，后王充《论衡》载"元气未分，浑沌为一……万物之生，皆禀元气"。而班固等人在《白虎通义》中云"天地者，元气之所生，万物之祖也"，对"元气"说进行继承和发展。此外，在《庄子·大宗师》中首先提出了"一气"的概念："彼方且与造物者为人，而游乎天地之一气。"在道教南宗初祖张伯端（公元983—1082年）所撰写的气功学典籍《悟真篇》中则进一步阐释"一气"与道及万物的关系，云："道自虚无生一气，便从一气产阴阳。阴阳再合生三体，三体重生万物昌。"另外，作为北宋儒学五子之一的张载继承唐代孔颖达以来基于阴阳二气解易的传统，构建出了以气为核心的理论体系，提出了"太虚即气""气为本体""气化万物"的天地万物生成观念。明末清初著名经学大师和思想家、易学大家王夫之则全面继承和发展了张载气一元论的思想。因此，古代基于"元气"或"一气"的"气一元论"思想体系自古以来一直被不断继承并发展着，而其发源当与先秦"无中生有"之天地万物生成观念和万物生成过程直接相关。但需要强调指出的是，与早期道家典籍不同，后世道家（教）学者倾向基于不同写法对于气的概念和内涵予以区分，如"氣"字与水谷有关、"炁"字对应先天、"气"字对应后天等。

《列子·天瑞》云："夫有形生于无形，乾坤安从生？故曰：有太易，有太初，有太始，有太素也。太易者，未见气也。太初者，气之始也。太始者，形之始也。太素者，质之始也。气、形、质具而未离，故曰浑沦。浑沦者，言万物相浑成而未相离。"又云："视之不见，听之不闻，循之不得，故曰易也。"这里之所谓"易"，正可与"气、形、质具而未离"之"浑沦"存在对应关系，同时与《道德经》所谓"视之不见，名曰夷；听之不闻，名曰希；搏之不得，名曰微。此三者不可致诘，故混而为一"的经文在文字和基本内涵上一一相应。而对于老子和尹喜的思想，《庄子·杂篇·天下》概括云："以本为精，以物为粗，以有积为不足，澹然独与神明居。古之道术有在于是者，关尹、老聃闻其风而悦之。建之以常无有，主之以太一"，故《道德经》引文所谓"混而为一"者当为"太一"。这同时暗示：易、浑沦、太一在先秦易、道天地万物生成观念中当为共通的概念。另《周易·系辞上》云"易有太极，是生两仪；两仪生四象；四象生八卦"，则上述3个概念又与易学中太极概念相通。如此，偕上文《列子》中所提到的太易、太初、太始、太素概念，合太极共成五太，并以太极为气、形、质具而未相离之浑沦即万物生成前太一的临界态：此时万物初萌而未生，故虽有气、形、质之始，然体用皆本于空无，仍维持未离、未判之虚存态，亦存不可见、不可测之规律，故尚属于万物先天一体的浑沌态，后世亦谓太虚或真空妙有，当与时存瞬态能量涨落或瞬态虚粒子对生灭的现代物理学所谓物理真空基态相对应，古谓先天一炁或混元一炁。《道德经》云："天下万物生于有，有生于无。"按道家观点，此处"无"当指先天一炁，而"有"则为后天一气。结合现代物理学的知识，后天一气本质上当对应真空虚粒子之激发态，其存在状态如当今浑沌学所研究之"浑沌"，乃为确定性随机态，虽表象上体现为随机，但其一体同摄之理、象、数皆为可测度之确定性规律，对应阴阳可测之后天浑沌态，从属于当代浑沌学所研究的范畴。后天一气既生，阴阳裂分，谓"是生两仪"，继化生万物而成形、阴阳冲炁以为和，则物象已判，恰如《道德经》所言"万物负阴而抱阳，冲气以为和"之状态。故万物皆为后天一气散敛、运化过程中所对应的相对独立的假合体。而关于后天一气所对应浑沌态的演化规律，《周易·系辞上》提出的从太极经两仪、四象到八卦之倍分模式和《道德经》所谓"三生万物"的思想在浑沌学中则分别体现为"倍周期"与"周期三意味着浑沌"两大基本数学原理。

从《内经》和《难经》相关观点看中医之气

《素问·五常政大论》云："气始而生化，气散而有形，气布而蕃育，气终而象变，其致一也。"《素问·六节脏象论》云："气数者，所以纪化生之用也。"上述引文中明确隐含了"气一元论"思想并提出了"气数"的概念。气聚成形，气散成空，气布蕃育，《内经》所谓气化过程站位于有、无之"间"或曰浑沌边缘，其规律既有形而上之阴阳五行相关整体全息与无标度分形特征，又可跟形而下万物之存基于数量特征发生具体的作用，蕴含统一的数理规律，与古代易、算理论具不解之缘，其在气一元论基础上注重取象比类或取类比象，兼含象、数、理3个互为正交视角，恰如物理学波粒二相性原理，此三视角本质上是统一与等价的，仅在表达形式和基本角度上有所不同，故《内经》开篇就提出"法于阴阳，和于术数"的观点，除了着重在理和象角度对中医学规律进行阐释外，还强调"和"于术数。另外，以现代科学观点来看，物理真空虽时存瞬态零点能量脉动或物质、反物质虚粒子对之生灭，但因宇宙不同区域质量或能量密度存在差异，相应局域物理真空会对应发生极化，进而影响真空零点能场脉动或其中物质、反物质虚粒子对生灭的有序性或曰相干状态，而此类相干状态或恰对应古代之所谓"神"，因存在无穷虚粒子对的瞬态生灭与不可见、测之能量的瞬态涨落，其性本虚，故古德谓"阴阳不测""神用无方"，而以"神"所对应的相干状态为基态激发局域物理真空所生成的主要体现为光、音的连续场激发态，体现为"明"而含所谓元光、元音。《素问·气交变大论》云："天地之动静，神明为之纪。"其中，天地、动静和神明各互为一对阴阳，故将神明看作天地化生万物过程中基于物理真空之极化基态和以光音为主的连续场激发态，与中医典籍观点暗合。如此，包括局域极化真空在未临界击穿前的相干状态在内，前述先天浑沌态对应真空基态，蕴含元神、元炁，并以太极为万物将生未生之临界态。进一步，两仪初判乃太极生万物之初始态，恰如电极化过程基于临界击穿刚刚生成分立正、负电荷时的状态，此时万物粒子初萌，古谓元精，也对应前述所谓后天一气，因粒子生成需要注入能量，据能量守恒定律，后天一气的生成实际对应于物理真空之弥散激发态。斯时物质、反物质粒子已分未离，仍具较强耦合，故也伴生彼此相干的特定光、音场分布，又因阴阳两相已判，对应粒子存在状态极不稳定，故道家对元精之收摄非常强调火候之老与嫩。《难经·八难》云："所谓生气之原者，谓十二经之根本也，谓肾间动气也。此五脏六腑之本，十二经脉之根，呼吸之门，三焦之原。一名守邪之神。"《难经·十四难》云："脉有根本，人有元气。"其中明确提到了"原（元）气"的概念并将其与"守邪之神"相联系。实际上，《难经》所谓原（元）气即上文所述元精，偕元炁根于虚无之元神，动则伴生元光、元音。因此，古代道家和医家理论体系中所谓元神、元炁、元精、元光、元音本质上皆与物理真空之基态、激发态或极化临界击穿状态相关。道家炼养常涉精、炁、神、虚、道诸概念，医家诊治亦常援引精、气、神以为论。二家认识既有联系，又有区别，医家所论相对广义与宽泛，而道家所论则直涉宇宙与生命之物理本质，应指代元精、元炁与元神，因返本还元之过程始终不离明彻宇宙本源的空无妙有之心境，故冠饰以"元"字，同时对所有这些概念的深入理解也离不开对神明真实含义的诠释。《素问·天元纪大论》云："夫五运阴阳者，天地之道也，万物之纲纪，变化之父母，生杀之本始，神明之府也，可不通乎。"其明确以五运和阴阳为贯通天地、万物、变化、生杀、神明之根本规律，而神明也在其中，暗示神明也具阴阳、五行属性，也必具"法"于阴阳、"和"于术数的特点。此外，《素问·生气通天论》云"故圣人传精神，服天气，而通神明"，《素问·气交变大论》云"善言气者必彰于物；善言应者同天地之化；善言化言变者，通神明之理"，《灵枢·本神》云"天之在我者，德也，地之在我者，气也，德流气薄而生者也"，故恰与《庄子·杂篇·天下》中"以天为宗，以德为本，以道为门，兆于变化，谓之圣人"的观点相合。综合相关论述，可将神明与圣人之精神与道家所谓"太一"同时关联。这与《内经》以"心"为"君主之官，神明出焉"的观点也直接相关，暗示了生命科学规律与神明本质内涵的内在关联性。在医道体系中历来强调形神俱妙，意味着人体科学之规律不离形、神之协同作用。此协同过程当与上文所讨论之"神明"概念的存在及作用密切相关。据上文所引《内经》观点，神明在规律上也"法于阴阳，和于术数"。"和"而不同，从现代物理学观点来看，"和"之内涵当与量子相干或确定性系统非线性相干之类概念直接相关，将此思想用于神明科学内涵之诠释，可推断"神"或对应系统或子系统层次之相干，而"神气（炁）"或对应粒子层次相干。就宇宙万物而言，神明与其共通物理真空背景的存在及其极化基态和以光音为主的连续场激发态相关，则进一步可明确：实粒子激发态相干恰可对应神气，而虚粒子相干则对应神炁，同时都兼含神明之用。

古代心物一元、气一元论思想体系包括对先天气形质具而未相离之一炁浑沌态与后天物象既生后一气浑沌态的认识，协同对应以运气学说为核心的中医气化理论之科学基础。人体作为处于量子与混沌边缘的复杂性巨系统，以随缘应机之繁复物质、能量、信息代谢涉真空零点能场基态跟肉体实存物质相之间高度非线性的多层次交参、相干与协同作用，与中医脏象和经络脏腑相关复杂气化过程相对应。其中，气对应于肉身跟真空场之多层次、多角度交参和作用的物质、能量中介或信息媒质，并因真空能自底向上存在多向、多层、多维度转化路径而呈现诸般复杂后天效用。如此，不难对中医之气兼具一元性、多义性和模糊性的特点给出合理解释。

36　现代科学语境下气的诠释思考

气概念可谓是建构中医理论大厦的基石，如果将气概念从中医理论中剔除，则中医理论的大厦必然会轰然倒塌，中医临床思维与交流活动也将无法进行。由此可见，气概念即使在现代中医理论中，仍然居于无可替代的重要地位。但是在现代科学语境下，中医学常常会遇到"气是什么"的考问，而且至今仍然无法获得满意的答案。对这一问题的求解，涉及对中医理论甚至整体中医学的准确理解，对中医思维方法的认识，以及中医学的研究方法和发展趋势等重大问题，故学者邢玉瑞等认为，有必要深入研究。

"气是什么"问题产生的根源

众所周知，人类最初尝试对自然界进行理解时，哲学与科学是一同发生、互相掺和在一起的，哲学最初是作为人类的知识总汇而出现的，各种自然科学逐渐从哲学的母体中一个一个地独立出来。张岱年曾说："在中国哲学中，注重物质，以物的范畴解说一切之本根论，乃是气论。中国哲学中所谓气，可以说是最细微最流动的物质，以气解说宇宙，即以最细微最流动的物质为一切之根本。西洋哲学中之原子论，谓一切气皆由微小固体而成；中国哲学中之气论，则谓一切固体皆是气之凝结。亦可谓造成一种对照。"气与原子，可谓是东西方古代最具代表性的对自然界进行说明的哲学范畴，它们不仅影响东西方各自的物质本原和结构理论，而且还影响到东西方科学的形成与演变，分别反映着东西方科学思维类型的基本特点，如果要追究中、西医学的本原性差异，也非气与原子概念莫属。因此，通过对气与原子概念的共时性与历时性比较，有助于解答"气是什么"问题产生的根源。

从共时性的角度而言，虽然气与原子都是对宇宙本原的一种认识，但二者之间有很大的差异。元气论认为宇宙的本原是气，气至精无形、连续无间，具有透达性、能动性、化生性等，通过阴阳二气的相互作用生成万物。原子论认为宇宙的本原是原子，原子是不可再分的最小的物质微粒，数量无限，性质相似，只有形状、大小、位置和次序、重量的差异，原子的相互碰撞而结合成万物。气与原子概念进而造成东西方哲学对事物矛盾形式认识上阴与阳、原子与虚空的差异，动力源泉上内在矛盾与外力、发生机制上分化与组合、关注重心上关系与实体、整体观念上元整体与合整体、认识方法上直观体悟与抽象思辨的诸多差异。谢少波认为元气论与原子论图式的功能差别主要有整体有机性与机械个体性、质的把握与量的分析、直觉思维与逻辑分析思维、意向性思维与认知型思维。如果说中国古代科学如天文、历法、音律、农学、医学等，都是建立在元气论基础之上的，那么近现代科学则主要是建立在原子论基础之上的。

从历时性的角度而言，在科学史上，原子的意义发生过两次重大的转换。第一次是 19 世纪道尔顿在《化学哲学新体系》中，将原子解释为构成物质的最小微粒，同一元素的所有原子的性质和重量完全相同，不同元素的原子的性质和重量不同，原子的重量是元素的基本性质，原子在所有化学变化中保持自己的独特性质。由此，原子由一个哲学范畴转换为一个化学概念。第二次是 20 世纪之后，人类又进一步认识到原子可以分为原子核与核外电子，原子核又由质子和中子组成，质子和中子还可以继续再分。由此可见，原子已由哲学上具有本体论意义的抽象概念，转换成为科学理论。但纵观中国哲学气概念，则从来没有发生相应的转换，仍然带有自然哲学的色彩，因此，在以原子论为主要基础的现代科学语境下，关于"气是什么"的问题也就自然而然地产生了。

现代科学语境下气的科学诠释

为了解决"气是什么"的问题，人们总是试图从现代科学知识的角度揭示气的本质，其实质是对中医"气"的一种科学诠释。概括而言，有从生物学角度研究气的实质，提出气与细胞及细胞通讯、生物能、新陈代谢、线粒体、基因、免疫功能、神经系统、蛋白质组、脂联素、纤联素、Ca^{2+}、气体信号分子相关；从物理学角度研究气的实质，认为气与生物电、场、量子、微粒流、中微子、暗物质相关；从现代系统科学角度研究气的实质，又认为气与熵理论、序参量、信息、多物质集合体、系统功能等相关。

在唯科学论及中医现代化思潮的影响下，上述对气的研究无疑走上了西化的道路，人们试图通过实验室研究或比附现代科学的某些成果，来揭示气的实质。如果这些研究只是对气客观性的验证，似乎无可厚非。但如果用此方法来研究气的实质，就可能犯了方向性错误，因为气不是分析方法得来的，也不可能用分析方法还原回去。必须清醒地认识到"中医理论研究久攻不破的关键不在实验室这个环节，而在于进入实验室之前的解读、分解、提炼、转换诸环节，也就是说我们必须加强实验室之前的史学研究和理论分析"。因此，在对气实质进行实验研究之前，首先应当在理论上正确解读气的概念内涵，在符合中医思维的前提下，将其转换为实验研究可以理解和操作的方法和指标。由于东西方文化存在差异，其认识事物的途径和视野各不相同，在中西医均未能正确理解和诠释气的情况下，用西学的方法和视角来认识一个东方色彩鲜明的概念范畴，得出的结论有可能是南辕北辙，况且这种科学诠释随着现代科学的发展，也有难以穷尽之嫌，恐怕最终的结果也是永远得不到"实质"。

现代科学语境下气的表述

《老子》云："道可道，非常道；名可名，非常名。"道不可言说，不可用概念界定，但老子仍免不了要反复说"道"。而气与道在中国古代哲学上本就相通，刘长林提出气道合一说，认为气作为实在同时就是本质和规律，道作为本质和规律同时又是实在之气。在现代科学语境下，人们对气概念的认识，犹如道之不可言说而又不得不说一样，尽其所能探讨如何更为合理、全面地加以表述，试图用现代思维和语言以揭示气概念的内涵，由此而有气概念的物质说、功能说、物质与功能统一说，以及物质、功能、信息合一说，思想模型说，生命活动之象说等。

现代对气概念的内涵认识之所以分歧较大，其根源乃在于气概念本身就是一个多相性的概念，需要通过多个判断从不同角度、不同层面来规定，而不是从一个方面或侧面加以界定。如李志林认为气主要可分为自然常识之气、人生性命之气、精神状态和道德境界之气、客观存在的物质之气和能动的实体之气。张立文则将气概念的内涵理解为6个方面，即气是自然万物的本原或本体、是客观存在的质料或元素、是具有动态功能的客观实体、是充塞宇宙的物质媒介或媒体、是人生性命、是道德境界，它是一个涵盖自然、社会、人生的范畴。刘长林等对古代文献中的"气"含义梳理指出，气的含义有三：气态物质之气，生化之本之气，符号-关系模型之气。作为宇宙万物万象唯一本元的气，既是物质，又是功能；既是规律，又是信息；既是本体，又是现象。王小平针对60年来关于"气"概念内涵研究的问题，总结认为中医气概念的基本内涵应包括：气是客观实在，气是生命流转，气是运动之象，气是人的精神活动状态及道德修养素质等人文状态。

这里需要特别指出的是高等中医药院校规划教材《中医基础理论》基本承袭了气的物质说，认为气是自然界极细微的物质，是构成世界的物质本原，也是构成和维持人体生命活动的最基本物质。这样的定义至少存在两大问题，一是难以与西方哲学中原子的概念加以区别，如果把文中的气换成原子，也完全成立；二是以物质定义气，可以说是对气概念的一种阉割，例如人参大补元气，如果说是给人体补充一定的物质，那么针刺补气难道也是给人体输入某种物质吗？另外，还有正气、邪气、神气等，恐怕都难以用纯粹的物质概念加以说明。之所以会造成如此局面，一是受当代国内辩证唯物主义哲学思想的影响，二是因为缺乏对气概念特性的深刻认识。刘长林对元气论与唯物论的研究认为，所有形式的唯物论，它们所说的物质不包括，也不可能包括"无形之气"。无形之气"细无内，大无外"，不存在二元对立，不存在任何边界。唯物论强调物质与精神、主观与客观的对立，就必定远离"气"而与"气"无缘。其次，唯物论认为精神是有形物质的属性，物质第一性，精神第二性。元气论却认为精神是无形的实在，其直接的承担者是"气"，精神与有形之物皆为实在的一种存在形式，不存在第一性和第二性的对立。因此，如果用唯物论来解释和框定元气论，势必会抹杀无形之气的存在，而将"气"说成是某种物质元素或物理场；或以各种说辞否定视精神为"气"的元气论观点。

从逻辑学的角度而言，概念是反映事物对象本质属性或者特有属性的思维形式，内涵和外延是概念的两个基本逻辑特征。概念的内涵是指对事物对象本质属性或者特有属性的反映，外延是指具有某种本质属性或者特有属性的事物的对象范围。因此，要揭示气概念的内涵，首先必须明确气概念的特性。一般而言，气是指化生天地万物的本原，是至精无形、充盈无间、连续的、可入的、能动的、无限的物质存在，与西方原子论自然观相比较，表现出整体性与个体性、连续性与间断性、无形性与有形性、功能性与结构性、化生性与组合性、辩证性与机械性、直观性与思辨性诸多方面的差异。曾振宇研究认为，中国古代哲学概念的特点为"泛心论"色彩比较浓厚，兼摄价值本源、经验性色彩比较明显，多义性特点比较突出。从多义性特点而言，中国古代哲学概念大多不存在相对确定的逻辑内涵与外延，逻辑多义性、模糊性特征比较突出。气概念实质上没有确定的逻辑内涵，也缺乏确定的逻辑外延；它可以诠解自然、生命、精神、道德、情感、疾病等一切认知对象的起源与本质。若想在西方概念库中寻求一个在内涵与外延上都和气概念十分吻合的对应词，绝对是不可能的。但基于不可言说而又不得不说的要求，可以认为哲学之气是指生成宇宙万物的实在本元，也是生成人类形体与化生精神的实在元素；中医学之气在当代科学语境下，可以认为是指生成人体、维持人体生命活动的物质、能量、信息的总称。

元气论方法的价值评价

胡志强等认为，在自然科学研究中，一些关于自然的总体模型往往构成科学家共同体深刻的信念背景，决定了作为总体的科学研究的基本方向、基本方法、基本机制和基本概念。气概念无疑决定了中国古代哲学和包括中医学在内的古代科学的思维方式、研究方法及发展趋势。

大概基于元气论思想在近现代科学中的弱势地位，以及强调中医学优势的需要，人们对元气论方法价值的阐述多强调其优点，而容易忽视其缺点。如刘长林认为，气的主要特征在于显示功能动态。以气的观点看世界，人们往往着眼于万物在气化流行过程中呈现出来的动态之象，而不是以构成材料为核心的静态之体。这就使中国哲学和艺术所描摹的世界主要是一个"象"的世界，而不是"体"的世界。邢玉瑞讨论了气概念在中医理论中的方法论意义，认为以气概念为基础的整体思维、取象思维、变易思维方式决定了中医学研究人体的基本路向，促进了中医理论的建构，是中医理论体系整体观、功能观、运动观特点形成的哲学基础。何凯文认为中医之气本体乃非实体性、有象无形、非对象性的存在，这决定了中医方法论是一种生成整体论，其中，思维形式表现为象思维，实验方法表现为内证和外证相结合，观察方法表现为主客统一观照下以及理论渗透下的观察。路永照认为以中医和道教理论为主干组成的中国传统气论是现代人体系统论的"近亲"。它把人看作是一个不可分割的"活结构"，在整体观、联系观、恒动观等多方面与现代系统论对生命规律的认识论有高度的一致性。孟庆岩等认为气一元论为中医学元整体观念的产生奠定了哲学基础，通过研究气一元论的演变并结合现代科学的生成整体论、浑沌理论、耗散系统等内容阐释中医学元整体观念的哲学基础并分析其科学性，以丰富中医理论体系内涵，为中医现代化研究开启新的研究思路。

不可否认的是原子论方法不仅在近代科学的产生和发展中起到了相当大的作用，而且在现代西方科学界仍然居主导地位，并且在一些方面有新的发展。由此提示我们对元气论方法不仅要看到其优点，同时对其缺点也要有清醒的认识。如气概念有很大的直观想象性，气无形、无状、无物质构成元素，也无物质结构形式，它既没有量的特征，也没有质的规定性，而是一种混沌未分的存在状态。因此，气概念不可能从事物的量及结构层次方面来把握事物质的区别，也不能从质的规定性方面对事物进行分类归纳和认识，不能将事物分解成最简单的因素，从事物的内在结构来分析、解释事物存在和变化的宏观现象；当讲到循环变化时，并没有揭示其由低级向高级、由简单到复杂的上升发展过程，忽视了对具体事物运动的特殊规律、细节和原因的探究。由此造成人们对尚不清晰的世界图景，往往用感性经验或内涵含混、具有极大包容量的命题加以填补，作为解答自然、社会、人类思维等一切问题的方程式。而在哲学与逻辑学意义上，如果一个概念能够解释说明一切认知客体，那么它实质上什么也解释不了，什么也说明不了。这种诉诸朴素的、整体直观的猜测，使人们对自然万物的存在和自然现象变化的认识和解释就处于两端：气本原与表象描述，即猜测性思辨和感性经验材料的结合，一端是十分具体的应用，另一端是十分抽象的哲学思辨。在中医学中，则表现为脱离了具体的生理结构和生理过程来解释各种生理、病理现象及其联系变化，使医疗经验被一种成熟、完备的思维框架和解释系统所包容，形成了一种早熟、发育不全的理论，阻碍了中医学向解剖分析、定性定量研究、实证判断方向发展的可能性。

19 世纪以来，随着东西方文化和科学技术的广泛交流，气论与原子论思想进入了相互渗透、相互融合的时期，而且由于受到 19 世纪一系列新的科学发现的猛烈冲击，连续、整体和进化的观念日益引起人们重视。大约 20 世纪之后，元气论方法对现代科学才开始有了直接影响，在物理学领域，有些物理学家开始对东方一些传统学说的物质观发生兴趣，力图寻找现代物理学与所谓"东方神秘主义"的平行性，或者从老庄学说那里寻求思维方式上的启示，代表性著作如卡普拉的《物理学之"道"——近代物理学与东方神秘主义》以及汤川秀树的《创造力和直觉》。这种影响，是在旧的原子论模式难以解释新的科学事实背景下，所给予的一种哲学方法论指引，对此应该有清醒的认识，诚如刘大椿所云："每当科学的概念出现危机、科学面临重大突破之际，哲学家和科学家常常是紧密合作的，科学的实证方法与哲学的思辨方法之间会出现难分难解的局面……在科学的常规发展阶段，当一门科学的概念处于相对平静期间，科学家和哲学家之间的合作就减少了，像各干各的。"因此，应当在正确认识元气论方法优缺点的基础上，吸收原子论方法的优点，彼此取长补短，有机结合，才能适应未来科学的发展，取得理论和技术上的突破性进展。

辜正坤指出："不懂得中国的气功就难以真正懂得中国的古代哲学。"由此也说明气概念是基于体验的对宇宙及生命本原、事物之间关系的一种哲学说理工具或假说。气是包含着特殊性的一般性概念，既是形上又是形下，既是存在又是作用，具有多相性的特点，难以用逻辑方法确定其内涵与外延，而只能从功用的角度进行描述和分类。对中医气的研究，可以借用现代诠释学方法，在理解气概念发生、演变的文化背景的基础上，准确把握不同语境下中医气概念的具体所指，借用现代语言加以较为准确的表述。同时，要特别注意气概念的自然哲学特色，即哲学与科学的双重属性，重视与西方哲学原子概念的比较研究，从中把握气概念的特点以及方法论的现代价值，避免其不足之处，融合两种方法的优点，以指导中医药学术研究。另外，还要清醒地认识到哲学是一种富有特色的理解的形式，它的贡献不是人类对实在的认识，或者说哲学的认识不是优越于或等同于科学的认识。因此，期待气概念能有如西方哲学原子概念的历时性转换，或者说能够有哲学与科学相对清晰的区分，而不仅仅是气类似于场论、波象、统一场之类的诠释性说明，从而使中医所论述的气能够进入科学实证研究的视野。

37　中医气概念的本质——信息

《中医基础理论》对人体气概念作出现代定义："气是物质概念，气是一个有质的基本物质。"气是由精化生的运动不息的精微物质。学者张海生认为，气作为物质概念定义有失于经典原意，违背阴阳属性的对立关系，同时百年以来查无实据，其认为中医气的本质是信息。

精气关系的经典定义

《素问·阴阳应象大论》有"精化为气"之说。首先是两者阴阳对立的属性，精属阴：有形、静、物质；气属阳：无形、动、功能。其次是阴阳转化关系：气由物质的运动产生（运动是转化的条件）。据此，依生命体"介质-信息"的具体事实证明精气的内涵，并讨论其阴阳属性和对立统一性关系。

气具有无形特征

例1：某甲给某乙一封信，信是写有文字的纸质媒介物。信的文字表达了思想（信息），虽然我们可以看见有形的文字，甚至于理解所表达的思想，但是永远看不见"思想"（思想＝信息＝气）。

例2：在微观实验中，一个从a到b的神经冲动现象：生物信号的传递，于是闸门开放/关闭，而我们看不见"信号"（信号＝信息＝气）。这里的信息的传播需要媒介参与，神经冲动电位就是传播信息（神经冲动信号）的媒介，传播存储记录是信息的特征。介质载体的物质形式有多样性：声波、颜色、符号、生物电磁及递质……所传递的信息是无形的。

1. 先天之精、生殖之精的信息特征　中医认为"元精"来源于父母，元精是原气的本原。所以产生新生命，现代医学认为是精子与卵子结合；之所以产生精确的生命复制，是DNA密码信息决定的。因为存储记录复制传递信息的蛋白质等同于中医生殖之"精"，所以生殖之精具有信息特征得以确认，生殖之精包含有生理学的信息载体——介质。

2. 后天之精也是载体　后天之精来源于脾胃输送的微小物质"水谷之精微"，肺的"清气"和存储于肾的先天之精，三者合为后天之精，所以有后天之气。因为个性寓于共性，生殖之精衍生了后天之精，所以后天之精同样包含有蛋白质在内的体液激素，细胞、神经递质、突触、Ca^+/Na^+离子、酶、肽类等信使物质。

3. 精生气　由于介质（精）的运动能够传递信息，信息是无形的，所以称精生气。这些信息或者是传入的反馈信号，如视网膜传递图形信号；或者是传出的执行命令，以完成调节控制任务。如机体内环境的稳定。由此可见，精＝介质，气＝信息，两者不仅在形态，而且在功能表现上也是互相吻合的，语义表达是等价的。介质是有形的物质"精"，而信息是看不见的"气"。为慎重计，以下就形态学证据的选择作必要说明，并应用事例进一步证明气的非物质属性，然后探讨相关的阴阳逻辑。

4. 形态学证据的选择及事例的证明　精是中医认可的，可以看见的有形态的微小物质。精的特殊类型有生殖之精（元精），物质属性的元精具有信息载体的功能（元气），因为来源于先天之精（包含着基因），所以后天之精才被遗传了同样的信息载体的特征，也具备气的特征。张海生选择"精"这种形态物质作为基准证据链的切入点，不仅因为它可以代表生物基本单元，具备单因素特征，同时其"形态、功能"的特征，为中西医所共识，不产生明显争议。另外，关于属性的三项"指纹"指标的选择，仅依据"精–气"固有的阴阳属性及其相关密切者；当然其他如"聚–散""内–外"等，凡有意义的属性"指纹"指标，亦可纳入以扩展讨论。古代之气的论证非此路线图不足以说清楚原委。

（1）现代神经反射弧的机理：反射弧的结构基础由传感器、传入神经、中枢神经、传出神经和效应器五个不同的部分组成。实验用沾有硫酸溶液的纸片，搔扒实验动物蛙的某肢体末梢神经，经躯体传入神经送到脊髓神经，脊髓神经整合后的传出神经信号，导致受刺激肢体的屈肌收缩，达到回避伤害的目的。对于以上实验，虽然描述不同，语言不同，但最终应有相同的认识。

第一，生理学认为反射弧 5 个部分协同，为达到回避伤害的目的，在中枢神经系统的参与下，机体对外部环境的刺激所进行的适应性反应——条件反射。

第二，自动控制理论认为，反射弧是神经递质或者细胞（信使）的运动所实现的反馈式自主调节过程。

第三，中医以象测脏，通过宏观观察黑箱揣测其中的奥秘。在古代或者从宏观角度，肯定看不见诸如神经递质或者细胞（信使）等。面对搔扒动物蛙引起屈肌收缩的关联现象，能够感悟到是某功能的表现，或者"气使然"（看不见的作用）。这种"知其然"的象描述，语言显得粗糙，但是抓住了表象的特征。总之在功能表现的认识方面，以上三者的结论是一致的，应予肯定。依功能存在探究其相应的物质基础，这个思路有可遵循的指纹标的；反之以"物质"为气，则查无此物，气概念将永无出头之日。

（2）反射弧的机理的讨论：古代通过客观现象，甚至于主观体验来感悟"气"，这是可能的，但无法看见介质或者细微物质，这又是肯定的，是大概率，这个先后次序不容颠倒。如果说气是人体存在的某种神秘而且重要的"精微物质"，即便采用现代技术手段也无法探知，反而缺乏条件的古代就看见了吗？何谈物质，物质是现代词汇。胃气、肺气以及五脏六腑之气，在中医辞典中统称谓生理功能的概念，而不是物质。所以古代之气的含义是功能，而不是物质！"气"意味着"信息和调节"，或者说反射弧生理现象展开了气说的具体形、质和过程，解答了"所以然"。不能够苛求古代就已经明确微观形态和隐藏的机理，但在今天应该得到确切解释。特别需要注意的是，即便今天微观发现了极其细微的递质细胞等，如存在靶细胞与 DNA 之间信息的识别传递活动，虽然可以看见 mRNA 信使（相当于蛋白质的设计图纸–核糖体附着在 mRNA 上）；螺旋体大分子排列表达的"信息"（如同算盘珠的排列表达"数值"一样），但我们仍然无法看见"信息"。不仅如此，计算机系统也永远看不见"软件"，但它是计算机系统的必要"组成"。由此可见，气不是虚无，虽然看不见摸不着，古代中医理论承认它是生命的重要"组成部分"、是观察世界的独特方法、是科学而不是玄学！

气具有运动属性

静止状态的精，不产生气，只有介质的运动传递信息（气）。这是不可忽视的属性绝对性。就属性的相对性方面而言，它不仅仅表现在递质–信息层次，就形质层次而言，包括下丘脑、自主神经、靶组织等（属阴），具有相对静止的特性。而信息和调控在中枢与靶目标之间远距离传递信号（属阳），其行为具有相对活跃特性。就精的传递运动与信息的调节运动比较，显然前者属静，后者属动。因为传递是精与精之间的近距离活动，而调节将产生生命状态的演化变化（气化、形化、物化）。如十二经络系统是静默的，但是它却能够"调生死，处百病"，调节活动不可谓不强矣。相对于器官、机体形质的静藏，信息调节的功能活动充满生命的乾坤，升降出入无器不有。这些信使在生物细胞之间，网络之间的通信、传送及信号放大，是不可或缺的载体。信息处理的调节过程，以至于状态形态的转化转变：精食气、化生精、精化血、气化形……及所有新陈代谢，依赖于这些"精"作为物质基础；而调节过程又摄取生命营养（包括水谷精华）以滋润精血：气生精。概谓阴静阳动也。尽管气有各种各样的描述，如元气、宗气、营卫、脏腑之气，无非是传递信息，"通天下一气耳"。

气的功能属性

《中医基础理论》关于气的功能进行了全面的叙述。但是，从控制论角度归纳，阐述有必要突出因果，区别主从和层次，即生命体的调控服从于其他对象的普遍规律：所有的"推动、促进、固摄、免疫、中介"功能是被动的、从属的、受制于精气神的调控支配，这些都是调控的过程和现象而已。生命体与其他非生命体的本质区别在哪里？显然"量子场、能量、物质-信息-能量综合体、熵、电磁场、生物能"，等等。这些物质论的说法有失偏颇。熵流不可能支配人的肢体活动，生物能也不可能控制生命程序。唯有调节！没有调节的物质是堆积，没有控制的能量仅仅是存放。调节即可以产生身体的阴阳互易、新陈代谢、功能的盛衰、动力的驱使，也产生形/气的聚散。没有调节的摄入就没有排泄（出入）；没有调节的胃气降浊就没有脾阳升清（升降）；没有调节的兴奋就没有抑制。如受控于下丘脑调节的中枢神经实现体温的稳定。以 37 ℃ 为目标值，中枢神经接收由机体温度传感器传递的温度信号，低于/高于此目标值，中枢都要发出相应的双向调节命令（信号），通过血液/体液/传出神经等方式达到效应器，以维持温度目标的恒定。调节行为具有主动性、目的性和有序性的特征。效应器由此所激发的物质输布、血液供应、能量转换等现象是从属的物质变化过程。如果没有调节，能量物质的供应不可能具有增减温度的目的性，以及输送分配到身体目标部位的方向性（气之聚散）。电磁场、能量及其转换不足以产生恒温效果；精微物质同样不可能直接产生对器官的支配作用，任何物质的"推动"都不能替代这个气的"自动"环节。基于信息的调节是运动的始作俑者，它调动一切，包括介质传递信息等。受到病原的入侵，淋巴细胞的 DNA→mRNA→复制产生抗体（γ球蛋白），就是通过信息传递建立免疫反应的调节过程。可见，在生命体多种形质、多层次环境中，决不能无视调节的存在。

综上所述，所有的功能实现都是基于信息对形质的调节，这才是生命的本质——气。生命体，以生存为目标的自适应系统，正是由无限多个这样的闭环调节系统及其复杂的信息网络组成，包括中医的经络。

下文以病理的微观事例说明服用四君子汤以补气健脾，脾虚证得到功能的康复。证明补气意味着：通过激活单氨类神经递质及含量↑，改善神经肽的调节机制紊乱，平抑副交感神经功能亢进。从而促进淋巴细胞的增殖↑，促甲状腺激素↑→胃酸胃蛋白酶↑→胃肠动力水平↑，Ze↑、Fe↑、Ca↑、T_4↑等获得整体效果改变。这不是说"精微物质就是调节作用"吗？不否认物质是气的基础，但是，这些精微物质难道能够直接改变生化指标吗？正确的答案是，因为增加了物质含量而恢复或者激活了功能；基于信息的调节，气虚得到改善才是本质，即中枢-靶目标轴调节功能的改善，就是调气。而脏腑调理，则意味着通过调节功能、性能的改善来实现。

《素问·灵兰秘典论》云"主不明，则十二官危"，"心"缺失对于信息的沟通，情况不明，则"中枢"将失去对五脏六腑、形体百骸的调控，那是生命的危机。这不正是指"信息"的重要吗？正因为它的本质是生命体系的调节，所以古代中医给予了至高无上的重视。气并不是什么虚无缥缈的，可有可无的。

精-气关系的结构，具有一元化特征

现代实验研究认为中医的脏象学说是具有实体的功能模型。如丘脑-腺垂体-内分泌-靶组织肾上腺皮质轴，具有物质基础的功能模型，就是中医肾脏等。精-气学说同样是具有实体的功能模型，实体就是介质（精），功能就是信息（气）。精归于形质，气属于功能。这种阴阳结构是生命的全部，小至细胞层次，乃至形质器官生命整体，正所谓"聚则为生"。此结果吻合于中医体系的结构模块，绝不是什么巧合。可以相信中医认为生命体具有一元化结构特征的认识，由以上介质-信息的具体事例而得以证实。基于无形之气概念的广泛外延，包括功能、机能、机制等；特别对于生命体而言，它延伸为"调控，信息"概念的论证已经充分。鉴于此，就可以清晰的概念解释古代的术语，并贯穿精气学说、阴阳理论、五行学说、脏腑学说为一体；正确理解生命现象，生理和病理规律。尽管如此，就两者比较，并不绝对等价，只能说气概念涵盖着信息、调控等。因为中医之气属于象描述的哲学概念，并非同一层次。随着研究领域的不同而不同，气可能还有更多附加的外延（如生物的本能、神、气功、意识、思维、精神、意念、规律、软件……空间、时间等），但是永远恪守"客观存在性"及功能的属性范围。

阴阳逻辑讨论

综上所述，从"无形、功能、运动"三维角度，完成了对信息说的阴阳指纹证明："递质-信息"符合"精-气"的经典准则，契合于中医体系的阴阳模块。就这三者关系而论：无形是基本属性，功能由运动而产生。讨论其阴阳逻辑，它不仅是中医的重要思维方法和传播中医理论的DNA，也是检验中医术语真伪的准则。任何现代语言都可以融入中医术语之中，前提条件是必须符合阴阳属性，这可作为中西医语言结合的一个原则。为叙述明晰，有必要先行语法语意分析。

1. 语法分析

第一句，经典定义"精化为气"。符号形式：A运动产生B。注：A是精（主语），B是气（宾语）；主/宾＝阴/阳（属性对立）；转化条件＝运动（谓语）。

第二句，现代定义"气是由精化生的……精微物质"。符号形式：A是C变化产生的c，c，c……。注：A是气（主语），C是精（表语）；主系表结构（无属性对立、转化关系）。

第三句，"精的传递运动产生信息"。符号形式：A运动产生B；注：A是精（主语），B是信息（宾语）；主/宾＝阴/阳（属性对立）；转化条件＝运动（谓语）。

承上，第三句"精的传递运动产生信息"的解释，具有微观医学的事实：载体传递信息产生功能，言之有物；属性对当；传递（运动）的理由充足，语意清晰，符合"精化为气"。第二句"气是由精化生的精微物质"的定义，偏于主观猜想缺乏事实。另外"化生"是对"化为"原意的不正当修正（替换概念），且转化缺乏理由和条件，概念含糊，特别是"精变化成为细小的物质，就产生了气"，缺乏根据。试问此"精微物质"到底是气，还是物质？

2. 精微物质属阴的讨论　精属阴，那么气必然属阳，这才是符合逻辑的精-气对立关系。难道"精"与"精微物质"会产生阴阳对立吗？没有属性对立的前提，缺乏动因（运动转化）条件，何以精的化生而成为精微物质之"气"？既然是精微物质（属阴），为什么又反反复复强调它"运动不息、活力极强"等许多功能。这不是与"静藏"的属性大相径庭吗？什么物质能够产生如此诸多功能呢？

3. 精微物质属阳的讨论　若"精微物质"之"气"属阳，阳无形，何以独见其"极其细微"之状乎？试问此"精微物质"与还原论之"原子"相同否？需要提醒的是：气的定义应符合"无形"的属性特征，而不必专注于什么"极其细微，或者有质的基本物质"之类形态学的虚泛描述，有悖于气的功能特征，难免"玄虚"之揶揄。

4. 精微物质的第三种解释　诚然，依据矛盾的相对性，阴阳之中又可分阴阳的学说，"精-气"对立的"甲乙双方"，在不同的比较条件下，其中任何一方可再分阴阳。假设"精微物质"从甲方（精）被化生出来，内部又呈阴阳、相互对立，因此呈现气的特性（而避免"阴阳同体"矛盾）。精微物质被赋予了阴；气应该属阳；成为阴阳对立体，这样的属性配伍（虽然仍然存在其他问题）是可以勉强成立的。即便是精微物质和"气"被赋予阴阳属性，仍然有必要强调气的功能、运动和无形特点，而不是相反。古代可以感悟"功能"，却无法知道"极其微小的物质"；同时属性制约是无法回避的！但是教材却坚持"气是物质概念，气是一个有质的基本物质"。言必称物质，唯恐非物质焉。如果"气是物质"，就成为阴阳同属（即阴也是阳，或者矛也是盾），逻辑错误显而易见。经不起属性的检验就不能够纳入阴阳结构模块。基于存在以上明显的阴阳逻辑矛盾，语意失误，不敢苟同"气是精微物质"的现代定义。古代的"精"与现代定义的这种"精微物质"概念，究竟存在什么不同？而此精微物质（气）作为精的另一种派生、化生的说法，依据何在？是否给予充分的理论解释和事实依据。一切迎合西方医学的唯物质论，放弃气具有功能属性的"中医"观是幼稚的。

5. 精微物质不是气　尽管在大多数情况下，存在精气互根互生形影不离的现象，甚至于生理的主观感受有"流动之气"的现象。"因为物质，所以功能"的因果关联，容易造成"精微物质就是气"的概念混淆，这往往成为物质论坚持失误观点的充分理由。殊不知这是牵强附会的。作相似比喻：如"钻木取火"，不能认为火就是木。为什么呢？"钻"运动是木成为火的转化条件，它决定着"木能否成为火"的物质形态。省略动态条件无从转化，所以并不是"有木就有火"那么幼稚，也不是"大物质变成小物质"就成为功能之气这么简省。木虽然是火的物质基础，显然火并不等同于木。气虽然是物质运动的表现，但气并不等同于物质。只有运动才能产生，所以精微物质无条件替换气概念，就是伪概念。比较的条件不同，则事物的属性就不同，这一点必须界限分明，不容放任混淆。例如，在神经反射弧实验中，如果蛙死去，所有的条件反射现象不复再现，正所谓"（气）散则为死"。虽然那"物质"仍然存在，但气没有了。为什么呢？气是生命概念，而不是解剖学概念。这正是气概念难解之"要穴"所在。因此，正确的提法应该是：物质是功能（气）的基础。错误的观点是：气是物质概念。

6. 内容阐述与定义存在矛盾之危害　有目共睹，《中医基础理论》通篇的内容阐述，始终围绕中医之气的功能特点，忠实于传统中医思想，值得肯定。唯独气概念的定义却存在语意、属性的缺陷，与所叙述的传统中医思想自相矛盾，非常遗憾。它将产生如下危害。

第一，引起思维的矛盾，导致方向性失误。如近些年有学者研究甚微观层次的生物光量子辐射、量子场的聚散等，以为这是气。尽管存在着"聚散"功能表征，即使这些"气场"处于统帅全局的作用，那么谁来统帅气场呢？生物气场、气功应受制于意识而不可能相反。任何细胞的微磁场、线粒体等，没有细胞核的信息识别及整合作用，不过都是细胞的"零件"而已。任何脱离信息及其发挥主导作用作为主体的研究，只能说与生命风马牛不相及，无异于电动机乎。与其他功能机制比较，唯有气主导的调节功能才体现生命的本质。许多中医论文热衷于生理学微观数据罗列，却不联系于阴阳，脱离五行学说，不注重症-证关联。莫知中医将去向何方？

第二，因为查无实据，违背常规的中医思维逻辑，引起业内外包括泛中医受众者的广泛质疑；无谓地妨碍了对中医理论的正确理解，中医作为玄学伪科学而被排斥。

第三，混淆与唯物质论的界限，妄自菲薄而放弃中医理论原本的优势。中医基础术语概念存在瑕疵，必将影响中医理论的指导方向，何谈现代传承？气概念的现代研究，应遵循古人认识世界的秩序并采用微观事实，区分"载体与信息"概念的属性，探究隐藏在气后面的原委，忠实于经典语意，才能够实现对中医的传承。因此，有必要应用阴阳逻辑这个不可或缺的古代思辨法宝，恢复气概念的经典含义。坚持以阴阳理论统帅微观数据的研究方向。

最终的结论不应该让我们惊讶：主宰生命的"东西"虽然存在，但仍然看不见！无论中医宏观揣测，还是西医现代微观实证，而"重无轻有"表明中医的思维上升到更加本质和深刻的理论认识，气是科学而不是玄学。有必要重述：相对于物质，气具有功能属性，不仅仅因为符合无形属性，还在于气是物质运动的产物，具有主宰功能的功能特征，如新陈代谢、生长、发育、繁殖、遗传和变异、进化适应性等生命特征，必然伴随信息的作用。除此之外，有必要提醒：气是生命概念，而不是解剖学概念。这个结论在没有改变所论的条件环境下是绝对的。本研究给出了"信息"就是人体之气的解释，即介质-信息本质上乃属于哲学层次的形质-机能（功能）的阴阳对立统一范畴，所以强调信息是人体之气，以功能表现形质，如同事物的运动是形式的表现。时代需要中西医的语言接口，需要对"气"这个中医理论至关重要的难点术语做出正确的解释，以纳入人类通用的概念体系，共享中医观察世界的独特智慧。

38　中医气概念的生理学事实

气概念是理解中医科学性的关键，也是中医学的基础概念。但是，目前在中医界却存在许多混乱的解释和认识，迫切需要用现代语言解读古代经典理论。因此，学者张海生认为有必要予以明确厘定。

生命体中气的概念

1. 气概念的重要性和原义　古代中医学说的许多文献，从不同的方面、不同对象、不同层次，气的概念被反复提出。仅《内经》中，涉及气词汇达到 2000 余次，是重复率最高的词汇。

"有气则生，无气则死"《管子·枢言》可见古人心目中，气在生命体的地位多么重要！对气概念最权威的直接阐述，来自《素问·六节脏象论》中"愿闻何为气？请夫子发蒙解惑焉。岐伯曰：此上帝之秘，先师传之也。帝曰：请遂闻之。岐伯曰：五日谓之候，三候谓之气，六气谓之时，四时谓之岁。而各从其主治焉"。这个气指什么？节气！虽然没有直接告诉谜底"是什么"，但是，对于我们现代人来理解，回答是肯定的，明确的，大自然支配，是大自然的意志，大自然作用力使然（一种规律，具有必然性）。这种无形的作用，就是中国传统医学中"气"的原义。

没有形体是气的基本特征。同样具备这样特征的现象，不仅仅在天人合一理论的古代广泛存在，比如，月亮的圆缺，人的生老病死。即使今天，大千世界的方方面面，比如计算机中看不见的软件，又比如生态平衡的机制，帝王兴衰，蚂蚁种群的繁衍，恒星运动，植物遗传/变异的规律，化学的化合，分解的规律，企业管理的激励机制，自动控制系统的调节规律，等等。它们都具备存在作用力、支配力而无形的共同特征。

这是无法否认的客观事实。既然存在，又看不见者，中国古代把这个无形的"东西"的共同特征归纳概括起来，统称谓"气"（意象而已。言其没有一定的形状、体积，可散布之意也）。知之为知之，不知为不知，此乃为知也。应该说气的象描述是客观准确的，无可厚非。因此，我们不能够简单否认对于存在性的真实语言表达，甚至于说，中医的气是"子虚乌有"，等等。从气的特征，应属于无形且具功能作用。这是经典表达的语意。

2. 生命体中的支配力的意义　生命体是什么？《庄子·知北游》云"人之生，气之聚"，聚即集中表现之意。王充《论衡·无形》说得更为清楚，"形之血气也，犹囊之贮粟米也……人以气为本，气犹粟米，形如囊也"。气是主体内容，躯体仅仅是形式包装而已。更加突出，气对于生命的重要。

古代认为，气是世界事物具普遍规律性的运动表现（万物皆有气）。古人极其富有创造性地把这个哲学思想应用和解释于人体生命活动，是气之象在人体的表现，是宇宙之气的共性推广到个性的应用而已。按照阴阳学说，生命是物质即形态结构"形"与支配力、主宰力"气"的矛盾统一体。正是他们的对立斗争是生命运动的根本原因和本质。或者说躯体是物质基础，主宰和控制作用是其特有的运动表现形式。任何生命体有形结构的功能都是在控制之下进行的。控制的功能活动停止了，气的作用就停止了，人体生命活动也就停止了。因此，这个气形成了生命体区别于其他的特质。生命的本质不仅仅在于形质结构，尤其在于其支配力。所以，生命科学不仅仅是物质，必须同时具有协调管理和控制。站在唯物辩证法角度，气形对立统一理论，就更加规范、科学、明确、简化且容易理解。因此关于气/形阴阳的交互作用包括阴阳交感、对立制约、互根互用、消长平衡、相互转化等。

现在的问题是：人体中的气是什么？支配力的具体的特征是什么？任何作用功能不可能单独存在。

"孤阳不立，孤阴不长"。那么它的物质基础是什么？

通过《中医基础理论》的介绍，综合起来，气有如下6项特征。①气的形态，无形。②气的生成，精化为气（阳化气，阴成形）。精是气的物质基础，气是精的功能表现，对立转化统一体。③气的作用功能，推动/调控（双向作用）；温煦/凉润（双向作用）；防御；固摄；中介气化。④气的位置分布，无器不有（普遍存在于任何形质，无论大小）。⑤气的类型，如元气、宗气、营气、卫气。"气本一气"。⑥气的运动，"出入废则神机化灭，升降息则气立孤危"。古代医学认为，生命体内部存在，发生形/气转化的新陈代谢等作用。由于气的作用，内部出现上下升降的转化，同时与外界环境又发生内外出入的运动联系。人体之气的运行"气机调畅"，标志着人体的生命活动稳定有序。

以上，就气的功能而言，实际上是不同角度、不同层次概括气的存在性描述。如果我们不是平面看待，而有必要区别主次，那么温煦/凉润作为体温平衡，防御作为免疫功能，固摄作为营养，能量作为物质保障，气化作为新陈代谢，中介作为通信联络功能，等等，应该具有被动、从动特点。而推动/调控具有主动特点，以产生其他4项，反之不然。这个具有支配主导地位意味着推动/调控是本质，其他仅仅是从属，这种推理应该是符合逻辑的。

但气究竟是什么？它的主体是什么？这就是现代科学责问中医的问题，乃至成为今天中医的尴尬和困窘。

3. 现代生理学的答案 "不识庐山真面目，只缘身在此山中"。因此我们不仅仅需要解读古代，更应该看看现代，特别应该在生理学中寻找答案。

现代生理学采用还原法，研究了生物体的微观形体结构。包括呼吸，消化和吸收，能量代谢，细胞，分子，递质，新陈代谢，适应性，机体内环境的稳定，内分泌，免疫功能。对于以上这些现代医学发现的客观事实，无可质疑。

尽管生理学过分依赖于物理，化学实验手段解释生命体的方法有失偏颇、片面，但是在解剖，微观形体结构方面的研究，所发现的事实是可靠的。

我们所感兴趣的是，这些生理器官及生命活动的共同特点是：任何器官及其功能活动的实现，离不开调节控制的作用，而大脑是调节控制的中枢。提示其证据的重要性和普遍性。

下面通过具体对照比较，调节系统及其功能，是否符合气的特征。

（1）气的形态的解释：对于生命调节系统机制，虽能充分证明存在性，但即使是微观领域也无法看见，或者无法直接用眼睛观察得到其"形状"。显著区别于"肝""血液"等有形质器官的特点。

（2）气的生成：包括神经元组成的脑作为主体（及其神经系统，体液激素）；以及神经递质，Ca^+，Na^+离子，酶，肽类作为信息传递的物质基础，它们各自具有不同的调节范围，调节速度和特定的调节对象。这些信使具有体积小，活力强，作为生命体重要角色，恰恰符合"精"的特征。如果说气"是活力很强的精微物质"所产生，那么包括递质，Ca^+离子等物质作为分子生物学中细胞之间产生的信息通信，传送，放大/变换等作用，应该"是活力很强"的行为表现。而所有的调节活动必须由它们参与完成，就是说"精"作为气功能的基础，或者说"气是精化生的"。符合"精化气"。

（3）气的作用功能：通过脑及其意识功能系统的分析、整合，机体对于内外界环境的刺激作用做出相应的反应，达到机体平衡为目的的调节。特别是交感神经和副交感神经作为代表，所有的生理调节普遍存在的抗拮（正/负）作用，产生体温稳定，信息联络，营养物质的摄取，新陈代谢，免疫。自动维持着生命活动。符合气（包括阴/阳二气）的具有"推动/调控"阴阳平衡调节作用的特征。

（4）气的分布位置：调节是多层次的（细胞层次，器官层次，生命体整体层次）广泛存在的。从光感神经元的视觉功能，到肌体运动，思维活动，五脏六腑；包括内分泌免疫物质，激素调节，酸碱平衡；能量转换，细胞活动，代谢过程。

（5）气的类型：受精卵分裂生长的遗传发育控制属于先天的"元气"；在各个器官组织的协同，比如营养摄取，氧气的吸入……及其在与生具有的（元气）参与控制调节作用下，必然持续提供营养于神经递质，Ca^+，酶，肽类物质（"精"），以维持后天的生命调节，属于"宗气"。

生命体对外部环境的适应性调节属于"卫气"（阳）。包括免疫等。

生命体对内部的调节属于"营气"（阴）。包括生命进程节奏的控制；生命体调节控制，以摄取、供应营养物质，维持新陈代谢等（包括人体多级调节系统结构，内稳环境，肠神经元组织调节等）。

生命体调节系统，可概括成为"元气/宗气"（先/后），"营气/卫气"（内/外）类型。

（6）气的运动方式："出入，升降"。"出/入，升/降"是中医学阴阳语言的概括。表明气的调节、运动方式具有"相反相成，对立统一"意义。

上述系统功能实现，实际上是通过实施协调、制约、转化这些调节手段的结果，是调节控制决定生命。平衡的实现，可以具体为高↓，低↑，外面的，进来（入），里面的，出去（出），通道的开放/关闭，状态的激活/失活，扩散/凝聚，结合/分离，正态/负态，传入/导出。反馈性质有正/副，神经作用有交感神经和副交感神经……没有摄入就没有排泄，没有兴奋就没有抑制，没有"出入，升降"就没有生命及其活动。

所有这些现代术语描述的生命体活动（调节）的现象，充满了符合中医学说的阴阳语言，展现了更加细化的人体阴阳图谱，也表明了今古之相通（调节运动的描述）。生命体的整体调节运动，可由古代中医"出入，升降"语言简明概括。

（7）典型例：反射弧由5部分组成，是有形态的。其"产生对于环境应答"的调节机制，在中医学术语就称为"气"。无形的机制（规律，机理，作用）决定着反射弧功能，可作为对典型中枢神经调节单元的气/形阴阳说语言解释。

综上所述，从表面看差别在于中医是意象功能，无形的具有主导作用的气普遍存在于生命体。而生理学是形态，器官组织的甚至是微观的（细胞，分子）组成生命体，不可同日而语（角度不同，不仅仅是哲学层次/技术性层次的区别）。因此产生了中医学理论侧重于功能概念，建立医学理论体系；生理学侧重以器官组织，甚至是微观作为基础的医学理论体系。

从本质看：生理学生命调节机制表达的内涵，符合中医气的功能和作用特征。有意义的是，不存在明显的互相矛盾。特别有意义的是：但凡"调节系统"的机制（理）都未见具体的形态、实体，是通过反复观察，长期实验总结，继而经过推理得到的"机制，规律，功能"而已。

无独有偶，实际就"无形，具有重要功能"特征对比，中西医不谋而合。

（8）结果：其一，中医气的主要功能与现代生理学调节系统比较，特别是"推动/调控"功能与"生理调节机制"作用，虽然不能说对号入座，至少可以涵盖。其次，两者关于"无形，具有功能，在生命活动中的最重要角色"的特征是一致的，可以认为生理学是对中医形态学方面的补充，是对气概念的现代肯定。

由于现代生理学生命调节机制作用很像中医的气，其功能的主体包括脑及其神经内分泌等组织；生理学为中医学气的生理概念提供了形态物质根据。由此，证明了气的意象涵盖了生理学调节系统作用的推断是合理的。

4. 与反对意见的商榷　对于《中医基础理论》客观地整理归纳了气的6点特征，可得到生理学相应事实的一一验证。

但是《中医基础理论》在"关于气的概念的研究"中，却说："对于气的概念统一规范问题进行了讨论，并且明确强调气是物质概念，气是一个有质的基本物质"。

这不仅感觉有些笼统、绝对化，而且明显有悖于前述观点的内涵和实质，这是造成气概念混乱的主要因素之一（也是现代中医学，气的功能说/物质说的分歧观点），因此有必要讨论澄清。

（1）需要强调，气与形对立，即无与有的对立矛盾，特别在古代阴阳学说范畴，必须是对立的属性才可以作为规范主体，这种严格性要求应该是常识，比如太阳/月亮，温/凉，聚/散，等等。无是有的对立语涵，气是形的对立语涵，在这个意义上讲"无形"属性的气，必然相对于"有形"属性的物，既物质相对于非物质才具有阴阳学讨论意义。否则，就是风马牛不相及，将出现逻辑错误。

（2）《内经》云："阴阳者，天地之道也，万物之纲纪，变化之父母，生杀之本始，神明之府也。"

所谓"阴阳"就是现代语言的"意识/物质"的对立矛盾统一体，是哲学的重要范畴。世界就是精神/物质的运动转化的矛盾体，而生命体仅是其中的一个典型表现。可以理解为：精神与物质的作用与反作用，转化关系；意识是物质的表现，等等。但是，精神不等于物质。可以理解气有物质基础，但是气绝不等于物质！山的影子不是山。

（3）气属性的相对性，在阴阳学说中，谈及事物的属性必应有前提，不存在绝对的物质。缺乏必要的前提，不但论述错误，也违背阴阳学说的原则！相对于形态而言，显然，气应该是对立的，属非物质性才有意义（论域属性的绝对性）。其次，正如"聚则有形，散则形无"之说，相对性还表现在气/形矛盾关系，在运动中呈现阴阳互易的转换（气→形→气）。因此不能够一概而论。

即便确实存在气的物质性（动态）表现，仅仅是一种有条件的，暂态的，仍然不能够否认气的本质属性。事物的二重性，不否认其本质属性。实际上，应该是形/气变化的"有/无"形式，决不能混同于对立体的"物质"。此物非彼物也！阴阳的本质就是"易"，运动是万物的基本属性。相对性：当且仅当A行与B行比较之时，所有概念才有意义；绝对性：在论域范围，A，B行的属性是绝对的对立。

（4）阴阳逻辑证明，气的属性及定位在A行，它的所有类（象）属性：比如"无，气，阳，精神，散，功能，控制"均从不同角度共同证明：气非物质属性的类特征，同时B行恰恰以相反的象类属性作为反证。显而易见，阴阳系统的逻辑链条，对于"气"概念划分了严格客观必然的定位、定格，其"非物质属性"毋庸置疑。

（5）同一性证明，因为在"同一论述中，是A就不是B"。所以，如果气作为"物质（B）"，则必然不是"气（A）"。在阴阳学中，属不可反称律。可见"物质（B类）"与"气"属性格格不入，难寻在A类的归属。

问题在于，其一，当以现代语言解释古代语义时，应符合阴阳语义为体，现代语言为用的原则。不可以脱离阴阳范畴，凭主观想象，轻率定义"气为物质属性"，导致系统性逻辑缺陷。正所谓"不辨阴阳，开口动手便错"。言人体之气，不能够笼统化、绝对化，应有比较环境（与形/血/神），在环境论域，才有意义。言人体之气，只有前提条件明确，才谈绝对性。这才是中医的思维方法。其二，气概念属于古代哲学领域，而物质说，明显是生理学概念，领域范围没有对号；而气概念根本没有物质形态具体结构，是象语言功能而已，不可以生理学名词生搬硬套直接替代古代哲学概念。从现代语言来看，辩证法范畴的"精神/物质"，原则上可对应于阴阳学的"气/形"概念范畴。

（6）为什么有必要划分？因为，气概念是理解阴阳体系的参考基点。假设气作为物质概念，精谓何？形谓何？而躯体又谓何？气是物质，器官也是物质，何以阴阳！何以中医？气是物质，那么"五行"又是哪五种物质？这种自相矛盾，必然不能正确解释气的内涵，也就肯定不符合"气/形"客观存在的事实（如气为血帅，血为气母）。气强加于"物质"属性并不是唯物主义！正确的解释，才能够建立正确的概念，提供正确的思考方向，才有可能辨别"精化气"/"气生精"/"精化神"等不同的矛盾运动状态，不同层次、不同角度的气的属性及其关系相对性差别。如此才有可能正确解释中医概念的基本语意，产生必然的说服力，在现代科学中寻找答案。否则在身体里面寻找气是什么物质，如同夏虫不见冬雪！那将是中医之悲哀，中医将永无出头之日。

（7）另外的错误观点，比如认为"人体之阴气具有凉润、宁静、抑制等作用和趋向的极细微物质和能量"。按照生理学观点，人体的温度是由自主性体温调节机制完成的。在体温意义上讲，骨骼肌、内脏、褐色脂肪产生发热（相当于阳气执行器），而汗腺、皮肤血管产生散热（阴气执行器），它们具有拮抗（散热/发热）性质的共同调节作用，并且受控于下丘脑调节中枢神经，实现体温的平衡稳定。其中阴气作为"凉润作用和趋向"，是一种象意的调节作用的描述，这与现代生理学的观点不谋而合。但是，解释为某种"物质和能量"，就显得过犹不及，似是而非，既不符合中医学的语义，也难以寻找对应的物质基础，更加得不到生理学的证明。

实际上，"肾阳虚"证具有下丘脑-垂体-肾上腺皮质轴功能紊乱这一结论。已经初步证明了肾阳气虚是有明确物质基础的，功能性病变的事实。而且，就归纳气的功能而言，具有主导地位的不就是"推动/调控"所概括的功能吗？

5. 生命体的本质　生命体与其他非生命体的本质区别在哪里？显然，物质不可能使人站起来，能量不可能使人活起来，唯有气耳。特征，才是划分区别一事物与其他事物的根本依据。生命的特征首先是躯体受控，然后才是其他，能量说、电场说，等等，仅仅是存在的表现或者错象而已，即便存在什么"精细物质和能量"，在生命体意义上讲，没有调节的物质是什么？没有控制的能量是否还能够存在？很明显，调节既可以产生身体的寒热、功能的盛衰，也产生形气的聚散，物质及生化转换，调节可以化无为有，化有为无，是生命体最主要和最重要的，这不正是气的特征？没有调节作用或者机制来统帅全局的重要地位，任何形式的场（电，磁）不会存在，也是无意义的。生命体的行为（自主性，独立性，适应性）是有序的、有目的的。而生命活动的一切表现，如免疫、代谢、营养，以及思维都是建立在调节、控制、管理基础之上的，这应该是常识。

例1，比如简单生命体，活蚂蚁和死蚂蚁来作说明。首先它们的共同点是都有躯体物质，不同点是死蚂蚁仅仅是躯体，而活蚂蚁在于控制气作用的存在。

例2，甚至于简单植物细胞的分裂繁殖生长，或者营养物质的供应等活动，也充满了"气"的自动控制作用。

例3，非生命体的自动控制系统，如机器人等，必需的系统结构也是反馈控制，仍然是受控作用的系统。

控制、调节、管理作用对于简单生命体是必需的结构（甚至包括非生命体），更何况对于复杂生命乎。

讨论问题不能脱离对象存在的普遍性特征，当解读古文生命论述的原意（语义）时，不能违反逻辑特征，不能脱离历史联系性特征。当然更不能忽视古代阴阳学和象描述的特征。不可以刻舟求剑求气。面对世界处处存在无形的控制作用的现象，生命除了躯体，最重要的是也存在着无形的控制（阴阳对立）。这才是本质的、必然的答案，无论古今概莫能外！尤其对于共同关心的生命体现象，不应该总停留在"就气论气"的范围，更不应该无视现代生理学的事实。今古认识之间没有本质的矛盾和对立，西医看到的是组织器官，中医看到的是生命调节活动，不仅仅是粗精之别。

通过以上例举说明，调节作用是相关事物普遍的、共性的必然结构，回答了控制及作用是生命体的必然，同样也是气的医学内涵。这应该也是《内经》的关切和语义的意图。

都是无形惹的祸！中西医的气争论应该休矣。

6. 违背中医学说的常规思维方法　注重功能性、作用性、关系性的象描述方法是中医学说一贯的思维方法和特点。包括精气、五行、阴阳都是建立在象描述的基础之上。象描述就是不指定（定义）具体的事物，没有具体的形态，却代表某一类事物的共性，这一共性并非是形态结构的共性，而是主观感受到的，运动、变化、功能联系的外部特征。气是人体生命运动和调节功能之象，在思维方法方面与中医理论体系是一脉相承的。而气"是精微物质"说，显得有悖常理，不仅仅违背中医学说传统的常规的思维方法和论述，也违反人们普遍遵循的认识事物的秩序、规律。

如果说气是人体存在的某神秘且重要的"精微物质"，即便采用现代技术手段也无法知晓，反而缺乏条件的古代就看见了吗？由表及里，由象揣理，尤其对于复杂的生命体，人们能够观察的，最大可能的，首先应该是外部表现和功能，恰恰不应该是身体里面的什么物质，这种思维和认识方法的显著错误，无异于要把中医学推向玄学。实际上，《中医基础理论》的论述在许多章节，也把气作为功能概念。比如"阴虚，是机体阴气不足，凉润，宁静，抑制等功能减退"，这不是自相矛盾吗？

7. 气概念溯本求源　为了论证更加充分，有必要探讨古代的原文，原义溯本求源。

按照《中医基础理论》，"精气首见于《周易·系辞上》与《管子》中记叙"。具权威的经典论述如下：

"精气为物"（《周易·系辞上》）。"气能变曰精"（《管子》）。"烦气为虫，精气为人"（《淮南子》）。"虚者，所以列应天之精气也"（《素问·五运行大论》）。

当然，以上所列，没有任何直接表示"物质"的文字。下面从具体语句来理解，是不是包含物质或者相似的概念。

"精气为物"，可与"精神/物质的对立统一就是世界"哲学范畴相类似。这里虽然有"物"字，应该是哲学意义的客观存在性，作为事物/世界/人/本原，解释更加符合字面意思（"精气为物"，就是"物质与非物质双方组成世界万物"）。显然此"物"不作"物质"理解，同时古代的"精气"，具阴阳意义，是相反相成的语义描述。如果"精"属于"物质"，那么"气"就是相反的"非物质"内涵，这里的"气"更加没有物质的味道了。如果将"物"作为"物质"理解，则"精气为物"就成为"物质与非物质的对立就是物质"的语义，不就是非马非驴吗？

"气能变曰精"，可与"事物的量/质转化的关系/属性/特点"哲学范畴相似。字面意义：精是气变化的产物。"变"是质变，极端；"化"是量变，过程。如果精是"精微物质"，气不一定肯定就是"精微物质"，虽然在量变阶段的形态，有可能。但是在质变阶段，就是"化有为无"，就是"非精微物质"。说明了"气"的非物质内涵。

"虚者，所以列应天之精气也"。宇宙充满精气，所以万象更新，表现升降出入的生动活泼的景象。精气的矛盾运动包含了中国哲学的功能特色，而不纯粹是什么"物质"意义的描述。其阴阳内涵就是中国古代特有的朴素哲学认识。

总体来看，上述经典对于精气的论述，应该是一对阴阳哲学范畴；精气的基本关系是辩证统一关系。古今的认识基本相同。

出现争议的地方在于，"气的基本概念"。根据经典《说文解字》的"气，云气也"作为依据，以及古人对于云气、风气、水气、热气、呼吸之气现象运动的观察，抽象出气的一般概念。《中医基础理论》得到了现代语言"气是无形而运行不息的极细微物质"的解释。就成为气是物质说的由来。这种对于古文的现代理解、解说，正确吗？云气、风气、水气、热气、精气等，气在古代有多种多样的说法，是一个经过逐步形成，演变完成的概念，后来统一在"元气"说。其"气"抽象的内涵概念表现为无形的、运动的、功能的，即"无形而运行不息的"特征。为了辨别气的内涵，现在对于云/风/水/热/精/寒/邪气作如下角度理解。

（1）从语意理解，举例说，邪气为无形的特征本身说明，不是可见形质（物质）；是"致病因素/作用"更加符合逻辑，语意。如果作为"致病物质"理解，中医在当时没有发现"致病物质"的条件。如果是，那就不是中医了。但凡诸气，皆为无形的特征；运动的，功能的，表现的，状态的，精神的，规律的，规则的，关系的，恰恰排除物质特征。

云是物质，但云气显然是流动性表现。如果解释为流动物质，就牵强附会了，不是当时技术条件和认识能力和概念所及。即便作为流动性物质解释，那么与古代气说的目的毫无关联。即没有任何阐述意义，也不符合语意环境。象描述就是表达功能表现的，不是研究物质与非物质区别的学问。因此不能作为有效证据。

（2）从阴阳学说认识，有许多关于风、云、水、热、雷、电等自然现象，来形象说明气的运动及其交感，无形而运行不息的升降聚散出入过程……这些运动现象可以证明气"是无形而运行不息的极细微物质"吗？应该是否定的。实际上引力，物化转换，平衡机制……（虽然当时没有这些术语，但是古代不缺乏理解认识存在性的智慧），即无形才是决定有形运动变化的根本，这种阴阳学说的概括性认识，深刻而准确，二十四节气是春夏秋冬变化的规则，是无形的力量支配决定的。这早已为中国古代人们掌握理解甚至应用，所有运动现象是"无中生有"足见阴阳智慧的深刻伟大。当然不可否认，运动必然包括物质的参与，仅仅是一个方面而已，它只能够证明世界是"包括有物质参与的，有形/无形；物质与非物质的运行不息的运动或者表现"，这样的解释才可能让人心服口服。是古代人对变幻莫测的，复杂神秘的自然力的探究，是对气功能表现的描述；并不着重于对天上发现了什么"物质"有特殊兴趣！

需要明确，精-气关系，不能够仅仅理解为是物质"巨细"的量变，那样就会产生"极细微物质"的误读。精-气的关系更重要表现在质变："有""无"两个极端，对立状态。

气是非物质的，则一通百通。反之，则寸步难行。因为气不是孤立的存在，它是生长在阴阳环境的产物，摆脱阴阳环境基点论气，果然是一错百错。

8. 广义物质论的定义 辩证唯物主义认为，世界上一切事物的本质都是物质性的。而我们强调气的非物质概念，肯定看不见的"气"是生命的重要内容，比如古代中医学家津津乐道"重无轻有"（无形决定着有形），是不是滑向主观唯心主义？玄学？

辩证唯物主义并不否认功能，认为一切功能都是物质的表现，生命也不例外。因此生命体的看不见的"气"与生命有形物质组成矛盾统一体，形成生命体的运动，其本质仍然属于物质运动。恰恰是辩证唯物主义对于世界非物质属性的肯定！

现代广义物质论认为："物质就是客观存在性"。山是物质，阳光下的山体影子也同样是物质；时间和空间是物质。它包括狭义物质以及所有狭义非物质。比如，规则、精神、意识、方法……尽管它们是无形的，但所产生的作用、功能是物质的反映，也归属于物质。因此，气"就是一种客观存在性"。这样的解释为气概念找到了现代哲学归属。无形是物质存在的另一种"形态"。

就广义的"物质是客观存在性"论，并不抹杀功能与形质的界线，而是更高级的抽象和包含，比如阳光下面的山体影子，虽然影子也是物质，仅仅是物体存在的表现，并不是这个物，混淆之间的区别就不是科学。又比如：人家问"是女是男？"回答"是人"，就成为笑话。广义存在性的解释不可以作为搪塞矛盾差别性的借口。"有质的基本物质"又谓何？是形质类？是功能类？或者其他？不可以含糊！科学研究的任务和目的就是研究矛盾的特殊性，研究一事物与其他事物的质的区别性。除了认识矛盾的普遍性之外，认识事物的主要任务就是要认识矛盾的特殊性。

也许《中医基础理论》辩解说："气是无形的物质。"但就在后续的，关于气实质的研究篇章奢谈：气是"量子场，能量，物质-信息-能量综合体，熵，生物能，粒子"的假设之辞，莫衷一是，难以掩饰他们自己浑浑噩噩，稀里糊涂的尴尬境况。这种实质上否认"存在性"的态度，必然产生方向性误导。寻找生命体"有质的基本物质（气）"的努力和苦心的追求，几十年来一直是中医学的重要研究任务。中医学的气说课题，论文，十有八九都在为"气"作物质论的诠释。这些劳民伤财的探索，最终一无所获而告终。著者之误？读者之误？

无情的事实反证，气作为物质说的错误；现代哲学的广义物质论的正确。

理法方药中气的本质

但是，"象语言描述的医学能够治病吗？"这是大部分人的疑问，中医这么笼统的理论概念能够指导治病？这种在生命体中不存在实体的气，为什么古代中医理论却给予至高无上的重视，无形胜于有形，其中到底有什么奥秘？

下面通过病理和临床应用，讨论"理法方药"中气的特点，以现代医学研究的事实，进一步认识气的语意和本质。证明气不仅仅是一种解释生命体调节系统作用的概念，而且是理法方药理论的重要思维方法。

1. 中医学药物的四气五味 "物之所存，气之必至"。首先在任何动植物中都同样具有调节生命的生，长，收，藏过程；以至于繁衍，遗传/变异作用。其次，气的调节控制功能作用又依据其体内的物质作为基础，类似于人体的气具有物质基础。特别注意的是，这个作用是可以与人体气的功能、作用互相印证的、同构的。气的存在保证了其物质成分的有效性、稳定性。

除此以外，动植物药物中，气还有第二层含义，按照阴阳属性的划分，中医认为药物具有四气五味。比如寒热温凉（以及升降沉浮等），实际指其功能作用在人体所产生甜酸苦辣咸的感觉，及其体现的阴阳性质反应。显然，药物的气的语义解释同样也是指无形的、功能的、性质的、作用的象描述。假设气是药物的"物质"，寒热温凉是什么物质？升降沉浮又是什么成分？黄色入脾经，怎么解释其物理结构？南方治寒，怎样解释化学基础？

气概念的功能作用，普遍通用于动植物药物的解释。说到这里，非生物体的药物是不是也存在气？比如青霉素的气是什么？同理，其作用于人体的杀灭细菌功效（味苦，性平），就是青霉素的气的基本属性和性质。

2. 六淫致病因素中气的特点　六淫致病因素中的气：风湿寒暑燥火是中医学的致病因素，"作用于机体所引起的病理反应"，也称之为"六气"。对于冬天常见的病毒感冒致病，西方医学忽视生命体的功能反应，认为只有这种有形体的病毒才是病因。因此采用杀毒灭细菌的治疗方法。而中医学呢？采用气理论，象描述。

寒邪入侵，使人出现恶寒，寒性疼，咳嗽，根据症状的客观反应来确定邪气的致病性质。属性：寒气，凝聚，收引。依此辨证病机病理：寒邪伤阳，卫阳被遏，气血不畅，经脉受阻等，由作用表现来认识人体正气的状态；正邪两气相搏的态势；发展阶段。阴邪过盛不同于卫阳被遏，经脉受阻不同于气血不畅。

这里的两种气是一种概括描述，可以称之为"作用力和反作用力（内部与外部）"的斗争。阴阳对峙，阳衰或者阴盛，将影响疾病斗争的不同发展趋势。

气说在这里仍然同时具备两个特征：无形且存在功能和作用。其概念的内涵属非物质性，"性质""状态""态势"的语义即是证明。

假设，作为致病因素的邪气，是一种什么"物质"？那么，风的物质是什么？湿的物质是什么？寒的物质是什么？同样，正气是什么物质？

在古代，正是因为无法明确其物质基础，所以以"气"意象之，而气的功能表现却是可认识、可描述、可概括的"卫阳被遏"，是功能作用不得发挥；"经脉受阻"，是信息联络受到抑制，等等。寒邪的性质功能也是可认识、可描述的，比如，除了"损害健康"作用之外，邪气还包括温度、环境等物理因素导致的凝聚、收引等现象。

显然，无论正气、邪气，所有涉及气的语义概念应该是功能作用的表现描述。唯一不可能的是恰恰是物质。否则就语义理解而言，不能自圆其说，逻辑矛盾！但是，气说并不否认"功能"是"形"的表现，气说并不排斥对于物质存在性的理解，也不妨碍对于物质基础的继续认识和深化。比如邪气方面：细菌的入侵（行为），有其物质基础，是包括在寒气之中的致病因子（以及温度、环境等物理因素）。正气方面，免疫组织的调节反应（症状），不仅仅是生命体气的作用表现，包括白细胞、吞噬细胞的增/减，是其病理效应和物质基础。气形对立"孤阳不立"本身包含的阴阳认识，表明了对于物质性的充分重视。中医学的几千年发展，就是在气理论指导下，不间断地探讨人体详细结构及生理学研究的历史。中医学之所以有今天的辉煌，正是在吸收历代新发现的基础上得到发展。当今许多形态学研究的成果，必然为传统中医学理论发展提供重要营养素材。

3. 中医的治疗　中医的治疗仍然从气入手"以气治气"，中医的诊断就是围绕气，对于气状态的动态深入观察。"凡诊断施治，必须先审阴阳，乃为医道之纲领……医道虽然繁，而可以一言以蔽之者，曰阴阳而已"（《景岳全书·传忠录·阴阳》）。

针对内因方面，宣肺升阳，调动气（免疫组织），使其发挥应有功效。针对外因方面，祛风散寒，杀灭病菌。它采用方剂中药物的四气五味实现。热者寒之，凉者温之，基于一种自然平衡的原理。临床综合效应，尤其长期效果往往优于青霉素（仅仅杀灭病菌）。

可见，气学说在临床治疗中的科学性表现在：认为调节作用与躯体作为阴阳对立，虽然无形，但是从阴阳学说的观点看，阳与阴互根互用，对立制约，因此是生命体健康不可或缺的重要方面。于是疾病往往被认为是内部（调控缺陷）的原因，因此有阴阳平衡的必要，这就是中医的明显特点。中医学立意于哲学的高度，认识生命体，讲究两点论（气/形）。同样是病毒性感冒，中医要追究是风寒，还是风热？包括了外邪对人体效应方面的重视，中医认为疾病在于内外因素，而不仅仅是去片面追求消灭病毒单因素。孰优孰劣，不言自明。

精确而没有本质和整体，只能达到局部的成功，模糊但得到全局的成功，那才算战略的成功。承认生命体存在气的调控作用，才能够抓住生命的本质。人体不仅仅是一种纯粹的物质及形态存在，而是物质、信息与意识和调控的统一，此处无形胜有形。中医气说的象描述及其哲学思维是其特色优势之一，它的科学性可以经得起跨越时空的检验。

通过动态的过程可以暴露系统各个方面关系特征，形象清晰地划分物质与非物质性概念。通过动态的过程表达阴阳关系，具体表现了事物随时间的演化，对于解读中医学提供了新的技术手段。现代调节理论与古代阴阳学说，病机病理具有本质的相似性。是一种古代认识生命体科学的方法。由此见证了中医学的精深博大。

实际上古代的气包含着现代科学术语：负反馈调节机制在人体的作用。该调节作用，在人体具有自主性特征，是气表达的自然力。而区别于太阳，月亮的运行是一种物质的重力，引力（支配力）作用的大自然天体（周期）平衡。这种在人体中的调节系统，有它的主体和物质结构，有具体的物化的调节策略、程序、设计、最优准则、评价体系等。

尽管通过现代医学深入研究，人们已经看到生命体是由细胞内的小的信号传导通路以及下丘脑-垂体-肾上腺-胸腺轴网络和涵盖全身，联络多个重要系统的大神经内分泌免疫网络组成，可以支持气的调节是以多层次信息网络通道为基础，并与信息交流而共同工作的。这是自主性双通道调节系统的过渡过程的生理基础。

然而，我们只能说："气的意象不仅仅涵盖着负反馈调节系统的作用。"它仍然包含着其他十分丰富的作用，功能的可能性。这是古代象描述的特点决定的。"气"的内涵和外延没有清晰边界。探索无谓艰难，前提必须以建立正确的概念理解作为基础，而气概念的理解离不开古代阴阳学说和它的环境。无论如何，相对于物质，气的非物质属性必须肯定！同时要勇于承认它的广义物质性（功能作用、机制）。由此，才能得到现代语言的解释，并得到医学事实的支持。可以预见现代科学的发展研究，将会用确凿的医学事实不断证明，气就是包括脑、神经体液组织功能及其生命体的其他更多的奥秘。自主性复杂调节系统支配着生命体，而气就是调节系统的机制，这是中国古代医学认识的现代内涵。

综上所述，证明了气的意象不仅仅涵盖了生理学的调节系统作用，有具体的形态基础，同时符合广义物质论的观点，具有现代哲学的理论依据。为现代语言正确解读古代经典理论，提供事实依据，具有重大的现实意义、科学意义。

我们尽可以不知道气是什么，但是我们有可能提出正确思路，明确气概念阴阳属性的质的区别性！我们不能说古代就能够发现脑及其神经、体液组织的形态和"生命体调节系统"，但是我们可以说，气是中国古代长期观察，理解认识，从而对于生命体必然存在的、重要的、非形质特征的"象"概括。"生命体调节系统"虽然是现代微观形态的严谨（定量）结论，但就其整体（活体）功能表现而言，得到"气"宏观的（定性）结论，在古代是完全有可能的！这不是神话。中医学以气解释生命，病理的复杂关系的鸿篇巨著及其深奥理论，指导着中国特色医学，显示了卓越的临床效果，证明古代人不缺乏智慧。还因为生命体的运动表现，时时刻刻围绕着需求生存和探索健康的人们，差别仅仅是技术和实验条件的不同，结论粗细之别而已。

气说思维方法的科学性在于，概括复杂对象，简化复杂关系，抽象事物本质，突出主导因素。它是辩证哲学的基础，是中国古代的自然辩证法。它从高度、多方位深刻地、整体地认识事物。迄今为止，真正能够揭示人体的特征，并将其与其他东西明确区别开来的，也只有中医学的阴阳学说这个"专用哲学工具"。其优势也正来自这种独特的气说思维方法。面对生命体的复杂性，唯气理论作为基础的阴阳学说所体现的自主性调节理论，才能够得到本质的认识、简明的解释。

虽然气在中医学的不同对象、场合、语意环境中各有不同的含义，但是任何经典文献鲜有"气是精微物质"的定义。但在"作用，功能，规律，机制"的特征含义上，即"非物质""无形"内涵的语义表述上，中医经典文献以及中国语言的大部分场合，恰恰保持着自始至终的同一性和严格的逻辑性。

因此，保证了中医学说的千年流传，历代的不断完善充实，表现出它的科学体系的基本特征。尽管也确实存在文献的错误，有很多不尽如人意的地方，但是中医学认识生命的科学性是跨越时空的，是独一无二的，是永恒的。中医出生于象思维的土壤，并不着重于对"物质"性的探究，古代也没有这个词汇。只是现代以来，善良的中医人为了维护中医理论的神圣地位，在与西方实证医学"比宝"的争论中，给"气"强加予"精微物质"的解释，虽然避免了玄学的责难，给祖宗争得了颜面，却始终拿不出气的"物质"给世人看一看，以至于以讹传讹，难免尴尬，还有可能贻害中医，引导思维混乱，耽误发展的机遇、进度。现在我们尽可以响亮的现代语言回答：生命的本质就是无形的机制决定着有形的躯体，这个中国古代朴素的科学认识。生理学的研究，为古代的气概念提供形态学的事实。正所谓踏破铁鞋无觅处，得来全不费功夫！

39　人体之气的实质与新陈代谢

　　气是中医学理论的核心概念，也是中医学对人体生命活动规律的概括。古人在没有任何仪器可借助的情况下，通过对人体正常和疾病情况下的生命活动现象的长期观察和思索，并在诊疗疾病的实践中反复验证，终于比较合理地悟出了生命活动的基本规律。并借用了哲学中"气"的概念来对所领悟出来的生命活动基本规律进行了概括。在这种对人体生命活动规律正确认识的基础上，借助气的阴阳属性及早期哲学中的五行学说等，逐渐发展形成了系统、科学的中医学基本理论。该理论在指导两千余年的医学实践中发挥了重要作用，为人民的健康事业做出了不朽贡献，同时也充分验证了该理论的科学性。既然中医气学理论是科学的，那么它必然有与现代科学相通或一致的本质属性。学者张永忠通过认真分析研究发现中医学气的本质，在人体层次上就是生命的基本特征——新陈代谢。

对中医学气的认识

　　近来，人们围绕着中医学气的概念进行了大量探索、研究。同时，因为古代医学与哲学没有明确的分工和分界，对医学问题的认识都离不开当时哲学思想的指导或束缚，所以人们也同时对古代哲学中气的概念进行了较多的探讨。多年来对中医学气的认识：

　　1. 气学说是中医学理论的基础　中医气学说是虽古犹新的人体生命科学，中医气学说是联结传统与现代科学的桥梁。

　　2. 气是人的生命之根本　《素问·宝命全形论》云"人以天地之气生，四时之法成""人生于地，命悬于天，天地合气，命之曰人"。气的运转变化是维持生命活动的根本。气"出入废则神机化灭，升降息则气立孤危"。"人之生死，全赖乎气。气聚则生，气壮则康，气衰则弱，气散则死"（《医权初编》）。

　　3. 气与能量有着密切关系　中医学对气的描述表明，"生命的产生和存在与能量有着决定性的关系。生命是一个整体现象，能量守恒定律在混沌与有序的相互转换中作用于生命的整体"，"自由能的代谢伴随着生命的始终，气化体现于生命的全过程"。

　　4. 气具有物质和能量二重性　"气是一定物质及在其基础上产生的相应的功能运动"。"脏腑之气就是脏腑物质和功能的统一，是维持机体生命活动的基本物质和功能表现"。"故中医学的气，是指人体内活力（生命力）很强、不断运动且无形可见的极细微物质，既是人体的重要组成部分，又是机体生命活动的动力"。

　　5. 气的实质就是生命　"从气的实质方面讲，人体的气就是生命"。

　　6. 气的转化是机体的新陈代谢过程　"气化是在一定的形质基础上的能量转化和功能实现……气化是伴随着能量代谢的功能实现过程"。"气化是生命物质的代谢过程与相互之间的转化……这种气化过程中的离与散，与现代化学中的'分解反应'或新陈代谢中的'异化'作用也有近似之处……气化作用使机体把外界环境中的精微之气聚合转化为形体本身与生命物质，另一方面又把自身的生命形质离散转化为异浊之物而排出，并从这个过程中获取生命运动所必需的能量，这就是生命过程的气化本质……气化，就是指机体的新陈代谢过程"。"气的代谢过程分为三阶段：第一阶段，从饮食物与自然界清气的纳入开始，到经肺脾二脏共同作用形成人体生命活动所需之气；第二阶段，是气与脏腑相互作用；第三阶段，是代谢产物的排泄和输出能量信息"。气分阴阳，一物二体，中医学的阴阳即为气的两种属性，人体阴阳与代谢过程有着密切的关系，阴阳分别对应于合成代谢与分解代谢。

7. 气是活机体的动力或"人体能"　"气使物质具有生命，气是机体的真正动力。"另外还有的认为气是"整体系统的脏腑功能""肾上腺皮质功能""生物电能或电位差""场或场力""光能""电-光效应""神经冲动及交感（阳）副交感（阴）系统"等，或"气是一种信息调控过程"。

人体之气是物质与能量的统一

长期以来，中医学理论始终把人体之气与环境之气及哲学意义上的气交织在一起，一直没有把气的阴阳、气的物质性与功能性明确论述清楚。这样就在某种程度上掩盖了人体层次上气的本质。因而，很有必要把中医学人体层次上的气与其他层次上的气区分开来进行研究。同时也有必要应用物质与能量统一的现代科学理论来阐述气的物质性与功能性统一的问题。

1. 气是出入人体并在体内运转变化的物质和能量　"气有外气，天地之六气也；有内气，人身之元气也"（《医门法律》）。人体之气最根本的就是先天之元气及后天的水谷之气对元气的补养。从现代意义上讲，先天之元气就是在遗传基因程序性表达所产生的酶、激素、神经递质等促进和调节下的新陈代谢过程，及由此而表现的生命现象。后天之气就是从饮食物中吸收的营养物质等对先天代谢过程的补充和扩展。其他"诸气随所在而得名，实一元气也"（《医宗金鉴》）。

《素问·宝命全形论》云"人以天地之气生，四时之法成"。即人靠吸收、同化天（氧气等）地（水谷等）之气才有生命，人的生命规律、生物钟周期及新陈代谢的节律变化等都与自然界的四时变化相适应。人体气机的出入升降即是新陈代谢的全过程，"非出入则无以生长壮老已，非升降则无以生长化收藏"。"人生于地，悬命于天，天地合气，命之曰人"（《素问·宝命全形论》）。可见，在中医学最早的经典著作中就把气主要指向人体生命活动范围内了。也就是说，中医学的气其核心就是人体的"气化"过程，即物质和能量的新陈代谢。我们知道，新陈代谢是指在一个活体系内出现的全部化学与物理变化，这个活体系可以是一个细胞、一个组织、一个器官或一个机体。代谢反应几乎全是酶促反应，包括营养物质的吸收、转化，废物的排出，能量转换，合成和降解过程，以及一个生物体的所有其他功能。

2. 物质和能量的统一性及其对气二重属性的肯定　爱因斯坦的狭义相对论，把物质和能量用等号联系起来，物质被看成能量的表现形式，质量是能量的一种具体表现，即能量等于质量乘以光速的平方，用公式表示为：$E=mc^2$。

量子论把目前认识到的物质或能量的最小单元解释为有形与无形的统一。即它们既具有有形的"粒子"性，又具有无形的"波动"性；既有分离物体性的一面，又有连续的场性的一面。

这些现代科学的新成就一方面打破了西方旧有的"原子论"哲学的束缚，另一方面为中国古代的"道"和"元气论"哲学提供了有力的事实证据。即无形的能量可以生成有形的物质，反之亦然。物质和能量在量子水平成为"浑沌"状态的一元之"气"。同时，它又具有阴（粒子）、阳（波）两种属性。另外，几乎每一种已知的"基本粒子"都有正负两种类型，这就是最细微、最流动、其小无内、化生万物、具有阴阳两种属性的"气"。

现代科学理论在为中国古代哲学提供了充分证据的同时，也为中医学理论气的物质、功能（能量的有序、有度、受控地转化）二重性本质提供了科学依据。当然，医学主要研究的是活的人体，就活的人体而言，它是物质、能量及生理（病理）功能的统一，这个统一体就是新陈代谢过程。即在有序、有度、受控的条件下实现物质的转变伴随能量的转化、储存、释放和利用，在这样的过程中表现出生命活动现象。这也是生命的"气"与非生命的"气"之根本区别。

中医学气与新陈代谢的对应

在领悟人体生命现象之本质的过程中，古代医家用气来描述其所观察到的各种生命现象，从而提出了多种不同的气之类型和气名，形成了一个纷繁庞杂的气学理论体系。应当用现代科学的观点把中医气学理论体系中最基本的含义或本质找出来，然后再围绕这一本质含义来逐步规范各种具体气名概念，以便于中医学的辨证论治、立法处方能够更好地联系或借鉴现代科学的新知识、新成果。

1. 中医学气的根本就是生命现象　气的本质就是新陈代谢这一最根本的生命现象。譬如，一个健康的人可以说是有气的人，气机、气化正常的人。如果由于某种原因，在没有明显改变其身体物质组成的情况下而突然死亡，从而出入废、升降息，神机化灭，新陈代谢终止，也就是"断气"了。这时其身体的组成物质并无明显改变，甚至体内仍有能量存在，但因为生命终止了，中医学意义上的气也就没有了。因而，在中医学上我们可以说有生命就有气，没生命就没气。也就是说，从根本上讲，中医学的气是指人的生命现象（或生命过程），其本质就是新陈代谢。

2. 新陈代谢过程与中医学之气相对应　新陈代谢过程不但包括人们认为中医学气之本质的物质、能量和功能三要素，而且它既不是纯物质、纯能量，也不是纯功能，而是物质和能量在特殊的、活的生命体系中有序、有度、受控地运动转化过程，以及在这样的过程中所表现出来的生理功能，而中医学对气的描述与此完全一致。中医学认为，气是构成人的基本物质，是活的物质，不断进行新陈代谢的物质，而不是纯物质或死的物质；气是维持生命活动的细微物质和能量，就是新陈代谢的底物和代谢中释放或转化的能量；气是人体之生命活动，就是新陈代谢所表现出来的生命现象。只有人体的新陈代谢过程才与中医学气的基本含义最相符。所谓"气壮则康，气衰则弱"，也就是指新陈代谢旺盛，人体则健康，反之，则衰弱。

3. 中医学气名体现出气的新陈代谢本质

（1）正常生理性气名体现出气的新陈代谢本质：《内经》提出了"以名命气"和"以气命处"的气名分类方法。前一类气往往都有明确的物质来源。如清气、真气、水谷之气、营气、陈气等。后一类气则是人体生命活动中各组织、器官所呈现出的功效作用。如心气、肝气、胃气、胸气、腹气、血脉之气、骨髓之气、筋膜之气、头脑之气、耳目之气等。有物质来源的气都是新陈代谢所需要的营养，如氧气（清气）、食物中的营养成分等，或代谢废物。功效之气则是组织、器官新陈代谢所表现出来的生理功能或生命之活力。总之，中医学气名明显地体现出气的新陈代谢本质。

（2）气的病理和治疗名称常反映气的新陈代谢本质：中医学病理性气名大多与机体或某个器官（或组织）新陈代谢的偏衰、偏盛、紊乱等有密切联系。如气虚是指机体或某器官的代谢衰弱，不能满足正常功能的需要。实验研究已证明，脾气虚大鼠骨骼肌细胞及小肠上皮细胞中 ATP 含量减少，琥珀酸脱氢酶活性降低，线粒体结构异常等。

气的承治亢害，也是对应于代谢过程的平衡则治，亢盛则有害于健康。朱丹溪提出"气有余便是火"，虽然曾引起不少争议，但从代谢亢进便为"邪火"的角度来理解则是很有道理的。

另外，中医长于以气为契机来诊断机体代谢过程的盛衰虚实或偏差，进而有针对性地用相应的方药进行调整、理顺、补益、消导，使轻度、慢性代谢失常的人（西医诊断为"无病"的患者）恢复正常（健康）。这正是目前西医所望尘莫及的。

（3）帅血之气是能量代谢过程的部分："气为血帅"，气可鼓动血液运行。这里的气很明显是心脏收缩的动能和血液流动时的势能。从这点上看，气就是能量。但是，这种能量是 ATP 分解所释放出的代谢能。是代谢途径源源不断地将营养物质中所含的化学能经过 ATP 的中介而转化为心肌纤维的动能的过程。同样，在其他方面表现为能量形式的气，如促进胃肠蠕动、子宫收缩、肺的呼吸、胃及子宫的"提升"、机体运动等的机械能，也都是能量代谢过程的一部分。

4. 气具有很强的渗透性，贯彻整个人体的一切脏腑组织之中　实际上就是机体的各个器官、组织都有自身的新陈代谢过程，并反映出各个部位的"气"之现象。行于血脉中的气，即为通过血液运输从自然界吸收来的清气（氧气）和精微的营养物质（其中有的已经通过肝脏的初步转化）。通过血液把这些物质运送到整个机体的所有器官组织，在所有器官组织中都可以进行新陈代谢-气化，因而气可以渗透到整个身体的各个部分。运行于血液中的清气和营养物质精华即对应于中医学的营气；而只能在各组织的细胞内合成和利用的 ATP 等高能化合物则是主要行于脉外的卫气。卫气的充足，可使机体健康，提高免疫能力，更有效地对抗环境中的致病因素，起到捍卫机体的作用。当然，"营中未必无卫，卫中未必无营"（《顾氏医镜》）。

气的本质为人体的新陈代谢，是指整个人体的全部生理过程而言，并不仅仅局限于物质的分解与合成。还包括神经系统的兴奋和抑制、神经系统对代谢的调节作用、腺体的分泌、激素对代谢的作用及其反馈调节，以及免疫、排泄、循环、呼吸、运动、生殖等各系统的功能活动。

40　中医气本质的理论研究

关于"气"的概念已提出数千余年，其在构建中医思维层面起到关键作用。纵观近 20 年之研究发现，对气本质的探讨多围绕 3 层内容展开：第一，"气"为一种纯粹的思维模式，其源于虚空恒动论。遂隶属于哲学领域阐述事物形态、变革、发展以及消亡的思维模型，故难以对其进行物化认识。第二，"气一元论"及西方"原子论"认为"世界本源皆是精微"。而气学理论亦侧面注重气的客观性、物质性，并认为气为一切事物构成之框架。第三，现代生物学将气归入"生物能"范畴。其认为，气即维持一般生命活动的根本功能。但学者吴昊天等认为，假说的提出须先尊重传统，前人观点若未理解，而一味以能量论给予诠释，则存以偏概全之弊。

哲学层次对气本质之探讨

1. 气为哲学领域对世界本源的推测　李心极提到"气"为道家对"太一""玄珠""黄芽"之别称，气为一切事物于思维层面直观、规范化的反应。"气"为万物构成之根源，亦为对复杂物质运作机制进行探究之入手点。

2. 基于"太一生水"论，气源于水，其原型为蒸气　向田和宏、鲁兆麟认为，"哲学之气，源于水，水本代表自由、涌动之物"。据"气"表层意义而论，气原有蒸汽、云气之意。故气源于水，又高于水，其可弥散四维；并聚而成形、散则为气。遂为事物维持形态、功能的核心单位。

3. 气学理论等同于西方哲学之"以太"，其为万物之本始　李昌提到哲学之气，其氤氲无形，聚则成物，散则为虚，即为支撑、组合、催发事物衍变之微粒。其包涵三层解释，即"气为万物之始，气为万物之框架，气为万物之规律"。

4. 气学理论源于《连山易》之"云气说"　于冬梅认为，"气为一种动态功能的表达"。上古《连山易》以"云霓"揭示万物皆源自空中云气，气为天地流行之物。"气为充斥于万物间涌动不息之元物质"。

5. 以物立身，人体之气为支撑生命活动之元物质　蔡玉明认为"哲学层次之气，大而无外，至精至微"。其囊括太虚、自然、川泽之气。《内经》视气为生命的元物质，其有"元气、精气、宗气、营气、卫气"之子集，为贯穿生命始终之元物质。

气实际包括物质性、功能性之辨

1. 气本身即物质　帅明华认为"气本身便为物质，且气只有依赖客观载体，才能转化为精、血、津、液等精微物质"，从而实现对躯体功能的推动、运化作用。反之，否认气的客观物质便无从谈及功能。

3. 气为假设之辩证思维体系，其非物质论　关于气的物质性，王东坡曾给予一定否定："气"即对多学科观点经系统提炼而得出之思维模式。孙永章亦认为"气为个体与环境之过度介质，包括二者间的能量转换及互化交感"。中医学脏象学说的中心机制"承制调平"学说，即根植于以"气"制化模式而构建。

3. 气的物质性、功能性互为因果皆需肯定　　郝蕊认为"气机的运动性揭示了全息论的实质，万物秉气而生，因气而变。气虽以物质为体，但以氤氲、涌动为本性"。气为生命的元物质，同时又是维护生命系统内各组织之间交互控制、制化调平之介质。

气学理论的现代研究

1. 人体之气本质为免疫细胞、免疫分子功能　　关洪全认为"气学理论，还囊括了免疫防御、免疫稳定、免疫监视等机能"。认为人体之气"通过升、降、出、入等途径，而使营卫气血贯脏腑、经络，并无处不达，故气即构成了一般生理功能得以表达之条件。

2. 人体之气的本质，实际为细胞之间的通信、传导功能　　徐先详认为"一切生理活动及病理变化，皆由气引发"。气对生命信息具有调控、稳定机制作用。一般认为，中医气学理论蕴含广泛的信息论、控制论、系统论思维，与现代细胞通信研究成果相一致。

3. 气本质等同于腺嘌呤能源发生之机能　　陈文为认为"中医之气，层次分明。其虽具中气、宗气、营气、卫气等类别。但合而一者，又皆隶属于维持躯体功能之源动力"。现代生物能"ATP"发生论，便肯定解析"气"本质，对"ATP"生物能表达机制认识具有指导意义。

4. 气的本质为电流、磁场的运动　　田明清认为，对于气学当重视其本身的"传导性、涌动性"。人体之气于细胞生物论而言，等同于细胞膜周边的带电离子。凡细胞的变性、分裂皆取决于涌动性的离子调控，因此其认为气为带电离子。

此外，吴元黔认为"气是全息性的信息流、生物电流"。当能量发出之后，此信息流即向周围脏腑器官辐射，并发出具有信息效应的冷光、射线、微波物质。一切生命活动皆通过电磁场传递而维持，因此"气"为能量电流的假说亦值得借鉴。

邓宇研究发现，"气是一类物质、功能综合概念。西方生物信息学认为，物质-能量-信息-空间-时间、物质-场、物质-属性，三重体系综合诠释其生理活动"。各系统之间皆通过交感而形成庞大物理交感系统，其中物理波、化学波、生物波、信息波、宇宙波等宏观概念皆可纳入气学。

5. 气的物质、功能的二重性，实际表现为"结构、调控"基因之间的作用模式　　蒋晓琳认为"气学理论，囊括了基因的表达"。首先，于生物学发展之初，生物种群的基因表达具一致性；其次，基因表达与基因控制，其可严格归类为"结构基因"与"调控基因"。结构基因即通过多层表达，形成特定蛋白，继而形成具体载体；而调控基因则对结构基因进行控制，从而使机体内环境处于对等平衡。因此，结构、调控两体观，即与气本质相一致。

6. "气本质"属性为物质、信息、能量交换过程及功能的代谢　　张永忠认为"气为庞大的生命信息流"。传统医学认为，生命活动具有物质性、全息性、转化性，"气"为信息转换之枢纽，其承担物质、能量、信息三者间的变更、调节。并强调"生命的维持在于能量守恒，而医学之气本身的转换、推动、疏泄、气化作用，即揭示"气"为"物质能量转换、代谢"之中心。此外，陆明还提到"气的推动、气化作用不及，常致代谢废物的蓄积，继而会淤积生毒，损害脏腑经络之精微"。故"气病为百病之源"，所言即气的实质，囊括了物质、能量代谢的一般机制。

7. 气本质为无形而客观存在的，具有一定能动性的物质　　吴元黔亦认为，从现代信息论、控制论、耗散结构理论以及系统论角度入手而言，气的本质即为贯穿宇宙活动中的基础微粒，并认为气为一切事物最原始、基本的形态结构。

气为暗物质。秦玉革认为"气为暗物质"，而所谓暗物质，即难以用结构或定量模式来还原的事物。现代生物信息学以"能量场"对其定义，并认为气囊括了视觉、嗅觉、痛觉等一切暗物质流活动。

气本质为神经元、钠离子、多肽功能。张海生认为"气的本质，便是气化"。并认为，神经中枢调控，实际据气化而完成。气的推动、生化、沟通作用，包括神经元的传导以及钙、钠离子和酶、肽等物质进行信息交流。气的实质，即脑及神经的多重调节。

气为钙离子。李荣群经研究发现，人体钙离子所具有的成骨、体温调节以及"调节血流""免疫表达"等功能，都与中医"气"学理论有一定渊源，因此"气"与钙离子之间具有共同本质。

气为微粒流。刘苏、张登明认为"气的本质为具有免疫功能，并囊括有生物动力学效应中的强微粒流"。并通过自身辐射、传导等作用模式以实现身体各器官、组织之间的信号传导和交通。

关于不同层面之气的探讨

哲学之气及医学之气皆一脉相承，即肯定了"气为万物纲领，并具有层次性、差别性"。中医学对"气"的研究则多根植于"气化"。但于理论衍变过程中，又突破了这一制约，不仅对"气"分层论述，并将气的不同层次作为临证论治的依据。

1. 卫气实质之探讨 卫气本质为人体免疫功能。关于卫气之认识，李建国曾提道"卫气功能囊括了开腠理、通气液、司玄府开阖等卫外防护机制，其与现代白细胞、淋巴细胞、吞噬细胞作用机理颇为相似"。于某种程度而言，即肯定了卫气运行的节律与人体免疫系统表达，具有一致性。

章恪认为"卫气之本质，等同于免疫细胞的自主防御"。其扼要提出三点认识，一是卫气与免疫细胞位置较近似，二是卫气与免疫细胞具有共同来源，三是卫气的输布与免疫细胞皆以病理因素防控以及躯体自稳态修复为突出手段，并据此实现免疫表达。

卫津一体，卫为津之主。陈萌、王庆国还曾提出"卫津一体"论。主张卫气为人体津液代谢之核心环节。同时认为卫气出于下焦，并辅肾司气化、主水液，不仅可推动津液循行，同时控制周身津液的生成、疏泄、分布。

脾为之卫，直言卫气等同脾气。此外，谢世平曾系统诠释《素问·五癃津液论》中"脾为之卫"一说。认为"卫气盛衰与脾气关系密切"，并通过动物实验研究。发现脾气亏虚大鼠其自身吞噬细胞功能衰退严重，并拮抗杀伤细胞活性及免疫复合表达等功能皆出现不同程度降低。

皮肤辉光学说。刘进提到"卫气实即人体肌肤表面广泛存在的热磁场，躯体的表皮结缔组织，皆在卫气的调控作用下。自发生产一定辉光效用"。而所谓辉光，即是躯体根据外界温差变化主动控制汗孔开阖以维持自身温度恒定的生物自律机制。

2. 营气本质之探讨 营气为化生血液之精微。张超群认为"卫气守脉络之外而内护营阴。营气至精至微、气性柔和、且具滋润性"。其行于周身脉络，并在"卫气"的推动、温煦、固摄作用下，构成包括血液在内的一切对周身具有滋润、生化性的物质。李艳认为"营气实质即构成血液的重要营养成分"。李凯平则认为，单纯据血气论定义营气，仍过于狭隘。认为营气实泛指物质代谢的过程，参与神经轴突的交感、传递以及生物信息传导的活性酶。

营气为神经-代谢系统的重要环节。李艳、严灿认为，营气的范畴极为广泛，其既包括代谢物质，同时囊括了以神经元冲动为中心的神经递质交流和传递。

3. 宗气学说内涵外延探讨 关于宗气之本质历来探讨不多。马淑然、郭霞珍通过长期试验发现，宗气为心肺之本，"宗气为人体自稳、自律状态认识的中心环节"。其实质即对生物浅层行为方式、深层生理规律以及"躯体-自然"和谐节律的统筹概括。

综上所述，物质之气"气"、氤氲运动具有滋养、生发、推动机理，而哲学层面之气，即阐述事物变更之模型；医学之"气"又为探究并定义诸多生理机制及病理衍变开辟了新的途径。关于气学理论有四类观点当加以肯定。

首先，气具有物质、功能的双重性。但实际而论"气"并非物质，而是机体内外环境的缜密关联性产生之中介。其次，观历代医家之论，多肯定"气"为人体-自然-社会-心理系统之链接点。躯体赖"气"的生化，而使内部组织皆具交感性。因此，气之实质，即通过比类取向、系统论证法，所提炼的是对人体生理状态、病理衍变的一般诠释。

此外，对于气的研究，"基因学说""生物磁场""生物电流"等科学体系，皆侧重点与点间的往来关系，却忽视了"气"实际为支撑生命活动的总框架。因此，未来关于气的研究，必肯定气为生物信息网路中发挥核心作用的能量流。

最后对"气"的研究当回归传统，并积极吸收现代信息学、系统学，其中吴以岭院士所提出的"气络"理论，认为"人体之气"的功能由气络实现。气络为气运行、实现的通路，不论"三焦气化""中焦出气"及"命元三焦出气"等学说，其所言之气皆本于气络，但若脱离这一载体便不存在气的功能。络中之气，实际包括内分泌、神经系统、淋巴组织、代谢系统等多层面内容。

41　中医气论研究

作为演生万物之"气"，不如"物质"概念那样的抽象，更不是代表某物的符号，而是真实的存在。依据元气论，现代科学所说的物质，为元气所生成，故二者有统一性，但在存在形态和基本属性上，气与物质有本质差别，属于两种实在，不可混同。对气的发现和一定程度的了解与支配，是中华传统学术，特别是中医学对人类科学的重大贡献。学者刘长林对形气关系进行了探析，认为物有形，气无形，气与形构建万物，并且气物交融而生象，象介乎无形和有形之间。还对气论与物理学量子力学的关系进行了思考。

气论溯源，以时为正

中华气学从酝酿到形成，经历了一个从云气到元气的过程。汉代许慎《说文解字》云："气，云气也，象形。""云，山川气也。"清代段玉裁在《说文解字注》中云："气本云气，引申为凡气之称。"此"凡气之称"，就包括了作为宇宙本原的"元气"，并意含"元气"范畴源于云气。从现有资料来看，公元前780年西周末大夫伯阳父论地震的那段话，可看作气学最早的表述："夫天地之气，不失其序。若失气序，民乱之也。阳伏而不能出，阴迫而不能烝，于是有地震。"（《国语·周语上》）这里所说的气，尤其引发地震的阴阳二气，显然已超出云气的范围，但"不失其序"的"天地之气"，仍然带有四时"云气"的意味。

元气论的形成，可以春秋时老子的思想为标志。《老子·四十二章》云："道生一，一生二，二生三，三生万物。万物负阴而抱阳，冲气以为和。"道实际也就是元气。此点前贤有论，如《管子·心术上》云："道在天地之间也，其大无外，其小无内，故曰'不远而难极也'。"《管子·内业》云"灵气在心，一来一逝，其细无内，其大无外。所以失之，以躁为害。心能执静，道将自定"等。

上引老子这段话，第一次完整地论述了元气（道）演生万物的逻辑过程。到了战国，元气论走向成熟，肯定"气"乃万物之本，而且是一切生命活力与心灵智慧之源。《庄子·知北游》"通天下一气耳"，可谓一语道彻。从秦汉至明清，气论始终是中华传统学术的核心理论，并不断丰富和发展。

那么，为什么中华传统文化对"气"如此情有独钟？又为什么能从"云气"发展出万物之本的"元气"？从逻辑上分析，这与我们民族天赋的思维方式相关。具体地说，面对时空，我们民族的主流特别看重时间，总是以时间为本位看待空间和万物，而由此生出"以时为正"的观念。直观时间，绝对连续，统领万物，无所不在，却不可视听，只可内省体验。天人合一，万物一体，正是古代直观的时间感受所得。以这种方式看世界，最能体现时间运行的非云气莫属。

云气笼罩天地，涵盖四方，好似推动万物运化。云气的四时节律之变，与农作物的生长收藏相应同步，以致伯阳父在谈地震时还要强调，"天地之气，不失其序。若失其序，民乱之也"。而且人的生命以呼吸天地之气为第一条件和重要标志，而生命正是时间的至上显示。故重时间必重生命，重生命必重云气。而重生命则必重视人的身体健康，这就是中医学在中华传统文化中占有特殊重要地位的思想理论根源。依天人合一论，人身是一个小宇宙。故先贤推论，人体内亦应有"气"升降流通，以维系生命。于是，通过静心内观（由内省体验时间引申），终于在体内发现了关乎生命和心智的无形"灵气"，或曰"真气"。后来或大致同时，又发现在人体之外，也存在着与人体内之气相通应而与云气并不相同的无形之"气"。

人体内外存在的这种无形之气与云气相比，就其流动性和粗浅层面显示的一些状态有相似性，而且无形之气正是由云气推论而发现，所以受时代局限的古人长时期误以为二者是为一"气"，而未能区分。这也是中华传统文化偏重事物统一性、同一性之弊端的显现。无疑，元气论应把云气排除在外。

而西方传统与"气"无缘是因为面对时空，他们看重的是空间，以空间为本位看待时间和万物。古希腊时期，也有哲人如阿那克西米尼以"气"为万物本原；恩培多克勒又提出四元素说，主张一切物体都是由"火、气、水、土"4种元素混合而成。但是以空间为本位看世界，他们所看重的"气"以及其他元素，针对的是其形质的物质构成，而不是时"序"或由时序引申的功能关系，因此这些观点很快就被替代了。因为空间存在是多样的，有分别的，对立而倾向排他的。

西方哲学和科学史上长期占重要地位的范畴之一，是抽象范畴"实体"，视实体为万事万物存在的本原。实体概念由亚里士多德提出，其后不同时期、不同学派又有不同的解释和应用，归结起来应当说笛卡儿的论断最具代表性，影响也最大。他点明"实体"最主要的属性是"广延"。后来，从实体概念又衍生出抽象的"物质"概念，也是以空间为主要属性的概念，为几乎一切现代学术所不能离开。

因此，元气（或灵气）与物质（或实体）虽然都被用来回答何为万物本原，其所指却不是同一种存在。现在，有学者将气定义为非实体性物质，认为气的本质是时空结构混合信息体，它是时空结构信息混融在一体的整体状态，是以时空结构混元整体信息为特质的客观存在，质量、能量均处于隐伏状态。

物有形，气无形，气与形构建万物

气与气所生物的本质差别是什么呢？《易传·系辞上》云："形而上者谓之道，形而下者谓之器。"从宇宙演化言，形上指有形之前，为无形之气（道）；形下指气演成形之后，为有形之器，即物。就是说，气无形，物有形。

1. 何谓有形？何谓无形？ 有形即有实体构成。何谓我们所说的实体？具有独立空间结构的存在，即实体。有形的实体虽为气合而成，但一经形成，即有自己的独立属性和特定的功能。有形实体不可能孤立地存在。不同的实体可能组成更复杂、更宏大的空间结构，并在气的融通和包围中，与内外环境中的其他独立存在发生各种各样的联系和关系，形成许多属性，于是成为器物。我们所谓"实体"，也就是"物质"，是对具体之"物""器"所具有的独立空间结构之形质的抽象概括。

无形即无实体构成，也就是没有独立空间结构的存在。战国时期惠施有一段著名之论，常被误解，见于《庄子·天下篇》云："至大无外，谓之大一；至小无内，谓之小一。无厚，不可积也，其大千里。"其实所论即气。简而言之，气，"其细无内，其大无外"。意思是，气既是无限小，没有边界之内；又是无限大，没有边界之外。这两者相互依存，不可分割，完全统一在一起，而无与其对立之物，故称之为"一"。因此，气自身没有独立空间结构，但作为统一连续的虚体存在，却遍布一切时空。故气没有空间间隔，只因不同之"性"而有所划分。

2. "气在物中，物在气中"的3种表现 气无所不在，为"大一"和"小一"之合一，而万物为气所生。那么，从存在的状态来看，气与物处于怎样的关系之中呢？由于气无形，故无不通透。气又遍布一切时空，故万物皆受气的包容。所谓"气在物中，物在气中"。这种相互包含，表现为以下3种关系状态。

第一，按照事物形体（器）的构建和特性，在其内形成有规律的独立"气"流，如人体内的经络等。《素问·六微旨大论》云："是以升降出入，无器不有，故器者生化之宇。器散则分之，生化息矣。故无不出入，无不升降。"此为"气在物中"之表现。显示气起着生化之源的作用，物（器）则为生化的结果和场所。

第二，气没有实体性的空间结构，但不同性的气在大化流行中，可做出有规律的分布，形成特定的时空布局，以影响和调控气所包容的事物。如由天地四时造成阴阳五行之气的时空布局，所谓"天地气交"，深深地决定和影响着大地上万物的生化。中医脏象和运气学说是为重要例证。此为"物在气中"

之表现。

气是无限的存在，气在广度和维度上远超过一切有形物之和。气自身，以及气与有形物的关系，类别无穷，复杂多样。对此，《易传·系辞上》云："仰以观于天文，俯以察于地理，是故知幽明之故；原始反终，故知死生之说；精气为物，游魂为变，是故知鬼神之情状。"所言"幽明"两界，即指有形之物界（明）与无形之气界（幽）。《易传》作者认为，人与万物的终始、死生，就是这幽明两界的交换，而幽界还有"游魂""鬼神"的万千"情状"和变化。这些都应当是人类深入了解和应对的领域。

第三，气与形密切相合相融，衍生出器物呈现于外部和内部的现象（简称"象"），是为"物在气中"和"气在物中"的交错产物。中医辨证论治所辨之外证（外象）和内证（内象），即属此。"象"，以气为主导，以形为基础，顺时变化，系事物自然整体的呈现。

人类认识世界的 3 条路径

气无形，物有形，气物交融而生象，象则介乎无形和有形之间。宇宙间，这 3 种性质不同的存在形式并列。于是，人类在认识世界的过程中，形成了 3 条路径。

1. 主要运用抽象思维认识独立有形的物质世界 要说明这一路径，须先弄清楚有形之物的独立性。气生物而决定物，但物一旦生出，则具有相对独特性、稳定性和自生能力，并与相关之气一道，具有了自己的独特作用与规律。故物也会影响气，令与其相关之气由无形、无名，变为无形而有名。有名，即有某种性，如五脏六腑和经络之气，等等。气与物既相互区别，又相互包含，相互为用。在气物相合相用的过程中，万物因气而而融，致物也生物。于是，形成复杂的天地万物的大化流形。

有形之物的独立性还表现在，它可以在一定条件下与自然生化之气切断联系而依然存在，并显示一定属性，发挥一定功能。而这些属性和功能为有形之物自身所有。丧失自然生化状态的有形之物与幽冥之"气"的关系，尚有待观察研究，北宋张载在《正蒙·太和》中说："两不立，则一不可见；一不可见，则两之用息""不有两，则无一"。"两"，归根指阴阳；"一"，即气，确切地说，指自然气化。当事物之自然整体状态遭到破坏，阴阳二气的关系即不存在（"两不立""两之用息"），自然气化的作用也就停止（"一不可见""则无一"），但此时有形之物还会存在，并显示自身之作用。

西方传统思维以空间为本位看世界。直观下，空间各守其位，相互有界，故西方传统采取天人相分、主客对立的方式进行认识活动。这就决定了他们远离静观，在认识过程中惯于破坏对象的自然整体关系，从而常以有形之物超脱于自然气化之外的独立性能为认识领域。而抽象思维和控制边界条件的实验方法，正是适合进入这一领域的有效路径。

前文从"实体"说到"物质"。物质大致对应于"形"（"形乃谓之器"，并非形等同器，而是说由形而成器）。西学之物质与现实事物的关系，大致对应于中学之形与器（即物）的关系。但西学与中学对待它们的态度和方法不同。传统西学的一些重要派别强调甚至完全认定物质的实体性和对于事物的决定性；传统中学虽然肯定形具有独立意义，但以气为主体，强调气和象对于事物的决定作用，故坚持从气和象的角度理解形，看待形。如中医主要以气化和象变来确定人体有形器官的性能。故西学认识的主流走向还原论，中学认识的主流走向自然整体论。

2. 运用意象思维认识无形之气 气无形，不能作用于人的感觉器官，故不能通过五官感觉加以认识。但是，"气"具有特殊的灵性功能，与天人合一的道德精神相合，能够与人的意念连通。由此形成的以"意"识"气"的方法，属意象思维。中华意象思维坚持时间本位，天人合一，万物一体，主张在自然整体状态下看事物。事实上，以阴阳为天地之道、万物之纲纪的气化流行，只存在于自然整体的状态之中；人也只有在与万物为一体的自然整体状态中的意念，才能自觉地与"气"沟通。

《管子·内业》云："是故此气也，不可止以力，而可安以德；不可呼以声，而可迎以意。敬守勿失，是谓成德。德成而智出，万物毕得。"意谓，以主客对立的方式，通过广义物理的作用不可能支配气，影响气，与气发生联系。唯有内静外敬的心念（"德""意"）才能收集气，了解气，并经由气提高智能，认识和作用于有形之物。由意念通气，进而如《管子·心术上》所说，"昭知天下，通于四极"。这一认识路径在中华传统学术史上为学界共识。《老子·五十五章》云"心使气曰强"，《孟子·尽心上》云"尽其心者，知其性也；知其性，则知天矣"，等等。最近有学者提出气论创新技术——内证体察技术、行气技术与组场技术，其实质便是通过意念认识并调控气以影响人体生命及外在物质。

3. 对事物"象"层面的认识　　主要运用意象思维，认识事物"象"层面的规律，把握事物作为自然整体的本质和法则。"象"或现象，即有形事物的呈现，可以直接或间接为人之感官感知。就这一点，中西方相一致。但是，西方抽象思维重在物质形体的独立性能，认为事物的本质存在于现象的背后，所以抽象思维寻找事物本质的过程，正是对现象的自然整体性加以控制和破坏的过程。

中华传统的意象思维则认为，事物自然状态的现象不仅是事物表里内外全部关系的综合呈现，而且就是事物作为自然整体存在本身。事物作为自然整体的本质与规律，就存在于自然状态的现象之中。老子提出"道法自然"，就是主张认识和遵循事物在自然状态下的现象本身的规律。意象思维同时认为，象的本质是气。张载《正蒙·乾称》云："凡象，皆气也。"故认识象与把握气相通，相互为用，密不可分。这也就是为什么阴阳既是气的根本规律，同时也是象的总体法则。中医和整个中华传统学术主要采取的正是第2、第3条路径。

了解了以上观点则不难看出，那种认为中华传统文化过度偏重个人内在道德心性，轻视对外间世界认识以致缺少系统认识论的观点，是不准确的。实际是，儒家强调心性修养，道家宣扬"无为""法自然"，除了道德人文的需要，另一个重要目的正是开通深入"气""象"领域之路，在自然整体层面以"昭知万物"。

物理学的量子可以归于气吗？

一些学者认为，现代物理学的量子力学已经融入中华传统的气学。刘长林认为不能接受。首先，物理学的微观粒子并非无形。中华气学说气无形不是测量出来的，也不可能测量。就既有资料可知，气无形的判断可能来自以下两个方面。一方面，先贤在有关气的众多实践和感受中发现，气对任何有形之物可以做到"无不通透"，而且无所不在（相对），但不能为人的五官直接感知，于是，给人的直觉和合理推断，气当无形；另一方面，哲学上经逻辑推理得出的结论表明，最初生出有形之物的原始存在，必定为无形的存在。如果仍为有形，那么它就还有其生者。因为一切有形之物，皆有组织结构，其自身必有生灭终始。故万物的本原，应无形。尽管没有所谓实证，可以肯定的是，长期以来，沿袭气无形的观点在相关实践和理论论述中一直顺畅，没有引来差谬。

"无形"是无限性范畴，既是无限小，同时又是无限大。而关于无限，数学和一切有限性的广义物理工具、手段和方法都是不能企及的，也就是说，无限永远不能所谓实证，因为在我们生存的感性世界，利用有限不可能抵达和论证无限。现代物理学所采用的手段和方法无论怎么精妙，都只能属于有限性存在，因而不可能进入无限的领域。物理学已经证明，物质不可能无限分割，这也就意味着用物理学的方法不可能使物质进入无限小，当然，也不可能通过物理方法使物质成为无限大。

因此，量子无论多么精细奇妙，它们作为物理学的手段和方法可以作用和研判的存在，只能属于有限性范畴。而元气与物质的一个重大的本质性的分野正是在于，元气是无限性存在，不可测量；物质是有限性存在，原则上可测量。故在一定意义上可以说，"气"与物质属于两个世界。至于元气论所指明的形与气的相互转化，其所依据的原理至今尚未揭晓，但可以肯定的是，这种相互转化远不在广义物理学的范围之内。

其次，气有灵性，可以与人的意念相通。气不仅可以传递人的意念信息，而且有所理解，并按照人的意念指示完成一定的行为动作，在这一过程中，甚至体现出某种道德属性，孟子所言"浩然之气"以及众多现代气功行为即是。再有，许多事实接近表明，气是人的生命活力和意识灵性的载体。而这些在量子力学中并未发现。

再次，先贤是以天人合一、主客相融的方式发现气，并建立起气学的。而现代物理学观察和实验各种微观粒子，是以天人相分、主客对立的方式进行的。面对复杂多变、层出不穷的大千世界，采用原则不同的方式方法，通过不同路径所进入的领域，所获得的结果，也是不会相同的。

基于以上观点，刘长林认为，量子力学归根结底属于物质科学，与同心念相通的气学属于两个本质不同的门类。显然，认识和支配气的方式，如果单纯依靠一部分人的心性意念，实在太受局限。是否可以在现代科学和中国传统学术的基础上，经过进一步研究气与形、与意识的关系，就如用仪器和机器延伸和代替人的感官和四肢的功能，用人工智能延伸和代替人的大脑那样，发明一种装置，延伸和代替人沟通和支配气的"心能"？如果可能并实现，将会根本改变人类的科学形态、知识结构和生存方式，甚或人性和人类的信念也会随之发生好的变化。

42　从蛋白质组学论中医气的实质

中医学"气"的概念，源于古代医家对自然生命现象的思索和认识。通过观察到冬天呼吸时鼻孔出入的气体、毛孔开阖时散出的蒸蒸白雾，朴素而直观的理解气的形态。此外，通过人在气功锻炼时感受到的一种可以传导的能量体，能沿着一定的轨迹在全身流动，总结出气在人体中的运行模式。朴素的唯物观结合古代哲学的联想、抽象和升华，最终辩证得出了现代中医学中"气"的基本概念：一种活力很强、运行不息的极精微的物质，是构成人体和维持人体生命活动的基础物质之一。学者西旺等对蛋白质组学在中医"气"实质研究中的应用做了梳理归纳。

气实质的现代研究

现代中医学者在辩证唯物观的指导下，联合物理学、分子生物学、生物化学、免疫学、信息学等多学科技术，对先天之气、外气、气的微粒、生命辉光现象等气实质相关问题进行了多年探索，已经取得了一定成效。章文春曾经运用太赫兹波技术检测普通人与气功师静态发放功时太赫兹波的变化，发现气功师在发功状态下的太赫兹波明显出现波动、且波动方向始终与地球磁场一致，而无气功锻炼者则无明显变化，以此证明了中医"外气"的存在，并提出气可能是一种类似电磁波的"场"。这一观点得到了很多学者的认可，韩金祥等就在逻辑学视角下分析了气与量子（电磁波）的同构性，分别从量子的概念、波粒二象性、渗透性、感应性以及与精神联系性等层面论证了气与量子场的密切联系。还有学者提出中医学的"气"可能没有质量，仅仅是一种"能量"的集合体，如阳气等同于热能；脾气等同于机械能；水谷精微转化为化学能；意识信号类似电能；而气的温煦功能可以看作辐射能等。各种气以能量形式运行、贮存并相互转化，从而相互协调完成各种生命活动。与此类似，张茂林等认为气实质与细胞中能量产生的关系密切，细胞中的线粒体不仅可以储存细胞内来自营养物质的化学能，还是一种人体的ATP 转换设备，保证各个组织得到充足的能量运转。此外，范刚启等从基因重组、DNA 多态性、基因的转录、克隆技术等角度探讨了气与基因的相似性，提出了基因应该是气的生命表现形式。在国外的研究中，早在 20 世纪就有苏联科学家基里安在高压电场环境下发现，在患者的裸体周围存在一层 15 mm的彩色光晕，这种现象被定义为辉光现象（生命能量场）。经研究发现人体周围的辉光会随着人的生理状态、病理状态或心理状态发生改变。这种肉眼不可见辉光的表现形式与气的形态十分接近，因此有学者推断气可能就是种类似光晕产生的场能量。以上种种研究都证明了气的确实存在，并为研究气实质的工作原理提供了思路。

传统中医学气的 5 个特征

中医之所以选用气这个词，受到了古代哲学"气一元论"的影响，"一元论"认为宇宙万物都是一气所生，元自一炁（炁的含义为能量或电磁场）。根据类比思维，中医的气也具有了炁的两个特点：第一，气是构成人体这个小宇宙的基础物质。第二，气同炁一样，不是某一种单一的静止的物质，而是一类动态的类磁场性的能量系统。

根据《淮南子·原道训》和《内经》中形、气、神三位一体的生命观，中医学认为形、气、神三者密不可分，是人生命活动的基础。其中"形"是肉眼可见的实体，包括脏腑组织、形体官窍、四肢百骸等。而"神"可以认为是一种不可见的意识形态。而气介于二者之间，与神、形三位一体，故可以推断气的第三个特点是，介于有形和无形之间，即能够接受意识的近似电信号的引导，又可以影响形的机体所有组织结构。

气的第四个特点就是气的来源明确，中医学认为气的来源分为先天和后天两类，先天之气来源于父母的先天之精，后天之气则来源于水谷精微和自然界的气体。

第五个特点是气按照功能分类，如元气、宗气、卫气、营气以及脏腑之气。不同种类的气的职责不同，但总体上可以分为温煦、防御、气化、推动、固摄5种生理功能。

蛋白质系统与气特点的相通性

气是一种摸不到也看不见，且很难定义的物质。气的物质性和功能性主要体现了以上5个特点。在自然界中，蛋白质参与了机体的所有生命活动，几乎可以完美地体现气的这些特征。

1. 同为人体基础物质　蛋白质（protein）是生命的物质基础，是构成细胞的基本有机物，是生命活动的主要承担者，这与气的定义如出一辙。

2. 同为动能量系统　各类蛋白质每时每刻都在工作，参与全身的循环代谢。当蛋白质参与氧化等生物过程时会释放大量ATP，帮助完成人体的各种功能。近年又发现，细胞线粒体的能量代谢主要受到腺苷酸活化的蛋白激酶（AMPK）和雷帕霉素靶蛋白（mTOR）的交互调控。mTORC1主要通过磷酸化线粒体蛋白调控线粒体活性，并通过参与糖酵解影响线粒体呼吸平衡。多种蛋白系协调作用控制着生物体内能量的生成、转化、传递。此外磁场作为一种特殊的能量体也受到蛋白质的影响。如北京大学谢灿团队在国际顶级期刊Nature Materials发表了题为《一个磁性蛋白生物指南针》的论文，其中发现了一种聚合型的蛋白质-磁感应蛋白（MagR）。研究人员认为这类MagR蛋白稳定地存在于蝴蝶、鲸鱼、大鼠、鸽子以及人类体内，是生物对地磁场产生感知的根源。这些特殊属性蛋白质很好地模拟了气的场能量。

3. 形态形式相似　部分蛋白质肉眼不可见，但是存在实体，可以通过显微镜等仪器观测到，如肌肉中的胶原蛋白、肌动蛋白等，然而很多蛋白质引导的生命活动，如神经信号传导、磁感应、免疫应答、能量释放都是无法通过显微镜观察的。所以认为蛋白与气都是介于有形无形之间。有学者认为气是没有实体，仅仅是能量、电磁场，或者是量子这种极微小的物质，但是假若气的单位体积过小甚至没有体积，那就很容易散逸出体外，机体的很多生理功能根本无法完成或很容易受到外界干扰。如果气真的没有实体，像血能载气、血为气之母等理论也就不复存在。所以气应是有一定体量的功能物质，并且介于可见与不可见之间。蛋白质系统同样具有这样的特点，并且很多蛋白如类固醇等都会受到意识的影响，并参与形体的构建。

4. 物质能量来源相似　与后天之气主要来源于水谷精微相似，蛋白质大量来自食物的摄入，少量自我合成。而先天之气来源的本质上是精卵结合，二者都是有大量遗传信息和营养的蛋白质。并且核酸虽然是父母遗传信息的实际载体，但遗传信息的传递和表达仍然需要在蛋白酶的催化和调控下进行。所以说先天之气的实质也与蛋白质有关。

5. 功能表达相似　蛋白质是人体生物功能的主要承担者，蛋白质的主要五大功能与气十分相近；结构蛋白的支撑功能（固摄）、转运蛋白的运输功能（推动）、抗体补体的免疫功能（防御）、蛋白酶的催化功能（气化），以及蛋白质水解会产生大量热量（温煦）。气在体内承担的多种功能都离不开蛋白质的配合完成。

基于蛋白质组学研究气实质的可行性分析

生命体的所有活动都与蛋白质有关。生长发育、运动呼吸以及消化免疫等生理功能也必须有蛋白质的参与，即使没有实质的意识活动也需要依靠蛋白质输送能量、传递信息。因而基于蛋白质系统的重要性和与"气"特征的近似性，本课题组推断中医定义中构成气的"精微物质"必然包括各种功能性蛋白，它们形成一套相互关联，不停运转的生化系统。为了进一步了解整个蛋白质系统与气实质的关联性，可以尝试采用蛋白质组学技术。

蛋白质组学是一门新兴的高通量、系统化的研究方法，针对生命体中各种细胞、组织以及体液包含的所有蛋白质进行分析。它不仅能够用于研究各种生命活动规律的物质基础，还可以为疾病的病理研究、攻克方法提供理论支持和解决途径。在中医学领域，蛋白质组学可以用于研究气实质相关理论，同时还可以为气功防病保健、延缓衰老的实验研究提供系统生物学的参考依据。如蛋白质组学可以联合太赫兹波技术观察分析气功锻炼者在练习周期前后血液中磁场相关蛋白质的代谢情况。也可以从蛋白质组学角度观察气虚模型在接受气功治疗后，相关蛋白是否受到气的影响。

本课题组曾经使用经典补气方剂四君子汤对健康小鼠进行补气治疗，以方测证地分析"气"对小鼠体内蛋白质的影响。实验通过蛋白质组学中的 iTRAQ 技术观测体内的蛋白质变化，将补气前后所有明显变化的差异蛋白在通用蛋白质数据库（Universal Protein，Uniprot）、京都基因与基因组百科全书（Kyoto Encyclopedia of Genes and Genomes，KEGG）等生物信息数据库进行搜索。最终筛选出 101 种与气密切相关的功能蛋白。这些蛋白主要分为结构蛋白、蛋白酶、转运蛋白、免疫蛋白四大类，能够分别表达气的各种功能。①固摄功能：结构蛋白是用于组成动物细胞间质与结缔组织的一类蛋白，包括血小板反应蛋白-1、胶原蛋白等。血小板反应蛋白-1 可以通过调节成纤维细胞、内皮细胞、血管平滑肌细胞的功能，影响细胞黏附、血小板聚集、细胞骨架构建等功能，进而保证血管内膜的正常和完整。②气化功能：蛋白酶的种类最为繁多，几乎参与了人体所有的生命活动。如泛素蛋白酶，任何蛋白酶降解前，首先要通过泛素标记。继而根据标记进行特异性蛋白降解，尤其是泛素连接酶 E3 是整个蛋白酶降解过程的关键因素，能够识别标记蛋白将其与底物对接。研究表明，泛素蛋白酶能够帮助人体清除毒素和癌细胞等有害物质，并在心血管疾病的治疗中起到重要的作用。③防御功能：主要起到防御作用的免疫蛋白，包括抗体、补体等。抗体是指机体由于抗原的刺激而产生的具有保护作用的蛋白质。它是一种由浆细胞（效应 B 细胞）分泌的功能物质。补体是一种血清蛋白质，存在于人和脊椎动物血清及组织液中，不耐热，活化后具有酶活性、可介导免疫应答和炎症反应。④推动功能：转运蛋白是膜蛋白中的一员，介导生物膜两侧的物质交换和信号传递。如转铁蛋白受体，它存在于大多数生长期的细胞表面，尤其在脑组织的血管内皮细胞中含量最为丰富。转铁蛋白受体最主要的作用是跨膜运输，推动物质穿越血脑屏障。⑤温煦功能：所有蛋白质和糖或脂肪一样都可以为人体提供大量热量，平均每克蛋白质氧化后可以释放 4 千卡的热量，满足机体功能对热能的需求。蛋白质的主要功能与中医气的功能基本一致，由此可见蛋白质组学技术，可以从一个立体的角度分析补气对相关蛋白的影响，这种方式与中医的整体观思维相一致。

气的定义是由古代劳动人民通过取类比象，对人体中一系列功能的朴素概括。可以用"气"这个字定义，同样可以用"炁"或"道"等汉字代替，所以"气"不是一种简单的物质概念。过度强调肉眼不可见的物质特性，而淡化气的功能性是形而下的。现有研究将气的实质推测为能量、光子或任何一种单体证实了气的客观存在性，但还不能揭示这些"实体粒子"的工作原理，也不能很好地区分"形""气""神"之间的差异。因为根据霍金的物理学理论来看，宇宙中的一切物质，包括形气神的本原都可以是能量，且它们都来自同一个"奇点"（黑洞）。因而西旺认为气的实质就应看作是一种与磁场和能量相关的多功能工作系统，而不应该细化定义到某一种极微小元素。正如生命体的本原虽然可以细化到分子、原子的程度，但生物研究普遍还是以细胞作为最基础的研究单位。

综上所述，蛋白质系统很可能是气实质的一种表达载体。因此，本课题组尝试引入蛋白质组学技术，对气实质与蛋白质系统的关系做进一步研究，以期为气功防治疾病、抗衰老研究提供更多生物学依据。

43 从分子生物学论中医气的实质

气学理论为中医理论之核心之一，学者蒋晓林等认为，从现代分子生物学角度探讨气的本质，对于揭示人体生命科学的秘密，具有重要意义。

现代分子生物学与气的生理关系

1. 气一元论与基因克隆 气，最初是一个哲学命题。在《内经》问世之前，气的概念便产生了。先秦时期，老子、宋研、尹文等哲学家提倡"气一元论""精气学说"，认为气是构成天地万物的原始物质。例如老子《道德经》云"万物负阴而抱阳，冲气以为和"，庄子云"气变而有形，形变而有生"，《管子·劝业篇》云："精也者，气之精者也。"《内经》以"精气学说""气一元论"的理论为基础，与医疗实践及有关各方面（诸如天文、地理、气象等）知识相结合，形成了独特的中医气学理论——气一元论，并构成中医理论之核心。此后，历代医家继承和发展了《内经》气学理论，使气学日趋完善。中医气学理论的基本思想可概括为以下几点：其一，气是物质。《素问·气交变大论》云："善言气者，必彰于物。"可见气与物是一个统一的整体，古人所谓的气无形，并不是说气不存在，只不过极其细微，以当时的科技水平，肉眼难见罢了。其二，气是生命的本原，并且是构成生命的基本物质。《素问·宝命全形论》云："天地合气，命之曰人。"《难经·八难》云："气者，人之根本也。"《灵枢·刺节真邪》云："真气者，所受于天，与谷气并而充身者也。"说明人生命乃父母之精气所产生，依赖呼吸之气，水谷之气所充养。其三，《内经》以气为纲，试图用气这个共同的物质基础，统一说明自然现象、人体生理活动、精神意识、病理变化、临床诊断、针药治疗等，使之成为一个比较完整的气学理论体系。阴阳五行、脏腑经络、四气五味等中医药理论，只是气一元论的具体表现形式而已。而本文所言之气，专指生命的本原，且是构成生命基本物质之气，即元气，或曰精气、真气，而以"人气"为代表。

需要说明的是，虽"人以天地之气生，四时之法成"，但因"天覆地载万物悉备，莫贵于人"，故《内经》在阐述中医气学理论时，多以人为生命或生物界之代表。但这并不排斥中医气一元论适用于其他生命。陈晋笙云："若夫植物动物，莫不受天地阴阳之气所化而生，与人受天地之气所生而成，正复相同。"

基因克隆是在体外对 DNA 分子按照既定目的和方案进行人工重组，将重组分子导入合适细胞，使其在细胞中扩增和繁殖，以获得该 DNA 分子的拷贝，重组技术是基因克隆的核心。基因克隆从它诞生之日起，就受到了极大的关注，它的诞生标志着生命科学的飞跃，把生命科学推入了新的阶段。基因重组与克隆技术，彻底填平了生物种属间不可逾越的鸿沟，动物和植物，病毒、细菌和人类的基因都可连接起来，形成杂种生物，这是以往人们难以想象的。地球上数以百万计的生物，其外观形态和活动表现虽千姿百态，基本上无一相同，但其内在本质都是高度一致的。例如所有生物的大分子、核酸和蛋白质的组成和结构，核酸结构与蛋白结构的对应关系、即遗传密码等，在整个生命世界中，从病毒到人，都是一致的。

不同的生物物种基因之所以能够拼接在一起，关键是生命在几亿年前起源于一体（生命一源论）。这与中医关于生命的认识，特别是关于生命本原的认识——气一元论实在有异曲同工之妙。

2. 生命的多样性 气有不齐与 DNA 的多态性。尽管"天地合气，命之曰人"，植物动物与人受气"正复相同"，但"交感之妙，化生之机，万物之数，皆从此出"，"知阴阳气血皆有所钟，物之生谓之化，物之极谓之变，阴可变为阳，阳可变为阴"，"知此一二，交感生成，气有不齐，物当其会，而变化之由，所以出矣"。"虽太虚寥廓，肇基化元，万物资始"，但"布气真灵，生生化化，品物咸彰"。说明中医之气，既有起始的一元性，又有变化的多样性，从而造就了丰富多彩的生物界，其因皆为"气有不齐"。

DNA 的结构在不同种类的生物体内存在着很大的差异。即使在同种生物的不同个体之间，尽管蛋白质产物的结构和功能完全相同或仅有微小差异，但在 DNA 水平上的差异却是明显的。这种差异主要体现在不编码蛋白质的区域和没有重要调节功能的区域。个体间的 DNA 差异是由一种不影响生物表形的中性突变所造成的，因而不表现出任何明显的疾患。但这种基因突变（如碱基替换、缺失或插入），使突变部位的 DNA 顺序产生或丢失某种限制性内切酶的位点，或者限制性位点之间所含重复顺序的数量发生变化。生物体这种 DNA 顺序的变异程度各不相同，这样，用同一种限制性内切酶消化不同个体的 DNA 时，就会得到长度各不相同的限制性片段类型（基因片段），这就是 DNA 的多态性，又叫 DNA 指纹。正是这种 DNA 的多态性，才使生物界呈现令人眼花缭乱的多样性。DNA 的多态性，为中医之"气有不齐"导致"品物咸彰"作了现代分子生物学的注脚。

3. 气的阴阳之分与基因的阴阳属性 气是生命的本原，是构成生命的最基本物质，而有阴阳之分。浑沌初开，气分阴阳。王安道云："人之所以生者，气也，气者何，阴阳也。"张景岳云："天地之道，以阴阳二气而造化万物，人生之理，以阴阳二气而长养百骸。"《素问·宝命全形论》云："人生有形，不离阴阳。"

基因的结构本质是 DNA，就 DNA 双螺旋双链骨架而言，走向相反。从同一端点追链，3'→5' 方向的一链若视为阳，另一条 3'→5' 方向的链则属阴；根据碱基互补规律 A→T 或 G→C，可将 DNA 双螺旋上每个碱基平面的嘌呤-嘧啶碱基对，分别用阴阳来说明它们的互补依存关系。而以阴阳分别 64 个遗传密码，与易经阴阳 64 爻完全相同。

在基因表达与调控方面，基因按其功能可分为结构基因和调控基因。前者表达后得到与其编码对应产物——蛋白质，结构基因的突变可致编码蛋白质的质和量的改变。后者表达虽得不到相应的表达产物，但可对前者实施调控，影响蛋白质的质和量。从其作用结果来看，调控基因影响结构基因表达，没有对应产物生成，为机能活动属阳；结构基因的表达，编码合成特定蛋白质，为物质属阴。结构基因与调控基因保持着对立统一的协调关系，使基因得以在复制、转录、翻译过程中发挥正常作用。

结构基因在转录过程中，亦有着一对对立统一的序列——启动子和终止子。位于基因转录起始位点之上游的启动子对转录发挥启动和激活功能；终止子位于基因末端，具有终止转录功能，前者主动属阳，后者主静为阴。基因转录后必须经过一系列的加工过程才能成为成熟的 mDNA。此过程表达调控的重要内容为戴帽、加尾与剪接。以阴阳分类，则云除内含子、联接外显子的剪接过程为阴；戴帽、加尾过程为阳。通过减与加完成前 mDNA 向 mDNA 的转变。同样翻译水平的调控中，肽链的起始与终止，翻译后肽链的酶切和羟基化、磷酸化等，也都是阴阳属性及相互作用在基因中的体现。

肿瘤发生相关的基因也可以阴阳分为两大类，癌基因与抑癌基因。从理论上推测，有多少个癌基因，就可能有多少个抑癌基因。两者均存在于正常细胞内，又称物种进化中的看家基因。正常情况下，分别对正常细胞的增殖和分化起正、负调节作用。"阴生阳长，阳杀阴藏"；当受到物理、化学或病毒等因素的作用，前者被活化，后者失活，才会导致正常细胞恶性转化或获得永生，"阴阳相错，而变由生也"。另外，恶性肿瘤的浸润转移，受多种相关基因的调控。这些基因按其作用性质可分为正向作用的转移相关基因和反向作用的转移抑制相关基因，前者激活和后者失活均可诱发促瘤转移表型的发生。

因此，基因无论在结构形态方面，还是其功能表现上，都有明确的阴阳属性，基因中寓有阴阳。如果说气相当于基因，气分阴阳，基因又有明确的阴阳属性，那么是否可得出阳气相当于阳基因，阴气相当于阴基因，并由此得出，阴阳基因乃"天地之道也，万物之纲纪，变化之父母，生杀之本始"，并造化万物的"神明之府"的推断呢？

4. 气的生理功能与基因表达和调控　在《内经》命名的 80 余种气中，生理之气可分为精气、宗气、血气、脏腑之气、经络之气、经气等。尽管这些气名称多样，功能相异，但"夫精者，身之本也"，"真气即元气也……曰先天之气，曰后天之气，在表曰阳气……在上焦曰宗气……在下焦曰元阴元阳之气，皆无非其别名耳"。说明元气在人体不同部位、不同环境、各有其名，能相应地发挥各种潜能或功能。因此，探求元气的实质是掌握气实质的钥匙。基于前述的分析，从基因及其表达角度研究气的生理实质，特别是元气的生理实质是科学可行的。

气的运动是机体各系统、组织器官协调合作的结果，如果其中一部分发生异常，则势必影响气的运动，导致疾病的发生。《素问·举痛论》云："百病生于气也。"张景岳云"病之生者，不离乎气"，"正以气为用，无所不至，一有不调，则无所不病"，"至其变态，莫可名状，欲求其本，则止一气字足以尽之"。气生百病，具体以证名之，证的实质研究可以说是气的病理实质研究的具体表现形式。

根据现代医学概念，中医的证本身不是一种独立的疾病，而是出现于疾病过程中的一种相同或相似的病理生理过程和临床综合征（症）。分子生物学的发展为用现代医学阐明证的实质提供了条件。申维玺从基因表达的功能特性出发，重点研究了阴虚证、阳虚证、气虚证，在理论上找到了这些证的本质。细胞内的基因表达有两类，一类是正常机体处于静息平衡状态下的基因表达叫构成性表达，另一类是机体在外界应激因素状态下的基因表达，叫诱发性表达，申维玺认为，机体在不同致病因素反复作用和持续作用下，体内某些靶器官细胞内基因表达调控失常，因而产生一类具有特殊生物活性的细胞因子——蛋白质和多肽分子，这些细胞因子的生物活性相对或绝对升高，机体便出现了各种"证"的临床表现。

气的病理及中医药调气治疗与基因疗法

张景岳云："病之生者，不离乎气，而医之治病也，亦不离乎气。"《灵枢·九针十二原》云："知其要者，一言而终，不知其要，流散无穷。"故《素问·疏五过论》云："治病之道，气内为宝。"正治反治同治异治之目的，皆为"疏气令调"，"使其气和"，阴阳气平，诸症悉愈。

药物气味是药物性能的基本组成部分，主要包括寒、热、温、凉四气及酸、苦、甘、辛、咸五味，用"气"来说明药性是中药运用的特点，"草木昆虫之气，尽皆得气之先，所以虽干枯陈朽，亦可以调脏腑而治疾病，其气同也。"陈晋笙云："若夫植物动物，莫不受天地阴阳之气所化而生，与人受天地之气所生而成，正复相同，故以之治病，其中有息息相关之理焉。"二者都来源于生命本原之气，密切相关，息息相通，并且皆可分为阴阳两类。药物气味的升降浮沉特性与体内之气升降出入的运动形式相应，药物的寒热补泻正是针对病情的寒热虚实，而且，药物气味可以选择地作用于所属脏腑，具有归经的性能，以草木昆虫之调治人体气之偏，针对疾病发生发展过程中气的不同情况，采用不同的草木昆虫之气——不同的药物进行治疗，是辨证施治的关键所在，我们把它理解为"以气调气"。

基因治疗是用正常或野生型基因校正或置换致病基因的一种治疗方法，特点是目的基因导入靶细胞后与宿主内的相关基因发生整合，成为宿主遗传物质的一部分，目的基因的表达产物对疾病起到治疗作用。近年来，采用某些基因转移技术，即使目的基因和宿主细胞的基因不发生整合，目的基因也可以得到暂时表达，其表达产物也有一定的治疗作用，为了与前者区别，把后者叫作"基因疗法"。不管目的基因是否与宿主细胞的基因发生整合，亦不管是利用目的基因表达产物治疗疾病的基因置换、修正或修饰，还是应用反义技术封闭致病基因的有害表达以治疗疾病的基因失活治疗或疗法，我们都可以把它们理解为中医的调气。可以把基因置换、修正或修饰理解为补气——此气为目的基因有益的表达产物，把基因反义技术理解为祛除邪气——此邪气为致病基因的有害表达产物。

反过来，如果把"人气"及与"人气"息息相关、正复相同的草木昆虫之气理解为"基因"或其表达产物，便可以把利用草木昆虫之气，以调人体病理之气的调气疗法理解为中医的"基因疗法"，把产生了目的基因表达产物的辨证施治技术，理解为中医的"基因修正"或"基因修饰"，把抑制致病基因有害表达的调气法，理解为中医的"反义基因技术"，而目前的一些研究业已表明，中药调气确实有产生目的基因表达产物或抑制致病基因有害表达的作用，某些中药或组方防癌抗变的效能，已证实中药调气具有类似基因疗法样的作用。

　　将中医气学理论中具有生命活性的气（元气或真气）与现代分子生物学的基因相比较，发现两者具有统一性，随着对复杂生命现象的不断认识，关于"基因是构成一个表达单位的 DNA 片段的组合，表达导致一个或多个专一功能基因产物 DNA 分子或多肽的形成"的分子生物学的基因定义，已远不能适应于每一个基因，新的研究必将赋予基因新的内容。但借鉴现代分子生物学的理论和方法，赋予中医之气以现代基因内涵，从基因角度研究中医气学理论，可能导致气实质研究的一个较大进展。

44　从生物能学论中医气的实质

气学说是中医理论中的核心内容，它是构成机体和维持生命活动的必备物质。气在机体中不仅具有物质性，如水谷之气，同时也具有功能性，如脏腑之气等。正如《难经·八难》所云："气者，人之根本也。"《类经》云"人之有生，全赖此气"，说明气与机体健康、疾病和生命关系极为密切。近年来，中西医结合工作者在前人工作基础上，继续运用近代医学理论与技术，从临床实践和基础理论进行了多学科的研究，对阐明"气"实质提供许多可接受的学术见解。由于中医气学说的含义甚广，内容丰富，属于难度较大的研究领域，如欲准确或完整地理解其实质内容，还需从多方面进行综合研究，若仅限于一门学科或少数实验，是难以达到预期要求的。学者陈文为从近代基础医学理论和中药药理学的角度，探讨了中医气的实质与近代生物能学的相互联系。

中医学与近代能学对气的认识

1. 气的物质性　中医学认为气分布于体内各组织器官中，主要来源于肺吸人之清气氧和脾胃运化的水谷精气积于胸中成为宗气。正如《灵枢·五味》云："故谷不入，半日则气衰，一日则气少矣。"明确指出具有物质性的气对人体生命活动的重要性。近代生物能学认为，机体内主要生物能源是三磷酸腺苷（ATP），它的来源是由肺吸入空气中的氧与肠胃消化吸收的小分子物质，随血液循环输入周身的组织细胞内线粒体部位，通过三羧酸循环需氧代谢途径，经脱氢反应生成 $NADH＋H^+$ 和脱羧反应生成 CO_2，前者循电子吸呼传递系统，在消耗氧的基础上产生高能物质。这一过程称为氧化磷酸化反应（即在耗氧的同时伴有 ADP 磷酸化为 ATP）。这是生物机体生成能源的主要途径。尽管上述两种理论各异，但所生成的"气"或"ATP"的前体物质都是食物和空气氧，具有共性的物质基础。

2. 气的功能性　中医学对气的功能性认识可以归纳为 5 个方面。①推动作用：机体发育生长过程中，各脏腑和经络的生物活动、血液的运行和津液输布都需要气的激发与推动。②温煦作用：人体体温的调节主要是依赖于气的温煦。③防御作用：气能护卫肌表，防御外邪入侵。④固摄作用：控制体内血液循环于周身，不使溢出脉管之外。另外，控制汗液和尿液排泄有度，以及固摄精液等。⑤气化作用：气化作用包括两种含义，一是指精、气、津和血液之间相互化生，二是指气可以转化为各脏腑特有的活动功能。

近代生物能学认为，ATP 的生物功能可概括为 3 个方面：①机体各种形式的生理活动所需的能源都是由 ATP 通过在各自组织器官（效应器）转换的，如肌肉运动、脑组织思维和肺部呼吸等。②细胞物质交换，如主动运输（调节细胞内外离子浓度梯度差）即离子泵是需要供应能量的。③机体组织在发育、生长和更新过程中，在合成生物大分子如多糖、蛋白质、脂类和核酸等基本构件时，由小分子聚合成大分子反应都是耗能反应，其能源物质就是 ATP。

从以上中医对"气"和近代生物能学"ATP"的生物功能论述理解，这两种不同的学术系统是具有许多共性内涵的。

3. 气或 ATP 生物功能的专一性　ATP 是在组织细胞内线粒体部位生成的，其分子结构含有较多负电荷分布在磷酸根基团，该分子难以通过到细胞外，所以在血液中不含有 ATP 成分，体内耗能的特点在于各组织细胞内所合成的 ATP，仅能满足其自身功能的需求，而不能互为取代和贮存。但各组织所合成的 ATP 部位、前体（物质来源）和途径都是相同的（仅红细胞例外，是无氧酵解供能），因此，不同器官的生理具有高度的特异性。如中医学所提到的心气、胃气、脾气和肺气，它们之间都具有各自的生理特性，各脏腑之间可以互为影响，但都不能互相替代，所以中医学与近代生物能学虽然对人体生命活动的论述各不相同，但所阐述的内容实质是相通的，且这些生物现象的论述是符合生物大分子关于形态结构与功能之间关系的规律性。

老年性气虚证

老年性气虚证是人类机体老化过程中常见的虚证，简单地理解，人们随着年龄增长，伴有脏腑生理功能衰退和病理性正气虚弱，两种因素又是互为因果地恶性循环变化，逐步发展为老年性气虚综合征或老年疾病。正如《素问·阴阳应象大论》指出"年四十，而阴气自半也，起居衰矣；年五十，体重，耳不聪明矣；年六十，阴痿，气大衰，九窍不利，下虚上实，涕泣俱出矣"。古人对衰老的发展规律早有认识，并强调人到中年已显露开始气虚征象，暮年则更为明显。中医药学对延年益寿、防治老年性气虚疾病方面，已积累了丰富的理论与实践经验，尤其以"肾为先天之本，脾为后天之本"为基本论点，指出肾气、脾气的虚衰是直接促进衰老的首要因素。多年来，中医临床实践也证实采用健脾益肾，调和气血即扶正培本法对防治老年性气虚病症确有良好的效果。

近代生物科学的发展也推动了关于衰老机理的研究，其中关于衰老与自由基学说引起较多学者的兴趣，现已形成十分活跃的新领域。由于生物体内的物质在需氧代谢过程中常伴有毒性氧产物，即自由基物质的生成，尤其组织细胞内线粒体部位是消耗氧分子最为旺盛的亚细胞器，当氧分子从代谢物接受电子产生能的过程中，氧代谢终产物包括超氧阴离子、羟自由基和过氧化氢等。此外，机体经常受外环境某些物理或化学因素如电离辐射、紫外线照射或化学毒物的诱发等，都可引起一些含共价键化合物发生均裂反应，生成含单子产物（即自由基物质）。正常情况下，体内自由基物质来源与清除是处于动态平衡的，它们的生物活性又是双重的：①积极方面，可增强白细胞对细菌的吞噬和抑制增殖的功能，也有控制或抑制肿瘤细胞恶性蔓延的作用；②消极方面，由于机体的生理或病理原因，促使清除自由基能力出现慢性或急性减弱时，过剩的自由基则对构成组织细胞的生物大分子的化学结构发生破坏性反应，也随着破坏层次的逐步延伸，而损伤正常组织的形态结构和功能的完整性，当损伤程度超过修复或丧失其代偿能力时，则组织器官功能发生障碍，严重时则是导致一些疾病发生的重要病理因素之一。

体内自由基反应的特点，可概括为 3 方面：①对靶组织损伤反应不具有特异性，凡是需氧代谢的组织细胞都可产生自由基，如脑、心、肝、肾、肺和肌肉等组织。因此，机体各组织器官都普遍存在自由基损伤反应，常常由于这些靶器官对自由基反应性存在着差异，其衰老进程也是不平衡的。②自由基对损伤反应底物（生物大分子）不具有特异性。组织细胞是由多糖、蛋白质、核酸和脂类等生物大分子组成，自由基通过单子的氧化-还原反应，发生解聚、交联、裂解、加成和氧化等反应，改变了上述分子结构的完整性和生物活性，而影响细胞的正常功能。

为什么说老年性气虚证与自由基反应关系密切呢？由于各组织细胞内都含有数量不等的线粒体，其内外膜的结构同其他生物膜一样，是不同磷脂相互有序排列构成脂膜双层，在磷脂分子中含有多种饱和或不饱和的脂肪酸，当线粒体在合成能量 ATP 代谢过程中，同时不间断地生成毒性产物，若机体因病理或生理原因而降低清除自由基的能力时，积累过剩的自由基，首先对线粒体脂膜结构中的脂肪酸发生脂质过氧化反应，破坏膜脂双层的形态结构，使其脂层排列松散、内膜嵴减少，其合成的 ATP 效率降低、氧分子不能充分利用（即氧化磷酸化反应效率减弱）。这种反应促使其结构与功能交替损伤，又是逐层次地向高级组织扩展，进而导致维持正常生命活动的能源（中医气）不能满足需要，逐渐出现机体虚弱现象。联系到中医老年性气虚证，开始也是由各脏腑先后出现生理性功能减弱，如心气虚为脉弱无力、心慌心悸；肺气虚为呼吸气短；肾气虚为性功能减弱，腰膝酸软无力；脾气虚为纳少便溏，食后胀满等。由于脏腑之间或脏腑与各组织之间是有机的联系，从整体观出发，一脏一腑的虚损有轻重之分，中医学认为其根本还是脾、肾。所以，健脾补肾有助于改善老年性气虚证。无论是"气"或高能物质

"ATP"的体内来源受阻，都可以出现心慌气短、体弱乏力，并随年龄的增长而日益严重，这反映出气虚与能量供求障碍方面所表现出的症状是相同的。

以上是从近代生物能学联系中医"气"的实质进行了探讨，现介绍两例实验证实两种不同学术体系是存在着共性内容的。

（1）单味益气中药提取液对动物组织细胞内"能量"状态的调节：组织细胞内存在一种腺苷酸激酶，是可逆性催化反应，根据三种腺苷酸含量求得能荷值（表示体内能量动态平衡参数），该值是受生理或病理多种因素的调节。常用补气药如人参、党参、黄芪、白术等都有不同程度地增加能荷值（即ATP含量），而理气药如青皮、乌药、厚朴、枳壳等则表现为降低能荷值的趋势，并以厚朴、枳壳最为明显，该结果可证实中医"气"与生物能源的概念存在着共性的含义，也说明传统中药药性的分类是有实践根据的。

（2）中药具有清除自由基，保护生物膜结构功能：中药含有多种类型抗氧化成分，它们除了治疗不同疾病外，还有清除或抑制自由基反应共性，如上所述线粒体是耗氧产能的关键亚细胞器（占机体总耗氧量90％以上），在氧化产能反应中，不间断地生成毒性氧产物，它们都是自由基损伤反应的启动者。实验观察到许多单味药或单体都有明显地清除过剩的自由基和抑制自由基反应，对保护组织器官细胞膜起到有益作用，也包括对线粒体膜结构和能量生成功用的保护效果。

45　肠道菌群与中医气的相关性

　　肠道菌群因数量庞大、种类繁多、作用机制广泛而复杂成为众多学者的研究热点，目前已发现肠道菌群伴随着人类整个生命过程，涉及多项生命活动，如营养、代谢、免疫激活、抵御病原体入侵等，受到早期遗传、免疫互作、饮食、抗生素、生活方式等诸多因素影响，始终保持高度动态变化，并与人体多种疾病有密切关联。这在某种意义上反映了中医气的作用，为了更好地掌握肠道菌群与中医气的相关性，学者葛巍等对此做了深入的阐述。

肠道菌群

　　1. 定植及影响因素　生命初期，胎儿在子宫内处于相对无菌或少量细菌的状态，在自然分娩、母乳喂养过程中，母亲阴道、肠道、乳汁菌群在婴儿肠道的有效定植，可抵抗病原微生物的定植和繁殖，对婴儿能量代谢、生长发育和免疫系统发育成熟至关重要。此后肠道菌群趋于稳定，受地域、种族及生活方式的影响，始终保持高度个性化。抗生素、高糖高脂的饮食和食品添加剂可使有些已定植的微生物在菌群传代中逐渐消失，导致肠道菌群多样性下降，引发代谢性和免疫性疾病，以及抵抗力的下降。有研究发现全谷物食品对提升肠道菌群多样性和维持肠道微生态平衡有重要影响，且菌群代谢生成功能性产物也推动着人体新陈代谢。此外，微生物的多样性、定植生态位、宿主的原始菌群状态以及微生物-宿主共进化特征都会影响细菌的定植。人体各部菌群，各司其职，发挥各自生理效应，然而菌群的异位定植可能会引发疾病，如唾液中克雷伯氏菌属中 Kp - 2H7 菌株异位定植于易感个体的肠道中，可引发肠道炎症；大肠埃希菌可突破肠道屏障经血液绕过血脑屏障侵入脑膜，引发脑膜炎。

　　2. 参与人体新陈代谢　肠道是人体物质代谢和能量代谢的主要场所，肠道菌群将膳食中碳水化合物、蛋白质、脂肪、维生素和多酚等物质进行降解和代谢，并通过合成功能性产物（短链脂肪酸、胆汁酸、氧化三甲胺）参与人体的物质代谢和能量代谢。Blanton 等发现将营养不良儿童的肠道菌群移植给无菌小鼠会传递生长障碍，而移植健康小鼠菌群或添加特定菌株（瘤胃球菌、共生梭菌）可增加营养不良小鼠的体质量，改善肝脏、肌肉和大脑的新陈代谢。小肠菌群也可通过促进小肠脂肪酶活性、调控肠内分泌信号和影响局部脂肪酸转运等方式，调控肠道上皮对脂质的消化和吸收。短链脂肪酸作为人体正常生理活动的重要能量来源，其中乙酸提供每日消耗量的 10%；丙酸可参与丙酮酸逆转化葡萄糖的过程，并抑制胆固醇及脂肪酸的合成；丁酸为结肠上皮细胞提供了主要能量来源。胆汁酸可被肠道菌群代谢生成非结合胆汁酸和次级胆汁酸，通过激活肠道的 TGR5 和 FXR，参与碳水化合物代谢、脂质平衡和能量稳态的调控。

　　3. 影响造血功能　研究发现抗生素处理过的小鼠表现出肠道菌群破坏、贫血、三系血细胞减少，以及造血干细胞和多能干细胞的衰竭，分析原因考虑肠道菌群的衰竭破坏 Stat 1 信号，改变 T 细胞的稳态，影响骨髓细胞的造血功能。

　　4. 参与血压调节　研究表明血压的变化通常伴有短链脂肪酸的变化，进一步研究发现敲除 Gpr41 的小鼠会出现高血压，而敲除 Olfr78 的小鼠会出现低血压，提示短链脂肪酸受体 Gpr41 和 Olfr78 可能是血压调控信号通路的重要靶点。

　　5. 参与人体防御机制　肠道菌群参与机体防御主要依靠两个途径，一是细菌-细菌互作，一是菌群-宿主互作。肠道共生菌可通过生态位竞争、产生抗菌物质、依靠代谢产物和群体感应效应干扰病原体致病基因的表达等方式干扰病原体的入侵、定植、生长和传播，宿主也可通过模式识别受体（PRR）识别肠道菌群的微生物相关分子模式（MAMP），激活肠黏膜先天性及适应性免疫，清除病原体。有研究发现短链脂肪酸可为人体 B 细胞的抗体生成提供能量和组件，并控制血浆 B 细胞分化所需分子的基因表达，提升了机体免疫力；乳酸菌可产生一种具有抗菌活性的环状细菌素，通过体外实验证明其可有效抑制单核细胞增生李斯特氏菌、金黄色葡萄球菌和蜡样芽孢杆菌的定植。

6. 参与肠-脑轴 肠道菌群参与了大脑的发育和功能调控。肠道菌群缺失或多样性降低会导致小胶质细胞的发育缺陷，影响小鼠大脑的发育和功能，通过重新定植肠道菌群可部分恢复细胞特征。肠道中的肠嗜铬细胞可通过表达多种 G 蛋白偶联受体感知肠道菌群代谢产物，并促进 5-羟色胺的分泌，作用于迷走神经，将信号传入大脑。目前，已发现肠道菌群可通过直接作用于迷走神经、产生代谢产物、产生或改变神经递质和激活免疫信号通路等途径与大脑相互作用，构成了肠-脑轴。

7. 中介作用 目前，已发现肠道菌群涉及了人体多种代谢通路的调控，在生理和病理上连接肠道、肝脏、肌肉和大脑，形成了肠-肝轴、肠-脑轴、肠道-肌肉轴和免疫-炎症轴等信号传导网络。除此之外，肠道菌群还可通过短链脂肪酸增强 Treg 细胞功能，抑制结肠炎，防止肺部过敏性疾病，而氧化三甲胺可激活 NF-κB、MAPK 等通路促进动脉粥样硬化、血栓性血管炎及相关肾损害。因此，正是肠道菌群的中介作用，实现了肠道与多器官之间的生理联系和病理调控机制的有机统一，对维护人体正常生理状态有重要意义。

中医气

《庄子·知北游》云"人之生也，气之聚也，聚则为生，散则为死"。这是古人对气构成人的生命的初步认识，是一种哲学观。古人正是受这种哲学气学说的启示，通过对人体生命现象的观察与体悟，逐渐认识到人体之气的内涵、来源、运动及气化、分类、功能等，建立了中医气理论。中医认为气是生命活动的物质基础，气的运动及变化是生命活动的体现，气的功能更是维护正常生理状态的保证。

1. 气的生成 人体之气起源于先天之气、水谷之气和自然界的清气，三者结合而成一身之气。先天之气源于父母，是人体之气的根本，关系到人体生命力，正如《论衡》中所云"夫禀气渥则其体强，体强则寿命长；气薄则其体弱，体弱则命短，命短则多病寿短"。水谷之气来源于饮食的水谷精微，关乎一身之气的盈亏，故《灵枢》云"人受气于谷，谷入于胃，以传于肺，五脏六腑皆以受气"；"谷不入，半日则气衰，一日则气少矣"。《素问》云"饮食自倍，肠胃乃伤""是故味过于酸，肝气以津，脾气乃绝……味过于辛，筋脉沮弛，精神乃央"。表明饮食应有节制，五味偏嗜可损伤脏腑之气，影响脏腑功能。清气源于自然界，依靠肺肾之功，吐故纳新，表明肺和肾的生理功能也是影响气生成的因素之一。

2. 气的分类 气可分为元、宗、营、卫四气。元气禀受于父母，对人体生长发育和全身各脏腑经络形体官窍的生理活动有重要推动和调控作用。宗气源于水谷之气和清气，可贯注心脉，行呼吸，推动血液运行。营气源于水谷之精气，可化为血液，循血脉运行全身，使五脏六腑、四肢百骸得以滋养。卫气源于水谷之悍气，可护卫周身，不使外邪侵犯，还可温煦全身、调节腠理。

3. 气的运动和气化 气的升降出入的运动方式和运动后引起的物质和能量转化，是人体生命活动的一种体现。气机的升中有降，降中有升，协调平衡，则脏腑、经络、形体、官窍的生理活动正常进行；气机平衡失调，疾病由此而生；若"出入废则神机化灭，升降息则气立孤危"，生命由此终结。上述表明了气的持续和平衡协调的运动方式是正常生命活动的体现。《素问》云"味归形，形归气；气归精，精归化……精化为气"。体现了人体精、气、形之间相互转化的气化过程。此外，脏腑的功能活动及其推动下的物质和能量代谢过程也是气化的体现。

4. 气的功能 日本医家丹波元坚云："人禀天地阴阳之气以生，借血肉以成其形，一气周流于其中以成其神，形神俱备，乃谓全体。"换而言之，气是构成形神的物质基础，气的运动促成了形神的和谐统一，因而人体有了生机，表明了人体的生长发育、精神意识活动、精气血津液的代谢和脏腑生理功能都有赖于气的推动。"气分阴阳""阳气者，温暖之气也""夫脏气虚，则内生寒也"，说明气可为机体生命活动提供能量，阳气正是通过温煦脏腑来调控人体各项生理活动正常进行。"正气存内，邪不可干""邪之所凑，其气必虚"，显示人体气能抵御外邪入侵，而气虚会导致机体防御功能下降，表明气对疾病的发生、发展和转归有决定作用。关于气的中介作用，古代医家指出"以人身而合天地之阴阳，原属乎气""阴阳经络，气相交贯，脏腑腹背，气相通应"，揭示了气作为生命信息的载体，是沟通内外、联系脏腑形体诸窍的桥梁。

综上所述，气具有推动、调控、温煦、防御和中介功效，是生命活动的动力源泉，维系着人体正常的生理状态。

肠道菌群与中医气的相关性

人们对肠道菌群和气的认识来源于两大医学体系，但两者在多个方面保持了一定的相关性，主要包括：①存在于体内的微小物质。气是体内活力很强且运动不息的极细精微物质；寄生于肠道的细菌种类超过 1000 种，数量高达数万亿。②来源于母亲遗传。早期肠道菌群来源于母亲的肠道、阴道和乳汁菌群；先天之气禀受于父母的先天之精。③皆受饮食影响。高脂高糖饮食可影响肠道菌群多样性，导致菌群失衡；过食肥甘厚味易损伤脾胃，导致气机失调。④生理和病理状态相似。正常的肠道菌群寄生于宿主中不断生殖传代，同时反作用于宿主的正常生理活动，但肠道菌群的失衡和异位定植可能打破这种平衡协调的共生关系，引发宿主的病理变化；人体正常之气也遵循这种持续且平衡协调的运动方式。⑤为人体新陈代谢提供物质与能量。肠道菌群通过代谢机制将饮食中的碳水化合物、脂肪、蛋白质等转化为营养物质和能量供给人体新陈代谢，这与中医气化的过程相类似。⑥影响造血功能。肠道菌群的衰竭可影响骨髓细胞的造血功能，而营气亏虚也可导致血液化生不足。⑦参与血压调节。短链脂肪酸的血压调节机制，反映出宗气助心行血的作用。⑧参与机体防御。肠道菌群通过竞争拮抗或激活宿主免疫的途径参与机体防御，其中短链脂肪酸途径既可为机体提供能量，又可参与肠道黏膜免疫反应。这种作用机制与卫气的防御外邪、温养全身的功效相类似。⑨与大脑的关系。中医认为气是神形成的物质基础，并通过精神、意识、思维和情志活动表现出来；肠道菌群可影响肠-脑轴的信号传导，对大脑发育、社会行为、情绪调节和精神健康等产生影响。⑩中介作用。气和肠道菌群同处人体生理调控的中心，皆可通过协调平衡来实现对脏腑的生理和病理状态的调控，同时沟通外界环境，使机体能够适应环境的改变，保持正常的生理状态。

几千年来，古人对疾病的预防、发生、传变规律以及预后有深刻认识，并形成一系列卓有成效的医学理论，如肺病可从大肠论治。由于中医与西方医学的理论基础和思维方式的差异，两者共性偏少，导致两者难以融合。但是现在是否可以从肺肠菌群的变化中得到一点提示。虽然我们发现了肠道菌群与气之间的诸多共性，但仍有许多气的理论需要进一步验证。

46 基于线粒体功能阐释中医之气

近代中西医结合多注重病证、诊断及治疗相结合以治疗各种疾病且具有一定疗效，目前临床上西医诊断技术已经成为中医和西医常用的诊疗依据，中医和西医同为医学体系的分支，如果诊断和治疗能够结合在一起，那么中医学理论体系和现代医学体系所阐述的生命本质也必存在联系。学者林飞等研究推测，作为"动力工厂"的线粒体在某种意义上反映了中医"气"的作用，即气的物质属性可能是线粒体。

线粒体

1. 线粒体概念 线粒体是一种生存在真核细胞内半自主性的细胞器。由两层膜包被，外膜平滑，内膜向内折叠形成嵴，两层膜之间有腔，中央是基质，基质内含有与三羧酸循环所需的全部酶类，内膜上具有呼吸链酶系及 ATP 酶复合体。线粒体是细胞内氧化磷酸化和形成 ATP 的主要场所，有细胞"动力工厂"之称。人每个细胞中存在数以千计的线粒体 DNA（mtDNA）分子，每分子 mtDNA 含 16 596 bp，可表达线粒体内 2 种 rRNA、22 种 tRNA 和 133 种参与构成复合体的亚基。

线粒体起源的一种学说是内共生学说，由美国生物学家 LynnMarguIis 提出，他认为线粒体来源于细菌，即细菌被真核生物吞噬后，在长期的共生过程中，通过演变，形成了线粒体。该学说认为线粒体的祖先原线粒体（一种可进行二羧酸循环和电子传递的革兰氏阴性菌）被真核生物吞噬后与宿主形成共生关系。在共生关系中，对共生体和宿主都有好处，原线粒体可从宿主处获得更多营养，而宿主可借用原线粒体具有氧化分解功能获得更多的能量。经研究线粒体依然保持有古老细菌的痕迹，包括一个双层的膜和一个环状的基因组（tme mtDNA）。它们类似细菌一样在 1 μm 内不停地移动、分裂和融合形成一个动态网络。目前，已知有 1100 个蛋白质包含在内，其中 2/3 蛋白质同细菌是一样的特征，其余表现为具有真核生物的特点。且核蛋白体与细菌的核蛋白体，DNA 聚合酶同古代病毒的 DNA 聚合酶相类似。

2. 线粒体的功能 线粒体是生物氧化的场所，通过呼吸链的作用产生 ATP，氧化磷酸化、三羧酸循环均在线粒体中进行，参与免疫反应、调节细胞间信号等作用，同时线粒体不断进行复制与衰变，维持细胞内线粒体数量的相对稳定，保证能量供应和物质代谢。

（1）线粒体的特异性：线粒体的形状多种多样，呈圆形、卵圆形和杆状等，数量不等，代谢率高、功能活跃的细胞所含数量较多，如肝细胞含线粒体 1000～2000 个，反之淋巴细胞和精细胞则少于 100 个。另外，不同器官的线粒体在燃料使用和生物合成能力上显示出独特的模式。如骨骼肌线粒体主要作用是氧化脂肪酸，脑细胞线粒体氧化酮体，肾上腺线粒体对于类固醇激素合成具有高能力。

（2）呼吸链与 ATP 的产生：呼吸链是由一系列的递氢反应和递电子反应按一定的顺序排列所组成的连续反应体系，它将代谢物脱下的成对氢原子交给氧生成水，同时有 ATP 生成。实际上呼吸链的作用代表着线粒体最基本的功能，递氢体和递电子体的本质是酶、辅酶、辅基或辅因子。几乎所有细胞的氧化还原反应最终汇聚在呼吸链中进行反应。ATP 是一种高能磷酸化合物在能量捕获、转移、存储和利用过程中起核心作用，不仅参与肌肉收缩、物质转运、维持细胞膜内外离子梯度差等活动，而且作为高能磷酸供体生成其他核苷二、三磷酸化合物。

（3）生物氧化的场所：氧化磷酸化、三羧酸（TCA）循环，丙酮酸氧化作用、柠檬酸循环、电子传递等发生在线粒体内。氧化磷酸化是指在生物氧化中伴随着 ATP 生成的作用。TCA 循环的中间产物可以为许多物质的生物合成提供前体。许多代谢途径也和 TCA 循环相互联系，如参与糖异生、转氨基、脱氨基和脂酸合成等反应。

（4）参与免疫反应：现代研究线粒体参与大部分固始免疫反应通路，具有调节抗病毒信号，抗细菌免疫性和参与程序性细胞死亡。线粒体一旦启动 Caspase 的活性，它们会破坏残余的细胞，同时 Bcl-2 通过预防线粒体中细胞色素 C 的释放来预防 Caspase 的激活。最近以来，自从 MAVS 作为线粒体锚衔接分子涉及 RLR 信号的发现，越来越多的研究已经显示线粒体也同固始免疫反应中的细菌病原体和细胞的损害有着紧密联系。线粒体通过影响 MAVS 和 ROS，DAMPs 和 NLRP3 进行抗病毒致病菌，再加上已经确定线粒体在细胞代谢和凋亡调节的角色，固始免疫活化需要细胞能量输出和重要的代谢，线粒体合并到免疫部队可能在代谢和固始免疫通路之间增加干扰。此外，研究发现无性系肿瘤的发展同线粒体功能紊乱有着重要的联系，肿瘤疾病通常认为同免疫功能失常有着重要的联系。

（5）调节体温：线粒体的功能是一个传感器、信号枢纽中心的调节者。体温虽然受到大脑的调节，但是与线粒体的产能作用密不可分。目前，已经证明甲状腺激素、解偶联剂通过线粒体对机体热能有一定影响。线粒体产生 ATP，ATP 是生命体的能量基本载体，ATP 除生命活动之需外，其余能量以热能形式释放，维持体温。Takeuchi K 研究结果阐明机体的热能调节行为是同线粒体氧化新陈代谢的比率紧密联系在一起的。

（6）离子稳定性：目前作为细胞凋亡的分子机制已经证明的在细胞凋亡中离子稳态有着重要的角色目前被赞同。比较起来，坏死的离子机制涉及钙离子的流入和细胞内钙离子的积聚，线粒体是储存钙离子的细胞器，线粒体基质中的钙离子可与胞浆中的钠离子可通过钠离子-钙离子交换蛋白对向转运。Perocchi F 等解释个体线粒体的悬浮液能够转移和缓冲大量钙离子通过内膜。Yu SP 认为过度的钾离子流出和细胞间钾离子消耗在细胞凋亡中也是早期的关键步骤。对于在细胞膜上增加的钾离子通道，线粒体钾离子通道和钾离子稳定性在细胞凋亡中均扮演着重要的角色。

（7）促进气、血、津液的合成：线粒体参与氨基酸、脂类、核苷酸和血红素的合成。目前已经研究证明线粒体抑制因子 1（Atpi1）是血红素合成的调节器。在线粒体中进行的 TCA 循环是碳水化合物、脂类和蛋白质代谢的最终通路，经过一系列脱氢反应和脱羧反应释放出还原当量和 2 分子二氧化碳，TCA 循环的中间产物可以为许多物质的生物合成提供前体。

中医气

中医学从气是宇宙的本原，构成天地万物的最基本的元素这一基本观点出发，认为气是构成人体的最基本物质，也是维持人体生命活动的最基本物质。生命的基本物质，除气之外，尚有血、津液、精等，但血、津液和精等均是由气所化生的。气的主要功能为：气为元神之主、气调阴阳五行、气补五脏通六腑、气的化生和防御。

1. 气为元神之主　脑为元神，心藏神。《素问·灵兰秘典》云："心者，君主之官也，神明出焉。"气具有主宰、统帅作用，直接影响、决定生命功能，关系到生死存亡，而为生命之本。气在脑为元神和心藏神之间起着主宰和联系作用。但是这些精神活动基于元神的识别功能，由气进行传递心神才能感知事物的本质。同样，在元神的支配下，产生了人体各脏腑器官局部之神，这些神都是各脏腑组织器官之气机，通过气的运动，相互协调完成机体各种功能。

2. 气调阴阳五行　阴阳的含义有四，一是实体；二是指气；三是有形实体和无形之气；四是指事物的属性。气具有调节阴阳的作用，调节着有形实体、无形之气。有形实体通过无形之气反映出内在本质，有形实体通过无形之气进行阴阳互藏与交感，消长与转化等物质信息的交流，需要保持在动态平衡之内，其动态平衡是由气进行调节完成。气的调节功能是基于气的运动以及气的升清降浊作用在有形实体中的体现，维系人体整个生命活动稳定有序地进行。五行，即木、火、土、金、水五种物质及其运动变化。《尚书·周书·洪范》疏云："言五者，各有材干也。谓之行者，若在天则为五气流行；在地，世所行用也。"本义是构成宇宙万物的五种质料及其运动所产生的自然界万物的变化。行，本身具有运动的意思。人体中五行的特性以及生克、制化、胜复、乘悔和母子相及是通过气的运动而体现的，气为元神之主，在元神主宰之下的相互联系使五液、五神、五志等和五脏六腑等联系起来，气对其进行调节，如肝为木，易升，如春天肝气当令，易致肝阳上亢，治疗采用平肝降肝之法。通过五行之间存在着既相互资生，又相互制约以及有胜则有复的调节机制，维系了五行系统自身的协调和稳定，如"胜气、复气"在五行胜复中的体现。

3. 气补五脏通六腑 五脏六腑的生命活动需要元气和营气的协同作用才能进行，元气是构成人体的本原，元气根于肾，以肾所藏的精气化生，依赖于肾中精气所化生，是构成人体和维持人体生命活动的最基本物质，推动人体的生长和发育温煦和激发脏腑、经络等组织器官生理功能的作用，为人体生命活动的原动力。营气运行全身上下内外，流行于中而滋养五脏六腑，布散于外而浇灌皮毛筋骨。六腑传化物而不藏，以通为用，以降为顺。气具有升清降浊的作用，升清主要为五脏提供营养，降浊是六腑腐熟水谷、传化精微、排泄糟粕的过程。也就是水谷在体内不能久留，即六腑是以通畅为用，整个六腑的作用是基于五脏的功能通过气的降浊作用体现的。

4. 气主化生与防御 《素问·六节脏象论》云"气合而有形"，气能生血、精和津液。营气来自脾胃腐熟运化的水谷精气中精粹部分和肺吸入的自然界清气结合所化生。营气者泌其津液，注之于脉化之为血。精化气，气化精。"精"是构成人体的基本物质，既是生命活动的物质基础，又是脏腑器官生理活动的产物。精的来源有二，一为先天之精，二为后天之精，具有化生血液和营养全身的作用。津液的最初来源是脾胃，但是通过脾气升清、肺气散津、肾气蒸腾的作用完成整个水液代谢，脾气、肺气及肾气由气统领，即气具有生津液、行津液、摄津液、调节津液的作用。气的防御作用主要是指卫气的功能，具有防御、温煦和调节3个方面。防御作用指卫气既可以抵御外邪的入侵，又可驱邪外出；卫气可以维持体温，维持脏腑进行生理活动所适宜的温度；调节控制肌腠的开合、汗液的排泄。这也是气对机体调节的一种整体表现，通过有规律地启闭肌腠开合来调节人体的水液代谢和体温，以维持人体内环境和外环境的平衡。

线粒体和气的相关性

经研究作为两大医学体系的构成物质——线粒体和气的来源、形态、功能以及病变上均具有一定的相关性。表现为以下几点：①共同来自自然界。共生学说认为生命体形成最初细菌被真核生物吞噬后，在长期的共生过程中，通过演变，形成了线粒体。中医认为气是构成宇宙和天地万物的最基本元素。②构成生命体的微小物质。线粒体存在于真核细胞内，每个真核细胞含有数量不等的线粒体。中医认为气是构成人体和维持人体生命活动的微小物质。③生命活动的物质基础，负载着生命现象。在线粒体进行的生物氧化反应是物质分解代谢生成机体可利用能量形式的主要生物化学过程，物质代谢停止时，生物反应瞬即停止，生命停止一切功能。气动而不息，天地万物的生成、发展和变更、凋亡无不根源于气的运动。气生形，形化气，气聚则形生，气散则形亡。④功能相似。线粒体提供ATP，参与几乎机体所有的氧化还原反应，共具有防御和调节作用，气主宰着整个生命活动，调节阴阳五行，补养五脏通调六腑，化生营养物质，固摄血、精及津液。⑤病理变化相似。线粒体病变和气失调均表现出是生命体多系统和具体组织的病理反应，临床症状表现不一。现代研究认为尽管多种线粒体紊乱表现的是多系统和具体组织的反应，例如视神经病变、神经性听障、2型糖尿病。此外，如帕金森病、阿尔茨海默病等进行性神经退化疾病已经证实由线粒体功能异常引起。

由于传统的中医学思维模式与起源于欧洲的现代科学并不相容，现代医学对二者基础研究的共性较少，尽管在研究中意外地发现线粒体的诸多功能与气相类似，但是其中许多内涵知识更需要深入研究，如中医根据气和线粒体的来源、分布和功能特点假设：①肾细胞线粒体与元气；②心肌细胞和肺细胞的线粒体与宗气；③肝细胞和脾细胞线粒体与营气；④骨骼肌线粒体与卫气等是否具有相关性？⑤线粒体内的ATP，氧化磷酸化、三羧酸循环以及相关酶类体系在气与血的关系如何体现？这些问题仍需要结合现代科学进行深入探究。

47 基于气分阴阳探析气和细胞自噬

"气"根据不同的概念和不同的存在方式可以分为"哲学之气"和"人体之气"，而本文所探讨的人体之气是存在于人体中无形且运动不息的极细微物质，其在人体的生长发育、新陈代谢、疾病和衰老等生理病理过程中发挥了重要的作用。如《素问·举痛论》中所论述"百病生于气"，而细胞自噬（autophagy）则是真核生物中进化保守的对细胞内物质进行周转的重要过程。该过程中一些损坏的蛋白或细胞器被双层膜结构的自噬小泡包裹后，送入溶酶体或液泡中进行降解并得以循环利用。这一概念是2016 年诺贝尔奖获得者日本科学家大隅良典首次提出的。细胞自噬是一种自我保护机制，自噬的过程可以维持人体细胞内环境的稳态。自噬在人体新陈代谢、呼吸系统疾病、心血管疾病、肝脏疾病以及恶性肿瘤等多种疾病发生发展过程中均扮演了重要的角色，且近几年来许多医家和学者从细胞自噬角度研究探讨疾病的病理机制和药物的治疗机制，已经取得了重大的突破。由此可见，人体许多疾病都可以从中医"气理论"和细胞自噬的角度探讨其发生、发展和治疗，然而人体之气又可以分为阴气和阳气，阴阳二气在人体生长发育和疾病发生发展的过程中可以起到不同的"推动"和"抑制"作用，阴阳二气必须保持相对平衡的状态方能够维持人体正常的生命活动，其中一方过于亢盛或过于虚弱皆会影响人体正常的生理功能从而引发疾病，这便是阴阳二气在人体生命过程中的双向调节功能。然而细胞自噬水平在人体中也必须保持一种较为平衡的状态才能够维持人体正常的生命过程，自噬水平的异常升高或降低也会导致影响人体正常的生理功能从而引发疾病，细胞自噬的这种双向调节作用与阴阳二气的双向调节作用恰恰可以反映出"阴阳的自和与平衡"在人体生命过程中占据了重要地位，细胞自噬与阴阳二气的调节主导了人体生、长、壮、老、已的生命活动，两者之间存在着密切的联系。因此，学者常兴等认为，从"气分阴阳"角度探析人体之气与细胞自噬的联系对细胞自噬的机制研究和中医"气分阴阳"的理论具有重要的意义。

人体之气和气分阴阳的理论内涵

从哲学之气的概念和内涵角度来讲，气是存在于宇宙中无形且运动不息的极细微的物质，也是构成宇宙万物的本原，正如《素问·天元纪大论》中所论述"太虚寥廓，肇基化元……生生化化，品物咸章"。此段经文主要阐释了气是宇宙万物化生的基础，万物的生生不息之机，变化无穷之道以及宇宙万物生、长、化、收、藏的过程皆源于气的不断运动。如《素问·六微旨大论》所论述"气之升降，天地之更用也……故高下相召，升降相因而变作矣"。气机的升降出入、天地阴阳之气的交感和合是天地万物生成的本原。

而人体之气与哲学之气的概念和内涵有所不同，人体之气是存在于人体内部无形且运动不息的极细微物质；但是人体之气同哲学之气的存在方式一样，都是不断运动着的，人体内部各个脏腑器官、形体官窍都存在着气的升、降、出、入运动，正如《素问·六微旨大论》中所论述"升降出入，无器不有"。气在人体中必须是不断运动着的。《素问·阴阳离合论》云："阴阳者，数之可十，推之可百；数之可千，推之可万；万之大，不可胜数，然其要一也。"经文中明确阐释了世间万物皆可以分阴阳，再演绎下去，甚至是数不尽的，然而其总的原则仍不外乎对立统一的阴阳，故而人体之气也可以分为阴阳两种不同属性。直至战国至两汉时期，中国古代哲学为了进一步阐释宇宙间万物发生发展变化的原因和规律，便将阴阳理论与气的理论相结合，这便形成了"气分阴阳"理论，阴阳二气皆是由一气所生，道生一气，一气分为阴阳，故而阴阳二气的和合与平衡便是气推动世间万物的发生、发展和变化的基础，万物之中也必然含有阴与阳两种不同属性的部分，这就是"人体之气"和"气分阴阳"理论的重要内涵。

人体之气信息传递的功能与细胞自噬的联系性

人体之气是存在于人体内部的无形的极细微的物质，人体之气的正常运行在人体生命活动中起到了重要的主导作用，而气的失衡也对细胞自噬水平的升高或降低有着一定的影响。细胞自噬与细胞凋亡、细胞衰老一样，都是十分重要的生物学现象，其参与了人体的发育、生长等多个过程，细胞自噬水平的异常会导致心血管疾病、支气管哮喘和恶性肿瘤等多种疾病的发生，并且与"人体之气"的推动和抑制作用有着密切的联系，细胞自噬水平在人体的内环境中处于一个较为平稳的状态，自噬水平升高或降低皆可能导致疾病发生或病情的加重。并且近几年来，许多医学研究都从中医气理论的角度阐释了人体之气的信息传递功能与细胞自噬的联系。颜培正首次提出了气在人体之中升、降、出、入不断地运动实则为人体内部各个信号通路这个大信息传递网络进行信号交互和传递功能的概括。人体内的各个细胞通过信号通路网络进而完成的生理病理反应皆同人体之气的信息传递功能有关，例如 PI3K-AKT-mTOR 信号通路所主导的细胞自噬的过程就是在人体之气的信息传递功能的主导下完成的。徐渴阳通过相关实验研究探讨了气虚血瘀状态对大鼠自噬水平的影响，并且通过扶正化瘀药物对气虚血瘀肝纤维化模型大鼠进行干预治疗，研究发现中医气虚血瘀对细胞自噬水平的调节过程产生了重要的影响，并且通过补气活血方干预治疗后可以取得一定的疗效。实验研究结果显示气虚血瘀组大鼠造模后的 LC3-Ⅱ 的蛋白表达水平明显升高，提示在气虚血瘀状态下会使得气在人体内部的正常运动受到影响，气的正常信息传递过程被阻断或减弱进而导致细胞自噬水平升高。而通过扶正化瘀的药物干预后能够起到益气扶元、活血化瘀的作用，使得气的信息传递过程更加稳定，并且能够进一步下调细胞自噬蛋白 LC3-Ⅱ 的蛋白表达，抑制细胞自噬水平，从而达到治愈疾病的目的。

王晋平认为细胞自噬水平的异常升高与中医"阳气亢盛"有着密切的联系，阳气在人体生理病理过程中处于一定的主导地位。细胞自噬的过度激活引发了细胞程序性死亡从而导致自噬水平急剧上升的过程与阳气过盛、气化太过导致人体代谢过度的过程是密切相关的。由此可见，阳气在信号通路的信息传递和细胞自噬的发生发展过程中发挥了重要的作用。张庆通过观察黄芪保心汤对心梗后心衰大鼠干预后自噬表达及 PI3K-AKT-mTOR 信号通路的蛋白表达研究探讨黄芪保心汤对心梗后心衰大鼠自噬表达及 PI3K-AKT-mTOR 自噬传导通路相关蛋白表达的影响，发现心梗后心衰会使得"人体之气"和"心气"两者都处于衰竭的状态，气的信息传递功能受到影响，细胞自噬水平进一步升高，具有补益"人体之气"和"心气"作用的黄芪保心汤能够有效降低心梗后心衰大鼠自噬表达水平，通过抑制自噬来减轻心肌损伤。由此可见，诸多医家和学者都从中医气理论的角度出发，阐释了人体之气的信息传递功能与细胞自噬的联系，发现了细胞自噬水平的升高或降低实则是在人体之气的信息传递功能主导下完成的。

阴阳二气失衡在人体疾病过程中的不同表现

在正常情况下，人体之气可以维持人体生命活动，推动各个脏腑形体官窍的生理功能，但是一旦外感六淫、内伤七情或是其他原因影响了脏腑气机运动，使得人体之气升、降、出、入运动规律失调，则会导致人体内部以及人与自然界的气化功能受到影响进而使得百病丛生，此即"百病生于气"。如《素问·六微旨大论》中所论述："出入废则神机化灭，升降息则气立孤危，故非出入则无生长壮老已，非升降则无生长化收藏。"所以，若是人体之气的生成不足或是六淫邪气直接损伤人体之气导致气的消耗太过，最终就会形成人体之气虚损不足的状态，中医学往往将其称之为"虚证"。中医学许多疾病都可以从气理论的角度来解释其发病机制和病理变化，尽管上文中提到人体之气的亏虚或阳气亏虚则会影响气的信息传递过程进而导致细胞自噬水平升高或降低，导致疾病的发生。但是不能"一气而概之"。

从病理角度来讲，患者虚证日久，由于体质的不同或是感受六淫性质不同或是地域差异、季节等因素的不同，患者会出现阴偏盛或阳偏盛的病理状态进而形成不同脏腑的阴虚证或是阳虚证，如《素问·阴阳应象大论》云："阴盛则阳病，阳胜则阴病。"阴气不足的阴虚体质的患者临床多出现烦躁、盗汗、面部潮红等阴虚证。如《素问·阴阳应象大论》云："阳盛则身热，腠理闭，喘息为之俯仰，汗不出而热，齿干，以烦冤腹满死，能冬不能夏。"经文简明扼要地阐释了"能冬不能夏"的阴虚阳盛体质患者容易发展为"身热、腠理闭、喘息为之俯仰、汗不出"等阴气亏虚，且此类阴气亏虚的症状多与肺相关。《素问·阴阳应象大论》又云："阴胜则身寒，汗出，身长清，数栗而寒，寒则厥，厥则腹满死，能夏不能冬。"经文又阐释了"能夏不能冬"的阳气不足的阳虚阴盛体质患者则容易发展为"身热、腠理闭、喘息为之俛抑、汗不出"等阴气亏虚症状，阳虚体质患者临床多发为"身寒、汗出、身长清、数栗而寒"的阳虚证，多以畏寒、肢冷、舌淡苔白、脉沉为主要临床表现。

阴阳二气在细胞自噬水平调节过程中的作用机制

在实验研究中还发现，"阴阳二气"在细胞自噬水平的调节过程中也发生了不同的作用。胡朋言从细胞自噬的角度探讨了非酒精性脂肪肝的病理机制，发现了"阳气亏虚"进而使得细胞自噬水平降低是本病的主要病机。非酒精性脂肪肝患者机体阳气衰微，自噬功能衰退，清除细胞内"内生痰浊"的作用也将降低。这与"阳气亢盛"导致的自噬水平明显升高的机制恰恰相反，也间接证实了"阳气"的充足与否对机体细胞自噬水平的调节有着重要的影响，"阳气"的盛衰与机体细胞自噬水平的高低呈正相关。梁丽娜通过观察 LC3-Ⅱ等自噬相关蛋白表达的变化，探讨滋补脾阴方药调节自噬增加内质网应激的作用机制。实验研究发现脾阴虚和脾阴虚糖尿病组大鼠大脑皮质 LC3-Ⅱ的表达较空白组均有所降低，而滋补脾阴方药组的 LC3-Ⅱ的表达较脾阴虚组和糖尿病组均有所提高，提示造模后在"阴气亏虚"的主导作用下脾阴虚组和脾阴虚糖尿病组大鼠自噬水平明显降低，滋补脾阴方药可以促进自噬的发生，使得自噬水平提高进而恢复机体正常的生理功能。由此可见，中医学解释人体病理机制的过程并不是"一气而概之"，也不是仅仅将所有疾病的发生和发展都归因于人体之气的不足与失调，而是从"一气分阴阳"的角度出发，阐释了阴阳二气各自的亏损、缺失和不足导致了一系列疾病和症状的发生发展。朱颖认为自噬的基础水平主要受到了 mTOR 信号通路和自噬基因 Beclin1 的调控。mTOR 信号通路的异常活化过程属"阳"，阳主动主发散，磷酸化 ATG 并且降低 Beclin1 的蛋白表达进而抑制自噬，降低自噬水平这一过程属"阳消阴长"，如《素问·生气通天论》云："阳不胜其阴，则五脏争气，九窍不通。"然而在相反的状态下，mTOR 信号通路的活性被抑制就会使得 Beclin1 蛋白表达升高，诱导了自噬水平的升高，自噬水平表现为"阴消阳长"。如《素问·生气通天论》云："阴不胜其阳，则脉流薄疾，并乃狂。""阴阳二气"失衡对细胞自噬水平的升高或降低有着一定的影响，细胞自噬是由 mTOR 信号通路的表达下调和自噬相关蛋白 Beclin1 的表达上调来完成的，这种双向的调整与阴阳自和平衡的调整是相辅相成的。由于人体之气的亏虚或阳气亏虚会影响气的信息传递过程进而导致细胞自噬水平的升高或降低，所以细胞自噬水平应当处于一种"中和""中性"的水平才能够保持人体的内环境的稳态，然而这种中和的水平和稳定的状态是在阴阳的自和与平衡这一过程的主导下完成的，此即"阴平阳秘，精神乃治"。

讨 论

综上所述，气在人体生命过程中发挥了重要的作用，人体之气又可以分为阴阳二气，近几年来诸多医家和学者在中医学气理论的现代中医研究过程中发现，气的特点及属性与人体内主导信息传递的信号通路系统有着一定的共性；人体之气还可以进一步影响细胞自噬的双向调节功能，进一步影响细胞自身消化和细胞器自身更新的过程。通过将"气的信息传递理论"与"细胞自噬的生理机制"相结合，可以指导中医理论来阐释人体细胞自噬的生理机制。然而中医学在阐释人体病理机制的过程并不是"一气而概之"，一气也可分为阴阳二气，阴阳二气在信号通路的传递和调节过程中的关键作用以及阴阳二气与机体细胞自噬是否存在联系等问题尚需要进一步阐发。这种自和一旦出现不相协调的关系，则会导致细胞自噬水平或高或低的发生，使得疾病发生或病情恶化。故而在中医辨证论治过程中应当以"辨阴阳"作为总的辨证纲领，正如《素问·阴阳应象大论》所云："善诊者，察色按脉，先别阴阳，审清浊而知部分。"《素问·至真要大论》又云"谨察阴阳所在而调之，以平为期"。

　　通过一系列的理论探讨和实验研究可以得知，对于许多"阴阳二气"亏虚状态下的细胞自噬水平升高或降低所导致的疾病，其在诊断和治疗上应当首先以"辨别阴阳"为总纲，而后通过"温补阳气"或"滋补阴气"的方法使得阴阳调和，细胞自噬水平达到正常平稳的状态则疾病可除。正如《素问·生气通天论》中所云"阴平阳秘，精神乃治，阴阳离决，精气乃绝"。这不仅对细胞自噬疾病的实验研究和自噬相关疾病临床治疗有着一定的指导意义，也极大地丰富和完善了中医理论体系。

48　从气血论细胞自噬

　　自噬是细胞在营养匮乏、缺血缺氧或应激等多种不利条件下诱导的，由相关信息调控产生的，高度保守的自身分解代谢活动，通过释放能量以满足细胞基本需求，维持细胞存活。生理状况下，保持一定程度的基础自噬活性有助于提高细胞对环境改变的适应能力，而过度激活则可导致细胞自我降解加剧，细胞结构受损，促进疾病发生。现代研究表明，自噬异常可导致神经系统病变、心血管病变、炎症、肿瘤、代谢及免疫紊乱等多种疾病发生。

　　中医学认为，气、血是构成人体的基本物质，气的中介、感应、推动和血的濡养作用均与人体的基本生命活动息息相关，气的功能与自噬在细胞生长发育、新陈代谢和参与信息调控过程中的作用极为相似，而血的濡养则与自噬受缺血缺氧等营养因素影响的特点密切相连。故有学者提出，自噬可能是中医气、血的具象表现之一。气的功能正常发挥有赖于血的充养，即"血养气"，而血的循行灌注又离不开气的正常运行，即"气行血"。中医学认为，气血在生理上是相互依存、相互促进的关系，这种特性也体现在自噬活动中。一旦任何一方出现异常，则可导致气血紊乱，影响自噬的正常表达，从而产生病理损害。学者黄海等认为，自噬与气、血存在一定程度的相关性，正确理解两者之间的相互关系有助于提高对自噬的认识，从而更好地把握中医"调理气血"思想的深刻内涵，这对于中医药防治疾病的现代化研究具有重要的理论和实际意义。

自噬过程与信号分子机制

　　自噬过程可分为自噬膜形成、自噬体形成、自噬溶酶体形成和底物降解四个阶段。①在营养缺乏、代谢紊乱等条件刺激下，自噬主要能量感受器雷帕霉素靶蛋白复合物 1（mTORC1）通过解除对 unc-51 样激酶 1（ULK1）复合体的抑制诱导自噬发生，表现为细胞器部分质膜结构脱落形成双层膜结构的自噬膜泡，同时在Ⅲ类磷脂酰肌醇复合物（PI3KC3）参与下促使膜泡成核以介导自噬前体结构形成，其中 PI3KC3 复合物中的 Beclin-1 蛋白与 Bcl-2 解离是自噬发生的重要步骤。②自噬膜通过延伸扩展、封闭后形成自噬体。此过程主要依赖两个泛素样连接蛋白（Atg12、Atg8/LC3）系统的整合和修饰。在泛素激活酶 E1（Atg7）和泛素结合酶 E2（Atg10）的作用下，Atg12 与 Atg5 偶联并与 Atg16L 结合形成多体复合物（Atg12-Atg5－Atg16L），促进自噬膜的延伸扩展；Atg8/LC3 被 Atg4 蛋白酶剪切后形成 LC3 Ⅰ，并在 E1 样酶（Atg7）和 E2 样酶（Atg3）的作用下与磷脂酰乙醇胺（PE）泛素化结合形成 LC3 Ⅱ，促进自噬膜的扩展封闭，LC3 Ⅱ是自噬体形成的重要标志。③随后自噬体与溶酶体融合形成自噬溶酶体，标志着自噬体的成熟，同时降解底物完成整个自噬过程。

　　自噬是一个多步骤的动态演变过程，且每一步受到多种自噬蛋白或信号分子的调控，相关参与物的有序表达是保障自噬正常发生的不可或缺的条件，而这种有序调控有赖于自噬信号的正常传导。ULK1 蛋白是自噬启动的重要信号分子，受上游 mTOR 蛋白负调控。根据 mTOR 上游信号分子不同可大致分为：①PI3K-AKT-mTOR 信号通路，是调控自噬的主要信号通路之一，能感受多种细胞因子（如人生长因子、内皮生长因子等）和胰岛素信号变化，并通过 PI3K 激活 mTOR 从而抑制 ULK1 解离，导致自噬启动受损。②AMPK 通路，是感受能量信号改变从而调节自噬活性的另一重要信号通路。在饥饿、葡萄糖缺乏等情况下，ATP/AMP 比值下降从而激活 AMPK 信号通路，AMPK 一方面可通过直接磷酸化 TSC2 肿瘤抑制因子和/或抑制 mTORC1 复合物中的 Raptor 亚基从而降低 mTORC1 活性，并进一步激活 ULK1 蛋白，诱导自噬启动，另一方面 AMPK 也可直接磷酸化 ULK1 蛋白从而促进自噬发生。③MAPK 通路也是调控自噬的重要途径之一，胞外调节蛋白激酶（ERK）和 p38MAPK 均是 MAPK 的家族成员之一，MAPK/ERK 通路可直接激活 mTOR 或间接通过抑制 TSC1/2 而激活 mTOR 信号，从而抑制自噬表达，p38MAPK 在炎症因子作用下则可被激活并最终对自噬起到双向调节作用。④氨基酸信号也可通过激活 mTORC1 而抑制自噬表达。此外，胰岛素除通过 PI3K-AKT-mTOR 影响自噬表达外，也可通过 AKT 磷酸化叉头框转录因子 O3（FoxO3）从而抑制其转录活性，进而下调自噬相关基因的表达，调节自噬活性。

气、血与自噬的相关性

1. 气的功能体现自噬特性　中医学认为，气是构成人体的本原，元气起于生命之初，元气内守而根藏于肾并有宗气不断形成而充沛全身。气的功能实现有赖于气化作用，即气的运动变化，从而发挥推动、温煦、防御、中介等生理功效。现代医学研究认为，自噬不仅参与机体的能量和物质代谢，同时也与体内信息整合传递、衰老和凋亡、疾病发生与自愈有关，自噬的这种特性可以看作是气的功能体现之一。

气的推动作用体现在促进和维持各组织脏器功能方面。脏腑之气不仅是五脏六腑的结构基础，也主导其功能发挥，而脏腑之气又与经络之气相互贯通。正如《素问·调经论》所云"五脏之道，皆出于经隧"，从而使得脏腑之间或与全身其他组织沟通互联。脏腑本气充沛，则其功能正常表达，反之则出现异常。目前认为，自噬是保障多种组织器官功能发挥的重要机制，如自噬对肝脏代谢功能的影响。当肝脏自噬活性提高时，肝细胞脂质合成作用受到抑制，氧化分解作用增强，而当自噬活性降低后，肝脏的代谢功能则显著下降。心肌细胞工作过程中也受到自噬影响，心肌细胞线粒体自噬水平直接影响心肌收缩力，线粒体自噬障碍能够减弱心肌收缩力、促进心衰的发生，提高心肌自噬水平则能够减轻心肌损害并有效改善心功能。此外，自噬在神经细胞发育中也具有重要促进作用，自噬缺陷则可导致细胞内清除功能下降，致使异常蛋白聚集，从而加速神经细胞功能退变，如帕金森病中 α-突触核蛋白及阿尔茨海默病中 β-淀粉样蛋白的聚集均是如此。此外，不同组织脏器中气的推动作用多变性与自噬功能的多样性也较为一致，气在人体各组织中处于消长变化、动态改变中，因此具有不同的活力和效能，也决定各组织器官的生理功能差异。自噬也同样如此，不同组织或细胞自噬水平不同，而同一组织不同环境下自噬强弱也大小不一。生理状态下，肾组织中足细胞基础自噬水平显著高于其他细胞，这主要与足细胞足突形变和运动功能的特点有关，而不同血糖浓度环境下足细胞利用葡萄糖的能力改变，因而自噬水平也随之改变。

气的温煦作用源自《难经》中"气主煦之"之说，是指气能调节机体新陈代谢，是机体热量产生的物质基础和来源。胃受纳有形之物在脾的传化作用下化为水谷精微之气，并与肺吸纳的自然界清气相合，通过经络系统运达脏腑，成为脏腑之气，后者根据环境所需，可有序调节脏腑的新陈代谢并维持其正常功能。气的温煦作用与气的运动变化密切相关，气的离散聚合等形式变化往往伴随着有形与无形的转换，这与现代医学的物质分解和能量合成颇为相同。自噬在物质能量的代谢过程中也占据重要地位，自噬溶酶体内的各种代谢酶在营养匮乏状态下可被激活，通过促进能量储存物质分解或自体降解提供能量，保证基本细胞生存所必需。这一系列调节反应都是在胞内能量感受器的作用下得以发生，而自噬途径中的一些蛋白或分子如 mTOR、AMPK 则是其中最为重要的感受器之一，通过感知能量变化对自噬信号进行调节，从而影响细胞的代谢活性，维持热量平衡。

气的防御作用一是指卫气"充皮肤、肥腠理"，能够抵御外邪入侵；二是指"正气存内、邪不可干"。正气不仅防御外邪入侵，还可驱邪外出、促进机体恢复。这与自噬在机体感染或免疫应答中发挥的保护作用相一致。自噬既可通过受体途径如 p62、NDP52 等蛋白泛素化连接病原体以协助自噬小体将其捕获清除，还可通过 LC3 相关吞噬（LAP）途径募集 LC3 吸附于吞噬体膜上，并进一步与溶酶体结合，将其降解。在此过程中，病原微生物本身又可通过病原相关分子模式（PAMPs）的宿主模式识别受体（PRRs）诱导自噬发生，促进自噬小体的组装和形成，从而增强了捕获效应。此外，自噬在调节免疫应答方面也发挥了重大作用。在固有免疫应答中，自噬主要可以促进免疫细胞的发育、分化和成熟，如自噬蛋白 Beclin-1 参与了巨噬细胞的分化，p62 蛋白则通过泛素化作用抑制 NF-κB 活化，从而促进巨噬细胞由 M1 型（促炎型）向 M2 型（抑炎型）转化并发挥抗炎效应。在未成熟自然杀伤细胞（iNKs）发育过程中，胞质中叉头框转录因子（FoxO1）与自噬相关蛋白 7（Atg7）结合可抑制 iNKs 凋亡并促进其向成熟 NK 细胞转化，发挥清除病毒的固有免疫作用。自噬对适应性免疫应答也具有调控作用，如自噬可通过介导 T 淋巴细胞受体（TCR）下游信号通路的负向调节因子 PTPN1 的降解而促进 T 细胞活化，而自噬蛋白 Atg7 及 NIX 更是通过介导线粒体自噬调控脂肪酸代谢从而影响 $CD8^+$ T 淋巴细胞的抗原记忆功能。在 B 淋巴细胞的高活化增殖应答过程中，自噬的回收途径为其提供了充足的能量供应和储备，如自噬蛋白 LC3-Ⅱ加快了线粒体代谢，促进了 B 细胞分化。在抗原提呈过程中，自噬对病原体免疫原性分子肽的降解和抗原提呈分子 MHCⅠ/Ⅱ在内质网的组装过程均具有重要影响，因而能够调节树突状细胞等的提呈效应并影响免疫应答。

气的中介作用源于古代哲学思想对气的认识，古人认为气是无形无影、运动不息的极细微物质，是构成宇宙万物的本原，也是万物之间联系与变化的中介。由此可见，气作为细微粒子不仅具有物质性，也具有信息载体属性，气的运动产生相互感应即信息变化，因而每一个粒子均是最小信息单元。中医学"整体观念"认为，人与自然或人自身是一个和谐统一的有机体，并时刻处于动态平衡过程中，而气的运动特性和信息属性则是维系这种高效运转的内在机制之一。气的中介作用是中医学对气感应和传递信息功能的概述，在这个过程中，气起到了"信使"作用，发挥了信息储存和传递的功能。当机体内外环境发生变化时，人体气机也随之改变，并通过脏腑经络系统对全身起到调节作用以对环境刺激作出最适合的反应。在此过程中，环境信息通过转换成气的不同运动形式，从而为机体所感知、识别并表现出各种生命活动状态，这表明环境信息的改变所产生的机体效应或两者之间的相互反馈是通过气的运动变化得以实现的。从这个角度而言，气不仅是信息载体，也是生命活动的表达方式，即机体生命活动也就是气的不同运动现象和功能表现形式。自噬作为真核生物体内极为保守的生命活动现象，不仅为生物体提供最基本的物质能量供给，也对生命活动产生复杂而高效的信息调控作用。自噬的信号传导通路极为复杂，涉及的信号分子也较为广泛，并与细胞生长、分化、凋亡等多种信号通路相互交联、互成网络，从而能够对复杂的信息变化产生精确感知和精准调控。自噬这种网络化信息传递和调节系统与机体内气运行通道的复杂性和气的变化多样性具有相似内涵。目前认为，自噬能够感受能量不足、生长因子缺乏、缺血缺氧、炎症刺激等多种信息变化，并通过自噬信号分子的改变影响自噬或其他生物学信息传递，最终产生调节效应。现已发现，mTORC1-ULK1 是自噬启动的关键分子，其下游通路中的 Beclin-1、LC3、p62 等蛋白分子是自噬发展、成熟和产生效应的重要组成结构，其上游通路中的信号分子则更为广泛，主要包括 PI3K、AMPK、MAPK 蛋白分子及氨基酸、胰岛素等多种生物因子。调控自噬的信号分子分子量极小，但蕴含信息却极广，这与气的微观粒子属性和最小信息单元的特点高度相同，而在运用中医益气思想的实验研究中也观察到，自噬蛋白表达上调，自噬信号传导增强，这进一步说明自噬与气的中介作用内涵相通。

2. 血的濡养作用影响自噬 "血主濡之"是中医学对血的濡养作用的早期认识。从功能角度而言，中医血的概念与现代医学对血液的认识基本一致，皆认为营养物质和氧的供应是其重要生理功能之一。而在自噬的发生机制中，营养匮乏和缺血缺氧是最为常见的诱导因素。因此，可认为中医之血对自噬也具有重要影响。自噬受营养因素影响的机制目前已较为明确，其中以葡萄糖、氨基酸、脂质影响最为多见。mTOR 是体内能量感受器，可通过感知能量信号变化对下游自噬启动蛋白 ULK1 进行调控。葡萄糖的氧化供能是产生 ATP 的重要来源，若葡萄糖氧化分解不足，则导致 ATP/AMP 比值降低，进而激活 AMPK，AMPK 进一步通过激活 ULK1 诱导自噬表达。不仅如此，葡萄糖水平变化还可间接通过胰岛素等血糖调节因子影响自噬信号传导。氨基酸也可调节自噬。亮氨酸和精氨酸是公认的自噬激活因子，而胞质内氨基酸传感器是激活自噬的重要感应装置。脂肪酸对自噬也具有明显影响，但不同脂肪酸对自噬的效应不一，如饱和脂肪酸可激活自噬，而反式不饱和脂肪酸则可抑制自噬。另一方面，血氧供应对细胞自噬也具有较大影响，线粒体是细胞新陈代谢的主要场所，对缺氧极为敏感，缺氧不仅可造成线粒体能量代谢障碍影响自噬，还可导致大量的活性氧（ROS）蓄积，诱导内质网应激或炎症反应，从而激活自噬。由此可见，血的濡养作用对自噬具有直接影响。

调节气血对自噬的影响及在疾病防治中的作用

中医学认为，气血均化生于肾精及水谷之精，两者同源而异形，一动一静，一阳一阴，发挥着不同的生理功能。从属性上讲，气血互为阴阳，虽有对立制约但又互根互用，彼此融为一体，共同维持体内气血通和、阴阳平衡。气、血的中医生理特性与自噬的功能特点具有相似内涵，因此调理气血对自噬影响重大。气属阳，其性多动善变，故易耗散或逆乱，常出现"气虚""气滞"之证；血为阴，其性多静而凝，故多壅滞，常表现为"血瘀"证候。因此，益气活血、行气活血均为临床常见治法，而立足于扶正祛邪思想的益气活血法在自噬研究中最为广泛。颉志英等对益气活血法在自噬的研究应用中进行了全面总结，发现"益气""活血"法单用或综合使用均能够调控自噬，如补气中药方芪参汤促进大鼠肝窦内皮细胞自噬表达，发挥抗纤维化作用，活血要药三七能够增强线粒体自噬保护肾损伤。在药物配伍方面也发现，单药或复方均能够影响自噬表达，如人参、黄芪单药能够激活自噬保护脑缺血再灌注损伤，丹参、川芎可上调自噬表达修复心肌细胞缺血损伤；复方中补阳还五汤、加味丹参饮均是益气活血的代表方，它们分别在脊髓缺血再灌注损伤和心肌缺血损伤的实验模型中表现出了上调自噬蛋白表达和减轻组织损伤的作用；同样以益气活血为指导思想的龙蛭汤含药血清也在氧化应激自噬障碍中逆转了血管内皮细胞自噬受抑现象和细胞损伤。此外，现代药理学研究也证实，人参、三七、川芎提取物混合剂能够促进衰老内皮细胞自噬体的产生以及自噬蛋白的表达，从而发挥抗衰老作用。上述结果均表明，益气活血法是增强自噬、防止细胞损伤的重要方法。然而，益气活血法防治疾病并非全是通过激活自噬表达来实现，也可通过抑制自噬发挥治疗作用。如当归能通过下调缺血再灌注损伤脑组织中自噬蛋白 Atg5、Beclin-1、LC3 的表达并减轻神经细胞损害；红景天则可能通过抑制 Beclin-1、LC3Ⅱ自噬蛋白表达改善脑出血神经细胞损伤。在复方药中也发现，益气活血方能够抑制线粒体自噬，保护心肌细胞损伤，补阳还五汤则抑制自噬过度激活并通过下调脑缺血半暗带 LC3Ⅱ/LC3Ⅰ的表达及 p62 降解，减轻脑梗死损伤。可见，益气活血法对自噬具有双重影响，但最终都与疾病治疗相统一，这一方面说明自噬在疾病的发生中具有复杂性，另一方面也说明调理气血关系在自噬异常病症的治疗中极为重要。

自噬是气、血中医内涵的重要延伸，也是中医现代化和具体化研究的重要方向之一。自噬是一个动态变化的自适应过程，其活性变化反映了生物体对环境的同步适应能力，对机体的稳定和健康具有重要意义。正确理解气、血的生理本质，把握两者之间的相互关系，对研究中医药调节自噬防治疾病具有重要的指导意义。

49   基于气论的经络实质

经络是经脉和络脉的总称，是人体运行气血、联络脏腑、沟通内外、贯穿上下的通路。对经络实质已进行了大量的研究，并取得了一定的成效，但学术界对经络实质有不同的看法，甚至意见迥异，目前，还不能充分地解释不同的经络现象。

对经络实质的探析，现阶段的研究大致可以归纳为以下几种：①神经论，认为经络现象仅是一种神经系统的功能表现，并没有独立的经络体系与结构。目前基于神经论的经络研究，已从大脑皮层、脊髓到外周传入的各个神经层次以及自主神经，进行了深入的探讨。②能量论，认为经络是电磁波振荡与电化学振荡的循行通道。③体液论，认为经络中运行的气血，所指的是人体内的体液，而经络是人体中所存在的脉管或间隙性结构，经络现象则是体内的某种化学物质沿经络传导所引起的，其中较早的血脉论、淋巴管论、间隙体液论等皆属体液论这一类。④筋膜论，认为经络存在于筋膜结缔组织当中。学者章文春等则基于中医生命观——形气神三位一体生命观，以及中医气论，并结合大量的现代科学佐证，提出筋膜间隙气道理论探讨了经络实质。

经络实质的理论探析

气论是中医学理论体系中的核心理论与根本内容。"气"是指充斥在宇宙中的无形非实体物质，它的存在无法通过现代科学仪器直接检测，却可以通过古人的内证体察来感知其真实存在。气论的基本内容可概括为六大定理，即气是宇宙万物之原本、气充盈于宇宙虚空、气是构成宇宙万物的要素之一、气是万物联系的中介、气化是万物运动变化的肇端、气与神相关。

其中，气论定理三——"气是构成宇宙万物的要素之一"的主要内容是：任何物质都是由有形的实体和其周围无形的气所构成，万物是形和气的统一体。于人体而言则为形气神三位一体生命观，即人体由形、气、神 3 个要素构成，三者相互联系，三位一体。人体之形，包括各种组织结构，如五脏六腑、四肢百骸、皮肤、黏膜、肌肉、肌腱、韧带、血管、神经、淋巴管等有形的人体形态结构，而人体形态结构的任何部分都充斥和弥散着其无形的气。

章文春认为，经络的实质不是具体的形态结构，但其亦离不开人体形态结构的物质基础，故章文春提出筋膜间隙气道理论来阐述经络的实质。筋膜是遍布人体的一层致密结缔组织，它包绕着肌肉、肌群、血管、神经、淋巴管等。筋膜分浅筋膜、深筋膜、内脏筋膜，延绵不断地分布在身体上下，其中深筋膜又称肌筋膜。基于形气神三位一体生命观可知，肌肉的周围弥散着肌肉的气，血管的周围弥散着血管的气，神经的周围弥散着神经的气，淋巴管的周围弥散着淋巴管的气，而它们的气相互渗透融合成一个整体的气，在组织筋膜结缔组织系统之间的间隙形成一道气束，此气束即是经络。经络的物质基础即是以周围遍布以血管、神经、淋巴等为依托，由胶原纤维网络构成实体，并附有多糖、水凝胶、组织液等为载体的筋膜间隙气道系统。经络的流动感与其周围组织液、血液、淋巴液的流行密不可分，而其传感则与气在筋膜这一载体上的运行息息相关。

形气神三位一体生命观能够从理论上解决经络的实质问题，那么，有没有现代科学的实验佐证呢？

经络实质的实验佐证

章文春提出筋膜间隙气道理论来阐述经络的实质，不仅是基于气论-形气神三位一体生命观的理论发挥，更是在现代科学实验的基础上，进行借鉴、综合，而最终创新性地提出该理论，纵观学术界关于经络实质的研究，有以下几个方面。

1. 经络与神经 多年以来，对经络腧穴的实质做了大量的研究，有关经络腧穴理论层出不穷。邹令哲对 5 具男尸的 114 穴进行断层逐层检查发现，肢端部 114 穴均与神经关系密切。胡佩儒等对 5 具尸体标本两手三焦经的五输穴、原穴以及络穴等 70 个穴位进行针刺穴位后分层解剖发现，只有液门穴与中渚穴所在部位由单一神经分布，其他腧穴所处部位为多种神经干支以及神经分支共同分布区域，是不同神经干以及神经分支边缘衔接处。虽然神经干支以及神经分支离穴中心区较远，但其神经支数目较多，且多呈丛状和网状。吕炳强等认为，下肢腧穴环跳穴、殷门穴、委中穴、阳陵泉穴、委阳穴、足三里穴以及三阴交穴与坐骨神经关系密切。

许宏基等对 5 具完整尸体的 10 只眼睛周围进行解剖，发现划分在 8 个区域内的 13 个穴位皮下浅筋膜内躯体感觉神经与血管网都非常丰富，每根针周围均缠绕血管网以及与感觉神经干紧挨一起。罗亚非等对 60 只成年家兔前肢太阴经五输穴进行层次解剖发现，浅层区以头静脉、桡神经浅支分布为主，深层区以桡动脉及分支和正中神经分布为主。陆莹等对 30 只家兔前肢太阳经上的五输穴进行层次解剖发现，浅层区五输穴具有主要静脉及属支与尺神经浅支关系密切，深层区五输穴主要与尺动静脉分支及属支尺神经密切相关。

2. 经络与血管 刘芳等对 15 具小腿标本以乳胶灌注血管，3 具小腿新鲜标本及墨汁灌注血管发现，胆经及胃经沿线穴位区血管较密集。穆祥等用激光多普勒血流仪对 20 名健康志愿者腧穴区与非腧穴对照区进行对比发现，穴位区的血流量明显高于非穴位区，穴位区的微血管具有同步舒缩特异性，腧穴区的血流速度相对非腧穴对照区较慢，刺激腧穴可以提高微血管的自律运动以及增加血流速度。姜劲峰等从结构解剖分析神阙穴，发现神阙穴区血管结构联系和微循环丰富，是唯一可以直接作用于血管内膜的腧穴。

3. 经络与淋巴管 龚启华等运用 X 线显微技术对电泳法观察动物腧穴处的结构发现，腧穴处有毛细血管与毛细淋巴管的扩张，大多数腧穴沿着淋巴管束排列，周围分布着较多的毛细淋巴管。为了进一步研究将碳素墨水注入 7 个月左右的新生儿尸体的少商穴观察淋巴管系，发现其走向与手太阴肺经高度吻合。

4. 经络与筋膜 随着"筋膜学"的提出，固有结缔组织已成为现代经络实质研究的重要靶向。原林团队在国家"863"计划的"中国数字人研究"课题研究中将筋膜学与结缔组织扫描所见之线条和珠串样结构与传统经络、腧穴结合起来，透过筋膜学看经络腧穴，发现了两者高度相似；研究发现，四肢经穴大部分位于肌间膈疏松结缔组织聚集处，少部分位于神经血管束的结缔组织。党瑞山等对 3 具成年尸体的肺经全部腧穴进行针刺取穴后分层解剖发现，中府、云门、天府、侠白、孔最、列缺、经渠、太渊、鱼际、少商与肌肉附着的结缔组织骨膜相关，只有尺泽穴处与神经鞘膜相关。为了验证其准确性，由针灸师对活体自愿在相应穴位上针刺得气后，留针进行 X 线、CT 观察，结果与尸体解剖相一致。陈尔瑜等对 3 具尸体及 1 具小腿标本，留针解剖发现，肩井穴、环跳穴与神经鞘膜相关；居髎穴与关节囊相关；渊腋穴、日月穴与筋膜相关；风池穴、维道穴、风市穴、阳陵泉穴、阳交穴、外丘穴、光明穴、阳辅穴、悬钟穴、丘墟穴、足临泣穴、地五会穴、侠溪穴以及足窍阴穴与骨膜、骨间膜相关。沈雪勇等对 3 具尸体的胃经腧穴与结缔组织结构的形状学关系进行解剖研究发现，胃经颈以下 37 处腧穴都与结缔组织结构相关，其中，气户、髀关到梁丘、陷谷、内庭、厉兑与骨膜相关，人迎、水突、气舍、缺盆、解溪、冲阳与血管神经鞘膜相关，犊鼻与关节囊相关，其余 22 穴与筋膜相关。陈晓可等通过研究对比足阳明太阳两条经脉上的腧穴与肌筋膜螺旋线走行轨迹、骨肌结点发现，足太阳经与足阳明经分别有 21 个腧穴、26 个腧穴位于肌筋膜螺旋线走行轨迹和骨肌结点。

在 20 世纪 90 年代，上海复旦大学费伦等开始研究经络的实质，并且设计和实施了一系列的科学实验，其中一个实验：磁共振成像确定穴位的组织学位置，选取的是足三里穴，扎针为"地"深度，在得气时，用磁共振成像，很直观地确定针尖所在的位置。实验发现，得气时，针尖不在神经上，不在血管上，而是在筋膜之间的腔隙当中，这也印证了《素问·阴阳应象大论》中"溪谷属骨，皆有所起"的概念。与此同时，费伦用同步辐射单色 X 射线的方法来显示淋巴管，并且得出淋巴管图，从显示图看出，食窦穴是在淋巴管下面，而淋巴系统是人体废物排泄的通道，所以针扎食窦穴会促进淋巴系统的排泄功能。从实验得出结论，经络的腧穴是在筋膜之间构成的腔隙里面。

在此研究基础上，费伦进行了筋膜之间腔隙实质的实验，得出该腔隙是由血管、神经、淋巴管和肌肉组成，并且这四者外侧有一层膜（胶原纤维、水凝胶层），在膜与膜之间构成一个腔隙。而且在腔隙里面，除了结缔组织自身固有的胶原纤维和基质外，还富集有微血管、淋巴系统、自主神经、肥大细胞以及由钙、磷、钾、铁、锌、锰、铬、铜等多种元素构成的各种纳米微结构，从而产生各种极其复杂的穴位功能。

另外，在《解剖列车》一书中指出，解剖列车中的肌筋膜经线完全是从西方解剖学中发展起来的，起初，刻意省略与东方医学中的经络及其他类似经线的比较，目的是强调这些连接线的解剖基础。然而，尤其在最近的研究背景下，无法回避两者之间的密切关系。近期针灸和筋膜网的研究凸显了人体结构形式与功能的联系。著名针灸研究者和神经科学家 Helene Langevin 博士与其他科学家发现，当针灸针在穴位上捻转时，结缔组织，特别是胶原纤维和成纤维细胞之亲水性糖蛋白会缠绕在针的末端，产生出可测到的组织机械性作用。此外，Helene Langevin 设想针灸学的经络可能走行于肌肉间或肌肉的筋膜平面之间，将这些发现联系起来，说明了针灸刺激效果的机制可能与筋膜平面间细胞外基质的机械能转换有关，进一步的研究令人振奋，将来有可能在针灸康复和教育以及徒手治疗领域出现一个"统一"的理论。

5. 经络感传实验　尹真所著《针灸心法浅谈》一书中保留了 20 多幅经络图，是来自 20 世纪 80 年代所做的经络感传实验，在人群当中挑选 11 800 多名经络敏感的人，在放松的状态下，指压一个穴位，就感觉到经络有感传，然后自己按照经络感传的线路描记下来，最后形成经络图：①在《针灸心法浅谈》里的手太阴肺经图，在缺盆穴位置没有内行于身体里，而是上行于头面，还循行于背部，往下还有足太阴脾经的感传，而手太阴肺经在针灸学中的循行，是走在手臂内侧，循行到缺盆穴就会内行于身体里，也就是说在针刺手太阴肺经的时候，还不一定完全地沿着肺经的循行传导，也可以沿着其他的经络传导；②在《针灸心法浅谈》的手少阴心经图，心经还可以循行于头面部、下行于下肢，在针灸学中手少阴心经，是循行于手臂内侧后缘，但是不会循行于头面部。

《针灸心法浅谈》的两个经络循行图，与针灸学的循行不同，这就说明身体里的筋膜是相通的，虽然是有主干传导线路，但是经络敏感者就会感觉到其他经络传导路线，再者针刺穴位不仅在本经上传导，还会在其他部位传导，这也是腧穴功能，不仅治疗本经疾病，也可以治疗其他本经的疾病。这再一次说明形态结构和气之间的相互关系。

6. 经络的太赫兹波实验　章文春负责的关于经络的太赫兹波实验，对 50 名在校大学生右手鱼际穴、劳宫穴、外劳宫穴、少府穴、后溪穴、中渚穴、合谷穴以及掌心大鱼际部位正中距离劳宫穴 1 cm 非穴位部位，进行太赫兹波辐射检测，每人每穴各重复测 5 条太赫兹波辐射谱线。对 12 名练功 5 年以上者进行太赫兹波检测，第一次先对不加意识的劳宫穴测量，重复测 5 条太赫兹波辐射谱线，再对意守后的劳宫穴（意识集中在劳宫穴）进行测量，重复测 5 条太赫兹波辐射谱线。运用太赫兹波仪器自带 OPUS 软件对检测出的太赫兹波谱线进行图谱处理，求出各受测部位的重复谱线的平均谱线以及每组谱线的差异。在显示结果中，其中有一点是：手掌部劳宫穴与少府穴平均辐射谱线高于手背部合谷穴与中渚穴平均辐射谱线（$P<0.01$），手背部合谷穴与中渚穴平均辐射谱线高于手掌两侧赤白肉际处鱼际穴与后溪穴平均辐射谱线（$P<0.01$），这一区别取决于各部位腧穴解剖结构筋膜分布的丰富度，即筋膜

分布多的部位太赫兹波辐射量多。因而得出这样的结论：腧穴的解剖筋膜丰富度与太赫兹辐射量相关，即筋膜分布多的部位太赫兹辐射量多，证明了筋膜间隙气道理论的科学性。

综上实验可知，经络与神经、血管、淋巴管、筋膜等实体形态结构密切相关，并且通过对经络感传实验的论述，亦从内证体察的角度佐证了气与这些实体形态结构的密切关系。

章文春提出经络的实质-筋膜间隙气道理论，即经络的物质基础以周围遍布的血管、神经、淋巴、肌肉等为依托，由胶原纤维网络构成实体，并附有多糖、水凝胶、组织液等为载体的筋膜间隙气道系统。经络的实质即是在这些筋膜结缔组织系统之间的间隙形成气束。筋膜间隙气道理论来源于3点：一是参考了大量现代科学实验，并从中综合、总结及创新；二是基于笔者提出的中医气论思想——形气神三位一体生命观，以此理论为基础，将其一以贯之到经络实质的探析中；三是吸收了大量练功人员的内证体察的经验。故此理论的基础不仅有扎实的理论支撑，更有大量的实验和实践的支持，具有较高的学术价值。

以筋膜间隙气道理论来阐述经络的实质，其意义有三：①有利于中医理论的跨越式发展。此理论可以圆融自洽地解释关于经络理论的诸多问题，有利于人们了解中医经络理论，化解一些对中医理论的诘难；②验证了形气神三位一体中医生命观的强大的说理能力。形气神三位一体生命观不仅能够条分缕析地解析诸多包括经络理论在内的中医理论，更为关键的是，它能够将现代医学擅长的形的研究纳入到中医学的体系当中，使中医学成为一个开放包容的系统；③此理论有利于中医与西医的融合。此理论以中医气论为基础，融入了现代医学的研究成果，是以"洋为中用，兼容并包"的开放思想进行创新性研究，为中医经络理论与现代医学搭建了一座桥梁，形成了中西医融合的样板，对中西医的融合汇通具有启发、启示作用。

50　基于气论的腧穴现代研究

中医学"气"的理论是中医基础理论研究的一个核心问题，从中医体系来说，人体的生理、病理及诊断治疗养生都离不开"气"，它是人体生命构成的要素之一。人体之气是指存在于人体中的非实体物质，它不仅渗透充斥于人体组织器官之中，还弥散在人之形体的周围。气可以比附于现代物理学中的场性物质。人体之气的分布一是受形体结构与功能的影响，一是受意念活动的影响。腧穴一般依附于经络而存在，是人体脏腑经络之气输注于体表的特殊部位，具有复杂的解剖结构和生理物理特性。学者章文春等基于中医气理论对腧穴现代科学研究进行了梳理归纳。

腧穴中气的生物物理特异性

气是无形的非实体物质，正如我们生活中的声、光热、电、磁等，看不见摸不着但又客观存在。腧穴具备多种生物物理特性，科学家们对此进行了多方面的检测。

1. 腧穴具有微量元素离子特性　郭义等对 10 只健康家兔 8 处不同的穴位及其旁开非穴位处进行了钙离子浓度的测定，发现穴位处的钙离子浓度明显高于非穴位处。沈雪勇等运用 PIXE 研究 7 具人小腿，发现下巨虚穴位区钙元素浓度是相邻非穴位区的 4～5 倍。承焕生等运用 PIXE 研究 7 具小腿标本的外丘穴、光明穴、阳辅穴、悬钟穴、下巨墟穴以及相邻的非穴位区，发现穴位区富集有 Ca、P、K、Fe、Zn 等元素。

2. 腧穴具有声学特性　人体体表的经脉循行线具有高振声与声信号的循经性特异性。孙平生等对人体经脉循行进行输声研究，发现手阳明大肠经具有经脉输声循行线。随后林立全等对足阳明胃经进行输声研究，发现足阳明胃经经脉循行线上声波波幅值明显大于两侧非经脉循行对照点，且发现胃经上各腧穴的最佳输声频率均在 39.8～50.2 Hz。金红妹等对足少阳胆经体表循行线进行输声的研究显示，足少阳胆经下肢部各穴位的波形最稳定，循经性波出现率最高，至胸胁部明显下降，到达头面部又有所提高，且足少阳胆经的传声速度比周围组织慢。刘芳对 57 例功能消化不良的患者以及随机选取的在校健康大学生进行宫调声波接收测试，观察脾经商丘、三阴交、地机、阴陵泉，胃经下巨虚、上巨虚、足三里与胆经丘墟、阳陵泉，肾经太溪，膀胱经昆仑，肝经中都，以及非穴位软组织的宫调声波接收情况，发现功能消化不良的患者脾胃经腧穴对宫调声波接收敏感度低于健康大学生；而功能消化不良的患者对宫调声波的接收脾胃经穴要敏感于非穴位区的软组织。郑利岩等研究发现，经络传导声波的物质基础可能是深筋膜组织。有学者通过切断筋膜组织研究家兔十四经脉中各经某一腧穴声波波幅值变化，并以此为依据，采用针刺相关腧穴，验证了经脉线附着于筋膜组织。

3. 腧穴具有电学特性　日本最早发现经穴区表皮具有低电阻抗特性。杨云碧等对 22 名健康志愿者进行手太阴肺经、手阳明胃经的腧穴以及旁开非穴位区电阻值检测，再次证实了穴位的低电阻抗特性。王学民等对 7 名在校大学生进行穴位与非穴位区的脉冲信号注射，通过生物放大器观察发现人体表面阻抗最小点连线与传统经络位置大体相同。沈雪勇等对 20 名在校大学生以及 10 具尸体标本进行了穴位区与对照点伏安特性检测，发现活体身上伏安特性曲线具有非线性、惯性两大特征，且穴位普遍存在低惯性，而尸体上这两种特性明显降低。徐冬梅对 180 名不同年龄段的健康志愿者进行了胃经五腧穴体表阻抗值测试，发现厉兑至足三里的阻抗值呈递增趋势。

4. 腧穴具有热学特性　张维波用点燃的线香对前臂中段手厥阴心包经加热，并用测温仪对手厥阴心包经上相对于加热点的近心端、远心端以及近心端桡侧温度上升情况进行测量，发现对前臂中段手厥阴心包经进行加热时，近心端的温度上升显著高于近心端桡侧以及远心端，初步证明热量具有循手厥阴心包经向心传递的性质。陈日新等提出腧穴热敏化规律，即热敏化腧穴对艾热反应表现为喜热、透热、扩热、传热以及非热觉等现象。任泓宇等研究指出脑疲劳状态下百会、风池、命门等穴在扩热、传热等热敏灸感上的视觉模拟评分显著高于对照组，表明疾病状态下有关腧穴的热敏感性能显著升高，且更易引发各种热敏灸感。

5. 在腧穴光学特性　严智强等对十二经五腧穴、络穴、郄穴、下合穴等特定腧穴以及非特定腧穴139个，非穴位区278个进行144人上万次的冷光测定，发现十二经腧穴的发光强度高于对照的非穴位区，而五腧穴等特定腧穴发光强度高于十二经上其他腧穴。杨文英等对健康儿童40人以及健康成年人40人进行穴位超微弱光谱测定，发现穴位的光谱峰值在4500～4900 A°，处于蓝光区；腧穴区发光强度高于相邻非穴区；背俞穴区发光强度高于其他穴位区；成年人腧穴发光强度高于儿童。吕越对20名健康志愿者与52例患病志愿者的背部经穴进行了超微弱光测定，发现健康人背部经穴发光强度呈左右对称性，而患有疾病的人背部经穴发光强度不对称。刘汉平等采用线阵CCD探测器的光纤光谱仪对24名健康女大学生进行月经前后6原穴（手太阴肺经太渊穴、手少阴心经神门穴、手厥阴心胞经大陵穴、足厥阴肝经太冲穴、足太阴脾经太白穴、足阳明胃经冲阳穴）检测，发现原穴的漫反射光谱特征与月经前后气血变化高度相关，证实了腧穴的漫反射光谱可以反映人体气血的变化。丁光宏等运用红外光谱检测装置研究人体红外辐射以及穴位与非穴位区红外特征发现，人体红外辐射光谱的峰值都在7.5 μm 附近，主要辐射光谱的峰值范围在5～12 μm 之间，占总辐射强度90%以上；所测穴位在2～2.5 μm 和15 μm 两个波段处强于黑体辐射，在2 μm 峰处穴位点强于旁开点非穴位区辐射。

6. 腧穴具有电磁学特性　关于人体腧穴在电磁学领域的研究目前大多还处于假说阶段。张海晨等提出经络的实质，即经络是由环绕神经纤维、血管、肌肉纤维和筋膜、内脏等无限大空间而形成的容积导体电磁场系统。也有研究者提出人体穴位具有接受电磁的作用，通过容积导体电磁场效应可知，人体经脉循经感传现象是正常的生理活动，而不是病理现象。从现代生物物理学角度来分析，可以认为经脉循行现象是人体某处腧穴在受到刺激后产生电磁波，导致刺激部位的磁场强度最强，电磁场内的电荷做了定向迁移，即带电粒子（钠离子、钾离子、钙离子）顺着磁力线向远处"推移"。

从上述的研究可知，腧穴具备了多种生物物理学特性，包括微量元素离子丰富以及声、电、热、光、磁等。而其作为人体脏腑经络之气汇聚之所在，可以推测人体脏腑经络之气或具有与腧穴相同的生物物理学特性，但这些生物物理学特性是否就是气的本质，仍有待深入探讨。

意识对腧穴之气的调控

章文春提出形气神三位一体中医生命观，认为"神"有广义与狭义之分，人的意识活动属于狭义之神的概念，其中包括各种心理思维过程及情志变化。意识对人的整体生命活动的每个动作，遵循意引气、气引形的生命活动规律，人的意念活动对包括气的运行在内的人体生命活动起着统帅和调节的作用，现代科学对此多有研究。

1. 意识对人体之气调控的研究　在现代科学研究中也涉及意识对人体之气调控的研究。张栋等观察发功前后10名气功师与15名无气功经验者的手部大小鱼际、掌心等十余处各部位红外辐射改变情况，发现发功前后手掌面各部位温度的变化与对照组比较，差异均具统计学意义；正常对照组30 min前后无明显变化，两组间温度变化的差异极其显著。吴家蓉等对一名资深气功师进行运气与收功时手部各部位红外温度变化观察，发现运气时相比运气前劳宫穴以及手掌部温度迅速上升，收功后又降至运气前。本课题组前期研究将太赫兹波技术运用于中医领域，通过对普通学生、一般气功师、资深气功师在0.9～3.6 THz波段进行劳宫穴静态发功（学生模拟气功师发功）太赫兹辐射检测，发现3组的太赫兹辐射依次升高，以资深气功师太赫兹辐射最强，甚至在波形上都有了细微的改变，在3.0 THz附近3

组差异最为明显，证明了人体之气具有太赫兹波特征。

2. 意识对腧穴之气调控的研究 刘峰对 48 名在校大学生进行观想劳宫穴温热感试验，观察观想状态下与安静状态下劳宫穴、印堂穴的温度变化情况，发现观想温热感时印堂穴区域皮温下降，导致印堂穴区皮温波动增大；劳宫穴区皮温波动增大，导致阶段性劳宫穴区皮温不稳定，但最终趋势应该是皮温升高，波动变小。这一现象说明了观想头以为外的任何一点处的温热感，都可以起到"抑阳"的作用，这里的"阳"指的是头部阳气，具体表现就是印堂皮温的降低。这也从一个角度证明了"意到气到"的科学性。张海波等对 28 名健康志愿者进行观想与意守劳宫穴试验，结果提示意守和观想带来的劳宫穴区皮温变化并不相同，相较于意守，观想可能带来更明显的皮温变化。肖微等观察 4 位气功师在不同的意识活动下意守劳宫穴的过程，发现在意守劳宫穴的过程中左右两手劳宫穴温度上升，随着时间的延长，意念活动越来越集中，劳宫穴温度上升显著。

由以上可知，意识活动能够对我们的人体之气产生影响，因而可以通过影响聚集在腧穴中的经络之气对腧穴的生理物理学特性产生效应，这为古人所讲的"志一而动气""意到则气到"的说法以及中医"气"理论的现代研究提供了实验依据。

综上所述，人体腧穴一般依附于筋膜存在，解剖物质是以结缔组织为基础，连带其中的淋巴管、血管以及神经丛等交织而成的复杂腔体体系。结缔组织可能具有传输能量和信息的功能，在经络传导过程中起重要作用。气聚集于此，受其形态结构的影响。腧穴是气汇聚之所在，而腧穴则表现出多种生物物理特异性，如微量元素离子丰富以及声、电、热、光、磁等，这些现象可能是由汇聚于腧穴中的气所表现出来的特性。气的分布可随意念发生变化，当意念集中到某一部位时，气就向该处集中，久而久之，该处的气就比较充足，而诸多研究也表明气的变化可以通过穴位部位的光热变化来反映，由此证明了传统中医"气"理论中所说的"意到气到""以意引气"的科学性。

51　气学本质是关系本体论

气的概念是中医理论的基石，气论学说中"通天下一气耳"的理念是中医学整体观念的根基，可以说气学是中医学哲学理论中的本体论。由于现代医学概念的传入，人们在语境转化的过程中常会对气的本质产生疑问。受西方原子论和实体主义的影响，人们容易将气理解为如同原子一般不可细分的物质实体，即所谓"莫破质点"，这种理解实际上有悖于中医学的生成论和元整体原理特征，是不彻底的。当前有不少所谓中医"西化"的研究，本质上是希望在微观的物质实体上，比如在实体层面探寻作为超解剖结构的经络，事实证明，这样做并无法阐明中医学的机制。对气论学说阐释中的原子论和实体主义的倾向可以说是诱使这种现象产生的根源。学者薛公佑等就由当前气论学说阐发所带来的问题，从系统科学与"关系实在"论的角度对气论学说做出既符合气论原意又与现代语境契合的新阐释。

原子论与实体主义倾向的解释有悖中医应用实际

第五版中医学院教材《中医基础理论》之中，将气定义为"不断运动着的具有很强活力的精微物质"，是构成包括人体在内的万物的基础，此后的教材大都相承了这一定义，将气解释为精微物质——即微观的物质实体。此种解释是对气的概念解释的主流，这种解释方法有着鲜明的实体主义的特征，与原子论之中认为原子是构成万物的最基本物质的信念并没有区别，从这种角度来看，将气这一名词换成原子也无不可。有学者提出气论与原子论有不同之处。比如说"整体有机性和机械个体性"的差异，也有学者提出"气道合一"的理念，认为气作为基本实体的同时也是规律，但是这些认识都没有彻底摆脱原子论和实体主义的影响。

若沿着这条思路走，则中医学所谓的阴气、阳气、营气、卫气等概念，在现实中应该能找到所谓的阴素、阳素、营素、卫素等微观物质粒子，但研究的事实是，并不存在所谓的阴素、阳素等微观粒子。这种研究思路其实也是中医"西化"的一种，与上文提到的在实体层面寻找经络这一超解剖结构本质上并无差别。同时，随着西方自然科学的发展，人们发现原子并非是组成世界的最小单位，其中还有原子核和电子，继续深入到量子领域后，人们发现场量子的产生可能因为某个量子场与另一个量子场或与自身或与真空间的相互作用而产生，即微观量子并非根本的实体，而是从量子场由能量激发而生成。这些科学发现从根本上冲击了原子论和实体主义，因此这两种理论倾向在当今看来已经是错误的了。

所以从实体主义与原子论角度进行的对气的解释、对气论的阐发，与传统中医学理论和中医学临床实践并不通约。采用系统科学"关系实在"的视角则可以解决这一问题。

气论的核心应是气化关系

《素问·天元纪大论》云："太虚寥廓，肇基化元，万物资始，五运终天，布气真灵，总统坤元，九星悬朗，七曜周旋，曰阴曰阳，曰柔曰刚，幽显既位，寒暑弛张，生生化化，品物咸章。"这段经文描述的是天地系统的生成过程，需要注意的是生成与构成不同，构成是指原本不相干、属于不同事物的两个或多个事物相互结合而构成新的整体，构成论的观点本质上是原子论，生成则是指事物本来就是一个整体，从无到有，经过分化演变而变得复杂，这是中医学的宇宙观，与原子论不同。用系统科学语言，经文的大意可以解释为，广阔的"太虚"本是浑沌的一体，从"太虚"之中产生出了"生成元"，所谓生成元，是指一个只具有极少量物质与能量，却蕴含着构成一个完整系统的全部信息的系统生成起始点，由此万物开始发生，遵循着"五运"的规律，元气输布，化气成形，即"总统坤元"之义，在气的运行（即"气化"）的过程之中变现出"阴阳""柔刚""幽显""寒暑"等属性，万物由此而变易不止，生生不息。

张载云："太虚无形，气之本体。"又云"太虚即气"，这是在强调太虚不可以当作虚无来看待，无形并不意味着不存在，有形可见的气来自不可见的太虚，这种论证所强调的乃是生成的整体性，即由太虚所生之气，乃是一个连续的浑沌整体，而非数不清的微观粒子。从这角度看，"通天下一气耳"这句话中的"一"字需要仔细琢磨，"一气"并不只是说万物的本质都是气，更是说这个贯穿万物的气乃是一个连续的整体。气作为"实体实在"确实客观存在，但它并不是原子论所认为的构成万物拼图的最小单位，而是如同无形的量子场。同时它本身并不具备任何属性，只能当作是无形表现为有形的基质，在认识事物的过程中若是遵循实体主义，将事物的本原追溯至气，对认清事物的本质并无益处。

以临床实际为例，在中医学临床中，气本身这种"实体实在"是什么并不在中医医生的关注范围之内，医生所着眼的重点是患者的"气化"状态，所谓"气化"指的是气的运动所展现出的"关系"，有学者用系统科学的语言，将气化解释为"机体形神非线性互动之后的涌现过程"，即涌现关系，点出了气化作为"关系实在"的本质。气化关系的不同，展现出了多种多样的属性与功能，比如阴阳、五行、寒热之类属性的偏盛，脏腑功能的强弱。这里需要重新强调一下中医学脏腑的概念，中医学的脏腑与现代医学的脏腑器官不同，乃是超解剖的人体功能子系统，这种功能性系统是以关系为结构的，即以"气化"为结构。换言之，气化关系是形成复杂的人体系统的基础，生命系统乃是多种复杂的涌现关系的集合体，在《灵枢·决气》的记载中体现最为明显，黄帝问岐伯"人有精、气、津、液、血、脉，余意以为一气耳，今乃辨为六名，余不知其所以然"，这是在问组成人体的六种实体物质都是一气，为何又分而为6种，之后岐伯为黄帝解释了6种物质的不同功能，指出这6种物质虽然本质都是气，但是功能却不同，故分而为六。出现功能的不同不是由于构成该事物的"微观物质实体"的差异，因为"实体实在"追溯到最后，都是连贯的"一气"。这些事物之间产生差别的关键是气化关系不同。因为气化关系运动，连贯的整体分化出了不同的属性，产生了功能的差异，表现成不同的物质。因此从认清事物功能的角度来看，"关系实在"比"实体实在"更能抓住事物的本质。

《素问·天元纪大论》的记载之中，作为"关系实在"的五运规律出现在作为"实体实在"的气之中，暗示万物显现有赖于气的支持，但其之所以成为自身的关键则是内在的关系。《易纬·乾凿度》云："有太易、有太初、有太始、有太素。太易者，未见气；太初者，气之始；太始者，形之始；太素者，质之始。气形质具而未相离，故曰浑沌。浑沌者，言万物相浑沌而未相离也。"这还是在强调"无"与"有"间的统一，强调作为"有"的"气"的整体连贯性。朱熹的经典命题"理气之辨"，本质上讨论的就是"关系实在"与"实体实在"的先后问题，曾有学者将"理"解释为某种"意志"，认为朱子的"理在气先"乃是唯心主义，实则不然，朱子的"理"乃是指关系、属性在先。朱子得出"理在气先"的结论，并非是说"关系实在"可以脱离"实体实在"而独立存在，成为自身的第一因将这种观点对应到气论之中，便是气化关系在先，是作为"关系实在"的气化产生了万物，作为"实体实在"的气只是载体，"关系实在"在表征事物本质属性方面具有第一性。

再举一例，中医学和现代医学对人的疾病的认识不同，现代医学所奉行的是"细胞病理学说"，认为人的疾病就是人体的病变，是组成人体的基本单位细胞的病变，这种理论是将"实体实在"视作事物本质的实体主义观点。中医学则认为人的生命不止包括人体，其本质是复杂的涌现关系的集合体，不是着眼于人体就能概括的。因此人疾病的本质乃是人生命活动的内在关系紊乱。先有了不可见的气化关系的紊乱，随后造成了其涌现出的功能失常，最后导致可见的人体实体结构的病变。即"关系实在"的异变诱发了"实体实在"的异变。中医在治疗时也是从"关系实在"入手调节"实体实在"。这种认识的科学性已在无数次中医学临床实践中得到了证明。

综上所述，气论学说提供了一个作为本体的语境平台在这个语境之中，彰显事物本质属性的乃是气化这种"关系实在",作为"实体实在"的气只是一种有形的载体。过往人们对气论的阐发中着重强调了气的概念,以为明确了气的概念就能把握事物的本质,实际上气论的重点应该是气化,气论的本征应是关系本体论,而非实体本体论,即事物的本质体现在其内在气化关系中,而非是作为其实体载体的气本身有何特殊性质。

重新阐释气论的内涵是中医学复兴的必然需要

气论学说只是一个作为本体的语境平台,在这个语境之中,具有第一性的乃是气化这一"关系实在"。重新阐释气论的内涵是中医学复兴的必然需要,其原因有二。

第一,中医学的精髓是其基本原理,中医学的复兴首先是其基本原理的复兴。气论是中医学理论框架的基石,是作为本体论的存在。中医学的系统思维原理、以人为本原理、阴阳原理等七大基本原理的根基都是气论所描述的元整体模型,特别是阴阳原理,阴阳、五行等学说本质上是对生命系统内气化关系的描述,其中阴阳属性是其总括。重新阐释气论的内涵,是为了明确其在现代语境中的真实定位,从而突破中医学对自身基本原理的不自觉。

第二,中医学的理论框架有待系统梳理。过往人们将"气"这一实体实在的概念作为气论学说的核心,也就导致了对阴阳、五行等哲学概念的实体化理解,使得人们难以将这些学说贯通为一体。如《素问·生气通天论》云:"自古通天者,生之本,本于阴阳。"将之作为实体化理解便会闹出将阴阳当作阴气、阳气两种实体物质的笑话,与现实不符。将气化概念作为气论的核心后,阴阳的本质可以解释为因气化关系而体现出的两种对立统一的功能属性,在中医学的临床实践之中也正是如此应用的。从这一角度出发,阴阳、五行、六气等学说全是对气化关系属性的描述,彼此之间乃是不断细化的关系,也就可以整合为一个"关系模型"。实现哲学层面的模型建构后就可以以此为根据进行中医学医学理论以及具体诊疗技术层面的逻辑建构。

将气化作为气论的核心概念,可以将气论由实体本体论转变为关系本体论,更为符合中医学的临床实践。这种关系本体论并不违背唯物论,因为关系也是不直接以人的意志为转移的客观存在。从某种角度看,坚持实体唯物论的辩证法并没有完全摆脱机械唯物论中原子论观念的束缚,因而是不彻底的辩证法。有学者指出,马克思与恩格斯的唯物论实际上已经超出了物质本体论,即并不以物质实体作为表征事物的本体,而是将之推进到了关系本体论,当前国内学界多在马克思主义到底是物质本体论还是实践本体论上争论,也有学者提出马克思主义的本体论乃是生命本体论,对关系本体论则所谈甚少。由最新的自然科学进展和中医学的临床实践之中可以看出,在处理复杂系统相关的问题时,关系本体论较实体本体论更为适用,实践活动本质上是相对的主客双方之间关系变化作用的结果,生命更是复杂涌现关系的集合体,因此关系本体论角度的阐发似乎与现实世界更为契合。

52 气本体论溯源及其对中医学的影响

评价倾注了精力、财力，历时已久的中医现代化或中医科学对于传统中医本身发展的意义，如果不因为任何原因有所避忌，就应该直言是有限的，尽管这个结果不是任何人期待的：若干年前以为顷刻可以实现中医现代化蓝图，被证实离实现越来越远。目前对此局面的困惑使学者秦立新等一直在思考其中的原委，只是在对"气"的认识渐渐全面而清晰后，自己方觉渐出谜团：是中医学的气本体基础和它所决定的方法论和判断标准决定了中医方法的特点和中医现代研究的命运。

气论述评

"气"、"中医现代研究"在中医学乃至科学、哲学界备受关注，有多部论述专著。学者之所以对"气"如此的倾心，原因之一就是"气"语意丰富，且在中国古代哲学中有无可替代的地位。中医现代化一直是不少人的理想，而气是现代化必须面对的代表性概念，现代化强烈需要解决气本质的科学内涵。

符友丰在对《内经》中各种"气"做了分析后，提出对"气"概念的破解，有助于理解中医的方法论，但并没有进一步阐明中医方法论特点的具体表现以及与"气"的关系。殷平善认为，"气是天人合一宇宙图式的主宰"，这个结论是恰如其分的，但是他关于"气"体现了"在科学尚未昌明的古代……直接获取简洁概括的结论，由此而形成了对认识客体作整体性思考的直觉思维方式"的判断，就过于简单化了。

秦立新认为，直觉思维本质上不是可操作的有过程的思维；直觉得名"思维"是由主观感觉、知见了本质。直觉思维是人天赋具有的感觉（事物本质的）能力的表现，可以不称"思维"，直称"直觉"。直觉直接把握本质、共性、整体、必然。唯其如此，才可能有殷平善自己所讲的，气的"思维方式"在临床实践中的认识"具有高度概括、提纲挈领、方便直接"的特点。殷平善所谓"这些有关的概念在实验研究中是根本无法被验证"的提法也不确切，所谓"无法验证"是对一些人、一些状况而言的：缺乏直觉能力的人，或者在实验室内不能重复，不能简单归咎于"气"思维的"负面影响"。一个方法的正确与否应该由它重复实践的结果检验，而不应该由另外的尺度衡量，思维结论的重复更不能由另外的随意的主体人来完成，这就是直觉方法的局限。这个局限恰如不是所有的人都能成为哲学家和艺术家。直觉的结论不是不可以被证实，而是没有找到双方认可的同一的"语言"；不是不可能重复，而是不能被所有人"操作"、重复。

曾振宇认为，《易经》已经论述了气作为哲学第一概念——本原的可能性。但是秦立新认为，他的论述不够充分，而气之所以成为哲学的本原概念还有更方便、更容易被直观地了解的理由。

气的含义与本体概念的抉择

如果根据甲骨文"云，气也，象形"得出"气"曾是人的认识对自然的一种直接描摹，那么《玉篇》中注释"气，息也"的"气"就明言"气"是人对自身生命基本活动的觉悟了。而马王堆《养生方》不少含"气"的复合词，如"神气""血气""食气""气血"等，则说明至时"气"具备了自然大气、呼吸之气和人本精气的多重含义了。再至今天所熟悉的气氛、怒气、喜气、景气、心气、天气、运气等，"气"已经是与生活、感知、思考、判断不可片刻相离了。"气"外，找到另外同样具有贯穿性的词语，不易。这里已经显出"气"作为本原、共性、永恒的方便和优势了。

哲学史上关于本体和本体论的讨论流派纷争，《中国大百科全书》本体论词条中这样表述："在中国古代哲学中，本体论叫'本根论'，指探究天地万物产生、存在、发展变化的根本原因和根本依据的学说。中国古代哲学家一般把天地万物的本根归结为无形无象的与天地万物根本不同的东西，这种东西大致可分为3类：①如没有固定形体的物质，如'气'；②抽象的概念或原则，如'无'、'理'；③主观精神，如'心'。这3种观点分别归属于朴素唯物主义、客观唯心主义和主观唯心主义。"

其实，对中国哲学本体概念的如上评判，显然是以惯用的"唯心""唯物"的标准把不同本体概念割裂开来解析而获得的。如果抛开先入之见审视这些概念，不难发现，以上几个名词是从不同的侧面、方便地描述和展示本体概念的属性，"气"成为更广地为人接受的本体概念，其原因是：谓之"气"，是言其极精极微、真存实有，有质无形；谓之"理"，言其为一定的规律，可知、可识，当被遵循；谓之"心"，言其能被意识，存于主体意识中，与认识主体合一；谓之"无"，言其不拘于色相，堪为万物万有之源宗；谓之"道"，则言其无所不在，有径可循、可以践行。五个概念都首先是"常名"，而其中任何一个都不足以明示本体的"全貌"，都是《老子》中"强名"，五者的综合才更近本体全貌。于生活中、于认知主体中可寻，能跨现象认识世界，完成主客合一，并具足所有本质特点的，只能是"气"了。

"道"在《老子》中还是无可争议的本体概念，"气"取"道"而代之成本体、本根，经历了如下述的过程：

《老子》明道、释道，诲人守道，在其不足万字的经文中，"道"出现了162次，而"气"出现了3处——"专气至柔，能如婴儿乎？""万物负阴而抱阳，冲气以为和"及"心使气曰强"。气在这3处都不具有"道"一样的本体意义。

"气"取"道"而代之成本体，可能跟《老子》中"道"的一些描述有关。《老子》不惜笔墨申明："道不远人，人自远之"，直言"道"的"朴"和"同"，但最后仍没敌过其所谓的"道"的"玄"与"恍惚"，终使人敬而远之（"道"本体）了。"形而上者为之道，形而下者为之器"，无论言说者有何用意，后人最终是取了"重道轻器"的价值取向！文意上兼具具体抽象、有质无形而实存的"气"自然地进入"道""器"之间，成为联系形上与形下的桥梁，进而成为本体自身和有形万物的本质和变化动因了。

本体概念由"道"而"气"的变化，可以在《庄子·知北游》中清楚看到。"通天下一气耳"的"气"已经是天下万物的同质、根本、本源了，具有了本体意义。《庄子·则阳》云"是故天地者，形之大者也；阴阳者，气之大者也"。《素问·阴阳应象大论》云"万物之纲纪，变化之父母，生杀之本始"。综合两者看，阴阳无非"气"的"象"及代言者而已。张载说，"凡可状，皆有也；凡有皆象也；凡象皆气也"。"由太虚，有天之名；由气化，有道之名"。"太虚无形，气之本体"；"太虚即气"。这段论述最后还是落在道、太虚与气的合一上。自此，气本体旗帜高扬。道（太虚，无）－气（有）－物（形），宇宙的演化链条因气的介入而没有断裂，万物葱郁，气象万千的"有"界，气本体显然更实在、更方便，更适人意。"道"的"无"孕育了万有，但气的真实可验而又不拘色相，更易走入既成的认知体系：循气以入，归于虚无，反观无碍，无所羁绊。

本体"道"为"气"所取代的原因是复杂的，其中不乏认知上方便的原因。中国古代哲学对本体的认识，最是冷暖自知的体验，《庄子·知北游》关于知"道"与否的辩论耐人寻味。其实，无论本体如何高远、神秘，一旦成为人的感知、意识，主体意欲传达它的存在时，总需要利用常识，并从已有的、共有的认识中寻找语词概念，"气""理""无""心""道"，因具有与本体谋合的一方面，才被选择为苟且的本体概念，而终因"气"比"无"的空虚实在，比"理"的抽象鲜活，比"心"意的变化多端恒久，比"道"的恍惚清晰——冀象示道，名物取譬，中国古代哲学的本体概念不会例外。这样"气"以其表达实存、能动、变化、过程的诸多方便，一举代表存在、根本、原因、共性、本体、本质，从而联系部分成整体、连接片段成过程，最后顺理成章地成了普遍接受的"本体"。

气本体论决定的中医方法论和实质标准

中西医学体系面对同一对象，各自以不同的方法实践、不同的语言表述，理论模型的实践工具、方法、过程都不同，两个参照系的标准不能简单地相互取代。郝光明直言"中医现代化是假现代化"，正是感到了两个体系交流的矛盾所在。中西医学两个体系各有实质标准不同，也有各自特色的解决方法。

中医实质的同一性和终极性。古代哲学家强调本根、本体的"同"，《素问·阴阳应象大论》在讲述生命体变化规律时提到"同出而名异"。"同出"就是指同源。承认事物名相的差异，但更重视事物同出同源同理同归的一面，以为"智者察同，愚者察异"——差异是表面的、局部的、暂时的。

中医学直接将气概念引入自身的理论体系，并将"气"作为人生命的本质，进而是脏腑等本质。气本体"规定"了生命本质的同一，而终极意义上的同一"质"不会是有形结构的同一。所以，中医概念内涵总是如"心者，君主之官，神明出焉"，"开窍于舌，其主在脉"，"应于夏"等描述中形成，而不落于结构的大小形色。生命现象、功能，如整体和关系中"气"流经脏腑、肢体、官窍时的花、果。在气化整体中，结构外延边界是模糊的，部分与整体血脉相连。这样，同一性和终极性规定了经典中医概念实质轮廓的模糊。

中医内求方法的直觉、主观、简捷、方便。气本体论和"仰观俯察"，"远观近求"的方法相得益彰。天人同理、万物同理，"善言天者，必有验于人"。由气本体而生发的体系中，原始至反终，一切的联系从未间断，所有存在和变化必然又自然地服从同一的规则，化而有，化而无，化而变换无穷又万变不离其中（宗）。自然、人类，一气而贯。气本体论蕴含了认识方法的以己知彼，以表知里，见微知著的可能性、简便、直接和方便性。认识过程中的内求、求己首先是一种方便，纵然不是人皆智者，智者也并非全知全能。不可否认，中医"望而知之""切而知之"一直实践着，而在某些人就是出神入化。

方法和标准总是一致的。内求法得出的实质结论是主观的，也一定是主观的，但并不就是臆测、臆造的，荒谬不可信的。倒是当科学方法剖析概念实质、结构实体时，寄居在整体中的"气"本体也就"亡逸"了，剩下的是中医不重视的外延的"结构残片"——具并不完好的"遗体"。在中医理论中，脏腑、肢体窍道等概念，都是具足气（血）和生命的，而且气（血）才是脏腑肢体的（生命）实质。这就是不少人对中医实质——气本体的感觉：仿佛在前，忽焉在后。实际上，如果临床医生能意识到内求认知途径的存在，那么他们直觉把握对方的状态本质，总有时日；真实、准确、整体地把握，既经得起思辨解析，也符合正统的理论"套路"、历史和现实。

气本体决定了中医学内求方法趋向，中医方法的主观性、可行性以及真实性在气本体论下可以完好地合一。

气本体论决定了中医方法内求的特色，决定了传统中医概念实质的同一性和终极性以及中医概念外延结构轮廓模糊性；这种模糊性和中医学的整体观特色相得益彰。中医概念实质内涵的终极性、同一性及结构外延的模糊性和现代医学科学实质标准的结构实体表达及其准确性是不相容的。

对于中医学任何质疑是允许的，任何研究方法也可以使用。然而，中医气本体概念诞生之日就宣告了形下的研究成果难以回归形上的中医理论体系的命运。所以，经典中医理论模型与现代研究发生矛盾时，就此否定中医经典理论，或者否定相应现代研究结果的意义都有失公允，因为不同参照系两个标准不能简单互换。医学发展前景一定不是不同医学体系间概念的相互替代，而应该是两个体系的独立以及独立基础之上医学思想的互相启发、临床实践中的殊途同归和优势互补。

53   中医气学的生命程序学假说

中医学的气是指人体内生命力很强、不断运动且无形可见的极细微物质，既是人体的重要组成部分，又是激发和调控人体生命活动的动力源泉，感受和传递各种生命信息的载体。气的不断运动，推动和调控人体的新陈代谢，激发物质与能量的转化，负载和传递生命信息，推动和调控脏腑的功能，从而维系着人体的生命进程。气的运动停止，则意味着生命的终止。中医的气学理论是研究人体之气的概念、生成、分布、功能及其与脏腑、精、血、津液之间关系的系统理论。

"程序"一词，《辞海》解说："按时间先后或依次安排的工作步骤次序。"《现代汉语词典》中把"程序"定义为："事情进行的先后次序。"现代生命科学研究表明，无论从遗传基因学，还是生理病理学的角度，生命活动是按"生命程序"运行的。2002 年诺贝尔生理学或医学奖获得者发现了在器官发育和"程序性细胞死亡"过程中的基因规则，指出细胞的自身凋亡是按照内部程序发展的。故严名扬认为生命程序是指生命体在长期的进化演变、物种选择的过程中，形成的具有维系生命体一切活动平衡、有序进行的生命机制的总称。

在中国古代哲学背景下产生的中医气学已经形成了完整的理论体系和方法。怎样利用现代生命科学认识、发展中医，尚在探索之中。学者严名扬等就尝试从中医学角度探讨中医气学理论的生命程序性假说（以下简称为气-程序）的基本特性。

气-程序的客观存在性

气-程序是宇宙一切事物存在的内部运行机制，它既具有物质性，又具有功能性。根据二元论，物质可以分成构成要素的质体和使这些质体结合起来的程序，即气的运化。《周易·系辞传·上》云："精气为物。"而实体（形）与程序（气）的关系，《素问·阴阳应象大论》中指出"形归气，气归精……气伤精，精化为气"。气-程序是物质内部不可或缺的要素，它直接影响着物质的属性、定义以及功能。

1. 气-程序的哲学客观存在性 气是构成世界的最基本元素，是宇宙间一切事物运动的程序机理，宇宙万物均由气的运行变化而产生。现代宇宙大爆炸理论认为宇宙是从一次高能量、高密度的大爆炸后诞生，而之前"什么"也没有。而在以能量为载体，物质为基础的物质内部，物与物、物与环境之间的运动交流机制即形成气-程序。正如《老子·四十二章》所云："道生一，一生二，二生三，三生万物。"宇宙的最初本原是"道"，精和气由道生，是道生万物的中间环节，是构成宇宙万物的直接物质材料。气化观点认为有形万物是由无形的气变化而来，宇宙是一个气化流行、生生不已的过程，一切有形物都逃不脱最终复归于气的命运：气化有一定的条理、秩序、规律；气化的动因在于气固有的阴阳对立统一。即气具有程序性。

虽然程序一词极少出现在哲学著作中，但它必然地与实体构成了一个对立统一的关系，有实体，便必然有其时间上的程序。马克思主义哲学对我们看待这个问题具有指导意义：物质的运动是有规律的，这里所说的规律实际上也就是确定状态下的程序，客观存在于世界之中。综上所述，气-程序是构成物质的另一重要要素，具有客观存在的物质性和作用于物质的功能性。

2. 人体气-程序的存在性 《素问·宝命全形论》云"人以天地之气生"，"天地合气，命之曰人"。指出人类是地球上的生物不断进化的产物之一，就是说人类已经适应且必须继续适应自然界的变化而生存，人是气的产物。程序作为描述生命生理的概念，通常表示生命活动反应的先后次序。值得强调的是无论哪种生命活动，其客观上必然存在着一个基本问题的两个方面：一方面表现为生命活动的性质问题（合理性）；另一方面表现为生命活动的具体形式（程序性）问题。它们这种对立统一的关系不会因缺乏观察而不存在。因此，生命活动的具体形式构成了程序的基本意义，它表现了生命活动在时间上的先后动态变化。

气-程序的整体联系性

中医元整体观即整体是"先天"的，先有整体然后化生出内部的各个部分，哲学基础为元气论；而西方传统的合整体观是把整体理解为由先于整体的各个部分组合而成，哲学基础为原子论。元整体原理可表述为：人是分化系统，具有元整体性，对人的健康与疾病的考察和调节必须遵循人的分化发生机制和元整体特性。气作为推动元整体分化的程序，在整体上具有以下特点。①依附性：气-程序必须是一定主体的活动。分析气-程序不可能脱离对应的主体，否则就是空谈。②次序性：气-程序在整体上必须是时间上先后依次发生的主体动态过程，而不可以是杂乱无序的。在中医学中，必须是先有先天之气，再有后天之气；先有气行脉中，才能推动血液流动，环布周身。③局限性与连续性：气-程序有不同的类别，不同类别的气具有不同的功能作用。就某单一气来说，如营气，具有化生血液和营养全身的作用，在气的整体功能上，只具有局限的阶段性的气化作用。营气作用依赖于卫气的作用来完成生命活动的连续性。气-程序的局限性注定了所有程序必须得联系起来，发挥整体功能。④预置性与确定性：气-程序是预先设置清楚的动态过程，或者是可以被认识到的确定的动态过程。《素问·上古天真论》云："女子七岁，肾气盛，齿更发长……七七，任脉虚，太冲脉衰少，天癸竭，地道不通，故形坏而无子也。"这从女子的生长、发育、衰老过程指出了生命的预置确定性。生命作为自然运作的产物，适应或符合自然的一切规律。生命是在宇宙的气-程序的运动变化下产生的，它的所有机制是可以探索的。气-程序作为生命活动的内在机制或者说是生物属性，在整体上是以整个生命体作为主体而运化。

气-程序的层次系统性

利用从元整体上认识生命、阐述生命机理的气假说学理论，根据生命程序的分化特点，气-程序（一身之气）可分为：元程序（primary progress）、基本程序（normal progress）、高级程序（advanced progress）3个层次。

1. 元程序　即元气、先天之气。主要指从父母传递来的先天遗传物质（如DNA）中所存储的生命活动程序，是人体生命活动的原动力。在生命伊始的受精卵时，元程序被激发出来，细胞内的生化反应有序运行，并指导受精卵的分裂增殖、分化发育，逐渐形成完整成熟的生命体。而后元程序随先天之精储存在肾脏。它不仅推动和调节人体的生长发育和生殖功能，也能推动和调控各脏腑、经络、形体、官窍的生理活动。元程序从整体上控制生命的生、育、长、老、病、死，并是各种生命活动的基础。

2. 基本程序　是指在元程序的基础上，生命分化的一系列活动程序，并具有无限可分性。按来源分为水谷之气、肺中自然之清气，两者又合称为宗气；按功能不同分为阳气和阴气；按运行方式不同分为营气和卫气；根据属性分为脏腑之气、经络之气。由于脏腑之气的功能不同，又划分为肝、心、脾、肺、肾5个子系统。如将具有疏泄、升发功能，在体合筋，其华在爪，在窍为目等统称为肝系统。同理，其他脏腑皆然。

3. 高级程序　人是不同于其他生物的高级生物，具有主观意识及各种思维活动。人的大脑活动就是高级程序的运行，《灵枢·本神》云："所以任物者谓之心，心之所忆谓之意，意之所存谓之志，因志而存变谓之思，因思而远慕谓之虑，因虑而处物谓之智。"弗朗西斯·克里克在《惊人的假说》中提出"人的喜悦、伤悲、记忆和抱负，人的本体感觉和自由意识，实际上都只不过是一大群神经细胞及相关分子的集体行为"。这种集体行为就是高级程序运行结果的反映。

气-程序的功能有序性

　　人体作为气-程序的主体，各种生命活动、生理反应有赖于气-程序的运化。人体程序运行因层次系统不同表现为不同的功能，总体概括为以下5个方面。

　　1. 推动与调控作用　气的推动作用表现在气-程序能推动和激发人体所有脏腑经络正常生理活动的进行，以及以自身的运动来推动精、血与津液等有形物质的代谢。气的调控作用使人体内部各种功能活动之间取得协调平衡。气-程序一方面发挥推动、兴奋、升发作用，另一方面也发挥宁静、抑制、肃降的作用。

　　2. 温煦与凉润作用　是指气-程序可以通过阳气气化产生热量，使人体温暖，消除寒冷。阴气具有寒凉、柔润制热的特性。体温的恒定、脏腑功能的稳定发挥及精血津液的有序运行、输布、代谢，与阴气和阳气的作用都密切相关，是阴阳两气对立统一的结果。

　　3. 防御作用　气既能护卫肌表，防御外邪入侵，同时也可以驱除侵入人体内的病邪。气的防御功能正常，则邪气不易入侵；或虽有邪气侵入，也不易发病；即使发病，也易于治愈。气的防御功能决定着疾病的发生发展和转归。

　　4. 固摄作用　指气-程序对于体内血、精、津液等物质的固护、统摄和控制作用，从而防止这些物质无故流失，保证它们在体内发挥正常的生理功能。同时，气-程序能统摄生命体作为一个整体有机结合在一起，使各组织脏器功能协调正常。

　　5. 中介作用　主要是指气-程序能感应和传导信息以维持机体的整体联系。气-程序是感应传递信息的载体。人体内的各种生命活动，都可以通过体内气-程序的不同运化方式来感应传递，从而构建了人体各个部位之间的密切联系。气-程序是生命信息的载体，是脏腑形体官窍之间相互联系的中介。

　　气-程序的生理功能归结到一点，主要取决于气-程序具有很强的活力，不断运动的生理特性。气-程序是人体的基本构成要素，这5个生理功能之间可分不可离，相互为用，密切配合，维系正常的生理状态。

气-程序的有机自主性

　　1. 有机性　气-程序是生命体具有的基本要素，它的对应概念应当是实体。中医学的实体应该是有形之体，如津液脏腑等；唯物主义者把实体作为物质。由此可知，实体是哲学在回答世界的本质如何时产生的概念，它是用来说明世界究竟是什么的结论性的认定。这一概念用于生命领域表示生命体的根本性质和内容。而实体一般是在静态的意义上对世界和事物的认识，人们通常在考察实体时，是穿过并摒弃了其繁杂的外在形式与现象及其运动变化的干扰而进行的。

　　生命活动是复杂有序的，作为生命的实体在不同的解剖层次有不同的性质和内容。相对独立的生命实体是通过不同层次的气-程序的作用有机结合起来的。无论是实体内部、实体与实体、实体与整体、实体与环境之间的相互联系作用都是气-程序运行的作用体现。气-程序的有机性是建立在各实体联系的基础上。人体各活动的相互作用的有机有序是人健康与疾病的真正原因。

　　2. 自主性　人与周围环境有着密切的联系。任一实体都存在于特定的环境中，并与环境有着各种各样的相互作用。但作为一个相对独立的生命体系，生命具有自主性。生命的气-程序源自宇宙，以宇宙的气-程序为基础，而演化出具有生命属性的气-程序。气-程序的自主性是生命生存进化的动力。它表示生命具有自我完善、自我更新、自我修复繁殖等功能。人体之正气，即生命活动的正常程序，是维持自主性的保障。《素问·上古天真论》云："虚邪贼风，避之有时，恬淡虚无，真气从之，精神内守，病安从来。"即从养生学上阐述适应自然与身体自主调节是生命功能活动正常的基础。

生命体气-程序的有机性与自主性是相辅相成的。有机性是自主性的基础，自主性是有机性的前提。气-程序的五大特性都是相互联系、相互作用的。客观存在性、整体联系性、层次系统性、功能有序性、有机自主性是气-程序学的主要内容。只有充分认识气-程序的基本特征，才能利用气-程序学进一步从生理病理学角度解释、探索各种生命现象。气-程序学假说是利用现代程序学理论结合中医气学理论，探索人体的生命活动与生命本质。利用程序学研究中医，不仅可以借助计算机模拟工具；还能使中医学与现代生命科学融合起来，使中医也参与到人类基因组计划、生理学等研究中去，成为中医药现代化的强有力的理论工具。

54　气本质——宇宙物质结构三层面理论假说

　　气学说是中华优秀传统文化的重要组成部分，它博大精深，在我国传统文化中，气不只是一个哲学概念，而且是真实的客观存在。古人认为，气是天地万物之原、是内圣学成圣之根，人赖之以生、物赖之以成，统摄宇宙各领域，涉及我国传统文化的方方面面，无论是儒、释、道、医、兵、法、农、墨各家，还是哲学、文学、艺术、技艺等，无不浸染着气学的气息与印记。中医学中的气、传统文化中的气的实质（包括精神实质），尚处在待开垦的处女地的境域，亟待进行研究。基于此，学者庞鹤鸣等提出宇宙物质结构三层面理论（又称三层物质理论）假说，对气的本质（包括意识本质）进行了研究。

三层物质理论假说内涵

　　三层物质理论假说是在现代科学、哲学背景下提出的，它是在中医临证实践及气学内证体察实践中对气的真实性有所感后，经广泛收集材料（包括实践材料、文献材料），再经过一定的实践（个人的实践与练功大众的实践）检验逐渐构建起来的。三层物质理论又称窨论。三层物质理论认为宇宙是物质的，物质具有三要素，即质、能、信息，这里的"信息"是指时空结构混元整体信息。依三要素隐显状态的不同把宇宙物质分为三个层面：一是实体物世界层面，即具备理、化特征的实体物质层面，指原子以上至宏观实体物质直至人的层面，是以质量为特质的客观存在形式，能量、信息寓于质量之中；二是能量世界层面，即以能量为特质的客观存在形式，质量（处于隐微状态）、信息寓于能量之中，如电磁场与引力场；三是时空结构混合信息体，它是时空结构信息混融在一体的整体状态，是以时空结构混元整体信息为特质的客观存在，质量、能量均处于隐伏状态，这是尚未被人类认识的物质层面，也可以称之为"混元气"。该层面物质虽然不呈现能量、质量特性，但在一定条件下该物质可以转化或者生成各种能量以至质量，它与前述之两层面物质呈兼容。三层物质之间可以相互转化，其关系是气集聚成能，能聚成形；实体物可散为能、为气。这一过程可以是自然进行，也可运用超常智能技术使混元气转化为不同形式的能量、质量，还可调动混元气和万物相互作用，使之按预期规定的要求发生变化。

第三层面物质——"时空结构混合信息体"的体、性、用特征

　　时空结构混合信息体"窨"是现代科学尚未接触的内容，它既不呈现质量特征，也不显现能量特征的特殊存在形式，它虽不被人们常态所感知，也不被目前现代科学仪器所检测，但它确实是真实的客观存在。这一客观存在即是中华传统气文化中之气的实质与内涵，是气论在现代的发展与升华。"窨"是三层物质理论中第三层面存在物的标志性称谓。结合古人的论述，依据医学、气功实践中对气的真实性体悟，将时空结构混合信息体"窨"的体、性、用特征总结为八大特征。一是虚豁性，是"窨"的本性特征，其性无微不入，其体无物不容。二是精纯性，是"窨"的本质特征，精即精微，指体量之微细，纯即纯净，指质地之纯净无杂、无色。三是澄澈性，是"窨"、清、澈、通、透，对任何事物无阻碍、无障遮的特殊象态。四是映像性，是"窨"之用，其有无数映物的"平面"，且有保存映像信息之功能。以上四点是时空结构混合信息体"窨"领域中的最基础物质共具的基本特征。五是层次性，此言第三层面物质"不一不二"的特点。第三层面物质在其所属领域中的各物，皆相同而不异，而各物的时空结构

之整体信息序，又有形式不等、繁简不同的差异。六是兼容性，"旹"各层次间有着相互容、入的关系。七是遍布性，此言"旹"之无处不在。八是运动性，此言"旹"之运动形式，有开合、聚散、出入、化的运动形式，其中开合是其运动的基本形式。

三层物质理论假说的基本观点

依据时空结构混合信息体"旹"的体、性、用等特征进行推测、想象，结合在实践中体认、综合、抽绎出的认识，可总结出三层物质理论假说的八大基本观点。其一，宇宙是时空结构混合的信息体观点。传统气学说中的"原始混元气"是时空结构混合信息体"旹"的本然态，或称常态，能量世界、实体物世界（包括人）是时空结构混合信息体"旹"的变态，或称聚合态。其二，三层物质相互转化观点。三层面可以互相转化（有自然转化与人为转化两种），第三层面的时空结构混合信息体"旹"可转进到以能量为显在特征的第二层面；第二层面可以凝聚为实体物的第一层面。亦可呈反向转化。其三，万物双重结构观点。三层物质理论假说认为宇宙万物都是本体结构（本体）与现象（又称显象）结构（形质、能量都属此）的统一。时空结构混合信息体"旹"属于本体，它是有象态而不显形态与能态的特殊存在。双重结构主要表现在时空结构混合信息体"旹"之于能量世界、实体物世界、生物世界，时空结构混合信息体"旹"寓于个别事件中，成为个体的本体——内隐结构；个体所呈现的能量、质量特性属其外显之显象结构，两者相融相合，维系个体的存在。实体物的显象结构是时空结构混合信息体"旹"的凝聚态，其凝聚状态亦有疏密之不同，其疏者可流通于其体内，并可散布于体外。时空结构混合信息体"旹"不仅充斥于个体的各个部分，而且展布于个体之外。其四，双重结构相互转化观点。这一观点认为生物世界（包括人），其本体结构与现象结构之间是可以相互转化的。其五，发展出不同的吸斥观点。在生物界，如动物的不同组织、不同器官便是功能相同的细胞集聚在一起，颇有中华传统文化"同气相求"的韵味。其六，时空结构混合信息体"旹"之边界不界定观点。"时空结构混合信息体"（旹、原始混元气）就是宇宙本身，它有限而无边界。在万物层面，"时空结构混合信息体"（旹、混元气）是寓于个体之显象结构中，但其时空结构之整体象态之信息确是非局域性、无边界的。其七，意元体功能全覆盖观点。意元体是时空结构混合信息体"旹"发展至今的最高层面，是人的意识（精神）活动的本体，是人的主观世界的物质基础。与原始时空结构混合信息体"旹"相比，有了主动性、选择性……它能映知、贯穿、作用于各层物质，还能创造出新的时空结构混合信息体"旹"。其八，混化、进化观点。三层物质理论假说的混化含义是，生物个体在维系其生命过程中对与之相关的各种因素进行的有机整合于自身生命机制，有混合、混融、化合、化生等过程。包括个体自身内部混化、个体与外部环境的混化，以保证其与环境的统一，使个体生命得以正常进行与传宗接代。

三层物质理论假说核心内容——意元体理论

意元体理论是三层物质理论的核心内容，是"时空结构混合信息体"（体）发展到巅峰阶段的产物，是阐释意识本质、意识活动本质的假说。意元体是常人看不见、摸不到、无形无象的物态，它内部极度均匀，没有任何分别，它与脑的实体组织呈兼容，它以脑中心（大脑的中心）为中心点，遍布于脑内外，连及周身，并弥散到人体以外。它有映像、应动、睿思三项功能。映像指意元体本有的反映成像的功能，是认知事物的基础；应动指意元体组合信息序的组成过程；睿思是建立在前二者基础上的意识活动与思维活动。前二种思维形式为人与动物共有的（但在人则可受意识的影响），逻辑思维（包括语言逻辑与数理逻辑）是人类特有的。意元体与脑的关系是，意元体是人体神经系统所有神经细胞及其混元气整体功能的混元态，神经细胞（主要是脑细胞）的物理的、化学的、生物的变化是其赖以建立的基础，它又有一定的独立性，并可反作用于神经细胞。"它与脑的实体组织呈兼容"。意元体是意识活动的本体，意识活动是意元体内的活动内容与过程，包括对客观事物以及人自身的反映、认知过程，和运用概念进行思维、创造思维的过程。

三层物质理论的技术支柱——组场技术

　　组场从字义上讲，组，即组织、组建；场，即气场，所谓组场即组建气场。这个场不同于当代科学中场的概念。组场是通过意念把自身的气、自然界中的气以及在场地内的对象（诸如人、物等）的气组建成一个混元整体，使之充斥在特定的场所，此即所谓的组建气场。气场所能起到的效用与场的强度、气的浓度与质度，以及场内对象物对气的吸收度有着密切关系。组场的关键是组场者主动运用自己的意识，把大自然的气往场内集聚，使场内气的"浓度"加强，把场内对象的气联成一体，使场内气的运动尽量同步。组场可分成三个阶段：一是聚气，把大自然的气往场内聚；二是同步，使聚集起来的气同步运动；三是指令，发放组场所要达到目的的意识指令。当把气场组成后，就要有目的地发放意识指令，使场内的气按意识指令发挥作用。故在三层物质理论假说指导下的人为事物中，遵循的是组场中人的意识指令，其遵循着意元体发出的时空结构整体指令决定法则。

三层物质理论假说的实验验证

　　三层物质理论假说涉及面极广，关系到宇宙的物质结构与意识本质的大问题，验证该假说能否成立，必须先从最基础层面的定性实验做起。第一，"生能"实验。"质能守恒"是现代物理学确立的自然界守恒定律之一，"生能"实验是用三层物质理论作指导，以超常技能为实施技术，在严格实验室条件下，不借助现在已知能源生成能量（包括磁、电、光、热等）。第二，尝试打破量子力学的量子分布统计定律的实验。此实验以三层物质理论为据，以超常技能为实施技术，试图打破量子分布的统计规律。以上两项实验是关系到三层物质理论假说中的第三层面物质是否为真实存在的证实与证伪的实验，即使证实为真，尚有很多与之关系密切问题须做进一步的实证工作。第三，在不同学科，不同行业的应用实验，包括医学、教育、工、农、林、牧、渔等多方面。每一部类中又有基础层面与应用层面的实验，这是关系到三层物质理论与技术尽快变成先进生产力的关键之举。

三层物质理论的重大意义

　　1. 三层物质理论假说揭示了气本质的问题　　古人对于气的作用尽管做出了相当深刻的论述，但在那个时代对气的实质没能做出精确的定义式的阐释，致使现代科学人士纠结气是什么？是否为真实存在？对此，中国哲学史学家张岱年有诸多正面阐述，择要摘录如下："中国哲学中所谓气，可以说是最细微最流动的物质"；"气是无生命、无意识，而为生命和意识的基础"；"气与近代物理学所谓的场有近似之处，气具有流动性，含有内在的动力……从哲学气概念来说，水火草木各类动物都属气，气指有广袤能运动的存在"；"一切物的构成材料，则谓之气……气是万物的本原"；"气是无生、无知的，而是生与知的基础，我们可以说气是中国哲学中的物质概念"；"所谓气，泛指一切状态，物质状态是气，精神状态也是气"；"唯物论则以为气是最根本的"。从哲学层面阐述了中华传统文化中的气与精神（心、意识）的物质属性。对于精神，毛泽东早在1943年就明确宣称："精神是一种特殊的物质"。伟人、哲人的论述，揭去了蒙在气学头上的"玄学"迷雾。然而自然科学至今尚未能揭示气与精神这一特殊物质在自然科学层面的物质特征。

　　三层物质理论假说认为，气的本质是本假说提出的"第三层面物质——时空结构混合信息体"为特质的客观存在。三层物质理论假说的核心内容——"意元体理论"则揭示了意识本质的问题。

　　2. 三层物质理论假说将可能引发新的科学革命　　三层物质理论假说是从探究气本质开始的，发端于中医针灸、气功实践、对气（包括中医学之气与传统文化中的气）的体认；但其意义已远远超出了中医、气功领域，成了阐发宇宙奥秘、人的生命奥秘乃至意识本质的异于现代科学已有理论并得到了一定的科学实验证实的崭新的理论假说。

现代科学对三层物质理论假说前两个层面物质已有相当深刻的认识，并取得了相当大的成就。在20世纪建立的"相对论""量子力学"已成了当代物理学的两大理论支柱，引领人类开创了从未有过的丰富的物质文明，使人类的认识领域从以光年计的宇观世界到飞米计的微观世界。主流科学取得的巨大成就背后，尚有许多待解决的问题，如生命奥秘、意识的本质以及特异功能与气功外气作用等与人自身直接相关的重大问题，却难以问津。一些有识之士继续沿着揭示宇宙、人自身生命乃至意识本质的深层的客观世界尽力求索，并建立了一些假说。比如玻姆建立的"隐秩序"理论；格林等人的"超弦"理论；欧文·拉兹洛建立的"全息隐能量场"理论，又称作阿卡莎场、Ψ场（这是一个影响很大的理论假说，与三层物质理论似乎有些相仿，实则有本质的区别）；另外，还有英国超能力医学学会提出的"超场"；谢尔德雷克的"形态发生场"；心理学家李贝特提出了"有意识的精神场"，又称"心智场"；麦金则提出了"隐结构"的理论，试图解此难题。

目前，上述假说还未能提供科学界以证实或证伪理论的技术与方法，未能予以实验检验，故仍停留在主流科学周围徘徊的地步。因为这些假说，虽然欲图摆脱现代科学的框架，但没能突破现代科学的"理性逻辑"对生命以及意识的局限性，故难以获得实际效果。对此，著名的物理学家彭罗斯有如下陈述："有意识的大脑活动，并不遵循经典物理，它甚至不依照传统的量子力学活动，描述它活动方式的理论我们现在仍不知道"；"要想在从物理上理解意识现象的过程中取得真正的进步，作为前提条件的是，必须有物理世界观上的根本变化"。彭罗斯并未于此止步，而是以他的睿智心光看到了美好未来并做了令人鼓舞的表述："我很肯定，解决量子力学谜题将会对许多学科产生巨大影响，诸如量子力学是如何应用在生物学中这些问题。最终，它很可能以各种我们想象不到的方式，导致一个完全不同的理论，带来一场新的思维上的革命。"对这"新的思维上的革命"，我国的著名科学家钱学森谈"人体科学"研究的重大意义时曾说："可能导致一场21世纪的新的科学革命，也许是比20世纪初的量子力学、相对论更伟大的科学革命。"还指出："不只是一场科学革命，还是一场真正的文化革命"；"使我们认识客观世界和改造客观世界来一次更大的总的飞跃。"彭罗斯则指出："我仍然希望能发现一些结构自洽的东西，因为我相信它应该存在……我想这个理论应该很美。"爱因斯坦指出："我完全相信，终于会有人提出一种理论，在这理论中用定律联系起来的对象，并不是概率，而是所考查的事实。"耗散结构理论创建者，诺贝尔奖获得者普里戈金则说："也许我们对我们周围的世界和我们内部的世界的洞察一起到来，正是我们要描述的科学最近演变的一个令人满意的特点。"诺贝尔物理学奖获得者尤金·魏格纳则说："当前的物理学仅仅描述了一种有限的情况——只对无生命的东西有效。如果要描述有意识的有机体，那么，当前的物理学必须被基于新概念的新规律取代。"这些科学家的论述，其立脚点虽然不尽相同，但都指出了现代科学对宇宙的认识尤其对人的意识的认识必将进一步深化。三层物质理论假说提出的第三层面的物质存在形式与上述观点当属同一范畴。

科学在20世纪取得了非凡的成果，不仅从以前的"质量守恒""能量守恒"进展到"质能守恒"，而且提出了质量、能量、信息是客观事物三要素的科学论断。既然现代科学已经对作为物质三要素的"质量""能量"建立了各自为主要表现形式的科学领地，那么在把宇宙看成是一个超巨系统的今天，提出以"时空结构混合信息体"为主要表现形式的第三层面客观真实存在，不仅体现了宇宙大系统的理性的完美，而且把人类对宇宙的认识引领到更深层面。这是有别于以往的科学物质观。其实恩格斯早就谈过类似问题："以太是否是物质的东西呢？如果它确实存在着，它就必须是物质的，它必定归入物质的概念，但是它没有重量。"这就是说，物质可以没有重量。爱因斯坦则有更直接的说法："广义相对论的以太，是这样一种媒质，它本身完全没有一切力学的和运动学性质，但它却参与力学（和电磁力学）事件的决定。"

三层物质理论假说，揭示了中华"气学说"的本质，它既可以用于阐述宇宙奥秘与拓荒宇宙新领域，更可以用于阐述人自身的特质，尤其意元体理论对人体展现出的各种特异功能（包括外国称述的

"心灵学") 都能做出合理解释，这些功能是人的功能而非神，它关系到当今人类对自身意识的认识，达到真正认识自己与意识自觉，达到自我境界的提升、自我超越的境地。尽管目前三层物质理论假说尚处在"提纲"阶段，但却有望成为阐示"物质结构、宇宙演化、生命起源、意识本质"的理论框架。这是关系到新的高科技的大问题，广大科学界、中医界的有识之士应继续努力拼搏，艰苦奋斗，使三层物质理论之花成为中华民族伟大复兴的"中国梦"花园中的一枝奇葩！

55　中医气名

中医古籍中"气"的名称很多，大致有哲学意义之气、自然环境之气及人体之气。这三种气往往混杂在一起，又因一名多义，因而造成混乱，从而影响元气学说在中医学的地位和运用。有鉴于此，学者黄志杰在参阅大量古今文献的基础上，结合自己的认识，对中医"气"名做了有益的考辨。

哲学意义之气

哲学意义之气有三层意思：其一，认为"气"是物质世界的本原，宇宙万物都是由"气"构成的。战国后期管子等稷下道家学派称"精气"，东汉哲学家王充称"元气"。如《周易·系辞上》云："精气之物，游魂为变。"《论衡·谈天》云："天地，含气之自然也。"《春秋繁露·重政》云："元气者为万物之本。"《庄子·知北游》云"通天下一气耳"等都是这种思想的体现。其二，认为"气"具阴阳两种属性，阴气指有形之物质，阳气指无形之功能。"气"既表物质又表功能。《论衡·自然》云："大地合气，万物之生。"认为自然有天气与地气之分，宇宙万物都由大地二气所化生。此处的天气即阳气，具有阳的属性，地气即阴气，具有阴气的特质。阴阳二气对立统一。《正蒙·参两》明确指出："一物二体，气也。"现代研究表明，物质和能量在量子水平成为"浑沌"状态的一元之"气"。同时，它具有阴（粒子）、阳（波）两种特性。几乎所有已知的"基本粒子"都有正负两种类型，这就是最细微、最流动、其小无内、化生万物，具有阴阳两种属性的"气"，这些为中医学理论"气"的物质、功能二重本质提供了科学依据。其三，认为"气"是不断运动变化的，其形式有升降、出入、循环、转化等。这种运动形式是"气"之功能的体现。如《素问·六微旨大论》云："升降出入，无器不有。"

哲学产生于自然科学，同时又是自然科学的指南。"气"的这些特性（物质性、功能性、运动性）形成了"元气学说"，亦称"气一元论""精气学说"。中医学运用元气学说说明人体的生理、病理变化、疾病的诊断、治疗及人与自然的关系，成为中医学的重要内容之一。

自然环境之气

自然环境之气，有天气即空气（含氧气——清气）、地气（居住条件及饮食物质）及风、寒、暑、湿、燥、火（热）六种气候之气，正常时称"六气"（满足人们四季生活的外界环境需要）。《素问·至真要大论》云："本乎天者，天之气也；本乎地者，地之气也。天地合气，六节分而万物化生矣。"人生活在自然环境之中，天气、地气、六气是人类赖以生成和生长发育，维持生命活动的必要条件。天气、地气的不足，或六气异常将成为致病因素，引起疾病发生。故《素问·宝命全形论》指出"人以天地之气生，四时之法成""天食人以五气，地食人以五味"（《素问·六节脏象论》）。

人体之气

人体之气，不外生理之气与病理之气，亦即正气与邪气。"气"（最初的）是构成人体和维持生命活动的最基本物质。《素问·宝命全形论》云："夫人生于地，悬命于天，天地合气，命之曰人。"《难经》云："气者，身之根本也。"《类经》云："人之有生，全赖此气。"古人还认识到构成人体之"气"与其他物质之气有质的区别。《荀子·五制》指出："水火有气而无生，草木有生而无知，禽兽有知而无义，人有气有生有知亦有义，故最为天下贵也。"

元气：构成人体和维持生命活动的"气"，称为"元气"。元气又称真气。《类经》云："真气，即元气也。"李东垣亦云："真气又名元气，乃先身之精气。"元气由先天（父母）之精（元精）所生。《灵枢·经脉》云："人始生，先成精，精成而脑髓生。"脑为髓海，乃元阳真气所聚。《素问·刺法论》明确指出"气生于脑"。人身元气又分阴阳二气。阴气为物质，即精、血、津、液等，为构成人体和维持生命活动的物质，对机体起着滋养和濡润作用。阳气为功能，"阳气者，若天与日，失其所则折寿而不彰"（《素问·生气通天论》）。阳气包括宗气、卫气、脏腑之气、经络之气、帅血之气等，对机体起推动、激发、温煦、固摄、防御、蒸腾作用。这种功能称为"气化""气机"。

正气：元气（真气）与后天水谷精气和清气（氧气）结合形成"正气"，具有抵御外邪侵犯，维持身体健康的功能。如《灵枢·刺节真邪》云："真气者，所受于天，与谷气并而充身也。"《素问遗篇·刺法论》云"正气存内，邪不可干""邪之所凑，其气必虚"（《素问·平热病论》）。《医权初稿》指出"人之生死，全赖于气。气聚则生，气壮则康，气衰则弱，气散则死。"正气遍布全身，包括脏腑经络、四肢百骸，无处不到，因其所在部位、功能不同而"气"名各异，如宗气、营气、卫气、经脉（络）之气、脏腑之气、帅血之气等。

营气：由水谷精微所化生，在脉内运行，具有滋养濡润脏腑经络组织器官的功能。《灵枢·卫气》云："其精气之行于经者，为营气。"即在脉内流动的血称营气。《灵枢·营卫生会》云："中焦亦并胃中，出上焦之后，此所受气者，泌糟粕，蒸津液，化其精微，上注于肺脉，乃化以为血，以奉生身，莫贵于此，故独得行于经遂，命曰营气。"

卫气：生于水谷，源于脾胃，出于上焦，循行脉外，其性剽悍，运行迅速流利，具有"温分肉，充皮肤，肥腠理，司开阖"（《灵枢·本脏》）等功能。《灵枢·卫气》云"其浮气之不循经者，为卫气"；"卫气者，出其悍气之疾，而先行于四末分肉皮肤之间而不休者也……卫气独卫其外，行于阳，不得入于阴"（《灵枢·邪客》）。

宗气：为积于胸中之气，由水谷精微化生的营卫之气，与吸入自然界清气总合而成，具有司呼吸，贯心脉，助血运等功能。如《灵枢·邪客》云："故宗气积于胸中，出于喉咙，以贯心脉而行呼吸焉。"

经脉之气：经脉是人体经络系统的核心，是气血运行的主要通道。具有运行全身气血营养脏腑组织，联络脏腑器官，沟通上下内外等功能。《灵枢·卫气》云："雍遏营气，令无所避，是谓脉。"《素问·脉要精微论》云："夫脉者，血之府也。"

宗气、营气、卫气、帅血之气与经脉之气关系密切，此四气皆由水谷精微之气所生，营气行于脉中，卫气行于脉外。《灵枢·营卫生会》云："其精者为营，浊者为卫，营行脉中，卫行脉外。"《素问·痹论》云"心主身之血脉"，宗气贯心脉，推动营气（血液）在脉管内运行全身，故宗气亦即"帅血之气"。

脏腑之气：脏腑之气由水谷精气化生，"所谓五脏者，藏精气而不泻也"，"六腑者，传化物而不藏"（《素问·五脏别论》）。五脏的功能分别是心主血脉，主藏神，"心气通于舌，心和则舌能知五味矣"（《灵枢·脉度》）。肺主气，司呼吸，通调水道，宣散卫气，朝百脉，主治节，"肺气通于鼻，肺和则鼻能知臭香"（《灵枢·脉度》）。脾主运化水谷精微，主升清，主统血，"脾气通于口，脾和则口能知五谷矣"（《灵枢·脉度》）。肝主藏血，主疏泄，"肝气通于目，肝和则目能辨五色（《灵枢·脉度》）。肾主藏精，主水，主纳气，主生殖，"肾气通于耳，肾和则耳能闻五音矣"（《灵枢·脉度》）。六腑中胃主受纳腐熟水谷，小肠主泌别清浊，大肠主传导，三焦主决渎，膀胱主气化，总之六腑，以通为顺。

气化：指气的运动变化，是人体生理功能（能量的转化形式）的表现，如有形之物质可转化为无形之功能，无形之功能亦与转化为有形之物质的形气转化。《素问·阴阳应象大论》云："味归形，形归气，气归精，精归化，精食气，形食味，化生精，气生形；有形之质的精血转化等。气化也指脏腑的具体功能，如三焦对液体的调节功能称"三焦气化"，膀胱的排尿功能称"膀胱气化"等。

气机：指气的升降、出入运动形式，是脏腑经络功能表现。升降形式，如脏腑中的脾、肝、肾脏之气主升，心、肺二脏之气主降，六腑以降为顺。十二经脉中的手三阳和足三阴经主升，手三阴经足三阳主降。出入形式，如鼻吸入自然界清气（氧气），口摄入水谷为入，大小便及汗排泄为出。气机升降出入是人体新陈代谢维持生命活动的重要形式，升降出入停止，人的生命亦就停止，俗称"断气"。正如《素问·六微旨大论》所云："出入废则神机化灭，升降息则气立孤危。故非出入，则无以生长壮老已；非升降则无以生长化收藏。"

邪气：泛指各种致病因素。邪气又有内外邪之分，自然界"六气"异常变为"六淫"，侵犯人体时，称为外邪；人体之气不相和顺时称为内邪。如《素问·五运行大论》云："气相得则和，不相得则病。"张景岳云："气之在人，和则为正气，不相和为邪气。"情志不遂、寒热不适及劳役过度，均可导致气机失常，如"怒则气上""喜则气缓""悲则气消""恐则气下""惊则气乱""思则气结""寒则气收""炅则气泄""劳则气耗"等。

56　气与气络

　　气论哲学向医学领域的延伸与应用是中医学术发展史上具有划时代意义的里程碑，搭建起气论哲学与医学科学之间密切沟通的桥梁，从而使中医学成为哲学与自然科学完美结合的典范。气在中医学的延伸和应用，既保留了其哲学属性，又赋予了其医学内涵和功能。由于气的运行遵循了阴阳动态平衡和五行生克制化的规律，"气-阴阳-五行"成为气论哲学的核心思想的同时也成为中医学术理论的重要概念，在医学中的应用也涉及生理、病理、辨证、治疗、药物等各方面，这就导致难以准确把握气的内涵与外延，也成为中医学借助现代科技开展实验研究或临床研究的难点。因此，学者吴以岭等认为，从哲学之气、医学之气、气的功能实现形式不同层次上探讨气络学说，有助于把握气的内涵与外延，亦有助于为气络学说的传承创新提供理论基础及有益借鉴。

哲学之气

　　《说文解字》释云："气，云气也。"气在甲骨文中是表示山川之间飘逸雾气的象形字。人类对气的最早认识为自然界的云气、雾气、风气等，随着火的发明和应用又看到烟雾、蒸汽等，同时亦观察到人类自身呼吸之气、冬季便溺之热气等，故先秦时期"气"首先是建立在"观物取类"基础上对自然界"气"的客观感知。气的变化关乎自然万物的生、长、化、收、藏，春、夏、秋、冬四季更替，风、雨、寒、暑气候变化等复杂自然现象，进而从"气"探讨宇宙万物构成的本原、运行规律及其相互联系，从而展开了以气论哲学思想为主导的贯穿数千年中华文化的历史进程。

　　中华古代哲学思想核心——气一元论，为先秦道家所创立。老子《道德经》云："道生一，一生二，二生三，三生万物，万物负阴而抱阳，冲气以为和。"明确指出宇宙万物运行规律的最高法则为"道"，气的变化为其核心内涵，气的运行遵循了阴阳动态平衡的规律，由此而化出世间万物，当万物的运行和联系符合气之阴阳之道时便呈现出和谐生机，所谓"冲气以为和"。庄子继承发展老子的思想，提出"通天下一气耳"（《庄子·知北游》），并用气论哲学探讨生命及死亡，云"人之生，气之聚也，聚则为生，散则为死"，成为气学理论应用于医学领域的思想渊薮。战国时代《管子》最早提出"精气说"，云"精也者，气之精者也""人之生也，天出其精，地出其形，合此以为人"；指出精气乃气中之精粹，是生命产生的本原。东汉时期以王充为代表的古代哲学家创立"元气学说"，如《论衡》云"元气未分，浑沌为一""万物之生，皆禀元气"；不仅指出元气乃万物肇始之气，并尝试用气、气化观念去解释万物的发生、发展、运动、变化、消亡、转化，藉以解释各种自然现象的成因，成为先秦以来最为系统的"气一元论"。之后宋代张载、王安石及明清时期王夫之、戴震等人传承发展前人思想，使气成为中国古代哲学的最高范畴，并形成古代"气一元论"为核心内容的自然哲学思想。纵观以"气一元论""精气学说""元气学说"为主要内容的气论哲学思想，贯穿中华文明数千年，历经先秦至明清诸子百家演绎与发挥，对社会、人文、医学及各种自然科学发展起到了积极的指导作用。

　　撷要而言，气论哲学阐释了宇宙万物构成本原、运行规律及其相互联系，气一元论的本原论、形气转化的恒动论、天人合一的整体论也就成为气论哲学的核心内涵和突出特征。气论哲学在"道"的哲学层面上解决了三大问题：一是气是构成世界万物的精微物质，这就从根本上决定了中医学唯物主义的认识论，故中医学从形成的早期阶段便是反迷信的，如《素问·五脏别论》云"拘于鬼神者，不可与言至德"，《史记·扁鹊仓公列传》更记载扁鹊在其医疗活动过程中"六不治"的原则，即包括"信巫不信医，六不治也"；二是气是永恒运动的，其运动形式是升降聚散，从而形成了中医学的恒动观；三是气的运动规律是可以被认识的，遵循了阴阳动态平衡和五行生克制衡，因此，"气-阴阳-五行"不仅是气论哲学的核心思想，也成为中医学术体系的理论框架。

1. 气一元论的本原论　哲学意义上的"本原"指世界万物的来源和存在的根据，是古今中西哲学界都在探寻的问题。古希腊著名思想家亚里士多德提出，一切存在物都由本原构成，一切存在物最初都从其中产生，最后又复归为它。西方哲学家围绕这一问题提出了各种不同的看法，一部分哲学家认为，万物的本原是物质性的元素，如水、火、气，以及原子，还有一部分哲学家认为，本原是抽象的原则，如数、存在等。张岱年《中国哲学大纲》提出"在中国哲学中，注重物质，以物的范畴解说一切之根本论，乃是气论。中国哲学中所谓气，可以说是最细微、最流动的物质，以气解说物质，即以最细微最流动的物质为一切之根本"。中国古代气论哲学认为，"气"是存在于宇宙中的运行不息且无形可见的极细微物质，是构成世界万物的本原或本体，大到宇宙天体小到自然万物，都是由气构成。《淮南子·天文训》描述到"道始于虚廓，虚廓生宇宙，宇宙生气，气有涯垠，清阳者薄靡而为天，重浊者凝滞而为地"。较《淮南子》晚成书的《内经》引《太始天元册》亦云"太虚廖廓，肇基化元，万物资始，五运终天，布气真灵，总统坤元"（《素问·天元纪大论》），指出构成万物的本原乃"通天下一气耳"（《庄子·知北游》）。气分阴阳列为五行化生万物，《荀子·礼论》云"天地合而万物生，阴阳接而变化起"；《尚书·洪范》云"五行：一曰水、二曰火、三曰木、四曰金、五曰土"；呈现出一气化阴阳，五行为基本元素的自然观。故汉初大儒董仲舒《春秋繁露·五行相生》云"天地之气，合而为一，分为阴阳，判为四时，列为五行"，形成"气-阴阳-五行"的世界万物构成的本原论。管子、庄子的精气学说均强调了精为气的精华部分，是构成宇宙万物的本原，如《管子》云"精也者，气之精者也"；《庄子·知北游》云"昭昭生于冥冥，有伦生于无形，精神生于道，形本生于精"。古代哲学的元气学说则认为，元气是构成万物的原始物质，诚如《鹖冠子·泰录》所云"天地成于元气，万物成于天地"；《论衡》云"元气未分，浑沌为一""万物之生，皆禀元气"。综观古代哲学的自然观，气分阴阳，列布五行，精气为灵，元气为始，从而形成了"气一元论"的宇宙万物构成的本原论，这与当代认为混沌天体中的爆炸诞生了宇宙，次生了星体万物的认识不谋而合。

2. 形气转化的恒动论　我国古代气论哲学认识到气的运动是永恒的，气的运动形式表现为升降聚散，气的运动伴随着阴阳交感、五行生克制化，发生着形气转化的气化运动，从而呈现出天地苍茫、岁月无声、自然万物的勃勃生机。气的永恒运动贯穿于宇宙万物运动的时间与空间过程，古人用"细无内，大无外""弥纶天地"的气来表达这种无限的、无形的运动演变。《吕氏春秋》云"流水不腐，户枢不蠹，动也，形气亦然，形不动则精不流，精不流则气郁"，强调运动是保持良好状态生生不息的内在因素。气的运动称作"气机"，气的运动形式主要表现为升、降、聚、散，万物在气机升降聚散中生成湮灭，正如宋代张载《正蒙》所云："若阴阳之气，则循环迭至，聚散相荡，升降相求，氤氲相揉，盖相兼相制，欲一之而不能。"《周易》从阴阳交感的观点观察万物变化，如"天地交泰"（《象》），"天地不交，万物不通"（《否卦》），显示出"阴阳相交则泰，阴阳不交则否"的阴阳交感思想。《荀子·礼论》云"天地合而万物生，阴阳接而变化起"，强调阳中有阴、阴中有阳、阳动阴静、阳施阴承、互根互用、消长平衡、阴阳交感、化生万物，芸芸众生、世间百态莫不与此有关。水、火、木、金、土五行最初为构成世界万物的五种基本元素，后来结合气候变化逐渐成为气论哲学中随着阴阳消长变化所呈现的五大系统生克制化关系，如汉代董仲舒《春秋繁露》所载："天地之气，合而为一，分为阴阳，判为四时，列为五行，行者，行也，其行不同，故谓之五行。五行者，五官也，比相生而间相胜也，故谓治。"伴随着气的升降聚散、阴阳交感、生克制化而产生了形气转化的气化运动，庄子《至乐》云："气变而有形，形变而有生，今又变而之死，是相与为春秋冬夏四时行也。"指出因气的变化才有自然万物和芸芸众生象，形气转化才会有生命体的生长和死亡。生命机体无时无刻不与外界发生着物质能量交换和信息交流，生命运动也无时无刻不进行着新陈代谢，保持着五脏系统人体内环境的协调统一，物质转化为能量，能量转化为功能，功能调节形体，内外环境信息沟通，莫不与形气转化的气化运动有关。故气的形气转化的恒动论是在形而上的哲学层面对宇宙万物运行规律的高度概括，对中医学术理论体系的形成发挥了重要作用，也对当今生命科学研究具有不可低估的指导价值。

3. 天人合一的整体论　汉代董仲舒《春秋繁露》提出"天人之际，合而为一"的观点，是对古代气论哲学天体宇宙自然万物与人的生命合为一体思想的高度概括。气作为构成宇宙万物的物质本原，也是人的生命发生的本始，气的形气转化的永恒运动是自然万物的内在机制，也是人类生生不息的内在动力。人处于天地万物之中，同样遵循着气的升降聚散、阴阳交感、五行生克制化所形成的形气转化的根本规律。"天人合一"不同于西方哲学主客观分立相对应的认识论，是论述人与自然关系的哲学观。《老子》云"人法地，地法天，天法道，道法自然"；"故道大，天大，地大，人亦大，域中有四大，而人居其一焉"。正是强调了天地统一于自然整体，天地自然的变化产生了人类，也决定了人类的生存与死亡，人处于天地万物之间，应当遵从自然规律的道家思想。哲学作为"全部科学研究之母"，是关于自然界、社会和人类思维及其发展最高规律的高度理论概括，决定着人类的宇宙观、自然观，更决定着各种自然科学的研究方法和认识论。《周易·系辞》云"形而上者谓之道，形而下者谓之器"，就是对哲学与自然科学的关系所做的高度概括，形而上的"道"是在哲学层面阐述了气是构成世界万物的本原，天人合一的整体性，气运动变化的永恒性，气升降聚散、阴阳交感、五行生克形成了形气转化的气化运动，故"气-阴阳-五行"成为气论哲学的核心思想，从而形成了不同于西方还原论哲学思维的整体系统观。

医学之气

1. 气论哲学在中医学领域的延伸及应用　气论哲学广泛应用于古代医学领域，尤其是"气"被移植于中医学并成为学术体系的有机组成部分，搭起了"形而上"的气论哲学与"形而下"的医学科学之间的桥梁，形成了人文哲学与自然科学水乳交融的中医鲜明的理论特色。哲学家们站在哲学高度去探索生命奥秘与疾病死亡，医学家们自觉地接受气论哲学思想，并以求真求实、格物致知的医疗实践丰富发展了气学理论，这种高度宏观整体与形体解剖诊疗实践相结合的研究方法，对中医学术理论体系的形成起到了巨大的推动作用。哲学层面的气引申应用于中医学领域，赋予了其特定的医学内涵——"气主煦之"，使气具有推动、温煦、营养、防御、生化等生理功能；解剖学所见到的有形之血——"血主濡之"，使气具有渗灌濡养、营养代谢、津血互换等生理功能。无形之气与有形之血并列成为中医学术理论的两大基石，形成以天人相应、整体观念、辨证论治为突出特色，以脏腑、经脉（络）、气血为核心的中医学术理论体系。

气论哲学家们以气为宇宙万物本原的思想回答了人类生命的产生这一根本性问题，否定了鬼神等唯心学说，使中医对生命的认识立足于唯物论的科学基础之上。《素问·宝命全形论》云"人以天地之气生，四时之法成"，将气论哲学的气生万物、精气为灵、元气为始的思想引申到医学领域，阐述生命的发生。《灵枢·本神》云"生之来，谓之精，两精相搏谓之神"；《灵枢·经脉》云"人始生，先成精，精成而后脑髓生"。在此处"精"已非完全哲学意义上的气之精灵的概念，而包括了男女媾精的生殖之精，所谓先天之精，乃禀受于父母的生殖之精，从现代科技的角度来看，这种描述已经非常接近生命形成的过程，与现代医学从受精卵到干细胞到胎儿发育的过程非常相似。

气论哲学的气之升降聚散、阴阳交感、五行生克制化产生的形气转化的气化运动，是人类生生不息的内在机制，引申到医学领域衍生出一系列生命运动的科学认识，形成了"气血冲和，万病不生"（《丹溪心法》）的生命观。《素问·六微旨大论》云："非出入，则无以生长壮老已；非升降，则无以生长化收藏。"中医学将哲学概念的气之升降聚散演绎为升降出入，强调了生命机体需要不断地与外界进行物质交换与能量代谢，才能维持生生不息的健康人生。升降出入的异常或废止则意味着疾病和死亡，"出入废，则神机化灭；升降息，则气立孤危"。因此，《素问·举痛论》强调"百病生于气也"，《素问·评热病论》云"邪之所凑，其气必虚"，延伸出以气为主导的中医病机观，并成为中医调气治病的理论基础。气分阴阳、列布五行的气论哲学思想延伸到中医学领域，从道家"负阴而抱阳，冲气以为和"的哲学论述发展为中医学治病必求于本——本于阴阳的学术思想。《素问·阴阳应象大论》云："阴阳者，天地之道也，万物之纲纪，变化之父母，生杀之本始，神明之府也，治病必求于本。"以阴阳为本论析病机，治疗上强调"谨察阴阳所在而调之，以平为期"（《素问·至真要大论》）。从对生命现象对立统一高度概括的阴阳，到脏腑、气血、经络等不同层次上阴阳的医学阐释，反映了气论哲学思想与医学内涵水乳交融的学术特色。《素问·六微旨大论》云"亢则害，承乃制，制则生化"，从五行的相生、相克、相乘、相侮延伸为五脏功能系统"亢害承制"的生克制化关系，以五行配五脏，以六腑为配合，支配五体，开窍五官，外荣体表组织，结合五味、五色、五音、五方等，形成独具特色的中医脏象理论，由此发展出来的脏腑辨证论治及治疗用药规律，至今仍在有效地指导临床。

2. 哲学之气与医学之气内涵外延的异同　哲学是基于自然知识、社会知识、思维知识的概括和总结的世界观，属于社会科学范畴。中医学是研究生命现象、疾病规律、辨证治疗的学术体系，属于自然科学范畴。作为全部科学之母的哲学，其形成有赖于对自然科学规律的高度概括，又对自然科学包括医学具有普遍的指导价值。《周易·系辞》云"形而上者谓之道，形而下者谓之器"，形而上的"道"是对气分阴阳、阴阳交感、列布五行、形气转化过程规律的高度概括，是古代气一元论哲学的最高层次。"气-阴阳-五行"揭示自然万物运行规律的哲学内涵同样属于形而上的自然观。形而下的"器"是对世界有形物体的概称，古人穷格物理而致真知，对自然现象、生命规律的探索研究均属于自然科学范畴，如《史记·扁鹊仓公列传》所载"割皮解肌，诀脉结筋"，以及《灵枢·经水》云"若夫八尺之士，皮肉在此，外可度量切循而得之，其死可解剖而视之……脉之长短，血之清浊……皆有大数"的解剖实践，临床望、闻、问、切四诊及辨证论治处方用药，皆属于自然科学范围内的研究与探索。气论哲学之气是在形而上的"道"的哲学层面上对自然科学规律的高度概括和概念抽象，中医学之气是在形而下的"器"的自然科学领域关于生命规律和疾病辨证论治的学术概念，哲学之气延伸到医学领域产生了医学之气，从而使"气"具备了哲学与医学的双重属性。

气的哲学属性揭示了自然万物生成与运行的规律，规律的研究属于社会范畴，虽源于自然科学，但高于自然科学，没有固定形体可以实证和寻找，作为自然科学之气是指具有可见或直观看不到的物质基础。显然气的内涵和外延包括了社会人文、自然科学许多方面，使其具有高包容性——将大到宇宙天体，小到自然万物，均可用气一元论进行概括；高适用性——用气的变化解释社会、人文、气候、自然等广泛领域的变化规律；高普遍性——气之概念广泛用于各类自然社会科学领域，如解释自然现象的天气、地气、雾气等，解释人类性格的脾气、怒气、气急败坏等。气的医学属性主要隶属于自然科学范畴，包含了生命运动、疾病发生发展规律和药物治疗，如生命构成之精气，吐故纳新的呼吸之气，气机气化异常而致气郁、气陷、气脱、气逆等，正所谓"百病生于气"；治疗方面根据药物的四气五味，常采用理气、降气、益气。中医学之气涵盖了广义的调控机制，具有推动、温煦、营养、防御、固摄、生化等广泛功能，形成了独具特色的中医气血理论及调气治病的学术思想。

气论哲学中的"气"的内涵和外延比单一自然科学领域的"气"的概念更广泛，将气之概念引入中医学，架起了形而上的哲学与形而下的医学天然沟通的桥梁，既保留了气的哲学属性，使中医学具备了从形而上的整体系统观来探讨生命科学的原态优势，同时气的自然科学属性又有助于借鉴当代先进科学技术逐步揭示其生物学基础。哲学之气与医学之气的内涵与外延既有重叠又有不同，其相同之处源于古代哲学家和医学家都在"气一元论"的思考中，探讨生命现象和疾病规律，并将其上升到哲学层面高度概括其内在规律，"气-阴阳-五行"便是对生命机体运动规律的哲学概括，哲学属性使中医学融入并发展了气论哲学的物质本原、永恒运动、天人合一等核心思想，形成了中医学信医不信巫的唯物观、天人合一的整体观、形气转化的恒动观，从而使中医学具备了整体系统的理论思维特色，在宏观整体对生命科学的把握上明显优于还原论思维。其不同之处在于，中医学作为自然科学，是以人类生命健康与疾病防治为最终目标，对引用的哲学术语概念赋予了其医学的内涵，如气的概念结合医学而衍生出五脏之气、经络之气，气的运动形式由升降聚散调整为升降出入，阴阳由对立统一双方的哲学概括发展成具有医学内涵的阳气、阴血、五脏之阴阳，五行概念发展为五脏系统为主体的脏象学说。显然医学之气的研究侧重于与人的生命健康有关的自然科学专业知识，形成了丰富的诊治方法和治疗药物。可见中医学的气是构成人体的精微物质，即所谓"气充形，形寓气"，又能激发和调控人体生命活动，感受和传递各种生命信息，进而形成了关于生命形成、人体生理、疾病规律、辨证论治、药物性味等生命运动研究的科学内涵。

3. 医学之气的功能与分类　中医理论奠基之作《内经》，全书共 162 篇，有学者统计其中以气命名的有 19 篇，内容论及气的有 131 篇，两者相加占总篇数的 92.6％。《难经·八难》云"气者，人之根本也"；《类经·摄生类》云"人之有生，全赖此气"，强调气是推动人体生命活动的根本动力。气的研究是贯穿数千年中医发展史的重要命题，中医学依据气的功能和循行路线的不同而有不同的命名，如元气、宗气、卫气、营气、脏腑之气、经气、络气等，但中医学家认为其本质上是统一的，诚如清代何梦瑶《医碥·气》云："气一耳，以其行于脉外，则曰卫气，行于脉中，则曰营气，聚于胸中，则曰宗气，名虽有三，气本无二。"仅就元气、营卫之气及经气进行重点阐述。

元气又称为真气、原气、真元之气。真、元、原，本是古代哲学术语，意为构成世界万物的肇基化元之气。中医学承袭气论哲学的气为本原、分化阴阳、列布五行、精气为灵、元气为始的哲学思想，应用元气诠释了医学科学领域的生命形成、生命运行动力、脏腑功能、神识思维等关键科学问题，提出了精是生命起源、气是生命动力、神是生命体现的重大理论命题，指出元气先由身生父母之精气化生而成，并受后天水谷之气的滋养，历三焦而循行于五脏六腑，为生命活动的根本动力，元气为诸气之本，激发脏腑生理功能活动，主宰脑髓、督脉、神识、思维，从而使元气学说成为中医气学理论的核心组成部分。宗气贯心脉分为营卫之气，卫气属阳行于脉外统于肺，营血属阴行于脉内主于心，阴阳相携而行，以气血之体作流通之用，于孙络末端交会生化，共同完成防御卫护、渗灌濡养、自稳调控等生命机体的重要功能。营卫理论是张仲景《伤寒论》六经辨证、温病学说卫气营血辨证的重要内容，亦为脉络学说的核心理论。关于卫气的生成与来源，历代医家乃至当代学者众说纷纭、意见不一，有持"卫出上焦"论者，有持"卫出中焦"论者，有持"卫出下焦"论者。我们以为应综合看待不必偏执，卫出下焦者是从元气为诸气之本来看待卫气的来源，卫出中焦者强调了脾胃水谷之精微对卫气生成的作用，卫出上焦则突出了宗气分为营卫之气，卫气统于肺，宣发敷布于上焦之功能。卫出三焦论正是由于卫气的生成、循行及其功能的广泛性、复杂性而引起，实皆有其临床指导价值，诸如扶元阳以补卫阳，补脾胃以实卫气，补大气以强肺卫，均为临床常用之治法。中医理论之争，大可不必拘泥于字面，应以临床实践为检验标准，卫气出三焦之争亦当作如是观。卫气慓悍滑疾，行于脉外携营血而行，循皮肤分肉之间，熏于肓膜，散于胸腹，昼行于阳经与阳络，夜行于阴经与阴络，有利于发挥防御卫护、监视自稳、充皮肤、温分肉、肥腠理、司开阖、温养调控脏腑等生理作用。从《内经》经络学说建立时对"经气"的概念便存在不同的认识，一为真元之气，如《素问·离合真邪论》云"真气者，经气也"；《灵枢·刺节真邪》云"真气者，所受于天，与谷气并而充身也"，因此，后世一般认为经气即为真元之气，也有人从"谷气"延伸出包括营卫之气。二为在经之气，如《素问·经脉别论》云"食气入胃，浊气归心，淫精于脉，脉气流经，经气归于肺，肺朝百脉，输精于皮毛"，此处所言"脉气""经气"皆是源于水谷精微之气。三为针刺得气，《灵枢·九针十二原》云"为刺之要，气至而有效"，所云"气至"也即"经气已至"，是医生在针刺过程中时刻关注的能够反映治疗效果的"信号"。四为人体常规之正气，如《素问·四时刺逆从论》云"是故邪气者，常随四时之气血而入客也，至其变化，不可为度，然必从其经气，辟除其邪，除其邪则乱气不生"，此处的"经气"当为人体四时常规之正气，凡此种种，不一而举。纵观《内经》所论及后世历代医家之言，"经气"是在经中运行之气的概称，无论是《内经》及后世所言之真气、宗气、卫气，还是通过脉诊反映的体内气血盛衰，亦或与虚邪相对而言的人体之正气，并无实质上的区别，均指人体之气。

气的功能实现形式——气络

　　"气络"一词《内经》没有记载，但《内经》中有"络气"一词，如《素问·通评虚实论》云："络气不足，经气有余者，脉口热而尺寒也。"明代张景岳《类经》首提"气络"，云"血脉在中，气络在外，所当实其阴经而泻其阳络，则身强矣"。20 世纪 80 年代始，随着络病理论研究的逐渐深入，系统构建指导血管病变防治的脉络学说后，气络的概念重新受到重视和研究。我们首次提出络病学说的理论框架——三维立体网络系统，认为中医完整的经脉理论包括经（气）络与血（脉）络，经络之络运行经气又称为气络，脉络之络运行血液又称为血络，气络与脉络共同发挥"行血气而营阴阳"的生理功能。

　　1. 气络承载元气、宗气、卫气　运行于经络中的元气、宗气、卫气在经中运行时称之为"经气"，经气入络为络气，可见络气承载着运行于经中之元气、宗气、卫气。元气行于经中为经气，故《素问·离合真邪论》有"真气者，经气也"之论，循行于气络则为络气，络气入脏腑则为脏腑功能结构的有机组成部分，故《难经·六十六难》有元气"通行三焦，经历于五脏六腑"之言，可见元气发挥脏腑功能活动的根本动力的作用是通过气络来实现的。宗气积于胸中，贯心脉以行呼吸，为人体气机升降之枢，同样是通过经络的运行而发挥其功能，故《类经》云其"布于经隧之间"。卫气昼行分布在体表皮肤之阳络，夜行分布于体内脏腑膜原之阴络，"熏"（于肓膜）、"充"（皮肤）、"泽"（毛）、"散"（于胸腹）、"煦"的运行状态，有利于卫气发挥"温分肉，充皮肤，肥腠理，司开阖"的生理功能。故元气、宗气、卫气在经中呈现线性流注运行，进入支横别出、逐层细分、络体细窄的气络网络后则呈现出面性弥散状态，外而皮肤腠理，内而脏腑膜原，激发五脏六腑功能，络属调节四肢百骸。《难经·二十二难》云"气主煦之"，形象地描述了络中之气像春风一样温煦吹拂的状态，这有利于元、宗、卫气在气络中发挥其广泛的生理功能。

　　2. 气络构成生命运动的五脏功能系统　《灵枢·五阅五使》云"经气入脏，必当治里"，指出经气进入脏腑中的"治里"，即主持脏腑协调有序的生理活动，不难看出脏腑功能离不开脏腑络脉功能的发挥，尤其是经气环流的网络系统——分布于五脏的"气络"，作为各脏腑功能结构的有机组成部分，不仅发挥对本脏腑功能活动的整体调节作用，而且在维持脏腑之间的协调平衡方面亦发挥着重要的作用。气络通过发挥"内属于腑脏，外络于肢节"的络属调节作用，将脏腑与五官九窍、四肢百骸、皮肉筋骨等联接在一起，使人体形成以五脏系统为核心的复杂生命运动功能体系，在生理情况下本脏腑系统内部，脏腑系统与脏腑系统之间，脏腑系统与人体大系统之间，脏腑系统与自然界、社会之间存在着横向、纵向和交叉的多维联系，相互促进与制约，从而发挥整体协调机体的功能活动。

　　3. 气络气机升降出入伴随着形气转化的气化运动　《读医随笔》云"人身肌肉筋骨，各有横直腠理，为气所出入升降之道。升降者，里气与里气相回旋之道也；出入者，里气与外气相交接之道也。里气者，身气也；外气者，空气也"。明确指出了气机升降是体内气与气之间的运行规律，以保持人体的自稳调控状态，出入则是体内之气与外界之气的物质能量交换，以维持生命机体的营养代谢，气机升降保持了人体内环境的稳定，气机出入则维持了人体与外环境之间的和谐平衡，两者共同形成了生命运动的内外环境自稳态。遍布全身的气络是气机升降出入的通路，也是精、气、血、津、液形气转化的处所，只有气络功能结构正常才能使元、宗、卫气在气络的升降出入中各司其职，五脏六腑在气络升降有序中内外协调和谐，内而脏腑，外而皮毛，上而头面，下而百骸，纵横往来，并行不悖，从而使全身五脏六腑、四肢百骸成为升降相因、出入有序、统一协调的生命整体。伴随着气络中元气、宗气、卫气与脏腑之气的升降出入，发生着形气转化的物质交换与能量代谢的气化运动，亦即精、气、神、血、津、液等新陈代谢和相互转化的过程，从而维持机体内部以及机体与自然界的物质能量交换。气化过程一方面是机体与自然界之间的物质与能量交换，饮食进入人体转化为可以被人体利用的营养物质，体内代谢废物通过二便和汗液排出体外，从而维持着人体和自然环境之间的动态平衡；另一方面是体内物质与功能之间的转化过程，精是生命起源又受后天水谷之气的充养，精所化之气为元气，同时也是宗气和卫气的来源，气为生命活动的动力，气的运动变化表现于外的生命现象是神，神是生命活动的体现，精、气、神的相互化生转化的过程便是一种物质变精神、精神化物质的形气转化过程。

在哲学层面上，"气"是对生命与疾病规律的高度概括，构成世界万物包括生命物质的本原论、形气转化的恒动论、天人合一的整体论；在医学层面上，气是构成生命的精微物质，又是生命运动的根本动力，具有推动、温煦、防御、固摄、生化的广泛调控功能；气络承载着元气、宗气、卫气和脏腑经络之气的功能。中医有"百病生于气""气为百病之母"之说，说明气络病变具有广泛性与普遍性，贯穿于人体生、长、壮、老、已的全过程，涉及五脏六腑、五官九窍、四肢百骸，气病及血则与"脉络-血管系统病"具有广泛的联系，伴随气机乖乱而发生的气化异常更涉及气、血、津、液、精相互转化的物质能量交换，故广义的气络学说研究涉及人体生理病理的各个方面。从气的哲学属性、医学内涵、气的功能实现形式不同层次展开气络学说的研究，提出气络承载元、宗、卫气、脏腑之气及经络之气，气在经中为经气，经气入络为络气，络气入脏腑则成为脏腑功能结构的有机组成部分，气络的络属调节、温煦充养、防御卫护、信息传导、自稳调控等功能涵盖了现代医学神经、内分泌、免疫调节在内的更广泛的调节机制。既往研究提出"气络- NEI 网络"新概念，故狭义的气络学说主要涉及气络与脑神督络神经-脏腑络气皮肉筋脉骨、气络与形气转化-气血津液精-物质能量内分泌代谢、气络与防御卫护-免疫调节-自稳监视功能三大系统的生理病理及辨证治疗研究，以期对临床神经、内分泌、免疫类疾病的防治提供理论指导。

57 《内经》大气探析

大气，是中医学独具特色的概念之一，大气理论是中医学的重要组成部分。大气学说是随着中医学的发展在漫长的历史时期逐渐成熟与完善的。中医学对"大气"的认识历代都有发挥与论述。学者赵凯维等就《内经》中出现的"大气"进行了探析，以追本溯源，为正确理解"大气"理论提供本底资料。

考诸《内经》全书涉及论述"大气"的篇章共 11 篇，其中《素问》6 篇，《灵枢》5 篇。初步整理归纳这 11 篇文献所涉及的"大气"内容可知，《内经》所论"大气"的概念，既有广义之大气，亦有狭义之大气，且涉及"大气"的病因、病机等范畴。

《内经》大气含义

1. 大气者，太虚之气　先贤指出，太虚之中，惟元气任持，乾坤万物，无不赖之以立。《内经》记载的大气取其任持、支撑之意，指太虚之气。如《素问·五运行大论》云："地之为下否乎？岐伯曰：地为人之下，太虚之中者也。帝曰：冯乎？岐伯曰：大气举之也。"

"天地无碍，大气举之"。追溯古代天文学，远古先哲以浑天说、盖天说、宣夜说对宇宙天地的存在与运动进行了科学认知。张衡云："天地各乘气而立，载水而浮。"张载云："地在气中。"《晋书·天文志》云："宣夜之书亡，惟汉秘书郎郗萌记先师相传云：'天了无质，仰而瞻之，高远无极，眼眥精绝，故苍苍然也。譬之旁望远道之黄山而皆青，俯察千仞之深谷而窈黑，夫青非真色，而黑非有体也。日月众星，自然浮生虚空之中，其行其止皆须气焉'。"气无处不在，是化生天地万物的本原。日月星辰包括地体自身，都浮于气中，其行其止皆由气所统摄。

由此观之，《内经》所载之"大气"或受古人对宇宙天地的认知及古天文学学说的影响，"大气"即指太虚元气、宇宙之气、自然之气或空气。后世医家注释本句经文，认为其为"造化之气"意蕴诸此。

2. 大气者，代指宗气　《灵枢·五味》云"谷始入于胃，其精微者，先出于胃之两焦，以溉五脏，别出两行，营卫之道。其大气之抟而不行者，积于胸中，命曰气海，出于肺，循喉咽，故呼则出，吸则入"。后世医家认为大气即宗气多出于此。

《灵枢·邪客》云："五谷入于胃也，其糟粕、津液、宗气分为三隧，故宗气积于胸中，出于喉咙，以贯心脉，而行呼吸焉。"宗气者，积于胸中，贯心脉而行气血，走息道而司呼吸。凡语言、声音、嗅味、呼吸皆与之相关，且其具有维持气血运行、心脏运动、肢体体温与活动能力的作用。

对于大气之作用，近代医家张锡纯论述颇详："至胸中大气，独名为大气者，诚以其能撑持全身，为诸气之纲领，包举肺外，司呼吸之枢机，故郑而重之曰大气。"概而言之，大气支撑全身，为诸气之纲领；包举肺外，司呼吸之枢机；统领血脉，虚陷则血妄行；上贯于脑，不足则脑转目眩耳鸣。两相比较可见，"大气"与"宗气"在组成中均有后天水谷之精气，而大气的某些作用与宗气之"司呼吸，统血脉"大体相同。后世医家认为大气即宗气，意在强调两者在主持呼吸、血脉功能等方面的作用相似，因此狭义的大气即指宗气。

3. 大气者，乃真气也　大气又指经脉之气即真气，《素问·离合真邪论》《素问·气穴》《灵枢·九针论》对此多有论述。

《素问·离合真邪论》云："吸则内针，无令气忤，静以留久，无令邪布，吸则转针，以得气为故，候呼引针，呼尽乃去，大气皆出，故命曰泻。""候吸引针，气不得出，各在其处，推阖其门，令神气存，大气留止，故命曰补。"王冰注："大气，谓大经之气流行营卫者。"高士宗云："大气，针下所聚之气也。"通观全篇，"离合真邪者"，即真气邪气彼此相离，勿使合也。此节言人身经脉，应于天地，邪气卒至，当急泻之，勿使真邪相合也。邪气卒至当急泻之，真气不足当急补之。"针下所聚之气""大经之气"意指真气。

又《素问·气穴》云："肉之大会为谷，肉之小会为溪，肉分之间，谷之会，以行荣卫，以会大气。"张志聪云："是荣气有行于脉中，有行于脉外，有同宗气出于胃之经隧，注于脏腑之大络，而出于肌腠之间，三者之气，交相会合，故曰以行荣卫，以会大气。"在此，大气可理解为经脉之气即真气。

4. 大气者，大邪之气　"大"字与小相对，形容强度力量超过所比较的对象。大气，在一定的语境中又指代大邪之气，形容邪气致病的程度较深或较其他邪气更为暴戾。如《素问·热论》云："其不两感于寒者，七日巨阳病衰，头痛少愈……十二日厥阴病衰，囊纵，少腹微下，大气皆去，病日已矣。"张志聪云："伤寒之邪，为毒最厉，故曰大气。"此"大气"可理解为伤寒之邪致病的暴戾性，故作大邪之气解。

与正气相对，大气指邪气。《素问·调经论》云："泻实者气盛乃内针，针与气俱内……必切而出，大气乃屈。"此言邪实而内补正之法。大气意指邪气。《素问·离合真邪论》云："故曰候邪不审，大气已过，泻之则真气脱，脱则不复，邪气复至，而病益蓄，故曰其往不可追，此之谓也。"强调"候邪气之至，真邪未合"的重要性。"大气已过"即邪气已过其处。

《灵枢·五色》云："大气入于脏腑者，不病而卒死矣。"这里"大气"指内陷于脏腑的邪气。《灵枢·病传》云："大气入脏奈何？岐伯曰：病先发于心，一日而之肺，三日而之肝，五日而之脾，三日不已，死。冬夜半，夏日中。""大气入脏，腹痛下淫，可以致死，不可以致生。""邪风之至，疾如风雨，善治者治皮毛，其次治肌肉，其次治脏腑，治脏腑者半死半生矣。"大气在此强调邪气入于脏腑，预后不良，故作大邪之气解。

《内经》大气之病机

1. 大气逆上　《灵枢·刺节真邪论》云"振埃者，阳气大逆，上满于胸中，愤瞋肩息，大气逆上，喘喝坐伏，病恶埃烟，不得息"。论述了大气逆上的病机及症状，并阐述了针刺治疗的方法。此为阳气逆于内而不能充行于形身，出现"喘喝坐伏，愤瞋肩息，语塞，咳而上气，胸痛"，疾如振发其尘埃，刺手太阳之天容以通阳，咳而上气胸痛者，取任脉之廉泉通肾脏之逆气。《素问·刺法论》云："只如厥阴失守，天以虚，人气肝虚，感天重虚，即魂游于上，邪干厥大气，身温犹可刺之，刺其足少阳之所过，复刺肝之俞。"高世宗云："邪干，即病厥，厥，厥逆也，大气，肝气上逆也。"意在说明气机逆乱导致的厥逆，复刺肝之俞，以治厥气。

2. 大气留滞　《灵枢·九针论》云："九曰大针，取法于锋针，其锋微员，长四寸，主取大气不出关节者也。"说明大邪之气留滞关节而致关节水肿，并从大针治疗其关节水肿。如《灵枢·官针第七》云："病水肿不能出关节者，取以大针。"

大气理论后世发展

自《内经》后，历代医家对大气的论述在生理病理及其他层次上大胆发挥，丰富和发展了大气理论内涵。

1. 张仲景　张仲景在《金匮要略·水气病脉证并治》云"阴阳相得，其气乃行，大气一转，其气乃散"。张仲景继承了《内经》之大气，认为"大气"即"宗气"，而且还可广义理解为人体之正气及脏腑、经络之精气的意思，将阴阳平衡的理念在临床实践中加以运用。如以桂枝去芍药加麻辛附子汤治疗"气分，心下坚，大如盘，边如旋杯"，又以枳术汤行气消痞、健脾运湿治疗水肿病等。原文为水肿病在气分的治则，意为人体大气运转正常，则阴寒邪气自行消散，从而达到阴阳平衡、气机调畅的目的。总之，此时大气对人体的阴阳平衡、对疾病影响重要作用的认识已初显端倪。

2. 孙一奎　明代孙一奎认为，人身之气有宗气、营气、卫气、原气之别，宗气"当与营卫并称，以见三焦，上中下皆此气而为之统宗耳"。孙一奎认为，大气就是居于膻中的宗气，并在杂证治疗中注重大气的调养，思想即根源于此。

3. 喻嘉言　明末喻嘉言认为，人体之中气有多种，然"统摄营卫脏腑经络，而令充周无间，环流不息，通体节节皆灵者，全赖胸中大气为之主持"。人与天地相参，喻氏以宇宙大气比类取象，说明胸中大气"空洞无著，无可名象"，包举肺之周围，即非臣使之官膻中所贮之气，亦非有隧运行之宗气，并论述了大气之诊"于右寸主气之天部"与之加以区分，又援引"大气一转，其气乃散"，列举了枳术汤、瓜蒌薤白白酒汤治疗"胸阳受损"的案例，可见他所谓的"大气"即"胸阳之气"。

4. 张锡纯　近代著名医家张锡纯《医学衷中参西录》全面总结了前代大气学说的研究成果，将大气的病理变化概括为大气虚衰、大气郁滞、大气上逆、大气下陷，为大气学说理论体系的完善做出了贡献。张氏认为"为其实用能斡旋全身，故曰大气，为其为后天生命之宗主，故又曰宗气"。指出"知肺叶之阖辟，固为大气所司，而心机之跳动，亦为大气所司也"。以此来强调大气与心肺关系最为密切，提出大气下陷说并创立其治疗主方"升陷汤"及其化裁方剂多首，从实践中对大气下陷之证进行了观察治疗。张锡纯全面整合了前代医家对于大气的论述，特别是大气下陷理论的提出，标志着大气学说已经形成较为完整的理论体系。

通过对《内经》所论"大气"文献进行归纳整理，认为大气含义大致包括太虚之气、经脉之气、大邪之气及宗气4种。狭义的大气即指宗气，意在强调其"司呼吸，统血脉"的功能与作用，为后世大气理论在心肺相关疾病诊疗实践中的应用提供了思路与指导。《内经》中有关"大气逆上"的证治论述以及"大气留滞"致关节水肿，均涉及"大气"的病理及治疗层面，为后世大气理论的完善与丰富提供了理论源泉。

《内经》大气理论对后世影响深远，自张仲景以后，孙一奎、喻嘉言及张锡纯等诸位医家对大气竭力阐发，使得大气学说不断成熟完善，尤其医家张锡纯系统阐述了大气的生理病理及大气下陷的辨证论治，有效地指导着临床实践。

58　《内经》形气内涵

　　《内经》以天地人架构解释人体，多角度、全方位认识生命活动。受现代医学的影响，目前多数医家对于形气的论述多停留在人体的结构和功能方面，偏向于有形实体的研究，因此《内经》中对临床具有重要指导意义的形气理论也容易被忽视。学者陈强等对《内经》形气内涵做了阐释。

形气的基本含义

　　形，《说文解字》云："形，象形也。从彡，开声。""形"义从"彡"，即《说文解字》所云："彡"义即"毛饰画文也。"《说文解字》云："开，平也，象二干对构，上平也。""开"音同"见"，与"彡"合义即指与"质""生""体""神"相对的、平列的毛饰画文，即事物外露、可见的装饰部分。可以看出，形最基本的含义是指具体形状的物体或图像，源自古人生活表达的需要，与人的视觉关系较为密切。气，《说文解字》云："气，云气也。象形。凡气之属皆从气。"认为气指空中飘动的云彩或云层的流动，是从对自然现象的观察进行解释，更形象地强调了气的自然属性。

　　1. 自然之形气——形气的哲学内涵　在谈形气之前，需要明确的是在古代以"气一元论"为宇宙生成论的前提下，形气的产生有先后之分。气一元论是以元气解释宇宙的生成与性质的学说，属于古代哲学"本体论"的范畴。《道德经》云："道生一，一生二，二生三，三生万物。""有物混成，先天地生，寂兮寥兮，独立而不改，周行而不殆，可以为天下母。吾不知其名，强字之曰道。"明确说明天地出现之前就有一种混沌之物的存在，老子将这种浑然存在称为"道"，认为是道生成了万物，这是气本论思想的萌芽，只是在"道"和"一"的区别方面，老子强调"道"是最原始和神秘的存在，之后由之产生了"一"，这个"一"是由无形之道到有形之物转化的开始，或指气或指精，已经有了偏向于形的转化。春秋时期，庄子继承老子的思想，将"道"规范为"气"，而这个气包含了老子"道"和"一"，是一个综合的哲学概念。

　　气学思想尤其是气本论在北宋哲学家张载的《正蒙》中得到了空前的发展，对后世医家认识《内经》的生命观产生了深远影响。从哲学方面解读形气，属于古代朴素唯物主义范畴。《正蒙·太和》云："太虚无形，气之本体。其聚其散，变化之客形尔。""太虚不能无气。气不能不聚而为万物，万物不能不散而为太虚。""太虚"是"气"散而未聚的本然状态，也是"气"本来的、原始的存在状态，若聚散变化则为有形万物，即有形之物是气聚的结果，而气散则为虚空，无光无色，人不能凭借身体感官直接接触到。

　　《内经》关于形气的哲学论述与气本论是内在统一的。《素问·天元纪大论》云："太虚寥廓，肇基化元，万物资始……生生化化，品物咸章。"阐述了弥漫无形之气化生宇宙万物的过程。《素问·八正神明论》云："形乎形，目冥冥，问其所病，索之于经，慧然在前，按之不得，不知其情，故曰形。"指出了形粗略的外在表现，对疾病变化的判别需要察其精微。这就可以粗略认为气为内核动力，而形是由气构成，作为气化的表现形式。

　　2. 人体之形气——形气的特质及关系

　　（1）气化关系或者形气关系：形虽由气构成，但在功能表现上二者却存在区别和联系。《素问·六微旨大论》云："故器者生化之宇，器散则分之，生化息矣。故无不出入，无不升降……故曰无形无患。"阐明"器"实则指有形之物，既是由无形之气化生而来，在形成之后又赖于气的充养，同时气主导的一切生长化收藏的进一步变化又必须以已成之形物作为载体，如此形气二者相互为用。当有形之器散尽，无形之气则无所依附，最终正常的生化活动就会停止。《素问·六微旨大论》云："出入废则神机化灭，升降息则气立孤危。故非出入，则无以生长壮老已，非升降，则无以生长化收藏。是以升降出入，无器不有。"升降出入描述的是气化的过程，人体是气化的场所，源源不断的气可濡养形体。形气构成的气化过程实际是人体与自然通过气进行物质交换以充养形体的表现。在此基础上，《内经》以形气理论为核心形成了独特的人体认知模型。《素问·天元纪大论》云："气有多少，形有盛衰，上下相召而损益彰矣。"这是形气与天地阴阳哲学思想的结合。《素问·阴阳应象大论》云："寒伤形，热伤气，气伤痛，形伤肿。"《灵枢·百病始生》云："故先痛而后肿者，气伤形也；先肿而后痛者，形伤气也。"阐明形气特性在认识人体病理过程中的表现，形气同源于气，但二者呈现了不同的形式就具备了性质上的差异，主要与万物同气相求的规律相通。《素问·八正神明论》云："观于冥冥者，言形气荣卫之不形于外，而工独知之，以日之寒温，月之虚盛，四时气之浮沉，参伍相合而调之，工常先见之，然而不形于外……正邪者，身形若用力汗出，腠理开，逢虚风，其中人也微，故莫知其情，莫见其形。上工救其萌牙，必先见三部九候之气，尽调不败而救之，故曰上工。"以形气理论指导疾病的诊断，且将能透过现象把握本质的医生定义为上工。《灵枢·根结》云："故曰用针之要，在于知调阴与阳，调阴与阳，精气乃光，合形与气，使神内藏。"将形气的重要性上升至与阴阳齐同的治则层面。

（2）体现疾病观和寿夭观：形气理论在《内经》中体现最突出的是疾病观和寿夭观。《素问·刺志论》云："愿闻虚实之要。岐伯对曰：气实形实，气虚形虚，此其常也，反此者病。"因为形气同源，因此二者变化趋同是正常的表现，反之则为疾病征象。《素问·三部九候论》云："以候奈何？岐伯曰：必先度其形之肥瘦，以调其气之虚实……帝曰：决死生奈何？岐伯曰：形盛脉细，少气不足以息者危。形瘦脉大，胸中多气者死。形气相得者生。"《素问·方盛衰论》云："是以形弱气虚死；形气有余，脉气不足死；脉气有余，形气不足生。"包含了形与气均不足或气衰不能充形的两种危象，以及形虽衰，但根源之气尚足，生化有源的预后转佳之象。总的原则仍是形气相得，变化趋于一致。可以看出，《内经》在论述人体生命活动的过程中始终把握形气两个方面。

形气理论极具临床意义。《灵枢·寿夭刚柔》云："形气之相胜，以立寿夭奈何？伯高答曰：平人而气胜形者寿；病而形肉脱，气胜形者死，形胜气者危矣。"正常人正气或者气血充足，而拥有相对较弱的形体是一种长寿的象征。当一个人处于疾病状态，形肉大减，从面色或者脉象上出现了短暂的气血来复的假象，并非是疾病康复，而是形气离决，到达了阴阳相失的回光返照的终末阶段。临床上面对此类重症、急症的时候，该理论能帮助避免错误判断，从而及时正确地处理。另外有"形胜气者危"之说，是目前临床较为多见但却极易被忽略的点。坚持运动健身就能保证健康体魄的思想促使许多人毫无节制地运动，使其不断消耗机体精气，这些人虽然看上去高大魁梧，但身体却始终处于亚健康状态，可表现为精神情绪低落，机体气机不畅，以心血管疾病和情志类疾病最为多见。这都源于只重视形体的锻炼，忽略了对一身之气的养护，过度的耗散导致气不足以支撑强大的形体活动，从而出现突然的形气分离，生命终止。因此正确的养生观必须立足形气理论，正视形气的关系才能更好地指导养生保健。《灵枢·阴阳二十五人》云："审察其形气有余不足而调之，可以知逆顺矣。"提出了形气对疾病预后的逆顺有重要指导意义。《灵枢·寿夭刚柔》云："形与气相任则寿，不相任则夭……此天之生命，所以立形定气而视寿夭者。必明乎此立形定气，而后以临病人，决死生。"张景岳云："任，相当也。盖形以寓气，气以充形，有是形当有是气，有是气当有是形，故表里相称者寿，一强一弱而不相胜者夭。"强调了通过形气相称与否可以判别人的寿命长短，这对于保证长期的健康极具指导性。由此可见，形气对于整个生命活动具有十分重要的意义。

中医形气与现代医学

基于万物同源于气、皆由气化而成的理论，可以认为中医学中的取象思维的实质就是形气理论的应用。人与万物皆由气聚而成，因此万物具有的规律也可以在人体中得到印证，利用自然万物之象指导人体维持健康有序的生命活动，利用自然万物之体纠正人体之偏。《素问·五常政大论》云："气始而生化，气散而有形，气布而蕃育，气终而象变。"气作为主导力量决定了万事万物的生化改变，各种复杂的形和象皆是气变的结果。过渡到医学，这种规律同样适用。《素问·疏五过论》云："治病之道，气内为宝。"强调了气是生命活动的主要因素，只要确保气的功能正常，就能达到健康和长寿。《素问·玉机真脏论》云："凡治病，察其形气、色泽，脉之盛衰，病之新故，乃治之，无后其时。形气相得，谓之可治……形气相失，谓之难治。"因为气具备了统领万物的特性，因此应用于医学时，其整体观也是必然存在的。中医诊治疾病就是通过多种手段全面了解身体的气化状况，保证形气之间的协调一致，使复杂的系统恢复正常的运行。对形气认识的差异性正是现代医学与中医学的最大区别，现代医学以形为主，从各个实体器官到血液、细胞、蛋白质、基因，层层深入细化，主要停留于局部，以有形实体为研究对象；而中医以气为主导，兼顾形气整体协调，这里的形是相对于气而言，是为行使气之功能而构成的形，且与气紧密相连不可割裂。无论是从基因编码蛋白，还是细胞分裂对生命体的认识，现代医学实际上已经与中医学存在交集，只是以不同的思维理论和方式展开，全息医学实则是中医学与现代医学完美结合的有力佐证。

看似简单的形气理论，却是《内经》对人体生命活动认识的重要组成部分。在现代医学的影响下，系统化的生命个体被分裂，只注重对局部形体的深入研究，忽略了人是以气为本源逐步形成的形气协调的完整个体。人类的智慧和文明以扬弃的方式不断更新，不妨参考古人的遗训，客观地认识《内经》中的医学道理，以促进人类健康伟业的发展。

59　《内经》中的阳气、阴气

　　"阳气""阴气"为《内经》中的重要概念，常用于描述人体的生理现象、病理机制及治疗机理，因此准确地理解二者的含义，对于体察《内经》的本义具有重要意义。通用的《中医基础理论》教材对"阳气""阴气"定义为："人体之气，以其不同的功能作用而分为阴气与阳气。阴气主凉润、宁静、抑制、沉降；阳气主温煦、推动、兴奋、升发。"可见教材使用以"性质"分阴阳的观点，将推动、兴奋等特性归属于阳，宁静、抑制等特性归属于阴，分别具有这些特性的气即为"阳气"与"阴气"。目前我们解读《内经》时多引入此观点。然而以此阅读《内经》原文，却会发现有不少难以索解之处。如《素问·疟论》云："夫疟之始发也，阳气并于阴，当是之时，阳虚而阴盛，外无气，故先寒栗也。"若将上述"阳气""阴气"的概念代入其中，则很难解释圆满。学者刘媛认为，《内经》常以部位论"阴""阳"，阴阳各有其指代所在，分布于阳位之气为"阳气"，分布于阴位之气为"阴气"；并对此观点进行了阐述，以期为《内经》的研究者提供一种新的思路。

以阴阳表部位是《内经》的普遍用法

　　"阴阳"二字现在一般理解为"中国古代哲学的一对范畴，是对自然界相互关联的某些事物或现象对立双方属性的概括"，这种"哲学之阴阳"的思想在《内经》中有充分体现，如《素问·阴阳应象大论》中对阴阳规律的论述。然而不可忽略的是，在很多时候《内经》中的"阴阳"保留其更古老、更朴素的含义，即表示一定的位置和部位。

　　1. 阴阳的部位性内涵　"阳""阴"二字之本义与部位有密不可分的关系。从字形来看，"阴""阳"二字从"阜"，阜者土山之义。《说文解字》云："阜，大陆也，山无石者，象形，凡阜之属皆从阜。"从用法来看，考先秦主要文献，战国以前"阴""阳"二字多是作为部位概念来使用的。对确信成书于老子及孔子以前的 4 部著作（《易经》《仪礼》《诗经》《尚书》）进行统计，结果显示其中出现的"阴""阳"二字 60％以上是用来作为地理位置、部位的代称，如《易经》中的"鹤鸣在阴，其子和之"，"阴"即指背阴之处。事实上，直到战国以后方才形成赋予阴阳二字哲学含义，并将其作为对立两面之代称的惯例。

　　一般认为，《内经》成书于战国至两汉时期，由此来看，很可能横跨这个"阴阳"二字由朴素而升华的过程；更何况其内容丰富完备，可能在更早的时期已成就其理论规模。因此在《内经》的许多篇章中，"阴阳"仍旧保留其朴素的"位置""部位"的语言习惯，是很有可能的。如"邪入于阳则狂，邪入于阴则痹""络满经虚，灸阴刺阳""疟气者，并于阳则阳胜，并于阴则阴胜"等，在这些文字中，可明显观察到《内经》对"阴阳"部位性内涵的保留。

　　2.《内经》中"阳""阴"所指代的部位　《内经》中，"阴阳"在沿用其部位内涵时，常用来指代人体的部位，具体而言有以下 3 种划分方式：一是以内外论阴阳。《素问·金匮真言论》即明确提出"言人之阴阳，则外为阳，内为阴"。又如《素问·太阴阳明论》云："犯贼风虚邪者，阳受之；食饮不节，起居不时者，阴受之。"意为虚邪贼风等因素致病先侵及外部，饮食、起居等因素致病先侵及内部。二是以经络论阴阳，阳经为"阳"，阴经为"阴"。如《灵枢·口问》云："卫气昼日行于阳，夜半则行于阴。"《素问·调经论》云："夫阴与阳，皆有俞会，阳注于阴，阴满之外，阴阳匀平，以充其形。"此时均宜以经络来理解。三是以脏腑论阴阳，脏为阴，腑为阳。如《素问·方盛衰论》云："此皆五脏气虚，阳气有余，阴气不足。"五脏属阴，故五脏气虚时阴气不足，阳气有余。

事实上，因阴经多循行于体内而连属于脏，阳经多循行于体表而连属于腑，故三者实质上是统一的，并不矛盾。

《内经》中阳气、阴气的含义

1. 阳气、阴气的主要含义　在大多数情况下，《内经》中的"阳气""阴气"沿用"部位之阴阳"的含义，即"行于阳位之气"为"阳气"，"行于阴位之气"为"阴气"。故"阳气"可指代外部、阳经、六腑之气，"阴气"可指代内部、阴经、五脏之气。根据描述对象的不同，可能有所偏重。如《素问·生气通天论》云："故阳气者，一日而主外，平旦人气生，日中而阳气隆。"此处之"阳"以内外论，"阳气"指卫外之气。《素问·太阴阳明论》云："故阴气从足上行至头，而下行循臂至指端；阳气从手上行至头，而下行至足。"此处的"阴气"为阴经之气，"阳气"为阳经之气。《素问·方盛衰论》云"此皆五脏气虚，阳气有余，阴气不足"，此时以脏腑论阴阳，五脏属阴，故五脏气虚时阴气不足，阳气有余。值得注意的是，有时原文并不出现"气"字，仅以阴阳代指，其实还是取阳气、阴气之义。如"阳并于阴，则阴实而阳虚"一句，实为"阳气偏倾，流注于阴经，故阴经气实，而阳经气虚"之意。

对《内经》统计可发现，《素问》中"阳气"出现 85 次，其中表部位者 66 次（77.65%）；"阴气"一词出现 56 次，其中表部位者 43 次（76.79%）。《灵枢》中"阳气"出现 45 次，其中表部位者 44 次（97.78%）；"阴气"出现 35 次，其中表部位者 35 次（100%）。可见，"阳气""阴气"表部位的用法在《内经》中十分普遍。

2. 阳气、阴气的其他含义　在不取其"部位"内涵时，"阳气""阴气"主要还有如下含义：一是天地之气分阴阳，属阳者称"阳气"，属阴者称"阴气"。如"阳气者闭塞，地气者冒明""寅太阳也，正月阳气出在上"。这种用法出现于 22 处原文。二是阳邪、阴邪的代称。"夫寒者，阴气也，风者，阳气也"，该用法仅见于 1 处。三是特殊用法。如"阴味出下窍，阳气出上窍"。此处"阳气"不能算一个词汇，此句其语意为"味"属阴，走下窍；"气"属阳，出上窍，因此此处的"阳气"其实为"气属阳"之意。

由此观之，在《内经》绝大多数篇章中，阴气、阳气仍取其"部位"之意。故下文的讨论仍围绕此含义进行。

阳气、阴气相互关系、生理规律、病理变化及其治疗

1. 阳气、阴气的相互关系　"阳气"为外部、阳经之气，"阴气"为内部、阴经之气，二者之间相互贯通、互相流注。正如《素问·离合真邪论》云："气之盛衰，左右倾移。"在生理状况下，二者保持动态的平衡，阳经气满可向内注入阴经，阴经气满可向外溢入阳经，阴阳二经充盈均匀为平人之象。正如《素问·调经论》云："夫阴与阳，皆有俞会，阳注于阴，阴满之外，阴阳匀平，以充其形。"在病理状况下，二者发生异常偏倾，如《素问·疟论》云"阴阳上下交争，虚实更作，阴阳相移也"，即疟病的机理为阴阳之脉相互偏倾、更虚更实，从而导致一系列症状。在治疗中也常运用阴阳相互流注的特性，如阳虚阴盛则补阳泻阴，即将气从阴经调动至阳经，反之亦然。由于阴阳之气相互流注，因此在针刺治疗中不存在同时补阴补阳的情况。

2. 阳气、阴气的生理规律

（1）一日之中随卫气周流更虚更实：一日之间卫气于阴阳间周流，行于阳经则阳气盛，行于阴经则阴气盛，因此阴阳之气在一日之中是交替虚实的。《素问·疟论》云："卫气者，昼日行于阳，夜行于阴。"《灵枢·营卫生会》云："卫气行于阴二十五度，行于阳二十五度，分为昼夜……日中而阳陇，日西而阳衰，日入阳尽而阴受气矣。"可见将卫气一日周流分为五十度，阴阳经脉各二十五度，清晨入于

阳经（阴尽阳生），正午阳气最盛，傍晚入于阴经（阳尽阴生），夜半阴气最盛。

这种阴阳之气变化的节律与睡眠有密切关系。《灵枢·口问》云："阳气尽，阴气盛，则目瞑；阴气尽而阳气盛，则寤矣。"可见卫气入于阴经，阴盛阳衰则进入睡眠；反之则苏醒。阴阳之气节律异常则导致睡眠障碍。《灵枢·大惑论》云："卫气……留于阳则阳气满，阳气满则阳盛，不得入于阴则阴气虚，故目不瞑矣。"

（2）一年之中随季节变化更虚更实：人与天地相参，与四时相应。阳气、阴气的盛衰亦随季节而变化。《素问·脉要精微论》云："冬至四十五日，阳气微上，阴气微下；夏至四十五日，阴气微上，阳气微下。"冬至之后阳气逐渐增多，阴气逐渐减少，夏至之后阴气逐渐增多，阳气逐渐减少。《素问·厥论》云："春夏则阳气多而阴气少，秋冬则阴气盛而阳气衰。"可见人体阴阳之气的盛衰，与天阳之气的变化是一致的。冬至以后白昼渐长，天阳之气渐增；夏至以后白昼渐短，天阳之气渐衰，人体阴阳之气亦与之相应。

3. 阳气、阴气的病理变化 《内经》常以阴阳之气的分布异常解释疾病发生的机理。

（1）阴阳二经气血的异常归并：原文常以"并"来形容主要有以下3种情况：一是阴经、阳经相互贯通，在病理因素作用下，一经之气偏倾，流入对面之经可称为"并"。如"阳并于阴，则阴实而阳虚""夫疟之始发也，阳气并于阴"。二是一经之气异常归并于一处亦称为"并"。如"夫人厥则阳气并于上，阴气并于下"。三是邪气归并于正气，亦可称之为"并"。如"夫疟气者，并于阳则阳胜，并于阴则阴胜""喘咳者，是水气并阳明也"。

（2）阴阳二气的交争：原文常用"薄"来形容，"薄"通"迫"，有侵逼之意。如"阳气与阴气相薄，水火相恶，故惕然而惊也""所谓欲独闭户牖而处者，阴阳相薄也"。"薄"亦可以描述邪气对正气的侵逼，如"其气之舍深，内薄于阴，阳气独发""其间日发者，由邪气内薄于五脏"。

（3）阴阳二气的盛衰：原文常用"盛""虚"来形容。阳气、阴气的盛衰，可导致人体寒热的变化。如"阳气有余为身热无汗，阴气有余为多汗身寒""阳虚则外寒，阴虚则内热，阳盛则外热，阴盛则内寒"。

4. 阳气、阴气与针灸治疗的关系 针对阴阳之气分布异常的病理基础，针刺治疗时应遵循"虚则补之""实则泻之"的原则，调动阴阳二经的气血使之恢复平衡。如《灵枢·终始》云："阴盛而阳虚，先补其阳，后泻其阴而和之。"根据阴阳相互流注的特性，针刺治疗时应特别注意以下情况：一是不可违反"虚者实之""实者虚之"的原则，否则会产生"重阳死""重阴死"的危险。如《灵枢·小针解》云："五脏之气已绝于内者，脉口气内绝不至，反取其外之病处与阳经之合，有留针以致阳气，阳气至则内重竭，重竭则死矣。"即阴经之气本已虚少，而仍采取补阳的方法，将阴经之气调动至阳经，就会导致阴经之气枯竭（"内重竭"），从而导致患者的死亡。二是阴阳形气俱不足时，此时应"调以甘药"，而慎用补泻之法，即《灵枢·终始》所云"阴阳俱不足，补阳则阴竭，泻阴则阳脱。如是者，可将以甘药，不可饮以至剂"。

明确阴阳的含义是深入解读《内经》的基础，将"阳气""阴气"理解为"行于阳位之气""行于阴位之气"，是符合《内经》语言文字习惯的。一旦忽略了阴阳本身的部位属性，在阅读《内经》时就会产生困难。后世对阴阳思想的研究和发挥，使"阴阳"二字的含义得到了极大的衍生和丰富，然而若将后世的定义过多代入《内经》，则会造成不少理解上的瓶颈。从还原作者的真实意图考虑，如果一个字本身有其明确的含义，就不应当对其进行过度解读。回归《内经》的固有语境，更有利于贴近古人的思维方式，更好地体察《内经》的本义，在阅读中方能生出谆谆教导、娓娓道来之感。

60　《内经》阳化气，阴成形的含义

《素问·阴阳应象大论》开篇即论"阴阳者，天地之道也，万物之纲纪，变化之父母，生杀之本始，神明之府也。治病必求于本。故积阳为天，积阴为地。阴静阳躁。阳生阴长，阳杀阴藏。阳化气、阴成形"。主要论述阴阳二者之间的关系，是说人的阴阳和天地四时之阴阳息息相通，无论养生、治病，率皆法于阴阳。学者张学娅等在"读经典，做临床"的过程中发现：中医理论"阳化气、阴成形"蕴含深刻的生命观、恒动观、疾病观。将该理论运用于疾病的认知及治疗，具有一定临床指导性。因此，深入认知和理解该中医理论具有必要性。

阳化气、阴成形之理论溯源

《素问·阴阳应象大论》云"阳化气、阴成形"。《素问·阴阳应象大论》的开篇即论述阴阳总纲，即黄帝云"阴阳者，天地之道也，万物之纲纪，变化之父母，生杀之本始，神明之府也"。"阳化气、阴成形"是其后对阴阳的进一步补充说明与举例。后世明代的张景岳对该句的注解为"阳动而散，故化气；阴静而凝，故成形"。

追索阴阳学说的起源，当始于更早于《内经》的《易经》。《易经》云"易有太极，是生两仪"。太极即气，气为世界本源，宇宙万物的起源，是维持人体生命活动的最基本物质，具有升降出入的运动形式。两仪即为阴阳，世间一切对立物质属性的概括。阴阳不是简单的哲学学说，是大自然孕育生命的规律。《内经》是"援易入医"。即《易经》是论道之书的万源，是后世诸子百家思想创造的源头。《内经》是以易道论医，奠定了古中医学辨证论治的理论体系。伴随着阴阳的概念，形成"气分阴阳"的思想。什么是阳气？《素问·生气通天论》云："阳气者，若天与日，失其所，则折寿而不彰。故天运当以日光明。是故阳因而上，卫外者也。"《素问·阴阳应象大论》又云"积阳为天"。在天地，诚如张景岳《景岳全书》所云："天之大宝，只此一丸红日；人之大宝，只此一息真阳。"在人体，阳气在温煦、推动、激发人体所有脏器气血津精液的过程中起着重要作用。什么是阴气？《难经·五十五难》："积者，阴气也。"具有静止，寒凉，有形，凝滞等特征的物质归属于阴。《素问·阴阳应象大论》又云"积阴为地"。在天地，世间有形之物，静止不动的事物为阴。《素问·阴阳应象大论》云："清阳为天，浊阴为地；地气上为云，天气下为雨；雨出地气，云出天气。""天为阳，地为阴，日为阳，月为阴。"在人体，阴气是具有凉润，敛聚等作用和趋向的极细微物质和能量，如精血精液等精微物质以及有形之体的统称。"阳化气、阴成形"在人体表现为形神统一，达到阴平阳秘，则人体身心健康，生命生生不息。

阳化气、阴成形的生命观

1. "阳化气、阴成形"之人体生理　"阳化气、阴成形"在人体表现为生命的起源。人类起源于自然。人最早的生命是天地大气所生，并与天地大气在千万变化中和谐一致。人的生命来源于父母之精的两精相搏，合二为一，凝聚形成人类最初的受精卵。这种看得见，摸得着的有形之体的是为"阴成形"。这个有形之体，在看不见，摸不着的"阳化气"推动过程中，逐渐长大，分化出五官九窍，五脏六腑，四肢百骸，肌肉皮毛，形成精液、血液等精微物质。在这种不断"阳化气、阴成形"的过程中，受精卵逐渐发育成为胎儿。待到胎儿神形具备，气血充足之时，一朝分娩，人作为独立的个体来到这个世界。

"阳化气、阴成形"在人体还表现为生长发育。人自出生后，还要经历生长到成人的生命历程。在先天之精，后天水谷精微物质的相互作用下，在看不见、摸不着的"阳化气"推动过程中，人类的新生儿气血逐渐充盈，形体逐日丰盈，骨骼逐日强壮，肌肉逐渐丰隆，身高逐渐长高。"阴成形"的有形之体，在"阳化气"的作用下，使新生儿变为婴儿、幼儿、儿童、少年乃至成人。"阳化气、阴成形"在人体还表现为形体与功能的统一。"阴成形"形成人的形质，"阳化气"推动人体的功能。人的形态及其变化，人的生命活动过程，人发挥肢体功能活动乃至思维活动，均在"阳化气、阴成形"的范畴内相互作用，互为统一。是故《素问·生气通天论》云"阴平阳秘，精神乃治"。

2. "阳化气、阴成形"之人体病理　"阳化气、阴成形"概括了人体阳气和阴精的主要功能，因此人体患病时的阴阳失调，也可概括为"阳化气、阴成形"的失调。《素问·阴阳应象大论》云："阴胜则阳病，阳胜则阴病。阳胜则热，阴胜则寒。重寒则热，重热则寒。""阳化气、阴成形"的相互制约平衡出现障碍，则出现相应疾病。"阳化气"过盛，"阴成形"不足，除了出现焦虑不安，心烦易怒，食欲增强，精神亢进，发热多汗，心动过速，失眠多梦等表现，还可以表现为口干咽干，形体消瘦，大便干结等症状。"阳化气"不足，"阴成形"过盛，除了精神萎靡，乏力倦怠，肢端逆冷，少气懒言，夜尿清长等，还表现为痰湿、瘀血、结石、积聚、包等病理产物的堆积，发为多种疾病。故如果"阳化气、阴成形"的功能严重失调，就出现疾病。

阳化气，阴成形的恒动观

"阳化气、阴成形"不是静止不动的一个哲学概念，它具有时刻运动，又相对恒定统一的规律性。"阳化气、阴成形"在宏观大宇宙中，表现为天地星辰、山川日月、四季更替等。阴阳平和，则风调雨顺，世间太平。"阳化气、阴成形"在人体的小宇宙中，则表现为"阳化气、阴成形"的不断运动维持人体各种新陈代谢，发挥行走跑跳等运动功能，乃至激发思维活动等。"阳化气、阴成形"的恒动观亦体现了古中医学派的"圆运动论"。"圆运动论"是清末明初医家彭子益从《易经》中体悟出的学术思想。《易经》卦象，天在上，地在下，天地之间的气上下相交，遂产生太极的圆运动。圆运动产生，则天地间万物生生不息，而其中又以阳气的主导作用贯穿于圆运动的内动力与源泉。一旦"阳化气、阴成形"的运动停止，则阴阳离决。是故《素问·生气通天论》又云"阴阳离决，精气乃绝"。因此，"阳化气、阴成形"的运动一旦停止，意味着生命的终结。

阳化气、阴成形的疾病观

"阳化气，阴成形"理论可用于指导对疾病的认知，如冠心病、肺源性心脏病、水肿、心力衰竭、肥胖、肿瘤等多种疾病均可以从"阳化气、阴成形"理论加以指导，举例如下。

1. "阳化气、阴成形"理论对冠心病的认知　现代医学认为，冠心病的发病是一个极其复杂的慢性过程，主要病理改变仍然是动脉粥样硬化。动脉粥样硬化又是多因素共同作用引起的，发病机制尚未完全阐明。脂质浸润、内皮损伤反应、血栓形成、微循环障碍、炎症反应、免疫反应、基因遗传、情绪抑郁、肠道菌群失调等都被认为是冠心病动脉粥样硬化的多种发病环节。中医学认为，冠心病发生胸痛胸闷、心悸怔忡，归属于"胸痹心痛""心悸怔忡"范畴。冠心病病位在心，而心属阳脏，为阳中之阳。冠心病动脉粥样硬化发生的过程中，脂质浸润、内皮损伤反应、血栓形成、微循环障碍、炎症反应、免疫反应、基因遗传等多种因素都是中医学所说的"阳化气"功能不足。在动脉粥样硬化发生的过程中，血管内膜的过度增生，炎症反应等，均需要消耗人体大量的蛋白质、氨基酸等，是为加重气虚阳虚。同时，血管内膜的增生所引起的炎症反应，产生的各种细胞因子、炎性因子、黏附因子、微血栓等有形的病理产物，又属于中医"瘀血""痰湿"的范畴，是为"阴成形"过盛。在冠心病的发病过程中，"阳化气"不足，"阴成形"过盛，贯穿于动脉粥样硬化慢性演变过程中。用"阳化气，阴成形"的理论来认识冠心病，具有一定指导意义。

2. "阳化气、阴成形"理论对肿瘤的认知　肿瘤的发生仍是一个极其复杂的慢性过程，其根本原因是细胞周期调控紊乱。其发病机制同样不明，与基因、内分泌、免疫等内环境，化学刺激、物理辐射、病毒感染等生物因素等多种外在环境综合作用有关。同时，原发和转移性肿瘤持续生长的先决条件是肿瘤本身能诱导新的血管生成，或者塑造有利于其自身生长。中医学认为，肿瘤的发生在于阴阳失调。有利于肿瘤生长的环境存在"阳化气"不足。"阳化气"功能失常，阳气不足，人体出现乏力虚弱、少气懒言、形体消瘦等症状。"阴成形"太过，使有形痰湿瘀等邪气停留堆积而成。痰瘀停留的部位往往是阳气最薄弱的部位。例如，肺癌患者因"阳化气"功能失调，"阴成形"太过出现肺上肿物，肿物阻塞气道出现咳嗽咳痰，"阴成形"太过导致胸水堆积胸腔，又出现胸闷气短的"阳化气"不足。有研究报道，阳化气促使肝肿瘤细胞凋亡，其机制与减少 bcl-2 基因蛋白表达有关。

总之，中医经典理论《内经》"阳化气，阴成形"蕴含深刻的生命观、恒动观、疾病观。"阳化气，阴成形"沟通中医与现代医学的联系，是中西医两种理论的良好契合。这启迪我们将中医理论与现代医学疾病进行融会贯通的创新思考，探索更多治疗思路。

61 《伤寒杂病论》阳气的实质

阳气是张仲景《伤寒杂病论》中的重要概念之一，书中多次引用"阳气"这一名词，正确理解"阳气"的内涵对仲景学术的研究至关重要。但由于《伤寒杂病论》成书至今已经 1800 余年，其中很多名词术语的含义已经发生演变，而且仲景作为经方的传承者，其学术思想传承自经方学派，而非医经学派。而后世医家对于"阳气"这一概念的解读，更多的是基于医经学派理论的著作《内经》，进而将其解释为阳热之气。学者杨绍伊、钱超尘等强调了《伤寒杂病论》与《内经》理论体系的不同，不得以《内经》观点去阐释《伤寒杂病论》。仲景书中的部分名词确实具有其独特含义，如"胃"包括胃与大肠、"膀胱"指代下焦等。由此可见，以现在所公认的概念以及《内经》中的观点去理解 1800 年前的《伤寒杂病论》，很可能对仲景本意造成错误的解读。基于年代变化及学术流派的不同，学者范继东等认为，应当从《伤寒杂病论》原文进行探究，才能阐明仲景"阳气"的本义。

胡希恕："阳气是津液"

近代经方大家胡希恕对《伤寒杂病论》中的阳气的概念进行了重新解读，提出了"阳气是津液"的观点，引起了学术界的巨大反响。胡希恕认为"仲景书本与《内经》无关"，"阳气"在《伤寒杂病论》中有其特殊含义，指津液而言，而非阳热之气。范继东对此观点表示赞同，但是《伤寒杂病论》中阳气与津液两个名词并存，两者的含义是否完全一致，对此范继东将《伤寒杂病论》中与阳气、津液的相关条文进行整理和分析，以进一步探讨《伤寒杂病论》中阳气与津液之间的联系。

阳气为表之津液

《伤寒杂病论》中"阳气"与"津液"共存，"亡阳"与"亡津液"并见，若二者含义完全相同，仲景没有必要用两个词来表达同一内容，反而易混淆后人眼目。将两者相关原文进行对比研究，从两者损伤途径、损伤表现、虚证禁忌等异同，得出"阳气为表之津液"的结论。

1. 损伤途径不同——汗出伤阳与汗、吐、下、利伤津 《伤寒杂病论》中的阳气损伤，绝大多数为汗出过多所致。无论是误用发汗之法，或是病情自身原因导致的汗出过多，皆会导致阳气的虚衰。如《伤寒论》38 条大青龙汤证，在其方后注中提出过服大青龙汤发汗，会导致"汗多亡阳"；《伤寒论》30 条"证像阳旦，按法治之而增剧"，陶弘景《辅行诀》中"小阳旦汤"即为《伤寒论》"桂枝汤"，本条或许因其桂枝汤发热、汗出、恶风的类似症，而错将病证辨为桂枝汤证，而误用桂枝汤攻表，又加附子增其温散之功，使汗出伤阳；《伤寒论》122 条"此以发汗，令阳气微"，211 条"发汗多，若重发汗者，亡其阳"，283 条"患者脉阴阳俱紧，反汗出者，亡阳也"，皆明确提出了误汗、过汗会导致阳气的亡失。由上可见，仲景认为，汗出过多是阳气亡失的重要方式之一。经统计，《伤寒杂病论》中，阳气损伤除《伤寒论》246 条"胃气生热，其阳则绝"一处之外，皆由汗出导致。

《伤寒杂病论》中除了有汗出伤阳，还有大量汗出伤津的记述，如"阳明病，其人多汗，以津液外出，胃中燥""沉为在里，而反发其汗，津液越出"等，从以上条文可以看出汗出也是津液损伤的重要方式之一，因此有学者认为仲景所说的阳气即是津液。甚至有学者认为阳气与津液两者没有差别，两者并见是因为《伤寒杂病论》原书已经亡佚，而经后人整理之后掺杂了《内经》理论的缘故。

《伤寒杂病论》中，津液损伤的途径较多，汗、吐、下、利小便皆可导致津液外泄。《伤寒论》203条"阳明病，本自汗出，医更重发汗，病已差，尚微烦不了了者……以亡津液，胃中干燥，故令大便硬"，213条"阳明病，其人多汗，以津液外出"，218条"沉为在里，而反发其汗，津液越出"，以上皆是误用汗法或病情本身汗出过多，造成津液从表而越；《金匮要略·水气病脉证治》"假如小便自利，此亡津液，故令渴也"，提示小便过多亦可以造成津液损伤。《伤寒论》233条"阳明病，自汗出，若发汗，小便自利者，此为津液内竭"，阳明里热迫津外泄，本有汗出，再用汗法，津液从表而伤，小便通利，更伤津液，故仲景言"津液内竭"；《伤寒论·辨不可下病脉证并治》"动气在右，不可下，下之则津液内竭"，提出误用下法，可导致津液从大便而泄；《金匮要略·肺痿肺痈咳嗽上气病脉证治》"或从汗出，或从呕吐，或从消渴，小便利数，或从便难，又被快药下利，重亡津液"，提出汗、吐、或消渴病导致的小便频数，或因便难重用下法，都可以导致津液的损伤。

综上可见，汗、吐、下、利皆可导致津液的损伤，而阳气除"胃热阳绝"外，皆由汗出而亡，亦可知阳气与津液的区别。

2. 损伤表现不同——津亏则二便不利、阳虚则厥逆恶风　《伤寒论·阳明病篇》多处说明，津液亡失可以导致大便难，如"亡津液，胃中干燥，故令大便硬""津液外出，胃中燥，大便必硬""津液内竭，虽硬，不可攻之""津液越出，大便为难"等，皆是津液受损而肠道干涸导致糟粕内结。《伤寒论》230条"阳明病，胁下硬满，不大便而呕，舌上白胎者，可与小柴胡汤。上焦得通，津液得下，胃气因和，身濈然汗出解也"。为气机郁滞、津液疏布不利，不能下入肠道，导致"不大便"，因此"可与小柴胡汤"，调畅气机使"津液得下"，则津液还入肠中而便通，可见津液输布不利所导致的肠道津液相对不足，亦可导致便难。

其次，津液不足可导致小便不利，如《伤寒论》59条"大下之后，复发汗，小便不利者，亡津液故也"，为汗下之后津液从表里而亡，津液重伤，而无水可下。《金匮要略·水气病脉证并治》提出了五脏病导致水气病的临床表现，其中脾水的表现为"腹大，四肢苦重，津液不生，但苦少气，小便难"，说明津液化生不足亦可以导致小便难，并明确提出了脾脏功能低下可以导致"津液不生"，阐明了津液化生之源。

此外，《伤寒论》49条"脉浮数者，法当汗出而愈。若下之，身重心悸者，不可发汗，当自汗出乃解。所以然者，尺中脉微，此里虚，须表里实，津液自和，便自汗出愈"。尺脉主候里，表证误下，而出现"身重、心悸"及"尺脉微"的里虚之脉症，为误下之后，津液不足，体表之津液即阳气，无以支援，则无法作汗而解表，亦不可强发其汗，需待里气恢复，表里之津液充实，方有自汗而解之转机，可见津液不足亦可造成汗出乏源。此外津液不足还可以表现为口渴、口鼻干燥、身体枯燥、头眩心悸等症状，如《金匮要略》中"此亡津液，故令渴也"，《伤寒论》中"下之则津液内竭，咽燥鼻干，头眩心悸也"。

从仲景原文中津液不足所产生的症状，可以看作津液的作用。津液赖脾以化生，布散周身，润泽脏腑、官窍，外可以走表而作汗，内可入于肠道与膀胱而通利二便，既能滋养濡润机体，又能外泄废浊之气。从阳气不足所产生的症状来看，"汗多亡阳遂虚，恶风"，"附子温经，亡阳故也，厥逆……夜半阳气还，两足当热"。阳气，即表之津液，主司温煦滋润肌表。综合以上阳气与津液的损伤途径及损伤之后所表现出来的症状，可以看出阳气与津液的区别和联系。阳气本质属于津液，又专指表之津液。

3. 误汗伤阳（表）与误下伤阴（里）　《伤寒论》153条"太阳病，医发汗，遂发热恶寒，因复下之，心下痞，表里俱虚"，《伤寒论·辨脉法》中"此医发其汗，使阳气微，又大下之，令阴气弱"。从这两句原文来看，仲景认为误汗则伤表，误下则伤里，汗与下虽然皆损伤人体之正气，但是因两者作用趋势不同，正气损伤路径有别，汗从腠理而亡专伤于表，下从魄门而泻专伤于里，而表为阳、里为阴，故仲景有汗伤阳、下伤阴、汗下之后表里俱虚、阴阳气并竭的说法。

《伤寒论》286条"少阴病，脉微，不可发汗，亡阳故也。阳已虚，尺脉弱涩者，复不可下之"。阳虚、表之津液不足，故不得发汗，而候里气的尺脉出现弱涩之象，说明里、阴不足，故亦不可下，以防误下伤里、伤阴。此中的阳与阴包含表里之义，指表里之津液，而不是我们现在所说的阳气和阴液。明确仲景表里、阴阳的含义，有助于对"阳气"与"津液"的正确认识。

4. 虚证禁忌不同——阳虚禁用汗法与津亏禁用下、利 《伤寒论》27 条 "脉微弱者，此无阳也，不可发汗"，286 条 "少阴病，脉微，不可发汗，亡阳故也"。与教材认为"无阳指阳气虚"不同，"脉微"为体表津液不足之象，故不可发汗损伤体表之正气。故仲景对于阳虚多言不可汗，而不言不可下，因为误汗伤表，误下伤里，表之津液不足而再发其汗，更伤表气。

如果阳气与津液的概念相同，则仲景对于阳虚不仅应禁汗，还应禁下、禁利小便，但在《伤寒杂病论》原文中，并无阳虚禁下、禁利之语。禁下与禁利，反而出现在津液不足的禁忌之中，如《伤寒论》233 条 "此为津液内竭，虽硬，不可攻之"，《伤寒论》224 条 "不可与猪苓汤，以汗多胃中燥，猪苓汤复利其小便故也"等。从阳虚与津液不足的禁忌亦可看出，阳气与津液二者是有区别的。阳气实属于津液，但不完全等同于津液，而指的是在表之津液。

阳盛当汗、误下则结胸证明阳气为在表之津

《伤寒论》46 条 "太阳病，脉浮紧，无汗，发热，身疼痛"，为典型的太阳伤寒证，当用麻黄汤发汗。若汗出不解仍有 "发烦目瞑" 的症状，仲景认为是 "阳气重" 的原因。其所指之阳气并非阳热之气，而是津液，阳气重并非是阳热盛，而是因寒气闭郁、津液充斥凝滞于体表。因此不需要苦寒清热，亦不需要大青龙汤用石膏兼以清热，而是用麻黄汤开泄腠理，宣散在表之津液，即《金匮要略·痰饮咳嗽病脉证并治》中 "麻黄发其阳"之义。《伤寒论》48 条，本为太阳病，发汗为正治之法，但若汗后 "太阳病证不罢"，为 "阳气怫郁在表"，仍然 "可发小汗"，以解体表津液之怫郁。体表之津液为阳气，发于体外则为汗，故仲景言 "若发汗不彻，不足言，阳气怫郁不得越"。阳气并非阳热之气，因此阳盛并不是热盛，治疗原则也不是 "热者寒之" 的清法。48 条与 46 条一轻一重，从仲景阳郁当汗、阳气重当汗的治疗原则上，也证明了阳气是体表之津液这一观点。

《伤寒论》134 条 "表未解也……阳气内陷，心下因硬，则为结胸"，若表证未解，阳气充斥于体表不得发越，而经历了误下，体表之津液就会乘虚内陷，而出现心下硬满疼痛等结胸证的表现。而伤寒论 136 条明确提出结胸为 "水结在胸胁"，水从何来，正是体表充斥之津液因误下而内陷，故仲景言 "阳气内陷，心下因硬，则为结胸"。

阳盛当汗、误下则成结胸两个例证，皆为阳气是体表之津液的有力证据。

从"绝"字证明阳气在表、与里相连

《伤寒论》245 条 "阳脉实，因发其汗，出多者，亦为太过；太过者，为阳绝于里，亡津液，大便因硬也"。候表的阳脉出现实脉代表津液充斥于体表，即阳气重，因此需发汗治疗。但如果汗出太过，非但表之津液亡失，在内之津液亦因之外越，肠道干涸而便硬。《说文解字》云 "绝，断丝也"，段玉裁注云 "断之则为二，是曰绝"，本意为将丝线一刀两断，不再相连。阳气与津液，本是一体相连，表里相接。"阳绝于里"，正是因为汗出太过，里之津液外越而衰少无以输送于体表，而造成表之津液即阳气无里之津液以接续、充养。同样，《伤寒论》246 条 "胃气生热，其阳则绝"，说明津液化生于胃中，疏布于体表者为阳气，胃中热盛，津液枯涸，无以外达，阳气之源断绝，故称 "其阳则绝"，也证实了阳气与津液表里相连、阳气赖津液以充养的观点。

阳气为表之津液，根源于里。汗出过多，表津先虚，里津继伤。如《伤寒论》29 条与 30 条，若汗出太过而形成厥逆之症，当以甘草干姜汤以固其津、复其阳，可 "厥愈足温"；若汗出太过，阳亡太过而伤及于根本，里之津液外越，而有化燥成实之势，则以调胃承气汤和其胃气，以防燥热更盛，再伤津液。《伤寒论》29 条与 30 条的病情动态变化及仲景 "随证治之" 治疗方案的转变过程，很好地体现了

仲景的阳气津液观。

《伤寒杂病论》中提到阳气之处较多，而与之相对的阴则提到较少，范继东大胆猜测津液、阳气、阴气三者的关系，"津液"为体内正常水液之总称，阳气为表之津液，阴气为里之津液，津液化生于里，疏布于表，以发挥温煦濡润之功，阴气与阳气表里相接，相互支撑，汗出本伤阳，过多则里之阴气亦亡，不能濡润于里而二便难。误下本伤阴，但下过则表之阳气亦虚而不能作汗而表不解。《伤寒论》337条"凡厥者，阴阳气不相顺接便为厥"，表里之津液本为一体相连，若阳气受损或邪气阻滞造成里之阴气不能外接于阳，皆可造成表之阳气不足而出现厥逆之症。"阳盛则欲衄，阴虚小便难。阴阳俱虚竭，身体则枯燥"，阴阳二气皆为津液，故阴阳俱虚则津液大伤而身体枯燥。

《内经》中卫气与津液在生成、输布及功用上相似

为了避免不同学派之间的干扰，对仲景的本意造成误读，以上皆是基于仲景原文所得出的结论。可见，《伤寒杂病论》中的"阳气"与"津液"之功用有相同之处，甚至导致有学者认为仲景所说的阳气与津液完全一致。而在《内经》中的"卫气"与"津液"两者的功能亦有相似的描述，如《灵枢·本脏》云"卫气者，所以温分肉，充皮肤，肥腠理，司开阖者也"；《灵枢·五癃津液别》云"以温肌肉，充皮肤，为其津"，两者皆有温煦肌肉、充养肌表之功；《灵枢·五癃津液别》云"谷入于口，输于肠胃，其液别为五……故上焦出气，以温肌肉，充皮肤，为其津；其流而不行者为液"。《灵枢·营卫生会》云"人受气于谷，谷入于胃，以传与肺，五脏六腑皆以受气。其清者为营，浊者为卫……营出于中焦，卫出于上焦"。从《内经》以上原文可以看出，卫气与津液，在生成上，皆化生于水谷，在输布上，出于上焦，两者在功能上又具有相似性。

尽管在学术体系上，《伤寒杂病论》具有其独特性，与《内经》体系有别。但《伤寒杂病论》中的"阳气"与"津液"和《内经》中"卫气"与"津液"，这两对概念之间的联系，是具有相似性的。

范继东在胡希恕等研究成果之上，以仲景原文为依据，对《伤寒杂病论》阳气和津液相关原文进行分类整理和分析，从汗出亡阳、阳盛当汗、阳虚禁汗、亡阳的临床表现、津液损伤的途径及临床表现，对阳气与津液两者之间的联系进行了进一步的探索，得出"阳气为表之津液"的结论。津液为体内所有正常水分的总称，化生于脾，输于表者即为阳气，以温润肌表、防御外邪。外邪袭表则阳气充盛于表以抗邪，当发汗以散解郁滞在表之津液，则表邪随之外泄，表证自除。若阳气不足，表之津液亏虚，或里之津液不足、无以输于体表而致阳气虚弱，不能作汗而解表邪，当小发其汗，或补其津而发其汗、助阳以解表。无论阳盛与阳虚、表之津液充足与否，不可过汗伤阳。若汗出过多则阳气外亡，表之津液亏虚可形成厥逆，甚则里之津液外越，里燥而二便难。

62　阳气不足，阴气有余致诸脏病证治

《脾胃论》提出"阳气不足，阴气有余"，脾为后天之本，"阳气不足"意为机体受到外邪损伤阳气或素来阳气不足难以温煦脾脏，使脾阳与余脏的阳气供给失衡的状态。"阴气有余"有两层含义：冯惠莲认为主要偏向阳虚致阴盛证，是因脾胃虚而使手足太阴之阴气过盛所致，因阳气不足出现阴气有余与阴火有余两种截然不同的表现，阴气有余，为阴寒之气充斥周身、累及各脏，重在偏寒。廖家兴认为，其源"阴"是指阴火，"阴气盛"乃是阴火盛。阴火有余，李东垣所述阴火绝不是所谓的阴虚或者血虚而产生的阴火。阴火随脏火应病而发，包括子病及母致病更甚的君火，胃气下溜所致的相火、包络之火，反之阴火遏制阳气升发，呈病理性循环。这是阳气不足，阴气有余的另一层含义。

脾胃不足是"阳气不足，阴气有余"致诸脏病的关键。《脾胃论》云："脾胃不足之源，乃阳气不足，阴气有余。"李东垣认为阳气不足的病理根源在于脾胃元气不足，脾胃之气行于四脏，脾胃不足的表现均反映在四脏病的病机之中。其在"阴病治阳，阳病治阴"中言："五脏不和，九窍不通，皆阳气不足，阴气有余，故曰阳不胜其阴。"后文有脾胃虚致九窍不通的诸脏病论，更验证了东垣认为诸脏病的根源是阳气不足，阴气有余。了解脾胃与阴阳的变化，脾胃与诸脏的病机、征象，才能及时地认识治未病，并确定临床总的治疗原则，是所生受病者，必有所象，治其象者取其源，东垣认为治疗疾病的宗旨是顾护脾胃，治则主要有扶阳抑阴、发汗升阳、本经引阳、从阴引阳等。学者马子华等基于李东垣"阳气不足，阴气有余"致诸脏病证治做了探析。

阳气不足，阴气有余致脾胃肠病

1. 阴盛型痞满胃痛、便秘　《脾胃论》云"大便闭塞，或里急后重，数至圊而不能便，或少有白脓，或少有血，慎勿利之，利之则必致病重，反郁结而不通也，以升阳除湿防风汤举其阳，则阴气自降"。脾为阴中至阴，主运化以升清，主统血以溉四旁，以依赖脾气、脾阳为主，阳气不足易致脾虚湿滞，甚脾虚寒阻诸证。"大肠小肠皆属于胃"，脾阳主运、主化，若患者素体阳虚，或因饮食不节，寒热不当，伤及脾阳，肠胃动力功能减退，阴气过盛致中焦虚寒，大肠传导失司，气机不利，大便虚努，或时隔多日行便一次，糟粕凝结肠道，中腹冷胀，胃气阻滞，膈气上逆而嗳气，脾胃寒湿凝滞，津液运行不化，则见口干不渴，不欲饮水，舌胖苔白腻等脾胃阳虚证候。若失治误治，阴寒凝聚肠道，大便闭塞，里急后重，便见白脓，甚或少量带血，郁结不通形成痢疾诸证。路志正用升阳除湿法治疗脾胃阳虚冷秘；王振邦等亦以升阳健脾、益胃通腑之法治疗老年性脾胃虚便秘。

2. 阴火型便秘　李东垣在解释治疗胃肠虚热之便秘时云"胃虚过食冷物，抑遏阳气于脾土，火郁则发之"。阴火应病而生，有君火、相火等，火乘土致谷气下流，清浊相争，易生内热。若患者过食生冷，胃气虚弱，元气亦不足，浊阴不降，下脘胃肠不通，脾阳郁火，火与元气不两立，阴火内生，肠火耗伤肠腑津液，肠道润滑功能减弱，肠中虚燥，肛门灼热，行便黏腻不爽，甚或大便干结、便血，伤及气血。《黄帝针经》云："面热者，足阳明病。"大便困难，面赤身热，或持续低热，气短少神，肌肉瘦削，其脉洪缓，累及五窍，口舌烘热等。白建英等认为阴火本质是因为阳气衰弱，脾胃损伤导致诸火内生。王帅等即用升阳散火之法治疗胃虚肠热，阳气郁闭的功能性便秘；魏富有亦以升发清阳，辅用滋阴降火以助糟粕排泄治疗血秘。

阳气不足，阴气有余致肝病

1. 阴盛型"肝瘀" 《脾胃论》云"肝木妄行……此所不胜乘之也"。李东垣打破了"肝阳常有余"的惯性思维模式，认为阳气不足易伤及肝气、肝阳。肝体阴用阳，依赖阳气维持阴气阴血的升降出入，若肝阳气不足则肝血、胆汁行而瘀滞。因情绪思虑导致脾气不足，木郁土乘，肝气虚弱，厥阴亢逆，调达失常，气机不畅，肝与胆相表里，累及少阳，常见口苦咽干，胸胁作痛。肝脾虚弱，寒湿阻滞，累及肝阳，则肝气失于疏泻，湿邪与肝胆之气闭塞，阻碍胆汁分泌排泄，黄疸溢于经脉，充于肌肤，皮肤暗黄，肝胆开窍于目，可见目黄，脾虚湿阻大肠，胆汁旁流，见小便偏黄等阴黄病证，甚者复伤脾胃，往来寒热，腹急呕恶。孙玉信运用肝脾扶阳法治疗脾虚兼肝阳气不足的黄疸患者，庞学良用温补肝阳法治疗久治失治的寒凉太过型黄疸病，与东垣助阳益气以达祛除阴邪的治法不谋而合。

2. 阴火型湿热 《脾胃论》云"当于脾胃肺之本脏，泻外经中之湿热，制清神益气汤主之而愈"。饮食劳役所伤，脾胃气虚生为湿邪，阳气不足，火邪乘而生之，阴火旺盛，木为火之子，心主火，心实则肝风易挟火邪妄行，肝胆之气受火邪则阴盛，阴火上乘阳分，湿热相搏。《脾胃论》云："风热郁而不得伸，附着于有形。"木火妄盛致风热之邪遏于津液气血，风性主动，本经津血、胆液郁于疏泄，肝脾湿热阻滞，胆液于阳道难以分泌，形成脾阳气不足致肝胆湿热证黄疸，往往发病急骤。李东垣用本脏引阳，肝脏泻火之法意在扶脾泻肝，治疗阴火型黄疸。马沂等用清神益气汤治疗黄疸，曲锡萍等用脾胃升阳、肝胆泻火之法治疗传染性黄疸。

阳气不足，阴气有余致心病

1. 阴盛型心悸 《经脉别论》云"食气入胃，浊气归心"。心悸属于本虚标实，脾气虚弱，则生脾阳、心阳不振。虽脾气饮食正常，但若阳气不能向上正常运行，则虚弱的脾气无力将津液与转化的营气推行至心，脾病累心，子盗母气，胸中气机匮乏，见气短怔忡的中气不足证；宗气不足，气不养血，心气不足以推动血液在脉中的运行，血行不畅，心中惮惮，张皇失措，甚则出现心神不宁，思绪难以集中等不安症状的血瘀证；若脾气不足，津液不化，聚而生湿化痰，则见心慌气短，身体困重，或见面部浮肿等痰湿阻滞之证。只有治以温运脾胃，才得以驱逐心中阴邪，温煦心阳。孙鲁辉等用补中益气汤治疗中气不足的心悸，杨新芳用健脾升阳益气法养心定悸，邵桂珍用平胃散加减扶阳祛湿治疗心律失常。

2. 阴火型心悸 《脾胃论》云"脾胃气衰，元气不足，而心火独盛"。李东垣认为阴火即病理君火，根本因素是脾胃元气不足。脾主摄血，心主生血，脾胃气虚，运化失健，不能化生精微充裕于心，君火独盛，心血益亏，成脾胃气虚证、心脾气阴两虚证、气血两虚阴火证；肾为先天真阳，脾虚日久，伤及肾阳，见阴阳两虚证。脾胃虚弱，君火上攻，乘其土位，症见心烦意乱，脾主四肢，自觉足臂发热，脾胃不能运化胃气之腐熟水谷，精气难以上输至心肺，脾阳气不足，不能制约心阳，"阴血受火邪则阴盛"，君火上攻，阴气妄盛，易生血病，耗伤津液主要表现为口苦、口燥咽干，纳呆厌食。心属火，小肠属热，湿热相合，津液不行阴道，致清气不升，阴分伏火灼灼，则见身中闷热，小便数，脾卫不固而自汗。马哲河用补中益气汤治疗中气不足，阴火冲心的怔忡病，鲜玉军等用李东垣所创黄芪人参汤治疗气阴两虚、阴阳两虚的心悸患者，杜桂芳等医师提倡补中气、泻阴火的治疗原则，周次清用健脾泻火安神法潜降阴火型心悸。

阳气不足，阴气有余致肺病

1. 阴盛型咳嗽 《脾胃论》云"由脾胃虚弱，不能生肺……故咳嗽……皆阳气不足，阴气有余"。肺脾气虚证、痰湿内蕴证、脾虚卫气不固证是阳气不足、阴气有余导致咳嗽的主要证型。脾为肺之母，母病及子而生肺系疾病，如喘证、肺痿、咳嗽等。肺主宣肃吐纳诸气，脾胃气弱，不能传输精气于上焦百脉，脾气供养不足，清窍失养，可见神疲，肺气的生成与升降出入运动失司，不能宣通上窍，出现呼吸不畅，气机上逆，咳嗽，气短，失治误治之久咳的脾肺气虚诸证；脾失健运，土不制水，肺虚疏于布津，水液生湿停滞，成饮化痰，痰湿重浊，往往闷闷不乐，痰阻气道，肺失宣降，发而为咳，痰多、色白量多；脾虚脾气有防卫抗邪的功能，脾气虚弱，则难以化生卫气，顾护肌表，累及肺虚，则皮毛腠理开泄，肺为娇脏，不耐寒热，畏寒怕冷，发为寒邪复克辛金生咳的卫气不固之证。苗青用升阳益胃汤以升举阳气为先，治法以补脾益肺，祛湿化痰为主治疗"阳气不足，阴气有余"之咳嗽，汤冬亮等用升阳益卫，抵御外邪法，蒲献忠用黄芪人参汤培补元气，培土生金。

2. 阴火型咳嗽　咳喘、肺痹等肺病也可以由"阳气不足，阴火有余"所致。咳嗽阴火证有痰热内蕴、气阴两虚阴火证、痰瘀互结证等。沈金鳌认为"所谓盛有余者，非肺之气，肺中之火也"。脾虚不能正常运化水谷精微，上传肺经，湿聚化成痰浊，阴火上乘，痰湿郁而化热，阻滞上焦气机，肺气上逆，临床上可见咳嗽，咳痰色白而黏，乏力困倦，或有低热、气短之证，日久形成慢性咳嗽；脾主生化气血，脾气虚不能上传津血，肺叶失于濡养，相火内生，肺虚为火乘之，灼耗肺中津液，肺不布津，日久伤及肾阴，包络之火复而上灼肺金，累及庚大肠，见咽干口干，干咳，无汗发热，大便干结，气阴两伤，久而难愈；久咳肾阴耗极，成脾肺肾俱虚，则下焦龙雷之火煎灼肺阴，阴津内亏，结为痰浊，阴火伤及肺络，咳中带血，甚者痰黏难咳而喘，阵热盗汗。何迎春治阴火内伏致咳嗽，用升阳散火汤化痰降气；国医大师李士懋认为肾火致咳用益脾滋阴法；尹新中用补中益气汤加减止咳平喘。

阳气不足，阴气有余致肾病

1. 阴盛型消渴　阳气不足，阴气有余在肾脏会导致消渴、痿证、水肿等疾病，遂以脾胃元气不足为病理基础，初探"中消"的各证型表现。糖尿病患者有肥胖和形体消瘦之分，亦有阴气盛、阴火乘之异。阴气偏盛者常有脾虚湿阻。若人过食肥甘厚味，脾胃内伤，少气懒言，"气少则津液不行"，气不化津，俱为湿邪，则见身材肥胖，大腹便便，湿气阻滞脾胃精微难以滋养肌肉，见四肢皮肤瘦削，"脾不为胃行其津液"，不能濡养于口，见口渴多饮，清津不升，饮后仍渴，中气不足，"湿土之气溜于脐下，肾与膀胱受邪"，土不制水，则见肾与膀胱开阖不利，肾气分泌津液功能减退，膀胱泄下小便膏浊等脾虚湿阻及肾之象，章巧琪等用健脾益肾祛湿法治疗糖尿病肾病，程益春亦用升阳健脾法治气虚不化津液消渴病。

2. 阴火型消渴　东垣认为消渴为血病，在《兰室秘藏·消渴门》9方中，6次用和血养血的当归或活血化瘀之桃仁、红花组成创方。脾虚不运，则见形体消瘦，胃火潜伏于气分，增强饮食水谷消廉之用，则见胃气妄盛，过度饮食。"胃主血，消谷善饥，血中伏火，乃血不足。"脾胃不足，相火从生，煎灼三焦，而见诸窍阴耗。阴火型消渴有气虚血瘀证、阴虚燥热证、痰瘀互结证。消渴病所谓的阴虚燥热实为脾虚内热、气阴两虚所致。若饮酒过量，劳逸过度伤脾，脾胃斡旋周身气机，脾不足则气结而乱，清浊不分，阴火煎熬真阴真阳，营津流失。"时显热躁，是下元阴火蒸蒸发。"脾元亏虚，气血无由，肺津不得归，肾中精气不注，肾阴恐受火邪，化源匮乏，阴精亏虚，肾与膀胱之气俱弱，诸窍不润，肠道失泽，见消瘦，自汗，纳呆，多饮，小便数，大便硬。王进波等用《脾胃论》中的清暑益气汤治阴火型脆性糖尿病。肾为阴火，上乘脾土，津血暗耗，气虚血热易致瘀，则患者舌紫，苔见瘀斑，口中不甚渴，血虚血瘀，筋脉不行，或见四肢麻木或无力。《名医类案》中记载，东垣治"顺德安抚张耘夫消渴病……名曰生津甘露饮子……治之旬日良愈。"方中除升阳健脾药物，另有当归、全蝎养血破血，则瘀化津行，气血有源，推陈出新。过进凉食，伤脾生湿，脾阳内陷，耗伤地中阴津，中焦郁热化痰，血中伏火日久，痰阻经脉络瘀，脾中元阳虚弱，气血生化不足，难以温煦脉络，伴见手足麻木或无力怕冷，痰湿黏滞，伴见身体困重之痹证，清阳不升，或伴见眩晕等。江红用补中益气汤治消渴病痰瘀阻络之象。

阳气不足，阴气有余的治疗

1. 阴气有余的治疗 防治"阳气不足，阴气有余"致诸证，先调节饮食，寒温适中。在治疗阴气有余型诸脏病时，主张诸病皆以补脾胃为先。王庆其在《脾胃论译注》中将"元气不足，从阴引阳"解为扶阳抑阴，祝味菊亦云"重阳"由来已久。

（1）益元平阴，补脾扶阳：东垣认为人体元气虚弱不足，重视升阳以健脾，治应扶阳以抑阴。"夫脾胃虚弱……当先助元气……黄芪人参汤主之。"脾胃虚弱致上焦之气不足，用黄芪人参汤以补阳为先而平阴益元。脾胃虚弱，累及上焦，损伤元气，应益元补阳为先。黄芪补脾益胃，顾护卫气，益气固汗；升麻为风药，扶阳向上，苍术、白术甘温充实后天脾胃之气，令阳气生发有源；五味子补益庚辛，和麦冬相伍则滋养阴血以生脉中元气。孙思邈云："五味子……益五脏之元气。"

（2）阴病治阳，补中祛湿：东垣遵循《内经》中"阳主阴从"之意，从阴引阳。"夫脉弦洪缓……调中益气汤主之。"若累及他脏，出现视物不清，心中烦乱，胸闷短气，耳鸣耳聋，甚者不欲饮食。东垣认为表面是上焦之气不足，实质为脾胃虚弱，胃气与脾气下溜于肝肾，欲补益上气不足，应当将脾阳从下焦引而向上。人参、苍术甘温升发胃气以除湿，借柴胡、黄芪、升麻入下焦以扶持下溜脾胃之阳，陈皮、木香疏理中枢之气。

（3）生阳固卫，发汗助阳：东垣注重治阴气重叠，用发汗升阳以抑阴。"阴盛阳虚之证，大法云：汗之则愈"。如黄芪人参汤中，"苍术无汗更加五分"。后用黄檗滋救肺肾诸水之源，但此则需治于阴气有余者，如小便数者，不宜用之。脾肾阴盛致骨病痿证，肾水郁遏令阳气闭塞，东垣以辛甘药物发汗升举阳气，温煦脾胃之阳，则胃气升浮，阳气旺盛。发挥汗出助阳，防御阴邪的疗效需用药适度，此法非辛温发汗法而是甘温发汗法，意在益气升阳。

另外东垣治"阳气不足，阴气有余"者用补中升阳来抑阴，常借助时令的特点升举阳气，除补益脾胃为基本治则外，需注重兼病脏腑的治疗时节。"因时而补，易为力也"。升阳益胃汤中治疗母病及子，脾胃虚弱，肺病先受，常用人参、白术、芍药补益肺气，但治疗时间于秋季时令效力最佳。若脾病所至，可将木火补阳于春夏，金水补阳于秋冬。

2. 阴火有余治疗 东垣常用补益脾胃，降泻阴火治"阳气不足，阴火有余"。用升阳法和泻火法来补益中阳，滋阴降火，标本兼顾。如治脾胃病兼阴火，用补中益气汤、交泰丸等滋脾胃，升阳气，泻阴火，清阳升则头窍有智，浊阴降则诸脏清净。

（1）本经引阳，病脏泻火：东垣注重本经补脾升阳，于病脏降泻阴火。"当于心与小肠中以补脾胃之根蒂者"。东垣遵循此意，若心病者，以甘温药物治其本，苦寒药物治其标。甘温入心补脾升阳，苦寒入脾胃降泻心火，另外用酸味药物滋阴来收敛心之苦缓。脾胃虚弱，心火亢盛借势乘土，用黄连、黄柏、黄芩苦寒泻火、清热燥湿，生地黄、芍药酸甘收敛心之苦缓，石膏、知母清热滋阴，使甘草甘温升阳，阳气生则阴火消。治疗肝病的清神益气汤亦是，"于脾胃肺之本脏，泻外经中之湿热"，用苍术、茯苓补益中气虚弱，未降泻本脏，但只守本，补脾脏之元气，用黄芪、人参令湿浮、热气蒸蒸而发。

（2）阴中求阳，阳中求阴：李东垣注重从下而上，引而去之。《脾胃论》云："从阴引阳，先于地中升举阳气，次泻阴火"。李东垣治疗气血津液疾病时，常以阴经荣穴、输穴为引，再补阳明经穴以升阳泻火。又云："辛温、甘温之剂生阳，阳生则阴长"。他认为借仲景之法，亦治脾胃不足致血病，阳气充盛则能生阴血，血虚者，用人参补充元气，则阴血生有所源，当归和血养血，少量黄芪挽救肾水，黄连甘寒补肾阴，降泻心火，维持中脾阳气充盛，脾胃旺盛，引火归元，阴阳和秘。

（3）标本兼治，散发郁热：东垣注重用风药升阳，清凉治火。"夫诸病四时用药之法，不问所病……于所用药内加清凉风药"。如脾胃气虚，火邪趁势扰阴，化为阴火。补脾胃泻阴火之升阳汤中芩连酒炙。其风性调达肝胆之气，能够滋养肝胆阴体，其苦寒可泻阴火。最后用甘温味辛之品，使阴分中阳气升发，阳气出于阴血之中。"脾胃虚则火邪乘之……惟泻阴中之火，味薄风药，升发以伸阳气"。饮食伤胃后导致阳气不足，脾胃虚弱则心火热邪乘之，火生土，脾病生湿，脾湿与心火相交，湿热内生，日久益耗伤机体正阳之气，脾胃精微无力上升，则借势而下，至于肝肾，阴体充盛，东垣认同《内经》中的治法，认为阴阳互根，阳根于阴，用风药味薄者，泻阴中之火，阴分正常则阳气生发，此谓阳由阴生，兼顾标本。

张元素在《天地六位脏象图》中记载了"土土水合德"。重视脾土为体，肾水才有所用，合璧润泽，基底夯实，才能成地，生长万物，恶病无声。作为易水和火热学派的突出代表，东垣注重后天脾胃，"阳气不足，阴气有余"者，病在诸脏，治在于脾；机体循环往复，应运自如，则协调统一；维持后天元气，顾护地中，才能制衡天之上焦，地之下焦，巩固人之中焦，天地人周而复始。"阳气不足，阴气有余"，首补脾益胃。阴气有余，重在补中升阳，扶阳抑阴，则脾胃元阳之气令谷气升浮，滋养营卫，气机充实，不畏寒热；阴火有余，从阴引阳，本经引阳，兼泻病脏相火、君火之邪，血伤热证用散火法，使脾胃之气回归土位，诸脏各司其职。

63　元气、原气、真气、正气内涵

　　元气、原气、真气、正气是中医理论中的重要概念，但对于四者的具体内涵与相互关系等问题学界一直莫衷一是。如《中医大辞典》释义"元气，即原气"；《中医基础理论》中有"元气、原气、真气，三者的内涵是同一的，都是指先天之气"；陈刚等认为真气即是正气。但也有学者提出真气、正气、元气、原气从含义、来源、作用到运行通路等均不完全一致，不应混称。中医学气论的思想实际上取材于中国古代传统哲学，起源于先哲以气为本原探讨宇宙生成的"气一元论"，而哲学探讨宇宙本原的目的在于探求天人关系。人生于天地间，亦以此一气而成，中医学将此哲学之气的概念引入对人体生命活动的探讨，进而形成了对人体气论的认识。为明晰元气、原气、真气、正气的内涵与相互关系，学者刘珍珠等从古代哲学"元气论"的角度入手进行了探讨，以期为相关中医理论的研究与应用提供参考。

元气兼具本原性与本体性

　　1. 古代哲学中元气为万物之本原，具有本原、本体两层含义　"元气"最早用作表示宇宙万物生成之本原，即"元气论"，或称"气一元论"。气的本义，指天地自然间云气一类，如《说文解字注》"气本云气。引申为凡气之称"。较早将气的本质与功能属性进行抽象的为西周太史伯阳父，其以阴阳二气解释地震现象，云"阳伏而不能出，阴迫而不能蒸，于是有地震"，使"气"的概念由具体客观感知，逐渐向中国古代朴素唯物主义哲学和自然科学的基本范畴演变。

　　而将气上升到兼具本原性与本体性高度的哲学概念则始于老子。老子探讨天地起源的问题，认为"道"为"天地之始""万物之母"，如《道德经》云："道可道，非常道；名可名，非常名。无，名天地之始；有，名万物之母。""有物混成，先天地生，寂兮寥兮，独立而不改，周行而不殆，可以为天地母。吾不知其名，强字之曰道"，即道为天地间混然一物，似无而有，先天地而生，独立于意识之外，恒动不息，为超越具体实相的形而上的存在，为天地万物生成之本原。对于道生万物的模式，即"道生一，一生二，二生三，三生万物。万物负阴而抱阳，冲气以为和"，"一"在道教理论中多指气，为从道之虚无而有的过程，已具备了动而生阳、静而生阴的进一步发展变化的条件。此时气虽已展露了本原性之端倪，但老子并未明言气即万物之本原。其后，庄子提出"通天下一气耳"，认为道的内涵即为气，进一步指出天地万物皆由一气而生，万物的本质皆为气。

　　"元气"一词始见于先秦道家著作《鹖冠子·泰录》，云"天地成于元气，万物乘于天地"，指构成天地万物的本原。其后，西汉董仲舒在《春秋繁露·重政》中指出"元者为万物之本"，东汉王充在《论衡》中云"万物之生，皆禀元气"，以元气作为宇宙本原的思想基本形成。而先秦时期如阴阳之气、天地之气、冲气、精气等诸多气论，发展至两汉时期已被元气说同化。

　　北宋张载为气论的集大成者，提出万象万物皆为气，虚空亦为气，气之聚散形成万物，即"凡可状，皆有也；凡有，皆象也；凡象，皆气也"，"太虚无形，气之本体；其聚其散，变化之客形尔"。宋代张君房《云笈七签·元气论》对元气的体性做了较为全面的表述，认为元气生于太无，"无始无终，无形无象，清浊一体，混沌之未质，故莫可纪其穷极"，且"元气本一，化生有万。万须得一，乃遂生成"，强调元气即老子之"道"。其后，王廷相、王夫之、戴震等均对"气一元论"有所发挥。

　　由上可见，元气本原的思想在先秦已具雏形。而细推气的概念可以发现，其内涵实际上包含两重：一是气为宇宙万物初始状态的浑然一气，无形无相，其包含着化生万物的可能；二是气为构成万物的本体，是一种自然物质，充斥于宇宙自然之中。而元气与气的关系也包括两种：一是元气即为气；二是元气为初始状态、混沌未分的气。

因此，结合先哲对元气的论述，可将元气的概念推论为狭义和广义两层含义：狭义之元气，即为先宇宙万物而存在的混沌之气，形无而性有，可化生万物，为万物化生的原始存在；广义之元气，即除本原之混沌一气以外，还为构成万物之本体，其构成何物即为何物之名。也就是说，在哲学层面，元气可等同于气，具备气的一切特性，因强调其本原、本体性故名为元气。因此，元气既有其代表本原、本体的特殊属性，又可具备阴阳、五行、天地等多重属性。元气的范畴大可包含一切性质的气，小仅指本原之气，故本文以广义元气与狭义元气称之。

2. 古代哲学认为人体亦以元气为本原、本体　古代先哲以明天道来晓人纪，因此，在探讨气的概念时将其引入对人体生命及社会道德层面的解释，如《庄子·知北游》"人之生，气之聚。聚则为生，散则为死"。庄子提出人的生命由气聚而形成，且"察其始而本无生，非徒无生也而本无形，非徒无形也而本无气。杂乎芒芴之间，变而有气，气变而有形，形变而有生，今又变而之死，是相与为春秋冬夏四时行也"。庄子认为，原始一气变而有形，而后有生命诞生，人死之后又归于无形之气，与天地自然无异，即将人的生命统一于宇宙万物之中。《论衡·辨祟》亦云："人，物也，万物之中有智慧者也。其受命于天，禀气于元，与物无异。"也就是说，在哲学概念里，人也同天地万物一样，由元气所化生，由元气所构成。在元气从宇宙本原推及人体生命活动的过程中，其狭义与广义的两重内涵并未发生改变。

3. 中医学以哲学元气思想为基础解释天人现象　作为"医家之宗"的《内经》，虽未使用"元气"一词，但汲取了传统哲学"元气论"气生万物的思想，构建了"天人相参"的理论模型。如"余闻人有精、气、津、液、血、脉，余意以为一气耳"（《灵枢·决气》），认为气为构成宇宙万物的本原，并以气的概念来解释天地自然的各种生命现象、气候变化和物化规律，又如《素问·五常政大论》云："气始而生化，气散而有形，气布而蕃育，气终而象变，其致一也。"

在元气化生万物的基础上，《内经》进一步拓展，提出气的盛衰、运动变化主宰了生命过程的始终，并且升降出入为气运动化生万物的基本形式，决定了所有生命的存在与消亡，如《素问·六微旨大论》云："出入废则神机化灭，升降息则气立孤危。故非出入，则无以生长壮老已；非升降，则无以生长化收藏，是以升降出入无器不有。"其后，中医学理论体系在发展过程中基本延续了《内经》的这些观点。如《难经》明确提出元气为人之根本，即《难经·十四难》云："譬如人之有尺，树之有根，枝叶虽枯槁，根本将自生。脉有根本，人有元气，故知不死。"《素问病机气宜保命集·素问元气五行稽考》云"五行以元气为根，富贵寿夭系之……是以元气为根本，五行为枝叶"，《轩岐救正论·治病求本》云"元气者生身之本也"，均以元气作为人体生命活动存在与维持的根本来源。另如《针灸大成·诸家得失策》指出"吾人同得天地之理以为理，同得天地之气以为气，则其元气流行于一身之间，无异于一元之气流行于天地之间也"，人生天地之间，人体的元气与天地万物元气均为一气，人体的生命活动亦顺应天地运行的自然规律。

因此，中医学理论虽对元气内涵进行了拓展，但元气的内涵与古代哲学相较并无根本差异，不论天地宇宙，或是人体，元气均包括了本原属性与本体属性两层含义。

4. 元气为生命诞生的本原，精为人体形质的初始　在这种推论之上，对于人体元气的理解还需厘清一个问题，即人体先生"精"还是先生"气"的问题。《素问·金匮真言论》云"精者身之本也"，《灵枢·经脉》云"人始生，先成精，精成而脑髓生"，《灵枢·决气》云"两神相搏，合而成形，常先身生，是谓精"，据此可理解为人身之生由精而始。然《素问·宝命全形论》亦云"人以天地之气生，四时之法成"，"天地合气，命之曰人"。因此，在人之始生，由精而始还是由气而始的问题上，当今学者的论述多含糊不清。虽观点各异，但在本文所述元气体系的基础上，要厘清这个问题，还需从气一元的宇宙生成论入手。

气为本原、本体的哲学含义肇始于老子之"道"，道为宇宙最初始的本原，为虚无的状态。《老子·

四十章》云"天下万物生于有，有生于无"，《淮南子》亦云"有生于无，实出于虚"。宇宙间一切的"有"都从"虚无"而生，但既然是虚无的，又如何化生出"有"呢？《列子》云："昔者圣人因阴阳以统天地，夫有形者，生于无形，则天地安从生？故曰：有太易，有太初，有太始，有太素。太易者，未见气也。太初者，气之始也。太始者，形之始也。太素者，质之始也。气形质具而未相离，故曰浑沦。浑沦者，言万物相浑沦而未相离也。视之不见，听之不闻，循之不得，故曰易也。"《易纬·乾凿度》也有极其相似的说法，都是对"有生于无"这个过程的解析。从虚无的太易到气之始、形之始、质之始，随后化生为"气形质具而未相离"的混沌状态，这种混沌具有了"易"的性质。易即变化之意，也就是说，气形质具备而又未分离的混沌具备化生万物的能力。因道为虚无，虚无化生出气之始有逻辑上的缺陷，故先哲将"道"的内涵规范为气，其形无而性有。那么这种气形质具备而又未分离的混沌实际上就是"狭义之元气"，也就是所谓的"太极"，虚无的"太易"即"无极"。因此，元气即成为万物从无到有最初始的本原。

回到对人始生的探讨上，人道遵循天道，人亦从无而有，这个有之始即"狭义之元气"。此元气同宇宙初始之元气具有同样的体性，即混沌未分，具有化生之性。这种元气由父母交媾而成，为混沌一气，无形无相，性恒动而具有化生形质的功能。稷下道家首提"精气"的概念，认为"精也者，气之精者也"，人之生"男女精气合，而水流行"。因气聚而成形，精即气中之华者聚而形成的精微之物，男女精气相合而生人。因此，《灵枢·经脉》所述"人始生，先成精"，从气到精，为从无形到有形的变化，此精与元气相合继而化生脏腑形体气血等。由此可见，在生命诞生的问题上，元气为最初始的本原，精为人形质的初始。从元气到精为从先天无形到先天有形的过程。

原气为狭义之元气

除认为元气为人之根本以外，《难经》还提出"原气"的概念。原，为"源"的本字，指水源、源泉，有根源、源头的意思。原气，即强调气的源头、根源，相当于狭义的元气，指人生身之始禀受于先天的混沌一气。

混沌之元气（即原气）本为无形无相的存在，但在《难经》中将此原气当作有边界的存在，并以此构建了一个原气的流通模型：其系于命门，为"肾间动气"，位于脐下，通过三焦流通于五脏六腑、十二经脉。原气为一身之气的源头，五脏六腑生成的本源，亦为呼吸的出入之处。如《难经·八难》云："诸十二经脉者，皆系于生气之原。所谓生气之原者，谓十二经之根本也，谓肾间动气也。此五脏六腑之本，十二经脉之根，呼吸之门，三焦之原，一名守邪之神。"《难经·六十六难》云："脐下肾间动气者，人之生命也，十二经之根本也，故名曰原。三焦者，原气之别使也，主通行三气，经历五脏六腑。"并且原气通过系于命门，与人之神、精、肾、男女生殖联系在一起，正如《难经·三十六难》所云："命门者，诸神精之所舍，原气之所系也，男子以藏精，女子以系胞。"

因此，《难经》中的元气思想较之于《内经》更加本原化、具象化，实际上这也是元气论在中医学理论体系发展中的必然趋势。因医学目的即祛病延年，元气为生身之本始，又在生命过程中发挥着根本动力、化生脏腑气血等功用，元气的盛衰决定了人的生死，如此重要的先天之气，若无形无相、视之不见、听之不闻、循之不得，又如何为医者所用？若只能保之、护之、不妄耗，必然无法满足医学的需求。因此，在中医学理论体系构建的过程中，医家着力对人体元气的体用进行探索与阐发，进而使得元气与脏腑、气血、疾病等都能有所关联，才可以药食之力护其长全，以保生身。

《难经》的原气模型更适用于对人体生命活动的诠释，因而在后世尤其宋明时期受到了医家极大的重视。如孙一奎以《难经》原气为基础，提出原气为动气，居于两肾之中，即为命门，其具有"生生不息之机"，"禀于有生之初，从无而有"，且"非水非火，乃造化之枢纽，阴阳之根蒂，即先天之太极。五行由此而生，脏腑以继而成"，进一步凸显了狭义之元气于人体的本原地位。但之后的医家对元气（原气）医理的阐发过程中，"元气"与"原气"，包括"命门"等相似的概念多同时应用，一定程度上造成了现今理解上的混乱。但若能明晰原气即为狭义之元气，特指元气之本原性，为先天混沌一气，而元气既包含原气的本原性，又包含气的本体性，则对相关医理的解读会更为明朗。如《景岳全书·命门余义》云："命门为元气之根，为水火之宅。五脏之阴气，非此不能滋。五脏之阳气，非此不能发。"此处的"命门""元气之根"均指原气而言，因原气混沌一体，故可化生阴阳水火。而与疾病、药物相关的元气大多指广义之元气，如《医方考·四君子汤》云"人参甘温质润，能补五脏之元气"，《赤水玄珠·注夏》云"本元气不足，惟当补元气，不当泻之"等。

实际上，在宋明医家的论述当中，对原气（命门）的推崇源于当时儒家的理学思潮。宋明时期理学盛行，众多医家援儒入医。程朱理学的肇启者周敦颐作《太极图说》，由天道推衍人道，确立了"太极-阴阳-五行-万物"的宇宙生成模式。其后朱熹在此基础上，建立了以理为太极的宇宙本体论，提出"总天地万物之理，便是太极"。朱熹将太极等同于理，同时以理为体，以气为用，对太极之体用进行形而上与形而下的划分，并且提出"人人有一太极，物物有一太极""合而言之，万物统体一太极；分而言之，一物各具一太极"的"理一分殊"观点。

这种在儒学体系基础上对宇宙本体的探索促成了儒医群体对"人身之太极"的探索。如孙一奎即提出"人在大气中，亦万物中一物尔，故亦具此太极之理也"，其按照周敦颐从传统儒学经典中探求宇宙本体论以构建儒学哲学观的思维方式，寻找人体生命本原的"人身之太极"，进而从《内经》《难经》等医学经典中挖掘出"命门""原气"的概念，将其按照太极的体用提升到人体生命本原的高度，仿照周敦颐《太极图说》而作《命门图说》，相当于阐发了"太极"的医学理论。

因此，"原气"的概念在一定程度上具有形而上的特点，是基于中医学理论与儒家"太极"发展起来的，其与元气相较，更适合仅用于思辨式的医理阐发，较难直接用于临床。故随着"命门"一起，在程朱理学的热潮退却之后，"原气"逐渐淡出医家的视野。现今学者所用的"原气"抑或是"元气"，实际上都是指的广义之元气，既包含了原气的本原性，又包含了气的本体性。

真气即为元气

真气出自《内经》。单从《内经》原文来看，真气包含一身之气、经气、正气、心气等多重含义，因而学者对真气的内涵及真气与元气的关系产生了不同观点。实际上，《内经》在构建自身思想体系的过程中，接受了哲学中人禀天地之气而生、人由气聚而成的观点。与此同时，《内经》为详细阐述人体生命活动、生理病理特点、诊治养生方法等内容，进一步将哲学形而上的气论转化为形而下的具体功能物象的存在。因此，《内经》按照人体之气的不同来源、功能属性、分布位置、形质特征等，将气的概念具体化，如真气、阴气、阳气、营气、卫气、脏腑之气、精气、神气、水谷之气等。

然《内经》所论诸气均可以哲学气论的内涵进行划分。按照来源，气可分为两种：其一源于先天，具有化生脏腑精血等有形之质的功能，潜藏人体生命活动的根本动力，且为构成人体形质的本体物质；其二为人体诞生之后，生命活动过程中直接或间接从外界获取的气，即非人身先天本原固有的，如呼吸之气、水谷之气，暂且称其为后天之气，如《类经·古有真人至人圣人贤人》云："惟是气义有二：曰先天气，后天气。先天者，真一之气，气化于虚，因气化形，此气自虚无中来；后天者，血气之气，气化于谷，因形化气，此气自调摄中来。"而第一种又包含两个层次：一为形质未分的先天混沌一气；二为构成人身之气，可按照具体分布、来源、功能等进一步划分，如脏腑之气、经脉之气、阴阳之气等，与后天之气共同充养全身。

对于第一种来源于先天的气，《内经》中最为接近的即"真气"，既包含先天本原之意，又指一身之气，有时甚至指代一身中的某一气。如《素问·四气调神大论》云"逆其根，则伐其本，坏其真矣"，《灵枢·刺节真邪》云"真气者，所受于天，与谷气并而充身者也"，此真气即指人体先天的本原之气；《素问·刺法论》云"刺毕，可静神七日，慎勿大怒，怒必真气却散之"，此真气为人体生理状态的一身之气；《素问·离合真邪论》云"真气者，经气也"，此真气为经络之气。

真，《说文解字》云："仙人变形而登天也。"道教称存养本性或修真得道的人为真人，而道教修仙的理论根基亦为"气一元论"，因人与天地本同一气，故人可以通过炼气达到炼神还虚，化而为仙。道教的神祇亦为一气所化，如道教的最高信仰是"三清"，对于三清尊神的来源，有"一气化三清"之说："大罗生玄、元、始三炁，化为三清天；一曰清微天玉清境，始炁所成；二曰禹余天上清境，元炁所成；三曰大赤天太清境，玄炁所成"，"炁"指先天之气。由此可见，道教的终极信仰实为自然。因此，"真"实际上有原始的意思，修真即修炼原始一气。《庄子·秋水》云"谨守而勿失，是谓反其真"，此"真"即为本原、本性的意思。

故《内经》"真气"指人体本原、本始之气，为人身生而固有的、非外来的，既"所受于天"（《灵枢·刺节真邪》），又包括人一身之气。这也就与"元气"极为接近。真气在人体不同部位，或发挥不同功用时就有了具体的、不同的指向，如张景岳在《类经》中所云"真气，即元气也……然钟于未生之初者，曰先天之气；成于已生之后者，曰后天之气。气在阳分即阳气，在阴即阴气，在表曰卫气，在里曰营气，在脾曰充气，在胃曰胃气，在上焦曰宗气，在中焦曰中气，在下焦曰元阴元阳之气，皆无非其别名耳""以名命气，谓正其名则气有所属"。因此，《内经》"真气"在一定程度上等同于"元气"。

元气为正气的关键组成部分

《内经》首提"正气"，后世多将其作为与病邪之气相对而言的概念，为病机邪正斗争中的关键。

人一身之气实际上可分为先天元气与后天的水谷之气、呼吸之气，皆为人生理之气。正气之于人身，即人一身生理之气，可包括元气、水谷之气、呼吸之气，仅因其功能而命名为"正气"。《素问·刺法论》云"正气存内，邪不可干"，《素问·评热病论》云"邪之所凑，其气必虚"，正气对于人体而言，具有抗邪的功能。正气亏虚，则外邪易侵袭人体而生病，如《灵枢·百病始生》云"风雨寒热，不得虚，邪不能独伤人"，《灵枢·口问》亦云"故邪之所在，皆为不足"。疾病的发展过程即正邪相争的过程，若正胜邪，则病易愈，邪胜正，则病进而难愈。

虽历代医家对于正气的理解也有不同观点，但实际上在论述正气时强调的多为元气的作用，如《古今医统大全·脉明表里虚实》云："虚者元气之自虚，精神耗散，气力衰竭也。实者邪贼之气实，由正气之本虚，邪得乘之，非元气之自实也。"此处气之虚实均强调元气而言，因元气虚，故正气为虚。因此，元气与正气虽内涵并不完全相同，但与病邪相对而言，其实质是相同的。元气足则正气足，元气实则抗邪有力，元气虚则外邪易侵，如《不居集·攻补托三法论》云："若元气大虚，正不胜邪，兼用补托之法。"

究其根源，因水谷之气、呼吸之气可充养先天元气，元气化生脏腑精气、营卫之气，脏腑坚实，气血畅通，内外和调，则邪不能害。所以医家强调元气，实际上也是强调正气的一种表达。总的来说，元气与正气相对而言，正气的范围大于元气，而元气实为正气中的关键。

综上所述，元气、原气、真气、正气均为中医理论中的重要概念，其内涵各有所指，相互之间又密不可分。从哲学"元气论"的角度来看，不论探讨宇宙生成、天人关系，或是人体生命活动，元气均具有本原与本体双重属性特征；而原气即特指元气中气形质未分、具有化生之性的混沌一气，其强调了元气的本原与生生之性；《内经》中真气的特性与元气极为类似，或可等同；与病邪相对而言的人体正气则包含了元气与后天呼吸、水谷之气。明晰诸气的概念与关系，可为更好地理解中医学原理、指导临床奠定基础。

64　论元气和真气

　　在现在的中医基础理论中，真气在气的分类并未统一，有将真气与元气、原气等同，以元气之名为主，原气和真气作为异名，表示先天之气。有宗"气本一元"说，将人身所有之气统属于真气，真气包括先天之气即元气和后天之气即宗气、营气和卫气等，有呈现对真气的不同观点，不作评论，或者因为真气的概念历来不能统一，所以不再出现在教材中。学者刘哲等讨论了"元气"与"真气"的含义及其联系和区别，探讨了形成"元气"和"真气"概念不清的原因。

元气的含义

　　1. 元气的概述　元气是中国古代哲学中的一个最基础的概念，指天地未分前的混沌（一作"浑沌"）之一气，如战国《鹖冠子·泰录》云："天地成于元气，万物成于天地。"东汉《论衡》云："元气未分，浑沌为一。"万物皆禀元气而生，如《论衡》云："万物之生，皆禀元气。"虽然《内经》中未见"元气"，但已涉及其本质内涵了，如《素问·天元纪大论》云："太虚寥廓，肇基化元，万物资始，五运终天。""太虚寥廓，肇基化元"已经把元气的来源以及元气与万物的关系讲明了。

　　2. 人的元气　人为万物之一，也是如此，元气在父母精卵结合的一刹那，先身而生，为先天之气。《灵枢·天年》云："人之始生，何气筑为基，何立而为楯……以母为基，以父为楯。"人的先天之气，本乎自然，源于父母，故有各自先天禀赋之差异。先天的元气直接决定了人后天的生命质量，《论衡·无形》云："人禀元气于天，各受寿夭之命。"

　　刘完素《素问病机气宜保命集·素问元气五行稽考》论元气与五行的关系，其中有对元气的论述："夫元气者……元始之祖，先天地生，圆而无隙，寂而不动，感而遂通。""盖论五行以元气为根，富贵寿夭系之。由有尪羸而寿考，亦有壮盛而暴亡。元气固藏，则尪羸而无害。及其散漫，则壮盛而愈危。是以元气为根本，五行为枝叶。"

　　3. 元气的生成　元气是怎样产生的呢？又呈现出什么样的性状呢？道家经典《道德经》给出了答案。《道德经》云："道生一，一生二，二生三，三生万物。万物负阴而抱阳，冲气以为和。"

　　其中"道生一"之"一"即元。"元"在《说文解字》云："始也，从一从兀。"故"元"者，首也，始也，大也，长（zhǎng）也，本也，天也，气（元气）也。道无形无象，无气无质，无情无状。从"道生一"之"一"开始，就有象产生了，也是从此开始有了"气"的概念。"一"是初始之象、初始之气。《春秋公羊传》言"变一为元"，汉代何休注云："元者，气也。"气泉注云："元为气之始。"元，即元气，为初始之气。所以"一"者，从象而言，称"元""太极""浑沌""太初"（《列子·天瑞》云"太初者，气之始也"）；从气而言，称"一气""元气""太和元气""浑沌之气"；从规律而言，其为道之用，称为"德"，即自然规律，也是宇宙的第一个规律，也称"天"。虽然名相众多，或言象，或言气，或言规律，但所指一也。"一生二"之"二"也是如此，从象而言，称"阴阳""阴阳二象""天地""乾坤""两仪"；从气而言，称"阴阳二气""天地之气"；从规律而言，称"阴阳规律"，凡此种种，异名同谓。

　　4. 元气的特性　除了道的虚寂本体外，就是元气能均匀无别地兼容遍透整个宇宙自然中。由于元气是形成宇宙自然的最初级的存在形式，因此其不仅是自然规律造化宇宙万有万象的最基本的存在单元，也是构成宇宙任何具体存在的最基本的基质，同时还是整个宇宙间万有万象相互沟通的最基本的

"介质"。所以说，宇宙自然处在太和元气这个混沌阶段，是没有一丝光明、没有一点杂质、没有任何波动、没有时空界限的纯粹存在，是宇宙至大之象——"一"，是宇宙间的万有万象于孕生演化的过程中自然形成的那个整体性，即《庄子》云："天地与我并生，万物与我为一。"元气是由道之虚寂孕生的冲之态势，就好像那种蓄势待发的势态，如运动员于起跑线前等待发令声的状态，是一种最基本、最纯粹的存在状态，包含了一切发展趋势的因，而不是一种运动态。此混沌态，整体而无分别，无法以时空计量，没有空间的此处与彼处之别，那又何言运动？元气不仅指天地之始的存在状态，在其兼容遍透中，各种生物还有标志各自生命活动特征的元气。传统中医里提到的元气是指人之生命活动的元气。"道生一"在人生命活动中的体现，是在父母的精卵将交而未交时——道之虚寂，精卵结合的那一刹那——"道生一"，产生人之元气，相当于受精卵信息，是人的生命活动中先天之先天的内容。

真气的含义

1. 真气在《内经》中的含义　真气在《内经》中凡 22 见，涉及真气的来源、分布及功用等，可归纳为以下 4 个方面。

（1）真气可作正气，周行于体内：真气常常与邪气相对举，若外邪侵犯人体稽留不去，则真气不能周行而发生疾病，如《灵枢·邪客》云"邪得淫泆，真气得居"。《灵枢·周痹论》云："此痛安生，何因而有名？岐伯对曰：风寒湿气客于外……余已得其意矣，此内不在脏而外未发于皮，独居分肉之间，真气不能周，故命曰周痹。"若外邪得祛，则真气恢复正常运行。《灵枢·邪客》云："如是者，邪气得去，真气坚固，是谓因天之序。"

（2）真气与水谷之气：食用岁谷能够保全人的生命活动，这是真气正常运行的必要条件。如《素问·六元正纪大论》云："食岁谷以全真气，食间谷以辟虚邪。"

（3）真气与脏腑经络的关系：真气可运行于经络中，如《素问·离合真邪论》云"真气者，经气也，经气太虚，故曰其来不可逢，此之谓也。候邪不审，大气已过，泻之则真气脱"。真气也存在于脏腑之中，如《素问·评热病论》云："真气上逆，故口苦舌干。"水邪向上逼迫心，使心气上逆，就会出现口苦口干；《素问·刺法论》云："可静神七日，慎勿大怒，怒必真气却散之。""刺毕，静神七日，勿大悲伤也，悲伤即肺动，而真气复散也，人欲实肺者，要在息气也。"肝、肺中之真气会受到与该脏相应的异常强烈的情志活动波动的影响，而使真气消散。所以《素问·上古天真论》云："恬惔虚无，真气从之。"如果人能保持内心安静、淡泊，甚至感而遂通道体虚无，那么真气定能正常运行。

（4）真气受自然规律作用：《灵枢·刺节真邪论》云"真气者，所受于天，与谷气并而充身也。""天"指的自然规律。真气是自然规律作用于人体之气，真气同谷气共同充运于人体。

2. 天的含义　中国的传统文化中，"天"的含义很广泛，但离不开自然规律作用的范畴。比如人之天寿，是自然所本有的、自然（规律）所赋予人的寿岁。天所呈之象，即所谓天象，天象以气运的状态呈现出自然规律造化繁衍的功用，天之气即宇宙自然的气运变化。我们平常所说的"天气""气象"反映的只是其中的一小部分内容，不能完全等同。

比如观天象，包括星象、云象，雨、雪、风、虹、雾、露，以及干湿寒暖等情况。这些都是通过有形有象的事物来观察和推衍。但天象本身的含义，还包含了不同层面的无形有象的气运状态。可以说无形有象的气运状态发生变化才会有有形有象的天象变化。

因此，自然规律及其衍生演化出来的万有存在，包括错综复杂的气运、气象变化的内容，比如五运六气、二十八星宿等所有虚实共存的内容，都被"天"的含义所涵盖。

3. 天、地、人的同体运化与自然规律　天、地、人之间的整体运化的相应关系，是通过流行于天地之间的阴阳五行气、五运六气的周期性波动变化状态和相对稳定的循环周期体现出来的。天地间的万事万物，包括人类自身在内，都是由自然规律主宰的天地之气所化生，并应之而动，且呈现"天地与我并生，而万物与我为一"（《庄子·齐物论》）的同体运化状态。

"真气者，所受于天"是指真气是自然规律作用于人的生命活动之气。《素问·宝命全形论》云："夫人生于地，悬命于天，天地合气，命之曰人。""人以天地之气生，四时之法成。"《素问·生气通天论》云："天地之间，六合之内，其气九州、九窍、五脏、十二节，皆通乎天气。"所以说，人生于天地之间，生命活动也顺随天地之气而运化。这里提到的"天地之气"，实指流行于天地之间的阴阳二气、阴阳五行气、五运六气。我们熟知的宗气、营气、卫气，也由比这些更高级的阴阳二气、元气兼容遍透其中。

人以天地之气生，天地之气本乎阴阳，《素问·阴阳应象大论》云："阴阳者，天地之道也，万物之纲纪，变化之父母，生杀之本始，神明之府也。"阴阳五行之化，在天应日月五星之运转、五运六气之周流，因此，人类生存的这个自然环境才有寒暑四时之变，万物也随之生长化收藏地生生循环。

人身如同一个小天地，生于宇宙自然的大天地之间，生命活动也必然顺随天地之化——阴阳五行气、五运六气之周流而运化，所以《素问·四气调神大论》云："故阴阳四时者，万物之终始也，生死之本也，逆之则灾害生，从之则苛疾不起，是谓得道。"

阴阳生于"一"——所谓"肇基化元"，所谓"万物负阴而抱阳，冲气以为和"（"和"即"一"之整体性），而"一"又生于道。

4. 人的生命运化法则 从人身这个小天地来看，人的生命体的具体生命运化功能与生命活动内容，都是通过五脏六腑、奇恒之腑、经络气血、筋脉皮骨肉、毛窍腠理、四肢百骸等体现，除了实体性的器官，还有非实体性的各种气运行于人体内外，这些内容都遵循人自身的生命运化法则。

5. 真气在人生命活动中的意义 所以人是受自然规律和生命运化法则共同作用的。真气本乎自然，先身而生，是自然规律作用于人体之气，其包含了作用于生命体内外的阴阳二气与阴阳五行气。当人独立的生命活动产生时，生命运化法则才形成并成为生命活动的主导。而真气所生之时，还没有独立的生命活动。因此，其作为先天之气，不同于生命运化法则作用生命活动时生成的后天的宗气、营气和卫气等。但是"真气者，所受于天，与谷气并而充身也"。所以，真气所代表的先天之气能同谷气所代指的后天之气共同流行于人体的脏腑经络中。

元气与真气的关系

1. 道生万物的演化机理 《素问·天元纪大论》云"太虚寥廓，肇基化元，万物资始，五运终天"。包括人类在内的万事万物都是这样造化繁衍出来的。无形无象的虚寂之道是宇宙自然的本源本体，在道的体与用的共同作用下，"道生一"生成宇宙自然至大之象"一"——元气，也是"无极生太极"；而后"一生二"生成阴阳二象，由阴阳规律化生阴阳二气，也就是"太极生两仪"；而后"二生三"生成阴阳五行之象，由阴阳五行规律化生阴阳五行气，并运化出五行之间的生克制化的五行法则，此即"两仪生四象，四象生八卦"。而后"三生万物"，才造化繁衍出整个宇宙间一切有形有象的万事万物，也就是八卦推演万事万物。

2. 真气之周流遍行 一旦"一生二"，即元气冲动起来后生成"阴阳二气"，这种冲动起来的孕育生命的阴阳二气、阴阳五行气一旦生成，就被称为真气。就人的生命活动而言，真气同样是由元气所生，真气具有流动、运行的特性，以其来行使生化的作用。后天一切气，都是靠真气生化和推行的（在这个过程中道与元气始终兼容遍透着）。

阴阳之间互相转化其实就是真气流行的状态。这时就不是元气之浑沌态了，而是有了阴阳的分别，体现出阴与阳两种不同的属性特征，但阴与阳又是互生互化、互分互合、互根互离的，不能完全割裂地看待。真气能生化、兼容遍透和规范阴阳、阴阳五行及以下的各层面之气。其在人体中，兼容遍透脏腑之气、经络之气，并为之母、为之帅。人体五脏的阴阳变化，就是真气循行的结果。肾的阴阳变化、心的阴阳变化、肝的阴阳变化、肺的阴阳变化、脾的阴阳变化，以及肾与心之间形成的阴阳交通变化、肝与肺之间形成的阴阳交通变化、脾与其他各脏间形成的相互联系的阴阳变化等，都是真气在起作用。

3. 元气与真气的联系和区别　元气的存在特征是蓄势待发、能够兼容遍透一切存在的那种象，标志人之生命活动的元气是兼容遍透生命活动的那种蓄势状态，不具备流行特性。肾为先天之本，藏有先天之精气，亦是后天生命活动中蛰藏元气之所，但蛰藏元气是遍布周身。所谓"遍布"，其实是以兼容遍透状态呈现，而非流行状态。

肾脏所藏之元气能够生成阴阳二气、阴阳五行气，而真气属于"一生二"时产生的内容，包含了阴阳二气、阴阳五行气。因此，真气源生于元气。不同于元气没有时空界限、非流动性的特性，真气能周行于一身，与天地之气相交通。

元气和真气都是先天之气，本乎自然。所谓先天之气是指由自然规律作用之气，后天之气是指由生命运化法则作用之气。元气和真气能够兼容遍透于后天之气中，真气能生化和推行后天一切气（包括宗气、营气和卫气等）。

讨　论

学者历来对真气有不同看法，古代医家如张志聪、李东垣和马莳及现代学者认为，真气来源于先天元气或先天精气；张景岳认为，真气为元气，但是因气所在部位不同，功能不同而分制其名，统称为真气或元气，有现代学者对此观点表示认同；喻嘉言认为，人体中所有气统属于真气，真气包括先天之元气和后天的宗气、营气、卫气、经络脏腑之气。

有学者认为，《内经》时代"天"还没有"先天""后天"的含义，所以"天"为自然界清气，真气来自自然界清气或者自然界清气和水谷之气。另有学者认为，"天"为天地自然，结合《素问·上古天真论》中对"真""真气""精气"的论述，认为真气为肾所藏先天之精气，源于先天父母之精，与元气含义相同。

医家言元气，从宇宙自然层面论述的少，对人之元气论述的多，关于人之先天生命活动论述的少，对人后天生命活动论述的多，因为医家是医人，所以着重在这个层面研究，因此，关于先天之元气和真气的概念容易混淆。由于古代医家对真气概念有不同的看法，现代中医基础理论继承了前人对真气的不同看法，而对真气进行了不同的分类。有的中医基础理论教材宗"气本一元"之说，承袭了喻嘉言对气的分类，也有将真气与元气的概念混成一体，元气由先天之精化生，并赖后天水谷精气的培育。

究其实质，对真气的概念模糊，源于对天、地、人之间的整体相应关系认识的局限性；源于对元气与真气的属性特征缺乏认识；源于对衍生演化出天地间一切存在的本体——道，以及"道生一"或说"无极生太极""一生二"或说"太极生两仪""二生三"或说"两仪生四象，四象生八卦""三生万物"或说"八卦生万物"等衍生演化机理认识不清。

65 论气和元气

在中国的传统文化中，关于气的概念及论述纷繁复杂，在汉代以后随着医学的发展，气的概念进一步深化并且演化，成为朴素的唯物论的观点，随着元气概念的诞生，逐渐深入到中医学领域中并开始扩大应用。

学者王一强等从气之原始意义、气与自然的关系、气与机体的联系、气与宇宙万物之间的相互演化等方面就气的含义及与万物的化生的关系；从元气理论的起源与发展、元气理论在传统医学中的运用进行了阐述。

气的含义及与万物的化生关系

在人类思维的发展进程中，先祖们在不断地认识和改造世界，在这个过程当中，他们总是试图寻找万物变化的起源以及背后的规律性，朴素的哲学试图将这些复杂的东西简单化，统一为一种或者几种可以解释世间万物的客观存在。在欧洲被古希腊哲学所主导的时候，中国的先哲们也在不断地探索着，并且发现了气的概念和思想。这一概念不仅存在于哲学领域，还广泛影响着医学、农学、天文、气象以及心理学等诸多学科。

1. 气之原始意义 许慎《说文解字》解释"气"为"气，云气也，象形（炁）"而《国语·周语》载虢文公所云"农祥晨正"则"土气蒸发"。《庄子·齐物论》亦云："天地之气，合而生风。"据此，气概念的原始意义实指云气、风气和地表之间存在的自然之气，这种物质是一种流动变化的存在，有时也是有形有象的，但是它只是自然界中单纯的气体，并没有涉及深层次的联系。

2. 气与自然的关系 在人类历史发展过程中，古人认识到水可以化为蒸气入空化云，云随风动，化而为雨，泽被万物，万物生化，滋养人类。所以开始认为人类世界的本原就是所谓的气，也是一种客观的存在，构成万物的本原。如《庄子·知北游》云："人之生，气之聚。聚则为生，散则为死……故曰：通天下一气耳。"即是最早的气一元论。《荀子·王制》云："水火有气而无生，草木有生而无知，禽兽有知而无义。人有气有生有知亦且有义，故最为天下贵也。"这些说法都认为气可以组成世间的万物，而生命意识的载体也是气，从而产生了人类独特的思维。

3. 气与机体的联系 在认识并理解自然界的同时，人们的身体也被古人积极地探讨着，他们认为气具有物质性以及意识形态，人类在心灵和肉体的统一也存在于这种关系之中，正是有了这种统一，所以使其摆脱了形而上学的桎梏，中国人认为事物以及状态变化也是由于气的原因造成的。张载《正蒙·乾称》云："凡可状皆有也，凡有皆象也，凡象皆气也。"比如我们常说的"浩然之气"，指的是一种精神上的慰藉；程朱理学所谓的"气象"，指人所表现出来的风度而言。李泽厚认为"气可以是活动的物质，也可以是生命力的体现"。阴阳之气，凝而为人，年终寿尽，死还为气，正是其中的体现。

4. 气与宇宙万物之间的相互演化 在古人推演宇宙变化的过程中，气的概念已经慢慢接近中医学上所讲的元气的"元"的概念，只不过是所应用到的范围不同而已。道家认为老子是我国哲学史上第一个探讨宇宙起源的人，并演变成了道家理论，如《老子》云："道生一，一生二，二生三，三生万物。万物负阴而抱阳，冲气以为和。"《淮南子·天文训》开始提出"太始"的概念，也就是混沌的太始状态，开始清者升，浊者下。

近几年来，人们从宇宙大爆炸的理论当中逐步提出了宇宙起源的观点，也就是类似于我们的"万物万形，其归一也"的论断。但是在老子的思想中，宇宙的本原并不是这样，道才是它的本原所在。《庄子》的理论中提出"通天下一气也，圣人故贵一"的思想，相当于将老子提出的"道生一"等思想中的"一"开始等同于"气"。何祚庥云："为元气学说准备了一切的素材。"《周易》中提出"天地氤氲，万物化醇，男女构精，万物化生"的宇宙观点，其中可以理解为天和男等事物代表的就是所谓的阳，地和女代表阴。"以个人的生命之源为根据，而类推及其他事物的来源"早期儒家对"气"并没有论述太多的形态上的性质，直到《周易》才有了哲学上真正相对完整的"气"的理论。

元气理论的发展与应用

1. 元气理论的起源与发展　据资料显示在历史发展过程中，首次提出元气概念的是战国时期的《鹖冠子·泰录》云"微精者，天地之始也，不见形窍，而天下归美焉。名尸神明者，大道是也。夫错行合意，扶意本人，积顺之所成，先圣之所生也。得其道者有其名，为其事者有其功，故天地成于元气"。董仲舒论述的"元"是"万物之本"；"元者，始也，言本正也……王者，人之始也"。王正则认为元气始于气，他认为阳和阴构成了所有事物的统一体，同时认为"孤阴不生，独阳不长"，阴阳与天地参，然后生，把万物看作是阴、阳交感的产物，在他看来"天地之气，合二为一"，分阴分阳，判为四时，列为五行，也就是说"四时、阴阳"都是阴阳演化生成的结果，而"金胜木，水胜火，木胜土，火胜金，土胜水"存在一定的辩证关系。东汉的王充集合了道家的思想以及谶纬之学，提出了自己的元气学说，认为阴阳之气，五行之气以及五常之气共同构成了"元气一元论"的哲学体系，认为世间万物最后的根源是由元气组成，从而把神学的元气论最后成为自然的元气论，而大部分史学家及医学家认为《内经》个别的章节就在这个时期完成。到了明代，对元气论的研究达到高峰，理学思想的集大成者朱熹，他提出了"有是理便是有是气，但理是本"，也就是理生气，也提出了把气分为阴阳两大类，强调了阴阳的重要性。到清代后期产生近代哲学思想萌芽的时候，康有为提出了"以元为体，以阴阳为用"的哲学体系，他认为元气是指：①气和太一；②宇宙本原；③具有物质性的"原质"；④具有精神性的存在。并且运用西方近代自然科学的思想阐述了元气学说。

2. 元气理论在传统医学中的运用　元气的理论在中医界的发展过程中汇聚了中医学每个时代的结晶和无数通过实践经验的总结，元气概念也随着中医的发展而不断发展和前进的。《左传·昭公元年》云"天有六气，降生五味，发为五色，征为五声，淫为六疾，六气曰阴、阳、风、雨、晦、明也，分为四时，序为五节，过则为眚。阴淫寒疾，阳淫热疾，风淫未疾。"这一理论是从医学角度论述的，也以气论命的思想整个贯穿始终，人体气的正常平衡活动也关系着人的正常生理活动，因此也要遵循自然界"节宣其气"的规律，不至于"气"噎塞雍闭，而影响人体的正常生命活动以至于产生疾病。到这个时期气的理论已同六气学说和五行学说相互联系合为一体。

元气论在中医学发展史上也被详尽论述，最早甚至可以追溯到中医四大经典之中。《素问·天元纪大论》有"太虚寥廓，肇基化元，万物资始，五运终天，布气真灵，总统坤元"之说，涉及元的概念。《难经》提出"元气"概念，也称为原气，其源于命门，通过三焦布达周身；命门原气主宰着个体的生长发育，人体脏腑的正常生理活动。但是近年来各医家对"元气"与"原气"提出了不同的认识，有学者认为原气只是决定胚胎的发育成为一个独立个体的形态特征，是先天之精，与生俱来，终生不变；"元气"是先天之精与后天之精共同化生的，在一生中可以改变。

不管如何辩述，都可以看出，元气指的就是在中医理论上的生命之气，人体生理活动以及构成生命综合体的一切精微物质，元气是由元阴以及元阳构成的，元神也由元阴元阳的滋润而产生，人的思维以及创造能力皆由此而来。人体所产生的元气通过各种渠道发散于五脏六腑后可以分为宗气、营气、卫气以及五脏六腑之气。人的元气秉承了父母先天精气，后天又由水谷之气的濡润、吸收自然界清气的滋养，随着自然之气的变化而变化，正如《素问·平人气象大论》云："平人常气禀于胃，胃者平人之常气也，人无胃气曰逆，逆者死。"说明一身之气都主要依赖于胃气的滋养。明代孙一奎却有不同看法，他认为"原气使无宗气积而养之，则日馁而痿"。说明元气是由宗气滋养而成的，宗气实际上是来源于呼吸自然之气和水谷精微所产生的精气。元气的疏散主要依赖于人体气机的运动，气机运动不畅则停滞发为病；气机运动停止则生命活动也随之结束。如《素问·六微旨大论》云："故非出入，则无以生长壮老已；非升降，则无以生长化收藏；是以升降出入，无器不有，故器者，生化之宇，器散则分之，生化息矣，元气以升为主，温化一身之气。"张景岳认为"一阳之元气，必自下而升，而三焦之普濩，乃各见其候"。比如肺气由于宣发的原因可以向上宣升以及向外散布；肃降的原因可以向下通降，呼表现为气的出，吸表现为气的入。

《难经·六十六难》云："脐下肾间动气者，人之生命也，十二经之根本也，故名曰原。"明代大多数医家认为这里指的是脐下气海（丹田），元气从丹田通过各种渠道开始而布及全身。虞抟言："肾间动气者，脐下气海丹田之地也。"从气海丹田位置认为此为肾之根，并且与肾脉相通。故而丹田气海为气血化生之源，十二经络之根本也。

至后世也就有了元气的充实主要依靠温补丹田气海等治疗方法。元气理论论述的高峰期在明代，此时文献对元气的功能和疾病的发生、诊断、转归、预防等方面均有详细论述。构成生命活动的原动力是元气，生命活动的保证也是元气，维持人体正常生理活动的基础就是充盈的元气。元气不足则外邪容易侵入人体而发生疾病，在疾病的发生转归上，"邪之所凑，其气必虚"也指出了元气是一身正气的来源，疾病的转归也是由于元气的盛衰决定的，这个时期的各个医家也认识到人体衰老的根本原因就是因为元气的衰弱和不足，"夫人有生之初，先生二肾，号曰命门，元气之所司，性命之所系焉"。张景岳在元气盛衰诊断上认为肾中元阳候于右尺，肾中元阴候于左尺，这是因为张氏继承《难经》左肾属水，右肾为命门属火的观点，左尺脉诊时宜见安静平和，不宜见浮而空虚的脉象；右尺脉诊不宜见衰弱细微无力的脉象，进而开始出现病理性的脉象如沉脉、迟脉、濡脉、代脉、细脉等。

元气学说在明代达到了高峰，最终影响了温补学派的崛起。自东汉起，元气论逐步成熟并且被融入中医学理论中，由最初的自然界之气探讨时间万物的起源、发展和变化的单纯哲学观点而逐步引入到传统医学的发展，成为探讨人体生命起源以及人的病理状态和治疗理论的一种学说。元气被认为以能够认识的状态存在于人体并且滋养着五脏六腑的正常生理活动，作为人类生命以及意识本源和载体，在今后的医学领域上必将进一步升华。

66　元气历史

元气一词始见于先秦著作《鹖冠子·泰录第十一》，其云："天地成于元气，万物乘于天地。"提出精微物质是天地的本始。可见，在战国时期，元气思想初成，所提出的"元气"思想，与老子的道气关系论相关。两汉形成"元气"论思潮，认为元气为世间万物之本源，是没有大差别的世界本体，进一步丰富了先秦战国时期的哲学思想，为后来元气思想的发展奠基了根本的认识。后期许多医家也以此思想为核心发散形成各家的独特理论，比如李东垣的脾胃理论，张景岳的命门学说，以及叶天士基于元气理论调和诸药等。学者马富羽等对元气在中医历史发展中的概况做了梳理。

元气的历史进程

从历史发展的角度来说，元气经历了 3 个重要阶段，即初始阶段、发展阶段及现代阶段。

1. 元气出现的初始阶段　《难经》云"脉有根本，人有元气，故知不死"。元气被认为是人生命的基础，赖以生存之物，脉象可作为元气充盈与否的表达。《难经·六十六难》云："脐下肾间动气者，人之生命也，十二经之根本也，故名曰原。"提出了元气存在的位置在脐下。不仅如此，《难经·三十六难》云："命门者……原气之所系也，男子以藏精，女子以系胞，故知肾有二也。"提出原气为混沌之元气，元气存在的场所在命门，其生理功能与肾相关。《难经》为后世医家研究元气提供了重要的理论基础。虽然《难经》首先提出元气一词，但在《内经》中已出现元气理论雏形，被后世研究者们称之为气一元论。在气一元论看来，宇宙万物是一体的，是由元气的分化和演变汇聚而成的。气分阴阳，阴阳又生万物。武峻艳等认为，传统医学在这种理论的熏陶下产生和生长，气一元论为《内经》的中心思想。《内经》的整体观以气一元论为体现，解释了物质世界的存在形式，后又对气的运动加以阐述，从而产生了阴阳学说。从整个中医学界来看，《内经》对后人的影响不可不谓之至关重要，后世医家对其反复研究讨论，才总结出气一元论思想。

2. 元气的发展阶段　宋金元时期是传统医学成长的一个重要时期。这段时期受战争影响，社会及学术环境日新月异，对医学界产生不可忽视的冲击与改变。明清时期，各大医家将前人理论总结并高度融入自己的思想，深化研究，探讨发展，临床辨证丰富，证型更为完善，新理论的出现也成为必然。

在元气理论的发展阶段，李东垣较先提出了自己的观点，认为元气来自人体之先天，又不断依赖后天脾胃之气充养，如《脾胃论·脾胃虚实传变论》云："元气之充足，皆由脾胃之气无所伤，而后能滋养元气……脾胃之气既伤，而元气亦不能充，而诸病之所由生也。"李东垣从元气的角度阐明脾胃之气不受损伤，才能不影响元气的充盈，在元气与脾胃之间形成了一条坚实的纽带。明代医家张景岳是气一元论的重要继承者之一，认为元气是组成宇宙人类身体生命的基本物质，以命门为宅，提出"命门学说"，也对元气作出相关论述，如《类经》云："真气，即元气也。"认为元气在不同部位有不同表现形式，但本质相同。张景岳指出元阴与元阳性质和功能不同，但"皆宅于命门"，展现了元气阴阳两种特质的具体作用及其相互依存、互为根本的同一性。除此之外，他提出了肾阴、肾阳的概念，并与元气相联系，提出了自己独特的见解——阴阳并进，填精益髓。其中，其创出的方剂左归丸与右归丸是其特色理论思想的完美表现之一，左归丸补肾阴也就是将真阴归于元气，右归丸补肾阳是将真阳归于元气。张景岳提出的中年养生保健理论，被学者称为"中兴思想"，即中年时期固护元气，然后整治形体以养生，从而防止早衰。明代医家萧京从元气和脾肾的关系出发，对元气理论做出系统阐述，丰富和发展了中医学的元气学说，其以《难经》为指导，以元气理论为基础，传承前代医家有关脾胃和命门学说，并结合自身的用药辨证体会，形成了脾肾元气论学术思想和重视补脾肾益元气的辨证用药特点。萧京在《轩岐救正论》云："六气之入，未有不先于元气虚弱……而任邪气攻内也。"认为元气亏虚，卫气不能护卫肌表，外邪入侵，营气不能内守，是引起六淫入侵的关键因素，心、脾、肝、肺、肾元气虚损为疾病产生的关键，元气的亏损会引起内伤。清代医家叶天士提出"元气有伤当与甘药"理论，称其宗于《内经》，并提出以"甘药"调治"阴阳形与气皆不充足"的论述，即"元气有伤，当与甘药"。甘味能补，能和，能缓，元气有伤当补益元气，将元气与中药治疗结合拓展了元气理论范围。清代医家陈士铎《石室秘录》云："心得命门而神明有主。"其认为，五脏六腑是在命门的协助下发挥各自的功能作用，提示命门与元气的关系紧密。《难经》提出命门是元气的发生之处；陈士铎认为，从命门的角度阐述元气是人体生命的基础，即命门是元气所藏之所，主宰一切生命活动，元气则是一切生命活动的动力。清代医家徐灵胎基于《内经》《难经》理论基础，第一次提出"元气存亡论"的理念，强调元气是生命之根本，元气的生长消亡决定生命的生长消亡。其关于元气有许多详细论述，如"元气虽归根于肾"，大致是说，元气虽然根本在肾，但也要借助后天的水谷精微得以运行于全身，供养人体正常的生命活动。从脾、胃、肺、肾各脏腑功能的角度探讨元气的重要性，元气参与各脏腑活动，各司其职，协同作用，且气、精、血相互转化等，表明元气的重要性。徐灵胎《医学源流论·元气存亡论》云："当其受生之时，已有定分焉。"认为元气在出生之时就有定数，虽然不具有看得见摸得着的形体，但主宰一身之气血，是生命之本，所以治病救人当先救元气，且固护元气贯穿整个治疗的始末。徐灵胎将"元气论"思想主要应用于中医诊断、治疗思想、选方用药3个方面，其应用大致可分为通过元气盛衰诊断疾病、元气与邪气同治、谨慎运用温燥药物3点。其不仅集成前人关于元气的各种观点，并在理解贯通后加入自己的见解，而且学以致用，将其应用到实际治疗当中。

3. 元气的现代阶段 用现代科技理论诠释元气具有的科学内涵，对于提高中医药自身科技水平，加快中医药的现代化发展和国际化进程，甚至促进中西医结合医学的发展，均具有重大意义。王平等将培元固本与养生长寿相结合，提出中医药延缓衰老的理论知识，认为顺应自然调神养性可培元固本，以此达到健康长寿的目的。随着西方分子生物学理论的引入，学者们开始从原子理论的角度看待分析元气的存在哲学。刑玉瑞试从原子论的角度阐述元气，认为元气概念有很大的直观想象性，且缺乏物质结构形式，难以从质与量区分和归纳事物，应正确认识元气论的优缺点，并吸收原子论的优点，取长补短，有机结合，才能适应未来科学的发展。可见，现代学者们开始将元气与西方医学理论体系联系起来，并试图为之注释。元气理论的逐渐完善，许多研究是基于元气为核心展开的，如郑桃云分析中医学元气与下丘脑-垂体-甲状腺的关联性，寻求能够以客观物质测量出中医学元气相对应的指标等；李吉武等关于六经病的研究，从元气升降的角度展开，认为人体元气升降是不断运动制化的有序变化过程。

元气的独特性

元气是天地的根本，是构成人体生命的最基本的物质条件。从老子提出的"天地万物生于有，有生于无"的道家宇宙生成论开始，然后《内经》进一步提出元气的思想，直至两汉时期道家学者们的元气论思想完善。可见，元气在中国哲学史上有着深厚的历史底蕴，这也为元气在中医历史上的作用奠定了理论基础。另一方面，随着对元气更深入的研究，越来越多的医家发现元气与阴阳、五行学说联系密切，如李德新认为，元气论是作为中医理论的基础而存在的，阴阳学说、五行学说相当于理论的基本骨架，三者共同阐述生命的历程及疾病的病因、疾病进展的规律，最后总结出疾病诊断治疗的方法。随着医学研究者们对元气理论与知识的不断丰富，"元气阴阳"思想逐渐形成，阴与阳的本质及其与元气之关系进一步明确，从而确立了阴阳学说在中医理论的地位。《易传·系辞上传》第十一章云："太极生两仪，两仪生四象。"太极指元气，两仪即是阴阳，也就是说元气是世界生命的本始，而宇宙中的一切事物都包含阴与阳，阴阳存在相互对立、相互依存的关系。五行学说是对宇宙事物的内部及事物与事物之间的研究。五行实际上是指木、火、土、金、水 5 种类型的运动，也可将世间万物分为这 5 种形式。元气化为阴阳，而阴阳之气的运动产生了各种变化，即五行。在认识人体方面，元气作为判断人体之根本，依据阴阳学说的分析是基础，依据五行学说的分析是将其具体化。张宗明从唯物主义与辩证法的角度分析，认为元气论是中医理论体系的基石，阴阳五行学说是构成元气论的方法论。从元气理论折射出中医思维的独特性，可以从中看出中医传统的深层思维方式与方法。如中医的整体观和辨证论治，元气是连续、无形的整体，中医亦认为人体是一个有机的整体，宇宙是统一的整体。不仅如此，元气还渗透于中医学的方方面面，比如遣方给药前先关注患者元气受损与否，元气受伤当先固护元气；根据元气作为五脏六腑之根本产生的中医防治原则"固本培元"。王平运用培元固本法治疗元气亏虚导致的泄泻、癥瘕、畏寒，其认为元气源于先天之精，藏于肾中，脾胃为后天元气的充养，在治疗中应重视调脾肾，以此固护元气，培元固本。周玲等采用培元固本法调护因分娩而耗损大量气血造成元气大伤的产褥期产妇，强调以补益元气为治疗的根本。中医的病因学研究方面，元气理论为病因的探寻提供了理论基础。元气作为被中国古代思想家认定的世界本体，其存在是同一的、无差别的，这也就形成了万物虽有差异但是在某些方面同一的原因，该理论为病因学上异病同治奠定了理论基础。娄彦妮等从"邪去而元气自复"角度论癌前疾病的治疗，就是从病因学的角度论元气、邪气与癌前疾病的关系。

元气一直受各代医家所关注，从元气作为生命之本开始探讨，进而发展为气一元论、元气学说等中医理论。随着中医历史的进展，中国古代医家开始将其与脏腑功能相联系，并应用于诊断与治疗方面。元气理论是由中国医学深厚历史慢慢沉淀而来，被各代医家细工雕琢而渐渐形成的一套指导临床与研究的理论。

67 《难经》论元气

元气之称谓，由《难经》从传统哲学引进医学领域，并有精气的一般概念特点，但其既成为医学术语，便具有其独特的医学内涵。学者钱会南等认为，对《难经》元气理论的阐发以及临床应用的研究，对当今仍具有重要指导意义。

《难经》论元气的主要生理功能

《难经》的多篇文章阐述了元气的作用与功能特点，并言及元气与三焦和原穴的关系等，而有关元气生理功能的论述，主要集中体现在以下几方面。

1. 脏腑之本，经脉之根 《难经》阐释"寸口脉平而死"之原理，以人之"生气"和"肾间动气"之论述，强调了元气在维持人体生命活动中的重要意义。如《难经·八难》云："诸十二经脉者，皆系于生气之原。所谓生气之原者，谓十二经之根本也，谓肾间动气也。此五脏六腑之本、十二经脉之根……故气者，人之根本也。""原"与"元"相通，认为人体十二经脉均系之于生命之原，即元气，因元气是生气之来源，是肾间动气，乃为五脏六腑的本源，十二经脉的根本，三焦之气的源泉，亦为生命的本源，此论凸显了元气为五脏六腑之本，十二经脉之根的核心地位，阐发了元气在人体生命活动中的独特重要作用。还明确指出"所谓生气之原者……谓肾间动气"，即生气就是"肾间动气"，又称"原气"。

2. 呼吸之门，守邪之神 《难经·八难》提出原气为"呼吸之门"，即元气为人体呼吸之气原动力所在，呼吸之气由元气主导。后世对此加以阐发，如明代孙一奎《医旨绪余》云"呼吸者，根于原气，不可须臾离也"，指出呼吸之原动力其根本在于元气。故人体依赖"此动气以为生生不息之根，有是动则生，无是动则呼吸绝而物化矣"。说明元气是生命赖以生存的原动力，在人体呼吸之气的升降出入运动中，具有特殊的生理意义，是维持人体呼吸功能之关键。

《难经·八难》还指出，原气为"守邪之神"，强调元气是抗御外邪的正气，其关系人体抵御外邪能力，是抗御邪气功能之主宰。故元气足则正气旺盛，不易受邪；元气不足则正气虚衰，抵抗力差，易于受邪发病。此外，《难经·六十六难》云："原者，三焦之尊号也，故所止辄为原。"提出原穴是人体原气输注于脏腑经络所留止的部位，故临床治疗疾病针刺原穴，能调动原气抗邪的能力，从而达到驱邪抗病的作用。

3. 脉有根本，人有元气 《难经·十四难》云"人之有尺，譬如树之有根，枝叶虽枯槁，根本将自生。脉有根本，人有元气"。强调尺部脉对诊候元气的重要意义，认为临床即使寸部无脉，但若尺部不衰，表示其脉有根本，说明元气尚存，病情虽重，然尚有生机。究其原由，因人之尺脉就像树木的根干一样，是其主体。故《难经·八难》云："诸十二经脉者，皆系于生气之原。所谓生气之原者，谓十二经之根本也……气者，人之根本也，根绝则茎叶枯矣。"盖人体十二经脉均系之于元气，元气是生气之源，是五脏六腑的本源，十二经脉的根本，乃生命的源泉，如元气不足生命将绝。在此以树木的根干与茎叶为喻，若树木的根本已经断绝，茎叶就会枯死，此乃元气首先继绝于内的缘故，指出元气是脉的根本，临床可以通过观察脉象了解人体元气之盛衰。

后世医家对元气理论的发挥

在《难经》元气理论的基础上，后世医家结合临床加以发挥，如脾胃元气说注重元气需脾胃充养，承袭《难经》原气系于命门，命门之气与肾相通的理念，重视肾中精气对元气的充养作用等，使元气理论得以完善。

1. 人体元气，非胃气不能滋 李东垣在其丰富临床经验基础上倡导脾胃元气说。《脾胃论·脾胃虚则九窍不通论》云"真气又名元气，乃先身生之精气也，非胃气不能滋之"。《脾胃论·脾胃虚实传变论》提出"脾胃元气既伤，而元气亦不能充，而诸病之所由生也"。从真气与元气、胃气与元气的滋补充养以及元气内伤为百病之源的角度，阐释补益脾胃对元气的特殊意义，体现其关注先后天精气的相互作用，蕴含了元气需脾胃后天充养的思想。若胃气衰，气血化生不足，元气无以充养，脏腑功能减退则形体衰竭。正如《脾胃论·脾胃虚则九窍不通论》所云："胃之一腑病，则十二经元气皆不足也。气少则津液不行，津液不行则血亏，故筋骨皮肉血脉皆弱，是气血俱羸弱矣。"故此张景岳总结云"东垣一部《脾胃论》，俱以补中益气汤为主，无非培人后天元气之本。顾元气为生身之精气，而实祖于胃。故胃气有谷气、荣气、卫气、宗气、阳气之别名，要皆此元气之异称"（《质疑录·论相火为元气之贼》）。

2. 肾为根蒂，元气由此生 后世医家继承《难经》原气系于命门，命门之气与肾相通的观点，认为肾中精气对元气有充养作用。如《景岳全书·杂证谟》云："然人以肾为根蒂，元气之所由生也。故由精化气，由气化神，使肾气一亏，则元阳寝弱。"突出元气充实与肾之充盛的密切相关。《景岳全书·传忠录》指出"然命门为元气之根，为水火之宅。五脏之阴气，非此不能滋。五脏之阳气，非此不能发。而脾胃以中州之土，非火不能生"。阐述了命门元气在人身的根本地位及其元气对脏腑功能的温煦推动作用。故如赵献可《古今名医汇粹》云："肾无此，则无以作强，而技巧不出矣；膀胱无此，则三焦之气不化，而水道不行矣；脾胃无此，则不能蒸腐水谷，而五味不出矣；肝胆无此，则将军无决断，而谋虑不出矣，大小肠无此，则变化不行，而二便闭矣；心无此，则神明昏，而万事不能应矣。正所谓主不明则十二官危也。"阐发元气虚衰可导致各脏腑功能失调之理，治疗多重视顾护肾中元气。

《难经》元气理论的临床启示

《难经》元气理论对临床有重要指导意义，诸如脉诊元气用以推测疾病预后，指导慢性病及疑难病症诊疗，培补元气以预防疾病延年益寿，调节元气是脐疗的关键机制。

1. 脉诊元气，推测预后 《难经·八难》指出"寸口脉平而死"，其原因是生气独绝于内"，此处的"生气"即指元气，并列举虽然寸口脉平而疾病预后不佳，其原理在于元气已衰竭。《难经·十四难》以尺脉为根，尺部有脉，元气无伤损，故"虽困无能为害"，但若根脉全无，便是元气败绝，此即《难经·八难》所谓必死之证。《难经·十四难》还以脉搏至数减少者为"损"脉，并将其分成"离经""夺精""死"和"命绝"4个层次，以其视虚损病情的轻重程度。

元气是人体的先天本原之气，为生命根本的动力，具有抵御外邪入侵、抗病康复之功能。如徐灵胎《医学源流论·经络脏腑》云："疾病之人，若元气不伤，虽病甚不死；元气或伤，虽病轻亦死。""故诊病决死生者，不视病之轻重，而视元气之存亡，则百不一失也。"认为元气之存亡关系患者之生死，故疾病之预后尤其关注元气状况。

《难经》元气理论对于指导慢性病及疑难病症的诊疗有重要意义。如元气虚衰是消渴病发病的重要病机之一，脾肺肾三脏的元气虚弱也是消渴病发生多种并发症的主要原因，与其久治不愈的病理基础，扶助元气法是治疗消渴病的重要方法。培补元气，对推动和激发艾滋病患者脏腑功能、改善机体虚弱的状态、提高其免疫功能、减轻症状、提高生活质量有积极影响。消耗性疾病进入衰竭期病情复杂，进行性加重或突现危症，其脉多出现根脉尺部虚弱，脱失或沉候乏力，甚可表现为无脉等。在治疗上，图本之举，无论虚实均需壮补元气。然而，除元气暴脱、元气大馁宜峻补外，补元法应和缓平调，忌过于温燥滋腻，反碍其元气之敷布。

元气之病证鲜见于一脏一腑，而是损及多脏多腑，衰耗精气血津液，同时又因虚生邪，易于感邪，邪伤正而致虚等，导致恶性循环，病变深重。慢性肾衰竭研究表明，病至于此，元气已告衰竭，表现为五脏深度虚衰，气血贫枯，同时邪毒猖盛，其临终之时多演化为肝风内动、浊毒伤血、水凌心肺以及毒蔽心包等严重病变。当然，元气病变亦可有实，元气运行不畅而致壅滞结聚，或由精血津液不化，留滞而为邪等，有时或虚实错杂并见。

2. 培补元气，防病延年　《难经·八难》以元气为"守邪之神"，强调元气人体抗御邪气的功能主宰，元气亦是正气之本，故而充实元气是预防疾病的求本之道；既病之后，只有元气充实才能制胜邪气，扼其传变，护卫生命。诚如《素问遗篇·刺法论》所云"正气存内，邪不可干"。《医学源流论·经络脏腑》云："若夫预防之道，惟上工能虑在病前，不使其势已横而莫救，使元气克全，则自能托邪于外。"因而培补元气、预防疾病，亦是防止衰老的基本原则。如通过药食、针灸等法，以补养脾胃，增强营卫气血化生，间接充实先天元气。或根据体质阴阳的偏颇，组方补养元阴、元阳以充实元气，为防止各种内伤病奠定基础。

《难经·八难》云："诸十二经脉者，皆系于生气之原。所谓生气之原者，谓十二经之根本也，谓肾间动气也。此五脏六腑之本，十二经脉之根……故气者，人之根本也。"凸显元气在生命活动中的重要意义。徐灵胎《医学源流论·经络脏腑》亦云："当其受生之初，已有定分焉。所谓定分者，元气也。"认为元气是生命过程中的主导因素，以燃点薪烛作比喻，认为薪尽油干则火灭，而人也是"待元气自尽而死，此所谓终其天年者也"。故元气之于生命，就是人之生机，人之或寿或夭，能否尽终天年，其关键是能否保全元气，因而培补元气是延缓衰老的基础，养生长寿应以保精护肾与调养脾胃相结合，以后天促先天，培元固本，颐养天年。

3. 调节元气是脐疗的关键　脐疗是将药物做成糊、膏等剂型敷于脐部，或在脐部给以艾灸、针刺等刺激以治疗疾病的方法。《难经·八难》云："诸十二经脉者，皆系于脐下生气之原。"指出脐下为元气所聚之处。《难经·六十六难》指出"脐下肾间动气者，人之生命也，十二经之根本也，故名曰原"。此处所言之肾间动气即元气，提示脐与元气密切相关。张景岳《类经附翼》云："人之初生，生由脐带，脐接丹田，是为气海，即命门也……夫生之门即死之户，所以人之盛衰安危，皆系于此者，以其为生气之源，而气强则强，气衰则病，此虽至阴之地，而实元阳之宅。"阐释了脐与元气及其气海丹田的内在联系，亦为临床通过调理元气治疗疾病提供了理论基础。正因为脐下是元气所聚之处，故调节元气是脐疗发挥疗效的关键，通过刺激脐部可以激发元气，元气以三焦为通道，布散全身，促进和调控脏腑经络、形体官窍的生理活动，从而对疾病起到治疗作用。

68　明代元气论

　　明代是中医元气学说发展的重要阶段，受宋明理学说研究影响，格物思辨的精神尤为突出，在元气的实质、特征等理论研究方面取得了很多富有价值的成果，学者曹征等论述了其内容。

元气的生成和分布

　　1. 元气的生成　元气是生命活动的原动力，在生命的过程中不断被消耗，因此须得到持续充养。对此明代医家从出生之前和出生之后两个方面进行了讨论。

　　《灵枢·天年》云："人之始生，何气筑为基，何立而为楯……以母为基，以父为楯。"这是说出生之前先天之气蕴于父母。明代医家继承了《内经》的思想，如虞抟认为"夫所谓天命者，天地父母之元气也，父为天，母为地"，先天元气由"父精母血"生成。张景岳云："人之未生，则此气蕴于父母，是为先天之元气。"张景岳所说的"此气"即指天癸，也就是元气而言。其云："此先圣命名之精，而诸贤所未察者，其在人身，是谓元阴，亦曰元气。"

　　出生之后，明代医家认为元气系于命门，发源于肾，藏于脐下，为脾胃充养。明代医家继承了《难经》原气系于命门和命门之气与肾相通的观点，认为肾中精气对元气有充养作用。如虞抟云："胚胎未成之初，先生二肾以涵养真阴，是故名为元气，天一生水之义焉。"张景岳亦云："然人以肾为根蒂，元气之所由生也。故由精化气，由气化神，使肾气一亏，则元阳寝弱。"

　　元气藏于脐下。《难经·六十六难》云："脐下肾间动气者，人之生命也，十二经之根本也，故名曰原。"由此可知，肾间动气即为原气，其大概位置是在脐下，但未指出具体位置。明代多数医家认为多指脐下气海（丹田），元气从此开始循行于全身。虞抟云："肾间动气者，脐下气海丹田之地也。"气海丹田"各开寸半为第二行，皆属足少阴肾经。其脐与背后命门穴对，各开寸半，肾腧穴也"。从气海丹田位置上论证了其与肾脉相通，为肾之根。他进一步说，在孕胎时，先生两肾，胎儿在母体以脐与胎盘相联，故气海丹田实为生气之源，十二经之根本也。基于此，对于元气虚弱的患者，灸气海穴以补养元气。徐春甫亦云："人之生，惟元气为主。气海者，元气之所生也，故宜灸。"张景岳也从"生由脐带"角度认为气海丹田为人的命门，"先天之生我者，由此而受；后天之我生者，由此而栽也"。生命活动依赖于它，是"生气之源""元阳之宅"。"若彼脾胃者，乃后天水谷之本，犹属元阳之子耳"。

　　出生之后，元气需要脾胃后天之本的充养。如戴思恭云："然则论元气独在脾胃者，此重水谷以资天真也。"戴氏所说的"天真"指元气而言，其云："天真者，造化之元气也。"如果胃气衰，则气血化生不足，元气无以充养，脏腑功能减退，而形体衰竭。如楼英云："胃之一腑病，则十二经元气皆不足也，气少则津液不行，津液不行则血亏，故筋骨皮肉血脉皆弱，是气血俱羸弱矣。"因为脾胃对元气有充养作用，如果先天元气不足，后天亦可补之。所以张景岳云："故人之自生至老，凡先天之有不足者，但得后天培养之力，则补先天之功，亦可居其强半，此脾胃之气所关于人生者不小。"明代重胃气以培元气的思想实禀承于《内经》，如《素问·平人气象大论》云："平人常气禀于胃，胃者平人之常气也，人无胃气曰逆，逆者死。"说明一身之气都赖于胃气的滋养。然孙一奎持不同观点。其云："原气使无宗气积而养之，则日馁而瘁。"说明元气由宗气滋养。但宗气实际上是来源于水谷和呼吸自然气的充养，因此原气还是根属于脾胃对水谷的运化。

　　总之，在出生之前，元气蕴于父母；出生以后，元气的补充来源于肾中精气和脾胃所运化水谷精微的滋养；元气亏虚，也可以通过灸气海丹田来补充元气。

2. 元气的分布　明代医家继承《难经》元气遍历五脏六腑，通过三焦分布一身上下的思想，认同李东垣所言脾胃元气分之可以成为各自不同的气，发挥各种各样的生理功能，但归根到底都是出于元气。如张景岳云："东垣一部《脾胃论》，俱以补中益气汤为主，无非培人后天元气之本。顾元气为生身之精气，而实祖于胃。故胃气有谷气、荣气、卫气、宗气、阳气之别名，要皆此元气之异称。"相对李东垣所言脾胃元气，明代医家更重视肾中元气，认为脾胃生化须依赖肾中元气。如孙一奎云："窃谓肾主阖辟，肾间原气，人之司命，岂反轻于脾胃哉？"张景岳的阐述更为透彻，他云："然命门为元气之根，为水火之宅。五脏之阴气，非此不能滋。五脏之阳气，非此不能发。而脾胃以中州之土，非火不能生。"强调了命门元气在人身的根本地位。

张景岳在《类经》论述元气时云："真气，即元气也……在表曰卫气，在里曰营气，在脾曰充气，在胃曰胃气，在上焦曰宗气，在中焦曰中气，在下焦曰元阴元阳之气，皆无非其别名耳。"在人体不同的部位，元气激发产生不同功能的气，维持人体的生命活动。正如高武所云："三焦者，于膈腹脂膏之内，五脏五腑之隙，水谷流化之关，其气融会于其间，熏蒸膈膜，发达皮肤分肉，运行四旁上中下，各随其所属部分而名之，实元气之别使也。"可见，元气是一身之气的根源，分布于全身上下，人体所有的气都是由元气化生出来的，随其所在部位不同而异名。因此明代医家在治疗上，多重视顾护肾中元气。

元气的运动形式

气有升降出入四种运动形式，人体的脏腑、经络、形体官窍等组织器官，都是气的升降出入的场所。气的升降出入运动，是人体生命活动的根本；气的升降出入运动如果停止，那么也就意味着生命的终止。如《素问·六微旨大论》云："故非出入，则无以生长壮老已；非升降，则无以生长化收藏。是以升降出入，无器不有。故器者，生化之宇，器散则分之，生化息矣。"元气以升为主，温化一身之气。张景岳云："一阳之元气，必自下而升，而三焦之普濩，乃各见其候。"如肺气可向上升宣和向外周布散、向下通降，呼表现为气的出，吸表现为气的入；在中焦脾气以升，胃气以降。

在不同的部位，元气又会表现出不同的气化现象，来实现各部位的功能活动。《推求师意》云："然元气者……随其所至以化行者，仲景所谓五脏元真是也。在肝则温化，其气升；在心则热化、其气浮；在脾则冲和之化，其气备；在肺则凉化，其气降；在肾则寒化，其气藏。"五脏之气升降各有不同，气化功能各有职守，具体来说，心气推动血液运行，肺气以行呼吸，脾气以运化水谷，肝主疏泄条达气机，肾主前后二阴，尿液和大便的正常排泄依赖于肾中元阳的气化功能。

元气的功能作用

元气的功能主要分元气对人体的推动、温煦作用，元气在疾病发展中的作用。

1. 元气是生命活动的保证　元气是人体功能活动的原动力，推动着人体的生长发育，以及脏腑、经络等组织器官的生理活动。

明代医家从元气推动温煦作用角度，解释胎儿在母体内发育成长的原因。虞抟云："胚胎未成之初，先生二肾以涵养真阴，是故名为元气，天一生水之义焉，然后肝心脾肺以及五腑相继而生。"王肯堂也持相同观点，认为胎儿通过脐带与母体胎盘相联系，由肾间动气（元气）推动，"通母之生气，食母谷气"，使胎儿得气血滋养，化育内外形体百骸。赵献可论述了元气生发脏腑的顺序。其云："人之初生受胎，始于任之兆，惟命门先具。有命门，然后生心，心生血，有心然后生肺，肺生皮毛，有肺然后生肾，肾生骨髓。"在古代，胎儿在母体的发育成长是困绕人们的问题，明代医家对此给出了自己的思考结果，认为在元气的推动下，脏腑生成有先后；其次胎儿的发育在元气的推动温煦下，从母体获得气血滋养。但明代医家对胎儿的发育过程认识还不系统，并没有系统说明在胎胚发育过程中，脏腑器官组织的生发次序。

元气促进人体的生长发育。张景岳一反历代将天癸作精血解，认为天癸为元气。他从《素问·上古天真论》所云："女子二七而天癸至，月事以时下"、男子"二八，肾气盛，天癸至，精气溢泻"推导，认为女子月经来潮和男子遗精都是在天癸充盛之后发生的，因此天癸不是精血，他进一步云："天癸者，天一所生之真水，在人身是谓元阴，即曰元气。"因此元气能促进人体生殖系统的发育，使人体出现第二性征，同时使人具有繁衍后代的能力。

元气对脏腑的功能活动有温煦推动作用。赵献可云："肾无此，则无以作强，而技巧不出矣；膀胱无此，则三焦之气不化，而水道不行矣；脾胃无此，则不能蒸腐水谷，而五味不出矣；肝胆无此，则将军无决断，而谋虑不出矣；大小肠无此，则变化不行，而二便闭矣；心无此，则神明昏，而万事不能应矣。正所谓主不明则十二官危也。"赵氏从反面说明了元气虚衰导致的各脏腑功能失调情况；反推其论述，可知道，在元气充实的情况下，脏腑功能活动的生理情况。只是在这里，他未谈及元气对呼吸的作用。

元气是呼吸的根本动力。孙一奎特别强调元气对呼吸功能的推动作用。专立"原呼吸"篇来讨论元气和呼吸之间的关系。《灵枢·邪客》云："五谷入于胃也，其糟粕、津液、宗气，分为三隧。故宗气积于胸中，出于喉咙，以贯心脉，而行呼吸（行犹承行）。"孙一奎理解《灵枢》所说的宗气和呼吸的关系是呼吸对宗气有资养作用，而"非谓呼吸属宗气"。他例举胎儿一离母体即能呼吸，说明胎儿不需要水谷滋养就能呼吸，同时，"呼吸者，即先天太极之动静。人一身之原气也（即肾间动气），有生之初，就有此气，默运于中，流动不息，然后脏腑得所司而行焉"。由此而肺能呼，肾能吸。呼吸根于元气，不可相离。

2. 元气是人体禀赋的关键 胎儿生后，有的身体强健，苗壮成长；有的出生后，身体瘦弱，易夭折。或者本身体健康，自己不能珍重，劳力无度，恣意而为，最终身体衰弱；或者本来身体柔弱，能够爱护自己，注意调养，却能身体强健。是什么原因呢？明代医家对此进行了探索。

虞抟认为，人的生命禀受于父母。其云："天地父母之元气也，父为天，母为地，父精母血盛衰不同，故人之寿夭亦异。"这说明虞抟在生活中发现，父母的体质对孩子的禀赋强弱影响很大。孩子受父母元气，得元气盛者脏腑功能活动正常，能够适应外在环境的变化，抵抗病邪侵袭，健康成长；相反元气弱的孩子失温煦和濡养，脏腑功能活动下降，气血弱，抗病能力也就下降，易感外邪而夭折。因此父母元气是人体先天禀赋的关键。

张景岳认为元阳温煦上中下三焦，禀赋由元气盛衰而不相同。下焦就如同大地，是万物化生之本，"地土有肥瘠而出产异，山川有厚薄而藏蓄异，聚散操权总由阳气。"类之于人，就是人的元气盛衰，禀赋各异，决定人的寿命长短、生育能力、性情的勇敢与怯弱，所谓"得一分即有一分之用，失一分则有一分之亏"。中焦就好像是灶釜，饮食由中焦脾胃所化，胃中阳气充盛，则其"食强体壮"，否则"食少则身衰""上焦之候如太虚，神明之宇也"。这里的"神明"指的是人的精神思维活动，外在世界的变化都是通过"神明"来感知的，而"神明"根于阳气，"盖此火生气，则无气不至，此火化神，则无神不灵"。如果元气足则思维敏捷、言语流畅、声音洪亮、举止有度；如不足，则会出现相反的情况。

3. 元气是疾病发生与转归的依据 "邪之所凑，其气必虚"。元气是阳气，正气，是一身之气的来源。当元气亏虚的时候，脏腑功能就会失调，抵抗外邪的能力下降，引起疾病的发生。如元气受胃气滋养，那么在脾胃运化功能减退时，元气就会不足，这时如影响到肺，肺主皮毛，"是荣卫失所，皮肤间无阳以滋养，不能任风寒也"。

在疾病的发展过程中，因元气为人体一身正气，与邪抗争于内，这时元气的盛衰，往往决定了疾病的转归。元气虚，则机体抗邪能力减弱，疾病向恶化的方向转化；元气实，则机体能与邪抗争，驱邪外出，身体向愈。因此在疾病的发展中，可以通过观察元气的盛衰对疾病转归作出判断。张景岳认为元气衰亡的人，脉微欲绝，通过抢救，见其脉渐渐转为有力，是元气来复的征象，是疾病向愈的表现；如见其脉突然转成有力，不可认为是回复之象，是一种假象。在其后数天，又会复脱，病势垂危难以挽回。对于危重患者，脉犹有从容和缓之象，是有胃气的表现，还是有恢复健康的可能。

总之，元气和邪气是势不两立的，正邪抗争中，须注意维护元气的充实，祛除邪气，预防疾病和促进身体恢复健康。

4. 元气衰弱是人体衰老的根本原因　受《内经》上古天真论肾对"天年"论述的影响，明代医家认为肾气的盛衰和人体的寿命是密切相关的，如虞抟赞同朱丹溪所云："白者肺气弱，黑者肾气足。"所以皮肤黑的人寿命长，皮肤白的人寿命短。但虞抟明确指出寿命的长短和元气的盛衰有关，其云："人之寿夭不齐何欤？曰：元气盛衰不同耳。"而肾气他认为对元气有充养作用，"夫人有生之初，先生二肾，号曰命门，元气之所司，性命之所系焉"。因此肾气充盛，元气亦旺，寿命就长。值得注意的是，虞抟在这里所说的命门指两肾，不同于《难经》的左肾右命门。由于生之初，人的元气禀受于父母。因此他认为"受气之两盛者（父母元气皆壮盛也），当得上中之寿；受气之偏盛者，当得中下之寿；受气之两衰者，能保养仅得下寿，不然多夭折。"虞抟从父母双方的角度来考虑子女元气盛衰，其中隐含有优生优育的思想，如果要生育子女，当首先将自己的身体调理好，这样生育的后代才会健康。

元气盛衰的判断

明代记载了多种多样的判断元气盛衰的方法，望闻问切都有，但以切脉为判断元气盛衰的主要方法。

从皮肤的颜色来看，皮肤颜色白的人，寿命多短。白五行属金，五脏属肺，皮肤色白，多是肺气较弱的表现。金生水，肾属水，肺为肾之母，原气要靠宗气积而养之，因此，肺弱，肾中精气多不足。而皮肤黑的人，元气足。黑五行属水，五脏属肾，皮肤色黑，肾气足，则先天元气化源无忧。

通过姿态来判断，因同气相求，元气足的人姿态上多表现出阳性的一面，元气虚则人姿态上多表现出阴性的一面。龚廷贤指出"喜明者属阳，元气实也；喜暗者属阴，元气虚也。睡向壁者属阴，元气虚也；睡向外者属阳，元气实也"。

孙一奎云："呼吸者，即先天太极之动静。人之一身之原气也，有生之初，就有此气，默运于中，流运不息，然后脏腑得所司而行焉。"因此，肺之能出气而呼，肾之能纳气而吸，无不由于原气。如果元气耗损，必然使呼吸功能减弱，出现呼吸系统的病症。如呼吸短气、喘促，语声低微等病理表现。

张景岳在论述命门时云："而凡寿夭生育及勇怯精血病治之基，无不由此元阳之足与不足。""而凡人之声色动定及智愚贤不肖之有不齐者，何非阳德为之用。"说明元阳决定了他所述的这些生理心理活动。反过来，也可以通过一人勇怯与否，生育能力是否强，声音的高低，喜动喜静，聪明还是愚钝等来判断其元阳充足与否。

诊察元气盛衰，张景岳提出最好的办法是通过脉诊。其云："然总之虚实之要，莫逃乎脉。"由于寸口是手太阴肺经的原穴部位，是脉之大会。肺朝百脉，脏腑的功能活动都可以在寸口脉表现出来，"尺以候肾"，尺脉有力，沉取不绝，是肾气犹存的表现，元气根于肾，因此元气盛衰可由寸口来判断。其次手太阴肺经起于中焦，因此可在寸口处观察胃气的强弱。有胃气，则脾胃能运化水谷精微，元气则有所养。

肾中元阴元阳可候于两手尺部。张景岳认为肾中元阳候于右尺，肾中元阴候于左尺，这是继承《难经》左肾属水，右肾为命门属火的观点。左尺脉诊时宜见安静平和，不宜见浮而空虚的脉象；右尺脉诊不宜见衰弱、细微无力的脉象。

如元气充足平和，则脉来速度缓匀，柔和有力，脉体较细如丝。如元气亏虚，则会出现病理性脉象。

代脉：此脉来迟缓，脉力较弱，呈有规律的歇止，间隔时间较长。代脉是元气不相续接的征象，多因饮食失节，劳役过甚，是大虚之脉。此脏气欲竭，大危之脉。

濡脉：濡脉多因惊悸，少食，泄下引起，是元气虚惫的征象。

细脉：多见于濡泻、脱精、骨痿寒湿。《医学入门》云："细本元气不足，精血亦乏。"

元气衰亡之脉，如解索脉、屋漏脉、雀啄脉、鱼翔脉、虾游脉，这些脉象多以虚大无根或微弱不应指为主要特征，都是元阳欲亡于外的征象。虽然切脉是诊断元气盛衰的主要途径，但只通过一种方法来判断，难免失之偏颇，还是需要四诊合参的。如张景岳云："必须察脉色，辨声音，参合求之，则阴阳虚实方有真据，否则得此失彼，以非为是。"

明代医家重视元气，顾护元气，对元气的存在、功能、分布、运动等做了详实的论述，并对元气盈虚判断提出了切脉之法，在临床上更是以元气学说为中心，终形成了以薛己、孙一奎、赵献可、张景岳、李中梓等为代表的温补学派的崛起。以此可见，明代为元气学说发展的重要历史时期。

69　从元气升降析识脉象之理

　　学者李吉武等通过探究脉象的形成，认为气血、阴阳是脉之构成的媒介物质，基于元气之变动，脉也是元气升降的根本功能活动。认为脉象之变化，迹虽相距，其终皆归于阴阳升降之道，与气血盛衰息息相关。若心中明悟此理，则得其脉之真体。

　　脉诊为中医学四诊法之一，观后世脉学之书，纷纭繁陈，微妙不易名状，古人说"脉理精微，非言可尽，心中了了，指下难明"。溯源穷流，去繁执简，执阴阳升降之理。《医源》云："天地之道，阴阳而已矣；阴阳之理，升降而已矣。"如此切识脉法，则明经脉之气，可得其要法矣。

传统中医学之脉象的基本内涵

　　脉，《说文解字》定义为"血理分斜行体者"，古人喻水流言血脉，如《管子·水地》云："水者地之血气，如经脉之流通也。"《内经》认为脉为气血运行的通道，如《灵枢·经脉》云"脉道以通血气乃行"。《素问·脉要精微论》云："夫脉者，血之府也。"《灵枢·决气》云："壅遏营气，令无所避，是谓脉。"张景岳对此注云："壅遏者，堤防之谓也，犹道路之有封疆，江河之有涯岸，俾营气无所回避，是谓之脉。然则脉者，非气非血，而所以通行气血者也。"

　　象者，为表现于外的形式反映，如《周易·系辞》云："象也者，像也。"王冰注《黄帝内经·素问》云："象，谓所见于外，可阅者也。"中医学通过"以类取象，以类万物"的方法认识人体的生理和病理现象，自然万物不外乎阴阳，当然包括人在内。《素问·调经论》云："人之所有者，血与气耳。"因此，脉象是阴阳之气周行一身外在之征迹也，可测人体气血阴阳运行之变化，反映其动态的功能形式。《医理真传·切脉约言》云："切脉一事，前贤无非借寸口动脉，以决人身气血之盛衰耳。"故深究气血阴阳之根由，可知脉象之真正原委。

元气是脉象形成的物质基础

　　中医学以"气一元论"为根基，以"阴阳"为总纲，认为人身之元气，是人体阴阳根本之气，是关乎生命活动的原动力。《论衡·言毒》云"万物之生，皆禀元气"；《白虎通义·天地》云"天地者，元气之所生，万物之祖也"，认为天地万物都是由元气构成的。人与天地同出一源，元气是构成人体生命的基本物质。《素问·宝命全形论》云"人生于地，悬命于天，天地合气，命之曰人"。《扁鹊心书》云"夫人之真元，乃一身之主宰，真气壮则人强，真气弱则人病，真气脱则人亡"。故不知元气之要义，无以识病证之根源。阴阳为万物之根本，生命之本源。《周易·系辞上》云"一阴一阳之谓道"。《素问·阴阳应象大论》云"阴阳者，天地之道也，万物之纲纪，变化之父母，生杀之本始，神明之府也。治病必求于本"。元气化生阴阳之气，元气之运动变化，道法于自然，四时万物得以生长收藏，人身之道亦然。然元气之变动，是因"阳主阴从""阴以阳为统"而实现的。《素问·阴阳应象大论》云"阴静阳躁，阳生阴长，阳杀阴藏"。《素问·阴阳离合论》云"天覆地载，万物方生……阳予之正，阴为之主"。阴阳之要旨，阳统阴而基于阴，以阴随阳化，言人亦无不皆然，故知保扶阳气为本，"阳密乃固"。人禀天地之气生，元气充塞全身，分则阴阳二气也，且在人体不断周流全身。郑钦安《医理真传》云："气者，阳也，阳行一寸，阴即行一寸，阳停一刻，阴即停一刻，可知阳者，阴之主也。"阳以阴为根，阴以阳为基。故《素问·阴阳别论》云："脉有阴阳，知阳者知阴，知阴者知阳。"总而言之，阴阳气化之道不明，则诸脉为所掩矣。

　　元气又有真气、正气等不同称谓，但总不离其宗，为禀承于先后天之本元，基始于父母之先天精气，出生后须不断充养于后天水谷之气。正如《灵枢·刺节真邪论》云"真气者，所受于天，与谷气并而充身者也"。李东垣云："真气又名元气，乃先身之精气，非胃气不能滋之"。认为先后天之源充足，如此元气旺盛，则五脏六腑、气血阴阳等生理功能活动正常。因此，人体元气充足与否，并不完全取决于先天之精气，还与脾胃的盛衰有密切关系。人体元气要得到不断补助和充实，必须依赖于脾胃之气。《脾胃论》云："元气之充足，皆由脾胃之气无所伤，而后能滋养元气。若胃气之本弱，饮食自倍，则脾胃元气既伤，而元气亦不能充。"元气再分则为阴、阳之气，有形质的部分属于元气之阴，可谓之元阴、阴气；无形质之元气，应该属于阳的方面，谓之阳气。故此，元气包括阴气（精、血、津、液等）与阳气（卫气、宗气、营气、脏腑之气、经脉之气、三焦之气等）。《内经》云"阳化气，阴成形"。阳气为元气的升发状态，阴气为元气的敛藏状态。阳为阴之主，阴在阳气的主导下才能发挥其生理功能。俗话说"人活一口气"，这主要是指阳气而言，躯体为有形之体属于阴，需要有阳气的温煦和推动维持正常功能。正如郑钦安所云："有形之躯，皆是一团死机，全赖这一团真气运用于中。"脉作为人身之形体之一，元气亦是脉的根本，脉之变化与脾（胃）肾也密切相关。中医认为脉之有根、无根无不与肾气盛衰有关。如《难经·十四难》云："脉有根本，人有元气，故知不死。"另外，脉亦以"胃气"为本，时刻不离于脾胃水谷之气。如《难经·八十一难》云"人受气于谷，谷入于胃，乃传与五脏六腑，五脏六腑皆受于气"。《素问·平人气象论》云"人以水谷为本，故人绝水谷则死，脉无胃气亦死"。元气是阴阳冲和之气，阴阳自和则人之不病或病向痊愈。《素问·生气通天论》云："阴平阳秘，精神乃治。"其在脉谓之有神。人身气血之流行，亦合乎《内经》大旨。《景岳全书》云："人有阴阳，即为血气。"阳在人为气，阴在人为血，阴阳和合则为常人。故知脉之形成，其要在于元气，即阴阳二气也。脉之血气变化亦反映为阴阳的变化。《内经》云"脉合阴阳""脉以候阴阳"。

脉象是元气升降功能的体现

　　中医学认为，元气的运动是通过升降浮沉进而实现阴阳的消长变化。元气之变动，正如《素问·五运行大论》云："动静如何？曰：上者右行，下者左行，左右周天，余而复会也。"阴阳升降相因，左升右降，天地气交，四时寒暑更迭，万物乃有生长化收藏之变作。《素问·宝命全形论》云："人以天地之气生，四时之法成。"然人与天地同，一气周流如环。人体之气应天地之气而升降，在脉的变化也应如此。阳气生长则脉升浮，阴气收藏则脉沉降。元气的阴阳升降对脉象的影响，《内经》已明确论及，即春弦、夏洪、秋毛、冬石。人身元气的升降出入，大小内外无极。元气在左右脉的变化上，亦有天人一致之理。脉也是人身之元气生成的一部分，因元气运动升降而充塞上下四旁，运行周流不已。如孙一奎《医旨绪余》云："脉者，天地之元气也。人受天地之气，故一身之升降浮沉，即造化生生不息之机，其不息者，脉也。"郑钦安在《医理真传》中云："今人不识一元之义，以两手寸口动脉，将阴阳分作两道看，不知左右，固有阴阳之分，其实二气，浑为一气，何尝分为二道也。不过真气运行，先从左而后及于右，从右而后及于左。"人体真元一气往复周身，体现了脉气的升降浮沉变化。左右者，人身之阴阳也。阳气性动，左主升发，阴气性静，右而敛降。阳气在左路不断升发向上，阴气在右路不断沉降向下。故在脉象，表现左之阳气日益升发，阳数不断增加，右之阳气逐渐敛降，阴数亦渐增多。如《难经·四难》云："脉有一阴一阳，一阴二阳，一阴三阳；有一阳一阴，一阳二阴，一阳三阴。"此为脉象之阴阳升降大略也，通过脉象阴阳之数反映了元气的升降变化。见微而知著，详当而言体，阴阳之气化可通过具体的脉象而显露无遗，即现代中医认为其表现在脉位、脉势、脉体、脉幅、脉率与脉律等方面的变化。如《伤寒论·辨脉法》云："脉有阴阳者，何谓也？答曰：凡脉大、浮、数、动、滑，此名阳也；脉沉、涩、弱、弦、微，此名阴也。"此示后人从具体脉象辨阴阳，故而推演得知，各种脉象要素加以综合，则可反映其阴阳升降的变化。《难经》奠定了中医学切脉的一定法则，为后世脉理之法的经典。《难经·四难》云："脉有阴阳之法，何谓也……浮、沉、长、短、滑、涩也。浮者阳也，滑者阳也，长者阳也；沉者阴也，短者阴也，涩者阴也。所谓一阴一阳者，谓脉来沉而滑也，一阴二阳者，谓脉来沉滑而长也，一阴三阳者，谓脉来浮滑而长，时一沉也；所谓一阳一阴者，谓脉来浮而涩也；一阳二阴者，谓脉来长而沉涩也；一阳三阴者，谓脉来沉涩而短，时一浮也。"从阴阳角度出发，结合常见脉象，详细地阐述脉之元气阴阳升降。《内经》以左右为阴阳之道路，元气随之布于周身，反之则为病气，脉气也以此为准。《素问·五运行大论》云"随气所在，期于左右……从其气则和，违其气则病，不当其位者病，迭移其位者病，失守其位者危。尺寸反者死，阴阳交者死"。明于阴阳造化之理，达于气机升降之全，参以活法则尽妙其术。故辨脉之根本，应守"人活一口气"之至理，深究宜以阴阳为经，以升降为纬，运用四时流行之机，唯从"元真通畅"的高度进行脉证分析。《素问·阴阳应象大论》云"察色按脉，先别阴阳"。诊脉必先参人身之阴阳升降，了然于心目间，判定脉气是否流利，视病在何处，则指下之"气血盛衰"形迹，庶乃无处逃遁，而三指说亦无须专注在"脉象"之名。

万物均是由元气所生成的，气是生命活动的根本之元，人体和经脉亦如此。由于气的运动变化才产生人体的各种生理变化，通过察元气的升降盛衰可以了解人体健康与否。"有诸内者，必形诸外"。切脉之法一直被视为中医诊病的重要手段，《内经》云"切而知之谓之巧"。后世医家不断地讲究于脉之"象"，未明言及阴阳升降、气血盛衰之宗旨，后辈难从其法。郑钦安不由尝语叹云："诸脉纷纷摹揣，试问天下医生，几人将二十八脉明晰?"值得深思。

70 元气研究

中医元气学说是中医理论体系的重要组成部分，其理论取材于哲学元气学说，在《内经》《难经》中多有阐发，后经历代医家的不断充实与完善，近年来，随着医家、学者对人体元气在防治疾病中的重要作用的重视及深入的研究，许多学者相继提出了新的论点，如非酒精性脂肪肝、艾滋病、脑梗死、糖尿病、肿瘤、白血病、老年痴呆等疑难杂症或危急重症多存在元气虚损，从培元固本法论治能取得较好疗效。中医元气理论对抗衰老研究具有重要指导意义；培元固本法治疗老年性痴呆的作用机制与通过增强 β-淀粉样蛋白（Aβ）降解酶——脑啡肽酶（NEP）、胰岛素降解酶（IDE）表达减少海马组织 Aβ 沉积，促进 Aβ 降解，减轻 Aβ 神经毒性有关；中医元气与下丘脑-垂体-甲状腺（HPT）轴功能上部分类似等概念及致病机制，使中医元气学说愈加完善。学者黄琳等从理论发展、内涵、致病特点、所致病症、现代研究 5 个方面，对中医元气学说进行了探讨。

中医元气理论的发展与内涵

元气理论发源于中古古代哲学理论，是古人在认识天地宇宙中产生、发展中形成的，历经各代哲学家的发展与完善。起源于先秦道家思想，发展完善于两汉时期，至宋朝基本成形，后又经明清医家的不断完善而迅速发展，在当代发展达到了一个新的高度。元气理论认为宇宙天地及自然万物均由"元气"构成，元气处于不断运动变化之中，聚合而生万物，离散而归太空。中医古籍《难经》最先提到"元气"的概念，并将"元气"从哲学概念比象于人体应用到医学领域。《难经》对元气的概念、来源、归属及循行、功能诊察均做了详细的记载。元气是父母先天之精所生之元气，是生命的根本，靠后天脾胃之气与吸入自然界的空气来充养，藏于右肾命门，通过三焦系统布散于周身，循行五脏六腑、历十二经络，温煦人体各组织器官以发挥其生理功能。

近现代以来，诸多的医家从临床、科研的角度，结合现代医学的研究模式，基于最新的各种疾病发病机制，对中医元气学说进行研究，使该学说研究进一步细化，极大地丰富了中医元气理论。

元气损伤的致病特点

元气亏虚的常见病因包括先天不足、六淫致病、七情所伤、饮食不慎、劳逸失度、外伤、分娩、医疗处理等，现代临床诸如慢鼻渊、郁证、非酒精性脂肪肝、艾滋病、脑梗死、糖尿病、肿瘤、白血病、老年痴呆等疑难杂症或危急重症多存在元气虚损，从培元固本角度论治取得了较好的临床疗效。石河元认为，元气之病证鲜见于一脏一腑，而是损及多脏多腑，衰耗精气血津液，同时又因虚生邪，易于感邪，邪伤正而致虚等，导致恶性循环，病变深重。

元气损伤所致病症

1. 慢鼻渊 元气亏虚是慢鼻渊反复发作、难以根治的根源，基本病机为元气亏虚，卫阳之气鼓动无力，难以御邪于外，易感外邪；元气亏虚体内温化之力匮乏，津液停滞化为浊涕。元气是气之源，此气混元天成，此气盛壮，则邪不可干。另卫气源于下焦元气，元气充则卫气壮，御邪有力。

2. 肿瘤 李平等提出元气化生异常，内生瘤毒致肿瘤。该假说认为在外感、内伤等综合作用下，若人体元气化生异常，则可能产生瘤毒。瘤毒形成后可随气血流窜全身，若在脏器停滞、定植，即可形成转移。谢印刚认为，若元气在内外诱因的作用下发生滞涩则导致元气在局部的聚集，由于元气在人体主持生长及发育，元气不断输入后，其阻滞到一定量，便会发生质变，导致新生物即肿瘤的形成。

3. 消渴病 元气亏虚，生化无力，脾不布津，水谷精下泄是消渴病的本质。基本病机是元气亏虚，五脏真元之气不足，气机升降失司，津液运行失常，痰浊血瘀内阻，阴虚燥热为表象。为此，消渴病的治疗重在培补元气，恢复肺脾输布津液的功能，调和升降、恢复元气在体内的运行。

4. 中风病 郑伟峰等认为"元气既虚，必不能达于血管，血管无力，必停留而瘀"。提出元气亏虚导致血瘀而相兼发为中风病的学术观点，指出元气在中风病的发生发展过程中，有着重要的作用，元气亏虚贯穿中风病发展过程的各个阶段。

5. 慢性肾衰竭 元气亏虚是慢性肾衰竭发病的根本原因，元气亏虚，湿浊瘀毒伤络为其基本病机。元气亏虚，肾气蒸腾气化无力，脾虚升清降浊失司，湿浊内阻，瘀阻脉络，出现肾脏功能失常直至发展为多脏腑功能受损，表现出理化指标如尿素氮、血肌酐等代谢产物在体内蓄积不化，即为"浊阴不降"；而蛋白尿、血色素降低等的发生则在于"清气不升"。

6. 情志病 元气的盛衰决定身体耐受、调节七情内伤的能力，此论本源于元气内养五脏之气，外御肌腠，其有开有合，有出有入。元气盛则身体耐受力强，情绪不易低落，机体处于元气亏虚状态时对气血津液的推动能力与病理产物的清除能力减退，对气血阴阳、脏腑功能的激发作用低下，对情志病因的耐受能力就低下。

7. 其他疾病 杨凤珍认为，精气亏虚元气不足是艾滋病发病的先决条件；疫毒致元气损伤是艾滋病重要病机之一；李宁等认为元气是系统性红斑狼疮发病的根本原因，基本病机为元气亏虚，肾精不足，元阳上浮，遭风、火、热之毒邪侵袭，毒邪则会沿元气之三焦通路蔓延为害，表现为热毒炽盛之证。周玲等认为，产妇分娩后因产时体力耗损与出血较多导致产妇元气亏损，故产褥感染、乳腺炎、子宫脱垂、附件炎等多种疾病均与元气亏虚有关。马菁蔓等认为，元气亏虚为非酒精性脂肪肝的发病根本，贯穿本病病理变化的始末。治疗应以补肾充元气为主，辅以疏肝健脾条畅三焦，以达治疗及预防非酒精性脂肪肝的目的。寇兰俊等认为，元气的消长决定着疾病的转归预后，患者在治疗过程中出现"脱证"的表现，元气欲绝，不急予扶正固脱，很快就会有生命危险。所以对于危重病难治之症，其治病之本在于"固本培元"。

元气理论的现代研究

在现代研究中物理学家们把元气学说与物理场论进行了比较研究。李约瑟（Joseph）说："元气，像现代人心目中的以太波或辐射线。"英国剑桥·李约瑟研究所所长何丙郁认为"气"与能量相似。我国物理学家何祚庥认为元气"更接近于现代科学所说的场"，他认为元气是一种连续性的物质形态，并认为元气学说是现代量子场论的起始。韩锋对元气学说和现代物理场论之间的融通与连接进行了有意的思考与探索，并认为元气学说与现代粒子物理理论可以实现某种互补的发展，对我们认识生命、思考疾病，应对当下生物-心理-社会医学模式都是极其有意义的。黄琳认为"元气是物质运动的形态"这一观点，对郑钦安"一气盈缩，阴阳五行皆是气的流动输布状态"是一个很好的验证，也是古代哲学与中医学理论链接的印证。"动非自外"和"一物两体"的观点和中医元气学说中"元气内含元阴和元阳，阴阳的运转输布，呈现出五行物质的运动变化状态"，此理论与张仲景在《金匮要略·水气病》中"阴阳相得，其气乃行，大气一转，其气乃散"的记载也是一脉相承。元气（元阴元阳）所化的五脏之气，在人体内呈现肝升于左，肺降于右，脾胃为中焦之轮输转气机的作用（脾升胃降），肾水随肝气左升，心火随肺气右降的特点。

中医学者对元气学说也进行了循证医学的研究与探索：许巧认为中医元气理论在延缓衰老方面具有

重要指导意义，并采用大补元煎验证培补元气可延缓线虫衰老。石和元运用培元固本法治疗老年性痴呆，并对其作用机制进行了探索，结果表明：培元固本可减轻 Aβ 对脑神经的毒性。郑桃云研究结果表明，中医元气与 HPT 轴功能上部分类似，并进行了动物实验研究证实大补元煎对右侧肾切除术大鼠有改善作用，影响 HPT 轴可能是其发挥培元固本作用的机制之一。王长江对元气虚损证动物模型进行了有意的探索，通过单侧肾切除大鼠表现出与元气亏虚相似的症状，可作为元气亏虚动物模型之一，验证了培元固本健脑法可以改善元气亏虚大鼠肾脏、脑的功能，并探讨其机制可能与促进抗氧化、抗应激作用的 Klotho 蛋白表达、抑制炎症和氧化应激有关。

中医元气学说历经古今医家的不断充实与完善，其理论不断系统化，现已应用于阐述各种复杂疑难病证的发病机制，有效指导临床。

71　大气理论内涵及其发展

在中医数千年的发展历程中，对于气的认识逐渐完善，气学理论更是与阴阳学说、五行学说共同构成中医的哲学基础。《素问·天元纪大论》中有这样的描述："在天为气，在地成形，形气相感而化生万物矣。"突出了万物由气构成的观点。《素问·六节脏象论》云："气合而有形，因变以正名。"更进一步说明了万物存在的差异性，正是由于气的运动、离聚。人生于天地之中，与自然和谐统一，息息相关，也有赖于气的沟通作用。正如《素问·六微旨大论》所云："出入废则神机化灭，升降息则气立孤危。"可见气的升降出入，是维持人体生命活动的关键。《内经》中强调，精、气、神为人身三宝，在身形之中，有行于脉中濡养周身的营气，行于脉外护卫统摄的卫气，有聚于胸中司呼吸、行血气的宗气，亦有脏腑之气和经络之气，在这诸气中，有一气与各气紧密相关，起到了枢纽的作用，那便是"大气"。学者许博文等对"大气理论"学术思想内涵及发展沿革做了探析。

战国至秦汉时期——肇始与孕育

经过先秦时期原始医药经验的积累，至战国秦汉时期，中医学理论基础已经基本形成，其中更是诞生了诸多中医经典传世巨著。而大气理论的雏形亦由此诞生。

1.《内经》之大气　大气理论之概念，首次出现在《内经》中，考诸《内经》全书，发现其中论述"大气"的篇章涉及较广，其中《素问》6篇，《灵枢》5篇。通过初步整理归纳其所涉及的"大气"内容，发现《内经》所论"大气"，并非单一的概念，其含义有四，即托举大地的太虚之气、积于胸中的宗气、行于经脉的经脉之气（真气）及病理状态下的大邪之气。

（1）大气为太虚之气：如《素问·五运行大论》云"地之为下否乎？岐伯曰：地为人之下，太虚之中者也。帝曰：冯乎？岐伯曰：大气举之也"。认为大地为"太虚"中之一物，依靠"大气举之"，王冰对此亦有注释，认为大气为造化之气。《素问·五运行大论》认为日月星辰亦悬浮于太虚之中，围绕大地周而复始地运动，阴阳、昼夜寒暑等便由此产生，万物亦得以生、长、化、收、藏，这与浑天说的内容亦有契合。可见《素问·五运行大论》所云之"大气"或受古人对宇宙天地的认知及古天文学学说的影响。《素问》在此提出大地为大气举之的这样一个命题，也是对于上帝创造地球、创造人类的唯心主义谬论的一种否定。

（2）大气为宗气：《灵枢·五味》云"谷始入于胃，其精微者，先出于胃之两焦，以溉五脏，别出两行，营卫之道。其大气之抟而不行者，积于胸中，命曰气海，出于肺，循喉咽，故呼则出，吸则入"。于此，大气一词在《内经》中又被赋予了新的概念，此处对于大气积聚之所、行走之道路都有了明确的说明。而《灵枢·邪客》认为，宗气之隧亦出于上焦。并且"宗气积于胸中，出于喉咙，以贯心脉，而行呼吸焉"，通过对比可以发现《灵枢·五味》中大气的描述与宗气极为相似，两者形成均有后天水谷精微的参与，并且在《灵枢·邪客》中，两者在生理功能上亦极为相似，均可主司呼吸，贯脉道、行血气。可见此处《灵枢·五味》之"大气"或与"宗气"同义，而后世医家多认为大气即为宗气亦出自于此。

（3）大气为经脉之气：《素问·离合真邪论》《素问·气穴》《灵枢·九针论》中对于大气亦有论述，认为"大气"为经脉之气，亦为真气。如在《素问·离合真邪论》中，人一身之经脉，皆与天地相应，人体之真气与自然界之邪气泾渭分明，当邪气初犯人体，当急泻之，若真气不足便应急补之，若有所懈怠而使真邪相合，则为难治之证。故云"大气皆出，故命曰泻"，此处"大气"即指经脉之气。这一观点，在《素问·气穴论》中亦有体现："肉之大会为谷，肉之小会为溪，肉分之间，溪谷之会，以行荣卫，以会大气。"溪谷位于肉分之间以行营卫之气，《灵枢·营气》所描述营气始于肺经，终于肝经，乃通行于十二经脉之间，可见《素问·气穴论》中所云之"大气"，为经脉之气。

（4）大气为邪气：除上述外，"大气"在《内经》中亦有病理含义"邪气"之意，《内经》中所提及"大气"（邪气之意）的篇章共有4篇，通过对其进行归纳总结，发现"大气"虽与邪气含义相似，但又有所不同，以"大气"所喻之邪气，其致病程度较一般邪气更为暴戾凶险。如《素问·热论》云："大气皆去，病日已矣。"指病情由浅入深、由轻入重，终成危证。《素问·调经论》云："泻实者气盛乃内针……必切而出，大气乃屈。"此为邪盛补正以祛邪之意。又如《灵枢·病传》云："大气入脏奈何？岐伯曰：病先发于心，一日而之肺，三日而之肝，五日而之脾，三日不已死。冬夜半，夏日中。"描述了邪气入于脏腑传变之迅速，此处"大气"，强调了邪气之剧烈、严重程度。《灵枢·五色》云："大气入于脏腑者，不病而卒死矣。"此处"大气"相对而言更加凶险，意指内陷脏腑之邪气。

2.《金匮要略》之大气 在大气理论的发展过程中，张仲景也做出了一定的贡献，在《内经》中，"大气"虽被反复提及，但其含义尚未明确，理论体系亦未完善，直至张仲景再次提及"大气"，并且将之实际运用，在两部医学经典的论述下，人们终于重视起了"大气"这一重要理论。

《金匮要略·水气病脉证并治》云："阴阳相得，其气乃行；大气一转，其气乃散。"其含义历代亦有争议，有医家认为此处"大气"意为宗气，亦有赞同"大气"乃正气之意者，《金匮要略易解》云："不必局限于某一气，简言之就是阴阳相失，被切断包围结聚于一部的正气。"仲景论述水肿属气分时提出运转大气，在此前仲景言其病机"阳气不通即身冷，阴气不通即骨疼；阳前通则恶寒，阴前通则痹不仁"，当为理解之要，此处所言"不通"，非瘀滞不通，而是指虚极而不能行，或阴阳不相调和。若阴阳上下交通，气机循环往来不止，则"阴阳相得，其气乃行"。其间关键者，便是如何使"大气一转"。"转"之一字，《说文解字》云："还也。还者，复也。复者，往来也。"或以温阳，或以行气，皆意在使阴阳相得，气血调和，邪不得扰，大气斡旋其间，往复循环，周流不止，则水邪自消。仲景《金匮要略·水气病脉证并治》通篇为对水肿的辨治方法，而对于水肿的治则治法，在《素问·汤液醪醴论》中最先提及的便是"平治于权衡"，后文中的"去宛陈莝，微动四极……开鬼门，洁净府"等，实际上均是为了达到"平治于权衡"的目的。与《金匮要略·水气病脉证并治》相联系，就不难理解仲景所言治法或是指阴阳调和，正气来复，以"平治于权衡"。故对于仲景之大气的含义，许博文认为并不仅是宗气之意，亦广泛包含了驱除或抵御邪气之正气。所以《金匮要略》中"大气"的运用，实际上在某种意义上也体现了仲景对于杂病的认识和诊治思想。

宋元明时期——探索与发展

晋唐时期的医学风气更为重视临证实践，对于大气理论的探讨多在《内经》的解读与《金匮要略》的临证运用方面。直至宋元明时期，经过漫长时间的积累，多位医家对大气理论进行了探索与论述。

金元四大家之一的朱丹溪认为，天为阳，大地属阴，居于天之大气中，由于天之大气的包举而使得万物生化。朱丹溪首次将大气作为一个单独的致病理论提出，其在《格致余论》中云："夫自清浊肇分，天以气运于外而摄水，地以形居中而浮于水者也。是气也，即天之谓也，自其无极者观之，故曰大气。"朱丹溪在此高扬了大气之重要性，可见朱氏的观点亦是受到了《素问·天元纪大论》的影响，并且将《内经》中这种朴素的、直观的唯物主义宇宙观应之于人，认为大气有至清、至刚、至健的性能，这与人肺气的特性极为相似，就如大地失大气之包举即会下沉，人若无肺气亦无法生存。自朱丹溪提出"大气即肺气"之说后，便影响了数百年之久，多数后世医家对于大气的观点亦是由此一脉相承。其中比较著名的便是明代新安医家孙一奎，其在《医旨绪余·宗气营气卫气说》中认为人之所以能够存在于天地间，生生不息的原因，便是归功于宗气，而宗气，又名大气。并且孙氏认为大气与营卫之气并称，出于上焦，而营卫之气若无大气之主持，则无以独循行于经隧，行司呼吸、温分肉之职，由此明确提出了"大气宗气说"。与朱丹溪"大气肺气说"不同的是，孙一奎认为大气外固皮毛，内养脏腑的功能是通过约束把持营卫之气来实现的。可见孙一奎在朱丹溪"大气肺气说"的基础上，将其生理功能又进一步扩展。自此之后，更多的医家认为大气为宗气或与宗气相似，如明代张景岳云："宗气，大气也。宗气积于胸中，上通鼻而行呼吸，所以能臭。"认为正是由于有宗气上通于鼻窍，才使得鼻得以行使呼吸、知臭香的功能，并且亦称大气为真气。在此期间，亦有许多医家对《内经》中大气的其余含义进行解读，如明末医家李中梓认为《灵枢·五色》中的大气为大邪之气，就如水色见于火部，火色见于金部等大凶之象一般，贼邪已至，元气大虚。但大气理论发展的主流仍是宗气、肺气之说。

清代至近代——阐发与完善

大气理论经历了战国秦汉时期、宋元明时期的发展已经日臻完善，形成了较为清晰的理论体系。至清代，喻嘉言从《内经》中得到启发，他从天地运行现象出发，类比《内经》中"太虚之气"的说法，将其应用在人体中，对大气的功能和重要性作出了明确的定义，对于论证人身之大气，有精辟的发挥。喻氏认为既然在自然界中，有大气包裹于大地之周围，大地乃为重浊之物，正是因为有太虚之气——大气的升举作用，才能使得大地在太虚之中而不至于坠陷，并且地之六气才得以不断生化，四季循环，万物轮回。而人与自然的关系密切，可以说是息息相通，所以人体中当亦有大气发挥着与自然界之大气相同的作用。所以《医门法律·大气论》便由此而生，正是这一创造性的联想，大气理论的发展完善得以迅速推进。"五脏六腑，大经小络，昼夜循环不息，通体节节皆灵者，必赖胸中大气斡旋其间"，此为喻氏对于人体之大气功能的高度概括，他指出"大气一衰，则出入废，升降息，神机化灭，气立孤危"，故可以看出大气的存在是诸气之主持。喻嘉言认为心肺乃居于胸中，亦是大气的出发点和归宿之处，大气的功能与胸阳有关。为了论证这一观点，喻嘉言首先对仲景"大气一转，其气乃散"解读为"营卫相得，其气并行不悖，后乃俟胸中大气一转，其久病驳劣之气始散"，又列举出《金匮要略》中仲景使用桂枝去芍药加麻黄附子细辛汤以通胸中阳气的例子，其"胸中之阳气、痹而不舒"，"阳主开，阳盛则有开无塞"的论点，亦为"大气论"的理论核心。喻嘉言与朱丹溪及孙一奎大气理论的形成均是由《内经》中天地运行之理出发，并且结合三位医家的观点，可以看出喻嘉言在后两者的基础上，对大气在人体的功能及重要性又进行了一次提升，他认为大气的存在可以统摄脏腑经络营卫等全身之气，将大气提高到主持一身之气的高度。

在喻嘉言将大气生理功能论述得较为详备之后，清代医家们便开始重视大气的病理变化及诊断方法，如张璐认为若胸中大气不转，患者多表现为语音低微，声出不扬。若胸中之大气无法输布则脉迟，大气郁滞不舒则脉沉伏。徐灵胎认为若邪气阻塞气道，便会导致大气阻绝，呼吸窘迫而猝死。尤在泾认为若残阳上奔，大气下脱，则会出现大气亡脱的危机证候，亦会导致死亡。可见或是受到喻嘉言《大气论》的影响，此时的医家们多将一些危重之证与大气相联系。至近代，张锡纯总结了前人的观点，并在此基础上，对大气理论进一步发展与完善成熟。他对于"大气"的生成、来源、功能以及病变，都进行了鞭辟入里的分析。认为大气位于胸中，与宗气相似，此种看法是张锡纯对比《灵枢·邪客》和《灵枢·五味》中分别对于大气和宗气的描述而得出的。认为元气为大气的本源，水谷之气、呼吸之气是大气的养料。人未出生之时，胸中大气尚未形成，通过呼吸自然之气而使得下焦元气日渐充盛，直至上注于胸中生成大气。同时，张锡纯亦赞同《灵枢·五味》的观点，认为在人出生之后，便须依赖于水谷之气来对大气进行充实、壮大。张锡纯云"人之一身，自飞门以至魄门，一气主之"。可见其高度重视大气的生理功能。《灵枢·邪客》中"贯心脉""行呼吸"已经对大气的功能进行概括，但张锡纯认为其并不全面，并对其进行充实。他对大气功能的认知可概括为四点，即走息道以行呼吸、贯心脉而行气血、充盛先天元气、支撑全身。并且张锡纯提出了著名的"大气下陷"等学说，指导了临床很多疾病的辨证与治疗。

综上所述，大气理论诞生于战国至秦汉时期，《内经》赋予了其丰富的含义，张仲景在《金匮要略》中再次提及引发了后世医家的重视与争论，孕育了大气理论的形成，宋元明时期一些医家围绕《内经》与《金匮要略》展开探索，并且在朱丹溪"大气肺气说"之后开始迅速发展，清代喻嘉言对大气理论付出心血并创《大气论》进行发挥，近代张锡纯结合前人的理解对大气理论进行剖析，并提出大气下陷等观点广泛应用于临床，此当为大气理论发展脉络之主线。"大气"的生理功能对于人体正常生命活动非常重要，其病理情况下的特点，以及在临床上的应用亦值得思考、深挖，愿对《内经》中大气理论的源流及内涵的探析能为其提供理论依据。

72 《内经》真气解析

气是《内经》的核心概念，其中又包含很多子概念，如真气、邪气、经气、谷气、营气、卫气、宗气等，看上去杂乱无章，其实各有归属，内涵不同。《内经》的理论框架由一系列概念及其之间的关系所组成，重要的概念都有专篇论述，如经脉概念主要是在《灵枢·经脉》中阐述的，《灵枢·经筋》则主要阐述经筋，找到了某概念的专篇，就比较容易把握其内涵了。

真气是《内经》气概念家族的重要成员，在《内经》中共出现22次，《灵枢》与《素问》各11次。阐述真气的概念在《灵枢·刺节真邪》中共出现5次；在《素问·离合真邪论》中共出现4次，这两篇的篇名中都有"真"字，实指真气，因此，《灵枢·刺节真邪》与《素问·离合真邪论》可视为论述"真气"概念的专篇。另外在《灵枢·邪客》中，"真气"一词也出现了3次，而其篇名与专论真气的两篇类似，都含有"邪"字，即邪气，因此，真气是相对于邪气的一个概念，应与"邪气"概念共参。学者张维波等对《内经》中真气及相关气概念做了广泛的解析。

《灵枢·刺节真邪》中真气的本质

《灵枢·刺节真邪》是讨论针刺治疗疾病机制的一篇，该篇引入了多个气的概念，如真气、正气、邪气、谷气、宗气、卫气，并对前3种气概念进行了统一定义。

"黄帝曰：有一脉生数十病者，或痛，或痈，或热，或寒，或痒，或痹，或不仁，变化无穷，其故何也？岐伯曰：此皆邪气之生也。黄帝曰：余闻气者，有真气，有正气，有邪气，何谓真气？岐伯曰：真气者，所受于天，与谷气并而充身者也。正气者，正风也，从一方来，非虚风也。邪气者，虚风也，虚风之贼伤人也，其中人也深，不能自去。正风者，其中人也浅，合而自去，其气来柔弱，不能胜真气，故自去。"

"……者，（所以）……（者）也"是《内经》定义概念的标准语式，两个括号中的字都是最完整的定义格式，多数地方省略"所以"，不少地方省略"者"，"……者……也"是最简单的形式，通常是对此概念某个方面的说明。查《内经》中有"真气者……也"的地方，只有《灵枢·刺节真邪》和《素问·离合真邪论》两篇，证明这两篇在论述真气中的核心地位。在《灵枢·刺节真邪》中，黄帝将真气、正气和邪气并列提出，分别定义，说明真气有别于正气与邪气。从正气和邪气的定义来看，都是自然界的因素——风，正气为正风，邪气为虚风。正风是从一方来的风，邪气是虚风，在这里没有更具体的定义，但两者都是外来因素，可作用于人体，正风作用浅，虚风作用深，真气可与这两种气相对抗，由此可知真气在人体内部，非外来之气。因此，真气的"所受于天"可能指先天，而非人体之外的天空和空气，否则真气就与正气（正风）和邪气（虚风）同源了。真气与谷气"并而充身"，说明其与谷气运行在相同的部位，但又与谷气不同，由此可理解《素问·离合真邪论》中真气的另一个描述"真气者，经气也"。经气即经脉中运行的气。在《素问·通评虚实论》中有"络气不足、经气有余"的说法，证明经气是相对于络脉之气而言的经脉之气。经气中目前比较确定的有营气和卫气。《灵枢·营气》阐释营气沿十二经脉的经隧以及内脏之间流注的规律，《灵枢·营卫生会》则描述了卫气沿十二经脉分肉（经分）流注的规律，十二经脉的分肉也称经分，是卫气运行的通道，营气则运行在较深的经隧之中。无论深浅，营气和卫气都是沿经脉运行的经气。但为什么又说"真气者，经气也"，能否推论真气就是营气和卫气呢？这里的关键是谷气。谷气即水谷之气，是吃到胃里的饮食精华，谷气在胃里经消化后变成营卫之气，行于经脉中，故营卫之气有时也称谷气。《灵枢·五味》中细致描述了这一过程："谷始入于胃，其精微者，先出于胃之两焦，以溉五脏，别出两行，营卫之道。"因此，真气与谷气"并而充身"，说明真气是与营卫之气并行经脉中的另外一种气。古文的表达方式与现代不同，"真气者，经气也"，并不是说真气就是经气的全部，可以跟经气画等号，而是说真气属于经气，是经气的一部分，用逻辑符号"⊃"（包含）表示，经气⊃真气，更为准确。真气和谷气（营卫之气）都是经气的组成部分，主要沿经脉运行，再通过络脉和孙脉遍布全身，所以是"并而充身"。

明白真气是经气的一部分，又不同于营卫之气，而后者由饮食变化而生，仍属外源性物质，由此推论真气可能是人体的内源性物质。所谓"所受于天"可理解为真气是通过基因编码控制在人体内合成的物质，能促进人体正常生长发育，而基因是人体的遗传密码，来自父母，是人的先天因素，由自身基因合成的内源性物质符合"所受于天"的逻辑关系。

人体能够不断生成的内源性物质主要是蛋白质，它是生命的物质基础，是组成人体一切细胞、组织的重要成分。机体所有重要的组成部分均需要有蛋白质的参与。蛋白质占人体质量的16%～20%，即一个60 kg的成年人其体内约有蛋白质9.6～12 kg。人体内蛋白质的种类很多，性质、功能各异，但都是由20多种氨基酸按不同比例组合而成的，并在体内不断进行代谢与更新。人体的生长、发育、运动、遗传、繁殖等一切生命活动都离不开蛋白质。体内的一些生理活性物质如胺类、神经递质、多肽类激素、抗体、酶、核蛋白以及细胞膜上、血液中起"载体"作用的蛋白均为各种类型的蛋白质，对调节生理功能，维持新陈代谢起着极其重要的作用。机体内的蛋白质有10万种以上，具有维持细胞组织的生长、更新和修补的功能；参与体内多种重要的生理活动；可作为能源物质氧化供能。其功能主要分为以下几类。①催化和调节功能：此类蛋白质可以是酶，催化生物体内的物质代谢反应；还可以是激素，具有一定的调节功能，如胰岛素调节糖代谢、体内信号转导也常通过某些蛋白质介导。②转运功能：如血红蛋白，转运氧气和二氧化碳；血清白蛋白可以运输自由脂肪酸及胆红素等。③收缩或运动功能：如骨骼肌收缩靠肌动蛋白和肌球蛋白，可赋予细胞与器官收缩的能力，可以使其改变形状或运动。④防御功能：如免疫球蛋白，可抵抗外来的有害物质，保护机体。⑤营养和储存功能：如铁蛋白可以储存铁。

营卫之气来自饮食，其主要成分是水，另外还有从食物分解而来的营养物质，共同组成被现代医学称为组织液的人体体液。人体内部合成的真气-内源性蛋白质也是组织液的成分之一，通常产生于各种分泌腺，其运输依赖血液（营血）和组织液（营卫之气）为载体。

《灵枢·刺节真邪》中的邪气

由《灵枢·刺节真邪》的篇名可以看出，真气与邪气为一组对立概念。紧接在真气的定义之后，《灵枢·刺节真邪》继续指出"虚邪之中人也，洒淅动形，起毫毛而发腠理。其入深，内于骨，则为骨痹。抟于筋，则为筋挛。抟于脉中，则为血闭不通，则为痈。抟于肉，与卫气相抟，阳胜者则为热，阴胜者则为寒，寒则真气去，去则虚，虚则寒"。

当邪气进入肌肉层次，与位于分肉之间的卫气相互作用（抟），这时如果人体的免疫物质（阳）强盛，则对病菌等邪气形成正常的免疫炎性反应，表现为发热（阳胜者则为热）；但如果病菌数量（阴）较多，免疫系统不足以克制，则邪气会进一步侵入，消耗身体能量，形成寒的症状（阴胜则为寒）。当病毒大量进入细胞，复制出非人体自身的蛋白质，或细菌大量繁殖，消耗细胞能量，就会减弱正常内源性物质的合成，出现"真气去"的现象，机体得不到内源性活性物质的供养，则表现出更加虚弱的症状（去则虚），使病邪进一步侵入，寒证加重（虚则寒）。邪气是进入人体内的疾病因素，主要是病菌，也可以是有利于体内微生物繁殖的理化因素。

《灵枢·刺节真邪》进一步指出"虚邪偏客于身半，其入深，内居荣卫，荣卫稍衰，则真气去，邪气独留。发为偏枯。其邪气浅者，脉偏痛"。真气的载体是荣卫之气，故荣卫组织液的衰少会导致所载的真气内源性活性物质数量的减少。通常在病菌入侵的急性期，会有炎性渗出、组织液增多的现象，但如果免疫物质不能有效清除病菌，病邪进一步深入，则会形成气滞血瘀的虚寒之证，可表现出偏枯的半身不遂症状。如果邪气位于浅表部位并堵塞了络脉，其积累的致痛物质可刺激浅表组织丰富的神经末梢，形成痛证。

邪气和正气都是自然之气，可理解为自然界的某种物理因素，比如风，当这种因素为季节正常出现的风时，称为"正风"，人体能很快对其适应和化解，如通过迅速产热将寒气中和，使之不会扰乱人体的内环境，这种作用就自然消失了（合而自去）。但如果某种自然因素不是本季节该有的特殊变化，则被称为邪风、贼风或虚风，当它作用于人体时，人常疏于防范，未能及时中和与消解，导致该因素深入体内，使细胞周围的微环境紊乱并滋生病菌或其他病理物质，引起免疫反应和症状。这些体内不该有的致病因素是邪气在体内的存在形式。因此，邪气有体外和体内两种存在形式，在体外时称邪风、虚风，在体内则称为邪气、虚邪、客等，其所在部位与真气和营卫之气相同，都在经络之中。外邪的侵入途径为腠理孙脉→络脉→经脉→脏腑。

《素问·离合真邪论》论真气

《素问·离合真邪论》的主题与《灵枢·刺节真邪》类似，主要阐释了真气与邪气的关系，其中真气出现 4 次，另有两处有"真"字，实为真气；而邪气或"邪"字也出现了 6 次之多；"真气者，经气也，经气太虚，故曰其来不可逢，此之谓也。故曰候邪不审，大气已过，泻之则真气脱，脱则不复，邪气复至，而病益蓄，故曰其往不可追，此之谓也。"这是对《灵枢·九针十二原》中"空中之机，清静而微，其来不可逢，其往不可追"的进一步阐述。大意是当真气较弱时，不可用迎而夺之的泻法（其来不可逢）。这里的"大气"是对邪气的另一种描述，即较强大的邪气。如果对邪气的审查不清，邪气已经离开了再行泻法，则泻去的不是邪气，而是真气（真气脱失）。真气一旦脱失就很难再恢复，这时若邪气再来，则会与之前的邪气合并，使病情加重（而病益蓄）。因此对于邪气已经离开的情况，不可用将其追回来的泻法（其往不可追）。

《素问·离合真邪论》进一步阐述了如何泻邪气、复真气的方法："补泻奈何？岐伯曰：此攻邪也，疾出以去盛血，而复其真气，此邪新客，溶溶未有定处也，推之则前，引之则止，逆而刺之，温血也。刺出其血，其病立已。"进攻邪气的方法是迅速释放异常旺盛的血液（盛血），使真气恢复，由此可见，真气不是脉内之血，而是脉外之气。泻掉脉中多余的血，可使血管周围间隙恢复正常，使间隙周围的组织液恢复流动。这时的邪气刚刚进入人体，就像水一样不固定，一推就走，若在此时逆着邪气运动的方向针刺，放出此处的温血，破坏推动邪气运动的温度和压力梯度，可阻止疾病的侵袭。

《素问·离合真邪论》又提到用三部九候的多点脉诊辨别真气与邪气的方法："然真邪以合，波陇不起，候之奈何？岐伯曰：审扪循三部九候之盛虚而调之，察其左右上下相失及相减者，审其病脏以期之。"真气与邪气合并一起，不再相互斗争，形成一种特殊的休战状态，无法用局部脉诊获得真邪的信息（波陇不起），这时就要用三部九候的脉诊法，检查人体经络气血的失衡情况，再进行调理。最后讲到过度泻法对真气的影响："诛罚无过，命曰大惑，反乱大经，真不可复，用实为虚，以邪为真，用针无义，反为气贼，夺人正气，以从为逆，荣卫散乱，真气已失，邪独内著，绝人长命，予人天殃，不知三部九候，故不能久长。"不应用泻法（诛罚）的地方如果用了，反而会扰乱经脉，使真气无法恢复。这段文字说明真气运行与经脉密切相关，印证了真气是经气组成部分的判断。邪气在某种情况下也构成经气的一部分，与真气和营卫之气并行于经脉之中，如果不能正确判断真气和邪气的实时所在，将补泻用错，反而会使正气流失（反为气贼），并使经脉中的荣卫之气散乱。真气一旦失去，邪气就会长期占据经脉通道，使人的寿命缩短。

这里又一次出现了正气的概念。"正气"有两层含义，一是天气中的正常气候，即"正气者，正风也，从一方来，非虚风也"。二是作为人体的正常之气。在《灵枢·九针十二原》中，有"毫针者，尖如蚊虻喙，静以徐往，微以久留，正气因之，真邪俱往，出针而养，以取痛痹"。"因之"是靠近的意思，为毫针的一种补法，故这里的正气和《素问·离合真邪论》中的正气都是人体之气。与真气相比，正气的含义更广，《灵枢·小针解》云"上守神"者，守人之血气有余不足，可补泻也。"神客"者，正邪共会也。"神"者，正气也。"客"者，邪气也。"在门"者，邪循正气之所出入也。

这里的神为血气有余不足的状态，可理解为血气的动力，神与正气的关系和真气与经气的关系相同，即正气⊃神（气）。正气还包括真气，《灵枢·终始》云"泻虚补实，神去其室，致邪失正，真不可定"。《素问·离合真邪论》云"夺人正气，以从为逆，荣卫散乱，真气已失"，都说明正气中含有真气。正气还有"荣卫运行正常"的含义，如果荣卫逆乱，则邪气可乘虚而入。因此，正气是神气、真气和正常运行的荣卫之气的复合体，可保护人体免受邪气的侵犯，故有"正气存内，邪不可干"（《素问·刺法论》）的著名中医思想。

《灵枢》其他篇章对真气的论述

《灵枢·邪客》和《灵枢·官能》分别有3次和1次出现真气，其与《灵枢·刺节真邪》形成了论述病邪的一组文章。在《灵枢·邪客》中的三处真气分别是："故本腧者，皆因其气之虚实疾徐以取之，是谓因冲而泻，因衰而补，如时者，邪气得去，真气坚固，是谓因天之序。""黄帝曰：持针纵舍，余未得其意也。岐伯曰：持针之道，欲端以正，安以静，先知虚实，而行疾徐，左手执骨，右手循之，无与肉果，泻欲端以正，补必闭肤，辅针导气，邪得淫泆，真气得居。""岐伯曰：肺心有邪，其气留于两肘；脾有邪，其气留于两髀（髀关），肾有邪，其气留于两腘。凡此八虚者，皆机关之室，真气之所过，血络之所游，邪气恶血，固不得住留，住留则伤筋络骨节，机关不得屈伸，故拘挛也。"

此三处在真气出现时，都有邪气（邪）概念相伴，而且都是当邪气被去除后，真气才得以保存，这就是天的秩序，与真气"所受于天"的定义相呼应。"淫泆"是溃散的意思，进一步说明真气与邪气不两立的关系。如果真气丧失，邪气留在肘、膝、肩、髋关节时，会出现关节僵硬，无法屈伸的现象。人体关节由神经肌肉所控制，神经肌肉的活动需要神经递质等人体内源性活性物质的支持，当这些活性物质被邪气病理性物质所代替，就会出现关节活动困难的症状。

《灵枢·官能》阐述的思想与此相似："泻必用员，切而转之，其气乃行，疾而徐出，邪气乃出，伸出迎之，摇大其穴，气出乃疾。补必用方，外引其皮，令当其门，左引其枢，右推其肤，微旋而徐推之，必端以正，安以静，坚心无解，欲微以留，气下而疾出之，推其皮，盖其外门，真气乃存，用针之要，无忘其神。"该篇主要讨论针刺补泻手法，其中泻法的目的是泻除邪气，补法的目的是补充真气。当出现真气时，针下会有感觉（气下），此时要立刻出针，并推皮肤盖住针孔，勿使其从针孔逃逸，由此也说明真气的物质性。

另一处在《灵枢·根结》："阖折则气无所止息而痿疾起矣，故痿疾者取之阳明，视有余不足，无所止息者，真气稽留，邪气居之也。"这里讲到痿疾的原因是"真气稽留，邪气居之"，是对"气无所止息"的进一步说明。气需要不断地流动，这是所有实在之气的特征，所谓"气之不得无行也，如水之流，如日月之行不休"（《灵枢·脉度》），因此真气稽留是一种不正常的状态，可导致邪气进入，甚至自身即可转化为邪气，形成痿疾，该病也是运动功能的障碍，与《灵枢·邪客》中的拘挛类似，但更多的是肌肉营养不良所致。

还有一处在《灵枢·周痹》，其云："风寒湿气，客于外分肉之间，迫切而为沫……帝曰：善。余已得其意矣。此内不在脏，而外未发于皮，独居分肉之间，真气不能周，故命曰周痹。"这里真气所在的部位与荣卫之气相同，都在分肉之间，如果邪气也到了分肉之间，引起炎性渗出，导致局部组织液压增高（迫切而为沫），则含有真气的组织液就不能在经脉中周行，"真气不能周"再次证明真气就是能在经脉中循环周流的经气的一部分。

《素问》其他篇章对真气的论述

除了《素问·离合真邪论》,《素问》中还有 6 篇涉及了真气概念。在《素问》首篇《素问·上古天真论》中,不仅篇名含有"真",文章一开始就谈到真气:"今时之人不然也,以酒为浆,以妄为常,醉以入房,以欲竭其精,以耗散其真。"这里的"真"就是真气。随后又云:"夫上古圣人之教下也,皆谓之虚邪贼风,避之有时,恬淡虚无,真气从之,精神内守,病安从来。"这里真气再次与邪气(虚邪之风)相提并论。即在没有虚风侵犯且情绪又安稳的时候,人体自身合成的蛋白质可沿经脉正常运行(真气从之)。邪气在没进入人体前常称为虚风,进入人体后就称为邪气。真气的运行比营卫之气更为重要,没有真气,神经肌肉就不能正常活动。在这篇公认的道家养生文献中,作者强调了真气的运行,而非源于水谷的营卫之气,可能是因为道家有辟谷不食的修炼,故营卫谷气可暂时缺乏,但真气在人体中是不可或缺的,没有真气,生命将停止活动。

《素问》第二篇论述真气的是《素问·评热病论》,其云:"真气上逆,故口苦舌干,卧不得正偃,正偃则咳出清水也。"真气上逆会导致口苦舌干,说明真气过度活跃会产生味觉的异常及对口腔黏膜水分的过度吸收。口苦也可能是胆汁上逆所致,从后面咳清水的症状看,这种可能性较大,是胃肠过度活动(热)所致。说明真气作为一种信息物质,也不是越多越好,而是需要平衡分配。

第三篇是《素问·疟论》,其云:"夫疟之未发也,阴未并阳,阳未并阴,因而调之,真气得安,邪气乃亡,故工不能治其已发,为其气逆也。"这里表达的仍然是邪气与真气的关系,真气安则邪气亡。"气逆"可能指真气相逆,不按正常次序运行,原因是阴阳相并,此时治疗的难度较大。

第四篇是《素问·调经论》,其云:"刺微奈何?岐伯曰:按摩勿释,出针视之,曰我将深之,适人必革,精气自伏,邪气散乱,无所休息,气泄腠理,真气乃相得。"这里使用了一种暗示法,目的是让患者保持一种紧张的状态,肌肉收缩,肌间隙变窄,邪气无法在组织间隙中停留(休息),从腠理泄出,真气得以恢复正常的运行。

第五篇是《素问·六元正纪大论》(王冰所加运气七篇之一),其云:"必抑其运气,资其岁胜,折其郁发,先取化源,无使暴过而生其病也。食岁谷以全真气,食间谷以避虚邪,岁宜咸以软之,而调其上,甚则以苦发之,以酸收之,而安其下,甚则以苦泄之。"能够补全真气的谷物称为岁谷,即得岁气的谷物,其意深奥,说明真气的生成也需要合适的谷物作为原料,佐证了真气的物质性。

最后一篇是《素问·刺法论》,其云:"详天数,差的微甚,微即微,三年至,甚即甚,三年至,当先补肝俞,次三日,可刺肺之所行。刺毕,可静神七日,慎勿大怒,怒必真气却散之。"此篇说明真气的正常运行与精神状态相关,大怒会使真气涣散,这与《素问·调经论》中的暗示法有异曲同工之处,可使邪气涣散,说明真气与邪气有类似的性质。从现代科学的角度看,若以邪气为致病的病毒或细菌,则其与真气都由蛋白质组成,确实具有相似的性质。

真气与宗气

氧气是人体所需的重要物质,根据《内经》对各种气的划分,人体吸入的气体和饮食水谷,都属于后天之气,呼吸之气是用宗气来定义的。

宗气在《内经》中共出现 8 次,其高频出现的专篇与阐述真气的《灵枢·刺节真邪》和《灵枢·邪客》相互重合。《灵枢·邪客》指出"五谷入于胃也,其糟粕、津液、宗气分为三隧,故宗气积于胸中,出于喉咙,以贯心肺,而行呼吸焉"。《灵枢·邪气脏腑病形》也指出"十二经脉,三百六十五络,其血气皆上于面而走空窍,其精阳气上走于目而为睛,其别气走于耳而为听,其宗气上出于鼻而为臭"。同时出于喉咙和出于鼻的东西只有呼吸之气,三隧中出糟粕的是肠道,走津液的是脉管,出宗气的应该就是气管和食管了。食管从横膈穿出,通过心和肺到达喉咙,食物所含的气体以及进食过程中吞入的空气可通过打嗝从口腔排出体外，食物中的营养物质在细胞能量代谢后，形成二氧化碳，则通过肺和气管排出体外。

在真气的专论《灵枢·刺节真邪》中还有"宗气留于海，其下者注于气街，其上者走于息道。故厥在于足，宗气不下，脉中之血，凝而留止，弗之火调，弗能取之"。这里的海即称为气海的膻中，是呼吸运动的中心；其下注的气街应该是《灵枢·卫气》所说的胸气街，为纵隔与横膈形成的胸部空间，膈肌的升降对呼吸有重要的辅助作用。宗气上走的息道为呼吸之道，对应现代的气管。在膈膜上有腔静脉裂孔，腔静脉有此穿过，膈肌如有紧张（宗气不下），可影响下腔静脉血的回流（脉中之血，凝而留止），这种紧张是由足部之气厥逆所致（厥在于足）。由于气的厥逆多为寒所致，故只能用火来调解（弗之火调，弗能取之）。

总之，宗气是人体各种气体的总称，包括吸入的含氧空气。"宗"有"总""多种"的意思，"宗"与"脉"和"筋"字组成"宗脉"和"宗筋"的概念，为脉和筋的汇聚之处。

《内经》中的气概念

《内经》各篇中的真气概念含义相似，绝大多数与邪气相提并论。真气源自先天，与后天的水谷之气共同运行在经脉之中，是不可缺少的生命要素。《内经》使用气的概念描述人体和大自然中难以直接观察到的作用因素，它与有形的物质对立存在，《内经》讨论的"形气"关系证明了两者的区别。在看不见的作用因素中，有些是物质性的，像真气、谷气、精气、营气、卫气等，有些是物理因素，如风气、火气、寒气等，有些则是功能性的，如肝气、胃气、神气等。

《内经》真气及相关气概念简析：

真气——人体通过基因编码控制合成的物质，可促进人体正常的生长发育和代谢。

邪气——自然界的非正常物理因素和人体中的病理物质及异常微环境。

谷气——饮食中的精微物质。

精气——谷气经消化吸收，进入血液和组织液的精微物质。

营气——由精气加津液形成的组织液，主要在深层，同时为血液的成分之一。

卫气——精气加津液加免疫物质形成的组织液，主要在皮肤和皮下浅层。

经气——在经脉中运行的营、卫气和真气。

正气——自然界随季节出现的物理因素（正风）和人体中正常存在、能抵御外邪侵犯的各种精微物质和物理因素。

神气——推动血液运动的动力和血管的搏动传导。

宗气——位于膈肌以上（上焦）的呼吸之气以及经食道排出的食物中的气体。

在两千年前科技水平并不发达的情况下，智慧的中华祖先不仅从解剖可见的组织器官角度阐述生命的规律，还大量运用了一般人肉眼看不到的气来解释生命的活动、疾病发生与治愈的原理。研究发现，《内经》中各种各样的气分别代表身体中的各类精微物质或物理因素，它们既有联系，又相互区别，形成了中医理论的范畴体系。随着科学技术的进步，很多中医的气概念已经可以通过先进的仪器观测到，从不可见变得"可见"，它们与当代分子生物学、微生物学、免疫学和生物物理学等学科的概念有颇多交集，体现了中医理论的先进性与超前性。

73 《内经》本体论自然观——真气论

关于宇宙起源和终极本质的探讨是古代自然哲学思想的核心命题，前者侧重从时间上追溯，属于生成论观点；后者侧重于从本质构成上解析，属于结构论观点。早期自然哲学，无论是古希腊哲学，抑或是中国传统哲学，均围绕此命题展开。气是中国古代自然哲学宇宙自然观的高度体现，是《内经》医学理论最核心的概念。传统的认识，《内经》的自然哲学观是"气一元论"思想，即认为天地万物皆由气这一个元素作为本源起始、发展、演化而成。但系统梳理、分析《内经》理论，秦汉之际的"气一元论"并未对《内经》哲学思想产生根本影响，《内经》全书竟无一处提及元气，而充斥全书的是真气和天地之气，其自然哲学观是由"真气"为代表的本体论思想和天地阴阳二气为起源的二元论思想两种体系构成。其实二者有不同的哲学流派背景，前者源自道家学派，尤其是庄子的思想；后者则源于《周易》以乾坤为宇宙万物起始的定位。虽然在后世的发展中，起源论与本体论逐渐融合，形成诸多医家皆"真元"并称的局面，如张仲景在《伤寒论》中有"若五脏元真通畅"之语，李东垣在《脾胃论》中有言"真气又名元气，乃先身生之精气也"等，将二者混同。但二者不仅有各自的学术渊源，而且在《内经》医学体系中，亦发挥着不同的作用。学者贺娟重点阐发了《内经》真气论思想的形成、特征与应用。

真气——《内经》自然哲学本体论观点

本体论观点的最早提出，是古希腊哲学家亚里士多德，他在其《形而上学》一书中主体论述的即是"本体论"的哲学体系，而这一观点提出的基础，是之前爱里亚学派的巴门尼德提出的"存在"的概念。"存在"西方多翻译为"being"，中文则有人翻译为"是""有"。这一概念被视为本体论的雏形，"存在着存在，不存在着非存在"是巴门尼德的著名论断，此"存在"是指现象背后的事物本质，"非存在"是生灭变换的现象世界。此论点在于强调现象背后共相本质的确定性存在。而"存在"作为万物的终极本质的一般性哲学概念，从逻辑学上讲，它的外延最大，内涵最小。因为其外延最大，所以宇宙万物以及它们的属性、动作等，无一不是"存在"。

真与幻、虚、无等内涵上相对，表达的是一种实有、确定性的存在，因此，真气的含义则是强调气是生命体的终极性、确定性存在，这与巴门尼德的"存在"论、亚里士多德的本体论，在概念与内涵上高度相似，是属于中国古代哲学宇宙本体论的范畴。真气作为《内经》气学思想的核心范畴，在《内经》原文中有多处论及，全书共有21处论述真气，有100余处提及"真"字，但表达的含义是真气者；有5篇文章，包括《素问·上古天真论》《素问·玉机真藏论》《灵枢·刺节真邪》《素问·离合真邪论》《灵枢·邪客》，主体论述真气在生命活动、疾病发生、养生延年中的决定性作用。因此，真气理论在《内经》中具有无可替代的重要地位。

真气的哲学起源

考儒家的经学文献，未曾见到过关于"真"的任何表述，《内经》真气概念的提出，是源自对道家"真"字的继承。作为对世界本源的认识，春秋战国时期的老子在《道德经》中提出"道"的概念，并在"道"中首次提及"精""真"，《老子·十八章》云"道之为物，惟恍惟惚；惚兮恍兮，其中有象；

恍兮惚兮，其中有物；窈兮冥兮，其中有精；其精甚真，其中有信。"即在老子自然哲学观中，精和气是由"道"派生出来的构成宇宙万物的基本元素，认为这一元素是确定性存在的，故以"真"字表达。

在《道德经》关于世界本质的诸多概念中，庄子对"真"的概念的继承和发展尤为突出。其表现之一即是在《庄子》诸篇章中反复强调"真"的重要性，如《庄子·秋水》提出"谨守而勿失，是谓反其真"，《庄子·山水》云"见利而忘其真"。《庄子·渔夫》则云"真者，精诚之至也。不精不诚，不能动人。故强哭者虽悲不哀，强怒者虽严不威，强亲者虽笑不和。真悲无声而哀，真怒未发而威，真亲未笑而和。真在内者，神动于外，是所以贵真也"。认为只有真实存在的精神、情感才具有力量。在《庄子·大宗师》作为高境界生命的标志——是提出"真人"的称谓，云："古之真人，其寝不梦，其觉无忧，其食不甘。其息深深。真人之息以踵，众人之息以喉。""古之真人，不知说生，不知恶死；其出不欣，其入不距；翛然而往，翛然而来而已矣。"这种定位，亦影响了诸多秦汉之际的思想家，《淮南子》云："真人，性合于道，能登假于道，精神返于至真，是谓至真人。"指出真人是在精神上与"道"融为一体之最高境界者。《吕氏春秋·先己篇》则云："凡事之本，必先治身，啬其大宝，用其新，弃其陈，腠理遂通，精气日新，邪气尽去，及其天年，此之谓真人。"皆将真人视为修炼至极致、形神一体、天人融通、能够尽终天年者。

考《内经》之前的文献，虽有真、真人之称谓，但未见真气的概念。《内经》融合秦汉之际的气学思想与道家的重真观念，提出真气，并从两方面承接《庄子》思想中关于真的认识：①认为人体真气禀受于天地自然。《庄子·渔夫》"真者，所以受于天也，自然不可易也"。《灵枢·刺节真邪》则云"真气者，所受于天，与谷气并而充身也"。②引入真人的概念，并视为修炼的最高境界。《素问·上古天真论》提出了养生修炼的4种高境界之人，即真人、至人、圣人、贤人，四者因修炼程度不同，其寿命的可预期值亦不同，其中真人是4种高人中的最高境界者，真人因其能"提挈天地，把握阴阳，呼吸精气，独立守神，肌肉若一。故能寿敝天地，无有终时，此其道生。"《素问·六微旨大论》在阐述了自然生命之气的升降出入与其生化状态的关系之后，又云"与道合同，唯真人也"。王冰注云："言有人逃阴阳，免生化，而不生不化，无始无终，同太虚自然者乎？"张景岳云："不生不化，即不生不死也。"这种对真人的无限崇尚，皆是源自《庄子》对真人的定位。

真气的功能与属性

真气作为生命的终极本质，在《内经》诸多以气为词根构成的范畴中，是层次最高、含义最广的概念，不仅是整体生命活动的主宰，而且因认知需要，被具化为不同层面的术语。

1. 主宰性——真气决定个体生命的盛衰夭寿　《内经》认为，真气不仅决定着一个人生命之初的禀赋，而且决定着整个生命活动的健康长寿与否。《素问·五常政大论》之"气始而生化，气散而有形，气布而蕃育，气终而象变，其致一也"。此气具有天地之真气的特质。真气充足，则禀赋充盈，后天寿夭状态倾向于长寿；真气不足，则禀赋薄弱，后天寿夭状态倾向于早夭。《灵枢·寿夭刚柔》是《内经》阐述生命夭寿特征的文章，全篇以气是否"任形、充形"，即是否能充满形体为判断夭寿的重要条件，其中有以下记载："黄帝问于伯高曰：余闻形有缓急，气有盛衰，骨有大小，肉有坚脆，皮有厚薄，其以立寿夭奈何？伯高答曰：形与气相任则寿，不相任则夭……形充而脉坚大者顺也，形充而脉小以弱者气衰，衰则危矣……平人而气胜形者寿。"即人之形体虽有强弱高矮胖瘦之别，但以气能充形、气能盛形者为长寿之象；而以形盛气衰、气不充形者为早夭之象。

同时，真气在个体生命形成之后的生命过程，存在慢性耗散的基本态势，因此，保养真气是《内经》延年益寿的核心原则。《素问·上古天真论》是《素问》的首篇，是全面概述《内经》养生思想与理论的篇章，此篇不仅以"天真"命名，而且全文全面阐释了古人如何通过保养真气达到养生长寿的目的，文中云"恬淡虚无，真气从之；精神内守，病安从来？"，认为"真气从之"是"尽终天年"的重要因素。对比"今时之人年半百而动作皆衰者"的原因，则是"以酒为浆，以妄为常，醉以入房，以欲竭其精，以耗散其真……故半百而衰也"，揭示导致"今时之人"半百而衰的根本在于"以欲竭其精，以耗散其真"。由此可见，人体真气的有无多少是决定寿命的关键。故在《内经》全书，凡涉及却疾延年、维护生命的内容，多处以养护真气立论；而背离自然之道，则会耗伤真气而损折。《素问·四气调神大论》在阐述了顺应时令养生的重要性之末，云"圣人春夏养阳，秋冬养阴，以从其根，故与万物沉浮于生长之门。逆其根，则伐其本，坏其真矣"。即违逆四时阴阳这一根本，则人体本真受到戕害，"真"与"本"属于同位语。

《内经》在将导致人体发生的因素总称为"邪气"的同时，在很多篇章，与邪气对举的是并非通常认为的正气，而是真气。真气作为生命的本根之气，具有维护健康、抵御邪气的功能；邪气侵入人体，即扰乱、削伐人体真气；而邪气祛除，真气守持于内，人即安和。这种经文大量存在于《内经》之中，如《素问·八正神明论》之"阴阳相错，真邪不别"，《素问·气交变大论》之"五运更治，上应天期，阴阳往复，寒暑迎随，真邪相薄，内外分离"。皆将人体疾病状态称为真邪相干；而把邪气去、真气安视为疾去身安的根本，《灵枢·邪客》云："邪气得去，真气坚固，是谓因天之序……邪得淫泆，真气得居。"《素问·调经论》云："按摩勿释，出针视之，曰我将深之，适人必革，精气自伏，邪气散乱，无所休息，气泄腠理，真气乃相得。"其他如《素问·离合真邪论》《灵枢·刺节真邪》等篇，更是以阐释"真邪"关系为核心的篇章。

2. 无限性——真气具化形成人体脏腑经脉之气　　真气是以气作为生命之本体，从宇宙自然层面，在时间上无终无始、无限延伸，生命形式可以从一种状态变化成另一种状态，但气自身无增减盛衰。北宋张载《正蒙》表述为"太虚无形，气之本体，其聚其散，变化之客形尔……太虚不能无气，气不能不聚而为万物，万物不能不散而为太虚，循是出入，是皆不得已而然"。即真气虽然存在个体上的盛衰有无，但从太虚宇宙的角度，是无限延续存在的。同样，这种无限性还表现为，真气在生命体任何一个层面皆等同、延伸存在。《内经》属于医学体系，解读生命各种变化及认知疾病是其基本功能，为满足其自身需求，单单笼统地从哲学层面认识人体是远远不够的。因此，《内经》衍生出诸多以气为词根的术语，如经气、藏气、肾气、宗气等，这些气皆是真气在某种生命层面、某个阶段的具化概念，与真气具有相同的功能与作用，是真气在人体其他各部位的称谓。

（1）肾气：《内经》从具体的脏腑组织解读生命的重要体现，即是对肾气的重视。可以认为，《内经》赋予肾气在生命活动中的特殊地位，是《内经》将真气的概念体现与应用在脏腑系统的表现。《素问·上古天真论》前半篇以保养真气视为尽终天年的重要条件："恬淡虚无，真气从之；精神内守，病安从来。"但后半部分，在整体阐述女七男八的生命节律时，则将这一生命过程的主导，定位为肾气，如"丈夫八岁，肾气实，发长齿更；二八，肾气盛，天癸至，精气溢泻，阴阳和，故能有子；三八，肾气平均，筋骨劲强，故真牙生而长极……五八，肾气衰，发堕齿槁……八八，天癸竭，精少，肾脏衰，形体皆极，则齿发去"。并在其后黄帝与岐伯讨论"年老有子"这种生命活力异常旺盛、健康群体的条件时，岐伯回答的3个条件即是："此其天寿过度，气脉常通，而肾气有余"。在这里，可以明确感知到前文真气的概念，已经转化为肾气，二者在生命活动中的地位和作用是等同的。所以，肾气的概念，除了主骨、生髓、主水液代谢这种被五行之"水"规范的内涵之外，在《素问·灵兰秘典论》将之描述为"肾者，作强之官，伎巧出焉"，作强、技巧涵盖了体力、智力等方面，肾气几乎成为生命状态的代称，这实则是真气内涵的体现。

（2）经气：纵观《内经》的学术结构，对人体生命的认识，早期是存在两个不同的系统的，即脏腑系统和经络系统，《素问》以脏腑为主体，《灵枢》则以经络为主体，不同的篇章内容又有一定的交叉。如同"真气论"影响脏腑系统理论的结果，《内经》以肾气作为生命活动的本体和主宰之气。而以经络系统建构的生命体系，则是以"经气"的概念表达真气，将"经气"等同于生命之气。这种表述亦大量存在于《内经》诸多篇章，如《素问·离合真邪论》云"真气者，经气也"。《素问·四时刺逆从论》云："然必从其经气，辟除其邪，除其邪则乱气不生。"如其他诸篇将真气与邪气相对举，本篇则将"经气"与邪气对举。而《灵枢·九针十二原》《灵枢·终始》皆提出"气至而有效"，重视"得气"对针刺取效的决定性，实则是强调经气或真气的来至与复原对生命健康的重要意义。《素问·宝命全形论》云："经气已至，慎守勿失，深浅在志，远近若一，如临深渊，手如握虎，神无营于众物。"

（3）藏真与真藏之气：《素问·平人气象论》提出之"藏真"的概念，并提出"藏真散于肝""藏真通于心""藏真濡于脾""藏真高于肺""藏真下于肾"之"藏真"分布于五脏的论述，顾名思义，"藏真"即是"五脏真气"，是真气在五脏概念层面的具化。与此概念相类的是"真藏之气"，《素问·玉机真藏论》阐述了系列"真藏脉"呈现的死候："诸真藏脉见者，皆死不治也"。而其后又云："故邪气胜者，精气衰也，故病甚者，胃气不能与之俱至于手太阴，故真藏之气独见，独见者病胜藏也，故曰死。"显然，"真藏脉"是"真藏之气"外泄的脉象，而真藏之气是与后天脾胃水谷之气相对而言的生命之本真之气。

3. 不可分性——真气不分阴阳　真气观与元气论的最大不同，在于元气的演变、进展过程的分化，由作为本原的、混沌的元气进一步分化清浊而为天地之气，天地之气再升降、交感、互化，化生自然万象，因此，形成的万物包括生命皆具有阴阳、动静、升降、清浊的特征。《内经》之起源论思想主要是在《周易》影响下的天地阴阳二元论思想，《内经》诸多篇章皆是阐发这一观点，如《素问·六微旨大论》云："天气下降，气流于地；地气上升，气腾于天。故高下相召，升降相因，而变作矣。"《素问·宝命全形论》云："人以天地之气生，四时之法成……天地合气，命之曰人。"在天地阴阳二元论影响下，以阴阳认知人体生命构成的范畴具有相对的阴阳属性，具有动静、升降、清浊的特征，如阴气与阳气、气与血、营与卫、脏与腑、阴经与阳经等，此皆可视为天地阴阳观影响的产物。而真气视气为生命的终极本质，不具有再分性，故无阴阳之别，亦不具有升降、出入、清浊之性。因此，由真气概念延伸形成的诸多概念，如经气、肾气、藏真之气、血脉之气等，同样无任何内在对立属性的存在。

总之，《内经》在道家思想影响下，作为其自然哲学思想的重要内容，是形成真气的本体论思想，这一思想，与秦汉之际的元气论逐渐融合，是后世"真元"并称的渊源。

74 《内经》精气的含义及其关系

精气，是中医精气理论中的重要概念，但"精气"二字连读，是指精还是气，还是精与气的合称？在中医教科书中尚未有明确说法，使用较为混乱。明确《内经》中"精气"二字的含义，对于规范精气学说中的核心概念具有重要意义。学者徐宁等在《内经》162 篇中共检出"精气"二字连读者 40 处，逐条梳理，以明确其含义。

《内经》中精气的含义

1. 指一种充塞于宇宙之中的无形而动的极精微物质，是宇宙万物的构成本原　如《素问·五运行大论》云"虚者，所以列应天之精气也"。

2. 指人体之精

（1）指生殖之精：如《素问·上古天真论》云"丈夫八岁……二八肾气盛，天癸至，精气溢泻，阴阳和，故能有子"。《素问·上古天真论》云"此其天寿过度……此虽有子，男不过尽八八，女不过尽七七，而天地之精气皆竭矣。"《素问·厥论》云："寒厥何失而然也？岐伯曰……此人者质壮，以秋冬夺于所用，下气上争，不能复，精气溢下，邪气因从之而上也，气因于中，阳气衰……故手足为之寒也。"

（2）指藏于脏腑中的液态精华物质，又称"脏腑之精"：如《素问·五脏别论》云"所谓五脏者，藏精气而不泻也，故满而不能实"。《灵枢·大惑》云："五脏六腑之精气，皆上注于目而为之精。"

（3）指水谷之精，即人体摄取的饮食物中的精微物质：如《素问·经脉别论》云"饮入于胃，游溢精气，上输于脾"。《素问·奇病论》云："夫五味入口，藏于胃，脾为之行其精气，津液在脾，故令人口甘也。"《灵枢·小针解》云："浊气在中者，言水谷皆入于胃，其精气上注于肺，浊溜于肠胃。"《灵枢·平人绝谷》云："故平人不食饮七日而死者，水谷精气津液皆尽故也。"《灵枢·平人绝谷》云："故神者，水谷之精气也。故肠胃之中，当留谷二斗，水一斗五升。"《灵枢·大惑论》云："人之善饥而不嗜食者，何气使然？岐伯曰：精气并于脾，热气留于胃。"

3. 指人体之精与气的合称

（1）"精"指人体之精，"气"指人体之气，"精气"即人体之精与人体之气的合称：如《素问·生气通天论》云"凡阴阳之要……阴平阳秘，精神乃治，阴阳离决，精气乃绝"。《素问·汤液醪醴论》云："嗜欲无穷而忧患不止，精气弛坏，营泣卫除，故神去之而病不愈也。"《素问·厥论》云："脾主为胃行其津液者也，阴气虚则阳气入，阳气入则胃不和，胃不和则精气竭，精气竭则不营其四肢也。"《素问·调经论》云："人有精气、津液、四肢、九窍、五脏。"《素问·疏五过论》云："凡欲诊病者，必问饮食居处。暴乐暴苦，始乐后苦，皆伤精气，精气竭绝，形体毁沮。"《素问·刺法论》云："道贵常存，补神固根，精气不散，神守不分，然即神守而虽不去，亦能全真。"《灵枢·大惑论》云："心有所喜，神有所恶，卒然相惑，则精气乱，视误故惑，神移乃复。"《灵枢·终始》云："深居静处……专意一神，精气之分，毋闻人声，以收其精，必一其神，令志在针……是谓得气。"

（2）精指人体之正气，气指逆乱之病气，精气是正气与病气的合称：如《素问·奇病论》云："此得之在母腹中时，其母有所大惊，气上而不下，精气并居，故令子发为癫疾也。"

4. 指人体之气

（1）指五脏之气，即肝气、心气、脾气、肺气、肾气：如《素问·宣明五气》云"五精所并，精气并于心则喜，并于肺则悲，并于肝则忧，并于脾则畏，并于肾则恐，是谓五并。"《灵枢·九针论》云："五并，精气并肝则忧，并心则喜，并肺则悲，并肾则恐，并脾则畏，是谓五精之气并于脏也。"

（2）指人体之气中的精华部分：如《素问·痹论》云"营者，水谷之精气也，和调于五脏，洒陈于六腑"。《灵枢·营卫生会》云："营卫者，精气也；血者，神气也，故血之与气，异名同类焉。"《灵枢·卫气》云："其气内入于五脏而外络肢节。其浮气之不循经者，为卫气；其精气之行于经者，为营气。"

（3）指人体的正气，与邪气相对待：如《素问·玉机真脏论》云"故邪气胜者，精气衰也"。《素问·通评虚实论》云："何谓虚实？岐伯对曰：邪气盛则实，精气夺则虚。"《素问·评热病论》云："复热者，邪气也，汗者精气也，今汗出而辄复热者，是邪胜也。"《素问·调经论》云："刺微奈何？岐伯曰：按摩勿释，出针视之，曰我将深之，适人必革，精气自伏，邪气散乱，无所休息。"《素问·调经论》云："岐伯曰：泻实者……针与气俱出，精气不伤，邪气乃下，外门不闭，以出其疾。"《素问·调经论》云："补虚奈何？岐伯曰……气入针出，热不得还，闭塞其门，邪气布散，精气乃得存。"《素问·四时刺逆从论》云："故刺不知四时之经，病之所生，以从为逆，正气内乱，与精相薄，必审九候，正气不乱，精气不转。"《灵枢·根结》云："故曰用针之要，在于知调阴与阳，调阴与阳，精气乃光，合形与气，使神内藏。"《灵枢·终始》云："脉虚者，浅刺之，使精气无得出，以养其脉，独出其邪气。"

5. 指自然界中的清气　《素问·上古天真论》云"黄帝曰：余闻上古有真人者……呼吸精气，独立守神"。

6. 指自然界的清气和水谷　《素问·六节脏象论》云"关格之脉赢，不能极于天地之精气，则死矣"。《灵枢·五味》云："天地之精气，其大数常出三入一。"

讨　　论

1. 古代哲学范畴的精气　《内经》成书于战国至秦汉之间，深受当时哲学思想的影响，因此古代哲学的精气学说在《内经》中出现也是不可避免的。对于《内经》中精气的研究，有必要辨清古代哲学的精气概念与中医学精气概念的区别。古代哲学的精气概念，始见于《易传》与《管子》。《易传·系辞上》云："精气为物，游魂为变。"《管子》中不但出现了"精气"二字，还明确指出精即气。如《管子·心术上》云"一气能变曰精"；《管子·内业》云"精也者，气之精者也"。另外还有"凡物之精，此则为生，下为五谷，上为列星……是故此气，杲乎如登于天，杳乎如入于渊，淖乎如在于海，卒乎如在于己"。由此可见，古代哲学范畴中的精气又称精，是一种无形可见、不断运动的极细微物质，是宇宙万物的构成本原；有时专指气中的精粹部分，是化生人类的精微物质。精、气与精气的概念是统一的。

2. 中医学的精气　《内经》中除载有表述宇宙万物本原的精气外，还有专指自然界的精气和人体内的精气。自然界中的精气，即自然界中的清气和水谷（饮食物），共 3 条，占 7.5%；指人体内的精气，共 35 条，占 87.5%。人体内的精气在《内经》中的含义相当复杂。有时指人体之精，有时指人体之气，有时是人体精和气的合称。

（1）人体之精：《内经》中 40 处"精气"中指人体之精的有 11 处，占 27.5%。在《内经》中，人体之精又被分为 3 个层次：第一个层次是指广义的人体之精，即指人体内一切有用的液态样精华物质，包括禀受于父母的先天之精、后天获得的水谷之精、生殖之精、血、津液等精华物质。第二个层次是指水谷之精，也就是饮食物中的精微物质。人体脱离母体之后，摄入饮食水谷，其中的精微部分被人体吸收，形成人体自身的后天之精。后天之精对先天之精不断进行补充，与先天之精一起促进人体的生长、发育，维持人体的生命活动。第三个层次是指生殖之精，此精由肾精化生，与人类的繁衍密切相关。

（2）人体之气：《内经》中 40 处"精气"中指人体之气的 14 处，占 35%。《内经》中的"精气"所指的人体之气，含义也有区别。第一种是指五脏之气，如心气、肺气、肾气、脾气、肝气。主要是说明"五并"这一疾病的病机。第二种是指气中的精华部分。有时指水谷之气中的精粹者，即营气；有时指人体之中的营卫二气。第三种是指人体的正气，是指人体内具有抗病、祛邪、调节、修复等作用的一类细微物质，是与邪气相对待的。人体的正气来源有三：一是吸入的自然界的清气，二是由先天之精所化生之元气，三是由水谷之精所化生之谷气。此三气合而为一，就是人体之气，或叫作一身之气。一身之气，是人体之气的最高层次，包含前两种含义的气。一身之气相对于"邪气"而言，又称正气。

（3）精气指人体之精和人体之气：《内经》中"精气"指人体之精与人体之气合称者 10 处，占 25%。此处的人体之精是指广义的精，即指人体内一切有用的液态精华物质；人体之气是指由精化生的，不断运动且无形可见的极细微物质，既是人体的重要组成部分，又是机体活动的动力所在。

（4）精指人体的正气，气指逆乱的病气：在《素问·奇病论》中提到"胎病"的病因病机时，所用之"精气"则是指精和气。但此处的精和气不是指人体之精和人体之气，而是指人体的正气与逆乱的病气。

（5）人体之精与人体之气的关系：从《内经》中关于"精气"含义的梳理中，可以看出精气分指人体之精、人体之气、人体之精和人体之气合称的相关条文最多，达 35 处，占 87.5%。那么人体之精与人体之气有什么样的区别，又有怎样的联系呢？二者都是人体的重要组成部分，但它们之间是有明显区别的，是不能相互替代的。人体之精为有形之精华物质，人体之气为无形之细微物质；人体之精贵在藏于脏腑之中而不妄泄，人体之气贵在运动有序而不紊乱。就人体之精与人体之气的先后而言，则精在先，气由精化。如《灵枢·决气》云："两神相搏，合而成形，常先身生，是谓精。"《灵枢·本神》云："生之来，谓之精。"《灵枢·经脉》云："人始生，先成精，精成而脑髓生，骨为干，脉为营，筋为刚，肉为墙，皮肤坚而毛发长。"

人体之精产生之后，就会化生人体之气。如《素问·阴阳应象大论》云"精化为气"，说明有形之精转化为无形之气。人体之气产生之后，气的运行不息也能促进精的化生。只有气的功能正常，才能运化水谷，吸收水谷之精，充养脏腑，补充先天之精。即无形之气转化为有形之精。总之，精是气的化生本原，气是由精所化生的细微流动的物质或能量。

综上所述，由于"精气"二字含义的多样性，有时指宇宙万物之构成本原，有时指自然界的清气和水谷，有时指人体之精与人体之气的合称，有时单指人体之精，有时单指人体之气，有时代称正气，故在应用此概念时要倍加谨慎。

75　肾精化生元气与脏腑之气的现代医学机制

　　精、气、阴、阳是中医理论体系中的核心概念，用现代医学理论诠释其科学内涵，对于提高中医药自身水平、加快中医药的现代化和国际化进程，甚至对促进现代医学的发展，均具有重大意义。在这方面，"肾藏精"的理论研究近几十年来有了较大的突破。目前认为，干细胞具有先天之精属性，是先天之精在细胞层次的存在形式；"肾藏精"体现为干细胞及微环境的调和状态，即干细胞、微环境和神经-内分泌-免疫（NEI）网络的动态平衡。肾精及肾藏精的现代医学内涵主要涉及干细胞，但也与现代医学的其他内容相关。学者马迎民等在当前"肾藏精"研究的基础上，阐述与肾精密切相关的干细胞（以下也称干细胞之肾精）的动态演变过程及干细胞的主要功能，以探究中医肾精化生元气和脏腑之气的现代医学机制。

干细胞的动态演变及其主要功能具有肾精属性

　　干细胞是具有自我更新及多向分化潜能的未分化或低分化细胞，可分为胚胎干细胞、组织干细胞（或称成体干细胞）和生殖干细胞。

　　从目前胚胎学理论看，生殖干细胞、胚胎干细胞和组织干细胞的功能各不相同。①生殖干细胞与生殖繁衍：生殖干细胞的主要作用是维持生物种代间的延续。父方的生殖干细胞首先增殖分化为精原细胞，再经两次减数分裂而产生精子，而母方的生殖干细胞在生命早期就已增殖分化为卵原细胞，在育龄期经两次减数分裂后产生卵子。精子与卵子结合形成受精卵，受精卵中融合了父母双方的遗传物质，形成了新的染色体组合和基因组合，染色体 DNA 序列中蕴含了决定个体发生、发展以及其他各种生命现象产生的遗传信息。受精卵的形成标志着新个体的开端和全能胚胎干细胞的产生。②胚胎干细胞与胚胎生长发育：胚胎干细胞决定胚胎的形成、生长和发育。受精卵经连续的细胞分裂，由桑椹胚至胚泡。胚泡由胚泡腔、包绕胚泡腔的一层称为滋养层的扁平细胞和胚泡腔内一团称为内细胞群的细胞构成，组成胚泡的细胞均属于多能胚胎干细胞。其中胚泡滋养层干细胞增殖分化为组成滋养层的所有细胞类型，参与胎盘与胎膜的形成，以此从母体血中汲取氧气和营养物质，并排出 CO_2 和代谢废物，适应胚胎生长发育需要。③组织干细胞与出生后生长发育和受损细胞更新：出生后胚胎干细胞消失，生殖干细胞处于休眠状态，但组织干细胞始终处于工作状态，主要作用是促进个体成熟前的生长发育，保持组织器官结构完整和生理功能正常。组织干细胞通过相应受体接受 NEI 网络和干细胞微环境的信号，经细胞信号传导，活化或抑制相关转录因子，或启动自我更新，以保持自身群体的稳定，或启动增殖分化，产生构成组织、器官的 200 多种成熟细胞。这些分化的成熟细胞或者促进机体的生长发育，或者更新生理及病理情况下受损、衰老和死亡的细胞，以保持组织器官的结构完整和功能正常。肾精的生髓、充脑、养骨、化血、滋润濡养和防御卫外均是组织干细胞的功能体现。④生殖干细胞激活与"天癸至"：从个体出生到青春期，机体各种组织、器官和系统的形体结构和生理功能逐渐趋于完善。在神经内分泌的调节下，尤其是在下丘脑-垂体-性腺轴的作用下，生殖系统的结构和功能发育成熟，生殖干细胞的增殖分化被激活，从而具备繁衍生息的能力。"天癸至"是对这一时间节点的神经内分泌、性腺轴、生殖系统和生殖干细胞所有功能状态的高度概括。由上述论述可知，干细胞具有肾精属性，是肾精的主要成分。

中医元气和脏腑之气的现代医学本质

在《中医学基础》中，对元气及脏腑之气的内涵有如下阐述：元气又名"原气""真气"，是人体最基本、最重要的气，是人体生命活动原动力的物质基础。元气是由肾所藏的先天精气化生，依赖脾胃运化水谷精气的充养和培育。所以元气的盛衰，既取决于先天禀赋，又与后天脾胃运化水谷精气的功能密切相关。元气根源于肾，通过三焦而布散全身，内至五脏六腑，外达肌肤腠理，无处不到，发挥其生理功能。元气的主要功能一是促进人体的生长发育和生殖，二是激发和推动脏腑、经络等组织器官的生理功能活动，所以元气为人体生命活动原动力的源泉，是维持生命活动的最基本物质。元气充沛，则各脏腑、经络等组织器官的功能旺盛，机体强健而少病。若因先天禀赋不足，或后天失调，或久病损耗，导致元气的生成不足或耗损太过时，就会导致元气虚衰而产生种种虚性疾病。脏腑之气是人体之气的一部分，整体之气分布于某一脏腑就成为该脏腑之气，是构成各脏腑的最基本物质，又是推动各脏腑进行生理活动的物质基础。人体各脏腑组织之间的气机活动共处于升与降、出与入的对立统一矛盾运动之中，共同完成整个机体的新陈代谢，保障生命活动的物质基础不断地自我更新；气虚证是指元气不足，各脏腑气虚证的定性症状与元气不足表现相符，而定位症状相当于特定脏腑之气不足的表现。

从以上阐释可知，元气和脏腑之气无疑是揭示机体功能规律的学说，而现代医学理论认为，机体的功能构成包括生物大分子、细胞、器官、系统的功能及它们之间的相互联系和协调。那么中医元气和脏腑之气的内涵与现代医学机体功能的内涵之间必然有内在的联系。根据研究，两者之间的内在联系可概括为两个科学假说：元气的现代医学本质主要体现为机体所有细胞基本功能及它们之间联系的有机集合，而脏腑之气的现代医学本质主要体现为构成脏腑的所有细胞的细胞基本功能和一些细胞特殊功能及它们之间联系的有机集合。

现对上述科学假说的理论和事实依据论述：①细胞决定机体的各种生命活动及现象：现代医学研究揭示，细胞是构成机体的基本单位，组织、器官和系统均由细胞构成；细胞具有独立完整的代谢体系，是代谢与功能的基本单位；细胞是机体生长与发育的基础，没有细胞就没有完整的生命，各种生物大分子脱离了细胞这一生命的微环境也无法表现出生命现象；细胞在分子与整体、结构与功能之间架起了桥梁。因此，细胞决定机体的形态结构、功能、代谢和生长发育等。②细胞功能决定机体各个层次的功能及其相互联系：根据现代医学研究，人体的细胞有200余种，由细胞分化为不同的组织，如上皮组织、结缔组织和神经组织等，这些组织进一步组成执行特定功能的器官，如心脏、肝脏和肾脏等，再由多个器官构成具有一系列关系密切的生理功能的系统，如消化系统、神经系统等；各种生物大分子和细胞的关系是从属关系，分子必须被有序地构建及装配为某些细胞内的组分并进入细胞内一定的功能体系中才能表现出生命现象。因此，在构成机体功能的生物大分子、细胞、器官、系统的功能及它们之间相互联系的网络之中，细胞功能是核心，是各个水平功能及相互联系的决定因素。③细胞功能可分为细胞基本功能和细胞特殊功能：每种细胞都分布于特定的部位，执行特定的功能。但对某些细胞群体乃至所有细胞而言，在细胞和分子水平上实现的基本生命过程及其原理有很大程度的共性，这些共性叫作细胞基本功能，包括细胞膜的物质转运功能、细胞的信号传导、细胞生物电现象以及肌细胞的收缩功能等；而未被细胞基本功能包括的细胞功能称为细胞特殊功能。④"机体所有细胞基本功能及它们之间联系的有机集合"与"元气"的内涵相符：第一，细胞基本功能是由干细胞增殖分化产生，因为细胞基本功能均以一系列相关蛋白功能为基础，如与细胞膜物质转运功能有关的载体蛋白和水通道等，与细胞信号传导有关的受体和蛋白激酶等，与细胞生物电现象有关的各种离子通道和各种离子泵等，与肌细胞收缩有关的肌动蛋白和肌球蛋白等，这些相关蛋白质都是在干细胞增殖分化过程中由基因组中相关基因表达产生的，这与元气由肾精化生相符；而机体所有细胞更是由干细胞增殖分化产生。第二，机体所有细胞基本功能不足将导致元气不足（气虚证）的表现。因为细胞基本功能与机体的各种生理功能和各种生命现象密切相关，如肌细胞收缩功能与机体的运动系统、心血管系统、呼吸系统、消化系统、泌尿生殖系统等的机械运动有关；细胞生物电现象与机体所有细胞有关，但主要与神经细胞、肌细胞和腺细胞的生理功能关系密切；细胞信号传导与机体所有细胞有关，调节细胞的功能、代谢、生长、增殖、分化及凋亡等；细胞膜物质转运功能与机体所有细胞有关，调节细胞出胞、入胞、内外小分子物质交换及生物电活动等。当细胞基本功能减弱到一定程度就出现元气虚（气虚）的临床表现，如少气懒言、身倦乏力、自汗、舌淡苔白、脉虚无力等，因此，机体所有细胞基本功能与"元气"生理功能和布散相符。第三，细胞基本功能存在有机集合性。因为在细胞内部细胞基本功能的各个要素之间存在相互联系和协调，如兴奋-收缩耦联、兴奋-分泌耦联等；在不同细胞之间或细胞基本功能的各个要素之间也存在着相互联系和协调，如 NEI 网络调控，其实质就是神经、内分泌、免疫细胞的细胞膜物质转运功能与效应细胞的细胞信号传导之间的相互作用。⑤"构成脏腑的所有细胞的细胞基本功能和一些细胞特殊功能及它们之间联系的有机集合"与"脏腑之气"的内涵相符；中医体系的脏腑与现代医学的组织、器官和系统相对应是一种共识，而现代医学的组织、器官和系统的功能取决于构成它们的所有细胞的功能及功能之间的相互联系，那么脏腑之气也应取决于构成它们的所有细胞的功能及功能之间的相互联系。又因细胞功能可分为细胞基本功能和细胞特殊功能，因此构成脏腑的所有细胞的细胞基本功能和一些细胞特殊功能及它们之间联系的有机集合应与脏腑之气的内涵相一致，其中细胞特殊功能是各脏腑之气不同的根据，而细胞基本功能则是各脏腑气虚均具有元气虚症状的原因，这能充分地解释各脏腑气虚辨证和施治的中医模式。

"元气"和"脏腑之气"现代医学本质的提出，不仅揭示了"元气"和"脏腑之气"的现代科学内涵，从现代医学角度阐释了"元气"和"脏腑之气"之间的关系，能较好地理解气虚、各脏腑气虚和相关辨证的实质，为肾精化生元气和脏腑之气现代医学机制的探究提供了有关气的知识准备；也为今后深入研究与细胞功能相关的疾病、辨证施治和中药的作用靶点拓宽了思路。

肾精化生元气和脏腑之气的现代医学机制

在《中医学基础》有关"精与气关系"的章节中，对精能化气的内涵有如下诠释：藏于肾中的精可以化生元气，水谷之精也可以化生营气。精为气化生的本源，精足则人体之气得以充盛，从而布达全身，促进脏腑组织的生理活动。同时在精的滋养作用下，脏腑功能强健，也就促进了气的生成。故精足则气旺，精亏则气衰，精虚及失精的患者常常同时伴有气虚，由此可见藏于肾中的精能化元气，与脏腑之气密切相关。下面以"肾精或干细胞的动态演变及其主要功能"和"中医元气及脏腑之气的现代医学本质"为基础，阐释肾精化生元气和脏腑之气的现代医学机制。

1. 肾精化生元气和脏腑之气的现代医学过程 从"肾精或干细胞的动态演变及其主要功能"可知，生殖干细胞、全能胚胎干细胞、各种多能胚胎干细胞和各种组织干细胞依次促生和不断增殖分化，经过形成在结构和功能上发生明显差异的 200 多种成熟细胞，才逐步实现了个体形态结构和生理功能的成熟与完善。这个过程不仅是由肾精或干细胞形成机体形态结构的过程，也是肾精化生元气和脏腑之气的过程。由精子和卵子结合形成的受精卵就是一个完全未分化的全能胚胎干细胞，其内虽含有形成机体所有细胞及其功能的一切基因，但只有与维持细胞生存、生长相关的"管家基因"转录表达，而决定细胞特殊功能的"奢侈基因"均处于沉默状态，此时受精卵表现出来的细胞功能应该是最初的"元气"，也是肾精化生元气的开始。各种多能胚胎干细胞和组织干细胞虽然在结构及功能方面出现了一定的差异性，但仍属于肾精或干细胞范畴，经过它们的逐步增殖分化，基因组中的"奢侈基因"也逐步发生差异性表达，最终形成了 200 多种结构及功能各异的成熟细胞。随着这些成熟细胞构成组织、器官和系统（或五脏六腑、四肢百骸等），由肾精或干细胞产生的细胞基本功能和细胞特殊功能也随之分布于各组织、器官和系统，从而化生了机体的元气和各脏腑之气。

2. 肾精化生元气和脏腑之气的现代医学机理 ①干细胞通过自我更新维持肾藏之精充盈，使肾精化而不竭。干细胞自我更新是通过对称或非对称分裂方式形成与干细胞自身完全相同的子代细胞，保持其低分化或未分化的特征，以维持干细胞种群数量和功能稳定，确保有肾精化生元气和脏腑之气。②干细胞通过增殖分化使肾精化生元气和脏腑之气得以实现。干细胞分化是在其增殖基础上进行的，发生于细胞周期的 G1 期。干细胞的基因表达调控是通过外源分子、细胞内信号途径、转录因子、表观遗传修饰等环节进行的，使得细胞内某些功能基因被选择性激活或抑制，促进干细胞的分化，产生功能各异的成熟细胞，实现肾精化生元气和脏腑之气。③通过细胞的正常凋亡以保持机体元气和脏腑之气的正常。细胞凋亡是由死亡信号诱发的受调节的细胞死亡过程，是细胞生理性死亡的普遍形式。细胞凋亡具有重要的生理意义，能清除正常生理活动过程中无用的细胞，以维持机体正常生理功能和自身稳定。作为元气和脏腑之气载体的细胞凋亡过度或不足，均可导致机体元气和脏腑之气不足或受损。

衰老与肾精化生元气和脏腑之气异常相关

中医学理论认为，老年人肾精逐渐衰减，则形体智力亦渐衰老，表现为骨骼活动不灵、发白齿松、腰弯背驼、反应迟钝，甚或健忘呆滞等。现代医学认为，机体的衰老是组织中干细胞（肾精）的衰老所致，干细胞的衰老是个体衰老的基础。随着年龄增长，在自由基等内、外环境因素的作用下，成体干细胞内无法修复的 DNA 损伤逐渐增多，而 DNA 序列中则蕴含了决定个体发生、发展以及各种生命现象产生的遗传信息。随着年龄增长，成体干细胞（肾精）DNA 复制次数增多，染色体端粒逐渐缩短，而染色体端粒则具有维持染色体结构的稳定、避免染色体发生融合及降解等功能，并且端粒缩短到一定程度，细胞就不能再分裂；随着年龄增长，成体干细胞基因组内 p53、p16、p21 等衰老基因也逐渐过度表达，上述因素共同导致成体干细胞的衰老。衰老成体干细胞除了在形态结构上出现各种细胞衰老的变化外，其自我更新能力、增殖能力、增殖速度以及分化潜能会发生不同程度的下降和衰退，使组织器官中受损、衰老及死亡的成熟细胞得不到及时更新，不能保持组织器官结构和功能（元气和脏腑之气）的正常，将导致组织器官及机体的衰老，在机体衰老的基础上可出现一系列衰老相关性疾病，如 2 型糖尿病、动脉粥样硬化、血脂代谢障碍、老年性骨质疏松等，因此，机体衰老是肾精衰减以及肾精化生元气和脏腑之气不足所致。

研究表明，能正性调控抗衰老及衰老性疾病的细胞信号传导通路主要有两条，即组蛋白去乙酰化酶（SIRT1）信号传导通路和 AMP 激活的蛋白激酶（AMPK）信号传导通路，从关键环节看这两条通路主要是通过调控"肾精化生元气和脏腑之气"实现生理效应的。①SIRT1 信号传导通路的主要环节和生理效应：当营养或热量受限时，丙酮酸和氧化型烟酰胺腺嘌呤二核苷酸/还原型烟酰胺腺嘌呤二核苷酸比值均升高，前者可使 SIRT1 蛋白含量增加，后者可使 SIRT1 活性增加。活化的 SIRT1 使转录因子 FOXO 脱乙酰化，脱乙酰化的 FOXO 转录因子使锰超氧化物歧化酶（MnSOD）和过氧化氢酶（CAT）基因表达增加以清除细胞内自由基，使 GADD45 基因表达增加以修复损伤的 DNA，通过调控 p27^{kip1} 基因使细胞周期停止以便有更多时间清除自由基和修复损伤的 DNA，使 BIM 和 FasL 基因表达抑制而使细胞从凋亡向存活倾斜；活化的 SIRT1 使过氧化物酶体增殖剂活化受体 γ 协同激活剂 1α（PGC-1α）脱乙酰化将其激活，脱乙酰化的 PGC-1α 上调线粒体发生相关基因、糖异生相关基因、脂肪酸氧化相关基因、MnSOD 和 CAT 基因，以促进能量代谢、脂肪酸分解、保持血糖浓度和清除自由基等；活化的 SIRT1 抑制 MYOD 转录因子和过氧化物酶体增殖剂活化受体 γ（PPARγ）活性，使骨骼肌细胞和脂肪细胞生成抑制以及脂肪储存减少；活化的 SIRT1 还通过抑制解偶联蛋白 2（UCP2）基因的表达以及抑制核转录因子-κB（NF-κB）功能，以促进胰岛素分泌、抑制与衰老有关的炎症和自由基生成。② AMPK 信号传导通路的主要环节和生理效应：调节 AMPK 活性的因素较多，一是在低营养物和低能量的条件下，代表细胞能量状态的 AMP/ATP 比值升高，此比值升高使上游激酶 LKB1 磷酸化 AMPK，磷酸化的 AMPK 变构激活；二是活化的 SIRT1 可通过激活 LKB1 再活化 AMPK；三是脂肪细胞分泌的瘦素使下丘脑 AMPK 抑制而激活骨骼肌 AMPK，脂肪细胞分泌的脂联素使肝脏和骨骼肌中的 AMPK 激活。激活的 AMPK 通过活化 FOXO 和 PGC-1α 发挥生理效应，通过抑制乙酰辅酶 A 羧化酶（ACC）

活性以减少脂肪酸的合成和促进脂肪酸的氧化分解，通过抑制蛋白激酶 C（PKC）间接抑制 NADPH 氧化酶使活性氧（氧自由基）生成减少。总之，正性调控衰老和衰老性疾病的 SIRT1 和 AMPK 信号传导通路，通过清除损伤细胞的自由基、修复受损的 DNA 和延长细胞存活，使干细胞（肾精）和作为元气及脏腑之气载体的成熟细胞结构稳定、凋亡减少和功能正常；通过调控线粒体、脂肪代谢和糖类代谢，以促进脂肪分解、稳定血糖浓度和加强线粒体的氧化磷酸化，提供维持生命活动所需能量；通过抑制炎症反应、氧自由基的产生等作用，降低或减轻老年病的发生，最终达到延长个体寿命的生理效应。

近几年对中药作用机理的研究显示，许多中药能作用于上述两条信号传导通路的关键分子，这可能与它们抗衰老及防治老年病相关。如具有活血祛瘀、益精养肝功效的扶正化瘀方，能使 SIRT1 表达上升；具有活血化瘀、行气止痛功效的血府逐瘀口服液，能通过 SIRT1 信号传导通路起作用；具有益气活血、通络止痛功效的通心络胶囊，可增加 AMPK 基因转录和蛋白质表达；具有补气升阳、益卫固表功效的黄芪，亦可增强 AMPK 基因的表达水平；具有延缓衰老的"茶药"亦通过 AMPK 信号通路起作用，绿茶多酚中的 EGCGs 可激活 AMPK，红茶多酚中的茶黄素通过活化 LKB1 激活 AMPK。

综上所述，通过对"肾藏精"现代医学内涵的最新研究成果分析，提出了肾精及肾藏精的现代医学内涵主要涉及干细胞相关理论，揭示了干细胞具有肾精属性，认为"肾精化生元气和脏腑之气"异常与衰老及衰老性疾病有密切关系。

76 中医精气理论的逻辑建构

理论体系的逻辑建构是该门学科科学性的重要标志。运用逻辑思维和发散思维，发现并解决中医学精气理论中的某些问题，在梳理并规范相关概念的基础上构建其逻辑架构，对中医学理论的继承发展和现代化具有重要的意义。学者孙广仁对中医学精气理论的逻辑建构做了深入的研究和广泛的阐述。

中医学精气理论中的几个问题

孙广仁对中医学精气理论的相关概念做了梳理和规范性研究，发现有以下 10 个问题需要提出来认真研讨。①人体之精与人体之气的概念属于古代哲学的范畴还是属于医学科学的范畴？②人体之精或精气与古代哲学范畴中的精或精气的概念是同一的还是有区别的？③人体之气与古代哲学范畴中作为宇宙万物本原的气在概念上有否区别？人体之元气与古代哲学元气一元论的元气有否区别？④人体之精与人体之气的概念是同一的还是有区别的？是不同层次的相互包容还是同一层次的彼此并列？"精气"是指精还是气？⑤人体生命的化生本原是精还是气？是古代哲学范畴中的宇宙本原之气还是人体之气？医学的生命本原说与古代哲学的生命本原说有否区别？⑥人体之气阴阳两分的思想渊源是什么？阴气与阳气的基本概念如何确定？阴气与精血津液的概念是否同一？阳气与气的概念有否区别？⑦阴虚、阳虚、气虚、精虚、血虚、津液不足的基本概念及其相互关系如何？阴虚是否指精虚、血虚、津液不足？阳虚是否指气虚？⑧人体之精、气、阴气、阳气之间的逻辑关系如何？脏腑之精、脏腑之气、脏腑之阴气、脏腑之阳气之间的逻辑关系如何？⑨中医学是怎样解说各脏腑功能的？是依据脏腑的形态结构还是运用精气理论？⑩中医学的精气理论如何深化研究？

研究方法

在广泛充分收集相关文献资料的基础上（通过机检或手检以检索尽量多的资料），运用逻辑思维和发散思维，结合临床应用，比较所得资料，以归纳或区分概念的不同内涵，并由此重构中医学的精气理论。为此，翻阅了《周易》等近 20 家经史子书；检索了《内经》中有关精、精气的 80 多条记述，有关气的 300 多条记述，有关阴气的 98 条记述，有关阳气的 138 条记述，有关阴虚的 27 条记述，有关阳虚的 23 条记述，有关气虚的 128 条记述。

研究结果

通过对上述文献的研究，梳理和明确了相关概念的内涵和层次结构，构建了中医学精气理论的逻辑构架和脏腑精气阴阳理论体系，提出了中医学精气理论深化研究的思路。

1. 中医学精气概念的自然科学属性 中医学是研究人体生命、健康、疾病的科学，属于融入丰富人文社会科学知识的自然科学的范畴。中医学的精气概念，主要是指人体之精和人体之气的概念，具有自然科学的属性，可用自然科学的研究方法明确其概念内涵。

2. 古代哲学范畴中精、精气与气的概念及来源 在古代哲学范畴中，精、精气与气的概念是基本同一的，都是指宇宙中存在的无形而运动不息的极细微物质，是宇宙万物的构成本原。其中精气有时是指气中的精粹部分，即构成人类的部分。精、精气与气的概念，在东汉时期都汇流于气一元论或元气一元论。

在古代哲学范畴中，精、精气与气的概念来源不同：精或精气的概念来源于对自然界中水的认识（所谓"水地说"），古人对自身生殖之精的观察也起到一定的启发作用；气概念来源于对云气或大气的观察（所谓"云气说"），对人体呼吸之气的认识也起到重要的启发作用。

3. 人体之精的概念及其与古代哲学宇宙本原之精的区别

（1）人体之精的概念来源：人体之精，是指禀受于父母的生命物质与后天获得的水谷精微相融合而成的精华物质，是人体生命的本原，是构成人体和维持人体生命活动的最基本物质，一般呈液态而藏于脏腑之中。

人体之精的概念来源于古人对自身生殖之精认识以及对饮食营养物质的推测。人体之精的概念分为3个层次：广义之精，是指人体内的一切液态精华物质，包括血、津液等；狭义之精，特指生殖之精；一般意义的精，包括先天之精、后天之精、脏腑之精、生殖之精，不含血、津液等。

肾精是脏腑之精之一，不可指代全身之精或广义之精或狭义之精。肾精以先天之精为主体，加之部分水谷之精融合而成。肾精的一部分化生为生殖之精以繁衍生命，故肾精与生殖之精也不可相互替代。

（2）人体之精与古代哲学范畴的精或精气的区别：人体之精是构成人身中各脏腑形体官窍的根本，是人体之气、神的化生之源，而哲学范畴的精是构成宇宙万物的本原；人体之精来源于父母和后天获得，而哲学范畴的精是存在于宇宙中的，或说是由道或太易产生的；人体之精是一个具体的概念，主要源于对生殖之精的认识，而哲学范畴的精或精气是一个极为抽象的概念，主要源于对水的认识和推理。

需要说明，"精气"二字，无论在古代哲学还是在中医学，一般是指精，有时也指气，现在多是精与气的合称。水谷之"精气"在《内经》中只是对"营气"的表述，并非指代水谷精微或"水谷之气"。

4. 人体之气的概念功能及其与古代哲学宇宙本原之气的区别

（1）人体之气的概念来源于生成运行和功能：人体之气，是指由精化生并与吸入的自然界清气相融合而成的人体内活力很强、运行不息的极细微物质或能量，是构成人体或维持人体生命活动的基本物质之一，是人体生命的维系。

人体之气的概念来源于对呼吸之气或人体热气的认识。人体之气的概念分为2个层次：一身之气是人体之气的最高层次；其次是元气、宗气（据来源），营气、卫气（据运用），脏腑之气、经络之气（据分布）。

一身之气与邪气相对时称为正气。正气中的阴气能抗御和祛除暑火等阳邪，阳气能抗御和祛除寒凉等阴邪。

人体中的元气仅是一身之气的重要组成部分，属于先天之精化生的先天之气，不能替代一身之气，也不能说人身各气都是元气的分化，更不能以此推论人体之气或元气是生成人体各脏腑形体官窍的本原。

气由精化：先天之精化生先天之气（即元气），水谷之精化生谷气，再加之肺吸入的自然界清气（后二者融合为宗气），则形成一身之气。

人体之气的运动形式是：升降出入（而古代哲学范畴的气的运动形式是：升降聚散）。

人体之气的气化，是指由气的运动而激发和调控机体的精气血津液等物质与能量的新陈代谢过程，是生命最基本的特征之一（与古代哲学范畴所说的气化是指宇宙万物的形态、性能和各种表现形式的不同变化有别），不应属于功能。

人体之气的基本功能：①推动与宁静作用（包括兴奋与抑制；促进与调控）：阳气主推动、兴奋、促进阴气主宁静、抑制、调控。②温煦与凉润作用：阳气主温煦，阴气主凉润。③防御作用：防邪侵入，祛邪外出。阳气抵御和祛除阴邪，阴气抵御和祛除阳邪。④固摄作用：固摄精血津液等液态物质，防止无故流失。⑤中介作用：气是感应传导信息的载体。

（2）人体之气与古代哲学范畴的气的区别：人体之气是指在人体内运行以维系人体生命活动的一类

极细微物质或能量，是一个相对具体的概念，主要源于对呼吸之气和人体热气的认识；古代哲学范畴的气是指存在于宇宙之中的运行不息的极精微物质，是宇宙万物，包括人类的化生本原。是一个极为抽象的概念，主要源于对大气或云气的观察和推理。

人体之气不是人体脏腑形体官窍的生成本原，而人体之精是哲学范畴的气是宇宙万物的构成本原，即所谓气一元论或元气一元论。气一元论或元气一元论只可作为中医学的思维方法在中医学中应用，它为中医学构建了同源性思维，是中医学整体观念构建的哲学基础。

人体之气由人体之精化生，并与呼吸之清气相融合而成；古代哲学范畴的气是一开始就存在于宇宙中的，或是由道或太易产生的。

5. 人体之精与人体之气的区别和联系 人体之精是人体生命的化生本原，是构成人体的最基本物质；人体之气是人体生命的维系，是维持人体生命活动的重要物质。人体之精与人体之气是同一层次的并列概念，不可相互包容。

人体之精是有形的精华物质，一般呈液态藏于脏腑之中或在脏腑之间流动，其概念来源于对生殖之精和对水谷精微的观察和推理；人体之气是体内无形（肉眼看不见）而运行不息的极细微物质，其概念来源于对呼吸之气和人体热气的观察和推理。

人体之精是人体之气的化生之源。人体之气的运动，维系着人体的气化过程，推动着人体的生命进程。

6. 分清了两种不同学科范畴的生命本原说 中医学的生命本原说：人体生命由人体之精（主要是先天之精）产生，由人体之气的运动来维系。古代哲学的生命本原说：人类作为自然界的一个物种，与其他宇宙万物一样，都是由作为宇宙万物构成本原的精或气构成的，此即所谓精气一元论、气一元论、气本原论或元气一元论。

7. 人体之气阴阳两分的思想渊源 阴阳是指宇宙中（包括自然界和人体）某些相对事物和现象或一事物内部相对的两个方面的属性。在古代哲学范畴中，为说明天地的生成，以阴阳将宇宙本原之气分为阴气与阳气，阴气凝聚为地，阳气弥散为天。在中医学中，为说明人体之气的不同功能，也以阴阳两分之：人体之气中具有凉润、宁静、抑制、沉降、凝聚等作用和趋向的部分称为阴气，而具有温煦、推动、兴奋、升腾、发散等作用和趋向的部分称为阳气。阴气与阳气对立互根，协调统一，则一身之气冲和畅达；阴气与阳气的对立互根关系失调（即阴阳失调），则是寒热性病证和动静失常性病证的病机。

8. 人体之阴气阳气的基本概念 人体之阴气的基本概念：检索并分析了《内经》中的98处"阴气"，据此推出人体之阴气的基本概念：指一身之气中具有寒凉、抑制特性的部分，是人体内具有凉润、宁静、抑制、沉降、敛聚等作用和趋向的极细微物质和能量。阴气与精血津液是不同范畴的概念，不可相互替代。阴气与阳气具有同等重要的地位，无尊卑之分。人体之阳气的基本概念：检索并分析了《内经》中的138处"阳气"，据此推出人体之阳气的基本概念：指一身之气中具有温热、兴奋特性的部分，是人体内具有温煦、推动、兴奋、升腾、发散等作用和趋向的极细微物质和能量。人体之阳气与一身之气是不同的概念，"阳与气合称为阳气"是悖论。

9. 阴虚阳虚气虚精虚的基本概念及其相互关系 阴虚的基本概念：检出并分析了《内经》中有关阴虚的27条条文，结合临床应用实际，将阴虚的基本概念确定为：是指人体之阴气亏虚及其凉润、宁静、抑制等功能减退而表现为虚热内生或虚性亢奋的病理状态。目前临床应用的阴虚概念，是指阴气虚而非精虚、血虚或津液亏虚。阳虚的基本概念：检出并分析了《内经》中有关阳虚的23条条文，结合临床应用实际，将阳虚的基本概念确定为：是指人体之阳气亏虚及其温煦、推动、兴奋等功能减退而表现为虚寒内生及迟滞的病理状态。目前临床应用的阳虚概念，是指阳气亏虚而非一身之气不足（气虚）。

气虚的基本概念：检出并分析了《内经》中有关气虚的128条条文，结合临床应用实际，将气虚的基本概念确定为：是指一身之气不足及其推动、调控、防御、固摄等功能减退的病理状态，以体倦乏力、少气不足以息、防御和康复能力低下为主要临床表现。

精虚，是指先后天之精亏虚及其繁衍、濡养等功能低下的病理状态，主要表现为生长发育不良、女子不孕、男子精少不育、体弱多病、未老先衰以及营养不良的征象；血虚，是指血液不足及其濡养功能减退的病理状态，以面色萎黄无华及月经量少等为主症；津液不足，是指津液亏少及其滋润等功能减退而出现一系列干燥枯涩的病理状态，以皮肤口鼻干燥、大便干燥等为主症。

阴虚、阳虚、气虚、精虚、血虚、津液不足都是内涵相对独立的概念，既不可相互包容，也不能相互替代。阴虚非指精虚、血虚、津液不足，阳虚也非指气虚。

气虚在病机上有广义和狭义之分：广义的气虚包括阴虚、阳虚、阴阳两虚等，狭义的气虚是阴阳二气对等的皆虚。临床作为病证使用的气虚是指后者。气阴两虚与气阳两虚在理论上是悖论，不可再用于临床疾病的病机和证候的表述。

10. 构建了中医学精气理论的逻辑架构和脏腑精气阴阳理论体系　在明确了人体之精、人体之气、人体之阴气、人体之阳气的概念及其相互关系的基础上，依据《内经》的相关理论，构建了精化气，气分为阴气与阳气，阴气与阳气既对立制约又互根互用，协调统一，推动和调控人体的各种生命活动的中医学精气理论逻辑构架。

人体之精分藏于脏腑之中，则为脏腑之精；一身之气分布到脏腑，则为脏腑之气；一身之阴气分布到脏腑，则为脏腑之阴气；一身之阳气分布到脏腑，则为脏腑之阳气。它们之间的逻辑关系是脏腑之精化生脏腑之气，脏腑之气分为脏腑之阴气与脏腑之阳气，同一脏腑的阴气与阳气既对立制约又互根互用，协调统一，则该脏腑之气冲和畅达，推动和调控该脏腑的各种功能。如此则构建了"脏腑精气阴阳"理论体系。其中，藏于肾的精为肾精，肾精的主体成分是先天之精，故又称元精、真精，是各脏所藏精的根本；肾精化生肾气，肾气与元气的概念基本相同，是各脏腑之气的根本；肾气所分的肾阴与肾阳，分别称为元阴与元阳或真阴与真阳，分别是各脏腑之阴气与阳气的根本。真与元，本为道家或儒家术语，中医学借用之，是对先天禀赋的表述。

脏腑精气阴阳理论体系是脏腑功能的解释性模型，各脏腑的所有生理功能及其病理变化，都不是以其形态结构来阐释的，而是以其所藏的精（即脏腑之精）为物质支撑，以精所化的气（即脏腑之气）为动力来源，以脏腑之气所分的阴阳二气（即脏腑之阴气与脏腑之阳气）的对立互根为调控机制来解释的。

11. 提出了精气理论的深化研究思路　中医学精气理论的逻辑架构和脏腑精气阴阳理论体系的构建，不仅为脏腑功能与结构的统一找到了合理的解释，为临床辨治脏腑虚实病证提供了理论支撑，而且为人体之精与人体之气、各脏腑之精与各脏腑之气，以及各脏腑之阴气与阳气的深化研究和实证性研究奠定了理论基础。

人体之精、气、阴气、阳气以及各脏腑的精、气、阴气、阳气都具有自然科学的属性。人体之精（主要是指禀受于父母的先天之精）具有遗传特性，含有各种遗传基因，而人体之气则可能是由精化生和调控的一些生化物质如神经递质、受体等。由于各种神经递质和受体都是两两相对的，具有阴用的相反性，故气又可分为阴气和阳气两类相对作用的物质或能量：促进、激发和推动人体功能，并使之兴奋的一类生化调节物质或能量，可称为阳气，而限制、宁静和调控人体功能，使之抑制的一类生化调节物质或能量，可称为阴气。每一脏腑所藏的精不同，精所化和调控的气以及所分化的阴气与阳气都具有相对特异性。以现代科学的实证研究方法，深化研究人体之精、气、阴气、阳气及各脏腑之精、气、阴气、阳气的实质，将从根本上阐释人体的生命活动及各脏腑的生理功能和病理变化，揭示某些与先天禀赋有关的遗传性疾病和遗传倾向性疾病的发病机制，探究中药复方的作用靶点和干预机制，促进中医学的现代化进程。

77 《内经》卫气循行探析

卫气是人体重要的阳气，关系着人体的生理、病因病机、诊断、治疗，《灵枢·禁服》云："审察卫气，为百病母。"学者李平华通过对《内经》卫气循行的探析，为诊治提供了依据。

卫气行于脉外

1. 卫气循行于脉外 卫气循行于脉外，与经脉关系是"常然并脉循分肉"，与脉、脉内营气伴行，行于脉外的分肉、分间等。营行脉中，卫行脉外，两者通过末端之孙络相贯通，以实现如环无端。可见卫气行于脉外，其"脉"既有较大的经脉，也有较小的络脉，包括更为细小的孙络、浮络等。卫气伴随经脉、络脉循行，外达体表皮肤、腠理，内深入脏腑、组织，循行、温养比经脉、络脉更深入细微的组织，尤其末节、体表等。

2. 卫气循行、弥散部位 卫气循行、布散、弥散、充斥脉外的广阔领域，部位、区域极为广泛，几乎无处不到，《内经》具体描述为"皮肤之内""分肉""皮肤""腠理""四末、分肉、皮肤之间""分间""皮肤之中，分肉之间""肓膜""胸腹""募原""大谷""小溪""五脏六腑"等，这些是卫气循行、布散、弥散的主要部位，也是卫气发挥功能的主要部位。《素问·疟论》云："水气舍于皮肤之内，与卫气并居。"《灵枢·本脏》云："卫气者，所以温分肉，充皮肤，肥腠理。"《灵枢·邪客》云："卫气者……而先行于四末、分肉、皮肤之间，而不休者也……常从足少阴之分间，行于五脏六腑。"《素问·痹论》云："卫者……故循皮肤之中，分肉之间，熏于肓膜，散于胸腹。"《素问·五脏生成》云："人有大谷十二分，小溪三百五十四名，少十二俞，此皆卫气之所留止，邪气之所客也。"

卫气环行

1. 卫气环行路线 卫气的环行为卫气循行的主渠道、主体，是卫气周而复始的运行。《灵枢·卫气行》有详细、权威的论述，即白天卫气行于阳二十五度，循行于手足三阳、足少阴，从目内眦开始，至足太阳，至手太阳，至足少阳，至手少阳，至足阳明，至手阳明，至足少阴，再至足太阳，如此反复二十五度。夜晚卫气行于阴五脏二十五度，是从足少阴注于肾，肾注于心，心注于肺，肺注于肝，肝注于脾，脾再注于肾，如此反复二十五度。白天卫气运行、布散范围大，浓度低，只有足少阳、阳明用"注"，夜晚卫气入内，循行五脏，浓度高、密度大，其流注五脏、经脉皆用"注"。《灵枢·卫气行》云"故卫气之行，一日一夜五十周于身，昼日行于阳二十五周，夜行于阴二十五周，周于五脏。是故平旦阴尽，阳气出于目，目张则气上行于头，循项下足太阳，循背下至小指之端。其散者，别于目锐眦，下手太阳，下至手小指之间外侧。其散者，别于目锐眦，下足少阳，注小指次指之间。以上循手少阳之分，下至小指次指之间。别者以上至耳前，合于颔脉，注足阳明，以下行至跗上，入五指之间。其散者，从耳下下手阳明，入大指之间，入掌中。其至于足也，入足心，出内踝下，行阴分，复合于目，故为一周""阳尽于阴，阴受气矣。其始入于阴，常从足少阴注于肾，肾注于心，心注于肺，肺注于肝，肝注于脾，脾复注于肾为一周"。

2. 卫气阴阳相贯、如环无端 卫气环行于经脉之外，营气行于脉内，卫气、营气各按一定路线、途径循环往复，"常然并脉循分肉"，阴阳相贯，如环无端。《灵枢·胀论》云："卫气之在身也，常然并脉循分肉，行有逆顺，阴阳相随，乃得天和。"《灵枢·营卫生会》云："营在脉中，卫在脉外，营周不休，五十而复大会。阴阳相贯，如环无端。"《灵枢·卫气》云："其浮气之不循经者，为卫气；其精气之行于经者，为营气。阴阳相随，外内相贯，如环之无端。"

卫气、营气的"阴阳相随，外内相贯"，是卫气属阳在脉外、营气属阴在脉内，卫气、营气并不同行，各有其循行路线，不管循行路线有何差异、方向有何不同，但脉内充满着营气，脉外充满着卫气，营气在内为卫气之守，卫气在外为营气之使，生理相互支持、相互为用，正如《素问·阴阳应象大论》所云："阴在内，阳之守也；阳在外，阴之使也。"

"如环无端"是卫气、营气各有其循环路线，周而复始，往复循行，生生不息，没有停止，相对而言营气循环比较规整，卫气循环比较游散。

卫气伴行于奇经八脉

卫气不但伴行经脉、五脏，而且伴行奇经八脉，《内经》虽然没有论述卫气生理状态与奇经八脉的伴行，但在病理中散在涉及，也可推测卫气参与奇经八脉的伴行，是对环行的必要补充。

1. 卫气伴行于跷脉　卫气也随阴阳跷脉伴行，也是白天循行于阳跷、夜晚循行于阴跷，如果卫气在阴阳跷脉循行异常，阳不入阴或阴不出阳，是失眠、多寐的主要原因。《灵枢·大惑论》云："卫气不得入于阴，常留于阳。留于阳则阳气满，阳气满则阳跷盛，不得入于阴则阴气虚，故目不瞑矣……卫气留于阴，不得行于阳。留于阴则阴气盛，阴气盛则阴跷满，不得入于阳则阳气虚，故目闭也。"目前是不瞑、多寐最权威的解释，如高树中等主编的全国高等中医药院校规划教材第十版《针灸治疗学》："跷脉主寤寐，司眼睑开阖，照海通阴跷脉，申脉通阳跷脉，可通过调节阴、阳跷脉以安神。"

2. 卫气伴行于督脉、冲脉　《灵枢·岁露论》论述了风邪与卫气相合致疟病，病邪的循行"循膂而下""大会于风府""日下一节，二十一日下至尾底""注于伏冲之脉"等，是伴督脉、冲脉而传，可推知卫气也伴行于督脉、冲脉等。《灵枢·岁露论》云："邪客于风府，病循膂而下，卫气一日一夜，常大会于风府，其明日日下一节，故其日作晏。此其先客于脊背也。故每至于风府则腠理开，腠理开则邪气入，邪气入则病作，此所以日作尚晏也。卫气之行风府，日下一节，二十一日下至尾底，二十二日入脊内，注于伏冲之脉，其行九日，出于缺盆之中，其气上行，故其病稍益至。"

《素问·疟论》又再次进行了强调，虽然文字有所出入，但循行路线相同，也是伴行于督脉、冲脉等。《素问·疟论》云"此令人汗空疏，腠理开，因得秋气，汗出遇风，及得之以浴，水气舍于皮肤之内，与卫气并居；卫气者，昼日行于阳，夜行于阴，此气得阳而外出，得阴而内薄，内外相薄，是以日作"；"邪气客于风府，循膂而下，卫气一日一夜大会于风府，其明日日下一节，故其作也晏，此先客于脊背也。每至于风府，则腠理开，腠理开则邪气入，邪气入则病作，以此日作稍益晏也。其出于风府，日下一节，二十五日下至骶骨；二十六日入于脊内，注于伏膂之脉；其气上行，九日出于缺盆之中，其气日高，故作日益早也"。

卫气在督脉、冲脉等伴行过程中因感邪，卫气与邪气抗争，根据抗争部位不同产生相应的临床症状。《素问·疟论》云："夫子言卫气每至于风府，腠理乃发，发则邪气入，入则病作。今卫气日下一节，其气之发也，不当风府，其日作者奈何？岐伯曰：此邪气客于头项，循膂而下者也，故虚实不同，邪中异所，则不得当其风府也。故邪中于头项者，气至头项而病；中于背者，气至背而病；中于腰脊者，气至腰脊而病；中于手足者，气至手足而病；卫气之所在，与邪气相合，则病作。"

卫气的弥散

卫气循行没有营气规整，循行中既有环行，也有弥散，充盈于机体各部，发挥其温煦、充养作用。弥散也是卫气循行的重要方式，更能适于卫气"温分肉、充皮肤、肥腠理"等功能特点。

1. 足三阳弥散　卫气行于脉外，卫气白天行于阳从目内眦开始，至足太阳，至手太阳，至足少阳，至手少阳，至足阳明，至手阳明，至足少阴，再至足太阳。可见卫气是循足三阳分别行至足趾末端，通过足少阴回收至目，再至足太阳循行的环形。《灵枢·卫气行》云："目张则气上行于头，循项下足太阳，循背下至小指之端……其散者，别于目锐眦，下足少阳，注小指次指之间……别者以上至耳前，合于颔脉，注足阳明，以下行至跗上，入五指之间……其至于足也，入足心，出内踝下，行阴分，复合于目，故为一周。"卫气伴行足三阳至足趾端不是同时，而是存在着先后，在回足少阴之前和回足少阴过程中存在着卫气的留存、弥散，以温煦、充养足三阳各部。

2. 手三阳弥散　卫气伴行手三阳分别行至手指末端，无法至足形成回路循环，也没有手的回路，是没有回路的循行，只能弥散、充斥、温煦、耗散于手三阳各部，发挥其生理功能。《灵枢·卫气行》云："其散者，别于目锐眦，下手太阳，下至手小指之间外侧……以上循手少阳之分，侧下至小指次指之间……其散者，从耳下下手阳明，入大指之间，入掌中。"

3. 五脏弥散　夜晚卫气行于阴，从足少阴注于肾，肾注于心，心注于肺，肺注于肝，肝注于脾，脾又回流注于肾。《灵枢·卫气行》云："其始入于阴，常从足少阴注于肾，肾注于心，心注于肺，肺注于肝，肝注于脾，脾复注于肾为周。"在环行过程中卫气弥散、充斥于五脏，发挥温养作用，可见五脏以环形为主，也有弥散。

4. 手三阴、足太阴、足厥阴的弥散　从卫气循环可知，手足三阴只有足少阴参与卫气伴行，手三阴、足太阴、足厥阴没有参与卫气的伴行，六腑也没有参与卫气的伴行，而卫气"行于四末、分肉、皮肤之间"等，是全身各部的"四末、分肉、皮肤之间"等，没有"盲区"，显然包括手三阴、足太阴、足厥阴、六腑的"四末、分肉、皮肤之间"等，卫气又是如何弥散、布散的？推知手三阴、足太阴、足厥阴卫气是通过相应的脏及手足三阳、足少阴的表里、相邻等弥散、布散的，而六腑则是通过手足三阳、五脏等弥散、布散的。

5. 卫出于下焦　卫出于下焦是卫气循行的体现，也是强调卫气的阳热之性、温煦作用及与下焦足少阴肾的密切关系。《灵枢·营卫生会》云："营出于中焦，卫出于下焦。"从卫气循行可知，行于阳是经过足少阴回于目，行于阴是经过足少阴肾的经络和脏，在循行肾、足少阴的过程中，也得到肾阳的温暖、补充，所以卫气根于肾中阳气，出自下焦，具有阳热之性。

卫气循行还受日月的影响

天人相应，人与自然息息相关。卫气循行于体表为主，与外界环境直接接触，受自然环境影响最直接、最大、最明显。《灵枢·岁露论》云："人与天地相参也，与日月相应也。"

1. 卫气循行受四季的影响　卫气随一年四时的寒温变化而发生周期性规律变化。如天热阳气盛则卫气外浮体表，运行畅通，天寒阴气盛则卫气内沉体内，相对流行不畅。《素问·八正神明论》云："天温日明，则人血淖液，而卫气浮，故血易泻，气易行；天寒日阴，则人血凝泣，而卫气沉。"

2. 卫气循行受月亮圆缺的影响　卫气循行还随月亮圆缺而发生周期性规律变化，月亮初生，则气血开始充盛，卫气运行流畅，月亮圆则卫气盛，月亮缺则卫气衰减。《素问·八正神明论》云："月始生，则血气始精，卫气始行；月郭满，则血气实，肌肉坚；月郭空，则肌肉减，经络虚，卫气去，形独居。"《灵枢·岁露论》云："月郭空，则海水东盛，人气血虚，其卫气去，形独居，肌肉减，皮肤纵，腠理开，毛发残，瞧理薄，烟垢落。"

二十五度是约数

卫气循行昼夜各"二十五度"是按一年四季昼夜阴阳平均各半计算的，并非绝对精确数字，而是大体约数，是随昼夜长短、睡眠时间变动的，《灵枢·卫气行》云："分有多少，日有长短，春秋冬夏，各有分理。"

1. 论四时，行于阳夏多冬少 夏天昼长夜短，卫气循行于阳多于"二十五度"，循行于阴少于"二十五度"；冬天夜长昼短，卫气循行于阳少于"二十五度"，循行于阴多于"二十五度"。

2. 按睡眠，行于阳多于"二十五度" 卫气循行阴阳不但按昼夜计算，还按睡眠时间划分，卫气出阳循行于阳经则寤，活力旺盛，从事各种工作；卫阳入阴循行于五脏则瞑，处于睡眠状态，以温养五脏，为阳寤工作做好准备。睡眠时卫气入内，为弥补其卫外、温煦功能不足，需加衣被，以顾护机体。实际除婴儿外，人睡眠时间一般 7～9 小时，卫气循行于阳多于 12 小时，循行于阴少于 12 小时，所以行于阳多于"二十五度"，行于阴少于"二十五度"。午睡也是卫气入内循行于阴，进入五脏，也需要加衣被辅助卫外、温煦。

卫气弥散消耗与补充

卫气循行弥散、充养于肌肉、皮肤、胸腹、脏腑等，无处不到，发挥卫气的温养作用。卫气弥散、充斥过程中因发挥功能而逐渐耗散、衰减；而在与营气伴行于五脏等过程中，又会得到持续补充，使卫气不衰。所以卫气循行过程，也是卫气发挥弥散、温养功能而耗散与持续补充的过程。其补充既源于下焦肾，又源于中焦脾胃、上焦肺等，使卫气生生不息。《灵枢·营卫生会》云："人受气于谷，谷入于胃，以传与肺，五脏六腑，皆以受气。其清者为营，浊者为卫。"

如果卫气得不到持续补充，则卫气虚弱，温养失司，卫外不足，外邪易于侵袭。《素问·调经论》云："寒湿之中人也，皮肤不收，肌肉坚紧，荣血泣，卫气去，故曰虚。"《灵枢·寿夭刚柔》云："卫之生病也，气痛时来时去，怫忾贲响，风寒客于肠胃之中。"如充养不足，不能养神，而出现健忘等。《灵枢·大惑论》云："上气不足，下气有余，肠胃实而心肺虚。虚则营卫留于下，久之不以时上，故善忘也。"

卫气循行特点是强悍滑利

卫气由于行于脉外，属阳，不受脉管约束，运行比较自由、游荡，到处流行、宣散、布散、弥散、充斥，具有功能强悍、行动迅速、反应快捷、灵敏、动而不守、畅通运行的特点。《内经》描述为"悍气""慓疾滑利""悍气之慓疾"，以适应无处不到，护卫、温养机体，快速反应的需要。《素问·痹论》云："卫者，水谷之悍气也，其气慓疾滑利，不能入于脉也。"《灵枢·邪客》云："卫气者，出其悍气之慓疾，而先行于四末、分肉、皮肤之间，而不休者也。"如卫气受阻，或节律失常，则功能失调，产生相应病变。

卫气循行失常表现

卫气流行不息，发挥其卫外、温煦、充养等功能，如果卫气运行失常，失于流行、宣散、布散、弥散，而滞留、逆行、相干、相搏、不行、郁滞、节律失调等，则产生相应病变。

1. 卫气滞留 卫气运行失常，停留不行，产生相应病证。如《灵枢·卫气失常》云："卫气之留于腹中，蓄积不行，苑蕴不得常所，使人支胁，胃中满，喘呼逆息者。"卫气与津液停留相合，聚集日久可形成肠瘤。《灵枢·刺节真邪》云："有所结，气归之，卫气留之，不得反，津液久留，合而为肠瘤，久者数岁乃成，以手按之柔。"

2. 卫气逆行 卫气不但会出现滞留，还会出现逆行。卫气郁滞，则上逆而为胀，或营卫留止，上逆为胀。《灵枢·胀论》云："故五脏六腑者，各有畔界，其病各有形状。营气循脉，卫气逆为脉胀；卫气并脉循分为肤胀。"卫气上逆，清浊相扰，则胸中烦闷。《灵枢·五乱》云："清气在阴，浊气在阳，营气顺脉,卫气逆行。清浊相干,乱于胸中,是谓大悗。"

3. 卫气相干、相搏 卫气护卫机体,发挥防御作用,邪气侵袭卫气与邪气相干、相搏,会产生相应病症,如风邪与卫气相干,郁积化热形成疮疡等。《素问·风论》云:"风气与太阳俱入,行诸脉俞,散于分肉之间,与卫气相干,其道不利,故使肌肉愤膜而有疡。"寒邪与卫气相搏,聚集产生息肉。《灵枢·水胀》云:"寒气客于肠外,与卫气相搏,气不得荣,因有所系,癖而内著,恶气乃起,瘜肉乃生。"邪气侵袭肉腠,与卫气相搏时,阳气胜则热、阴气胜则寒。《灵枢·刺节真邪》云:"搏于肉,与卫气相搏,阳胜者则为热,阴胜者则为寒。"

4. 卫气郁滞发热 卫气为阳热之性,如果卫气运行失常,停而不行,可郁而发热、滞而发热,产生热证、痈肿等阳热之证。《素问·调经论》云:"上焦不通利,则皮肤致密,腠理闭塞,玄府不通,卫气不得泄越,故外热。"《灵枢·痈疽》云"寒邪客于经络之中则血泣,血泣则不通,不通则卫气归之,不得复反,故痈肿""营卫稽留于经脉之中,则血泣而不行,不行则卫气从之而不通,壅遏而不得行,故热"。

5. 卫气不行 卫气流行不息,发挥温养功能,如卫气不行,不能发挥温养作用,则局部失养而"不仁"。《灵枢·刺节真邪》云:"卫气不行,则为不仁。"《素问·风论》云:"卫气有所凝而不行,故其肉有不仁也。"

6. 卫气循行阴阳节律失调 卫气伴行阴阳经昼夜是有规律的,该行于阳行于阳,该行于阴行于阴,则保持正常的睡眠、工作。《灵枢·口问》云:"阳气尽,阴气盛,则目瞑;阴气尽而阳气盛,则寤矣。"如果卫气伴行阴阳经昼夜运行节律失调,该行于阳行于阴,该行于阴行于阳,则睡眠紊乱,出现多寐、不寐等。

卫气行于脉外,是"常然并脉循分肉"、阴阳相贯、如环无端,卫气环行于十二经脉、奇经八脉之跷脉、督脉、冲脉等,又弥散于机体各部,无处不到;卫气运行受四时、月亮圆缺的影响;卫气在循行过程中,发挥温煦、护卫作用,并得到持续补充,卫气因得不到补充,则虚弱致病;卫气性强悍,运行不息,卫气运行失常,滞留、逆行、相干、相搏、不行、郁滞、节律失调等皆可产生相应病症。

78　《内经》卫气功能解析

卫气是《内经》中的重要概念，以往研究已对卫气的组织液本质进行了解析，但卫气的卫外功能是如何实现的？它与现代医学中的免疫系统是什么关系？学者张维波对上述问题进行了探讨。

《内经》对卫气的认识

卫气是人体的重要组成，包括物质属性和功能表现。"卫气"一词在《灵枢》中出现 48 次，在《素问》中出现 25 次，总计 73 次，而"营气"在《灵枢》中出现 14 次，在《素问》中出现 4 次，总计 18 次。篇名中出现"卫气"或"卫"字的有 4 篇，即《营卫生会》《卫气》《卫气失常》和《卫气行》，全部在《灵枢》，可见，卫气是《内经》特别是《灵枢》讨论的重点。

卫气的基本属性在《灵枢·决气》中已做定义，即"上焦开发，宣五谷味，熏肤充身泽毛，若雾露之溉，是谓气"，这个气包括营气和卫气，其本质是身体的组织液。

相对于营气而言，卫气为身体浅表部位的组织液，可从《灵枢·本脏》对其功能的描述"卫气者，所以温分肉，充皮肤，肥腠理，司开合者也"推知，皮肤和腠理都在浅表，司开合是控制汗孔的开闭，汗孔位于体表，分肉即分肉之间，为各种组织间隙。其中皮肤与肌肉之间的皮下疏松结缔组织是最广泛的间隙空间，即《灵枢·邪客》所说"卫气者，出其悍气之慓疾，而先行于四末、分肉、皮肤之间，而不休者也"的"皮肤之间"，而分肉是肌肉中比较浅层、不太规则的肌间隙，与深层组织中笔直的组织间隙不同，后者是代表深层组织液的营气运行的部位，因其部位深且窄，被形象地称为经隧。白天人清醒的时候，由于有肌肉活动的推动和旺盛的血液供应，组织液较多地流行于外周表浅部位，而到了夜晚，组织液回归腹腔、胸腔中的间隙结构以及内脏的间隙之中，形成《灵枢·邪客》中"卫气者……昼日行于阳，夜行于阴，常从足少阴之分间，行于五脏六腑"的分布规律。

卫气是浅表的组织液，故受热后容易从皮肤中蒸发掉或通过出汗而流失。《素问·疟论》明确讲到这一现象，即"卫气者，昼日行于阳，夜行于阴，此气得阳而外出"，这里的阳指大气中的阳热之气。

卫气所在的浅表组织是相对的，当卫气运行到五脏六腑即体腔之中时，它所在的部位就是内脏周围的组织，如肠系膜、大网膜等，这些部位可对应《内经》的三焦。所以，除了有卫气起于上焦之说外，还有卫气起于下焦的说法，其实上、中、下焦都有卫气，它们分布在内脏的所有间隙之中，发挥润滑内脏和缓冲脏器运动产生的机械压力等多种作用，还包括免疫功能。这些组织液部分来自小肠和大肠分泌的液体，即小肠主液、大肠主津，最后这些液体可汇聚到盆腔内的大间隙中，这个位置就是《内经》真正的膀胱。

卫气运行的通道——经络

卫气有一定的运行路径，这个路径就是经络。《灵枢·营卫生会》云"卫出于上焦……上焦出于胃上口，并咽以上贯膈而布胸中，走腋，循太阴之分而行，还注手阳明"，卫气从贲门处的食管外层（咽）穿过膈肌后，分布于胸腔，再从胸腔到达肺经的组织间隙（太阴之分），然后进入手阳明大肠经的组织间隙（手阳明之分），顺序流注。在经脉系统中，凡是卫气的运行路线，都有"分"的隐含，张维波称其为"经分"，它与运行营气的经隧一表一里，有深浅的差异。

卫气（组织液）的运行与分肉（组织间隙）的状态有密切关系。《灵枢·大惑论》云"夫卫气者，昼日常行于阳，夜行于阴，故阳气尽则卧，阴气尽则寤。故肠胃大，则卫气行留久；皮肤涩，分肉不解，则行迟"。卫气夜间在五脏六腑中的运行时间与脏腑的大小有关，肠胃较大，则卫气运行需要的时间也长，而皮肤涩，肌肉间隙小（粘连），流动的阻力（流阻）大，则卫气运行得慢。卫气正常运行的条件就是《灵枢·营卫生会》中说的"壮者之气血盛，其肌肉滑，气道通，荣卫之行，不失其常"以及《灵枢·天年》中的"五脏坚固，血脉和调，肌肉解利，皮肤致密，营卫之行，不失其常"，这里的"滑"和"解利"对应前面的"涩"和"不解"，显然，这里讲的是组织液在不同状态皮肤肌肉中的流动情况。

基于中医经典理论和大量的经络现象，张维波提出了经络的低流阻通道假说，认为经络是一种存在于组织间质中、具有低流阻性质的，能运行组织液、化学物质的多孔介质通道。张维波进行大量实验证明经络的低流阻通道假说，先用拟 Levick 法和改进的 Guyton 法证明了经络的低流阻特性，随后用连续流阻测定法发现了低流阻点，再用组织液压波传播法证明了低流阻点之间的连通性，结合同位素和阿尔新蓝示踪技术，在小型猪和人体上揭示了循经低流阻通道的存在，随后用阻抗谱方法证明经络中的组织液含量丰富，又在透明鱼上直接观察到了组织液的经络样定向流动，证明了经络的低流阻组织液通道实质。

淋巴系统是最重要的外周免疫器官。早期研究发现，较宽的、含胶原束的结缔组织区是初级淋巴管的主要分布位置，而结缔组织也是经脉循行的部位。龚启华等研究发现，淋巴管系与经脉具有高度重合性。张维波研究发现，鱼的经脉与淋巴管的分布也有明显重叠。Boardman 等研究表明，组织液流动对淋巴管的形成有重要影响，Casley-Smith 等将组织通道称为前淋巴系统，说明组织液与淋巴系统密切相关，具有辅助其发挥作用的生物学功能。

卫气的卫外功能

从《内经》的论述看，卫气有多种功能，如充皮肤、肥腠理、温分肉等，但它最重要的一个功能就是抵御外邪，保卫生命，这也是卫气使用"卫"字的含义。中医学认为人体的致病因素主要有外感六淫和内伤七情等，七情主要通过五脏六腑致病，六淫则是从外部侵袭人体。

卫气在抵抗外邪侵入时被视为"正气"，有时也称为"真气"，它与外邪斗争的过程称为"正邪相搏"，有时也用"相抟""相干"来描述，如《灵枢·刺节真邪》云"虚邪之中人也，洒淅动形，起毫毛而发腠理……抟于肉，与卫气相抟"，"抟"是渗透、作用的意思，邪气渗透到肌肉间隙中，就会与卫气相互作用。再如《素问·风论》云"风气与太阳俱入，行诸脉俞，散于分肉之间，与卫气相干"，"相干"也是相互作用的意思，当风邪进入分肉之间时，分肉中的卫气就会与邪气发生作用，形成斗争。又如《灵枢·水胀》云："肠覃何如？岐伯曰：寒气客于肠外，与卫气相搏。"由于卫气也存在于内脏周围的组织中，故当寒邪之气到达肠外时，便与卫气相搏。

风与寒都属于六淫，是外邪，这些外邪都是与卫气发生相互作用的，《内经》中没有外邪与营气或其他气相搏、相干的描述，因此，卫气就是人体抵御外邪的功能系统。

从免疫学角度看卫气的卫外功能

由于卫气是身体浅表部位的组织液，它成为人体抵御外邪的主力。卫气与皮肤、黏膜及相关淋巴组织共同组成保卫人体的外周屏障。无论病邪从皮肤缝隙（中医的腠理）进入，还是从口鼻黏膜进入，首先遇到的就是浅表组织中的组织液。组织液中含有多种免疫物质，初期以固有免疫细胞和分子为主，当适应性免疫形成后，抗体和 T 淋巴细胞也将进入组织液中。

卫气卫外的功能系统包括皮肤和人体内的黏膜组织，其致密程度及相关物质（分泌液、纤毛等）对防御外邪侵入有重要的作用。腠理是皮肤上的纹理，实为可开合的皮肤间隙，包括汗孔。《内经》反复强调腠理致密的重要性，并常与卫气和皮肤共论。如《灵枢·本脏》云："卫气和则分肉解利，皮肤调柔，腠理致密矣。""卫气和"是腠理致密的条件，可理解为卫气的正常运行，保证了自主神经对汗孔的有效控制，这个控制就是卫气"司开合"的功能。但如果腠理不恰当地打开，则可能使病邪乘虚而入，正如《素问·疟论》所述"腠理开则邪气入，邪气入则病作"。因此，广义的卫气包括现代医学免疫学中所说的组织屏障。

中医邪气的概念包括现代医学的病原体及自然物理因素或两者的结合。邪气从腠理进入皮肤浅层后，通常会引起炎性反应，炎性因子从血液到达下丘脑，激活体温调节中枢，出现发热恶寒，机体通过关闭毛孔以减少散热、寒战以增加产热，由此升高体温，制造有利于抗病的环境。《灵枢·刺节真邪》对此有明确的描述，"虚邪之中人也，洒淅动形，起毫毛而发腠理"，人体受邪发热的现象在《内经》中称为伤寒，《灵枢·热论》云"今夫热病者，皆伤寒之类也"。

病原体突破组织黏膜屏障后，首先进入黏膜下的组织液中，即卫气的部位，组织液中有大量固有免疫细胞，包含吞噬细胞、杀伤细胞、树突状细胞（DC）和免疫分子（补体、细胞因子、酶类物质等），这些免疫物质主要对病原体实施固有免疫应答。同时病原体以及携带病原体信息的细胞可通过组织液通道和淋巴管到达淋巴结，生成适应性免疫物质。在此过程中，病原体随组织液、淋巴液或血液运动而被动运动。在免疫反应中，病原体作为抗原是否能迅速到达淋巴细胞密集的淋巴结产生适应性免疫应答，是适应性免疫成功的关键。另外，抗原提呈细胞（APC）如何在间质中运动并进入淋巴结，也是免疫成功的重要因素。当组织液增多、压力增大时，间质与淋巴管内皮相连接的锚丝可打开淋巴管壁上的瓣膜，组织液进入淋巴管，随后组织液压降低，瓣膜关闭。这一过程保证了组织液单向性地进入淋巴管，同时将组织液中的游离抗原带入淋巴管。分布于间质和皮肤 DC 是唯一能直接激活初始 T 细胞的专职APC，其位置正是卫气所在的部位。DC 识别和摄取外源性抗原后，向淋巴结部位迁移，其路径与经络重合。经络间质的低流阻特性和丰富的组织液可为 DC 快速迁移到淋巴结提供有利条件。抗原及 APC由淋巴液引流至淋巴结，与 B、T 细胞反应，使 T 细胞增殖分化为效应 T 细胞，B 细胞大量增殖分化为浆细胞并分泌抗体，再经输出淋巴管、胸导管、血液循环达到骨髓，持续产生高亲和力抗体，这些抗体和效应 T 细胞再经血液循环运输到外周，对病原体和被感染的细胞实施精准打击。因此，机体的组织液、淋巴液和血液流动正常，特别是组织液的充分流动，对形成适应性免疫十分关键。

保持内环境稳态十分关键，病原体的侵入是对内环境的严重干扰，病原体在细胞内大量复制后，将细胞破坏，细胞内液流到间质中，导致内环境严重失衡。机体感染病原体后，病原体在体内复制增殖；同时，抗原信息被传递到淋巴结，淋巴结对抗原信息进行分析后传递至中枢淋巴系统进行复制，特异性免疫物质开始合成。大约 96 小时后，血清中才能检测出特异性抗体，其间为潜伏期，然后抗体量呈指数增长，随后进入平台期和下降期，最后维持一定量的记忆性免疫物质数周到数年。在这一过程中信息收集、分析和产生作用的反馈回路是由组织液、淋巴液和血液联合完成的，并有骨髓、胸腺、脾等器官共同参与，形成负反馈稳态回路，一旦病原体被消灭，抗原刺激信号消失，适应性免疫应答自动停止，特异性淋巴细胞自发凋亡。

固有免疫系统对病原体的识别依赖模式识别或有限多样性抗体识别受体，精准度不高，其活动有时不受控制。当外源性抗原进入人体后，会立刻引起固有免疫反应，大量免疫物质从血液进入组织间隙，在杀灭病原体的同时释放细胞因子，产生免疫细胞的募集、体温升高、血管通透性增加等炎性反应。在一定的条件下，细胞因子的释放和炎性反应之间形成正反馈，导致炎性风暴，最终造成多器官衰竭。固有免疫应答迅速，可在感染的 0～4 小时内形成即刻免疫，在 4～96 小时内形成早期诱导的固有免疫应答，随后还可配合特异性免疫物质完成对病原体和被感染细胞的清除。

淋巴管是淋巴系统中的关键结构，较组织液和血液出现晚，它最重要的作用就是对侵入内环境的病原体进行适应性免疫应答，经络组织液通道是完成这一功能的重要辅助结构，经络的通畅和组织液流量决定能否形成适应性免疫应答以及形成的速度。当然，这一过程还涉及淋巴器官如淋巴管的直径和淋巴液量等。考虑到与经络路线的高度重合，淋巴管也应该包括在经络之中。

卫气卫外功能机制

中医治病讲究扶正祛邪，扶正相当于加强免疫力，其机制有待探讨。新的病原体侵入免疫系统时，不能形成快速高效的再次免疫应答（其速度是初次应答的1倍），产生初次免疫应答不仅需要将抗原信息传递到淋巴结，还需要其中的淋巴细胞高频突变和阳性选择，才能筛选出有高亲和力抗体的细胞，这个过程需要较长时间。因此感染性疾病的初期主要依靠固有免疫应答抵御病原体。但固有免疫的特异性差，其主要的免疫物质吞噬细胞和中性粒细胞，不仅杀灭病原体和被病原体感染的细胞，对自身细胞也有一定的杀伤力。如何及时建立适应性免疫？组织液是抗原信息的载体，如果经络通畅，组织液在经络中正常流动，抗原信息就可及时到达淋巴结，是适应性免疫形成的关键环节。组织液还是抑制炎性风暴的重要微环境。T细胞中有一类辅助性T细胞（Th），其中Th1主要分泌Th1细胞因子，有自增殖的正反馈效应，可加强巨噬细胞的杀伤能力；而Th2分泌的细胞因子除增殖自身外，可抑制Th1的增殖。另有一种存在于外周的诱导性调节性T细胞，可抑制自身损伤性炎性反应。上述两种抑制有赖于免疫细胞的直接接触或细胞因子之间的分子接触，畅通的组织液环境为上述接触提供了良好条件，可阻止过度免疫反应的发生。

组织液的流动服从达西定律，与组织液的压力梯度成正比，与流阻成反比，流阻就是组织对液体流动的阻力。将组织液中的水视为溶剂，病原体颗粒视为溶质，溶质的运动服从菲克扩散定律，其运动与组织液的流量和溶质的浓度梯度呈正相关。另外，作为溶质之一的病原体颗粒在间质中的运动还与间质分子与病原体颗粒的相互作用、颗粒大小及间质空隙大小相关，其运动规律比较复杂。

间质是细胞壁与毛细血管壁之间的空间和物质，属多孔介质，其中的孔隙被称为组织通道，液态组织液可在其中流动。组织通道最早是在脑组织中被发现和命名的，后来在多种组织中也有所发现，其密度为 $0.5 \sim 1.5$ 个$/\mu m^2$，直径为 $40 \sim 100$ nm。当组织液增多、压力增大时，孔隙的直径会增大，流阻降低；相反，当组织液不足时，孔隙会缩小变少，流阻增加，这种效应称为组织液的流变学特性。正常情况下，病原体从其所在的间质进入淋巴管前，要经组织液在组织通道中传输，若病原体颗粒较大，则难以通过间隙较小的组织通道，导致抗原信息不能及时到达淋巴结，无法形成适应性免疫应答。

《内经》认为经络可以"决死生、处百病"，卫气运行于经络之中，其流动与经络的通畅密切相关。从卫气组织液含有免疫物质以及可传递抗原信息形成适应性免疫的角度，可以很好地解释中医祛病强身的科学原理。

中医认为"正气存内，邪不可干"，通过疏通经络，固护卫气，提高卫气组织液通过经络传递抗原信息形成适应性免疫的效率，增强机体免疫力即中医所说的卫气卫外能力，可有效抵御各种病原体的侵犯，是预防疾病的重要途径。

79 《内经》卫气防御特性

卫气是主管人体防御的气的统称，正如《医旨绪余·宗气营气卫气》云："卫气者，为言护卫周身……不使外邪侵犯也。"总结《内经》对卫气的论述可以发现，卫气除了具有循行和节律等特征外，为更好地护卫人体，抗御外邪，其作用还具有潜隐性、易激发性以及对病邪的感应性、运行的趋病性等特点，学者周东浩等对《内经》卫气的防御特性做了阐述。

卫阳作用的潜隐性

《素问·生气通天论》云："阴平阳秘，精神乃治。"考查"秘"字本义，《说文解字》云："秘，神也，从示，必声。"金文表示家中隐而不宣的事。篆文表示隐而不宣的神迹。由上可以看出，"秘"字本义表示隐而不宣或不为人知，如《史记·武帝本纪》云"其事秘，世莫知也"也是这个意思。"阳秘"是指阳气在生理状态下具有作用秘密而不为人知的特点，这种特点可以称之为阳气作用的潜隐性。《素问·生气通天论》还对阳气的功能做了进一步的界定："阳者，卫外而为固也"，"阳因而上，卫外者也"，明确指出阳气主要指的就是具有防御作用的卫气。

《素问·生气通天论》云："凡阴阳之要，阳密乃固。"此处"密"字原义是指山中隐藏之处，与"秘"字含义类似。因而秘，密也，通作"祕"。《内经》中也常见"秘""密"两者通用，其实质是强调卫阳在生理情况下作用的潜隐性，同时"密"还有致密、紧密之意，这与卫阳司体表开合之职也暗暗相合。固，表示对盾甲进行某种加强。"固"可以说是防卫的强化，或者说是人体防卫的最佳状态。而《内经》告诉我们，只有保持卫阳作用的潜隐状态，才能使人体防御等各项功能发挥最佳水平，这也是人体防御最"坚固"的状态。因此，如何恢复和保持卫阳作用的"秘"（密）或者说潜隐状态也就成了中医养生防病的根本以及诊断、治疗的着眼点。

卫气防御作用的激发性

卫阳生理状态下作用虽然是潜隐的，但在病理状态下有一个从潜隐到显现、从少到多、从静息到活化状态的激发过程，《内经》用"张""强""亢"等字眼来描述这一过程。如《素问·生气通天论》云："阳气者，烦劳则张，精绝，辟积于夏，使人煎厥。目盲不可以视，耳闭不可以听，溃溃乎若坏都，汩汩乎不可止。"《说文解字》云"张，施弓弦也"。篆文表示拉开弦与弓的距离，即将松弛的弓弦绷紧，使之处于高弹力状态。用"张"来描述卫阳的改变，说明卫阳在激发时既有数量的急剧增长，又有状态的大幅提升，同时还有形势的紧迫、紧张等多层含义。

"强"和"张"类似，都有增加、增长之意。相对来说，"强"更加提示状态改变的结果，"张"则更加提示状态改变的过程。《素问·生气通天论》云："阳强不能密，阴气乃绝。"卫阳受激发后失去了它的潜隐清净的状态，转而变得亢奋而状态过强，表现出它的悍烈之性、阳热之猛，然而这并不是人体防御的最佳状态，而是对人体有损害的疾病状态。在外它司开合失职失于固密，邪气易于乘虚而入，在内它耗血伤营、损阴竭精。卫阳这种过于亢奋的状态改变恰恰成为致病之源、疾病之本。故《灵枢·禁服》云"审查卫气，为百病母"，这也是《内经》重点强调的地方，称之为"约方"，是医学理论中最重要、最提纲挈领的道理。

卫气对病邪的感应性

卫气为什么会从潜隐状态激发到过强状态从而导致疾病？激发卫阳状态改变的又是什么呢？通过《内经》经文可以看出，邪气是激发卫阳状态改变的最重要原因。

卫气巡逻周身，对入侵的外邪具有感知、识别和应答的能力，这点在《内经》中也有体现和说明。《素问·疟论》云："疟气随经络，沉以内薄，故卫气应乃作。"此处的"应"就是说卫气能识别、感知到疟邪的入侵，并对它进行反应。《素问·疟论》云："卫气之所在，与邪气相合，故病作。"合，甲骨文表示相互接触。卫气与邪气相合则表示，卫气感知到邪气后能进一步与病邪接触并进行相互作用。

除了"相合"，《内经》还用"相干""相搏""相抟""相攻"等字眼阐述卫气与邪气相互作用这一过程。如《素问·风论》云："风气与太阳俱入，行诸脉俞，散于分肉之间，与卫气相干，其道不利，故使肌肉愤䐜而有疡，卫气有所凝而不行，故其肉有不仁也。"干，《说文解字》云："干，犯也。"此处指邪气侵扰，被卫气感知，激发卫阳奋起而抗邪。䐜，本义蒸肉，热气蒸肉；肿胀，肿大；"愤䐜"在一起形象地刻画了正邪交争、卫气抗邪、聚而化热、热气蒸肉、肉腐化脓、变生疮疡的发展过程。

此外，《灵枢·水胀》云："寒气客于肠外，与卫气相搏，气不得荣，因有所系，癖而内著，恶气乃起，息肉乃生。"《灵枢·刺节真邪》云："虚邪之中人也，洒淅动形，起毫毛而发腠理。其入深，内搏于骨，则为骨痹。搏于筋，则为筋挛。搏于脉中，则为血闭，不通则为痈。搏于肉，与卫气相搏，阳胜者则为热，阴胜者则为寒，寒则真气去，去则虚，虚则寒。搏于皮肤之间，其气外发，腠理开，毫毛摇，气往来行，则为痒。留而不去，则痹。卫气不行，则为不仁。"《灵枢·胀论》云："厥气在下，营卫留止，寒气逆上，真邪相攻，两气相搏，乃合为胀也。"这两篇都用"相搏"字眼描述了卫气与邪气相互作用的情形。《说文解字》云："搏，索持也。"本义捆绑俘获。尃，既是声旁也是形旁，是"缚"的本字，表示捆绑。所以这与卫气相搏说明卫气与邪气斗争之剧烈，并有相互拼杀并捕获的含义。生理情况下卫阳作用应该是潜隐的，可以在不知不觉中就捕获歼灭这些侵入的外邪，但在病理情况下，卫气受激奋起，正邪相搏，两者交争既可能是卫气经过一番拼杀捕获并战胜外邪，也可能外邪暂时战胜卫气，但都会对机体造成一定的损伤。根据正邪交争不同的部位和状态，产生了临床不同的症状和体征。

当然，除了外侵之邪气，七情、饮食、睡眠、起居、气候等因素失常也可以从不同方面激发卫气，干扰、扰乱其潜隐清静的状态，这些内容《内经》也有很丰富精彩的论述。

卫气的趋病性

《灵枢·卫气行》提出卫气巡逻全身，正常情况下虽然其运行"上下往来不以期"，表现出其潜隐特性，但是"病可与期"，在疾病状态下卫气会出现相应的运行和分布的明显改变，据此可以从外诊察和判断，从而"候气而刺之"。也就是说，卫气感应发现外邪后，会动员号召向病所即外邪侵入之地趋动和聚集，以祛除这些有害的邪气，这可以称之为卫气的趋病性，对此《内经》也有很明确和精彩的阐述。如《素问·疟论》云："邪中于头项者，气至头项而病；中于背者，气至背而病；中于腰脊者，气至腰脊而病；中于手足者，气至手足而病。卫气之所在，与邪气相合，则病作。"可见卫气会随着邪气所处的位置而进行有方向、有目的的趋动，邪气侵犯到头项部，卫气行至头项而病发；侵犯背部，卫气行至背部而病发；侵犯到腰脊，卫气感知后也能有目的地运行到腰脊以祛邪；侵犯到手足，卫气则有目的地聚集到手足。总之，邪气侵入停留之址，就是卫气趋向聚集之处；卫气与邪气相合相争之地，即是疾病所发之所。

《内经》中还用了"集""归"等许多字眼描述了卫气的趋病性，如《灵枢·痈疽》云："寒邪客于经络之中，则血泣，血泣则不通，不通则卫气归之，不得复反，故痈肿。"讲述脓肿等临床表现的形成是卫气定向向病邪聚集、正邪交争的结果，用"归"字生动而形象地将卫气受邪气激发后，趋向邪气致病部位的动态过程表现得淋漓尽致。《素问·疟论》云："卫气相离，故病得休；卫气集，则复病也。""其间日者，邪气与卫气客于六腑，而有时相失，不能相得，故休数日乃作也。""其间日发者，由邪气内薄于五脏……不能与卫气俱行，不得皆出，故间日乃作也。"邪气内迫于五脏，不能与卫气同出于阳分而相合，疟疾则隔天发作；邪气与卫气相会于六腑的时间不一致，两者不能遭遇"相得"，疾病会停休数天而作。邪气隐藏，卫气感知不到邪气，与邪气相离则疾病暂停发作；卫气感应病邪后向病邪处定向运行，聚集病所则疾病又会复发。《灵枢·刺节真邪》云："虚邪之入于身也深，寒与热相搏，久留而内著……邪气居其间而不反，发于筋溜。有所结，气归之，卫气留之，不得反，津液久留，合而为肠瘤……已有所结，气归之，津液留之，邪气中之，凝结日以易甚，连以聚居，为昔瘤，以手按之坚，有所结，深中骨，气因于骨，骨与气并，日以益大，则为骨疽。"虚邪贼风侵犯人体深部组织，卫气定向向病邪处聚集、停留，正邪交争，寒热长时间集结滞留于人体内部，会导致营卫津液反复阻塞凝结，日久而成积聚肿块，从而引起骨节疼痛、肌肉干枯或腐烂、骨骼坏死、筋脉挛缩、筋瘤等各种疾病。《素问·五脏生成》云："人有大谷十二分，小溪三百五十四名，少十二俞，此皆卫气之所留止，邪气之所客也，针石缘而去之。"针灸正是通过调整卫气状态、调动卫气抗邪功能来祛除邪气、治疗疾病的。

《内经》卫气学说在历史上曾经达到了一个比较高的水平，形成了系统有效的理论以及理法方药相统一的一整套治疗体系。从以上论述可以看出，《内经》对人体主管防御的卫气的潜隐性、易激发性、对病邪的感应性、运行的趋病性等已经有很深刻的认识，这与现代免疫学免疫细胞对病原体的识别、捕获、增殖活化以及效应过程和白细胞等免疫细胞趋病聚集特性的描述非常类似，两者完全可以对照来看。故有人提出，卫气是"免疫细胞的中医表达形式"。《内经》对卫气的论述、理念和所涉及的临床领域、临床问题，很多甚至超出了目前西医的视野之外。因此，系统整理和大力发展中医卫气学说就具有非常重要的价值和深刻的现实意义。

80 《内经》卫气的三种状态

卫气源于水谷，化于脾胃，是人体重要的生命物质。学者张安玲等细读《内经》，认为卫气以三种不同状态存在于体内，三者之间可以相互转化，从而维持体内物质与能量代谢的均衡。

卫气及其相关概念

卫气具有物质与功能两种属性。卫气源于饮食，为有形之物。卫气具有多种生理功能，《灵枢·本脏》云："卫气者，所以温分肉，充皮肤，肥腠理，司开合者也。"卫气要发挥功能，必须布散于脏腑百骸，故《素问·痹论》云："卫者，水谷之悍气也，其气慓疾滑利，不能入于脉也，故循皮肤之中，分肉之间，熏于肓膜，散于胸腹。"由此不难看出，通常所说的卫气，其实包括物质、功能、运行三方面的内容。为了表述方便，本文将源于水谷精微，"慓疾滑利，不能入于脉"的部分称为卫气，以其运行不息，即运行着的卫气，称为卫气的运行态；将"温分肉，充皮肤，肥腠理，司开合"称作卫气功能。

卫气的生成、储存、运行与功能

1. 卫气的生成与储存

（1）卫气的生成：营、卫同源，均以水谷为物质基础，通过脾胃气化而生成。故脾是营卫生化之本，胃气是影响卫气生成的关键。《素问·玉机真脏论》云："五脏者，皆禀气于胃。胃者，五脏之本也。"对此，历代医家十分重视，提出"胃为卫之本""脾乃营之源"等多种说法。《脾胃论》云："胃气者，谷气也，营气也，运气也，生气也，清气也，卫气也，阳气也。"阐明营气、卫气的生成与胃气密切相关。

（2）卫气的储存：人体每天定时定量进食是产生卫气的基础。《灵枢·五味》云"故谷不入，半日则气衰，一日则气少矣"。饥饿往往是人体卫气不足、需要进食的一种生理现象。人体通过定时进食来维持物质与能量代谢。在人类进化过程中，机体有了能量储存与合理利用的机制，随着生产力不断提高，获取的食物日益丰富，人体能够按照运动消耗等，在一定范围内调节进食多少，其中脾胃对维持营卫水平具有重要调节作用。正如《脾胃论·脾胃盛衰论》所云："胃中元气盛，则能食而不伤，过食而不饥。"

卫气可以通过改变状态储存于体内。食饮有节，脾胃纳化有常，营卫生化以时，源源不断输送周身，发挥其生理功能。当饮食增加，卫气产生增多，或者运动不足，卫气消耗减少，都会出现卫气的相对增加，此时，身体就会将满足需求之外的卫气存储起来，以备他时之需。因而，就有了卫气的储存态。卫气的储存状态是维持人体代谢恒定的重要机制。

脂是体内卫气储存的基本状态。卫气以脂的状态储存是调节能量代谢、维持生命活动的重要保障。这在冬眠动物北极熊身上体现最为典型。《灵枢·本脏》卫气"肥腠理"，即指此言。《素问·异法方宜论》云："西方者，金玉之域，沙石之处，天地之所收引也，其民陵居而多风，水土刚强，其民不衣而褐荐，其民华食而脂肥。"饮食物的性质决定脂的增减，脂的转化增多，则体质量增加，人体就会逐渐发胖，《内经》称为"肥人"，意指含脂肪多。因此，充分认识卫气储存态对研究肥胖病机有益。

2. 卫气的运行

（1）气以运行不息为常：万物以气为本，气以运动为本，故《灵枢·脉度》云"气之不得无行也，如水之流，如日月之行不休"。运行不息、无所不至，是气的基本特征。

（2）卫气的运行态：卫气运行不止，外而皮肤，内而脏腑。正如《素问·痹论》所云"卫者，水谷之悍气也……熏于肓膜，散于胸腹"。卫气不分昼夜，运行不息，不断进入脏腑百骸、五官九窍、腠理毛窍，发挥其生理功能，这种运行不息即卫气的运行态。

（3）卫气由上焦，布散周身：卫气源于水谷，生于中焦脾胃，由上焦敷布一身。卫气运行不止，布散周身是卫气的运行态，同时也是卫气从储存状态到发挥生理功能之间的转输变化过程，以此言之，流动不只是卫气完成其生理活动的必要状态，所谓"动而不止，则变作矣"。

3. 卫气的功能　卫气功能具有多元化的特点。按照《灵枢·本脏》的论述来认识卫气功能，即"卫气者，所以温分肉，充皮肤，肥腠理，司开阖者也"。细析卫气功能，涉及人体生理功能的诸多方面，其中以下几方面最为重要。

（1）司腠理开合，为气化之本：腠理是脏腑气化活动的重要通道与门户，卫气肥腠理、司开合是维持全身各种功能活动的基础与保障。

（2）温养肌肉，产热保温：肌肉主持运动，同时产生热量，卫气温分肉、司开合是人体运动与体温恒定的保障。研究发现，人体热量大多来自肌肉。肌肉制造人体85%的热量。美国国家癌症研究所研究发现，当肌肉收缩时，就会释放热量，足以保持正常体温。这种热量通常占人体总热量的85%左右。人体颤抖时，肌肉就在产热，故肌肉耗能最多。美国《洛杉矶时报》刊登的一项研究发现，即使没有太多活动，肌肉消耗的热量也比脂肪消耗的热量更多。在静息情况下，1磅肌肉与1磅脂肪每天燃烧的热量分别为6卡路里和2卡路里。显然，肌肉是消耗卫气的重要器官。以此言之，"劳则气耗"确属至理，足以为运动减重之证据。

（3）鼓舞气化，生清弃浊：卫气"熏于肓膜，散于胸腹"，发挥鼓舞脏腑气化的功能。肺司呼吸、心主血脉、脾胃纳化、肾气蒸化、小肠泌别、大肠传导，无不依赖卫气的推动与鼓舞。以饮食化生营卫而言，《存存斋医话稿》云："营卫之气，出入脏腑，流布经络，本生于谷，复消磨其谷。营卫非谷不能充，谷非营卫不能化。"将营卫与水谷之间的关系表述无余，凡此均在脾胃这一"器"中完成。卫气敷布周身，依赖肺气，《灵枢·决气》云："上焦开发，宣五谷味，熏肤，充身，泽毛，若雾露之溉，是谓气。"呼出浊气、排泄二便皆能弃浊，卫气为其动力。

（4）固护肌表，抵抗邪气：卫气布散周身，固护腠理空窍，发挥卫外之能。肌表皮毛、脏腑官窍为人体与外界相通之门，也是邪气侵袭人体之户，皆由卫气固密。

卫气在不同部位发挥与该部位脏腑器官的相关功能，其状态不一。卫气无处不到，其功能内涉脏腑气化，外关四肢百骸，从水谷腐熟、化生营卫、气血运行、呼吸运动、语言思维、记忆、睡眠、水液代谢、浊气下降、卫外御邪等方面，无一不是卫气功能之所及。

维持生命活动与能量代谢是卫气的基本功能。卫气在脏腑百骸发挥生理效用，称为卫气功能。水谷经过胃气腐熟，产生卫气，卫气支持人体基本生命活动、劳作、运动。劳则气耗，是对卫气因机体各种功能活动的消耗而减少这一生理机制的概括。

卫气的三种状态

卫气在体内以气态、液态、固态三种状态存在，三者有别，又能相互转化，维持动态平衡。

1. 气态　慓疾滑利、无所不至、无孔不入是卫气的性质与特征，升降出入是其运动形式。故《素问·阴阳应象大论》有"清阳出上窍""清阳发腠理""清阳实四肢"之说，《灵枢·决气》则云："上焦开发，宣五谷味，熏肤，充身，泽毛，若雾露之溉，是谓气。"凡此说明卫气是以气态作为运行的基本形式，卫气以气态行于周身，不郁不滞，流畅活泼。

正常的运行态是卫气发挥功能的基础。《伤寒论》的六经辨证将人体阳气一分为三，即太阳、阳明、少阳。三阳之中，太阳主表，阳明主里。阳气入里则为阳明，出表则为太阳，其气机流行畅达，不郁不结，生发活泼，则为少阳。所谓三阳，就是通过卫气运行到某一部位及其功能状态来分类的，三阴亦然。无论卫气发挥什么功能，都是以流行畅达为基础的，而不郁不亢、流行不止、无所不至就是卫气运行态的基本特征。

2. 液态　膏是卫气运行状态中的重要部分。膏为液态，唯有液态方能循脉流行。首先，膏是水谷之精微，以液态存在。其次，膏具有滋养、充填、补益等生理功能。如《灵枢·五癃津液别》云："五谷之精液，和合而为膏者，内渗入于骨空，补益脑髓，而下流于阴股。"《春秋·玄命苞》云："膏者，神之液也。"膏的液态性状具有流动性，使卫气随脉运行成为可能。膏为精微，其封藏之职由肾主持，封藏失职，膏脂下流，则为病态。膏能转化为卫气，故《内经》有"卫出下焦"之说。

简言之，运行着的卫气一部分呈液体状态存在于血脉之中，即所谓膏，犹血糖、血脂、蛋白质、氨基酸之属。膏属精微，宜封藏不宜外泄，泄则为病，《庄子·则阳》有"内热溲膏"的记载。膏液外泄表现为小便浑浊，乳白或如米泔水，上有浮油，置之沉淀，或伴有絮状凝块物。其中痛者名曰膏淋，不痛则名尿浊。膏淋、尿浊之人，饮食稍有不慎则症状加重，患者产生疲乏无力，正是由膏泄而卫气耗散所致。

3. 固态　脂是卫气的固态形式，是卫气的储存态。固态有两种含义，一是不能流动，存储一处；二是形状固定。脂为凝着之卫气，卫气凝固即为脂，脂即脂肪，脂肪主要源于饮食物中的油脂，同时还可在体内生成，脂是人体的重要组成部分，也是储能与供应热能的重要物质。

饮食水谷化生的卫气可以膏、脂的状态存在于体内。卫气、膏、脂三者异名、异态、同源，可以相互转化。气态使卫气布散周身，液态可以流行、渗灌、滋养，固态则留着不行，而能肥腠理、充形体、护脏腑。膏、脂同类，均为人体不可或缺的生命物质，只是状态有所差别。《说文解字》云："膏者，脂也。凝者曰脂，释者曰膏。"有助于理解、阐述卫气的运行态与储存态间的相互关系。

研究发现，脂肪是人体不可或缺的物质，必需脂肪酸缺乏，会导致生长迟缓、生殖障碍、皮肤受损等；另外，还可引起肝脏、肾脏、神经和视觉等多种疾病。当食量增加，产生的卫气增多，或者人体运动不足、卫气消耗减少时，卫气就会转化为脂肪形式储存于体内。

卫气三种状态的相互关系及转化

卫气的三种状态有着共同的基础，即源于饮食，化于脾胃。饮食是产生卫气、膏、脂的基本物质，脾胃是化生卫气、膏、脂的重要脏腑。

1. 三种状态的相互关系　卫气与膏、脂相互化生。卫气以气态运行并发挥主要生理功能，水谷之精液，和合而为膏，可以流动、运行，是卫气的液态。气态是卫气发挥温煦、长养、卫外等气化功能的基本形式。膏为流动之卫气，即膏为卫气之液态。膏化则为卫气，膏凝即为脂。

（1）卫气是产生膏、脂的动力：卫气、膏、脂同源于饮食水谷。卫气"熏于肓膜，散于胸腹"，为脏腑气化之动力，因而，也就是膏、脂生化的动力。饮食化生卫气、产生膏、脂，卫气布散脏腑，产生各种生理功能；同时，卫气也可以转化为膏、脂。

（2）膏的双向转化：膏为液态，是卫气运行与转化为脂的中间环节，膏化则为卫气，凝则为脂。膏运行于脏腑百骸，则转化为卫气；凝着有形，结于内脏或皮下腠理即为脂。

（3）脂为固着之卫气，凝结之膏：脂由膏凝，膏由卫气化生并推动，复可化为卫气。故脂是卫气与膏的凝固状态，是能量储存与转化的库府，具有保护内脏、维持体温的作用，此即卫气"肥腠理"。

2. 三种状态的相互转化

（1）饮食为化源：卫气、膏、脂同源于脾胃化生的水谷精微，故曰同源、异态。饮食是影响三者的首要因素，脾胃为基础。

（2）卫气消长是影响转化的关键：卫气温分肉，肌肉是运动、劳作的力量所在，赖卫气温煦，人体通过肌肉运动消耗卫气，进而可以影响膏、脂的形成、运化和储存。

卫气有气态、液态、固态三种状态。气态、液态是运行与发挥功能的前提，固态为储存状态。卫气三种状态的相互转化能维持能量与机体代谢的平衡。卫气以气态、液态运行，气态是发挥功能的基本状态，液态（膏）可以转化为气态；固态即脂是卫气的储存态，液态之膏是气态与固态转化的中间状态。三者共同构成人体能量与物质代谢的基本环节，保证体内物质、能量相互转化与平衡，维持生命活动。对卫气三种状态及其相互关系的研究，可为以肥胖为基础的代谢综合征等慢性病的防治提供理论支持。

81 《内经》卫气出入升降模型的重建

"人焉受气？阴阳焉会？何气为营？何气为卫？营安从生？卫于焉会？"《内经》中首先提出了人类从哪里获得能量的问题：为生命提供营养和能量的营气和卫气究竟是什么？从哪里产生？在哪里聚散？营气和卫气之间怎样协调？

"人受气于谷，谷入于胃，以传与肺，五脏六腑，皆以受气，其清者为营，浊者为卫，营在脉中，卫在脉外，营周不休，五十而复大会。阴阳相贯，如环无端。"《灵枢·营卫生会》明确地回答了文首的问题：人体从进食的水谷当中获得营养和能量，水谷被分化成营气和卫气两种形式，营气和卫气按照各自的循行方式，分布于五脏六腑、四肢百骸，营卫穿流，生命不息。

"五脏者，所以藏精神魂魄者也。六腑者，所以受水谷而行化物者也。其气内于五脏，而外络肢节。其浮气之不循经者，为卫气；其精气之行于经者，为营气。阴阳相随，外内相贯，如环之无端。"《灵枢·卫气》明确地指出了六腑是产生和代谢营卫的生理系统，为生命的精神活动和生理功能提供能量。

"荣者，水谷之精气也，和调于五脏，洒陈于六腑，乃能入于脉也。故循脉上下，贯五脏，络六腑也。卫者，水谷之悍气也，其气慓疾滑利，不能入于脉也，故循皮肤之中，分肉之间，熏于肓膜，散于胸腹。"《灵枢·卫气》区分了营气和卫气的功能和循行方式：营气循行于管道当中，为五脏六腑提供营养物质；卫气散布在体腔和间隙当中，支持人体的各种生理功能和运动功能。学者马宁根据《内经》有关卫气的描述，提出重建卫气体内循行的模型。

卫气与消化

1. 《内经》对消化过程的认识 "气之在身也，常然并脉循分肉，行有逆顺，阴阳相随，乃得天和，五藏更始，四时循序，五谷乃化"。《灵枢·胀论》以"卫气之在身也……五谷乃化"确定了卫气是由进食的五谷所化生，是人体消化的产物，那么《内经》是怎样认识人体的消化过程的？

"五谷入于胃也，其糟粕、津液、宗气分为三隧。故宗气积于胸中，出于喉咙，以贯心脉，而行呼吸焉。营气者，泌其津液，注之于脉，化以为血，以荣四末，内注五脏六腑，以应刻数焉。卫气者，出其悍气之慓疾，而先行于四末分肉皮肤之间而不休者也。"《灵枢·邪客》认为水谷在体内被分解成三类物质：糟粕、津液和宗气，其中糟粕是消化水谷所产生的固体废物，定期排泄的粪便是糟粕物质的主要形式；津液是从进食的水谷当中提取的、参与代谢的液体成分，汗液和尿液是体内存在着大量液体的标志；宗气则是从食物当中分离或转化的、可以被人体吸收或利用的物质的总称。

《内经》中宗气有广义和狭义之分。广义宗气是人体从消化过程中获得的营养物质和功能物质，狭义宗气具体指聚集在胸腔当中，辅助心肺功能的气体，如《灵枢·邪客》所定义的"宗气积于胸中，出于喉咙，以贯心脉，而行呼吸"。狭义宗气表现为心跳和呼吸等生命活动的基本体征，是维持心肺功能的辅助动力，"一方面宗气参与呼吸，是进入血液循环的呼吸之气，一方面宗气停聚在纵隔当中，是协调胸腔压力的卫气"。

"谷气津液已行，营卫大通，乃化糟粕，以次传下"，《灵枢·五味》进一步将广义宗气限定为营气和卫气，将维持心肺功能的狭义宗气排除在外，以"津液已行""营卫大通"和"乃化糟粕"完整地解释了《灵枢·邪客》中"糟粕、津液、宗气"所描述的内容，明确了宗气就是营气和卫气，是消化过程中产生的营养和功能物质。

2.《内经》对食物发酵的基本认识　"故器者生化之宇，器散则分之，生化息矣。故无不出入，无不升降，化有小大，期有近远。"这是《内经》中对人体消化食物和获得能量的精辟认识。《素问·六微旨大论》认为食物在体内经过了一个腐熟和发酵的过程，并将这一过程称为"生化"。器是食物被降解所必需的物理条件，器首先是受纳水谷的容器，同时其相对密闭的环境为发酵提供必需的厌氧条件，没有容器的存在、没有适当的厌氧环境就不能完成对食物的发酵和降解，就不能对食物进行"生化"。"化有小大"是指发酵的能力取决于可供发酵的材料和种类，"期有近远"是指发酵的产物取决于发酵时间的长短，发酵的产物最终被人体吸收和利用。《内经》将消化产物在体内的代谢过程称为"出入升降"，其中卫气的循环完全符合"出入升降"的表现形式。

对酒的描述体现了《内经》对食物降解和人体消化的认识。"为五谷汤液及醪醴，奈何？岐伯对曰：必以稻米，炊之稻薪，稻米者完，稻薪者坚。帝曰：何以然。岐伯曰：此得天地之和，高下之宜，故能至完，伐取得时，故能至坚也。"《素问·汤液醪醴论》描述的汤液醪醴的制作过程是：用稻秆对稻米适当加热，促使稻米发酵，根据发酵时间的长短可以获得不同的食物，短时间发酵时产生汤液，长时间发酵时产生醪醴。稻薪加热稻米是谷物生化的必要条件，稻薪和稻米结合为"至完"；经发酵产生的汤液醪醴不易变质，更容易被吸收，从稻米向汤液醪醴的转化为"至坚"。

"人饮酒，酒亦入胃，谷未熟而小便独先下何也？岐伯答曰：酒者熟谷之液也，其气悍以清，故后谷而入，先谷而液出焉。"《灵枢·营卫生会》在解释饮酒后小便先下这一生理现象时，将人体进食的食物划分为"谷未熟"和"熟谷"两种状态，其中酒为熟谷之液，说明酒在体外已经被发酵，可以直接被人体吸收利用。生理学的研究也证实：虽然胃的吸收能力有限，但对酒精有较强的吸收能力。"熟谷之液"直接进入循环，从而出现了"酒者熟谷之液也……后谷而入，先谷而液出"的现象。

从酒的酿制过程到人体对酒的反应都体现出《内经》对人体消化过程的理解，说明食物必须在经过人体消化系统的腐熟和降解之后才能被人体所利用。像酒一样，被消化和降解的食物可以直接被肠道吸收，并进入血液循环，参与能量代谢。

3. 微生物学对食物发酵的基本认识　无论是在体内还是在体外，食物的发酵降解必须具备以下几个基本条件：可产生发酵的容器、可发酵的材料、适当的温度和诱导发酵的菌素。

（1）密闭的容器：发酵指微生物在无氧条件下，分解各种有机物质产生能量的一种方式，无氧环境成为食物发酵和降解的外部先决条件。人体的胃肠长达数米，而且管腔细小，是一个非常不适合空气流动的管道，括约肌的存在和肠道的不断弯转盘曲更增加了肠道的密闭性，使得肠道成为一个天然的、相对的厌氧空间，而且由于肠道中同时存在有氧代谢和无氧代谢 2 种化学反应，即使有少量残存的氧气，需氧的化学反应也会将其消耗以保持消化道内的厌氧环境。消化管道成为天然的"器"，以承载和消化食物，是人类生命的"生化之宇"。

（2）适当的温度："寒温和则六府化谷"，《灵枢·本脏》已经认识到适当的温度是消化水谷的必要条件。温度主要影响酶的催化速度，"人类体内大多数酶在人类体温下达到活性的峰值"，而且在正常的体温范围内，"温度越高效率越高，反之则效率越低，这是因为，随着温度的升高，分子的不规则运动速率加快，大大增加反应底物分子与酶的活化区域相互结合的概率。而降低人体的温度会显著降低代谢反应"。

（3）可发酵的物质：人类的食物包括了淀粉、脂肪、蛋白质和食用纤维四类基本物质，这些物质必须经过降解才能被人体吸收利用，正如《灵枢·平人绝谷》所云："故平人不食饮七日而死者，水谷精气津液皆尽故也。"规律的进食是维持发酵反应、持续为机体提供能量的材料源泉。

（4）诱导发酵的酶：虽然人类早在几千年前就已经掌握了发酵技术，并通过发酵酿造酒、酱、醋、酸奶等，但是直到 19 世纪初人类才确定发酵是微生物作用的结果。食物的降解过程主要是在消化酶的作用下完成的。消化酶是人体消化器官分泌在消化液中的一种蛋白质，能够将大分子、结构复杂的食物水解为小分子、结构简单的营养素，如将蛋白质水解为氨基酸，脂肪水解为脂肪酸和甘油，多糖水解为葡萄糖等，最终人体能够以葡萄糖、果糖、氨基酸、甘油和脂肪酸等形式从食物中吸取能量和营养成分。

1）酶的专一性：消化酶的功能具有专一性，每一种消化酶只能够催化和水解一种化学结构，比如胰蛋白酶只可以破坏特定的氨基酸之间的肽键，也就是说一种蛋白酶"只针对一类蛋白质进行降解。因此，对完善的蛋白质消化系统来说，需要多种消化酶的协同作用才能更好地将饮食摄入的所有蛋白质消化为氨基酸。"

2）酶发生作用的特殊条件："大多数酶在细胞间隙液和胞浆的 pH 下（7.4 左右）能够最好地发挥作用"，但是有些酶只有在一定的条件下才能被活化，如胃蛋白酶需要强酸环境，即当胃部的 pH 值约为 2 时才被激活；而胰酶需要碱性环境，即当小肠的 pH 值为 8 才发挥作用。

卫气是消化过程中产生的副产品

发酵是拉丁语"fever"的派生词，它描述了酵母菌作用于果汁或麦芽汁产生气泡的现象，"更严格地说，发酵是以有机物作为电子受体的氧化还原产能反应。如葡萄糖在无氧条件下被微生物利用，产生酒精并放出二氧化碳，同时获得能量"。因此，不管发酵的最终产物是什么，在得到理想产品的同时一定会有气体产生，已经被人类完全掌握的沼气生产工艺就是以产气为目的的发酵技术，可以作为消化产气的体外试验模型。

1. 卫气是消化过程中产生的气体　人体体内的消化过程也毫不例外地产生气体，《内经》将食物在消化过程中产生的气体称为卫气，《灵枢·寿夭刚柔》"刺营者出血，刺卫者出气"体现了卫气的气体特征，《素问·调经论》"病在脉，调之血；病在血，调之络；病在气，调之卫；病在肉，调之分肉；病在筋，调之筋；病在骨，调之骨"和"取血于营，取气于卫"都指出针刺到属于"卫"的结构就能释放出体内的气体。

同时《素问·痹论》"卫者，水谷之悍气也，其气慓疾滑利，不能入于脉也，故循皮肤之中，分肉之间，熏于肓膜，散于胸腹"和《灵枢·邪客》"卫气者，出其悍气之慓疾，而先行于四末分肉皮肤之间而不休者也"反复强调：卫气是从消化水谷当中产生的悍气，具有慓疾滑利的特点。"悍气"是指卫气，具有压力，"慓疾滑利"是指卫气具有流动性；"散于胸腹"和"循皮肤之中，分肉之间"等说明卫气可以填充于体腔空间，游走于结构间隙之中，在分隔人体结构、调节体内压力等方面起着重要作用。

《灵枢·寿夭刚柔》"卫之生病也，气痛时来时去，怫忾贲响"说明卫气病的特点之一是"贲响"，矢气、打嗝和腹中肠鸣等具有压力和声响的表现都是卫气和卫气病的特点；同时《灵枢·营卫生会》"此外伤于风，内开腠理，毛蒸理泄，卫气走之，固不得循其道，此气慓悍滑疾，见开而出，故不得从其道，故命曰漏泄"，体现了卫气的游走性，在风邪外袭的情况下，具有压力的卫气可以突破腠理的约束，造成自汗。可见，虽然卫气是发酵过程当中产生的副产品，但是卫气参与人体的生命活动、影响机体的生理功能。

2. 卫气参与人体的生命活动　营气和卫气都是支持人体生命活动的重要物质，如《灵枢·天年》"血气已和，荣卫已通，五藏已成，神气舍心，魂魄毕具，乃成为人"，将人类生命分为精神生命和生物生命两个层次，其中"血气已和，荣卫已通，五藏已成"只是"乃成为人"的物质基础，"神气舍心，魂魄毕具"则是人类的生命活动。"营卫者精气也，血者神气也"，《灵枢·营卫生会》认为血是支持思维活动与精神意志的能量源泉，营卫则是维持生命基本功能的物质基础；《素问·八正神明论》则以"故养神者，必知形之肥瘦，荣卫血气之盛衰"强调了"荣卫血气之盛衰"对于生命的重要意义。

3. 卫气产生的过程　卫气的产生主要有两种形式：以消化酶诱导的卫气发生模式和以细菌诱导的卫气发生模式。这两种不同的产气模式发生在消化道的不同部位，诱导发酵的物质不同，所产生的气体也不完全相同。

（1）由消化酶诱导产生的卫气：由消化酶诱导的降解过程被称为发酵，酿酒和生产奶酪等工艺都是发酵降解的体外模型。消化酶分别来自消化管道内腺体和消化管道外腺体：消化管道内的消化腺广泛地存在于口腔、胃、小肠等消化管道当中；肝脏和胰腺等是消化管道外的重要消化腺体。由消化酶诱发的发酵反应从食物当中吸取能量和营养成分，同时产生二氧化碳。由于细菌的参与将直接影响发酵的效果，维持无菌环境成为消化酶诱导发酵质量的关键，《内经》所定义的胃和小肠完全符合消化酶诱导发酵的基本条件。

（2）由细菌诱导产生的卫气：由细菌诱导的降解过程被称为腐败，腐败降解的基本要求是杂菌的存在，《内经》定义的回肠具备密闭和杂菌生长的环境特点，在这段肠道内不仅有细菌生存，而且菌群的种类和数目从现代解剖的回肠到结肠越来越多。大肠内的细菌可以分为益生菌和致病菌两类，正常状况下益生菌属于厌氧菌类，占细菌总数的 90％，而致病菌是需氧菌类，占细菌总数的 10％左右。当致病菌的菌群保持在可控范围中时，致病菌不仅不会导致疾病，而且会消耗肠道当中的氧气，为益生菌创造无氧的生存环境。益生菌和致病菌在肠道内的共生共存和平衡是下消化道健康的重要条件。

细菌诱导的腐败是对消化酶诱导的发酵的补充，比如纤维素的降解。纤维素与淀粉的糖链完全相同，但是纤维素中单糖的空间排列方式与淀粉酶的活化区域不相匹配，因此纤维素不能像淀粉一样在胃肠段被淀粉酶分解，只能在大肠内被细菌降解；同样残余的蛋白质和脂肪最终被细菌分解，并合成人体必需的 B 族维生素和维生素 K。

大肠中腐败产生气体的过程与沼气的发生形式十分相似，粪便中的杂菌和纤维成为产生沼气的必要条件。与消化酶诱导的发酵不同，细菌诱导的腐败过程产生的气体不仅有 CO_2，还有氧气和甲烷，因为"包括人在内的大多数动物都有后肠发酵腔室，这一场所中存在有产甲烷菌"；而且大肠菌群中存在着产气杆菌，因此大肠内的产气量远远大于胃肠段由消化酶发酵所产生的气体。粪便和肛门排气中臭味来自吲哚、粪臭素和硫化氢等物质，这些物质都是蛋白质和脂肪在大肠段分解时产生的，这也是《内经》将卫气称为悍气的原因之一。

卫气与消化管道

"故肠胃大，则卫气行留久；皮肤湿，分肉不解，则行迟。留于阴也久，其气不清，则欲瞑，故多卧矣。其肠胃小，皮肤滑以缓，分肉解利，卫气之留于阳也久，故少瞑焉"。《灵枢·大惑论》描述了卫气与肠胃的关系：在肠胃体积较小的患者体内，卫气在肢体内的运行速度较快，表现为皮肤柔滑、弹性适宜、肌肉边缘明显、需要睡眠的时间较少；在肠胃体积较大的患者体内，卫气在肢体内的运行速度较慢，从而造成皮肤潮湿、动作迟缓，卫气停聚在体腔内时间过长则造成多卧欲睡，因此，卫气与消化管道有直接关系。

1. 胃与卫气　生理状态下，胃底部储存着一定数量的气体，胃腔当中的气体有两个来源：一部分来源于吞咽动作带入的空气，一部分来自食物在胃腔中降解时产生的气体，主要是在唾液淀粉酶、胃蛋白酶和凝乳酶的作用下分解淀粉和蛋白质时产生的。而胃腔当中的气体按照三个途径输散。

（1）通过嗝气向体外排出气体：当胃体内的气体压力急速增高，并超过贲门的约束能力时，气体会通过食管排出。

（2）透过胃裸面排入腹膜后隙：胃裸面是没有被腹膜覆盖的胃壁，由于系膜在完成对胃的包裹之前，提前与膈面发生愈合并在胃和膈之间形成了胃膈韧带，位于两侧胃膈韧带之间的胃裸面成为胃腔当中的气体向腹膜后隙，尤其是腹外斜肌周围排泄的通道。

（3）通过小网膜进入网膜腔：小网膜是连接在肝脏与胃和十二指肠之间的系膜，小网膜以双层黏膜对胃进行前后包裹后过渡为大网膜，而贴敷在胃体上的小网膜发育成为胃的最外层浆膜，但是胃小弯处小网膜的两层黏膜与胃壁之间形成了一个三角形的间隙，这个间隙中有胃左动脉和胃右动脉穿过，并一直延续到肝十二指肠韧带的右侧游离缘。由于暴露在这个间隙当中的胃体没有系膜覆盖，成为胃腔当中的气体向小网膜内释放的通道。被释放到小网膜当中的气体通过网膜孔，充填到腹膜腔当中。

2. 十二指肠与卫气　十二指肠是一段仅有 20～25 cm 长的肠段，除头尾两端有腹膜覆盖外，十二指肠大部为腹膜外器官，其肠壁通过软组织直接融合在腹壁上。食物在十二指肠段接受胆盐和胰液的处理，由于食物在十二指肠内滞留时间较短，不能直接产生卫气，但是混合在食糜当中的气体可以通过腹膜外位的十二指肠部分排放到腹膜后隙当中。

3. 小肠与卫气　《内经》定义的小肠是从十二指肠到小肠与脐的附着点之间的肠段，占据了现代解剖所定义的小肠的中上 3/4，这段肠段内没有细菌的存在，食物降解是由消化酶主导的发酵过程，所产生的气体主要是二氧化碳。

小肠被小肠系膜包裹，并通过肠系膜悬吊在系膜根上，在系膜缘处形成的系膜三角是收集由小肠释放的气体的部位。系膜三角是小肠系膜的两层黏膜与小肠肠壁之间形成的三角形空间，其中有进出小肠的血管通过。由于系膜三角当中的小肠壁没有系膜的覆盖，小肠当中的气体可以被释放到系膜三角中，然后沿动脉在肠系膜当中占据的空间进入全身主干动脉的动脉鞘内。

系膜根的解剖特性是卫气从肠系膜进入动脉鞘的关键，系膜根既是小肠系膜附着于腹后壁的结构，同时也为血管和神经提供了进出肠系膜的通道。伴随着动脉进入系膜根的同时，包裹肠系膜上动脉的动脉鞘与肠系膜相融合，系膜根之内的空（回）肠动脉所占据的空间与系膜根之外的肠系膜上动脉所占据的空间相贯通。被释放到系膜三角当中的卫气沿直肠动脉、空（回）肠动脉、肠系膜上动脉、肠动脉灌注到腹主动脉的动脉鞘中。向上沿胸主动脉、主动脉终止于心脏的大血管起点处，与独立的心包囊接触，同时沿锁骨下动脉、颈总动脉继续进入头颈和上肢的动脉鞘当中；向下沿腹主动脉通过髂总动脉和股动脉分布到下肢的动脉鞘当中。

"胃之大络，名曰虚里，贯膈络肺，出于左乳下，其动应衣，脉宗气也"。《素问·平人气象论》将循环系统的搏动能量称为"脉宗气"。脉宗气是充填在动脉鞘与动脉之间的介质，是从小肠释放到全身主干动脉鞘当中的卫气，为形成和维持脉冲诱导的心脏和动脉搏动提供产生共振的物理环境，能够辅助血液循环更加有效地运行。脉宗气的存在为"营在脉中，卫在脉外"、卫气并脉提供了解剖和生理基础。

4. 回肠与卫气　《内经》中回肠是指从小肠与脐的附着点到直肠的肠段，包括了解剖学划分的下 1/4 的回肠和全部的结肠。解剖定义的回肠末段已有细菌生存，而且从回肠到结肠菌群的种类和数量越来越多。回肠中的消化反应由细菌主导，产气量较多，而且复杂，由于大肠段的肠道有腹膜内位和腹膜间位两种形式，从大肠产生的卫气也被释放到不同的体腔空间当中。

（1）横结肠内产生的卫气：该部分卫气被释放到胃结肠韧带当中。横结肠是腹膜内位器官，横结肠系膜一方面在十二指肠降部、胰与左肾前面形成系膜根，一方面在胃大弯处与胃背系膜融合形成胃结肠韧带，从横结肠当中释放的卫气将借助于胃网膜左、右动脉分支形成的间隙释放到胃结肠韧带和四层大网膜的间隙当中。大网膜、横膈的背正中部和纵隔的大部都是由背系膜发育而来，充填在胃结肠系膜和大网膜当中的气体，穿越横膈后进入纵隔，成为手太阴肺经的辅助动力，为"肺合大肠"提供了解剖和生理基础。

（2）升、降结肠与卫气：升、降结肠是腹膜间位肠段，升、降结肠的肠壁借疏松结缔组织直接与腹后壁粘连，因此升、降结肠当中产生的气体直接释放到腹膜后隙的空间。

（3）乙状结肠：乙状结肠是腹膜内位器官，是粪便成型的肠段，基本上没有降解活动的发生，不是卫气发生和排泄的部位。

5. 广肠与卫气　《内经》中广肠包括了直肠和未被乙状结肠系膜包裹的乙状结肠末段，其中约有 2/3 的直肠完全没有系膜的包裹，是腹膜外位的肠段。由于生理状态下直肠内没有内容物，不具备向直肠周围间隙释放气体的功能，却具备从直肠周围间隙重吸收气体的条件，因此通过肛门排出的气体当中既有来自肠道内的气体，也有来自体腔的气体。肛门排气是卫气向体外排泄的重要途径。

卫气与三焦

三焦在《内经》中有多重含义，代表着完全不同的解剖结构。与卫气密切相关的三焦是指人体的三个体腔，其中胸腔被命名为上焦，腹膜腔被命名为中焦，腹膜后隙和盆筋膜间隙被命名为下焦。

1. 卫气在下焦体腔中的循环

（1）下焦体腔的界定：下焦是腹膜后结构的总称，是腹横筋膜之内、壁层腹膜之外的体腔，上至横膈，下至盆底。现代解剖习惯上将腰腹部的腹膜后结构称为腹膜后隙，而盆腔中的腹膜后结构称为盆筋膜间隙，或者直肠周围间隙。同样《内经》也将腰腹部的腹膜后隙称为三焦，如"上行注膻中，散于三焦"；将直肠周围间隙称为下焦，"下焦者，别回肠，注于膀胱而渗入焉"。在腰腹部的腹膜后隙当中，有十二指肠、胰腺、脾脏和肾脏等器官，在盆腔空间中有直肠、膀胱和生殖器等器官。

（2）下焦体腔中卫气的循环：下焦体腔当中的卫气有多种来源，如通过胃裸面释放的来自胃腔的气体，通过十二指肠的中间段释放的来自十二指肠的气体，通过升、降结肠释放的来自大肠的气体等。下焦体腔是卫气的原始集结地，消化过程中产生的卫气几乎全部都被释放到下焦体腔当中。聚集在下焦体腔当中的卫气通过闭骨上孔、腹股沟韧带下的肌间隙和血管间隙释放到下肢骨筋膜间隙当中；通过腰肋三角和横膈上的各个裂隙释放到上焦体腔当中。

直肠是下焦体腔当中最具特色的肠段，是肠道中唯一具有重吸收功能的部位，直肠重吸收体腔内的气体并通过肛门排出体外，是卫气泄压的最为有效的手段。《灵枢·平人绝谷》"下焦下溉诸肠"从解剖角度解释了下焦体腔与腹腔内消化管道的多重关系，认为下焦体腔是卫气的聚集地，也是卫气向体外排出的最主要的部位。

2. 卫气在中焦体腔中的循环

（1）中焦体腔的界定：中焦就是解剖学上的腹膜腔，是一个密闭的体腔，其中包括了胃和小肠等器官。腹膜腔分为两个部分，胃体前的空间是大腹膜腔，胃体背面的空间为网膜囊，网膜囊通过网膜孔与大腹膜腔相通。

（2）中焦体腔中卫气的循环：从胃体释放的气体是腹膜腔中卫气的唯一来源，胃腔中的气体从小网膜当中胃的裸面释放，通过胃十二指肠韧带右侧的游离面进入腹膜腔中。由于腹膜腔是一个独立的、密闭的体腔，储存在腹膜腔内的气体没有排泄的出路，组织液循环成为卫气在腹膜腔中代谢的唯一可能的出路。

从小肠中释放的气体在系膜根从两层肠系膜之间的间隙传递到肠系膜上动脉的动脉鞘当中，沿腹主动脉等主干动脉到达主动脉的根部，并充斥到全身的动脉鞘当中。随着动脉进入靶器官，动脉鞘当中的卫气也会融入组织间隙当中，与循行于经脉当中的卫气融为一体。

3. 卫气在上焦体腔中的循环

（1）上焦体腔的界定：上焦是横膈以上的体腔，包括心、肺和食管等器官，纵隔是上焦的实际体腔，上焦在胸廓上口通过锁骨下动脉和颈丛神经与上肢前骨筋膜间隙相通，向上与头颈部的组织间隙相连。

（2）上焦体腔中卫气的循环：食物在食管当中只是短暂通过，没有卫气的产生和释放，但是胸腔当中的气体来源最为复杂，聚集着三种来源的气体，每种气体都对人体的生命活动和生理功能起着重要的作用，因此，《内经》将汇集在上焦当中的气体称为宗气，如"宗气积于胸中，出于喉咙，以贯心脉，而行呼吸"。

1）充斥在肺中的气体为呼吸之气：呼吸包括外呼吸和内呼吸两个部分，"出于肺，循喉咽，故呼则出，吸则入"是指与体外交换的气体；"宗气留于海，其下者注于气街，其上者走于息道"则是指进入血液循环的气体。

2）充斥在胸腔主干动脉的动脉鞘中的气体：这部分卫气来自小肠，被称为脉宗气。脉宗气分布在全身主干动脉的动脉鞘或者神经血管束当中，成为动脉搏动产生共振的必要条件；而且主动脉的动脉鞘与心包腔紧紧相邻，脉宗气将心跳的能量传递到全身的动脉搏动中。分布在动脉鞘当中的卫气伴随着动脉血管进入靶器官融入到组织间隙当中的卫气。

3）充斥在纵隔当中的气体为大气："其大气之抟而不行者，积于胸中，命曰气海"，《内经》将纵隔体腔定义为气海，分布在纵隔体腔当中的气体是通过腰肋三角和横隔中的多个裂孔从下焦体腔渗透到纵隔当中的。充斥在纵隔当中的气体主要作用是维持纵隔内的压力平衡，纵隔当中的气体可以缓冲由于肺脏的扩张和收缩所造成的胸腔压力的巨变，以保证心脏周围的均衡压力，同时为肺脏的扩张提供空间。

打嗝和出汗是上焦体腔当中的卫气向体外排泄的主要途径。

卫气与经脉

综合《内经》对卫气功能的描述，可以将卫气的功能归纳为以下几个方面。第一，"熏于肓膜，散于胸腹"，卫气充斥在胸、腹体腔当中，体腔三焦成为储藏卫气的实际空间；第二，循"分肉之间"，由于"经脉十二者，伏行分肉之间，深而不见"，说明卫气深伏于分肉之间实际上就是循行于经脉当中，起"温分肉"的作用；第三，"循皮肤之中"以"充皮肤，肥腠理，司关合"，说明皮肤是一个复合结构，卫气在皮肤层中，不仅濡润皮肤，而且营养皮下结缔组织，控制汗腺的开合。

"卫气者，出其悍气之慓疾，而先行于四末分肉皮肤之间而不休者也"。《灵枢·邪客》指出卫气在三焦、经脉和皮肤之间首先选择循行于四肢的经脉和覆盖体表的皮肤中，然后再储存于三焦体腔当中。

1. "伏行分肉之间" "胃足阳明之脉，起于鼻之交頞中……其支者，从大迎前下人迎，循喉咙，入缺盆，下膈属胃络脾；其直者，从缺盆下乳内廉，下挟脐，入气街中；其支者，起于胃口，下循腹里，下至气街中而合……其支者，别跗上，人大指间，出其端"。以足阳明胃经的循行主干为例，足阳明胃经起于头面部，从喉咙入纵隔，经后纵隔膜穿越食管裂孔，连接于胃，从胃裸面接受胃腔中产生的卫气，以灌充足阳明胃经的整条经脉，胃腔当中的气体被释放到腹膜后隙后，首先进入腹外斜肌和腹内斜肌之间的间隙并下达腹股沟当中，在腹股沟中与沿腹直肌下行的"其直者"分支汇合，一起进入下肢的前骨筋膜间隙中，在大腿部循行于股四头肌之间的肌肉间隙中，在小腿中循行于胫骨前肌与趾长伸肌之间的间隙中，直至中趾之端。

每一条经脉都有一个核心脏腑，脏腑周围的卫气将直接灌注到所连接的经脉当中，因此整条经脉都具有其核心脏腑的属性和特点，《内经》以核心脏腑命名经脉，如《灵枢·海论》所云"夫十二经脉者，内属于脏腑，外络于肢节"。卫气分布于"四末分肉皮肤之间"，经脉在躯干部循行于体壁的不同的肌肉层次之间，在四肢部穿行于纵行的肌肉之间，但是只有手少阳三焦经和足太阳膀胱经能够"循皮肤之中"。

2. "循皮肤之中" 《灵枢·本脏》"卫气者，所以温分肉，充皮肤，肥腠理，司关合者也……卫气和则分肉解利，皮肤调柔，腠理致密矣"和《素问·痹论》"卫者，水谷之悍气也，其气慓疾滑利，不能入于脉也，故循皮肤之中，分肉之间，熏于肓膜，散于胸腹"，一致认为皮肤当中充斥着卫气，卫气对皮肤结构的控制表现为"充皮肤，肥腠理，司关合"等功能。

（1）皮肤是一个复合结构：按照五行的分类原则，《内经》将人体的组织结构分为五类，如"骨为干，脉为营，筋为刚，肉为墙，皮肤坚而毛发长"；按照针刺靶点的分类原则，《素问·刺要论》又将人体的组织结构细分为七类："病有在毫毛腠理者，有在皮肤者，有在肌肉者，有在脉者，有在筋者，有在骨者，有在髓者。"在皮肤的结构中又划分出毫毛和腠理等结构。

"邪客于皮则腠理开"说明腠理是附属于皮的结构。《内经》认为皮肤是一个包括了皮、毫毛和腠理的复合结构。从"刺毫毛腠理无伤皮"和"起毫毛，发腠理"等表述中可以看出：毫毛与腠理之间结构关系更为密切。腠理是表皮下的组织，是毛发生长的基质；毫毛根植于腠理，生长于皮肤表面；同时腠理透露在体表形成皮肤表面的纹路，毛孔生长于腠理在体表的纹路当中。

"肺之合皮也，其荣毛也"，《素问·五脏生成》认为皮肤的润滑和毫毛的光泽是皮肤健康的直观表现，与肺的营养状态直接相关；但是控制发汗和抵御外邪等皮肤功能则是通过腠理和毫毛具体实现的，而且腠理和毫毛的功能是在卫气的调节下完成的，如《素问·疟论》所云"卫气之所发，必开其腠理"。腠理开合适度则人体正常汗出，如"腠理发泄，汗出溱溱，是谓津"，但是腠理开合失度时则大汗，甚至脱水，如"津脱者，腠理开，汗大泄"。同样，卫气主导腠理的开合以抵御外邪，"是故虚邪之中人也，始于皮肤。皮肤缓则腠理开，开则邪从毛发入，入则抵深，深则毛发立，毛发立则淅然，故皮肤痛。"《灵枢·百病始生》指出"皮肤缓则腠理开"是外邪入侵的病理关键，从而奠定了"阳者，卫外而为固也"即卫气具有固护体表、抵御外邪功能的理论基础。

（2）腠理是膀胱和三焦掌控的空间："视其外应，以知其内藏，则知所病矣"是《内经》的重要指导思想，从"密理厚皮者三焦膀胱厚，粗理薄皮者三焦膀胱薄。疏腠理者三焦膀胱缓，皮急而无毫毛者三焦膀胱急。毫毛美而粗者三焦膀胱直，稀毫毛者三焦膀胱结"的描述当中可以看出腠理、毫毛与膀胱、三焦直接相关。

1）脏腑功能：六腑之膀胱和三焦通过对水液的调节影响腠理的功能，而且膀胱和三焦对水液的调节都受肾脏的掌控，因此《灵枢·本脏》确定："肾合三焦膀胱，三焦膀胱者，腠理毫毛其应"。

2）经络分布：三焦和膀胱的经脉分别分布在上、下肢，并且具体负责腠理当中卫气和津液的运行。

3）三焦功能：《灵枢·五癃津液别》云："水谷皆入于口，其味有五，各注其海，津液各走其道。故三焦出气，以温肌肉，充皮肤，为其津。"《灵枢·痈疽》云："余闻肠胃受谷，上焦出气，以温分肉，而养骨节，通腠理。"《灵枢·决气》云："上焦开发，宣五谷味，熏肤，充身泽毛，若雾露之溉，是谓气。"以上论述都明确指出上焦体腔中卫气与腠理的关系最为密切，汗出是上焦体腔宣泄卫气的结果。汗出的过程不仅向体外排放体液，同时向体外释放卫气，因此《素问·脏气法时论》称"开腠理，致津液，通气也"。

综上所述，卫气是消化食物过程中产生的气体，以消化酶诱导的发酵主要产生二氧化碳，以细菌诱导的腐败同时还可以产生甲烷等。卫气产生在横膈以下的消化道当中，但是只有少部分的气体被滞留在消化管道内，大多数的气体被释放到腹膜后隙当中。卫气从具有腹膜间位和腹膜外位的肠段进入腹膜后隙，腹膜内位肠段当中气体一则通过小网膜释放到腹膜腔当中，一则通过小肠系膜释放到主干动脉的动脉鞘当中。聚集在腹膜后隙当中的卫气按照经脉的走行分布到四肢和体表，每一条经脉都有所对应的脏腑，有专属的结构组织的空间；卫气同时分布到皮肤之下、浅筋膜之上的腠理组织当中，不仅润泽皮肤、毛发，而且控制排汗，腠理组织和毫毛由膀胱和三焦管控，上焦体腔向腠理组织当中输送卫气。卫气向体外排泄主要依靠两个环节，一是通过直肠排气，一是通过腠理排汗。

"出入废则神机化灭，升降息则气立孤危。故非出入，则无以生长壮老已；非升降，则无以生长化收藏。是以升降出入，无器不有"。《素问·六微旨大论》精辟总结了卫气的产生、排泄、在体内的输布，以及对生命活动的影响。

82 卫气研究

卫气学说是中医学基本理论之一，源于《内经》。《内经》率先提出"卫气"这一概念，并用于说明人体生理活动和病理变化。《内经》中涉及卫气的篇章有 40 多篇，《灵枢》的《营卫生会》《卫气》《卫气行》《卫气失常》等篇对卫气作了专题论述，从而奠定了卫气学说的基本学术观点和理论框架。但由于《内经》并非一人一时之作，因此医家对其各抒己见，卫气学说因之成为中医学术的重要研究课题，尤其是对卫气的所出部位、循行、功能及其病理在中医界展开了一系列的深入研究。虽然在很多方面未取得一致的结论，但从某种程度上促进了卫气学说这一理论体系的完善。学者李建国等将近年的研究做了梳理归纳。

卫气所出部位

《灵枢·营卫生会》有"营出于中焦，卫出于下焦"之说，但后世医家在注释或校勘时，对本条有主张改为"卫气出于上焦"者、有主张仍为"卫出于下焦"者，近代有学者主张"卫气出中焦""卫气出三焦"者。

1. 卫出下焦　主张卫气出下焦者，当以张景岳为代表。其云："卫气者，出其悍气之慓疾，而先行于四末分肉之间，不入于脉，故于平旦阴尽，阳气出于目，循头顶下行，始于足太阳膀胱经而行于阳分，日西阳尽则始于足少阴肾经而行于阴分，其气自膀胱与肾，由下而出，故卫出于下焦。"可见张氏是以卫气的循行而论及"卫气出下焦"者。汪幼李认为卫出下焦是《内经》的一贯思想，并用《内经》经文从卫气运行、卫气失常的病理去解释"卫出下焦"。杨殿兴从卫气的循行出入皆属于肾，卫气循行之三焦出于肾，卫气温煦功能禀受于肾以及从体质禀赋等方面论证了"卫气源于下焦"。杨氏还认为卫气虽受后天滋补，赖上焦的开发，敷布于周身行其卫外功能，但卫气源于下焦。郑宇东亦从卫气的根源、出入、病理以及与肾的密切关系论证了"卫气出于肾"。张心浩从中医所说的肾与下丘脑-垂体肾上腺皮质系统的密切相关关系、肾对免疫系统稳定的调节作用，即从肾与免疫系统的关系论证了卫出下焦。

2. 卫出上焦　持"卫出上焦"论者认为，《内经》原文中缺少"卫出下焦"的论据，而论及"卫出上焦"的文字却多达 10 处。《素问·调经论》云"阳受气于上焦，以温皮肤分肉之间"，说明上焦对卫气有敷布作用。《难经》明确提出"肺者气"，"气为卫"。主张"卫出上焦"者首推杨上善，《内经太素》云："故营出于中焦，出胃中也；卫出上焦，出胃上口也。"近代亦有人认为"卫出下焦"的"下"字，本是"上"字之误。徐声明以《灵枢·营卫生会》"人受气于谷，谷入于胃，以传于肺，五脏六腑皆以受气，其清者为营，浊者为卫"等依据，认为"卫出下焦"当为"卫出上焦"之误。

3. 卫出于中焦　持卫出中焦者认为，《内经》中虽然无"卫出中焦"之载，但却有"卫出中焦"之实。匡耀祖从卫气与脾胃的密切关系、营卫关系及现代免疫学角度论证了"卫出中焦"，并认为"卫气出于中焦，温煦下焦，敷布上焦"。靳士华亦认为"卫气源于中焦，由下焦转化而来，由胸中之宗气运行"。

4. 卫出三焦　袁立人认为应对卫气之所出全面的理解和认识，不能偏执一端。完善地说应为"始于肾，养于脾，而散于肺，三焦协同，卫气出焉"。王敏认为卫气伴脉而行气于上焦，散行部分起于下焦，故卫气出于上、下二焦较为全面。此外，黄维三认为卫气与营气宗气皆生于胃中水谷精微，皆从三焦出气，熏于肓膜腠理，本不应有出于下焦或出于上焦之争。吴弥漫认为"卫出下焦"指卫气根源于肾阳或肾精，则属后世学术见解而非《内经》本义。"出"当解为"运行出发之处"，如是则"出于上焦"者，言其由手太阴肺而布全身；"出于下焦"者，言其由足少阴肾经而出入体表六阳经与体内脏腑，所指各异。若以中医基础理论范畴而言，则从整体观念的角度谓卫气生成于中焦脾胃，温煦于下焦肾阳，宣发输布于上焦心肺，亦正确不悖。故吴弥漫认为没有必要争"卫出下焦"与"卫出上焦"，甚是恰当。

卫气循行及运行节律

1. 卫气循行　吴弥漫从《内经》本义概括卫气循行有三种不同路线。①营卫相随，同周共度；②昼行于阳，夜行于阴；③卫气行经督脉，大会于风府。袁立人亦认为卫气为慓悍之气，其循行并非专一，其行有三。于越从至夜卫气运行入阴，起始于肾，依次行于肾→心→肺→肝→脾→肾而往复，说明了卫气独立循行的途径；接着又从《灵枢·营卫生会》论及"营卫相随循行"的途径。李志道认为卫气运行有三种形式：一是营卫相随，共周共度；二是白天加强在六阳经的运行，夜间加强在五脏六腑的运行；三是卫气在应激时，速度加快，不循"常"道，而且沿几条或多条经脉同时运行。区永欣认为卫气运行有三个特点，即有序性、依附性和节律性。

2. 节律性　白凌志认为卫气运行具有昼夜节律，所以人的各种生理功能与病理变化也都有昼夜节律。吴弥漫认为卫气受四时阴阳的影响，与自然界日月的运行节律是同步的，故有昼夜节律、月节律和年节律三种运行节律。区永欣认为卫气的昼夜节律实际上综合了从大脑皮质、中枢神经和自主神经系统以及神经-体液系统对人体一系列生理昼夜活动节律的调节功能；亦认为卫气活动有月节律与年节律的变化。

卫气的功能

卫气是机体阳气的一部分，具有温养组织、器官、脏腑，充润皮肤，司玄府开合，保护肌表，防御外邪的功能，其中卫外功能最为重要。卫气无处不至，保卫机体不受外邪侵袭。廖家兴认为卫气与白细胞、吞噬细胞、淋巴细胞的性能相似，卫气代表人体抗御外邪的功能。白凌志从卫气运行节律和免疫节律相一致说明卫气属于人体免疫系统的一部分。

抗御外邪和温养固护肌表是卫气的主要生理功能。广州中医药大学《内经》教研室围绕其抗御外邪的固表功能及昼夜节律进行了详细的动物实验研究，从而使卫气理论与当代的免疫学、时间医学及生物节律等学科领域建立了密切关系。通过复制卫气虚动物模型，测定卫气虚动物对中枢体温调节功能、免疫系统的影响以及用固表实卫的代表方剂玉屏风散反证卫气虚动物能量和代谢调节能力低下的方法证明卫气有循行、敷布、调摄、抗御外邪、温养固护肌表的功能。认为卫气的功能实质是人体对内外环境适应性调节的表现，是阳气在这方面的整体能力。具体表现在：①能量的供应和体温调节；②抗御外邪及对气候环境的适应能力；③通过其循行的节律，控制机体的寤寐及其相应的各种功能。认为卫气是在中枢神经调控下各大功能整合以构成人体对外界环境适应能力的表现，是整体观在卫气学说的反映。

卫气实质的研究

现代免疫学包括自我识别，存在排异，自我稳定等内容。从中医角度讲，卫气属于机体免疫功能的一部分，是人体卫外功能的第一道屏障。对卫气的实质问题众说不一。

秦树仙从血液、淋巴的角度对营卫实质进行了探讨。认为组织液和淋巴液中含有大量的免疫球蛋白和淋巴细胞，全身散在淋巴组织和淋巴小结，含有淋巴细胞、浆细胞和巨噬细胞，能分泌抗体，杀灭致病微生物，有效地抵抗细菌和病毒的入侵，这与卫气的卫外功能相似。组织液和淋巴组织散在于器官组织之中，这与卫气的"循皮肤之中，分肉之间，熏于肓膜，散于胸膜"，在脉管之外的循行及温分肉、肥腠理的功能相似。所以他认为淋巴液和组织液是卫气的实质。鱼海东从卫气生成看神经系统的胚胎形成，从卫气的循行部位及规律看神经分布，从卫气的病理与神经以及临床治疗等方面探讨卫气实质，得出卫气相当于神经的结论。廖世忠从玉屏风散防治卫气虚易感患者探讨卫气与免疫球蛋白的关系，发现易感者 IgA 明显低于正常，由此认为 IgA 是卫气功能活动的重要物质之一。区永欣认为卫气是在中枢神经调控下各大生理功能整合，以构成人体对外界环境适应能力的表现，是整体观在卫气学说的反映，不赞成卫气相当于神经系统或免疫系统之类的说法。

83   卫气与免疫相关性

《内经·灵枢》云："卫气不营，邪气居之。"明确指出"卫气"是机体内与邪气相抗衡的一种防御机制，其盛衰是机体发生疾病的内在原因；又云"审察卫气，为百病母"，指出"卫气"在各种疾病的发生发展过程中都起着非常重要的作用。因此，深入探讨"卫气"的生理病理及其本质，对防治各种疾病乃至恶性肿瘤均有着重要的意义。当前，对"卫气"与免疫相关的研究属"卫气"研究热点之一，学者顾恪波等对"卫气"与免疫相关的研究做了梳理归纳。

卫气与黏膜免疫

现代医学认为，在人体巨大的黏膜表面及黏膜下存在着多种特殊的黏膜淋巴细胞亚群，其分布、组成与功能以及效应机制与外周淋巴器官诱导的全身免疫应答有较大不同，其所诱导的抗原特异性免疫应答，包括黏膜分泌型 IgA（sIgA）和黏膜细胞免疫等，统称为黏膜免疫，是病原体入侵机体最初始的部位，也是机体免疫应答最初始的部位，担负着重要的早期和局部抗感染免疫，特别是对经黏膜途径感染的病原体，如结核分枝杆菌、流感病毒、艾滋病毒（HIV）等的清除至关重要。其中黏膜相关淋巴组织（MALT）是指呼吸道、胃肠道及泌尿生殖道黏膜固有层和上皮细胞下散在的无被膜淋巴组织，以及某些器官化的黏膜淋巴组织，如扁桃体、小肠的派氏集合淋巴结（PP）及阑尾等。许朝进等认为黏膜表面及黏膜下的这些淋巴组织与中医"皮毛"的概念相似，而黏膜免疫功能则与中医"卫气"功能相似；指出"卫气"防御功能与皮肤黏膜非特异性免疫作用以及黏膜表面的免疫分子 sIgA、sIgM 等相关，"卫气"监督功能与 γ/δT 细胞相关，"卫气"自稳功能与肠上皮细胞及其表面分子有关；肺气虚、脾气虚患者往往出现黏膜部位的细胞和体液免疫功能低下，T 辅助淋巴细胞（T help cell，Th）数量减少，sIgA 水平低下，给予补气药调理后可使黏膜 sIgA 含量升高，提示黏膜表面抗体等免疫分子实际上是"卫气"防御功能的物质基础，从理论和临床角度论证了"卫气"与黏膜免疫之间的关系。周桂琴等采用Ⅱ型胶原诱导关节炎作为"痹证"模型，运用桂枝汤进行干预，结果模型组小鼠肠黏膜免疫系统中 $CD4^+$、$CD8^+$ T 淋巴细胞及 sIgA 数量明显减少（$P<0.05$，$P<0.01$），而应用高剂量桂枝汤干预后 $CD4^+$ T 淋巴细胞及 sIgA 数量明显升高（$P<0.05$，$P<0.01$），提示桂枝汤通过增强小鼠肠道黏膜免疫功能诱导免疫耐受和免疫抑制，一定程度上反映了桂枝汤"调营强卫"作用的黏膜免疫调节本质。

卫气与细胞免疫

章恪、石萍等认为，中医学所说的"卫气"主要功能就是护卫机体、抗御外邪。而现代医学认为，在非特异性免疫功能中，主要依靠各种吞噬细胞，如中性粒细胞、单核细胞、巨噬细胞等；在特异性免疫功能中，除中性粒细胞外，T 细胞、B 细胞、NK 细胞等淋巴细胞发挥着重要的作用。这些吞噬细胞和淋巴细胞参与免疫应答，具有抗感染作用。因此章恪等认为"卫气"的防御功能相当于现代免疫学所说的抗感染免疫功能，而中医学的"卫气"即相当于现代医学中的免疫细胞。吴秋玲等从《内经》中"卫出下焦"的说法，联系到下焦肾"主骨、生髓"，以及白细胞、单核巨噬细胞、淋巴细胞系统等都由骨髓多能干细胞衍化而来，故而认为这些非特异性免疫细胞功能都属于"卫气"范畴。刘杰民等亦从《内经》"卫者，水谷之悍气"等论述出发，提出"脾为之卫"的概念，认为"卫气"来源于脾胃运化所生成的水谷精微，是机体阳气的一个部分；其中由脾胃水谷精微化生出来的血液由血浆、血细胞和血小板等构成，血浆内含有各种营养物质，相当于中医学的"营气"；而血细胞中含有中性粒细胞、单核细胞、淋巴细胞等免疫细胞，就是"营中有卫"；认为白细胞能够以变形运动穿过血管内皮到达周围组织，吞噬、消灭入侵的病原微生物，而单核细胞穿出血管后又可演变成巨噬细胞，并能做变形运动，具有趋化作用，这些与"卫气"的慓疾滑利、游走透窜的特性相吻合。王普霞等认为，从整个免疫病理生理来说，实际囊括了多种"正气"，如"营气""脾气""肺气""肾气"等与"邪气"的抗争，因此，将人体整个免疫功能都划归于"卫气"之下显然有以偏概全之嫌；但是"卫气"的敷布及防御作用与某些免疫细胞的分布及免疫细胞对侵入机体的外部致病因子——抗原的处理、呈递过程有着惊人的相似。例如作为与抗原最先接触的抗原呈递细胞（APC）——单核巨噬细胞及树突状细胞（DC）充当了与"卫气"相似的最先接触外邪、最开始对外邪发挥作用的角色；而作为树突状细胞的一种——朗格罕细胞具有与"卫气"相似的分布区域——皮肤、黏膜。因此，王普霞等认为"卫气"与上述免疫细胞在分布及功能方面酷似，提示"卫气"与多种免疫细胞间存在某些内在联系，相关免疫细胞与外部抗原的作用可能是"卫气"发挥防御功能的免疫学基础。陈瑀则认为，获得性免疫缺陷综合征（AIDS）与"卫气"虚损、耗竭有关，由于艾滋病毒（HIV）侵犯并摧毁了 CD4$^+$T 淋巴细胞，使之减少甚至消失，因此导致严重的获得性免疫缺陷性疾病。

卫气与免疫球蛋白

廖世忠等研究观察了 30 例易感冒患者，其血清 IgA 明显低于正常人，提示 IgA 减少可能是引起患者反复感冒的重要原因之一；经加味玉屏风散治疗后，IgA 水平明显上升，由此推测，"卫气"与 IgA 有着内在的联系，IgA 是"卫气"功能活的重要物质基础之一。

卫气与细胞因子

强世平等认为，卫气抗邪引起的"病有发热恶寒者，发于阳也；无热恶寒者，发于阴也"，"太阳之为病，脉浮，头项强痛而恶寒"等特征表现与现代医学皮肤免疫系统通过皮肤免疫细胞产生白细胞介素－1（IL-1）而介导的感染性发热开始阶段特征基本一致，因此皮肤免疫系统通过皮肤免疫细胞产生的 IL-1 所介导的发热与肺脏宣发卫气、抗御外邪、护卫机体的功能活动有着密切联系。

卫气与神经-内分泌-免疫网络

周东浩等结合《内经》中所说的"审察卫气，为百病母"这一论断，认为免疫紊乱是一切疾病发生发展的根本原因；而"卫气"是包括非特异性免疫和特异性免疫为主的免疫系统，以及出、凝血和炎症调节等功能在内的广泛的神经-内分泌-免疫网络；疾病过程的本质就是机体的神经-内分泌-免疫网络自稳调节紊乱的过程，其中免疫紊乱居于主导地位。

卫气与白细胞能量供给

陈继业等认为，对于侵入机体的有害物质如细菌、病毒或异体蛋白质等，血液中的白细胞起到清除的作用，而白细胞包括淋巴细胞、单核细胞、巨噬细胞、粒细胞等，这些细胞吞噬有害物质时需要充足的能量供给，因此从胃肠进入血液的营养物质进入白细胞供给其能量发挥效应就是"卫气"的表现。

卫气与循环中的免疫细胞及免疫活性物质

刘啸等提出具有生理活性且循环于血液-淋巴液体系中的免疫细胞及免疫活性物质是"卫气"的物质基础，并以淋巴细胞再循环模式解释了"卫气"循行方式，为"营卫交会"的意义及方式提供了现代医学依据。

卫气与人类白细胞抗原

王洪琦等采用序列特异性引物聚合酶链反应（PCRSSP 法）对 44 例"卫气"虚弱人群和 22 例对照人群进行人类白细胞抗原（HLA）DR1、DR2、DR4、DR7 基因分型，结果"卫气"虚弱人群在 HLA DR4 抗原上的阳性率（54.5%）明显高于对照人群（13.6%），因此认为"卫气"虚弱人群中 HLA DR4 高表达导致异常免疫应答，从而对外感病邪抵抗能力减弱，增加了外感疾病的易感性，从免疫遗传学角度为"卫气"虚弱易感冒现象提供了客观依据。

基于上述"卫气"与免疫系统的密切联系，不难看出"卫气"理论在探讨各种内科疾病病因病机、病情转机方面的重要作用和地位。在肿瘤学方面很可能也不会例外，尤其是有关黏膜免疫和细胞免疫的部分，原因在于肿瘤往往是首先发生于黏膜上皮（或其他上皮）的，而机体的主要免疫应对机制是细胞免疫，尤其是致敏淋巴细胞的免疫，如细胞毒性淋巴细胞（CTL）、自然杀伤细胞（NK）等。

84　卫气的执行结构和作用靶点

　　卫气即机体的防病和抗病能力，是中医学的重要概念。但关于卫气的来源，历代学者一直有出上焦、出中焦和出下焦之争，《内经》的论述就有出上焦、出中焦之别。《素问·调经论》称"阳受气于上焦，以温皮肤分肉之间"，而《灵枢·营卫生会》则称"营出于中焦，卫出于下焦"。近人则根据《灵枢·营卫生会》中"人受气于谷，谷入于胃，以传与肺，五脏六腑皆以受气，清者为营，浊者为卫"的描述，提出卫出中焦。

　　卫气的功能类似于免疫系统的识别和清除异己、维护健康的功能，故有学者将卫气与现代医学的免疫力相对比，提出如下观点：①卫气和免疫力皆存在于每个器官，从整体层面调节机体，避免疾病发生。②卫气具有保卫肌表，控制汗孔开合，抗御外邪的作用，这与免疫防御功能相似。③两者实际上是同一精微物质，卫气是免疫细胞的中医表达形式，免疫细胞是卫气的实质内容。

　　学者张健雄等从卫气的分类、执行结构和作用靶点三个层面，将卫气与免疫系统进行比对，认为中医学的卫气可分为肺皮卫气、肾骨卫气和肾藏卫气，其中肺皮卫气来源于上焦肺藏脏，肾骨卫气和肾脏卫气来源于下焦肾脏，有望为中医卫气的客观化研究提供理论依据，为中、西医结合调节机体的免疫力，抵御疾病搭建桥梁。

免疫和卫气的作用靶点

　　免疫是机体识别和清除异己，维护健康的能力，其中的异己包括病原微生物和外来异物；机体衰亡或变异细胞。

　　中医学的卫气是与邪气相对而言的概念。邪气泛指各种致病因素。《素问·调经论》将其分为两类："夫邪之生也，或生于阴，或生于阳，其生于阳者得之风雨寒暑；其生于阴者，得之饮食居处，阴阳喜怒。"如果将属阳的六淫、疫疠等外来邪气视为病原微生物和外来异物或其产生的条件，将属阴的七情内伤、饮食失宜、劳倦失度、痰饮瘀血等内生邪气视为机体的衰亡和变异细胞或其产生的原因，那么作为祛除邪气的卫气和清除异己的免疫就有相同的作用靶点。

免疫和卫气的执行结构

　　免疫功能的分类方法有多种，根据效应机制和作用特征可将免疫功能分为特异性免疫和非特异性免疫，根据执行结构可将免疫分为三道防线，但根据作用靶点的种类及其所处位置可将免疫分为三类。

　　1. 针对体表病原微生物和外来异物的免疫　当病原微生物和外来异物位居体表时，免疫的执行结构一方面是皮肤、黏膜，即物理屏障，能阻挡病原微生物的入侵，清除异物，另一方面是皮肤、黏膜的分泌物（如汗腺分泌的乳酸、胃壁细胞分泌的胃酸、黏膜分泌的溶菌酶、水解酶），即化学屏障，能杀灭病原微生物，这是免疫的第一道防线。

　　皮肤包含了由淋巴细胞和抗原提呈细胞组成的皮肤免疫系统，其中表皮的朗格汉斯细胞和真皮的皮肤相关淋巴细胞能有效清除侵入皮肤的外源性抗原。人体的呼吸道、消化道、泌尿生殖道、眼结膜、内耳以及外分泌腺导管都覆盖着黏膜，由此将人体与外界环境隔离。黏膜内存在着大量的免疫细胞，在黏膜相关淋巴组织的免疫诱导下，位于黏膜固有层和肠上皮中的淋巴细胞发挥免疫效应，产生 sIgA 进行免疫应答，可见各器官黏膜一方面参与了器官本身的特有功能，如消化道黏膜中肠上皮细胞、胃黏膜主细胞、胃黏膜壁细胞参与了消化功能，属于中医脾脏的功能；呼吸系统黏膜参与了呼吸功能，属于中医肺脏的功能；泌尿道黏膜参与了排泄功能，属于中医肾脏的功能；生殖道黏膜参与了生殖功能，属于中医肾脏的功能；眼结膜、内耳参与了机体的感官功能，属于中医肝脏的功能。另一方面，所有黏膜中起免疫作用的淋巴细胞及其产生的免疫物质发挥的免疫功能，又属于中医肺脏的卫外功能。所有黏膜作为一个整体共同发挥免疫作用可从干燥综合征的发病机理得到印证。

人体免疫第一道防线的执行结构是皮肤、黏膜及其分泌物，作用靶点是位居体表的病原微生物和外来异物，与中医学肺宣发卫气温润皮毛的作用完全相同，故称之为肺皮卫气。因为肺脏属中医学的上焦，故称肺皮卫气来源于上焦。

2. 针对体内病原微生物和外来异物的免疫 当病原微生物和外来异物进入体内时，根据效应机制和作用特征，人体的免疫被分为非特异性免疫和特异性免疫两种。非特异性免疫由固有免疫细胞、固有免疫分子以及定向分化为固有免疫细胞的骨髓定向髓样干细胞组成。固有免疫细胞包括吞噬细胞、单核吞噬细胞、中性粒细胞、树突状细胞、自然杀伤细胞、γδT 细胞和 B1 细胞。固有免疫分子是存在于血液、分泌液与组织液中的抗菌肽、溶菌酶、急性期蛋白、补体、细胞因子和黏附因子。非特异性免疫对多种病原微生物和外来异物都有吞噬和杀灭作用，这是免疫的第二道防线。

特异性免疫由免疫器官、免疫细胞及免疫细胞的产物执行，只能对特异的病原微生物和外来异物发挥免疫作用，这是免疫的第三道防线。免疫器官包括：①骨髓，是定向淋巴细胞分化为祖 T 细胞和成熟的 B 细胞、自然杀伤细胞（NK）的场所。②胸腺，是祖 T 细胞分化成熟的场所。③脾，是血源抗原产生免疫应答的主要场所和 B 细胞的主要定居地。④淋巴结，是免疫应答发生的主要场所和 T 细胞的主要定居地。免疫细胞包括 CD4$^+$T 细胞、B2 淋巴细胞。免疫细胞的产物包括抗体、干扰素等。

第二道和第三道防线的免疫细胞均由造血干细胞分化而来。中医学有肾脏藏精充骨生髓化血之说，故将针对入侵机体的病原微生物和外来异物的免疫的第二和第三道防线称为肾骨卫气。因为肾脏属中医的下焦，故称肾骨卫气来源于下焦。

3. 针对机体衰亡和变异细胞的免疫 针对机体的衰亡和变异细胞，免疫的执行结构与上述免疫的第二和第三道防线一致，但具有自身稳定功能和免疫监视功能。自身稳定功能包括免疫耐受和免疫自稳两部分：①免疫耐受是机体对自身正常抗原物质不产生免疫反应的功能，在胎儿或新生儿期接触抗原时形成，由 T 淋巴细胞、B 淋巴细胞或两种细胞同时执行。②免疫自稳是维持免疫功能在生理范围内的相对稳定的功能，由调节性免疫细胞（抑制性 T、B 细胞亚群）和免疫分子（补体、抗体、细胞因子等）完成。免疫监视是机体识别和清除突变细胞的功能，由多种免疫细胞（如 NK 细胞、巨噬细胞、γδT 细胞、NKT 细胞、DC、T/B 细胞）和效应分子发挥作用。执行以上免疫功能的解剖结构自胚胎发育之初就开始发挥作用，主导着人的生长、发育和衰亡历程，而中医学认为人的生长、发育和衰亡历程由肾脏所主，故将针对机体衰亡和变异细胞的免疫的第二和第三道防线称为肾脏卫气，因为肾藏属下焦，故肾藏卫气来源于下焦。

概言之，根据卫气作用靶点的种类及其所处位置，可将中医学的卫气分为三种，来自上焦的肺皮卫气，来自下焦的肾骨卫气和肾脏卫气。肺皮卫气和肾骨卫气的作用靶点相同，但作用靶点所处的位置不同，执行结构亦不同；肾骨卫气和肾脏卫气的执行结构相同，但作用靶点不同，明确三种卫气的执行结构和作用靶点，对中医卫气的客观化研究具有重要意义。

85　《内经》营气和卫气概念

对于营气和卫气的概念，以往教科书中的叙述均有所不同，不甚明确清晰。五版教材《中医基础理论》以其运行于脉中、脉外定义营气、卫气，似显得过于笼统。六版规划教材《中医基础理论》将营气的概念描述为"是行于脉中、具有营养作用的气"，较五版教材明确，但认为"营气乃脾胃运化之水谷精气"，"卫气亦来自脾胃运化而生的水谷精微"，有混淆营气与卫气成分构成之嫌。新版教材（七版）《中医基础理论》对营气和卫气的概念作了较为明确的界定。为进一步明确营气与卫气的概念和运行规律，学者孙广仁等检出了《内经》160 篇（除《素问》2 遗篇）中所有有关"营气"和"卫气"的 18 条和 29 条条文，溯本澄源，并结合营卫理论的临床实际运用进行了分析，以冀得出二者明晰规范的概念。

《内经》中营卫的概念

1.《内经》中营气的概念　营气的概念主要包括其内涵与生成之源两方面，相关条文共 18 条。

（1）营气是由水谷精微之精华化生，运行于经隧或脉中的气：与由水谷精微之悍烈部分化生而运行于脉外的卫气相对。主要条文有《素问·痹论》之"荣者，水谷之精气也，和调于五脏，洒陈于六腑，乃能入于脉也，故循脉上下，贯五脏，络六腑也。卫者，水谷之悍气也，其气疾滑利，不能入于脉也，故循皮肤之中，分肉之间，熏于肓膜，散于胸腹"；《灵枢·营气》之"营气之道，内谷为宝。谷入于胃，乃传之肺，流溢于中，布散于外，精专者行于经隧，常营无已，终而复始，是谓天地之纪"；《灵枢·决气》之"壅遏营气，令无所避，是谓脉"。

（2）营气是具有营养全身、充盛经脉和化生血液作用的气：营气虚少时多见局部失养的不足症状，伴有感觉减退甚至丧失，即所谓之"不仁"；如营气留于下不能上达则善忘，严重者会出现神智丧失。主要条文有《素问·逆调论》之"荣气虚则不仁，卫气虚则不用，荣卫俱虚，则不仁且不用，肉如故也。人身与志不相有，曰死"；《素问·汤液醪醴论》之"精气弛坏，荣泣卫除，故神去之而病不愈也"；《素问·气穴论》之"积寒留舍，荣卫不居，卷肉缩筋，肋肘不得伸，内为骨痹，外为不仁，命曰不足，大寒留于溪谷也"；《灵枢·经脉》之"饮酒者，卫气先行皮肤，先充络脉，络脉先盛，故卫气已平，营气乃满，而经脉大盛"；《灵枢·营卫生会》之"老者之气血衰，其肌肉枯，气道涩，五脏之气相搏，其营气衰少，而卫气内伐，故昼不精，夜不瞑"；《灵枢·大惑论》之"上气不足，下气有余，肠胃实而心肺虚，虚则营卫留于下，久之不以时上，故善忘也"；《灵枢·邪客》之"营气者，泌其津液，注之于脉，化以为血，以荣四末，内注五脏六腑"。

2.《内经》中卫气的概念　卫气的概念也主要包括其内涵与生成之源两部分，相关条文共 29 条。

（1）卫气是由水谷精微之悍烈部分化生而运行于脉外的气：与由水谷精微之精专部分化生而行于脉中的营气相对而言。主要条文有《灵枢·卫气》之"其浮气之不循经者，为卫气；其精气之行于经者，为营气"；《灵枢·邪客》之"卫气者，出其悍气之疾，而先行于四末分肉皮肤之间而不休者也。昼日行于阳，夜行于阴，常从足少阴之分间，行于五脏六腑"；《灵枢·营卫生会》之"此外伤于风，内开腠理，毛蒸理泄，卫气走之，固不得循其道，此气悍滑疾，见开而出，故不得从其道"。

（2）卫气有充养皮肤分肉，调节腠理开阖，保卫机体的作用：卫气入于阴分使人卧，入于阳分使人寤；虚少时，有运动功能减退甚至丧失的表现，可见肌腠空虚，邪气易入，睡眠失常。主要条文有《灵枢·本脏》之"卫气者，所以温分肉，充皮肤，肥腠理，司关合者也"；《灵枢·邪客》之"今厥气客于五脏六腑，则卫气独卫其外，行于阳，不得入于阴。行于阳则阳气盛，阳气盛者阳跷陷；不得入于阴，阴虚，故目不瞑"；《灵枢·岁露论》之"风府无常，卫气之所应，必开其腠理，气之所舍节，则其府也"；《灵枢·大惑论》之"夫卫气者，昼日常行于阳，夜行于阴，故阳气尽则卧，阴气尽则寤"。

～～～～～～～～
相关问题的讨论

1. 关于营卫的概念　由以上条文分析可见，营气的概念内涵主要有如下两方面。①营气是由水谷精微中的精华部分化生而行于经隧或脉中的气，与由水谷精微之悍烈部分化生而行于脉外的卫气相对；②营气注于脉中，与津液调和，化为血液，随血脉流注于全身，营养五脏六腑、四肢百骸，并能够充盛经脉。营气虚少时可见局部失养的不足症状。卫气的概念内涵主要有如下两方面：①卫气为水谷精微之悍烈部分所化生，疾滑利，活动力强，流动迅速而不受脉管约束，常行于脉外之皮肤、分肉之间，与由水谷精微中的精专部分化生而行于经隧或脉中的营气相对；②卫气有充养分肉皮肤，调节腠理开阖，保护机体免受病邪侵袭，防止疾病发生的作用；并昼行于阳，夜行于阴，调节人体的睡眠机制。卫气虚少时，有运动功能减退甚至丧失等表现，可表现为肌腠空虚，邪气易入，睡眠失常等。因此，可以将营气的概念确定为由水谷精微中精华部分化生的，行于脉中而具有营养、化血作用的气。将卫气的概念确定为由水谷精微中悍烈部分化生的，行于脉外而具有保卫作用的气。

2. 关于"水谷之精气"　《素问·痹论》云"荣者，水谷之精气也"。"卫者，水谷之悍气也。"此"水谷之精气"是与"水谷之悍气"相对而言的，而非与"水谷糟粕"相对。营气由水谷之精中的浓重而富有营养的部分所生，故言"水谷之精气也"；卫气由水谷之精中的升浮而善运动的部分所化，故言"水谷之悍气也"。水谷之精气与水谷之悍气相对，只是水谷之精所化生的水谷之气的一部分，不能以其代替水谷之精，也不能代替水谷之气。

再者，"水谷之精气"是一个含混的概念，其内涵是指精还是指气？若是指精，为何在人体之气的生成中还有"水谷之精气"的参与？若是指气，为何在精的构成中还有"水谷之精气"的参加？有鉴于此，建议只保留其与"水谷之悍气"相对而言的"水谷之气的精华部分"指代营气的含义。并以内涵相对明确的"水谷之精"表述饮食物经脾胃之气运化而产生的对人体有用的精华物质，是"谷精"（营养物质）与"水精"（津液）的合称，其同义词是"水谷精微"；以"水谷之气"表述水谷之精所化生的更细微而运行不息的精微物质，简称"谷气"。

3. 营卫非气血　营气与卫气从性质、功能和分布等方面相比而言，营属阴，卫属阳，故又常称之为营阴、卫阳。但不能据此认为营卫等同于气血。营卫都属于气的范畴，不能以气血论之。虽然营气有化生血液的作用，是血生成的原料之一，但与血是不同的概念；卫气有保卫的作用，是一身之气的组成部分，也不能与气相同并论。

营气与卫气的作用和相互关系也与气血有原则性的区别。营卫和调，功能正常，则机体内阴阳协调，维持着正常的体温和汗液排泄，机体抗邪力量旺盛，脏腑生理活动如常，并保持"昼精夜瞑"的健康睡眠状态。这些作用和现象都是不能用气血关系来解释的。因此，桂枝汤调和的是营气与卫气的关系，纠正的是卫强营弱的矛盾，不能说成是调和气血；桂枝加龙骨牡蛎汤调和营卫以使人"昼精夜瞑"，也不能以气与血的关系来论说。营卫等同气血的说法是悖论。

4. 关于"营出中焦，卫出下焦"　《灵枢·营卫生会》中有"营出于中焦，卫出于下焦"之论，似与上述的营卫皆由水谷精微化生之说相悖，其实不然。营卫两气都由水谷精微所化，营气由水谷精微中的浓重而富有营养的部分所生，即"水谷之精气"；卫气由水谷精微中的升浮而善运动的部分化生，即"水谷之悍气"。因此，营卫的产生都由脾胃之气运化而来，最初俱出于中焦脾胃，然后营气由中焦进入手太阴经（手太阴经起于中焦）开始循行，先上行至上焦，出上焦之后，"此所受气者，泌糟粕，蒸津液，化其精微，上注于肺脉，乃化而为血"（《灵枢·营卫生会》）；卫气由下焦沿足太阳经开始循行，并"尝从足少阴之分间，行于五脏六腑"（《灵枢·邪客》）。此即《灵枢·五味》所云："谷始入于胃，其精微者，先出于胃之两焦，以溉五脏，别出两行，营卫之道。"明代张景岳云："卫气者，出其悍之滑疾，先行于四末分肉皮肤之间，不入于脉，故平旦阴尽阳气出于目，循头项下行，始于足太阳膀胱经而行于阳分，日西阳尽则始于足少阴肾经而行阴分，其气自膀胱与肾，由下而出，故卫气出于下焦。"又云："卫气属阳，乃出于下焦，下者必升，故其气自下而上，亦犹地气上为云也；营本属阴，乃自中焦而出于上焦，上者必降，故营自上而下，亦犹天气降为雨也。"指出了卫气与命门、元气、元阴、元阳的关系，对认识卫气的来源及其防御功能，具有一定的理论意义。此说有利于临床指导阳虚感冒、少阴伤寒证的治疗，如临床上以麻黄附子细辛汤治疗少阴伤寒证，即可印证卫气根源于下焦的临床指导意义。

另外，《灵枢·营卫生会》还有"谷入于胃，以传与肺，五脏六腑，皆以受气，其清者为营，浊者为卫"之句，是指营卫俱由上焦肺出，故有"卫出上焦"之说，杨上善《黄帝内经太素》、孙思邈《千金要方》、王焘《外台秘要》、张志聪《灵枢集注》等均作此解。从卫气的输布来看，"卫出上焦"也是合理的，因卫气敷布于体表靠肺气的宣发作用。参照《灵枢·决气》所说"上焦开发，宣五谷味，熏肤，充身，泽毛，若雾露之溉，是谓气"；《灵枢·五味论》所云"辛入于胃，其气走于上焦，上焦者，受气而营诸阳也"；《灵枢·平人绝谷》所云"上焦泄气，出其精微，悍滑疾，下焦下溉诸肠"，再结合本篇"上焦出胃上口"来看，卫气由上焦敷布是对的。

总之，"卫出下焦"与"卫出上焦"是从不同角度说明卫气由上焦或下焦敷布，并与肺或肾有密切的联系，并非说卫气直接由上焦或下焦化生。卫气仍然在中焦由脾胃之气运化的水谷精微中的悍烈部分所化生。因此，"卫出下焦""卫出上焦""卫者水谷之悍气也"这三种认识可以并存。

86　《内经》营气和卫气理论

营气与卫气理论源自《内经》。《内经》认为，营气与卫气和谐是人体生命活动赖以发生的基础，人体各种生理病理现象往往是营卫状态的外在表现。可以说，营卫理论是中医基础理论的重要组成部分。临床实践中涉及营卫病机时多数只讲营卫不和，治疗也只提及桂枝汤调和营卫。反观《内经》，总计有40篇涉及了营卫生理以及病机病证，显然，《内经》十分重视营卫及其在养生治病中的作用。为此，清代医家喻嘉言在《医门法律·营卫论》开宗明义强调："营卫之义，圣神所首重也。"有鉴于此，学者丁元庆首先回顾了《内经》营气卫气理论，作为本系列研究的基础。

营气与卫气的本义

《内经》将循行人身、周而复始的精气以营、卫命名，分别称为营气、卫气，简称为营卫。营之为意，指如环无端，运行不止。《灵枢·根结》云："一日一夜五十营，以营五脏之精……所谓五十营者，五脏皆受气。"营行于脉，周流不休，故曰脉为营。卫亦有环绕之意。卫气有保卫机体的功能，卫气环绕一身，护卫人体上下内外。

营气与卫气的生理

1. 源于水谷　营卫同源，俱为水谷精微所化，脾胃为其根基。脾胃纳化饮食，消磨水谷，化生营卫。《灵枢·营卫生会》云："谷入于胃，以传于肺……其清者为营，浊者为卫。"

营卫不同。营为水谷之精气，质柔润属阴，能入脉化血，具有滋荣周身、怡养神志之用。卫气剽疾滑利，可以不受脉道的约束。《素问·痹论》云卫者"不能入于脉也"。

2. 运行不息　营卫为气，气宜行而不止。卫剽疾滑利属阳，营性润柔顺属阴。阴静阳动，互为其用。营气循脉，赖卫气推动，因而卫气亦须循脉而行。《灵枢·胀论》云："卫气之在身也，常然并脉循分肉，行有逆顺，阴阳相随。"

（1）营卫运行形式多样

1）营卫环周不休：循行不止，周而复始，是营卫运行的基本规律。《灵枢·动枢》云："营卫之行也，上下相贯，如环之无端。"《内经》多次提到营卫运行不已，循环往复，日夜运行50周于身。由于营卫性状不同、功能有别，故其运行方式不一，营行于脉，随气而动，昼夜无休，1日1夜50周；卫气滑利迅疾，其运行模式与营气不尽一致。

2）营卫分行：营卫性状有别，各行其道。通常是"营行脉中，卫行脉外"。《素问·痹论》提出营"和调于五脏，洒陈于六腑"，卫"循皮肤之中，分肉之间，熏于肓膜，散于胸腹"。营卫阴阳相随，相贯而行，相伴乃生。水谷精微，入于脉为营，行于脉外即是卫。

3）营气循十二经脉周行：十二经脉起止依次衔接，营行脉中，动而不居，贯串脏腑经络、四肢百骸，终而复始。

4）卫气运行模式：《内经》不同篇章对卫气运行模式的表述内容不尽一致，其中卫气运行的主要模式是"常与营俱行"。营属阴，赖气推动；卫属阳，主鼓动，则营之行必赖卫气推动，因而营卫同行是公认的循行模式，即循十二经之序，或二十八脉之序。《灵枢·痈疽》就明确提到"营卫稽留于经脉之中，则血泣而不行，不行则卫气从之而不通，壅遏而不得行"。营赖卫气推动，故营气所到之处，卫气必到。卫气并脉，周行不息。

5）卫气散行以发挥其独特功能：卫既能随营行于脉，又能散行。其散行模式以剽疾滑利之性为基础，是支持人体感觉传导与反射、快速运动的生理基础，其"不能入于脉"的特性是机体快速运动、防范与规避各种有害因素之损伤所必需的。

（2）有关营卫的其他论述

1）脏腑气化是营卫运行的动力：营卫非脏腑气化不生，脏腑无营卫则不能气化。故《素问·平人气象论》云："藏真高于肺，以行营卫阴阳也。"《灵枢·五乱》云："经脉十二者以应十二月，十二月者分为四时，四时春秋冬夏，其气各异，荣卫相随，阴阳已和，清浊不相干。"

2）营卫运行与天地同纪：《灵枢·营卫生会》在论述营卫昼夜运行规律之后，提出"如是无已，与天地同纪"。用营卫节律性运行以揭示生命活动昼夜变化的内在机制，昭示天人相应的实质是"人应天地"的自然现象，为认识生命活动以及阐述疾病变化表现出的节律性提供说理依据，同时也是指导养生保健的理论基础。营卫充盈且运行不息则生命不止，《灵枢·五十营》云："故五十营备，得尽天地之寿矣。"故营卫运行常用来指代生命活动。

3）营卫与脉密切相关：营气循行以脉为道路，《灵枢·决气》云"壅遏营气，令无所避，是为脉"。脉为奇恒之腑，腑有气化之用，卫气伴脉，在内能鼓舞脉之气化，推动营血运行，在外能顾护血脉以统摄营血。

（3）营卫循行节律

1）营气循脉，周而复始：营行脉中，形成"如环无端"的循行状态与运行模式。营气的运行，从手太阴肺脉起，依次循行28脉50周，终则复会于肺脉。《灵枢·五乱》云"荣气顺脉"，明示营气依脉而行的特性。

2）卫气运行模式与功能态：卫气有多种功能，不同的运行途径，所发挥的作用各异。卫气悍疾滑利，行于脉外，布散周身。在内，则熏于肓膜，散于胸腹，以温煦脏腑；在外，则循皮肤之中，分肉之间，上下内外无所不至，以温分肉，肥腠理。《内经》记载卫气有三种循行形式，即散行、伴脉而行、卫气运行日节律。

①卫气散行是发挥独特生理功能的基础。对卫气的循行，《内经》看法不一致，由此导致后世在认识上的分歧。升降出入是气运动变化的基本形式，卫气运行亦莫能外。《灵枢·卫气行》云："卫气之在于身也，上下往来不以期。"无论何种运行方式，首先，卫气要到达身体的每个部分，发挥其生理功能；其次，由于人体脏腑百骸生理活动各异，对卫气的需求有别，此时，卫气的离经散行，成为必需。例如：《素问·痹论》云卫者"循皮肤之中，分肉之间，熏于肓膜，散于胸腹"。《灵枢·决气》云："上焦开发，宣五谷味，熏肤充身泽毛，若雾露之溉，是为气。"《灵枢·脉度》云："其流溢之气，内溉脏腑，外濡腠理。"凡此，揭示了卫气散行是发挥其功能的前提。《灵枢·邪客》云："卫气者，出其悍气之慓疾，而先行于四末、分肉、皮肤之间，而不休者也。"卫气散行，有利于支持脏腑、官窍、肌肉、肌肤等产生不同生理功能，如胃腐熟水谷、单个肢体运动、皮肤局部感觉等功能活动的产生，局部受到伤害刺激时的躲避等，皆以卫气散行与慓疾滑利为基础。

②卫气伴脉而行。饮食入胃，化生卫气。卫气从胃口进入手太阴肺脉以后，上注于肺，循十二经脉路线，伴随营气循行而行于脉外，环行一周，复归手太阴肺经，如此循环往复。卫气运行的顺序以《灵枢·经脉》所述十二经脉次第为基本路线，卫气由此周流一身，灌注上下内外，无处不到，动而不止。在此过程中，卫气可以随时发挥其生理功能，从而使脏腑气化活动一气贯通，并能协调脏腑之间的生克制化。《医门法律·营卫论》云："盖人身一气周流，无往不贯，十二经脉有营卫，奇经八脉亦有营卫。"卫气循行周身，不仅能推动、温煦、鼓舞、滋养，同时还能助神机之传输，从而发挥着协调、制化等作用。

③卫气逆行。卫气运行模式有常变。卫气伴脉而行为常，卫气散行为变；顺为常，逆为变。常是基

本生命活动之必需，变是生命过程中的特殊需要。如《灵枢·胀论》云："卫气之在于身也，常然并脉循分肉，行有逆顺，阴阳相随。"此说，首先是对《素问·痹论》所述卫气"慓疾滑利，不能入于脉"之特性的补充；其次，卫气逆行是说卫气有与营气循脉不同的运行模式，故曰"逆"，这是卫气发挥其生理功能的条件。如受到伤害时的快速反应，可以使人体避害趋利，此时必须有"逆行"才能迅速将信息传达到君主之官，同时可以迅速传达君主之指令，产生应对的快速反应等，凡此皆以卫气"逆行"与"慓疾滑利"为基础。当然，卫气逆行过度或者异常，则会发生病变，对此《灵枢·五乱》云："荣气顺脉，卫气逆行，清浊相干，乱于胸中，是谓大悗。"胸中为气海，卫气"慓疾滑利"，其行速皆是卫气属阳的生理特性，卫气逆乱，胸中郁滞，则产生严重的烦躁、闷乱。

④卫气运行日节律。昼寤夜寐是生命活动的基本周期。卫气运行的日节律随基本生命周期而变化，《灵枢·卫气行》云："卫气之行，一日一夜五十周于身，昼日行于阳二十五周，夜行于阴二十五周，周于五脏。是故平旦阴尽，阳气出于目。"这段文字阐述了卫气"出入"，即卫气的表里循行，是日节律的基本形式。此外，《灵枢·邪客》云卫气"昼日行于阳，夜行于阴，常从足少阴之分间，行于五脏六腑"。与《灵枢·营卫生会》所述卫气运行路径不同。说明卫气循行形式多样。

昼夜日节律表述了以卫气为主的阳气运行规律。昼为阳，夜为阴，阳主动，阴主静。卧寐是营卫昼夜日节律变化的外在表现，《灵枢·天年》云："天有昼夜，人有卧起。"日出而作，日落而息与营卫特别是卫气的日节律相适应。一日分四时，生机各有不同，《素问·生气通天论》云："阳气者，一日而主外，平旦人气生，日中而阳气隆，日西而阳气已虚，气门乃闭。"《灵枢·营卫生会》则云："日中为阳隆，日西为阳衰，日入阳尽而阴受气矣。夜半而大会，万民皆卧，命曰合阴，平旦阴尽而阳受气，如是无已，与天地同纪。"天地有昼夜变化，人以阳气消长应之于内，以卧起为外在表现，营卫变化当在其中。

此外，卫气有气态、液态、固态三种状态。气态、液态是运行与发挥功能的前提，固态为储存状态。卫气运行尚有五十度日节律、百刻日节律、月圆缺节律。卫气的各种节律性变化，是人体顺应天地、适应环境需要而发生的生理变化。

营卫环周不休，却非简单重复。营卫循行周身，以行营养护卫之用，从而使脏腑百骸精气互通互滋、生克制化的各种反馈信息贯穿期间。

营气与卫气的功能

1. 温煦脏腑百骸　温煦是卫气的基本功能。脏腑百骸、阴血津液皆赖卫气温化育养。脏腑为气化之核心，卫气是脏腑气化之动力。

2. 滋养五脏六腑　脏腑百骸皆为有形为器，既需要营气滋养，又需营卫作气化之基础。《灵枢·五味》云："水谷皆入于胃，五脏六腑皆禀气于胃。"

3. 御邪防病　营卫皆主卫外。卫外是人体的基本功能，由脏腑协调营卫气血共同完成。营卫滋养脏腑百骸，从而产生包括卫外功能在内的各种生理功能。形体完整，气化有度，神明和利，人体才能御邪防病，这与营卫滋养、温煦、卫外功能密切相关。《灵枢·本脏》提出"卫气和则分肉解利，皮肤调柔，腠理致密矣"。

营卫阴阳属性不同，在御邪防病过程中所发挥的作用各异。正如《医门法律》所云："凡医不能察识营卫受病，浅深虚实寒热先后之变，白首有如童稚，不足数也。"通常对卫气卫外功能阐述较多，而营气在机体卫外功能中所发挥的作用易被忽略。

（1）卫气为百病母：卫气抵抗、制约致病邪气，是御邪防病抗病的核心力量。因而《灵枢·禁服》云："审察卫气，为百病母。"通常认为人体御邪防病功能是卫气的作用。如《中风论·论八风》云："卫气温养形体，《内经》所谓卫外而为固，《难经》所谓守邪之神也。卫气固密，则百邪不能侵。"

（2）营为阴类，其性凉润，能制约阳热：营滋润脏腑腠理，是抵抗制约邪气不可或缺的部分。营阴充足，可以制约或抵抗温热，对维持阴平阳秘的状态十分重要。营属阴，《素问·评热病论》云："邪之所凑，其气必虚，阴虚者，阳必凑之。"营气不足，不能制约阳气，则内热易起；营阴不足难以抵御温热邪气，则易感温热发生温病。故《素问·金匮真言论》云："夫精者身之本也。故藏于精者，春不病温。"营阴不足，抗邪无力是热入心营的关键。

4. 推动鼓舞　水谷、营卫、津液、浊气等有形之物，皆赖卫气推动，故营气循行、津液布散、水谷纳化、糟粕排泄等，皆以卫气为动力。《灵枢·五味》提出"谷气津液已行，营卫大通，乃化糟粕，以次传下"。

5. 化生气血　营卫是水谷精微，能化生气血。营属阴，能化血滋荣脏腑百骸，卫属阳，能化气温煦上下内外，鼓舞脏腑气化。《顾松园医镜·论治大纲》云："人身不过表里，表里不过阴阳，阴阳即荣卫，荣卫即血气。脏腑筋骨居于内，赖荣气以资之，皮毛分肉居于外，赖卫气以煦之，而后内而精髓，外而发肤，无弗得养者，皆荣卫之化也。"

6. 卫气参与形成宗气，影响呼吸循环　宗气由卫气与自然清气汇合而成，是维持生命活动的基础。《灵枢·邪客》云："故宗气积于胸中，出于喉咙，以贯心脉而行呼吸焉。"宗气，推动营血循脉而行。《素问·六节脏象论》云："天食人以五气，地食人以五味。五气入鼻，藏于心肺，上使五色修明，音声能彰。五味入口，藏于肠胃，味有所藏，以养五气，气和而生，津液相成，神乃自生。"卫气参与宗气的生成，因而与呼吸、循环关系密切；营气入脉化血，因而营卫参与呼吸循环过程，是维持血压的重要因素。

卫气是化生宗气的重要组分。宗气复能推动心肺运行营血循脉而行。虽然《内经》多次提及卫行脉外、卫气"不能入于脉"，但是当卫气与清气合成宗气之后，既能贯心脉，复能行呼吸。因而，卫气入脉既是必然的，也是必需的。《灵枢·五味》云："营卫之行奈何？伯高曰：谷始入于胃，其精微者，先出于胃之两焦，以溉五脏，别出两行，营卫之道。其大气之抟而不行者，积于胸中，命曰气海。出于肺，循喉咽，故呼则出，吸则入。"

7. 卫气为使　使道是君主之官与脏腑百骸相互联络的通道。《素问·灵兰秘典论》云："主不明则十二官危，使道闭塞而不通，形乃大伤。"使道是传达神机之道路，具有迅疾、准确之特性。卫气慓疾滑利，不入于脉，其行悍疾，主持肌肉运动，因而是传导神机的最佳载体。这是针刺得气以及针麻镇痛获效的基础。

8. 营卫能表述生命与神

（1）营卫是生命活动的基础：营卫是人体必需的精微物质。《灵枢·天年》云："何者为神？岐伯曰：血气已和，荣卫已通，五脏已成，神气舍心，魂魄毕具，乃成为人。"脾胃乃营卫化源，这恰是脾胃为后天之本的核心所在，亦为养生之大要。

（2）营卫是养神之根本：神为生命征象，阴血濡养，阳气温煦，神明乃彰。营卫源自水谷，复能化为血气，滋养温煦脏腑百骸，产生精神、神明以及其他生命活动。《素问·八正神明论》则云："养神者，必知形之肥瘦，营卫气血之盛衰。"营卫源自水谷，水谷化于脾胃，人以胃气为本，胃乃水谷之海，有胃乃生。养生与形体肥瘦、营卫气血盛衰密切相关，从而使基于营卫认识慢病病机成为可能。

营气与卫气的关系

1. 营卫同源　营卫源于水谷，化于脾胃，行于周身。《灵枢·营卫生会》已有详尽论述。

2. 营卫有别　营卫有清浊阴阳之分。营属阴，性柔和，易被约束，故能顺脉而行。卫属阳，慓疾滑利，善行不居，与营气伴行，或顺或逆，故"不能入于脉"。《灵枢·卫气》指出"其浮气之不循经者，为卫气；其精气之行于经者，为营气"。

3. 营卫相关　营卫可分不可离。就其生成，营卫生化于一源。就其运行，卫伴营而行。就其属性，二者皆属气的范畴，因形质有别，故常以营阴卫阳称之，营卫和调为常。就其功能，营卫共同发挥滋养四肢百骸、鼓舞脏腑气化、卫外御邪等作用。

4. 营卫协调 营卫虽出于一源，但性质、运行、功能各异，二者相互协调是发挥各自功能的基础与保障。营阴卫阳，《素问·阴阳应象大论》所云"阴在内，阳之守也；阳在外，阴之使也"同样适用于认识与阐述营卫关系。

人体生命活动需要多种精微物质，这些精微物质来源于饮食水谷。但是限于历史条件，古代医家不可能对其加以区分，因而，按照事物可以分阴阳的原则，将水谷所化精微分别称之为营、卫。其中应当包括血糖、血脂、氨基酸、维生素、矿物质等。"善言古者，必有验于今"。当代进行营卫研究，应该参考与借鉴已有的人体生理病理知识，以求古为今用。

营气与卫气的病机

营卫失调是最基本的病机变化，包括营卫失调、营卫失序、营卫亏损。营卫遍布周身，无处不到，生命活动不可须臾离之。营卫失调，即成病态。以阴阳言之，则营阴卫阳，阴阳之要，阳密乃固。故卫气失常是营卫病机的主要方面。

1. 营卫运行不畅

（1）局部营卫失调：局部营卫运行失调，郁滞不畅，可以导致多种病变，如汗出异常、积、痈疽、痹、胀、痛、痒、不仁等。

（2）全身营卫失调：每随所累脏腑病位不同，其表现各异，如失眠、嗜睡、梦、遗忘、发热、寒热、喷嚏、呵欠、肥胖等。

2. 节律失序 主要是时间节律的失常。《内经》认为善忘、失眠、多梦、多睡、少睡等病证是由营卫失序所引致。《灵枢·大惑论》云："上气不足，下气有余，胃肠实而心肺虚，虚则营卫留于下，久之不以时上故善忘也。"若"卫气不得入于阴，常留于阳，留于阳则阳气满，阳气满则阳脉盛，不得入于阴则阴气虚，故目不瞑矣"。或"卫气留于阴，不得行于阳，留于阴则阴气盛，阴气盛则阴脉满，不得入于阳则阳气虚，故目闭也。"营卫之行失常则病自内生。

3. 营卫亏损 营卫损伤则成虚劳。《内经》有"营气虚""卫气虚""营卫俱虚"等记载。人体因禀赋不足，或素体虚弱，或病后失养皆可造成营卫亏损，导致诸如脱营、失精等病证。

87　营气和卫气的清浊逆顺

清浊、逆顺是中医理论中最基本的概念之一，用以揭示营气和卫气的性质、活动区域及运行顺序，对疾病性质的判断有十分重要的意义。学者李具双以隋末唐初医家杨上善据古本《内经》类编注释的《黄帝内经太素》（以下简称《太素》）为研究材料，分析了医经及杨注对营气与卫气清浊、逆顺的划分及其意义。

清者为营，浊者为卫

清、浊分类的标准是依据五脏和六腑的属性。五脏象地为阴成形，六腑法天为阳化气。阴清而阳浊，气清而谷浊，故注入五脏，出自五脏者皆为阴、清；出自六腑，注入六腑者皆为阳、浊。《太素》卷十二《营卫气行》云："受谷者浊，受气者清。清者注阴，浊者注阳。浊而清者上出于咽，清而浊者则下行，清浊相干，命曰乱气。黄帝曰：夫阴清而阳浊，浊者有清，清者有浊，别之奈何？岐伯曰：气之大别，清者上注于肺，浊者下流于胃。"

受谷者浊，浊者注阳。受纳水谷的六腑为浊。六腑化谷生津液，其清者上行，浊者糟粕下行排出体外。清者津液经过上焦泌津液而为卫气。卫气源自以胃为代表的六腑，六腑法天，其所发之气皆为浊为阳，故"浊者为卫"。六腑出卫气，与注入手太阴肺经，入五脏为阴、清的营血不同，浊阳卫气走脉外肌肤腠理，肌肤腠理与内阴五脏相对，为表为阳，故云"浊者注阳"，即浊阳卫气注入头面四末，肌肤腠理。然"阴清而阳浊，浊者有清"。凡外出、上行的为浊阳中之清者，亦曰清阳。上焦泌水谷津液生卫气，卫气剽悍滑疾，浮行脉外，走肌肤腠理，头面四末，故云"清阳发腠理""清阳实四肢"。凡下行排出体外的为浊阴。浊谷入胃，清者上行，浊阴者糟粕下行出粕门，故"浊阴出下窍""浊者下流于胃"。

受气者清，清者注阴，即肺受气，肺气清；清、阴肺气注入五脏。"受气者清"，杨注云："受气之清，肺气也"。肺气，即古人感知到的肺显于外的功能属性。《内经》"气"指各种象，非现代中医教科书所谓"人体内活力很强运动不息的极细微物质"。故张载《正蒙·乾称》云："凡可状，皆有也；凡有，皆象也；凡象，皆气也。"即一切可以表述的都是有，都是存在；一切存在都曰象；一切象都是气。如《太素》中有"六气"篇，六气指精、气、津、液、血、脉；"九气"篇九气指怒、喜、悲、恐、寒、热、忧、劳、思；致痹症的三气：风、寒、湿；《素问·四气调神大论》所谓的四气：春、夏、秋、冬；《左传·昭公元年》中提到的六气：阴、阳、风、雨、晦、明。这里明确谓的气，皆是象。一言以蔽之，天地之间所有的象，不论是物质形态还是非物质形态的，皆可以曰气。肺受气：其一指肺呼吸自然之清气。其二，肺受胃纳水谷所化之水谷清气。《灵枢·营卫生会》云："人受气于谷，谷入于胃，以传肺，五脏六腑皆以受气。"人从水谷中获得各种营养和功能，胃纳水谷化津液，其清者上行，中焦泌津液化而赤入手太阴肺经，谷之清气经过肺经流注以营养五脏六腑，四末全身，该清气又曰营气，故云"清者为营"。"五脏六腑皆以受气"，即五脏六腑都受营血之气的滋养。五脏、三阴经在内属性为阴，故云"清者注阴"。

营气顺行，卫气逆行

营卫气的顺逆揭示了二者运行方式的不同。营气运行的逆顺，《太素·卷十二·营卫气别》云："气从太阴出，注于阳明，上行至面，注足阳明……下注肺中，复出太阴。此营气之行逆顺之常也。"杨注云："气，营气也。营气起于中焦，并胃口出上焦之后，注手太阴、手阳明，乃之足阳明也。逆顺者，在手循阴而出，循阳而入；在足循阴而入，循阳而出，此为营气行逆顺常也。"

气，营气。气从太阴出，即营血从手太阴肺脉开始运行，经过手太阴肺经、手阳明大肠经、足阳明胃经、足太阴脾经，从脾注心；手少阴心经、手太阳小肠经、足太阳膀胱经、足少阴肾经，从肾注心；手心主心包经、手少阳三焦经、足少阳胆经、足厥阴肝经，从肝注肺，别者入督脉，下注肺，复出太阴，周而复始，流注不休。营血顺行，即顺三阴经、三阳经循行。在手循阴而出，循阳而入：手之三阴脉，从脏受得血气，流极手指端已，变而为阳，名手三阳；手之三阳至头，曲屈向足，至足指端，从阳之阴。在足循阴而入，循阳而出：足之三阴脉从足走腹，再由腹至手三阴走手三阳，上头为足三阳，完成循环。阴脉营其脏，属脏络腑；阳脉荣其腑，属腑络脏，阴阳之脉相贯相连，流注不休，如环无端。

卫气运行的逆顺，《太素·卷十二·营卫气别》云："故气至阳而起，至阴而止。"杨注："气，卫气也。阳，日阳也。阴，夜阴也。卫气至平旦［自］太阳而［出，行于三］阳，［至］夜阴［时，行］肾等五脏，［阳］气［已］止也。"卫气出六腑，其象如日，昼日活跃，夜阴静伏。在夜阴结束壬寅日阳开始的时候，携营阴由内而外，到达头面，目张而阳气散，人朝气，阳卫之气沿着三阳经所处的位置在肌肤腠理间运行，夜阴从足少阴肾开始行五脏。卫气昼行于阳的路径及逆顺是：①平旦寅时阴气尽，阳气出于目，目张则气上行于头，循项下足太阳，循背下至足小指之端从头走足，顺行；其散者，别于目兑眦，下手太阳，下至手小指之端外侧，逆行。②其散者，别目兑眦，下足少阳，注足小指、次指之间，顺行；别者循手少阳之分，下至手小指次指间，逆行。③别者，至耳前，合于颔脉，注足阳明，下行至跗上，入足五指之间，顺行；其散者，从耳下，下手阳明大指之间，入掌中，逆行（《太素·卷十二·卫五十周》）。卫气夜行于阴的路径及顺序：阴指五脏。卫气行三阳经所在的肌肤尽而五脏受气。其始入于阴，常从足少阴注于肾，肾注于心，心注于肺，肺注于肝，肝注于脾，脾复注于肾为一周。

卫气行三阳经区域的特点是：从目开始，足三阳经从目至足为顺行；从目开始从头走手为逆行。阳卫之气运行的起始点为头目，分别顺足三阳顺行，手三阳逆行。卫气行五脏的特点是：流注的顺序从能克注于所克之脏。营阴卫阳各走其道，相并、相贯则为病，相随、相从乃为和。故经云："卫气之在身也，常并脉循分，行有逆顺，阴阳相随，乃得天和"（《太素·卷二十九·胀论》）。

区分营气与卫气清浊、顺逆的意义

诊脉之要在于诊营阴清、卫阳浊是否逆乱。营气顺行脉，卫气逆行，二者逆乱则为病。《太素·卷三·阴阳大论》云："善诊者按脉，先别阴阳，审清浊，而知部候。"杨注云："按脉之道，先须识别五脏阴脉，六腑阳脉，亦须审量营气为浊，卫气为清，和两手各有寸、关、尺三部之别也。"脉诊的 3 个关键问题：别阴阳；审清浊；知部候。别阴阳和审清浊是一个问题的两个方面。别阴阳即知五脏三阴脉，六腑三阳脉；五脏出营血阴气，营血走三阴经，营脏络腑；六腑出阳气，阳卫走三阳经，属腑荣脏。清浊是对营卫之气的另一种分类。清者注肺走五脏，审清者为营；浊者出六腑，走脉外腠理头面四末，审浊者为卫。诊脉审明阴阳清浊，则知病因所在。知病因，则阳病治阴，阴病治阳。

清浊相干，营卫相逆，是谓大乱。肺受清气，营血清气在脉内入肺经，故营气清；卫气出六腑为阳为浊，其性剽悍滑疾，并脉循分肉浮行腠理，故卫气浊。清阴营血，浊阳卫气各行其道，阴阳相随乃得天和，反之为逆为乱。《太素·卷十·阴阳乔脉》云："气之不得毋行也，如水之流，如日月之行不休，故阴脉营其脏，阳脉荣其腑，如环之无端，莫知其纪，终而复始。"营气、卫气不能乱行。营气在脉内，行三阴走五脏，营脏注阳；卫气在脉外，行三阳之肌肤腠理，营腑注阴。营卫之气阴阳相随，人乃平和，逆乱则为病。"何谓逆而乱？清浊相干，是谓乱"。(《太素·卷十二·营卫气行》)清浊相干即清阴营气、浊阳卫气相逆、相犯，运行顺序紊乱。乱于心则为默，乱于肺为喘喝，乱于肠胃为霍乱，乱于臂胫为四厥，乱于头为厥逆。

　　气乱于卫，血留于经，阴阳相倾，虚实乃生。所谓阴阳相倾，即阴者营血，阳者卫气相并，并则生虚实。《太素·卷二十四·虚实所生》云："余以闻虚实之形，不知其何以生？岐伯对曰：气血以并，阴阳相倾，气乱于卫，血留于经，血气离居，一实一虚。"营阴卫阳相随乃和，和则无病。并：聚也，偏也。气乱于卫，则卫气不能顺行，出现紊乱。血留于经，营血不能顺十二经而行，出现瘀滞或溢出脉外现象。乱、瘀滞则阴阳不相随，不相随即血气离居，离居则有偏聚，聚则为病。

88　营气卫气的体和象

　　体，事物的本体；象，本体形于外的功能、属性。《中医基础理论》认为，气是"人体内活力很强运动不息的极细微物质"。相应地，营卫气分别指具有营养作用的极细微物质和具有保卫作用的细微物质。这种解释从构词看，是把营气、卫气解释为偏正词组，中心词是"气"，意思是极细微的物质。学者李具双认为，N＋气构词形式中的"气"是词缀，标识词根是象。营气是血的功能，是血形于外的象；卫气是以胃为代表的六腑功能，是六腑形于外的象。并以隋末唐初医家杨上善据古本《内经》类编注释的《黄帝内经太素》为研究材料，予以了阐述。

解释 N＋气构词的方法、原则

　　凡气皆象，天地自然界中的各种现象都可以云气。在 N＋气这种形式里，"气"是虚化了的词缀，它所表达的词汇意义有二：一是名词后加词缀"气"，明确标识该词表示的是象，象的本体是名词词根。如肝加词缀"气"，形成双音词肝气，意义就具体化了，表示是肝象而不是指肝的本体结构。如果仅仅一个"肝"字，在古代汉语中既可以表示肝这个脏器，也可以表示肝形于外的功能特点，加词缀是使意义具体化，明确是肝象。二是非名词加词缀"气"，用以标识该词是象，但词根不是事物的本体。具体说名词＋气这种形式，明确告知是谁的象，就是根词——名词。而非名词类也表示象，但是这个象产生的本体没有交代或者说另有本体。如怒气表示怒的状态，或曰怒象，但本体不是词根"怒"而是肝。古代汉语强调事物的象而不是本体，通过加词缀"气"，使各种象的意义具体化。古代社会自然科学不发达，人们没有能力认识事物的形态结构，只有通过对这个事物所具有的特性来认识事物，即形于外的象来区别事物。在《太素》所体现的古代医学体系里，不论是四肢九窍还是五脏六腑，都忽略了本体而强调功能。这是因为在当时的社会条件下，没有能力研究事物的本体结构，即使对事物本体结构进行不懈的研究，也不能促进医学的革命性进步。《内经》对人体结构部位的描述都是建立在解剖结构的基础上，与今天对这些部位的认识并没有本质的区别，但为什么古代医学没有进一步发展为建立在对结构分析基础上的现代医学呢？在《内经》理论形成的先秦两汉时期，无论对肝等脏器进行怎样的解剖，都不可能真正认识现代西医意义上肝的功能。因而聪明的中华文明采取了忽略本体而研究本体产生的象，对脏器的象进行研究归纳。肝的正常象和异常象常形于外，通过望闻问切得而知之，由象而知病因从而达到治疗疾病的目的。五脏之象可以类推。重视象而不是纠结于本体结构，正是中国传统医学的最大特色。

　　讨论营气、卫气是本体还是象的意义在于，不论中医还是西医都强调治病必求其本，病因不明则治疗可能会无的放矢。如果营气、卫气按今天教科书的解释，分别是具有营养的细微物质和具有护卫作用的细微物质，那么求因就要找这种细微物质。但问题是，这种细微物质到底是什么物质？它是如何生成、运动、转换的？与其他所谓的细微物质有什么联系和区别？如果像医经和杨上善揭示的那样，营气是指血的营养功能、血的象，血是营气产生的本体，这样营气为病则病因清楚，责之于血，血虚血滞则营弱。同样卫气为病责之于产生温煦固护功能的器官。

血是营气的本体，营气是血的象

　　血是胃纳五谷化生津液，中焦泌津液化而赤注入手太阴肺脉，然后循经络在脉内流动，具有营养功能的液体。作为病理现象，一个人如果脱血其经脉就会空虚。杨注云："脉中无血，故空虚。"血的载体是脉，或者叫经遂。《黄帝内经太素·十二水》云："经脉者，受血而营之。"脉是容纳血，让血在脉内流动不四溢如河堤，并让血营养身体的一种组织。杨注进一步明确指出了血的来源是胃纳五谷，经过中焦"化津液精微，注之肺脉中，化而为血，流十二脉中，以奉生身，故生身之贵，无过血也。故营气独行于十二经，导营身，故曰营气。"同时解释了营气和血的区别："营气行经，如雾者也。经中血者，如渠中水也。"血液就像河渠中的水在十二经脉里不停地流动，其营养功能的发挥，如雾露润物那样随着血的流动而不停地营身，说明血和营是一个事物的两个方面即是本体，营是血产生的功能或曰象。

营气的得名是因为行于脉中的血具有营养功能，在脉内流注，不停息奉生身。《黄帝内经太素·营卫气别》云中焦"泌糟粕，蒸津液，化其精微，上注于肺脉，乃化而为血，以奉生身，莫贵于此，故独得行于经隧，命曰营气（人眼受血，所以能视；手之受血，所以能握；足之受血，所以能步；身之所贵，莫先于血，故得行于十二经络之道，以营于身，故曰营气也）"。医经及杨注明确指出，血的来源是胃纳水谷化津液，中焦泌津液变化而赤为血，血独行于经遂，功能是奉生身、营四末。眼得血能视，手得血能握，足得血能步，所以曰营气。

医经和杨注对营气的解释和前面对血的解释一样，说明血和营气是一个事物的两个方面，血是本体，营是血产生的功能。《黄帝内经太素·营卫气行》云："营气者，泌其津液，注之于脉，化而为血，以营四末，内注五脏六腑，以应刻数焉（营气起于中焦，泌五谷津液，注于肺脉手太阴中，化而为血，循脉营于手足，回五脏六腑之中，旋还以应刻数）。"营气是中焦泌水谷津液，注入手太阴肺脉变而赤为血，用来营养四末，内注五脏六腑并营养之。这个解释与前面对血的解释完全一样，说明营气是血产生的功能，形于外的象，不是脉内与血同时存在的一种具有丰富营养的物质。在中国古代医学理论体系中，本体并不是医学关注的最重要对象，而其功能也就是其表现于外，能通过望闻问切观察感知到的象才是重点研究的对象。作为本体的血液，在中医体系里没有血液的功能"营"重要。从构词看，在营字后面加词缀"气"构成双音节词，用以标识词根是象，使其意义具体化，不出现歧义。如果单用"营"的话，由于古代汉语词义较多，没有形态的变化易引起歧义。

卫气是以胃为代表的六腑所产生的象

腑者聚也，其气象于天，法天属阳，阳化气，主动。六腑化谷提供了人体生命活动的能量和功能。然而以胃为代表的六腑并不是古代医学研究的首选，而其化气的功能属性则是古代医学研究最重要的命题。六腑化谷行津液产生了两个最明显的象：一是人类生命活动必需的物质——精膏，其主要者是营血，属性为阴，用以成形；一是温煦肌肤，抵御病邪入侵的功能卫气，属性为阳。卫气为浮气、悍气，行脉外走四末，其特点有浮、悍和间歇性。浮是指卫气不像营血那样走脉内，而是浮行腠理；悍是指卫气运行快急，能在很短时间到达头面四末，温煦肌肤；间歇性是指卫气的活跃度在白天和夜晚不同。卫气日阳出目，目张而阳气散，夜阴行五脏，相对静伏，故人夜卧的时候抵抗力弱。这3个特点都是以胃为代表的六腑纳水谷之后产生的功能，即形于外的象，通过望闻问切可以感知到，不是说六腑又产生了一种与精、血等阴性物质一样的没有名字但具有护卫温煦功能的细微物质。《黄帝内经太素·营卫气别》云："六腑者，所以受水谷而行化物者也。其气内入于五脏，而外络肢节（六腑谷气，化为血气，内即入于五脏，资其血气，外则行于分肉，经络肢节也）。其浮气之不循经者为卫气；其精气之行于经者，为营气（六腑所受水谷，变化为气，凡有二别：起胃上口，其悍气浮而行者，不入经脉之中，昼从于目，行于四肢分肉之间25周，夜行五脏25周，1日1夜行50周，以卫于身，故曰卫气；其谷之精气，起于中焦，亦并胃上口行于脉中，1日1夜亦50周，以营于身，故曰营气也）。"根据《太素》原文和杨注，六腑受水谷化物产生二象，一是变赤之后入五脏，行经络之内的血，血具有营养五脏六腑四肢全身的作用，所以叫营气。二是卫气，或者叫浮气。浮气是因为胃纳五谷之后产生的这种功能，像雾露那样布散在肌肤四末，不像营血那样在经络内运行，而是运行在经络之外。杨上善明确指出，卫气之所以名之曰卫气，是因为其功能"周身不住卫身，故曰卫气也"。

产生温煦固护功能的本体是什么？是以胃为代表的六腑。医经及杨注揭示，六腑温煦固护功能用胃阳表示，是胃气的阳性部分。胃为"五脏六腑之海"，胃纳五谷之后产生糟粕、宗气、津液三隧。其中津液之清者行脉中营四末曰清者营气，其津液之浊者行脉外曰浊者卫气。《黄帝内经太素·脉行同异》云："胃气上注于肺，其悍气上冲头者，循咽上走空窍。"胃气不同于胃，胃是本体结构形态，在古代汉语中也可以指胃产生的功能。为了词义的具体化，减少歧义，汉语采取加词缀表示功能，以区别于本体，即明确是词根的象。胃后面加词缀"气"表示胃具有的象，也就是形于外的功能特点。经文明确指出，胃纳五谷之后产生的功能——胃气，胃气主要包括两个方面，一是化而为赤行脉内上注于肺的血，用以成形，属性是阴。一是悍气，其属性为阳，曰阳出目，目张而阳气散，行头面四末。《黄帝内经太素·阴阳杂说》"所谓阳者，胃脘之阳"。杨注云："阳，胃气也。"胃气中阳性的叫胃阳。胃阳就是胃气中不入五脏走脉内，而走脉外腠理四末的卫气。

无论叫卫气还是悍气、浮气，"气"不是实词，是词缀，表示象，即胃纳水谷之后除产生精、血等阴性的象，还产生了护卫、慓疾滑利、浮行分肉这样的功能。卫、浮、悍描述的都是功能特点，古人加词缀"气"用以明确是象，而产生这些象的本体是以胃为代表的六腑。六腑是本体，卫是其功能，是其形于外的象。明确了卫气的本体是以胃为代表的六腑，卫气为病就容易找到实实在在的病因。病因责之于六腑，责之于胃。胃不能纳谷，六腑不能化气，则胃阳不能升举以温煦肌肤腠理，抵御外邪。如果把卫气曲解为不知其名所谓细微的保卫作用的物质，则病因不明。

总之，六腑受水谷而行化物，谷入于胃化生二气：谷之精气变化而赤为血入五脏，走脉内，1日1夜50周以营于身，故此功能曰营气。营气是血具有的功能，是血形于外的象，产生这个象的本体是血。谷气所化的悍气不同于营血走脉内，而是昼出于目、行于四肢分肉之间以卫于身，故曰卫气。卫气不是什么极细微具有保护作用的精微物质，是胃纳五谷之后产生的功能。动词"卫"后加词缀"气"，是强调它是胃的象，是以胃为代表的六腑形于外，通过望闻问切可以感知到胃的功能。治病必求于本，营气为病求之于血，卫气为病责之于胃和六腑，而不是不知其名的细微物质。

89 从营卫实质论营气与卫气关系

学者杨柏灿等从营气卫气的实质探析了营气与卫气关系。

营气卫气的实质

1. 营气卫气的含义 在古汉语中，营卫均有"环周""环行"之义，常常互释和通用。在中医学"营卫"出自《内经》，仍体现了环周、运行的本义。《灵枢·营卫生会》指出"其清者为营，浊者为卫，营在脉中，卫在脉外。营周不休，五十而复大会。阴阳相贯，如环无端"，表明无论是营还是卫，均以血脉为中心循环全身。

2. 营气卫气的来源、性状、分布、循行以及与脏腑的关系 在《内经》中对营卫有系统的论述，涉及营卫的生成、性状、分布、循行、功能以及与脏腑的关系等。如《灵枢·营卫生会》云："人受气于谷，谷入于胃，以传与肺，五脏六腑，皆以受气，其清者为营，浊者为卫。"《灵枢·营卫生会》云："营出于中焦……中焦亦并胃中（口），出上焦之后，此所受气者，泌糟粕，蒸津液，化其精微，上注于肺脉，乃化而为血，以奉生身，莫贵于此，故独得行于经隧，命曰营气。""卫出于上焦……上焦出于胃上口，并咽以上，贯膈而布胸中，走腋，循太阴之分而行，还至阳明，上至舌，下足阳明，常与营俱行于阳二十五度，行于阴亦二十五度，一周也。故五十度而复大会于手太阴矣。"《素问·痹论》云："荣者水谷之精气也，和调于五脏，洒陈于六腑，乃能入于脉也；故循脉上下，贯五脏，络六腑也。卫者水谷之悍气也，其气慓疾滑利，不能入于脉也，故循皮肤之中，分肉之间，熏于肓膜，散于胸腹。"《灵枢·邪客》云："营气者，泌其津液，注之于脉，化以为血，以荣四末，内注五脏六腑，以应刻数焉。卫气者，出其悍气之慓疾，而先行于四末分肉皮肤之间而不休者也，昼日行于阳，夜行于阴。常从足少阴之分间行于五脏六腑。"

（1）营卫的生成与性状：无论是营气还是卫气，均由脾胃消化吸收而成的水谷精气与自然界吸入的清气组合而成，通过心肺的作用而化为营气和卫气，其中"精专"部分为营气，通过肺的主气和朝百脉作用注入血脉，依附于血，循行全身；其中"慓悍"部分为卫气，通过心的温化和肺的宣发，分布于血脉之外，与营气相随而行，周流全身。

（2）营卫的循行分布：无论营气还是卫气都是无形的，无形之气的运行必然依附于有形物质。正如《研经言·原营卫》所云："荣行脉中，附丽于血；卫行脉外，附丽于津。"营行于脉内，随血循行全身，贯穿于五脏六腑；卫行于脉外，随津液行走于全身皮肤、分肉、四肢、胸腹。营卫之气均以血脉为中心，相随而行，彼此间存在着依附、制约、促进的关系，周流全身，维系人体的生命活动。

（3）营卫与脏腑的关系：无论是营卫的生成还是循行分布都涉及全身各脏器的功能，其中最为直接和密切的当是中焦的脾胃与上焦的心肺。脾胃是营卫生成的源泉，而心肺则是化生营卫、调节营卫分布、循行的关键。营卫遍布于全身各脏腑组织器官，发挥物质上的营养作用和功能上的推动、调节作用。而营卫的新陈代谢、功能发挥则必须依赖于各脏腑的协调作用才能实现，如肺的宣畅布散，心的温运推动，脾（胃）的生化升降，肝的疏泄调畅，肾的激发封藏等。

3. 营气卫气的功能 目前普遍认为，营气有化生血液的作用，是血液的组成部分，具有血样的营养、滋润作用，故而常常营血同称。同样，认为卫具备了气的卫外、固护的作用，所以常常卫气同称，如此则营与血等同，卫与气一致，营与卫成为气与血的代名词，两者的关系也变成了气血关系，这就混淆了营卫的实质。营与血的概念并不相同，更不相等；卫也不能代表气的全部。

　　需要明确的是无论是营还是卫都属于气的范畴，是人体一身之气的重要组成部分，必然具备气的特质、功能。何谓气？气乃为"无形而运动着的极细微物质"，既有物质的概念又有功能的含义。人的形体是以气为物质基础而生成，人体的各项生命活动有赖于气的功能发挥而实现，其中营卫之气起着至关重要的作用。

　　根据阴阳学说，结合营卫的性状、功能、分布等方面，通常将营归属于阴，称之为营阴；将卫归属于阳，称之为卫阳。阴阳的划分是相对的，并非一成不变，而是存在着无限可分性，套之于营卫亦然。

　　（1）营：营气与血共行于脉中，富于营养，故又称之为"荣气"；由于营血密切相联，可分不可离，常营血同称。营气、荣气、营血三者之间存在共通之处，故常被混淆互用。如《中医藏象学》认为"营气，又名荣气……营气可化生血液……故常营血并称"，但实际上三者是有明显不同的。

　　荣气，是指营气中可以转化为血液并具有较强滋养作用的部分，其所侧重的是物质的概念，为阴中之阴；营气则是以营运为主，具有推动、化生作用的部分，侧重于功能的概念，为阴中之阳。荣气作为"阴中之阴"，其滋养作用主要是为"阴中之阳"的部分提供物质基础，使之能发挥营运、气化作用。而阴中之阳的营气通过其气化作用使荣气化生为血液，发挥滋养作用。

　　营血常常同称，但有着很大的区别。两者同行于脉中，分布部位、循行路线一致，但营为无形之气的一种，更多的是侧重于功能；而血则为有形物质，营气本身并不构成血液，对人体也无直接的滋养作用，其功能主要体现在：一是与卫气相合，调节津液的分布，并通过其气化作用，将灌之于血脉之内的津液化生为血，所谓"营气蒸津液化血"。正如《灵枢·邪客》云："营气者，泌其津液，注之于脉，化以为血。"二是通过其营运作用，能推动血液在血脉内流动，环周全身，从而发挥对人体的营养、滋润作用。

　　因此，营气的功能可以归纳为两个方面：一是生血，通过气化作用将津液和荣气化生为血；二是行血，推动血流的运行，发挥营养与滋润作用。

　　（2）卫：卫与营相对，卫气属阳，称之为卫阳。卫的分布、循行与功能来源，与津液十分相近，故有学者提出"卫津一体"说。

　　津液来源于饮食水谷，遍布于全身，但津和液的性状、分布与功能并不相同。如《灵枢·决气》称："腠理发泄，汗出溱溱，是谓津。谷入气满，淖泽注于骨，骨属屈伸，泄泽补益脑髓，皮肤润泽，是谓液。"目前认为，津，质地清稀，流动性大，布散于肌肉、皮肤、孔窍，渗注于血脉，具有滋润作用；液，质地稠厚，流动性小，灌注于脏腑骨节、脑、髓等，具有濡养功能。津液的这种分布、功能发挥是通过卫气的作用和调节而实现的。卫气的作用体现在，通过温化而调节津液的分布，通过推动而促使津液的流动布散，通过推动与固护调节津液的代谢；同时，卫气依附于津液而循行全身，既发挥其"温分肉，司开合"的阳中之阳功能，又发挥其"充皮肤，肥腠理"的阳中之阴功能。

　　因此，卫气的功能可以归纳为以下几方面。①温煦功能：既能温养机体保持一定的体温，又能温化津液的化生。②推动作用：推动津液的流动，通过津液发挥营养肌肉腠理、充实润泽皮肤的作用。③固护作用：既能保护肌表、防御外邪、预防疾病，又能固摄血液、津液在体内正常流动而不外溢。④调节开合：既通过温化作用而调节津液渗注于血脉之中，又能调节汗孔的开合而保证汗液的生成与排泄。

　　通过以上分析可以将营卫的实质概括为：营卫是由饮食物中的水谷精气与自然界吸入的清气，经脾胃心肺的化合作用而所产生的两种不同性状的以血脉为中心环运全身的气。其中营在脉中，附着于血，能将血脉内的津液化生为血，推动血液流动而发挥滋养作用；卫在脉外，附着于津液，能温化津液，温养机体，推动和固摄津液流动，润泽皮肤，固护肌表，调节开合。营卫二气彼此依存、促进、制约，共同调节和维持着人体的生命活动。

营气与卫气的关系

营卫之间存在着互根互用的关系，彼此不可分割。正如张景岳所云："卫主气而在外，然亦何尝无血，荣主血而在内，然何尝无气。故荣中未必无卫，卫中未必无荣，但行于内者称之为荣，行于外者称之为卫，此人身阴阳之道，分之则二，和之则一而已。"营卫只有彼此协调、依存、制约，发挥各自的功能，才能维持人体的生命活动。营卫的关系正常被称之为营卫调和，具体体现在以下几方面。

1. 调节体温　这是以卫为主营为辅的营卫关系。卫气能充养肌表、温养机体，对人体具有温煦激发推动的功能，同时卫气的开合汗孔作用能调节汗液的排泄而调节体温，使机体维持在正常的体温。这种体温既能使人保持一定的活力，又能保证机体各项代谢活动的正常。但卫气的这一功能只有依赖于营气的协调配合才能正常。一方面营气运行于脉内，推动血液的流动，为卫的功能发挥不断提供物质保证；另一方面营阴又能制约卫阳，使之不过亢盛，保证机体的体温维持在一个合理的水平。若营卫失调则会引起各种类型的发热，尤其是内伤发热。

2. 调节血液循环　血液正常循行是人体生命活动的基本保证。营卫以血脉为中心运行全身，直接调节着血液循环。卫气的温化作用能将脉外的津液渗注于血脉之内，再由营气的生化作用转化为血液，保证血液有足够的源泉。同时，行于脉内的营气既依附于血，又推动血液流动；行于脉外的卫气发挥其固摄作用，使血液在脉内流动而不溢出脉外。如此则能保证足量血液在脉内正常地循行，营养、滋润全身，所谓气能生血、行血、摄血是也。若营卫的这种协调关系破坏，则会导致诸如血瘀、血虚、出血等血证的产生。

3. 调节津液代谢　足量津液的正常流动以及代谢是保证津液对全身发挥作用的前提。津液既要从饮食物、血液中汲取营养物质，不断补充自身的消耗，又要不断地排泄运行后的废物，从而使津液的代谢正常。这一过程取决于营卫的功能和营卫的协调。营气既能在血脉内化生津液为血液，又能推动血液的运行为津液提供必要的物质基础，故而有"津血同源""津血互化"之说。若营卫失和，既会出现津血亏少的燥证使肌体失养，又会引起不正常的汗证，包括自汗、盗汗、少汗、无汗等。

4. 调节睡眠　营卫之气的运行规律调节着人体的睡眠节律，同时睡眠是否正常还取决于心血是否充足，这与营卫也有间接的关系。即《灵枢·大惑论》所云"夫卫气者，昼日常行于阳，夜行于阴，故阳气尽则卧，阴气尽则寤"。卫气昼行于阳、夜行于阴的运行规律，与自然界阳气的昼夜变化相一致。卫气晚间由体表进入体内阴分，则人合目睡寐；平旦由体内出于体表阳分，则目开而醒寤。卫气的这一运行规律与营气相依而行，保持动态的平衡。同时，营气协同卫气，维持气血充盈，涵养五脏之神，脏腑安和则目瞑而寐，保证了人的正常睡眠。若卫气运行不利，昼不能行于表则精神不振，夜不能入于阴，阳不入阴，则心烦失眠；营气运行不利，既不能保证血液的正常来源，又不能保证血液的正常循行，而使心神得不到滋养，出现睡眠障碍和混乱。

5. 调节肢体运动与平衡　肢体的运动平衡既取决于筋脉能否得到足够的阴血津液的滋养，又取决于经络是否通畅，这两者都与营卫的功能和调节密切相关。营卫协调则既能保证阴血津液的正常流动以滋养筋脉，又维持经络的畅通以保证气血的正常运行，从而保证肢体的正常运动与平衡。若营卫失和则会引起肢体运动平衡的异常。正如《素问·逆调论》所云："荣气虚则不仁，卫气虚则不用，营卫俱虚则不仁且不用。"

因此，营卫功能正常，营卫调和则能保证人体各项生命活动的开展；反之，若营卫失调、营卫不和则会出现多种病理变化而引发各种病证的产生。故重视营卫功能和营卫关系，对指导临床具有十分重要的价值。

90　对营卫实质的认识和思考

营卫是精微物质，源自脏腑，又为脏腑气化之基础。营卫本于脾胃，布散于心肺，藏纳于肝肾，以经脉为通道，周行不休，化血充身，护卫内外，传达神机，协调气化，脏腑百骸时刻需要营卫煦养，同时，脏腑生克制化的生命信息通过营气"贯五脏，络六腑"的循行模式来相互转达、输送。其次，结合人体生理功能的现代认识，学者丁元庆对《内经》营卫功能实质进行了阐释与思考。

对《内经》营卫理论的总结

1. 营卫与脏腑密切相关　营卫源自脏腑气化，又赖脏腑气化鼓舞，始得布散，无所不至，是以脏腑皆有营卫。随所在脏腑，其功能各异。

2. 脏腑是营卫代谢的动力　营卫生成与布散离不开脏腑气化，经脉流通。

（1）营卫本于脾胃：土为万物之母，胃纳脾化，是营卫生成、输布、变化之总司。脾胃亏虚，营卫化源不足，不能滋养脏腑百骸。据此，《金匮要略》用建中法治疗虚劳、《医学心悟》有"药补不如食补"之说。

（2）心肺主持营卫运行：上焦为心肺所居，营卫循行之始。心主血脉，肺朝百脉，营行脉中，赖心肺推动。水谷精微在上焦与呼吸之清气合成宗气，成为呼吸循环之动力。

（3）肝肾为营卫之根基：肝肾同源，乙癸相生。肾为先天之本，卫气根植下焦。"卫出下焦""常从足少阴之分间，行于五脏六腑"，是说卫气挟下焦阳气布散周身，肾气籍此达于一身。

营卫为气，气行不息。营血同道，卫气伴脉而行，营卫之行赖肝气疏泄、肾气蒸化。营卫乃水谷之精，宜藏而不泄，故营卫赖肝肾藏纳。

3. 经脉是营卫运行道路　营卫循行不止，环周不休，经脉是其共行之道。《灵枢·本脏》云："经脉者，行血气而营阴阳。"营卫贯穿于脏腑经脉，动而不息。

4. 营卫为气化之基础

（1）卫气推动一身气化：卫以阳用，能生清气化浊气，输送糟粕。卫气布散脏腑，发挥推动鼓舞气化之用，摄入饮食、消化水谷，输布水液，血液运行，官窍开合，排便泄浊，肌肉收缩、四肢运动皆赖卫气。

（2）营阴化血，充脉养身：营以阴用，化生血液。营气入脉化血，血主濡之，脏腑经脉、肢节百骸、五官九窍、肌肤皮毛皆赖营气滋润濡养，生机乃彰。

（3）营卫联通内外：营卫周流不休，通过经脉、气道等运行，发挥滋养、护卫、联络作用。人体脏腑百骸通过经脉联通，结构上成为一体；营卫气血贯穿其间，温煦长养，传达脏腑生克制化之机，功能上成为一体。

（4）传达神机，协调气化：五脏气化，功能各异。营卫运行，不断变化。一气周流，蕴含五脏之气。进入经脉、气道则合为一气运行。因此，脏腑之气，分之有五，合则为一气。脉络周身，是营气运行的唯一通道，也是卫气运行的重要通道，《四圣心源·形体结聚》云："脉以通其营卫。"营卫循脉运行，发挥其煦养作用，同时，传达脏腑生克制化之机，协调诸脏功能。

脏腑以气化为用，脉是其相互联络的通道，营卫是脏腑百骸发挥功能与相互联络的基础。

营卫与人体生理活动今释

1. 体温调节

（1）营卫与体温调节相关：体温是维持生存的基础。天有寒暑，人体营卫变化应之，以维持生命活动之稳态。《灵枢·五癃津液别》提出人体依天之寒暑、衣着厚薄而有腠理开闭、汗出与否的变化。汗化于血，血充于营，赖卫气推动、固摄与蒸化。出汗是体温调节的重要方式，营卫是基础。

（2）营卫功能不同：营属阴，主滋养、凉润，在内入脉化血，发于外为汗。卫为阳，主温煦，温分肉，司开合。人身有阳乃热，卫气"温分肉"在维持体温中发挥重要作用。卫气蒸化营阴为汗，汗出则身凉。

（3）营卫失调，体温调节障碍：从而发生体温升高、降低的异常变化。《素问·调经论》云："上焦不通利，则皮肤致密，腠理闭塞，玄府不通，卫气不得泄越，故外热。"《伤寒论》以营卫不和阐述外感发热病机，以调和营卫作为治疗太阳病的基本方法，若过汗则伤及营卫。

2. 呼吸 营卫在呼吸功能中发挥重要作用。肺朝百脉是呼吸发挥生理功能的基础。宗气能推动呼吸。《读医随笔·证治总论》云："宗气者，动气也。凡呼吸言语声音，以及肢体运动、筋力强弱者，宗气之功用也。"卫气参与呼吸运动。肺主呼吸，其动力源自肌肉。脾主肌肉，卫气化于中焦，是肌肉活动的物质基础，也是构成宗气的重要成分。卫气能推动呼吸，鼓舞血行。营卫与呼吸攸关。

3. 循环

（1）营气化血充脉：入脉化血，环周不休是营气之特点。说明营气参与血液循环。

（2）卫气护脉行血：卫气主推动与固摄。卫行脉外，或并脉而行，推动与固护营血。《医门法律》云："是卫气者，保护营气之金汤也。"

4. 体液代谢 体液是生命代谢的环境与基础，营卫参与体液代谢。

（1）卫气与体液调节密切相关：卫主气化、司开合，具有蒸化、输布、摄津、排泄等功能，是体液代谢与调节的动力。

（2）营是构成体液的重要成分：营属阴，行于脉。《灵枢·邪客》云："营气者，泌其津液，注之于脉。"营气不藏则多汗，汗出则营阴受损，甚则导致伤营亡津耗血，《灵枢·营卫生会》云："夺血者无汗，夺汗者无血。"《伤寒论》强调疮家、衄家、亡血家营血不足，当禁汗。

（3）营卫不和，气化失常：卫司开合，固表摄汗。《灵枢·五癃津液别》云："故三焦出气，以温肌肉，充皮肤，为其津；其流而不行者为液。"卫气失常，气化失司，影响体液代谢，汗出则伤营阴、损津液。

总之，营卫参与维持和完成呼吸、循环以及津液代谢等活动。

5. 营养代谢 营卫生于饮食，营养是其基本功能。《灵枢》提出营气"以营四末"，卫气"温分肉，充皮肤，肥腠理"。《读医随笔·气血精神论》云："凡经隧之所以滑利，皮肤之所以充润者，营气之功用也。"人体的营养状态与食物的摄入、消化、吸收和代谢密切相关，营养状态通常作为判断健康与疾病程度的标准之一。皮下脂肪、肌肉与体质量是判断的基本依据。这些皆与营卫密切相关。

营卫失常必然影响人体营养状态。卫气以气态、膏态、脂态3种形态存在于人体。饮食过多，营卫供大于求，久则肥胖，故曰卫气失常是肥胖核心病机；饥饿或消化不良，营卫生成不足，身体逐步消瘦。《素问·疏五过论》在分析脱营、失精发病机制时云"身体日减，气虚无精……以其外耗于卫，内夺于荣"。

6. 免疫功能 营卫外御邪气，内则鼓舞气化，有助于平定气血逆乱，与免疫功能相关。《灵枢·本脏》云："卫气和则……腠理致密矣。"《灵枢·禁服》则云"审察卫气，为百病母"。营气凉润，抵抗制约热邪。

（1）抵御外邪：营卫性质不同，抵御外邪的作用各异。营能制约热邪，营气充足，内热不起，温热无由以入。营阴不足，内热易生，易感温热。卫护腠理，抵御并驱除内外邪气。举凡寒、湿、秽浊邪气，每因卫阳不足而伤人。汗法恰是利用营卫的生理功能以达解表祛邪之目的。

（2）平定内邪：营卫调和，脏腑坚固，气机调畅，气化正常，百病不生。营卫失和，腠理不固，气化失常，邪气自内而生，或由脏腑内侵。《素问·生气通天论》云："圣人传精神，服天气而通神明。失之则内闭九窍，外壅肌肉，卫气散解，此谓自伤，气之削也。"

7. 寤寐　寤寐是生命的两种不同状态，寤由阳气用事，寐是阴气用事，寤寐共同构成完整的生命状态。营卫运行昼夜变化，昼寤夜寐按时发生。营卫昼夜节律紊乱，寤寐异常。

阴阳消长，营卫昼夜循行变化是维持寤寐的根本机制。营属阴，阴足则静，静则能寐。卫属阳，阳旺则动，动则能寤。《灵枢·大惑论》云："卫气昼日常行于阳，夜行于阴，故阳气尽则卧，阴气尽则寤。"《类经·疾病类》云："若病而失常，则或留于阴，或留于阳，留则阴阳有所偏胜，有偏胜则有偏虚，则寤寐亦失常矣。"《温热论》云："营分受热，则血液受劫，心神不安，夜甚无寐。"凡此皆以营卫消长立论。

8. 神经功能　《内经》将运动、感觉异常的病机归咎于营卫失常。如《素问·逆调论》云："荣气虚则不仁，卫气虚则不用，荣卫俱虚，则不仁且不用，肉如故也。人身与志不相有，曰死。"不用是运动失常，主要是肌力减退、不灵巧，或者完全失用。不仁是感觉障碍或异常。这与运动、感觉神经损害颇为相似。后世医家多有发挥，如《医门法律》云："若夫营卫之气不行，则水浆不入，形体不仁。"《读医随笔·气血精神论》云："凡人之身，卫气不到则冷；荣气不到则枯；宗气不到则痿痹而不用。"营卫失常，腠理失和，汗出异常，则与自主神经功能损害吻合。

神机受损，使道受阻。"人身与志不相有，曰死"，则是对形神失和状态及其预后的描述。《中风论·论轻重》提出"盖心欲前，而身不与之俱前，以志不能率气（卫气），气不能率形也，是以知觉多错乱迷忘，运动多艰难迟钝"。人之欲曰志，志通过卫气以率形体，阐明了知觉、运动功能损害的机制。营卫失调，神机不达，形神不和，神弗役气，气不帅形，即"人身与志不相有"，失去生机，故曰"死"。

9. 肌肉营养：营卫支持肌肉生长与功能发挥。营化血，血主濡之，卫气与肌肉运动密不可分。《灵枢·本脏》云："卫气者，所以温分肉……卫气和则分肉解利。"《灵枢·岁露》云："人气血虚，其卫气去，形独居，肌肉减。"肌肉收缩离不开营卫温养。

10. 内脏功能

（1）营卫与脏腑功能互为其用：营卫是内脏活动的物质基础与功能体现。营卫赖脏腑气化生成，脏腑得营卫始能化气。《素问·痹论》有关营卫的论述，说明营卫能内能外，滋煦脏腑百骸。反之，则如《医门法律》所云"胃中虚冷，水谷不化"，一身失养。

（2）营卫协调脏腑气化：营卫周流，将营养输送到全身，同时传达生克制化之机。《素问·六微旨大论》云："根于中者，命曰神机，神去则机息。根于外者，命曰气立，气止则化绝。"

11. 精神神志活动　营卫是精神神志活动的基本物质。精神神志是高级生命现象，产生于五脏，脏腑得营卫气血乃能产生精神神志活动。《素问·汤液醪醴论》云："嗜欲无穷，而忧患不止，精气弛坏，荣泣卫除，故神去之而病不愈也。"《兰室秘藏》云"营散卫亡，神无所依"。精神生于五脏，营卫充养脏腑，脏腑产生精神。《内经》反复强调天地合气，脏腑协调，"神乃自生""命之曰人"。

营卫与精神活动密切相关。饮食、情志皆影响营卫，营卫煦养脏腑，产生精神活动。《灵枢·本脏》云："志意和则精神专直，魂魄不散，悔怒不起，五脏不受邪矣。"营卫失和，脏腑失养，精神异常。

精神情志影响营卫，营卫失和导致九气为病。《素问·举痛论》云："怒则气上……喜则气和志达，荣卫通利，故气缓矣。悲则心系急，肺布叶举，而上焦不通，荣卫不散，热气在中，故气消矣……炅则腠理开，荣卫通，汗大泄，故气泄。"短短百余字，三次提及营卫，两次提到腠理。可见，七情影响营卫，营卫失调是九气为病的基础。

日常生活与营卫息息相关

1. 营卫与日常生活密不可分　日常生活不外乎吃喝拉撒与睡眠，凡此皆与营卫相关。

（1）饮食：吃饭是日常生活之必需。营卫源自水谷，《灵枢·五味》云："谷不入半日则气衰，一日则气少矣。"民以食为天、人以胃气为本，从不同角度强调营卫与生命健康相关。

（2）睡眠：睡眠是生命不可或缺的部分，营卫消长是睡眠发生的基础。睡眠的核心机制是阴阳消长，阴静用事。营卫出入是阴阳消长的基本形式，故以营卫运行阐述寤寐机制。

（3）愉悦：营卫协调，气和志达，身心愉悦。《素问·阴阳应象大论》云："是以圣人为无为之事，乐恬憺之能，从欲快志于虚无之守，故寿命无穷，与天地终，此圣人之治身也。"身心愉悦，乐观豁达，静谧少欲，脏腑协调，阴阳平秘，精神乃和。

（4）二便通畅：饮食糟粕与五脏浊气形成二便。二便需要定时排泄。《素问·五脏别论》强调二便与五脏浊气赖六腑传化。六腑通畅，五脏安定。《灵枢·平人绝谷》云："平人则不然。胃满则肠虚，肠满则胃虚，更虚更满，故气得上下，五脏安定，血脉和利，精神乃居，故神者水谷之精气也。"饮食水谷、二便排泄能影响精神活动。

饮食产生营卫、津液与糟粕，睡眠、精神神志与营卫盛衰及运行状态相关。因此说，营卫和调是生命活动的基础，通调营卫是养生之要务。《灵枢·天年》在揭示长寿奥秘时云："使道隧以长，基墙高以方，通调营卫……百岁乃得终。"

2. 慢病与生活方式密切相关　生活方式影响营卫的生成、消耗、转化与功能，最终导致以代谢障碍为先导，以肥胖为基础的慢病发病。营卫乃气化之本，养生防病之关键。以营卫为切入点认识与研究慢病病机及防治不失为重要途径。

91　营卫之气与褪黑素的相关性

营卫二气是人体内的精微物质，本于脾胃，无所不至，彼此之间相互依附、制约、促进，共同维系人体的生命活动。褪黑素（MT）是一种吲哚胺激素，与人体内不同生理系统、递质、激素等都有相互制约的复杂关系，具有调节人体生物节律、抗炎、增强免疫、抗肿瘤及抗衰老等多方面的生理功能。营卫之气与褪黑素均从诸多方面对人体生命进程产生了类似的影响，学者罗峰等将《内经》中的营卫理论与现有的褪黑素研究成果综合考虑，探析了营卫之气与褪黑素的内在联系，旨在为中医营卫学说与褪黑素的结合提供科学依据。

营卫之气与褪黑素的来源及分布相似

《内经》中对于营卫理论的论述丰富而系统。《灵枢·五味》云"谷始入于胃，其精微者，先出于胃之两焦，以溉五脏，别出两行，营卫之道"，提示营卫二气均源于脾胃所化生的水谷精微。饮食水谷入胃，经胃纳脾化而形成水谷精气，其中性质精纯者为"营"，性质慓疾滑利者为"卫"，通过脾胃枢机的运转及心肺肝肾等脏腑的协调作用遍布全身。《灵枢·营卫生会》云："营在脉中，卫在脉外，营周不休，五十而复大会。阴阳相贯，如环无端。"营行脉内，循脉运行全身，贯通五脏六腑；卫行脉外，外达皮肤肌腠，内至胸膜脏腑，布散全身；二者均以血脉为中心周流全身，各自环行五十周后再会合，彼此之间相互依附、促进、制约。张景岳在《类经·营卫三焦》中指出"卫主气而在外，然亦何尝无血，营主血而在内，然何尝无气……此人身阴阳之道，分之则二，和之则一而已"，可见营中有卫，卫中有营，二者互根互用，共同维系人体的生命活动。

褪黑素由细胞内的线粒体合成，除了松果体，人体大部分组织与器官也都具有合成褪黑素的能力。松果体受光周期的调控有节律地合成褪黑素并释放到血液中，但血清褪黑素的浓度远低于全身大部分组织与器官中所含的褪黑素（即血管外的褪黑素），并且在功能上也各有不同。褪黑素的前体 L-色氨酸是人体必需的氨基酸，存在于日常摄入的食物中，而胃肠道在消化蛋白质的过程中极易从食物中获取 L-色氨酸并合成褪黑素。研究表明，胃肠道中的褪黑素既受营养过程的调节分泌，又通过内分泌、旁分泌及自分泌等作用来调节营养物质的进食与消化、调节胃肠道动力及保护消化道黏膜。而且，胃肠道分泌的褪黑素至少是松果体分泌的 400 倍，其亲油亲脂性能轻松通过肝门静脉进入血液循环，从而维持血管内外褪黑素的平衡。研究发现，动物切除松果体后，胃肠道褪黑素水平并未受影响，而且还能维持血液中褪黑素浓度并到达全身各处，这表明胃肠道是体内产生褪黑素的主要来源。但补充过量的褪黑素并不会使体内细胞褪黑素浓度一直累积，而是存在某种特定的调节机制使其一定程度上达到饱和。正是这种特定的调节机制维持了褪黑素在血管内外高、低浓度的差异性，使褪黑素在体内形成稳态，一旦稳态被破坏，褪黑素浓度达不到饱和，则无法支持正常生理活动。

脾胃化生水谷精微的过程与现代医学中胃肠道消化食物的过程类似，故营卫之气与褪黑素的生成均与脾胃的运化功能密切相关。同时，从象思维的角度来看，褪黑素在人体内的分布与营卫之气相似，血清褪黑素与血管外的褪黑素之间相互联系而又存在功能上的差异，血清褪黑素类似于"营"，血管外的褪黑素类似于"卫"，构成了"营卫调和"的稳态。

营卫之气与褪黑素的人体时间节律相似

营卫之气的循行规律是人体的生理活动顺应自然界时令变化所表现的时间节律，是中医"因时制宜"思想的主要依据，可分为日节律、月节律、年节律等。《灵枢·营卫生会》云："卫气行于阴二十五度，行于阳二十五度，分为昼夜……如是无已，与天地同纪。"说明卫气昼夜各行二十五周，至夜行于阴与营气相会，夜半为重阴，至日中行于阳为重阳，与自然界昼夜变化规律一致，是谓日节律。《素问·八正神明论》云"月始生，则血气始精，卫气始行；月郭满，则血气实，肌肉坚；月郭空，则肌肉减，经络虚，卫气去，形独居"，说明营卫气血的运行规律随自然界的月相周期而变化。《本草纲目》云"女子，阴类也，以血为主，其血上应太阴，下应海潮，月有盈亏，潮有朝夕，月事一月一行，与之相符，故谓之月水、月信、月经"，表明女子的月经变化规律与营卫之气循行的月盈亏节律密切相关。月初生时，营卫气血尚未充盛，经水未满则月经未至；月圆之时，营卫气血充盛，任冲二脉功能正常，经水满而溢出则月经按时而至，故谓月节律。《灵枢·五乱》云"十二月者，分为四时。四时者，春夏秋冬，其气各异。营卫相随，阴阳已和，清浊不相干，如是则顺之而治"，论述了人与天地相召，体内的营卫气血顺应春夏秋冬四季的更迭而变换，故谓年节律。《素问·阴阳应象大论》云"年四十，而阴气自半也，起居衰矣；年五十，体重，耳目不聪明矣；年六十，阴痿，气大衰，九窍不利，下虚上实，涕泣俱出矣"，说明随着年龄的变化，人体营卫气血、脏腑功能也随之改变，是谓生命节律。

血液中的褪黑素受松果体分泌的影响呈现出多种周期性变化规律：昼夜节律、月节律、年节律及生命节律。例如，松果体在白天时分泌的褪黑素含量较少，而在夜间时分泌达到高峰，导致血清褪黑素的浓度在夜间呈高水平，白天呈低水平，由此表现出昼夜交替变化的规律；而四季不同的光照强度与光照时间也往往导致秋冬季节松果体分泌的褪黑素较春夏季节多。研究表明，特定的调节机制会使褪黑素的浓度在血管内外有巨大差异，导致血管外的褪黑素周期性节律不同于血清褪黑素节律。尽管这种特定的机制尚未阐明，但表明血管外的褪黑素可能与"卫"类似，在夜间也参与补充血管内的褪黑素，进而维持血清褪黑素的周期性变化。此外，血清褪黑素作为昼夜、季节更替的标志，既遵循自然界明-暗周期的分泌，又能充当光信号的传感器为视交叉上核（SCN）提供昼夜长短、季节变化的信号，在调节人体生理功能的昼夜及季节性变化过程中起重要作用，可谓是人体顺应天时的机枢。由此可见，褪黑素作为人体时钟的调节因子符合中医所论述的"天人相应"思想，与营卫之气相似，在人体时间节律上的作用机制有异曲同工之妙。

营卫之气与褪黑素的生理功能相似

1. 营卫之气与褪黑素均是维持生命活动的物质基础　营卫之气作为"气"的重要分类，是人体必需的精微物质，是维持人体正常生理功能的基础。《灵枢·本脏》云"卫气者，所以温分肉，充皮肤，肥腠理，司开阖者也"，《素问·痹论》云"荣者（即营气）水谷之精气也，和调于五脏，洒陈于六腑"，营卫之气循行于经脉内外，与四肢百骸、脏腑经络等相联通，不仅发挥滋润濡养的基本功能，更是通过营卫之气化，促进体内精微物质的新陈代谢，使气血津液调和，推动脏腑生理活动。气化，是指人体之气的运动而引起的气、血、精、津液等物质与能量的新陈代谢过程，而营卫气化正是通过离合交感、相互转化等运动形式来实现物质与能量的新陈代谢，进而支持生命的基本活动。正如黄元御《伤寒说意》所言"卫气清降而产阴精……营血温升而化阳神"，营卫相随，升降出入不失其度，方能充养脏腑，使机体达到阴平阳秘的状态。

研究表明，褪黑素在能量稳态、摄食调节、能量消耗及能量储存的每一环节中都发挥了作用。褪黑素通过调节胰岛素分泌和胰岛素作用来调控葡萄糖进出储存库的流量，并且能将人体每日的代谢需求与日常及年度有节律的环境明-暗周期同步。此外，褪黑素对线粒体保护作用能抵抗活性氧介导的分子与功能损伤，防止线粒体外膜破裂发生凋亡，保证了三磷酸腺苷（ATP）的有效生成。一旦褪黑素浓度下降，无法对抗氧化应激反应，则线粒体结构损伤，发生细胞凋亡，ATP生成减少，无法维持机体正常的生理功能。可见，褪黑素在机体内调控能量代谢的过程与营卫气化的表现形式相似，均是维持机体正常生理功能的物质基础。

2. 营卫之气与褪黑素均是睡眠调节的机枢　营卫之气顺应天地，随天地之阴阳消长运行于体内，进而产生寤寐。《灵枢·口问》云："卫气昼日行于阳，夜半则行于阴，阴者主夜，夜者主卧……阳气尽，阴气盛则目瞑；阴气尽而阳气盛则寤矣。"寤寐是人体生命的两种不同状态，阳属动，卫气昼日行于阳经时，阳气盛则寤；阴属静，夜半行于阴经与营气相交时，阴气盛寐。《灵枢·营卫生会》云"卫气行于阴二十五度，行于阳二十五度，分为昼夜。故气至阳而起，至阴而止……夜半而大会，万民皆卧，命曰合阴"，说明营卫之气的阴阳出入顺应自然界昼夜变化规律，产生了人体寤-寐交替节律，此正可谓"与天地如一"。《灵枢·大惑论》云"卫气不得入于阴……目不瞑矣"，表明卫不入阴会使营卫失和，导致营卫循行的昼夜节律失常进而引发睡眠障碍。故营卫之气昼夜运行节律是睡眠产生的机枢，是顺应自然界昼夜变化的一种生理性调节行为。

褪黑素作为重要的生理睡眠调节剂，具有镇静催眠与调节睡眠-觉醒周期的功能。目前，关于褪黑素调节睡眠的作用机制大致如下：①大脑中含有大量的褪黑素受体MT1和MT2，尤其是在下丘脑，夜间高水平的褪黑素能激活MT1受体抑制神经元活动、激活MT2受体诱导睡眠相位的改变，进而减少睡眠起始潜伏期，增加总睡眠时间。②褪黑素对脑内去甲肾上腺素（NE）、乙酰胆碱（Ach）与5-羟色胺（5-HT）的含量有影响，而这三种脑内递质可同时作用于SCN来调节非快速眼动睡眠和快速眼动睡眠出现的频率，故褪黑素可通过调控NE、Ach、5-HT调节睡眠。③褪黑素作为人体生物钟的内源性同步器，能将血清褪黑素的昼夜交替信息同步至SCN，进而通过控制昼夜节律系统来调控γ-氨基丁酸、皮质醇、雌激素、体温、内分泌轴等因素的变化，来达到调节睡眠-觉醒周期的目的，但其主要影响因素仍需进一步研究。尽管上述作用机制仍不能完整地解释褪黑素对睡眠的调控作用，"夜间血液中褪黑素的增多过程"与"卫气夜半行于阴"类似，均是主导睡眠-觉醒周期的关键环节。

有学者通过观察电针失眠模型大鼠的"申脉""照海"对睡眠-觉醒昼夜节律的影响，发现电针"申脉""照海"可有效调节血清褪黑素节律并显著改善大鼠睡眠-觉醒昼夜节律紊乱；另有学者运用电针治疗老年失眠症患者，结果显示电针百会、印堂等穴能改善老年失眠症患者的睡眠质量及认知功能，而且其作用机制与调节血清褪黑素水平密切相关。《灵枢·刺节真邪》云"用针之类，在于调气，气积于胃，以通营卫，各行其道"，用针治病在于调营卫，通过迎随补泻的方法使营卫气血调和、运行正常，方能使人昼精而夜暝。故上述两个研究结果均表明运用电针调和营卫之气的同时能调节血清褪黑素的浓度，从而使褪黑素水平在体内保持稳态来调节睡眠。由此可见，褪黑素与营卫之气在调节睡眠作用机制上具有高度相似性，即二者均受到自然界昼夜节律的影响，从而与自然相通，进而决定人体的寤-寐周期，体现了天人合一的思想。

3. 营卫之气与褪黑素均参与循环调节　营卫之气循于经脉内外，环周不休，贯血脉而充全身，决定着人体气血津液之间的动态平衡。《灵枢·邪客》云："营气者，泌其津液，注之于脉，化以为血。"行于脉内的营气既推动、生化血液，又依附于血；而行于脉外的卫气，推动血液运行，将血液固摄于心脉内而不溢出；营卫相协、相依、相制，调和阴阳，维持机体的正常血液循环。此外，营卫变化与血压的调节密切相关，营卫失调是高血压的发病基础。《难经·十四难》云"损其心者，调其营卫"，提示通过调和营卫来充脉、护脉及调脉是治疗心系疾病的指导思想。

褪黑素通过调控血管内皮生长因子及其受体的表达来调节血管生成，并且在不同条件下可发挥不同的作用。在肿瘤组织中，褪黑素能抑制新血管生成，从而抑制肿瘤转移；而在胃溃疡、皮肤黏膜损伤及卵巢卵泡的发育过程中，褪黑素能促进血管生成。另外，褪黑素还在自主血压调节中起作用，通过内皮依赖性血管舒张、抗氧化防御机制及交感神经-迷走神经自主调节来降低血压。故血清褪黑素调节血管生成、调控血压的过程似"营"生化血液、推动血液运行，而血管外的褪黑素类似于"卫"，通过补充、支持血清褪黑素来维护心血管功能。

研究表明，桂枝汤对心血管系统有改善血管内皮功能、调节血管活性因子、抑制氧化应激反应及调节自主神经重构等作用。桂枝汤为调和营卫法的代表方剂，营卫调和则阴阳气血归于平衡，脉络免受损伤，这提示调和营卫对于心血管系统的作用本质与褪黑素的作用方式类似，均是维护心血管系统正常生理的重要环节。

4. 营卫之气与褪黑素均参与体温调节 体温反映了人体在静息状态下的能量代谢水平，是保证机体新陈代谢和生命活动正常进行的必要条件，正所谓"有诸形于内，必形于外"，其反映的也是体内气血津液的消长变化。《灵枢·五癃津液别》云"天寒衣薄则为溺与气，天热衣厚则为汗"，说明天有寒暑，机体以营卫变化应之，维持体温稳态。卫阳充肌表、温分肉，对机体有温煦激发推动的作用；而营阴主滋养、凉润，一方面为卫的功能发挥提供保障，另一方面制约卫阳，使之不过亢盛。营卫相协相制，维持体温恒定。《灵枢·岁露论》云"卫气每至于风府，腠理乃发"，表明卫气是调控腠理开阖的机枢，通过调控腠理开阖控制汗液的排泄来释放体内的热量，达到控制体温的目的。《伤寒论·辨脉法》云"寸口脉浮而紧，浮则为风，紧则为寒。风则伤卫，寒则伤荣，荣卫俱病，骨节烦疼，当发其汗也"，张仲景认为营卫失调为外感发热的主要病机，主张运用桂枝汤调和营卫来发汗，一桂一芍，阴阳相合，外散内敛，沟通表里，宣畅气血津液运行；一姜一枣，鼓动胃气生发营卫；佐以甘草，助通脾胃，助卫和营，从而达到降温的目的。

下丘脑视前区是体温的调节中枢，通过接受大脑和外周温度感受器的信号来驱动机体骨骼肌战栗、改变皮肤血管口径及促进汗液的分泌等方式，进而维持体温恒定。研究发现，松果体分泌的褪黑素与体温的昼夜节律密切相关，其夜间大量分泌时会导致核心体温、近端皮肤温度下降，而远端皮肤温度升高。这是因为褪黑素能激活大脑、心血管系统、肝脏、肾脏、皮肤等多个组织器官中的 MT1 和 MT2 受体，通过 MT1 受体收缩血管与 MT2 受体舒张血管来调控机体的体温。研究表明，褪黑素既能作为中枢剂通过调节交感神经活动间接调节机体散热，也能直接作用于皮肤血管中的受体来调节体温，但二者之间的关系仍需进一步探究。

研究发现，针刺抑郁大鼠模型的百会穴与印堂穴，对体温及血清褪黑素的昼夜节律均有调节作用。百会穴与印堂穴均为督脉腧穴，而营卫之气受任督二脉的充盈与输布，故两穴合用推动气血运行、调和营卫。因此，通过调和营卫，使褪黑素保持一定的稳态，可让机体保持恒定的体温，这也表明二者在体温调控上的作用机制相类似。

5. 营卫之气与褪黑素均参与免疫调节 营卫权衡是机体维持免疫系统正常功能的关键。《素问·经脉别论》云"气归于权衡，权衡以平，气口成寸，以决生死"，说明可通过寸口诊脉来推知营卫权衡是否失常，从而判断疾病之所生。《灵枢·禁服》云"审察卫气，为百病母"，卫者，护也，卫外而为固，保护人体不受外邪侵袭。《灵枢·本脏》又云"卫气和则分肉解利，皮肤调柔，腠理致密矣"，卫气固护腠理，腠理致密则能抵御并驱除内外邪气。而《素问·评热病论》云"邪之所凑，其气必虚，阴虚者，阳必凑之"，营气即营阴，营阴充足可以抵抗温热之邪气，维持机体的阴阳平衡。卫阳卫外的功能离不开营阴在内的支持，营阴的充养离不开卫阳的固护，可见营卫之间保持阴平阳秘的稳态才能邪去正安。营卫权衡以平，体内正气充足，腠理致密，气机通畅，才能抵御内外之邪气，筑成免疫防线。

皮肤作为人体最大的器官，是抵御外界刺激及保护内部环境的重要屏障。而皮肤中的褪黑素是保护皮肤屏障、维持皮肤稳态的关键，其抗氧化、抗炎及调节线粒体稳态的作用能有效帮助皮肤抵抗衰老、修复损伤及抵御光照射与射线辐射。研究表明，褪黑素对人体的免疫调节机制主要是通过体内调控内源性阿片肽系统与体外促进单核细胞、巨噬细胞等免疫细胞释放多种细胞因子来实现的。此外，褪黑素作为人体生物节律的调控剂，能将昼夜节律、季节性节律同步于免疫系统的防御功能，通过细胞因子调节和氧化应激产生的联合机制作用于免疫系统的先天性与特异性反应。

桂枝汤调和营卫与人体免疫功能的调节息息相关。褪黑素对皮肤的保护作用与"卫"固护腠理类似，构成了人体免疫的第一道防线；而褪黑素通过神经-免疫-内分泌系统轴来抵抗细菌、病毒等病原微生物的过程与"营"类似，皆是抵御内邪；故营卫之气的免疫调节与褪黑素紧密相关。

中医营卫之气与褪黑素在生成、分布、人体时间节律、生理功能等多方面均高度相似，然论及血清褪黑素类似于"营"、血管外褪黑素类似于"卫"，仍需进一步探究血清褪黑素与血管外褪黑素之间的稳态机制。正是这种稳态机制尚未明确，无法阐明长期使用外源性褪黑素对人体的作用及传递机制，从而导致临床很少使用褪黑素作为药物来治疗疾病，故从中医药疗法来探讨调节体内褪黑素稳态对疾病的作用，有利于为临床工作提供新思路，推动人体时间医学的进一步发展及促进中西医之间的融合。

92 营气卫气与循环和神经系统的关系

营气卫气是中医解释人体各种生理病理现象的一个重要理论体系，对于营气和卫气，中医学者们的解释大都还停留在古人的描述上，认为"营气是行于脉中而具有营养作用的气……卫气是行于脉外而具有保卫作用的气"。这样的解释比较宏观和抽象，学者朱敬等认为营气和卫气是中医对人体客观存在的一些生理现象的认识，是对身体某个系统功能的概括，并且具有客观的现代医学的生理基础，卫气表示的是西医神经系统的功能，营气表示的是西医血液循环系统的功能。

营气卫气的功能，是某个系统功能的体现

在中医脏腑经络理论中，涉及的两个重要概念即是营气和卫气。什么是营气？什么是卫气？以及营气卫气的来源和作用，中医经典中描述是非常丰富的，《灵枢·营卫生会》云："何气为营？何气为卫？营安从生？卫于焉会……人受气于谷，谷入于胃，以传于肺，五脏六腑，皆以受气。其清者为营，浊者为卫，营在脉中，卫在脉外，营周不休，五十而复大会。阴阳相贯，如环无端……营出中焦，卫出下焦……上焦出于胃上口，并咽以上，贯膈而布胸中，走腋，循太阴之分而行……常与营俱行于阳二十五度，行于阴二十五度，分为昼夜，故气至阳而起，至阴而止……中焦亦并胃中，出上焦之后，此所受气者，泌糟粕，蒸津液，化其精微，上注于肺脉，乃化而为血……独得行于经隧，命曰营气。"《灵枢·卫气》云："其浮气之不循经者，为卫气；其精气之行于经者，为营气。"现在认为营气和卫气是人体中具有营养和护卫作用的气，但这样的解释过于笼统。主要问题是如何解释营气和卫气这两种中医抽象概念的实质问题。从以上经文中可以看到，营气卫气突出的是"行"的功能（卫气行于阳、行于阴，营气独得行于经隧，营周不休），并且有各自运行的系统（营在脉中，卫在脉外）。

卫气与西医神经系统的关系

1. 卫气与西医周围神经的关系 《灵枢·本脏》云"卫气者，所以温分肉，充皮肤，肥腠理，司关合者也"。《素问·痹论》云："卫者，水谷之悍气也，其气慓疾滑利，不能入于脉也，故循皮肤之中，分肉之间，熏于肓膜，散于胸腹。"《素问·逆调论》云："荣气虚则不仁，卫气虚则不用，荣卫俱虚，则不仁且不用。"这些论述基本上反映出了卫气的分布和一些基本功能，可见卫气是广泛分布于身体各个部位的一个系统，具有神经系统的快速反应功能（其气慓疾滑利），运动功能（卫气虚则不用），保持体温（熏于肓膜、温分肉）、皮肤感觉防御功能（充皮肤、肥腠理）等作用，与现代西医周围神经的分布和作用近似。

2. 卫气与西医大脑中枢神经的关系 "卫气行于阳二十五度，行于阴二十五度，分为昼夜，故气至阳而起，至阴而止"。"起"谓醒寤，"止"谓睡眠。张志聪云"气至阳则卧起而目张，至阴则休止而目暝"。这与现代西医大脑中枢白天工作夜晚休眠相吻合。卫气的运行与人的大脑中枢有非常密切的关系，《灵枢·卫气行》云："平旦阴尽，阳气（卫气）出于目，目张则气上行于头，循项下足太阳……下足少阳。"就是说早晨卫气出于目、行于头，人开始清醒，眼睛张开后卫气从头开始循行。至各条经脉，卫气运行与头的这种密切关系，说明头部损伤会使卫气运行至各条经脉的功能将会失常，这与现代医学有关大脑中枢神经损伤导致肢体功能障碍的现象有一致性。有关失眠的记载如《灵枢·营卫生会》云：

"营气衰少，而卫气内伐，故昼不精，夜不瞑。"《灵枢·邪客》云："卫气者，昼日行于阳，夜行于阴……卫气独卫其外，行于阳，不得入于阴，行于阳则阳气盛……故目不瞑。"《灵枢·大惑论》云："卫气……不得入于阴则阴气虚，故目不瞑。"以上可以看出，中医认为失眠是因为卫气偏盛或卫气运行失常所至，相当于现代医学大脑中枢神经亢奋或者失常造成人的失眠，可见古人描述的卫气的这些功能与现代西医的中枢神经功能近似。

3. 卫气运行有其完整独立的运行系统 从上述经文中不难看出，卫气的运行有其完整独立的运行系统，例如"营在脉中，卫在脉外""卫气行于阳二十五度，行于阴二十五度""平旦阴尽，阳气（卫气）出于目，目张则气上行于头"，这些观点都说明卫气有其一个完整的运行系统。现代医学证实，神经总是与血管相伴而行，与古人描述的营在脉中、卫在脉外难道只是巧合吗？所以不能简单地把卫气看成是一种无形的气，它应该是一个有客观物质支撑的系统。

4. 神经系统在中医理论中的空缺 在中医理论中，中医的皮、肉、筋、骨、脉以及五脏六腑中的心、肺、脾、肝、肾、胃、大肠、小肠、胆、膀胱都与现代西医相关的各个系统有一定的关系，也都有实质器官的存在，而神经系统作为人体中的一大系统，其常见的生理现象，如运动功能、感觉功能、体温调节、睡眠等，中医先辈们应该有一定的观察研究和论述。神经系统在中医理论中的空缺，以及在中医理论中卫气功能的论述，说明卫气理论可能就是古老中医对现代医学神经系统功能的阐述。所以，从以上卫气的一些功能来分析，中医卫气与西医神经系统的功能和作用有较高的相似度，朱敬认为，中医卫气体现的是现代西医神经系统的功能和作用。

营气与血液循环系统的关系

先抛开经络实质问题的争论，中医经络、营血与西医血液循环系统具有很高的相似度这是毋庸置疑的。

1. 十二经脉循环与西医血液循环系统的关系 血液在人体中以什么方式流动？作为研究人体生命的医学，不管是中医还是西医，都需要有合理的理论来解释血液循环问题。西医通过动、静脉循环理论科学地解释了血液在人体中的流动，那么中医先辈们是如何思考和解释血液循环流动的问题呢？《灵枢·逆顺肥瘦》云："手之三阴，从脏走手，手之三阳，从手走头，足之三阳，从头走足，足之三阴，从足走腹。"可见，中医阴阳经脉的上下循环理论，就有效地解释了血液循环问题，与西医的动、静脉循环是异曲同工。从现在的角度来看，二千多年前有这样的理论应该是非常先进了，所以阴阳经脉在躯体四肢的上下循环与西医的动、静脉循环理论其本质还是相近的。

2. 营气与血液循环的关系 "中焦亦并胃中，出上焦之后，此所受气者，泌糟粕，蒸津液，化其精微，上注于肺脉，乃化而为血……独得行于经隧，命曰营气"。从以上论述可知，营气化为血液，但又不单单是血液，还有"行"的作用，如何理解营气？朱敬认为，营气确切地讲应该是现代西医"血液循环"的功能，这样才符合营气中"气"的概念和作用。

营气卫气与循环和神经系统的差异

中医有十二经脉依次循环和一日一夜五十营的理论，以及"卫气行于阳二十五度，行于阴二十五度"，"一日一夜五十周于身"，这些观点与现代西医循环系统和神经系统的生理功能是较难符合的，令人难以解释。有学者认为，"卫气行于阳二十五度，行于阴二十五度"是为了与天道数术相符而进行的数术演绎。还有学者认为，"卫气行于阳二十五度"中的"度"指的是时间而非周的意思。对于十二经脉依次循环和一日一夜五十营的理论，有学者通过计算和论证，认为：①目前常用的二十四脉流注并不符合营气流注经脉数目和脉度；②参与营气流注的经脉数目紊乱；③营气流注脉度与实际骨度明显不符；④营气流注呼吸脉动比例与实际不符；⑤营气流注脉动次数与实际心率、脉率明显不符；⑥营气流注息数与实际呼吸次数明显不符；⑦营气流注周天度数和漏水时刻明显不符；⑧与早期经脉理论对比，营气流注人为构想的成分很多。认为营气流注可能是古人人为构想出来的营血环流假说。

朱敬认为，中医的十二经脉依次循环和一日一夜五十营的理论，是对体内血液循环的一种设想，这种设想解释了人体血液流动的问题，如果没有这样的设想，人体血液流动的生理现象在中医理论中将无法得到合理的解释。应该朴素地去理解中医，不要将中医神秘化，例如经脉，在中医理论中并非一成不变，除了十二经、十四经理论，还有冲脉、阴跷、阳跷、阴维、阳维经脉等，"天有十二月、人有十二经"，十二经脉极有可能是为了符合天人相应理论而得出的一个论点，营气以及十二经脉流注和五十营等理论最终的目的是解释人体血液循环的问题，而卫气理论则解释了神经系统的功能和作用，至于"卫气行于阳二十五度，行于阴二十五度"等难以理解的观点有待我们进一步考证。

综上所述，朱敬认为，营气卫气不能单纯从气的方面去理解，营气卫气是具有客观的物质生理基础的。营气表现的是西医血液循环系统的生理功能和作用，卫气是西医神经系统的生理功能和作用的表现，阴经、阳经的上下反向运行体现了西医动、静脉血液循环的实质，是二千多年前中医对血液循环的有效解释。

93　营卫学说研究

营卫学说，是中医理论体系的重要组成部分，对于中西医理论的贯通意义重大。《内经》中关于营卫的论述，内容丰富而精辟，近现代有关营卫的探索，更是如数家珍。学者夏菲菲等在查阅国内外有关文献的基础上，总结近十年的营卫研究成果，并探究了营卫的概念、生成、循行规律，营卫与经络、气血、神之间的关系，以及营卫的现代实质，以期为营卫学说进一步发展提供思路和方向。

营卫的概念、化生与循行

1. 营卫的概念　经考证，"营"字来源于古代氏族游牧时期"迁徙往来无常处"，部族聚集师兵环绕的临时生活居住方式。在《内经》成书的秦汉时期，"营"主要指"军营"，"卫"则主要是"保卫""防御"之义。从本义来说，营卫应该是共同组成抗邪系统而存在的，可恰恰是在《内经》中，创造性地发展了"营"和"营养代谢"的联系，更加强调了"营"的濡养、灌溉、支持这方面的作用。在《内经》营卫学说中，"营"还等价于另一个字——"荣"，即强调了"营"的滋养内涵。营卫学说很可能是战国秦汉时期古代医家受当时军事战争规律类比的启发，系统考察疾病发生发展过程中营养与防卫相互作用的过程和规律，在阴阳五行学说指导下形成的关于人体生理病理的理论认识。

2. 营卫二气的发生　《灵枢·营卫生会》云"人受气于谷，谷入于胃，以传于肺，五脏六腑，皆以受气，其清者为营，浊者为卫。营在脉中，卫在脉外，营周不休，五十而复大会。阴阳相贯，如环无端"。营卫二气，同源于水谷而化演，均来源于肠胃，而后到达心肺，经过心肺敷布于全身而发挥其生理作用。《素问·经脉别论》云："食气入胃，浊气归心，淫精于脉。脉气流经，经气归于肺，肺朝百脉，输精于皮毛。毛脉合精，行气于腑，腑精神明，留于四脏。""淫精于脉"，即水谷之气所化的精华之气均进入血脉。这种精华，即是指产生营、卫之气的水谷精气。但是水谷精气并不等于营卫二气，水谷精气必须先经过脾胃心肺等五脏六腑的调制、加工和转输处理，才能化生成为营卫二气，正如《灵枢·五味》云："谷始入于胃，其精微者，先出于胃之两焦，以溉五脏，别出两行，营卫之道。"在水谷精微转输化生别出两行营卫二气的过程中，要经过复杂而有序的营卫化生、涨落和权衡的过程，脾胃肠胆肝心肺肾等各个脏腑都会共同参与到这个营卫化生和权衡的生命的基本过程中，这也是"气归于权衡"的过程，最终"权衡以平，气口成寸，以决死生"。营卫权衡是中医脉诊机理之所在，张仲景推崇它为"道之根源"。

营卫的循行

1. 营卫循行的途径　营卫循行有离有合，营卫盛衰有涨有落。在大血管中，血管壁厚，血流速度快，营卫之气被血管壁"阻遏"，故并行于脉中。但在某些特定部位如细小的络脉末端，管壁较薄，血流速度慢，水谷精气中悍烈之卫气便能挣脱营气之胶合，逸出脉管，出行于皮肤之中，分肉之间，熏于膏膜，散于胸腹，而营气性质较柔和，故其留于脉中化血营养，故营气主要循行于经脉，卫气主要循行于"经分"，营卫别出两行，各从其道。

不但卫气的循行途径与营气有很大不同，其作用方式也有其独特之处。除了卫气的流动性、节律性，《内经》还已经深刻认识到卫气循行具有趋病性以及其作用具有潜隐性、易激发性的特点，如卫气以平秘为常，以通为顺，以亢为害，以滞结为逆。平常状态下卫气表现潜隐、上下往来常常不以期，然候邪之所在，卫气则归之，在疾病状态下卫气受病邪激发活化就可以表现出它的悍烈之性、阳热之猛，卫气集、与邪交争则病作，卫气与邪相离，故病得休；卫气得复，邪气乃索。卫为主，营为从，营卫相得，虽病可愈。营卫两者可以通过细小的络脉以阴阳相贯，离合沟通，正如《素问·气穴论》云："孙络三百六十五穴会……以通荣卫。"

白昼阳旺之时，人体主动，属阳之卫气从络脉薄壁处逸出，行于脉外，盛于体表，发挥其温煦及防御作用；而于夜晚阳气衰微之时滞于脉内，与营气周游行于五脏六腑，从而"至阳而起，至阴而止"，人体才得以"昼精而夜瞑"。

张书云等通过解读《内经》中营卫循行原文，归纳出营卫循行的三大途径：营卫周流一身上下，循行于五脏六腑；营卫随天地运转、阴阳盛衰而昼夜循行；营卫随经络，内外上下相贯循行。可见，营卫二气于人体脏腑、经络循环往复，绵绵不断地运行，并构成一个大的环路，共同调控着人体各种生理功能。

2. 营卫循行与六经　《伤寒论》提出"六经辨证"，营卫运行与六经关系密切，营卫的内外表里出入分布都受到六经的调节，而六经的生理病理状态也会因营卫的运行变化而受到影响。营卫二气周流一身，并非一成不变，它的功能状态、运行速度、盈虚盛衰均会发生波动和变化。这种波动变化，是六经的生理病理基础。

3. 营卫循行的动力　《素问·平人气象论》云"脏真高于肺，以行营卫阴阳也"。营卫运行之动力来自脏腑气化，无脏腑气化则营卫不生，无营卫则脏腑不能气化。营卫绝不仅仅运行于体表，同时它还透达五脏六腑，四肢百骸，人体全身大小各部，营卫无处不达，无处不到。

营卫与经络、气血、神的关系

1. 营卫与经络　经络为营卫运行之通路。营行脉中，卫行脉外，皮肤之中，分肉之间，营卫各从其道。故经络虽与经脉和络脉有关，但经络并不同于经脉和络脉。经络解剖刀下难求，必从营卫运行而得之，营卫运行的规律就是针灸的作用依据，也是《内经》孜孜以求的医理之根本。所谓穴位，即是卫气流行灌注之处，《灵枢·五脏生成》云："人有大谷十二分，小溪三百五十四名，少十二俞，此皆卫气之所留止，邪气之所客也，针石缘而去之。"

《灵枢·经脉》云："饮酒者，卫气先行皮肤，先充络脉，络脉先盛，故卫气已平，营气乃满，而经脉大盛。"络脉具有沟通表里内外的功能，是营卫气化的主要场所，而营卫气化又为络脉内外的津液和血液的循环、灌渗、交换提供了原动力。营卫因络脉而交会贯通，络脉是营卫气血津液输布渗灌的枢纽，营卫气化失常是络病的基本病理环节。若邪客络脉，营卫功能也将受到影响，扰乱络脉内外气血津液的输布及代谢，导致络中气滞、血瘀或津阻，日久津血互结，变生诸病。

《伤寒论·辨脉法》云"营卫不通，血凝不流"，营卫运行失常会导致血液失于疏通而凝滞；《金匮要略·脏腑经络先后病脉证》云"血脉相传，壅塞不通"，血流壅滞日久，易生瘀毒痰浊，导致络体损伤、脉络阻滞，最终会使经络壅塞不通而生病变。

2. 营卫与气血　《灵枢·营卫生会》云"营卫者，精气也。血者，神气也。故血之与气，异名同类焉"。《灵枢·邪客》云："营气者，泌其津液，注之于脉，化以为血。"《难经》云"血为荣，气为卫"；黄元御在《四圣心源》中进一步阐述"水谷入胃，化生气血，气之彪悍者，行于脉外，命之曰卫；血之精专者，行于脉中，命之曰营"。《医宗金鉴》云："营即血中之精粹者也，卫即气中悍者也，以其定位之体而言，则曰气血，以其流行之用而言，则曰营卫。"故营卫与气血，两者同源而异名，营卫从功能方面定义，强调其"用"，气血从形质方面描述，强调其"体"。营卫与气血虽可通，但两者又不可混同。

营卫无质无形，即使解剖亦无法取证，它是《内经》用阴阳哲理解释人体气血循环的一种假设，是在判断出客观存在的色、脉、证的基础上，进一步推究人体气血输布运行以及其效应的一种重要表现形式，它是相对存在的气血功能的反映。

3. 营卫与神　营卫是养神之根本。神为生命征象，阴血濡养，阳气温煦，神明乃彰。营卫源自水谷，复化为血气，滋养温煦脏腑百骸，从而产生精神、神明及其他生命活动。《灵枢·天年》云："何者为神？岐伯曰：血气已和，荣卫已通，五脏已成，神气舍心，魂魄毕具，乃成为人。"

高廷国等认为，《内经》中提出的"神不使"和营卫关系密切，即当人体神气衰微时，正常治疗手段，如针、药往往无法发挥其基本的治疗作用，致使疾病迁延不愈甚或无法救治。这可能和营卫不和有直接关联。认为"神不使"这一观点是在人体气、血、营、卫生理功能正常的基础上建立的，而人体营卫功能的恢复则是疾病向愈的重要条件。由此，分述了以下观点：①营卫通畅，精足神旺：精气充足，气血调和，营卫通畅是先天之神产生的物质基础。人体的生命活动正是基于此前提才得以正常进行，才能够精足神旺，正气充足，保持健康。②营卫交感，神乃化生：营卫源于脾胃化生的水谷精微，在脾的散精作用下，上传于肺。随后通过肺的气化作用以及心神的化赤作用，化生为具有生命活力的神气。神气正是以血为载体周流全身，调节人体的生命活动。③营卫调和，精生神化，功能正常：营卫循行于全身各处五十周，于夜半子时大会于手太阴肺。肺的气化及心神的化赤作用使营卫化生为神气。营卫循行及交会是为了使营卫协调，阴阳和谐，神气功能正常，从而使人体功能活动正常。④营泣卫除，精坏神去，百病乃生：营卫正常运行，营卫交感，则精生神化。若致病因素影响营卫的运行及生成就会导致"营泣卫除，精坏神去"。最终造成神气不能正常生成与运行，产生各类疾病。⑤疏通其道，益其本源，调和营卫：营卫失和是"神不使"病机的关键所在，而导致营卫失和的因素主要为经络阻滞，营卫不畅；以及化源不足，营卫气虚。因此，相应的治疗也有两种：①疏通经络以祛邪，②调理脾胃以养正。

营卫学说的实质

1. 营卫是人体阴阳的自然科学基础　《素问·生气通天论》云"阴者，藏精而起亟也；阳者，卫外而为固也""是故阳因而上，卫外者也"。卫属阳，营属阴，营卫与阴阳，一言其功能，一言其属性，在经文的许多地方，两者可以互换而不影响意思的表达。这样通过界定功能，就能将哲学的阴阳和具备实际意义的营卫相联系，也就是说，营卫就是人体阴阳自然科学的物质基础。因此，阴阳哲学的研究对象正是营卫。营卫正是解开阴阳医哲不分难题的关键，营卫学说对于中医理论研究的重要性等同于西医细胞学说。

2. 营卫的现代观　人体各个组织获取营养以及抵抗疾病侵入均要通过多种物质流来进行传递。现代医学认为，体液运输是人体组织获取营养和抵抗疾病的主要方式。而传统中医则认为这种传递的过程是在营气和卫气的作用下完成的。从现代科学的角度来看，营气的功能类同于血浆中的蛋白质、脂质、糖类以及部分无机盐类；而卫气的功能则近似于白细胞等免疫因子成分，其中包括淋巴细胞（B细胞、T细胞）、粒细胞（嗜酸性粒细胞、嗜碱性粒细胞、中性粒细胞）、单核细胞（巨噬细胞）、细胞因子等。

然而，又不能盲目地将二者完全画上等号，因为中西医研究生命现象的视角与方法是截然不同的。西医主要以还原论为指导思想，它往往将复杂的生命活动简化到器官、组织、分子、基因水平上研究，而中医则是在朴素的系统论指导下，以宏观、动态、整体的角度看待各类生命现象。营卫二气是一种无形而流动的物质，《内经》中关于营卫的论述，无论是营卫的节律、循行、离合、倾移，还是营卫盛衰、虚实，均充满着动态、联系的色彩，西医中对营养代谢物质及免疫细胞、免疫因子的描述，则是将它们一一提炼出来，分别进行精细研究。而二者为何有如此大的差别，它们之间又存在着何种微妙的联系？这仍是需要进一步探究的问题。

3. 营卫与代谢免疫学　代谢免疫学是研究代谢与免疫在生理及疾病中相互影响、相互作用的一门新兴学科。2011年2月，著名的 *Nature Reviews Immunology* 杂志首次提出了代谢免疫学的概念。目前已经是国际上研究的热点和前沿。该学科基本观点认为生命获得营养物质具有两个最基本的目的：一是维持生命，二是防御感染。因此，营养代谢和免疫炎性反应密切相关。在机体维持生存和抗感染过程中，免疫细胞需要不断改变和调整自己的状态，从而有效发挥免疫防御、免疫监视和免疫自稳功能，这常常需要代谢系统也作出相应的改变，以提供合适的能量和基础营养物质。同时，代谢系统的改变也会影响到免疫细胞发挥作用的程度和具体的应对方式，这就使得免疫系统与基础代谢组织作为一个整体紧密关联，共同参与到涉及分子、细胞、器官、整体等不同层面的人体各种生命活动过程中。代谢和免疫之间复杂而密切的相互作用可以说是机体稳态调节的核心机制。

该学科目前研究多集中在基础医学及免疫代谢信号通路方面，主要在两个方向取得了较为突破性的进展：①淋巴细胞在活化过程中会促使代谢重新编程，炎性反应会改变肥胖和代谢综合征患者的能量利用，使心血管疾病、2型糖尿病、神经退行性病变及癌症等疾病的易感性增加。②人体内部代谢可在多层面上对免疫细胞进行调控，如营养不良反过来又是导致免疫细胞功能下降或紊乱的重要机制。代谢免疫在糖尿病、心血管疾病和代谢综合征的研究中也占据了不容忽视的地位。

代谢免疫学关于代谢免疫相互作用的观点与中医营卫不谋而合。"卫"类似于免疫炎性反应系统，而"营"则相当于营养代谢系统。营养代谢紊乱常常影响人体防卫系统的功能，而防卫系统激活又会导致营养代谢发生变化，营养代谢和免疫炎性反应的相互作用可以说是疾病的基本矛盾，临床上，几乎每一种疾病的发生发展都贯穿着营养代谢和免疫炎性反应的矛盾斗争。但营养代谢和免疫炎性反应之间的作用过程过于复杂，代谢免疫学还无法从整体层面上完整地提供二者作用的图像，仅仅在二者相互作用的细节上不断探究。而古老的中医营卫学说却在很早以前就从整体的表现出发，用另一种巧妙的方式，在某种程度上解决了这个问题。

综上所述，生命活动的发生进行离不开营卫和谐。营卫失衡，则会出现各种生理病理现象。营卫学说可以说是中医理论的基础和核心。营卫在人体脏腑经络循环往复运行，调控人体各项生命活动。同时，营卫与经络、气血、神的关系密切。邪客络脉，则营卫也会因气化失常而扰乱络脉内气血津液的疏布与代谢，导致各种疾病。营卫与气血，同出而异名，它也是《内经》运用阴阳哲理来解释人体气血循环中体用问题的一种假设，更是一种相对存在的气血功能的反映。营卫为养神之根本，其化生血气，滋养温煦脏腑百骸而产生精神、神明。

营卫是人体阴阳的自然科学基础，是阴阳哲学的研究对象，通过营卫来研究阴阳，能将阴阳哲学的意义透过营卫实际化。从现代意义上说，"营"可类比作营养代谢系统；"卫"则可类比为免疫炎性反应系统，可是，中医的营卫与现代西医的代谢免疫描述却存在着非常显著的不同，如果没有深入的思考，很难把两者联系起来，主要是由于中西医学研究方法和视角的巨大差异导致的，中医采用的是类似于现代系统论的视角，西医采用的是分析还原的研究方法，从方法论的角度上，中医超出于西医，但从具体科学水平上讲，中医又远远落后于西医，所幸现代新兴的代谢免疫学概念的提出给营卫与代谢免疫的交联沟通提供了一个很好的框架和机遇。未来我们应该注意从传统中医的角度，借鉴中医研究营卫的方法和已有理论认识，从营卫的化生、循行、节律等方面的变化探究免疫炎性反应系统与营养代谢系统间的复杂关系，通过外在的征象判断营卫紊乱的内在态势，以恢复营卫和谐作为治疗的终极目标，同时也要注意整合现代代谢与免疫相关的零散知识，时刻关注国际代谢免疫学的最新进展，运用现代科学技术构建现代意义上的营卫关系模型，就可能为传统中医与现代医学间搭建跨越式的桥梁，更能为世界系统医学的发展提供新的认识角度和研究思路。

94   宗气的生理功能

　　心搏与呼吸是人类生命活动的基本体征，是机体心、肺功能的具体表现，直接主宰着生命的延续与机体的健康状态。《灵枢·邪客》云"宗气积于胸中，出于喉咙，以贯心脉而行呼吸焉。"所述正是心搏与呼吸的产生与持续须得助于宗气的激发与推动作用方可完成。由此可见，宗气是构成并维系人体心肺功能活动的根本动力。宗气积于胸中气海，总理心肺功能，鼓动心肺动而不息，为一身诸气之宗主，故又有"大气""动气"之称，是人身真气的重要组成部分。宗气实际上就是上焦心肺相合之气，是心与肺功能活动的共同产物，具有心肺阴阳交汇贯通、互根互用的"合力"特征。概言之，宗气约有以下四种特性：①诸气之中，宗气有其相对独立的结构与活力特性。宗气的产生，是上焦心肺阴阳之气相互交感合为"一气"的结果，因此，其生成后在胸中气海"传而不行"，反映的即是心肺之间相互联系的客观规律，表达的是一种特殊的物质结构。②宗气产生于心肺，是心肺共同功能活动的产物同时又作用于心肺，是心肺生理活动的动力。水谷之精气与自然之清气是支持宗气活力的物质力量，二者只有在心肺功能的参与下才能化生为宗气。亦即宗气只能产生于心肺，而并非是由清气与谷气简单相合而成。③宗气是分布于上焦的元真之气，是心肺二脏的"真藏之气"，是人体生命活动的核心组成，是最接近生命本质的本能力量。因此，宗气决非单纯的"后天之气"。④宗气与心肺的关系，是"气与形"的辩证关系，宗气总理心肺功能的作用，是建立在"心肺一体"这一整体水平上的整体功能，是单纯心或肺或心肺功能机械累加都难以达到的。亦即脱离了藏象之心肺，宗气即不能存在，脱离了心肺一体的整体水平，也无所谓宗气。

　　此外，从一身之气的流向来看，宗气又是由"众气"构成。《荀注》云："宗者，众也。"《书·禹贡》云："江汉朝宗于海。"人体之中，心主血脉，肺主气而朝百脉，人身气血津液如潮汐往来，皆须先朝宗于心肺汇聚成"海"，再通过宗气的鼓动作用布散至全身。因此，宗气拎聚于上焦气海，实指一身诸气上朝于心肺后依赖心肺的整体气化方式产生的特殊物质结构。所以，宗气功能的正常发挥，不仅对维持机体心搏与呼吸运动至关重要，而且还与人体气血津液的产生与布散、机体脏腑各安其位、神机功能正常以及百骸、声音、嗅觉、颜色、体温等正常生理状态的维持皆休戚相关。学者温武兵就宗气的生理功能做了归纳。

走息道以行呼吸

　　《灵枢·刺节真邪》云："宗气……其上者走于息道。"《灵枢·邪客》也指出"宗气积于胸中，出于喉咙，以贯心脉而行呼吸焉"。由此可见，早在《内经》时代宗气走息道以行呼吸的作用即已经被认识。息道，是肺及其附属器官气管、喉管、鼻腔的泛称。走乃分布、出走之义，行指畅通与推行。因此，宗气的这一功用，系指宗气出走、分布于息道以推动人体呼吸运动。

　　解剖肺脏只是气流通过的场所与呼吸发生的器官，真正对呼吸运动起主导作用的是肺气的鼓动之力。肺气鼓动肺脏吸清排浊以维持人体生命活动的基本需求，故称肺为呼吸之主。不过，若从呼吸发生的全过程看，肺主呼吸的背后还隐藏着宗气"走息道以行呼吸"这一关键环节。①肺居胸中，为宗气所包举，因宗气是心肺共同生理活动的产物，故言宗气走息道以行呼吸就已将肺主呼吸的内涵包括在内。②宗气是激发、推动与维持肺脏呼吸的根本动力，是"呼吸之枢机"。肺脏一张一翕的呼吸运动，固为肺气所司，但必须接受宗气的主导与管理。张珍玉指出"局部存在于整体之中，局部功能必须服从整体功能的要求。"因此，对心肺一体这一整体结构而言，肺脏的功能必须有利于这一整体结构的维持。③呼吸的频率、节律依靠宗气的调节。综上所述，肺主呼吸与宗气走息道以行呼吸并不矛盾，重点突出宗气的作用，并非否认肺主呼吸，而是为了更加明确地阐述肺主呼吸之功在整个呼吸运动中的地位与作用。张锡纯云"肺司呼吸，人之所共知也，而谓肺之所以能呼吸者，实赖胸中大气"，正说明了问题的关键所在。

贯心脉以行气血

贯，贯通之义；心脉，指心与脉，包括解剖之心脏以及与其连属的一身之血脉，是人身气血运行的通道。宗气"贯心脉"之功，早在《内经》已有明文记载，概言宗气积于胸中，在上出于肺以行呼吸的同时，还能贯通心脉运行气血，维持气血正常运行全身。①宗气司心搏之发生与持续，是推动气血运行的根本动力。《素问·平人气象论》云："胃之大络，名曰虚里，贯膈络肺，出于左乳之下，其动应手，脉宗气也……绝不至曰死；乳之下其动应衣，宗气泄也。""虚里"系指心尖搏动处，由胃气所养，宗气所主。若宗气虚，则心搏微弱无力；宗气泄，则虚里之动应衣宗气绝，则心脏搏动消失。故张锡纯云"心血之循环"与"心机之跳动"，"皆大气主之"。②宗气调节心搏的频率、节律，使血行有度。③宗气总理心肺功能，将气血如潮汐般布散至全身。

孙一奎引《樱宁生后言》云："天地非大气鼓精，则寒暑不能以时，潮汐不能以汛，霜露冰雪不能以其候人身非此气鼓猎，则津液不得行，呼吸不得息，血脉不得流通，糟粕不得传送也。"宗气不但能运行气血布散至全身，而且还可在这一过程中同时带动津液的输布与排泄。因此，人体津、液、汗、唾、涕、涎、尿等一切液态物质的分布与代谢，都与宗气功能的正常与否有密切关系。张锡纯说，宗气可"斡旋全身统摄三焦"，正是对宗气推动人体气血津液的输布、维持机体生命活动的正常这一重要作用的概括说明。

宗心肺而主燮理

宗气"宗心肺而主燮理"的功能，体现的是心肺之间既相互为用，又相互制约的对立统一关系，它虽然包涵肺主治节的内容，但并非是肺主治节功能的重复，故宗气"主燮理"与肺"主治节"并不相同。

1. 燮理心肺关系，调整心搏呼吸　机体呼吸与心搏之间存在着有规律、有比例的节律运动，根据以往的认识，呼吸与心搏的节律关系为肺所主，是肺通过治节之功完成辅心行血的过程。这一观点固然有理，但实际上并不完善。这是因为，心肺的协调运动是在相互作用与反作用的过程中完成的，其过程的复杂性决不能以"肺主治节"这一肺单方面、单方向的作用来概括。宗气产生于心肺，不仅具有心肺二脏不同的活力特征，而且还是心肺或肺心之间相互联系的环节与纽带，所以，宗气才是全面解决这一问题的钥匙。

其一，宗气调节呼吸运动的速率与节律。宗气调整呼吸的作用，一方面是通过其司呼吸之枢机而直接控制肺脏自身的盈缩；另一方面，是通过心气对肺气的控制与反馈机制，即宗气燮理心肺的作用完成的。例如，剧烈运动时，由于"人动则血行诸经"，大量的体能消耗必然要求心脏加速搏动，运行气血以满足人体需要。同时，"血行诸经"、心搏加速也必然要求呼吸运动随之加快加深。反之，机体安静时，由于"人卧则血归于肝"，人体需求的减少直接导致心搏速率的减缓，与此同时，呼吸运动也会相应减缓、变浅。由此可见，肺脏的呼吸运动必须与心脏的搏动相适应，这一过程，正是宗气对心肺二脏的整体要求。

其二，宗气调节心搏的速率与节律。宗气调节心搏的作用，一方面通过其司心搏枢机之功直接作用于心脏；另一方面，还可在宗气贯穿心肺的整体燮理作用下，通过肺主治节的方式来完成。例如，人在情绪激动或骤然受到惊吓时，会出现心神不安的心悸之象。此时若有意识地改变呼吸方式，加深呼吸数次，就可使心搏速率逐渐恢复正常。其机制是肺作"太息"可缓解"心系急"的状态。这一过程，也必须依靠宗气的中介作用才能完成，是在宗气的整体要求下心肺二脏相互调节直至相互适应的结果。

2. 推动气血运行，调理气血关系　宗气的这一作用主要表现在两个方面。其一，宗气是气血运行的动力。宗气无形质可见，必须附着并鼓动心肺将气血如潮汐般运行全身。①肺司呼吸，吸清排浊，心脏通过其气化作用将水谷精微"变化而赤"成为血，即心肺化生气血的过程。②通过心肺阴阳共同的蒸化与敛肃作用，将气血布散至全身。③通过宗气——心肺的吸摄作用使气血复归于心肺，经新陈代谢后再将赋有活力的新鲜气血重新布散。

其二，宗气保障气血行而有度，动而中节。①宗气通过沟通心肺以使气血行有常数，从而达到"人一呼脉再动，气行三寸……一万三千五百息，气行五十营于身"的目的。②宗气调理气血关系。心主血，肺主气，心肺功能协调是气血和畅的基础，而宗气调理气血关系的作用是其燮理心肺功能的延伸。

3. 运转气血营卫，调理神机状态　人身之神的正常与否，固然取决于脏腑气机的平衡状态，同时也需接受宗气的调节。①宗气正常，神机安定。《素问·玉版论要》云"神转不回，回则不转，乃失其机"。张珍玉释之云"神在人体的运动是有规律的……其运转是随气血营卫而进行的"。因此，宗气安定神机，是通过其推动气血运行、协调气血关系的途径实现的。正如喻嘉言所云"五脏六腑，大经小络，昼夜循环不息，必赖胸中大气斡旋其间。大气一衰，则出入废，升降息，神机化灭，气立孤危矣"。②宗气传聚，助心调神。气血是神机活动的物质基础。宗气主持心肺生成气血、运行气血，是心神安定的首要保证。③宗气上行，助脑调神。脑为元神之府，其功能活动由心肾共主。同时，"胸中大气上行，贯注于脑"，也为脑的功能提供了必要的活力资助，故"心思脑力""振作精神"，同样离不开宗气的资助与协调作用。

4. 调节产热散热，稳定体温　宗气统摄营卫之气的作用直接保证了体温的稳定。《灵枢·本脏》云："卫气者，温分肉，肥腠理，充皮肤，司开合者也。"体温的稳定与卫气的循行与状态有着直接的关系。同时，作为诸气之宗的宗气，也发挥着鼓舞与统御营卫之气的作用。张景岳云"宗气盛则营卫和，宗气衰则营卫弱"；张锡纯更明确指出"盖人之胸中大气，息息与卫气相关，大气充满胸中，则饶有吸力，将卫气吸紧，以密护周身"。因此，病理状态下，"胸中大气一虚，不但外卫之气不能固摄，其外卫之阳，亦随因而衰微不能御寒"，更甚者，"周身皆凉者，大气陷后不能宣布营卫也"。

统诸气而安脏腑

《荀注》云："宗者，众也。"从一身之气的流向来看，宗气即是众气，是由一身诸气上朝心肺通过心肺的整体气化方式汇聚而成。而一身诸气之所以能汇聚成"海"，起关键作用的是包裹于气海中的心肺二脏所具有的吸引与统摄作用。结合《素问·五运行大论》"大气举之"的有关论述，"大地"包括海水之所以能浮于太虚，凭借的即是"大气"的托举之力。由此认为，心肺吸引与统摄诸气的过程，既形成了宗气，又是人体脏腑各安其位、保持恒定的基本条件之一。

前人认为，脾主升清是保持脏腑处于相对恒定位置而不致下垂的基本条件，这一认识非常正确，它恰到好处地说明了"大气举之"——心肺对人身诸气的吸摄作用需通过脾气升清的协助来完成。概言之，脾气主升支持并推动着一身之气朝向心肺，心肺的吸摄作用是脾主升清之力的接续与完善。二者是相辅相成的。所以，心肺宗气与脾中气的共同作用，是人体脏腑各安其位、各司其职、保持恒定的基本条件。

汇元气以全生机

元气是人体生命活动的原动力，与宗气构成人体的上下"气海"，是人身诸气的根本。二者在生命活动中相互为用，交汇贯通。首先，宗气根于元气。张锡纯云："元气者，禀受先天，为胚胎之根基，故道书尊之曰'祖气'；大气肇始于先天，而培养于后天，为身体之祯干，故《内经》尊之曰'宗气'……元气乃树之根也，大气乃树之身也。"由此可见，宗气根于元气，二气相合，共同激发、推动与维持生命活动的正常进行。其次，宗气推动气血供养元气，维持着元气的旺盛活力。若宗气虚损，"元气使无宗气积而养之，便日馁而瘁。

宗气与元气相互为用的关系主要表现在以下几个方面：①呼吸运动由二者共主。"上焦之宗气与下焦之生气相通，而行呼吸者也"。②津液代谢为二者共主。心液为汗，肺为"水之上源"，肾则是"水脏，主津液"，元气宗气交互为用，共同维持人体水液代谢的平衡。③元神活动由二者共主。心主神明而含造化，肾主藏精而生脑髓，二者皆为"精神之所舍"《灵枢·邪客》。元气主"生化神机"而"精神昌盛"，宗气司"心思脑力"以"振作精神"。由此可见，元神活动由二者共主。

出鼻窍以司嗅觉

宗气可"上出于鼻而为臭"（《灵枢·邪气脏腑病形》），主要与其"走于息道"有关。也就是说，宗气分布于上焦，附着于肺以出鼻窍，是人体嗅觉发生的基础。此外，"鼻乃肺之窍，此体也其闻香臭者，用也。心主五臭，舍于鼻，故知鼻为心之所用而闻香臭也"。因此，"盖以窍言肺也，以用言心也"，宗气出鼻窍以司嗅觉也是心肺体用相关，共同作用的结果。

包括味、视、听觉的产生，固然是脏腑之气作用于相应官窍的结果，同时也离不开宗气推动血气的供养。石寿棠云："虽各窍自有其本气，而要皆宗气所贯通也"。正说明了宗气推动血气供养五脏，以维持嗅、味、视、听觉的机制所在。

明五色以正音声

《素问·六节脏象论》云："天食人以五气，地食人以五味。五气入鼻，藏于心肺，上使五色修明，音声能彰。"张景岳对此的结论是"心气充则五色修明，肺气充则声音彰著，盖心主血，故华于面肺主气，故发于声"。由此可见，宗气"明五色以正音声"的立论基础，即在于其能主持心肺活动，调理心肺气血关系。而"五色明"和"音声彰"正是宗气活力的旺盛，心肺功能协调的外在表现。

95　宗气研究和思考

中医学认为宗气是积于胸中之气，由肺吸入的清气与脾胃化生的水谷精气聚合而成，是人身诸气之一，又称"大气"（《灵枢·五味》）、"动气"（周学海《读医随笔·气血精神论》）。宗气的研究是中医基础理论研究的重要内容，学者王九龙认为，纵观宗气的研究进程，许多现象值得思考。

宗气理论的研究进程

1. 宗气理论形成于《黄帝内经》 《内经》中有关宗气的条文并不多，但宗气理论已基本形成。其内容大多记载于《灵枢·刺节真邪》《灵枢·邪客》《灵枢·邪气脏腑病形》《素问·平人气象论》《灵枢·海论》《灵枢·五味》等篇中，阐述了宗气的分布、生理功能、诊察部位和病证。其基本内容为宗气积于胸中，走息道以行呼吸，贯心脉以行气血，人体的嗅觉、听觉都是由宗气所主，虚里是诊察宗气盛衰的部位，宗气流转不畅可致血行不畅，宗气不足可致少气不足以息等病症。并明确指出"宗气"即"大气"，"其大气之抟而不行者，积于胸中，命曰气海"（《灵枢·五味》）。后世有关宗气的理论无不来源于此。

2. 宗气理论发展于《大气论》 《内经》问世之后相当长的一段时间内，宗气理论没有得到应有的重视，更遑论以之指导临床实践，直到明清时期这种状况才有所改观。明代医家孙一奎在《医旨绪余·宗气营气卫气说》中指出："（宗气）《灵》《素》载之，而后人莫之言也。后人只知有营卫，而不知营卫无宗气，曷能独循于经隧，行呼吸以应息数，而温分肉哉！"基于此，孙一奎在该文中阐述了宗气在人身诸气中的重要性："宗气者，为言气之宗主也……及其行也，肺得之而为呼，肾得之而为吸，营得之而营于中，卫得之而卫于外。""人与天地，生生不息者，皆一气之流行尔。是气也，具于身中，名曰宗气，又曰大气。"

其后，喻嘉言著《大气论》一文阐述了胸中大气的功能，"其所以统摄营卫、脏腑、经络，而令充周无间，环流不息，通体节节皆灵者，全赖胸中大气为之主持"。"五脏六腑，大经小络，昼夜循环不息，必赖胸中大气斡旋其间；大气一衰，则出入废，升降息，神机化灭，气立孤危矣。"强调胸中大气统摄周身之气，大气不行则百病由生，大气流转则疾病自除。但在该文中，喻嘉言认为胸中大气并非宗气。

虽然喻嘉言在《大气论》中提出《金匮要略》桂枝去芍药加麻黄细辛附子汤、瓜蒌薤白白酒汤为流转大气之方，清代另一医家周学海在《读医随笔·气血精神论》中也指出宗气"虚则短促少气，实则喘渴胀满"的病机和主症，但是实质上，这一时期宗气理论并没有在临床实践中得到应用与重视。

3. 宗气理论充实于《医学衷中参西录》 清末民初医家张锡纯在前人研究的基础上，结合自己的理论探讨和临床实践，创大气下陷论，在其论著《医学衷中参西录》中系统地论述了大气的来源、分布、功能，"是大气者，原以元气为根本，以水谷之气为养料，以胸中之地为宅窟者也"，"其能撑持全身，为诸气之纲领，包举肺外，司呼吸之枢机"，"振作精神，以及心思脑力、官骸动作，莫不赖乎此气"；而且考证了《内经》相关内容，明确大气即宗气，"胸中大气亦名宗气，为其实用能斡旋全身，故曰大气，为其为后天生命之宗主，故又曰宗气"。

更为可贵的是张锡纯还系统地阐述了大气下陷证的病因、病机、辨证、鉴别诊断、治法，创立了四首升陷汤方，阐释了其方义和加减运用，附录了多例验案，涉及多种与宗气病变有关的病证，实现了将宗气理论用以指导临床实践的飞跃。

张锡纯对宗气的论述，无论是生理功能还是病机治法方药，多集中在宗气"为诸气之纲领""司呼吸之枢机"的一面，虽然也提出"（宗气）不但为诸气之纲领，并可为周身血脉之纲领矣"，但是对宗气"贯心脉以行气血"的这一面论述与应用都较少。

4. 宗气理论深入研究于当代　当代宗气理论的研究进入了一个逐渐深入的阶段。一方面，宗气理论得到进一步完善。一是对宗气生理功能的认识更加全面，有人总结了宗气七个方面的生理功能。二是进一步认识到宗气是构成和维系人体心肺功能活动的根本动力。因此，宗气亏虚或宗气下陷是肺系疾病和心系疾病共同的病理基础。三是根据宗气与元气、宗气与营气和卫气的关系，提出宗气盛衰对延缓衰老也具有重要意义。

另一方面，宗气理论对临床实践更加具有指导意义。主要表现在以宗气理论指导治疗的疾病种类不断增加。从宗气论治的疾病不仅有失音、慢性支气管炎、慢性阻塞性肺病等肺系疾病，更多的是心系疾病，如老年性心律失常、老年冠心病心绞痛、慢性充血性心力衰竭、病态窦房结综合征等，使宗气"贯心脉以行气血"的理论得到了进一步的阐释和应用。其次，结合宗气理论和疾病病机的探讨，提出了升补宗气、心肺同治的治疗大法，特别是对于心系疾病的治疗，以升补宗气为主，结合活血、行气、强心、降肺、补肾、利水诸法，所选方药在升陷汤的基础上随症加减，灵活多变，药物种类远远多于《医学衷中参西录》的内容，其疗效也较以往单纯从肺、从心论治或单纯升补宗气论治大有提高。

对宗气研究进程的思考

纵观宗气研究的进程，有以下几方面值得思考。

1. 人身诸气的理论研究脱节　在宗气理论研究的进程中，发现宗气理论发展存在着研究脱节的状况。一方面，从历史进程看，在《内经》中宗气理论已基本成形，而《内经》成书后漫长的时间内，宗气理论医家鲜有论述，直到明代后期才有所改观，系统的研究迟至清末民初，较全面地认识出现在 20 世纪末至 21 世纪初，距《医学衷中参西录》的著书年代又有近一个世纪的时间。另一方面，从研究内容看，还可以发现宗气、元气、营气、卫气的研究与脏腑之气、经络之气的研究存在着严重背离的现象。中医学认为，宗气、元气、营气、卫气流注或贯注于脏腑、经络就成为脏腑之气、经络之气，两方面同属于人体之气，实质相同而分类标准不同。但在理论研究中，前者研究少，后者研究多，随之而来的就是辨证时辨气虚以辨何脏气虚为多，辨元气、宗气、营气、卫气较少；补气方剂与补气中药也以言及补何脏之气为多，而少言补元气、宗气、营气、卫气。出现这种状况可以说是中医理论与临床的脱节，实质上更是中医理论研究自身的脱节。面对这种研究脱节的状况，我们提出要重视人身诸气的理论研究。宗气的研究是人身诸气研究的一个缩影，其他诸气如元气、营气、卫气的研究虽然各有特点，但也存在着类似的境况，同样值得反思。

2. 中医理论与临床脱节　在众多探讨宗气的文章中，洪广祥的"论宗气与慢性阻塞性肺疾病"一文具有启示作用。该文通过对宗气的功能、宗气与肺的关系的探讨，认为慢性阻塞性肺病反复发作和急性加重，与宗气虚弱、卫气不固、调节和防御能力下降存在着密切关系。临床用药如果沿袭西医抗感染的思维方式，施以大队苦寒清热解毒药，其结果是疗效不佳且反复发作，而以宗气理论为指导治疗该病，不但疗效提高了，而且反复发作的情况也得到了改善，并提出慢阻肺伴发血瘀，当从宗气论治的观点。该文作者不但为我们论述了具体疾病的治疗，而且提示了既要从临床实践中发现问题、促进理论创新与发展，更要自觉地以中医理论指导临床实践，这一论点更具有现实意义。

纵观近 30 年来的中医理论的研究与应用，可以发现许多研究成果往往是停留在中医理论被验证的阶段，而片面追求用现代医学的知识、模式、方法来解释、验证中医理论，其结果不但是忽视了对中医理论自身规律的研究，而且也淡化了中医理论对临床的指导作用。加上由于多方面因素的影响，不少中医临床工作者缺乏用中医理论指导临床实践的自觉性，最终导致中医理论不能自觉地用于临床，临床疗效难以得到真正的提高。

3. 治法方药的研究与中医理论的脱节 中医治法方药有其自身的发展规律，近年来治法方药的研究越来越深入，取得了一系列的研究成果，但是存在着技术方法越来越先进而治法方药研究鲜有重大突破的问题，其中一个重要的原因就是不同程度地脱离了中医理论的指导。以宗气理论而言，从长期理论研究的停滞不前，到孙一奎、喻嘉言、张锡纯的阐发，到现代的深入研究，与之同步的表现在治法方药方面，也经历了治法方药的缺如，到治法方药的部分发展，再到治法方药的全面发展的过程。在治法方药的发展过程中，始终以理论的发展为先导，一旦脱离了理论的指导，治法方药的研究也难有重大进展。因此，中医治法方药的研究不仅需要先进的技术手段，更需要发展的中医理论来指导。

96 宗气与生命节律调控

生命节律是指生物在生命活动过程中所呈现周期性变化的节奏和规律，是生命现象的重要特征之一。宗气又称"大气""胸中阳气""动气"，其肇始于先天，培养于后天，以元气为根，合天地自然"清轻之气"和饮食水谷"精微之气"而成。《灵枢·邪客》云："宗气积于胸中，出于喉咙，以贯心脉，而行呼吸焉。"宗气是连接心肺的中心环节，调控心肺功能的发挥和全身气血的运行，在"司呼吸""贯心行血"的同时，兼具"肺主治节"功能的个性化特征。《素问·灵兰秘典论》云："肺者，相傅之官，治节出焉。""治"指治理，可引申为平衡之意；"节"指节度、节制之义；"肺主治节"又指肺对人体生命节律性具有平衡节度的作用，即主持、调控正常的生命节律。而"肺主治节"功能的发挥是以宗气为重要载体，"治节"亦称"肺主宗气"的功能。因此，宗气作为一身血气之所尊，司心肺枢机之功，行"肺主治节"之职，燮理气血，斡旋周身，统摄三焦，与人体生命节律的调控关系密切。学者邵牛等对宗气与生命节律的调控做了阐述。

呼吸-心搏节律

《素问·六节脏象论》云："气合而有形，因变以正名。"宗气有名而无形，借心肺之功能以明其用，主要表现在调控呼吸和心搏节律。《素问·平人气象论》云："人一呼脉再动，一吸脉亦再动，呼吸定息脉五动，闰以太息，命曰平人。"《难经·一难》云："人一呼脉行三寸，一吸脉行三寸，呼吸定息，脉行六寸。"呼吸与心搏作为人类生命活动的最基本特征，是心肺两脏功能活动的具体表现，主宰生命的延续与人体的健康状态。而宗气贯心脉而司呼吸的功能，决定了心搏与呼吸的产生和持续得力于宗气的激发与推动，是构成并维系人体心肺功能活动的根本动力。分而言之，一方面宗气积聚胸中，包举肺外，敷布气道，为"司呼吸之枢机"。《灵枢·五味》云："其大气之抟而不行者，积于胸中，命曰气海，出于肺，循咽喉，故呼则出，吸则入。"《读医随笔·气血精神论》云："宗气者，动气也。凡呼吸、语言、声音，以及肢体运动，筋力强弱者，宗气之功用也。"宗气通过"司呼吸"之功能激发肺脏节律性的盈缩开阖，维持呼吸与脉搏的正常比率（通常为1∶4），调节呼吸的节律、频率和深度，以顺应人体生理活动变化的需要，即如《医学衷中参西录》所云："肺司呼吸，人之所共知也，而谓肺之所以能呼吸者，实赖胸中大气。"若宗气亏虚则肺宣发失常，气行乖降失节，呼吸节律越于常度，而致呼吸表浅、气短或"动则喘剧"。另一方面宗气为"肺辅心行血"的中介，贯心脉以行气血，鼓动心搏的产生与延续，推动气血布散全身。同时宗气作为联结心肺功能的桥梁，其本身运行亦有节律性，并受呼吸节律的控制，参与心搏节律的形成和维持。《素问·平人气象论》云："胃之大络，名曰虚里，贯膈络肺，出于左乳下，其动应衣，脉宗气也。"虚里即心尖搏动处，乃心气之所至，为宗气之外候。张山雷云："心以血为主，赖有大气流行以运用之，乃能鼓荡周旋，无微不至，而心家之全体大用乃备。"肺朝百脉，宗气代肺行"治节"血液循环之职，维持心脏搏动有常，虚里按之应手，一息4～5至。孙一奎引撄宁生《卮言》云"天地非大气鼓辅，则寒暑不能以时，潮汐不能以讯，霜露冰雪不能以其候；人身非此气鼓辅，则津液不得行，呼吸不得息，血脉不得流通，糟粕不得传送也"，故而宗气盛则心血得充，搏动有律，脉来和缓，节律均匀而有神，气血输布和调有序。若宗气亏虚，运行不畅，气血阻滞则脉来节律不规，或结或代，诱发"心机之跳动"与"心血之循环"的节律失调。诸多临床研究表明，从宗气失常辨治哮喘、心律失常等心肺疾病，均显现出良好的疗效。

睡眠-觉醒节律

　　睡眠-觉醒是人类在漫长进化过程中所形成的与昼夜节律相一致的生命活动，生物体顺应自然界昼夜规律变化形成了睡眠-觉醒节律。基于天人相应观点，《内经》从天地人的高度来思考睡眠的机制，认为营卫运行是人顺应自然界能量变化的结果，人的寤寐是源于脾胃营卫之气"如环无端"运行的结果。《灵枢·大惑论》云："夫卫气者，昼日常行于阳，夜行于阴，故阳气尽则卧，阴气尽则寐。"《灵枢·营卫生会》云："卫气行于阴二十五度，行于阳二十五度，分为昼夜，故气至阳而起，至阴而止……营卫之行，不失其常，故昼精而夜瞑。"人体睡眠-觉醒节律实为营卫昼夜循行节律的外在表现形式。营为阴，卫为阳，营卫昼夜循行出入有序，人之寤寐节律方不失其常，即"行于阳则寤，行于阴则寐"。若阳气盛、阳不入阴则致不寐；若阴气盛、阳不出阴则致嗜睡，而营卫二气生成和循行又与宗气休戚相关。从营卫的生成而言，宗气上出于肺，循于咽喉，别出两行，以分营卫，其清顺柔和者附丽于血，行于脉内则为营；剽悍滑疾者附丽于津，行于脉外则为卫，三者同源异名，正如张景岳所云："然营气卫气，无非资借于宗气，故宗气盛则营卫和，宗气衰则营卫弱矣。"从营卫的循行而言，营卫昼夜阴阳交替的循环分布，仰赖宗气的调控。《医旨绪余·宗气营气卫气说》云："营气者，乃阴精之气也，即宗气之所统，犹太极之分而为阴也。此气行于昼二十五度，行于夜二十五度，始于手太阴，五十度而复会于手太阴……卫气者，阳精之气也，亦宗气之所统，犹太极之分而为阳也。昼日行于阳二十五度，夜行于阴二十五度，始于足太阳，五十度而复会于足太阳。"《读医随笔·气能生血血能藏气》云："营气不能自动，必借宗气之力以运之。"宗气充盛，调控有度，营卫二气循行方能节律有常，昼夜有序。因此，基于营卫的生成及循行分布节律与宗气的高度相关性，人体的睡眠-觉醒节律必然受到宗气的调控。宗气不足，营卫不和，循行紊乱，阴阳出入失常，或致"营气衰少而卫气内伐"，卫气散漫不循其道，而"昼不精夜不瞑"，或致"卫气留于阴而不行，故猝然多卧焉"。《医学衷中参西录》曾载案："西丰县张某，年十八九……其证夜不能寐，饮食减少，四肢无力……系胸中大气下陷……投以升陷汤，为其不寐，加熟枣仁、龙眼肉各四钱，数剂全愈。"可见，调补宗气可作为治疗睡眠-觉醒节律失常的有效思路之一。

血压-昼夜节律

　　血压是血液在血管内流动时作用于单位面积血管壁的侧压力，它是推动血液在血管内流动的动力。《素问·宝命全形论》云"人以天地之气生，四时之法成"。血液在脉管中运行不息，流布全身，气、血、脉是形成血压的基本物质和基础。血属阴，血正常运行而不逸出脉外，主要依赖气（气属阳）的推动和固摄作用。《类经·阴阳之中复有阴阳》云："人之阴阳，亦与一日四时之气同。故子后则气升，午后则气降，子后则阳盛，午后则阳衰矣。"人体阴阳之气机的升降出入存在昼夜节律性变化，朝则为春，日中为夏，主阳气之升，阳升则阴消；日入为秋，夜半为冬，主阳气之降，阳降则阴长。由于人体阴阳气血运行的昼夜变化规律，导致人体血压变化也呈现"两峰一谷"的杓形节律，即血压峰值多集中在卯辰、申酉时，而血压的低谷多在子时。研究表明，血压昼夜节律的异常已经作为独立危险因素影响人体健康，而血压的昼夜节律变化与宗气密切相关。一方面"心主身之血脉"，心脉气血充足是血压形成的源动力。宗气作为"血脉之纲领"，贯心行血、司心搏枢机之功，调节心率和心律，促进全身血液通过血管有序布散，维持血压的平稳有节。若宗气虚弱，心血亏虚，搏动无力，心脏收缩舒张无劲，则血流郁滞，脉道不利，血压失于常度，即如《灵枢·刺节真邪》所云："宗气不下，脉中之血，凝而留止。"另一方面血非气不运，气行则血行。气乃血压节律性表现的始动因素，而宗气为"诸气之纲领"。《类经·营卫三焦》云："此气出自中焦，传化于脾，上归于肺，积于胸中气海之间，乃为宗气。宗气之行，以息往来，通达三焦，而五脏六腑皆以受气。"宗气营居胸中，积于气海，为肺主气功能发挥的主要载体，代肺行"治节"之职，通贯三焦，循行周身，为后天之气运动输布之本始，统摄人体之气呈昼夜节律性运动。《医门法律·大气论》云："其所以统摄营卫、脏腑、经络，而令充周无间，环流不息，通体节节皆灵者，全赖胸中大气，为之主持。"在宗气的推动和调控下，气机阴阳升降有序，昼夜出入节律有常，人体营卫诸气各安其位、各司其职，维持人体血液在脉中始终处于环周不休、循行不止、运行有律的正常生理状态，方使脉道通利，气血和畅，则血压呈正常昼夜节律性高低。若宗气过剩，乖戾失常，气海失司，则致脏腑经络之气升降失序，血压高低节律异常，即现"气海有余者，气满胸中，悗息、面赤"之症。察验于临床，石学敏院士从"气海理论"出发，其所创立的"司气海，调血压"针刺技术，就是以行宗气之职，为宗气输布枢纽的人迎穴为主穴，通过针刺人迎穴调节胸中之宗气，司理气海，调控气血生化，使脉道充盈以达到平秘阴阳、调和气血、血压稳定有常的效果。

　　宗气作为"人体生命之所宗主"，行"肺主治节"之功，总理心肺关系，调摄气血运行，协调气机升降，是保障人体正常生理活动的原动力，对人体的生命节律具有重要的调控作用。目前，宗气理论也越来越受到重视，从宗气论治的疾病涵盖了呼吸、心血管、神经、消化、内分泌等多个系统。因此，进一步研究宗气对生命节律调控的现代医学内涵，丰富其理论体系，扩大宗气的应用范围，对提高临床相关疾病的诊治效率具有重要意义。

97　宗气理论及其现代研究

　　宗气理论提出很早，临床应用逐渐得到人们的重视，学者杨燕等通过对 1954 年 1 月—2013 年 10 月中国学术期刊全文数据库（CNKI）、万方数据库、读秀数据库所收录宗气理论相关文献系统回顾，就宗气的定义、生理功能、虚实变化、宗气亏虚临床表现及宗气理论的现代研究进展等 5 个方面进行了总结归纳。

宗气的定义沿革

　　宗气理论形成于《内经》，发展于《大气论》，充实于《医学衷中参西录》。《灵枢·邪客》云："五谷入于胃也，其糟粕、津液、宗气分为三隧，故宗气积于胸中，出于喉咙，以贯心肺，而行呼吸焉。"后世医家在继承《内经》对宗气的经典论述的基础上，又有不同程度的发挥。明清时期宗气理论有较大的发展，如明代医家孙一奎在《医旨绪余》中云："宗气者，为言气之宗主也。"后清代医家喻嘉言在《医门法律》中提出"胸中大气"的重要性、周学海在《读医随笔》中认为宗气又称为"动气"，而清末民初医家张锡纯在《医学衷中参西录》中明确提出宗气即"大气"，并创大气下陷论。张氏将历代医家所阐述的宗气定义归纳为以下 4 个观点：①宗气是由肺所吸入的自然界的清气结合脾胃化生的水谷之气而成，积于胸中；②宗气的实质即心肺阳气，为人体生命活动之宗主；③宗气是升至胸中之谷气的一种特称；④宗气又名大气，是积于胸中并在左乳下跳动的动气，也是维持生命活动的根本元气。而现代《中医基础理论》教材则一致认为宗气是由肺所吸入的自然界之清气与脾胃所化生的水谷精微相合，聚于胸中而成。

宗气的生理功能

　　早在《内经》中就提出宗气具有"贯心脉""行呼吸"的两大生理功能，后世诸医家得其宗旨，多有发挥，但不离这一主体思想，即宗气以司呼吸和贯心脉为两大主要功能，以统领诸气为根本，主宰着心肺二脏功能活动，布敷气血津液于全身脏腑经络、四肢百骸、五官九窍等，从而衍生诸多功能。宗气的生理功能有 8 个方面：①走息道以司呼吸。宗气是激发、维持与调节肺脏呼吸的根本动力，是"呼吸之枢机"，诚如张锡纯所言"肺司呼吸，人之所共知也，而谓肺之所以能呼吸者，实赖胸中大气"。又因宗气的生成与肾、脾、心、肺脏密切相关，故肺气对宗气也有治理、调节作用。②贯心脉以行气血。心为君主之官，但须赖以宗气之温煦、鼓动。宗气贯入心脉，可助心推动血气运行周身。正如张山雷所云："心以血为主，赖有大气流行以运用之，乃能鼓荡周旋，无微不至，而心家之全体大用乃备。"③宗心肺而主燮理。宗气走息道以司呼吸、贯心脉以行气血的两大功能不是孤立的，而是相互联系、互相影响的。宗气兼理心肺，总行气血，是心肺或肺心之间相互联系、相互协调的纽带。基于此，张珍玉提出了"心肺一体"的创新性观点。④统诸气而安脏腑、布津液。宗气是一身之气的动力所在，故脏腑之气的正常运行亦离不开宗气的推动作用，正如喻嘉言所云"其所以统摄营卫、脏府、经络，而令充周无间，环流不息，通体节节皆灵者，全赖胸中大气，为之主持"。宗气"斡旋全身，统摄三焦"，激发、调节津液的产生、布散与代谢。⑤抵御外邪。卫气是机体抵御外邪入侵的卫士，"营气卫气，无非资藉宗气，故宗气盛则营卫和，宗气衰则营卫弱矣"，因此宗气是构建机体防御体系的重要力量。⑥提携神明，保持神思脑力健旺。张锡纯明言"此气且能撑持全身，振作精神，以及心思脑力，官骸动作，莫不赖乎此气"，故宗气盛才能使气血调畅，贯注于心脑，以使心神得养，脑力神思敏捷。⑦职司视、听、声、色、嗅、动。"宗气者，动气也。凡呼吸言语声，以及肢体运动，筋力强弱者，宗气之功用也"，即宗气推动气血津液运行于周身，荣养颜面五官咽喉、四肢末节、筋脉等，使人视物清晰、听觉灵敏、言语清晰、语声洪亮、动作灵敏等。⑧汇元气以全生机。宗气以元气为根本，宗气充盛，亦可下蓄丹田以充元气，即张景岳所言"宗气……其下者蓄于丹田，注足阳明之气街而下行于足"。

宗气的虚实变化

宗气是中医气学理论中的重要概念之一，故具有气的基本属性，因此，宗气的病变也符合气功能失常的一般规律，无外"虚实"二端。就虚而言，常表现为宗气亏虚，甚则出现宗气下陷。宗气亏虚则推动无力，气血斡旋失畅，无以灌注荣养头目肢体诸脏，营卫之气、脏腑之气、经络之气不能正常运行，心肺二脏功能也不能得到正常的发挥，凡呼吸、心搏、视听、语言、声音、肢体运动及心神脑力等皆可因失于宗气的推动而表现异常。正如张锡纯《医学衷中参西录》所云："此气一虚，呼吸即觉不利，而且肢体酸懒，精神昏愦，脑力心思为之顿减。"宗气虚极不能坚守其位而下陷于中下焦，则不能司呼吸、行气血，首先影响心肺二脏的功能，同时因宗气统摄一身之气，也必然会导致全身的功能变化。宗气之实证，主要表现为气机升降出入失调导致的宗气痹阻或宗气上逆。宗气为邪气所阻，痹而不通。《医学衷中参西录》云"肝胆之气上逆，上冲大气亦上逆者，故人当怒极之时，恒有头目眩晕，其气呼出不能吸入，移时始能呼吸，此因大气上逆也"。可见，肝胆之气上逆，宗气亦随之上逆，而形成宗气上逆之证。

宗气亏虚的临床表现

宗气亏虚的常见临床表现，主要症状：气短，动则加重，甚则气喘。伴见症状：面色白或晦暗、神疲、乏力、少气懒言、不寐、头晕、目眩、自汗、消瘦、舌淡暗、苔薄白、脉沉、脉细或脉弱。并发症状心肺气血运行不畅之胸闷、胸痛、心悸、发绀、咳嗽、咳痰、大便秘结；脾虚不运之纳呆、便溏、腹胀；阳虚气化失利之四肢逆冷、畏寒、浮肿、小便不利、口干。

宗气下陷是宗气亏虚的进一步发展。张锡纯描述宗气下陷的主要临床表现为"气短不足以息。或努力呼吸，有似乎喘。或气息将停危在顷刻……其脉象沉迟微弱，关前尤甚。其剧者，或六脉不全，或三五不调"；"有呼吸短气者，有心中怔忡者，有淋漓大汗者，有神昏健忘者……有胸中满闷者，有努力呼吸似喘者"。即除了在宗气亏虚时症状进一步加重外，常伴有中气下陷、升举无力之证，如腹泻、脱肛、小腹坠胀、崩漏等，这是与宗气的形成原因分不开的，脾胃化生的水谷精微之气与肺中吸入之清气相结合即为宗气，故多伴有脾胃生化乏源之征。另外，宗气下蓄丹田，可资先天元气，宗气衰微则肾元失养、肾摄纳失司，故亦可见腰膝酸软、癃闭身肿、二便失禁等症状。

宗气的现代研究

随着现代宗气理论的研究逐步深入，取得了一定的成果。首先表现在从宗气论治的疾病种类不断增加。以宗气理论指导治疗的疾病主要集中在心肺系疾病。宗气聚于胸中心肺，走息道司呼吸、贯心脉行气血，是心肺之间相互联系的环节和枢纽。包括慢性充血性心力衰竭、冠心病、老年性心律失常、窦性心动过缓、椎基底动脉供血不足、完全性房室传导阻滞、频繁房性早搏、病毒性心肌炎、快速性房颤、病态窦房结综合征、风湿性心脏病等心血管系统疾病，以及肺源性心脏病、慢性支气管炎、肺气肿、慢性阻塞性肺病、支气管哮喘等呼吸系统疾病，进一步阐释和应用宗气"贯心脉、司呼吸"的理论。另外，宗气也用于论治其他系统疾病，如眩晕、神经官能症、神经性头痛、气厥等神经系统疾病；胃下垂、腹胀、泄泻等消化系统疾病；尿道综合征、肾淀粉样变性病、癃闭、遗尿、尿频等泌尿系统疾病；早泄、滑精等男科疾病；子宫下垂、漏证（功能性子宫出血）、白崩等妇科疾病；过敏性鼻炎、鼻渊、痿痹、失音等其他疾病。

其次，以宗气理论指导治疗心肺疾病的临床试验研究见诸报道。如张万义等以升陷汤为主组成的寿心康方治疗老年性冠心病心绞痛、老年慢性充血性心力衰竭。李贵满等在西医常规治疗基础上加以自拟方升宗降逆化瘀汤治疗左室舒张功能障碍性心力衰竭患者 34 例。另有研究人员以宗气理论指导治疗慢性心力衰竭，治疗组均取得确切疗效。张凤巧等用升陷汤加减治疗病毒性心肌炎 36 例。张玲军、李鹤等以升陷汤加减治疗老年冠心病，治疗组症状、心电图、血液流变学改善优于对照组。郝丽颖等在常规治疗基础上应用宗气理论自组方治疗左室舒张功能障碍性心力衰竭 45 例，疗效显著。林琳以升补宗气、益气养阴、软坚通络为基本治法的肺纤通方治疗特发性肺间质纤维化患者 29 例。也有在西医治疗基础上，运用宗气理论指导组方治疗老年慢性阻塞性肺病，症状及各生物学指标均有明显改善。此外，张丽秀等运用宗气理论以止鼾膏贴治疗阻塞性呼吸暂停综合征 30 例。

另外，从现代医学角度对宗气的实质进行了探讨，目前有窦房结说、胸内压说、三磷酸腺苷说、一氧化氮说、肠酵之气说等多种论说。其中，大部分研究认为宗气与西医学中的胸内压的形成和作用极为相似，宗气分布上则认为是在胸膜腔中及全身血液循环中。有研究报道，宗气中的清气相当于现代医学所指的氧气，而水谷精气相当于机体从消化物中吸收的糖类、氨基酸、脂肪酸、甘油、维生素、某些无机离子和水等小分子营养物质。

通过对宗气相关内容进行整理分析，可以看出，宗气在人体内的重要作用不容忽视，具有较大的研究价值和临床应用价值，但有待从以下几方面系统和深入研究。

其一，厘清并诠释宗气相关概念内涵。中医学中一些概念术语还存在有称谓繁杂及内涵与外延模糊等不足，一定程度上阻碍了宗气理论的深入研究和临床应用。因此，厘清宗气相关概念内涵、科学诠释是深入研究宗气理论的前提。

其二，规范宗气亏虚诊疗体系。宗气亏虚或者宗气下陷是许多疾病发展到一定阶段的证候体现，但目前尚未见到有统一公认的宗气亏虚诊疗规范，宗气亏虚的常见临床表现的规范化研究是目前急需解决的关键问题之一。

其三，加强宗气理论的应用研究。宗气在分布、生理功能、虚实变化上均与心肺密切相关，宗气理论被广泛应用于论治心肺系疾病。随着人口老龄化的加剧，心血管系统疾病和呼吸系统疾病的患病率逐年增长，严重威胁着人们的身体健康，故加强宗气理论在心肺等系统疾病中的应用研究，提高临床疗效，应继续作为今后宗气研究的重要方向。

98 《内经》脏气的概念

脏气，为"脏腑之气"的简称，原作"藏气"，出于《内经》。学者孙广仁认为，对于脏气的基本概念及其深层次内涵，目前仍未弄清楚，实有溯本求源之必要。

《内经》中脏气的概念

分析《内经》对脏气的有关论述，概括脏气的内涵主要有以下几个方面。

脏气由水谷之精所化之谷气与肺吸入的自然界清气相结合而成。水谷之精输于脏腑之中则为脏腑之精，故各脏之气由其所藏之精化生。如《素问·六节脏象论》云："天食人以五气，地食人以五味。五气入鼻，藏于心肺，上使五色修明，音声能彰。五味入口，藏于肠胃，味由所藏，以养五气，气和而生，津液相成，神乃自生。"《素问·五脏别论》云："五味入口，藏于胃以养五脏气……是以五脏六腑之气味，皆出于胃而变见于气口。"《灵枢·营卫生会》云："人受气于谷。谷入于胃，以传于肺，五脏六腑，皆以受气。"

脏气为先天之精所化之气分布于五脏者，即《素问·平人气象论》所云"藏真"。藏真之气受谷气的充养，与之合为脏气。各脏气合之则称一身之气，一身之气分之则为各脏之气。如《灵枢·刺节真邪》云："真气者，所受于天，与谷气并而充身者也。"《素问·玉机真藏论》云："藏气者，不能自至于手太阴，必因于胃气（此指谷气），乃至于手太阴也。"

脏气为精神情志化生之本原。如《素问·阴阳应象大论》云："人有五藏化五气，以生喜怒悲忧恐。"五脏之气的异常，必然表现为不同的情志变化，如《灵枢·本神》云："肝气虚则恐，实则怒；心气虚则悲，实则笑不休。"而情志过激又伤五脏之气。如《素问·举痛论》云："余知百病生于气也。怒则气上，喜则气缓，悲则气消，恐则气下，寒则气收，炅则气泄，惊则气乱，劳则气耗，思则气结。"

脏气可表达为色泽。气由精化，色随气华。五脏精与气充盛，则五色光华。如《素问·脉要精微论》云："夫精明五色者，气之华也，赤欲如白裹朱，不欲如赭；白欲如鹅翎，不欲如盐。"《灵枢·五阅五使》云："余闻刺有五官五阅，以观五气。五气者，五藏之使也，五时之副也。""五色之见于明堂，以观五脏之气。"《灵枢·师传》云："五脏之气，阅于面者。"

脏气为脏腑与外在官窍的联络中介，并为官窍功能的物质支撑。如《灵枢·脉度》云："五藏常阅于上七窍也，故肺气通于鼻，肺和则鼻能知臭香矣；心气通于舌，心和则舌能知五味矣；肝气通于目，肝和则目能辨五色矣；脾气通于口，脾和则口能知五谷矣；肾气通于耳，肾和则耳能闻五音矣。"

脏气运行不息，升降出入有序，推动和调节脏腑的功能活动。脏气充盛是机体生命活动的推动力和调控力之间和谐的表达。脏气虚衰，推动、气化等功能减退，则生命功能减退。如《灵枢·天年》云："五十岁，肝气始衰……目始不明。六十岁，心气始衰，苦忧悲，血气懈惰，故好卧。七十岁，脾气虚，皮肤枯。八十岁，肺气衰，魄离，故言语善误。九十岁，肾气焦，四藏经脉空虚。百岁，五藏皆虚，神气皆去，形骸独居而终矣。"

脏气多少是体质类型的表达。如《灵枢·行针》云："重阳之人……心肺之藏气有余。"指出重阳之人的体质特点。

脏气之间存在着既相互促进又相互制约的关系，并且与自然界的相关事物和现象相通应。如《素问·脏气法时论》云："五行者，金木水火土也，更贵更贱，以知死生，以决成败，而定五脏之气……

夫邪气之客于身也，以胜相加，至其所生而愈，至其所不胜而甚，至于所生而持，自得其位而起。"

综上所述，《内经》中脏气的基本概念可表述为：脏气是一身之气中各具相对特异性结构和功能的一类精微物质，以其活力旺盛、运动不息而推动和调控脏腑功能；脏气是一身之气在各脏腑的分布，由后天之精与先天之精所化，并与自然界之清气相合而成；脏气合之则为一身之气，一身之气分之则为各脏腑之气。

脏气概念相关的几个问题

1. 脏气是物质还是功能　根据《内经》所云，脏气是指运行不息以推动和调控脏腑功能的一类精微物质，并非指功能。任何物质都有功能，不存在没有物质的功能和没有功能的物质，因而将气、脏气等说成纯"功能"是不可理解的。如果说气、脏气是"功能"，那么"气的功能""脏气的功能"是什么？难道是功能的功能？

任何物质以其结构的不同而有不同的功能，其结构与功能是一致的，相适应的。脏气以其构成成分的不同而有相应的功能。如肾气主要以先天之气为主，也有部分后天谷气的成分，故其主要功能是推动和调控人体的生长发育和生殖，推动和调控人体内新陈代谢的气化过程，抗御外邪入侵和祛除体内病邪以使之康复，并有资助其他四脏之气的作用。肾气与真气、元气的概念基本相同，而为脏气之根。而其他四脏之气虽也有少许先天之气的成分，但主要以后天之气为主，故它们的作用主要是推动和调控本脏的功能，皆难以与肾气的功能相提并论。

2. 脏气与脏精的关系　脏精，是脏腑之精的简称，是指藏于脏腑之中的液态精华物质的统称。一身之精分藏于脏腑之中，则为脏腑之精。其中禀受于父母的先天之精主要藏于肾中，由脾胃化生的后天水谷之精则灌注于所有脏腑之中。故肾精的成分主要是先天之精，也有部分后天水谷之精；其他脏腑之精的成分主要是后天水谷之精，但也有少许先天之精。

由于一身之精化一身之气，一身之气分布到脏腑之中则为脏气，故脏气也可说由脏腑之精所化。脏精是脏气的化生本原，脏气是由脏精化生的流动不息的极精微物质。如果将中医学的精、气的概念与现代分子生物学的相关认识作一比较，可见精因由先天禀赋并具有遗传特性而与基因的概念相近；气是由精化生的并由精调节的一类运行不息而具有推动和调控等作用的精微物质，与人体内由基因调控的各种生化物质、神经递质及受体等的概念相近；而这些生化物质、神经递质和受体等，又往往是成对的，作用是相反的，与中医学的气分为阴气、阳气的概念相吻合。因此，中医学的精、气概念都具有自然科学的属性，通过深化研究，是可以揭示其深层次内涵的，各脏之精、气的具体所指也有望得到明确。

3. 脏气分阴阳与脏腑精气分阴阳　脏气分阴阳，并非是将脏腑之精与脏腑之气分阴阳，而是将脏气自身分阴阳，即将脏气按其功能特性分为阴气与阳气；脏气中具有温煦、推动、兴奋、升发等作用的部分称为脏腑之阳气，简称脏阳；脏气中具有凉润、宁静、抑制、清降作用的部分称为脏腑之阴气，简称脏阴。脏阳与脏阴都是脏气的一部分，都是人体内的一类具有调节作用的生命物质。此处的脏阳与脏阴既不是指脏腑的功能与物质，也不是指脏腑之气与脏腑之精。脏阴虚与脏阳虚都是脏腑之气的不足。脏阴虚一般都有虚热征象，脏阳虚一般都有虚寒征象。脏阴虚证一般以滋阴兼补气的方法治之，脏阳虚证一般以温阳兼补气的方法治之。

由于各脏之气以肾或元气为根本，各脏之气分化的阴气与阳气，也当以肾气（或元气）分化的肾阴（元阴）与肾阳（元阳）为根本，即肾阴（元阴）为一身阴气之根本，肾阳（元阳）为一身阳气之根本。如《景岳全书·传忠录下·命门余义》云："命门为元气之根，为水火之宅。五脏之阴气，非此不能滋；五脏之阳气，非此不能发。"但应指出，此处所谓的"根本"，是指肾气（元气）、肾阴（元阴）、肾阳（元阳）对其他脏气、脏阴、脏阳有资助作用，因而为"久病及肾"的理论依据，但决不能以肾气（元气）替代各脏之气，以肾阴（元阴）替代各脏之阴，以肾阳（元阳）替代各脏之阳。

除此之外，尚有以脏腑精气分阴阳者，即将脏腑之精归属阴，脏腑之气归属阳。此说始于《内经》。

《灵枢·本神》云："五脏主藏精者也，不可伤，伤则失守而阴虚，阴虚则无气，无气则死矣。"是将五脏所藏之精为阴，此精所化之气为阳。精与气相较，精以静而藏于脏腑之中属阴，气以动而运行不息属阳。这实际上指的是脏腑之精与脏腑之气的阴阳属性。脏腑之精属阴但不是脏阴，脏腑之气属阳但也非脏阳。将脏腑之精称为脏阴，脏腑之气称为脏阳，这不但与"气分阴阳"的观点相悖，而且脏腑之精虚衰临床上一般没有虚热征象，脏腑之气虚衰一般也无虚寒征象，故此理论也难有临床指导意义。

另外，还有学者认为，"阳与气合称为'阳气'"，"阴与血合称为'阴血'"，似乎是说脏腑之阳加脏腑之气称为脏腑之阳气，脏腑之阴加脏腑之精或血为脏腑之阴精或阴血。此说的"脏腑之阴、阳"若是指脏阴和脏阳，则混淆了脏腑之精、脏腑之气与脏腑之阴气、脏腑之阳气的概念及其之间的逻辑关系；若是指脏腑之精与脏腑之气的阴阳属性，那么脏腑之精就是脏腑之阴，脏腑之气就是脏腑之阳，此脏腑之阴与脏腑之阳既无存在之必要，更无法以其独立的身份与脏腑之精和脏腑之气"合称"为"阴精"和"阳气"。

目前使用的教科书中尚有"气阴两虚"的提法，但无"气阳两虚"之说。按《内经》"五脏藏精"，"精化为气"以及古代哲学"气分阴阳"的逻辑思维来看，"气阴两虚"的提法也值得商榷。问题是此"阴"所指为何？若是指精或血或津液，那么气阴两虚即是精气两虚或气血两虚或气津两虚，可统称为"精气两虚"，其理论依据可能是上述《灵枢·本神》中的一段话。《素问·通评虚实论》云"精气夺则虚"，也是说精虚不能化气，正气不足，精气两虚而见各种虚损之证。

但若此"阴"是指"阴气"（脏阴或脏腑之阴气），那么"气阴两虚"就是"气与阴气"两虚，即气的整体不足再加上其属阴部分的虚衰，这在逻辑上是不通的。因此，临床上出现既有低热或潮热、失眠多梦等阴虚内热之症，又有少气倦怠等气虚表现，实际上是阴虚证的表现，并非气阴两虚，因阴气是气的一部分，阴虚一般都兼有气虚的表现。故此"气阴两虚"应归属于阴虚的范畴。

4. 脏腑气化与气化脏腑 脏腑气化，是指脏气的运动推动和调控着脏腑的各种功能，推动和调控着精、气、血、津液等的新陈代谢和相互转化。

"气化脏腑"之说，近几年较为盛行。大意是说人体内的所有脏腑都不是解剖所见的实体，而是人体整体之气运动变化状态的一种抽象，不同脏腑的名称只不过是人气运动变化不同状态的代名词而已。尽管在中医学中，实体脏腑的结构与其功能有时是不统一的，或者说是分离的，这曾是中医学不科学的口实，但中医学是以"脏腑藏精，精化为气，气分阴阳，阴阳协调"来解说实体脏腑功能和阐释人体生命活动的，"脏腑精气阴阳"理论体系是中医学脏腑生理病理乃至人体生命活动的解释性模型，这已经弥补了上述之不足，并且脏精、脏气、脏阴、脏阳等传统中医学的概念具有自然科学的属性，是可以深化研究以明确其内涵的，这对中医学脏象理论的现代化，无疑具有重要的意义。而"气化脏腑"说实为一种哲学性的假设，无益于中医学脏象理论的现代化，自无深化研究之必要。

99 《内经》论气化

　　"气化"指气的运动及产生的各种变化。气化是中医学理论的核心范畴，气化学说是中医理论的重要思想。"气化"一词在《内经》中多次呈现，现代中医学界认为其表述了人体生命及脏腑功能的本质内涵，故多从气化角度解读中医学对生命活动的认识。但在《内经》之中，气化之主体内涵实则是古代的宇宙自然哲学观，是从气一元论的自然哲学思想认识人体生命时延伸出的重要学术范畴，是指天地之气化，并且天地气化以其固有的时序、方域等属性对人体产生相应的影响。因此，学者郝宇等认为，正确把握《内经》中气化的含义，有助于准确理解与应用《内经》的医学思想。

《内经》气化的含义

　　"气"的本义，从甲骨文来解释，是弥漫于天地之间的物质存在，以及天地间万物皆由气所化生，体现了气的哲学内涵，《庄子·知北游》中"通天下一气耳"，亦即此意。东汉许慎《说文解字·气部》释云："气，云气也。象形。"认为气是云的象形字，本义是云气，从自然现象的云来解气，虽然更形象地强调了气的自然属性，但却遗漏了气的哲学内涵。"化"的甲骨文从二人，象二人相倒背之形，一正一反以示变化。所以"化"的本义为变化。《说文解字》中对"化"的古字"匕"做了解释："匕，变也。"同样强调了变化之意。因此，"气"与"化"相合，意为自然万物皆是气变化的产物。

　　在《内经》中，"气化"一词见于《素问·生气通天论》《素问·灵兰秘典论》《素问·气交变大论》《素问·六元正纪大论》《素问·至真要大论》《素问·刺法论》和《灵枢·痈疽》等篇章，共计30处。《素问·灵兰秘典论》"膀胱者，州都之官，津液藏焉，气化则能出矣"中的气化，是指代脏腑的功能活动。此外，尚有"陷脉为瘘，留连肉腠，俞气化薄，传为善畏，及为惊骇"（《素问·生气通天论》）、"寒气化为热，热胜则腐肉，肉腐则为脓"（《灵枢·痈疽》），以及《素问·六元正纪大论》中前后15次出现"邪气化日""邪气化度"，虽亦有气化之语，但与"气化"的本义不相涉。其余11处均见于《素问》运气七篇大论中，如"凡此太阳司天之政，气化运行先天，天气肃"，"帝曰：胜复之气，其常在也，灾眚时至，候也奈何？岐伯曰：非气化者，是谓灾也"（《素问·六元正纪大论》），其气化之义均指自然之气的运动变化。可见《内经》所谓气化，特别是在七篇大论中，主要指五运六气即天地之气的气化。

《内经》的气化思想

　　天地气化是《内经》气化的主要内容，以六气气化为具体表现形式，其内涵主要包括天地之气化生万物，天地气化涵盖人体气化。《素问·五运行大论》云："地为人之下，太虚之中者也……大气举之也。燥以干之，暑以蒸之，风以动之，湿以润之，寒以坚之，火以温之。故风寒在下，燥热在上，湿气在中，火游行其间，寒暑六入，故令虚而生化也。"阐明了天地之气，化为风寒暑湿燥火之六气，六气通过发挥不同的作用而使万物呈现出不同的生化状态。正是由于六气气化参与生命活动，所以在六气紊乱时，才会导致人体疾病的发生。

　　1. 天地之气化生万物　《内经》认为气是宇宙万物生成的本源，天地阴阳之气的相互作用是化生万物的关键。《素问·六微旨大论》云："天气下降，气流于地；地气上升，气腾于天。故高下相召，升降相因，而变作矣。"认为天地之气的升降运动、交感互化，是万物产生之源。《素问·五常政大论》云"气始而生化，气散而有形，气布而蕃育，气终而象变，其致一也"表达了相同的含义。可见《内经》在认识万物化生的本源问题上，认为天地之气及其交感和合形成了天地万物。

具体而言，自然界所有的生命活动，均是由天地之气"气化"所生。人作为大自然的一部分，是天地气化的产物，如《素问·宝命全形论》云："天覆地载，万物悉备，莫贵于人，人以天地之气生，四时之法成。"《素问·五常政大论》云："气主有所制，岁立有所生……五类盛衰，各随其气之所宜也。"认为毛、羽、倮、介、鳞五类动物的孕育衰旺与每年运气的规律息息相关。另外，《内经》提出"司岁备物"的理念，即根据不同年份的运气采备不同的药物，认为植物的生命活动亦是得天地五运六气气化的结果。

2. 天地气化涵盖着人体气化　天地气化与人体生命活动密切相关，贯穿于人体生理、病理各个方面。在生理方面，如人体的气血运行受天地气化的影响，如《素问·八正神明论》云："是故天温日明，则人血淖液而卫气浮，故血易泻，气易行；天寒日阴，则人血凝泣而卫气沉。"人体气血运行和自然界中江河相似，气候温和则气血运行流畅，天气寒冷则气血运行不畅。在病理方面，《内经》七篇大论详细地论述了不同年份运气常与变和人体罹患疾病特征的关系。如《素问·气交变大论》云："岁火太过，炎暑流行，肺金受邪。民病疟，少气咳喘，血溢血泄注下。"认为火运太过之年，气候炎热，火克金则肺金易病，人们易患疟病、呼吸气短、咳嗽气喘、出血性疾病等，说明了天时气候的变化与机体易患疾病有着密切的关系。可以说天地气化与人体气化具有一体性。

《内经》气化的特征

1. 气化具有时序性　《内经》认为天地气化存在着多重时间节律性，如年节律、月节律、日节律，以及各运气时段节律，并且人体气化与之相应，呈现出节律性的差异。《灵枢·顺气一日分为四时》云："春生夏长，秋收冬藏，是气之常也，人亦应之。"春温、春生，夏热、夏长，秋凉、秋收，冬寒、冬藏，天地四时之气温热凉寒的变化，使万物表现出生、长、收、藏的年变化节律。《素问·八正神明论》云："月始生，则血气始精，卫气始行；月廓满，则血气实，肌肉坚；月廓空，则肌肉减，经络虚，卫气去，形独居。"指出朔望月的周期性变动影响着人体的气血变化，月始生，则人体气血始生；月廓满，人体气血充实；月廓空，人体气血大虚。又《素问·生气通天论》云："阳气者，一日而主外，平旦人气生，日中而阳气隆，日西而阳气已虚，气门乃闭。"一天之中，人体阳气和自然界的阳气一样，在平旦、日中、日西三个时间呈现出强弱盛衰的不同。在运气学说中，气化存在着五运、六气的节律性，如统管全年五运之气的岁运，按照五行相生的顺序轮转，以天干十年为一个周期。不同的运气周期，自然界的气候、物候以及人体的生理、病理发生相应的变化。这些气化的年、月、日和运气时段节律的存在均是气化时序性的体现。

2. 气化具有地域性　天地之气在方位上存在着差异，这种差异造就了不同地域生化特性的不同。《素问·异法方宜论》云："故东方之域，天地之所始生也……西方者，金石之域，沙石之处，天地之所收引也……北方者，天地所闭藏之域也……南方者，天地所长养，阳之所盛处也……中央者，其地平以湿，天地所以生万物也众。"论述了因五方地域的差异，五方气化呈现出生发、收引、闭藏等特点，进而对气候、人体易患病症、体质特点和适宜的治疗措施产生了相应的影响。气化的地域性特点还体现在同一地区地势高低不同，其生化特点亦随之变化。如《素问·五常政大论》云："高者其气寿，下者其气夭，地之小大异也，小者小异，大者大异。"认为地势高低的差异影响着人寿命的长短，地势高的地方人的寿命较长，反之则短。

3. 天地气化具有内部自稳性　天地之气的气化过程是一个亢害承制、淫治胜复的过程。《素问·六微旨大论》云："亢则害，承乃制，制则生化。"指出六气运动变化存在相互制约关系，当某一气过于亢盛时，就会出现相应的气来制约它，这种胜气和复气的相互制约，有利于万物正常的生化活动，从而使万物生化处于动态平衡状态。此外，运气学说中，各年岁运太过、不及之岁相互交替，即土运太过之甲年—金运不及之乙年—水运太过之丙年……以此类推，这是五行学说生克制化理论在运气学说的具体应用。太过、不及之岁相互更替，五运之间则能正常制化调节，也是天地气化达到内部自稳的方式之一。

《内经》气化学说的应用

在《内经》气化思想影响下，中医学逐渐形成以"气"为中心的独特生命观，用"气"来解释人体的生命现象，包括人正常的生命活动、异常的生命现象，并将之应用于临床实践，在疾病病因病机的阐释、疾病的治疗等诸多方面具有重要的指导作用。

1. 认识疾病着眼于天地气化活动的紊乱　天地气化活动的异常是疾病产生的重要外在因素。《素问·至真要大论》云："夫百病之生也，皆生于风寒暑湿燥火，以之化之变也。"说明六气异常变化是导致疾病产生的重要原因。《素问·六元正纪大论》云："凡此太阳司天之政，气化运行先天，天气肃，地气静，寒临太虚，阳气不令，水土合德，上应辰星镇星……民病寒湿，发肌肉萎，足痿不收，濡泻血溢。"即是说辰、戌太阳寒水司天的年份，气化太过，气候先于时令到来，寒湿之气导致阳气不能正常布散。人体容易罹患寒湿之证，出现肌肉、双足痿软以及泄泻、出血等病症。并总结性地提出六气气化与疾病之间的对应性，言"风胜则动，热胜则肿，燥胜则干，寒胜则浮，湿胜则濡泄，甚则水闭胕肿，随气所在，以言其变耳"。所以说六气气化失常，不仅会导致自然界气象、物象、生化活动发生变化，而且会影响人体相应疾病的发生。也正是基于天地气化对疾病的重要影响，《内经》提出了"审察病机，无失气宜"的观点，强调了认识疾病、分析病机时结合运气变化规律的重要性。

2. 治疗疾病的关键在于恢复人体正常的气化　在人体生理功能为气化活动的体现、人体疾病的发生源于气化功能紊乱的生命观下，《内经》对人体疾病的治疗以调理人体气化活动，使异常的气化恢复正常为目的。《素问·气交变大论》在治疗思想上提出了著名的"化不可代，时不可违"的论断，即指人体之气化不可以人力替代，只能顺应其进行调整。而人体的气化活动由于涵盖于六气气化之中，具有时令特征性，因此，调整时要结合时令进行，即"时不可违"。基于这种认识，《素问·五常政大论》云："故治病者，必明天道地理，阴阳更胜，气之先后，人之寿夭，生化之期，乃可以知人之形气矣。"提出在治疗疾病时应详察天时和地理、地势等天地之气以及人体之气的差异，采取合理的治疗措施，才能恢复人体的正常气化。

总之，从"天地气化"角度认识生命活动是《内经》气化思想的重要特征，将人与天地融为一体，体现了中医学独特的生命观，是中医学认识人体生命活动的方法论，对于临床认识疾病、治疗疾病具有重要的指导作用。

100　《内经》气和气化

"气"和"气化"是中医理论中最重要的概念之一，但现今对"气"和"气化"的理解还有很多存疑之处。例如《中医基础理论》教材和多数中医辞书都将"气"定义为一种"精微物质"，但有些学者则认为"气"也包括功能的概念。"气"到底是指物质、功能，还是兼而有之，目前尚无统一认识。

"气化"是中医"气论"中的重要组成部分。可是"气化"到底是指"气"的运动、变化，或是运动及变化，或者仅仅是指膀胱排尿的功能，不同学者的认识也有相异，甚至完全相反。《内经》是现存最早的中医典籍之一，是中医理论的基石。研究《内经》对"气"和"气化"的论述将有助于更加深入地理解这对概念，厘清各种误解。故而，学者孙洁等从《内经》条文出发，探讨了《内经》中对于"气"和"气化"的基本观点。

《内经》对气的认识

在《内经》中，对"气"的论述随处可见。有学者认为，从《内经》中"气"的存在形式来看，主要包括两种：一种是有具体形质的有形之气；一种是指宇宙万物的本原或动力，甚至功能、属性、状态和信息的无形之气。亦即《内经》中的"气"，不仅是物质的，也是功能的。但从《内经》原文来看，"气"也是可以相互转化的。因此，还应该存在第三种"气"——转化之气。

1. 物质之气　作为构成宇宙万物之根本的"气"，首先当然是物质的，此所谓物质之气。《灵枢·本脏》云："人之血气精神者，所以奉生而周于性命者也……卫气者，所以温分肉，充皮肤，肥腠理，司开阖者也。"这里的"血气""卫气"之"气"皆是物质之气。

《灵枢·营卫生会》之"人受气于谷，谷入于胃，以传与肺，五脏六腑，皆以受气，其清者为营，浊者为卫"中所说的"谷气""营气""卫气"亦是物质之气。其他如《素问·痹论》中"荣者，水谷之精气也……卫者，水谷之悍气也"之荣、卫二气等皆属此类。

2. 功能之气　在《内经》中，"气"单指物质的时候并不多，更多的时候还是专指或兼指功能。例如五脏之气，显然不单是指组成五脏的物质，而是也包括了五脏的功能表现。比较典型的例子还有《灵枢·百病始生》所云之"喜怒不节则伤藏，风雨则伤上，清湿则伤下，三部之气，所伤异类"，其"三部之气"指的是伤藏之"喜怒不节"、伤上之"风雨"和伤下之"清湿"。"喜怒不节"是功能，而"风雨""清湿"既可以指自然界的气候变化，也包括实际可见的水、湿等物质概念。又如《灵枢·决气》云："何谓气？岐伯曰：上焦开发，宣五谷味，熏肤、充身、泽毛，若雾露之溉，是谓气。"这个"气"当然可以理解为"若雾露"灌溉周身、营养腠理的卫气，如杨上善所注："若雾露之溉万物，故谓之气，即卫气也。"也可以理解为"上焦开发，宣五谷味"的功能。

3. 转化之气　除了物质和功能之"气"以外，《内经》中的"气"还可以相互转化，是所谓"转化之气"。如《灵枢·决气》所云"余闻人有精、气、津、液、血、脉，余意以为一气耳"，明确指出精、气、津、液、血、脉六种物质均由"气"转化而来。张景岳注云"六者之分总由气化，故曰一气；而下文云六气者，亦形不同而名则异者，故当辨之。"其意有二：一者，一气而化此六者，由乎气化之功；二者，此六者乃形不同者，亦即是有形之物，属于物质之气。也就是说这段文字讲的是物质之气的相互转化。

功能之气也可以相互转化。如《灵枢·痈疽》云："寒气化为热，热胜则腐肉。"寒气当指一切寒性因素，如六淫之寒邪、寒性药食等，因此是一个功能概念。而当寒气侵袭人体后，因人身之阳气而从化为热，此热是人身的病理反应特点，也是一个功能概念。这段经文讲的正是功能之气的相互转化。

物质之气是人身各种生理功能的基础，所以物质之气可以转化为功能之气是很容易理解的。如《灵枢·动输》"胃为五脏六腑之海，其清气上注于肺，肺气从太阴而行之"这段条文。"胃之清气"通常是指水谷精气中的精专部分，即营气。《灵枢·营卫生会》云"人受气于谷，谷入于胃，以传与肺，五脏六腑皆以受气，其清者为营，浊者为卫"，正是对此处"胃之清气"的最佳注释。"肺气从太阴而行之"，张景岳注云："此手太阴之脉动者，以胃受水谷而清气上注于肺，肺气从手太阴经而行之，其行也以息往来，息行则脉动，故呼吸不已，而寸口脉亦动而不止也。"意为此处肺气是指随息往来的肺经之气，主要强调的是反映肺经功能状态，而非肺中所藏精微物质。

总之，在《内经》中，"气"可以是物质的，也可以是功能的，还可以包括此二者的相互转化，内涵丰富却不显杂乱。所以如是者，其要在于"气化"二字。

《内经》对气化的认识

在气一元论出现的同时，"气化"的概念就随之出现了。既然"气"是构成世间万物的本原，那么在"气"演变成世间万物的过程中，就不可避免地涉及"气化"的概念。《老子》说"道生一，一生二，二生三，三生万物"，就是指一气而生万物的意思。《庄子·至乐》云"气变而有形，形变而有生"，讲得更为具体，但仍然没有提出"气化"二字。《吕氏春秋·大乐》云："万物所出，造于太一，化于阴阳。"若将"太一"做"一气"解，则"气化"之意已经是脱纸欲出。最早明确提出"气化"二字的还是《内经》。它不仅是中医"气化"理论的源头，也是中国哲学"气化"思想的肇始之一，比二程的"万物之始皆气化"（《程氏遗书》）观点要早一千余年。

1.《内经》的"气化"概念　《内经》多处出现"气化"二字，出现最为频繁的在《素问·六元正纪大论》，仅此一篇即出现"气化"24次。主要内容集中在"凡此太阳司天之政，气化运行先天……凡此阳明司天之政，气化运行后天……凡此少阳司天之政，气化运行先天……凡此太阴司天之政，气化运行后天……凡此少阴司天之政，气化运行先天……凡此厥阴司天之政，气化运行后天，诸同正岁，气化运行同天……帝曰：胜复之气，其常在也，灾眚时至，候也奈何？岐伯曰：非气化者，是谓灾也。"张景岳注此段云："当其位则为正化，非其位则为邪化，邪则为灾矣。"是知此处"气化"当指时气化生。

其他如《素问·六元正纪大论》"所谓邪气化日也"中"气化"，是指邪气之化；《素问·至真要大论》中"少阴司天为热化，在泉为苦化，不司气化，居气为灼化"中"气化"，是指六气之化；《灵枢·痈疽》中"寒气化为热，热胜则腐肉"中"气化"，是指寒气之化；《素问·生气通天论》中"寒气从之……留连肉腠，俞气化薄，传为善畏，及为惊骇"中的"气化"也是指寒气之化；《素问·气交变大论》中"各从其气化也"中的"气化"，是指从天气之化。这些"气化"概念，实际上都是与五运六气相关的天地之气变化。

后世医家提及最多的，当属《素问·灵兰秘典论》中所云："膀胱者，州都之官，津液藏焉，气化则能出矣。"在《素问·刺法论（遗篇）》中亦见其自引之。对"膀胱者……气化则能出矣"中"气化"的理解，历代医家有所不同。一者，认为津液经气化而为溺，存于膀胱而能出。如张景岳《类经·三卷·脏象类》注此段云："膀胱有下口而无上口，津液之入者为水，水之化者由气，有化而入，而后有出，是谓气化则能出矣。"二者，认为溺之出入皆由气化。如王冰注此节时，就认为"若得气海之气施化，则溲便注泄，气海之气不及，则闭隐不通，故曰气化则能出矣"。《古今医统大全》亦云："此见膀胱津液出入皆以气为本，气行而水自化也。"三者，认为气化则能出矣，所出非止为溺，亦是津液之出。如高士宗《黄帝素问直解》云："得阳热之气，而津液始达于皮肤，故气化则能出矣。"这三种理解，反映了对"气化"的三种不同认识：一解认为"气化"是气化为溺；二解认为"气化"是溺之生成、出入之变化；三解认为"气化"是指津液转化和敷布的过程。综合起来，这里的"气化"实际上包含了尿液生成、储藏和排泄的全过程，其中津、气、溺的相互转化是形气之变，津液和尿液的输送、排泄则是气的运动，只把"气化"理解为"膀胱的排尿功能"是不够的。

实际上，《内经》讨论"气化"的条文远不止于此。因为在更多的时候，《内经》虽言"气化"，却并没有直接出现"气化"二字。林齐鸣即认为，纵览《内经》全书，有关"气化"的思想随处可见，主要体现在说明人体某些生理功能，说明生命精微物质与生命形体的代谢转化和说明自然万物的发生、发展与演化三个方面。

2. 《内经》的"气化"思想 分析《内经》中的"气化"，大略有以下数种。

第一种"气化"是阴阳、五行的转化。如《素问·天元纪大论》云："太虚寥廓，肇基化元，万物资始，五运终天，布气真灵，总统坤元，九星悬朗，七曜周旋。曰阴曰阳，曰柔曰刚，幽显既位，寒暑弛张，生生化化，品物咸章。"是讲元（气）化而为阴阳，阴阳化而为五运（五行）；《素问·宝命全形论》中"人生有形，不离阴阳"，是讲阴阳化生人体和生命；《灵枢·论疾诊尺》中"重阴必阳，重阳必阴"，是讲阴阳之间的转化。

第二种"气化"是各种精微物质的化生和转变。如《灵枢·决气》所云"余闻人有精、气、津、液、血、脉，余意以为一气耳"，即是指精、气、津、液、血、脉这六种物质皆由"一气"化生而来。《素问·阴阳应象大论》中"味归形，形归气，气归精，精归化，精食气，形食味，化生精，气生形"，则是讲食（味）、气、形的相互转化。

第三种"气化"是各种物质的运动和敷布。《灵枢·决气》中"上焦开发，宣五谷味，熏肤充身泽毛，若雾露之溉"，是指对水谷精微的敷布；《素问·经脉别论》中"饮入于胃，游溢精气，上输于脾，脾气散精，上归于肺，通调水道，下输膀胱。水精四布，五经并行"，是指水谷精微与津液、气的转化和敷布。以上这两种"气化"也是现在通常意义上讲的"气化"，即"通过气的运动而产生的各种变化。具体地说，是指精、气、血、津液各自的新陈代谢及其相互转化"。

第四种"气化"是所谓的"从化"，即病情随患者体质而发生相应变化。"从化"一词大约是从《素问·六微旨大论》中"物之生从于化，物之极由乎变"而来，这段条文认为六气之变化决定了万物之化生，正是气化而生物之意。而《内经》将六气随其所不胜而化之者，称为"从化"。如《素问·五常政大论》中"委和之纪……从金化也"，即是此例。五行皆可从化，非止木从金化。后世将此"从化"概念发展为邪气、药物、病情随体质、脏腑、四时而变化的现象的统称。《内经》对这些情况也都有所论述。例如前文所引《灵枢·痈疽》中"寒气化为热，热胜则腐肉"，《素问·生气通天论》中"寒气从之……留连肉腠，俞气化薄，传为善畏，及为惊骇"两条，不但论及此例，更直接以"气化"言之。《灵枢·五变》中"一时遇风，同时得病，其病各异"，也是对"从化"现象的描述。

第五种"气化"是气的运动。如《素问·六微旨大论》论气机运动的重要性时云："岐伯曰：出入废，则神机化灭；升降息，则气立孤危。故非出入，则无以生、长、壮、老、已；非升降，则无以生、长、化、收、藏。是以升降出入，无器不有。"而《素问·举痛论》中云："余知百病生于气也，怒则气上，喜则气缓，悲则气消，恐则气下，寒则气收，炅则气泄，惊则气乱，劳则气耗，思则气结。九气不同，何病之生？"则将气机运行失常与情绪反应联系起来。《内经》中其余论及气之运动的条文更是数不胜数。

第六种"气化"是指五运六气之气化。这部分内容集中在7篇大论中。

总之，《内经》中除少数章节外，几乎处处可见气化，从万物化生至精微所存，皆是"气化"。在《内经》视角下，"气化"既是万物成败之根本，也是人身立命之根本，因而也就必然是养生、诊断、治疗的根本所在。深入研究"气化"理论，对于更好地理解中医理论，提高中医临床疗效有着非常重要的意义。

101　《内经》气化的特点

气化，泛指气的运动及其产生的各种变化。气化理论早在《内经》中就已经有系统的论述，并且成为贯穿《内经》脏象、经络、病因病机、治则治法等理论范畴的一条思想主线，显示出中医学最为本质的学术特点。学者陈曦等就《内经》气化的概念与特点做了广泛阐述。

气化的概念

气化，作为独立概念，在《内经》经文中表述的含义有：①自然界寒热阴阳之气的转化；②五运和六气的生化；③生命过程中的气-形-能的转化。除此之外，《内经》中绝大多数的篇章，都有不言"气化"而实属"气化"的内容。

陈曦认为，作为"气化"的主体——"气"是无形的存在，涵括宇宙间的一切，是构成自然万物的主体，具有表达信息和功能的作用，具有无限的活性。这种活性既可表示为永恒的生化作用，也可表示为无限联系作用。故气化不仅仅限定于有形实体，尚且包括无形而存在的一切。

根据《内经》中"气"的基本含义及其运动变化的表现，《内经》"气化"的概念，应有以下3个层面的含义：①在表述宇宙自然生成、万物生存湮灭的内容时，气化是指永不停歇、无处不在的、无形的生化与演变的过程与现象。气化是古人对气候、物候等自然界的一切过程与现象的宏观概括，能够通过意象思维进行分析和判断。②在表述自然与人体联系及感应的内容时，气化是指自然对人体生命过程的影响及其基本原理。主要体现在气化所表现出的时间节律与人体生命状态及结构之间的关系方面。③在表述人体气血生化的内容时，气化是指饮食化生气血津液等基本生命物质与汗、溲、便等代谢产物的作用与机制，以及对人体生命过程演化和调整原理等的概括。

气化的特点

根据《内经》经文的描述，陈曦将"气化"的基本特点概括为6个方面。

1. 永恒性　气是无时不有、无处不在、无形的存在，这就决定了气化在时间上的永恒性。第一，气化始终是处于一种运动状态，所谓"成败倚伏生乎动，动而不已，则变作矣"。而这种运动状态一旦停止，就会出现"神机化灭"和"气立孤危"。第二，包括人体在内的一切形器都是融汇在无始无终的自然气化流行过程中，天地本身就是一种永恒的生化之宇。第三，在人体生命周期中，气化是贯穿于生、长、壮、老、已的全部过程。"器散则分之"，在人的形体失去"生化之宇"的作用后，又会转化成为精气的形式，同于宇宙大化。

2. 普遍性　气化是道化的具体表现。因为道无处不在，气化亦无处不在。正如庄子云："（道）无处不在……（道）在蝼蚁……（道）在稊稗……（道）在瓦甓……（道）在屎溺。"气化能够存在于不同物质与非物质层面，无不显示出其普遍性。宇宙由气化而演生，天地由气化而交泰，生命由气化而延续。《内经》感叹"出入废则神机化灭，升降息则气立孤危。故非出入，则无以生长壮老已；非升降，则无以生长化收藏。是以升降出入，无器不有"。根据气化规律的普适性，可以认为天人一体皆从气化。如《素问·阴阳应象大论》所论"形归气，气归精，精归化"，既是食物、药物在人体气化的规律，也是人的高级生命活动生长发育的规律，乃至自然界的规律。

3. 表象性　古人去理解"气化"，并非想别具一格地创造一种说理工具。《内经》中有明确的实体解剖内容。如《灵枢·经水》云"若夫八尺之士，皮肉在此，外可度量切循而得之，其死可解剖而视之，其藏之坚脆，府之大小，谷之多少，脉之长短，血之清浊，气之多少，皆有大数"。这不仅说明当时医家非常重视用解剖的方法来了解人体的形态结构，而且还可以看出当时的解剖也已相当细致。此外，《灵枢·脉度》和《灵枢·骨度》等，还专篇讨论了经络的走向与人体骨骼之长短，《灵枢·肠胃》还记载了人体肠胃之大小长短及其容量。说明这些数据是通过对人体解剖、测量而取得。然而，古人实践中逐渐认识到的这些解剖知识，只是死后的脏腑组织形态。若要了解生命活动的奥秘，还必须从生命的现象中来探索。古人已经认识到通过实体空间的思维方式，很难将活生生的人体生命现象进行切割式的分析与综合，而必须从一种更高的层面上来理解生命，这就标志着气化理论思想的萌芽。这一更高的层面就是古人所理解的"善言天者，必有验于人"。古人是如何观察天的？《周易·系辞上》云"天垂象，见吉凶，圣人象之"。由此确立了气化理论认识方法的惟象特征。因此，气化不是来自解剖的分析，而是依"象"的直觉认知方式推揣而来。

4. 方向性　气化是一种几乎完全规整的自然万物的演化过程和方式。《内经》中"气化"的基本特点之一，就是其表现出气化过程的时间单向性，并且这种特性不随人的意志所转移。《论语·子罕》云"子在川上曰：逝者如斯夫，不舍昼夜"，就是出于对自然生化过程单向流行永不停歇的赞叹。《素问·天元纪大论》云"物生谓之化，物极谓之变"。化为变之渐，变为化之极。但总体来说，变与化难以截然分开。有形之物，包括人体，既有生，且有死，生死过程即为变化。这一过程呈现时间单向性，无论采取何种措施都无法根本逆转。因此，《素问·玉版论要》指出"神转不回，回则不转，乃失其机"的问题。"神转不回"就是指表现为"神"的"阴阳不测"，具有时间单向性特征——气化流行，时时不息；一旦气化过程出现暂停，万物的生机就会停止。

5. 变动性　《内经》构建了天、地、人一体的原创医学模式，认为这一"整体"绝非静止一体，而是处在不断的运动变化之中。《素问·六微旨大论》云："成败倚伏生乎动，动而不已则变作矣。"经文中"成败"和"倚伏"象征着生命和万物的生死、存灭的演化过程。这一过程归根到底是由于"气"的运动。这种运动无休无止，于是产生了各种各样的生化。《素问·天元纪大论》亦云："动静相召，上下相临，阴阳相错，而变由生也。"没有"气"的运动就没有变化，也就不会有生命。因此，气化是连续不断的，永无休止的。所以《素问·六微旨大论》云"升降出入，无器不有"。因此，气化始终贯穿着动态特征，以此"气化流行，生生不息"。

6. 有序性　无论是自然界的气化还是人体气化，都是遵循一定的时间顺序的。如一天之中，"平旦至日中，天之阳，阳中之阳也；日中至黄昏，天之阳，阳中之阴也；合夜至鸡鸣，天之阴，阴中之阴也；鸡鸣至平旦，天之阴，阴中之阳也"。再如，一年之中，运气的主气，指厥阴风木、少阴君火、少阳相火、太阴湿土、阳明燥金、太阳寒水等六气，分主 24 个节气。按厥阴风木初气→少阴君火二气→少阳相火三气→太阴湿土四气→阳明燥金五气→太阳寒水终气的次序更替，从而表现出一年季节的不同变化。自然界四时之气的变化规律，如《灵枢·顺气一日分为四时》云："春生、夏长、秋收、冬藏，是气之常也。"四季季风的方向顺序，"春气西行，夏气北行，秋气东行，冬气南行"。《素问·六元正纪大论》认为，天地之气亦是"升已而降""降已而升"。此外，《素问·阴阳应象大论》云："清阳出上窍，浊阴出下窍；清阳发腠理，浊阴走五脏；清阳实四支，浊阴归六府。"清阳与浊阴归属于不同脏腑器官，是机体阴阳有序运动的具体表现，一旦这种有序性失常，则机体的自组织功能降低，就有可能发生疾病，如"清气在下，则生飧泄；浊气在上，则生胀"。人体中气的运行亦具有严格的顺序，例如营卫之气"营在脉中，卫在脉外，营周不休，五十而复大会"，其各自的循行次序，在《灵枢》的"营气"和"卫气行"篇中有详尽的记载。再如，经络之气在十二经脉中的流注次序，始于手太阴肺经，依次传至足厥阴肝经，再传至手太阴肺经，如环无端的循环贯注。这些又是气化在"位"上有序性的体现。

　　中医学在"气"本元宇宙观的影响下，基于"天人相应"观念，通过长期医疗实践，运用气化理论具体描述了宇宙与生命的运动变化规律及二者关系，形成了对人体生命过程的独特认识。贯穿于中医学理论与方法论中的气化思想，深刻地影响着中医学形成与发展的全部历史过程。通过对气化理论研究，有助于现代学者对《内经》乃至中医学理论思维方式的理解和认识，从而明确气化理论在《内经》乃至中医学理论体系构建和发展过程中的重要理论意义和学术价值。

102 《内经》气化的思维

《内经》气化理论，是从"气"为本元的宇宙观出发，以宇宙、人及其二者关系为主要对象，通过探求宇宙天体、气候变化、地理环境及其对人体影响的规律，借助秦汉时代特有的术数模型和认知方式，对人体生命现象与过程进行系统研究的一门学问。它是历代医家在长期医疗实践以及对人体基本构造与功能初步认识的基础上，结合自然科学认识，通过综合类比、推演、体悟并经过高度理论概括而逐步形成的理论。

气化理论旨在通过类比天地自然演化模式，来研究自然界气候的规律性变化，这些变化对人体的影响、人体生命活动过程中健康与疾病状态变化的规律，以及调整的原则与方法，是中医基本理论形成的重要基础。《内经》的气化理论是中医学认识与实践的理论基础，反映出中医学天人相应、道法自然、主客融合、协同演化的认识视角。学者陈曦认为，气化理论所体现的思维方式，具有顺势随时、取象运数、权衡守中、恒动变易、直觉体悟等特点。

顺势随时

顺势随时，侧重于从时间维度去认识人体，是中医学乃至于东方文化特有的思维特点。运用气化理论认识和研究问题，强调顺应自然气化趋势以及由此确定的时序变化因素。《内经》气化理论正是从时间角度，对自然万物的生化演变进行的描述，通过气化理论能够较为准确地判断和掌握万物运动的趋势、方向与程度，因此顺势随时成为气化理论的首要思维特点。

在生命演进过程中，《内经》气化理论认为生命具有时间演化流行的方向与秩序。如《素问·诊要经终论》云："诊要何如？岐伯对曰：正月二月，天气始方，地气始发，人气在肝。三月四月，天气正方，地气定发，人气在脾。五月六月，天气盛，地气高，人气在头。七月八月，阴气始杀，人气在肺。九月十月，阴气始冰，地气始闭，人气在心。十一月十二月，冰复，地气合，人气在肾。"经文将1年12个月中气化演变的状态与人体五脏之气相通应，指出诊治疾病时必须重视四时的变化，并以此为基础进一步强调了不同季节针刺不为及刺法也应有所差别。《素问·天元纪大论》云："至数之机，迫迮以微，其来可见，其往可追。"认为气化规律能够通过流行的时间序列昭示于人，高明的医生应当着意进行研究。《素问·六节脏象论》认为"不知年之所加，气之盛衰，虚实之所起，不可以为工矣"。

人体之气与自然界之气存在升降出入等形式的交流，因而人体脏腑存在"脏气法时"的特点，即其运动变化规律类似四时升降出入的自然气化。如五脏像地主于贮藏，六腑像天主于通降；心火肾水升降交通，脾气左升精微，胃气右降浊气，肝、胆左升发生阳气，肺主秋通于宣降等。所以，在治疗脏腑病变时，就应充分考虑其气化运动的自然趋势，顺其性而治之。如治疗脾病以补中升提、胃病以通腑理气等，均体现了顺应脏腑气化之势而治的特点。

人体气化尚受自然气化时间因素的影响，即春升生、夏浮长、秋降收、冬沉藏，这种四时气化的升降运动不仅使人体气化与之相应，也会影响到疾病的病位、病势、预后与转归，故治病当顺应四时之气升降之势，如汗法如春气发散、下法如秋冬肃杀、春夏不宜吐、秋冬不宜下等。

取象运数

象数是中国文化认识世界特有的方式与手段。无论是临床实践还是理论探讨，中医学均离不开"象"与"数"。可以说，气化理论取象运数的特点，涵盖并体现了《内经》所有的思维方式。

无"数"则"象"无以演，无"象"则"数"无以明，其中象为"本"，而数为"标"。《内经》气化理论重视象数的特点，体现在其通过阴阳、五行、天干、地支、河图、洛书、卦气、运气、九宫八风等术数模型，来认识万物的存在方式、运动规律以及万端变化之象，推演自然气化之道，是一种能够随时应对各种复杂事物变化进行决策的思维方式之一。

具体的方法实际上就是通过象和数进行"比类"的思维方法。《素问·至真要大论》称之为"各司其属"。"类"指性质、功能和气化趋势相同或相近的一类事物。运数比类的思想最初出现于《易·系辞上》。中医学在发展过程中，借用了这一思维方式。气化理论重视象数，既可以归纳出自然万物协同的、同构的规律，借助术数模型推演、预测出同类事物的变化、生成，又能够将气象万千的生命状态，通过取象、求属、类比纳入术数模型之中，此谓之"取象比类""求其属"。

守中致和

"守中致和"的观点，最为集中地体现于五运六气学说当中。五运六气学说认为自然界气候变化的过程，是自然气候本身亢害承制、胜复郁发的过程。这就是说，自然气化过程中，某种气候变化偏胜了，就会受到其他相反气候变化的制约，从而使其恢复到正常状态。因此，《素问》"运气七篇"中所提出的"亢害承制""胜复""郁发"，实际上就是自然气候环境的自稳调节现象。正因为气候变化有其固有的自稳调节作用，所以自然气候才能始终维持着相对稳定，以利于自然界万物的正常生长。《素问·气交变大论》指出"夫五运之政，犹权衡也，高者抑之，下者举之，化者应之，变者复之，此生长化成收藏之理，气之常也，失常则天地四塞矣"。意即指自然气候变化中的这种自调作用而言。《内经》气化理论研究问题时，注重事物演化发展过程中各种矛盾关系的化解，处于相对稳定、和谐状态，而不偏。"守中致和"并非是绝对或相对的平衡，而应当是和谐与稳定。

"守中致和"的基本特征是指事物或现象顺应气化时势的自然无为状态。如《素问·生气通天论》云"阴平阳秘，精神乃治"，其中"平"，指事，从于，从八。"于"是气受阻碍而能越过的意思，"八"是分的意思，气越过而能分散，语气自然平和舒顺。本义为语气平和舒顺。"秘"的本义指一种香草，引申为不可测之、不公开。"阴平阳秘"中的"阴""阳"应当联用，解释为阴气平和舒缓，阳气密固不散，阴阳二气气化和谐人体方能精神乃治。如此，方合"阴在内阳之守也，阳在外阴之使"的《内经》本义。

再如《内经》认为，在以五脏为核心的人体结构中，各部分不是孤立的，而是以"气"为中介，以"化"为方式的协调、配合运作过程。《内经》的五行生克运动表面上看是周而复始的循环，实际上反映了生命体整体和谐、动态自稳的气化本质。

恒动变易

从"天人相应"的认识起点出发，传统文化不仅阐述了自然与生命是一个系统联系、协调完整的统一整体，而且进一步认为万事万物都处于永恒的运动、变化过程中。恒动变易的思维特点至迟在《周易》时代就已确立，并在此后的发展过程中成为气化理论思维方式的主要特征之一。具体体现在：

第一，无论是人、动植物的生、长、壮、老、已和生、长、化、收、藏，还是无生命物体的生化湮灭，无不存在这一过程。如《内经》把生命看成是气的"升降出入"运动过程，认为"升降出入，无器不有"。

第二，天地万物的变化根源于气的运动，而气运动的动力在于气自身具有运动的能力，即阴阳二气之化及其产生的升降出入等具体运动。如《素问·天元纪大论》云"动静相召，上下相临，阴阳相错，而变由生也"。

第三，《内经》认为，人体生命是一个生长壮老已的运动变化过程，这种有序的运动变化是生命存在的基本形式。《内经》还认为，人的气血功能活动也经历着阶段性发展演变过程。例如《素问·上古天真论》提出女子七年、男子八年周期说。又如《灵枢·岁露》讨论了一朔望月中人的生理功能的周期性变化规律。

第四，气的升降出入失常会导致疾病的发生。《内经》认为，疾病是阴阳气化运动失去协调稳定，即阴阳相互联系、相互作用被破坏，出现偏胜偏衰。

直觉体悟

在基于气化理论的思维过程中，摒弃一切物我分别与时空分界，在既往认知经验基础上，能够对事物及其现象的运动变化规律做出直觉判断、准确推论和直接领悟。古人认为，在一定状态下，人作为思维的主体，通过对自然精气的体验与交流，能够与自然万物浑然一体。这就决定了气化理论依赖直觉的思维特点，以"体悟"和"意会"作为认识世界、认识生命的基本形式。直觉，是对宇宙与生命气化过程中精气与心灵的相互作用。气化理论依赖直觉的特征，注重意、象、数、理的统一，即注重主体意念思维与现实世界万象的统一，消除主客之分，使得主客体相互渗透，时空一体。

中医理论的产生和发展是在其固有的思维方式指导下形成的。中医思维方式作为中医理论体系与临床活动的内在核心，对中医理论体系的建构、演变以及中医临床诊疗活动都具有深刻的影响。《内经》气化理论是中医学基本理论的重要基础。

103 《内经》气化理论发微

中医强调物质的功能性，并重视物质之间的功能联系，略于实体，而"气化"理论恰好诠释了这一特点。中医借由"气化"阐释生命活动过程，大到自然界天地万物的运动变化，小到人体脏腑气血的生化代谢，无不伴随着气化流转。气化是生命活动的常态，贯穿着生命变化的始终。气化有序则五脏功能安和，气化失调则脏腑阴阳逆乱。学者夏梦幻等认为，理解中医关于气化的内涵和规律，是探寻中医学之于健康、疾病等理论特色的关键。

基于阴阳交感的气化说

《内经》中的"气化"，笼统来讲，即气的运动产生的变化。其中，气的运动本质是阴阳二者的相互作用。《素问·阴阳应象大论》云："阴阳者，天地之道也，万物之纲纪，变化之父母，生杀之本始，神明之府也。"气化始于阴阳二气的作用，阴阳交感是对气化发生的最基本描述。《素问·天元纪大论》云："在天为气，在地成形，形气相感而化生万物。"阴阳交感产生气化，并由此化生万物。《素问·五常政大论》云"气始而生化，气散而有形，气布而蕃育，气终而象变"。经由阴阳二气的聚散流动，实现事物之间以及事物内部的信息沟通。首先，阴阳之气升降出入是气化的基本过程。《素问·六微旨大论》云"气之升降，天地之更用也""天气下降，气流于地；地气上升，气腾于天。故高下相召，升降相因，而变作矣"。其次，阳气是气化发生的主导。阴阳之中，《内经》尤其重视阳气的功用。《素问·生气通天论》云："阳气者，若天与日，失其所，则折寿而不彰，故天运当以日光明。"阳气的温煦、推动作用是气化过程的驱动力，即《素问·阴阳应象大论》所云"阳化气，阴成形"。阴阳交感作用产生了气化，同时气化的过程和结果也是阴阳属性关系的表达。

天-地-人气化流转的中医生命观

1. 气化是中医认识生命活动变化的思维方式 《素问·宝命全形论》云"天地合气，命之曰人"。气一元论奠定了中医学天-地-人三才一体的整体观。《素问·天元纪大论》云："物生谓之化，物极谓之变。"气化是自然界及生命活动变化的表达形式。《素问·气交变大论》载"善言气者，必彰于物"。《素问·天元纪大论》云"物之生谓之化"，气化最初代表自然时令节气的物化现象。因此，气化是建立在气的物质性基础上，是古人认识自然界生命活动的思维方式。然而，鉴于"物质性"视角的局限性，中医学转从物质之功能性阐释生命活动，并主要通过气化功能认识气的存在。

2. 气化是人与天地之间存在感应的过程和机制 广义的气化，是指天地阴阳之气相互作用所产生的一切变化，包括自然界的阴阳气化、自然气化对人生命的影响以及人体内部的气化活动。《素问·六元正纪大论》云："春气始于下，秋气始于上，夏气始于中，冬气始于标。春气始于左，秋气始于右，冬气始于后，夏气始于前，此四时正化之常。"此为自然之气气化的常态。天地阴阳不断消长变化，维持四时更迭之序。《素问·阴阳应象大论》云："味归形，形归气，气归精，精归化，精食气，形食味，化生精，气生形。"此为人体生命内在的气化过程。人的精、气、血之间时刻进行着气化反应，并伴随有气血津液的生成、输布、代谢等，维持人体形和神的相对平衡，这也是狭义气化的范畴。《素问·五常政大论》云"气始而生化，气散而有形，气布而蕃育，气终而象变，其致一也"；"天食人以五气，地食人以五味";天地人同气,即自然天地之"生长化收藏"、人体生命之"生长壮老矣",都以气化作为其存在的基本方式,并通过气化流转相互影响、互相作用,实现人与天地相参应。

3. 升降出入,生生不息气的升降出入是气化的基本条件 《素问·六微旨大论》云"升降出入,无器不有",一切自然现象都是天地阴阳之气升降出入的变化结果。《内经》中的气,包含了物质性、运动性、功能性。生命的存在以气的物质性为前提,气的运动性为基础,气的功能性为主宰。气无时无刻不在运动、变化,进行着物质与功能的切换。《素问·六微旨大论》云:"成败倚伏生乎动,动而不已则变作矣。"气的升降出入是实现物质-功能气化的中介。生命存在的过程是在气化基础上进行生生不息的演变。如庄子所云"人之生,气之聚也,聚则为生,散则为死",周而复始。

以五脏功能为指向的脏腑气化论

1. 气化之五脏中医的五脏,非形态之五脏,乃气化之五脏。可以说,气化理论是中医藏象的生理学基础。在气化功能基础上,《内经》以五脏为中心,把脏腑、经络、形体、官窍之间联结为有机整体,形成"四时五脏阴阳"的整体系统。《灵枢·本脏》云:"五藏者,所以参天地,副阴阳,而连四时,化五节者也。"《内经》借由"气"来阐释脏腑的功能状态,脏腑气化论是中医认识脏腑功能活动的高度概括。如《素问·灵兰秘典论》云"膀胱者,州都之官,津液藏焉,气化则能出矣"。张景岳云"津液之入者为水,水之化者由气,有化而入而后有出,是谓气化则能出矣"。这段经文是对肾与膀胱气化活动的经典描述,也是《内经》关于脏腑气化的最早阐释。赵献可在此基础上加以发挥,认为津液代谢涉及多个脏腑功能,提出"三焦气化"论,实为脏腑气化论的延伸。

2. 物质代谢过程狭义的气化,指的是人体精、气、血、津液之间的生成、转化,以及汗、二便的排泄过程。《素问·阴阳应象大论》云:"清阳出上窍,浊阴出下窍;清阳发腠理,浊阴走五脏;清阳实四肢,浊阴归六腑。"从阴阳概括了基本物质代谢的方式、规律。脏腑气化实际上包括了脏腑内部、脏腑之间所具有的一切生理变化。心之气化温通血脉,肝之气化疏调气血,脾之气化健运四肢,肺之气化宣发腠理,肾之气化推动全身。《素问·阴阳应象大论》云:"水为阴,火为阳,阳为气,阴为味。味归形,形归气,气归精,精归化。精食气,形食味,化生精,气生形。味伤形,气伤精,精化为气,气伤于味。"整个物质代谢以脏腑功能气化为核心,物质、能量间的信息转化伴随生命过程的始终。同时,脏腑气化的同时,参与人的精神心理活动。《素问·天元纪大论》云"人有五脏化五气,以生喜、怒、思、忧、恐"。气化不仅沟通形与形,同时联络着形与神,维系五神脏的整体功能和谐。

气化失司是中医病机内容的最高诠释

气化有正常之化,也有异常之化。时令异常、七情失调、饮食失当、形神劳倦失度等,都会影响气化活动。《素问·六微旨大论》云:"出入废则神机化灭,升降息则气立孤危。故非出入,则无以生长壮老已;非升降,则无以生长化收藏。是以升降出入,无器不有。"气化、气机失调是人体疾病发生的基本病机之一。《素问·阴阳应象大论》云"清气在下,则生飧泄,浊气在上,则生䐜胀"。此为脏腑气化功能不调的病理表现。《素问·举痛论》云"怒则气上,喜则气缓,悲则气消,恐则气下,惊则气乱,思则气结"。此为神伤形的气化异常表现。《素问·生气通天论》云"阴不胜其阳,则脉流薄疾,并乃狂。阳不胜其阴,则五脏气争,九窍不通"。此为阴阳盛衰的异常气化表现。《素问·至真要大论》云:"少阴司天为热化,在泉为苦化,不司气化,居气为灼化。"《素问·六节脏象论》云:"未至而至,此谓太过,则薄所不胜,而乘所胜也,命曰气淫……至而不至,此谓不及,则所胜妄行而所生受病,所不胜薄之也,命曰气迫。"此为天地之气伤人的气化反应。《灵枢·痈疽》云:"寒气化为热,热胜则腐肉,肉腐则为脓,脓不泻则烂筋,筋烂则伤骨,骨伤则髓消,不当骨空,不得泄泻,血枯空虚,则筋骨肌肉不相荣,经脉败漏,熏于五脏,脏伤故死矣。"此为寒热病机的气化表现。《素问·六微旨大论》云:

"夫物之生从于化，物之极由乎变，变化之相薄，成败之所由也。"中医中的病机主要包括四时气化失常、脏腑阴阳气化紊乱、形神气化失和等形式，气化异常是疾病发生、发展的关键。《素问·至真要大论》云："谨察阴阳所在而调之，以平为期"。因此，调理阴阳气机，恢复脏腑正常气化功能是诊治疾病的关键。

中医学通过"气"阐释生命构成，通过"气化"认识生命过程。阴阳二气的交感产生了气化，通过天-地-人气化流转实现了人与天地相参应的天人一体观。气化理论是中医学的核心理论之一，它从"物质"到"功能"建构了中医特色的生命观，形成以五脏功能为指向的脏腑气化论。气化失司是中医学对疾病基本病机的最高概括。恢复气化之常态是治疗疾病的最终目的。《内经》气化理论是中医认识"生命、健康、疾病"的特色思维方法，未来探索气化理论背后的生物机制有助于发掘更多中医科学性的证据。

104 《内经》气化和气机理论

"气化"是中华民族传统文化的重要范畴，也是《内经》所论生命科学知识体系中的重要"命题"，先秦诸子们但凡论"气"之时，无不涉及"气化"的内涵。但是作为"气化"的词语，则是在《内经》之中首次运用。自此以降，"气化"就成为中医药学的重要理论而广受人们的关注和研究。学者张登本对《内经》中的气化与气机理论做了广泛而深入的探析。

气化的内涵

简言之，气化是指气的运动及其所产生的各种变化。解读"气化"的含义，务必在熟悉《内经》所论"气"的含义之后，也要对其论述"化"的原文内涵有所认识。如此才能够全面而深刻理解其中所论"气化"意义。

"化"字出现的频率分别为《素问》524次，《灵枢》34次，"气化"仅仅出现了13次。如若结合"化"的内涵而言"气化"，《内经》所论的含义主要有：

1. 天地间阴阳之气相互作用所导致的一切变化 如《素问·六节脏象论》云"天地之运，阴阳之化，其于万物，孰多孰少"。《灵枢·本脏》云："五脏者，所以参天地，副阴阳，而连四时，化五节者也。"杨上善云"从五时而变，即化五节"。张景岳云："化五节者，应五行之节序而为之变化也。"《素问·五常政大论》云："化不可代，时不可违。"

2. 天地间一切事物的新生过程及其所需的力量 《素问·六微旨大论》云"夫物之生从于化，物之极由乎变，变化之相薄，成败之所由也"。张景岳云："故变化之薄于物者，生由化而成，其气进；败由变而致，其气退也，故曰变化之相薄，成败之所由也。"

3. 生物生、长、化、收、藏过程中"化"的阶段 五行中"土"主"化"。有"化育，孕育"之意。《素问·天元纪大论》云："木、火、土、金、水，地之阴阳也，生、长、化、收、藏下应之。"《素问·六元正纪大论》云："长化合德，火政乃宣，庶类以蕃。"高世栻云"化，土气也"。

4. 六气的运行变化及其相应的自然界变化 《素问·气交变大论》云"各从其气化也"。《素问·六元正纪大论》云"凡此太阳司天之政，气化运行先天……厥阴所至为生为风摇，少阴所至为荣为形见，太阴所至为化为云雨……气化之常也"。《素问·六微旨大论》云"气有胜复，胜复之作，有德有化，有用有变"。

5. 人体生理变化以及能量、信息的转化 《素问·阴阳应象大论》云"水为阴，火为阳，阳为气，阴为味。味归形，形归气，气归精，精归化。精食气，形食味，化生精，气生形。味伤形，气伤精，精化为气，气伤于味"。《素问·天元纪大论》云："人有五脏化五气，以生喜、怒、思、忧、恐。"王冰云"化，谓生化也"。

6. 阳气运化津液的作用和过程 《素问·灵兰秘典论》云"膀胱者，州都之官，津液藏焉，气化则能出矣"。张景岳注："津液之入者为水，水之化者由气，有化而入而后有出，是谓气化则能出矣。"

有人将《内经》所论的"气化"概括为"自然生化"（宏观），"自然与人的气化联系"（中观）和"人体内部气化"（微观）三个层次。此处将这一认识可以演绎如下：

其一，就宏观维度而言，"气化"是指天地间阴阳之气相互作用所导致的一切变化。包括天地阴阳之气对一切事物的新生、成长、消亡所带来的影响。"运气七篇"所论即属此。由于宇宙之气自身的运动，产生了天地阴阳之气，阳气在上，阴气在下。在上者必降，在下者必升。天地阴阳之气的升降交感化生万物。故《素问·六微旨大论》认为，"气之升降，天地之更用也。帝曰：愿闻其用何如？岐伯曰：升已而降，降者谓天；降已而升，升者谓地。天气下降，气流于地；地气上升，气腾于天。故高下相召，升降相因，而变作矣……夫物之生从于化，物之极由乎变，变化之相薄，成败之所由也……成败倚伏生乎动，动而不已，则变作矣……帝曰：不生化乎？岐伯曰：出入废则神机化灭，升降息则气立孤危。故非出入，则无以生长壮老已；非升降，则无以生长化收藏。是以升降出入，无器不有。故器者生化之宇，器散则分之，生化息矣。故无不出入，无不升降。化有小大，期有近远。四者之有，而贵常守，反常则灾害至矣。故曰：无形无患，此之谓也"。

其二，就中观维度而言，"气化"是指天地阴阳之气变化与人的生命融为一体，主要体现在自然气化所表现的时间节律与人体生命现象以及人体结构之间的关系，以及无不对人体的生理功能、病理变化，以及对治疗措施产生的影响。

其三，就微观维度而言，"气化"是在自然之气的参与下，①饮食化生为精、气、血、津、液等维持生命活动的基本物质，并在此过程中产生各种生理功能活动。②人体脏腑将精微物质经过代谢转化为汗、尿、粪渣等作用。③人体生命过程（生、长、壮、老、已）的演化作用。④在各种致病因素影响下，人体自身的调整、防御、修复作用。⑤机体在病理状态下对药物的、针刺的、艾灸的治疗所发挥的相应效应等。

现代生物学认为，新陈代谢是生物体生命活动存在的基本方式。而上述所说的"气化"内涵，能够准确地表达人体这一复杂的物质和能量的代谢过程。这就是对《内经》"气化"内涵的理解和诠释。

气化与气机

"气化"蕴涵着"气机"，"气机"是"气化"必须经历的过程。既然"气化"是指气的运动及其所产生的各种变化，那么"气的运动"就指的是"气机"。气机就是指气的运动。"机"，本意指弩机，大凡事物的关键皆可概之云"机"。恒动是"气"的本性，"气"只有在其不断运动之中才能体现其存在，也才能产生各种功能。可见，"气化"概念蕴涵着"气机"并在其运动过程之中产生着各种变化，而"气机"是"气化"活动必须经历的过程、基础并影响着"气化"，两者密切关联。

由于气机的升降出入运动是对人体脏腑功能活动的基本形式的概括，能使体内外物质在新陈代谢过程中产生升降与出入的变化，并保持协调关系。就这一观念是在"气之升降，天地之更用也""高下相召，升降相因而变作矣"，以及"非出入，则无以生长壮老已，非升降，则无以生长化收藏"（《素问·六微旨大论》）认识的基础上，将自然界气的宏观升降出入运动引入生命科学，并用以概括人体生命活动的基本过程。

可见，气机的升降出入运动和新陈代谢一样，是生物体的生命基本特征之一，是维持生物体生长、繁殖、运动过程中变化的总称。体现于生命活动的各个环节，贯穿于生命活动的始终。气机的升降出入运动能够协调、有序的进行，就能维持机体正常的生命；如果气机的升降出入运动失常，机体就会发生疾病；如果这一运动一旦停止，那么，生命也便告终结。这就是《素问·六微旨大论》所说的"升降息则气立孤危，出入废则神机化灭"之义。"气化"活动则自始至终相伴着气机的升降出入运动而有序地进行着。

气化还表现为"聚合"和"离散"两种基本形态或者谓运动状态。即《正蒙·太和》所谓的"太虚不能无气，气不能不聚而为万物，万物不能不散而为太虚"之论。指出当气表现为"聚"（聚合）的运动状态时，才会表现为有形物质（即"有""显"形态）；当气表现为"散"（离散）的运动状态时，就表现为无形状态（即"无""隐"状态）。就人类而言，"人之生，气之聚也；聚则为生，散则为死。若死生之徒，吾又何患！故万物一也"（《庄子·知北游》）。

可见，人体的生命活动过程的每一环节，无不与气机的升降出入运动方式，以及气化的"聚合"

"离散"运动状态有密切关系。

气化与气机是各脏腑功能发生的基本方式

在生物体内不同层次里有着不同本质的运动规律，既不能相互混淆，也不可互相取代，其间有着极其缜密的制约关系。如果不能认识到这一不同层次不同运动规律和依次制约的关系，那就必然无法评价各个脏腑组织器官各自的运动规律。人体各个脏腑的功能活动，都是以其特定的形式予以表现的，必然有其各自不同气化、气机方式，从而决定其各自独特的生理功能。所以，脏腑经络都是气化、气机活动的场所，其各项功能活动也都是气化、气机活动的具体体现。

1. 心的气化、气机活动 心动以推动血液运行。"动"是心脏的生理特征。脉宗气"聚"于心中即为心脏搏动的动力，鼓动着"血肉之心"进行着有节律的搏动，维持气血有序地"升""降""出""入"于心脏。"升""出"运动则能使心血运行于诸经，充养全身；"入""降"则能使脉中之血及时返流于心。一出一入保持着血液在体内"阴阳相贯，如环无端"，往复不已地循环周流状态。

就整体气化、气机活动而言，心阳下"降"而温煦于肾，维持着心肾之阴阳相交，水火互济的和谐关系，才能有效地完成心之主血脉的功能，这是心之气化、气机运动过程在心主血功能中的体现。

2. 肺的气化、气机活动 肺气有升有降，但却以降为主要运动方式进行其气化、气机活动。肺主气司呼吸、通调水道，其功能的发挥全赖肺的气化、气机活动的聚散和宣（升、出）降（降、入）作用。"散"则将水谷精微以及津液化为"气"并宣发至全身，"上焦开发，宣五谷味，熏肤、充身、泽毛，若雾露之溉，是谓气"（《灵枢·决气》）即是此意。"聚"则在元气的激发作用下，既能将吸入的清气与脾转输来的水谷精气聚合为"宗气"，又能将代谢后的水液肃降于下焦肾。其宣发之力是指肺气能将吸入的清气、脾转输来的水谷精气（卫气、营气）及水液，以及汇聚于肺的全身血液，具有向上的升宣和向外周的布散作用，还能呼出体内代谢后的浊气。肺的肃降作用，是指肺能吸入的清气、脾转输的水谷精气和水液、汇聚于肺的血液，以及代谢后的水液，借助其"通调水道，下输膀胱"（《素问·经脉别论》）的作用，调节水液代谢平衡，此即肺气"升降出入"运动在水液代谢过程中的表现。

肺气的升降出入运动不但影响全身的气机活动，还体现在与大肠的表里关系方面。大肠为六腑之一，以降为顺，以通为用，然大肠气机之降，仍须借助于肺气的肃降之力，方能保持其"虚实"更作，通利下行的状态。因此临床上常见到久患肺病之人，往往兼见大便秘结、排便不利等大肠气机不降，传导失职的病证，用降肺之药，常可收通利大肠之效果。肺在人体之整体气化、气机活动中，是以"降"为其主要运动形式参与其中。

3. 脾的气化、气机活动 脾以升为其气化、气机运动的主要方式：

其一，能将消化吸收的水谷精微升输至肺，尔后布于全身。《素问·经脉别论》所云"食气入胃，散精于肝，淫气于筋，食气入胃，浊气归心"等过程，都须经过"脾气散精，上归于肺"的"升"的途径。

其二，是升托内脏，维持内脏正常位置的作用。所以脾虚升降运动无力，清阳之气不能升于头部，以致出现"上气不足，头为之苦倾，耳为之苦鸣，目为之弦"（《灵枢·口问》）的病症。亦会出现腹部坠胀，内脏下垂等脾气不升的证候。所以叶天士有"脾宜升则健"（《临证指南医案·脾胃》）之论。脾脏在完成"升清"的同时，亦在进行着"出"和"入"的运动。精微物质借助于其"入"的力量，经胃和小肠吸收的精微物质才能"上归于肺"，然后又须利用其升清之力、精微物质方能"出"于脾脏，上升而输于心肺，而后布达于全身。显然，脾脏的气机运动，虽然以升为主要方式，但同时亦进行着"出入"运动。倘若脾脏气机"出入"障碍，精微物质就不能"出入"于脾脏，亦就无"清"可升，或表现为全身乏力，少气懒言等失养症状，或出现脘腹胀满、食欲不振等中焦郁滞之征。

4. 肝的气化、气机活动 肝主疏泄，促进着全身的气化和气机。疏泄是医家借用自然界木性条达之义，对肝之气化、气机活动的概括。"疏泄"术语最早见于《素问·五常政大论》，认为"发生之纪……土疏泄，苍气达"。结合"土得木而达"之论（《素问·宝命全形论》），是指"土"只有到"木"之"疏泄"，才能得到"达"的效果。这是历代医家论述"肝主疏泄"功能的理论源头。金代朱丹溪是迄今所能检索到的最早将"疏泄"与肝联系的医家。唐容川认为，"肝属木，木气冲和条达，不致遏郁"（《血证论·脏腑病机论》），指出了肝脏气机升降活动要保持不郁不亢，升降相宜，疏通条达的状态。肝之气化、气机活动主要体现于以下几个方面：

（1）情志活动直接受肝的气化、气机活动的影响：升降出入有序，气血和调，内脏活动井然有序。"人有五脏化五气，以生、喜、怒、悲、忧、恐"（《素问·阴阳应象大论》），指出精神情志的活动是以内脏精气为其物质基础的，通过脏腑精气相关的气化活动而发生相应的情绪反应。《内经》对五脏精气如何运行而使人发生不同情感活动予以进一步分析，认为"精气并于心则喜，并于肺则悲，并于肝则忧，并于脾则畏，并于肾则恐，是谓五并，虚而相并者也"（《素问·宣明五气》）。

气化、气机活动直接作用于五脏精气，所以气机和调，内脏安定，精气血津液等活动物质的活动有序。人之情绪就不郁不亢，精神安定。如果肝脏气机升降失常，疏泄太过，就有烦躁易怒、失眠多梦之证；疏泄不及而郁滞，就会有闷闷不乐、多疑善虑、悲伤欲哭等的表现。此类病症的治疗，总以调理肝之气机为基本法则。

（2）肝的气化、气机，影响脾胃的消化吸收，输布过程：若肝的气化、气机除直接作用于中焦的气化、气机活动（脾升胃降）以外，还可化生和排降胆汁以助消化。"肝之余气泄于胆，聚而成精汁"即是此意。失疏泄，气化、气机失常，不能正常地协调脾胃气化、气机活动，就会出现胁胀纳差，脘腹痞满等脾胃气化、气机塞滞之证，或气机横逆而见泛酸、嘈杂之肝气犯胃证；或肝气犯脾而有腹胀、腹痛，甚或腹泻等。诚如唐容川所云，"木之性，主干疏泄，食气入胃，全赖肝木之气以疏泄，而水谷乃化，设肝不能疏泄水谷，渗湿中满之证在所不勉"（《血证论·脏腑病机论》）。

（3）血的归藏和调节作用靠肝之气化、气机活动：人体各个脏腑组织常随着不同的生理情况改变其对血量的需求。休息时机体所需的血量减少，大量的血液受肝气的内敛和潜降作用而藏之于血海之中；当活动加剧时，机体所需的血量增加，又借助于肝气的升发疏泄之力从血海中输出足量的血液以供机体所需。肝气的升发疏泄、潜降内收作用适度，就能够有序地调节机体在各种不同情况下，各局部组织对血液的不同需求，此即王冰在注释《素问·五脏生成》时说的那样，"肝藏血，心行之，心动则血运于诸经，人静则血归于肝脏，肝主血海故也"。如果肝的气机升散太过，就会使血液随之上涌，轻则面红目赤、头痛、头晕、目眩，甚至会发生昏厥之证。《素问·生气通天论》之"大怒则形气绝而血菀于上，使人薄厥"，即是其临床实例。《素问·调经论》对该证的病机予以明晰的表述，认为是"血之与气并走于上，则为大厥，厥则暴死，气复追则生，不返则死"。如果肝脏气机不畅，升降运动阻滞，就会导致血液运动闭阻，表现出两胁肋刺痛、厥下或腹腔有瘀血肿块的病症。

（4）男女两性生殖之精的活动仰赖肝之气化、气机的参与：朱丹溪认为，生殖之精"主闭藏者肾也，司疏泄者肝也"（《格致余论·阳有余阴不足论》）。

5. 肾的气化、气机活动　肾藏精主水，为人身阴阳之根本。肾的气机升降运动方式是以潜降、封藏为主。故在《素问·六节脏象论》中有"肾者主水，封藏之本，精之处也"之论。肾所贮藏的精有调节全身之精的作用，诸脏腑阴精充足，受肾脏气机的潜降作用而藏之于肾。所以说肾能"受五脏六腑之精而藏之"（《素问·上古天真论》）。当诸脏腑活动对精气所需量增加时，肾所藏之精又能借助肾阳的蒸化作用，对脏腑之精进行反向调节，从肾中升散于所需的相应部位。所以肾精亏虚，亦可导致其他脏腑不足。前人所说的"补脾不若补肾"之说之理应当源于这一认识。肾中所藏的相火必须内藏潜降，以潜降内藏为顺，以升浮妄动为害。在生理情况下，靠肾中阴精的制约，肾阴充足，相火降伏；肾阴亏虚，相火无制而浮亢为病，就会出现失眠健忘，梦遗，五心烦热等症状。所以肾阴与相火间的升降必须适度，封藏有节制，才能维持肾中阴阳的动态平衡，使机体既能获得肾中相火的温养，又不至于亢而为害。

肾精通过气化而生成肾气，肾气凝聚而为肾精。肾的精气又能化生"肾阴"（又称元阴、真阴、命门之水）和"肾阳"（又称为元阳、真阳、命门之火）。其中肾阴具有滋润、抑制、凝聚、内敛等功能，肾阳有温煦、兴奋、生化、推动等功能。肾阴、肾阳之间的和谐有序，既是维持肾各项功能的前提，也是影响全身各个脏腑功能活动的重要因素。所以有肾为人一身"阴阳之根，水火之宅，五脏六腑之阳气非此不能发，五脏六腑之阴气非此不能滋，脾胃中州之土非此不能养"（《景岳全书·传忠录·命门余义》）。所以说，肾为全身气化、气机之本源。

人体在生长发育过程中，由于肾的气化、气机作用使肾的精气化生为天癸，促进人体的性器官发育成熟，也促进着人体的生长发育。

肾主水是其主要功能之一，同样依赖着肾的气化、气机活动。在肾的气化、气机作用下，将输于下焦的水液经过肾阳的蒸化，将浊中之清重新吸收，向上输布到心、肺，重新发挥滋润作用；浊中之浊，在肾气的作用下，经膀胱排出体外。

此外，肾之纳气、充耳、司二阴的功能，无一不是肾的气化、气机活动的结果。"聚"则肾气凝聚为肾精，"散"则肾精化为肾气；"升"则肾中精气上充于脑，听觉灵敏，思维敏捷；"降"则能使吸入体内之清气为肾所纳，呼吸有力、通畅、平稳，否则可有肾不纳气而为喘之证发生；肾气充足，升降相宜，二阴开合启闭有度。

6. 六腑的气化、气机活动　六腑总的功能是"传化物而不藏"（《素问·五脏别论》）。胆腑贮藏胆汁，各腑则受盛清浊混杂之物，相互之间保持着"虚实"更替、转输通畅的生理联系，才能达到"以降为顺，以降为和，以通为用"的"传化"功能。

六腑的气化、气机活动是以"通行下降"为其主要方式，如果通降一旦失常，糟粕不能传化，就会有痛、胀、闭、吐的症状出现。但六腑亦有其升的一面，如胃、小肠、大肠、膀胱均可将吸收的浊中之清，升转于全身以供机体利用。使下焦之元气升达全身各处，故有"三焦者，元气之别使也"（《难经·六十六难》）。不过六腑气机活动的方式主要是降。所以目前中医治疗六腑之急症时，多是以"通降"之法为主要治疗手段。

7. 脏腑表里关系中的气化、气机活动　脏与腑的表里关系也无不如此，例如，脾胃同居中焦，是气化、气机活动的枢纽。脾为阴土，喜燥恶湿，主运化；胃为阳土，喜润恶燥，主受纳消化，脾与胃虽各有其气化的"聚""散"和气机升降出入运动方式。但二者一阴一阳，燥湿相济，纳运结合，在中焦的气机升降出入运动中，脾主升，将胃肠受纳熟腐消化后所吸收精微物质"上归于脾"而达全身；胃主和降，把经过初步消化熟腐的食糜，借助其下降主力，转输到小肠以行进一步的精细消化吸收。胃主和降的意义不局限其本身，主要是影响了整个传化之腑的"虚实"更替和"实而不满"的生理状态。

脾胃二者的气化、气机活动是升降相宜，互为因果，对立之中保持统一，统一之间又相互制约。气化、气机和谐，升降出入有序，维持了机体内物质不断地进行着"清阳出上窍，浊阴出下窍，清阳发腠理，浊阴归五脏，清阳实四肢，浊阴归六腑"（《素问·阴阳应象大论》）的代谢过程，成为人体的"后天之本""气血化生之源"。所以《医门棒喝》认为，脏腑气机的升降出入运动，"升则赖脾气之左旋，降则赖胃气之右旋""脾为仓廪之本，故升降之机又在脾气之健运"。因此说，脾胃是整体气机升降出入的枢纽，当然，其他的脏腑表里关系也有其相应的气机运动。因此说，脏腑经络是人体气化、气机的活动场所。

整体气化与气机是各个局部功能的综合作用

1. 各脏腑以不同方式参与整体的气化、气机活动　整体的气化、气机活动是各脏腑综合作用的结果，同时又是维持脏腑间平衡的重要因素，正是脏腑及精微物质的气化、气机之聚散、升降出入运动，才构成了整体气化、气机活动的总画面。与此同时，这种由各脏腑组织构成的综合作用，在"神"的支配下，又是协调机体各组织之间的关系，保持内环境的和谐有序的重要因素。机体各部分既有明确的分工，又有密切的合作，共同维持着生命活动的有序进行。

　　如肝气的升发，能够制约肺气的清肃下降，反之，肺气之下降能协调制约肝气之升发；心居上焦属火，肾位于下焦属水，心阳要不断下降以温肾脏，肾阴须不断上升，奉养心阴以制心火，心肾之间的气机升降运动，既维持了心肾之间的相互交通，水火既济的关系，也协调了整体的阴阳平衡。所以《慎斋遗书·阴阳脏腑》认为，"心肾相交，全凭升降，而心气之降，由肾气之升，肾气之升，又因心气之降"。这就明确地指出了心肾之间气机升降的因果关系。心阳又能下降中焦以温脾胃，脾胃得心阳之温，方能纳运结合。升降相宜，消化正常，气血源源不断地化生，补充心血而养全身；心肺同居上焦，肺主一身之气，心"主身之血脉"，心肺之间的气机升降出入有序，才能完成"毛脉合精"，以维持全身气血循环和充养作用。肺司呼吸，肾主纳气，肺肾气机升降出入正常，息道通利，呼吸均衡。肝肾同居下焦，精血互生，肝阳易亢浮动，需赖肾阴滋养潜降。

　　2. 津液代谢过程中各脏腑的气化、气机活动　脏腑之间的气化、气机活动不但体现于两脏腑之间，更重要的则是多脏腑之间的配合作用。如津液的吸收、敷布及排泄过程，就是多个脏腑在气化、气机的聚散、升降出入运动中协调、配合作用的结果。津液代谢是一个很复杂的过程，其基本方式是"聚合""离散"和"清升浊降"，是以肺、脾、肾三脏为核心，主要分为三个阶段完成的。

　　首先，当饮食进入胃中，经胃初步消化为食糜，降于小肠进行精细消化，并大量吸收其中之"清"（包括津液和水谷精微）。其中的津液经胃和小肠吸收后上输于脾，于是借助脾气主升之力，将津液"上归于肺"，而浊者则在胃和小肠的下降作用下输于下焦，分别经肾传于膀胱和大肠。由于脾为"仓廪之本"，脾之升为胃及小肠的下降作用创造了条件。同时，胃肠的下降作用又有助于脾的升清。升与降相互影响，完成了以脾为中心的第一次"清升浊降"的气机、气化。此即"中焦如沤"之意。

　　其次，当津液"上归于肺"之后，经肺的宣发作用布于全身，组织利用后的浊液在肺气的肃降作用下，一部分从口鼻、皮肤排出体外，另一部分则借其肃降之力"下输膀胱"。这是以肺（还有心）为主所进行的第二阶段气化、气机的"清升浊降"。这也是所谓"上焦如雾"（《灵枢·营卫生会》）之意。

　　第三，则是将输送至下焦的浊液在肾阳的蒸化作用下，对"浊中之清"再由肾脏吸收并上输于心、肺，而后布散于全身供脏腑器官再利用。"浊中之浊"则借助肾的气化作用，降入膀胱而后排出体外。这是以肾为中心所进行的第三阶段津液代谢活动。此即所谓"下焦如渎"之意。

　　此外，心、肝、大肠、三焦等脏腑在这一清升浊降的津液代谢运动中也发挥了各自重要的作用，这就是《素问·经脉别论》所总结的"饮入于胃，游溢精气，上输于脾，脾气散精，上归于肺，通调水道，下输膀胱，水精四布，五精并行"。从这一实例可以看出，人体一切生理活动的完成，一切物质的转化，均是在气化的聚散和气机的运动出入升降过程中完成的。同时，各脏腑间又是在气化、气机活动中保持着和谐、有序的关系，如果气化、气机活动失序，机体的和谐动态便立即遭到破坏而发病。

　　在津液代谢过程中，气化的"聚""散"运动状态具有至关重要作用。生理情况下，肺、脾、肾、三焦气化之"散"对津液发挥着双向调节作用。"散"，可以使津液以无形之"气"的状态在人体表里内外输布，以发挥其濡润作用。此即所谓"上焦开发，宣五谷味，熏肤充身泽毛，若雾露之溉，是谓气"（《灵枢·决气》）之意。使代谢之后的水液，在各脏腑的气化作用下，分别"聚"合为"五液"（泪、汗、涎、涕、唾）以及尿液，或滋润孔窍，或排出体外，以维持机体水液代谢平衡。如若气化之"散"的作用不足，或者"聚"的作用太过，就会使津液凝聚为痰、饮、水、湿等病理产物。可见，这些病理产物的形成与气化、气机失调关系十分密切。

阳气是脏腑气化与气机活动的动力源泉

　　"阳气者若天与日，失其所则折寿而不彰，故天运当以日光明。是故阳因而上，卫外者也"（《素问·生气通天论》）。此处原文运用类比思维的方法，以自然界的万事万物与太阳的关系为喻，深刻地论证了阳气与性命的关系，肯定了阳气是决定性命寿夭的重要因素，强调了阳气在人体健康中所发挥的重要作用。

首先，从以下方面明确指出阳气对人体的生理作用。①阳气是生命的动力；②阳气具有卫外御邪的能力；③阳气能产生热量，温煦机体，保持机体一切功能所需的温度。

其次，阳气具有以下性质：①运动的特性；②运动的趋向是向外向上；③人体阳气像太阳一样具有一定的节律特征。因此人体阳气在机体健康活动中具有类似的生理特性。

无论人体阳气在生理功能还是生理特性方面出现了异常，都会影响机体的健康状态而发生疾病。这就是《内经》所确立的"阳气与健康"关系的基本立场和思维方法。

阳气是生命的动力。原文"阳气者，若天与日"，因太阳是天地间一切生命体存在的前提和基础，没有太阳就没有生命，这是一条绝对真理，也是一个亘古不变的法则。那么源于太阳的人体阳气也必然对于人的生命活动具有同样重要的作用和意义。阳气也必然成为生命运动的基本动力。阳气充足则生命充满活力，阳气虚弱则生命活力减退，阳气衰退则生命趋于衰老，这就是原文"失其所，则折寿而不彰"结论的由来。所以说阳气的盛衰是决定人性命寿夭的主要因素。可以从阳气对人体的综合作用得以体现。

1. 阳气促进人体的生长发育 这是肾的精气通过气化，化生"天癸"而后实现的。故有男女七、八岁，"肾气盛""齿更发长"；二七、二八，"天癸至"，"阴阳和，故能有子"；五七、五八，"肾气衰，堕齿槁"；七七、八八，肾气衰，"天癸竭"，齿发去，步入衰老期（《素问·上古天真论》）的生长发育过程。

2. 阳气促进脏腑功能活动的实现 如心之主血脉、藏神，肺之主气司呼吸、宣发肃降、通调水道、助心行血，脾之主运化、主统血、主升，肝之疏泄气机、藏血，肾之主藏精、主水、主纳气等。无不依赖阳气的温煦、推动、气化活动而后得以实现。

3. 阳气促进精、气、血、津液化生、输布与代谢 "人之血气精神者，所以奉生而周于性命者也"（《灵枢·本脏》）。"人之所有者，血与气耳"（《素问·调经论》）。原文指出，精、气、血、津液是人体赖以生存的基本物质。然而这些物质都是在各个脏腑阳气的推动作用下，相互配合，共同完成其化生、输布代谢的。仅就其输布过程而言，更能体现阳气推动作用在其中的重要意义，如血、津液就是凭借着阳气的推动，保持其相应的运行，血液才能沿着脉道流行不止，环周不休，津液才能在全身表里上下得以布散。如若阳气虚弱，推动无力，脉中之血就会运行迟滞或瘀阻，因而津液不能输布而化为痰湿水肿。这也就是张仲景提出"病痰饮者，当以温药和之"（《金匮要略·痰饮咳嗽病脉证治》），用栝蒌薤白白酒汤、栝蒌薤白半夏汤、枳实薤白桂枝汤、人参汤、薏苡附子散、九痛丸等方药治疗"上焦阳虚"所致的"胸痹心痛短气"诸证（《金匮要略·胸痹心痛短气病脉证治》）的理论依据。

4. 阳气促进人体气化、气机活动 人体之气，是不断运动着的具有很强活力的精微物质。它流行于全身各脏腑、经络等组织器官，无处不到，时刻推动和激发着人体的各种生理活动。人体之气的运动，称作"气机"。"气机"，即是指气在人体脏腑组织器官中的运动状态。"机"，本意是指古代弩上发箭的装置，引申义是指事物的关键。此处以"机"命"气"的意义在于，突出人体之气存在的关键在于"运动"，气不"运动"就失去存在的意义。气的运动形式虽是多种多样，《内经》将其概括为"聚""散"和升、降、出、入。其中聚与散、升与降、出与入对立制约，相辅相成。人体的脏腑、经络等组织器官，都是气的聚散、升降、出入的场所。

在阳气的温煦、推动作用下，气化活动维持着聚散、升降、出入运动状态。这是人体生命活动的根本，不仅推动和激发了人体的各种生理活动，而且只有在脏腑、经络等组织器官的生理活动中，才能得到具体的体现。例如，肺的呼吸功能，呼气是出，吸气为入；宣发是升，肃降是降。脾胃主消化，脾主升清，以升为健，胃主降浊，以降为和。肝气之升，肺气之降，共同维系着人的整体气机升降。心阳下温于肾，肾水上济于心，共同维持着心肾相交，水火既济的关系。脏腑之间的气机升降，促进了精气血津液的输布代谢和能量的转化，维持着机体功能活动的正常进行。通常将气的升降出入协调正常称为"气机调畅"，异常时称为"气机失调"或"气机不利"。气机失调又有多种表现形式，如某些原因引起气的运动受到阻碍称作"气机不畅"，局部发生阻滞不通时称作"气机阻滞"，上升太过或下降不及时称作"气机逆乱"等。对气机失调的临床辨证论治还应结合具体的脏腑经络气血等作出诊断，如肺失宣降、肝气横逆、经脉阻滞、气血逆乱等。

所谓"气化"，指通过气的运动所产生的各种变化。广义指人体内气机的升降出入运行变化，如脏腑的功能作用，气血的输布流注，脏腑之气的升降、开阖等，都有"气化"的含义。狭义指三焦之气的流行宣化，输布水液的功能，如三焦对水液的调节称"三焦气化"，肾与膀胱的生成尿液、排尿功能称"肾的气化、膀胱气化"，即为气化的作用。人体的气化活动也是在阳气的推动作用下完成的。

5. 阳气促进形体的运动　"阳气者，精则养神，柔则养筋"（《素问·生气通天论》）。指出阳气具有养筋肉而使其柔韧，有利于筋肉骨节的灵活运动。否则，阳气虚弱，温煦、推动乏力，则会有骨节筋肉拘急挛缩之症，此所谓"诸寒收引"（《素问·至真要大论》）"寒则气收"（《素问·举痛论》）之意。

这些观点都是可用以指导养生、指导临床对疾病的分析、判断和治疗的。

既然阳气是人体生命的动力，是影响性命寿夭的重要因素，那么作为性命活动存在基本方式的气化、气机而言，与脏腑经络、精气血津液一样，毫无例外地需要依赖阳气对其温煦和推动，才能确保其旺盛、有序、协调的进行。因此每当人体阳气呈病理性亢奋时，脏腑的气化、气机活动必然亢进，出现诸如发热、呼吸急促、烦躁不宁、面赤、舌红舌苔黄燥、口干而渴思饮、尿少色黄、大便干燥、脉数等症状。《内经》以"阳胜则热"病机予以概括。如若人体阳气呈病理性减退时，脏腑的气化、气机活动一定衰弱，出现诸如怕冷畏寒、肌肤手足不温、精神萎靡不振、嗜睡、面色淡白、舌淡苔白而润、口不渴、小便清长、大便或稀溏不成形、脉沉而细无力等。

综上可见，气化蕴涵着气机，气机是气化活动的方式，脏腑器官是气化、气机活动的处所，脏腑阳气是气化、气机的动力源泉，而气化、气机活动的存在，则是以人体脏腑为核心所发生的所有功能予以体现的。所以，决不能离开脏腑经络、精气血津液功能而孤立地讨论气化、气机。气化、气机失常，是疾病发生的重要病机。所以说，"百病皆生于气也，怒则气上，喜则气缓，悲则气消，恐则气下，寒则气收，炅则气泄，惊则气乱，劳则气耗，思则气结"（《素问·举痛论》）。这里的"气"并不是直接病因，是包括气化、气机障碍在内的病机，指出了不论是情绪的刺激，或气候的影响，或是诸如劳倦内伤等原因，都能引起气化、气机紊乱而发病。因而临床上调理气化、气机是临床治疗的主要法则之一。所谓调理气机，就是通过调整气机的运动，使其恢复到相对的协调状态，以达到除疾却病"以平为期"的目的。调理气化、气机的方法，则要依据气化气机失调的具体类型分别对待。

中医气化学说是中医理论的重要内容。气机的升降出入是人体气化活动的基本形式并蕴涵于气化之中，是生命存在的基本方式，维系着脏腑经络的独特生理功能。各脏腑经络的功能活动主要取决于各自气化、气机活动的不同状态，整体气化、气机活动是脏腑经络各自气化、气机活动的综合效应。所以气化、气机活动又能协调全身各个局部之间的平衡。阳气是人体气化气机活动的动力源泉，如果阳气失常，有序的气化、气机失衡，即是疾病发生的主要机理。扶助阳气，调理气化、气机就成为临床治疗此类病证的基本思路。

105 《内经》气化和应同理念

气化论是《内经》中以气为本的人体观，以气的运动和变化来论述生命过程的理论。气是中国古代天人之学的初始概念之一，在医学中，既为物质和功能，又表达信息。气又和阴阳、五行等紧密地联系在一起，形成"气-阴阳-五行-万物"的宇宙轮廓。而以气的运动和变化来阐释自然之气象万千和生成演化的气化论，是中国古代气论的核心思想。《素问·气交变大论》云："善言气者，必彰于物；善言应者，同天地之化；善言化言变者，通神明之理。"《内经》关于气化的理论，虽然没有专篇专论，但集其散见于诸篇的经文，也足以昭其旨韵，岿然成论。学者孟庆云认为，《内经》所论气化过程趋向呈现为有序的自组织系统，气化论启导抉发出人与自然界"应同"的理念。

《内经》诸气

《内经》中的气和先秦诸家的气论既同源而又有继承和发展。《内经》中的气种类繁多，有精气、天气、地气、风气、寒气、暑气、湿气、热气、燥气、火气、真气、正气、邪气、营气、卫气、五脏之气、六腑之气、经脉之气、四时之气等。中国古代的气论在学术上经历了精气论、元气论和气一元论三个认识阶段。

气，《说文解字》释为"云气也，象形"。段玉裁在《说文解字注》中云："象云起之貌，之者，列多不过之意也。"气后来衍为云气、雾气、烟气、风气、寒气、暖气等，在人则有气息、盛气、志气、气恼、心气、浩然之气等。春秋以后，"气"逐渐成为理论的元素，最早的气论是《管子》的精气论。《管子·枢言》云："精也者，气之精者也。"以精气为万物之本源。《管子·内业》云："凡物之精，比则为生。下生五谷，上为列星……天出其精，地出其形。"《管子·枢言》认为生命包括人也源于精气，云"有气则生，无气则死，生者以其气"。《管子·内业》还指出思想精神活动源于气，云"气道一（通）乃生，生乃思，思乃知"。《内经》有多篇以"精"阐述生命活动，并以"精"为生命繁殖传递的物质载体，为肾所藏。《素问·上古天真论》以"积精全神"为养生要领，指出"提挈天地，把握阴阳，呼吸精气，独立守神，肌肉若一"为真人能寿敝天地的养生之道。在《内经》中，数见《国语》《左传》所论之六气。

战国以后，气论发展为元气论，包括气本、气化、自然感应三大观点。居深山以鹖为冠的楚人在《鹖冠子·泰录》中提出"天地成于元气"。《易传》的太极阴阳说，以其"易有太极，是生两仪"和"天地氤氲，万物化醇，男女构精，万物化生"，继承了《老子》"一生二，二生三，三生万物"的思想，发展了元气说，奠定了气一元论思想体系的雏形。以气的运动变化解说万物的发生发展，以阴阳二气的运行消长是为"道"。《周易·象传》在"天地感而万物化生"及《周易·泰卦》"天地交而万物通也"等，论述了天地相合而生万物的思想。《灵枢·决气》提出"各有部主"的精气津液血脉，"以为气耳""辨为六名"。而在《素问·天元纪大论》则开宗明义援引《太史天元册》之语系统地论及气元论："太虚寥廓，肇基化元，万物资始，五运终天，布气真灵，总统坤元，九星悬朗，七曜周旋，曰阴曰阳，曰柔曰刚，幽显即位，寒暑弛张，生生化化，品物咸章。"认为天地未开之前，太虚只有元气。元气是万物的资始，元气的五种势力形式即五行。终而复始的运动是五行的特性。真灵之气敷布宇宙，统摄着大地万物升发代谢，产生了九星和日月五星的七曜，出现了阴阳刚柔、昼夜寒暑，万物以此生生不息，彰明昭著。此论以元气的生化论证了物质世界的统一性。此言气的运动变化即气化是宇宙的动力，是宇宙的特征。当然，也是人类和一切生命的动力和特征。

气化的形式和规律

《素问·六微旨大论》云"器者生化之宇"。有了形质的"器"才有气化的空间，而且器也以质为气化的物质基础。论者以此殊重形器。

《易传》的变易在气化中是为恒动。《素问·六微旨大论》云"成败倚伏生乎动，动而不已，则变作矣"，气化是在运动中实现的。

气化的过程是时间，生命的气化时间和年序、时序同步。自然气化年序是：少阳→阳明→太阳→厥阴→少阴→太阴。东汉蔡邕道"新故代谢，四时次也"。此一语概括了生命气化的时间特征。

气化的形式和规律有：①离合、聚散、升降、出入、开阖枢；②气化过程的趋向呈现为有序的自组织系统；③生命与自然界的"应同"。

元气一分为二是阴阳，气化的动力是阴阳离合相转，阳予之正，阴为之主。汉代荀爽说天地是"阴阳相易，转相生也"，并提出升降学说。《素问·六微旨大论》先以天地之气化论升降，"气之升降，天地之更用也""升已而降，降者谓天；降已而升，升者谓地。天气下降，气流于地；地气上升，气腾于天。故高下相召，升降相因，而变作矣……出入废则神机化灭，升降息则气立孤危。故非出入，则无以生长壮老已；非升降，则无以生长化收藏。是以升降出入，无器不有"。指出以"神机"为特征的生物，如动物出入殊为重要；而以"气立"为特征的生物，如植物升降是生长化收藏之本。《老子》和《内经》都以生命为神器，就器而言，气聚则为器。"器散则分之，生化息矣"。故聚散与离合、升降、出入等皆为气化运动的重要形式。

开阖枢是依一分为三划分一年阴阳之时序，而分为六节：太阳从冬至一阳生始为开，经少阳为枢，到夏至三阳之阳明时为阖。夏至之阳明时节也正是一阴生之太阴为开，经少阴之枢，到冬至三阴之厥阴。按阴阳之气的多少即三阴三阳，把一年分为六节的六个节候。开阖枢表述一年各个节候阴阳气化的程度，有寒热之应见。人与天地之气相应，人体十二经也有气血多少之异。

气化使自然界和生命活动有序，在生物界则成为自组织系统。《素问·五常政大论》云："气始而生化，气散而有形，气布而蕃育，气终而象变，其致一也。"天地气化有序，积阳为天，积阴为地。阳化气，阴成形。清阳为天，浊阴为地；地气上为云，天气下为雨；雨出地气，云出天气。气立以时序生长化收藏；神机则生长壮老已。人体饮食的吸收代谢统于三焦之气化。食则从食气入于胃，散精于肝开始至脉，达皮毛，行于五脏。饮则入于胃以后，经气化下输膀胱，水经四布，五经并行。气在十二经循行是气化，营卫的循行也是气化。气化的有序生命得以正常活动。《素问·六元正纪大论》云："非气化者，是谓灾也。"自然界如此，生命也如是，气化失则神去，神去则死。

《内经》以"应同"概括了自然界气化与人体生命气化的统一性。大宇宙与人的小宇宙在气化上既有一致的规律，又有形质上的对应。早在《吕氏春秋·有始览》中就设"应同"的专论，《素问·气交变大论》则云"善言应者，同天地之化"。"应同"来自古人对自然现象的精心观察和易学的全息思想。64卦中，任何一卦都有64卦的信息；每爻也都有六爻的信息。应同包括时律节奏的同步性、质象的同构对应和生命个体的自相似性。《素问·脏器法时论》论及五脏的功能和节候相应。脏气不仅应同时间，还应同方位、风向等。《灵枢·无色》提及人体面部有脏腑的"部分"。局部和整体有自相似的应同。《素问·六微旨大论》指出人与天地应同在形体上以天枢穴为界，云"天枢以上，天气主之；天枢以下，地气主之"。《素问·五脏别论》云"气口独以五脏主"，指出在寸口脉处可以循按到五脏的信息。这些应同现象，《内经》认为原因在于人与天地相应，机理在于气化。

《内经》气化论的意义及发展

气化作为宇宙的特征和动力，在《内经》中既言生理又论病机。作为"神器"的人体，生命源于气化。《易纬·乾凿度》云："有太易，有太初，有太始，有太素。太易者，未见气；太初者，气之始；太始者，形之始；太素者，质之始。"生命形成于太素阶段。现代的大爆炸宇宙学说与此颇有相似之处。阴阳是以应象的认知方式对两种宇宙势力形成的概括。五行是元气（肇基化元）后的五种势力形式。人和自然都应同于阴阳五行。阴阳按开阖枢一分为三是六气，五常之形气在周期循行中时序为五运。《内经》以气化及五运六气之化作为阐述人体健康与疾病的核心理论，并构一个理论系统。

《内经》认为气化主宰阳气，是"阳予之正"以"少火生气"为气化之启动。《伤寒论》也殊重温阳，至宋代有石藏用，金之陈文中等医家重温阳，为近代"火神派"之先驱。《素问·刺禁论》以气化的升降出入的趋势为脏腑要害，云："脏有要害，不可不察。肝生于左，肺藏于右。心部于表，肾治于里。脾为之使，胃为之市。"特别是在升降中，脾为中枢，少阳为生机，故《素问·六节脏象论》云"故十一藏取决于胆"。清代蒋廷秀在《吴医汇讲》中称道，升降出入为"治百病之纲领"。

气化之序特别是时序，对生命质量殊为重要。《内经》以营卫循行异常之同步缺失论述睡眠障碍。《素问·五常政大论》云"化不可代，时不可违……无代化，无违时"，堪为正常生理。人与节候要相应，时序调和谓玉烛。五运六气的异常是导致疫气的始因。三阴三阳的年序是少阳、阳明、太阳、厥阴、少阴、太阴，但因六气之变而患外感，其病理过程是人体三阴三阳多少之态势，病序是太阳→阳明→少阳→太阴→少阴→厥阴。《伤寒论》言"六经辨，圣道彰"。

清代朱武曹在《温病条辨》之评语云："医不讲气化，不可与言治病用药。"气化论贯穿于理、法、方、药。本草之性，不仅以升降出入开阖（收）及应同而论之，还因五运六气随气化的不同，生长之药味各有厚薄。自宋代以降非常重视"司岁备药"，谓重气化而得天地之精，如君相二火司岁，则收取姜桂附之热类；如太阳寒水司岁，则收取黄芩、大黄之寒类；如太阴土气司岁，则收取芪术参之土类；厥阴风木司岁，则收取羌活、防风之风类；阳明燥金司岁，则收取苍术、半夏之燥类等，以取主时之气为助。

《素问》之7篇大论，在讨论五运六气的气化问题时，联系病证而创发了病机，遂有"病机十九条"之论，五运与六气两大气化系统其气化之为病，其中五脏病机5条，上下病机2条，风寒湿3条，热4条，火5条。此论病机，不只是微义，是关义，是宜义，而且是治未病的先机，故《素问·至真要大论》引《大要》云"谨守病机，各司其属，有者求之，无者求之，盛者责之，虚者责之，必先五胜，疏其气血，令其调达，而致和平，此之谓也"。

《内经》以后，历代医家不断发挥气化理论。金元医家的发挥最为突出，金代刘完素以气化论病机，著《素问玄机原病式》，指出人身无处不气化，创玄府说，以玄府为气化升降出入之隙孔。并以气化论火，创主火论，与弟子们共建了河间学派。元代李东垣以气化论脾胃，以脾胃为人体气机升降之中枢，拟64卦中震下巽上之《益》卦之意，创补中益气汤，此方不仅治疗中气下陷，也以提升中气之功治疗眼病耳病。他与张元素及弟子们发展为补土派。此后，以气化述理、以气化明理、以气化制方为医家所悉谙。如张志聪以气化诠解伤寒六经和药性。清代黄元御把升降学说发展为肝升肺降的循环。在治法上朱丹溪创提壶揭盖法、喻嘉言创逆流挽舟法及叶天士的"通阳不在温，在于利小便"，又创有五苓散、补中益气汤、升降散诸多气化名方等。

106　气一元论与《内经》气化论

　　学者赵博采用文献追溯与哲学相结合的方法进行分析，认为气观念的产生至气化理论的形成，经历了精气理论、元气理论，再到"太虚即气"命题阶段，气一元论自成一体并且贯穿于中国哲学和医学的始终。被移植到医学领域里，不仅限于说明宇宙的本原，还阐述了人类生命的起源和精神心理活动；既从本原论的高度强调气是构成万物的基本元素，又从本体论的角度论证了气与万物是体和用的关系。因此，气一元论成为《内经》医学理论体系的基石，气化理论成为对生命本质的基本判断。

气一元论的产生与演变

　　气一元论的产生也经历了萌芽、演变和发展、完善的长期过程。在关于宇宙的本体和万物的起源问题上，气一元论的基本观点认为气是构成宇宙和万物的唯一的本原，气是宇宙的最高范畴。

　　气的含义最初是来自对自然现象的直观描述。《说文解字》云："气，云气也。象形。"气最初始的含义是指空中飘动着的云彩或云层流动，其后，气沿着物质和功能双重属性上的延伸和深化，使"气"演变成为自然哲学和一切科学的基本范畴。

　　春秋时代，庄子首先把"气"看成是等同于"道"的物质实体，强调"气"的无形和贯通一切的属性。《庄子·则阳》云："是故天地者，形之大者也；阴阳者，气之大者也；道者为之公。"所谓道是天地阴阳所共同的东西，然而"通天下一气耳"（《庄子·知北游》）。"道"的内涵就是"气"，"气"是构成万物的统一和最原始的物质元素。庄子已经显露出"气一元论"的思想倾向了。

　　《庄子·达生》云："合则成体，散则成始。"万物从气中而生，灭亡后又复归于气，气的聚合便构成万物的形体，形体的离散又回复到原始状态的气。因此，万物的生成、发展、消亡都是气的运动变化。为探索生命的本原，《庄子·知北游》云："人之生，气之聚也，聚则为生，散则为死。"人的死生就是气的聚散，任何事物的存在都是气的凝聚状态，任何变化都是气的运动形态。

　　宋尹学派在继承道家思想的基础上，认为气中精粹是构成万物本根的原始物质。《管子·内业》云："精也者，气之精者也。"精也是气，只不过是气中精粹、精微的部分，流行于天地之间的精气是万物及人体生命产生的物质基础。《管子·内业》云："人之生也，天出其精，地出其形，合此以为人。"因此，"气者，身之充也"（《管子·心术下》）。最精粹的气，不但是构成人体生命不可缺少的，更是构成宇宙万物不可缺少的质料。精气无所不在，充满一切。人类的精神心理活动也是由精气派生的。《管子·内业》云："气，道乃生，生乃思，思乃知，知乃止矣。"形体与精神的关系，应该是有了精气才有生命，有了生命才有思维、智慧等心理活动。至此，气/精气是构成宇宙万物本原的理念已经被广泛接受，人们可以去体悟或理解气的存在，把握气/精气已经成为认识自然和探索生命的重要途径。战国末年，《易传》进一步明确提出了"精气为物"的命题，使精气学说更加巩固了。

　　逮至秦朝，思想家吕不韦对精气学说又有深刻的理解和说明，使气一元论得到了很大的发展。

　　《吕氏春秋·圆道》云："天道圆，地道方……精气一上一下，圆周复杂，无所稽留，故曰天道圆。"精气一升一降、一上一下构成了循环往复的运动，是天体旋转、天地交感的根本原因。《吕氏春秋·尽数》云："精气之集也，必有入也。集于羽鸟，与为飞扬；集于走兽，与为流行；集于珠玉，与为精朗；集于树木，与为茂长；集于圣人，与为敻明。精气之来也……因智而明之。"不论是无生命的珠玉，还是有生命的植物和动物，乃至于人，都是精气聚合而成的。

西汉刘安凭借当时有限的天文学知识，发挥其超人的想象能力，穷究天地，剖判宇宙，创建了划时代的宇宙创生结构模式。《淮南子·天文训》云："天地未形，冯冯翼翼，洞洞属属，故曰太昭（始）。道始于虚廓，虚廓生于宇宙，宇宙生气，气有涯垠，清阳者薄靡而为天，重浊者凝滞而为地。清妙之合专易，重浊者凝竭难，故天先成而地后定。天地之袭精为阴阳，阴阳之专精为四时，四时之散精为万物。"在宇宙发生之前，天地还不存在，只是混沌无序、无形无象、氤氲弥蒙的状态叫太始，然后才有了道、宇宙和气，气开始向轻清和重浊分化，形成天地、阴阳、四时、万物。其中"烦气为虫，精气为人"（《淮南子·精神训》），混浊之气产生了动物，精粹之气产生了人类，这是人类和动物的根本差异。与此同时，董仲舒在宇宙的本原和人的本质认识上，又提出了"元者，为万物之本"（《春秋繁露·重政》）。"元"不仅是宇宙万物发生的初端，而且应该是宇宙万物的本原。《公羊传解诂》云："元者，气也。无形以起，有形以分，造起天地，天地之始也。"元即气，元气是宇宙的本原，又是人体之气。《礼统》云："天地者，元气之所生，万物之所出焉。"

东汉王充又提出元气是宇宙的本原，又是宇宙的基本状态。《论衡·谈天》云："元气未分，混沌为一……及其分离，清者为天，浊者为地。"而且"万物之生，皆禀元气"（《论衡·言毒》）涉及生命的起源问题，王充肯定而明确地指出"人未生，在元气之中，既死复归元气"（《论衡·论死》）。王充已经不满足于宇宙本原的探讨，又把宇宙还原为气的自然物体。《论衡·谈天》云："天地，含气之自然也。"王充更重要的贡献是提出"气化"概念，阐释万物和人类的起源以及复杂多样的自然现象。《论衡·说日》云："天之行也，施气自然也；施气则物自生，非故施气以生物也。"施气就是气化。《论衡·自然》云："天地合气，万物自生。犹夫妇合气，子自生矣……天复于上，地偃于下，下气上，上气降下，万物自生其中间矣。"自然之气，一升一降、相错交感化生万物，即是气化的过程，气化生物是自然过程，人是气化的一种形态，因此《论衡·论死》云："阴阳之气，凝而为人；年终寿尽，死还为气。"

同时，王充又继承了《管子》精气理论，进一步用精气来解释人的解剖结构、生理功能、心理活动。《论衡·论死》云："人之所以生者，精气也，死而精气灭。能为精气者，血脉也，人死血脉竭。竭而精气灭，灭而形体朽，朽而成灰土……人之所以聪明智慧者，以含五常之气。"从形神关系看，精神心理活动离不开气和形体。《论衡·订鬼》云："人之所以生者，阴阳气也；阴气主为骨肉，阳气主为精神。"

在王充的思想体系中，气、精气、元气已经不再做细微的区分和规定了，都是指宇宙及万物的本原。更重要的是用气、气化观念去解释万物的发生、发展、运动、变化、消亡、转化，藉以揭示各种自然现象的成因，是先秦以来最为系统的气一元论。宋明时期，张载以"太虚即气"命题为起点，认为气是极细微的物质，整个世界统一于气，无形的太虚，有形的万物，乃是同一本体——气的两种不同存在形态。《正蒙·太和》云："太虚无形，气之本体，其聚其散，变化之客形尔。"《正蒙·乾称》云："凡可状皆有也，凡有皆象也。"一切存在和现象背后所隐藏的本体都是气，只是气的凝聚和离散两种不同的状态。《正蒙·太和》云："气之为物，散入无形，适得吾体，聚为有象，不失吾常。太虚不能无气，万物不能不散而为太虚。"太虚是气撒而为散的本体状态，万物则是气的凝聚客体，这一切都是气运动变化的属性和本质。

张载肯定气是不断运动的、不断变化的，而运动变化的原因是气物质存在的内部，物质世界的内部含有正反两种势力，因此在气一元论中，张载提出"一物两体"的辩证观，"一物两体，气也。一故神，两故化，此天地之所参也"（《正蒙·参两》）作为物质实体的气，既是一个统一体，又包含着两种势力。两种势力相互作用、相互对立是运动变化的根源。

天地人同出一气

气的观念形成以后，首先是秦名医医和把气的观念引入到医学理论中，藉以说明人体发病的原因和机理。《春秋左传·昭公元年》云："天有六气，降生五味，发为五色，征为五声，淫生六疾。六气曰：

阴、阳、风、雨、晦、明也。分为四时，序为五节，过则为灾。阴淫寒疾，阳淫热疾，风淫末疾，雨淫腹疾，晦淫惑疾，明淫心疾。"宇宙间的一切味、色、声都是气的作用，四时、五节等自然气候变化都是气作用的结果，疾病的发生正是气的运动紊乱所致。

中医学完全承袭了气一元论思想。在藉助于汉代自然科学成就的基础上，特别是在大量的医学实践和对生命现象观察的基础上，建立了较完整的气一元论体系。首先，《内经》认为气是一种不能直接观察或感觉的极其细小的物质微粒。《灵枢·贼风》云气"其所从来者微，视之不见，听之不闻，故似鬼神"。气是人类感觉器官无法感知的无形存在，可是"气合而有形，因变以正名"（《素问·六节脏象论》）。气，首先是无形质的存在，然后无形质的存在是生成有形质存在的前提和条件，无形质的气生成有形质的具体事物，便是"气合而有形"过程描述。因此，气是物质存在的另一种形态，并非绝对的精神实体；气的属性就是作为宇宙本原抽象的无限的共性，又在客观实在性的基础上，与宇宙万物具体的有限的个性相统一。

气是宇宙天地的本原。《素问·五运行大论》云："地为人之下，太虚之中者也。帝曰：冯乎？岐伯曰：大气举之。"广袤的宇宙不是虚空的，而是充满着气。人类赖以生存的地球就是氤氲弥漫、无边无际的气托举而悬浮于宇宙之中的，若没有气的存在，地球和其他行星悬浮在宇宙之中则是完全不可想象的。气化作用便形成了天地之别。《素问·阴阳应象大论》云："清阳为天，浊阴为地。"轻清阳气升腾弥散而为天空，重浊阴气沉降而凝聚成大地。《素问·至真要大论》云："本乎天者，天之气也；本乎地者，地之气也。天地合气，六节分而万物化生矣。"气存在于天地之中，决定了天地作为一种物质存在的本质属性，因而由气构成的天地万物必然是物质性的客观存在，并且通过"天地合气"生成宇宙万物。

气是构成万物的基本元素。《素问·天元纪大论》云："在天为气，在地成形，形气相感而化生万物。"天降精气以施化，地布和气以成形，于是形成了复杂多样的无限万物。《素问·宝命全形论》云："天地合气，别为九野，分别四时，月有大小，日有长短，万物并至，不可胜量。"推而广之，四时气候规律、地理差异、日月五星、宇宙万物都是天地之气升降交感、氤氲和合产生的。

人与天地同出一源，气也是构成人体生命的基本物质。在探索人类生命的起源和本质问题上，《内经》认为人与宇宙万物同质同源，都是天地之气的升降交感的产物，都是气物质有规律的运动变化的结果。《素问·六微旨大论》云："言人者求之气交。帝曰：何谓气交？岐伯曰：上下之位，气交之中，人之居也。"人类生命就是起源于氤氲弥蒙、升降交感的气宇宙之中，气是一种至精至微的物质微粒。《素问·宝命全形论》云："人生于地，悬命于天，天地合气，命之曰人。人能应四时者，天地为之父母。"气，不仅创生宇宙万物，而且人类生命的起源、生理功能、精神心理活动等都统一在气本原上。

生命即气化过程

在中国古代哲学思想中，气化泛指气运动变化的自然过程。《正蒙·太和》云："由气化，有道之名。"气化过程产生道及万物。"气化者，气之化也。气化者，一阴一阳、动静之机，品汇之节具焉"（《正蒙注》）。概括言之，气一分为二，有动静，有聚散，有清浊，有升降等相感相应，成为气化的动因。所以《正蒙·太和》云："太和所谓道，中涵浮沉、升降、动静相感之性，是生氤氲相荡、胜负、屈伸之始。"气化的态势主要有聚散往来、胜负屈伸、浮沉升降。聚是气的聚合，散是气的分离，往是形的消失，来是形的显现。气聚便形成具体的器物，即器物的显现，也就是来；气散就是具体器物的瓦解、毁坏，即器物的消失，也就是往。阴阳之气的相互对立、相互吸引，因而有胜负、屈伸。胜就是伸，负就是屈。浮升即气的向上运动，沉降即气的向下运动。因此，宇宙就是气运动变化的自然过程，运动变化是气最基本的属性，是宇宙一切运动变化的开端。

1. 气化动力源于阴阳　气一元论主张气内部对立面的相互作用是气化的原因。《正蒙·乾称》云："天性，乾坤阴阳也。二端，故有感；本一，故能合。"气的属性就在于有其对立面，因有其相互对立的双方，故相互作用；对立的双方处于统一体中，故相互结合。气的运动变化无非就是阴阳对立相互作用的结果。《正蒙·太和》云："万物虽多，其实一；物无阴阳者，以是知天地之变化，二端而已。"显然，气内部的阴阳两种势力（二端）相互作用是气化的根本原因。《正蒙·参两》云："若阴阳之气，则循环迭至，聚散相荡，升降相求，氤氲相揉，盖相兼相制，欲一之而不能，此其所以屈伸无方，运行不息，莫或使之。"阴阳双方循环交叠、时聚时散、升降相因、相互推荡是气化的根源。

气是永恒运动的物质微粒，由气构成的天地万物必然处在永不停息的运动变化之中，而且是天地万物的普遍规律。《素问·六微旨大论》云："气之升降，天地之更用也。"天地之间，上下相成，更迭为用，就是由于气的升降运动推动的。《素问·五常政大论》云："气而生化，气散而有形，气布而蓄育，气终而象变，其致一也。"气的运动而化生万物，故气留散于万物之中，气的扩散分布便生物茂盛，这一切都是气的不同运动状态。天地之间，无论是生命的繁衍，还是无生命体的形气聚散，无一不是根源于气的运动变化。

运动是气的根本属性。由于气的运动变化，天地万物都处在永恒的运动变化过程之中，然而，因为气运动变化的根本原因在于气的内部本身，即气物质内部存在着阴阳两种势力的对立统一。《素问·阴阳应象大论》云："阴阳者，天地之道，万物之纲纪，变化之父母，生杀之本始，神明之府也。"阴阳是天地万物运动变化的内在力量，当然也是人体气化过程的内部动力。

2. 脏腑是气化的主体　气化运动是脏腑、经络、器官等组织生理功能活动的本质和核心内容，整体生命现象就是一个气化运动过程。在气化进程中，机体的脏腑、经络等器官都是气化的主体和承担者。《灵枢·营卫生会》云："上焦如雾，中焦如沤，下焦如渎。""雾"是心肺功能的气化表现；"沤"是脾胃功能的气化过程；"渎"是肝肾功能的气化结果。在气化过程中，一方面脏腑、经络等器官的生理功能活动本身使气化得以进行和实施；另一方面脏腑、经络等器官又从气化过程中获得所必需的能量和物质，从而实现自我更新、自我修复、自我再生等。从这个意义上讲，脏腑、经络等器官的生理功能活动实质上就是气化过程。《素问·灵兰秘典论》云："气化则能出矣。"

气是《内经》认识生命本质的逻辑起点，气化则是人体生命的基本特征，阴阳两种势力的相互作用是气化运动的内部动力，气化运动存在于生命过程的始终。因此，气一元论已经成为中医基础理论的基石。

107　从三阴三阳气化理论探析气立和神机

三阴三阳气化理论，与《内经》的运气七篇大论有着密切的关系，经过《伤寒论》三阴三阳阶段的病理演变进一步发展，到明清时由于钱塘学派的出现，三阴三阳气化学说逐渐成熟。张志聪在《伤寒论集注》中用三阴三阳气化理论解释《伤寒论》中太阳中风的病理意义，如"风乃寒中所生之动气也。发热者，风伤太阳之标阳也"，其通过气化理论分析了太阳中风的发病机理。在气化理论的基础上形成的气立与神机学说，揭示了自然界气候发展规律与人体机能的联系。学者马源等探析气立与神机对脏腑精、气、神三个层次的演变过程，理解中医学天人相应的观念有着积极意义。

气立与神机含义

《素问·五常政大论》云："根于中者，命曰神机，神去则机息；根于外者，命曰气立，气止则化绝。"气立即"因气而立"，是万事万物相争相合的运动发展规律，体现在天地人三才、阴阳二气的运动之中。比如厥阴风木其标在厥阴，其本在风木。古人在标本中见的理论中，没有把人体的正气看作是本，而是把自然界的风木之气作为本，这是因为人是由天地气支而生。在《易经》中，泰卦为乾下坤上，是天地之间运转机制正常的一种表现，人在天地之中，因气交而生，故而称之为"根于外者，命曰气立"。《灵枢·本神》云："两精相搏谓之神。"两精即阴阳，为事物的本原，相搏就是气立，是阴阳的运动规律，"机"即运行机制。所以神机是在阴阳两气相互斗争的基础上，产生的万事万物的最本质的平衡运行机制，是在太阳与少阴、阳明与太阴、少阳与厥阴的基础上发展而来的。

从太阳、少阴水火既济之气化探析气立与神机

《素问·六微旨大论》云："太阳之上，寒气治之，中见少阴。"在三阴三阳气化理论中，太阳寒水中见少阴君火，二者为表里阴阳之配属，具有水火既济的生理联系。水火既济的生理功能包括三个方面：在太阳寒水的气化规律中，手太阳小肠经及火腑小肠能泌别清浊，足太阳膀胱经及水腑膀胱能升清降浊；在少阴君火的气化规律中，手少阴心经及火之心脏，足少阴肾经及水之肾脏；在运气学说中，太阳寒水与少阴君火这种互根互制的气机运动形式即为气立，而人体中维持太阳寒水与少阴君火水火既济功能平衡的机制即为神机。对于我国北方常见的偏于寒证的过敏性鼻炎，郑钦安在《医法圆通》中认为"阳衰而阴寒内生，不能收束津液，而清涕亦生"，太阳寒水太过，少阴君火不及，故多用扶阳之法温助少阴君火，如四逆汤、麻黄附子细辛汤、姜桂汤等治疗此病，不用辛夷、苍耳子、防风之类，疗效显著。

1. 太阳寒水的气化规律　竺可桢院士对先秦两汉时期进行气候考察，认为东汉到三国末年，气候趋于寒冷，平均气温低于现代气温，这就从自然气候方面为东汉末年《伤寒论》的临床研究奠定了基础。田合禄认为由于建安十一年丙戌年为天符年，寒水之运太过，后三年己丑年又是太乙天符年，所以建安年间伤寒疫病多发是符合运气学发展规律的。这为太阳寒水的规律演变提供了运气学理论基础。《伤寒论·辨太阳病脉证并治》云"太阳病，头痛发热，身疼腰痛，骨节疼痛，恶风无汗而喘者，麻黄汤主之"，风寒侵袭，首先侵犯一身之藩篱足太阳膀胱经，人体阳气与寒邪斗争出现发热等表现。

东汉时期气候趋于寒冷，天体运气规律正值寒水太过。张志聪提出"寒水者，膀胱之水也"。这里

的"寒水"有两方面含义，一是指天之寒气与地之水气，二是指人体膀胱经的气化功能。膀胱的气化功能本质上是升清降浊，但是其离不开小肠泌别清浊的功能，所以古人将足太阳膀胱经与手太阳小肠经相联系，体现了水火二腑既相互对立又相互依存的关系。太阳寒水的气化规律实质上是在古代天文气候及运气发展规律的推理演绎下，运用干支理论，每逢辰戌年，天之寒气与地之水气相合，对天地中人的生理结构与功能的影响，水腑膀胱与火腑小肠之水火既济的气化规律。在寒水之气太过之年，寒水邪气通过太阳经络脏腑结构，气化失司，影响膀胱的升清降浊与小肠泌别清浊的功能。如葛根汤既能治疗足太阳膀胱经经输不利导致的项背拘紧，又能治疗由于太阳与阳明受邪，影响到手太阳小肠腑泌别清浊功能失司导致的下利。

2. 少阴君火的气化规律 《医宗金鉴》云"少阴肾经，水火之脏"，内藏元阴与元阳，但肾在五行属水，与心火相应。心火可下温肾水，肾水可上资心火，二者水火既济，互相升降、协调、制约着彼此的气机运动，是人体重要的气机转化形式。《灵枢·根结》云"少阴为枢"，在三阴三阳气化中，少阴君火与少阳相火为运气学与人体功能之枢要所在，所以在三阴三阳气化理论中，称二者为枢。少阴君火的气化规律本质上是古代天文气候及运气发展规律的推理演绎下，每逢子午岁值及夏季主令之时，由于天之暑气与地之火气相结合，手少阴心经、心脏，与足少阴肾经、肾脏之水火既济的气化规律。气交发生异常时，导致少阴君火病变，神机失守。如《伤寒论·辨少阴病脉证并治》云"少阴之为病，脉微细，但欲寐"，出现少阴阴阳两虚神机失守的症状。

从阳明、太阴燥湿相济之气化探析气立与神机

《素问·六微旨大论》云："阳明之上，燥气治之，中见太阴。"在三阴三阳气化的理论中，阳明中见于太阴。土居中央，水火交蒸于土，水胜则土化湿，火胜则土化燥，故而太阴湿土与阳明燥金具有燥湿相济的生理功能。刘渡舟提出"若湿太盛，或燥太盛，则不得其平而为病"，阳明燥金与太阴湿土中，一方太过会导致另一方运行规律异常。若阳明之气太过则燥热亢盛，成胃家实证，《素问·六微旨大论》云"亢则害，承乃制，制则生化"，此时宜用承气类方药，以承阳明燥金之气以治之。而太阴之气太过，又会导致阳明中寒。如《伤寒论·辨阳明病脉证并治》云："阳明病，若能食，名中风；不能食，名中寒。"阳明与太阴实际上是在太阳寒水与少阴君火交争于中土的基础上，水火互有胜负而产生的一种关于燥与湿的气机运动发展规律，这种气机运动规律即为气立，而维持燥金与湿土之间平衡机制即为神机。《伤寒论·辨阳明病脉证并治》云："食谷欲呕，属阳明也，吴茱萸汤主之。"这正说明阳明燥金与太阴湿土之间相互转化的规律。

1. 阳明燥金的气化规律演变 每年公历 9 月 22 日至 24 日交节，此时自然界的时令与主气属于秋金之燥气，在脏腑中对应着肺脏。《脾胃论·肺之脾胃虚论》云："脾胃之虚，怠惰嗜卧，四肢不收，时值秋燥令行。"秋季燥烈之气值令，肺之津液耗失，影响其阴阳互根的大肠，大肠津液不足，阴不制阳而生火，胃于大肠之上，必然受其阴液燥化而影响受纳腐熟的功能。这种由于秋季节令的影响，使得肺津不足，从而使大肠、小肠、胃整个消化系统出现病理改变的规律，即为阳明燥金的气化发展规律。李东垣在升阳益胃汤条文中云"何故秋旺用人参，白术，芍药之类反补肺，为脾胃虚则肺易受病，故因时而补"，诠释了阳明胃土与燥气金令之间的关系。任应秋认为"肺主秋金之气，金有阴阳之分"。因此阳明燥金的气化规律本质上是古代天文气候及运气发展规律的推理演绎下，正当卯酉岁时及秋季主令之时，天之燥气与地之金气对人体消化道的生理结构与消化系统生理功能的影响。一旦发生异常如燥金之气太过，由于肺津亏耗，影响到与其阴阳互根的大肠，将使整个胃肠消化系统发生病理性改变。

2. 太阴湿土的气化规律演变 黄元御提出"六月湿盛，湿为土气也。其实水火交蒸，乃生湿气"，木生、火长、金收、水藏，土居四象之中，水火交蒸于土，水胜则土化湿，火胜则土化燥。《素问·六微旨大论》云："太阴之上，湿气治之，中见阳明。"《灵枢·经脉》云"肺手太阴之脉，起于中焦"，肺朝百脉所需要依赖的气血也依赖于脾的运化转输。《素问·经脉别论》云："饮入于胃，游溢精气，上输

于脾，脾气散精，上归于肺，通调水道，下输膀胱。"手太阴肺经、肺脏与足太阴脾经、脾脏在生理上不能正常运化转输水液，才会导致病理上阴盛太过，湿土遂生。因此太阴湿土的气化规律本质上是古代天文气候及运气发展规律的推理演绎下，每逢丑未岁值及长夏主令之时，天之湿气与地之土气对手太阴肺经、肺脏，足太阴脾经、脾脏运化水液代谢功能影响的气化规律。一旦发生异常，病理上主要以消化系统水液代谢吸收为主的病变。《伤寒论·辨太阴病脉证并治》中"太阴之为病，腹满而吐，食不下，自利益甚，时腹自痛。若下之，必胸下结硬"，刘渡舟认为"中焦阳虚，脾气不运包括左右四旁不运，上下的升降也不能斡旋"，由于太阴湿土病理改变，中焦虚寒，气机升降失司，从而影响了消化道水液代谢吸收而出现腹满、呕吐、腹泻等一系列病变。

从少阳、厥阴风火相值之气化探析气立与神机

《素问·六微旨大论》云"少阳之上，火气治之，中见厥阴"，少阳相火与厥阴风木相互对立又依存，厥阴主肝，少阳主胆，肝体阴而用阳。肝体为阴，其用为阳。相火藏在内是厥阴，出于表就是少阳。厥阴为两阴交尽，少阳为人体阳气初生，二者有阴尽阳生，阴阳转化的机转。《金匮要略·奔豚气病脉证治》云："奔豚气上冲胸，腹痛，往来寒热，奔豚汤主之。"奔豚气为厥阴风木失于疏泄，少阳胆腑被郁，影响到三焦之气化，少阳相火与厥阴风木风火相值，冲气随之上逆所致。此外，风火相值的气化规律，与运气理论中厥阴风木与少阳相火互为司天在泉之气有关。

厥阴风木，其标在厥阴，本在风木，中见少阳，此处的"中见"即为厥阴与少阳构成了阴尽阳生、表里内外之枢纽，倘若只有厥阴没有少阳，阴阳离绝，则神机自灭。故而从三阴三阳气化理论来看，正是因为太阳与少阴，阳明与太阴，少阳与厥阴，构成了阴阳相合的气化体系，所以"神机"才能在阴阳相合的运动规律中产生。需要注意的是，"气立"强调的是，在精的基础上，阴阳二气在天地人三才中相合相争的运动变化规律，比如太阳寒水与少阴君火水火既济，阳明燥金与太阴湿土燥湿相济，关键在于"对立统一"。"神机"强调的是在"气立"的基础上，由于阴阳相互对立不断转化而产生的平衡机制，关键在于"守中平衡"。

1. 少阳相火的气化规律　现代临床解剖学中，肝管分为肝左管与肝右管，肝左管与肝右管汇合成肝总管，其汇合点在肝门静脉的上方，肝总管与胆囊管汇合为胆总管，共同开口于十二指肠大乳头，这种肝外胆道的生理结构在精的层面上对少阳胆腑易郁而化火有着一定的影响。中医学认为，五脏藏而不泻，六腑泻而不藏，心与小肠相对，心主藏神，小肠泌别清浊。肾与膀胱相对，肾藏精，膀胱升清降浊。只有少阳胆腑比较特殊，胆藏精汁，而肝主疏泄，二者表面上与藏泻理论相悖，实际上六腑是人体的传导通道，以通为顺，胃、大肠、小肠、膀胱皆是在本腑内就完成传导的功能，但是胆汁的循行不只是在胆囊管本身，还在肝总管。胆总管的生理解剖结构导致了其容易被郁滞化火的特点。主藏精汁的足少阳胆腑与主疏泄的足厥阴肝脏阴阳表里相配。从中医的藏象理论上看，胆在方位上对应着东方，在四季上对应着春季，春分时地上的万物开始复苏，自然界呈现出一种向上向外的气机运动规律，人们开始走出严寒的冬季进行舒张运动，前人把这种天地人产生的共性规律称为木气。而人的气机如果不能随天地自然节气的变化而升散，反而郁于内，必然会导致疾病的产生。因此少阳相火的本质就是在这种自然界气候与运气学发展规律的影响下，由于少阳胆腑生理上对应着初春少阳升发之功能，病理上生理结构与功能易于阻滞导致郁而化火的气化规律。

2. 厥阴风木的气化规律　《素问·至真要大论》云"厥阴何也？岐伯曰：两阴交尽也"。厥阴不从标本，而从中见。这是因为风木在十二地支对应着戌亥，而少阳相火对应着寅申之时，《灵枢·阴阳系日月》云"亥者，十月，主左足之厥阴。此两阴交尽，故曰厥阴"，亥为地支之尽，寅为阳气初生，且厥阴病欲解时从丑开始，少阳欲解时从寅开始，二者具有阴尽阳生，寒热转化，水火交替的气化规律。风木本为肾水所生，又生人体君相二火，所以风木实质上是连接水火之枢纽，故而少阳厥阴有风火寒热之分，合则同归一气，分则寒热两极。如《伤寒论·辨厥阴病脉证并治》云"厥阴之为病，消渴，气上

撞心，心中疼热，饥而不欲食，食则吐蛔，下之，利不止"，于上则有厥阴心包之热，于下则有太阴湿土之寒。厥阴风木为伤寒六经之末，三阴气化之阖，其风木之气最易携火而上攻，通过手足厥阴经络，与心包代君受邪而为病，故而发生上热下寒、阴阳寒热、气血厥逆之证候。《金匮要略·腹满寒疝宿食病脉证治》云："胁下偏痛，发热，其脉紧弦……宜大黄附子汤。"吴鞠通认为"此邪居于厥阴……肝胆无出路，故用大黄借胃腑以为出路也"。厥阴肝木与少阳胆火，一为脏偏主疏泄，一为腑偏藏精汁，二者为人体气立与神机所交通的关键。故而厥阴风木的气化规律是正当春令及巳亥之岁，天之风气与地之木气对人体寒热气血阴阳合则同归一气，分则寒热两极的气化规律。

从气立与神机探析少阳病提纲与证治举例

1. 从气立与神机探析少阳病提纲 《伤寒论·辨少阳病脉证并治》云"少阳之为病，口苦，咽干，目眩也"。中医的脏腑有精、气、神三大层次，而少阳是人身体表里出入的枢纽，自然也是全身精气神运行机制的关键所在。《素问·六微旨大论》云："出入废则神机化灭，升降息则气立孤危。"从三阴三阳气化规律来看，出入升降皆与少阳经有着密切的关系，刘景源提到"胆与三焦同属少阳，共同主持人体气机的升降出入"。足少阳胆腑与手少阳三焦腑控制着人体气机的出入和升降，所以气立与神机必然与胆腑与三焦的功能有关。《素问·六节脏象论》云"凡十一脏，取决于胆也"，甲子日为初阳始生，十一脏的气机都要凭借少阳胆腑之气才能生发。基于三阳三阴气化理论以及脏腑的精、气、神学说，马源认为，口苦是少阳胆之精汁随风木上逆所致，是脏腑之精层面上的体现。咽主地气，全身气机无论在解剖还是功能上都需要经过咽喉才能与外界气机相沟通，咽干则是因为少阳胆腑郁而化火，循经上炎所致，是属于全身气立之病变。人的双目是全身神机枢要所在，五脏六腑之精皆上注于目，目眩是由于少阳相火与厥阴风木风火相值。厥阴与少阳为阴尽阳生的阶段，二者发生病变，风助火势，火携风威，而神机根植于中，受到厥阴少阳阴阳失衡的影响，从而出现目眩之症状。目眩体现了全身神机之病变。少阳病的提纲虽然只有3个症状，但是却体现了精、气、神三大层次。此外，张仲景唯独在柴胡证提到只见一证便可，这正是由于小柴胡汤的主证分属不同的层次，如胸胁苦满只有一个证候，却能体现少阳相火气机上的病变，可用柴胡汤治之。

2. 典型病例 患者，女，27岁，2020年4月5日初诊。久居吉林松原，因不规律性眩晕呕恶2年，加重3周就诊。刻诊：晕，呕恶，颈部拘紧，晨起时加重，纳可，眠欠佳，二便调，舌红，苔白滑，脉弦滑无力。中医诊断为眩晕，辨为风阳上扰证。治宜滋阴降火息风。

处方：川芎10 g，当归10 g，白芍15 g，黄芩15 g，法半夏15 g，葛根25 g，山茱萸20 g，赭石20 g，茯苓15 g，泽泻10 g，白术12 g，桑白皮10 g，炙甘草10 g。5剂，每日1剂，水煎取汁400 mL，分2次温服。服药5剂后，随访1年病未复发。

按语：患者为年轻女性，在春分前后病情加重，此时正是由于厥阴风木主气，风火相值使神机失守发生眩晕呕恶，风木太过，克伐脾土，脾失健运，聚湿生痰，舌苔白滑，脉滑。治疗首当清补兼施，调理少阳、厥阴，使阴阳平衡，用当归、白芍滋厥阴之体而制风木，黄芩、半夏清降少阳相火；再用葛根起阴气，通达胃脘之阳而使木气疏达，桑白皮泻金以平木，泽泻、白术、茯苓健脾利湿防厥阴风木克伐脾土。全方调整了厥阴与少阳之平衡，葛根居中起阴气应阳明燥金之从化，茯苓、泽泻、白术与桑白皮调整风木在五行中所胜与不胜之脏，从而构建了治疗神机的气化平衡机制。

总之，在三阴三阳气化理论中，太阳寒水与少阴君火具有水火既济的生理联系，阳明燥金与太阴湿土具有燥湿相济的生理联系，少阳相火与厥阴风木具有风火相值的生理联系。正是由于太阳与少阴，阳明与太阴、少阳与厥阴阴阳表里相配，所以才建立了一种中医学天人相应的气化机制，这种机制即是神机，是万事万物发展变化的平衡体系，而少阳作为人体气机升降出入之枢纽，少阳病的提纲体现了人体精、气、神三大层次的病理改变，这些都体现了中医学的整体观和辩证观特点。

108 从《内经》气化析伤寒六经实质和传经

六经概念始于《内经·素问》，除了对经络三阴三阳的论述，还有运气七篇大论对三阴三阳的描述，伤寒六经的实质，应该将二者结合起来，运用于临床，指导伤寒的辨证论治，使得医家有法可依。而《素问》中《天元纪大论》《五运行大论》《六微旨大论》《气交变大论》《五常政大论》《六元正纪大论》《至真要大论》运气七篇大论对伤寒六经实质的阐释，亦被称为"六经气化说"。很多医家、学者从《素问·热论》去分析伤寒之邪"日传一经，七日复传"之理正确与否，却可能忽略《素问》运气七篇大论对六经的定义。虽亦有医家认为以六经气化说解释《伤寒论》牵强附会，如陆渊雷介绍章太炎认为张志聪、陈修园"假借运气，附会岁露，以实效之书变为玄谈"，但学者黄德彬等认为，张仲景分六经论病，虽有创新，亦定有所传承，观《伤寒论》通篇对伤寒传经日数的描述，则知伤寒六经实质与《素问》运气七篇大论关系密切。

六经实质

1. 六经概念 从古到今，对六经实质的认识一直在发展。宋代朱肱认为六经即经络。金代成无己明确了"六经"成为三阴三阳病的代称。明代方有执认为"六经"为"六部"，统管人身百骸，而并非经络之经。清代柯琴提出"六经地面说"，认为伤寒六经不仅是针灸学里点线相连的经络及道路，而且包括了有联系的脏腑器官组成的大面。清代尤在泾认为伤寒之邪有在经在脏在腑之异，黄元御亦推崇此说并加以完善补充。清代汪琥将足六经扩为手足十二经。清代张志聪提出"六经气化说"，以五运六气、标本中气之理阐释"六经"实质，黄元御、陈修园、唐容川、陆九芝皆推崇此说。

前人从不同的角度分析六经实质，互为补充，亦各有不足之处。柯雪帆主编的教材《伤寒论选读》中则较为详细全面地讲述了六经实质，其中讲述"伤寒六经辨证以太阳、阳明、少阳、太阴、少阴、厥阴来划分外感病证治，是一个包括邪正、阴阳、气血、脏腑、经络、气化、发展阶段等理论以及治法、方药在内的综合性临床辨证论治体系"。而黄德彬将从六经气化的角度辨析六经实质，分析伤寒传经的规律以便对疾病的预后有一定判断。

《伤寒卒病论集》云："撰用《素问》《九卷》《八十一难》《阴阳大论》《胎胪药录》并《平脉辨证》，为《伤寒杂病论》。"无论是从常理推之，或是从古至今千百位伤寒名家看法，《伤寒论》一书与《内经》关系密切，定有传承。三阴三阳即六经，其观点始于《内经》，故伤寒六经的定义与相传规律，当参照《内经》说法。

2. 六经次序 "天人相应"一直贯穿所有的中医思维，六经即是"天人相应"的一个缩影。《素问·六微旨大论》云："上下有位，左右有纪；故少阳之右，阳明治之；阳明之右，太阳治之；太阳之右，厥阴治之；厥阴之右，少阴治之；少阴之右，太阴治之；太阴之右，少阳治之。"其次序可以表示为少阳→阳明→太阳→厥阴→少阴→太阴→少阳，六气循环不已。厥阴为一阴，为物质生发的始基，由少渐多，渐至太阳，太阳为三阳，为阳之最盛，物极而反，又至厥阴，此六气对时空的影响。万物皆是在不断的运动状态下存在的，天之六气一直在变迁运动，人身体因受六气影响，其状态也是在不断变化的。故张志聪于《伤寒论集注》云："故《素问·至真要大论》论六气司天、六气在泉，皆始于厥阴，终于太阳……正气之行，每日相移。"其意思即是人身正气受天之六气的影响，日行一气，从厥阴而至太阳，恰与《伤寒论》外邪传经次序相反。

唐容川《伤寒论浅注补正》云："无病之人，由阴而阳，由一而三，始于厥阴，终于太阳，周而复始，运行不息，莫知其然；无病之人，经气之传，无所凭验；病则由阳而阴，由三而一，始于太阳，终于厥阴；自得病之日即从太阳逆传，一日一经。"意思即是伤寒传经是一日太阳，二日阳明，三日少阳，四日太阴，五日少阴，六日厥阴的次序。张志聪、唐容川等明悟之士深研《素问》中《至真要大论》《六微旨大论》《天元纪大论》等诸篇以释伤寒六经，正与《素问·热论》释伤寒传经旨意相合。

3. 传经日数 张志聪《伤寒论宗印》云"太阳之右，厥阴治之；厥阴之右……夫伤寒一日，太阳受之，左旋而二日阳明，三日……七日来复于太阳，此六气之主日也；子午之岁，上见少阴；丑未之岁，上见阳明……此六气之主岁也；日出而阳气微，少阳之所主也；日中而阳气隆，太阳之所主也……此六气之主时也"。这是天之六气对人之六经影响的深刻阐释。物质无时无刻不在变化之中，且受天之六气、地之五行而影响，人秉五行、六气而生、长、化、收、藏，故六气对人的影响从主日上来看，便是一日一经。当然从主时上来看，一日十二个时辰则又可分出六气所主之时，如"太阳病，欲解时，从巳至未上"，则一日来看，正气与邪气皆旺于太阳经，同理，从年份来讲，人体每年所受的天之六气影响也是不断变化的。基于以上所述，除可知伤寒日传一经的规律趋势，亦可知人体因受六气影响的变化微妙复杂，不可拘泥。

根据现代医学的观察研究，很多疾病存在七日向愈的规律。譬如感冒若未经治疗，七日痊愈的概率较高。"七日节律"很大程度上暗合了伤寒之邪"日传一经，七日复传"之理论。

4. 六经之"经"释 伤寒六经之"经"与经络之"经"能否画等号，其关系如何？这是六经的一大争论之点。前辈多有辨析，且一般总结为伤寒六经与经络绝不能画等号，但又关系密切。诚如所言，伤寒六经若与经络无关系的话，则《伤寒论》第1条"太阳之为病，头项强痛"、《伤寒例》中"阳明受病，身热目疼鼻干""少阳受病，胸胁痛而耳聋""太阴受病，腹满而嗌干""少阴受病，口燥舌干而渴""厥阴受病，烦满而囊缩"所言为何？若说能画等号，则"太阳病脉浮，恶寒""阳明病脉大，恶热""少阳病脉弦，口苦咽干目眩""太阴病尺寸俱沉细，自利益甚""少阴病脉微细，但欲寐""厥阴病尺寸俱微缓，消渴，手足厥冷"所言为何？

关于这点，张志聪在《伤寒论集注》中作了区别归纳。如伤寒之太阳病分为"通体太阳"和"分部太阳"。其所言"通体太阳"为人身五脏六腑四肢百骸中因受太阳寒水之气影响的功能部分，皮肤毫毛肌表是也，故太阳之为病，脉浮，头项强痛而恶寒。"分部太阳"即是指经络之足太阳膀胱经，而膀胱经这条经络亦是秉太阳寒水而生，天人相应，寒邪袭表则其循行部位"头项"也会生病而"强痛"；同理，胃属土，足阳明化气于燥金，燥则生热，土主肉，火盛则脉大，故阳明病则身热脉大，而阳明经这条经络亦是秉阳明燥金而生，病则其循行部位"目""鼻"也会生病而疼干。余经不言自明，皆准此也。

这说明伤寒六经包含了经络之六经，而其涵盖之面又远不止经络之六经。所以辨析伤寒传经及其相关传经日数不能单从经络去分析，而更多应该从六经气化角度去分析。

伤寒传经传脏传腑辨

1. 伤寒传经诸家说法 金代医家成无己首次根据《内经·热论》提出"伤寒之邪日传一经，七日复传"。元代王好古提出多种传经模式，如巡经传、越经传、上下传、误下传、表里传，并未认可"伤寒之邪日传一经，七日复传"。明朝医家张景岳认为"伤寒传变，不可以日数拘，亦不可以次序拘"。包来发介绍明末医家李中梓认为"太阳受病于一日，至七日为行"，并非"日传一经"。清代张志聪认为根据《素问》七篇运气大论，受"天之六气"影响，人身正气之传是"日传一经，七日复传"，而伤寒之邪传则不受日数所拘。清代尤在泾与黄元御皆肯定"伤寒之邪日传一经，七日复传"并且认为这种传法只是在经传经，应该与在脏在腑之传经严格区分。清代柯琴认为"七日乃太阳一经行尽之期，不是六经传变之日"，否定了伤寒"日传一经"的理论。清代吴坤安认为伤寒断无日传一经之理，其说始于误解经义。清代徐灵胎认为伤寒传经没有次序，不存在"日传一经，七日复传"。清代张璐认为某经虚则传于某经，本无定例。清代陈修园认为"七日"为太阳病自行其本经，非日传一经。民国章太炎否定伤寒自太阳而厥阴的传经次序和"一日一经"的说法。民国张锡纯认为六经相传之次序是按照《素问·热论》自太阳依次传入厥阴，但并非日传一经。李克绍认为"传经"一说牵强附会，但是认为六经病都有前驱期，"日传一经"可以作为由前驱期转入典型症状期的日数参考。郝万山认为没有日传一经的情况，"七日"只是太阳病一个自然病程，存在七日向愈的趋势。

由此可见，后世医家认可伤寒之邪"日传一经，七日复传"者少，否定者多。但黄德彬认为，伤寒有经病、有脏病、有腑病，所以伤寒之邪"传经"，有在经传经，有在脏在腑之传经，此当明辨区分。在经传经可言"日传一经，七日复传"，若伤寒之邪已入脏入腑，则其传经日数已无定例。

2. 伤寒在经传经及其日数辨　天之六气对人之六气的影响，以正气而言，自厥阴而至太阳，日传一经。感邪则从太阳逆传，自太阳而厥阴，六日周遍六经。此正合《素问·热论》所言之六经传经次序及日数。但伤寒医家大多认为伤寒传经不可以《素问·热论》的传经日数为标准。比如陈修园于《伤寒论浅注》云："岂有一日太阳则见头痛、发热等证，至六日厥阴不已，七日来复于太阳，复又见头痛发热之证乎？此必无之理也。"此初看实为不易之理，但其所言之传经，为伤寒之邪在脏在腑的情况，并非在经传经的情况。

后世医家否定伤寒之邪"日传一经，七日复传"，除了忽略运气七篇大论对六经实质的定义外，最大的原因当是没有伤寒在经传经与在脏在腑传经的概念。

黄元御在《伤寒悬解》中对在经传经与在脏在腑传经之辨，可谓警愦觉聋。其于《太阳传经》中云："伤寒、中风，一日太阳，二日阳明，三日少阳，四日太阴，五日少阴，六日厥阴，日传一经，六日而遍，此定数也，诸所谓不传者，言不传脏腑，并非不传经络。"伤寒在经传经，此亦是李克绍于《伤寒解惑论》中所指的"六经发病的前驱期"。自成无己首提伤寒日传一经，六日周遍六经之说法，后世及当代诸多医家皆群起而抨击之，诸家未曾深思其因，成无己或另有深意。直至张志聪再次以《素问》中《六微旨大论》《天元纪大论》《至真要大论》等诸篇为基础深阐伤寒传经，陈修园、唐容川加以阐释发挥，加上方有执、黄元御明辨在经传经和在脏在腑传经的区别，其义始彰。

《伤寒绪论》云："如太阳传阳明，谓循经传，太阳传少阳，谓越经传，太阳传太阴，谓误下传，太阳传少阴，谓表里传，太阳传厥阴，谓首尾传，因此经本虚，邪即传之，本无定例也。"其说"因此经本虚，邪即传之"实际上是邪自经传脏腑，非自经传经；其余所言诸传法皆是太阳之经感邪而传诸经之脏腑，传于何脏何腑，视其本经经气之虚实，本无定例。并不是说伤寒之邪可以自太阳之经表而随意传诸经之经表。天之六气移位有常，人之六气亦相随之，无病之人，正气自厥阴而太阳揎日相传，伤寒之人，邪气自太阳而厥阴揎日相传，亦必揎经相传，岂有无序无纪随意而传之理？

《伤寒论》第4条"伤寒，一日太阳受之，脉若静者，为不传，颇欲吐，若躁烦脉数急者，为传也。"其不传之意，是邪不里传阳明、少阳之腑，并不是不传阳明之经表。若不传阳明之经，难道伤寒之头项强痛而恶寒一日即愈？临床观之未有之事。若病不愈，而太阳与阳明六气轮转次序相揎，必从太阳至阳明而传入。第8条"太阳病头痛至七日以上自愈者，以行其经尽故也，若欲作再经者，针足阳明，使经不传则愈"。此条论述伤寒之邪传遍六经之经表而未愈，亦未传入脏腑，则必揎经再传，至第七日而再传太阳，八日再传阳明之际，针足阳明阻断其传经则愈。因足阳明经多气多血，针刺其经络可调动正气抗邪使其向愈。当然，此条颇有争论，如李中梓于《伤寒括要·辨成氏再传之讹》对于此条则云"此言始终只在太阳一经者也"，又云"太阳受病于一日，至七日为行"，又云"若七日不愈，欲再传阳明矣，当针足阳明，迎而夺之也"意思即伤寒之邪仍停于太阳经表。此空口无凭，何以邪停于太阳一经至七日之久，至八日又忽传阳明？此不经之谈也，亦与伤寒其余条文不合。第10条"风家，表解而不了了者，十二日愈"。这条意思是六日表解，而正气未复，则再需六日，等正气行遍六经而愈。此条解释诸家虽有异，但十二日为六之倍数，是伤寒之邪"日传一经，七日复传"之映照。此亦与"太阳受病于一日，至七日为行"之论毫无衔接。

3. 伤寒传经日数与入脏入腑的联系　伤寒之邪日传一经，若传遍六经而表邪未解，则复从太阳循环再传。郝万山所讲述之"七日节律"是"伤寒邪传一日一经，六日经遍"之论的一个印证，此意义是讲述人体感伤寒之邪存在七日向愈的趋势，此亦是概言，不可拘泥。所以临床观之，常有超过七日而表证未愈的现象。论中亦有讲述。如《伤寒论》第 37 条"太阳病，十日以去……脉但浮者，与麻黄汤"。第 46 条"太阳病，脉浮紧，无汗，发热，身疼痛，八九日不解，表证仍在，此当发其汗……麻黄汤主之"。此为三阴之脏、三阳之腑里气平和，所以邪不内传而但在经表，即伤寒之邪"日传一经，七日复传"，而太阳经表之阳衰，所以邪遍传六经不解，仍停于表，邪在表则不拘传至何经，仍用麻黄汤、桂枝汤类方发表。

而有些医家如李中梓、郝万山等认为所谓在经传经而未入脏入腑的情况，即是仍在太阳本经，并未传至其他经表。而且有些学者认为辨析伤寒之邪"日传一经，七日复传"是以经释经，是对临床并无实际指导意义的"鸡肋"。但从伤寒原文分析，伤寒之邪自经入脏入腑的日数与在经传经之"日传一经"有相合之处，因邪在经表之用药与在脏在腑之用药截然不同，所以辨明此义便显得很重要了。

观《伤寒论》涉及日数之条文，多达 87 条，其意不仅在解释"伤寒邪传一日一经，六日经遍，七日复传"之理，更多的是在论述自经传脏传腑与日数的关系。因太阳感邪后必揸经相传，若脏腑阴阳有所偏盛，则邪易从其本经自入其脏腑。如第 184 条"恶寒何故自罢？答曰：阳明居中主土也，万物所归，无所复传，始虽恶寒，二日自止，此为阳明病也"。此说明太阳表邪二日传阳明之经后，有二日传阳明胃腑的趋势，前提条件是此人阳明之腑阳素盛，一经表邪郁闭，则易在二日之期传入阳明之腑。第 5 条"伤寒，二三日阳明少阳证不见者，为不传也"。此意为表邪虽二日传入阳明之经，但二日不传阳明胃腑；三日传入少阳之经，但三日未传少阳胆腑。此条亦在告诫医家，伤寒有二日传阳明之腑、三日传少阳之腑的趋势，但不可拘泥于日数，当从证、脉上求。第 358 条"伤寒四五日，腹中痛，若转气下趋少腹者，此欲自利也"。此说明太阳表邪在四日传太阴之经后，有在四日之期传入太阴脾脏的趋势，若四日已传太阴脾脏，则五日症显。第 282 条"少阴病，欲吐不吐，心烦，但欲寐，五六日自利而渴者，属少阴也"。此说明太阳表邪在五日传少阴之经后，有在五日传入少阴肾脏的趋势。第 343 条"伤寒六七日，脉微，手足厥冷，烦躁，灸厥阴，厥不还者，死"。此说明太阳表邪六日传厥阴之经后，有在六日之期传入厥阴肝脏的趋势。第 270 条"伤寒三日，三阳为尽，三阴当受邪，其人反能食而不呕，此为三阴不受邪也"。此说明伤寒三日传遍三阳，四日传入太阴之经后，有从太阴之经传入太阴脾脏的趋势，而"能食而不呕"则表示虽有趋势而实际并未入里，则邪仍自经传经，"当""反"皆表露出这种趋势普遍存在。如此各个条文，意在使医家对疾病有明确的预后判断，以指导处方用药，非闲文也。李克绍亦在《伤寒解惑论》中言及三阳病三阴病发病由前驱期到各经具体症状的出现日期和次序，可参考"一日太阳二日阳明三日少阳四日太阴五日少阴六日厥阴"之传经日期与次序，而其之所以会出现这样的传经趋势，六经气化学说是最好的解释。

《景岳全书·传经辨》云："伤寒传变，不可以日数为拘，亦不可以次序为拘，如《内经》言一日太阳，二日阳明，三日少阳之类，盖言传经之大概，非谓凡患伤寒者，必皆如此也。"其所说传经之大概，即是上文所论伤寒之邪由经表传入脏腑在日数上的大概规律，若论在经表之传经，则必因天人相应而日传一经，六日经遍，七日复传。

"伤寒六经"的实质包含甚广，从不同的角度分析，能得出不同的结论。而对"六经实质"的定义，又会影响对"伤寒传经"的理解。"伤寒六经"实质与六经气化不可分割，若脱离了气化层面的理解，则"伤寒传经"中有诸多问题也无从理解。黄德彬从六经气化角度去分析六经实质，肯定了伤寒之邪"日传一经，七日复传"是合理的。这是理解《伤寒论》的一个根本性问题，能否正确理解六经实质与传经的问题将直接影响临床对外感疾病的判断、预后、处方用药甚至是远程诊断等。伤寒之邪"日传一经，七日复传"之理自成无己提出后，抨击者多，认可者少，之所以会出现这种情况，是因为抨击者没有站在相对应的角度去观察。而从《素问》去追溯源头，并结合《伤寒论》原文去分析，肯定其理论的合理性，从而使其更好地指导临床。

109　《伤寒论》六经气化

"六经气化"说系古代医家研究《伤寒论》的重要学说之一，其根据《素问》王冰增补"运气七篇大论"中"六经标本中气"理论及"天人相应"的整体观念，分析阐发《伤寒论》六经病之发生、发展及证治规律，以指导临床。学者杨茹芸等对《伤寒论》六经气化学说做了探析。

历史沿革

气化学说源于《素问》中的运气七篇大论。《素问·六微旨大论》云："上下有位，左右有纪……因天之序，盛衰之时，移光定位，正立而待之，此之谓也。少阳之上，气治之，中见厥阴……所谓本也，本之下中之见也，见之下气之标也。本标不同，气应异象。"《素问·至真要大论》云："少阳太阴从本，少阴太阳从本从标，阳明厥阴不从标本，从乎中也。故从本者化生于本，从标本者有标本之化，从中者以中气为化也。"金代刘完素以"五运六气"推演疾病发病规律，提出"大凡治病，必先明标本"，促进"气化"学说形成。明代张景岳《类经图翼·标本中气从化解》以"标本中气"解释脏腑经络间气化规律，阐发六经病变机理及治疗用药的生理基础，为研究伤寒论的重要学派——六经气化学派的形成奠定了基础。

系统提出"六经气化"理论的是钱塘医派的张志聪、张令韶。张志聪在《伤寒论集注·伤寒论本义》中云："仲祖著伤寒原名《卒病论》，本于五运六气阴阳大论，故释人之阴阳应天地之六气。"他还云：治伤寒六经之病，能于标中求之，思过半矣。"二张融会《内经》"六气""标本中气配属与从化"规律和"天人相应"模式，从三阴三阳及气化的角度，分析《伤寒论》六经的生理特性和病理变化，依据八纲辨证的不同来解释人体感受外邪之后，所现诸症及疾病过程中的不同阶段救疗之法。至此"六经气化"说正式成形，并成为钱塘医派学术特征之一。

钱塘医派另一代表人物高士宗于《医学正传》提出"以药性之气合人身之运气而用之"，"气化"学说得到进一步的拓展应用。

自张氏之后，历代医家在"六经气化"说系统构架下各抒己意。如黄元御在《伤寒悬解·六气司令》称"人身十二经，仲景伤寒，但立六经者，少阴、少阳、阳明，手经司气，而足经从化者也；厥阴、太阴、太阳，足经司气而手经从化者也"完善了六经从化关系，提出"两经同气"的观点。

陈修园于《伤寒论浅注·自序》称"六经之本标中气不明，不可以读《伤寒论》"，将二张理论删其玄奥隐晦不明，另辟蹊径"开阖枢"理论印证其中。陆懋修在《〈伤寒论〉六经提纲》一文中撰到"六经提纲，皆主气化，六经为标，六气为本"遵经守旧，阐前贤"六经气化"之未备，在王朴庄《伤寒论注》云"风挟寒气从经而入府，及其为病，必兼中气之化"，六经从化重中气的基础上，提出"伤寒独重阳明"的观点。

火神派鼻祖郑钦安在《医理真传·厥阴经证解》云："六经各有标本中气为主，客邪入于其中，便有从中化为病，有不从中而从标化为病，有本气为病。故入一经，初见在标转瞬在中。"并以此为基础提出"六经定法贯解"。

"六经气化"说是秉承《内经》理论的基础上，经历代医家发展积累，由明代张景岳提出，经钱塘"二张"、陈修园、陆懋修等后世医家不断完善形成，以"标本中气"为核心理论研究《伤寒论》六经病的一门学说。

理论探析

"天人相应"是古中医理论的核心理念，着重人与自然、人与天地之整体联系，如"与天地相应、与四时相副，人参天地"（《灵枢·制节真邪》），"与天地如一"（《素问·脉要精微论》）中均有体现。天人相应是中医学的"整体观"的重要组成部分，也是"六经气化"说的理论背景。

"天人相应"是一种认识的方法论，即借助于对自然界天地阴阳五行规律的认识来解释和指导人事，认识人体自身和疾病的治疗，天人相应思想体现在取象比类的方法中，是中医实践的指导法则，同样指导"六经气化"理论的形成，"标本中气"理论即是张志聪在《内经》"天人相应"的思索中得出的。

"六经气化"说是以五行和五脏为中心的对应同构理论指导下，将《内经》的六气和《伤寒论》三阴三阳病脉证并治体系具体结合的结果。其基本理论即"标本中气"，其天之六气（风、寒、暑、湿、燥、热）是气候物化现象产生的根源，故谓六气为"本"，在人体则为脏腑经络等物质构成的六大系统；三阴三阳为"标"，与标气相表里之气为中气。本"即事物的本体、本质，如病之始生为本；"标"，即标志、标象，如病所发为标，即三阴三阳，是用以表示或者标记六气的标志。"中"，即中见之气，是标本之间所维系的阴阳表里关系，乃是阴阳表里之相合的产物，存在于表里之间，有节制六气，平衡阴阳，调节气化盛衰、转化枢机的作用。

《素问·天元纪大论》云："寒暑燥湿风火，天之六气也，三阴三阳上奉之。"以人体的三阴三阳为标，六气为本，标与本之间有主从关系和某种对立关系。其中，本气和标气阴阳属性一致，从本化或从中气化；不一致，可从本化或从标化。"三阴三阳"以六气为本，六气以三阴三阳为标，阴阳表里之相合而为中气。其从化规律，具有互为阴阳表里制约相配关系。阐述了自然界六气阴阳消长生克制化的规律。

"气化"即脏腑经络功能活动的概括，脏腑经络离开气化就缺乏了功能活动的反应，气化离开了脏腑经络就失去活动的物质基础。以"标本中气"理论，指导六经证治之法则，称为"六经气化"说。

仲景在《伤寒论·序》道"天布五行，以运万类"，"运"即为气化之机，揭示了《伤寒论》的内涵。以太阳、阳明、少阳、太阴、少阴、厥阴用作篇名，将内经"标本中气"理论，贯穿其中，执简驭繁，将人与自然的密切关系，作为防治疾病的一种方法，即陈修园所谓"疾病千端，治法万变，统于六经之中"。

研究概况

关于伤寒六经气化理论，近年来学术界已经积累若干研究成果，主要分为"六经气化"说之阐述、发挥、诸家经验探讨、临床实践及学说异议 5 种类型。

1. 理论阐述 在六经气化理论之阐述与发明方面，石冠卿从含义、从化与治疗三个角度，对于"标本中气"的理论进行阐述。戴玉强调对"六经"实质的正确理解，认为六经气化是以脏腑经络物质为基础，阴阳消长胜负为基本动力的理论体系，对"六经气化"说形与气的辨证关系、生理病理特点及标本中气从化、分配等理论进行了系统全面的研究，为"六经气化"研究提供了范本。刘渡舟于著作《伤寒论十四讲》专列"《伤寒论》的气化学说"一讲，解析"六经"标、本、中气联系，以探索六经六气阴阳气化之机，提出"六经气化"有辩证法思想和唯物论的观点，在《伤寒论临证指要》结合临床实践系统分析六经的生理病理以及病发之规律，提出标、本、中的整体观，针对"中气"临证的重要意义进行阐述，并称"用气化学术研究《伤寒论》乃是最高层次"。崔英子等总结了六经气化学说在《伤寒论》六经病的发生及病情相关性中的体现，并认为虽然六经病皆有从本、从标、从中气三种传化情况，但体质因素是影响邪气从化及病情复杂性的关键，唐小宝等结合伤寒六经病特点分析标本中气理论，认为风火相助、燥湿相济及水火互根是脏腑气化的 3 个基本过程。陆鸿滨认为"六经气化"说是六经营卫气血在正常及病理状态下的变化规律，其生理病理特点主要是为适应外界环境的一系列调节机制。

2. 理论发挥 吴雄志透过空间结构的原理，图解六经传变之说，主张应灵活运用，以达到知常达变的目的，提出"六经气化"说的"机窍学说"、衡动观和颠倒观。张磊在"六经气化"说"开阖枢"理论的基础上，提出六经"标本中气"理论的实质就是"阴阳气"的内外出入运动，另辟蹊径对《伤寒论》的理论进行解读，为《伤寒论》指导的现代临床运用提供新思维。裴卉等将"六经气化"说在"郁证"的病因、病机及治疗进行了论述和总结，拓展"六经气化"说关于具体疾病的研究方向。王慧峰认为"天人相应"理论，是"六经气化"说贯穿始终的主导思想，六经气化是脏象气化大环境的一部分。

3. 诸家经验探讨 在对于个别医家之学术探讨方面，林亭秀围绕"六经气化"论创立者张志聪研究产生六经气化论的时代背景、六经气化论的创立与发展，研究探讨张氏对《伤寒论》药物的应用与标本中气相关的方证理论。胡谦等分析黄元御的"六气"治方思想，提炼黄元御"以六气偏见与主气旺衰释病变原委，合于方药纠偏复衡、抑旺扶衰之理"等学术思想，为现代临床应用提供参考。林亭秀等分析名医张锡纯的气化观，认为张氏师古而不泥古、参西而不离中，以脏腑经络为本，以"气化"释伤寒，拓宽经方治疗今病的思路，从而将伤寒学术研究归于实用。刘卫东疏理总结唐容川《六经方证中西通解》中唐氏对"六经气化"的认识，对唐氏新型六经气化学说进行了描述。傅文录总结郑钦安六经气化学说特点在于"扶阳气、存津液"两端。

4. 临床实践 张磊等从"六经气化"角度探讨高血压病中医病机，提出高血压主要有太阳少阴气化失司、太阴阳明气化失司及厥阴少阳气化失司三大类，为高血压的辨证论治提供了新的治疗思路。马建伟等以"六经气化"为理论基础，诠释痤疮病因病机，认为阳明主降，阳明降少阳、太阳顺降，逆则为火、为湿使风火、湿热上犯颜面，发为痤疮。

5. 学说异议 关于"六经气化"说，赵恩俭认为运气之学非实学，以六气解六经，使六经平脉、辨证之实在学问成为"肤泛虚空"之谈。王伯章则认为"此种见解，较难理解，终是曲高和寡"。陈亦人也认为以"六经气化"说解伤寒非为有益，反徒增繁琐障碍。

"知其要者一言而中，不知其要者流散无穷"，"六经气化"说，作为解释《伤寒论》的一种研究方法，对推动伤寒论学术发展起到重要作用，并有效指导临床。

110　刘完素气化理论

　　刘完素为金代著名医家，为中医寒凉学派代表人物。他毕生重视对《素问》的研究，强调医学的"法"与"术"，"悉出《内经》之玄机"（《素问病机气宜保命集·自序》）。刘完素尤为重视运气气化理论，认为"医教要乎五运六气……识病之法，以其病气归于五运六气之化"，则"明可见矣"（《素问玄机原病式·自序》）。学者陈曦从刘完素学术思想形成的背景、对于人体气化机制的理解、创新病机理论、发挥玄府概念以及解郁治法的发挥等方面做了探析。

学术思想形成的背景

　　刘完素重视气化学术思想的形成，受到了当时社会和学术风尚的影响。刘完素约生于北宋末期、金代早期，宋时的文化思想发展，必定对当时的社会意识产生深远影响。

　　宋代是中国传统思想发展史的重要阶段，新儒学的出现，打破了原本沉闷的中国思想环境。当时的思想界从思想特征上来讲由三大学派的意识形态所占据，即理本、心本和气本。这三种不同的主流学术思想争论，在于精神气象上的差别，而其关注的焦点，则在于宇宙、万物生成的气化机制与过程。

　　从医学领域来讲，北宋诸帝对于医药学都具有浓厚的兴趣，并对医药学在当时的发展起到了举足轻重的作用。太医刘温舒献《素问入式运气论奥》，呈《素问遗篇》。徽宗时期，国子监规定医科学生须学习运气，考试有"运气大义"试题。皇帝赵佶亲撰《圣济经》并组织编写《圣济总录》，将运气学说作为重要内容进行阐发，使得运气学说风靡于世。

　　在这样的社会背景和学术风气影响下，刘完素信奉《素问·天元纪大论》"五运阴阳者，天地之道也，万物之纲纪，变化之父母，生杀之本始，神明之府"的客观论断，自己也切身感受到"别医之得失者，但以类推运气造化之理，则明可知矣"（《素问玄机原病式·自序》）。同时，针对运气学说风行的情况，刘完素指出当时大多数研究者"终未备其体用，及互有得失，而惑人志"（《素问玄机原病式·自序》）。他认为，学习和运用运气学说应当有其原则。他云"老子云：不出户知天下事，不窥牖见天道……盖由规矩而取方圆也。夫运气之道，犹诸此也"（《素问玄机原病式·自序》）。意即运气学说讲述的是天地自然气化之理，可以掌握其规律，但不可在形迹上拘泥。刘完素体会到运气气化之理，是"言本求其象，象本求其意，意必合其道"（《素问玄机原病式·自序》）。并根据滥用局方、温燥盛行的社会医疗现状和疾病流行的情况，提出了火热为病的严重性和普遍性，认为这是"五运六气有所更，世态居民有所变，天以常火，人以常动，动则属阳，静则属阴，内外皆扰所致"（《素问病机气宜保命集·卷上·病机论》）。

　　因此，刘完素的学术成就主要表现在阐发五运六气学说、革新伤寒证治理论、发挥玄府气液学说等方面。从理论上来总结，就是《保命集》中的"原道论"和"阴阳论"，即一身的形气精神都在于天地水火心肾的气化升降过程中。

人禀天地之气，重视水火既济

　　《素问·宝命全形论》提出"天地合气，命之曰人"。刘完素正是遵循这样的医学理念，在人身气化问题的研究上进行了深刻的思考。

1. 水火用，法象也；坎离交，言变也　刘完素首先从宏观的天地气化模式作为认知的逻辑起点，指出了水火、坎离相交对于万物化生的重要意义。其云："盖天一而地二，北辨而南交，入精神之运以行矣。拟之于象，则水火也；画之于卦，则坎离也。两者相须，弥满六合。物物得之，况于人乎！盖精神生于道者也"（《素问病机气宜保命集·卷上·原道论》）。意思是自然界尽管有天地之分，上下南北之别，但有分必有合，有升必有降，这一过程是天地气化的本质运动。人与天地四时相通应，人体气化亦主要在乎水升火降之间，进而"万亿之书，故以水为命，以火为性，以土为人。人为主性命者也……故人受天地之气，以化生性命也"（《素问病机气宜保命集·卷上·原道论》）。这样就把天地间水火的关系模式等同于人体水火关系，并提升到天地性命的位置上。

2. 人身水火交济为健康之本　结合人体，刘完素的水火之论实质上就是强调了心肾两脏的在人体气化过程中的重要作用，其理论阐释如下。

首先，人体气化生命活动的正常，依赖于形、气、神三者间的和谐稳定，三者之中以气化为之交通。其云："形者生之舍也，气者生之元也，神者生之制也。形以气充，气耗形病；神依气位，气纳神存"（《素问病机气宜保命集·卷上·原道论》）。因此，在养生方面，刘完素主张"修真之要者，水火欲其相济，土金欲其相养。是以全生之术，形气贵乎安，安则有伦而不乱；精神贵乎保，保则有要而不耗。故保而养之。初不离于形气精神，及其至也，可以通神明之出"（《素问病机气宜保命集·卷上·原道论》）。其次，从更深一层次来讲，神明之主在心，控制着人体生化的规则运动。其云："神明之出，皆在于心……心为君主之官，得所养，则血脉之气旺而不衰，生之本无得而摇也，神之变无得而测也"（《素问病机气宜保命集·卷上·原道论》）。与心火相对应的是肾水，二者以藏神、蕴精既济相得。肾的气化功能状态将会直接影响心火乃至人体的健康。因此刘完素指出"肾为作强之官，得所养，则骨髓之气荣而不枯，蛰封藏之本无得而倾也，精之处无得而夺也。夫一身之间，心居而守正，肾下而立始。精、神之居，此宫不可太劳"（《素问病机气宜保命集·卷上·原道论》）。从而刘完素建立了对人体气化的基本认识，即水升火降，坎离相交，即为既济，是身体健康的根本；反之，水在火下，不能制火，坎离不交，便成未济，就是百病始生的肇端。

基于运气学说，创新病机理论

刘完素基于运气学说阐释了3个基本问题：第一，变五运六气推理规则，为五脏六气发病模式；第二，"亢则害，承乃制"为虚象多端的基本机制；第三，气机郁极为诸气皆可化火的主要病机。

1. 变五运六气推理规则为五脏六气病机理论　刘完素对于五运六气的研究集中于以六气为主的五脏病机模式方面，将五脏与六气相联系，基于运气学说，能够对人体的气化、病机进行深入阐释。这就与旁人空谈运气推演、拘泥格局演化有天壤之别。在五运主病方面，刘完素将肝木风、心火热、脾土湿、肺金燥和肾水寒作为5个类属，分别讨论其病机演化。其在讨论肝木风病机时指出，诸风掉眩、摇动昏旋，是风主动的本性所致。紧接着刘完素又深刻指出"风火相搏"的一种情况，即"风木旺，必是金衰不能制木，而木复生火，风火皆属阳，多为兼化"。这就是将运气学说"兼化"的概念，转化为脏腑病机五脏之间的生克关系，是具有普遍意义的。

在六气主病方面，刘完素主张"夫六气变乱而为病者，乃相兼而同为病"（《素问玄机原病式》）。如其在讨论风类病证时，指出此类病证出现燥化现象，一方面是缘于亢害承制的兼化，为标象；另一方面风为阳邪，其性轻扬开泄，易于伤阴，风能胜湿而为燥，"故诸风甚者，皆兼于燥"。

2. "亢则害，承乃制"为虚象多端的根本原因　"亢则害，承乃制"，为《素问·六微旨大论》提出的运气演化基本规律。刘完素理解为"亢过极反似兼己之化，制其胜也，则如火炼金，热极反化为水。及六月热极，则物反出液而湿润，林木流津"（《黄帝素问宣明论方·妇人门》）。进而推论为"阴阳变化之道，所谓木极似金，金极似火，火极似水，水极似土，土极似木也"（《素问玄机原病式·自序》）。所谓"似"某，即是"兼化"。在六气因素中，兼化根据阴阳属性不同而有所差异，即"风、热、燥同，多兼化也；寒、湿性同，多兼化也"（《素问玄机原病式》）。尽管六气有本气之化，还有兼化之象，但刘完素认为，兼化之象并非兼证，而是假象。其云："制甚而兼化者，乃虚象也。如火热甚而水化制之，反为战栗者，大抵热甚，而非有寒气之类也"（《素问玄机原病式》）。亦即火热之邪甚极，常常会出现水化的现象，但是这并非真有水寒之邪，而是一种虚假现象。如果医生不能辨别真假虚实，"但随兼化之虚象，妄为其治，反助其病，而害生命多矣"（《素问病机气宜保命集·卷上·病机论》）。

3. 阳气郁极为诸气皆可化火的主要机制　关于阳气怫郁的概念，《素问·玉机真脏论》云："风寒客于人，使人毫毛毕直，皮肤闭而为热。"《伤寒论》也有二阳并病，"阳气怫郁在表"之说。刘完素在此基础上，发挥了寒气闭阻、阳气怫郁的观点，结合当时的医学风气和时行疾病，将其泛化于六气演化方面，提出"上下中外，一切怫热郁结"（《素问玄机原病式·热类》）的程度。前文提到风、热、火邪统属于阳，而燥虽属秋金，由于其风能胜湿而化燥，故反同化于风、热。以下仅就寒、湿化火略作说明。

刘完素将寒分为表里区别而论。表寒化热是由于寒伤皮毛，导致腠理闭密、阳气怫郁不能通畅而为热。里寒化热如内伤饮冷，一般是阴寒证；但有寒热相激者，肠胃阳气怫郁，进而也会化热。再如癥瘕多为寒证，但阳气郁结、壅滞不消，就是热证。湿为阴邪，能够壅结气机，气郁可以化热。刘完素认为"湿病本不自生，因火热怫郁，水液不能宣行，即停滞而生水湿也"（《黄帝素问宣明论方·水湿门》）。如水肿病，即是因为湿热相搏，气机郁滞痞塞，气化不利，变为水肿。

4. 发挥玄府概念，治病重视解郁　刘完素认为，人是天地气化的产物，人体状态与自然变化同步协调的依据，在于天人气化升降出入。刘完素引元阳子《清经解》云"气化则物生，气变则物易，气甚则物壮，气弱则物衰，气正则物和，气乱则物危，气绝则物死"（《素问玄机原病式·火类》）。认为"一身之气，皆随四时五运六气兴衰，而无相反矣"（《素问玄机原病式·热类》）。即自然界五运六气的运动变化，是推动人体气化的动因。而人体之气与天地之气交互的界面，即是玄府。

《素问·水热穴论》即提出了玄府为汗孔的概念。刘完素在此基础上加以发挥，将玄府诠释为"皮肤之汗孔……气液之孔窍"，"气门……泄气之门"，"腠理……气液出行之腠道纹理"，"鬼神门……幽冥之门"和"玄微之府"，并认为"玄府者，无物不有，人之脏腑皮毛肌肉筋膜骨髓爪牙，至于世之万物，尽皆有之，乃气出入升降之道路门户也"（《素问玄机原病式·火类》）。这样，玄府就成为生化之宇同自然界交流的全部界面。玄府中气的出入升降，就能够保持人体内外环境的平衡和统一，也就是天人合一的客观依据。如果"热气怫郁，玄府闭密而致，气液、血脉、荣卫、精神，不能升降出入"（《素问玄机原病式·火类》），邪气不能散解，必然会引发疾病。

因此，治疗时当"随郁结微甚，而查病之轻重也"（《素问玄机原病式·火类》）。刘完素主张"大凡治病……泻实补虚，除邪养正，平则守常，医之道也"（《素问玄机原病式·火类》）。从这一观点出发，对于阳气怫郁的病证，首当开通玄府、畅达气液、退热散结，使人体气化机制归于平复。如"表热服石膏、知母、甘草、滑石、葱、豉之类寒药，汗出而解者；及热病半在表半在里，服小柴胡汤寒药，能令汗而愈者；对并无大虚之象的患者而言，"祛邪"和"治毒"还是应当放在首位并高度重视。

临床上感冒通常分为普通感冒和时行感冒。"时行感冒"作为一个中医病名，它的出现是历代医家在苦心研究外感病的过程中，经过临床实践不断比对、识别、探讨、总结，进而深化认识演变而来的一个很好的命名。根据时行感冒的三个特征及三层含义，可以将时行感冒定义为：具有时令性感冒特征的，同时具有流行性天行"疠气"致病特点的，在染病后无论男女老幼，起病急、病状相似且常出现传变的一类症状较重的感冒。通过思考"时行感冒"这一中医病名的含义，认识时行感冒与普通感冒的区别，有助于在临床上诊治感冒的过程中能更准确地使用时行感冒这一诊断用名，更正确地辨证施治。

111 李东垣气化理论

　　李东垣为金元时期著名医家，授学于易水张元素，宗法《内经》《难经》及《伤寒论》，并于前贤经验兼收而并蓄之。他提出"脾胃内伤，百病由生"的学术观点，形成了独树一帜的脾胃学说。通过对李东垣脾胃学说的立论依据、学术内涵以及临床诊疗特点等方面的考察，学者陈曦认为李东垣的理论发挥与创新，彰显出其对中医气化理论的深刻理解与灵活运用。

以气化升降浮沉原理为脾胃学说立论依据

　　1. 升降浮沉为天地阴阳生杀之理　在《内经》思想的影响下，李东垣从《周易》的理念出发，认为阴阳两仪化生天地四象，自然的气化流行、开合出入，是以四时的沿革与演变为标志的。李东垣运用卦象六爻的阴阳转化原理，揭示这种天地间的春生、夏长、秋收、冬藏规律，其实质就是清阳上升、浊阴下降的气交过程。其云"春气温和，夏气暑热，秋气清凉，冬气冷冽，此则正气之序"，并引用《左传》"履端于始，序则不衍"的观点，指出自然气化具有时间秩序特征，周流六虚，生化万物。如《素问·天元纪大论》云："天以阳生阴长，地以阳杀阴藏。"李东垣更是指明了天地阴阳生杀之理，在于升降浮沉之间。

　　2. 升降浮沉为人体气化基本形式　人身气化也类似于自然气化的升降浮沉过程。李东垣认为"呼吸升降，效象天地，准绳阴阳"。以脾胃为水谷之海，饮食入于胃中，化生水谷精气，先输送至脾，后归至于肺，好比春夏阳气上升，充养周身，此谓"清阳为天"。其清中之清者，助肺气、通上窍；清中之浊者，荣华腠理。升已而降，通调水道，输于膀胱，类似秋冬阴气肃杀景象，转化为味，此谓"浊阴为地"。其浊中之清者，荣养神明；浊中之浊者，坚强骨髓。故而人身气化之形式，亦是升降循环、无形地推动生长壮老已的生命过程。

　　3. 强调人体气化升浮运动　李东垣论述气化"升降"运动，是为其脾胃学说作立论依据。他在升降浮沉的气化运动中，始终关注的是"升"与"浮"。这一主张是其基于实践的理论思维创造。在临床上，李东垣归纳了病生脾胃的四个类型：一者志意不清，阳气烦劳；二者脾胃不和，谷气下流；三者春气不升，飧泄、肠澼；四者上焦滞闭，谷味不宣。尽管四者临床表现各异，但四类病患均能够通过升阳补中的思路处方而获愈。因此，李东垣依据《素问·六节脏象论》"凡十一脏取决于胆"之说，结合自然界春季的气化景象，提出"胆者，少阳春生之气，春气升则万化安"的养生大法与治疗原则，充分体现出其重视人体气化"升浮"运动的思想。

创立脾胃学说发挥气化理论

　　1. 脾胃气化正常为人体健康之本　李东垣认为，脾胃气化是人体健康状态形成与维持的关键机制，这是其理论创新的核心。他认为"夫元气、谷气、荣气、清气、卫气、生发诸阳上升之气，此六者皆饮食入胃，谷气上行，胃气之异名，其实一也"（《内外伤辨惑论·辨阴证阳证》），这样李氏提出的诸多种人体之气均源于胃气，分而说之可以具有不同的功能，而归根结底都是出于脾胃气化。

　　李东垣尤为重视脾胃气化在人身的作用。其实，早在《素问·经脉别论》即指出了饮食入胃后的气血津液化生过程。并在此基础上进一步引申，指出胃气是水谷之气，饮食入胃，化生精微，行于经脉，濡养五脏六腑，转化为元气、荣气、卫气、清气、阳气、三焦之气、春生之气等。进而李东垣推论"人之真气衰旺，皆在饮食入胃，胃和则谷气上升"（《内外伤辨惑论·辨饮食用药所宜所禁》）。又云："推其百病之源，皆因饮食劳倦而胃气、元气散解，不能滋荣百脉，灌溉脏腑，卫护周身之所致也。"可见，脾胃气化正常与否是李东垣判断人体健康状态的重要依据。

2. 少阳春气引导脾胃气化　李东垣指出，脾胃虚弱的起因大都是"阳气不能生长，是春夏之令不行，五脏之气不生"（《脾胃论·脾胃盛衰论》）。而人体中的"胆"就是春季发陈之气和升生之气，能够引导脾胃之气的升发，五脏六腑之气便能随之而上升，即形成"诸阳上升之气"，所谓"春气升则万化安"。脾胃气化正常，谷气上升，人身一派春生夏长之象，生机勃发，这是其脾胃学说的另一个核心论点。

揭示脾胃气化失常为内伤病机之关键

1. 脾胃气化失常的两类基本病机　脾胃气化升降失常会出现两类基本病机：其一，清气下陷，升发无力。即水谷之精气不能输布于脾，充养于肺，振奋心阳，荣卫之气失于周行，皮腠失养，卫护离职。如李东垣云"脾胃之气下流，使谷气不得升浮，是生长之令不行"（《内外伤辨惑论·饮食劳倦论》）。其二，阴火上冲，内热于中。谷气不能上升，水谷之精微，变生为五脏内热之阴火，致下焦之气化失常。如李东垣云"此因喜怒忧恐耗损元气，资助心火"（《脾胃论·脾胃虚实传变论》），"心火者，阴火也，起于下焦……心不主令，相火代之。相火，下焦包络之火，元气之贼也。火与元气不两立，一胜则一负"。阴火下流于肝肾，加之脾胃气化失司，即能通过经络、脏腑而冲涌于上，即李东垣所说"脾胃之气不足，而反下行，极则冲脉之火逆而上，是无形质之元气受病也"（《内外伤辨惑论·辨阴证阳证》）。从而李东垣描述了以脾胃为发病部位，以气化升降失常为关键的两类基本病机。

2. 脾胃气化失常的四类演化病机　脾胃气化失常大都会影响到相关脏腑功能的发挥。李东垣注意到《素问·六节脏象论》"至而不至，此谓不及，则所胜妄行，而所生受病，所不胜薄之"的论述。原文意指五运相袭的生克制化关系，李东垣推演为以脾胃气化为中心的病机演化原理。其云"至而不至"是指脾土当至而未至，此谓不及，则心火不退位而愈发亢盛，乘于脾胃；"所胜妄行"是指心火旺，能令母实，即肝木挟心火而妄行；"所生受病"是指肺金由于得不到脾胃的资助，而受到心、肝之邪伤及其清肃之功；"所不胜薄之"即指脾胃气虚，则肾水乘而侮之。在此基础上，李东垣提出了五脏之脾胃虚的概念，如肺之脾胃虚、肾之脾胃虚等，并论述了系统的诊治方法。这样李东垣就建立起一个以脾胃气化失常为中心，以五行乘侮关系为纽带的脾胃病因、机、证、治系统论述。

治疗主张补中升阳并随季节特点辨时用药

1. 补中升阳为核心治疗思想　关于脾胃病的治疗，李东垣在《脾胃论》中立"脏气法时升降浮沉补泻之图"加以说明。特别是补中升阳的治疗思想，是其在临床中反复强调的。这是因为脾胃气化失常，其表现以下陷为主，应采用补气升提的办法，用辛甘发散之药，助春夏生长之性。在此基础上，如有阴火炽盛，则泻阴中之火，除胸中之热，清血中火燥，用味薄风药升发，以升脾胃之气。总的来讲，可以"甘温除热，甘寒泻火"概之。

2. 随季节特点辨时用药为其变通方法　李东垣在针对脾胃气化失常病机而处治的同时，常常兼顾四时气候的变化进行药味的损益，这体现了《素问·脏气法时论》"合人形以法四时五行而治"的思想。

在用药方面，如暑邪伤胃用补中升阳，兼泻火存阴，方用清暑益气汤。如风湿相搏，一身尽痛，用补中益气，加羌活、防风、升麻等。如秋凉外感，脾肺两虚，湿热内扰，用甘温补中，重用风药，升脾阳而助肺气，方以升阳益胃汤。

在用药宜忌方面，李东垣指出"夫时禁者，必本四时升降之理，汗下吐利之宜"（《脾胃论·用药宜忌论》）。春季宜用吐法，法象万物之发生，使阳气得以舒畅；夏季宜用汗法，法象万物之浮而有余；秋季宜用下法，法象万物收成，收敛阳气；冬季宜用封藏，法象万物密闭，阳潜于黄泉，以利于来年发生。

　　李东垣的学术思想源于《内经》《难经》《伤寒论》，并受到其师张元素"医中王道"理念的影响。李东垣精研五运六气学说与脏腑病机理论，学术创新主要体现在其对脾胃气化理论的理解、运用和发挥方面。李东垣创立的脾胃学说对于后世的影响十分深远，如朱丹溪调治杂病注重胃气，提出"胃气者，清纯冲和之气"（《格致余论·病邪虽实胃气伤者勿使攻击论》）之说，又继承了李东垣"阴火说"，形成了"相火论"。这些都是在脾胃学说基础上的创新与发展。

112　黄元御气化理论

《四圣心源》为清代名医黄元御撰写，阐发《内经》《难经》《伤寒论》《金匮要略》诸书蕴义。其核心内涵是土居中央、木金火水四行各分布东西南北四方，重视脏腑之气的升降出入，应用气化理论阐释了人体的生理功能和疾病的病因病机。并通过《素问》五运六气学说，结合六经气化理论解释伤寒六经。学者刘兵等对黄元御气化理论进行了深入研究

黄元御气化思想的理论基础

1. 气一元论　气化论理论基础是中国古代哲学。张载云："太虚不能无气，气不能不聚而为万物。"气的运动变化形成了世间万物。中医学继承和发展了该理论，认为人与万物同为自然界的产物，气是构成和维持人体的最基本物质。《素问·宝命全形论》云："天地合气，命之曰人。"天食人以五气，地食人以五味，设或人体一刻无气、七日绝谷，则生命危殆。人需要自然界的清气和食物的水谷精微来维持生命。有形的器官是气升降出入的基本保证，《素问·六微旨大论》云："升降出入，无器不有。"气的变化离不开人体脏腑经络的生理功能和物质变化。《素问·灵兰秘典论》云："膀胱者，州都之官，津液藏焉，气化则能出矣。"说明体内的水液代谢需要通过膀胱的气化作用。黄元御提出五行的生克制化，六气的司化和从化为气化，《四圣心源·五行生克》云："相克者，制其太过也。木性发散，敛之以金气，则木不过散……水性降润，渗之以土气，则水不过润。皆气化自然之妙也。"认为天人同气是人与自然共有的规律。

2. 五运六气与二十四节气的阴阳变化　运气七篇是中医《内经》中的重要内容。运气学说根据古老的天文学知识定历法和值年干支，根据各年各运节气的气候特点，进一步预测疾病发生和制定防治原则。五运六气揭示了许多自然气候和生命的周期现象，自然和人的气化规律及病机问题等，黄元御精通《内经》的运气理论，以及中国古代天文、历法。黄元御的医学思想来源于天人合一的自然哲学。《四圣心源》开篇即言："昔在黄帝，咨于岐伯，作《内经》以究天人之奥。其言曰：善言天者，必有验于人。"《四圣心源·六气解》云："内外感伤，总此六气。其在天者，初之气，厥阴风木也，在人则肝之经应之。二之气，少阴君火也，在人则心之经应之。三之气，少阳相火也，在人则三焦之经应之。四之气，太阴湿土也，在人则脾之经应之。五之气，阳明燥金也，在人则大肠之经应之。六之气，太阳寒水也，在人则膀胱之经应之。"说明了人体与自然界气候变化的相应关系。《四圣心源·天人解》云："四象轮旋，一年而周。阳升于岁半之前，阴降于岁半之后。阳之半升则为春，全升则为夏，阴之半降则为秋，全降则为冬。春生夏长，木火之气也，故春温而夏热。秋收冬藏，金水之气也，故秋凉而冬寒。土无专位，寄旺于四季之月，各十八日，而其司令之时，则在六月之间。土合四象，是谓五行也。"概括了阴阳二气的升降沉浮运动。对应二十四节气之立春为升之开始，立夏为浮的开始，立秋为降的开始，立冬为沉的开始。春分和秋分阴阳二气各半，冬至夏至者，阴阳二气至极也。

黄元御气化思想的特点

1. 崇尚补土　黄元御认为脾为己土而主升，以升为顺；胃为戊土而主降，以降为和；胃主受纳，脾主消磨，中气旺则胃降而善纳，脾升而善磨，水谷腐熟，精气滋生，故无病；若升降反作，清阳下

陷，浊阴上逆，人之衰老病死，莫不由此而生，故医家之药，首在中气，"四维之病，悉因于中气"。并进一步认为，中气升降失调当责之水寒土湿："胃气不降，原于土湿，土湿之由，原于水寒之旺"。同时提出"脾陷之由，全由土湿，土湿之故，全因水寒，肾寒脾湿则中气不运"，并提出了阳衰、水寒、土湿、木郁，其本质在于中气之升降，其"补火扶阳"温中燥土。黄元御的中气理论源于《内经》，《素问·至真要大论》亦提及"气之上下何谓也？岐伯曰：身半以上……天气主之；身半以下……地气主之。以名命气，以气命处，而言其病。半，所谓天枢也"。《内经》提出"天枢"强调的是在天地、人体的阴阳、上下之间，存在着一个使运动升已而降、降已而升，起制约作用的中枢机制。此为中气升降的又一佐证。

2. 一气周流　"一气周流"指的是中气的升降沉浮之变化，"清浊之间，是谓中气。中气者，阴阳升降之枢轴，所谓土也"。土居于中央，作为枢轴，升清降浊，万物化生。《素问·六微旨大论》指出气在天地间循环往复运动的主要形式是气的升、降、出、入，并提出气的升降出入是万物存在、变化的根本动力。《脾胃论》中亦云"中气能分阴阳，中有水火之异能"，说明了中气为脾胃之气及其枢轴作用。一气周流是对传统医学辨证方式的继承和创新，黄元御医书中未直接提出"一气周流"理论，乃现代医家根据所述脏腑周流运动所做的概括。彭子益将这种一气周流的医学理论发挥，提出"圆运动"之论。

一气周流反映的是人与自然界的平衡协调，人体自身作为一个整体的平衡协调，这对于人生疾病和看待生命十分重要。著名科学家钱学森提出了人体是开放的复杂巨系统理论，人体是一个复杂巨系统。人体系统的复杂性，首先反映在结构的复杂性，人体是多层性、多形态的网络体系。同时也体现在不确定性和混沌状态，更重要的是个体具有自组织和自适应的特征。人体系统自组织的动力主要来自在系统开放的条件下，系统内部各子系统之间的相互竞争与协同及其"涨落"。系统科学一直主张从整体的角度研究复杂系统，这与中医从整体角度认识生命体，追求阳阳平衡的思想是一致的。

妙用五运六气解六经

黄元御用"气化"的理论解释了六经的内涵，又用"气化"理论分析了六经病的病因病机。

1. 六气之标本从化　六气标本从化理论源于《内经》运气7篇大论，《素问·至真要大论》云："少阳太阴从本，少阴太阳从本从标，阳明厥阴不从标本，从乎中也……夫百病之生也，皆生于风寒暑湿燥火，以之化之变也。"六经之气，以风、寒、热、湿、燥、火为本，三阴三阳为标，本标之中见者，为中气。六气标本中气的从化规律，与发病和传变规律密切相关，《类经图翼·经络》云："从其化者化之常，得其常者化生不息；逆其化者化之变，值其变则强弱为灾。"虽然如今专家普遍认为张志聪气化学说解释伤寒标志着气化学说的成熟，但是黄元御有同名手足两经同化观点，对气化有自己的视角。

2. 六经正常气化　黄元御对气化的认识深刻，《四圣心源》中"六气解"分别从从化、偏见、本气衰旺等方面解释了六气变化的规律。黄元御提出"天人同气也，经有十二，六气统焉。"《四圣心源·六气从化》云："其在天者，初之气，厥阴风木也……六之气，太阳寒水也，在人则膀胱之经应之。"认为天有六气，人有六经。人之六经统于天之六气，人生于天地之间，人体六经必受天之六气影响。《四圣心源·六气解》云："足厥阴以风木主令，手厥阴火也，从母化气而为风。手少阳以相火主令，足少阳木也，从子化气而为暑。手少阴以君火主令，足少阴水也，从妻化气而为热。足太阳以寒水主令，手太阳火也，从夫化气而为寒。足太阴以湿土主令，手太阴金也，从母化气而为湿。手阳明以燥金主令，足阳明土也，从子化气而为燥。"黄元御认为从主令者化气是由六气气化、五行生克的正常关系所决定。"两经同气"的观点独具特色。从中可以总结出少阴、少阳、阳明三经，以手经司气而足经从化；厥阴、太阴、太阳三经，以足经司气而手经从化。五行生克中相生关系即母子关系，相克关系即夫妻关系，木火相生即是母子关系，水火相克即是夫妻关系。六经气化的规律解释了为何是湿胜其燥，《四圣心源·六气解·阳明燥金》云"中气旺，则辛金化气于湿土而肺不伤燥，戊土化气于燥金而胃不伤，中气衰则阴阳不交而燥湿偏见，湿胜其燥"，《四圣心源·六气偏见》认为"足太阴脾以湿土主令，足阳明胃从燥金化气，湿为本气而燥为化气，是以燥气不敌湿气之旺"。秉承了伤寒之意，认为土燥为病者，除阳明伤寒承气证外，不多见也。

以上六气从化规律黄元御在《四圣心源·六气解》中解释如下："盖癸水上升，而化丁火，故手少阴以君火司气，而足少阴癸水在从化之例。丙火下降，而化壬水，故足太阳以寒水当权，而手太阳丙火在奉令之条……母气用事，子弱未能司权，则子从母化，子气用事，母虚不能当令，则母从子化，所谓将来者进，成功者退，自然之理也。"以上五行六气在动态中随着时间的变化规律，体现了天人相应的整体恒动观。

3. 六经异常气化

（1）一气独胜：气是构成世界万物最根本的物质，气化正常阴阳和则百病不生。黄元御认为"人之六气，不病则不见，凡一经病，则一经之气见。平人六气调和，无风、无火、无湿、无燥、无热、无寒，故一气不至独见。病则或风、或火、或湿、或燥、或热、或寒，六气不相交济，是以一气独见。如厥阴病则风盛，少阴病则热盛，少阳病则暑盛，太阴病则湿盛，阳明病则燥盛，太阳病则寒盛也"。《四圣心源·六气解·本气衰旺》云"病则或见司化者之本气，或见从化者之本气，或司化者而见从化之气，或从化者而见司化之气，全视乎本气之衰旺焉"，此独见之气，全视乎本气之衰旺。主令者盛，则化气者从之；化气者盛，则主令者从之。气是构成和维持生命活动的基本物质，黄元御认为六经病本质是六气异常变化。六经气化为理解六经的病机提供思路，有利于疾病的防治。黄元御认为六经病的传变，除邪气外，主要取决于人体的里气，《伤寒说意》云："风寒之伤人也，不能为寒，不能为热，视乎人之里气而不变者也。里气和平则热不作，脏阴不动，终始在经不能内传……里气非平而表邪外束，腑阳盛者则阳郁而生内热，脏阴盛者则阴郁而生内寒。""里气和平"是指人体阴阳，无明显偏胜。里气指正气，正如《内经》所云"正气存内，邪不可干"。邪气化寒还是化热与平素体质的偏性有关，从阳化热，从阴则化寒。

（2）气郁多见：黄元御认为"气郁"在气化异常中最基本、最常见，在《四圣心源》中提到中风、腹痛、淋沥等多种疾病都因为"气郁"。六经气郁的基础依据是一气周流的特点，一气停哪个经哪一经即气化失常。黄元御认为郁发缘于六气不及，而发则六气太过。胜复郁发是《内经》运气学关于气化的规律，太过与不及确实为交替出现，有胜气必有复气。《四圣心源·厥阴风木》云："冬水闭藏，一得春风鼓动，阳从地起，生意乃萌。然土气不升，固赖木气以升之，而木气不达，实赖土气以达焉。盖厥阴肝木，生于肾水而长于脾土。水土温和，则肝木发荣，木静而风恬；水寒土湿，不能生长木气，则木郁而风生。"提出木气生发根于神长于土，初春天气寒冷则木气不及，容易出现木郁。同篇又云："故风木者，五藏之贼，百病之长，凡病之起，无不因于木气之郁。以肝木主生，而人之生气不足者，十常八九，木气抑郁而不生，是以病也。"说明由于脾虚，肝的条达之性受到了抑制，郁而生风，风为百病之长，故木郁是重要的病因。《四圣心源·中风根原》云："阳亏土湿，中气不能四达，四肢经络，凝涩不运，卫气阻梗，则生麻木。麻木者，肺气之郁，肺主皮毛，卫气郁遏，不能煦濡皮毛，故皮肤枯槁而顽废也。诸筋者，司于肝而会于节，土湿木郁，风动血耗，筋脉结涩，故肢节枯硬。一日七情郁伤，八风感袭，闭其皮毛而郁其经藏，经络之燥盛，则筋脉急挛，肢节拳缩，屈而不伸，痹而不仁也。"提出了肺郁，使得卫气不能温煦皮毛则皮肤枯槁，肝郁生风动血，七情郁伤也为中风偏枯之病因。早在《内经》中就已经提出五郁即木郁、火郁、土郁、金郁、水郁，朱丹溪提出六郁说。滑伯仁云："郁者结聚，而不得发越，当升者不得升，当降者不得降，当变化者不得变化，所以传化失常，而六郁之病见矣。"从气的升降变化角度论述了郁证。《丹溪治法心要》云："人身万病皆生于郁。"郁证从古至今一直是常见病，历代医家的论述颇丰，黄元御通过气化论郁，描述了气的异常变化规律。

总之，黄元御"崇尚补土""一气周流""六气统经"等气化思想是一个不可分割的完整体系，是中国传统文化的原创思维，对理解和把握中医具有重要的指导意义。一气周流实则从整体动态角度看待生命，气化正常，阴阳平和则不生病。六气是对一气从不循环状态所进行的划分，六气太过不及、胜复郁发，六经病的从化规律都与五行六气的生克制化有关。中医是宏观医学，重视人体的统一性、完整性及其与自然界的对应关系。中国传统思维方式最大的特点就是可以用一个太极图来表示，一切事物的变化都在如环无端的圆中进行。现代医学和生物学通过拆分思想研究人体问题，实验研究小到分子层面，用西方思维将中医理论解构，通过实验室研究，有一定价值和意义，但却忽略了人体是一个整体，从宏观入手认识疾病才不至于因为细枝末节误判治疗方向。人的进化过程是一个适应环境的过程，人生活在自然界中，自然界的变化必定影响人体功能，天人相应有其科学性并不只是一个哲学命题。

113　张锡纯气化理论

　　《医学衷中参西录》是我国近代著名医家张锡纯先生一生研究、运用和发展中医学的心血结晶，学者金莉等在研读过程中，发现张锡纯使用"气化"的频度颇高，发现"气化"在《医学衷中参西录》中占有重要的地位，遂对其进行了整理与归纳。

气化的概念

　　张锡纯认为"《内经》论脏腑，以发明其气化，兼研究其性情为宗旨，至对于形迹之粗，恒有简略不详者……而西人则但讲形迹，不讲气化"，一言道出中西医学的差异，且明言中医学有别于西医学之处就在于"气化"。由此可见，"气化"对于中医的重要性，金莉统计《医学衷中参西录》第六期第四卷刊载的医案 138 例，其中使用"气化"一词来解释疾病的医案达 48 例，占 35％左右；那么何谓气化？张锡纯在《续申左肝右脾之研究》中指出"气化二字，为中文常用之名词，其在天地为阴阳化合之所生，其在人身为气血化合之所生，至为精微，有如帝载之无声无臭"。可见，气化乃是阴阳、气血化合后所产生的变化。

　　尽管中医对于气化的理解，大有"仁者见仁，智者见智"之势，但从思维发生学的角度来看，对气化的理解，符合中医传统的思维方式。《周易·系辞》云："一阴一阳谓之道。"《老子》云："道生一，一生二，二生三，三生万物。"《素问·天元纪大论》云"物生谓之化"，因此，生即化，化即生，人正是应天地之阴阳化合而生，更是应气血化合而长。

气化的形式

　　正是基于气化对中医的重要，张锡纯对气化的重视也可见一斑，但又如何理解气化呢？结合张锡纯对气化的定义，宜从宏观、中观与微观三个不同的视角来理解。

　　1. 从宏观的角度看气化　从宏观的角度来看，"人禀天地之气以生"，"四时之法成"，人只有顺应天地之气的变化，才能维护身体的健康即正常的气化状态；反之则气化状态失常，导致疾病的发生；所谓"顺之则从，逆之则反"；由此而产生的中医养生学，提出"夏三月……夜卧早起……使志无怒，此夏气之应，养长之道也。逆之则伤心"；即通过调节日常生活的节奏来适应天地之气的变化，使人自身气化的正常，其目的就在于维护气化状态的稳定。在圣人是"人法地，地法天，天法道，道法自然"；而在医家则是"人之禀赋随天地之气化为转移"，一方面人身之气化，原与时序之气化息息相通；另一方面"古今之气化或有不同，则今人与古人之禀赋，其强弱厚薄偏阴偏阳之际不无差池，是以古方用于今日，正不妨因时制宜而为之变通加减也"。因此临床宜"因时、因地、因人"细为斟酌。人通过"法"的方式求得自身气化状态的稳定，从而达到不病，乃至长寿，是人梦寐以求的事，也是人的主观能动性的表现，由此而创造的中医养生学更是人类智慧的体现。通过对《丹经》的研究，结合自身的医学知识，创造了治疗梦遗的运气法，即通过调节气的升降出入来治疗梦遗，是气化理论在临床实践中的具体运用。

　　2. 从中观的角度看气化　从中观的角度来看，"人身亦小天地"，自有其自身的气化特点，气化"在于人身为气血化合之所生"，气血是构成人身的物质基础，气血相合之中，唯独着重气的作用，一方面，血有形，属阴，气无形，属阳，阴主静，阳主动；另一方面，"中医注重形而上，恒由所见而推及于所不见"，其在人身，血为所见，气为所不见，故由所见之血推及所不见之气，符合中医的认知方式；人之一身，皆气之所撑悬也。此气在下焦为元气，在中焦为中气，在上焦为大气，区域虽分，而实一气贯注；冲脉之气则是"上隶于胃阳明经，下连于肾少阴经"；而人之元气，根基于肾而萌芽于肝；气有发生之处，有培养之处，有积贮之处，通过气的生发及升降出入的路径，统领机体脏器，将肾、肝脾、心肺五脏贯穿在一起，形成机体的功能联络系统，用以说明机体的生理与病理，并指导临床诊治。

在对上述诸气的理解的基础上，形成了有关脑充血与脑贫血的创新性认识，分别拟订镇肝息风汤、建瓴汤等治疗脑充血，升陷汤类方如升陷汤系列方、干颓汤等治疗脑贫血。如以治疗类中风的息风汤为例，方中用赭石佐人参，以挽回其绝阳之络，更有龙骨、牡蛎以收敛之，则阳能下济。用山茱萸佐熟地黄以填补其破阴之纽，更有附子以温煦之，则阴可上达。用白芍者，取其与附子同用，能收敛浮越之元气归藏于阴也。且此证肝风因虚而动，愈迫阳气上浮。然此乃内生之风，非外来之风也。故宜用濡润收敛之品以熄之。白芍与龙骨、牡蛎、山茱萸又为宁息内风之妙品也。而治胸中大气下陷证，重用生黄芪以补气，配合柴胡、桔梗、升麻以升陷举托，其中处方知母更具"气化"思维，以效法人禀天地之气以生，人身之气化即天地之气化为理论依据，取天地将雨之时，必阳气温暖上升，而后阴云会合大雨随之之象。以黄芪温升补气，乃将雨时上升之阳气也，知母寒润滋阴，乃将雨时四合之阴云也。二药并用，大具阳升阴应云行雨施之妙，达到补气养阴的目的。张锡纯后在致陆晋笙书中作了进一步的解释：盖西人虽讲实验，然能验人身之血，不能验人身之气，故西人有治贫血之药，无治贫气之药。夫人之身中气血并重，而气尤为生命之根本，较血更为紧要。

3. 从微观的角度看气化　从微观的角度来看，在"人身亦小天地"的认识基础上，在人身整体气化功能的协调下，认为"上焦之阳藏于心血，中焦之阳涵于胃液，下焦之阳存于肾水，凡全身津液脂膏脉腺存在之处，即元阳留蓄之处"。在维护整体气化状态稳定的基础上，也有各自不同的分工，如心主血脉，肺主宣肃，脾主升清，肝主疏泄，肾主封藏；而实为各脏器自身气化的不同特点。如治疗族侄秀川温病兼吐泻腿抽案，认为"其小便不利大便滑泻者，因阴虚肾亏不能漉水，水归大肠是以下焦之气化不能固摄也"。即从气血相合的角度来探讨具体脏腑的功能变化，主要表现为具体脏器的气血是否相合，相合则化，化则生，不相合则不化，不化则不生，不生则病，甚则死；因此，在治疗时或从气或从血或气血并从，目的在调和气血，使之相合，相合则生化，生化调则机体和，自然健康调和。从而达到《素问·至真要大论》中所言"疏其气血，令其调达，而致和平"的目标。

气化的路径

气化如此之重要，且以气为重点，那么，气化是否存在隧道？张锡纯在阐述冬温时，认为"冬伤于寒，春必病温"的病理机制系病邪"伏于三焦脂膜之中，阻塞气化之升降，暗生内热，至春阳萌动之时，其所生之热恒激发于春阳而成温"。既然病邪可伏于三焦脂膜之中，阻塞其气化之升降，那么气化有隧道乎？对此责问？张锡纯以磁石之气化为例证，说明人身气化之透达，又不必显然有隧道。认为"西人能察天地之气化而为无线电，而不能察人身之气化而作针灸，诚以天地之气化显而明，人身之气化隐而微也"。由此可见，气化是有隧道但又不必显然有隧道，而其所谓的隧道正如针灸之时所感应的经络，"经者，气血流通之处也"，不仅冬温之病系邪阻塞气化之升降，而且对于伤寒六经病变，也从气化的角度来解释，并对伤寒六经病变的治疗多有创新之处，"是以愚用桂枝汤时，恒加黄芪以补其胸中大气，加薄荷以助其速于出汗"。

气化与形迹之间的关系

由于中西医学所持思维方式不同，"西人注重形下，是以凡事皆求诸实见；中医注重形而上，恒由所见而推及于所不见"。"《内经》论脏腑，以发明其气化，兼研究其性情为宗旨，至对于形迹之粗，恒有简略不详者……而西人则但讲形迹，不讲气化"，中西医学的差别在于"气化"与"形迹"的侧重点不同，且中西医学在各自的领域内均不能完整地回答关于人体的所有问题，因此"是知脏腑之妙用，但以理推测不能尽得，但据迹象考验亦不能尽得。欲为中华医学进化者，贵合中西之法而细细研究也"。

在治疗刘爽园温病少阴证案的说明中，指出"中医由理想而得，故所言者肾之气化，西人由实验而得，故所言者肾之形迹。究之人之先天原由气化以生形迹，至后天更可由形迹以生气化，形迹与气化实乃无所区别也"，提出中西医学可能的汇通之处在于"气化"与"形迹"之结合；这一认识，超越同时代的认识，引领中医学走上中西汇通之路，具有划时代的历史意义。

114　气化与感应——《医学衷中参西录》思维特征

张锡纯先生《医学衷中参西录》为一人亲力亲为之作，站在思维学的角度来检阅其学术思想的历程，从思维方式的角度，重读《医学衷中参西录》，发现贯穿于《医学衷中参西录》的思维特征是"气化"与"感应"理论。学者戴超颖等从"气化"与"感应"的角度梳理了张锡纯的临床思维特征。

气化与感应

气化的物质基础是气，在中医学的概念里，气不仅是物质、是自然，还是对整个宇宙的理解，是自身体验世界的外化。中医学承接中华传统文化的基因，在引入"气"这一重要概念来说明人体的生理与病理时，衍生出诸如元气、卫气、疫疬之气等用以解释人体生理、病理、病因病机的概念，气的多元性，往往导致初学中医者理解上的困难，但不管气的概念如何多变，在中医学里，用气来解释人体的生理、病理时，一个重要的方式就是气的升降出入，即以"气化"（气的运动变化）来说明人体的生理与病理；《素问·六微旨大论》云"是以升降出入，无器不有"，"出入废，则神机化灭；升降息，则气立孤危。故非出入，则无以生长壮老已；非升降，则无以生长化收藏"；正是因为"升降出入，无器不有"。张锡纯认为"《内经》论脏腑，以发明其气化，兼研究其性情为宗旨，至对于形迹之粗，恒有简略不详者……而西人则但讲形迹，不讲气化"。一言道出中西医学的差异，并言明中医学有别于西医学之处就在于"气化"。循此思路，对其进行梳理，发现其"气化"理论的主要内容有：①人禀天地之气化以生。②人身亦小天地。③人身之气化，即天地之气化；若于人身之气化不明，不妨即天地之气化征之，诚以人身之气化微而隐，天地之气化大而显也。④人与天地之间的气化，通过感应来实现，在临床上，具体表现为"同声相应，同气相求"。气是感应的物质基础。气化是指物质的运动，感应是指物质之间的联系，两者通过共同的物质基础而起作用，宜从宏观、中观、微观3个层次来理解。

从宏观的角度看气化与感应

从宏观的角度来看，"人禀天地之气以生"，"四时之法成"，天地之气通过"感应"的方式作用于人，人只有顺应天地之气的变化，才能维护身体的健康即正常的气化状态；反之则气化状态失常，导致疾病的发生。所谓"顺之则从，逆之则反"，由此而产生的中医养生学，提出"春三月……夜卧早起，广步于庭，被发缓形……此春气之应，养生之道也，逆之则伤肝"。即通过日常生活节奏的改变来适应天地之气的变化，求得自身气化的正常，其目的就在于维护气化状态的稳定。在哲人眼中是"人法地，地法天，天法道，道法自然"；而在医者眼中是"人之禀赋随天地之气化为转移"，一方面人身之气化，原与时序之气化息息相通；另一方面"古今之气化或有不同，则今人与古人之禀赋，其强弱厚薄偏阴偏阳之际不无差池，是以古方用于今日，正不妨因时制宜而为之变通加减也"。因此临床宜"因时、因地、因人"细为斟酌。人通过"法"的方式求得自身气化状态的稳定，从而达到不病，乃至长寿，是人梦寐以求的事，也是人的主观能动性的表现，由此而创造的中医养生学更是人类智慧的展现。张锡纯通过对《丹经》的研究，结合自身的医学知识，创造了治疗梦遗的运气法，即是通过调节气的升降出入来治疗梦遗，是气化理论在临床实践中的具体运用。

从中观的角度看气化与感应

从中观的角度来看，"人身亦小天地"，自有其自身的气化特点，人之一身，皆气之所撑悬也。此气在下焦为元气，在中焦为中气，在上焦为大气，区域虽分，而实一气贯注；冲脉之气则是"上隶于胃阳明经，下连于肾少阴经"；而人之元气，根基于肾而萌芽于肝；气有发生之处，有培养之处，有积贮之处，通过气的生发及升降出入的路径，统领机体脏器，将肾、肝脾、心肺五脏贯穿在一起，形成机体的功能联络系统，用以说明机体的生理与病理。

在对元气、大气理解的基础上，形成了有关脑充血与脑贫血的认识，其理论根据均来源于《内经》，脑充血系"血之与气，并走于上，则为大厥，厥则暴死，气反则生，不反则死"；而脑贫血则为"上气不足，脑为之不满，耳为之苦鸣，头为之倾，目为之眩"。所有异者，西人但言充血，《内经》则谓血之与气并走于上。盖血必随气上升，此为一定之理，而西人论病皆得之剖解之余，是以但见血充脑中，而不知辅以理想以深究病源，故但名为脑充血也。分别拟订镇肝息风汤、建瓴汤等治疗脑充血，升陷汤类方如升陷汤系列方、干颓汤等治疗脑贫血。

如以治内中风证的镇肝息风汤为例，重用牛膝、生赭石、生龙骨、生牡蛎以镇肝降逆，配合生龟甲、玄参、天冬育阴填补肝肾阴虚，如尺脉重按虚者加熟地黄、山茱萸，同时考虑肝为将军之官，主决断，肝气主升，若一味地镇肝降逆，恐引起反激而在处方时加入生白芍柔肝，茵陈、生麦芽、川楝子以疏肝达到镇肝息风的治疗目的。而治胸中大气下陷证，选用升陷汤，重用生黄芪以补气，配合柴胡、桔梗、升麻以升陷举托，其中处方知母更具"气化"思维，以效法人禀天地之气以生，人身之气化即天地之气化为理论依据，取天地将雨之时，必阳气温暖上升，而后阴云会合大雨随之之象。以黄芪温升补气，乃将雨时上升之阳气也，知母寒润滋阴，乃将雨时四合之阴云也。二药并用，大具阳升阴应云行雨施之妙，达到补气养阴的目的。

张锡纯对肝脾的认识有其独到之处，认为"肝虽居右，其气化实先行于左，脾虽居左，其气化实先行于右"，实乃为"体与用之区别也"，是古人重视人体脏腑之功用，以及人身之气化而形成的左右之差别，这些差别的形成不仅是源于自然界之升降沉浮之气化之理，同时也是临床实践检验的结果，这种左右之气化的运行规律而造成了"肝左脾右"之脉诊形成规律，并且有效地应用并指导临床。"从其体临证疏方则无效，从其用临证疏方则有效，是以从用不从体也"。

从微观的角度看气化与感应

从微观的角度来看，在"人身亦小天地"的认识基础上，在人身整体气化功能的协调下，各脏器自身的气化也有各自的特点，如心主血脉，肺主宣肃，脾主升清，肝主疏泄，肾主封藏；在维护整体气化状态稳定的基础上，也有各自不同的分工，如治疗族侄秀川温病兼吐泻腿抽案，认为"其小便不利大便滑泻者，因阴虚肾亏不能滤水，水归大肠是以下焦之气化不能固摄也"。即从气化的角度来探讨具体脏腑的功能变化。

在临床实践之中，借用气化与感应的理论，通过药物的四气五味而形成的气化，感应人身不和谐的气化状态，达到修复气化状态的平稳，在《医学衷中参西录》中可见运用气化与感应理论来指导临床实践的大量案例，在此基础上，形成临床运用有效的方剂，在分析这样的方剂时，发现张锡纯对某些药物的使用非常有特点，而这些特点很好地展现了其气化感应思维，形成了这类药物的特殊用法，拓展了药物的使用。如认为肺胞之体，原玲珑通彻者也。为其玲珑通彻，故具合辟之机，而司呼吸之气。其合辟之机无碍，即呼吸之气自如也。有时肺脏有所损伤，其微丝血管及肺胞涵津液之处，其气化皆湮淤凝滞，致肺失其玲珑之体，即有碍于合辟之机，呼吸即不能自如矣。而茅根不但中空，周遭廾上兼有十余小孔，乃通体玲珑之物，与肺胞之形体大有相似，故善通肺胞之窍络。又治病之法，当兼取对宫之药，茅根系萑苇之属，于卦为震，禀初春少阳之气，升而能散，原肺脏对宫、肝家之药也。夫肺金主敛，肝木主散，此证因肺金之敛太过，故用茅根导引肝木之气，入肺以宣散之，俾其合辟之机自若，而喘嗽均不作矣。以此治疗王义源君之女温病兼喘胀，单用鲜白茅根两日，其病霍然痊愈。还因其性凉也，故能去实火；为其甘也，故能清虚热；为其淡也，故能利小便，据此单味以成白茅根汤而治疗阴虚不能化阳，小便不利，或湿热壅滞，以致小便不利，积成水肿。

单味药物的使用是依此理论，复方药物的组成也可见此理论的踪迹，如治滑胎之寿胎丸，其方由菟丝子、桑寄生、续断、真阿胶组成。其在解释其组方之理时，认为菟丝子无根，蔓延草木之上，而草木为之不茂，其善吸他物之气化以自养可知。胎在母腹，若果善吸其母之气化，自无下坠之虞。且男女生育，皆赖肾脏作强。菟丝子大能补肾，肾旺自能荫胎也。桑寄生根不着土，寄生树上，又复隆冬茂盛，雪地冰天之际，叶翠子红，亦善吸空中气化之物。且其寄生于树上，亦犹胎之寄母腹中，气类相感，大能使胎气强壮，故《神农本草经》载其能安胎。续断亦补肾之药，而其节之断处，皆有筋骨相连，大有连属维系之意。阿胶系驴皮所熬，驴历12月始生，较他物独迟。以其迟，挽流产之速，自当有效。以此理论组成体现中医气化感应之理，用于临床取得较好疗效，直至今日，妇产科临床仍在应用之中。类似的案例及应用中药，在《医学衷中参西录》随处可见，研究者初步梳理，涉及的药物有对嫩桑叶治肺的理解，柏子仁养肝镇肝的解释，青盂汤中荷叶之载药上行且其气清郁，更具解毒逐秽独特作用的理解；僵蚕治肿疼恐其化腐之作用的理解；理冲丸方中桃仁之入血分又善通气分功能的运用；螵蛸可以磋物，故能消瘀；茜草色赤似血，故能活血的理解与运用；大顺汤之用丈菊花瓣一钱作药引的理解；冬葵子可以朝种暮生，此乃植物发生之最神速者，借其发生之速，以治人生育之迟，自应有特效耳。认为此乃借其特异之气化以为用也，实则感应思维的结果。

综上所述，研究者从宏观、中观、微观的角度，举例"气化感应"理论在《医学衷中参西录》中大量运用，证明了"气化感应"思维模式应为《医学衷中参西录》的主要思维特征。

115　中医气化学说内涵、外延和应用

纵观中医学理论体系，从基础理论之阐释到临床各科的应用，气化理论无不反映于方方面面并贯穿于始终，大凡中医学生理、生化不明之变化，病机、病证难以阐明之机转，均以气化正常与否释之。从中医理论或临床界的实践需求和中医学理论体系发展来看，气化学说十分重要，不可或缺，确有深入研究之必要。学者刘燕池等就气化学说的内涵、外延和应用做了阐述。

气化学说的源流

1. 气化学说的起源　气化理论起源很早，气化思想早在《易经》中已经形成。《易经》用阴阳对立的观点阐释自然界各种事物和现象，为"气化"理论的形成奠定了思想基础。其开篇的乾卦，即以龙的变化飞腾来说明事物发展变化的规律："初九，潜龙勿用。九二，见龙在田，利见大人。九三，君子终日乾乾，夕惕若厉，无咎。九四，或跃在渊，无咎。九五，飞龙在天，利见大人。上九，亢龙有悔。用九，见群龙无首，吉。"这里明确指出事物的发展变化都有一个"潜""见"（现）"跃""飞"的向上发展过程；当事物发展到极端时，又会转为"悔"，开始走向反面，从而说明万物在阴阳两种势力的矛盾运动中发生、发展，这个过程是通过交感气化而实现的。但是，从《易经》时代到春秋战国时期，人们对气及气化学说的认识虽然不断有所深入，但主要还是停留在哲学层面的探讨。

2. 气化学说的形成　秦汉时期，哲学意义上的气化学说业已形成，并被引入于医学领域，用于阐释人体的脏腑功能活动、生化活动和形气转化。《内经》中关于气化理论的阐述，实际上反映了当时对气化认识的理论水平。在《素问·灵兰秘典论》中便直言气化作用，称"膀胱者，州都之官，津液藏焉，气化则能出矣"。而"水为阴，火为阳，阳为气，阴为味。味归形，形归气，气归精，精归化；精食气，形食味，化生精，气生形；味伤形，气伤精，精化为气，气伤于味"（《素问·阴阳应象大论》）的论述，则是从新陈代谢的角度更深层次地探讨了人体的气化问题。

《素问》的7篇大论则全面、系统地论述了自然界气候的变化以及气候变化对生物的影响，形成了天人相应的运气学说。运气学说所阐述的气候规律对人体生理、病理的影响，实际上是把人体的气化规律置于自然界整体的气化环境和气化规律之中。因此，《内经》的"气化"理论，是把天体运行、数术理论与医学内容结合起来，用以预测气候变化和疾病谱的变化，以指导疾病的防治，其理论和实践的前瞻意义是非常深远的。

3. 气化学说的发展　北宋张载第一个把"气化"定义为"气有阴阳，推行有渐为化"（正蒙·神化》）。把气化看成是阴阳二气在运动中产生的逐渐的不易察觉的变化，由这种运动变化可以产生出天地万物，并推动天地万物的运行变化。概言之，气化包括了一切物质形态的运动变化。

程颐、朱熹等古代哲学家在谈到万物的生成时也承袭了张载的气化论观点，如程颐认为"万物之始皆气化；既形然后以形相禅，有形化；形化长，则气化渐消"（《程氏遗书》）。

可以看出，气化理论无论是哲学还是中医学，均是指物质形态在一定条件下的转化。同一气化概念在不同领域的具体规定不同，在哲学上是以大量自然科学事实为依据的高度抽象，是一般的哲学概念；而人体的气化则是以机体生理病理为依据的医学的具体学科理论。

及至近代，关于气化学说的认识，在中医学范畴经过整理和规范，初步概括为故凡机体气、血、津液的生成和转化、津液代谢转化成汗液或尿液、饮食水谷转化成精微再化生出能量、水谷残渣转化成糟

粗、脏腑功能的产生和维持、气血输布和经气流注的运行转化等，无不都是气化作用的具体体现。此一表述，实际上概括了机体生化过程中物质转化产生能量，维持生命活力以及功能活动的全部内容。

气化学说的基本概念

《中医基础理论》教材中，气化概念是以气的生理功能"气化作用"而提出的。其概念明确为"气化是指通过气的运动而产生的各种变化"。在中医学领域，气化学说主要限定为精、气、血、津液等各自的新陈代谢及其相互转化。

气化学说的基本内容

1. 气化活动的动力　气化过程是一个自然过程。气化学说所坚持的是一气之中含有阴阳，阴阳二气对立互根互用而产生万物，故气化的动力即在于气之本身。

阴阳对立统一相互交感产生万物的观点，发端于《易经》而形成于《易传》。《内经》吸取了《易传》关于阴阳对立的观念，以阴阳为"万物之能始"，即把阴阳二气的相互作用看作是"变化生成之原始"。认为万物之化生，皆由天地之气的相互感交所致。《素问·天元纪大论》引《太始天元册》云："太虚寥廓，肇基化元，万物资始，五运终天，布气真灵，总统坤元，九星悬朗，七曜周旋，曰阴曰阳，曰柔曰刚，幽显既位，寒暑弛张，生生化化，品物咸章。"太虚，即气。气是世界万物的本然状态，其中所含的阴阳二气对立统一、相激相荡，从而化生出万事万物。

人体气化所反映的是在人体生命过程中血气之气与脏腑所发生的相互作用，人体气化的动力亦在于血气之气本身。如《灵枢·决气》指出"上焦开发，宣五谷味，熏肤、充身、泽毛，若雾露之溉，是谓气"。所谓熏肤，即为气中之阳的温煦作用。泽毛，若雾露之溉，为气中之阴的濡润作用，从而说明人体血气之气本身亦是既具有向上和向下，以及温煦蒸腾和滋润濡养等两种截然不同的趋势和作用。也就是说，一气之中含有阴阳，阴阳二气的相互交感作用，乃是气化的根本动力。

2. 气化活动的形式

（1）天地精气，气化充养人体脏腑：人与自然界有着某些共同的规律，并在许多具体的气化代谢活动中具有相互通应的关系。在自然界气化运动中，天地之精气进入人体，天气通于肺，地气通于脾，通过人体的气化作用，将其转化为气血，从而充养五脏六腑。正如《素问·六节脏象论》所云："天食人以五气，地食人以五味，五气入鼻，藏于心肺，上使五色修明，音声能彰。五味入口，藏于肠胃，味有所藏，以养五气，气和而生，津液相成，神乃自生。"

（2）人体脏腑气化，推动功能活动：人体脏腑之气的升降出入运动变化，具有固定的方式和一定的规律，从而推动人体一系列的功能活动。《素问·刺禁论》云："肝生于左，肺藏于右，心部于表，肾治于里，脾为之使，胃为之市。"说明脏腑之间通过肝升肺降、脾升胃降及心肾相交等特定的气机升降变化，维持脏腑功能和气化活动的正常进行。具体表现：

肝升肺降气化活动：《素问·平人气象论》云"藏真高于肺，以行营卫阴阳也"。肺为华盖，以覆诸脏，位居最高，其气肃降。营卫之气自肺而输布于脏腑，依赖于肺气之降而使气向下运行。《素问·调经论》所云"血与气并，走于上，则为大厥"，则又是对郁怒伤肝、升发太过、血随气逆气化失常而致昏厥的病机说明。此即是肺肝两脏相互作用所形成的气化结构单元正常与否对生理病理的重要影响。

脾升胃降气化活动：脾胃升降，一阴一阳，是脏与腑气化活动相互作用形成的结构单元。它们在解剖部位上仅"一膜相连"，同居中焦，严格说来并不存在上下感召，但却有阴阳更用的关系。胃气之降，因于脾气之升；而脾气上升，又因于胃气下降。两者升降相因，相辅相成，共同完成饮食物的受纳运化和水谷精微的气化活动。如《素问·经脉别论》云："饮入于胃，游溢精气，上输于脾，脾气散精，上归于肺，通调水道，下输膀胱，水精四布，五经并行，合于四时五脏阴阳，揆度以为常也。"

心肾相交气化活动：心肾二脏分别位于胸中和腹腔，在下者属阴，在上者属阳。心肾相交，即是阴阳升降、上下感召的气化过程。应当指出，心肾相交是后世医家在《易经》"水火既济"理论的启发下，根据其五行属性，配合阴升阳降的原理，以解剖学知识为基础所确立的概念，并广泛应用于理论阐释和临床实践，从而形成了一个不可分割的结构单元。并以"气之升降，天地之更用"为理论基础，完善了心肾阴阳相互气化对机体产生重要影响的理论。

3. 气化活动的特点　人体气化活动是一个复杂的过程，人体气化活动过程中主要有如下特点。

（1）气化活动的"双向性"：指气与脏腑相互作用是双向的。简言之，气在脏腑气化活动中不断被消耗，气又在脏腑气化活动中不断地产生和运行，故气化活动具有"双向性"特点。

（2）同化和异化密切相关：在气化活动中，人体纳入自然界清气与饮食水谷，经胃、肠、脾、肺等脏腑气化的共同作用，化生出人体生命活动所需要的基本物质——精气；在脏腑的气化作用下，人体又能输出能量信息，并排出代谢产物。这就充分体现了生命活动的特殊矛盾，即同化和异化密切相关。而两者具有不同的性质，前者主要体现出物质性，后者则主要体现出功能性，并贯穿于生命体生、长、壮、老的全过程之中。

（3）平衡与干扰同时存在：人体作为一个开放系统，它具有自组织能力，在气化活动中具有其固有的程序，但亦始终受到体内外各种因素的影响和干扰，并在动荡中维持机体气化活动的动态平衡。

4. 气化过程的规律性　气化是气的运动而产生的各种变化，表现为在人体系统各要素之间通过制约、选择和协同等相互作用的转化过程。因此，人体的气化活动过程具有连续性和不可逆性。

（1）气化过程的连续性：是指人体的气化活动是连续进行而不可须臾中断的，无论是物质的代谢或能量的转化，都是持续进行的。如果进入人体的物质极为"混乱"，破坏了人体系统的内部结构，则气化的程序便被打乱或者衰失，就会失去气化过程的连续性，即可导致疾病的发生甚至死亡。如温热病的发生和逆传："温邪上受，首先犯肺，逆传心包"（《温热论》），即是混有温热病邪的天地之气侵袭人体，由于其有序性极差，严重破坏了机体内部的系统结构关系，从而使正常的气化过程被打乱，导致疾病的发生和反常传变。

（2）气化过程的不可逆性：人体的气化活动，包括外受天地之精气、内而生化运行，气与脏腑相互作用，并在相互作用的过程中与周围环境进行着物质能量的不断交换，是一种不可逆的螺旋式的上升、前进或渐衰的运动过程，并表现于生命活动的始终。《自然辩证法》指出"不可逆性无疑在宏观层次上存在着，而且有着重要的建设性作用。因此，在微观世界里一定有着某种东西，它的表现就是宏观的不可逆性"。应当承认，对于人体气化过程中微观世界所存在的"某种东西"我们知之甚少，在此仅就气化过程的不可逆性做试探性阐发，以揭示气化活动的某些特征。

不可逆性，隐含着某些随机性和不稳定性。首先，人体的气化过程是一个随机的过程。从气的化生来看，地之精气（即饮食物）可以选择，或者说可以使之相对比较固定，但天之精气（即自然界清气）却完全是随机的，随自然界气候变化而变化，在不同的时间而有所不同，因而无法选择、无法控制，因此影响着人体的气化过程，使之呈现随机性。其次，人体气化过程具有不稳定性，此亦由其随机性所决定。应当看到，在生命活动中稳定是相对的，不稳定是绝对的。人体的脏腑组织系统是一个自组织系统，表现出明显的自组织性，从而方使气化活动在一定的限度内保持了气化过程的不可逆性，不可逆性就是从随机性和不稳定性中所派生出来的。

5. 量化指标"气化熵"的提出和应用　为了说明和预测气化活动在人体生命过程中的量化关系，刘燕池引入了统计力学的概念——"熵"，将其称之为"气化熵"。控制论学家维纳曾经说过，信息量的概念非常自然地从属于统计力学的一个古典概念"熵"。正如一个系统中的信息量是组织化程度的度量，那么一个系统的"熵"就是它的无组织程度的度量，后者正好是前者的负数。熵"，表示系统的紊乱程度，系统越"乱"，"熵"值越大；系统越有序，则"熵"值就越小。生命在于运动，并以气化和新陈代谢为主要特征，一个生命过程不仅表现为从有序走向无序乃至死亡的过程，而更重要的是在其生命过程中要努力避免其很快衰退为惰性的平衡状态。在生命现象中，稳定状态是相对的，不是绝对的。绝对的稳定状态只有在其"气化熵"极大值时方可以见到。

应当指出，一个生命有机体在其生命过程中，始终在不断地增加其"气化熵"值，并逐渐趋于接近其最大"气化熵"值的危险状态直至死亡。而要延缓衰老、摆脱死亡进行正常的生活，我们唯一的办法就是要从环境里不断地获取负"熵"，有机体就是赖负熵而生存的。气化活动和新陈代谢本质的东西，即是使有机体能够成功缓或尽量消除其自身不同年龄所增加的气化"熵"值。一个旺盛的有机体为使其自身稳定在一个相当高的有序水平的办法，就是要不断地适应其生活环境，规范其气化程序，尽量减缓"熵"值的增加，保持其生命活力。

然而，气化活动过程的量化是很难进行测定的，但如果我们能对机体不同年龄段的脏腑器质损伤和功能减退或紊乱的熵值加以量化，从而反推其负熵，则即可把握气化活动不同年龄段的量化标准，如此研究，应该是能够做到的。

整体而言，人体内部及人体与周围环境之间建立了动态平衡，人体气化活动即可表现出一定的程序，在生理调节限度内，维持其正常的气化活动。但是，由于外部环境的多样性和个体内部结构稳定性的差异，虽说在机体正常情况下，气化活动异常等大的"涨落"是少有的，但小的"涨落"却是经常可以发生的。如气候变化、情志刺激、饮食不节等因素，都有可能使机体气化活动发生轻度异常或增加其无序性。但是由于系统可以从环境中不断地获取物质和能量，给系统带来了负熵，结果又可使系统的有序性不断增加，从而使人体在不断被破坏又不断被重新组织过程中自发地调整形成新的功能结构，以适应外部环境的各种变化，满足机体内部各种生理需要。最终在人体这个远离惰性平衡态的开放系统中，通过不断地与外界交换物质和能量，从而形成新的气化程序。

气化活动的生理效应

1. 气化对气机运行的调控作用　气机，是指气在人体内运行的状态及方式。气机和利，是指各种气按一定规律调畅不息地运转，以维持机体的代谢平衡、生理功能正常，因而是身体健康的标志。《灵枢·脉度》云："气之不得无行也，如水之流，如日月之行不休。故阴脉荣其脏，阳脉荣其腑。如环之无端，莫知其纪，终而复始。"气化活动对气机的调控主要体现在如下方面。

（1）气化对出入的调控：人体与外界的一切物质气化交换，都是伴随气机的出入而实现的。如呼吸功能与肺肾相关，肺气主呼，肾气主纳，肺肾阴阳之气调和，呼吸才能调匀；脾胃之气主受纳、腐熟、运化水谷，化生气血；大肠之气主传化糟粕；膀胱之气主贮藏和排泄尿液，气化则能出矣。可见，气化活动健旺，气机的出入正常，则能够完成水谷饮食的摄入、消化及排泄。

（2）气化对升降的调控：气机的升降是体内物质变化运转的重要方式之一。一般来说，阳气主升，阴气主降，所谓"清阳出上窍，浊阴出下窍"（《素问·阴阳应象大论》）。如脾气主升清，胃气主降浊；肝气主升发，肺气主肃降；肾阳主升腾，肾阴主潜降。如此，则机体内的物质，健旺升降不已，水火既济，代谢正常，说明气机的升降出入是生命活动气化作用的最基本形式。

（3）气化对敛散的调控：敛，指气机的收敛、内敛、内收作用。散，指气机的宣散、外散、疏散。人体气化旺盛、调控正常，则气机和利、敛散相配，可使体内物质内通外达、分布有序，从而使"清阳发腠理，浊阴走五脏""清阳实四肢，浊阴归六腑"（《素问·阴阳应象大论》）。一般而言，阴气主敛，阳气主散，阴气主静，阳气主动。

（4）气化对开合的调控：人体口目开合、腠理汗孔开合、膀胱尿道开合、手拳撒握等，都是气化活动旺盛协调、气机开合有序的表现。正常人气机和利，开合有度，不过这是一种复合方式。例如，脾脏之气统摄血液的作用，可以理解为脾气之升与脾阴之敛的综合作用；肾脏之气固摄精液和尿液作用，也可理解为肾阳之升与肾阴之合的综合作用。临床治疗脾不统血多用气血双补法，治疗肾气不固也多用阴阳俱补之方，很少只补阳气而不补阴血者。

2. 气化对水液代谢的调控作用　津液代谢是人体内直接受到气化调控的非常复杂的生理过程，涉及多个脏腑。如《素问·经脉别论》云："饮入于胃，游溢精气，上输于脾，脾气散精，上归于肺，通调水道，下输膀胱，水精四布，五经并行。"《素问·上古天真论》云："肾者主水，受五脏六腑之精而藏之。"《素问·灵兰秘典论》又云："三焦者，决渎之官，水道出焉。"故在津液代谢气化过程中形成了以肺、脾、肾、三焦、膀胱等脏腑组成的结构单元，津液代谢就是这些脏腑组成的结构单元与气相互发生作用的结果。

肾阳的气化作用最为重要，主要表现在两个方面：一是肾阳能够温煦和促进肺、脾、三焦、膀胱等其他脏腑的功能活动，间接地调节水液代谢；二是通过肾阳的蒸腾气化、升清降浊，直接影响尿液的生成与排泄，从而使体内水液代谢维持相对的平衡。

三焦的气化作用在于通行元气和疏通水道。《难经·六十六难》云："三焦者，原气之别使也，主通行三气，经历五脏六腑。"说明三焦是气升降出入之通道，人体之气是通过三焦通路而布达于五脏六腑，充沛于全身的。故气化作用亦是通过三焦与脏腑密切联系而发挥效应的。全身的津液代谢，虽由肺、脾、肾、膀胱等众多脏腑的协同作用而完成，但必须以三焦为通道，在三焦气化的促进和调控作用下，才能保证水液的升降环流、协调平衡。如果三焦的水道不够通利，则肺、脾、肾等输布调节水津的功能亦难以实现其应有的生理效应，因此又把津液代谢的协调平衡和调控作用，称之为"三焦气化"。

3. 气化对神识灵机的调控作用　气化不仅对于人体之内的物质运动、生理活动具有重要的调控作用，同时也对人的神识灵机具有调控作用，因为精神活动的产生源于物质运动即气化运动。阴阳之气的和利，气化作用的正常，是神识或灵机健旺的必要前提。《管子·内业》云："凡物之精，比则为生，下生五谷，上为列星。源于天地之间，谓之鬼神；藏于胸中，谓之圣人。是故民气，杲乎如登于天，杳乎如入于渊，淖乎如在于海，卒乎如在于已。是故此气也，不可止以力，而可安以德。不可呼以声，而可迎以音。"就是说，气是一种无所不在流行于天地之间的精灵之气，它既是构成万物的物质材料，也是产生精神活动的物质基础。

清代张志聪吸取了《易传·系辞上》"阴阳不测谓之神"等理论观点，用"神化"来说明自然界乃至人体的生理活动与气化的关系。他云："阴阳不测是谓神。明者，阴阳合而灵显昭著也。神化，天之五气，地之五行，以生万物……血者，中焦之精汁，奉心神而化赤，神气之所化也"（《黄帝内经素问集注》）。可见，气化活动正常则人的精神活动才能正常进行。

神识灵机对人的气化活动，同样也起着重要的调节作用。如《类经·摄生类》云："虽神由精气而生，然所以统御精气而为运用之主者，则又在吾心之神。"王清任亦云："目视耳听，头转身摇，掌握足步，灵机使气之动转也"（《医林改错·气血合脉说》）。

4. 气化对正气抗邪的调控作用　气化作用是人体正气抗邪的重要环节。气具有护卫机体、抗御邪气的功能。人体之气旺盛，脏腑经络功能正常，防御和战胜邪气的力量就强，则不易受邪而患病，一旦外邪侵入机体，正气能够驱邪外出，使人体恢复健康。反之，若正气不足，防御和战胜邪气的力量减弱，则容易受邪而发生各种病变。故《素问·刺法论》云"正气存内，邪不可干"，《素问·评热病论》又云"邪之所凑，其气必虚"。阴阳之气存内，气化活动健旺，邪气不能侵犯人体，则身体才能健康。而卫气的固表抗邪作用，亦是气化功能作用于肌表的体现。

116　中医气化概念诠释

中国哲学认为，天地万物由一气所派生，一气相连，宇宙就是一个无限的气场，万物沉浮于一气之中。如东汉王充认为"凡天地之间，阴阳所生，蚑蛲之类，蜫蠕之属，含气而生。"北宋张载云："太虚不能无气，气不能不聚而为万物。""凡可状，皆有也；凡有，皆象也；凡象，皆气也。"可以说，"气化"的概念，源于古人对自然万物生成与演化过程的探究。气化，也决定了人的本质属性。人得气而生，因气而存，与万物处于一气浮沉之中。如"气之生人，犹水之为冰也。水凝为冰，气凝为人""阴阳之气，凝而为人，年终寿尽，死还为气"。人的生命也是一个气化过程的展开。因此，"气化"成为中医学研究的核心范畴。学者陈曦对中医"气化"的概念做了深入梳理和解读，希望有助于更好地理解和感悟"气化"。

气的概念梳理

"气"在中国哲学中，是一个十分关键的范畴。在中医学中，"气"同样占据着重要的位置。与西方医学相比较，它是中医学独有的、普遍的范畴。

1. 自然界的气态物质　气态物质，是"气"概念的初始意义。《说文解字》解释："气，云气也。"云气是指能流动，层次重叠的气。在传统文化中，也常常指自然界的大气、环境中的湿气，以及流动的风气等。人们对于气态物质的观察，大都是起于其聚集之形态和现象。特别值得指出的是，人的呼吸之气，能够被直接察觉到，特别是在冬天呼出的气，遇冷凝结成水蒸气，色白可见。气息是生命的象征，《管子·枢言》"有气则生，无气则死，生者以其气"的认识，便是指示生命与呼吸之气的关系。

2. 原始生化无形之气　原始生化的无形之气，也是气之本义的一种延伸，用于表示宇宙发生的基元。如《老子·四十二章》云："道生一，一生二，二生三，三生万物。万物负阴而抱阳，冲气以为和。"这是中国哲学史上第一个宇宙生成系统。其中，"二生三，三生万物"，"万物负阴而抱阳，冲气以为和"，包含着天地之气相合而化生万物的深邃思想。如果说"二生三"就是天地之气相合，那么"一生二"的"一"便可解为天地为分之前的混沌元气。《老子·六章》云："谷神不死，是谓玄牝。玄牝之门，是谓天地根。"《老子·二十五章》云："有物混成，先天地生。"《淮南子·天文训》云"气有崖垠，清阳者薄弥为天，重浊者凝滞为地"，可为此注解。再如《周易·系辞上》云"易有太极，是生两仪，两仪生四象，四象生八卦"，实际蕴含着天地起源生化的含义。何为"太极"？郑玄以"太极"为"淳和未分之气"，孔颖达也赞同，他云："太极谓天地未分之前，元气混而为一。"

中医文献也有类似的记载。如《素问·天元纪大论》云："太虚寥廓，肇基化元，万物资始，五运终天，布气真灵，总统坤元。""元"即为元气，又可称为真灵之气，布散于天地六合，化生出世界上的一切事物。张景岳在《类经·摄生类》云："夫生化之道，以气为本，天地万物莫不由之。故气在天地之外，则包罗天地，气在天地之内，则营运天地，日月星辰得以明，雷雨风云得以施，四时万物得以生长收藏，何非气之所为？人之有生，全赖此气。"指明了原始生化无形之气的特性"细无内，大无外"，是化生自然万物，包括人类的根本和动力。

3. 人体之气　从中国哲学"气"的宇宙观来看，人体之气与原始生化的无形之气，属于一气而异名。人是无形之气生化的产物，人之生命存在和演化即气的运动变化。在中医理论中，"气"大体可以划分为平人之气和患者之气两类。

平人之气，主要是指能够承担和推动人体正常生化作用的气。主要有脏腑之气（肝气、心气、脾气、肺气、肾气、胆气、小肠之气、胃气、大肠之气、膀胱之气、三焦之气等）、气血之气（元气、真气、人气、精气、阳气、阴气、正气、神气、大气、宗气、中气、血气、营气、卫气、血脉之气等）、水谷之气（清气、浊气、谷气等）、局部之气（头角之气、耳目之气、口齿之气、胸气、腹气、肌肉之气、骨气、筋膜之气、胫气、经气、络气、俞气等）等。

患者之气，主要是指能够破坏人体健康状态，或疾病状态下产生的异常之气。主要有疫气、淫气、伏气、郁气、逆气、乱气、肥气、疟气、痹气、恶气、暴气、痞气、厥气、毒气等。

气化概念

气化的概念始终渗透在中医理论与实践之中。人体健康状态与疾病状态，均与气化作用相维系。人体复杂的生命活动和健病转化，均能够以气化正常与否进行解释。以下从内涵与外延两个方面，对气化的概念进行诠释。

1. 内涵　"气化"，是指无形之"气"的自然演化。无形之气是虚体而永远存在，是具有永续活力之气。"气"自然而然的特性，就是永无歇止的化生。《老子·四十章》云："天下万物生于有，有生于无。"意为有形的万物，生于无形无名的存在。万物胎始的基元为无形之气，因而才有可能产生出无穷的生化作用。《庄子·至乐》云："察其始而本无生，非徒无生而本无形，非徒无形而本无气。杂乎芒芴之间，变而有气，气变而有形，形变而有生，今又变而死，是相与春夏秋冬四时行也。"万物的初始和终归，都是源于气的生化。张载云："由气化有道之名。"（《正蒙·太和》）程颢、程颐则说得更为明白，"万物之始皆气化"（《二程集·河南程氏遗书·第五卷》），"气化之在人与天，一也"（《二程集·河南程氏粹言·卷第二·天地篇》）。

"气"同时兼具无限大和无限小的特征，即"细无内，大无外"。气本身就是一个无限连通的虚体。气不仅覆盖了所有事物，而又渗透在其中。因此，"气化"概念的内涵，还应当包括气参与和推动"物"的"成住坏空"过程。这就决定了"气化"的作用无处不在，实现和承担了世间万物之间的广泛联系，显示了事物间自然整体的特性。作为有生命的人来讲，"气化"实现和推动了所有的生命活动；这些生命活动，又是"气"弥漫宇宙、渗透人身，显示宇宙与人内在关联，以及人体内外表里整体联系、脏腑气血协调统一的反映。如《素问·阴阳应象大论》云"东方生风，风生木，木生酸，酸生肝，肝生筋，筋生心"等。张景岳注："风者天地之阳气，东者日升之阳方，故阳生于春，春王于东，而东方生风。"风动则木荣，故风生木；木之子实多为酸味，故木生酸；酸味又能够滋养肝，故酸先入肝；筋象草木之属，肝之精气能够生养筋；筋内合于五脏之肝，木生火，故生心。从物质实体的角度来讲，很难想象东方的环境位置，如何能够产生大气的流通，大气的流通又是如何生根发芽产生树木的。上述诸多事物关联的重要机制就是一气之化。

2. 外延　如果说前文论述的"气化"概念的内涵较为抽象，那么在中医文献中，"气化"表述的含义则较为具体，主要有三个层面。

第一，气化是自然之气，包括天地之气、风寒暑湿燥火六气等自然之气的生化与演变作用，是古人在对气候、物候等自然现象进行观察和规律总结基础上的宏观概括，能够通过意象思维进行分析和判断。

第二，气化是指无形之气促使人体演化出形、气、神不同层面，三者之间互相发生作用，推进人体生命活动。

第三，气化是在气的推动和实施下，脏腑发生的功能活动，经络引发功能信息传导，饮食化生精神，及气、血、津、液的形成与输布运行等方面的作用与机制，是对人体生命活动整个过程的具体概括。

（1）宇宙元气的自然生化作用：宇宙元气的自然生化作用，主要是指无形之气化生宇宙万物。中医学认为，"气"是宇宙万物化生的执行者和推动者。其主要过程是，太虚生元气→清阳为天，浊阴为地→"夫变化之为用也，在天为玄，在人为道，在地为化。化生五味，道生智，玄生神。神在天为风，在地为木；在天为热，在地为火；在天为湿，在地为土；在天为燥，在地为金；在天为寒，在地为水。故在天为气，在地成形，形气相感而化生万物"。中医学将宇宙元气的自然生化过程分为三个层级："在天为玄""在地为化"和"在人为道"。

1）在天为玄：《素问·天元纪大论》云"在天为玄……玄生神"。"玄"，幽远也。王冰注："天道玄远，变化无穷。""玄生神"，王冰注："玄远幽深，故生神也。神之为用，触遇玄通，契物化成，无不应也。"太虚之中发生的无限变化，神妙莫测，万物的发生都与"神"所内蕴的气化作用有关。这种作用，张景岳解释为"天地阴阳之道"，其云"阴阳者，变化之体；变化者，阴阳之用"。张志聪解释为"言阴阳不测之变化，在天地之间，生成万物，功用最大"。总言之，即是阐明气化的无限生化万物的作用。

2）在地为化：《素问·天元纪大论》云"在地为化……化生五味"。意即在地则化生有形之器物，如木火土金水等。凡有形之器物皆有味，王冰注："金石草木，根叶华实，酸苦甘淡辛咸，皆化气所生，随时而有。"此处"五味"，实为代指万物而言。张志聪注："五味，五行之所生也。万物之有性有情者，莫不具五行之气味。"无形之气与地面有形之物结合而产生生化作用，也属于自然气化过程。因为，从气化的视角来看，物质实体只是气之生化过程中极为短暂的一个瞬间状态呈现，而其必将会复归于无限的自然气化洪流之中。

3）在人为道：《素问·天元纪大论》云"在人为道……道生智"。"道"，王冰注："谓妙用之道也。经术政化，非道不成。"张景岳注："众妙之称，惟人能用之。"张志聪注："凡日用事物之间，莫不有天地自然之理。""道生智"意即自然无形之气的生化，产生了人类智能。张景岳认为"有道则有为，有为则有智，故道生智，存乎人也"。这种智能，表现为人能动地认识自然和顺应自然，并能融入自然，与万物浮沉于生长之门。此外，《管子·内业》已经认识到气化对人神识灵机的调控作用，"凡物之精……藏于胸中，谓之圣人。"就是说自然界的生化之气，能够与心灵相通，形成人类的卓越智慧。《灵枢·天年》也有这样的记载："血气已和，荣卫已通，五脏已成，神气舍心，魂魄毕具，乃成为人。"只有当这种"神气"最终蕴藏于人的心中，人之灵性才会显现，精神意识才能够发生，脏腑、形体才真正有了活力。

（2）形、气、神生命构成的演化：《素问·五常政大论》云"气始而生化，气散而有形，气布而蕃育，气终而象变"。气直接实施与推动了万物的存在与消亡。天地是万物生化之宇，人生于天地之气交，故人之生命整个过程都是有自然之气参与和其主导作用的。清代石寿棠云："人禀阴阳五行之气，以生于天地间，无处不与天地合。"（《医原·人身一小天地论》）可见，自然与人之间存在功能信息层面的密切关联。通过前面总结的宇宙元气的自然生化作用，可以认为，中医学将宇宙结构与层次，大体分为形（在地为化）、气（在天为玄）、神（在人为道）三个层面。人禀天地气化而生，其生命结构也必然与之有同构性。

《素问·阴阳应象大论》云："阳为气，阴为味。味归形，形归气；气归精，精归化。精食气，形食味；化生精，气生形。味伤形，气伤精，精化为气，气伤于味。"味、形、精属于有形，在生命过程中，是属于不同时间阶段和层级的生命资源。它们与脏腑、经络之气血以及神明之气相互发生作用。心神统摄一身之气，气作用和影响全身之形，形（精）又反过来滋养气与神，由此构成了中医学独特的、系统关联的生命层次结构。

《素问·上古天真论》云："上古有真人者，提携天地，把握阴阳，呼吸精气，独立守神，肌肉若一。"张景岳注："呼接于天，故通乎气。吸接于地，故通乎精。有道独存，故能独立。神不外驰，故曰守神。神守于中，形全于外，身心皆合于道，故云肌肉若一……《经脉篇》曰：人始生，先成精，精成而脑髓生。《阴阳应象大论》曰：精化为气。故先天之气，气化为精，后天之气，精化为气，精之与气，本自互生，精气既足，神自王矣。虽神由精气而生，然所以统驭精气而为运用之主者，则又在吾心之神，三者合一，可言道矣。"张景岳将精（形）、气、神生命结构模型说得十分透彻。

3. 人体生命活动的气化展开　人之生命过程，就是气化的过程。气化是生命活力，在形、气、神不同层面均有显示。最集中体现人身气化过程的，是反映脏腑联系和系统功能的气化过程，以及气血津液等生成和流通输布的气化过程。

（1）脏腑气化：《灵枢·本脏》云"五脏者，所以参天地，副阴阳，而连四时化五节者也"。中医学认识脏腑功能和联系时，总是以整个自然作为背景的。脏腑气化的过程，实际上是自然气化阴阳、四时、五行规律的映射。春生、夏长、长夏化、秋收、冬藏，是四时五行气化作用的效果，节气的变更直接影响了万物的生长壮老已。中医学认为，人体脏腑之气自身就具有升降出入的能动性，使得人体内气化活动能够自发进行，肝气升发、肺气肃降、心肾水火相交，脾气斡旋于中焦，构成了四时五脏气化的模型。清代唐容川云："欲知人身之阴阳，须先知五脏之气化。"

1）肝气升发、肺气肃降：源于"圣人南面而立"，太阳左升右降的情景。《素问·刺禁论》云："肝生于左，肺藏于右。"叶天士云："人身气机合乎天地自然，肺气从右而降，肝气由左而升。"（《临证指南医案·卷一·肝风》）左为东方对应肝木升发，右为西方对应肺金肃降。肺与肝的关联性，主要表现在气机的升降方面。肺主降而肝主升，二者相互协调，对于全身气化活动起到重要的调节作用。

《素问·五常政大论》云"金曰审平……审平之纪……其用散落，其化坚敛，其类金，其政劲肃，其候清切，其令燥，其脏肺"，是肺气肃降概念的肇端。《素问·经脉别论》云"脾气散精，上归于肺，通调水道，下输膀胱"，也指出了肺气肃降的作用。《临证指南医案·卷四·肺痹》云："肺为呼吸之橐籥，位居最高，受脏腑上朝之清气，禀清肃之体，性主乎降。""肃"指肺有清除废浊的作用。如肺失清肃，影响了肺的功能，则可见呼吸不利、痰饮内阻、气逆、咳嗽、水肿、小便不利等症状；肺与大肠相表里，若影响到大肠，则可见便秘或矢气频频等。"降"即敛降，指肺气具有敛收卫表，降下气机的作用。如果肺失敛降，影响到人体肌表，就会出现外感营卫失于开阖的症状；若肺气上逆，就会出现咳嗽、气急、胸闷、喘息等；若影响到通调津液的功能，就会出现小便不利、痰涎壅盛的症状。

肝木升发概念的来源，《素问·五常政大论》云："木曰敷和……敷和之纪，木德周行，阳舒阴布，五化宣平，其气端，其性随，其用曲直，其化生荣，其类草木，其政发散，其候温和，其令风，其脏肝。"肝的敷和作用，主要是依赖于其气主升的作用完成的。《素问·刺禁论》云"肝生于左"。王冰认为"肝象木，旺于春，春阳发生，故生于左"，指明了肝气具有从左升发的特性。肝应东方春木，内藏生升之机，其气冲和条达能够敷和全身血气运布，启发诸脏萌生阳气，促进脏腑功能的正常发挥。《内经博议·病胎部·足厥阴肝脏病论》云："（肝）以木为德，其体柔和而升，以象春，以条达为性。"若肝气升发无力，条达失畅，就会出现忧郁不欢、精神萎靡、悲观消极的肝郁表现；影响到中焦脾胃气机，就会出现神疲乏力、头晕目眩、腹胀、泄泻，久则脱肛，甚至脏器下垂的症状；肝气升发太过，则横逆冲窜，表现为胸胁胀满、急躁易怒等肝气郁结症状。

2）心肾水火相交：心肾水火相交的思想，来源于《易经》"水火既济"的理念，以及道家修炼"取坎填离"的实践。

心居上焦属阳位，五行配属火气；肾居下焦阴位，五行配属水气。由于气化作用发生感应，升降相因，上下相引。心火下降交于肾水使肾水不寒，肾水上济于心火而心火不亢。元代朱丹溪《格致余论·房中补益论》云："人之有生，心为之火居上，肾为之水居下。水能升而火能降，一升一降，无有穷已，故生意存焉。"这种人体内"水火既济"的状态，升已而降，降已而升，循环不已，保持了脏腑间气化作用的稳定性。《慎斋遗书·卷一·阴阳脏腑》提出了"心肾相交"一词，指出"心肾相交，全凭升降，而心气之降，由于肾气之升，肾气之升，又由心气之降……欲补心者需实肾，使肾得升；欲补肾者须宁心，使心得降。"明末傅山评价了这一气化过程的积极作用，他在《傅青主男科·心肾不交》中云："心肾相克而实相需。肾无心之火则水寒，心无肾之水则火炽；心必得肾水以滋润，肾必得心火以温暖。"

3）脾气斡旋于中焦：脾气斡旋于中焦的概念，来源于《素问·五常政大论》云："土曰备化……备化之纪，气协天休，德流四政，五化齐休，其气平，其性顺，其用高下，其化丰满，其类土，其政安静，其候溽蒸，其令湿，其脏脾。"脾在中焦发挥着运化的重要作用，对于人体精微的生成与输布至为关键。

脾气功能的发挥，得益于胃气的配合。脾与胃的关系，如《素问·刺禁论》云："脾为之使，胃为之市。"《素问·太阴阳明论》云："脾脏者，常著胃土之精也……四肢皆禀气于胃，而不得至经，必因于脾，乃得禀也。"说明了人身脏腑、四肢官窍所受的胃气滋养，是以脾气散精作为必经途径。"脾为之使"，王冰注"营动不已，糟粕水谷，故使者也"，意为脾气主运化和输布；"胃为之市"，王冰注"水谷所归，五味皆入，如市杂，故为市也"。意为胃主受纳。

脾以升为健，胃以降为和。水谷摄入后，由脾气升清而至心肺，滋养灌溉脏腑，营濡全身；胃气降浊受纳水谷，腐熟消化，糟粕下传，排出体外，完成了水谷运化的过程。脾胃不仅运化水谷，还能够运化水湿，脾升胃降，坐镇中焦，形成全身气化的枢纽，肝气升发，肺气肃降，心火下交，肾水上济，皆有赖于脾胃升降的斡旋。运化水湿，实质上就是升清降浊。通过脾胃气化作用，精微之气成为清阳而散布全身；重浊之气成为浊阴，如水湿、痰饮等也能够随气化而消解。李东垣对此气化过程描述得十分形象，其云："饮食入胃，而精气先输脾归肺，上行春夏之令，而滋养周身，乃清气为天者也。升已而下输膀胱，行秋冬之令，为传化糟粕转味而出，乃浊阴为地者也。"（《脾胃论·卷下·天地阴阳生杀之理在升降浮沉之间论》）脾升胃降对于全身气化的积极作用，黄元御做了全面的说明，他在《四圣心源·卷四·劳伤解·中气》中云："脾为己土，以太阴而主升；胃胃戊土，以阳明而主降……胃主受盛，脾主消化，中气旺则胃降而善纳，脾升而善磨……脾升则肝肾亦升，故水木不郁；胃降则心肺亦降，金火不滞。火降则水不下寒，水升则火不上热。"若脾胃气化枢机不利，常表现肠胃症状，如"清气在下，则生飧泄；浊气在上，则生䐜胀"（《素问·阴阳应象大论》）等；也可表现为水湿、痰饮、肿胀等水液代谢失常的症状。

4）命门为生命之源："命门"一词在《灵枢·根结》《灵枢·卫气》《素问·阴阳离合论》中均指为睛明穴。本文"命门"是后世肾命学说所指，源于《难经》。"三十六难""三十九难"明确指出右肾命门，为人体精神所舍，原气所附。"八难"已经隐约提出命门为"生气之原……五脏六腑之本，十二经之根，呼吸之门，三焦之原"，实开后世肾命学说的肇端。明代以后，温补学派兴起，命门的研究进入到一个新的阶段。如明代虞抟《医学正传·医学或问》云："夫人有生之初，先生二肾，号曰命门，元气之所司，性命之所系也……当以两肾总号为命门，其命门穴正象门中之枨闑，司开阖之象也。惟其静而阖，涵养乎一阴之真水云；动而开，鼓舞乎龙雷之相火。"其他如李梴、彭用光等人对命门的部位以及功用认识，在《难经》基础上也有了进一步的深化。其中堪称代表性的观点，有如下三种：

命门为太极本体，此说源于《周易·系辞上》云"易有太极，是生两仪，两仪生四象，四象生八卦"的哲学思想。明代孙一奎认为，命门居两肾中间，为人身之太极，其中非水非火，仅为原气发动之机，原气为太极之体，动气为太极之用。如《医旨续余·命门图说》云："夫二五之精，妙合而凝，男女未判，而先生此二肾，如豆子果实，出土时两瓣分开，而中间所生之根蒂，内含一点真气，以为生生不息之机，命曰动气，又曰原气，禀于有生之初，从无而有。此原气者，即太极之本体也。名动气者，盖动则生，亦阳之动也，此太极之用所以行也。两肾，静物也，静则化，亦阴之静也。此太极之体所以立也。动静无间，阳变阴合，而生水火木金土也，其斯命门之谓欤……命门乃两肾中间之动气，非水非火，乃造化之枢纽，阴阳之根蒂，即先天之太极，五行由此而生，脏腑以继而成。"所谓"太极"，是指原始混沌之气，为阴阳之根本。命门原气动静无间，阳变阴合而化生其他脏腑。

命门为人身"真君真主"，为明代赵献可提出。他认为，命门的功能位于十二官之上，为"主宰先天之体"，具备"流行后天之用"。两肾有形属水，左为阴水，右为阳水；命门无形属火，位于两肾中间，水中有阳气蒸腾才能化气产生生命，所谓"一阳陷于二阴之中"。肾无命门气化则无以作强，技巧不出；膀胱无此则水液不能代谢，水道不行；脾胃无此则不能腐熟水谷，输布精微；肝无此则将军无断，谋虑不出；大小肠无此则变化不行，二便秘闭；心无此则神明昏蒙，万事不应。这种气化作用，在指导临床实践中，如《医贯·先天要论上·水火论》所云："以无形之水沃无形之火，常而可久者也。是为真水真火，升降既宜，而成既济矣。"此说也即成为其临床常用六味丸和八味丸的理论依据。

命门为生命本源，为明张景岳提出。张景岳将《素问·天元纪大论》中"太虚"一词，解释为"太极"，认为"太极本无极，无极即太极……万物所生之化原……是为造物之初，因虚以化气，因气以造形，而为先天一气之祖也"（《类经附翼·医易》）。张景岳提出，命门为人身太极，是生命之本源；由太极一气，化生出先天无形之阴阳，继而再生成后天有形之阴阳；同时，命门兼具水火，阴阳本同一气，水火在于人身就是阴阳精气，从而基于气的化生过程，将人体阴阳、精气和水火有机地联系在一起。精中生气，气中生精的思想，始终贯穿于命门本源论的始终。《类经附翼·求正录》"真阴论"云："五液皆归乎精，而五精皆统乎肾，肾有精室，是曰命门，为天一所居，即真阴之腑。精藏于此，精即阴中之水也；气化于此，气即阴中之火也。命门居两肾之中，即人身之太极，由太极以生两仪，而水火具焉，消长系焉，故为受生之初，为性命之本……命门之火，谓之元气；命门之水，谓之元精。五液充，则形体赖而强壮；五气治，则营卫赖以和调。此命门之水火，即十二脏之化源。"在指导方药运用方面，《景岳全书·传忠录·阳不足再辩》云："故有善治精者，能使精中生气；善治气者，能使气中生精。"

（2）气血津液生成与输布：气血津液是构成和维系人之生命活动的基质，其生成与输布同人体气化功能密不可分。

1）津液的生成与输布：津液是人体一切正常水液的总称，包括脏腑中的内在和分泌的水液。津液的生成、输布与排泄过程，均体现了气化的作用。其生成源于饮食水谷，经脾胃、大小肠等作用化生为津；经过脾气升清、肺气宣发肃降、肾气蒸腾、肝气疏泄，三焦通调等气化过程，输布于各脏腑、形体表里、官窍，发挥着濡养滋润作用。同时，化血入脉，载气运行周身。津液经人体利用后，经过诸脏腑气化调节作用，排泄出体外。如《医宗必读·卷之七·水肿胀满》云："脾土主运行，肺金主气化，肾水主五液。凡五气所化之液，悉属于肾；五液所化之气，悉属于肺；转输之脏，以制水生金者，悉属于脾。"气化功能失常，津液生成不足或消耗过多，可致人体失于津液滋养，而见干燥枯涩或阴虚火旺症状；若津液输布、排泄障碍，则易导致水液内停、水肿、痰饮等不同病证。

2）血液的生成与输布：血液由营气和津液相合而化生，运行于脉中，环周不休，一方面能够营养脏腑、机体，另一方面为神智活动的重要基础。《脾胃论·脾胃虚则九窍不通论》云："津液至中宫，变化为血也。脉者血之府也，血亡则七神何依，百脉皆从此中变来也。"血之运行需要五脏气化功能的支持，在肺气的宣降作用下，行气于府，流于四脏，输精于皮毛，散布于全身；脾气统摄，具有约束血行的作用；肝气疏泄和藏血，与脾气协调保证血循常道。血液循行到身体的不同部位，能够产生各种生化作用。如《医学真传·气血》云："夫人周身毛窍，乃大气之环绕于外，而毛窍之内则有孙络，孙络之内则有横络，横络之内则有经焉。络与经，皆有血也。孙络、横络之血，起于包中之血海，乃冲脉、任脉所主，其血则热肉充肤，澹渗皮毛。皮毛而外，肺气主之；皮毛之内，肝血主之。盖冲任之血，肝所主也。其经脉之血，则手厥阴心包主之，乃中焦取汁奉心化赤之血也。血海之血，行于络脉，男子络唇口而生髭须，女子月事以时下，皆此血也。心包之血，行于经隧，内养其筋，外荣于脉，皆奉心化赤之血也。血海之血，出多不死；心包之血，出多便死。是又络脉之血为轻，而经脉之血为重也。"

3）气的生成与输布：《灵枢·决气》云"人有精、气、津、液、血、脉，余意以为一气耳"。气与精、血、津液的相互化生与转化，体现了生命活动中，形化为气，气化为形，形气相互转化的气化过程。总的来讲，人体之气是由肾中精气、脾胃化生而来的水谷精气和肺吸入的清气，通过、肺、脾胃、肾等脏的气化作用生成的，充沛全身无处不到。其中，饮食水谷是由自然之气所化生，结合肺吸入的清气，可以将自然之气所蕴含的能量和信息带入人体，营气、卫气与宗气等人体之气的形成，即有赖于此。《灵枢·邪客》云："五谷入于胃也，其糟粕津液宗气，分为三隧。故宗气积于胸中，出于喉咙，以贯心脉，而行呼吸焉。营气者，泌其津液，注之于脉，化以为血，以荣四末，内注五脏六腑，以应刻数焉。卫气者，出其悍气之慓疾，而先行四末、分肉、皮肤之间而不休者也，昼日行于阳，夜行于阴，其入于阴也，常从足少阴之分间，行于五脏六腑。"气的生成与输，主要以肺吸清呼浊，吐故纳新为主，还要靠肾之纳气、肝之疏泄，并依赖三焦，流布于经脉。实际上，人身结构各层次之间，需要气进行联系和沟通，才能保证整体的协调统一。如《医学真传·气血》云："肺主气，乃周身毛皮之大气，如天之无不覆也。经云：宗气上出于肺，以司呼吸，一呼一吸，内通于脏，故曰呼出心与肺，吸入肝与肾。又三焦出气，以温肌肉，膀胱津液随气化出于皮毛，故曰三焦膀胱者，腠理毫毛其应。又六脏六腑为十二经脉，荣气行于脉中，卫气行于脉外。由此观之，则五脏六腑，十二经脉，上下内外，游行环绕，无非一气周流，而健行不息，此人之所以生也。"

应该看到，"气化"概念不独属于一家一派，不限于一定的历史阶段，也不是停留在中医学的某一理论范畴，而是赋予整个中医学术一体化的核心要素。气化，是一种不同于现代科学认识路线的另一种看待生命的原创性理论，它关注和调整的对象是人体生命状态和活力。《素问·病能论》载上古医学源流，其中有一本《上经》，是言"气之通天"，可能就是讲明气化道理的。著名中医学家方药中先生讲："气化论是中医学的理论基础，它涉及中医学的各个方面。"

当前，重新理解和审视中医"气化"概念，其意义在于引导中医研究回归其自身的认知视角，免于其从属于现代医学侧重探讨生命物质实体，而是转向更多地关注生命自然而然的特性。中医学基于"气化"概念，构建了一种不同于解剖的身体结构，造就了一种气化层次的生命个体；生命个体呈现的不是组织器官的结构合成，而是生命活力的综合呈现，以及生命个体在芸芸万物中的自我独立性与价值彰显。中医理论中有关疾病、诊断、治疗、养生的理论认识，其目的不仅仅指向具体的疾病痊愈和防治手段的革新，而是从生命层面关注顺生赞化的人体气化调整与功能自愈的机制与过程。

117　中医气化观

气化，是中医理论的核心内容。气，是气化的载体与物质承担者。生命之体，靠生命结构的基本演化单位"生殖之精"，在气的推动下演化而来。阴阳，是生命体依靠气化，按照阴阳揭示出的生命反属性演化律，演化出的相对的属性表达。而五行，是气化作用下，生殖之精在生命顺演中显示出的五个有重大属性差别的有序态。学者王海亭等从中医学的气、精、阴阳、五行探讨了生命科学里的中医气化观，并借此反馈中医理论的构筑与演进。

从气透视气化之源

气，是气化的物质承担者，气化的根源。在中国古典哲学中，气，是演化天地万物的基本物质。丰富多彩的宇宙，化演于统一的物质"元气"。《公羊传隐元年解诂》有云："元者，气也，无形以起，有形以分，造起天地，天地之始也。"《庄子·知北游》亦有"通天下一气耳"。生命只是这团宇宙元气在相关阶段的气化产物。在这里，元气显然是一种纯思辩的物质模型，它细微无形，微不足视。至于气的真实性、结构性，是超越哲学思维需要和科学发展现实的。

但这种哲学之"气"，却时时影响中医，使中医学里的气，处处带有哲学思辩。尤其人体元气的概念指代，一向朦胧模糊。中医学认为．生命体里的元气，由肾精所化，是对人体生长、发育起推动作用的物质。至于它的物质性的真实，仍不明确。它提供了新生命演化的第一动力，并随着物质的代谢，元气很快消耗殆尽，必须由后天水谷之气再来作为生命化演的物质供给。正确理解气化，应从三个方面来理解气。

1. 气的物质含义　气，首先代表一种物质概念。中医学的各类气，无不具有真实的物质指代。气，它是古人源于生活而又抽象升华的一种哲学化的物质概念。

木柴燃烧，产生气体；云彩聚可成形，散则无影。一种无形的、轻飘飘的、很细微的、肉眼不一定能看到的物质，古人认为就是气。并推理出自然界一切物质都是气变化而成。它"聚合而成形"，产生可以看见的自然万物，"器散则分之"，有形的物体可分散成无影无形的气。可见，"通天下一气"的哲学之"气"概念，源于对生命现象的观察，并抽象成一种玄妙的宇宙本源物质假设。

2. 气的功能含义　中医气的含义，有时指功能（或能量）。所谓功能（或能量），指一定质量的气，气化时产生的特定的生理作用或释放出的能量。

由于气的物质结构微不足视，只有通过气化产生的能量或功能，来度测气的真实，即"以能测气"。所以中医学中，有些气概念，指的是物质"气"在气化时产生的功能或能量。如使心跳动并使血液运行于脉中的气，叫心气；主呼吸的是肺气；主水液蒸腾并主生殖的是肾气。这里的"心气""肺气""肾气"，显然是功能方面的含义。扎针时酸、麻、胀等针感，也是一种功能表达，中医叫得气。人体气的功能，本质上仍然指实在的物质"气"，在气化过程中显示出生理效益。没有气的物质性，就没有气的功能性。

3. 气的信息含义　中医学里的气概念，有时代表一种信息含义。所谓信息，是物质的气在气化时产生的功能或能量表现出来的证候或现象。属于中医"象"的范畴。与中医广义之神的概念可互语。

信息，是证明客观事物存在的一切消息。"有诸内，必形诸外"，中医正是从表达于外的"象"信息，由象度藏，产生了中医脏象学说。

气化，以气为其质，以功能（或能量）为其用，以信息（或象）为其显，构成了三位（质、能、息）一体（气）的中医气化内容。

从精透视气化之宇

在古典哲学中，精，有时可与气互语。《管子·内业》云"精也者，气之精者也"，认为精是气的精粹部分，精生气，气化精。精气往往并称，是演化天地万物的最基本物质。生命，只是这种精气在相关阶段气化的结果。《淮南子·天文训》云"烦气为虫，精气为人"。《庄子·知北游》云"人之生，气之聚也，聚则为生，散则死……故万物一也"。

当精的概念引入中医界，就收敛了哲学之精无所不包、可与气等价的宽泛性。它主要指两大类物质：先天之精、后天之精。后天之精，主要是生命在后天摄入的精微物质。而先天之精，可理解为生殖之精。

先天之精，是元气推动下最根本的生命气化单元。精卵细胞，交合后形成的受精卵，依次在元气与后天水谷之气的推动下，形成一个新生命体——胚胎。

在这里先天之精，无疑是生命气化最基本的结构单位。在元气推动下，生殖之精化演的"细胞、组织、器官、系统、生命体"，依次形成不同层次的气化场所或舞台，中医称"生化之宇"。此处的"宇"，即气化的载体或场所。如《素同·六微旨大论》云"故器者生化之宇，器散则分之，生化息矣"。正是这不同层次、不同部位的"生化之宇"，使"气化出焉"。因此"生化之宇"实际上就是"气化之宇"。

从阴阳透视气化之性

阴阳，本质上反映了宇宙统一元气，通过气化产生的有差别或相对的对立属性。

《正蒙·乾称》云"太虚者，一气之体，气有阴阳，屈伸相感之无穷"。"一气之体"，可理解为统一的元气。"气有阴阳"，指元气化演的两类物质性质。

"通天下一气耳"，早已从哲学高度，框定了整个宇宙物质本质上的同源性、统一性，具有深刻的宇宙学演化意义。宇宙从统一元气演变而来，不同的只是元气演化物结构不同，才具有可比较的阴阳属性差别。宇宙演化的每一步都是特化，每一步都产生阴阳属性。所以阴阳，不再指物质实在上的意义，而仅仅指同源物质演化产生的属性差别。

阴阳，反映出宇宙演化的反属性定律，宇宙演化出一类物质属性，一定会再演化出有差别的物质属性相对立。元气论的同源异构观，是中医思维的基石。阴阳介入中医学，也是特指属性的差别，不指实在物质本身。正如《灵枢·阴阳系日月》所云"且夫阴阳者，有名而无形，故数之可十，推之可百，数之可千，推之可万，此之谓也"。

中医学认为，以受精卵细胞为最基本的生命演化单位，在元气推动下，演化出的生命体，最终以阴阳属性对立反演，来框定生命演化最本质规律的，简单举例如下：

1. 结构的差别　脏，是细胞气化产生的实质性结构器官；腑，是细胞气化产生的空腔性结构器官。脏实腑空，是中医脏腑命名的结构学基础。

2. 方位的差别　左手、右手；左足、右足；左眼、右眼；左耳、右耳；相表里脏腑的脏上位、腑下位（生命结构成左右镜象，在现代生命科学中叫生命的手性）。

3. 功能的差别　阳化气、阴成形；兴奋、抑制；收缩、舒张；同化、异化；营气濡养于内，卫气防护于外等。

所以，明代医家张景岳在《类经附翼·医易义》中云"乃知天地之道，以阴阳二气而造化万物；人身之理，以阴阳二气而长养百骸"。差别就是阴阳，差别造就了阴阳，大千世界元气归一，但每一气化都是特化，产生出新属性。所以古希腊赫拉克利特说："差别是谐和的本质"。

从五行透视气化之序

《国语·周语》云"天地之气，不失其序"。宇宙变而成章，化而有序。五行，产生于人类对自身五指的应用与崇拜。五行理论，是中医视野对自然万物演化程序的本质透视。五行的木、火、土、金、水，实际表示同源自组织物质系，五个彼此有重大差别的演化过程。对于生命体，五行是生殖之精，在元气推动下，生命气化的程序表达。五行，是统一精元在气化过程中显示的五大序态。是一气五态，五类属性。既表达物质层上的含义，同样也表达属性层上的差别。正像《春秋繁露·五行相胜》所言："天地之气，合而为一，分而阴阳，判为四时，列为五行。"五行，是太一元气，以阴阳为反属性气化的五个变态，《御纂性理清义·卷一》云"有太极则一动一静而两仪分，有阴阳则一变一合而五行具"。

对于人体，脏腑演化，就是统一精元物质，按照五行序数而有规律的演化过程。这一点，在内源性"五脏、五腑"，与外源性的奇恒之府"骨骼"上，表现得如此清楚：

脏腑的演化，完全按照《易经》揭示出的"一阴一阳之谓道"而演化，并与五行研究揭示出的五过程性高度吻合，堪称生命演化奇迹。

基于腔肠类动物统一的"腔肠"，动物在此基础上，演化出以循环为主要功能的"循环腔"，和以消化为主要功能的"消化腔"。

在腔肠类动物，"循环腔"结构非常简单，相当于毛细脉管，主运水液。随着动物演化出血液，它又运送血液。它最后演化出包括呼吸系统、血液循环系统、泌尿系统在内的"大循环系统"。而原来的"消化腔"，就特化成动物的"大消化系统"。

原始统一的"腔肠"，梅开二度，一源两支，演化出运动功能强的"大循环系统"、与运动功能相对弱的"大消化系统"。一个主动、静脉血交换、循环及水液代谢，一个主水谷消化、吸收与残渣排泄。"大循环系统"和"大消化系统"这两大系统，又在食管与气管交汇的会厌处会合，暗示着它们都有相同的演化起源，都是从原始动物的"腔肠"中演化而来。"循环腔"与"消化腔"同源"腔肠"而演化，显示出"太极一气产阴阳"的同源演化本质。

"肝、胆、胰都是由消化道特定部位发生内脏，并由消化道内皮、平滑肌等相关功能的细胞在结构上进一步特化、功能上进一步加强而来的。消化腺的分泌功能，实际上是原始消化道内皮相应功能的特化和发展，消化腺管道平滑肌系统，是原始消化管肌层的特化与延伸"。

阴阳反属性演化，不但表现于同一腔肠，演化出有重大差别的"大循环系统""大消化系统"，而且还表现于在这两个系统上，与五行序数一致，各演化出5类脏腑，而且相表里的脏腑，空、实相应。阴阳互对。

如大消化系统，演化出5类器官：胰、肠、肝、胆、胃；大循环系统，只演化出4类器官：肺、心、肾、膀胱。与大消化系统比，还缺一个器官，即是后来的脾脏。脾从中焦演化而来，加入大循环系统。

中焦脾胃，也是同源演化。"脾也是从原始消化管上皮分化出来的……是从胃背侧系膜的间充质团发生的，以后完全独立而与胃无关"。脾演化出后，加入大循环系统。

这样，"大循环系统"也有5类脏腑"肺、心、肾、膀胱、脾"，3类是实体器官"肺、脾、肾"，2类空腔器官"心、膀胱"；"大消化系统"也有5类脏腑，2类实体器官"胰、肝"，3类空腔器官"肠、胃、胆"。相表里的脏腑，上位是脏，下位是腑，表达出脏腑演化严格序位排列。

胰—肠；肝—胆；脾—胃；肺—心；肾—膀胱。

在这里，胰与肠相表里，主消化。心是空腔器官，是腑不是脏，与肺相表里，共主气血。肠，又在自己定义的范围内拼命演化出小肠、大肠等。阑尾，也是肠的演化残留证据。它们都以相同的肠类结构，定义于肠腑中，在五腑中只占一员。

对于生命，五行，一个生殖细胞在元气推动下气化所必须遵守的序数模式。这一序数是生命在漫长的进化过程中习得并固化的一种本能数理模式。在最高等的人类身上，这种五行潜在的序数律，就会完美表达出来。如王海亭发表的《从中医理论看骨骼演化律》"，发现人体骨序演化，踏着五行对应的1、2、3、4、5的自然序数而演化。

毕达哥拉斯说，"万物皆数也"。伽利略亦说，"自然之书，是以数字特征写成"。自然数字，是自然界演化留下的记忆痕迹。正是在"人与天地相参也，与日月相应也"的全息模拟中，大自然界以数字造人，同样也以数字造物，并使生命的演化，无不充满着数字含义。

以5为最大演化基数，自然之常。正如清代经学家江慎修在其《河洛精蕴》所道："天以光气昭烁于三辰，地以精华流衍为五行，其为文章也大矣。复假灵天神物，出天苞，吐地符，示之图焉，倍五为十而显其常，又示之书焉。藏十于九而通其变，常者具无穷之变，变者皆自然之常。""倍五为十而显其常"，就是说宇宙的演化，以5为最大倍数来演化，并升华为一种规律。

只有高级自然物质系的演化，才有足够的资格以5为最大基数演化。从人体最大演化基数5中，能淘出生命演化最神奇的秘密。恩格斯说："母腹内的人的胚胎发展史，仅仅是我们的动物祖先从虫豸开始的几百万年的肉体发展的一个缩影。"人体任何相对独立的器官，承载着所有动物演化遗留下的生命演化痕迹，以不大于5为过程设计的基数来演化，应该是合理的解释。其中骨的演化，是最显然的例证。

正如《洛书原理》所云："太极一气产阴阳，阴阳化合生五行，五行既萌，遂生万物。"太极即元气，由元气、阴阳、五行，构出了朦胧的生命演化律。这是宇宙的秘密，同样是生命的秘密。中医思维里的生命，以元气为最根本的气化物质，以精为最基本的气化结构单元，以阴阳为气化产生的相反属性差别，以五行揭示出的以不大于自然数5为气化的基数选项模式。气、精、阴阳、五行，以气化为总的轴心线，构织出丰富的中医气化理论范畴，并同时折射出深邃的生命演化意义。

118　中医气化生命观

　　气化，是中医学与现代医学迥然不同的、关于宇宙和生命的独特理解。从"气化"的视角，看待自然整体、和谐统一的生命过程与现象，即是气化生命观。从现有文献来看，气化生命观最早出现在与中医学同宗同源的道家文化中，因此，学者陈曦认为，可以借鉴道家对于生命的认识来弥补医学文献的断层，追述中医气化生命观的学术渊源。

中医气化生命观的文化渊源

1. 老子的生命观

　　(1)"道"是生命产生的本源：老子认为，"道"是一切存在的根源，也是一切存在的始源。"道"是自然界中最初的发动者，它具有无穷的潜力和创造力。"道"在时间上的无限超前性和空间上的无限延展性，是其能够成为宇宙万物创生之主的根本原因。"道"不是具有实体性的、独立于万物之上的主宰者，而是植根于自然的生命力，是在宇宙大化流行中不断呈现为万物的无限生机，它的根本特性就是自然。"道"既是外在创生万物的本源，又是万物内在的生长化收藏、生长壮老已的基本机制。

　　(2)自然虚静，神贵于形：在生命问题上，老子认为"人法地，地法天，天法道，道法自然"。这里不仅说"道"应当法"自然"，实际上天、地、人所效法的也都是"自然"。通过恬淡的精神内守，可以达到"形与神俱"的自然状态，所以他常强调"致虚极，守静笃"。在形和神的关系中，老子更为关注的是"神"。在生命的发展进程当中，只有保持虚静的状态，才能避免物极而衰、动极而返的必然结果。"道"是呵护自然的，虚静是"自然"的状态，"道"创生了生命之后，生命的运动发展就会越来越远离"道"，就越不合乎"自然"了。所以只有返回生命的本根，从内心深处保持虚静的状态，才能不迷惑于万物的纷扰，才能使生命过程合自然。

2. 庄子的生命观

　　(1)"通天下一气"的气化宇宙论：庄子对"气"的探究，是从对"道"产生宇宙过程的思考中有所领悟的。庄子认为，"道"的空虚状态便是"气"，"气"具有与"道"十分相似的无限空间性和无限时间性。"气"是从某种角度对"道"的描述。所谓"道生一"的"一"，即是指"气"("道")运动时的某一状态。庄子云："万物之所系，而一化之所待。"这种状态一旦产生便能够化生为万物。可以说"气"是万物的直接起源，在它形成万物之后，形气亦可以相互转化。天地万物是统一的："夫天下也者，万物之所一也。得其所一而同焉，则四肢百体将为尘垢，而死生终始将为昼夜，而莫之能滑"。天地万物的本体同为"一"，即"气"。

　　(2)"气变而形，形变而生，变而之死"的气化生命观："气"的自然变化形成宇宙万物，"气"的自然变化便称之为气化，"化"是宇宙万物存在和消亡过程的宏观描述。在庄子看来，人不过是气的聚合，人的死是气的消散过程而已，这一过程就是气化。庄子云："生也死之徒，死也生之始……人之生，气之聚也；聚则为生，散则为死。"如果说儒家重视人体之生，而庄子更为重视得"道"的精神之生。较之儒家更进一步的是，道家认为人之"死"也是"生"的一个重要环节，也是合同于道的正常程序。

　　(3)"游心于淡，合气于漠"的气化心性论：《天地》"象罔索珠"的寓言告诉我们，人只有在"无心"状态下才能体会"道"。庄子认为"得道"是个体对"道"的体悟和把握，其实质是个体与大道在精神上的合二而一。由于个体与大道的合二而一，个体就会产生一体感与和谐感，自我就好像融入于道。心斋、齐物、安命、体道、融道，是庄子气化心性论的关键环节。

3.《管子》的生命观

（1）精气演化生命：《管子》中的"气"已经泛化到既与自然万物相关联，也与人的生命现象相关联，被认为是自然万物和人类生命产生的基础。与老庄道家相比，《管子》更加重视"精气"或"精"的生化作用，而不是笼统地谈"气"的生化作用。书中"物之精"都被视为自然万物和人类生命的化生者，既包括物中之精气，且包含"气"中之精华。《内业》明确将生命现象看作是"物之精"，即"气"化生的结果。正因为"气"不断地在"化"，不停地改变自己的形态，因而生命现象也就呈现出不同的状况。

（2）"心静气理"的心气之学：《管子》认为，"气"决定了人的生命状态，而且影响人的情志变化，它在与自然气化交流的过程中起到关键作用。"抟气如神"能够使精气产生思虑功能，人的思虑、智慧等都是通过"精气""化"的作用而产生的。修治"心"才能收聚"气"，而"气"的收聚又能反作用于"心"，使"心"能生出智慧并认识和把握宇宙万物。

4.《吕氏春秋》的生命观　《吕氏春秋》将"气"的生化、时序的演变以及自然万物的生命过程联系起来，其中"气"的变化是万物变化的根本原因，时序演变和生命演化是气化的结果，形成了一个以气化为本、时变为标、生命演化为特征的气化宇宙生命图景，主要表现在《十二纪》中。《十二纪》以一年中四季为序，描述了每个季节中（又分为孟、仲、季 3 个月）阴阳二气的渐次变化而引起的草木作物的相应变化，指出人事应根据时令的变化而安排不同的活动内容；天与人之间相互联系、协调与影响的共同基础就是气及气化。

《吕氏春秋》既论述了"气"对于自然万物生成、发育的决定作用，也论述了"气"对于人类生命的影响，重点探求了气化对生命属性与本质特征的重要影响。同时，书中还论述了人体气化与生命状态的相关性。如《恃君览·达郁》云："血脉欲其通也，筋骨欲其固也，心志欲其和也，精气欲其行也。"只有血脉通、筋骨固、心志和、精气行，生命才能保持健康状态。《吕氏春秋》特别强调精气正常演化的重要性，认为精气郁阻，百病由生。

中医气化生命观的基本内容

1. 气化生命过程

（1）自然与人的气化联系过程：中医学认为气是万物生化之本。如《素问·五常政大论》云："气始而生化，气散而有形，气布而蕃育，气终而象变。"人生于天地之合气，故人与天地气化相通，也具有和宇宙大体一致的结构。中医学对于宇宙结构的认识是从天、地、人三个层面展开，即在天为玄（气）、在地为化（形）以及在人为道（神）。因此，自然与人的气化协同也必然发生在这三个层面上。

人体内在之气协同、顺应自然之气的变化而变化。如《素问·四时刺逆从论》云："春者天气始开，地气始泄，冻解冰释，水行经通，故人气在脉。"人的形体通于自然气化，脏腑、经络、肢体、官窍等都能够与自然之气相通，并相应发生变化。如《素问·生气通天论》云："夫自古通天者，生之本，本于阴阳。天地之间，六合之内，其气九州；九窍、五藏、十二节，皆通乎天气。"心神主一身之气，同时也能够与外在自然之气产生感应。在人体之中，自然之气形成的有形之物质能够与无形之气相互转化，而无形之气的正常运行，则是产生"神"的前提条件。如《素问·六节脏象论》云："天食人以五气，地食人以五味。五气入鼻，藏于心肺，上使五色修明，音声能彰。五味入口，藏于肠胃，味有所藏，以养五气，气和而生，津液相成，神乃自生。"

（2）人体内部的三种气化过程：人体内部的气化过程主要有以下三类：水谷之气化生精微、呼吸之气化为精以及精、气、神互化。

水谷之气化生精微。水谷之气化生精微，是人体与外界环境的物质、能量、信息的交换过程，包括饮食消化吸收与糟粕的排泄等。如《素问·经脉别论》云"食气入胃"与"饮入于胃"的具体过程。

《内经》认为，饮食水谷也是由不同性质的自然之气所化生，可以将自然之气的能量和信息带入人体进行交换，成为营气、卫气、宗气、津液等人体之气的重要物质基础。

呼吸之气化为精气。气的出入主要以肺吸清呼浊，吐故纳新为主，还要靠肾纳气、肝疏泄并依赖三焦流行于经脉，方能内充脏腑、外达肌肤，以发挥真气的作用。人体吸入自然界之清气，与饮食所化生的水谷之气相合，积于胸中便是宗气。

精气神互化。精、气、神三者之间的转化，是人类生命活动的最高形式。"形"是看得见摸得着能感知的存在实体，是由作为物质基础的"精"和"气"变化而来；"气"与"精"之间也有转化关系；"气"的正常变化即是"神"。《灵枢·本神》云："故生之来谓之精。"指出"精"是禀于先天的物质。又说"两精相搏谓之神"，意即阴阳二气的不断变化是神明的表现。同时，人体层面的精、气、神互化过程，与宇宙自然之形、气、神三个层面相对应，并发生交流与相感。

2. 气化人体认识

（1）气化是人与天地之间存在感应的过程和机制：天地万物是一个整体，它们之间，无论生命与非生命，无论是自然界还是人类社会，都存在着普遍性联系。但是这些联系不是相同的、相等的、均衡的，而是各异的。其中有一类联系，具有相互联系、相互引动的特征，联系双方无论哪一方先"动"，都会引发对方的回"报"，此种联系称为"感应"。而这一切感应活动的媒介，就是"气"。人与万物一样，都是气化流行的参与者，因此气化是人与天地之间存在"感应"的过程和机制。

（2）气化是人体结构与天地相应的前提和基础：由于天地与人之间存在一定的"感应"，形成古人模拟时空结构来认识自身的认知视角。从功能认识出发，古人将天人二者主动融合，以求得"感应"，且以此作为认识人体的认知方法。如《灵枢·九针论》云："一者天也，天者阳也，五藏之应天者肺，肺者五脏六腑之尽也，皮者肺之合也，人之阳也……二者地也，人之所以应土者，肉也……三者人也，人之所以成生者，血脉也……四者时也，时者，四时八风之客于经络之中，为瘤病者也……五者音也，音者冬夏之分，分于子午，阴与阳别，寒与热争，两气相搏，合为痈脓者也……六者律也，律者，调阴阳四时而合十二经脉，虚邪客于经络而为暴痹者也……七者星也，星者人之七窍，邪之所客于经，而为痛痹，舍于经络者也……八者风也，风者人之股肱八节也，八正之虚风，八风伤人，内舍于骨解、腰脊节、腠理之间，为深痹也……九者野也，野者，人之节解皮肤之间也，淫邪流溢于身，如风水之状，而溜不能过于机关大节者也。"

（3）人体结构具有气化时间节律特点：时间是气化过程的标尺，借助时间，古人认识到人体生理与病理方面变化具有时间节律。在生理方面，中医学认为一天之中，人体气化随同天地气化存在阴阳盛衰的改变。如《素问·生气通天论》云："阳气者，一日而主外，平旦人气生，日中而阳气隆，日西而阳气已虚，气门乃闭。"一年之中，人体五脏与自然气化相应。如《素问·诊要经终论》云："正月、二月，天气始方，地气始发，人气在肝。三月、四月，天气正方，地气定发，人气在脾。五月、六月，天气盛，地气高，人气在头。七月、八月，阴气始杀，人气在肺。九月、十月，阴气始冰，地气始闭，人气在心。十一月、十二月，冰复，地气合，人气在肾。"在病理方面，一天之中自然气化的状态，影响人体疾病的变化。如《素问·脏气法时论》就反映了一天或一年之中，不同时段的自然气化差异，会与人体五脏气化状态之间发生生、克、制、化等关系。

（4）人体气化状态受气候变化的影响：对于人来说，自然气化的最直接感受就是气候的改变。在生理方面，自然气候寒热、冷暖、阴晴、燥湿等变化，均会对人体气化产生影响。如《素问·八正神明论》云："故天温日明，则人血淖液而卫气浮，故血易泻，气易行；天寒日阴，则人血凝泣而卫气沉。"在病理方面，自然气候变化的不同，也会引起不同特点疾病的发生。如《素问·五常政大论》云"委和之纪，是谓胜生。生气不政，化气乃扬，长气自平，收令乃早。凉雨时降……其动软戾拘缓，其发惊骇……其病摇动注恐"等。

（5）人体气化状态受天体变化的影响：由于存在类似"形精之动"的感应现象，人体气化状态常常也受到自然天体的影响，如月球、五星等。在生理方面，《素问·八正神明论》云："月始生，则血气始精，卫气始行；月郭满，则血气实，肌肉坚；月郭空，则肌肉减，经络虚，卫气去，形独居。"在病理方面，如五运六气学说中描述的五星运动变化与人体气化状态的相应，内容非常丰富。

（6）人体气化状态正常是健康的前提：人体阴阳气化的和谐意味着健康。《素问·调经论》认为，阴阳气化和谐时，人气血充沛，形神相保，三部九候的脉象谐和统一。《灵枢·终始》云："平人者不病，不病者脉口人迎应四时也。上下相应而俱往来也，六经之脉不结动也。本末之寒温之相守司也，形肉血气必相称也，是谓平人。"明代张景岳认为"天地阴阳之道，本贵和平，则气令调而万物生。此造化生成之理也。"中医学所谓阴阳气化和谐，主要有两层意思：①生命自身的阴阳平衡。人体阴阳二气处于无太过、无不及交感激荡，和谐共存的稳定状态；②机体与环境（自然环境和社会环境）的气化和谐：人体脏腑气化运动、经脉营卫流行与天地四时阴阳变化相应。《素问·生气通天论》云："生之本，本于阴阳。"人体一切正常的生命现象，最终可以高度概括为阴阳的中正平和状态，一切疾病的基本发病机理都可以概括为阴阳失去协调。阴阳匀平，是为"平人"，"平人者不病"；反之，阴阳不匀平，就是"患者"。如《素问·生气通天论》云："阴不胜其阳，则脉流薄疾，并乃狂。阳不胜其阴，则五脏气争，九窍不通。"

（7）气化是对人体脏象系统认识的基础：古人认识到"同声相应，同气相求。水流湿，火就燥，云从龙，风从虎；圣人作而万物睹。本乎天者亲上，本乎地者亲下。则各从其类也"。"同气相求"是运用气化思维解释天地万物相互联系与运动变化的一条基本规律。由于自然万物存在"同气相求"的基本规则，由"气"而"象"、取象比类的思维发展趋势，就能自然而然地得到共识。气化所引导的思维方式的成熟，促进了脏象学说的形成。可以说，没有"气"就没有"气化"，也就没有"象"，更不会有"脏象"了。

脏象学说气化流程（时间）格局形成的基础，是四时五脏模型的基础。五行以四时为核心，四时五行的运转决定万物"生长化收藏"的基本变化和往复循环。《素问·四气调神大论》云："故阴阳四时者，万物之终始也，死生之本也。"《素问·阴阳应象大论》云："天有四时五行，以生长收藏，以生寒暑燥湿风。"春夏长夏秋冬（木火土金水）轮流当令为"感"，万物依次生长化收藏（以及风暑湿燥寒、青赤黄白黑、酸苦甘辛咸、角徵宫商羽等）为"应"，形成了脏象系统的内在有序、生克承制结构。

综上所述，中医学对于生命的认识是建立在气化理论之上的。通过理解气化的基本概念，能够建立一种符合中医特色的思维方式，进而沿着这一独有的东方认知方式去看待生命和宇宙。可以认为，中医气化生命观对于生命的解读，是从自身对宇宙大化的体悟，总结一般的宇宙规律，再落实到对生命的理解。这种思想的顶点和升华，就是"知化知变者，同天地之化"的境界。中医气化生命观的思想终点，必将回归到气化流行、生生不息、更高一层面的"大"自然生命演化。因此有学者认为，"它是中医理论的根和魂……是在更高层次上的生命科学理论，在一定程度上体现着医学发展的方向"。

119 中医气化形式

气机与气化是中医气学理论的两块基石。气机是指气的运动，其表现形式为升、降、出、入。气化是指气的运动所产生引起的各种变化，包括了生命物质基础气血精津液各自的新陈代谢与相互之间的转化，以及同时伴随产生的能量转化。对于气化的表现形式，自《内经》以降，历代医家少有论及。由于中医理论对气化的形式一直没有明确的表述，故而在气学理论中对气的生理功能与病理变化的阐释尚不能完满。例如，对于气滞、气郁、气结，就不能用气机的升降出入何种运动形式的失调来解释。此外，也势必造成一些认识上的模糊和混乱。一些专论气化的文章，甚至把气机与气化的形式混为一谈，认为气机的升降出入运动形式也就是气化的具体表现形式。诚然，气机与气化二者关系十分紧密，可分而不可离，气机是气化的前提与基础，气化是气机运动的必然结果。但是，二者毕竟不同。各自的内涵不一样，外延也不会相同，其表现形式也必然不一样。那么，气化的表现形式是怎样的呢？学者林齐鸣等就此做了论述。

气化的形式是聚散合离

1. 气的聚与合 聚指气的汇聚、贮积、凝聚。合指气的交合、和合与成合。在古代唯物主义哲学的气学理论中，宇宙间凡有形之物无一不是由气的聚合而形成的。古人认为，自然界的物质存在有两种基本形式，一是以弥散着的、肉眼不可见的、"其小无内"的细微状态而存在着，这就是气。无限的宇空中充满了气，《淮南子·天文训》云"天地未形，冯冯翼翼……道始于虚廓，虚廓生宇宙，宇宙生气，气有涯垠。清阳者，薄靡而为天，重浊者，凝滞而为地"，由于这气，肉眼不可见，故称"气为无形"。因这无形之气有阴阳两种性质，在其不断地运动变化过程中，属阴者不停地收敛、凝聚、和合，终成能被人肉眼所看得见的、物质存在的另一形式：有形之物。明代王廷相总结"有形亦是气，无形亦是气，道寓其中矣"。这"道"，就是物质世界的变化规律。"有形之体"与"无形之气"之间存在着永不停息的"生生化化"，气聚以成形，形散化为气，这就是气化。世间万事万物就在这气化中产生，又在这气化中消亡，形气转化永无止境。明代王夫之更精辟地指出"聚散变化，而其本体不为之损益"；"散而复归于太虚，复其絪缊之本体，非消灭也。聚而为庶物之生，自絪缊之常性，非幻成也"。王夫之对气及气化的认识十分深刻，领悟到了气的存在是永恒的，气不会无中生有，也不会有化为无，只能在有形与无形之间生息转化，或聚或合以成形，或散或离以化气。气在气化的过程中永远不灭。

在人体，生命形体的铸成，便是由细小而不可见的两性生殖之精交合而成。在人体生长发育过程中，后天水谷精气与自然界清气的不断培育充养、凝聚与融会转化，则化生为形体皮肉筋骨组织，故而才有形体的不断形充肉长，也才会有人体气血精津液的新陈代谢与相互转化。《素问·阴阳应象大论》把这种由自然界之精微物质聚合而转化为形体自身以及生命物质基础之间的滋生转化，从气化的角度十分精辟地描述为"阳化气，阴成形。阳为气，阴为味。味归形，形归气，气归精，精归化。精食气，形食味，化生精，气生形"。自然界之清气与水谷之精气要充养形体，转化为形体自身及生命物质基础，故称"味归形""气归精""形食味""精食气"。机体生命形质之间也要相互滋生与转化，故又称"形归气""气生形""精归化""化生精""精化为气"。

聚与合，二者虽近似，但也有一定区别。聚侧重指气的汇聚、聚集与贮积。如宗气贮积于胸中，故胸中膻中之处成上气海；元气蓄积于下焦丹田，故丹田又成下气海。合着重指不同气的交合、和合而化生为新的形或气。如男女阴阳生殖之精的交合而后形成新的生命体。后天水谷精气的充养与五脏六腑之精气贮蓄、汇合而化生为肾精，肾精又可气化蒸腾而成为元气。聚与合，虽有一定区别，但二者不可分离。合因之于聚，而聚又必生合。故聚与合是大同而小异，常常并称。这种气化过程中的聚与合，颇似现代化学中的"合成反应"和新陈代谢中的"同化作用"。

2. 气的离与散　离指气的分离、解离与转化。散指气的布散、行散与耗散。二者既相似又有区别。散与聚相对，离与合相悖。在物质世界中，一切具体的有形之物，其更新与消亡无一不是气的离散分化的结果。《素问·六微旨大论》将有形之物表述为"器"，指出"器者，生化之宇。器散则分之，生化息矣"。由于气的离散，有形之体也会分化离散，这是物质运动的必然结果，也是气化的基本形式。当"气合而有形"时，就预示着将来的"器散则分之"。因为"善言始者，必合于终"（《素问·六微旨大论》），始与终是对立的两极。因而当无形之气聚合为有形之体后，必然有一天有形之体又要"散而复归于太虚"。物质世界存在着永不停息的"生生化化"。宇宙间任何一种具体的"形体存在"都有一个从产生—成长—壮大—衰败—消亡的必然过程，生命运动更是如此，即所谓"生长壮老已"也。

在人体的生命运动中，气的离散是生命活动必不可少的环节。如水谷饮食被消化离散为水谷精微与食物残渣，其清者被吸收，浊者被排弃。被吸收的水谷精微又被离解分化为营气、卫气；营气入脉，被化气为赤以生血；营卫之气各行其道，各司其职，被布散运动至全身各部以充养形体；肾中精气蒸腾气化而成元气，元气通过三焦布散至全身，以行温煦、推动、激发、气化之能，并转化为各脏腑经络之气。体内各种精气在不断地布散运动、相互转化的过程中，释放出能量，从而推动机体的各种功能活动，维系着生命运动的正常进行；同时又不断地被消耗，转化成为浊气废料而被排出体外。所以体内精气不断运动变化而发挥生理效能的过程就是气的离与散。只有精气能离能散，机体才能获取能量，生命才会有活力，才会有诸多生理功能的产生与维持。生命之烛在不停地发光发热的同时，也在不断地消耗自己。这种气化过程中的离与散，颇似现代化学中的"分解反应"和新陈代谢中的"异化作用"。

对气化形式相关的讨论

（1）气化就是机体的新陈代谢过程，而这一过程的表现形式，从宏观上看，就是气的聚散、合离：气的聚合与散离是相反相成的矛盾运动。用阴阳的观点来分析，气的聚与散、合与离，正好体现了"阳化气""阴成形"的特点。阴阳二气的交感聚合形成了阴阳的对立统一体，合二为一；但这统一体中又包含着离散转化的必然因素，一分为二。刘承才在讨论阴阳交感时，强调"阴阳的交感是气化过程的中心环节，是气化作用的关节点"，"阴阳二气的交感和气化是不可分的"，"从阴阳二气的运动（气机）到感应交合（阴阳交合）以至产生各种发展变化，乃至出现新事物、新生命，这一全部过程就是气化"。不过刘承才从阴阳的交感所涵盖的气化只是气化作用的一个方面，即气的聚合。而气化的另一方面——气的离散，则需用阴阳的转化和离决来说明。因此，阴阳之中涵盖气化，气化之中包含着阴阳的对立统一。气化的聚散离合，可以用阴阳的矛盾运动的各个方面加以分析说明。

（2）气机与气化都是对物质运动形式的分析和说明，但二者对物质运动考察的立足点不同，故其内涵本质也就不同。气机以气的运动为核心，从空间方位上来认识和阐述其运动表现形式即是升降出入。而气化则以气的变化为主题，从结构状态上来考察和说明其变化表现形式即是聚散合离。气机是气的升降出入运动，气化是气的聚散合离变化。虽然气的变化包含了气的运动，气的运动又必然引起气的变化，但在二者表现形式的认识上不能混淆。

（3）明确了气化的具体形式，对深入研究气的生理和病理有现实意义。在生理上，气的聚合与离散，使得形体组织与气血精津液得以产生和转化，生理功能得以发挥，新陈代谢得以进行。同时，气的聚与散、离与合之间又必须保持平衡与协调，聚须有散，有离必有合。若聚散不协调，离合不平衡，或聚合太过而离散不及，或离散太过而聚合不够，均会导致气化失调而出现病变。前者可见形体组织的壅满盛实，后者可见气虚气耗或形体衰弱瘦削的症候。明确了气化的具体形式，还能在临证中拓展治疗思路。从气化角度看，许多疾病的产生，是因气化太过或不及引起机体代谢平衡的失调所致。在治疗方面，对气化不及者应促进振奋，对气化太过者应抑制削弱，终使气的聚散合离趋于正常。因此，促气化和抑气化是治疗气化失常病变的基本原则。例如，从气化角度看，肥胖症的产生，是因营养过剩、先天禀赋等原因而致气的聚合太过离散不及，进而引起形体组织的壅满盛实，一方面需控制饮食，以乏气的聚合之源；另一方面则需促进气的离散，如用化气、消痰、行瘀、利水之品以及多运动锻炼，从而使气的聚散合离恢复平衡协调，则肥胖可除。

120　中医气化动力

　　"气"和"气化"学说，是中医理论的根本。中医说理，以阴阳、五行、五运六气等为主要工具，而阴阳、五行、五运六气，讨论的都是"气"和"气化"。所谓阴阳，"气"之阴阳也；五行，气之五种运动方式也；六气，气之六种态势也。可以说，"气"的观念，统摄了整个传统中医的世界观、方法论和理法方药体系。天人相应，"气"之相应也；诊病察机，察其气也；立方用药，针灸取穴，调其气也。总之，离开"气"和"气化"，中医的阴阳五行、天人相应、脏腑经络、诊法治则、针灸方药等，便都无从谈起。是故，古今医家，每每以"气"和"气化"为中医之根本所在。

　　气的本意是各种可感知的云气、空气、水气、烟气等自然现象。如果把世界万物简单分为两类，可以说，有形之物为物，无形之物为气。

　　哲学之"气"，则是一种弥漫于天地之间，运动不息，无处不在，可以感知，却难以把握，构成世界万物的本源物质。气运动不息，变化不止，也同时推动世界万物的变化，这就是"气化"。研究"气化"的学说也就是"气化"学说。学者王正山等对中医气化的动力做了深入的探析。

传统气化学说的气化动力

　　任何变化的发生，必定要有其动力和原因。"气化"也是这样，它不会无缘无故的发生，也需要动力，这就是所谓的"气化动力"问题。但是以前很少有人注意到，更没有系统的研究。古代的学者，也极少深入思考。比如张载的意见是"太虚不能无气，气不能不聚而为万物，万物不能不散而为太虚。循是出入，是皆不得已而然也"。所谓"是皆不得已而然也"，其实只是一种比较蒙混的说法，回避了关于这个问题的进一步讨论。

　　众所周知，《易经》是讲变化之道的书。《易经》之"易"有 3 义：①变易；②简易；③不易。《易经》的精髓正是"变易"与"不易"的"简易"之道，所以《易经》中有大量关于万物变化之道的原理。从《系辞》的记载来看，儒家的鼻祖孔子是非常重视变化之道的，如"子曰：知变化之道者，其知神之所为乎？"（《系辞上》）在后面，孔子又云："穷神知化，德之盛也。"（《系辞下》）孔子认为，能搞清楚万物变化的道理，这是最高的德行。《易经》中推崇变化革新之道的论述，比比皆是。如"易，穷则变，变则通，通则久。"（《系辞下》）"《易》之为书也不可远，为道也屡迁。变动不居，周流六虚，上下无常，刚柔相易，不可为典要，唯变所适。"（《系辞下》）总之，作为文化正统的儒家很强调变化之道，这势必对整个传统"气化"学说发生深远的影响。所以我们首先探讨《易经》中有关"气化动力"的论述，然后再进一步探讨《内经》中关于"气化动力"的论述。

《易经》气化动力的论述

　　经王正山总结，《易经》解释变化的动力，主要有两个角度：

　　1. 阴阳的对立与相互作用　"刚柔相推，变在其中矣"（《易经·系辞下》），这句话可以说是总纲，阳刚阴柔，阴阳的相互作用，是推动变化的根本动力。书中给出大量的例子："故水火相逮，雷风不相悖，山泽通气，然后能变化，既成万物也。"（《说卦传》）"在天成象，在地成形，变化见矣。是故刚柔相摩，八卦相荡。鼓之以雷霆，润之以风雨；日月运行，一寒一暑。乾道成男，坤道成女。乾知大始，

坤作成物。"(《易经·系辞上》)"天地纲缊,万物化醇;男女构精,万物化生。"(《系辞下》)

其中刚柔、水火、雷风、山泽、天地、雷霆、风雨、日月、寒暑、男女皆两两相对之物,一阴一阳,相互推荡,故生变化。又可以分为 2 种情况:①卦象的阴阳爻相反,如刚柔(乾刚坤柔)、水火(坎离)、雷风(震巽)。日月、寒暑、男女亦属此类。②卦象位置相反相对,雷霆(震艮),尚秉和云:"雷出自地。阳自下出上。故震为雷。覆之则阳在上为艮。霆自上下击。故艮为霆"。风雨(巽兑),尚秉和曰云:"阴在下为巽风,覆之则阴在上为兑雨"。

2. 气与气的感应 所谓感应,《周易要义》的解释是"感者动也,应者报也,皆先者为感,后者为应"。感应的方式亦可分为 2 种。

(1)同类相感:因为所禀的"气"相同或者相近,所以相互感应。如"同声相应,同气相求;水流湿,火就燥,云从龙,风从虎。圣人作而万物睹。本乎天者亲上,本乎地者亲下,则各从其类也。"(《周易·乾·文言》)

《周易要义》对这句话进行了很好的解释:"同声相应者,若弹宫而宫应,弹角而角动是也。同气相求者,若天欲雨而柱础润是也。此二者,声气相感也。水流湿,火就燥者,此二者以形象相应。水流于地,先就湿处;火焚其薪,先就燥处。此声气水火皆无识而相感,先明自然之物,故发初言之也。云从龙,风从虎者,龙是水畜,云是水气,故龙吟则景云出,是云从龙;虎是威猛之兽,风是震动之气,此亦是同类相感,故虎啸则谷风生。是风从虎也。此二句,明有识之物感无识,故以次言之,渐就有识而言也。"

(2)异类相感:因所禀之气相异而相互吸引,如男女之间的相互感通是也。"在天成象,在地成形,变化见矣。"(《易经·系辞上》)亦属此类。

关于异类相感,《周易要义》云:"亦有异类相感者,若磁石引针,琥珀拾芥,蚕吐丝而商弦绝,铜山崩而洛钟应,其类烦多,难一一言也。"

以上两种感应现象,皆有事实依据。然不管是同类相感,还是异类相感,一般而言,相感的前提都是某种相似性。同类相感,其相似性固不待言。而异类相感,如男女之相感,磁石之南北相吸,虽曰异性相吸,实际上也是需要某些共同的兴趣爱好、价值观的,否则感应必不强烈,其关系也必不能牢靠。

总而言之,以上两类作用,都能推动事物的变化。其中第一类现象,主要偏重事物之间的矛盾和对立,强调对立面之间的相互作用是推动事物发展的根本动力。而第二类现象,主要强调事物之间的同一性,和谐性,同一性是维持事物和谐的主要力量。两个方面结合起来,与矛盾统一律相类似,构成了事物变化动力的比较完整的理论体系。

《内经》气化动力的论述

《内经》中关于气化动力的论述,继承了《易经》的思想,既强调阴阳的相互作用是推动事物发展变化的根本原因,又注重气与气之间的感应。

1. 阴阳的相互作用 《内经》中反复强调,阴阳是天地万物变化的根本动力:"阴阳者,天地之道也,万物之纲纪,变化之父母,生杀之本始,神明之府也。"(《素问·阴阳应象大论》)并以各种对立的现象,如阴阳、寒热、表里、虚实、燥湿、清浊,营卫、气血、脏腑等作为根本原因来解释天地万物和疾病的发生发展和治疗方法,这一点可以说与《易经》一脉相承。

2. 气与气的感应 同样《内经》也强调各种"感应"现象,强调人要顺天应时。如"春夏养阳,秋冬养阴,以从其根,故与万物沉浮于生长之门"(《素问·四气调神大论》);"故智者之养生也,必顺四时而适寒暑,和喜怒而安居处,节阴阳而调刚柔。如是则僻邪不至,长生久视"(《灵枢·本神》)。

生病的原因曰"外感六淫""感冒邪气",以人之本身禀赋为本,同气相感,因而受病。如寒盛之人,感寒气则病;湿胜之人,感湿气则病。寒气盛者秋冬病增,热气盛者,春夏病剧。亦不外乎《易经》"同声相应,同气相求;水流湿,火就燥"之意,皆"同类相感"也。

　　至于体质寒者喜温热，体质热者喜寒凉，寒气盛者春夏则愈，热气盛者秋冬则愈，这属于"异类相感"的范畴。

　　那《内经》关于气化动力的问题，是否有自己的创新点呢？答案是肯定的。在此问题上，王正山认为，《内经》最富创意的一个观点是"阳化气，阴成形"（《素问·阴阳应象大论》）。这句话点出了"形"和"气"之间转化的关键在于阴阳二气的作用；阳能让"形"转化为"气"，阴则能让"气"凝聚成形。为什么呢？张景岳的解释是："阳动而散，故化气；阴静而凝，故成形。"这是一个很形象的解释，有便于理解原文。阴阳有很多具体类型，以寒热论阴阳，则寒为阴，热为阳。很多种物质都有气、液、固三态，一般来说温度最高是气态，其次是液态，温度低于凝固点时，才是固态。这是对"阳化气，阴成形"最好的解释。其次，以燥湿论，燥为阳，湿为阴。湿气重的患者，很容易水肿；燥气盛的患者，则容易干枯。这也是一个很好的例子。再以通塞论，阳主疏通，阴主闭塞。凡气血瘀滞之处，很容易臃肿（成形，如各种增生、结节、囊肿），而疏通气血，则臃肿消失（化气）。另外，从功能和物质的角度看，阳偏向功能和运动，阴偏向物质和形体。故"阳化气，阴成形"也能说明形质和能量之间的转化。爱因斯坦著名的质能方程式 $E = mc^2$，E 表示能量，m 代表质量，而 c 则表示光速。该方程表明，质量就是隐藏的能量，能量就是外显的质量。故"阳化气，阴成形"这句话，有很大的科学潜容性，也能指导中医的临床实践。

　　"气"和"气化"学说，是中医理论的根本。"气化"不会无缘无故的发生，它需要动力，这就是"气化动力"问题。《易经》解释变化的动力，主要有两个角度：第一，阴阳的对立与斗争。第二，气与气的"感应"。前者强调对立斗争是推动事物发展的根本动力。后者则主要强调事物之间的同一性、和谐性。《内经》继承了《易经》的思想，既强调阴阳的相互作用是推动事物发展变化的根本原因，又注重气与气之间的感应。关于气化动力，《内经》中最有创新性的观点是"阳化气，阴成形"，它指出了"形""气"转化的动力所在，有很大的科学潜容性和临床价值。

121　中医气化学说

气化学说是以气的运动变化来论述人体生命过程的理论。自从《内经》构建其基本理论以来，后世不断发展补充。在晚期汇入《内经》的"七篇大论"中，气化概念更为宽泛，认为宇宙万物"各从其气化也"（《素问·气交变大论》），以气化为一切自然现象的根本特征，升降出入为基本机制；金元时代的刘河间，以气化论病机和药性，张元素也提出了气化药性论，李东垣以脾胃为人体气化中枢，以少阳之气为启动气化之先机，创立脾胃论，为一些疾病的治疗提供了新思路、新方法；明代孙一奎把人身气化的原动力归于命门，创动气命门学说。由是而使气化学说日趋系统完善，成为指导辨证论治的重要理论。学者孟庆云就此做了专题论述。

气化学说的理论渊源

《内经》气化理论有3个来源：一是关于先秦气论的哲学思想；二是天人相应的观念；三是在此二者理念下对观察和实践资料的整理提升。

气是中国古代哲学的一个重要概念。先秦诸子百家皆言气。《左传》论"六气"，《国语》言天地阴阳之气，气已经是一个涵盖自然、社会和人生的普遍概念。《管子》的精气根源论，《冠子》的元气自然论，皆以气为人和万物之本体。自称老子弟子的文子在所著《文子·下德》云："阴阳陶也，万物乘一气而生。"《庄子·知北游》以气的变化论生命的发生，"杂乎芒芴之间而有气，气变而有形，形变而有生"。《荀子》又进一步发展为"人有气，有生，有知，亦有义，故为天下贵也"。说人的生命就是由于气而生发，由构成论发展为生成论。

人与天地相应是气化理论的意象依据，也是气化学说阐述的规律之一。远古以降从事农牧业的先民们，观察作物及人的生长，和一年春夏秋冬时序的关系，萌育了"贵时"观念。《易传·象·节卦》有"天地节而四时成"之论，以人与天地同步的生命现象为天人相应的论据之一，以后进一步发挥为气化感应论，之后的气一元论认为，人与自然皆由气构成的同一性，可以由天地之气应象人体。古人观测到天地之运动是"天左旋，地右动"（《春秋纬·元命苞》），《内经》又以左升右降为宇宙气化的一般规律，《素问·阴阳应象大论》所谓"左右者，阴阳之道路也"论脏腑气化升发则是"肝生于左，肺藏于右"（《素问·刺禁论》），自然界之升降是"清阳为天，浊阴为地"，人体则是"清阳出上窍，浊阴出下窍"。《内经》中还有重要的定则，把《素问·六微旨大论》提出的"亢害承制论"，作为人体自我调节机制，并非来自人体实验，而是从气象的气化规律推演到人体的。

观念可以开发知觉，古人在气化意识的观察中积累了自然与生命的气化现象，例如在一年四季中，人和动植物都有生、长、化、收、藏之化之变。除在归纳中发现联系之外，又从外而推测其内，从内而推远外，即《灵枢·外揣》之"若是则内外相袭，若鼓之应桴，响之应声，影之似形。故远者司外揣内，近者司内揣外"。由以此建立了气化理论的研究方法。

由上述理论、观念和方法论构建起来的气化学说，也必与之相因，气化学说的特色有四：一是重视时间因素，气化是一个过程，渐变为化，剧化为变，在生命世界中，气化的生命过程是不可逆的，故《内经》两次论及"神转不回"；二是气化规律的普适性，认为天人一体皆从气化，例如《素问·阴阳应象大论》所论的"形归气，气归精，精归化"既是食物、药物在人体气化的规律，也是人的高级生命活动生长发育的规律，乃至自然界的规律；三是认识方法的惟象的特征，气化理论不是来自解剖的分析，而是依"象"的认知方式推揣而来；四是观察推理始终贯穿着动态观念，以此"气化流行，生生不息"。这也与《易传·系辞》"以动尚其变"和《易纬》"元气变异"的思想相一致。

人体气化的过程机制

早在《内经》即已论述了人体气化有"食气化精"和"形能转化"两种形式。食气化精是人体与外界环境的物质交换，包括饮食的消化、吸收、排泄和气体交换。食物气化过程如《素问·经脉别论》所述"食气入胃，散精于肝，淫气于筋。食气入胃，浊气归心，淫精于脉。脉气流经，经气归于肺，肺朝百脉，输精于皮毛。毛脉合精，行气于府，府精神明，留于四脏，气归于权衡，权衡以平，气口成寸，以决死生"。其水饮的气化过程是"饮入于胃，游溢精气，上输于脾。脾气散精，上归于肺，通调水道，下输膀胱。水精四布，五经并行"。气的交换主要以肺吸清呼浊，吐故纳新为主，还要靠肾纳气、肝疏泄，并依赖三焦流行于经脉，方能内充脏腑，外达肌肤，以发挥真气的作用。呼吸把自然界的清气吸入肺，它与食饮所化生的水谷之气相合而积于胸中便是宗气。宗气与人体先天之气结合便是真气。

"食气化精"既化生了营卫之气，又有赖于在营卫循行中各脏腑参与化精。营卫之气皆生于水谷，都在人体中循环。营气出于中焦，"泌其津液，注之于脉，化以为血，以荣四末，内注于五脏六腑"（《灵枢·邪客》）。卫气运行于脉外，温养脏腑组织，有保卫肌表抗御外邪之功能，其运行与昼夜变化及睡眠有关，白昼行于阳人寤，黑夜行于阴人寐。卫入阴，内行五脏，从下焦入，《灵枢·卫气行》云："其始入于阴，常从足少阴注于肾，肾注于心，心注于肺，肺注于肝，肝注于脾，脾复注于肾为周。"卫气行于阳，则是从上焦出，行于体表手足三阳经脉，其功能是"温分肉，充皮肤，肥腠理，司开阖者也"（《灵枢·本脏》）。

在"食气化精"过程中，三焦殊为重要。三焦既是由气化器官构成的通道，又是气化的机制。存在决定认识，对功能的意象是以结构的认知为前提。《内经》没有论及三焦具体结构和对它气化功能认识的方法。《难经·三十一难》阐述为，三焦是指人体食道胃肠等部分及相关生理功能，还对上中下三焦作了具体定位：上焦从心下到胃上口，主水谷入内；中焦在胃中脘，主腐熟水谷；下焦从相当于膀胱上口水平起，泌别清浊后排出浊物。用"三焦"二字为称谓来命名食气化精的腑，渊源甚古。在甲骨文、金文的时代，先民以火烤熟鸟为食，创造了"焦"字，此会意字：上部是"隹"（读作 zhuī）字，是"鸟"，是象形独体字，不同于"佳"。下部四点是"火"。"焦"字本义是"烫焦"，是烤黄，不是后世所说的烤焦了，如《世说新语·德行》将烤黄的饭称"焦饭"。"三焦"以烤熟食物的三种火候来说明上中下各焦，通过不同的工作形式消化食物，消化道在不同时间充盈不同，故而三焦"有名而无（定）形"。《内经》明确指出三焦是主持诸气，疏通水道的腑，关系着整个人体的气化功能。

气化的另一种形式是"形能（读作 tāi）转化"，即精、气、神三者之间的转化，是生命活动的高级形式。"形"是看得见摸得着能感知的存在实体，是由作为物质基础的"精"由"气"变化而来。《灵枢·本神》云："故生之来谓之精。"指出"精"是禀于先天的物质。《内经》以"阳化气，阴成形"为概括形能转化的总纲。化精是精充养于后天的过程。和"精"相对而言，言"气"则侧重于活动动力。《素问·阴阳应象大论》指出"精"与"气"之间，既有"气归精""精化气"的互生关系，又有"精食气"和"气伤精"的耗竭。"气归精"充实了机体的营养物质，"精化气"使物质转化为动力。"精"和"气"都可以转化为"神"，《灵枢·本神》云"两精相搏谓之神"，《灵枢·平人绝谷》又云"神者，水谷之精气也"，都说明神和精气之间也转化，物质可转化为精神。神也可转化成精，如《灵枢·决气》云："两神相搏，合而成形，常先身生，是谓精。"是精神转化为物质。以上食气化精和形能转化二者，既是气化的两种不同形式，又是气化的两个阶段，二者的统一，是生命气化的全过程。

《内经》"七篇大论"依据"肇基化元"的气一元论，论述了宇宙万物的五运和六气两大气化系统：五运气化是循一年季节演进时序的气化，坐标是地日关系；六气气化是风寒暑湿燥火六种气候模式的气化，以三阴三阳来表述，机原在于空间因素，坐标是月地关系的十二地支。其五运的气化内容，远比

《内经》其他论篇的五脏气化更为丰富和深入。《素问·至真要大论》把五脏气化和六气气化的关系结合起来，以气化之机论述疾病之微兆，即著名的"病机十九条"。

气化的形式和机制是升降出入。《素问·六微旨大论》云"是以升降出入，无器不有"，"无不出入，无不升降"。其方式是"升已而降，降者谓天；降已而升，升者谓地。天气下降，气流于地，地气上升，气腾于天。故高下相召，升降相因而变作矣"。在天地间，气机升降形成了气候变化；地气上升为云，天气下降为雨。在人体各脏腑之气机是脾阳主升清，胃阴主降浊，肝阳主升发，肺阴主肃降，肾阳主升腾，肾阴主降敛。气机的内外交换是出入。升降出入是《周易·泰卦》交泰的发挥，主旨是开放。《内经》把人作为自然界中的开放体，是耗散结构的思想，科学地论述了生命物质的特征。

气的哲学理论在北宋时期达到了一个新的高峰，当时的思想家都以气为构成万物的原始材料，承认气具有阴阳对立的属性。张载以气为宇宙的本体，认为理是气聚散变化即气化的规律。而程颢、程颐则认为理是本体，有理则有气，"万物之始，气化而已"。在宋代气论的影响下，医学家更深入探讨气化的理论，金元时代的医学大家都曾对气化理论有重大创新。刘完素指出人体与外界气化通道之门户为"玄府"，以气化论五运主病和六气主病，著《素问玄机原病式》，他以气化来论说本草药性，并诠释"七方""十剂"的机理，惜乎其《素问药注》亡佚，现只能从遗文中略知他的气化药性理论的线索。在这一点上，张元素、李东垣与之共鸣，依气化之说，建立了本草学药性理论。李东垣对气化理论的贡献是他认定脾胃为人体气化中枢，并注意到少阳春升之气在启动气机的作用，使得很多气化之为病，经过调理脾胃和配用升麻、柴胡等升阳之剂而有突出的疗效，李东垣以此而享"内伤法东垣"之美誉。朱丹溪以"万物同此一气"论人与自然气化的一致性，他在《格致余论·夏日伏因在内论》中指出"故气开亦开，气浮亦浮，气降亦降，气沉亦沉，人与天地，同一橐籥"。可以从自然之升浮沉降推论人体之升浮沉降。明代的孙一奎以其原气命门学说，把气化的动力归结为人身命门所藏之原气。至此，气化已成为有系统结构、有动力机制的理论：气化的中枢是脾胃，气化的启动在于少阳肝胆，人体与外界气化门户在玄府，气化的动力为命门原气。

气化病及其辨证论治

中医学从以气为本的人体观发展到以气化为生命力，对健康和疾病的认识是以气化正常为生理，气化异常为病理。《素问·五常政大论》指出自然界与人的气化都是"化不可代，时不可违"，气化有自己的规律，时序有自己的节奏，不能代替，不能违背，应该"无代化，无违时，必养必和，待其来复"。《内经》以此建立了气化论疾病观，其论病和养生，都要"各从其气化也"。

按气化论疾病观，气化过度或气化不足，精、气、神转化障碍、升降出入紊乱都可导致疾病，堪称"百病生于气也"（《素问·举痛论》），《素问·经脉别论》云"生病起于过用"，人体如此，自然界也如是。例如人体五志过激则有七情之变，自然界风、寒、暑、湿、燥、火六气气化太过则为六淫。人体气化不足，在气化中枢的脾胃，则是脾胃虚弱或中气不足，脾胃虚弱用仲景建中法的小建中汤，中气不足用东垣补中益气法的补中益气汤。气化不足如发生在蕴生原气的基地命门，则为命火衰，治当温补命火，填精益肾，在补阴的基础上，略加温阳之品，开启发机，使少火生气。李时珍在《本草纲目·胡桃》项下，论及了胡桃（核桃仁）能"益命门，利三焦"，明代命门学派的医家已经归纳出补益命门的一类药，如胡桃、鹿茸、紫河车等。饮食代谢异常之病多属气化之为病，例如消渴主要是气化能力低下而导致多食。癃闭、关格等病证，皆系三焦气化失常所致。精、气、神三者的转化障碍，常引起虚证和情志病。例如因脾虚气化功能低下，不能化精，可发生肾虚精亏。因气化功能低下，不能化水湿而生痰，可发生郁证和癫狂等。

气化的机制是升降出入，其失调则为病变。如肝阳不升则肝气郁结，肺气不降则喘满。脾胃升降失调"清气在下则生飧泄，浊气在上则生䐜胀"。人体吸入清气呼出浊气，三焦的摄入水谷精微、排出糟粕浊物，以及玄府排出汗液和热量才能维持代谢，这些过程失调失控皆能致病，甚至"出入废则神机化灭"。这一点，清人蒋廷秀深得其要，他在《吴医汇讲》中称升降出入为"百病之纲领"。

　　气化的立论及其过程和机制，是中医学理论中称绝之处，在辨证论治时，临床家每能据食气化精、形能转化、营卫水气循环和升降出入之理，创造出工意新奇的治法来。例如孙思邈在《千金方》中用升麻、柴胡升阳，李东垣将其合以补气建中之药，创制了名方补中益气汤。明代张景岳依"气化水自化……不行气亦行"重用行气药以治肿胀。明末清初喻嘉言，以解表合清热利湿导滞，改变了痢疾的升降出入，以逆流挽舟法见称于医林。清代叶天士以"通阳不在温，而在利小便"治疗湿温。近人周雅南以紫菀、桔梗、沙参、石斛等药"提壶揭盖"以治尿闭；用龟甲、何首乌、龙齿、桑椹等固肾之品治久嗽久喘，效如桴鼓。著《医学衷中参西录》的张锡纯，以增强肝的气化治疗大气下陷，指出在治疗泄泻时，用五苓散利小便以实大便，其机制是分流原理对水液循环的调控。

122　中医气化三论

气化理论是中医理论中的重要组成部分，它揭示了自然与人之间的本质联系，体现自然界气候的规律性变化，这些变化对人体气机运行的影响、人体生命活动过程中健康与疾病状态变化规律的影响，以及治疗原则和方法。是"天人相应"和"整体观""恒动观""时间观"的体现，具有永恒性、普遍性、表象性、方向性、变动性、有序性等特点，描述了宇宙与生命的运动变化规律及二者关系。学者裴丽敏等主要从自然气化、人体气化、药物气化三个方面对中医气化理论进行了探讨。

气化论的理论

1. 气化论的内涵　气化论始于《内经》，发展于唐宋，完善于金元明时期，衍生出"三焦气化""六经气化""命门气化""膀胱气化"等多个不同的理念。这一理论既蕴含着哲学思想，也是中医基础理论中的一块瑰宝。

气化论的基础为"气一元论"，即"气"为宇宙万物的本源、是万物之间相互联系的中介，气的自身运动，推动着宇宙万物的发展变化。中医学对"气"的认识也是基于"气一元论"，认为人体之气"同出于一而异于形"，即人体之气只有一种，称之为"元气"，具有连续、运动的物质特征，可以根据不同性质、作用分类，是一气在"象层上的分化和外显"。"气一元论"体现了整体观念和天人相应，即自然对人体的影响及人体脏腑之间气的相互作用。

气化是气的运动及产生的变化，是万物生命活动的基本形式，在自然中流转变化，体现了自然、人体以及自然与人的相互影响关系。中药是自然的产物，是自然之气的物化表现，体现了自然之性。以中药为媒介，将自然之气作用于人体，以调整人体之气的异常之气，是疾病的治疗过程。因此，可以从自然气化、人体气化、药物气化三个方面的相互作用、相互影响来描述气化。即自然气化作用于人体，可以在人体中有所体现；中药是自然之气的产物，可以体现自然之气，同时可以将自然之气作用于人体，通过人体的反应来体现药物的自然之性。自然可以类比为"天"，药物可类比为"地"，人生活在其中，受天、地的影响，"天地人"三才的协调达到和谐统一，是为"天人合一"。同样，在病理状态下，人体气化也受自然气化与药物气化的影响。总的来说，即自然气化会直接影响人体气化，人体气化会随自然气化而改变，因而反映自然气化；自然气化会有影响药物之性，药物作用于人体，是自然气化间接对人体造成影响的过程。

《素问·六节脏象论》云："所谓求其至者，气至之时也，谨候其时，气可与期"，说明了时间与气的关系，到其时即行其气，即气与时的统一性、有序性、永恒性和普遍性；《素问·至真要大论》云"时有常位，而气无必也"，也说明了气与时的不一致性，即常变性，有气与时的不一致性，才带来更多变的气候物候特点。《素问·六微旨大论》中对气和时的异常关系提出"有至而不至，有至而太过"，即有两种情况，时至而气不至、时至而气太过（气提前至或气太过强势），对以异常情况，提出"应则顺，否则逆，逆则变生，变则病……亢则害，承乃制。制则生化，外列盛衰；害则败乱，生化大病"。即异常的气发生时，不一定会变生疾病，在时与气相逆、亢害时，变生疾病。而气与时不一致性的极端表现，即"三年化疫"，异常的气候最终影响到人体，导致疫疠的发生、流行。

人体气化即为人体生命活动的运行，是生长壮老已以及人受自然环境影响时自身的调节适应，人体气化过程主要有食气化精、形气转化、精气神互化 3 部分。食气化精是人体与外界的物质交换，食物在体内的消化、吸收、代谢、排泄，肺的吸清呼浊，气血津液的相互转化，均是气化的体现。《素问·经脉别论》云："饮入于胃，游溢精气，上输于脾，脾气散精，上归于肺，通调水道，下输膀胱，水精四布，五经并行。"《灵枢·营卫生会》云"人受气于谷，谷入于胃，以传与肺，五脏六腑，皆以受气……上焦如雾，中焦如沤，下焦如渎"，都体现了正常人体气化过程。而生长壮老已是随着时间的转变，人体自身由盛到衰的自然过程。人体的自身调节包括人体自身的调节功能、防御功能和修复功能，人体达到"稳态"，则正气可以抵御外邪，脏腑、经络、津液等得以正常发挥作用，目、鼻、耳、口、舌窍能有正常视觉、嗅觉、听觉、味觉，四肢百骸能有正常触觉、感觉。

药物气化，是药物的升降浮沉与四气五味之性作用于人体产生的反应。中药治疗的目的在于恢复人体正常的气机升降运动和脏腑的气化功能，有人认为维持生命活动和自身稳态的"气化—调控"中，机体调控异常而采用药物治疗是调节"气化-调控"的重要环节。《素问·气交变大论》云："善言气者，必彰于物，善言应者，同天地之化。"药物的生长成熟，是在自然气化的作用下形成的，其中必然也受自然之气而有"自然之性"，《素问·天元纪大论》云"夫变化之为用也，在天为玄，在人为道，在地为化，化生五味"，这其中的五味就包含有五味之性的药物。《素问·五常政大论》中"少阳在泉，寒毒不生，其味辛，其治苦酸……阳明在泉，湿毒不生，其味酸，其气湿，其治辛苦甘……太阳在泉，热毒不生，其味苦，其治淡咸……厥阴在泉，清毒不生，其味甘，其治酸苦……少阴在泉，寒毒不生，其味辛，其治辛苦甘……太阴在泉，燥毒不生，其味咸，其气热，其治甘咸"，言在不同的运气特点影响之下，药物也具有不同的性味特点。药物通过性味归经、温热寒凉之性对人体产生的影响，即为"能"，药物的性能是为治病的关键所在。《素问·五脏别论》云"五味入口，藏于胃以养五脏气"，《素问·宣明五气》云"五味所入，酸入肝、辛入肺、苦入心、咸入肾、甘入脾"，《灵枢·五味论》云"五味入于口也，各有所走，各有所病"。利用五味与四气、归经、升降浮沉、药效配合临证配伍，作用于人体，影响失调的脏腑气化，使人体气化归于正常，这是方药配伍中的关键环节所在。

自然对人体的影响，是"时间-气"的影响，即在时间维度下，自然气化对人体气化的影响和人体的自身调节，主要体现腠理的开阖和气血的充盈，《灵枢·五癃津液别》云"天暑衣厚则腠理开，故汗出……天寒则腠理闭，气湿不行，水下留于膀胱，则为溺与气"，《灵枢·岁露论》云"月满则海水西盛，人血气积，肌肉充，皮肤致，毛发坚……至其月郭空，则海水东盛，人气血虚，其卫气去，形独居"。人体气化的正常运行，是各脏腑协调平衡的结果，如若这一平衡被打破，就会导致疾病发生。

药物对人体的影响同样是基于自然气化，药物生长于自然之中，受自然之气，是调整人体之气的媒介。《素问·阴阳应象大论》云："味归形，形归气，气归精，精归化，精食气，形食味，化生精，气生形。"药物从自然中来，作为载体以四气五味升降浮沉之性，作用于气化失常的人体，调节"气""形""精"，将人体作为"精气神"统一的整体，完成对人体的治疗效果。在中药的配伍应用理论，当推崇《内经》与《神农本草经》，其中药物的配伍原则、服药时间、药物剂型等的原则描述详尽，也体现了作者对时间、疾病状况、人体状态等方面的思量，也是为现代复杂疾病的中医治疗提供参考。

2. 气化论与人体五脏的关系   气化理论是认识人体生命活动的基础，也是认识疾病的发生发展、确立治疗理法方药的关键。人体的气化是通过气机运行来体现的，包括有气的升降出入各种运行变化：升为清阳上升，降为浊阴下降，出为浊气、汗液、水谷糟粕等的外排，入为水谷精微、自然之气的摄入。《素问·六微旨大论》云："非出入，则无以生长壮老已；非升降，则无以生长化收藏。"正是气机的升降出入，使人体正常生长、代谢、衰老。

五脏之气各有特点，对气机运行的作用也各有不同，对应人体各脏腑的功能，脾、肝主升，肺、胃主降，《四圣心源·卷四劳伤解·中气》云"脾升则肾肝亦升，故水木不郁；胃降则心肺亦降，故金火不滞。火降则水不下寒，水升则火不上热"，不仅体现了脏腑间的相互联系作用，也体现了气机的升降运行，将气化与脏腑联系在一起。这其中，脾胃为气机升降之枢，是主导全身气机运行、阴阳气机流转、升清降浊的关键，同时认为脾胃与疾病的产生有莫大联系："胃主降浊，脾主升清，湿则中气不运，升降反作，清阳下陷，浊阴上逆，人之衰老病死，莫不由此"。肝主升发，携肾水上行以滋心阴，肺主肃降，携心火下潜以助升阳。在以五脏为核心的人体中，各部分在功能上不是孤立而行的，而是以"气"为媒介，以"化"为方式的相互协调、配合运作。五脏气化中，五脏之间相互影响、相互制约，即五脏生克制化，是维持气化运行的基础，也体现了人体的"统一性"和协调平和的稳态本质。

因此，人体作为统一整体，五脏协调合作共同作用于气机的运行。分而言之，各脏自身气机的正常运行也是保障全身气化正常的根本。

3. 气化论与疾病的产生　自然之气对人体气化的影响，是人体气化运行的外在因素。自然中的异常之气对人体气机运行有影响时，人体正气会对抗自然不正之气来避免疾病的产生，当正气抵抗不及时，疾病就会产生，这就形成"时间-气候-病候"体系。"时间-气候-病候"基于运气学说，是在自然中的不利气候对人体的作用之下发生的疾病。《内经》中五运六气学说阐释了不同的年份的运气规律，以及不同的气候特点规律。《素问·气交变大论》中"岁木太过，风气流行，脾土受邪……岁火太过，炎暑流行，金肺受邪……岁土太过，雨湿流行，肾水受邪……岁金太过，燥气流行，肝木受邪……岁水太过，寒气流行，邪害心火"，即为在不同的运气特点下，气候异常，邪气发生，邪气影响人体气化，导致疾病的产生。强烈异常的气候对人体的影响更为重大，甚至会造成疫病的流行。尤其是疫病的爆发与流行，从"三年化疫"理论着手，体现在时间的维度中，自然气化对人体的影响。近年来对流行病的研究也多从运气失常入手，例如 SARS 与新型冠状病毒肺炎疫情的产生与流行，对其进行病因病机分析与治疗用药指导分析。

对于人体自身而言，机体的气化依靠于脏腑之气的运行。《素问·举痛论》云："百病生于气也，怒则气上，喜则气缓，悲则气消，恐则气下……惊则气乱……思则气结。"这体现了两个关键问题：其一，五脏所主情志，是五脏气机运行的体现，"心在志为喜、肝在志为怒、脾在志为忧（思）、肺在志为悲、肾在志为恐（惊）"，情志过度导致脏腑气机运行异常，进而导致疾病的产生；其二，异常之气与脏腑功能的关系，人体气化中，正常的气机升降体现了脏腑功能，协调统一达到"阴平阳秘"的状态，异常的气机运行，对五脏功能造成影响，或涉及一脏，或涉及多脏，使得五脏气化不利、五脏功能异常，导致疾病的产生。

脏腑气化与人体气化相互影响，互为病因。正常的人体气化为气机升降出入的平衡，若这一平衡被打破，全身气机升降运行出现异常，就导致疾病的产生：气机当升不升，肝木脾土升发、升清功能异常，则木郁而生火或土郁湿盛运化不足，肾水寒于下；气机当降不降，则肺气上壅，胃气不降，心火亢于上。

同时，五脏之间的平衡也是气化正常的重要因素，五脏间的相生相克、相互制约，即五脏的生克制化关系，每一脏都不会太过或太不及而影响他脏的正常功能，是五脏平衡的关键。在病理状态下，则出现"气有余，则制己所胜而侮所不胜；其不及，则己所不胜，侮而乘之，己所胜，轻而侮之"。即某一脏功能过亢时，会"制"其所克之脏，"侮"克己之脏，某一脏功能不足时，会被克己之脏"乘"，被所克之脏"侮"。例如肝木太过，则制土侮金，表现为肝木升发太过，脾土受制则湿盛，运化失调，肺金受侮则肺气不降或肺壅生火，在疾病中除了肝木亢盛的症状，还可能出现脾、肺二脏的症状。可见，在某一脏过亢或不足时，都会影响其所生、所克或克己之脏的功能。"见肝之病，知肝传脾，当先实脾"，在疾病发生时，可能没有明显出现他脏的症状，但需考虑五脏之间的生克制化关系，"虚则补之，实则泻之"，提前预防，截断疾病的发展、传变。

气化论的临床应用

临床上气化理论应用涉及广泛，脾胃病、气血津液病、老年病、皮肤病、癌症及其放化疗不良反应等的治疗中。《素问·六微旨大论》云"出入废，则神机化灭；升降息，则气立孤危。故非出入，则无以生长壮老已；非升降，则无以生长化收藏"与《伤寒论》中"见肝之病，当先实脾"，是为气化论在临床应用中的解释。人体气化失常是疾病产生的根本原因，气化失常则五脏功能受到影响，进而涉及他脏，加重气机失常，乃至影响全身气机运行。同时，气机失常也会导致气血津液的运行异常，气不行则滞，气运行异常则逆、陷、脱；血不行则成瘀，津液不行则形成水肿、痰、湿、饮、浊等病理产物。这些病理产物为标，气化失常为本，同时这些病理产物又会影响气机运行，加重气机运化失常，加重五脏的运行异常，加重疾病的产生和发展，甚至影响他脏。因此在治疗和预防中，都要辨明病机，兼顾他脏。

1. 气化论在疾病辨证中的应用　在人体中，气机异常为疾病发生发展的关键，在疾病辨证中，从脏腑气化出发，深究其根源，追查源头，而非就现象做判断。例如肝阳上亢，作为疾病证型来论治，但须深究其肝阳上亢的缘由，询问患者症状，确定病机为肝木升发太过，亦或是土虚湿盛、木郁生火而致肝阳上亢，进而确立治则为平肝潜阳，或者是疏肝健脾、祛湿降气。明确的病机是疾病治疗的关键，也是组方用药有的放矢的关键。

2. 气化论在疾病治疗用药中的应用　在疾病的治疗用药中，利用药物的四气五味之性，调节人体之气的平衡。《素问·脏气法时论》中确立的治疗大法"合人形以法四时五行而治"，具体到用药，即"肝苦急，急食甘以缓之""心苦缓，急食酸以收之""脾苦湿，急食苦以燥之""肺苦气上逆，急食苦以泄之""肾苦燥，急食辛以润之"。"肝欲散，急食辛以散之，用辛补之，酸泻之……心欲软，急食咸以软之；用咸补之，甘泻之……脾欲缓，急食甘以缓之，用苦泻之，甘补之……肺欲收，急食酸以收之，用酸补之，辛泻之……肾欲坚，急食苦以坚之，用苦补之，咸泻之"。在组方用药中，首先考虑疾病的寒热温凉之性，再利用药物的药性，调整人体不正之气。善于利用药的性能，而不拘泥于药物的功效。例如临床常用以桂枝疏肝，取桂枝的辛温之性，升发、温煦之能。

3. 气化论在疾病预防和已病防变中的应用　在疾病的预防中，对于人体自身，《素问·上古天真论》中提到"食饮有节，起居有常，不妄作劳""虚邪贼风，避之有时，恬惔虚无，真气从之，精神内守""志闲而少欲，心安而不惧，形劳而不倦，气从以顺，各从其欲，皆得所愿"，从日常饮食起居、精神情志等方面的保养自身，使疾病不生。

人生活在自然之中，受自然之气的影响，因此还当重视每年的运气特点，结合自身身体状况，做出相应的预防措施，以达到"正气存内，邪不可干"。不同的运气特点之年，具有不同的气候、物候特点，对人体造成的影响也各有不同：木运之年，即六丁年、六壬年，温煦升发之气旺盛，对应人体则肝木升发太过，可能导致肝火、肝风，也可能对脾土克制过度，影响脾胃功能，需在饮食起居中注意顾护胃气；火运之年，即六戊年、六癸年，热相较胜，对应人体则易成心火亢盛，对津液有所耗损，也能对肺金造成影响，需宁心静气，滋补心神，润肺，饮食不可太过辛辣刺激；土运之年，即六甲年、六己年，则寒湿盛，对应人体则易造成脾胃寒湿、脾肾寒湿、脾肾阳虚之类，在饮食起居中应保暖防寒，顾护胃气脾阳，少食寒凉之品；金运之年，即六乙年、六庚年，则肃杀萧瑟，对应人体易造成肺气虚或肺气壅滞，也可能对肝木的升发有影响，应注意护肺气，保暖润燥，疏肝理气；水运之年，即六丙年、六辛年，则寒凉闭藏，对应人体易造成肾虚或肾阳不足、下焦寒湿，应注意滋肾助阳。

《伤寒论》中"见肝之病，当先实脾"，在既病防变中，以气化论为指导，以五脏之间相互关系为线索，在疾病发展传变之前，扶持正气，同时对其可能影响的脏腑则"补其不足，泻其有余"，截断疾病，扶持正气，驱邪外出。

在临床应用中，辨证阶段需深入挖掘病机，不单纯就表象做出判断，要深究其根源；论治时以运化气机为主，将五脏相互关系为指导原则，治病求本，同时兼顾他脏，辨证治疗和既病防变同时进行；在遣方用药中，以气化论为"理"，以辨证论治为"法"，结合药物气化与人体气化，"方药"才能最大发挥疗效。

气化论可以通过自然气化、人体气化、药物气化三个部分得以呈现，是"时间-气候-物候-病候"的综合体现。生理状态下，人体气化受自然气化影响，并作出相应调节，保持气机的正常运行；病理状态下，不良自然之气影响人体，扰乱气机运行，导致疾病的发生，甚至引发疫疠的流行。对应人体气化，则以五脏一体为用，以五脏相互生克制化的相互作用关系为指导，是"辨证"的重要环节。气机运行不畅而致气的升降出入失常，出现气机升发太过或下陷太过，中焦为气机升降的枢纽，肝、肺为气机运行的推动力量，心肾交通为气机运行的目的。药物气化是自然气化的媒介，以药物四气五味升降浮沉之性为指导，来调节人体，是"论治"的重要环节。同时，疾病的治疗中，截断和防止传变也应用到脏腑气化理论，可见气化论贯穿于疾病发生发展及治疗的全过程中，同时也有未病先防和既病防变的深刻内涵在其中。

123 中医气化意涵

气化是中华民族传统文化的重要范畴，也是《内经》所论生命科学知识体系中的重要"命题"。先秦诸子们但凡论"气"之时，无不涉及"气化"的内涵，而"气化"一词，则是在《内经》之中首次出现。自此以降，"气化"就成为中医药学的重要理论而广受人们的关注和研究。气化是中医理论中的重要概念，气机理论蕴涵于其中。气化、气机是人体生命活动存在的基本方式和状态，脏腑经络作为其发生的场所，脏腑经络的功能即是其具体体现，而脏腑阳气则为其动力源泉。气化、气机失调是人体疾病发生的基本病机之一，因而扶助阳气，调理气化、气机就成为临证干预此类病证的重要方法，也是研究这一命题的指向和归宿。人体各个脏腑的功能活动，都是以其特定的形式予以表现的，必然有其各自不同的气化、气机方式，从而决定其各自独特的生理功能。整体的气化、气机活动是各脏腑综合作用的结果，同时又是维持脏腑间平衡的重要因素，正是脏腑及精微物质的气化、气机之聚散、升降出入运动，才构成了整体气化、气机活动的总画面。学者张登本对中医气化理论的意涵及其意义做了广泛而深入的阐述。

气化的内涵

气化，是指气的运动及其所产生的各种变化。考"化"在《素问》《灵枢》中出现的频率分别为524次和34次，而"气化"仅仅出现了13次。因此，要解读"气化"的含义，务必要在熟悉《内经》所论"气"的含义之后，还要对其所论述的"化"的原文内涵有所认识，如此才能够全面而深刻地理解其中所论"气化"的意义。

《内经》所论"气化"可以概之为宏观、中观和微观3个维度。宏观维度的"气化"，是指天地间阴阳之气相互作用所导致的一切变化，包括天地阴阳之气对一切事物的新生、成长、消亡所带来的影响，运气理论所言的"气化"即是此意。中观维度之"气化"，是指天地阴阳之气变化与人的生命融为一体。主要体现在自然气化所表现的时间节律与人体生命现象以及人体结构之间的关系，及其对人体的生理功能、病理变化以及对治疗措施产生的影响。

就微观意义而言，"气化"是在自然之气的参与下，人体所发生的各种生化活动。可以从以下五个方面予以认知：①饮食化生为精、气、血、津、液等维持生命活动的基本物质，并在此过程中产生各种生理功能活动。②人体脏腑将精微物质经过代谢转化为汗、尿、粪渣等的作用。③人体生命过程（生、长、壮、老、已）的演化作用。④在各种致病因素影响下，人体自身的调整、防御、修复作用。⑤机体在病理状态下对药物、针刺、艾灸治疗所发挥的相应效应等。

现代生物学认为，新陈代谢是生物体生命活动存在的基本方式。而上述所说的"气化"内涵，能够准确地表达人体这一复杂生命过程中物质和能量的代谢过程。这就是中医药学对人体生命本质的表达。

气化与气机

气化蕴涵着气机。"气机"是"气化"必须经历的过程和存在的状态。既然"气化"指气的运动及其所产生的各种变化，那么"气的运动"就是"气机"。大凡事物的关键皆曰"机"。恒动是"气"的本性，"气"就是在其不断运动之中才能体现其存在，也才能产生各种功能。可见，"气化"概念蕴涵着

"气机"并在其运动过程之中产生着各种变化，而"气机"是"气化"活动必须经历的过程、基础并影响着"气化"，两者密切关联。

由于气机的升降出入运动是对人体脏腑功能活动的基本形式的概括，能使体内外物质在新陈代谢过程中产生升降与出入的变化，并保持协调关系。所以自《内经》始，人体生命活动的基本过程就被高度概括为气机的升降出入运动。即所谓"气之升，天地之更用也""高下相召，升降相因而变作矣"，以及"非出入，则无以生长壮老已，非升降，则无以生长化收藏"（《素问·六微旨大论》）之意。可见，气机的升降出入运动和新陈代谢一样，是生物体的生命基本特征之一，是维持生物体生长、繁殖、运动过程中变化的总称。其体现于生命活动的各个环节，贯穿于生命活动的始终。

气机的升降出入运动能够协调、有序的进行，就能维持机体正常的生命；如果气机的升降出入运动失常，机体就会发生疾病；如果这一运动一旦停止，那么，生命也便告终结。这就是《素问·六微旨大论》所说的"升降息则气立孤危，出入废则神机化灭"之义。"气化"活动则自始至终相伴着气机的升降出入运动而有序地进行着。

气化还表现为"聚"和"散"两种基本形态，或谓运动状态。《正蒙·太和》有"太虚不能无气，气不能不聚而为万物，万物不能不散而为太虚"之论，指出当气表现为"聚"的运动状态时，才会表现为有形物质（即"有""显"形态）；当气表现为"散"的运动状态时，就表现为无形状态（即"无""隐"状态）。就人类而言，"人之生，气之聚也；聚则为生，散则为死。若死生之徒，吾又何患！故万物一也"（《庄子·知北游》）。可见，人体的生命活动过程的每一环节，无不与气机的升降出入运动方式，以及气化的"聚""散"运动状态有密切关系。

气化、气机是各脏腑功能发生的基本方式

在生物体内不同层次里有着不同本质的运动规律，既不能相互混淆，也不可互相取代，其间有着极其缜密的和谐关系。如果不能认识到这一不同层次、不同运动规律和依次制约的关系，那就必然无法评价各个脏腑组织器官各自的运动规律。人体各个脏腑的功能活动，都是以其特定的形式予以表现的，必然有其各自不同的气化、气机方式，从而决定其各自独特的生理功能。所以，脏腑经络都是气化、气机活动的场所，其各项功能活动也都是气化、气机活动的具体体现。

如心的气化、气机活动，心动以推动血液运行。"动"是心脏的生理特征。宗气"聚"于心中即为心脏搏动的动力，鼓动着"血肉之心"进行着有节律的搏动，维持气血有序"升""降""出""入"心脏。"升""出"运动则能使血液运行于诸经，充养全身；"入""降"则能使脉中之血及时返流于心内。一出一入保持血在体内"阴阳相贯，如环无端"的环流状态。就整体气化、气机活动而言，心阳下"降"而温煦于肾，维持着心肾之阴阳相交、水火互济的和谐关系，才能有效地完成心之主血脉的功能。这是心之气化、气机运动过程的体现。

再如肺的气化、气机活动——肺在人体之整体气化、气机活动中，是以"降"为其主要运动形式参与其中的。肺气有升有降，但却以降为主要运动方式进行其气化、气机活动。肺主气，司呼吸，通调水道，其功能的发挥全赖肺的气化、气机活动的聚散和宣（升、出）降（降、入）作用。"散"则将水谷精微以及津液化为"气"并宣发至全身，"上焦开发，宣五谷味，熏肤、充身、泽毛，若雾露之溉，是谓气"（《灵枢·决气》）即是此意。"聚"则在元气的激发作用下，既能将吸入的清气与脾转输来的水谷精气聚合为"宗气"，又能将代谢后的水液肃降于下焦肾。宣发、肃降是肺气的运动形式，体现着肺的全部生理功能。宣发，是指肺气能将吸入的清气、脾转输来的水谷精气（卫气、营气）及水液，以及汇聚于肺的全身血液，具有向上的升宣和向外周的布散作用，还能呼出体内代谢后的浊气。肃降，是指肺能将吸入的清气、脾转输的水谷精气和水液、汇聚于肺的血液，以及代谢后的水液，借助其"通调水道，下输膀胱"（《素问·经脉别论》）的作用，调节水液代谢的平衡。此即肺气"升降出入"运动的具体表现。

肺气的升降出入运动不但影响全身的气机活动，还体现在其与大肠的表里关系方面。大肠为六腑之一，以降为顺，以通为用，然大肠气机之降，仍须借助于肺气的肃降之力，方能保持其"虚实"更作，通利下行的状态。因此临床上常见到久患肺病之人，往往兼见大便秘结、排便不利等大肠气机不降，传导失职的病证，用降肺之药，常可收通利大肠之效果。

脏象理论中的脏与脏、脏与腑、腑与腑、脏腑与奇恒之腑相互间的生理配合、病理影响，同样也依赖气化、气机活动予以维系。如脾胃同居中焦，是气化、气机活动的枢纽。脾为阴土，喜燥恶湿，运化；胃为阳土，喜润恶燥，主受纳消化。脾与胃虽各有其气化的"聚""散"和气机升降出入运动方式，但二者一阴一阳，燥湿相济，纳运结合。在中焦的气机升降出入运动中，脾主升，将胃肠受纳腐熟消化后所吸收的精微物质"上归于脾"而达全身；胃主和降，把经过初步消化腐熟的食糜，借助其下降主力，转输到小肠以行进一步的精细消化吸收。"胃主和降"的意义不局限于其本身，主要是影响了整个传化之腑的"虚实"更替和"实而不满"的生理状态。脏腑间的其他联系莫不如此。

整体气化、气机是各个局部功能的综合作用

各脏腑以不同方式参与整体的气化、气机活动。整体的气化、气机活动是各脏腑综合作用的结果，同时又是维持脏腑间平衡的重要因素。正是脏腑及精微物质的气化、气机之聚散、升降出入运动，才构成了整体气化、气机活动的总画面。与此同时，这种由各脏腑组织构成的综合作用，在"神"的支配下，又是协调机体各组织之间的关系、保持内环境和谐有序的重要因素。机体各部分既有明确的分工，又有密切的合作，共同维持着生命活动的有序进行。

津液代谢过程中各个脏腑气化、气机活动的相互配合，不仅体现于两脏腑之间，更重要的还是多脏腑之间的配合作用。如津液的吸收、敷布及排泄过程，就是多个脏腑在气化、气机的聚散、升降出入运动中协调、配合作用的结果。津液代谢是一个很复杂的过程，其基本方式是"聚""散"和"清升浊降"，是以肺、脾、肾三脏为核心，主要分为3个阶段完成的。

在津液代谢过程中，气化的"聚""散"运动状态具有至关重要的作用。生理情况下，肺、脾、肾、三焦气化之"聚""散"对津液发挥着双向调节作用。"散"可以使津液以无形之"气"的状态在人体表里内外输布，以发挥其濡润作用，此即所谓"上焦开发，宣五谷味，熏肤充身泽毛，若雾露之溉，是谓气"（《灵枢·决气》）之意；"聚"则可使代谢之后的水液在各脏腑的气化作用下，分别"聚"合为"五液"（泪、汗、涎、涕、唾）以及尿液，或滋润孔窍，或排出体外，以维持机体水液代谢平衡。如若气化之"散"的作用不足，或者"聚"的作用太过，就会使津液凝聚为痰、饮、水、湿等病理产物。可见，这些病理产物的形成与气化、气机失调的关系十分密切。

阳气是脏腑气化、气机活动的动力源泉

太阳是所有生命体的动力源泉，而源于太阳的人体阳气也必然对于人的生命活动具有同样重要的作用和意义，也必然是人类生命运动的基本动力。阳气充足则生命充满活力，阳气虚弱则生命活力减退，阳气衰退则生命趋于衰老，这就是原文"失其所，则折寿而不彰"结论的由来（《素问·生气通天论》）。所以说阳气的盛衰是决定人性命寿夭的主要因素，可从阳气对人体的综合作用得以体现。

人体阳气的作用有：促进人体的生长发育；促进脏腑功能活动的实现；是精、气、血、津液化生、输布、代谢的动力源泉；促进人体气化、气机活动，亦即人体的气化活动也是在阳气的推动作用下完成的；温煦和推动形体运动。如"阳气者，精则养神，柔则养筋"（《素问·生气通天论》）就指出阳气能够养筋肉而使其柔韧，有利于筋肉骨节的灵活运动。否则，阳气虚弱，温煦、推动乏力，则会有骨节筋肉拘急挛缩之症，此所谓"诸寒收引"（《素问·至真要大论》）之意。

可见，气化蕴涵着气机，气机是气化活动的方式，脏腑器官是气化、气机活动的处所，脏腑阳气是

气化、气机的动力源泉，而气化、气机活动的存在，则是人体以脏腑为核心所发生的所有功能予以体现的，决不能离开脏腑经络、精气血津液功能而孤立地讨论气化、气机。

气化、气机失常是疾病发生的重要病机

"百病生于气也，怒则气上，喜则气缓，悲则气消，恐则气下，寒则气收，炅则气泄，惊则气乱，劳则气耗，思则气结"（《素问·举痛论》）。此处"气"并不是直接病因，而是包括气化、气机障碍在内的病机，指出了无论是情绪的刺激，或气候的影响，或是诸如劳倦内伤等原因，都能引起气化、气机紊乱而发病。仔细推敲其临床病证，无不与此有关。

一则"气虚"则属脏腑气化、气机无力病机。人体生长发育、各脏腑经络的生理活动、血的循环、津液的输布，都要靠气化、气机的激发和推动。如果久病不愈、年老体衰，或其他原因伤耗于气，都会发生种种气化、气机乏力所致的病证。临床常称之为"气虚证"，就会有脏腑功能衰减的种种症状。就全身而言，患者可有头晕目眩、少气懒言、疲倦无力、自汗、舌淡脉弱等症。常见气化、气机运动无力的脏腑及其病机有心气虚、肺气虚、脾胃气虚、脾不统血、肾气不固、肾不纳气等病机类型。

二则气化、气机阻滞则为气滞、气郁病机。引起气机升降运动阻滞的原因较多，如饮食、外感、劳倦、外伤、痰饮、瘀血等，尤其是精神情志所伤是其最主要的原因。气滞的共有特征是在气机阻滞的部位有明显的"胀""痛""闷"的感觉，病症的起伏变化常与患者的情绪好坏有直接的关系。常见有肺气塞滞、心气郁滞、脾胃气滞、肝气郁滞、膀胱气滞、大肠气滞等具体病机。

三则气化、气机反作。可表现为气逆、气陷、气脱等病机。据此，调理气化、气机是临床治疗的主要法则之一。临证时针对气化、气机无力的病证，当遵"虚则补之"之法，可用益气、升提、摄纳、固脱等方法；因某种原因而致气化、气机运动不能顺利进行时，在去除诱因的基础上，还须给予疏导，使其顺利进行升降出入运动，按气机障碍的程度，常有行气、破气等方法；至于气化、气机升降出入、离散聚合逆乱（反作）所致的病证，则依据临床具体情况分别予以矫正。

综上所述，中医气化、气机学说是中医理论的重要内容。散聚、升降、出入是人体气化、气机活动的基本形态，既是生命存在的基本方式，又是维系脏腑经络的独特生理功能。各脏腑经络的功能活动主要取决于其各自气化、气机活动的不同状态；整体气化、气机活动则是脏腑经络各自气化、气机活动的综合效应。所以气化、气机活动又能协调全身各个局部之间的平衡。阳气是人体气化、气机活动的动力源泉，如果阳气失常，有序的气化、气机失衡，即是疾病发生的主要机理。扶助阳气，调理气化、气机就成为临床治疗此类病证的基本思路。

124　中医气化-调控论

　　中国古代哲学家认为，构成万物的原始物质是"精气"。人是宇宙的一部分，所以"气"也是构成人体的基本物质。这种"气一元论"的思想对中医学产生了深远的影响，并被用于阐释人体的生理功能及其病理变化等各个方面，如《素问·宝命全形论》云："天地合气，命之曰人。"《难经·八难》亦云："气者，人之根本也。""取象运数，形神一体，气为一元"的中医思维模式，从思维层面上指出宇宙万物的生化现象都归结为"气"，是"气"的物质本原性和"气"的运动联系性的统一，即"气一元论"。"气一元论"在对自然现象和生命活动的表达及干预主要表现在"气化-调控"系统。学者郑燕飞等认为，只有把握"气化-调控"这一关键，才能更好地研究、理解和运用中医的"气一元论"理论。

气　　化

　　1. 气化的含义　"气化"是指由"气"的运动而产生的各种变化。其中包含自然气候、环境的变化，生命的产生，生命活动中物质与物质、物质与能量的转换和人体生理功能、病理变化的表现等各个方面。在自然界，万物都因气化存在，《素问·天元纪大论》云："在天为气，在地成形，形气相感而化生万物矣。"气化是五运交变，运气司天。如《素问·气交变大论》指出运气交变"各从其气化也"；《素问·六元正纪大论》在论述运气司天时云："太阳司天之政，气化运气先天。"在人体而言，气化则是生命过程中各种物质代谢、能量转换以及生理功能等生命活动的表现。"膀胱者，州都之官，津液藏焉，气化则能出矣"（《素问·灵兰秘典论》），即指膀胱、三焦对水液进行代谢的功能。

　　因而，中医学中"气化"的概念，实质上是从自然和生命现象中提炼出来的理论思维模式，领悟"气化"才能理解中医对生命过程的认识。

　　2. 气化的原理　"气"是物质，而物质的运动是永恒的，"气不得不行也，如水之流，如日月之行不休"（《灵枢·脉度》）。世上没有无运动的物质，也没有无物质的运动，而这种运动的动力则来自"气"的内部，即阴阳两方面升降交感、氤氲和合、相错相荡的结果，故"应天之气，动而不息"（《素问·天元纪大论》），"成败倚伏生乎动"（《素问·六微旨大论》）。"气"不断运动变化便可化生出不同物质，即《庄子·至乐篇》所说的"气变而有形，形变而有生"，"气变"与"形变"的过程实质即是通过"气"的运动而产生各种变化。自然界通过"气化"产生气候环境以及各种生命，而生命活动的过程即"气化"过程，即"物之生，从于化，物之极，由乎变……出入废，则神机化灭；升降息，则气立孤危"（《素问·六微旨大论》）。可见，自然界各种生命现象的产生和消亡都与自然之气的运转变化相关，"气化"是生命活动的关键，而"气"的运动则是产生"气化"的根源。气化运动贯穿于生命过程之中，促进人体新陈代谢，以此推动和调控脏腑功能。

　　3. 气化的形式　"气化"是复杂的，非线性的。但其形式是有规律的。《素问·六微旨大论》云："非出入，则无以生长壮老已；非升降，则无以生长化收藏。是以升降出入无器不有。"也就是说，"气"的基本运动形式主要有升、降、出、入4种。人体的脏腑、经络等组织器官，都是"气"的升、降、出、入的场所，而"气"的升、降、出、入又是脏腑功能的表现。如肺的功能，体现在呼气是"出"，吸气是"入"，宣发是"升"，肃降是"降"；脾胃消化功能，食入是"入"，排泄是"出"，脾主升清是"升"，胃主降浊是"降"。在自然界也同样如此，清阳上升，浊阴下降，地气升为云，天气降为雨。因而，升降出入是"气化"的基本形式。

4. 气化的功能体现 "气化"功能体现可分为 4 种。

（1）自然变化："气一元论"哲学思想认为，一切自然物化都是"气"运动变化的结果。《素问·天元纪大论》云："太虚寥廓，肇基化元，万物资始，五运终天，布气真灵，总统坤元，九星悬朗，七曜周旋，曰阴曰阳，曰柔曰刚，幽显既位，寒暑弛张，生生化化，品物咸章。"明确指出自然界的天体和生命活动，气候变化都源于物质的运动，"五运终天，布气真灵"从而出现"幽显""寒暑""品物"等宇宙天体、自然气候以及物生物化的现象。

（2）物质转换："气化"在人体而言，首先是指精、气、血、津液等各种物质的新陈代谢及其相互转化。饮食物转化成水谷之精气，然后再化生成精、气、血、津液，而精、气、血、津液之间又可以相互化生，即所谓精血互生，血为气母，气能生津，津能生髓。在物质代谢方面，津液经过代谢，满则溢泄；血化为经水，定时而下；精、气、血、津液不断地产生和消耗。这些变化都是通过"气"的运动而产生的。

（3）功能活动：正常状态下，人体之"气"有推动、激发、温煦、敷布、固摄、防御、蒸腾等作用。如积于胸中的宗气有司呼吸、贯心脉、助血运等作用；行于脉中的营气有营养全身、润泽肌肤、筋骨等作用；行于脉外的卫气有温分肉、充皮肤、肥腠理、司开合、御外邪等作用；布于脏腑的脏腑之气，有维持五脏六腑生理活动的作用；达于经络的经络之气有沟通内外、运行血脉、联络脏腑的作用等。这些都是通过"气"的运动而实现的。

（4）信息传递：人体对外界事物的反应和机体状态的表达同样是通过"气"的运动实现的。如《内经》云："命门者，目也。"就是说，眼神可以反映一个人的生命活动状态。同样，目能视物、耳能听声、鼻闻香臭、舌知五味、肤知寒温等人体感觉的产生，现代医学认为是神经传导作用的结果，感觉是由神经递质的传递产生的。而这些神经递质是肉眼看不见的物质，这种物质的运动中医称之为"气化"。

调　　控

1. 调控的概念和实质 "调控"，即调节与控制。在"气"学理论中，调控是指使自然和生命活动保持有序进行，并处于自稳状态的一种功能。自然界的调控体现于生态平衡和天体运动过程。在人体而言，机体之所以能达到"运动和平衡的活的统一"的健康状态，就是因为有着复杂的调节控制机制。如果调控失常，在自然界则出现失衡，在人体则产生疾病。

"调控"实质上是人体适应内外环境和维持自身稳定的能力。"调控"既是气化的结果，也是气化得以有序进行的条件，也是人们对气化异常进行认识和干预的手段。因而，在生命活动中，"调控"与"气化"密切相关，把握"气化-调控"理论有助于认识生命活动的内在规律。

2. 调控的基本原则 在自然界和生命过程中，调控是一个复杂的系统功能，具有以下 3 个基本原则。

（1）整体原则："调控"的整体原则是指自然界与生命过程中通过调控而实现其统一性和联系性。就人体而言，维持其正常生命过程，首先应保证整体功能上的协调与统一，组织结构上的相互沟通以及对内外环境的适应。而这种整体统一与联系，是由其内部产生的一种能动的适应内外环境的功能，来实现自身稳定的功能活动。

（2）动态原则："调控"的动态原则是指自然界和生命过程中通过调控而实现其发生、发展和变化。一切事物都是处于永恒的运动之中，因而维持运动不息的恒定和适度必须依靠"调控"功能的参与，而"调控"功能在不同情况下，必须根据内外环境的变化而进行动态调节，即《格致余论·相火论》所谓"天主生物，故恒于动；人有此身，亦恒于动"。

（3）层次原则："调控"是在一定的层次上进行的，比如自然界的调控是在运气交变和天体之间实现的；人与社会环境的协调是依靠身心功能的调控；脏腑功能的协同是通过脏腑之间的相互联系而进行；而每一脏每一腑其内部又有自身的调节功能。这种不同层次的调节和协同作用产生了整体调控。

3. 调控的形式

（1）阴阳调控：中医理论用阴阳来概括自然界相互关联事物和现象的对立双方。阴阳的对立、转化、资生和制约是自然界和人体调控的形式之一。在人体中，阴阳是调节机体代谢和生理功能活动的主要因素。阴主滋养、宁静、抑制、肃降；阳主温煦、推动、兴奋、升发。阴阳的调控功能正常可使人体有序和谐、平衡稳定、健康无病，即"阴平阳秘，精神乃治"（《素问·生气通天论》）。

（2）正邪调控：正邪调控是人体健康与否的决定因素，其中正气是关键。正气在人体内作用有两个方面：一是抗御外邪，防止病邪侵入，或发病后驱邪外出；二是自身调节，适应外部环境变化，维持体内生理平衡，或对病后损伤组织进行修复，使人体恢复健康。邪气是人体发病的条件，但邪气必然是在正气不足情况下致病，即"正气存内，邪不可干"（《素问·刺法论》）。

（3）脏腑调控：人体的正常功能活动，一方面要靠各脏腑组织正常地进行各自的功能活动，既不过亢，亦非不及，如肝阴肝阳的协调，实现"体"和"用"的一致，从而完成肝藏血、主疏泄等功能；另一方面还要靠心脏的整合和主宰，即通过相辅相成的协同作用和相反相成的制约作用实现其对机体的调控，即"亢则害，承乃制，制则生化"（《素问·六微旨大论》），从而使整体功能处于协调稳定状态。

（4）气血调控：气血是构成人体和维持生命活动的基本物质。气血对机体的调控，是通过气血的多少及其功能来实现的。中医认为，"气主煦之，血主濡之"（《难经·二十二难》），因而气不足则失于温煦，血不足则失于濡养。同时，气血在人体中又是运动不休的，气的运动激发和推动着体内的各种生理活动，其中对血的运载是其调节生命活动的功能之一，通过气的运载实现血在体内的"流行不止，环周不休"《素问·举痛论》）。

（5）营卫调控：营卫之气在人体中不仅起到温煦、防御、濡养的作用，同时，还具有调节生命节律的作用。《灵枢·营卫生会》云："营在脉中，卫在脉外，营周不休，五十而复大会。阴阳相贯，如环无端。卫气行于阴二十五度，行于阳二十五度，分为昼夜，故气至阳而起，至阴而止。"表明人的寤寐等生命节律受到营卫运行的调节。若营卫运行失常，生命节律遭到破坏，则会产生疾病。

（6）津气调控：津液是人体中重要的生命物质，在生命活动中起滋养、濡润的作用，津液在人体内处于不断的新陈代谢过程中，生成、输布和排泄之间维持着动态稳定，一旦津液输布运行失常，就将引起痰饮、水湿、肿胀等病变。而津液的输布依赖气的运行调节，即"气能布津"，同时，津液又能载气，津液与气还可互生。因而，津液与气的调控，维持了人体的水液代谢。

（7）经气调控：经络是人体的组织结构之一，其不但是机体内部联络的通道，也是机体和自然界相应、维持内外环境统一的桥梁。因而，经气的调控，对人体气血运行、联络脏腑肢节、沟通内外上下等，都起到了重要作用。经气的调控将人体内五脏六腑、四肢百骸、五官九窍、皮肉筋脉等组织器官联结成一个有机整体，同时，经气运行与自然界密切相关，脏腑组织通过经络与自然界进行物质、能量、信息的交流，以确保人体生命活动的正常进行。

气化-调控理论的应用

气化-调控是生命活动中的两个重要方面，也是"气"学理论中的关键内容。"气化-调控"理论可用于疾病诊断、疾病治疗、养生保健等方面。

1. 疾病诊断　在自然界和生命过程中，调控是一个复杂的系统功能，具有以下 3 个基本原则。

（1）气化失常：气化的主要形式是升降出入，其表现在物质、能量代谢和信息的传递等方面。因而气化失常，可表现为升降出入的改变和物质、能量代谢以及信息传递的异常。因此，把握气化失常，便是认识气机失调、代谢障碍、传递异常的关键，实质上这是对疾病更深一层的认识，对"治病求本"具有重要意义。

（2）调控失常：人体自身调控的主要形式是阴阳、正邪、脏腑、气血、营卫、津气、经络的调控，所以阴阳、正邪、脏腑、气血、营卫、津气、经络的病变，实质上都属于调控异常，因而中医认为，疾病产生的关键在于"失衡"。阴阳偏胜、正邪盛衰、脏腑功能失常、气血失调、营卫不和、津气输布障碍等各种病机，也就是机体调控失常的具体表现。

2. 疾病治疗

（1）方药调理："气化-调控"是维持生命活动过程和自身稳态的因素，因而"气化-调控"失常便是产生疾病的总病机。针对升降出入的异常，物质、能量代谢障碍，信息传递不畅，机体调控异常而采用药物治疗，以调节代谢，纠偏守中，平衡机体，达到恢复正常的作用，正是中医治疗疾病的主导思想。如在治疗气逆时，用药强调升降相因，即降中有升，以防过用。其他如阳中求阴、治阴顾阳、散收结合、消补兼施、祛邪扶正、纠偏除弊、益气生血、温肾暖土等组方和治疗原则，都是"气化-调控"思想的应用。方药调理实质上是通过药物协助人体调节自身代谢和内在功能而实现的。

（2）针灸调节：经络能够调节气血，联系五脏六腑、四肢百骸，传递信息，协调阴阳，沟通内外，是"气化-调控"的具体体现。采用针灸、药物、激光、超声波等多种方式刺激腧穴，可以达到调理经络、脏腑气血阴阳，实现机体平衡。针灸作用大多不是直接针对致病因了、病变组织，而是通过调节体内的失衡而实现其功能，即针灸治疗具有调控的整体性特点。如循经取穴、调气治神、子午流注都是调控理论的体现。

（3）情志相胜："人有五脏化五气，以生喜、怒、悲、忧、恐"（《素问·阴阳应象大论》），即情志化生于五脏精气，因而情志产生是气化的结果，调节情志同样可以达到调节脏腑功能、平衡机体代谢的作用。情志相胜，实质上是一种身心疗法，也正是"气化-调控"理论的体现。从心理上调节整体功能，实现自身的身心平衡。如《儒门事亲》中云："悲可以治怒，以怆恻苦楚之言感之；喜可以治悲，以谑浪亵狎之言娱之；恐可以治喜，以恐惧死亡之言怖之；怒可以治思，以污辱欺罔之言触之；思可以治恐，以虑彼志此之言夺之。"即是情志相胜之实例。

3. 养生保健

（1）形神调养：中医养生强调形与神俱、形神合一，实质上正是人体"气化-调控"的正常状态。而形与神俱的实现，在于保精养神，益气全形，恬淡虚无，调摄精神。通过精神调摄而保持人体内在"气化-调控"的正常与平衡。从而实现代谢活动与机体功能的稳定，同时，达到人与自然的协调。

（2）阴阳调养：阴阳调养是中医养生调控的主要方法，《内经》称之为春"养生"、夏"养长"、秋"养收"、冬"养藏"，即用"春夏养阳，秋冬养阴"的具体方法，来保持机体的阴阳平衡，取得人与自然的统一。这种顺应自然阴阳消长运动的养生方法，实际上也就是增强人体生命活动年节律的调节能力，亦是调控理论的应用。

（3）饮食调养：饮食五味是人体气化的物质源泉，因而饮食调养，亦是保持人体气化正常的物质基础，即《素问·生气通天论》所谓"阴之所生，本在五味……是故谨和五味，骨正筋柔，气血以流，腠理以密"。因而，饮食有节，五味无偏，便能保持机体"气化-调控"的恒定如常。

气化-调控是自然界和生命活动中维持生生不息、恒定平稳状态的普遍现象，也是中医"气"学理论思维的精髓。认识和把握这一理论，有利于理解中医在疾病诊治、养生保健方面强调内在调节、整体调节和方剂配伍的思想，对预防和治疗疾病、提高临床疗效具有深刻意义。

125　　中医气化理论探新

气是古老中国的一种哲学思想。气是宇宙万物之宗，大千世界变化之源。气化流行，生生不息。因此，每当人们在探讨生命现象时，总会把视角投向"气"这一古老的宇宙观。气作为一种原始的生命理论基点，一直贯穿着中医理论的始终。气的聚散离合等运动变化是维持人体生长壮老已各个生命过程的基本要素。正如庄子所云："人之生，气之聚也，聚则为生，散则为死。"因此，学者胡臻等认为，了解气以及气的运动变化过程，对于探讨人体的生命现象及其活动规律有着十分重要的意义。

气概念的原形

古人在讨论自然现象时总是力图从纷繁复杂的表象背后寻找一种物质，作为宇宙万物的共同本原。在中国古代，关于宇宙本原的讨论也是丰富多彩的。《老子》云"道生一，一生二，二生三，三生万物"，主张道是宇宙的本原。《管子·水池》云："水者，何也？万物之本原也，诸生之宗室也。"他认为，水是宇宙万物的本原。

在诸多宇宙本原学说中，人们对于气的认识过程经历了一个曲折漫长的过程，以气作为宇宙本原的理论得到了长足的发展，成为中国古代宇宙本原理论的主流。

气在中国古代有着众多含糊不清的含义。如云气、天气、地气、空气、义气、阴气、阳气、人气、鬼气、正气、志气、争气、邪气、喜气、怒气、浩然之气、雾气、文气、武气、喜气、习气、腥气、泄气、小气、泄气、凶气等。宇宙间一切自然现象、生命现象和社会现象都可以用气来表示。要了解气的真实含义必须探讨气的原形。

1. 自然现象说　古人在观察宇宙现象时认识到自然界中存在着一种精微纤细、无形无象、无所不包的特异现象，这种现象的事物被称之为气。如《庄子》云"天地一气""天下一气"。此时，人们虽然提出了气字，但对气的认识还局限于一些现象之上。

《说文解字》指出，气为送人的米，这当然不会是"气化"之气的本义。然而，查考气字，其解说为："气，云气也。"此字的字形就像由下向上升腾的气体在流动。而"云"在《说文解字》中的解释为："山川之气也。"也就是说，所谓的云气是指在温煦阳光的照耀下，从地表泄出、摇曳在空间、不久便随风消失的气体。

许慎在《说文解字》中把气字解释为云气，而云又为"山川之气"。通过对云的观察，自然使人想到了雨。《素问·阴阳应象大论》指出，"地气上为云，天气下为雨，雨出地气，云出天气"。

朗朗晴空，乌云涌现，暴雨突袭，这些变异是因风在吹动。风"作则万窍怒号"。可见，风是无形无声，看到众草的倒伏，听到空穴的鸣响才能感觉到它的存在。所以《内经》中有云"风胜则动"。日本学者前川捷三在《气的思想》一书中指出，气概念的原形可以在殷代甲骨文卜辞中所见的风中求得。以风来作为抽象的气，因为风最易体验得知气的变化，并且进一步指出"风是气的异名"。

风是否就是气的原形有待进一步商榷。但是具体的风与抽象的气之间存在极为相似之处，即都处于无定的变化之中。

2. 宇宙尘粒说　人们基于对风、雨、云等自然现象的不断深入观察，逐渐总结出气是宇宙万物生成和变化的基础。但是单用"风""雨""云"等自然现象作为气概念的原形，还很难解释气作为生化万物的本原物质。"风""雨""云"等自然现象只是气化运动的一些外在表现，不能揭示气化运动的本质。

　　气作为生化万物的本原物质确有存在的实体。正如北宋张载在《慎言》中指出"天内外皆气，地中亦气，物虚实皆气，道极上下，造化之实体也"。所谓"造化之实体"即指化生宇宙万物的本原物质。这一物质实体的存在形式则是处于不断运动变化的微尘。

　　爱因斯坦认为，物质世界不是由原子和空间二元构成的。原子和空间都是由某种共同的东西构成的。近代物理学的成就已使物质的基本单位走出了原子的壁垒，相继找到电子、质子、中子、光子等200多种基本粒子，而基本粒子仍可分割。这些近代科学的发现与气化学说中气为"宇宙粒子"说不谋而合。正是这些"宇宙尘粒"的不断运动变化，化生了万物。

气化运动的基本模式

　　古人认为，万物之始皆气化。气化一词在中医学文献中始见于《内经》。其含义有二：一是指体内物质形态的相互转变过程。如《素问·灵兰秘典论》云："膀胱者，州都之官，津液藏焉，气化则能出矣。"二是指运气变化过程中出现的气化太过、不及，以及同天、先天和后天等。有关这方面的论述散见于《素问·气交变大论》《素问·六元正纪大论》《素问·至真要大论》等。所以从中医学的角度来看，气是产生生命机体的基本物质。气化过程是维持机体生命现象的基本保证。人无不因气化而生，也无不因气化而亡。

　　由此可见，气作为宇宙物质唯一的本原实体，起初纯粹以自然现象无定的姿态出现，随之在其自身内在的矛盾运动作用下而逐渐分化、异化或衍变。它所具有的创生性充塞于一切实体之中，使得绵延不断的创生变化得以维系，这也就是所谓的气化过程。因此，气化过程存在于一切事物的生成与变化之中。

　　1. 阴阳气化的不灭法则　从阴阳学说来考虑，世界上的一切事物和现象都可以化解为阴和阳。作为万物化生之源的气亦分阴阳。传说伏羲画八卦就用阴阳两爻代表阴阳两气。董仲舒在《春秋繁露》中指出"天地之气，合而为一，分为阴阳"。所以一气可以分为阴和阳两部分。另一方面，气化本身也呈现出不同的属性。也就是说，宇宙间一切事物的变化都源于阴阳相互作用。所以《荀子·礼论》指出"天地之变，阴阳之化"。《内经》更进一步指出"阴阳者天地之道也，万物之纲纪，变化之父母，生杀之本始，神明之府也"。

　　事物运动变化的动力在于气化本身的矛盾结果，这一矛盾对立呈现出阴阳属性。所谓的"阴阳之化"即指在气化过程中表现出的两种属性完全对立的过程，即"阴化"和"阳化"两种情况。《内经》指出"阳化气，阴成形"。这里的"气"指功能活动。张景岳针对"阴化"和"阳化"的不同特性做了进一步的说明。他指出"阳动而散，故化气；阴静而凝，故成形"。可见，"阴化"和"阳化"过程的区别在于，前者体现为"静而凝"的形体物质；后者体现为"动而散"的功能活动。所以李东垣在《内外伤辨惑论》中指出"天地之间，六合之内，惟水与火耳！火者阳也，升浮之象也，在天为体，在地为用；水者阴也，降沉之象也，在地为体，在天为殒杀收藏之用也"。

　　"阳化"即"阳化气"，是指在气化的过程中出现功能变化的现象。就机体而言，阳化所产生的功能活动，具体可以表现为"神"和"火"两个方面。所谓"神"即是指"神机"，指机体的生命活动，包括了人的精神、意识、思维活动以及各组织器官的功能活动。所谓"火"即指维持体温以及保持机体功能活动正常进行所需的能量。

　　"阴化"即"阴成形"，是指在气化的过程中出现物质变化的现象。就机体而言，阴化所产生的物质变化，具体可以表现为"形"和"水"两方面。所谓"形"指人身的形体，包括五脏六腑、四肢百骸以及筋、脉、肉、皮、骨等组织器官。所谓"水"即是指体内各种不同体液，包括精、血、津液。

　　在病理上，气化的紊乱和气机的异常是导致机体患病的原因所在。病态气化主要包括阳化和阴化的太过与不及。阳化太过，一方面，机体处于功能亢进的病态表现，如肝气横逆、肝阳上亢、肝风内动等表现；另一方面，能量过剩则机体表现出热证。阳化不及同样有两方面表现：一是机体功能低下，呈现出脏腑功能衰弱的病理变化。如心气虚则推动无力，不能输送血液到全身；脾气虚则运化无能，水谷不化。二是机体没有足够的热能来维持生理需要则机体表现出寒证。阴化太过则机体出现精微物质化生太过而成病态，机体表现为形态肥胖、精血外溢、水饮内停等病理反应。阴化不及则精微物质化生不足，机体表现为形体消瘦、精血亏少、津亏液燥等病理现象。因此，"阴化"和"阳化"的过程是既相互对立，又相互依存的。两者之间的协调平衡是维持机体产生、发展、壮大等一切生命过程的根本要求和保证。《淮南子·本经训》指出"天地之气，莫大于和，和者阴阳调"。并且进一步指出"天地之气和，阴阳之陶化，万物皆乘一气者也"。

气化过程不断将物质化为功能，同时通过功能的作用，完成物质的代谢，即所谓"气归形，形归气"。在形气相互转化的过程中，不论物质的质地和形态有何变化，气化前后物质的总量是一个恒数。这种转化的过程循环往复，生生不息。明代哲学家宋应星在《论气》中例举了土石相互转化的关系来说明这一道理。其云"深山之中，无石而有石，小石而大石，土而母，石为子，子身分量由亏母而生"。他把土与石的关系比作母与子。子量增加多少，母量就相应地减少多少，揭示了母与子的数量关系，即物质的总量不变。

王充在《论衡》中指出"人未生，在元气之中，既死，复归元气"。这说明了生命机体的产生是气化成人的结果，而生命的终结则是机体重新化成宇宙之气的过程。明清著名哲学家王夫子指出"聚散变化，而其本体不为之损益"。"散而归于太虚，复其氤氲之本性，非消灭也"。他还用柴薪燃烧化为火焰、烟雾、灰烬等例子进一步证实气化的不灭性，说明气聚成形，化生宇宙万物；气散形毁，气归自然。气在气化过程中永远处于不灭的状态之中。

在人的生长过程中，气化作用决定了机体"生、长、壮、老、已"各个阶段中的生理特征。生命之初，气化尚处于"稚阴未充""稚阳未长"的不平衡阶段，但"阳化"和"阴化"过程十分活跃旺盛，机体生机蓬勃，形体和功能都迅速壮大。随后"阴化"与"阳化"处于相对平衡的鼎盛时期，机体身强力壮，脏腑功能健全，并以繁殖后代为特征。进而机体气化出现紊乱和不协调的衰退过程，表现为形体衰弱，精血枯槁，功能低微；直至机体气化停止，神机化灭，生命消失，即所谓"气散为死"。

2. 气机运动的有序程序　气机一词始见于宋代的《圣济总录》。这里的气机不同于上面所述的气化过程，它主要指气的运动过程。也就是说，为了维持正常的气化过程，机体的气要进行一系列的运动变化。气的这些运动变化的过程称之为气机。

气是万物的本原，所以气机运动无所不在。其运动形式多种多样，气机运动的表达形式归纳起来主要有4种，即升、降、出、入。清代周学海在《读医随笔》中指出"分言之，为出入，为升降。合言之，总不外乎一气而矣"。所谓升，指气向上运动的过程；所谓降，指气向下运动的过程；所谓出，指气向外运动的过程；所谓入，指气向内运动的过程。《素问·六微旨大论》指出"是以升、降、出、入，无器不有，故器者生化之宇，器散则分之，生化息矣，故无不出入，无不升降"。气只有通过气机有序的升、降、出、入运动变化，才能维持机体的正常功能。气机运动的这一过程是有序的，是按照一定规律逐渐变化的过程，是一个由量变到质变的过程。

同时，气化的有序性还表现为气化过程是运行不息、如环无端的。朱熹云："气之运而言之，则消息盈虚之变，如循环之无端而不可穷也"。但是气化的有序过程时常存在着差异，这就正好说明了同样的气化会产生特质不同的事物与现象的变化。宋应星在《论气》中指出"有形之物，有化速与化迟者，何也？曰：化，视其生也，化之速者，其生必速，化之迟者，其生亦迟也"。

就机体而言，气机的"升、降、出、入"变化主要表现在机体内外的气机转化过程和体内脏器的气机转化过程。《内经》指出"人以天地之气生，四时之法成"，所以人与自然界的气体交换每时每刻都在进行。机体吸入天气，吐出浊气，是通过肺和皮毛来实现的。只有肺和皮毛的呼吸开合不断进行，才能吸入天之清气，呼出体内之浊气。对于地气的吸入，主要是通过摄取饮食水谷，经口入胃，经脾之运化、转输而化成精气输布全身。其浊气则通过膀胱或大肠，随大小便排出体外。故《内经》指出"天地之精气，其大致常出三而入一，故谷不入半日则气衰，一日则气少矣"。

机体内部各脏腑都要通过气机的升、降、出、入才能完成其正常的生理功能。同样，要维持机体各个生理过程都能保持正常进行，还有赖于各脏器以及脏器与脏器之间气机运动的协调。叶天士在《临床指南医案》中指出"人身左升属肝，右降属肺，当两和气血，使升降得宜"。肺气的宣发和肃降，肝气的升发与疏泄，脾气的升清与胃气的降浊，心火的下降与肾火的上升等，人体脏腑功能的发挥及相互之间的联系，以及水谷的受纳，精微的化生，糟粕的排泄等，无不依赖于气机升、降、出、入的协调来完成，从而维持人体正常的生命活动。正如《素问·六微旨大论》所指出的"出入废，则神机化灭，升降息，则气立孤危，故非出入，则无以生长壮老已；非升降，则无以生长化收藏"。

气化异常的治疗原则

机体患病是基于气化阴阳的失常及气机运动的逆乱，故应以调整阴阳、燮理气机为其治疗原则。

1. 调整阴阳 针对病态气化所表现出的阳化与阴化的太过与不及，在治疗上应采取调整阴阳的法则。所谓调整阴阳，就是针对机体阴化和阳化的太过或不及而言。阳化太过，治宜清之；阴化太过，治宜消之；阳化不足，治宜补之、温之；阴化不足，治宜润之、补之。

2. 燮理气机 针对气机异常所表现出的升降出入失常，在治疗上应采取调理气机的法则。所谓燮理气机，就是针对气机运动失调、升降出入失常而设。在治疗时，分别采用温寒、清热、润燥、消水、升举、降下、收固和疏散8法。同时，根据气化失常和气机逆乱的关系，采取相应的治疗措施。周学海在《读医随笔》中指出"气亢于上不可轻抑者也，审其有余不足，有余耶，先疏而散之，后清而降之，不足耶，先敛而固之，后重而镇之；气陷于下，不可轻举也，审其有余不足，有余耶，先疏而散之，后开而提之，不足耶，先敛而固之，后兜而托之；气郁于内不可轻散也，审其有余不足，有余者，攻其实而汗自通……不足者，升其阳而表自退……气散外，不可轻敛也，此皆治法之要妙也，苟不达此，而直升，直降，直敛，直散，鲜不偾事矣"。

126 中医气化愈病思维

　　"气"指一元之气，是组成万事万物的根本；"化"指变化，可有升、降、出、入、聚、散、离、合等不同的形式；"气化"指气的运动与变化。气化理论是总结自然气化规律，并将之运用到人体及药物，用以阐释疾病病机及药性，指导临床疾病诊疗的理论，是贯穿中医学发展的核心思想，是中医学基本愈病思维。气化是一切事物发生与变化的本原，中医学中"气一元论""天人相应""脏气法时""五脏整体"等观念，均是从不同角度阐述气化理论。学者李晓风等探讨了中医气化愈病的思维。

气化理论的形成

　　1. 太阳崇拜　太阳带给人类温暖和光明，是远古人类最早意识到的最为神奇的自然现象，人们敬畏太阳，崇拜太阳，创造出难以计数的令人激动不已的太阳神话。太阳崇拜普遍存在于东西方文化中，自然界的神秘莫测，促使人们一方面产生对自然现象的敬畏之心里，导致许多神话传说的形成，另一方面也促使人们对自然现象形成原因的探究与思考。中国古代之五帝——太昊、炎帝、黄帝、少昊、颛顼，皆是太阳神，五帝乃五方之太阳神。

　　2. 太阳运动对中国古代天文历法及哲学思想的影响　太阳崇拜作为古代人们的宗教信仰之一，渗透到社会生活的诸多层面，对中国古代天文历法及哲学思想产生了深远的影响。原始的天文历法产生于太阳崇拜。中国古代三大天文学说，即盖天说、浑天说、宣夜说均是通过对太阳运行轨迹的观察与分析而构建的。

　　阴阳，指太阳运行的阴阳变化，它源自史前对太阳运行回归年分阴阳与递进分阴阳而创制四时八节太阳历，太阳运行的阴阳变化是世界发展变化的本源。阴阳源于太阳历的冬至夏至，以三阴三阳表示的六气同样根源于太阳回归。《周髀算经·日月历法》中记载："外衡冬至，内衡夏至，六气复返，皆谓中气。"外衡指南回归线，内衡指北回归线。太阳回归，一来6个月，一往6个月。1月1节1气，月初为节，月中为气。二十四节气，一半是节一半是气。六气，准确地说，是阳六气，阴六气。五行，源于10月太阳历的5个季节，5季称五行。以太阳历5个季节解释五行，在《管子·五行》以及彝族10月太阳历里有明确论述。春夏秋冬时，区别于日影变化之下。今天的太阳历用四时，远古用五行。四时，出于12月太阳历；五行，出于10月太阳历。

　　根据太阳回归年的起始点与转折点，即日影长短两极，界定出了冬至夏至，抽象出了一阴一阳；将太阳回归年时间长度一分为四，界定出了春夏秋冬四季；去尾数一分为五，界定出了金木水火土五行；一分为八，界定出了冬至夏至、春分秋分、立春立夏立秋立冬八节；一分为12，界定出了12月；一分为24，界定出了24节气。阴阳五行、四时八节、12个月与二十四节气，恰恰是组成中华文化、中医文化的基本要素。阴阳、五行、四时，是中医学论证问题的基础依据。

气化理论具体的内容

　　太阳的运行变化带来寒暑变化，中医学将之描述为一元之气的运动变化带来阴阳的变化。一元之气是构成宇宙的本原，一元之气的运动与变化带来了自然界万物的生、长、化、收、藏，也造成人的生、长、壮、老、已，是自然界万事万物化变的原动力。而基于五运六气的五行气化与六气气化，贯穿于中医学认识世界、认识疾病、治疗疾病的始末。

1. 自然气化　自然气化主要是指宇宙天体运动变化对自然界气候、物候带来的影响。自然气化可表现为风、热、火、湿、燥、寒的六气气化，也可表现为生、长、化、收、藏的五行气化，均是基于太阳历描述一年的气化规律。阴阳最初用以描述寒暑，进而细化为三阴三阳，用以描述一年六步气的气候特点，此特点即为六气，故《素问·天元纪大论》云"寒暑燥湿风火，天之阴阳也，三阴三阳上奉之"。天气影响地气，受六气影响，自然界植物表现出生、长、化、收、藏五个生命阶段，此为地之阴阳，概之以五行（运），故"木火土金水火，地之阴阳也，生长化收藏下应之"。天地之气交感，才有了万事万物生生化化、繁衍不息的自然景象，故"夫五运阴阳者，天地之道也，万物之纲纪，变化之父母，生杀之本始，神明之府也"，"阴阳五运"是天地之道。

阴阳多用以描述规律，而五行多用以解决问题，五行气化是指导中医学疾病诊疗的重要工具。《素问·五常政大论》对五行气化特点进行了详细描述："木曰敷和，火曰升明，土曰备化，金曰审平，水曰静顺。"五行气化特点分别是敷和、升明、备化、审平与静顺。"敷和之纪……其气端，其性随，其用曲直，其化生荣，其类草木，其政发散，其候温和，其令风……其应春"，木气"敷和"指春季阳气升发，气候温暖，万物生发；"升明之纪……其气高，其性速，其用燔灼，其化蕃茂，其类火，其政明曜，其候炎暑，其令热……其应夏"，火气"升明"指夏季阳气鼎盛，气候炎热，万物茂盛；"备化之纪……其气平，其性顺，其用高下，其化丰满，其类土，其政安静，其候溽蒸，其令湿……其应长夏"，土气"备化"指长夏之季阳气盛而水湿蒸腾，气候湿热，万物充盛孕育果实；"审平之纪……其气洁，其性刚，其用散落，其化坚敛，其类金，其政劲肃，其候清切，其令燥……其应秋"，金气"审平"指秋季阳气敛降，气候清冷干燥，万物开始凋败；"静顺之纪……其气明，其性下，其用沃衍，其化凝坚，其类水，其政流演，其候凝肃，其令寒……其应冬"，水气"静顺"指冬季阳气闭藏，气候寒冷，万物凋零。以五种可观、可感之气候、物候特点，体现其背后隐藏的五种气化规律。一年五季时序流转带来了五行相生，如春季后为夏季，则木生火；而气化特点的对立则产生了五行之相克，如木主阳气升发，而金主阳气敛降，故金克木。五行之相生相克是维持自然界气候平稳的关键，将之拉入人体，便是中医愈病思想。

2. 人体气化　中医学认为，人生于天地之间，人体气化与自然界气化相通应，如《素问·宝命全形论》云："人以天地之气生，四时之法成"。《灵枢·本脏》云："五脏者，所以参天地，副阴阳，而连四时，化五节也。"《素问·天元纪大论》也有相关论述："天有五行御五位，以生寒、暑、燥、湿、风。人有五脏化五气，以生喜、怒、思、忧、恐。"天体运动造成气象、气候变化的同时，也影响着人体脏腑、经络，使之具有了年、月、日时间节律和空间特性。

人体气化，一者借助阴阳与五行，将自然气化规律拉入人体。肝应春，故肝的气化形式为温、升、疏泄；心应夏，故心的气化形式为火热、炎上；脾应长夏，故脾的气化形式为运湿；肺应秋，故肺的气化形式为凉降、收敛；肾应冬，故肾的气化形式为闭藏。完整阐述人体气化规律的当属清代黄元御，他重视天人合一的思想，认为人与天地相参，将自然气化规律引入人体。在其著作《四圣心源》中将人体气化形式概括为"一气周流"："清浊之间，是谓中气，中气者，阴阳升降之枢轴，所谓土也。枢轴运动，清气左旋，升而化火，浊气右转，降而化水。化火则热，化水则寒。方其半升，未成火也，名之曰木。木之气温，升而不已，积温成热，而化火矣。方其半降，未成水也，名之曰金。金之气凉，降而不已，积凉成寒，而化水矣。"认为"左路木火升发，右路金水敛降，中焦土气斡旋"，生动地阐述了人体气机的升降出入规律。

二者通过五脏气化实现"无形之气"与"有形之质"的联系。气化正常，则五脏气机调和，灾祸不至；气化失常，则五脏气机逆乱，进而产生湿、饮、水、痰、瘀等诸多病理产物，即所谓"升降出入，无器不有"。故气化失常为诸病之根本，调畅气机，推动气化是治疗的关键。"气病为百病之先，诸病之变"、"调理气机、推动气化为百病之要"，气化之道是中医学认知生命的原创思维，是中医理论的根和魂。而调气便是根据五行生克制化原理，借助药物的四气五味实现的。

3. 药物气化　将自然气化规律运用到药物，便有了药物气化，主要体现在其药物的四气五味及升降浮沉之性。药物气化为药物的重新分类及应用范围的拓展提供了新思路；结合人体生理、病理气化特点与药物气化特点选方用药，也为临床辨证论治开辟了新的道路。

（1）五味理论："五味"是中药药性的重要组成部分。"味，滋味也"，（《说文解字》）主要通过口尝获得。以阴阳五行学说功能化"五味"，将五方、五脏、五窍、五味对应分类，便产生了中药"五味"理论。如《素问·金匮真言论》云："东方青色，入通于肝，开窍于目，藏精于肝，其病发惊骇，其味酸。"《内经》将五味的功效概括为酸收、苦燥、苦泄、苦坚、甘缓、甘补、辛散、辛润、咸软。味的确定一方面依据药物的真实滋味，一方面以作用反推，如辛味能散、能行，麻黄可发汗解表，符合辛味能散、能行的作用特点，因此麻黄具有辛味。中药之"五味"不仅指药物的味道，还与五行一样被抽象一种归类标准，代表具有共同功能或相同性质的药物。

（2）四气理论：药物的四气指药物的寒、热、温、凉之性。《内经》云："所谓寒热温凉，反从其病也。"意为四气是从药物作用于机体所发生的反应概括出来的，是与所治疾病的寒热性质相对应的，凡能减轻或消除热性病证的药物，性属寒凉；凡能减轻或消除寒性病证的药物，性属温热。药物的寒热温凉之性是在药物本身寒热性质的基础上，结合自然气化规律总结出来的。古人认为药物处于自然界之中，是天地交感的产物，《春秋左传正义》云"天有六气，降生五味"，即天气降生于地而化为五味。故药物除五味外，还兼具天气规律特点，天气即为五运、六气，表现为春、夏、秋、冬四季规律，分别对应温、热、凉、寒之性。诚如《神农本草经疏》所云："夫物之生也，必禀乎天，其成也，必资乎地。天布令，主发生，寒热温凉，四时之气行焉，阳也；地凝质，主成物，酸苦辛咸甘淡，五行之味滋焉，阴也。故知微寒微温者，春之气也；大温热者，夏之气也；大热者，长夏之气也；凉者，秋之气也；大寒者，冬之气也。"

（3）升降浮沉之性：药物升降浮沉之性含义有二：一是药物针对病势的作用趋向，升即上升，降即下降，浮即向外，沉即向内；二是药物对脏腑经络生理趋向的调节。它是从药物的作用趋势上对中药功效的形象概括。

药物气味有厚薄，《素问·阴阳应象大论》云："阴味出下窍，阳气出上窍。味厚者为阴，薄为阴之阳。气厚者为阳，薄为阳之阴……气味，辛甘发散为阳，酸苦涌泄为阴。"气味的薄厚实际指气味的阴阳属性。李东垣在《药类法象》中指出："天有阴阳，风寒暑湿燥火，三阴、三阳上奉之。温凉寒热，四气是也，皆象于天。温、热者，天之阳也。凉、寒者，天之阴也。此乃天之阴阳也。地有阴阳，金木水火土，生长化收藏下应之。辛、甘、淡、酸、苦、咸，五味是也，皆象于地。辛、甘、淡者，地之阳也；酸、苦、咸者，地之阴也——此乃地之阴阳也。"气化于天，而味成于地，故气为阳，味为阴。气、味又可再分阴阳：四气之温热属阳，凉寒属阴；五味之辛甘淡者属阳，酸苦咸属阴。

在药物气味厚薄基础上，张元素引入法象思想，首倡"气味厚薄升降图说"，创立中药升降浮沉理论。他将药物分成五大类：风升生，热浮长，湿化成，燥降收，寒沉藏。他在《医学启源》进行了详细论述，药物"味之薄者，为阴中之阳。味薄则通，酸苦咸平是也"，法象春季的风升生；药物"气之厚者，为阳中之阳。气厚则发热，辛甘淡温热是也"，法象夏季热浮长；药物"戊，湿，其本气平，其兼气温凉寒热，在人以胃应之。己，土，其本味咸，其兼味辛甘咸苦，在人以脾应之"，法象长夏的湿化成；药物"气之薄者，为阳中之阴。气薄则发泄，辛甘淡、平凉寒是也"，法象秋季的燥降收；药物"味之厚者，为阴中之阴。味厚则泄，酸苦咸寒是也"，法象冬季的寒沉藏。通过由气、味决定的药物阴阳属性分别与四季相阴阳配属，再通过法象四季的气候特点赋予了药物升、降、浮、沉的作用趋势。

升浮药主上行而向外，有升阳、发表、散寒、催吐等作用；沉降药主下行而向内，有潜阳、降逆、清热、渗湿、泻下等作用。凡病变部位在上在表的宜升浮不宜沉降，在下在里的宜沉降不宜升浮，再有病势有上逆下陷的不同，病势上逆的宜降不宜升。

气化论愈病思维

1. 以人体气化推断病机　分析人体气化情况，需要结合望闻问切四诊以及发病时自然气化特点。杜武勋以气化理论为指导，结合多年临床实践创立的五行生克制化辨证模式便是很好的实践方法。具体方法是先根据患者出生年份的运、气判断患者五脏气化特点（体质），再根据发病时间的运、气分析当时五脏气化特点，从而得出病因及病机，最后结合就诊时的运、气分析疾病发展演变的规律。关键是根据脏腑间生、克、复的关系，分析五脏气化情况。该辨证模式充分表达了"审查病机，无失气宜""谨候气宜，无失病机"以及"五脏兼顾"的疾病治疗观。

例如四诊和参得知患者肝风偏盛，根据五脏之间生、克、复的关系，可以进一步推测，木克土，肝木偏盛易乘克脾土而致脾虚；同时肝强脾弱致使五脏气化失衡，往往会产生复气抑制过亢之气，肝风偏盛则肺金来复，出现肺燥偏盛。故肝风偏盛的患者五脏气化特点可表现为在上肝风肺燥偏盛，在中脾虚，可三者兼备，也可仅见一二。此外，还应重视自然气化对人体气化的影响。如发病在初之气厥阴风木，自然界木气偏盛，人体之气与之相通应，人体气化特点易表现为肝风偏盛。重视自然气化对五脏气化的影响，对于分析病因病机是必要的。

2. 以药物气化指导选方用药　根据所分析出的患者五脏气化特点（病机），以五行生克为推导工具，选择相应气化特点的药物，关键是调节失常的五脏气化。如肝风偏盛的患者，表现为温升之力过强的脏腑气化特点。药物选择上，从五味论，当用"酸味"药，如芍药、乌梅以敛肝、柔肝，若有肝风化火之势，可选"苦味"药，如龙胆、黄芩、栀子、川楝子等泄肝火；从四气论，当选"凉"性药，如菊花、麦冬、决明子，若肝风化火，可选用"寒"性药，如栀子、牡丹皮等；从升降浮沉之性论，"高者抑之"当选沉降之性的药物，如龙骨、牡蛎、羚羊角等。调理气机的同时，还应根据有无有形之病理产物选择药物，如有湿，加茯苓、陈皮、泽泻等，有瘀加桃仁、红花等，有痰者加半夏、瓜蒌等。简言之即为根据五行生克制化，以药物四气五味、升降浮沉之性调整五脏气机的升降浮沉，调节无形之气、去除有形之质，使五脏气化复归于常态。

对太阳的崇拜促使古人观察总结太阳运行与自然界气候、物候之间的联系，并由此建立中国古代天文历法及中医气化理论。气化理论是总结宇宙天体（主要是太阳）运动变化对自然界的影响，归纳出风、热、暑、湿、燥、寒的六气规律（天气），以及与之相应的木、火、土、金、水的五气规律（地气），两种规律具体呈现方式为三阴三阳（气候）与生长化收藏（物候）。将春温、夏热、秋凉、冬寒的四季阳气布散规律以模型的方式呈现，便是春天阳气升发，夏天阳气鼎盛，秋天阳气敛降，冬天阳气闭藏，此即自然化。将该模型引入人体即为黄元御"一气周流"理论，一元之气由脾胃化生，肝主阳气升发，心主阳气鼎盛，肺主阳气敛降，肾主阳气闭藏，此即人体气化。脾胃健运、四维和合则一气周流，百病不生；脾胃不健、四维不转则气机逆乱，百病丛生。可知气化失常是一切疾病的根源，治疗也应从调整五脏气化着手。将该模型引入药性理论即为药物四气与升降浮沉之性，即药物气化。自然界有春温、夏热、秋凉、冬寒，人体有肝风、心火、肺燥、肾寒，药物亦有升降浮沉之性，以药物气化调整人体气化，兼顾无形之气与有形之质，是中医诊疗疾病的基本思维。先有自然气化，而后有人体气化与药物气化，三者共同组成气化理论，即气化三论。气化三论构建出"病因-病机-用药"为一体的中医学基本诊疗架构，认识气化理论是学习中医药的根本。中医气化愈病的基本思维是以自然气化总结人体气化与药物气化规律，以人体气化认识疾病病因病机，以药物气化调整人体气化，最终实现五脏气化平衡。气化是致病和愈病的关键。

127　中医气化的生理和病理

中医学对气化的论述源于《内经》，特别是《素问·天元纪大论》等七篇对人体气化做了比较全面的论述。后经历代医家的创新发挥，逐步形成了独具中医特色的气化学说，成为中医学基础理论的重要组成部分。学者孙朝润就中医气化的生理和病理做了探讨。

气化的概念

何谓气化?《辞海》云："气化生万物，万物之始皆气化。"《素问·天元纪大论》云："物生谓之化，物极谓之变。"概括而言，气化就是气在运动过程中所产生的种种变化。《素问·灵兰秘典论》云："心者，君主之官，神明出焉，肺者，相傅之官，治节出焉……三焦者，决渎之官，水道出焉。膀胱者，州都之官，津液藏焉，气化则能出矣。"《内经》认为脏腑功能活动，气血、津液的生化、转化，三焦通调水道的功能都是气化的作用。气化寓涵了人体的呼吸、循环、消化、吸收、代谢等生命活动，因此，气化是人体生命力的体现，故有"气的运动变化及其伴随发生的能量转化过程称之为'气化'"之说。

气化运动形式

《素问·六微旨大论》云："高下相召，升降相因，而变作矣……故非出入则无以生长壮老已，非升降则无以生长化收藏，是以升降出入，无器不有。"表明升降出入是人体功能活动的主要运动形式。《素问·阴阳应象大论》云："故清阳出上窍，浊阴出下窍，清阳发腠理，浊阴走五脏，清阳实四肢，浊阴归六腑。"指出人体内清浊之气"出上窍""出下窍"等气的运动正是气化运动形式的体现。《灵枢·本脏》云："五脏者，所以藏精神血气魂魄者也，六腑者，所以化水谷，而行津液者也。"明确指出脏腑功能活动的特点是脏藏精腑泻浊，即脏藏腑泻。烟建华说："藏泻相成，升降相因。"以上论述均表明升、降、出、入、藏、泻是气化的主要运动形式。

气化的生理

《素问·六微旨大论》云："升降出入，无器不有。"认为升降出入的气化运动遍布于机体内外。《素问玄机原病式》云："玄府者，无物不有，人之脏腑、皮毛、肌肉、筋膜、骨髓、爪牙，至于世之万物，尽皆有之，乃气出入升降之通利也。"人体内外有无数的细微通道、孔窍，纵横交错，网络内外，遍布全身，气血、津液通过这些通道升降出入运行，输布全身。

1. 五脏气化　《素问·五脏别论》云"所谓五脏者，藏精气而不泻也，故满而不能实"。五脏的功能是藏精和生化。在精气生化中，五脏虽各有主司，有各自的功能，但其气化运动都是以升降出入为主要运动形式的。心肺居上，其气主降，其性主藏，主司气血生化运行；肝肾居下，其气主升，其职藏精，乙癸同源，水火既济；脾胃居中，脾气升，胃气降、主泻，中州之位，升降枢纽。因此，升降出入、藏泻是五脏气化的体现。

(1) 心的气化：《素问·痿论》云"心主身之血脉"。王冰云："肝藏血，心行之。"心主司全身血液循环运行。血脉始于心，心的搏动及脉管的舒张收缩推动、调控血液从心出入有序，循环全身，周流不息。心气降,肾气升,心肾相济。心火下降,肾水上承,水火既济,心肾相交,阴阳平衡,健康无恙。心推动、调控血液一出一入、一升一降及心肾互济的运动就是心主血、行血的功能活动,也是心的气化体现。

(2)肝的气化:王冰注释《素问·五脏生成》云"肝藏血……人动则血运于诸经,人静则血归于肝"。说明肝具有贮存、调节血液的作用。肝主疏泄,在肝的调控下血液在脏腑中有入有出、有升有降的运行。肝疏泄调达,则气机调畅,清气上输,浊气下降,水液代谢通利。肝之疏泄使肝脾调和,肝胃和谐,脾胃健运,消化正常。这里肝的调控、气机调畅、肝脾调和、肝胃和谐、水液代谢都是肝的气化作用。

(3)脾的气化:《素问·经脉别论》云"脾气散精,上归于肺,通调水道,下输膀胱"。脾的功能在于升清,将水谷精微上输于心肺,输布于全身,再通过肺的宣降把水液下输膀胱。脾主运化也泛指消化吸收作用,脾的消化吸收过程寓有"入""出"的运动。《医宗必读》云:"一有此身,必资谷气,谷入胃,洒陈于六腑而气至,和调于五脏而血生。"所谓"洒陈""和调"都是指脾的运化功能。脾气之升、水谷之化、精微输布、"洒陈""和调"都是脾之气化的体现。

(4)肺的气化:《素问·五脏生成》云"诸气者,皆属于肺"。肺主气,司呼吸,主宣发肃降,通调水道。肺的功能正常,则一呼一吸,一出一入,一升一降,气道畅利,呼吸均匀。呼则浊气排出,吸则清气吸入;升则推动卫气和津液输布全身,降则水液下输膀胱。上述肺的呼吸、升降、出入等运动形式就是肺的气化表现。

(5)肾的气化:《素问·上古天真论》云"受五脏六腑之精气而藏之"。肾藏精,主水,纳气。《素问·阴阳应象大论》云:"精化为气。"肾藏阴精,经肾阳蒸化而成气。王冰注《内经》云:"气化则精生。"指出气化使精化生为气,气化生为精,精气互生,生化不息。

《血证论》云:"根结丹田,内主呼吸。"肺为气之主,肾为气之根,肺气降,肾气升,肺肾司气,升降相因,出入和谐,呼吸均匀。《素问·逆调论》云:"肾者水脏,主津液。"肾主水,司二便。肾阳蒸化肾阴,清者上升,滋养脏腑;浊者下降而走水道。王冰注《内经》云:"肾气化则二便通。"肾之气化,升降有序,出入协调,则二便通利。综上所述,肾精气化生、气之升降、肾阳温化、清升浊降、调控二便的功能活动都是肾的气化作用。

2. 六腑气化　《素问·五脏别论》云"六腑者,传化物而不藏"。《灵枢·经水》云:"六腑者,受谷而行之。"六腑又称为"传化之腑",其功能主要是受纳水谷、磨化谷食、泌别清浊、渗津排尿、传导糟粕。因此,六腑的功能活动以降为顺、以通为用,其"降""通"和磨化谷食、分清别浊的全过程就是六腑的气化表现。

(1)小肠的气化:《灵枢·本输》云"心合小肠,小肠者,受盛之腑"。《难经·三十五难》云"小肠者,心之府"。小肠与心互为表里,小肠络心,经脉相联,脏腑相合,脏藏腑泻,藏泻相因,功能互补。小肠所纳谷食借心火腐熟而化精微,"清阳出上窍"滋养全身,"浊阴出下窍"排泄体外。小肠受谷、心火腐熟、化生精微、清升浊降的过程即是小肠气化的体现。

(2)大肠的气化:《灵枢·本输》云"肺和大肠,大肠者,传导之腑"。《难经·三十五难》云:"大肠者,肺之府。"大肠与肺互为表里,大肠络肺,经脉相通,脏腑一体,脏藏腑泻,相反相成。大肠所受之物在自身"传导"和肺宣发、肃降的共同作用下,其精微上输脏腑,其糟粕下行排泄。大肠的传导排泄、推陈出新就是大肠的气化。

(3)胆的气化:《灵枢·本输》云"肝合胆,胆者,中精之腑"。《难经·三十五难》云:"胆者,肝之府。"张景岳云:"胆附于肝,互为表里,肝气虽强,非胆不断,肝胆相济,勇敢乃成。"胆与肝互为表里,经脉相联,互为一体。胆气降,肝气升,升降相因,相互为用,共同发挥助消化、主谋略、畅情志的作用。胆的贮存、输送胆汁及肝的疏泄等功能活动都是胆的气化体现。

(4)胃的气化:《灵枢·本输》云"脾合胃,胃者,五谷之腑"。《难经·三十五难》云:"胃者,脾之府。"胃与脾互为表里,胃经络脾,脾胃一体,功能互补,相辅相成。胃纳五谷,脾主运化,脾升胃降，升降相济，出入和谐。脾升上输精微布散全身，胃降下输水谷于小肠消化吸收。脾胃同居中焦是气化升降出入运动的枢纽，当然胃的气化作用也在其中。

（5）膀胱的气化：《灵枢·本输》云"肾合膀胱，膀胱者，津液之腑"。《难经·三十五难》云："膀胱者，肾之府。"膀胱与肾互为表里，肾与膀胱经脉互络，脏腑一体，功能互济。肾阳温煦，蒸化膀胱津液，气化为尿，排泄体外。肾阳之温化促膀胱之气化，共同完成水液代谢的过程，即膀胱的气化。

（6）三焦气化：《灵枢·本输》云"三焦者，中渎之腑也"。《难经·三十一难》云："三焦者，水谷之道路，气之所终始也。"三焦是水谷的通道、气化活动的始终，其主要功能是主纳饮食、腐熟水谷、分清别浊、主司排泄。这里上入下出、升清降浊、消磨谷食及主司、调控一身水液代谢的功能活动就是三焦的气化。

3. 精、气、血、津、液的气化　《素问·经脉别论》云"饮入于胃，游溢精气，上输于脾。脾气散精，上归于肺，通调水道，下输膀胱，水精四布，合于四时，五脏阴阳，揆度以为常也"。《素问·阴阳应象大论》云："味归形，形归气，气归精，精归化，精食气，形食气，化生精，气生形。"表明人体精、气、血、津、液等生命物质的生成、转化、代谢都必须通过胃的"游溢"、脾的"散精"、肺的宣降、肾的气化等升清降浊的过程，使水谷转化为精、气、血、津、液。精化气，气化精，精气互生，气血互化，津液转化，生化不息。王节斋云："胃司受纳，脾司运化，一纳一运，化生精气津液。"再次论述了精、气、血、津、液的生化，进一步说明了精、气、血、津、液相互化生的气化过程。

气化的病理

《素问·举痛论》云："百病皆生于气，怒则气上，喜则气缓，悲则气消，恐则气下，寒则气收，惊则气乱，劳则气耗，思则气结。"无论外邪袭表还是情志内伤，或饮食失调，或劳逸失度，都会影响机体气化，造成气化失调、气机失常的病证。

1. 气盛　气旺有余，亢盛于上。《灵枢·四时气》云："气盛则厥逆。"《内经》云"亢则害"，升降失常、其气上亢、升之有过、降之不及等，都会导致脏腑功能失调、气机不畅而发病。如：心火亢盛，则心烦意躁、失眠多梦；肝阳上亢，则头晕目眩、头痛耳鸣、口苦咽干；肝气横逆，则胸胁胀满、呃逆嗳气；肺气不降，则咳嗽、气喘等。

2. 气虚　《素问·通评虚实论》云"气虚者，肺虚也"。肺主气，主宣发、肃降。若肺虚，则气化无力，其宣通、输布、推动力下降，导致呼吸不利、呼多吸少、气短、全身无力。若肺气虚，宣降失司，则出现咳喘、动则喘甚、咳嗽无力。气虚还可导致脏腑功能下降，出现身困乏力、疲倦、气短，甚则伴有脱肛、子宫脱垂等。

3. 气滞　气化无力或失调导致气在机体局部发生闭塞不畅，气化失司，气机阻滞，引起痰湿内阻、瘀血凝滞、饮食内停、寒邪凝聚及情志抑郁等病症。临床表现常因气滞所在部位不同而异，一般多见局部疼痛、胀满等。

4. 气逆　《素问·举痛论》云"怒则气逆"。《素问·通评虚实论》云："气逆者，足寒也。"气上逆而不顺是气升之太过、降之不及或横行逆乱，或情志所伤、升降失常导致气机异常而发病。气逆为病，影响多脏。气之升降直接影响脏腑功能活动，如肺主宣发、肃降，以降为顺，若失宣降，则出现咳嗽、气喘、胸闷不舒；胃纳水谷，以降为和，若功能失调，胃失和降，则出现嗳气、呃逆、呕恶、胃脘胀满；肝主疏泄，喜调达，若怒气伤肝，升发过甚，逆而上冲，则出现头痛、眩晕、面红目赤、口苦咽干等。

5. 气胀　《灵枢·胀论》云"真邪相攻，两气相搏，乃合为胀也"。《仁斋直指·胀论》云："七情郁结，气道壅塞，上不得降，下不得升，身体肿大，四肢瘦削，是为气胀。"气胀多为脾虚肝郁所致，常发生于胃肠系统。气机阻滞，气化失司，脾气不升，胃气不降，腑失传化，导致恶心呕吐、胃脘胀满、腹痛、便秘等病症。

6. 气郁　《素问·六元正纪大论》云"诸气膹郁，皆属于肺"。《丹溪心法·六郁》云："气郁者，胸胁痛，脉沉涩。"肺主气、宣发、肃降。若肺失宣降、气机阻塞、郁结不畅，或情志不舒、宣通不利，可导致气促上逆、咳嗽气喘、郁而痞闷、胸胁胀满、噫气腹胀等症。

7. 气闭　气闭多因气机阻滞，导致二便闭秘不行，甚则厥逆。若气闭导致膀胱气化失司，出现小便不利或尿频尿急；若气闭不宣，肺失肃降，大肠失于传导，出现便秘；若气化不行，气机壅阻，痰浊闭窍，出现突然昏仆、不省人事、口噤肢厥、呼吸急迫、喉中痰鸣等。

8. 气陷　气陷是气虚证的发展和加重，多因中气不足或元气亏损、升举无力而发生，主要是以气的升清功能低下和气升举乏力为主要特征。临床多见头晕心悸、气短少言、疲困身倦、精神不振、面色无华、腰部坠胀、胃体下垂，甚则脱肛、子宫下垂等一派气息下沉的衰弱症状。

9. 气脱　《灵枢·决气》云"气脱者，目不明"。张景岳云："气虚卒倒者，必形气索然，色泽白，身微冷，脉微结，为气脱之症。"气脱即元气虚脱之症，常见大汗不止、四肢厥逆、脉细微弱、濒临衰竭，甚至休克的重危病症。

10. 气厥　气厥乃厥证之一。《素问·生气通天论》云："阳气者，大怒则形气绝而血菀于上，使人薄厥。"气厥多因强烈精神刺激，或气逆郁结，导致气机逆乱，阴阳之气紊乱失序而发为厥。临床常见肢体逆冷、神志昏蒙、卒然扑倒、不省人事等重危病症。

气化治则

气化失常，气机失调，可引起多种以气为主的病症，如气虚、气逆、气滞、气郁等。《素问·疏五过论》云："治病之道，气内为宝。"《素问·至真要大论》云："疏气令调……可使气和。"气化异常致病以气机失调为主要病机，其治疗应遵"疏气令调……可使气和"之训，以理气、行气、通气、补气等为主要治疗法则。治疗时应细辨气机不调引起的诸多病证，因证施治。《灵枢·本神》云："必审五脏之病形，以知其气之虚实，谨而调之也。"如气虚，当"虚则补之"，治以补中益气；气滞，治以理气疏通；气逆，治以降气镇逆；气胀，治以疏肝和胃或消胀理气；气陷，治以益气升举；气闭，治以理气通利；气郁，治以行气解郁；气脱，治以回阳益气、固本救脱；气厥，因张景岳有"气虚气实，皆能致厥"之说，故气虚而厥者治以大补元气、固本救逆，气实而厥者治以调理气机、豁痰开窍。概而言之，气化的治疗总则应以"气"为本，以"理"为法，因证施治。

气化的主要运动形式是升、降、出、入、藏、泻，这也是人体生命活动的基本形式。气化维持了人体的整个生命过程，保障了机体的呼吸、循环、消化、吸收、代谢等各项生命活动的正常运转。气化理论是认识人体生理、病理和确定治疗法则的指导思想。认真研究气化学说，对认识、探讨人体生命科学的奥秘，丰富、发展中医学基础理论具有十分重要的意义。

128　中医气化与愈病机制

中医学是以天人合一、整体观念、辨证论治思想为指导，运用《周易》阴阳五行的象数理论，以取类比象、司外揣内、审症求因等研究方法为手段，从人体整体来研究人体生命运动状态和规律的一门科学。其所用中药注重应用药物的偏性、寒热温凉四性来纠正人体的阴阳失调。其治疗效应目标在于调整人体整体的阴阳失衡状态，从而改善人体的内环境，形成人体内部环境、人与外部环境的和谐状态。

中医学是从气化层面研究认识人体的，然而目前许多中医药的研究似乎背离中医药理论，如药物有效成分的提取与分离、复方中药作用靶点与信号转导通路、中医脏腑实质及经络等的研究。有些研究常存在偷换概念的弊端，随意解释，说明目前对中医药基本理论和中药愈病机理的认识存在着观念偏差甚至错误。因而学者杜武勋等认为，有必要从气化角度阐述中医药对人体与疾病的认识，探讨中药愈病的机制。

中医气化论

气是构成整个物质世界的细微物质，万物皆因气而生成，气是世界万物之本源，这就是中国古代自然哲学气一元论的学术观点。

1. 气一元论　中医学吸纳了气一元论观点，认为气是生命本原，是构成生命的基本物质。人的生、长、壮、老、已皆本于气。气聚则生，气壮则长，气衰则老，气散则亡。《内经》认为，气是一种不能直接观察或感觉的极其细小的物质微粒。《灵枢·贼风》云："气其所从来者微，视之不见，听之不闻，故似鬼神。"气是人类感觉器官无法感知的无形存在。气首先是无形质的存在，无形质的存在是生成有形质存在的前提和条件，无形质的气生成有形质的具体事物，便是"气合而有形"。气是物质存在的另一种形态，万物皆是气所呈现的不同状态，"聚则成形，散则为气"。大至无形的太虚，小至有形的万物，均是气的不同的存在形态而已。气化学说坚持一气之中含有阴阳，阴阳二气对立互根互用而产生万物，故气化的动力即在于气之本身。阴阳二气的矛盾运动是气升降出入的动力，是气化的基础。阴气与阳气同属于气的范畴，是人体中两类具有不同作用和运动趋向的流动不息的细微物质和能量，不是功能。其中阴气是具有凉润、宁静、抑制、沉降、敛聚等作用和趋向的细微物质和能量；阳气是具有温煦、推动、兴奋、升腾、发散等作用和趋向的细微物质和能量。阴气与精血津液是不同的概念，两者不能相互替代，阳气是气中的一部分，也不能与气相互替代。在中医学中，将气分为阴阳两种相对的基本运动形式，阴阳双方既对立又统一，可以说涵盖了宇宙中最基本的运动形态。

阴阳平衡是中医学对人体健康状态的基本认识。明代医学家张景岳云："阴阳二气最不宜偏。不偏则气和生物，偏则气乖杀物。"这说明一个健康的机体，内自五脏六腑，外至四肢百骸，阴阳双方必须保持在动态的平衡之中，任何一方的偏盛偏衰都会引发对立面的偏衰偏盛，从而打破其平衡状态，导致疾病。"阴平阳秘"是人体健康状态，"阴阳失调"则是疾病状态，疾病危重或死亡，则机体处于"阴阳离绝"状态。一气之中含有阴阳，阴阳又具有无限可分性，《内经》云："阴阳者，数之可十，推之可百……万之大不可胜数，然其要一也。"就是气本一元，凝聚成实物，实物离散成气。

2. 气化学说　随着哲学与医学在其发展过程中的相互渗透，人们对气的认识逐渐深刻。人为万物之精灵，其生命之初，诚由气所构成。如《庄子·知北游》云："人之生，气之聚也。聚则为生，散则为死……故曰通天下一气耳。"气化就是指机体的新陈代谢过程，是体内各种生命物质基础各自的代谢与相互间的转化以及伴随产生的能量转化过程，而该过程的表现形式，从宏观上看，就是气的聚、合、散、离。"有形之体"与"无形之气"之间存在着永不停息的"生生化化"，气聚以成形，形散化为气，这就是气化。人身之气是人的生命物质运动，具有场的连续性、弥漫性，具有量子场的特征；人身之气以恒动的方式存在，出入升降，由变由化，是以物质、能量、信息的形式运动和转化着的一种过程流；这种过程流有质而无形，无法归结为某种物质实体，不可能还原提纯出"气粒子""气素"。气化（耗散）是形成形（结构）的前提，并通过气化的有序稳定来维持形的有序稳定。气化学说把生命的发生、发展与转归，健康与疾病的转化作为整个宇宙演化中的一个子系统运动过程来认识和理解，因而更易把握生命活动规律的真谛，但对具体的发生原理、转化规律、相互作用机制远未揭示清楚。气化就是阴阳二气在运动中逐渐产生的不易察觉的变化，由这种运动变化可以产生出天地万物，并推动天地万物的运行变化。气化包括了一切物质形态的运动变化。人体是由气组成，其结构不是一种有形的静态结构，而是一种无形的动态结构，是一种"气化"结构。生命活动是通过气的升降出入等运动形式，以"象"方式表现出来，通过面象、色象、脉象、症象等人体外在之"象"的观察，在气化论基础上建立了阴阳五行学说、脏象学说、精气神、三焦、气血津液、经络学说等一系列理论、概念，并不要求用与之相应的形态结构和物质实体来说明。

3. 气化是生命活动的本质　《内经》认为，物质世界的运动变化是其最后的物质根源——气的合、变运动，即气化运动的表现形式。"气合而有形，因变以正名"，气的合、变过程，即是"阳化气，阴成形"的物质和能量的转化过程。"善言气者，必彰于物"，气就相当于现代哲学的物质范畴。气化就是气的运动变化，即物质和能量的转化。气化学说则是关于气的性能、存在形式和气化规律的学说。气化是世界事物存在和运动的一种普遍形式，它可以在气生万物的过程中产生一种内在机制，通过这种机制作用的发挥，激化或催化"气生万物"。若无气化，气将永远处于浑沌状态，万物亦不复存在。《内经》里明确指出"阳化气，阴成形"。生命就是生物形体的气化运动，气化运动的本质就是化气与成形。化气与成形的对立统一是生命过程之最根本的特殊的矛盾。这就是生命区别于非生命的本质。

中药愈病机理

中药对人体调节作用是整体的、全方位的，是通过药物或药物之间的配伍最大限度地发挥其调节人体的作用。中医临床的精髓是辨证论治、整体观念和"治病必求于本"，本就是阴阳。中医以独特的"欲救其死，勿伤其生"理念，调节机体各个方面，恢复机体的和谐有序。

中药治疗疾病的主要原理是药性理论，中药有四气（寒、热、温、凉）、五味（酸、苦、甘、辛、咸）和升、降、浮、沉，从四气而论，寒凉为阴，温热属阳，用寒凉药物治疗温热病证，用温热药物治疗寒凉病证，其实质就是纠正人体的阴阳失衡，维持人体的稳态。

1. 中药本身是气化的产物　中药与人体都是自然的产物，都含生生之气，所以中药可以调节人体的生生之气。中医就是利用药物寒、热、温、凉的偏性，补偏救弊，调整人体的偏颇（或寒或热，或虚或实）。中药的主要作用是调理人体气化结构。《本草问答》云："凡物得一气之偏，人得天地之全耳。设人身之气偏盛偏衰，则生疾病。又借药物一气之偏，以调吾身之盛衰，而使归于和平，则无病矣！盖假物之阴阳以变化人身之阴阳也。故神农以药治病。"中医治病的机制就是利用中药纠正人身之气的偏盛偏衰。而中药药性的本质就是纠正人身之气的偏盛偏衰的功能。药物的气味实际上是药物所含精微物质的阴阳属性的体现。气属阳，而味属阴，药物生长于大自然，药物之气摄于天气阴阳而成寒热温凉，药物之味得之于地气而有辛、甘、酸、苦、咸。成无己《药方论序》云："其寒、热、温、凉四气者生乎天；酸、苦、辛、咸、甘、淡六味者成乎地，生存而阴阳造化之机存焉。"《素问·六节脏象论》云："天食人以五气，地食人以五味。"药物之精化生药物之气，药物之气聚合成药物之形，有药物之形方有药物之味。李东垣云："药之所用，皆以气味为主。"

2. 中药的效应依赖于机体气化状态　人体受到体内外各种因素的影响和干扰，机体气化活动的动态平衡遭到破坏，则气化结构或程序被打乱或者衰失，即可导致疾病的发生甚至死亡。人体靠气血运行而生存，人身气血非药物所化生，而脏腑经脉亦不能凭借药力进行生命活动，而是靠人体生理的自然功能而生生不息；人之气血亏损或因于邪气，医者用药，仅是补偏救弊，扶正调元，调理其生理自然功能，助其恢复气血之损，未可视补气血药物服后即可为气为血者，须借助人体生生不息之正气而发挥药效的。无论药物还是食物都有甘、酸、辛、苦、咸五味，五味对于人体的各脏腑作用不同。五味调和则能滋养五脏之气，使身体强健；五味太过或不及，则会引起相应脏气的偏盛偏衰，使脏腑功能失和，导致各种疾病的发生。

（1）中药效应立足于自愈：人体自愈能力在愈病过程中起着关键作用，是中药愈病的内在因素。张仲景云："阴阳自和者，必自愈"（《伤寒论·辨太阳病脉证并治》）。王履云："人之气也，固亦有亢而自制，苟亢而不能自制，则汤液、针石、导引之法以为之助。"一切外来的致病与治疗作用因素，只有通过人的自组织过程才能产生效应。所以在治疗过程中，要认识到人体自身有维持阴阳平衡的能力，用药纠偏的时候要防止药物过用，切忌强行干扰，用药治疗只是暂时帮助人体恢复稳态和自我调节能力，能否获得永久性健康，最主要的是依赖自身的调节能力。从方剂的配伍来看，很多方剂的配伍目的是在作用于人体之后，让人体达到"和"的状态。

（2）中药效应立足于神应：疾病是机体气化结构调控机制失常的自主性反应结果和表现。愈病必须牢牢把握人身气化状态调控机制的自主性反应能力。机体具有自主调理机制，依靠、调动、发挥机体的自主调理来防治疾病是中医治疗学的一大特色。中药的愈病机制，主要在于机体在药物的作用下自主调控机体的运动状态，机体是治疗取效的关键。张景岳云："凡治病之道，攻邪在乎针药，行药在乎神气，故治施于外，则神应于中，使之升则升，使之降则降，是其神之可使也。若以药剂治其内而脏气不应，针艾治其外而经气不应，此其神气已去，而无可使矣。虽竭力治之，终成虚废已尔，是即所谓神不使也"（《类经·论治类》）。中药的作用不在于特异性病因或局部病理改变，而在于人整体的气化结构状态。中药的作用不主张直接消灭病原、纠正病理，而是依赖于"神应"也即气化状态的趋和机制的自主性的反应能力。借助于中药使人体"五脏气化"结构与天地四时的"气化"结构相和谐、相适应，即在天地"气化"的动态的阴阳五行格局中，随时保持五脏之气的最佳状态，得天地之养，同时也避免不必要的损伤。

（3）自愈、神应机制在于转化生效：中药治病是在气这一层次进行的，这就是中药的治病机制不能完全用西医的药理学理论解释的原因。西医药理学是从药物的分子结构来探讨药物的治病机制，而中医的药理学则是从更微观的气的层面上研究中药的治病机制。中药有特异功效，更有非特异功效，非特异性是中药功效的突出特色，在其复杂的作用机制中，最重要的是通过体内多种不同中间环节的转化而产生功效，可称为"转化生效"。中药的"转化生效"是不同于西药药理的另一种功效原理，从西药的"受体""靶点""构效关系""特异功效"等难以理解和研究，多年来按西药药理进行的中药研究中，凡涉及"转化生效"问题都在基本原理、基本思路上遇到障碍。因此，正确认识中药愈病机制，必须冲破现代药理和药效研究中药的思路，以中医治疗原理为指导，创新研究思路。张炳厚认为，"气化物理是认知问题，也是技术问题，是中医形成的源头，发展的根本。现代中医常以西医学为标尺，停留在物质层面，用来规范中医发展中医，使中医越来越远离了其自身发展的规律，这或许是现代中医停滞不前，临床优势日趋萎缩的根源所在"。

中药效应目标及其评价

从整体上看，机体阴阳平衡是中药作用的最终目标，也是医学追求的最高境界。机体的平衡功能遭到破坏，疾病就发生了。机体病理状态的外在整体表现，既有宏观也有微观；其病理状态既有功能性也有器质性。中药就是根据人体不同气化状态表现，即病机，采用药物调整机体的功能状态，达到治愈疾病的目的。从这一点来说，中药的效应目标是病机，不是症状，症状消失不是中医治疗追求的目标。中药要达到一定的效应目标应遵循如下原则：守中致和，以平为期；久而增气，物化之常；气增而久，夭之由也。

1. 守中致和，以平为期 守中致和的基本特征是指事物或现象顺应气化时势的自然无为状态。在以五脏为核心的人体气化结构中，各部分不是孤立的，而是以气为中介，以经络为通道，以"化"为外象的协调、配合运作过程，从而保持生命整体和谐、动态自稳的气化本质。中医医疗效应目标贯穿于理、法、方、药之中，其目标就是"和"，保持和恢复人体的自身调节机制，使阴阳、营卫、气血、津液、脏腑等系统功能协调而维持正常的生理活动。《道德经》云："万物负阴而抱阳，冲气以为和。"一切的生命都源于"阴阳和"，在生命生长的过程中，阴阳和则为平人，"平人者，不病也"。倘若阴阳失调，就会出现"阴盛则阳病，阳盛则阴病；阳盛则热，阴盛则寒；阴虚则热，阳虚则寒"等。《素问·至真要大论》云"谨察阴阳而调之，以平为期""疏其血气，令其调达，而致和平，此之谓也"。无论采用什么治疗方法，都要根据证候病机把握好治疗分寸，不能太过也不能不及，太过不及都不利于生命自控机制的恢复。

"寒者热之，热者寒之，微者逆之，甚者从之……上之下之，摩之浴之，薄之劫之……适事为故"（《素问·至真要大论》）。以平为期，以和为贵，致中和。中医是时空动态关联的生命医学，辨证论治以就诊患者为临床对象，疾病本质落实在生命内在自控稳定和外在协调适应的"阴阳神气"机制上。因此，疗效的标准，中医高度地概括为一个"和"字，最终体现为"形与神俱，尽终其天年"。用现代语言说，就是患者远期的生存质量和寿命。以"阴阳神气"为核心，治愈与否主要看是否恢复了生命体内在"阴阳神气"的"和""平"的状态，以整体的生命质量为准绳，具体体现在阴阳和、营卫和、胃气和、津液和等生命层次的自控协调性和外界适应性的恢复。

2. 久而增气，物化之常 气增而久，夭之由也。《内经》提出，饮食药物有一个从"久而增气"到"气增而久，夭之由也"的转化过程，长久服用固定药食，会对相应机体脏器产生"增气"的良性效应。然而"增气"效应过度，反而对机体产生反向效应，中医药治病应"中病即止"。虽然"气增而久，夭之由也"，但是"久而增气"，应该是中药临床应用遵循的原则。中药临床大都是水煎剂口服、多次用药，动态调整药物，治病的目标是远期的临床疗效，经过复方与人体的互动，动态调整人体的病理状态。五脏疾病时，无论是五脏疾病在于气（功能），还是在于体（脏的物质基础）都是人体根本的动摇，治疗时相对复杂。从量效关系看，药量相对小，周期相对长，使药中精微渐盈渐满，驱邪扶正。若急功近利，量大，"既满又实"，效不能得，反积而成害，损伤正气，故五脏之病用药量小而效彰。六腑传导饮食、药物，水谷（药汁）充盈，而不能藏精微，其生理特性以通为用，当六腑病变时，药量相对要大，用药时间较短，以求立竿见影之效，即使药为腑中过客，也要药走邪去。若量少不"实"，病重药轻，其疾不瘳。随着气之"增"，在一定时间和量的范围内，表现出药物对人体脏腑生理功能的维持和促进，即物化之常。超过一定时间和量的范围后，则表现出抑制或损害机体脏腑功能的药效效应，即"夭"效应。二者相互关联，是同一属性药物在不同时间和剂量下的表现，既是"物化之常"之源，又是"夭"之由。临床用药必须注意"久而增气"，但是又必须注意"气增而久，夭之由也"，充分体现了中药治疗效应目标的"致中和"。

正确理解中医药学"气"及"气化论"，实现对"气"的认知和驾驭，并在此基础上开展中医药研究，才是发展、研究中医学应该具有的指导思想。

129　中医气化模型理论和应用

　　"气化"是中医学认识人体生理、病理和治疗学的一条重要潜在主线，积极正确地认识"气化理论"，对中医学理论的发展和中医临床水平的提高有着举足轻重的意义。中医理论发展至今，主要有脏腑辨证、五行辨证、六经辨证、卫气营血辨证、三焦辨证等辨证方法，但无论哪种辨证体系均是把人体看作一个动态变化着的气化模型，疾病则是在这个模型中出现的局部或整体气化失常，各论治方法也是采用各种不同的方法对人体气化失常予以调畅和推动。可以认为，气化理论形成了中医基础理论和特色优势，它是中医学认知生命健康的原创思维，是中医理论的根和魂。学者龚文波等从气化概念的内涵与外延、气化理论的原理、气化模型与人体生命的关系及临床应用等方面对中医气化模型的理论基础和临床应用进行了探析。

气化的内涵和外延

　　气最早是一个哲学概念。先秦时期老子《道德经》云"万物负阴而抱阳，冲气以为和"，《庄子》云"气变而有形，形变而有生"，认为气是构成天地万物的原始物质。《内经》论述了80余种气，演绎出各类气名，上及天文，下穷地理，中至人事，自然界之气、人体生理之气、病邪之气、药物之气等无不涉及，认为气是物质、气是生命本源、气是人体生命活动的总根源，形成了具有医学特色的气学理论，对后世的气学理论乃至中华文化产生了深远影响，如知识范畴的五运六气学说、道德范畴的"正气""邪气"、道家的"气功"，美学范畴的"帅气""才气""气质""大气磅礴""秀气"等，不胜枚举。在整个气学理论中，气化理论是其根本所在，因为有气化理论的存在，中医学理论才能够吐故纳新、生生不息，在特征迥异的时代环境中始终屹立于文化之林。

　　气化概念的内涵是指气的运动变化，包括了气的产生、运行、升降出入、凝聚弥散。狭义而言，一般指气、血、津、精的新陈代谢及其相互转化和脏腑的某些功能活动。如饮食物的消化吸收、化生水谷精微，脏腑气机的开阖变化，脏腑功能的运作等，如《内经》云"升降出入，无器不有"；广而言之，可指天地万物的气机变化、运动现象，雨水、雾露、潮汐、树木生长、朝阳明月、地壳运动、四季交替等，无不可归为气化一途。

　　气化概念的外延即为气化之道，泛指天地之道（天地时空动态模型）、人道（人体气化模型）的运动变化。《易经》云："一阴一阳谓之道。"道包涵了事物的运动、发展、联系、规律性等哲学观点，天地之道、人道则是气化理论、气化之道的主要研究对象。就人体生命科学而言，气化之道是运用气化理论对人体气化模型客观运动规律的研究。

气化的核心原理

　　气化理论认为万物处于由气化驱动的多维时空动态模型和生命全息运变模型之中，气化具有整体恒动性、本源性、普遍性、超前性和致中和性。《素问·天元纪大论》云："太虚寥廓，肇基化元，万物资始，五运终天，布气真灵……生生化化，品物咸彰。"《素问·六微旨大论》云："出入废则神机化灭，升降息则气立孤危。"万物由气化而生、禀气化而灭，即气化具有本源性、普遍性；气化是有规律可循的，具有超前性，故《素问·四气调神大论》云"上工治未病"。气化无时不行，万物生生不息。气化是整体恒动的，气化模型同样是运动变化，动静有序的。此外，气化是天地人普遍存在的自调与调他的调控中和机制，也即气化的致中和性。在气化模型里，气化不仅决定了万物的生灭运变，还具有对模型的整体调控能力，而使气化模型具有自稳功能，这也是中医治疗方法最重要的理论依据——气化具有调和功能，能够自调、调他。调气化则能稳气化，中医通过调整机体气化，激发促进机体的自稳功能，而使疾病向愈。气化之道可归纳为由气而生、由气而灭，因气而化、因化而和、因和而稳。气化自如则万物不息、常态能见。

气化理论与人道

　　人道即人体气化模型，是人体生命产生、运变、消亡的客观规律。如《素问·宝命全形论》所云"人以天地之气生""夫人生于地，命悬于天，天地合气，命之曰人"，气化产生人的生命，《素问·六微旨大论》云："出入废，则神机化灭；升降息，则气立孤危。故非出入，无以生长壮老已；非升降，无以生长化收藏。是以升降出入，无器不有。"人的生命存在于持续性升降出入的气化运动变化中，气化停止，则生命消亡。人体气化功能包括了人体的物质代谢和脏腑功能活动，涵盖了现代医学的"生理""代谢"等概念，如《内经》对饮食精微运化的认识和描述与现代医学对糖代谢过程的解析不谋而合。人体气机升降出入、气的转化失常，即气化功能失常，就会产生疾病，而气化失常形成的病理过程也是疾病的发生发展过程。如《内经》"病机十九条"即论述了气化失常致病的病机。应之于临床，"人道"与"病道"兼顾，以"人道"为主体、"病道"为客体，调畅、推动"人道"之气化是治疗疾病的根本。

气化理论与中医临床

　　人体生命是气化构成的，认识人体的气化是把握人体这一全息运变动态模型的钥匙，有了这把钥匙才能真正抓住疾病的中医学本质，才能准确进行辨证。

　　1. 人体脏腑的气化具有特异模式和整体脏象模式　人体脏腑功能、气血津液代谢等均属气化表现，但其气化的模式各有不同。就脏腑而言，人体脏腑各有其特异气机，表现为不同气化模型。心藏神，其华在面，其充在血脉，心气宣出则血脉行盈，面色有华，神志清明，心气收敛则化赤生血、养神内守，心气降达则下温肾水、水火互济。肺主气舍魄，通调水道，其华在毛，其充在皮，肺气升宣则发散卫气，水津四布，泽润皮毛；肺气肃降则津液润降，水道通利，下归于肾，膀胱气化，金水相生。肺气升降有序，则呼吸通畅，吐故纳新，化生精气，阴魄归舍，形体能安。肝藏血舍魂，主疏泄，肝之气化有收敛和疏泄两端；肝气收敛，血有所藏，化生血气，则魂有所持；肝气疏泄，全身气机升发，助脾胃健运，资气血畅达，而濡养筋脉。脾之气化正常则能运化水谷，而成气血生化之源。脾气主升，散精于肺，奉心化赤为血，灌溉四旁，营养五脏六腑、四肢百骸、九窍。肾藏先天后天之精，纳肺脾水谷之清气而化肾精，肾精化生肾气，肾气升则推动全身之气化。此外胃气气化能腐熟水谷、传化糟粕，小肠气化正常则能分清泌浊，膀胱气化正常而小便能行。凡此种种，每个脏腑的气化模式均有其特异性和规律性。可见脏腑特异之气的气化功能决定了脏腑各自的生理功能。而各个脏腑气化模式有机结合，承制相辅，构成了五脏六腑的整体脏象气化模式，即由精、气、神构成的活体生命模式，从而决定了机体全身的生理功能。

　　2. 人体脏腑气化失常是致病之因　脏腑气化太过或不及、脏腑气机升降出入障碍都可导致机体局部或整体的气化失常，产生种种不同临床病证。

　　《素问·五脏别论》云："五脏者，藏精气而不泻也，故满而不能实。"《灵枢·本脏》又云："五脏者，所以藏精神血气魂魄者也。"五脏之本藏气化失常，多为气化不及。心之气化不及，则不能化赤生血、血脉行盈不利，血不养心、神失所养则昏聩不明，血不养肝则肝失其藏，血气无依，怒行于上，肾水不得心气温煦而上泛为害。肺之气化不及，精气难以化生，气魄不足而俯仰难安，肾精不得充养，金损及水。肝藏血，化生血气，肝之气化不及，血气虚弱，则气血郁结，遇事优柔；肝之气化不及还表现为肝之疏泄不及，若肝失疏泄，血气内郁，则血气躁动、变生急怒。脾之气化不及则气血化生失源，肾之气化不及则精气难生，肾气不固，遗尿遗精，生长发育迟缓。

五脏气化失常还表现为本脏的气机升降出入失常，这种本脏的气机为"五脏特异气机"。如寒、痰、瘀、饮等病理因素阻滞心脉则可见心气不利，变生胸痹、心悸等症。外邪、痰湿等阻碍肺之气机，则肺气宣发肃降失常，作咳作喘，卫气不能宣散以固表，津液不能输布四旁而皮毛枯槁，水道不利，津液不能润降，小便不行随之可见。情志久郁、善怒或痰瘀互结或肝阴不足等因素均可导致肝之气机升降失常，可见头痛、眩晕、呕逆痞满等。饮食不节、劳倦过度则可损伤脾土而致脾气升降失常，土失其健，而成满成泄，水饮内生，或致水肿。若受热邪、寒湿等外邪所困，肾气遏抑不发，不能上达而济于心，人体气化随之而弱，生理功能减退，勃起功能障碍早泄、困顿欲寐即见，在女子则冲任不调，月事不至。本脏气化不及可致本脏特异气机失常，本脏特异气机失常更可为本脏气化不及之因，二者可以单独存在，但更多为相伴而见。

"六府者，传化物而不脏，故实而不能满""六府者，所以化水谷而行津液者也"，六腑以通为用，其气化失常多表现为本腑气机不畅，升降出入太过或者不及均有表现。如胃气失于和降则生痞满嗳气；胃中燥热，传化太过则会消谷善饥。五脏六腑互为表里，六腑的气化功能基本可以纳入五脏的气化功能之中，其气机异常也多与五脏气机异常相关联，所以人体的气化模型实际是以五脏气化模型为五个中心而组成的有机整体。五脏气化互相联系，互相影响，如本脏腑气化失常，则本脏腑可与其他脏腑气化同时失常。如心之气化不及，生血不足，血不养心的同时，还可出现血不养肝、肝失所藏；脾之气化不及，气血生化乏源，又可影响心之气化。

3. 调畅、推动气化是疗病之根本　气化具有致中和性，具有调和功能，能够自调和调他。中医临床通过分析病患的各种证候，判断其气化失常之所，调畅、推动以五脏气化为中心的机体气化来治疗疾病。如《素问·至真要大论》云"寒者热之，热者寒之……开之发之，是事为故""形不足者，温之以气；精不足者，补之以味……血实者决之，气虚宜掣引之"，均指出可以使用药物性味的偏性来调畅、推动人体气化。调畅、推动气化须遵从五脏特异气化模型的规律和特点，注重五脏之间互相的生理病理联系，既要重视局部气化失常，也要洞察机体的整体气化功能状态。

人体五脏气化失常包括五脏气化不及和五脏特异气机运行异常。心、肺、脾、肾因脏中真气不足而气化不及者，治以补气益气，如人参、黄芪、茯苓、白术、菟丝子、覆盆子、益智仁、肉苁蓉、巴戟天之类；五脏之中，肝的气化模型比较特殊，肝脏血而化生血气，体阴用阳，性喜调达，是故使血能养肝、肝性调达即为推动肝之气化，临床常以酸甘之味以使肝血得养，如酸枣仁、淮小麦等，以质轻气香味苦而善行气机的玫瑰花、佛手花、绿梅花等解郁而使肝体调达。

五脏气机失调而致气化失常者，则根据其气机升降出入规律，察其气机失常之所，予以疏理调畅。如肺失宣发，以三拗汤、桑叶、连翘之类宣散；肺失肃降，以紫苏子、枳壳等降之；心气不利、宣发受阻，以桂枝、枳实、薤白、瓜蒌、降香等宣通之；心气失敛，心神不宁，则以龙骨、珍珠、朱砂等重镇之味安之，五味子酸涩之味敛之；心气不能降达温煦肾水，以交泰丸引而交之。肝失疏泄，则以柴胡、佛手、香橼等疏之导之；肝之血气上越，则白芍、枣仁酸以收之。脾气不能升发，则以生黄芪、党参、升麻等升之；肾气不发，以仙茅、淫羊藿激而发之。由上可见，调畅五脏特异气机之法大致可分开阖两途，疏、发、宣、降等为宣开之法，固、敛、收、涩等为收阖之法。心肺处于高位，气机有宣有降；脾在中土，肾在下焦，气机以升发为主；肝之气机以调达为主。六腑"以通为用"，气化失常与五脏亦各有关联。

人体气化模型以气化之道而构建、运行，包涵了气、血、津液、精等客观生理因素和神、魂、魄、意、志等主观生理因素，气化失常即导致诸主客观生理因素的改变，而变生百病，即"气病为百病之先、诸病之变"。例如表现在气与血、气与津的关系上，机体、五脏气化失常，则气血不和、营血亏虚、血运不利、瘀血内阻、血行妄动等随即相伴而生；气能生津、气能行津、气能摄津，气化失常则痰浊水饮等病理产物亦自为祸。再如人体心神、魂魄、意志等精神疾患也常因五脏气化失常而致。总之，生命禀气化而生，以真气气化为根本，五脏气化失常为诸病之根本，所以调畅、推动气化是治疗的关键所在，故言"调理气机、推动气化为百病之要"。

130　人体生命活动的气化层次特征

中医学的气是指构成人的生命体的运动变化着的基本物质，也是指由基本物质构成的生命体的功能活动。"气"是物质与运动的统一，也是对构成人体的基本元素的同一性认识。气化，是由气运动而发生的气的存在形式的变化。气化是人体生命活动的基本特征之一。中医认为人体气的升、降、出、入有序转输活动，是气化活动的基本形式。气通过升、降、出、入有序转输，完成组成人体，推动、激发人的生命活动的过程，称为气机。

人们对气和气化的属性与关系认识不足，思维中气的概念内涵较少，外延较多。这是中医学气的称谓纷繁复杂，气的名称数之难尽的根本原因。"气"概念的外延众多，"气化"概念的外延也多，它导致了人们对人体生命气化认识的歧义和肤浅。

人体气化活动，具有3个生命层次特征：一为天地人三才层次，人与外环境间物质能量的交换；二为人体整体层次，人五脏系统主体与内环境间的物质能量交换；三为人体内环境层次，即人体内气、血、水物质间的相互转化。气在不同生命层次的运动，决定了气的存在形式的多样性。学者宋欣等从人体气化具有的上述层次属性和关系中，探讨了人体生命的气化特征。

天地人三才层次——人与外环境间物质能量的交换

中医学的气化，包括了人与外环境以出入为主要形式的物质交换，即纳入养分、排出废物的物质代谢过程。人与外环境间物质能量的交换，是通过升降出入活动，完成非生命之气转为自体生命之气；自体生命之气化为非生命之气两个相反的气化过程。如《素问·阴阳应象大论》云："味归形，形归气，气归精，精归化；精食气，形食味，化生精，气生形。"就是用味、气、形、精几类物质间的转化，说明人体生命活动中的物质能量转化。

1. 人从天地外环境中纳入饮食五味和吸入富氧清气　万物的化生是由阴阳二气交感所致，《素问·天元纪大论》云"在天为气，在地成形，形气相感而化生万物矣"。人体由口纳入饮食五味，由鼻、咽喉吸入富氧清气，转化为生命之气（血气、水气、宗气、营卫之气、生育精气）和组成自身形体的气化过程。通过以入为主的气机，完成形食味、味归形、气生形的转化。

2. 把生命形体中生成的废物排出体外环境　人体代谢废物的排出，由口鼻呼出贫氧浊气，由下窍排出粪、尿，由汗孔排出汗，由鼻排出涕，由目排出泪，由口排出涎、唾，由前阴排出经血、带下、恶露等一系列的气化过程。通过以出和降为主的气机，完成形归气的转化。

人体整体层次——人五脏系统主体与内环境间的物质能量的交换

在体内以五脏系统为主体与其周围内环境中的气、血、水物质之间，同样有物质能量的交换，也是以升降出入的形式，经气生形、形归气的气化过程完成。

人体之内，五脏系统之外的所有隧道空隙内，充满气、血、水等基本物质。五脏、六腑、四肢百骸煦浴于内环境的气、血、水中，受气煦、血濡、水润，完成功能活动和形体发育，并将在完成功能活动和形体发育过程中产生的废物经六腑传出至内环境中，最终由水道、脉道运载达窍，排出体外。

1. 五脏系统主体受纳内环境的营养物质　内环境中的气、血、水物质为五脏系统所受纳，转化为五脏六腑、四肢百骸等生命之形和五脏所藏之精气的过程。通过升、降、入的气机，完成气生形的转化。其中包括营卫之气溉养五脏、养五体；精气归于五脏六腑，淫精神明；水津四布，五经并行，通灌全身，归五脏六腑，渗入于骨空，补益脑髓、温肌肉、充皮肤；五脏精气奉养七窍，正如《灵枢·脉度》所云："五脏常内阅于上七窍也：故肺气通于鼻，肺和则鼻能知臭香矣；心气通于舌，心和则舌能知五味矣；肝气通于目，肝和则目能辨五色矣；脾气通于口，脾和则口能知五谷矣；肾气通于耳，肾和则耳能闻五音矣。"

2. 五脏系统主体向内环境中排出代谢废物　五脏六腑活动产生的废浊之气，经由六腑传化物到内环境中（三焦水液、脉道血液），最终由水道之水、脉道之血运载浊气达鼻、肛门、尿道、前阴诸窍的过程。《素问·阴阳应象大论》云"浊阴归六腑"，"浊阴出下窍"，所指浊阴就是体内代谢废物的总称，由六腑传导，诸窍排出。通过降、出的气机，完成形归气的转化。

人内环境层次——人的气、血、水物质间的相互转化

人生命活动中一切运动变化的物质均称为气，中医学对气的称谓纷繁复杂，中医学的气名，数之难尽。如外环境的天气、地气；人体结构功能的脏气、腑气、经气、神气；组成人体的精气、血气、水气、营气、卫气、元气、宗气等物质之气等，如《素问·六节脏象论》云"气合而有形，因变以正名"，讲的是气依其变化形式不同，而有不同称谓。中医学中气的种类划分，在不同范围内，依其不同特性而有不同的种类划分。有根据物质气的整体功用，用阴阳对立两分法分类为：有滋养、凉润、宁静作用的为阴气（水气、血气），有推动、温煦、气化、防御、固摄作用的为阳气；有呼吸过程中出入的浊气、清气；有在体内升降过程中气化的清气、浊气；有被人体纳入的水谷之气，代谢排泄的废物浊气；有人体异常情况下体内产生的寒气、火气、毒气、水气、湿气、燥气、风气等病理产物；有代表人整体正常结构功能的正气；有乘虚侵袭人体的六淫邪气；有根据空间方位称谓的上气、下气、内气、外气；有生命现象的怒气、喜气、喘气、少气、嗳气、叹气、奔豚气；有说明病机的逆气、滞气、积气、冲气等。

气、血、水三者之间在内环境中的相互转化，不同气之间的相互转化。

1. 气与血间的相互转化　气能化血，人纳谷气、吸精微，化营气，注入脉，化赤血，经脉道运行全身。血能养气，气舍于血。

2. 气与水间的相互转化　气能生津，气与津同源于水谷精气，气盛则津足，气衰则津少。津可化气，《血证论》有"气生于水"之说。水谷化生的津液，经脾升清，上输于肺，肺宣降通调水道，下输于肾，经肾蒸腾而化气。

3. 津与血间的相互转化　血能化津、津能生血，津血同源。津和血同源于水谷精微，输布于肌腠的津液渗入血脉则为血液的组成部分，而行于脉中的血液溢于脉外则化为津液。

4. 不同气之间的相互转化

（1）先、后天之精气间的转化：在构成生命体的物质来源范围，有先天精气、后天精气之分，先天之精气是来源于父母的生殖之精气；后天之精气是来源于脾胃的水谷之精气。来源于父母的生殖之精气促后天之气的气化，即后天之气赖先天之气的温煦滋养才能完成气化。后天水谷之精气充养先天之精气，先天之精气才能合而成形。

（2）谷气、清气、宗气间的气合转化：谷气与清气合化为宗气，积于胸中，贯心脉，出喉咙。

（3）水谷之气与卫气、营气间的转化：在后天水谷之气范围内，依气化过程中的功能态分为卫气、营气。卫气行脉外、营气行于脉中。

（4）元气与精气间的气聚转化：禀受于父母的先天精气，受肾的化生和后天水谷之精气滋养，成为

生命活动原动力之气，称元气，经三焦运行全身。

综上所述，《素问·阴阳应象大论》所云"味归形，形归气，气归精，精归化；精食气，形食味，化生精，气生形"的人体气化活动，是在 3 个层次进行的。升降出入是上述 3 个气化层次的共同气机形式，没有升降出入的气化活动，则无人的生长壮老已的生命过程，升降出入停息，人的生命即中止。人体 3 个层次的气化特征，是人的生命特征。

131　　五脏者气化之器

五脏既是中医学的关键词，又是中华文化的重要符号。然而由于中医学与西医学在方法学上的不同，致使中西医概念有着根本差异，五脏概念即其典例。人们长期困惑的是，为何中西医研究均始于内脏的有形之体，而内涵却相差甚大。学者烟建华认为，五脏者，气化之器也。

概念形成——五脏者气化之器

古人研究内脏以求解释人体的生命现象并把握其规律。一些与外界相通的器官、组织，如食道、肠道、气道、尿道等容易知晓，而深藏于内的脏器则被认为承担着生命之"化"的重要任务，是重点研究对象。研究的方法，剖开既不可能又达不到目的，于是便借助当时先进的自然哲学之法进行探索，五脏就是其基本内容。综合《内经》所述，五脏概念与理论形成的过程大致分3个阶段。

第一阶段以取象类比之法建立五脏概念。《素问·示从容论》云："援物比类，化之冥冥。"在意象思维导向下，首先将诸内脏的形、质、位、态等作为物象进行直接观察，然后结合经验开展别异比类的思维工夫，形成具有"类"特性的抽象意象，最后以代表性的具体事物或符号标示，即法象。物象-意象-法象即形成五脏概念的三段式。如肝位于体之侧，其形似草叶分两部分，其类发散是意象，以木为法象；心在胸内膈上位于中，其类炎明是意象，以火为法象；脾位于中，其类养成是意象，以土为法象；肺位膈上，两大叶复盖心体，其类清肃是意象，以金为法象；肾位于下，水流所归，其类封藏是意象，以水为法象。当然五脏概念的形成，与生活经验、医学观察以及阴阳五行推理的运用交叉互动，是经过长期、反复切磋才完成的。

在五脏概念的形成过程中，古人还借鉴天文、地理、生物、气象、物候等传统自然科学有关天地万物之生化原理，将生长化收藏的"四时法则"整合于其中，作为五脏概念内涵的核心，则肝属木其化生、心属火其化长、脾属土其化化、肺属金其化收、肾属水其化藏，《内经》称为五化。后世对五脏功能特性研究与表述日益丰富，然其本原追溯在五化，朱丹溪《格致余论》所云"主疏泄者肝也，主闭藏者肾也"即是此意。

第二阶段以五脏概念作为要素，进行"精气·阴阳·五行"的逻辑推演，形成五脏理论。《内经》以阴阳为天地万物之理通用的推演方式，而这种推演方式当以法象概念为要素。故《素问·五运行大论》云："天地阴阳者，不以数推，以象之谓也。"

五脏概念由阴阳五行推演形成五脏理论，其中既有以精气、阴阳、五行方法推演五脏相互关系，如五脏精气的消长与四时递迁相应、五脏精气的升降出入规律以及五脏之间的阴阳对待、相反相成以及生克制化关系等；又有五脏在生命活动中发挥作用的五脏气化生理主宰论，如水谷的消化、吸收和利用，清浊之气的吐纳呼吸，津液的吸收、循环、排泄，血的生成、循环等代谢活动，意识、思维、情感等精神活动，无不是在五脏共同作用下完成的。五脏理论是脏象理论的主要组成部分之一。

第三阶段医疗实践的反馈修正，既是参与五脏概念形成的基础方法，也是五脏概念形成与完善的基本过程。《大戴礼记》有"医不三世不服其药"的记载，说明中医极重经验积累，因此说早期的中医是经验医并不为过。然而建立概念、形成理论乃至学术体系，则是中医的科学升华与学术进步，辨证论治与理法方药相贯通遂占据了疾病治疗的主流，对症治疗便退为辅助。其中理法方药贯通一体，既是临床诊治规范，也是理论临床互动互证、五脏概念形成与完善的基本方法。记载于文献的，《内经》有六气淫于内、五脏苦欲之用药法则，《伤寒论》《金匮要略》有病证-方药、五脏-方药对应方法，为医疗实践验证概念奠定了基础。其后，金元代张元素《医学启源·用药备旨》、元代王好古《汤液本草·五脏苦欲补泻药味》、明代缪希雍《神农本草经疏·五脏苦欲补泻论》、李中梓《医宗必读·苦欲补泻论》等，既是历代五脏补泻用药规范，也是医家从药物使用角度验证五脏概念的实践记录。目前临床中药、方剂学教材规范的方药分类、性味、归经、功效主治，可以说是千百年临床验证包括五脏概念在内的中医理论的结果。

从上可知，中医五脏概念的形成，始于内脏自身物象，而以意象思维为导向，经历物象-意象-法象的思维过程形成概念。古人将物之形质本体称为器，而气化则主宰器形器变，因而器是认知的入手所在，且生化无形而寄寓于器，人们可从五脏之器揣其用、以其象知其理，基于对中医五脏概念的全面理解，五脏可称气化之器。《医宗必读》述肺脏之器云："肺叶白莹，谓之华盖，以覆诸脏。虚如蜂窠，下无透窍，吸之则满，呼之则虚，一呼一吸，消息自然。司清浊之运化，为人身之橐籥。"正是从脏器述说气化典例。

理论解析——五脏是人体气化活动之功能性结构核心

1. 道器关系与五脏结构性功能概念　古人格物之学涉及有形之物"器"与无形之理"道"。《周易·系辞》云"形而上者之谓道，形而下者之谓器"，即是关于道与器的经典定义。《内经》对于人体生命活动中的道器也有论及。《素问·六微旨大论》云："是以升降出入，无器不有。故器者生化之宇，器散则分之，生化息矣。"此论以人体为器，精气升降出入，即生化之道。《灵枢》本脏、肠胃等篇，《难经·四十二难》，皆是人体脏器的传世之论，均以五脏为本；《内经》《难经》精气神活动之理，则是生命的气化之道，也以五脏为核心与主导。尽管历代关于道器关系的哲学争论颇多，但中医学则以其理论性与实践性兼具，且强调实用而独具认知价值。盖道者无形之用，概之为理；器者有形之物，物之本体。器所以聚散、变化，自有其理、自在其道，而理之用、道之存又在于器。是道寓于器，器以载道；有此器必有是理，道器原不分离，故《庄子》说道在蝼蚁、在稊稗、在尿溺。五脏作为"生化之宇"的精华部分，自然也是器，以它入手认识人体气化之道，而其自身即是体现气化机理之器。因此以五脏为气化之器，正是古人运用自然哲学法则解决传统医学理论课题的成功实践。

然而古人所谓的"器"，并非就是现代人所说的边缘清晰、细节数字化的物体，除非专事制器者，人们对此并不感兴趣，而仅认为它是包罗生化机枢的约制轮廓。因此，《内经》才说它是"生化之宇"，并且其精气可以内外出入。如果结合人体生命活动，将五脏看作是特定的气化功能寄寓之所，有似现代所说人体气化的"控变中心"更为形象。此五者的具体作用是肝司精气生发，其性升；心司精气长旺，其性浮；脾司精气化成，其性平；肺司精气收敛，其性降；肾司精气闭藏，其性沉。

将五脏看作是特定的功能中心，也有长期的医学观察和反复诊治验证的基础。如《素问·五常政大论》将一年的"五化"与五脏特性联系起来，《素问·四气调神大论》将四时特点与调养五脏法则联系起来，《素问·平人气象论》将四时化机与五脏功能特点及脉理（如春肝散、脉微弦，夏心通、脉微钩，长夏脾濡、脉微耎，秋肺高、脉微毛，冬肾下、脉微石）联系起来，都是在长期的医疗实践中探索和确定的。又如研究发现，实验动物在冬季较其他三季的生殖腺体质量减轻，人在冬季也较其他三季雄性激素分泌量减少，人的多巴胺、五羟色胺等多种神经递质也有四季消长规律。这些联系反复出现并有相当的稳定性，自《内经》《难经》记载以来，重复两千余年，或许是生物进化而来，被中医所捕捉、记载并运用于诊疗，但利用现代生物学方法研究了一个多世纪，仍找不到其解剖组织基础，为此称之为功能性结构。从实证科学而言，中医理论所论述的功能性结构自成体系，久经验证，大多具有规律性价值，可以启导生命科学研究的方向和思路。

当然，中国古代格物有重道轻器的传统。"得渔而忘筌""得象而忘言"，在形成概念并进行概念推演时，便忽略了器的存在。加之近代对于中医之"科学"研究，并不能得到五脏功能与其解剖实体之间的物理、化学实证，遂使五脏概念成为不可解的谜团。只要深刻了解中西医方法学上的差异，这些谜团不难破解。

2. 五脏概念与中国传统的系统生命观　20 世纪 80 年代以来关于系统科学的研究表明，中医理论蕴含着丰富的系统科学思想和方法，其传统的系统生命观自成体系，既有科学意义又有实用价值，五脏就是其中的基础概念。

《内经》云"化不可代"，自主生化是人体生命的最高准则。它由一元精气而化，气分阴阳，相反相成；演而为五行，生克制化维持生命活动的整体协调。《内经》的自主生化论正是人体复杂系统观自组织原理的体现，而五脏合五行，乃生命自组织系统基本层次的概括。在五脏中，肝之生由肾之藏而来，其气上升；心之长由肝之生而来，其气外张（浮）；肺之收由心之长极后自抑而来，其气下降；肾之藏由肺之收而来，其气内潜（沉）；脾则居中为化，斡旋调节诸升降沉浮达归协调。五脏间构成一个自我气化调控的"机构"，生理上自我生克制化，病理上乘侮胜复，诊治上抑扬调平，此其一。其二，《内经》"生气通天"理论是人体复杂系统开放性原理的体现，而六气入五脏，是五脏在主持人与自然环境的联系；在人与社会环境联系上，《内经》认为主要是通过五脏主五神、五志实现的，即自所谓的"五脏藏神"。盖人的精神活动包括复杂心理机制等，主要是与在外界联系过程中所形成的。其三，五脏概念与理论又体现人体复杂系统的能量原理。《内经》将能量总体概括为精气，细分而为精气血津液。在总体上，人身精气与大自然四季生长化收藏周期同步，分由五脏主宰；而在精气血津液活动上，《灵枢·决气》也将五脏称为"部主"，即人体生理能量（还应包括心理能量，即五神、五志等精神活动中的能量）产生、输运、转化、利用之主持与主管。其四，五脏概念和理论能反映人体复杂系统的层次结构原理。五脏作为人体系统的基本层次，其上、其下还有更高、更低层次的功能结构，调控着五脏活动或被五脏所调控，如神明之府依生化总体规制，包括自然规则、生命稳定机制要求调控五脏，而五脏也根据生理需要调控其下位系统活动，如五体、五官、五液、五志等。其五，关于人体复杂系统的进化原理，除了社会层面上文化与文明进化，中医理论不遑涉及外，在生物层面和智能层面上，五脏概念都有广度和深度不同的体现。如《荀子·王制》云："水火有气而无生，草木有生而无知，禽兽有知而无义，人有气、有生、有知，亦且有义，故最为天下贵也。"已具有生物学进化的义蕴，而《内经》神概念中，魂魄与心神则更有动物本能、本体意识与自觉意识递级进化的见识，并归于五脏主宰。

以上从人体复杂系统的五大原理看中医五脏概念，说明所谓的气化之器其实质是一种系统概念。当然，中医的系统生命观固然属于传统科学，与当下人们呼吁创建的现代系统生命科学有很大不同。一是它的原生本然性，认为人体生命之道自在而然、天然而成。二是它的独特性，其由上而下的系统方法，与现代由下而上的、以还原方法为基础的系统科学有明显差异，体现在有关研究的结论和实践应用上也是独辟蹊径。三是它的实践性。中医的系统生命观不仅有理论，而且在医疗实践中得到最充分及富有成效的应用。这在建立现代系统生命科学中较之从青蒿中提炼青蒿素的科学价值更高。

无须讳言，中医理论也好，传统生命观也好，固有其先天缺陷和不足，而发展的方向不是现代化改造，更不是西化嬗变，而是理论升华，将中医系统生命观提升到更高层次。

临证实用——从象悟道，勤学积验，升华医学境界

1. 从脏器之象悟道，从战术层面提高诊治疗效　五脏概念既从脏器之物象入手通过类比而来，则五脏之象便成为临床思维必须把握的技巧。正如《素问·五脏生成论》所云"五脏之象，可以类推"。临证从两方面导示。

一是脏器的形质、位置、态势等可作为本脏生理病理的缘起和临证病象纳入诊治思考。如说肺叶白莹，虚如蜂窠，似人身之橐籥，因而主呼吸，司清浊之气的出入乃至全身气的运行。邪气扰肺则肺鸣有声。肺叶覆于心上如华盖，故拟职相傅而治节，助君治身，主要表现为谷精化气血、气血相依、心肺对生理的调节。《素问·刺禁论》称心肺为父母。肺位最上，通天气而势降，故清气入肺，下溉五脏，病

则天邪先犯肺，肺苦气上逆而咳喘。又如肾位最下，位下通地，水流下，故主水，水藏精。《素问·水热穴论》云"地气上者属于肾"，水液化气润泽诸脏在于肾气蒸腾作用，临床糖尿病之口渴以及一系列证候，其根本病机当属于肾的气化薄弱。以孙一奎《医旨绪余》治肾消用肾气丸加桂心、五味子、鹿角胶、益智仁为例。

二是器象悟道的重点是比类意象，并建立五脏之性为中心的五脏泛化联系，即五脏天地人脏象系统，临证中对临床证象进行细致的类比，是认定病机的基本方法。《素问·五脏生成论》云"诊病之始，五决为纪"，《素问·至真要大论》云"必先五胜"正是此意，分两个层次，核心层次是五脏的功能特性，如肝为风木之脏、脾为湿土之脏、肾为寒水之脏等。《素问·至真要大论》《素问·本神》五脏病机与此相应。并在此基础上建立五脏五行间的生克联系。外围层次是与五脏同性相联系的五脏系统，即五脏合五腑、五体、五官、五液、五神、五志等。这种联系，在临证中多作为五脏病变的病候表现，反过来又可作为治本求脏的理论依据。

2. 精用气化法度，从战役层面彰显中医水平　气化之器详在气化而略在形质。所谓气化，即人体生命活动中精气之升降沉浮、消长卷舒，并通过五脏之阴阳相反相成、五行生克制化来实现。这就是五脏的气化法度，基本概括了人体的病证机理。因此掌握五脏气化法度，制化调平，正确施以病证诊治，是每位中医专业人员的基本功课和功夫。虽然医生学识、经验不同及诊治技术与疗效存在差异，但中医诊治的整体疗效，特别是中医临床优势病种的诊治，应当保持在应有水平。

3. 实践生化之道，从战略层面升华医学境界　言五脏为气化之器，其意义决非限于当今一般临证诊治，还有探索人类疑难病及众多的健康课题。如心身疾病涉及心理与生理关系、意识本质等生命科学难题，既属于临床疾病诊治，又具有极高的理论价值，而中医调五脏诊治有独特思路与稳定疗效，如结合五脏气化与精气神理论，则能将研究引入胜境。医学科学的进步，既有赖于技术手段的提高与进步，更寄希望于观念、思路与方法的改革，包括五脏理论在内的中医系统生命观必定发挥大的作用，而中医理论也会在变革中得以升华境界。如在科学哲学观上，中国系统科学研究者结合中国古代哲学精髓，与现代系统观整合后提出一元二面多维多层次哲学方法论，具有整体指导作用；多种社会科研和健康研究组织正在运用中医整体论，从高层设计健康管理，开展对影响人类健康的重大疑难病证、亚健康状态、人生全程养生保健开展全新的理论与实践探索等。

132　一气圆通气化五象

中医气学是研究人之气的本质及其运动变化规律，用以阐述人之生命现象和运动规律的理论，是中医学最基本的原理，贯穿于中医体系的一条主线。人之气象就是人之气的存在及其运动变化的外在表象，能够被人的感官所察觉和认知，用以研究气的生成、分布、运动、变化及其规律。学者吴强认为，人之气象，一气圆通；气化五象，以象测气。通过对人之气象的观察和研究，可以掌握人之气的存在及其运动、变化特征，进而探索人之生命活动的本质及其规律，指导防病治病。

唯物理念与气一元论

"通天下一气耳"，气是构成天地万物万象的最基本物质，是天地万物之本原，是"至大无外，至小无内"的客观存在。气的运动变化产生天地万物和现象，道生一，一生二，二生三，三生万物，天地之道，始于一气；一气运动，分出阴阳，阴阳是一气运动的两种不同表现形式；阴阳交合为气，化生"阴、气、阳"三才，进而变生天地万物万象。所以，"万物一也"，气为万物唯一之本，是中国古代哲学的唯物观、气一元论。

天地之气交感和合产生人。"气者，人之根本也"。气是生命的本原，是构成人体和维持生命活动的最基本物质，"人之有生，全赖此气"。

首先，气是构成人体的最基本物质："人以天地之气生，四时之法成"，天地自然界为人的产生奠定了基本条件和物质保证。人是"以母为基，以父为楯"，秉承于父母先天之气，在后天之气的滋养下，通过气的聚合变化（气化）构成人体，不但"精、气、津、液、血、脉，无非气之所化也"，而且整个人都是由气化生，"人之生，气之聚也"。"夫人身立命，本乾元一气，落入坤宫，二气合一"，首先是"人受五谷之气以生"，具体地，通过"清阳化气出乎天，浊阴成味出乎地，故天食人以气，地食人以味，此即天地之运，阴阳之化，而成形之所以成也"。自然之气形成的有形物质，通过胃受纳、腐熟、降浊，脾的运化、升清，变为水谷精微，上升入肺，通过"肺朝百脉"，布散至全身，构成各脏腑组织器官。

其次，气是维持生命活动的最基本物质："阳气者，若天与日，失其所，则折寿而不彰"，阳气者，如同太阳一样，能生物、能气化，是人之生命的能量之源和主宰。人之生命活动源于一气运行，推动生命活动，"全凭这一团真气运行，周流不已……人之性命赖焉"，故"凡万物之生由乎阳"。另外，一气分阴阳，气升为阳，气降为阴；具有推动和调控、温煦和凉润、防御、固摄、中介等作用，阳气与阴气之间互相作用、互相消长、互相转化，共同维持人之生命活动，故俗话说"人活一口气"。

气之属性与气机气化

运动是气的根本属性，气的运动变化简称气化。气化的内在机制和枢纽机关为气机，气机的基本形式为"升-出-冲-降-入"，而且"升降出入，无器不有"，存在于人之生命运动的方方面面。气化包括机体内各脏腑组织器官的功能变化及其相互之间的作用，以及机体与社会、机体与自然界之间的相互关系，故包涵宏观（自然）、中观（自然与人）、微观（人体内部）三个层面。

首先，气处在不断运动之中。气的根本属性是运动，运动是绝对的，而且运动的形式具有圆通特征。"一气"进行气之"生-长-化-收-藏"之圆通气化，是通过气机以"升-出-冲-降-入"为基本形式，衍生其他运动变化。升与降、出与入，构成对立统一的关系，气之生必上升，上升气长为阳，升至极则化火，火炎出彰；火既出彰则气必消减，气消则收，气收则降为阴，降至极而化水，气入于水而内藏。故气之阴阳对立统一是其运动变化的根源，促使运动呈现圆通特征。

其次，一气圆通之特征，是按照"生-长-化-收-藏"之气化规律有序进行。生命活动是在气的不断运动过程中产生和维持的，人体的各种生理功能和病理变化都是气化的结果。气之运行不息，推动和调控着人体内的新陈代谢，维系着人之生命进程。"气始而生化，气散而有形，气布而蕃育，气终而象变，气的"始-散-布-终"过程就是气机通过"升-出-冲-降-入"的形式完成"生-长-化-收-藏"之气化圆通的结果。气化也是推动人的"生-长-壮-老-已"等生命进程的根本原因。

再者，气化的另一种形式是"形-气转化"和"精-气-神"三者之间的互相转化。气为阳，阳必生于阴（形）；形为阴，阴必生于阳（气）。阴阳互化，则形-气互化。"精之与气，本自互生"，既有"气归精"和"精化气"的互生作用，又有"精食气"和"气伤精"的相克关系。"精-气-神"之间不但互相关联，而且在一定条件下互相转化；"神者，水谷之精气也"，"精"化生为"气"，"气"化生为"神"；"两精相搏谓之神"，"精"可以化生为"神"；"两神相搏，合而成形，常先身生，是谓精"，"神"又可化生为"精"。可见，"精-气-神"之间实为"一气圆通"过程的不同表现形式，即"流行为气，凝聚为精，妙用为神"。

因此，一气圆通是气化的体现，具有普遍性与永恒性，存在于生命进程的自始至终，生命现象就是气化圆通有序进行的结果，故云"物之生从于化；物之极由乎变"。可见，一气圆通是生命活动最基本的特征。

气之表象与以象测气

气是天地万物包括生命之象的本质，一方面，气（物质）的存在具有客观性；另一方面，气（物质）的客观存在具有被人的感觉器官所感知和认识的特性，这就是气（物质）的表象性。因此，"凡可状，皆有也；凡有，皆象也"。

不但如此，而且"凡象皆气也"，"物"及其外在之"象"皆因于气，均具有客观性。"象"是事物或现象综合信息的集合，是气的外在表现，故云："有气方有象，虽未形，不害象在其中矣"。

"有诸内，必形诸外"，气在机体内的存在和运动变化，必然反映于外；反过来，可以通过"视其外应，以知其内脏"的思维模式来认识人之气的存在和运动变化及其规律，通过观察外在征象来研究气的活动规律，认识气的实质，就是所谓"以象测气"，进而探索和发现人之生命活动规律与本质。也就是说，通过借助"气"描述人之生命过程中的现象、过程、功能、状态与信息等内容。

这就是吴强提出"人之气象"概念的意义所在。

一气圆通与气化五象

"一气"通过气机以"升-出-冲-降-入"为基本形式，进行"生-长-化-收-藏"之圆通气化，气化表现于外的征象就是人之气象。一气分五象，归纳为"少阳象-太阳象-中冲象-少阴象-太阴象"五象，为生理之象。如果气化"太过"抑或"不及"均属于病理性变化，化生为"火"或者"水"，变成"小火证-大火证-中萦证-小水证-大水证"五证。"五象"特征具体如下。

1. 一气甲象，气生少阳　一气甲象，气生少阳。气病小火，小火生风，风为阳邪，其性升上，开泄轻扬，易袭位阳，头晕目眩、渐渐恶风。善行数变，风行游窜，（病位）居无定所，行踪游窜，（病性）变化迅速，多变无常。风性主动，风升水起，抽搐震颤。小火生风，百病之长。小火为病，最早出现；其余四邪，相合为伴。

2. 一气丙象，气长太阳 一气丙象，气长太阳。气病大火，大火如炎，炎为阳邪，燔灼出彰，高热出汗，恶热不寒，面红目赤，洪大脉象。大火如炎，扰心神出，心神不宁，失眠心烦头昏头胀，神昏语谵。大火如炎，气出津伤，皮肤干涩，毛发枯干，口渴喜饮，唇燥咽干，舌苔燥黄，舌质红绛，尿赤尿短，大便结干，体倦乏力，懒言气短。大火炎燥，肺气易伤，干咳少痰，难咯黏缠，痰中带血，胸闷气短。大火如炎，动血出彰，四肢抽搐，角弓反张，吐血咯血、便血尿血，月经过多，崩漏血趔，面红目赤，发疹发斑。大火如炎，炎出肿疡，痈肿疮疡，红肿热痛，化脓瘘腐，疔疖溃烂。

3. 一气戊象，气化冲和 一气戊象，气化冲和。戊象居中，气机通畅，邻风邻火、邻金邻水。阴阳变化，为之枢纽，水火转化，为之门户。气机对冲，变生两端：其一，气机中和，气化圆通；升降有序，出入循章；水火和合，平阴秘阳；平和之态，"圆通"之象。其二，气之为病，气机不畅；或风或火、或金或水，偏重倾向，变化无常；或兼有之，并病合病。

4. 一气庚象，气收少阴 一气庚象，气收少阴。气病小水，小水小寒，变为阴邪，气收下降。易遏气机，阳气损伤，胸闷痞脘，乏力气短，小便涩短，大便不畅。小水重浊，气收下降，周身困重，头重如缠，沉着乏力，四肢酸懒，胸闷呕恶，食欲不爽，大便黏滞，泄泻便溏。小水黏滞，病程绵缠，反复发作，休作无常。小水下降，易袭阴位，疹发阴位，下肢肿胀。

5. 一气壬象，气藏太阴 一气壬象，气藏太阴。气病大水，大水大寒，寒为阴邪，入水气藏。寒性收入，阳气不张，干扰气化，温煦影响，阳气衰退，气入生寒。具体表现，恶寒无汗。大水凝滞，经脉不畅，气血不行，疼痛嚷嚷。大水收敛，气机入藏，腠理筋脉，收缩急挛，头身疼痛，筋脉拘强，皮肤苍白，爪甲青黯，四肢厥冷，蜷缩形寒，屈伸不利，肢节拘挛，冷厥不仁，细微脉象。内脏受寒，先袭胃肠，疼痛痉挛，喜暖喜按。

一气圆通，气化五象。气机为中枢，其余四象分布四旁，围绕中枢按顺时针方向旋转，即"少阳象-太阳象-少阴象-太阴象"，分别具备气之"生-长-收-藏"之圆通特征。"太极一气产阴阳，阴阳化合生五行，五行既萌，遂含万物"，天地之道，始于一气，一气分阴阳，阴阳演化五行（象），五行化生天地万物万象，即表现为"一气-阴阳-五行（象）-万物"的变化规律。一气五象，此为一级之"象"，一级之"象"可再分为第二级的"五象"、再分为第三级的"五象"……以此类推，无穷无尽。五象之间还可以通过"传-变-并-合"方式进行关联，而且分为一级关联、二级关联、三级关联……五证之间则是"传入""变生""并病""合病"等方式进行变化。阴阳变化，属于性质变化。"太"与"少"之间，内含若干等级，其间变化，数之可千，推之可万，故太少变化属于数量变化。通过"质变"与"量变"进行不同的组合，进而变生万物万象。

人之气象与运用

1. 人之气象与体质辨识 "人活一口气"之"气"就是说人体内的一气，是生命之气。"气有多少，形有盛衰"，机体内的气之数量、质量、分布、运行、变化等情况决定了人之气象的不同，人之气象决定体质状况，决定了个体在生理上的身心特性。因此，可以通过观人之气象辨识体质，就是观察在先天禀赋和后天获得的基础上由气所化生的形态结构、生理功能和心理状态方面综合的、相对稳定的固有特质，认识机体内气的运动变化规律，及其在生长、发育过程中所形成的与自然、社会环境相适应的人体个性特征。一气圆通，气化五象。其中，少阳象、太阳象、中冲象、少阴象、太阴象等五象分别代表一气的五种生理状态。小火质（象）、大火质（象）、小水质（象）、大水质（象）等分别代表四种"偏颇体质"，另外还有一种正常体质是"圆通质（象）"。观人之气象辨识体质。可以先基于"少阳象-太阳象-中冲象-少阴象-太阴象"五个大"象"，进而推演出万物小"象"。只要抓住主要矛盾，就可以起到纲举目张的作用，不仅有助于从整体上把握个体生命体征，而且有助于分析疾病的发生、发展和演变规律，较好地指导临床工作。

2. 人之气象与五象辨证 吴强用"一气圆通，气化五象"的原理阐释《伤寒论》六经辨证的主证，根据"气化五象"规律，对"六经辨证"进行了调整、归纳。"甲象少阳"：气生少阳，气病小火，小火生风，属"风"证。与六经辨证中的"少阳病"的特征相同，二者相对应。"丙象太阳"：气长太阳，气病大火，大火如炎，属"火"证。与六经辨证中的"阳明病"的特征相同，二者相对应。"庚象少阴"：气收少阴，气病小水，小水小寒，属"水"证。与六经辨证中的"太阴病"的特征相同，二者相对应。"壬象太阴"：气藏太阴，气病大水，大水大寒，属"寒"证。与六经辨证中的"少阴病"和"厥阴病"的特征相同，二者相对应。而六经辨证中的"太阳病伤寒证"，因表现为"外寒束火"，属"寒"与"火"之合病。与"一气五象"中"太阳太阴合病"的特征相同，二者相对应。六经辨证中的"太阳病中风证"，因表现为"外风袭火"，属"风"与"火"之合病。与"一气五象"中"太阳少阴合病"的特征相同，二者相对应。六经辨证中的"太阳病温病证"，因表现为"火上加火"，属"小火"与"大火"之合病。与"一气五象"中"太阳少阳合病"的特征相同，二者相对应。

（1）一气甲象，气生少阳：临床主症"口苦，咽干，目眩也"（第263条）。病机分析，一气甲象，气生少阳。气病小火，小火生风。小火升上，口苦咽干；小火生风，风性游窜；升浮旋转，头晕目眩。

（2）一气丙象，气长太阳：临床主症"身热，汗自出，不恶寒反恶热也"（第182条），"濈然微汗出也"（第188条），"脉大"（第186条）。病机分析，一气丙象，气长太阳。气病大火，大火炎炎，发热无寒，洪大脉象；大火蒸水，汗出濈然；火性趋上，颜面赤烫；火邪外越，出疹红斑；热扰神明，神明不宁，如魂出窍，谵语神晃。

（3）一气戊象，气化冲和：一气戊象，气化冲和；水火较量，变生两端：其一，水火相当，水火和合，阴平阳秘，一气圆通，平和之态。其二，气之为病，气机不畅；或风或火，或金或水，变化无常，或兼有之，并病合病。

（4）一气庚象，气收少阴：临床主症"腹满而吐，食不下，自利益甚，时腹自痛。若下之，必胸下结硬"（第273条）。病机分析，一气庚象，气收少阴。气病小水，气收火降。火降入水，融化小水；小水小泛，阻滞中焦；中焦失运，气机不畅；腹部胀满，时腹自痛。气降不温，火不腐熟，纳食不降，上逆呕吐；小水下降，自利益甚。若再误下，中焦更伤，硬结膈下，气机不畅。

（5）一气壬象，气藏太阴：临床主症"脉微细，但欲寐也"（第281条）。"厥者，阴阳气不相顺接，便为厥。厥者，手足逆冷者是也"（第337条）。病机分析，一气壬象，气藏太阴。气病大水，大水大寒。火降入水，大水寒凉；寒则凝滞，微细脉象；火入气藏，欲寐喜躺。大水大寒，尿白清亮。厥者极也，寒极食火；火入气藏，火不温水；水性寒凉，四肢厥冷。

总之，人体气象，一气圆通，气化五象。"一气"通过气机以"升-出-冲-降-入"为基本形式，进行"生-长-化-收-藏"之圆通气化，呈现出"少阳象-太阳象-中冲象-少阴象-太阴象"五象。人之气象，一气圆通；气化五象，以象测气，通过对人之气象的观察和研究，可以掌握人之气的存在及其运动、变化特征，进而探索人之生命活动的本质及其运动规律，指导防病治病。

133　气化圆通行之有道

运动是气的根本属性，气运动变化（气化）的内在机制和枢纽机关是气机。一气通过气机进行气化圆通，在质量与数量、时间与空间、内部与外部、原因与结果等方面均有自己的特征和规律，进而演变为天地万物万象。学者吴强认为，研究气化圆通法则和气象演化规律，可以掌握人之气的运动变化特征，有利于进一步探索人之生命活动规律，服务于临床。

有其物，适其量

1. 有其物　所谓"气"者，除特指"气体"这种具体的物质形态外，更重要的是"气"等同于哲学之"物质"概念，包含三层含义：一者"一气太极"（是天地万物万象的本原，客观存在且能为人的意识所反映）；二者"一气两仪"（一气运动有两种不同表现形式："阴气"表示物质内部构成和具体形态；"阳气"表示物质的外在表象和机能）；三者"一气三分"（包括"阴""阳"及"阴阳和合之气"）。

中医学认为，"气者，人之根本也"，"人之生，气之聚也"，气是构成人体和维持生命活动的最基本物质，是人之生命运动的载体和表现形式与原动力。

2. 适其量　一气运动是质变与量变的圆通变化。气化始于量变，当量变至一定程度必然引起质变，实现气的升华；新气又进行新一轮的量变—质变，周而复始，圆通无端。可见，气之量变是质变的必要准备；气之质变是量变的必然结果，体现并巩固着量变的结果，并成为新一轮量变—质变的起点。所以，质变与量变对人之气象均有重要意义。

一气运动，分出阴阳，"阴"与"阳"是一气运动的两种不同表现形式。在特定的时空，一气之所以进行某种形式的运动由气之质变与量变共同决定。气之亢盛或优势呈阳，减衰或弱势呈阴；气之不及曰虚，太过曰实；"凡气有余便是火"，不足便是寒；气实则出彰外显（表），气虚则入敛内藏（里）。因此，可以通过"阴阳/寒热/虚实/表里"八纲辨证"定性"一气数量之多与寡。

由一气分出的"阴"或"阳"，可再细分：阳分少阳和太阳，阴分少阴和太阴；而且，"太"与"少"之间，内含若干层级，其间变化，数之可千，推之可万，成为"定量"分型的雏形。气之多少，不但决定是"阳（火）"还是"阴（水）"，还决定其属于"大火/小火"或者"大水/小水"。"气有多少，形有盛衰"，体内气之数量在一定程度上影响人之气象，进而决定体质状况，以及个体在生理上的身心特性。

气化圆通，行至"离"位则少阳；至"乾"位则太阳；至"中宫"则中冲；至"坎"位则少阴；至"坤"位则太阴。在某一特定时空，气之数量影响气机之运动形式，呈现出相应的气象。同样地，一气行至不同的象位，则有相应气之数量与之匹配，呈现出相应的气象。

在其位，行其径

1. 在其位　人之生命源于气化圆通，推动生命运动"全凭这一团真气运行，周流不已"，故气机之"升降出入，无器不有"。

一气圆通至不同部位具有相应的功能，则有相应的称谓。一气行至离部少阳，具有"主藏血，主疏泄"等功能者称为"肝气"。行至乾部太阳，具有"主神志，主血脉"等功能者称为"心气"。行至"中宫"中冲，具有"主升，主运化"等功能者称为"脾气"。行至坎部少阴，具有"主气，司呼吸；主宣发与肃降；通调水道"等功能者称为"肺气"。行至坤部太阴，具有"主藏精，主骨生髓，主水"等功能者称为"肾气"。另外，还有"卫气""营气""宗气""脉气"等，均与所处部位等因素有关。

气在其位，不可缺位，亦不可越位，各得其所，成为"真气"，否则为"邪气"。如"肝气"不处"离"位少阳，窜到"中宫"则可能"乘脾"；"胃气"不居"中宫"中冲，逆冲向上则"胃气上逆"等。

2. 行其径　"行其径"是对"在其位"的补充。气化圆通，行之有道。一气通过经络行循与各组织器官相关联。若一气不行常道则变为"邪气"，不但起不到滋养作用，还会损伤相应组织器官及其功能。

一气通过气机进行"少阳主升-太阳主出-中宫气冲-少阴主降-太阴主入"，而且"气升气出则化火，气降气入则化水"，各行其经，各就各位。

循其序，守其时

1. 循其序　"不以规矩，不成方圆"，气化圆通，遵守一定的秩序和规则。一气运动，通过气机进行"生-长-化-收-藏"之气化圆通。所以，一气于坤位太阴，主封藏气，孕蕴初阳。初阳渐育，待"一点真阴，藏于二阳之中"，成为离位少阳，主萌生气，开始升发。继之，阳长壮大，于乾位太阳，阳盛至极，长出彰显。阳既出彰，必至消减；阳消阴生，水火相冲，水与火之力量对比，决定"中宫"气化走向。阳气渐收，阴气降临，"一点真阳，含于二阴之中"，至坎位少阴。阳气封藏于坤位太阴，火入水中，火气不显，水气泛滥，阴寒厥冷。如此首尾相联，周而复始，圆通无端，行循有序。

2. 守其时　"知其道者，法于阴阳，和于术数……起居有常"。可见，道法自然，循行其序，必守其时；按时开阖，规律作息。

（1）守时于辰："起居有常"，遵循"日出而作，日落而息"自然规律，十二时辰各有阴阳，按时开阖，轮流值守。子时胆经：起于阴寒，孕蕴初阳。丑时肝经：肝血滋阳。寅时肺经：舒醒调息。卯时大肠：天开初朦，二阳一阴；阳气萌生，阴气下降。辰时胃经：阳气渐旺，进餐营养。巳时脾经：腐熟运化。午时心经：三阳气旺，阳气最盛；初阴滋生，阳中有阴。未时小肠：升清降浊。申时膀胱：阳气渐消，阴气渐长。酉时肾经：阳气被收，藏于肾水。戌时心包：静息育阴。亥时三焦：阳气潜藏，入寐休养，最为阴寒。可见，脏腑气机，开阖有时。一气圆通，若在特定时间，未至相应位置，也算"不及"则为虚；或者不在其时，先至其位，致使较多"气"集聚于此属"太过"则为实。

（2）守时于季："春三月，此谓发陈，天地俱生，万物以荣……夏三月，此谓蕃秀，天地气交，万物华实……秋三月，此谓容平，天气以急，地气以明……冬三月，此谓闭藏，水冰地坼，无扰乎阳"。一年四季，春来秋往，阳生阴长，规律交替；与之对应，人之气象进行"生-长-化-收-藏"之气化圆通。

（3）守时于岁：《内经》云"女子七岁肾气盛……二七而天癸至……三七肾气平均……四七筋骨坚……五七阴阳脉衰……六七三阳脉衰于上……七七天癸竭""丈夫八岁肾气实……二八肾气盛……三八肾气平……四八筋骨隆盛……五八肾气衰……六八阳气衰竭于上……七八肝气衰……八八天癸尽"。可见，一气呈现"生-长-壮-老-矣"之生命进程，符合"生-长-化-收-藏"之气化圆通规律，此乃"天数然也"。

"人形以法四时五行而治"，可见，人须顺应四时五行为正常。通过观察一气之"少阳象-太阳象-中冲象-少阴象-太阴象"五象，掌握人之气的存在及其运动、变化特征，进而探索人之生命活动的本质及其规律，指导防病治病。

显其性，和其气

1. 显其性　有其物，才能显其性。"有诸内者，必形诸外"。外因是通过内因而起作用的。"太极动静而阴阳分"，一气运动，逐渐演变，遂显两极，"是生两仪"，变化分出阴阳二气。"阴"与"阳"是一气运动的两种不同表现形式，代表一气中具有对立统一属性的两个方面，是天地间互相联系的事物和现象中对立双方的概括。"气升气出化阳，气降气入化阴"；"阴气流行则为阳，阳气凝聚则为阴"。阴与阳，分别于气之两极，显现其性，互相之间具有本质的区别。凡是运动的、外向的、上升的、弥漫的、明亮的、兴奋的都属"阳"；与此相反，凡静止的、内守的、下降的、凝聚的、寒冷的、隐晦的、抑制的都属于"阴"。

阴与阳，虽然各显其性，但是同属于一气，互相之间因存在本质不同而互相对立、互相斗争，"阴阳离合"表示阴阳之对立统一关系，也是一气运动与发展的源泉和动力，故曰"阴阳者，天地之道，万物之纲纪，变化之父母，生杀之本始，神明之府也"。

阴阳相离，识阴辨阳；"阴阳相合，万象乃生"，阴阳离合，二气冲和，产生新气，变生万物。水火和合，"少火生气"。若阳气不与阴气相圆通而化作"独火"则为邪；"独火"炽盛，必然"食（蚀）气"，故"壮火使气衰"。因为"火失其正，是以邪热，此火之不可有，尤不可甚，甚则真阴伤败也"。可见，气之所显现出的性质不同，功能不同，邪正关系也不同。

2. 和其气　一气分阴阳，阴阳同属一气。阴阳之间，具有内在的、有机的、不可分割的联系，其中，"阴在内，阳之守也；阳在外，阴之使也"，阴阳之间存在相互吸引相互转化的性质和趋势。

（1）阴阳互根：阴阳同源于一气太极，互根互生，阳根于阴，阴根于阳，彼此互为条件，共处一个统一体中。"孤阴则不生，独阳则不长"，阴不能脱离阳而独立存在，无气便不能生形；阳不能脱离阴而独立存在，无形便不能载气，所以物生于阳而成于阴。

（2）阴阳消长：阴阳双方处于一个对立统一体系之中，阴阳离合，相互冲和、互相消长，表现出"阴消阳长"或者"阳消阴长"的量变过程。

（3）阴阳转化：在一定的条件下，同一体系中的阴阳可以向各自的对立面转化，阴转为阳，阳转为阴，表现质变结果。

（4）阴阳和合："阴阳之要，阳密乃固。两者不和，若春无秋，若冬无夏。因而和之，是谓圣度"，水火和合，则一气圆通，是气之稳态或曰常态；"阴平阳秘，精神乃治"是人体阴阳平衡状态，谓之"圣度"。若"阴阳离决，精神乃绝"，阴阳相失不和，水火不圆，形成"独火"或者"独水"则为邪，一气平衡必然被打破而成病态。

总之，一气运动，遵循"有其物，适其量；在其位，行其径；循其序，守其时；显其性，和其气"的圆通法则，通过气机以"升-出-冲-降-入"为基本形式，进行"生-长-化-收-藏"之气化圆通，表现出"少阳象-太阳象-中冲象-少阴象-太阴象"五象，进而演变为天地万物万象。

134　脉象气化结构原理

脉诊在中医学中，是将中医理论及中国古代哲学思想与医疗实践结合得非常紧密的一种独具特色的诊断方法。在中医诊断学中占有十分重要的地位。但由于古人言简意赅的用文特点，再加之对脉诊核心内容"脉象"的把握，需要依靠医生个体的"手感"，而这种"手感"很难通过语言和文字表达，导致脉学从理论到实践都出现较多的疑惑乃至矛盾，以至于出现"心中了了，指下难明"之感慨，甚至曾出现质疑脉诊科学性的现象。因此如何让脉学更好传承，正本清源，避免上述疑问的出现，是每个中医人的责任。学者王朝阳出身中医世家，先后师承薛伯寿等名医，对中医脉诊有独到体悟，其中针对中医脉学理论提出了"脉象气化结构原理"，该思路对于解决目前许多人对中医脉诊的诸多疑惑，对于指导临床实践，均有很大裨益。

脉象气化结构原理是中医脉诊的理论支撑

中医脉诊（重点指寸口脉法）是通过接触人体特定部位寸口脉，通过手感来采集人体相关信息，达到对人体生理、病理状态进行分析评价的一种特殊诊断方法。该诊断方法至少有 3 个特点：一是不直接接触病变部位；二是通过手感采集信息；三是该信息能客观反映人体各个部位或整体的生理病理状态。要实现这 3 个特点就必须要求脉象有以下科学内涵：①该特定部位能反映整个人体所有部位的功能信息；②该信息能够通过触觉来表达或认知；③该信息应该是人体最基本的内在信息，否则无法达到通过获得该信息来推测判断人体整体生理、病理的变化状态。而脉诊科学性的关键就在于合理解释上述 3 个科学内涵。基于对上述 3 个方面的思考，结合对传统中医理论及东方哲学和现代科学理论的思考，通过近 20 年临床的验证，王朝阳提出"脉象气化结构原理"。该原理包含以下四点理论支撑。

1. 结构与功能的关系　事物有结构必然有相应的功能，有功能必然有相应的结构。结构与功能是构成客观事物的一体两面。正由于物质结构与功能的这种天然的必然联系，才使得认知这个世界有两个入手点，即从物质结构入手分析事物，或从功能入手分析事物，前者正是现代科学或现代医学分析人体的入手点，而后者是古人或传统中医认识人体的重要入手点。而结构与功能的天然联系或"有诸内必形于诸外"的哲学公理，就是脉象（作为人体功能的体现）能够表达人体内在生理、病理状态的核心。

古人由于科学技术和工具的限制，无法对细微结构进行直观分析和研究，因此很巧妙地从功能角度分析事物，这是整个中医理论的基础。那么如何从功能认识事物？如何用功能的状态来表达事物？古人对此给出了一定的解决方案，即通过"象思维"和阴阳气升降出入的模式完成。

2. 象思维的运用　《周易·系辞》云"在天成象，在地成形，变化见矣"。可见古人观察事物变化，是通过形与象两方面来描述表达的，形代表具体的结构，象则代表更整体抽象的功能。中医的"象"思维是指用人体整体功能状态变化表现出来的某一现象，来解释人体内部结构和功能的运动变化。中医中有许多核心概念就是以"象"命名，比如舌象、脉象、藏象等。这是中医整体观的具体体现和应用。中医的藏象包含了人体生命活动中的所有组织器官的生命现象，即结构和功能的综合体现。而脉诊过程中，获取的人体生理、病理状态的脉象，不仅是反映简单的脉搏跳动快慢、强弱等形态结构信息，而是含有全身不同组织结构和其功能变化性质的"象"，故称为"脉象"。

3. 生物全息理论、取类比象与天人相应观　1973 年张颖清首次提出生物全息的理论，他指出"生物体每一相对独立的部分在化学组成的模式上与整体相同，是整体的成比例的缩小"。全息律告诉我们，组成整体的各个相对独立的部分，都可以认为是整体的缩影，它们在不同程度上与整体是相似的。整体的各个部分都可以在这些相对独立的部分（通常称之为全息元或全息单位）找到对应点。这些对应点在全息元上的分布规律，与它们所对应的部分在整体上的分布规律是相同的。而寸口脉正是古人为我们寻找到的能够反映人体整体生理、病理功能的全息元。该全息元（寸口脉诊）不仅在解剖结构上反映人体整体分布规律，在功能上也有类似的规律性。古人虽未明确提出全息理论，却早已不自觉地运用全息律为自己服务，寸口脉就是其中之一。

4. 气化功能与气机升降　古代哲学家认为，气是构成世界的最基本物质。宇宙间的一切事物都源于气的运动变化。这种观点被引入中医学，气便被认为是构成人体和维持生命活动的精微物质，如元气、营气、卫气、水谷之气等，同时又引申代指脏腑组织的生理功能，如脏腑之气、经络之气等。"气化功能"是中医认知人体生理病理变化的核心理念。作为反映全身不同组织结构和其功能变化性质的脉象，必然是反映以"气化功能信息"为核心的内容。

气化功能的具体运动形式为升降出入。《素问·六微旨大论》云"非出入，则无以生长壮老已；非升降，则无以生长化收藏""升降出入，无器不有"。明确提出气化是人体核心功能，人体气化以升降出入为主要表现形式。认识脉象脉学必须从气化之升降出入角度来认知。

脉象气化结构原理

1. 地球大气运动模式、人体气机升降模式与脉象气化结构模式同构性　人体的气化模式其实反映了人体所在的地球环境的气化模式，也可以通过脉象的气化结构模式体现出来。

人体的气化运动模式与地球的气化运动模式惊人相似。人体有二火：君火与相火（对应太阳火与地心火），肾居下（内藏相火）对应地球核心之地热，为人体真阳，是人体气机升降的原动力；肺居上，主肃降，主通调水道（对应大气层云雨功能）；肝居左主升发，肝肺一升一降，胆为肝气之所余，内藏相火，先升后降，脾胃居中，一升一降，共同构成人体气机升降循环，心肾肝肺为四维，脾胃居中，内外呼应，同升同降。

人体的气机升降运动变化与地球的气机升降运动息息相关，两者运动变化的模式是统一的，而脉象是这种气机升降出入变化的具体反映，脉诊正是在这个模式下的具体运用。脉象气化结构的脉诊定位源于人体气化结构，从中也可以看出人体的气机左升右降，阴升阳降的生命模式。故左手脉应阴升，右手脉应阳降，同时要特别强调的是：应将左右手脉作为一个整体来看待。当将双手并在一起，双手寸口脉表达出来的就是人体气机升降出入的一个整体图。脉诊气化结构图可看出，脉诊气化结构定位对应于人体脏腑的气化结构。

2. 脉象气化结构的五行表达　双尺肾水（左尺为主），生左关肝木；左关肝木，生左寸心火，并右尺命门火；双尺肾水（右尺命门火为主），生右关脾土；右关脾土生右寸肺金；右寸肺金，生左尺肾水。循环无端，毫无间断，谓之相生。

双尺主肾水，肾为水火之宅，水分阴阳之性，阴阳二水共生肝木，肝藏阴血，阴血生火；火中有二，分为君相，君火以明相火以位，相火携君火降中土，而中土得温则建，故火生土；土温得建则生金；金气敛降，下化生水。

左尺肾水，克制右尺命门火；右尺命门火及左寸心火，克制右寸肺金；右寸肺金，克制左关肝木，左关肝木，克制右关脾土；右关脾土，克制左尺肾水。

脉象气化结构强调以五行属性替代脏腑定位，这样在分析脉诊时，更容易记住生克制化的关系，可将脉诀"左手心肝肾，右手肺脾门"换成"左手火木水，右手金土火（相火）"。

比如脉诊时，候诊左关木，需同时注意两尺肾水及右寸金，如果运用五行的概念把脉，就必须把五行的生克承制都体现出来，这样才能完全。在分析气化关系时尽量不要用脏腑的概念，若单纯用脏腑名词来表述，容易割裂脏腑气化之间的相互关系，比如心气虚，很容易就只留在心上，往往忽略其他脏腑的气化影响。同时还要注意五行又各有阴阳，以及它们的特点和气化功能，如木有甲木乙木，火有丙火丁火，土有戊土己土等。

3. 脉象气化结构的阴阳表达　　人体功能气化结构统于阴阳，阴阳对应于人体气化功能则主要表现为男女、气血、左右、水火等几个方面。故《素问·阴阳应象大论》云："天地者，万物之上下也；阴阳者，血气之男女也；左右者，阴阳之道路也；水火者，阴阳之征兆也。"具体而言：男属阳，男子阳气偏盛，女属阴，女子以血为本，气属阳，血属阴；左为阴之道路，右为阳之道路；寒热是水火表征，水属阴性寒，火属阳性热。

落实到脉象气化结构而言：左手脉主要对应人体阴血，右手脉主要对应人体阳气，故正常生理情况下男子右脉大于左脉，女子左脉盛于右脉；左手脉诊人体之阴血之状况，右手脉察人体阳气之盛衰；左手脉可以表达木气升发，而阴血化火之状况，右手脉可表达金气敛降，而火生水的状态。

脉象气化结构的具体应用

"脉象气化结构原理"认为通过脉诊可以定性、定位、定邪以及诊察阴阳气的升降出入情况。

1. 定性　　主要指通过脉诊定人体阴阳、气血、虚实、寒热等属性。《伤寒论·辨脉法》云："凡脉大、浮、数、动、滑，此名阳也；脉沉、涩、弱、弦、微，此名阴也。"王朝阳同意王雨三的观点：脉分左右，左为心、包络、肝、胆、肾、膀胱、小肠，属血，血为阴。左脉盛，即是阴盛，左脉虚即是阴虚。右为肺、膻中、脾、胃、命门、大肠，属气，气为阳。右脉盛，即是阳盛，右脉虚，即是阳虚。左三部脉旺，则阴分旺，阴邪盛或阴分受邪；右三部脉旺，则气盛，或由气分受邪。脉大为实证，脉弱为虚证，"邪气盛则实，正气虚则夺"；脉迟缓弦主寒，脉数洪促主热。可以以脉定人体气血阴阳之盛衰，邪气之表里寒热。

2. 定位　　通过脉诊定邪之部位，可有 3 种定法。一是按解剖部位定，如《金匮要略》云："脉来细而附骨者，乃积也。寸口积在胸中；微出寸口，积在喉中；关上积在脐旁；上关上，积在心下；微下关，积在少腹。尺中，积在气冲；脉出左，积在左；脉出右，积在右；脉两出，积在中央；各以其部处之。"

二是按脏腑定位，如《难经·十八难》云："脉有三部，部有四经，手有太阴、阳明，足有太阳、少阴，为上下部，何谓也？然：手太阴、阳明金也，足少阴、太阳水也，金生水，水流下行而不能上，故在下部也。足厥阴、少阳木也，生手太阳、少阴火也，火炎上行而不能下，故为上部。手心主、少阳火，生足太阴、阳明土，土主中宫，故在中部也。此皆五行子母更相生养者也。"文中运用五行相生规律阐明两手寸关尺三部分分候脏腑的定位及原理，目前临床最常用的寸口脉诊脏腑定位就是采用《难经》定位法。

三是按空间结构定位，即用左右、上下、浮中沉来代表气化结构的定位，这样更能反映人体气化功能阴阳气血升降出入、虚实盛衰的实质。《素问·刺禁论》云："肝生于左，肺藏于右，心部于表，肾治于里，脾为之使，胃为之市。"

3 种定位法在临床中宜结合运用，因为脉象不仅蕴含解剖结构信息，亦包含功能结构信息，但更强调脉象功能结构信息的提示，如从解剖结构而言，肝在人体右侧，理论上来说候肝应对应右脉，但从人体气化功能结构而言，肝之脏象功能主要表现在左侧，因此临床实际中用左关脉候肝。

3. 定邪　　通过脉诊，诊邪之属性。邪分 3 类：一是内生外感的风寒湿燥火；二是病理性代谢产物，痰、湿、水饮、瘀血等；三是邪之变化之极即毒之类，如湿毒，热毒等。外感之邪多见于浮脉，浮紧为风寒，浮数为风热，浮缓为中风，浮濡为风夹湿。内生诸邪，如水饮脉多见弦，单弦为饮，双弦为寒，湿邪多见濡缓或脉大，痰邪多见弦滑或滑数，血瘀之脉多见涩脉、结代脉。

脉诊是中医学最独特的诊断方式，它深刻体现着古代哲学认知与人体自然科学实践的紧密结合，而这种结合的切入点却是人体（或物质）的结构与功能的内在相关性，用气化结构的概念能够更合理地解释人体生理、病理内在机制与外在表象之间的关系。

135　气化理论与临床关系

　　王坤根业医 50 余载，擅治消化、心血管、内分泌系统疾病，非常重视气化理论在临床中的运用，省疾问病，首重气化，遣方用药，多从气论，乃知百病皆生于气也。学者孙洁等将王坤根对"气化"与中医临床关系的理论辨析经验作了归纳总结。

　　气化是中医理论中重要的概念之一。气化理论不仅对于构建中医理论具有非常重要的意义，更是指导中医临床的核心理论之一。

对气化概念的辨析

　　"气"和"气化"是中医理论中最重要的概念之一。但实际上现今对气和气化的理解还有很多存疑之处。例如《中医基础理论》教材和多数中医辞书都将"气"定义为一种"精微物质"，但有些学者则认为"气"也包括功能的概念；对"气化"那底是指"气"的运动？还是变化？或是运动及变化？或者仅仅是指膀胱排尿的功能？不同学者也有相异，甚至完全相反的见解。现代中医对气化的概念有以下几种相似而不相同的表述：①通过气的运动所产生的各种变化；②体内精微物质的化生及转化；③气的运动变化（转化）；④在气的推动下，由一种物质转化成另一种物质；⑤气的运动对人体产生的各种生理变化。不同概念的区别主要在两个方面。一者，气化是运动所产生的变化，还是气的运动和变化？二者，气化是物质的转化，还是也包括这些变化产生的生理变化。

　　对于前者，中医的气从来就不是静止、不变的，所以讲气的运动而产生变化是没有必要的。与其说是"由气的运动而产生的变化"，毋宁说是"气的各种变化"来得更清楚。而气既然化生万物，则其功能随之而生，这是气化的自然后果，也是气化的外在征象，所谓"有诸内必形诸外"者也。所以将气化的概念理解为"气的一切变化"足矣。

　　基于"气一元论"，气的变化其实已经包括了世间万物的演变。所以"气化"足以解释人身所有的生理功能。正如任继学所言"气化是生理活动之原"，"气化异常是病理反应"。正是这个缘故，王世冬认为"中医学从生理、病因、病理，到辨证、施治，无一不是以气化论为理论根据的，因此，气化论是中医理论体系的真正核心，中医理论本质是气化论"。

气化是天人相应之根本

　　1. 气化是万物成败之根本　老子认为天地万物皆由阴阳二气冲和而生。其后，庄子亦云"气变而有形"，万物皆由气变而来，"天地者，形之大者也；阴阳者，气之大者也"。至有宋一代，《二程遗书·卷五》明言"万物之始皆气化；既形然后以形相禅，有形化；形化长，则气化渐消"，更是非常明确地提出万物皆始于气化。

　　《内经》中亦早有类似论述。《素问·天元纪大论》云："太虚廖廓，肇基化元，万物资始，五运终天，布气真灵，总统坤元，九星悬朗，七曜周旋。曰阴曰阳，曰柔曰刚，幽显既位，寒暑弛张，生生化化，品物咸章。"认为宇宙皆由"气"运而生。在此篇中同时还提到"在天为气，在地成形，形气相感，而化生万物矣"，非常明确地提出"形气相感，而化生万物"。《素问·六微旨大论》云："夫物之生，从于化，物之极，由乎变，变化之相薄，成败之所由也。"说明万物之生固然由乎气化，物成之变，亦由气化之变，阴阳之相薄，气机变化，"升降出入，无器不有"。若"不生化"，则"出入废，则神机化灭；升降息，则气立孤危"，可见气化实乃万物成败之根本。

2. 气化是人身之根本 人本是天地万物之一。天地万物之成败皆由乎气化，则人身亦当如此。故而《素问·宝命全形论》云"人由天地之气生，四时之法成"。正是因为人和天地万物一样，皆由气而生，所以人与天地之间自然就存在一种密切的联系，如《灵枢·营卫生会》云"人与天地同纪"，《素问·至真要大论》云"天地之大纪，人神之通应也"，都是在说明这种关系。

气化构成了天地和人之间这种密切关系的基础，而人与天地相参则决定了人身健康与四时、五行、六淫、七情密切相关，而一旦发生疾病，则必须"审五脏之病形，以知其气之虚实，谨而调之"（《灵枢·本神》），"调气之方，必别阴阳，定其中外，各守其乡。内者内治，外者外治，微者调之，其次平之，盛者夺之，汗者下之，寒热温凉，衰之以属，随其攸利，谨道如法"，如此就可以"谨守病机，无失气宜"，达到"万举万全，气血正平，长有天命"（《素问·至真要大论》）的治疗目的。可见气化有常是人身健康之根本。

气化失则百病生

气化是人身之根本，人身因气化而与天地相应，那么天地之气或人身之气的异常则必然会导致疾病的发生。

《灵枢·顺气一日分为四时》云："夫百病之所生者，必起于燥湿寒暑风雨，阴阳喜怒，饮食居处。气合而有形，得藏而有名。"意思是说邪气侵犯人体而生病，因其所客脏腑不同而有相应的病证。同时，这段话还将邪气之由分为"燥湿寒暑风雨，阴阳喜怒，饮食居处"三个方面，实际上基本囊括了后世所谓的外因、内因和不内外因。而这三个方面之所以可以致病，必须"气合"而可以有"病形"。在《内经》中的诸多条文中都反复强调了"病由气生"，"气变为病"的思想。如《灵枢·百病始生》云"夫百病之始生也，皆于风雨寒暑，清湿喜怒……三部之气，所伤异类"，《素问·举痛论》云"余知百病生于气也，怒则气上，喜则气缓，悲则气消，恐则气下，寒则气收，炅则气泄，惊则气乱，劳则气耗，思则气结"等。

从发病学上看，中医疾病观的基本观点是"正邪相争"而发病，即所谓"正气存内，邪不可干"（《素问·刺法论》），"邪之所凑，其气必虚"（《素问·评热病论》）。正气是邪正相争的主导。如果正气充足，则邪气难以伤人，"风雨寒湿，不得虚，邪不得独人"（《灵枢·百病始生》），而正气不足时，则可能"怯者则著而为病矣"。邪气也是发病的重要因素，必须努力避免。所以养生时要求"虚邪贼风，避之有时"（《素问·上古天真论》）。

正气和邪气的概念在《内经》中已经非常成熟。在《内经》中共有12处提到正气，均为人身之气的另一种称谓，也就是说正气实际上也是人身之气的一种。而邪气的本义是"不正之气"，这个"不正之气"是相对的概念。《灵枢·百病始生》云"夫百病之始生也，皆于风雨寒暑，清湿喜怒……三部之气，所伤异类"，风雨寒暑，清湿喜怒，这三部之气是可以生"百病"的邪气，但当它们没有引起疾病时，也不过只是自然界的常见现象和人的正常情绪。何时是天地、人身之气，何时是致病之邪气，取决于"三部之气"与人身"正气"的相互作用。"两虚相搏，乃客其形"（《灵枢·百病始生》），此气即是虚邪；若是"两实相逢，众人肉坚"（《灵枢·百病始生》），则此气不过是天地之气的自然变化，不能称为邪气。

可见，疾病的发生也与"气化"密切相关。正是人身之气的变动，及其与天地之气的相互作用，形成了疾病发生的基础。当然，人身之气的变动，及其与天地之气的相互作用，也是保命全形、养生延寿的基础，区别不过是在于这些"变动"和"相互作用"是否合于天地之道。

合气宜则诸症却

1. 治法与气化的关系　疾病的发生与气化密切相关。因此，治疗疾病也必须充分重视对"气化"的调节。《素问·至真要大论》中黄帝问岐伯治法："夫百病之生也，皆生于风寒暑湿燥火，以之化之变也。经言盛者泻之，虚则补之，余锡以方士，而方士用之尚未能十全，余欲令要道必行，桴鼓相应，犹拔刺雪汗，工巧神圣，可得闻乎？"岐伯的回答首先是"审察病机，无失气宜"，然后方才次第讲述著名的"病机十九条"，以为例证。这充分反映了《内经》中调气以合气宜的治疗思想。

"无失气宜"中的"气"当然不是"气血"之"气"，而是指天地、人身之气。百病生于气，调之以使"气宜"则病自能去。《素问·阴阳应象大论》曰"治病必求于本"，张景岳注："本，致病之原也。人之疾病，或在表，或在里，或为寒，或为热，或感于五运六气，或伤于脏腑经络，皆不外阴阳二气，必有所本"（《类经·二卷·阴阳类》）。说明治法之本，亦无外阴阳二气而已。故而《素问·五常政大论》云"谨守其气，无使倾移"。可见不论何种治法，不过是采用不同手段，调节各种气化异常，"无使倾移"。调节"气化"，以合气宜是治法中最重要的一个环节。

2. 方药与气化的关系　愈病之法，无非针药；针药之道，在于调气。《素问·至真要大论》云"调气之方，必别阴阳，定其中外，各守其乡。内者内治，外者外治；微者调之，其次平之，盛者夺之，汗者下之；寒热温凉，衰之以属，随其攸利"，而所以能调之、平之、夺之、下之以"调气"愈疾者，可以针刺引之，药味纠之。

以针刺言，《灵枢·刺节真邪》云："用针之类，在于调气。"《灵枢·九针十二原》云："刺之要，气至而有效。"《灵枢·终始》云："刺之道，气调而止。"可见针刺治疗，基本原理在"调气"。

药物治疗则更是如此。中药药性理论是指导和说明中药功效的理论基础，其内容自《神农本草经》始，经历代医家丰富和完善，终成体系。主要包括四气、五味、归经、升降沉浮、毒性等。时人或谓之庞杂，其实是不明其本。其本何在？唯"气化"而已矣。

《本草衍义》"总叙"中云："夫天地既判，生万物者，惟五气尔。五气定位，则五味生……寒气坚，故其味可用以软。热气软，故其味可用以坚。风气散，故其味可用以收。燥气收，故其味可用以散。土者冲气之所生，冲气则无所不和，故其味可用以缓。气坚则壮，故苦可以养气。脉软则和，故咸可以养脉。骨收则强，故酸可以养骨。筋散则不挛，故辛可以养筋。肉缓则不壅，故甘可以养肉。"以五气生五味而兼寒热之性，寒热五味，气各不同，或收或散，或缓或急，各有偏性，以药之偏纠病之偏性，则可以愈疾。这个观点正是中药治疗疾病的基本观点。

四气又称四性，主要用以概括说明中药的寒、热、温、凉属性，然而草木金石之品，在天地间，则与天地同体；入人腹中，则与人身同温，其自身岂能别有一番寒温？所谓寒热之性，不过是服用之后，对人身气化影响各不相同，有助阳以生热者，则曰温热；有助阴能伏火者，则曰寒凉。若草木自无气化，何以调人身之气化？若不能调人身气化，何以生寒温之变而成"四气"？正如《圣济经》所云："物之生，无不囿于形气也，然气基形立，必有温热凉寒之性，咸酸甘苦之味焉。然则形气者，性味之本，性味者，形气之末。"四气也不过是"物"之"形气"特点的一部分。服用之后，药物之气与人身气化相互影响，形诸于外则为寒热，究之于内仍是气化。

五味是指酸、苦、甘、辛、咸而言，是中药药性理论的主要内容之一。通常认为五味既是对药物性能的抽象概括，又是部分药物真实滋味的体现。但实际上，从《内经》所论，五味远远不是单指药物的真实滋味，更不只是为药物性能而设。五味反映的是药物或食物对人身气化的作用特点。《尚书·洪范》云："润下作咸，炎上作苦，曲直作酸，从革作辛，稼穑作甘。"润下、炎上、曲直、从革、稼穑都是指气机的运化特点而言，也可以理解为功能特点，但肯定不是单纯对味觉的描述。

《灵枢·五味》云："愿闻谷气有五味，其入五脏，分别奈何？伯高曰：胃者，五脏六腑之海也，水谷皆入于胃，五脏六腑，皆禀气于胃。五味各走其所喜，谷味酸，先走肝，谷味苦，先走心，谷味甘，先走脾，谷味辛，先走肺，谷味咸，先走肾。"所谓各走其所喜，当然不是指五谷以其味不同而各入五脏，而是说五谷气化特点不一，则入胃之后，对人身气化的影响也不一样。五味入胃，气化各不相同，则功效各异。五味实际上是对药、食气化特性的反映。由于人身亦由气化而成，则由五味可知药食入胃后对人身气化的影响，从而推知其功效，即"凡药酸者能涩能收，苦者能泄能燥能坚，甘者能补能和能缓，辛者能散能润能横行，咸者能下能软坚，淡者能利窍能渗湿，此五味之用也"（《本草备要》）。在《内经》中，按照五行的框架，以人体五脏为中心，确立了五味与五脏、五色、五脏所主的对应关系，用五味之气化调节五脏之气化，从而治疗五脏所主部位的疾病。

非止四气五味，其余如归经、升降沉浮，亦皆类此，不过是食、药气化特点的一方面，以此药性理论归纳后，则可以有助于医者明白食、物入胃，对人身产生的各种调节作用。正如《梦溪笔谈》所云："凡人饮食及服药，既入肠为真气所蒸，英精之气味……皆随真气洞达肌骨，犹如天地之气，贯穿金石土木，曾无留碍，自余顽石草木，则但气味洞达耳，及其势尽，则滓秽传入大肠，润湿渗入小肠，此皆败物，不复能变化，唯当退泄耳。凡某物入肝，某物入肾之类，但气味到彼耳。"

方药是中医治法的临床具体体现，或攻或补，或寒或热，总要通过合适的药物组合来实现。不同药物合为一方，气化特点也相互影响，而与单用某药不同。有去性存味的，有相须相使的，由各个药物气化特点的相互影响而产生出方剂自身的新作用来。但最终，仍是以此方的气化特点调节疾病的气化偏颇以愈疾。例如白虎汤性寒，以其有膏、知相须之用；海藻玉壶汤散结，以其有藻、草相反之激。

总之，天地、人身同此一气。一气而生阴阳，阴阳而生五行，五脏以应五行，于是"天食人以五气，地食人以五味。五气入鼻，藏于心肺，上使五色修明，音声能彰；五味入口，藏于肠胃，味有所藏，以养五气，气和而生，津液相成，神乃自生"（《素问·六节脏象论》）。一旦虚邪贼风，因虚乘人，三部之气，各伤其部，则诸疾生矣。如是，则知"百病生于气也"。其治，则针灸、方药亦无不本于气化。故而，气化异常是疾病发生、发展的关键；调节气机，"无失气宜"则是诊治疾病的核心环节。

136　从点、线、面、维、元、圆的气化交动论中医象思维

王晖涉足杏林 50 余年，形成了独特的"气化学说""病机理论"。学者陈靓等从欧几里得的《几何原本》出发，秉持谨慎的假说和推测，通过点、线、面、体、n 维、元、圆（球）的多维气化交动，从而展示了王晖气化理论和中医象思维的密切关系。

以气为点

《素问·天元纪大论》云："太虚寥廓，肇基化元，万物资始，五运终天，布气真灵，总统坤元，九星悬朗，七曜周旋，曰阴曰阳，曰柔曰刚，幽显既位，寒暑弛张，生生化化，品物咸章。"王晖认为太虚是一幅一气贯统、恒动气化、天地人神、元象具象共俱为特征的象思维宏观蓝图景。"气"作为构成宇宙万物至精至微的物质能量存在，具有物质和功能双重性，"气"的物质性归属为精微营养，"气"的功能性表现为气化交动。王礼立和王晖从中医整体观和应力波物理学角度认为：气是以物质为载体（媒介）通过波的形式传播的能量，两者互为依存，承载"能量"的波依托"物质"为载体才得以传播；而"物质"依靠波所传递的"能量"才得以运动。"气"无处不在，物质亦然，在宏观连续统观点中将其比作《几何原本》中的"点"，即最小的存在单元。"点"物质，即使是 0 维度，也有质量，以密度表征（凡物质均有质量），按照牛顿定理，"点"物质在运动中具有惯性，因而在物质相互作用时形成波。气化交动因其生成、分布、功能等，因之各异，命之有别。其一，自然之气，如阴阳之气、五行之气、四时之气等；其二，人体之气，如元气、宗气、营气、卫气、脏腑之气、经络之气等；其三，病邪之气，如六淫之气、疠气、毒气等；其四，食药之气，如寒、热、温、凉四气等。这些特定的点状物质相互作用所传播之气通过不断的运动变化展示人体生理病理的外在表象，人们正是通过有形之外象的变化来认识无形之内气的运动，形成独特的中医象思维。

两点成线

《几何原本》提出两"点"之间是"线"，是无宽度和高度的长度。在维度理论认为由"点"组成的"线"是描述物质运动的"一维空间"，它只有长度，没有宽度和高度，能向两边无限延长。通俗来说，如果"点"在这个"一维空间"，只能向前，或者向后移动。中医整体观认为，组成"线"的诸点不是孤立无关而是相互联系、相互作用的；由于点物质的惯性，这种相互作用表现为波的传播（气化）。同样在人体内部的气化活动中，"点"与"点"之间连成线，"气"在"一维空间"不停传播运行，进而波与波之间相互作用（一维气化交动）；无数的"点"连成无数的"线"，在无数的"线"上"阴阳二气"形成不同运动的轨迹，它们有的参与脏腑组织器官的构成和正常的生理活动，有的集合形成经络系统，不仅可以联络脏腑形体官窍，沟通表里内外上下，还可以通过升降出入感应和传递人体内各种生命信息。

以线绘面

同理，无数的"线"连成无数的"面"。《几何原本》认为"面"的边缘是"线"，只有长度和宽度。如果我们一直生活在平面内，那么欧几里得几何是可行的，但在曲面的自然世界中，山脉、海浪、云痕等，它们都不是完美的圆、三角形、矩形等，它们有无限多样的弯曲，甚至扭曲，非欧几何应运而生，为高维空间打下理论基础。在维度理论认为由"线"组成的"面"是"二维空间"，可以向长、宽构成的平面延伸扩展。通俗来说，如果"点"是一个人，在这个"二维空间"，他只能向长、宽构成的平面移动，也就是"纸片人"。然而人不是"二维度"生物，在人体内部气化活动中，无法截取一个平面单独存在。正如《几何原本》认为立体之表为"面"，如果将身体看作一个整体，那么体表也就成了"面"，当然你也可以认为鼻子有高度，眼睛有弧度，甚至皮肤也是有厚度的，那么人体的体表自然也是"三维"组成，在这里暂时忽略它们独立的"三维"特性，只单纯看作"整体维度"的表面来讨论。《量子宇宙》中提到"在某种意义上，你身体内的每个电子、每个质子和每个中子，都在不断探索着浩瀚的宇宙，只有将所有这些探索的总和相加，我们才能最终得到一个世界，非常幸运的是，在你身体内的原子往往倾向于维持一个合理的稳定结构——至少最近一个世纪以来都是这样"。同样有理由相信同宗同源的阴阳之气，通过气化交动，不仅可以将自然界的四时、五方、五气、五化等与人体内环境相统一，恰似《素问·六节脏象论》云"夫自古通天者，生之本，本于阴阳。其气九州九窍，皆通乎天气"，并进一步表现在体表外在现象，如《素问·平人气象论》云"春胃微弦曰平""夏胃微钩曰平""长夏胃微软弱曰平""秋胃微毛曰平""冬胃微石曰平"等；更可以将人体内在脏腑的生理功能、病理变化以及精、气、血、津液、神的相互关系，表现为人体外在现象，从而达到"有诸内，必形诸外""视其外应，以知其内脏"的目的，也就是中医的脏象学说，是中医象思维的核心理论。

多维交动

在《几何原本》里"三维立体"有长、宽和高，非欧几何丰富了世界的多元性，空间可以是平的，也可以是弯曲的。通常意义上，人被认为是"三维"生物，我们的"三维"大脑不能将高维直观化，只能看到"三维"的世界。爱因斯坦将时间作为"第四维"，今天的科学家又超越这个概念，将超过长度、宽度和高度的空间维度称为"第四维度"。"四维"是由无数个"三维"组成，由此类推，"三维"以上的维度统称"高维度"。科学家已经证明，宇宙的空间结构的确有延伸的"维"，也有卷缩的"维"，也就是说，宇宙有像水管在水平方向延伸的、大的、容易看到的"维"，也有像水管在横向上的圆圈那样卷缩的"维"。在人体内部的气化活动中，精、气、血、津液、神共同组成有形有名和无形有名的多种"维度"结构。其一，有名有形，如五脏六腑（除三焦外）、奇恒之腑、骨骼关节、血脉、肌肉、筋膜等；其二，有名无形，如卫分、气分、营分、血分、六经等；其三，名形无定，即具有争议的三焦，三焦作为中医学特有的器官名词，在《内经》中明确指出，三焦为六腑之一，与胃、大肠、小肠、胆、膀胱均有"泻而不藏"的特点，其整体功能是"疏通水道、运行水液"，同时又提出部位三焦说，上焦在"胃上口"，中焦"并胃"，下焦"别回肠"，上、中、下三焦有不同的气化状态，上焦如"雾"化状态，中焦如"沤"化状态，下焦如"渎"化状态，上焦参与卫气的生成和宣发，中焦参与营气的生成和输布。另外《内经》还阐述了三焦经的经络走向，以及指出三焦在病理上，多出现"胀""水停"等症状。《难经》补充了三焦的生理功能，提出三焦不仅通行水液，还是"元气之别使"，强调三焦是"气道"，更提出"三焦有名却无形"的观点，为"三焦有形说与无形说"拉开历史序幕。无论三焦是否有形，它都是一个"通道"器官，这些有形或无形的"维度结构"，在气化点、线、面、多维的交动下，各自独立运行，又互相关联、相互制约、相互为用，将人体构成一个有机整体，为有规律地反映、展示人体内部生理病理变化提供理论基础。

气一元论

"元"的本义是头首，引申为开始、起端、根本、根源、计量单位等。科学家的冒险之旅一路前行，一维、二维……十一维度，甚至无限维度，科学家试图在复杂的背后寻找源头的统一，传统量子理论将费米子和玻色子严格分开，然而诺贝尔奖得主阿伯达斯·萨拉姆提出"超对称形是一个完全统一所有粒子的最终方案"。气化交动现象纷繁复杂，同样需回到最初开始的地方，"气"作为宇宙的本原物质，宇宙运动受气化的催化，气化又是物化的基础，生命产生于气化，即"气一元论"。气是最高哲学概念，人体无非一气，一气化阴阳，阴阳对立统一的运动是气化的动力，五脏六腑是气化的主体，三焦和经络则是气化的场所和通道，玄府是气液进出的门户。面对复杂的病理状态，王晖指出应在"气一元论"的指导下，抓住病因病机，运用多元手段，如食药之气、运动方式等，必要时候中西并举，调整、激发、改善患者的气化交动，驱除病邪之气，促进生生之气的运化状态，从而达到治愈疾病的目的。

大道为圆（球）

"圆"作为二维几何图形，在这里应该跳出"二维空间"，将其理解为"圆球"的空间形态，包含极大的多维度、包容性和动力源，地球、月球、太阳乃至整个天体均因其"圆"的形态而运动不止、变化不断。在气化理论中，这个不断旋转的"圆球"，王晖强调既可以理解为"太极球"，亦可理解为"经纬球"。"圆"循环的气化交动贯穿人体的生命活动，"圆"形态便是气化交动的最庞大构件和集大成者。其一，在气化整体观中的"太极球"。"太极球"源自中华第一图"太极图"，然而将黑白回互的平面图像作为混沌宇宙的阴阳二气并不准确，受"圆球"动能的启迪，王晖认为太极图思维模型应该是完整的、阴阳环抱、不断运动的"太极时空球"模型，它结合了阴阳学说、易经八卦、运气学说、子午流注等，体现了阴阳对立统一又互相包含，阴中有阳，阳中有阴，天地大太极，万物小太极，时空共存，大道归一。通过这个"太极球"，不仅要看到阴阳；还要看到经过点、线、面、n 维、元的气化阴阳交动，流经不同脏腑或经络中气的生成过程、循行路线，如肺为气之主，人体通过肺的呼吸运动，把自然界的清气吸入于肺，与脾胃所运化的水谷精气，在肺内结合而积于胸中，最终形成宗气，宗气走息道以行呼吸，贯心脉而行气血，通达内外，周流一身，从而促进了全身之气的生成。另外还有元气、营气、卫气、脏腑之气、经络之气等，它们是构成脏腑、经络的最基本物质，也是推动和维持脏腑经络进行生理活动的物质基础，更是感应和传递脏腑经络、人体表里内外上下各种生命信息的渠道；此外更要看到病邪之气侵入人体内，所及部位及所经路线，根据气化交动的生理循行路线，推测病邪进退路线，在中医诊疗过程中多手段、多维度、多层次辨证论治。其二，在气化区域观中的"经纬球"。经纬度是经度和维度组成的坐标系，能够标示球体上任何一个位置。点、线、面、体、n 维、元将气化交动成"象数观–形神观––元观"于一体的"圆球"，这就体现了中医看病的特色，首先是看"病的人"，其次是看"人的病"，作为具有社会属性的性情中人，"自然-生物心理-社会"构成中医理论体系框架和思维模式。"经纬球"以阴阳为总纲，纬度上部是天，再分发病年份、发病季节、发病时辰、气候特点等；纬度下部是地，再分地域地势、水土环境等；纬度中间部分是人，再分五形体质、九种体质、年龄性别、心理因素、职业性质等。经度则是错综复杂的临床症候群、体征特点以及相关实验室指标。对经纬交汇靶点的分析，结合气化整体观"太极球"模型，可得出病因溯源、病位锁定、病性辨析、病机分层等，进而推出靶方和靶药，在此过程中勿忘病机善变，当圆机活法，灵活进退。因此根据"经纬球"，王晖提出"四七分层，环扣连锁"中医诊疗模式，即辨人定体、辨病定位、辨证定性、据性析机、审机立治、组方用药、善后应变。

未解难题

　　王礼立指出人们至今无法通过肉眼来观察研究无形的"气"，只能通过"气"的有形外"象"来逆向认识研究"气"，用现代数理科学语言来说，这属于"反演"或"解反问题"。这里的"象"无异于现代科学的"信息"，随着人们运用望远镜等向更大尺度延伸，形成宇观（光年量级）；同时借助放大镜、光学显微镜、电子显微镜等观察工具，可以观察到生物体和物质内部更细微尺度的结构，分别形成了细观（毫米量级）、微观（微米量级）、纳观（纳米量级）等更小尺度不同层次的观察，收集到关键性现象愈多，并在象思维的指导下愈深入的分析，显然愈有助于成功正确地解反问题。

　　然而我们也应注意，根据现代物理学，不同尺度/层次的物质分别遵守不同的运动规则，如宏观物质服从牛顿力学规则，而分子、原子、原子核、电子等基本粒子则服从量子力学规则，各事其主，要避免把不同尺度/层次的事物规律放在同一层次混为一谈。宏观范畴的"气"和"象"所表现的特性，也许在微观或宇观范畴可以发现类似特性，能给人以积极启示，或认识到不同维度不同层次间有哲学意义上的共性，但这涉及目前的另一个研究热点和难点，即涉及不同层次间复杂的统计分析等跨尺度跨层次的研究，至今有很多难点尚在探索之中。

　　在宇宙尺度上，需要继续了解越来越大的世界，在宏观中医学上，需要通过点、线、面、n 维、元、圆（球）气化交动的理论假说，不断探索其中的哲学与科学，不仅希望这一哲学框架下的理论能被每个人广泛的理解，并能运用科学的方法来解答这一原创的中医象思维原理，更希望借此完善中医诊疗模式，找到复杂症候群和证型群之间多维多层次的复杂联系，从而得到治愈疾病的靶方靶药。

137　黄元御一气周流理论

黄元御（1705—1758），名玉路，号研农，别号玉楸子，清代山东昌邑人。他出身名门，读书勤奋，聪慧过人，而立之年因染目疾，加遭庸医之祸，服苦寒数剂，脾阳大亏，终致左目失明，仕途断绝，遂发愤云："不能为良相济世，亦为良医济人"，从此精研岐黄之术。他尊崇黄帝、岐伯、扁鹊、张仲景为四圣，赞"四圣之书，争光日月"，又虑"人亡代革，薪火无传"，遂笔耕不辍，先后解四圣之书。黄元御作医书共十一种，均体现其"一气周流"思想，尤以《四圣心源》一书为代表。一气周流理论源于道学及四圣之理，是"气化论"灵活应用的体现，阐释疾病发生机理，指导辨证立法和用药。学者毛文艳等对黄元御一气周流理论进行了梳理及探析。

一气周流理论基础

1. 医学源流气化论　气化论是中医理论的核心和基石，其根源须追溯到古代哲学的气一元论。北宋张载云："太虚不能无气，气不能不聚而为万物。"其所谓万物皆是气的不同形态，万物生长变化皆赖于气的运动。人属天地自然之物，天地之气在运动，人体之气亦运动，天人相应。黄元御云："人与天地相参也，阴阳肇基，爰有祖气，祖气者人身之太极也。"他推崇"天人相应"，提出"祖气"一说，认为生命伊始，祖气之阴阳正常升降变化，方可促进机体的生长发育，实现人体之气形转变。王冰将《素问·六微旨大论》中"升降出入，无器不有"释为"其窍横者，皆有出入去来之气；窍竖者，皆有阴阳升降之气往复于中"，即气在机体内外"升降出入"，周运不息。基于此，黄元御认为人体生理即"一气周流变化于五行之间"，《四圣心源·五行生克》云："五行之理，有生有克……其相生相克，皆以气而不以质，成质则不能生克矣"，强调五行相生相克是依靠"气"得以实现的，"气"是一种功能活动状态。"四象即阴阳之升降，阴阳即中气之浮沉。分而名之，则曰四象，合而言之，不过阴阳，分而言之，则曰阴阳，合而言之，不过中气所变化耳。"黄元御在尊古之阴阳五行理论的前提下进一步总结了中医理论的本质，即一气之变化，为一气周流理论的形成奠定了坚实的基础。

2. 尊古不泥重中气　黄元御认为中土是阴阳、脏腑、气血、精神之化源，中土之气是推动五行之气使其相生相克关系得以实现的主动者。他重中气的思想如此根深，缘于对古籍的精研。《周易参同契》云："坎戊月精，离己日光，土旺四季，罗络始终，青赤白黑，各居一方，皆秉中宫，戊己之功。"后在黄元御《素灵微蕴·噎膈》中云"清阳化火乃为热，浊阴化水乃为寒，然则坎离之本，是在戊己，戊己之原，实为中气"，两者如出一辙。《内经》对中气的论述有多处，如"根于中者，命曰神机，神去则机息"，"五脏者，中之守也，中盛藏满"等都能体现出"中土为根"的思想。张仲景《伤寒论》云"阳明居中主土也，万物所归，无所复传"，言万物土中生，无土不成世界。此亦强调中气，遂立建中法，成建中汤。诸如此论可支持黄元御中气旺则阴阳化生有本，脏腑安其位而履其职，气血充旺，精神交泰之理。

3. 有源可溯话循行　一气周流理论可以一言概之：木火升，金水降，土在中间转。其气的周流形式亦有源可循，《素问·天元纪大论》云"天地者，万物之上下也；左右者，阴阳之道路也"；《素问·五运行大论》云"上者右行，下者左行，左右周天，余而复会"。阳气在上，由右下降；阴气在下，由左上升。《素问·六微旨大论》云："气之升降，天地之更用也……升已而降，降者谓天；降已而升，升者谓地。天气下降，气流于地；地气上升，气腾于天。故高下相召，升降相因，而变作矣。"阴阳之气的升降相召是天地间万物生长的根本，也是人体生命活动的基本形式。在人体，肝肾居下焦，属阴，故肝肾之气升于左；心肺居上焦，属阳，心肺之气降于右。脾胃居中州，脾属阴，脾气升于左；胃属阳，胃气降于右。黄元御之"木水升于左，金火降于右，中土转于中"与此一脉相承。

一气周流理论内涵

1. 中土为脏腑、气血、精神生化之源　《四圣心源·脏腑生成》云"土分戊己，中气左旋，则为己土，中气右转，则为戊土，戊土为胃，己土为脾。己土上行，阴升而化阳。阳升于左，则为肝，升于上，则为心。戊土下行，阳降而化阴，阴降于右，则为肺，降于下，则为肾。肝属木而心属火，肺属金而肾属水。是人之五行也"。他认为五行系中土之阴阳升降所成，五行各有阴阳，阴生五脏，阳生六腑，故脏腑生成亦赖于中土之气的运行。换言之，脏腑即中气变化、周流于不同位置时所属的名称。

"五脏皆有精，悉受之于肾，五脏皆有神，悉受之于心，五脏皆有血，悉受之于肝，五脏皆有气，悉受之于肺，总由土气之所化生也"，"肝藏血，肺藏气，肾藏精、心主神"，而气血精神之源总归中土。因脾土左旋而生肝木，胃土右转而化肺金，故"气原于胃，血本于脾"。脾气半升化肝魂，全升而为神；胃气半降化肺魄，全降而为精，故精神亦化于脾胃。脾胃中气既是五脏生成的动力，亦即气血流注和精神化生的源泉。如《素问·玉机真脏论》云"脾脉者土也，孤脏，以灌四傍者也"。故有脾主运化水谷，化生气血，滋养四肢百骸之说，"五脏者皆禀气于胃，胃者五脏之本也"。根于经典，黄元御在《四圣心源·五行生克》中更直接提出"土为四象之母，实生四象"。此言既明确了土为脏腑生化之源的地位，又提出了中土-四象的运行模式，为土枢四象的运行埋下了伏笔。

2. 中土为轴，枢架四象　"升降之权，则在阴阳之交，是谓中气……脾升则肝肾亦升，故木水不郁；胃降则心肺亦降，故火金不滞。火降则水不下寒，水升则火不上热……中气乃和济水火之机，升降木金之轴。"黄元御认为，中土脾胃之气是机体阴阳升降、脏腑运动变化的动力和枢轴。中土左旋，肝木随己土上升，肝气宣达温升化热生心火，肾水随肝木亦左升而上济心火；中土右转，肺金随戊土下降，肺气收敛清降化寒生肾水，心火随肺金右降而下温肾水。使得中土冲和，肝气宣升，肺气敛降，水火既济，形成一个以中气为轴心、为动力，肝肾之气左升、肺心之气右降的循环周流。亦可将此具象为"圆"的运动，中气分阴阳有升降，道路有上下分左右，即可形成以中土为中心，心火在上，肾水在下，左为肝木，右为肺金的基本模型，以中气带动左右之气升降于上下，形成一个"圆"的气循环。《圆运动的古中医学》将其描述为"人身中气为轴，四维如轮，轴运轮行，轮运轴灵"。

另外，水火既济的实现还需少阳相火之下潜，如黄元御所云："相火下蛰，水脏温暖而水腑清利"，而"相火降于足少阳胆"，故相火的"下蛰"赖于胆气的肃降。在《四圣心源·神惊》中，黄元御讲"神惊"总由"胆胃之不降"，相火不能下秘，君火妄飞，心动神惊。且诸多因相火不降之病如咳嗽、肺痈、耳目之病疼痛等皆可虑胆胃不降之因。由此看出，在"一气周流"的运行中，胆气亦随胃气降，以实现相火的秘藏，从而实现水火既济。故"一气周流"的基本模式即在"中土为轴，枢转四象"的基础上，不忘"胆随胃降"。

一气周流论治遣方

1. 扶阳抑阴崇阳气　黄元御认为阳易损而阴易旺，如《四圣心源·阳虚》云："病于阴虚者，千百之一；病于阳虚者，尽人皆是也。"原因有二：一者五行之中水克火，"火不胜水，五行之常也"；二者，黄元御认为诸多医家恣用苦寒，戕伐阳气。如《四圣心源·阴脱》云："后人不解经义……悉以滋阴凉血，泻火伐阳，败其神明。"这种观点与他曾因目疾误治使其"脾阳大亏，数年之内屡病中虚"有很大关系。他曾在著作中多次提到此次经历，常感愤恨抱憾，故对"贵阴贱阳，滥用寒凉"深恶痛绝。基于贵阳贱阴的观点，黄元御在治疗上处处顾护阳气。如《四圣心源》中所载诸证，黄元御认为多是因阳衰所致。如反胃因阳衰土湿，下脘不开，中风则因土湿阳衰，四肢失秉等。他认为阳衰者病土湿者居多，"阴易进而阳易退，湿胜者常多，燥胜者常少，辛金化湿者，十之八九，戊土化燥者，百不二三。"故虑其"扶阳抑阴"之扶阳指扶脾阳，抑阴系祛抑外感内伤之邪尤指湿寒之邪。如反胃的治疗，黄元御用姜苓半夏汤（人参、半夏、干姜、茯苓、白蜜），人参、干姜、茯苓、白蜜温阳燥湿以培土，半夏降胃气。中风的治疗，用黄芪姜苓汤（黄芪、人参、甘草、茯苓、半夏、生姜），诸药共奏温中散寒渗湿之功。《四圣心源》聚各类"阳衰土湿"方，皆据疾病的特点增减化裁。

2. 培植中土利枢轴　黄元御认为"阳微火衰必责之于脾"，其"扶阳"之要即培土健中。"中气衰则升降窒，肾水下寒而精病，心火上炎而神病，肝木左郁而血病，肺金右滞而气病。神病则惊怯而不宁，精病则遗泄而不秘，血病则凝瘀而不流，气病则痞塞而不宣。"一旦中气升降窒塞，脾土下陷，胃土上逆，阴阳化生乏源；胃逆则火炎金逆，神扰气滞；脾陷则水沉木陷，血瘀精滞。黄元御认为"中气衰"为诸气病、血病、精病、神病之祸首，治病"法当治中以培升降之用，燥土而拨转运之机"。培土泄水基础方为黄芽汤，人参、干姜崇阳补火，甘草、茯苓培土泄水。培补中气的代表药物为甘草，脾胃者，精神气血之中皇，凡调剂气血，交媾精神，非脾胃不能，非甘草不能。《四圣心源》中，诸杂病、劳伤病、疮疡等各种疾病病机指导下的方药配伍结构清晰。在培植中土方面，多以甘草、茯苓为培土健中基础药，或协以干姜、人参增其补阳之力，或用半夏降胃气以复中土升降动力，以复中土升降之权。

3. 六气统经应"四象"　黄元御认为天之六气（风热暑湿燥寒）、地之五行的偏颇为内伤外感病的病机，"六气五行，皆备于人身，内伤者，病于人气之偏，外感者，因天地之气偏，而人气感之"。黄元御认为人之十二经，司化者六经，从化者六经，分别与六气相对应，每一气应二经，云"六气统十二经"，则肝经应厥阴风木，心经应少阴君火，肺经应太阴湿土，肾经应少阴君火。在一气周流的模型中，除中土之"阳衰土湿"，其他四象之病亦各具特点，"厥阴病则风盛，少阴病则热盛……太阴病则湿盛"。如肝木之病，木郁不达而风生，"凡腹痛下利，亡汗失血证，皆风木之疏泄也"，治则畅达肝气，常用桂枝等疏木解郁；少阴君火之化热，上热下寒，缘于心火之不降及肾水之不升，常用龙骨、牡蛎等静心敛神，用附子、细辛等温肾散寒；又如因戊土不降致肺气上逆，常用杏仁、五味子等敛肺降逆。黄元御以六气统六经，使得中土及四象之特性明昭，据此用药宜使左路升发、右路敛降得复。

一气周流的思辨方式是对传统医学辨证方式的总结和创新，为临床辨证创造了新思路。黄元御用一气周流理论解释疾病的机理以遣方调药，临床上体现为重视培植中土、"贵阳贱阴"、"六气统经"等鲜明特点。重视中土和贵阳贱阴的治疗特点具有鲜明的时代特色，医者应结合现代临床灵活变通应用。"六气统经"即黄元御对《伤寒论》医理探索的成果，六气统领十二经、六气与脏腑相对应等内容将六气和发病机理紧密结合，有利于辨析周流循环失常之症结，医者可寻其理而深究之。总之，黄元御之一气周流思辨方式简捷易懂，能使医者做到执简驭繁。

138　从一气周流到五行脏腑气机气化

黄元御，清代著名医家，曾为乾隆御医，晚年学医而致大成，著有《四圣心源》等流传医书十一种。其认为五行是一个以土为轴，以木、火、金、水为边运动的"轮"，五行之土化五脏，其中《天人解·脏腑生成》云"己土上行，阴升而化阳，阳升于左，则为肝，升于上，则为心；戊土下行，阳降而化阴，阴降于右，则为肺，降于下，则为肾"，文中强调土在五脏生成中的主导作用，而且脾胃是气血生化之源，中土健则精气化生无穷，从而维持健康，《劳伤解·中气》指出"胃主受盛，脾主消化，中气旺则胃降而善纳，脾升而善磨，水谷腐熟，精气滋生，所以无病"，可见，脾胃中气是维持正常生命活动的根本，治疗上应注意调护中气，恢复脾胃升降的中轴作用，使一气周流往复无阻而达到防病治病之目的。

刘华为以木、火、土、金、水为中介，以中医五脏六腑为基础，加入中医气化理论，构建了"人体五行脏腑气机气化系统"，简称"五行气化"。他指出人体内时刻存在着升降出入的运动，这些运动以五行及脏腑为中心周流循环，从而维持机体稳态。饮食物通过气化才能变成气、血、津液、精以供养身体；如若气化不彻底，一部分饮食物就变成中间代谢产物（痰、湿、水、瘀）成为人体及继发致病因子。内科疾病的产生都与"升降失调、气化失司"有关，而诸多疑难杂症，均与气化不彻底的代谢产物"痰、湿、水、瘀"等互相结聚有关。而用药的目的，就是加强气化，把这些中间产物重新分化的过程。因此治病需以损有余而补不足之法，使阴阳平衡、气机和顺，恢复人体正常的升降出入变化，保持合理的气化状态。

学者王振国等认为五行脏腑气机气化理论与黄元御一气周流理论皆植根于传统中医理论，而后者是前者的一种传承与发展，需要进一步融合创新，以指导临床实践。

生理观——脾胃升降、肝胆斡旋，五脏气机气化

黄元御以"一气周流变化于五行之间"来概括人体的正常生理特点，而"气"是五行相生相克的媒介，正如《四圣心源·五行生克》云："五行之理……其相生相克，皆以气而不以质，成质则不能生克矣。"因此，气的运动贯穿五行的生克过程，是五行运转的动力。刘华为则重新认识了气机和气化的概念，认为气在机体内运行而形成气机，概而言之气机是五行脏腑之气的运行规律，可概括为升、降、出、入四种基本形式或状态。而气化则是人体生命活动中的新陈代谢过程，这与现代医学的"细胞氧化"类似，如同三羧酸循环将饮食物生化为糖类、脂类和蛋白质，中医则认为气化使经口进入的饮食化生为人体必需的精微物质而维持正常生命活动。

黄元御着重强调中土是"气化"的动力源泉，认为四象合而言之不过阴阳，阴阳合而言之不过中气，脾胃之气是机体脏腑阴阳环周变化的枢轴和动力。《天人解·气血原本》云："肾水温升而化木者……脾为生血之本；心火清降而化金者……胃为化气之原。"中土冲和则肝木升发而化心火，肺气肃降而化肾水，从而水火既济、动态平衡。中气是阴阳、脏腑、气血津液、精神形体等化生的源泉。黄元御之理论固然圆融，为治本之法，以之论治疾病却易陷入独重脾胃的怪圈，为缓图治本之法。而刘华为扩大了"气化"的内涵，认为脾胃为气机升降之枢纽，但气机调节在于肝，而气化之总司则在胆。脾胃与肝胆作为人体的两大枢纽站，共同调节人体气机的升、降、出、入。《素问·六节脏象论》云："凡十一脏取决于胆也。"李东垣《脾胃论》亦云："胆者，少阳春生之气，春气升则万化安。故胆气春升，则

余脏从之；胆气不升，则飧泄肠澼，不一而起矣。"在此基础上刘华为扩大了升降的内涵，在传统的"脏升，腑降"基础上，更渗透脏腑、经络之间的升降关系，其中包括五脏中的心火降肾水升，水火既济；肺气降肝血升，气血调畅；肺气降肾水升，气水互化。脏腑间包括肝气升，胆气降，疏泄有制；脾气升，胃气降，纳磨有权。六腑中的小肠降、膀胱升，清浊有别；胆、胃、大肠之气主降，浊气下流。经络之督脉升、任脉降而阴阳循环等。刘华为认为脏腑气机的升降是维持"气化"功能的原动力，论治疾病应恢复脏腑气机的正常升降与气化，着重强调脾胃、肝胆为主，其余脏腑兼顾的升降气化观。

病机观——阳衰土湿，三焦阳化不足、阴化太过

关于疾病病机，《四圣心源·六气解》开宗明义地指出"内伤外感，百变不穷，溯委穷源，不过六气""内伤者，病于人气之偏，外感者，因天地之气偏，而人气感之"。黄元御认为六气五行，皆内现于人体本身，平人六气之间生克制化处于一种平衡的状态，一旦六气的平衡被打破，某一气即会亢旺而致病，正所谓"病则或风、或火、或湿、或燥、或寒、或热，六气不相交济，是以一气独见"。对于内伤患者气之偏，黄元御认为疾病以阳虚为主，《四圣心源·阳虚》云："病于阴虚者，千百之一；病于阳虚者，尽人皆是也。"也批判了后世典籍耗伐阳气的错误医疗行为，指出"医书不解，滋阴泻火，伐削中气，故病不皆死，而药不一生"。对于外感之天地之气偏，则独重湿邪，在《四圣心源·劳伤解》中指出"阳明之燥，不敌太阴之湿……其病也，胃阳衰而脾阴旺，十人之中，湿居八九"。湿邪为患，阻滞脾胃升降而百病由生，"胃主降浊，脾主升清，湿则中气不运，升降反作，清阳下陷，浊阴上逆"。由此，进一步制定疾病论治大法，即"泻水补火，扶阳抑阴，使中气轮转，清浊复位"，此为却病延年之不二法门也。

刘华为则继承了内伤疾病阳虚者多的理论，指出病态的气化是致病之因，包括"阳化"和"阴化"的太过与不及，而其中阳化不及也阴化太过占绝对优势；而且丰富了六淫理论，提出内生六淫致病内涵，更强调复杂疾病多病理因素联合作用。刘华为认为脏腑之间的气化失调，会使得机体正常的气、血、津、液、精等生理物质的化生、布散、转化和排泄受到影响，当生成不足时就会出现气虚、血虚等证候，而产生太过则会产生诸如痰、饮、水、湿、瘀等代谢产物，成为内生六淫，损害脏腑气化功能，影响脏腑气机的升降出入。因此，临床内科疾病的产生多因三焦阳化不足，以致阴化太过，产生痰饮内盛、痰湿阻滞、痰瘀互结、水湿浸渍等复杂病机，使得上、中、下三焦气机逆乱，气化失常，从而百病滋生。刘华为临床中始终强调固护阳气在疾病防治中的重要性，认为人体是一个有机整体，人体中的阳气是生命活动的原动力，具有温煦、防御，推动脏腑气化的功能，并根据自己临床经验提出"护阳、卫阳、养阳"的观点。因此治疗上应时刻注重扶正祛邪，高度重视人体的阳气，遣方用药不可峻烈猛浪，尤其在清热解毒、活血破血、消积散结等药物使用时尤应小心谨慎，需攻补兼施、寒温相配，恢复人体三焦正常气化功能，避免过伤阳气而变证锋起，此医者之大过也。

治法观——从黄芽汤到黄连温胆汤、柴桂龙牡汤等

黄元御认为"阳衰土湿"为诸劳伤病、内外科杂病、妇人病之根源，治病之法当以"培升降之用，拨转运之机"为原则，重在脾胃。黄元御在《四圣心源》中的用药处方处处体现了这一思路，以中焦培土设立大法，或拨动左路之木、火，或拨动右路之金、水，以轴带轮，恢复正常的一气周流，正所谓"中气轮转，清浊复位"。黄元御以此为准绳，创制了基本方黄芽汤，该方被认为等同于伤寒论之桂枝汤，为黄元御"诸方之祖"，为一元论治本之方。方含人参、炙甘草、茯苓、干姜，即为伤寒方理中汤易白术为茯苓，其中崇阳补火则用参、姜，培土泄水则宜甘、苓，药味虽少，而配伍严谨，效专力宏，非结合数十年临床经验所不能拟定。而视其药味加减，更能体会其一气周流理论之圆融，"其有心火上炎……加黄连、白芍，肾水下寒……加附子、花椒，肝血左郁……加桂枝、牡丹皮，肺气右滞……加陈

皮、杏仁"。观其临证用药之梗概，明黄元御一气周流之深意，在中州立法的前提下，兼顾上下左右四旁，思维周密，并无以偏概全之嫌，反而力求面面俱到。黄元御以阳衰土湿为内伤杂病的基本病机，所以立方遣药，注重培中焦泄水湿，但临证亦不忘清心、温肾、疏肝、理肺等诸法的融会贯通，不悖辨证论治之精髓。

刘华为则强调脾胃肝胆对于五脏气机气化的综合作用，强调人体阳气对气化的推动作用，病理因素则着眼于内生之痰湿水饮之邪。认为气机升降失常，则导致"气化"不彻底，从而产生痰、饮、水、湿、瘀等代谢产物，成为致病因素而滋生疾病，其中痰、饮、水、湿往往是气和津液代谢失常的产物，瘀是血代谢失常的产物。还指出升降失调、气化失司、体内代谢产物（痰、湿、水、瘀）停聚是诸多内科杂病的实质。临床每遇到胁痛、胃痛、焦虑、失眠等患者，属于肝脾不调、中焦气化失司者多选方（丹栀）逍遥散、柴桂龙牡蛎汤合五苓散、逍遥散合调中益气汤等；若见心下痞满、呃逆返酸、肝胃不和者多选用逍遥散合半夏泻心汤、小柴胡合半夏泻心汤等，胆胃不和时予黄连温胆汤合半夏泻心汤；若上升为神志异常，出现肝胆不调、痰热内生、气机逆乱病机者则予柴桂龙牡汤、四逆散或丹栀逍遥散合黄连温胆汤等；若因此影响下焦气化，小便不利，肝肾不调者则酌用柴桂龙牡、逍遥散合猪苓汤或金匮肾气丸等，用药法度严谨，旨在恢复人体正常气机气化。根据经验总结，临证往往选用诸如黄连温胆汤、柴桂龙牡汤、逍遥散、调中益气汤、五苓散、藿香正气散、大小柴胡承气汤等一类具有调节脏腑气机升降，恢复气化功能的方剂，经方、时方并用，且常常进行联合使用或巧妙灵活化裁，屡起沉疴。刘华为治病每每强调阳气的作用，认为阳气就是人生、长、壮、老、已和气化功能实现的动力。阳气不足，则气的升降出入不利，津液的输布代谢失常，气化不彻底而内生水、湿、痰、饮，甚或水泛为肿，尤其是肿瘤患者，阳气不足往往传变迅速，损伤正气往往使病情迅速恶变。而痰、饮、水、湿等阴性的病理产物往往容易损伤阳气，形成恶性循环。临床中往往佐少量附子（3～6 g）以少火生气，且善于半夏与附子同用，前者降逆气，后者升阳气，一升一降，气机调畅，使气化归于正常。

王振国云业医以来，初学一气周流理论，思四象合阴阳，阴阳合一气，而土枢四象实为中医道家一元论之至理，从此摒弃各家学说，独尊脾胃之学，辨证立法皆遵水寒土湿论，遣方用药不外黄芽理中、金匮肾气、五苓散、三仁汤、枳术丸之辈，疗效缓半，甚为苦恼。后旁学诸家，皆无法跳出脏腑、六经论治之藩篱，法伤寒方证对应，始遇速效。自跟师刘华为以来，深明脏腑六经皆有赖气化，每于方中加入促进气机气化之方，如黄连温胆汤、逍遥散、柴桂龙牡、半夏泻心等，且时时顾护阳气，以阳气带动周身气化论治诸病，方柳暗花明，十效七八。自此深知中医理论之博大精深，明了仲景先师之语，慨叹"虽未能尽愈诸病，庶可以见病知源，以一驭万，寻师所集，思过半矣"。

139　中医气一元论与气化论

对"气一元论"及"气化问题"的研究将使我们明晰中医学认识自然、宇宙、生命的最根本的思维和方法，从而触及中医学诊治疾病的根本与灵魂。中医学对疾病的认识在于对"气"的理解与把握，医疗宗旨力主调整、激发、改善患者"气化"，提高人体"气"也即人体的"生生之气"运化状态，从而愈合疾病。这是中医学与现代医学本质区别所在。学者杜武勋等认为，对"气一元论"与"气化论"开展研究，对于中医学沿着自身原创思维模式发展具有重要意义，反之则往往背离中医药原创思维模式。

气一元论

1. 气一元论的产生与发展　人类总试图在纷繁复杂的现象背后寻找一种统一，在复杂的多样性中揭示出单一的原初性。中国古代哲学家也做了种种尝试，最终选择了元气作为宇宙生成与生命起源的本原。元气是中国古代哲学、医学乃至整个民族传统文化中最基本、最独特的范畴，是中医理论与中国古代哲学的本质结合点，因此，中医学"元气论"的产生脱胎于中国古代哲学思想。在古代哲学"气"概念的发展、演变、形成过程中，古代哲学家抽象出天地、阴阳、五行、自然之气、精气等各种"气"的概念，逐渐被"元气说"所同化，最终发展为"元气一元论"。因把"气"作为宇宙的最初本原，故而称"元气"，因而"气一元论"又称为"元气论""元气一元论"或"气本原论"。气是古代哲学家有关宇宙生成论的重要概念，被认为是宇宙、天地万物生成的本原物质，宇宙万物和人都由气化生，并将最原始的物质定义为"元气"。在哲学"气"学说的形成、发展过程中，被古代医学家引入医学领域，用于说明人体的生理、病理及药物治病的机制，哲学"气"学说对中医学的气学理论具有重要影响，成为中医气学理论形成的基石，反过来中医学气学理论的研究与发展又极大地丰富、发展了古代哲学气学理论。

"气一元论"首先认为气是构成万物的本原，具有物质性，经常处于弥散和聚合两种状态中，气可以被人们感知的基本存在形式即"无形"与"有形"两种形式。当气处于弥散状态时为"无形"，处于聚合状态时为"有形"，即"气合而有形"。"有形"与"无形"又总是处于相互转化和运动变化之中，明代哲学家王廷相指出"有形亦是气，无形亦是气"(《慎言·道体篇》)，因此，气总是处于运动不息的状态，运动是气本身固有的属性。气运动取决于气自身所固有的阴和阳两个方面的对立统一，其中阳主升、浮、动、散、温、热、出、排斥等，阴主降、沉、静、聚、凉、寒、入、吸引等，阴阳总是处于相互渗透、相互推荡、此胜彼负，或屈或伸的运动变化中，阴阳双方协调、和谐、冲和，才能达到"阴平阳秘"的健康态。气又是连接事物的中介或者说气是感应现象的中介，因为气的这种联系和中介作用，成为中医学"天人相应"和人体"整体观"的理论基础。外在的气可传递于内在脏腑，内在脏腑之气可以反映于体表，以及内在脏腑的各种气可以相互传递和转化，人体内外感应和传导皆以气为基础。

2. 气一元论与阴阳、五行　气是不断运动变化的，而运动变化的原因在于气物质存在的内部，物质世界的内部含有正反两种势力。因此，在"气一元论"中张载提出"一物两体"的辩证观，云"一物两体，气也，一故神，两故化，此天地之所参也"(《正蒙·参两》)。作为物质实体的气，既是一个统一体，又包含着两种势力。两种势力相互作用、相互对立是运动变化的根源。两种势力就是阴阳两个对立面，阴阳学说在本质上反映了宇宙万物对立统一的矛盾性，是对唯气论的演化分解和补充发展，所以"阴阳是气"，是"古代人们对于事物普遍对立的哲学概括"。需要说明的一点是从哲学的体系来讲，唯气论是"本根"，而阴阳学说是对唯气论的演化和发展。物质世界在阴阳二气的作用下不断地运动变化，而化生万物。五行是在阴阳的基础上产生的，阴阳则是在元气的基础上产生的，元气由于其自身的运动，首先分化为有属性的阴阳二气，再由阴阳二气的不断运动产生了在天的风、热、湿、燥、寒五气和在地的木、火、土、金、水五行。世界在阴阳二气的相互作用下不断发生变化，而产生五行，五行是阴阳二气相互作用的产物，阴阳二气是五行产生和发展变化的原动力。《针灸大成·诸家得失策》云："是一元之气流行于天地之间，一阖一辟，往来不穷，行而为阴阳，布而为五行，流而为四时，而万物由之以化生……然而吾人同得天地之理以为理，同得天地之气以为气，则其元气流行于一身之间，无异于一元之气流行于天地之间也。"五行学说应用五行生克制化的哲学思想阐释了世界的普遍联系性和相互制约性，至此，从气一元论到阴阳学说与五行学说成为中医学重要的理论基础。

3. 气一元论的层次性　中医学论气是从"气一元论"出发的，所以气具有一定的层次性。气皆元气演化而成，人体之气只有一种，它具有连续、不间断、运动的物质特性，因其分布在不同的部位，决定着它发挥着不一样的作用。历代医家对"气"进行分类的时候有按部位进行分类，也有按功能分类的，由于标准不一，所以时有相互交叉的情况。它的命名或以来源命之，如谷气、水气、真气、天气等；或以性质命之，如清气、浊气、精气、悍气、正气、邪气、阴气等；或以作用命之，如营气、卫气，或以所处位置命之，如脏气、腑气、经气、络气以及心气、肝气、胞气、骨气、脉气等。有人认为，中医学人体气结构的最高层次是真气，在这一层次，气即是生命；第二层次是宗气、营气、卫气，这一层次，物质性与功能性并存是其特征；第三层次是脏气、腑气、经络之气以及骨气、筋气等，在这一层次主要体现的是功能性。也有人把"气"分为自然之气、人体之气和药食之气，自然之气又分成自然界清气、六气（六淫）和疠气（戾气），人体之气分为元气（真气、原气）、宗气、营气、卫气、脏腑之气、经络之气，药食之气分为四气、五味，如此类推，把"气"细分到"心阳""肺津""阳明经气"等。从"气一元论"出发对气的层次分类有助于规范气的概念和加深对气的理解。正是因为气具有连续、不间断、运动的物质特性，才有了不同部位气的不同作用，从而形成中医学纷繁复杂的气的概念，才有了宇宙、自然和人体的气化运动，因此，"气一元论"是"气化论"产生的基础。所谓"气化"泛指气的运动所产生的变化。其变化，是由量变到质变的过程，"化"是指气的渐进、缓和、不明显的运动，"变"是指气的较为激进、剧烈、骤然的运动所促成的显著变化，有化有变，才有了"形气转化"。

气化论

1. 气化及气化论的主要内容　在中国古代哲学思想中，气化泛指气运动变化的自然过程。气化的态势主要有聚散往来、胜负屈伸、浮沉升降。"气化"就是指自然界中的各种生命现象，是在自然界正常气候变化的基础上产生的，这也是气的变化过程。宇宙万物由于气的作用，其形态、性能及表现形式出现的各种变化，皆是气化的结果。有气然后有化，没有气就没有化。古代医学家将自然界之气化理论用于说明人体的气化，自然界的气化引申人体之气化，成为中医学气化理论的基础。因此讨论气化，首先必须认识到气化应该包括两个方面的内容：①气化是指天地之气的运动变化。《素问·至真要大论》云"天地合气，六节分而万物化生矣"；《素问·五常政大论》云"气始而生化，气散而有形，气布而蕃育，气终而象变，其致一也……非天不生，地不长也"。②气化是指生命活动中气的运动变化。简单说气化论应该包括"天地之气化"和"人体之气化"两方面内容，二者是相互联系和影响的。研究气化论应从这两个方面进行研究。

2. 气化存在形式与运动形式　运动变化是气的根本属性，气存在表现为形与气两个方面，气的聚散，规定着气的存在形式。散而归于太虚，是气的无形本体；聚而为庶物之生，是气的有形作用。聚暂而散久，聚散在质和量上均统一于气，聚散统一揭示了宇宙万物气的统一性，规定着气化的存在形式。

　　化气与成形是物质的两种相反相成的运动形式。《素问·阴阳应象大论》云"阳化气，阴成形"，阳是气化的动力，可以把外界摄入的物质或者机体的物质化为无形之气；而阴是有形的物质基础，有成形的功能,可以把外界物质合成自己身体的物质或者把自身的有形之物化为无形之气。

3. 气化的机制

(1)制化即和谐有序之化:五行学说应用五行生克制化的哲学思想阐释了世界的普遍联系性,这种联系的中介就是"气"。从"气一元论"角度,一气分阴阳,而阴阳只是说明物质世界最一般、最普遍的联系,五行则试图刻画事物的结构关系和活动形式,所研究的是事物一种特殊的联系和运动规律。五行学说并不是静止地、孤立地将事物归属于五行,而是以五行之间相生和相克的联系来探索和阐释事物之间的相互关系,以及相互协调平衡的整体性和统一性。"亢则害,承乃制,制则生化,外列盛衰,害则败乱,生化大病",即是指某一行之气亢盛无制而为损害之因,则可使生化之机紊乱败坏,从而产生严重疾病,相乘相侮则是正常制约关系遭到破坏的反常现象。

(2)食气化精与脾主运化:食气泛指一切所食之物和水及肺吸入之气。"食气化精"是人体与外界环境的物质交换,包括饮食和水的消化、吸收、排泄和气体交换3个方面。食物气化过程如《素问·经脉别论》所云"食气入胃,散精于肝,淫气于筋。食气入胃,浊气归心,淫精于脉。脉气流经,经气归于肺,肺朝百脉,输精于皮毛";水饮的气化过程是"饮入于胃,游溢精气,上输于脾,脾气散精,上归于肺,通调水道,下输膀胱,水精四布,五经并行",水液在人体内的正常运化、气化代谢途径由肺主通调水道、脾主运化水湿、肾主气化水湿三者共同完成。

运化,即功能运转之化,中医所说的运化是指人体把水分和食物消化分解吸收,并把吸收后的各种养分和水分运达全身,然后将身体各处的代谢产物经过处理排出体外的整个过程。所谓"运"是指食物从摄入到吸收并疏布到全身各处的过程以及身体各处代谢产物和水分收集的过程。所谓"化"是指在这两个过程中同时发生的物质转变,一是从食物分解成营养成分,一是代谢产物收集后的处理和排泄。运化主要由脾所主,称"脾主运化",包括"脾主运"和"脾主化"两方面;"脾主运化"不仅仅是指消化、吸收,而且还包括脾摄取水谷精微,将其进一步转化,化生精、气、血、津液以利于营养全身的过程,即是脾的"转化散精"功能。完整的"脾主运化"功能则应该包括消化、吸收、输布及气化4个方面。"脾主运"阶段在前,反映出对水谷精微的消化、吸收和转运过程;"脾主化"阶段在后,反映为将吸收的水谷精微,通过气化作用,化生精、气、血、津液以利于营养全身的过程。"脾主运"是"脾主化"的前提和基础,两者相辅相成,密不可分。《名医方论》就有"阳之动,始于温,温气得而谷精运"之说,叶天士也曾有"太阴湿土,得阳始运"的著名论述,《四圣心源·天人解·精华滋生》也认为脾"纯阴而含阳气,有阳则升"。这些论述都指明了脾阳是脾主散精的动力基础,而且脾阳易损,实际上运化也是"形能转化"具体到脏腑的表现。但是"脾主运化"需要人体五脏六腑协调有序完成。

(3)阳化与阴化:阳化与阴化是从阳化气和阴成形的角度认识人体的气化过程的。"阳化"即"阳化气",是指在气化的过程中出现功能变化的现象。就机体而言,阳化所产生的功能活动具体可以表现为"神"和"火"两方面。"阴化"即"阴成形",是指在气化的过程中出现物质变化的现象。就机体而言,阴化所产生的物质变化具体可以表现为"形"和"水"两方面。在病理上气化的紊乱和气机的异常是导致机体患病的原因所在。如果转化失常则出现病理上阳化太过、阴化太过和阳化不及、阴化不及四个方面。阳化太过,一方面,机体处于功能亢进的病态表现;另一方面,能量过剩则机体表现出热证。阳化不及同样有两方面表现,一是机体功能低下,呈现出脏腑功能衰弱的病理变化;二是机体没有足够的热能来维持生理需要则机体表现出寒证。阴化太过则机体出现精微物质化生太过而成病态,机体表现为形态肥胖、精血外溢、水饮内停等病理反应。阴化不及则精微物质化生不足,机体表现为形体消瘦、精血亏少、津亏液燥等病理现象。

(4)有形、无形之互化:中医学把人体看成是形、气、神的统一体,认为人体不仅有形体存在,而且还有气和神存在,三者缺一不可。形"即形体,也就是有形可见、具有质感的物体,是有形体的客观存在;"气"为宇宙的最初本原,即"气一元论";广义的"神"是指整个生命活动的外在表现,狭义的神即心主的神志,指精神、意识及思维活动。神是生生之道的主宰者,人体的存在不仅需要形体作为其存在与活动的基础,而且需要气作为其生命活动的动力,同时更需要神作为其活动的主宰,人体在本质上是形、气、神三者的统一体。人体生命是由形、气、神这 3 个要素构成的，3 个要素是相互关联、相互影响、相互转化的一个整体。三者之关系，"形"是"象"和"气"的载体，形气相即，形象相依，"形"谢则"气"止，"形"散则"象"息；"气"是"象"和"形神"的本原，"气"是构成世界万物的本原，物由"气"化，"象"由"气"生，生化之道，以"气"为本，现象的本质其实质就是"气"；"象"的真正源头在于"气"，现象层面的规律，体现于"气"的运动，是"气"的升降出入运动构成了千变万化的"象"；"神"是"象"和"气"的主宰，"神"不仅为"形"之主，亦为"象"和"气"的主宰，"神"的变动可以反映于"象"和"气"的变化上。形能转化，主要指精、气、神转化，包括四个方面：气化形，形化气，气气转化，形形转化。从生理角度来看，人体的形与气在一般情况下是相互对应的，即《内经》所云"有是形当有是气，有是气当有是形"。形体强壮者，其内在气血也当充盈；形体瘦弱者，其内在气血会相应不足，故《素问·刺志论》云："气实形实，气虚形虚，此其常也，反此者病"。形之存在、强壮依赖于气之积聚和精之充盈，气散则亡，精虚则弱，也就是气可以充形，气可以化形；人体五脏六腑或者精血津液之形可以转化为气，形化气；吸入之气或者体内的元气与卫气或者宗气或者脏腑之气等可以相互转化，气气转化；人体精血互化，精转化为血，血转化为精。津液与血的转化均是形形转化，转化失常则疾病产生。所以人体浊、湿、痰、饮、水、瘀、毒等是气化失调的病理产物，本质则一，治疗在于"化有形为无形"，促使"形化气"的过程。

4. 气化的条件　气化发生需要一定条件，人体气化首先需具有气化的动力，"阳化气，阴成形"是其基本规律，阳气在气化中具有重要的地位。"五脏阳已竭，津液充廓"，阳失气化则必阴凝成形。人体"三焦"是气化的场所，主通行元气，运行水液，三焦功能正常才能"上焦如雾、中焦如沤、下焦如渎"。玄府是气液出入之门户，经络是气化的通道，五脏六腑是气化的主体，气化功能的正常需要肝主升发调节，气机升降出入协调；肺气宣发肃降，治节有权；木敷心和，血运畅达；脾胃纳运如常；肾气开合自如，只有五脏六腑协调有序，气化才能正常发挥。气化动力不足，玄府开合失常，三焦壅塞，五脏六腑不能协调，则"气化失常，疾病由生"。人体无非一气，化气与成形是物质相反相成的运动形式，散而为气，为无形，聚而成形，为有形，有形无形皆是气，一气之中有阴阳，阴阳的对立统一运动是气化的动力，"三焦"是气化的场所，"玄府"是气化的门户，经脉是脏腑气化之路径。中药治病在于调整、激发、改善患者"气化"，提高人体"气"也即人体的"生生之气"运化状态，从而愈合疾病。所以说，气一元论与气化论是中医学的基础与精髓。

140　中医气化与解剖结构发生学

中医对人体结构的研究，不但认识了非解剖结构，而且对各种结构的认识是发生学的，特别是对解剖结构的发生学认识。气化学说在这个方面的贡献特别突出，既有系统的理论，又有可靠的临床实践，探索到并驾驭着解剖结构及其病变的发生学规律，以及从内在机制的调理来防治器质性疾病的原理，只是由于历史条件的限制没有揭示清楚。学者祝世讷认为，从整个医学来看，这个领域的研究还十分薄弱，存在许多空白。气化学说从这里进行突破和创新，可以开辟发生解剖学和发生病理解剖学研究，全面地揭示和阐明解剖结构及其病变的内在发生机制和规律，开拓从内在机制的调理来防治器质性疾病的道路，填补医学在这方面的空白。这将带来解剖学、病理学、防治学的深刻变革，具有重大的战略意义。

开辟发生解剖学研究

发生学是研究事物的起源和发展的机制和过程的学说，其基本问题是怎样从无到有地起源和形成，形成之后怎样维持和调节，其内在动力和机制是什么。人的个体和群体都是从无到有地起源和发展，在动态中维持和调节的，有其特定的内在动力和机制。人的机体不仅在胚胎阶段是发生和发展的，而且在出生之后仍然继续发育、代谢、调节，是这些内在的发生学机制和过程在维持着解剖结构的动态变化和正常状态，也是这些机制和过程的异常化或被外因所乘才导致解剖结构的病变。

医学需要发生学研究，胚胎学原来就称为发生学，就是专门研究人的胚胎怎样发生和发育的。遗憾的是，胚胎学的发生学观点和方法没有贯彻到解剖学，没有贯彻到对于出生后的解剖结构的研究，没有发展为对人的终生的解剖结构的发生学研究，现有的解剖研究把解剖结构当作既定的东西，着重于研究已经成形的或模式化了的形态结构，而将其发育、代谢、调节的机制和过程漏在视野之外。

需要把胚胎学的发生学研究延续到解剖学，开辟发生解剖学研究。发生解剖学所要研究的，是人的个体从出生到死亡全过程的形态结构的发育、代谢、调节的机制和规律。许多大病、难病、复杂性疾病都与形态结构的发育、代谢、调节机制相联系，这些疾病的攻克需要从这里进行研究和调控，是一个迟早要开辟并要热起来的研究领域。

发生解剖学研究必须克服认为形态结构"生来如此"的机械论观点，如实地把形态结构理解为"生成着并消逝着"的"活"的东西。黑格尔当年曾说："形态作为活着的东西，实质上就是过程。"现代科学特别是系统科学对于人的结构的这种"活"的性质，特别是其发生学机制和规律，有了深刻的阐明。一般系统论指出："归根结底，结构（即部分的秩序）和功能（过程的秩序）完全是一回事：在物理世界中物质分解为能量的活动，而在生物世界里结构就是过程流的表现。"人的机体"在其组分连续不断的更替中维持自己"，是"一部由燃料组成的机器，不断消耗它自身，然而又维持它自身"，"要在有序的过程流中才能维持"。耗散结构理论则阐明了机体的结构是一种耗散结构，是依靠物质和能量的耗散建立和维持的。

中医的气化学说对人的形态结构的认识从来就是发生学的，其系统的理论和临床实践可以说是发生解剖学的一种雏形，是超越其他医学的一种独立的发明和创造。从这里出发进行创新研究，可以先人一步地开辟发生解剖学研究，这是中医自主创新的一种战略优势，可望从以下几个方面进行突破。

第一，从"气"与"形"的关系来研究形态结构的发育、代谢、调节的机制和规律。"气始而生化，气散而有形，气布而蕃育，气终而象变，其致一也"（《素问·五常政大论》）。气化学说的这类论断十分明确地把"形"的"生、结、育、变"理解为"气"的"始、散、布、终"的表现或产物，认为人的形态结构是由气化过程建立着、维持着、调节着的"活"的结构，可以称为"气化结构"。应从这一基本认识出发，在胚胎学已有认识的基础上，开辟对于人出生之后的形态结构的发育、代谢、调节的机制和规律的研究。

第二，从机体与环境的物质、能量、信息交换来研究形态结构的发育、代谢、调节的机制和规律。人是开放系统，其形态结构也是开放系统，"气化"不是在孤立或封闭的机体内进行的，建立和维持形态结构所需的物质、能量、信息是从环境获取的，没有这种交换，没有这种交换的调节和有序，就建立不起形态结构，建立了也不能维持。气化学说从气的"出入升降"来说明形态结构的"气化"的开放性，从"根于中者"和"根于外者"两个方面及其相互作用来认识"气化"机制，"根于中者，命曰神机，神去则机息；根于外者，命曰气立，气止则化绝。"（《素问·五常政大论》）这样从形态结构的开放性来认识其发生学机制，是深刻而合乎实际的，应当从这种开放的发生学观点出发，来研究形态结构是怎样通过与环境交换物质、能量、信息，以实现发育、代谢和调节的。

第三，从"气化"机制和过程的"常守"与"失常"，来研究形态结构发育和变化的调节机制和规律。气化学说认识了"气化"的调节机制，健康与否的关键在于"出入升降"是否协调有序，"四者之有，而贵常守，反常则灾害至矣"。"出入废，则神机化灭；升降息，则气立孤危。"（《素问·六微旨大论》）可以从这一基本认识出发，具体地探讨形态结构在发育、变化中的调节机制，得出新的具有现代水平的规律性认识。

开拓发生病理解剖学研究

把发生解剖学的研究成果应用于病理学，可以开辟对于形态结构发生病变的发生学研究，发展为发生病理解剖学。发生病理解剖学是病理解剖学研究向发生学方向的深化，是在研究疾病所呈现的解剖学异常的基础上，再进一步去研究这些解剖学异常是怎样发生的，其内在动力和机制是什么。

血管是怎样硬化的？骨质是怎样疏松的？细胞是怎样癌变的？形态结构发生病变的内在机制和过程是什么？除了单纯性外伤，器质性病变不是单纯外因作用的结果，内在机制和过程的失调是更基本的方面。现有的病理解剖学只是研究已经发生的病变所呈现的解剖学异常，没有回答这些异常的内在发生动力和机制。现有的病因学着重研究了引起病变的特异性或外源性的病因，对于内在病因也只是追溯到遗传、代谢、免疫、内分泌等方面的异常，而这些异常是怎样发生和为什么发生的，则还没有做出更深入的探讨。虽然提出了"发病学"概念，但对于器质性病变的内在动力和机制的研究还十分薄弱。因此，迫切需要开拓发生病理解剖学研究。

发生病理解剖学研究可以从器质性疾病的前驱性病变入手，研究这些前驱性病变的发生及其向器质性疾病演变的发生学机制，以阐明器质性病变发生的内在机制和过程。需要注意的是，器质性疾病的前驱性病变一般是功能性的，而这些病变的内在机制和过程更是功能性的，也就是说，是功能性异常引起功能性的前驱性病变，进而发展为器质性疾病。因此，器质性疾病的发生学机制，关键在于引起器质性疾病的功能异常。但是，目前流行的观点却与这种实际情况格格不入，这种观点认为，疾病在本质上是器质性的，功能性病变由器质性疾病引起，并最终要归结为器质性疾病，忽视甚至否定器质性疾病是由前驱性的功能异常引起的，这就否定了器质性疾病的内在发生机制和过程，堵塞了研究器质性疾病的内在发生机制和过程的道路。发生病理解剖学研究必须从冲破这种僵化观点开始。

从前驱性病变入手来研究器质性疾病的内在发生机制，关键是要把人的功能区分为"功能 A"和"功能 B"。"功能 A"是指建立和维持形态结构的功能，其正常与否决定着形态结构的正常与否，其失常或被外因所乘是发生器质性病变的内在机制；"功能 B"是指由形态结构产生和负载的功能，其正常与否由形态结构所决定。

中医是从"功能A"开始研究和防治器质性疾病的。中医的病机学说的重大贡献，就在于着重认识和把握了包括器质性疾病在内的各种疾病发生和演变的内在动力和机制，如实地认识到是"功能A"的异常引起前驱性病变，再进一步恶化而发展为器质性病变。气化学说提出"百病生于气"的基本观点，认为"气机失常"是发生各种疾病的基本病机。特别是明确地提出："大凡形质之失宜，莫不由气行之失序。"指出器质性病变的内在发生机制是"气行失序"，这是对于器质性疾病内在发生动力和机制的深刻认识，是对于"功能A"异常引起器质性病变的规律性说明，是关于发生病理解剖学的基本原理的先行总结。

应当从气化学说开拓发生病理解剖学研究。要把形态结构如实地理解为"活"的气化结构，从"气机失常""气行失序"来研究和揭示器质性疾病的内在发生动力和机制。这里的关键不是按照机械论和还原论的观点去追溯"气"的本质是什么物质成分，而是要从现代科学所认识的人的生命所包含的物质、能量、信息运动，来探索在人身上"气机失常""气行失序"所"失"的究竟是什么，它怎样引起前驱性病变，又怎样发展为器质性病变。可以从较为简单的器质性疾病的前驱性病变入手，逐步地深入。

倡导从内在机制的调理来防治器质性病变

器质性病变怎样防治？目前流行的主要方法是手术、移植等外源性技术手段，及对病变有控制和修复作用的特异性治疗，至于如何通过内在机制的调理进行防治，思路和技术路线都还不太清楚，这种空白也迫切需要填补。发生解剖学和发生病理解剖学研究的目的，就是为通过内在机制的调理来防治器质性病变开辟道路。只要揭示出形态结构发育、代谢、调节的内在机制，及因其异常而引起器质性病变的规律，就可以发展为从内在机制的调理来防治器质性病变的防治原理。

中医临床防治的一项重大创造和贡献，就是独到地提出并遵循着从内在机制的调理来防治器质性病变的防治原理。"燮理阴阳""扶正祛邪""调理气机"等基本治则，不但能够有效地防治功能性病变，而且可以有效地防治器质性病变。其中，"调理气机"具有更基本更深刻的性质。这些治则都是功能性调理，之所以能够有效地防治器质性病变，就在于抓住了对"功能A"的调理，抓住了对器质性病变发生和演变的内在机制和过程的调理。遗憾的是，这种防治的具体机制还没有充分地揭示清楚，其作用原理没有充分地阐明，这条防治道路还没有被广泛认可，其防治作用没有充分地发挥出来。因此，迫切需要从这里进行创新研究，大力倡导从内在机制的调理防治器质性病变的科学思路，把它发展为防治器质性病变的首选途径。

应当以"调理气机"为突破口，研究并逐步阐明所调理的究竟是什么。可以从一些较为简单或有代表性的器质性病变入手，弄清其病变的内在机制，研究"调理气机"怎样对这些内在机制起了调理作用。可以从一些有代表性的方剂或针灸等疗法入手，研究其对病变的内在机制发挥调理作用的具体内容和机制。可以研究并阐明，哪些内在机制的调理可以有效地治疗前驱性病变，或防止其向器质性疾病发展；哪些内在机制的调理可以有效地防治什么性质、什么阶段的器质性病变，或具有多大程度的防治作用。可以在这些研究的基础上，对于其防治机制和规律进行总结，发展为从内在机制的调理防治器质性病变的基本原理，在临床防治中推广。

141 中医气化与自噬现象

自噬是细胞内的一种"自食"的现象，指膜包裹细胞内需降解的细胞器、蛋白质等形成自噬体，最后与溶酶体融合形成自噬溶酶体，降解其所包裹的内容物，以维持细胞稳态和细胞器更新的过程。自噬是真核生物普遍存在的进化方式，通过"自身消化"对细胞内物质反复周转利用，"变废为宝"，从而维持细胞内环境的稳定，使机体得以正常新陈代谢。与中医的"气化"功能相类似。学者王蓓蕾等从中医角度探讨了中医"气化"与细胞自噬的关系，为临床应用拓宽了思路。

自噬与气化

细胞自噬一般发生在遭受不利环境的情况下，在细胞缺氧、生长因子缺乏，能量耗损时，对自身废旧物质回收再利用的自救行为，从而维持基本的生命活动。通过自噬，细胞对自身废弃成分不断地进行自我清理，选择性放弃，以达到能量的更新，维持细胞的稳态平衡。

中医理论认为，气是构成人体最基本的物质。《简明中医词典》则认为"气化，泛指阴阳之气化生万物。通常表示生理性的气机运行变化，如脏腑的功能，气血的输布，经络的流注"。气化是一切自然现象的根本特征，其内涵是气的运动及其所产生的各种变化，气的运动又称为气机。对人体而言，气通过升、降、出、入运动完成精、气、血、津液等精微物质的相互资生、转化和输布，生、长、壮、老、已生命进程的发展变化，汗、尿、便等代谢废物的产生和排泄，对外邪的防御、修复和调整作用，对药物、针灸等治疗作出反应等。气化是不断地进行自我更新、自我复制的物质和能量的转化过程，与现代生物学所论述的"新陈代谢"的意义相一致。脏腑经络是气化、气机活动的场所，人的一切生命活动都离不开气化作用。细胞自噬现象也与气化密切相关。

1. 自噬与气的防御功能　自噬是一种防御和应激调控机制，常在恶劣环境下被激活。这与中医"气"的防御功能类似。气有防御和抵抗外邪的功能，气的防御功能通过脏腑经络的生理功能而体现，卫气首当其冲作为人体防御的第一道屏障，邪气入侵人体，机体正气奋起抵抗、抗御邪气、驱邪外出，气的防御功能决定疾病的发生、发展和转归，类似于人体的免疫防御功能。研究发现，自噬过程的动态变化参与调解免疫反应，脓毒症时免疫细胞出现明显的自噬活化现象，其活化程度与脓毒症预后密切相关。当细胞遇到感染、氧化应激等情况，吞噬清除胞内细菌、病毒等微生物是自噬的基本功能之一，自噬、卫气、免疫功能在抵御外邪方面有一定的相关性。

2. 细胞自噬的自我更新与精、气、血、津液的相互资生和转化　自噬是细胞的自我清理和能量更新的过程，常由细胞的信号通路调控。mTOR 激酶是自噬的关键的分子，LC3-Ⅱ是自噬形成的标志物，P62 是反映自噬活性的标记蛋白之一，其含量间接反映自噬小体清除水平。自噬过程中，P62 与泛素化的蛋白质结合，再与定位于自噬小体内膜上的 LC3-Ⅱ蛋白形成复合物，一同在自噬溶酶体内降解。自噬发生时，P62 被降解；当自噬活性减弱，P62 累积。自噬上游表达增强或者下游降解阻断，都会导致 P62 的聚集。

自噬激活和降解代谢产物类似于中医理论"精化气"和"去瘀生新"的过程。自噬不足，则代谢产物堆积，P62 蛋白水平的升高，在中医"气化"层面可联系到气虚导致痰浊、瘀血、水饮等病理产物堆积。体内精、气、血、津液代谢及其相互转化，是气化的基本内容。气化表现为"散"和"聚"两种基本形态，气在"散"的运动状态时，表现为无形状态，以"阳化气"为主。气在"聚"的运动状态时，表现为精、血、津液等有形物质，以"阴成形"为主。如若气化之散的作用不足，或聚的作用太过，就会使津血凝聚为痰饮、瘀血等病理产物。"瘀血不去，新血不生"，若自噬功能异常或气化失常，则代谢产物持续堆积，形成恶性循环导致疾病加重。

3. 自噬与人体的生、长、壮、老、已　研究表明，衰老的正常人，其细胞自噬水平随着年龄的增长而下降。在老年患者的组织中，ATG 蛋白表达下降，正常的老年大脑中，ATG5、ATG7、Beclin1 表达均下降，说明自噬活性与衰老密切相关。气化决定了人体生长各阶段的生理过程。生命初期，气化活跃，机体代谢生机蓬勃；随后气化进入鼎盛时期，形体和身体功能达到顶峰；老年时期，气化逐渐衰退，形体衰弱，精血枯槁，血流缓慢，痰瘀堆积。自噬功能随着年龄的增长而减弱，与中医所论述的"人年老而精气竭"不谋而合。高云霄等研究表明具有补肾益精功效的五子衍宗丸可通过提高支持细胞自噬水平改善生精功能。

自噬与气化的太过和不及

细胞自噬过程受信号通路所调控，Akt、MAPK 激活 mTOR 通路抑制自噬，AMPK、p53 抑制 mTOR 通路促进自噬。自噬在正负调控的作用下维持动态平衡和机体内环境的稳定。《素问·调经论》云："阴阳匀平，以充其形。九候若一，命曰平人。"气化与阴阳的动态平衡维持机体内环境稳定。气化太过或不及，气机失调，阴阳失衡，均可导致疾病发生。自噬在阴阳平衡的状态下对细胞起保护作用。细胞自噬太过，蛋白质和细胞器大量被降解，细胞的能量过度损耗，产生疾病。类似于阴阳的偏衰和亡失，"孤阳不生，独阴不长"。自噬不足则"阳不化气"，痰浊、瘀血等代谢产物堆积，引发肥胖、痰饮、郁证、癫狂、癥瘕积聚等一系列神志、肿瘤、代谢性疾病。所以自噬和中医"气化"在太过与不及方面有一定的相关性，治疗上也常"补不足而损有余"。

自噬与气虚痰瘀

从中医角度来看，"气化"不利会导致脏腑功能失调，精气化生障碍，血瘀、痰浊壅塞的病理状态。"自噬失调"和"气化不利"在对机体能量生成代谢方面的认识有一定的相似性。是中医"精气转化"气化功能的微观体现。

现代研究表明，痰浊、瘀血是异常积聚和错误折叠的蛋白，其异常堆积可能与自噬水平下降，无法降解有关。黄贵华等认为自噬功能下降导致异常蛋白质、核酸、细胞器的过度沉积是脏腑功能衰退，气血亏虚，气化失司，痰瘀内结在微观层面的体现。进一步印证了自噬不足与气虚痰瘀的相关性，自噬的失调可导致微环境不良代谢的恶性循环，影响组织器官的正常功能，导致人体老化及一系列急、慢性疾病，近年来研究表明，中医益气活血类中药可通过调节自噬水平改善免疫、肿瘤、神经退行性病、代谢疾病等诸多病证。

Chen ST 等研究发现当归补血汤的多糖缺失部分含有比原方更多的黄芪甲苷Ⅳ和阿魏酸，在结肠癌细胞系 CT26 细胞中诱导自噬相关细胞死亡。刘启华等研究发现补阳还五汤可上调缺血性脑损伤的自噬水平，清除胞体内过多的蛋白、受损的亚细胞器，同时促进缺血缺氧组织器官的血管新生。石凯峰认为补肾活血方通过调控凋亡和自噬可以抑制慢性肾脏病大鼠主动脉的钙化。凌春燕等研究益气活血化湿方水溶剂可能是通过上调足细胞自噬功能，发挥足细胞保护作用。田宇等研究益气活血药主要通过提高 Beclin1、LC3-Ⅱ 的表达、增加细胞中自噬体、自噬溶酶体数量发挥促进自噬的作用。

综上所述，自噬作为细胞自我消化、更新代谢的过程，与中医气化功能不谋而合。自噬的太过与不及也是中医阴阳平衡理论的体现，临床治疗方面，将自噬调节水平的异常与气虚痰瘀证联系起来，研究益气活血化痰类中药对自噬水平的影响及其内在调控机制，为临床相关疾病的治疗拓宽思路。

142　基于代谢组学阐释中医气化

探求"气"之渊源，可追溯于中国传统文化，以哲学之"体用论"考释"气"，为中医对"气化"的认识提供依据，"气化"研究内容即针对机体之气血精津液、脏腑功能等物质和功能代谢。目前，医学界对"气化"相关的研究已深入到"气"实质的探索中，故结合历代先贤及现代医学对"气化"的认识，更能推动中医理论的完善。学者郑玲玲等基于代谢组学阐释了中医之"气化"。

气的来源及本义考

许慎《说文解字》云："气，云气也。象形。""云"即"气"。故"气"的初义是"云"，即"气"的象形字，是从描画云而来，故"气"从本义言，有"物质性"的含义。《论语》云"气"，3 处可考究：一是（孔子）云"入公门……屏气似不息者"。此言之"气"即现今之"空气"。二是（孔子）云"食不厌精，脍不厌细……肉虽多，不使胜食气"。文中"食气"与肉相对，含义略如中医所谓之"谷气"。三是（孔子）云："君子有三戒。少之时，血气未定，戒之在色；及其壮也，血气方刚，戒之在斗；及其老也，血气既衰，戒之在得。"简明且准确地解释"血气"，"血"指肉体，"气"指精神或心理活动，此时之"气"始有"不可见的物质"之义。

《庄子·知北游》云："人之生，气之聚也。聚则为生，散则为死。若死生为徒，吾又何患？故万物一也……故曰通天下一气耳。"庄子论述"万物一""通天下一气"，故气乃构成万物之质。至于"人之生，气之聚"，则明言人体也是气之构成，且暗含"气有物质变化"之意。《淮南子·本经训》云："天地之合阴阳，陶化万物，皆乘一气者也。"可见，此时"气"之含义已具备物质和物质变化之意。

总之，气是中国特色的哲学概念，且古人有对物质从有形到无形的过程认识的经验基础。综上可观，"气"含义有三：一是精神或心理活动；二是微观物质；三是微观物质的变化，即"气化"。

以"体用论"考释中医之气

中医学是从哲学的角度视人体为一个有机的整体，借助于经验与正确思辨来分析，结合"气"之起源，运用哲学之"体用"论，可清晰阐释"气"在中医学里的含义。

体用是一对范畴，指本体和作用。"体用并举"最早见于《荀子·富国》篇："万物同宇而异体，无宜而有用。"所谓"体"，指物的形体；所谓"用"，指物的功用。唐代崔憬对"体用"解释最为明确："凡天地万物，皆有形质。就形质之中，有体有用。体者即形质也。用者即形质上之妙用也……假令天地圆盖方轸为体为器，以万物资始资生为用为道。动物以形躯为体为器，以灵识为用为道。植物以枝干为器为体，以生性为道为用。""体"即是实际的形质，"用"即是形质所具有的作用功能。

《内经》中云"气"若干，无外乎从"气"之"体"上认识，即"微观物质"，"善言气者，必彰于物"，如天气、地气、水气、火气等；且有落实于"气"之"用"，如谷气、邪气、正气、卫气等，可见，中医自古定义之"气"，既有"体"之定义，即各种"微观物质"，又有"用"之概念，即"微观物质表现出的功用"。"气化"不外是从气之"体用"展开而来，如"脾胃气虚"，一是指组成脾胃的各种微观物质缺乏或不足，二是指脾胃运化功用之衰竭。心气虚、阳气虚、肾气虚、肺气虚，俱可识此。

气化的考释

1. 气化的含义　"气化"一词，出于《素问·灵兰秘典论》，其云"膀胱者……气化则能出矣"。张载《正蒙》云"气化者，气之化也"，义是"气"的运动变化即"气化"。其主体在"气"，其落脚点在"变化"。中医之"气"本具有"物质与功能"的双重含义。"气化"亦有"物质变化"与"功能变化"两重含义。

2. 气机与气化　气的运动，称作"气机"。气机是人体脏腑经络之气的运行规律，其表现形式是升降、出入、聚散。气化是中医学对人体新陈代谢的高度概括，人体纳入食物需转化为自身的营养成分（气、血、津、液），必须经过脏腑气机的升降出入运动才能实现，而这一新陈代谢的过程就是气化。"气机"乃"气化"之表现形式，而"气化"亦包含"气机"。

3. 多维气化　就何"气"之化而言，即不同层次上"气化"的主体，包含天地之气、脏腑之气、营卫之气、六经之气等；而"气"之何化，即"气化"的方式，尚包括治化、制化，即和谐有序之化；运化，即运转功能之化；生化，即形与气之化，有形与无形之化，及对化、兼化；同化与异化等。

"气化"表征人体气血生化而言，气化可包含饮食物的消化、吸收和化生水谷精微；精、气、血、津、液各自的化生、代谢及相互转化等；汗、溲、便的形成及排泄。生命就是生物形体的气化运动，气化运动的本质就是化气与成形。化气与成形的对立统一是生命过程之最根本、特殊的矛盾，这就是生命区别于非生命的本质。"气合而有形，因变以正名"，气合与变的运动过程，即气化之表现形式，是"阳化气，阴成形"的物质、能量转化过程达成的阴阳平衡状态。

五行生克运动变化看似为周而复始之循环，实则反映机体的整体、和谐与动态自稳的气化本质。五行学说之亢害承制理论确立以五脏为中心的气化理论，即以五脏为核心的机体结构中，各部分息息相关，以"气"为中介，以"化"为方式横贯、协调，共同配合运作。若出现生克制化之功能失司，则出现相乘相侮，导致体内痰、饮、湿、瘀等病理产物形成，反作用于脏腑气化过程，出现复杂的因果互制，显于寒热两极，虚实两端。

代谢组学——复杂体系整体之认识手段

代谢组学是指在新陈代谢的动态进程中，系统研究代谢产物的变化规律，揭示机体生命活动的代谢本质。代谢组学强调把人体作为一个完整的系统来研究，通过测定人体各种体液内代谢物的组成变化，来认识和反映人体代谢网络在疾病和药物影响下的代谢模式，其研究任务是通过检测并量化生物体内代谢物在外界环境影响（疾病、药物治疗）下的变化，并确定此种变化的机制（发病机制、药物治疗机制）。目前，代谢组学研究的高通量技术主要有核磁共振谱（NMR）和质谱（MS）。代谢组学主要通过尿液、血清、唾液及细胞提取物、培养液等研究代谢路径的底物和产物的小分子代谢物。代谢物的检测、分析和鉴定是代谢组学技术的核心部分。代谢组学采用的是"自上而下"式的研究方法，对代谢的终端产物进行多元化综合分析，从整体上展示生物体内在的变化状态，避免了以往采用单一指标或少数几个指标研究某种病理和生理变化。代谢组学成为沟通还原论为主的西医，与整体论为主的中医两者之间的共同语言。

基于代谢组学对气化的研究

代谢组反映的是人体生化网络对所有扰动因素进行应答和变化的终端信息，这种恒动观下，物质功能的变化状态可能更接近于中医之"气化"，是以"气化"之统分物质与功能恒动代谢的状态。"气化"的"物质变化"与"功能变化"对比与新陈代谢的"物质代谢和能量代谢"，二者高度重合。有学者认为，"气化"可谓为在能量转化同时伴随着的功能实现，或伴随着功能实现的能量转化的动态过程。故诸多学者利用现代科学技术，衔接分子微观水平和系统宏观层次，从而阐释中医之"气化"失司的相关证型：首先，需侧重定位，即系统归类何"气"之化，考虑"气"之意义宏观宽泛，不仅需要观察所主一身之气的"气"，尚需侧重所主脏腑之"气"出现气化失司后，相关的病证表现，就代谢组学而言，与病证结合的研究较为紧密，而就传统文化中所指之"气"的含义而言，需要结合相关学科技术，进行更深入的研究；其次，需细化归类"气"之功能失常的状态，或以本虚为主，或以标实为主，虚实乃阴阳属性内最关键的两极状态，这样具有对比属性内的研究，可彰显于代谢组所在的功能调控失司。

无论从细胞、组织、器官或机体层面研究，运用系统生物学之代谢组学的分析都已成为常规。如冠心病本虚标实的病机即包含气化功能失常，累及余脏，其重在心气不足，但因气化失司，机体产生痰饮浊瘀毒等病理产物，常导致"无形之气"与"有形之体"的恶性循环转化，且多以气虚血瘀证为主。故有学者研究冠心病气虚证的病理过程，如史琦等运用 NMR 结合主成分分析（PCA）对气虚证与非气虚证冠心病患者的血清代谢物质进行分析，乙酰谷氨酸、赖氨酸、缬氨酸、肉毒碱等 4 种物质在气虚与非气虚证患者中有明显差异。气虚证代谢通路涉及能量代谢，氨基酸代谢，糖、脂代谢，氧化应激等；而结合偏最小二乘法-判别分析（PLS-DA）检测冠心病血瘀证与健康者血浆，血瘀证患者虽亦存在氨基酸、脂质代谢异常，但缬氨酸和丙酮可有效识别冠心病血瘀证，从而与气虚证相区别；其通过卡方交互自动监测决策树对冠心病气虚证进行数据挖掘，从而探寻 8 个生物标志物（尿晶体、红细胞分布宽度-CV、钾、促甲状腺激素等）以及 11 个界定通路。可见，冠心病的气虚证与血瘀证的物质、能量代谢存在着较大的差异。

糖尿病多以气阴两虚为本，气化失司，体内精微物质代谢紊乱为标，或聚而为湿，或郁久为瘀，Greef 团队利用 GC-MS 联合 PLS-DA 检测，识别气阴两虚兼瘀型患者中的尿代谢物-葡萄糖酸和色氨酸的浓度高于单纯气阴两虚兼湿型，且空腹血糖和 γ-谷氨酰转移酶亦以前者较高。经查，兼瘀型患者中尿三羧酸循环的中间物-柠檬酸和丙酮酸的缺失是导致血糖升高的原因，而肝糖异生则提供多余的丙酮酸盐作为血糖底物。可见，兼瘀型尿中排泄出必需碳水化合物和能量代谢所需的大量化合物，肾功能紊乱为潜在干扰。

然而，"气"意义宽泛，仅基于代谢组学对"已经发生"的物质功能代谢进行追溯研究尚不够全面，故对气化理论的阐释不单单是一个系统、一种技术手段所能够解决的问题，需利用多种现代医学和科技手段阐释。如为 Wei Yao 等基于现代医学理论，建立血流动力学模型阐释气血循环机制，提出气虚证与血液-组织间液循环关系密切，此证由于血液和组织间液的物质交换失衡导致组织间液量多，且存有较多代谢废物，而营养物质减少。尚有学者通过基因芯片、AdaBoost 算法等多学科阐释气虚证。如孙兴国等建立整体整合生理学，即基于心肺运动生理学，视呼吸、血液循环系统为整体一体化的自主调控，是以检测气血循环动力功能指标，既能预测疾病死亡率，尚可客观定量评估治疗效果，一定程度上使得"血为气之母，气为血之帅"这一中医理论以特定的实体和方法实现。在此基础上，定义整体生命为呼吸为表征，血液循环为基础，组织代谢为前提，氧化能量、物质供应能量为核心，在神经体液联合调控之下，在各个系统协助下实现的一种动态趋向于平衡，而永远达不到真正的平衡的一种功能状态。故在此背景下，以气血循环为周流不休的整体圆，以代谢组学为自上而下研究的一条主线，用以阐释中医"气化"理论，可选取具有鲜明对比属性的证型，以气化失司导致的物质、功能失稳状态为切入点，或许会有新的收获。

基于"气一元论"的气有"体与用"两层概念，暗含气化之意在内，气化之动力源于气之本身。气化有其普遍性、恒动性、有序性，气化本就兼具"有形"与"无形"的交互作用，即"形-气-能"之间的转化。气化过程即体内物质推陈出新的过程，是物质、能量与信息的形式运动和转化着的过程流，气化的有序稳定是维持机体稳态的基础。"成败倚伏生乎动，动而不已则变作矣"，气化始终贯穿着整个机体的动态过程，而这动力本源于气自身具有的运动能力，气化恒动变易以达生生不息。代谢组学以其在新陈代谢的动态进程中，系统研究代谢产物的变化规律，揭示机体生命活动的代谢本质，从整体性、恒动性"自上而下"研究代谢的终端产物，并进行多元化综合分析，以此认识和反映人体代谢网络，成为沟通还原论为主的西医，与整体论为主的中医两者之间的共同语言，以此共识研究机体内的气化过程，尚需要在确切的疾病状态下，即病证结合模式下，寻找切入点，结合疾病本身的病生理状态得以综合验证实现，而基于整体整合生理学及代谢组学联合的基础上，从中医学"气化"的基本特点整体、恒动观认识和探究机体的新陈代谢将指日可待。

143　基于肠道微生态论脾胃气化内涵

　　气化是自然界"气"运行变化的概括。人体气化则是脏腑之气运行及其伴随发生各种物质、能量转化的的过程，包括气血津液的产生及相互发生的转化等。气化为生生之本，人体由于气化而维持着新陈代谢及生命活动，正如《易纬》所云："气化流行，生生不息。"气化功能主要体现在饮食精微物质的生成转化、精气神变化和脏腑气机升降出入等方面。

　　脾为气化之本，肾为气化之根，三焦、胃、大肠、小肠、膀胱等脏腑皆与气化有关。脏腑功能的协调统一，维持着气化的平衡稳态。《素问·六节脏象论》云："脾、胃、大肠、小肠、三焦、膀胱者，仓廪之本，营之居也，名曰器，能化糟粕，转味而入出者也……此至阴之类，通于土气。"李东垣认定脾胃为人体气化的中枢，是机体气化的重要组成部分。肠道正常微生物群与其宿主形成的统一体称为肠道微生态系，其稳定与否对宿主机体的健康和疾病起重要作用。

　　肠道菌群是消化道微生态系统的主要组成部分，其与宿主微环境相互作用，参与机体营养物质代谢及免疫炎症反应等多种生理病理过程。

　　肠道是中医脾胃的重要组成部分，它通过肠道微生态在气化中发挥着重要作用。肠道菌群和脾胃气化均与机体物质能量代谢、胃肠道动力、肠黏膜屏障、心身神志失调等密切相关。学者白煜等从肠道微生态角度，探析了脾胃气化现代内涵以及中医药的作用途径。

脾胃气化的含义

　　脾胃功能与气化息息相关。《素问·玉机真藏论》云："五脏者，皆禀气于胃，胃者五脏之本也。"《四圣心源》云："清浊之间，是谓中气，中气者，阴阳升降之枢轴，所谓土也。"可见脾胃是脏腑气化的中心和气机升降出入的枢枢，五脏六腑、四肢百骸皆禀气于脾胃。脾胃气化的作用主要体现在脾气散精、运化水湿、脾胃为生化之源和气机升降出入之枢纽等方面。

　　《素问·经脉别论》云："饮入于胃，游溢精气，上输于脾。脾气散精，上归于肺，通调水道，下输膀胱。水精四布，五经并行。"说明脾胃气化是体内精微物质的消化、吸收、转输、敷布及其代谢产物和水液排出体外的一系列代谢过程，这与蛋白质、糖、脂肪等营养物质代谢和水液代谢关系十分密切，在生命新陈代谢中具有重要作用。

　　《素问·灵兰秘典论》云"小肠者，受盛之官，化物出焉""大肠者，传导之官，变化出焉"。所以肠道（大、小肠）不仅参与脾胃气化，而且是气化的主要通路和场所。

肠道菌群的重要作用

　　肠道菌群与宿主相互协调作用，共同维持着机体的平衡稳态和重要生理功能，故其被认为是隐藏的器官。肠道菌群的功能主要包括参与能量与营养物质、药物等外源物质代谢，调节肠道免疫，拮抗外来病原微生物，维持肠黏膜屏障及胃肠道结构完整性，促进神经系统发育等。

　　当宿主内环境（如遗传、年龄、感染等）、饮食结构、生活方式及周围环境改变，药物等外源物质影响，即造成肠道菌群结构和代谢变化，菌群与宿主相互作用稳态失调。肠道活性致病菌通过分泌毒素和相关代谢产物，激活免疫炎症反应及菌群-肠-脑轴，损伤肠黏膜屏障和影响代谢功能，最终损害宿主健康而形成各种疾病，如肠易激综合征（IBS）、功能性消化不良、2 型糖尿病、非酒精性脂肪性肝病、抑郁症、帕金森病、炎症性肠病、类风湿关节炎、消化道肿瘤、冠心病、高血压病等。

从肠道微生态角度论脾胃气化本质

　　宏观生态理论的微观运用是中医学与微生态学的共同之处。在学科构成理论和方法层面，肠道微生态与脾胃气化之间存在着许多联系，应用肠道微生态可深入诠释脾胃气化功能。另从脾主运化、脾为后天之本的作用来看，其相当一部分与肠道菌群功能有关。

　　1. 整体的统一平衡观是共性　肠道菌群与宿主之间维持着系统平衡稳态。如饮食成分、菌群结构、代谢产物之间存在着平衡，肠道菌群的有益菌与致病菌之间存在着平衡，肠黏膜屏障损伤因子与保护因子之间存在着平衡，菌群、炎症、宿主之间的免疫调节及耐受存在着平衡等。肠道微生态对立统一的系统平衡与脾胃气化的整体观、阴阳制衡、正邪消长、升清降浊之间存在着共性。

　　2. 参与消化吸收和代谢　肠道菌群参与营养物质消化吸收和能量代谢，脾胃气化的升清降浊也是水谷精微物质生成、运化、转输、敷布和水液代谢的过程。肠道菌群的营养能量代谢过程，被认为是脾主运化的物质基础和内涵。

　　3. 维持肠-脑、肠-肝有机联系　肠道菌群与中枢神经系统间的交流是双向的。对压力的应激通过下丘脑—垂体—肾上腺轴增加肠道渗透性，肠道细菌内毒素进入血循环而引起免疫炎症反应，遂造成中枢神经系统炎症及小胶质细胞激活。同时肠道菌群产生的神经递质等可穿过肠黏膜屏障激活肠神经系统，促进生成炎症因子，并通过循环传递信号至脑部。菌群肠-脑轴、脑肠互动的神经内分泌免疫调节网络异常则出现各种胃肠功能紊乱和精神疾病，这与脾胃气化升降失调、肝脾不调病机及"脾藏营，营舍意"生理活动等存在着深刻而广泛的内在联系。

　　肠道菌群失衡后肠黏膜通透性增加，并激活免疫反应，肠道有害物质通过门静脉、肠-肝轴诱发肝脏炎症等疾病发生。同时肝脏转化的胆汁酸分泌至肠道由菌群代谢，可活化小肠内先天免疫基因而间接调节肠道菌群组成。菌群、肠、肝之间的相互作用，与中医"见肝之病，知肝传脾"、从脾论治肝病等认识相一致。

　　4. 肠道菌群-免疫互动与脾胃气化　肠道菌群对宿主免疫发育及稳态的调节作用十分关键，同时免疫系统平衡也维持着宿主与肠道菌群的共生关系。互惠的菌群-免疫系统联盟既可以引起宿主对致病菌的免疫应答反应，又保持着对共生菌的免疫耐受。肠道致病菌脂多糖（LPS）等毒素通过 Toll 样受体等激活免疫系统，募集各种固有免疫和适应性免疫细胞至感染部位，释放趋化因子和炎症因子进入循环，引起免疫过度活跃及慢性炎症。不同的肠道细菌构成对免疫 T 细胞亚群分化起调节作用，促进后者分化成不同的促炎细胞（Th17 细胞）或抗炎细胞（Treg 细胞）。

　　肠道菌群-免疫系统互动应是脾胃正气的重要组成部分，菌群-免疫的平衡稳态是"正气存内，邪不可干"和"脾旺不受邪"的具体体现。菌群结构变化、免疫细胞激活分化、炎症因子释放、组织器官损伤等复杂致病过程，应是脾胃气化失调的病理物质基础。

　　5. 饮食-肠道菌群-代谢产物途径与脾胃气化　摄入的食物营养成分与肠道菌群相互作用，形成的代谢产物与宿主的健康和疾病密切相关。膳食纤维的菌群发酵代谢物短链脂肪酸（SCFAs）保护肠黏膜上皮屏障、抗氧化应激、调节宿主免疫反应及降低肠道炎症的作用十分重要。

　　肠道菌群发酵 L-肉碱和胆碱形成三甲胺，经肝肠循环产生共代谢产物氧化三甲胺（TMAO），高浓度 TMAO 与心血管事件明确相关，TMAO 相关途径可以调节肝脏脂质代谢和炎症反应。另外，胆汁酸和氨基酸衍生物等代谢物参与人体的脂质与糖代谢。

　　饮食-菌群-代谢产物途径是脾胃运化水谷精微物质、"脾气散精"、小肠"化物出焉"的重要物质体现，是脂肪代谢、膏脂生成与转输的关键途径，也是痰浊、痰瘀互阻的病理物质基础。

中医通过调整肠道微生态治疗脾胃气化失常疾病

脾胃气化失常，则气化不行，脾失健运，生化无源，气血、津液等生成、输布、转化、排泄障碍，脏腑经络皆无所受气而百病由生。若脾失健运，脾胃气机升降失常，清阳不升、浊阴不降，枢机失司，而致脏腑气血失调，胃肠功能紊乱。若脾失健运，水液输布障碍，水湿停聚并生痰饮，或泛滥肌肤，或流于胃肠，或停于胁腹，或阻滞脉道。若脾失健运，阳气不能布承，气化失司，水谷精微不归正化，浊阴内聚，痰饮湿浊内蕴，化为膏脂凝滞于体内，发为糖尿病、高脂血症；痰浊膏脂沉积于肝脏，则为脂肪肝；宗气不足，阳气痹阻，痰浊瘀阻于血脉，则形成粥样硬化；痰浊内阻，清阳不升，神明失养，则神志异常。

肠道微生态是脾胃气化的物质基础和科学内涵之一。脾胃气化失调常会影响精微物质转化、精气神及气机升降出入的变化，其与肠道菌群-宿主平衡紊乱关系密切，二者均可出现消化吸收障碍、内分泌代谢紊乱、胃肠动力及功能失调、心血管及中枢神经异常等病变。从肠道微生态角度来认识中医药治疗脾胃气化失常相关疾病，是一种重要方法和有效途径。

1. 健脾疏肝，助运精微治疗内分泌代谢紊乱 Wang J 等发现生白术和发酵白术均有抗炎、抑制脂肪形成及肥胖的功效，并能够调节肠道菌群分布及肠道渗透性，恢复肠黏膜上皮屏障功能。二者都能促进双歧杆菌及 Akkermansia 菌的丰度，提高拟杆菌/厚壁菌比例，同时降低血清甘油三酯水平、提高高密度脂蛋白水平，发酵白术作用更明显。Gu Wen 等应用滇黄精多糖干预高脂饮食大鼠模型，其通过增加生成 SCFAs 相关菌群丰度来调节肠道菌群的丰度和多样性，同时降低肠黏膜屏障的渗透性，阻止 LPS 进入血循环，减轻炎症反应，从而改善糖及脂质代谢紊乱。Liang Y 等研究提示，柴胡疏肝散明显减轻非酒精性脂肪性肝病大鼠模型的体质量和脂肪含量，降低血清和肝脏的甘油三酯、总胆固醇、肿瘤坏死因子-α、白细胞介素（IL）-1β、IL-18 水平，改变相关肠道菌群的丰度，并通过抑制 NOD 样受体蛋白 3（NLRP3）炎症小体通路而减轻慢性代谢性炎症。

2. 升清降浊，燮理气机治疗功能性胃肠病 Chen Y 等研究戊己丸对炎症后 IBS 大鼠模型的影响，发现戊己丸可有效改善结肠动力异常和内脏高敏性，恢复并提高 Akkermansia 菌、拟杆菌等的丰度，还可促进结肠黏膜杯状细胞增殖和黏蛋白分泌，上调紧密连接蛋白 ZO-1、闭合蛋白分布，下调肌球蛋白轻链激酶表达。Li Junchen 等对腹泻型 IBS 模型大鼠予痛泻要方治疗及粪菌移植干预后，二者均能够改善 IBS 症状，调节结肠组织 5-羟色胺水平，同时改变 Akkermansia 菌和狭义梭菌 1 的丰度而影响肠道菌群多样性。Zhang S 等研究提示，参苓白术散能够增强功能性消化不良大鼠模型的肠道动力和吸收能力，同时可恢复失调的肠道菌群结构和功能，降低普氏菌等的丰度，提高生成 SCFAs 相关细菌的丰度，并上调胆汁酸等代谢合成。

3. 补气养心，益精温阳治疗心神相关疾病 Wu G S 等应用综合代谢组学研究表明，麝香保心丸可通过影响氨基酸、脂质和能量代谢来有效改善急性心肌梗死大鼠模型的心脏功能障碍，并可能通过调节肠道菌群而起到心脏保护作用。Li Y 等发现肉苁蓉提取物能够改善模型大鼠抑郁样行为，恢复脑部 5-羟色胺和脑源性神经营养因子表达，调节相关肠道菌群丰度，并在菌群结构、海马神经递质及 SCFAs 之间存在相关性，表明其对菌群-肠-脑轴稳态有恢复作用。

4. 祛湿邪，化瘀浊保护肠黏膜屏障 Hu J 等研究清肠化湿方（白头翁、白芷）对溃疡性结肠炎小鼠模型的影响作用，发现该方能够恢复肠道菌群代谢稳态和杯状细胞功能，并保护肠黏膜屏障及调节 NLRP3/IL-1β 通路来治疗溃疡性结肠炎。Jing Leng 等发现祛湿化瘀汤可以调节肠道菌群结构，保护肠道紧密连接，并通过下调 MAPK 通路抑制 LPS 肠黏膜渗漏，从而治疗小鼠非酒精性脂肪性肝炎。

综上所述，中医药调治脾胃气化失常疾病，可以从肠道微生态角度来认识和解决问题。中医药能够调节肠道菌群结构、恢复肠黏膜屏障、减轻肠道及全身免疫炎症反应、维持肠-脑轴稳态、改善肠道菌群代谢等，这些正是中医药治疗脾胃气化失常的关键靶点和途径。中医药治疗脾胃气化失常，既是某种中药成分对肠道微生态多个环节和途径的调节，也是其单个靶点由多种不同中药成分共同影响干预的结果。

脾胃气化和肠道微生态均与机体各种重要生理病理机制密切相关，肠道菌群应是脾胃气化的物质基础之一。中医药通过恢复肠道菌群结构及功能、调节菌群-宿主相互作用、维持肠道微生态系统平衡，从而起到治疗脾胃气化失常疾病的功效，这应该是一种多途径作用、综合影响干预的治疗方式。

144　肠胃气化规律

　　"肠胃"一词最早出自《内经》，共提及"肠胃"52次，提出"肠胃为海""五味入口，藏于肠胃"等经典语句。《内经》不仅是中医"气化"理论的源头，也是中国哲学"气化"思想的肇始。脏腑经络是气化、气机活动的场所，脏腑经络的功能活动也都是气化、气机活动的具体体现。从这个角度而言，所有的脏腑功能都离不开气的升降出入、聚散离合，并不断产生着变化。气化既是一种功能状态，又可指发生变化的过程和结果。肠胃气化是肠胃之气的升降出入带来的变化，是物质、能量、信息之间的转化，不仅发生于肠胃以内，还发生在人体五脏六腑、形体官窍及四肢百骸。肠胃气化具有一定的规律，学者刘亚楠等主要从清浊运动、虚实更迭、燥湿制化3个方面做了论述。

清浊运动

　　"清"，指清气，又称清阳；"浊"即浊气，又称浊阴。它们既对立又统一，清与浊既是人体内存在的物质，又是机体功能活动的产物。清升而浊降，恒动不息，是清浊运动的正常形式，存在于人体新陈代谢活动的整个过程。中医学认为，气机升降是生命活动的基本形式，而清升浊降则是气机活动的最主要方式。《素问·阴阳应象大论》云"清阳出上窍，浊阴出下窍；清阳发腠理，浊阴走五脏，清阳实四肢，浊阴归六腑"，很好地总结了清浊活动的形式和内容。

　　机体不断地进行清浊的升降运动，肠胃之气亦是如此。肠胃清浊气化运动是整体相互配合且各自分工明确的系统，共同完成饮食水谷转化为精微物质以及糟粕排泄的过程。胃对饮食物的受纳、腐熟，将饮食水谷变成食糜，小肠对胃初步消化后的食糜进一步消化并泌别清浊，大肠对水液的重新吸收以及粪便的形成过程，无不依靠肠胃之气的升降运动，在肠胃清浊气化的作用下完成。小肠泌别清浊，清者升，浊者降，清者供五脏六腑乃至生命活动的需要，浊者排出体外。若清阳不升，浊阴不降，则出现"飧泄""腹胀"等病症。

　　小肠泌别清浊是肠胃清浊运动的重要内容，这里的"清浊"为相对概念。"清"泛指经小肠消化而来的水谷精微，"浊"泛指食物经消化吸收后的残渣。"泌别"即区分、辨别之意，小肠接受胃下行的食糜，食糜进一步消化变为精微物质和残渣，需要小肠之气的升清降浊。气升以化精微，气降以下糟粕，气机升降实为小肠泌别清浊的前提和条件。清浊之乱，常发生于肠胃，在上则为呃逆、呕吐、嗳气、厌食、腹胀、腹痛，在下则为肠鸣、泄泻、便秘、痢疾。所有肠胃疾病的发生皆可责之于清浊失常。《诸病源候论·霍乱病诸候》云："阴阳清浊二气有相干之时，其乱在肠胃之间者，因遇饮食而变发，则心腹绞痛。"纵观《丁甘仁医案》中屡见清浊不分之案例，针对湿热疫疠邪气，自口鼻而入，触犯膜原中焦，扰乱肠胃气机升降，并见泄泻呕吐等胃肠疾病，丁甘仁采用芳香化浊，分利阴阳之法，以恢复肠胃气机，升清助气上达，通降导浊下行。

　　胃腑消磨水谷产生食糜，亦是在清浊升降的作用下完成的。清者属阳，浊者属阴，《叶天士晚年方案真本》载"阳气在胸腹升降转旋，无一息之停，斯清浊分而上下治"。回旋运动是胃升降运动形式之一，记载于杨志一所著《胃病研究》，认为回旋运动为"食物入胃中，当胃壁时，固质向下，液质向上，回旋逆流向中心而漩绕，犹之溪头之水，润成漩涡之形，此回旋之名所由来也。此种作用为混合胃液而起，若运动不活泼时，则混合纤缓，胃中食物，遂致腐败"。

　　《顾松园医镜·内景详解》云"左回叠积十六曲，小肠下口，即大肠之上口，名曰阑门，至是而泌别清浊，水液渗入膀胱，滓秽传入大肠"。王冰曾在《增广补注黄帝内经素问》注云："传道为传不洁之道，变化谓变化物之形"。大肠亦要不断进行清浊运动，大肠之气升，表现为对水液的重吸收作用，大肠之气降，则糟粕排出体外。顾世澄《疡医大全·内景图说》云"大肠传导之官，变化出焉。上受胃家之糟粕，输于广肠，旧谷出而新谷可进"，大肠降浊体现在将粪便向下传送，并经过魄门排出体外，为糟粕不洁之物传导之所，行传导排泄之功。清代张锡纯在《医学衷中参西录·论胃气不降治法》也指出"阳明胃气以息息下行为顺……更传送所余渣宰，达于大肠，出为大便，此乃人身气化之自然"。若大肠通降下行不畅，则大肠传导失常，可导致排便异常。

虚实更迭

肠胃的运动呈现一个虚实更替的过程，正如《灵枢·平人绝谷》云："平人则不然，胃满则肠虚，肠满则胃虚，更虚更满，故气得上下，五脏安定，血脉和利，精神乃居，故神者，水谷之精气也。"又如《素问·五脏别论》云："所以然者，水谷入口则胃实而肠虚，食下则肠实而胃虚。"饮食水谷进入胃中，胃中处于实的状态，而肠处于空的状态；当受纳腐熟后的食糜由胃进入小肠时，胃又处于空虚的状态，而小肠处于实的状态，此时大肠仍是空虚状态；当小肠泌别清浊后的糟粕进入大肠，大肠由虚变实，小肠进入虚的状态。直到水谷的再次摄入，虚实状态以此种形式周而复始，完成水谷腐熟、消化、排泄的全过程。肠胃无法一直处于"满""实"的状态，亦不能总处于"虚""空"的状态，而是应为虚实更迭的交替状态，才能完成传化水谷的要求。"虚实"的状态相辅相成，相互协调，彼此支撑。虚是为了实，实最终又回到虚的状态，体现"有"与"无"的关系，更体现出肠胃的空而不有、有而不空的哲学内涵。食物被受纳、被受盛，需要在肠胃中保留一定的时间，这是为了完成消化吸收以及化生水谷精微的需要，即"水谷不得不藏"，但是又不能一直留存在肠胃道中，这是因为"水谷不得过藏，不得久藏"，需要进一步转化为水谷精微以供生命活动的需要，为生命活动提供能量来源。

虚实运动的本质在于肠胃传化水谷、泻而不藏的特性。肠胃的虚实更替使得肠胃处于时空时满的状态，虚才能实，实进而虚。胃与肠一虚一实的动态变化完成对水谷的消化、吸收和排泄，虚实的状态使得肠胃的气得以升降，五脏得以安定，气血畅通，精神乃安。

燥湿制化

喻嘉言云："燥与湿，有霄壤之殊。燥者，天之气也；湿者，地之气也。水流湿，火就燥，各从其类，此胜彼负，两不相谋。"肠胃整体需一个燥湿相济的状态，而肠胃的燥湿制化主要体现于胃与大肠二腑。黄坤载云："太阴以湿土主令，辛金从土而化湿。阳明以燥金主令，戊土从庚金而化燥，己土之湿为本气，戊土之燥为子气。"胃性本燥，属戊土，大肠为阳明燥金，燥气更甚。据"同气相求"原理，凡不同类别、不同层次的各种事物或现象，只要属性相同，它们之间便存在某些亲和性，所以胃与大肠易为燥热所扰。《临证指南医案·脾胃》云"阳明燥土，得阴自安"。在肠胃的通降作用中，阴津的作用极为重要。若津液不足，不制其燥，易致肠胃实热证。

根据大肠燥化的生理功能要求，大肠的燥性要甚于胃。经小肠运化后的残渣需要在大肠的燥化作用下变为糟粕，这是大肠燥性的体现。而肺气与胃气均主降，且二者之性均属燥，但大肠之燥性尤显。同时大肠需要保持一个燥湿平衡的状态，否则粪便过于干燥，凝于肠中则为燥屎，这种平衡则需要胃阴、肺阴以及肾阴的濡润滋养以协调。《石室秘录·腑治法》云："大便闭结者，人以为大肠燥甚，谁知是肺气燥乎。肺燥则清肃之气不能下行于大肠，而肾经之水仅足以自顾，又何能旁流以润溪涧矣。"黄元御《四圣心源》中治疗阳明燥金病的百合五味汤，采用滋肺润胃的治法，方中无一味治肠之药：百合滋肺阴，五味子敛肺，麦冬清肺热益胃阴，石膏清胃热。又如《温病条辨》中的增液汤：重用玄参配合生地黄，启肾水以滋肠燥，用甘寒之麦冬滋养肺胃阴津以润肠燥。胃亦需要保持一个燥湿相济的状态，而这主要依靠脾阴的制约和濡润，在燥湿相济的环境下胃的功能才能正常发挥。

　　肠胃喜润恶燥，临床上肠胃为燥热所侵，常用甘寒或甘凉之品滋养肠胃之阴，如《景岳全书》云"燥从阳化，营气不足，而伤乎内者也，治当以养营补阴为主"；或以苦寒清热之品釜底抽薪，清泄肠胃之热，则肠胃之阴自复。但应注意使用苦寒泻下之剂时，应需中病即止，以防苦药伤阴。

　　因肠胃喜润恶燥，故生理上必须避燥就湿，存在着与湿气相制又相济的制化规律。就燥湿关系而言，当燥之不亢时，湿则随而防之，以使燥不致亢。此时燥湿克制虽不明显，但已暗寓于燥湿相济之中，即阴阳互根互用。当燥之既亢时，湿则克胜而制之，使之归于平衡，此时燥湿相济虽不明显，仍暗寓于燥湿克制之中，即阴阳对立制约。可见燥湿之相制与相济，是对立统一、密不可分的，二者相互为用。燥能胜湿，湿能润燥，有相制之性，因此才有相济之制。肠胃之性喜润恶燥，若燥湿得宜，勿过与不及，才能保持肠胃之气下降的生理功能正常。因此，肠胃燥湿相济，构成了肠胃相对稳定的气化功能的重要因素。

　　肠胃之间的燥湿相济需要在一个平衡的状态，胃的燥气太过必定干扰肠的濡润程度，同时肠的燥气太过亦会加重胃燥。胃阴的濡润作用正常，对小肠的润化及大肠的润滑即糟粕的排出均有重要影响；大小肠对水液的消化吸收作用正常，人体津液才能代谢正常，胃阴的濡润作用才能正常发挥。若肠胃之间燥湿不相既济，则疾病就会发生。故黄元御于《四圣心源·阳明燥金》中云"湿胜其燥，则饮少而食减，溺涩而便滑；燥胜其湿则疾饥而善渴，水利而便坚"。

　　肠胃气化存在着一定的规律，主要为清浊运动、虚实更迭、燥湿制化等，这是肠胃气化核心机制的关键。肠胃气化的规律三者之间相互联系，密切配合，共同完成肠胃气化之运动，为肠胃气化的正常运作提供了动力与支持，更为临床应用肠胃气化理论提供思路。

145　脾胃气化理论的临床研究

气化源出《内经》，含义有二：人体内通过气的运动而产生的各种变化，即精、气、血、津液各自新陈代谢及其相互转化；运气变化，在《素问·气交变大论》《至真要大论》《六元正纪大论》有多处叙述了气化的太过不及、同天、先天、后天以及正常之化，事关运气的盛衰变迁、升降出入。脾与胃以膜相连，经脉相互络属，构成表里相合关系，二者之间存在着密切的气化关系。脾胃功能的发挥也依赖于脾胃气机的正常升降出入，而且脾胃气化是脏腑气化的中心，全身气机的升降出入运动均以脾胃为枢纽。脾胃间存在着阴阳相助、燥湿相济、升降相因的生理关系。《素问·玉机真脏论》云："脾脏者，土也，孤脏，以灌四旁者也。"脾胃的气化作用与其他脏腑的生理功能密切相关。研究脾胃气化对整个气化学说及临床运用有重要意义。学者黄丽琼等就近十年来有关脾胃气化理论及其临床研究做了梳理归纳。

脾胃气化学术思想的主要内容

目前对脾胃气化学术思想的认识不尽相同，迄今尚未形成全面、统一的学术观点。

1. 脾胃气化作用依赖脾胃气机的升降出入运动　《素问·六微旨大论》指出"出入废则神机化灭，升降息则气立孤危。故非出入，则无以生长壮老已；非升降，则无以生长化收藏"。王茂泓等对张小萍脾胃气化的学术思想进行探讨，张小萍的脾胃气化学说，全面阐述脾胃气机的升降出入，尤其对于脾胃气机出入的认识，多有创见。其脾胃气化学术思想的主要内容有"脾宜升则健"是脾胃气化的关键；"胃宜降则和"是脾胃气化的基础；脾胃升降的辨证关系；脾胃气机的出入是外感和内伤疾病相统一的枢纽。史知洪就气机升降对脾胃的作用及影响，作了如下讨论：气机的升降出入与脾胃的生理作用；气机升降失常对脾胃的影响；调理气机升降失常对脾胃的重要性。

2. 脾胃之间存在着密切的气化关系　《素问·经脉别论》云"饮入于胃，游溢精气，上输于脾，脾气散精"。纪立金说明了脾与胃密切的气化结构，阴阳互助：脾胃属土，但脾为体阴而用阳，胃为体阳而用阴，胃阳上济脾阳，使脾气升而不陷；脾阴下济胃阴，则胃气降而不逆，阴阳互助，共同维系着脾胃升降。燥湿相济：脾性湿喜燥，胃性燥喜润，各随其所喜，而燥湿互相既济。升降相因：脾胃升降之间，相互为用，脾气之升有赖于胃气之降，胃气之降又有赖于脾气之升，脾胃升降是相因不失的，升或降的失常，可致降或升的不利。魏冬梅等认为脾升胃降维持人体正常生理功能，脾胃纳运相合：人体必须依赖于脾的运化，才能把饮食水谷转化成可以被利用的精微物质。脾胃升降相因：脾气主升，将水谷精微输布于头目心肺，胃气主降，将水谷下降于小肠而泌别清浊、糟粕并得以下行。脾胃化生元营：脾胃所化生的水谷精气是元气的重要组成部分，营气是由脾胃化生的水谷精微中最精专柔和、最富有营养的部分所生。

3. 机体各脏腑生理功能与脾胃气化密切相关　《素问·玉机真脏论》云"五脏皆禀气于胃，胃者五脏之本也"。华佗《中藏经》亦云："胃者，人之根本也，胃气壮则五脏六腑皆壮也。"付艾妮等认为在生理上，气机升降以脾胃为枢，与肺、肝、肾关系最为密切；在临床上，气机升降失调的病理，在脾胃病中主要表现为升降不及、升降反作、升降失调三个方面。调理升降法则用于其他脏腑病变影响脾胃升降的疾患，常见的治法有疏肝气以协助脾升胃降、宣肺气以展舒脾胃气机、温肾阳以恢复中焦机枢。刘连臣认为在气机升降的生理功能上，气机升降与机体各脏腑都有关系，但其中最主要的枢纽在脾胃，此外，脾胃在气机的升降出入运动中，也必须依赖肝之升发、肺之肃降、心火下降、肾水上升、肺气宣发、肾阳蒸腾等。卢世秀结合临床，就肺系疾病与脾胃气机运动的关系作了探讨。脾胃与肺的正常关系，功能上肺是人体内外气体交换的场所，脾的运动特点是升清，胃的运动特点是降浊，脾胃与肺的密切关系主要表现在气的生成和津液的输布代谢两个方面；脾胃升降失常与肺系疾病关系上，脾胃的升降功能失常会直接影响肺的宣发与肃降。苏晶认为五脏和合以脾胃为枢轴，以三焦为动力和通道，脾胃和合，三焦通畅，为五脏气机的升降出入提供动力，也为五脏功能的和合及水谷精气的布散提供了通道。

脾胃气化理论的临床研究

由于对脾胃气化理论的认识观点不同，侧重研究方面也不同，对脾胃气化理论在临床上的探索亦不同。

1. 脾胃气机升降出入在临床上的运用　张翼宙用升降理论来指导组方选药。①甘温药健脾助阳以升清：中焦阳虚，寒湿内阻，清气不升，浊气上逆，方用理中丸。就药物而言，多使用甘温之甘草、大枣，如治疗虚劳里急之小建中汤。②苦寒药以泄热降浊：宿食内停，气机不畅，胃失和降，宜用大承气汤。③苦辛合用，辛开苦降：伤寒病，脾胃气弱，邪气内陷，寒热错杂互阻于脾胃，使脾不升清而下利，胃失和降而干噫，方用生姜泻心汤，其他如甘草泻心汤、半夏泻心汤，皆属此法。樊建国等认为气机升降失调的病理，在脾胃病中主要表现为升降不及、升降反作、升降失调3个方面。在治疗上补其不足，以助升运和降；纠其反作升阳举陷、降浊；调理升降以复气机之枢。常见治法有疏肝气、健脾和胃，以助脾升胃降；宣肺气，以展脾胃之机；温肾扶脾，以复中焦之枢。刘娅认为脾胃升降失常，是导致气机逆乱，病证由生的重要原因。因此，调理脾胃升降，可以安他脏。①辛开苦降：主要适用于脾胃虚弱，升降失常，寒热互结于中焦的证候；方以半夏泻心汤为代表，另有枳实消痞丸等；常用药物有干姜、生姜、法半夏、厚朴、枳实、黄连、黄芩、人参、白术、茯苓、大枣、甘草等。②健脾和胃：主要适用于脾气不能升运，胃气不能通降之脘腹胀满，食后尤甚，食欲不振，大便溏而不爽等；方如张洁古所制枳术丸；常用药物有人参、白术、茯苓、扁豆、山药、陈皮、麦芽、枳实、木香、砂仁、法半夏等。③益气升阳：主要适用于所致脾胃，脾气虚弱，清阳不升，中气下陷，脾湿下注内伤发热、内脏下垂，以及神疲乏力、少气懒言、头目眩晕、脘腹坠胀、时有便意感等；方以升阳汤、补中益气汤、升阳益胃汤、升阳散火汤等为代表；常用药物有人参、黄芪、白术、甘草、升麻、柴胡、葛根、羌活、防风，配石膏、黄芩、黄连等。④化湿和中：主要适用于湿浊内阻，脾胃不和，升降失常所致诸证，如呕吐、泄泻等；方以藿香正气散为代表；常用药物有藿香、法半夏、陈皮、砂仁、厚朴、大腹皮、白术、茯苓、扁豆、山药等。

2. 从脾胃论治疗气化病临床探索　张磊对脾胃气化失司与高血压病的相关性主要包括燥湿失济，气血失和；升降失司，气血逆乱；纳运失调，阴火上冲。辨证论治时，针对湿化太过，痰湿瘀阻，血行不畅者，应燥湿健脾、活血化瘀；针对痰湿郁滞，化火生风者，应健脾渗湿、泻火息风；针对燥化太过，脉道失润，血行滞涩者，应酸甘化阴、益胃润燥；针对升降失司，水火逆行，气血逆乱者，应辛开苦降、升清降浊；针对脾胃虚弱，纳运失调，阴火上冲者，应建补中焦、益气降火。何晓晖从调衡脾胃入手论治气化病，获得明显疗效。①阳化太过：治宜清中滋脾制阳，临床以阴虚内热证最为多见。如甲状腺功能亢进、糖尿病和肺结核，治疗阳化太过之气化病，宜清中滋脾以制阳，脾胃得滋则阴生，阴生则阳消，阳消则热除。临床多用增液汤、玉女煎、益胃汤、沙参麦门冬汤、知柏地黄汤等加减变化治疗阳化太过之气化病，效果明显。②阴化太过：治宜健中运脾消阴，如脂类代谢障碍，体内脂肪堆积过多可发生肥胖症、脂肪肝、高脂蛋白血症、动脉粥样硬化等疾病。采用健中运脾消阴法治疗这类气化病，脾健则湿化，湿化则痰消，痰消则瘀除。常用方剂有平胃散、胃苓汤、苓桂术甘汤、防己黄芪汤、理中汤、二陈汤、温胆汤、三子养亲汤、藿朴夏苓汤等。胆结石除疏肝利胆、清利湿热外，还要重视治痰治脾。痛风的主要病理因素是湿、痰、热、瘀，其标在筋骨关节，其本在脾肾，痰浊阻滞是最为常见的临床证型之一。国医大师朱良春善用土茯苓治痛风病。③阳化不及：治宜温中益脾助阳，阳化不及的气化病，治宜"温药和之"，以温中益脾助阳，使中阳振奋，升降相宜，诸恙自除。常用方剂有实脾饮、理中汤、小建中汤、苓桂术甘汤、五苓散、补中益气汤、升阳除湿汤等。因为肾宅元阳，能温煦脾阳，所以在助脾阳的基础上也要注意温补肾阳，以益火之源。④阴化不及：治宜补中健脾育阴，如低血糖症、低蛋白血症、营养不良症、贫血症、干燥症等阴化不足之气化病，从脾胃入手，采用补中健脾育阴法，常用方剂有参苓白术散、资生丸、归脾汤、薯蓣丸、健脾益营汤等。周福军临证时注意脾胃的功能状态，根据其生理病理特点，指导治疗，具有重要意义。①调治脾胃：健运为先，纳化失常，有虚实寒热，外感内伤之不同，治之亦异，脾虚宜用甘温刚燥之药，补气补阳，胃虚多用甘寒柔润之药，滋阴养胃，脾实者，多以化湿醒脾，胃实者当用消导攻下。然而调治脾胃，重在恢复其纳化功能，纳化正常，则气血生化有源，正气充足，元气不断得到补充，"四季脾旺不受邪"。②处方用药，勿忘升降：肝气上逆，唯镇肝气则胃气不降，其症不除。热病、燥邪损伤阴津，必须甘寒养胃。气虚郁热，应予以健脾益气、升阳散火。脾胃升降应分清孰主孰次，别而治之。③药之润燥，用各有别：脾湿盛者多用芳化温燥之品；胃液津亏者，多用甘寒滋润之品。温燥太过，易伤胃阴，化热化火，致津血亏损，胃气不能润降；滋润厚味之品，若用之不当，每易满中，碍脾运化，致使内湿更甚，在临床用药时要注意选择，无太过、无不及，燥湿而不伤阴，养阴而不碍湿。由于脾与胃的生理特点及病理特点就决定了治脾贵在温脾阳（气），以升清，使脾阳气以运，清气能升。治胃贵在养胃阴（津、血），以降浊，清火降浊，胃喜润降。降胃药以大黄一味最佳，剂量大小可根据患者体质及大便的干稀及频次决定，其他如法半夏、枳实、厚朴、沉香、赭石、生地黄、当归、桃仁等均可辨证应用。脾病者脾不升清（阳、气），或因胃中填满，或因肝气郁结，或脾阳气馁，宜宣发阳气，使之升提，如藿香、紫苏叶、升麻、柴胡、羌活、葛根、制附子、干姜、防风等。如系贪凉恣冷而致脾阳遏郁者，藿香、紫苏叶为佳，酌加苍术、干姜、厚朴、法半夏、砂仁等。如肝郁脾阳不升清者，柴胡首选，酌加枳壳、白芍药、防风、羌活等。如系暴食填胃，升降无隙，脾阳遏郁者，当一吐为快，吐亦升发脾阳之法。脾阳气馁者，升麻最宜，方选补中益气汤。另外胃为多气多血之腑，脾伤最易使脾阳郁于阴血之中，此时发越脾阳以附子最佳，但注意量不可过多，以 3～5 g 为宜，且定要防其升发阳气过极，而致吐血、鼻衄。一般附子可与大黄相配，一升一降，奥妙无穷。另外，临证之时，还要分清脾病、胃病或脾胃合病，采用相应的治脾、治胃或脾胃同治，而且可能遇到病理相矛盾的脾胃同病。

3. 脾胃气化在临床上与其他脏腑的关联 吴东昆利用气化升降理论来治疗肠胃疾病有极为重要的临床意义。调理脾胃升降，但仍需注意与其他脏腑的关联。①疏肝气以协助脾胃之气的升降：表现为肝胃不和、肝脾不和症状，宜用轻量的黄连、龙胆、吴茱萸，一苦一辛，苦辛通以疏肝和胃。并加入青陈皮、香附、郁金、白檀香、川楝子、延胡索之类以疏调肝气，加入白药、丹参、甘草和血敛阴，加入鸡内金、砂仁、枳壳以和胃。当然也要注意，疏肝不忘和胃，理气还防伤阳。②宣肺气以展舒脾胃的气化：临证时常用紫菀、桔梗等宣泄肺气之品。③升脾气能助一身气机之斡旋：常用药物有柴胡、黄芪、升麻等。④补火暖土以便脾气得振：常用药如肉桂、附子等。在治疗脾胃方面疾病时常用黄芪建中汤加味，方中先用肉桂、香附，后用附子理中丸调养。陈彤等总结王行宽治疗胃病之经验。临证采用升脾气、降胃气、疏肝气、利胆气、宣肺气等治疗方法。①疏肝气，利胆气以通达脾胃：肝胃不和采用夏度衡之肝胃百合汤治疗（百合、甘草、柴胡、郁金、乌药、川楝子、黄芩、丹参等）；胆胃不和采取抑木扶土之法，治以疏肝利胆、理气和胃，采用柴芩温胆汤（竹茹、黄芩、枳实、法半夏、陈皮、茯苓、甘草、生姜、柴胡等）。②调肺气以佐金制木：采用疏肝和胃、佐金制木法，拟经验方柴百连苏饮（柴胡 10 g，百合 15 g，黄连 4 g，吴茱萸 4 g，白蔻仁 6 g，紫苏叶 6 g 等）。③降胃气、升脾气以调畅气机：气机失调在病机上既有以实为主之胃气不降，也有以虚为主之脾虚不升，治疗时降胃气要顾及脾气升，升运脾气又要不碍胃气降，相辅相成以达中焦平衡，方取柴百连苏饮。黄进以腹痛、腹泻、胃痛、呕吐的证型来谈肝脾治法。治以健脾补气，以御肝气；肝脾郁热的特点，当以疏、清、平肝为治疗之要；肝之疏泄太过影响脾土所致泄泻，治则当抑木培土法；然而湿热中阻，脾不健运之泻泄及其他类型的腹泻，也无不牵连及肝。以呕吐而言，有本脏自病，亦因他脏来犯而加重的；有他脏来犯，本脏失调而成，有外邪来犯，除与本脏有关外，都有不同程度的与肝有关。故主治肝胆的前提下，配伍降气、升阳、止呕等药物。胃痛而言，亦分外感内伤，但仍掺合肝气的因素，故肝气来犯的可循"治肝可以安胃"之法，因胃虚的当扶正益胃、和肝理气。治脾胃之法必须注意顾脾，针对各种具体不同的情况加以顾护，诸如平肝、理气、疏降、养血、柔肝、治肝等。杨宏波等的"三焦气化失司所致痴呆"强调"脾胃为气机升降的枢纽"在发病过程中的地位，一是对脾胃为后天之本的肯定；二是从整体强调痴呆发病的复杂性，不认为痴呆是一个或几个独立脏腑的简单联系，而是通过气化这一过程将人体的各个器官联系起来，为今后痴呆的防治提供一条更为广阔的思路。

146　三焦气化为气生化之源

　　气是人体生命活动的根本。"三焦气化"是指三焦之气在人体内的流注、宣发、输布和转化，是一个涉及上、中、下三焦及肺、脾、肾多脏的复杂过程。学者罗本华等认为，上、中、下焦气化相济是诸气化生的关键。张锡纯提出人生之气化以三焦部位为总纲，"人之一身，皆气之所撑悬也。此气在下焦为元气，在中焦为中气，在上焦为大气"。三焦气化是诸气化生之本，化生宗气，与肺关系密切；化生营卫之气，与脾胃关系密切；化生元气，与肾的关系密切。三焦气化化生气的过程关乎脑髓与脑神，五脏通过三焦气化紧密联系，三焦气化为气化生的关键。

三焦气化是生化元气、营卫之气、宗气之源

　　1. 上焦气化化生宗气，与肺关系密切　　上焦气化概括了心、肺的功能。《灵枢·营卫生会》简述为"上焦如雾"，主肺气宣发。《灵枢·决气》云："上焦开发，宣五谷味，熏肤，充身，泽毛，若雾露之溉，是谓气。"说明上焦是宗气化生和聚积之处。宗气，即大气，由营卫之气与自然界的清气聚合而成，《读医随笔·气血精神论》云："宗气者，营卫之所合也，出于肺，积于气海，行于气脉之中，动而以息往来者也。"《灵枢·刺节真邪》云："宗气留于海，其下者，注于气街；其上者，走于息道。"言宗气之分布。《医旨绪余》指出"宗气者，为言气之宗主也……及其行也，肺得之而为呼，肾得之而为吸，营得之而营于中，卫得之而卫于外。"故宗气积于胸中，贯于心脉，推动肺的呼吸和心血的运行；又在肺主肃降的作用下，下行归肾，阳得阴济，周而复始。上焦宗气生成与肺最为密切。肺为清虚之脏，《素问·六节脏象论》云："肺者，气之本。"有主司呼吸，吸清呼浊，吸入自然界的清气，在宗气的生成过程中发挥着重要作用。故《类经·脏象》有"肺主气，气调则营卫脏腑无所不治"。《读医随笔·升降出入论》云："升降者，里气与里气相回旋之道也；出入者，里气与外气相交接之道也。"肺集升降出入于一身，呼则升且出，吸则降且入。《医易一理》云："肺之一呼吸，以行脏腑之气。"从而维持全身气机的动态平衡。故《医门法律·明胸中大气之法》认为"肺主一身之气"。

　　2. 中焦气化概括了脾胃的功能　　"中焦如沤"是指脾胃的运化功能。营卫之气是由水谷精微和自然之气所化生，《灵枢·营卫生会》云："人受气于谷，谷入于胃，以传于肺，五脏六腑，皆以受气。其清者为营，浊者为卫。营在脉中，卫在脉外，营周不休，五十而复大会。""泌糟粕，蒸津液，化其精微。"《灵枢·决气》云："中焦受气取汁，变化而赤，是谓血。"说明中焦是腐熟运化水谷、化生营卫气血之所。营卫之气与脾胃关系最密切。脾主运化，胃司受纳，脾胃相合，接受容纳饮食，腐熟运化水谷，化生水谷精微，是人体营卫之气的主要来源。又人体诸气的生成，与脾胃的功能尤为密切。肺主气、司呼吸的功能依靠着脾气的资助，肾中所藏的先天之精也要依靠后天水谷之精不断培育，脾胃功能活动在气的生成中至为重要，故称脾胃为生气之源。脾胃功能正常，则气的生成正常。若脾胃受纳腐熟水谷及运化转输精微的功能失常，则水谷之气来源匮乏，就会影响气的生成，引起气虚。气是维持生命活动的基本物质气的不足，导致脏腑功能减退，即会变生他病。《灵枢·五味》指出"故谷不入，半日则气衰，一日则气少矣"。《明医杂著》云："胃司受纳，脾司运化，一纳一运，生化精气，津液上升，糟粕下降，斯无病矣。"中焦脾胃在气血化生中起到化生水谷精，提供物质基础，参与宗气的生成，滋养先天之精气的作用。

　　3. 下焦气化化生元气，与肾的关系密切　　下焦气化概括了肝肾的功能，描述为"下焦如渎""下焦

主出"，意指肾、膀胱及肠传化糟粕的功能。《景岳全书·传忠录》云"命门为元气之根"，故元气根于肾，依赖于肾中精气所化生。《景岳全书·传忠录》还指出"人之自生至老，凡先天之有不足者，但得后天培养之力，则补天之功，亦可居其强半，此脾胃之气，所关乎人生者不小。"故元气的盛衰，并非完全取决于先天禀赋，与后天脾胃运化水谷精微的强弱有关。肾为封藏之本，肾中之精，包括先天之精和后天之精。先天之精禀受于父母与生俱来，为生命的基础；后天之精化源于脾胃，后天所生灌溉五脏六腑。先后天之精藏于肾中，相互促进，化生元气，故肾为生气之根。所以元气为生命之根本，根于脐下肾间，由肾中先天之精所化，赖元阴滋养濡润，阴平阳秘，始得生生不息。在肝主升发的作用下，肾元之气温煦推动中焦脾胃的运化腐熟功能，并得水谷之气的资养；出于上焦与肺系吸入的天阳之气相合。故《医宗金鉴·删补名医方论》云："先身而生，谓之先天；后身而生，谓之后天。先天之气在肾，是父母之所赋；后天之气在脾，是水谷之所化。先天之气为气之体，体主静，故子在胞中赖母息以养生气，则神藏而机静。后天之气为气之用，用主动，故育形之后，资水谷以奉生身，则神发而运动。天人合德，二气互用。故后天之气得先天之气，则生生而不息；先天之气得后天之气，始化化而不穷也。"

4. 卫气依赖于三焦气化化生　《素问·痹论》云卫气"循皮肤之中，分肉之间，熏于肓膜，散于胸腹"。卫气之出，历代观点有所不同，《内经》认为卫气须通过肺的宣发而发挥其熏肤、充身、泽毛的作用。张志聪提出"卫者，阳明水谷之悍气，从上焦而出，卫于表阳故曰卫出上焦"；而《灵枢·营卫生会》提出"营出于中焦，卫出于下焦"。《医家四要》云："卫气者，阳气也……卫气出于下焦，渐升而上……昼自足太阳始，行于六阳经，以下阴合。夜自足太阴始，行于六阴经，复注于肾。昼夜各二十五周，不随宗气而自行各经皮肤分肉之间。"总而言之，卫气具有卫护功能，其发生与上中下三焦均有密切关系，又与先天元气有联系，而元气根于肾，肾居下焦，故云"卫出下焦"；卫气主要依赖中焦脾胃所化生的水谷精微的不断补充，故云"卫出中焦"；卫气又藉肺吸入清气以充养化生，故称"卫出上焦"。所以卫气本源于下焦，化生于中焦、上焦，其生成、分布及功能均依赖于三焦气化。

5. 元气、营卫之气及宗气依赖三焦气化相互化生　元气、营卫之气及宗气等诸气的生成，依靠肾中精气、水谷精气和自然界清气及肾、脾胃、肺之功能，主要对应为"上焦气化""中焦气化"和"下焦气化"的三焦所主及所化生，且均靠机体整体功能所产生。如中焦脾胃化生营卫之气，依赖于下焦气化的温煦才能顺利进行；又如上焦宗气的化生又须中焦脾胃化生的营卫之气的支持，故《医门法律》言"膻中宗气，主上焦息道，恒与肺胃关通"。卫气的化生是上中下三焦气化的共同结果，而下焦元气赖五脏六腑之精气不断的补养。故三焦为脏腑功能活动提供必要的空间条件，诸气及血、精、津得以在此生成和相互转化。三焦气化总司五脏六腑功能，推动和维持脏腑的功能，故三焦气化亦总司诸气化生、转化及输布。肺吸入之清气、脾胃腐熟之谷气、肾生化之精气依赖于三焦，通达五脏六腑、四肢百骸，故《中藏经·论三焦虚实寒热生死逆顺脉证之法》云："三焦通，则内外左右上下皆通也，其于周身灌体，和内调外，营左养右，导上宣下，莫大于此。"说明三焦又是诸气共同之通道。故经三焦气化化生的人身诸气，通过三焦升降出入而运行周身，运行于上焦，与心肺天阳之气结合而为宗气；通过肺之宣降，在中焦的"受气取汁"和脾的升清变化结合而为营卫之气；降至下焦，与肾的先天之精结合而为元气；并通过三焦的升降出入通道运行汇合为人体真气而荣养周身。

上焦、中焦、下焦气化相济是诸气化生的关键

上焦宗气、中焦营卫之气和下焦元气在三焦气化的作用下可以相互资生和转化。下焦气化化生元气，功能上，下焦肾命之火是生命的原动力，以资生中焦脾土，健运脾胃运化功能，助其升清降浊，化生气血，即先天资生后天之本，为"火生土"，实乃先天元气有利于中焦化生营卫气血（下焦生中焦）。而中焦脾胃化生营卫之气必须上输于肺，一则资助肺主气、司呼吸的功能；二则在肺中大气作用下有利于心火的"化赤生血"，并合成"宗气"；在肺的宣发、肃降和宗气作用下，推动气血于周身，为"土生金"，即中焦化生的营卫之气有利于上焦"肺主气"（中焦生上焦）。而上焦气化化生的宗气，通过肺之

肃降，以三焦为通道而下达于肾，以资助和充养先天之肾精和元气，为"金生水"，即上焦气化有利于下焦"肾为元气之根"的功能（焦生下焦）。通过上焦、中焦、下焦气化层层相济，使后天脾胃生化之气补济先天肾精，后天充养先天，使先天精气、命火的蒸腾气化源泉不竭；而先天肾精化生元气，能供给并接续后天，使后天运化有力，供奉无穷，即在气的化生上，实现了先后天的相助互用。

气分阴阳，《类经图翼》云："五行即阴阳之质……行也者，所以行阴阳之气也。"说明五行五脏是气之一阴一阳运动而来，是三焦气化的结果；"阴阳，即五行之气"，五行五脏的功能活动必然是协同生成"气"（阳）及"血、津液、精"（阴）等脏腑共同攸关的一类"精气"物质，体现气化的本质，故三焦气化是形成脏腑五行相生的内在关键，以某一脏有利于另一脏的功能活动，而生成的营气、卫气、宗气和元气相济为用，并通过三焦的升降出入通道运行汇合成一身之真气（真气是先天之气和后天之气的统称，包括元气、宗气、营气、卫气等），体现气化与气机统一是生命的根本。恽铁樵在《群经见智录》中明确提出"《内经》之五脏，非解剖的五脏，乃气化的五脏"。故上焦、中焦、下焦气化相济是机体诸气化生的关键。

三焦气化主司诸气化生，关乎脑髓与脑神

精、气、神为人身三宝，《正蒙·神化》云："疏散而不可象为气，清通而不可象为神。"精指气中的精粹部分，神指气中的"清通而不可象"的部分。《类证治裁》云："一身所宝惟精、气、神。神生于气，气生于精，精化气，气化神。故精者气之本，气者神之主，形者神之宅也。"精为形体之本，生命之原；气为生命活动之推动力和调控力；神为生命的主宰及总体现。头为诸阳之会，又为精明之府。《内经》言"阳气者，精则养神，柔则养筋"。神是精阳，神之精阳须藉脑髓之阴为依托，故脑为阴髓精阳的生命机关。三焦气化是精、气、神相互转化的中枢，又以气的生成及转化为关键，关乎脑髓与脑神。气能生精，是脑髓生成的基础，气能化神是脑神的精神、意志、情志作用的保证，即是《内经》所云"气化于人，关乎寿夭"，是生命最基础、最根本及最广泛的气化的本义。在三焦气化诸气的过程中，随气的升降出入，使神藏于心而示用于脑，使诸髓上升于脑，以维持脑的主宰生命和精神、意志、情志的功能。随年龄增长，进入中老年期后，则三焦气化逐渐失司，气的化生、运行及输布失常，会危及脑髓和脑神，出现老年性痴呆，治疗可从三焦气化着手。

综上所述，三焦气化是诸气化生之本。上焦气化，化生宗气，与肺关系密切；中焦气化化生营卫之气，与脾胃关系密切；下焦气化化生元气，与肾的关系密切。三焦气化主司诸气化生，关乎脑髓与脑神，为精气神互化的关键；五脏通过三焦气化相联系；上焦、中焦、下焦气化相济是诸气化生的关键。

147   三焦气化是脑神的基础

　　学者罗本华等阐述了三焦气化为脑神的基础。"心藏神"是一身的最高主宰，是生命活动的内在机制；"脑神"即"识神"，是"神"的外在表现，是以"心藏神"为前提的，包括精神意识思维情志等活动，脑神表现是以三焦气化化生的气血津液精为物质基础，脑神的血、脑髓居所赖三焦气化化生，五神五志赖三焦气化紧密联为一体；精气能化神，神能统精气，"精气神"互化涵括了气血津液精神间的互化，是三焦气化的集中体现，精气神及脑神赖三焦气化的气机而各就其所；脑神的整体神志观通过三焦气化体现，脑神的作用通过三焦气化来实现；三焦气化失司致脑髓不充则是脑神病变的基础，脑神的病变通过调理三焦气化治疗。

　　神是各种心理活动的统称；狭义的"神"是人的精神意识思维情志等活动，有"五神""五志""七情"和认识的"意志思虑智"等内容。"三焦"是空间概念，上焦相当于心、肺的功能，中焦相当于脾、胃的功能，下焦相当于肝、肾、大小肠和膀胱的功能。

　　"三焦气化"是一个涉及上、中、下三焦，肺、脾、肾多脏的复杂过程。张锡纯提出人身之气化以三焦部位为总纲，"人之一身，皆气所撑悬也。此气在下焦为元气，在中焦为中气，在上焦为大气"。三焦的功能为三焦是气血津液升降出入的通道，是气、血、津液、精生化之所，五脏通过三焦气化相联系。脑神的表现、作用、病变及治疗、五神五志、脑神居所等方面均以三焦气化为基础。

脑神为神志的外在表现，以三焦气化化生的气血津液精为物质基础

　　1. 心神与脑神的关系　传统中医学认为"调控、主宰精神意识思维情志等活动"是"心藏神""心主神明"的内容。"心为君主之官"（《类经》）包括总统魂魄，并骸意志；统摄情志；主管视、听、触等感知觉。"心藏神"的神是一身的最高级主宰，是"元神"，实际上是生命活动的内在机制——生命活动的根本气机，即气的运动及其所产生的各种变化，就是气机与气化，二者统一是生命活动的根本。精神意识思维情志等活动是狭义的"神"，现代医学认为是"脑"的功能。"脑神"一词最早出自《黄庭内景》，《本草纲目》首提"脑为元神之府"，创"脑神"之说；《本草备要》有"人之记性，皆在脑中"，《医林改错》有"灵机记性不在心在脑"等论述，予以进一步发展。脑神表现为精神、意识、记忆、思维、情感等活动。精神活动直接发生于大脑这个器官，识神产生是脑，故"脑神"即"识神"，是"神"的外在表现。识神是生命功能的总体意识，是"元神"的表现形式，是次高级的主宰，是生命功能的最高形式；在人体，精神活动只是一种生命功能，是以"心藏神"为前提的。"神"是精神意识的内在根据，精神意识是"神"作用的表现之一。脑是精神活动这一功能的实现者，心则是精神活动这一功能的主宰者；"识神"能反作用于"元神"，识神间接地通过元神发挥对全身的主宰支配作用，从而对全身的元神发挥更高层次的调控作用，体现出"心的君主之官"的作用，构成这种由识神和元神共同的主宰系统。

　　2. 脑神表现以三焦气化化生气血津液精为物质基础　首先，脑神活动，依赖上焦"心主血脉"提供精微物质。《素问·八正神明论》云"血气者，人之神""血者，神气也"。血有滋润、涵养的作用，是脑神之精神意识思维活动的主要物质基础。脑神活动依赖于血的充沛和正常运行，故脑神得其所养，则精神充沛，神志清晰，感知灵敏，记忆良好，思维敏捷。

　　其次，脑神活动和气关系密切。气的生成为三焦气化的结果，肺为清虚之脏，主司呼吸，吸清呼

浊，吸入自然界的清气，对气的生成起重要作用；脾主运化，胃司受纳，脾胃相合，接受容纳饮食，腐熟运化水谷，化生水谷精微之气，是人体之气的主要来源；肾为封藏之本，主藏精，先后天之精藏于肾中，相互促进，化生元气，肾为生气之根；故宗气积于上焦，营卫气出于中焦，元气出于下焦。中焦营卫气赖下焦元气的推动资生，上焦宗气又靠中焦营卫气化源，上焦宗气推动营气运行并赖下焦元气温煦，三者共起营养全身的作用，故三气的生成、运行、转化及功能有赖于三焦气化。气化指气的运动变化，气由精生，气能化神与养神，"气为神之母"，气化影响神的生成；《素问·天元纪大论》云"人有五脏化五气，以生喜怒思忧恐"，说明精神情志是由物质机体产生的一种气的活动。气化活动的具体表现为气的升降出入运动，即气机，气化维系着生命过程的众多环节，它对脑神的影响主要在气机上，气机调畅是各种生理过程顺利进行的先决条件，也是脑神正常的必要保证，故"气和则神安""喜怒之所生，皆生于气"。如三焦气化失常，或脏腑功能的失调，或气血精津液的不足影响气机失常，异常情志对人体最直接的影响就是扰乱心神，并通过心神扰乱脏腑气机，影响三焦气化，故《素问·举痛论》云"百病皆生于气"。故三焦气化是气、气机的基础。

再者，脑神活动依赖于精（含津液）。《灵枢·五癃津液别》云"三焦出气，以温肌肉，充皮肤，为其津，其流而不行者为液"；营气和津液来源于脾胃对饮食物的运化而生成的水谷精微，为"精"的补养之源。精藏于肾，肾精主骨生髓上充于脑，髓是脑神的依托；精能化神，"神"以"精"为物质基础。精髓依赖三焦气化而化生，是脑神的基础。

五神五志赖三焦气化紧密联为一体

精神情志活动又由五脏藏五神五志共同完成。《素问·宣明五气》云"心藏神，肺藏魄，肝藏魂，脾藏意，肾藏志"是"五脏藏神"，它认为每一脏腑都参与了人体复杂的心理活动；"五脏藏神"是在"元神"的支配作用下，产生了人体各脏腑局部之神，即"脏神"，是元神根本气机之派生的各个脏腑之气机或神机，听命于元神；各个脏腑的功能，是在各脏腑的气机主宰下产生的，又取决于元神。脑神与五神间的联系离不开三焦气化的媒介。

"情志"的产生乃外界刺激作用于人体，引起相应的情绪变化；《素问·阴阳应象大论》云"心在志为喜""肝在志为怒""肺在志为悲""脾在志为思""肾在志为恐"是"五脏藏志"，它认为情志归属于不同的脏腑；"情志"虽由五脏所主，又是由心神所介导的；《类经》云"情志之伤，虽五脏各有所属，然求其所由，则无不从心而发""忧动于心则肺应，思动于心则脾应，怒动于心则肝应，恐动于心则肾应，此所以五志唯心所使也"。情志是大脑的功能，是脑神表现，脑神与五志"动应"离不开"精气神"互化的三焦气化的媒介。情志异常时，能伤及心神、脏腑、气血等而致病；如《素问·阴阳应象大论》中"怒伤肝""喜伤心""思伤脾""忧伤肺""恐伤肾"，《素问·举痛论》中"余知百病生于气也，怒则气上，喜则气缓，悲则气消，恐则气下……惊则气乱……思则气结"。思维上，《灵枢·本神》中"心有所忆谓之意""意之所存谓之志""因志而存谓之思""因思而远慕谓之虑""因虑而处物谓之智"，揭示了认识从感性到理性、从低级到高级的全过程。故刘伟提出"情志发于脑，脑神紊乱是情志致病之基，脑神涉肺，脑神涉心，脑神涉脾，脑神涉肝，脑神涉肾"的观点。章薇指出脑位头而象天，主五脏之神而统五志，五脏神上归于脑，脑是元首，统帅五脏之神，是众神之长，众神自此而生而长，而行其生理功能，意识、思维、知觉、感觉是在脑神的作用下产生的。

"五脏藏神""五脏藏志"依赖五脏所藏的气血津液等精微。《灵枢·本神》云"肝藏血，血舍魂""脾藏营，营舍意""心藏脉，脉舍神""肺藏气，气舍魄""肾藏精，精舍志"。五神五志活动的产生、维持均有赖于内在脏腑的阴阳气血；各脏腑的生理功能虚损及失调可致脏腑阴阳气血失调，可引起精神情志等的异常。《灵枢·本神》云"肝悲哀动中则伤魂，魂伤则狂妄不精""肝气虚则恐，实则怒……心气虚则悲，实则笑不休"。鉴于情志对脏腑依赖，对情志异常的病症，多从调理脏腑入手；故《杂病源流犀烛》云"治怒为难，惟平肝可以治怒，此医家治怒之法也"。三焦气化概括五脏功能，是五神五志的基础，三焦气化失司是情志病的重要病因。

脑神主要居所——血和脑髓离不开三焦气化

1. 脑神依血、脑髓而存在　脑神的精神意识活动不能离开物质基础而独立存在，血、脑髓是脑神的物质基础及主要居所。《素问·八正神明论》云"血气者，人之神""血者，神气也"；"心藏神"、"五神五志"言神依附血而存在，故"血为神之渊"及《灵枢·平人绝谷》云"血脉和利，精神乃居"。脑为诸髓汇集而成，脑髓为"元神"的依托，为元神的居所，故"脑为元神之府"。

2. 脑神主要居所——血和脑髓赖三焦气化化生　《灵枢·决气》云"中焦受气取汁，变化而赤是谓血"，言中焦脾胃为"气血生化之源"；《侣山堂类辨》云"血乃中焦之汁——奉心化赤而为血"，说明心参与生血；《灵枢·邪客》云"中焦亦并胃中——化其精微，上注于肺脉，乃化而为血"，言肺主一身之气，参与宗气之生成和运行，促进了血液的生成；故血由三焦气化化生。血的运行由心所主，"心主血脉"为脑神活动提供精微物质；"心主血脉"赖于肝藏血和肝主疏泄、脾统血、肺主宣发和肃降、脉的约束、三焦的通畅等三焦气化诸环节；又中焦"气血生化之源"又受下焦肾的温煦、资生才能发挥作用，中焦化生之血又赖上焦心肺的输布推动；故血之生化不是靠一脏一腑单独完成，而是上中下三焦协调共同完成，靠三焦气化把各部功能紧密联系在一起，使生化有源、输布有序、运行通畅；故三焦气化，尤其"上焦气化"是心主血脉的基础。如三焦气化失司或上焦气化失常致心主之血不足或心主血脉功能失调，或神劳太过，心血不继，不能为脑神提供物质，可致精神情志思维紊乱。

脑髓为诸髓汇聚而成，脊髓上通于脑，骨髓、脊髓和脑髓皆由肾精所化生，脑髓来源于肾中精气，肾藏精，精为神之本，所以脑神的功能须赖肾中精气的不断化生。肾中精气，是五脏六腑活动的根本，其来源一是父母的生殖之精，即"先天之精"；二是人出生以后，机体从饮食物中摄取和脏腑生理活动过程中化生的精微物质；即《素问·上古天真论》云"肾者主水，受五脏六腑之精而藏之"；二者相互依存，在肾中密切结合组成肾中精气，以维持机体的生命活动及生长发育。《素问·灵兰秘典论》云"肾者，作强之官，技巧出焉"，肾的"作强"可表现为髓海充足，思维敏捷，耐久而强用和动作灵敏，故人之技巧，皆由肾精而出。脑髓源于肾中精气，依赖于三焦气化化生之精补养，借三焦之通道和气化输布汇聚，故三焦气化是脑髓的根源，是"脑神"的基础。

精气神及脑神，血髓依赖三焦气化的气机而各就其所

精（血津液）、气、神为人身三宝，精指气中的精粹部分，包括气血津液、水谷精微和肾中精气，《正蒙·神化》言神为气中"清通而不可象"的部分。《类证治裁》云"一身所宝，惟精、气、神。神生于气，气生于精，精化气，气化神。故精者气之本，气者神之主，形者神之宅也"。精为形体之本，生命之原；气为生命活动之推动力和调控力；神为生命的主宰及总体现。精气神三者可相互转化的：精能化气，气能生精，精气互化是物质与能量的相互转化的代谢过程；"精化气，气化神"，故精气为神的化生基础。神能统精，依赖精而存在于体内，是心理（神）对物质（精）的控制与调节作用的体现。"精气神"互化涵括了气血津液精神间的互化，是三焦气化的集中体现；同时，精气神通过三焦气化之气机的升降出入各就其所，以利于各自功能发挥。人体之气运行于中焦，推动脾胃运化水谷功能而为"中焦营卫之气"；运行于下焦结合肾中原气而为"下焦元气"；运行于上焦，吸入大气积于胸中而为"上焦宗气"。人体之血在三焦气化及升降出入中而就"藏于肝""统于脾""主于心"及"归于脉"；人体先后天之精则"藏于肾"；"神"随三焦气化中气血的升降出入而"藏于心""附于血"及"居于脉"，并随气血流于全身，故"形者神之宅"。因而，"血归于脉"和"心主血"有利于"心藏神"并使脑神有奉；诸髓源于先天精气及后天五脏六腑之精和大气，并经三焦气化的"气化精、精化髓"而化生，并随三焦气化的具体形式（升降出入）使诸髓上汇于脑并系元神于脑府，为脑神之所依；三焦气化使精气化神，神

为"精阳"，通过三焦升降出入使神藏于心而功用实现于脑神；故三焦气化使脑为机体阴阳之枢，是人之"神机"，使脑具有精神意识情志思维等高级生命功能。

脑神的整体神志观通过三焦气化体现

精神情志活动是脑神的功能，由五脏分主五神五志共同完成的；脑神体现了中医的整体神志观，是以脏腑整体观为基础，通过三焦气化反映。其一，人体之气通过三焦升降出入运行于人体的各个组成部分，是人体各个脏腑经络相互联系的中介，通过运行于人体之气的升降出入运动及其所具有的中介作用，不仅推动和调控着体内营养物质与能量的转化，废物的排泄，使各个脏腑在功能上相互支持，相互为用；而且使人体的上下内外相互感应，相互联系，如心肾相交等，从而维持了机体的统一和稳定；并通过经络将生命信息载体的气（血）运行于经络之中，发挥对机体内、外和官窍的沟通联络作用，体现了中医的整体观。故《中藏经》云"三焦通，则内外上下左右皆通也，其于周身洒体，和内调外，营左养右，导上宣下，莫大于此"。其二，中医学的脏腑是在医疗实践基础上推断出来的，包括解剖、生理、病理的综合概念，不是西医学的生理解剖知识臆测的实质，三焦也不例外；不能脱离五脏六腑整体来谈三焦，三焦离不开脏腑功能活动的实质；三焦气化是对五脏六腑功能的概括，是脏腑整体观的体现；五神、五志是以三焦总括脏腑功能协作为基础，"心主神明"又以三焦气化产生的血气为基础，故三焦气化是中医神志整体观的基础；再者，五脏六腑的功能协调、气血津液的运行有序、代谢平衡、情志活动的舒畅调达等都必须依赖"神"的统帅和调节，才实现"神"对机体一切生理活动和心理活动的主宰，其所依据的是三焦总司的气化与气机，故三焦气化反映中医神志整体观。

脑神的作用通过三焦气化来实现

神对生命活动有重要的调节作用：①调节人体的生命运动。②调节脏腑的生理功能。③调节精气血津液的代谢。中医的脏腑的整体协调作用主要以三焦气化来统御；脏腑精气产生神，神通过对脏腑精气的主宰来调节其功能，故神的存在是脏腑功能正常与否的反应；某种有针对性的精神活动还能调整脏腑功能的紊乱，达到治病的目的。气血津液精的代谢在三焦气化中实现；神既由精气血津液等物质基础而产生，又能反作用于这些物质，神具有统领、调控这些物质在体内进行正常代谢的作用。心藏神依赖三焦根本气机，脑之识神在三焦气化中化生；神的盛衰是生命力盛衰的综合体现，神的存在是人体生命活动的主宰。精气血津液的充盈与运行有序，物质转化和能量转化的代谢平衡，脏腑功能的发挥及相互协调，情志活动的产生与调畅，心理状态的宁静恬然，祛病延年的养生之道，都离不开神的统帅和调节，神是生命存在的根本标志。是以神从整体对生命、对脏腑功能和对精气血的调节作用从三焦气化中得以实现。故《内经》云"气化于人，关乎寿夭"。

脑神的病变以调理三焦气化治疗

"脑神"以脑髓为基础，三焦气化是脑髓的根源；三焦气化失司致脑髓不充则是脑神病变的基础。脑神为五神五志之主，以三焦气化的具体形式即根本气机为依据，可进一步认识大脑功能的全身性作用；反之如三焦气化失司所致的五脏的功能失常，也必然影响大脑的某些功能，而引起神志的变化。因此，对于脑神病变，责之于五脏，归因于三焦气化失司。五脏活动正常、三焦通畅，气血津液精运行有序是脑的功能正常的基础。脑有病则表现为三焦气化失司，如脏腑失调、气血津液不足和气血津液升降出入的通道不畅、内生五邪、病理产物堆积等，脑神病变以调理三焦气化为纲并辅以具体环节（如脏腑、五神、五志）来治疗。临床上，如老年性痴呆，以认知功能障碍（记忆障碍、失语、失用、失认、执行功能障碍、定向障碍、计算障碍）、情感障碍及精神障碍等神经心理学的症状为诊断的要点，也正是脑神病变的具体表现；435 例流行病学调查发现，该病均存在不同程度上、中、下三焦证候，412 例具有上焦证候，364 例出现中焦证候，426 例出现下焦证候，同时兼有两焦证候的患者达到 346 例，三焦证候全部具备的为 327 例；可见老年性痴呆具有多因素兼夹致病、多脏器同时受累的特点，皆与三焦气化异常密不可分，而绝非某种单一因素导致某单一脏器的病变；故"三焦气化失司"是衰老的根本机制和诸多老年病的关键病机。所以脑神的病变与三焦气化相关，三焦气化为脑神及其病变的基础。

　　脑神表现和脑神主要居所、作用、病变及治疗等离不开三焦气化；五神五志赖三焦气化紧密联为一体；脑神的整体神志观通过三焦气化体现，故三焦气化是脑神的基础。

148　三焦气化学说

"三焦""气化"之名首见于《内经》，而"三焦气化说"明确记载于明清时期文献。历代医家均对三焦进行过探讨，但均莫衷一是，仁者见仁，智者见智。学者余亚娜等就古今医家对三焦、气化、三焦气化学说发展衍化的认识以及对当今中医学发展的影响做了阐述，以期对其有更深的理解。

古人对三焦气化学说的认识

1. 关于三焦　《内经》是由不同学者的文章汇编而成，因此三焦的概念存在差异。综合《灵枢》《素问》三焦概念可归为三类：一是《素问·灵兰秘典论》云："三焦者，决渎之官，水道出焉。"指三焦为"十二官之一"，亦即六腑之一。二是指由上焦、中焦、下焦组成的人体躯干处的三个部位，《灵枢·营卫生会》云："上焦如雾，中焦如沤，下焦如渎。""上焦如雾"主要指胸中，包括心肺二脏；"中焦如沤"主要指上腹部，包括脾、胃及肝、胆等内脏；"下焦如渎"主要指下腹部，包括肾、膀胱及大小肠。三是指在病理方面，多以下焦代替三焦整体功能的失调。如《灵枢·邪气脏腑病形》云："三焦病者，腹胀气满，小腹尤坚，不得小便，窘急，溢则为水，留即为胀。"

在《内经》中，作为六腑之一的三焦不仅功能明确，而且有名有实。《灵枢·本输》云"三焦者，中渎之腑也，水道出焉，属膀胱，是孤之腑也"；《灵枢·本脏》云"肾合三焦、膀胱，三焦、膀胱者，腠理毫毛其应""肾应骨，密理厚皮者，三焦、膀胱厚；粗理薄皮者，三焦、膀胱薄。疏腠理者，三焦、膀胱缓；皮急而无毫毛者，三焦、膀胱急。毫毛美而粗者，三焦、膀胱直；稀毫毛者，三焦膀胱结也"。指出肾脏与三焦、膀胱二腑相合，三焦的"厚""薄""缓""急""直""结"同其他五腑一样，可见三焦作为一个腑不仅有名称，而且有形质。《灵枢·任脉》记载手厥阴心包经"历络三焦"，手少阳三焦经"循属三焦"，亦佐证三焦形质的存在。

《难经》对三焦学说的创见包括 3 个方面：一是扩大了三焦的功能，《难经·三十一难》云"三焦者，水谷之道路，气之所始终也"，较之《内经》扩大了三焦同脾胃运化水谷的联系，扩大了三焦是气生发、运行场所的功能，同时强调三焦是水谷之道，是气之道。二是对上、中、下三焦的位置和功能作了界定，《难经·三十一难》云"上焦者，在心下，下膈，在胃上口，主纳而不出；中焦者，在胃中脘，不上不下主腐熟水谷；下焦者，当膀胱上口，主分别清浊，主出而不主纳，以传导也"。三是提出三焦"有名而无形"，《难经·二十五难》云"心主与三焦为表里，俱有名而无形"；《难经·三十八难》又云"然所以腑有六者，谓三焦也……有名而无形，其经属于手少阳，此外腑也"。所谓"有名而无形"是说三焦虽有部位、功能，而它的形质是看不见的。

自《难经》提出三焦有名无形说以来，引起历代医家的长期争论，其基本观点可归纳为 3 类：一是同意《难经》的观点，如孙思邈在《备急千金要方·三焦脉论》中云："夫三焦者，一名三关也。上焦名三管反射，中焦名霍乱，下焦名走哺。合而为一，有名无形，主五脏六腑，往还神道，周身贯体，可闻不可见。"二是认为三焦指脏腑之间的脂膜，如陈无择描述三焦"有脂膜如掌大，正与膀胱相对，有两白脉从中出，夹脊而上，贯于脑"。三是把三焦理解为胸、腹腔，如明虞抟在《医学正传·医学或问》中云："三焦者，指腔子而言，包涵乎肠胃之总司也。胸中肓膜之上曰上焦，肓膜之下脐之上曰中焦，脐之下曰下焦，总名曰三焦。"

随着时代的发展，历代医家对三焦的认识也不断深入，虽各有说辞，但其创见对后世学者很有启发作用，尤其为今人研究三焦提供了大量的信息。

2. 关于气化　"气化"一词首见于《内经》。《素问·灵兰秘典论》云："膀胱者，州都之官，津液藏焉，气化则能出矣。"后世医家都宗其旨进行阐发，用以说明机体津液在生成、输布、排泄过程中气与津液、津液化为尿液的生理机制。气化学说来源于《内经》的运气学说。《素问》"七篇大论"中所说的气化多指自然界各种气候的物化现象，自然界气候正常变化，其物化现象也正常，故《素问·气交变大论》云："善言气者，必彰于物。"《内经》在阐述人体生理时虽未用气化但也涉及"气化"内容，其中以"形与气"的转化问题更为突出。《素问·阴阳应象大论》云："味归形，形归气，气归精，精归化，精食气，形食味，化生精，气生形……精化为气。"由此概括出饮食物"气""味"与人体的"形""气"之间的转化关系，这种物质之间的气化为形，形化为气的过程，也就是气化过程。

隋代巢元方在《诸病源候论·五脏六腑诸候》中指出"膀胱象水，旺于冬，足太阳其经也，肾之腑也，五谷五味之津液悉归于膀胱，气化分入血脉，以成骨髓也，而津液之余者，入胞则为小便。"五谷五味靠人体气化化生为精微物质，以入血脉营养全身；津液之余的糟粕部分靠气化转化成小便排出体外。气化是精、津、液化生的动力。唐代王冰在次注"气化则出焉"时认为，津液代谢是肺、脾、肾三脏的功能，并在释《素问·水热穴论》时强调"肾"的气化是关键，他云："水土合化，上滋肺金，金气通肾，故调水道，转注下焦，膀胱禀化，乃为溲矣。"

宋元时期，气化论进一步发展。许叔微在《普济本事方》中首先提出真火的概念，指出"若腰肾气盛，是为真火，上蒸脾胃，变化饮食，分流水谷，从二阴出"。他对"肾气真火"的论述为后世温补派形成"命门为气化之原"的认识奠定了基础。刘完素创"六气兼化"之说，他在《素问玄机原病式·寒类》中提出"然六气不必一气独为病，气有相兼"；李东垣创脾胃元气说，尤其重视脾胃升发作用对气化的重要意义，认为人身的气化，有赖于"少阳春升之气"；朱丹溪认为"相火"为人体气化之本，他在《格致余论·相火论》中云"天主生物，故恒于动，人有此生，亦恒于动，皆相火之为也"，从而为命门学说的兴起奠定了基础。

明代出现命门学说、温病学说等新学派，特别是命门学说的形成促进了气化学说的发展。张景岳在《景岳全书·命门余义》中云："凡属气化之物，非火不足以生。"强调命门之火在气化中的作用，认为"阳旺则气化"。精气互化在《内经》中虽有论及，但并未强调是"气化"的作用，张景岳进一步明确了其互化过程就是气化过程。他在《类经·阴阳类》中指出"既云气归精，是气生精也，而此处又曰精化为气，是精生气也"。阐述了"精气互化"的理论。

至清末气化说似有泛化的倾向，即将所有脏腑的生理功能，甚至全身的生理功能都认为是气化的作用，如清代陆晋笙《景景室医稿杂存》中云："其气所化宗气、营、卫，分而为三。由是化津、化液、化精、化血，精复化气，以奉养生身。"他把人体生命活动过程中的气（包括营气、卫气、宗气）、血、津液、精之间的相互转化均归属于气化。

古代医家对气化的理解大多推崇《内经》本意，多据自然界气候的物化现象类比气化在人体脏腑生理功能中的作用，并认为"气化"贯穿人体生命活动的始终，也为"三焦气化"奠定了基础。

3. 关于三焦气化说　三焦与气化的关系早在《内经》中已有阐述，但只局限于与下焦的关系。如《素问·灵兰秘典论》云："膀胱者，州都之官，津液藏焉，气化则能出矣。"经过历代医家的不断发展完善，在命门学说形成的过程中，出现了命门、三焦、相火之争，通过争议，对于"三焦气化"的阐述更趋完善。众多医家都主张"水道出自三焦，非气莫化"，非膀胱一腑之功能。孙一奎在《赤水玄珠·癃闭遗溺不禁辨》中提出"膀胱藏水，三焦出水"的观点，赵献可认识到小便是一个涉及上、中、下三焦，肺、脾、肾多脏的复杂过程，故率先明确提出"三焦气化"之说。

自明清时期明确"三焦气化说"之后，近代医家张锡纯对其作了进一步阐述，提出"人生之气化以三焦部位为纲"。他在《医学衷中参西录》中指出"人之一身，皆气所撑悬也，此气在下焦为元气，在中焦为中气，在上焦为大气"。张氏在深研《金匮要略·辨水气病脉证并治》所论"大气"的基础上，参考了李东垣、喻嘉言的有关论述，结合临床治疗"大气下陷证"的体会，对大气的概念、生成、作用、病因病理、临床鉴别诊断与治疗等均作了详尽的阐发，并形成了较完整而独特的理论观点。张氏创"大气即宗气说"，"与呼吸之外，别有气贮于胸中，胸中所积之气，当名为大气"，并认为大气根源于先天，作用于全身，称其为"后天全身之桢干"、"能斡旋全身"。

今人对三焦气化学说的理解

1. 关于三焦　今人为探寻三焦的实质，多把三焦与现代医学结合起来研究，并提出"体腔静脉血管说""微循环系统学说""内分泌腺学说"和"受体学说"等假说。史小进等认为，古人所言六腑之一的三焦可能是胰腺。汪泳涛等则认为，三焦和腠理共同构成一个高度抽象的虚拟通道，包括现代医学中的血管、血液、淋巴管、淋巴液、组织间隙、组织液、神经传导、内分泌、旁分泌、免疫因子、细胞因子、神经递质、离子通道等一切体内脏腑组织器官联系的通路或方式。

纵观古今医家对三焦的理解，对三焦生理功能的认识争议不多，而对其结构的认识争议颇多。应基于三焦功能的整体概念来把握其结构的内涵，从而把握其实质，这样才更似经旨。

2. 关于气化　今人对气化的诠释，新版教材《中医哲学基础》认为，"气是天地万物的本原，是联系万事万物的中介，是构成形体的本原，是物质性与功能性的统一。而气化是气的变化过程，是生命活动的基本形式，用以了解人体的正常生理活动和异常病理变化。并点明中医学重气化不重形质的特色。李经纬《中医大辞典》注释："气化是气的运行变化。①泛指人体各脏腑器官的气化活动，其中较多用以表示三焦输布水液及肾与膀胱的泌尿功能。②指自然六气的变化"。

3. 关于"三焦气化说"　随着三焦气化的衍化发展，今人对三焦气化学说的理解更为深入，并用以指导临床。寿清和认为，邪客膜原（三焦的门户）致三焦气化失司，湿浊积聚，日久生郁热是湿热病邪致病的主要因素之一；徐佩华等认为，湿热外袭，入肺乘脾，三焦气化受碍是湿热病邪导致肾小球肾炎的一种机理；曹毅从三焦气化失常论述湿温病湿偏盛；张剑等从三焦与"毒"探讨代谢综合征，并认为三焦功能失调是"内毒"产生、堆积的根本原因，是代谢综合征的发病基础，"毒邪"损伤气、阳，由实转虚、虚实夹杂是 2 型糖尿病伴发代谢综合征的常见病机与证候。

我们把三焦气化与衰老联系起来，认为"三焦气化失常"是衰老的根本机制和诸多老年病的关键病机。《内经》云"气化于人，关乎寿夭"，气化作为生命活动的标志贯穿于生命始终，气机与气化二者统一是生命活动的根本。从三焦的生理功能分析：①三焦是气血津液升降出入的通道。三焦作为总领五脏六腑、荣卫经络、内外左右上下之气的中清之腑发挥着强大的沟通功能，三焦通畅则表里上下、内外皆通达。②三焦是气、血、津液、精生化之所。如《灵枢·五癃津液别》云："故三焦出气，以温肌肉，充皮肤，为其津；其流而不行者为液。"《灵枢·决气》云："中焦受气取汁，变化而赤，是谓血。"《灵枢·营卫生会》云："血之与气，异名而同类。"又"肝肾同源、精血同源"，所以三焦是水道，是谷道，是气道，是血道，是气血津精生化之所。③五脏通过三焦气化相联系。三焦作为气化之总司，总领五脏六腑的功能活动。下焦肾阳借助肝木之升温脾，化水谷，水谷精微靠脾之升到上焦肺，肺收元阳之气以成宗气，宣发肃降营养四肢百骸，五脏六腑，即"饮入于胃，游溢精气，上归于脾，脾气散精，上归于肺，通调水道，下输膀胱，水精四布，五经并行"。只有三焦气化功能正常、气血津液升降出入的路径通畅，才能保证人体健康无病。

随着年龄增长，无论上焦心肺、中焦脾胃、下焦肝肾中的任何一个脏（腑）气化功能出现异常，抑或是气血津液升降出入的通道不畅，都能导致气血津液的化生、运行、输布异常，内生风、火、湿、热诸邪，血瘀、痰浊、水饮、浊毒等病理产物随之而生，加剧了衰老的进程，从而导致阴阳失调，清阳不升、浊阴不降。"阳气者，精则养神"，清阳不升则神失所养，浊阴不降则神明被扰，如是则呆病作矣。基于以上认识，我们提出三焦气化失常是老年期痴呆的基本病机，治疗重视调理三焦之气，以调为主、兼以补益，创立"益气调血，扶本培元"针法，以膻中、中脘、气海分别调理上、中、下三焦，外关通调三焦，佐以足三里、血海补益后天，益气调血。经临床证实，该针法可以显著改善阿尔茨海默病

（AD）和血管性痴呆（VD）患者的学习、记忆、认知和社会交往能力。动物实验表明，该针法能显著改善痴呆动物的行为学指标，并具有延长衰老动物生存期的作用。

三焦气化说是中医学的重要理论之一，自 20 世纪 90 年代起，随着医学科学的发展，对三焦的研究也越来越深入细致。三焦的功能体现了机体的整体性，研究三焦气化学说应从中医的整体观出发，结合临床实践及现代实验手段，从整体到部分再到整体的过程研究，从而使三焦气化学说无论在宏观还是微观均更趋于完善。

149　气机升降学说

气机升降学说是中医学的基础理论之一，所论述的是气在体内的升降出入运动机制及其在生命活动中的重要作用和意义。气机升降的理论溯源于《内经》，历经张仲景、刘河间、张洁古、李东垣、张景岳、李时珍、叶天士、周学海及近代张锡纯诸多医家的发挥，逐步形成了比较系统完整的学说，成为中医学理论体系的重要组成部分。

气机升降学说以古代的唯物辩证观精气学说和阴阳五行学说为指导，以脏象经络气血津液理论为核心，从运动的角度出发，不仅阐明机体的稳态机制，而且从动态变化来说明人体生理活动和病理变化的基本形式。因而能如实地、高度地概括人体生命活动的形式和过程，科学地论述疾病及证候的病理机制，并指导中医药学的临床实践和遣方用药，以获取较好的疗效。故《医学求是》云："明乎脏腑阴阳升降之理，凡病皆得其要领。"而且，调理脏腑气机升降不仅对一般疾病能奏事半功倍之效，对不少疑难重病，有时亦能取意外之良效。故气机升降学说作为中医学理论体系的充实和发展，实有进一步完善和深入研究之必要。学者王洪蓓等对气机升降学说做了广泛而系统的论述。

气机升降学说的概念和内涵

气机，指气化运动的机理。而升、降、出、入则是气化运动的基本形式。升降，指气之上升与下降。既是物质运动的具体体现，又是阴阳矛盾运动对立统一的基本形式。故大到宇宙自然界天地阴阳之气的"交感相错"运动，小到人体内在脏腑经络阴阳之气的上下环流，相互作用和相互影响，以及脏腑生理特性和功能活动的趋向，莫不以升降出入而概括之。故中医学理论体系，即是以气机升降出入来说明脏腑之运动特性、气化活动的趋向，以及整个人体生命活动的过程。

气机升降学说，是研究和阐释机体精气阴阳的升降运动及其在生命活动中的地位和作用、升降运动的形式及其与脏腑生理活动的关系、气机升降运动失序的病理变化、调控气机升降的原则和方法，以及分析药物性能之升降浮沉和遣方用药规律的一种理论学说。

气机升降之说，有狭义、广义之分。从狭义角度来说，主要是指气机升降之枢的脾升、胃降。如《临证指南医案》云"脾宜升则健，胃宜降则和"。从广义角度来说，气机升降学说，则可概括以脏象经络为核心的生命活动的趋势和过程。如《医碥》即明确指出"五脏升降相同"。《临证指南医案》亦云："藏属肾，泄属肝，此肝肾之分也。肝主升，肺主降，此肝肺之分也。心主动，肾主静，此心肾之分也。而静藏不至于枯寂，动泄不至于耗散，升而不至于浮越，降而不至于沉陷，则属之脾，中和之德之所主也。"因此，五脏之气升降协调，方能维持着机体内的动态平衡和正常的生理状态。

升降运动的内涵非常丰富且又是相互关联的。升降运动可表现为不同的层次和形式，如天地清阳浊阴之升降；人体的纳食、排泄和化谷等，均以清升浊降而概括之。且升降之中复有升降，如五脏藏精不泻而主升，六腑传化物不藏而主降。而五脏之中，则心肺位于上焦而主下降，肝肾居下焦而司上升，等等，即说明升降是一种多层次的运动。从相互关系看，则升降趋向常随其所在环境而变化。如以肺功能而言，则其本脏有升有降，宣发肃降共同作用，促进了津液的代谢。而就肺肝而言，则是肝升肺降，故肺气的主要趋向则是侧重于降。正是这种多层次的升降运动，维持了气血的协调运行，才构成了人体生命活动的整体、协调、恒动与平衡。

气机升降理论实际上反映了阴阳五行学说的实质，因此亦可以说，升降理论是阴阳矛盾运动理论的延伸与升华，故《医原》云："以气化言，则阴上升，阳下降，而流行之用宏……若是阴阳互根，本是一气，特因升降而为二耳！""天地之道，阴阳而已矣；阴阳之理，升降而已矣。"应当指出，升降与出入是相辅相成的，共同完成着机体营养物质的受纳、消化、传输、吸收、排泄以及吸清和呼浊，维持着人体与外环境的物质交换和体内的物质代谢。正如《读医随笔》所云："不止言升降，而必言出入，升降直而出入横，气不能有升降而无出入，出入废则升降亦必息矣。"所以在一定的程度上，可以把"出入"看作是升清降浊运动的一种表现形式。出入的内外交换，则是内在气机升降运动的生理体现。而出入失常，则亦是内在升降运动失常的病理表现。

气机升降失常的治疗和用药

1. 气机升降失常的治疗原则　临床治疗的目的，在于"疏其血气，令其调达而致和平"（《素问·至真要大论》）。故升降失常的基本治疗原则应是"谨察阴阳所在而调之，以平为期"（《素问·至真要大论》）。

一般来讲，升降失常病证的治则治法，主要是根据病变的部位和病势的趋向而定。对此，《内经》已提出"病在上，取之下；病在下，取之上；病在中，傍取之"（《素问·五常政大论》）。"其高者，因而越之；其下者，引而竭之；中满者，泻之于内"，"其在皮者，汗而发之"，"其实者，散而泻之"（《素问·阴阳应象大论》）等。并指出"上之下之……薄之劫之，开之发之，适事为故"（《素问·至真要大论》）。总之，临床治疗在于补偏救弊，气升则当降，气降又当升，唯在于恢复升降协调、阴阳平衡为度。

此外，根据阴阳互根的理论，调理升降失常病变时，还应注意"升中有降，降中有升"，或"欲降而先升，欲升而先降"等法的运用。

2. 气机升降失常病证的立方遣药　宇宙自然界的物质运动和人体脏腑气机都处于不断地升降出入运动之中，根据中医学气机升降学说，药物对人体的作用，亦分别具有升降浮沉的药效趋向。这种药效作用，即能纠正机体的气机失常，使其恢复正常，或因势利导，有助于祛邪外出。

所谓药物的升降浮沉，升，则有升提举陷之义；降，有下降平逆之义；浮，有上行发散之义；沉，有下行泄利之义。一般说来，凡具有升阳发表，祛风散寒，涌吐，开窍等作用的药物，都能上行向外，药性则为升浮；而具有泻下，清热，利尿，渗湿，重镇安神，息风潜阳，消积导滞，降逆收敛及止咳平喘等作用的药物，都能下行向内，药性则为沉降。但是，有些药物，其升降浮沉的性能并不明显或具有双向性。如麻黄既能发汗，又能平喘、利水；川芎既"上行头目"，又"下利血海"等。临床上，即可根据病证所在上下表里的不同部位和病变趋向，选用升降浮沉不同特性的药物，以纠正人体气机升降的失调。药物功效升降浮沉的归纳：

（1）药物升降浮沉与气味的关系：一般来说，温热之品，其性属阳，多主升浮，如麻黄、桂枝，其性皆温，上升发表，故主升。附子、肉桂，其性大热，温中散寒而主浮。寒凉之品，其性属阴，多主沉降，如大黄、芒硝，性皆大寒，泻下通便而主沉。黄柏、知母，性亦大寒，清热泻火而主降。

《素问·至真要大论》云："辛甘发散为阳，酸苦涌泄为阴，咸味涌泄为阴，淡味渗泄为阳。"即是说轻清升浮为阳，重浊沉降为阴。辛甘之味，大多属阳，其性升浮，如荆芥、防风，味辛能祛风解表；黄芪、党参，味甘能补气升阳，其药理作用大多趋向升浮。凡味属苦咸之品，大多属阴，其性沉降。如五味子、诃子，味酸能敛汗止咳；黄芩、黄连，味苦能清热泻火；龙骨、牡蛎，味咸能收敛潜阳，其药理作用大多趋向沉降。

《素问·阳阴应象大论》云："味厚者为阴，薄为阴中之阳；气厚者为阳，薄为阳中之阴。味厚则泄，薄则通；气薄则发泄，厚则发热。"则又说明气薄者未必尽升，味薄者沉亦未必尽降。故《脾胃论》云："味薄者升，气薄者降。气厚者浮，味厚者沉。"《本草纲目》云："酸咸无升，辛甘无降，寒无浮，热无沉。"因而总结出"气厚味薄者浮而升，味厚气薄者沉而降；气味俱厚者能浮能沉，气味俱薄者能升能降"(《本草从新》)。

（2）药物升降浮沉与配伍的关系：药物的升降浮沉作用，可因药物的配伍而发生变化。如升浮的药物和大队沉降药物相配伍，则升浮药物不仅能减弱或消除沉降药物的沉降能力，而且其本身的升浮性能亦随之而下降；反之，沉降的药物和大队升浮药物相配伍，则沉降药物不仅能减弱或消除升浮药物的升浮之力，而且其本身的沉降特性亦随之而上升。另外，临床处方还常选用具有升降专功的药物作为引经药，以引药上行或下行而达病所，故有"桔梗为舟楫之剂，能载诸药上浮"，"牛膝能引诸药下行"之说。

应当看到，人体病变有上下表里之不同，病势亦有上逆和下陷的差异。因此，临床上即可根据药物升降浮沉的性质，用以指导组方遣药，获取疗效。一般而言，病变在上在表者，宜用升浮而不宜沉降，如伤寒表证初起，宜用麻黄、桂枝之通阳发表；病变在下在里者，宜用沉降而不用升浮，如里实便秘，宜用大黄、芒硝、枳实之泻积攻下。病势上逆者，宜降而不宜升，如肝阳头痛，宜用石决明，牡蛎之平肝潜降；病势下陷者，宜升而不宜降，如久泻脱肛、子宫脱垂，宜用升麻、柴胡之升举清阳。如不明升降浮沉之理，肝阳头痛，反用升浮发散药物治疗，则易发生痉厥。久泻脱肛，误用泄降药物治疗，则必致洞泄不止而虚脱。

此外，若以热治寒而寒拒热，以寒治之则病剧，则当于热剂中少加寒品，此即《医碥》所云："因纯寒证，虽宜用热，然虑热性上升，不肯下降，则不得不于热剂中，少佐沉寒之品，以引热下行。"若以寒治热而热拒寒，以热治之则病剧，则又当于寒剂中少加热品，亦因"纯热证，虽宜用纯寒，然虑火因寒郁，则不得不于寒剂中，少加辛热之品，以引散之，庶免凝闭郁遏之患"(《医碥》)。或者寒药热饮，借热以引寒；热剂寒服，借寒以行热。此即是在寒热格拒的情况下，用反佐之法，通过诱导，从阴引阳，从阳引阴，以协调失去平衡的阴阳升降，达到治疗的目的。

（3）药物升降浮沉的归类分析：根据药物的性味、归经和功能作用，临床常用的升清药有藿香、紫苏叶、葛根、防风、白芷、荷叶、桔梗等；降浊药则有法半夏、厚朴、通草、茯苓等；举陷药则常用升麻、柴胡、黄芪、党参等；降逆药则常用丁香、柿蒂、竹茹、枳壳、赭石、旋覆花等；宣肺药则常用麻黄、细辛、薄荷、桔梗、杏仁、前胡、紫菀、款冬花等；降肺药则常用炒紫苏子、莱菔子、地龙、桑白皮、白前、射干、枇杷叶、橘红等；辛散药则常用麻黄、桂枝、荆芥、羌活、独活、防风、薄荷等；潜纳药则常用核桃肉、冬虫夏草、补骨脂、蛤蚧等；收涩药则常用金樱子、芡实、龙骨、牡蛎、莲须、诃子、乌梅、赤石脂、石榴皮、禹余粮、益智、覆盆子、桑螵蛸、五味子、山茱萸等。

正如周学海《读医随笔》所云："寒热燥湿，其体性也，升降敛散，其功用也。升、柴、参、芪，气之直升者也；硝、黄、枳、朴，气之直降者也；五味、山萸、金樱子、覆盆子，气之内敛者也；麻黄、桂枝、荆芥、防风，气之外散者也。此其体也，而用之在人，此其常也。而善用之，则变化可应于不穷；不善用之，则变患每生于不测。"

150　气机升降流转和平衡

　　学者张弛等依据黄元御脏腑气机"一气周流"理论，通过探讨气机升降理论，认为气机是推动生命活动的根本，对脏腑功能的正常发挥有重要意义。若气机升降失调，可导致脏腑阴阳失交，相应的病理变化也随之产生。对脏腑气机升降理论进行深入研究，是从传统医学整体观角度审视疾病的发生发展，是对疾病辨证论治、审病求因的重要体现，具有一定的理论研究价值和临床指导意义。

　　黄元御（1705—1758 年），名玉璐，字元御，号研农，出身于世代簪缨的书香门第，是明代名臣黄福后人，少年时便有"常欲奋志青云，以功名高天下"的志向。雍正十二年（1734 年）黄元御身患眼疾，因庸医屡用大黄、黄连等寒泻之剂，脾阳大亏，致其左目失明，无法参加科举，便发愤立志——生不为名相济世，亦当为名医济人，走上了弃儒从医之路。黄元御苦读典籍，埋头数年，终有所悟，开始悬壶济世，行医过程中医术不断精进，名声大噪。乾隆十五年（1750 年）四月，乾隆帝有疾，太医束手无策，遂举荐黄元御。黄元御药到病除，精湛的医术得到乾隆帝的青睐，亲笔题写"妙悟岐黄"并赐匾悬于太医院门首。

　　黄元御推崇岐伯、黄帝、秦越人、张仲景，并称其为四圣，乾隆十八年（1753 年）著《四圣心源》10 卷，"一气周流"理论即源于此书。"一气"指人体内浑然一体的中气，即脾胃之气。黄元御构建了"中土升降，枢转四象"的理论模型，认为中焦脾胃之气的斡旋带动一身气机的流转，脾之清气左升至半为肝木之气，胃之浊气右降至半为肺金之气。中土升降，四象轮转，则阴平阳秘，五脏五行为病，皆因气机流转未完成圆运动、作用分离所致。如金气能收敛肃降，木气不过于疏泄，水气能藏，相火不至妄动，水中温暖，木气根深，土气敦厚，则不病。

气机流转是脏腑生理活动的前提条件

　　气是人体内活力很强且运动不息的本源物质，人体脏腑、经络等组织器官的正常生理功能与精血津液的布达全身，均有赖于气的推动，而气在人体内正常的运动称为气机。《素问·六微旨大论》云："是以升降出入，无器不有。"五脏六腑之气皆有升降出入，脾气升清才能将水谷精微输送至上焦，外达皮毛，胃气降浊才能将饮食糟粕化为粪溺，肺气宣发将津液上乘，肺气肃降吸入清气纳归于肾。气机调畅，人体才得以维持正常的生命活动，气机失畅，升降失常，则百病生，即所谓"百病生于气也"。如中焦脾胃被痰湿所困，脾气不能升清，胃气不能降浊，气机升降斡旋失常，清浊不分，则运化受阻，症见恶心嗳气、脘腹胀满、便溏泄泻等。汤宗明运用调畅气机思想，以半夏厚朴汤合四君子汤辛开苦降为法，治疗因气结痰凝而致脘腹胀满，纳呆不思饮食，舌淡红，苔白腻而滑，脉滑数，辨证为脾胃虚弱、湿阻气结者，收效甚好。方中法半夏、厚朴降气除满，紫苏梗调达肝气，茯苓、生姜健脾化湿，四君子汤健脾益气，诸药合用，气机升降有序，脾胃健运，诸症自除。气机的升降流转是保障脏腑生理活动的基础条件，脏腑不论属阴属阳，都有其各自的升降规律，反之则如《素问·六微旨大论》所云"升降息则气立孤危"。

肝与肺的气机升降是脏腑气血运行的基础

　　《四圣心源》云："土者，四维之中气也。脾以阴土而含阳气，故脾阳左升则化肝木，胃以阳土而胎阴气，故胃阴右降则化肺金。金降于北，凉气化寒，是谓肾水，木升于南，温气化热，是谓心火。肺、肝、心、肾，四象攸分，实为脾胃之左右升降而变化者也。""一气周流"理论认为，"一气"为中土脾胃之气，是气机升降的枢纽，中土分为胃之戊土与脾之己土，戊土下行，己土上行。脾气升清，清气左旋，左旋一半化为肝气，肝气性温继续上升，主宣畅疏泄，肝血温而藏相火上助心火；胃气降浊，浊气右降，降至一半化为金气，主清肃收敛，同时敛降相火藏于肾水，使肾水不寒。中焦脾胃气机斡旋，肝气升发上温心火，肺金敛降心火下温肾水，肾蒸腾气化，形成完整的升降自宜、阴阳相交、无始无端的气机升降运动。如果将人体的各种生理活动比喻为行进的马车，则脾胃是中轴，肝、肺是车轮，中焦脾胃气机斡旋带动车轮转动，车轮的正常转动也能带动中轴运动。《四圣心源》云："气统于肺，血藏于肝，肝血温升，则化阳神，肺气清降，则产阴精。"只有肝与肺升降正常，气血才能通和。杨文思等认为，气机升降有序即保证阳从左升、阴从右降，肝属木，对应春季万物生发之始，肺属金，对应秋季万物纳藏之始，肝升肺降，脏腑气机升降有序，气血津液敷布调畅，无病可生。张东华辨治干燥综合征时，认为肝肺气机升降失调导致气血津液输布障碍是该病病机关键之一，辨证分为金亢制木、木火刑金、金不制木、金涸燎木、木枯扰金、金蒸木焖、肝肺瘀阻 7 个分型，依据《素问·脏气法时论》中"肝欲散，急食辛以散之，用辛补之，酸泻之……肺欲收，急食酸以收之，用酸补之，辛泻之"，治疗时先运用气味向上升散的辛味药和敛降的酸味药调和肝肺气机，平和阴阳，再根据分型佐以疏肝理气、清肝泻火、益气养阴、养阴润肺、滋肝平木、活血化瘀之法，平和气血，输津达液。总之，肝升肺降是气机升降的重要部分，只有完成"龙虎回环"过程，气机升降得宜，气血津液精才能灌输全身。

脾胃的气机升降是脏腑气血运行的枢纽

《四圣心源》云："土者，水火金木之中气，左旋则化木火，右旋则化金水，实四象之母也……木陷于左，金逆于右，阴阳之道路塞矣，而不可徒求之左右，必责中气之虚。""四维之病，悉因于中气。"黄元御认为中土之气是其余四象（木、火、金、水）之母，是一身气机的枢纽，木金之气的升降失常也责之于中气失常，脾气升清，善消磨谷物，胃气降浊，主受纳腐熟，如果升清降浊功能失常，中焦脾胃气机斡旋无法带动脏腑气血精微的正常流转，则百病丛生。脾胃中轴的作用无法发挥，则车轮无法正常运动，治疗关键在于调畅脾胃升降。谢胜等构建了"中央脾胃、四滂肝心肺肾四象学科"轴轮并运的治未病专科联盟模式，即通过调脾土以求调肝肺、心肾、肺肾等枢机，和脏腑之气血阴阳，此谓运轴以行轮；通过调肝肺、心肾、肺肾等枢机，以求和脾胃之枢机，此谓运轮以复轴。这一模式经过科室间联合建设实践，已取得初步成效。黄元御进一步认为，中气升降异常，当责之于阳虚土湿，如排便困难、脘腹胀满、便如羊粪的便秘者，其认为是因阳衰土湿，气血水谷精微不能布散，使肝肠失滋，生风生燥所致。湿困脾土，土壅木郁，肝气郁滞，属气滞型便秘，治疗应着眼于恢复脾胃升降，疏木达郁，使气运有常，黄元御应用肉苁蓉汤（肉苁蓉、火麻仁、茯苓、法半夏、桂枝、炙甘草）治疗。方中茯苓、甘草健脾渗湿升脾阳，半夏燥湿降浊阴，二者相合，升降复运；桂枝升发肝气而达郁，肝气得顺，中气自运，不为湿困；火麻仁补血润燥，滋肠道精血津液；肉苁蓉温补肝肾，润肠通便。全方补土气亏虚，调中轴气机，疏木气郁结，治疗气滞型便秘，收效甚好，此为"一气周流"之精妙。

气机流转的临床应用

1. 以气机流转诠释水火既济法 心与肾的主要关系是"心肾相交"，即"水火既济"，心火下温肾水使肾水不寒，肾水上助心火使心火不亢。心与肾升降互济，须依赖脾胃中焦气机与肝肺升降气机的共同调节。气的升降运动推动阴阳互交、水火既济，气机得以交通，则阴阳充足，阴平阳秘。明代周慎斋《慎斋遗书》提出"心肾相交，全凭升降，而心气之降，由于肾气之升；肾气之升，又因心气之降"。郑进认为，左路肝气疏泄上升为相火，经右路肺金肃降下沉于肾水，如果气机升降失常，肾水不能下敛心火，阴阳失交，则发为不寐，其用当归六黄汤化裁治疗心肾不交型不寐。方中黄芪、炙甘草、陈皮、大枣健运中焦，使气机升降正常；黄芩、黄连清心火，黄柏清降相火，五味子、酸枣仁、柏子仁、麦冬养心阴，枸杞子、女贞子滋肾阴，使水火得济，神思乃安，可取得良好的疗效。肾者水中有火，藏精水而纳命门之火，是一切生命活动的能量之源。肝属木，主春，主升发、藏血，气摄血而行上奉于心，奉心化赤化为心血；心属火，火性炎上，若肝气疏泄太过，相火妄动，使肾水不能藏纳命门之火，如水不潜龙，虚火上浮，则表现出一派心火亢盛之象；肺属金，主秋，主收敛、凉降，若心肾不交，相火妄动，代君行令，出现心火亢盛时，不可妄灭心火，而当收敛金气，引火归原，肾水既温，虚火亦降。故治疗心肾不交患者时，临床常用麦冬、五味子保金而生水之上源，厚朴降阳明燥金，肉桂引火归原，茯苓、白术、党参、炙甘草培土生金，合五苓散温阳化气以恢复膀胱气化功能。

2. 以气机流转诠释泻木补土法　　心属火，主夏，此时土地温暖，万物生长；脾属土，主长夏，此时大地蓄积能量，化生万物，所以脾土的运化需要肝气升发、肺金肃降和心火温煦的共同作用。火气宣通有赖于肝气的升发，若肝气失于疏泄，宣通不及，心火不能温助脾土，则出现血寒、神疲乏力、口淡等气血两虚症状，或腹满、纳差、泄泻、呕吐等脾胃运化无力表现，此时若一味健脾，会加重土壅木郁，补而不受，应当疏肝理脾。《医方考》云："泻责之脾，痛责之肝。肝则之实，脾则之虚，脾虚肝实，故令痛泻。"痛泻要方中，防风多被视为佐使药，肖雯迪等通过研究古籍及临床应用中痛泻要方的剂量、炮制方法、方证的病因病机，并结合药理学实验研究，认为防风乃全方要药，有无法取代的作用。防风的顺肝之性，疏泄过旺之肝气，可治疗内风引起的痉挛等。因肝脾不调引起的痛泻要方证，用防风一则泻肝气，二则理脾升清，可调理肝脾。卓冰帆等研究痛泻要方合四君子汤对腹泻型肠易激综合征患者脑肠肽的影响，结果显示，治疗组总有效率为 92.6%，明显高于对照组的 76.9%（$P < 0.05$），表明痛泻要方合四君子汤能显著改善腹泻型肠易激综合征患者的临床症状，提高其生活质量。痛泻要方疏肝理脾重在疏肝，辅以健脾，气机升降斡旋相宜，可发挥益气健脾、泻肝祛湿功效。

黄元御"一气周流""中土为轴、注重培土"等思想是对《内经》《难经》《伤寒杂病论》《金匮要略》《周易》深刻理解后的融会贯通，是中医思维的创新。基于"一气周流"思想的"气机流转"理论是黄元御思想的总结，其从整体观的思维高度，重视人体的整体性、脏腑之间的关联性，以及其与自然界的相互适应，运用人体动态平衡的观念，认识脏腑的生理活动，认为气机升降是动态的有序变化过程。这种思维对把握和理解中医具有重要价值。

151　气机升降辨证的临床应用

气机即气的升降出入运动，自从《内经》提出"升降出入，无器不有"及"非出入，则无以生长壮老已，非升降，则无以生长化收藏"，就不断被运用于临床，并成就了一大批像张仲景、李东垣、叶天士这样的名医。周学海在前人的基础上综述整理而成升降出入辨证，并被广泛地运用于现代临床，为了进一步了解其在临床的应用情况，学者王芬等将近 20 年有关这方面的文献进行了梳理分析。

升降出入辨证在内科疾病中的应用

1. 消化系统疾病　张磊承吴修符思想，在临床上治疗肝胆疾病，认为"厥阴病与少阳病的发生是厥阴少阳升降失序、木火相生失常、枢机失司共同作用的结果"。因此，在治疗肝胆病时要调理肝胆气机且要注意肝胆同治，疏肝不忘降泄胆火，降胆不忘升发肝气。张根腾承李文瑞在治疗肝胆相关疾病时非常重视"肝升胆降"，认为肝胆升降失调，可生诸多疾病，因此在治疗上主要用疏肝、利胆等方法调肝胆气机。但当肝胆气机失常影响他脏气机失常时，也不忘调理全身气机。孔祥亮认为各医家论治脾胃病详升降而略出入，且认为脾胃之病与营卫出入异常有密切关系，常表现为气滞之症，如《灵枢·卫气失常》云："卫气之留于腹中，搐积不行，菀蕴不得常所，使人支胁胃中满。"并以柴胡桂枝汤治胃病为例说明其调枢机助营卫出入的作用。王媛媛承单兆伟运用气机升降出入理论治疗脾胃病，他认为"脾胃病多由转输运化失职，气机升降失司所致，常与肺的宣发肃降和肝的疏泄功能密切相关。"因此，治疗脾胃病主在调理脾胃升降及恢复肺的宣发肃降和肝的疏泄作用。①脾主升清，胃主降浊，升降相宜治疗久泻、便秘。治疗久泻、久痢兼用升补之法防甘温壅补；治疗便秘常法是"泄之于内"，当有不下者，应用欲降先升法以疏利气机。②肺主宣发肃降，宣肺理气以治呃逆、便秘。治疗呃逆之常法是降胃气，但是"肺气失于宣通在呃逆的发病过程中也起了一定作用"。因此，面对顽固性呃逆，常加入宣肺之品，宣通肺气以降上逆之胃气。便秘乃大肠传导功能失司，但肺与大肠相表里，故在治疗便秘时适当加入宣肺之品常有奇效。③肝为升降之枢，疏肝升发以治中气下陷，单兆伟认为"肝之疏泄功能正常是脾胃正常升降功能的重要保障"且"脾气升发赖于肝木"。因此，在治疗脾气久虚导致的中气下陷时，常在补脾益气药中辅以疏肝之品以助脾气升发。赵荣莱运用升降学说治疗功能性胃肠病，如肠易激综合征、功能性腹泻，多为脾胃气弱，清气不升所致，当升脾气；如功能性消化不良、功能性呕吐等多为浊气不降，当降胃气；如功能性食管病多为气机不得出入积于膈咽之间，功能性腹痛、功能性腹胀、胆胰功能性疾病等多为气结于胸腹胁肋，不通则痛，当通利气机。但在升脾，降胃，通利气机时不忘辅以调理肺之宣降，肝之疏泄，并指出降胃不应一味苦降，应"甘平或甘凉濡润以养胃阴，使津液来复，使之通降而已矣"。王茂泓等承张小萍脾胃气化思想，认为治疗脾胃疾病的根本在于调理脾胃气机之升降出入，且认为脾胃气机的调达，除与脾胃相关外，还与肺之肃降，肝之疏泄有关。因此，治疗慢性胃炎、消化道溃疡、胆汁反流、胃扩张等脾胃病时常以健脾、运脾、补气升阳等治脾，清热、降逆、消导等治胃，同时辅以疏肝气，宣肺气以助脾胃气化。田养年认为消化系统疾病与脾胃及肝胆的气机升降密切相关，"肝脾主升，胆胃主降……在消化系统疾病辨证治疗中必须遵循气机升降的辨证关系，顺应气机升降之规律"。其疏肝化瘀法治疗慢性肝炎，降胆和胃法治疗胆汁反流性胃炎等无不是因势利导调节脾胃肝胆的升降关系。

2. 泌尿系统疾病　陆康福治疗癃闭运用升降相因学说，他认为癃闭发生的原因是"肺气虚弱，宣肃失司，不能通调水道"或"脾虚，使脾气失其升运之职，而清气不能上升，浊阴难以下降，小便因而不通"或"肾阳式微无以化气，清者不升，浊者不降，于是小便不利或闭"，故而提出了"补肺降气浚上源""益脾升清启枢机""温肾化气疏下源"的治疗法则。徐秋艳承宋立群思想，认为肾衰竭是全身脏腑气机升降失调而出现痰、湿、毒、瘀等表象的疾病。并运用升降理论辨病位，测虚实，推转归。提出了"补中气，固下元，脾肾互补；化痰湿，祛瘀毒，疏其郁塞"的治疗原则，调理脏腑气机升降，治疗肾衰竭。林则杰治疗慢性肾炎着眼于"气立""升降"，他认为本病的原因为"升降失调，中气虚馁，肾气衰惫，脏腑失衡，气血瘀滞"，治疗上重视补中气和调升降，认为"中气复自能斡旋上下调升降，清浊复位"。

3. 呼吸系统疾病　张德新等在临床上运用升降出入理论从肺的生理病理入手治疗哮喘。①当风、寒、热之邪侵犯肺，致其宣发功能失调，肺管挛急而引起哮喘之证时，要因势利导，选用清宣透达之品，鼓邪外出。②当痰气阻肺或情志波动引起肺肝不调，肺气上逆所致哮喘，应当在降逆平喘时或温肺，或清肺，或清肝、疏肝、养肝，使全身气得顺，升降自如。③当哮病久发，肺朝百脉功能失调，心肺功能受损时，要活血化瘀，通脉平喘。④当邪犯于肺，津停痰聚，气机阻滞，肺主治节功能失调而致哮喘，当行气消痰，以复肺主治节。⑤脾胃为全身气机之枢纽，因此治哮可从运脾升清之处着手，恢复全身气机之升降出入。⑥肺为气之主，肾为气之根，因此哮喘久发当考虑滋补肾之阴阳，从而恢复肺之功能。总之他认为"在临床治疗哮喘中顺应脏腑的气机升降出入运动规律，调整脏腑功能有其重要意义"。吴放等用升降出入理论治疗慢支，认为慢支急性发作期多病于出入，慢性迁延期和缓解期多病于升降，故治疗上，急性期多用宣透法恢复出入功能，迁延期和缓解期多用养肺、运脾、补肾法恢复气机升降。龙渊承帅焘治疗咳嗽，注重肺之气机调整，外感咳嗽病机主要为六淫邪气侵袭皮毛，肺之宣散失常（升不及），此时重在宣发，兼痰湿内盛，又当考虑"散与收"，常用细辛、五味子加减来调节；内伤咳嗽以痰湿或痰热壅肺多见，重祛痰降气；咳嗽日久，肺肾常失于摄纳，治疗重在补、收、降。任中代认为肺心病的形成与肺阳虚损，升降出入功能紊乱，导致心肺脾肾四脏之阳虚密切相关，因此防治上以温补肺阳为关键。

4. 精神心理疾病　艾宙等认为人的情志因素变化可以影响人体气机失常，脏腑、气血、经络功能障碍而致疾病，那么同样可以运用"七情"的生克乘侮关系来调节人体气机达到治疗疾病的作用。徐天朝等认为癫狂病的发生因于气机失常，狂由气之有余，升之太过所致；癫乃气机升降乏力，蔽而不宣所致。气机升降出入失常是癫狂病病机的主体，痰只是附带的病理产物。其引蒋日兴的观点"痰火为标，气郁为本，气机郁滞，升降出入失常，引动痰火，而病发癫狂，故火由气滞，清火首当泻肝；痰因郁生，祛痰勿忘解郁"并分别说明七情及虚、火、痰、瘀、寒导致气机升降出入失常致癫狂病的机理。因此，提出4类治疗癫狂病的方法。①降逆：主要针对因火炽，肝阳上亢或虚而无制致气机升而太过之证，包括重镇降逆和苦寒降逆。②升举：主要针对气机升降缺乏动力，或因病理因素致气机升降阻滞，常辅以开塞法，包括吐法和回阳升举法。③收补：主要针对气血虚弱，神不守舍，或受大惊吓神机外散者。④开塞：主要针对因病理因素导致气机阻滞者。在临床上应综合运用这些方法和原则，恢复气机升降出入。

5. 消渴病　陈淑玉从五脏气机升降出入异常分析消渴病阴虚燥热、气虚阳微、气滞血瘀形成的病理过程，并认为消渴病机是气机升降出入异常导致的阴阳偏盛偏衰，与肺、脾胃、肾的关系尤为密切，因此治疗关键在于调理升降出入。

升降出入辨证在外科疾病中的应用

谭一松认为皮肤瘙痒症之阳热证若以苦寒直折治之，效难显。若认识到"玄府"乃热毒之气出入门户，运用"火郁发之"之理，辛温透表，引邪外出，则效果顿现。范叔弟等认为，银屑病"病位在皮，病根在肺。皮毛感邪，留着经络不去，必致肺气不得宣降，或与热结，或与湿蕴，或挟痰挟瘀，均可出现各种皮损"。因此治疗上从调理肺的气机入手取得很好的疗效。王雅丽认为五脏之中肝与皮肤病关系最密切，肝气调达则气血平和，肌肤细腻；肝失疏泄则导致多种皮肤病，如疣疮、黧黑斑等。因此，治疗中注重调理肝之气机，指出"在中医皮肤病治疗与皮肤美容中应注重调肝，常用治则有疏肝解郁、清肝泻火、补血养肝、滋补肝肾等"。

升降出入辨证在妇科疾病中的应用

宣余发将升降理论运用于妇科，认为"妇科病机是损伤冲任（督带），而冲任损伤病理表现是通过乳房和胞宫来表现的，乳房与胞宫升降失调，则妇科病生也，且升得太过可出现逆经、妊娠恶阻、乳腺炎、乳腺增生等；降的不足可出现癥瘕、闭经等；升得不足，降得太过可出现脱肛、子宫下垂、滑胎等"。在治疗上重在调理气机升降，或升，或降，或补，或行。龙渊承帅叁运用五脏气机升降出入关系治疗妇科病，如妇女产后小便不利甚至癃闭，常兼有肺气不降，治疗上常在利尿药中加入少量桔梗，使上窍通则下窍泄；脾虚摄纳无力致崩漏，常治予益气健脾，兼止血、摄血之品；绝经期诸症为心肾不交时常调节肾之阴阳，恢复"心肾交通"。张静认为，肝失疏泄，气机郁滞是妇科病的主要因素，因此，治疗上注重调达肝之气机，但也不忘肾及冲任对妇科病的影响。杜立利认为外阴营养不良与肝肺关系密切，因肝肺共参与气机调节，共同维持气血调和和濡养肌肤；并引闫桂兰治疗外阴白斑经验，认为此病因为"肺热阴伤，宣散失司，不能疏于皮毛"，故治疗要宣散肺气。费桂芳治疗此病多从调肝论治，因"妇人之病多与肝的功能失调有关"。

升降出入辨证在儿科疾病中的应用

李志安承张珍玉认为小儿"体质多偏阳盛。故风寒外袭，虽为阴邪，但易从热化，内闭肺气，引发伏痰"。并认为外感咳嗽多由外邪束肺，肺失宣发所致，当以宣肺为主。因此，小儿外感咳嗽当以清宣化痰为治，并创制"桑薄清宣汤"。黄坚等运用升降相因理论治疗儿科疾病，治吐泻、疳症注重脾胃升降；治疗水肿、咳喘注重肺之宣发肃降；治疗口疮、夜啼注重心肾相交；治疗黄疸、痄腮注重疏肝利胆。

升降出入辨证在温病中的应用

冯明总结蒲辅周、赵绍琴等运用升降出入理论治疗温病的经验后，认为蒲辅周总结自己一生治疗温病的经验教训："温病是随季节而命名。病之来路有二：呼吸和皮毛；去路有三：汗、吐、利。温病最怕表气郁闭，热不得越；更怕里气郁结，秽浊阻塞；尤怕热闭小肠，水道不通，热遏胸中，大气不行，以致升降不灵，诸窍闭滞。治法总以透表宣膈，疏通里气，而清小肠，不使热邪内陷或郁闭为要点"是典型的升降出入辨证。赵绍琴所著医案医论显示他应用更多的也是升降出入辨证。谢路认为温病是温邪侵入人体后，导致气机升降出入的异常，造成脏腑功能及物质的损伤，而表现为卫气营血及三焦的不同证候，并指出"脾胃是气机升降的中心""肝肺为气机升降之枢""心肾是气机升降的根本"，因此温病临证要时刻注意调理气机升降，"温邪上受，邪在肺卫，治之重在恢复肺的升降；中焦气分，以腑实内结与湿阻中焦最为多见，治疗重在升脾降胃，以畅中焦气机；热入营血，心火旺而心阴伤，治疗重在清心养阴凉血；下焦温病，以肝肾阴伤，水不涵木及火旺阴伤为主，治疗重在滋水降火，调水火之升降，以恢复脏腑正常的生理功能"。赵绍琴治疗温病也很重视气机理论，治疗湿温病时，指出"治湿必先化气，气化湿亦化。湿在上焦，则化肺气；在中焦，则运脾气；在下焦，则化膀胱之气"。并运用气机理论解释卫气营血和三焦各病变阶段的病机及治则。

升降出入辨证在针灸中的应用

杨曼等把气机理论运用于针刺，认为"辨别气机的升降出入虚实及紊乱取穴针刺，才能使气机升降恢复到相对协调状态"。并总结出升降针法共三类十法：升举类：①益气法，适用于气虚、升降无力；②升提法，适用于气虚较甚，无力升举反而下陷之症；③固脱法，适用于气虚已极，有暴脱之象者。疏导类：①行气法，适用于气滞，气郁之症；②破气法，适用于气机郁滞重症；③宣气法，适用于肺气壅滞。潜降类：①降气法，适用于气机上升太过；②镇逆法，适用于气机升发太过，血随气涌之吐血、衄血、昏厥等；③敛气法，适用于气机升散太过，潜降内敛不及的喘促、多汗等症；④纳气法，适用于肾气虚衰，潜纳不足甚则浮阳外越，外脱等。刘琴等认为"任脉循行于胸腹正中……汇集了三焦之气：上焦宗气，中焦水谷之气，下焦原气"且"百病皆生于气"，故在临床上用针灸治疗气虚、气滞、气陷等所致各种气机失调病症，上焦配选天突、膻中，以理宗气治疗心肺疾病；中焦配选上中下三脘以调补气血；下焦配选艾灸神阙、关元诸穴以大补原气，温补脾肾，回阳固脱。

综上所述，升降出入辨证已被广泛运用于临床各科，而且其范围将不断扩大；不少学者总结的是名老中医运用升降出入理论辨治疾病的经验，因此，非常值得将其升华到一个辨证论治体系来研究应用；从古今医家治疗疾病的经验教训看，气机理论或许是统一各辨证论治体系，解决寒温统一等问题的一个关键点；不过从大多数文章看，医家言升降多，言出入少，言升降与出入之间关系的更少，正如冯明所说："其虽已总结归纳出升降出入辨证的证候类型，但相应的证候还不完全，其病机理论也显粗陋；其治则治法治禁虽已相当完备，而与之相应的方药尚未形成体系。"因此，丰富和发展气机辨证理论体系，既是对中医的一大创新，也对指导临床有重大的意义。

152　基于升降气机析中医对人体认知和辨证

　　学者李吉武等基于中医气化的理论内容，以气机升降为认识角度，对人体的中医认知方法略加分析，浅析寒温之论的升降认识，药物气味和组方用量的应用原则，以及治疗的时效性问题，从而有助于灵活运用中医辨识人体与辨治疾病的不同方法，利于进一步理解和把握中医气化的理论与运用，以期挖掘中医经典指导临床实践，提高中医临床辨治的水平。

　　中国哲学认为气化构成一切宇宙万物，升降学说是中医经典的理论内容。《周易》云："仁者见之谓之仁，智者见之谓之智，百姓日用而不知。"医学巨著《内经》详细阐述天地万物皆因升降变动而生化不息，运用升降理论解释人体生理及病理变化。而后诸多医论皆明宗此理，如《医源》云"天地之道，阴阳而已矣，阴阳之理，升降而已矣"。认为人体应天地而法成，升降运动是人体生命活动的根本形式。气化的作用构成了人体各脏腑、气血等功能活动，如人体的气机升降失常则发病。如今纵观中医临床，认识人体方法各有异同，因而运用论治之法亦多。若以升降气机之法理统一认识人体，守自然至妙之道，化繁为简，便于更好地提高临床辨治认知水平。

升降气机与中医认知体系的异同

　　观览古今医学之书，审视各版中医教材，中医认知人体的立论方法与角度各有不同，概括涉及脏腑经络、气血津液、三焦气化、六经阴阳等，可谓众说纷陈而难从。金元四大学派各有立论，而后温补学派，以及近些年以擅用附子、干姜而得名的"火神派"。对伤寒、温病学派的认识统一与否，一直存在争议。《顾氏医镜》云"升降者，病机之要也"。辨识方法之多，各立论角度不同，从升降气机角度去统观认识，期以升降理论去理解与把握辨证论治的精华。

　　1. 从升降气机识中医对人体的异同认知方法　　古代圣贤谓"道生一"也，元气是最基本物质，而存在"道与器"的层次问题。《易经》云"形而上者谓之道，形而下者谓之器"。形散则化气，气聚则形成，故形之上的层次为气，气之下的物质成形。中医圣哲认为自然与人实属一元气，气化是元气存在的根本属性，应从动态的时空观去认识形气的存在，元气的升降运动化生成天地与人。中医认为元气是推动和维持人体生理活动的物质基础，人是形与气结合的统一体。

　　元气运动在动态中维持平衡的状态，由此构成各脏腑经络、气血津液等。具体言人体的脏腑之气、三焦之气、六经之气及卫气营血等，其实质为元气的升降运动维持分布某一动态平衡状态的不同名称。一元气升浮降沉化生自然春夏秋冬四时，寒暑更迭成五气。人则相应有五脏、三焦、六经等谓名。《素问·金匮真言论》明确云"五脏应四时，各有收受"。五脏的形成，因元气升之时态为肝气，浮之时态为心气，降之时态为肺气，沉之时态为肾气，居中者为脾胃之气。《医学源流论》云："五脏有五脏之真精，此元气之分体也。"三焦为元气的运行通道，通行元气于全身，升降上下相从，总司全身气机和气化的功能。《难经·三十八难》三焦"有元气之别焉，主持诸气"。历来，三焦有无形与有形之争论。元气的升降无时无刻，无处不在，是绝对运动的。"阳化气"，三焦之气实则一无形之气，表现为"上焦如雾，中焦如沤，下焦如渎"的功能之气。元气的升降相对维持于静止状态，"阴成形"，则有形而存在，谓上焦包括心肺、中焦肝脾、下焦肾等。三焦之识总归在于升降之气机。元气是精、血、津液的化生之本、诸气之原。精血津液是五脏之气化生，全赖诸气的升降运动，布散于全身。津液的输布和排泄以三焦为通路，通过肺、脾、肾等脏器的上下运行协同作用完成的。津液代谢失常，则痰湿、瘀血、水饮等病理产物相随从生，故人体脏腑、经络、三焦、津液等辨识还终归在升降气机。

六经辨证思想源于《内经》，高度地总结与发展了阴阳辨证思维，其本质在于升降气机。《素问·阴阳应象大论》云"清阳为天，浊阴为地……清阳出上窍，浊阴走五脏"。伤寒六经实质之说，因立足点和认识不同而提出不同的看法。《伤寒论》的六经辨识从动态的变化看问题，概括了脏腑、经络、气血、阴阳的生理功能及病理变化。昔圣仲景会通阴阳之理，参悟升降之机，其序明言"天布五行，以类万物"。人得天气之助，则正气盛而有病邪得解的可能。"欲解时"为人之正气借助自然四时之气顺而扶之，病证可能得到缓解之时。中医的阴阳学说发展于《易经》思想，十二消息卦直观地演绎了元气升降，应用十二消息卦结合六经"欲解时"的时空、位相分析，三阳之气以升散外上为状态，邪伤也轻浅，正气尚旺盛；三阴之气为降藏内下之状态，邪伤则深重，正气亏衰，故三阳病证表现以实、热为主，三阴病证表现以虚、寒为主。因正气损伤程度不同，正邪相争博时，病变表现有阴阳表里、寒热虚实之别，后世概括形成八纲辨证，实则可归咎于升降气机。

2. 从升降气机角度辨证认知寒温之论异同与统一 元气是构成人体的基始物质，气的升降运动是人体生命活动的根本形式。气机升降如常，真元调畅全身，人即可安和。《内经》"百病生于气也"。升降失常，气机失畅，则百病丛生。气病不外内因或外因，外因六气发生太过或不及，或非其时而有其气，为风、寒、暑、湿、燥、火、温等淫邪影响升降气机。伤寒学说主要研究感受风寒类邪气所导致疾病，以升机阻碍，升不及的病变为常，降不及是其变。治则助气以升，统观《伤寒论》113方，辛温升散药占多，麻桂、干姜、附子组成类方多变。但也不忘苦寒降下之剂方，如大黄黄连泻心汤、白虎承气汤类。温病学说是研究感受温热类邪气所导致发热性疾病，是升之太过，而降不及的常病。治则通降气机，轻辛以宣通，药多苦寒凉降。吴有性云"下后里气一通，表气自顺"。伤寒、温病学说不超外气机升降，恢复升降如常则不病，针对邪气致病的异同，扶升助降又有偏重。从这个角度上理解，寒温可以统一论。

医学之门户分于金元，河间"寒凉派"认为疾病多因火热升散引起，治疗多用清降之法，首倡寒凉之品。张从正"攻下派"治疗擅长"汗吐下"祛邪，邪去路通则升降恢复，元气通畅，正气来复，谓"邪气去则正安"。发病内因为素体禀赋不足，劳伤脾肾之本，久病误治失治等正气亏虚，正虚邪实常夹并相杂，导致升降气机失序。中医强调人升降平衡时的"阴平阳秘"状态，如阴虚制约不足则阳亢不秘藏。丹溪"滋阴派"认为"阳常有余，阴常不足"，治疗喜用"滋阴降火"之法。元气升降的原始力赖于先后天脾肾之气，人生下来则须后天脾胃之气不断充实以养。如饮食损伤脾胃，过劳伤及肾，火土伤败，则元气难复，无以升降。东垣"补土派"认为"人以胃气为本"，善于温补脾胃，培育元气，注重升降之中枢。元气之动，阳动阴应，阳气有主导之用，阴随阳气升降而动。《内经》云"阳生阴长，阳杀阴藏"。而后温补学派针砭寒凉时弊，强调脾胃和肾阳之气对生命的主宰地位，温补脾肾阳气，培养真元，助益升降的维系动力，而火神派则倍加推崇温热扶阳。正如《内经》谓"阴阳之要，阳密乃固"。中医治疗总不离扶正、祛邪两者，从升降气机角度去认识，扶正则补助升降的动力，祛邪则驱除升降的阻力，概括言为寒、热、温、凉等四气运行之时空法，目的在于调整人体的升降浮沉，使其恢复气机。

气机升降与药物施治的运用原则

升降理论不仅用以解释人体的生理、病理变化，还是指导临床施治和制方选药的主要依据。针对升降气机失常的治则，通过自身自愈能力，运用内外治法之理，畅达人体气机升降，而达"阴阳自和"则不病或病愈。如《素问·至真要大论》云："高者抑之，下者举之，有余折之，不足补之。"张景岳云："高者抑之，欲其降也，下者举之，欲其升也。有余者折之，攻其实也，不足者补之，培其虚也。"中医应用药物、针灸等治疗方法，通过攻邪与补正以畅达气郁，恢复机体升降运动，则诸病可向愈。中药升降浮沉也是气化的主要理论，"四气五味"是其运用核心内容，一直指导临床遣方用药。病变或升或降，升降并病，药物配伍要有矢量，平治升降于权衡，故中药气味厚薄和组方剂量大小影响作用疗效。《医碥》言："盖欲升之，必先降之而后得升也；欲降之，必先升之而后得降也。"如此运用药物调和人体气机，恢复其升降运动，则病愈之期不远矣。

1. 升降协调与药物气味的作用　中药气味是气化理论的属性。中医认为天地之气相感应，通过"援物比类"方法，将"四气""五味"与升降运动形成的时空观相联系。人体内真气的运行，左升而右降，升降极则返。《临证指南医案》云"肝从左而升，肺从右而降，升降得宜，则气机舒展"。气味本身具有阴阳属性，直达人体作用于四时五脏之气，春酸温入肝木，夏苦热入心火，秋辛凉入肺金，冬咸寒入肾水，甘平入脾土，维持升降衡常有序，则得生生不息。《脾胃论》指出"凡药之所用，皆以气味为主"。"气为阳"，中药"四气"作用推动人体的气自左上升而至右降下，始升极而降，降己而终升，温升凉降，热浮寒沉，按顺时针向行四时之气。"气"温者助肝木升发，热者助心火发散，凉者助肺金敛降，寒者助肾水闭藏。"味为阴"，药物"五味"则为阴，甘缓协调脾土四方，其他四味作用与"四气"正好相反，表现为逆时针方向的作用，酸收防温散过升，苦清降可防热极越散，辛散可防凉降太敛，咸能柔坚可防寒藏之极。如此以应四时五脏之气，气味阴阳在人体内制化权衡升降之气。中药作用若顺时针方向扶助升降气机，则是补之用，反之逆其气机，则为泻之用，通过其补泻作用来维持人体升降运动的动态平衡，从而达到气形相合而化生不息。

2. 升降调治与剂量大小的施配　针对升降失常的病症，组方配伍要保证中药气味的质与量，也谓地道药材及药量大小的选择，这决定了药物在机体发挥的作用矢量。中医运用中药气味调治升降失调，气味的厚薄决定了每种药物质地的好坏，而每味中药的剂量大小影响组方气味的数量多少，通过气味的矢量作用博弈机体升降而恢复畅达气机。"中医的不传之秘在于药量"。临证或重剂或轻剂，须辨识升降病机，审时度势而施治。重剂者，集中药性重兵，助机体升降之力强猛，力挽狂澜破敌邪；轻剂者，轻拨人体阴阳自愈力，引诱敌邪出入，调拨升降气机，牵发而动全身。无论药量使用大小，皆以此为前提。前贤医家善用重、轻之剂，绝非个人喜好决定，而因疾病的气机升降失常及药物本身的气味特性加以斟酌选药用量。如《伤寒论》理法方药的综合运用，为后世临床发展的典范和基石。方论中组方药物相同，剂量因病而异。如太阳伤寒病，表郁轻证有麻黄桂枝各半汤、桂枝二麻黄一汤之论治；少阴寒化病证，又有四逆汤、通脉四逆汤的轻重等。《存存斋医话稿》云"古名医治病，无不以阴阳升降为剂量准"。心中了然升降气机的法理，辨识得升降之病机，医之运用经方时方，随手拈来调治升降，用药得当其效立见。

3. 气机升降的治疗时效性与守法守方的应用　大凡医家孜孜以求，以期达治疗的时效性。《内经》强调治以"一剂知，二剂已"疗效。临证常遇"不效"而频更方药者。"不效"时有两者，一是医者是否辨证准确及方药施治对证的问题；再则，在辨证用药准确情况下，患者须身心调护得当、方药作用时间，助护机体的正气积蓄恢复一定相当程度，而达至"正能胜邪"时，才能祛除病邪。《内经》言"诸病皆生于气"。中医讲究"观其脉证，随证治之"，谨守气机，"无失气宜"，守法守方当遵从气机升降之要旨。中医发病为正邪相搏，造成升降气机失常则人病。一般地说，人体正气盛，外感邪伤及人，正气得药力协助则邪气易祛除，气机升降旋即复常，病愈迅速。一旦正气虚损，元气难速以生成，若欲求速效，则属万难之计，必须经过些时间休整，待脾肾之气渐渐充养以补虚。

正气来复一分寸，邪则退一分寸，元气恢复的蓄积呈现正邪相反的双螺旋状递增过程。正虚无力驱散，邪恋往返难去，临证则需治以守法守方，缓图其本。当以持久之战论治慢性病，邪弱正强之时，伺机击溃病邪，自然升降回复。守法守方之施，有"效不更方"之说，所谓"效"是在准确的辨证基础上，切中人体升降病机而言。通过以上方面分析，中医学基以人为整体的动态观念，运用升降学说去认识人体的生理、病理现象，经过后世医家的不同视角认识，结合临床实践发挥总结，加以提炼归纳，概括发展为诸家之论，如六经辨证、脏腑辨证、三焦辨证、气血津液辨证等。人体感邪有寒温之别，病证则升降有偏重；机体的正气衰盛不同，正复邪祛有速迟，升降复常缓急因异。如从升降气机的动态观角度出发，皆能条析明晰，可归圆其说。

153　基于气机升降出入的六经病欲解时阐释

　　《伤寒论》创立了六经辨证理论体系，至今仍有效指导临床诊断与治疗。相比于六经实质和六经辨证体系方药的研究与运用，"六经病欲解时"却一直未得到足够重视。《伤寒论》在描述六经病时各记载了一条欲解时条文。包括太阳病欲解时"从巳至未上"，阳明病欲解时"从申至戌上"，少阳病欲解时"从寅至辰上"，太阴病欲解时"从亥至丑上"，少阴病欲解时"从子至寅上"，厥阴病欲解时"从丑至卯上"。欲解时内在机制是机体之气随天地之气升降出入的变化而变化，此经气血得天时相助而充盛，相比于其他时辰，此时与邪气相争更容易祛邪外出，因正邪斗争的结果和阳气运行位置的不同而有症状加重和减轻之分，故有学者将其释为"相关时"。六经病欲解时反映了六经气血一天之内随时间变动的流注规律，对其深入研究有助于研究六经实质。六经病欲解时是天人相应理论的具体运用，学者魏永彬等从气机升降出入的角度阐释了六经病欲解时。

少阳病欲解时

　　少阳病欲解时为"从寅至辰上"，对应24时计时法为3时至9时。少阳为一阳，也就是初升之阳，而上午3时至9时正为自然界阳气初升之时，人体之气也呈升达之象，此时间段少阳经气血充盛，更易祛邪外出，故将此时间段定为少阳经欲解时。

　　少阳被称为半表半里，众医家对半表半里各有见解。魏永彬认为，此半表半里中的"表""里"并非是太阳病的表和阳明病的里，而是三阳经的表和三阴经的里，因少阳为从阴中出阳，阳气初升，阴为里，阳为表，故为半表半里，也可称为半阳半阴证。黄元御在其著作《素灵微蕴》中所言："少阳居二阳三阴之中，半表半里。"郑钦安也宗此说，其在《伤寒恒论》中指出："少阳当阴阳交会之中，出与阳争则热生，入与阴争则寒作。"因少阳欲解时位于三阴（太阴少阴厥阴）和二阳（太阳阳明）之间，为从阴出阳，本身即具阴阳寒热两性，故在欲解时阶段，如患者少阳邪气较轻，人体可借初升之少阳之力鼓邪外出，症状减轻而"欲解"；反之，如患者邪气较盛，此时人体气血升达之势亦盛，正邪旗鼓相当，相互交争，寒热往来等症状加重而"欲剧"。故欲解时理解为"相关时"是合理的，即在六经"欲解时"的时辰内，本经病证可缓解或加重，表现为与时辰有关的时间节律。

太阳病欲解时

　　太阳病欲解时为"从巳至未上"，对应24时计时法为9时至15时。太阳为三阳，为阳气最盛，从一天之中自然界太阳光辐射地球的角度来看，正午12时角度最大，辐射量也最大，正午之后虽太阳辐射角度逐渐减小，但温度持续上升，大约在14时温度达到最高，此时间段是一天之中自然界地表阳气最盛之时，也是阳气升发到顶点之时，此时人体受天时影响，人体之气也升发至体表。太阳经证为外邪侵犯人体肌表，其中以风寒邪气为多，肌表阳气为风寒邪气侵袭，寒性收引，出现恶寒、体痛、脉紧等症状，故在巳至未时，阳气盛于体表之时，人体借天时之力更易鼓邪外出，症状减轻而"欲解"，即《伤寒论·辨脉法》所云："夜半得病，明日日中愈者，以阴得阳则解也。"太阳腑证为邪热随经入腑，热与水、血相结而成膀胱蓄水证和膀胱蓄血证，表现为口渴、烦躁不得眠、脉浮、小便不利、水入即吐甚或发狂的里热证，此时人体阳气浮于表，体内热力稍减，诸症状减轻，故也表现为"欲解"。

阳明病欲解时

阳明病欲解时为"从申至戌上"，对应 24 时计时法为 15 时至 21 时。阳明为二阳，阳气较之太阳稍逊，而且此时自然界阳气开始收敛，气温逐渐降低，人体之气随之收敛体内，此时体内阳气聚集，从而易从阳化热，故阳明病为里阳证，以热证表现为主，与此相应的太阳病即为表阳证。

阳明病有经证和腑证之分，在阳明病欲解时，阳明经证会减轻，阳明腑证会加重。阳明经证是指阳明病邪热弥漫全身，充斥阳明之经，是外热，而从申至戌时自然界阳气开始收敛，人体阳气随之收敛入体内，体表阳气减少，故热象稍减而"欲解"。阳明腑证是邪热内盛于里，与肠中之糟粕相搏而成燥屎内结的里热证，申至戌时阳气由体表向体内聚集，在里之热邪被内收之阳引动而发热加重。如《伤寒论》398 条云："患者脉已解，而日暮微烦，以……脾胃气尚弱，不能消谷，故令微烦。"即饮食物不能消化，郁而化热，日暮之时受内收之阳气引动而发热，此生内热之理同《素问·调经论》所述类似，文中指出"有所劳倦，形气衰少，谷气不盛，上焦不行，下脘不通，胃气热，热气熏胸中，故内热。"《金匮要略·妇人杂病脉证并治》云"妇人伤寒发热……暮则谵语，如见鬼状者，此为热入血室"；"妇人年五十所，病下利数十日不止，暮即发热……此瘀血在少腹不去……当以温经汤主之"。此两条日暮发热和谵语皆为内收之阳引动内热而导致，后一条虽言温经汤主之，但此证实为瘀血日久不去，郁久化热，故温通的同时加以寒凉之牡丹皮、苦微寒之芍药以治瘀热。

太阴病欲解时

太阴病欲解时为"从亥至丑上"，对应 24 时计时法为 21 时至次日 3 时。此时自然界阳气收敛到一定程度后继续收敛入阴分，太阴病为脾胃虚寒证，也称为里阴证。

太阴病有足太阴脾和手太阴肺之分，其中足太阴脾病集中在《伤寒论·辨太阴病脉证并治》中论述，而太阴脾虚寒是太阴病的主要机制，熊曼琪研究《伤寒论》引用刘渡舟认识："太阴病主要是脾家阳气不足，运化失司，寒湿内盛，升降紊乱的病证，以脾虚脏寒证为主……治当温中散寒。"从亥至丑时，阳气收敛入阴分，太阴是三阴病的开始，故阳气先到太阴，助脾阳温化寒湿，调气升降，故此时太阴病诸症缓解，表现为欲解。手太阴肺与足太阳膀胱经在生理及病理上相互依存、难以割舍，往往一并受邪，因此手太阴肺病常与太阳病相兼，故手太阴肺病常随太阳病欲解时的旺时而解。

少阴病欲解时

少阴病欲解时为"从子至寅上"，对应 24 时计时法为 23 时至次日 5 时，此时自然界阳气敛降到极致，也即封藏，人体之气随之也封藏于里。阳气封藏于里，在易经八卦中以坎卦表示，对应北方，象为水，郑钦安解释此为二阴爻之中存一息真阳，即阳气封藏于二阴爻之中；《内经》四时五脏阴阳体系中，北方水对应肾脏；经络中足少阴之脉对应肾。故称"从子至寅上"为少阴病欲解时。

少阴病有寒化和热化之分，少阴寒化主要症状除提纲证"脉微细，但欲寐"外，还有第 304 条、第 305 条、第 316 条所述的手足寒、背恶寒、身痛、骨节痛、小便不利、自下利、脉沉等，内在病理机制为少阴阳虚，湿寒阻滞，阳不外达，血运不畅，不通则痛和阳虚不能制化水饮，水饮内停，蓄溢泛滥所致，其本质是少阴阳虚，治宜温阳散寒止痛或温阳利水。从子时至寅时，阳气封藏于二阴爻之中以行温煦之功，少阴温则寒湿化，气血通，通则不痛；少阴温则水有所主，气行水化，水饮尽去。少阴热化即素体阴虚，邪气入少阴从阳化热，即"心中烦，不得卧"的黄连阿胶汤证。对于少阴热化，在子至寅上时间段因阳气入于阴，蒸腾本就不多的阴液，并且引动在里之邪热，故其症状加重而表现为"欲剧"。但无论是症状加重还是减轻，都会表现为在此时间段的时间节律，对于临床诊断和治疗具有重要意义。

厥阴病欲解时

　　厥阴病欲解时为"从丑至卯上"，对应 24 时计时法为 1 时至 7 时，厥阴为一阴，此时自然界阳气敛降到极点之后开始上升，有阴中寓升之意。

　　通过分析厥阴病提纲证："厥阴之为病，消渴，气上撞心，心中疼热，饥而不欲食，食则吐蛔，下之利不止。"可知厥阴病为寒热错杂证，其表现为寒热错杂的机制可从厥阴病欲解时得到答案。厥阴为"两阴交尽"，与少阳欲解时相接，阴之初尽，阳之初生，故厥阴本身即有阴阳寒热两方面，所以病理状态下厥阴受邪可从阳化热，也可从阴化寒，而因其本身具寒热两性，故多寒热错杂。在丑至卯时，阳气开始升发，如患者厥阴病为寒多热少，疾病可借此阳气来复之机而减轻，表现为"欲解"；如患者热多寒少，则此时阳气渐升可能会热上加热，导致病情加重表现为"欲剧"。临床上在此期间症状加重或减轻者均可考虑按厥阴病论治，因三阴病欲解时有重叠，故有学者认为三阴病以欲解时的起始时辰为主要参考，即 1～3 时症状加重或减轻主要考虑为厥阴病，顾植山、陶国水等以发病时辰为参考，结合患者全身症状，运用厥阴病主方乌梅丸治疗包括盗汗、咳嗽、肺癌、胃痛、泄泻、失眠、哮喘、头痛、不孕症等在内的数十种疑难病，临床疗效显著。

　　从自然界气机升降出入规律对人体之气机的影响阐释六经病欲解时，研究可知六经病欲解时是受天时影响的，因本经阴阳气的多寡与邪气相争而表现出相应症状的特定时辰，正所谓三阴三阳实为一体，相互依存，相抱而不相离。六经病欲解时理论对于临床诊断和治疗有一定启示意义，对于发作有时间规律性的疾病可提示病在何经并依据症状指导主方用药，在临床诊疗过程中应加以重视。同时因为《伤寒论》的辨证是"病脉证并治"，是多维度的辨证方法，因此应用六经病欲解时理论结合患者整体症状辨治则疗效更稳定。

154　基于气机升降论六经病病机

　　自然界物质能够构成统一的整体，主要依靠内部气的运动，即"气机升降"。气机升降的基本形式，是阴升、阳降、阴出、阳入，并以中土为枢轴，火、金、水、木为轮周的协调运转所体现。人体生理和病理状态，是气机升降正常和异常的反映。因此，学者曾庆利等认为，对《伤寒论》六经病的病机可用这一理论为指导加以探析。

太阳病是营卫出入之机的失调

　　太阳病主要指表证。周学海在《读医随笔》中云："外应皮毛，协营卫而主一身之表者，为太阳膀胱之气。"因此，首先应明确营卫出入之机。营在脉中为阴，卫在脉外为阳，营卫要协调，应当营出而卫入。如果营在内而不出，卫在外而不入，就是营卫不和，从而导致太阳病。太阳中风，是患者感受外邪而以风邪为主，风性主散，卫气外趋，不能固守营阴，营阴从卫气疏漏之处外泄，故发热恶风而汗出。太阳伤寒，是患者外感风寒之邪而以寒邪为主，寒主收引，营卫之气郁闭，卫气不得入内，营阴不得外达，故发热恶寒而无汗。

　　上述二证皆当调和营卫。对营卫相离因卫气外趋者，当引卫入营，以桂枝汤治疗。方中桂枝、炙甘草、生姜、大枣辛甘化阳，助营阴外接于卫；白芍、甘草、大枣酸甘化阴，助卫阳内接于营。其中桂枝、生姜发散风邪，则营卫相合，自汗可愈。对营卫相离因营卫郁闭者，当发表散寒，以麻黄汤治疗。方中麻黄发散寒邪；桂枝、炙甘草辛甘之品助营阴通达于外，以汗驱邪出表；营卫郁闭于外，则肺失宣降于内，故伍以杏仁增强宣肺平喘之功。至于又有"患者藏无他病，时发热自汗出而不愈者"，为何仍要发汗，并"先其时发汗"，则因本证卫气并非总浮于外，而是时或外浮，故时或自汗出。但此时是营阴从卫气疏漏处外泄，故虽汗出，营卫仍不和，必借助药力，复发其汗，使营阴泛达于卫，阳得阴恋而能入，卫气即不再外浮。其"先其时发汗"，即选择未汗出时服药发汗，无非因此时营卫相距较近，营阴外达与卫气相合更为便捷而已。如此则药效易于取得，且汗出亦不会过多。徐灵胎所说的"自汗乃营卫相离，发汗使营卫相合"之理，即在于此。

阳明病是阳土之气的不降

　　"胃家实"是阳明病的病机。胃气以息息下行为顺，故"胃家实"，即胃气因实邪阻滞而不降。胃为阳土，其气不降，多呈阳热之气亢而向上、向外之象。如胃热弥漫于阳明之经，充斥于表里内外，见高热、烦渴、大汗出、脉洪大等症，为阳明经证；如燥热相结，成燥屎阻结于胃肠，腑气不下，见潮热、不大便、谵语、小便数、腹胀满、绕脐痛、脉沉实等症，为阳明腑证。不论经证、腑证，皆属阳土之气不降。

　　阳明病最发人深思者，是"脾约"一证。条文云："趺阳脉浮而涩，浮则胃气强，涩则小便数，浮涩相搏，大便则硬，其脾为约，麻子仁丸主之。"对此条诸家多以胃强脾弱，脾被约束为解，但说理不透，如以气机升降理论解释，则豁然开朗。本证发于太阳病发汗、泻下、利小便后，亡津液，胃中干燥，虽有胃肠燥热，但毕竟以胃阴虚为主。阳土之气无阴液携恋而不能降，故大便硬，但由此却又引起了阴土之气的不升，从而涉及气机升降的基本理论。《素问·六微旨大论》云："无不出入，无不升降……四者之有而贵常守，反常则灾害至矣。"所谓"常守"，即升降出入四者互为因果，恋守勿失。脾胃同居中土，为气机升降的枢纽，当其旋转之时，如胃气不能从右而降，则脾气亦不能从左而升。本证既因胃气不降而约束脾气不升，故称为"脾约"证；但病本在胃，故列入阳明病。脾为胃行其津液，可将水谷精微上输于肺，再布于全身。今脾气不升，则胃中水谷津液由小肠偏渗膀胱，故小便数；津液不能还入胃中，故大便硬不得缓解。津液偏渗亦使脾脏自身阴液亏乏，故趺阳脉既因胃气不降而脉浮，复因脾气不升、脾阴不足而脉涩。胃气不降是病态的亢奋，故云"浮则胃气强"；脾气不升而津液偏渗，故云"涩则小便数"；究其原因是胃强不降导致脾弱不升，故云"浮涩相搏，大便则硬，其脾为约"。可见，张仲景在阳明篇论述脾约是使读者体会脾胃在气机升降中的内在联系。

少阳病是气机升降道路的不畅

周学海在《读医随笔》中云："通行内外，应腠理而主一身之半表半里者，为少阳三焦之气。"对少阳病，不应仅仅理解为胆病，更主要的是三焦病。《金匮要略》云："腠者，是三焦通会元真之处，为血气所注；理者，是皮肤脏腑之理也。"凡在内的脏器，在外的皮、肉、脉、筋、骨，其中组织间隙，皆三焦通会元真之处，而为少阳所主，故章虚谷云："凡表里之气莫不由三焦升降出入。"三焦为气、水之通道，邪入少阳，气机升降道路壅塞，必然表现出阳入与阴升阳降的失常。

少阳病提纲是"少阳之为病，口苦，咽干，目眩也"。此仅属少阳相火上炎，不足以反映少阳病病机，应援引小柴胡汤证分析。本证见"往来寒热，胸胁苦满，嘿嘿不欲饮食，心烦喜呕，或胸中烦而不呕，或渴，或腹中痛，或胁下痞，或心下悸，小便不利，或不渴，身有微热，或咳"，症状表现在周身表里上下，既有胆病，也有三焦病。往来寒热是自觉恶寒与发热反复出现。腠理在皮肉营卫之间，邪阻三焦，入于腠理，外并于表则恶寒发热，内并于里则但热不寒，出入于表里之间，故恶寒与发热反复出现。胸胁苦满，嘿嘿不欲饮食，心烦呕吐，腹中痛，胁下痞，多属胆病。由胆木之气不舒，或木火上炎，或胆木犯胃所致。胸中烦而不呕，咳嗽，心下悸，小便不利，不渴，身有微热，则多属三焦气道不利，气水升降失调所致。因此，条文在论述少阳病病机时与《金匮要略》相呼应，指出"血弱气尽，腠理开，邪气因入，与正气相搏"，把少阳统三焦而主腠理之理提示得一清二楚。

太阴病是阴土之气的不升

就《伤寒论》而言，太阴病以"脾家"即脾脏的病变为主。太阴病提纲对此提示得十分清楚："太阴之为病，腹满而吐，食不下，自利益甚，时腹自痛，若下之，必胸下结。"其中最重要的症状是自利。"自利益甚"是言腹满而吐，食不下等一系列症状。每随下利之甚而愈加严重，足见下利是左右太阴病全局、决定病情发展变化的关键。所以，条文重申："自利不渴者，属太阴，以其脏有寒故也。"由此推知，即使腹满而吐、食不下已见，但无自利一症，则是否属太阴虚寒证尚应加以斟酌。就临床所见，腹满而吐、食不下，确有属脾与属胃的不同，如阳明腑实证就有这类症状。两者除从这类症状的自身特点加以区别外，就是以是否兼见下利，并伴随下利而加重为辨证要点。此因脾为阴土，其气当升，脾气不升，则清气下陷，故《素问·阴阳应象大论》云："清气在下，则生飧泄。"脾胃同居中土，为气机升降的枢纽。脾土之气不从左升，则胃土之气亦不从右降，其理与胃土之气不降而后脾土之气不升相同。所以，太阴虚寒下利多伴腹满而吐、食不下的胃气不降之症。《素问·阴阳应大论》所谓"浊气在上，则生䐜胀"即指胃气不降。《灵枢·阴阳清浊》云"阴清而阳浊"。胃为阳土，阳土之气不降，故曰"浊气在上"。不过，太阴病的胃浊不降与阳明自病者有标本不同。太阴虚寒是清气不升为本，浊气不降为标，故腹满可时减；虽吐，却非食已即吐；虽食不下，亦只是食欲不振，而非不能纳谷。此外，腹痛亦必时轻时重，时发时止，得按痛减，而非痛无休止，得揉按更甚。可见，解决此证的关键不在主纳食之胃，而在主运化之脾，故条文云"当温之，宜服四逆辈"。显然，四逆辈概括了一切温运脾阳、升清以降浊的方剂。

少阴病是水火升降的失常

心属火，肾属水，水升火降是维持人体阴阳平衡的根本。少阴病就是心肾水火升降的失常。其原因虽因水中之水火与火中之水火的偏盛偏衰，但本质上无非火衰与水衰两方面，其水盛或火盛是在火，衰是在火衰或水衰基础上续发，故少阴病不外阳虚寒化证与阴虚热化证两种类型。

少阴寒化证，是由心肾阳衰，特别是肾阳衰微所致，"下焦虚有寒，不能制水"是其基本病机。肾阳衰微，不能蒸腾肾水以达于上、达于外，则在下出现下利，小便色白，在上出现口渴，故云"虚故，引水自救；若小便色白者，少阴病形悉具"。失此不治，在下阴凝不化，在上、在外阴液更为缺乏，则在上、在外的阳气由于失去阴液的携恋而不能下、不能入，反而上浮、外越，形成戴阳证、格阳证。在上的脏器为心、肺、胃，心阳不降则烦，肺阳不降则咽痛，胃阳不降则干呕。上部的阳气不得降于下，甚则"面色赤"。肌表的阳气不得入内，则发热、汗出，甚则"身反不恶寒"。治此证当从本，壮阳气、蒸津液为主，故皆以生附子、干姜为主药，轻证以四逆汤。格阳重证，方用通脉四逆汤，重用生附子、干姜，并用炙甘草从中焦化生营血，则血脉可通，且脾为营之本，补脾生营，则在表的卫阳得营阴之恋而内入，反不恶寒的格阳证即愈。戴阳重证，方用白通汤，以葱白与生附子、干姜为伍，葱白色白而味甚辛烈，有辛润肾燥、开腠理、致津液、通气之功，即先引津液上达，则在上的阳气自能得恋而下降，与肾气相交通，面色赤的戴阳证即愈。

少阴热化证，是由肾水亏虚，不能上济心火，且心血不足，不能携恋心火下行所致。心火上炎，神不守舍，阳不入阴，故"心中烦，不得卧"。治此当补肾水，养心血为主，佐清心降火之品，方用黄连阿胶汤。方中阿胶、白芍补肾养血，黄芩、黄连清心降火，更有鸡子黄滋养阴血，发挥媒介作用，于是水升火降，诸证即愈。

厥阴病是气血升降的逆乱

厥阴病有寒证、热证，特别是有寒热错杂证。探讨这些证候产生的原因，是《伤寒论》研究中的重要话题。厥阴寒热错杂证，是在少阴虚寒证阳虚阴亦亏的基础上产生的。造成阴亏的原因有二：一是少阴阳衰，不能蒸化阴液，无阳则阴无以生；二是下利日久，阴液丧失过甚。少阴篇在论述虚寒证时多次强调指出"下利止而头眩，时时自冒，吐已，下断，汗出而厥，四肢拘急不解"，"利止脉不出，数更衣，反少"以及"利止亡血也"等一类阳损及阴、阳亡阴亦竭的症状，即已为厥阴寒热错杂证的产生埋下了伏笔。因阳虚必导致下寒，阴亏则导致上热。病至厥阴，虽相火不足，但阴尽却又有阳复的自然之机，相火即可乘势得以伸张，因而又急需肾水上济以滋柔。恰在此时，肾阴严重亏虚，即肝血亦因肾阴亏虚而生化不足，从而造成阴不恋阳，水不济火，水不涵木，相火独亢，冲逆向上的局面。相火是厥阴气火，气为阳，血为阴，气火应降而反上逆，阴血应升而不上荣，故亦属阴不升而阳不降的气机逆乱。本证下寒是本，阴血不足是标，治病求本，故应以温下寒为主。但阴液不足，单温下寒，又恐更耗阴血，故应补阴、滋阴、坚阴。此时标热不除，又会下吸肾水，故又应清其上热。所以，总的治则应是温下寒，清上热，滋阴血。乌梅丸辛升，苦降，酸滋三法合和成方，可供临床治疗这类证候时组方的参考。

厥阴寒证，有肝气虚、肝阳不足、浊阴上逆的吴茱萸汤证，又有血虚寒凝的当归四逆汤证。一偏在气，一偏在血；一偏在经脉，一偏在血脉。厥阴寒证亦有"下利清谷，里寒外热，汗出而厥者，治同少阴格阳证。厥阴热证，或因肝气郁久化热，或因阳复太过，皆易灼伤营血，上为咽痛喉痹，下为下利便脓血。可见，厥阴病不论寒证、热证、寒热错杂证，皆属气血升降失调而引起的气机逆乱。

155 基于升降相因论脏腑气机升降和药对配伍

"升降相因"思想首见于《素问·六微旨大论》，其云："气之升降，天地之更用也……升已而降，降者谓天；降已而升，升者谓地。天气下降，气流于地，地气上升，气腾于天，故高下相召，升降相因，而变作矣。"其描述天气下降流为地气，地气上升腾为天气，天地之气由升降而相互感应、相互更替，此自然之理也。而人法天地之理而生，秉四时之气而成，其脏腑之生理规律亦当符合天地升降之理。《素问·宝命全形论》云："天复地载，万物悉备，莫贵于人。人以天地之气生，四时之法成。""夫人生于地，悬命于天，天地合气，命之曰人。"《灵枢·岁露》亦云"人与天地相参也"。且气之升降为万物化生之机，阴阳运行之道，因春夏阳气升发，万物以荣，秋冬阴气沉降，形气以藏。《素问·六微旨大论》又云："出入废，则神机化灭；升降息，则气立孤危……非升降，则无以生长化收藏。是以升降出入，无器不有。"由此可见，"升降相因"为天地化生万物之根本，阴阳交感之基础，其在人亦为气机运行之基本，脏腑功能协调之关键。故而用药之原则，应以"升降相因"为理，配伍升降之药对，借以调畅人体气机升降，拨动气机运转，使脏腑之间升降相宜，功能协调。学者易志忠等基于此，探析了脏腑气机升降和对应之升降药对调节脏腑气机之理。

升脾降胃，斡旋中气——黄芪、赭石

叶天士云："脾宜升则健，胃宜降则和。"脾阳上升，运清阳上呈清窍，胃气下降，降浊阴以归六腑，两者居于中焦，为气机升降之枢纽。黄元御云："水谷入胃，脾阳磨化，渣滓下传，而为粪溺，精华上奉，而变气血。"水谷精微需依靠脾之运化才得以奉周身、养脏腑，渣滓糟粕赖胃气通降才可传导大肠，下出魄门，故脾胃为气血生化之源，糟粕下传之机。脾气左升，肝肾借此而升发疏畅，水木不郁，胃气右降，心肺由此而肃降收藏，金火不滞，中气运转，脏腑气机周流，下温而上清，阴阳协调。

黄芪性味甘温，善于补中益气，升阳举陷，大补肺脾，善治气陷证。历代医家多用之补助中气，扶助脾胃，升发阳气。金代医家李东垣在《内外伤辨惑论》中以黄芪为君药，创立升阳益胃汤，取其升阳之性用以治疗脾阳下陷、清气不升等；和民国名医张锡纯亦谓之能升举"大气"，其书《医学衷中参西录》多用之治疗大气下陷证，创立升陷汤、回阳升陷汤等方，其健脾升阳可助脾之散精，上输于肺。赭石性微寒，味苦甘，其质重坠下行，有重镇降逆、平肝潜阳之效，善治噫气呕逆、噎膈反胃、肝阳上亢等。《长沙药解》云："其驱浊下冲，降摄肺胃之逆气，除哕噫而泄郁烦，止反胃呕吐，疗惊悸哮喘。"张锡纯亦云其善镇逆其，降痰涎，止呕吐。《御药院方》以赭石为君药，立赭石汤以治逆气上冲奔逼、息道滞塞不通等证。赭石通降之性可制约亢阳，平冲降逆，下通胃肠。

黄芪升提，可助脾气上升，以使水谷精微输达于肺，肺气宣发以布散周身；赭石沉降，可使胃气通降，助糟粕下行，以防浊气上逆。名医张锡纯曾以此两药相配创制起萎汤，用于治疗脑部充血后遗留肢体萎废者，究其意取黄芪升阳助气，配赭石降气通浊，升降相得使气血运行无碍，以濡养萎废之肢体。国医大师邓铁涛将两者相配制以赭决九味汤，具有益气祛痰之效，治疗高血压病属气虚痰浊者，其以黄芪补中气之虚治其本，但单用黄芪恐有助阳升发之弊，引发高血压，故取赭石既可平肝潜阳以制约黄芪升发助亢阳，又可降逆祛痰，两者合用，补气升阳而无亢盛之过，降逆痰浊又无耗伤正气之弊。故而黄芪、赭石两者相配伍，一升一降，补而不滞，升而无亢，降而无隙，可使脾胃之升降得以运转，中气调畅，清升浊降，运化得施。

升肝降胆，助气周流——柴胡、黄芩

肝胆本同属于木，而肝在六气中为厥阴风木，性属乙木，胆为少阳相火，性属甲木。名医彭子益曾在《圆运动的古中医学》中提出轴轮理论，认为"乙木疏泄，自下而上。甲木疏泄，自上而下。合成一圆运动"，意指木气自有升降运动。肝为乙木，其性由下而上作升之用；胆为甲木，其性由上而下作降之用，即肝木有左升之性，胆木有右降之性，肝升胆降，可调畅人身气机随之升降。故肝气升发，促使脾肾之气上达，精血上奉，以滋养清窍，胆气下降，助使六腑之气通降，浊阴出于下，糟粕排泄有常。肝胆升降相宜，疏泄有度，气机上下周流，气机条达，血行通畅。

柴胡味苦性微寒，入肝经，有疏肝升阳之效，可用于治疗肝气不舒、下利脱肛、子宫下垂等疾病。《医学启源》云："柴胡，少阳、厥阴引经药也……治心下痞、胸膈中痛……引胃气上升，以发散表热。"《药品化义》云："柴胡，性轻清，主升散，味微苦，主疏肝……能升提下陷，佐补中益气汤，提元气而左旋，升达参芪以补中气。"医家多用之以疏发肝气，助阳上升。黄芩味苦性寒入胆经，有清热燥湿、泻火解毒之效，可用于治疗黄疸、泻痢、湿热痞满等疾病。朱丹溪云"黄芩，安胎，乃上中二焦药，能降火下行"。《伤寒论》以黄芩汤治疗太阳、少阳二经合并下利，即取黄芩清泄少阳胆火之效。

柴胡疏肝，助厥阴乙木之气左升，黄芩利胆，使少阳甲木之气右降。《伤寒论》中经典名方小柴胡汤，即以两者相配伍用之治疗少阳证，以柴胡透达少阳半表半里之外邪，黄芩清泄少阳半表半里之内热，柴胡升清阳，黄芩降浊火，使少阳枢机得利，正胜而邪退，邪去而正安。《圣济总录》立柴胡黄芩汤，取两者配伍治疗寒热气未解。《济生方》组方清脾饮亦用柴胡、黄芩配伍疏泄肝胆，以助脾胃运化。柴胡、黄芩两者相配伍，一升一降，柴胡助肝木升发，黄芩使胆木下降，既可以疏利肝胆之气机，从而运转人身之气，又能清泄内蕴之郁热，以助清阳上行，浊阴下降，气行得常，血行无滞。

宣肃肺气，精微布散——桔梗、杏仁

肺为华盖，居于上焦，有宣发、肃降之特性。《灵枢·决气》云："上焦开发，宣五谷味，熏肤，充身，泽毛，若雾露之溉。"肺气宣发水谷精气，外可滋润肌肤皮毛，上可濡养头目清窍，精微物质依靠肺气宣发以布散于五脏，洒陈于六腑。《素问·经脉别论》云："饮入于胃，游溢精气，上输于脾，脾气散精，上归于肺，通调水道，下输膀胱，水精四布，五经并行。"肺气通过肃降将水液下输膀胱，肺与大肠相表里，肺气肃降助大肠传导糟粕。肺主气主治节，肺气宣降相合，气机调节有度，津液糟粕即可正常输布。

桔梗味苦、辛，性平，有开宣肺气、祛痰排脓之效，临床多用于治疗咳嗽痰多、胸闷不畅、肺痈吐脓等症状，其被誉为"舟楫之剂"，能"载药上行，宣发肺中郁结"。《重庆堂随笔》云："桔梗，开肺气之结，宣心气之郁，上焦药也。"《金匮要略》中用桔梗汤治疗肺痈吐脓，助肺宣发。桔梗实为宣发肺气之代表药；杏仁味苦性温，有祛痰止咳、平喘、润肠之功用，可治疗咳嗽喘满、肠燥便秘、寒气奔豚等症。其性下行，助肺气肃降，大肠传导。《神农本草经》认为杏仁"主咳逆上气，雷鸣，喉痹下气，产乳，金创，寒心，奔豚"，《本草便读》云："凡仁皆降，故（杏仁）功专降气，气降则痰消嗽止。能润大肠，故大肠气闭者可用之。"《伤寒论》中逢咳喘之症，亦常加杏仁以利肺，如桂枝加厚朴杏子汤、麻黄汤等。

桔梗宣肺之效捷，杏仁降肺之功优，两者多相配伍使用。张景岳在《景岳全书》中用两药配伍组成桔梗杏仁煎，用于治疗肺痈将成者，取两者宣降之力，开合肺气，将肺中痰热清散而解。伤寒大家曹颖甫也曾论述将桔梗、杏仁合用组成宣肺利水汤治疗水肿。《太平圣惠方》中桔梗散亦将两药配伍，治疗咳嗽、痰唾稠黏等疾病，因两药既能宣肃肺气又有祛痰之效，合用可使黏痰易化。桔梗、杏仁两药配伍，一升一降、一宣一肃，符合肺气宣发肃降之生理特性，既可助肺气通调水道，杜绝水饮停留之患，又可清解肺中痰浊，使肺气清灵，气机调畅。

升肝降肺，调畅气机——川芎、石膏

肝属木主疏泄，在四季其应春天少阳升发之气。肺属金主肃降，在四季应秋天太阴肃降之气。《素问·刺禁论》云"肝生于左，肺藏于右"，以肝应东方，肺应西方，而左右又为阳升阴降运行之道路。《素问·阴阳应象大论》云"左右者，阴阳之道路也"。《幼幼集成》亦云"左右者阴阳之道路也……阳从左升，阴从右降"。《临证指南医案·咳嗽》云"但人身气机，合乎天地自然，肺气从右而降，肝气由左而升"。此皆说明肝升肺降的生理特性，肝气左升，气机条畅，阳气升发，血行无碍，如春生发陈，万物以荣；肺气右降，精微四布，水道通调，浊气下降，如秋收肃降，天地气明。肝肺相合，调达人体一身之气，清升浊降、阴阳协调则气血津液通调畅达。

川芎性味辛温，入肝胆经，可行气开郁，活血止痛，有"血中之气药"之称，可上行头目，祛风止痛。王好古谓其能"搜肝气，补肝血，润肝燥，补风虚"，因其能引肝气上行达于头目，故有"头痛须用川芎"之语。《本草正》云："川芎，其性善散，又走肝经，气中之血药也……芎归俱属血药，而芎之散动尤甚于归，故能散风寒，治头痛，破瘀蓄，通血脉，解结气……以其气升，故兼理崩漏眩运。"川芎升肝助阳之性显著，为"风药"之代表。石膏性味甘寒，归肺胃经，属"金石之类"，质重而降，有清热泻火、除烦止渴之功效，尤善清降肺胃里热，多用于治疗外感热病，高热烦渴，肺热喘咳等症。《长沙药解》载其能"清心肺，治烦躁，泄郁热，止燥渴"。石膏性寒而沉降，因其清解里热，合肺之肃降，故医家多用之治疗肺火上逆。

川芎升发肝气而清头目，石膏沉降肺气而除烦热，两药相伍，可调节肝肺之气，医家多用两药治疗风热头痛证。《医宗金鉴》中芎芷石膏汤、《伤寒全生集》中川芎石膏汤、《兰室秘藏》中川芎散，皆用川芎、石膏两药配伍，以治疗外感风热头痛证。推之，风与热均为阳邪，两阳相劫则头痛而作，而川芎祛风，石膏解热，风退热散，两阳离合，头痛因解。川芎与石膏配伍，一升一降，川芎助肝阳升发，上行祛风，石膏使肺气肃降，下行泄热，一温一寒，石膏可制约川芎之升散太过，川芎又杜绝石膏之寒凝伤阳，升中有降，寒温相合，肝肺之气调达，人身之气顺畅。

人体气机之升降为气血运行流通之动力，亦是阴阳协调之根本所在。《素问·举痛论》云："余知百病生于气也。怒则气上，喜则气缓，悲则气消，恐则气下，寒则气收，炅则气泄，惊则气乱，劳则气耗，思则气结。"气机升降失调则百病由生。肝脾助气升发，胃胆以降为宜，而肺独具宣发肃降之性，人之脏腑各具其升降之生理特性，故临证组方之时，基于"升降相因"理论，考虑脏腑之间的升降关系，进行配伍与病变脏腑或气机相关之升降药对应为基本的用药原则，这合脏腑之生理，疏其本性使升降相宜，气机调畅，从而让治疗达到事半功倍之效。人体升降协调，气机运转，"清阳上天，浊阴归地"，气血津液运行通畅，达到"五脏相通，移皆有次"的状态，则自然"邪不可干"。因此基于"升降相因"，结合脏腑升降进行组方用药这一原则，可为临床疾病的治疗提供一种新思路，提高临床疗效。

156　脏腑气机升降理论渊源

气的升降出入运动与人体正常生理功能有着密切的联系，能起到吐故纳新、活化机体的作用，进而使得人体达到一个稳定平衡的状态，而气机的升降出入运动失常又可以导致脏腑生理活动发生异常，还能够破坏人体健康的生命状态。学者常兴等从脏象学说角度对脏腑气机升降理论及其临床意义进行了论述。

脏腑气机升降理论的源流考证

气是人体内活力很强且运动不息的本源物质，人体脏腑经络等组织器官的正常生理功能与精血津液的布达全身，均有赖于"气"的推动作用而完成，而"气"在人体内正常的运动称之为气机。它存在于人体中并且能够通过五脏六腑的功能活动而反映出来，具有活动能力特别强的特性，其在人体中运动的具体表现为升、降、出、入 4 种形式。《素问·六微旨大论》云"是以升降出入，无器不有"。五脏六腑之气皆有升降出入，人体才得以维持正常的生命活动，人体正常新陈代谢的基本形式就是气的升降出入，若气机失常便会引发疾病。故而《素问·六微旨大论》云："故非出入，则无以生长壮老已；非升降，则无以生长化收藏。"如果脏腑气机的升降出入运动停止，则提示人的生命活动将要结束。由此可以看出《内经》在关于五脏六腑气机升降的生理病理特点以及人体精气血津液生成和代谢的论述中多有渗透。

从中医学理论体系中"天人合一"重要思想的角度来看，人与外界自然和地理环境是相互统一的，而自然界气机能量场与人体气机的运动也有着较为密切的联系，人体气机的运动取决于人体外部自然界气机能量场的运化。人体新陈代谢的过程同时也是机体与外界自然环境能量和物质交换的过程，即脏腑"气化"的过程。而脏腑"气化"的过程又跟阴阳有着密切的联系，因为气化是由阴阳相互矛盾和运动而产生的。如《素问·阴阳应象大论》云"阳化气，阴成形"。故而阴阳二气的升降相因运动是"气机升降学说"和"气化学说"的根本所在。古人通过观察人体生理活动和病理变化以及对精气血津液输布规律的分析，推测出了脏腑之气的运动形式和基本规律，并且特别地强调了气机升降运动的重要性。

从脏腑分别论述气机升降理论

气机的升降出入运动是人体生命活动和脏腑功能的基本表现形式，而随着各个脏腑的生理功能和生理特性的不同气机的运动还可以表现为多种形式，且各个脏腑要维持其正常的生理功能都需要以脏腑气机升降出入运动的协调平衡为重要前提。

1. 肝与肺左升右降，呈龙虎回环之势　从五脏的生理功能角度来讲，肺主气司呼吸，五脏之中唯独肺主气，如《素问·五脏生成》云"诸气者，皆属于肺"。通过肺气的宣发和肃降作用，吸入外界清气，排出体内浊气，人体必须经过这个吐故纳新的过程才能维持人体正常的生命活动。并且一身之气的运动正常，全部有赖于肺的宣发肃降功能，宣发即向上向外的特点，肺气宣发浊气才得以呼出。肃降即向下向内的特点，肺气肃降，清气才得以吸入。"上、下"与"内、外"这是两种对立统一关系，正是这两种关系使得肺的宣发肃降功能体现了气机运动的整个过程。肺主司气的运行，肺有节律性呼吸，平稳而顺畅，和缓而有度，方能使一身之气的升降出入运动协调而有序。从五行角度来讲，肺属金，为阳中之阴，金曰从革，在这里"从革"是指"变革"的意思，可以引申为具有清洁、肃降等作用的事物皆属于金。肺气宣降功能协调则清洁、肃降即输布代谢水液的功能才能正常。

肝主疏泄，其生理特性为肝气生发，《格致余论》指出"司疏泄者肝也"。肝主疏泄中心环节就是调畅气机。若肝主疏泄的生理功能正常，则肝气调畅通达全身气机，使气机的升降出入运动能够协调平衡。肝为刚脏，主升主动，清代林珮琴在《类证治裁》中云"凡上升之气，自肝而出"。肝在五行属木，通于春气，为阴中之阳，"木曰曲直"实际上可以引申为具有生长、升发等作用或性质的事物皆属于木。肝气的生发能够启迪诸脏，使五脏安定，生化不息。正如《杂病源流犀烛·肝病源流》中所论"肝和则生气，生育万物，为诸脏之生化"。

肝气以升发为宜，肺气以肃降为顺，此为肝肺气机升降的特点所在。《素问·刺禁论》云"肝生于左，肺藏于右"。肝者阴中之阳，阳之始生者为肝也，肝气在左主升主动，人体五脏六腑之气血都有赖于肝胆之气而升发。肺者阳中之阴，阴藏之初者肺也，肺气在右主杀主降，为气之本也。肝与肺一生一杀，一升一降，两经交接于肺中，对脏腑气机的升降运动起到了重要的调节作用，所以古人称之为"龙虎回环"。肺与肝气机升降还能够维持中焦气机的正常生理功能，若是肺失肃降则可以引起胃失和降，如清代喻嘉言在《医门法律》中所论"肺气清肃，则周身之气莫不服从顺利"。肝主疏泄，肝气左升则脾气同升，肺主肃降，肺气右降则胃气同降，若是肝肺两脏气机调节不利，肝之左升太过，肺之右降不及也同样会导致疾病的发生。如清代叶天士在《临证指南医案》中指出"人身左升属肝，右降属肺，当两和气血使升降得宜"。

2. 脾与胃为气机升降之枢，人体之斡漩　脾胃为气机升降之枢纽。朱丹溪在《格致余论》中云"脾居坤静之德，而有乾健之运，故能使心肺之阳降，肾肝之阴升，而成天地之交泰，是为无病之人"。无论是人体上焦之气下降，还是下焦之气上升，都有赖于脾胃气机升降的枢纽作用。脾胃之气升降协调，不仅保证了饮食纳物的正常运行，又能够维持内脏位置的相对稳定。在五行生克关系中，脾属土，为阴中之至阴，土爱稼穑，在这里"稼穑"指土具有播种和收获的作用，因而引申为具有生化、受纳等作用的事物，均属于土。而脾运化水谷精微以保证人体正常生命活动的功能就符合"土爱稼穑"之理，而长夏之季，蕴育生化，万物华实，故脾与长夏同气相求而相通应。

胃具有向下运动以维持胃肠道通畅的生理特性，胃气下降与脾气上升是相反相成的，必须要在脾胃之气升降协调的前提下两者才能够共同完成水谷饮食消化吸收的过程。如叶天士在《临证指南医案·脾胃门》云"脾宜升则健，胃宜降则和"。脾胃并居于人体之中央，两者气机升降相因，为脏腑气机升降的枢纽，人体之斡漩。若脾气上升则肝肾之气皆升，胃气下降则心肺之气皆降，故而脾胃为脏腑气机升降的枢纽，人体之斡漩。脾气上升则可以将水谷精微向上输布的同时还有助于胃气之通降；胃气下降则可以将受纳之水谷及食物残渣通降下行的同时也有助于脾气之升运，脾胃之气机升降相因既是保证饮食水谷纳运和维护内脏位置恒定的重要前提，所以脏腑气机的调节离不开脾胃的枢纽功能。金代李东垣在《脾胃论》中特别地强调了脾胃还有着生长和升发的一面，并且在临床治疗脾胃病的过程中常常善于应用柴胡和升麻之品以遂其生升之性而升发脾之阳气。故而提出了"脾胃虚则九窍不通"等一系列重要的观点。

3. 心与肾水火既济，"君火以明，相火以位"　心居于上属阳，为阳中之阳，在五行属火，火曰炎上，"炎上"可以引申为具有温热、升腾等作用的事物。肾在下属阴，为阴中之阴，五行属水，水曰润下，"润下"是指水可使物体湿润而不干燥且向下运行的作用，因而引申为具有滋润、向下运行的事物，均属于水。而心与肾两者的关系主要在于心肾相交，心火必须下降于肾，使肾水不寒；肾水必须上济于心，使心火不亢。心与肾两脏水火升降互济，心火肾水相须，为气机运动之根本。故而心与肾在脏腑气机升降出入运动中发挥了重要的作用。如明代周慎斋在《慎斋遗书》中云"心肾相交，全凭升降。而心气之降，尤肾气之升；肾气之升，又因心气之降"。

心与肾两脏有着水火相济与升降相因之能，潜藏下降为肾之本性，而升腾气化又为肾之功能，有升则有降而出入有常，若肾之气机升降失常则发为疾病。心者为君主之官，心主血脉，心之气机升而有降、降而有升则全身血脉运行正常。"主明则下安，主不明则十二官危"，心与肾之气机升降失常必然会牵连他脏而发为疾病。以脾脏为例，心主降脾主升，脾运化水谷精微又化生血液上输奉养于心，心主血脉运行血液而濡润全身脏腑。心主血脉有赖于脾的运化功能，脾主升清又有赖于心阳的温运功能。若是心之气机逆乱，脾不得升清，则水谷精微化生的血液难以上输涵养于心，心无所养就可以出现心慌心悸、自汗气短等一系列心气虚的临床表现。心气心血不足又可以影响脾的运化功能而出现纳呆食少、少气懒言等一系列脾气虚的表现。肾者为先天之本，脾者为后天之本。若是脾肾之气机升降出入失常，则可以出现下利清谷，畏寒肢冷或五更泄泻等一系列脾肾阳虚的症状。由此可见，心与肾的气机升降关系还与其他脏腑的生理功能有着密切的联系。如《素问·天元纪大论》云"君火以明，相火以位"。心位于上为一身之主，神明出焉，故称之为君。肾位于下，输其火于心，为神明之用，故称之为相。君相二者相养相制，彼此相互协调平衡，各个脏腑气机调畅方能使人体达到一个健康的状态。

脏腑气机升降理论对临床的指导意义

1. 临床辨证论治必须重视脏腑气机 脏腑的气机升降运动虽然是脏腑的自身活动，但是在临床发为脏腑疾病的过程中有着不同的病理表现。人体各种疾病的发生尽管其病因、病机和病位有着不同的变化，但是从疾病的发病机制以及疾病的各种致病因素角度来看，人体气机的升降失常便成为疾病的共有特征，劳倦过度、情志失调、外感六淫或饮食不节等因素均可导致脏腑气机失常。若脏腑气机失调，脏腑不能够正常的升清降浊，人体的气血津液也不能正常的代谢，气、火、痰、瘀等内生邪气相互为患则可以发为疾病。所以只有在脏腑气机舒畅条达的条件下机体才不会出现气郁、气滞、气逆、气陷等气机紊乱或痰饮、瘀血、水湿等病理产物瘀滞于体内的病理状态。《素问·举痛论》云"百病皆生于气"。原文中阐释了体虚劳倦、外感六淫和七情内伤等因素皆可导致脏腑气机升降失常，进而变生诸多疾病。从临床角度来讲，脏腑气机升降理论对于许多疾病的治疗都有着非常重要的指导意义，同时也是中医理论体系中"整体观念"的具现表现形式。在指导临床治疗疾病的过程中必须了解脏腑的气机特点，制方用药时还必须重视调畅脏腑气机。

2. 气机升降失调对脏腑的影响 从脏象角度来讲，气机升降失调会对五脏六腑产生一定的影响，若是脾气不能上升，则不能正常运化水谷精微，导致脘闷腹胀、四肢无力、肌肉削瘦、大便溏泄等症状的发生。胃气不能下降，则食糜糟粕不能向下传递而导致呃逆腹胀、胃脘疼痛、泄泻和便秘等症状的发生。如《素问·阴阳应象大论》云"清气在下，则生飧泄；浊气在上，则生䐜胀"。若是风、寒、暑、燥、火等外感邪气侵袭肺卫就会导致肺主宣降的功能出现异常，气机逆乱在上则发为胸闷喘嗽；在下则为小便不利甚或水肿等。进而言之，肺与大肠相表里，肺气失于肃降则能够影响大肠正常的生理功能，可见大便干结或便秘；肤表不得津气的濡润，卫气不能外达皮毛肌腠则随之出现皮肤不固、干枯脱发等症状。反之，大肠传导功能失常也可以影响肺气的宣降功能而出现胸闷、气短等临床表现。若是肝气升发不及，气机郁滞不通则会导致情志抑郁、胁胀纳呆等肝气郁结的临床表现，气机郁滞日久还可导致瘀血内停，临床会出现两胁刺痛、肝脾肿大、月经不调等气滞血瘀的症状。若肝气升发太过，气血并走于上，可出现面红目赤、头胀头痛等"肝阳上亢"的临床表现，甚至还会导致暴聋、呕血、脑卒中等急症。如《素问·生气通天论》云"大怒则形气绝，而血菀于上，使人薄厥"。

此外，临床还有诸多疾病都是由脏腑气机升降出入异常所导致的。临床辨证论治之际必须要在"整体观念"的思想基础上明辨脏腑气机的升降规律，这对于气机升降理论指导治疗脏腑疾病有着非常深远的意义。

通过调节气机的升降出入运动来治疗脏腑疾病是中医学的基本治疗原则，主要是通过调和脏腑本身以及脏与脏之间、脏与腑之间的关系来纠正气机升降的太过和不及。在临床治疗疾病时必须要充分发挥中医中药的优势，应用中草药的四气五味和升、降、浮、沉的不同特性，以中草药之偏性纠正人体之偏，使人体脏腑气机的异常升降状态恢复至正常，同时还要重视脏腑整体的联系，临床治疗疾病才能取得良好的效果。

157 脏腑气机升降的理法方药

气是组成人体的最基本物质，升降出入是气的基本运动形式。脏腑之气不断升降出入保证了人体生命活动的正常进行。脏腑气机升降失常，则表现为生、长、壮、老、已的生命活动异常。如《素问·六微旨大论》所云"出入废则神机化灭，升降息则气立孤危"。明代张风逵在《伤暑全书》中用升降散治疗温病，方是以僵蚕、蝉蜕升阳中之清阳；姜黄、大黄降阴中之浊阴。一升一降，调畅脏腑气机，而杂气之流毒顿消矣。因此研究脏腑气机升降理论对于发展中医基础理论和临床认识、诊断与治疗疾病都有非常重要的意义。脏腑之气的运动规律，有其独特之处，人体各脏腑之气的运动协调是由肝升肺降、脾升胃降、心肾相交这3对脏腑的气机运动所主导。学者王世敏等对脏腑气机升降理论的理法方药做了探析。

肺肝为气机升降之统领

1. 肺肝为气机升降之统领的机理 肝为阳中之少阳，其性主升主动，主疏泄气机，以生发为顺；肺为阳中之太阴，其性主降主杀，司呼吸，主一身之气，以肃降为宜。肺与肝的关系主要体现在人体气机升降的调节方面，肝升与肺降相互为用的同时又相互制约，肺气得宣降，有利于肝气之升发；肝气得疏，有利于肺气之肃降。肺属金，肝属木，肝肺相克，两者通过这种克制关系达到维护人体气机平衡调顺的目的，古人将肝与肺气机平衡流转的循环称为"龙虎回环之势"。肝木升发与肺金清肃既助脾胃升清降浊之功，又调心肾阴阳之用。肝之经脉贯脂而上注于肺，二者共同统领一身之气之运行，使气机调畅、气血和调、经络通利、脏腑协调。肝与肺在病理状态下易相互影响。若肝中气火升发太过，灼伤肺阴，可导致肃降失常，可见胸胁痛、干咳或痰中带血。若肺失肃降，影响及肝，使肝失疏泄、气机不畅，又可见胸闷喘促等症。

2. 肺肝为气机升降之统领的治法 肝易为情志所伤，易郁结，木失条达，郁而化火；肺易为风火所乘，易失宣降，肝火犯肺，灼伤肺津。故立治法宣肺疏肝、清肺泻肝。根据肝与肺的生理病理特点，以散肝收肺为基本治则，平肝泻火，滋养肺阴、通利络血，以顺应两脏之气，调和脾胃，沟通肝肺之气，使脏腑气机得以转复。

3. 肺肝为气机升降之统领的方与药 《医学衷中参西录》中的治内中风证之名方镇肝息风汤为肝肺升降理论的代表方。张锡纯认为此类中风是因肝木失和，风自肝起，又加以肺气不降，肾气不摄，冲气、胃气又复上逆。镇肝息风汤中用龙骨、牡蛎、龟甲、白芍以镇息肝风，赭石以降胃平冲，玄参、天冬以清肺气，肺之清肃之气下行，自能镇制肝木。肺气的宣发与肃降对于肝气的疏泄作用起着重要的调节作用，在治疗时应同时兼顾。

《温病条辨》云："太阳风温，但咳，身不甚热，微渴者，辛凉轻剂桑菊饮主之。"吴鞠通解释说认为此方独取桑叶、菊花者，桑得箕星之精，箕好风，风气通于肝，故桑叶善平肝风；春乃肝令而主风，木旺金衰之候，故抑其有余，桑叶芳香有细毛，横纹最多，故亦走肺络而宣肺气，菊花晚成，芳香味甘，能补金水二脏。本方以宣降肺气为基本治法，配合使用少量菊花清肝以复肝，少量薄荷疏肝以行气、升肝以降肺。全方升降同用，以升促降。

《绛雪园古方选注》云："旋复花汤，旋复花三两，葱十四茎，新绛尺许。"此方以3味药升降肝肺、活血散瘀，治疗妇人半产漏下。其他代表方如苏子降气汤，用诸多止咳化痰、宣肺肃降药物，佐少量当归补血柔肝以利胆，使肝胆之气升发以助肺降而止咳，全方以降助升，升降得当。又如羚角钩藤汤以平肝潜阳为主，又以贝母、竹茹清化痰热、肃肺疏肝，少加桑叶宣肃肺气以泻肝，使全方不至于过用苦寒清肝而遏郁肝气生发之性。

脾胃为气机升降之枢机

1. 脾胃为气机升降之枢纽的机理　脾主运化、主统血，脾气主升。胃主受纳、腐熟水谷，胃气下降。脾与胃的关系，主要包括水谷纳运协调、气机升降相因、阴阳燥湿相济。孙奎男等从整体角度探讨了全身脏腑气机的升降模式，提出"脏腑斡旋说"，并表明在人体的"气化球"是以脾胃为球心，且不发生旋转。脾胃属土，居中央，主四时，养四脏，脾气升而胃气降，斡旋四脏之气的升降运动，它既可引肾水上济心火，又可引心火下温肾水，以助心肾相交；还可引肝升之气克制肺降之气，亦可引肺降之气克制肝升之气。脾气升则肝肾之气皆升，胃气降则心肺之气皆降，故称脾胃为脏气升降之枢纽。"中气不运、升降失常时，则中轴失灵，四维倒作"。黄元御认为"中气衰则升降窒，肾水下寒而精病，心火上炎而神病，肝木左郁而血病，肺金右滞而气病"。若脾胃之气的升降失调，不仅影响中焦消化饮食的功能，而且可导致其他四脏之气的升降运动失常，从而出现心肾水火不济、肝肺左升右降失调等病理状态。

2. 脾胃为气机升降之枢纽的治法　李东垣论脾胃详于论脾，略为论胃，强调生长、生发，重视谷气上升、脾气生发，重视升发脾之阳气，喜用升麻、柴胡。《临证指南医案·脾胃门》云："脾宜升则健，胃宜降则和。"叶天士补东垣之不足，提出"胃为阳明之土，非阴柔不肯协和"，主张养胃阴、降胃浊，拟定苦寒甘咸降胃法。

3. 脾胃为气机升降之枢纽的方与药　东垣之方，有升多降少者，当以补脾胃泻阴火升阳汤为代表方，其他如升阳益胃汤、黄芪人参汤、清暑益气汤、清神益气汤，皆属此类。又有降多升少之方，如通幽汤、润肠丸。

张仲景在《伤寒杂病论》中继承了《内经》中的气机升降理论，创立了一系列调理脾胃升降的方剂，代表方如茯苓泽泻汤、半夏泻心汤、枳术汤等。《金匮要略》"心下坚大如盘，边如旋盘，水饮所作，枳术汤主之"。《金匮玉函经二注》对枳术汤解释云"心下，胃上脘也。胃气弱，则所饮之水而不消，痞结而坚，必强其胃，乃可消痞。白术健脾强胃，枳实善涤心下痞，逐停水，散滞气"。仲景治以枳实汤，调理脾胃升降，斡旋脾胃气机，故病可愈。脾胃居于中焦，为后天之本，其用以升降调和为顺，欲使降者必有升，欲使升者必有降，升降相因方为正常。枳术汤中的枳实不但可以使胃气下行，且降中有升。药味虽少，升降并用，疗效甚佳。仲景方中，另一调和脾胃代表方是半夏泻心汤，辛开苦降，斡旋气机。吴昆《医方考·卷之一》云"既伤之中气而邪乘之，则不能升清降浊，痞塞于中，如天地不交而成否，故曰痞。泻心者，泻心下之邪也。姜、夏之辛，所以散痞气；芩、连之苦，所以泻痞热；已下之后，脾气必虚，人参、甘草、大枣所以补脾之虚"。泻痞以降胃浊，补虚以升脾气，寒热并用以和其阴阳，辛苦合用以复其升降，补泻兼施以调其虚实。

心肾为气机升降之根本

1. 心肾为气机升降之根本的机理　心主血脉，主藏神，心气下降；肾主藏精，肾气上升。心与肾的关系，主要表现为"心肾相交"，包括了水火既济、精神互用、君相安位。心与肾之间的水火、阴阳、精神的动态平衡，是气机升降的根本。如《格致余论》云"人之有生，心为火居上，肾为水居下，水能升而火能降，一升一降，无有穷已，故生意存焉"。

心属火，"火曰炎上"，而主升；肾属水，"水曰润下"，而主降。心火下温肾水，以资肾阳，使肾水不寒，肾水上济心火，以资心阴，使心阳不亢，故有水火既济。心藏神，肾藏精。精能化气生神，为气、神之源；神能控精驭气，为精、气之主。"君火以明，相火以位"，则君相安位。余春等认为心肾相交实际包括心肾水火相济，气血相济，阳气阴精相济等多方面的内容，是整个心与肾的相互交通。明代周慎斋在《慎斋遗书·卷一》中云"心肾相交，全凭升降。而心气之降，由于肾气之升，肾气之升，又因心气之降"。心与肾之间的水火、阴阳、精神动态平衡，则人体气机升降正常。

如若心肾不交，水火不济，则发为疾病。刘完素提出若水不制火，坎离不交，水下火上，则为水火未济，是疾病产生的重要原因。有升则有降而出入有常，若肾之气机升降失常则发为疾病。如果心火不能下资肾阳，肾水不能上制心阳，导致火亢于上，水停于下，即心肾不交，从而出现心烦失眠、头晕耳鸣、腰酸遗精等症。

2. 心肾为气机升降之根本的治法　清代孙庆增在《吴医汇讲》中云"水不升为病者，调肾之阳，阳气足，水气随之而升；水不降为病者，资心之阴，阴气足，火气随之而降"。故心肾不交之证，又当辨其或是"心火旺，肾阳虚"，或是"心火旺，肾阴虚"，或是"心气虚，肾阴虚"，或是"心气虚，肾阳虚"等类型。分别以"泻心火，助肾阳""泻心火，滋肾阴""益心气，养肾阴""益心气，助肾阳"等不同的交通心肾之法加以治疗。

3. 心肾为气机升降之根本的方与药　《四科简效方》中载"生川连五钱，肉桂心三分，研细，白蜜丸，空心淡盐汤下，治心肾不交，怔忡无寐，名交泰丸"。邓超英认为方中重用生黄连，其性味大苦大寒，擅降心火，不使其上炎；肉桂少用，其性味甘辛大热，性主下行，引火归元，以暖水脏。黄连与肉桂相伍，一清一温，一降一升，使心肾相交，水火既济。可见，交泰丸功在泻心火，温肾阳而交通心肾。

《伤寒论》第303条"少阴病，得之二三日以上，心中烦，不得卧，黄连阿胶汤主之"。《删补名医方论》论述本方"用芩、连以直折心火，用阿胶以补肾阴，鸡子黄佐芩、连，于泻心之中补心血，白芍佐阿胶，于补阴之中敛阴气，斯则心肾交合"。本方以黄连、黄芩泻心火，白芍、阿胶滋阴，调和阴阳。全方功在折心火，滋肾水，以交通心肾。

《本草衍义》云："邻家有一男子，小便日数十次，如稠米泔，色亦白，心神恍惚，瘦瘁，食减，以女劳得之。令服此桑螵蛸散，未终一剂而愈。安神魂，定心志，治健忘、小便数，补心气。"方中以桑螵蛸补肾涩精，龙骨涩精安神为君；人参、茯神、石菖蒲、远志益气养心，安神定志为臣。诸药配合，益气补虚，起到调补心肾，交通上下，收敛固涩的效果。

又有天王补心丹，滋阴养血，并补心肾。方中以生地黄、当归滋阴养血；酸枣仁、柏子仁养心安神。功在滋肾阴，养心血，以制心中虚火，安神定志。康欢等认为"天王补心丹中生地滋阴凉血下入少阴滋水养阴，水盛以伏火；玄参滋阴降火，以制虚火上炎，二药相伍滋水降火"。

脏腑升降理论不仅对中医学的研究和发展具有重要的理论意义，而且对临床诊断和遣方用药同样具有重要意义，有助于提高临床疗效。气机的升降运动是人体生命活动的基本形式，若是升降失其常度，则乱症丛起，机体失健；若升降相离，则生机化灭，阴阳离决。正如《医学求是》中所云"明乎脏腑阴阳升降之理，凡病皆得其要领"。故临床上应明辨脏腑气机之态，通过调节气机的升降出入运动来治疗脏腑疾病，《素问·至真要大论》云："微者逆之，甚者从之……逸者行之，惊者平之，上之下之……开之发之，适事为故。"临床遣方用药以升降理论为基础，通过调节脏腑气血阴阳，纠正脏腑气机出入之偏正，以维持脏腑气机升降的动态平衡，以求阴平阳秘，精神乃治。

158　气机升降在肺合大肠关系中的生理意义

"肺合大肠"源于《内经》，是中医学原创理论之一。《灵枢·本输》云："肺合大肠，大肠者，传道之腑。"《灵枢·本脏》云："肺合大肠，大肠者，皮其应。"肺为脏，属阴；大肠为腑，属阳。两者经脉上相互络属，生理上相互配合，病理上相互影响，共同构成表里关系。气机升降贯穿于所有脏腑活动之中，即"升降出入，无器不有"。肺与大肠之间气机升降出入关系，在维持呼吸、饮食以及血液运行乃至精神情志等方面有重要的作用。学者李磊等对"气机升降"在"肺合大肠"关系中的生理意义做了阐述。

气机升降与肺脏

肺位上焦，具司呼吸、主宣降作用，《素问·六节脏象论》云："肺者，气之本。"《素问·五脏生成》云："诸气者，皆属于肺。"肺主宣发、肃降，一职而两能，对于全身气机的升降出入起着重要的调节作用。

1. 气机升降在肺脏生理功能中的体现　气机升降在肺脏生理功能中的意义，主要体现在两方面。一是宣发，二是肃降，即向上与向下，向外与向内之间相反相成的作用。通过肺的宣发作用，"上焦开发，宣五谷味，熏肤，充身，泽毛，若雾露之溉"（《灵枢·决气》），将卫气和津液布散全身，以充养形体，温煦肌肤，润泽皮毛，此即肺气之升。通过肺的肃降作用，可使肺之津气通调而不闭塞，"通调水道，下输膀胱"（《素问·经脉别论》），治节诸脏而令协调，此即肺气之降。皇甫中在《明医指掌》中云："夫肺为五脏华盖……合阴阳，升降出入，营运不息，循环无端。"喻嘉言在《医门法律》云："肺气清肃，则周身之气莫不服从而顺利。"指出肺气通调，以宣降运动为其基本形式，宣降协调乃肺完成功能活动的重要条件。由于肺在诸脏腑中位置最高，从人体整体气机运行来看，肺以降为主，其实肺亦主升、主出、主入。肺的宣发和肃降功能更具体阐明了肺寓升降出入于一脏。气的升降出入运动，不仅仅是推动和激发了人体的各种生理活动，而且只有在脏腑、经络等组织器官的生理活动中，才能得到具体的体现。肺主宣降是肺调节水液代谢的内在基础，肺气有宣有降，才能吸清呼浊，维持正常调和的呼吸。肺主宣发，则能布津液、呼浊气、泄汗液；肺司肃降，则能散水精、肃痰浊、通水道，如此肺气宣降相因，水道通畅，才能维持正常的水液代谢。肺主气、司呼吸，《素问·灵兰秘典论》云："肺者，相傅之官，治节出焉。"相傅者佐君治节。

张景岳云："肺主气，气调则营卫脏腑无所不治。"赵献可《医贯·喘论》认为"肺居于上而为五脏之华盖，通荣卫，合阴阳，升降往来，无过不及，何病之有"。肺主气，通调水道，肺的功能主要是使吸纳的清气与脾胃运化而上的水液下降，如雾露一般敷布全身，故肺之升降特性主要表现为降的趋势；自然肺也有升的一面，如浊气之经口鼻呼出体外，宗气上出咽喉鼓动声门以发声音等。"肺主气"是对肺生理功能的高度概括，包括呼吸功能与非呼吸功能。肺司呼吸是肺的呼吸功能，肺的非呼吸功能则包括肺主宣降、通调水道、朝百脉、主治节、主皮毛、与大肠相表里等，二者相互关联，不可分割，肺司呼吸是肺主气的生理基础，而肺的非呼吸功能，是肺司呼吸功能的延伸与整体体现。

2. 肺气宣降之理　肺气肃降的理论源于《内经》，《素问·五常政大论》中"审平之纪，收而不争，杀而无犯，五化宣明。其气洁，其性刚，其用散落，其化坚敛，其类金，其政劲肃，其候清切，其令燥，其脏肺，其类金，其应秋"是肺气肃降理论的最早认识。肺居上焦，位置属阳，"肺者，气之本"，与天气相通，含气丰富，比重较轻。宣发之气，如"雾露之溉"，上升清气，外排浊气。另肺朝百脉，调水道，为水之上源。肺在五行中属金，应秋，肺与秋同属于五行之金。清肃是金的属性之一，"金曰从革"。"若雾露之溉"，是一种升已而降的趋势，在于肺将气血敷布机体之用，故肺的气机升降应以"降"势为主。肺在太少阴阳体系中属少阴，即阳中之阴。肺是阳中之少阴之体，自然有宣发、肃降之运动趋向，但以肃降为主导。因此可以看出，肺"体阳而用阴"：肺位居上，属阳，为气之本（气为阳，血属阴），故肺"体阳"；而肺具吸纳、肃降之性，以降为用，在五行属金，金气沉降收敛，聚精排浊，故肺"用阴"。而《素问·刺禁论》云："肝生于左，肺藏于右。"肺"体阳而用阴"与肝"体阴而用阳"相反相成。"左肝右肺"，左升右降，左阳右阴。肺以气为本属阳，以肃降为用属阴。阳化气，阴成形，阳主升，阴主降，本体在阳而功用在阴。肺主治节的动力来源体现在"体阳"上，肺之"用阴"体现在肃降上，正如《中西汇通医经精义》所云："肝主血，本阴也，而藏阳魂。肺主气，本阳也，而藏阴魄。阴生于阳也，实指其物，即肺中精华润泽之气。"

气机升降与大肠腑

手阳明大肠之脉络肺属大肠，肺气肃降，则大肠腑气通畅、出入有常。六腑的生理特性是"传化物而不藏"，大肠为腑，以通为和，以降为顺。

1. 气机升降在大肠生理中的体现 《素问·灵兰秘典论》云"大肠者，传导之官，变化出焉"，即传化糟粕，变为粪便。"魄门亦为五脏使"，大肠的传导功能有赖于大肠的气化，而肺主气，与大肠相表里，大肠的传导气化与魄门的启闭排便有赖于五脏，尤其与肺的推动及宣降作用关系密切。脏腑之气的升降出入形式，由于其功能特点的不同而有所不同。升降出入可以体现在局部，也可以体现在整体。《素问·五脏别论》云："水谷入口，则胃实而肠虚；食下，则肠实而胃虚。"可见胃肠皆有出、入、升、降。大肠传化糟粕，使糟粕从肛门而出，此为大肠的降与出之性；而大肠吸收小肠泌别清浊后的多余水液，为其升与入的表现。

2. 大肠升降之理 由于五脏贮藏精气，宜升；六腑传导化物，宜降。六腑虽然以通为用、宜降，但在食物的消化、吸收和排泄过程中，也有吸收精微、津液的作用。如小肠主液、大肠主津等，即降中寓升，升中有降。脏腑的气机升降运动，在生理上体现为升已而降、降已而升、升中有降、降中有升的特点。大肠之气以下行为顺，大肠接受小肠下注的内容物，吸收余液，此为主升；使之变化成便，排出体外，又是大肠主降的体现。大肠及时将体内代谢物质排出，则能保持一个良好的内环境，同时脏腑的功能得以正常发挥，清气能升，浊气可降。正如《幼幼集成》所云："夫饮食之物，有入必有出，苟大便不通，出入之机，几乎息矣。"大肠收张有度，升降有序，开合有常，糟粕出于魄门，需气以斡旋之。

3. 气机升降与肺合大肠 中医学认为，肺与大肠相为表里，一脏一腑通过经脉络属、气机相通，形成表里相合关系。大肠者，肺之合；肺者，大肠之合。肺主气，肺气下降，则大肠传导有力。肺藏魄，肛门又称"魄门"，魄门为肺气下通之门户，故云"肺上开窍于鼻，下开窍于魄门"。肺主气，居高临下，以节制全身之气，并主气机之升降；肺主宣发，是大肠得以濡润的基础。肺主肃降，"行气于腑"，是大肠传导功能的动力，实现大肠"传导之官，变化出焉"的功能；大肠腑气通畅，传导正常，气机调顺，启闭有度，则有助于肺的宣降。五脏以升降为主要活动，六腑以出入为主要功能。大肠为传导之官，传送糟粕，运化大便，以出为主。而升降出入，紧密联系，相互为用，五脏之气以升降为主，然亦依赖六腑精微之入和本身糟粕之出正常；六腑以出入为用，亦有赖于气机升降之正常。正如《素问·经脉别论》所云"饮入于胃，游溢精气……上归于肺，通调水道……五经并行"，"肺主行水"，肺气的宣发肃降正常，津液下达，从而为"小肠主液"，"大肠主津"提供基础。

肺与大肠配合，对气机的调畅起重要作用。《本草备要·果部》云："肺与大肠为表里，贲门上主往来，魄门下主收闭，为气之通道。"彭子益《圆运动的古中医学》云："肺为阴脏，大肠为阳腑，同秉大气中金气而生……金气有收敛作用。肺经金气的收敛作用，由上而下，大肠经金气的收敛作用，由下而上，以成一圆运动。"人体新陈代谢的基础是脏腑气化，升降出入是气化的具体表现，升降运动的原动力在肾，枢纽为脾胃，而皆受肺的治节，所以《素问·灵兰秘典论》概括说"肺者，相傅之官，治节出焉"。

综上所述，气机的升降出入是人体气化功能的基本形式，脏腑的气化运动，就是升和降的矛盾统一。人体脏腑的生理功能，无非是升其清阳，降其浊阴，摄其所需，排其所弃。人体脏腑经络、气血津液、营卫阴阳，均赖气机升降出入而相互联系，维持正常的生理功能与新陈代谢。肺主气，人身之气均为肺所主，其功能体现在肺的宣发和肃降作用，肺气的肃降调节着气机升降出入运动。又肺与大肠相表里，大肠传导，魄门开合，也需依赖肺气的清肃下降。反之，魄门正常开闭，又有助于肺气的宣发与肃降。肺与大肠互为表里，肠腑之通降既赖脾胃之转物，又赖肺气之肃降，如此则清气得升、浊气得降，排便正常。

159 从《内经》气机升降出入析升降沉浮药性

中药升降沉浮的药性理论是中药药性理论的重要组成内容，其理论基础起源于《内经》的气机升降学说。《内经》虽没有明确提出气机升降理论也无专篇论述，但众多篇章都蕴含了丰富而系统的关于气机运动的记述，是中医学气机升降出入理论、中药升降沉浮药性理论之渊薮，对于研究升降学说以及为临床提供治疗疾病的理论基础具有重要的意义。学者杨曙光等就《内经》升降沉浮学说的主体框架、基本内容和重要意义做了梳理研究。

《内经》气机升降出入学说的基本原理

我国古代哲学认为，"气"是最原始的物质，是构成自然界万物包括人类的本原。《素问·宝命全形论》云"人以天地之气生，四时之法成"，人是自然界的产物，人的形质躯体是由气的聚合而形成。气是不断运动和变化着的，气的基本运动形式即是"升降出入"，气的运动，称为气机。自然界万物的化生和变化都是气升降出入运动的结果。无论自然界还是人体都存在升降出入的气机循环运动。《素问·阴阳应象大论》云："故积阳为天，积阴为地……故清阳为天，浊阴为地；地气上为云，天气下为雨；雨出地气，云出天气。"这是讲自然界的气机运动。《仁斋直指方·诸气方论》云："阴阳之所以升降者，气也；血脉之所以流行者，亦气也；营之所以转运者，气也；五脏六腑之所以升降者，亦此气也。"这是讲人体的气机升降。《素问·六微旨大论》总结云："出入废则神机化灭，升降息则气立孤危，故非出入，则无以生长壮老已；非升降，则无以生长化收藏。是以升降出入，无器不有。"即升降出入是万物存在的条件，是生命活动的重要表现形式，气的运动一旦停止，也意味着生命活动的终止。

人体与自然界在气机运动中的协调统一

《素问·生气通天论》云："苍天之气，清净则志意治，顺之则阳气固……失之则内闭九窍。"此言所谓人气通乎天气，顺天之气能养一身之阳气，逆天之气则人气亦逆，导致自伤。人体阴阳之气的升降出入与自然界之气升降消长密切相关，并受其影响表现为规律性的变化。五脏之气与时令相通，在不同的时令季节中，邪气首先影响主时之脏气，从而影响人体气机运动。这种天人相应的关系主要反映在四时之气、昼夜之气的变化对人体气机的影响。

《灵枢·顺气一日分为四时》云："春生，夏长，秋收，冬藏，是气之常也，人亦应之。"指出四时阴阳之气随着季节的变迁，表现出规律性的升降变化，春夏阳气生发，秋冬则收敛、内藏。人体的阳气则随之出现相应的改变，春夏气血趋向于体表，秋冬气血趋向于体内。人体内阴阳之气的升降出入与四时阴阳之气的升降出入相对应，保持了机体与外环境的统一性与协调性。四时阴阳之气，生长收藏，化育万物，故为万物之根本。所以圣人推崇春夏养阳气，秋冬养阴气，皆是顺应四时阴阳之气的体现。同篇又云"以一日分为四时，朝则为春，日中为夏，日入为秋，夜半为冬。朝则人气始生……日中人气长……夕则人气始衰……夜半人气入藏"，反映了人体阳气昼夜升降浮沉的变化规律。以一昼夜分四时，早晨好比春天，中午好比夏天，傍晚好比秋天，夜晚好比冬天。疾病在发展过程中，病情会随着人体阳气的盛衰，在一日之中表现出"旦慧、昼安、夕加、夜甚"的变化规律，也体现了人体气机的升降出入与自然界阴阳之气的升降出入相应的道理。

气机调畅是维持人体生理功能的基本形式

气的升降出入正常是人体气血津液正常代谢的前提。《素问·经脉别论》云："饮入于胃，游溢精气，上输于脾。脾气散精，上归于肺，通调水道，下输膀胱。水精四布，五经并行。"《灵枢·营卫生会》又云："中焦亦并胃中，出上焦之后，此所受气者，泌糟粕，蒸津液，化其精微，上注于肺脉，乃化而为血。"正是通过中焦脾胃之气的升清降浊，才能将饮食水谷中的精微上输于心肺，在心肺之气的推动下气化生成血液；同时肺气下降，通调水道，精气和水液得以环流不息，布散周身。由此可见气机升降出入运动是机体气血津液代谢的基础，维持着人体正常的生命活动。

气的升降出入也是人体脏腑功能和生命活动的基本形式。根据"所谓五藏者，藏精气而不泻也，故满而不能实。六府者，传化物而不藏，故实而不能满也"（《素问·五脏别论》）的基本特征，要保证五脏正常生理功能的运行，就需要气机升降出入运动的协调平衡。肾气以潜藏内守为主，不可向外耗泻太过。"肾者，主蛰封藏之本，精之处也"（《素问·六节脏象论》）。而肾气充盈到一定程度时，又会向脏腑不断疏泄，激发推动人体的生命活动，使人具备生殖能力。肺气宣降，直接调节和影响全身气机的升降出入，如《灵枢·决气》云："上焦开发，宣五谷味，熏肤、充身、泽毛，若雾露之溉，是谓气。"精气如雾露一般熏肤充身正是由于心肺之气的宣发才能实现。肺位上焦，通调水道，与肾气的蒸腾气化作用升降相因，共同维持水液代谢平衡。脾胃为气机升降出入的枢纽，脾主升清，为胃行其津液，胃主降浊。《素问·阴阳应象大论》云："故清阳出上窍，浊阴出下窍；清阳发腠理，浊阴走五脏；清阳实四肢，浊阴归六府。"脾气升则清阳之气得以宣发疏布，胃气降则浊阴之气得以传导排泄。由此可见，脏腑的气机升降运动与脏腑生理特性是一致的，脏腑气机升降有序、出入平衡，是人体正常生命活动得以维持的前提条件。

气机失调导致不同的病理病势趋向

气机调畅为人体生理功能的正常表现形式，而气机失调相应地就会导致疾病的发生。《素问·举痛论》云："寒则气收，炅则气泄……寒则腠理闭，气不行，故气收矣。炅则腠理开，荣卫通，汗大泄，故气泄。"《素问·阴阳应象大论》又云："风胜则动，热胜则肿，燥胜则干，寒胜则浮，湿胜则濡泻。"寒冷之气侵袭人体会使腠理密闭，荣卫之气不得畅行而收敛于内，热气侵袭则相反，气随津泄。风邪太过会导致机体出现痉挛动摇，湿气太过会导致泄泻等。这都是自然界之气升降失常导致六气太过或不及，外感于人体导致人体气机升降出入失常而出现不同的病理表现。一切致病因素首先引起人体气机的紊乱，然后衍生出各种病理变化。

情志过极也会导致人体气机紊乱。《素问·举痛论》云："怒则气上，喜则气缓，悲则气消，恐则气下，惊则气乱，思则气结。"《素问·生气通天论》云："阳气者，大怒则形气绝，而血菀于上，使人薄厥。"指出大怒使肝气上逆，喜则荣卫之气通利，悲伤则伤肺使得上焦闭塞不通，恐惧使得气郁于下而下焦胀满，受惊则气紊乱，思虑过度则气郁结。由此可知，情志过极直接影响脏腑气机，使气机失调，气血逆乱，导致各种病理变化。

脏腑病机方面，脾胃升清降浊失调则会出现"清气在下，则生飧泄；浊气在上，则生䐜胀"（《素问·阴阳应象大论》）。脾气不升，则运化无权，出现腹胀、肠鸣、便溏、泄泻等症。胃不降浊，则出现脘胀、食少等症。水液代谢过程中，若肾失蒸腾，津液不升，停留为浊，上犯于肺，或肺失肃降，影响肾的蒸腾气化，都会导致浊水内蓄，水液代谢失常。正如《素问·水热穴论》云"故其本在肾，其末在肺，皆积水也"。

升降平衡的治疗原则

气机升降出入失常导致人体出现种种病势趋向。常表现为向上，如呕吐、喘咳；向下，如泄利、脱肛；向外，如自汗、盗汗；向内，如表证不解。针对不同的病势趋向，治疗上就必须遵守升降平衡的治疗原则，选择能够针对特定病势趋向，逆其病势，消除症状的治法和药物。《素问·气交变大论》云"高者抑之，下者举之"，《素问·阴阳应象大论》云"其高者，因而越之；其下者，引而竭之；中满者，泻之于内，其有邪者，渍形以为汗；其在皮者，汗而发之；其慓悍者，按而收之；其实者，散而泻之"。指出病在上焦，可用吐法；病在下焦，可疏引之；病在胸腹胀满的，可用泻下之法；邪在皮肤的，可解表发汗；病势慓悍急暴的，可用抑收法；病实证，可用散法或泻法，以上皆为平衡升降的治法。

中药升降浮沉药性在《内经》的体现

《内经》首创药性分厚薄之说，初步提出了药物气味厚薄与升降沉浮药性的联系。《素问·阴阳应象大论》云"水为阴，火为阳，阳为气，阴为味……阴味出下窍，阳气出上窍""味厚者为阴，薄为阴之阳。气厚者为阳，薄为阳之阴。味厚则泄，薄则通。气薄则发泄，厚则发热"。即药物气味分阴阳，气为阳，味为阴，阳气主上升，阴味主下降，这是气味升降的基本原理，但实际应用中气味还有厚薄之分，即阴阳中又分阴阳。可见气味厚薄表示气或味中强弱的偏性，厚者为强，薄者为弱，是衡量气味强弱的标志。后世张元素在《内经》基础上继承发展了气味厚薄理论，强调药物阴阳在气味的基础上又各分厚薄，再以气味厚薄阴阳来决定药物的升降浮沉性能。他在《医学启源》中云"味为阴，味浓为纯阴，味薄为阴中之阳；气为阳，气浓为纯阳，气薄为阳中之阴"，"味浓则泄，味薄则通；气浓则发热，气薄则发泄"；并将100多味常用药物划分为风升生、热浮长、湿化成、燥降收、寒沉藏5类。清代汪昂在《本草备要·药性总义》中总结"气厚味薄者浮而升，味厚气薄者沉而降；气味俱厚者能浮、能沉，气味俱薄者可升、可降"。

《内经》《医学启源》中的"气""味"并不能与现代药性概念中"四气""五味"混为一谈。《内经》中的"气味"是有形之味与无形之气的对应关系，它的性味及气味厚薄理论，并不是从大量的药学和临床实践中总结出来的，它带有浓厚的哲学思维模式，与临床用药实践存在差距。后世医家经过大量的临床实践后，吸取和采纳《内经》的基本原理，才逐渐在本草类著作中总结创立出较为成熟的药性理论。由此可知，《内经》的论述虽然没有明确提出升降浮沉的药性，但它的基本原理已经形成，包含有对药物作用趋向的认识，并提出了药物气味厚薄与阴阳升降出入有密切关系，为后世奠定了理论基础。

《内经》中并没有明确提出气机升降出入的理论，但是在多数章节中都直接体现了气机升降的学术思想。由气机升降出入的思想而发展出的升降沉浮药性理论，在《内经》中有着经典的雏形，它们都是中医理论体系的重要组成部分。后世医家宗《内经》升降理论甚多，无论是汉代张仲景，还是金元四大家，在阐述升降学说时无不追溯《内经》的气机升降雏形。正是在后世医家不断回顾总结和推陈出新后，中药升降沉浮药性理论在金元时代得到了巨大的完善，使之成为中药药性理论的重要组成部分之一。深入挖掘并梳理《内经》中的升降学说理论雏形，对于指导分析脏腑生理特性、疾病病机以及临床治疗用药均有着重要的理论价值。

160 《内经》气郁理论

古人认为，"气"是构成宇宙万物的最基本物质。《淮南子·原道训》云："气者，生之元也。"说明"气"不仅作为一种物质存在，而且还是宇宙万物生命的本源，因此"有气则生，无气则死，生者以其气"。由于"气"是处于不停的运动变化的过程中，故因其运动变化导致了包括人身本身在内的宇宙间的万物的发生、发展、变化及其消亡。中医学在理论上接受了"气"的这种基本观点，采用归纳和推演络绎的方法来说明人体的一切生命活动现象，并逐渐发展成为一套完整的中医学"气"理论体系，并与阴阳学说、五行学说成为构成整个中医学理论体系的三大支柱。在整个中医学理论体系中，关于气的概念的含义非常广泛，以《内经》记载而言，如依据气的生理功能的异同，可将人体之气分为元气、营气、卫气、宗气、脏腑之气、经络之气等。而依据人体之气的来源，则又可分为先天之气、水谷精微之气和自然界的清气，后两者又统称为"后天之气"，先天之气来源于父母，"后天之气"来源于脾胃运化的水谷精微和肺所吸入的自然界的清气，人体一身之气即是由这3部分在人体相关脏腑作用下合和而成。又如《灵枢·营卫生会》云"人受气于谷，谷入于胃，以传于肺，五脏六腑，皆以受气，其清者为营，浊者为卫，营在脉中，卫在脉外，营周不休，五十度而复大会。阴阳相贯，如环无端；卫气行于阴二十五度，行于阳亦二十五度，分为昼夜；故气至阳而起，至阴而止"。此段经文明确指出气是无形而运动不息的并且是具有很强活力的精微物质。因此，"气"的内涵包含两方面内容：一是指在人体各个组织器官中流动着的运行不息的极其微小的精微物质；二是指人体内各个脏腑组织的功能或能力的外在表现。有学者曾对《内经》中的"气"进行过深入的文献方面的研究，发现《内经》中"气"字出现了3000余次，其出现次数远远高于其他概念，并将其所涉及含义归纳为以下6个方面的特点：气具有普遍存在性；气对于生命具有决定性；气具有普遍相通性和穿透性；气具有能量属性；气具有可被感知性；气具有可控性和可调节性。以上6点揭示了中医学"气"的本质属性，也促进了中医学朴素唯物的基本思想的建立。由于气对于人体生命的重要性和其特殊性，其异常变化必然会引发人体出现各种病理状况，导致各种疾病出现，而临床上较常见者为气郁证，故治疗则需行气解郁。学者田福玲等对《内经》气郁理论做了归纳阐述。

对气郁的认识

"郁"本义为气味浓烈，芳草繁盛，后人引申为"愤结积聚"（《书经》），"声不舒扬"（《周礼》），"幽思"（《尔雅释言》），"积也"（《说文解字注》）等。在中医学中，《素问·六元正纪大论》首先提出了由于天气运气失常太过而导致的木郁、火郁、土郁、金郁、水郁等"五郁"的概念。此五郁影响了人体的气机，导致人体脏腑气机易受病邪侵犯，郁滞不发从而产生相应的疾病。从《内经》始，历代大多数医家沿袭经旨，认为郁证发生的根本乃是"五脏气血不和"。金元以后，郁证理论更趋成熟，虽然对郁证的概念认识存在着较大分歧，但坚持《内经》原旨者不乏其人。如朱丹溪认为"气血冲和，万病不生，一有怫郁，诸病生焉"。张景岳认为"凡气血一有不调而致病者，皆得谓之郁"，提出了不论六淫还是七情皆可致郁，不管"因病致郁"或"因郁致病"皆属郁证的范围，从而进一步阐明了郁证的相关概念。明代医家赵献可也认为"《内经》五法，为因五运之气所乘而致郁，不必作忧郁之郁。忧乃七情之病，但忧亦在其中"，说明情志之郁仅仅是郁证的一小部分，不能代表郁证的概念。清代沈金鳌《杂病源流犀烛·诸郁源流》云："伤寒之邪，郁于卫，郁于营或在经、在腑、在脏，如暑湿之邪蕴结在三焦，瘟疫之邪客于募原，风寒湿三气杂感而成痹证。总之，邪不解散，即谓之郁。"明确指出了风、寒、湿等邪气侵犯人体，日久郁而不解即成郁证。因此，有关郁证的确切含义应包括以下两方面内容：一是郁证是以五脏气血郁滞为主的一类病症，既可以出现在五脏之中也可以出现在多种疾病的病变过程中；二是无论七情内伤或外感六淫之邪皆可引起郁证，因此"七情之郁"仅仅是郁证一部分。综上所述郁证的概念应该是：既不是一个独立的病，也不是一个单独症状，而是指多种疾病过程中，表现出脏腑气机阻滞，气血津液运行紊乱，失其通畅调达的一类病症。因此在治疗过程中应以行气解郁为主。

气郁病机的概念

《素问·六微旨大论》云："故非出入，则无以生长壮老已；非升降，则无以生长化收藏。"说明五脏之气机，如肝之升发、肺之肃降、脾胃之升降均关系到气的升降出入运动，因此宜保持五脏气机通畅，一旦五脏气机为外邪侵犯或七情所伤，导致五脏气机运行失常，阻滞怫郁之证由此而生。朱丹溪云："气血冲和，万病不生，一有怫郁，诸病生焉。……郁者，结聚不得发越也，当升不得升，当降不得降，当变化者不得变化也；此为传化失常，六郁之病见矣。"《医方论》云："凡郁病必先气病，气得流通，郁于何有。"郁证最初以气郁最为常见，气郁既可为诸郁之始，又可为诸郁之诱因，例如临床上气郁日久不解，可化热生火，火不外发，则形成火郁；气为血之帅，气行则血行，气郁则血滞，则可形成为血郁；气郁日久则导致水停，停留体内日久而成湿郁；湿聚日久成痰则形成痰郁；气郁不达，导致脾胃壅滞，饮食不得运化日久而成食郁。由此可见，气郁日久不解可致血、津液等运行不畅，故气郁为诸郁之始。诸郁证行成后又可阻碍五脏气机，导致五脏气郁，且临床上五脏之六郁亦表现为气机升降失常，如《素问》中明确指出："余知百病生于气也，怒则气上……恐则气下，惊则气乱……思则气结。"因此说气郁为诸郁之初始，而诸郁相因为患最终亦是导致气郁。

行气解郁之法

1. 直接解五脏气郁　气郁之证，五脏皆有，而以肺、脾、肝三脏最多见。肺主气，主司全身气机，肺气郁滞，不仅本脏气机失于清肃条达，进而出现咳嗽、喘，且肺气不降，日久可致脾气失升，进而表现为脘腹胀满，气化不行，水道失于通调，又可以为肿为饮，此为肺气郁滞而导致他脏为病。肝为刚脏，性喜条达，在志为怒。肝气郁结，情志不舒，易怒气逆，主要表现为胸胁胀满，而且临床常伴有嗳腐吞酸，泄泻等；肝郁而化火，上刑肺金，故临床易常伴有咳嗽、咯血等症状。脾为中土，主受纳腐熟水谷，运化水谷精微，为后天之本，其志为思，若忧思不解，寒温不适，中气怫郁，脾失健运，临床易出现腹胀恶食、呕吐泄泻等，久则由本脏累及他脏，诸虚百损，由此可成。故气郁之病机分为新久、因果、虚实。如新病气郁属实证，则当行气开郁为主；久郁易致虚，气虚导致血行凝滞，治当调气活血。若肺气郁滞，则当宣发肺气；肝气抑郁，治宜疏肝解郁；脾气郁结，当运脾开郁；若肝脾相因互郁，又当调肝理脾；肝肺气郁化火，则当清肃降逆；脾肺气郁生痰，则须调气豁痰。邵新甫在《临证指南医案》按语中云"肝者将军之官，相火内寄，得真水以涵濡；真气以制伏，木火遂生生之机，若情志不舒则生郁，谋虑过度则自竭，斯罢极之本，从中变火，攻冲激烈，升之不熄为风阳，抑而不透为郁气。脘胁胀闷，眩晕猝厥，呕逆淋闭，狂躁见红，由是来矣。古人虽分肝风、肝气、肝火之殊，其实同出一源"，可见五脏气郁之关键在于肝郁，故治疗当以疏肝解郁为主。

2. 行气药常见配伍关系

（1）行气药配伍活血药：血循行于经脉之中，流行不息，内灌五脏六腑，外达四肢百骸，若风、寒、暑、湿、燥、火自外侵袭肌表经络，七情内伤五脏六腑，或跌仆闪挫、虫蛇咬伤等，皆可使血脉运行受阻。其轻浅者，郁滞于肌肤，皮肤出现斑疹搔痒等症状。若郁结于脏腑，有形之邪留滞不去，久则为块为斑；无形之郁滞稽留，则可由血郁进而导致气滞，血郁而生痰结，血郁而导致食不化等种种复杂的病症。治疗之法，当须分别而论，不可拘执一端。如血寒凝滞而致郁，治宜温散，血热郁滞而致妄行，又当清泄，若因劳伤努责，正虚血瘀久不能愈，只宜活血调气，若跌仆坠堕，恶血留内，上冲攻心，则宜攻破逐瘀。若兼脾虚泄泻，羸瘦不禁等，不可峻攻猛逐，当缓中补虚，寓攻于补，如产后血瘀腹痛，用失笑、独圣之类，即是活血行瘀而不伤正气之妙法。

（2）行气药与化痰药同用：《史载之方·卷下·涎论》云"善摄生者，不惧痰涎而惧气之不顺，人身无倒上之涎，天下无逆流之水。今风痰一上，而填塞胸中，倾人性命者，风气运而上也"。说明痰饮的形成是由于气机不顺，气机郁滞，津液不行，热煎寒凝，气滞痰结，痰证乃成。痰形成之后，可随气流行于人体的任何部位，痰流于肺，肺失清肃，则为咳嗽、喘，治疗宜宣肺化痰；如痰郁于咽部，则咽中如有炙脔，治宜开郁理气；流滞皮里膜外，为核为块，宜软坚消散，流注筋骨，冷痛不仁，败血腐骨，宜散寒祛痰，通阳活血。《诸病源候论·痰饮病诸候·痰饮候》亦云："痰饮者，由气脉闭塞，津液不通，水饮气停在胸腑，结而成痰。"《外台秘要方·痰饮论》云："病源痰饮者由气脉闭塞，津液不通，水饮停在胸腑，结而成痰。"此种停于胸胁之痰，治宜理气化痰。

（3）行气药与利湿药同用："湿"是临床上导致疾病发生的重要因素之一，"湿"有外内之分，外湿为六淫之一，一年四季均可见之，但以长夏为多见，而内湿则是体内某些脏腑功能失调而形成的病理性产物。湿邪形成之后，最易阻滞气机，导致气机郁滞，而气机受阻又可加重湿阻，二者可形成恶性循环，进而导致疾病一步步加重。故清代石寿棠在《医原·切脉源流论》中云："柔而遏者为湿邪。""遏"的含义就是指湿邪由于其本身的黏腻之性会阻遏气机，进而导致相关脏腑气机升降紊乱，气血郁滞不通，故临床上湿邪致病除"重浊"的症状以外，常兼大便排泄不爽、小便滞涩不畅等"黏腻"的症状。因此治疗上常在祛湿剂中适当加上理气药，其目的一方面是通过宣通气机直接消除由湿邪阻滞所引起的气滞症状；另一方面是取气行则水行，水行则湿化之意，如彭子益所云："善治湿者，养金气之收敛，调木气之疏泄，扶土气之运化，湿乃自去，津液不伤。"即通过宣肃肺气、调畅肝气、健运脾气使湿邪随之而化，此有不治湿而湿邪自除之妙。除了以上常见的行气药的临床应用配伍应用以外，临床上还存在着其他行气药的相关配伍的情况，如行气药与消食药、泻下药、温里药配伍应用等，这提示临床医生在具体的临床实践过程中，应根据疾病的不同和患者的具体情况灵活配伍，以达到治疗疾病的最终目的。

综上所述，气郁因其病位、病因、病性的不同，故临床治疗各有所侧重。然而诸郁之间，往往彼此相互影响，相互牵连，临证辨治，应当全面权衡，整体论治。具体治法虽然很多，但应以调气为先，盖气行则血行，气运则津化，故血、痰、湿、食诸郁之治疗，皆当结合调气为法。

161　中医气郁体质研究

　　气郁体质是人体生命进程中在先天禀性以及后天取得的根基上演变成的以气机郁滞、精神抑郁为主要特点的一种不良体质。由于当代生活节奏增快，社会竞争激烈，生存压力过大，起居饮食不正常，人们常常处于繁忙的劳务当中，导致人体长时间气机运转失常，加上突发应激事变，忿恨伤肝，长此以往形成气郁体质。气郁体质者因具有其自身的发病特点，所以体质分析对于临床诊断、治疗疾病有重大意义。气郁体质为较常见的中医体质类型之一，学者吴立芬等对近十年中医气郁体质相关研究做了梳理归纳。

气郁体质概念溯源与特征

　　1. 气郁体质概念溯源　气郁体质指的是由于情绪长期受阻、气滞而变得敏感、多疑、忧虑、心胸狭窄的生理状态。气郁体质早在《内经》时代就已经出现，被称为"易伤而忧"。古代医家也对抑郁症进行了描述。《医贯·郁病论》云："凡病之起，多因为郁。郁者，抑而欠亨之义。"《金匮勾玄·六郁》云："郁者，结聚而不得发越也。"因此"郁"的含义主要是集聚在体内，而不是贯穿全身。"气郁"一词源于《丹溪心法》中所描述的"六郁"之一，戴思恭为之注云："气郁者，胸胁痛，脉沉涩。"胸胁痛揭示气郁在肝，肝位于胁下，其经布胸胁，可见"气郁"与肝有着密切瓜葛。《简明中医辞典》中也证实了这一点："气郁即气机郁抑不畅，因情绪抑郁，肝气不舒所致，症状胸满胁痛、脉重涩，治疗应疏肝解郁。"气郁久久不能解除，则会出现血郁、痰郁、火郁、湿郁、食郁，以及五脏气滞等病证。清代吴谦《医宗金鉴》云："七情在节，七气在病，郁滞生痰。"在阐述百合病时，他提出"常思无止境，情志不遂"。表明气郁主要是由情绪引起的。体形以及脏腑的大小坚脆等自然差异是气郁体质形成的影响因素。如《灵枢·本脏》云"赤色小理者心小""心小则安，邪不及伤，易伤以忧""五脏皆小者，少病，苦心，大愁忧"。《灵枢·寿夭刚柔》也曾论及"惊怒伤气，气伤了脏腑，则脏腑易生病"。

　　2. 体质特征　气郁体质以形体瘦者居多，主要体现为性格内向不安宁、忧虑脆弱、敏感多疑，对于精神刺激顺应能力较差，素常忧郁的样子，神情多沉闷不乐。时常伴有胸胁胀满、胸痛、气促、嗳气、呃逆、泛吐酸水、咽有异物感、乳房胀痛、月经不调、睡眠不佳、食欲减退、惊悸怔忡、健忘、痰多、腹痛、肠鸣、大便干结、舌淡红、苔薄白、脉弦细等。并且他们对于心理刺激顺应能力较差；不喜欢雨天。

流行病学调查研究

　　流行病学调查结果显示，我国气郁体质人群分布有以下特点：①西部气郁体质比例较高。王琦通过对中国六个不同地区的调查数据进行分析，东部（江苏、安徽）、西部（甘肃、青海）、南部（福建）、华北（北京）、东北（吉林）、中部（河南、江西）发现西部气郁的比例较高。②女性气郁明显高于男性，赵铁葆通过对房山区失眠人群调查发现，失眠患者体质分布多为痰湿、气郁、气虚、阳虚和湿热。男性与女性失眠患者在中医体质分布上有所不同，男性多见痰湿质和湿热质；对于女性来说，气郁气虚是最常见的。宋代齐仲甫《女科百问》云"男子以精为本，女子以血为源"每多忧思忿怒，郁气占多数。气会推动血液流动，气停滞会导致血瘀，过度焦虑会导致气结，气结也会导致血瘀，随着时间的推移，很容易导致血瘀体质的形成，这是女性气郁质较高的重要原因。③冯娟等通过福建、浙江、湖南、山西、广西 5 省市一般人群调查发现，年轻人尤其是 35～59 岁年龄段气郁体质比例高于老年人，可能是由于该年龄段人群工作、生活压力大，加上社会竞争激烈，因而更容易出现以心身疲惫为主要特征的气郁体质。④学生、无职业者气郁质较多。⑤亚健康人群中气郁质比例较高。

气郁体质的疾病研究

1. 抑郁症与气郁体质　世界卫生组织的资料显示，抑郁症居第二大疾病来源，仅次于冠状动脉粥样硬化性心脏病（简称冠心病）。通过计算机检索 CNKI、VIP、WANFANG、CBM 数据库的相关文献结果显示，气郁质在所有抑郁症患者中居于首位。温友禄通过对抑郁症患者的调查，发现气郁体质与血清内皮质醇呈显著正相关。气郁体质与促肾上腺皮质激素呈正相关，推测肾上腺皮质功能亢进可能与抑郁症发作、进程有关，而中医体质类型在一定水平上反映患者的抑郁状况。杨小燕通过对 500 例脑病科心理征询门诊患者采纳汉密尔顿焦虑、抑郁量表评、抑郁状态中都位居前三，这可能和女性经、带、胎、产的生理特殊性，耗损偏多有关，并且女性情绪不稳定，这些不良心理因素影响了气正常的生理性能，促进了气郁体质的形成。实施中医气郁体质的针对性干预措施，对改善抑郁症的心理症状有明显效果。

2. 围绝经期综合征与气郁体质　经过对正常围绝经期女性和围绝经期综合征患者临床流行病学考察发现，在 45～49 岁阶段发病频率最高的是阳虚质以及气郁质，气郁质在中度乃至重度综合征女性多见。张倩倩调查发现绝经综合征妇女体质也以阴虚质、气郁质最多。另外李雅彦研究认为，绝经综合征发病轻中重程度也与体质类型有关系，气虚质和气郁质以重度为主。唐文超等临床研究指出肝郁能够促使围绝经期妇女失眠，气郁质病位多在肝。陈润东指出妇人气郁体质的四大成因：①生理情绪不稳定，易郁易怒；②"阴虚气盛"的生理特征；③瘀血停留胞内，瘀血导致气滞；④寒、热、湿邪瘀滞胞脉，导致气机郁滞或紊乱。围绝经期是女性人生的第二个转折点，是人生的"多事之秋"。"忧虑伤脾、愤怒伤肝"，肝在五脏中最易受七情的影响，更容易长时间多消耗肝血，影响疾病的发病机理，加重肝郁；此外，女性在一生中还要经历血伤的生理过程，如月经、怀孕、分娩、产奶等，易形成血虚、血瘀，不挟气，导致肝气郁结。而且，刘芳等通过调查发现，围绝经期综合征患者的身体特征对卵巢储备功能有影响，阴虚质患者卵巢储备功能普遍低于气郁患者，提示中医体质学说可指导围绝经期综合征患者的早期干预。

3. 乳腺增生与气郁体质　气郁体质是中医九大体质之一，其特点是机体脏腑气机运行不顺畅、不和谐。乳腺增生患者通常对外部刺激反应敏感而强烈，疾病在压力和愤怒的条件下恶化，这通常和气郁体质有关。姚实林对气郁质相干要素进行考察剖析，发现有既往史者的更容易出现气郁质。因此，在临床治疗过程当中，以疏肝解郁、调理肝肾为治疗本病的根本原则，同时医生必须兼顾患者的心理因素。郭诚杰和其他临床研究发现，医治此类疾病时，医生要说服劝导患者，注意患者的心理变化，平复患者的情绪，可显著提高临床疗效。本病位于肝内，由于肝气不畅常导致胃气阻塞，而乳房是胃经经过的部位，如果气血不通，会引起结块疼痛，所以选择屋翳穴是为了通过气血缓解乳汁，并兼顾血液循环的作用；期门是肝脏的升穴，具有舒肝解郁的作用；合谷是手阳明经的始发穴位，足三里是足阳明胃经的重要穴位，两者结合增强了阳明上、下经络的疏通作用，具有益胃健脾的作用；脾胃是后天之源，如健脾运胃，充气血，不仅能增强抗病能力，还能预防伤胃；因此，取肝俞来舒畅肝气，选太冲而泻肝火；肝胆为表里关系，故用肩井以疏泻胆囊之气；天宗是治疗乳病的有效穴位；膻中属于任脉，可以调节推动冲任二脉，所以它与乳房的关系最为亲密。这些穴位共同起着疏肝理气、调冲任、软坚散结、使乳络畅通和气血畅通、排毒止痛的作用。乳腺增生症作为一种可控、可逆的慢性疾病，通过对患者中医体质类型分布情况进行研究，并对其相关发病因素与体质类型的相关性进行探讨，充分发挥中医体质理论的特点和优势，建立健全科学的防治体系，以降低乳腺增生的发病率，改善人们的健康，预防乳腺癌，从而达到"未病先治"的效果。

4. 男性不育与气郁体质　中医对男性不育症的认识已经有 2000 多年的历史了，"不育症"一词早在《周易》中就有记载，明清时期，形成了男性不育症的中医诊疗体系。清代陈士铎的《石室秘录·子嗣论》云："凡男子不生养有六病。六病何谓？一精寒、二气衰、三痰多、四相火盛、五精希少、六气郁。"其中气郁指肝气郁滞，说明前人已经认识到气郁是男性不育症的原因之一。随着疾病的发展，由于各种内外因素的影响，一系列的发展与进化以多种方式影响了男性正常的生殖功能。通过探讨体质与男性不育症之间的联系后，将气郁体质确定为男性不育症患者的危险体质。林兆丰等对 1678 例育龄男性的体质进行了测评，发现男性不育患者气郁质中的睾酮水平存在下降情况，雌二醇水平有一定程度的升高。在外界因素的影响下，体质单纯、气滞的人容易导致肝气郁结、病理上的意识丧失，而没有气郁体质的人则容易因长期抑郁、愿望不满足而形成气郁体质。因而，在当代的社会环境下，为了更好地把握男性不育症的发病机理进而制定相应的防治原则，钻研气郁体质与男性不育症之间的关系具有重要意义。

气郁体质与方药干预

体质作为疾病的载体，与药物治疗有着密切的关系，不同体质之人对药物剂量大小有不同的耐受性，对药物品种有不同的选择性，对药物"数量"和"质量"的不同选择与体质有关。王琦等提出"辨体用方论"，是基于人的体质类型与状况，强调体型的辨证和体胖体瘦、体质强弱、老少皆宜的组方，体、病、证诊疗模式的具体体现是体方辨证法。

在食药摄生方面，有学者提出气郁体质可服用越鞠丸、逍遥散、舒肝和胃丸、柴胡疏肝散等方，其中用了香附、乌药、川楝子、小茴香、青皮、郁金等疏肝理气为主的药物。药物调理要点为理气不宜过干，以免伤阴；养阴不能太过滋腻，避免黏滞；用药不能过于峻猛，以防伤了正气。有学者指出常规的疏肝理气法不完全适于气郁体质的调理，如陈宝树创新常法，基于内脏感觉过敏的气郁体质特征，提出温药益阳法调理此体质。该法以柔剂温阳药外合宣阳开窍、温散活血助阳药，以温阳药为主要结合体，常用药物有淫羊藿、仙茅、巴戟天、五味子、石菖蒲、川芎等，不宜选用附子、肉桂、干姜、鹿茸等刚剂温阳药，此类药易化燥伤阴，不利于"郁易化火"之气郁质。

随着中医体质学说理论的进一步完善，气郁体质相关方面的实验研究也取得了很大进展。现代科学正努力用现代科学手段寻求郁证本质和相关理论，在全面总结中医学有关郁证的理论认识的基础上，结合现代科学方法进行系统深入的研究，其前景是十分广阔的。

162　本气自病理论今诠

"本气自病"一词由金元医家李东垣提出，后经民国彭子益的阐发而逐渐为人所知，但学界尚缺乏系统研究。"本气自病"与外感致病相区别，李东垣之"本气自病"为内中风立说，倡"中风非外风"；彭子益之"本气自病"则扩展至一切外感热病，言"外感非外邪"。在中医传染病体系已完善的今天，又该怎样认识本气自病，本气自病是否还具备合理性？学者殷鸣等对比李东垣、彭子益对本气自病的论述，将其中误区加以澄清，严格划清"本气"的界限，并结合中医整体观、现代系统论，凸显了本气自病理论的现代价值。

本气自病的两重内涵

1. 中风非外风　"本气自病"出自《医学发明代中风》，李东垣云"人之气，以天地之疾风名之。故中风者，非外来风邪，乃本气自病也"。在金元之前，医家们普遍认为中风的病因是外风入袭，如《灵枢·刺节真邪》云："虚邪偏客于身半，其入深，内居荣卫，荣卫稍衰，则真气去，邪气独留，发为偏枯。"孙思邈《千金方》收载治疗中风的大小续命汤，均以辛温发散的麻黄、桂枝等为主药。金代刘完素首倡"内风"之说，他提出中风"非外中于风"，而是由于将息失宜，心火暴亢，心神昏冒，因此卒倒无知，又因为热气怫郁，气血不得宣通，导致肢体偏枯。刘完素从火热立论，力辟外风之说，正因续命汤等辛温发散方药会助长热邪。李东垣延续刘完素的认识，认为人体气机即是天地疾风之象，中风非外界风邪为患，而是内在气机失调的结果。李东垣的突出学术贡献就是"内外伤辨"，他详细阐述了外感、内伤的种种鉴别点，中风的发作并无外感征象，往往见于年老体衰之人，此当属脾胃虚弱，气血升降失常所致，据此提出了安和脏腑，调理气机的治法，认为治气就是治风。李东垣虽同样倡导内风论，但与刘完素的火热生风论不同，他从虚损立说，力斥发散外风、重伤正气之弊。

2. 外感非外邪　民国彭子益赋予了"本气自病"另一层内涵，他所谓"本气"是指圆运动之气，人身中营气主疏泄，自内而外，卫气主闭阖，自外而内，规律有序的圆运动是人体的生理模型，圆运动的分离是任何疾病的病理机制。他认为任何疾病都是人体气机失调、圆运动分离的结果，包括一切外感热病，伤寒不是风寒邪气进入人身致病，而是风寒影响了人体营卫气的正常运行，是"荣卫自病"而非"风寒为病"。开泄之风气妨碍卫气之闭藏，闭敛之寒气妨碍营气之疏泄，分别形成桂枝汤证、麻黄汤证，桂枝汤、麻黄汤治疗的对象不是风邪、寒邪，而是卫气、营气。这种观点重视人体正气，将内因放在首位，有其合理性。

但是，彭子益在论述"温病非外邪"时，逻辑与"伤寒非外邪"不同，"伤寒非外邪"只是强调营卫内因，并未否认风寒邪气，"温病非外邪"则连温邪一并否认。之所以这样，是因为彭子益拘泥于圆运动模型，认为寒性闭藏，自外而内，温性开泄，自内而外，故外界可以有寒邪，不可有温邪，温病是自身木气随春升之气而炎上，是春季阳气升发在人体内部的全息对应。彭子益书中时而称温病为外感，时而又云"温病全由内伤也"，即便温病是外感，也不是感受有形的外邪，而是感应于无形的天气变化，属自身阳气升发太过为病，因此主张用收敛的乌梅白糖汤等，而非清透温邪的辛凉剂。可以说，彭子益所谓的温病是在其圆运动理论下建构出来的，已经不是前人所述的温病。

本气自病辨误

1. 本气自病能否否认外邪　外邪的存在是无可否认的，李东垣、彭子益也并没有否认外邪。李东垣云："中血脉，则口眼㖞斜，亦有贼风袭虚伤之者也。"他在强调内风的同时，也承认有外风乘虚侵入的情况，并继续沿用千金小续命汤，他只是补充前人未述之内风病机。彭子益论伤寒时并没有否认风寒邪气的存在，他否认的是脱离于内环境的孤立外邪，外因之风寒只有通过内因才能起作用，他有力抨击了仅针对外邪、本末颠倒的治法。

但彭子益否认了温邪的存在，"温病乃人身本身之气自病，非由口鼻而入，非伏去年的寒，变成今年的温"。这无疑是错误的，温邪的存在是前人在临床实践中观察而来，吴又可发现明末瘟疫传染性极强，"触之则病"，"众人之病相同"，据此推断出疠气的存在，这早已被现代医学证实。清代叶天士首次提出了温邪，认为温邪首先犯肺，吴鞠通总结出温邪三焦传变的规律，这都是基于临床观察。彭子益否认温邪，刻意回避了温病的传染性，仅以气候异常作为众人皆病的原因，十分牵强。再者，彭子益承认寒邪，否认温邪，仍属双重标准，既然温病是自身阳气逢春升而开泄太过致病，那么伤寒为何不是自身阴气冬季闭藏太过所导致？为何不将风、寒一并否认？究其原因，风、寒系医圣张仲景原著中的概念，彭子益作为崇古遵经的医家，自然不能背离仲景，只能攻讦清代的温病学派，造成了自相矛盾的局面。

2. 本气自病能否重新定义温病　彭子益云"吴鞠通的温病条辨，应改称燥病条辨"。彭子益将温病重新定义，温病病位在肝木，而吴鞠通所用的银翘散、桑菊饮入肺，属"疏散而大破肺气之药"，肺主阳明燥金，肝主少阳温气，因此他认为吴鞠通所论当属燥病，其方皆不可用于温病。"温病"一词首见于《难经·五十八难》，但缺乏系统阐述，直至清代才有了完整的温病学理论体系。温病的概念是在和伤寒的对比中形成的，清代医家将那些发病不从寒起、病性始终属热的外感病称为温病，彭子益依据圆运动模型所建构的"温病"不同于前人临床中总结出的温病，不应以此取代前人既定的概念。圆运动模型虽有合理性，但不应机械套用，彭子益并没有从临床实际出发，只是从升降对称的角度，认为伤寒与温病相对，闭敛之寒气与开泄之热气相对，伤寒既然用麻黄汤等发散药，温病则应该用乌梅白糖汤这样的收敛药，这显然是机械、僵化的。再从以方测证的角度看，银翘散、桑菊饮、乌梅白糖汤究竟孰为治温、孰为润燥，显而易见，是彭子益自己颠倒了温病、燥病的概念。

本气自病的合理性

1. 本气自病揭示内风机制　在李东垣书中，本气自病的"气"字是狭义的，他引《内经》中"人之气，以天地之疾风名之"之句，以取类比象的方式将人体气机喻为风，实现了外风向内风的过渡，他所谓"本气自病"不可用于中风以外的疾病。"本气自病"是在气血虚弱基础上，血不载气，气机逆乱，气不运血，血脉瘀滞，气血不相维系，非风邪侵入体内，这是内中风的机制。在金元之后，内风说已完全压倒外风说，从本气论治中风的思想已渗透在明清医家的临床当中。

2. 本气自病符合伏气温病机制　彭子益创造出本气自病理论下的温病概念，否认新感温病、伏气温病，但他的"本气自病"其实与伏气温病同理，他驳斥了寒气伏藏化温的说法，"岂有寒气伏藏于肌肤三月之人，安然无恙，至春变为温病之理"。但伏气温病除了"冬伤于寒"的病因，尚有"冬不藏精，春必病温"的说法。彭子益云："温病者，人身木火偏于疏泄。金气被冲，而失收降之令，水气被泄，而失封藏之能。水不藏则相火益事飞腾，金不收则风木益事泄动。"肾失封藏，水衰于下，木火上冲，这与伏气温病的机制完全吻合。叶天士云："春温一证，由冬令收藏未固，昔人以冬寒内伏，藏于少阴，入春发于少阳，以春木内应肝胆也。"伏气温病正是冬季肾失封藏，逢春升之令而少阳化火。从症状来看，彭子益认为温病初起可见发热，精神倦怠，舌少苔，脉象躁急模糊，洪虚或虚小，这与阴虚里热的伏气温病相吻合。再从用药的角度看，彭子益的乌梅白糖汤为收敛木火之剂，针对邪发少阳；扁鹊三豆饮为补肾、清热之剂，三豆均入肾，有解毒透邪之力，针对肾失封藏、邪伏少阴，此二方与春温主方黄芩汤加豆豉、玄参方异曲同工，符合春温清热、养阴、透邪的治法，只是性味平和，力量偏弱，不伤正气。

本气自病的现代意义

彭子益否认温邪的观点虽有偏颇，但他对伤寒的认识较为深刻，他不否认风寒邪气，但将人体视为一个恒动的整体，风寒不过是作为外因的始动因素，必须通过内因起作用，必然造成系统性问题，治疗也应着眼于系统本身的气机流转，而不是紧盯着风寒。由此推广，风寒暑湿等六淫邪气，乃至各种细菌、病毒，这些都是客观存在的，但外感病、传染病不仅仅是这些外部因素导致的，而是人体系统与外部环境互动的结果。"本气自病"理论重视正气，实质是重视人体的系统性，正气的升降出入规律即是系统内部自稳定、自协调的功能，外部环境因素作用于系统，在改变系统稳态的同时，也必须服从系统本身的规律。在系统外部存在独立的邪气，但一旦邪气作用于系统，便再也找不出孤立的邪气。基于这样的系统思维，中医治疗的对象是正气而非邪气，是正气使机体在受邪后仍保持一个相对稳定的状态，并努力向原本的稳态接近，中医的治疗是在帮助正气，恢复系统，是去除邪气的综合影响，而非去除邪气本身。中医秉承整体、系统思维，没有从微观研究邪气的具体形态，没有发现细菌与病毒，但借由对系统稳态的认识，可以解决细菌、病毒这些外部因素对系统的影响，这是中医在一次次对抗传染病过程中做出贡献的理论基础。

"本气自病"由李东垣提出，经过彭子益的发展，其中蕴含着多重含义，形成了晦涩复杂的理论，本文将其内涵分为"中风非外风""伤寒非外邪""温病非外邪"3 种，阐发其合理性，破除其中误区。"中风非外风"是李东垣对中风病机的拓展，"温病非外邪"是彭子益对温病体系的误解，"伤寒非外邪"则涉及中医最根本的整体观、系统论，代表着中医对外感病、传染病的基本认识，在现代医学对病原体研究愈发精细的今天，"本气自病"的这层内涵最能体现中医特色，能为中医防治传染病提供理论依据。在破除彭子益对温病的错误认知后，以本气的升降出入作为人体系统的规律，将外界环境因素纳入系统本有的规律来考虑，以正气为治疗对象，以恢复系统有机恒动的稳态为治疗目标，这是"本气自病"最主要的现代意义。

163 　胃气理论源流

胃气理论是脏象理论重要组成部分，《内经》是胃气理论的源头，对后世中医界的影响很大，源远流长。学者陆明等对胃气理论的源流做了阐述。

《内经》胃气理论

"胃气"一词，最早见于《内经》，对胃气的论述多达20余次，涉及面较广，内容丰富，对其生理功能和病理变化都有比较深刻地分析讨论。《素问·平人气象论》云"平人之常气禀于胃，胃者平人之常气也，人无胃气曰逆，逆者死""人以水谷为本。故人绝水谷则死，脉无胃气亦死"。《素问·六节脏象论》云"胃者，五脏六腑之海也，水谷皆入于胃，五脏六腑皆禀气于胃"；《灵枢·玉版》云"胃者，水谷之海也"。说明了胃气的重要性以及与其他脏腑的密切关系。《灵枢·口问》云"谷入于胃，胃气上注于肺"；《素问·平人气象论》云"胃之大络，名曰虚里，贯鬲络肺，出于左乳下，其动应衣，脉宗气也"，《灵枢·邪客》云"宗气积于胸中，出于喉咙，以贯心脉，而行呼吸焉"。揭示了胃气与肺的呼吸功能和胸中大气（宗气）的形成，和心跳脉搏息息相关。《素问·玉机真脏论》云"五脏者，皆禀气于胃，胃者，五脏之本也。藏气者，不能自致于手太阴，必因于胃气，乃至于手太阴也"，五脏之气来源于胃气，又通过胃气转输于手太阴肺，变见于寸口脉，盛衰可供医辨之。《素问·水热穴论》云"肾者，胃之关也，关门不利，故聚水而从其类也"；《灵枢·口问》云"中气不足，溲便为之变"；《素问·五脏别论》云"魄门亦为五脏使，水谷不得久藏"；《素问·六节脏象论》云"脾、胃、大肠、小肠、三焦、膀胱者，仓廪之本，营之居也，名曰器，能化糟粕，转味而入出者也；其华在唇四白，其充在肌，其味甘，其色黄，此至阴之类，通于土气"。胃气包含了脾脏的功能，对二便的排泄有调节作用，二便的正常排泄是维持五脏的正常活动的基本条件。《灵枢·决气》云"中焦受气取汁，变化而赤，是为血"。《素问·痹论》云"荣者，水谷之精气也，和调于五脏，洒陈于六腑……卫者，水谷之悍气也，其气慓疾滑利……故循皮肤之中，分肉之间，熏于肓膜，散于胸腹"。胃气正常运动，是水谷变化成为气血营卫的基础。《灵枢·五癃津液别》云"脾为之卫"。胃气是肺卫之气的生化之源，胃气强，则卫外功能、抗病能力、康复能力强；反之亦然。《素问·逆调论》云"胃不和则卧不安"，胃气不仅是人体营养物质的生化源泉，同时参与人的心理精神活动，和人的睡眠、情志活动有关系。

张仲景临证顾护胃气

《伤寒论》113方中用甘草、大枣、生姜、人参者最多，其中用甘草者71方，用大枣者40方，姜、枣同用者37方，姜、枣、草同用者31方，参、草、姜、枣共用者7方；少阳证用小柴胡汤，其中人参、大枣、炙甘草，益胃气、生津液、和营卫，扶正祛邪，扶正则防止邪气内传入三阴之里，得胃气滋助正气旺盛则祛邪有力。"上焦得通，津液得下，胃气因和，身濈然汗出而解"；《金匮要略》云"夫治未病，见肝之病，当先实脾，四季脾旺不受邪，即勿补之"。说明脾胃之气的正常和旺盛，是养生保健的基础，也是促进机体康复、防止疾病传变的重要保证；用人参、粳米、大枣、甘草，补中益胃以助化源，"脾气散精，上输于肺"，胃津得生，肺燥得润，有培土生金之意。从上可以看出仲景师《内经》在临证发挥创新运用，始终贯穿两个宗旨：一是"保胃气、存津液"；二是"阴阳自和，必自愈"，重视人体自身内在抗病能力和"生生之气"。

《脾胃论》的胃气思想

李东垣在继承《内经》理论的基础上，提出了"内伤脾胃，百病由生"，"人以胃气为本"的观点。"元气之充足，皆由脾胃之气无所伤，而后能滋养元气，若胃气之本弱，饮食自倍，则脾胃之气既伤，而元气亦不能充，此诸病之所由生也"。"不因虚邪，贼邪不能独伤人，诸病从脾胃而生，明矣！"气是决定人体健康的关键，而脾胃之气又是决定人身之气盛衰的基础，脾胃病则正气虚，正气虚则产生各种疾病，这是东垣内伤理论的基本论点；"盖人受水谷之气以生，所谓清气、荣气、卫气、春升之气，皆胃气之别称也"，"既脾胃虚衰，元气不足，而心火独盛。心火者，阴火也，起于下焦，其系系于心，心不主令，相火代之。相火，下焦包络之火，元气之贼也。火与元气不能两立，一胜一负。脾胃气虚，则下流于肾、肝，阴火得以乘其土位"，"盖温能除大热，大忌苦寒之药泻胃土耳！今立补中益气汤"，东垣在治疗上创立了甘温除热法，善用补气升阳的药物，补中益气汤是代表方剂，其他有升阳益胃汤、黄芪人参汤、调中益气汤、清暑益气汤等。

张景岳对胃气的论述

在《景岳全书》中对胃气的认识很有见地，"脾胃为水谷之海，得后天之气也。何也？盖人之始生，本乎精血之原；人之既生，由乎水谷之养。非精血，无以立形体之基；非水谷，无以成形体之壮……故人自有生以后，无非后天为之用，而形色动定，一无胃气之不可……正以人之胃气，即土气。万物无土皆不可，故土居五行之中，而旺于四季，即此义也。由此推之，则凡胃气之关于人者，无所不至，即脏腑、声色、脉候、形体，无不皆有胃：人胃气若失，便是凶候"，"是可知土气为万物之源，胃气为养生之主；胃强则强，胃弱则衰；有胃者生，无胃者死"。对胃气的重要性，后天之本的深刻含义，人的生命活动的动力源泉做了阐述，人体的脏腑、形体、语言气色、行为思维、心跳呼吸无不是胃气充养，推动的。胃气贯穿人的生理、病理、诊断、治疗全过程。

叶天士对胃气的认识

在《临证指南医案》中对脾胃生理功能、治疗原则的认识有独到之处。"纳食主胃、运化主脾"，"脾宜升则健，胃宜降则和"，"太阴湿土，得阳始运；阳明燥土，得阴自安"，"脾喜刚燥，胃喜柔润"，这些名言，深得《内经》旨义，并且有较高的临床价值。叶天士认为一部《内经》的基本理论，无非是说明人以胃气为本之理。在临床上对一般杂症，多半治从脾胃入手。

其他医家的观点

1. 罗浩《医经余论》云："夫脾为己土，其体常湿，故其用阳，譬之湿土之地，非阳光照之，无以生万物；胃为戊土，其体常燥，故其用阴，譬之燥土之地，非雨露滋之，无以生万物也。况脾之湿，每赖胃阳以运之，胃之燥，又借脾阴以和之，是二者相需之用……脾以健而运，胃以通为补。健脾宜升，通胃宜降。故治脾以燥药升之，所谓阳光照之也；治胃以润药降之，所谓雨露滋之也。此其不同也。"提出了脾胃的治法差异，一燥一升，一润一降。

2. 唐大烈《吴医汇讲》云："考东垣所著补中益气、调中益气、升阳益胃各方，其论虽详于治脾，略于治胃，而其意则一脏一腑，升降各有主治，显然不可混者……苟其颠倒错施，俾升降失常，则脾胃伤，脾胃伤则出纳之机失其常，而后天之生气已息，鲜不大札生民已。"

3. 程郊倩云："阳气之与胃气，一而二，二而一者也。""若脾之器，不过为胃行其津液，平常只可与胃作对峙，而在此处，犹薪火接合处，用之作抽添煽扬力者，火非抽添煽扬则不炎，胃无消磨健运则不化，故言胃气内已该括及脾气矣"，此论言胃气即人身之阳气，包括了脾气的功能。

4. 陈修园著《医学从众录》云"健脾之阳，一举有三善也。一者脾中之阳气旺，为天晴日朗，而龙雷潜伏也；一者脾中之阳气旺，而胸中窒塞之阴气，则如太空不留纤翳也；一者脾中之阳气旺，而饮食运化精微，复生其已竭之血也"，"万物以土为根，元气以土为宅"，重视脾胃阳气，和脾土的作用。

5. 吴澄《不居集》倡导补脾阴之法："盖人之一身，以胃气为主，胃气旺则五脏受荫，水精四布，机运流通，饮食渐增，津液渐旺，以至充向生精，而复其真阴之不足"，"今以芬香甘平之品，培补中宫而不燥其津液，虽曰理脾，其实健胃；虽曰补阴，其实扶阳。则乾资大始，坤作成物，中土安和，天地位育矣"。

6. 王三尊在《医权初编》中云"是知治病当以脾胃为先。若脾胃他脏兼有病，舍脾胃而治他脏，无益也"，强调治疗上，胃气的重要地位。

7. 《慎斋遗书》提出，诸病不愈当治脾胃的原则，"诸病不愈，必寻到脾胃之中，方无一失。何以言之？脾胃一伤，四脏皆无生气，故疾病日多矣。万物从土而生，亦从土而归"。

8. 徐春甫在《古今医统》云："凡治百病，胃气实者，攻之则去，而疾易愈；胃气虚者，攻之不去。"提出了治疗同药当须辨别胃气虚实，方能取得好的疗效。

9. 李中梓在《医宗必读》中云"一有此身，必资谷气，谷入于胃，洒陈于六腑而气至，和调于五脏而血生，而人资之以生者也，故曰后天之本在脾"，对后天之本做了解释。

胃的主要功能是受纳腐熟水谷，主通降，以降为和；而脾生理功能主运化，主升清，主统血，在志为思、在液为涎、主四肢肌肉、开窍于口、其华在唇。脾与胃同属于消化系统的主要脏器，机体的消化运动，主要是脾胃的生理功能。机体的生命活动的维持和气血津精的生化，有赖于脾胃的运化，产生的水谷精微，所以称脾胃为气血生化之源，后天之本。"五脏者，皆禀气于胃，胃者，五脏之本也"，胃气之盛衰关系到人体的生命活动及其存亡。

164　胃气理论的内涵和外延

胃气理论是脾胃学说的重要组成部分，起始于《内经》，验证于《伤寒论》，奠定于《脾胃论》，在后世也得到很好的充实和发展。学者茹清静就胃气理论的内涵与外延研究做了梳理归纳。

胃气的内涵与外延

"胃气"一词最早见于《内经》，《中医大辞典》将胃气解释为：一指胃的生理功能；二泛指人体的精气；三指脾胃的功能在脉象的反映，即指和缓流利的脉象。实际上根据相关文献其内涵加外延至少包含 6 个层次的内容。

1. 胃气的内涵　主要有三。①胃气即胃腑之气。如同心气、肺气等其他脏腑之气一样是脏腑中一种活力很强的精微物质。胃气的推动和温煦作用，是胃腑完成受纳和腐熟水谷生理功能的根本所在。②专指胃中阳气。胃腑属阳，以气为主，为胃主要的生理功能。③以脾胃为中心的整个消化系统之功能。《素问·灵兰秘典论》云："脾胃者，仓廪之官，五味出焉。"《灵枢·玉版》云："胃者，水谷之海也。"脾胃共同作用，才能消化、吸收饮食物中的营养物质。脾运胃纳，是相互协作的，二者缺一不可，正如《医述·医学溯源·脏腑》所云："胃无消磨健运则不化，故言胃气，内已概括及脾气矣。"可见胃气实际上包括脾胃之气，共同成为人体"后天之本"。此外，《灵枢·本输》云"大肠、小肠皆属于胃"，而且在许多医家的论著中以胃气替代了脾、胃、大小肠之气。

2. 胃气的外延　主要有三。①泛指人体的精气。《灵枢·决气》云："人有精、气、津、液、血、脉，以为一气耳……六气者，各有部主也，其贵贱善恶，可为常主，然五谷与胃为大海也。"《素问·六节脏象论》云："胃者，五脏六腑之海也，水谷皆入于胃，五脏六腑皆禀气于胃。"故《中藏经》云："胃者，人之根本也，胃气壮则五脏六腑皆壮也。"金代李东垣在《内外伤辨惑论·饮食劳倦论》中云："悉言人以胃气为本，盖人受水谷之气以生，所谓清气、荣气、卫气、春生之气，皆胃气之别称也。"《景岳全书·论治脾胃》云："脾为土脏，灌溉四旁，是以五脏之中皆有脾气。"故胃气又被称作"后天元气"。②脉的柔和之象，指脾胃功能在脉象上的反映即脉有从容和缓之象。"脉弱以滑，是有胃气"（《素问·玉机真脏论》）。③舌苔形成的主要因素。舌苔乃胃气所熏蒸，《辨舌指南》云："夫舌苔，胃气湿热之所熏蒸也，湿热者，生气也，无苔者，胃阳不能上蒸也。"《形色外诊简摩》亦云："苔乃胃气之所熏蒸，五脏皆禀气于胃，故可借以诊五脏之寒热虚实也。"

胃气预后理论

1. 胃气损伤的病因病机　胃气损伤的原因包括先天禀赋不足，后天失养，外感六淫疫疠之邪，情志不调，久病重病，医治不当等；胃气不足，反过来导致五脏功能失调，甚则危及生命。《灵枢·五味》云："水谷皆入于胃，五脏六腑皆禀气于胃……故谷不入，半日则气衰，一日则气少矣。"《金匮要略》载"四季脾旺不受邪"，胃气强盛则身体无病，故李东垣在前人基础上提出了"内伤脾胃，百病由生"（《脾胃论》）的疾病内伤学说。

2. 胃气损伤与疾病转归　中医疾病预测学，是建立在中医脏象理论和经络学说基础上的。脏象即"脏居于内，而形见于外"，内脏有病可见于外。《内经》提出"胃气"概念，提出"有胃气则生"的疾病预后观，对后世产生了深远的影响。清代叶天士在《临证指南医案·不食》中云："有胃气则生，无胃气则死，此百病之大纲也。故诸病若能食者，势虽重而尚可挽救；不能食者，势虽轻而必致延剧。此理亦人所易晓也。"

顾护胃气法则在危重疾病治疗中具有重要指导意义。如《慎斋遗书·辨证施治》云："诸病不愈，必寻到脾胃之中，方无一失。何以言之？脾胃一伤，四脏皆无生气，故疾病日多矣。万物从土而生，亦从土而归，补肾不若补脾，此之谓也。治病不愈，寻到脾胃而愈者甚多。"因为"胃气一败，百药难施"（《医宗必读·肾为先天之本脾为后天之本论》）。

3. 胃气衰微的四诊辨识　　胃气衰败与预后的关系体现在望闻脉诊等诸多方面。《素问·脉要精微论》中记载"赤欲如白裹朱，不欲如赭；白欲如鹅羽，不欲如盐；青欲如苍璧之泽，不欲如蓝；黄欲如罗裹雄黄，不欲如黄土；黑欲如重漆色不欲如地苍。五色精微象见矣，其寿不久也"。

久病重病呃逆不止，属胃气衰败之危候。如《素问·宝命全形论》云："病深者，其声哕。"《形色外诊简摩》亦云"久病闻呃，胃气欲绝也"。

中医正常脉象为"有神""有胃气""有根"。《素问·平人气象论》指出平人之常气禀于胃，五脏四时之脉，皆以胃气为本。"人绝水谷则死，脉无胃气亦死"。然四时皆有主脉，"春脉微弦曰平……夏脉微钩曰平……秋脉微毛曰平……冬脉微石曰平，石多胃气少曰病，但石无胃气曰死，冬以胃气为本"。若病有胃气之脉为"顺脉"，病情较轻，预后较好。如实证，脉见洪、数、实是为顺脉；若反见微、细、弱的脉象，则为逆脉，是乏胃气之象，病情重。

胃气评估与诊疗法则

1. 评估方法

（1）饮食摄纳与运化：饮食摄纳与运化功能强弱与"胃气"强弱密切相关，并用于预测疾病凶险。若久病不能食而突然暴食，俗称"除中"，说明胃气将绝属"回光返照"的假神之象，预示危在旦夕。临床可根据患者食欲、食量的变化和脾胃运化状态评估胃气强弱。《素问·脏气法时论》云："脾病者，身重、善饥、肉痿，足不收，行善瘈，脚下痛，虚则腹满肠泻，飧泄，食不化。"因此，肌肉营养状况、反映脾胃升降功能的"上"（恶心、呕吐、呃逆等）、"中"（腹胀满）、"下"（泄泻甚至便血）相关症状，可直接反映胃气的盛衰，用于判断疾病的轻重及预后。

（2）神色：望神色察胃气，反映的是广义的"胃气"。《素问·六节脏象论》云："五味入口，藏于肠胃，味有所藏，以养五气。气和而生，津液相成，神乃自生。""神者，水谷之精气也"（《灵枢·平人绝谷》）。胃气强则精气充，形神俱旺，目奕精采，虽有病多为轻浅，预后亦佳；反之，胃气衰则精气虚，体弱神疲，目无神采，有病多重。望神色、听声音能了解人体精气的盛衰，间接了解胃气的强弱。色与神密切相关，正常人以色含不露，光明润泽为有神、有胃气。

（3）乏力程度：中医的"中气不足"，通过体力和声音气息等间接反映。听患者的呼吸强弱和语言、声音的变化，以判断脏腑的虚实病变，这是闻诊的内容之一。《灵枢·邪客》云："五谷入于胃也，其糟粕、津液、宗气分为三隧。故宗气积于胸中，出于喉咙，以贯心脉，而行呼吸焉。"胃气强则宗气足，发声自然，音调和谐，呼吸平稳而通畅；若谵语多言，声高息粗，则多属实证；若胃气衰，则宗气虚，表现为声低息微，少气不足以息，多属虚证。

（4）营养状况：食欲、神色可反映近期内胃气的强弱，而营养状况则反映一段时间乃至长期的胃气状况，如《灵枢·论痛》云："筋骨之强弱，肌肉之坚脆，皮肤之厚薄，腠理之疏密，各不相同……肠胃之厚薄坚脆亦不等。"《灵枢·本脏》云："脾合胃，胃者，肉其应……肉䐃坚大者胃厚，肉䐃么者胃薄。"胃气强则"不遗形体有衰，病则无由入其腠理"，反之则脏腑形体、四肢百骸皆失所养，体瘦形弱。

（5）舌苔：舌苔乃胃气所生，《辨舌指南》云："夫舌苔，胃气湿热之所熏蒸也，湿热者生气也，无苔者，胃阳不能上蒸也。"《形色外诊简摩》则云："苔乃胃气之所熏蒸，五脏皆禀气于胃，故可借以诊五脏之寒热虚实也。"正常的舌苔是淡薄、均匀、有根、干湿适中的白苔。若舌苔腐糜，浮在舌面揩之可去，甚至部分或全部剥脱多见于胃气消亡，病情较重。舌苔薄白而润泽是胃气旺盛的表现；舌光无苔，为胃气虚或胃阴损伤的表现。

（6）脉象：《素问·平人气象论》云"脉弱以滑，是有胃气""脉无胃气亦死。所谓无胃气者，但得真藏脉，不得胃气也"。《灵枢·终始》则认为"邪气来也紧而疾，谷气来也徐而和"。四时之脉皆反映胃气，有胃气的四时之脉都表现和缓之象。

2. 诊疗法则研究　人以胃气为本，故无论养生和临床诊治疾病皆当以顾护胃气为本。《素问·五常政大论》云："大毒治病，十去其六；常毒治病，十去其七；小毒治病，十去其八；无毒治病，十去其九。谷肉果菜，食养尽之，无使过之，伤其正也。"《素问·上古天真论》以"食饮有节"作为养生长寿的具体措施之一。以"谨和五味"为前提，方为养生固本之道。《伤寒论》始终贯穿着保胃气的思想，多处可见"微和胃气""当和胃气""以调胃气"等字句，主张"祛邪不伤胃气""发汗必资化源""辨病谨察中焦"等。其所载方中，大枣、甘草用之最多，其目的在调养胃气。李东垣总结前人经验，结合自己临床实践，在《脾胃论》中创造性地提出"内伤脾胃，百病由生"的著名论点，指出"治脾胃即所以调五脏"，"善治病者，唯在调和脾胃"。近代名医岳美中说："若医者治慢性病懂得培土一法，思过半矣。"

中医临床应用胃气理论诊治疾病的案例比较多。有统计表明，在一般杂病发展过程中出现脾虚证者达到87.9%。现有资料表明，"胃气"影响多种危急重症的预后，如慢性肾衰竭、恶性肿瘤、心血管疾病、肝硬化等。张克勤等研究胃大部切除后舌苔有或无作为胃气是否存在的标志，说明中医"胃气"的"胃"与解剖学的"胃"无关。董玉华对重症肺炎患者76例进行回顾性分析，发现重症肺炎失"胃气"者预后差，病死率高，而得"胃气"者抢救成功率高，病死率低。唐智敏等观察了107例终末期肝病患者"胃气"的变化，发现胃气由通降到不和、再到上逆，死亡率呈上升趋势。茹清静制订了胃气损伤的量化评估标准，并以肝衰竭为研究对象进行"信度"和"效度"的验证。

讨　论

生存质量作为预后的一个重要内容，不仅是描述疾病损害程度的指标或终点，而且也是影响疾病转归的预后因子，胃气就是中医特色的生存质量。古人的经验告诉我们，临床诊治疾病，尤其是危重病，顾护胃气是重要法则。

关于胃气学说的研究，应该进一步拓展思路，并借鉴现代实验手段和循证医学原理。以广义的"胃气"为研究对象，有学者根据干细胞理论，认为相当于中医的"干细胞"，细胞再生需要后天之精"胃气"的补充与支持。传统医学"胃气"学说与现代医学临床营养支持虽理念不同，渊源及发展各异，但都非常重视胃肠的消化、吸收、营养功能。更让人深思的是近年来现代医学对胃肠道功能有了重新认识：胃肠道参与肠道屏障和体内免疫、代谢、内分泌等重要功能，对危重疾病的预后发挥重要的影响，"过去认为在非胃肠道危重患者胃肠道是处于安静休息状态的，实则不然。在危重患者，胃肠道功能障碍常成为多脏器功能障碍的始动器官和中心器官"。这与中医的"有胃气则生，无胃气则死"的论点不谋而合，同时也给"人以胃气为本"留下了广阔的研究空间。

165　胃气理论的形成和发展

　　胃气学说是中医基础理论的重要组成部分，其理论的产生经过了漫长时期，且不同的时期有不同的特点，也有不同的概念。在胃气学说的早期，还存在着谷气的提法，这种提法一直被人们认为是胃气学说的代名词，但是研究发现两者之间存在着很大的区别。学者陈长林等对胃气理论的形成与发展及其临床意义做了阐述。

胃气学说的草创

　　史集资料中，对谷气的描述最早出现在《史记·扁鹊仓公列传》淳于意描述治病的过程中，"阳虚侯相赵章病，召臣意……后十日乃死，所以过期者，其人嗜粥，故中藏实，中藏实故过期。师言曰'安谷者过期，不安谷者不及期'"。谷气是胃气学说的一个重要表现，包括后期张守节等在注解《史记》的过程中，也沿用了相关的说法。其后的经典中，《伤寒论》还多次提到谷气。如"吐利发汗，脉平，小烦者，以新虚不胜谷气故也"，这里的谷气与平时认为的胃气存在着很大的区别。《素问》则提到谷气的地方非常少，且与胃气也有很大的差别。

　　可以说，这个时候谷气的提出只是胃气学说的初期阶段，还没有完善，只是判断疾病的一个重要标准，还没有成为断定生死的金标准。

胃气学说的形成

　　1.《内经》中的胃气理论　在《素问》中，谷气出现的频率相对较低，"今脾病不能为胃行其津液，四支不得禀水谷气，气日以衰，脉道不利，筋骨肌肉皆无气以生，故不用焉"，"诸遗者，热甚而强食之，故有所遗也。若此者，皆病已衰而热有所藏，因其谷气相薄，两热相合，故有所遗也"，"此人必数醉若饱以入房，气聚于脾中不得散，酒气与谷气"，此三处出现谷气这个名词都是本意，没有衍生义。

　　《灵枢》中，谷气有了相对较深的含义，谷气有类似胃气的含义，如"所谓三刺则谷气出者……已入分肉之间，则谷气出。故《刺法》曰：'始刺浅之，以逐邪气，而来血气；后刺深之，以致阴气之邪；最后刺极深之，以下谷气。'""所以日二取之者，太阳主胃，大富于谷气，故可日二取之也""邪气来也紧而疾，谷气来也徐而和""愿闻谷气有五味；其入五脏，分别奈何""真气者，所受于天，与谷气并而充身者也"。胃气学说的胃气，很多时候可以置换《灵枢》中所谓的谷气。

　　《素问》中胃气学说有了新的扩展，主要可总结为以下几点：

　　第一是判断脉是否正常。《素问·平人气象论》云"春以胃气为本。病肝脉来，盈实而滑，如循长竿，曰肝病；死肝脉来，急益劲，如新张弓弦，曰肝死"。"冬以胃气为本。病肾脉来，如引葛，按之益坚，曰肾病；死肾脉来，发如夺索，辟辟如弹石，曰肾死"。"脉从四时，谓之可治；脉弱以滑，是有胃气，命曰易治。取之以时，形气相失，谓之难治"。

　　第二是判断真脏脉的依据。《素问·玉机真脏论》云"藏气者，不能自致于手太阴，必因于胃气，乃至于手太阴也。故五脏各以其时，自为而至于手太阴也。故邪气胜者，精气衰也。故病甚者，胃气不能与之俱至于手太阴，故真藏之气独见，独见者，病胜藏也，故曰死"。

　　第三是表达脾胃之气。如"夫伤肺者，脾气不守，胃气不清，经气不为使，真脏坏决，经脉傍绝，五脏漏泄，不虦则呕，此二者不相类也"。

第四是表达胃气具有温煦全身的作用。比如"有所劳倦，形气衰少，谷气不盛，上焦不行，下脘不通，胃气热，热气熏胸中，故内热"。

2.《难经》中的胃气学说　在《难经》中，谷气学说并未出现，而胃气学说主要用来说明脉象的情况，"春脉微弦曰平，弦多胃气少曰病；但弦无胃气曰死。春以胃气为本。夏脉钩，反者为病"。"夏脉微钩曰平，钩多胃气少曰病，但钩无胃气曰死。夏以胃气为本。秋脉毛，反者为病"。"秋脉微毛曰平，毛多胃气少曰病，但毛无胃气，曰死。秋以胃气为本。冬脉石，反者为病"。"冬脉微石曰平，石多胃气少曰病，但石无胃气曰死。冬以胃气为本。胃者，水谷之海，主禀。四时皆以胃气为本，是谓四时之变病，死生之要会也"。《难经》胃气学说的要点就两个，一是胃气是病与不病的区别点，二是胃气是死生的界限。

3.《伤寒论》中的胃气与谷气学说　到了东汉末年，胃气学说得到了很好的扩展。在《伤寒论》中，既有谷气学说也有胃气学说，两者之间存在着明显的区别。比如《伤寒论·平脉法第二》云"诸乘寒者，则为厥，郁冒不仁，以胃无谷气，脾涩不通，口急不能言，战而栗也"，《伤寒论·太阳病篇》云"大便硬，小便数而反不数，反多，大便已，头卓然而痛，其人足心必热，谷气下流故也"，这里的谷气可当阳气理解，阳气虚则四肢寒凉。而"阳明病，初欲食，小便反不利，大便自调，其人骨节疼，翕翕如有热状，奄然发狂，濈然汗出而解者，此水不胜谷气，与汗共并，脉紧则愈"，这里的谷气则可以当成卫气来理解，因为谷气具备一定的驱邪的作用。"吐利发汗，脉平，小烦者，以新虚不胜谷气故也"，这里的谷气则又是最初的水谷精微的意思。

而胃气学说则更加抽象一些。胃气可以当成判断脉象的基础，比如"趺阳脉滑而紧，滑者胃气实，紧者脾气强"；"缓者胃气实，实则谷消而水化也"；胃气也可以当成疾病转归的重要依据，"太阳病，发汗后，大汗出，胃中干，烦躁不得眠，欲得饮水者，少少与饮之，令胃气和则愈"；"妇人伤寒发热，经水适来，昼日明了，暮则谵语，如见鬼状者，此为热入血室。无犯胃气及上二焦，必自愈"；"上焦得通，津液得下，胃气因和，身濈然汗出而解"；胃气也是判断生死的金标准，比如"凡厥利者，当不能食，今反能食者，恐为除中，食以索饼。不发热者，知胃气尚在，必愈"；胃气更是治疗疾病时要考虑的用药依据，如"太阴为病，脉弱，其人续自便利，设当行大黄、芍药者，宜减之，以其人胃气弱，易动故也"。可以说，胃气学说是在谷气学说的基础上升华、扩展而来，其中胃气学说在脉象判断、疾病转归、用药指南、死生界限中都有广泛的运用。

总之，胃气学说经过《内经》《难经》《伤寒论》三个阶段的发展，已经相对成熟，其为后世运用胃气学说指导临床实践提供了理论和临床实践基础。

胃气学说的运用及现代意义

1. 胃气学说与谷气学说　从历史上的记载来看，谷气与胃气并不能等同，两者之间不仅有很大的内涵差别，而且胃气是绝对的，只要有胃气、胃气强就是好的，而谷气则是相对的，并不是谷气越旺越好。《初学记》引晋代杨泉《物理论》云："谷气胜元气，其人肥而不寿；元气胜谷气，其人瘦而寿。养生之术，常使谷少，则病不生矣。"所以谷气必须是一个平衡的状态，过旺对人来说是伤害，过弱对人来说也不合适。在现实生活中，谷气相对性尤其重要。对于物质营养丰富的现代生活来说，谷气太旺便会形成很多营养过剩的疾病，比如肥胖、"三高"等问题。但是胃气却没有这个弊端，所以必须严格地辨别胃气学说与谷气学说的差别，唯有如此才能正确地运用中医学相关理论指导实践。

2. 胃气学说的运用及现代意义　有专家指出，"胃气学说是脾胃学说的重要组成部分，起始于《内经》，发展于《伤寒》，奠定于《脾胃论》"，胃气学说的内容不仅是纯粹的脾胃，还涉及其余脏腑，是一个综合的概念，有多重表现，所以《脾胃论》所论的脾胃也是一个宽泛的概念，包含了肝胆脾胃等多脏腑。而现代学者马居里将胃气内涵从五个方面进行了整理和诠释，一是指维持胃功能活动的物质基础，二是对以脾胃为核心的消化系统功能状态的概括，三是指胃的生理特性，四是指脉的柔和之象，五是指舌苔形成的主要因素。胃气学说的主要运用及现代意义则表现为以下几方面：

一是胃气是舌苔正常的根本原因。《温热经纬》云："舌本通心脾之气血，心主营，营热故舌绛也。脾胃，为中土，邪入胃则生苔，如地上生草也。然无病之人，常有微薄苔如草根者，即胃中之生气也。若光滑如镜，则胃无生发之气，如不毛之地，其土枯矣。胃有生气而邪入之，其苔即长浓，如草根之得秽浊而长发也。"认为舌苔是胃气的表现。张克勤观察行胃大部切除术、全胃切除术、T型管引流术后、胆汁外引流切除与胆管手法形成十二指肠瘘患者共计40例，观察手术前及手术后24小时、48小时后舌苔变化来验证消化道某些手术对"胃气"的影响，结果证明：①胃大部切除与全部切除对舌苔影响不大，说明中医学的胃气与现代解剖学上的胃有区别；②胆、胰液的大量丢失出现镜面舌、光剥苔，符合中医"胃气损伤"之说，说明现代医学消化酶、胆液、胰液与中医学胃气有无和盛衰有密切关系。因而初步认为，胃气的实质与胆液、胰液、消化酶的分泌、丢失以及消化功能有关，与解剖学胃关系较小，胃与胃气是两种概念。

二是胃气是脉象正常的根本保障，也是判断疾病转归的依据。王东生《四季脉象胃气变化血流动力学特点分析》通过外周阻力系数（He/Hb）、心肌收缩系数（Tab/Tag）、心搏输出系数（Tae－Tab/Tag）、平均灌流系数（1/2Hb＋Hd/Tae）及脉图变化等血流动力学指标对"春胃弦，夏胃钩，秋胃毛，冬胃石"展开了研究，并从四季胃脉之变化，分析中医学脉象"胃气"之实质，认为是与血液流动有关的多种物理现象的综合表述。从血流动力学观点看，包括了血液的流量、能量与外周阻力，但突出表现在血流能量上：在供血量与需血量之间平衡就是"有胃气"的平脉，在一定范围内的失去平衡是"胃少"的病脉，出现严重供血不足无法维持生命活动的属"无胃气"的死脉。

三是胃气是人体气机的根本保障。李东垣所谓"脾胃内伤则百病丛生"，很多疾病的发生都可以归结为胃气衰弱。刘力红指出，如果胃气不和（中焦不开），很多时候治疗疾病即使用对药，也无效果。所以在很多时候治疗疾病必须先开中焦，保障胃气，然后根据情况治疗五脏之疾。在治疗疑难杂症的时候，先用调中焦的方法调理，然后对症下药，往往可以得到良好的结果。

另外，王德山以分子生物学方法检测由化疗药物所诱发的呕吐猫的血清、脑脊髓液、胃肠及脑组织中5-HT及5-HIAA含量改变，实验中发现，顺铂化疗后呕吐反应明显，猫的血、脑脊液、脑组织、胃及十二指肠组织中5-HT及5-HIAA的含量均明显升高，可以认为中医学所论及的"胃气上逆"，其现代医学病理学改变之一是血、脑脊液、脑组织、胃及十二指肠组织中5-HT、5-HIAA的含量明显升高。

胃气学说自提出到形成运用，经历了一个漫长的时期。从先秦的概念模糊，到《内经》《难经》的具体而微，经几千年的临床实践，胃气学说在疾病的诊断（舌苔、脉象）、治疗（顾护胃气、存津液、调气机）、预后（疾病的转归、死脉的判断）中都具有很强的指导作用。李东垣将胃气理论与五脏六腑阴阳变化相结合，扩展成为《脾胃论》，不仅在辨治内伤、外感方面有很大的建树，对于现代治疗各种疑难杂症、内伤疾病都有非常重要的价值。随着现代医学的发展，胃气理论亦有新的进展，但是胃气理论的基本要义及在临床中的主要运用并未发生大的改变。胃气理论作为中医基础理论的基本观点，应加以发扬、挖掘，以期在疑难杂病、癌症、绝症的防治中发挥更大的作用。

166 胃气的实质及其临床意义

胃气是中医学的一个基本概念。重视胃气、顾护胃气是日常饮食调养、养生防病以及临床辨证论治、处方用药的一个重要原则。然而，对于胃气的内涵及其实质，目前尚无明确界定和说明。对胃气实质的讨论，不仅有助于中医基本概念的标准化，而且还有利于正确认识胃气在临床实践的作用。学者薛雨芳等对胃气的实质及其临床意义做了论述。

胃气概念的基本内涵

"胃气"一词早在《内经》中就频繁出现，据统计共有 23 次。后世医家从东汉的张仲景到金元时代的李东垣，均曾多次反复使用"胃气"概念。但是，胃气的基本内涵并没有被明确界定，以致在使用时概念并不统一，存在一定的歧义性。其实，中医理论体系中的胃气概念，主要包含以下两个基本含义。

1. 胃气，即是胃腑的气机 胃气是指胃腑的功能，是对胃腑所具有的受纳、腐熟水谷等生理功能的概括。《灵枢·大惑论》云："胃气逆上，则胃脘寒，故不嗜食也。"《素问·经脉别论》云："五脉气少，胃气不平，三阴也。"均明确指出了对饮食水谷的消化吸收依赖于胃气，胃气的强弱则直接决定了机体气血津液等精微化生的多少。《素问·平人气象论》云："平人之气禀于胃，胃者，平人之常气也。"正因为如此，胃腑素有"太仓""水谷气血之海"之称。

胃气通降，以降为和，这是胃腑气机的特点。其实，对于饮食水谷的消化吸收，单独胃腑是难以完成的，它对水谷的受纳与腐熟只是消化吸收的第一步，它必须进一步将初步消化的食糜传递给脾和小肠，以便完成彻底的消化吸收。"饮入于胃，游溢精气，上输于脾"《素问·经脉别论》，精气主升，胃输精于脾，从而完成它在整个消化吸收过程中的全部作用。胃主通降不仅表现在有助于饮食物的进一步消化吸收，而且还表现在下传食物残渣、排泄糟粕。临床上，胃失和降，胃气上逆，可见呃逆、嗳气、恶心、呕吐以及口臭、大便秘结。若"邪在胆，逆在胃，胆泄则口苦，胃气逆则呕苦"，出现呕吐酸苦黄水等病理表现。

2. 胃气，即脾胃的气机 胃气是关于脾胃对饮食水谷消化吸收功能的高度概括。以胃来指代脾胃，以胃气来指代脾胃的功能，这不仅是古汉语中一种常见的语言现象，更重要的是由于脾胃之间在解剖位置上的相邻性、在生理功能上的协调性、在病理变化上的相关性。

脾胃属土，同居中焦。脾为阴土，喜燥恶湿，胃为阳土，喜湿恶燥。两者经脉相互络属而构成表里关系。在功能上，脾主运化转输，胃主受纳腐熟。两者配合协调，才能完成对饮食水谷的消化吸收。如果不能正常纳谷与腐熟，必会影响脾的运化，同样若脾不健运，也会影响胃的功能。所以临床上往往是食欲不振，厌食纳呆与食后饱胀、消化不良等同时并见。因而，在治疗时必须是"和胃"与"健脾"双管齐下，方能取得良好的疗效。

脾主升，胃主降，两者相反相成。脾气升，则水谷之精微得以输布；胃气降，则水谷及其糟粕才能得以下行。脾气不升，则可影响胃的受纳与和降，可出现食少、呕吐、脘腹胀满等症；反之，胃失和降，便可影响脾的升清与运化出现腹胀泄泻等症。"清气在下则生飧泄，浊气在上则生䐜胀"《素问·阴阳应象大论》。这是对脾胃升降失常的病理及其表现的概括。

脾与胃纳运相助、升降相因、燥湿相济、阴阳相合，共同完成饮食水谷的精微输布、糟粕排泄。两者之中，缺一不可。所以，胃气不单指胃腑功能，更主要是指脾胃相互协调共同完成对饮食物的消化吸收功能。

胃气指代脾胃的消化吸收功能，在中医经典著作中虽未明确指出，但在实际上已有广泛应用。《灵枢·口问》中云"谷入于胃，胃气上注于肺"，这里的胃气，即是指脾胃功能。对饮食水谷的消化吸收，并将水谷精微输布于上焦心肺等处，这是脾胃共同作用的结果。马漪注云"人之谷气入于胃，胃得谷气而化之，遂成精微之气，以注于肺，而行之五脏六腑"，深得其意，一语道破。《素问·玉机真脏论》云："五脏者，皆禀气于胃，胃者，五脏之本也，脏气者，不能自致于太阴，必因于胃气，乃至于手太阴也。"句中胃气亦是此意。胃气指代脾胃功能，《内经》在论述脉象时也有体现，《素问·玉机真脏论》云："脉弱以滑，是有胃气。"《素问·平人气象论》云："人无胃气曰逆，逆者死。"张志聪注云："胃气者，中土柔和之气也。"这里的胃气特指脾胃功能在脉象上的反映，是一种和缓雍容而有力的脉象特征。

总之，胃气本义有广狭之分。狭义之胃气，即是胃腑的气机，广义之胃气即是脾胃的功能。两者在本质上是一致的，都是指机体对饮食水谷的消化吸收功能。但由于运化水谷、化生精微主要是脾胃两者共同作用的结果，缺一不可。因此，胃气不单指胃腑的功能，更主要是脾胃功能的合称。中医经典著作及后世医家大都是在这一意义上使用"胃气"概念的。

顾护胃气在临床上的重要意义

脾胃为后天之本，胃气的强弱直接影响和决定着机体气血津液等基本物质的化生是否充足，机体体质的好坏以及正气的强弱。"胃气壮，五脏六腑皆壮也"，因而调养胃气、顾护胃气也就成了养生防病、治病康复的重要原则。

1. 保胃气，养生防病　养生防病的方法众多，但宗旨都在于提高机体的正气，防御邪气的入侵。其中，调摄胃气是众多方法中的主要手段。胃气强，则能正常摄取水谷精微，以营养全身。水谷精微外达于皮毛，内充于脏腑，五脏六腑、四肢百骸皆持以长养，则"不遗形体有衰，病则无由入其腠理"，即所谓"正气存内，邪不可干"。如是，可望"尽终其天年，度百岁乃去"。若胃气调养不当，则水谷运化失司，气血生化无由，脏腑形体、四肢百骸皆失所养，正气随之下降，正不胜邪，疾病随时都可能发生。所以，平时作息起居要注意顾护胃气、调养胃气。在临床上，饮食不节可直接戕伤胃气，造成食滞不化、停积肠胃出现脘腹胀满、嗳腐泛酸、厌食、吐泻等病症。若胃气重伤日久可致气血生化无源，变生他病。如婴幼儿食滞日久，酿成疳积，出现脘腹胀满，面黄肌瘦，手足心热，心烦易哭。

2. 补胃气，治病防变　疾病的发生是正不胜邪的结果，"邪之所凑，其气必虚"，因而治疗的根本措施，就在于扶正祛邪。胃气与机体正气密切相关，"真气者，所受于天与谷气并而充身者也"，"四季脾旺不受邪"。所以，临床辨证论治、处方用药，都必须注重调补胃气增强正气。这不仅有利于疾病的治愈，而且还有助于疾病传变的防治。甘草、大枣、生姜、人参皆有调补脾胃、顾护胃气的作用。《伤寒论》112方中，用甘草者71方，用大枣者40方，姜、枣同用者37方，姜、枣、草同用者31方，姜、枣、草、参同用者7方。甘草、大枣用之最多，或用之甘缓补中、扶正祛邪，或用之健脾益胃、补中益气，其目的都在调养胃气。仲景在治疗邪在半表半里的少阳病时，主方小柴胡汤，方中参、草、姜、枣皆补中益气，实取振复胃气、助正达邪之意。诚如《张氏医通·伤寒赞论》云："其用人参、甘草补中者，以少阳气血皆薄，全赖土膏资养，则木气始得发荣，即是胃和则愈之意。用姜枣和胃者，不过使半表之邪，仍从肌表而散也。"

其次，胃气正常，有助于行药祛邪，胃气失职，则药不行、病难瘳。药物能够治病，但只有被机体吸收利用，才能真正发挥作用。"治病之道，攻邪在乎针药，行药在乎神气……若以药剂治其内而脏气不应，针艾治其外，而经气不应，此其神气已去，而无可使矣，虽竭力治之，终成虚废已尔"《类经》。所以，处方用药常辅以健脾和胃之品，调补胃气，以使药物能充分发挥作用。重镇安神的磁朱丸，方中不仅有大剂的神曲（是其他药物的2～3倍），以健脾助运，而且炼蜜为丸，旨在补中和胃，使得胃气强健，确保药物疗效的充分发挥。临床上运用补益方药时，常常配以陈皮、砂仁、木香等行气健脾和胃之品，以防"虚不受补"，亦具此意。

3. 调胃气，促进康复 疾病的痊愈是正胜邪退的结果，但此时机体的气血津液的耗伤并未得到完全恢复，脏腑组织的病理损害并未得到充分修复，机体的正气尚处在一个相对虚弱的阶段。因此，必须注意善后调养以恢复正气。顾护胃气是促进康复的一大原则。胃气复振，则气血津液化生充足，脏腑组织滋养充分，使正气充沛，健康得以恢复。《素问·脏气法时论》中"毒药攻邪，五谷为养"，就明确指出在药物攻邪、疾病初愈之时，就必须以谷养胃，恢复正气。调理饮食、合理用膳就有助于胃气的调养与保护。若饮食不当，胃气受损，轻者初病复发、迁延难愈，重者旧病未除，新病又起。正所谓"所食之味，有与病相宜，有与身为害，若得宜则益体，害则成疾"《金匮要略》。至于如何通过调理饮食，顾护胃气，恢复正气，促进康复，张仲景给后世以很大启示。他在十枣汤后，强调以大枣肥者十枚，煎汤服下，而且"得快利后，糜粥自养"；在桂枝汤后，提醒"吸热稀粥一升"；五苓散后，告诫人们以"白饮和服"。上述种种，无一不是从以谷养胃，鼓舞胃气，恢复正气着眼。但是，即使如此，还必须根据具体情况，决定是否予以饮食以及饮食量的多少。"患者脉已解，而日暮微烦，以病新差，人强与谷，脾胃气尚弱，不能消谷，故令微烦，损谷则愈。"此时，脾胃气弱，不胜消谷，故暂不饮食。可见，调养胃气，恢复正气，并非一味予以饮食，而是要根据具体情况，具体分析、处理。

4. 审胃气，判定预后 胃气的强弱，不仅影响机体是否发病，而且决定着发病时病势的进退、预后的善恶。人体是一个有机整体，五脏相关，阴阳互根，气血同源。"五脏者，皆察气于胃，胃者，五脏之本也"（《素问·玉机真脏论》)，这就说明了胃气的盛衰有无，关系到机体的生死存亡。机体胃气强盛，正气充足，则不易发病，即使发病，也是病邪轻浅，预后良好；反之，胃气衰弱，正气不足，机体不仅易于发病，而且常常病邪较深，预后不佳。张景岳云："凡欲察病者，必须先察胃气。凡治病者，必须常顾胃气。胃气无损，诸可无虑。""有胃气则生，无胃气则死。"张仲景在诊治"伤寒厥多于热"，判定预后时，就曾通过"食以索饼"，根据食饼的反应，确定胃气的来复与将竭，从而推断预后的好坏。临床上，危重患者能吃，说明能够吸收营养，则随着体质的增强，就有康复的希望。否则，很难痊愈。

167　胃气的现代生理学研究

胃气是中医学的一个基本概念。中医学说中，胃主受纳，腐熟水谷。饮食入口，由食管至胃，胃不断蠕动，有如水磨，将水谷磨为食糜，下传小肠，经小肠分清泌浊，浊者系糟粕，下达大肠，经大肠传化，变为粪便，排出体外，其清者即为精微营养物质，由脾运化转输五脏，散布全身，化气血精津，滋润濡养机体，是支持生命的重要物质基础和能量来源。《素问·灵兰秘典论》云"脾胃者，仓廪之官，五味出焉"，故又称胃为"太仓""水谷气血之海"。

胃气之说首见《内经》，《素问·玉机真脏论》指出"脉弱以滑是有胃气"，《灵枢·经始篇》指出"胃气来也急而疾，谷气来也徐而和"，此两处胃气系指脉的徐缓柔和之象。而《灵枢·口问》云"谷入于胃，胃气上注于肺"，此处胃气是指水谷精微之气。

《脾胃论》则云"胃气者，谷气也，营气也，运气也，生气也，清气也，卫气也，阳气也"。此处胃气的概念扩展至全身正气。《中医大辞典》将胃气解释为：一指胃的生理功能；二泛指人体的精气；三指脾胃的功能在脉象的反映，即和缓流利的脉象。而现代学者马居里将胃气内涵从五个方面进行了整理和诠释，一是指维持胃功能活动的物质基础，二是对以脾胃为核心的消化系统的功能状态的概括，三是指胃的生理特性，四是指脉的柔和之象，五是指舌苔形成的主要因素。

那么从现代生理学的角度来看胃气学说的实质和内涵又是什么？其与西医理论的营养支持疗法又有什么联系呢？学者杨李军等为此查阅相关文献，将近年来的有关研究结果做了梳理归纳，并提出了自己的一些思考。

中医胃气的现代生理学研究

现代学者从体液，免疫，细胞，血流动力学等相关方面对胃气进行了有益的探讨。

1. 舌象相关的研究　中医理论认为胃气是舌苔形成的主要因素。周学海《形色外诊简摩》中即指出"至于苔，乃胃气之所熏蒸"。张克勤观察行胃大部切除术，全胃切除术，T型管引流术后，胆汁外引流切除与胆管手法形成十二指肠瘘患者，共计40例。观察手术前及手术后24小时、48小时后舌苔变化来验证消化道某些手术对"胃气"的影响。结果证明：①胃大部切除与全部切除对舌苔影响不大，说明中医学的胃气与现代解剖学上的胃有区别。②胆、胰液的大量丢失出现镜面舌、光剥苔，符合中医"胃气损伤"之说，说明现代医学消化酶、胆液、胰液与中医学胃气有无和盛衰有密切关系。因而初步认为，胃气的实质与胆液、胰液、消化酶的分泌，丢失以及消化功能有关，与解剖学胃关系较小、胃与胃气是两种概念。

2. 脉象相关的研究　《素问·玉机真脏论》云"脉弱以滑，是有胃气""脉以胃气为本"。周发祥认为脉以胃气为本，究其理有如下4条：①脉气根源于五脏六腑；②脉中血气源于水谷之气；③肺气依附于胃化生的水谷之气，推动脉气运行；④胃气运脏之真气于脉中。《灵枢·终始》载"谷气来也徐和"，胃气充于脉道，则脉象平缓柔和，节律齐整，不浮不沉。王东生从血流动力学角度对脉中胃气进行了一系列研究。在《从血流动力学看中医脉诊"胃气"实质》一文中，作者认为脉诊中的胃气，与维持血循环所必需的能量，及与血液供氧能力相关。且认为血管为了维持一定的血压和流速，必须保持一定的张力，以根据气候季节变化对血管振幅等作出生理性调整。这个调整能力也与胃气相关。作者最后总结认为脉中胃气是指血流对代谢活动的维持能力。在整个病程中胃气逐渐减退则预后不良，逐渐增长是向愈迹象。

《素问·平人气象论》也载"春胃微弦曰平，弦多胃少曰肝病，但弦无胃曰死；夏胃微钩曰平，钩多胃少曰心病，但钩无胃曰死"。因此王东生另一篇文章《四季脉象胃气变化血流动力学特点分析》，通过外周阻力系数（He/Hb）、心肌收缩系数（Tab/Tag）、心搏输出系数、平均灌流系数及脉图变化等血流动力学指标对"春胃弦，夏胃钩，秋胃毛，冬胃石"展开了研究，并从四季胃脉之变化，分析中医学脉象"胃气"之实质是：与血液流动有关的多种物理现象的综合形象分析。从血流动力学观点看，包括了血液的流量、能量与外周阻力，但突出表现在血流能量上；在供血量与需血量之间平衡就是"有胃气"的平脉；在一定范围内的失去平衡是"胃少"的病脉；出现严重供血不足无法维持生命活动的属"无胃气"的死脉。

3. 胃气气机的相关研究 中医理论认为脾主运化，胃主受纳，脾气升，胃气降，一升一降，相反而成全身气机之枢纽。故《临证指南医案》云"脾宜升则健，胃宜降则和"。胃气不降，"浊气在上，则生䐜胀"，可出现脘腹胀闷或疼痛，便秘等症状。甚则胃气上逆，出现嗳气酸腐，恶心，呕吐，呃逆等症。王德山以分子生物学方法检测由化疗药物所诱发呕吐猫的血清、脑脊髓液、胃肠及脑组织中 5-HT 及 5-HIAA 含量改变。实验中发现，DDP 后呕吐反应明显，猫的血、脑脊液、脑组织、胃及十二指肠组织中 5HT 及 5-HIAA 的含量均明显升高，可以认为中医学所论及的"胃气上逆"的现代医学病理学改变之一是血、脑脊液、脑组织、胃及十二指肠组织中 5-HT、5-HIAA 的含量明显升高。

中医理论中，脾主升清，胃主降浊，脾胃气机的升降运动，也是消化功能正常进行的必不可少的条件。沈舒文将胃肠运动与脾胃气机相比照后，认为：①胃肠消化运动与脾胃纳运消化形式有一致性。②维持胃肠运动的动力类似于脾胃气机升降运动中产生的动力。③胃肠动力障碍与脾胃气机阻滞证候特征具有相似性。尤其现代医学提出的胃肠运动的 4 相学说（MMC）与"水谷入胃则胃实肠虚，食下则肠实胃虚"（《素问·五脏别论》）的胃肠虚实交替的节律性运动学说基本相似，其动力学概念具有一致性。从中也不难看出，胃气的生理特性"胃气以降为顺"，对胃肠正常运动功能具有重要的生理意义。

4. 对胃气虚的相关研究 胃气的内涵包括对"以脾胃为核心的消化系统的功能状态的概括"。脾胃气虚常难以区别，脾气虚往往合伴胃气虚。吴煜通过对 35 例慢性胃炎脾胃虚及脾胃气滞的患者主细胞、壁细胞超微结构定量化研究。发现脾胃气虚证的线粒体体密度均明显减少。其体密度的减少主要是由于线粒体固缩所致。这是否可以说明胃气虚与胃壁细胞的线粒体体密度减少相关呢？陈华通过放射免疫测定法对 30 例脾胃气虚型厌食症患儿进行了胃肠激素血浆神经降压素（NT）和神经肽（NPY）的测定，并与 25 例健康儿童对照。结果脾胃气虚型厌食症患儿血浆 NT 高于正常对照组，NPY 低于正常对照组，结论：脾胃气虚型小儿厌食症的发生与 NT 的增高及 NPY 的降低存在着内在的联系。这是否能够说明胃气与胃肠激素也有相关性呢？杨李军认为脾与胃相辅相成，浑然一体，共为"后天之本"。中医学的脾胃不可细分，有关脾胃气虚的实验研究，实际上也包含了胃气的实质在内。

另有安红等认为胃的生理功能就免疫学方面，体现在胃黏膜固有膜与黏膜下层内含淋巴细胞、浆细胞、肥大细胞等。当 B 淋巴细胞受到抗原刺激（如细菌）时，则转变为浆细胞，产生抗体，以中和、调理抗原，从而保证胃正常的生理活动。

胃气与肠内肠外营养的联系

中医胃气学说认为胃气为胃的脏腑之气，是整个消化功能正常的体现。胃气充足则脾胃旺，水谷精微得以化生，从而脏腑机体才能获得濡润营养，生命才能维持。水谷精微化气血精津，是支持生命的重要物质基础和能量来源。因而，胃气的一个重要作用就是营养支持。

现代西医学也认识到人体每天必须摄入多种营养物质，如脂肪、蛋白质、维生素、氨基酸、微量元素等。这些营养素是机体新陈代谢，维持生命活动正常进行的物质基础和能量基础。然而，临床上很多疾病常常导致患者不能正常进食或对食物的消化和吸收能力下降。此外，还有许多疾病可以使机体糖、脂肪、蛋白质过度分解，最终导致患者的营养不良，不利于疾病的痊愈，也给患者的治疗和手术带来很大的困难。因此发明了肠外营养 PN 与肠内营养 EN 的支持疗法，以补充营养。

杨小清将 EN、PN 与中医胃气学说进行了比较研究。在理论上两者不同：胃气学说认为"有胃气则生，无胃气则死"，强调对肠胃功能衰弱的患者在处方用药时，要尽量保护胃气。而营养支持可提高临床治愈率，降低死亡率。营养支持的方式有两种，PN 和 EN，尤其重视 EN，认为只要肠道有功能，患者就有治愈的希望。两者发展过程、给药途径各异，最后殊途同归，功用雷同：一个是提供、补充并满足患者的营养需求，达到正氮平衡；一个是化生气血，培补正气，奏扶正祛邪、防病疗疾之功。两者功用都是调动和提高机体的防御及抗病能力。周岁锋也撰文阐述胃气理论在危重症患者肠内营养支持治疗中有指导意义：肠外营养虽可以满足机体每日所需热量，却有不少并发症，如胃肠功能降低、黏膜萎缩、细菌、内毒素移位等。而肠内营养常见胃潴留、腹胀、反流、腹泻等并发症，其中以腹泻为最常见并发症，这些并发症主要是因肠道功能失调造成的，可用健脾、化湿、和胃，辅以疏肝的方法，选用参苓白术散、柴胡、香附、半夏等方药缓解消除。他最后认为营养支持最终需要逐渐过渡到胃肠道的消化和吸收，而"胃气"的健存是保证营养支持在治疗中取得最佳疗效的基础。可通过辨证论治弥补现代医学的不足，为中西医结合开辟路径。

杨李军以为，胃主受纳，胃气学说中胃的概念不应只局限于解剖学的胃，PN 通过静脉输入营养物质，EN 通过管饲将营养物质直接输入肠内。此时静脉与肠，受纳营养物质，即被赋予了受纳的功能，从而成为广义的延伸了的胃。所输注的营养素，可维持生命，支持机体功能不至衰竭，也在一定程度上具有水谷精微濡养脏腑的作用。虽然这些营养物质不需胃化为食糜，下传小肠。但其在人体内还需要进一步的吸收代谢，才能发挥濡养灌注、化气化血的作用，而且其为流体，具有形质，因此并不完全是中医学说的"精微之气"。是介于水谷与水谷精微之间的物质。李东垣云"若胃气之本弱，饮食自倍，则脾胃之气既伤，元气亦不能充，而诸病之所由生"。现代医学证明胃肠道不仅能消化吸收营养物质，同时还具有体内免疫、屏障、代谢及内分泌等重要功能，其化学屏障和机械屏障可以阻止细菌和内毒素移位。肠外营养虽然可以满足机体每日所需要的热量，但却无法替代食物刺激肠黏膜生长、调节肠黏膜细胞更新的作用。营养支持治疗中如果出现肠黏膜萎缩或者细菌内毒素移位，则非但不能达到营养支持，促使疾病向愈的原旨，反而可导致多器官功能障碍综合征（MODS），使得病情加重甚至死亡，即"胃气亡"。因而，从某种程度上说营养支持疗法，虽能为人体提供必需的营养，却可导致胃肠功能结构的损伤，似乎并不能很好地"灌溉濡养"胃腑肠腑本身，滋养脾胃之气。所以西医学的营养支持疗法，类似并不完全等同于中医的胃气学说，只是胃气学说的某个层面。而胃气学说的内涵是可以涵盖营养支持疗法的。

胃气学说源于《内经》，历来受众多医家重视。后世医家将其发展完善，并在诊治疾病中不断应用该学说，取得了治病救人的良好效果，也给我们留下了丰富宝贵的经验。今天的中医学者与专家，也正在努力的从理论与临床，从典籍与实验研究等多个方面对胃气学说进行研究，取得了不少成果。而与此同时胃气学说也以其丰富的内涵给了这些中医学者专家们以知识的营养和学术上的启迪。

168 胃气的现代研究认识

胃气是中医学的重要概念，也是脾胃学说的重要内容。胃气对于患者，尤其是急危重症患者的预后具有关键意义，可谓"有胃气则生，无胃气则死"。然而"胃气"的含义极其丰富，涉及的脏腑、功能众多，目前对胃气尚无统一认识，临床对胃气的重视程度不够，胃气的内涵究竟是什么尚无明确答案。随着对"胃气"研究的不断深入，一些散在研究结果开始出现，但尚未进行系统的总结与归纳。学者吴凡伟等归纳近年来针对胃气的研究文献，以进一步明晰胃气的概念，使中医临床工作者更好地认识胃气、重视胃气、顾护胃气。

胃气与血流动力

古人认为，胃为"水谷之海"，腐食消化水谷精微，产生胃气。胃气推动心脉、肺脉的搏动，产生虚里搏动与脉搏搏动。《灵枢·动输》云"胃为五脏六腑之海，其清气上注于肺，肺气从太阴而行之，其行也，以息往来，故人一呼脉再动，一吸脉亦再动，呼吸不已，故动而不止……足之阳明何因而动？岐伯曰：胃气上注于肺……此胃气别走于阳明者也"。《素问·平人气象论》云"胃之大络，名曰虚里，贯隔络肺，出于左乳下，其动应衣，脉宗气也"。现代研究认为，食物经人体胃肠道的消化吸收后水解成单糖、氨基酸和脂肪酸等基本营养物质，再通过三羧酸循环过程产生能量，这一过程主要在心肌细胞的线粒体中进行，接着心室开始有节律地收缩，将血液射入脉管系统，将食物中所含能量转化成血液的动能，血液的动能在脉管系统表现为一定的脉搏压，诊脉时医者将手指末端作用于桡动脉，可感受脉搏压及血流动力学特点。由于各重要脏器与心脏的位置大致与桡动脉距心脏距离相等，故触诊桡动脉可反映各脏器血流动力及能量情况，因此诊脉可反映人体的胃气情况。采用超声脉搏图对人体脉搏测试结果显示，胃病患者桡动脉中心频率与波动夹角度数均明显低于健康平脉组，提示若胃气充足，则产生能量足，会形成有力的平脉；反之，若胃气不足（如胃病患者），能量缺乏，则相应产生各种逆乱、无力的脉象。有胃气的脉象古人认为应是"凡脉来缓而和匀，不浮不沉，不大不小，不疾不徐，不长不短，应手中和，意思欣欣，悠悠扬扬……此真胃气脉也"，即从容和缓之脉象，"脉弱以滑，是有胃气"。有胃气的脉象反映人体脏腑安和，或邪气虽盛但正气不衰。人的心率为 60～100 次/min，过快或过慢都对人体心脏功能不利，这与古人"凡一呼一吸为一息，一呼脉再至，一吸脉再至，是一息之间脉四至并五至，不大不小，不短不长，是谓平人之脉也"的认识一致，因为在此心率频段下每次心搏间隔正好是最佳的碳氧交换时间，是呼吸运动与血液循环得以正常运行与交换的前提条件。受四季变化的影响，人体脉象表现为春胃微弦、夏胃微钩、长夏微软弱、秋胃微毛、冬胃微石的特点。《素问·平人气象论》云："春胃微弦曰平，弦多胃少曰肝病，但弦无胃曰死；夏胃微钩曰平，钩多胃少曰心病，但钩无胃曰死。"其变化的实质在于四季如体温变化导致机体的血液流量、血液能量与外周阻力随之发生改变。从血液供应角度上，若供血量与需血量互相平衡，则呈现有胃气的平脉；若供血量小于需血量，机体可部分代偿时，则表现为胃少之病脉；若供血量小，机体无法代偿，出现严重供血不足时，则表现为"无胃气"的死脉。当然无胃气之脉未必均是死证，只要及时发现，积极救治，也许还有生机。可知胃气与血流动力学密切相关。

胃气与免疫机能

　　胃气与机体的防御疾病能力密切相关。胃肠道通过机械屏障、免疫屏障、生物屏障等实现防御、免疫机能，同时也是全身免疫网络系统中的第一道防线，在抵御病原体侵入，清除有害物质，维护、调节胃肠道生理机能方面具有重要作用。营养补充、免疫调理是现代诊疗重要的治疗手段。研究认为，胃肠道黏膜具有强大的免疫系统，当各种原因造成肠道黏膜损伤时，一些重要营养素的补充对胃肠黏膜的修复及免疫调节具有重要意义。而胃气的存在是营养素进入、消化、吸收和发挥效应的先决条件，"胃气一败，百药难施""胃强则强，胃弱则衰；有胃者生，无胃者死"。脾胃表里互为络属，升降相因，燥湿相济，纳运相得，故胃气实际包括脾胃共同的生理功能。如"脾主谏议之官，知周出焉"与免疫监视相似，免疫监视功能的物质基础实质是脾运化升清功能；中医"脾"包括现代医学的胰腺、脾脏，故"脾"是神经-内分泌-免疫系统的重要组成部分；中医概念的"脾"也对应解剖学的肝脏，故也有免疫与解毒功能。进一步论证了"胃气"与免疫系统的密切关系。

胃气与胃肠机能

　　消化吸收、营养是胃肠道的主要生理功能，实际上与中医胃气密切相关，下面从胃肠物质、胃肠动力及胃肠营养 3 个方面介绍对胃气的认识。

　　1. 胃气与胃肠物质　胃肠结构、激素是胃肠消化吸收、免疫防御、营养排泄等生理机能的基础。据调查 40 例胃病患者接受胃大部切除术后，80％以上者舌苔未发生明显变化，表明胃气并未受到影响。全胃切除 100％的个体舌苔也无变化，表明胃气与解剖实体胃关系较小，因此胃与"胃气"是完全不同的概念。但因胆道下端梗阻，T 管引流术后胆汁外流者皆出现镜面舌，表明胃阴枯竭。提示胃气与胆液、胰液、消化酶相关。脾胃气虚型溃疡患者的胃镜检查，表现为胃黏膜以黏膜水肿、溃疡色泽以白为主，溃疡上覆白苔，对这类患者采用补中益气治疗往往获效。提示胃气虚者有一定结构改变。脾虚型慢性胃炎大鼠黏膜的细胞增殖相关基因调控蛋白增殖细胞核抗原、表皮生长因子受体及 c-myc 蛋白表达增强最明显，其他型则无此改变，提示脾虚型慢性胃炎更易发展为胃癌，从基因层次论证了胃气与胃肠结构、胃肠物质密切相关。

　　2. 胃气与胃肠动力　胃肠动力与脾胃气机关系密切，脾胃气机的升降运动就是胃肠运动。中医认为气机的有序升降是腐熟运化的基础，而西医认为胃肠运动的动能源于平滑肌的协调运动。两者的认识不过一个是宏观，一个是微观，其实是等价的。胃气虚弱常表现为脾胃虚或脾胃虚弱，胃气病理性亢进表现为胃气上逆证。胃气上逆证患者五羟色胺、五羟吲哚乙酸等物质含量增高、下食道括约肌静息压明显低下，存在影响胃肠运动的物质及结构改变基础。

　　3. 胃气与胃肠营养　《临证指南医案》将"胃气"作为患者预后生死的标准，足见对"胃气"的重视。现代对"胃气"的认识，起初偏向于肠外营养，随着认识的加深，认为胃肠道既是消化吸收器官，也是高营养需求的器官。在长时间机械通气、抑酸药应用、肠出血、低灌注等因素作用下，易造成肠道功能障碍或肠衰竭。而肠功能障碍往往是全身炎症反应综合征、多脏器功能障碍综合征的始动及核心机制，后者是急危重症的主要死因。而防止肠衰竭最有效的方法是早期进行肠内营养，提供肠内黏膜营养底物。同时胃肠道含有大量益生菌群，对机体的生长发育、消化吸收、免疫防御等具有重要作用。因此现代营养学认为，当危重患者能进行肠内营养时，就有生存的希望了。这与中医胃气的理论有异曲同工之妙。

　　总之，中医"胃气"的实质以胃肠功能为核心，是与血力、免疫功能等功能密切相关的机体生理状态的概括，因胃气涉及血流动力、能量代谢、免疫防御、营养支持、胃肠运动等诸多生理过程，故胃气对机体的存亡具有决定性作用，即所谓"有胃气则生，无胃气则死"。故历代医家均重视顾护"胃气"。

169　脾气概念的内涵和外延

　　脾气，在中医学中常常作为不加定义的概念而广泛使用，同时作为脾气失常最为常见的病机形式——脾气虚，及其相应的证候形式——脾气虚证，也同样成为中医理论和实践中使用频率极高的概念之一。然而，由于"脾气"概念缺乏明确、科学的界定，进而导致了"脾气虚"和"脾气虚证"也处于概念模糊的境地，继而导致证候规范化进程中"脾气虚""脾气虚证"概念难以规范、诊断标准难以统一等问题。同时，由于中医理论中气血阴阳之间的特殊内在联系，由"脾气"所引发的这一系列问题必然又会影响到对"脾阴""脾阳""脾血"等概念的界定和规范化。因此，学者郭蕾等认为，对"脾气"概念进行科学界定，是正确理解和认识脾气、脾阴、脾阳、脾血的前提，也是解决脾脏证候规范化的前提和基础。

目前脾气概念内涵不清外延混乱

　　对于"脾气"的概念，历代医家和文献中均没有给出明确的定义。新中国成立后许多学者曾经进行过尝试。如《简明中医辞典》云："脾气，指脾的运化（包括升清）功能及统摄血液的功能。"《中医大辞典·基础理论分册》云："脾气，①泛指脾的功能活动。②指脾的精气。"《灵枢·脉度》云："脾气通于口，脾和则口能知五谷矣。"还有个别学者提出"脾气是构成脾脏、维持脾脏功能活动，加强脾与其他脏腑组织器官联系的主要物质"。无需再列举其他，仅分析这3个定义，就可以看出其中存在着3个显而易见的问题。

　　首先，三者的文字表述明显不同，各行其是。再者，三者所叙述的脾气概念的外延不一致，有大有小。从小到大依次为"脾脏的功能活动""脾脏的功能活动和脾脏的精气""构成脾脏和维持脾脏功能活动，加强脾与其他脏腑组织器官联系"。另外，最重要的一点是三者均缺乏对脾的内涵的界定。

　　概念的内涵，是概念所反映的对象的本质属性。概念的外延，是概念所反映的某种对象类。"脾气"概念的内涵所反映的应当是既有"脾"又有"气"的本质属性。然而，很显然上述3个定义共同缺乏关于"脾"的本质属性的界定。概念的内涵又决定其外延，在"脾"的内涵缺乏界定的前提下，出现"脾气"的外延大小不一也就不足为奇了。因此，对"脾气"概念进行界定的前提是必须对脾和气的内涵和外延进行界定。

气的概念

　　对"脾气"进行界定，需要先对"气"而非"脾"进行界定，其根本原因在于气学理论在中医学中所具有的举足轻重的作用。气是中医理论体系中的最基本概念，是其他一切概念、范畴的基石，同样脾也离不开气，只有深刻认识了气，才能在此基础上进一步认识脾。

　　关于气的概念，中国古代哲学与中国医药学均有海量论述，从中国古代哲学的宇宙生成论角度而言，气"既是宇宙万物的质料因，又是宇宙万物的动力因"。中医学接受了中国古代哲学的辩证唯物主义思想，将哲学概念的"气"推广至医学领域："气是人体内活力很强运行不息的极精微物质，是构成人体和维持人体生命活动的基本物质之一。气运动不息，推动和调控着人体内的新陈代谢，维系着人体的生命进程。气的运动停止，则意味着生命的中止。"

分析上述古代哲学与中医学关于气的认识结论，可以看出，气是构成宇宙（包括人）的最基本物质，气通过其运动维持宇宙（人）的存在和发展。中医学在全面传承了中国古代哲学关于气的认识成果的基础上有了进一步充实和发展，使得气具有更加具体和明确的生理病理属性和内容，以下仅以生理内容为例研究其属性特点。

第一，气具有物质属性，气是构成人体结构的基本质料。《素问·宝命全形论》云："人以天地之气生，四时之法成……天地合气，命之曰人。"人体形体官窍、四肢百骸、五脏六腑均是以气为最基本的物质基础。

第二，气具有运动属性，气是维持人体功能的基本动力。《素问·六微旨大论》云："出入废则神机化灭，升降息则气立孤危……升降出入，无器不有。"这是从气在人体之器内所具有的运动趋势和方向以及它们存在的重要意义所做的说明；气在人体内除了要升降出入外，还具有另外的极其重要的作用，即《灵枢·决气》所云："上焦开发，宣五谷味，熏肤充身泽毛，若雾露之溉，是谓气。"

总结这两部分内容就可以明确气在人体内具有 3 个基本功能：首先，气的运动具有方向性，升降出入是气在人体内运动的基本方式。再者，气具有"熏"的功能。熏，《康熙字典》解释为："火干物也，俗熏字。"说明气具有阳的功能。此外，气还具有"充"和"泽"的作用，因为其能充能泽，故而称其若"雾露之溉"，很显然，气还具有阴的功能。

第三，气是物质与功能的统一体，气化运动是人体所有结构存在和演化的基础。人体大到躯体、四肢、五脏、六腑，小到皮、肉、筋、脉等均是由气构成的，且其功能也是通过气的运动而维持的，那么由同一质料和同一特性所构成的结构又当如何区别呢？《素问·六节脏象论》给出了明确答案："气合而有形，因变以正名。"气是所有结构的共同物质基础，然而气化过程各有特点，气化结果便各不相同，于是各不相同的气化结果就有了各不相同的名称，如脏腑就有了五脏六腑和奇恒之腑的名称，五脏就有了肝心脾肺肾的名称，等等。

总结上述三方面内容，可以得出中医学关于气的本质属性的认识结果：气是构成和维持人体生命的最基本物质。气通过其不同的气化过程产生不同的气化结果，形成名称各异的形质结构；气又通过其特定的运动方式（升降出入）和温煦、润泽功能维持该形质结构的存在和发展。

脾的概念

脾，在中医学中同样是一个缺乏明确定义而使用的概念。《内经》中脾与心、肝、肺、肾并列为五脏，统领四时五脏阴阳系统。《内经》虽然没有明确逐一定义肝心脾肺肾，但对五个脏的总体概念还是有说法的。

最具有代表意义的便是《素问·六节脏象论》中的几段论述，按其顺序分别为：① "夫自古通天者，生之本，本于阴阳，其气九州九窍，皆通乎天气。故其生五，其气三……三而三之合则为九……故形脏四，神脏五，合为九脏以应之也。" ② "春胜长夏，长夏胜冬，冬胜夏，夏胜秋，秋胜春，所谓得五行时之胜，各以气命其脏。" ③ "脏象何如？岐伯曰：心者，生之本，神之变也，其华在面，其充在血脉，为阳中之太阳，通于夏气……脾胃大肠小肠三焦膀胱者，仓廪之本，营之居也，名曰器，能化糟粕，转味而入出者也，其华在唇四白，其充在肌，其味甘，其色黄，此至阴之类，通于土气。"

《素问·六节脏象论》是集中讨论五脏及五脏之象的经典篇章。此三段揭示出中医理论中五脏的生成、命名及各自的属性特点。首先，五脏的生成。五脏是天地阴阳之气运动变化的产物，因此五脏是由气构成的，即五脏最初所具有的结构是一种气化结构。继而，五脏的命名。自然界阴阳之气的矛盾运动形成了春夏长夏秋冬的季节变化，五季各有其气，春风木夏暑火长夏湿土秋燥金冬寒水。人与万物沉浮于天地之间，五季之气必然会影响到人体气化结构的五脏，且这种影响遵循着"同气相求"的原则，根据每一脏所受到的五季之气的影响而对其进行命名，即以春气（风、木）命肝，以夏气（暑、火）命心，以长夏气（湿、土）命脾……因此，同是由气构成的五脏，由于受到自然界五季之气的不同作用，便有了各自的名称；五季之气不仅是五脏各有其名的基础，同时也是五脏各具特定生理功能的根本原因。最后，五脏结构及其生理功能通过外在的"象"得以表达而被认识。

具体到脾（脾脏）而言，脾的本质属性应当是长夏之湿土之气入通于人体之后，与人体先天之精气相作用，形成冲和之气，这种冲和之气再经过一系列气化过程后形成一个具有镰刀样形态结构的形质之器，由于该器具有藏精的功能，故称为"藏"；又由于此脏之气能够通过其气化作用完成"化糟粕，转味而入出"（《素问·六节脏象论》）等特定功能，因而成为相对独立的五脏之一脾脏。脾脏的功能活动通过唇四白、肌甘、黄色等得以表达和观察。因此，论脾必论气，脾的结构是长夏湿土之气与人体先天之精气相结合后发生气化的结果；脾的功能是长夏湿土之气与人体先天之精气相结合后进行气化活动的过程。

脾气的概念

在充分认识气和脾的概念之后，便可以对脾气进行内涵和外延的界定。正如前面所说脾气的内涵和外延应当既包括脾的内涵和外延，同时也包括气的内涵和外延。

1. 脾气概念内涵的界定　首先，脾气的内涵是脾的内涵与气的内涵的有机统一。根据《素问·六节脏象论》所云："气合而有形，因变以正名。"当气具体到脾脏这一具体内容时，气对于脾脏的意义就在于长夏湿土之气和人体先天之精气相互作用产生冲和之气，此冲和之气构成了脾脏的形质结构；同时此冲和之气又通过其特定的运动方式（升降出入）和温煦、润泽功能维持脾脏的存在和演化。

通过对脾的本质属性的分析和研究，可以得出结论：脾的内涵中最重要的内容就是脾具有长夏湿土之气的本质属性。根据取象类比的原则和方法，可以由自然界长夏湿土之气的特点推演出脾的特点：长夏是一年中气温较高、湿度较大的季节，万物经热的激发和推动，经湿的滋润和濡养完成由华而实、由花到果、由生长到繁衍的"化"的生命过程；土是五行中主生养、承载的主体，是所有事物现象发生发展过程的具体场所，同时，天气下流，地气上腾，土气需上升方能载物。脾脏秉承长夏湿土之气而生，必然具有上述本质属性，当脾作为整体生命活动的相对独立的部分时，它具有承载、生养、使五味发生变化的能力，且其气具有上升的特点。

将上述气和脾的本质属性有机结合，可以得出脾气概念的基本内涵。脾气是长夏湿土之气和人体先天之精气相互作用所产生的冲和之气，此冲和之气通过气化形成脾脏形质结构同时通过以上升为主的运动方式及温煦、滋润等作用形式，使脾脏具有承载、生养、使五味发生变化等的能力。

2. 脾气概念外延的界定　在明确了脾气概念的内涵的基础上，即可确定脾气概念的外延。脾气所反映的对象类构成脾气概念的外延，由脾的对象类和气的对象类共同构成。

首先，气的外延根据其大小可以划分为广义和狭义两种。广义之气指一切具有升降出入、温煦、激发、兴奋、滋润、抑制、宁静等作用的不断运动着的精微物质，就人体而言，所有不同层面的具有上述属性的精微物质均属于广义之气的范畴，如人气、正气、真气、阴气、阳气、营气、卫气、精气、血气、心气、脾气、经络之气、肌肉之气等。而狭义之气则是根据气的三种基本功能将其具体化，即将以升降出入（运动）为主要属性的那部分称为狭义之气，将以温煦、激发、兴奋为主要属性的那部分称为阳气，将以滋润、抑制、宁静为主要属性的部分称为阴气。如此则广义的气包含3部分内容：狭义之气，阳气和阴气；狭义之气、阳气和阴气分别属于气的运动属性、"熏"的属性和"泽"的属性所反映于外的对象。

再者，脾的外延。脾的承载、生养、使五味发生变化等属性所反映的是脾具有运化、升清和统血3项生理功能。

将脾的外延与气的外延进行有机统一，可以确定脾气的外延：脾气的外延有广义和狭义之分。广义之脾气是指脾脏形质结构及其所具有的不断运动着的所有精微物质的总称，这些精微物质通过升降出入、温煦、激发、兴奋、滋润、抑制、宁静等作用方式维持着脾脏的运化、升清和统血功能。狭义之脾气则分为 3 部分内容：脾脏之气中以运动（上升）为主要属性的那部分精微物质，称为狭义之脾气；脾脏之气中以温煦、激发、兴奋为主要属性的那部分精微物质，称为脾阳；脾脏之气中以滋润、抑制、宁静为主要属性的那部分精微物质，称为脾阴。脾气、脾阳、脾阴均属于广义脾气的范畴。

　　概念的作用不仅仅是摹写现实对象，更重要的是它能够规范现实对象。开篇已经分析脾气虚证在诊断标准、疗效评价标准、证候实质研究等应用过程中所出现的难以规范的问题，很重要的一个原因就是脾及脾气的概念缺乏明确科学的界定。而经过重新界定的脾气的概念是否能够起到规范现实的作用，还需要进一步在其生理功能和病理变化的应用中加以验证。然而，有一点可以肯定的是，对于脾气概念的界定必须是在中医理论指导下，遵循中医学的基本思维方式和研究方法，才有可能获得关于脾气的真理性认识。

170 脾气主升释义和机制

"脾气主升"是脾的重要生理特性，其物质基础来源于"脾化水谷为水谷之精和津液"这一生理功能，而其作用机制又是"脾运水谷之精和津液"的具体体现。作为脾脏象理论的重要组成部分，学者王晓玲等认为，进一步剖析"脾气主升"的释义及其机制对于深入探究中医脾脏象理论具有十分重要的作用。

脾气主升释义

《说文解字》云："脾，土藏也，从肉卑声。"脾五行属土，为中医五脏之一，故为土脏。《释名》云："脾，裨也。在胃下。裨助胃气，主化谷也。"认为脾的位置在胃的下方，有辅助胃的作用，主要功能是运化饮食水谷。在现代《新华字典》中脾有两个解释："一是指人和动物内脏之一，在胃的左下侧，是重要的贮藏血液的器官和最大的淋巴器官——脾脏；二是指中医学五脏之一。"第一个解释是针对西医而言，"脾"是位于胃左下方具有储藏血液功能的人体最大淋巴器官。而第二个解释是从中医角度来说的，"脾"不单单指解剖中的免疫器官——脾脏，更重要的是针对功能而言，是在脾结构性框架的基础上结合了丰富的临床经验赋予其功能性结构成分而形成的一个集解剖、生理、病理于一体的综合性概念。

《说文解字》云："气，云气也。象形。凡气之属皆从气。"此处的气，尚指像云气一样缥缈的存在。周伯琦在《六书正讹》中云"气，俗用氣，乃禀气之气"，则初现了人体之气的雏形。《礼·月令》云："孟春之月，天气下降，地气上腾。"《太极图说》云："二气交感，化生万物。"气是在不断运动的，升已而降，降已而升，二气相交而感应是自然万物化生的基础。《新华字典》对"气"的一种解释为："中医指能使人体器官发挥机能的动力。"这是中医学对人体之气本质的一种阐释。具体说来，气是一种不停运动的极精微的物质，它是构成人体并维持人体的基本生命活动的物质之一。根据属性的不同，将其分为阴气和阳气两种，正是通过阴阳两气一控一推、一抑一促、一凉一温所达到的相对平衡，来维持各脏腑组织器官的正常生理状态。可见阴阳两气的交感与相对平衡对人体维持正常的生理活动具有至关重要的作用。

许慎《说文解字》云："主，灯中火主也，谓象灯形而照明一室，引申为臣主、宾主之主。"此处"主"是名词性的，但也强调了其核心性地位。《康熙字典》云："主者，宰也，守也，宗也。"《易·系辞》云："枢机之发，荣辱之主也。"动词性的"主"之含义日渐清晰。在《古汉语字典》中动词性的"主"的含义明确为"掌管，主持"；"对事物有决定权利"则是现代《新华字典》中的解释。不管是动词性还是名词性的释义，在"脾气主升"中"脾气"的主宰性地位显而易见。

而关于"升"，《说文解字》云"十合也。从斗，亦象形"。此处"升"尚指计量单位，十合为一升。而《易·升卦》云："升，降之对也。"升是与降相对的概念。《诗·小雅》云："如日之升。"非常形象地描述了"升"的运动形式就像太阳升起一样自下而上。现在，"升"的运动方向不再局限于自下而上，有学者概括"升"之含义为："升者，浮也，由下而上也，包括升散、升发、发散以及由里向外的'开'。中医认为，传统意义上的"升"就是气机的一种，是指气自下而上的运动，但在此处，明显还包含了气机"出"的含义，即亦包含了气由里向外的运动趋势。

结合上文，仅从释义来看，"脾气主升"可以理解为脾脏象系统通过交感的阴阳二气的气机变化掌管、主持与升发、发散有关的生理活动，从而维持人体各脏腑组织器官的正常生理功能的发挥。由此可知"脾气主升"反映的就是一种气机的变化，气机理论在"脾气主升"的整个过程中具有主导作用。

脾气主升的机制

气机理论是中医学理论的重要组成部分。《素问·六微旨大论》云："非出入，则无以生长壮老已；非升降，则无以生长化收藏。"可见气的升降出入等气机变化是人类生命活动所必不可少的。气机是"按其特性被归纳于阴阳系统中以进行概括把握"的。若将"脾气主升"的机制还原到阴阳中，亦可以从两个系统来阐释：从脾脏系统来说是"脾阳升而脾阴濡"；从脾胃中焦系统来说是"脾气升而胃气降"。

1. 脾阳升而脾阴濡 《素问·生气通天论》云"阳气者，若天与日，失其所则折寿而不彰，故天运当以日光明。是故阳因而上，卫外者也"。可见，与自然界相似，人体之清阳上升才是常理。《灵枢·邪气脏腑病形》云："其精阳气上走于目而为睛，其别气走于耳而为听。"《脾胃论·脾胃胜衰论》云："饮食入胃，先行阳道，而阳气升浮也。浮者，阳气散满皮毛；升者，充塞头顶，则九窍通利也。"若将脾脏看作一个整体，即从脾脏系统来看，"脾气主升"作用的发挥，主要是依赖脾阳气向上向外的升发作用。对于其机理的阐述，李东垣尤其重视"脾阳"的作用，谓"夫饮食入胃，阳气上行，津液与气，入于心，贯于肺，充实于皮毛，散于百脉，脾禀气于胃，而浇灌四旁，营养气血者也"。清代医家黄元御亦云："阳生于下，脾以纯阳而含阴气，有阳则升，清阳上升，是以温暖而善消磨。水谷入胃，脾阳磨化，渣滓下传而为粪溺，精华上奉而为气血。"正是脾阳气通过向上向外的升腾运动，将脾运化而成的水谷精微和津液上输心肺，外达经络形体官窍，从而起到营养、荣润脏腑四肢百窍的作用，使各脏腑组织官窍能够维持正常的生理功能。反之，若脾阳不升则水谷精津不得上行心肺，气血津化生乏源，脏腑四肢百窍不得荣润，百病由生。东垣认为只有谷气上升，脾气升发，元气功能才能充沛，生机才能盎然，阴火才会敛敛潜藏。反之，内伤脾胃，必使阳气不能生长，治疗时应用辛甘之药滋胃，借风药助肝胆之用，当升当浮，使生长之气健旺。与此同时，内脏官窍位置相对稳定的维持也依赖于脾阳气向上的升提作用。"胞络伤损，子脏虚冷，气下冲则令阴挺出，谓之下脱"。若脾气虚损，脾阳不升，就会出现脱肛、胃及子宫等内脏下垂以及久泄、大便失禁、遗精、胎漏等滑脱诸疾。叶天士云："脾胃为病，最详东垣，当升降法中求之。"对于下陷诸证的治疗，李东垣最善用补中益气汤，方中重用黄芪补益中气，配伍升麻、柴胡升举脾阳，据此创立的"补中气，升阳"的治疗大法，对后世具有深远影响。张锡纯《医学衷中参西录》云："因中气下陷，泄泻日久，或转致大气下陷者，可仿补中益气汤之意，于拙拟升陷汤中，去白术加知母数钱。"其升陷汤亦重用黄芪并佐以升麻、柴胡，是对李东垣"升阳举陷"思想的继承。《素问·阴阳应象大论》云："清阳上天，浊阴归地，是故天地之动静，神明为之纲纪，故能以生长收藏，终而复始。"自然万物得以正常生化的基础是"清阳升，浊阴降"，人体亦是如此。

《素问·阴阳应象大论》云："故清阳出上窍，浊阴出下窍；清阳发腠理，浊阴走五脏；清阳实四肢，浊阴归六府。"阴阳气机升降正常，才能保持正常的生理状态。从脾脏系统来说，在"脾气主升"中虽然是脾阳的升发在起主要作用，但是脾阴的濡润作用亦必不可少。《素问·五运行大论》云："其性静兼，其德为濡。"唐容川在《血证论》中云："脾阳不足，水谷固不化；脾阴不足，水谷仍不化。譬如釜中煮饭，釜底无火固不熟，釜中无水亦不熟也。"非常形象地说明了脾阴在运化过程中的濡润作用。《素问·太阴阳明论》云："脾藏者，常着胃土之精也……故为胃行其津液"，"脾所藏者"即为"脾阴"。脾阴同样参与了把水谷精微、津液转运至全身，使机体得到营养这一生理活动。脾阴不仅可以辅助脾阳将脾运化而成的水谷精微和津液顺利地向上输送至心肺，还可以通过自身的濡养作用使到达全身的水谷精津充分发挥作用，从而滋养脏腑经络形体官窍。正如《素问·玉机真脏论》所云："脾脉者土也，孤脏以灌四傍者也。"

2. 脾气升而胃气降 《素问·六微旨大论》云"出入废则神机化灭，升降息则气立孤危……故无不出入，无不升降"。生命随时间的"生长壮老已"，气机的变化贯穿整个过程的始终，可见升降出入之气机变化对人体生命活动具有十分重要的意义。后天之本——"脾胃"，同位居中州，主受纳、腐熟、运化水谷，二者在位置上相依相傍，功能上相辅相助。黄坤载云："脾为阴体而抱阳气，阳动则升，胃为阳体而含阴精，阴静则降。"由于脾胃自身的阴阳属性特征，又鉴于阳升阴降的生理特点，脾升胃降之理不难理解。李东垣在其《脾胃论》中，特别注重脾升胃降的论述，认为脾胃是人体气机升降的枢纽。脾胃作为中焦气机的枢纽，具有沟通上下、联系内外的作用。脾胃之升降正常，则体内各脏腑气机变化就稳定，各组织器官的生理功能可得以正常发挥。脾胃具有"冲和"之德，因此脾胃具有调节、平衡作用，以维持各脏本身及脏之间升降运动的相对平衡，防止其脏气的过与不及，这就是脾胃为枢的调整作用，是维持机体相对平衡的重要调节机制。从脾胃中焦系统来看，"脾气主升"的机理正是"脾气升而胃气降"，其中脾气与胃气的作用相辅相成、缺一不可。

脾气升而胃气降则水谷精微得运，气血津化生有源。赵镰在《医门补要》中云："胃主容纳，脾主消化，居人身中，属土色黄，蒸腐水谷，分别清浊而行升降，以生气血。"饮食水谷进入人体后，先是由胃接受容纳，经过腐熟作用，形成食糜，再由脾运化变为水谷精津。水谷精津是气血津得以化生的前提，这一结果得以实现，还需要"脾升胃降"之"泌别清浊"的功能。李东垣云："饮食入胃，而精气先输脾归肺，上行春夏之令以滋养周身，乃清气为天者也。升已而下输膀胱，行秋冬之令，为传化糟粕转味而出，乃浊阴为地者也。"脾升胃降的共同作用使得"清气"自谷气中泌出，由脾气上输心肺，使气得以续、血得以生、津得以继，经脾气布散到全身，使各脏腑组织官窍得以滋润濡养。因而"脾升则健，胃降则和"。明代周之干云："盖胃气为中土之阳，脾气为中土之阴，脾不得胃气之阳，则多下陷，胃不得脾气之阴，则无以转运，而不能输于五脏。"若脾不得升，胃难以降，则清浊难泌，清气不上、浊气不下，就会直接影响到脾胃的运化腐熟功能，因而导致多种消化系统疾病。正如黄元御所云："胃主降浊，胃逆则浊气上填，仓廪不纳，恶心、呕吐之病生焉。脾主升清，脾陷则清气下瘀，水谷不消，胀满泄利之病生焉。"若脾不得升，胃难以降，则"清气"不得生，气血化生乏源，可能导致多种虚弱性疾患。"三元真气衰惫，皆由脾胃先虚，而气不上行所致也"。若脾不得升，胃难以降，则津不得输布，会导致多种干燥性疾患。张景岳云："口渴口干，大有不同，盖渴因火燥有余，干因津液不足。"

脾气升而胃气降则脏腑官窍安于其位，不至下垂。脾运化的水谷精气，营养滋润着维系内脏的筋膜肌肉等组织，脾气健运，营养充分，筋膜肌肉健壮，则维系有力，内脏位置恒定。"脾宜升则健，胃宜降则和"。"脾气升"则可固护升托内脏官窍，在这种作用下使其不致脱下，当然同时还需要"胃气降"的适当抑制作用，正是在这一升一降所达到的相对平衡中，脏腑官窍尚可稳定在一个相对合适的位置，以发挥各自正常的生理功能。

"脾气主升"本身是对脾的生理特性的概括，根据释义，可知其本质反映的是一种由于气机的运动而产生的一系列生理变化，可见"气机理论"对于"脾气主升"机理的阐释具有十分重要的意义。从中医的整体观念出发，分别将脾脏自身和脾胃中焦看作一个系统，其系统内部各自具有不同气机变化。在脾脏系统中，脾阳升而脾阴濡，脾阴脾阳"一升一濡""一动一静"相交互替，共同维持着气机的相对稳定，从而使各脏腑组织官窍等各司其职；而在脾胃中焦系统中，脾气升而胃气降，脾胃之气的升降相因，协调保持中焦枢纽之气机恒定，从而维持人体的正常生理功能。

171　气与脾胃的关系

中医学理论认为，气是构成人体生命的基本物质，同时也是人体生命活动的形式，具有物质和功能双重属性。由气的运动变化带动血与水的生成和变化，这些构成了人体基本的生理病理。如《素问·举痛论》列举了气的九种变化形式"气上、气缓、气消、气下、气收、气泄、气乱、气耗、气结"，说明"百病生于气""气生百病"，诠释了气在发病学中的意义，同时也进一步指导了治疗学。脾胃作为人体中央之地、气血生化之源，是人体气机升降枢纽。临床上通过调理脾胃而治气可以调理五脏，尤其对于复杂性疾病治疗，抓住脾胃主要矛盾可以提高治病效果。这也是脾胃学说的意义所在。学者李福海等对气与脾胃关系的理论做了探析。

气的属性有功能和物质之分，二者可以转化

关于气的含义，历代医家论述颇多，归纳起来不外以下 3 个方面。

1. 物质之气　物质之气即"精气"。中医学理论中"气"的概念源于古代哲学，中国古代哲学认为"气"是构成世界万物的本源，人体亦不例外。如孟子"气者，体之充也"，所谓"聚则为形，散则为气"，经云"气合而有形""天地合气，命之曰人"，均说明气是构成人体的基本物质。气也是人体生命活动的能量基础，如水谷之精气、呼吸之精气、先天之精气等。如果构成人体之精气受到损伤，人体就会生病，如气耗、气散。

2. 功能之气　功能之气即"气机"，代表人体的功能活动，升降出入是其基本运动形式。不但是人体，整个自然界"气"的运行都如此，"是故升降出入，无器不有"。自然界的升降表现为春夏秋冬、阴阳消长，人体一方面要顺应自然阴阳升降规律，因为"非升降，无以生长壮老已，非出入，无以生长化收藏"；另一方面，各脏腑的功能也有升降规律，如"肝升于左，肺降于右""心火下降，肾水上升，水火既济""脾宜升则健，胃宜降则和"均说明气是恒动的，而且这种动有一定规律，这就是气机升降出入。气机运动有规律就是人体生命之常，超出这一规律就是人体生命之变，就是疾病，如气上、气下、气乱。朱丹溪提出气机闭郁是产生疾病的根源，认为"气血冲和，万病不生，一有怫郁，诸病生焉"。

3. 变化之气　变化之气即"气化"，是有形之气与无形之气之间的转变，《内经》称为"阳化气，阴成形"。正常情况下，精微之气为脏腑功能提供保障，脏腑气化功能又能够生成精微之气，而且精微之气之间可以相互转化，"气聚而有形，气散则无形"，气血、精血之间也可以化生等，相当于现代医学的新陈代谢。人体生命活动依赖于气化，如果在病理情况下气化过度，就会出现功能亢进，所谓"气有余便是火"，造成精微物质消耗过度，如现代医学之高代谢疾病甲亢等；如果气化不足，就会出现精微物质运化迟滞，代谢缓慢，相当于现代医学之代谢综合征。

4. 气与血、水之间相互影响气是主导　"百病生于气"理论基础即是源于上述"气"的内涵，但是物质之气、功能之气、变化之气三者之间是互相依存关系，精微之气是气机、气化的基础，气机、气化则维持人体精微之气的平衡和稳定，三者之间任何一个环节出现问题，人体就会发病，所以言"百病生于气也"。基于这一观点，后世对"气"的相关理论和临床实践进行了发展，主要有以下几方面。

（1）气血理论：中医学理论历来就对气血非常重视，如《素问·调经论》云"人之所有者，血之与气耳""血气不和，百病乃变化而生"。气与血是人体生命活动必需的两个要素，二者生理上相互依存，病理上相互影响，也成为后世气血理论之滥觞。气与血之间以阴阳划分，气为阳，血为阴，所谓"气为

血帅，血为气母""气能生血""气行则血行"。在病理上，气虚可以导致血行迟缓，造成血痹，如张仲景以黄芪桂枝五物汤疗血痹，方中以生姜、黄芪、桂枝为主药，温补阳气。王清任以补阳还五汤重用黄芪治疗中风后气虚血行不畅之肢体不遂等，均成为后世传世名方。气滞可以导致血瘀，如肝气郁结，气机不畅，导致瘀血内停，可以理气活血，如逍遥散、血府逐瘀汤等。此外，气虚可以导致血虚，补气可以生血，如当归补血汤治疗血虚，以黄芪为君药。尤其在治疗失血急症时运用大量补气之品，如独参汤，正如吴谦云"有形之血不能速生，无形之气所当急固"，说明在气血理论中，气为主导。

（2）气水理论：人体水液代谢有赖于脏腑功能正常，包括气机、气化等。张仲景在论述气机不畅导致水肿时提出"大气一转，其气乃散"，以枳术汤行气健脾以消肿；张景岳谓水液代谢"其本在肾，其末在肺，其制在脾"，说明水肿主要责之于肺脾肾三脏之气，并认为"痰生百病"，而痰的产生亦是因于气的异常，故提出"善治痰者，不治痰而治气"。所以人体气机运行障碍可以导致水液代谢失常，出现水肿、内湿、痰饮等，而治疗之关键就是调气。故清代吴鞠通提出"善治水者，不治水而治气也"，包括脾胃之气、肺气、肾气，如苓桂术甘汤治疗中焦停水，以健脾气为主；三仁汤治疗水湿弥漫三焦，以开肺气为主，所谓"肺主一身之气，气化湿亦化"；肾气丸治疗肾气虚水肿等。纵观历代医家，治水多以治气为先。

脾胃是气产生和运行变化的中心

1. 五脏皆藏精气，脾胃是气之源泉　　五脏皆有其所归属之气，但五脏之气虽根于先天，却补养于后天。脾胃为气血生化之源，人体出生以后需要源源不断的后天之补养，才能维持生生不息之性命，所以脾胃也称为后天之本。如果脾胃功能健壮，则气血充足，精气旺盛，不易患病，患病也易治；反之，若调养不当，脾胃受损，则会出现气血不足，精气衰弱，则容易感受邪气，患病后预后较差。如张仲景《伤寒论》和《金匮要略》中处处体现了保胃气的思想，而金代李东垣则提出"内伤脾胃，百病由生"，清代程钟龄在论积聚治疗时提出"若块消及半，便从末治，即住攻击之药，但和中养胃，导达经脉，俾荣卫流通，而块自消矣，更有虚人患积者，必先补其虚，理其脾，增其饮食，然后用药攻其积"。这也为后世治疗肿瘤保胃气思想提供了理论依据。还有近代张锡纯以资生汤治疗劳瘵虚弱、女子血枯经闭等，都体现了重胃气思想。国医大师路志正提出"持中央，运四旁"，更是体现了脾胃思想的重要性。

2. 五脏之气皆有升降，脾胃是气机升降枢纽　　人体生命活动是以气的运行变化为表现形式，而气的运行可以概括为升降出入。脾胃居于中州，是人体气机升降出入之枢纽，脾胃功能正常与否关乎整个人体气机的运行。而脾胃本身亦有升降，如脾升胃降，并带动影响整个人体气机升降。所以，脾胃是五脏气机升降之枢纽，其余四脏之功能皆有赖于脾胃功能正常。正如清代黄元御在其《四圣心源》中所论"升降之权，在阴阳之间，是谓中气，脾升则肝肾亦升，故水木不郁，胃降则心肺亦降，故火金不滞，火降则水不上寒，水升则火不上热。平人下温而上清，以中气之善运"。叶天士云"脾宜升则健，胃宜降则和"，路志正调脾胃十八字诀中亦提出"调升降"，说明了脾胃在升降中的作用。

临证中，如肺主诸气，主宣发肃降，然手太阴肺经"起于中焦，下络大肠，环循胃口"，决定了肺与脾胃之间的特殊关系。所以《素问·咳论》在论述咳嗽时，提出"此皆聚于胃，关于肺"，后世"脾为生痰之源，肺为储痰之器"等皆源于此。而在治疗慢性肺病之咳、痰、喘时，均以运化脾胃为重要手段，如培土生金、运脾化痰。

肝主情志，但肝与脾胃之间土木相克，互相制约，肝体阴而用阳，肝阳易亢或肝气郁结，克制脾土，出现脾胃功能失调。张仲景提出"见肝之病，知肝传脾，当先实脾"，为后世肝病治疗指出了方向，如小柴胡汤、四逆散等均为治肝实脾之剂。国医大师路志正常以健脾为主，兼以调肝，治疗肝硬化等取得了满意疗效。

心主血脉，心脉运行有赖于气机顺畅。临床上心血瘀阻之胸闷、胸痛等，亦可以通过调理脾胃气机治疗。如路志正提出"冠心病治疗重点不在活血，而在气机"，通过调理脾胃、顺畅气机而治疗冠心病心绞痛，取得了满意疗效。

肾主水液，但水液运行亦有赖脾的运化功能，如许多慢性肾功能不全的治疗，通过调理脾胃气机达到以土治水，气行则水消。

心与肾之间水火既济，如果气机紊乱，肾水不能上升，心火不能下降，则会出现腰酸、失眠、头晕、耳鸣等。对此证的治疗，中医提倡调理中焦，正如叶天士所云"上下交损，治在中焦"，此理论源于道家"玄婴姹女，黄婆为媒"。清代曹仁伯释之"夫心肾即婴儿、姹女，欲其交着，必得黄婆之为媒合。黄属中央，脾土所主，舍补中宫之外，皆属徒然"。此说证明中医治疗心肾不交、上下同病之时，应以调理脾胃气机为要，俾中州气机转输正常，则有助于达到水火既济。如孙思邈磁朱丸、罗天益之封髓丹都体现了这一思想。

3. 五脏皆有气化，脾胃是物质与能量气化之核心 气化是人体生命活动重要的过程。正常情况下，人体物质与能量之间可以相互转化，现代医学称为新陈代谢，中医学则以阴阳学说加以解释，并称之为"气化"。正如《素问·阴阳应象大论》所云"阳化气，阴成形"，由物质转化成能量过程称为阳化气，由能量合成物质过程称为阴成形。五脏皆有气化，但脾胃是人体气化活动的核心，其余四脏之气化皆有赖于脾胃功能正常。如《素问·经脉别论》云"饮入于胃，游溢精气，上输于脾，脾气散精"，"食气入胃，浊气归心，淫精于脉"，说明脾胃在水谷精微代谢过程中起着至关重要的作用，而这个过程，也可以称为"气化"的核心。由于脾阳的气化，饮食水谷变成人体生命活动的精微物质，或形成人体形体结构。如果脾运失常，这一过程出现障碍，气化不足则会形成精气虚弱，或水湿内停，出现形体肥胖，甚或高血脂、高尿酸、高血糖等。临床上对于代谢紊乱性疾病，可以通过调理脾胃运化功能，恢复气化过程而取得疗效。

综合上述3个方面，五脏之生理、病理皆与"气"相关，而脾胃具有至关重要的作用。正如国医大师路志正所说"持中央、运四旁"。

调脾治气理论在临证中的运用

1. 治气先治脾 不论是精气的衰退，气机的阻滞，还是气化的异常，都是疾病产生的根源，并进一步影响血、水的运行和代谢。都与五脏功能相关，尤其是与脾胃功能有密切的关系。在临证中，依据"百病生于气也"的理论以及脾胃与"气"的特殊关系，运用调脾胃治"气"思想治疗内科杂病，获得了满意效果。尤其在调理脾胃之气治疗脑中风之认知功能障碍方面，积累了一些经验。

2. 调脾治气治疗脑中风 脑中风认知功能障碍在中医学称为"善忘""呆证"，病位在脑。脑为奇恒之府，内藏精髓，禀于先天，但受到脾胃化生之精气补养，内藏元神，与心相通，不得受邪，其功能正常有赖于精微物质的充足以及气机的正常运转和气化正常，尤其脾胃的运化和升清降浊。本病病机虽复杂，但可以虚实概之：虚者，清气不升，精微不足，脑失所养；实者，浊阴不降，神明失聪，或虚实二者并存。

其治疗要点，一方面是精气，另一方面是气机和气化。脾胃是气机升降之枢纽，又为气血生化之源和生痰之源，故在临证中，对脑中风认知障碍的治疗以调气为主线，以脾胃为核心，多能获效。如急性期以气血上逆、风痰上扰为主者，治以降气为法，因患者多伴有大便不通，知其为胃肠腑气不降，影响了整体气机升降，常以"承气汤"类通腑降气。承气者，降气也，因胃肠以降为顺，顺承肠胃之气故曰承气。药后腑气得通，气机得降，神明得以恢复。如痰多呼吸急促者，可加瓜蒌、杏仁、法半夏、石菖蒲、郁金化痰开窍；伴抽搐者，加入全蝎、蜈蚣、龟甲、白芍等息风通络及柔肝之品。如恢复期以清阳不升，气血不能上荣，脑失所养为主者，则以健脾养血、益气升阳为法，常以归脾汤或益气聪明汤及资生汤加减。如既有气血不能上荣，又有痰瘀阻滞、神明失用者，则通过调整脾胃，升清兼以降浊，使气化正常，气机通畅，脑髓得养，神明自复。

如曾治一脑中风患者，因意识模糊、言语謇涩入当地医院治疗，CT提示顶叶出血。经住院治疗月余，患者仍有右侧肢体活动障碍，运动性失语，记忆力严重下降（近事遗忘），于是转求中医治疗。诊时见其表情淡漠，双目乏神，站立不稳，右侧肢体无力，睡眠尚可，饮食差，大便不畅，舌体胖，苔白腻，脉弦滑无力。证属脾运无力，痰浊瘀阻，法当运脾调升降，化痰开窍，方拟益气聪明汤合枳术丸、菖蒲郁金汤加减。

处方：黄芪 30 g，党参 15 g，生白术 30 g，葛根 30 g，炒枳实 15 g，法半夏 10 g，茯苓 30 g，石菖蒲 12 g，郁金 12 g，远志 12 g，瓜蒌 30 g，全蝎 9 g，僵蚕 9 g。每天 1 剂，水煎分 2 次服。服药 7 天后精神好转，大便通畅，部分记忆力恢复，言语稍改善。遂以原方加减，续服两月，记忆、语言恢复，行走如常。

气是中医学对生命认识的基本要素，"百病生于气"是《内经》对病因病机的基本认识。随着中医学近两千年的不断发展，人们对"气"的理论有了进一步的认识，使其内涵更加丰富并指导临床。由气机的变化引发的脏腑功能改变以及由气的变化引发的血与水的变化，在临床上有重要的意义。通过药物调整人体之气以达到最佳状态，是中医愈病的主要机制。不论是气的物质属性还是功能变化，以及人体的气化过程，都与脾胃密切相关。在当今临床上，重视脾胃的"中央"地位，通过调脾以治气，从而治疗内科杂病，在代谢性疾病、心脑血管病等领域有非常广泛的前景。

172　肾气实质及其在长寿中的作用

　　研究肾气与长寿的理论，近年来也逐渐深入。如肾气-内分泌-寿命说，肾气-免疫-寿命说，肾气-遗传-寿命说等，都试图用现代科学来探讨肾气的本质，从而使这一古老的长寿理论，引起人们的极大兴趣。学者徐文海等通过对肾气的概念、肾气的作用、肾气的阴阳应象，探析了肾气的实质，说明肾气为什么在保健长寿中具有特别重要的地位。

肾气的概念

　　肾气对人体的重要性，从古至今没有异议，而且在维持肾气方面积累了丰富而卓有成效的经验，但当上升到理论，给肾气以明确的概念时，却众说纷纭。有的就其来源而言，有的就其遗传而言，有的就其脏器功能而言，有的就其全身分布而言，有的就其生理病理而言，有的就其阴阳属性而言，有的就其八卦应象而言，有的就其做气功的体会而言……这一方面说明人们对肾气实质探讨的重视，另一方面也给肾气的深入研究带来了一定困难。

　　据初步统计，目前一般文献中对肾气的概念就有 6 类 30 种之多，说明对肾气的研究还有待系统深入。目前存在的问题是，对精气、原气、真气、命门、肾间动气等概念常常本末倒置，行后天不分，物质和功能混淆，普遍性和特殊性画等号等。

　　中医"原气"一词在《内经》还未出现，仅有描述宇宙形成的"肇基化元"的"元气"。"原气"一词最早见于《难经》，它有"生气之源"之意。《内经》中与"原气"相等同的有"天真之气"，有"常先生身"的"精气"。

　　《内经》"上古天真论"所称的"天真"，实质就是指"先天的真气"，亦即"元真"之气。因为在古代，"元者天也，天又谓之元"，是元天同义的。《康熙字典》则云："天真，太乙始生之真元也，黄帝素问有上古天真论。"一语道破"天真之气"是应象于八卦的，也就是说在《易经》的影响下而提出来的。

　　"真气"是指在自然界及人体真正发挥作用的气。在自然界的气，《内经》称为"真灵之气"，如有"布气真灵"的论述。在人体的气，《内经》则云："真气者所受于天，与谷气并而充身也。"可见先天与后天之气相结合，充满人体发挥重大作用的气，就是真气。

　　然而，真气只是一个具有普遍意义的抽象概念。如营气、卫气、五脏六腑之气等都属于真气的范畴。因而，就其具体部位而言，真气则有特异性。所以，《内经》又有"真气者，经气也"，"脏真散于肝"，"脏真通于心"，"脏真濡于脾"，"脏真高于肺"，"脏真下于肾"之论述。可见，所谓的肾气，就是藏之于肾，具有特定功能的真气。

　　《难经》为了说明肾气的重要性，给它又起名"命门"，即肾气是维护生命的重要关口之意。其云："命门者，诸神精之所舍，原气之所系也。""命门者……其气与肾通。""十二经脉者，皆系于生气之源，所谓生气之源者，谓十二经脉的根本，谓肾间动气也。此五脏六腑之本，十二经脉之根，呼吸之门，三焦之原。"这里的"生气"就是能维护人体生命活动的阴阳二气，即真气。"生气之源"就是"原气"，它在肾气中是最活跃而起决定作用的。所以，将其称为"肾间动气"。而"命门者，诸神精之所舍，原气之所系"则说明命门即肾气，是藏五脏六腑之神气与精气的地方，原气与其亦结合在一起。

　　肾气是藏之于肾的原气与后天的大气和谷气所组成的真气，它能使人体生长繁衍，抗病延年，生命力旺盛。而原气不仅是肾气的核心，而且是其他脏腑之气中的活跃因素。

肾气的作用

1. 保持人体的遗传性　王廷相云"人不肖其父，则肖其母，数代之后必有与祖同其体貌者，气种之复其本也"。说明人之所以能保持其遗传性，全在于"气种"，而所谓的"气种"，就是父母肾气中之原阴原阳之气。

2. 参与并促进胚胎的形成　《内经》云"生之来谓之精，两精相搏谓之神""两神相搏，合而成形，常先身生是谓精"。这里的"生之来"及"常先身生"的"精"就是指肾气中的"精华"之气，即原气。"两精相搏"的"神"与"两神相搏"的"形"都是指具有生命力的"胚胎"。"两神"就是指父母具有生命力的精气，即活的原阴原阳之气。所以，王廷相则云："气者形之种，形者气之化。"

3. 主持人体器官的分化　如《内经》云"人始生，先成精，精成而脑髓生，骨为干脉为营，筋为刚，肉为墙，皮肤坚而毛发长，谷入于胃，脉道以通血气乃行"。从这里可以看到，人始生前的"精"，即肾气中的"原气"在胎儿器官分化上的重要性。

4. 促进生长发育，主持繁衍生殖　《素问·上古天真论》云"女子七岁，肾气虚，齿更发长；二七，而天癸至，任脉通，太冲脉盛，月事以时下，故有子；三七，肾气平均，故真牙生而长极；四七，筋骨坚，发长极，身体盛壮；五七，阳明脉衰，面始焦，发始堕；六七，三阳脉衰于上，面皆焦发始白；七七，任脉虚太冲脉衰少，天癸竭，地道不通，故形坏而无子也。丈夫八岁，肾气实，发长齿更。二八，肾气盛，天癸至，精气溢泻，阴阳和，故能有子；三八，肾气平均，筋骨劲强，故真牙生而长极；四八，筋骨隆盛，肌肉满壮；五八，肾气衰，发堕齿槁；六八，阳气衰竭于上，面焦，发鬓颁白；七八，肝气衰，筋不能动，天癸竭，精少，肾脏衰，形体皆极。八八，则齿发皆去"。这里明确指出了肾气在促进生长发育、繁衍生殖方面的重要作用。

5. 维护身体健康，保障自然寿命　《管子·内业》云"精存自生，其外安荣，内脏以为泉源：浩然和平，以为气渊，渊之不涸，四肢乃固，泉之不竭，九窍遂通"。

《内经》云："是故谨和五味，骨正筋柔，气血以流，腠理以密，如是则骨气以精，谨道如法，长有天命。"这里的"骨气"就是"肾气"，是篆字之误，可见要达到自然寿限，肾气是十分重要的。

6. 是人体卫气产生的基础　《内经》云"卫气出于下焦""阴者藏精而起亟也，阳者卫外而为固也"。

7. 促进营气的产生　《内经》云"脾主营""营出于中焦"，然而脾之健运，化生精微，不仅须借助于肾阳的温煦，而且五谷之精微化生为形体有用成分，即"味归形"。但也必须有肾气的直接参与，即"气生形"。故有"脾阳根于肾阳"之说，它们在五行的关系是"火生土"，这里的"火"是指命门之火而言。

8. 主宰胃气的活动　"肾者胃之关""命火生土"及"肾开窍于前后二阴"等均说明肾气与胃气关系之密切，以及肾气对饮食物的新陈代谢而起的重要作用。胃气的活动有赖于肾气的推动，肾气是胃气活动的关键。

9. 助心气　肾气助心气的作用，主要表现在肾阴肾阳与心阴心阳的关系上：心火必须下降于肾，肾水必须上济于心。也就是说，肾阳有归纳心阳的作用而使心气活动正常；肾阴有滋助心阴的作用，而使心阴不致乏匮。这就是所谓的"心肾相交""水火既济"。

10. 益肝阴　肝肾之阴，息息相通。肝血的化生有赖于肾气、肝阴的维持，有赖于肾阴的供给，故有"肝肾同源"之说。

11. 纳肺气　由于肾与肺有经脉相通，"肾间动气"又为"呼吸之门"，所以肺的呼吸，需要肾的纳气作用来协调。这就是所谓的"肺为气之主，肾为气之根"。另外，肺主肃降，通调水道的作用，也是肾纳肺气的重要表现之一。所以，《内经》云："其本在肾，其末在肺，皆积水也。"

12. 肾气主骨、生髓、通于脑　《内经》云"肾生骨髓""其充在骨""肾主身之骨髓"及"髓海有余，则轻劲多力，自过其度；髓海不足，则脑转耳鸣，胫酸眩冒，目无所见，懈怠安卧"。又云"肾者，作强之官，伎巧出焉"。这实际都是肾气主骨、生髓、通于脑的作用。

13. 主水　《内经》云"肾者水藏，主津液"。这就是说，肾气对于体内津液的输布和排泄，维持津液代谢的平衡，起着极为重要的作用。津液代谢虽与肺、脾等脏腑有关，但肾气的蒸腾气化，实际上主宰着整个人体的津液代谢，特别是尿液的生成和排泄，在维持体内津液代谢平衡中起着关键的作用。

14. 促进天癸的产生　天癸，就是天一所生的癸水，而天一就是指肾气中的原气。也就是说，天癸是在人体发育到一定阶段，原气促使男女精血中产生出一种具有促进人体繁衍生殖的液态物质。女子天癸至，则表现为"月事以时下"；天癸竭则表现为"地道不通"，即月经闭止。男子天癸至则表现为"精气溢泻"，天癸竭则表现为"精液少，肾脏衰"，即勃起功能障碍不能排精。

15. 命火对全身的作用　命门其火与肾通，为诸神精之所舍，原气之所系。其中命火，是人体生命的基本动力。命门之火的盛衰与人体的生化关系极大。清代陈士铎云："心得命门而神明有主，始可应物；肝得命门而谋虑；胆得命门而决断；胃提命门而受纳；脾得命门而能转输；肺得命门而治节；大肠得命门而能决渎；膀胱得命门而收藏，无不借命门之火以温养之。"

肾气的实质

1. 天之元气与人体之原气息息相关　《内经》认为，自然界有元气，人体与其相应就有原气，人体的原气来源于自然界，是受自然界气支气配的，所以称其为"天真"之气。真气又化分为阴阳二气，由于阴阳二气的刚柔运动，而使宇宙万物生化不息，繁荣昌盛。而"人身虽小，暗合天地"是以"天地之气生，四时之法成"。王符在《潜夫论·本训》中云："上古之世，太素之时，元气窈冥，未分形兆，万物合并，混而为一，莫制莫御，若斯久之，翻然自化，清浊分别，变成阴阳，阴阳有体，实生两仪，天地壹郁，万物化淳，和气生人，以统理之。"这里指出在宇宙形成以前物质世界的原始时期，元气微弱隐藏而无形象显露，与其他物质混而为一，不受控制和驾驭，这样混沌的情况，不知经过了多少年代，发生了剧烈的变化，于是就清浊分别，元气分为阴阳二气，形成天和地。由于阴阳的交感，于是化生出万物，阴阳二气相和也化生出人，整个宇宙都是由阴阳而统理的。从而可以看出，人与自然有着共同的物质基础，人体的原气，实是大自然元气经过"翻然自化"以后，可分为阴阳的"真气"，就是这种"气种"代代相传，在人体中发挥了巨大的作用。因而，徐灵胎云："当其受生之时，已有定分焉，所谓定分者，原气也，视之不见，求之不得，附于气血之内，宰乎气血，其形成之时已有定数。譬如置薪于火，始燃尚微，渐之则烈，薪力既尽而熄矣。其有久渐之殊者，则薪之坚脆异质也。"

然而，这种具有"定数"的原气，还必须具有生命力，即所谓的"得神"，所以《内经》云："以母为基，以父为盾，失神者死，得神者生。"这里把母亲的原气比作生长万物的土地，把父亲的原气比作种子，二者结合得神则生，失神则死。由原气而气化的阴阳二气，它并不是固定不变的，它还要分化出新的阴阳。正如《内经》所云："阴阳者，数之可十，推之可百，数之可千，推之可万，万之大不可胜数，然其要一也。"这说明万物之阴阳变化是不可胜数的，然其关键还在于太乙元气。"阴阳变化，其在人者，亦数之可数"。从而可以看出，有"定数"的原气，在人体的阴阳变化中是数之可数的。

2. 人体遗传密码的阴阳应象　根据考证，《周易》成书于西周末年，是一部融哲学、科学、艺术于一炉的古籍。它在内容上蕴含有早期的形象理论，是我国古代学术思想的精髓。《周易》虽然充满了阴阳对立的观点，然而在写定《周易》的时候，作者还不能够把作为宇宙两种基本功能的阴阳，以对立的方法提出来。第一个把宇宙两种基本功能的阴阳以对立形式而明确提出来的，是宣王初年的大臣虢文公。黄老学派是《周易》理论的继承和发展者。老子的《道德经》对万物的产生与运动，认为是"恍惚""窈冥"的物质运动变化，云："孔德之容，惟道是从，道之为物，惟恍惟惚，惚兮恍兮，其中有象，恍兮惚兮，其中有物，窈兮冥兮，其中有精，其精甚真，其中有信，自古及今，其名不去以阅众甫，吾何以知众甫之状哉？此。"这里的"道"是指"气"，"孔德之容"是指大而有规律的运动。"众甫"是指万物之开始。老子把"象""物""精""真""信"与宏观的"孔德之容"、微观的"窈"及超微观的"冥"等物质密切结合起来，从而对事物的本质予以认识。

张景岳对阴阳应象体会尤深。其云："而今已年逾不惑，茅塞稍开，学到知羞，方克渐悟，乃知天地之道，以阴阳二气而造化万物。人生之理以阴阳二气而长养百骸。易者，易也。具阴阳动静之妙；医者，意也，合阴阳消长之机。虽阴阳已备于《内经》，而变化莫大于《周易》。故云，天人，一理者，一此阴阳也。医易同源者，同此变化也。岂非医易相通，理无二致，可以医而不知易乎？"说明掌握易理，在探求医学实质中的重要意义。

所谓"知易"就是掌握八卦之变化。掌握了八卦，就可"近取诸身，远取诸物，以通神明之德，顺性命之理"。就是说，能掌握事物的本质。易在人体的先天"定数"是："八卦相荡为六十四……人物由之而大成，万象因之以毕"。其定数的形成是："一分为二，二分为四，四分为八，是为八卦；自八而十六，十六而三十二，三十二而六十四"。从易理中可以得到这样一个概念，即肾气中之原气，它是一个由六十四种物质组成，负阴而抱阳的旋转体，这就是原气的"阴阳应象"。

遗传密码的发现，是现代生物学发展史上的一件大事，遗传密码是以核苷酸三联体密码子代表 20种氨基酸，又可排列成遗传密码表。这样就出现了一个令人惊异而非常感兴趣的现象，64 个遗传密码与 64 卦爻，竟物象对应，不谋而合了。64 是个奇妙的数字，中国象棋、国际象棋都等分为 64 格，我国古代的编钟由 64 块组成。匈牙利人鲁毕克新设计的一种魔方，也是由 64 个小方块组成。人体从原气来看，是由这 64 个定数物质起决定作用。从分子遗传学来看，是由 64 个遗传密码在起决定作用。64个遗传密码与原气的 64 个定数，难道是偶然的巧合，或是人们的牵强附会吗？只要把二者加以对比，就会发现它们的内在关系。

如果从"—"、"--"两种符号中任选两个，根据排列组合只能组成四种符号，这四种组成正与形成八卦的前身"四象"相应。若以四象分别代表四种核苷酸：太阴代表胞嘧啶；少阴代表尿嘧啶核苷酸；太阳代表鸟嘌呤核苷酸；少阳代表腺嘌呤核苷酸，则每一项恰可代表一种密码子，这样伏羲六十四卦方位图，便成一张现代的遗传密码表。不仅如此，还可以对核苷酸进行阴阳定性的分析。这样，阴阳八卦学说，把复杂的结构转变成了最简单的信息，并且高度抽象了碱基结构的基本特征，从而大大方便了在遗传信息中分析的特殊作用。所以，可以说遗传密码是元气"定数"具体物质的体现，是六十四卦爻的阴阳应象。

3. 肾气是来源于先天、补养于后天的人体细胞遗传基因　父母肾气中的精气相结合，就成了子女的原气。这种来源于先天的原气与来源于后天的大气及谷气相结合，组成了子女的真气。藏之于"肾"，具有繁衍生殖，促进生长，抗御外邪，祛老长寿的真气，称为子女的真气，藏之于其他脏腑组织中的，发挥其应有作用的真气，称为其脏腑组织之气。这样，就可以看出在全身各部分脏腑组织之中，都包含有先天的原气，不过在"肾"中这种先天原气的遗传作用，得到了充分地发挥。肾气之所以能够发挥巨大的特殊作用，是由于有先天原气的存在。然而，先天原气如果得不到后天谷气与大气的助养，也不会不断更新，发挥它的巨大作用。这就是"先天促后天，后天养先天"的道理。由于原气论与遗传密码学说的统一与协调，所以，从分子水平而言，肾气就是来源于先天，长养于后天的人体细胞中的遗传密码。如果从这个水平来理解肾气的巨大作用，就会使人感到，它并不那么神秘莫测了。

遗传密码以互补的方式，储存在脱氧核糖核酸分子巨大的双股螺旋链中。犇犇犇分子的巨大螺旋总圈数，可达一百万到几亿之多，在高等动物中，它们与一些蛋白质结合之后，再经过几百次盘绕，以非常复杂但又十分确定的方式，组成染色体。这种结构的高度有序，说明了生物在分子水平，就是高度有组织的。

结构的有序性，必然带来生物大分子活动更为奇妙的有序性，一个酶分子就好比一个工厂，一个部分完成一道道工序。而一个犇犇犇分子，为了完成复制，必须在每秒钟，用约一万圈的速度，打开它的全部螺旋。一个分子是这样，分子与分子之间也是这样。免疫反应中的抗原与抗体，基因表现中的阻遏物与操纵子都非常准确地从几万甚至于几十万个单元中，识别出主要与其反应的那一个。当然，生命活动的有序性，并不只限于分子或分子集合。近年来又发现大分子、小分子，甚至包括各种离子和水共同组成了特定的凝聚体态，最典型的就是液晶结构（比如细胞膜），它们是亚细胞水平上的有序结构，担负着重要的生理功能。正是由于有由分子到液晶结构的各种各样的有序性，才产生了高度有序的细胞、组织、器官、系统。因而才保障了从一对配子发育而来的，具有多个细胞组成的有四肢、有器官……匀称而健全的人。这说明有了一定结构的犇犇犇，便产生一定结构的蛋白质，有一定结构的蛋白质，便带来一定的形态结构和生理功能。

用中医术语来说，这就是由原阴与原阳所促成的"味归形、形归气、气归精、精归化；精食气、形食味、化生精、气生形"的全部气化过程，即原气的"得神"状态，而肾气的实质就是为了保障人体细胞的遗传基因高度、有序地运动，从而使人体健康长寿。

173　肾主纳气和补肾纳气源流

"肾主纳气"及"补肾纳气"是中医治疗肾虚喘证的理论和治则,其历史源流悠久,且经过历代诸多医家的发展与补充,证实其指导临床有确切的疗效。肾主纳气是指肾具有摄纳、潜藏气的功用,以维持呼吸的深浅,保证机体呼吸功能正常。肾所纳之气为肺吸入的大自然之清气。补肾纳气是一种治疗方法,是指通过补益肾气、肾精等方法治疗肾虚摄纳失司所导致的呼吸系统疾病。学者简法元等通过历代医家及著作中对"肾主纳气"及"补肾纳气"的论述,进行了梳理总结,并加以探析,以指导中医临床。

肾主纳气理论源流

1. 始于春秋战国、秦汉　该时期是中医理论从萌芽到基本成型的一个阶段,产生了《内经》《难经》等中医经典著作。《内经》虽未明确提出肾主纳气的概念,但是从生理及病理两个方面描述了肾与肺及呼吸之间的关系,并在多处提到肾脏可引起咳喘等病症。如《灵枢·本输》云:"少阴属肾,肾上连肺,故将两脏。"《素问·逆调论》云:"肾者水脏卧与喘。"《难经》中明确提出肾与吸气的关系,指出肾气尽则吸不能至肾。如《难经·四难》云:"呼出心与肺,吸入肾与肝。"东汉、隋唐时期对肾与呼吸关系的认识虽然在生理上没有新的理论出现,但在病理上有了进一步发展。张仲景在《金匮要略方论》中首先提出用温补肾阳的方法治疗痰饮所致的短气,"夫短气有微饮,当从小便去之,肾气丸亦主之",用肾气丸温阳化气。《诸病源候论》指出肾病可导致细喘无力。孙思邈在《备急千金要方》中明确提出肾气虚对呼吸的影响,如"肾病其色黑,其气虚弱,吸吸少气"。

2. 提出于宋代　《全生指迷方》阐释"或因渡水跌仆,肾气暴伤,肾气乘肺,此喘出于肾也"。指出肾气损伤可上逆于肺,导致喘证的发生。杨士瀛在此基础上进一步提出肺喘的病机为肾气上逆,为气不归元所致。如"真元耗损,喘生于肾气之上奔……真阳虚惫,肾气不得归元",《仁斋直指方》明确提出肾主纳气的观点,如"肺出气也,肾纳气也,肺为气之主,肾为气之藏",明确了肾藏气、纳气的功能。明代张景岳将此观点进一步发展为"肺为气之主,肾为气之根"。

3. 总结于清代　清代林珮琴在前人的基础上总结为"肺主出气,肾主纳气,阴阳相交,呼吸乃和"成为后世医家对肺肾主司呼吸的共识,"肾主纳气"学说已经成型。

4. 完善于现代　现代中医认为,肾主纳气的功能是肾的封藏作用在肺呼吸交换清气过程中的具体应用,将肾失摄纳归因为肾的精气虚衰。《中医基础理论》提出若肾的精气不足,造成摄纳失司,就会发生气浮于上的气喘情况,或是因为肺病久虚,病久及肾,也会影响肾的纳气功能,出现气喘等症状。

补肾纳气治法源流

1. 汉唐时期已开始用补肾的方法治疗呼吸疾病　汉唐时期尚未提出"肾主纳气"理论,此时已开始应用补肾的方法治疗肾虚引起的呼吸系统病症,如《金匮要略》用肾气丸治疗肾虚失摄纳所导致的短气;《备急千金要方》用肾气丸治疗肾虚少气,"肾病其色黑,其气虚弱,吸吸少气……宜服内补散、建中汤、肾气丸、地黄煎"。此阶段为补肾纳气法开始应用的萌芽阶段。

2. 宋代开始用温补肾阳的方法纳气归元　宋代医家已提出了"肾主纳气"理论,对呼吸理论认识的进步必然引起治疗方法的发展。如杨士瀛认为若不能认识到肾主纳气，治疗时会出现原则性错误，《仁斋直指方》云："知气之出于肺，而不知气之纳于肾。用药模棱，往往南辕而北辙矣。"《仁斋直指方》中多次提到用温补肾阳法治疗肾不纳气。

3. 金元时期提出阴虚喘证　滋阴派代表朱丹溪将喘证分为气虚、阴虚、痰阻 3 种类型，首先提出阴虚喘证，以四物汤治之，取得较好的疗效。《丹溪心法》云："喘病，气虚、阴虚、有痰……阴虚自小腹下火起冲于上喘者，宣降心火，补阴。"朱丹溪首次提出阴虚可致喘，明确阴虚致病的病机。

4. 明代将肾不纳气分为阴虚证和阳虚证　明代赵献可明确提出实喘与虚喘，指出"虚喘者肾虚"，并对阴虚喘证进行了详细论述，提出阴虚为肾阴虚，以六味地黄丸治疗。赵献可在《仁斋直指方》的基础上论述了阴虚导致肾阳浮越喘证的治法，补充完善了前人的不足。而张景岳又在赵献可研究的基础上明确将喘证按实喘、虚喘为总纲进行分类，他认为实喘归责于肺，虚喘归责于肾，并指出虚喘并不是感受邪气造成的，张景岳还认为气喘只有实喘和虚喘两种类型，虚喘是由于元气亏虚所致。张景岳认为"精即气之根"，在治疗肾不纳气喘证时，创立贞元饮、小营煎、大营煎、大补元煎等方，重用熟地黄补肾填精、纳气平喘。此外，张景岳还创右归饮、右归丸等方治疗肾阳虚喘证。

5. 清代明确划分肾不纳气证，并提出气脱喘证　温病学家叶天士采用补肾纳气法治疗虚喘在清代成为重要治法，如叶天士在《临证指南医案》中记载了治疗肾不纳气喘证的病案，但徐灵胎评价为"治下之法已备，治上之法尚多遗漏，不可不讲"，指出叶天士治肾不治肺之不足。叶天士又在张景岳的学术基础上有所发展，叶氏认为喘证的病位在肺为实，在肾为虚，内伤之虚喘以治肾为要。他继承了张景岳按肾精不足论治虚喘的思想，并将其按阴阳分类，还提出了气脱喘证，发展了补肾纳气的治法。

6. 民国时期提出阴阳两虚证及肺病及肾学说　民国时期就有医家对"肾不纳气"的病机进行了系统的理论阐述。张锡纯认为，肾为封藏之官，主要摄纳下焦之元气，兼以摄纳上焦呼吸之气，肾能使上焦呼吸之气下行归于肾中，其谓气之根；但当肾气虚弱而失于固摄、封藏时，其气就会游走于冲任之间，兼冲气上冲。张锡纯还认为肝木可行肾之气，除此则不能疏导清气下行，否则其气即随其上冲，是因为肺吸入的自然界清气未能受下焦肾气之摄纳，而转受下焦的冲击，这是喘证的由来，即为医书中所提出的肾虚不纳气。张锡纯认为对肾不纳气应从肾阴虚证论治，用滋阴补肾之品为君药，用生肝血、镇肝降逆之品作为辅佐药物，同时提出了喘证阴阳两虚的证型，创立参赭镇气汤、既济汤等治疗。既济汤主治大病后阴阳两虚，不相维系的喘逆症状。参赭镇气汤治疗肾阴阳两虚导致的喘逆，也可治疗肾失摄纳导致的喘逆。民国时期的医家还认识到肺病日久及肾可导致肾不纳气，进一步完善了肾不纳气的病机。《丁甘仁医案》记载朱左案："咳喘十余年……素性嗜酒，酒湿生痰，聚饮，渍之于肺则咳，肺病及肾，肾少摄纳则喘，上实下虚。"丁甘仁在前人的基础上进一步完善了由肺致肾病的病机理论。

7. 现代认为肾不纳气以阳气虚为主，或兼有阴虚　《中医内科学》在喘证之肾不纳气证中指出，"本证一般以阳气虚者多见，若阴阳两虚或偏阴虚，应权衡主次治之"，阳虚用参蛤散，阴虚用七味都气丸。《实用中医内科学》中将虚喘分为肾阳虚、肾阴虚和肾阴阳两虚证，肾阳虚选用金匮肾气丸，肾阴虚选用河车大造丸，肾阴阳两虚选用左归丸合右归丸。

综上所述，古代医家在临床实践中逐渐认识到肾主纳气的生理功能，并经后世医家发展而成为共识。中医基础理论的发展使临床治疗方法逐渐丰富，补肾纳气法在治疗虚喘肾不纳气证中得到发展和完善。宋代以后因"肾主纳气"理论的出现，补肾纳气法被越来越多地用于治疗肾虚喘证。明清时期为该理论的完善成熟阶段，至当代"肾主纳气"理论及"补肾纳气"治法已经完善，广泛应用于呼吸系统疾病的治疗中。

174 基于形、气、神论中医愈病机制

中医学理论根植于中国古代哲学，结合了古代先哲形神观和气化论的精髓，有别于现代医学在还原论基础上，以病因、病理、病位为目标对象，从部分了解整体的诊疗模式。中医学从气化层面研究人体，运用中国传统的意象思维，对人体气化作用的各种形式和人体表象的观察，综合演绎、取类比象，分析归纳出意象病理、病机模型。根据人体的生命活动状态形成整体印象，洞察其失衡之处。在治疗上，运用中药的偏性即寒热温凉四性来纠正人体的阴阳之偏盛，用针灸、拔罐、刮痧、情志等疗法调整人体脏腑气血功能状态，以达到调整人体整体的阴阳平衡的效应目标，从而实现人体内外环境的动态平衡。学者蒋璐等从形、气、神理论探讨了中医愈病机理。

形、气、神的内涵

1. 形 指事物之形体、形状、形质、形器、形象。人体是由脏腑经络组织组成的有机整体，中医学所说的形，即指实体结构的客观存在，亦是对视之可见、触之可及的脏腑组织、四肢九窍等有形躯体的抽象和概括。"升降出入，无器不有"（《素问·六微旨大论》），生命功能活动有赖于"形"的存在，"形者生之舍也"（《淮南子·原道训》），形是生命活动的载体。从病理方面讲，形是机体内在病理状态的外在征象，通过诊察外部形质与形态变化来诊察体内气化功能的状态及气血痰瘀、脏腑组织形质的病理变化。

2. 气 是构成世界万物的本原，"其细无内，其大无外"（《管子·内业》）。宇宙中的任何一个有形之体，均由无形而运动的阴阳之气交感聚合而化生，其自身之中又具备着阴阳之气的运动特性及升降出入聚散等运动形式。人体的气机运动调控着精、气、血、津液的新陈代谢及伴随发生的能量转化，推动各脏腑经络的功能活动，即通过气化来沟通各组织器官、精神、魂魄等构成整体，如"气聚则形存"（《医门法律·大气论》）；"气者，精神之根蒂也"（《脾胃论》），并使人体呈现出生生不息的生命运动过程。人的形态结构、脏腑生命活动和机能的外在表现以及精神情志思维活动均是由气化过程建立、维持和调节，因此，气是人体新陈代谢的动力源泉，生命体活动的机制之所在，是人体生命过程的维系。

3. 神 《易·系辞上》云"阴阳不测谓之神"。神的含义由上古时期人们对自然界万物的规律和猜想上升为哲学意义，认为神的内部存在阴阳两种对立的力量，将神归结为宇宙万物运动变化的一种不可知觉的内部力量。中医理论体系中，神被赋予诸多与生命活动密切相关的特征，并成为中医学观念世界里的客观存在。在现代生命科学的知识范畴中，生命活动主要涉及精神意识、思维活动、情感表达及相关脏腑生理功能与病理变化等几个方面，在中医理论体系中均可以"神"统之。中医学对神的表述，总结起来大体有 3 种含义：一是指人体生命活动的主宰，"心者，君主之官，神明出焉"；二是指人体生命活动和脏腑功能的一切表现；三是专指人的精神情志思维活动。

形、气、神三者的关系

西汉《淮南子·原道训》中曾对形、气、神间的关系进行描述，云："夫形者，生之舍也；气者，生之充也；神者，生之制也。一失位则三者伤矣。"形、气、神是构成人体的三大基本要素，"神"是生命现象的总体反映，它体现了内脏的功能和气血的盛衰，是生命活动的主宰者和执行者；"形"为有形

的生命运动方式，是生命活动的载体，"形者生之舍也"；"气"为无形的生命运动方式，是生命活动的根本，是一种无形无象的特殊物质，它充斥周身，把形体和精神融合为一个整体，而且形、气、神三者是可以互相转化的。人是形、气、神相互融合的整体，人体生命系统中，形、气、神三者各守其位，相互依存并相互协调，一损俱损，一荣俱荣，保持生命活动的有序平衡稳定的状态。当外界干扰因素侵害人体生命时，机体即在形、气、神相互协调的调控下，保持自身的稳态平衡，维持正常的人体生命活动。疾病发生时形、神、气三者均伤，形体受损，神机衰减，气机失常，从而产生病机，影响生机。

1. 形气转化　中国传统哲学认为，有形器物的本质和规律是通过气来体现作用，有形存在的变化根源于无形之气，是无形之气引发和支持着有形存在的演进。人的机体从出生、发育、代谢、调节，是人体之气的不断运动和调控的气化过程。张载《正蒙·太和》云："气不能不聚而为万物，万物不能不散而为太虚。"人体有其特定的内在动力和机制，通过无形之气与有形之物相互转化，维持生命。《易经》中提到天地之大德曰生，生生不息之谓易。中国传统哲学认为生命本质是"生生"过程之道，是生命运动，解剖形态的内容和状态只是生命活动的表现形式。生命运动一旦停止，人的细胞、组织、器官就自然瓦解，解剖形态上的完整性便失去了价值。《内经》认为，"形"的生成靠"气"的作用，如"气生形""气合而有形""二十五人之形，血气之所生"。"气"的运动变化通过"形"来表现，而"形"的变化亦反映出"气"的变化。《内经》关于"形""气"相关理论是中医临床实践中诊断和治疗疾病的理论依据。中医愈病不强调"形"的具体结构，而是着重强调支配"形"并运行于其中的"气"的研究，这是中医与西医通过形态结构变化推测功能异常的不同之处。

2. 形神合一　"形"与"神"相互依存，《内经》中论述的"形与神俱"，是指整个生命历程中生命存在的基本特征。指出"其知道者，法于阴阳，和于术数，食饮有节，起居有常，不妄作劳"，可"形与神俱，而尽终其天年"。《类经》对形神关系的叙述，"形者，神之体；神者，形之用。无神则形不可活，无形则神无以生。故形之肥瘦，营卫血气之盛衰，皆人神之所赖也。故欲养神者，不可不谨养其形"，强调形对神的根本作用，形是神存在的载体，神是形的生命体现。"无神则形不可活，无形则神无以生"，强调形与神之间关系密切，不可分离。

3. 气化生神　气是构成宇宙万物之本源，《杂病广要》云"人禀天地阴阳之气以生……一气周流于其中以成其神"。神由气的精微部分所成，神的生理功能和病理变化直接受到气的影响。近年来，情绪调节对人体精神及脏腑器质性损害的研究已成为热点课题，患者主要以躯体症状为主诉就诊，较少提及自己的精神症状，精神心理的诊断和调节往往易受忽视。《素问·举痛论》云"余知百病生于气也，怒则气上，喜则气缓，悲则气消，恐则气下……惊则气乱……思则气结"，是对情志影响气机的确切论述。过度的情志活动使心身受损，可导致气机失调，气化或不及，或不利，或太过，其后果导致体内清阳不升、浊阴不降，气不在其位行气化功能，致使体内瘀、痰、饮、水、湿等病理产物停留，阻滞局部脏腑组织的气化，发而为病，形成恶性循环。

中医愈病机理

现代医学是建立在还原论基础之上，是以病理学内容为核心的疾病分类体系以及以此为基础的诊断模式，重视的是机体的解剖、局部、微观的病变，把人看作器官的简单联合，其人体模型是机械的整体，而忽视人的整体性。现代医学注意神经体液调节，并从分子水平观察遗传基因对人体健康的影响，将人体理解为物理化学的整体。虽然现代医学整体观的水平不断上升，但至今基本上仍是以还原论和解剖学为基础来理解人的整体。因此，现代医学倾向于把人的心理活动还原为生理活动，而生理活动又可逐级简化为系统、器官、组织、细胞以至生物大分子的运动。

中医药以病机为核心的疾病分类体系以及以此为基础的诊断模式，重视的是气化，宏观和整体的相互平衡，用中药药物的偏性来纠正人体的偏性，改善人体的内环境，形成人体内部环境、人与外部环境的和谐状态，充分体现了整体性、系统性。中医药对疾病的诊断和治疗是整体全方位的，"视其外应，以知其内脏，则知所病矣"，审证求因和治病求本，辨证论治和整体观念，通过药物之间的配伍最大限度地动员体内气机运行，自主调控机体的运动，达到人体之气的最佳状态。

中医药愈病在于调动自愈能力。中医以生命为本，以人的身心健康的全面发展为目标，其充分利用自身的"生生之气"，自我调节，自主演化，自我稳态，形成生命体自我的独立性。人体是一个自组织系统，它具有自调节机制，一切外来作用因素都要经过其自组织调节过程才发挥效应，疾病的发生，从本质上说，是在病因作用下机体的自我调节机制发生了障碍。形、气、神在生理上密不可分，发病时则形、气、神三者均伤，产生病机，影响机体的调节机制，因此，思考形、气、神理论全面把握疾病发生的内在机制，设立治法，选方用药，改善或消除患者的整体异常反应状态。"方技者，皆生生之具"（《汉书·艺文志》），在治疗过程中，用药治疗调动人体自我健康和痊愈能力，帮助恢复稳态和自我调节功能，达到"神者生之制也，气者生之充也，形者生之舍也"三者的协调统一。

（1）调神助气：中医学研究的人是有生命的，是与生存环境不断进行物质能量信息交换的、动态的、复杂的有机体，而非孤立的、静止的、简单的。机体受到体内或体外的刺激而引起活动，因而可以通过机体的反应了解脏腑功能状态，此即"视其外应，以知内藏"。疾病是机体气化结构调控机制失常的自主性反应的结果和表现，愈病必须牢牢把握人身气化状态调控机制的自主性反应能力。明代张景岳云："医必以神，乃现无形；病必以神，血气乃行。"医者必依靠"治神"，才能掌握人体内气的运动，准确诊断人体的气机；在治疗上通过调神，调整病机，使脏腑气血恢复正常运行，达到人体内外的稳态。有研究者收集门诊就诊同时符合现代医学焦虑抑郁症诊断标准及中医证型标准的患者48例，观察逍遥散加减联合中成药、情志疏导治疗焦虑抑郁症的疗效。临床观察表明，予逍遥散治疗后多数患者躯体及精神症状有所减轻，说明精神状态对人体的"气化"有着强有力的作用，人的精神意识思维活动也是由物质机体产生的一种气的活动，是故调神即为调气，调控人体的生命活动。

（2）调气治形：《庄子》云"气变而有形，形变而有生"，可见形是由"气变""气聚"而来。《素问·五常政大论》云："气始而生化，气散而有形，气布而蕃育，气终而象变，其致一也。"气化学说的这类论断十分明确地把"形"的"生、结、育、变"理解为"气"的"始、散、布、终"的表现或产物，认为人的形态结构是由气化过程建立、维持、调节着的"活"的结构。《素问·阴阳应象大论》云："味归形，形归气……气生形。味伤形，气伤精，精化为气，气伤于味。"气化是生命活动的基本特征，人体在气化作用下发生生、长、壮、老、已的变化，气化理论阐述了人体内的精、气、血、津液的新陈代谢及其相互转化的内在机制。疾病的发生本质首先是生命运动的异常，是气化运动的异常，因此，疾病在发生之初出现气、神异常，即功能性异常的前驱性病变，进而发生解剖形态的改变，出现器质性病变。

《易经·说卦》云："知变化之道者，其知神之所为。"中医诊治的最高境界是诊神和治神，如"望而知之者谓之神"（《难经·六十一难》）；"治病求本，本于神"。在疾病的诊断中，《内经》中早就指出"必审五脏之病形，以知气之虚实"；"夫脉者，长则气治，短则气病……代则气衰，细则气少"。这些都说明临床上察色、按脉、望舌等是搜集资料的手段，即为察"气"之虚实盛衰，通过察五色、审形体、望舌象、诊脉等来测知人体内气化失常内在机制的变化。陆渊雷云："用药治病，非药力能治病，助正气以敌病也。"中药治疗疾病根据药性理论，四气五味、升、降、浮、沉，纠正人体气的阴阳失调，恢复机体气化功能，阻断器质性病变的发生发展。中医从整体、动态的角度，研究体内代谢、分泌变化的机制，运用意象思维，取类比象，调动机体上下内外的生生之气，明确内在病变机制，阻断从功能性改变发展至器质性病变的关键点，达到扶正祛邪、调和阴阳的目的。

（3）调气以系形神：张景岳云"无形则神无以生，无神则形无以活""人禀天地阴阳之气以生，借血肉以成形，一气周流于其中以成其神，形神俱备，乃为全体"。形神二者相互依存、相辅相成，在人体发生躯体器质性疾病后，会激起体内的情绪反应，如冠心病心绞痛患者发作后的恐怖焦虑的精神状态，会进一步加重躯体症状；七情内伤可引起患者出现心悸、胁痛、脘腹胀满、尿频等症状和器质性病变。《文子·九守》云："精气为人，粗气为虫，刚柔相成，万物乃生，精神本乎天，骨骸根于地……万物负阴而抱阳，冲气以为和。"可看出古代形、气、神理论的端倪，形、气、神三者关系不可割裂，宇宙万物的存在均是气化的结果，气化形神。《庄子·知北游》云："人之生，气之聚也。聚则为生，散则为死。故通天下一气耳。"《荀子·天论》云"形具而神生"，明确了气与形神的关系。疾病是阴阳失调的调的结果，中医在整体观的指导下，通过中药药性之偏来纠正人体阴阳之偏，以维持人体内环境的稳态，而不局限于局部及微观的改变，或调神或调气，以此来改变形体局部和微观的病理改变。当形神出现病变时，中医四诊合参，根据其形体的损伤、神的衰减，推测病理过程，可以调整气化失常的状态进一步影响形神而达到治疗疾病的目的。

研究中医传统的形神观和气化理论，从形、神的征象察知体内气化状态，从宏观、整体、功能的角度研究疾病的生理病理机制以及中医药的愈病机理，以便临床遣方用药中整体调整功能状态，达到复方中药治疗疾病的整体效应、远期效应和最终效应。

175　中医气学研究

　　中医理论是基于"气一元论"这一哲学思想建立起的医学理论体系。"气"概念在整个中医理论体系中是最基本最核心的，涉及中医学的各个部分。自 20 世纪 50 年代始开展中医现代化研究以来，气的本质、实质、物质基础研究一直是研究的重点和热点之一，尽管在这一过程中有一些起伏，尽管气学研究至今尚未有突破，但气学研究的成果对中医现代化起到了一定的推动作用。学者刘艳丽等总结了六十年来气学研究的进展，分析了气学研究的发展趋势。

气概念在中医学的重要性

　　中医理论是建立在"气一元论"哲学思想之上的，中医理论在阐释人体生理活动、病理变化、临床诊断、针药治疗等过程中无一不以气为主导，中医将"气"升华到了与生命互为转语的高度，气是生命的本质。两千年的临床实践充分印证了这一观点，如《素问·举痛论》云："百病生于气也。"表明气在病因、病机中的重要作用；因"气"能表征人的生理功能和病理反应，故医师可通过四诊，察知患者的脉气、色气、神气、语气和病气等，以测控五脏气的盛衰；中医辨证实质上是辨脏腑、经络之气的盛衰虚实，正所谓"行医不识气，治病从何据"（《吴医汇讲》）；气调是防治疾病的旨归，各种方法据此以立，患病机体由此得复。《灵枢·终始》云："凡刺之道，气调而止。"通过针刺能够激发经络之气，疏通经脉，调整气血，达到治病之目的；中药性能亦以气命之（《医学入门》）。可见，病证有寒热虚实之别，药性亦有寒热温凉之分。中药治病其实就是以药物之气调理阴阳气血以纠其偏。故《灵枢·根结》云："上工平气，中工乱脉，下工绝气危生。"从中医理论与临床实践来看，气是阴阳、五行、脏腑、经络、结构和功能，生命体中一切消长、转化、亢害承制、相辅相成关系的最终承载者。中医研究的主要内容可以概括为气在生命体中的状态表达、变化规律、影响因素和调控方法。因此，气学说的现代化研究在一定程度上就是中医理论现代化的研究核心，只有明确"气"概念的现代科学意义，才有可能全面阐释中医理论的科学内涵，实现中医理论的现代化、国际化。

中医气学研究

　　1. 国内对中医之气的研究　我国中医气学的现代化研究始于 20 世纪 50 年代，总体看可分为 3 个阶段，即气概念内涵的争论、气实质研究以及气学研究低谷。

　　（1）20 世纪 50 年代末—80 年代初：中医气概念内涵的争论，概念是反映对象本质属性或特有属性的一种思维形式。而要找到"气"的本质属性，就要摒除一些非本质属性的干扰。古代"气"理论的产生，是古人对自然现象观察分析的结果，也包括对自身人体的观察。中国古代医哲不分，哲学"气"理论和医学"气"理论其实是相互影响的。中医"气"理论是古代哲学思想"气"理论的衍生，是在实践领域的发挥与应用。当然这种分析与界定不可能是一朝一夕的工作。从 20 世纪 50 年代始至 80 年代初，耗时 20 余年，学界一直在争论中医"气"究竟是什么？

　　20 世纪 50 年代末、60 年代初，学界主流的观点认为气是功能。最有代表性的是罗石标，他认为中医学中的气是指机体一切生理病理的变化作用，邪气是一切致病物质侵袭机体并与机体相互作用后发生的病理变化，中药的寒、热、温、凉四气也是药物与机体相互作用后的表现。所以提出"气的概念只能与功能活动有关，并不包含其他概念，物质和功能活动虽有联系，但还是有区别的。气可由物质的运动变化产生，却不能说气是物质"。在当时也有部分医家意识到气的物质性。如秦伯未提出"前人把气和血对待，血是物质，气也应该是物质。气所发生的作用，就是所谓能力"。虽然气是物质观点在当时并未能被多数人接受。但是其合理性也是不容忽视的。鉴于此危北海提出"气的意义既可以指功能，又可以指物质"。这也反映了当时学界的主流认识，如20世纪60年代初到80年代初的各种中医教材和专著中都提到：气的含义一是指流动着的细小难见物质，如水谷之气、呼吸之气等；一是指人体脏器组织的活动能力，如五脏之气、六腑之气、经脉之气等。

20世纪80年代初期，洪梦浒对这种学说进行了抨击，认为气的"两义说"引发了一系列逻辑上的混乱，是"对朴素唯物辩证法的违背"，认为气就是物质，没有功能的含义。李德新认为，中医学在论述人体的生命活动时，气的概念常常同时具有生命物质和生理功能两种含义，是物质与功能的统一体，不是除了物质性的气之外，还存在一种非物质的纯功能之气。如人体脏腑组织的生理功能就是生命物质的气的功能表现。反之，人体任何生理功能都必须以一定方式存在的物质作基础。气是物质又成了主流的观点。这一时期中医高校教材《中医基础理论》中，对气的定义除了认为"气是构成人体和维持人体生命活动的最基本物质"之外，还解释了一直以来被认为是功能的脏腑之气和经络之气是"构成各脏腑、经络的最基本物质，又是推动和维持各脏腑、经络进行生理活动的物质基础"。从根本上肯定了气的物质性内涵。

从哲学和医学科学观点来分析，否定"气"的物质性，是不符合长期以来自然科学和社会科学理论和实践的客观实际的；运动是物质的一种表现形式，没有物质基础的运动或功能表现是不存在的。反之，没有功能运动的生命物质也是不存在的。进而言之，既无物质，又无功能的生命过程则更无法想象。故看来"气"是一定物质及（或）在其基础上产生的相应的功能运动的认识则较符合客观规律。现在比较公认的气概念是：指人体内活力很强运行不息的极精微物质，是构成人体和维持人体生命活动的基本物质之一。

（2）20世纪80年代初—90年代末：气实质的探讨从"气"的概念争论过程可以看出对气的实质的探索，不能离开物质与功能两大特点。"气"的物质性和功能性的辩证关系实质就是质量和能量运动的辩证关系。在中国古代哲学上就是"体"和"用"，"形"和"气"的辩证关系。80年代以后学界主流的观点认为气是体用不二的，是物质性与功能性统一的一种存在。从80年代初到90年代末学界热衷于研究气的物质基础和功能活动，期望明了气的实质，确实也取得了一些进步，比较有代表性的气实质观点有以下几种。

1）气的实质是某种分子：这种理论的前提是完全承认气概念的物质与功能的一体性，研究方法也综合使用了象思维和数思维的具体方法。

"象"思维下论证气是分子。象思维是通过取象比类的方式，达到模拟、领悟、认识客体的方法。取象比类是中医认识和阐释人体常用的方法，在探求气的物质基础的过程中，很多学者继承了这种思维方法，得出了气的多种认识。①元气是生命结构形态和生命活动的基本单位，而认识生命活动的本质离不开对细胞的认识，所以林功铮认为元气的本质相当于活细胞。②刘亚光从分子生物学角度研究发现有些补药有提高性细胞DNA（脱氧核糖核酸）的作用，提出元气可能是生殖细胞中的DNA。③纪云西等从脂联素的生理功能和相关病理变化与中医气的相关功能：脾主升清（气）与肝主疏泄（气机）和人体的脂肪过多堆积——属于中医学的膏脂堆积、痰浊壅滞气机所引起的气的病理改变相比较，得出脂联素与中医的气在生理和病理上存在着一定共性。④在古今对于生命存在的问题上，前者认为是气，后者认为是蛋白质的新陈代谢，通过两者的对比王凤熙认为蛋白体与周围的外部自然界的不断的新陈代谢决定了机体生命的存在、生长、发育、繁殖。这种代谢（即蛋白质存在方式的基本因素）相当于中医学的气。⑤另外还有学者通过"气"的功能和ATP的生物功能对比认为气与三磷酸腺苷的前体物质都是食物和空气（氧），具有共性的物质基础。

"数"思维下论证气的分子实质。"数"思维指的是西方科学数学化思维，这里的"数"是一种实测的、定量的数（有别于象思维中所讲的象数方法的"数"，这个"数"实际上就是一种特殊的"象"，是一种定性的表述）。这种"数"思维强调自然间万物莫不由数构成，数乃万物之原，宇宙的秩序即数的和谐。这种观念隐含了后来西方科学的一个极重要的方法论原则，即不断认识研究对象的量的规定性和数的和谐关系。这一思想同样也影响了西医学者。当然西医学在这种思维方式下所用的分析和实验的方法在西医的进展中取得了有目共睹的成就，所以众多专业人士开始将这种方法创新性用于中医气物质基础的探讨，也发现了相关的一些量的变化，有学者观察到，一般气虚患者的细胞免疫力较低下（E 玫瑰花测定，总 T 值及活 T 值较正常值低者为多数）；内分泌代谢有降低趋向（尿 17 羟测定偏低、尿 17 酮测定多为正常或偏高）；张战平等对 54 例气虚证患者的免疫球蛋白和补体水平进行测定分析，结果显示气虚证组患者与健康对照组比较，其体液免疫功能 IgG、IgM、C_3、C_4 均有不同程度的上升趋势，与对照组比较，差异有统计学意义（$P < 0.01$）。血清 Zn 在气虚证患者显著降低，血清 Cu 在气虚证患者略升高，Zn/Cu 比值在气虚证患者明显升高。黄庆仪等将急性缺血性中风的 151 例患者在发病初期分为气虚证组与非气虚证组，以放射免疫（RIA）分析法测定两组患者 TNF-α 及 IL6 的含量，并与 60 例正常人作对照，气虚证组与非气虚证组免疫细胞因子含量均显著高于正常组（$P < 0.01$）。而气虚证组免疫细胞因子含量则明显低于非气虚证组（$P < 0.01$）。

分子说立足于气的物质性，采用从取象比类到实验验证的方法，进行了大量的讨论和研究，二十多年的研究发现医学的气几乎涉及人体所有的物质，很明显这种解释是不合适的，气的实质应是唯一的而不是层出不穷的实体分子。而且所有的这些分子都难以完整阐释气的基本特征，如存在形式的"有形"与"无形"及相互间的转化，以及气的感应性、可入性和渗透性等。这种研究的结果充其量是用西医的方法和指标来解释气，离中医气的本质相差甚远。

2）气的实质是"能"：这种观点的支持者有两种情况，一者认为气是"能量"，这在一定层面上也不否认气的物质性；一者认为气是"功能"，这就否定了气的物质性，将气的物质性与功能活动割裂开了。

有学者认为中医学"气"的实质是为人体活动提供的能量。如阳气类似于热能；卫气类似于渗透作用；脾气类似机械功；水谷的腐熟类似化学能；刺激的感知类似于电能；颜面的色泽类似于光辐射能，等等。凡此均是气的表现，所以气是来源于各种营养物质所蕴藏的化学能，通常储存于化学键中的能量都是处于束缚状态，只有当电子吸收了高能化学键中的能量而从基态跃至三线激发态后，又从激发态下降至基态，逐步释出这些能量，脏器组织才能利用这些活性能做功，从而表现出生命活动。因此认为，这种活性能的产生与迁移、传递与利用，也即生物能力学过程，与中医学的"气"有其相互吻合之处。

另有学者认为气就是机体的各种功能，张永忠通过对气能升清降浊，气化正常则代谢正常的理解。认为人体的新陈代谢是气的本质，其内容包括神经系统的兴奋和抑制，神经系统对新陈代谢的调节，腺体的分泌，激素对代谢的反馈调节作用等。王明辉从气或神经能统摄、主持人整个机体的功能，认为气能传导与神经的功能有很多相似之处。王明辉等认为"正气存内，邪不可干"，"邪之所凑，其气必虚"的古语充分体现了气的生理功能正常与否与人体免疫力的强弱密切相关，并据研究中医的某些益气药可使 IgA、IgG 含量增加，助阳（气）药有加速免疫形成的作用；针刺得气后，可增强细胞免疫力，改善脏腑功能和微循环，说明气与免疫功能有关；另外王明辉等通过对"气滞则血瘀"现象的观察，认为"气"是人体的微循环功能等。

气是"能量"的观点这一命题的成立是有前提的，在分子及以上水平，功能还是决定于结构即物质基础是不能忽略的，所以，笼统说气是能量还是不能概括气的实质特点的。

气是"功能"这一观点割裂了气之"体"与气之"用"，远离了气的实质。用辩证唯物论和历史唯物论的观点来探讨气的实质，则气应是在一定物质基础上产生的运动形式。没有物质的运动（功能）是不存在的；反之，就医学而言，没有功能运动的生命物质也是不存在的。故对气实质的研究决不能脱离其所具物质性和运动性（功能）两大特点。从中医学对气一贯的描述也可以看出，中医对气的认识是体用不二的，气之体与气之用不可分割，故中医对人体生命，既有气之体（指脏腑、经络、肢体、九窍等形体）的认识，更有气之用（有关脏象学说）的概括。故《内经·素问》指出"善言气者，必彰于物"。气之体固然重要，但气之用则更能反映现实。如古人将气之体与用二者结合起来，用黑箱（或灰箱）理论，藉"司外揣内""比类取象"等科学思维方法，虽作为大体的"气"一时尚难具体把握，但作为某脏腑、经络、孔窍的小体各具所"用"时，则可由"用"而推知"小体"，进而溯明"大体"。这种由功能、作用、状态、属性等表象来揣知或"类推"人大体气变化的方法，正是中医由脏象知人体的方法，且可据此而"审证求因""辨证施治"了。但是，千万别就此断章取义就认为，气之用即为气的实质，很明显这种说法是非常片面的，将气之体与气之用割裂开来了，在这种思维方式下寻求气的实质是不能让人信服的。

3）气的实质是"场"：在探寻气的实体性物质基础未果的情况下，根据物理学把运动的物质分为实物与场两种基本形态，以及在一定条件下可以互相转变的观点，认为生命也是物质运动的现象，所以只有同时研究实物和场，才能深刻地认识生命。

有学者认为气与近代物理学中量子场的概念有着惊人的相似，提出"作为万物本原的元气，就相当于现代物理学中的统一场"，人体气场是一类似于电磁场，但内涵更为广泛的无形的场。

有学者从物理和细胞学角度来看，细胞膜内外有带电离子的运动，这种运动形成电流，有电流就有电场、磁场。现代科学研究发现，人体每一个器官，每一个细胞及其组织，本身具有一定生物电和生物磁，形成人体场，不同结构的细胞的生物场也不同，相同的细胞集团组成的器官周围的场要远比单一细胞大得多。人体的场因与人体状态，包括人的意识状态有密切关系，因此不能将它归为简单的物理场，而称之为人体生物场。它具有某些电磁场的特征，但又不是简单的电磁场。

1978年，我国学者顾涵森第一次在著名气功师林厚省医师的劳宫穴测到红外辐射之后，又发现了静电、低频磁、微粒流等，发现气的本来面目的线索。1982年，薛玉国提出经络气的传输可能存在磁流体力学波和磁声波。钱学森在1984年说外气看起来大概是什么电磁场或声波。1998年吴帮惠等认为人体的气或场作为序参量与中医"气"的思想十分合拍，即"气或场"在人体这个超复杂的巨系统起着序参量的作用。这些观点和实验研究都为后期气的实质认识奠定了坚实的基础。

人体场、生物场等各种场说的提出表明学界对气的认识都开始关注到了气的内涵，而不再局限于对气的外延的具体化研究，可以说已经触及气的实质性内核，遗憾的是这些认识仅仅局限于理论的假说和推理，没有进一步的实验证实。

（3）20世纪90年代末—21世纪10年代：气学研究的低谷，历经二十多年气实质的探讨未果的情况下，学界对中医气的研究关注度急骤下降，虽然深知气对中医理论现代化的重要性，但是，迫于现实，学界不敢轻易再谈气实质的研究与探讨，而是努力寻找一种说辞来解释为什么不能对气进行现代化的研究，较常见的说法是将中医学"气"的概念与古代哲学思想等同起来。认为"气"理论是古代哲学思想的衍生，由古代哲学思想中的"气"理论构成了中医学基础理论中的"气"学说，气这个词汇与哲学中的物质类似，是一种概念和范畴，不是靠感官可以直接感知，也是不能被感觉器官复写和摄影，对气进行客观实在的具体研究是不切实际的。还有人认为气是中医学的最高范畴，涉及中医学的方方面面，如此复杂的一个范畴用一种或数种物质来概括其本质，是不可能的，当今许多科研工作者在探讨气的本质时，发现中医学的气几乎涉及人体所有的物质，如此这样也就失去了探讨的意义。

当然这一阶段，也有一些研究者们在反思以往研究思路和方法中提出了一些创新性的认识，林俊山等由量子（光子）的波粒二象性受到启发，提出"气是不是也像光子一样，具有波粒二象性，或者更为大胆地设想，气是量子，具有一定范围的频率和波长，并具有电磁辐射和吸收"。倘若气是量子，气的物质与功能相统一的二元内涵也可以从量子生物学的角度得以科学地诠释。运用量子理论来解释气学理论，也不失为一种新的途径。

刘艳丽课题组通过分析生命体中存在的各种分子、原子间的相互作用，认为生物电磁辐射是生命运动的本质现象。大量的实验研究也发现，几乎所有的生物都存在不同特性的微弱辐射电磁场。德国生物物理学家Popp等通过研究生物超弱发光的光谱、光学透射性、光子计数统计和光照诱导的延迟发光的衰减动力学以及生物超弱发光与生物体的生理和病理过程的相关性，提出生物体内电磁辐射相干性理论，认为生物电磁辐射可以被理解为众多相干态的叠加，其中每个分量相干态来自不同的生物单元（如组织、细胞、亚细胞、生物大分子等），这些单元被高度关联起来。它们各自的辐射场之间发生干涉。当生物系统处于逆境，如病变、受伤、外界环境突然变化等时，会使系统本身发生变化，如系统能级结构的变化、系统本征态的变化、激发态布居数的变化等，致使光量子储存能力下降，泄漏出的光量子数目增加。通过探测这些具有量子效应的光量子数，从而探知生物系统自身整体反应状态和外界逆境状况的信息。这种"整体反应状态"与中医所述完全对等。在此基础上我们通过比较气与电磁辐射场的特征，提出中医人体之气的物质基础是机体辐射电磁（量子）场。进一步的研究还证实，生物光量子辐射是一个很本质的生命现象，用生物光量子的探测和分析能够揭示生物系统内部的细节变化，展示外界环境的微弱影响。这支持用电磁场的量子可以表征中医的"气"的观点。由于生物电磁及其辐射属于超微弱电磁，其运动形式以量子效应为主，诠释人体电磁场的理论主要是量子理论，量子理论与中国古代哲学思想相通；量子理论的研究对象量子在性质特征方面与中医理论"气"具有可通约性；量子理论和中医理论都以整体观为基础；量子理论的互补原理与阴阳学说在本质上具有可通约性。为量子理论转化传统的中医理论奠定了思想基础。在理论阐述的基础上，实验室搭建了生物光子探测平台并已投入使用，为进一步证实理论设想提供了可能，有望真正解释气的实质问题。

2. 国外对气的研究　国外学者对中医之气也不乏研究，但主要集中在生物物理领域。医学博士马穆德·莫夫蒂克在20世纪50年代研究了人体能场，他使用的仪器采用了半导体和电致发光板，他的测量表明能场可分为两部分，一部分是电磁的，另一部分他认为是一种心理活动力场。1975年菲比本迪特（phoebe bendit）指出人体"气"是互相垂直的三种主要能流，即沿脊柱垂直流动；向外辐射，垂直于脊柱；环形场，其对气的描述近似现代物理学论述的不同层次电磁辐射，就像电场总是与相关的磁场垂直一样。

直到20世纪为止的研究都表明，人体能场是一种万有能的特征表现，而这种能是与人的生命紧密相联的。它可以被描述为发光体，这种发光体围绕着和穿透人的肉体，并散发出它自身特有的辐射，常被称为"气"。

另有许多国外学者发现，通过Kirlian摄影，在高频高压电场下，被摄对象周围可显示电晕放电的发光图象。这项研究虽然存有争议，不过较多学者认为Kirlian摄影显示的是"生命之光"，是气与活体生命过程直接联系的能量场的表现。另外它可反映"气"的变化和转移，瑞士Fisch观察到针刺前后指端电晕强弱（即气）的变化。阿根廷Giannella分别于穴位针刺前后拍摄手指、鼻尖、肘尖（作为"气"的会聚点）的照相，发现电晕有明显变动。在手法补泻、经络感传或内脏牵拉反应时，图象均有变化。

亦有学者认为，内气存在于生命之中，并随着生物条件的转变而改变。辐射场照相能提供内气的指标。一个正常人的指尖通常有一圈蓝色的辉光，但酒醉时辉光就变成红色，表明被摄生物体四周的电晕，其亮度和宽度取决于生物的生理的和精神的健康状况，同时说明，电晕辉光即是内气存在的表现。内气是生命的场，它在一个有生命的机体内起到力量或能量的作用。"场"是看不见、摸不着、无结构的，但它的作用能产生感觉，这就是"气"的存在。

气学研究的思考

中医"气"学说的研究，历经五六十年代的发展、七八十年代的兴盛，但研究无果的尴尬之后已少有人关注。究其原因，主要在于既往的研究一味采用精确论证的机械还原论思维方式，违背了中医理论自身规律和整体性、有机性的关系本体论思维方式；机械套用西医学的实验检测指标体系，未建立起适合中医思维模式的实验及定量化诊察技术体系。或者仅仅关注某些气的表象作用，以"气"之用片面代替气的体用不二。用电磁场的量子来表征中医的"气"可以很好地体现气是物质性与功能性统一的一种存在，也能回答学界一直以来对气是物质与功能的争论。由于生物电磁及其辐射属于超微弱电磁，其运动形式以量子效应为主，量子也称光子，它本身是物质但又代表能量，分割也失去了意义，海森堡《基本粒子是什么》，能量转化成质量，质量也可嬗变成能量（原子能），此时质能互变难以区分。人体内的"气"在整体乃至原子水平。其多种多样的功能是由多种多样的结构形成的，但在原子以下水平，则某种精微物质本身即是一种功能。如各种"场力"和"波"代表物质的简单运动形式，此时只有能量的大小而没有区分其为物质还是功能的必要。可见用电磁场的量子来表征中医的"气"可以辩证地处理好"气"的体用不二关系，真正能完整体现中医气的科学内涵，揭示气的实质。

　　基于生物光子产生机制的相干性理论的提出和生物光量子辐射这种生命体固有功能的实验证实。设想将量子理论相关技术用于中医气的研究，通过分析比较中医理论和量子理论的哲学思想渊源、研究对象、理论的核心内容等发现他们之间具有可通约性。中医注重于综合、联系和未分别，而量子理论则注重于分析、独立和已分别，但是追溯到事物和物质存在的深层根源，两者则是殊途同归，由此用量子理论转化中医理论实现其科学范式转换则成为可能。与此相应的实验室生物光子探测平台也已经搭建成功并开始实验测试，有望探及"气"的实质，推动中医理论的现代化。

176 从气和微观物理学论中医科学性的研究方法

中医科学性问题一直是学术界争论的焦点，通过现代科学的研究方法，始终不能对中医的理论基础给予正确解释。气一元论思想是中医其他学说建立的基础，探索中医的科学性，就必须用科学的方法解释气一元论思想。古人通过气功修炼的内求法手段，提出了"气"这一超出宏观物理学属性的概念，"气"的微观物理学属性研究，将证实古人对"气"概念的认识，已远超出了近代西方科学的研究高度，近代科学以宏观物理学为基础，因此一直不能破解"气"这一中医基本概念的科学意义，学者郭建红认为应用现代微观物理学的研究方法，并与内求法相结合，是探索中医科学性，使中医理论基础为世界所认可的一把重要钥匙。

"气"是中医学的基本概念，对这一基本概念的认识研究，直接关乎中医学学科发展方向，关乎中医学实践应用方法的选择。"气"是一微观物理学概念，非宏观物理学研究范畴，因此，应用现代微观物理学的理论与先进技术手段，是对"气"实质性研究的突破口。

中医科学性争论

中医学以气一元论、阴阳五行学说为理论基础，在此基础上形成了脏象学说、经络学说、卫气营血学说、药物性味学说等理论，形成了成熟完整的学术体系，但是，关于中医科学性的问题一直在学术界争论不休。例如许多西方国家逐渐承认了针灸的有效性，但对针灸的理论根源——气血阴阳理论并不普遍认可，因此有国外学者在针灸应用与研究中抛开以运行气血为基础的经络理论，单纯从解剖角度去研究与应用针灸，提出针灸的肌筋膜线理论，针灸的扳机点理论等，其针灸理论更接近现代神经科学的观点。对于中药的研究也是如此，现代科学研究肯定了中药的疗效，但对于中药作用机制的研究却往往抛开中医基本理论，以宏观物理学的研究方法仅研究中药成分对疾病的治疗作用，忽视了中药性味对疾病疗效影响的机制研究。由于中医理论基础没有得到现代科学的有力证明，致使中医疗法的应用受到很多限制，理论研究也总是基于西方科学宏观物理学的研究框架进行，这与现代科学对中医基本理论解释不清有很大关系。

气一元论是中医学的理论基础

气一元论是中医学理论的基本概念，几乎所有的中医理论都与其有着密不可分的关系。首先，阴阳五行是建立于气一元论思想基础之上的概念，正如《四圣心源》所云："阴阳未判，一气混茫。气含阴阳，则有清浊，清则浮升，浊则沉降，自然之性也。升则为阳，降则为阴，阴阳异位，两仪分焉。清浊之间，是谓中气，中气者，阴阳升降之枢轴，所谓土也。水、火、金、木，是名四象。四象即阴阳之升降，阴阳即中气之浮沉。"可见阴阳、五行理论是在气一元论基础上发展而来，而中医学其他理论均离不开气、阴阳、五行理论的支持。《灵枢·营卫生会》云："人受气于谷，谷入于胃，以传与肺，五脏六腑，皆以受气，其清者为营，浊者为卫，营在脉中，卫在脉外，营周不休，五十度而复大会，阴阳相贯，如环无端。"可见五脏六腑都需要气的濡养，而联通五脏六腑系统、与周身建立联系的，则是经络系统。经络系统是气血运行的通道，没有"气"的存在，则经络系统就失去了其意义。学者云玉芬统计《内经》中"气"这一词汇出现了3000余次，例如天气、地气、人气、正气、邪气、金石之气、四时之气、元气、脏气、真气、精气、谷气等。《内经》认为"气"不只存在于人体，而是自然界普遍存在的，"天地之间，六合之内，其气九州、九窍、五脏、十二节，皆通乎天气"，而天地之气又与人体有着密切的关系，人体之气与天地之气相通，并受天地之气的影响，"天气通于肺，地气通于嗌，风气通于肝，雷气通于心，谷气通于脾，雨气通于肾。六经为川，肠胃为海，九窍为水注之气"。人体之"气"受到人类精神活动的直接影响，精神安定则气血从顺，精神活动过度偏激，则气血受扰。正如《内经》中描述"虚邪贼风，避之有时，恬淡虚无，真气从之，精神内守，病安从来"，指出只有内心恬静，精气才能各从其顺，与天地相合，不受个人情志的扰乱，否则，则会出现诸如"怒则气上，喜则气缓，悲则气消，恐则气下，惊则气乱，思则气结"等情智活动对内气的干扰现象，"喜伤心，其气散；怒伤肝，其气出；忧伤肺，其气聚……虽七诊自殊，无逾于气"，可见七情影响身体是通过"气"的作用而实现。现代心理学的研究也证明了心理因素对身体健康的影响，但《内经》中的这一观点——心理因素对健康的影响是通过内气的作用实现的。

气实质科学化研究的途径

1. 气实质的研究 "气"这一概念不仅是中医理论的基础，更是中国传统文化的基础。《国语·周语》记载"夫天地之气，不失其序。若过其序，民乱之也。阳伏而不能出，阴迫而不能蒸，于是有地震"，这是上古时代关于"气"的认识。《庄子·知北游》云"人之生，气之聚也，散则为死……故曰通天下一气耳"；《道德经》指出"天下万物生于有，有生于无。道生一，一生二，二生三，三生万物，万物复阴而抱阳，冲气以为和"。从这些可以看出，"气"在中国传统文化中是一个基本概念，气是一切事物存在与正常运行的基础。以古人的方法认知"气"的存在，并研究"气"的各种特征，例如在人体内的分布运行规律，在天地自然中的分布及运行规律等，是"气"科学化研究的基础，只有研究清楚古人是如何发现并总结"气"的特征，才能应用现代科学方法对其进行深入研究。

目前，学术界对"气"概念实质的研究多处于理论研究阶段，且研究者多为医学研究人员，对"气"实质的多学科交叉研究较少。"气"的实质认知经历了等同于物质实质例如线粒体、分子、离子、基因等的认知阶段，近年来倾向于从微观物理学角度对其进行研究。任建坤、章文春等运用太赫兹波探测技术检测一般人与气功师发放外气时太赫兹波段的特征，发现气功修炼者在气功态下的太赫兹波明显高于或低于正常态，无气功锻炼经历者不产生明显变化，说明中医"气"实质是存在的，并提出其可能是一种类似电磁波的场能量。吴昊天等对气本质的研究，提出气为不具固定形态，并通过渗透、聚散、出入等形式贯穿于一切事物之间的暗物质、信息流、势能力场以及生物电磁场。刘艳丽等认为气学说研究历经气的内涵争论、气实质探索、气学说研究的低谷，近年来逐渐聚焦至气的"场"假说。有学者提出气等同于现代微观物理学的量子或量子场，并指出需使用量子力学的方法对其进行研究。

2. 气功修炼的内求法是中医气概念科学化研究的基础 中国古代时期，科技水平十分有限，人们对"气"这一概念的认识不可能应用现代科学外求法的研究方法。有学者因此指出"气"概念是中国古典哲学基于实践观察之下的哲学推理，只是一个概念，并不具备实质的存在，这一观点无形中否定了中医理论基础中"气"的实质，承认了中医只是基于哲学推理之上的经验医学，降低了中医科学性的价值高度。内求法途径是研究中医科学性的突破口，只有明白古人怎么提出"气"这一概念，搞清楚古人发现"气"运行规律的方法，才能在此基础上借助现代科学的研究手段，真正揭示"气"的本质。

中国古代历史悠久，修炼技术源远流长，对于修炼技术有许多不同称谓，如导引、静坐、呼吸吐纳、禅定、心斋等，而所有的修炼都与人体内气密不可分。古人修炼的目的之一就是使人体元气充足，进而达到"丹田气足""气通经络""炼精华气、炼气化神"等目的，可见古代修炼技术就是基于"气"基础之上的一系列操作技术。《内经》中记载"余闻古之治病者，唯其移精受气，可祝由而已也"。马王堆出土的《五十二病方》早于《内经》成书年代，是中国现今发现最古老的医方，该医书记载了治疗52种疾病的283个医方，除常规药物、砭石、熏灸、按摩等方法外，尚有39个医方涉及巫术的治病方法。从巫字的字面意思理解，巫上面一横代表天，下面一横代表地，中间一竖代表与天地沟通，而沟通天地者就是中间的人，可见巫者一词的本意就是可以沟通天地之人，而这种沟通天地就是中国传统文化天人合一思想的来源。按照这个意思理解，古代巫医从业者就是达到一定练功境界的修炼者，可以感应天地之气的存在，并与之沟通，进一步借助各种方法，例如药物、针灸、按摩、祝由等，实现对人体阴阳气血的调节以达到治疗疾病的目的。后人不理解巫医的意义，加之别有用心者以巫术之名，行骗人之术，使巫术逐渐成为封建迷信的代名词，致使医与巫彻底的分立而行。中医来源于巫医，巫与古代人的修炼有着直接的关系，从中医起源的根源上去寻找，就会找到古代中医对"气"这一概念认识的内求法门径——古代修炼技术。

　　气功是古代修炼技术的总称。从字面上讲，气功就是练气的功夫，从气功的概念上分析，气功是调身、调心、调息三调合一的心身锻炼技能。李时珍在《奇经八脉考》中述及"内景隧道，唯反观者能照察之"，说明了气功内求性的重要性。气功练功反应出现的根本原因就是体内气机的充实运动，体内与外界气机的交换互补。由于气的微观物理学属性，外在观察很难直接观测到气功练习的效果，古人将修炼中的内求法应用到了极致，进而提出了"气"这一超出时代研究范畴的超前概念。气功练习的内求法研究是古人认识中医"气"概念的途径，对"气"实质的现代研究也必然需要借助这个内求法途径才能入手。

　　3. 现代微观物理学研究方法是气科学化研究的重要手段　古代修炼技术的内求法是古人认识天地之气及人体气机的重要途径，但是，如果仅使用内求法，而不借助现代研究的方法去进一步解释、分析，那只能使现代科学对"气"的认识停留在感性认识阶段，不能进一步的对其进行科学化的解释，也不能使中医基础理论被现代科学所破译。现代微观物理学的研究方法，带给我们探寻"气"实质性科学研究的启示，"气"的微观物理学属性研究，必将证实中国古代修炼技术及对"气"概念的研究，已远远超出了现代西方宏观物理学的研究高度，并解释许多微观物理学现象。

　　著名的理论物理学家、量子力学的主要奠基人之一 W. 海森堡（W. heisenberg）说过"物理学的历史并不只是一系列实验上的发现和观察，以及随之而来的对它们的数学描述，它同时也是概念的历史。为了理解现象，首要的条件是引入合适的概念。只有借助于正确的概念，我们才能够真正知道我们所要观察到的是什么"，对理论陈述进行实证检验仍是微观物理学，以及其他物理学领域至关重要的最终目标。"气"正是宏观物理学所不能解释的物质现象，对其的深入研究就需要应用微观物理学的方法，对"气"这一概念及现象，应用实验学的方法进行验证。

　　现代量子场理论认为，经典场经过量子化成为多粒子体系，这就是场在量子化后呈现的，明显的粒子性，这个粒子叫作场量子，光子是电磁场的场量子，电子是电子场的场量子，介子是介子场的场量子。这样实物粒子和场（光、辐射），这两种物质形态在量子场的概念下就统一起来了。波粒二象性，这是物质在微观领域的根本特性，而在量子场论中就可以得到解释。量子场论反映了量子现象与经典极限间的联系，表达出了微观运动与统计规律之间的关系。以现代微观物理学理论为基础，检测气场这一能量场的存在，并对"气"这一场量子进行系统深入研究，是中医科学化研究的重要方向。

177　从气学探索中医科研的思路和方法

中医学的理论和临床实践源远流长，内容丰富。随着现代科学的日益昌明和先进，对中医药宏博专深的内涵进行扬长避短、去粗取精地深入结合研究，是完全可能也是非常必要的。学者王明辉等从气学角度探索了中医科研的思路与方法。

鉴古观今法

为较好地了解中医气学的源流，运用此法以作古今之旁征博引。中国古代朴素唯物论哲学家多认为，宇宙间一切有形之物来源于无形之"气"。①老子曾提出"万物负阴而抱阳，冲气以为和"。②荀况进一步阐发了先秦的精气学说，为创立中医的"气"理论提供了正确的世界观。③宋伊文提出了"化不易气"的理论。④东汉王充倡"元气自然论"，认为世界万物的发生、衰亡都是由于元气的自然运动和聚散的结果。⑤北宋张载有"气一元论"主张，认为气的变化是事物运动的内因，其虚实、升降、浮沉、动静、清浊、聚散都是"气"的对立的统一。⑥宋王安石提出"元气论"，云"生物者，气也"，并认为元气化分为阴阳，并进而分为木、火、土、金、水五材（五行）。⑦中医在用阴阳五行学说的同时，更用"元气说"以解释人的生理、病理、诊断、方药和治疗。⑧经过不断扬弃，中医气学在自身发展的同时，也丰富了古代的哲学思想，如王充、张载，明代王船山等的哲学思想也多受到《内经》中形气转化理论的影响。⑨在《内经》影响下，历代医家对气学理论多有所发展，东汉张仲景《伤寒杂病论》的六经辨证，实质上表明了六气的病治。金元四大家中刘完素提出"气"的"亢害承制论"，使中医的"元气论"得以深化；李东垣的"内伤学说"，深刻地指出"气"的升已而降，降已而升，如环无端，对生命起着重要作用；朱丹溪的主火（阳）之气，张子和的汗、吐、下3法调气各开生面。明清时喻嘉言明确指出，人的生命历程"其所以统摄营卫脏腑经络，而令充固无间，环流不息、通体节节皆灵者，全赖胸中大气，为之主持"，"其大气一衰"，便"出入废，升降息，神机化灭，气立孤危"。清时吴有性更总结出"戾气""杂气"病因学说，对温病学派的发展作出了重要的贡献。现代有关经络、气功、太极拳及若干治则的研究，多明显反映了"气"的整体调节作用。通过鉴古观今，分析历代有关哲学和中医有关气学理论研究的发展，不难看出，"气"不仅是生物特别是人体生命的基础物质，有其相应的功能活动，且气对人体还有着重要的调控和传播信息等作用，而成为中医学整体观的科学内核。

经典剖析法

为进一步探索中医"气"的理论和实践的精妙，我们曾对中医"四大经典"之首的《内经》，尤其所明显涉及气的篇章进行了较系统深入的剖析。过去，有人认为《内经》共见气名305个，约85种。但经过逐章逐句的分析和统计，发现上述数字是失实的。经反复核对，《内经》中各种气名共2997个，气名分类有271种。在《内经》的162篇中用"气"作篇名的凡19篇，而用"阴阳"为篇名的却只7篇。全书除有12篇未见一个"气"字外，其他150篇中皆有多少不一的气名；即便是在那无一"气"字的12篇中，很明显，其对某些生命科学或疾病现象的解释也多是以气学为指导思想的，只不过在字面上是通过阴阳、五行、脏腑经络、诊治等学说来间接表达罢了。其实，《内经》所涉及的气学理论决非仅"精气神""气血津液"和"五运六气"等所可概括，其内容极其宏博多彩。概言之，可包括下述

8 个方面：

1. 其阐述有关"摄生"的原文凡 17 篇，主要重点说明，人之可以延年益寿，防病抗老，须注意 3 个环节：一是要使体内的阴阳二气能在运动中平衡协调；二是要注意体外环境（外气）的变化；三是要尽可能做到外气与内气平调的养生法则。

2. 其阐述有关"阴阳五行"的原文更多，过去认为阴阳五行学说是中医理论的核心，通过进一步对《内经》的剖析，发现五行的生克乘侮和归类离不开阴阳的气化作用，而阴阳虽看似两物，实则一气耳，古人谓"一物两体，气也"，指明的就是这一事实，故阴阳五行无非是中医气学说的衍生和发展。

3. 其阐述有关"天人相应"的整体观，实际上关键在于人体内气与外气的交通呼应，相互协调，用以说明内外环境的统一性和人与四时五方的相关性。

4. 所阐述有关"五运六气"，其基本观点不外乎在说明：六气为天气，五运为地气，天气降，地气升，相互为用，是万物（包括人体）正常生化的机理。运气学说和阴阳五行学说一样，作为气学说的衍生理论，相辅相成地用以表明，阴阳五运是万物的纲纪，年岁的四季，人生命的生长病衰老等生理和病理变化，都离不开"气"这个基本物质和功能存灭。

5. 在阐述有关"脏象经络"方面，不论是指形脏、神脏或经络俞穴，多更重视其气和气化作用，故早有"凡有皆象，凡象皆气"的概括。并明确指出"人之精气津液血脉，分则为六，合则一气耳"。人之经络实为气之经隧通道，经气、脉气可衍为营气、卫气而内外交通；脏腑的功能也无非是通过阴阳、营卫等气机而完成生命活动。

6. 在阐述有关"病因病机"时，书中明确提出"审察病机，无失气宜"。中医病因学无外乎说明 3 类病气（邪气）（即外感六淫之气，内伤七情之气，内外邪气并合）的伤经、伤络、伤脏、伤腑，或在表，或在里，皆由于气机失宜。并坚定表明"邪之所凑，其气必虚""正气存内，邪不可干"。中医病机学亦不过四端，即阴阳气的虚实、五行气的乘侮、脏气的盛衰的病证源于气乱，故每一病证多有其不同的气失调病机。

7. 所阐述有关"辨证诊断"，不论在诊则、四诊合参和评测转归等方面，关键在辨阴阳气之偏胜、五行气之乘侮、六经气之消长、脏腑气之虚实、天人气之相应等。这种整体观的诊法，为现代生物-心理-社会医学提供了雏形。

8. 其阐述有关"论治"亦旨在于调气，所涉及的治则、方药和方术等，都不外乎调理气机。

以上 8 个方面，故知《内经》中的气学说，实为中医理论如摄生、阴阳五行、天人相应、五运六气、脏象经络、病因病机和辨证施治等学说的科学内核。由于气的贯串和渗透其间，乃形成了中医学独特的理论体系。

此外，根据古人对《内经》的注疏和篇章分类加以剖析。有理由认为，古今似尚缺乏对气学系统的、完整而深入的认识。为搞清《内经》中有关"气"的分布、名称和总数，我们曾列出细表将"气"分为 5 类：①物质性内气（如真气、陈气等共 109 种）；②功能性内气（如气化、脱气等共 79 种）；③物质性外气（如天气、杀气等共 69 种）；④功能性外气（如气交、气迫等共 9 种）；⑤内外气（即有时指内气，有时指外气，如其气、邪气等 5 种）。以上 5 种气名尚未包括《灵枢》《素问》中有关的 19 篇气名。通过对内、外气的具体分析，论证了《内经》的作者是十分重视广义生气的。当然，对病气也未予忽视。另外，还认识到：气学一方面可视为中医其他各项理论学说的核心；另一方面它们之间又存在着相辅相成和相得益彰的辩证关系，但中医气学更具有系统的理论性、相对的独立性和对临床的实践指导性等特点。

古今验证法

为探究气的实质，我们曾以古代有关文献论述为经，以现代有关气的实验资料为纬，互相参照印证，期能得出相应的结论。目前发现在气实质的研究上主要有以下几种认识。

1. 认为气与气化既有联系，又有区别，前者主要指运动中的物质，后者则主要是指在一定物质基础上的运动形式。

2. 气功是"气"自我锻炼的整体调节疗法，是以气与气机调整为转机，用炼气与炼意相结合，对气进行的自我锻炼。除中国传统气功外，美洲的放松功（松弛反应），也可对某些器质性疾病起到非药物干预治法的疗效，其机理就在于调整气机、平衡阴阳。

3. 气的通路为经络，人体的健康状况决定于经络的经气运行是否平调有序，并在此基础上提出有关"三道经气"障碍发生针治止痛作用的设想。针刺有效与否在于气，并认为有赖于血管收缩产生一种生气勃勃的"活力"来消除病理现象。有的倾向是把经络当作输送经气假想的"力线"，有的还用时间生物学验证了气的运行，认为经气是按照固定的时间表在经络中运行的，每一经络在每昼夜内有 2 小时出现一次高潮且具有最大的活力，从而此时针刺的效果也最好。这就是中医对子午流注的认识。

4. 有的实验认为，气是一种微粒流，其直径小于 $60\pm2\ \mu m$，有的还带有正负电荷。

5. 气具有免疫功能，有的实验表明中医助阳（气）药有加速免疫力形成的作用。

6. 有人认为辐射场摄影能提供内气的指标，这说明内气存在于人体生命之中，并随着生物条件的转变而改变。电晕辉光即是内气存在的外部表现，内气是生命的"场"，它在一个有生命的机体内起着力量或能量的作用。

7. 气具有微循环功能，气之为动力，能反映脏腑功能变化的血管舒缩功能的改变。故有人认为，所谓调理气机，即是调节机体的微循环功能。气滞则血瘀，可致微循环减慢；针刺得气，则可改善微循环，而对免疫效用产生良性的双向作用。

8. 气的调控效能，有人认为人体的调控关系，是以气为中心的阴阳平调消长、五行生克制化，通过信息过程建立起来的反馈联系的结果。气与信息同样具有传递、保存、交换的共同特征。人体不可能存在没有载体的气的运动形式，每一脏腑都是气的载体，经络是气的通道。气是可测知的，并可给以量的规定。中医所用补气、益气、理气等治则，都有气"量"的含义。针灸的行针候气就是调节信息或处理信息的一种手段。因信息的量是可测的，故气也可进行量的测定。气对人体的调控，可反映在外界时令季节的变化。人体生理功能（如五脏六腑、四肢百骸、皮肤经脉、气血经络等的生命物质和功能变化）、病理反映（如六淫、七情之病邪及上气、短气、气逆、气虚、气劳、气滞等病机），气的方药性能（如四气五味、补气、理气、行气、破气诸药及肾气丸、承气汤、都气丸等方）和对疾病的诊治等方面。故古人有"气有不调之处，即病本所在之处""以所利而行之，调其气而使其平"的高度总结。

横向联系法

为探究气与气功的内在关系，我们曾从上述气实质中特别选出气功以作为深层的横向交叉联系。认为，气功之所以能抗老祛病、防病养生，与中医认识到"百病生于气"因而须调理阴阳二气之偏的理论有关。虽内外病气可导致不同的气病，但有的只要做到以意引气、调理气机，则多可起到扶正祛邪、抗老防病的效用。气功是练"气"的运动，也是一种动静结合强调内因的整体功法。它能调整阴阳，疏通经络，行气活血，增强免疫，抗衰治病和益寿延年。长期练功可获致"意到、气到、力到"的效果。气功可控制和支配"不随意"的内脏功能。气功有素者可以瞬间的一闪念，使身体的某一运动组织及相应的内脏协调一致，将气血集中于一点，以一定的速度使之产生巨大力量。内气是外气的根源，据研究，从不同的气功者可分别测到物理属性不同的近距离的"外气"，有静电富集、磁场、红外辐射及微粒流等。气功运气疗法发射的外气，通过生物信息控制（生物电磁场、人体场）而使患者获得治病的能量。通过红外热像仪测定，发现练放松功与放松结合意守的，点温场上升，且有一定规律性。这说明，练气功是一种通过大脑锻炼意识活动（即身心锻炼），达到调整气机，使阴平阳秘、心肾相交的内调节，是有其物质基础的。久练气功者，从控制呼吸开始，通过全身放松，意念导引可以控制自己的体表温度、肢体血液循环，甚或心率或血压。这些生理指标的变化，都可用仪器测量和显示。有人观察到，气功可促进大脑细胞有序而磁化，气功家的脑电波频率减低而幅度增大。有人认为，气功是一种内蕴的心身能（机体组织亢奋）或心灵能（高度集中于一处的神经亢奋）的短时间内的辩证统一。李时珍在《奇经八脉考》中指出"内景隧道，唯返观者能照察之"。这即是说，练功者以意领气、以气引意，可达到返视收听、明察内脏的境界。故在气功机理的探讨上，有人认为，"意识反作用过程，是各种功能的共同的本质的作用过程"，"意识反作用过程，是气功功能活动形成和发展的根本原因"。因此可以说，气与气功的关系至为密切。

理用参证法

　　中医的正确理论是用来指导临床防治实践的，中医的临证实践也必须有久经考验的理论作指导。那种经不起长期临床防治的理论，只能是空头理论；而没有正确理论指导的实践，只能是盲目的实践。故为了证实中医气学说理论的正确性及合乎实践的指导性，我们曾反复采用了"理用参证法"这一措施，以便验证其临床诊治的应用效果。其结论是肯定的，这可从下述各个方面得到有力的佐证。

　　1. 中医气学能有效地指导养生防病，根据《内经》所提示的平调阴阳二气，做好"七损八益"可以养生延年的理论，经过反复验证，认为其大则可颐养全身、防病抗老；小亦可防治性功能早衰、身体轻利。古代养生家中就专有崇尚调气的学派，且深刻地影响着如静养、调息、守神等其他流派。自《内经》后，如长沙马王堆汉墓出土的《养生方》等都明确指出，养生之道，关键在于养气，并有"去七损以抵其病，用八益以贰其气，是故老者复壮，壮不衰……故善用八盖，去七损，五病者不作……耳目聪明，身体轻利，阴气益强，延年益寿，居处乐长"的总结。这对老年医学、预防医学和性养生学是有实用价值和指导意义的。

　　2. 根据中医阴阳二气平衡、五行之气制化及天人合一气交为生理的气学理论，我们曾提出多级多路调节是中医辨证论治理论升华的认识，并从有关实践阐述了同病异治、异病同治、经气调理、情志转移、针灸气功、内治外治、推拿按摩等方术，都是从不同侧面反映了辨证论治的多级多路调节的重要内涵。所谓多级调节，就是在宏观（包括人与宇宙、社会、自然、群体、个体、系统、器官等层次）和（或）微观（包括细胞、分子、粒子、量子等层次）级别上气机的调节。所谓多路调节，就是在即使是同一层次中，也可选用多种路径和方法对失衡的人体内外阴阳二气进行动态的有针对性的调控。似这种例证，临床上并不少见，如遣方用药、针灸按摩、内服外治、气功、太极拳等治法，或单用或兼施，亦属多路调节之列。

　　3. 根据中医"百病生于气"的理论，气病辨证，一般可分为：①外感六淫（风、寒、暑、湿、燥、火）；②内伤七情之气（喜、怒、悲、忧、思、恐、惊）；③气滞（如心胸、肝胆、脾胃、心肺、肾、肠、膀胱、冲任、乳房等气滞）；④气郁（如情志郁结、肝气郁、痰气郁等）；⑤气逆（如肝、肺、胃、肠、冲任气逆、脚气上逆等）；⑥气闭（如心、胸肺、膀胱、大肠、卫气、经络、冲任等气闭）；⑦气虚（如心、肝胆、脾胃、肺、肾、卫、冲任气虚等）；⑧气脱（如心、肝、脾、肺、肾、精气虚脱等）；⑨气陷（如脾、冲任气陷等）。这些病证均有相应的证治方药，尤其对气虚证还找到了若干相关的计量诊断指标和模型。

　　4. 气化论是中医理论体系的核心，也是中西医结合的纽带。除上述气证外，国内还有人将气病分为滞气（有气滞肌肤、经脉、上焦、中焦、下焦、咽喉、大肠之分）；逆气（有肺气逆、胃气逆、肝气逆、奔豚气、肝阳上亢、冲气上逆之别）和瘀血，寒、热、暑、湿、燥、火、毒邪、温邪、水饮、痰浊、风邪等证治。其分类虽与上述者有所不同，但却从广义的气病出发，更充实了气证临床诊治的内容。

　　5. 章真如在《调气论》中概述了多家气证后，提出了方药调气，针刺得气，气功调气和太极拳运气等四类调气法，印证了上述多级多路调气的理论和实践。对气虚证主用益气、固气、敛气、纳气、提气等不同的方药；对气实证，提出用宣气、镇气、降气、行气、破气等方药辨证施治。并建议将临床调气从博返约地简化为补气、疏气、升气、降气四类，气虚则补，气滞则疏，气陷则升，气逆则降。还对水气、气喘、气痛、气病（气核）、梅核气、疝气、奔豚气、气臌、脚气等，均分别介绍了其证治方药和病案。此外，还简述了调气与滋阴，补气、降火，行气与耗气，运气说与调气及气与免疫学等的内在联系。

6. 在补气方药的研究方面，有人已对常用气分药如人参、党参、黄芪、孩儿参、灵芝、白术、锦鸡儿、山药、黄精、大枣、甘草、蜂蜜、饴糖及常用补气方如四君子汤、参苓白术散、补中益气汤、生脉散等的化学、药理、临床应用和有关实验研究及运用发展等进行了综述。据统计，调气方有 492 个，有的则仅列出如保元汤、七气汤、苏子降气汤等 129 种。然从广义的调气方药来说，其数目远不止此。但即此也雄辩地证明，气学说对中医临床诊治及养生的重要指导意义和实践价值。

触类旁通法

为探索气学说对人类生命科学的影响，从前文所述，气学对人体生理解剖、病机、病证诊断及治则方药等前期医学和临床医学方面有着明显的促进和指导意义。为进一步阐明其对人体生命科学的影响和启示，我们选用了"触类旁通法"从下述 20 个方面加以简介：

1. 人体"气"既已明显具有多功能性、时相性和相对平衡性，则人体脏腑经络亦同样具有此"三性"，此类性质已由现代研究得知，如心除循环功能外，尚有内分泌调节功能；肺除呼吸功能外，并有水代谢功用；肾除泌尿功能外，更有内分泌和调节新陈代谢效用等而得到证明。

2. 通过中医心气的研究，现代医学亦有除大脑外、心脑、肠脑之说，交感与副交感神经之分……故气化作用的研究，可能为人体神经生理学和现代解剖生理学另辟新领域。

3. 深化气学研究，可进一步展示益气药和针刺得气对增强人体免疫学，改善微循环学及脏腑功能的有机联系和实践效用。

4. 中医气学与气功学的理论和实践的辩证统一。

5. 气所反映的信息和调控能力。

6. 有关中医脉气、经气、脏气与相关现代生物流体力学的研究，不仅有可能阐明切脉的道理，且可将脉象描述变为若干物理量的客观定量分析，并为揭示整个生命活力包括心血管功能的动态变化规律提供更佳的无创伤性的检查指标。用气学观点研究有关血液流变学，将对改善和增强血液的流动性（气行则血行）来调节和控制人体免疫功能（正气存内）、体液调节功能（三焦气化通调水道津液）以及肌肉、神经的兴奋性（卫气为固）等有新的启示和联想。

7. 气功导引时发功运内气，其相关生物运动力学对于改善人类的劳动过程，降低体力的消耗和提高劳动生产率以及减少和预防某些疾病的发生有着不可忽视的重要作用。

8. 研究气与生物力学，即生物和人体内的各种调控系统和原理，必将极大地丰富生物控制论的内容和效用。

9. 生命可感知"气"与"场"的存在，故辐射场在排除干扰因素后，很可能提供研究"内气"的客观指标；经络之气被认为是一种人体生物场（电磁场），场论可较好地解释经络现象的大多数特性，故显示出它在气实质研究中的重要意义。

10. 由于"数"的实在性、和谐性常反映于人气之中，虽生命活动看似复杂，但"气"弛张、消长的规律性，却能使人体按数学规律精密地运转，故用生物数学模式来描述生命运动（如人体功能的正弦波节律反映了生物适应环境中能量波动的节律性）必将成为实现。

11. 由于人体脏气的盛衰，使生命活动呈现以男八八、女七七为周期的节律变化，致生长壮老已的生命进程有序；也由于经气、脉气、时气、脏气等气生物节律的描述及现代生命波函数的印证，将为实现人工控制生物钟运转和对机体状况予以预测奠定理论上扎实的基础。

12. 由于气的天人相应观是生物医学时空观的有序性复合，故在深入探讨时空观生物医学时，如能结合地气、大气、节气等因素动态地研究人体脏气、经气相关的变化，并据以验证和发展中医有关运气学说、阴阳气化学说等在医学天文学、物候学和发病学等方面的理论和实践。

13. 中医有关内气与外气、形气与神气、天气与人气综合而相互联系、协调的气学理论，既为生物-心理-社会医学提供了雏形，也将随着有关研究的深入而彼此促进和发展。

14. 阴阳气化、五运六气和天人相应等气学理论提供了人体养生、病理生理和诊治的要则，这些都可丰富现代预防医学和长寿医学内容。

15. 人气的周期性节律，为创新时间病理学和时间流行病学提供了线索和思路。

16. 三气（三因）致病的理论将予现代病因学、发病学和病理学以相应的影响。

17. 由于气的时相性，提出了时序性诊病原则，故人的生理、生化的正常值应不是一个单值，而应为一串有时序的数值组成的系列。现代病证诊断学也宜具有一定特异性、稳定性的多学科指标以不断提高确诊率。

18. 气学可促进疾病预测学和时空遗传学的发展，为疾病的转归提供一定的数字模式，为某些遗传性疾病的预后提供新的观点。

19. 气学理论可充实临床治疗学的内容，如气的双向调节、针灸得气的止痛移痛效果、气功导引对生命信息疗法的促进、气的周期节律对现代时间治疗学、时间药理学及器官移植术的影响。

20. 对七情之气致病的心理疗法，也即是对"境遇性疾病"患者的情志转移疗法等。

综上可知，中医气学说通过研究的触类旁通已经并很可能为上述的人体生命科学临床医学带来新的进展和新命题、新思路。

中西医结合法

很明显，为使包括气学说在内的各项中医科研工作能思路深广、方法精当、途径准确，采用的上述几项具体科研方法多是有分有合、有主有次，各为解决本课题中的某一具体问题而选取的。各法中有单用、有合用，有的为纯中医研究法、中西医结合法或现代多学科法。有的侧重从哲学、医学文献资料分析，有的主在养生、临床实践中总结经验，但前提是以中医理论为指导，于科研各阶段有计划地选用有关方法进行目的明确的探索。由上所述，从"气"具有物质与功能的两重性及气作为"人与天地相应"的枢纽等方面来探讨其实质，还有许多工作亟待向深度和广度发展。因此，对气和研究方法和途径的进一步探索具有重要的现实意义，其原则性的计划应是：

1. 加强有关"气"的医学和哲学理论研究，从中进一步找出线索、提出设想，以利逐个阐明一些问题，如气与精、神、形的关系和转化途径等。

2. 充分运用现代科学（包括医学）知识和技术，多学科地对"气"进行宏观、微观的综合研究，除分子生物学、生物化学、分子免疫学、电磁效用、"三论"等外，今后更宜多选用新学科、新技术对天人相应、气病辨证施治等进行深入探索。

3. 无论是采用中西汇通或中西结合方法，都必须紧密按照中医理论思维逐点突破、迎难深入。对中医课题应有一个长远的、整体的规划，应采取多学科、多单位（包括医学、非医学的有关科研、医疗和高教组织）、多课题（如气功、针灸、经络、导引等）、多指标（如生化、药理、内分泌、免疫学、示踪原子、基因等）的方法和途径开展有计划、有重点的协作攻关；如气、气功、气化、先天后天之气的理论研究；气证的虚实和证药结合的探索；气对人体调控的作用研究等。

总之，在包括气学说在内的中医科研工作中，应能更好地体现"古为今用""洋为中用""推陈出新"的指导思想，为丰富和发展中医学和世界科学尤其是生命科学作出更大的贡献！

178　中医气论创新技术探析

气论是传统文化与中医学理论体系中的核心理论与根本内容。"气"是指充斥在宇宙中的无形非实体物质，它的存在无法通过现代科学仪器直接检测，却可以通过古人的内证体察来感知其真实存在。"论"在《说文解字》中解释为"议也"，在《现代汉语字典》中，有两条较为符合词义的解释，一是"分析和说明事理的话或文章"，二是指"学说"。故可对气论进行概念性诠释，即气论是指对气这种客观存在物质的体性及其运动变化规律进行说明、分析、诠释以及体察的学说。学者尹真认为气论是指传统文化中关于气的理论与学问。气不仅是一个哲学概念，而且是真实的客观存在，是万物的本源，统摄宇宙万物各领域，涉及传统文化各部分，无论是儒、释、道、医、兵、法、农、墨各家，还是文学、艺术等，无不与气有关。中医学认为气学说是中国古代最根本、最重要的哲学范畴和自然科学思想，是中国古人认识世界的自然观。在中医学形成和发展的过程中，气学说渗透并融入中医学理论体系，深刻影响着中医学的形成和发展。因此，气论是揭示传统文化与中医学理论的钥匙，而气论技术则为气论研究提供了切实可行的手段，是传统气论与现代科学汇通融合的关键。

气论技术是指古代医家及各家基于气论理论的修炼技术。包括医家的"摄生""导引""行气"等，道家的"修真""吐纳""玄功""内丹""周天搬运"等，佛家的"禅定""参禅""止观"等，儒家的"修身""正心""坐忘"等，武术家的内功等。庞鹤鸣、章文春在传承传统气论技术的基础上，总结创新出与中医学密切相关的三大中医气论技术：内证体察技术、行气技术、组场技术。学者刘争强等就中医气论三大创新技术进行了探析，并对其研究进展进行了述评。

中医气论三大创新技术探析

"内证体察""行气""组场"是对这些技术特点的高度概括，虽是新的名词，但作为古人一脉相承的技术却是古已有之。这些技术隐匿于中医学及传统文化的典籍中，由于难以理解且后人疏于实践，故一直以来不得彰显。近些年，学术界加大了对中医学及传统文化的挖掘，并根据现代学科范式，加以总结、提高乃至创新，以传承中医学的"冷门绝学"。

1. 含义探析　中医气论三大创新技术从气论理论出发，同中有异，一源三歧。内证体察技术是根据中医学生命观，在气功内证的方法基础上，体会察照人体生命的内在状况及变化，以认识、强化、更新自身生命过程，并进一步认识、改造人和大自然的关系的实践；行气技术是指自觉地、主动地采取一定方法来激发、强化、优化人体之气的功能以达到养生、祛病、健康长寿的目的；组场技术是通过意念把自身的气、自然界中的气以及在场地内的对象（诸如人、物等）的气组建成一个混元整体，使之充斥在特定的场所，并按照意识指令使其产生相应的作用。

从定义出发，可以看出中医气论创新技术的两层含义。

其一，三大气论创新技术的核心是对气的体察与应用，以认识、改造人体生命及大自然。内证体察技术的体察对象包括人体的形、气、神及经络循行，气的体察包括体察人体之气和自然之气，以体察人体之气为主。体察人体之气又分为体察躯体之气、脏腑之气、神意之气（神意之气隶属于体察神的范畴），以及特定部位与属性的气，如经络之气、丹田之气、穴位之气等。气的体察不仅是内证体察技术的重中之重，更是行气和组场技术应用的基础。行气技术常与导引相混而用，《抱朴子·微旨篇》云："明吐纳之道者，则曰唯行气可以延年矣；明屈伸之诀者，则曰唯导引可以难老矣。"这表明"行气"与呼吸吐纳有关，而导引与形体屈伸有关，即行气注重神意对气运行的主导作用，导引主要靠形体动作引动气的畅行。传统上，行气包括胎息行气、食气行气、调息行气、存思行气、无为行气等门类。组场技术更加强调发挥集体效应，通过意识指令聚气、同步气场并作用于人体生命及外在物质。3 种技术皆是对气的体察与应用，但在实施的过程中有不同的侧重，内证体察侧重于对气的体察，行气与组场侧重于对气的应用，而行行气多是个人单独实施，组场则是集体操作。

其二，三大气论创新技术实施的目的是养生祛病，健康长寿，探索人体奥秘，为中医的发展服务。中医气论技术的实践是认识、改造人体生命的过程，在实施操作中古人认识到气这种人体及自然界无形的非实体性物质，并进一步加以应用，改造人体生命及自然界。内证体察技术是通过内证的方法体察人体生命，特别是人体之气的运动规律，正如著名医家李时珍在《奇经八脉考》中所云："内景隧道，惟反观者能照察之。"此技术能够为中医理论的研究探索新的实证方法，走出中医理论唯哲学论和唯经验积累的窠臼，以古人原创的实践方法继续促进中医理论向前发展。行气技术在养生、祛病以及优化生命等方面存在着独特的效用。《抱朴子》中指出"善行气者，内以养生，外以却恶"。既能通过自身的行气修炼以祛病养生、健康长寿，又能通过行气技术为其他人疗疾。组场技术不仅能够调控人体生命，还能调控人体之外的物质。因此，从创新属性上来看，内证体察和行气技术是革新式的创新，是将古人存在的技术加以时代属性的总结提高，适应满足当今中医发展和人们健康的需求。而组场技术属于革命式的创新，或称之为颠覆性创新，是在今人大量内证体察与行气实践基础上诞生的一项崭新的气论技术。它不是凭空产生的，亦受到了古人祝由与西方积极心理学正念冥想的启发，因此可以说组场技术是在实践基础上的古今中西的"集合创新"。

2. 原理探析　中医气论创新技术涉及气、意识与人体生命科学之间的关系，它以中国古代科学原创的气论为说理工具和话语体系，实质上阐述的是意识对人体生命及外在物质的调控作用。意识对人体生命及外在物质产生作用的机制是什么？现代科学与心理学进行了大量的研究，提出了诸多的理论假说，但并未找到合适的说理工具，而气作为非实体性物质，为意识发挥影响提供了新的作用媒介。

气论三大创新技术的原理便是以气论为阐释工具。气论的基本内容可概括为六大定理，即气是宇宙万物之原本，气充盈于宇宙虚空，气是构成宇宙万物的要素之一，气是万物联系的中介，气化是万物运动变化的肇端，以及气与神相关。气论技术从原理上能够成立与气论定理密切相关。

其一，气是一种客观存在的真实物质，而不只是哲学概念，这已经成为中医学术界的共识，但气是何种物质还存在着争议。有研究认为，人体之气是一种与人的生命紧密相连的人体能场。这个人体能场围绕着并穿透人的肉体，并散发出它自身特有的辐射。对于自然之气，有学者认为气的实质是一组、一类、一群西方现代科学已经发现和尚未发现的最基本的东西（物质- THINGS -东西）：物质-能量-信息-空间-时间（结构-功能-智能）、物质-场、物质属性等的多元统一体、广义波-广义物质波、物理波、化学波、信息波、生物波、社会波、宇宙波等。且将气统称为非实体性物质。

其二，自然界及人体中的气化运动有两种模式，一种是自然发生的，一种是通过意识主动自觉的调控，这便是气论的神气相关理论。邢欢对神气相关性进行了系统阐述，将神气之间的关系总结为神气相一、神气相调、神气相化。云玉芬等根据《内经》归纳了气的特点，认为气具有被感知性、可控性和可调节性。并认为"气"的调节或操控主要有 3 种手段，即针灸、药物和导引。其中导引便是神意对人体之气的调控。刘长林认为气不仅具有实在性，而且还有灵性和特殊的能动性。因此，心要与气相通，做好虚静功夫，这样才能体察到气。因此，中医气论创新技术的原理便是通过意识调控气这种非实体性物质并使之对人体及外在物质产生作用。

3. 操作探析　中医气论三大创新技术遵循的共同的操作原则如下。

其一，达到人体的生命优化状态是操作基础。生命优化状态是指人体形、气、神达到三位一体时，生命自组织自我调整、自我平衡、自我优化的状态。在这种状态下，能够较高效率地体察、应用气。与此类似的概念还有积极心理学的正念冥想状态与气功学的气功态。魏玉龙等对气功态的脑电特征进行了综述，发现气功态的脑电特征表现为大脑 α 波的额枕逆转现象、左右半球脑电同步化和脑波变化区域的有序化，从而证实了气功态不同于一般生活态和睡眠态，是一种相对独立的人体功能状态。

其二，体察气的真实存在性是操作的先决条件。气论技术是意识对气的操控技术，第一步便是体察到气的真实存在，因此内证体察技术是行气和组场技术的基础。初始练习时，可通过拉气法体察人体之气。刘争强研究团队对 58 名学生进行了拉气法体察人体之气的教学实践，结果显示，拉气法体察自身人体之气的有效率为 96.4%，显著率为 76.4%；拉气法帮助他人体察人体之气的有效率为 100%，显著率为 80%；拉气法带针灸针体察人体之气的有效率为 94.1%，显著率为 62.7%。而在进行内证体察和行气操作时将组场贯穿其中，可以帮助更好地进入生命优化状态，强化操作效果。

其三，主动的内向性运用意识是操作的关键。内证体察操作中，要求在生命优化状态下意识紧密的同体察对象相结合，生命优化状态程度越深，意念越能够集中专一于体察对象，意念越集中专一生命优化程度便越深，古人称之为"定慧双运"。行气——无论是自身修炼，还是治他人之病，都着眼于正气、神气的充实与流通，操作时是直接针对病所"以意使气"攻之，正如《圣济总录》中所说："其有宿患，但用意并气注之患处，不过三五日必愈，若四肢有患，亦可想气以攻之，即其病随散。"组场操作中，众人的意识要按照共同的指令去聚气、同步气场和发放指令，意识同步性的高低是组场成功与否的关键因素。为达到这一目的，古人在祝由、禁咒等操作中往往加入具有神秘色彩的仪式和语言，引起操作对象的重视，从而积极运用意识来配合。现代积极心理学正念冥想的口令词虽然没有神秘色彩，但很注重语调的和柔，语言的情感色彩很重，使操作对象更容易放松，按照口令去积极操作。

4. 渊源探析　内证体察与行气记载于传统文化与中医学典籍之中，组场虽未有直接描述，但与古人的祝由、布气等密切相关。从中医学角度来看，三者皆发端于《内经》，由于较难掌握，且难以阐释理解其原理，故未成为主流的医疗手段，但因疗效确切，后世一些医家记载于医籍之中，使其未有失传。正如孙思邈在《千金翼方·禁经》中写道"斯之一法（指禁咒），体是神秘，详其辞采，不近人情，故不可推而晓也。但按法施行，功效出于意表，不有所缉，将恐零落"。

内证体察渗透在《内经》书名、养生、生理、诊断、治疗等诸多方面。如《素问·上古天真论》中"恬淡虚无，真气从之，精神内守，病安从来"体现了内证体察的过程，《素问·八正神明论》中"俱视独见"体现了内证体察的诊断方法。

在《灵枢》中，共有 3 处提到"行气"：其一，《灵枢·病传》中"黄帝曰：余受九针于夫子，而私览诸方，或有导引、行气、乔摩、灸熨、刺焫、饮药之一者，可独守耶，将尽行之乎"；其二，《灵枢·官能》中"缓节筋柔而心和调者，可使导引、行气"；其三，《灵枢·上膈》中"恬淡无为，乃能行气"。

《内经》中有两处与组场技术相关。一处是《素问·移精变气》中提到的"祝由"，并将其原理阐述为"移精变气"，通过意念改变气机。另一处是《素问·刺法论》中记载了布气防疫的方法："不相染者，正气存内，邪不可干……气出于脑，即室先想心如日。欲将入于疫室，先想青气自肝而出，左行于东，化作林木；次想白气……次想黑气……次想黄气……五气护身之毕，以想头上如北斗之煌煌，然后可入于疫室"。三大气论创新技术的渊源在《诸病源候论》《圣济总录》《千金方》等中医典籍及《养性延命录》《抱朴子》《服气精义论》《太清导引养生经》等传统文化典籍中均有相关记载与体现。

中医气论三大创新技术研究

1. 内证体察的研究　中医内证体察的学科建立以全国高等中医药院校创新教材《中医内证体察学》的出版为标志。该书分为基础理论、体察方法和运用研究 3 个方面：基础理论包括概念、历史发展渊源、理论基础；体察方法包括体察形态结构、人体之气、经络循行和人之神意；运用研究包括医疗实践应用和现代科学研究。刘争强前期基于形、气、神三位一体生命观对中医内证体察学进行了构建说明，探析了中医内证体察学的构建基础，论述了中医内证体察学构建的必要性，阐释了中医内证体察学的构建内容。认为中医内证体察学的构建能够为中医理论的产生赋予理性的阐释、为中医自然科学属性注入实证的内容和助力中医学的创新发展。

在理论研究方面，章文春等认为中医内证体察是中医学研究的重要方法与手段，在中医学中占据着重要的地位。一方面，内证体察是开启传统文化宝库的钥匙、解码中医的关键，且能够助力中医学教育与临床发展；另一方面，中医内证体察是对中医药文化的传承与创新，既传承了中医药乃至中华传统文化"内求体悟"原创的生命实践方法，又适应时代需求，进行了科学化、系统化的总结创新。并且，为说明中医内证体察与中医学理论之间的关系，从书名、养生、生理、诊断和治疗5个方面论述了内证体察与《内经》的关系。

在体察方法方面，章文春团队已连续6年开展内证体察教学实践，通过抻气法、拉气法、捧气贯顶法、形神庄、五元庄和意注经脉法等功法在体察形态结构、人体之气、经络循行等方面取得了较好的效果。如在2016年的内证体察培训中，100%的参训大学生体察到了气感，78%的参训大学生体察到了经络循行。在2017年进一步的教学实践中发现，两手间的气最敏感，四肢末端经络循行最敏感，上肢为主要循行部位的经络比下肢为主要循行的经络更敏感。在体察形态结构方面，运动系统较其他系统（呼吸系统、循环系统、消化系统、泌尿系统）更易体察，四肢、鼻、心、胃、肾等在各自的系统中更易体察，在骨骼系统的各个部分中，额骨、颈椎、肩胛骨、股骨、膝关节等更易体察。说明体表的、熟悉的、经常运动的形态结构更易体察。在具体的体察方法方面，教学中通过拉气法体察人体之气，发现拉气法无论是体察自身之气还是帮助他人体察人体之气的效果都较好，在体察自身之气中，阻力感、热感、流动感、排斥感等出现的频率较高。

在内证体察实验方面，章文春团队研究了中医内证体察对手部6处不同经腧穴（劳宫、鱼际、少府、合谷、后溪、中渚穴）的太赫兹光谱特征，发现中医内证体察可以提高手部6处不同经腧穴的太赫兹波辐射量，表明中医内证体察对手6处不同经腧穴的生物物理特性有所影响，可强化人体经络的畅通性，提升手部不同经腧穴气的量度。章文春团队还研究了中医内证体察对手部劳宫穴和少府穴红外热像图的变化特征，发现中医内证体察后可以提高两手劳宫穴红外温度，而少府穴无明显变化，证明了劳宫穴在内证体察锻炼中的特殊性。

2. 行气的研究　庞鹤鸣提出"行气"是中医学固有之医术，不仅溯源其在《内经》中的记载，还区别和界定了"导引"和"行气"的含义，为行气技术的挖掘整理奠定了基调。目前，学术界常将"导引"和"行气"合并论述，相混而用，并未细分。但部分学者已经意识到"导引"和"行气"的区别，并有意加以区分。郝勤对"导引行气"源流进行了梳理，在论述过程中，将之分为"导引术"和"行气术"，认为"导引术"的源头与中国古代的自然环境和医学背景有关，而"行气术"与中国古代巫术文化特有的宇宙生命发生论和"移精变气"说有关。李保国对《内经》"导引行气"系列经文进行了解析，认为《内经》导引是脊柱推拿手法，《内经》行气经旨是行卫气。姜约将"导引行气"作为峨眉道教养生文化的重要组成部分，并认为"导引"是王冰所谓的"摇筋骨，动肢节"，"行气"是指"服气"，即吸生气而吐死气。雷震也将"导引"和"行气"进行了辨析，认为"导引"和"行气"是养生学的两种运动形态，"导引术"是以肢体运动为主而辅以吐纳行气，"行气术"是指气在体内运行的路线和状态，两者存在一定的差别。王葆民阐述了针刺与行气的内在联系，提出针刺要在意念的导引下，通过适当的手法使气血运行，把人体调整到正常功能态，认为"行气术"有助于经气运行，提高临床治疗效果。

"导引"和"行气"都是中医的瑰宝，社会的现状是重"导引"而略"行气"，而气是中医学和传统文化的核心概念，"行气"医术恰恰是对气这种非实体性物质的运用，挖掘整理"行气"医术有着重要的现实意义。目前，"行气"医术的学术发展方兴未艾，还需要对其学术体系进行全方位的构建，深入挖掘整理，勇于创新应用。

3. 组场的研究　组场是庞鹤鸣20世纪70年代借鉴传统气论技术的教授成果，受当代科研成果启迪，结合时代需求而创建的气论技术。20世纪80、90年代，组场得到进一步发展，一方面形成了系统的理论体系，包括组场的含义、效应、原理、创建过程、组场方法和组场应用等。另一方面进行了丰富的实践应用。在医学、农业、工业等领域，将组场作为干预手段进行了大量的实践与实验，一定程度上证明了组场的效应。近些年，组场作为气学说创新理论——三层物质理论的技术支撑再次得到学术界特别是中医学者的重视。章文春从中医学的角度阐释了组场的机制，并基于此揭示了《内经》防疫法的科学内涵。在组场实验方面，一是以组场为干预手段调控人体生命，章文春团队通过组场调治小儿肝母细胞瘤，经过 2 个月的组场调理，患儿的肝母细胞瘤有所减小，展现一定的疗效。二是以组场为干预手段调控外在物质。高秀蕊通过组场对培养的肺癌腺体单细胞的抑制作用进行了研究，发现实验组的肺癌腺体单细胞凋亡率明显高于对照组，说明组场对肺癌腺体细胞具有杀伤作用。刘建城等通过组场观察了 22 例骨折雄鸡的愈合情况，在手提式 X 射线透视仪下发现组场干预组（11 例）有 9 例骨折好转，局部肿胀减轻，1 例骨折线消失，1 例无明显变化。对照组骨折线无明显变化，局部肿胀加重。展现了组场对骨折愈合的一定疗效。

组场属于颠覆性技术，较内证体察、行气更为超前，组场的学术研究要以大量严谨、可重复的实验为重点，是需要学术理想坚定的科研人员长期攻关的项目。需要说明的是，中医三大气论技术是以气论为说理工具的中国原创技术，国外学者未有直接的相关研究。但从本质上来看，其涉及气、意识与人体生命科学之间的关系，实质上阐述的是意识对人体生命及外在物质的调控作用，国内外意识科学、心理学方向的学者对此研究颇多。

现代科学对于意识的研究特别是应用方面有较大进展，虽然科学家们试图通过各种理论和实验了解意识作用的机制，但依然难以揭示意识的复杂性，实现突破。那么，除了脑的实体组织和意识现象，是否还有其他特性的意识构成要素？现代科学还没有认识到，以至于难以揭示意识的整体规律。中国古代气论认识到气这一非实体性物质，并认为人的精神意识能够调动气并使之发挥作用。庞鹤鸣基于气本质研究，提出三层物质理论和意元体理论假说，揭示了气和意识的本质，并对意识对人体生命及外在物质的调控作用机制给出了较为合理的解释，为气论创新技术奠定了理论基础。气论三大创新技术不仅能够为中医理论的研究赋予新的实证方法，丰富中医的医疗手段，满足人们对大健康的需求，还能启发现代科学意识的研究，为科学的进步贡献中国气论的智慧。

179　中医气论证构探析

中医学认为气论是中国古代最根本、最重要的哲学范畴和自然科学思想，是中国古人认识世界的自然观。在中医学形成和发展的过程中，气论渗透并融入中医学理论体系，深刻影响着中医学的形成和发展。中医中的气不仅是哲学范畴的概念，更是中国古代科学具有自然科学属性的内容。著名科学家钱学森说在谈及中医学及人体生命奥秘时说："中医、气功、人体特异功能蕴藏着人体科学最基本的道理，不是神秘的，而是同现代科学技术最前沿发展密切相关的……中医理论、气功、特异功能是开展人体科学研究的一把钥匙。"中医、气功、人体生命超常现象其核心就是"气"，所以对气的研究是揭开人体生命奥秘的一把钥匙。不仅如此，钱学森还说："研究人体科学意义重大，可能导致 21 世纪新的科学革命，也许比 20 世纪初的量子力学、相对论更伟大的科学革命。"因此，以实事求是的科学精神，揭开笼罩在中医气学上的神秘面纱，探寻气的真谛、揭示气的本质，加强对气学说的挖掘，构建创新的理论范式与技术体系，是揭示人体生命奥秘的重要途径，是洞悉中华文明本质的必经之路。学者章文春等认为中医气论证构的原则是守正传承、锐意创新，路径包括理论创新研究、基础实验研究、临床实践研究和内证体察研究。中医气论证构研究，一方面有助于实现中医理论的现代化、科学化，另一方面有助于揭示人体生命奥秘和开启中华文明的宝库。

气论是中华文化的瑰宝

1. 气论是中国古代科学的基石　在浩如烟海的中华文化典籍中，无论是先秦诸子各家学说，还是各个流派及其伟大的思想家，他们的学说乃至他们个人创立的一些学术思想有一个共同的特点，即他们对自然、对人体生命都有着深切的感悟和认识。这种感悟和认识，是他们用内求的方法真实地体悟到"天人合一"的真实性，进而以此来认识生命、认识自然、认识社会，并以尊重自然、效法自然规律的"法天则地"为方法论，以内求诸己、外应于世来认识完善自己，成就外王事业。其理论和学说的提出都涉及对"气"的修炼和体悟，都涉及中华气学的丰富内涵。

《易经·系辞上》中提到"形而上者谓之道，形而下者谓之器"，这是古人在两千多年以前对世界的认识。认为物质世界由两部分构成，一是形以上，看不见、摸不着的所谓"道"；一个是形以下，看得见、摸得着的所谓"器"。现代科学认为，物质世界由形态结构的物质构成，这是现代科学对物质世界认识最重要的一部分，现代科学的构建正是建立在对形态结构认识基础之上。近三百年来，现代科学界还发现了"场性物质"，从 17 世纪经典场论的引力场、电磁场，到 19 世纪的量子场论，再到现代科学孜孜以求探索的暗物质、暗能量等，这些都是看不见、摸不着的非实体的客观存在。由此可以看出，中国古人对物质世界的认识和现代科学十分相近。当代前沿科学研究表明，在物质世界中，目前现代科学所研究涉及的物质存在只有整个物质世界的 4%，这 4% 的部分就包括物质世界的质量，也包括现代科学所认识到的能量、场性物质。而对于 96% 的那一部分却知之甚少，由于不知道其实质及其规律，所以称作暗物质、暗能量。我们今天引以为傲的现代科学体系正是建立在 4% 的以"形"为对象建立起来的实证科学体系，而另外 96% 的非实体客观存在现代科学还未有涉猎。中国古人以他们特有的认识自然的内求体察的方法，认识了这种无形无相非实体的客观存在，并称之为"气"，有学者称之为"宇宙第三层面物质"。因此，以"气"为对象的客观整体才是整个科学体系的全部，"气论"是中国古代科学的基石。

2. 气论是中医学的核心 气论是中医学的核心内容，它贯穿于中医学的理论与临床之中，主要表现在以下几个方面。

其一，气作为非实体的客观存在，以气为中介，构建了中医学的整体观。中医学的整体观包括：①天人合一整体观，气是人体生命与宇宙自然联系的媒介；②形气神三位一体生命观，气是人体生命形态结构与精神意识联系的媒介；③脏腑经络学说，气是人体生命各组织器官联系的中介。

其二，气是构成人体生命的要素之一，并与外界自然的气相通相连。形气神三位一体生命观认为，人体生命由形、气、神3个要素构成，形是生命的房舍，气是生命的动力，神是生命的主宰。并且，人体之气与外界自然之气相互混融气化，正如《素问·六微旨大论》所云"升降出入，无器不有"。

其三，人的意识与人体之气及自然之气相关联。中医学认为人的精神意识与人体之气密切相关，如《素问·举痛论》云"怒则气上，喜则气缓，悲则气消，恐则气下，惊则气乱，思则气结"。对于神意的本质，《灵枢·本神》云："神者，正气也。"朱熹则明确指出"心者，气之精爽"。因此，气是揭示意识奥秘的途径之一，气论的创新技术便是通过神意调动气而发挥相应的作用。

其四，中医学用于阐述人体生理病理的阴阳五行学说，用于构建人体与外界自然时空联系的干支理论，都是气学说的外延，是描述气的参量与模型。

中国古代科学背景下的证构

1. 气论基本定理的证构 根据中国古代科学（包括中医学）气论的相关内容，可以归纳总结出气论科学体系的6条定理。

第一，气是宇宙万物的原本。中国古代科学认为，万物来源于气，气是宇宙自然万物的原本，这一点与现代科学十分吻合，物质世界是从无到有，从简单到复杂的一个演进过程。

第二，气充盈宇宙空间。"气"这种非实体物质充盈于整个宇宙空间，也即宇宙是气存在的时空，宇宙时空也是气的表现形式，这也是现代科学正在尽力探索的看不见摸不着的暗能量、暗物质。

第三，气是构成万物的要素之一。物质的构成除了有质量和能量以外，还有第三层面物质，就是非实体客观存在，或者说"气"这种物质是构成万物的要素之一，任何的物质都是由有形的实体和周围的气所构成。

第四，气是万物相互联系的中介。物与自然界的连接，物与物的连接，自然和人类的连接，是以气作为中介而关联一体的。

第五，气的运动变化是万物运动变化的肇始。基于前面第一、第二、第三条定理可知，物质的运动首先是气的运动变化。

第六，神气相关。人的意识和自然界之气密切相关，人的大脑产生了意识，意识作为自然界客观存在的特殊物质，与宇宙产生的最原始的非实体物质相关联，也即与最原始的"气"相关联，因而表现为"神（意识）气相关"。

2. 气论参量模型的证构 基于气学说的这6条基本定理，古人进一步用阴阳、八卦、五行、干支理论等来描述、表征、把握宇宙物质世界。这些理论都贯穿在中国传统文化的方方面面，中国古代诸子百家的各家学说，基本上涉及了阴阳、八卦、五行、干支等。值得注意的是，以气论为基石的阴阳、八卦、五行、干支理论等，其所描述的是整体科学的规律，是表述气学说的参量与模型。

来源气一元论的阴阳学说是用来表述整体物质世界气演化及运动状态的两个参量，阴阳八卦的演进是古人描述这个物质世界的一个数学模型，它采用二进制来描述这个整体物质世界。阴阳八卦学说蕴含着二进制的科学思想，它深刻地反映着宇宙自然的规律。当有了二进制以后，计算机信息时代的来临才使我们当今的科学进入了日新月异的新时期。量子力学之父波尔将太极阴阳作为其学派的徽标，显示了中国古代科学的魅力。

五行学说是用来描述自然界不同层次和不同特性之气的相互联系的，它将自然客观存在分为5个子系统，其相关联性规律反映了不同子系统及其与整体之间的联系。而现代科学在 20 世纪初才有了系统论、控制论、信息论，之后又有了协同论、耗散结构论、超循环论等新的科学理论，这些理论的出现使现代科学有了一个突飞猛进的发展。古人在两千多年以前就有了"五行"的系统论、控制论和信息论的思想，其在中医学中的运用很好地解决了复杂的人体生命问题。

干支理论是古人用来描述自然之气的运动变化及其时空特征的数学模型。这一数学模型是运用了十进制和十二进制，而且这种十进制、十二进制有阴阳的区别，有阴干阳干、阴支阳支的区别，这体现了对自然之气描述的多层次性和复杂性。运用干支理论来表征自然之气运动变化及其时空特征，可以用来描述天文星象、纪年历法等。《素问·天元纪大论》中引用《太始天元册》的五气经天图，就表征了自然界气机变化的时空特征，并且将这种时空变化与人体生命活动相关联，判断自然之气对人体生命的影响，它蕴含了气象医学和时间医学的内涵，如经络子午流注、五运六气等。

上述的阴阳学说、八卦理论、五行学说、干支理论等，蕴含着二进制、十进制、十二进制、六十四进制等数学模型，它们可以用来描述自然之气的运动变化，揭示的是以气论为基石的科学体系，即包含 96％ 非实体部分的整体科学。就科学理论而言，"一种科学只有在成功运用数学时，才算达到了真正完善的地步"。中医学、中国古代科学不是没有计算，只不过是这种计算方式、公式描述和现代科学体系不同，应用的是阴阳、五行、干支、八卦等参量模型和公式来描述、表征和推演自然规律。现代科学研究的是以"形"为对象的实证科学体系（包括质量和能量的 4％ 那部分），而中国古代科学研究的是以气论为基石的"气"学科学体系（包括第三层面非实体物质的 96％ 那部分）。更确切地说，气论科学体系也包含现代科学 4％ 的那部分，是对整体科学的描述，这个整体才是真实的物质世界。

现代科学背景下的证构

气论不仅是中医理论的核心，更是中国古代科学的基石，证构中气论对中医药乃至中国传统文化的传承与创新具有重要意义。"证构"一词是指论证与构建，具体而言是借助传统气论与现代科学、哲学与心理学等研究对中医气论创新理论和技术的构建进行论证，建立现代语境下的"气论"科学范式。要构建气学说完整的理论体系，必须遵循一定的证构原则，明确证构的方法与路径。

1. 证构意义 一方面，气论的研究，有助于实现中医理论的现代化、科学化。中医学的起源、思维与理论和气论密切相关。中医学理论的现代化、科学化，不是削足适履，以现代医学和科学代替中医学理论，而是在深入研究气论这一中医学理论的核心内容前提下，探明气的本质，揭示古人内证体察气的方法途径，找到现代医学和科学交融与连接之处，即在"吃透"气论的前提下去实现中医理论的现代化、科学化。

另一方面，气论的研究，有助于揭示人体生命奥秘和开启中华文明的宝库。气论是传统文化的基石，古代儒、释、道、医、武等都以气论为解释工具和践行方法。气论是古代科学体系的核心内容，气论的基本定理和参量模型（阴阳、五行、八卦等）揭示了气的运动规律，与现代前沿科学研究的物质结构、宇宙演化、生命起源、意识本质等密切相关。最近十几年的现代科学发展成果表明，现代科学越向前发展就越接近中国古代科学。加强对气论的论证与构建研究，揭示气的奥秘，既可以开启中华文明古代科学的宝库，又可以揭示人体生命奥秘，促进现代科学发展。

2. 证构原则 要构建完善的中医气论体系，就必须遵循"守正继承、锐意创新"的证构原则。

一是守正继承。气论贯穿于几千年的中华文明之中，先秦诸子百家及后世儒、释、道、医、武等皆有丰富的理论体系与内证经验，是古人的宝贵遗产，要努力挖掘整理，加大继承力度。同时，要坚持守正，即从历史的角度出发，认识气论的发展规律，并以此规律为线索，汲取精华给予继承。那么，气论的发展规律是什么呢？简而言之，它的历史经历了从简单到复杂、又从复杂到简单，这样一个否定之否定的过程。先秦时期的气论理论比较朴素，但直指根本。后世儒、释、道、医、武等各家逐渐繁杂起来，甚至与宗教等相结合，增加了其神秘色彩。近现代以来，气论和武术、医疗相结合，开始走向实用化、科学化的道路。

全面挖掘古代文献中的气学说，探寻其内涵，坚持实事求是的科学精神，对涉及气学说的中华心学、儒家气学、道家丹道气学，中医学中针灸、祝由、符咒等进行科学提取，取其精华，弃其糟粕，去伪存真，深入探寻其气学实质，为构建气学提供丰富素材。气学说涉及诸子百家，故应挖掘百家气学说精华，构建以气学说为基石的中华传统文化体系。

二是锐意创新。对气论创新理论与技术加以证构，是气论自身发展规律的内在要求，也是时代的需求。如何创新呢？其一，归一之势是气论发展的客观要求。气论由简到繁，又由繁到简，不是简单的重复，而是螺旋式上升。故气论创新必须摒弃各家气论门户之见，归一到科学理论中来。其二，理法简明、科学合理是新时代的要求。气论的构建必须去除蒙在其之上具有神秘色彩的内容，用创新的理论揭示其科学内涵。其三，借助现代科学、心理学等手段与方法来研究气论。气论的发展不能故步自封，要容纳现代科学，气学涉及前沿科学领域，理应文明互鉴，在现代科学的背景下积极争取话语权。

3. 证构路径　要构建一个完整系统的中医气论体系，其路径可分为以下 4 个方面：理论创新研究、基础实验研究、临床实践研究、内证体察研究。

一是理论创新研究。气论的证构，一方面涉及"证"，另一方面涉及"构"。这也就意味着，要构建一个完整系统的气论大厦，就必须在对传统气论进行挖掘整理、守正继承的过程中勇于探索创新，用创新理论丰富和发展传统气学说。如"形气神三位一体生命观"将气作为构成人体生命的三要素之一，它不仅能较好地阐述人体的生理病理，以及疾病的诊断治疗，同时能够将气论技术纳入到中医理论体系之中，还有助于加强中西医理论的汇通和中医学与前沿科学的联系，表现了该理论的良好的自洽性与较强的包容性。近年来，这一创新理论逐渐得到中医学界的认可和肯定。为阐释"气-意识与人体生命"之间的关系，探索意识的本质，就必须依据传统气学说与现代科学进行理论创新。宇宙物质结构三层面理论（又称三层物质理论）假说，即是用现代科学的语言进一步揭示气与意识的本质，并在现代科学的实验中得到证实。由此可见，理论的创新研究对气论的构建有着至关重要的意义。

二是基础实验研究。借助现代科学、哲学与心理学等对气论的创新构建加以论证。首先是气实质的论证。借助现代科学技术和实验手段，来探索和揭示人体之气的本质及其在人体中的运行规律。就目前而言，为探测人体的生物能量场，可借助于太赫兹波检测仪、红外热成像仪、脑电生物电检测仪、人体体电检测仪、次声波检测仪、脉搏波检测仪等，以检测人体的声光电热磁等特征，建立数据库，与中医"气"理论进行对比，并以此开展运用性的探索研究。运用现代科学实证的方法和手段，观察气学说组场技术对生物体产生效应的气学机制。在传承古人气论的基础上，加强气论与现代医学、心理学，以及现代前沿科学的多学科融合创新研究，提高气学在社会中的应用，使气学适应时代发展需求，为中医学的发展服务，为人民的健康服务，是中医气论创新的应有之义。

三是临床实践研究。一个理论、一个学说是否有价值，不是看它的理论多么宏大，表述多么诱人，而是要能够有效地指导实践运用。气论的证构，要在深入挖掘整理沉寂于古代文献中，乃至淹没于民间方术中的气学实用技术，与创新理论研究和现代科学实验研究相结合，如此才能显示出气论证构的魅力。如内证体察技术、行气技术、组场技术等都是从传统气学实用技术中整理出来，并在实践中证实行之有效的临床实践技术。在证构气论的临床实践研究中，还可以根据基础实验研究成果，借助现代科学技术和手段，研制出符合中医理论的诊断治疗仪器，如基于虚拟现实仿真技术和低频声波振动技术研发的 5D 生命优化系统等。

四是内证体察研究。古之气学说的发端即源于古人对气的直接体悟，即运用内求的方法，通过自身的修炼而对气、对人体生命有所证悟。因此，要有效证构气论，就必须借鉴和运用古人内证体察的方法，才能探知人体之气的客观存在，探索人体之气的特征及其运行变化规律，进而探索人体之气与意识之间的关系。2019 年 8 月人民卫生出版社出版了全国高等中医药院校创新教材《中医内证体察学》，江西中医药大学以此书为教材，对本科生及研究生进行了中医内证体察的教学，使中医学子体悟到了中医理论特别是气的真实存在性，加强了他们对中医学理论的体悟和认识。

　　气论是中华文化的瑰宝，中医气论更是中医理论的基石，它同前沿科学密切相关，古人对此有深刻的体悟与研究，理应大力继承发扬。中医气论的证构是中医理论现代化的发展要求，它不仅是中医学者的使命，更需要心理学、哲学、现代科学技术等多学科学者的参与。探寻气的真谛、揭示气的本质，是揭示人体生命奥秘的重要途径，是洞悉中华文明本质的必经之路。中医是开启中华文明宝库的一把钥匙，这把钥匙就是气学说。基于气论证构，从中医学入手，去破解气的奥秘，进而探索人及自然的奥秘，这才是当前大力发展中医药学的根本所在。

180　从现代心理学探析气论证构

　　哈佛大学的燕京图书馆内悬挂着一副对联："文明新旧能相益，心理东西本自同"。对联赞叹了人类文明的时间和空间上的传承与交融。现代心理学脱胎于西方古代哲学思想，而中医学对人体生命活动规律的认识也是基于相应的哲学思维，因此现代心理学和中医学具有天然的相似性。现代心理学在逐渐与哲学分离的阶段经历了漫长的发展，至1879年，莱比锡大学的威廉冯特建立了世界上第一个心理学实验室，标志着心理学作为一门独立学科的诞生。而由于中国古人尤为注重心理和生理的紧密相连，因此中国古人对人体心理活动的认识一直蕴含在中医学的知识体系中，并未从中分离为独立的一门学科。在中医学的知识体系中，气论是其中的重要组成部分。现代心理学虽然没有明确出现"气"一词，但纵观其整个发展历程，可以探寻到二者对人体之气的认识有着诸多的相似性。学者章道宁论述了现代心理学和中医学对气的认识，比较分析二者的相似性，并由此思考其对气论证构的启示。

二者均认为人体内存在可体察的流动的物质

　　1. 中医学对生命构成要素气的认识　　中国古代哲学家认为，气是构成宇宙的基本物质，并且气的运动变化促进着宇宙自然不断衍化。中国古人在使用内证体察方法感受天人合一的状态时，认识到人体之气是构成人体和维持人体生命活动的场性物质，人体生命活动的新陈代谢都与气的运动变化密切相关。《素问·六微旨大论》云"出入废，则神机化灭；升降息，则气立孤危。故非出入，则无以生长壮老已；非升降，则无以生长化收藏。是以升降出入，无器不有"。可见，气在人体内具备升、降、出、入的运动规律，且气通过连续不断地流动运行以激发和调控机体的新陈代谢，以推动人体的生命功能活动。

　　成书于西汉前期的学术典籍《淮南子》首先提出形、气、神是构成人体生命的3要素，成为中医学认识人体的生命观观念，即形气神三位一体的生命观。在形气神三位一体的生命观中，气是指充斥在人体生命之中的无形非实体物质，它充斥在人体组织结构之中，弥散在有形实体的周围。并且，形、气、神3个要素中，神与气密切相关，气是心身联系的媒介。在人体生命中，只有人体之"气"运行通畅，才能正常发挥促进心身合一的作用。

　　2. 现代心理学对身体内流动物质的认识　　在西方科学体系中，早期西方心理学和医学均源自于西方早期哲学，当时有不少流派的哲学家认为人体心和身一体，生理心理是密不可分的，并采用冥想或内省的方法来认识人体生命活动。依据《心理学百科全书》的记录，公元前3世纪左右，一些古罗马医生体察到人体内有一种不同于血液这种实体物质的流动物态，命名为动物精气。例如，著名的古罗马哲学家和医学家盖伦认为这种动物精气通过流动以维持人体新陈代谢，具体为脑中精气的正常流动决定人的运动、感知和感觉；心中"活气"的正常流动影响着人体血液的流通和维持着人体体温的正常；肝的"动气"的正常流动则发挥着促进营养吸收的重要作用。随后，以法国哲学家笛卡儿为代表的科学家在通过冥想的方式体察人体生命活动规律时，认为这种流动的动物精气是联系人们心理活动（包括情绪、认知、思维意识等）和生理状况的媒介，它对于维持我们人体生命活动发挥着重要作用。笛卡儿用典型的法式庄园喷泉系统运作的特点来形容动物精气的流动和激发对人体形和神的作用，以此强调动物精气是形和神联系的媒介，三者一体，相互协调运作，以此维持人体新陈代谢和日常功能发挥。

　　后期心理学发展中，由于没有客观证明"动物精气"这种非实体的客观存在，而逐渐摒弃了动物精气学说理论。17 世纪以后，随着现代科学的发展，尤其是电磁学和电磁波技术的研究，研究者们就把人体内这种流动的非实体物态称之为"动物磁力"。当时西方部分心理学和医学家认为人体的各种疾病都是心身分离造成的，而通过调整这种动物磁力的运行流通，能够调节人体紊乱的精神意识状态，促进人体心身合一，从而恢复健康。例如，德国医生弗朗兹·安东·麦斯麦指出，医生通常将磁体作用于人体的胃部，借助无形磁体的场性力量引起相应的精神意识状态的改变，以治疗疾病。可见，这种治疗方法十分类似于中医学导引行气的治病方法，以引导人体之气的畅通，促进精神意识状态的协调，从而调整人体生命功能。

由以上论述可以发现，中医学和现代心理学发展早期阶段都发现了人体内有一种异于实体物态流动的物质。中医一直将其命名为气，而现代心理学前期称作"动物精气"。从其命名来看，动物精气命名为 animal spirit，单词"spirits"是精神的意思，可见他们已经认识到人体中存在的这种非实体的流动物质与人体精神密切相关。而"动物磁力"（animal magnetism）这个命名和对应的治疗方法，体现了这种非实体态流动物质具有场性特点。无论现代心理学如何命名人体中这种非实体的客观存在，都与中医学对于气的认识有相似之处，这主要体现在以下 3 个方面：①他们都是通过内求的方法认识到人体内有一种非实体态流动的物质，在中医学中，这种内求的方法称为内证体察。在心理学发展早期，尤其是还没与哲学完全分离的阶段，这种内求法称为 introspective（自省的）或 contemplative（沉思的），心理学的后期发展逐渐与哲学分离的阶段，这种内求的方法被称为 meditation（冥想/打坐）或 inner observation（向内观察）。②气作为构成人体的场性物质，是不断流通运动的，并且这种运动与人体的新陈代谢密切相关。③气与人体的心身合一密切相关，气作为心身联系的媒介，其正常的流通有助于心身融合，从而维持人体心身健康的状态。

二者均认为意识与体内流动的物态（气）相关联

1. 中华传统文化及中医学对意识（神）与气的认识 中医气学说受到了中华传统文化的影响，尤其是中华心学修持对气与神意内证体悟的影响。因此，以下将从中华传统气学和中医学对人体神气和意识的认识进行论述。

（1）中华传统气学对神气相关的认识：在传统文化里，把神意（意识）称为心。称作心，不是指人体血肉之心；称作神，不是神仙、鬼神的神。心（神意）是指对人形体有主宰作用、能认识客观事物、能主动思维的心（神），泛指人的精神活动。《荀子》云："心者，形之君也，而神明之主也……出令而不受令。"

朱熹则明确指出"心者，气之精爽""心之为物，至虚至灵，神妙不测，尝为一身之主宰"。明代郝敬则云"人心起一念，气即虽念而动"。可见，气不仅随人体的意识念头变化而动，在心机之萌动之时即可连及气，正如元代儒学大家刘因所述"心之机一动，而气亦随之""平吾之心也，易吾之气"。神是气的主宰，《淮南子·原道训》载："神者，生之制也。"心神是气的统帅，气受心神的支配，神气变化密切相关。神（意识）的统帅调节促进着人体气机的平衡状态。

（2）中医学对神气相关的认识：中医学在传统文化的影响下，结合人体的生命活动规律，对心神的阐释比较丰富，涉及人体的生理、病理、诊断、治疗、养生等方面。一方面，中医学认为神意对人体生命有主宰和调控作用，而这种功能作用是通过气为中介来实现的。《灵枢·痈疽》云"神之动也，故出入息动"，神是气的主宰，神动则气动，神通过调节气机保持人体生命活动的正常运行。从情绪层面而言，如《素问·举痛论》所云"怒则气上，喜则气缓，思则气结，悲则气消，恐则气下"，《素问·五运行大论》认为怒伤肝、喜伤心、忧伤肺、思伤脾、恐伤肾，指出了神（精神意识）可引起人体内五脏功能的失常；另一方面，气也影响神意的功能。《灵枢·本神》云"肝气虚则恐，实则怒……心气虚则悲，实则笑不休"，肝气虚则产生恐惧，肝气实则容易发怒，心气虚则悲伤，心气实则笑不止，这说明了气对人的神（精神情志）的影响。

2. 现代心理学对意识（神）与体内流动的物态（气）的认识

（1）从现代心理学意识概念来看：在现代心理学中，意识一词通常指一个人对自己的思想（包括感觉、情感和记忆）的觉察。在心理学发展早期中，并没有意识（consciousness）一词。古希腊哲学家在指代人体意识时，用的是 mind 一词。mind 一词在当时的认知背景中，更加偏向于心（灵）或神的含义，并且多数西方早期哲学家都是基于心身整体论，通过内省的方法，来具体认识人体的心与形体的功能特点。在现代心理学中，公认第一个给意识定义的人是英国哲学家约翰·洛克，他认为意识是个体知觉持续的通道，强调该通道的流动性。随后，美国心理学之父威廉·詹姆斯提出了意识流的概念。他认为，意识是我们人体的持续不断的内在体验，像流动的"河流"或"溪水"。

由此可见，当现代心理学在发展早期使用 mind 一词指代意识的时候，与中国传统文化相比，二者均将意识的内涵与心身整体认知下的心联系在一起。当 consciousness 一词出现时，无论是约翰·洛克提出的流动通道，还是威廉·詹姆斯提出的意识流，都体现了对意识具有流动性特点的认识。因此，这个时候的相似性主要体现在心和意识有关，意识具有流动性。很类似于中华心学对"心体"（意识体）的论述，"心"之体乃精爽之气，其"寂然不动，感而遂通"。

（2）从积极心理学的心流理论来看：20 世纪中期，美国的人本主义思潮与欧洲的格式塔疗法相呼应，为当今心理学中的新流派——积极心理学的诞生奠定了基础。人本主义思潮与格式塔疗法均强调塑造流动的意识体验，以促进心身合一，达到心身健康的状态。在形容意识的流动和通畅感的时候，用的是英文单词 flow，表示流动通畅的意思。积极心理学继承了人本主义思潮和格式塔治疗的内核，提出了心流（flow）理论。心流理论由积极心理学的奠基人之一米哈里·契克森米哈赖提出。他指出，心流是指我们在做某些事情时，一种全神贯注、投入忘我的状态。在定义心流时，直接使用了 flow 这个单词，表示这种状态的感觉可描述为：心里一股暖流泉涌般流动。与人本主义和格式塔疗法所提倡的方法一样，他认为冥想是促进人体产生心流的有效方式。

米哈里·契克森米哈赖指出，人的心流状态，实际就是意识有序化的状态。在做了大量调查后，他总结出长期的心流体验能够让人有合一感、明澈和宁静的感觉。这种感觉境界包括健康层面上，心身合一，生命的自组织优化而达到身心健康的状态；人生意义上，与道德层面的超越小我，胸怀大我的高尚品德和人生追求。这与中医气学通过气功锻炼而达到的形气神三位一体的生命优化状态、与中华文化气学修持养"浩然之气"有相通之处。在此，米哈里·契克森米哈赖盛赞了中国传统儒家文化的精妙，并且将其学说与中国传统内证体察方法做了对比，认为儒家内修内求相当于规划周详的心流活动。可见，心流理论与心学的相似性不仅停留在认识到意识具有流动性上，还有将这种流动的体验上升到与大我连接、涵养道德的追求层面，与儒家文化中的"大人，大我"的道德追求相似。而心流状态里的宁静、澄澈、合一感也与儒家证悟大家所提出的修炼感受"虚灵明净"十分类似。他甚至还提到了中华传统文化的卓越性之一是能让人产生心流，由此可见，与之前的学派相比，心流理论与心学中的"心为精爽之气的认识"相似性呼之欲出。只不过中华传统文化中的心学从气的层面进行论证，形成了一套较为完整和系统的神（意识）与气密切相关的理论。而心流从人体意识的角度进行论述，将由于意识影响的气的流动变化的感受混称为"心流"。

由以上论述可知，中医学和现代心理学对人体生命之气——体内流动的非实体物态以及神——意识的认识既有相通之处，又有一定的差异。

无论是"流动的意识体验"还是"心流"都指的是在人的意识作用下，身体中有一种流动的、和谐的、整体的感受。这种意识的流动感应当是具备对应的生物学基础的，这种流动是指非实体的客观存在（气）的流动，否则只视为意识在体内流动是比较难以自圆其说的。由于他们没有中医学"气"的概念，因而只能用"流动的体验感"来表述。这反映出现代心理学在后期发展中，因为没有对身体内异于实体物态流动物质进行直接探索，导致在相关理论上的构建上尚不完善、不系统，也反证了中医学以气作为心身相合之中介的重要意义。从方法操作来说，二者均将 meditation（冥想/打坐）作为重要的促进意识流动的方法，均认为通过练习 meditation，人体可进入一种身心合一的正念状态，这与中医气功学通过对人体形气神的锻炼和调控，使之达到形气神三位一体的生命状态是异曲同工的。有学者探讨正念冥想的生物学机制时指出，中国的气功与当前在西方心理学界使用的替代疗法 meditation（冥想/打坐）一样，都可看作是使人进入正念（即心身合一）的一种手段。有学者使用太赫兹波技术，在人体之气和意识的关系上开展了一系列研究，表明人体之气和意识紧密联系，对人体的身心健康有着重要的影响，在一定程度上印证了人本主义思潮、格式塔疗法思想及积极心理学的理论。

现代心理学和中医学对气认识的相似可体现在现代心理学早期的发展直接对人体中有异于实体的物态流动物质进行了认识和探索，后期心理学的发展虽不再探索这种物质，但从对意识的认识上，体现了气和意识的相关性，并且都和内求的方法有关。因此，今后对于气的证构研究应当注重气和意识的相关性，即气的证构研究必须包括意识的研究。探究意识的奥秘是当代科学的重点课题，是揭示人体生命本质重要内容。气论的证构研究，一方面可以汲取西方心理学中关于意识与人体非实体物质相关联内涵，另一方面可以借鉴现代心理学的研究方法和手段，以促进中医气、意识与人体生命科学的研究探索。从而促进中西方对气认识的理论融合，从气的证构角度，为人体生命科学的探索和临床上整合身心的治疗方案提供方向和思路。

下篇 诸病从气辨治

181　百病生于气

　　"百病生于气"首见于《素问·举痛论》，其明确指出外感六淫、内伤七情以及劳倦内伤皆可导致气病，引起心身异常，进而变生诸证。学者张庆祥通过对"百病生于气"的内涵及病机分析，探讨了气的失常在中医病因病机中的作用与地位，以更好地指导临床辨证。

百病生于气的内涵

　　1.《内经》对气的认识　　中医学认为，气源于水谷，具有温煦润泽功能，是构成人体和维持人体生命活动的基本物质。如《灵枢·决气》云："上焦开发，宣五谷味，熏肤，充身，泽毛，若雾露之溉，是谓气……精脱者，耳聋；气脱者，目不明。"《灵枢·营卫生会》云："人受于谷，谷入于胃，以传于肺，五脏六府，皆以受气。"气供养人体，维持人的正常生命活动，故《素问·平人气象论》认为"人以水谷为本，脉以胃气为本，人绝水谷则死，脉无胃气亦死"。

　　气机运动是人体基本生命活动，包括神机与气立两个方面，神机是人体自身的气机变化，气立是人与环境之间的各种交换，"根于中者，命曰神机，神去则机息；根于外者，命曰气立，气止则化绝"（《素问·五常政大论》）。"是以升降出入，无器不有"，"出入废则神机化灭，升降息则气立孤危。故非出入，则无以生长壮老已；非升降，则无以生长化收藏"（《素问·六微旨大论》）。可见，神机与气立，实际上包括了人体自身的升降运动与人和自然之间的出入运动，是人体新陈代谢生命活动的体现。而气化源于精，"人始生，先成精，精成而脑髓生"（《灵枢·经脉》）。人体之精源于父母，是构成人体的基本物质，"故生之来谓之精，两精相搏谓之神"（《灵枢·本神》）。"血气已和，荣卫已通，五脏已成，神气舍心，魂魄毕具，乃成为人"（《灵枢·天年》）。而先天之精气又赖水谷之精所充养，如《素问·阴阳应象大论》所云："味归形，形归气，气归精，精归化。"《素问·经脉别论》亦云："食气入胃，散精于肝，淫气于筋。食气入胃，浊气归心，淫精于脉……饮入于胃，游溢精气，上输于脾，脾气散精，上归于肺。"精化气，气充神，精气神，密切相关，共同维持人的生命活动，故为"人之三宝"。

　　2. 百病生于气的内涵　　《素问·举痛论》云"夫百病生于气也，怒则气上，喜则气缓，悲则气消，恐则气下，寒则气收，炅则气泄，惊则气乱，劳则气耗，思则气结"。明确提出了外感六淫，内伤七情以及劳倦内伤皆可致气病，或引起气的虚损不足，或引起气的运动失常，进而导致形体或神志异常，出现诸多病症。临床上，气的失常包括气虚和气的运动失常，而气的运动失常包括气滞、气陷、气逆、气闭、气脱等。

百病生于气的临床意义

　　1. 倡导心身医学模式　　《内经》认为，人居天地间，"天覆地载，万物悉备，莫贵于人。人以天地之气生，四时之法成"（《素问·宝命全形论》）。人的生命活动与自然界息息相关，"天食人以五气，地食人以五味"（《素问·六节脏象论》），以维持人的正常生理功能。《内经》认为形神统一是生命存在的根本保证，而形和神任何一方面出现异常，都会使人体罹患疾病。如《灵枢·口问》云"夫百病之始生也，皆生于风雨寒暑，阴阳喜怒，饮食居处，大惊卒恐"。认为外感六淫、内伤七情以及劳倦内伤皆可致阴阳失调，或引起心身异常。并指出不同情志可伤及不同脏腑，"怒伤肝""喜伤心""思伤脾""忧伤肺”"恐伤肾"(《素问·阴阳应象大论》)。明确提出了人与自然及社会环境相统一，"形与神俱，不可分离"，从而确立了"形-神-环境"医学模式。这种医学模式与西医学单纯的"生物医学模式"不同："生物医学模式"忽视了人的社会属性，看不到社会心理因素对人体的作用，较少注意行为和心理过程对人的影响；而"形-神-环境"医学模式则认为人与自然、社会环境密切相关，是一个不可分割的整体。为此，《内经》中要求医者应"上知天文，下知地理，中知人事"(《素问·气交变大论》)。不但要了解患者所处的自然环境，还要了解患者的社会人际之事，如政治经济、文化习俗、家庭遭遇、个人经历等。"形-神-环境"医学模式贯穿于整个中医学理论体系之中，指导认识人体生理病理及疾病防治等医疗实践活动。

2. 辨证求因，审因论治 《内经》认为外感六淫、内伤七情，皆可作用于人体，致人疾病。"夫邪之生也，或生于阴，或生于阳。其生于阳者，得之风雨寒暑；其生于阴者，得之饮食居处，阴阳喜怒"(《素问·调经论》)。以阴阳为总纲，外感六淫伤于外，为阳邪；饮食居处，阴阳喜怒伤及内脏、影响气机，为阴邪。"夫百病之始生也，皆生于风雨寒暑，清湿喜怒。喜怒不节则伤藏，风雨则伤上，清湿则伤下"(《灵枢·百病始生》)。故此《素问·至真要大论》云："夫百病之生也，皆生于风寒暑湿燥火，以之化之变也。""百病皆生于气也，怒则气上，喜则气缓。"临床可根据患者的具体表现，辨证求因，进而审因论治，如《素问·阴阳应象大论》云"风胜则动，热胜则肿，燥胜则干，寒胜则浮，湿胜则濡泻"及"天有四时五行，以生长收藏，以生寒暑燥湿风。人有五藏化五气，以生喜怒悲忧恐。故喜怒伤气，寒暑伤形。暴怒伤阴，暴喜伤阳。厥气上行，满脉去形。喜怒不节，寒暑过度，生乃不固"。

3. 气的失调是疾病基本病机 气病包括气虚与气机失常。《素问·举痛论》云"夫百病生于气也，怒则气上，喜则气缓，悲则气消，恐则气下，寒则气收，炅则气泄，惊则气乱，劳则气耗，思则气结"。气的失常包括气虚和气的运动失常，气的运动失常，又包括气滞、气陷、气逆、气闭、气脱。

首先是气虚。劳倦、暑热、过悲可致气虚气耗。"悲则气消"：悲则心系急，肺布叶举，而上焦不通，荣卫不散，热气在中，故气消矣。"劳则气耗"：过劳则喘息汗出，外内皆越，而致气虚。"炅则气泄"：炅则腠理开，荣卫通，汗大泄，故气泄。临床上气虚表现为推动无力或气化无力，多见于心肺、脾肾等脏腑，导致血行迟缓、津液不化、运化乏力、痰瘀内阻等，临床以补益脏腑为治，例如益气补肺、补气健脾、补益肾气等，或培土生金、金水相生、补益脾肾、补益心脾等。

其次是气机失调。外感寒邪可致气机失调。"寒则气收"：过寒可致腠理闭塞，气滞不行，故气收疼痛。《素问·痹论》云："风寒湿三气杂至，合而为痹也。其风气胜者为行痹，寒气胜者为痛痹，湿气胜者为著痹也。"《素问·举痛论》又云："经脉流行不止，环周不休，寒气入经而稽迟，泣而不行，客于脉外则血少，客于脉中则气不通，故卒然而痛。"而内伤七情多致气机逆乱或气血运行失常。"怒则气上"：大怒或暴怒，可致气机逆乱，或上逆闭窍，或纵横逆乘脾犯胃，而见头痛昏厥，或腹痛吐泻等，"怒则气逆，甚则呕血及飧泄"(《素问·举痛论》)。《素问·生气通天论》亦云："阳气者，大怒则形气绝，而血菀于上，使人薄厥"。"喜则气缓"：过喜则气机缓散，荣卫不收，而致气缓。"恐则气下"：过度恐惧则伤肾，导致精关不固，而致腰痛遗精或二便失禁等。"惊则气乱"：过度惊吓则伤心，导致心无所倚，神无所归，虑无所定，而见心悸胸闷、手足无措等。"思则气结"：过度思虑，伤及心脾，则心有所存，神有所归，正气留而不行，故见胸闷腹胀、纳呆不饥等"气机郁结"之证。

4. 治病求本，辨机而治 七情内伤，劳逸失常，寒热外袭，皆可致气机失调，临床治疗当以调理气机为先。尤其是七情内伤，多致气机失调，或运行受阻或升降出入失常而见气逆、气陷、气闭、气脱，或气结、气郁等，并进而影响血行津布，可见血瘀、精阻、痰阻等。临床多以理气行滞，或理气化瘀、行气活血、疏肝化精等治疗之法。

气逆是指气的上升太过或下降不及，临床可见血逆、痰阻，常以降逆平肝、和胃止呕、止咳化痰等法治疗，常选用柴胡疏肝散、保和丸或苏子降气汤等；气陷是指气的上升不及或下降太过，临床可见血脱、津液不摄，常以补气升提、益气摄血、益气摄津等法治之，可选用补中益气汤、玉屏风散、肾气丸等。气闭或气郁是指气不能外达而郁结闭塞于内，临床可见血瘀、痰阻，常以疏肝理气解郁等法治之，选用四逆散、逍遥散；气脱是指气的外出太过而不能内守，临床可见血脱，常以益气固脱等法治之，常用独参汤、参附汤、通脉四逆汤等治疗。

5. 五脏六腑，治肝为先 脏腑运行，气机为要，而脏腑病变，治肝为先。肝主疏泄，人体脏腑气机之协调、男精女血之藏泄、饮食水谷之运化，以及气血运行、情志畅达等，皆赖于肝之疏泄条达。即如《血证论》所言："肝属木，木气冲和条达，不致郁遏，则血脉得畅。"而肝足厥阴经与许多脏腑器官相联络。若肝失疏泄，气机不畅，则不仅导致肝经所过部位胀满疼痛，而且通过经脉影响脾、胃、胆、肺等；若气滞日久，影响精血津液的输布运行，则致血瘀、痰阻，进而导致癥瘕积聚、乳房肿块、月经不调、勃起功能障碍不举等病症。肝主疏泄，调畅气机，另能协调脾胃气机升降，促进脾胃对饮食水谷的消化吸收作用。且心肝之血互养，肝肾精血互化，肝肺升降协调，肝肾藏泄有度。若肝失疏泄，肝气横逆，乘脾犯胃，致脾失健运，胃失和降，而见脘腹胀痛、呕吐泄泻之症；或肝郁化火，木火刑金，肺降不及，则见气逆而咳；或扰动精室，影响肾藏，则致遗精梦泄；或伤及心血，扰及心神，则为失眠多梦。临床上以疏肝理气为主，除可以治疗胁痛、头痛、眩晕、妇科乳房肿块、月经不调、男性勃起功能障碍遗精外，还可治疗胃痛、泄泻、胸痛、心悸，以及咳嗽、消渴、心肺及内分泌等疾病，常获良效。另外，临证治疗时还应按主次先后调理论治：先有肝失疏泄后累及他脏者，以疏肝为主，调理他脏为辅；若其他脏腑先病而后影响肝之疏泄者，则以调理其他脏腑为主，疏肝为辅。

182　百病生于气的义理

"百病生于气"这一命题，出自《素问·举痛论》中"百病生于气也，怒则气上，喜则气缓，悲则气消，恐则气下，寒则气收，炅则气泄，惊则气乱，劳则气耗，思则气结"。如何理解并全面认识这段经文，一般解释为指许多疾病的发生都是由于致病因素作用引起气机失常所致。学者陆明等认为，应该更全面地阐释此命题的理论意义。

气的本质和重要性

1. 气的哲学属性　气是中国古代前贤对宇宙、生命活动的认识，是用于表述世界本体的基本哲学范围。是古代哲学认识和阐明世界的物质性和运动变化属性的重要理论。《说文解字》云："气，云气也。"可知气是气体物质，而气又是极其精微充斥宇宙的物质，世界上的一切物质生命，都是由气构成的，《庄子·知北游》云"通天下一气耳""人之生，气之聚也，聚则为生，散则为死"。

2. 气为人身之本　中医从古代哲学汲取了气是宇宙本原，气的物质性、运动性等唯物思想，认为气是构成人体和维持人体生命活动最基本的精微物质。人是天地之气和合交感的产物，《灵枢·本神》云："天之在我者德也，地之在我者气也，德流气薄而生者也。"人生活在自然之中，必然和天地万物一样，由气构成，人体之气随天地之气的变化，而发生相应变化。父母之精气，是生命之本始的物质，《类经·脏象类》云："人之生也，必合阴阳之气，构父母之精，两精相搏，形神乃成。所谓天地合气，命之曰人也。"人体的气包括血、津、精，而人体的血液、津液、精等均由气所化生。气属于上位概念，而元气、宗气、营气、卫气、脏腑之气、经络之气等均为气的下位概念。人体之气有两种表现形式：聚而成形的形体、脏腑等。流动弥漫的精微之气活动状态。生命生、长、壮、老、已的过程，是气运动变化的过程，气聚则生，气和则健，气乱则病，气散则亡。人体健康与疾病是人体之气的状态正常和失常反映。从本质上说，人体一切疾病都是气病。

气为百病之源

气是构成人体的最基本物质，人体之气来源于呼吸自然之清气、饮食水谷之气、父母禀赋之精气，随着人类本身活动过度，生态恶化，环境污染，体质缺陷等，造成天气不清地气不洁，精气伏邪。

1. 天气不清，呼吸致病　由于工业废气、汽车尾气等有害气体，充斥环境，温室气体排放严重超出自然界代谢净化能力，人类赖以生存的自然清气被污染，成为经口鼻吸入的致病之气，目前肺系疾病，如喉痹、咳嗽、哮喘、肺癌的发病率明显升高；此外人们生活行为不健康，也是导致呼吸之气致病的重要因素，如吸烟、家庭装修、厨房油气等，从而导致恶性肿瘤发病增加。

2. 地气不洁，饮食为病　由于空气、水质、土壤的污染，大量化肥、农药、化学制剂的使用，导致大量农牧渔业食品的污染，有害物质残留，人体通过饮食摄入的水谷之气，也成了致病之气；《素问·至真要大论》云："久而增气，物化之常也，气增而久，夭之由也。"不良饮食习惯，过量厚味滋腻、辛辣海鲜、饮酒等，《素问·生气通天论》云："阴之所生，本在五味；阴之五官，伤在五味。"又常引发肥胖、冠心病、高血压、糖尿病、肝炎、脂肪肝、肠癌、胃癌、乳腺肿瘤等疾病。

3. 精气伏邪，遗传生病　人的生命来源于父母之精气，父母健则子女壮，父母病，某些疾病邪气，潜伏深藏于肾精，父母之精伏邪，借和合媾精之际，遗传生病，如遗传性疾病；传染性病：肝炎、艾滋病；高血压、糖尿病；某些肿瘤等。

气为百病之基

"百病生于气"，体现了中医正气为主的发病观。《素问·刺法论》云"正气存内，邪不可干"；《素问·评热病论》云"邪之所凑，其气必虚"；正气虚损内因是发病的根据，外在邪气外因是发病的条件，外邪通过正虚才能发生疾病。《灵枢·百病始生》云："风雨寒热，不得虚，邪不能独伤人……两虚相得，乃客其形，两实相逢，众人肉坚。"《灵枢·口问》云"邪之所在，皆为不足，故上气不足，脑为之不满，耳为之苦鸣，头为之苦倾；中气不足，溲便为之变，肠为之苦鸣；下气不足，则乃为痿厥心"，而内伤杂病的发病部位，同样为正气不足之所。因此说正气不足为百病产生的基础。

气为百病之机

怒则气上，喜则气缓，悲则气消，恐则气下，寒则气收，炅则气泄，惊则气乱，劳则气耗，思则气结，说明影响气的运动的病因有七情内伤，怒、喜、悲、恐、惊、思；有外感六淫寒、热；有不内外因，过劳等。《景岳全书》云："气之为用，无所不至，一有不调，则无所不病。故其在外则有六气之侵；在内则有九气之乱。"

1. 七情内伤，损及于气 "怒则气上"，《素问·生气通天论》云"阳气者，大怒则形气绝而血菀于上，使人薄厥"。可致气逆上冲，甚则血随气逆，见呕血、咳血、衄血等；"喜则气缓"：《灵枢·本神》云"喜乐者，神惮散而不藏"。过喜，可致心气涣散，神不守舍，甚则失神狂乱；"悲则气消"：《气枢·本神》云"因悲哀动中者，竭绝而失主"。悲忧过度，可使肺气消弱，情绪低落，心神沮丧，少气不足以息；"恐则气下"：《灵枢·本神》云"恐惧而不解则伤精，精伤则骨酸痿厥，精时自下"。《素问·举痛论》云"恐则精却，久则上焦闭，闭则气还，还由下焦胀，故气下矣"。恐惧过度，可致肾气下泄，失于固摄；"惊则气乱"：《灵枢·本神》云"惊则心无所依，神无所附，虑无所定，故气乱矣"。惊吓致使气机紊乱，惊慌失措，心悸心慌；"思则气结"：思虑过度，可伤神损脾，导致气机郁结，气滞不畅，脾失健运、纳呆乏力、脘腹胀满、心悸失眠。七情内伤气机郁结作为恶性肿瘤形成的主要原因，因为情志所伤破坏了人体正常的气化功能，引起了出入升降功能的紊乱。气滞则血瘀，气滞则痰凝、湿蕴，痰瘀互结而致肿块生矣。国内外专家通过临床研究发现，严重的精神创伤，错综复杂的心理矛盾，长期的情志压抑，怀有不满情绪和无安全感的人群最易患癌症。

2. 六淫外感，侵犯于气 《素问·至真要大论》云"夫百病之生也，皆生于风寒暑湿燥火"，是从外感邪气角度说明疾病的发生；而"百病生于气"，是从内在正气的层面上讲疾病的形成。中医强调"正为本，邪为标"，可以认为"夫百病之生也，皆生于风寒暑湿燥火"，较"百病生于气"属低位层次。风邪为阳邪，其性开泄，《素问·太阴阳明论》云"伤于风者，上先受之"，风邪犯人首伤肺卫之气，出现咳嗽、喉痒、喷嚏、恶风汗出；"寒则气收"，感受寒邪，易伤人阳气，症见恶寒疼痛、吐泻、手足厥冷、精神不振、下利清谷，另可有肢体拘急疼痛；"炅则气泄"，暑热之邪伤人，《素问·举痛论》云"炅则腠理开，荣卫通，汗大泄，故气泄"，伤津耗气，可见发热、汗出、气短、乏力。《素问·调经论》云"血气者，喜温而恶寒，寒则泣而不能流，温则消而去之"，湿邪为病，损伤阳气，阻滞气机，表现为分泌物秽浊不清、二便排泄不畅、肢体困重肿胀等；同时六淫邪气侵入，以人体之气为作用靶点，结合后而发病，如《素问·痹论》云"卫者，水谷之悍气也，其气疾滑利……逆其气则病，从其气则愈，不与风寒湿气合，故不为痹"；"风寒湿三气杂至合而为痹"。"合"字说明卫气是风寒湿作用靶点。《灵枢·水胀》论及肠覃"寒气客于肠外，与卫气相搏，气不得荣，因有所系，癖而内著，恶气乃起，息肉乃生"，寒气与卫气"搏"，亦反映外部邪气致病，要在人体内与正气结合，才能发病。

3. 过劳致病，消耗正气 "劳则气耗"，《素问·经脉别论》云："春秋冬夏，四时阴阳，生病起于过用，此为常也。"过度劳累，则能耗损人体脏腑之气，包括体劳、神劳、房劳3个方面。

（1）劳力过度：《素问·举痛论》云"劳则喘息、汗出，内外皆越，故气耗矣"。可出现全身痛、困倦、久之形体消瘦、气短乏力、纳差便溏；竞技体育运动不当，又常可伤筋动骨，致人伤残。

（2）劳神过度：长期思虑用脑过度，劳伤心脾，损伤肝血，《三因极一病证方论·五劳证治》云"以其尽力谋虑则肝劳，曲运神机则心劳，意外致思则脾劳"，心肝血伤则心悸失眠、头晕梦多、记忆力减退；脾气不足，故有腹胀纳差、神倦消瘦、肢体乏力。

（3）房劳过度：房劳不节制，肾之精气亏虚，《景岳全书·论虚损病源》云"色欲过度者，多成劳损"；又云"精强神亦强，神强必多寿，精虚气亦虚，气虚必多夭"。表现腰酸腿软、耳鸣健忘、头晕神疲；性功能下降、勃起功能障碍遗精，早泄不育，白淫闭经，不孕崩漏。

气为百病之因

《素问·五运行大论》云："气相得则和，不相得则病。"张景岳云："气之在人，和则为正气，不和则为邪气。"七情、六淫、过劳等病因，影响、阻碍、损伤、消耗了人体之气，引起了气的质量缺损、数量不足；气的运行不畅、速度迟缓；气的布散错位、中介不达，《素问·阴阳应象大论》云："清气在下，则生飧泄；浊气在上，则生䐜胀；此阴阳反作，病之逆从也。"气失和谐即为致病的邪气，从而产生诸多病变。

1. 虚损致病

（1）气虚：为气的推动、温煦、防御、固摄和气化功能下降，机体的功能活动低下或减退，抗病能力衰弱。常见少气懒言，神疲乏力，头晕目眩，自汗，易感冒，活动时诸症加剧，出现舌淡苔白，脉虚无力等症状。由于气与血液、津液的关系，又可见到气血两虚、气不摄血、津液不足、气虚水停等证候。

（2）气陷：在气虚的基础上进一步发展而来，以气的升举无力为主要特征的病理状态。清阳不升，中气下陷，见头晕目花，少气倦怠，久痢久泄，腹部有坠胀感，胃下垂、肾下垂、脱肛或子宫脱垂等症。

（3）气脱：正不胜邪，正气暴损或渐衰，气不内守而外散脱失；或由大出血、大汗出等致使气随血脱、气随津泄，正气外散虚脱，机体功能活动突然衰竭的证候。多发生于疾病的危重情况下，症见面色苍白，四肢厥冷，大汗淋漓，甚至晕厥。舌淡，脉微细欲绝，或浮大而散等。

2. 郁滞为病

（1）气滞：指气的运行不畅、迟缓出现的气机郁滞的证候。气滞于局部见局部胀、满、痛。气滞影响到血运、津行、水布，可引起气滞血瘀、气滞水停、气滞痰凝。郁滞脏腑出现脏腑功能失调，如肝气郁滞，脾胃气滞等。

（2）气闭：由于外邪闭阻，或气郁过极，气闭于内，阻遏于中，清窍蒙蔽，出现四肢厥逆，昏迷不省人事的闭厥证。根据病因不同又可分为闭厥、热闭、气厥、痛厥等。

（3）气逆：为气上升过度，下降不及，引起脏腑之气上逆的病症。肺气上逆，咳逆气喘；胃气上逆，恶心呕吐，呃逆嗳气；肝气上逆，头痛而胀，胸胁胀满，心烦易怒；腑气不降胸闷气喘，大便不通。

183 百病生于气的发病观

学者唐瑜之认为，《素问·举痛论》云"百病生于气也"，道出了中医发病学的一个极其重要的发病观，其言虽简，其义则深，不仅具有理论意义，同时也具有重要的临床意义。

关于气的诠释

在中国古代，气是一个含义极其广泛而又非常重要的哲学概念，涉及天文、地理、社会等诸多方面，渗透到诸子百家各种学说。《素问·天元纪大论》引《太始天元册》云"太虚廖廓，肇基化元。万物资始，五运终天，布气真灵，总统坤元，九星悬朗，七曜周旋，曰阴曰阳，曰柔曰刚，幽显既位，寒暑弛张。生生化化，品物咸章"。中医学从气是宇宙的本源，是构成万物最基本的元素这一观点出发，认为气是构成人体的最基本物质，同时也是维持人体生命活动的最基本的物质。所谓"天地合气，命之曰人"。《内经》中"气"字共出现近 3000 次，有关"气"的词组近 1000 条。《难经·八难》云"气者，人之根本也"，《医权初编》云"人之生死，全赖乎气，气聚则生，气壮则康，气衰则弱，气散则死"亦表达了同一个意思。根据气的来源、分布和功能的不同，常分为元气，宗气、营气、卫气等。

气构成人体，并通过人体脏腑功能活动表现出来。气在人体，并非只是聚集在一处的物质，而是具有巨大能量的、运动不息的物质，它无不运动着、变化着。气的运动即中医学之"气机"，其运动的基本形式可概括为升降出入。气的运动是绝对的，在时空中是无时不有，"无器不有"。气的运动，并非只是简单的循环重复的流动，而是在运动中变化、发展的，此即所谓"气化"。天地阴阳之气的交感合和，就使宇宙间万物发生了纷繁的变化，就有了新事物的产生，旧事物的灭亡。人类阴阳交感合和，就孕育出新的生命，故《易传·系辞下》云"天地氤氲，万物化醇；男女构精，万物化生"。气的运动，推动万物的产生，正如《横渠易说·系辞上》所云"天惟运动一气，鼓万物而生"。气化生万物是一个由微至著的过程，《周易程氏传·复卦》云"物之始生，其气至微，故多屯艰……其类渐进而来，则将亨盛"。在气的运动作用的促进下，自然界就表现为万事万物的生、长、化、收、藏，在人体就表现出生、长、壮、老、已的规律。人体内的物质与能量的新陈代谢过程，就是气化的结果。

在中国古代哲学的范畴，气化是人体的运动变化，即阴阳之气的变化，泛指自然界的物质形态的一切形式的变化。在人体则指在气的作用下，脏腑功能活动，精气血津液等不同物质之间的相互化生和物质与功能之间的相互转化。气化与生俱来，并贯穿生命始终，故《景景室医稿杂存》说"人类伊始，气化之也。两间既有人类，其由气化，继由形化，父精母血，子孳孙生。然必历十月，备受四时之气，而后娩怀。是成胎形，仍气化也。娩怀而后，鼻受天之气，口受地之味。其气所化宗气、营、卫，分而为三。由是化津、化液、化精、化血，精复化气，以奉养生身"。可见人体是一个不断发生气化作用的机体，气化是生命活动的本质所在，生命是气化的一种存在方式。

气机紊乱是疾病的基本表现形式

人体是一个有机的生命活动机体，是充满着运动变化的机体。气机的升降出入就是生命的基本表现形式，贯穿于生命活动的始终，故《素问·六微旨大论》云"升降出入，无器不有"，也无时不有，内而脏腑气血，外而语言视听，无不是脏腑气机升降出入的体现。如心居上主降，肾在下宜升，即心火下降以温肾水，肾水上升以制心火，如此协调配合，水火既济，以保持阴阳平衡。肺气肃降，肝气升发，一升一降以保证气机的升降有序。脾胃同居中焦，脾气上升，胃气下降，为一身气机升降之枢纽。即使是以降为顺，以通为用的六腑，在传统饮食的过程中，也有吸收水谷精微，化生津液上输的作用。故《素问·经脉别论》云"饮入于胃，游溢精气，上输于脾，脾气散精，上归于肺，通调水道，下输膀胱，水精四布，五经并行"。人体之所以能保持旺盛的生命力，正是五脏六腑的气化，使其升已而降，降已而升，升中有降，降中有升，维持全身气血津液的代谢平衡。张景岳云"气之在人，和则为正气，不和则为邪气。凡表里虚实，顺逆缓急，无不因气而至，故百病生于气"（《景岳全书》）。无论内而七情，外而六淫，致人患病，均导致人体升降运动的失调，即气机失调。倘若有升无降，或有降无升，则"阴阳离决，精气乃绝"。诚如《素问·六微旨大论》所云"出入废则神机化灭，升降息则气立孤危。非出入无以生长壮老已，非升降无以生长化收藏。升降出入，无器不有。故器者，生化之宇，器散则分之，生化息矣"。朱丹溪云"气血冲和，万病不生，一有怫郁，诸病生焉"，就是这个意思。

　　临床上，各种致病因素导致气机升降出入的变化，或太过，或不及；或邪实，或正虚。升而无制则气逆，降而太过则气陷，气机不行则气滞，气亏不足则气虚，气壅不出则气闭，气虚不入则气脱。在具体的脏腑功能失调的病理表现上，则可见肺失宣降，肝失疏泄，胃失和降，脾失升清，肾气不固，邪闭心包，心阳暴脱等多种病症。在气血的运行方面，则可表现为气血不足，气滞血瘀，气虚不固，气不摄血，气滞水停等。《景岳全书》云"气之为用，无所不至，一有不调，则无所不病。故其在外，则有六气之侵；在内，则有九气之乱。凡病之为虚为实，为寒为热，至其变态，莫可名状。欲求其本，则只一气字足以尽之"。故《素问·举痛论》云"百病生于气也，怒则气上，喜则气缓，悲则气消，恐则气下，寒则气收，炅则气泄，惊则气乱，劳则气耗，思则气结"，此之谓也。

百病生于气与三因分类法

　　中医病因学说起源很早，春秋时期秦医和提出"阴、阳、风、雨、晦、明"为引起疾病的六气。他云"六气，曰阴、阳、风、雨、晦、明也，分为四时，序为五节，过则为灾。阴淫寒疾，阳淫热疾，风淫末疾，雨淫腹疾，晦淫惑疾，明淫心疾"（《左传·昭公元年》）。张仲景在《金匮要略·脏腑经络先后病脉证》中云"千般疢难，不越三条：一者，经络受邪，入脏腑，为内所因也；二者，四肢九窍，血脉相传，壅塞不通，为外皮肤所中也；三者，房室、金刃、虫兽所伤。以此详之，病由都尽"。宋代陈无择在《三因极一病证方论》中云"凡治病，先须识因，不知其因，病源无目。其因有三：曰内、曰外、曰不内外。内则七情，外则六淫，不内不外乃背经常"。其主要内容是"六淫者，寒暑燥湿风热是。七情者，喜怒忧思悲恐惊是……然六淫天之常气，冒之则先自经络流入，内合于脏腑，为外所因。七情人之常性，动之则先自脏腑郁发，外形于肢体，为内所因。其如饮食饥饱，叫呼伤气，尽神度量，疲极筋力，阴阳违逆，乃至虎狼虫毒，金疮踒折，疰忤附着，畏压溺等，有悖常理，为不内外因"。

　　张仲景和陈无择的"三因论"似与《内经》的百病生于气相左，但仔细分析，其实并不矛盾，而是从不同角度阐释病因病机。《素问·举痛论》云"百病生于气也，怒则气上，喜则气缓，悲则气消，恐则气下，寒则气收，炅则气泄，惊则气乱，劳则气耗，思则气结"。九气伤人，实亦可以三因分之。内因以怒喜悲恐惊思概括，外因以寒热为例，不内外因以劳伤为代表，它们最终都是导致脏腑功能紊乱，机体气机失调而变生百病。故仅是以"九气"为例，实际上涵盖了中医发病学的三因内容。

百病之所生，生于风寒暑湿燥火

　　《素问·举痛论》提出"百病生于气"的发病观点，但在《素问·至真要大论》中又提出了"夫百病之生也，皆生于风寒暑湿燥火"的发病观点，并提出了"诸暴强直，皆属于风""诸病水液澄沏清冷，皆属于寒""诸颈项强，皆属于湿""诸躁狂越，皆属于火"等具体病机。这两种发病观点看似有很大的不同，一强调"气"，一强调"六淫"。然不管以什么途径，什么方式发病，都是干扰和打乱了人体的正常生命活动，而正常生命活动的基本形式就是气机的升降出入，并贯穿于整个生命活动的始终。人体脏腑经络，气血津液，营卫阴阳，无不依赖于气机的升降运动。因而，无论是"九气"致病，或"六淫"致病，最终都是导致人体气机升降运动失常而发病。两种观点是从不同的角度而提出的发病观点，二者并不冲突，且《内经》并非出自一人之手，亦非一时之人。故从不同角度提出或强调其发病观就不足为奇了。

六淫致气病

六淫为病，从外而入，即常从肌肤、口鼻入侵人体，其病证多样，又常兼夹为患。但从"百病生于气"的发病观来看，六淫均可导致气机失常而发病，只是途径、形式和表现不同而已。

1. 风　风为阳邪，其性开泄。风邪侵犯人体，使腠理张开，津气外泄而汗出恶风，困阻肌表则头痛发热。《素问·风论》云"风气藏于皮肤之间，内不得通，外不得泄……腠理开洒然寒，闭则热而闷"。风邪郁肺，肺气失于宣发肃降，则咳嗽，喘息。痹阻经脉，气血不通则肢节疼痛。风盛则气血涌动而身形动摇，眩晕项强等。

2. 寒　寒为阴邪，易伤阳气。寒袭肌表，卫气闭郁，则恶寒发热无汗。寒邪直中中焦，损伤脾阳，气机郁滞，则脘腹冷痛，呕吐泄泻。寒性凝滞，若寒邪伤人，阳气受损，经脉凝滞而气血不行，津液失常，变生气滞血瘀，痰饮湿浊。"寒气入经而稽迟，泣而不行，客于脉外则血少，客于脉中则气不通"（《素问·举痛论》）。且寒性收引，所谓"寒则气收"（《素问·举痛论》），气收则不通，不痛则痛。所以《素问·举痛论》又云"寒气客于脉外则脉寒，脉寒则缩踡，缩踡则脉绌急，绌急则外引小络，故卒然而痛"。

3. 暑　暑为阳邪，其性炎热升散，易伤津耗气。暑之伤人，多高热面赤，烦渴汗出等一派阳热亢盛之象。大热汗出，不唯伤津，也多耗气。因其暑邪侵入人体，腠理开泄而多汗，汗多则易耗伤津而见口渴喜饮，小便短赤等症。又汗多则气随汗泄而气虚，故常见气短乏力，神疲肢倦等症。《素问·刺志论》云"气虚身热，得之伤暑"。《素问·举痛论》云"炅则腠理开，荣卫通，汗大泄，故气泄矣"。薛生白在《湿热病篇》中更是明确指出"暑月热伤元气，气短倦怠，口渴多汗，肺虚而咳者，宜人参、麦冬、五味子等味"直接益气养阴。

4. 湿　湿为阴邪，易伤阳气。湿性类水属阴，"阴胜则阳病"，且"湿土之气，同类相召"，故最易困阻中焦，影响脾胃气机的升降而脘腹痞闷胀痛，泄泻水肿。湿性重浊，湿之伤人，郁闭气机，清阳不升，浊阴不降，阻滞经络关节则身重肢倦，关节重痛。所谓"湿为停着，凡关节疼痛，重痹而弱，皆为湿着"。蒙于上则头重如裹，所谓"因于湿，首如裹"。湿性黏滞，最易阻碍气机，湿邪伤人，最易阻碍气机的升降出入运动，上蒙清阳则头昏重；阻郁上焦，肺气失宣，则胸闷咳嗽；湿阻中焦，则脾胃升降失司而脘痞、腹胀，呕吐泄泻；湿阻下焦，则开合不利而下腹疼痛，里急后重，尿急涩痛。

5. 燥　《素问·阴阳应象大论》云"燥胜则干"。可见其伤人易出现津伤干涩的症状。如口咽干燥，口渴，皮肤干燥，毛发不荣等表现，似与"气"无关。其实不然，因为燥易伤肺，而肺主气，司呼吸，开窍于鼻。故燥邪伤人，易劫肺津，影响肺气的宣发肃降而咳嗽少痰，胸痛喘逆。且肺与大肠相表里，燥邪伤肺津，必耗肠液而便秘，更使肺气难以下降而出现气机逆乱。又肺金克木，伤及于肝而影响肝主疏泄之职，气机更是逆乱不已。所以《素问·至真要大论》云"清气大来，燥之胜也，风木受邪，肝病生焉"。

6. 火　火为阳邪，其性炎上。其发病常发热，心烦口渴，面红目赤，口舌生疮，牙龈肿痛，所谓"诸逆冲上，皆属于火"。阳热太盛，逼津外泄，常出现大汗、大渴、尿赤、便秘等伤津之象。然气依附于津液，汗大泄则气随汗泄而元气大伤，常出现神疲乏力，少气懒言，甚至气随津脱而亡阴亡阳。故《素问·阴阳应象大论》云"壮火食气，气食少火，壮火散气，少火生气"。火邪耗伤阴津，热极生风，气血上涌，气机逆乱，筋脉失养，可见四肢抽搐，神昏谵语。故《素问·至真要大论》云"诸热瞀瘛，皆属于火"。

可见，风寒暑湿燥火，虽其发病形式不同，表现各异，但最终也是导致全身"气"的损伤或气机的郁滞逆乱。从这一角度讲，仍可以说是"百病生于气也"。

调气是治疗诸病的重要法则

人之患病，均是气的升降出入运动异常，而相应的治疗就是逆其病势，"谨察阴阳所在而调之，以平为期"。即气滞疏理，气虚补益，气闭开郁，气脱固涩，气逆平降，气陷升举。具体落实到脏腑病症，肺失宣降，则宣肺降气，如苏子降气汤；胃失和降，则和胃降逆，如旋覆代赭汤；肝失疏泄，则疏肝理气，如柴胡疏肝散；脾失升清，则升举清气，如补中益气汤；肾气不固，则补肾固精，如固精丸；邪闭心包，则清心开窍，如安宫牛黄丸；心阳暴脱，则回阳救逆，如参附汤，等等。其治疗均以调气为要，即调和气血，如《金匮要略》所云，使"五脏元真通畅，人即安和"。而调气之法，张景岳在《景岳全书》中论之尤为精辟，"夫所谓调者，调其不调之谓也。凡气有不正，皆赖调和，如邪气在表，散而调也；邪气在里，行而调也；实邪壅滞，泻而调也；虚羸困惫，补而调也。由此类推，则凡寒之、热之、温之、清之、升之、降之、抑之、举之……必清必静，各安其气，则无病不除，是皆调气之大法也"。

综上所述，中医学"气"的理论，在中医学术思想中占有极其特殊而重要的地位。气是构成人体和维持人体生命活动的最基本物质，而气的运动就是生命活动的表现，气运动的基本形成就是升降出入。一旦遭遇致病因素侵袭，无论外感六淫，内伤七情，还是饮食劳倦，最终均伤害于"气"，导致人体气机失调而诸病丛生。因而，气的虚实，升降出入的异常，就是疾病的基本病机和表现形式。故"百病生于气也"。临床上，调理气机就成为治疗疾病最重要和最基本的治法。

值得提出的是，《内经》强调"百病生于气也"，是突出"气"在发病中的重要作用和广泛的表现形式，但并不是唯一的发病因素和唯一的病机。中医的因病病机学说是丰富的，如后世医家提出的"百病多因痰作祟""久痛入络""久病多瘀"等，不是简单一个"气"字能够概括。即使在《内经》中，其发病观也并非只此一端。若食古不化，刻舟求剑，未免以偏概全，有违《内经》宗旨而自陷牢笼。

184　百病生于气的疾病观

"百病生于气也"语出《素问·举痛论》，原文云："余知百病生于气也，怒则气上，喜则气缓，悲则气消，恐则气下，寒则气收，炅则气泄，惊则气乱，劳则气耗，思则气结。"此以"气"这一中国古代哲学概念高度概括了人体疾病的发病与病理机制，认为气机失调是疾病发生的基本机理，学者冯兴中等认为，这一观点凸显了中医学具有自然属性与人文属性的特点，具有很高的理论价值和临床意义。

气是人体生命的原动力

《素问·宝命全形论》云"人以天地之气生""天地合气，命之曰人"，即指气是构成人体的基本物质。清代喻嘉言《医门法律·明胸中大气之法·大气论》云："惟气以成形，气聚则形存，气散则形亡。"进一步说明了气是人体生命活动的原动力。《素问·六微旨大论》云："出入废则神机化灭，升降息则气立孤危，故非出入，则无以生长壮老已；非升降，则无以生长化收藏。"此是说气是人体生命的原动力，升降出入是气运动的基本形式，人体离开气的升降出入运动就会失去生命的原动力，人的生命活动也将停止。

气的升降出入运动是开放的人体生命活动原动力。气的升降是机体内在的生命枢机，气的出入是机体内外交换、体现生命精气神的根本。五脏主收藏，所藏精气既是维持和构成机体的物质基础，也是具体生命活动的功能体现，气机宜升扬而布散精气，表现为气之"升"。六腑主传化，主持饮食物的消化吸收，气机宜沉降才能传化，表现为气之"降"。机体脏腑功能活动中，肝主疏泄以升为常；肺司呼吸以降为顺，肝升肺降则呼吸正常。脾主运化，主升清；胃主受纳，宜通降，脾升胃降则机体消化吸收功能正常。气的出入是中医学"天人相应"的具体体现，人作为自然界和社会中的生命体，依赖于与自然环境与社会人文环境的能量交换和信息交换，人体的生命活动通过气的"入"即通过吸取自然界的能量维持生命，通过气的"出"即通过社会人文环境展现机体的生命活动。气的升降出入一旦停止，则机体的一切生命活动将停息，即所谓"出入废则神机化灭；升降息，则气立孤危"。因此，气的升降出入若有异常，就会变生疾病；另一方面，由于气的无处不在，任何疾病也都会在不同程度上反映出气的升降出入异常。所以说它是百病之纲领。

气机失调则百病丛生

气是构成人体和维持人体生命活动的精微物质，同时又是人体生命活力的具体表现。《景岳全书》云："气之为用，无所不至，一有不调，则无所不病。故其在外，则有六气之侵；在内，则有九气之乱。而凡病之为虚为实、为寒为热，至其变态，莫可名状。欲求其本，则止一气字，足以尽之。"说明气机失调是百病丛生的关键。《素问·举痛论》所谓"怒则气上，喜则气缓，悲则气消，恐则气下，寒则气收，炅则气泄，惊则气乱，劳则气耗，思则气结"是讲引起气机失调或因于内伤七情，或因于外感寒热，或因于劳倦太过。临床所见气的病变不外以下6种情况：①劳倦内伤，或久病不复等所致的气虚，脏腑功能衰退，可见精神萎靡，倦怠乏力，自汗，面色白，舌淡，脉虚等症。②由情志内伤，或饮食寒温不适，或因外邪，或因痰浊等引发脏腑之气上逆所致的气逆，常见肺、胃和肝等脏腑气机升降失调，肺气上逆，可见咳逆，气喘；胃气上逆，可见恶心，呕吐，呃逆，嗳气等；肝气上逆，可见头痛头胀等。③由情志内郁，或痰饮、瘀血等实邪阻遏气机，或因气虚运行无力而郁滞等所致的气滞，以肺、肝、脾胃等脏腑为多见，肺气壅滞，可见胸闷；肝郁气滞，可见胁肋胀满；脾胃气滞，可见脘腹胀痛等等。④由于素体虚弱，或病久气耗，以致气的升举无力而下陷所致的气陷，可见脾气虚损，升举无力，疲倦乏力，腹胀满重坠，便意频频，或见脏器下垂。⑤由久病消耗而衰竭，大出血、大汗出等气随血脱或气随津泄等所致的气脱，可见面色苍白，汗出不止，全身瘫软，二便失禁，脉微欲绝或虚大无根等症。⑥由情志刺激，或外邪，或痰浊等闭塞清窍所致的气闭，可见气厥、痰厥等，具有发病急骤，突然昏厥、不省人事的特点。

气机失调与人的情志因素密切相关，肝主疏泄，调畅情志。主要是内伤七情，指人的喜怒忧思悲恐惊7种情志变化，突然或强烈或持久的情志刺激，超过了人的生理调节范围，才会导致疾病的发生。由《内经》所述可知，情志致病的病理特点主要是影响脏腑气机，从而导致气血运行紊乱而发病。肝主疏泄，具有保持全身气机疏通畅达、通而不滞、散而不郁的作用，肝气条达，则气血调和，心情舒畅。肝与各脏腑之间的关系极为密切："全赖肾水以涵之，血液以濡之，肺金清肃下降之令以平之，中宫敦阜之土气以培之，则刚劲之质，得为柔和之体，遂其条达畅茂之性。"（叶天士《临证指南医案·肝风》）肝主疏泄，五脏气机之通畅和调，多有赖于肝脏的条达正常，故肝为脏腑升降出入之枢机。若情志活动失常，常累及于肝，致使肝失疏泄，肝既病后不仅自身病变，且可下竭肾水，殃及于心，横克脾胃，上刑肺金从而导致五脏六腑的功能失调，疾病乃生。

"百病生于气"的疾病观，突出反映了中医学具有自然科学与人文科学的双重属性。医学研究和作用的对象是人的健康和疾病。而人则是精神和物质的共同载体，人不仅是自然的、物质的人，同时也是社会的、精神的人。从人生的健康与生老病死实际情况来看，导致疾病的因素除了物理、化学以及微生物等外界物质因素，更多的是心理、精神、情感等非物质因素。而"百病生于气"的疾病观，就是强调了人的精神、情志在疾病过程中的重要性，反映了中医学在认识人类健康与疾病方面不仅具有唯物史观的特点，也有唯心史观的意义。

治百病调气为要

气机调畅是机体生命的原动力，"百病生于气"的观点说明气机失调是疾病发生的基本病机，气机的升降出入失常，势必百病丛生。清代王三尊《医权初编》云："人之生死，全赖乎气。气聚则生，气壮则康，气衰则弱，气散则死。"因而在病理情况下，必须注重调节气机的升降出入运动，明代张景岳《景岳全书·诸气》指出"行医不识气，治病从何据"；"所以病之生也，不离乎气，而医之治病也，亦不离乎气。但所贵者，在知气之虚实，及气所从生耳"。即是强调治病以气机调畅为首要关键。临证诊病当察机体气机之虚实顺逆，才能抓住关键，对症下药。

《素问·至真要大论》云："气调而得者何如？岐伯曰：逆之从之，逆而从之，从而逆之，疏气令调，则其道也。"在疾病的治疗中强调"调气为要"的疾病治疗观，使气机升降出入失调归于相对平衡协调的正常状态，从而使气机的升降出入运动归于正常，以达到《素问·至真要大论》所云之"谨察阴阳所在而调之，以平为期"，则"正气存内，邪不可干"。在气机失调的情况下，注意调节气机升降出入运动，采取"补其不足，损其有余，实则泻之，虚则补之"的方法，使阴阳偏盛偏衰复归于相对平衡协调的状态，是"治百病"的基本原则。

人体五脏六腑之间既是一个整体，又有各自不同的生理特点。因此，气机郁滞的表现也不相同，调畅气机必须顺应其升降出入的特点，五脏具有贮藏精气的功能，六腑具有受盛、腐熟、传导水谷的功能。《素问·五脏别论》云："所谓五脏者，藏精气而不泻也，故满而不能实；六腑者，传化物而不藏，故实而不能满。"由于脏腑生理上的不同特点，使其病理上又各自具有特点，五脏病变易产生虚证，临床常见"虚气流滞"，因脏气之虚的功能不足导致的"痰瘀血水"病症。六腑宜通不宜滞，每因气机阻滞、传化失职而起病，故在治疗之中应以行气导滞之品疏通腑气，助其传化水谷，排除糟粕。叶天士云："六腑以通为用"，"六腑为病，以通为补"，故对于腑实证可酌情使用三承气汤为代表的通里攻下方剂以荡涤腑实，疏通腑气，使六腑气机通畅，恢复其正常的传化功能，从而达到六腑通而为用，降而为和。

基于"治病求本"的原则，"调气治百病"，以恢复机体的正常状态。在临床上气虚者，治宜"形不足者，温之以气"（《素问·阴阳应象大论》），可用温补阳气的方法，选用人参、黄芪之甘温益气，如黄芪建中汤等；气逆者宜降气，如肺气上逆之咳喘，常选用紫苏子、杏仁、厚朴、款冬花等；胃气上逆之呕吐、嗳气、呃逆，常选用旋覆花、赭石、法半夏、生姜、丁香等；气滞者应行气理气，脾胃气滞常用陈皮、厚朴、枳壳、木香、砂仁等；肝郁气滞常用香附、青皮、郁金、川楝子、乌药、小茴香等；气陷者当升举中气，用具有升提作用的药物，如黄芪、人参、白术、炙甘草等，方如补中益气汤；气脱者急当回阳救逆，如独参汤、四逆汤、回阳救急汤等；气闭者又当开窍为急。

人体津液的输布及排泄，依赖于气的升降出入。三焦为气和津液升降出入的通道，三焦的气化功能正常，气的升降出入调畅，则津液流通，水液不会滞留而无痰饮为患。如气机失调则气不化津，水液停滞，血行滞缓，而变生痰饮、瘀血，导致"痰饮瘀血"等病理产物在体内的瘀积，而痰饮、水湿、瘀血等病理产物又是导致疾病发生和复杂多变的病理基础，所以在疾病出现"痰饮瘀血"证候的治疗中亦以调"气"为首要，正如元代朱丹溪《丹溪心法·痰》所云"人之气道贵乎顺，顺则津液流通，决无痰饮之患"；"善治痰者，不治痰而治气，气顺则一身之津液亦随气而顺矣"。气行则水行，气行则血行，调气可以使痰饮、水湿、瘀血等病理产物在气的作用下而排出体外，从而使机体"阴平阳秘，精神乃治"。

"调气治百病"，实际上就是针对疾病恢复机体生命的自组织能力。生命的自组织能力就是能通过本身的发展和进化而形成具有系统的结构和功能，生命机体就具有天然的自组织系统。机体利用从外界摄取的物质和能量组成自身的具有复杂功能的有机体，包括调整气机升降出入失调治疗方法，在一定程度上能帮助机体自动修复病损，以恢复正常的生命功能。总之"百病生于气"是对人类疾病病因病机的高度概括，临床治疗疾病从气论治，可以抓住疾病的根本，真正做到"治病求本"。

糖尿病临证调气举要

糖尿病，中医称为消渴病，以多饮、多食、多尿、消瘦或尿甜为特征。中医学认为消渴病的发生与恣食肥甘、五志过极、禀赋不足、劳欲过度有关。《灵枢·五变》中论云："人之善病消瘅者……其心刚，刚则多怒，怒则气上逆，胸中蓄积，气血逆留，髋皮充肌，血脉不行，转而为热，热则消肌肤，故为消瘅。"可见情志改变、五志过极是消渴病发生的重要原因。同样，所欲不遂、情志郁结也是影响消渴病的重要因素，正如《临证指南医案·三消》中云："心境愁郁，内火自燃，乃消症大病。"

近年来，国内外对心身医学与心身疾病的研究进展很快，反映了传统的生物医学模式向生物-心理-社会医学模式的重大转变。心身医学认为，人具有生物性和社会性双重特征，是有思想、情感、意志行为和个性的完善生命体，人是世界上唯一具备"三维世界"的万物之灵——物质世界、精神世界、社会群体世界。糖尿病被列为内分泌代谢系统的心身疾病之一，它的发生、发展、预后转归与心理、社会因素密切相关。西医学认为糖尿病发病机理不明，某些个性特征被认为是糖尿病的易罹质，即中医学所说的禀赋不足易发消渴病；并与社会进步、生活方式改变密切相关。在现在竞争性社会条件下，社会压力增大，工作负荷超过心理承受能力，患病前生活事件刺激和由此引起的心理应激是糖尿病的"激发效因"，导致自主神经系统和内分泌代谢系统的变化，最终导致糖尿病的发生。即使在糖尿病过程中，心身因素的影响，也是糖尿病控制不良，产生慢性并发症的主要原因。

糖尿病是终身性疾病，控制不良易产生心、脑、肾、眼、周围血管病等慢性并发症。糖尿病患者出于对疾病可能的结局担心、对疾病疗效的担心、对长期治疗带来的经济问题担心及长期的限制和调整饮食等各方面均可导致糖尿病患者情感和意志行为方面的改变。患者首先是普遍存在抑郁情绪或焦虑反应，表现出情绪低落、沮丧、烦恼、焦虑、疑惧等，还可伴有躯体症状，如倦怠乏力、睡眠障碍、周身不适、胸痛腹胀、性格改变、适应性差等，糖尿病晚期还会出现记忆力下降、注意力难以集中、失眠、智力减退和精神异常。这些心身因素症状可以导致糖尿病血糖的波动，糖尿病长期控制不良，一方面易发生慢性并发症，另一方面也可以作为新的致病因素，导致其他的躯体疾病的发生。消渴病的发病与心、肝、肺、脾、肾五脏功能失常有关，消渴病的心身病证特别是与心、肝、肾等脏密切相关。中医学认为人的情志活动与内脏的功能状态有密切的关系，《内经》云"人有五脏化五气，以生喜怒思忧恐"，人体脏腑的病变可以表现为情志变化，影响气机升降失常，即所谓"怒则气上、喜则气缓、思则气结、忧则气聚、悲则气消、恐则气下、惊则气乱"。同时，各种不同性质的情志刺激也可以损伤脏腑，即所谓"怒伤肝、喜伤心、思伤脾、悲伤肺、恐伤肾"，进而扰乱气机，耗伤精气血津液，变生痰瘀，发为百病。心为"君主之官"，藏神，统摄魂、魄、意、志等人的精神活动；肝主疏泄，疏理气机，调畅情志；肾为先天之本，生髓出智，与消渴病的气机失调之心身病证表现关系最为密切。心肝肾功能失常，气机逆乱，五脏俱损，导致消渴病起伏迁延，变证百出，致残致死。

根据消渴病的气机失调病症表现，糖尿病并发症的产生往往和周身经络气血运行失常有关，消渴病阴虚燥热日久，伤阴耗气，气阴两虚，气虚运血无力，气虚运化无力，变生痰瘀，痰瘀蕴积日久，阴阳气血俱虚，痰湿郁瘀而致气血逆乱，气滞血瘀是常见的病理状态。所以，在糖尿病治疗上重视肝主疏泄，强调调畅气机，气血舒活；气行血循，则瘀祛郁通、热清痰消而保身全形，不易产生神经、血管等慢性并发症。临床常用 4 种治法。①调神行气：心藏神，为五脏六腑之大主，统摄怒喜忧思悲恐惊等七情变化，七情内伤导致消渴病气机失调之病证，必然伤及心神；同时又反过来影响脏腑功能，如此往来反复，恶性循环，导致消渴病迁延难愈。因此，调神行气是临床治疗消渴病气机失调病证的重要环节。②疏肝调气：肝主疏泄，调畅气机，调畅情志，肝疏泄太过或不及，是产生消渴病气机失调病证的重要原因。所以，疏肝调气为治疗消渴病气机失调之心身病症之要。③理气活血：情志致病，伤及脏腑，影响气机，气血失和，是导致心身疾病的主要原因，所以调理气血是治疗消渴病气机失调病症的重要环节。④畅气机祛痰瘀：痰邪是由水液内停而凝聚所形成的病理产物，痰浊为病，颇为复杂，见症多端，自古就有"怪病多痰"之说。在消渴病过程中，由于受情志等心身因素的影响，气机不畅，变生痰瘀，影响心藏神的功能，表现出系列气机失调之心身病症，所以畅气机祛痰瘀也是治疗消渴病气机失调病症的主要方法。

在临证糖尿病时调气多从肝着手，而脾胃为气机升降之枢纽，故疏肝理气、活血舒郁、清热祛痰的治法为治疗糖尿病所常用。临床常用四逆散、四妙丸加减，四逆散方中柴胡疏肝升阳，以宣达抑郁之气机；枳壳、枳实皆能下气破结，枳壳缓而枳实速，药力轻灵和缓善能拨动气机，重浊有力则可行滞破结，两药合用，兼理上下，不伤正气，与柴胡相合能升清降浊、调畅气机；白芍益阴养血，味酸性敛，与柴胡合而收散并用，疏肝理脾；白芍又能柔肝缓急，赤芍则可行血中之滞；配以甘草调和诸药，益气健脾，阳虚以炙甘草温养，热盛以生甘草扩阴。适用于痰热瘀郁引起的各种糖尿病慢性并发症疾病。临证若见胸中气滞，胸闷心痛，加香附、丹参或瓜蒌、紫苏梗理气活血，下气消胀；若脾胃气滞，症见脘腹胀满，心下痞闷，加香橼、佛手平治中焦，理气消胀；若见肠腑气滞，症见腹满便秘，加炒莱菔子、大黄行气导滞；若少腹气滞，疼痛不舒，加香附、乌药暖肝理气。

气，又称精气，是构成人体的基本物质，气的升降出入运动是人体生命活动的原动力；升降出入一旦止息，就会失去生命的原动力，人的生命活动也将停止，正如《灵枢·寿夭刚柔》中所述"形与气相任则寿，不相任则夭"。"百病生于气也"的观点说明气机失调是疾病发生的基本病机，气机失调是形成疾病的根源，所以在疾病的治疗中调"气"为首要，做到"治病求本"。糖尿病作为一种以气机失调为特征的心身疾病，在发病和病症方面气机失调之心身病症表现尤为突出，糖尿病的这些气机失调的心身病症是导致血糖波动、疾病控制不良的主要原因，中医学正是以其整体疾病观辨证论治消渴病，取得了令单纯降糖治疗无法比拟的疗效。"百病生于气"的疾病观，反映了中医学具有自然科学与人文科学的双重属性，强调了人的精神、情志在疾病过程中的重要性。中医学认识人类生命现象具有唯物史观和唯心史观的双重特点。

185　百病生于气对临床的指导

"百病生于气也"语出《素问·举痛论》，原文云："余知百病生于气也，怒则气上，喜则气缓，悲则气消，恐则气下，寒则气收，炅则气泄，惊则气乱，劳则气耗，思则气结。"从外感邪气、情志过激、过劳所伤之"九气为病"论述"百病生于气"的发病学观点，认为气机失调是疾病发生的基本机理，学者李国菁等认为，这一观点具有很高的理论价值和临床意义。

气是构成人体的基本物质

气，又称精气，本是中国古代对自然现象的一种朴素认识，《内经》将这种朴素的唯物主义观点引进医学领域，解释人的生理、病理现象，成为中医学的术语，赋予了新的内涵。中医认为气是构成人体的基本物质，并以气的运动变化来说明人的生命活动。《素问·宝命全形论》云"人以天地之气生"，"天地合气，命之曰人"，即指出人是"天地之气"的产物。明代张景岳《类经·藏象类》指出"气聚则生，气散则死，然则死生在气，而气本于精"。进一步阐明了气是人体生命活动的原动力，内而五脏六腑，外而筋脉皮骨、四肢九窍，皆须气的推动和充养，才能维持各自的生理功能。气与形体的有机组合，才使形体成为具有活力的生命体，这就是所谓"形存"；反之，如果这种有机组合的关系一旦破裂，那就是"气散"，气散则形体的生命力也就消失而死亡，这就是所谓的"形亡"。

气机调畅乃生命动力

气机即气的升降出入运动，贯穿宇宙一切生命活动的始终。人居"上下之位，气交之中"，人体的生命活动自然离不开这一规律。正如《素问·六微旨大论》所云"升降出入，无器不有"，亦如《素问·六微旨大论》所云"出入废则神机化灭，升降息则气立孤危，故非出入，则无以生长壮老已；非升降，则无以生长化收藏"。人体脏腑经络、气血津液、营卫阴阳，无不有赖于气机升降出入而相互联系，而人体的生命活动，内而消化循环，外而视听言行，无不是脏腑升降出入的体现。就五脏而言，心肺在上，主降，肝肾在下，宜升。其中肝之升发，肺之肃降为一对升降的两方面；心火下降，肾水上升，共同构筑成阴阳平衡体；脾胃居于中焦，脾气上升，胃气下降，为一身气机升降之枢纽。而六腑，虽传化物而不藏，以通为用，宜降，但在传化饮食过程中，亦有吸收水谷精微，化生津液作用，可见六腑亦是降中寓升。五脏六腑的气化正是在这种升已则降，降已而升，升中有降，降中有升的状态中，共同维系着这个机体的新陈代谢与动态平衡。

气机失调则百病丛生

气是构成和维持人体生命活动的精微物质，气机调畅，人即安和，气机失调，人即发病。大凡致病因素均先伤气而发病，故《素问·五运行大论》云"气相得则和，不相得则病"。清代薛雪亦指出"气之在人，和则为正，不和则为邪，故百病皆生于气也"。由此可见，气机失调则百病丛生。引起气机失调的原因众多，或因内伤七情，或因外感寒热，或因劳倦太过。

1. 七情内伤，损及于气　七情，指人的喜、怒、忧、思、悲、恐、惊 7 种情志变化，它是人体对客观外界事物和现象所作出的 7 种不同的情志反映,一般不会使人发病,只有突然或强烈或持久的情志刺激,超过了人的生理调节范围,引起相应脏腑气血功能紊乱,才会导致疾病的发生。情志太过,最易伤气。《素问·阴阳应象大论》云"人有五脏化五气,以生喜怒悲忧恐",说明了情志分属五脏,情志刺激必然影响五脏之气。任何一脏之气受到影响,都会波及与本脏较密切的脏腑之气,通过脏腑功能活动产生各种情志变化。

2. 过劳致病,消耗正气 劳则气耗,《素问·经脉别论》云"春秋冬夏,四时阴阳,生病起于过用,此为常也"。过度劳累,则能耗损人体脏腑之气,包括形劳、神劳和房劳 3 个方面。《素问·举痛论》云:"劳则喘息、汗出,内外皆越,故气耗矣。"疲劳过度,能使阳气外张,因此肺气不降而喘息,卫气不固而汗出,如长期过度疲劳,就会引起正气亏损,消耗精气,此乃形劳。长期思虑用脑过度,劳伤心脾,损伤肝血,诚如《三因极一病证方论·五劳证治》所云"以其尽力谋虑则肝劳,曲运神机则心劳,意外致思则脾劳",此乃神劳。房劳不节制,肾之精气亏虚,《景岳全书·论虚损病源》云"色欲过度者,多成劳损""精强神亦强,神强必多寿,精虚气亦虚,气虚必多夭",此乃房劳。

3. 六淫外感,侵犯于气 外邪入侵首伤卫营,气血为要。因《灵枢·营卫生会》云:"人受气于谷,谷入于胃,以传于肺,五脏六腑,皆以受气,其清者为营,浊者为卫,营在脉中,卫在脉外,营周不休,五十而复大会,阴阳相贯,如环无端。"营为血为阴,卫为气为阳;从营卫的循行和分布上来说,营行脉中,卫行脉外,营中有卫,卫中有营,外内相贯,如环无端,营卫相随,气血合和,共同完成人体的营养、防卫等功能。外邪入侵卫气奋起而抗邪,首伤营卫,实伤气血,导致气血失调,气机逆乱。

治百病调畅气机为要

气机失调既是百病之源,因此以调畅气机为基本治法,就能在临床各种复杂的证候表现中,抓住主要病机进行诊治,达到执简驭繁,治病求本的目的。

1. 人身诸病多有郁 朱丹溪云"气血冲和,万病不生,一有怫郁,诸病生焉"。此中之"郁",有功能和情志之分。所谓功能之郁,又有广义与狭义之别。广义之郁,是指宏观、整体范围内,气机升降出入的障碍;狭义之郁,是指局部、微观之郁,诸如外感之郁,郁在肌表,营卫受阻;内伤致郁,郁在脏腑,气血失和;久病怪病之郁,则气血痰瘀痹阻,脏腑功能受损。所谓情志之郁,一般而言,小病者轻郁,大病则重郁。而功能之郁与情志之郁关系密切,既相互联系,又相互影响。

2. 顺应脏腑气机特性 人体五脏六腑之间既是一个整体,又有各自不同的生理特点,因此,气机郁滞的表现也不相同,所以调畅气机必须顺应脏腑升降出入的特点,"调其阴阳,以平为期"。《素问·五脏别论》云:"所谓五脏者,藏精气而不泻也,故满而不能实;六腑者,传化物而不藏,故实而不能满。"五脏精气,宜藏不宜泻,当耗损不藏时,易产生虚证,故对于脏器亏损者宜补其气;六腑宜通不宜滞,每因气机阻滞、传化失职而起病,故在治疗之中应以行气导滞之品疏通腑气,助其传化水谷,排除糟粕。

3. 血水病变宜调气 气机失调会导致"痰、瘀、湿、滞"等病理产物在体内的瘀积,而痰饮、水湿、瘀血等病理产物亦是导致疾病发生和变化的病理基础,所以在疾病的治疗中调"气"为首要。《金匮要略·水气病脉证并治》指出"大气一转,其气乃散",张仲景认为,人体正气振奋,气机调畅,气行则水行,故其积水始散。元代朱丹溪《丹溪心法·痰》亦云:"人之气道贵乎顺,顺则津液流通,决无痰饮之患。"人体津液的输布及排泄,依赖于气的升降出入。三焦为气和津液升降出入的通道,三焦的气化功能正常,气的升降出入调畅,则津液流通,水液不会滞留而无痰饮为患。另《素问·调经论》云:"五脏之道,皆出于经隧,以行血气,血气不和,百病乃变化而生,是故守经隧焉。"由此可见,气行则血行,气行则可以解郁导滞,病理产物的堆积会壅塞经隧,所以调"气"时亦应宣通府气,开窍道,给邪以出路。

调畅气机治疗内科杂病举要

1. 便秘　是指粪便在肠内滞留过久，秘结不通，排便周期延长；或周期不长，但粪质干结，排出艰涩；或粪质不硬，虽有便意，但便而不畅的病症。中医认为，便秘病位在大肠，又与肝、脾、胃、肾、肺等脏腑气机失调密切相关。抓住调畅气机这一关键，采用疏肝气、宣肺气、理脾气、通腑气综合调治的方法，疗效颇为满意。

（1）疏肝气以畅气机：肝主疏泄，调畅气机，助脾运化，并疏利胆汁，输于肠道，促进水谷精微之吸收。王孟英云"肝气逆则诸气皆逆"（《温热经纬》），《医经精义·脏腑通治篇》亦云"肝与大肠通，肝病宜疏通大肠，大肠病，宜平肝为主"。脾胃功能之调畅，多赖于肝气之疏通。肝气条达，疏泄有度，则大便有常；若情志不遂，肝气郁结，则肺失宣降，脾气失运，大肠传导失职，三焦气机不利，肠腑不得宣畅而致便秘。故治疗时需注重调畅肝胆气机，临床习用四逆散以疏肝理气，肝气得舒，"木疏土则脾滞以行"（《医碥》），即是若兼见脾胃郁滞之象，亦可使气机得畅，则便秘自通。

（2）宣肺气以开上痹：肺为华盖，与大肠互为表里。华佗《中藏经》云："大肠者，肺之腑也，为传导之司，号监仓之官。肺病久不已，则传入大肠。"肺气的宣肃有助于大肠传导功能的发挥。肺主宣发，通调水道，输布津液，则大肠得以濡润；肺主肃降，肺气下达，则大肠传导正常。倘若肺失清肃，津液不能下达，可见大肠传导失职，糟粕内停，大便艰涩不畅，从而形成便秘。如《医经精义·脏腑之官》云："大肠之所以能传导者，以其为肺之腑。肺气下达，故能传导。"故治疗便秘应遵循丹溪"肠痹之治，以开肺气为先"之理，采用宣通气机、肃降肺气的方法，加入归经于肺的瓜蒌、杏仁、桔梗、紫菀、百合之类宣肺而助肃降，宣导大肠，使肺气得降，行气于腑，津液下达，腑通便调，出纳有序，寓"下焦治上""提壶揭盖"之意。

（3）理脾气以疏壅滞：便秘虽属大肠传导功能失常，亦与脾胃运化功能关系甚为密切。脾胃同居中焦，互为表里，脾主运化，胃主受纳，脾主升清，胃主降浊，为气机升降之枢纽。如《医学求是》云："升降之权，又在中气，升则赖脾气之左旋，降则赖胃气之右转也。"脾气升则水谷之精微得以输布，胃气降则水谷糟粕得以传化。脾升胃降，纳化正常，气机畅达，则五脏安和，六腑通畅。若脾胃升降失调，气机壅塞，饮食积滞停滞于中焦，一方面水谷精微不能敷布，糟粕不能下行；另一方面脾胃气机壅遏，胃肠呆滞，从而导致排便困难。治疗应不忘理脾行气，促进脾胃的升清降浊之功。

2. 消渴

（1）心肝火旺、肾阴亏虚为消渴的基本病机：消渴是指因禀赋不足、五脏虚弱、饮食不节、情志失调等引起的以多饮、多食、多尿、形体消瘦，或尿有甜味为特征的病证。历代医家大多认为肺燥、胃热、肾虚是消渴的主要病机。研习历代医贤论治消渴病，肝失疏泄，心肝火旺亦为消渴病发病的病机关键之一。如《灵枢·五变》云"人之善病消瘅者……其心刚，刚则多怒，怒则气上逆……转而为热，热则消肌肤，故为消瘅"，可见情志改变、五志过极是消渴病发生的重要原因。黄坤载在《素灵微蕴·消渴解》中称"消渴之病，则独责肝木，而不责肺金"。叶天士更是强调"心境愁郁，内火自燃"为消渴病重要的发病因素之一。对于消渴的治疗，丁甘仁主张心肝并提，云"心为君主之官，肝为将军之官，曲运劳乎心，谋虑劳平肝，心肝之阴既伤，心肝之阳上亢，消灼胃阴"（《丁甘仁医案·消渴》）。由此可见，从心肝论治消渴源流已久。

心主神，为君火，肝藏魂，内寄相火。倘若七情失调，心神受扰，或肝气郁结，郁久化火，心肝火熏灼，耗伤津液，故见口渴多饮。心肝与脾胃关系至为密切，火能生土，木能克土，故心肝罹病每每累及脾胃。若心火偏旺，母病及子，可致胃火炽盛；肝气怫郁既久，亦可移热于胃，胃火偏盛，则见消谷善饥。由此可见，肝失疏泄，心肝火旺，消灼阴精是消渴病的重要病理基础之一。尿频量多之缘由，亦因心肝火旺所致，心肝之火刑金，使肺虚不能制水于下，此其一也；肝气郁结，疏泄失司，此其二也；心肝火旺，肝肾同源，子病及母，心肾相交，水火既济，心火偏旺，下竭肾水，亦可致肾水亏损，水不能化气，气虚失摄，此其三也。其肺燥、胃热、肾虚多因木火刑金，移热于胃，暗耗阴精所致。故心肝火旺多为发病之始，肺胃燥热常属病证之标，肾虚为疾病转化演变的根本结果，心肝火旺、肾阴亏虚为消渴的基本病机。

（2）清肝泻心、滋阴润燥为消渴的基本治法：消渴病从心肝论治溯源于《内经》，弘扬于诸家学说。消渴的发生除与先天禀赋不足、五脏脆弱、饮食起居失慎外，尚与五志过极、七情失调的关系极为密切。心肝郁热（或火旺）实为发病之始，肺胃燥热应为受累后之标象，肾虚之由，亦为疾病转化演变的结果。基于以上认识，确立清肝泻心、滋阴润燥为治疗消渴的基本法则。临床以滋水清肝饮、泻心汤、百合地黄汤化裁，药用黄连、黄芩、炒栀子、柴胡、生地黄、知母、百合、天花粉、山茱萸、山药、丹参、茯苓、泽泻等组成清肝泻心汤，共奏清肝泻心，滋阴润燥之功效，主治口渴多饮、消谷善饥、尿量频多之消渴病，临证应用得心应手。

综上所述，便秘之疾，其病位虽在大肠，但传导失司涉及肝、肺、脾等多脏气失调，故治疗理应多脏调燮、综合治理。李国菁以疏肝理脾、宣肺通腑为便秘的通用之法，并自拟肠痹汤，药用柴胡、枳实、白芍、杏仁、紫菀、百合、玄参、生地黄、瓜蒌、麻仁、青皮、甘草等。该方具有宣降结合、下不伤正、润而不腻之功，使肝气疏、脾气行、肺气宣，则腑气自通，大便自调。

"百病生于气"为《内经》著名观点，在中医病机学上甚为重要，对后世有深远影响。随着现代医学的发展，人们对躯体疾病的病因和发病机制有了新的认识，近代研究表明，躯体疾病与情绪等因素密切相关，情志还可以通过影响神经-内分泌-免疫网络，使免疫功能降低而致病。所以尽管在临证中，疾病的因素错综复杂，疾病的过程千变万化，但只要充分理解"百病生于气"的理论，把握从气论治的原则，就能达到"谨守病机，各司其属，有者求之，无者求之；盛者责之，虚者责之。必先五胜，疏其血气，令其调达，而致和平"（《素问·至真要大论》）。

186　调气法辨治脏腑病证

调气治法的立法依据，来自《素问·至真要大论》"结者散之，留者攻之，逸者行之"。由于气是基础物质生化疏泄的动力，因此气行则血行、津行，气滞则血瘀、津凝，进而可致三焦升降出入失畅，脏腑功能失常，发生诸多病变。所以，理气、降气、行气、补气等调气治法的应用不仅仅局限于气滞证，在各脏腑调治中均有涉及。如能正确使用调气治法，对于改善机体内环境，增强机体祛邪能力，提高治疗效果具有重要意义。学者陈照云等对调气法治疗脏腑病证做了探析。

宣降肺气以调治肺脏

肺主气，司呼吸，外合皮毛，主宣发肃降，肺气以宣降为顺。肺正常的宣发功能，不仅使气外达以熏肤充身而为卫外之用，而且使津液敷布于体表而润泽皮毛。肺正常的肃降功能，一方面使气下行归肾，维持正常的呼吸功能，另一方面对津液的下行敷布、尿液的正常排泄起重要的调节作用。因此，肺的宣发肃降与维持正常的呼吸功能以及水液代谢密切相关。如因外感或内伤导致肺脏宣发肃降功能受阻，则出现表卫调节功能失常的外感证候，或宣发肃降功能失调而致的呼吸异常，或致水液代谢失常病证。运用调气药宣降肺气，恢复肺脏功能，可祛除表邪以解除表证，使气血津液升降出入协调有序。如麻黄汤，主治风寒束表，肺卫宣降失常证，方以麻黄配杏仁辛开苦降，宣肺卫之郁以逐邪，降肺气之逆以平喘，使肺气宣降有权，功能恢复正常，则表证可解，喘逆可平。《金匮要略》厚朴麻黄汤，主治饮邪迫肺、肺失宣降证，方以麻黄宣发肺气，厚朴、杏仁降肺气，配伍涤饮祛痰之品，使肺系功能恢复，饮去病除。《太平惠民和剂局方》中治疗上盛下虚、痰壅气逆、肺气不降之苏子降气汤，以紫苏子、前胡、厚朴、陈皮降肺祛痰平喘，配伍化痰温煦之品，使下虚得充，上实得泻，诸症自除。

调气以益心脏

心主血脉，血液在心气的推动下运行全身，以营养脏腑经络、四肢百骸。若为外邪所中，导致心脉瘀阻；或肺失宣降，不能助心行血；或肝失疏泄，肝气郁结，脉络失和，均可引起心脏病变。因此，在心脏调治中亦常配伍各种调气之法。

1. 补益心气　心气不足，无力推动血行，则发生全身失养病变，常用人参、炙甘草、五味子等为主，辅以开心益智、宁心安神、活血行气行津之品，共奏补心气、安心神、行气血、通津液之效。调气法在本类方剂中的应用目的，主要在于补气须防滞气，其次也有气行血畅之意。如《太平惠民和剂局方》之妙香散，治心气虚损证，方中佐木香疏畅气机，就是这种配伍方法。

2. 通阳宣痹　通阳宣痹是根据心阳痹阻病机拟定的治法。心阳痹阻是气血津液痹阻包络的病理改变。本证常因血运不畅，痹阻心脉，或少阳三焦与厥阴心包气机运行不利，或因痰饮水湿阻于三焦，形成气滞、血瘀、痰湿等闭阻厥阴包络，亦有因心阳虚损，不能鼓运血气，以致气结不通者。治之总宜通阳宣痹，复其心脉之常，组方中通常配伍理气药物，增强通阳之力。如《金匮要略》橘皮枳实生姜汤，治气痹胸阳，胸中气塞，短气等，重用橘皮疏畅气机，辅以枳实苦辛通降而令滞气下行，生姜辛温发散而令滞气外散，药仅3味，重在理气，气不郁结，则胸闷短气自消。枳实薤白桂枝汤，治气滞血郁、津凝痹阻胸阳之胸痹，以枳实、厚朴疏畅气机，瓜蒌、薤白涤痰泄浊，桂枝助气化而流通津气，通血脉而使血行畅旺，合而成方，呈通阳宣痹功效。

3. 活血调津　血行脉中，津行脉外，水津阻滞，可影响血液运行，血运不利亦能影响津气流畅，两者互为因果，形成瘀血痰凝证，治疗方多由活血、祛痰、燥湿、淡渗药物组成。因血瘀津凝，势必影响气机流通，因此，此类方剂常适量配入行气药物，以促进血运津行。如加减瓜蒌薤白汤，主治胸阳不通、血瘀痰凝之胸痹，方以瓜蒌、薤白涤痰泄浊，开胸散结，桂枝、白酒振奋心阳，桃仁、红花活血行瘀，宣通脉络，郁金、香附调畅气机，俾气机通畅，瘀血得行，痰浊得祛，而脉络通，疼痛止。

4. 解毒散结　诸痛痒疮皆属于心。外科疮疡疔疖，凡呈红、肿、热、痛特征者，均由热毒壅结所致。热毒壅结于脉络腠理，导致营卫稽留不通，形成气滞、血郁、痰结则是疮疡发生的病机。根据热者寒之、结者散之的治疗原则，多选用清热泻火、解毒消痈之品组方，适当配入理气药，以疏畅气机及透达腠理毛窍，配合活血、化痰散结之品，以保持气血津液流通，促进热毒疏散。如《妇人良方》之仙方活命饮，治疮疡肿毒初起，红肿热痛，多因外感热毒，营卫不和，经络阻塞，气血凝滞而成，方中金银花、天花粉、甘草、防风、白芷疏散风热，清热解毒，配伍陈皮理气化滞，与活血行气之当归尾、赤芍、乳香、没药同用，共奏清热解毒、行气活血、消肿溃坚之功效。又如《保命集》中的内疏黄连汤，主治热毒蕴结、气血壅滞所致之痈毒肿硬，发热烦躁等症，方以黄芩、黄连、栀子清热解毒，连翘、薄荷、桔梗、甘草透达邪热，槟榔、大黄通利二便，清中寓通，内疏积热，佐以木香、槟榔行气，当归、白芍调血，使热邪得以内疏外达，气血调畅，痈毒庶可向愈。

5. 清热开窍　温邪上受，首先犯肺，稽留不去，若由少阳三焦逆传心包，炼液为痰，痰浊上蒙而神为其蔽，火热上炎而神受其扰，遂呈神昏谵语，身热烦躁之热入心包证。治此证，法当清热开窍，常选清热解毒、辟秽化浊、芳香开窍、重镇安神之品为主，并适当配伍理气药物，如麝香、冰片、郁金、丁香、木香、沉香、安息香等，以疏畅气机，通其三焦闭阻，恢复气机升降，增强祛邪与通窍之功。如《太平惠民和剂局方》之至宝丹和紫雪丹，前方配伍安息香、麝香、冰片辟秽利气以开闭阻之窍，后方配伍麝香、木香、丁香、沉香，一可芳香开窍，二可疏泄郁火，三可调畅气机，使逆上之邪随诸气下降。如《敬修堂药说》之小儿回春丹，《霍乱论》行军散等方，亦有理气法的运用。

6. 温通开闭　本法适于中寒气闭证。中寒气闭是因寒邪引起气机突然闭阻的病变。治疗此证，当以辛香走窜、行气化湿药物，祛其寒结，开其闭阻，俾寒散气通，清阳升，浊阴降，升降复常，庶可回苏。常选用芳香开窍的麝香、冰片醒脑回苏，疏畅气机的苏合香、木香、丁香、沉香、檀香、香附之属调理五脏之气，共呈温通开闭之法。如《太平惠民和剂局方》苏合香丸、《鸡峰普济方》七气汤、《医方考》五磨饮子等。

7. 涤痰开窍　涤痰开窍是根据痰湿阻窍病机拟定的治法。痰是导致清窍被阻的原因，而痰浊之所以能上阻清窍，则是因痰随气逆使然，因此，气逆在痰湿阻窍病机中占有重要地位。治疗此证，法当涤其痰浊，开其窍闭，痰浊涤除，机窍不为所阻，神明不为所蔽，则神智可清，理智可复。本类方剂常由化痰涤垢的天竺黄、苦竹沥、风化硝、制天南星、制半夏、牙皂、白矾及芳香开窍的麝香、冰片、石菖蒲等，合调气的陈皮、枳壳、木香、郁金、沉香之属组合而成。因津液运行全身，有赖气为其帅，痰浊上蒙清窍，亦因痰随气升，所以，每配调气降逆药物，有气降则痰降，气行则湿化之意。如《广温热论》太乙紫金丹，主治霍乱、暴厥、癫狂及暑瘟之邪弥漫熏蒸，神明昏乱危急诸证，方以山慈茹泻火解毒、涤痰散结，千金子行水破结，大戟泻水利便，雄黄消解痰涎，四药以毒攻毒，峻泻痰水，令痰水祛则三焦无阻，复有麝香、冰片、苏合香、安息香、白檀香开窍化浊利气，则五脏六腑、表里上下的津气无处不通，津气无滞则茅塞顿开而百病自解。

助气化以调肾脏

肾藏精，主骨生髓，内寓元阴元阳，宜于封藏固密，藏而不泄。肾又主水，水得蒸化为气，才能运行不息，以成其用，也只有气化正常，体内所余废水才能排出体外，不致停蓄为患。所以，肾脏病变主要表现为肾精病变和水液失调两方面。肾精病变主要采用补肾滋阴、温补肾阳、阴阳双补、固肾涩精、补肾固冲、补肾纳气等治法。由于肾精病变多由肾之不足，封藏失职而致，而肾以封藏固密为本，所以在这些治法中理气法的运用较为少见。但水液在体内的生化、输泄，却与肾阳的气化有着密切关系，肾失气化，主水无权，则水液运行失调。肾阳虚损，气化不及，水湿停滞，则会出现水肿、尿闭等表现。这类病变，当治以温阳行水法，常用温阳功能较强的肉桂、附子为主，以淡渗水湿的茯苓、猪苓、泽泻之属为辅，或兼配补气、调血、健脾、宣肺之品，并配伍行气药物以行气分壅滞，促进水液运行。如《朱氏集验方》加减五苓散，主治湿凝气阻所致的水肿、胸腹胀滞、阳虚水停，方以肉桂温肾化气，恢复肾的主水功能，白术运脾除湿，白豆蔻醒脾化湿，丁香温中行气，恢复脾胃健运，猪苓、茯苓、泽泻淡渗利水，通调水道，七药同用脾肾同治，温阳行水。因水停三焦，阻碍气机，故配木香、槟榔行破三焦滞气，白豆蔻兼走上焦，开泄肺气，丁香温中散寒，健运中气，沉香直达下焦，散其寒气，三焦和调则滞塞可开，滞塞一开则胀满可除，气行水行，则水肿可消。

理气、行水以调三焦

1. 理气开郁，通畅三焦 三焦内连脏腑，外通皮毛，上达巅顶，下至于足，是卫气升降出入之道路。卫气的升降出入有赖于五脏功能的协同配合，即肺气的宣降、脾胃的升降、肝胆的疏调、肾气的摄纳，才能畅通无阻。若外感风寒，外束肌表，卫气出入受限，进而导致肺失宣降，脾胃升降乖戾，肝胆疏泄被遏，则出现表证兼见胸胁胃脘胀满不适的三焦气郁表现。治疗该类证候，宜于解表剂中配伍柴胡、香附、陈皮、紫苏叶、枳壳、木香等药物，舒畅三焦气机，恢复气机升降出入，既有利于恢复脏腑功能，又有利于祛除外邪。如《太平惠民和剂局方》香苏散，主治外感风寒，内有气滞，出现表证兼见胸脘痞闷，不思饮食，以紫苏叶开肺郁，醒脾胃，配陈皮畅气醒脾之力更强，以香附疏肝理气，令其条达，3 药兼顾三焦，三焦通畅而痞闷自消。又如《朱氏集验方》省风汤主治风寒湿 3 气著于体表，手足麻痹，头重偏疼，起居眩晕，四肢倦怠，足胫缓弱，掣痛无时，此证基本病机是风寒湿侵犯少阳三焦，导致津气失调，气郁津凝。方中以木香行三焦滞气，陈皮畅中焦脾气，乌药疏下焦肝气，3 药相配，三焦气郁得开，升降出入无碍，与它药同用，则风邪痰湿无存身之所矣。

2. 泻下逐水 水停三焦，以水肿臌胀为主要表现。水饮停聚胸腹，形气俱实，当务之急在于逐水。此法常选用逐水力强的甘遂、大戟、芫花、葶苈子之属，配泻下的大黄、槟榔、牵牛子，酌配厚朴、木香等行气之品以疏导三焦，达气行水行之效。如《景岳全书》舟车丸，治阳水实证，水肿水胀，形气俱实，以甘遂、大戟、芫花峻下逐水，牵牛子导水于前阴，大黄攻逐于后窍，水液内停，影响气的流通，故以疏肝破结之青皮、理气和胃之陈皮、疏导三焦之木香、槟榔，以助恢复气的正常运行，而使停水一泻无余。又如《济生方》疏凿饮子用大腹皮、槟榔，《又用全书》神应散用广木香、槟榔，均有加强逐水效力的作用。

降气以调肠腑

1. 苦寒泻下 苦寒泻下是针对阳明腑实证拟定的治法。阳明俯实证是因热结、津亏，燥屎阻于肠道而为病，燥屎阻滞，气机不畅，是本证的主要病机。法宜苦寒泻下，常用大黄、芒硝、牵牛子泻热荡结，用枳实、厚朴之属行气宽满。如大承气汤、小承气汤、调胃承气汤等。

2. 润肠通便 素体阴虚，或产后失血，或热病后期，津亏虚乏，肠道失濡，大便干燥，结滞难下，治当润肠通便，在选用滋阴润肠之品的同时，适当配伍枳实、枳壳、厚朴、陈皮等理气药物，有助于通畅肠腑气机，推导助运。如《伤寒论》麻子仁丸、《世医得效方》五仁丸、《沈氏尊生方》润肠丸等。

调气药的应用十分广泛，恰当运用可发挥诸如理气、降气、行气、补气等功效，而针对肺、心、肾、三焦和肠腑等不同脏腑或不同病变部位的病证进行治疗，则其均不外为调气之治。值得注意的是，运用理气、降气、行气、补气等调气治法，应结合不同病位与不同脏腑病证的临床表现，辨证用药，据证处方，方收良效。

187　经方配伍中调气的应用规律

经方历经筛选，有着确切的临床有效性和实用性，乃"方书之祖"，是后世方剂发展的典范，能集中反映中医治法及药性理论之精华，具有扎实的现代药理实验研究基础，而经方的配伍意义研究，对中医理论与临床应用有着重要的研究必要性，学者牛菲等探析了经方配伍中调气法的应用，认为气机升降是人体生命活动的一种形式。气之在人，无所不至，气之燮和，疾无从生，病之由者，不离乎气，疗疾却病，贵在调气。《伤寒论》中气机升降出入是辨症求因、审因论治、组方遣药的一个重要理论依据。

开闭升散，肃降通调

经方以麻黄汤为用治太阳伤寒首方，用于寒邪束表，肺失宣降。方中以麻黄、甘草同桂枝引出营分之邪气，达之肌表，辛开启闭，取其辛以发汗散邪外出，而为顺应肺之肃降和防耗散太过，佐以敛降之品杏仁，泄肺利气，使升降结合，既升散寒邪，又肃降通调肺气。

桂枝汤中桂枝与芍药配伍，桂枝解肌发表，外散风寒，内有芍药益阴敛营。桂芍相合，一治卫强，一治营弱，散中有收，开中有合，使营血得和，表证得解。

五苓散为治太阳经腑同病之蓄水证，膀胱气化不利，实则膀胱的升降失调，上不能承津而致消渴，在下气化失司而致小便不利，方中以桂枝通阳化气，解散表邪，主升散；又重用泽泻、二苓导水下行，恢复膀胱的气化功能，利水下行中又可散表邪，助气化，肺卫、膀胱均得以疏利，升降有序，则诸证得以解除。

小青龙汤治寒饮射肺，其病机既关系到肺胃之气不降，又涉及膀胱气化不行，见证虽多，总属外寒内饮，治法以外散风寒，内化水饮为主。方中以麻桂姜辛以辛散寒邪水饮，同时用了调理肺胃升降之药，麻黄之平喘气，半夏之化饮降逆；佐入五味子、白芍之敛肺止咳，甘草之和中，防辛散太过。如此一散（出）一收（入），相反相成，并行不悖。如方有执称"水寒相搏，干姜、半夏、细辛所散之。然水寒欲散而肺欲收，白芍、五味子者，酸以收肺气之逆也"。

仲景在组方配伍中将气机调节视为组方配伍的一个重要法则，"开闭升散风寒，肃降通调肺气"的证治法贯穿于整个《伤寒论》太阳经病证中，将《内经》关于气机失常之理论发挥且应用到中医临床实践中。

疏利少阳，调达升降

少阳主枢，以小柴胡汤主治少阳枢机不利，和解表里。方中柴胡"能升能降"，"其升也，举肝脾之陷；降其也，平胆胃之逆"。本方用柴胡疏利肝胆而解表、黄芩清解少阳而治里为主；佐半夏、生姜和胃降逆而助疏解；人参、大枣、甘草"以补正气而和中，使邪不得复传入里"益气补中，调和营卫，诸药相伍，疏利少阳，调达升降，宣通内外，和畅气机，全方具有"疏利三焦，调达上下，宣通内外，和畅气机的作用"，使"上焦得通，津液得下，胃气因和，身戢然汗出而解"。

除治疗少阳本经之病外，少阳兼太阳，兼阳明或者三阳并见时，亦多用小柴胡或其衍变方。如少阳兼太阳之柴胡桂枝汤，兼阳明之大柴胡汤，柴胡加芒硝汤，误下邪扰三阳、烦惊谵语之有柴胡加龙牡汤等，都是在小柴胡汤和解表里的基础上随证化裁，都是从疏利少阳，调达升降气机着手，皆因"少阳枢机具有疏通、调节表里内外的作用；枢机表里之邪得以透达，其病自愈"。人身阳气，由肝胆而升，从肺胃而降，邪客少阳，则升降不利，三焦是气机升降的道路，三焦气道不利，影响气机升降失常，为少阳病机的主要方面。

浊阴得下，清阳得升

阳明、太阴分属于阴阳两经，二者互为表里，关系密切。阳明胃（大肠）喜润恶燥，"传化物而不藏"，其气以降为顺，以通为用。外邪传致阳明，寒从燥化，实热与积滞结于大肠，形成阳明腑实证，以大承气汤治疗。究其机理缘于腑气不通，燥热内扰，影响胃和大肠的通降而致阳明腑证，实热内结而燥屎不下，浊阴上扰心神，继而妨碍肺之宣降。所以临床可见潮热、谵语、大便难、喘而腹胀满等症。短气而喘的肺气失调的表现，方中用芒硝大黄虽能泻热荡实，更须重用枳实厚朴调理气机，以"厚朴升膀胱之水，而使之上承，亢火以交于肺；枳实降肺中之气，而使之下行，亢火以交于膀胱；用生军泻心肺中之亢火，而使之下出于大肠；用芒硝化胃中之燥结，而使之直达地道耳"。燥热去，腑气以通，则诸证自愈。显而易见，用大黄、芒硝之类使浊阴得下，清阳得升，承顺六腑通降之性，正是仲景以"承气"名方的用意所在。

顺接阴阳，顺而调之

厥阴肝主情志，足厥阴肝与胆相表里，主全身气机之疏泄条达，包括脾胃升降、三焦气化、气血循行等；手厥阴心包属心系络三焦，为心肾相交通路，精血化生纽带；厥阴又居三阴之末，阴尽阳生、极而复返，故称之阴阳交接枢纽。厥阴调顺，气血循行通畅，既能上焦清和、下焦温暖，又能阴阳连贯、四肢温和。反之，肝气不调，扰乱他脏，可致"其人或咳，或悸，或小便不利，或腹中痛，或泄利下重"，心气不和之心悸、肺气失降之喘咳、脾气失理之下利、阳气失达之腹痛、膀胱气化失司之小便不利、大肠之气失调之泄利下重等。病理上见阴阳失和，气血循行紊乱，出现阴阳胜复、寒热错杂的特点，往往"阴阳气不相接，便为厥"等。而四逆散治阳郁厥逆的代表方剂。肝气郁结，失于疏泄，阳郁不伸，故而四肢厥冷；肝郁土失疏利，脾气壅滞不运，升清不当，故而腹胀满，或泄利下重。其方善疏肝理脾，以恢复肝脾升降功能。方中以柴胡升少阳之清；枳实降阳明之浊；白芍、甘草，调和肝脾，升降既顺，阳气即伸，邪亦透发，全方疏畅气机，透达阳郁，共奏疏肝解郁、调和肝脾之效。

肝主升，胃主降，肝升胃降则气机平和，中土安康。若"食谷欲吐"（245条），"吐利，手足逆冷，烦躁欲死"（309条），"干呕，吐涎沫，头痛"（377条），前者因肝寒犯胃，浊阴上逆，胃失和降，干呕、头痛以巅顶为甚，用吴茱萸汤暖肝温胃，散寒降逆，方中以吴茱萸苦辛大热，功专暖肝温胃，散寒止痛，降逆止呕，以恢复肝升胃降的正常功能。肝得暖，胃得温，则肝主疏泄，胃主通降的功能得以恢复。后者"心下痞硬，噫气不除"（16条）为肝逆犯胃，胃虚痰阻，治用旋覆代赭汤，以和胃化痰，都是祛除有形之邪，气机升降和谐。可见，实现肝之疏利与脾之升清，核心是气机升中有降，升降和谐，疏通畅达，生机勃勃，此为人体气机升降的重要内容。

上下相交，水火既济

心属火，肾属水，心火下蛰于肾，肾水上奉于心，心肾以三焦为通路，上下相交，水火既济，为气机升降的根本所在。病理上水火升降失常，出现肾水不能上济为主的心火亢盛和心火不能下煦为特征的肾水泛滥证。前者"心中烦，不得卧，黄连阿胶汤主治"（303条），方中除了以黄芩、黄连折降心火，更加阿胶、鸡子黄交通心肾，柯韵伯云："用芩连以折心火，用阿胶以滋肾阴，鸡子黄佐芩连于泻心中补心血，芍药佐阿胶于补阴中敛阳气，斯则心肾交合，水升火降，是以扶阴泻阳之方，而变为滋阴和阳之剂也。"后者"心下悸，头眩，身瞤动，振振欲擗地"（84条），"腹痛，小便不利，四肢沉重疼痛，自下利者，此为水气，真武汤主之"（316条）。柯韵伯云"用真武汤者，全在降火利水"，心火下达，肾水得制，则诸证自除。此外，苓桂甘枣汤证、桂枝加桂汤证、猪苓汤证等，皆有心肾气机升降失常的病理机制，其治疗以心火能下温于肾，肾水能上济于心，心肾相交，气机升降通调为目的。

气机升降的病机贯穿于整个《伤寒论》六经病证中，不论外感六淫，内伤饮食，还是失治误治，均可导致气机升降失调。调理人体气机升降符合阴阳相成之自然规律，气机升降是人体生理活动的重要体现。以上所述虽不是仲景经方配伍的全部思想，但却可以充分反映出其在治疗上针对各经各脏腑气机失调的不同特点，顺应其升降而定的配伍基本原则。以《伤寒论》六经所代表的手足十二经、五脏六腑其都有升降，仲景抓住脏腑间升降出入的有机联系，针对人体不同的病变部位和病势趋向，在组方选药上注重以出入调升降，以升降调出入，寓升于降，寓降于升等配伍机制。

188 《卫生宝鉴》中的调气法

罗天益，字谦甫，师从易水学派李东垣，晚年精心编撰《卫生宝鉴》，汇聚其毕生医学理论精粹。成书于 1283 年，全书 24 卷 30 余万字。书中既有对《内经》《难经》《伤寒论》《金匮要略》等中医经典理论的阐发，又有自己对易水学派学术思想的阐述，还有临证医案的总结。学者李永红等在研究其临床学术思想方面，从易水学派医学顾护脾胃、重视元气为出发点，对书中调气法的特点进行总结和探讨。

罗天益作为李东垣弟子，整理刊出李东垣医学著作，对传播东垣学术思想起到重要作用。李东垣论述劳倦伤及脾胃，着重阐述内伤热中证。而罗天益则结合临证治验，在《卫生宝鉴》中进一步提出劳倦所伤，以温补脾胃为主，主张温中健脾必以甘热、散寒温胃必以辛热，甘辛相合则脾胃健，荣卫通，津液自行。方药并不局限于东垣益气升阳诸方，而扩大使用了历代名方如建中汤、理中汤、四君子汤、枳术丸等，并在此基础上创立新方，对临床有着重要的指导作用。中医理论认为脏病难医，腑病易治。阴阳偏亢则易生病，脏腑积热可导致阴虚阳亢。饮食之物入腑，运化失常病邪入侵，一旦入脏则病重难治，神无所依。《难经·五十四难》云："脏病所以难治者，传其所胜也；腑病易治者，传其子也。"《卫生宝鉴》云："邪气中脏，病之极矣。今言五脏俱有邪毒。则神将何依……且阴阳偏胜则疾，果三焦积热，是阳亢阴绝，岂有得生之理哉。"

罗天益指出，养生之道在于顺四时，调阴阳，保护脾胃阳气。《卫生宝鉴》云："故智者之养生也，必顺四时，适寒温，和喜怒而安居处，节阴阳而调刚柔，如是则邪僻不至……顺之则阳气固。虽有贼邪。弗能害也。"如果饮食失调，损伤脾胃，则会造成脾胃受损，病从中来，甚至加重体内的宿疾。"失之则内闭九窍，外壅肌肉，卫气散解。此谓自伤，气之削也……惟当先养脾胃之气，助阳退阴，应乎天道以使之平"。

罗天益将保护脾胃元气作为防病治病的原则，在临证诊治中遵循此法。日常生活中失于调理就会造成气的损伤，导致疾病的发生。《卫生宝鉴》云："脾胃一衰，何病不起。此诛罚无过，是谓大惑，无病生之，有病甚之……饥则损气，饱则伤胃，劳则气耗，逸则气滞。"根据不同的病因病机，其治疗方法也有所不同。"其证不同，治法亦异。盖劳者温之，损者补之，逸者行之，内伤者消导之"。

食滞通胃气

罗天益根据《内经》胃肠功能的理论加以阐述发挥，指出饮食失节，脾胃功能失调，引起气机升降失常而导致疾病的发生，严重者甚至可危及生命。如果饮食过量，损伤脾胃，轻者只需节食；重者需要消导化滞之药来疏理胃气。"饮食自倍，肠胃乃伤"，出自《素问·痹论》。《素问·五脏别论》云："六腑者，传化物而不藏，故实而不能满也。所以然者，水谷入口则胃实而肠虚，食下则肠实而胃虚。"罗天益指出如饮食过量，肠胃俱实。胃气不能腐熟，脾气不能运化，三焦之气不能升降，故成内伤。如果伤之轻微，只要减食几日，食物得以消化；若伤之稍重以消食药物调理；伤之大重以药物通滞导下。《卫生宝鉴》云："更虚更实，此肠胃传化之理也。今饮食过节，肠胃俱实，胃气不能腐熟，脾气不能运化，三焦之气不能升降，故成伤也……大抵内伤之理，伤之微者，但减食一二日，所伤之物自得消化，此良法也。若伤之稍重者，以药内消之。伤之大重者，以药除下之。"《卫生宝鉴》中一则医案，一年冬天，罗大夫诊治一个 30 多岁的军人，因打猎吃烤兔肉过多，傍晚归营后又喝了牛奶一大碗。当天夜里腹胀如鼓,心口疼痛烦闷,坐卧不定。欲吐不吐,欲泻不泻,心神不定,手足无措。诊其脉气口大一倍于人迎,乃应食伤脾之候;右手关脉有力,干肉得牛乳之湿,因此滞满于肠胃。肠胃乃伤,非峻急之剂则不能去。遂以备急丸五粒,觉腹中气动,却未利下。又服五粒,加无忧散五钱。过了一会大吐,又腹泻十余次。都是食物残渣与清水相合而下,约二斗余。腹中自觉空荡畅快,渐渐气息调顺。次日进食少量稀粥。3日后再以参术之药调其中气,7日而愈。

湿盛补脾气

中医学认为,人之精气源于胃之受纳,得胃气则生,无胃气则死。《素问·平人气象论》云"平人之常气禀于胃,胃者平人之常气也,人无胃气曰逆,逆者死"。湿邪可致腹满、肠鸣、溏泄等病证。《素问·气交变大论》云"湿气变物,病反腹满肠鸣溏泄,食不化"。罗天益据此用除湿导滞之法来治疗胃弱湿盛。《卫生宝鉴》一则医案记载,五月间阴雨不止,患者许先生年五十八。面目肢体浮肿,大便溏多,腹胀肠鸣时痛,饮食短少。诊脉弦细而缓。患者自己叙述年轻时曾服牵牛、大黄等药物,时有浮肿。今因阴雨连绵旧病复发。罗大夫认为,人体营运之气出自中焦。胃气弱不能布散水谷之气荣养脏腑经络皮毛,气行而涩为浮肿。大便溏多而腹肿肠鸣,皆湿胜之象。患者曾服牵牛、大黄为一时之快,不知其为终身之害。遂用平胃散加白术、茯苓、草豆蔻为方养胃化湿。数剂而愈,饮食增进。继续用导滞通经汤治面目手足浮肿,健脾除湿。《素问·至真要大论》云:"湿淫于内,治以苦热,佐以酸淡,以苦燥之,以淡泄之。"陈皮苦温,理肺气,祛气滞,故以为主;桑白皮甘寒,去肺中水气水肿腹胀,利水道,故以为佐。木香苦辛温,除肺中滞气;白术苦甘温,能除湿和中,以苦燥之;白茯苓甘平,能止渴、除湿利小便以淡泄之,故以为使。

养正除积气

中医认为,治疗疾病要针对病因,采用相应的治法。《素问·至真要大论》云"坚者削之,客者除之,劳者温之,结者散之,留者攻之,适事为故"。金代张元素治疗内伤杂病,"先补脾胃之弱""而后化其所伤"。强调养正以补养胃气为主,创枳术丸治痞消食强胃。"白术者,本意不取食速化,但令人胃气强实,不复伤也"。罗天益将"养正积自除"这一理论加以继承和发挥,指出治疗疾病必先调养,待荣卫充盛则邪实自消。如果真气不足,邪气积聚不散。此时培补正气,体内清明,邪气自退。如满座君子,小人无地自容。《卫生宝鉴》云:"洁古老人有云,养正积自除。犹之满坐皆君子,纵有一小人,自无容地而出。今令真气实,胃气强,积自消矣。洁古之言,岂欺我哉。"医案记载,患者年十九岁,病积滞,左连胁脐腹胀如鼓,布满青筋,喘不能卧。时值暑天阴雨,下利不消化食物,午后潮热,夜有盗汗。其脉浮数,按之无力。凡治积非有毒之剂攻之不可。今脉虚弱则不宜常法治之。遂用渗湿益胃之剂治疗,月余则愈。《素问·六元正纪大论》云:"大积大聚,其可犯也。衰其大半而止,过者死。"虚中有积者不可过用导滞攻下之剂。明代张景岳指出,积聚之证若属虚者,不能只用攻邪之法,而是要以正气为主。《景岳全书》云:"凡脾肾不足,及虚弱失调之人,多有积聚之病。盖脾虚则中焦不运,肾虚则下焦不化,正气不行,则邪滞得以居之……若此辈者,无论其有形无形,但当察其缓急,皆以正气为主……此所谓养正积自除也。其或虚中有滞者,则不妨少加佐使……若积聚渐久,元气日虚,此而攻之,则积气本远,攻不易及,胃气切近,先受其伤,愈攻愈虚,则不死于积而死于攻矣……故凡治虚邪者,当从缓治,只宜专培脾胃以固其本,或灸或膏,以疏其经,但使主气日强,经气日通,则积痞自消。"

辛热补中气

罗天益应用中医理论"甘温除热"法，寒在内治以甘温药物，佐以苦辛之品。《素问·至真要大论》云"寒淫于内，治以甘热，佐以苦辛"。《卫生宝鉴》记载，患者李氏，因看望父母未能成行，情绪波动加之劳役，导致四肢困倦，时作腹痛，不欲食，食即呕吐，气弱短促，怠惰嗜卧。有医生解表发汗，又以大小柴胡之类治之，至十余日之后病证愈剧。爪甲微青黑色，足胫至腰如冰冷，目上视，咽嗌不利。小腹冷，气上冲心而痛，呕吐不止，气短欲绝。其脉沉细而微，不见伤寒之证，此属中气不足。妄用发表攻里，中气愈损。给予以辛热之药一剂，当夜身体渐温。第二天早上食粥，又煎服一剂。因大便不通其他医生给其服用脾约丸通便，患者精神更差，反复呕吐。罗大夫指出，前证用大辛热之剂，阳生阴退而愈。后误用大黄之剂下之，寒不除而转生他证。仍以辛热药温之而愈。附子、干姜辛热，助阳退阴故以为君。丁香、藿香、白豆蔻、益智、茱萸辛热，温中止吐，用以为臣。人参、当归、白术、陈皮、白芍、炙甘草苦甘温，补中益气，和血脉，为佐使。

胀降浊气

罗天益总结中医理论浊阴之气当降不降而致腹胀，治疗上应当以健运脾胃为先，再加上理气消食药物。《素问·阴阳应象大论》云"清气在下，则生飧泄；浊气在上，则生䐜胀"。《卫生宝鉴》腹胀病例。一位妇人因劳役饮食失节，加之忧思气结，病心腹胀满。早晨饮食则呕，傍晚不能进食，两胁刺痛。其脉弦而细，清阳不升，浊阴不降，阴阳之气逆乱则腹胀，胸胁不适。《灵枢·五乱》云"清气在阴，浊气在阳，营气顺脉，卫气逆行，清浊相干，乱于胸中，是谓大悗"。在治疗上可根据《内经》"脏寒生满病"，采用艾灸温热除寒之法治疗。《素问·异法方宜论》云"脏寒生满病，其治宜灸焫"。罗大夫认为，大抵阳主运化精微，聚而不散，故为胀满。先灸中脘胃募，引胃中生发之气上行，次以木香顺气汤助之。空腹服药，忌生冷硬物及怒气，数日乃愈。《素问·至真要大论》云"结者散之，留者攻之"。柴胡、升麻苦平，行少阳阳明二经，发散清气，运行阳分为君。生姜、法半夏、白豆蔻、益智仁辛甘大温，消散大寒为臣。厚朴、木香、苍术、青皮辛苦大温，通顺滞气。当归、陈皮、人参辛甘温，调和荣卫，滋养中气。浊气不降以苦泄之。吴茱萸苦热泄之者也。气之薄者阳中之阴。茯苓甘平，泽泻咸平，气薄。引导浊阴之气自上而下为佐使。各药气味相合，散之泄之，上之下之，使清浊之气，各安其位。

虚热补中气

罗天益认为补益之法因人而异。补可去弱，对于虚热之证，不宜用苦寒泻火之法，而应补益中气。《素问·至真要大论》云"劳者温之，损者益之"。《素问·阴阳应象大论》云"形不足者，温之以气；精不足，补之以味"。《卫生宝鉴》中虚热证医案。一位患者 23 岁，3 月间病发热，肌肉消瘦，四肢困倦，嗜卧盗汗，大便溏多，肠鸣不思饮食，舌不知味，懒言语，时来时去，约半载。其脉浮数，按之无力，正应浮脉歌：脏中积冷荣中热，欲得生精要补虚。先灸中脘，乃胃之经也，引清气上行，肥腠理。又灸气海，乃生发元气，滋荣百脉，长养肌肉。又灸三里，为胃之合穴，亦助胃气，撤上热，使下于阴分。以甘寒之剂泻热，佐以甘温养其中气。又食粳米羊肉之类固其胃气。嘱患者切记慎言语，节饮食。惩忿窒欲，病气日减。数月气得平复。过了两年，患者身体健壮，精神百倍。泻火以甘，源自《内经》。《素问·至真要大论》云"火位之主，其泻以甘，其补以咸"。《素问·藏气法时论》云"心苦缓，急食酸以收之"。以甘泻之，泻热补气，非甘寒不可。若以苦寒泻其土，可使脾土愈虚，火邪愈盛。元代王好古《汤液本草》记载：患者中气本弱，六月病发热，医者以凉药下之，又食梨三四枚，痛伤脾胃。患者四肢冷，时发昏愦。其脉结代，以炙甘草汤治之。"补可去弱"，人参、大枣之甘补不足之气；桂枝、生姜之辛益正气。五脏痿弱，荣卫涸流，湿剂所以润之。麻仁、阿胶、麦冬、地黄之甘润经益血，复脉通心。东垣曾说：人参能补气虚，羊肉能补血虚。虚损之病食羊肉之类有何不可。明代李中梓指出，羊肉性味甘温，可补气安神。《医宗必读》云"羊肉味甘，温，无毒。入脾、肾二经。补中益气，安心止惊"。

滥用伤元气

罗天益认为，用药之法要切中要害，切忌不可滥用，否则会伤及元气。处方用药犹如约束布袋，袋子满了还不约束则会外溢。《灵枢·禁服》云"夫约方者，犹约囊也，囊满而弗约，则输泄"。清代冯兆张指出，无根据的滥用药物，反而会损伤元气。《冯氏锦囊秘录》云"用药无据，反为气贼"。并指出古人用药之谨慎，中病即止。"古人桂枝汤承气汤下俱云，若一服汗出即止，得更衣即止，不必尽剂"。《卫生宝鉴》中记载了因滥用药物伤元气的病例。一男子7月间因劳役渴饮凉茶，进食冷饭。觉心下痞。医投药下利两次，其证遂减。不数日又伤冷物，心腹复痞满，添呕吐恶心，且不欲食。四肢困倦，懒于言语。前医诊视仍用导下之药治疗。傍晚腹中雷鸣而痛，吐泻不止，患者顷刻间冷汗如洗，口鼻气渐冷而亡矣。家人悔恨无及，前来询问罗大夫。罗大夫指出，此非药之罪，而是失药量之过也。《灵枢·根结》云"上工平气，中工乱脉，下工绝气"。大概因不知表里轻重，乱投药物而致也。治病必求其本。患者平时劳神损气，因时暑热渴饮凉茶，脾胃气弱不能运化而作痞满。以药下之，是加重脾困也，加以不慎又损其阳。虚而复伤，伤而复下。这正是用药无据，反为气贼，用药失约之过。

多汗除阴气

罗天益认为，多汗可见于阴盛阳虚之证，非苦寒之剂所宜。《素问·脉要精微论》云"阳气有余为身热无汗，阴气有余为多汗身寒，阴阳有余则无汗而寒"。《素问·阴阳应象大论》云"阴胜则身寒，汗出身长清，数栗而寒，寒则厥"。《素问·调经论》云"寒气积于胸中而不泻，不泻则温气去寒独留，则血凝泣，凝则脉不通，其脉盛大以涩，故中寒"。《卫生宝鉴》中记载了阴盛多汗病例。患者年46岁，3月间因忧思劳役，饮食失节，得病肢体冷，口鼻气亦凉。额上冷汗出，时发昏愦，六脉如蛛丝。罗大夫参考《素问·脉要精微论》云"久风为飧泄"，以及宋代钱乙《小儿药证直诀》中宣风散用于小儿内伤脾胃，或吐或泻，久则风邪陷入胃中而作飧泄，恐传慢惊，以宣风散导祛风邪。阴盛阳虚非苦寒之剂所宜。东垣指出，此脾胃不足，劳役形体，中焦营气受病。末传寒中，唯宜补阳。遂以理中汤加黑附子。用葱白煎羊肉汤，取清汁一大盏调服。傍晚四肢渐温，汗出少。夜深再服，第二天精神恢复，脉象渐渐有力，数服而愈。

温灸补肾气

罗天益认为，如果气血阴阳皆虚，不仅可以用温阳散寒药物，还可以采用灸法来温补。《灵枢·官能》云"针所不为，灸之所宜。上气不足，推而扬之；下气不足，积而从之；阴阳皆虚，火自当之"。《素问·至真要大论》云"损者温之"。《卫生宝鉴》中记载了一例阴阳不足之证的病例。患者年四十五，居住潮湿之地，因劳役过度，饮食失节。深秋疟痢，月余不愈，饮食全减，形容羸瘦。其脉弦细而微如蛛丝，身体沉重，手足寒逆，时复麻痹。行动无力，心腹痞满，呕逆不止。此皆寒湿为病，日久真气衰弱。形气不足，病气亦不足，阴阳皆不足也。根据《内经》"损者温之"理论，先以理中汤加附子温养脾胃，散寒湿，涩可去脱。养脏汤加附子固肠胃，止泻痢。仍灸诸穴以并除之。《难经·四十五难》中"府会太仓"即中脘也，先灸五七壮，以温脾胃之气，进饮食。次灸气海百壮，生发元气，滋荣百脉，充实肌肉。复灸足三里，肾之合也，三七壮，引阳气下交阴分，亦助胃气。后灸阳辅二七壮，接续阳气，令足胫温暖，散湿之邪。月余病去康复，精神不减。

作为李东垣的弟子，罗天益继承传播东垣劳倦内伤脾胃元气的学术特点。《卫生宝鉴》中所载医案以温补脾胃为主，以甘热温中健脾、辛热散寒温胃。所用方剂除了东垣益气升阳诸方，还使用了历代名方建中汤、理中汤、四君子汤、枳术丸等，并在此基础上创立新方。养生之道在于顺四时，调阴阳，保护脾胃阳气。将保护脾胃元气作为防病治病的原则，在临证诊治中遵循此法。

189　中医气与补气

"气"原本是朴素唯物主义哲学认识世界的一个概念，被认为是构成宇宙的基本物质，它的运动变化导致了包括人自身在内的一切事物的产生、发展及变化。中医学接受了这种基本观点，在天人相应（归纳及演绎）思想的指导下，用之来说明人体的生命活动现象，并逐渐发展成一套完整的中医气学理论，成为整个中医理论体系的支柱之一。中医气的概念含义很广，以《内经》记载而言，不同地方有不同的含义，可以作出不同的解释，如根据气的生理作用和来源不同，人体之气有元气、营气、卫气、宗气、脏腑之气、经络之气等。从逻辑层次角度言，处于最高层次的气为人体一身之气，人体一身之气分布于不同的部位，具有不同的生理作用，进而名称各异，如一身之气分布于人体五脏则称为五脏之气，激发、推动和维持人体五脏的功能；气分布于六腑，则称为六腑之气；气分布于经络则称为经络之气等。而从人体之气的生成之源而言，则有先天之气、水谷精气和自然界清气之分，后两者又合称"后天之气"，人体一身之气即是这3部分在相关脏腑作用下合和而成。就本质而言，气为具有很强活力的精微物质，其所涉及的内涵与外延较为广泛，但一般认为各种不同层次的气皆为无形而运行不息之细微物质。其基本内涵可概括为两个方面：其一是指在人体中流动着的微小的营气物质；其二是指人体各脏腑的功能、动力或能力。正如《灵枢·营卫生会》所云："人受气于谷，谷入于胃，以传于肺，五脏六腑，皆以受气，其清者为营，浊者为卫，营在脉中，卫在脉外，营周不休，五十度而复大会。阴阳相贯，如环无端；卫气行于阴二十五度，行于阳亦二十五度，分为昼夜；故气至阳而起，至阴而止。"云玉芬等对《内经》中"气"进行了较为深入的文献研究，发现《内经》中"气"字出现了近3000次，其次数远高于其他概念，并将其所涉及内容归纳为6个特点：气具有普遍存在性；气对于生命具有决定性；气具有普遍相通性和穿透性；气具有能量属性；气具有可被感知性；气具有可控性和可调节性等，以上揭示了"气"的本质属性，也确立了中医学朴素唯物的基本思想。鉴于气对于人类生命的重要性和特殊性，其异常变化势必引发人体出现病理状况，导致各种疾病，临床上较常见者为气虚证，治疗则需补气。学者王镓等对近十年有关补气的研究文献做了梳理归纳。

气虚的认识

1. 气虚的产生　中医学认为，肾为气之根，脾胃为气之源，肺为气之主，气分阴气与阳气，阳气有推动、温煦、兴奋之功能，阴气有宁静、凉润、抑制之作用，阴阳二气协调平衡，则寒热调和，人气畅达，达到"阴平阳秘，精神乃治"的和谐状态。如果先天不足或后天失养，劳逸失度、房劳伤精或气随津失、气随血脱、热盛耗元伤气等，都可以导致生理功能衰退，出现精神倦怠、体瘦肢弱、眩晕心悸和舌淡脉弱等气虚之象，可见气虚是指机体的一身之气不足及其功能低下的一种病理状态。

2. 气虚的发展　气虚是临床上常见的一类病证。不同的脏腑气虚的表现不同，胡孔翠认为五脏中尤以肺、脾气虚为多，而心、肾气虚亦属不少。肺气虚多见短气自汗，声音低怯，时寒时热，平素易于感冒，面白，舌质淡，脉弱；脾气虚症状常有饮食减少，食后胃脘不舒，倦怠乏力，大便溏薄，面色萎黄，舌淡苔薄，脉弱；心气亏虚见心悸、气短、自汗、面白、神疲等症；而肾气亏虚多见腰膝酸软，小便频数而清，或白带清稀。池明春认为气虚之后可导致滞气、痰饮、瘀血等病理产物出现及风寒六淫等外邪入侵；还可致使阳虚与阴血亏虚，并伤及它脏，进而临床上出现肺脾气虚、中气下陷、肺肾两虚及脾肾两虚等局面。

补气之法

1. 直接分脏补气　五脏中气虚多偏于某脏，临床给予补气治疗时应根据五脏不同的病理表现，运用中医理论为指导，明确五脏的不同生理特点，并结合五脏喜恶的特性，以及脏腑之间生克制化、气血阴阳相互增损的关系进行综合分析。脾胃居中焦，主运化水谷，为气血生化之源，脾胃消化水谷主要依靠中焦阳气的充盛，脾喜燥恶湿，故补脾气当以益气健脾、化湿和中为主，意在增强运化功能，逐渐增加饮食以补气，正如《难经》云"损其脾者调其饮食"。肺主气，司呼吸，位居上焦，为水之上源，宣发肃降为气机升降之枢纽，肺脏喜润恶燥，故补肺气应以益气补肺，润燥止咳为主。此外，高忠英提出补心气应益气养血，补心安神；补肝气应以养血补肝，益气和中为主；补肾气则应注重补肾益精，温阳化气。

2. 通过先天、后天间接补气　在强调直接分脏补气的同时，还应明确五脏之气的来源有先后天之分，其调节一身之气的作用有别，进而采用间接补益的方法来补气。对于五脏之气异常而导致之病变，既需要区别五脏之气病变的主要矛盾，同时也必须明确其先天后天之气的作用差异，结合补气药的特点，方能实现针对性防治。从五脏之气病变的病机角度而言，元气是五脏之气的根本，为五脏生理功能活动的原动力，因此五脏之气病中，先天元气虚较后天之气不足病重，其发病特点多是病情渐进性加重。而元气源于肾中先天之精所化，赖后天之气以滋养，因此由于脏气先天活力不足，功能衰退的病证，首先需要补益元气。

而针对后天之气虚的各类病证，鉴于后天之气的生成主要取决于脾胃与肺功能的强弱，决定了此类补气药主要是通过补益脾胃、肺等脏腑之气，推动其生气、化气，以达到补益后天之气的目的。补气药归经主入脾胃、肺经的统计学结果，亦证明了这一点。

3. 补气药常见配伍关系

（1）补气需理气：补气需理气，在大补气虚的基础上加入调理气机的药物，才能够保证气补而不滞。因此理气药参与治疗气虚证有时是必不可少的。立足于五脏之气理论可以明确：脾气主升；胃气主降；肝气主动、主升；肺主宣发肃降，肺气以降为顺等。正是由于脏腑之气存在升降出入等不同的运动形式，因此理气药也多体现出升、降、出、入等明显的方向性。临床上必须准确把握气分药理论，合理将药物的归经、理气药的方向性等与各脏腑之气的运动特点相结合，才能够保证补气而不滞，进而更加有针对性的配合补气用药。

（2）补气与补血并用：气血两者具有密切关系，人体所患疾病，无非是气血失于正常所致。王清任明确指出"治病要诀，在明白气血，无论外感、内伤……所伤者无非气血"。血乃水谷精微所化，气旺则生化不息，气虚则生化无权，血不自生，反之亦然。补气药可使脾气足，清阳上升化气生血。故补气药常配补血药，使气旺生血；同时血旺也有利于化气，两者可互相转化，故而配伍时常同时运用。

（3）补气与活血并用：临床上气虚可致血瘀，其发病原理："元气既虚，必不能达于血管，血管无气，必停留而瘀。"在治疗法则上"专用补气者，气愈补而血愈瘀"。必须补气与活血并用，"能使周身之气通而无滞，血活而不瘀，气通血活，何患疾病不除"。《医林改错》制定了一整套补气活血的治疗原则及其方剂，"将平素所治气虚血瘀之症，记数条示人以规矩"，此类治疗法则后人在临床运用中取得了显著的疗效。有文献报道补气活血药并用，可以提高补气作用。如人参、五灵脂配伍应用，可以提高人参的补气作用，即表现为相使配伍。临床上在防治包括老年痴呆症、多发性脑梗死、肝硬化腹水、肝硬化门脉高压、心绞痛、老年性耳聋等多种病证中，利用补气药与活血药并用的治疗原则，均取得了较理想的疗效。其常用人参、茯苓、川楝子、牡丹皮、防己、重楼、泽泻、猪苓、生黄芪、丹参、当归、赤芍、白术、鳖甲等。

（4）补气与止血并用：血液之所以能运行于脉管之中，赖气之统摄，而脾又主统血，若脾虚气弱、统摄无权，必致多种出血证。故治疗气虚不能统血之证，当益气摄血，多以益气药与止血药配伍组方。

益气止血之方，有的并未配伍止血之药，如景岳举元煎（人参、黄芪、白术、炙甘草、升麻）乃临床治疗气虚下陷、血崩血脱的有效方剂，其立方本旨全在于益气摄血，以不止血，而血自止，此为治本之图也。

（5）补气与温阳并用：气为阳，也根于阳，阳气是人体各种功能运动之基础，而阳则根于肾。古人云："脾为五脏之母，肾为一身之根。"脾肾一虚，正气则虚，邪气则盛。故扶养正气贵在温补脾肾。补气温阳之法在临床中运用广泛。如气虚阳微之胸痹心痛，根据"形不足者，温之以气"之旨，常采用补益心气、温通心阳的治法，益气以鼓动血行，促使血流通畅，致气血调和；温阳即振奋心阳，通痹化浊，使阳胜阴消、痰消瘀化而气机通畅。又如老年人因肾阳不足，命门火衰，膀胱气化无权而致癃闭，治宜补气温阳，化气利水。补气温阳之法还常用于气虚阴寒内结之便秘、风湿痹证等。正如《内经》所云"离照当空，阴霾自散"。

（6）补气与养阴并用：津液是机体一切正常水液的总称，同气血一样，是构成人体和维持人体生命活动的基本物质。津液化生于水谷，《素问·经脉别论》云："饮入于胃，游溢精气，上输于脾，脾气散精，上归于肺，通调水道，下输膀胱。水精四布，五经并行。"可见，津液的生成与输布虽与多个脏腑有关，却与脾胃的关系至为密切。津液的生成，依赖于脾胃对水谷的运化，津液的输布，必藉脾胃散精。因此脾气旺盛，则能升清降浊、散精归肺，以输布周身；若中焦气虚、运化失司、水不化津，可致津气不足之证。此与燥热伤津迥然不同，阴柔滋腻之品断不可滥投，治宜补脾益气以生其津。

除了以上常见的补气药配伍情况外，临床上还存在着其他补气药配伍案例，如补气药与收敛药、渗湿药、解毒药、润肠药并用等情况，这些也提示医学实践中应注意根据疾病和患者个体的具体情况，巧妙变通合理配伍，最终实现疾病合理防治之目的。如汝明根据妇人产后多虚多瘀、气虚为主的病机特点，创新性提出与补气相关的健脾益气法、气血双补法、益气活血法、补益通利法等多种治疗方法；蒲晓东从温病过程中常出现热盛耗气、阴损及阳、误治伤气的特点出发，概括了益气法在温病治疗中的应用，提出益气以解毒、益气以助阴，益气以固脱、益气以康复等具体治疗方案。

补气药的现代研究

1. 总体应用现状 临床上针对气虚证候，多用补气药治疗。近些年补气药的应用随着工艺技术的进步及被认可度的提高，现突出一特点：各类补气中药饮片使用量明显上升。周忻州等对解放军总医院的中药饮片应用现状进行了统计分析，结果显示中药补虚药用药量及金额呈逐年增长趋势且增幅较大，但占中药饮片总用量的比例稳定。各类补虚药中，补气药用量最大，构成比在46%～49%。补虚类中药饮片用量排名前10位的药品中，补气药占6种（黄芪、白术、甘草、党参、太子参、山药），用量最大的是补气类药黄芪，这些统计结果均反映了补气药在临床上的广泛应用现状。

2. 现代研究进展

（1）补气药对免疫系统的影响：目前有关补气药药理学机制方面的研究较多，且研究思路较广泛。其涉及多学科，但有关补气药免疫药理机制的研究始终占据了主导地位。已有大量文献报道显示补气药能够针对固有免疫与获得性免疫两个层次，分别从细胞、分子等不同水平，对人体免疫系统进行干预，从而发挥其防治疾病的作用。这其中涉及固有免疫细胞包括树突状细胞、单核巨噬细胞、NK细胞、嗜酸性粒细胞等；特异性免疫细胞包括T淋巴细胞、B淋巴细胞等；免疫分子包括抗体、细胞因子、主要组织相容性抗原系统、黏附分子等。但围绕这些重要的细胞及分子所展开的补气药免疫学相关系统性研究却较少。值得一提的是董竞成等在研究黄芪注射液联合MHCI类限制性肿瘤抗原多肽Mutl致敏的树突细胞（DCs）对肺癌小鼠的治疗作用中发现：黄芪注射液均能增强DCs启动的抗肿瘤细胞免疫水平使肺部转移结节明显减少，生存期延长。另有马骏等通过流式细胞仪等分子免疫技术观察补气中药人参、黄芪、白术、西洋参对巨噬细胞的影响，结果发现补气中药均可提高正常小鼠脾脏巨噬细胞的比例，尤以西洋参最为显著；且也可增加辐射损伤小鼠脾脏巨噬细胞的比例；同时还发现人参、黄芪、白术可下调巨噬细胞表面的 MHC-Ⅰ类分子的表达，上调 MHC-Ⅱ类分子的表达，增强了这些免疫细胞加工处理其提呈细菌等外源性抗原的能力，有利于抗感染免疫应答的启动。且已证实黄芪、紫河车等补气类药均具有类似效果。

（2）补气药对缺血/缺氧后神经系统的影响：已有大量文献证实，补气药对于神经系统具有明显的保护意义，尤其对于神经系统损伤预防及损伤后恢复有重要价值。骆守真等总结了有关补气药神经药理研究的文献，提出以神经细胞为靶点，补气药具有阻滞细胞钙通道、清除自由基、拮抗 EEA 和改善细胞代谢等作用，其与现代医学的神经保护剂确有相似之处。王存选等观察了复方白术颗粒对大鼠缺血脑组织超微结构的影响，结果显示中药组大鼠脑缺血区神经元、神经突触、髓鞘、轴索及血脑屏障的损伤程度，以及神经轴突、树突水肿程度均轻于模型组。文朝阳等通过实验研究证实，以人参为主药之一的生脉散，可以通过降低因 NMDA 受体过度受刺激产生的 NO 浓度，进而发挥其中枢神经系统的保护作用，其比单纯使用 NMDA 受体拮抗剂效果好。另有实验证实补气类中药提取物对于预防、缓解、治疗缺血后脑组织的损伤具有同样确切的效果。针对人参、黄芪、甘草等补气药的提取物均进行了类似的研究，其研究结果与上述结果一致。曲友直等报道腹腔注射黄芪注射液后，制作 MCAO 缺血再灌注模型后研究发现，与模型组相比药物干预组脑组织 Bax 阳性细胞减少，而 Bcl-2 阳性细胞增加；同时脑组织细胞中 Ca、谷氨酸、天门冬氨酸等含量显著低于模型组，其可有效减轻脑缺血再灌注造成的损伤。而刘亚军等在 MCAO 模型制作前 10 min 舌下静脉给予甘草酸二铵注射液，缺血再灌注后针对梗死侧脑组织细胞进行检测，结果显示甘草酸二铵组 Bcl-2 表达显著高于缺血组，表明其能够通过抑制神经元细胞的凋亡，进而有效降低由于缺血或缺氧而带来的损伤。此结果也被其他相关的研究所证实。

（3）补气药对呼吸系统的影响：大量的研究证实补气益肺类药物可以增强机体的固有免疫和适应性免疫，增强肺部对外界有害因素的应激能力。梁春才等利用补肺（气）片治疗哮喘患者后，能显著改善患者 IgG、IgM、C3 的分泌水平和肺功能。李英群等观察黄芪注射液对慢性支气管炎肺气虚证型患者 BALF 各免疫指标的影响。发现治疗组 BALF CD3$^+$ T 细胞、CD4$^+$ T 细胞、CD4$^+$/CD8$^+$ T 细胞及 SIgA、IgG 明显升高，而对照组无明显变化。张燕君等运用补肺益气中药＋穴位按摩的方案治疗肺气虚体质反复呼吸道感染患儿 3 个月后，发现患儿的血清 IgG、IgA 及微量元素 Fe、Zn 水平较治疗前显著升高。并认为补肺益气中药＋穴位按摩的方案治疗可以改善患儿的体液免疫功能及微量元素水平，使其正气渐复，减少呼吸道感染次数。

（4）补气药对循环系统的影响：补气类药物能作用于心肌细胞、血管内皮细胞、平滑肌细胞等靶细胞，进而有效干预治疗心血管系统疾病，降低心血管事件的发生机会。以人参为主药的补气通阳颗粒可通过提高 SOD、ATP 酶的活性以及纠正血管活性物质释放失衡而发挥其对心肌和血管内皮细胞的保护作用。而黄芪多糖也可减轻由自由基造成的缺血再灌注损伤。朱海燕等更深入的研究发现，黄芪多糖可通过抑制心脏微血管内皮细胞的 NF-KB 信号通路，降低炎症相关基因的表达，减轻心脏缺血再灌注中的炎症损伤。而动物实验及临床实验也明确了补气药在对心血管疾病治疗中所具有重要意义。李岩和冯彩琴等观察发现补气方药能显著改善患者的心绞痛、心电图及临床症状。同时补气药对于延缓动脉粥样硬化的进展，也具有确切疗效。宋鲁成等经系统性研究发现，补气药对于动脉粥样硬化过程中因血管紧张素-Ⅱ所导致的细胞凋亡有明显的抑制作用，可降低血脂。进而其认为补气药对于稳定动脉粥样硬化的硬化斑块，减少心脑血管病的突发事件等具有重要的临床应用价值。

（5）补气药对各类细胞凋亡的影响：通过对近年来相关文献总结，发现补气药对于细胞凋亡作用具有双向效应：其一通过抑制细胞的凋亡保护正常组织，其二则通过促进细胞凋亡而防治肿瘤等恶性疾病。这正是中医中药双向调节思想的深刻体现。已有研究证实补气药能够促进肿瘤细胞为代表的异常细胞凋亡。如人参皂苷 G-Rh2 能够诱导人黑色素肿瘤细胞 A375-S2 凋亡。而另一方面对正常细胞过度凋亡坏死而导致的疾病，补气药却能够抑制甚至逆转其细胞过度凋亡的状态，从而缓解损伤治疗疾病。目前此类研究已涉及动脉粥样硬化过程中动脉平滑肌细胞、肝硬化失代偿期的肝细胞及存在于缺血或缺氧条件下的神经元细胞、肝实质细胞、心肌细胞、肾脏细胞、血管内皮细胞等。已有文献报道也证实补气药均能够显著抑制其凋亡。胡波等研究发现紫河车在治疗肝硬化失代偿期患者中，显示出促进肝功能恢复、抑制肝细胞的凋亡，提高凝血酶原活动度、纠正低蛋白血症、减少并发症发生等功用。李君庆等研究了人参皂苷 Rgl 对神经细胞凋亡的干预情况，结果表明 Rgl 能增强细胞活性，减少 DNA 断裂，增加细胞膜流动性，抑制细胞凋亡。有关补气药对正常神经细胞凋亡干预的相关研究较多，且其结果趋于一致。刘红林等观察补气药对缺氧性肝细胞生长的影响，结果显示补气药（人参、党参、黄芪、西洋参）对于正常肝细胞均有明显促增殖作用，尤以人参效果最好；而对于缺氧性肝细胞则西洋参促增殖效果最好。心肌缺血再灌注后凋亡细胞明显增多，而使用补气药干预后凋亡细胞明显减少，刘晓春等实验就证实了这一点。进一步的实验还表明补气药主要通过清除氧自由基来抑制心肌细胞发生凋亡，从而减轻心肌缺血再灌注相关损伤。另有研究认为补气药抑制心肌细胞凋亡的途径可能还与提高脯氨酸肽酶活性，抑制胶原蛋白合成有关。针对大鼠肾缺血再灌注模型的类似研究，也发现补气药能显著提高肾脏细胞 SOD 活性，降低肾脏细胞凋亡等作用，从而对肾脏起到重要保护作用。

中医"气"之相关理论，博大精深，是构建中医学的核心内容之一。近十年来利用现代科学技术手段，研究探讨中医学"气"之概念的科学内涵及补气方药的药效学机制已成为中医现代化研究的关键点。总结各类文献可以发现，补气药广泛运用于临床，疗效确切，其作用机理可能与调节机体神经内分泌、免疫、循环等环节有关，并且有其丰富的物质基础。

190　老年气衰论

学者邹勇对中医老年气衰理论做了系统而全面的梳理归纳。

老年人的生理特点

人的生长与衰老是一个不可抗拒的自然过程。随着人的生长，机体由弱小到强大，从壮年到老年。气衰是老年人生理发展的必然过程，是以肾气衰为基础的多脏腑气衰的发展过程。

肾为先天之本，肾气之盛衰贯穿人的生命过程。《素问·上古天真论》云："女子七岁，肾气盛，齿更发长；二七，而天癸至，任脉通，太冲脉盛，月事以时下，故有子；三七，肾气平均，故真牙生而长极；四七，筋骨坚，发长极，身体盛壮；五七，阳明脉衰，面始焦，发始堕；六七，三阳脉衰于上，面皆焦，发始白；七七，任脉虚，太冲脉衰少，天癸竭，地道不通，故形坏而无子也。丈夫八岁，肾气实，发长齿更；二八，肾气盛，天癸至，精气溢泻，阴阳和，故能有子；三八，肾气平均，筋骨劲强，故真牙生而长极；四八，筋骨隆盛，肌肉满壮；五八，肾气衰，发堕齿槁；六八，阳气衰竭于上，面焦，发鬓颁白；七八，肝气衰，筋不能动；八八，天癸竭，精少，肾脏衰，形体皆极，则齿发去。"说明人体生长壮老已的过程中，肾气的盛衰贯穿始终。

中医认为肾藏精，主生长发育与生殖。肾所藏的精包括先天之精和后天之精，先天之精禀受于父母的生殖之精，所以称肾为"先天之本"，后天之精指脾胃运化而生成的水谷精气和脏腑所化生的精气。肾主骨生髓，髓养骨，脑为髓之海，腰为肾之府，齿为骨之余，肾外荣于发，开窍于耳和二阴。以上齿、骨、发的生长状况及听力等是肾气盛衰在体表的表现，是判断机体生长发育状况和衰老程度的客观标志。《中藏经》云："肾者，精神之舍，性命之根。肾气绝则不尽其天命而死也。"《医学入门》云："人至中年，肾气自衰。"肾虚是导致衰老的重要原因。五脏虚损是衰老的主要物质基础，以肾气虚衰为根本。对上海地区235人的中医辨证调查，发现40～70岁以上，肾虚出现率为90%以上。肾虚患病率排在虚证患者的首位，且与年龄增长呈显著正相关。

1. 脾为后天之本，脾气衰与衰老密切相关　衰老是脏腑气血功能的衰退，脾胃是气血生化之源，脾胃气衰，气血生化不足，脏腑组织器官失养，功能低下，代谢失常，致使衰老发生。《素问·上古天真论》云"女子……五七，阳明脉衰，面始焦，发始堕；六七，三阳脉衰于上，面皆焦，发始白"，说明衰老与"阳明脉衰"相关。清代叶天士云"五旬有四，阳明脉衰"，都证明了这个观点。

中医认为肾为先天之本，脾为后天之本，脾是人赖以生存之根。《素问·平人气象论》云："人以水谷为本，故人绝水谷则死。"金元时期脾胃名家李东垣认为，人内在的元气，是人身最重要的健康因素，而元气的产生全在于脾胃，同时他还强调，如果没有脾胃虚弱的内在因素则虽有外邪，也不能侵入发病。脾胃是供给全身营养的器官，而心肝肺肾的生理功能，又必须赖脾之输布。从现代医学观点看，人至老年时期胃肠道的各种分泌功能都有所降低，老年时期胃酸分泌减少，胃液的消化能力下降，黏蛋白含量减少，胰液分泌功能下降，脂肪分解和糖类分解活性随年龄增长而下降，但蛋白分解活性不变。胃肠运动功能发生明显改变，胃的张力下降，蠕动无力，这一点与中医所说的脾消磨水谷、运化水谷精微的功能减弱是一致的，即老年时期未发病脾常虚。

2. 五脏气衰在衰老过程中相互影响　《素问·上古天真论》云"丈夫……六八，阳气衰竭于上，面焦，发鬓颁白；七八，肝气衰，筋不能动；八八，天癸竭，精少，肾脏衰，形体皆极……女子……六七，三阳脉衰于上，面皆焦，发始白；七七，任脉虚，太冲脉衰少，天癸竭，地道不通，故形坏而无子也"。《灵枢·天年》亦云"人生五十岁，肝气始衰，肝叶始薄，胆汁始减，目始不明"。肝为藏血之脏，主疏泄，调畅气机，运行气血和津液。脏腑、经络、器官的活动，全赖气的升降出入运动。肝的疏泄功能是否正常，对于气的升降出入之间的平衡协调，起着至关重要的调节作用。肝气条达则气血宁和，五脏协调，生机健旺。正如周学海所云："凡脏腑十二经之气化，皆必藉肝胆之气以鼓舞之，始能调畅而不病。"说明肝气衰为衰老的重要因素。

心藏神，主身之血脉，全身的血脉统属于心。《素问·五脏生成》云"诸血者，皆属于心"。心脏的搏动，血液的运行，均赖于心气的推动，随着气的升降而运行全身，发挥其濡养和协调五脏的功能。《医学正传》云："人之一身，皆气血之所循行，气非血不行，血非气不运。"另外，心在整个生命活动中的君主地位也是不容忽视的。《素问·灵兰秘典论》云："心者君主之官，主明则下安，以此养生则寿，主不明则十二官危。"《灵枢·邪客》云："心者，五脏六腑之大主也。"心气衰也是衰老的重要因素。

肺主一身之气、司呼吸，对后天之气（尤其是宗气）的生成，对全身气机的升降出入具有重要的治理和调节作用。肺朝百脉，主治节，是鼓动心脏搏动和推动血液运行的动力。肺主宣发肃降，通调水道，参与水液代谢，若肺气不足，气机升降失调，呼吸、循环、代谢紊乱，甚至在维持生命活动方面，肺都有不可替代的作用。《素问·五脏生成》云"诸气者，皆属于肺"。陈修园《医学实在易》云："气通于肺脏，凡脏腑经络之气，皆肺气之所宣。"正所谓"肺气之衰旺，关乎寿命之短长"之说。有人认为，五脏虚损是衰老的主要基础。对上海地区 268 名 45 岁以上人群的调查发现：肾虚者占 78.9%，心虚者占 58.2%，肺虚者占 34.2%，脾虚者占 29.5%。

3. 气血阴阳是生命的物质基础，生命过程中相互影响　《素问·阴阳应象大论》云"年四十而阴气自半也，起居衰矣"。《灵枢·天年》中则认为人 50 岁以后，五脏相继皆衰。《素问·上古天真论》中强调人的衰老始自阳明脉衰和肾气衰。可见，人至中年以后，阴阳气血、五脏六腑尽皆衰退，而叶天士医案中尤其强调下元衰惫和阳明脉衰在老年病中的重要性。

《医学正传》云："人之一身，皆气血之所循行，气非血不行，血非气不运。"《灵枢·天年》云："人生十岁，五藏始定，血气已通，其气在下，故好走。二十岁，血气始盛，肌肉方长，故好趋。三十岁，五藏大定，肌肉坚固，血脉盛满，故好步。四十岁，五藏六府十二经脉，皆大盛已平定，腠理始疏，荣华颓落，发颇斑白，平盛不摇，故好坐。五十岁，肝气始衰，肝叶始薄，胆汁始灭，目始不明。六十岁，心气始衰，苦忧悲，血气懈惰，故好卧。七十岁，脾气虚，皮肤枯。八十岁，肺气衰，魄离，故言善误。九十岁，肾气焦，四藏经脉空虚。百岁，五藏皆虚。"在《素问·上古天真论》论及女七男八的生长发育过程中，提到天癸至则性功能逐渐成熟，天癸竭则性功能衰竭的过程。何谓天癸？大多数医家认为天癸为阴精，属于精血一类，是促进性腺发育成熟的物质，由此而产生男精女血（月经）。天癸来源于肾精，肾气盛而天癸至，肾脏衰而天癸竭，它随肾气的盛衰而盛衰。人的生长发育和衰老的全过程均由肾气及天癸盛衰所主导。

老年人的病理特点

衰老是一种生理过程，过度气衰则称为一种病理变化。其中，肾中精气是决定人的生、长、壮、老、死生命活动的主要条件。主宰着人的寿命和生命质量。老年病的特点是多脏虚损为重要因素，而肾气衰是致病之本。在此基础上，多因邪侵，正邪交争，出现因虚致实、虚实夹杂的一系列病理表现。

1. 肾气衰是老年病的发病之本　人在衰老过程中的生命力、生殖力、体力和智力的逐渐低下，均与人的肾气亏虚直接相关。因为肾为先天之本，生命之根，受五脏六腑之精而藏之。肾气的盛衰、肾精的盈亏与机体衰老的发生发展关系密切。肾气旺盛则衰老的速度缓慢，健康长寿。如虞抟《医学正传》云："肾气盛则寿延，肾气衰则寿失。"王清任《医林改错》云"人行坐转动，全仗元气，若元气足则有力，元气衰则无力，元气绝则死矣"等论述都强调肾乃人体寿夭的关键，肾虚是衰老的根本原因。因为肾的生理功能涉及面很广，与生长发育、抗病能力、生殖、骨骼、水液代谢、呼吸、脑、髓、发、耳、齿均有密切关系。

肾气的虚衰是衰老发生的基础，中老年人常说的感到力不从心、头晕、耳鸣、耳聋、眼花、善忘以及鬓发由黑变白、齿坠发落等，多为肾气虚的临床表现。又肾气通于脑，脑为髓之海，髓海不足则出现头晕耳鸣，充分说明肾气的虚衰是衰老发生的基础。肾气为肾精所化，是全身功能的总动力。由于肾气的衰退而致五脏六腑功能的减退，气血失常，阴阳失调，诸病随之而生。李君认为，人到老年，肾中精气渐衰，精不足则化气无源，无力温煦、激发、推动脏气；精不化血或阴血不足，可致阴亏血少，诸脏、四肢、百骸失其濡养，使三焦气化不利，气机升降失常而生病，造成多脏器功能损害，气血阴阳亏损。肾虚有肾气虚、肾精虚、肾阴虚、肾阳虚的不同。不同的人，人身之阴阳的盛衰，取决于肾中精气的强弱。肾藏精，精化气，为人体五脏明阳之根本。人体进入老年期最突出的变化就是衰老的到来和各种老年病的发生。虚是衰老最为基本的病理生理特征。这也是许多老年性疾病的发病基础。人因肾虚而衰老，因肾虚而引发许多老年性疾病，诸如心脑血管疾病、高血压、动脉粥样硬化、糖尿病、骨质疏松、老年性痴呆等。几乎所有老年病中的每一种疾病，每一类病证的病理过程中每一个环节都和肾的生理病理功能有关。"肾虚"是老年病最根本的生理、病理基础。

古人云："五脏之伤，穷必及肾。"《寿世保元》云："两肾之间，白膜之内，一点动气，大如筋头，鼓舞变化，开阖遍身，熏蒸三焦，腐化水谷，外御六淫，内当万虑，昼夜无停。"表明了肾气对各项生理功能的重要作用，由于肾气的"开阖遍身，熏蒸三焦，腐化水谷"，保持机体的代谢功能良好运行，同时使机体具有较强的防御、抵抗疾病的能力，"外御六淫，内当万虑"。然而，当肾气渐衰，则出现机体老化症状："神随物化，气逐神消，荣卫告衰，七窍反常。啼号无泪，笑如雨流，鼻不嚏而涕，耳无声蝉鸣，吃食口干，寐则涎溢，溲不利而自遗，便不通而或泄。"阳气日损，久则及阴，进而出现"真阴妄行，脉络疏涩，昼则对人瞌睡，夜则独卧惺惺"。

叶天士也认为，元衰惫是人体衰老的关键因素之一。下元衰惫有阴虚阳虚之别，阴虚者责之肝肾精血亏虚，阳虚者责之肾阳衰残。肝肾内寄相火，若下焦阴血亏虚，阴不恋阳，则龙雷之火升腾莫制，发为"神呆遗溺"，"唇舌麻木，肢节如痿"。肾主纳气，主司二便，肾气亏虚，不主摄纳，则"子后冲气上逆"，"寤则心悸，步履如临险阻"。

肾气衰伴随其他相关脏腑之气衰，气血阴阳之相互作用构成了老年病的发病基础，是老年病之本。导致肾气虚衰的原因主要有三：一是先天不足，可致未老先衰；二是耗损过甚，肾精过早空虚；三是后天所化生之精不能及时足够的补充。

2. 老年病肾虚脾亦虚 《脾胃论》云"内伤脾胃，百病由生"。同时指出"元气之充足，皆由脾胃之气无所伤，而后能滋养元气，脾胃之气既伤，而元气亦不能充，而诸病之所由生也"。中阳虚衰，则气血生化无源，百病丛生。古有太阴脾土独挡厥阴风木之说，中阳不足，肝木易于乘袭。故叶天士指出"高年阳明脉虚，加以愁烦，则厥阴风动，木横土衰"，发为肉脱、肢废之痿证。胃主受纳水谷，如"胃阳衰微，开合之机已废"，则可导致"知饥恶食，食入即吐，肢浮，便溏溺少，不渴饮"的噎膈反胃之证。

老年病患者常因肾气渐虚，导致后天失养，使功能低下的脾胃更加受损，致脾虚难复，进一步发展则脾不能运化水湿，湿浊壅积，化生腐浊者水毒也。水毒侵及五脏，气血逆乱，五脏俱损。如有外邪侵袭则使病情加重，导致正虚邪恋，本虚标实。临床上老年肾病患者脾虚症状较突出，早期症状不明显，当肾虚及脾，疾病发展到一定时期，最早和最突出的表现常为脾肾亏虚、气化失司、水谷不化，脾不升清、胃不降浊，导致水饮、痰浊稽留，出现肾病及脾，脾气更虚。脾肾两者，荣者共荣，衰者共衰，脾肾虚损致衰的道理是显而易见的。

3. 气血津液代谢失常是老年病的重要机制 气的升降出入有序，各种生理功能才能得以正常发挥。通过气的运动而产生的各种变化，一般称作"气化"，气化是生命活动的基本特征。没有气化就没有生命，气化基于气的运动。《素问·六微旨大论》云："出入废则神机化灭，升降息则气立孤危。故非出入，则无以生长壮老已；非升降，则无以生长化收藏。是以升降出入，无器不有。"说明没有气的升降出入运动，就没有人的生老病死自然界四季变化，各种生物的生长变化。在五脏虚损，脏腑功能低下的基础上，气的生成不足，气机升降失常，进而导致津、血代谢失常，血不得行而成瘀，津不得化而成痰，六腑浊气留而成积。

"气"贵流通，以通畅为顺，严用和《济生方》云："人之气道贵乎顺，顺则津液流通，决无痰饮之患。"痰、瘀的产生，气机升降失常是关键。危亦林在《世医得效方》中指出"人之有生，血气顺则周流一身，脉息和而诸疾不作，气血逆，则运动滞涩，脉息乱而百病生"。因此气血壅滞不通，是导致衰老及许多疾病产生的病机所在。

在脏象学说中，肝五行属木，五季应春，五气应风，五化应生，为魂之处，血之藏，筋之宗，主动主升，《内经》将其称为"将军之官"（《素问·灵兰秘典论》）、"罢极之本"（《素问·六节脏象论》），具有疏泄和藏血的生理功能。肝疏泄功能反映了肝为刚脏主动主升的生理特点，首先体现在对气的升降出入运态判断病情顺逆，《灵枢·经脉》云"五阴气俱绝，则目系转，转则目运；目运者，为志先死；志先死，则远一日半死矣"；热病见瞑、目赤预后不佳，既"民病热中，聋瞑血溢喉痹目赤，善暴死"；"目内陷者死"。因为"目匡陷，真脏见，目不见人，立死，其见人者，至其所不胜之时则死"。望目色和面色诊结合，察病情预后，若目各色兼面有黄色，为顺；若目各兼有其他面色，为逆，如《素问·五脏生成》云："凡相五色之奇脉，面黄目青，面黄目赤，面黄目白，面黄目黑者，皆不死也。面青目赤，面赤目白，面青目黑，面黑目白，面赤目青，皆死也。"朱丹溪指出"气血冲和，万病不生，一有怫郁，诸病生焉。故人生诸病，皆生于郁"。清代王孟英指出"肝气逆则诸气皆逆"。清代何梦瑶云"百病皆生于郁"。

由于情志郁结，一方面可因气滞而成瘀，研究表明，肝气郁滞证患者存在着不同程度的微循环障碍，表现为血流速度变慢；另一方面，因肝失疏泄，气不行津，致津液凝聚成痰。此外，有因气郁化火，煎熬津液而成痰的，有因肝郁，影响脾之运化而聚湿生痰的。痰、瘀皆为肝失疏泄，气机不畅而生成的病理产物，同时又均为致衰的重要因素。另外肝藏血，肾藏精，"精血同源"。肾精有赖肝血的滋养，肝血不足可致肾精亏损，从而加速衰老的进程。就肝脏而言，其致衰的机制较其他脏腑复杂，既有因虚而致的，也有因气郁而致的。

阴血亏虚也是老年病重要病理特点。《素问·阴阳应象大论》云"年四十而阴气自半也"。若老人"心事繁冗，阳气过动，致五液皆涸而为燥"，阴血不主濡润而有"舌腐，肉消肌枯"之变。叶天士认为"高年下焦阴弱"，肠道失于濡润，则"六腑之气不利，多痛，不得大便"。若阴虚液涸，无以恋阳，虚阳上扰，则肝阳随春令地气之升以上扰，为"心中热辣，寤烦不肯寐"，"最有痉痫之虑"。或"久病伤损，里真少聚"，以致"操持怫郁，五志中阳动极，失血呛咳有年"。

4. 虚实夹杂是老年期最基本、最普遍、最重要的病理生理特点　虚实夹杂是导致衰老和多种老年病的主要病理基础，同时也是老年常见病的基本病机。

虚实夹杂是导致衰老和多种老年病的主要病理基础。人体进入老年期，普遍存在着不同程度的脏腑气血阴阳的虚衰，同时也普遍存在着不同程度的病理产物堆积诸如瘀血、痰饮等。这种虚实夹杂的病理改变是一种由轻到重、由单一到复杂的循序渐进的变化过程。比如最初由单纯的气虚到气血两虚夹瘀，再到气血阴阳两虚夹血瘀痰湿；由气虚血瘀到气阴两虚夹瘀热痰湿，再到气血阴阳两虚夹血瘀痰凝气滞；由脾虚湿盛到脾肾阳虚夹痰饮水湿，再到脾肾阳虚夹痰凝血瘀气滞等。最后形成虚实夹杂的病理状态。在这种虚实夹杂的病理状态中，以气血阴阳亏虚和血瘀痰凝的病理改变最为多见。其中的气虚主要见于心脾肺气虚，血虚主要见于心肝血虚，阴虚主要见于肝肾阴虚，阳虚主要见于脾肾阳虚。肾气虚贯穿始终。由于这种病理改变的存在，人体便开始出现各种衰。

老年病以气血阴阳俱虚为特点，但虚中易兼挟实邪，尤多下虚上实之证。故叶天士认为高年"肾气衰，不主摄纳，肝风动，清窍渐蒙"，发为"头晕，跗肿，不能健步"之证。或"肾气不收"，以致"冬季咳嗽吐痰，渐至卧则气冲，喘急起坐"。或由"元海根微，不司藏纳"，复"因冬温内侵"，而为"神衰呓语，阳从汗出"、"痰嗽暮甚"、"吸音颇促"。"老人下虚，不主固纳"，亦可致"饮从下泛，气阻升降，而为喘嗽"，或"老人虽健，下元已怯"，阴火上腾，"清窍不主流畅"而为耳聋。另外，由于老年人气血虚衰，易于聚痰生瘀，故老年病多是在正虚的基础上而有痰瘀阻滞为患。若胃阳虚衰，不主运化，津液悉化痰浊，气机郁闭，血液凝滞，则"胃痛久而屡发"，"纳物呕吐甚多，味带酸苦"。

5. 痰浊、瘀血等病理产物是老年病的发病之标　《素问·经脉别论》云"饮入于胃，游溢精气，上输于脾，脾气散精，上归于肺，通调水道，下输膀胱。水精四布，五经并行"。如果脏腑功能衰退，脾胃运化不及，水谷津液则聚而生痰成饮，或流溢于血脉，或走注于经隧，或充塞于清窍，或泛溢于肌肤，或郁阻于脏腑肢节，而致衰生痰病。明代张景岳《景岳全书》云："盖痰涎之化，本因水谷，果使脾强胃健如少壮者流，则随食随化，皆成血气，焉得留而为痰。惟其不能尽化，而十留一二，则一二为痰矣；十留之四，则之四为痰矣；甚至十留七八，则但见血气日削，而痰涎日多矣。此其故正以无气不能运化，愈虚则痰盛也。"老年期痰浊是在脏腑功能衰退，特别是脾胃逐渐虚弱的过程中逐渐产生的；从病情来看，当属"虚痰"之属。

痰是由水液内停，凝聚所形成的病理性产物，其质稠黏。年老脏腑虚损（尤其是脾、肺、肾三脏），功能减退，气化失常，代谢紊乱，津液失于输布是其主要原因。

痰是老年病发病过程中不可忽视的病理因素。肥胖、吸烟、嗜酒易致痰证。老年痰证病情复杂，致病广泛，有所谓"痰之为物，随气升降，到处流行，内而脏腑，外而皮肉筋骨，周身上下，无处不到"。而且病程较长，多疑难、急危重症。体现了老人多痰、肥人多痰、杂病多痰、久病多痰的特点。故中医有"百病多因痰作祟""怪病多痰"之说。临床常见的老年慢性支气管炎、冠心病、脑血管病、高脂血症、老年性痴呆、肿瘤等病变都由痰作祟。随部位不同而有不同的表现。如老年心脑血管病患者，为血中之痰浊，已得到临床和基础实验研究证实。高血脂是动脉硬化的首要危险因素。血中过多的脂质形态是半液态脂质混合物，相当于中医所说的流注血脉之痰浊之邪。显而易见，冠心病与脑血栓的形成不外乎痰浊黏滞，凝于心脉、脑脉之间，痹阻致气血运行不畅，终成痰瘀互结。实验研究表明，痰证患者有突出的血液流变学改变，表现为血浆流动性降低，血液浓稠性、黏滞性、聚集性和凝固性增高，成分异常以及脑血流量减少，提示痰浊是形成血瘀的病理基础。以上这些特征类似瘀证的变化，说明痰、瘀两者关系密切，痰瘀互结之易于形成，有其内在的基础。

《灵枢·营卫生会》云："老者之气血衰，其肌肉枯，气道涩。"《素问·上古天真论》云"七八，肝气衰，筋不能动……肾藏衰，形体皆极"，气为血帅，气旺则血行。老年人脏腑功能衰退，气虚不能摄血而血溢脉外，或气虚无力运血而致瘀。血虚脉道不充，经脉失养而致瘀。故《灵枢·天年》有"血气虚，脉不通"之说。肾精亏虚，精不化血，或脾虚生化乏源，或久病耗伤气血皆可致瘀。老年人瘀血证的特点为因虚致瘀。虚是瘀之因为本，瘀是虚之果为标。老年人由于脏腑功能衰退，气血阴阳失调，血液循环障碍，血液瘀滞，易于形成血瘀之证。气机逆乱、脏腑病变、五脏六腑功能失调、阴阳虚损、血气不足、情志失常、各种出血、津液亏耗、虚劳久病为血瘀证常见的病因病机。虚久必瘀，即衰老必瘀，血瘀又进一步加重虚衰，因此，正虚挟瘀是老年血瘀的主要机制。

中医认为，脾为气血生化之源，脾主统血，肺主一身之气，主治节、贯心脉、行血气，心主身之血脉。由于心、肺、脾三脏的虚衰导致气虚行血无力，出现气虚血瘀的病理是常见的。张景岳认为人之气"盛则流畅，少则壅滞，故气血不虚不滞，虚则无有不滞者"。王清任《医林改错》指出"人行生转动，全仗元气，若元气足则有力，元气衰则无力，元气绝则死矣"。元气者，肾气也，乃肾精所化。还认为元气既虚，必不能达于血管，血管无气，必停留而瘀。因此肾虚也可致血瘀。老年人易出现气虚、肾虚，故也多见血瘀证。老年人出现程度不同的老年斑，皮肤粗糙，巩膜混浊，肌肤麻木，肢体疼痛，舌质紫暗等衰老征象都是血瘀的表现。舌质紫暗是临床判断血瘀证的重要指征，紫暗舌的出现率随年龄增大而增加。现代研究证实，青紫舌是瘀血或缺氧的见证。老年人血液具有黏、浓、凝、聚的病理生理特点，是形成血瘀的基础。血瘀证的发病率与虚证的发病率呈非常显著正相关。而瘀血的产生和存在，影响血液流通，使脏腑失养，功能衰退，调节功能和抵抗力逐渐削弱，同时又影响脏腑的气化，从而加速衰老进程，提示血瘀是人体衰老的重要致病因素。如果能有效地消除体内瘀血的存在，阻止随增龄而日益明显的血瘀倾向，无疑会减少许多疾病的发生，达到抗衰延年的目的。研究表明，活血化瘀中药能增强机体免疫功能，改善血管内瘀血状况和血管壁弹性而改善机体微循环作用，降低血脂等，对延缓衰老有积极作用。常见老年病如动脉硬化、高血压、冠心病、中风、糖尿病、老年性痴呆、颈椎病、骨质增生、前列腺增生症、肿瘤等，瘀血是这类疾病致病的主因。

　　痰瘀既是衰老及老年病过程的产物，又是致衰生病的重要因素。是老年病发病之标。由于津血同源，即津血同源于水谷精微，津液是血液的组成部分，津与血可以互相渗透，互相转化，津液可注入脉中而为血，血中之阴液亦可渗出脉外而为津。如《灵枢·痈疽》云："津液和调，变化而赤为血。"《灵枢·邪客》云："营气者，泌其津液，注之于脉，化以为血。"都说明津血同源，血中有津，津随血行，两者互相渗注，互为转化。若津血不归正化，则津聚为痰，血停为瘀，两者分别为津液和血的病理性产物，故而"痰瘀同源"，系同源异物。在病理上，既可因痰致瘀，也可因瘀致痰。如痰浊阻络，随气升降，流行全身，无所不至，阻滞气血运行，血行不畅而瘀更甚。唐容川还指出"痰水之壅，由瘀血使然血积日久，亦能化为痰水"。何梦《医碥》更明确指出"气血水三者，病常相因"。由于"怪病多痰"，"久病多瘀"，痰瘀同病多顽症痼疾，广泛见于临床各科诸多疾病之中，凡病情具有慢性迁延性、顽固性、增生性等特点的，一般都有痰瘀同病的表现。

　　6. 外感六淫、内伤七情、饮食劳倦等是老年病的发病之诱因　六淫，是指风、寒、暑、湿、燥、火等六气的反常变化。在正常情况下，六气随春、夏、秋、冬四季有规律地变化，起到化育万物的作用。这就是《素问·阴阳应象大论》说的"天有四时五行，以生长收藏，以生寒暑燥湿风"。正常的气候变化是不会使人致病的，故称为六气，即言六种正常的气候。当六气反常，超过人体适应和抗御能力，并侵犯人体引致疾病时，则称为六淫。六淫既是外感疾病的主要致病因素，又是疾病发生发展的重要条件。《灵枢·百病始生》云"风雨寒热，不得虚邪，不能独伤人"。

　　当人体脏腑功能失调时，产生的类似风、寒、暑、湿、燥、火，则不是外来之邪，称为"内生六邪"，即内风、内寒、内暑、内湿、内燥、内火，其临床表现与六淫性质及致病特点相类似。"六淫"为外来之邪，致病多从口鼻、鼻毛而入，具有季节性，与地域和环境密切相关，既可单独致病，亦可相兼为患，在一定条件下，可以发生转化。六淫致病为老年病发病的重要诱发因素。

　　七情即喜、怒、忧、思、悲、恐、惊七种情志变化。七情是人体对客观事物的不同反映，属正常的精神活动，一般不会导致疾病。只有突然、强烈或长期持久的情志刺激，超过人体本身的自我调节范围，引起脏腑气血功能紊乱，才会导致疾病的发生，此时的七情便成为致病因素。如果有突然或长期不良的精神刺激，会使脏腑气血功能紊乱，气机逆乱，导致疾病的发生，通过经络传至体表、器官，则发生疾病或早衰。中医认为，不同的情志刺激对各脏腑、气机有不同的影响。如喜伤心，怒伤肝，悲（忧）伤肺，思伤脾，恐伤肾，恐则气下，惊则气乱。

　　饮食是摄取营养，维持人体生命活动的重要资源之一，如饮食饥饱失常、偏嗜或不洁，则会影响到脏腑功能，使气机紊乱和正气损伤，从而产生疾病，是导致老年病的致病因素之一。劳逸，指劳作和安逸。老年人适当的劳作和体育锻炼，有助于气血流通，增强体质，延缓衰老；必要的休息，可以消除疲劳，恢复体力和脑力。劳逸结合，是维持人体健康的重要条件。但长时间地劳作和过度的劳累或过度安逸，则成为致病因素，使人发病。

老年病的治疗原则

　　1. 补肾精益肾气是老年病的基本治疗法则　把补肾精与调养五脏相兼顾，辨证要准，立法要稳，审因论补，扶正固本，慎施戕伐。并且要注重养生，通过机体调摄，动静结合，适度饮食，慎因寒暑，补摄营养来延缓衰老。

（1）老年病补肾是关键：老年病发病过程中，肾气衰贯穿始终，肾气衰伴脏腑功能衰退，是老年病发病之本，通过各种治疗用药以达到扶正祛邪的目的，补肾是治疗的关键。《素问·上古天真论》云："肾者主水，受五脏六腑之精而藏之。"《素问·六节脏象论》云："肾者主蛰，封藏之本，精之处也。"说明肾为水脏，藏精，内寓元阴、元阳；肾的气化蒸腾，温煦转化，对肺、脾、肾、三焦、膀胱、小肠等参与水液代谢起到主导作用，所以在治疗老年病用药时应以保肾气固肾精为主。

（2）补肾健脾扶其本：肾与脾为先、后天之本，对于机体的衰老至关重要。临床上可针对肾阴、肾阳二者虚衰不同，采取不同的治则：只要肾气充实，则机体生理活动的总动力不衰，生命的衰老就会延缓。由于五脏六腑皆禀气于胃，只要脾胃虚衰则必然导致肾气及其他脏腑功能的减退。故前人有"有胃气则生，无胃气则死"的论述。事实说明，凡高年长寿之人脾胃之气均较旺盛。由此看，补肾健脾乃延缓衰老的一个重要防治原则，对于临床表现为脾肾两虚的中老年人尤为适宜。人至老年脾气本虚，老年肾衰则脾更虚，肾衰患者虽损先天，但先天之元气不易速补，后天之中气则需急固。脾土固，则自能制水，后天足，则自返先天。土爱稼穑，稼穑得昌，脏腑得养，诸气得旺，先后天方能并举，阴阳气才能并生，疾病方可有向愈之征，机体亦可有维持之用。

（3）补肾健脾与益气活血联合：肾与脾是先、后天之本，肾气与脾气的盛衰决定着机体功能的盛衰。气与血是机体生理活动不可缺少的两个物质基础，二者的盛衰也直接反映了肾、脾功能的盛衰。对于脏腑功能已发生衰退的中老年人，除了进行科学养生外，及早采用补肾健脾与益气活血中药进行个体防治，对延缓衰老大有裨益。曾有报告运用此治则防治缺血性心脑血管病已取得较为满意的疗效。

明代张景岳云："人有阴阳，即为血气。阳主气，故气全则神旺。阴主血，故血盛则形强人生所赖，唯斯而已。"气为血帅，血为气母。随着年龄的不断增长，气血的消耗大于气血的化生，故表现出机体生理功能的减退、适应能力的下降。针对气虚血虚或气虚血滞而导致的气虚血瘀，即现代医学中的缺血性心脑血管病，运用益气活血的中药来改善影响机体生理功能的物质基础，可达延缓衰老之目的。

2. 辨清虚实，审因选法，扶正祛邪是老年病治疗的关键　衰老是多种虚实因素并存综合作用所致，是整体水平上的物质匮乏和功能低下，但单纯脏腑虚衰并不能完全反映衰老的本质。在五脏虚衰的基础上，由于功能低下，气机升降失常，则气血津液及饮食的代谢紊乱，而导致痰浊、瘀血、积滞等病理产物的形成，且互为影响。所以虚实夹杂是衰老和老年病的主要发病机制，正虚邪实、本虚标实是衰老及老年病的本质。本虚导致标实，标实使本更虚，循环反复，加速衰老。

老年病的治疗要辨清虚实，审因选法，虚实兼顾。张子和治疗老年病主张采用攻法，倡导以通为补，攻中寓补，赋补以新意，有其实际意义。有学者比喻老年人如"积秽沟渠"，年久失修，堤防易溃，亟须修补，同时又多泥沙淤积"必多壅塞"，又当疏通。可谓深得要领。因此，老年病既要扶正补虚，又要活血化痰，消除积滞，要因人而异。同时要考虑到老年人的特点，"补"不可纯补，不可峻补，补虚要渐进，攻邪要消磨，因势利导，缓缓图功，不可伤正气。如李君指出老年病以本虚为主，"两虚相搏"之机遇甚多，最易招致邪侵。老年病又以慢性、危重病症多见，脏腑功能虚弱，气化不力，血行不畅，痰湿凝滞，邪易聚而难散，出现正虚不能胜邪，虚实夹杂之证。正虚道邪侵，邪滞更伤正，形成一种恶性循环，因此，邪结不祛则正气难复。老年疾病无论何证，都难以承受攻伐。此时治疗上尤应重视正气，老年人之正气，皆刻刻固护。因损之极易，培补甚难，但不可过。一般应在扶正的基础上进行祛邪，如活血化瘀，化痰利湿，通腑泄浊等，这样有利于病邪的消除，有利疾病的转归和预后。但补时必须结合老年人的体质，针对病因，审因论补，切忌滥补，最忌广络原野，以求中的做法。治病用药以防攻邪伤正，扶正恋邪，稍有偏差，使虚者更虚，实者更实，遗祸无穷。正如《灵枢·本神》所说的要"知其气血虚实，谨而调之也"。宜缓缓调补，长期渐进，抓主要矛盾，中病辄止。有些老年慢性病也不可急于求功，认准贵在守方，切忌变法、变方过频。年迈之体，辨证要准，立法要稳，选方要精，用药要轻，宁可再剂，不可重剂，对症下药，多可起力拢千斤的作用。

191　气化阶段性失常是衰老病机之长

　　目前衰老流行之说主要有以肾虚渐亏为核心和根本的先天说，或以脾胃虚弱为衰老重要信号的后天说，或以肝之虚实为衰老启动因子等的脏腑虚损说，或以心神劳伤为衰老促进因素等的精气神虚损说，或以阴阳失调为衰老的内在动因的阴阳失调说，或以痰、瘀、积滞为衰老的致病因素的气虚血瘀说、津液不足说、邪实说、气运失常说等；大多数学者认为老年性痴呆的病位在脑，涉及五脏，为本虚标实之证。学者罗本华等在古今医家对老年期痴呆趋向于多脏腑相关、夹杂邪实为表现的三焦气化失常病变的基础上，认识到其是关乎脑神的三焦气化失常疾病，以及"三焦气化失常——衰老"相关论，提出"老年期痴呆是生命气化阶段性失常病变"的观点为基础，进一步阐发了生命气化阶段性失常是"衰老"病机之长，是老年性痴呆的基本病机的观点。

气化或三焦气化是脏腑经络阴阳气血功能的基础

　　气化学说认为，无形之气之间，无形之气与其化生的有形之物之间，以及有形之物之间是相互感动、相互吸引、相互影响、相互渗透和相互作用的；而此中，无形之气既是参与相互感应而化生宇宙有形万物的本原物质，又是有形万物之间相互影响、相互联系的中介，故有形万物功能的发挥是以气化或三焦气化之无形之气为基础和前提的，从而构成宇宙间、万事万物间多层次、多方面、多交叉的广泛性联系，从而维系了它们之间的相互感应，并能将宇宙万事万物联系成一个有机整体。

　　人体中，气化或三焦气化是脏腑、经络、阴阳、气血、津液功能的基础。气化或三焦气化是人体生命活动最基本的理论，是人体基本的组织、器官、系统等单位组合而表现出功能、活动的基础，而人体的组织、器官、系统等单位组合而表现出的功能、活动只是在机体气化或三焦气化的基础上的功能延伸、复制或重构再表达，即是组织、器官、系统等单位组合的功能，是气化及气机升降出入运动形成之"器"的功能。二者表现出"质"与"气"的关系、"聚散"关系或"形器"关系。如《类经图翼》云"气非质而不立……质非气而不行"；《庄子·知北游》云"人之生，气之聚也。聚则为生，散则为死"，即聚则生物、散则物消。"器"是由阴阳五行之气凝聚而产生的各种各样的有形质之实物，在人体中诸如脏腑组织器官等。宇宙之中的任何一个有形之体，任何一个具体事物，既是由无形而运载的阴阳之气交感聚合而化生，其自身之中又具备着阴阳之气的运动特性及升降出入聚散等运动形式。气的升降出入聚散运动，使整个宇宙充满了生机，既可促使无数新生事物的孕育和发生，又可引起许多旧事物的衰败与消亡，如此维持了自然界新陈代谢的稳定与平衡。气的运动止息，宇宙则失去生生之机，整个世界就会毁灭，生命就会消亡。故《素问·六微旨大论》云"出入废则神机化灭，升降息则气立孤危。故非出入，则无以生长壮老已；非升降，则无以生长化收藏"。故机体中，气化或三焦气化是生命体的基本特征，是脏腑经络阴阳气血发挥功能的基础。

人生气化以三焦为纲

　　"三焦"含有六腑，三焦的功能内容，而主要指可分为上、中、下三部位的三焦的意义。既有"通行水液，为水液运行之道路；主持诸气，为元气升降之道路"的功能；又概括了上、中、下三焦各脏腑的功能，上焦相当于心、肺的功能，中焦相当于脾、胃的功能，下焦相当于肝、肾、大小肠和膀胱的生理功能，故三焦又是气血津液精生化之所，通过三焦气化将五脏功能联系为一个整体，故实际上三焦已是五脏六腑生理功能的概括。

气化是生命及人生基本特点，明代肖京说"人一身皆气化也"；清代陆晋笙除了论述人之生长壮老已的过程，均由于气化之外，还认为人体生命活动过程中的气（包括营气、卫气、宗气）、血、津液、精之间的相互转化均属于气化，故"气化"是通过气的运动对体内精、气、血、津液等物质进行一系列的加工与改造作用，实际上概括了体内物质代谢和能量代谢的全过程；他在《景景室医稿杂存》中，从人的胚胎发育论起，把整个生命过程，包括胎儿孕育，都视作气化结果。

"三焦气化"始创于赵献可。"三焦气化"系指三焦之气在人体内的流注、宣化，包括一部分体液的运行作用。如果三焦气化功能失常，水道不畅，则肺脾肾等脏腑敷布调节水液的功能难以实现，所以又把水液代谢的协调平衡归为"三焦气化"。三焦气化的作用主要表现在两个方面。一方面促使饮食物转化成水谷精微，然后再化生成精、气、血、津液等精微物质，而且这些物质之间也可以相互转化，如津液转化为血，精血互化等。另一方面指脏腑的某些功能活动，以及代谢产物的产生与排泄。张锡纯提出了人生之气化以三焦部位为总纲，"西医之生理以解剖，《内经》之生理以气化"，他和唐容川等也较多地运用"气化"来概括中医理论特点，来概括中医学对整个生命活动的认识；恽铁樵在《群经见智录》一书也明确提出"《内经》之五脏，非解剖的五脏，乃气化的五脏"。由于人生之气化以三焦部位为总纲，三焦气化是对人生之气气化特点的基本概括，有脏腑整体气化的功能，有总的气化的含义；故病理时，三焦气化失司就是对人生气化失常基本病机的概括。

生命气化阶段性失常是老年期痴呆的基本病机

首先，生命气化阶段性失常是老年期痴呆的基础。由于老年期痴呆是本原于精的生命之气化阶段性异常病变，精气是生命的本原，生命由精化生，精决定机体的生长发育，决定着机体的生长壮老已各个阶段；而生命维系于气，气由精生，人生气血盛衰表现升旺盛衰消等同生长壮老已相协调。"精气为人"，而精气的运动化生转化均由三焦气化产生，由机体特定阶段的气化气机状态所决定。故人生阶段气化（或三焦气化）亦属时序气化的一种形式，是以三焦气化为纲，病理时人生阶段气化（或三焦气化）失常仍属于三焦气化失司。老年期痴呆是好表现于人生衰老阶段的老年病，发病病理是以衰老机制为基础的，故人生阶段（或三焦气化）失常，尤其是衰老阶段失常就是老年期痴呆的基本病机。

其次，脏腑经络阴阳气血津液病机是建立在人生阶段气化规律病机上的。在人体中，机体脏器组织器官，如脏腑功能、气血精津液的功能、经络运行、以由此脏腑经络功能运化而产生的病理因素，如痰饮、瘀血、水湿浊停滞、气机瘀滞等均是建立在人生具体的特定气化阶段、即特定人生阶段气化特点、规律基础上的具体表现；后者制约着前者，而前者是后者的特定表现形式。因此，临床上老年期痴呆的辨证主要则归之脑神病变，而责之于五脏，根因于三焦气化失司。

最后，脏腑虚损、气血津液失常和痰饮水浊邪实归属于三焦气化失司。人生之气化以三焦部位为总纲，三焦气化是对五脏六腑生理气化的基本概括；气化是生命及人生基本特点，故在中医学中，气化或三焦气化是脏腑功能、经络运行及功能、气血精津液功能等的基础；由此，脏腑功能、气血功能、经络运行及功能的异常而失调、虚损、不通或瘀滞等，水谷运化失常而产生的痰饮、水湿、血瘀、气机不畅等病理或病邪等均是本于机体基础的气化或三焦气化失司，而脏腑的虚损、精气血失调和痰、瘀、水湿无非根于气化或三焦气化失司所化，或与其相关的其在脏腑经络气血等功能上的具体表现。如此，三焦气化就是对人生气化失常基本病机的概括。

在人生正常衰老过程中出现的异常，其最常见的老年期痴呆病症中，生命气化阶段性失常是老年期痴呆病理病机的基础，人生阶段的三焦气化失司就成为老年期痴呆最基本的病机，能从整体上统帅目前流行的诸多衰老之学。有见于此，韩景献首先把三焦气化与衰老联系起来，认为"三焦气化失常"是衰老的根本机制和诸多老年病的关键病机。

生命气化阶段性失常是衰老病机之长

老年期痴呆是人生生命正常时序气化的衰老阶段出现了气化异常，发生如老年期痴呆病症；在老年期出现以脏腑功能的异常、气血津液精气化失常、脑神病变、痰瘀水湿浊气滞等邪实留着等多方面表现的症状。生命气化阶段性失常就自然成为老年期痴呆最基本的病机。

临床上老年期痴呆除所见好发老年期特征外，老年期痴呆多常见是以脏腑整体相关的三焦气化基础失常相关的疾病，是以表现气血精津液基础因素的病损。而其气血精津液基础因素的病损是脏腑经络阴阳气血等其基本功能的物质基础（脏腑经络之阴阳气血）的病损，即各脏腑经络本身阴阳气血状态等作为其功能的物质基础的病损，而三焦气化功能主要有通行元气而启动脏腑功能、主持运行化生气血精津液及将五脏联系成一整体的功能，因而老年期痴呆的脏腑功能虚损失调的病机和气血津液功能的失调和虚损的病机正是三焦气化失司基本病机的具体表现形式。而临床症状方面，老年期特征正是由机体"精"和"气"运动的时序性决定的，是属于人生气化失司病机之一的症状表现，是先天说和后天说的基石。

目前，中医学对衰老机制的认识林林总总，各种学说较多。主要的大体可概括为或以肾虚渐亏为衰老核心和根本的先天说，或以脾胃虚弱为衰老重要信号的后天说，或以肝之虚实为衰老启动因子等的脏腑虚损说，或以心神劳伤为衰老促进因素等的精气神虚损说，或以阴阳失调为衰老内在动因的阴阳失调说，或以痰、瘀、积滞为衰老的致病因素的气虚血瘀说、津液不足说、邪实说、气运失常说等，这些都是对衰老某方面的侧重，没有从整体上把握其根本。能从整体和根本上统帅诸多目前流行的衰老之学的只能是生命气化失常学说，这些目前流行学说无一不是这一根本的具体表现，而且可能是某一个、某一类具体病例的主要病机，但它们并不是老年期痴呆的整体和根本的病机，故生命气化失常学说是"衰老"病机之长。韩景献以此病机为依据，临床上开创了"益气调血、扶本培元"针法及"黄地散"类药物方法，以治疗老年性痴呆和老年性相关性疾病。

首先，脏腑虚损学是三焦气化失司病机的具体表现。人体脏腑经络等组织器官是由无形气化化生之"形"和"器"，其功能无非是延伸、复制或重构再表达机体气化及气机升降出入运动，而表现出机体各自独特的生理功能。病理时，脏腑经络等组织器官的虚损、功能失常最终的、最根本的结果是导致各自脏腑或组织之"气"的运动失常，乃至机体整体的"气"的运动失常，即气化、气机失常，故脏腑经络等组织器官的虚损失常病机最终是气化或三焦气化失司的具体表现形式而已。故老年期痴呆的脏腑虚损说仍只是三焦气化失司病机的具体形式。而老年期痴呆脏腑虚损说古人多有论述，《灵枢·天年》云："四十岁，五脏六腑十二经络皆大盛平定，腠理始疏，荣华颓落，发颇斑白，平盛不摇，故好坐。五十岁，肝气始衰，肝叶始薄，胆汁始灭，目始不明。六十岁，心气始衰，苦忧悲，血气懈惰，故好卧。七十岁，脾气虚，皮肤枯。八十岁，肺气虚，魄离，故言善误。九十岁，肾气焦，四脏经脉空虚。百岁，五脏皆虚，神气皆去，形骸独居而终矣。"故俞征宙等强调从脏腑虚损探讨衰老及老年痴呆的机理。

其二，先天说、后天说均是三焦气化失司病机的具体表现。老年期痴呆的先天说、后天说均基于脏腑理论。先天说强调父母之精的作用，如《灵枢·天年》云"以母为基，以父为木盾"。《景岳全书·禀赋说》云"肥瘦在母，寿夭在父"。《医学源流论》中更明确地指出"当其受生之时，已有定分焉"。诚然，遗传因素一定程度上对寿命起决定性作用；但先天之精主要与人体化生的本原相关，生命的维系更在气的本原，精气均源于三焦气化；且先天之精和机体的肾精从根本上讲，均与肾有密切的联系，也基于脏腑理论，故先天说调治又主要落在调理肾虚者。因而先天说是以气化或三焦气化失司病机为基础的。后天说强调后天的调养在老年期痴呆的作用。如《素问·上古天真论》云："恬淡虚无，真气从之，精神内守，病安从来"，《素问病机气宜保命集》提出"少年宜养，防微杜渐；壮年宜治，当减其毒；老年宜保，济其衰弱；耄年宜延，尽其天年"。而脾胃为后天之本，后天说落实上又非常强调脾胃在抗衰老中的作用，也是基于脏腑理论的。因而后天说是以气化或三焦气化失司病机为基础的。

其三，"精神"及"气血津液"的病理病机失常是气化失司的具体表现。气血津液精是人体脏腑经络组织器官等活动的基础物质，也是人体精神、神志活动的物质基础。其既是"气化"之无形之气化生的有形之物质，也是"气化"之有形之物化生无形之气的基础。在《内经》气化的内容包括"形与气"的转化，如《素问·阴阳应象大论》云："味归形，形归气，气归精，精归化，精食气，形食味，化生精，气生形……精化为气，气伤于味。"概括出饮食物"气""味"与人体的"形""气"之间的转化关系，马钰山言这种物质之间的气化为形，形化为气的过程，也就是气化过程。精能化气，精为气之原，即精华物质代谢为能量的过程；气能生精，气的运行不息激发精的生成，即能量的消耗导致精华物质的化生。精气互化，实际上是物质与能量的相互转化的代谢过程。故"气化"是通过气的运动对体内精、气、血、津液等物质进行一系列的加工与改造作用，概括了人体内物质和能量的新陈代谢的全过程。清代陆晋笙亦认为人体生命活动过程中的气（包括营气、卫气、宗气）、血、津液、精之间的相互转化均属于气化，而气血津液精互化包括诸种形式的"形与气"的转化，诸种气之间的互化是"气气互化"，津精血的互化是"形形互化"，气与精津液血互化是"形气互化"；又气血津液精是决定脏腑经络功能基础的脏腑阴阳气血和经络阴阳气血的状态，机体脏腑组织器官通过气血津液互化作用实现"有形之体"自身的不断更新变化，实现人体和脏器各自的生长壮老已等变化。气化的基本功能之一是化生气血津液精基本物质，而精气与神之间可相互转化的，神以精气为物质基础；精能化神，精为神化生的物质基础；神能统精，依赖精而存在于体内，是心理（神）对物质（精）的控制与调节作用的体现。因而，"精（血）气神"是互化的，它涵括了气血津液精神间的互化。故神志、精神情绪生理病理均本源于精、气血津液等基础物质。而"精神"及"气血津液"的病理病机失常根本上是气化、三焦气化失司的具体表现。现代有医家以其探讨衰老及其在老年痴呆中的机理。

其四，邪实说为三焦气化失司的具体表现形式。痰饮瘀血水湿浊邪和气滞等病理产物等是源于水液代谢、谷物运化、气血津液之气化不及不畅过程中，脏腑功能不及或气血津液气化不及，气机不畅或三焦经络通道不畅而形成的病理产物阻碍通道、气机的病理状态或病机，其根本来自气化或三焦气化，解决之要在于亦调理失调气机或三焦气化，在正常气化中才能消除这些有形之积于无形，解决之道亦在于"质"与"气"关系的气化。故老年期痴呆痰饮瘀血水湿浊邪和气滞等邪实病机亦是三焦气化失司的具体表现形式。

其五，阴阳失调病机是气化或三焦气化失司的两个具体方面。历代非常强调阴阳失调对衰老的作用，并依此探讨老年痴呆的防治；如《素问·生气通天论》"阴平阳秘，精神乃治；阴阳离决，精气乃绝"；又如唐代孙思邈指出"人年五十以上，阳气日衰，损与日至，心力渐退，忘前失后，兴居怠惰……食欲无味，寝处不安"；李东垣《脾胃论》云"五常政大论云，阴精所奉其人寿，阳精所降其人夭……夫阴精所奉者，上奉于阳，谓春夏生长之气也，阳精所降者，下降于阴，为秋冬收藏之气也……阳主生故寿……阴主杀故夭"，指出人的寿夭与阴阳所奉及四时生杀之气相关，即刘完素所说"顺四时，不逆阴阳之道……乃尽其天年而去"。这些都是对衰老的阴阳失调说的发挥与注释。气别阴阳，以成天地，天地交感，以生万物。《素问·六微旨大论》云："天气下降，气流于地，地气上升，气腾于天。故高下相召，升降相因而变作矣。"故明代王廷相认为，气有阴阳，"天地未判之前只有一气而已，一气中即有阴阳"，而阴阳相互感应，"二气流行，生物不休"。因为气分阴阳，气化由阴阳两面共同作用来完成，病理时，阴阳失调病机只是气化或三焦气化失司的两个具体形式的方面；临床上，将气"一分为二"阴阳失调说阐释老年期痴呆病机也不能替代整体而全面的一元之气化学说，诸如精气神病变及气机病变等。

还有，运气学说只能通过三焦失司起作用。自然界气候变化本于宇宙自然之气或天地阴阳之气的气化运动规律，从根本上讲是自然气化规律；人体内的气化过程，是与自然界之大气的交换过程中进行的，也是在自然界气候变化的影响中进行的，故云"人以天地之气生，四时之法成"，因而产生了中医特色的运气学说，运气学说对人体人生气化有一定的影响。运气学说对人生气化阶段和脏腑经络功能的气化状态应有一定且明确的影响，但人体的气化过程是由人体内之气的升降出入运动来推动，并非由宇宙之气或天地阴阳之气的运动来激发，因而运气致病学说不应是老年期痴呆的基本病机，只是通过影响人体（三焦）或人生气化失司起作用。

　　气化或三焦气化是脏腑经络阴阳气血功能的基础，人生气化在以三焦为纲等的基础上，阐发生命气化阶段性失常是衰老病机之长，是老年期痴呆的基本病机，统帅着目前流行的诸多衰老之学。

192　三焦气化失常与老年病

　　《备急千金要方·三焦脉论》云："夫三焦者，一名三关也……合而为一，有名无形，主五脏六腑，往还神道，周身贯体，可闻不可见。"可见三焦是凌驾于五脏六腑之上，起到全局调控作用的"孤府"，三焦气化在人体的生命活动中也占据着重要的地位。而随着近年来对于衰老及老年病研究的深入，三焦气化也被引入到这一方面来解释机理及制定治疗大法。学者孟丹等对近年三焦气化在老年病研究中的应用做了梳理探析。

衰老与老年病的关系

　　衰老是人体随着时间进展而出现的机体和各器官功能的正常退化，是人类生命发展规律的一部分，属于生理性变化。在这一变化过程中，机体和各器官功能会处于较壮年时低的水平，但是亦会在较低的水平上维持平衡。衰老是人体必然经历的生理过程，但是可以通过改善外界环境、调节精神状态、均衡营养摄入等手段来延缓它的发生。老年病与衰老截然不同，但又与衰老有着密切联系。老年病是一个病理变化的过程，而衰老是老年病发生的原因之一。当机体和器官的功能慢慢降到较低水平的平衡时，脏腑本身及脏腑之间的协调平衡出现障碍，即衰老引起老年病，形成衰老导致疾病、疾病加速衰老的恶性循环。与衰老不同，老年病是可以预防和治疗的，并不是每人身上均有发生。

三焦气化失常致病学说

　　中医学者对于衰老及老年病机理的理解，主要有以下几个方面，如肾虚说、脾虚说、肾脾两虚说、五脏虚损说、血瘀说等。以上这些经典学说长期以来为临床医家所采纳，并由此确立了相应的治疗老年病及延缓衰老的具体治法。但人体作为一个有机的整体，处于衰老阶段时，不可能只出现一个脏器或系统的衰老而其他部分完好如新、功能如常。正是基于这样的考虑，再结合三焦在人体生命活动中的重要地位，逐渐有医家考虑到三焦气化失常致病学说。

　　韩景献于 2008 年首倡"三焦气化失常-衰老相关论"概念，对衰老及老年病的机理从整体的层面做出了新的解释，即三焦作为气化之总司，总领五脏六腑的功能活动，一旦任何一个脏腑出现气化功能异常就打破了三焦气化的整体平衡，从而内生风、火、湿、热诸邪及病理产物，最终导致衰老及老年病的发生。"三焦气化失常-衰老相关论"的提出，正合宋代《圣济总录·三焦门·三焦统论》所云"三焦有名无形，主持诸气，以象三才之用"。三焦乃"充和之本"，唯有三焦气机畅达，才能五脏六腑各为其用，倘若三焦气机失常，或发气逆，或生气滞，继而生他病，所以《圣济总录》指出辨病治病当从三焦着手，通调气机，则诸病可愈。韩景献基于"三焦气化失常-衰老"相关说确立了"益气调血、扶本培元"的治疗法则，并创立了"三焦针法"来防治老年病及延缓衰老。针法主取膻中、中脘、气海、外关、血海、足三里六穴，补益后天之本，以气行血、以血养气，通调上、中、下三焦，从整体而非单一因素来指导老年病的防治。

三焦气化在老年病研究中的应用

1. 三焦气化与慢性心力衰竭　慢性心力衰竭是临床极为常见的危重症，在 65 岁以上人群中的发病率为 3%～13%，并且有逐年升高的趋势。近几年来，已有诸多医家将"三焦气化"引入了慢性心力衰竭的病机分析及临床治疗中。杨祥坤认为，慢性心力衰竭患者的舌脉均为三焦壅塞、痰瘀水停之象，在阐述病机时以肺为病机关键所在，制定了宣导三焦、泻肺豁痰、活血利水之法，临床取得较好疗效。王强等在分析三焦的病生理之后认为，三焦壅塞实为慢性心力衰竭的病理基础，并提出治疗心力衰竭以通利三焦为治疗目的，以标实者就近祛邪，本虚者固本调气为具体治法。一些研究者在分析三焦生理及病理的基础上，将慢性心力衰竭早、中、晚三期的病生理变化与三焦气化的改变相对应，并从三焦气化的角度进行解读。华新宇将慢性心力衰竭的病机概括为心气虚→心阳虚→三焦失利、气水代谢失常→水不循常道、水停脏腑→三焦壅塞、痰瘀水停→脏腑阴阳俱虚与三焦壅塞虚实夹杂这样一种恶性循环。白颖舜等在分析机理的基础上提出了温补心气，疏导三焦，行气利水的治疗法则，并指出用药时除了选用人参、黄芪、丹参、柏子仁等补心气、安心神的药物之外，还应当考虑发病时间、部位以及上、中、下三焦的不同特性分而治之。韩钟伟对给予宣化三焦法治疗及常规西药治疗的每组 30 例患者进行临床疗效观察，结果显示，宣化三焦法治疗组总有效率远高于常规西药治疗组，并且治疗组同时还能改善左心室功能指标，降低血浆脑钠肽（BNP）水平。

2. 三焦气化与糖尿病　中医根据糖尿病不同的发病部位及临床表现，将其命名为"消渴""肾消""消中"等。对三焦气化与糖尿病密切关系的认识已久，《内经》中不仅描述了本病及其并发症的临床症状，更提出五脏虚衰是导致消渴的重要因素。其后《古今录验方》《金匮要略》《太平圣惠方》等均对本病进行了描述及分析。"消渴"的三焦受病说首出于金元四大家之刘完素，后世逐渐形成了"三消辨证"。而现代中医医家亦对此有不少研究。林有泉尊《内经》之言，认为五脏虚损为本，燥热、痰、瘀、湿浊为标，而发病的中间环节则是三焦气化不利。因此，他将疏理气机、化瘀除痰、润燥清热视为解决糖尿病病理的重要一环。宋灵仙等在临床治疗 2 型糖尿病时，遵循中医针灸理论，以三焦气化失常为致病基础，采用针刺三焦经穴为主结合降糖药物的方法，取得了较好的疗效。夏瑢认为，三焦气机郁滞，气、津、精流变障碍，构成了糖尿病前期的痰湿病理体质；三焦气郁化热、耗伤阴津为糖尿病基本病机；三焦因燥致虚、致瘀则是糖尿病并发症形成的病理基础。观点不仅体现了临床现有的对于糖尿病的治疗法则，更提出了从三焦气化方面来改善糖尿病易患体质，充分发挥了中医"治未病"优势。孙建新等结合糖尿病肾病的中医病机及三焦的功能，认为三焦气机瘀滞、水道不通、血络瘀阻贯穿了该病全程，治宜疏通三焦、调畅气机，并化裁柴胡汤、五苓散、四物汤、六味地黄丸而成"小四五六汤"，用于临床治疗取得了较好的疗效。

3. 三焦气化与老年痴呆症　老年痴呆症作为常见老年病之一，近年来受到了较多关注，中医根据其症状的不同，将其化归到"痴呆""呆病""善忘""癫病"等病症的范畴。而中医对于老年痴呆症病机的解释多来源于经典，主要有髓海不足、肝肾阴虚、心脾两虚、脾肾亏虚、痰浊阻窍、气滞血瘀等几种主要学说，提供了临床常用的治疗思路。韩景献在对老年痴呆症的理论及临床进行多年的研究后，指出老年痴呆症涉及上、中、下三焦多个脏腑，并非单一脏器的病变，其发病是由于正常衰老导致了三焦气化失常，各种病理产物在体内滋生，从而出现老年痴呆。胡起超等观察了"益气调血，扶本培元"为治疗法则的"三焦针法"治疗 40 例老年性痴呆患者的临床疗效，治疗后 40 例患者的《简易智能精神状态量表》（MMSE）积分增高，而《日常生活能力量表》（ADL）积分降低，肯定了该针法的有效性。贾玉洁等研究了三焦气化失司对于老年痴呆精神神志异常的影响，认为三焦气化失常与精神神志异常互为影响，加速了痴呆的进程，若整体调节三焦气化，对于精神神志必然有全面、系统的良性改善作用。

4. 其他　于洪等临床治疗干燥综合征，将其病机辨为三焦气化、相火功能失调，少阳三焦、腑瘀阻，影响气血津液输布，最终导致少阳三焦枢机不利，并以和解少阳、疏利三焦为治则指导治疗，收到显著疗效。顾恪波认为，喘证论治过程中，欲理顺呼吸之气机，须从上、中、下三焦进行调理，常可收意外之效。王雀从三焦理论对慢性肾衰竭进行了临床研究。沈敏鹤则从三焦理论建立了一套有效的治疗肿瘤的用药法则。

诸多临床医家将三焦气化理论引入到了老年病的论治中，可谓另辟蹊径，使老年病的治疗在温肾助阳、益气养血、蠲化痰浊等方法外，再添新法。

气化是贯穿在人的生命活动全程的，各脏腑的生理功能得以正常发挥有赖于气化的正常进行。而三焦身兼三职，一为气、血、津液、精生化之场所，二为气血津液升降出入的通道，三为五脏气化之枢纽。因此，只有三焦气化功能正常、气血津液通道通畅、五脏安和，才能使机体处于健康状态。所以在治疗老年病时，应该考虑到三焦气化在其中所起到的重要作用，以提供更广阔的治疗思路。

193 从"百病生于气"辨治老年病

"百病生于气",可见"气"对于疾病的发生具有重要的作用。它源于《素问·举痛论》,如众所周知的那样其义为多种疾病的发生,都是由于气的失常所致。其实这个"气"不仅仅指气机,它是一个广义之"气",就是概括指人的各种生理功能。人的一生与"气"息息相关,人的生理功能正常与否,直接影响着人的寿命。生长壮老已的生命过程,是不可抗拒的。老年病的形成无不与"气"的失常有着密切的关系。"百病生于气"直接指导老年病的治疗,也直接指导老年病的预防。即调"气"以治疗,养"气"以预防。其目的就是抗老防衰治病。就是"治病求本","治未病"。学者徐放等对从"百病生于气"论治老年病做了阐述。

气与老年、衰老及老年病

随着时间的推移,人的生命,必然出现"气"的变化。就如人有生、长、壮、老、已一样,"气"即人的生理功能,也随年龄的增长有着规律性的变化,这是人生理功能正常反应的表现。老年、衰老、老年病是有其本质区别的。其区别的根本在于"气"。

1. 老年是"气"之自然减弱 《素问·上古天真论》云"能形与神俱,而尽终其天年,度百岁乃去"。可见老年是人生命正常生理的一个必然过程。如《素问·上古天真论》以肾气为根本,用肾气之盛衰探讨了"老"的原理:女子"五七,阳明脉衰,面始焦,发始堕;六七,三阳脉衰于上,面皆焦,发始白;七七,任脉虚,太冲脉衰少,天癸竭,地道不通,故形坏而无子也"。而《灵枢·天年》又以"天年"为题,进一步论说"老":"四十岁,五脏六腑十二经脉,皆大盛以平定,腠理始疏,荣华颓落,发颇斑白,平盛不摇,故好坐。五十岁,肝气始衰,肝叶始薄,胆汁始减,目始不明。六十岁,心气始衰,苦忧悲,血气懈惰,故好卧。七十岁,脾气虚,皮肤枯。八十岁,肺气衰,魄离,故言善误。九十岁,肾气焦,四藏经脉空虚。百岁,五藏皆虚,神气皆去,形骸独居而终矣"等。"老"是人生命的必然,只能"抗老"。人的生长壮老已虽说生理变化与病理改变交错难分,但是有规律可循,因此在老年的"气"也应该与人生命过程是统一的。因此老年的"气"不是失常,而是生理功能的减弱。

2. 衰老是有源有因而"气"失度 衰老是本已"老年",也就是在特定的生理环境下,又兼"气"失度。衰老的实质不仅仅是正常老年应有的体征特征提前出现,而且必然有造成"气"失度的原因。《素问·阴阳应象大论》云"能知七损八益,则二者可调,不知用此,则早衰之节也。年四十,而阴气自半也,起居衰矣。年五十,体重,耳目不聪明矣。年六十,阴痿,气大衰,九窍不利,下虚上实,涕泣俱出矣"等。衰老是在致病因素的作用下形成的。主要表现在几个方面:

形态的衰减——须发早白、脱落、齿枯而落、好坐、行动迟缓等。

神志异常——视力、听力、味觉、嗅觉。

思维异常——精、神、魂、魄、意、志、思、虑、智的改变。易激动、烦恼、苦悲忧,固执、孤独,甚至神思呆滞,淡漠,反应行为迟钝、准确性差,语言重复,甚至善误、独语或不语等。

3. 老年病是"气"失常 老年病,不是发病仅仅以年龄来划分的,不是疾病发生在老年人身上就叫老年病,而是有其特点,就如"小儿稚阴稚阳之体"一样。在"老年"这一特殊体质因素下,或在"衰老"的基础上,由于各种致病因素的作用,导致的"气"失常。老年病的范围很广,在临床如眩晕、头痛、心悸、胸痹、中风、消渴、痴呆、肥胖、癃闭、痹证、癥瘕、积聚等,危害极大。但是都围绕着

"气"失常而出现。

比如胸痹，《素问·营卫生会》云："老者之其肌肉枯，气道涩，五脏之气相搏，其营气衰少，而卫气内伐"。"气道涩"指气滞、瘀血、痰浊凝聚。在这样的基础上，又加之气血虚，"其营气衰少，而卫气内伐"。因此同样是胸痹，老人与青壮年就有相当大的区别。这是因为不同的年龄段"气"有生理性的多少、强弱。这也就决定了治疗原则和预防方法步骤的不同。

气与老年病病因病机的特殊性

《内经》有"九气"致病，"怒则气上，喜则气缓，悲则气消，恐则气下，寒则气收，炅则气泄，惊则气乱，劳则气耗，思则气结"（《素问·举痛论》）。虽然这里仅举九气为病，它揭示了气具有其特殊性——就是气是运动的。"气之不得无行也，如水之流，如日月之行不休……如环之无端，莫知其纪，终而复始。其流溢之气，内灌脏腑，外濡腠理"（《灵枢·脉度》）。气布散于全身，无处不到，无时不在，运行不息，不断地激发脏腑经络组织器官的生理活动。气的活动运行正常，就是人体生理。气的活动失常，则为人体的病理。它阐明了引起"气"失常的病因病机主要有3个方面——外感六淫之邪、情志异常、劳倦。无论什么原因导致疾病都不离"气"失常的这九种情况。气是运动的，而且具有运动形式和运动规范，有循行的轨道。随气循行的有血液、津液。生理上气能生津液生血，气能行津液血，气能摄津液血，津液血能载气，血为气母，病理上气的失常，即气郁、气滞、气虚，可以直接影响血津液的循行。推动血液津液运行的力量减弱，则血行迟缓，流行不畅，为痰为饮为瘀血。还有气机逆乱，血津液亦随气的升降出入逆乱而异常，血随气升等，因此老年病的形成即以"气"失常为始动，痰湿瘀滞为结果，却又有特殊性——"气"为"痰湿瘀滞"而失常。

1. "老衰"的体质决定老年病病因病机的特殊性　这是"痰湿瘀滞"的特性决定的。老年病病因病机错综复杂，病变为退行性的，即"衰老"为基础，"气"衰为根本，因此发病过程是缓慢的，对于"气"的影响是逐渐积累的。初期见形体脏腑和功能衰减、退化，疾病表现繁杂，病程长，缠绵难愈，经常复发。继则逐渐加重，老病交并，一旦患急症，则极为危重。甚至迅速死亡。

2. 老年的体质特点决定了老年病的病理产物多　这是"痰湿瘀滞"的结果。老年生理功能逐渐衰减。"气"运行不畅，气血津液运行失常，在疾病的过程中，为痰为饮、为瘀为滞。又由于"气"的衰弱，使瘀血、痰饮、水湿、宿食等病理的中间产物堆积，这样又可以直接导致"气"失常。病症可见局部，可见全身，证候多变。而且病理产物往往又成为继发的病因，进一步促使疾病的发展。

3. 老年病"以情志致病为长"　这是"痰湿瘀滞"的主要致病因素。情志致病是老年病的主要致病因素，既是病因又是诱发因素，不同的情志导致"气"的失常不同，老年病是多种不良情志混杂，多脏器同时受病，或者一脏多种病理表现。老年病虚实夹杂、标本难分，多为疑难杂症。

从气防治老年病

"百病生于气"从理论上高度概括了疾病的发生、发展、变化的规律，所以要抗老、防衰、治病，保养生命，必须重视"气"。老年病的本质就是"气"失常。《素问·评热病论》对于劳风病的预后有这样的论述："精者三日，中年者五日，不精者七日"，说明老年病的治疗一定要有步骤，分层次。

1. 首先要护"气"防"气"失常治未病　此为老年病调"气"之常。《素问·上古天真论》云："上古之人，其知道者，法于阴阳，和于术数，食饮有节，起居有常，不妄作劳，故能形与神俱，而尽终其天年，度百岁乃去。"文字上没有直接云"气"，但却处处以调"气"为要。其实它从"九气"致病因素入手。言"法于阴阳"即是顺应四时，养正避邪；云"和于术数"，即锻炼身体，强筋壮骨使"寒热"之邪不得相犯，使气不"收"不"泄"；云"食饮有节"，即节制饮食，滋补气血；云"起居有常"，即按时作息，怡养神气；云"不妄作劳"，即劳逸结合，保全形气，使气不"耗"；"恬恢虚无，精神内守，病安从来？"，即保养精神，益气全形，形与神俱，尽终天年，使气不"上"不"下"，不"缓"不"消"，不"结"不"乱"。从而使气正常运行，"谨察阴阳所在而调之，以平为期"（《素问·至真要大论》）。这是养生和既病防变的措施与原则。同时还提出"导引按跷""吐纳精气""食饮有节""谨和五味"使"气"运行调畅，规矩成方圆，使气的循行规范，行走于自己的经隧之中。

2. 继之要调"气"复"气"正常治已病 此为老年病调"气"之变。"百病生于气"旨在说明注重治"气"在临床上的重要意义。明代张景岳云"凡病之为虚为实，为寒为热，至其变态，莫可名状，欲求其本，则止一气字足以尽之"；"所以病之生也，不离乎气，而医之治病，也亦不离乎气"（《景岳全书》）。

治病求本，防病求因。老年病的调"气"，不仅仅养气、护气，还要注意老年病的特殊性。驱除体内的病理产物，达到调气的目的。"气"弱"气"失常是老年病"痰瘀湿滞"病理机制的关键，痰饮、水湿、瘀血形成是使老年病复杂化的病理基础。所以在老年病的治疗中，调"气"注重治水先调气，治血先调气，明代朱丹溪有"顺气为先"，"善治痰者，不治痰而治气，气顺则一身之津液亦随气而顺矣"（《丹溪心法》）之说。气可行水利湿，气可运血祛瘀，"气行则血行"，气可解郁导滞。一言以蔽之，气可以使痰饮、水湿、瘀血转化而排出体外。

复"气"要维护"气"的特性——运动。"五藏之道，皆出于经隧，以行血气，血气不和，百病乃变化而生，是故守经隧焉"（《素问·调经论》）。老年病的病理产物堆积还可以壅塞经隧，所以老年病调气的另一特点——宣通府气，开窍道，给邪以出路。开鬼门、洁净府，畅魄门，利呼吸。这四者既是生理代谢产物的排泄通道，又是病邪外出的门户和通道。老年人便、溺、汗排泄不畅，对"气"的影响更为突出，变证百出。因此其启闭直接关系到气的功能正常与否。正是"魄门亦为五藏使"（《素问·经脉别论》）之理。

总之，"百病生于气"是人类疾病发生的病因病机的高度概括——气失调。气的生理病理决定老年病具有特殊性，决定老年病病因病机的特殊性，决定老年病预防和治疗的特殊性。气与老年病密切相关，防治老年病应宗"百病生于气"。

194　基于气化论治痰饮内生

痰，古通"淡"，是指水液一类可以"淡荡流动"的物质。饮也是指水液，作为致病因素，则是指病理性质的液体。"痰饮"作为病名首次出现于汉代张仲景《金匮要略》，将痰饮分类成痰饮、悬饮、溢饮、支饮四类，虽曰"痰饮"，实质上重在论饮。之后至隋代巢元方《诸病源候论》首次对痰病、饮病进行了区分论治。进一步发展到明代，张景岳《景岳全书》已明确指出："若痰有不同于饮者，饮清澈而痰稠浊，饮惟停积肠胃，而痰则无处不到，水谷不化而停为饮者。"此时痰饮已经有了一个广泛而明确的定义：痰饮，是体内气化失常引起气机不利、脏腑生理功能失调出现水液运化、输布失常，导致水液停滞、凝聚于某些部位的一类病证。在中医学中，气化实际上是指由人体之气的运动而引起精气血津液等物质与能量之间的新陈代谢过程，是生命最基本的特征之一。诸如体内精微物质的化生及输布，精微物质之间、精微物质与能量之间的互相转化，以及体内代谢废物的形成与排泄等都属于气化。有如《素问·阴阳应象大论》所云："味归形，形归气；气归精，精归化；精食气，形食味；化生精，气生形……精化为气。"阐明了人体气化过程由无形变有形，有形化无形的趋向，呈现为有序的自组织系统。而一个有序的气化过程自然离不开气的升降出入、聚合离散和开合枢的参与。《素问·举痛论》云"百病生于气也"，气化的失常直接影响到阴阳的失衡，百病丛生。《圣济总录·痰饮门》云："水之所化，凭气脉以宣流……三焦气涩，脉道闭塞，则水饮停滞，不得宣行，聚而成痰。"气化失常，引起升降出入失调、聚合离散紊乱、开合枢无序都可导致水饮闭塞于脉道聚而成痰饮。是故中医学认为痰饮的形成无不是由气化的失常引起气机不利和脏腑生理功能失调所导致的。学者邹金明等从气的升降出入、聚合离散、开合枢角度阐述了痰饮的形成与治疗。

升降出入失调与痰饮形成

气的升降出入变化是气化调动人体新陈代谢的方式。"饮入于胃，游溢精气，上输于脾，脾气散精，上归于肺，通调水道，下输膀胱，水精四布，五经并行"（《素问·经脉别论》），升降出入在人体各脏腑之气机是脾主升清，胃主降浊，肝主升发，肺主肃降，肾阳主升腾，肾阴主降敛。气的升降出入失调，则会出现"出入废，则神机化灭；升降息，则气立孤危。故非出入，无以生老病死已；非升降，无以生长化收藏"（《素问·六微旨大论》）。

1. 脾胃升降出入失调与痰饮形成　脾主升清与胃主降浊相互为用，是脾气和胃气运化功能的表现形式。"脾宜升则健，胃宜降则和"（《临证指南医案·脾胃门》），脾胃之气升降出入协调，共同完成饮食水谷的消化和水谷精微的吸收、转输。脾失升清，胃气上逆，出现脾胃之气升降失调，造成饮食水谷的消化和水谷精微的吸收、转输障碍，水谷精微无法输布全身各处而停聚形成痰饮；黄元御认为"升水木而降火金，其权在土，土气不运则四维莫转"，脾胃居中，脾胃乃气化升降之枢机，是维持脏腑气机升降出入协调、保证人体阴平阳秘、水火既济的基础。而一旦脾胃之中气失司，则水寒土湿，影响水液的运化与输布，聚而成痰饮。

2. 肝肺升降出入失调与痰饮形成　肝为刚脏，与肺为娇脏乃相对而言，肝气从左升为宜，肺气由右降为顺。左升与右降升降协调，对全身气机的调畅，气血的调和，津液的输布起着重要的调节作用。肺气宣发有司，肃降有序，有利于肝气的升发；肝气疏泄，性喜条达，有利于肺气肃降。可见刚脏与娇脏刚柔互济，既相互制约，又相互为用，犹如"龙凤呈祥"，保证人体处于阴平阳秘状态。"阳病者左为甚，阴病者右为甚，以升者不升，降者不降，而逆其升降之气也"。肝气升发太过，肺气肃降不及，则"左升太过，右降不及"，刚柔二脏升降失调出现"木火刑金"或"木旺侮金"的局面，引起肝气有余而化火，肝火灼伤肺津，炼液为痰。然而肝气、肺气自身亦存在升降之理。肝气主升发的同时存有主疏泄之效，肺气主肃降的同时留有主宣发之用。肝气疏泄失职，出现气机调畅不利引起肝气郁结，肝气郁久化火，导致肝气亢逆，升发太过，灼津为痰。同时气机郁滞不畅，气化受阻而不能行津，造成津液的输布、代谢障碍而停积脉道形成痰饮。肺气宣发，能向上向外布散气与津液肺气肃降，能向内向下布散气与津液。肺气的宣发与肃降的升降出入协调，则呼吸均匀通畅，水液得以正常的输布代谢，谓之云"水精四布，五经并行"。肺气升降出入不调，则气行不畅，津液内停，聚而成痰饮，阻塞气道。

3. 肾阴肾阳升降出入失调与痰饮形成　肾气分阴阳二气，肾阳是肾气中具有温煦、推动、兴奋、宣散等作用的部分；肾阴是肾气中具有凉润、宁静、抑制、凝聚等作用的部分。肾气的气化是由肾阴肾阳二气的升降出入运动推动和调控着各脏腑形体官窍的生理功能，进而推动和调控着机体精气血津液各自的新陈代谢及其与能量的相互转化的过程。

肾阳为一身阳气之本，"五脏之阳气，非此不能发"（《景岳全书·传忠录·命门余义》），肾阳主升腾能推动和激发脏腑经络的各种功能，温煦全身脏腑形体官窍，进而促进精血津液的化生和运行输布，加速机体的新陈代谢，并激发精血津液化生为气或能量，即促进"有形化无形"的气化过程。

肾阴为一身阴气之源，"五脏之阴气，非此不能滋"（《景岳全书·传忠录·命门余义》），肾阴主降敛能抑制和调控脏腑的各种功能，凉润全身脏腑形体官窍，进而抑制机体的新陈代谢，减缓精血津液的化生及运行输布，产热相对减少，并使气凝聚成形而为精血津液，即调控"无形化有形"的气化过程。

肾阴、肾阳的升降出入失调则影响着肾气气化过程，进一步涉及肾主水的代谢过程，导致肾气主司气化蒸腾和调节全身水液代谢的功能失常。缺少肾气的蒸化作用则经肺肃降于肾的浊液无法升清降浊，导致"聚水而从其类也，上下溢于皮肤"（《素问·水热穴论》），水液代谢障碍而变生水肿、痰饮之类。

聚合离散紊乱与痰饮的形成

聚合离散是反映气化过程由"无形聚变有形，有形散化无形"的形式。庄子认为人存在于天地之间同万物一般，气聚而成形，气散而消亡。《知北游》云："人之生，气之聚也。聚则为生，散则为死。"人的生长壮老已都离不开气的聚合离散来维持体内的新陈代谢过程。万事万物皆分阴阳，把"聚合"归类为阳，"离散"归类为阴，聚合离散顺则阴平阳秘，精神乃治；聚合离散乱，则阴阳离决，精气乃绝。气的聚合离散贯穿于整个人体生命活动中，其有多种多样的代谢表现形式。《素问·五脏别论》云："五脏者，藏精气而不泻也，故满而不能实。六腑者，传化物而不藏，故实而不能满也。"精气聚合于五脏，离散于全身，保证五脏六腑、四肢百骸得到灌注与濡养；传化物（如水谷及其糟粕、五脏代谢后的浊气等）聚合于六腑，精微物质离散于全身、糟粕物质离散于体外，使六腑处于一种取其精微、弃其糟粕的"通顺"状态。一旦聚合离散紊乱，则五脏六腑都将发生相应的病理改变。五脏生理功能失度，如脾运化输布无常、肺宣发肃降不及、肝疏泄升发失司、肾气化蒸腾不足等，则精气壅滞于五脏而不行，出现五脏精气离散不及，水谷精微无法满足对全身组织器官的灌注与濡养，同时引起水谷精微在五脏内不断蓄积而得不到布散逐渐生成痰饮等病理产物，故有"脾为生痰之源，肺为贮痰之器"之说。六腑生理功能失常，如胃受纳通降失司、小肠泌清别浊失调、大肠传化糟粕失常、膀胱气化不利、三焦通道不畅等，则传化物停留于六腑满而不通，精微物质无法从中离散而营养全身组织器官，糟粕物质无法离散于体外而不断蓄积进而变生痰饮等病理产物。

开合枢无序与痰饮生成

开合枢是人身阴阳二气周流的关键点。开合枢的概念取"门户"比而象之，"开"指门户逐渐开启，阴阳二气出入的活动加强；"合"指门户逐渐关闭，阴阳出入的活动减弱；"枢"指门户开合有序的转轴，转枢合度则阴阳二气出入开合有度。开、合在枢的作用下有序协调三阴三阳工作，使阴阳二气周流生化不息，故开合枢三者是一个协同合作、相互制约的整体，阳气有序的升降出入，关乎三阴三阳的每一个环节，缺一不可。《素问·阴阳离合论》云："是故三阳之离合也，太阳为开，阳明为合，少阳为枢……是故三阴之离合也，太阴为开，厥阴为合，少阴为枢。"人体的四时阴阳出入变化与天地的四时阴阳变化协调同步，天地的四时阴阳变化有二十四节气来区分四时的阴阳起伏、季候变化，而人体的四时阴阳出入变化则有三阴三阳的开合枢来说明"阴阳四时者，万物之终始也，死生之本也，逆之则灾害生，从之则病疾不起"（《素问·四气调神大论》）。太阳从冬至一阳生始为开，经少阳为枢，到夏至三阳之阳明时为合。夏至之阳明时节也正是一阴生之太阴为开，经少阴之枢，到冬至三阴之厥阴时为合。人与天地之气相应，人体十二经也有气血多少之异。三阳开合枢主要影响阳气的升发和收敛，三阴开合枢则主要影响阳气的潜藏和释放。《灵枢·根结》云："阴阳相移，何泻何补，奇邪离经，不可胜数。不知根结，五脏六腑，折关败枢，开合而走，阴阳大失，不可复取。"开合枢关系到人体本身及其与天地的协调，影响着阴阳之气的出入；因此，开合枢的障碍必然会导致人体的阴阳失调，从而成为疾病发生的重要因素。

1. 开合无序　太阴、太阳主开，阳明、厥阴主合。六经开合主要以下列途径进行传变：太阳开后，以少阳为枢，阳明合，阳明合时，太阴开，太阴开时，以少阴为枢，厥阴合，厥阴合时，太阳开。太阳之开阳气向上行外，以促厥阴之合阴气向下走内的活动增强；太阴之开，是阴气向上行外，以使阳明之合阳气向下走内的活动增强。阳明之合，是阳气向下走内以使太阴之开阴气向上行外的活动减弱；厥阴之合，是阴气向下走内以促太阴之开阳气向上行外的活动减弱。因而，一旦开合失序，开合过度或不及都会引起阴阳二气升降出入失调而致气化失常，出现《伤寒论》所言六经病变。太阳主开，司气化而具开发阳气，运行水液等作用。太阳失开，则气化失司，阳气外达太过或不及都将影响水液的运行障碍。阳气外达太过出现阳气发而不收，升而不降，引起阳明主合功能不调，阳气的潜降收敛受阻而导致阳气的升降出入失调，进一步影响五脏六腑的阳气，出现阳热过盛、肺气失肃、腑气不通诸证病理变化，最终影响水液运行输布而导致痰饮聚变而生。阳气外达不及，出现阳气郁而不达，内不外出，引起阳气的敷布障碍，清阳不升，出现脾阳虚运化升清功能衰减，肾阳虚气化蒸腾水液功能减慢，导致水液停聚日久则变生痰饮。如《景岳全书·杂证谟·痰饮》指出："盖痰涎之化，本由水谷，皆成血气，焉得留而为痰。惟其不能尽化，而十留一二，则一二为痰矣；十留三四，则三四为痰矣；甚至留其七八，则但见血气日削，而痰证日多矣。"

2. 枢机无序　枢，不仅仅是指开合之转轴也，更重要的是还具有开合的根本、中心、要冲等含义。如"枢机之发，荣辱之主也"（《周易·系辞》），"枢，始得环中，以应无穷"（《庄子·齐物论》）。所以，但见少阴、少阳枢机不利，便察阴阳开合无序，气机升降不应。少阳主枢，不仅司太阳、阳明开合之调节，而且居阴阳表里之间。若邪居少阳，出现枢机转动不利，引起开合失常，太阳开机遇阻、阳明合机受碍，则阳气升降出入不调，六腑传化物通降失宜，故可见气化不利而传化物不能出浊纳新，水液停聚而内生痰饮。少阴主枢，不仅司太阴、厥阴开合之调节，而且关乎一阳之内生，水火之互济。若邪客少阴，出现枢机转动不利，引起开合失常，太阴开机遇阻、厥阴合机受碍，则阴气升降出入不调，五脏精气壅滞不行，故可见气化不利而精气不能运输布散，水谷精微蓄积五脏而变生痰饮。

治　疗

1. 治疗原则　痰饮乃由水湿运化失调所化，故痰饮属阴邪，遇寒则聚，遇阳则行，得温则化，张仲景《金匮要略》对于痰饮的治疗原则是"病痰饮者，当以温药和之"。然张仲景所论述痰饮实指后世医家所述饮病，而痰病非涵盖其中，因而对于痰病的治疗后世医家各有发挥。钱乙《小儿药证直诀》指出："吐涎痰热者下之，吐涎痰冷者温之。"痰病的治疗应结合痰涎的寒热性质以"热者寒之，寒者热之"为治疗原则。《丹溪治法心要》则倡导"实脾土，燥脾湿，是治痰之本"。痰病的治疗应察其标本，急则治其标，缓则治其本。而《景岳全书》更重视"还治痰者，不可不先察虚实"。痰病的治疗同时还得分析病情的虚实，"虚则补之，实则泻之"。

2. 气化愈病机理 无论是痰病还是饮病，二者的治疗用药都离不开气化理论的指导。"阳化气，阴成形"（《素问·阴阳应象大论》），张景岳注为"阳动而散，故化气，阴静而聚，故成形"。痰饮乃阴邪，是机体内水液不断停聚蓄积而成的一种病理代谢产物，而解决痰饮的关键在于需要阳气的温化与推动，气机的流通。是故庞安常有云"善治痰者，不治痰而治气"。天下无逆流之水，人身无倒上之痰，气顺则一身之水液亦随气而顺矣。陆渊雷云："用药治病，非药力能治病，助正气以敌病也。"中医治疗用药不在于特异性病因或局部病理改变而在于调理人体气化结构，以调节人体的生生之气，从而达到纠正人身之气的偏胜偏衰的目的。通过中药或中药之间的配伍最大限度地发挥其四气五味和升、降、浮、沉来纠正人体气的升降出入失调、气的聚合离散紊乱、气的开合枢无序从而达到纠正阴阳失衡的目的，恢复机体的和谐有序。

研究中医气化理论，从气的升降出入、聚合离散、开合枢察知体内气机状态，从宏观、整体、功能的角度分析脏腑的生理病理机制，以及人体内精气血津液等物质与能量之间的新陈代谢过程，以阐明论治痰饮须以调畅气机为先决条件，在温阳化气的治疗基础上，察其寒热虚实、标本缓急以恢复脏腑生理功能从而调理人体气化结构，纠正人身偏胜偏衰之气助正气以敌痰饮，进一步以"百病皆因痰作祟"为理论依据，为气化论治"百病"提供一种思路和理论依据。

195　气化理论与临床辨析经验

气化理论不仅对于构建中医理论具有非常重要的意义，更是指导中医临床的核心理论之一。王坤根系全国名老中医，业医50余载，擅治消化、心血管、内分泌系统疾病，其非常重视气化理论在临床中的运用，省疾问病，首重气化，遣方用药，多从气论，乃知百病皆生于气也。学者孙洁等将王坤根对"气化"与中医临床关系的理论辨析经验做了如下总结。

对气化概念的辨析

"气"和"气化"是中医理论中最重要的概念之一。但实际上现今对"气"和"气化"的理解还有很多存疑之处。例如《中医基础理论》教材和多数中医辞书都将"气"定义为一种"精微物质"，但有些学者则认为"气"也包括功能的概念；对"气化"到底是指"气"的运动还是变化？或是运动及变化？或者仅仅是指膀胱排尿的功能？不同学者也有相异，甚至完全相反的见解。现代中医对气化的概念有以下几种相似而不相同的表述：①通过气的运动所产生的各种变化；②体内精微物质的化生及转化；③气的运动变化（转化）；④在气的推动下，由一种物质转化成另一种物质；⑤气的运动对人体产生的各种生理变化。不同概念的区别主要在两个方面。一者，气化是运动所产生的变化，还是气的运动和变化？二者，气化是物质的转化，还是也包括这些变化产生的生理变化。

对于前者，中医的气从来就不是静止、不变的，所以讲气的运动而产生变化是没有必要的。与其说是"由气的运动而产生的变化"，毋宁说是"气的各种变化"来得更清楚。而气既然化生万物，则其功能随之而生，这是气化的自然后果，也是气化的外在征象，所谓"有诸内必形诸外"者也。所以将气化的概念理解为"气的一切变化"足矣。

基于"气一元论"，气的变化其实已经包括了世间万物的演变。所以"气化"足以解释人身所有的生理功能。正如任继学所言，"气化是生理活动之原"，"气化异常是病理反应"。正是这个缘故，王世冬认为"中医学从生理、病因、病理，到辨证、施治，无一不是以气化论为理论根据的，因此，气化论是中医理论体系的真正核心，中医理论本质是气化论"。

气化是天人相应之根本

1. 气化是万物成败之根本　老子认为天地万物皆由阴阳二气冲和而生。其后，庄子亦云"气变而有形"，万物皆由气变而来，"天地者，形之大者也；阴阳者，气之大者也"。至宋代，《二程遗书·卷五》明言"万物之始皆气化；既形然后以形相禅，有形化；形化长，则气化渐消"。更是非常明确地提出万物皆始于气化。

《内经》中亦早有类似论述。《素问·天元纪大论》引《太始天元册》云："太虚廖廓，肇基化元，万物资始，五运终天，布气真灵，总统坤元，九星悬朗，七曜周旋。曰阴曰阳，曰柔曰刚，幽显既位，寒暑弛张，生生化化，品物咸章。"认为宇宙皆由"气"运而生。在此篇中同时还提到"在天为气，在地成形，形气相感，而化生万物矣"，非常明确地提出"形气相感，而化生万物"。

《素问·六微旨大论》云："夫物之生，从于化，物之极，由乎变，变化之相薄，成败之所由也。"说明万物之生固然由乎气化，物成之变，亦由气化之变，阴阳之相薄，气机变化，"升降出入，无器不有"。若"不生化"，则"出入废，则神机化灭；升降息，则气立孤危"，可见气化实乃万物成败之根本。

2. 气化是人身之根本 人本是天地万物之一。天地万物之成败皆由乎气化，则人身亦当如此。故而《素问·宝命全形论》云："人由天地之气生，四时之法成。"正是因为人和天地万物一样，皆由气而生，所以人与天地之间自然就存在一种密切的联系，如《灵枢·营卫生会》云"人与天地同纪"，《素问·至真要大论》云"天地之大纪，人神之通应也"，都是在说明这种关系。

气化构成了天地和人之间这种密切关系的基础，而人与天地相参则决定了人身健康与四时、五行、六淫、七情密切相关，而一旦发生疾病，则必须"审五脏之病形，以知其气之虚实，谨而调之"（《灵枢·本神》），"调气之方，必别阴阳，定其中外，各守其乡。内者内治，外者外治，微者调之，其次平之，盛者夺之，汗者下之，寒热温凉，衰之以属，随其攸利，谨道如法"，如此就可以"谨守病机，无失气宜"，达到"万举万全，气血正平，长有天命"（《素问·至真要大论》）的治疗目的。可见气化有常是人身健康之根本。

<h2 style="text-align:center">气化失则百病生</h2>

气化是人身之根本，人身因气化而与天地相应，那么天地之气或人身之气的异常则必然会导致疾病的发生。

《灵枢·顺气一日分为四时》云："夫百病之所生者，必起于燥湿寒暑风雨，阴阳喜怒，饮食居处。气合而有形，得藏而有名。"意思是说邪气侵犯人体而生病，因其所客脏腑不同而有相应的病证。同时，这段话还将邪气之由分为"燥湿寒暑风雨，阴阳喜怒，饮食居处"三个方面，实际上基本囊括了后世所谓的外因、内因和不内外因。而这三个方面之所以可以致病，必须"气合"而可以有"病形"。在《内经》中的诸多条文中都反复强调了"病由气生"，"气变为病"的思想。如《灵枢·百病始生》云："夫百病之始生也，皆于风雨寒暑，清湿喜怒……三部之气，所伤异类。"《素问·举痛论》云"余知百病生于气也，怒则气上，喜则气缓，悲则气消，恐则气下，寒则气收，炅则气泄，惊则气乱，劳则气耗，思则气结"等。

从发病学上看，中医疾病观的基本观点是"正邪相争"而发病，即所谓"正气存内，邪不可干"（《素问·刺法论》），"邪之所凑，其气必虚"（《素问·评热病论》）。正气是邪正相争的主导。如果正气充足，则邪气难以伤人，"风雨寒湿，不得虚，邪不得独人"（《灵枢·百病始生》），而正气不足时，则可能"怯者则著而为病矣"。邪气也是发病的重要因素，必须努力避免。所以养生时要求"虚邪贼风，避之有时"《素问·上古天真论》）。

正气和邪气的概念在《内经》中已经非常成熟。在《内经》中共有12处提到正气，均为人身之气的另一种称谓，也就是说正气实际上也是人身之气的一种。而邪气的本义是"不正之气"，这个"不正之气"是相对的概念。《灵枢·百病始生》云"夫百病之始生也，皆于风雨寒暑，清湿喜怒……三部之气，所伤异类"，风雨寒暑，清湿喜怒，这三部之气是可以生"百病"的邪气，但当它们没有引起疾病时，也不过只是自然界的常见现象和人的正常情绪。何时是天地、人身之气，何时是致病之邪气，取决于"三部之气"与人身"正气"的相互作用。"两虚相搏，乃客其形"（《灵枢·百病始生》），此气即是虚邪；若是"两实相逢，众人肉坚"（《灵枢·百病始生》），则此气不过是天地之气的自然变化，不能称为邪气。

可见，疾病的发生也与"气化"密切相关。正是人身之气的变动，及其与天地之气的相互作用，形成了疾病发生的基础。当然，人身之气的变动，及其与天地之气的相互作用，也是保命全形、养生延寿的基础，区别不过是在于这些"变动"和"相互作用"是否合于天地之道。

合气宜则诸症却

1. 治法与气化的关系　疾病的发生与气化密切相关。因此，治疗疾病也必须充分重视对"气化"的调节。《素问·至真要大论》中黄帝问岐伯治法："夫百病之生也，皆生于风寒暑湿燥火，以之化之变也。经言盛者泻之，虚则补之，余锡以方士，而方士用之尚未能十全，余欲令要道必行，桴鼓相应，犹拔刺雪汗，工巧神圣，可得闻乎？"岐伯的回答首先是"审察病机，无失气宜"，然后方才次第讲述著名的"病机十九条"，以为例证。这充分反映了《内经》中调气以合气宜的治疗思想。

"无失气宜"中的"气"当然不是"气血"之"气"，而是指天地、人身之气。百病生于气，调之以使"气宜"则病自能去。《素问·阴阳应象大论》云"治病必求于本"，张景岳注："本，致病之原也。人之疾病，或在表，或在里，或为寒，或为热，或感于五运六气，或伤于脏腑经络，皆不外阴阳二气，必有所本。"（《类经·二卷·阴阳类》）说明治法之本，亦无外阴阳二气而已。故而《素问·五常政大论》云"谨守其气，无使倾移"。可见各论何种治法，不过是采用不同手段，调节各种气化异常，"无使倾移"。调节"气化"，以合气宜是治法中最重要的一个环节。

2. 方药与气化的关系　愈病之法，无非针药；针药之道，在于调。《素问·至真要大论》云"调气之方，必别阴阳，定其中外，各守其乡。内者内治，外者外治；微者调之，其次平之，盛者夺之，汗者下之；寒热温凉，衰之以属，随其攸利"，而所以能调之、平之、夺之、下之以"调气"愈疾者，可以针刺引之，药味纠之。

以针刺言，《灵枢·刺节真邪》云："用针之类，在于调气。"《灵枢·九针十二原》云："刺之要，气至而有效。"《灵枢·终始》云："刺之道，气调而止。"可见针刺治疗，基本原理在"调气"。

药物治疗则更是如此。中药药性理论是指导和说明中药功效的理论基础，其内容自《神农本草经》始，经历代医家丰富和完善，终成体系。主要包括四气、五味、归经、升降沉浮、毒性等。时人或谓之庞杂，其实是不明其本。其本何在？唯"气化"而已矣。

《本草衍义》"总叙"中云："夫天地既判，生万物者，惟五气尔。五气定位，则五味生……寒气坚，故其味可用以软。热气软，故其味可用以坚。风气散，故其味可用以收。燥气收，故其味可用以散。土者冲气之所生，冲气则无所不和，故其味可用以缓。气坚则壮，故苦可以养气。脉软则和，故咸可以养脉。骨收则强，故酸可以养骨。筋散则不挛，故辛可以养筋。肉缓则不壅，故甘可以养肉。"以五气生五味而兼寒热之性，寒热五味，气各不同，或收或散，或缓或急，各有偏性，以药之偏纠病之偏性，则可以愈疾。这个观点正是中药治疗疾病的基本观点。

四气又称四性，主要用以概括说明中药的寒、热、温、凉属性，然而草木金石之品，在天地间，则与天地同体；入人腹中，则与人身同温，其自身岂能别有一番寒温？所谓寒热之性，不过是服用之后，对人身气化影响各不相同，有助阳以生热者，则曰温热；有助阴能伏火者，则曰寒凉。若草木自无气化，何以调人身之气化？若不能调人身气化，何以生寒温之变而成"四气"？正如《圣济经》所云："物之生，无不囿于形气也，然气基形立，必有温热凉寒之性，咸酸甘苦之味焉。然则形气者，性味之本，性味者，形气之末。"四气也不过是"物"之"形气"特点的一部分。服用之后，药物之气与人身气化相互影响，形诸于外则为寒热，究之于内仍是气化。

五味是指酸、苦、甘、辛、咸而言，是中药药性理论的主要内容之一。通常认为五味既是对药物性能的抽象概括，又是部分药物真实滋味的体现。但实际上，从《内经》所论，五味远远不是单指药物的真实滋味，更不只是为药物性能而设。五味反映的是药物或食物对人身气化的作用特点。《尚书·洪范》云："润下作咸，炎上作苦，曲直作酸，从革作辛，稼穑作甘。"润下、炎上、曲直、从革、稼穑都是指气机的运化特点而言，也可以理解为功能特点，但肯定不是单纯对味觉的描述。

《灵枢·五味》云："愿闻谷气有五味，其入五脏，分别奈何？伯高曰：胃者，五脏六腑之海也，水谷皆入于胃，五脏六腑，皆禀气于胃。五味各走其所喜，谷味酸，先走肝；谷味苦，先走心；谷味甘，先走脾；谷味辛，先走肺；谷味咸，先走肾。"所谓各走其所喜，当然不是指五谷以其味不同而各入五脏，而是说五谷气化特点不一，则入胃之后，对人身气化的影响也不一样。五味入胃，气化各不相同，则功效各异。五味实际上是对药、食气化特性的反映。由于人身亦由气化而成，则由五味可知药食入胃后对人身气化的影响，从而推知其功效，即"凡药酸者能涩能收，苦者能泄能燥能坚，甘者能补能和能缓，辛者能散能润能横行，咸者能下能软坚，淡者能利窍能渗湿，此五味之用也。"（《本草备要》）在《内经》中，按照五行的框架，以人体五脏为中心，确立了五味与五脏、五色所主的对应关系，用五味之气化调节五脏之气化，从而治疗五脏所主部位的疾病。

非止四气五味，其余如归经、升降沉浮，亦皆类此，不过是食、药气化特点的一方面，以此药性理论归纳后，则可以有助于医者明白食、物入胃，对人身产生的各种调节作用。正如《梦溪笔谈》所云："凡人饮食及服药，既入肠为真气所蒸，英精之气味……皆随真气洞达肌骨，犹如天地之气，贯穿金石土木，曾无留碍，自余顽石草木，则但气味洞达耳，及其势尽，则滓秽传入大肠，润湿渗入小肠，此皆败物，不复能变化，唯当退泄耳。凡某物入肝，某物入肾之类，但气味到彼耳。"

方药是中医治法的临床具体体现，或攻或补，或寒或热，总要通过合适的药物组合来实现。不同药物合为一方，气化特点也相互影响，而与单用某药不同。有去性存味的，有相须相使的，由各个药物气化特点的相互影响而产生出方剂自身的新作用来。但最终，仍是以此方的气化特点调节疾病的气化偏颇以愈疾。例如白虎汤性寒，以其有膏、知相须之用；海藻玉壶汤散结，以其有藻、草相反之激。

总之，王坤根认为，天地、人身同此一气。一气而生阴阳，阴阳而生五行，五脏以应五行，于是"天食人以五气，地食人以五味。五气入鼻，藏于心肺，上使五色修明，音声能彰；五味入口，藏于肠胃，味有所藏，以养五气，气和而生，津液相成，神乃自生"（《素问·六节脏象论》）。一旦虚邪贼风，因虚乘人，三部之气，各伤其部，则诸疾生矣。如是，则知"百病生于气也"。其治，则针灸、方药亦无不本于气化。故而，气化异常是疾病发生、发展的关键；调节气机，"无失气宜"则是诊治疾病的核心环节。

196　从脾胃辨治气化病的理论和临床

机体通过气化作用而实现物质转化、能量转化和形能转化，维护着人体新陈代谢的动态平衡。气化病是指人体气化稳态失常而导致的疾病，大致分为阳化太过、阳化不及、阴化太过、阴化不及四大类。气化与五脏六腑的生理功能密切相关，气化病是由于脏腑失调，气化失司所致，脾胃是人体气化之枢纽，与气化病的发生关系最为密切。学者何晓晖从中焦脾胃入手论治多种气化病，取得较明显的临床疗效。

气化，是指通过气的运动所产生的各种变化。《庄子·知北游》云："气变而有形，形变而有生。"《易纬》云："气化流行，生生不息。"大自然由于气的运动变化而产生了天地间的万事万物，人体由于气的运动变化而维持着生命的新陈代谢。

气化病的概述

气化是生命最基本的特征之一，人体的生、长、壮、老、已的生命过程，无不根于气的升降出入和聚散离合的运动变化。《素问·阴阳应象大论》云："阳化气，阴成形"；"味归形，形归气；气归精，精归化；精食气，形食味；化生精，气生形……精化为气。"由于气化的作用，而引起人体内物质新陈代谢的各种变化，包括物质转化（物质与物质之间的转化），能量转化（能量与能量之间的转化），形能转化（物质与能量之间的转化）。具体地说，如食气化精、饮水化津、精化为气、气化为精、精化为血、精血互化、精气生神、气血互生、气化津液、津化为气、津液化汗、津血互生等，都是气化的具体表现。

现代医学认为，新陈代谢是生命现象的基本特征。新陈代谢包括合成代谢和分解代谢两个方面，两者同时进行，相反相成，构成代谢的统一体，并维持着动态平衡。《素问·阴阳应象大论》云："阴阳者，天地之道也，万物之纲纪，变化之父母，生杀之本始，神明之府也。"阴阳变化同样也是气化的最基本规律，正如《正蒙注》云："气化者，一阴一阳。"气化，即阴阳之气的变化。阴阳之化包括"阳化"和"阴化"两种运动形式。阳化即"阳化气"，是"由阴化阳"的过程；阴化即"阴成形"，是"由阳化阴"的过程。精气学说认为，构成天地万物的气，有无形和有形两种基本状态，一种是以弥散而剧烈运动的状态存在，细微而分散，用肉眼难以看到，故称之为"无形"；另一种是以凝聚而稳定的状态存在，由细小分散的气，凝集而形成看得见、摸得着的实体，称之为"形质"。习惯上把弥散状态的无形之气称为"气"，气属阳；而把有形质的实体称为"形"，形属阴。形与气之间处于不断的转化之中，由"气"转化为"形"，是"阴化"的过程，如"气生形""气归精""气生血""气生津"等；由"形"转化为"气"，是"阳化"的过程，如"形归气""精化气""津化气"等。食物经消化变成低分子物质，吸收后在体内合成体组织的高分子物质的过程，称为合成代谢或同化作用，系吸能反应，即属于"阴化"的过程。体组织的高分子物质分解为低分子物质的过程，称为分解代谢或异化作用，系放能反应，即属于"阳化"过程。

阳化与阴化，是生命气化的全过程，是人体新陈代谢相反相成的两个方面，两者之间维持着动态平衡，正常的生命活动才能得以保证。气化的中枢在脾胃，气化的启动在少阳肝胆，人体与外界气化门户在玄府，气化的动力为命门原气，气化的场所在三焦。气化过程的有序进行，是脏腑生理功能协调互用的结果。如果脏腑功能活动障碍，气化失常，则会发生物质转化、能量转化、形能转化的紊乱，可影响精、气、血、津液的新陈代谢及其相互转化，导致各种精微物质的生成、输布、转化、排泄障碍，从而导致各种"气化病"的发生。

气化病，是指人体气化稳态失常而导致的疾病。《素问·举痛论》云："百病皆生于气。"气化病有广义气化病和狭义气化病之别。广义的气化病包括了气的运动障碍而导致的一切疾病，范围极为广泛。而狭义的气化病是指人体物质与能量代谢中发生的气、血、精、津液等生成、输布、转化、排泄障碍所致的气化异常性疾病。现代医学中的代谢性疾病、营养性疾病和部分内分泌疾病属于狭义气化病的范畴。本文讨论的只局限于狭义的气化病。

气化障碍主要包括气化过度和气化不足两个方面。根据阴阳气化理论，把气化病分为阳化太过、阳化不及、阴化太过、阴化不及四大类型。

1. 阳化太过　在形能转化的过程中，由阴化阳太过，即表现为分解代谢偏亢，能量释放过多，机体的功能亢进，此以阴虚内热证最为多见。表现为低热、恶热、消谷善饥、消瘦、盗汗、口干、心悸、舌红少苔、脉数等。常见的中医病症有瘿气、消渴、痨病等。西医学中的甲状腺功能亢进、糖尿病、结核病等消耗性疾病多属于这一类的气化病。

2. 阴化太过　在形能转化的过程中，由阳转阴太过，即合成代谢异常，有形物质化生过多，并在体内滞留或堆积。常见的中医病症有肥胖、痰饮、胸痹、臌胀、结石、痛风等。西医学中的肥胖症、脂肪肝、高脂蛋白血症、动脉粥样硬化、胆结石、尿结石、痛风等代谢障碍性疾病多属于这一类的气化病。

3. 阳化不及　在形能转化的过程中，由阴转阳不及，即表现为分解代谢偏衰，放能反应不足，机体的功能低下，或脏腑阳气不足而气化不利，常出现阳虚内寒或气不化水证。常见的病症有水肿、痰饮、关格、少汗、带下、唾涎等。西医学中的甲状腺功能减退症、肾上腺皮质功能减退症、心功能衰竭水肿、肾衰竭水肿、肝功能衰竭腹水等脏器衰弱性疾病多属于这一类气化病。

4. 阴化不及　在形能转化的过程中，由阳转阴不及，即合成代谢减弱，精微物质生化过少，能量储存不足，机体营养状态低下。常见形体消瘦、精血亏虚、津亏液燥等病理现象。西医学中的低血糖症、低蛋白血症、营养不良症、贫血症、干燥综合征等多属于这一类的气化病。

阴阳是对立统一的，气化的阳化与阴化过程，既是相互对立和制约的，又是相互依存和促进的。《素问·阴阳应象大论》云："阴胜则阳病，阳胜则阴病。"阳化太过可以引起阴化不及，阴化不及又可引起阳化太过，故两者往往同时存在；阴化太过可以引起阳化不及，阳化不及又可引起阴化太过，故两者也往往同时存在。阴阳互根，阴损可以及阳，阳损可以及阴，阳化不及与阴化不及也可相互影响。

从脾胃治疗气化病的生理病理学基础

气化是脏腑生命活动的体现，只有五脏六腑生理功能的协调统一，才能维持人体气化的平衡稳态。气化与五脏六腑的功能息息相关，尤其是与脾胃、肾、肝胆、肺、三焦关系最为密切。肾为人体气化的原动力。肾为水火之脏，藏精，主水，肾阴肾阳是人体阳气和阴液之根本，是生命阴阳气化的动力和源泉，肾阴肾阳的动态平衡是人体气化稳态的根本保障，所以古人说"命门为气化之源"。肝胆是人体气化调节器。肝应于春，主疏泄和升发，肝气的条达，能启动和升发脏腑之阳气，调畅脏腑之气机，在人体气化中具有着重要的调节作用，正如张锡纯所云"肝主气化"。肺斡旋人体的气化。肺为气之主，具有主持和调节全身各脏腑经络之气的作用。肺主呼吸，又主皮毛汗孔，是人体与外界气化交流的门户，通过呼吸运动，实现体内气体的吐故纳新，清气（氧气）是生命新陈代谢必需的最基本物质，所以《医学衷中参西录·气病门》认为肺能"斡旋全身统摄三焦气化"。三焦是人体气化的场所。三焦是运行元气、水液、水谷的通道，也是生命气化的场所，"上焦如雾""中焦如沤""下焦如渎"，通过上中下三焦功能的环环相扣，使水精四布，弥漫周身，全身的精气、血液、津液在三焦的作用下相互渗透与转化，并达到动态平衡。肾、肝、肺、三焦的功能失调均可引起气化障碍，导致气化病的发生。

脾胃是人体气化的枢纽，与蛋白质代谢、糖代谢、脂肪代谢、水液代谢关系十分密切，在生命新陈代谢中具有十分重要的作用。脾胃功能失常，可导致代谢系统功能障碍，而成为气化病发生的最重要原因之一，如《脾胃论》所云"内伤脾胃，百病由生"；"百病皆由脾胃衰而生也"。饮食失宜是导致脾胃气化失调的主要原因，如饥饱失常、五味偏嗜、过食肥甘、偏嗜烟酒等均可损伤脾胃，脾胃失健则运化水谷和水湿功能失常，以致中焦气化失司，百病丛生。当前气化病发病率不断走高，与现代人的饮食结构和生活习惯的改变密切相关。脾胃功能在人体气化中的重要作用体现在以下四个方面：

一是脾主散精。《素问·经脉别论》云："饮入于胃，游溢精气，上输于脾，脾气散精。"《脾胃论》云："饮食入胃，阳气上行，津液与气入于心贯于肺，充实皮毛，散于百脉。"胃主受纳水谷，饮食物经过脾胃的消化、吸收、转运作用而化生为营卫气血津液，从而灌溉脏腑经络、四肢百骸，以维持人体正常的生理功能。糖、脂肪和蛋白质等供能物质的代谢，属水谷精微物质的转输化生过程，而水谷精微的化生、转输、利用，主要在于脾之运化功能。若脾失健运，则阳气不能布升，气化失司，失于散精，水谷精微（脂肪、糖、蛋白质等）失于输布，致浊阴内聚，生浊生湿，成痰成饮，故称"脾为生痰之源"。痰浊内蕴，或化为膏脂堆积于体内，发为肥胖症；或沉聚于肝脏，发为脂肪肝；或蕴阻于血脉形成高脂血症和动脉粥样硬化症；或痰浊蕴积胆腑，湿从热化，湿热蕴蒸日久煎熬成石，发为胆结石。

二是脾胃为"生化之源"。精、气、血、津液的生化源头均在脾胃，正如《灵枢·决气》云："中焦受气取汁"。《病机沙篆》云："气之源头在乎脾。"《景岳全书》云："血者，水谷之精也，源源而来，生化于脾。"《血证论》云："脾主消磨水谷，化生津液。"精、气、血、津液的化生均来源于脾所运化的水谷精微，脾胃健运，化源充足，则气血旺盛、津液充足，机体得养。若脾失健运，运化失常，则生化无源，合成代谢不足，或阴精衰少，或阳气虚衰，或营血亏虚，或津液不足则机体失养，百病由生。

三是脾胃是全身气机升降之枢纽。升与降，乃是脏腑阴阳气血最基本的运动形式。人体正常的新陈代谢，以脾胃为轴心，清阳自脾而升，浊阴由胃而降，两者一升一降的矛盾运动，成为人体气机升降的枢纽。脾胃属土，土具有冲和之性，通过阳升阴降的枢纽机制，以调衡脏气本身及脏气之间的阴阳之气，以达到"气归于权衡""以平为期"的生理要求，这是维持生命气化相对平衡、防止其太过与不及的重要调节机制。脾胃气机升降正常，出入有序，则表现为"清阳出上窍，浊阴出下窍；清阳发腠理，浊阴走五脏；清阳实四肢，浊阴归六腑"的阴阳气化平衡状态，故《医门棒喝》云"脾脏独主转运而升清降浊"，"升降之机者，在乎脾胃之健运"。若脾胃升降失常，枢纽之机失职，则致使五脏六腑、阴阳气血平衡失调，从而导致各种气化病的发生。

四是脾主运化水湿。脾一方面将津液上输于肺，通过肺的宣发肃降使津液布散至全身；另一方面脾气也可以将津液直接向四周布散至全身各脏腑，即《素问·玉机真脏论》所说的"以灌四傍"的生理功能。《景岳全书·肿胀》云："水惟畏土，故其制在脾。"脾为制水之脏，若脾失健运，水液输布代谢障碍则停聚为病，或聚湿生痰为痰饮，或泛溢肌肤为水肿，或水停于中为臌胀。

从脾胃论治气化病

气化与五脏六腑的生理功能密切相关，尤其与脾胃、肾、肝、肺、三焦的关系最为密切，所以治疗气化病也要从调衡上述脏腑的阴阳、气血等入手，以平为期。气化理论的核心是自稳平衡的思想，脾胃为中土，"中焦如衡"，含中和之气，是人体气化之枢扭，所以在气化病治疗中更具有重要意义，《万病回春》云："调理脾胃者，医中之王道也。"多年来何晓晖从调衡脾胃入手论治气化病，常常获得明显疗效。

1. 阳化太过，治宜清中滋脾制阳 阳化太过为分解代谢偏亢，物质消耗增加，能量释放过多，临床以阴虚内热证最为多见。如甲状腺功能亢进症（瘿气）基础代谢率增高，分解代谢过于旺盛，多数患者呈典型全身性高代谢症状，多以畏热、多汗、多食、消瘦、急躁多怒、瘿肿、眼突、手抖、舌红、脉数等为主要症状。其病理机制大多为肝郁化火，阴虚阳亢。糖尿病（消渴）因大量糖从尿中排出，脂肪、蛋白质分解代偿性增加，其基本病机是阴虚为本，燥热为标，燥热甚则阴愈虚，阴愈虚则燥热愈甚，燥热伤胃，胃火炽盛，发为中消，表现为胃脘嘈杂、消谷善饥、口干口渴、大便秘结、消瘦等。肺结核病（肺痨）为消耗性疾病，多表现为分解代谢增加，常出现骨蒸潮热、五心烦热、颧红升火，干咳咯血、咽干口燥、盗汗、消瘦、舌红少苔等阴虚火旺症状。总之，阳化太过之气化病的病机是阴气不足，不能制阳，阳亢生内热。脾胃为阴精阴液生化之源，正如《寿世保元》所云："脾散于五脏，为涎、为唾、为涕、为泪、为汗，其滋味渗入五脏，乃成五汁，五汁同归于脾。"治疗阳化太过之气化病，宜清中滋脾以制阳，脾胃得滋则阴生，阴生则阳消，阳消则热除。纵观当代名医名方，大凡治疗甲状腺功能亢进、糖尿病和肺结核的名验方均是以养阴清热为主线。临床多用增液汤、玉女煎、益胃汤、沙参麦门冬汤、知柏地黄汤等加减变化治疗阳化太过之气化病，效果明显。

2. 阴化太过，治宜健中运脾消阴　阴化太过，为分解与合成代谢异常，有形物质化生过多，并在体内滞留或堆积。如脂类代谢障碍，体内脂肪堆积过多，可发生肥胖症、脂肪肝、高脂蛋白血症、动脉粥样硬化等疾病。上述疾患大多为痰浊积聚、血运不畅所致，痰、湿、瘀等有形之阴邪是这类气化病的主要病理因素。脾主湿，湿为阴凝之邪，脾为生痰之源，所以此类疾病与脾的关系最为密切。常采用健中运脾消阴法治疗这类气化病，脾健则湿化，湿化则痰消，痰消则瘀除。常用方剂有平胃散、胃苓汤、苓桂术甘汤、防己黄芪汤、理中汤、二陈汤、温胆汤、三子养亲汤、藿朴夏苓汤等。国医大师李振华治疗肥胖症的名方理脾健运汤就是通过温中健脾、祛痰化湿来取效的。胆结石的发生与胆固醇代谢和胆红素代谢障碍有关，多为脾不化湿，湿从热化，湿热壅阻肝胆，煎熬胆汁，日久结成砂石，形成胆结石症。治疗胆结石症，除疏肝利胆、清利湿热外，还要重视治痰治脾。关幼波认为"血中胆固醇增高，中医则多从化痰论治"，提出"治黄要治痰，痰化黄易散""治痰实为治脾"的论点。痛风是一组嘌呤代谢紊乱所致的疾病，其临床特点是高尿酸血症及由痛风石而引起的反复发作性痛风性关节炎。痛风的主要病理因素是湿、痰、热、瘀，其标在筋骨关节，其本在脾肾，痰浊阻滞是最为常见的临床证型之一。国医大师朱良春善用土茯苓治痛风病，他指出"此乃嘌呤代谢紊乱所引起，中医认为系湿浊瘀阻，停着经隧而致骨节肿痛、时流脂膏之证，应予搜剔湿热蕴毒，故取土茯苓健胃祛风湿之功，脾胃健则营卫从，风湿去则筋骨利"。

3. 阳化不及，治宜温中益脾助阳　阳化不及多为分解代谢偏衰，放能反应不足，脏腑阳气虚衰，阳不化气，则机体功能低下，气化失职，推动、温煦、固摄作用减弱，导致气不化水，气不化汗，气不摄津，而发生水肿、痰饮、膨胀、少汗、带下、唾涎等病症。脾为中阳，是气机升降之枢，生命气化有赖于脾阳的鼓动，若脾阳不振则升发无力，或水气湿气不化而为肿、为膨、为饮、为痰，或气不化津、摄津而为带下清稀、为唾涎不止等。阳化不及的气化病治宜"温药和之"，以温中益脾助阳，使中阳振奋，升降相宜，诸恙自除。常用方剂有实脾饮、理中汤、小建中汤、苓桂术甘汤、五苓散、补中益气汤、升阳除湿汤等。因为肾宅元阳，能温煦脾阳，所以在助脾阳的基础上也要注意温补肾阳，以益火之源。

4. 阴化不及，治宜补中健脾育阴　阴化不及，即合成代谢减弱，精微物质生化过少，能量储存不足，机体营养状态低下。脾胃主受纳运化水谷，为精、血、津液、髓等阴性物质的生化之源，若精、血、津液的生化不足，主要责之于脾胃。脾胃虚弱，运化失司，则生化无源，或致阴精衰少，或致血液虚亏，或致营阴亏损，或致津液不足。低血糖症、低蛋白血症、营养不良症、贫血症、干燥症等阴化不足之气化病，大多与脾胃功能失调相关，临床上治疗此类疾病，多从脾胃入手，采用补中健脾育阴法，大多能取得较满意的效果，常用方剂有参苓白术散、资生丸、归脾汤、薯蓣丸、健脾益营汤等。

197　从气辨治亚健康的理论和方法

亚健康是介于健康与疾病之间的一种状态，亚健康人群临床上会有精神状态不佳、情绪低沉或烦躁易怒、注意力不集中、记忆力减退、懒言少语、心慌不适、易出汗、腰膝酸软、手足麻木发凉、抵抗力差等表现，很容易影响日常工作、生活，以致无法承担相应的社会角色。由于亚健康属于新兴领域，现代医学对其检测、评估以及干预尚处于探索阶段，相应理论体系有待逐步完善。王超针对亚健康的临床特点，充分挖掘中医药干预优势，基于从气论治的理念开展临床工作，收效显著。学者王政研等总结了王超从气论治干预亚健康态的理论与方法。

亚健康的概念和特点

世界卫生组织将健康定义为："健康是一种在身体上、精神上的完满状态，以及良好的适应力，而不仅仅是没有疾病和衰弱的状态。"意为，完全健康的人会表现为躯体、心理、社会适应力和道德四方面的良好状态。《亚健康中医临床指南》中指出亚健康包含身心上不适应的感觉所反映出来的种种症状及与年龄不相适应的组织结构或生理功能减退所致的各种虚弱表现，并认为这是一种微生态失衡状态，也是某些疾病的病前生理病理学改变。因此，亚健康是处于健康与疾病之间的一种状态，虽无临床症状或症状轻微，但会表现出一定时间内的活力降低、功能和适应能力减退的症状。

王超认为，睡眠难安、食饮不下、周身酸痛、倦怠疲乏等都是常见的亚健康表现。如果在机体处于亚健康状态期间适时、适度干预，消除病因或影响健康的不利因素，就可使亚健康状态发生"逆转"，从而向着健康状态转化，而中医药在干预亚健康状态方面具有鲜明优势。

亚健康中医干预优势

1. 中医理论特点适用于亚健康诊疗　整体观念是中医特色理论，中医学认为人与自然、社会的协调及人体自身阴阳动态平衡的结果便是健康，并以扶正祛邪为治疗原则，或补虚、泻实或攻补兼施，综合运用各种疗法以调和阴阳平衡。王超认为亚健康状态可以理解为疾病前期的脏腑气血功能失衡状态，其很难通过现代理化方法检测出来，而患者自身的症状描述也往往被证实是片面的。所以，中医四诊辨证评估可以更准确地描记亚健康临床表现，指导临床有针对性地施以针、灸、药、导引、按跷等特色疗法，辨证论治以达"阴平阳秘，精神乃治"的平衡状态。

2. 中医治未病思想提挈亚健康诊疗思路　中医学早在《内经》中就提出"圣人不治已病治未病，不治已乱治未乱"的治未病思想，体现了未病先防、既病防变、瘥后防复的医学防治境界。王超认为，当今医学理念正在从以疾病为导向逐渐转变为以人的健康为导向，这也是亚健康领域备受关注的根本动因。亚健康的防治观念正契合了中医治未病的思想。同时，亚健康人群作为"治未病"的主要目标人群，其诊疗思路更应遵循中医治未病思想。

亚健康从气论治的理论基础

1. 气之于人体的重要性　中医学认为，气是构成和维持人体生命活动的最基本物质，与脏腑、精、血、津液之间关系密切。气布散全身，无处不在，无时不有，运动不息，不断地推动和激发脏腑经络组织器官的生理活动，还可推动人体精、气、血、津液之间的互相转化。《类经·疾病类》云："气之在人，和则为正气，不和则为邪气。凡表里虚实，逆顺缓急，无不因气而生，故百病皆生于气。"机体正常生命活动依赖于气的正常活动，而异常活动的气则会影响机体生理平衡，因此，百病之生，气病为先。外感六淫、内伤情志、过度劳伤等因素均可导致气机失常，引起脏腑、经脉的功能紊乱，诸病从而发生。

2. 气之正邪反映机体状态趋势 《灵枢·百病始生》云"风雨寒热，不得虚，邪不能独伤人。卒然逢疾风暴雨而不病者，盖无虚，故邪不能独伤人。此必因虚邪之风，与其身形，两虚相得，乃客其形"。由此可见，疾病发生与正气和邪气盛衰关系密切。正气不足是疾病发生的内在因素，邪气侵袭是发病的重要条件。邪气影响发病的性质、类型和特点，而正气的强弱盛衰可决定发病的变化趋势。

3. 从气论治符合亚健康调治需求 《素问·气交变大论》云"善言气者，必彰于物"。气虽无形，无形之用却可以通过一定的运动形式表现出来，所以，气是无形有征的能量运动，是一种生命功能的体现。正如亚健康状态，虽经检测后无具体指标阳性，尚未产生器质性病变，但却表现出睡眠质量下降、周身不适等种种外在征象，即属于生命功能下降。因此，中医对气的认识和理解更符合亚健康功能性疾患的特点，从气论治观点更适用于指导亚健康调治。

亚健康状态从气论治思路

亚健康状态在临床常有不同表现，王超运用从气论治观点指导亚健康临床诊疗，每获良效。下面分别从失眠引卫气、疼痛通经气、情绪异常调肝气几个方面简要介绍亚健康状态从气论治干预思路。

1. 失眠主导亚健康——引卫气 王超认为，睡眠是人体内环境修复最重要的环节之一。躯体疲劳、中枢感知、记忆重组、组织分泌代谢、生长发育等诸多生理功能都会在正常的睡眠过程中得到改善。因此，日间疲劳、记忆力减退、入睡困难、多梦等各种异常，往往是失眠主导亚健康状态的主要表现。如果要从中医的角度干预睡眠主导亚健康，就要先认识睡眠的中医生理机制。《灵枢·口问》云："卫气昼日行于阳，夜半则行于阴。阴者主夜，夜者卧……阳气尽，阴气盛，则目瞑；阴气尽而阳气盛，则寤矣。"可见，正常的睡眠与觉醒的规律转换是卫气运行随昼夜阴阳消长交替的结果，卫气于阴阳之间循环往复，人则寤寐交替。清代医家汪文绮《杂症会心录》中云："不寐一证，责在营卫之偏盛，阴阳之离合。医家于卫气不得入于阴之旨，而细心体会，则治内虚不寐也，亦何难之有哉？"因此，干预失眠的一个重要思路就是从调卫气入手，针刺跷脉导气入阴是重要方法之一。《灵枢·大惑论》云："卫气不得入于阴，常留于阳。留于阳则阳气满，阳气满则阳跷盛，不得入于阴则阴气虚，故目不瞑矣。"因此，阳跷脉盛，目张而醒；阴跷脉盛，目合而睡。《杂病源流犀烛》中指出"跷脉之剽悍，同于卫气，而皆出目眦"，《灵枢·卫气行》云："阳尽于阴，阴受气矣。其始入于阴，常从足少阴注于肾。"说明跷脉有涵藏与布散卫气的功能，卫气的阴阳出入正是借助于跷脉才得以与外界自然昼夜交替相应的。卫气从阳入阴、由表返内的主要通道是足少阴肾经，阴跷脉为足少阴肾经之别，故阴跷脉是主要桥梁。因此，临证常重用阴跷脉交会穴照海穴，配合足少阴原穴太溪穴以从阴引阳，对虚证失眠每获奇效，亦有只针此照海一穴得效。《灵枢·邪客》云："补其不足，泻其有余，调其虚实，以通其道，而去其邪。饮以半夏汤一剂，阴阳已通，其卧立至。"可见，畅通卫气运行之道路，使其不为所阻复入于阴，便可治疗失眠。知常达变，多种病因皆可影响卫气从阳入阴，出现不寐。因此，治疗不寐可采用不同方法恢复卫气的正常运行、引卫入阴。阴阳脉气交接的子、午时分是干预的绝佳时机，鉴于夜间操作不便选择午时治疗。主穴为手少阴心经之原穴神门，并依据症状辨经选穴治疗，补虚泻实，以恢复卫气的正常运行。亦有依据脏腑经络辨证施治之法，如见有情绪异常、眼干口苦、胁肋胀闷不舒等临床表现的不寐患者，选用从肝论治针刺法。常配合五输穴异经补泻法，虚则补其母经（肾经）之母穴复溜穴，实则泻其子经之子穴神门穴。诸法虽异，异曲同工，皆收经络疏通、阴阳调和、引卫入阴之功效。

2. 疼痛主导的亚健康——通经气　以疼痛为主导的亚健康状态临床最为常见，亦有专家将其称为躯体疼痛性亚健康，患者常以躯体某一部位疼痛或不适为主诉，常规影像检查却未显示异常。王超认为，疼痛主导的亚健康状态总病机为阴阳失衡，进而脏腑气血失调，临床上直接感受外邪所致确为少见，常因内生五邪耗伤正气，致"不通则痛"或"不荣则痛"，不通为实、不荣为虚，亦有虚实错杂甚至发生转化的情况，治疗都是以通畅经气运行为要。因此，针对疼痛主导的亚健康注重应用针刺干预以通调经气，常分为局部刺和远道刺。局部刺法主要基于经筋理论开展。如亚健康态肩背不适属经筋病范畴，病灶特征常表现为以线性为基础，进而向平面及多维度转变。诊疗时重视查体，依据反应点在肩背局部取穴排刺，疏通局部经气，可达"通则不痛"之目的。远道刺法主要应用巨刺法与五输穴理论。《针灸大成》云："巨刺者，刺经脉也，痛在左而右脉病者，则巨刺之，左痛刺右，右痛刺左，中其经也。"依据疼痛部位定位经脉，辨虚实后可选择以下 3 种刺法。选择对侧经脉五输穴施以补母泻子治法；或针刺对侧本经本穴，同时配合疼痛局部运动以通经气；或依据"同气相求"理论，手足同名经上下经气贯通，可取上肢或下肢对应的穴位治疗。

3. 情志主导的亚健康——调肝气　《素问·举痛论》云"余知百病生于气也。怒则气上，喜则气缓，悲则气消，恐则气下，寒则气收，炅则气泄，惊则气乱，劳则气耗，思则气结，九气不同"。九气为病，情志因素引起的就有六种，可见情志致病的广泛性。亚健康常遇患者主诉多系统症状，如周身不适、乏力但又难以明确疼痛或者不适部位，时有纳呆、呃逆等消化不良表现，虽然不失眠但自觉睡眠质量低下，而各种理化检查、内镜检查无显著异常，舌脉皆可见肝经证候之表现，此种情况便可诊为情志主导的亚健康。情志活动是人体正常生理表现，而异常的情志刺激会导致脏腑经络、气血、阴阳失调而发病，即所谓七情内伤。情志因素致病机理的关键在于扰乱人体的气机，因此可采用调理气机的方法。王超在干预情志主导的亚健康状态时，从调节气机的思路立法，利用肝脏主升、主动、主散，可调畅全身气机"升降出入"的生理特点，调肝气、畅情志。首先，针刺四关穴以调和气血阴阳、疏肝气以调节气机升降。然后，基于从肝论治理念，临床上结合多种特色疗法施治。如围绝经期女性给与舒肝丸、疏肝散或逍遥丸口服；有睡眠异常的患者行肝经俞募穴刺络拔罐治疗；亦有导引功法练习先调形以调气，助气机运行顺畅。王超认为，诸多亚健康人群在辨证论治干预下久难见效，究其原因极有可能与情志因素密切相关，即其实为情志主导的亚健康。因此，无论患者何种主诉，既然已确定为亚健康状态，便应尽早注重情绪的疏导，甚至应在实施中西医干预的过程中时刻不忘情绪的疏导，发挥情志对人体气机的正向调节作用，进而通过气机的改变而治疗情志疾病。如此，便可有效避免病情反复迁延，以达事半功倍之效。

随着新时代疾病谱的改变和人们对健康的需求提升，医疗战略关口前移势在必行，亚健康理论和学科的发展也将日趋成熟。中医药在亚健康防治方面优势突出，尤其是《内经》中"不治已病治未病"的理论，对亚健康的预防和干预指导意义重大。在此背景下，王超提出"中医重气、西医善器，以气入器，效如桴鼓"的中西医结合主张，强调"调气"在亚健康调治中的核心作用。从气论治亚健康思路，为创新亚健康中医诊疗思维提供借鉴。

198　李东垣调形气神"三维一体"观

　　"调理"即通过多靶点、多途径、多层次的作用方式，指导被调理对象认识并修正不正确的生活态度及生活方式，并通过教育及各种技术手段，切断致病因素，对病灶进行对抗治疗，帮助被调理者调动机体的正气以重建自愈能力，以消解祛除疾病，重回健康状态。中医药目前在研究"治未病"或"调理"领域上，侧重在具体实施方法上，但以学术流派的视角，对流派代表人物的"治未病"或"调理"的学术观点进行系统整理的研究较为缺乏，特别在理论层面和认识论层面。李东垣在《内经》《伤寒杂病论》等理论指导下，著有《脾胃论》《内外伤辨惑论》等，并创立脾胃学说，提出了"形气两虚，脾胃不足，为百病之始""善治斯疾者，惟在调和脾胃"的观点，并以调理脾胃治疗劳倦内伤成为"调理说"的发端。学者李秋慧等以补土学术流派视角，通过归纳总结李东垣相关的脾胃调理观点，提出了东垣"三维一体"的调理观，强调从调形、调气、调神3个维度对人体进行协同调理，以达到"防未病""治已病"的目的。

"三维一体"调理观的理论渊源

　　"正气存内，邪不可干"，人体处于正气旺盛的状态，营卫之行不失其常，五脏六腑皆安；人体处于正气虚弱的状态，营卫失和，卫外的功能不足，外邪乘虚而入而得病。在疾病的发生发展中，正气起主导作用且决定发病与否，因此中医调理的切入点在于扶助正气，增强人体的免疫力对抗邪气，达到驱邪外出，维持促进健康的目的。"善为医者，必责其本"，李中梓在《医宗必读》中提到其"本"有先天和后天之分，肾为人体的先天之本，北方之肾水为天一之源，先天之本有赖肾精的充养；脾为人体的后天之本，中宫之脾土为万物之母，后天之本的颐养赖于脾胃运化的水谷精气，因此调理主要作用的靶点在脾肾。但补肾的药物多温燥或滋腻，且常需要医者作为主导调整偏颇，而调补脾胃的药物性味多平和，且常药食同源（如薏苡仁、山药）也更容易被大众接受，因此调理脾胃成为重中之重。

　　李东垣作为补土派的创始人，师从易水学派张元素，博采众长，又专论脾胃，是中国医学史"金元四大家"之一。东垣的调理观继承了《内经》的思想，在病因上提出了"百病皆上中下三者，及论形气两虚"的观点，治疗上提出了"善治斯疾者，惟在调和脾胃"，并根据病因从形、气、神3个维度提出"安于淡薄，少思寡欲，少语养气，不妄作劳养形，虚心维神"的具体调理之法，通过调形、调气、调神达到充实元气的目的，形与神俱，则"尽终其天年，度百岁乃去"。

调形以利正气之复

　　形者，生之舍也；精者，生之本也。形体是精神和生命存在和变化的物质基础，精是构成形体和维持人体生命活动的基本物质，精气充足，精变为形，则形体生长发育正常，肢体行动灵活。人体之精包括了根源于先天父母的生殖之精和充养于后天脾胃化生的水谷之精，先天之精以生身，后天水谷之精以养身。脾主运化，为气血生化之源，化生精微物质，形体乃成；精血调和，形体得养；反之精血不足，精伤脏乃病，脏病形乃应，形体失养，诸病乃生。

　　保养生命需要重视养形，因此李东垣提出"不妄作劳以养形"及"小役形体"的要求，轻微劳动，稍稍舒展形体，促进脾胃的吸收和布散，从而恢复中焦的转运作用以复正气，并且通过调形为调气与调神打下基础。其中"小役形体"最常用的方法为瑜伽、八段锦、太极拳等，通过对头、肩、腰、膝、背、指等身体部位形态的调整，柔筋健骨，畅通经络，调和气血，因肝主筋为罢极之本，筋膜的锻炼有利于调动肝经的元气，土得木而达，脾胃得肝气疏泄，气机通畅，得以斡旋发挥其运化之职，形体得养。但对于元气大伤者，不适合此法，应当"安卧养气，忌劳役"，目的在于保养缺乏的元气以养形体，防止脾胃元气复伤。

而当机体处于疾病状态需要服药时，李东垣言"服药之时，宜减食，宜美食"，即治病服药应知宜禁，适当减少食量，防止妨碍脾胃的运化；并适量服用美味、营养的食物，助药力发挥，复胃气转运；待胃气得复，少觉强壮宜少量服用水果，帮助食物和药物的消化与吸收。从运动与饮食两方面共同调理形体之法，李东垣开辟了当时防治脾胃的新途径。

调气以复升降出入

"人之生，气之聚也"，作为构成和维持人体生命活动的基本物质，气的运行可概括为"升降出入"四字，阳升阴降，升降相因，则万物生化有序。李东垣根据《内经》"天以阳生阴长，地以阳杀阴藏"四时气机运行规律之说，提出人体生命活动是以气机为基础的升降运动，且人体气机的运行规律与四季相吻合。正如《素问·六微旨大论》所云"出入废，则神机化灭；升降息，则气立孤危。故非出入则无以生长壮老已，非升降则无以生长化收藏"。人体气机运行通畅，升降出入协调有序，则人体阴平阳秘而贵如常守；气机运行不畅，升降出入失常则灾害致疴疾起。东垣调气的学术观点可总结为以下四个方面。

1. 顺四时以助升降出入　《内外伤辨惑论》云"用药若不本四时，以顺为逆"。自然四时的春温、夏热、秋凉、冬寒分别对应春生、夏长、秋收、冬藏。五脏应四时，人体脏腑顺应时令的天地之机，春食凉，夏食寒，秋食温，冬食热，遵循自然时令的四季更迭变化，则气机升降出入之道正常，阴阳平和。因此东垣强调根据四时的变化取舍用药并提出四时用药之法，即"春时有疾，所用药内可加入清凉风药；夏季有疾，所用药内可加入大寒之药；秋季有疾，所用药内可加入温气之药；冬季有疾，所用药内可加入大热之药"。不问所病，在阳气生发的春季，适食寒凉，辛助阳生发，甘养脾气；在阳气旺盛的夏季，适食寒凉，调理脾气，但不可贪凉饮冷，防止出现阳气外泄；在阳气收敛的秋季，宜食辛甘之品，以复脾胃之灵动；在阳气闭藏的冬季，宜食温热之品以养阳气，但要避免过热伤阴之弊。

明代医家张景岳将李东垣的四时用药法则与患者体质相结合提出"阳虚多寒者，宜补以甘温；阴虚多热者，宜补以甘凉"，并应用于临床增强疗效，阳虚体质者宜甘温之药，阴虚体质者宜甘凉之药。通过顺应四时，因时制宜，并切合患者的体质，将变化的外环境与基础的内环境结合，深化了李东垣四时用药的理论意义，也更明确了其现实指导意义。"法天则地，合以天光"，现代人根据"四象脾土和五脏"的理论，通过采取相应的干预措施，顺应不同运气变化下脾主令的特性，调整失衡的脾土，达到时补防治的功效。

2. 因势利导以复生化承制　黄元御《四圣心源·天人解》云"中气者，阴阳升降之枢轴，所谓土也"。脾为后天之本，居中央达四方以灌四旁，上至心肺，下达肝肾，奉养生身，脾胃强健则充血生精养先天，饮食失节、劳倦内伤及情志失调则可导致气机逆乱，脾胃功能的盛衰影响着人体后天的生命过程。李东垣在《脾胃论》后序中明确提出损伤脾胃元气的原因，"或因饮食失节，起居不时，妄作劳逸，及喜怒悲愉"，饮食失节或劳倦内伤均可耗气，致脾胃损伤；情志失调，肝胆春生之气受扰，气机运行失常。春生之令不行，脾气不升，则升降失常，中焦精微之气无法上承，上焦之气不足，相火内动，疾病乃生。

"脾主五脏之气"，治病必求于本，因此在调气的维度上，李东垣提出"升降浮沉法，随证用药治之"。通过升脾气降胃气，恢复中焦的正常升降，究其根本原因，因势利导，使气机畅达，以平为期。东垣以补阳升阳为法开出的补脾胃泻阴火升阳汤即是通过补脾胃之不足，升下陷的肝胆之气，泻上焦的相火，从而恢复升降出入的过程。用药上东垣常选用升麻、葛根、柴胡等味之薄品，升发阴阳之气，引清气行于诸经，以复中焦脾胃升清降浊的功能。李东垣使用甘温之剂时常佐以火酒炮制后的黄芩、黄连等苦寒药降阴火，升阳为主，沉降为伍，升阳以达沉降，即"阳升阴应"。

3. 借药食性味以舒元气　"味厚则泄，薄则通；气薄则发泄，厚则发热"。按照阴阳划分，味属阴，其性沉降趋于下窍，味厚者为阴中之阴有泄下之用，味薄者为阴中之阳有通利之用；气属阳，其性升散趋上趋表，气薄者为阳中之阴有发散之用，气厚者为阳中之阳有发热之用。药物与食物和药物均影响病情的变化，因此李东垣提出"宜薄滋味"，即根据疾病的发展和需要，适当调整饮食。若脾胃不足，日常可选用山药、黄精、扁豆、芡实、莲子等味之薄品以滋养胃气，又因其性味平和，可长期食用，尤益调理之功。气味温和的药食可补养人体的元气，气味峻猛的药食则消蚀人体的元气，因此日常应少食葱、姜、蒜、辣椒等气厚之品。清代叶天士完善脾胃理论并提出胃阴学说，认为胃喜润勿燥，辛辣之物不仅损伤脾胃元气，影响脾主运化功能，亦损伤胃阴出现痞满、纳差等表现。同时要忌酒、湿面及大料物之类，因其化热助火使阳气更损。淡味药食行阴道而泻阳道，不助阳气，反伤阳气，因此应少食"白粥，粳米，绿豆，小豆，盐豉之类"。然有从权用之，出现"如渴，如小便不利，或闭塞不通"时要权衡病情的变化，灵活使用淡渗之品。合理运用药食，使少火生气、阴火戢敛，元气生发舒展，李东垣的性味立论说对疾病预防有重要的指导意义。

4. 少言养气以治未病　"气者精神之根蒂也"。人的形体由精气构成，形体产生功能及功用表现在"神"上，五脏精气充足，则形与神俱，耳聪目明。若五脏精气不足，脾胃久衰则出现《脾胃论》所载"视听半失"之症，李东垣认为其原因为"多言之过"。多言则伐气，阳衰则阴盛，阴盛乘阳，潜伏阴分之中，阳气不得舒展，故见视听半失。因此李东垣提出"慎言语""安卧不语以养其气"及"服药讫，忌话语一二时辰许"的养气调理之法。少言养气亦修心养性，朱熹认为人"体静而用动"，养生强调以"静"为主，少言心静，心不妄动方能微察万物。气为精神联系的枢纽，通过少言以养天真之气是李东垣养生理论的独特之处，少言可防病益寿，除此之外少言也影响疾病的转归与预后。

调神以为立命之本

《灵枢·本神》云"故生之来谓之精，两精相搏谓之神"。人之生始于精，精是生命的基础，精化为形，而神生于形，依靠先天精气和后天水谷精微的滋养不断充实，又统驭血、气、精的化生及功能活动。有诸于内者，必形诸外，神是一身的主宰，是脏腑气血功能及形体生命活动的外在体现。"得神者昌，失神者亡"，通过观察神的变化可以间接反映内在脏腑的精气盈亏及五脏的常变与虚实。

脏象之中，心为君主之官，故而对"神"的调整主要通过调心来完成。心主血脉，心血由脾胃输送的精微物质运化而来，心之神，得血则生，血生则脉旺。五行之中，心为脾之母，心火养则脾土旺。心火即下焦离位阴火，是与元气两不立的病理之火。心生好恶，暴怒暴喜，七情为病，气机不畅，资助心火，使脾胃元气伤，脾胃虚无力御中，气机失调，则心火亢胜上乘虚土而出现面赤、烦躁闷乱、烦热等"心之脾胃病"。东垣治疗此类疾病强调"惟在调和脾胃"，心无凝滞，脾胃气机升降如常，心慧然则无病。其用药以甘温为主，甘入脾，土实则御中之力强，可与心火争其胜负；"心苦缓，急食酸以收之"，酸味药为臣佐，酸收以沉降心火；最后苦寒之药为使以降泻心火而收功。

从预防医学的角度，李东垣提出"虚心以维神"，虚心安于淡薄，少思寡欲，心神避免外界干扰，胃中元气得以舒伸，阴火得泻，嗜欲不能劳其目，淫邪不能惑本心，血气谐和，神清气爽，则身体安康。同时在服药期间应"宁心绝思"以养神，精神专直则五脏不受邪。而从现代医学的角度，李东垣所提出的"虚心以维神"及"宁心绝思"亦与大脑和胃肠道之间存在双向调节通路的脑肠轴有异曲同工之妙。

调理观的继承和发展

罗天益在《卫生宝鉴》一书中继承并完善了老师李东垣的调理观，提出"时不可违"，如春初不宜服大黄、牵牛等苦寒宣药损伤脾胃；但在临床辨治强调详细分析病机，不能拘泥于"时"，必要时可舍时从证。在病后调护方面，罗天益认为应忌油腻物、忌多言语，防治食复、劳复。龚廷贤在养生专著《寿世保元》中主张饮食有节，药食同用调脾胃养后天，气机升降如常，却病延年。当今社会对调理养生的需求不断提高，除了通过五禽戏、八段锦及创新的"中医运动保健处方"增强人体功能调理形体；人们亦应注重在日常生活中通过辨别药食的四气五味，选择合适的药食，来调整气机的升降，调节机体的状态；对于七情不安，心生凝滞，心血无以生，心神无以养出现的一系列变症，张伯礼院士强调应将治心调神的思想贯穿治未病的全过程。纵观现代的防治原则亦与李东垣"三维一体"的调理观相吻合。

199 形气神"三位一体"与康复学

　　中医康复学是一门通过积极的康复措施使伤病残疾、慢性病、老年病和急性病恢复期患者，从身体功能和精神情志尽量恢复到原来健康状态的综合性学科，其重点是帮助患者达到更好的愈后效果。中医传统医学所包含的"康复"含义主要有三，一是强调正气恢复康复的重要性，二是疾病治疗预后的康复判断，三是精神情志的调养康复。20世纪80年代，随着西方康复医学的发展和传入，"中医康复学"作为中医学理论体系的一个独立概念被提出，并逐渐在尽量体现康复医学主要着眼于功能障碍的特点上，对中医康复标准体系进行初步构建和分类以及中医康复学名词术语规范化。但是当前中医康复学的具体边界和内涵仍模糊不清。因此，如何理清其与西医康复以及其他容易混淆学科之间的关系，如何着重反映中医康复学的基本理论和基本原则，是应该考虑的问题。首先，《中医康复学》应与《中医养生学》区分开。康复指的是通过治疗和调理疾病，帮助患者身体得以恢复到先前状态，其前提便是要先出现病变。而中医养生学中"治未病"主要思想：未病先防和既病防变，即针对病前、病中、病后分别采取预防性干预措施，以防疾病的发生、传变、复发，两学科之间不能混为一谈。其次，虽然中医康复医学涉及治疗手段种类繁多，诸如针灸、推拿、导引法、中药内服外用、音乐疗法、芳香疗法以及功能运动锻炼的处方等，但《中医康复学》并不等同于《针灸学》《推拿学》《中医养生学》甚至《西医康复学》，因为这些学科概念均不能完整展现《中医康复医学》内涵，中医康复医学需要相应的理论框架。为此，余瑾提出"状态康复"概念，注重患者康复"形-气-神"的全面状态调整，与现代医学模式"生物、心理、社会医学模式"有异曲同工之妙，以期发挥中医康复优势，完善中医康复内涵。学者苏嘉等通过充分汲取传统中医传统基础理论，对心身一元论的形气神整体观、精气神理论、经络气血理论和传统运动疗法理论等进行总结归纳，并提出"形-气-神"三位一体的核心理念。环绕身心状态的评估与治疗、心神状态的调整以及治疗手段中"以意领气、以气运身"促进康复三方面进行论述，并提出以"动静互涵、形神共修"作为"形-气-神"三位一体的核心内容，为中医康复学的学科发展提供理论支点。

中医康复学中"形-气-神"三位一体观点

　　中医人体观是人天合一和形神合一的整体，中医证候具有明显的心身医学特征，生理和心理活动相互协调、统一。重视整体把握生命的内在精气神状态，心理影响生理调节整体状态，促进疾病的疗愈和功能康复。狭义之形专指人的形体，形神一体观所言之形，一般多指狭义之形，由五脏六腑、四肢百骸、皮肉筋骨、经络等组成的有机整体。态者心之能。《内经》称心为"心者，君主之官，神明出焉""五脏六腑之大主"，这是中医理论心的学说中最为基本的观点，亦是中医康复学的基本理论观点。目前认为中医康复学同时具备中医学和现代康复学两个特征，两者之间相互包容、相互依托，中医在整体观念的思想引导，多学科间的交叉融合有助于中医康复学的发展。"形-气-神"三位一体主要内容则是通过自主锻炼和配合外在辅助治疗手段（针灸、推拿、导引法、中药内服外用、音乐疗法、芳香疗法以及功能运动锻炼的处方等），达到意识的提炼以养心神，以意领气；自主呼吸的调整以练气，使气推动血运并周流全身；通过气机的引导促进周身形体经脉畅通，营养整个机体，以气导形，从而激发患者趋于康复的"状态"，帮助患者身体恢复到先前的状态。"状态康复"与现代康复所指的"功能康复"相互补充、相互融合。《灵枢·九针十二原》云"粗守形，上守神"，强调整体、神机的关注，形与神俱的整体恒动性，形神同治、心身整体状态调节。在中医传统疗法与现代康复治疗中，如何进行患者身心状态的评估，如何进行心神状态的调整以及如何激发状态康复是中医康复学中"形-气-神"三位一体所需要阐述的重要部分。

以"形-气-神"三位一体为核心理念的中医康复学应用

1. 形神关系——身心状态的评估　"形为体用""心主神明"，身心关系指的就是形神关系，实际上就是物质与精神的关系。中医将人体看成气、形、神的综合体，三者合一、形与神具构成了生命："形者，生之舍也；气者，生之充也；神者，生之制也，一失位则三者伤矣。"《灵枢·天年》云："血气已和，荣卫已通，五脏已成，神气舍心，魂魄毕具，乃成为人。"指出人体除了"血气""荣卫""五脏"等生理物质基础，还需具备"神""魂魄"这样的精神心理条件。目前有研究认为，心理、社会变量及其与生物学变量的互动，在各种内科疾病的患病脆性、病程和临床结局中有至关重要作用。故身心状态的评估是中医康复治疗前对患者情况的总体状态判断，是确定治疗方案以及治疗预后的重要评判指标。从"形-气-神"三位一体论角度评估身心状态则围绕两方面，一方面是身形状态评估，另一方面则是心神状态评估。

从身形状态评估其本质是人体物质状态的评估，其评估方式对于脑卒中、帕金森病、脊髓损伤等神经系统疾病中所占的比例较大，主要涉及三方面。一是应评估患者自身形体平衡状态，如肌力肌张力、关节活动度、步态、言语如何、口眼㖞斜、吞咽状况等，为针对性的状态调整提供资料。二是评估患者气血虚实状态，如《临证指南医案·中风》云："若肢体拘挛，半身不遂……风阳挟痰火壅塞，以致营卫脉络失和。"《景岳全书》云："凡属阴虚血少之辈，不能营养筋脉，以致搐挛僵仆者，皆是此证。如中风之有此者……总属阴虚之证。"对于中风患者康复前的气血虚实进行分辨，有助于辨证施治中进行相应调整。三是应评估患者脏腑气机的升降状态，机体脏腑气机整体气机是否失常，属于五脏气机失常还是六腑气机失常等，如中风恢复期均可以依据气机失常规律制定相应防治对策。

从心神状态涉及核心意识层面，指的是人们对外界和自身的觉察与关注程度，其评估方式对于自闭症、精神发育迟滞、老年痴呆、儿童听力和语言障碍等疾病中所占的比例较大。《内经》以五神（神、魂、魄、意、志或智）概括感知觉和意识思维内容，以七情如喜、怒、忧、思、悲、恐、惊代表情绪情感的主要活动。《素问·宣明五气》谓"心藏神，肺藏魄，肝藏魂，脾藏意，肾藏志""心者，五脏六腑之大主也，精神之所舍也"。人的精神意识活动虽由心主导而分属于五脏，心神对魂魄意志有制约作用，在五神中占据统领地位。《灵枢·本神》云："两精相搏谓之神，随神往来者谓之魂，并精而出入者谓之魄，所以任物者谓之心，心有所忆谓之意，意之所存谓之志，因志而存变谓之思，因思而远慕谓之虑，因虑而处物谓之智。""魂随神往来"说明魂代表与生俱来的潜意识；魄"并精而出入"，代表身体的各种感觉、本能反射和下意识等行为；"意"由心发（所忆）；"志"则为心发之意"所存"，代表经过意识、思维集中作用后的意志。而其中"魂""魄"受先天因素影响较大，但也可经后天训练改变，"意""志"则受后天因素影响较大，但先天条件也有不同程度的影响。

而心身互动更多的是情绪与气机间的关系。古人云"形不正则气不顺、气不顺则意不宁、意不宁则神散乱"。如中风后患者气机的逆乱、气血不通畅、形体功能萎废等身形状态因素，会使心神状态受影响而出现中风后抑郁、中风后焦虑等情志障碍。另外情志太过的心神状态也会影响五脏各脏腑的生理功能、病理变化等身形状态，对其发生及预后有重要作用。而《灵枢·阴阳二十五人》则根据阴阳五行将人体质分为木形人、火形人、土形人、金形人、水形人，并针对人的外形、体质、情志进行分类阐述，如指出木形之人"有才，好劳心""多忧劳于事"，火形之人"少信，多虑，见事明""急心"等。从人体形神构成原理上，心身互动在康复以及对心身医学的发展等方面均具有重要的临床意义。无论是身形状态评估抑或是心神状态评估，都应重视两者之间的相互影响和联系，身形状态评估和心神状态评估看似相互对立，实为互根统一关系。

2. 心神状态的调整　对于康复患者来说，心神状态对康复效果具有决定性作用。主观意志是否强，干扰情绪和情结是否多，直接影响其康复效果。情志活动易受外界环境的影响而致气血阴阳失调，广泛地存在于手术后患者，外在形体的改变及疾病自身导致的脏腑精气损耗，均会产生情志病变，产后抑郁症、围绝经期综合征、癌症放化疗患者、中风患者、外科术后患者常伴有情志疾病。《素问·举痛论》云："怒则气上，喜则气缓，悲则气消，恐则气下，惊则气乱，思则气结。"内在脏腑气机紊乱也反作用于情志，五脏精气的异常会造成情志的变化。《灵枢·本神》云："肝气虚则恐，实则怒……心气虚则悲，实则笑不休。"肝藏魂，肝胆气虚则会出现遇事失于决断、胆小怯弱、诚惶诚恐之态；悲与笑均属神的失调，除心藏神、脉舍神外，也涉及肝脾。正常的情志活动依赖于五脏气机的调和，情志调畅是人体健康的重要因素。"养性之道，莫大忧愁大哀思，此所谓能中和，能中和者必久寿也"。气机的升降出入是人生命活动的体现，中医将情志活动归于五志，七情五志均会引起气机的变化。中医常用的情志疗法有移精易气、以情胜情、顺情从欲等方式，七情疗法强调形神同调，兼顾意识思想的渗透。注重气作为媒介，"呼吸精气，独立守神"，通过对气的调控而控制精、神，建立在整体生命观的理论基础上，通过主动内在的意识活动，加外在强身健体的锻炼，达到"正气存内，邪不可干"。王永炎强调中风康复中的"松"与"静"，通过指导患者主动的放松和入静以及相关的心理疏导，消除患者的焦虑、抑郁等负性情绪，以提高语言康复训练的效果。而其中通过以心神主导的呼吸吐纳及导引调整心神状态，使患者专注和放松，有助于突破情绪和情结干扰，更好地发挥意识能动性，从而使患者达到我想康复、我要康复、我能康复的一种信念。另外除自主呼吸吐纳及导引来调整心神状态外，音乐疗法亦是其中一种外在手段。《史记·乐书》云："音乐者，所以动荡血脉，流通精神而和正心也。"《灵枢·邪客》云："天有五音，人有五脏；天有六律，人有六腑。"《礼记·乐礼》云："宫动脾、商动肺、角动肝、徵动心、羽动肾。"五音通过诱发人体的经络感传来调节脏腑功能，进而影响人体的情绪变化，辨志施乐、以情胜情，从而辅助调整心神状态。目前广泛应用于自闭症患儿、脑瘫患儿、脑卒中后抑郁、精神分裂症等患者的康复治疗。

3. 以意领气、以气运身，促进"状态"康复　《灵枢·小针解》云"神者，正气也""神寓于气，气以化神，气盛则神旺，气衰则神病"。在"形-气-神"三位一体论的指导下，无论是自主锻炼或是外在的针灸、推拿、导引法、音乐疗法、芳香疗法等辅助治疗手段，都必须强调练意识以养心神，以意领气；调呼吸以练气，以气推动血运和周流全身；以气导形，通过形体、筋骨关节运动使周身经脉畅通，营养整个机体，从而激发患者趋于康复的"状态"，帮助患者身体恢复到先前的状态。岭南针灸新学派，已故靳瑞的"靳三针"中入针方法强调缓慢进针，而容易得气、辨气和守气，并要求施针时患者"调其神"（安定情绪、摒除杂念、集中精神体会针感），强调调神即是调气血、调脏腑、调阴阳，所以是治疗疾病的根本，并在儿童脑病、儿童自闭症、轻度认知功能障碍等疾病的康复治疗中有所发挥。正所谓"上工治神"。赖新生提出"通元针法"，其主要思想强调人体元气及脏腑神气为调治核心，并通过调理经脉之气汇聚和流通的共同通道任督二脉作为环节，达到通督养神以安脏腑、引气归元以调气机、固本原的效果，在抑郁性神经症、精神分裂症、癫痫等治疗中亦有很好的效果和丰富的经验。另外导引法作为一种由意念、呼吸、吐纳、形体动作、按蹻等多方面内涵构成的传统运动方法，注重动作以远端肢体带动近端肢体操作，强调呼吸中调整气息的重要性和强调心神在保持调气及形体稳定的一致性，在中风偏瘫的康复运用中得到一定的认可。以上辅助康复治疗的手段，总体均是通过所谓"以意领气，以气运身"的方式，使人体达到脏腑调和、精气流通、形神共养，达到身心健康提升的一种运动方式，总体激发人体趋向康复"状态"，帮助患者身体恢复到先前的状态。

"形-气-神"三位一体核心内容

　　"形-气-神"三位一体论充分汲取传统中医基础理论，对心身一元论的形气神整体观、精气神理论、经络气血理论和传统运动疗法理论等进行总结归纳，并提出形-气-神即所谓的"三角结构"，亦即精神心理-形体经络-气血运用于康复治疗临床之中。人体自我康复能力的本质是生命力，生命并以多层次整体联系的状态存在。以状态为本，以功能为用，体现了"中体西用"的独特发展思维，应重视状态，通过自主锻炼和配合外在辅助治疗手段进行状态调整，激活康复"状态"潜能，促进重组和恢复功能。在东西方医学文化的激烈碰撞交汇中，年轻的中医康复学正在扮演着中医整体性回归的先锋角色，中医康复是以心身一元论的形气神整体观为指导思想，围绕人体内在生命力之核心，以"精神心理-形体经络-气血"三角技术结构为具体着力点，通过自我康复能力的提升，以达到克服功能障碍和疗愈疾病的目的。中医康复学的发展，将促进中医学整体性回归的突破，推动中国特色康复医学的发展。

1. 稳住心神，激发"状态"潜能　《素问遗篇·刺法论》云"道贵常存，补神固根，精气不散，神守不分……人神不守，非达至真"。《素问·上古天真论》中指出"恬淡虚无""精神内守"，主张人体对真气涵养，并强调"守神"的重要性。康复治疗是一个长期的过程，需要系统规范锻炼和持之以恒的态度。"形-气-神"三位一体论所提出的心神为主导的心能学，能很好地激发患者主观能动性，在"形-气-神"三角构架中稳住心神，能更好地以意行气、以气导形，促进康复。对于心身状态调适较佳的患者，即便初始形体功能康复锻炼较差，但容易坚持，"动则不衰"；而倘若心神不稳，心身状态调适不佳，即便开始是形体功能康复锻炼可，但不易坚持，后期效果则逐渐低下、退步，甚至出现"过犹不及"的反差。此外对于外来辅助治疗手段，如针灸亦是强调以各种行针手法治神、调神、守神，以意行气等变化，激发机体固有的抵御疾病和自我修复能力，同时可能也激发患者对其经气强大的自我保护守神机制。"形-气-神"三位一体观在康复治疗中的运用原则强调三点：一是强调稳心神，意念、调息、动形的协调统一，使机体内外兼修；二是强调"中庸之道"，在康复锻炼中循序渐进，"欲速则不达"；三是贵在坚持，康复治疗过程并非一朝一夕，应持之以恒坚持不懈才能收到好的效果。

2. 动静互涵，形神共修　运用"形-气-神"三位一体论指导康复治疗中的特点是动静结合、刚柔并济、意气相随、内外兼修、身心并重，用 8 个字概括则是"动静互涵、形神共修"。静指的是收纳心意，轻松自然，全身贯注，以培养正气。动指的是形体锻炼或辅助治疗中的行气活血，疏经通络，筋骨关节运动。动静互涵指的是"动中有静"，即身形状态调整康复治疗中自主运动或者辅助治疗时保持精神舒畅和情绪安宁状态下进行康复治疗，其间要守意、全神贯注以达心神状态的统一；"静中有动"即心神状态调整时，保持呼吸和意念的自然和谐、流动顺畅，以使周身经脉畅通，才能使精化气生神，神御气行，神行则气行，神住则气住。内养脏腑气血，外壮筋骨皮肉。中医学以"气"为核心，以阴阳运动变化为内在驱动力，以动静辩证法进一步明确，"天人合一""形神一体"为视角、以"中和思维"为防治观等不同角度进行阐述，解决认识思维"碎片化"的问题，构建理论与临床实践的桥梁。而在中医康复学"形-气-神"三位一体论核心理念的指导下，无论是针灸推拿、导引法、药物疗法、情志疗法等康复治疗疾病手段中，"形神共修"贯穿始终。

200　从气论肝主疏泄与情志病机制

　　肝主疏泄是指肝的疏泄作用，肝具有维持全身气机疏通畅达，通而不滞，散而不郁的生理功能，可见肝对调控全身气机有重要作用，正如《续医随笔》中提到"肝者，贯阴阳……握升降之枢也"。肝主疏泄生理功能的主要表现之一为调畅情志，肝气疏泄得当，气机调畅，则心情开朗，情志活动适度。因此，学者严冬等认为，肝主疏泄与情志间"气"起着十分重要的作用。

气的概念及分类

　　气的概念最早来源于汉代，《说文解字》云："气，云气也。象形。凡气之属皆从气。"清代《说文解字注》作了进一步解释："象云起之貌。三之者，列多不过三之意也。"中医学的气是古人对人体的某些生命现象，如呼吸时的气、出汗时的热气及在气功锻炼的基础上进行推测、猜想，形成了人体之气，是人体内能够运动的细小物质的概念，同时结合了古代哲学气学说理论，从而建立中医的气学说。中医学的气是客观存在于人体之中的，从其生成来源、分布部位及功能特点的差异而有不同的命名，一般可从 3 个层次进行归类：第一层是人身之气即人体之气，一身之气的总称；第二层是根据人身之气分布的部位、运动形式和功能特性分为元气、宗气、营气和卫气，都属一身之气的构成部分；第三层从存在的部位分为脏腑之气和经络之气，它们都由先天之气即元气、水谷之气和自然界的清气来构成的。脏腑之气即一身之气分布在不同脏腑的气，如肝气等。在经络之中运行的气称为经络之气，简称经气。经气与脏腑之气相通，是沟通联络脏腑形体的中介，具有感应和传输信息的机制。

肝主疏泄

　　1. 肝主疏泄的理论源流　"疏泄"这一词可追溯到《素问·五常政大论》"发生之纪，是谓启陈。土疏泄，苍气达"，这里只提到了"土"的疏泄，并未提及肝主疏泄。肝主疏泄理论首先见于金元时期《格致余论·阳有余阴不足论》，其云"主闭藏者肾也，司疏泄者肝也"，是首次将肝与疏泄相互联系。明代薛立斋《内科摘要·卷下》正式提出"肝主疏泄"，喻嘉言则将"肝司疏泄"改为"肝喜疏泄"，认为"疏泄"是描述肝的自身特点之义。清代陈梦雷详细描述了肝的条达之性和疏泄之能。目前对于肝主疏泄这一认识，是在临床实践中发展完善的。

　　2. 肝主疏泄与气的关系　肝主疏泄功能实则是对气机的调畅作用。肝气疏通、气机调畅，则脏腑经络之气通畅无阻，升降出入运动协调平衡。肝处中焦，为气升降出入必经之所，肝主疏泄对于气机的影响，是使气能在脏腑与经络间畅通无阻的运行，并且保持气机升降出入的平衡。由此可看出肝主疏泄，调畅气机的功能实质是对全身脏腑之气和经络之气的直接或间接调节。因此在肝失疏泄时，畅达全身气机的生理功能失调，则脏腑之气和经络之气的运行发生改变。反之脏腑之气和经络之气的升降出入发生改变，也会使肝的疏泄功能太过或不及，引起肝脏的不适。

情志病

　　1. 情志的概念与来源　情志是中医学对情绪的特有的称谓，其中有代表性的 7 种正常情志活动是喜、怒、忧、思、悲、惊、恐称为"七情"。情志与七情是一般和个别的关系：情志是对包括七情在内的所有情志特征与属性的抽象和概括，七情则是情志概念下的具体的 7 种情志。情志一词形成较晚，但其概念首见于《素问·阴阳应象大论》"人有五脏化五气，以生喜怒悲忧恐"。在唐代孔颖达对《诗经·周南·关雎》"窈窕淑女，琴瑟友之"的疏文"以琴瑟相和，似人情志，故以友言之"中始见这一词汇。直到明代的张景岳在《类经》中"情志九气"的提出，情志一词才在中医学中出现，且医论提及之处多引《内经》中五脏五志等内容，即《类经·疾病类》中云"世有所谓七情者，即本经之五志也"。中国古代在"情志"一词出现前，对情绪、情感大多以"情"字来表示，也可见以"志"来表示者。

2. 情志的生成机理及情志病　　情志活动是五脏藏精，精化生为气，气的运动应答外在环境而产生的，脏腑精气是产生各种情志活动的内在生理基础。五脏精气可生成相应的情志活动，即《素问·阴阳应象大论》云"心在志为喜，肝在志为怒"等。情志病病名首见于明代张景岳的《类经》，指发病与情志刺激有关，具有情志异常表现的病症。可将其分为两类，一是疾病以情志刺激为主要病因或诱因。这其中又可分为直接由情志刺激而引发，以情志的异常为表现的疾病，如郁证等；还有以情志刺激而诱发的病症，主要以非情志的临床表现为特征，如胸痹等。二是以内因即身体的病变而致引起情志异常表现的病证，如慢性肝胆疾病表现为抑郁等，并且情绪会随病情的好坏而改变。

3. 情志病与气　　《素问·举痛论》云"怒则气上，喜则气缓，悲则气消，恐则气下，惊则气乱，思则气结"。情志刺激对气机的作用也各有其差异，气逆则头痛，眩晕，呕血，昏厥等；气陷常见头晕眼花，脏器的下垂；气机郁滞常见胸胁、脘腹疼满，部位不定，随情绪变化而改变，嗳气，太息；可见不同的情志的刺激会引起不同脏腑之气改变，而产生不同的症状表现。而经络之气作为其中介，对脏腑之气的改变自然也要经过经络之气传导的。因此情志刺激通过改变经络之气的通畅与否，从而改变脏腑之气的盛衰，进而表现出不同的症状。又脏腑精气是产生各种情志活动的内在生理基础，脏腑之经化生脏腑之气，因此可认为脏腑之气生成情志，脏腑之气的盛衰和经络之气是否通畅也能改变个人情志表达，两者相互影响。

4. 肝、气、情志病　　肝的疏泄功能正常，一身之气则能舒畅调达，脏腑之气则能充实，经络之气则能通畅，精神情志活动则正常，表现为精神愉快，理智清朗，思维灵敏。若肝失疏泄易引起人的情志活动异常。疏泄不及则首先会肝气郁结，经络之气不能通畅运行，疏布至全身，表现为抑郁、善太息等；疏泄太过，则导致肝经气满，随经而上，充于头面部肝经，出现烦躁易怒，头晕胀痛等。不管是疏泄太过还是不及，首先都是作用于本脏即肝脏的肝气和肝经之气的改变，导致气血运行的失常，其后引起五脏气血的失和，最终使情志活动发生异常。如《灵枢·本神》云："肝气虚则恐，实则怒……心气虚则悲，实则笑不休。"肝失疏泄而致情志异常，情志异常亦可致肝失疏泄。情绪异常，则导致气的升降出入失常，如因外在不良刺激引起的郁证，使脏腑之气与经络之气郁结，与肝气升发的特性相冲，导致肝失疏泄，肝脏功能失调，最后形成肝的病变。

肝与情志之间是通过脏腑之气与经络之气联系的，因为脏腑之气和经络之气是情志活动产生的物质基础和通道，也是肝主疏泄调畅气机的对象，且相对于人一身之气来说，脏腑之气和经络之气更细微更具体，在情志病或者肝主疏泄出现异常时会第一次时间发生变化，便于早期诊治。因此肝的疏泄与情志病间的相互作用是以脏腑之气和经络之气为枢纽。当肝失疏泄时，首先会引起肝气和肝经之气出现异常，导致情志的异常表达，从而引起内环境改变的情志病；而外在不良刺激引起的情志病会导致脏腑气机的升降出入失常和经络之气运行受阻，也是首先影响调畅全身气机的肝主疏泄的功能。

〰〰〰〰〰　思　考　〰〰〰〰〰

肝主疏泄与情志间的联系，可以通过"气"进行联系，以"气"为中介，从而形成了肝-气-情志的作用轴。而这三个要素之中，情志为患者的自我表达，调肝和理气则作为医者治病的着重点。如外在不良刺激引起情志活动异常时，一方面告知患者自身调节情绪，并加以疏导；另一方面通过给予患者疏肝理气药物，辅以针刺或推拿其肝经之穴疏解其肝经之气，以达到良好的效果。董湘玉在治疗情志病时，多用疏理气机的方法。王新志提出"情志-气机-脏腑-气机"的病理发展过程，治疗情志病以气为要。栗锦迁在治疗郁证时，把疏肝行气的治疗原则贯穿始终。孙庆运用"疏肝行气，调神解郁"腹部推拿治疗广泛性焦虑症。可见从肝主疏泄理论入手治疗情志病作为临床上常用的指导思想，其缘由就在于肝主疏泄的功能正常，则全身气机调畅，气血调和，脏腑精气充沛，情志活动自然适度。

201　气机理论在肝病诊治中的应用

　　杨震从事临床、教学、科研 60 年，擅长诊治内科疑难疾病，尤其在肝胆疾病方面临床诊疗经验丰富，在界内享有盛誉。创新性提出"相火气机学说"，提出并应用"六火十法"治肝经验，用于肝病临床，疗效显著。

　　气机理论起源于《内经》提出的升降出入学说，气机术语初见于宋代，流行于清代和民国时期。气机的含义是指人体中升降出入的生命活动之气的运动机制。气的形态为有名无形，其不"动"不可见，"动"而可见，"动"为异常。其生理特点一是人身的动气，二是受肝肺的支配，三是与五脏功能活动有关，四是在正常生理下，气的升降出入运动应该正常。气的病理改变为升降失常、出入失序，主要表现为气滞、气逆、气闭、气郁、气虚、气脱。清代黄元御提倡气机理论，研习至精，诸凡生理、病理、药理之阐释、处方遣药之意旨，无不以气化为本。《四圣心源·天人解》云："阴阳未判，一气混茫。气含阴阳，则有清浊，清则浮升，浊则沉降，自然之性也……清浊之间，是谓中气，中气者，阴阳升降之枢轴，所谓土也。枢轴运动，清气左旋，升而化火，浊气右转，降而化水。化火则热，化水则寒。"同时《四圣心源·劳伤解》认为"中气衰则升降窒，肾水下寒而精病，心火上炎而神病，肝木左郁而血病，肺金右滞而气病……四维之病，悉因于中气。中气者，和济水火之机，升降金木之轴"。基于以上认识，提倡内伤杂病之治疗，首在顾护中气，升清降浊，兼及四维。对于气机病变的治疗，善用下气汤、达郁汤等进行临床辨治。

　　杨震在肝病诊治过程中，善于运用气机理论进行辨治，指导遣方用药，取得较好疗效。肝主藏血，故曰体阴，肝主疏泄，故云用阳。其功能特点：①肝主升发，升发元气、升发胃气、升发营卫之气，协调肺气升清降浊。②肝主调畅气机，即"气血冲和，万病不生"。③肝主少阳升发之气，是少阳为枢的动力主导。因此，临床根据肝脏体阴用阳的生理特点，结合肝主气机理论，认为肝脏疾病的发病多为气血阴阳的失调和紊乱，可表现为肝气失敷和、肝血失奉守、肝阴失承平、肝阳失固密 4 个类型，辨证可以气血阴阳为纲领分类施治。

肝气失敷和

　　《素问·五常政大论》云"木曰敷和"，原义是说风木属性，温和柔软，舒发宣展，对自然界事物具有启陈致新，促进生化的作用。肝胆同属于木，皆通少阳升发之气，肝胆之气敷布于脏腑机体，其他各脏腑之气，因此而出入升降不息。故《素问·病机气宜保命集》将肝胆生理及病理病机概括为"此脏气平则敷和，太过则发生，不及则委和"。由此可知，所谓"木曰敷和"，实指肝胆敷和。若肝胆气机失于敷和，则枢机不利，人体升降出入之机阻滞，气血无以化生，五脏六腑受气被阻，其生机难以维持。肝气失敷和按其常见肝病中的类型，最少可分为 3 种证型。

　　1. 气滞证　气滞是指运行中的少阳三焦和肝胆之气运行不利或气机失畅，出现以胀、痛为特征的病理改变，可引起局部或全身的气机阻滞，多因情志过激而引起，以气血津液辨证定性时，以实居多。若气滞日久，导致气的运动方向逆乱，可形成气逆证。病机特点为肝失条达，气机阻滞。辨证要点为胁肋胀痛，走窜不定，疼痛常与情志不畅有关，多伴有胸闷、纳呆、嗳气、腹胀，舌质淡红，苔白薄，脉弦关大或滞。治疗以疏肝理气、解郁止痛为大法。针对肝胃失和，予四逆散加自拟"和胃汤"（香橼、香附、佛手、连翘、木蝴蝶）加减，以疏肝理气、和胃降逆；肝脾失调，予四逆散加四君子汤加自拟

"金砂散"（茯苓、鸡内金、白蔻仁、炒薏苡仁、砂仁）加减，以益气健脾、疏肝和胃；肝气郁滞，自拟"疏肝理气汤"，即四逆散加越鞠丸加"青金丹香饮"（青皮、郁金、丹参、香橼）加减，以疏肝理气健脾。

2. 气郁证　气郁是气滞证的进一步发展，气滞发病时间短，气郁发病时间长，气滞是肝的疏泄机制受阻，气郁是肝的疏泄功能不足；气滞日久可以化火，火曰炎上而向胸、头、面部上扰；气郁日久可以化热，可以伤津，也可以"木不疏土"而横行，引起脾胃气机失畅，其影响多为横向，多见于长期情志失畅者。病机特点为肝失疏泄，气机郁结。辨证要点：胸胁胀闷，偶有胁肋隐痛，多以胀为主，多情绪不安、烦躁失眠、咽干、便秘，舌边尖红、舌苔白薄，脉弦稍数。自拟"解郁合欢汤"加减以疏肝解郁、理气散结。根据"木郁达之，火郁发之"的原则，方中佛手、香橼理气疏肝；白芍、牡丹皮柔肝调肝；配白茅根以酸甘化阴；郁金、合欢皮调肝木之横逆而不伤肝阴；天冬、麦冬凉血养阴以护肝；大青叶、茜草清热凉血，化瘀通络。共奏解肝郁、清肝热、养肝阴之效。

3. 气虚证　气虚是气的生成不足，或因疾病、劳倦、郁滞使气消耗过度，致气虚不能正常发挥作用，导致机体脏腑功能活动减退所形成的病理变化。肝气虚的病机是肝的升发之气不足，首先导致自身因虚致郁，进而横向看是肝无力疏脾（木不疏土），纵向是向上提供阳气不足，木不生火而心气不充，心悸、失寐易发；向下也可引起子盗母气而致月事不调，性功能减退。病机特点为肝气虚弱，升发不足。辨证要点：疲乏无力、胁下不适或隐痛、情绪抑郁、寐差易惊、纳差、大便不畅、腰痛、畏寒，女子月经不调，男子性功能减退，舌质淡，苔白薄，脉沉细或弦弱。自拟"补肝颐气汤"加减以补肝益气、助肝升发。方中柴胡、升麻益气升提以升发肝气；黄芪、当归益气养血以养肝，山茱萸、白芍益肝肾之阴以柔肝；茯苓、陈皮健脾化痰，远志、首乌藤宁心安神；合欢皮疏肝解郁。共奏益肝气、柔肝体、养肝阴之功。

肝血失奉守

《素问·五脏生成》云："故人卧血归于肝，肝受血而能视，足受血而能步，掌受血而能握，指受血而能摄。"王冰注云："肝藏血心行之，人动则血运于诸经，人静则血归于肝藏。何者？肝主血海故也。"《素问·六节脏象论》云："肝者，罢极之本，魂之居也，其华在爪，其充在筋，以生血气。"肝以血为体，以气为用。肝血充足，则肝体柔和而肝气调达畅茂；肝血不足，则肝体失养，疏泄失常而导致血浊、血瘀、血虚等。

1. 血浊证　由于肝血黏稠或饮食不当，膏粱厚味过度，均可导致脾胃运化功能减退，加之"木不疏土"，使水谷精微不能充分运化，瘀浊滞留血脉和脉络之中，形成血浊证。病机特点为肝脾失调，瘀浊中阻。辨证要点：形体肥胖、胸胁胀满、脘痞腹胀、小便不清、大便黏滞，舌质略红，舌苔白腻微黄，脉濡数或弦大。治疗法则为清肝化湿、祛瘀通络。临床予化肝煎合自拟"桑明汤"（桑叶、决明子、炒山楂、夏枯草、牛膝、菊花）清肝化郁治疗高脂血症、轻度脂肪肝；柴胡清肝散（《医宗金鉴》）合"金砂散"以清肝泻火、健脾化湿治疗脂肪性肝炎；四逆散合自拟"玉参汤"（玉竹、苦参、决明子、天花粉、郁李仁、黄连、乌梅）理气疏肝、养阴生津治疗糖尿病；四逆散合自拟"清风苓汤"（青风藤、海风藤、土茯苓、萆薢、怀牛膝、王不留行、山慈菇）疏肝清热、化瘀泄浊治疗高尿酸血症。

2. 血瘀证　肝主疏泄，有调节血量之功，气血之间，气为血帅，血随气行，气郁则血瘀，气滞则血滞，气血郁滞日久，肝血瘀阻，疏泄失其常度，导致气滞血瘀证。病机特点为肝血瘀着，肝络痹阻。辨证要点胁肋刺痛，痛处不移，休息时明显，或见胁下癥积，红缕赤痕及朱砂掌，舌质紫暗或见瘀点瘀斑，脉沉弦涩。自拟"疏肝化瘀汤"以疏肝理气、活血化瘀。此方实取四逆散、鳖甲煎丸、硝石矾石散3个方义，加上妇科名中医徐玉琳的"青金丹香饮"4方组成。以柴胡、白芍疏肝气养肝阴为君；丹参、制鳖甲活血化瘀，枳实、青皮理气散郁共为臣；香橼理肝气、青黛清肝热、白矾祛湿、鸡内金消积、炙甘草和中健脾共为佐；郁金为使，直达肝络。

3. 血虚证　肝主藏血是指血液来源于水谷精微，生化于脾而藏受于肝。肝藏血既可以濡养自身，防止肝阳过亢，又可以防止出血。因此，肝血不足则肝气有余、疏泄太过，常可导致筋脉失养和血液不循常道而妄行。正如《温病条辨》所云"肝主血，肝以血为自养，血足则柔，血虚则强"。病机特点为肝血亏虚，经脉失养。辨证要点：面色不华，头晕目眩，胁痛隐隐，肢体麻木，筋脉拘急，或筋惕肉瞤，女子月经不调或闭经，舌质淡，脉弦细或细涩。自拟"柔肝养血汤"以补血养肝、佐以化瘀。方中熟地黄、党参滋阴益气补血为君；当归、阿胶、白芍养血柔肝和荣，炙黄芪补肝益气为臣；佐以制何首乌、枸杞子、山茱萸、山药补精生血，鸡血藤补血调肝，活血调经，制鳖甲软坚化瘀，鸡内金消食化积，炙甘草、大枣健脾和中；使以川芎和血行滞，调畅气机。诸药合用，补而不滞，滋而不腻，疏而不伐，以养血和血为主，可使营血调和，则诸症自除。

肝阴失承平

肝阴是指肝血中的阴津，肝体阴而用阳，阴血充盈，水能涵木，则阴平阳秘，健康无病。若素体阴虚，阴不制阳，或五志化火，火劫阴津，或外感热病，肝阴被劫，均可形成肝阴亏损。由于肝木乘土，首先可引起脾胃阴虚；继则因子虚必盗母气，导致肾水亏虚。故不论内伤还是外感，病变本质都是气郁化热，热伤肝阴，阴津损伤，波及脾肾，引起自伤肝阴，中伤脾阴，下伤肾阴。

1. 肝阴虚证　肝阴虚证的早期多由肝郁日久而来，临床上多见既有肝郁不舒证，又有肝阴不足证，此种气郁伤津之证，宜在滋阴的基础上配伍疏肝解郁之品，才能病证药解。病机特点为肝阴不足，肝气郁结。辨证要点常有胁痛、头痛、眩晕、胃痛、失血、经少，舌红少苔，脉弦细或弦数。方选滋水清肝饮（《医宗己任编》）合自拟"疏络化纤汤"加减以滋水涵木、清肝化瘀。"疏络化纤汤"由《内经》中"四乌鲗骨一芦茹丸"加益气养阴、化瘀通络之品而成。方中生黄芪益气血，健脾胃为君药；制鳖甲软坚散结配君药以通肝络，桑椹子配君药益肝肾，地龙配君药以活血通络共为臣药；桃仁活血润燥，鸡内金消积健脾、软坚化积，海螵蛸和胃敛疮，佐制活血药伤胃为佐药；茜草，性寒味苦，归肝、心经，凉血活血、祛痰通络为使药。共奏益气养肝，健脾补肾，化瘀通络之效，对慢性肝炎肝纤维化疗效显著。

2. 脾阴虚证　脾胃位居人体中焦，是上以滋养全身、下以传化糟粕而起到升降出入运动枢纽作用的重要器官。肝为风木之脏，其性善升；胆为中清之府，内寄相火，最宜通降；肝胆表里相合，升降相宜，对全身气机升降起着主导作用。故《素问·六节脏象论》云："凡十一脏取决于胆也。"《素问·宝命全形论》亦云："土得木而达。"同时，肝藏血，脾统血，肝阴不足必然引起脾的阴津受损，脾气散精作用不足而引起脾运失常，脾不为胃行其津液，同样引起胃气失降。病机特点为肝阴不足，脾阴亏虚。辨证要点：胁痛隐隐，耳鸣目干，中脘痞满，灼热不纳，口干咽燥，消瘦，大便干燥，舌质红少津，舌苔少或花剥无苔，脉弦细稍数。方选一贯煎合经验方"滋脾饮"加减以养阴、益脾、柔肝。"滋脾饮"是儿科专家午雪峤经验方。方中以山药为君，健脾育阴；以莲子肉、白扁豆为臣，共助君药和中健脾、益胃养阴；佐以桔梗、葛根以升发脾气，薏苡仁、鸡内金以健脾消积，麦芽、山楂以消食和中；使药为大枣引药归脾。

3. 肾阴虚证　肝病日久，因湿热或因实火久羁，也可因气滞血瘀日久化热，瘀热伤阴，也可因过用辛香温燥、渗湿利尿之品，或因劳欲过度、失血过多致精血亏损，或素体阴血亏损，均可导致肝肾阴亏。病机特点为肾阴亏虚，肝体失养。辨证要点：胁肋隐痛，痛势悠悠、绵绵不休，头晕目眩，目涩，口干咽燥，五心烦热或午后潮热，舌红少苔，脉弦细数。治疗大法滋阴补肾、养血柔肝。无腹水者，自拟"柔肝补肾汤"以滋阴补肾、养血柔肝。方中熟地黄、枸杞子柔肝养阴为君药；当归、阿胶、何首乌、黄精滋阴养血为臣药；沙参、麦冬养阴生津，制鳖甲、茜草、鸡内金化瘀通络共为佐药；白芍、炙甘草引药归肝，调和诸药，柔肝养阴共为使药。

若病久伴有阴虚型难治性腹水，自拟"甲苓饮"化裁，即三甲复脉汤（《温病条辨》）合猪苓汤（《伤寒论》）加减组成以滋阴利水、散瘀清热。方中龟甲滋阴益精、泽泻利水渗湿泄热为君药；制鳖甲、生牡蛎助君药养阴清热、平肝息风、软坚散结，阿胶助龟甲滋阴补血，猪苓助泽泻利水渗湿共为臣药；生地黄、麦冬以养阴清热，车前子、白茅根以清热利尿，生黄芪、茯苓以益气健脾利水，鸡内金健脾消食，白芍酸甘养阴共为佐药；泽兰叶酸敛入肝，利水通络，引药入经为使药。本方既能滋阴利水，又能育阴潜阳，以达到滋阴利水而不伤津，育阴潜阳而不动血，兼有养血安神之功。临床应用取得较好疗效。

肝阳失固证

肝阳是指肝功能的具体表现。肝的生理功能有 4 个特性：一是肝喜条达。二是肝为刚脏，其气易逆易亢。三是肝体阴而用阳，体阴是指肝脏必须依赖阴血的滋养才能正常发挥作用；用阳是指肝喜条达，内寄相火，主动主升，按阴阳属性，当属于阳；肝病又易于阳亢，易于动风，按阴阳属性，也属于阳。四是肝气与春气相通，所以肝阳多在春季最旺盛。《内经》云"阴平阳秘，精神乃治"，故肝阳亦应固密为要。

1. 肝阳虚证 肝阳虚证在慢性肝病患者中并不少见，特别是肝病日久，积聚、臌胀、血证反复发作者，更要注意肝阳虚证。病机特点为肝体受损，肝阳虚弱。辨证要点：胁肋隐痛或胀痛，绵绵不休，劳则加重，神疲乏力，胆怯忧郁，或惊恐不安，面淡不华或面色晦滞，畏寒肢冷，或兼有少腹冷痛，囊湿阴冷，小便清长，舌淡苔白，脉沉迟无力。在临证时要结合肝体阴而用阳的特点，治疗以温补肝阳、养血和肝为法。针对肝阳虚轻证，自拟"补肝颐气汤"以补益肝气（气虚为阳虚之渐）；若肝阳虚较重，自拟"桂附二仙汤"以温升肝肾阳气，方中桂枝、白芍取"桂枝加桂汤"之意，桂枝加桂汤，仲景用以治"气从少腹上冲心"的阳虚阴乘证，桂枝配附子，温补肝阳，佐以酸甘温养之品，如淫羊藿、巴戟天、仙茅、石楠叶等温肾补肝；配伍制鳖甲、鸡内金化积通络；用青黛、白矾取"硝石矾石散"之意，并以青黛为引经药，咸软直入肝血。

2. 脾阳虚证 肝病日久，七情失和，肝阳不足，木不疏土，必然导致脾胃阳虚。病机特点为中阳不足，运化失健。辨证要点：胁腹隐痛，腹胀痞满，遇冷加重，得温则缓，喜热饮食，纳少，食后脘胀，手足欠温，神疲乏力，舌质淡体胖，有齿痕，舌苔白，脉沉细弱或沉迟稍弦。自拟"健脾益肝汤"加减以温阳健脾、补虚和中。方中制附子辛热温通，能温经散寒逐阴；干姜味辛性热，散脾胃之寒湿、暖中焦，能走能守，祛体内寒邪，两药合用，协同配对，使温中散寒作用大增共为君药；人参补中益气健脾，气旺则阳生；白术健脾燥湿，以促进脾阳健运，两药协同并用，使健脾益气作用增强，且人参辛甘扶阳，助君药阳气周流，促除寒邪，两药共为臣药；砂仁性温，有温中调气；木香辛散，苦降温通，理三焦，尤善行肠道气滞，两药合用，芳香理气，使寒邪祛除，气机复畅而痛止，还可防止参术在补益中的滞脾腻脾的副作用，两药合为佐药；甘草甘平能防止附子、干姜热伤阴津，并能增强人参、白术的补气健脾作用，还有缓脾止痛之功，为使药。加用四乌鲗骨一芦茹丸（《素问·腹中论》）方，主治"气竭伤肝"，具有补养精、气、血，强壮肺、肝、肾的作用。

3. 肾阳虚证 肝病日久，子盗母气，肝阳虚必然引起肾阳虚证。肾阳虚损是指肾与命门功能减退所引起的病变。《素问·生气通天论》云："阳气者，若天与日，失其所，则折寿而不彰。"病机特点为肾阳亏虚，运化失司。辨证要点：肝病日久，腹大胀满，朝宽暮急，面色苍黄或㿠白，脘闷纳呆，神倦怯寒，肢冷或下肢浮肿，小便短少不利，腰酸腿软，舌体胖淡紫，脉沉弦无力。治法当温补肾阳，遵循王冰"益火之源，以消阴翳"，及张景岳"善补阳者，必于阴中求阳，则阳得阴助而生化无穷；善补阴者，必于阳中求阴，则阴得阳升而源泉不竭。"方选济生肾气汤合自拟"补肝益肾汤"加减以温补肾阳、化气行水。方中桂枝、附子温命门真火，令阳气旺盛则气化复常，水津升降不失其度，气化运行不失其机；配熟地黄、枸杞子、山药、山茱萸、黄精、菟丝子、女贞子补肾填精，以寓阴中求阳之意；黄芪、茯苓、泽泻、车前子益气健脾利水，与附子、桂枝同用，温阳利水，相辅相成；牛膝能补肾强腰，活血通络，牡丹皮清肝泄热，补中有泻。该方体现补肾而兼补阴，利水而兼活血的配方法度，用治肾阳虚弱诸证效果较好。

202　论治脾当先调气

《素问·调经论》云"血气不和，百病乃生""百病生于气""脾志思""思则气结"。内伤导致脾胃病的因素有很多，总而论之有饮食失宜，劳倦伤脾，情志失和 3 个方面。但发病机理皆为饮食、劳倦、情志等影响气机，气机失调，故"内伤脾胃，百病由生"。正如《脾胃论·脾胃虚实传变论》云："脾胃之气既伤，而元气亦不能充，而诸病之所由生。"

脾胃功能的失调，皆因人体升降浮沉之气化运动发生障碍或破坏而导致的，李东垣提出"或下泄而久不能升，是有秋冬而无春夏，乃生长之用，陷于殒杀之气，而百病皆起；或久升而不降，亦病焉"。只因气机升浮失常破坏正常的沉降过程，导致"清气不升，浊气不降，清浊相干，乱于胸中，使周身气血逆行而乱"。因脾胃气虚，升降失常，各种疾病便会产生，故在治疗疾病过程中，学者刘继东等认为应首先调气。

气为脾运化之本

1. 元气足则形与神俱　元气是人体生命活动中最基本的气机，其又名真气、原气，以肾中所藏之经气为主，依赖于肾中精气的化生，是人体生命活动根本的动力。在《灵枢·刺节真邪》中云："真气者，所受于天，与谷气并而充身者也。"其中所言真气即是元气。《难经》中首先提到元气一词，"命门者，元气之所系也"，提出肾为元气之根的观点。李东垣在总结前人的思想以后提到"真气又名元气，乃先身生之精气也，非胃气不能滋之"。将人身之元气与胃气紧密结合在了一起。提出"脾为后天之本""内伤脾胃，百病由生"。于是产生了脾胃虚，元气不足，则诸病所生的观点。

脾属土，为阴中之至阴，五脏六腑之根本，脾气虚弱则会导致各个脏腑的活动异常。脾胃虚弱则气下陷于脐下，肾与膀胱受邪；膀胱属于寒水之府，肾主阴火，肾与膀胱气弱则气化失司、津液不行；大肠主气，小肠主液，胃虚则大肠、小肠得不到胃气滋养而虚衰；胆主化生一身之血气，小肠主长养全身阳气，胃气盛则胆与小肠之气生发，胃气虚则温热、生长之气不足。阴火伏留血脉之中，变生他病。五脏与人体外部组织表里相合，脾胃元气足则周身气机协调，脏腑各司其职，腠理紧密、开合有度、筋骨柔和、九窍通利。脾胃元气虚则皮毛血脉，肌肉筋骨皆失去营养，五脏经络失去充养，致使各种疾病的发生。

2. 气机和则脾胃协调　脾胃同居人体中焦，以膜相连，脾升胃降则生命活动维持正常运行。脾为太阴湿土，胃为阳明燥土。脾主升清，喜燥恶润；胃主降浊，喜润而恶燥。气机和则脾胃协调。而脾胃内伤致病，是由于正常人体气化障碍或者气机升降活动被破坏所致。东垣云："或下泄而久不能升，是有秋冬而无春夏，乃生长之用，陷于殒杀之气，而百病皆起；或久升而不降，亦病焉。"气机升浮异常导致非正常之沉降则"清气不升，浊气不降，清浊相干，乱于胸中，使周身气血逆行而乱"。故脾胃气虚，升降失常，百病由生。"升以而降，降已而升，如环无端，运化万物。其实一气也。设或阴阳错综胜复之变，自此而起，万物之中入一也，呼吸升降，效象天地，准绳阴阳，盖胃为水谷之海，饮食入胃，而精气先输脾归肺，上行春夏之令，以滋养周身，乃清气为天者也，升已而下输膀胱，行秋冬之令。为传化糟粕，转味而出，乃浊阴为地者也"（《脾胃论·天地阴阳生杀之理在升降浮沉》）。清阳自脾而升，浊阴由胃而降，气机和则脾胃升降协调，脾胃气机升降协调则邪气不可干。

脾为气生化之源

1. 脾胃气伤则元气不充 《脾胃论·脾胃虚实传变论》云"元气之充足，皆由脾胃之气无所伤，而后能滋养元气……脾胃之气既伤，而元气亦不能充，而诸病之所由生也"。元气充足则脾胃气机正常；元气不足，脾胃升降、运化失常，导致各种疾病的发生。《脾胃论·脾胃虚实传变论》又云："阴精所奉，谓脾胃既和，谷气上升，春夏令行，故其人寿。阳精所降，谓脾胃不和，谷气下流，收藏令行，故其人夭。"元气通过脾胃运化之水谷精微而化生，且脾胃运化，充养元气，脾胃和合，水谷精微向上运行，输布，合于四时五脏阴阳。正如四季中春夏之季阳气上行，生化万物，五脏六腑，血脉肌肤得到濡养，使身体康泰。反之，脾胃不和，阳气当升反降，营养物质不足，正常人体不能得到足够的充养，元气虚弱，导致脾胃虚弱，不能抵抗疾病。当外邪侵袭，机体易受邪气侵袭，同时脾胃损伤致使元气运行异常。《脾胃论·脾胃虚实传变论》中记载"故苍天之气贵清净，阳气恶烦劳，病从脾胃生者一也"。自然界之清气能够有秩序的运行，内养神，外养卫，脾胃功能正常，自然元气充养。若人体不能遵循环境变化之规律，邪气侵袭卫表，卫气运行失常，则内闭九窍，外壅肌肉，致使营卫运行紊乱，最终元气运行亦出现紊乱。精神失常，烦劳过度，阳气外越，阴精内亏，对人体元气产生破坏作用，皆可影响元气正常运行状态。《脾胃论·脾胃虚实传变论》云"气或乖错，人何以生？病从脾胃生者四也"。五气、五味与人体五脏机能相通，五气由鼻吸入，藏于心肺之中，心主血，肺主气，气血调和则目视清晰，五色鲜明则声音洪亮，五味从口摄入，藏于脾胃，化为血汁，散于四肢百脉之中，如雾露滋润万物。若脾胃损伤，气的运行紊乱，五味五气偏颇，则机体失养，百病由生。

2. 脾胃气虚则阴火上乘 东垣关于阴火的论述有很多，其形成机理："苟饮食不节，寒温不适则脾胃乃伤，喜怒忧恐，劳役过度而损耗元气。即脾胃虚衰，元气不足，而心火独盛。心火者，阴火也；起于下焦，其系击于心，心不主令，相火代之。相火，下焦包络之火，元气之贼也。火与元气不两立，一胜则一负。脾胃气虚，则下流于肾，阴火得以乘其土位"。元气与心火存在相互对立、相互制约的关系，元气充足则阴火敛降，元气虚衰则阴火内生。脾胃运化之水谷精微滋养全身，元气也依赖脾胃化生之气。故脾胃为元气生化之源，脾胃损伤，生化不足，则元气虚弱，气衰则火生，此为阴火。阴火起源于下焦足少阴肾经，上行相连于手厥阴心包之络。阴火与元气相互对立，阴火盛而元气弱，元气足则阴火敛。脾胃虚弱，元气无以所养，清气不升，下陷于肾，阴火上升，侵犯脾胃。

（1）阴火源于心：《脾胃论·安养心神调治脾胃论》云"夫阴火之炽盛，由心生凝滞，七情不安故也。心脉者，神之舍，心君不宁，化而为火"。元气的衰退导致阴火炽盛，上犯凌心，扰乱心神，使神明内乱，心神不宁。《脾胃论·长夏湿热胃困尤甚用清暑益气汤论》云："脾虚，缘心火亢甚而乘其土也。"脾虚加重，是由于心火亢盛侵犯脾胃而导致，进一步说明阴火之起源于心。又《脾胃论·胃虚脏腑经络皆无所受气而俱病论》云："以五脏论之，心火亢甚，乘其脾土曰热中，脉洪大而烦闷。"若心火亢盛，心火犯脾，则患者表现为心烦胸闷，脉洪大的症状，又称为"热中"。血液生成源于心、肺共同作用，心火亢盛，阴血受心火炼灼。若脾胃气机生化失常，阴血不足，正常之心火便如同亢盛火邪一般，煎灼阴血。

（2）阴火源于肾：《脾胃论·忽肥忽瘦论》云"卫气既虚，不能寒也。下行乘肾肝助火为毒，则阴分气衰血亏"。卫阳虚衰，不耐寒气，清阳不升，下陷于肾，下焦郁滞，化为阴火，阴火内灼于血液则血亏。《脾胃论·饮食劳倦所伤为热中论》云"脾胃气虚，则下流于肾，阴火得以乘其土位"。其中"下流于肾，阴火得以乘其土位"，便是指脾胃之气虚，湿气下流于肾间，肾中相火妄动，而乘脾胃之虚，上犯于中焦。肾中所藏之火乃龙雷之火，其潜藏于肾中而不外露。水谷之精微不能化生，变为湿浊，下流于肾，龙得水而腾、雷得雨则甚，遂使龙雷之火发动，阴火上乘，故脾胃愈虚。

情志过极则伤脾

1. 思则脾气郁结　脾志为思，思虑过度，脾气郁结，影响正常的脾升胃降。《素问·阴阳应象大论》云"思伤脾"；《素问·举痛论》亦云"思则气结"。《灵枢·本神》云"脾愁忧而不解则伤意，意伤则悗乱，四肢不举，毛悴色夭死于春"。过度思虑则会导致伤脾，导致心脾气机阻滞，运化失常的病理变化。临床上多可见精神萎靡，反应迟钝，不思饮食，腹胀纳呆以及便溏泄泻等症状表现。《儒门事亲·卷三·饮当去水温补转剧论》云："脾主思，久思而不已，则脾结。"《儒门事亲·九气感疾更相为治衍二十六》云"思伤脾，脾属土，思则气并于脾"。《卫生宝鉴·脱营》云："心思郁结，忧虑不已，以致饮食无味，精神日减，肌肤渐至瘦弱，无如之何。"当心思郁结，忧思过度时，机体气机出现异常，进而影响到脾胃的正常运化，导致脾病。正如《丹溪心法·健忘六十二》所云"健忘者，此证皆由忧思过度，损其心胞，以致神舍不清，遇事多忘。乃思虑过度，病在心脾"。思虑过度，则脾土运化失常，脾胃运化之精气不能上注于脑，导致神舍不清，遇事多忘。虽似为脑病，实则脾气不足。

2. 怒则肝气乘脾　《素问·玉机真藏论》云"怒则肝气乘矣……恐则脾气乘矣"。大怒则伤肝，最终导致肝气乘脾，惊恐则伤肾，导致肾气虚，五行之中，脾属土，肾属水，肾虚则脾土乘肾水，导致疾病发生。《素问·经脉别论》云："有所堕恐，喘出于肝，淫气害脾。"人在从高处坠落时，会影响到肝的功能，从而有恐惧感。受损而产生过盛的有害之气，又会使脾脏发病。

五味偏嗜则损脾

1. 五味偏甘，久而增气　《太素·调阴阳》云"甘以资脾气，今甘过伤脾气濡，令心闷胃气厚盛也"。脾在味为甘，过食甘味则影响胃之受纳，使脾不能正常输布津液，导致疾病的发生。后《卫生宝鉴·劳倦所伤虚中有寒》引用《素问·宣明五气》提出"甘先入脾，脾不足者以甘补之""补中助脾，必以甘剂，是以甘草为佐"。《卫生宝鉴·无病服药辨》云："夫天之生物，五味备焉，食之以调五脏，过则生疾。""五味入胃，各归其所喜……甘先入脾……久而增气。气增而久，夭身之由也。"五味正常，无过于偏嗜，则脏腑组织得以濡养，阴阳调和。若过于偏嗜某一味，就会导致一种脏气偏胜，最终生克制化异常，甘味本有补益脾胃的作用，如小建中汤之饴糖，但过食，便会导致脾胃之气瘀滞。

2. 五味偏酸，脾气乃绝　刘完素在《素问病机气宜保命集·摄生论第三》引《素问·生气通天论》云"虽五味为之养形，若味过于酸，肝气以津，脾气乃绝"。酸味在五脏之中归属肝脏，具有滋养肝脏的作用，但酸味太过，就会导致肝气太过，肝木乘脾土，最终致使脾气衰竭。

3. 五味偏辛，损胃烁精　五味偏辛，即摄入过多含辛味的食物，尤其是酒类物质，会消灼胃精，损害胃气，由此导致诸病的发生。《脾胃论·饮食伤脾》云"伤饮者无形之气也""夫酒者，大热有毒，气味俱阳，乃无形之物也"。酒，属于无形之气，乃辛甘大热之物，气味均属于阳，阳盛则阴亏。《卫生宝鉴·饮伤脾胃论》云："酒入于胃，则络脉满而经脉虚。脾主于胃行其津液者也，阴气者，静则神藏，躁则消亡。饮食自倍，肠胃乃伤。盖阴气虚则阳气入，阳气入则胃不和，胃不和则精气竭，精气竭则不营于四肢也。"过食辛味物质，如嗜饮过度等，导致气聚集于脾中不散，酒气与谷气相搏，热聚于脾，聚而化火，火盛伤阴，损胃烁精，最终导致脾胃受损，不营全身。

治脾从气入手

　　人之五脏是一个有机统一的整体，虽然每一脏都有诸多功能，但各自都有自己本身一个最基本的功能。如心之功能有主血脉、主神智，但以主血脉为本；肺朝百脉、通调水道、主宣降，却以司呼吸为要。而脾之统血生血、脾主升清，却以脾主运化为其最基本的功能。脾之疾病以脾不健运为首，因此我们在脾病诊治过程中要于辨证论治的基础上重点着手健脾益气，从调气入手治疗脾病。从补气调气方面着手保护脾胃，调养脾胃，使脾气旺，则身体健康；反之，治疗的效果将会大打折扣。此即李东垣所云："内伤脾胃，百病由生。"李东垣在《脾胃论》中强调升发脾胃之阳，补元气、生阴血，认为"善治病者，在治脾，治脾胃以安五脏"。这种从补气入手治疗和预防脾病的中医理论对临证施治和养身防病均有着深远的指导意义。

补土派代表医家李东垣在《脾胃论》中依据治脾调气的原则创立了四个基本的"益气汤"以运用于不同的脾病，如气虚发热所用的补中益气汤，湿困于脾所用的调中益气汤，脾虚暑湿之清暑益气汤，脾虚湿热之清神益气汤。四个"益气汤"均以四君子汤加减化裁而成，方中均用到健脾益气的人参、白术、炙甘草等中药，体现了四君子汤补气的基本药物配伍原则。从四种"益气汤"的药物组成可以看出李东垣重视脾胃，强调治脾病中补气的重要性，在治疗上着重使用益气健脾的药物。四个"益气汤"的创立，也是对"治脾调气"理论的更好的诠释。

现代中医基础医学在调气治脾方面也做了很多的临床研究，丛培玮等通过研究发现通过采用复合因素造模法建立脾气虚证的小鼠模型，在造模后，通过用血细胞计数板镜下计数外周全血细胞数，并且通过直接免疫荧光标记法检测骨髓 CD34$^+$ 以及采用 ELISA 法检测血清中的 SCF 含量，HE 染色观察胸腺、脾组织的形态改变，结果发现与正常对照组比较，脾气虚证小鼠外周血象有明显下降，骨髓 CD34$^+$ 与血清 SCF 的含量也明显降低，为脾为气血生化之源提供了科学依据。而林立佳采用大黄煎剂给小鼠和大鼠灌服造模，成功造模导致脾气虚证后，通过实验证明用大黄致虚后胃肠黏膜细胞合成代谢及能量出现障碍的老鼠在服用益气健脾的方药如四君子汤、补中益气汤等均可不同程度地逆转上述指标，改善症状，大鼠与小鼠的消化道排空的速度、肠道吸收葡萄糖的能力大小、体内糖元合成速度的缓急、血浆蛋白及血红蛋白总量等都得到了良好的纠正。所以在临床上，用于治疗脾气虚的各种方剂如补中益气汤等，通常都具有改善胃肠道蠕动及消化吸收的功能，能改善人体能量代谢，提高机体免疫力等功能。施旭光等也通过研究发现通过采用核磁共振氢谱（1H－NMR）的方法建立大鼠血清的代谢指纹谱，应用主成分分析和正交偏最小二乘判别分析，研究正常组与模型组及模型组与补中益气汤组之间的代谢物谱差异发现，脾气虚大鼠及补中益气汤组大鼠的代谢表型发生了明显的变化说明了脾气虚模型主要是改变了大鼠的能量代谢，使无氧呼吸增多；而补中益气汤可从能量代谢、氨基酸代谢等方面对脾气虚证起到良好的治疗作用。彭成等也通过对党参、茯苓、白术等益气健脾药的实验室药理观察发现，这些药物都是分别通过不同程度地修复微绒毛，增加小肠黏膜表面微绒毛和肠上皮细胞线粒体，从而改善小肠吸收功能，增加空肠黏液，升高尿 D-木糖，升高血清淀粉酶、血清白蛋白等改善脾虚动物胃肠功能障碍，增加脾虚动物摄食量，纠正大便异常，增加自发活动次数而达到健脾益气，改善脾胃运化功能的目的。从而证明了通过健脾调气的疗法恢复脾胃运化功能在恢复机体消化功能中的重要作用。

中医所言之气，不仅包括物质方面，也包括功能性方面。而脾胃所运化的水谷精气是诸气之本，元气之根。脾气的作用为脾的最基本功能，五脏六腑功能的发挥要依赖脾气的激发。脾虽分很多证型，却以脾气虚弱为诸病之始，即脏腑的各种病证起于脏腑之气的异常；脾病之治应辨证论治而以"气"为关键，以调气、益气为本。

综上所述，调气对于临床上脾胃病的治疗有着很大的指导作用。人之生杀依赖于气机升降浮沉的正常，而气的升降浮沉与脾胃的升清降浊密切相关。脾胃升降协调，故人能形与神俱，而尽终其天年。脾胃气虚则气火失调，变发各种疾病。百病生之于气，故言治脾当先调气，气调则脾健，脾健则阴阳和合、身康体健矣。

203　调气思维辨治肺系疾病

　　肺系疾病是临床常见病、多发病，临床以咳、喘、痰、胸闷等为主症。严重者，可能会出现缺氧、呼吸困难，甚至因呼吸衰竭而死亡，这严重影响了人们的生活质量。肺为娇嫩之脏，惧寒畏热，易损难愈。气作为构成脏腑的基本物质，为脏腑功能活动提供动力。五脏生理功能中，唯肺主气，气通过运动使五脏六腑紧密地联系在一起，故对于肺系疾病的治疗，学者姜鑫等秉着治病在于求本的原则，以治肺调气理论为指导思想，从宣降肺气、健运脾气、泻肝调气、温补肾气、振奋心气、通调腑气等方面入手，恢复并维持脏腑间的气机升降协调平衡，使邪出有路，机体恢复阴平阳秘之机。将调畅气机作为治疗肺系疾病的核心，以达"纠偏调衡"的目的，令气之升降出入有序、聚散转化有常、循行周身如环而无端，则肺病乃愈。

气的本质

　　1. 气的哲学内涵　"气"贯穿于中国哲学的始终，是古代哲学家对世界本原的一种探索性认识。气作为中国古代哲学的最高范畴，其本义为具有运动性的物质。古人对于气的认识并非一蹴而就，而是在长期的历史与实践的有机结合中逐步推进的，大致可分为三个阶段。第一阶段为精气学说。精与气有着基本相同的内涵，气化为精，乃气中的精粹部分，精气作为桥梁和传递信息的载体使宇宙万物息息相关，是万物的本根。第二阶段为元气学说。元气学说在《论衡》中提出化生天地万物的气为元气。元气是最根本的气，"精"和"精气"都是由元气所化。第三阶段为气的一元论或气的本体论。这是后世关于气理论的进一步升华。宇宙间的有形之物与无形之物都源于物质实体"气"，这强调了气的本原性及物质性。中国古代先贤虽所处时期不同，但均认为万物是由气所构成，气是古代朴素唯物主义对客观世界认识后，抽象而出的哲学理论，这一哲学理论为中医体系的建立奠定了基础。

　　2. 气的医学内涵　气的医学内涵建立在哲学内涵的基础上，由于无法解释人的生理问题、病理问题，许多以气为主的名词被派生出来，分别为元气、宗气、营气、卫气、脏腑经络之气等。元气禀受于父母，由先天之精所化，赖后天脾胃之气与吸入的自然界的清气不断充养，藏于右肾之命门，通过三焦，循行全身。元气可称为生命之气，当其耗尽之时，人也就身死如灯灭了。宗气是在肺脾的共同作用下，由后天之气与呼吸之气相合而成。宗气通过肺的宣发肃降布达全身，调控营卫的循行、血液的输布及呼吸的节律等。营卫二气的主要化生来源为水谷精气。营气与血共行于脉中，是构成血液的基本物质。营气又称为"荣气"，循脉运行于周身，五脏六腑、四肢百骸均受营气滋养。卫气，行于脉外，温煦充养机体，体温保持相对的恒定，生理活动得以进行。司汗孔之开阖，汗液有节制的排泄，卫气布达于表，防在外，邪气不能入侵人体，是抵御邪气的天然屏障。"脏腑经络之气"是人身之气藏于其中而成，可充实脏腑经络的组织结构，并推动维持脏腑经络的生理活动。

中医之气的生理特性

　　1. 气的生理特性　气的生理特性包括有生命性、运动性、遗传性、自卫性。生命性，人体从生长旺盛，到生命消亡，自始至终都是气的生变过程。体内之气存在于人体的五脏六腑、四肢百骸，无处不有，是生命存在的内在因素。脾胃运化所得水谷精气及肺吸入的自然界清气是生命存在的关键因素，更加强调出生命的本质就是气。运动性，运动的本身就是人体的气化。气化的实质是耗气与生气的过程。耗气是前提，生气是为了耗气做物质准备。"有气则生"，人体如果需要生生不息，就需要不断的生气。生气所需的三大要素分别为：自然界的清气、脾胃的水谷精气、肾中元气。遗传性，人的元气充满于肾，生成有形的男精女卵，精与卵融合一体，置于胞中，形成受精卵。受精卵赖气血滋养，并逐渐生长发育为一个与亲代十分相似的新机体，一代代的遗传下去。自卫性，在预防人类疾病中起着重要的作用。邪气侵入人体，引发疾病最主要的原因为正气不足，无法抵抗病邪。无论是邪盛还是气虚所导致的疾病，自卫性均能使气聚于邪气所侵犯之处，从而积极地抵御外邪，保卫机体。

2. 气的运动形式 气的运动被称为气机。气的运动形式多种多样，但在理论上可以简单概括为"升、降、出、入"4 种基本形式。升降是指气向上向下的运行。出入是指气向内向外的运行。气的升降出入运动也是气化的基本形式，是维持人体生命活动的基本保障，气通过升降使得五脏六腑相互联系，通过出入使人体与自然界相互沟通。升、降相随，出、入相伴，看似对立矛盾，实则内在统一和谐。以脾胃为例，脾主升，胃主降，二者相互协调，共同调控全身气机。升降出入以脏腑功能为中介相互影响。脏腑升降异常影响其功能，导致出入异常。反之，脏腑的出入异常影响其功能，导致升降异常。升、降、出、入运动内达脏腑，外至肌肉，纵横交贯，同时进行，协调平衡脏腑组织间的生理活动，而不产生冲突。气机调畅是生命活动得以稳序进行的重要保障。

调气的不同属性

1. 调气的阴阳属性 中医认为"气分阴阳"，阴阳二气皆是由一气所化生，二者对立互根，消长平衡，存在于统一体中。阴气、阳气交感相错，为冲和之气，是气推动万事万物发展变化的基础。阳主动而散，阳气将体内的有形之物，精、血、津液化为无形的清气和能量，为生命活动提供动力。阴主静而凝，促进无形之物凝聚成形。阴阳二气相互为用，不可分离，其运动的理想状态为协调共济，交感和合。

阴阳失和是引发肺系疾病的重要原因。"调整阴阳，以平为期"为治疗的基本原则。以肺系疾病为例，若阴阳偏盛则肺脏气血不通，肺气运行不畅，清肃失职为患。阴偏盛者，经脉闭阻不通，气血凝滞。阳偏盛者，气血上逆甚或壅聚于局部，经脉阻滞。若阴阳偏衰，则气血衰少，肺宣降失司，若阴阳偏衰则肺脏气血衰少功能减退而诱疾。阴偏衰者，生化无源，肺部津液亏虚，肺叶失于濡养而枯燥，肺脏功能受损，肺失清肃。阳偏衰者，气血运行乏力，肺脏功能衰退，行水功能失职，水液的输布及排泄功能障碍，聚而成痰，阻于气道，上逆为咳。

2. 调气的脏腑属性 气的脏腑属性取决于其所属脏腑的生理特性及功能。五脏位于胸腹腔内，组织充实致密，化生精气、贮藏精气是五脏共同的生理功能。生理特点为"藏而不泻""满而不实"故五脏运动形式以内守为基本特征。因精气满而不能郁滞，人体内需要具有升、降、出、入四种运动，使得五脏相互协调，以维持生命进程。六腑形态中空，受盛传化水谷是六腑共同的生理功能。生理特点为"泻而不藏""实而不满"，故其气的运动形式以通降为主。

在五脏生克制化的基础上调节气的脏腑属性，使得脏腑之间气机达到平衡的状态，从而治愈疾病。以肺系疾病为例。肺以气为体，主治节，调节脏腑气机升降。肺吸入的清气及化生的宗气皆能布散于诸脏，发挥滋养的作用。五脏六腑受气于肺，亦能上熏于肺，若肺气失调不仅会影响肺本身，阻碍呼吸、影响宗气的产生，无力散津，还会导致其他四脏之气的升降运动失常而出现金虚土弱脾气不足，金实木乘肝气郁滞，金虚火乘心火亢盛，金不生水肾气不足，五脏并不是孤立的，而是一个统一的有机体，在生理上相互为用，在病理上相互影响，肺系疾病可影响其他脏腑，亦可由其他脏腑累及于肺，在治疗时，"五行配五脏"分析疾病的传变规律，使得肺与其他脏腑间气机协调平衡。

3. 调气的物质属性 调节气的物质属性，就是令气能够为机体的生命活动提供足够的能量，气的物质属性影响气阴阳属性、脏腑属性、物质属性，是这三种属性正常发挥的基础。气是构成人体及维持人体生命活动的基本物质。物质属性是气的根本属性。气是宇宙万物构成的基本要素，物质之气弥漫于整个物质世界，《公羊传·隐元年解诂》云："元者，气也……天地之始也。"气为无形之物，有形之物起于无形。世上万物都来源于气，而又消散复归于气，由气终结，人体也不例外。"人之生，气聚则形存，气散则形亡"。整个物质世界得以客观存在的真实原因即为"气"，气为物质之本体。

4. 调气的功能属性　调节气的功能属性是以调节气的阴阳属性、脏腑属性、物质属性为前提，以实现治疗的目的。气的功能属性体现在对生命的调控中，包括推动、温煦、防御、固摄、中介等五个方面。以肺气为例，肺气之推动作用减弱，呼吸功能失常，吐故纳新作用下降，浊气内停。或血、津液等物质的生成减少，运行不畅。肺气的温煦作用减弱，畏寒肢冷，血和津液运行迟缓，涩滞不畅。肺之防御功能减弱，机体抗邪、保卫人体的能力下降，肺脏也会受到损害，出现一系列的肺系疾病。肺气之固摄作用减弱，无力固守汗液于肌表下而汗出不止，亦无力统摄血液的运行而咯血。肺气之中介作用减弱，则内脏与内脏之间、内脏与体表之间、外在信息与内脏之间的信息感传能力下降，无法维系机体内部、机体与外界环境间的密切联系。

气的属性失调是肺系疾病发病的重要原因

气的属性协调平衡是维持人体正常生命活动的基本保障。阴阳相冲和，和谐统一，即是人的生理状态。阴阳偏盛偏衰导致的阴阳失调是疾病发展的根本原因。气的脏腑属性失调，五行之气流通不畅，生克失调，制胜异常而发病。气的物质属性失调，机体及机体生命活动所需的能量不能被充分提供，脏腑功能衰退。气的功能属性失调，气血运行受阻，防御邪气能力减弱，脏腑间的信息无以感传，升降出入失常。气的属性失调，肺气的运动失常，出现气上、气下、气乱等气机失调的变化，致宣肃失常，从而诱发肺系疾病。

调气思维指导肺系疾病

气为肺系疾病之本，宣发太过、肃降不及、宣发不及或壅滞不通致肺气失调，可能源于肺部本脏之病，亦可由于其他脏腑气血阴阳失衡影响及肺。故治疗当以调气为先。疏气令调，使其气和，气和则升降有序，宣降适宜，肺病自消。肺系疾病的治疗以"调气"为基本原则，舒气调和是目的。根据调气理论，恢复肺气之通降，全身气机升降出入有序，方可发挥固摄精微，推动气血布散全身，温煦周身，防御邪气的作用。由于肺气的脏腑属性是肺气的功能属性和物质属性的统一，阴阳、物质、功能属性皆蕴藏于肺气的脏腑属性之中，以下主要叙述调气的脏腑属性治疗肺系疾病。

1. 宣降肺气，伸其治节　肺系疾病是以肺气失调为中心产生的与之相关的诸多疾病的总称。宣发和肃降失常称为肺气失调。宣发，升而散之，向上而向外。肃降，沉而敛之，向下而向内。一升一降，相互为用，不可分割。宣发和肃降是肺脏诸多功能的基础，肺通调水道、主治节及呼吸功能的发挥均赖肺之宣发肃降而完成。肺主治节是指肺气治理调节脏腑的功能、气血运行令其安定有序。宣降肺气的目的是调整失调的肺气，使肺脏气机通调畅达，保证主治节功能的正常发挥。宣降并施，俾肺气顺降，治节得伸而诸气皆顺，宣降井然有序，则邪有出路诸恙可瘳。

2. 健运脾气，宣舒肺气　生理情况下，脾气升动，将水谷精微上传至肺，荣养肺脏，并依靠肺气的宣肃之功转输至周身。在五行学说中，脾肺为相生的关系，脾气充足则肺气充沛，二者共同维持周身之气的运行，使其通而不滞。在病理情况下，脾脏的功能失调，其运化的水谷之气及津液失去轻灵之特性，变得厚重、黏浊、而或水湿不化，聚液成痰，当上输至肺脏，并由肺脏转运时，宣发肃降所承担的较重，难以将其完全转输，易滞留于肺，影响肺气的运行及肺脏的功能。运脾宣肺，增强脾脏运化之功，水谷与水湿得以输布而不滞留于肺内，肺气得以宣通，诸证自愈。

3. 泻肝调气，肃降肺气　肺居五脏之上，所处位置最高，其以肃降为宜。肝居膈下，腹腔之上，其所处位置最低，以升发为顺。肺自右而降，肝自左而升，二者五行相克，相互制约、相互配合，令全身气机升降有序并形成循环之回路。在生理情况下，肝气升发，条达不郁，以助肺之肃降。肺气肃降，制约肝气令其升散有度。在病理情况下，肝气升发异常，肝失疏泄而致肝气郁结，气机不利，影响肺之肃降。以肝升过亢为例，肝气上逆侵犯肺脏，肝木旺则反侮金，致肺金虚，"肺弱"肃降无力，难以下达气血津液，津液滞留易化为"痰""湿"。疏泄肝气，肝气条达不闭、升发有度，气机升降有常，助肺肃降有力，气机循环顺畅，从而治疗肺系疾病。

4. 温补肾气，助肺宣发　肺通调水道，通过宣降推动津液到达全身，并将浊液下输至肾与膀胱。肾为水脏，肾阳蒸腾气化，将水液中清者复归于肺，令肺气得以宣发，将水液中浊者下注于膀胱，化为尿液排出体外。在病理状态下，肾中阳气不足，肾脏之蒸腾气化障碍，泌别清浊失司，将津液中的清浊皆上升至肺，浊液滞留于肺脏，肺气之宣肃功能失常，无法向上向外布散津液濡养周身。肾阳为诸阳之根，温补肾气，令肾中阳气充足，子壮则母安，肺得其温养资助，宣发有力，推动津液布散，水液得以输化而不聚，肺病乃愈。

5. 振奋心气，助肺行血　"心主血脉""肺朝百脉"二者同居于膈上，位置邻近，经络相连，在气血运行方面密切相关。生理情况下，水谷之精，上输于心，经心火作用化为血。血液由心入肺在肺气的推动作用下，通过经脉输布于全身上下。此外，宗气周转于胸中，贯注于心肺之脉，令心肺之气相通不相离，具有助心行血和辅肺呼吸两大功能。病理情况下，心气不足，运血无力，久而成瘀，阻塞于脉中。心脉不通，宗气难以由心入肺推动肺气运转、调控肺司呼吸的功能，肺之宣发肃降失调。肺失宣肃，由心脏泵出的血液易滞留于肺。振奋心气，令心气充足，血行通畅，肺气不滞，推动血液布达周身，使得周身气血调和。

6. 通调腑气，宣发肺气　六腑主通降，肺主肃降，肺与六腑通过"降"为主的运动形式，实现两者之间的关系。肺与胃，胃主降浊，其气宜通不宜滞，肺胃二脏经络相连，经气相通，在气机调节方面相互影响，胃之通降必承肺主肃降，亦是肺之肃降的必要保证。在病理情况下，胃失通降，邪气上犯于肺，影响肺脏功能。肺与大肠，肺为脏，位于胸腔内，大肠为腑，位于腹腔内，虽相距甚远，但通过经络相连，互为表里，其气相通。大肠传导糟粕，以通为用。在病理情况下，肠腑之气不通，肠中浊气循经而行，上逆于肺，影响肺之肃降。肺与小肠，肺主气，可调节周身气机，肺气通利，小肠气机畅调，传化功能正常，若小肠气机阻滞，肺气肃降不利而上逆，宣降失职。肺与胆，胆为"中正之官"依附于肝，并与肝互为表里。在病理情况下，肝气郁遏，影响胆气通降，气之循环不畅，阻滞于中焦，累及肺脏，影响肺之肃降。肺与膀胱，肺主行水，膀胱为水腑，二者相通。在水液代谢方面密切相关，肺位于上焦输布津液，膀胱位于下焦贮存浊液，肺气肃降于下，令浊液而出。膀胱气化功能正常发挥，有利于肺之肃降。在病理情况下，膀胱气化失司，浊液贮藏失职，排泄障碍，水气上逆犯肺，肺气失调。通降腑气，肺气得降，阻于肺部的病理产物可从下而行，以助肺之宣发。

气为人之本，遍布于周身，无处不到，并与自然之气相互联系，共同调控人体的生理及病理。气行畅达无阻、升降出入井然有序是生命活动及健康的保证。气行紊乱不畅，脏腑功能失调，气血津液生化循行受阻，变生百病。气为肺系疾病的病因机之本，治疗当以调气为先，恢复并维持人体之气的功能及升降出入的有序性，使气血畅通。调气从整体出发，纠正气属性的偏盛偏衰，包括阴阳属性、功能属性、物质属性、脏腑属性，使失调的气机复归于平衡的状态，协调肺脏与其他脏腑间的生克制化关系，令宣降有序，以复其职，肺病自消。

204 基于元气论慢性阻塞性肺疾病中医防治

慢性病是对一类起病时间长、病因复杂、一旦发病即病情迁延不愈的非传染性疾病的概括性总称。在呼吸系统疾病中，以慢性支气管炎、哮喘、支气管扩张症、慢性阻塞性肺疾病等最为常见。在中医学范畴内，肺病迁延失治可逐步发展为内伤久咳、久哮、久喘、肺胀、肺痿、肺癌等慢性肺系疾患。慢性阻塞性肺疾病病程长，病势缓，遇诱因引触可急性发作，病情危笃。目前关于本病的病因病机多从本虚为主兼有标实的角度进行探讨，肺气耗损是慢性阻塞性肺疾病病程进展中不可避免的结果。主要病位在肺，与脾肾关系密切。其中虚证病机与肺气耗损，日久累及脾肾，终致元气亏虚相关。学者黄冬慧等基于元气理论，探析了慢性阻塞性肺疾病的病因病机，并总结其治法治则，为慢性阻塞性肺疾病的中医治疗提供了新思路。

元气的提出

在中医学范围内，元气的概念最早见于中医典籍《难经》。《难经·六十六难》云："脐下肾间动气者，人之生命也，十二经之根本也，故名曰原。"《难经》中源于命门的元气当属于狭义元气，指源于先天，由肾中精气所化的生命本原。李东垣在《脾胃论·脾胃虚则九窍不通论》中云："真气又名元气，乃先身之精气也，非胃气不能滋之。"李东垣所提出的脾胃元气，由于在组成中融入了后天水谷之精气，其作用就更为强大和广泛，对全身脏腑经络都有促进作用，当属于广义的元气，是推动人体生长发育最根本、最重要的气，是维持人体生命活动的原始动力。《难经·八难》云："故气者，人之根本，根绝则茎叶枯矣。"徐灵胎《元气存亡论》云："人之死，大约因元气存亡而绝。"徐灵胎亦强调元气是生命的根本，元气的盛衰与疾病的发生发展关系密切，元气的盛衰决定着机体的存亡。《难经·六十六难》云："三焦者，原气之别使也，主通行三气，经历五脏六腑。"元气以三焦为循行通路输布全身，以发挥其防御机体外邪，激发、维持各脏腑组织结构的生理功能。因此，诸多学者认为，元气的盛衰与疾病的发生发展及预后关系密切。

元气与肺的关系

元气为生命之根，肺为后天之本。

1. 肺可充养元气 《内经》云"肺者，气之本"。指出肺是气生成的主要来源之一。《医宗金鉴·删补名医方论》云："后天之气得先天之气，则生生不息；先天之气得后天之气，始化而无穷也。"先天之气元气由后天之气所充养。张锡纯在《医学衷中参西录》中云："乃有其气本于先天，而实成于后天，其于全身至切之关系，有与元气同其紧要者，胸中大气是也。"张锡纯认为元气由后天之气即胸中大气所充养，大气者宗气也，宗气的生成依赖于肺中吸入之清气与脾运化来的水谷精微相结合而成。

《论肺亦为后天之本》云："肺在气、血化生的过程中发挥重要的作用，一旦肺的功能下降，必然影响气、血的生成，肺为气、血化生之源，故肺亦为后天之本。"肺为"后天之本"。肺气调和元气乃生。

2. 肺可推动元气的运行 《难经》云"三焦者，元气之别使也，主通行三气，经历于五脏六腑，原者，三焦之尊号也"。元气以三焦为通路，沟通五脏六腑。肺肾为气机升降之本，肺主呼吸，肾主纳气，两脏协同发挥作用，维持机体气机升降出入之功。元气的运行依赖于肾气的推动以及肺气的宣发肃降功能，以此鼓动元气循行周身而发挥作用，故肺有推动元气运行的作用。

3. 元气可防御外邪　《难经》云"所谓生气之原者，谓十二经脉之根也，谓肾间动气也。此五脏六腑之本，十二经脉之根，三焦之原。一名守邪之神"。明确指出元气是"守邪之神"。萧京《岐轩救正论》云："卫气者升由元气，为皮毛腠理之司而护卫于身体之外，主包罗一身。"元气亦为正气，所谓正气存内，邪不可干，元气旺盛则正气充足，则可以护卫肌表抵抗外邪；元气亏虚，难以鼓舞正气，无法护卫以抗邪，故元气充足有防御外邪的作用。

4. 元气可增强免疫力　《内经》云"正气存内，邪不可干"，元气亦为正气。《素问·评热病论》云："邪之所凑，其气必虚。"《灵枢百病始生》云："风雨寒热，不得虚，邪不能独伤人，卒然逢疾风暴雨而不病者，盖无虚，故不能独伤人。此必因虚邪之风，与其身形，两虚相得，乃客其形。"中医学认为正气充足为机体抵抗病邪的物质基础。现代医学中的免疫指机体识别"自己"和"非己"，以破坏和排除抗原性异物入侵的一种生理功能。元气与机体免疫力密切相关，两者都具有抵抗外邪防御疾病的作用，元气的盛衰决定着机体自身免疫力的高低，元气充盛可以增强机体免疫力以抵抗外邪。

5. 元气可助康复　慢性阻塞性肺疾病病情多反复，迁延不愈，其病机根本在于元气亏虚。一方面元气亏虚卫外失职，虚邪贼风易侵袭机体。另一方面虚邪贼风反复侵袭机体导致疾病反复难愈，从而进一步损伤元气。元气虚是致使慢性疾病病情缠绵的重要原因。张景岳在《中兴论》中强调："然求复之道，其道何居？盖在天在人，总在元气，但使元气无伤，何虑衰败，元气既损，贵在复之而已。"中医认为疾病的向愈性取决于人体的防御、调控和自我修复能力，这与元气激发、推动等功能关系密切，元气的盛衰影响疾病进程长短，决定预后吉凶。元气充足才能为机体的生命活动提供物质基础，在慢性疾病过程中，元气具有促进机体康复的功能。元气与肺关系密切，肺脏可以推动元气的运行，促进元气的生成，元气充实亦可以提高肺脏免疫力，抵抗外邪入侵，促进慢性阻塞性肺疾病的康复。这是元气学说治疗慢性阻塞性肺疾病的理论基础。

基于元气论对慢性阻塞性肺疾病病机认识

慢性阻塞性肺疾病之病理性质不外乎虚实两端，实者多属于卫外不固，虚邪贼风侵袭机体，亦或是痰浊相干而发病，此类多属急性加重期；虚者以气虚为主，与肺脾肾关系密切，多属脾虚失运、脾肺气虚、肺肾两虚，终致元气耗损，此类多属慢性期。

慢性阻塞性肺疾病患者素体亏虚，疾病反复发作迁延失治，形成凤根，日久肺虚。若肺病及脾，致肺脾两虚，脾失健运，痰浊相干，肺气不清，则发为喘咳、痰多。若肺伤及肾，肾主纳气，摄纳无权，则难以维持呼吸的深度致气短难续。元气源于先天滋养于后天，肺脾肾三脏亏虚，脏腑失和，元气生成乏源，日久元气耗损。元气耗损，卫外功能失职，致使肺部防御功能减退，六淫之邪有机可乘。《诸病源候论·咳逆短气候》云："肺虚为微寒所伤则咳嗽，嗽则气还于肺间则肺胀，肺胀则气逆，而肺本虚，气为不足，复为邪所乘，壅痞不能宣畅，故咳逆、短气也。"萧京《轩岐救正论》云："六气之入，未有不先于元气虚弱，以致卫气不能卫外，而任邪气侵卫，营气不能营内，而任邪气攻内也。"肺病久虚，元气耗损，卫外不固是引起六淫入侵的关键因素。《名医方论·补中益气汤方论》云："夫元气藏于关元之中，上通肺而下通肾。元气不伤，则肾中真阳自升于肺，而肺气始旺，行其清肃之令，分布于五脏六腑之间。"元气可交通肺肾，共同维持呼吸功能，元气亏虚则肺肾司呼吸功能失常。现代医学认为慢性阻塞性肺疾病病理变化在于呼吸系统的慢性炎症，主要病变在于肺部细支气管及肺泡的损伤，体现在肺功能的减低。这种肺的结构及功能的损伤究其根本为元气耗损，脏腑功能减低。

因此元气亏虚，卫外不固，六淫外邪易乘虚而袭是慢性阻塞性肺疾病发病的重要环节，慢性阻塞性肺疾病患者肺气耗损，日久肺脾肾三脏亏虚，终致元气耗损是慢性阻塞性肺疾病发病的重要病机，其核心病机为元气亏损，肺气耗损。

培本固元是疾病防治的重要手段

综合以上关于慢性阻塞性肺疾病病机的认识，总结慢性阻塞性肺疾病总的病机为本虚标实，本虚在于元气亏虚、肺气耗损，其标实在于元气亏虚、卫外不固、六淫外邪侵袭机体，两者前后相关，互为因果，共同导致慢性阻塞性肺疾病的发生发展。基于慢性阻塞性肺疾病本虚标实的病机特点，遵循"治病求本""扶正祛邪"的治则，治疗上当从固护元气出发进行辨治调养，固护元气的根本大法为固本培元以扶正。

固本培元法创始于明代新安医家汪机，其核心内容为温养气血、培补脾肾元气，随后又由新安医学派的后代门生不断对其丰富和发展，终使其日臻完善。中医各家多从脾肾二脏论治，在固护先天，益肾以固元的同时不忘培补后天，健脾以培元。汪机偏于培补脾胃元气，如在《石山医案·病用参芪论》中云："脾胃无伤，则水谷可入，而营卫有所资，元气有所助，病亦不生，邪亦可除矣。"《薛生白医案》云："脾为元气之本，赖谷气以生，肺为气化之源，而寄养于脾也。"元气的充盛赖于后天脾脏的充养，脾为后天之本，气血生化之源，故需注重调理脾胃，健脾助运，以充元气。孙一奎提出"命门动气说"，强调元气来源于先天命门，故临证多注重补益命门肾精以达到培补元气之功效。随着固本培元法的内涵不断扩充与丰富，后人在固本培元时往往将补益脾肾相结合，健脾益气的同时不忘温补肾阳，使先后天并重，脾肾双补，以增强补元疗效。王键运用此法治疗肺癌以培元固本扶正为首，纠正机体邪盛正衰，正胜邪退，使疾病日趋康复。故培元固本法以扶正是治疗慢性阻塞性肺疾病的根本大法。

相关研究显示，培元固本法主治病症以肺脾气虚、肺肾两虚、脾肾阳虚最为多见；"固本培元"法以脾、肾为治疗中心，以温补肾阳、健脾益气等为基本治法；其常用方多以四君子汤、补肺汤、补中益气汤、右归丸等方加减；常用药物为人参、当归、甘草、茯苓、黄芪、陈皮、党参、白术等。其中人参应用最广且疗效最佳。《本草汇言》云："元神不足，虚羸乏力，以此培之……若久病元虚，六脉空大者……皆可用也。"这与人参为大补元气之圣药之称相符。

从元气论辨治慢性阻塞性肺疾病经验

王书臣认为，慢性咳喘疾病病机根本在于元气亏虚。根据多年临床经验，独创温煦命门、疏通三焦、培补元气之法，从元气出发，充分发挥元气的激发、疏布、升举之功。重用黄芪配伍仙茅、补骨脂、淫羊藿等，在补宗气的基础上补命门元气，治疗该病屡见佳效。杨毅等从"元气"出发，辨治慢性阻塞性肺疾病稳定期患者取得佳效。认为本病病机为肺脾气虚，日久元气亏损。在治疗上尤为注重补气以扶正，重用黄芪、人参之气药，两者相辅相成，宗气元气并补。在补元气时兼顾先天亦不忘后天之本，取其补土培元之妙。方以补肺汤和四君子汤加减；常用药物有人参、白术、党参、黄芪等。王有奎认为，肺胀的病机为"肺脾肾虚、元气亏虚、痰浊阻肺"，其中"元气亏虚"是病机基础。治疗上多以补虚泻实为主，元气实则肺气通，使痰有出路，大补元气以提高机体防御力。根据经验自创补肾宣肺方，药用人参、黄芪、茯苓、白术、沉香、山茱萸等，注重培补元气以扶正为念治疗肺胀，取得良好疗效。王书臣治疗间质性肺病，总结其病机以元气亏虚为本，瘀血阻络、痰浊阻肺为标。临证时善用补气之品，创立"养肺汤"方，以人参为君药，大补元气，恢复脏腑组织功能，从而收到良好的治疗效果。肺开窍于鼻，是气体进出肺之门户。对于慢性鼻渊患者，王平根据多年临证经验，创立培补元气法以疗鼻渊，屡获良效。认为元气亏虚致卫不抗邪，虚邪贼风乘虚而袭；亦致津液失于运化，浊涕内生。以补土培元为治法，以四君子汤为主方，辅以辛温通窍之品治疗慢性鼻渊取得良好效果。刘清泉认为元气亏虚是肺癌病机之本；李平创立"元气化生异常，内生瘤毒致肿瘤"及"毒生病络"理论，认为肺癌病机为元气化生异常，内生瘤毒；元气亏虚是肺部肿瘤增殖的病理基础。培元固本以扶正是治疗肺癌的关键所在，扶助正气，攻击瘤毒以达到抑制毒侵肺络，阻断毒瘤生长。李平创立"益气养阴解毒通络方"经验方，联合化疗治疗非小细胞肺癌取得较好疗效。王平认为外感疫气对人体元气多有损伤，因而治疗"新冠"康复期患者以培补元气为法，治疗上辨余邪清否，予培元固本，顾护脾胃兼以化痰，力求标本兼治，帮助患者恢复健康、增强体质。

元气充沛是肺气充足的物质基础；元气亏虚、肺气虚痿是慢性阻塞性肺疾病发病的病机基础；元气亏虚、卫外不固、外邪侵袭是慢性阻塞性肺疾病发病的重要环节；培元固本以扶正是防治肺病的治法治则。元气理论的形成、后天培补理论的发现及其向医学领域的引入为慢性疾病的治疗提供了坚实的理论支撑。

205　阳气郁滞理论与新型冠状病毒肺炎防治

2019 年底开始的新型冠状病毒肺炎（简称新冠肺炎）疫情中，在没有特效药的情况下，中医药发挥了重要作用，取得了显著的防疫抗疫成效。多数医家认为新冠肺炎的发生与湿邪密切相关，因疫邪内阻使阳气郁滞不通畅，而出现各种证候。《温疫论》是明末医家吴又可所作，系我国第一部温病、疫病的专论。学者朱为坤等认为，该书系统地阐释了温疫阳气郁滞理论，对于新冠肺炎的防治，具有极其重要的参考价值。

阳气畅通是生命之本

阳气是生命的根本，《素问·生气通天论》云："阳气者，若天与日，失其所，则折寿而不彰。""凡阴阳之要，阳密乃固。"阳气是构成人体、维持人体生命活动、彰显人体生命状态的最基本的物质。所以机体要保持健康状态，一方面阳气要充盛，另一方面阳气要畅通。阳气的畅通与否影响着疾病的发生与发展过程，如《温疫论·下卷·服寒剂反热》云"阳气通行，温养百骸。阳气壅闭，郁而为热。且夫人身之火，无处不有，无时不在，但喜通达耳"。此之"火"，为机体生理之火，当指"阳气"。阳气布散周身，通行无滞，则机体得到温养与护卫，不易感邪；反之，阳气郁滞，甚至闭阻，则易受外邪侵袭而发热病、热证。当机体感受来自或内或外的病邪时，也容易导致阳气郁滞，而出现各种临床证候。

《温疫论》阳气郁滞理论

1. 阳气郁滞证病机特点　吴又可认为，因为人体正气不足，杂气从口鼻而入侵袭机体而产生温疫。杂气郁滞阳气，使营卫气机不通，所以出现了以发热为主的病证，正如《温疫论·上卷·原病》所云："正气被伤，邪气始得张溢，营卫运行之机，乃为之阻，吾身之阳气，因而屈曲，故为病热。"《温疫论·下卷·服寒剂反热》云："不论脏腑经络、表里上下、血分气分，一有所阻，即便发热。是知百病发热，皆由于壅郁。"紧接着，吴又可又进一步阐发阳气郁滞与气机的关系，指出"然火郁而又根于气，气常灵而火不灵，火不能自运，赖气为之运，所以气升火亦升，气降火亦降，气行火亦行，气若阻滞，而火屈曲，惟是屈曲，热斯发矣，是气为火之舟楫也"。

2. 阳气郁滞证临床表现　温疫不同阶段，疫邪有在表在里之不同，阳气郁滞的表现各异。疫邪在表或半表半里者，阳气不能出表温煦肌肤，因而常见恶寒，甚则四肢厥冷，此时神志往往尚清，故吴又可在《温疫论·上卷·原病》云："其始也，格阳于内，不及于表，故先凛凛恶寒，甚则四肢厥逆。"疫邪入里，邪正剧争，但热不寒，病在阳明者，多见胃家实之证，故吴又可又云："阳气渐积，郁极而通，则厥回而中外皆热……午后潮热者，至是郁甚，阳气与时消息也，自后加热而不恶寒者，阳气之积也。"随着里证的进一步发展，阳气郁滞太甚，使心不主血脉，四末不温，而见身热肢厥，往往又因热扰心神，甚至热闭心包而伴见神志异常，或心烦不寐，或神昏谵语，甚则昏聩不语。如《温疫论·下卷·论阴证世间罕有》云："盖不论伤寒温疫传入胃家，阳气内郁，不能外布，即便四逆，所谓阳厥是也。又曰，厥微热亦微，厥深热亦深。其厥深者，甚至冷过肘膝，脉沉而微，剧则通身冰冷，脉微欲绝。虽有轻重之分，总之为阳厥。"此论述显然是承袭了《伤寒论》的热厥理论，335 条"伤寒一二日至四五日厥者，必发热。前热者，后必厥；厥深者，热亦深；厥微者，热亦微"。

3. 阳气郁滞证治疗禁忌　温疫不同阶段出现阳气郁滞证，有禁辛温发汗、禁过用寒凉、禁补气等治疗禁忌。疫邪内传，阳气郁滞于里，不可辛温发汗，如《温疫论·上卷·内壅不汗》云："尝见以大剂麻黄连进，一毫无汗，转见烦躁者何耶？盖发汗之理，自内由中以达表。今里气结滞，阳气不能敷布于外，即四肢未免厥逆，又安能气液蒸蒸以达表？"疫邪传入中焦阳明，胃之阳气郁滞者，不可过用黄芩、黄连、知母、黄柏等寒凉之品，以致阳气郁滞加重，不利于祛邪，如《温疫论·下卷·服寒剂反热》云："今疫邪透出于膜原，气为之阻，时欲到胃，是求伸而未能遽达也。今投寒剂，抑遏胃气，气益不伸，火更屈曲，所以反热也。"温疫后期阴液亏耗，疫邪未尽，仍有阳气郁滞，不可使用人参、黄芪等补气之品壅郁阳气，如《温疫论·上卷·解后宜养阴忌投参术》云："夫疫乃热病也，邪气内郁，阳气不得宣布，积阳为火，阴血每为热搏。暴解之后，余焰尚在，阴血未复，大忌参、芪、白术，得之反助其壅郁，余邪留伏，不惟目下淹缠，日后必变生异证。"

4. 阳气郁滞证辨证论治　新冠肺炎与湿邪密切相关，而《温疫论》所述之疫病为杂气所致，具有湿热之特性。因此《温疫论》中的治法方药，特别是通阳诸法对于新冠肺炎的治疗有借鉴意义。

（1）膜原阳气郁滞证：温疫初起，邪在膜原，邪正相争则憎寒发热，阳气郁滞而见头疼身痛，故用达原饮（槟榔、厚朴、草果仁、知母、白芍、黄芩、甘草）疏利透达，迅速祛除膜原之邪，使阳气恢复畅通。如果疫邪波及三阳经，又当在达原饮的基础上随经加药。少阳经阳气郁滞者，症见胁痛、耳聋、口苦欲呕，加柴胡；太阳经阳气郁滞者，症见腰背项痛，加羌活；阳明经阳气郁滞者，症见目痛、眉棱骨痛、眼眶痛，加葛根。

（2）表里阳气郁滞证：膜原之邪未解，又出现表里分传，在憎寒发热、头疼身痛、积粉苔的基础上，出现舌根渐黄至中央，伴胃家实，并有三阳经阳气郁滞的表现，可先用承气汤攻下，通里之阳气，正如《温疫论·上卷·内壅不汗》云："凡见表里分传之证，务宜承气先通其里，里气一通，不待发散，多有自能汗解。"如下后膜原之邪不解，则当"消内消外消不内不外"，用三消饮（达原饮加大黄、葛根、羌活、柴胡）祛除疫邪，使表里内外之阳气通达。

（3）胃家阳气郁滞证：疫邪离开膜原后，最喜传胃家，使阳明胃肠之阳气郁滞，当用下法，宜用大承气汤、小承气汤、调胃承气汤。《温疫论》中，不仅有《急证急攻》用案例说明下法的重要性，还有《注意逐邪勿拘结粪》强调下法的目的是祛邪，更有《应下诸证》详细列举了19种/组可下证候，如"四逆、脉厥、体厥：并属气闭，阳气郁内，不能四布于外，胃家实也，宜下之"。其他篇中亦有散在的关于胃家阳气郁滞而使用下法的论述，如《温疫论·上卷·战汗》提到，战汗后，"脉静身凉，烦渴顿除"，病似已解，但"三五日后，阳气渐积，不待饮食劳碌，或有反复者，盖表邪已解，里邪未去，才觉发热，下之即解"。再如《温疫论·上卷·乘除》以案例说明疫病后期邪少虚多，"止有三分之疫，只应三分之热，适有七分之虚，经络枯涩，阳气内陷，故有十分之热"，此证先以人参等补益之品扶正，后当用下法祛邪，"所余三分之热者，实热也，乃是病邪所致，断非人参可除者，今再服之，反助疫邪，邪正相搏，故加有余之变证，因少与承气微利之而愈"。

（4）阴虚阳气郁滞证：温疫为湿热病，湿邪易阻滞阳气，热邪易耗伤津液。温疫后期，疫邪化燥，则多见阴血不足，有余邪未尽、阳气郁滞不通之机，当清除余邪，兼予滋阴养血、畅通阳气，正如《温疫论·上卷·解后宜养阴忌投参术》云："夫疫乃热病也，邪气内郁，阳气不得宣布，积阳为火，阴血每为热搏。暴解之后，余焰尚在，阴血未复……宜清燥养荣汤。"清燥养荣汤由知母、天花粉、当归身、白芍、地黄汁、陈皮、甘草、灯心草组成。

（5）阴络阳气郁滞证：《温疫论·下卷·主客交》提到因患者素体正气不足，复感疫邪，经积极、及时的治疗，疫邪大多可被清除，但后期仍有余邪深伏于络脉，使机体深处之阳气郁滞，而成为痼疾。如吴又可所云："盖但知其伏邪已溃，表里分传，里证虽除，不知正气衰微，不能托出表邪，留而不去，因与血脉合而为一，结为痼疾也。"临床上出现各种痛证，"肢体时疼者，邪与荣气搏也；脉数身热不去者，邪火并郁也；胁下锥痛者，火邪结于膜膈也"，这些证候均与阳气郁滞相关。治疗上"当乘其大肉未消、真元未败"，多用虫类药，入络搜邪，畅通阳气，方选三甲散（鳖甲、龟甲、穿山甲、蝉蜕、僵蚕、牡蛎、白芍、当归、甘草）。后世叶天士"久病入络"说，当受此影响。当代络病学将络脉分为阳络和阴络，新病轻病邪入阳络，久病重病邪入阴络，故三甲散证当为余邪未尽，伏于阴络，导致阳气郁滞。

5. 阳气郁滞证自愈候 温疫不同病程阶段的阳气郁滞，可能出现自愈的证候。疫病初起，邪在半表半里，膜原阳气郁滞者，可战汗而解，如《温疫论·上卷·原病》云："今邪在半表半里……必俟其伏邪渐退，表气潜行于内，乃作大战，精气自内由膜中以达表，振战止而复热，此时表里相通，故大汗淋漓，衣被湿透，邪从汗解，此名战汗。当即脉静身凉，神清气爽，划然而愈。然有自汗而解者，但出表为顺，即不药亦自愈也。"疫邪传里，邪正剧争，胃之阳气郁滞者，可狂汗而解，如《温疫论·上卷·狂汗》云："狂汗者，伏邪中溃，欲作汗解，因其人禀赋充盛，阳气冲击，不能顿开，故忽然坐卧不安，且狂且躁，少顷大汗淋漓，狂躁顿止，脉静身凉，霍然而愈。"疫病恢复期，邪已尽除，阳气一时不足，无力通行而郁滞，临床多见痛证、寒证，可静待阳气恢复，阳回则自愈，如《温疫论·下卷·统论疫有九传治法》云："若大下后，大汗后，表里之证悉去，继而一身尽痛，身如被杖，甚则不可反侧，周身骨寒而痛，非表证也，此不必治，二三日内阳气自回，身痛自愈。"

阳气郁滞理论对新冠肺炎防治的启示

新冠肺炎的病因病机、发生发展符合《温疫论》中疫邪初在膜原、后则表里分传的发病规律，在治疗上可以借鉴《温疫论》的理法方药。杨冠男等研究认为，新冠肺炎为"湿浊温热"邪气从人体各窍道黏膜外通膜系而入，伏于膜原，沿内外膜系分布体内上下传变，导致机体阳气郁滞，治疗当避其毒气、疏通膜道、分消走泄，给邪以出路，给阳气以通路。

1. 阳气郁滞是新冠肺炎的重要病机 新冠肺炎初起病位在上焦膜原，核心病机是"湿毒郁肺"，患者多有寒湿袭表、阻肺、碍脾的临床表现，许多新冠肺炎患者既有表证发热、浑身酸痛，又有里证的腹胀便秘、胸闷、恶心呕吐等症状，重症则化热、变燥、伤阴、致瘀、闭脱。新冠肺炎初起以膜原阳气郁滞为主，疫邪离开膜原后，则可影响肺、脾胃、大肠之阳气。肺为水之上源，主通调水道；脾胃为后天之本，主运化水液；大肠为传导之官，而能主津；肺与大肠相表里，肺经与大肠、胃相连，《灵枢经·经脉》云"肺手太阴之脉，起于中焦，下络大肠，还循胃口，上膈，属肺"。胃与大肠同为传化之腑，手阳明大肠经与足阳明胃经相连续。因此，当湿邪为患，不仅影响中焦脾胃，更与上焦肺、下焦大肠密切相关，使之阳气郁滞不畅，从而导致湿邪蒙上流下，影响三焦气机。新冠肺炎后期，可能因阳气耗损，导致肾阳亏虚，水湿难以温化，全身阳气郁滞，最终出现肺闭肾脱的危重证。

2. 祛邪通阳是新冠肺炎的关键治法 《温疫论》的阳气郁滞理论，不仅治疗禁忌和自愈候等内容对新冠肺炎的防控具有重要参考价值，而且所记载的疏利透达、三消、攻下、养阴、通络等各种针对温疫不同阶段阳气郁滞的通阳治法，为新冠肺炎的治疗提供中医临床思路。

（1）治疗全程要通阳：《新型冠状病毒肺炎诊疗方案（试行第九版）》（以下简称《诊疗方案》）中，轻型寒湿郁肺证、湿热蕴肺证和普通型寒湿阻肺证等所使用方药均含有草果、厚朴、槟榔；重型疫毒闭肺证方药含草果、厚朴。草果、厚朴、槟榔正是达原饮的君药，《温疫论·上卷·温疫初起》云："三味协力，直达其巢穴，使邪气溃败，速离膜原。"使阳气恢复畅通，则疾病向愈。陈子琴等临床研究发现湿热质为新冠肺炎易感体质，治疗期用药原则为寒温并举、肺脾同调，治疗方法以祛湿化浊、通调气机为主，其核心处方由达原饮化裁而出，多以"三消"法加减运用。新冠肺炎因肺气不宣与腑实不降形成恶性循环，治疗关键是及时化湿，通腑泻浊，使疫邪得以清除，阳气恢复畅通。故《温疫论》中胃家阳气郁滞的诸多可下之证、攻下之法，对此有重要的指导意义。

（2）分期论治要通阳：湿邪是新冠肺炎的主要病因，由于湿邪弥散与黏滞的特性，容易阻碍全身多脏腑经络的气机，导致阳气不通，治疗上要解毒和中、祛湿化痰，以畅行阳气。轻型患者因寒湿郁肺、疫毒闭肺，肺之阳气受困，临床表现为发热、咳嗽、乏力、纳差、胸闷、睡眠不佳等，运用三消饮加减能明显减轻该类患者的不适症状，改善生化指标，促进肺功能的恢复。重型患者，除疫毒闭肺外，尚有湿邪困脾，表现为肺、脾等多处脏腑的阳气郁滞，临床可见咳嗽、气促、肌肉酸痛、口干、发热、胸闷、腹胀等症，治疗上多选用达原饮、小柴胡汤、大柴胡汤、三仁汤、大承气汤等随加减化裁。另有临床观察发现，宣肺败毒汤治疗重症新冠肺炎具有较好临床疗效及安全性，能够促进肺部炎症吸收，恢复机体阳气的畅通，降低病死率。吴又可对温疫后期，阳气受损所致的阳气郁滞，认识有所欠缺，如《温疫论·下卷·论阳证似阴》云："凡阳证似阴者，温疫与正伤寒通有之；其有阴证似阳者，此系正伤寒家事，在温疫无有此证，故不附载。"《诊疗方案》中危重症之内闭外脱，当回阳固脱，使用附子类方来温阳通阳，此借鉴了《伤寒论》温通之法，显然是《温疫论》的不足之处。恢复期患者气虚血瘀、阳气郁滞是核心病机，兼余邪未净的复杂状态，治疗上以益气活血为主，同时兼顾清解余邪，以通行阳气。

（3）因地制宜要通阳：各地新冠肺炎患者中医证候表现在湿毒为主的基础上呈现出明显的地域特点，而在治疗上仍以祛邪通阳为主要治法。贾维刚等发现北方普通型新冠肺炎患者，表现为"热轻咳重、干咳为主，咽干紧、口干伴随疾病全程，乏力、情绪不佳、齿痕舌、苔浊腻干黄"，其病机是"湿毒疫疬夹挟时令燥寒与体内浊毒胶结、化燥伤阴、闭阻孔窍"。肺部感染程度不严重，但阳气郁滞范围广泛。予解毒祛湿、开窍生津、清肺化痰治疗，祛邪通阳，使临床症状得到较好的改善。张忠德等发现广东省新型冠状病毒 Delta 变异株肺炎患者，临床表现为发热、恶寒、头身痛、咯痰、咽痛、咽干、乏力、舌质红、舌苔腻等，核心病机是暑湿化热、疫毒侵肺、元气大虚。治疗上以清暑化湿、宣肺解毒、通腑泄热、调肠治肺为主，同时重视早期扶正、全程扶正，则邪得以祛，正得以复，气得以通，而病可痊。

综上可见，新冠肺炎全程不离湿与毒，在不同的病程阶段，导致局部脏腑，或多脏腑经络甚至全身的阳气郁滞。丁霞等通过分析国家及各省、市发布的中医药防治新冠肺炎协定处方的用药规律，发现总体以解毒、燥湿为主。因此，新冠肺炎在治疗上，借鉴《温疫论》的阳气郁滞理论，通过化湿解毒、畅行气机，使邪祛阳通，则病可向愈。

《温疫论》系统地阐述了温疫阳气郁滞的病机、证候、治疗禁忌、辨证论治及自愈候等理论，对当代传染性疾病，特别是新冠肺炎的防控和诊治有重要的借鉴意义。因此，系统地挖掘和整理中医经典古籍，尤其是内在的理论体系，不仅有重大的理论研究价值，且具有极高的临床实践意义。

206　运用气机升降理论辨治顽固性频发咳嗽

气是构成宇宙万物的原始物质，气的运动谓气机，气机的表现形式是升降出入，气机升降理论是中医学从动态的角度出发，对人体脏腑的生理、病理及整个机体生命活动的高度概括，贯穿于中医学的各个方面。咳嗽主因肺气宣降失常而发，是肺系疾病的主要特征，陈修园认为"肺为气之主，诸气上逆于肺则呛而咳，是咳嗽不止于肺，而亦不离乎肺也"。且有文献研究与咳嗽相关的脏腑主要有肺、肝、脾、胃，可见他脏气机升降失常亦会影响到肺发生咳嗽。顽固性频发咳嗽多表现为咳声频繁，不能控制，影响生活，呼吸困难等症状，病机错综复杂，病程迁延，缠绵难愈，往往累及他脏，影响机体气机升降。因此治疗时要从整体入手。学者张雁等以气机升降理论为要，阐述了单纯运用中医药治疗顽固性频发咳嗽之理之验。

肺受病则一身之气皆失其顺降之机，肺气宣降正常咳嗽自止

肺主气，司呼吸，上连气道、喉咙，开窍于鼻，直接与外界相连，通过正常的气体交换实现宣发肃降。肺系疾病，首要表现为气机升降出入失常，因此治疗时重在恢复其气机升降平衡。肺居高位，为娇脏，易受六淫邪气侵袭，影响肺气宣发肃降而咳嗽。"咳嗽一证……一曰外感，一曰内伤而尽之矣"，外感咳嗽多为六气太过，感受四时不正之邪而发，郁闭肺气；内伤者多涉及其他脏腑，通降失常，其中最易受累的为大肠，肺与大肠相表里，以通为用，以降为顺，大肠的传导功能有赖于肺气的肃降，肺气不降，腑气不通，郁而化热导致恶性循环，浊气不降反升而咳。肺主一身之气，上焦不行，下脘不通，周身气机皆阻，肺受病则一身之气皆失其顺降之机。正如《医门法律》云："肺气清肃，则周身之气莫不服从而顺利，肺气壅浊，则周身之气易致横逆而犯上。"因此在治疗肺系疾病时，要学会利用中药的升降浮沉之性，纠正疾病气机升降趋向，使用升降药对往往能达到事半功倍的效果。郭琰等对杏仁和桔梗升降药对祛痰作用的实验也为此理论提供了有力的证据。

清浊升降，皆出于肺，顽固性频发咳嗽源于肺气失于宣降，表现为频频咳嗽，使用杏仁、桔梗药对升降肺气，及紫菀、款冬花药对止咳，肺气宣降正常，咳嗽自止。

肝从左而升，肺从右而降，升降相因，气机周运不休脏腑安和

《素问·刺禁论》云："肝升于左，肺藏于右。"其与现代解剖学理论相反，然而从四时五脏阴阳的观念出发，对肝肺生理特性进行判断，"肝为刚脏""肺为娇脏"，体现了肝升肺降的性质，符合肝左肺右一说。从生理功能来说，肝主升主动，疏泄气机，调畅情志，肝气以上升为顺，肺主肃主降，肺气以下降为顺，气机降畅，气血流行，脏腑安和。肝与肺是人体脏腑的"小升降"，实际也是气血的升降，肝藏血，主升发，肺主气，司肃降，气机运动左半圆的温升需赖肝木的温升，右半圆的凉降必依肺金的顺降。肝主疏泄，调畅气机，还能够协调脾胃升降，促进脾胃运化，肝气郁结，横逆犯土，导致脾胃升降失常；肺主一身之气，肺的肃降也会影响胃的降浊，由此可见，肝升肺降是构成全身气机调畅的重要环节。由于肝性刚急，在病理过程中肝升太过以致肺降无权，气机失调会出现干咳；肝喜条达恶抑郁，肝气郁结，肺金制肝太过时整体气机降多升少亦可造成郁滞不通从而出现咳嗽。肝主疏泄，孔令诩认为当今社会竞争日剧，人们心理压力日增，心态难于平衡，而致病涉肝木居多，故论治咳嗽往往不离肝。

路志正认为肝咳在临床最为常见，咳嗽从肝论治肺之气机顺畅，宣发肃降自得其道，清浊自分，呼吸自顺，肝气调达则周身舒畅。

顽固性频发咳嗽西医认为是气道痉挛，中医认为肝木之脏，在气为风，故辨为"风"，内风上逆则频频咳嗽，故多用祛风之品，蝉蜕、蜈蚣走窜祛风使气机顺畅，白芍柔肝阴防止肝阳上亢犯肺。肝肺两和，升降得宜。

脾胃是气机升降的枢纽，恢复脾升胃降，则人体脏腑、气血运行功能正常

人身心肺在上，行营卫而光泽于外，肝肾在下，养筋骨而强壮于内，又必赖脾胃在中，传化精微以溉四旁，若脾胃之气一伤，则四脏皆失其所。可见脏腑升降的轴心在于脾胃。正如《四圣心源》所云"脾升则肝肾亦升，故水木不郁；胃降则心肺亦降，金火不滞。火降则水不下寒，水升则火不上热。平人下温而上清者，以中气之善运也……中气者，和济水火之机，升降金木之轴"。轴运轮行，轮运轴行，此生理也；轴不旋转，轮不升降，此病理也。脾胃作为气机升降的枢纽，既助气血运行，又助津液的生成、转化与代谢。然而脾常阳气不足易陷，胃常浊阴阻滞，脾胃作为全身的中轴，壅塞不通，浊气不降反升，上逆于肺而发咳嗽，或津液代谢输布障碍，水湿内停，痰饮内生，甚至瘀血阻滞，气郁痰阻，阻遏肺气，宣降失调，发为咳喘。因此临证要顺应升降之性，审证求因，治脾升发陷滞之阳气，通阳化湿，治胃和降通利阻滞之浊阴，助浊下行。王旭光等在肺病治疗中兼顾脾升胃降，一方面，肺病从脾胃治疗，可以培土生金，促进肺病治愈；另一方面，脾胃升降有序，肺宣发肃降才能正常，肺生理功能才能恢复。

脾胃与肺经络相连，顽固性频发咳嗽，单纯调理肺气宣降效不佳时，可从调理脾胃气机入手，旋覆花、赭石降胃气，中焦湿热可用大黄降浊阴，通利水谷，从而升清阳。升脾降胃，清升浊降，咳嗽自愈。

肾为气机升降的根本，肺肾同调，气有所根，气不上逆则不咳

肾为先天之本，肾藏精，精化元气，提供生命所需。肾为气之根，是气机升降的原动力，肾水温升则脾转肝升，于是水升火降。肾阳命火发动，中土枢轴转动，致使肝脾温升而心肺凉降。肾气肾阳的充足在机体正常生理活动中起着重要作用。《仁斋直指方》云"肾气亏虚，下元不固，藏纳失职，气不归窟，致气升上逆，或阴损于下，则孤阳浮于上，虚火上炎，或阳虚水泛为痰，上逆于肺致咳致喘也"。肺肾母子相及，金水相生，肺为气之主，主宣发与肃降，肾为气之根，主封藏与摄纳，肺主肃降的功能就是有赖于肾气及肾阴、肾阳的促进。肾气充足，封藏摄纳有权，肺吸入的自然界之清气通过肃降作用纳于肾中，维持呼吸深度，不至于肺气呼气太过，使肺气脱失，并维持呼吸运动规律有序。肾气不足，摄纳无权，则可出现肺气亏虚，肃降失职，肺气逆于上所致气短喘促，咳嗽。肾气肾阳不足甚至会影响肝及脾胃功能的正常运转，久病及肾，肾脏常为诸脏腑疾病的最终转归，在治疗长期咳嗽时要抓住其根本，辨证论治，方能取得相应疗效。

顽固性频发咳嗽病程一般较长，治疗时要补肾阳，固肾气，使气有定所，使用肉桂、补骨脂、川牛膝等温肾阳，补肾气。金水相生，呼吸乃和。

验案举隅

患者，男，47岁，2019年9月25日初诊。主诉干咳2个月余。近来无明显原因渐起咳嗽，咳声频繁，不能控制，此伏彼起，气短气急，偶有呼吸困难，口干口渴，小便短少，大便干，饮食、言语均受影响，昼夜不能寐，情绪焦虑。舌黯红、苔薄干，脉细数。治以养阴清肺止咳，辅以降胃气。

处方：北沙参 20 g，南沙参 20 g，麦冬 20 g，陈皮 12 g，黄芩 10 g，蜜紫菀 12 g，蜜款冬花 20 g，白前 20 g，蜜枇杷叶 12 g，旋覆花 18 g，煅赭石 30 g，蝉蜕 12 g，炒僵蚕 20 g，白芍 30 g，甘草 6 g。每日 1 剂，水煎分 2 次服。

二诊（2019 年 10 月 2 日）：口干口渴好转，仍频频咳嗽，舌苔黄腻，脉滑数，药予清利中焦湿热，辅以解痉柔肝，改为三仁汤加炒僵蚕 20 g、白芍 30 g、蜈蚣 2 条。每日 1 剂，水煎分 2 次服。

三诊（2019 年 10 月 11 日）：咳嗽频次较前减少，焦虑减轻，舌苔厚腻，脉滑数。调整方药为升降散加减。

四诊（2019 年 10 月 18 日）：咳嗽有所减轻。效不更方。

五诊（2019 年 10 月 25 日）：郁热得解，受风后咳嗽又发，予牵正散祛内外风加温补肾阳为主。

六诊（2019 年 11 月 8 日）：患者咳嗽症状基本消失，舌苔薄白，脉和缓，守上方加补骨脂。后电话随访，症状再无。

按：患者干咳 2 个月余，现频频咳嗽上气，口干汗出，呼吸困难，情绪焦虑，咽部偏红，舌暗红、苔薄干，脉细数。观其体型偏胖，嗜食肥甘厚味，脾胃受损，胃气不降上逆作咳，脾精不升无法濡养肺阴，则见肺阴虚之象，病情迁延，情绪焦虑，进一步影响肝的疏泄及调节情志功能。一诊养阴清肺，和胃降逆，兼顾疏理肝气。二诊患者阴虚症状好转，仍频频咳嗽，苔黄腻，脉滑数。考虑中焦湿热瘀堵，二诊以宣畅气机、清热利湿为主。三诊症状较前减轻，观其舌苔仍是中焦郁热之象。调整方药以升降散加减，升阳中之清阳，涤荡肠胃，通利水谷，是以浊阴不降则清阳不升，又达釜底抽薪之功，行气走窜，助清阳之气上升，一升一降，内外通和，气顺则咳止。四诊郁热清解尚半，咳时左胁部牵涉痛，全方仍以清热为主，考虑患者病程日久，恐其伤肝肾，加川牛膝既补下元之虚又可引气下行。五诊因受风咳嗽又发，随即调整方药，以牵正散加减，祛内外风邪，温阳健脾除湿，同时辅以助气行血，诸脏得以濡养则邪去正安。六诊症状基本消失，予上方加补骨脂温肾、补脾健胃巩固治疗。无论滋阴润肺、和胃降逆、条达肝气、补脾建中还是温肾纳气，总以调理气机，恢复气机升降出入为要，以达表气畅通，里气条达的目的。

"升降出入者，天地之体用……百病之纲领，生死之根基也"。气机升降正常是人体生命活动的基石，脏腑气机升降是为圆运动，气机升降正常则为圆，运动圆为生理，运动不圆为病理，运动不圆用药以回复其圆为医理。肺居高位，其气以下降为主，脾胃居中，脾升胃降，肝肾居下，肝气宜疏，肾气宜固。气有升降转枢，药有升降浮沉，临证要辨因求本，论治须因势利导，恢复升降出入的自然趋势，促进脏腑之间相互配合，从而维持脏腑正常功能。

207　运用气机升降理论辨治肺系病症

　　洪广祥擅长诊治肺系病症，经验丰富，提出了许多学说观点，创制了不少经验方。气机升降理论是中医学基本理论之一，是对脏腑特性、气化功能以及整个人体生命活动的高度概括。在辨证论治、处方用药中处处体现了气机升降思想。

气机升降思想

　　气机升降出入是气的运动形式，是发挥脏腑功能的动力所在，是维持其生理功能和生命活动的保证。正如《内经》所云"升降出入，无器不有""出入废则神机化灭，升降息则气立孤危"。肺主气，既主呼吸之气，又主一身之气。肺又宣发与肃降，一升一降，正是气机矛盾运动的完美体现，使其在人体气机升降出入活动中起主导作用。洪广祥认为，依据五脏相关理论，肺主气功能还与肝、脾、肾、胃、大肠等脏腑的协同作用密不可分。

　　1. 肺失肃降、气机上逆是肺系病症的根本病理变化　　肺主气，司呼吸，肺脏病变首先体现在气的升降出入异常，临床以咳嗽、喘促为主要表现。肺又主宣发与肃降，宣发为升，是指肺气具有向上、向外升宣、布散的生理功能；肃降属降，即指肺气具有向下通降和使呼吸道保持洁净的生理功能。肺居上焦，为嫩脏，总以肃降下降为顺，气道壅塞为逆，只受纳清气，受不得浊气（外邪、烟尘与痰瘀），因此，肺失肃降、气机上逆是肺系病症的根本病理改变。《内经》云"诸气膹郁，皆属于肺"。《内经知要·卷下》云："膹者，喘急上逆；郁者，痞塞不通。"明确将哮喘发病证候特点归纳为肺气上逆为标，痰瘀胶结为本。

　　2. 肝升肺降为人体气机升降之枢纽　　肺居上焦，从右而降、主肃降、主调节全身之气；肝脉上贯于肺，居于下焦，从左而升、主升发、主调节全身之血。肝升肺降，肝升使气血上达头身官窍；肺降使气血下达脏腑筋骨，因此人体的气血升降运动正常有赖于肝升肺降。若气血运行正常，则脏腑安和。《临证指南医案·卷二》云"人身气机合乎天地自然，肝从左而升，肺从右而降，升降得宜，则气机舒展"，明确指明肝升肺降是推动全身气机升降转运的关键。升降出入，有序不乱，维持动态平衡。洪广祥首次提出痰瘀伏肺为哮病宿根之观点，并认为痰瘀的产生与气机不利互为因果，即肺气不利则不能布津行血，津停血滞则痰瘀，痰瘀伏肺则益增肺气之阻滞。对于慢性干咳的病机，则明确提出气机逆乱是关键，且与肺、肝、胃等多个脏腑有关。

　　3. 补脾益肾助肺宣发，肺与脾胃关系密切　　肺属金，脾属土，按五行生克关系，土能生金，脾为肺之母，肺为脾之子。肺主气，既主呼吸之气，又主一身之气，而脾为气血生化之源，肺主一身之气是以脾胃为气血生化之源为前提的，故《薛生白医案》云："脾为元气之本，赖谷气以生，肺为气化之源，而寄养于脾也。"肺气宣发又需借助脾气运化斡旋之力，脾主升清，水谷精微由脾上输至肺，通过肺的宣发，将津液输布于周身、皮毛；多余的水液，经过脾的转输，在肺的肃降作用下，下降到肾与膀胱。正如《医碥》所云："饮食入胃，脾为运行其精英之气，虽曰周布诸脏，实先上输于肺，肺先受其益，是为脾土生肺金，肺受脾之益，则气愈旺，化水下降，泽及百体。"肾主纳气，即肺吸入之气，应下纳于肾，也就是说肺的呼吸功能需靠肾气主纳的作用来协助完成。只有肾中精气充盛，吸入之气才能经过肺的肃降下纳于肾，才能保证呼吸的深度，从而有效地呼浊吸清；若肾的精气不足，摄纳无权，气浮于上，或肺气久虚，伤及肾气，而肾不纳气，则可见喘促、呼多吸少、张口抬肩、动则加甚等症状，即为慢性阻塞性肺疾病（简称慢阻肺）之呼吸困难表现特征。

脾肾二脏对肺脏的宣发作用，体现在对宗气和卫气的阐述和应用之中。卫气，是运行于脉外之气，具有护卫肌表、防御外邪入侵等独特作用。卫气通于肺，卫气的作用是通过肺的宣发来实现的，故称为肺卫之气。洪广祥认为卫气的功能实质是反映人体对内外环境适应性调节的能力。有研究显示卫气的这一防御作用与机体免疫系统有着惊人的相似。因此，可以说卫阳（气）是机体抗感染、免疫和拮抗变应性炎症的第一道防线，或理解为是机体抗邪的第一道防线，是调节和防卫慢性咳喘病发作诱发因素的重要屏障。宗气是肺从自然界吸入之清气，与脾胃从饮食物中运化而成的水谷之精气相结合而成。宗气积于胸中，主要具有以下两方面作用：①出入喉咙之中而行呼吸。凡语言、声音、呼吸的强弱都与宗气盛衰有关。人体的呼吸运动是肺叶节律性的张缩，全赖宗气的推动，张锡纯云："肺司呼吸，人所共知也。而谓肺之所以能呼吸者，实赖胸中大气，不惟不业医者不知，即医家知者亦鲜，并方书亦罕言及。所以愚初习医时，亦未知有此气。待临证细心体验，始确知于肺气呼吸之外，别有气贮于胸中，以司肺脏之呼吸。"②贯心脉以行气血。凡气血的运行，肢体的寒温和活动能力，视、听、嗅等感觉能力，心搏的强弱节律等，皆与宗气的盛衰有关。

4. 胃降腑通协肺肃降　肺与大肠相表里，大肠以通降为贵，腑气之通泄为肺气肃降之道路，且滞肺之痰瘀亦借大肠以下泄。临床上，洪广祥非常重视"通腑"平喘的应用，认为只要以"痰瘀伏肺、气道壅塞"之肺实证为主要矛盾，以苔厚腻或浊腻为指征，不论大便是否秘结，即可使用大黄泻腑通便。

肺居膈上其经脉还循胃口，职司肃降；而胃为阳土，以息息下行为顺，以通为用，胃气下行，浊气得降，故肺与胃相助为用，偕其通降，"降"为肺气、胃气的共同特性。黄元御在《素灵微蕴》中云"胃降则肺气亦降，故辛金不逆"，六腑为胃所主。大肠主降，应以胃气为动力。

气机升降与肺系病症

1. 气阳虚弱是慢性咳喘病的主要内因　反复发作是慢性咳喘病的特征，而气阳虚弱是导致反复发作的内在基础，外感六淫是其最常见诱因。气阳虚弱包括肺阳虚和卫阳的虚弱，慢性咳喘病患者常表现为易受外邪侵袭，平素易感冒、自汗等症状。大多数患者对气温的突然变化非常敏感，尤其是对冬春季节忽冷忽热的气候适应能力极差，稍一不慎就会伤风感冒，从而引起疾病的发作或加重。尽管患者也常伴见少气懒言、语声低怯、畏寒肢冷等症状，但不应仅定位在肺气虚或肺阳虚，而应精确定位于卫气虚或卫阳的虚弱，这对于慢性咳喘病的防治有重要意义。

2. 痰瘀是慢性咳喘病最主要的病理产物　肺脾肾等脏器功能失常或气机郁滞均可导致痰液生成，但痰浊不可能孤立存在，痰阻气机，气机郁滞，影响血液运行而成血瘀。就痰瘀的相互关系来说，痰可酿瘀，为瘀产生的基础；而"血不利则为水"，瘀能变生痰水，出现痰瘀互结不解的复杂局面，因此痰瘀是慢性咳喘病最主要的病理产物。痰瘀形成后内伏于肺，成为慢性肺系病症反复发作的"夙根"。如气候突变，饮食不当，情志失调及劳累等多种诱因，导致哮病患者气道挛急，加剧痰瘀伏肺状态，肺失肃降，壅塞上迫为喘作。痰瘀阻滞气道，气机壅塞，肺失敛降而胀满如塞为肺胀。

3. 宗气虚衰是肺胀发生、发展的中心环节　通常认为，本虚标实、虚实夹杂是慢阻肺证候的基本特征，痰浊、瘀血、水饮则为其标。对本虚的认识，大多数医家以肺脾肾三脏虚衰为主。呼多吸少，吸气困难，动则喘甚等慢阻肺的标志性症状，是肾不纳气的虚喘证，那么通过"补肾"应可以达到"纳气平喘"之目的，但实践经验证明这种治疗思路见效甚微。有关资料显示，慢阻肺患病率随着年龄增长呈上升趋势，35～55岁年龄段上升明显，55～66岁达高峰。《素问·上古天真论》云："（丈夫）五八，肾气衰，发堕齿槁……七八，肝气衰，筋不能动，天癸竭，精少，肾脏衰，形体皆极。"表明从生理规律来说人体自40岁开始就呈现肾气亏损逐渐加剧的态势，再加上慢阻肺病理的复杂性，即使补肾治疗也无法纠正这种趋势，因此临床疗效有限。慢阻肺是气道疾病，故可考虑应用"气"和"气机"理论来探讨慢阻肺的发生和发展、证候规律及治则与治法。因此，应用"宗气"理论，把从"补肾纳气"置换到

"补益宗气"和"益气举陷"的思路上来,以期提高治疗"动则喘甚"的临床疗效。

4. 气机逆乱是慢性干咳的关键病机　顾名思义,慢性干咳临床应以咳嗽、痰少为主要表现特征,气机逆乱是本病的中心环节,可同时涉及肺、肝、胃多个脏腑,并提出"肺系""肝系""胃系"等概念。无论是外感还是内伤,只要影响肺气宣肃、胃气通降、肝气疏泄,都能导致气机失调,而引发咳嗽气逆之症。若胃失和降,则可影响肺的肃降功能,导致肺气上逆而干咳无痰,《素问·咳论》总结咳嗽病机时有"聚于胃,关于肺"之说。若肝失疏泄,或肝升太过,肺降不及,则肺气上逆则呛咳无痰,尤在泾《静香楼医案》云:"干咳少痰,是肝气冲肺,非肺本病,仍宜治肝,兼滋肺气也。"同时,患者多伴有咽部黏滞感,咽部异物感,或咳引胸胁胀痛,或脘胀呃逆等气机升降失宜之症状。

气机升降与组方用药

1. 补肺益气固卫防复发　慢性咳喘病反复发作常以感受外邪为诱因,卫气不固是外邪反复侵袭的关键因素,肺气虚弱,失于宣发,消弱卫气的卫外之功,患者常见自汗畏风,不耐风寒,易伤风感冒,右寸脉细弱等症。常用玉屏风散为主以健脾益气坚卫,据以调补脾肾能增强肺气之宣发功能,临证时,多加用桂枝汤以调和营卫,加用二仙汤以补肾壮阳强卫,取名为"益气护卫汤",药物组成及常用剂量为生黄芪 30 g,防风 10～15 g,白术 10～15 g,桂枝 10 g,白芍 10 g,大枣 6 枚,生姜 3 片,炙甘草6 g,仙茅 10 g,淫羊藿 10～15 g。临床观察及实验研究结果均显示本方有较好的扶正固本效果,尤其在增强呼吸道免疫调节能力、减少感冒、控制急性发作等方面效果显著。

2. 疏肝泻肺以涤痰行瘀治标实　慢性咳喘病发作期常以气机壅塞、肺逆上迫为主要特征,而肺气壅塞与痰瘀伏肺宿根密切相关。因此根据朱丹溪"善治痰者,不治痰而治气",和唐容川"治一切血证皆宜治气"的古训,提出"治痰治瘀以治气为先"的治疗原则。"治气"可使气顺痰消血活,以利清除痰瘀"夙根"。《内经》云"肺苦气上逆,急食苦以泻之",故常选用具有"苦降"疏利气机作用的药物来治疗,以葶苈子、青皮为主药,疏肝泻肺,使气机升降恢复常态。临证时,常加用槟榔,苦辛,降胃肠之气以祛痰湿;加用大黄,苦寒,利腑气,腑(胃肠之腑)气通,则肺气自降。对于大黄的应用,常用剂量为 10 g,大便不畅者,大黄宜生用后下;稀溏者,大黄宜熟用同煎,剂量不减。对于哮喘患者应用本法,若药后 1～3 日内,观察到解痰涎状黏液便,常为疗效最佳的标志。哮喘症状完全缓解后,大便自然恢复常态。

3. 升阳举陷疗慢阻肺　慢阻肺的病机特点是本虚标实,通常认为本虚主要在肺脾肾的虚衰,而本病的本虚主要在于宗气虚衰,因此提出慢阻肺的治疗关键在于"益气补宗"。从宗气的生成及其与脏腑的关系来看,补益肺脾可以达到直接补益宗气的目的,其中补益脾气是补益宗气的关键环节,补益肾气可以增加补益宗气的效果。历代补益脾胃方药很多,如四君子汤、六君子汤、参苓白术散等,但宗气虚衰,即大气下陷,故需升阳举陷。而此类方剂仅有益气,而无升阳举陷之功,故选用具有益气健脾、升阳举陷双重功用之补中益气汤为主方,临证多加山茱萸、锁阳补肾益精以增强补宗益气之功,具体用药及剂量:生黄芪 30 g、党参 30 g、白术 10 g、升麻 10 g、北柴胡 10 g、陈皮 10 g、当归 10 g、炙甘草6 g、山茱萸 15 g、锁阳 10 g。临证时需注意:①补中益气汤与升陷汤之比较。升陷汤为张锡纯依"大气下陷"理论而创制的,两方均以黄芪为君药,辅以升麻、柴胡升阳之品,可见两方在立意上也是相同的。两方均论及气虚下陷而治以补气升提,前方升举胸中大气;后方补益升提脾胃之气。但应用升陷汤后,大气虽暂回复胸中,而未得充实,故应续服充养大气之党参、炙甘草等,以巩固疗效。②补中益气汤具有升阳举陷作用,对内脏下垂具有治疗作用。但慢阻肺患者存在的肺容积增大、膈肌的低平也是内脏下垂的一种形式。③用生黄芪而不用炙黄芪,因为生用益气固表,肺脾同治,升阳效果好,炙黄芪入里补益脾胃效果好。生黄芪常用量是 30 g,宗气极虚,可用至 50 g。大剂量黄芪补益肺脾之气作用大增,实则补益宗气。④兼见口干而不欲饮,舌质偏红,舌苔薄少,脉细弦虚数等气阴两虚兼证。可合用生脉散或麦门冬汤阴阳两补。⑤慢阻肺反复发作,宗气虚弱继续加重,进一步削弱了肺主治节和助心行血功能的协调平衡，必然肺病及心，出现心肺同病。因此肺心病的发病基础，源于肺而受累于心。可以说肺心病的形成是宗气虚弱纵向发展的结果。从这个角度讲，强调补益宗气治疗慢阻肺实际上是体现了治未病的意义——防止慢阻肺向肺心病发展。

4. 调气降逆平干咳　根据慢性咳嗽的病机特点，调畅气机是治疗的关键，法当"疏肝气、利肺气、降胃气"，以降逆平冲，使肝气条达，肺气宣畅，胃气和降，则咳自止。多选用青皮、旋覆花、枇杷叶为主药，青皮，味苦而辛，苦能下气，辛能发散，能"疏肝胆，泻肺气"；旋覆花，入肺、肝、胃经，能"消痰逐水，利气下行"。枇杷叶，入肺、胃经，能清肺和胃，降气化痰，"治肺胃之病，大都取其下气之功耳。气下则火降痰顺，而逆者不逆……咳者不咳矣"。临证时，多加用紫苏叶，以"疏肝、利肺、理气、定咳、解郁"；加用苦杏仁、桔梗，一降一宣，以顺畅逆乱之气机。上药同用，兼能疏风、止痒、通窍、利咽，故止干咳效果明显。若遇不同兼夹症时，亦当随症加减，遇咽痒、鼻痒甚者，酌加乌梅、白鲜皮、蝉蜕等；咽干咽痛者，加木蝴蝶、牛蒡子、玄参等；泛酸呃逆者，加赭石等；痰少、色白、脉浮者，加麻黄、细辛、法半夏等；湿热重者，合麻黄连翘赤小豆汤；气虚明显者酌情合用玉屏风散；脾气急躁易怒者合黛蛤散；久病入络者可加桃仁、牡丹皮、赤芍等。

208 宗气为本与支气管哮喘合并低钾血症的诊治

支气管哮喘是临床常见危及人类健康呼吸系统疾病，目前已成为世界性的公共健康问题。支气管哮喘急性发作是临床常见的急危重症，易发生包括低钾血症、心律失常在内的多种并发症，常危及人们生命健康。目前关于本病流行病学调查研究甚少，然有闫梅等学者研究认为低钾血症是支气管哮喘急性发作期的常见并发症，发病率可高达约 43.0%；同时易卫平等通过临床观察老年支气管哮喘急性发作时血钾水平变化，分析总结：病情重、病程长的患者发生低钾血症比率明显高于病情轻、病程短者，成为支气管哮喘急性发作常见并发症之一，常降低患者生活质量。

临床中因为哮喘急性发作而低钾血症相关症状常被掩盖，或临床表现缺乏特异性，从而使支气管哮喘合并低钾血症检出率与有效治疗率均相对偏低。低钾血症若不能及时诊断予以纠正而进一步发展，可减弱机体神经肌肉兴奋性，降低肌肉力量及耐受力，严重者可出现呼吸困难、喘促、重要脏器功能衰竭等表现。故针对支气管哮喘合并低钾血症患者诊疗尤为重要。学者柯婷等阐述了以"宗气为本"的学术思想在支气管哮喘合并低钾血症诊治中的体现，以期提供临床借鉴。

支气管哮喘合并低钾血症

哮喘是目前全球最常见的慢性疾病之一，全球至少约 3 亿人患有哮喘，而支气管哮喘急性发作是临床常见呼吸系统急危重症，易发生包括如电解质紊乱、恶性心律失常、酸碱失衡等在内的多种并发症，常危及人们生命。经大量临床实践研究证明，低钾血症是支气管哮喘急性发作期的常见并发症，其发病原因可能与下列因素有关。①因糖皮质激素使用方法、时间及剂量等方面差异，可促进 K^+ 的跨膜细胞转移异常，同时因盐皮质激素样作用，而使水钠潴留促进排钾。②β2 受体激动剂及支气管扩张剂的应用，可引起细胞外 K^+ 跨膜转运，故而引起低钾血症。③排钾利尿剂可引起钾的丢失过多，与使用时间、剂量密切相关。④进食减少导致钾的摄入不足或过多出汗、呕吐、腹泻可致钾的丢失过多。⑤其他如过多地使用抗生素、胰岛素和大量含糖液体及合并碱中毒等，也与钾的跨膜细胞转移有关。⑥有文献报道，血 pH 值每升高 0.01，血钾浓度降低 0.1 mmol/L，哮喘患者过度通气，可引起呼吸性碱中毒，H^+-K^+ 离子转运失衡，钾离子进入细胞内引起转移性低钾。

有学者研究总结支气管哮喘合并低钾血症主要有咳嗽、咯痰、气短、气喘、夜间喘憋、呼吸气促困难及肢体无力，甚则心律失常、酸碱平衡紊乱等临床特征。低钾血症可引起以下症状：①各种心律失常，或可造成心脏收缩期停搏而致死，持续低钾血症可出现心肌坏死，进一步发展为危及生命的心血管终末事件。②低钾血症可引起代谢性碱中毒，碱中毒可使氧解离曲线左移，使血红蛋白释放氧气的能力降低，故使组织缺氧程度加重。③血钾偏低可使肌肉收缩无力，呼吸肌易疲劳，严重者可致呼吸衰竭甚或窒息。④其他如四肢无力及腹胀等。

支气管哮喘合并低钾血症是支气管哮喘呼吸系统疾病常见并发症，临床表现复杂多变，针对本病西药治疗多是以在解痉平喘、化痰止咳等基础上，对症治疗为主，易反复发生，病情迁延，严重降低患者生活质量；且用药毒副作用明显。故寻求中医药治疗，协调脏腑阴阳，复气血运化之机，提高生活质量尤为重要。

宗气为本的学术思想

"宗气"之名，最早源于《灵枢·邪客》，其云："五谷入于胃也，其糟粕、津液、宗气分为三隧，故宗气积于胸中……而行吸焉。"宗气主要由中焦脾胃运化水谷精微之气，上输于肺，与肺吸入的自然界清气相结合，聚积在胸中。"走息道以行呼吸、贯心脉以行气血"，"宗气者…凡呼吸、言语、声音，以及肢体运动，筋力强弱者，宗气之功用也"。故凡语言、呼吸、心脉搏动、肢体活动等均与宗气有关。临床上，若宗气不足，可出现气短、喘促、呼吸急促、气息低微、心悸、肢体活动无力等症。

《医学心悟·喘》云："内伤之喘未有不由于肾者。"《类证治裁·喘证》云"肺为气之主，肾为气之根，肺主呼气，肾主纳气"。中医认为咳喘日久，肺气亏虚，子盗母气，导致脾虚；久病及肾，肾虚失纳，可见喘促气短。肾为一身之根本，肾气虚弱，摄纳失常，气不归元，阴阳不相顺接，气逆于肺而喘；肾气不足可使脾气虚，脾阳不足而痰饮内生，痰湿壅塞于肺，使肺气宣降功能失常，气机不利，痰气相阻而喘息重；脾气虚弱则筋脉失养，肢体乏力。

肖洋遵循黄竹斋"伤寒金匮合一炉而治"及米伯让"会通寒温治百病"治学思想，进一步发展"宗气为本"学术思想，及"补气、清气、敛气、肃浊、升清"等治法。明代医家孙一奎在《医旨绪余》云："宗气者，为言气之宗主也。""气聚则生，气散则死。"肖洋认为气是维系人体基本生命活动的根源，人体生、长、壮、老、矣等生命活动皆依赖于此。宗气为人体气之本，先天肾精补养后天脾胃之气，脾胃运化水谷之气上输以养肺，与肺之清气相合而成；久病及肾，肾失摄纳，气机不利，则可致喘脱危候；脾肾先后天不足，精微失布，四肢百骸不得濡养，则感肢困乏力。在"顾宗保元、祛邪通络"治疗原则前提下，以"补益肺肾、健脾通络"之法，以培补先后天之本。"久病多痰"，《丹溪心法·喘论》云"哮喘专主于痰"，痰是哮喘发病根源，痰湿日久不化，内生瘀血，痰瘀互结，迁延不愈。故在补虚扶正同时，以化痰祛瘀通络，标本同治，协调阴阳，平调脏腑。

验案举隅

患者，女，于 2018 年 3 月 23 日以"反复咳嗽气喘 40 年，发 1 天"为主诉入院。患者 40 年前无明显诱因出现咳嗽、气短、气喘，动则加重，咳喘加重时夜间自觉喘憋，不能平卧，遂前往北京××医院，考虑支气管哮喘，经治疗后（具体治疗及用药不详），患者病情好转，此后长期中药调理。2014 年因受凉后再次出现咳嗽、气短、气喘，伴肢体无力，间断出现肢体抽搐，下肢强直，活动不能，遂前往××医院，入院相关检查，颅脑 MRI 检查：腔隙性脑梗死。颅脑 CT、DWI 及 MRA 均未见明显异常。甲状腺功能：（－），肾功能：尿素氮 5.19 mmol/L，肌酐 78.4 μmol/L，尿酸 228.7 μmol/L。电解质：K^+ 3.26 mmol/L。入院诊断：①支气管哮喘；②低钾血症。经治疗后患者病情好转，间断应用茶碱类、沙丁胺醇气雾剂、布地奈德福美特罗吸入剂及氯化钾缓释片等药物，未再出现肢体无力、抽搐等症状。2018 年因不慎受凉再次出现上述症状，伴双下肢无力，左侧为著，近 3 个月来反复出现。于 2018 年 3 月再次前往××医院就诊，入院后查肺原支原体（－），痰涂片：未分离出癌性致病菌；电解质：K^+ 3.40 mmol/L。经对症治疗后上症缓解。1 天前无明显诱因自觉咳嗽、气短、气喘等症状较前明显加重，偶觉胸闷、情绪焦虑，肢体无力，肢尤显。入院症见精神较差，情绪焦虑、咳嗽、无痰、气短、气喘、胸闷，动则加重，双下肢无力，左侧为著，行走时有踩棉感，未曾摔倒。自觉全身皮肤瘙痒，大便尚调，1～2 次/d，小便调。食纳及夜休均欠佳。舌质淡暗，苔白腻，舌下络脉迂曲，脉沉弦细。体格检查：T 36.0 ℃，P 76 次/分，R 18 次/分，BP 120/70 mmHg。患者老年女性，精神较差，颈静脉无充盈，肺部听诊呼吸音粗，可闻及哮鸣音，未闻及干湿性啰音及痰鸣音。心腹未见明显异常。双下肢无凹陷性水肿。神经系统检查：生理反射存在，病理反射未引出。周围神经系统：10 g 尼龙丝试验压力觉双足、双侧针刺觉及双下肢音叉振动觉略减退，温度觉检查明显减退，双下肢触觉正常。双足检查：蹞趾无外翻畸形，无夏科氏关节，双足趾甲无增厚，皮色及皮温正常，双侧足背动脉搏动正常。入院后相关检查，RBC（一），PCT 0.061 ng/mL，CRPH 4.90 mg/L，甲状腺功能：促甲状腺激素 5.00 IU/mL，抗甲状腺过氧化物酶抗体 135.80 IU/mL，抗甲状腺球蛋白抗体 820.90 IU/mL。肝功能：ALT 51.00 U/L。血糖（一）。血脂系列：总胆固醇 6.95 mmol/L，甘油三酯 2.93 mmol/L，低密度脂蛋白胆固醇 4.22 mmol/L。肾功能：尿酸 435.60 μmol/L。电解质：钾 3.30 mmol/L。血凝系列：凝血酶原时间测定 10.80 秒，纤维蛋白原测定：4.21 g/L，D-二聚体：1.80 μg/mL。入院西医诊断为：①支气管哮喘，②腔隙性脑梗死，③脂肪肝，④肾囊肿，⑤低钾血症。入院后予以吸氧，基础用药静滴用多索茶碱，口服富马酸酮替芬片及氯化钾缓释片。中医诊断为哮喘病（气虚血瘀兼痰阻）。中医认为，该患者为老年女性，长期患病，病程日久，脏腑功能减退，因"肺本为娇脏""肺喜润而恶燥"，肺脏虚损，内耗津液，肺叶枯萎，肺气受损，卫外不固，易反复感受六淫之邪，外邪袭肺，肺失宣肃，故而咳嗽；疾病发展，迁延不愈，肺气壅滞，气道不畅，肺气不能敛降，则胸闷、气短；肺金不固，日久累及脾土，子盗母气，肺金侮脾土，脾胃运化失常，则食纳差；水谷精微不布，则肢困乏力；脾虚痰湿内生，痰浊不化，内阻气机，气滞则血瘀，痰瘀互结，气血运行失滞，外不荣肌肤腠理，则皮肤瘙痒；气血生化乏源，则肢体无力；机体阴阳失调，寤寐失常，则夜休差。考虑证属气虚血瘀兼痰阻。方以"益肺化痰汤"。

处方：黄芪 15 g，炒白术 14 g，防风 10 g，紫苏子 20 g，白芥子 8 g，党参 20 g，茯苓 15 g，地龙 15 g，桑白皮 15 g，黄芩 10 g，厚朴 12 g，当归 15 g，玄参 15 g，川芎 10 g。3 剂，每日 1 剂，水煎分 2 次服。

经用药后，患者精神较入院前改善，咳嗽、气短、气喘症状较前好转，仍觉皮肤瘙痒。故上方酌加地肤子 9 g，鸡血藤 12 g 以祛风活血止痒，取"治风先治血，血行风自灭"之义。

再服 3 剂，咳嗽、气短、气喘、胸闷、皮肤瘙痒等症状较前明显改善，仍时有乏力。后因肺部痰浊壅盛之征象好转，故调整中药汤剂。

处方：熟地黄 14 g，炒山药 20 g，茯苓 8 g，牡丹皮 9 g，山茱萸 12 g，泽泻 3 g，肉桂 4 g，淫羊藿 9 g，党参 20 g，炒白术 14 g，黄芪 30 g，五味子 12 g，防风 6 g，紫苏子 10 g，葶苈子 8 g，当归 14 g，川芎 12 g，桃仁 8 g。此方重在培补先天之脏，取"先天生后天""先后天共资"之义，平调脏腑之机，补益肾之阴阳，以少火生气，从而滋生脾、肺之气，使肾主纳气，脾生气血，肺主气机宣肃之能。用后疗效显著，患者病情好转出院，出院时复查电解质钾 3.90 mmol/L。效不更方，继服上方以巩良效。

按：在该病例中，患者为老年女性，长期患病，"久病耗气"，正气不足，五脏六腑皆不得濡养，日久肾失摄纳，脾失健运，肺失宣肃，"肾不主司纳气，肺不主气司呼吸，脾失生气之源"，肺、脾、肾不司气之运动功能，可致咳、痰、喘、促、气急，甚或肢体无力、心悸等。临床辨证紧抓肺、脾、肾诸脏，调气机运行、复气血生化。上述"益肺化痰汤"为玉屏风散、三子养亲汤与二陈汤合方化裁，旨在益气固表、通络平喘、调补脾肺、泻肺化痰，经治疗后，肺部痰浊壅盛之征象改善，故在原方基础上，加入地黄汤以滋肾阴，肉桂、淫羊藿以壮肾阳，取"微微少火生气"之义，培补先后天，复元阴元阳之生生不息。同时以黄芪、防风固护肌表，取"正气存内，邪不可干"之义，再配以紫苏子、葶苈子泻肺平喘，当归、川芎、桃仁以祛瘀通络。诸药合用，标本同治，平调阴阳。

支气管哮喘是临床常见危及人类健康呼吸系统疾病，支气管哮喘急性发作时常见咳嗽、咯痰、气短、气喘，甚则喘息不能平卧等症状。随着病程时间延长，支气管顺应性降低，细胞内外钠、钾转运机制异常，易出现如低钾血症、恶性心律失常等相关并发症，常可危及生命。中医学诊治支气管哮喘合并低钾血症时，凡喘促气急、喉间哮鸣、呼吸困难、张口抬肩，或见不自主汗出、纳差、恶心欲吐、腰痛浮肿等症者，皆从肺、脾、肾三脏论治，以补肺益肾、健脾通络，取"顾护宗气、培补元气"之义；在此基础上，化痰通络以复升降之气机，临床用之，每获良效。

209　从一气周流理论探析支气管扩张

　　支气管扩张症（简称支扩）是常见的慢性气道炎症性疾病，由于慢性炎症的反复发作、不断的纤维沉积或纤维化修复使支气管壁受到破坏，致使支气管树出现扩张甚至变形，同时可伴有大量萎缩的支气管，在萎缩部位远端的相邻气道及肺泡均出现肺不张，临床症状表现为长期慢性咳嗽、咳大量浓痰和反复咯血。患者常因感染而使疾病反复发生，疾病的反复发生又造成患者机体免疫功能低下，而这又会进一步导致患者容易反复发生感染形成这一恶性循环。且支扩更会与其他慢性气道炎症性疾病相结合，如支气管哮喘和慢性阻塞性肺疾病。我国上海地区的研究证明，支扩更常与哮喘共存，且支扩患者若伴有哮喘则其临床症状更重，急性加重更为频繁，生活质量更低。西医根据我国 2012 年成人支扩诊疗专家共识治疗方案多以对症治疗为主，包括物理疗法（排痰、呼吸机训练）、抗菌药物治疗、咯血治疗和手术等方法。虽然能控制急性发作病情，但疾病常反复发作，长期来看安全性方面仍然堪忧。随着对中医学古代著作的不断深入研究，中医对支气管扩张疾病的治疗经验越来越丰富，在减少并发症、提高疗效与患者生活质量等方面有明显优势。黄元御在对经典的独特理解基础上的"一气周流"学术思想在现代临床上的应用日益广泛，学者贺梦雪等从黄元御"一气周流"理论探析了支扩的病因病机与治疗方法。

一气周流理论

　　黄元御熟读中医经典，将黄帝、岐伯、越人、仲景尊为"四圣之术，争光日月"，其在继承了阴阳、五行、六气学说以及相关气化理论等内容之后，参以己见，形成了自己独特的中医理论思想，后代医家统一概括为"一气周流"。"一气周流"强调中气的斡旋升降、肝心肺肾四维之功能的轮转以及人体的平衡统一，该理论既提出了新的气机轮转方式，也对脏腑理论进行了补充，从而成为该理论的核心。

　　1. 一气周流之"一气"《帝内经》中即有对一气的理论描述。《素问·六微旨大论》云："故非出入，则无以生长壮老已；非升降，则无以生长化收藏。是以升降出入，无器不有。"可见中医最初即认为是气的升降循环变化引起万物的变化，而这种气的升降出入就是一气的流通往返。黄元御在继承《内经》的气机变化理论之上，创新性地提出了阴阳、五行也是在一气之气机变化过程中产生的。《四圣心源·阴阳变化》云："阴阳未判，一气混茫"，认为阴阳二气始为一气，阴阳在一气的升降运动之中得以产生。《四圣心源·五行生克》云："五行之理，有生有克……其相生相克，皆以气而不质也，成质则不能生克矣。"可见五行之相生相克也是通过"气"得以实现的。

　　2. 一气周流之"周流""周流"则是指藏于少阴肾水的"一气"，在中土之脾升清的作用下，中气向左旋转，为己土，己土由左路化为清阳上行，先为肝木，升而不止，则生心火，中气向右旋转，则为戊土，然后在戊土之胃降浊的作用下，阳降而化阴，由右路化为浊阴下行，先为肺金，降而不止，则为肾水，形成了以中焦脾胃为轴，带动左路之肝木、心火上升，右路之肺金、肾水下降，这样一种周流循环生理圈。《四圣心源·阴阳变化》云："清浊之间，是谓中气，中气者，阴阳升降之枢轴，所谓土也。"可见中土为气机升降协调之动力，一气的周流都是在中土的升降斡旋之下产生的。彭子益《圆运动的古中医学》云："人身中气为轴，四维如轮，轴运轮行，轮运轴灵。"人体之气若升降失调则发而为病，天地之气若流转失序则发而为灾，据此天人统一观念，认为天之气和人之气均处在动态平衡之中，形成"周流"的动态变化。

以一气周流为指导之病因病机

中医无支扩病名的直接记述，根据其症状，大致采用"咳嗽""肺痈""咯血"等病名。对于本病的病因病机，古代医家巢元方在《诸病源候论》中认为因正虚致病；唐容川在《血证论·咳血》云"或外感失血，病由皮毛，内合于肺……或肾经阴虚，阳气不附，上越而咳"，指出本病病位在肺，与心肝脾胃肾皆有关联。后世医家大多认为支扩之病因病机不离痰、热、瘀、虚，病位在肺、脾、肾、肝。何聪睿等通过对现代文献的数据挖掘显示，支扩的主要病理证素依次为痰、热、气虚、阴虚、火旺。李建生在长期临床实践的基础上认为，支扩的基本病机为正虚日久致痰瘀，痰热、瘀日久则成毒痹阻于肺。黄元御认为，人体内环境为统一体，机体各个脏腑之间相互影响，形成以中枢脾胃为轴，升清降浊，土枢四象的模式。因此在治疗支扩时，宜从一气周流观念出发，重视中土之气的作用，不可孤立辨证某一脏。中轴斡旋正常、阴阳升降有序方能正气存内，邪不可干。综合黄元御书中之"咳嗽""肺痈"等之观点，结合黄元御之一气周流理论分析支扩之病因病机概括如下。

1. 中气失于斡旋　中气阳衰土湿是支扩发生的根本原因。"中者，土也"，重视土在疾病中的作用最早在《内经》中即有体现。后代医家如李东垣之《脾胃论》中认为由于脾胃虚弱，致使阳气不能生长，五脏之气不生，并在此基础上创立了脾胃学说。黄元御在此基础上的《四圣心源·中气》认为，四维之病，皆因于中气。中气者，是调和水火之机关，升降金木之枢轴，即所谓之土，土为木火金水之母，左旋化木化火，右转则化金化水。《四圣心源·精华滋生》云："五脏皆有精……五脏皆有神……五脏皆有血……五脏皆有气……总有土气所化生也。"认为五脏之气血精神总由中焦脾胃所化生。因此若患者的脾胃发生功能障碍，则在一气周流中中气失于斡旋，会出现脾之不升，胃之不降，左路肝木疏于升发的肝郁、右路肺金缺于敛降的肺瘀所致的咳嗽、咳痰、咯血等一系列临床表现。《四圣心源·六气偏见》云："一切内外感伤杂病，尽缘土湿也。"《四圣心源·肺痈根源》认为："肺痈者，湿热之郁蒸也，阳衰土湿，肺胃不降，气滞痰生，胸膈瘀塞，湿郁为热，淫泆熏蒸，浊瘀臭败，腐而为脓。"进一步证实了黄元御认为中气失于斡旋在支扩疾病发生发展中的重要作用。

2. 左路疏于升发　血瘀是支扩的常见病机，也是各个证候的主要兼症。黄元御认为，病之初起，与木气之郁有必不可分的关系。《四圣心源》云："肝主藏血，凡脏腑经络之血，皆肝家之所灌注也……实则直升，虚则遏限，升则流畅，陷则凝瘀。"认为肝血充实则直而升，肝血亏虚则遏而陷，升则血脉通畅，陷则血脉凝滞。因此己土上行，肝木正常升发，血不至于瘀滞才得以疏泄布散全身，而各种影响乙木疏泄之因素都会导致血瘀这一重要病理因素的出现。咳血是支扩的常见症状。肝为风木，与胆相表里，胆为相火，肝主疏泄，主清阳之气，若肝郁日久化火，则血不和，火怒则会发生咳血、吐血。从经络关系来看，《灵枢·经脉第十》云："肝足厥阴之脉……其支者，复从肝别贯肺，上注肺。"肝经之气郁滞，郁而化火循经上侮于肺，致肺气上逆，可见咳嗽、咳痰等症状。且肝郁日久影响四轮周流之气机，必会伤及津液，津液匮乏，中土之气受损，影响一气之周流。若肝火无以下降温煦肾水，也易见肾阳亏虚。

3. 右路缺于宣降　唐容川云"肺主气，咳者气病也，故咳血属之于肺"。支扩之病位首先在肺。肺为娇脏，气统于肺，肺金缺于宣降，津液不布，聚而为痰储于肺中，肺气上逆，可见咳逆、气喘。黄元御在《四圣心源·肺痈根源》云："肺气壅塞，内外不得泄路，痞闷喘促，痰嗽弥增。"《四圣心源·咳嗽根源》云："咳嗽者，肺胃之病也……胃土上逆，肺无降路，雾气埋塞，故痰涎淫生，呼吸壅碍，则咳嗽发作。"皆强调在中土失于斡旋之后，右路肺金缺于宣降，肺气不行，则致痰瘀甚至血瘀等病理因素出现后导致的咳嗽、咳痰等症状。而痰内伏于肺，瘀久化热，热与毒相壅结于肺，灼伤肺络，迫血妄行溢出肺络之外，则会出现咳血症状。

以一气周流为指导之治疗原则

1. 补中气以斡旋气机　根据一气周流理论治疗支扩，首当补中气以斡旋气机，使左路肝木升发、右路肺金敛降得当，相火下行、肾水上济如常。中土之脾胃为气血精神之源，后天之本。张仲景云："四季脾旺不受邪。"脾为生痰之本，阳衰土湿，痰饮内留，变生诸病。中气也是黄元御之一气周流理论运动的中枢核心，故支扩治疗时应重土培补中气，健脾化痰以达到恢复一气周流之枢纽作用。黄元御认为中气之治，崇阳补火，则宜参、姜。临床可用党参、黄芪等补益中气健脾之品，甘草、茯苓培土泄湿。其次肾为水脏，阳虚无以温化水湿，故成痰成饮。《四圣心源·血瘀》云："以脾陷之由，全因土湿，土湿之故，全因水寒。"认为肾寒会导致脾湿，则中气不运，阻碍中气发挥己土上升、戊土下降之功能。《景岳全书·杂证谟·咳血论治》云："故凡病血者虽有五脏之辨，然无不由于水亏……此其病标固在肺，而病本则在肾也。"因此在治疗支扩时发挥温肾助阳之作用，有一举两得之功用。治疗时可选用干姜、附子、肉桂温肾暖脾扶阳，蜀椒暖肾之气，生地黄、牛膝滋养肾阴以阴中求阳。古人云："上医治未病，中医治已病，下医治大病。"未病先防，防患于未然一直是中医在治疗疾病中的重大优势，也是众多医家作为医者追求的最高境界。从中医未病先防之角度来看，时刻注意顾护脾胃之后天之本、补养肾之先天之精，更可以起到增强患者体质、减少支扩再感染的次数、提高患者生存质量的效果。陶凯在治疗支扩时以补虚作为支扩缓解期主要治疗原则，包括补脾气、滋肾阴。常用干姜、肉豆蔻、山药、党参等药使机体正气充足。

2. 调肝气以条达气机　黄元御在一气周流立论基础上，重视左路肝木升发条达的理论思想，尤其体现在对木郁的认识。黄元御在《四圣心源·厥阴风木》中云："凡病之起，无不因于木气之郁。以肝木主生，而人之生气不足者，十常八九，木气抑郁而不生，是以病也。"认为风木为五脏之贼，百病之长，疾病的发生与肝木疏于条达有很大关联。《四圣心源·脉解法》云："气降而不至于固结者，赖肝血之疏泄也。"可见肝失条达与气滞、血瘀之形成紧密相关。若情志不畅，肝气郁滞，气结于脉，可化火，甚则血瘀。肝火犯肺所致咯血也是支扩的主要症状。因此在治疗时要调肝疏肝以条达肝木气机。黄元御常用柴胡、防风、当归、地黄等滋肝疏风。若肝血瘀滞不行，可加桂枝、牡丹皮、桃仁、赤芍、红花等可共奏奇功。武维屏在治疗支扩时，认为其与肝相关性最高，提倡调肝理肺法，常用四逆散、小柴胡汤加减条达气机。

3. 通肺气以敛降气机　《四圣心源·肺痈根源》云"此缘湿旺肺郁，风闭皮毛，卫气收敛，营郁为热，热邪内闭，蒸其痰涎而化痈脓故也"。支扩的发生与肺郁有很大关联。肺气郁闭日久化热，治疗需通肺气以清肺热。正如《医门法律·肺痿肺痈门》云："凡治肺痈病，以清肺热，救肺气，稗其肺叶不致焦腐，其生乃全。故清一分肺热，即存一分肺气。"右路肺金敛降失调，肺金不能敛降入肾水中，使火不交水，水寒而上热火飞，气机不降而水火阴阳离绝。在此理论基础上，黄元御认为右路肺气壅滞，痞滞不通，可加陈皮、杏仁以理肺；若其零星咯吐，血色红鲜而不凝，虽有肺金热，然并非实火，可酌情稍加麦冬、贝母之辈，略清肺热，侧柏叶以清金敛血；若因戊土不降而致肺气上逆，痰多，用橘皮、法半夏、杏仁、五味子敛肺降逆以通肺气。

《素问·宝命全形论》云："人以天地之气生，四时之法成。"支扩作为一种慢性气道炎症性疾病，无论病理因素如何变化，黄元御皆从疾病之根本中气入手，辨证论治。黄元御认为疾病的产生与中土之气亏虚，左路肝木不升，右路肺金不降的气化周流循环不畅有关。因此利用"一气周流"理论，重视中土之气且重视扶助阳气的作用，不仅在支扩发作期有助于斡旋周流之气机，更可以在支扩的缓解期达到中医未病先防的效果，使左路肝木条达升发，右路肺金沉静敛降，恢复机体周流轮转之运动，达到人体平衡统一，为临床治疗支气管扩张提供了新的治疗方向和思路。

210　从阳化气，阴成形探析支气管哮喘的辨治

支气管哮喘是由多种细胞和细胞组分共同参与，作用于气道，逐渐形成慢性气道炎症的疾病。近年来，患病率趋于上升。为此，对哮喘发作期的治疗，缓解期的控制，以及规范化的管理十分重要。目前，治疗哮喘常用激素配合其他药物治疗，虽然能控制病情进展，但复发率高、副作用大。中医药能缓解哮喘气道炎症反应，减少对气道的损害，从而改善患者的临床症状。

支气管哮喘属于中医学的"哮病""哮证"范畴。《素问·阴阳别论》云："阴争于内，阳扰于外，魄汗未藏，四逆而起，起则熏肺，使人喘鸣。"由此可得，古代医家就已经认识到哮喘由阴阳失和，引起肺脏失调，发而为喘。"阳化气，阴成形"源自《素问·阴阳应象大论》，张景岳理解为"阳动而散，以化气，阴静而凝，以成形"。从现代角度来看，此与人体的新陈代谢极为相似。而哮病是痰伏于肺，"阳化气，阴成形"失调使痰浊、瘀血等有形之物产生，引起代谢紊乱，发而为喘。对于哮病的治疗，发作期单用平喘化瘀药，效果不佳，缓解期单用补虚药，疗效也不好，但把补虚与化瘀运用于哮喘的全过程，疗效显著提升。因哮病是正虚瘀结相互影响的结果，应以补虚化痰祛瘀为治疗原则。学者李江等基于"阳化气，阴成形"理论探析了补虚化痰祛瘀法在支气管哮喘中的应用

阳化气，阴成形含义

《素问·阴阳应象大论》云："阴阳者，天地之道也……治病求于本……阳化气，阴成形。"明确说明治病以阴阳为本，"阳"在中医中表现的是以升、温、散的功效，有蒸腾气化之义，而"阴"以降、寒、凝为特性，有凝结之效。《黄帝内经集注》云"阳化万物之气，阴成万物之形"，应用于人体，即人体之气由阳化之，人体之形由阴成之。若"阳化气"不足，则机体卫外功能、气化功能以及气机失调，外邪易感，体内有形之邪无以化，凝聚成痰饮、瘀血等物质，造成"阴成形"太过。由此可知，只有"阳化气"与"阴成形"处于交感平衡状态，生命活动才能正常运行。

阳化气不足，阴成形太过而发哮喘

1. 阳化气不足　阳化气不足，阳气虚弱，机体的卫外功能减弱，外邪易侵犯于肺，触动"伏痰"，痰阻气道，致痰鸣如吼，发而为喘。《灵枢》云："风雨寒热，不得虚，邪气不能独伤人。"此句明确说明，只有自身正气不足，防御功能减退时，外邪才能致病，所以当阳化气不足时，温煦功能失常，卫气不能保护机体，进而引起咳嗽等症状。阳化气不足，还会造成肺、脾、肾三脏虚弱。肺虚，机体卫外功能不足，易外感邪气，加之本身肺气虚，宣发肃降功能减弱，气不化津，痰浊始生，贮藏于肺，成为"夙根"；脾为后天之本，气血生化之源，可化生水谷之气，上输精微于肺来滋养肺体，同时使肺气肃降，输布于全身。脾虚不能运化水湿，积而成痰，也影响肺的正常运转；肾主纳气，肾虚气无所系，容易上逆，引发哮喘；另外，肾主水液，肾虚蒸腾气化作用受损，致水液停聚，凝结为痰。有学者认为哮喘的病机特点是以肺寒脾虚肾虚为本。哮喘是本虚标实之症，本虚是肺脾肾三脏虚弱，不能通调津液，标实是痰饮，因肺脾肾功能失调，水液停留，聚而为痰。阳化气不足，机体卫外功能不足，脏腑虚弱，引发哮病。

2. 阴成形太过　阳化气不足引起肺脾肾三脏虚弱，不能正常进行代谢，加重痰饮、水湿的形成，

进而造成"阴成形"太过。肺主气，能宣发肃降，布散津液，肺气损伤，导致津液不布，痰浊郁结，痰浊又阻塞肺络，使其气机不畅，气推动运化无力，不能推动血液的运行，出现气滞血凝，瘀血不行，又反过来阻塞气道，形成痰瘀互结的恶性循环。《血证论》云："内有瘀血，气道阻滞，不得升降而喘。"证明哮喘与瘀血息息相关；脾为生痰之源，肺不能布散津液，水湿不行，致湿邪困脾，脾不得运化水湿，聚水成痰，储存于肺；肾主纳气，调节呼吸的深度，并且主水，有蒸腾气化水湿，进行水液代谢。肾虚则会导致肺气升降失常，加重气滞血瘀，另外，肾虚，则蒸腾气化作用减弱，体内津液潴留，加重痰湿结聚，形成瘀滞之证。阳化气不足，不能温煦，造成阴成形太过，痰浊、瘀血等有形之邪始生。

哮喘的病机为正虚瘀结

《血证论》云："有瘀血作咳，其证咳逆倚息而不能卧……气壅即水壅，气即水故也。水壅即为痰饮，痰饮为瘀血所阻，则益冲犯肺经……须知痰水之壅，由瘀血使然，但去瘀血则痰水自消。"由此可见，痰瘀互结是哮喘的"夙根"。

哮证中医认为是多种诱因触动"伏痰"，阻滞气道，使肺气上逆，发而为喘。若素体虚弱或外感寒邪，使"阳化气"减弱，体内的痰湿、水饮、瘀血等有形物质不能正常代谢，进而痰伏于肺，机体易外感时邪，引起哮证发作。同时"阳化气"不足，不能为机体提供动力，有形之邪停于虚弱的脏腑，导致"阴成形"太过，进而加重痰浊、瘀血等蓄积。如此反复的恶性循环，使脏腑更虚，瘀滞更重。

因此，由"阳化气，阴成形"理论，可以得知哮喘的病机是正虚瘀结。阳虚或感寒太盛导致痰浊、瘀血等堆积于体内。贾春华认为久病必瘀，瘀血会加重哮喘的发展，并且贯穿于哮喘的全过程。叶天士也认为"久发之恙，必伤及络，络乃聚血之所，久病必瘀闭"。

综上所述，哮喘是"阳化气"不足与"阴成形"太过共同作用于机体形成的。阴阳不能平衡，"阳化气"不足，外邪易感、脏腑虚弱使机体动力不足，不能调节气机、运化水谷精微，形成瘀滞，从而造成"阴成形"太过，反过来阻滞气机，影响运化，造成瘀滞更甚，脏腑更虚。由此得出哮喘的关键病机是正虚瘀结。

补虚祛痰化瘀法治疗哮喘

哮证在辨证论治中，分型众多，但治病求本，哮喘的关键病机是正虚瘀结，此处的"正虚"主要是机体虚弱，不御外邪及肺、脾、肾三脏虚弱，"瘀"指的是痰浊、瘀血等，故在治疗上，要坚持补虚祛痰化瘀的大方向。国医大师周仲瑛认为哮病是虚实夹杂，强调治疗上要扶正祛邪。张士卿亦主张哮喘要想得到长期控制，关键在于益气固本，扶正与祛邪兼顾，此处邪即指痰浊瘀血。许建中从虚、痰、瘀去论，也重点提出扶正与活血化瘀的重要性。在临床中，要注重辨证论治，随证立法，灵活应用补虚化瘀之品，达到邪去而正不伤。经过长期临床观察和基础实验研究证明补虚化痰祛瘀法能干预支气管哮喘小鼠气道炎症及气道重塑的作用机制。白丽在长期的临床实践中，发现补虚化痰祛瘀法治疗哮喘比单纯的应用补虚法或化痰祛瘀法疗效更佳。综上所述，补虚化痰祛瘀法治疗哮喘的临床疗效显著。

验案举隅

郭某，男，63岁，退休工人，2021年12月24日初诊。既往有哮喘病史20余年。因反复咳喘20余年，再发加重3日就诊。患者3日前因受凉出现咳嗽、咳痰，痰白质黏，量少，不易咳出，口干，伴胸憋、气短、乏力，活动后加重，夜间多发，偶有腰膝酸软。饮食可，睡眠差，小便清，夜尿频，大便正常。体格检查：神疲乏力，面色晦暗，口唇发绀，两肺可闻及散在哮鸣音，心腹（-）。胸部X线：双肺透亮度增加，呈过度通气状态。刻下症见咳嗽、咳痰、胸憋、气短、口干，舌暗红，苔白腻，脉弦细。西医诊断为支气管哮喘。中医诊断为哮证；中医辨证属肺肾两虚，痰瘀互结。治以补肺益肾，祛痰化瘀。方用定喘汤加减。

处方：紫苏子9g，甘草6g，麻黄6g，款冬花9g，桔梗6g，贝母9g，紫菀9g，黄芪6g，白术12g，防风6g，僵蚕6g，川芎6g，红景天9g，陈皮6g，茯苓15g，山药12g，合欢皮9g。中药颗粒7剂，每日1剂，开水冲服，分早、晚2次服，每次200mL。

二诊（2022年1月4日）：患者诉咳嗽症状好转，无咳痰，活动后胸憋、气短减轻，无腰膝酸软，久病焦虑，睡眠差。予上方加酸枣仁9g，远志5g，7剂，服法同上。

三诊（2022年2月16日）：诸症好转。上方继续服用1月后，未见明显的咳嗽、咳痰，劳累后有胸憋、气短症状，睡眠质量好，食欲好。舌红，苔白，脉弦。上方去合欢皮、酸枣仁、远志。继续巩固治疗。

按：本案患者既往有哮喘病史，受凉后加重，有气短、乏力症状，腰膝酸软，小便清，夜尿频，可以看出是肺肾两虚之证。咳痰，口唇发绀，舌暗红，脉弦细，由此判定患者痰瘀互结。患者长时间的哮喘病史，久病正虚，使"阳化气"不足，机体抵御外邪的能力减弱，故受凉易引起该病发作，本身正虚，寒邪又侵犯于肺，见咳嗽，气短乏力。久病致肾虚，加阳气虚弱，无以温煦，出现腰膝酸软，小便清，夜尿频。肺虚，宣发肃降失调，气不布津，聚而为痰，又因肺朝百脉，气虚无以推动血液运行，形成瘀滞，造成"阴成形"太过，久病肾虚，蒸腾气化作用减弱，致水液停聚，凝结为痰，也造成"阴成形"太过，故出现口唇发绀，舌暗红。治疗当以补虚祛痰化瘀为要，辅以安神。定喘方是门九章经过长期的临床实践创立的经验方，方药紫苏子、甘草、麻黄、款冬花、桔梗、浙贝母、紫菀、白术、僵蚕、陈皮、茯苓。因在治疗当中，发现患者体内易形成瘀滞，加之本身机体虚弱，故加用防风、黄芪、红景天、川芎、山药以扶正化瘀，创立门氏定喘方加味。其中防风、黄芪合用，扶正祛邪，黄芪得防风，固表不留邪，防风得黄芪，祛邪不伤正。李时珍在《本草纲目》中言红景天有"祛邪恶气，补诸不足"之效，有益气平喘化瘀之功。川芎是血中气药，能通达气血，气行血自行。全方合用，紫苏子能降气止咳平喘化痰，款冬花、紫菀均能润肺下气，止咳平喘，使痰不上涌息道，麻黄宣肺平喘，合用更能加强止咳平喘之功；防风、白术、黄芪3药合用成玉屏风散，能益气固表，增强机体对外邪的抵抗能力，避免外邪侵袭；桔梗、浙贝母能化痰止咳，僵蚕亦有化痰之力，3药均可止痉，缓解发作时支气管痉挛；茯苓健脾，利水渗湿，防湿邪困脾；陈皮理气健脾，燥湿化痰，使气顺则痰消，气行则血行；川芎行气活血，红景天益气活血，兼能平喘，2药合用能化痰瘀，山药肺脾肾同补，扶正要药；同时甘草也能化痰止咳，补脾益气，调和诸药。二诊时患者咳嗽好转，机体正气开始恢复，继续上方巩固治疗，但患者出现睡眠差，加用酸枣仁、远志养心安神，改善睡眠。三诊时患者症状明显缓解，睡眠质量好，故去安神中药合欢皮、酸枣仁与远志。经过该方治疗，患者疗效甚佳，嘱患者继续服用该方巩固疗效。

哮病是慢性呼吸系统疾病，需要长期药物治疗。目前临床上，常用激素等药物对其进行治疗，但长期的应用激素，将会出现一系列不良反应。中医拥有标本兼治、副作用小等优势，有望弥补西医的不足。哮证患者的痰浊、瘀血属于有形之邪，有胸憋、气短、口唇发绀等症状，除此之外，还常常伴有脏腑虚弱的征象。哮证患者的病机为正虚瘀结，治疗应以补虚化痰祛瘀为指导原则。常选用门氏定喘汤加味补虚祛痰化瘀，可以改善哮喘的气道炎症反应。临床治疗中要重视补虚的作用，补虚能使"阳化气"功能充足，既能温化寒痰，又能行气活血，使瘀滞之物能够运行排出，配合化痰祛瘀法治疗，能使机体正常代谢，自然不会导致"阴成形"太过，病理产物的产生。运用补虚化痰祛瘀法治疗，能显著改善患者症状，为本病的中医治疗拓宽了思路。

211　调补宗气在老年社区获得性肺炎中的应用

社区获得性肺炎（CAP）作为常见的社区感染性疾病，随着我国人口的老龄化，发病率、死亡率均随着年龄增加而逐渐升高，研究显示，65 岁及以上老年人 CAP 发病率为 2.5%～3.5%，病死率可高达 48%，随增龄 CAP 病死率相应增加。与年轻人比较，老年人 CAP 起病隐袭、临床表现不典型、并发症多、病原体复杂，易延误诊治，预后不佳。

目前西医主要采用抗生素治疗，但由于老年患者机体免疫功能下降，且大量应用抗生素易致耐药菌株出现，导致菌群失调，给临床上治疗本病带来很大困难。中医药治疗老年肺炎宣肺祛邪与益气扶正兼施，标本兼治，具有一定的优势，可以明显改善社区获得性肺炎的临床症状。学者邓兆岿等在临床中采用调补宗气治疗老年肺炎，具有良好的效果。

老年 CAP 的临床特点

目前普遍将老年 CAP 定义为≥65 岁人群发生的肺炎。老年肺炎具有病情重、进展快、并发症多、死亡率高等诸多特征。临床表现不典型，有时仅表现为食欲减退、尿失禁、体力下降、精神状态异常等，而发热、咳嗽、白细胞或中性粒细胞增高等典型肺炎表现不明显。老年人感染后机体对应激反应能力更弱，在临床上表现为血液中白细胞计数可以不升反降，体温可表现为正常或者下降，咳嗽反射随着年龄增长被抑制更明显致使咳嗽轻微，临床症状被基础疾病掩盖，起病隐匿容易漏诊和误诊。且老年人多数有高血压病、糖尿病、冠心病等内科基础疾病，部分老人因脑血管病后遗症而长期卧床，存在误吸、营养不良，导致机体抵抗力下降，使老年人出现肺炎后不易治愈，进展迅速，最终发展为重症肺炎，治疗困难，病死率高。

中医学对 CAP 的认识

中医学无 CAP 病名的直接记载，根据其发病原因及其临床表现，一般归为"风温肺热病""咳嗽"等范畴。主要病因病机为感受外邪、肺失宣肃和脏腑失调、兼受外邪。中医认为社区获得性肺炎为风热或风寒之邪，经口鼻、皮毛侵袭，内传于肺，病理产物积聚，正气内虚，抗邪无力而发。病理过程中化火生痰、伤津耗气或风热邪盛而逆传心包，甚至邪进正衰、正气不固而现邪陷正脱。目前多数医家认为，正气亏虚是老年肺炎发病的内在因素，外邪侵袭是发病的外在条件，邪气入里化热成痰、成毒、成瘀。因此，"衰老积损、热毒损肺"为老年人 CAP 主要病机，衰老正虚、宿疾积损为其发病基础，热毒损肺为发病的关键因素。

《灵枢·百病始生》云："盖无虚，故邪不能独伤人，两虚相得，乃客其形。"张锡纯云："肺司呼吸，人所共知也，而谓肺之所以能呼吸者，实赖胸中大气。"故宗气足则肺主气、司呼吸，主宣发肃降功能正常。宗气在发病中作为正气，决定了老年肺炎是否发病及病情进展，在治疗中决定了邪正胜负，影响预后。

宗气理论及在肺系疾病中的应用

1. 宗气理论概述　中医学宗气理论肇始于《黄帝内经》,《黄帝内经》认为宗气形成是在水谷精微上输于肺的前提下,通过呼吸出入,纳入自然界清气,呼出体内浊气,水谷之精气和自然界之清气聚集于胸中,成为胸中宗气。宗气功能之一是走息道以司呼吸,之二是贯注心脉、助心行血。后世医家如朱丹溪、孙一奎、喻嘉言等人丰富发展了宗气理论,民国时期张锡纯全面整合了宗气学说,使其形成了完整的理论体系。

2. 宗气理论在肺系疾病中的应用　宗气在分布、生理功能、虚实变化上与肺密切相关,宗气理论被广泛应用于论治肺系疾病,对宗气理论在呼吸系统疾病中的进一步应用研究值得作为重要方向。董振华运用《医学衷中参西录》治疗大气下陷证的代表方剂升陷汤,治疗肺胀(慢性阻塞性肺疾病)、肺痹(皮肌炎伴发肺间质病变、肺感染)、喘证(间质性肺炎)、悬饮(胸腔积液)、痰核(肺结节病),扶正补虚、取效满意。顾宁认为肺胀病因可分为内外因,内因为肺本气虚,尤其宗气形成不足,是贯穿整个肺胀病始终,故肺心病从宗气立论,以温补宗气法作为肺心病中医治疗的法则之一。潘继波等采用升补宗气法,联合甲泼尼龙、环磷酰胺片治疗结缔组织病相关性间质性肺疾病,疗效确切、能显著降低患者的临床、影像、生理综合评分,明显提高生活质量,改善肺功能。

宗气理论防治新冠肺炎

在新冠肺炎的救治中,姜良铎基于长期治疗急性呼吸系统传染病的经验,认为新冠肺炎的急性虚损病机主要表现为宗气虚,进而导致气不摄津,以顾护宗气,固摄津液是治疗的重点,将顾护正气贯穿始终,结合清热化湿解毒,避免内闭外脱等危候。米烈汉将新冠肺炎的发病归纳为宗气不行、气机失调,卫外不能,致"温气毒邪"留伏膜原,而成夙根,遇外感病邪而发以致病,为"新感引动伏邪",形成如痰、瘀、毒等诸多病理产物,蓄积体内,自拟清温扶正散以顾护宗气、增强机体免疫力,补虚扶正以祛邪。

调补宗气的临床用药经验

机体宗气充沛、正常运行,可以使呼吸顺畅、气血调和、精神振奋,且具有强大的抗邪外出的能力。若宗气充沛,其与邪气相搏,驱邪外出。若邪气盛,宗气虚,正气溃败,则邪气极易深入于里,多致变证,令病势危笃。因此,倡导老年肺炎临床治疗重视宗气的调治,即调节和补益宗气。补益宗气,根据其生成来源以补益肺脾,养阴生津;调节即要排除宗气运行之障碍,如脏腑经络的痰浊水饮、瘀阻络闭。补与调相得益彰,补有益调,调有助于补。宗气得补,邪气得除,气血周流,宗气功能正常发挥。

1. 补肺健脾,助宗气之源　《石室秘录·脏治法》云"脾肺同一治……肺气之伤,必补脾气,脾气既伤,肺气亦困,故补肺必须补脾,而补脾必须补肺。如人或咳嗽不已,吐泻不已,此肺脾之伤"。邓兆岿临床中常黄芪、党参同用以补中益气、健脾益肺。

党参历来被列为上品,其药力和缓,补气生津,兼可养血,专供脾肺气虚、气虚津少者使用。吴仪洛《本草从新》云"补中益气,和脾胃,除烦渴。中气微弱,用以调补,甚为平妥"。《中药平性药药性研究》统计:平性药作为君药者人参的频率最高、党参其次。张山雷《本草正义》云:"党参力能补脾养胃,润肺生津,健运中气……其健脾运而不燥,滋胃阴而不湿,润肺而不犯寒凉……振中气,而无刚燥之弊。"配伍黄芪,更能相须增效,严洁《得配本草》云:"甘平入手足太阴经气分,补养中气,调和脾胃,得黄芪实卫。"张锡纯云:"黄芪既善补气,又善升气,且其质轻松中含氧气,与胸中大气有同气相求之妙用。"黄芪性质轻清，善补肺气，益宗气，姜良铎在新冠肺炎治疗中首重顾护宗气，早期即加入补益肺气之品，防止疾病进展，重用黄芪、人参二药，效果确切。

脾升清运化离不开胃腑受纳腐熟，对不思饮食、食少纳呆患者常加用麦芽、鸡内金以消食化积。《本草纲目》中指出麦芽能"消化一切米、面、诸果食积"。针对饱食、酒积等引起属实者，常配山楂、神曲、谷芽、鸡内金等消导药，以加强消食导滞之功；若脾胃虚弱，运化无力者，多配伍与党参、白术、炒山药等配伍，增强健脾消食之力。鸡内金不仅可以消水谷、通小肠（《本草备要》），还是"消化瘀积之要药，更为健补脾胃之妙品"，《医学衷中参西录》中广泛用于消导各种脏腑积滞。瘀积得消，升降有序，肺脾得养，气运如常。

2. 清热化痰，益宗气之行　通过临床发现，肺系疾病的急性期以热性病证多见。热邪可煎熬津液，生成痰液，使痰热郁于肺脏；或"伏火郁蒸血液，血被煎熬而成瘀"；或热邪灼伤血络，形成各种出血症状，根据表征的由轻到重：温、热、火、炎、毒，拟立消温饮、清热饮、败火饮、消炎饮、解毒饮，方中多用桑白皮、贝母、杏仁、葶苈子等药，以清热化痰、降气利水，使胸中清旷之区气机通畅。范伏元指出年长的新冠肺炎患者，虽要注意改善气虚及养阴治疗，但急性重症者仍需宣肺泄热，清热解毒为主，可选银翘散合麻杏石甘汤加减。

历代本草基本认为桑白皮甘、寒，归肺经或脾、肺经居多，张璐在《本经逢原》云"桑根白皮，泻肺气之有余，止嗽而能利水，肺中有水气，及肺火有余者宜之"，临床中桑白皮主要用以泻肺平喘、利水消肿等。对于肺热痰盛患者，常川贝母、浙贝母共用增加清热化痰效果，《本草汇言》云"至于润肺消痰，止咳定喘……必以川者为妙。若解痈毒，破癥结，消实痰，敷恶疮，又必以土者（浙贝母）为佳"，认为川贝母强于润肺消痰，浙贝母强于解毒消痰；《本草纲目拾遗》基本认同"象贝（浙贝母）苦寒，解毒利痰，开宣肺气。凡肺家挟风火有痰者宜此。川贝味甘而补肺，不若用象贝治风火痰嗽为佳。"如果患者痰热阻窍、高热不退、神志改变，多合用天竺黄以清热豁痰，凉心定惊。老年患者多腑气不通，肠涩便秘，配伍杏仁，一则上入于肺，下走大肠，于降肺之中兼有宣发之力，一则以升为降，散肺气壅塞，提壶揭盖，正如《滇南本草》云"止咳嗽，消痰润肺，润肠胃"。

老年肺炎患者基础疾病多、并发症多，多存在慢性阻塞性肺疾病、肺源性心脏病、冠心病、心力衰竭等，患者或咳唾引痛、胸廓饱满，或咳逆喘息，短气难卧，归于"悬饮、支饮"，取《金匮要略》葶苈大枣泻肺汤。"支饮不得卧，葶苈大枣泻肺汤主之""肺痈，喘不得卧，葶苈大枣泻肺汤主之"中葶苈子，《开宝本草》云"此药亦疗肺壅上气咳嗽，定喘促，除胸中痰饮"，《神农本草经疏》云"葶苈，为手太阴经正药，故仲景泻肺汤用之，亦入手阳明、足太阳经……肺气壅塞则膀胱与焉，譬之上窍闭二下窍不通，下窍不通，则水湿泛溢为喘满、为肿胀、为积聚，种种之病生矣。辛能散，苦能泄，大寒沉阴能下行逐水"，收效满意，但适用于热结水盛，补可过用久服，中病即止，如虚人肿满喘息，可用茯苓、茯苓皮健脾气利水湿，国医大师刘志明常配伍杏仁、甘草取"茯苓杏仁甘草汤"治疗肺炎喘咳，并应用于治疗新冠肺炎患者常见的胸闷气促症状，又能止咳化痰。

3. 久病通络、热重顾阴，复宗气之运　叶天士云"久发频发之恙，必伤及络，络乃聚血之所，久病必瘀闭"。老年肺炎患者多合并慢性肺部疾病、或反复肺部感染，肺病日久邪由经入络，气虚血留成瘀、津聚成痰，则痰瘀互结，阻碍宗气正常运行。吕晓东指出在炎症反应、缺氧、吸烟等病理因素影响下，可导致血管内膜增厚、细胞外基质沉淀、血管平滑肌增殖等病理变化，结合中医学络病理论，此病理过程符合肺系血络形成"微型癥瘕"，进而痹阻肺系血络，予以川芎、当归、浙贝母、地龙、水蛭、黄芪等益气养阴、化瘀通络。邓兆岿临证常使用地龙平喘通络，药理研究其能扩张支气管、缓解支气管痉挛，有良好的止咳平喘作用和抗凝血溶血栓的双重作用，对痰邪气阻、咳嗽难愈，可配伍僵蚕息风化痰。虫类药虽然善走窜攻逐，但有些易中毒、过敏，应注意炮制和配伍，避免损伤胃气。

"年四十，而阴气自半"，老年患者及久病之人，常因高龄或基础疾病致气血阴液不足，饮食起居不节则内生湿热，风温热邪外袭则邪热伤阴，肺炎热盛期热毒易耗伤的是人体津液，久羁不除深入下焦，耗竭肝肾，真阴欲竭，气阴两伤，导致宗气化源不足，易出现阴竭气脱之危候。故肺炎热证多以化燥伤阴为转归，阴复则痊愈，阴竭则死亡，治疗中以"未伤则护阴，已伤则救阴"为主要原则。选药以百合、生地黄为主，《本草备要》云"百合甘平。润肺宁心，清热止嗽，益气调中"，《本草崇源》载地黄色黄，味甘性寒，禀太阴中土之专精，兼少阴寒水之气化。主治伤中者，味甘质润，补中焦之精汁也。新冠肺炎治疗中清热多用甘寒类药物如沙参、麦冬、生地黄等；中后期患者多表现为乏力、口干、喘促、自汗盗汗等，多以四君子汤合沙参麦冬汤加减，可供参考。

采用益气养阴、祛痰活血、泄热利水等调补宗气法，扶正祛邪治疗老年社区获得性肺炎，以标本兼治，防止毒邪深入、损伤重要脏器，避免病势进展迅速乃至死亡，充分体现了中医"治未病"思想及优势。但由于老年肺炎涉及基础疾病较多，尚未能够就病因病机、治法治则形成统一的、更为切合临床实用的理论体系，而且须进一步明确宗气在疾病发生发展中的具体机制、探索药物配伍及药理作用。在今后的临床实践及研究中可根据体质类型及其与中医证候之间的相关性，辨体与辨证相结合，也更符合中医辨证论治的要求，因人制宜，提供新的思路和方法。

212　基于线粒体探析"治痰先治气"辨治慢性阻塞性肺疾病气道黏液高分泌生物学基础

慢性阻塞性肺疾病（COPD）是一种严重影响人类健康的常见病，随着环境污染及人口老龄化的加重，我国 COPD 患病人数逐年增加。气道黏液分泌增多为各类病原菌在气道定植提供了的有利条件，并且 COPD 患者黏液腺与浆液腺的比例增高，溶酶菌、乳铁蛋白等抗菌物质释放减少，导致反复发生呼吸道感染，感染反复发生又会增加炎性产物促进黏液分泌，增加急性加重的风险，从而形成恶心循环。如何减少 COPD 黏液分泌，延缓 COPD 患者病情恶化是目前面临的重大卫生问题。学者吴清原等通过总结线粒体生理及 COPD 病理状态下的功能特点，与中医药治疗 COPD 理论特点相结合，探析了"治痰先治气"理论的生物学基础，为中医药治疗 COPD 提供了新的理论依据。

线粒体的生理功能

线粒体是真核细胞生物具有的显著特征之一。线粒体是一种标志性的双膜结构，充满了复杂的嵴，几乎存在于几乎所有的细胞中，并拥有自己的基因组、转录组和蛋白质组。哺乳动物的肺中含有 40 多种不同类型的细胞，它们在区域和空间上定位于整个器官，并包含不同水平的线粒体。在功能上，肺中的几乎每个细胞都依赖于线粒体代谢活动。线粒体使用丙酮酸等氧衍生物进行氧化磷酸化（OXPHOS）对细胞持续能量供应。线粒体 DNA（mtDNA）编码含有 37 个基因，其中大部分编码位于线粒体内膜（IMM）中的氧化还原活性蛋白，这些蛋白参与氧化磷酸化（OXPHOS），这是一个涉及通过酶复合物链传递电子（ETC）的过程。线粒体是细胞代谢的核心，调节脂肪酸（FAs）的持续有氧氧化，消耗葡萄糖、谷氨酰胺和氨基酸降解的最终产物，从而从 O_2 和 H_2O 中产生 ATP。线粒体产生的 ATP 提供了多种细胞过程所需的能量推动了细胞发挥正常生理功能。

线粒体网络是高度动态的，可以适应稳态条件的变化和细胞对损伤的反应。参与线粒体网络重塑的过程包括融合（两个细胞器融合为一个）和裂变（一个细胞器分为两个）事件，线粒体融合和裂变事件主要由位于线粒体外膜和内膜上的特化蛋白质调节。这些蛋白质属于动力蛋白的鸟苷三磷酸酶（GTPase）家族，主要由蛋白水解机制调节。由于线粒体有双膜，线粒体融合是一个分两步进行的过程，需要外膜融合和内膜融合。Mfn1 和 Mfn2 是介导外膜融合的完整的外膜蛋白，而 OPA1 具有多个与内膜相关的亚型，并介导内膜融合。线粒体的分裂是由动力蛋白相关蛋白 1（Drp1）介导的，同样属于 GTPase 家族。Drp1 通过一系列受体蛋白（Mff、Fis1、MiD49 和 MiD50）被招募到线粒体外膜。在接触线粒体外膜后，Drp1 就会聚集在小管周围，以 GTP 依赖的方式压缩，以介导线粒体外膜的断裂。除了影响线粒体的形态外，裂变还涉及多种功能，包括促进线粒体运输和吞噬以及细胞凋亡的功能。

在线粒体损伤的情况下，受损或功能失调的线粒体通过线粒体自噬去除，即通过自噬选择性去除线粒体，线粒体的吞噬功能在线粒体的质量控制中起着非常重要的作用，与细胞命运高度相关，包括细胞衰老、细胞凋亡和细胞坏死。PTEN 诱导激酶 1（PINK1）是线粒体自噬的主要调节因子。PINK1 在健康的线粒体中被不断分裂和降解，在线粒体受到压力条件下（如氧化应激、缺氧等）时 PINK1 被稳定并募集 PARK2 和 E3 泛素连接酶至线粒体内膜，导致线粒体内膜上 PINK1 的积累和随后导致 Parkin 的募集。Parkin 随后进行泛素化线粒体内膜中的几种蛋白质作为标记信号，将受压的线粒体吞没到双膜自噬体中。线粒体的自噬体降解由几种介导蛋白质包括自噬相关基因（ATGs）、Beclin-1、微管相关蛋白 1 轻链 3（LCB3）和 p62。线粒体自噬的过程对线粒体维持细胞内稳态发挥重要作用。

线粒体在 COPD 气道黏液高分泌中的作用

COPD 是一种以慢性阻塞性肺疾病为特征的肺部持续性的炎症损伤，驱动气道和肺组织重塑，包括小气道纤维化和肺气肿性肺组织破坏等。最主要的致病因素为吸入有害气体及颗粒物如香烟烟雾、PM2.5 等。呼吸道黏膜是最先接触到这些有害物质，而气道上皮细胞的紧密连接（TJs）和黏附连接（AJs）是抵御香烟烟雾等环境污染物危害的第一道屏障。气道上皮的内衬主要由纤毛细胞、分泌杯状细胞、棒状细胞和基底细胞四种细胞组成，气道黏液主要由纤毛细胞及杯状细胞进行分泌，在气道上皮形成一层凝胶层困住吸入的病原菌及有害颗粒并通过纤毛的协同作用咳出气道。

研究表明线粒体功能可以调节各种器官的上皮完整性。过度氧化负荷被认为是 COPD 上皮屏障破坏的潜在机制之一，线粒体功能障碍通过 mtROS 的过度产生诱导氧化应激，从而增加上皮屏障的通透性。研究显示 CS 诱导的 mtROS（mtROS）增加可通过激活表皮生长因子受体（EGFR）和细胞外信号调节激酶（ERK）来解离紧密连接。研究显示 EGFR/ERK 信号通路在介导气道上皮细胞黏液分泌的过程中发挥重要的作用。EGFR/ERK 通路下游因子金属蛋白酶家族中某些成员可参与 MUC5AC、MUC5B 等黏蛋白的诱导过程中，如细胞膜上的肿瘤坏死因子 α 转换酶（TACE）可剪切锚定在胞膜表面的 pro-TGF-α，pro-HB-EGF 等前体分子，释放出可溶性的活性成分 TGF-α 和 HB-EGF 等，这些活性成分通过配体受体反应激活 EGFR 通路促进黏蛋白的分泌。此外，mtDNA 损伤、ATP 消耗和氧化应激也会增强细胞凋亡，在这些因素的共同作用下最终导致上皮屏障被破坏。这些病生理状态可能导致黏液纤毛功能障碍，促进气道黏液的分泌。Mizumura K 等人的研究显示 mtROS 通过上调 PINK1 和磷酸化 DRP1 促进线粒体自噬和线粒体裂变。分别通过药理学抑制剂和 PINK1 基因缺失抑制线粒体裂变和线粒体自噬可防止 CS 诱导的小鼠气道黏膜纤毛清除率降低，表明线粒体具有维持黏膜纤毛功能的作用。

中医药治疗 COPD 黏液高分泌"治痰先治气"的理论基础

现代学者将 COPD 归属于中医学"肺胀、喘证"的范畴。《医宗必读·喘》云："喘者，促促气急，喝喝痰声，张口抬肩，摇身撷肚。"《证治汇补》云："肺胀者，动则喘满，气急息重，或左或右，不得眠者是也。"上述咳嗽、咳痰、喘满等症状均与现代 COPD 黏液高分泌所致气道阻塞的临床表现相关。气道内正常的黏液分泌归属于中医学"津液"的范畴。张景岳《景岳全书》提出"脏腑病，津液败，留而为痰"，此"痰"应定义为中医学"有形之痰"。留于肺中之痰为"伏痰"。遇外邪侵袭，"伏痰"内动，痰气交阻，壅塞气道，肺失宣降，主气司呼吸功能失职，清气不得入，浊气不得出，则表现为咳痰、喘逆之症。

《丹溪心法·痰》云："善治痰者，不治痰而治气；气顺则一身之津液亦随气而顺矣。"自此"治痰先治气"理论被后世医家所推崇并沿用至今。痰既为 COPD 的病理产物，又为致病因素，贯穿于COPD 疾病全程之中。"脾为生痰之源，肺为贮痰之器"，"肺为水之上源，肾为水之下源"。痰液的产生和运行离不开肺脾肾三脏。肺主气，司呼吸，肺之宣发肃降功能失调，肺气上逆，则发咳喘；咳喘日久，久则耗伤肺气，肺气亏则子病及母，累及脾脏，脾虚水液运化失常，则生痰液，壅塞气道，进一步加重咳喘。肺为肾之母，肺病日久，肺气亏虚，母病及子，肾气亦亏。肾主水，肾气虚衰，温煦之力减弱，不能化气行水，因而水湿内停，化生痰液。故 COPD 治疗中祛"痰"当以调动肺气驱邪外出、调脾气以助后天、调肾气以固先天，肺气充则卫气盛以抗邪外出；脾气调则水液运化功能正常，痰液自消，且后天之本充盛以助肺气，二者相辅相成；肾气旺，气化水液，使清者升，浊者降，减少痰饮的留存。通过把握疾病不同状态，动态的遣方用药，通过调气以达到改善 COPD 临床症状的目的。

不同程度脏腑虚损的 COPD 患者的病情与线粒体功能之间存在相互关系，研究纳入了 161 名 COPD 患者，发现 COPD 由单一肺气虚逐渐发展为肺脾、肺肾气虚进而三脏俱损；在肺脾气虚组线粒体膜电位明显降低，活性氧明显升高，与各组临床症状之间具有一定的相关性，随脏腑功能虚损下降趋势更加明显。《丹溪心法·喘》云："肺以清阳上升之气，居五脏之上，调摄失宜，为风寒暑湿邪气相干，则肺气胀满，发而为喘。"指出肺气虚为本病发病的内在因素。肺气虚为本病首要条件，患者久咳久喘，损伤肺气，肺气虚弱腠理疏松，卫外不固，导致邪气乘虚而入从而引发本病；同时肺主通调水道，《内经》云"饮入于胃，游溢精气，上输于脾，脾气散精，上归于肺，通调水道，下输膀胱，水精四布，五经并行"，肺气受损，宣发通调水道功能失常，影响水液运行而生痰，因此肺主气功能失常为主要病因，痰浊为重要的病理产物，加之肺脾肾三脏互相影响，导致本病的形成。因此治疗重点为补益肺气，以防外邪；燥湿健脾，以善其后；益肾养精，以固其本。补益肺脾肾三脏发挥了气的温煦、营养及防御功能；通调水道发挥气的推动与气化作用；补益肾气以发挥气的固摄作用。

这与线粒体发挥的维持细胞能量代谢，保持气道上皮完整性的先天免疫功能，维持正常细胞分化、细胞凋亡、细胞衰老、细胞死亡的功能有很大程度的相似，因此通过深入挖掘线粒体功能对于阐明中医药治痰特色"治痰先治气"理论具有深远的意义。

"治痰先治气"理论是中医药治痰的特色治法，一直以来备受医家的推崇。现代医家在治疗 COPD 时将其发挥，具有明确的临床疗效，但是尚缺乏生物学基础。线粒体在 COPD 的病程进展中发挥重要的作用与中医药气的功能不谋而合。

213 宗气与慢性阻塞性肺疾病膈肌疲劳的相关性

慢性阻塞性肺疾病（COPD）是一种以慢性气流受限为特征的慢性呼吸系统疾病，疾病晚期由于呼吸衰竭的发生，病死率极高。目前医疗界对于COPD发生呼吸衰竭的原因多认为是肺部感染、通气障碍、治疗不当等，很少涉及呼吸肌疲劳，而呼吸肌疲劳的发生明显早于呼吸衰竭，它们之间有密切的联系。呼吸肌属于骨骼肌，主要由膈肌、肋间肌和腹肌组成，而膈肌在其中起着重要的作用，担负着呼吸肌60%～80%的功能，所以说膈肌疲劳其实可归属为狭义的呼吸肌疲劳。

膈肌疲劳，是指膈肌在负荷下活动而导致其产生力量和（或）速度的能力下降，这种能力的下降可通过休息而恢复，与膈肌无力不同，后者不能通过休息恢复。膈肌疲劳被认为是呼吸衰竭发生发展的重要病理生理机制之一，由膈肌疲劳导致的Ⅱ型呼吸衰竭是COPD晚期患者死亡最重要的原因。

COPD呼吸肌疲劳的中医药治疗多以肺虚、脾虚、肾虚立论，或发时治肺，缓时治肾，宗气理论却很少被提及，而动物及临床实验已证实，采用"培土生金""健脾益肺"等治则可以有效缓解呼吸肌肌力的进行性下降，而这些治则是围绕着宗气理论来展开的。学者胡涛等将宗气理论与COPD膈肌疲劳的相关性进行了阐释。

宗气来源及生理功能

宗气，又名大气，为积于胸中之气。《灵枢·邪客》云："五谷入于胃，其糟粕、津液、宗气分为三隧。故宗气积于胸中，出于喉咙，以贯心脉，而行呼吸焉。"《灵枢·五味》云："谷始于胃，其精微者，先出胃之两焦，以溉五脏，出两行营卫之道。其大气抟而不行者，积于胸中，命曰气海，出于肺，循喉咽，故呼则出，吸则入。"以上皆说明宗气与人体其他生理之气相同，其产生均离不开大自然的清气。也就是说宗气即大气，是后天获得的。它是由肺所吸入的自然清气和脾胃化生的水谷精气相合而成，聚于胸中。

后世医家对宗气理论又加以论述，其中影响颇深的则属张锡纯，其著作《医学衷中参西录》云："人未生时，皆由脐呼吸，其胸中原无大气，亦无需乎大气，迨胎气日盛，脐下元气渐充，遂息息上达胸中而为大气。大气渐满，能鼓动肺膜使之呼吸，即脱离母腹，由肺呼吸而通天地之气矣。""是大气者，原以元气为根本，以水谷之气为养料，以胸中之地为宅窟也。"由此可以看出，宗气生成亦与先天元气有关。又云"盖谓吸入之气，虽与胸中不相通，实能隔肺膜透过四分之一以养胸中大气""按虚里之络，即胃输水谷之气于胸中以养大气之道路"。由此可见，宗气起源于先天元气，后天由脾胃水谷精微滋养，通过胃络"虚里"上注胸中，经心、肺气化与清气汇合而成宗气。而不是呼吸之清气与脾胃水谷精气简单相加，它涉及肾、肺、脾、心4脏，这也可以解释补益宗气为什么从这4脏入手。

宗气的功能主要有以下两点：一是走息道而司呼吸，凡语言、声音、呼吸的强弱都与宗气盛衰有关；二是贯心脉以行气血，凡气血的运行、肢体的寒温和活动能力，视、听、嗅等感觉能力，心搏的强弱节律等，皆与宗气的盛衰有关。即宗气参与心肺的最基本的运动——心动和呼吸。它们是互根互用的关系。有形之体心肺的功能是通过宗气来实现的，而宗气亦不能脱离心肺而单独存在。

中医对 COPD 膈肌疲劳的认识

在中医古代文献中，并无慢性阻塞性肺疾病病名，亦无呼吸肌疲劳概念。但根据其临床表现和病理变化，可分别归属于中医学"喘证""肺胀"和"虚喘""喘脱"证范畴。呼吸肌疲劳多由久咳久喘发展而来，它是 COPD 患者呼吸短促、表浅，动则气喘的重要原因之一。

1. COPD 膈肌疲劳的中医病机　COPD 膈肌疲劳的病机与胸中宗气亏虚、下陷有关，其特征为本虚标实。具体表现如下：

（1）COPD 膈肌疲劳本虚——宗气亏虚：COPD 多由慢性咳喘迁延失治发展而来，久病肺气虚损，卫表不固，外邪容易入侵。肺虚日久，子盗母气，致脾气虚损，所以疾病初期主要表现为肺气亏虚，卫外不固，随着病情发展，出现肺脾两虚证，而这正是宗气逐渐亏损的开始，随着疾病进展，又累及先天元气，致肺脾肾气皆虚，则宗气不足，严重者宗气虚衰、下陷，继而发生呼吸肌疲劳。这是一个渐进性的阶段，因肺之清气不足而造成的宗气功能异常为宗气虚损的第一阶段，脾胃不能化生水谷精微而影响宗气功能的阶段为第二阶段，当表现出先天肾气不足时为第三阶段，3 个阶段之间的关系一般为下一阶段代表上一阶段的进展损伤的加重，而且往往上一阶段的病理因素会在下一阶段持续存在。林琳观察 COPD 肺气虚、脾气虚及肾气虚 3 组患者的 MIP 和 MEP 指标，结果表明从呼吸肌功能角度来理解，COPD 从肺气虚到肾气虚的演变是病情加重的过程，肺脾肾气虚弱与呼吸肌疲劳有密切的关系。

肺脾肾气的强弱，直接影响宗气的盛衰。张锡纯云"因大气下陷过甚，呼吸机关将停，遂勉强鼓舞肺脏，努力呼吸自救，其迫促之形，有似乎喘，而实与气逆之喘，有天渊之分。观此证假寐之时，肺脏不能努力呼吸，气息即无"，形象地阐述了由于宗气虚衰下陷而导致呼吸肌疲劳而无力呼吸，最终导致呼吸衰竭。故呼吸肌疲劳的患者既可有肺脾气虚的表现，如呼吸短促无力，呼吸困难，伴见纳差消瘦，大肉削脱等；同时也可有元气不足的表现，如怯寒肢冷，疲乏无力，腰膝酸软，纳呆，便烂或结，腹胀，完谷不化，肢端厥冷等。

（2）COPD 膈肌疲劳标实——痰瘀：COPD 患者宗气虚衰，肺脾气虚，运化功能失司，津液内停而聚痰成饮。故临床上大多数 COPD 患者痰的症状比较明显，如痰多稀白、泡沫痰、黄腻痰、痰黏稠不爽、痰多黏腻色白、痰稠厚成块，喉中痰鸣等。而另一方面，宗气"贯心脉而司呼吸"，为气血运行的根本动力。《灵枢·刺节真邪》云："宗气不下，肺中之血，凝而留止。"宗气虚衰，无力推动血行，瘀血内停，因此慢阻肺患者可见面色晦滞，口唇、舌及舌下脉络、爪甲不同程度的暗或暗紫等血瘀征象。痰瘀互结阻塞气道，反过来又加重宗气虚衰。共同导致呼吸肌疲劳，形成恶性循环，痰瘀伏肺为 COPD 反复发作的宿根。总之，痰瘀内阻贯穿 COPD 始终。

2. COPD 膈肌疲劳的中医治则　补益宗气为治疗 COPD 膈肌疲劳基本法则。根据脾主肌肉和肺主治节理论，COPD 膈肌疲劳的治疗强调补益宗气，以健脾为核心和枢纽，适当兼顾肺肾和痰瘀。

（1）健脾益肺：在 COPD 病理发展过程中，二氧化碳潴留和低氧血症所导致的胃肠道瘀血，直接影响营养物质的消化和吸收，最终会出现营养不良。而营养不良又会使呼吸肌，尤其是膈肌的能量供应不足而发生萎缩疲劳。因此，如何增加 COPD 患者营养的吸收成为缓解膈肌疲劳的重要因素。

中医学历来重视脾胃功能，古有"脾有生肺之能，土旺而金生"之说，《医学心悟》亦云"久咳不已，必补脾胃以生肺金"。脾主运化、主统血、主肌肉四肢，为"气血生化之源""后天之本"，故脾健则肌肉强健有力。若脾虚无力运化，水谷精微不得输布，呼吸过度又耗伤精气，则形体逐渐消瘦。先天元气无法再补，因此顾护脾胃之气是补益宗气的重要内容之一。徐升和席崇临研究表明，补脾益肺（培土生金）法对治疗慢性阻塞性肺病呼吸疲劳有较好的临床疗效。刘小虹等在既往肺康Ⅰ号敛肺纳肾、活血祛痰的基础上，加用人参、白术、炙甘草，发现应用培土生金后，可以更好地改善患者的呼吸肌力。正如陈士铎《石室秘录》所云："治肺之法，正治甚难，当转治以脾，脾气有养，则土自生金。"故诸气不足都可以通过健运脾气得到改善。通过健脾，一则水谷精微生化有源，二则可培土生金，补益肺气，三则健脾以绝生痰之源，四则可以后天养先天，通过健脾来补肾，可加强补肾效果。

（2）兼以温肾：肾为先天之本，诸气之源，肾脏先成，有气息萌动，此乾元资始之气，即"少火生气"，故肾为宗气生发之处。故补益宗气时亦不忘温肾。《医碥》云"气根于肾，亦归于肾，故曰肾纳气，其息深深"。张峻斌等透过动态 X 线观察，认为膈肌的伸缩功能异常是人体阴阳虚实转换不足及肺降肾纳失常的关键，病机表现为"下虚上实"。王玉光等也认为呼吸肌疲劳主要因为"肾不纳气"，由此认为补肾药对膈肌疲劳应该有作用，实验也证实这一点。

（3）涤痰祛瘀：痰瘀内伏于肺是肺系疾病难以痊愈的原因之一。感受外邪时则引宿痰陈瘀阻塞气机，发为 COPD、哮喘等，故在补虚的同时不忘泻实。痰瘀之治法应遵循"治痰治瘀以治气为先""善治痰者，不治痰而治气"原则，达到行气活血，气顺痰消的目的，而提升补益宗气为其根本。

总之，COPD 膈肌疲劳与宗气亏虚、下陷有关，治疗当以补虚为主，必要时兼以泻实法，达到攻邪不伤正，补虚不碍邪的临床效果。

3. COPD 膈肌疲劳的分型及方药　目前关于 COPD 膈肌疲劳中医临床分型尚无统一标准，林琳将 COPD 呼吸肌疲劳根据临床表现分为肺脾肾亏虚，痰瘀交阻壅肺型、宗气下陷型、阴阳两虚型，且提出了相应的治疗方药。林国彬根据 COPD 呼吸肌疲劳病机与脾胃肾的关系，结合患者临床症状，将 94 例慢性阻塞性肺疾病呼吸肌疲劳患者辨证分为宗气下陷型、痰瘀阻肺型及阴阳两虚型，分别治以补气升陷、祛瘀化痰补虚同治和补气养阴，止咳平逆。采用补中益气汤、定喘汤、参赭镇气汤加减或并用，取得了显著的效果，说明中医辨证分型能够较好地改善患者的肺功能及呼吸肌疲劳程度。

膈肌疲劳是 COPD 在发生发展过程中引起多脏器虚损的病变，以虚证为主，兼见虚实夹杂症候。其与肺脾气虚关系密切，是宗气虚衰的结果。宗气作为 COPD 发病中的正气，决定了是否发病及病情进展，故临床必须重视宗气的调治。无论采用哪种治则，最终目的还是要通过补益宗气以长养胸中之气，使肺气充盛，宣发肃降有权，祛除宿痰陈瘀，终使一身之气得顺，疾病痊愈。研究表明，"补土生金"和"补益宗气"可以延缓和控制呼吸肌疲劳的发生和发展。

214   从宗气辨治慢性阻塞性肺疾病

慢性阻塞性肺疾病（COPD）是一种常见的呼吸系统慢性疾病，以持续气流受限为特征，气流受限可呈进行性发展，不完全可逆，主要累及肺脏，但也可引发全身（或肺外）的不良效应，且伴有对有毒颗粒或气体的异常炎症反应。COPD病死率较高，严重威胁人类生命健康，据其临床特点，可归属为中医学"肺胀""咳嗽""喘证"等范畴。近年来，宗气理论逐渐被中医界广泛应用于心血管、呼吸、泌尿、神经、消化等多种系统疾病中，取得了较好疗效，学者苏健等从宗气角度论述了COPD的病因病机、治则治法以及从宗气论治COPD的积极意义，以期对COPD的临床诊治提供新思路。

宗气理论的产生及其生理功能

宗气，又名大气，首见于《内经》，"宗气积于胸中，出于喉咙，以贯心肺，而行呼吸焉"，将其生理功能概括为"贯心脉""行呼吸"两方面。较早将宗气用于临床的是东汉医家张仲景，其在《金匮要略》中提出"阴阳相得，其气乃行，大气一转，其气乃散"，将宗气理论应用到治疗水肿中。明清时期宗气理论逐渐发展成熟，如明代著名医家孙一奎认为人与天地，皆有一气统率，生生不息，在人则为宗气，"肺得之而为呼，肾得之而为吸，营得之而营于中，卫得之而卫于外"。清代喻嘉言受《内经》启发提出了"大气论"，认为大气是周身之气的统帅，营卫的运行，脏腑经络的联系，气机的通畅皆有赖于大气，但其所提大气并非宗气，这一时期对宗气的运用还停留在理论阶段。直至近现代，著名医家张锡纯总结了前人经验，推动宗气理论走向成熟，认为宗气即大气，由自然界清气和水谷之气化生而成，主宰人体的生命活动，为周身气血之纲领，并提出了影响至今的大气下陷理论，在理、法、方、药等方面为宗气的临床应用作出了较大贡献。

宗气最基本的生理功能是由《内经》确定的，即"贯心脉而行呼吸"，后世医家在此基础上多有发挥，苏健查阅诸多文献，将宗气的主要生理功能概括为以下几个方面：一是上走息道而行呼吸，肺具有主气司呼吸的生理功能，宗气是其根本动力，张锡纯云："肺之所以能呼吸者，实赖胸中大气。"呼吸的频、节律为宗气所主。二是贯注心脉以行血，宗气可贯通心脉助心运行气血，"胃之大络，名曰虚里……动应手，脉宗气也"，宗气充沛，则心脏搏动有力，宗气微弱，搏动无力甚至消失。心搏的频次与节律亦为宗气所主。三是下沉丹田以资元气，元气为人体最原始的物质，为诸气之源，宗气同样也是元气所化生，而宗气充沛又可不断充养元气，二者相互为用。四是统诸气而安脏腑，宗气为心肺之间复杂关系的高度概括，而全身的气血皆流向心肺，故宗气为众气之主，脾的升清作用与宗气的吸摄作用共同维持着脏腑的升举之态，二者相辅相成。五是抟胸中而分营卫，张景岳云："宗气盛则营卫和，宗气衰则营卫弱。"宗气与营卫之气密切相关，宗气统领营卫，其盛衰影响着营卫的强弱，喻嘉言云营卫之气"全赖胸中大气为之主持"。

宗气在一身之气中的独特地位

现有将宗气应用到临床的文献中，多将宗气自身的沿革、来源及生理功能阐述得较为详尽，然而对于宗气与其他脏腑之气，如肺气、心气、脾气等的关系缺少直接的论述，苏健认为宗气在诸气之中有其独特地位，正因如此，强调宗气在诸多病证病机演变中的作用才有临床意义。肺主气司呼吸，朝百脉，主治节的功能通过肺气表达，心主血脉有心气作为其物质基础，从表面上看，与宗气"贯心脉而行呼吸"的作用有所重复，但宗气绝不是肺气，也不是心气与肺气功能的简单相加。宗气是对心肺功能协调一致的整体概括，是推动心肺功能正常运转的根本动力，在气的层次上高于其他脏腑之气。"宗者，众也"，宗气由众气构成且为诸气之宗主，其以自然界清气与水谷之精气为物质基础，以心肺之气的正常运转为支撑，在胸中气海"抟而不行"，主持一身诸气。宗气与元气分布于一身之上下，按照中医传统认知，元气为生命的根本动力，宗气发于元气，元气亦需要宗气的补养，二者协调统一则一身气机周流无碍。宗气的升提积养之性有赖于各脏腑之气的正常运行，而地位又高于诸气，是将一身之气在生理病理上有机串联的重要物质桥梁，宗气充沛是以五脏为核心的人体系统协调有序的体现。

宗气虚衰贯穿 COPD 发生发展的全过程

1. COPD 以气阳虚为本 COPD 患者咳喘日久，损伤正气，其气虚状态呈进行性加重，初期主要表现为肺卫气阳虚，进而宗气虚衰，终致元气虚则病情危笃。传统观点认为 COPD 早期以气虚为主，主要包括肺、脾、肾三脏，阳虚为气虚之极，至中后期可发展为脏腑阳虚。苏健认为气虚确可发展为阳虚，但并非阳虚尽由气虚而来，COPD 早期亦可出现形寒怕冷等阳虚症状，气阳虚衰贯穿 COPD 病程始终，与病情轻重及患者自身体质特点密切相关。"卫者，水谷之悍气也"，一般认为卫气来源于水谷精微中剽悍滑利的部分，具有抵御外邪的功能，其与宗气盛衰有着密切联系。张景岳云："营气卫气，无非资藉宗气，故宗气盛则营卫和，宗气衰则营卫弱矣。"营卫虽来自水谷精微，但其产生不光"入于胃"，还要"传于肺"，然后才分清浊营卫。肾气，或称元气，为先天之根本，宗气亦由其化生，而宗气充沛又可下资元气，二者相互影响，互根互用。肺卫气阳虚则温煦之力不足，临床表现为形寒肢冷，体温调节能力差，流清涕；宗气亏虚则少气乏力，喘促气急，神疲自汗，纳少腹胀；元气虚则小便清长，夜尿频多，腰膝酸冷。宗气为一身之气之宗主，肺之清气、脾之谷气、肾中精气皆蕴藏其中，其为气阳生发之根源，故宗气虚衰为 COPD 的核心病机。

2. COPD 以痰瘀为标 COPD 患者痰瘀证候较为典型，早期以咳嗽、咳痰为主，中后期则表现为头面肢体浮肿、舌下络脉深紫等痰湿血瘀之象。"气有一息之不通，则血有一息之不行""善治痰者，不治痰而先治气，气顺则一身之津液亦随气而顺矣"。宗气自上而下连通肺之清气，脾之谷气以及肾中元气，对气阳升发、脏腑功能的联系有重要影响。宗气不足，则肺、脾、肾气阳亦虚，气虚则推动津液运行无力，气为血之帅，血亦运行不畅，故津聚为痰，血停为瘀；阳虚则寒，温化不足，津凝为痰，血得寒则凝而成寒凝血瘀。痰瘀互结，深伏肺络，壅滞不通，阻塞气道，成为 COPD 重要病理基础。临床上 COPD 患者痰的征象较为明显：或痰多质稀，或黏稠成块，或咳吐泡沫，或仅有痰鸣，痰色或黄或白，苔厚腻，脉弦而滑。瘀则主要表现为面色晦暗，舌下络脉及爪甲有不同程度的暗紫色，或兼有刺痛感。痰瘀皆属阴邪，为 COPD 的重要病理产物，一旦形成，又会伤及人身之气阳，二者常相兼为病，因痰致瘀，因瘀生痰，循环往复，恶性循环，而使得本病迁延难愈。

3. 外感风寒是 COPD 急性加重的首要诱因 卫气是人体之气中起防御作用的部分，卫气不足，卫外力弱，腠理疏松，则邪气易从皮毛肌腠侵犯人体。宗气亏虚是 COPD 患者发病的重要因素，宗气虚影响卫气乃至一身之气，患者抵抗力不足，易感风寒外邪，成为 COPD 反复发作及急性加重的重要原因。

4. 宗气对 COPD 并发症的产生有重要影响 COPD 的较多并发症是其病死率增高的重要原因，现代医学尚不清楚其发生机制，宗气虚衰致使各脏腑之气皆虚是产生多种并发症的原因，以心肺影响最大，肝脾肾之气也有涉及。COPD 患者病情迁延，宗气必然虚损失养，气血运行不畅，初起宗气尚能勉其力而行，久之亏虚太甚，各脏腑之气亦为其所累：宗气亏虚，其贯心脉、行呼吸功能失司，心主血脉与肺主呼吸的功能需要宗气的主导和鼓舞，故 COPD 患者常出现肺功能下降，且出现心血管疾病的风险远高于其他患者；宗气充沛方可下资元气，肾主骨生髓，宗气亏虚，肾气无以化生，髓减脑消，故患者易出现骨质疏松及认知功能障碍等并发症；若脾气受累，运化不足，纳少乏力，脏腑体窍无以滋养故形体渐消，四肢灵巧，肌肉癥盛为脾所主，脾气不足则肌肉瘦削，肢体无力，出现骨骼肌功能障碍；宗气为气之宗主，肝气亦会受其影响，此外 COPD 患者长期遭受病痛折磨，易产生自我感受负担，抑郁、内疚等负面情绪严重影响疾病预后，增加患者再次住院的概率及死亡风险。

从宗气论治 COPD 对其治疗有重要意义

1. 增强机体免疫力 COPD 患者多为老年人，因宗气亏虚，卫外不固，免疫力较差而易感邪气，正气不足，勉其力以驱邪外出，损伤更甚，因而病情易反复，引起急性加重。急性加重期痰瘀证候较为突出，咳嗽、咳痰频次增多，痰瘀壅塞肺络，气道阻塞不通，肺主呼吸功能受损，喘促加重。因 COPD 患者本身宗气亏虚，而痰瘀结固难消，若一味采用化痰祛瘀等温燥走散之品，只恐更伤宗气，即使痰瘀消减大半，但正气难复，则会形成愈虚愈实，愈实愈虚的僵持局面，不断耗伤精气血津液等精微物质，使病情出现恶化趋向。COPD 患者急性发作期虽以痰瘀标症为主要表现，但气虚之象贯穿始终，常伴有少气乏力、喘促气急、神疲倦怠、自汗恶风、纳少腹胀等症状。故应在补益宗气基础上涤痰祛瘀，补充因年老体衰、病程缠绵、治疗药物不可避免的"毒性"，亦或痰瘀阻络等带来的正气消耗，从而使患者的卫外功能保持一定水平，提高其免疫力，减少 COPD 急性发作的频次。

2. 恢复脾肺功能 肺功能下降和营养不良是 COPD 患者预后不良的重要因素，有研究指出 COPD 患者稳定期的肺功能水平与其自身的营养状况联系较为密切。肺功能水平越低的患者，其合并营养不良的可能性就越高，而营养不良又是导致肺功能下降的危险因素之一，恶性循环，患者病情不断恶化，病程延长，增加了致死风险。COPD 患者由于炎症、痰液等原因呼吸外周阻力增加，膈肌下移，呼吸做功增多，致使其消耗能量多而呼吸效率低下，本身营养摄入不足，造成体内能量失衡，最终使其肺功能和营养不良状况进行性加重。从中医气机角度来看，患者咳喘日久，肺气大伤，痰瘀胶结，更伤肺气，肺气耗伤则宗气必虚，脾气亦受其累，水谷精微化生不足难以充养宗气，二者相互影响，故 COPD 患者常有营养不良表现。宗气来源于清气与谷气，宗气充沛又可补充肺气与脾气，通过补益宗气，可有效减缓肺功能下降速度，增强脾运化之功，改善患者营养不良状态。

3. 改善呼吸肌疲劳 呼吸衰竭是 COPD 患者晚期死亡的重要原因，而呼吸肌疲劳的表现一般明显早于呼吸衰竭，二者联系较为密切。现代医学对呼吸肌疲劳的产生机制尚不明确，国内外对其生理病理及治疗方法进行了大量研究，尝试运用抗炎、抗氧化剂等方法进行治疗，效果均不理想，中医药治疗有其独特优势。COPD 患者最初为肺气虚损，宗气生成不足，宗气又与脾气相互影响，宗气虚衰，则中焦气化失司，脾气受累，则水谷精微化生不足，难以充养宗气。又脾主肌肉，主运化，呼吸肌的正常生理功能需要肺主呼吸与脾化生的精微物质共同维持。林琳认为 COPD 呼吸肌疲劳与肺脾肾虚损有关，与宗气亏虚、下陷关系最为密切。张元兵等指出 COPD 患者出现呼吸肌疲劳应从脾论治，方用补中益气汤培土生金，临床取得了较好效果。呼吸肌疲劳可引起多脏器的虚损，宗气的充沛情况决定着病情的发展，培土生金、补益宗气可有效缓解呼吸肌肌力的持续下降，减缓呼吸肌疲劳的进一步加重。

补益宗气，兼顾标本缓急

1. 补益脾肺 宗气来源于自然界清气与水谷精气，其产生有赖于肺气的宣发肃降及脾气的运化之能。肺气是否充盈直接关系到宗气的生成量，肺气虚弱，宗气亦不足，则会出现少气乏力、声低懒言、神疲易倦等气虚症状。肺主气司呼吸，统领一身气机，肺失宣肃，宗气运行亦会受其影响，积郁胸中，无法"贯心脉""行血气"，而见胸膈满膨不舒、呼吸不利等症状。脾胃为气血生化之源，脏腑百骸都要接受水谷之精的滋养，宗气也需要水谷之气来补充，故脾胃运化之力为宗气提供物质基础，脾肺之气与宗气密切相关，脾肺虚极是宗气不足的重要原因。脾为后天之本，从五行角度来看，脾土为母，肺金为子，土生金，"脾气虚者，肺气必绝"，肺气是否充沛取决于脾的运化功能；从经络关系来看，手太阴肺经与足太阴脾经同属太阴，"同气相求，同声相应"，二者同走胸腹，气血相通。故补益脾肺以补脾为先，方用补中益气汤。COPD 患者稳定期虽无宗气下陷之证候，其喘息无力之症状常以肾不纳气论治，然其确有宗气虚陷之势。补脾之方众多，如参苓白术散、四君子汤等，但补中寓升者以补中益气汤最为典型，该方以黄芪为君药，既能益气固表，也可升阳举陷，配以三君（人参、甘草、白术），佐以升麻、柴胡升举阳气，立意与升陷汤有相合之处，但补脾之力尤胜后者，可作为补益宗气的核心方剂。范良伟等用补中益气汤对 98 例稳定期重度 COPD 患者进行治疗，发现患者的肺功能显著提高，运动耐量得到了较大改善，提高了其生活质量。

2. 顾护阳气 COPD 多由慢性支气管炎、肺气肿迁延而成，患者咳喘日久，又多是年老体虚，肺气消耗过多而补充不及，而气虚进一步发展就是阳虚，故 COPD 患者后期多表现为气阳两虚，应在补益脾肺、益气升陷基础上注意顾护肺肾阳气。肺阳是肺气中具有温煦、推动、兴奋等作用的部分，肺阳虚即是其作用衰退到一定程度的概括，历代医家虽未明确提出肺阳虚证，但对其证治早有论述，如"肺寒""肺中冷"等描述。近现代医家对肺阳已有一定认可并对其展开研究，COPD 患者病情反复发作易导致肺阳虚，临床中温补肺阳法取得了一定成效，李笑等自拟补肺阳方（干姜、桂枝、生麻黄、细辛、五味子、半夏等）对 60 只 COPD 肺阳虚证大鼠进行灌服，发现其能调节大鼠的体液免疫与细胞免疫，从而改善肺阳虚症状。COPD 患者末期常表现为元气亏虚，元气受后天水谷精气的滋养，临床应在补益宗气基础上温补肾阳，针对出现咳喘难平、形寒肢冷、腰膝酸软、小便清长等肾阳虚症状的患者，可以补中益气汤为基本方，酌加附子、肉苁蓉、锁阳、补骨脂等温补肾阳之品，固本培元，以防元气散脱。

3. 涤痰祛瘀 《丹溪心法·咳嗽篇》云："肺胀而咳，或左或右不得眠，此痰夹瘀血碍气而得病。"COPD 患者皆有气虚、痰阻、血瘀的表现，且病理产物之间相互影响，往往相兼为病，病情较为复杂，但以宗气虚损为根结，气虚则气血津液输布失常，而化生痰浊瘀血。痰气郁结，极易化火，煎熬津液，脏腑经络失其濡养则正气愈虚，炼津为痰，痰郁更甚，终致痰瘀交阻，顽固难消。若治病一味求速，重用破血消癥之药以期松动郁结，又恐更伤肺气，故应在益气基础上徐徐图之，随症加减，祛除邪气，否则滥用辛散走窜之品更伤肺气，而正气难复，加重病情。若为 COPD 晚期，痰瘀阻塞严重，则又不可贸然峻补气阳，防止闭门留寇，阻碍邪气外出，可先解决标实，通畅肺络，待痰瘀症状减轻后再行补虚。若痰白质稀，兼有项背恶寒，手足不温者，可用苓桂术甘汤加减；若咳喘痰多，喘促难平者，可用礞石滚痰汤加减；痰黏难咳者，可酌加海浮石、瓦楞子等；痰郁化热者，可加贝母、桔梗、前胡、鱼腥草、黄芩等；活血化瘀可以桃红四物汤为基础方，瘀滞较重者可加莪术、三棱、土鳖虫等破血消癥之品。

4. 益气升陷 虽然宗气一说由来已久，但历代医家对其理法方药均未有过详细论述，张锡纯是宗气理论的集大成者，通过大量的临床实践阐明了宗气下陷的病因病机，依据气机升降理论所创制的升陷汤完成了宗气理论从理论到临床的飞跃。《医学衷中参西录》云："升陷汤，治胸中大气下陷。"方中黄芪补脾肺之气，既可补大气之虚损，又可宣发卫气，防御外邪，还可升举脾阳，寓培土生金之意，使气血生化有源；柴胡、升麻升提下陷之气机，柴胡入少阳，引大气左升，升麻入阳明，引大气右升；桔梗为药中舟楫，能引诸药之力直达胸中；知母清热泻火，滋肺肾之阴，所谓"气有余便是火"，既能清泻肺火，又能防止黄芪力大效猛而生火。诸药合用，升提之力尤著，使大气迅速复归气海，抟聚胸中，发挥其贯心脉行血气及统摄三焦之职。COPD 患者缓解期气阳虚损一般为渐进性发展，但也有患者病情较重，情况较危急，其气机下陷难平，急需升提以救急。张锡纯将其症状描述为"因大气下陷过甚，呼吸机关将停，遂勉强鼓舞肺脏，努力呼吸自救"，升陷汤组方严谨，药简力宏，可迅速升提下陷之气机，但其补益脾肺之功稍弱，临床应根据患者具体情况，灵活加减，如兼有心肺阳虚者，可化裁为回阳升陷汤；兼有气分郁结者，可化裁为理郁升陷汤；兼有脾虚下陷小便失禁者，可化裁为醒脾升陷汤。

一直以来，COPD 的临床诊治多从肺、脾、肾虚立论，临床疗效并不尽如人意，急需转变思路，随着现代中医对宗气的研究加深，从宗气论治 COPD 显示出了一定的可行性。宗气虚损的证候与 COPD 的临床表现较为相似，从病因病机来讲，宗气的生理功能较好地阐释了 COPD 的发生发展及其并发症的产生原因。通过补益宗气，长养胸中气机，恢复心肺呼吸行血之能，补充因病情迁延所损伤的人体气机，恢复患者的一身正气，有效地控制病情，改善疾病预后，为 COPD 的中医治疗提供了新视角。

215　从宗气辨治慢性阻塞性肺疾病合并认知功能障碍

慢性阻塞性肺疾病（COPD）是一种慢性肺部疾病，其特征是由于气道或肺泡异常导致持续的呼吸症状和慢性不可逆的气流受限；神经元损伤是 COPD 不可逆的气流受限造成脑部供氧降低后不可避免的结果，可进一步影响大脑功能和结构。认知功能障碍是指患者的语言、信息处理、注意力、记忆力、计算及执行能力等一项或多项功能受损，并影响其正常生活和社会功能。趋同证据表明，COPD 是患者认知功能障碍的独立危险因素，在整体和单一认知领域都有显著影响。而轻度认知功能障碍（MCI）是各类型痴呆的前驱期表现，其不仅影响患者生活质量，还会进一步演变为痴呆。低氧血症作为严重 COPD 的标志之一，同时也是认知功能障碍发生的关键因素。COPD 患者认知功能障碍的发病率高、发生机制复杂、影响恶劣，目前关于该病的中医病因病机及其治疗多从"痰、瘀、虚"等角度立论探讨。证素分析发现，寒、热、风、气虚、痰饮是 COPD 患者合并认知功能障碍的先位致病要素，主要病位在肺、肾两脏，其中虚证病机与"宗气不足"的概念存在一致性。学者李馨仪等基于宗气理论，探析了COPD 患者认知功能障碍的病因病机，并总结分析了其中医治疗的现状，为该病的临床防治提供了参考。

COPD 合并认知功能障碍的发病机制

目前，COPD 患者合并认知功能障碍的发病机制尚未完全阐明。有证据显示，低外周氧饱和度（$\leqslant$ 88％）与 COPD 患者的认知功能障碍风险密切相关。Ortapamuk 等研究发现，稳定型低氧性 COPD 患者的大脑灌注和认知功能的损伤较稳定型非低氧性 COPD 患者更严重，纠正 COPD 患者机体低氧状态可能会减缓其认知功能障碍的进展。Karamanli 等研究发现，与长期接受持续氧疗（每日 24 小时）的 COPD 患者比较，未使用长期氧疗的患者的蒙特利尔认知评估量表得分降低更为显著。进一步研究发现，低氧血症导致认知功能障碍的可能机制：①缺氧介导的神经损伤，低氧血症改变了神经元周围的微环境，引起自发性和功能刺激性的神经元活动受损。②缺氧时大脑中参与神经递质组成的氧依赖性酶受到影响，使突触间的信息传递减弱。③持续的缺血缺氧会损伤与认知功能相关的大脑区域，同时伴有的高碳酸血症会降低脑叶功能的连通性。④低水平的一氧化氮（NO）损伤血管内皮细胞，进一步发展为动脉硬化及狭窄。⑤过多的氧自由基破坏神经元，损害神经结构及功能。

宗气理论与 COPD 及认知功能障碍的关系

1. 宗气的定义及生理功能　"宗气"的概念于《内经》最早提出，充实于《大气论》，于张锡纯《医学衷中参西录》进一步得到完善。张锡纯结合历代医家观点，将宗气定义归纳为：①宗气来源于先天的元气；②宗气后天在胸中产生，由脾胃运化产生的水谷精微之气和肺吸纳来的清气相合而来，是以源源不断；③宗气的实质是心肺阳气，在胸中独称为大气，是维持生命的本元，是机体活动之宗主。《内经》将宗气的生理功能阐述为"贯心脉"和"行呼吸"，后世医家也普遍认可宗气是"呼吸之枢机"，是激发与调节机体呼吸功能的根本，并且贯入心脉，推动浑身血气的运转和灌输。这两大功能是宗气维系机体功能的根本，也使得其成为心肺之间联系的枢纽。张锡纯将"胸中之气"称为"诸气之纲领"，认为宗气是一身之气的动力所在，是维持全身脏腑之气正常循行的根本。《医门法律》云"人身亦然，五脏六腑，大经小络，昼夜循环不息，必赖胸中大气斡旋其间；大气一衰，则出入废，升降息，神机化灭，气立孤危矣"，说明宗气还有提携神明、维持脑力旺盛的作用。形体依靠气化得以充实成立，宗气不足阻碍气化导致神机受损，甚至危及形体。因此，宗气的基本理论和生理功能包涵了主宰气机升降与调控机体神明活动的机制。

2. 宗气不足与 COPD　　COPD 在中医学中被称为"肺胀"，其发病根柢是本虚标实。本虚即肺、脾、肾诸脏亏虚，而宗气统领诸气，是一身脏腑之气的根本，宗气亏虚是肺胀发生的宿根。肺气亏虚，司呼吸的能力下降，表现为咳；脾胃运化无力，肾不敛气，发生为喘；宗气虚衰，全身诸气无力运行，表现为气急短促、不足以续，并且胸部胀满、言少低微。标实即痰、饮、瘀，系慢性肺系病长期迁延生成的阻滞气道的病理产物。《丹溪心法·咳嗽篇》云："肺胀而咳……此痰挟瘀血碍气而病。"患者素体宗气不敷致肺脾两脏亏虚，体内气机不畅，水道通调失常，水停为饮，饮聚为痰；又因宗气充实不足，推动血液无力，血行欠畅，碍于脉络，致瘀血内存。如《灵枢·刺节真邪》云"宗气不下，脉中之血，凝而留止"，提示痰瘀伏肺为 COPD 反复发作的关键因素。痰能挟瘀，痰瘀互结，相互联系，二者产生皆与宗气亏虚有关。《素问·评热病论》云"邪之所凑，其气必虚"，宗气虚衰使 COPD 患者更易遭受外感内伤邪气的侵袭，导致疾病的急性加重期反复出现。而 COPD 患者的病程普遍较长，久咳、久喘等久不愈的症状严重影响生活质量，使机体气虚更甚，造成"气虚-加重-虚衰"的恶性演化。

3. 宗气不足与认知功能障碍　　认知功能障碍在中医学中被称为"呆证"，病位属脑，基本病机是"脑髓消减、神机失用"。脑与肾关系密切，如《医学正传》中提到人的智慧和脑力皆由肾精化生成脑髓充养大脑而来。人体的正常活动依赖于脑，肾气为宗气之根，宗气不足则肾精亏虚导致髓海亦乏，损及正常脑功能。《医学衷中参西录》云"此气且能撑持全身，振作精神，以及心思脑力、官骸动作，莫不赖乎此气"，也说明宗气充盛对于精神清明的必要性。宗气亏虚对于脑的影响可表现为善忘、迟钝、疲乏等症状，或伴感觉和行为的异常。诸气亏虚，机体生化无力，津液不能正常输布，聚而生痰；痰湿壅遏气机，清阳不提，浊阴难降，上扰头部使神窍蒙蔽、神机受损，导致认知功能障碍。

4. 宗气不足与低氧血症　　《素问·五脏生成》云"诸气者，皆属于肺"，肺为宗气之主，宗气生于肺而统领诸气，肺气为宗气中具有呼浊吸清作用的重要部分，在肺中进行交换，保证血液中氧气含量充足，随血循环供给大脑及全身各器官。宗气不足、气化失司，气体交换功能出现障碍，清浊之气交换不及时，清气补充与浊气排出平衡失调，导致血液中清气消耗而浊气滞留。这种"清浊失调"的状况随血脉灌注全身，影响全身各器官，尤其以脑部症状明显。肺中肺泡不能实现气体交换，直接影响肺的氧合功能，造成血液中氧含量下降，进一步出现低氧血症。

综上，中医宗气理论可同时阐释 COPD 与认知功能障碍的病因病机及临床表现，并且涵盖了 COPD 合并认知功能障碍的关键因素——低氧血症的发生机制。宗气不足是 COPD 与认知功能障碍共同的病因病机。

COPD 合并认知功能障碍的中医治疗

COPD 病程较长，治病必求于本，对其稳定期的有效干预尤为必要。COPD 患者合并认知功能障碍的病机特点以虚实夹杂为主，兼有单纯虚证，单纯实证较少见。宗气不足和体质原因等导致的素体亏虚是其发病基础，外邪侵袭导致肺卫功能失调、宣发肃降不利是其发病的必要条件，二者又相互为因，使病机更为复杂。结合症状表象及发病根源，李馨仪认为，COPD 患者合并认知功能障碍是以宗气亏虚为本、痰瘀阻塞为标的本虚标实之证，宗气不足易使机体反复遭受外邪侵袭，而持续的痰瘀阻塞是导致神识损伤的病理因素。"宗气亏虚"作为其发病根柢，兼有肺脾气虚、肺肾亏虚、营血不足等虚证或痰瘀互结、痰阻脑络等实证，共同导致机体"神机失用"。受相关医家补益宗气治法的启发，中医对于

COPD 合并认知功能障碍的辨证治疗宜"调畅气机、补益宗气"。按照以上思路，多种中医方剂可在 COPD 合并认知功能障碍的临床治疗上发挥作用。

1. 调畅气机 "调补"法以调为先。"调"法既调畅气机，需首先拔除"痰瘀"和其他阻碍宗气传导的病理因素。中药石菖蒲气味芳香、行散力强，能化湿邪、辟秽浊，既能豁痰宣窍、宁心安神，又有平喘之功。清代医家王秉衡认为石菖蒲是"舒心气、畅心神、怡心情、益心志"的妙药。石菖蒲临床常用于神昏、谵语、健忘、痴呆等病。现代药理研究证明，石菖蒲中的有效成分 β-细辛醚可恢复胆碱能系统并促进神经细胞增殖，从而改善认知能力。马宇昕等发现 β-细辛醚能纠正神经元损伤早期异常的线粒体膜电位，保证线粒体效力，延缓神经元凋亡进程，并且促进大鼠海马 CA1 区突触可塑性相关蛋白的表达水平，改善阿尔茨海默病模型大鼠的认知功能障碍。β-细辛醚还可通过舒张离体气管平滑肌延长哮喘发作间的稳定期时长，达到平喘作用。朱梅菊等证明石菖蒲另一活性成分 α-细辛醚可以稳定疲劳运动大鼠海马组织中自由基代谢的失衡，提高 NO 合酶活性，进而改善其学习记忆能力。川芎辛温香燥，有活血化瘀的功能，被称作"血中气药"，行气力亦彰；其有效成分川芎嗪被证实具有扩张血管、抑制血小板聚集、改善微循环、抗脂质氧化、保护神经元等功效。叶小军等研究发现，川芎嗪能有效改进慢性低氧、高二氧化碳状态下导致的大鼠多向认知功能障碍。鲍欢等研究发现，缺氧状态下神经小胶质细胞的乳酸脱氢酶（LDH）会大量释放，导致细胞有丝分裂能力下降；而川芎提取液能抵抗缺氧细胞释放 LDH，提高神经小胶质细胞的增殖分裂，进而起到保护神经缺氧损伤的作用。李喆等通过建立人体内皮细胞体外缺氧模型证明，高浓度的川芎水提取物能阻滞内皮细胞膜氧化损伤，减缓 LDH 外漏，提高氧自由基清除率和 NO 含量，显著提高细胞活力。

2. 补益宗气 "补"法即补益宗气。中药黄芪为补气圣药，温煦分肉、肥实腠理，能充足元气而补益三焦，其有效成分包括多糖类、黄酮类及氨基酸类等。现代药理研究证明，黄芪多糖能显著减少缺血性脑损伤再灌注模型大鼠的神经功能缺损评分，降低大鼠海马神经细胞凋亡数量，改善其神经功能。同时，黄芪多糖还能通过改善 COPD 模型大鼠肺小叶、肺间质、肺表面细胞的病理性改变和炎性细胞浸润状况，降低肺组织中白细胞介素 8（IL-8）、肿瘤坏死因子 α（TNF-α）平，提高 IL-10、干扰素淋巴细胞型水平等途径，改善大鼠的精神状态、饮食、体质量及呼吸功能；还能有效抑制哮喘模型大鼠的呼吸系统炎症，缓解其呼吸肌疲劳症状，提高其肺功能。黄芪总酮能通过抑制促凋亡蛋白 Bax 和提升抑凋亡蛋白 Bcl-2 的表达水平，减缓神经细胞凋亡，以延缓脑衰老进程。肖晨汐等采用足三里穴位注射黄芪注射液联合常规西医方案治疗 COPD 急性加重期患者的临床对照试验，结果发现，治疗后试验组患者的免疫细胞比例上升更显著、住院时间减少，表明黄芪注射液能够增强 COPD 患者的免疫调节能力，并改善其呼吸功能。人参为大补元气药材的首选，能补益诸脏亏虚，尤善补脾胃阳气、兼固卫气，可治疗肺气促、气短、少气等症，并且缓中补中、通调全身；其主要成分人参皂苷被证实有神经营养和神经保护作用，如人参皂苷 Rg1 能增强脑缺血后海马区干细胞的增殖和分化，促进脑损伤的修护。行为学和电生理试验表明，人参皂苷 Rg1 还能改善学习记忆的全过程，即记忆的获取、巩固和再现，以延缓认知功能障碍的发展。叶劲涛等通过构建大鼠脊髓缺血再灌注损伤模型证明，人参皂苷 Rg1 能保护线粒体外膜完整性，对抗线粒体损伤，抑制 IL-6 及核因子 κB 引起的炎性反应，通过抗炎、抗氧化等机制起到保护神经元的作用。

3. 基于宗气理论的经验组方和治法 秉承中医宗气理论，不同医家对于肺胀及呆证的治疗有各自的经验组方和治法，但总以"调补宗气"为主，且诸多药方的临床疗效已得到验证。例如郑卫莉等选用补气脉通片治疗气虚血瘀型 MCI 患者，以黄芪为君，佐用调气活血药，共奏补气调畅、化痰通络之功。结果证明，该法能显著提高患者的简易智力状态检查量表（MMSE）评分和日常生活水平。王卓尔选用归脾汤加减治疗 MCI 患者，方中加重黄芪与人参用量，强调其补气之功和心脾肺同治之法，结果显示，患者的临床症状得到显著改善，疗效明确。张玉奇等研究证明，补阳还五汤对于 MCI 具有较好的疗效，选方中补气药与活血药相辅相成，活血而不伤血，能有效提高患者认知水平、改善其生活质量。高利民等研究发现，在基本知识及预防方法干预的基础上，使用益气温阳活血汤能提高 MCI 患者的定向力水平及 MMS 评分，尤其体现在改善患者记忆力、注意力和空间构图能力上，并可显著降低患者后期的痴呆风险。国医大师洪广祥认为，补益宗气法应贯穿肺胀病的治疗始末，临证选用补中益气汤加山茱萸、锁阳等温阳纳气药拟为补元汤，对于 COPD 宗气亏虚患者具有整体疗效及"治未病"意义。COPD 患者的认知功能障碍水平与其营养状态密切相关，刘青等选用洪广祥的经验方补元汤加味，以益气温阳法治疗 COPD 稳定期患者，证明该法能显著改善患者的肺功能、呼吸困难症状、运动耐力及营养状况。在应用相同方药的动物实验中，兰智慧等发现其能有效提高 COPD 模型大鼠的营养状况，作用机制可能与提升大鼠血清前白蛋白和降低血清中 TNF-α 及肌生成抑制素水平相关。黄唤芝等选用加味参芪地黄丸联合布地奈德福莫特罗粉吸入剂治疗 COPD 稳定期患者，结果显示，患者的临床症状、肺功能和 COPD 各项评分均有显著改善，且 1 年内急性加重次数减少，说明该法有利于疾病的转归。此外，参苓白术散、升陷汤均被证实对于 COPD 稳定期患者有控制急性发作、改善临床症状和提高生活质量的疗效。

COPD 患者合并认知功能障碍的发病率高、发病机制复杂，低氧血症是连接二者的关键因素，与神经血管损伤和炎性反应等机制相关。中医理论中，宗气的生理功能包涵了主宰气机升降与调控神明活动，与 COPD 及认知功能障碍的发病基础存在相关性。结合宗气理论和现代医学的研究，李馨仪认为 COPD 患者合并认知功能障碍的病机关键为"宗气亏虚"，治宜"调畅气机、补益宗气"；调法宜选用芳香化湿之品（如石菖蒲）豁痰宣窍、辛温行气之药（如川芎）活血祛瘀，补法宜选用温补之品（如人参、黄芪）补益三焦以滋宗气。中医各家在临床上治疗 COPD 患者合并认知功能障碍的诸多药方（如归脾汤、参苓白术散、补中益气汤等）的疗效均已得到验证，包括控制 COPD 急性发作、改善肺功能、提高认知能力等。基于宗气理论的中医辨证治疗能有效缓解 COPD 患者的认知功能障碍。在今后的研究中，应进一步明确 COPD 与认知功能障碍之间的具体相互作用机制，充分发挥中医药防治该病的优势。

216　卫气失常与慢性阻塞性肺疾病

慢性阻塞性肺疾病（慢阻肺）是严重危害人类健康的慢性病。中医在慢阻肺相关病证研究方面积累了丰富经验，形成了一些共识。慢阻肺是一个不断进展的过程，其间应当有共同的相关机制，但是纵观这些研究成果，从中找不到病机主线。在长期讲授中医内科学的过程中，不断研究《内经》营卫理论与后世医家有关肺系病证治经验，结合临床实践，学者丁元庆提出慢阻肺发生发展与营卫功能障碍特别是卫气失常密不可分。肺司呼吸，主卫气，卫气失常，首先伤肺。

营卫与呼吸

营卫与呼吸攸关，呼吸宣布营卫，营卫支持呼吸。营卫气血津液通过心肺布散一身，"水谷精微在上焦与呼吸之清气合成宗气，成为呼吸循环之动力"。

1. 卫气与呼吸　卫气与呼吸有多重关系。卫气与宗气能"推动呼吸"。

（1）卫气在肺主持呼吸：卫气关乎呼吸，呼吸离不开营卫。卫气与清气合成宗气，支持呼吸。《读医随笔·证治总论》云："宗气者，动气也。凡呼吸言语声音……宗气之功用也。"《医门法律·辨息论》云："息出于鼻，其气布于膻中。膻中宗气，主上焦息道，恒与肺胃关通，或清而徐，或短而促，咸足以占宗气之盛衰。""卫气参与呼吸运动"主要体现在卫气通过"温分肉"推动呼吸；卫气散于胸腹，为呼吸之动力，清气浊气在肺交换，以卫气为用，肌肉收缩能鼓动气体出入。与此同时，卫气借助呼吸布散于周身，故《灵枢·决气》云："上焦开发，宣五谷味，熏肤充身泽毛，若雾露之溉，是为气。"

（2）宗气依赖卫气：胸中大气即是宗气。宗气离不开卫气与呼吸，肺胃一脉相连，营卫贯通期间，肺气为之动力。

卫气与宗气支持呼吸，从而构成以肺为主、以营卫宗气为用的功能体系，是为肺系。

2. 营气与呼吸　营乃水谷精气，循脉而行。营行于脉，赖心肺之气推动。营卫上注于肺，生成宗气，"以贯心脉行呼吸"。营化血而贯心脉，营血携呼吸之清气循脉达于周身，"以营四末"。营气化血，是肺朝百脉的基础。

3. 肺司呼吸不离营卫　肺主呼吸以营卫为用。营卫的生成、运行、气化与呼吸息息相关，同时，呼吸功能也依赖于营卫，营卫全程参与肺主呼吸的功能活动。

（1）肺主呼吸，以卫为本：呼吸不离营卫。肺司呼吸，全赖中焦支持。正如《灵枢·邪客》所云："五谷入于胃也，其糟粕、津液、宗气，分为三隧。故宗气积于胸中，出于喉咙，以贯心脉，而行呼吸焉。"

（2）营卫支持呼吸：营卫为呼吸供能。营卫失常则呼吸受损，呼吸受阻影响营卫。《医门法律·明营卫之法》云："人但知以口之气养营，惟知道者，以鼻之气养卫。养营者，不免纵口伤生。养卫者，服天气而通神明。"《四圣心源·气血原本》云："气统于肺，凡脏腑经络之气，皆肺气之所宣布也，其在脏腑则曰气，而在经络则为卫。"

慢阻肺发病分析

气壅息阻是慢阻肺病理特征。"慢性阻塞性肺疾病是一种以持续阻塞来自肺部的气流为特征的肺部疾病"，导致气壅息阻的原因众多。

1. 邪伤肺卫，呼吸受累 邪气犯肺是慢阻肺的常见病因。犯肺之邪有外感内生之分。在外责之六淫侵袭，或偶感疫疠之气，或秽浊之气侵犯肺卫。在内责之饮食不节、情志失调、调摄失宜，或禀赋不足，或久病劳欲，损伤脏腑阴阳营卫气血，造成阴阳偏颇，脏腑受损，呼吸受累，气机不畅。进而导致痰浊内生，水饮内停，瘀血阻滞，邪阻气壅，呼吸不利。内外合邪，其病越发缠绵。《医门法律·咳嗽论》云："人身有外邪，有内邪，有外内合邪，有外邪已去，而内邪不解，有内邪已除，而外邪未尽。"邪阻肺卫，肺失宣降，气壅息阻。

（1）卫失固护，邪乘虚入：正虚邪入是肺系疾病发病的基本规律。营卫布散及功能发挥与腠理密切相关，人身内外上下皆有腠理，腠理为通行营卫气血之门户，赖卫气司之，营血濡之。营卫空虚，腠理疏松，邪入伤人。正气亏虚，在外则卫不能固护，邪易内侵；在内则营卫失调，脏腑失和，气化失常，气机不畅，邪由内生。《临证指南医案·咳嗽》云："宿病营卫两虚，兹当燥气上犯，暴凉外侮，气馁卫怯，肺先受邪。"《伤寒论翼·太阳病解》云："营卫行于表，而发源于心肺，故太阳病则营卫病，营卫病则心肺病矣。"

（2）肺疾日久，邪结气壅：肺气郁滞，诸邪遂生。久病肺疾，每致正虚邪结，呼吸不利，肺气因而壅滞。感冒、咳嗽、喘证、哮病等反复发作，日久不愈，邪结正虚，肺气不畅，呼吸受阻，气机不利，肺气壅滞，宣肃失职，营卫津液运行失常，痰浊瘀血水饮内生。

（3）痰瘀蕴肺，肺卫损伤：虚处留邪。邪结肺郁，气化失常，津液停则痰生，血滞则成瘀。痰浊瘀血壅阻于肺，肺气日益不利，气息不畅。营卫宗气受阻，气化失常，病情不断加重。

（4）肺卫受损，累及脾胃：脾胃与肺同为后天之本，土能生金。营卫不充，腠理不固，感受外邪，以致咳喘、痰饮等病证反复发作。经久不愈，肺卫损伤，子盗母气，累及脾胃，肺脾共病。呼吸阻塞，脾胃失养，升降不利，运化失司，痰湿内生，上干于肺；脾胃受伤，营卫生化不足，谷气不充，肺气虚损，肌肉失养，呼吸受累，日益加重。

2. 脏腑损伤，阻塞呼吸 一呼一吸，命曰一息。呼吸受阻，故曰息阻。气道不利，呼吸不畅贯穿慢阻肺病程始终，息阻是本病基本病机环节。息阻既能准确表述中医对慢阻肺病机的认识，且与慢阻肺纹理皆吻合，因而，建议用息阻作为慢阻肺中医病名。

（1）肺脾肾共同完成呼吸运动：营卫宗气为呼吸之用。呼吸由多脏腑共同完成，其主在肺。卫气出于三焦，三焦不离肺脾肾，呼吸虽由肺主，其根在肾，升降之机在脾胃。正如《难经·四难》所说"呼出心与肺，吸入肾与肝，呼吸之间，脾也"。《医门法律·辨息论》云："呼出心肺主之；吸入肾肝主之；呼吸之中，脾胃主之。故惟脾胃所主中焦，为呼吸之总持。"

（2）病在肺系，气道壅阻：天气通于肺。诸气膹郁，其责在肺。《临证指南医案·咳嗽》云："肺为呼吸之橐，位居最高，受脏腑上朝之清气，清肃之体，性主乎降，又为娇脏，不耐邪侵。"本病病位在肺，基本病机是气道阻滞不畅；日久不愈，损伤肺络、肺管、肺体，肺气胀满，不能敛降。终则由气及血，肺损及心，肺朝百脉失常，心主血脉受累，气壅息阻，营卫涩滞，津停血瘀。

（3）气道壅阻：卫失固护，邪由外感，或自内生，伤及肺系，壅阻气道，呼吸受阻，气息不畅，清气难入，浊气不出，宗气不达。久病则卫气亏虚，呼吸无力；邪结气道，气壅息阻。

（4）聚肺关胃：呼吸与肺胃相关。呼吸以营卫为基础，肺胃为之宣肃。《医门法律·辨息论》云："益见布息之气，关通肺胃。"肺脉起于中焦，营卫贯通肺胃，肺胃病则影响呼吸。肺胃损伤，气机不利，引发营卫、宗气病变，影响气道，妨碍呼吸。

1）肺胃气机以降为主：肺主肃降，胃主和降。《医学三字经·脏腑》云："又胃者，卫也。水谷入胃，游溢精气，上出于肺，畅达四肢，布护周身，足以卫外而为固也。"

2）脾胃参与呼吸：五气五味，分入肺胃。五味入胃化生营卫，五气入肺汲取清气。营卫之气循手太阴经脉入肺，合成宗气以行呼吸。此外，呼吸之动力源自肌肉收缩，故呼吸之主在肺，而其所以能动者则由肌肉。肌肉依赖卫气温养，卫气源自水谷，化于胃转输于脾。可知，脾胃通过多个环节参与完成呼吸运动，故脾主肌肉，为研究慢阻肺所必须重视。慢阻肺呼吸无力，必须考虑呼吸肌疲劳，临床机械通气就是替代呼吸肌收缩。

3）肺胃损伤，营卫受累，呼吸失常：肺胃气机失常，累及呼吸。邪阻肺胃，肺气失宣，胃失和降，呼吸不利；正虚邪结，气道不畅，气阻息壅。咳嗽是慢阻肺最常见的症状，陈修园《医学三字经·咳嗽》云："然肺为气之市，诸气上逆于肺，则呛而咳。""盖胃中水谷之气，不能如雾上蒸于肺，而转溉诸脏，只是留积于胃中，随热气而化为痰，随寒气而化为饮。胃中既为痰饮所滞，则输肺之气亦必不清，而为诸咳之患矣。"

（5）肾元虚损，呼吸衰惫：呼吸以肾为根。元气下藏于肾，即是肾主纳气，能助呼吸。久病损伤，年老体虚，元气不足，肾元虚衰，纳气失职，呼吸困难。"卫出下焦"，肾气不充，卫出下焦受累，影响呼吸。

3. 慢阻肺急性加重的原因　呼吸是慢阻肺病情变化的标志。患者呼吸较平常恶化是为慢阻肺急性加重，通常与患者体内包括肺内感染相关。病毒感染是加重的最常见原因，细菌以及其他病原体也可引起。有研究指出，急性加重也可由来自环境中的刺激性物质（如严重空气污染）引发。其他原因包括天气变化、活动过量、睡眠不足或跑步。无论是病原存在于体内，还是空气污染、天气变化、活动过量、睡眠不足或未知原因，皆与营卫失常相关。

（1）营卫失常是慢阻肺发病的基础：营行于脉，贯穿脏腑；卫行脉外，司腠理开合，卫外御邪。体内病原相当于邪气内伏，伺机致病。调摄失宜，内外不和，损伤营卫，御邪防病功能受损，邪气犯肺，累及呼吸。

（2）空气污染，天气变化，损伤营卫：肺气通天。清气养肺宜人，浊气损肺伤身。天气秽浊，肺脏受损，累及营卫宗气，损害呼吸。

1）空气污染，浊邪伤肺：肺能吸清呼浊。吸烟或空气污染，天气秽浊，浊气入肺，肺气受损，影响宗气生成，营卫之气因之失去生机；肺卫损伤日趋加重，呼吸功能日损。当代有关雾霾、尘肺、各种有害气体中毒等的研究，从不同方面证实浊气伤肺，影响呼吸，损害营卫，乃至危及生命。

2）天气异常，伤及肺卫：天有晴雨冷暖燥湿。自然之寒热温凉波动，或燥湿秽毒等邪气弥漫，通过口鼻皮毛影响肺卫。肺卫受损，呼吸与卫外功能失常加重。

（3）过劳耗气：劳伤元气。运动过量，损伤营卫气血，卫外因之不固，邪伤肺卫，久伤元气。

（4）睡眠不足，营卫失常：阳入于阴则寐。营卫影响睡眠，睡眠障碍也会累及营卫。有研究发现，慢阻肺患者睡眠质量较差。睡眠损害必然使营卫出入异常，营卫失和，累及于肺，呼吸受损，气壅息阻。呼吸与营卫之气不可须臾相离，营卫特别是卫气失常，必然累及呼吸。

卫气失常是慢阻肺病机关键

1. 卫气失常与慢阻肺发病

（1）卫不固外，邪气犯肺：肺主皮毛。卫外不固，外邪自口鼻皮毛侵犯肺卫，肺气失宣，引发咳嗽、哮病、喘证等肺系病证，诸疾不已，久损肺气。《临证指南医案·咳嗽》云"风邪阻于肺卫，咳嗽面浮""湿郁温邪，阻遏肺气"。

（2）反复感邪，肺气受损：肺卫受邪，卫气损伤，御邪无能，反复感受外邪，损伤肺气、肺阴，呼吸失于主持。《圣济总录·肺虚》云："肺脏气虚，触冒风冷，呼吸邪气，喘促痞闷。"

（3）肺卫失和，痰瘀内生：肺朝百脉，通调水道。诸邪犯肺，肺失宣肃，卫气不和，气化失常，津停为痰，血滞为瘀。痰瘀皆为有形之邪，停滞于肺，壅阻气道，妨碍呼吸，以致息阻。《金匮翼·喘统论》云："肺虚如器而不容物，痰热实之，则气不得宣，呼吸壅滞，喘急妨闷，胸膈痞痛彻背。"

（4）饮食所伤，痰饮犯肺：肺为储痰之器。饮食伤胃，导致营卫失常，气化失司，痰湿蕴热内生，妨碍气机升降，干肺壅气。

　　1）痰湿犯肺：脾为生痰之源。食伤脾胃，生痰干肺，壅阻息道。《金匮翼·咳嗽统论》云："食积咳嗽者，谷肉过多，停凝不化，转为败浊，随呼吸之气而上溢入肺。"

　　2）水饮犯肺：形寒寒饮则伤肺。饮食生冷，损伤阳气，水饮不化，上泛于肺。饮食变生痰饮，则不能化生营卫，故痰饮内盛。一则阳气不振，水饮内停；一则营卫不充，呼吸与卫外无助。

　　3）痰热壅肺：痰浊内蕴，日久化热；或饮食肥厚，积久则生痰蕴热犯肺；或因热邪壅肺，煎熬津液，以致痰热内生，壅结在肺。《血证论·咳嗽》云："痰火凝结，咳逆发渴，喉中痰滞者，由于津液不散，阻塞气道。"诸邪化热，蕴结在肺。有形之痰浊、水饮、瘀血阻滞于肺，是本病过程中常见且重要的病理因素。《金匮要略浅注·肺痿肺痈咳嗽上气病脉证治》云："肺病则津液不能布化，停贮胸中，得热煎熬，变为涎沫，侵肺作咳，唾之不已。"

　　（5）营阴不足，津亏液少，肺燥气壅：肺为娇脏，不耐邪扰。外感内伤，助热伤津，津亏液燥，燥则干涩，气道不利，肺失清肃，呼吸不畅。《顾松园医镜·燥》云："温从燥生也。燥热相合，则肺气失清肃下行之令，以致上逆而为咳为喘，为痞塞不通。"

　　（6）气阴亏虚，易感温热：内里无伏热，不易受外感。烦劳损伤气阴，气虚则不固，易感外邪；阴虚则内热，内热蕴结，易感温热邪气。《临证指南医案·咳嗽》云："近因劳烦，令阳气弛张，致风温过肺卫以扰心营。"肺卫不固，温热伤肺，壅气伤津，灼肺损络，呼吸不利。

　　2. 脏腑病变，肺卫受损，气壅息阻　脏腑损伤，气机不利，邪气阻肺，导致气道不畅，肌肉疲劳，呼吸困难。卫失固护，邪气犯肺为初始病机，且存在于疾病全程。卫外失和，邪自外感，内伤脏腑，损及肺卫，气化失司，导致痰浊、气郁、水饮、瘀血因而内生。

　　（1）气道闭窒，呼吸壅阻：外邪阻滞，浊气瘀塞，气机不利，呼吸困阻。《景岳全书·痰饮》云："风寒之痰，以邪自皮毛内袭于肺，肺气不清，乃致生痰。"

　　（2）初病在肺，日久损及脾肾：肺脾肾与营卫、呼吸密切相关。慢阻肺初病在肺，日久累及脾肾。肺气损伤，子盗母气；或母病及子，土不生金，痰湿上犯。劳伤卫气，气虚则呼吸无力，病情渐重。《圣济总录·肺虚》云："脾气亏乏，不能生肺，而肺气不足，多感风邪。"

　　（3）肺脾气虚，呼吸无力：肺主呼吸以卫气为用。内外邪气壅塞气道，呼吸为之不利；久则气壅息阻，喘憋不已，肌肉疲惫，肺脾之气日耗，呼吸无力，甚则喘促倚息气短，动辄益甚。

　　（4）宗气受损，呼吸衰惫：营卫源自饮食，能生成宗气。《灵枢·五味》云："谷始入于胃，其精微者，先出于胃之两焦，以溉五脏，别出两行，营卫之道。其大气之抟而不行者，积于胸中，命曰气海，出于肺，循喉咽，故呼则出，吸则入。"营卫失常，影响宗气，累及呼吸，气息壅阻。

　　（5）息阻气塞，肺气胀满：肺主一身之气。肺卫损伤，宗气受累，呼吸不利，气壅息阻，气满肺胀，一身之气为之不畅。

　　3. 卫气失常贯穿慢阻肺全过程

　　（1）呼吸依赖卫气：卫气在肺行呼吸。卫气固护腠理，抵御和祛除外邪，调畅脏腑气机，制约和祛除内生之邪。畅利气道，宣布肺气，调节呼吸。

　　（2）卫气损伤，发生慢阻肺：卫气为百病母。卫外失固，肺气受损，呼吸不利，气化失常，影响津液血液运行，呼吸日益受阻。

　　（3）久病损伤卫气：慢阻肺痰瘀阻滞，气息壅阻，气道欠畅，呼吸费力，日久劳损，以致呼吸无力而衰竭，其责总在肺胃与肌肉。

卫气失常启动慢阻肺病理过程

　　息阻与卫气失常互为影响。卫气失常贯穿慢阻肺全程，也是其发病的关键环节。虚、痰、瘀被诸多医家认为是慢阻肺的基本病理因素，卫气失常启动并贯穿痰浊瘀滞、肺阻络痹的慢阻肺病程始终。

　　1. 卫气失常，气化失司　营卫和调，百体皆安。《景岳全书·非风》云"使果营卫和调，则津自津，血自血，何痰之有"？卫气失常，呼吸不利，诸气因而膹郁，脏腑气机郁滞，营卫不行，气血阻滞，津液不化。

2. 痰瘀蕴肺是慢阻肺常见病理因素　肺气失宣，卫气失常，邪自内生。痰浊瘀血壅滞，肺络瘀塞，肺气不利，呼吸日渐不畅，发生咳嗽、咳痰、喘促气急、胸闷胀窒。《血证论·咳嗽》云："盖人身气道，不可有塞滞。内有瘀血，则阻碍气道，不得升降，是以壅而为咳。"

3. 营卫失和，肺络壅塞　络脉遍布脏腑百骸，营卫循行其中。卫气失和，营卫循行失常，息阻气壅，加之痰浊瘀血蕴结在肺，肺气痹滞，肺络瘀塞，久病入络，其病缠绵。

4. 久病必虚，肺虚邪结　缠绵难愈是慢阻肺的临床特点。久病正虚，肺虚邪结是其共同病机。肺气不足，肺阴亏虚，肺阳损伤，气阴两虚，临证常见。虚处留邪，痰浊瘀血水饮随正气亏虚而内生，留滞结聚，瘀塞肺络。

通调营卫是防治慢阻肺的基本原则

实践证明，慢阻肺防重于治，防优于治。以上基于营卫失调，特别是卫气失常探讨了慢阻肺发病与病机。卫气失常存在于慢阻肺病程始终，并且与慢阻肺病机互为影响。因此，通调营卫就成为防治慢阻肺的基本原则。

防治慢阻肺要立足肺卫。百病皆生于气。卫气失常贯穿慢阻肺全程，因此，卫气失常是探索慢阻肺病机与防治的最佳切入点。临证以解除气壅息阻、畅利息道为着眼点，从卫气失常入手，通调营卫，补肺固表，培补脾肾，化痰祛瘀，宣痹通络，以解除息阻，畅利呼吸是临床防治慢阻肺的基本目标。

卫气失常、气壅息阻贯穿于慢阻肺病程始终。肺为气之主，营卫是肺司呼吸的功能基础。各种原因导致营卫病变，特别是卫气失常与慢阻肺发病密切相关。卫气失常，肺失治节，气壅息阻，势必影响营血津液运行，终致痰浊、水饮、瘀血等病理产物形成与堆积；邪气阻滞，损伤肺气，正虚邪结，进一步加重气壅息阻，久则导致肺气胀满，缠绵难愈。据此，提出通调营卫是防治慢阻肺的基本原则。

217　从三焦气化辨治慢性阻塞性肺疾病

慢性阻塞性肺疾病（COPD）是一种具有气道气流受限为特征的疾病，气流受限不完全可逆、呈进行性发展，与肺部对有害颗粒物或有害气体异常炎性反应有关。COPD临床常见的老年病，根据其症状特点，属于中医学"肺胀"范畴。临床研究表明，COPD的主要病机是气阳亏虚、痰瘀伏肺，但究其缘由与三焦气化不利相关，学者叶文彬等从三焦气化论治COPD做了探析。

三焦气化失司是 COPD 的根本病机

从COPD本虚的规律来看，很难将其定位在某一脏，也很难说是元气、宗气或卫气单一的虚损。气阳亏虚实际涵盖了元气、宗气和卫气之虚，比肺虚、脾虚、肾虚或称肺脾肾虚有更宽和更广的包容性。三焦主持诸气，总司全身的气机与气化，是水液运行的通道。五脏通过三焦气化紧密联系，三焦气化为气化生的关键。因此，COPD之气阳虚衰的本质是三焦气化无权，导致气机升降出入异常和痰饮瘀血化生。

1. 三焦气化无权是气阳亏虚之本　人身之气均为肺所主，《素问·五脏生成》云"诸气者，皆属于肺"。肺主"一身之气"是指肺主一身真气，真气包括先天之气和后天之气，如元气、宗气、营气、卫气等，即肺通过呼吸而参与气的生成和调节气机行呼吸之权。元气、宗气、营气、卫气主要对应为"上焦气化""中焦气化"和"下焦气化"的三焦所主及所化生，且均靠机体整体功能所产生。三焦气化化生的人身诸气，通过三焦升降出入而运行周身，运行于上焦，与心肺天阳之气结合而为宗气；通过肺之宣降，在中焦的"受气取汁"，和脾的升清变化结合而为营卫之气；降至下焦，与肾先天之精结合而为元气；并通过三焦的升降出入通道运行汇合为人体真气，而荣养周身。宗气是肺主一身之气之使，宗气贯心脉行气血而温养各脏腑组织和维持其正常活动。COPD为长年痼疾，三焦气化无权，首先影响宗气的生成，进而影响全身之气的生成，最终导致多脏器气阳虚衰。

2. 三焦气化失司是气机逆乱、痰饮瘀血之源　肺的宣发与肃降与上焦宣发、中焦脾胃运化枢机及下焦肾元温煦固摄密切相关。上焦气化失司，则肺失肃降，难于将吸入的清气向下布散，影响肾之纳气功能，二者相互作用、相互影响。中焦脾胃为全身气机之枢纽，脾胃升降失常，气机出入不畅，则肾之纳气功能失常。在肝主升发的作用下，肾元之气温煦推动中焦脾胃的运化腐熟功能，并得水谷之气的资养；出于上焦，与肺系吸入的天阳之气相合。三焦气化无权则宗气生成无源导致肺失肃降，中焦运化失司则气机壅滞，先天之精无以培育则纳气无本，三者均可影响肺主导的气机升降出入，导致气机逆乱诸症。

痰瘀互结为COPD常见的病理产物，也是本病缠绵难愈的原因之一。痰瘀的化生与上中下三焦均有关，以下焦肾元虚损为先。上焦气化失司，肺失宣降，水道不利，则聚水生痰；中焦化失司，脾失健运，水湿内生，则凝聚生痰；下焦气化失司，肾之蒸腾气化失常，水液不得蒸化，津液失布，亦能聚水生痰。瘀既可由痰导致，又可由三焦气化失司导致。痰浊停聚于脉络内外，阻滞络中气机，由气滞导致络中血行不利而产生瘀血。

通调三焦、益气温阳贯穿 COPD 治疗的全程

COPD 在演变过程中，三焦气化无权导致气阳亏虚和痰浊瘀血两个问题并存，必须标本兼治、攻补兼施以恢复三焦气化功能作为 COPD 治疗的基本原则。

1. 顾护阳气、通调三焦是 COPD 急性加重期祛邪伏火的基础　洪广祥等认为，COPD 由外感六淫、饮食失宜、劳倦过度、情志失调等诱发，以外感风寒为主要诱因。目前中医药治疗 COPD，多采用"急性期祛邪治标、缓解期扶正固本"的原则。但临床发现，COPD 急性发作多见于秋冬寒冷季节，不少患者外感症状并不明显，而以虚损痰喘的症状为主。《素问·四气调神大论》云："故阴阳四时者，万物之终始也，死生之本也。"指出天地阴阳之气是万物生化的根本，四时气候的变化，天地阴阳的盛衰也影响人体的阴阳平衡，因此，气阳亏虚之体缺乏天地阳气的资助是 COPD 急性发作的主要原因。虚阳亢奋和虚阳衰沉是气阳亏虚这一问题的两个方面，阳虚生虚寒是言其常，阳虚不能潜藏而亢奋浮越言其变，阳虚津液不化生痰饮，阳虚浮火和痰浊搏结则化生虚火痰热，因此，气阳亏虚是 COPD 痰浊寒化或热化的共同基础。

COPD 急性发作期的痰饮瘀血和正气虚衰均明显，表现为乏力、气喘、腹胀、纳少或发热等症状。COPD 急性发作期以本虚标实多见，本虚是产生标实的基础。元气是攻邪治标的基础，在 COPD 三焦气化无权、气阳亏虚的前提下，急性发作期仅仅强调驱邪平喘治标往往难于如愿。故 COPD 急性发作期当以"标本兼治，治本为主"，不能忽略顾护阳气，应在通调三焦的基础上加大温阳益气的力度，进而改善水液代谢功能，三焦通调则虚火、痰瘀自可消散于无形，攻邪诸法在于顺水推舟。临床也发现，COPD 患者对益气温阳方药有较强的适应性和耐受力，即使有化热或伤阴的患者，在正确处理正虚邪实和阴阳寒热的前提下，根据"阴阳互根"的理论，坚持益气温阳原则，对稳定病情、改善症状、调节机体免疫力和控制病势的发展有着十分重要的作用。

2. 扶正固元、涤荡余邪是 COPD 稳定期的重要治法　COPD 气阳亏虚由轻渐重，而痰、瘀贯穿始终，稳定期以虚、痰、瘀三者相合为患，形成 COPD 稳定期的主要病机特点。三焦气化无权是气阳亏虚之本，也是气机逆乱、痰饮瘀血产生的根源。痰瘀互结阻于气道，不但疾病缠绵难愈，更易耗损正气，故虚实并见、互为因果是 COPD 稳定期病机特点。

COPD 稳定期以肺、脾、肾三脏虚损而分别论治的观点由来已久，但不能体现三焦气化无权、肺脾肾多脏器气阳亏虚这一基本病机。COPD 稳定期扶正培元的重要性无需多言，但从肺、脾、肾三脏分别论治气阳亏虚忽视了肺脾肾三脏是以三焦为媒介构成的有机整体，以健运脾胃为基础通调三焦可多靶点培补肺、脾、肾三脏气阳不足。临床证实，仅以补虚论治而忽视痰瘀伏火容易导致 COPD 反复发作。COPD 的急性发作期和稳定期的基本病理基础是一致的，但发病各有侧重，急性发作期虽以标实为主，但气阳虚损不可忽略，处于正虚邪盛的状态；稳定期虽以气阳亏虚为主，但痰饮瘀血互结不容小视，处于正虚邪恋的状态，COPD 稳定期如不重视调理三焦气机，从肺脾肾多脏器温阳益气，则不能遏制痰饮瘀血、内生虚火的病理基础；如不重视痰瘀余邪则容易急性发作，无异于关门留寇。临床发现，COPD 稳定期咳痰、发热等症状多不明显，此时舌苔、脉象是辨邪的重要根据。右寸（肺）脉滑和右关（脾）脉弦滑突出是痰浊留邪的常见脉象；舌质暗红、苔薄黄水润或脉浮大无力为阳损虚浮越而致虚火上浮之征。所以，COPD 稳定期在通调三焦、补益肺肾、健运脾胃的基础上，不忘化痰利气、活血通脉、清退虚火等治疗。

益气温阳贵在通调三焦

COPD 是在三焦气化失司基础上，多个脏器气阳虚衰的疾病，其治疗不能只着眼于上焦、中焦或下焦某一气化环节，或肺、脾、肾某一脏器的气阳亏虚，必须在三焦整体气化的基础上，统筹多脏器治疗

气阳亏虚。清代医家吴鞠通对于内伤疾病的三焦辨证，按脏腑辨别病位，按脏腑的体用不同选方用药，他在《医医病书·治内伤须辨明阴阳三焦论》中云："必究上中下三焦所损何处。补上焦以清华灵空；补中焦以脾胃之体用各适其性，使阴阳两不相奸为要；补下焦之阴，以收藏纳缩为要。补下焦之阳，以流动充满为要……补上焦如鉴之空，补中焦如衡之平，补下焦如水之注。"可以看出，吴氏所创三焦辨证和脏腑定位并不冲突。因此，针对 COPD 要根据上焦心肺、中焦脾胃和下焦肝肾各自病理产物的性质和阻滞的程度对通调三焦采取不同的策略，以保证在三焦气机通畅的基础上温阳益气。

1. 通调上焦在于宣降肺气　肺禀清虚之体，其用宣降。相对于 COPD 气阳亏虚的整体病机来说，肺之病机偏向于邪实壅滞，即在三焦气化无权、气阳亏虚的情况下，病理代谢产物阻滞于肺而引发 COPD。肺之病理产物主要来源于三方面：其一是脾失健运，聚津为痰，上储于肺，故有"脾为生痰之源，肺为痰贮之器物"之说；其二是气阳亏虚，虚阳上越而浮火上炎于肺；其三是肺之宣肃无权，浊气滞留于肺。因肺为娇脏，上焦肺之病以"上焦如羽，非轻不举"为治则，处方用药以轻清、宣散为主，多选用前胡、射干、细辛、防风等辛而不燥之药，少用麻黄以免耗伤气阴，但肺之宣发有赖于肺之肃降且与肾之摄纳密切相关，多选用法半夏、瓜蒌实、紫苏子、海浮石、紫石英降逆化痰，组方以肃肺降气为主。

2. 通调中焦在于温运脾胃　中焦脾胃是水谷精微代谢的枢纽，也是呼吸之气升降出入的转输通道。COPD 以三焦气化无权、气阳虚衰为基本病机，而子盗母气或火不暖土均可使脾不能运化升清，胃不能腐熟降浊，表现为中焦气滞而脘腹胀满。中焦气滞则脾不能升清以养肺，肺不能降气以归肾。故温运中焦、消食导滞可以使脾胃勃发生机，洒陈五脏，顺通六腑，从而使肺脏摄入的清气，通过中焦脾胃的流转最终为肾所摄纳。如《景岳全书》云："人之自生至老，凡先天之有不足者，但得后天培养之功，则补天之功，亦可居其强半，此脾胃之气所关乎人生者不小。"指出中焦脾胃的运化升降是培补先天之本，临床上多取人参、黄芪、甘草资生元气、补益中气、化生肺气；取干姜、附子温补下焦，补火生土，取桂枝通行三焦阳气，使肺脾肾三脏阳气以三焦为通道互相资生；取神曲、炒莱菔子运化中州、消痰下气，使上焦肺腑恢复清透空灵之性；陈皮、厚朴理气调中，配合温阳益气以升清降浊。补气药和消导药合用是温通中焦的关键，单纯补气则中焦郁滞虚不受补，中州阳气不足则消痰下气难以建功。张旭等研究认为，莱菔子和人参同煎影响人参皂苷的溶出。在实践中把人参另煎与莱菔子复方煎剂兑服，使人参和莱菔子相畏相使，补而不滞，避免莱菔子和人参同煎影响人参皂苷的溶出。

结合 COPD 的临床演变规律发现，脾胃虚弱、中焦壅滞为其逐渐加重抑或减轻的重要转折点，如《素问·五脏生成》云"咳嗽上气，厥在胸中，过在手阳明、太阴"，故温运中焦脾胃是温阳益气、通调三焦的关键。

3. 通调下焦在于肾气沉纳　人体的呼吸运动，虽为肺所主，但吸入之气，必须以三焦为通道下归于肾，由肾气为之摄纳，呼吸才能通畅、调匀。COPD 患者肾不纳气是三焦气机壅滞基础上产生的气机上逆，因此，通调下焦气机的关键在于沉镇摄纳，临床多用紫苏子、紫石英、沉香、龙骨等重镇入肾，降气固元。COPD 之肾虚，不是单纯的肾阴或肾阳的亏损，而多是以肾阴或肾阳之虚损为主所致的阴阳俱损，由是培补下焦真元要注重燮理阴阳，以达到阳中求阴或阴中求阳。气阳虚衰、浮火上炎者，在益气温阳的基础上加白芍、龙骨等酸甘养阴、重镇摄纳之品；气阳亏虚、阳损及阴者，一味滋阴降火可出现膜胀、腹泻等症状，给予益气养阴，阳中求阴佐以健运中焦之品可阴阳双补而解滋腻不化之虞。

三焦气化失司是 COPD 气阳亏虚、痰瘀伏肺的基础，以通调三焦统领温阳益气、祛邪伏火是中医论治 COPD 的基本大法。

验案举隅

患者，男，76 岁。因反复咳嗽咯痰气促 10 余年，加重 1 周，于 2014 年 10 月 5 日入院。入院症见神清神疲，口唇发绀，咳白黏痰，动则气喘，口干少饮，脘腹胀闷，进食加重，矢气则舒，大便干结，

1 次/2～3 d，双下肢凹陷性浮肿。体格检查：面色潮红，形体适中，口唇发绀，颈静脉怒张；桶状胸，双肺叩诊过清音，听诊双肺呼吸音减弱，双肺底闻及细湿啰音；心界叩不清，心率 90 次/min，律齐，各瓣膜听诊区未闻及病理性杂音；双下肢凹陷性浮肿；舌暗红，苔浊腻，脉浮大重按无力。血常规：WBC 5.63×10⁹/L。NEUT 64.34%；血气：pH 7.256，PCO_2 TC 67.8 mmHg，PO_2 TC 56.1 mmHg，SPO_2 90%；痰培养：正常菌群生长；胸片：慢性支气管炎、肺气肿并双侧胸腔少量积液。西医诊断为：①COPD 急性加重期；②呼吸衰竭（Ⅱ型）；③慢性肺源性心脏病（失代偿期）。中医诊断为肺胀（气阳亏虚，痰热雍肺）。治以通调三焦、温阳益气、消食导滞、豁痰泄浊。以保元煎合小陷胸汤加味。

处方：红参（另煎）10 g，炙黄芪 30 g，桂枝 10 g，桃仁 15 g，法半夏 15 g，瓜蒌 30 g，黄连 6 g，玄参 10 g，焦山楂 15 g，炒莱菔子 10 g，桃仁 15 g，炒神曲 15 g，紫石英 10 g，大黄粉（冲服）10 g。3 剂，上方加水 500 mL 煎至 150 mL，温服，每日 1 剂。并配合吴茱萸贴敷天突、定喘、关元穴位及吸氧等治疗。

二诊（2014 年 10 月 8 日）：药后大便通畅，每日 1 次，气促、腹胀明显减轻，时伴烦躁，舌暗红，苔白微腻，脉虚浮，沉取无力。虚阳外越之象明显，本虚之象突出，治以扶正为主，攻邪为辅，治以通调三焦、补肾纳气、健脾化痰、引火归元。上方去大黄、炒莱菔子，改黄连为 3 g，加肉桂 3 g，干姜 6 g，龙骨 30 g。5 日后患者精神明显好转，气促减轻。于 2014 年 10 月 16 日病情好转出院，并继续巩固治疗。随诊半年，患者病情稳定，未再出现急性发作。

按：患者病肺胀 10 余年，急性发作表现为痰多、气喘、腹胀便秘等痰浊雍滞气机征象，似乎是一派实证，但脉象浮大无力提示元气无根，舌质暗红苔薄黄而口干少饮是虚阳无力推动血行，阳虚浮火上炎则见苔黄、口干少饮、面红等戴阳之象。缘于三焦气化失司、气阳亏虚为本，阳虚浮火和痰浊博结雍滞气机为标，故全程以标本兼治，攻补兼为法。一则通行三焦阳气以降逆平喘，一则益气温阳、引火归元以消痰瘀于无形，双管齐下以获佳效。

218　调畅三焦气机辨治慢性阻塞性肺疾病

慢性阻塞性肺疾病（COPD，简称慢阻肺）是一种呼吸系统常见病，目前在全球死亡原因中位列第四，是公众共同面对的严峻挑战。中医学方面，根据 COPD 的主要临床表现，可归属于"肺胀""喘证"等疾病范畴，本病多由肺病迁延不愈发展而来，累及多脏腑，以肺、脾、肾为主，基本病机为脏腑虚损、痰瘀内阻而致气机逆乱。三焦通行气、水、血，与肺脾肾关系密切，可视为此三脏气机之关隘，学者姜云宁等从调畅三焦气机论述了 COPD 的治疗。

三焦概述

三焦为何，古往今来争议颇多。三焦一名首见于《内经》，《灵枢·本输》云："三焦者，中渎之腑……是孤之腑也。"三焦有形、无形之争由来颇久，或有认为，三焦即"油膜""网油""膜腠"的有形之说，或有按部位划分三焦、按六腑划分三焦的无形之说，众医家因对三焦形质的理解不同，因而对于疾病产生是否与三焦有关，以及三焦病变相关疾病的治疗方面，各有不同见地，有按部位三焦分而论治，也有将三焦视为一腑，通调而治等。姜云宁从三焦有形之论的方向入手，结合三焦"膜系管道"理论，认为人体脏腑按照所处位置及生理功能的不同来划分，可分为上、中、下三部分，包绕其周围的三焦就可以相应称为上、中、下焦。三焦通行诸气，是维持人体正常气机气化的重要部分，为决渎之官，能运送水液，又可运行水谷，助益营血化生，全身气、水、血皆与三焦有关。因三焦位置处于脏腑表里之间，沟通上下内外，故脏腑气机与三焦互相影响，相辅相成。

COPD 与三焦

1. COPD 与三焦气机　气是生命的本原，一身之气大致由元气、宗气、营气、卫气构成，诸气各司其职，又相互沟通调和，其有赖于三焦的调节作用，正如《难经》云："三焦者，原气之别使也，主通行三气，经历于五脏六腑。"元气化生自肾所藏先天之精，起到鼓舞脏腑经络生理活动的作用，三焦作为其别使，运送元气至各个脏腑，促进其余诸气的生成。水谷精微之气则是由脾胃运化而来，通过三焦输送，合于肺吸入的自然界清气则生成宗气，精华部分和慓悍滑利部分又分别化生为营气和卫气，继而经由三焦布散周身。

在气的运行方面，肺高居上焦，吐故纳新，宣发肃降，实现气向全身上下内外的布散作用；中焦脾胃能升清降浊，为全身脏腑气机升降之枢纽；肝肾位于下焦，肝以其疏泄功能协调全身气机，肾处下焦而纳气，摄纳肺所出之气，促进气机的向下运行，使气有根。由此可知，诸多脏腑参与气的运行，而三焦遍布脏腑之间，通行诸气，为气的升降出入提供场所，诸气通过三焦敷布于脏腑经络、四肢百骸，即"三焦者……总领五脏六腑、营卫、经络、内外、左右、上下之气也"。三焦气机调畅，升降出入各循其道，诸气方能发挥其正常功用，使五脏调和而不病。

本研究团队在多年研究的基础上认为，COPD 首要病机即为涉及以肺为主的多脏腑的气机逆乱。起因多是肺病迁延，日久不愈，使肺气耗伤，肺气亏虚则卫外不固，易被邪侵，外邪扰乱肺内气机正常运行，宣肃失常，气机逆乱于肺间，则肺气胀满于胸，喘息咳嗽。三焦为气机之通路，肺气不畅阻碍了三焦气的正常运行，其他脏腑与三焦相连，继发气机不畅，下焦出现肾不纳气，如气无根，气短难以接续，中焦内脾胃转枢功能减弱，浊气积聚不行而胸闷、脘腹胀满。脏腑气机逆乱，加之三焦输送不及，必然阻碍气化，先为本脏亏虚，逐渐累及一身之气。肺脾虚衰，气化不行，使宗气化生乏源，失其贯心脉、行呼吸之能，呼吸不畅，喘憋气短，又有卫气亏损，体虚易感外邪，导致咳喘反复发作；肾气不足，肾中气化受阻，先天之精难以化生元气，诸脏腑失于鼓舞，进一步加重宗气虚损，故治疗当以通调气机为先。

2. COPD与三焦决渎　水液的生成与输布以肺、脾、肾三脏为主导，肺作为水之上源，通过肺气的宣发和肃降实现了肺主司行水的功能，输布津液，流注全身，发挥其濡养作用；下焦肾脏利用肾阳的温煦作用，实现水液的蒸腾气化，水液中轻清者上归肺脾，浊重者下入膀胱，成为尿液排出体外；脾居中焦，运化水液既向上输送至肺，助其布散全身，又向下运送至肾，助水液向外排泄。另有小肠泌别清浊，大肠传导津液等，诸多脏腑都参与了水液的输布，三焦在其中发挥重要作用。经云"三焦者，决渎之官，水道出焉"，三焦连接诸脏腑，在肺、脾、肾三脏互相输送水液的过程中，为水液运行提供道路，又因为三焦有通行诸气之功，与决渎之能相辅相成，气的运行可以起到疏通水道，促进水液运行的作用，而水道通利也同样有助于气机畅达。

基于脏腑气机逆乱的病机，肺宣肃失常，通调水道的功能受损，脾运化水液或肾阳蒸腾气化的作用停滞，皆可使水液运行不畅，不能正常布散周身，故化为痰饮，成为COPD的主要病理产物之一。三焦包绕于诸脏之外，协调周身水液运行，无论哪一脏腑水液失调，都会引起三焦水道不畅、决渎失司，进而累及其他脏腑，形成湿邪，聚集于脏腑成为痰饮，出现痰浊阻肺、痰湿困脾等证候，所以多见COPD患者伴有咳嗽、咳痰，或纳差食少、便溏，甚至蒙蔽心神，出现神昏等，故治疗当去菀陈莝，消痰化饮以恢复水液、气机正常运行。

3. COPD与三焦血运　饮食物进入脾胃，经运化而产生水谷精微物质，三焦为元气别使，通行元气入脾胃，使元气与水谷精微相合，化生营血，通过三焦将营血向外输布；脉为血府，由心所主，故心为血液运行提供场所以及推动力，肺朝百脉，助心行血，同样起到推动血液运行的作用，脾的统血以及肝的藏血，也有调节血运的功能；三焦虽不是血液循环的主要场所，但新血的化生以及脏腑与脉络之间的联系仍需依靠三焦的桥梁作用。

瘀血是COPD另一病理产物，肺气不利，影响三焦气机的升降出入，血液运行失去气的推动，或因气机逆乱而运行无序，极易产生瘀血，在内阻滞肺气宣肃，又能与痰浊相搏结，留于肺络，固定不移，败坏形体而成"微型癥瘕"，由无形的气机阻滞演变为有形实邪痹阻于肺，成为COPD久治不愈的原因之一。痰瘀互结在外阻滞三焦气机，可累及肺以外其他脏腑，影响脾胃化生新血，营血日渐耗损，造成脏腑虚衰，或痰瘀痹阻心脉造成危急重症。故治疗当参朱丹溪之论，调气活血，使"气血冲和，万病不生"。

调畅三焦气机治疗COPD

"出入废则神机化灭，升降息则气立孤危"，天地万物循此而不废，人亦应之，人体依赖气机升降出入来沟通脏腑肢节，维持人体内在平衡与稳定，气的稳定运行对人体的生命活动尤为重要，故曰"气和而生"。"五脏元真通畅，人即安和"，此前已有医家提出，"三焦通，则内外左右上下皆通"，通过疏利三焦治疗三焦郁滞状态，治疗累及多脏腑的内科疑难杂症。COPD病位涉及以肺脾肾为主的多个脏腑，病机则是气、水、血多方面同病，三焦包绕诸多脏腑，生理功能也同样涉及气、水、血，所以可从调畅三焦着手治疗COPD。依照"三焦膜系管道"这一模型着眼于治疗，可从三个方面讨论，即管道的入口、通路和出口，三焦与脏腑相连处即为管道入口，三焦主体遍布周身沟通上下内外为通路，肌表、胃肠与外界沟通频繁，三焦与其相连处可视为出口，治疗COPD可仔细审察此三处，发现气机逆乱原因之所在，随证治之。

1. 入口——补益脏腑，调畅三焦　脏腑之气不足，无法充盈三焦，推动三焦内气机运行，则气机停滞甚或逆乱，又使三焦气化不行，水液失司而生痰饮。由此可见，通过补益脏腑来推动三焦气机，恢复三焦气化，是调畅三焦的重要部分。COPD 的脏腑虚损大多为肺、脾、肾虚，此三脏分别处于上中下三焦，故补肺脾肾可以相应的调畅三焦的不同位置，从而最大范围的调理三焦气机。

恢复上焦气化重在补益肺气，助肺通调水道，多选用生黄芪，入肺脾两经，补气兼有升提气机之效，张锡纯升陷汤中即重用黄芪升提下陷之胸中大气，同时鼓动气机回归上焦，调畅上焦之气。补脾代表方剂有四君子汤、补中益气汤等，党参、太子参益肺健脾，白术、白扁豆、茯苓、甘草等健运脾胃，恢复脾胃运化功能，助益中焦气化，同时推动气机正常运行，恢复中焦枢纽之能。肾脏化生元气，故补肾填精、扶助肾气，既助益元阳，恢复下焦蒸腾气化之能，又摄纳下行气机，如金匮肾气丸、六味地黄丸等，熟地黄、山茱萸肝肾同补，滋养阴精，芡实补脾固肾，助脾肾之气，黄精肺脾肾兼顾，气阴双补；若日久气损及阳，又可选用"能引补气药行十二经，以追复散失之元阳"的附子补火助阳。补益诸脏腑，使脏腑气盛，一则有助三焦气化，再则使三焦气机循环之源充盈，推动三焦气机。

2. 通路——复其决渎，畅达气机 COPD 本虚标实，痰瘀为其中实邪，妨碍脏腑正常生理功能，同时也阻碍三焦气机，精微物质的输送随即受阻，如溪流减缓而沉积泥沙，加重痰瘀积聚，故维持三焦通路之中气机畅达，也是从调畅三焦治疗慢阻肺的重要部分。三焦为决渎之官，欲调畅三焦气机，渗利水湿、消除痰饮，恢复水液正常运行应视为治疗关键，根据 COPD 累及肺脾肾的病位特点，治疗有上中下焦的不同侧重。

上焦如雾，调畅上焦宜助水液布散，麻黄、杏仁等开宣肺气，温化上焦水液，使气机向上向外运行，紫苏子、桑白皮化痰，葶苈子、冬瓜仁泻肺利水，疏利上焦通路，又主肃降，使气机向下接续中、下二焦；中焦如沤，应化湿祛痰，恢复脾胃运化，以疏利中焦通路，如薏苡仁、茯苓利水渗湿，藿香、佩兰醒脾化湿，陈皮、法半夏燥湿化痰等；下焦如渎，中、上二焦之气行至此，如沟渠分流，清者凭借元阳鼓动而上行，浊者走二便排出，故疏利下焦通路，一则用温通之品助阳化气，如桂枝，再则以泽泻、猪苓、茯苓皮、冬瓜皮等淡渗通导，引水湿下行排出体外，同时，水道通利，阳气则通，亦有助下焦气化。此外，多配伍调气药味，如柴胡、厚朴、枳壳等，取气行则水行之意，与朱丹溪之"善治痰者，不治痰而治气"相合；而三焦通路内若有痰瘀胶结日久，顽固难解，在祛湿化痰的同时，可选用海浮石、白芥子等药，使顽痰软散而解；瘀血内结，则可选用水蛭、地龙、桃仁、皂角刺等逐瘀力强者，以消癥瘕。

3. 出口——驱散外邪，畅通三焦 COPD 的反复急性加重是导致疾病进展、迁延难愈的重要原因，急性加重多因外邪引发，三焦沟通内外，预防 COPD 急性加重，须驱散三焦内邪气，阻止外来之邪扰乱三焦气机，进而保护三焦所包绕的脏腑不受邪侵。

外邪侵袭，若非疫疠之邪横行，多归咎于六淫邪气，不外风寒暑湿燥火，大多先犯皮毛，皮毛者肺之合也，故治疗多以宣肺解表为首要治法，药味以辛为主，又据邪气寒热不同，用药有温凉之偏性。风寒外束则有麻黄、桂枝、荆芥穗、防风之辛温，发表散寒祛风；风温袭表则有金银花、连翘、薄荷、牛蒡之辛凉，轻宣散邪，或有桑叶、菊花以花叶之轻清，透散风热。若邪结胃肠，阻滞中焦气机，需以下法去其实邪，调畅气机，选方星蒌承气汤、宣白承气汤等，六腑以通为用，故用药宜选通腑泻下之品，如大黄、芒硝泻燥实积滞，兼行瘀血，又以瓜蒌、杏仁等涤痰邪、润胃肠，合用可驱逐中焦实邪，畅通三焦气机，近年来有研究表明，肺肠合治、通腑泄浊之法在治疗 COPD 急性加重方面具有良好的疗效。

COPD 病为中医肺系疾病中较为难治之病，病机繁复，虚实夹杂，累及多个脏腑，常常气、水、血同病，在选方用药时多有犹豫，或恐药多且杂而力不专，或虑治其一面而此消彼长，迁延不愈。三焦遍布全身上下内外，沟通脏腑，通行诸气，从三焦入手治肺，恢复决渎，助益气化，从而实现三焦气机调畅，肺气畅通，疾病向愈，故调畅三焦气机不失为治疗本病的佳选。

219 从脏腑气机析脓毒症急性呼吸窘迫综合征

急性呼吸窘迫综合征（ARDS）是由各种肺内外致病因素导致肺毛细血管内皮细胞和肺泡上皮细胞炎性损伤引起的弥漫性肺水肿，进而导致急性低氧性呼吸功能衰竭，临床以严重呼吸困难、顽固性低氧血症和非心源性肺水肿为主要特征。脓毒症是由严重感染引发宿主反应失调导致的致命性器官功能障碍综合征，是 ARDS 的主要致病因素。研究资料表明，超过 40% 的脓毒症患者可并发 ARDS，进一步加重多器官功能衰竭及死亡风险。对于严重脓毒症合并多器官功能障碍综合征（MODS）的患者，肺作为首个衰竭器官的频率高达 86.7%，远高于其他器官。脓毒症所致 ARDS 作为 ICU 病房常见的危重症，往往起病急骤，进展迅速，预后不佳，病死率高，已成为重症领域的治疗难点和热点之一。但脓毒症 ARDS 涉及多系统、多靶点的损伤，发病机制尚未完全明确，现代医学仍以器官支持治疗为主，尚无确切有效的方法。随着近年来对中医药作用靶点的研究不断深入，中医在脓毒症 ARDS 的诊疗中日益受到重视。学者蓝嘉欣等立足中医整体观，从脏腑气机理论探析了脓毒症 ARDS 的发病机制，以期为中西医结合防治脓毒症 ARDS 提供治疗思路。

脓毒症 ARDS 的中医认识

脓毒症 ARDS 在中医学中并无确切的病名记载，但古籍中对 ARDS 的症状表现早有描述，如"肺病者，喘息鼻张""肺高，则上气，肩息咳"等。脓毒症 ARDS 患者以进行性加重的呼吸喘憋，甚则鼻翼煽动、喘不得卧、口唇发绀为主症。现代医家依据临床表现将脓毒症 ARDS 归属于中医学"喘证""肺热病""暴喘""喘脱"范畴。中医学认为，脓毒症 ARDS 多因邪毒外侵，壅塞肺气，或内生痰饮浊邪，郁而化热，迫血留瘀，痹阻肺脉，或邪入阳明，肺热腑实，均会导致肺失宣降，气逆上冲，痰气搏结于气道而发为咳、痰、喘之症。故脓毒症 ARDS 以肺气壅滞、气机逆乱为主要病理基础，其病位主要在肺，累及心、肝、脾、肾、大肠等多个脏腑，病机关键以痰、饮、热、瘀、虚为主。

脏腑气机理论与脓毒症 ARDS 的发病机制

脏腑气机理论可追溯至《内经》，《素问·六微旨大论》云"是以升降出入，无器不有"，提出气运动不息以激发和调控机体的新陈代谢，推动人体的生命进程。气的运动即为气机，脏腑气机协调有序，升降相因，方能保障气血津液有条不紊的运行，是全身脏腑经络正常功能活动的核心保障。正可谓"百病生于气"，脏腑气机失调是机体病变产生的基础。脓毒症 ARDS 虽以上焦气机郁闭、肺失宣降为主要病机，兼与他脏气机失调相关，脾胃升降失司、木郁侮金、肾失摄纳、胃腑不降、心血瘀阻，均会影响气机运行，聚生痰浊、热毒、血瘀等病理产物，内外合邪，壅痹肺络，进一步加重气机逆乱，形成恶性循环，推动脓毒症 ARDS 进展。

1. 肺失宣肃，气机壅滞 肺主司呼吸运动，具有宣肃之职。通过肺之肃降吸入自然界之清气，于胸中合水谷之气而成宗气，下纳于肾以资先天，同时布散脾之水谷精微以濡养脏腑，下输水液以通调水道；借助肺之宣发呼出体内浊气，上输水谷精微以润泽上焦，宣散卫气以温养肌肤腠理；可见肺为气体生成和交换的主要场所。《太平圣惠方·卷第六·治肺气喘急诸方》云："肺为四脏之上盖，通行诸脏之精气，气则为阳，流行脏腑，宣发腠理，而气者皆肺之所主。"肺主一身之气，通过吸清呼浊、吐故纳新以实现脏腑气机的升降出入，呼吸调匀，气机条畅，气血津液运行有度，方能保证脏腑生命活动的正常运行。

脓毒症 ARDS 的发病机制与肺的生理功能失调密切相关。肺为华盖，邪毒外犯，当先受之。一为邪毒犯肺，肺腑气机逆乱，肃降无权，肺气上逆而见喘促、咳嗽表现；随着病情进展，邪毒热盛，体内浊邪失于宣发，停聚上焦，内外合邪，痹阻气机，终致肺窍闭塞不通，发为喘憋、呼吸窘迫等症，伴见鼻翼煽动、口唇发绀等缺氧表现。二为毒热浊邪壅滞上焦气机，肺气宣降失司，则水道不通，津液失于布散，聚于胸中而成湿浊、水饮，进一步加重气机凝滞；故脓毒症 ARDS 常见非心源性肺水肿，炎性因子引起肺泡-毛细血管屏障损伤，血管内液体向肺间质及肺泡渗漏，肺泡透明膜形成，导致通气弥散功能受限，加重呼吸窘迫及缺氧表现。肺朝百脉，助心行血，肺气逆乱亦会导致血行不畅，留而成瘀，且上焦浊邪壅遏肺络，久羁不解，易化燥伤阴，灼伤脉络，导致邪入营血；故严重脓毒症 ARDS 患者可有胸部憋闷、痰中带血的表现，气郁、血瘀进一步影响心肺血液循环，弥散功能障碍，气体交换失常，出现顽固性的低氧血症。

2. 脾失健运，痰湿停聚　脾胃居于中土而通连上下，为脏腑气机升降之枢纽，脾之升运带动肝肾之气上升，胃之通降则心肺之气皆降，升清降浊，推动脏腑生理活动的正常运行。脾主运化水谷精微，胃主受纳腐熟水谷，一脏一腑，升降相宜，共主运纳，化生气血，濡养脏腑经络，为机体后天之本。肺脾共司水液代谢，肺主通调水道，而脾主转输水液，使其随脾升胃降以正常输布和排泄。

脓毒症 ARDS 患者早期肺腑实邪壅盛，子病及母，易损及脾土，而致中焦气机受阻。肺气在上失于肃降，脾气在下难以升运，上下气机不通，浊邪不降而聚于中土，则致脾气壅实，胃气胀满，中焦气机郁滞，可见纳呆、胃胀、胃潴留等表现。晚期肺气虚损，子盗母气，终致脾气亏虚、中土不固。中焦气机升降失常，脾不健运，胃气虚弱，消化吸收功能失常，则气血生化无缘，脏腑失于温养，元气渐衰，正虚无力鼓邪外出，免疫功能低下，更易复为邪袭而加重病情。脾虚失其运化，胃虚失其腐熟，则津液环流不畅，积聚不化而成湿邪、饮邪；且脾胃气机失于斡旋，导致肝气疏泄、肾气蒸化、三焦决渎、膀胱气化等脏腑功能失常，引起水液代谢障碍，湿聚不化，停于胸胁则内生痰湿浊邪，黏腻胶着，阻碍气血运行，泛溢肌肤则发为水肿。故临证多见高肺水、肢体浮肿、小便不利等水液潴留表现，影像学见双肺弥漫性渗出影。且脓毒症 ARDS 患者的痰液多黏滞不爽，镜下可见其附着于气管壁上，胶痼难除，部分医家认为，黏痰的形成为热毒津伤所致，亦与气机闭阻，津液布散不利，肺络失于滋润濡养相关。

3. 肝郁不舒，气血失和　肝生于左，位居下焦，其气以升为用；肺藏于右，位处上焦，其气以降为顺；肝升肺降，主气在肺，调气在肝，二者共司气机升降。肺朝百脉，助心行血，肝主藏血，调节血量；肺主治节，依靠血之濡养以调节发挥气的功能，肝司疏泄，借助气之推动向脏腑经络输送血液，二者共主气血调畅。肝升肺降周转不息，则气机舒展，血脉畅利，阴平阳秘，促进周身气血运行，如环无端。

脓毒症 ARDS 患者肺气壅塞，肃降无权，则肝气升发受限，郁结不舒。肝木气郁，疏泄失职，反侮肺金，治节失调，故气机不利，血行不畅，留而成瘀，痰浊与瘀血相合，邪陷入络，阻碍上焦气机宣通，病势迁延难愈。且肝肺气机升降不及亦会影响中焦气机之斡旋，木郁土虚，脾胃失和，气血不足，则肺叶失于濡养；肝肺失调还会引起水液代谢障碍，肝气郁滞疲于推动津液运行，水道不通则津凝成痰，是以肺津干涸，肺叶失于润泽，痿废不用。故脓毒症 ARDS 可并发肺纤维化，其伤在络，现代医家常以肝肺升降失和论之，在实则为气血不畅，痰瘀阻络，或肝郁化火，灼伤肺络所致；在虚则为气血不荣，津液失布，肺络失养相关。

4. 肾失固摄，虚气上逆　肺为气之主，统呼吸之功，肾为气之根，通过摄纳潜藏清气以维持呼吸深度，是以升降往来，呼吸平顺，吐纳有度，舒徐不迫。肺为水上之源，肾为主水之脏，肺气宣发肃降和通调水道有赖于肾阳的蒸腾气化，清者布散周身，浊者下输肾及膀胱。肺肾协同，共司呼吸及水液代谢。

上焦肺络为热毒浊邪所壅,燔灼肺津,肺气焦满,是以肺金有热而不能生肾水;加之肺病日久必虚及肾水,肾必自伤矣。肾气虚衰,则摄纳无权,虚气上逆犯肺,浮散无根,临床症见喘逆不止、动辄气短欲绝。脓毒症 ARDS 患者机械通气后期常伴有自主呼吸功能迟迟未复,撤机困难,亦是因肺肾衰极、气不归元所致。肺失宣降则水道壅塞,津不下输,肾水干涸,无以上济于肺,肺肾阴虚内燥而见干咳合并少量黏痰、血痰表现。肾阳虚衰则气化不利,水液凝滞不化形成湿浊痰饮等阴邪,泛溢肌肤发为肢肿、臌胀、少尿之证,上逆犯肺则见胸胁憋闷窒塞、喘促不得平卧。

5. 腑气不通,浊邪内郁 肺与大肠相表里,肺气以降为顺,六腑以通为用,二者气化相通。肺气肃降,输布津液,下濡大肠,有助于腑气通畅;大肠主津,传化糟粕,传导有度,有利于肺气清肃。一脏一腑,气机和畅,呼吸调匀。

正可谓"肺气不清,下移大肠,则腹乃胀",脓毒症 ARDS 患者痰浊壅塞肺络,肺气郁闭不通,则津不下达,肺热移于阳明大肠,化燥伤阴,肠中糟粕积滞,腑实内结,出现腹胀腹痛、肠鸣音减弱或消失、排便困难表现。大肠气机不畅,疏于传导,则秽浊实邪积滞,填塞中焦,浊气易上逆乘肺,碍其宣通,加重上焦壅塞,而见胸闷、咳逆、喘憋等症,是以"邪痹于大肠,故上则为气喘争,大肠之病,亦能上逆而反遗于肺"。肺肠气机失调,互为因果,恶性循环,终致肺热腑实,为脓毒症 ARDS 的常见证候之一。现代研究发现,ARDS 患者肺功能损伤与肠道功能紊乱密切相关。脓毒症 ARDS 患者易并发胃肠功能障碍,消化功能欠佳,胃肠道蠕动减缓,常见腹部胀满不适,影响腹式呼吸,限制膈肌活动度,导致呼吸功能受限,气上冲胸,喘息不止。随着病情进展累及循环障碍,胃肠道瘀血凸显,肠道黏膜屏障受损,易致内毒素易位而引发肠源性感染,炎症风暴二次打击肺脏功能。

6. 心阳不振,痰瘀交阻 心肺同居上焦,《太平圣惠方·治肺脏壅热吐血诸方》云:"心主于血,肺主于气,气血相随,循环表里。"肺朝百脉,借助肺气的推动作用可促进心血的循环运行;肺主宗气,依赖血之运载及心气之推动得以敷布全身。两脏相伍,助心行血,维持各脏腑组织的新陈代谢。

肺脏受邪,气机郁痹,迟滞不行,则心血失于统帅,留而成瘀,痰瘀交阻,壅遏肺道则阻滞气机、耗伤肺气,郁久化热则燔灼络脉、耗损阴血,二者均会进一步阻碍心血运行,加重肺气壅闭。邪毒久羁,肺气亏虚,胸中宗气不足,无力行血而致瘀血内生,痹阻心脉,困阻心阳;心阳不足则血脉不畅,气失血之运载而涣散不收,反过来亦可影响肺气宣降。心肺同病,终致气虚血瘀之象。因此,脓毒症 ARDS 患者肺毛细血管内皮细胞受炎症因子及氧自由基损伤,以肺内微循环障碍为基本病理改变,通气血流比例失调而致低氧血症;随着肺瘀血加重,疾病后期常累及心功能不全,循环功能障碍,出现胸闷不舒、气逆喘促、肢冷脉微、口唇青紫等症,加速病情进展。

脏腑气机理论在脓毒症 ARDS 治疗中的运用

基于脓毒症 ARDS"毒-瘀-虚"的辨证思维影响,现在医家多以清热解毒、化痰祛瘀为主要治法,并配合机械通气、液体复苏、血液净化、肠内营养、免疫调节等西医支持治疗策略。然而脓毒症 ARDS 以肺失宣降、脏腑气机逆乱为核心病机,亦是热毒、痰浊、水湿、瘀血等内生毒邪形成的病理基础,若忽视脏腑气机失常、不达升降浮沉之理而一概施治,效如隔靴搔痒,仅缓其标而不得其本。应将调理脏腑气机、恢复升降有序、维持气血运行贯穿于脓毒症 ARDS 的治疗始终。

1. 顾护脾胃,斡旋中焦气机 此法主要用于中土不运、肺脾两虚、痰湿积聚患者,常表现为身重肢困,倦怠乏力,痰多质黏,心悸气短,胸闷不舒,脘痞纳呆,腹胀肠鸣,大便稀溏,舌淡胖,边有齿印,舌苔厚腻,脉滑,可贯穿于脓毒症 ARDS 治疗全程。脾胃乃全身气机升降之枢纽,斡旋上下,平调阴阳;又为后天之本,运化水谷精微,濡养五脏六腑,为气血生化之源。正可谓"脾胃内伤,百病由生",脓毒症 ARDS 患者调理脏腑气机当首从脾胃论治,脾得升清,胃气和降,中焦气机方可恢复升降有序,得以化生气血,输布津液,排出浊邪,同时带动上焦气机宣通,促进肺脏宣降功能的恢复,气行津布,顽痰渐消,喘逆自止。且"胃为五脏之本",中焦气机得运,胃气充盛,则水谷充足以养脏腑之虚，气血津液运行调畅，正气充沛，可有效改善患者的营养状态，提高其免疫功能，更好地抗御病邪，促进疾病后期机体功能恢复。现代医家提倡脓毒症 ARDS 的治疗应重视补益脾胃，组方用药上多配伍主入肺、脾、胃经之品，如黄芪、参类、甘草、粳米、陈皮、法半夏等益气健脾、和胃降逆中药，理中汤、六君子汤、参苓白术散、生脉饮等补益之剂，以达建复中土、斡旋气机、扶正益气的目的。刘委宏等还提出以半夏泻心汤加味治疗中土虚弱、升降失调之证，辛开苦降，平调寒热，以利脾胃运化，固护其枢纽之功，中焦气机升降正常，则肺气宣降自复，异病同治，对改善脓毒症 ARDS 气机逆乱有显著疗效。

2. 调补肺肾，固本纳气定喘　此法主要适用于肺肾衰惫、气不归元、水湿泛溢患者，常见咳吐泡沫样稀痰，呼多吸少，气短难续，动辄喘甚不得平卧，汗出肢冷，肢体浮肿，小便频数或不利，舌淡暗，脉沉细甚或脉微欲绝。多用于脓毒症 ARDS 后期调补，此时毒邪渐祛，正气衰惫，逐渐转变为虚喘之证，其中以肺肾气衰为主，在呼吸机依赖的患者中尤为突出。且肾阳乃一身阳气之根本，五脏阳气非此不能发，是以肾元不固，命门火衰，易导致脏腑功能失调，阴阳不相顺接，正虚愈显，病情迁延，久之出现气阴亏极、阳微欲绝之喘脱危候。故脓毒症 ARDS 后期当肺肾同治，重在温肾潜阳、纳气定喘，肾元得复，肺之清气得以下纳潜藏，气机宣畅，水液各行其道，痰湿化而咳喘消。常卫东等提及金水六君煎作为肺肾同调的经典方剂，方中取二陈汤运脾燥湿以绝生痰之源，配以熟地黄、当归滋肺补肾、填精补血，祛邪之余不乏固本培元，可用于脓毒症 ARDS 患者的治疗和预后调护。高培阳等选择具有温肾潜阳功效的复苏合剂治疗脓毒症 ARDS 大鼠，可缓解其肺泡、肺间质水肿，减少肺组织的炎性渗出及出血，显著改善脓毒症模型大鼠的肺损伤并促进已损伤组织的康复，表明温肾潜阳法可通过增强肺泡-毛细血管屏障功能保护肺组织，遏制脓毒症 ARDS 病情进展。

3. 肝肺同调，共司气运血行　此法主要针对肝郁化火、气机失畅、木火刑金之人，常见面红目赤，烦躁易怒，情志不舒，咳逆上气，痰中带血甚则咯血，胸胁胀痛，肢厥抽搐，口干口苦，舌红，苔薄黄或少苔，脉弦等症。肝升肺降，循环往复，亦是气机升降开阖之枢机，血气冲和之保障。若肝肺升降不利，开阖失序，肝木气郁不升，则肺金气逆不降，咳喘难平。故肝郁气滞，肺失治节，枢机不利亦为脓毒症 ARDS 的病机关键，治宜肝肺同调，疏肝解郁以助肺气宣降，气机升降自如，则气血阴阳相和，肺气开阖有序，咳喘乃平。治疗上多配伍四逆散、柴胡剂、逍遥散等疏肝理肺之剂化裁加减，转复肝肺枢机，旨在使气血运行无碍，脏腑经络安和。

4. 调肠通腑，通泄肺腑郁热　此法主要用于阳明热盛、肠燥津亏、肺热腑实患者，临床多表现为身热，痰涎壅盛，气逆喘促，恶心呕吐，胃肠胀气，腹部膨隆，疼痛拒按，小便短赤，大便秘结不通，舌红，苔黄燥或厚腻，脉弦滑数或洪大等症，常见于脓毒症 ARDS 急性期。《灵枢·经脉》记载，肺属阴在内，大肠属阳在外，二者互为表里，相互络属，存在一定的病理相关性。李玉娟等行回顾性研究发现，肠热腑实证及痰热壅肺证位居 ARDS 高频证型之首，故临证应关注腑气在脓毒症 ARDS 发病机理中的作用，强调肺肠同治。对于肺热腑实之证，善用下法论治，通泄胃肠秽浊实热，攻下燥结积滞，从而促进胃肠功能恢复，缓解腹内压升高引起的呼吸障碍、脱机困难；随着腑气通降，热邪得以外泻之机，肺气宣通，上逆肺气得以肃降，咳喘乃平。现代医家多以宣白承气汤和大承气汤作为治疗 ARDS 的核心处方，以通腑泻热、清肺定喘，符合"肺肠同调"的治疗理念。研究表明，承气类方的使用可下调 ARDS 患者血浆 TNF-α、IL-6、IL-8 等炎性因子的表达，抑制炎症反应，改善内毒素诱发的肺损伤。除常规口服汤剂外，以宣白承气汤保留灌肠亦可显著改善脓毒症 ARDS 患者动脉血酸碱度（pH）、氧分压（PO_2）、二氧化碳分压（PCO_2）、氧合指数（OI）、动脉血氧饱和度（SaO_2）等呼吸功能指标，缓解肺肠损伤。大黄作为通腑类方中的高频用药，其有效成分大黄素通过调控炎症反应过程中的信号分子及相关炎性介质以发挥广泛的抗炎作用，调节肺水代谢，缓解肺损伤，有效防治脓毒症 ARDS。

5. 温通心阳，化痰祛瘀通络　此法主要适用于心阳不振、心血瘀阻、阳虚水泛之人，常表现为口唇发绀，端坐呼吸，喘促不止，顽固性低氧，胸闷不舒，心悸肢肿，四末不温，舌淡黯，舌底静脉瘀曲，脉细涩或脉微欲绝。多见于脓毒症 ARDS 后期，肺失治节，气血不利，痰瘀阻络，水液潴留，困阻心脉而致心肺同病，心肺循环障碍进行性加重，心阳愈衰，终致暴喘重症。故当肺心同治，涤痰祛瘀，补益心气，温阳平喘。可于方中配伍益气活血之品，如川芎辛散温通，行气解郁，丹参、桃仁、红花等疏通肺络瘀阻，改善循环障碍及氧合指数，纠正低氧血症，更好地缓解脓毒症 ARDS 病情。其主要是通过抑制体内白介素-6（IL-6）、IL-8、肿瘤坏死因子-α（TNF-α）、可溶性细胞间黏附分子 1（sI-CAM-1）等促炎因子释放，增加氧自由基清除剂（SOD）生成，降低血小板活化因子（PAF）的产生，起到减轻炎症反应、抗氧化、调节免疫、抑制血小板活化、保护血管内皮细胞的作用，促进心肺血液循环，减轻肺损伤，从而发挥改善脓毒症 ARDS 患者供血供氧的作用机制。

验案举隅

患者，女，82 岁，2018 年 11 月 24 日初诊。主诉反复气喘 5 年，再发伴咳嗽、咯痰 2 日。患者于 5 年前开始出现反复发作性气喘，活动后加重，偶伴胸闷、心悸及双下肢浮肿，无夜间阵发性呼吸困难，无明显哮鸣，曾于外院治疗，诊治不详。2 日前患者气喘再次发作，尚可平卧，咳嗽咯黄痰，无发热恶寒，未予诊治。今晨气喘明显加重，张口抬肩，不能平卧，口唇发绀，家属遂呼叫"120"送至我院，收入 ICU 监护治疗。入院症见患者神清，烦躁，气喘，喉中痰鸣，咳嗽，痰黄黏，咯痰不畅，无发热恶寒，口干，纳眠差，尿少，大便 2 日未解。舌淡黯，苔黄腻，脉滑数。体格检查：体温（T）37.0 ℃，心率（HR）138 次/min，血压（BP）142/56 mmHg，呼吸（R）30 次/min，脉氧饱和度（SpO_2）88%；双肺呼吸音粗，可闻及哮鸣音及散在湿啰音；心界向左下稍大，心律齐，各瓣膜听诊区未闻及病理性杂音。血常规：白细胞计数（WBC）33.6×10⁹/L，中性粒细胞比值（NEUT%）99%；血气分析：pH 7.366，PO_2 53.9 mmHg，PCO_2 32.1 mmHg，吸氧浓度（FiO_2）70%，OI 77 mmHg，血乳酸（LaC）6.30 mmol/L；降钙素原：1.53 ng/mL；肾功能：血尿素（Urea）11.78 mmol/L，血肌酐（SCr）185.6 μmol/L；胸片：右中肺野密影，考虑右上肺炎，心影增大，左室增大为主。西医诊断为 ARDS；重症肺炎；脓毒症；急性肾损伤。中医诊断为喘证，肺热病；辨证为肺脾肾虚，痰热壅肺，兼肺热腑实证。

治疗上，入院后予无创呼吸机辅助通气，并行纤维支气管镜评估气道、辅助排痰。但患者病情进展，烦躁不适，发热，喘促加重，遂留置气管内插管接有创呼吸机辅助通气，采用小潮气量、限制气道平台压、允许性高碳酸血症的肺保护通气策略，高呼气末正压（PEEP）改善氧合，促进肺复张。并予力月西（咪达唑仑注射液）适当镇静、减少氧耗，泰能（注射用亚胺培南西司他丁钠）抗感染、化痰、解痉平喘、护胃、免疫支持等治疗。中医方面，急则治标，治以清热化痰，宣肺平喘，佐以活血祛瘀，通腑泄浊。方用千金苇茎汤加减。

处方：苇茎 20 g，桃仁 15 g，薏苡仁 20 g，冬瓜仁 15 g，葶苈子 10 g，大枣 10 g，金银花 20 g，三七 10 g，酒大黄（后下）10 g，生地黄 15 g，白芍 15 g，紫苏子 10 g。4 剂，水煎每日 1 剂，浓煎至 150 mL，分 3 次鼻饲。并配合痰热清注射液清热化痰，宣白承气汤灌肠，大黄胶囊（0.4 g/粒）口服，每日 3 次，每次 4 粒，大黄粉外敷神阙，每次外敷 4～6 小时，每日 2 次，以通腑泄热。灌肠处方：生石膏（先煎）30 g，大黄（后下）10 g，苦杏仁 10 g，瓜蒌皮 15 g，枳实 30 g，厚朴 30 g。3 剂，每日 1 剂。

二诊（2018 年 11 月 29 日）：患者发热渐退，喘促好转，复查血常规下降，氧合指数改善，胸片提示双肺炎症有所吸收，抗生素降阶梯为舒普深（注射用头孢哌酮钠舒巴坦钠）。但仍见神疲乏力，口干，腹胀明显，治当扶正祛邪，以清热化痰、宣肺通腑，兼以健运中土、益气养阴为法，方用生脉散合千金苇茎汤加减。

处方：太子参 20 g，麦冬 15 g，五味子 10 g，苇茎 20 g，桃仁 15 g，冬瓜仁 15 g，浙贝母 15 g，陈皮 10 g，石菖蒲 15 g，厚朴 15 g，枳实 10 g。5 剂，每日 1 剂，浓煎至 150 mL，分 3 次鼻饲。同时佐以黄鱼承气汤灌肠：黄芩 15 g，大黄（后下）15 g，芒硝（冲服）10 g，枳实 30 g，厚朴 30 g，鱼腥草 30 g。电针双侧足三里健脾行气，留针 20 分钟，每日 3 次，持续治疗 5 日。2 剂后患者可解黄褐色臭秽大便 3 次，量约 800 mL，喘促、腹胀明显缓解，遂停中药灌肠，中药守方续用。

三诊（2018 年 12 月 5 日）：患者病情稳定好转，气促缓解，予拔除气管内插管，改无创呼吸机序贯支持。拔管后仍见少量黄白黏痰，疲倦乏力，咽干咽痒，舌黯红，苔薄黄少津，脉细滑。治以益气养阴、清解余热为法，中药于生脉散基础上酌加清肺化痰之品。

处方：麦冬 15 g，五味子 10 g，太子参 20 g，苇茎 20 g，桃仁 15 g，冬瓜仁 20 g，枇杷叶 15 g，鱼腥草 20 g，桔梗 10 g，甘草 5 g。5 剂，每日 1 剂，浓煎至 200 mL，分 3 次鼻饲。辅以西洋参 15g 炖服、生脉注射液静滴以益气养阴扶正。经治 5 日后患者咳嗽、气促减轻，可停用无创呼吸机改鼻导管吸氧，复查炎症指标和肌酐水平回落，胸片提示炎性病灶基本吸收。评估病情稳定，予转普通病房。

按语：脓毒症 ARDS 属于临床急危重症，进展迅速，病情危笃，预后较差，早期使用肺保护性的机械通气支持策略改善顽固性低氧血症是关键，同时还应关注原发病的治疗，重拳出击，积极抗感染、促进痰液引流以控制肺部炎症，并配合充足的监护设备和器官功能支持措施，以提高脓毒症 ARDS 的救治成功率。

中医方面，患者高龄，久患肺疾，肺气亏虚，宣降失司。加之久病累及脾肾，脾土不运，则中焦气机升降失常，水液转输失调；肾元不固，摄纳无权，则虚气上逆，浮散无根。故患者脏气本虚，复因痰热壅盛，内闭于肺，壅遏上焦气机，发为此病。起病初期，肺脏肃降无权，气机上逆故见喘促、咳嗽表现；肺失宣发，脾失运化，水道失调，则聚湿生痰，郁久化热，痰气搏结，症见黄痰、喉间痰鸣等表现；随着病情进展，邪实内壅，肺窍闭塞不通，终致喘憋、发绀、鼻煽、张口抬肩、气不得续等喘脱危候。结合舌脉，辨证以肺脾肾虚为本，痰热壅肺为标，治予千金苇茎汤加减以清肺泻热，化痰排脓，复加葶苈子、紫苏子、大枣降气消痰，泻肺定喘。脓毒症 ARDS 往往痰热壅遏上焦气机，血行不畅留而成瘀，常配伍活血化瘀通络之法，该患者亦有口唇紫黯、舌淡黯等血瘀症见，故于方中加入三七活血祛瘀，生地黄清热凉血，白芍敛阴养血，以期疏散肺络瘀阻，改善心肺循环，促进上焦气机宣通及气血运行。痰热浊邪内阻，肺失宣降，津不下达，则肺热下传阳明，化燥伤阴，故见腹胀、大便难解，此即肺热腑实之兼证，治当肠肺同调，于方中配伍酒大黄软坚通便泄热，并将中药内服与宣白承气汤灌肠、大黄贴敷等外治法相结合，益气通腑以泻肺热，直折病邪，腑气得降，热邪方有外泻之机，上逆肺气乃平。

二诊时，患者发热、喘促较前缓解，但仍见痰多、倦怠乏力、口干、腹胀明显等表现，考虑患者素有脾气亏虚，加之早期重用苦寒之剂损及中土，以致脾胃运化功能未复，中焦气机郁滞。水湿不化，浊邪积聚，则渐生顽痰，胶着难除；浊邪不降，聚于中土，则脾土壅实，胃腑胀满；气血生化乏源，又兼有邪热壅盛耗气伤阴，则正气愈虚。此时病性虚实夹杂，当攻补兼施，祛邪同时兼以健运脾胃、调理气机、固护气阴，故在前方基础上去苦寒清热、活血凉血、峻下热结之品，配伍浙贝母、陈皮、石菖蒲运脾燥湿化痰，斡旋中焦气机，以气行推动津液运行，增强化痰之效，厚朴、枳实行气消胀，通降腑气，并酌加生脉散健脾益气，敛阴生津。同时针对中焦腑实热结采用内外合治法，早用黄鱼承气汤灌肠，在大承气汤泻热通腑的基础上加用黄芩、鱼腥草清肺化痰、通泄肺腑郁热，肺肠同治，事半功倍。

三诊时，患者腑气通顺，大便已解，上焦肺热随肠中秽浊之邪外泻，上逆肺气得以肃降，故发热已退，喘促缓解，予以顺利拔除气管内插管。但仍见少量黄白黏痰，疲倦乏力，咽干咽痒，舌黯红，苔薄黄少津，脉细滑。考虑疾病后期，热势已去，虚象渐显，主要为脾肾亏虚、气阴两伤表现，遂予生脉散益气养阴，固本培元，配以千金苇茎汤、枇杷叶、鱼腥草、桔梗清解余热，甘草调和。诸药合用，热祛邪除，气复津生，脾胃调和，诸证自愈。

纵观治疗全程，早期西医的高级生命支持技术可在第一时间挽患者生命于危难，为后续中医中药的介入提供时间窗；而中医攻补兼施的治疗方法，既能协助提高西医疗效，又可增强体质、提高免疫力。

临床当注重个体化辨证施治，以现代危重症医学的理念为基础，中西医结合辨证论治，相辅相成，优势互补。

　　脓毒症 ARDS 作为常见的急危重症，发病机制复杂，单纯西医救治策略收效欠佳，中医学的干预值得重视。中医学认为，脓毒症 ARDS 病位在肺而不拘于肺，五脏六腑皆有所涉，以脏腑气机逆乱为核心病机。治当立足整体观，辨清脏腑阴阳，明确气机升降偏颇，顺应脏腑生理特性以宣畅气机，调和气血，为脓毒症 ARDS 的临床救治提供新切入点。

220 从气络探析特发性肺纤维化急性加重的危险因素

特发性肺纤维化急性加重（AE-IPF）是指特发性肺纤维化（IPF）患者出现新的弥漫性肺泡改变，导致急性、显著的呼吸道症状恶化，其发病原因与发病机制不明，属临床急危重症。西方医学对于 AE-IPF 缺乏行之有效的治疗手段，糖皮质激素为指南推荐用药；中医学中没有 AE-IPF 这一疾病名称，专家学者根据 AE-IPF 的临床表现及相关研究，将其归属于"肺痹""肺痿""络病"等范畴，其中基于中医络病理论指导的 AE-IPF 临床辨治取得了一定成果。鉴于 AE-IPF 现阶段的治疗手段有限，明确其危险因素并进行预防尤为重要。学者于睿智等从中医络病理论中的气络论出发，探讨了气络病与 AE-IPF 的关系，结合气络的组织结构、生理效能及其与神经、免疫、内分泌等系统的关系辨析 AE-IPF 的危险因素及其机制原理，并提出 AE-IPF 危险因素辨识方法及防控措施，为临床预防 AE-IPF 发生提供了新思路。

气络的结构及功能

1. 气络的源流　追溯气络的源流，《内经》等医学著作中并未提及，但"经络""络脉""络气""气脉"等概念学说为气络的提出奠定了基础。"气络"一词始见于明代张景岳所著《类经》"血脉在中，气络在外，所当实其阴经而泻其阳络"，揭示了气络的位置及气络病的治疗原则。清代叶天士在《临证指南医案》中建立了络病学说，并多处以气络病对临床疾病的病机进行阐述，提出了络以通为用的络病治疗大法。当代医家王永炎、吴以岭等结合中西医理论，提出了现代中医气络学说，著述《气络论》，为多系统疾病的临床辨治提供了思路与方法。

2. 气络的结构与功能　气络的内涵源于"气-阴阳-五行"学术思想，有广义和狭义之分：广义的气络是指人体气血交换的网络系统，其遍布周身，与脉络相合，承担着行气血、营阴阳的生理功能；狭义的气络则指肺之气络，与肺之脉络共同完成呼吸吐纳、宣发肃降、通调水道、助心行血等生理过程。根据络病三维立体网络系统，气络具有支横别出、逐层细分、络体细窄的空间结构特点，并以气化为要，发挥着络属调节、温煦充养、防卫自护、信息传导、自稳调控的生理功能。现代研究指出，气络的结构与功能涵盖了西方医学中的神经、免疫、内分泌系统。

3. 气络与肺络　肺为主气之脏，多气多血，其内依宣肃治节以调气血精津，外合皮毛以温机体、御外邪。肺络兼具肺脏的功能，包含肺之络脉、孙络、浮络，是气体交换、化生营卫的结构基础，是气络结构与功能的具体体现。现代研究认为，气络与免疫调节、内分泌代谢有关，而肺络与肺内支气管树和肺内微循环系统结构与功能相似，是肺内物质交换与能量代谢的重要场所，通过吸入氧气，排出二氧化碳，实现动静脉血转换，并通过复杂的信息传导，将代谢废物经鼻或皮肤排出体外，实现机体的自稳调控，这与气络的结构与功能相一致。

气络病与 AE-IPF 的关系

1. 气络病概述　气络之为病，即外邪或内伤因素侵袭气络，致气络痹阻或络虚不荣，气络的调节、温煦、防御、传导、自稳功能障碍，产生痰、瘀、毒等病理产物，进而影响脉络，终至机体阴阳失衡，发为络病。新病入气络多以邪实为主，病在阳，起病急，病程短，病势较重，气虚立现；久病入气络以正虚或者虚实夹杂为主，病在阴，起病缓，病程长，病势缠绵，易形成病理产物。对于气络病的治疗，应着眼于通络大法，兼以扶正。

2. 气络病的承制调平　究气络病之本，应从络病核心理论"承制调平"入手，就气络病而言："承"指气络生理状态下自身结构稳定和功能完整，与其他组织器官相互促进、相互制约；"制"指气络病理状态下自身结构受损和功能障碍，而机体通过脏腑、气血的代偿性自我调节，恢复体内阴阳自和的状态，此时气络病较轻，或无外在疾病表现，而气络病若超出脏腑和气血的代偿性自我调节，则为"失制"，此时气络病较重，常伴有烦躁失眠、咳嗽喘促、癥瘕积聚等候，出现如肺胀、水肿等病；"调"指气络病的治疗应在祛除外邪、治疗内伤的同时，积极修复气络自身结构和功能，通过触发人体自主愈病能力，使机体阴阳重达平衡状态；"平"是指气络病病愈，在气络的调节下，机体脏腑调达、气血通畅，机体内阴阳平衡。

3. AE-IPF 归属气络病范畴　AE-IPF 的中医归属问题，是学界研究和讨论的热点。AE-IPF 多由外邪侵袭所致，气络居表而首当受邪，络气运行受阻，且因 IPF 疾病日久，络气亏虚，不足以发挥调节、温煦、防御、传导、自稳功能，位属"失制"阶段，气络代偿性自我调节功能丧失。现代研究表明，AE-IPF 的发病原因不明，可能机制是免疫炎性反应、纤维凝血系统功能亢进、细胞外基质沉积和肺脂肪过氧化损伤，上述发病机制与免疫调节、内分泌代谢、机体自稳态调节密切相关，这与中医络病学说中气络的功能相一致，故此，AE-IPF 可归属于气络病范畴进行辨证论治。

气络论视域下的 AE-IPF 的危险因素

AE-IPF 是 IPF 患者病情的加重与恶化，在临床辨治过程中，明确其加重恶化的危险因素，将有利于明确疾病的因机证治，从而指导理法方药的选择。

1. 脑神督络-脏腑络气-皮肉筋脉骨系统　气络的络属调节功能与神经系统功能相似，包含对体内脏腑与躯体皮肉筋脉骨在内的复杂生命运动的神经系统调控机制。生理情况下，气络通过络属调节功能以维持脑神内外环境自稳，脑神通过脏腑及皮肉筋脉骨中的气络网络，发挥调控机体与外界自然环境的应答反应。病理情况下，疾病致使气络出现络气虚滞和络气瘀滞，从而使正气不足或气机不畅，脑神内外自稳打破，脑神对机体脏腑及皮肉筋脉骨系统调控能力减弱，调整不及则易发为新病或久病加重。IPF 患者，因疾病日久，脑神应对外界自然环境的应答反应减弱，而因气络脑神功能失调引起的生理和心理改变，会诱发 IPF 再发作，出现急性加重。有关 IPF 患者生活质量评估结果显示，多数 IPF 患者除承受生理病痛，其同样承受来自家庭与社会的心理压力，从而使疾病加重，生活质量下降。

2. 形气转化-气血津精-内分泌代谢系统　伴随着气络气机升降出入而发生的气血津液精形气转化的气化运动，本质上是生命机体与外界自然及机体内部不同脏腑组织间进行的物质交换与能量代谢过程。生理情况下，人体内外物质交换、能量代谢、信息传递稳定，机体各项功能依托气络网络结构和络属调节、信号传导等功能，形气转化功能有序进行。病理情况下，疾病致使气络络气亏虚，功能减退，气血精津生化失常，体内产生痰、浊、瘀等病理性代谢产物，互为交结，蕴毒化热，复伤气络。IPF 患者，发病日久，气络空虚，其络属调节与传导功能障碍，气血津精运化失常。有关 AE-IPF 的研究显示，其发病过程中，由于 IPF 患者肺内存在炎性反应，导致生长因子- β、白介素- 13 等信号分子释放，促使成纤维细胞增生，使得 IPF 急性加重，这一过程与气络失和、形气转化无序、气血津精代谢异常、形成病理产物相似。

3. 防御卫护-免疫调节-自稳态监视系统　气络通过其网状结构，调动元宗卫气行于外以御邪，行于内以监视自稳。生理情况下，气络正气与免疫调节既体现在其防御卫护作用与免疫应答的相关性，又体现在气络自稳调控机制在免疫自稳与免疫监视中发挥的生理作用。病理情况下，疾病致气络气化功能失常，阴阳动态平衡打破，机体结构与功能受损，机体内环境稳态改变，气络"失制"。IPF 患者，素有旧疾，气络"承制"失常，肺脏生理功能及自身调节功能减弱，易受外邪侵袭而致病情急性加重。现有研究表明，AE-IPF 的直接危险因素可能为感染、机械损伤、空气污染、药物毒素等，上述危险因素均属外邪范畴，而现有研究表明，纤维-凝血功能亢进，产生的活性氧自由基含量超过机体的清除能力时，可引起 IPF 的急性加重，其病理过程与气络防御失守、监视失职相似。

AE-IPF 危险因素辨识及防控

《千金要方》云"夫欲理病，先察其源"，对于 IPF 患者的预后治疗，预防 AE-IPF 的发生、辨识其危险因素、制定合理的防控方案是关键。

1."一体两翼"的 AE-IPF 危险因素辨识方法 西方医学推崇还原论，通过循证医学等研究，认为 IPF 急性加重的危险因素多为感染、机械损伤、空气污染、药物毒素等，其对危险因素的辨识多是 AE-IPF 发病后，主要辨识单纯是为了临床治疗方案的制定。中医学推崇整体观念，提倡"既病防变"的治未病思想，并认为疾病的发生与人体、环境、心理因素三者均有关联，中医学对于危险因素的辨识主要目的不仅在于为疾病的治疗提供依据，更重要的是通过明确疾病的危险因素以防止疾病的发生和传变。从气络论分析 AE-IPF 的危险因素应着眼于气络病变的发病因素，其本是气络"承制"失衡，其标与神经、免疫、内分泌等方面相关，概括为外感六淫、疠气传染、环境污染等自然环境异常，七情过极、元神失养、脏腑失调等社会心理应激，痰浊阻气、瘀血阻络、毒损气络等代谢产物蓄积。此外，在危险因素辨识过程中，亦应审证求因，建立以病因为主体，以辨证和循证为两翼的 AE-IPF "一体两翼"的危险因素辨识方法。通过该方法，从因定向，从证定则，从循定义，指导 AE-IPF 的预防和 AE-IPF 危险因素的科学研究。

2. AE-IPF 危险因素的防控 由于缺乏有效的治疗措施，预防 AE-IPF 的发生比任何治疗更有效。2019 年发布的《特发性肺纤维化急性加重诊断和治疗中国专家共识》中明确指出要避免可能发生 AE-IPF 的病因及致病因素，其核心是防止内源性和外源性的感染。从中医气络论角度预防 IPF 患者病情急性加重，应以证定性来确定疾病的发展阶段，明确可能病因以定预防方向，充分运用气络的"承制调平"，以"络以通为用"为原则，把握心理因素，运用中药、针灸、功法、药膳等中医特色治疗及康复方法，结合气络病通、补、升、降、固、开、温、清、化和治 10 法，以恢复肺脏结构与效能为首要目的，充分调动气络调节、温煦、防御、传导、自稳等功能，以防止神经、免疫、内分泌紊乱而加重 IPF 的病情。此外，还应通过 IPF 疗效判定、预后评价、生活质量评价、风险模型建立等循证医学方法，对疾病和患者进行综合性评估以定预防要义，制定患者个性化预后康复方案，以避免存在潜在的危险因素。

综上所述，AE-IPF 作为临床难治性疾病，目前尚无有效的治疗措施，临床多以避免患者接触或出现机体内外危险因素，预防其发生为主。西方医学从疾病出发，采取对因防控措施，减少患者出现感染，以降低 IPF 急性加重风险。中医学对于本病的防控措施研究较少，但其以人为本的治未病思想贯穿了疾病治疗的全过程。于睿智结合现代中医络病理论，将 AE-IPF 归属于气络病范畴，在气络论视域下，AE-IPF 的危险因素源自其气络的结构损伤和效能失衡，并与神经支配、免疫调节、内分泌代谢等过程相关，其中医危险因素可从社会心理应激、代谢产物蓄积和自然环境异常 3 个方面进行辨识，而对于其危险因素的辨识，应以疾病发展进程作为基础，明确引起气络承、制异常的原因，利用循证医学方法进行校验，同时积极运用中医特色治疗与康复方法，对 IPF 患者进行预后干预，从而降低 AE-IPF 的发生。

221　从三焦气化辨治特发性肺间质纤维化

特发性肺间质纤维化（IPF）是一种进行性、不可逆的致命性肺部疾病，临床多表现为持续性干咳或轻度咳嗽、进行性呼吸困难、低氧血症、乏力、消瘦等，确诊后预期寿命为 3～5 年。目前现代医学对该病发病机制的认识尚不清楚，且治疗药物不良反应较多。中医学并无确切对应的病名，根据其临床特征，目前常将其归为"肺痹""肺痿"等范畴。结合临床表明，IPF 的主要病机是气阳亏虚，痰、瘀、毒互结，但究其缘由与三焦气化不利有关。学者陈凤等从三焦气化论治 IPF，以期对临床治疗有所启示。

三焦气化理论

三焦与气化的关系最早见于《内经》，其云："膀胱者，州都之官，津液藏焉，气化则能出矣。"赵献可率先提出"三焦气化"学说，认识到小便不仅与膀胱和肾相关，而且还与三焦及多个脏腑关系密切。张锡纯对此进一步发挥，在《医学衷中参西录》中指出"人之一身，皆气所撑悬也，此气在下焦为元气，在中焦为中气，在上焦为大气"，并提出"人体之气化以三焦为总纲"，将整个机体的物质代谢过程都归于气化。《难经·三十八难》云："脏唯有五，腑独有六者，何也？然所以腑有六者，谓三焦也，原气之别焉，主持诸气。"《中藏经·论三焦虚实寒热生死逆顺脉证之法》云："三焦者，人之三元之气也，号曰中清之府，统领五脏六腑。"三焦主持诸气，以气化作用统领脏腑功能，是气、血、津、液、精的化生之源和升降出入的通道。

三焦气化不利是 IPF 的根本病机

从疾病发展规律看，很难将 IPF 的发生发展定位在某一确定脏腑或是某一"气"的单一虚损。《内经》云"正气存内，邪不可干"。中医学之正气实际包括了人的元气、宗气和卫气等。气阳虚涵盖了元气、宗气、卫气、营气之虚，比肺虚、脾虚、肾虚或称肺、脾、肾虚有更宽和更广的包容性。元气、营卫之气及宗气依赖三焦气化相互化生，上、中、下焦气化相济是诸气化生的关键，因此，IPF 之气阳亏虚的根本是三焦气化不利，导致气机逆乱和痰、瘀、毒互结。

1. 三焦气化不利是气阳亏虚的根本　《内经》云"肺者，气之本"。"肺主气"代表了肺和气的实体及功能系统，不仅参与元气、营卫之气及宗气化生，还能调节气的运行，保证气机通畅，维持脏腑功能正常发挥。气的生成、运行、转化和功能均赖于三焦气化，三焦化生诸气，在上焦与肺之清气和心阳之气相合为宗气，在中焦与脾胃化生的水谷之气相合为营卫之气，在下焦与肾的先天之精气相合为元气。三焦之气相互作用，上焦宗气以资下焦元气充盛，中焦营卫之气功能的正常发挥依赖上焦宗气的推动，下焦元气助中焦营卫之气、上焦宗气的正常运行。IPF 病程迁延，三焦气化不利，将影响全身气的生成及功能，导致多脏器受累。

2. 三焦气化不利是气机逆乱，痰、瘀、毒互结的根本原因　上焦气化不利，肺气宣发肃降失常，易出现反复咳嗽；中焦气化不利，脾胃运化腐蚀失常，对上焦宗气的滋养不足，易出现气喘、腹胀、纳差等；下焦气化不利，肾元温煦推动失常，且肾不纳气，易出现气短、乏力等。三焦均可影响肺主气司呼吸的生理功能，导致气机逆乱。

陈凤等基于文献研究和临床经验，提出"痰、瘀、虚、毒"思想，正气亏虚，痰、瘀、毒互结是本病的病理特点，也是病情缠绵、迁延不愈、变证丛生的主要原因。上焦气化不利，肺主行水功能失常，聚水生痰，肺朝百脉、主治节及心主血脉功能失常，血行不畅，滞而为瘀；中焦气化不利，脾失健运，水湿内盛，化赤不足，血运痹阻；下焦气化不利，肾主水功能失常，津液失布，聚而成痰，元气既虚，必不能达于血管，血管无气，必停留而瘀。而肺毒系指无论外感还是内伤，导致脏腑生理功能失调，气血津液运行失常而产生的有毒物质，蕴积于肺脏，主要包括痰毒和瘀毒。

通调三焦、益气温阳贯穿 IPF 治疗全过程

三焦气化不利导致气阳亏虚、痰瘀毒互结贯穿疾病全过程，故通调三焦、益气温阳须贯穿治疗全过程，以达到标本兼治的目的。

1. 早期　温阳散寒，通调三焦主要表现为刺激性干咳，或伴少许白色泡沫痰，活动后气短；高分辨率 CT（HRCT）表现为小叶间隔增厚或以磨玻璃样阴影为主，以两下肺野周边多见。在病名归属上以"肺痹"为主，肺痹的病名首见于《素问·玉机真脏论》，云"今风寒客于人，使人毫毛毕直……名曰肺痹，发咳上气"，指出风寒之邪外袭内舍于肺可发为肺痹。元气虚是外邪伤人的基础，也是攻邪治标的根本，因此，在 IPF 三焦气化不利、气阳亏虚的前提下，仅强调祛邪往往很难达到预期的临床疗效，需在通调三焦的基础上，益气温阳散寒。张仲景为痰饮病提出"温化"之法，《金匮要略·痰饮咳嗽病脉证并治》云"病痰饮者，当以温药和之"。现代医家也发现温阳法在肺间质纤维化治疗中起到重要作用，如洪广祥提出"治肺不远温""用药不避温"的观点；刘良徛创立具有益气温阳散寒功效的"温肺化纤饮"治疗肺间质纤维化，亦取得良好疗效。三焦通调，气阳充足，则水液代谢顺畅，痰、瘀、毒循化有道。

2. 中期　疏畅气机，化痰祛瘀慢性迁延期，即主要表现为进行性呼吸困难，或咳，或喘，劳则尤甚，咯痰黏稠；HRCT 显示双肺弥漫性间质性浸润，以索条状、细网格状病灶最为突出，间有磨玻璃样阴影。王焘在《外台秘要》中提到肺痿的症状及转归，云"积年累月，肺气衰便成气嗽，此嗽不早疗，遂成肺痿"。此期是"肺痹""肺痿"相互转化的关键阶段，若维持在肺痹阶段则预后良好，若转为肺痿，多预后不佳。三焦气化不利是气机逆乱、痰瘀毒互结的根本，内虚招致外邪，外邪引动内毒，痰、瘀、毒互结内阻气道，耗损正气，因虚致实，因实而虚，虚实夹杂，治疗上需通补兼施，以通为主，施补得当，三焦化生诸气有源，通利得当，三焦气机条达，痰、瘀、毒邪得以消散。

3. 晚期　扶正固本，荡涤余邪主要表现为动则喘息，咯痰不利，持续吸氧；HRCT 显示两肺呈蜂窝状改变，肺容积缩小。在病名归属上以"肺痿"为主。张仲景首立"肺痿"之名，《金匮要略·肺痿肺痈咳嗽上气病脉证并治》云"息张口短气者，肺痿唾沫，热在上焦者，因咳而为肺痿"；"寸口脉数，其人咳，口中反有浊唾涎沫者何？师曰为肺痿之病"。近年文献多认为，IPF 晚期病机为肺、脾、肾虚损，且从三焦论治多以肺、脾、肾分别论治。这种观点忽视了肺、脾、肾三脏是以三焦为媒介构成的有机整体，不能体现三焦气化不利，肺、脾、肾多脏器气阳亏虚的病机。此期"虚实夹杂，以虚为主"，故治疗上应"补泻兼施，以补为主"，以温运脾胃为基础，通调三焦，使肺、脾、肾之气阳充盛。在扶正的基础上，重视祛除痰、瘀、毒余邪，防止疾病急性发作。

通调三焦气化是益气温阳的基础

吴鞠通《温病条辨》云："上焦病不治，则传中焦，胃与脾也；中焦病不治，即传下焦，肝与肾也。始上焦，终下焦。"其创立的三焦辨证将人体按部位划分为 3 个部分，上焦包含心肺两脏，中焦以脾胃为主，下焦则关联肝肾。三焦辨证和脏腑定位并不冲突，如易峰认为，三焦辨证是以"脏腑"为核心的辨证体系，在辨明脏腑病位的基础上来分辨病证，在明确脏腑病机的基础上制定治法。《温病条辨》云：

"治上焦如羽，非轻不举；治中焦如衡，非平不安；治下焦如权，非重不沉。"IPF 的总病机是在三焦气化不利基础上，出现多脏器气阳亏虚，故治疗必须着眼于三焦气化整体，根据三焦各自的生理功能和特殊病理性质采取对应的治疗方法，才能使三焦气机条达，温阳益气且不恋邪，以达到治病求本的目的。

1. 上焦——宣肃肺气　肺为娇脏，主气，不耐寒热，清虚而处高位，其用宣肃。三焦气化不利，气阳亏虚，产生肺之病理主要有三：一是宣肃失衡，气机逆乱则生咳喘，气机阻滞则生胸闷；二是阴阳失和，致虚阳浮越，灼伤肺络，炼液成痰；三是助心行血无力，血行无力进而留瘀，水液布散失常，聚而成痰。基于"治上焦如羽，非轻不举"的原则，常用连翘、麻黄、前胡、桔梗、金银花、竹叶等轻清芳香之品，多应用花、叶、梗等部位，以其气薄、味辛而入上焦。

2. 中焦——温运脾胃　脾胃在 IPF 病程中主要病理有三，一是脾作为水谷精微生成、转化、代谢的枢纽，气阳亏虚，脾失健运，胃失腐熟，清气不升，浊气不降，肾之先天失脾后天之资；二是"脾为生痰之源，肺为储痰之器"，脾气阳亏虚，运化失司，聚痰成饮，发为水肿、咳嗽、喘息；三是"肺主卫，脾主营"，如《类证治裁》云"诸痹……良由营卫先虚……久而成痹"，营卫不从是痹症产生的原因之一。基于"治中焦如衡，非平不安"的原则，常用黄芪、党参、薏苡仁、茯苓、白豆蔻、白术、山药等平升平降之品，以培土生金。叶文彬等认为，如何运用补气药和消导药是温通中焦的关键，单纯温补则易使中焦郁滞。

脾胃虚弱是肺痿形成的原因，是 IPF 疾病由轻转重、由浅入深的转折点，如《医门法律》言："肺痿者……总由胃中津液不输于肺，肺失所养，转枯转燥，然后成之。"《慎斋遗书》云："诸病不愈，必寻找脾胃之中，万无一失，何以言之……万物从土而生，亦从土中归。"故治疗当需处处以中焦为轴，以顾护中焦为先，这样可左右逢源，无往不利。

3. 下焦——沉纳肾气　肾在 IPF 病程中主要病理有三，一是肾主封藏，主纳气，如清代林珮琴所云"肺为气之主，肾为气之根，肺主出气，肾主纳气，阴阳相交，呼吸乃和"，肾纳气功能失常，由肺吸入的自然界清气不可下达，即出现呼多吸少、呼吸表浅。二是造成痰、瘀、毒互结，如吴澄《不居集》云"痰之来也，多由于肺，痰之本也，多在于肾"，肾水上泛，使脾失健运，肝失疏泄，终致肺失宣肃，水液聚而成痰，气为血之母，气滞则血瘀。终致痰、毒、瘀互结，痹阻肺络，导致肺痹，病久痰瘀阻闭肺窍，肺叶遂枯遂焦，则成肺痿。三是肾为元气之本，肾气亏虚，先天禀赋不足，肺气自虚，邪扰于肺，易发为本病。基于"治下焦如权，非重不沉"的原则，以及"肾主纳气"的原理，常用熟地黄、山茱萸、山药、五味子、女贞子、枸杞子等重镇沉降、补肾纳气之品。

222　从"百病生于气"辨治肺间质纤维化

　　肺间质纤维化是以进行性加重的呼吸困难、喘息、气短、刺激性干咳为主要临床表现，以限制性通气功能障碍、低氧血症、慢性进行性弥漫性肺间质纤维化为特点的肺间质疾病。目前，本病发病率逐渐增高、预后差、无特效药物，成为国内外研究的热点和诊治难点。中医古代文献中没有与肺间质纤维化完全相对应的病名，根据临床表现和体征可归属于中医学肺痿、喘证、咳嗽、肺痹的范畴。学者张秀等近年来在临床和科研过程中发现肺间质纤维化病变过程与气密切相关，气病是肺间质纤维化的重要病机，以调气为主要治疗原则进行论治获得了一定疗效。

气与肺的关系

　　气的概念源于"云气说"，是古人对自然现象、人体生命现象观察分析的结果。中医气理论是哲学思想气理论的衍生，认为气是构成和维持人体的基本物质，以气机变化说明人体的生命活动。《医权初编》论述"人之生死，全赖乎气。气聚则生，气壮则康，气衰则弱，气散则死"。中医学对于气的研究可以概括为气在机体中的状态表达、变化规律、影响因素和调控方法。

　　肺为气之主，主呼吸之气和一身之气。《素问·阴阳应象大论》云"天气通于肺"，论述肺与外界自然环境进行气体交换，吸清呼浊，吐故纳新。人体一身之气由三者结合化生，即先天之精所化生的元气、水谷之精所化生的谷气和自然界的清气。水谷之气与肺吸入的清气，结合聚于胸中为宗气，上走息道，下注气街，行呼吸、贯心脉、资丹田。通过有节律的呼吸，肺主一身之气的运行，调节全身之气的升降出入运动。

气病与肺间质纤维化

　　气之在和则为正气，不和则为邪气。气病则百病丛生，百病皆生于气。《素问·举痛论》云："余知百病生于气也，怒则气上，喜则气缓，悲则气消，恐则气下，寒则气收，炅则气泄，惊则气乱，劳则气耗，思则气结。"从情志刺激、外感邪气、劳累内伤之"九气病"描述"百病生于气"的发病学观点，论述邪气致病的广泛性，无论外感、内伤。"百病生于气"观念的提出，突出了中医学所说的人与自然、人与社会的整体观及人体自身是一整体的观念。肺间质纤维化的发生是以人的自然属性为载体，依赖人的社会属性，独立致病或相合为病。随着环境污染、生态恶化等因素，肺间质纤维化的发病率在全球呈不断上升的趋势。但因每个人的社会职业、生活习惯等不同，某些群体成为肺间质纤维化的高发人群，如石棉瓦工人、养鸽者、吸烟者等。

　　在中医学典籍中，并没有与肺纤维化完全相对应的病名，中医病名归属亦尚有争议，但从症状及证候角度看，肺纤维化始于"肺痹"，终于"肺痿"。肺痹为痹证之重症，病机重点在于气。陈士铎《辨证录》云："肺痹之成于气虚，尽人而不知也……然肺痹即气痹也。"因邪毒痹阻于肺，脉络瘀滞，肺气闭郁不行。肺痿为肺纤维化的终末阶段，喻嘉言《医门法律·肺痿肺痈门》亦云："肺痿者，肺气痿而不振也。""痿"通"萎"，是指肺叶萎弱无力的病态，如草木枯萎，失于濡养。肺痿病机主要责之于肺虚，津气大伤，故肺痿的病机虽可有寒热之分，但并无实热之例。"肺痹"与"肺痿"分别是肺纤维化病程进展中的两个不同阶段，二者在一定条件下可相互转化，互相影响，形成虚实夹杂的演变过程。

人体之气源于先天之精所化生的先天之气、水谷之精所化生的水谷之气和自然界的清气所组成。《灵枢·营卫生会》云:"人受气于谷,谷入于胃,以传于肺,五脏六腑皆以受气。"人体之气的生成与肺主呼吸、脾主运化、肾主纳气的功能密切关联。肺为气之主,脾胃为气血生化之源,肾为气之根。若肺脾肾三脏功能失常,则清气吸入减少、宗气生成不足,一身之气减少。肺气亏虚,无以生成宗气,则短气不足以吸;肾气亏虚,藏纳失职,不能保证呼吸深度;脾胃虚弱,化生精微物质障碍,肺失濡养,且脾虚水湿停聚,酿生痰湿,"脾为生痰之源,肺为储痰之器",痰浊阻塞气道,阻碍吸清呼浊,肺气不利,发为咳嗽、呼吸困难。此外,肺间质纤维化患者多为中老年人,脏腑虚损,正气不足,易受外邪的侵扰,耗损正气,影响全身气机的动态平衡。《医权初编》云:"人之生死,全赖乎气。气聚则生,气壮则康,气衰则弱,气散则死。"一身之气减少,气的推动、温煦、防御、固涩、气化功能异常,导致肺不能吐故纳新、脾不能化生气血、肾不能贮藏精气,终致肺间质纤维化的发生。

《格致余论》云:"血为气之配……气升则升,气降则降,气凝则凝,气滞则滞。"一身之气的推动作用减弱时,五脏六腑的生理活动减弱,导致血液的生成不足、运行迟缓、输布障碍,产生瘀血。此外,痰浊郁阻气机,气滞不能行血,亦可导致血瘀。《素问·阴阳应象大论》云:"人年四十而阴气自半也。"中老年人气血亏虚,血脉滞涩,气虚无力帅血以行,循经之血运行缓慢滞涩脉中形成瘀血。正如《医林改错》所云:"元气既虚,必不能达于血管,血管无气,必停留而瘀。"瘀血阻滞肺络,加重肺失宣降,肺不能助心行血,发为胸闷、呼吸困难。研究发现,肺间质纤维化发生过程中主要参与的有炎症细胞因子及 Th1、Th2 型细胞因子等,各种细胞因子相互协同,又彼此拮抗,形成复杂的细胞因子网络,除了参与炎症反应化学趋化过程,还调节血管生成、血细胞生成,血管新生是肺间质纤维化过程中的重要机制。肺气亏虚,无力通调百脉,不能助心行血,"肺中之血凝而留止",瘀血内生,刺激机体自我修复,产生旁路血管。新生的异常血管刺激机体过度修复,加速肺脏纤维化病变。

从调气治疗肺间质纤维化

《景岳全书·诸气》云:"气之为用无所不至,一有不调则无所不病……欲求其本,则正一气字足以尽之,盖气有不调之处,即病本所在之处也。"肺纤维化的病变中心为气的病变,贯穿疾病始终,是本病发生的根源,故调气是其基本治则。调气目的在于气旺充足,气机运行流畅。具体调气治则:

1. 补肺脾气之不足 李东垣认为"脾胃一虚,肺气先绝"。脾属土,肺属金,脾为肺之母,两者在生理病理上密切联系,脾气虚弱时,母病及子,可致肺病。故健脾理气、补益肺气是治疗肺纤维化的重要法则。首先,痰邪阻塞气道引起的咳痰喘息、呼吸困难等症状,通过健脾补气、燥湿化痰治法,杜绝痰源。脾气健旺,肺气充足,则运化水液的功能正常,能"水精四布,五经并行",自无痰饮水湿的停聚。《医学求是》云"燥脾则升",脾气充沛,水液上输于肺,才能"脾气散精,上输于肺"。若肺气亏虚,水液运化功能障碍,升降失常,痰湿水饮内困脾胃,致使脾阳不振、脾气不升,水津不能上输于肺,致使肺燥津枯。正如《临证指南医案》所云:"肺热干痿,则清肃之令不行,水津四布失度,脾气虽散,津液上归于肺,而肺不但不能自滋其干,亦不能内洒陈于六腑,外输精于皮毛也,其津液留贮胸中,得热煎熬,变为涎沫。"故在治疗上当健脾理气,补益肺气,燥湿运脾同用,恢复中焦气化功能,湿去则脾运有权,脾运则肺气有源,气足则湿无所生。正所谓"善治痰者不治其痰而治其气,气顺则一身之津液亦随之而顺"。

2. 调理气机之升降 气机失调是指气的升降出入运动失常。气机上逆,肺失宣降,发为咳嗽、喘息诸症。气机郁滞,失于疏泄,故肺纤维化患者可出现焦虑不安的紧张情绪、心胸憋闷等症。肺纤维化的病机特性是本虚标实,肺气闭郁不行,气机痹阻。痹者,闭也,血气凝涩运行不畅。中药治病是以药物的寒热温凉四气调理机体的气血阴阳,以纠其偏。对因于气机上逆者,多运用具有苦寒之性的葶苈子、枇杷叶、桑白皮等药物,敛降肺气或清泻肺气;气机郁滞者,采用芳香理气药如青皮、陈皮之属,理气解郁行滞。"思则气结",安神之品亦能理气调神,使气机条畅,肺气宣降有司。

3. 祛除病变之壅滞　气病导致血液、津液运行不畅，痰饮血瘀为患。所谓"气行则血行"，治疗瘀血重点亦在于调气。《温病条辨·治血论》云："故善治血者，不求之有形之血，而求之无形之气。"痰浊阻塞气道，肺气闭郁于内，阻碍吸清呼浊，引起咳嗽喘息、呼吸困难等症。通过理气健脾，杜绝生痰之源；调理肺气，使痰湿无所停聚，气顺则痰消。《丹溪心法·痰》云："人之气道贵乎顺，顺则津液流通，决无痰饮之患。"调理气机可使痰饮、瘀血等病理产物排除体外，使气的升降出入平治于权衡，机体达到阴平阳秘的状态。

气的病变是肺间质纤维化的发病根源，气病具有广泛性、多变性、复杂性，故肺间质纤维化的病位初期在肺，久则五脏同病。基于"百病生于气"的发病观，通过补肺脾气之不足、调整气机之升降、祛其病变之壅滞是肺间质纤维化的基本治疗法则。

223   从宗气为本防治肺纤维化经验

肺纤维化（PF）是指各种原因反复侵袭影响肺的生理结构，导致肺脏纤维化的一种疾病，是多种肺间质性疾病的最终结局。研究显示，约30％的肺间质性疾病与吸烟、粉尘、吸入特殊化学物品、感染等因素相关。PF 是慢性进展性疾病，严重影响患者生活质量，且病死率较高。现代医学对本病的治疗常采用激素、免疫抑制剂、抗纤维化及抗氧化等药物。米烈汉业医 50 余载，对中医内科、妇科、疑难杂病的诊治有独到见解，特别是对于 PF 的认识更是深刻，学者杭程等将米烈汉基于宗气为本思想治疗 PF 经验做了梳理归纳总结。

从宗气为本

PF 病因病机，米烈汉认为 PF 乃本虚标实，患者素体虚弱，宗气不足，水饮、痰浊、瘀血等影响肺、脾、肾 3 脏功能，导致脏腑阴阳失衡，形成痰、瘀、毒，并藏于机体膜原之位，形成"夙根"，每遇外感四时不正之气而发病。本病缠绵日久，以宗气亏虚为关键病机。结合本病发病过程，其属"肺痹""肺痿"范畴。人体的生理病理表现皆可以"宗气"来概括解释，宗气在分布、生理功能、虚实变化上与心、肺密切相关，因此在论治心肺系疾病中，离不开宗气。《内经》云："宗气积于胸中，出于喉咙，以贯心脉而行呼吸焉。"清代喻嘉言《医门法律》云："大气，即宗气之别名。宗者，尊也，主也，十二经脉奉之为尊主也。"《读书随笔》云："宗气者，动气也。凡呼吸、语言、声音以及肢体运动，筋力强弱者，宗气之功用也。"宗气乃水谷精微之气与吸入之清气化生而成，聚于胸中，是诸气之纲领。宗气亏虚则百病由生，宗气亏虚是 PF 发生的根本原因。

疾病的发生发展大都表现为气机的阴阳变化，肺为阳中之少阴，肺主宣发肃降；肾为阴中之太阴，降极反升；脾胃居中央，脾升胃降；以上 3 脏共同构成脏腑气机的升降回环，中间任何一个环节出现问题均会影响全身气机的运行，导致宗气亏虚。"肺主气，气调则营卫脏腑无所不治"，肺的生理特性既主宣发又主肃降，是因肺为阳中之阴，阳升之中有阴降。因此外邪袭肺，宗气亏损，肺宣发肃降功能失调，机体阴阳失衡，故出现干咳、进行性呼吸困难等临床表现。肾阴为诸阴之本，肾阴不足，不能上滋肺阴，出现发热、咯血等肺肾阴虚的表现；肾阳为诸阳之根，肾阳不足，肺失温煦，出现咳嗽、咳痰等肺肾阳虚的表现。《素问·阴阳应象大论》云："阴在内，阳之守也；阳在外，阴之使也。"肺主出气，肾主纳气，阴阳相交，呼吸乃和，阴阳失衡则出现呼吸困难。脾为阴中之至阴，其气主升，太阴湿土，得阳始运，阴阳失衡则脏腑气机升降出入失调而发病，正如李东垣云"脾胃一虚，肺气先绝"。肺、脾、肾 3 脏功能异常，使痰瘀阻于肺络，出现胸闷气短、咳嗽咯痰、面暗唇紫、舌质暗或有瘀斑等临床表现，流注关节则可形成杵状指，晚期影响到右心功能导致右心功能不全，则可出现体循环障碍、瘀血等表现，"痰、瘀"乃 PF 的主要病理产物。

米烈汉认为"毒"也是 PF 发病的重要病因，这里的毒包括环境毒、疫毒、邪毒、脏腑受损引起的痰瘀之毒等。《温疫论》云"今感疫气者，乃天地之毒气也"。人类疱疹病毒Ⅳ型、流感病毒、巨细胞病毒、SARS 病毒、COVID - 19 均可导致 PF 发病，中医理论将以上病毒称之为疫气、戾气等，归为疫毒。宗气亏虚，御邪能力低下，加之长期应用激素和免疫抑制剂，损伤机体免疫功能，外邪侵袭肺脏，与体内痰瘀胶结为毒，蕴久化热，进而出现咳嗽、咳吐黄痰、发热等症状。膜原是外邪入内、正气鼓邪外出的必由之地，不拘泥于身体某一具体位置，痰、瘀、毒等邪易伏藏于机体膜原之位而形成夙根，当机体感受四时不正之气时而引起疾病的发生。

基于宗气为本防治 PF

本病按疾病进展可分为早期、慢性期、晚期，各个时期症状常相互夹杂，治疗应以顾宗保元为根本，祛邪通络贯始终。"顾宗保元"即协调肺、脾、肾 3 脏，保守 3 脏正气；"祛邪通络"指祛除邪气，通达血络，为宗气运行创造良好的内环境，使脏腑阴阳平衡，宗气得充，疾病得愈。

1. 早期宜清宣排毒保肺气　PF 早期又称肺泡炎阶段，其病理变化主要表现为血管扩张、血栓形成、血管内皮细胞和血管周围水肿，导致肺泡壁和间质内炎性细胞浸润，此期多由外界环境及自身免疫异常导致。肺为娇脏，易受外界温热毒、环境毒、药物等毒邪侵袭，毒邪痹肺，肺气失宣，气不布津，水液代谢失调，聚而成痰，痰热阻于肺，临床以发热、胸闷、咳嗽咯痰、咽干、舌质红、舌苔黄腻，脉细数为特征。对 PF 早期论治宜清宣排毒保肺气，米烈汉常将自拟五子汤、抗纤汤应用于本阶段治疗，达到宣通肺气效果；并随症加入桔梗、紫菀、生地黄、牡丹皮、三棱、莪术等以清肺化痰，以及黄芪、冬虫夏草等以保肺气。

2. 慢性期宜固本培元调气机　PF 慢性期主要指肺泡炎向纤维化进展的时期，其病理变化为肺上皮Ⅱ型细胞增生肿胀，间质腔有明显水肿和多种炎性细胞，大量纤维细胞浸润后转变为纤维组织，使组织结构变形，失去弹性。人体一身之气与肺、脾、肾三脏密切相关，PF 慢性期以肺肾亏虚为主要表现。外邪袭肺，肺络受损，痰瘀乃生；肾藏精，精生髓，髓生血，阴精亏虚，精血不足，运行无力，则生瘀血，瘀血影响气机的宣畅，阴津阳气难以布达，肺失濡润使肺痿进一步加重，见咳逆上气、咳嗽气喘；进一步发展可表现为久咳不愈、动则加重、干咳少痰、口干咽燥、时有低热，舌红少津、苔少或薄白，脉细数等症状。五脏安乃治疗疾病的根基，PF 慢性期的治疗宜固本培元调气机。《类证治裁·肺痈肺痿》指出"肺痿伤在无行之气，气伤则调其元"。米烈汉治疗 PF 慢性期常用自拟抗纤汤、益肺化痰汤等生津液润肺燥、填补肾水实下元，使气机条畅。

3. 晚期宜扶正祛邪通肺络　PF 晚期，病理变化主要是支气管和肺泡上皮细胞大量增生和间质改变，肺泡间隔坏死、增厚、纤维化，肺泡结构破坏。叶天士在《临证指南医案》中云"大凡经主气，络主血，久病血瘀"。《本草述钩元代芳草部》云："肺合于心而气化，为血脉之所由始；肺合于脾而血化，为经脉之所由通。"气血阴阳之运行皆与肺络相关，久病肺气亏虚，肺脾生血能力减弱，血虚致瘀。米烈汉认为，PF 晚期肺组织持续被破坏，致肺脾气虚，无力推动血行，痰浊瘀血内生阻于肺络，肺络瘀阻，进一步加重肺气虚损，如此反复，肺痿渐生。PF 晚期临床多表现为咳喘胸闷、气短无力、口干咽燥、五心烦热、面色晦暗、咯吐涎沫、颜面口唇指甲发绀、周身水肿、嗜睡或神昏，舌质紫暗、苔少，脉弦细弱或脉微欲绝。疾病的发生可因虚致病，亦可因病致虚，本阶段论治宜扶正祛邪通肺络。米烈汉在治疗 PF 晚期时常用五子二陈汤、自拟抗纤汤等以补益肺、脾、肾三脏，化痰祛邪，并根据临证需要加鸡血藤、当归、丹参等活血通络之品使肺络得通。

验案举隅

王某，男，74 岁，于 2010 年 8 月 10 日初诊。主诉反复咳嗽、气短、气喘 10 余年。无明显诱因出现乏力、气短、气喘，在当地医院行胸部 CT 等相关检查，诊断为肺间质纤维化，给予激素治疗（具体用药不详），症状稍缓解。每遇天气变化则胸闷、气短、气喘、咳嗽、咯痰等症发作，多次于当地及西安市多家医院住院治疗，疗效欠佳，并进行性加重。2010 年 7 月患者因左侧肺癌行手术治疗，术后患者拒绝放疗、化疗，并出院。随即就诊于米烈汉处，刻下见呼吸困难、咳嗽、气喘、气短、咯白黏痰量多、面色晦暗、唇色紫暗、杵状指、大便干、2～4 日一行、小便可、失眠，舌淡暗、舌下络脉迂曲、瘀斑、舌苔厚腻，脉沉细。西医诊断为肺间质纤维化、肺癌术后。中医诊断为肺痿，痰浊蕴肺、脾肾气虚、瘀毒阻络证。治以补肺益肾、肃肺平喘、健脾消痰、化瘀通络。方选抗纤汤加减。

处方：生黄芪 30 g，丹参 30 g，红参 15 g，沙参 15 g，款冬花 15 g，鸡血藤 15 g，鸡内金 15 g，当归 15 g，川芎 10 g，紫苏子 10 g，陈皮 10 g，百合 10 g，葶苈子 10 g，杏仁 12 g，茯苓 12 g，法半夏 9 g，大黄 9 g，砂仁 6 g，甘草 6 g。14 剂，每日 1 剂，水煎分早晚 2 次温服。同时口服至灵胶囊（主要成分冬虫夏草）每次 5 粒、每日 3 次。

服药 14 剂后，呼吸困难明显减轻，咳嗽、咯痰、气喘症状明显好转，大便稍干，睡眠好转，舌质暗红、舌下脉络迂曲、舌质瘀斑消失、舌苔稍腻。继续服上方 21 剂，呼吸困难、咳嗽咯痰基本消失，活动后略有气喘。随诊 10 年，患者病情平稳、生活自理，多次复查胸部 CT 提示肺间质纤维化未加重，肿瘤无复发、转移。

按：米烈汉结合多年临床经验，灵活运用自拟抗纤汤，对于邪阻于肺、络脉不通、肺失宣降、气虚血瘀所致肺痿、肺痹疗效较好，明显提高患者的生活质量及生存率。抗纤汤方中红参、黄芪为君，二者皆为甘温之品，入脾、肺二经，脾胃为气血生化之源，元气之本，元气盛、气血充则精神足，肺主皮毛卫外，红参大补元气以治虚，黄芪益肺气固表实卫，正所谓"邪之所凑，其气必虚"，二者相伍能增强人体正气以御外邪，该方充分体现了治疗 PF 祛邪扶正、固本培元的思想。《本草纲目》中记载沙参，甘淡而寒，其体轻虚，专补肺气，因而益脾与肾，故金能受火克者宜之。沙参微苦、微寒，入肺、胃经，久咳易伤肺阴，沙参能清肺养阴、润肺化痰；紫苏子入肺经，能降肺气、肺气宜降、气降则痰化；百合入心、肺经，在补肺阴、清肺热、润肺燥的同时又可止咳；冬虫夏草入肺、肾经，补肺益肾、化痰止咳，尤宜于久咳虚损之证；此 4 味药共为臣药，攻补兼施，在祛邪排毒的同时兼以调护肺、脾、肾三脏之气，使邪去而不伤正。因冬虫夏草较为名贵，常以至灵胶囊代替。此外，方中鸡血藤、当归、丹参、川芎、鸡内金、砂仁皆为佐药，其中鸡血藤入肝经，补血活血通络；丹参、当归、川芎入心、肝二经，心主血脉、肝主藏血，上四味药皆能入血，养血同时化瘀祛痰通肺络，使邪有出路，有辅助君、臣扶正祛邪之功。张锡纯在《医学衷中参西录》中言鸡内金为"鸡之脾胃也……又凡虚劳之证，其经络多瘀滞，加鸡内金于滋补药中，以化其经络之瘀滞，而病始可愈"。鸡内金、砂仁入脾胃二经，能健脾消积、理气和中、祛瘀兼化积、可通一身之气，故可恢复肺正常宣降功能。《药品化义》载"甘草，生用凉而泻火，主散表邪，消痈肿，利咽痛，解百药毒"，生甘草，甘平，归脾、心、肺经，在调和诸药的同时可补气祛痰，发挥解毒之力。本方组成针对本虚标实之证，重用补气药补虚以排毒、扶正祛邪、补而不留邪；补肺益气药与养血活血药同用，补血兼行气、活血兼理气，可补气行气、活血化瘀；理气药与化痰药同用，理气降气以消痰；化瘀消积药与祛痰药联用，能够通肺络，给邪以出路，助全方扶正祛邪之力，全方配伍共达虚补、瘀散、毒消之目的。

PF 病位在肺，与脾肾密切相关，病性以虚证为主，本虚标实，肺、脾、肾、宗气亏虚，痰瘀毒邪伏藏于膜原，形成发病之夙根。PF 患者多因禀赋不足、肺脾肾虚、反复外感、邪气稽留、宣肃不彻、肺中津液受损，渐生痰、浊、瘀血等病理产物，瘀血与痰浊互相胶结，共同作用于肺组织，导致弥漫性肺间质纤维化，而瘀血、痰浊一旦形成，又可导致气机宣畅失调、阴津阳气难以布达、肺失濡润、机体脏腑阴阳失衡、气机升降出入失调，循环往复，使诸证进一步加重。故治疗 PF 应以宗气为本，贯彻顾宗保元为根本，祛邪通络贯始终的基本治疗大法，辨证用药灵活加减。

224　从元气辨治间质性肺病

间质性肺疾病是一组以弥漫性肺实质、肺泡炎症和间质纤维化为基本病理改变，胸部影像学呈弥散性浸润阴影、肺功能提示限制性通气障碍、弥散功能降低及低氧血症为临床表现的不同种类疾病群的总称。间质性肺疾病的发病原因极其复杂，诊治困难，以隐袭性进行性呼吸困难为突出表现，以动则气短、干咳、喘憋为主要特征，临床死亡率高，严重威胁人类健康，是世界范围内的疑难病，目前发病率呈逐年上升趋势，中西医学都缺乏有效治疗方法。间质性肺疾病在中医古籍中无明确记载，散见于"咳嗽""喘证""顽咳""肺痹""肺痿"中。根据该病的临床表现及病机特点，学者王有奎将其归属于中医"肺痿"范畴，治疗主张补益元气、益气养阴、润燥养血为法。

病因病机

早在《内经》时代，即有关于"肺痿"病机的描述，《素问·痿论》云"肺主身之皮毛，心主身之血脉，肝主身之筋膜，脾主身之肌肉，肾主身之骨髓。故肺热叶焦，则皮毛虚弱，急薄著，则生痿躄也""肺者，藏之长也，为心之盖也。有所失亡，所求不得，则发肺鸣，鸣则肺热叶焦"等。汉代张仲景首创"肺痿"病名，描述其症状"寸口脉数，其人咳，口中反有浊唾涎沫者何？师曰为肺痿之病"。《金匮要略·肺痿肺痈咳嗽上气病脉证治》论述了肺痿的病因，指出"或从汗出，或从呕吐，或从消渴，小便利数，或从便难，又被快药下利，重亡津液，故得之"，并将其辨证分型为虚寒肺痿、虚热肺痿。详细论述了"热在上焦者，因咳为肺痿"，此为虚热肺痿。病机在于重亡津液，虚火灼肺，肺气萎弱不振，失于主气司呼吸，也不能行使通调水道之职，脾气上输之津液停留肺中，不能为肺敷布，反被热邪熏灼煎熬，成为浊唾涎沫，治以麦门冬汤。同时描述虚寒肺痿，指出"肺痿吐涎沫而不咳者，其人不渴，必遗尿，小便数，所以然者，以上虚不能制下故也。此为肺中冷，必眩，多涎唾，甘草干姜汤以温之"，明确提出肺痿一病，证有虚寒，病机是肺气虚冷，萎弱不振，宣降无权，水津不能四布，津液不化，停蓄于肺，则见口吐清稀涎沫而不渴，治用甘草干姜汤。此后，历代医家对肺痿一病多有论及，《医门法律》云"肺痿者，其积渐已非一日，其寒热不止一端，总由胃中津液不输于肺，肺失所养，转枯转燥，然后成之"，提出脾气虚损不能散精于肺导致肺燥津枯成肺痿；《证治汇补》云"久嗽肺虚，寒热往来，皮毛枯燥，声音不清，或嗽血线，口中有浊唾涎沫，脉数而虚，为肺痿之病。因津液重亡，火炎金燥，如草木旱而枝叶萎落"。《临证指南医案·肺痿》云"肺痿一症，概属津枯液燥，多由汗下伤正所致。肺热干痿，则清肃之令不行，水津四布失度，脾气虽散，津液上归于肺，而肺不但不能自滋其干，亦不能内洒陈于六腑，外输精于皮毛也。其津液留贮胸中，得热煎熬，变为涎沫"。由此可见，肺痿一病，必见肺脾两虚，母病及子，气血津液大亏，正所谓"脾胃一虚，肺气先绝"。

有观点认为"元气亏虚是百病之源"。明代医家萧京在《轩岐救正论》中指出"每见虚而受补者十居八九，实而耐攻者十仅二三"，认为时人先天禀赋不足，真元易于受损、脱失，先天元气易于亏虚者占大多数。其云"六气之入，未有不先于元气虚弱，以致卫气不能卫外，而任邪气侵卫，营气不能营内，而任邪气攻内也"，认为元气亏虚，护卫肌表，防御外邪入侵的功能减弱是引起六淫入侵的关键因素。他又指出"劳倦不能耐，则肺之元气虚，思虑不能周，则心之元气虚，饮食不能运，则脾之元气虚，智谋不能决，则肝之元气虚，精血不能充，则肾之元气虚"。间质性肺病临床多表现为气短、活动后加重，伴有乏力、汗出、腰困等，明显属于"劳倦不能耐，肺之元气虚"。

基于上述理论，王有奎临床诊治肺痿见解独到，指出"痿"者"萎"也，指肺气的萎弱不振。他认为肺痿不论寒证、热证，均有肺脏功能萎弱不振，除有肺脾两虚，津枯液燥之证外，更为突出的病机在于元气大虚，失其主气及通调水道功能，致水停于肺，从而出现气短、动则喘甚，咳吐浊唾涎沫等证。元气亏虚为本病特征性病机，认为间质性肺病病位在肺，元气亏虚为发病之本，其元气亏虚与肺、脾、肾三脏关系密切，病变早期即可见到气短、乏力、懒言等气虚的表现，原因多为禀赋薄弱、感受外邪、情志、劳倦、饮食所致，随着病程的进展，肺病及脾、肺病及肾，可见气阴两虚、阴虚燥热或者阴阳两虚的证候。脾肾的虚损最为常见，脾虚主要表现为面色萎黄、胃寒怕冷、大便稀溏、纳差腹胀，甚至四末不温等；肾虚表现为动则气喘、夜尿频多、腰膝酸软、畏寒肢冷等。

王有奎指出此证为元气虚极，当以人参大补元气。人参为大补元气之圣药，《本草汇言》谓人参"元神不足，虚羸乏力，以此培之……若久病元虚，六脉空大者……皆可用也"。《理虚元鉴》亦云"人参，大补元气，冲和粹美，不偏不倚"。就归经而言，人参归脾肺心经，不归肾经，不能直接补元气，人参大补元气是通过补益脾、肺、心之气，以充足后天之精，则先天之元气亦得以充养。《药典》（2000年版一部）记载人参的功效是"大补元气，复脉固脱，补脾益肺，生津，安神"。可见，人参不仅广泛适用于脾气虚、肺气虚、心气虚的病证，亦有补益肾中元气的功效。《本草述钩元》也认为"人参益元气，肺脾先受之，以入五脏，五脏俱入，则诸虚皆补"，所以人参大补元气，实则为大补后天之气，以滋先天元气。王有奎擅用补气药物，以人参为君药，创立"养肺汤"治疗间质性肺病，以人参为主，大补元气、补肾纳气，以恢复肺脾肾元气，从而收到很好的治疗效果。

肺痿病元气亏虚，阴虚燥热，反复发作，缠绵难愈，不仅仅是虚证，痰瘀交阻是该病错综复杂的主要病理因素。本病属元气大虚，肺脏萎弱不振的慢性虚弱性疾病，肺脾肾三脏俱虚，肺虚不能布散津液，脾虚失于转输，肾虚失于温煦气化，致痰浊水湿生于脾而停于肺。"气为血之帅，血为气之母""气行血行，气滞血凝"，气虚气滞最终导致气滞痰阻，血运不畅，产生瘀血，正如关幼波所言"痰与血同属阴，易于交结凝固，气血流畅则津液并行，无痰以生，气滞则血瘀痰结"。由于痰浊、水饮、瘀血交互为患，体内正常的津液代谢异常，水津不能布散周身，身体失于滋润、濡养，可见津伤肺燥，气阴两虚。总之，本病属虚实错杂证，元气亏虚，阴伤肺燥，肺气萎弱不振为本虚；痰浊、水饮、瘀血交阻为标实。

辨证论治

王有奎总结多年临证经验提出肺痿病机：元气亏虚、阴虚燥热为本，痰浊、瘀血、水饮夹杂为标。治疗以经验方"养肺汤"为主，注重补益元气，滋养阴血，生津润燥，分两型施治：①气阴两虚型。证候咳逆短气，动则加重，痰少、色白、质黏，咳吐不利，口干咽燥，舌红少苔，脉弦细数。治以益气养阴，补肺健脾。方用养肺汤加减。主要药物人参、西洋参、沉香、黄芪、当归、白芍、白术、天冬、沙参、麦冬、玄参、玉竹、枇杷叶、陈皮、砂仁等。②肺脾肾虚型。证候乏力短气，稍动则气短明显，咳痰色白质稀，腹胀纳差，腰膝酸软，舌淡红，苔白，脉浮滑。治以健脾益肾，补气养阴。方用补肾养肺汤加减。主要药物人参、沉香、黄芪、当归、白芍、五味子、白术、枳实、天冬、麦冬、玄参、补骨脂、菟丝子、紫苏子、冬瓜子。

组方用药特点

1. 养肺汤和补肾养肺汤　为治疗肺痿的经验方，依据病机理论，治疗采用补气、养阴、补血、健脾、补肾、止咳、化痰几个原则合而成方，养肺汤方中人参、沉香为君药，补益元气、补肾纳气，配合白术、陈皮健脾益气、化痰止咳，同时补益先天元气、后天宗气，恢复肺主气、脾运化的功能；天冬、麦冬、玄参、当归、白芍滋阴养血，润燥生津。共同发挥补益元气，养阴润燥，止咳平喘的功效。补肾养肺汤是在上方基础上加用补骨脂、菟丝子、续断等补肾药物。

2. 方中补气药物的应用灵活　气虚表现突出，动则加重或不能活动者，首选人参补益元气，健脾益气；阴虚燥热明显，口干咽燥者，选用西洋参；对于气喘虚甚，虚不受补者，选用太子参；同时加用黄芪、当归补气养血，沉香补肾纳气，五味子敛肺止咳，等等，通过补气来恢复肺主气的功能。

3. 阴虚肺燥是本病重要的病机特点　肺痿患者常常有比较严重的咽干、口干等津液匮乏的临床表现，所以在应用补肺汤时常常加用大量的养阴生津药物，如沙参、麦冬、玉竹、天冬、玄参等，肾阴虚明显患者则生地黄、熟地黄联用，同时合用黄芪、当归、白芍以补气养血，滋补肺阴。

4. 肺痿的病机在于元气大虚，肺脾肾功能衰退　而脾胃为后天之本，气血生化之源，只有脾旺健运，气血充足，才能保证肺气不虚；"肺为气之主，肾为气之根"，肺肾二脏，金水相生，故而王有奎在方中应用白术、枳实、陈皮、砂仁健脾开胃，恢复脾胃功能；以五味子敛肺补肾，补骨脂补肾纳气，沉香纳气补肾，以补益脾肾。

5. 肺痿患者咳嗽症状突出　补肺汤中多用百部润肺止咳，知母补肾阴、清虚火止咳，常加用枇杷叶清燥润肺止咳，另外合以当归、白芍养血和血以润肺燥，对于虚寒表现明显者，则以干姜、益智等温肺敛津，常获满意疗效。

验案举隅

李某，女，65 岁。2013 年 3 月 27 日初诊。主诉间断气短、咳嗽 8 年，加重 1 个月。患者于 2005 年起活动后出现气短，伴咳嗽、咳少量泡沫痰，当时无发热恶寒，无咳血胸痛，无心悸胸闷，经肺部 CT 等相关检查诊断为"特发性肺间质纤维化"，予以口服"乙酰半胱氨酸泡腾片 0.6 g，1 日 3 次"，症状逐年加重。1 月前受凉感冒引起气短加重，目前症见气短，动则加重，咳嗽，夜间明显，痰少、色白、质黏，咳吐不利，口干咽燥，纳差，腹胀，乏力，夜寐差，大便干，2～3 日 1 行，小便尚调。舌质红少苔，脉弦细。年幼时曾患"肺结核"已治愈。中医诊断为肺痿（气阴两虚），治以益气养阴，补肺健脾。方用养肺汤加减。

处方：人参（先煎）12 g，沉香（后下）3 g，黄芪 30 g，当归 15 g，白术 12 g，枳实 15 g，麦冬 30 g，五味子 15 g，玄参 30 g，百合 18 g，百部 18 g，炒酸枣仁 30 g，知母 15 g。6 剂，每日 1 剂，水煎分早晚 2 次服。

二诊（2013 年 4 月 3 日）：服上方后，症状好转，气短活动后明显，咳嗽减轻，痰白尚利，仍口干咽干，多汗，纳可，腹胀减轻，寐可，大便仍干，小便可，乏力。舌红少苔，脉细。上方加山茱萸 12 g，补肝肾、敛虚汗；白芍 20 g，养血、敛阴、止汗。继服 6 剂。

三诊（2013 年 4 月 10 日）：服上方后，气短明显减轻，口干咽干好转，出汗减少，饮食可，大小便尚正常，乏力减轻。舌红少苔，脉细。上方有效，继服 10 剂巩固疗效。

225　肺结节与阳化气，阴成形失常

肺结节是指影像学表现为直径≤3 cm 的局灶性、类圆形、密度增高的实性或亚实性的肺部阴影，且不伴有肺不张、肺门淋巴结肿大和胸腔积液。近年来随着影像学检测技术的进步，肺结节的检出率显著升高。因其存在一定的恶变概率，给患者带来巨大的心理负担。目前国内外共识提出，根据结节的大小、性质等进行分级诊疗。对于直径≤8 mm、恶性概率较小的肺结节建议采取不等间隔时间随访观察。但随访间隔窗无药物干预，且反复的影像学检查均会增加患者的心理负担和不安情绪。中医药治疗肺结节在缩小结节、防治结节恶变、避免手术风险、改善患者生活质量等方面具有明显优势。肺结节属中医学"肺积"之范畴，其病机与"阳化气，阴成形"失常存在高度一致性。学者刘艳彬等通过"阳化气，阴成形"的中医理论阐释了肺结节的病因病机及治则，以期为肺结节临床辨治提供新的思路。

阳化气，阴成形失常是肺结节发生的重要病机

中医古代典籍中未有"肺结节"之病名，目前对肺结节的中医病名认识亦无统一的标准，各医家根据肺结节症状、体征及个人临床经验等多将其归于"肺积"范畴。"积者，聚也"。现代医家多认为肺结节的病机主要在于阴阳不和，机体正气不足，邪气侵袭肺脏，导致痰、瘀、湿等邪积聚停肺，久而形成肺结节。"阳化气，阴成形"是对阴阳二气功能的高度概括。"阳化气"强调诸有形之阴精可在阳之作用下而化为气，推动人体生命活动；"阴成形"则强调诸无形之气可在阴之作用下，化为有形之阴精，形成人体诸脏腑百骸，与现代医学所言之人体新陈代谢相通。"阳化气，阴成形"失常是肺结节发病的核心病机。

1. 阳不化气，正气虚衰，邪侵犯肺　本虚是肺结节发病之重要内因。"正气存内，邪不可干"，正气不充，则难以抵抗邪气入侵。阳化气不足，有形之阴精难以化为无形之气，故机体正气虚衰，邪气乘虚侵入机体犯肺，以致肺气宣降失常；肺失宣降，则气、血、津液运行不畅，导致气机阻滞，血行瘀阻，水液停积，变生痰湿、瘀血等病理产物，痰瘀胶结，聚合着肺，久之而成积聚；机体正气虚损，脏腑气化失常，则脾胃运化无力，肝失疏泄，肾主水失调，导致机体正常代谢产物发生异化，不循常道，甚至变生癌毒，留着于机体虚弱之处，形成结节。现代医家亦指出气虚是炎癌转化、肿瘤形成和进展的基础，重视气在肺结节发病中的重要作用。

2. 阴化形过，生痰凝瘀，结聚成积　"阴胜则阳病，阳胜则阴病。阳盛则热，阴盛则寒"是"阳化气，阴成形"的病理基础。机体正气虚损，阳虚无力制阴，以致"阴成形"太过，阴盛则寒，寒则人体功能受抑制，阴液运行迟缓，血行缓慢而渐凝滞成瘀，水液循环不利蓄积而聚生痰，痰瘀胶着，停聚于肺，久着形成结节；痰瘀等病理产物又可反过来成为致病因素，阻滞气机，致气、血、津液阻滞更甚，如此恶性循环，以致积聚渐增，疾病愈重。

临床尚有阳化气太过而生邪热，邪热煎灼阴液以致津亏、阴虚，脏腑组织失于濡养；热灼津液，炼液成痰；津亏阴耗，脉道失于充养，血行不畅则成瘀血，邪热入舍于血，血热互结，煎熬血中津液，血液黏稠，运行不畅亦成瘀血，痰瘀互结于肺而成结节之病。

阳化气，阴成形在肺结节治疗中的应用

1. 扶正补虚，温阳化气　《内经》提出了"两虚相得"的发病观，中医认为正气不足是疾病发生的内因。肺结节的发病关键在于"阳化气"不及，以致"阴成形"太过，正虚是肺结节产生的基础，扶正应贯穿肺结节治疗全程。肺结节之正虚主要在于肺脾肾脏腑之虚。人体正气充足，阳气温煦、推动作用正常发挥，精血津液正常运行，则痰瘀无从以生。

肺主气，司呼吸，主行水。肺气亏虚，可用人参、黄芪、党参等补益肺气，可用五味子收敛肺气，亦可用补肺汤随症加减；中焦脾胃主运化，是气血生化之源，补益脾胃之气可用白术、山药等，脾为生痰之源，痰湿蓄积更困脾阳，临床可用茯苓、薏苡仁等健脾化湿。下焦肾主纳气，司呼吸，主脏腑气化。肾气虚衰，可用人参、灵芝等补益肾气。阳气虚衰，以致推动无力，气血运行失常，"阴成形"太过复伤阳气，治疗重视温补阳气，临床可用附子、肉桂、干姜等补肾助阳。津亏、阴虚者，若为肺阴亏耗，可用南沙参、北沙参、麦冬等补益肺津，北沙参还兼补气之功；若为肾阴亏虚，可用石斛、黄精等补益肾阴，亦可选用玄参，滋阴兼解毒散结。

奚肇庆在肺结节治疗中特别重视肺脾同治，根据"肺为脾之子""脾为肺之母"的母子关系而采用培土生金治法，临床常选用四君子汤等。曹洪欣提出肺结节治疗应注意"治实当顾虚""补虚勿忘实"，始终注意补益顾护正气。

2. 化痰祛瘀，消散阴结　《素问·至真要大论》云"坚者削之""结者散之"。肺结节之治疗当以消散为重要治法。痰瘀凝滞与肺结节的发病密切相关。痰瘀乃是"阴成形"太过之结果，故肺结节之治疗须化痰祛瘀，以促阴结消散，使精血津液运行通畅，"阴成形"功能正常发挥。武维屏指出，对于肺部结节，中医的治疗原则在于化痰活血、通畅肺络、祛邪扶正、消除结节。李素云认为肺结节治疗中豁痰化瘀散结应贯穿治疗始终，还应详辨痰与瘀之轻重。柏正平强调祛邪化瘀散结之品不宜久用，当中病即止，以防损耗肺气。

针对痰浊之治疗，可选用具有化痰散结的药物以助凝滞消散。若痰湿郁久化热，临床可用胆南星、瓜蒌等清热化痰药物；若为寒痰凝滞，可用半夏、天南星、薤白、白芥子等以温化寒痰。气行不畅是导致生痰、生湿的关键，故化痰应不忘调气。上焦肺气之宣通可用紫苏叶、桔梗等轻清上浮之物；陈皮、枳实等通调中焦气机；柴胡、佛手、香橼疏肝理气。使气行则水行，气机通畅，津液运行无阻。

促进瘀血之消散应针对瘀血形成的病机分别采用不同种类的活血化瘀药。肝气郁结较甚，气机运行不畅，可用行气活血药如川芎、延胡索、香附等；气虚推动无力或是无力摄血、血行脉外而成的瘀血，可用当归、丹参等补益活血药物；血热互结，煎熬津液而成之瘀血，可用牡丹皮、赤芍等清热凉血药物；且肺结节之病位多在肺细小络脉，病邪顽固，普通活血化瘀药难达病处，况肺结节一旦形成，经隧必定不畅，只祛结节，不疏经隧，其疗效必然不佳，故临床亦可酌情加用虫类活血药如蜈蚣、全蝎、地龙、僵蚕等，以促化痰活血、祛瘀散结、疏通经络。

临床可参考影像学肺结节病灶的表现选择除痰化瘀之具体治法、用药。姜良铎指出，可将影像学作为望诊之延伸。崔晋伟等认为临床可根据影像学肺结节病灶的大小、密度及形态等分析其病机、病理状态，提出纯磨玻璃结节多为湿瘀内阻，病情轻浅；实性结节则多为痰瘀阻滞，病情较重；结节增大或表现为有毛刺、分叶、血管穿行等多为邪气深入，提示可能化毒成癌，治疗即需酌加白花蛇舌草、仙鹤草等药物攻毒抗癌。

验案举隅

患者，女，39岁，2020年6月13日初诊。体检时发现肺结节，胸部CT示：右肺多发磨玻璃小结节，较大者位于右肺下叶背段，直径约6 mm，双肺散在索条影，双侧胸膜略增厚。予罗红霉素口服1

周，复查胸部 CT，与 4 月相比未见明显改变。刻下症见晨起偶咳白黏痰，难以咳出，无气喘胸闷，喜叹息，食后腹胀，畏风、乏力，精神差，纳可，眠差，入睡困难，大便溏，1 日 1 次，小便调。舌暗苔白腻，脉弦细。患者既往甲状腺结节病史。月经量少，有血块。西医诊断为肺结节；中医诊断为肺积，辨证属肺脾气虚、肝气郁结证，治疗以补肺健脾、疏肝解郁、化痰活血为主。

处方：白术 12 g，党参 15 g，当归 15 g，茯神 30 g，柴胡 10 g，炒麦芽 15 g，焦神曲 10 g，醋鸡内金 15 g，浙贝母 10 g，生龙骨 30 g，生牡蛎 30 g，佛手 10 g，香橼 10 g，制香附 10 g，砂仁 10 g，合欢花 12 g，合欢皮 12 g，清半夏 10 g，陈皮 10 g，蜜百部 12 g，白花蛇舌草 30 g，川芎 10 g，蝉蜕 10 g，炒僵蚕 10 g，干姜 15 g。14 剂，每日 1 剂，水煎分早晚 2 次服。嘱其放松心情，调畅情志。

复诊（2020 年 6 月 28 日）：患者诉晨起咳痰减少，痰易咳出，食后腹胀较前缓解，畏风、乏力缓解，大便多成形，偶便溏，睡眠稍有改善，仍有入睡困难。舌暗苔白腻，脉弦细。守上方，继服 28 剂。后患者于当地医院抄上方续服 1 个月，后自觉诸症缓解遂自行停药。

2020 年 10 月 18 日复查胸部 CT：右肺散在磨玻璃结节，右肺下叶背段结节直径约 3 mm×4 mm，与 6 月胸部 CT 比较结节较前减小。嘱患者定期复查 CT，节饮食，畅情志，养成良好生活习惯。

226 从阳化气，阴成形论肺结节

肺结节指的是直径≤3 cm的圆形或类圆形的不规则高密度阴影，形态不一，大小不等，边界可清或不清，可单发，也可见多个结节并发。按照结节的性质有良性与恶性之分，按照结节的数量有单发和多发之分，按照结节的直径有结节、小结节以及微小结节之分。溯源各大中医典籍，尚未找到关于肺结节中医病名的具体记载，但根据其临床症状、致病特点、病变机制可将其归于"积聚""咳嗽""痰核""肺积"等疾病范畴。肺结节发病位置在肺，与其余诸脏密切相关。肺结节的本质为本虚标实之证，以肺虚为本，以邪实为标，本病发生多因肺虚络损、风、寒、湿、痰、瘀、毒等病理产物积聚而成。此乃阳气不振，阴邪成形的临床真实演变形式，学者王铭钧等认为，立足于"阳化气，阴成形"之中医理论，探究其盛衰偏衡与肺结节生长消亡之间的内部联动性关系，以便获析肺结节发生、发展的病理基础、病发机制与病理核心，着眼肺结节的病机衍化新思路，进而提出以养阳法为基准的论治法则。

阳化气，阴成形理论阐释

"阳化气，阴成形"之中医理论，溯源于《素问·阴阳应象大论》，云："阳者，动也，散也，升也，躁也，温也，亮也；阴者，静也，凝也，降也，静也，凉也，暗也。"张景岳在《类经》中注："阳动而散，故化气；阴静而凝，故成形。"阐述了阴阳的基本运动形式，阳者，无形也，以化气为能；阴者，有形也，以成形为见。

1. 阳化气，阴成形是人体生理之基 《中藏经·阴阳大要调神论》云"天者阳之宗，地者阴之属。阳者生之本，阴者死之基……其阳者生，得其阴者死"。阴阳是人体生命之道法，是生命运转的原动力，是维系健康的恒动力，人自身之阴阳与天地阴阳相参，与自然阴阳相应，与四时阴阳相通，机体的健康与疾病皆以阴阳为纲，在人体的生命活动中，阳气主司津血精液的温化与运行，阴气主司津血精液的化形及人体形质的形成。"阳"与"阴"是"功能"与"形体"之间的辩证统一，二者之间的对立平衡，是机体进行正常生命活动，运转不息的先决条件，阴阳二者之间消长平衡，是维持人体动态稳定、促进机体新陈代谢的重要保障。

"阳化气"是机体正常发挥生理功能的表象，"阴成形"是机体发生生理病理变化的缩影。"阳化气、阴成形"于人体，形如微观能量与有形物质之间的内在规律，贯穿人体生长壮老已之生命全程，禀受于父母的先天之精，在阳气的推动下，由最初的受精卵逐渐分化，生脏腑官窍，成肢体形骸，长肌肉皮毛，最终发育为胎儿，气血渐充，娩出母体，化为婴孩。阳气布散后天水谷精微，充气血，长形体，强骨骼，壮肌肉，新生儿逐渐成长发育为成人。"阳化气，阴成形"是架构在精气的生、长、化、收、藏和人体的生、长、壮、老、已之间的一座无形桥梁。

2. 阳化气，阴成形功能失调是人体病理之源 人之体窍为阴所成之形，维持机体功能运转的无形之力为阳所化之气，以肥瘦之人的形体言"阳化气，阴成形"功能失调对人体产生的影响，肥人之体，阴质积累较多，较之正常人颇为盛壮，其阴亢阳虚，阴气有塑津、血、精、液之能，有濡养五脏六腑之能，有充养机体之能，有形之质或痰瘀等病理产物积累过多，皆是阴形为害所致，阳虚化气无力，气之功能失调，皆致痰湿等病理产物累积，故而显现为壮硕之躯。同样瘦人之体，阴气虚少，成形不足，较之正常人颇为瘦弱，其阴虚阳旺，以形体阴质偏少，阳之功能偏亢为病理表现。疾病产生的病因各有不同，或因外邪疫毒，或因情志所伤，或因饮食所伤，或因劳倦所伤，无论病因何为，中医都将阴阳失调作为疾病病发之总纲，统领疾病发生发展全程，阴阳乱则致气机乱，气机乱则致津血乱，进而变生病理之物，滞留脏腑而病发。阴阳失调是人体病理之源，一则阳衰阴盛，阴盛则阳病。若阳化气无能，则阴形得以呈优胜之态蓬勃产出，继以阴所成之形过甚，即津血化为痰瘀等病理状态，作用于人体自身，可有阳虚证的外在临床表现，可有结节、肌瘤等内在肿物表现。一则阳盛阴衰，阳盛则阴病。若阳亢盛，其化气之能凸显，会导致津血精液消耗过多，作用于人体自身，可有阴虚证的外在临床表现，可有精血津液亏损的内在病理状态。

阳化气，阴成形与肺结节之间的联动关系

人以阴阳平和为健，若阴阳失和，不复平衡，易形成人体之薄弱漏洞，痰湿瘀毒等阴之过形，乐于安处于薄弱贫瘠之所，阳衰无力攻逐，阴形昌盛，遂壮其威势，以张病形。肺结节即是以阳化气无力，以肺部阴形累聚过多为表现的结节肿物类疾病。

1. 阳化气，阴成形功能衰减是肺结节形成的病理基础　调查研究发现，肺结节的患病群体大多集中在中老年人群中，以60岁左右为高发年龄，但也有部分病患呈年轻化发病趋势。随着年岁增长，阳虚实乃生理现象，在《千金翼方·养老大例》中云"人年五十以上，阳气始衰，损与日至"。中老年阶段，一则阳化气无力。阳气呈衰弱之势，无力振动水谷精微之气以濡养肺络，肺络日渐枯涩；二则阴成形无能。阴津精液化源匮乏，亦无力以充养肺络，肺络日渐空虚；三则阳虚，卫外之能不足，人体自身之防御功能减弱，即是打开了邪气入侵之门，以肺虚薄弱处最易为留邪之所，是为肺部疾病发生的首要病源。人自中年，阴阳之气各自半矣，其功亦不全矣，阳化气，阴成形功能衰减会导致气血津液化源不足，一方面加重机体虚衰的程度，另一方面气不运血则停而为瘀，气不行津则聚而为痰，痰瘀胶结化火成毒，酿生为痰瘀毒等病理产物，机体虚衰逐邪无能，病理产物堆积日久耗气生火，使之虚之又虚，如此恶性往复，在体内形成痰瘀毒等病理产物的牢固加工厂。病理产物的形成并非一蹴而就，其形成之后并非一招致死，在阳化气、阴成形功能衰减的影响下，其形成大致分为三段时期：初期、中期和末期。初期与中期多是阳之功能失守所成的功能病变，后期多是阴之化形功能失职所成的器质病变。

（1）初期，阳气有轻微衰减之势，反映在血液运行上则表现为运血缓慢，反映在津液输布上则表现为布津减少，作用于人体可有轻微阳气不足的虚寒表象，此三则可构成循环链条，累积日久可激发中期阶段的形成，此时期是病之苗头之期，病理表现甚微，症状多不明显，非上工不能寻悉。

（2）中期，在累积日久的初期病势下，阳气虚日渐加剧，运血无力则致瘀，布津无力则成痰，病患可有明显的阳虚兼痰瘀的表象，映射在症状及舌脉上。此三则也可构成循环链条，虚-痰-瘀蓄积过多是开启末期的病理之匙，此时期是病之关键时期，是截断病情进展与恶化的黄金时间段，中工可辨证施治，调理病患之体质，正其偏颇，以防其突变。

（3）末期，经初、中二期损耗，阳气已渐成极具虚损之态，中期所成之痰瘀，在量变的厚积之下，进而化火成毒，遂成痰毒、瘀毒或是痰瘀毒，在机体内可成积聚包块之病灶，机体外在可表现为阳虚毒损之状，可有影像学检查病变表现。虚-痰-瘀-毒之病理循环是疾病进展、恶化的重要因素，此期是病之大成期，亦是进展为恶性病变的边缘期，下工即可看出病变之形，获悉病变之症。

2. 阳化气，阴成形功能失调是肺结节形成的病理核心　肺结节的病理产物不外痰湿、瘀、毒，其大多属于影像学下看得见的"有形之质"，其自身不稳定性增长和性质不可控性发展与阳化气之推动作用有一定的相关性。

（1）阳衰则无以化阴，阴形累聚过多则成结节：《灵枢·百病始生》云"积之始生，得寒乃生"。《严氏济生方》云："积者生于五脏之阴气也。"《冯氏锦囊秘录》云："积者，阴气也，故阴沉而伏，蓄积一处而不行。"肺结节可由所生之内寒或所感之外寒引发，凝结痰瘀，积滞蓄结，胶结成毒，发为结节。阳化气之能是保证机体生命运转的推进器，当其功能衰减，无力布散，终致津血精液化为阴邪，阴邪累聚过多则成结节积聚。肺结节的主要发病机制实为阳虚无力驱邪，阳虚化气之能减弱，致气血津液

代谢轴紊乱，酿生痰瘀毒等病理产物，沉伏于机体虚弱薄损之肺所，积为肿物。阴邪累积在机体薄弱处是疾病进展的重要转折点，病理产物不断堆积的量变，是疾病进展为不良质变的关键所在。

（2）病态下的阳生阴长是结节不断增长进展的加持因素：从现代医学来看瘤体的不断增长，与其附近的丰富血运有关，其会提供瘤体生长所需的养料，以促进其不断分化。同样肺部结节也不是一成不变的，其大小、性质、形态都会不断的进展分化，阳化气，阴成形，在运行人体正常生命活动的过程中，以阳为始动因素，以阴为后成因素，因于阳而生，得于阴而长，阳生阴长助力于机体的生长发育，在结节增长变异的进展过程中，亦不离阳长阴助。现代研究表明，在正电子发射断层－X线计算机断层组合系统（PET-CT）中，新发的瘤体病灶近乎处于超强代谢状态下，透视其瘤体病灶内部，表象为放射性摄取增高的高信号之状，此即为阳热之成像，而围观瘤体病灶周围，可见一层紧密包绕瘤体内部的可见有形之质，此即为阴形之反射。阴阳相守不舍不离，阴成形之所，亦有阳气相伴相护，即为病态下的阳生阴长的真实写照。肺部结节是为病理产物在数量上累积过多，在时间上停聚日久，阴邪久郁酿热化火，遂成病理之邪火，害于人体，益于瘤体，以此邪火助推，合阳之炎势，灼炼津血，淬炼瘤体结节生长之养料，不断供养瘤体结节生长，在阳气异常功能的推动下，逐渐长其瘤体结节之焰势。病理邪火盛衰与瘤体结节之间的形态类型有无内质性关系，不失为今后探索的方向所在。随着病变的进展，结节本身不断增长，内蕴之邪热过盛，功能过亢，正无力压邪，导致部分贼邪脱落走窜，从而形成肺部结节多发之隐患，其形成之本质与阳的生理特性密切相关，阳者，主动、主散、主化，不耐安于一处，而是在正气镇守松懈之时，穿破正气的防线，是贼邪毒火之动性使然，进而在薄弱之处落地化形，结聚为块，是阴之静性使然。以阳流散，以阴化形，是多发性肺部结节形成的病理本质。

扶阳法是肺结节的基本治疗大法

中医认为肺结节的基本病机为机体阴阳失衡，肺脏虚损，功能失调，所生痰瘀毒等病理产物，堵塞肺络，胶结为结节肿块。以"阳化气，阴成形"功能衰减为疾病之首发因素，以"阳化气，阴成形"功能失调为疾病进展的激发因素，而纠正阴阳之偏，是防控肺结节的重要策略，对肺结节的病机和病理机转进行精准把控，故提出以"扶阳固正、温阳补虚"为肺结节的治疗核心。以"扶阳"为治疗之本，以"祛邪"为施治之要。

1. 扶阳固正、温阳补虚是肺结节治疗的核心　《周慎斋遗书》云"阳之所至，阴寒自息"。丹溪云"况积之成也，正气不足，而后邪气踞之"。肺结节的病势绵长日久，长时期的正邪交争，正不胜邪，使正气疲弱，阳虚表现在功能上的影响，是为化气之能减弱，阳每衰退一步，化气之能便减弱一分，进而波及到气的功能，导致气血津液代谢紊乱，遂成痰瘀积聚。其次阳气虚微，首生内寒，寒凝气血津液滞而不通，进而成痰瘀积聚。阳虚功能失调是结节肿块形成的直接因素，阳虚生内寒是结节肿块形成的间接因素，内寒所致的痰瘀毒是结节肿物作为独立个体显现于外的病理要素，阳虚所生的内寒，是整个机体大环境下的病理表象，是机体各类疾病的形成之因，病发之源。而内寒所致的痰瘀毒是形成结节肿块的病理因素，内以痰瘀毒等病理产物为病之内象，外以结节肿块为病之显形。故而治疗应以扶阳固正、温阳补虚立法，助气化之能渐复，使气血津液流动顺畅，以打破其欲病之势，化病气于无形，温阳化气恢复阳气的功能以抑阴成形，防病理产物渐成之弊，是为未病之治。

肺结节实乃为阳虚气化功能失常，以致痰瘀毒等病理产物积聚所成的本虚标实证。病理产物结聚所成的结节肿块，是为阴邪之害，阴邪损耗阳气，阳虚复又助结节肿块生长，以此构建了疾病恶性进展的无限病理循环。郑钦安在《医法圆通》中指出"人生立命全在坎中一阳，万病皆损于一元阳气"，"阳之多少"是影响疾病进展的抉择因素，亦是评判疾病转归的关键要素。扶阳是截断疾病不良进展的重要治疗手段，《伤寒质难》云"阳气者，抗力之枢纽也……得阳者生，失阳者死"。扶助阳气以纠阴形之过，从而达阴阳之平衡，是为肺结节临床施治之关键。

《红炉点雪》中的黄芪益损汤，以黄芪为君药，补虚益损，养气生精，健脾而润肺也。以人参补劳伤虚损，益气而生阴也。黄芪、党参等可甘温补气，培固人身之正气，在《本草纲目拾遗》中翁有良辨误云：党参功用，可代人参。李发枝拟御寒汤治疗肺结节，其方由黄芪、人参、防风、升麻、陈皮、苍术、炙甘草等药物组成，人参、黄芪、炙甘草共奏温补之力，黄芪、苍术、防风合有补气固表之效，功似玉屏风。升麻，托举人身之阳气，全方旨在以补为先，以开孔窍排寒湿痰瘀毒为次，扶正祛邪，化邪无形。

明晰"阳虚"是为肺结节产生的始动因素，明辨"机体和结节的阴阳状态"是辨病施治的基本要素，进而有目的地扶养人身之阳，遏抑结节之阴，方能端本正源，效如桴鼓。①微微少火，化气之源，以消结节：不管是从其发病机理来看，还是从病程来看，整个病变过程呈现慢性虚耗性，其阳气的丢失，都是缓慢渐损的过程，并非突然大量亡失，故不能用大量温燥峻烈之品，以迅速回阳补虚，故以扶阳立法，人之阳升，犹如日之初生，微微之火，化气之源，得以消阴形之病翳，使结节得以渐消缓散。②固本清源，调阳化气，以消结节：肺结节的治疗既不能专于攻伐，又不能专于培补，需以攻补结合，攻中有补，补中寓攻，以调动周身之阳气，流动布散以消病理杂质。肺部结节不是静止不变的，在其化热酿火之后，其性质大多具备了动散之性，结节内部的阴阳消减不断变化，机体内部的阴阳也不断发生转化，其治需调动阳气以追逐阴邪之所，进而化邪消积。

2. 化痰祛瘀，消积散结是肺结节治疗的重要途径 微微少火，以壮阳气虽可以化气消邪，但其补之力尚微，正气逐邪之力既缓又弱，需以"温阳"联合祛邪诸法，以温阳为主，以祛邪为标。针对形成肺结节的痰、湿、瘀、毒等病理产物，其为有形实邪积滞，易于堵塞阳气运行的通路，使阳不得宣发。根据疾病进展过程中，衍生的病理产物和所处疾病阶段的不同，有"化痰消积散结""祛瘀消积散结"以及"解毒消积散结"之分。

李孔定拟间质舒方治疗肺结节，其针对痰瘀等病理产物，以枳壳为君药，破其积滞，畅达气机以开津血运行之通路。方中又佐黄精、南沙参等补气益阴之药，以防攻伐太过，损及机体阴阳。冯毅精准把握肺结节的病因病机，并结合多年临证经验，认为肺结节的治疗应攻补结合，以补益气阴、消积散结为肺结节治疗的基本大法，拟芪红化积方，方中主以黄芪为君，补虚扶正；配以桃仁、红花、鳖甲、厚朴等化瘀祛痰散结。

钟佳燕深入分析"阳化气，阴成形"与人体生理、病理之间的关系，对肺结节的病机进行精准剖析，进而提出"阳化气，阴成形"功能衰减是肺结节形成的病理基础，"阳化气，阴成形"功能失调是肺结节形成的病理核心，故而提出扶阳固正、温阳补虚是肺结节治疗的核心；化痰祛瘀、消积散结是肺结节治疗的重要途径。维持阴阳之间动态平衡，维持机体与疾病之间的动态平衡，是结节治疗的核心思想。在临床施治时，没有一成不变的治病之方，应遵循治病求阴阳，从阴阳着手，进而对病情进行精准把控，是为治疗的关键所在。

227　从阳化气，阴成形辨治肺结节

　　肺结节是指肺内直径≤3 cm 的类圆形或不规则形病灶，影像学表现为密度增高的阴影，可单发或多发，边界清晰或不清晰。随着人们对常规体检的重视和电子计算机断层扫描技术（CT）的普及，近年来肺结节的检出率逐渐增高。国内指南依据临床评估（病史及体格检查）、影像学技术、结节恶性病变预测模型等评估方法将肺结节分为低危、中危、高危 3 个级别，中低危结节以定期 CT 随访为主，高危结节需由呼吸科、胸外科、影像科等多学科会诊，决定是否需要进一步检查明确诊断，或手术切除，或 3 个月后复查 CT。对有肺癌高风险且无症状人群的筛查发现，东亚地区人群肺结节发病率为 35.5％，而恶性结节仅占 0.54％，可见良性结节占绝大多数。在长期 CT 随访的治疗空窗期，不少患者寻求中医治疗。学者钟佳燕等通过临床跟师发现，中医药在稳定结节病灶、降低恶变风险、缓解肺结节相关不确定性带来的负面情绪等方面具有明显优势。

　　中医学无"肺结节"病名，根据疾病特征，可将其归属为"肺积""息贲""癥积"等范畴。如《难经·五十六难》云："肺之积，名曰息贲。"目前尚未形成统一的肺结节辨证论治体系。王真从事呼吸系统疾病的中西医结合诊疗工作 30 余年，对肺结节的诊治有独到的见解。钟佳燕以中医古籍为基础，结合现代医学相关理论认识、临床研究及王真治疗肺结节的经验，从"阳化气，阴成形"功能失调方面着手，探析了其与肺结节发病的关联性，并提出相应的治则治法。

阳化气，阴成形内涵

　　"阳化气，阴成形"首见于《素问·阴阳应象大论》，其云："故积阳为天，积阴为地。阴静阳躁，阳生阴长，阳杀阴藏。阳化气，阴成形。"后世医家对其注解基本一致。如张景岳在《类经》中解释："阳动而散，故化气；阴静而凝，故成形。"李正富认为，"阳化气，阴成形"的阴、阳是指气的两种相反相成运动的属性。"阳化气"是指当气作升、出运动时，弥散成为看不见、摸不着的无形之气的过程，是属阳的功能状态；"阴成形"是指当气作降、入运动时，凝聚成为看得见、摸得着的有形精微的过程，是属阴的功能状态。阳主动而散，"阳化气"即将人体精、血、津液等有形精微物质转化为无形之气；阴主静而凝，"阴成形"即将无形之气和谷食水饮化为有形阴精。自然界万物的生长化收藏，人体脏腑、经络、形体、官窍的正常生理活动，均可概括为"阳化气，阴成形"的过程。

阳化气不及，阴成形太过形成肺结节

　　1. 阳化气不及是肺结节发病的成因　"阳化气"强调生命活动的过程，"阴成形"强调有形之物及其变化，只有两者保持动态平衡，机体才能维持健康状态。《医宗必读》云："积之成者，正气不足，而后邪气居之。"说明"阳化气"不及是肺结节发病的基础。临床研究亦佐证了"阳化气"不及是肺结节发病之根本。陆王娟等运用《中医体质分类与判定表》对 180 例肺结节患者进行体质辨识，结果发现大多数患者存在偏颇体质，以阳虚质、气虚质、气郁质最为多见。徐佳仪等对 150 例肺结节患者进行中医体质辨识，亦发现偏颇体质占多数，尤以气虚质居多，占比 36.0％。"阳化气"不及主要包括两个方面：一是脾肾阳虚，气化无源；二是肺脾气虚，气化无力，而气机升降出入失调、气化不通常是"阳化气"不及的伴随状态。

（1）脾肾阳虚，气化无源：阳气是气化过程中的催化剂，是性命之化源。肾阳主一身之阳气，肾阳不足，不能温煦脾阳；或脾阳久虚，损及肾阳，皆可形成脾肾阳虚的病理状态。脾肾阳虚，化源不足，阳气的蒸腾、激发、推动、温煦作用减弱，人体精、血、津液等精微物质运行迟缓，输布、排泄障碍，致阴津凝敛成形过度，而变生痰浊、水饮、瘀血等，痰浊、水饮、瘀血皆为阴邪，同气相求，于肺部阳气最为薄弱之处停滞，痹阻肺络，发为肺结节。正如《灵枢·百病始生》云："积之始生，得寒乃生。"《难经·五十五难》亦云："积者，阴气也。"

（2）肺脾气虚，气化无力：肺脾两脏协同，是保证津液正常生成、输布与排泄，血液正常运行，卫外固密的重要环节。《素问·经脉别论》云："饮入于胃，游溢精气，上输于脾。脾气散精，上归于肺，通调水道，下输膀胱。"肺脾气虚，激发、振动脏气的动力不足，机体无力运化水湿，湿聚成痰，水道不通，邪无出路，留滞于内。《灵枢·刺节真邪》云："宗气不下，脉中之血，凝而留止。"宗气横贯心脉，促进心气推动血液运行，肺脾气虚，宗气化生不足，血行郁滞，瘀血自成。肺为娇脏，不耐寒热，外合皮毛，开窍于鼻。肺脾气虚，卫外失司，防御抗邪无力，易致邪气入侵，故六淫、雾霾等邪气，或从皮毛而入，或从口鼻而入，均易犯肺，与体内痰瘀浊邪交结，内外合邪，发为肺结节。此即《诸病源候论》所云："积聚者，由阴阳不和，脏腑虚弱，受于风邪，搏于脏腑之气所为也。"

（3）气机升降出入失调，气化不通：肝气主升，肺气主降，脾胃为气机升降之枢纽。肝气左升为宜，肺气右降为顺，与"脾升胃降"相互为用，共同调节全身气机。《素问·六微旨大论》云"是以升降出入，无器不有"。气机升降出入运动维系脏腑气化功能的正常发挥，人体脏腑、经络、形体、官窍的正常代谢过程始终伴随着气机升降出入运动的调和。脾肾阳不足，肝气失于温煦，升发无力；或肺脾气虚，肺气肃降不利，脾胃斡旋失司，皆易形成气化不通的病理伴随状态。在"阳化气"不及的基础上，气机郁滞不通将进一步加重津液运行无权、血脉瘀阻。

2. 阴成形太过是肺结节发病的结果　孙耀先等认为，当阳气不足（阳化气能力减弱）时，阴精不能布散运动于全身，而停留于机体某一部位，变成"垃圾阴精"。"阴成形"的寒凝收引力导致凝滞于肺部的浊阴堆积，超出机体运化能力，最终形成大小不等、形态各异、部位不定、密度不一的结节。肺部之浊阴或形成良性结节，或形成恶性结节，少部分肺结节是早期肺癌的表现。良性结节属肺积初期，积少质弱，此"垃圾阴精"尚处量变阶段，以湿、痰、瘀为主，"守而不走"，可予扶正化浊之品缓消；恶性结节属肺积中期，积多体虚，此"垃圾阴精"已达质变阶段，湿、痰、瘀、毒并重，"走而不守"，易侵犯其他部位，非中药缓治所宜。

不同医家对肺结节的病机解释虽不尽相同，但基本要旨不无吻合，均提示肺结节核心病机为机体阴阳失衡，脏腑功能失调。"阳化气"不及，"阴成形"太过，是对肺结节病机本质的高度概括。"阳化气"不及，或为阳虚，或为气虚，或伴气滞，致气化功能失调；"阴成形"太过，湿浊、痰饮、瘀血、毒聚等阴邪相互胶结，凝滞于肺部，肺络阻塞发为肺结节。

调动阳气复气化，缓消阴邪助合理成形

王真临证诊疗肺结节时，先调阅影像，兼顾时间、空间对比，观察结节特征及变化情况，结合病史，评估结节的恶性风险。对于恶性概率高者，建议其进一步检查明确诊断，暂缓中药治疗，以防延误病情；对于良性结节可能性大、无手术指征者，通过辨证寻找阴阳失衡的切入点，遣方用药以纠正"阳化气"不及、"阴成形"太过的病理状态，可有效稳定结节病灶，促进部分结节变淡、缩小或消失。

郑钦安认为"气者阳也，阳行一寸，阴亦行一寸，阳停一刻，阴即停一刻，可知阳者阴之主也，阳气流通，阴气无滞，自然百病不作。阳气不足，稍有阻滞，百病丛生"。反之，痰湿瘀毒等病理产物成形过度，也可进一步阻碍气化功能的正常发挥，故治疗肺结节当调动阳气，恢复"阳化气"功能，缓消阴邪，助阴合理成形。纠正"阳化气"不及，并非完全是"火神派"所推崇的"扶阳"，而是因人制宜，

选择最适合患者的药方来调动阳气，使阳气在人体内部得以正常流通而布散周身。临证时，四诊合参，抓主症，察舌切脉，仔细辨别化气成形能力的强弱，平衡调动阳气与缓消阴邪之权重。正虚气化不及为甚者，常见畏寒、便溏、乏力、气短、自汗、舌淡胖、舌边齿痕、脉沉细无力，当以激发、振动阳气为重，辅以消阴，常用炙附子、淫羊藿、肉苁蓉、肉桂、桂枝温阳化气，复气化之源；以黄芪、党参补益肺脾之气，复气化动力。气化不通常是气化不及的伴随状态，气化之机要在于气血津液升降出入离合畅达，清除浊阴务求"通顺"，故临证时常以枳壳、木香、陈皮、佛手调理气机，复气化之通畅。邪实成形太过为甚者，常见咳痰、胸闷、肢体困重、舌暗、苔白腻、脉涩或弦滑，当以消阴化浊为重，兼调动阳气，常用桃仁、红花、三棱、莪术、郁金、牡丹皮化瘀消积，贝母、竹沥、半夏、制胆星、射干化痰散结，地龙、僵蚕、穿山龙通达肺络。正虚阴实者，则复气化与消阴邪并重，复"阳化气"之生机，阳虚者扶阳，气虚者补气，兼有气滞者疏通气机，除"阴成形"之病理，予化痰、祛瘀、散结、通络之品，使搏结日久的秽浊之邪得以正常气化，从而缩小、吸收甚至消失。

验案举隅

胡某，女，45岁，2021年1月11日初诊。主诉发现两肺多发磨玻璃小结节3个月。患者3个月前外院体检发现两肺多发磨玻璃小结节，较大者位于左肺上叶，直径约6.5 mm。刻下：偶有干咳，平素性情急躁，大便质稀，日行1～2次，小便调，纳寐可，舌红，苔薄白，脉弦细涩。中医诊断为肺积，证属肺脾气虚、痰瘀互结，治以益肺健脾、化痰消瘀。

处方：桃仁10 g，红花10 g，三棱10 g，莪术10 g，当归15 g，牡丹皮12 g，郁金10 g，丹参15 g，泽兰10 g，白茅根30 g，白毛藤20 g，淮小麦30 g，泽泻10 g，焦栀子12 g，炒党参20 g，黄芪20 g，炙甘草6 g。7剂，每日1剂，水煎分早晚2次服。

二诊（2021年1月18日）：患者咽中有痰，畏寒，乏力，大便质稀，日行1～2次，舌淡红，苔薄白，脉弦细。守方去郁金、泽泻、焦栀子、黄芪，增太子参20 g、淫羊藿12 g、山茱萸15 g、枸杞子15 g、牛蒡子15 g。21剂，服法同前。

三诊（2021年2月8日）：患者乏力好转，大便已调，咽中有痰，咽部异物感，情绪焦虑，夜寐欠安。守方去牡丹皮、太子参、枸杞子，加姜半夏12 g、藏青果10 g、百合15 g、厚朴9 g、茯苓15 g。21剂，服法同前。

四诊（2021年3月1日）：患者仍咽中有痰，咽部异物感明显，干咳，情绪转佳。守方去姜半夏，增山豆根6 g、炙枇杷叶12 g、炙紫菀12 g、炙冬花12 g、射干12 g。21剂，服法同前。

五诊（2021年3月25日）：患者诸症缓解。守方续服21剂，服法同前。其后患者门诊定期随诊，续服中药，2021年5月10日外院复查CT：两肺多发磨玻璃结节，较大者位于左肺上叶，直径约5 mm，对照2020年10月11日CT，部分结节较前变淡、消失。随访至今，未有新发结节，病情稳定。

按语：患者中年女性，素体肺脾气虚，无力运化血与津液，久则生痰留瘀，痰瘀互结，发于肺部，形成肺结节。肺脾气虚，气化无力，影响气机升降，肝失疏泄，则性情急躁；肺虚气失所主，宣降失调，则干咳；脾虚失运，故大便质稀；舌红，苔薄白，脉弦细涩，亦为肺脾气虚、痰瘀互结之象。方中炒党参、黄芪健脾益肺，桃仁、红花、三棱、莪术、当归、丹参、泽兰化瘀消积，白茅根、白毛藤清热解毒散结，牡丹皮、栀子清热除烦，郁金活血行气，泽泻利湿泄浊，淮小麦养心安神。复诊期间随症加减，且益肺健脾、化痰消瘀之法贯穿治疗始终。服药4个月后复查CT示结节病灶缩小，部分较前变淡、消失，疗效可观。

近年来肺结节的检出率逐渐增高，西医尚缺乏有效的治疗手段，多数患者需要进行长期随访。在长期CT随访的治疗空窗期，中医药治疗有望成为肺结节患者的主要治疗方法，因此优化肺结节的随访管理模式，完善肺结节的中医辨证论治体系具有重要意义。"阳化气，阴成形"理论与肺结节关系密切，

"阳化气"不及、"阴成形"太过是肺结节发生发展的关键。"阳化气"不及，或为阳虚，或为气虚，或伴气滞，致气化功能失调；"阴成形"太过，痰浊、瘀血、毒聚等阴邪相互胶结，凝滞于肺部，肺络阻塞发为肺结节。临证时应在"阳化气，阴成形"理论指导下，辨病、辨证相结合，寻找阴阳失衡的切入点，仔细辨别化气成形能力的强弱，平衡调动阳气与缓消阴邪两者的关系，方能在遣方用药时有的放矢，固本清源，调动阳气复气化，缓消阴邪助成形，从而使机体达到阴平阳秘的状态。

228　从"玄府气液"探析肺结节的辨治

　　肺结节具有形态特征多样、良恶性鉴别困难的特点，为其防治带来了严峻的挑战，对其进行早期干预以避免恶性进展，成为目前亟待解决的问题。现代医学对早期肺结节尚缺乏有效鉴别手段和主动干预的措施，以随访复查和动态监测结节形态、大小变化为主，而对影像学检查表现出分叶征、空泡征、毛刺征、血管征等恶性程度较高的结节，手术切除仍是主要的治疗方法。而长时间的随访、频繁活检、盲目手术会给患者带来生理及心理的双重压力。随访期间缺少药物干预的空窗期则为中医药的介入提供了契机，学者黄文博等基于"玄府气液"学说辨治肺结节取得较好的临床疗效。

玄府与肺生理功能的共通性

　　"玄府"始见于《素问·水热穴论》，云"所谓玄府者，汗空也"，指出其指人体的汗孔。刘完素《素问玄机原病式》云"玄府者，无物不有，人之脏腑皮毛，肌肉筋膜，骨髓爪牙，至于世之万物，尽皆有之，乃气出入升降之道路门户也"，说明玄府是一种无物不有的微观组织概念，其不仅指普遍存在于机体一切组织、器官中的无数微细孔窍，而且还包括各个孔窍之间纵横交错的联系渠道。玄府在气血运行、津液输布及神机运转方面发挥着重要作用，关系着机体所需基本物质的运行，有助于脏腑维持正常的生理功能。玄府具有开通为顺、闭阖为逆的生理功能特点，而这一特点与肺宣发肃降的生理功能具有共通性。宣发肃降是肺气运动的基本形式，亦是气机升降出入的具体表现和肺生理功能正常发挥的基础，而肺对全身气机、水液、血液及精神活动的疏通和调节亦赖于其宣发肃降功能的正常运行。玄府作为遍及全身的一种微观结构，不仅构成肺外及皮毛、内入脏腑的微观通路，也成为肺调节气血输布、水液代谢及神机运转的结构基础；而肺宣发肃降功能的正常发挥又是玄府正常开阖的重要保证，顺畅的气血亦是玄府开阖有序的物质基础。故玄府开则肺宣发肃降正常，从而有序进行气血运行、津液输布、神机运转，机体可抗御外邪而诸病无所生；玄府阖则肺宣发肃降失司，气血运行、津液输布、神机运转的功能失常，导致多种疾病产生。故玄府开通为顺、闭阖为逆的特点与肺的宣发肃降在生理功能上具有共通性。

"玄府气液"视角下的肺结节发生发展

　　根据肺结节的形态特点及相关症状，将其归属于中医学"肺积""肺疽""息贲""癥积"等范畴。肺结节的发生发展是多因素、多脏腑、多途径综合作用下的整体性病变。玄府作为维持机体气血津液运行和神机运转的重要门户，在肺结节的发生发展中亦发挥着重要作用。根据刘完素的"玄府气液"学说，结合玄府与肺生理功能的共通性，认为玄府郁闭、气液失通、痰瘀互结是肺结节的关键病机，故在"玄府气液"理论视角下探析肺结节的论治。

　　1. 玄府郁闭是肺结节形成的基本病机　玄府郁闭致肺宣发肃降功能紊乱是肺结节形成的基本病机。玄府郁闭有两层含义，一方面，指玄府开阖失司，玄府不通则肺失其宣发肃降的结构基础，气液流通缓慢，血液渗灌减弱，神机运转迟滞，水、湿、痰、饮等病理产物滞而不流，化为痰瘀之邪，痰瘀互结而致结节发生。另一方面，玄府郁闭包含情志失调病因，尤指肺魄不安。肺藏魄，《素问·阴阳应象大论》云"在脏为肺……在志为忧"，说明肺与悲、忧等情志活动密切相关。研究显示，焦虑、抑郁情绪与肺结节发生密切相关，长期抑郁或焦虑的精神状态可通过丘脑-垂体-肾上腺轴及交感神经系统影响机体激素分泌，从而使免疫功能紊乱，导致肺结节的发生发展。此外，过度悲忧可耗伤机体肺精、正气，使肺玄府失其正常开阖的物质基础，致玄府闭塞，为病理产物堆积肺部创造条件。

2. 气液失通是肺结节形成的关键环节　玄府郁闭致气液失其顺畅的微观运行通道成为肺结节形成的关键环节。玄府郁闭导致气机郁滞，肺主气、司呼吸等生理功能受限，宗气的生成及运行受阻，进一步可阻碍脾胃升降、肝之疏泄、肾之气化等，则机体各部位"气"的温煦、防御、濡养、固摄等作用减弱，导致外邪入侵、内生五邪。此外，玄府郁闭可致机体水液代谢异常，影响"肺主行水、通调水道"功能的发挥，亦可进一步使肝、脾、肾等机体水液循环的关键路径受损，导致水液代谢失衡。因此，玄府闭塞可致气液失通，形成气滞水停、水停气结的病理状态，从而诱发肺结节。陆鹏等认为位于肺泡与毛细血管间的"气血屏障"在结构、分布及功能作用上与玄府高度相似，若气血屏障的骨架被破坏则会导致一系列影响肺功能发挥的级联反应，此病理过程与玄府闭塞致肺形成气滞水停、水停气结的病理状态相似。玄府闭塞阻碍肺与其他脏腑及外界环境的密切联系，导致肺出现内不可流通气液散布周身，外不可发泄气汗沟通内外的病理状态，成为肺结节发生发展的关键环节。

3. 痰瘀互结是肺结节形成的病理结局　气液失通及肺独特的解剖结构为痰、瘀等病理产物堆积于肺部创造了便利条件。《类经图翼》云"肺叶白莹，谓之华盖……虚如蜂窠，下无透窍"，喻嘉言《寓意草》形容"肺中之窠囊"为"如蜂子之穴于房中，如莲子之嵌于蓬内，生长则易，剥落则难"，可见肺为清虚之体，不容异物，肺叶娇嫩，不耐寒热，此空间结构和组织特点使痰瘀易于交阻于内，正如《证治汇补》所云"肺为贮痰之器"。气液失通影响肺主治节功能的正常发挥，气、津、精、液互化失司，不能及时布散，留于局部渐成痰浊。痰浊日久则伤脾，使其运化失司，气血化生乏源，则宗气失其气血津液滋养，生成乏源，不能贯心脉以助心行血，影响"肺朝百脉"生理功能的发挥，血运不畅而滞于脉中，则成瘀血之患。此由痰及瘀的发展过程，正如《医学正传》所云："津液稠黏，为痰为饮，积久渗入脉中，血为之浊。"痰浊、瘀血久伏肺内，导致痰瘀互结，发为肺结节，此即肺结节痰浊→瘀血→结节的基本病理变化。而痰、瘀等病理产物又可进一步加重玄府郁闭，形成愈瘀愈闭、愈闭愈瘀的恶性循环，促使肺结节的进展及恶化。

综上所述，玄府郁闭致气液失通，痰浊聚集于肺部，日久化为瘀血，致痰瘀互结为患，形成肺结节，故认为"郁→痰→瘀→结"是肺结节发生发展的病机演变过程。

临证选方用药

1. 基于"玄府气液"运用经典名方辨治　基于"玄府气液"学说，根据肺结节玄府郁闭、气液失通、痰瘀互结的病机，黄文博提出"开玄散结"的治疗总则，临证常依据患者气郁、痰凝、瘀血的偏重，选用经方以透郁、剔痰、逐瘀、通阳开玄，并多用通腠透郁之风药以开玄，辅以剔痰逐瘀拔结之品以散结。

（1）透郁开玄之麻黄连翘赤小豆汤：麻黄连翘赤小豆汤出自《伤寒论·辨阳明病脉证并治》，其可使邪从表解，此方还可开郁结之玄府，恢复气血津液畅行以散结，助神机运转，宣散肺结节患者悲苦忧虑之志，达透郁开玄之效。临证常用于治疗气郁之肺结节，症见焦虑、抑郁等情志异常，胸闷胸痛，心悸，善太息，胁肋胀痛，舌红苔白，脉弦或涩。方中麻黄中空外直，有毛窍骨节之象，气味轻清，内外宣通，根据取象比类，认为其可开体表内外玄府的郁结闭塞。《神农本草经》载"麻黄味苦温……破癥坚积聚"，"凡药力所不到之处，此能无微不至"，故结合玄府"无处不有"之性及麻黄"无处不到"之能，认为麻黄可宣发肺气、开通玄府。《素问·至真要大论》云"诸气膹郁，皆属于肺"，肺气宣发有助于肝气升散，肝肺气机条畅，从而宣散肺结节患者的悲苦忧虑之志。连翘可升浮宣散，流通气血，如张锡纯《医学衷中参西录》言其"治十二经血凝气聚"，与麻黄相配以宣肺透郁、开玄破滞。杏仁、赤小豆相伍，一白一赤，白走气分，赤走血分，可宣通气液、活血通滞；且麻黄、杏仁相伍，一升一降，助气机升降有序以散郁。桑白皮泻肺中水气余火，与赤小豆相伍共导湿热邪气从小便出。生姜、大枣、甘草护胃安中，恢复脾胃运化之能，培土生金，达土旺金生之效，则肺郁得散。

（2）剔痰开玄之千金苇茎汤：千金苇茎汤出自《金匮要略·肺痿肺痈咳嗽上气篇》，为治疗肺痈之效方，临床被广泛应用于各类证属肺热痰瘀互结者，而肺结节玄府郁闭、气液失宣、痰瘀互结的病机恰合其意。该方尤适用于水湿痰凝为主的肺结节，症见喉中痰鸣，痰黄或白，黏稠难咯，咳逆，烦躁胸满，口干欲饮，舌红苔白腻或黄腻，脉数或滑数。《本经逢原》云"苇茎中空，专于利窍"，故认为苇茎可升肺气、畅水道，有利水开玄的功效；薏苡仁、冬瓜仁除湿化痰、清肺降浊，3药相伍，可达利水剔痰开玄之效，恢复肺行气利水、玄府流通气液的功能。桃仁破瘀活血以开玄，且润肠导滞之性可使肠道濡润、腑气承顺，又肺与大肠相表里，则可助肺气宣降，清上彻下。诸药合用，共奏剔痰开玄、利水活血之效，以杜水停痰凝结成之患。此外，临证可酌情配伍浙贝母、瓜蒌等药物增强剔痰之功。

（3）逐瘀开玄之血府逐瘀汤：王清任《医林改错》之血府逐瘀汤"治胸中血府血瘀之症"，而肺结节"痰瘀窠囊"之象即是此症的具体体现，故认为此方切中肺结节玄府郁闭、气滞血瘀而结成的病机关键。临证常用于治疗痰瘀交阻之肺结节，症见面黑或者咳嗽痰多，咯吐不爽，胸闷气憋，胸痛如针刺而有定处，舌质暗青或有瘀斑瘀点，舌下脉络青紫迂曲，脉涩或弦。方中柴胡、枳壳理气以开玄，柴胡芳香疏泄之性可外透内聚之邪，调达肝气则可解肺结节患者的悲苦忧虑之志。肺结节的根本在于痰瘀互结，治疗当以逐瘀散结为先。川芎、桃仁、红花、赤芍4药辛香走窜，启开玄府，通血脉，破血瘀。桔梗、牛膝相伍，一升一降，使胸中气机运行正常，桔梗亦可载诸药上行，使药力充分发挥于胸中之府，牛膝活血逐瘀，引瘀血下行，给邪以出路。诸药相合，共奏逐瘀开玄之效，使邪速去，勿生他变。

（4）通阳开玄之柴胡桂枝干姜汤：柴胡桂枝干姜汤出自《伤寒论·辨太阳病脉证并治》，可治疗"胸胁满微结"之症，有枢转少阳、温润太阴的功效，认为其恰合肺结节玄府郁闭所致的津液转输不及、水饮微结病机，可通阳开玄而达散结之效。柴胡善于宣通，可枢转少阳，桂枝可发散开玄，二药相伍可宣发中阳，助气内发外达以开郁结之玄府，亦可和营卫，通津液，助气血通畅。干姜辛温通阳，守而不走，炙甘草助之，共益太阴而扶阳，健运脾胃，则运化正常。牡蛎、瓜蒌软坚散结，搜涤结痰，加强散结之功。黄芩可清气机不通所致郁火，佐制桂枝、干姜辛温伤津之性，以防药性寒热偏盛。该方通阳开玄之效可促肺内气血通畅，鼓动阳气，阳气足则温煦、气化功能正常，水液不易凝聚为痰瘀。该方可作为治疗肺结节之基础方，根据患者病理因素的偏盛情况，灵活合以麻黄连翘小豆汤、千金苇茎汤、血府逐瘀汤等方。

2. 运用通腠透郁之风药以开玄　临证治疗肺结节常用风药开闭郁之玄府，使其直达病所搜刮透邪。风药是具有祛风通络、息风止痉、升阳除湿、助行气血、开通郁结、发散郁火、引经报使等功效药物的统称，其辛散体轻、宣发透达的特性可与玄府生理功能相合，升阳助气、开宣腠理的作用又可助玄府通达开郁、调节气机以助气血通畅。风药可发散开郁，疏通调畅全身气机，宣散悲苦忧虑之志，故针对有忧思苦情的肺结节患者，可配伍麻黄、郁金、柴胡、枳壳、香附等以调畅气机。风药通腠透郁之性又可增强肺外合皮毛之能，发泄气汗以达行津布气之效，故可配伍防风、羌活、蔓荆子等以祛风除湿，加强水液代谢。风药善行发散的特性亦符合肺为华盖的特点，可有效引导药物直达肺部，发挥"定向"协同增效的治疗功效，故在详辨病理因素偏盛的基础上配伍升麻、桔梗等专入肺经之风药。

3. 辅以剔痰逐瘀拔结之品以散结　痰瘀等是肺结节的有形之患，临证可根据患者痰凝、血瘀等病理产物之偏重酌情配伍瓜蒌、白芥子、竹茹、半夏剔痰，川芎、地龙、僵蚕逐瘀，牡蛎、蝉蜕、蜈蚣拔结，借风药直达病所。此外，可根据患者症状表现如焦虑、抑郁可加用柴胡、白芍以柔肝疏肝；有咳嗽、咽喉不利者，可加桔梗、杏仁以止咳平喘，射干、马勃以利咽。若一味攻伐消导，则可耗损机体正气，故临证还应结合患者正气强弱，酌情配伍白术、人参、黄芪等扶正之品，不可一味追求散结之效而忽视脏腑盛衰。

基于"玄府气液"学说，以"开玄散结"为治疗总则，运用经方、风药辨治肺结节，是宏观辨证与微观结构的一种有机结合，亦是构建肺结节中医诊疗模式的一种尝试，对发挥中医药干预肺结节的优势具有重要意义。

229　调气解毒辨治肺结节

　　肺结节是常见的影像学诊断，良性肺结节、肺癌早期病变（如早期微浸润癌）、肺癌前病变（如原位癌）的影像学征象均属肺结节范畴。由于三者在影像学检查中难以区分，使肺结节的治疗存在很大困难。近年来，由于低剂量螺旋 CT 扫描应用的普及，肺结节的检出率持续上升。有研究报道，我国肺结节的检出率目前已高达 35.5%，其中恶性事件的发生率在 0.54% 左右。但关于肺结节的病理学分类、不同类型肺结节癌变率的相关研究报道尚缺乏。针对病理类型不明确的肺结节，现代医学的诊疗措施正处于更新完善阶段，当前的处理原则仍以评估、定期随访为主，缺乏行之有效的早期干预手段。中医药通过望、闻、问、切四诊合参，收集临床信息，总结肺结节核心病机，辨证施治，在肺结节的防治方面有自己独特的优势。中医药不仅可以提高患者的生命质量、改善症状，还可以使部分肺结节缩小乃至完全消失，缓解患者的焦虑紧张情绪。花宝金强调中医"治未病"思想在肿瘤防治中的重要性，部分肺结节作为肺癌前病变，也是中医防癌工作的重要内容。在中医防癌理论的基础上，花宝金结合多年临床实践，逐渐将"调气解毒"思想运用于肺结节的防治，取得良好临床疗效。学者亓润智等将花宝金临床经验与调气解毒基本思想进行总结，并初步探析了"调气解毒"在肺结节治疗中的运用。

肺结节的现代医学概述

　　目前将影像学上直径在 3 cm 或 3 cm 以下的局灶性、类圆形、密度增高的实性或亚实性肺部阴影，不伴有肺不张、肺门淋巴结增大和胸腔积液，定义为肺结节。根据数量可分为单个病灶的孤立性肺结节及 2 个及以上的多发性肺结节，其中孤立性肺结节直径多在 3 cm 及以下、边界清楚、密度增高、周围被含气肺组织包绕；根据病灶大小将直径<5 mm 的结节定义为微小结节，将直径在 5~10 mm 的结节归类为小结节；根据密度表现分为实性结节（Solid Nodule）或亚实性结节（Subsolid Nodule），其中亚实性结节中包括纯磨玻璃结节（pGGN）及磨玻璃密度和实性密度混杂的混杂性结节（mGGN），混杂性结节也称为部分实性结节（Part Solid Nodule）。孤立性肺结节中 20%~40% 为恶性肿瘤，实性结节的恶性率为 7%，亚实性结节中 pGGN 的恶性率为 18%，而 mGGN 的恶性率可高达 63%。相关报道提示肺结节患者恶性肿瘤发病率在 1%~2% 之间。

　　目前肺结节总体处理原则，即在结合临床信息和影像学特征评估临床肿瘤恶性概率的基础上进行个体化处理。对于孤立性实性肺结节，大小为 8~30 mm 肺结节首先进行手术风险评估，低、中度风险的继而评估癌症的临床概率，低、中等概率的通过 PET 评估结节，依据正电子发射断层显像（PET）评估结果进而选择 CT 随访、非手术活检或手术切除等方案，高概率的进行标准分期评估，从而为是否进行手术切除、放射治疗、化学治疗、射频消融等方案提供依据。手术风险判定为高风险的进行非手术活检或 CT 随访，并根据活检结果判断良恶性，良性者进行特定治疗、不能诊断的情况继续 CT 随访，而恶性者进入同癌症高临床概率的处理流程；对于≤8 mm 的肺结节，首先判定是否有肺癌的危险因素，再根据结节的大小表征确定影像学随访时间。对于孤立性亚实性肺结节，pGGN 以结节大小为界，选择 3 个月及半年胸部 CT 随访，后可改为年度胸部 CT 随访，其中大于 10 mm 者建议非手术活检和（或）手术切除；而 mGGN 除需评估病灶大小外，还需密切观察其内部实性成分的比例，依据结节大小以及实性成分的多少，选择 3、6、12、24 个月进行 CT 随访、非手术活检或手术切除。而多发性肺结节则应结合 CT、PET-CT、经支气管镜腔内超声（EBUS）等其他新技术指导进一步评估及后期随访。

肺结节的中医认识

肺结节患者临床可见咳嗽、乏力的症状，或无明显症状；从影像学检查中可以观察到肺结节"有形实邪"或"密度不均、虚实混杂"的形态特点；随着疾病的发展，部分肺结节可不断增大，"逐渐蓄积，可积聚成瘤"。《丹溪心法》云："人上中下有结块者，多属痰。"宋代许叔微提出"湿痰、痰饮成癖囊"。清代喻嘉言在《寓意草》中描述"窠囊之痰，如蜂子之穴于房中，如莲子之嵌于蓬内，生长则易，剥落则难"。因此，肺结节的中医辨病可属"窠囊""咳嗽""积聚""痰核""肺萎"范畴。

谨守病机，气机为本，津液不行，聚生痰瘀窠囊

1. 内外相因，气机升降不调　《素问·五藏生成》云"诸气者，皆属于肺"。肺居胸中，为五脏六腑之华盖，主气，司呼吸，是人体一身之气通过升降出入实现与外界环境气体交换的重要场所。外界气候、环境的变化，空气成分、质量的改变都可以通过肺脏对人体产生影响。又因肺脏上连气管，开窍于鼻，与外界空气直接相通，其位最高，为娇脏，不容邪气所干，在气体交换过程中最易受外邪侵袭。《临证指南医案》云："其性恶寒、恶热、恶燥、恶湿，最畏火、风。邪著则失其清肃之令，遂痹塞不通爽矣。"除风、寒、暑、湿、燥、火等六淫邪气致病外，烟、雾、尘、霾等有形浊气外邪袭肺，沉积肺络，阻塞肺脏气机，升降出入失调，肺络气滞则水道不通、津液不行，聚生痰饮，肺失宣发，肺气郁闭则血行不畅，瘀血阻滞，痰瘀互结于肺络，久则成积。

《素问·评热病论》云"邪之所凑，其气必虚"。年老体衰，精血亏虚，经遂不充，营卫不和，血脉不利，津液不行，积聚逐渐形成。正如《诸病源候论》中所云："积聚者，由阴阳不和，脏腑虚弱，受于风邪，搏于腑脏之气所为也。"经过大量临床与基础研究，诸医家提出了"正虚"是肿瘤形成与发展的根本原因。肺结节或为良性肿物，或为癌前病变、早期微浸润肺癌，其核心病机均与"正虚"相关。正气亏虚则各脏腑功能减退，气机升降失调，痰湿、血瘀内生。

2. 土不生金，肺气壅塞，津液不行　津液的正常代谢是维持人体生命活动的重要保障，肺、脾、肾、肝、三焦相互配合，共同调节机体水液代谢。其中，中焦脾胃"以灌四傍"以及"气机升降枢纽"的作用是保障肺通调水道的重要前提。《素问·经脉别论》云："饮入于胃，游溢精气，上输于脾，脾气散精，上归于肺，通调水道，下输膀胱，水精四布，五经并行，合于四时五脏阴阳。"水谷精微首先经过中焦脾胃运化，再由肺脏宣发肃降，输布到全身。中焦运化不利，水液宣发、布散不及，停聚于肺，形成痰饮、痰湿。正如《证治汇补》中所云："脾为生痰之源，肺为贮痰之器。"随着社会发展与生活节奏的改变，饮食结构随之发生变化，生冷辛辣饮食成为常态。《素问·阴阳应象大论》云"寒伤形，热伤气"。生冷寒凉之品损伤脾阳、肾阳，辛热耗散之品灼气伤阴。正如《张氏医通》中云"血肉之味，酝酿为痰为火，变动为咳为喘。其在平居无恙之时，贮积窠囊之中，或时有所触发"。辨证饮食可调人体阴阳失衡，损有余，补不足"。而于常人过食生冷、辛辣、肥甘厚味之品，损伤脾胃，脾失健运。此外，食品霉变、烟毒、化学添加剂等外邪直中入里，耗气伤阴，损伤脾胃，中焦气机升降失常，痰湿内蕴。《脾胃论》云"大肠主津，小肠主液，大肠、小肠受胃之荣气，乃能行津液于上焦，灌溉皮肤，充实腠理"。肺与大肠相表里，手太阴肺经，起于中焦，下络大肠，手阳明大肠经挟口鼻而络肺，胃气的受纳通降、脾气的运化影响大肠的传导，而大肠的气机又可影响肺气宣发、肃降，二者互通互用，关系密切。中焦脾土痰湿内生，郁久化热，积滞肠道，大肠湿热内蕴，不能正常传导糟粕，气机不降，上熏于肺，肺气不衡，大肠津液不能上呈，肺脏气机郁闭不宣，津液代谢失常，痰湿血瘀内生，日久而成痰

核、窠囊。

3. 情志内扰，气机郁结，助生痰瘀 肝主疏泄，其性升发；肺主气，其性肃降。情志不畅，肝失条达，气郁化火，木火刑金，肺失清肃则气机逆乱，水道不通而生痰，经遂血行不畅而成瘀，痰瘀阻滞肺络，形成结节。再则肝气郁结，肝木克伐脾土，脾失健运，水津不布，痰饮内停，贮于肺络，加重气机不利，气、血、痰、瘀相互交结，痰核、窠囊易生。

4. 痰瘀阻肺，聚成窠囊 《素问·举痛论》云"百病皆生于气"，气机失调是肺结节发病的根本病机。外邪犯肺，肺气郁闭则失于宣发；肝火犯肺，肺气上逆则失于肃降，脾土湿盛，泛溢肺络，肺气壅滞则血行不畅、瘀阻肺络；年老体衰、劳累过度，耗伤气阴，肺气阴两虚则经遂不充，宗气不生，一身之气尽虚，水道不通，痰湿停聚。肺部痰湿皆由肺、脾、肝脏腑气机失调所致。如朱丹溪所云"气积成痰""气逆成痰""气滞成痰""气虚成痰"。痰核、窠囊等肺部结节也都是由于痰湿阻滞、气机不畅、经遂不利、气血失调进一步加重，最终导致痰瘀互结于肺络，日久积聚而成。《诸病源候论》认为痰湿的发生均是由于"气脉闭塞，津液不通"。因此，气机升降失调、气血津液运行不利是窠囊、痰核形成的关键环节。正如《局方发挥》中云"自气成积，自积成痰，痰夹瘀血，遂成窠囊"。

治以调气解毒，经方辨治，必求于本

花宝金承袭"扶正培本"防治肿瘤的基本大法，结合自身多年临床实践与科研成果，逐渐总结、形成"调气解毒"预防与治疗肿瘤的学术思想。根据肺结节"气机失调为本，津液代谢失常，痰瘀互结于肺"的基本病机，在治疗中辨病与辨证相结合，运用经方，在健脾益气、疏肝行气、宣降肺气、温阳化气等调理气机的基础上，辨证佐以活血解毒、化痰解毒、清热解毒等法，共奏"调气解毒"之功，在临床取得良好疗效。

1. 健脾益气，培土生金，扶正固本 "正气存内，邪不可干"。正虚机体无力调摄内外，经遂不充，气血不足，营卫不荣，邪气而不除，久而成积。对于属癌前病变范畴的实性肺结节，与肿瘤类似，正虚仍是其发病的根本原因。"肺为主气之枢，脾为生气之源"。肺司呼吸，摄纳清气，脾主运化，化生水谷精气上输于肺，二者结合方能化为宗气，是故《薛生白医案》云："脾为元气之本，赖谷气以生，肺为气化之源，而寄养于脾也。"从脾胃出发，临床常用旋覆代赭汤健脾益气化痰，和胃降逆，降胸腹气机；补中益气汤升清降浊，调中焦枢纽，健脾益气。以气虚为主要证候者，合玉屏风益气补肺固表，黄芪赤风汤、六君子汤补脾升清；辨证属阳虚寒凝者，可以吴茱萸汤加减温阳散寒，又能疏肝解郁以调达气机，与旋覆代赭汤共奏温补降逆之功。辨证为阴虚或气阴两虚者予以沙参麦冬汤、麦门冬汤等益气滋阴润肺，血虚者以四物汤、归脾汤、炙甘草汤等益气养血。

2. 宣降肺气，通利水道，调津液代谢 痰湿是肺结节的主要病理因素之一。肺通调水道，脾运化水湿，肺脾两脏皆为调节水液代谢的重要脏器。其标在肺，其本在脾，痰之动主于脾，痰之成贮于肺，故治应宣肺化痰，健脾燥湿，降肺气，实脾土，恢复气机升降。临证遣方常以防己黄芪汤、五苓散祛湿健脾、化痰利水，使痰湿随气机下降而出。兼见咳嗽、胸闷、气喘症状者，需标本兼治，合三拗汤宣肺平喘止咳。证候要素以痰或湿为主者，可以二陈汤、旋覆代赭汤健脾燥湿、行气化痰，正如朱震亨所云"善治痰者，不治痰而治气，气顺则一身之津液亦随之而顺矣"；"治痰者，实脾土，燥脾湿是治其本"。对于肺热津伤、郁热在里者，常用升降散宣透郁热，清肺解毒，其中蝉蜕辛凉、僵蚕辛平疏散肺热，宣发肺气，合大黄苦寒、姜黄苦温，升清降浊，清热祛湿解毒。辨证属湿热郁结下焦者以四妙丸加减。四妙丸本为主治下焦湿热经方，朝百脉、主治节。取四妙丸中苍术燥湿化痰以治窠囊，牛膝入肺经引水下行、活血化瘀，肺与大肠相表里，黄柏、薏苡仁清利肠腑湿热而清肃肺气，降浊以升清，以下治上的功效治疗肺结节，每获良效。

3. 解郁行气，畅情志，行气血 百病皆生于气，情志变化影响气机调畅。《素问·举痛论》云：

"怒则气上，喜则气缓，悲则气消，恐则气下，惊则气乱，思则气结。"肺朝百脉、主治节，情志不疏，肝郁则气滞，过度思虑则气机郁结，均可导致肺脏经脉气血运行不利，瘀阻肺络。暴怒则肝火犯肺，肺气上逆，肃降不及，助生痰瘀，如《灵枢·刺节真邪》云："宗气不下，脉中之血，凝而留止。"因此花定金在临床常以柴胡剂、四七汤、天麻钩藤饮、酸枣仁汤疏肝、平肝、养心安神。如小柴胡汤疏肝行气，通利少阳枢机，调气机升降。而对于证属肝阳上亢，并见思虑过度，夜不能寐者以柴胡加龙骨牡蛎汤加减化裁，取其疏肝行气，平肝潜阳安神功效，以气机得降。睡眠差、劳神过度，辨证属心神失养者，以酸枣仁汤养血安神除烦，调补阴阳。辨证以痰湿为主，兼见情志不疏者，以四七汤半夏、茯苓、苏梗、厚朴，四味药治七情之病，全方以"调情志"为主要思想，恢复气机升降，调节津液代谢，同时重视中焦脾胃在肺结节发病中的重要作用，既可燥湿化痰、又可行气解郁。部分实性肺结节作为恶性肿瘤的早期表现，常引发患者恐慌焦虑情绪，谈癌色变。而紧张、焦虑的情绪影响气机，累及气血，推动痰核、窠囊形成。《外科准绳》云："忧怒郁遏，时时积累，脾气消阻，肝气横逆，遂成隐核。"因此，诊病过程中对患者的鼓励和心理疏导也尤为重要。

4. 攻调兼施，调气为本，兼顾化痰祛瘀解毒　肿瘤形成与发展过程中，痰凝、血瘀是最主要的2个病理因素。痰瘀互结于肺，凝聚日久而化生癌毒，痰瘀化毒，癌肿形成。因此，痰瘀互结不仅是癌肿形成过程中最重要的2个病理因素，也是肺部结节的主要病机。临床根据多种类型的肺结节患者进行辨证，表现为"痰""瘀"类的证型占有很大比例。常以瓜蒌薤白半夏汤加减，取其通阳散结、祛痰宽胸之功，合丹参饮加减，对于肺结节痰瘀互结证型胸闷、气短者应用广泛。痰湿较重者，易半夏为"主治积聚、伏梁，利水道（《本经》）"的天南星，加强利水、化痰散结之功。痰瘀内阻兼见脾虚者，常以二陈汤健脾化痰，行气和胃，培土生金，合血府逐瘀汤，化痰活血，肺脾同治，兼顾标本。风痰上扰者以半夏白术天麻汤化痰息风，健脾祛湿。兼见"热毒"征象者，在经方基础上加减化裁，辨证为热毒炽盛者加白英、白花蛇舌草、龙葵、蛇莓、金荞麦、山慈菇、蒲公英清热解毒。血瘀合并热毒者以半枝莲、石见穿、酒大黄活血化瘀解毒；痰火郁结者加猫爪草、夏枯草、玄参化痰解毒，散结软坚，使毒有所出路。

验案举隅

患者，女，61岁，2015年1月因咳嗽、喘憋就诊于当地医院，胸部CT：双肺小结节，未测量大小。后2019年12月就诊于吉林大学××医院复查胸部CT：肺结节大者0.6 cm。2020年8月于北京大学××医院复查胸部CT：双肺磨玻璃结节，最大者1.2 cm×1.2 cm，疑似早期肺癌。为求进一步中西医结合治疗，2020年10月于花宝金门诊就诊。刻下胸闷，气喘，遇冷空气流鼻涕、打喷嚏，周身阵发性刺痛，遇冷加重，口干，咽痒，咳嗽，纳可，思虑过度影响睡眠，腹泻，小便调。舌淡，苔薄白，脉滑。

处方：旋覆花5 g，赭石（先煎）15 g，姜半夏9 g，黄连9 g，干姜12 g，吴茱萸6 g，乌梅12 g，枳壳30 g，厚朴16 g，生薏苡仁30 g，杏仁10 g，佩兰15 g，炒酸枣仁30 g，首乌藤20 g，珍珠母（先煎）30 g，生石膏45 g，葛根30 g，金荞麦30 g，蒲公英30 g，生甘草15 g，藿香12 g，木香6 g，砂仁（后下）6 g，炒谷芽15 g，炒麦芽15 g，焦山楂15 g，焦神曲15 g，南沙参15 g，北沙参15 g，制附子（先煎）20 g，败酱草30 g。每日1剂，水煎分2次服。

复诊（2021年6月5日）：患者胸闷、气喘、疼痛症状较前明显缓解，偶有发作。舌质淡红，边有齿痕，苔薄白，脉滑。纳眠可，大便不成形，小便调，体质量稳定。2021年3月19日复查胸部CT：双肺多发磨玻璃结节，最大者1.2 cm×1.2 cm。在上方的基础上，去蒲公英、金荞麦，加生黄芪80 g、防风15 g、浮小麦30 g、党参15 g、石见穿15 g、猫爪草30 g。至末次复诊时患者病情稳定，未见继续发展。

按：患者为老年女性，素体气虚，肺气不足，肺失宣降；脾胃气虚，运化无力，气机升降不调，又兼见寒凝肝脉，肝失疏泄，气机郁甚，病机复杂。故以玉屏风散补肺益气以调气之根本，旋覆代赭汤健脾化痰，和胃降逆，调气之升降；吴茱萸汤温阳散寒，疏肝理气，解气之郁结，配伍枳壳、厚朴加强理气、行气之功。患者思虑过度，忧思伤脾，合酸枣仁汤与首乌藤、珍珠母，养心安神除烦，交通心肾，同时加薏苡附子败酱散温经活血祛瘀。佐蒲公英、金荞麦、猫爪草、石见穿等清热解毒、软坚散结，共奏"调气解毒"之功。

230　扶正调气辨治肺结节

依据《肺结节诊治中国专家共识（2018 年版）》，肺结节的定义为影像学上直径≤3 cm 的局灶性、密度增高的实性或亚实性肺部阴影，可为孤立性或多发性，不伴肺不张、肺门淋巴结肿大和胸腔积液。单个病灶定义为孤立性，2 个及以上的病灶称为多发性；直径＜5 mm 者定义为微小结节，直径为 5～10 mm 者称为小结节；根据密度可分为实性肺结节和亚实性肺结节，后者又包含纯磨玻璃结节和混杂性结节。

随着低剂量螺旋 CT 在临床及健康体检中的广泛应用，肺结节的检出率显著提高，促进了肺癌死亡率的降低。鉴于种族、地域、检测方法、筛查人群等因素的差异，全球各地的肺结节检出率并没有确切的结论。既往文献报道，针对部分高危因素（如年龄＞40 岁）人群的筛查试验提示肺结节的检出率约为 10%～20%，检出的肺结节中发生恶变的概率约为 4%～10%。伴随着肺结节的高检出率，对其进行合理管理成为一项颇具争议和挑战的任务。目前不同专业协会的指南和专家共识对肺结节的管理不尽相同，但基本支持对 8～30 mm 的结节评估手术风险及患癌概率，根据随访变化或病理检查决定手术与否；对于＜8 mm 的结节主要是评估患癌危险因素，定期 CT 监测结节的大小、密度变化等，一般不予积极治疗。从中可以看出，西医学对肺结节的处理措施比较有限，手术几乎是唯一的治疗手段。这势必导致了肺结节手术的扩大化，一部分患者的术后病理检查结果显示为良性病变，造成了对患者身体的伤害，以及不必要的医疗资源浪费。另外，一些没有达到手术标准的患者在不断复查中忐忑等待，加重了心理负担，反倒可能会促进病情的发展。

中医学辨病与辨证相结合，针对肺结节的治疗方法和干预节点相对灵活，可以无缝衔接于治疗的各个阶段，在肺结节的临床管理中发挥着独特的优势。近年来，花宝金团队依据肺结节的发病特点，提出了"扶正调气"法防治肺结节的治疗理念，取得了良好的临床效果。学者李要远等将其主要思想内涵做了基本梳理。

肺结节的中医认识

肺结节多在健康体检或住院期间的全身筛查中发现，一般无明显临床症状，个别患者表现有气短、咳嗽等非特异性症状。结合其发病隐匿、症状以气机失调为主的临床表现，肺结节与中医学中的"息积""息贲"比较类似。如《素问·奇病论》云："病胁下满气逆，二三岁不已，是为何病？病名曰息积，此不妨于食，不可灸刺，积为导引服药，药不能独治也。"《难经·五十四难》云"肺之积，名曰息贲"。从中可以看出，肺结节发病的核心病理机制是肺气宣发肃降功能的失调，从而导致以气逆为主的一系列病理改变。正常生理条件下，肺主气，《素问·六节脏象论》云"肺者，气之本"。肺气宣发将脾脏所转输的津液和水谷精微向外布散到全身，外达于皮毛，并且宣发卫气排出汗液，通过气化排出浊气；肺气肃降吸入清气，并将清气和脾转输至肺的水谷精微向下布散。肺气的一升一降，维持肺脏的正常生理功能，同时有利于清除发生异变的不正常细胞。气能行津，气能行血，肺主治节，肺脏气机的宣降通达，有利于津液、血液的正常输布。受制于外界环境污染、慢性肺疾病、情绪异常等因素影响，一旦肺气宣发肃降功能失调，就会导致气滞、痰凝、血瘀等病理因素在肺脏的积聚，继而形成"痰瘀窠囊"之肺结节。如《杂病源流犀烛·积聚癥瘕痃癖痞源流》云"邪积胸中，阻塞气道，气不宣通，为痰……为血，皆得与正相搏，邪既胜，正不得制之，遂结成形而有块"，痰浊、瘀血的阻塞，会进一步导致气机的失调，二者互为因果，进一步加重瘀积状态，促进肿块的发展，甚至刺激正常细胞的突变形成早期肺癌。

气、血、津液的充盛是维持机体正常生理功能的物质基础，若正气亏虚则无力推动气血津液的正常运行和代谢，势必导致气不能行，痰不能散，瘀不能化，从而促进肺结节的病理因素形成。如《医宗必读》所云"积之成也，正气不足，而后邪气踞之"；《治法机要》亦云"壮人无积，虚人则有之，脾胃虚弱，气血两衰，四时有感，皆能成积"。并且正气充足，免疫系统的功能强盛，可以快速识别肺结节中癌变的单个细胞，并及时将其清除，防止恶性肿瘤的发生。由此可见，正气亏虚是肺结节形成的根本因素。

综上所述，无论良性病变或恶性改变，肺结节的形成离不开正气亏虚及气、痰、瘀等病理因素的相互影响，其中后者以气机失调主导。因此在肺结节的防治中，"扶正调气"法可以作为基本治疗大法，临床疗效肯定。

扶正调气法

一切疾病的发生，无论轻重缓急，皆是正邪斗争中邪气战胜正气的结果。邪气过于亢盛是一方面原因，然正气不足以抗邪才是多数疾病的发病基础，正如《素问·评热病论》所云"邪之所凑，其气必虚"。故扶正培本强壮机体素质是防治疾病的基础，尤其是慢性病，诸如良恶性肺结节，正如《素问·刺法论》所云"正气存内，邪不可干"。中医学一般将扶正分为益气、养血、滋阴、温阳，再细分为补益五脏六腑、四肢百骸之气血阴阳。然总体来讲，扶正培本是以增强机体精气血津液等物质基础为主要落脚点的，即使是益气温阳，也可以通过"气生血""阳生阴长"来达到化生阴血津液充养形体的目的。

气机是人体之气的正常运行机制，包括脏腑经络精气血津液的功能活动。人体气机活动的基本形式主要为"升降出入"，升降出入的有序运动是脏腑物质能量相互转化的根基，是维持正常生命活动及人体内外阴阳平衡的基础，如《素问·六微旨大论》云："非出入，则无以生长壮老已；非升降，则无以生长化收藏。是以升降出入，无器不有，出入废，则神机化灭；升降息，则气立孤危。"若气机的升降出入失常，则可出现气逆、气郁、气滞、气陷、气闭，甚至气脱。因此，调理"气机升降出入"是调理气机的核心和落脚点。通过一升一降，一出一入，维持机体基本的生理功能，"其高者，因而越之；其下者，引而竭之；中满者，泻之于内"（《素问·阴阳应象大论》），"结者散之""散者收之"（《素问·至真要大论》），达到《素问·阴阳应象大论》所述的生理状态，"清阳出上窍，浊阴出下窍；清阳发腠理，浊阴走五脏；清阳实四肢，浊阴归六腑"。

根据"扶正"具有增强物质基础的属性，可以将扶正培本归属为阴阳理论中"阴"的范畴。"调理气机"升降出入可以激发机体功能动力，具有兴奋的、功能性的属性，可以将其归属于阴阳理论中"阳"的范畴。"扶正培本"与"调理气机"是治疗学概念上的"阴"与"阳"，"扶正调气学说"是对传统阴阳理论在治疗学的一个学术创新点。通过扶正培本强壮人体脏腑、四肢百骸等器质性组织结构，为调理气机激发生理功能准备充分的物质基础，此乃"阳根于阴，阴为阳用""从阴求阳"；调理气机升降，使补益之品不壅滞、不闭塞，畅通调达，将补益所得之物质基础通过"气化"合理地转化为机体所需之能量，以维持机体的生理功能。生理功能旺盛又可以进一步提高物质储备的能力，此乃"阴根于阳，阳为阴用""从阳求阴"。"扶正""调气"两大治则，一阴一阳，二者互根互用，相得益彰，协同作用，维护机体生命健康，也是防病治病的关键之所在。

扶正调气法在肺结节治疗中的具体运用

肺结节的发生是正气亏虚与肺气宣降失调的结果，因此扶正调气之法是治疗肺结节的不二法则。具体运用中需要结合患者身体素质特点和四诊信息的差异，有所侧重，个体化治疗。

1. 益气养阴是扶正的主要方向 肺结节临床症状不显著，个别患者可表现出乏力、气短、干咳等气阴两虚的症状，部分发生恶变的肺结节患者亦多表现出气阴两虚的证候。即使没有明显症状，依据肺

"主气""喜润恶燥"的生理特点，肺结节的扶正当以益气养阴为主要方向。

脾胃为"后天之本"以"灌四傍"，又"肺金"为"脾土"之子，固有"肺为主气之枢，脾为生气之源"的说法。并且脾主运化水湿，脾气亏虚失其健运，水液不化，聚湿生痰凝结成块，即所谓"脾为生痰之源，肺为储痰之器"。因此临床实际应用中补益肺气当以肺脾双调为法，以体现"虚则补其母""培土生金"之意，方药常用六君子汤合大剂量黄芪、生脉饮合补中益气汤等加减。肺为娇脏，故补肺不宜温燥，在补益肺脾之气时需佐用养肺阴之品，如南北沙参、百合、麦冬、芦根等。又肺主呼吸之气，肾主纳气，"肺为气之主，肾为气之根"。在临床中根据患者的整体素质或临床症状，一般年老者或有肺系宿疾的患者多有此表现，可以肺肾双补，以体现"金水相生"之法，方药常在补益肺脾的基础上合并都气丸、杜仲、牛膝、补骨脂等补肾之品。

虽然强调益气养阴在治疗肺结节中的重要作用，但也不可完全忽视温阳化饮的治法。比如，一部分年轻女性肺结节患者可以表现出怕冷、手足不温、时咳稀白痰等症状，这是典型的肺肾阳虚无以温化，导致寒痰凝结成块的表现。此类患者相对较少，临床实践中需要仔细辨证，论治当以温阳化饮为法，方药多以阳和汤、当归四逆汤合苓甘五味姜辛汤等加减。

2. 调理气机为祛邪的主要途径　肺结节的发生、发展与肺脏乃至全身气机失调关系密切，并由此引发了痰浊、瘀血等病理因素在肺脏的聚积。治疗肺结节时当以调理气机作为祛除病邪的主要途径，如《素问·奇病论》云"息积……不可灸刺，积为导引服药，药不能独治也"，其中"导引"即是调气的一种形式。

调理肺脏气机主要是通过对不同药物之间升降、宣敛、畅达之性的合理配伍、综合协调，以恢复肺脏宣发肃降功能。常用方药有半夏厚朴汤、四七汤等方剂加减，也经常使用一些药对，如紫苏梗、荷梗、桔梗、前胡、桔梗、枳壳，桔梗、杏仁，桂枝、白芍等。这些方剂和药物组合在临床应用中，有升有降、有散有敛，能够很好地协助维持肺气宣降功能，广泛应用于包括肺结节在内的各类肺系疾病中。除了单独调理肺气的升降出入，调和脾胃气机升降及疏肝理气之法也需要重视。脾胃居于中焦，一升一降，是人体气机上下运行的枢纽，其升降协调有助于肺气宣发肃降功能的正常运转，反之亦然。并且脾胃功能失常，湿浊内生积聚成痰，继而痰、气、瘀互结成块。临床中常见一些肺结节患者伴随有脾胃慢性疾病，对于这类患者需要注意调畅中焦气机，常用旋覆代赭汤、泻心汤系列、小柴胡汤等加减。一些经常生气或者前期遭受过严重情感伤害的患者，导致肝气郁滞的状态，全身症状主要有时叹息、烦躁或焦虑、情绪易激动等，影像学可以显示双肺多发结节，往往一次手术都不能全部切除。肝升肺降，二者升降协调，对气血的调和起着重要的调节作用，故有"一气周流，龙虎回环"之谓。如果肝木"左升太过"，易导致肺金"右降不及"、肺气宣降失调，即所谓"木旺侮金"。针对此类型患者当以调理肝气为主，辅以调肺气，临床常用柴胡疏肝散、逍遥散等方加减，平时也可以服用玫瑰花、月季花、薄荷、合欢花等花茶以调畅肝气。

"肺为水之上源"，肺气失其宣降必然导致津液的壅滞凝结成痰；痰气交阻于肺影响血脉运行，进一步发展为气、痰、瘀交织错综，积聚成块。三者之间，互为因果，有时难以区分孰为因孰为果，但调理气机往往是破解这种交织状态的有效途径。肺气宣降则津液外散于皮肤，内润于脏腑，下行于膀胱，无以凝聚成痰，所以说"治痰先治气"；气能行血，肺气畅达则血行无瘀。因此，治疗肺结节化痰散瘀之法当以调气为先，化痰、活血之法需合并应用调气之品。

无论是良性，或是已经发生恶变的肺结节，其形成的根本病机是正虚和气、痰、瘀等病理因素的相互作用，其中后者以气机失调主导。因此，"扶正调气"法可以作为治疗肺结节的根本治疗原则。其中，益气养阴为主的扶正培本之法充养了肺脏，为其主气、行水、朝百脉的生理功能提供了源源不断的物质基础，使机体保持正常而高效的运行效态，减少痰浊、瘀血的生成，并可以敏锐地检测到发生异变的不正常细胞，将其清除，减少恶变概率。调气为主，辅助化痰散结、活血化瘀的祛邪之法，共同消除肺结节形成和发展的病理因素，有利于消除或控制肺结节，同时肺气宣降畅达可以使扶正"补而不滞""滋而不腻"，更好地发挥补益作用。

231 温阳散结辨治肺结节

肺结节是指在影像学上表现为直径≤3 cm 的局灶性、类圆形、密度增高的实性或亚实性的肺部阴影。患者在临床上常无明显症状，或仅表现为咳嗽、胸闷等不适，多因体检时发现。随着低剂量 CT 应用的普及，肺结节的诊出率呈上升趋势，健康人群中经胸部 CT 检查出有肺结节的阳性率达 14%～35%。在诊治方面，常根据结节的大小、形态、边缘、结节-肺界面及内部特征以及是否存在肺癌高危因素，如吸烟、肿瘤家族史等进行临床恶性概率的评估。对于非必要手术切除的患者建议定期复查胸部 CT 随访，但肺结节存在一定癌变的风险，直径<1 cm 的肺结节中有 5%～75% 属于恶性病变。有不少患者在无干预手段的随访观察期间容易产生焦虑甚至恐慌等心理压力，所以在此期间，结合中医药辨证施治，控制结节发展、综合调理患者体质成为越来越多患者的选择。

根据肺结节临床表现可归属于中医学"肺积""积聚""息贲""痰核"等范畴。现代医家关于肺结节的理论及治疗经验大多基于痰、瘀、毒、虚等病理因素，认为正气虚损、有形之实邪内生是肺结节的发病关键，治法上多主张补肺益气治其本，化痰、散结、祛瘀、解毒治其标。根据临床实践所见，肺结节属有形之实体、为阴，因阳虚气化不足、阴浊积于肺络而成，且阳虚则内寒，更易生痰饮瘀浊毒邪，故基于"阳化气，阴成形"的中医理论，治疗肺结节当重视温阳散结之法，学者张妙芬等基于该理论探析了肺结节的中医论治。

阳化气，阴成形是机体生命活动的基本规律

《素问·阴阳应象大论》云："积阳为天，积阴为地，阴静阳躁，阳生阴长，阳杀阴藏，阳化气，阴成形。"阳主动，阳气具有温煦、推动、发散的化气作用，而阴主静，阴气具有凝聚、收敛、潜降的功能。《黄帝内经素问译释》则明确解释了"阳化气，阴成形"，即阳的运动，可以化生清气和能量；阴的凝聚，可以构成有形物质。《气化论讲评》指出，阴气是精、血、津液这些物质的统称。阴成形之物质发挥濡养五脏六腑的作用，阳化气则是动力源泉。阴阳是万物之根本，阴阳运动的平衡是生命机体正常运行的基础，正如《素问·生气通天论》所云"阴平阳秘，精神乃治"；"阳在内，阴之使也；阴在内，阳之守也"。"阳化气，阴成形"，两者相互转化，互根互用，共同维护生命机体的正常运行。

阳化气不足，阴成形太过是肺结节的发病关键

《素问·生气通天论》指出"阳气者，若天与日，失其所则折寿而不彰，故天运当与日光明"，强调了阳气为万物生长提供能量并促进万物气化具有重要意义，而疾病的发生皆因阴阳平衡的失调。郑钦安在《医理真传》中提出"阳者，阴之主也，阳气流通，阴气无滞，阳气不足，稍有阻滞，百病丛生"。机体内的精血津液等精微物质皆有赖于阳气的温化推动作用，进而周流全身发挥濡养诸脏腑的功能。若人之先天禀赋不足，或因后天贪凉饮冷、久病服药等消耗人体阳气，导致脏腑功能减退，气化不足，温煦推动乏力，精血津液不能正常输布运行，阴不化精，停聚而反成水湿、痰饮、瘀浊、毒邪内蕴，日久相互搏结而成积。阳虚生内寒，寒性凝滞，更易招致阴邪积聚，正如《灵枢·百病始生》所云"积之始生，得寒乃生，厥而成积也"。究其始动因素，皆为阳之气化不足而致阴浊内生。

肺为气之本,《诸病源候论·虚劳上气候》言"肺主气,气属阳"。肺主行水、主宣发、朝百脉、主治节之生理功能的实现是在"肺之阳气"即"肺阳"的推动和激发下实现的。若肺阳虚衰,气化无力,水液代谢失常而停留成痰饮,不能助心行血而致血瘀,痰饮水湿瘀浊之邪聚于肺络,日渐成积。而水湿痰饮瘀浊既是病理产物,也可成为致病因素,进一步阻碍阳气的升发,阳虚化气功能下降,阴邪积聚更甚,形成恶性循环。刘伟等对80例肺结节患者进行了证候学及体质辨识研究,发现肺结节初期患者多为气阳两虚之证。陆玉娟等对180例肺结节患者的体质分布进行了调查研究,发现以阳虚质、气郁质、气虚质最为多见,且阳虚质患者的结节恶性率更高。可见,肺结节的发病关键在于"阳化气,阴成形"的失衡,阳气亏虚,卫外功能失职,外感六淫、毒霾之邪易侵犯清虚之脏,在内则使温煦、推动能力下降,导致精血津液等精微物质运化、代谢失常,停聚而成痰饮瘀浊毒邪,阻滞肺络,积而成肺结节,如《灵枢·百病始生》所云"温气不行,凝血蕴里而不散,津液涩渗,著而不去,而积皆成矣"。

温阳散结法为治疗肺结节之总则

阴阳失衡、阳虚而阴结为肺结节的病机关键。阳气亏虚为本,痰饮瘀毒浊邪为标,故治疗上应以温阳扶正为法。祝味菊在《伤寒质难》中云"阳不患多,其要在秘,及其治病,则首重阳用;阳衰一分,则病进一分;正旺一分,则病却一分,此必然之理,得阳者生,失阳者死"。因此,促阳化气、扶阳驱邪相参,温阳消积并举,即在温肺补脾肾之阳的同时辅以化痰散结、活血散结、解毒散结、行气散结等,因势利导,驱邪外出。

1. 温阳法贯穿治疗全过程　《王旭高医案·积聚门》云"积聚之证,大抵寒多热少,虚多实少,桂枝、肉桂、吴茱萸为积聚之要药……盖气温则行,气寒则凝,运行其气,流通其血,为治积第一法",强调了治疗积聚类病证时助阳化气的重要性。清代沈金鳌在《杂病源流犀烛》中记载了用息贲丸治疗肺积,方中有人参、干姜、川乌、豆蔻、青皮、陈皮、巴豆霜、花椒等辛温之药,又云"感伤寒冷成积……宜干姜、柴胡、丁香、肉桂、附子,方用附子理中汤",均突出了温药在治积中的重要地位。肺阳根源于先天之肾阳,又依赖于后天脾胃阳气的充养,根据"金水相生""培土生金"的五行相生理念,温肺阳的同时不忘固护脾肾阳气,用药上可选用肉桂、吴茱萸、白术、党参、干姜理中阳,附子、淫羊藿、鹿角、杜仲、肉苁蓉、补骨脂等补元阳。陈焯平认为,气化之本在"阳",温阳才可化气,气化才可促进脏腑功能的恢复,化物之阳则以脾阳和肾阳为要。陈丽等发现温阳药如淫羊藿、补骨脂、附子等,温阳方剂如参附汤、阳和汤、四逆汤等均能增强免疫力,诱导肿瘤细胞的凋亡,抑制肿瘤细胞增殖,有利于治疗癌前病变。

肺结节非一日而成,而是长期的痰饮瘀浊毒邪日积月累聚于肺络而成,温阳法当贯穿肺结节治疗的全过程。此外,肺为娇脏,不耐寒热,温阳过猛易化燥伤阴,用药当缓缓图之,并可酌加桑叶、麦冬等润肺之品。

2. 多法散结因证而施　《素问·至真要大论》云"结者散之"。治疗肺结节在温阳化气的基础上应当结合阴邪偏盛的不同,灵活选用化痰散结、化瘀散结、行气散结、解毒散结等法以祛邪。朱丹溪在《丹溪心法》中云:"凡人身上中下有块者多是痰。"痰湿凝聚是肺结节形成过程中不可忽视的病理产物,化痰散结可用贝母、白芥子、半夏、皂角刺、瓜蒌皮,或如牡蛎、鳖甲、海藻、昆布、海蛤壳等软坚化痰散结之品。《医林改错》云:"气无形不能结块,结块者必有形之血也。"气血以周流不息为要,全赖阳气温通推动,若阳气不行,血瘀不畅而成瘀,故温阳与活血化瘀并举应为治疗肺结节的重要治法之一,常用的活血化瘀药可选三棱、莪术、桃仁、土鳖虫、水蛭、全蝎等。百病皆生于气,情志不遂,肝失条达,气机不畅导致津血输布运行瘀滞而成积,且肺结节患者尤以女性患者为多,治疗上需重视调气解郁、行气以散结,可用柴胡、川楝子、郁金、佛手、紫苏梗、合欢皮。而有形实邪留聚日久易生毒热,可酌加清热解毒散结之品如重楼、夏枯草、山慈菇、八月札等。

此外，结节易生癌变，还可加用解毒抗癌之品，如白花蛇舌草、半枝莲、苦参、龙葵等，以先安未受邪之地。

肺结节的早期治疗以随访为核心，中低危结节可通过中医药辨证施治调理脏腑气血阴阳，纠正体质偏颇，以求"治未病"之效果，而对于高危结节则在西医积极诊治基础上亦离不开中医的整体调节。部分肺结节存在往恶性肿瘤方向发展的趋势，而阳虚质人群与肿瘤的发生、发展紧密相关，治疗上强调早期扶阳能够一定程度上截止病程进展。

232 从气有余便是火论治孤立性肺结节

孤立性肺结节是一种临床常见的肺部结节性微小病变，影像学表现为直径≤3cm单发类圆形、局灶性、密度增高、边缘清楚并不伴有肺不张的肺部阴影，主要包括炎性假瘤、肺结核、错构瘤或早期肺癌等肺部病变。孤立性肺结节是单发的结节，有良性与恶性之分，随着低剂量螺旋CT普及和肺癌筛查项目开展，临床检出率显著上升。但有时形态学上区分不易，定性诊断较困难。迄今，中医界尚无有关孤立性肺结节诊疗指南，治疗大多基于医家临床经验。有学者提出，本病不外乎虚、实两端，虚为气虚、阴虚，实为痰、火、瘀，并分为痰浊阻肺、痰热蕴肺、痰瘀交阻、热毒壅肺、气滞痰瘀、阴虚痰火、肺脾气虚、气阴两虚、气虚痰瘀等证型。学者尚昊等认为，肺主气，为娇脏，外感、饮食失常、情志不遂、劳欲过度等皆可影响及肺，产生痰、火、瘀等病理因素，终至结节形成。结合肺脏生理病理，以上致病因素皆可归为"邪气"，而痰饮瘀血、气机阻滞、正气亏虚，皆是邪气化火后产生的连锁反应，痰瘀阻肺、肺脾不足、肝郁火旺等皆由邪火致病发展而来，故基于"气有余便是火"辨治孤立性肺结节阐述如下。

气有余便是火内涵

1. 气乃邪气 "气有余便是火"出自《金匮钩玄·火》，意指邪气有余便会产生火邪，导致各种火症。气有元气、邪气之分：维持机体生命的物质基础为正气、元气；戕伤机体，使人致病的为邪气、病气。"气有余便是火"之"气"即指邪气而言。《吴医汇讲》云："昔贤有云：气有余便是火。此当专以病气立论，若元气，有不足而无有余者也……医者但当察其所因……若治不中要，病气留着，则六者皆可化火……故曰：气有余便是火。即七情之病，亦莫不然。"此言气有元气、邪气之不同，元气有不足而无有余，邪气有余，留着机体便可化火。

2. 火乃邪火 火，亦有生理之火、病理之火之分，《素问·阴阳应象大论》有"壮火散气，少火生气"的分辨。平人身中之火是为阳气，乃温养煦育五脏六腑、四肢百骸，运行气血，蒸津化液，抵御阴寒的动力，为生长发育的根本。《类经》云："火，天地之阳气也。天非此火，不能生物；人非此火，不能有生。故万物之生，皆由阳气。但阳和之火则生物……火和平则气乃壮。"这里的火指的就是阳气，即"少火"，属生理之火。火若变异则为贼邪，体内阳气产生变异，失其正化，即是邪火。《景岳全书》云："火失其正是为邪热，此火之不可有，尤不可甚，甚则真阴伤败也。然阳以元气言，火以病气言。""凡火之贼伤人者，非君相之真火，无论在内在外皆邪火耳。"指出火有正邪之别，人生所赖之阳气是为正火，即《素问·阴阳应象大论》所说"少火之气壮""少火生气"之"少火"。若火失其正，则为戕人之邪火，亦即《素问·阴阳应象大论》所说"壮火之气衰""壮火散气"之"壮火"，即病理之火。故"气有余便是火"之气指的是病气，而非元气。所产生的火，乃戕人为病的邪火，而非能"生气"之生理之火。

邪气、邪火与孤立性肺结节的关系

孤立性肺结节病位在肺，其形成与肺的生理功能失常有关。《素问·五脏生成》云"诸气者，皆属于肺"，肺主气，包括主管呼吸之气和主宰一身之气两方面。所谓主呼吸之气，是指肺为体内外气体变换的场所，有主司呼吸运动的生理作用；主一身之气，指肺的宣发肃降功能影响全身气血运行，若肺的宣降功能失常，势必影响脾胃运化、肾之蒸腾、肝之疏泄。然肺为娇脏，易于受邪，当六淫邪气作用于人体，肺主皮毛，皮毛受邪，易传肺脏，他脏受邪，也易传肺脏；又七情内伤，脏腑气机阻滞，郁则化火而伤及肺；七情化火伤及他脏，五脏六腑相连，肺亦受火攻；另外，脏腑阴阳气血失调，气机壅滞，气滞化火，火邪上扰肺脏，表现为肺病症状，正如《素问·咳论》所云"五脏六腑皆令人咳，非独肺也"。

1. 六淫化火　风、寒、暑、湿、燥、火本为大自然正常之气，当其超出人体承载的范围则化作邪气，刘完素提出"六气皆从火化"，即风、湿、燥、寒诸气在病理变化过程中皆能化生火热，邪火作用于人体则发病。风为阳邪，多从热化，《素问病机气宜保命集》云"风本生于热，以热为本，风为标，凡言风者，热也"。寒为阴邪，寒气外凝，阳气内郁，腠理坚致，元府闭封，则气不宣通，封则湿气内结，内外相薄，寒盛热生。暑本火邪，《素问·热论》云"后夏至日者为病暑"，暑邪的季节属性决定其相兼湿邪与火邪的共同特点，然暑邪易伤津耗气，化而为火为热。湿邪易生火，水湿内结，阻滞气机，气聚则化热化火。燥适则为气，过则为邪，燥邪易伤津液而化热化火，反之热盛伤津亦可成燥，燥与热常相兼为病。火热互化，《素问·阴阳应象大论》云"南方生热，热生火，火生苦，苦生心，心生血，血生脾。其在天为热，在地为火"，热甚之气，火运盛明，则热生火。火者，盛阳之生化也，热气施化则炎暑郁燠，其为变极则燔灼销融，故曰火热互化。六淫化火，火邪炎上，易伤及肺络，灼伤肺阴，影响气血运行，气滞血阻，产生有形实邪。

2. 五志化火　五志正常，气机顺畅，气无有余，则无火热之象。情志过激，气机逆乱，横逆猖獗，其气有余，化热化火；或气机郁滞，肝脾不调，气郁而化火，此云"五志化火"。《素问玄机原病式》云："五脏之志者，怒、喜、悲、思、恐也……情之所伤，则皆属火热。"《景岳全书·传忠录》云："人之情欲多有妄动，动则俱能起火。"《医家四要》"又有五志之火者，如烦劳过度，则火起于心。大怒气逆，则火起于肝。思虑过饱，则火起于脾。悲哀怵中，则火起于肺。房劳过度，则火起于肾"，更阐述五志化火之别。五脏顺，则为治，五脏气机逆乱，则为害。五志之火走串，伤及肺络，为气滞，为痰浊，为血瘀，为火毒，气滞痰阻，瘀血火毒，终致形成有形实邪。

3. 脏腑火旺　脏腑阴阳气血失调，壅塞不通，日久阳气亢盛则火热自生。肺阳偏盛，肺阳主卫外，对抗寒邪，肺阳有余，不司其职，化生火热，热灼肺阴，伤阴成痰；火热耗气，气虚不摄，出血成瘀，痰瘀阻滞气血运行，加之火邪伤络而致有形实邪产生。心为阳脏，主血脉，因外邪或内伤导致心脏气机郁滞，易化热化火，肺心相连，火克金，心脏火热横窜，伤及肺脏，火灼肺络，炼液耗气，痰浊、瘀血、火毒留恋肺脏，气化失职，痰瘀阻络，也易成肺部结节。肝为将军之官，主疏泄，气的正常运行与肝密切相关，若肝脏功能失调，会引起气滞征象，郁而化火，肝火上窜攻肺，易伤肺络而形成孤立性肺结节。肾为先天之本，气血津液的运行与肾密不可分。肾功能正常，气血津液循常道而行，当外邪侵袭，或肺病及肾，或土气过旺而克水气，则会导致肾的温阳化气功能失调，肾阳煎灼离经之液、离经之血而成痰成瘀，阻滞气机，气郁化火，终致有形实邪产生。又肺肾乃金水关系，子病及母，易致母脏之病产生。脾胃为气血运行之枢纽，脾胃升降失常，气不循常道而产生气滞、气陷等证，气机运行的圆心偏移，或左或右，或上或下，气血津液运行失常，痰瘀阻滞肺络，气郁化火，火灼肺络，从而产生有形实邪。

4. 饮食偏嗜　饮食肥甘厚味，易致气有余而化为火邪。《素问·奇病论》云："数食甘美而多肥，肥者令人内热，甘者令人中满。"《素问·痹论》云："饮食自倍，肠胃乃伤。"肺主气，司呼吸，肺与大肠相表里。大肠乃"传道之官，变化出焉"（《素问·灵兰秘典论》），传导糟粕，若饮食偏嗜肥甘，致火邪伤及大肠，火邪化热，灼伤阴津，大便秘结不下，使火邪留于体内，形成痰浊血瘀，最终形成有形实邪；又"大肠主津"（《脾胃论·大肠小肠五脏皆属于胃胃虚则俱病论》），火热之邪蒸腾肠道津液，易导致湿热之邪，滞留体内则影响食物吸收，于体内形成痰湿之邪，阻滞全身气血运行，而形成有形实邪。饮食辛辣刺激之品，易致胃火亢盛，胃为阳土，喜润而恶燥，胃火亢盛则易耗伤津液而形成疮疡。又

"土生金"，土气过旺伤及金气，致肺部气血运行失常，而产生有形实邪。

5. 接触环境毒物 当今社会有害环境因素与肺结节的形成有密切关系。周杰等提出"毒"理论，解释肺结节的形成。这些毒物由外界经肺摄入体内，故称为"外毒"，伤及肺脏，使肺不能行使主气司呼吸之职，肺气不降，毒邪化火化热，伤及肺络，气血运行失常，不能排出毒物，日久毒物积聚，最终形成有形实邪。另外，长期吸烟，热灼津液，阴液内耗，致肺阴不足，气随阴亏，烟毒之气内蕴，羁留肺窍，气道不通，升降失调，外邪得以乘虚而入，客邪留着不去，阻塞气道，气不得通，壅郁不宣，积聚成痰，而致痰瘀火结，形成结节。肺本为娇脏，易受外毒侵袭，如工业废气、煤烟、矿石粉尘、放射性物质等，均可使肺气肃降失司，郁滞不宣，血瘀不行，毒瘀互结，化火化热而形成结节。

治 疗

1. 降气泄火 对火邪，应分清病因。五脏六腑气郁化火，乃为阳气有余，火热炽盛，实则泻之，宜清宜泻。《素问·生气通天论》云"阳蓄积病死，而阳气当隔，隔者当泻，不亟正治，粗乃败之"，指出阳热火邪，易蓄积隔阻，治当清除火热之邪，恢复气机正常运行。实火宜直折，《医学启源》依脏腑用药，如泻心之黄连，泻肺之黄芩，泻肝用栀子，泻肾用知母。然直折之品多属苦寒，苦寒易伤中阳，碍脾运化，虽泻胃火用甘寒之石膏，但不可过用，过则伤及正气，反为其害。方剂常用麻黄杏仁甘草石膏汤加减治疗肺结节胃火炽盛证。其临床表现为咳嗽咳痰，偶有反酸烧心，口干，牙龈出血、肿痛，易饿，散发口臭，大便干，呕吐，恶心，头晕等。

火之所以生，乃由气之有余，故治火当治气，或降镇、或顺达、或透、或疏、或导、或泄。余气得泻，火自平熄，选用降气熄火之药，合理配伍运用，自然药到病除。调整五脏气机之药，可遵《素问·至真要大论》云"太阴之盛，治以咸热，佐以辛甘，以苦泻之"，故邪火在肺脾，宜通宜降，药选紫苏子、前胡、厚朴、半夏等；"少阴之盛，治以辛寒，佐以咸苦，以甘泻之"，故邪火在心肾，宜通宜泻，药选甘草、黄芩、桔梗、桑白皮、知母等；"厥阴之盛，治以甘清，佐以苦辛，以酸泻之"，故邪火在肝，药选栀子、大黄、夏枯草、川楝子等。

2. 化痰祛瘀 邪火滞留日久，炼液为痰，影响正常血运，则易成瘀，而痰饮瘀血内阻，易形成有形实邪。故本病在清泄邪火的同时，还当注意痰瘀等因素，可配伍薤白、制胆南星、半夏等化痰宽胸、理气散结。其中薤白性温，既能化胸中秽浊之气，散阴寒之结，又能通经活络，助结节消散；制胆南星善祛痰化浊，兼清胸膈之积热。2药相合，寒热相兼，既化痰清热，又通阳散寒，共奏化痰浊、祛瘀血、散阴寒之功。半夏辛温，行散痰湿、健脾祛痰、和中降逆，《名医别录》谓其"消心腹胸膈痰热满结"，与胆南星相伍，半夏燥湿健脾以绝生痰之源，胆南星开泄化痰以祛经络之风痰，从本而治，疗效甚佳。临床常用上述药物治疗由邪火、痰瘀所致肺结节，其证型为痰瘀阻肺，临床表现为咳嗽咳痰、痰少质黏、或白或黄，亦有可见胸闷憋喘、胸痛、纳差食少、脉沉细数等。

3. 扶其正气 肺结节的形成发展基本为肺炎、慢性支气管炎、肺结核等肺部疾患迁延不愈，遇诱因引触所致。或因环境所致，长期接触工业、化工或雾霾邪毒，隐匿于肺，耗损肺气，而后外感六淫邪毒所致邪火；饮食不节，或素体脾虚，或木郁克土，脾胃运化失常，津液失于疏布，凝聚成痰；长期情志失调，肝气不舒，气机郁结，津聚为痰；气郁日久化火，肝经火旺，木火刑金，肺经郁热，或素体阴虚，内生虚火，煎灼炼液成痰；痰气交结，痰凝气滞，气滞血瘀，瘀阻肺脉，痰气瘀毒胶结，日久形成肺部结节。欲治本病，不能只考虑攻其邪气，正气的盛衰也关系到肺结节产生及消失。"正气内存，邪不可干"（《素问·刺法论》），"邪之所凑，其气必虚"《素问·评热病论》），故驱邪不忘扶正，才能助药物之盛势，达到事半功倍效果。正气虚，则难抗邪，易留邪，易化火，对正气虚所致留邪化火，应以补正，既驱邪外出，又防止留邪及反复外感。补虚之药勿过温燥，以免伤阴化火。补阳时当配伍助阴之药，使补而不助火，达到阴阳并补。药选黄芪、人参、白扁豆、熟地黄、阿胶等。其中，黄芪、人参大补元气，使体内阴阳平衡，正气存内，邪气失其盛势，则不易形成孤立性肺结节。临床若见为咳嗽少痰、气短懒言、食少纳差、面色少华等肺脾不足者，应积极用补气之药，以截断病程，防火邪入里，造成严重的后果。

5. 调畅情志 《素问·举痛论》云"怒则气上，喜则气缓，悲则气消，恐则气下，惊则气乱，思则气结"，临床可用五志相生相克调节气机，以"治未病"思想调整生活起居，阻断肺结节形成的气机郁滞因素。用药方面，可选半夏、陈皮等理气化痰，不仅有助于气机正常运行，又有助于化痰，对气道疾病有辅助作用。《丹溪心法》提出"治痰之法，不治痰而治气，气顺则一身之津液亦随之顺矣"，其治痰推崇二陈汤。情志不畅化火所致肺结节，其证型多为肝郁火旺，临床表现为咳嗽咳痰、痰少质黏，面红目赤，或面色发青，喜叹息，活动后自觉舒畅，遇事易怒，易思虑，脉弦数，舌红苔黄等。

验案举隅

患者，女，59岁，退休职员，2020年10月12日初诊。1年前，患者体检时胸部CT：两肺小结节，其中右肺磨玻璃样结节。平素晨起常有咳嗽咳痰、痰黏色黄，伴鼻塞，无胸闷憋喘，无心慌心悸，纳眠可，二便尚调，舌淡，舌根苔薄黄腻，脉滑数。既往有慢性鼻炎病史。诊断为孤立性肺结节。辨证为痰热蕴肺，治以清热降火、化痰益气为主。

处方：金银花30g，连翘10g，黄芩9g，鱼腥草30g，牡丹皮12g，丹参30g，赤芍10g，红花9g，黄芪30g，党参30g，夏枯草30g，皂角刺3g。14剂，每日1剂，水煎分2次服。

二诊（2020年10月29日）：咳嗽咳痰明显好转，鼻塞较前通畅，舌淡，舌根苔薄黄腻，脉细。守方继服14剂后，已无明显咳嗽咳痰，鼻塞明显改善。遂守方制膏继服3个月善后。

按：本案患者因肺部磨玻璃样结节就诊。症见晨起咳嗽痰黄，伴有鼻塞，结合舌脉，辨为痰热蕴肺证，治以清热降火、化痰益气。方以金银花、连翘、黄芩、鱼腥草等清肺降火；黄芪、党参扶助正气；佐以丹参、赤芍、红花活血化瘀，以防气机阻滞；牡丹皮、赤芍疏肝理气，以助肺气宣发肃降。服药1个月后，患者诸症明显好转，又因肺结节乃慢性病变，难以速效，遂改用膏方继服3个月善后。

随着现代医学检查技术的日益先进，孤立性肺结节患者逐渐增加，而本病多无临床症状，部分患者此阶段可通过中医治疗，使结节减小或完全消失，在一定程度上缓解患者恐慌心理。上述从"气有余便是火"理论入手，分析孤立性肺结节产生的病因病机，通过对相关文献深刻解读，采用不同治疗方法，从疾病根本——气的层面治疗孤立性肺结节，为临床治疗提供新思路。

233　从宗气理论辨治机械通气-困难撤机

中医认为，宗气是积于胸中之气，由肺吸入的清气与脾胃化生的水谷精气聚合而成，又称为"大气"，其理论形成于《内经》，指出宗气走息道以行呼吸，贯心脉以行气血，司职人体嗅、听觉，诊虚里辨其盛衰，宗气流转不畅可致血行不畅，宗气不足可致少气不足以息等病证；发展于喻嘉言的《大气论》，认为胸中大气统摄周身之气，大气不行则百病由生，大气流转则疾病自除；充实于张锡纯的《医学衷中参西录》，创立大气下陷论，自拟四首升陷汤方应用于临床实践。机械通气作为重症患者的重要支持手段，具有提高氧输送、肺脏保护、改善内环境等作用，其目的是在有效防止机械通气相关性肺损伤和减轻对循环功能抑制的基础上有效改善通气和换气，适度缓解呼吸肌疲劳、防止肺顺应性的减退。但是，临床必须充分认识机械通气治疗的复杂性、临床效果及其局限性，最大限度减少机械通气的负面影响，包括呼吸机相关性肺损伤、循环功能抑制、膈肌功能障碍、困难撤机等。机械通气与中医宗气变化息息相关，清楚认识机械通气患者的宗气变化，可以更好地指导困难撤机患者的治疗。学者周扬海等基于中医宗气理论探析了机械通气-困难撤机的机制及治疗。

机械通气对宗气生理功能的影响

呼吸运动是由呼吸肌收缩舒张引起胸廓节律性扩大和缩小产生，是靠肺内压与大气压之间的压力差驱动。在整个呼吸周期里胸膜腔内压均保持负压，相当于负压通气状态，以维持肺泡及小气道的扩张、利于静脉血及淋巴液回流。《灵枢·五味》中"其大气之搏而不行者，积于胸中，命曰气海，出于肺，循咽喉，故呼则出，吸则入"和《灵枢·邪客》中"五谷入于胃也，其糟粕津液宗气，分为三隧。故宗气积于胸中，出于喉咙，以贯心脉，而行呼吸焉"，故中医学认为宗气"行呼吸、贯心脉"，即宗气具有调控呼吸活动及血液循环的功能，恰好与现代医学认识的呼吸生理改变一致。

机械通气是通过正压通气的原理来改善通气和换气、缓解呼吸肌疲劳，在这个过程中胸膜腔内压由自主呼吸时的负压变成正压，使呼吸生理发生显著的改变。而且，正压通气下因心肺交互作用，影响静脉血及肺血回流心脏。所以，机械通气是违背呼吸生理的治疗手段，会使得宗气"行呼吸、贯心脉"的功能被抑制，甚至会出现大气下陷。

困难撤机与大气下陷证

机械通气作为现代医学救治急危重症的重要治疗手段，而完全脱离呼吸机是在机械通气开始、维持、撤离的整个过程都必须考虑的问题。对于无基础疾病，短时间机械通气后病情就明显缓解的患者，撤机较为简单，容易成功；但是对于合并较多慢性基础病，撤机是一个复杂且困难的过程。临床上20%～30%机械通气患者存在撤机困难或延迟撤机现象，这会增加患者的痛苦及并发症，会加重医疗负担，所以加强机械通气的撤离尤为重要。本文探讨的困难撤机仅包括符合撤机基本条件而撤机失败的患者，对于撤机时机不当或医源性因素的撤机失败不在此范畴（例如原发的感染控制不佳、继发的呼吸机相关性肺炎未控制、急性脑血管意外的呼吸抑制等），参考的撤机标准有7项。①足够的氧合：当吸氧浓度≤40%、呼气末正压≤5～10 cmH$_2$O时，氧合指数≥150～300 mmHg。②稳定的血流动力学：不使用血管活性药物时，心率≤140次/min，血压正常。③T<38 ℃，④无显著呼吸性酸中毒。⑤氧载体

充分，血色素 8～10 g/L。⑥精神活动良好（神志清楚，镇静剂使用量少或已停用）。⑦代谢稳定，电解质基本正常。目前研究发现困难撤机的常见危险因素包括慢性阻塞性肺疾病（COPD）、心功能不全、长时间机械通气、高龄、膈肌功能障碍、低蛋白血症、营养不良等。

周扬海认为大气下陷与困难撤机密切相关。何为"大气下陷"？张锡纯在《医学衷中参西录》中云"膈上之大气，入于膈下之脏腑，非下陷乎？大气既陷，无气包举肺外以鼓动其辟之机，则呼吸顿停，所以不病而猝死也"，即胸中宗气陷于膈下之脏腑者称为大气下陷。临床上宗气充沛患者短时间的机械通气，以胸中气机逆乱，大气流转不畅而致血行不畅为主，撤机后宗气流转恢复通畅，撤机顺利；而本身存在宗气虚弱的患者，机械通气会使虚弱的宗气下陷，此时撤离呼吸机，即使恢复胸中正常气机，但已陷下的宗气不能立即恢复，宗气"行呼吸、贯心脉"的功能不能正常运行，则撤机失败。困难撤机的常见危险因素多与宗气的虚弱有关，若予机械通气，则会使虚弱的宗气下陷，进而发展为大气下陷，影响撤机。困难撤机的常见危险因素与宗气虚弱的相关性：

1. 慢性阻塞性肺疾病与宗气虚弱　COPD 气流受限不可逆，基础肺功能受损，机械通气撤离的困难加大，从而使通气时间延长，甚至发生呼吸机依赖。槐永军等研究发现COPDⅢ级以上、急性加重次数每年≥3 次与困难撤机密切相关。苏健、洪广祥等学者认为宗气衰弱是 COPD 的重要病机，宗气的盛衰影响着心肺功能的运行，宗气不足则可出现气促、呼吸困难。苗青等认为宗气盛衰在 COPD 的发生、发展过程中（由气分到血分、由呼吸衰竭至心力衰竭、由慢性支气管炎肺气肿到肺动脉高压，并最终形成肺心病）起了关键而重要的作用。补益宗气法治疗 COPD 可以减少急性发作、减慢肺功能下降、延缓呼吸肌疲劳。机械通气会使宗气衰弱的 COPD 患者出现大气下陷，从而导致撤机困难。

2. 心功能不全与宗气虚弱　由于心肺交互作用，呼吸和循环之间相互影响，撤机时，胸腔内压瞬间由正压变回负压，使全身静脉回心血量增加，对于心功能不全患者难以代偿突然增加的回心血量，构成了肺水肿形成的基本条件，进而影响撤机。曲茂兴等发现心力衰竭的患者撤机困难的风险要增加 3 倍，心功能低下的患者即使撤机时呼吸机参数已达到撤机标准，也未必能成功撤机。崔向宁认为慢性心衰是多种心肺疾病迁延日久的结果，心病日久必将损肺，肺病日久亦损及心，心肺同病，损及宗气，大气无力托举心肺而呈现下降之势，甚则下降太过，最终必然引起大气下陷，变生一系列证候。张莉等在升陷汤治疗慢性心力衰竭临床疗效的 Meta 分析中发现升陷汤联合常规西医治疗对于慢性心力衰竭的临床疗效显著优于常规西医治疗，且对左室射血分数的改善程度更明显，且安全性好。王明珠等基于网络药理学研究升陷汤治疗心力衰竭的作用机制，发现升陷汤活性成分可能通过参与调节 Akt1、VEGFA 基因，干预 PI3K-Akt 信号通路来发挥治疗心力衰竭的作用。因此，心功能不全患者撤机困难可能与大气下陷有关。

3. 长时间机械通气与宗气虚弱　毛宇红、王志等研究表明长时间机械通气可导致患者对机械通气产生依赖性，从而增加机械通气撤机困难的发生率。随着机械通气时间延长伴随的呼吸机相关性肺炎、失用性肌萎缩无力、营养不良等并发症增加，从而导致撤机困难。机械通气治疗本身就会影响宗气的生成，因为宗气的生成是由肺吸入的清气与脾胃化生的水谷精气聚合而成，机械通气患者肺吸入的清气减少，且机械通气患者因制动、长期卧床及镇静镇痛等因素，脾胃功能减弱，水谷精气化生减少，故宗气的生成减少，且随着机械通气时间的延长，宗气逐渐虚弱，甚至大气下陷，因此撤机困难。

4. 高龄与宗气虚弱　老年患者器官代偿能力、储备能力下降，受到疾病打击后器官功能衰竭较难恢复，所以容易出现困难撤机的情况。曲茂兴、王志、王桂红等学者研究发现年龄是长期机械通气患者撤机困难的影响因素，高龄患者更易出现撤机困难。张锡纯云"人之元气根基于肾，萌芽于肝，培养于脾，积贮于胸中为大气斡旋全身"，可见宗气根于元气，而培补于后天肺脾之气。《灵枢·天年》阐述了人体衰老的总过程"六十岁，心气始衰，若忧悲，血气懈惰，故好卧；七十岁，脾气虚，皮肤枯；八十岁，肺气衰……百岁，五脏皆虚，神气皆去，形骸独居而终矣"。随着衰老，脏腑之气衰减则宗气虚，大气下陷是宗气虚的进一步发展。老年人活动耐力下降，心肺功能下降等正常"老化"现象正是宗气虚弱的表现。高龄患者予机械通气后容易出现大气下陷，故影响呼吸机撤机。

5. 膈肌功能障碍与宗气虚弱 重症监护病房中机械通气患者的膈肌功能障碍发生率高达 60%～80%。膈肌功能障碍是影响机械通气撤机的重要因素，膈肌功能障碍导致机械通气延长，而机械通气时间长又增加膈肌功能障碍和撤机失败的风险。目前关于膈肌功能障碍的中医药论述不多，齐华隆、胡涛两位学者均从宗气角度阐述了 COPD 膈肌疲劳的相关性，认为 COPD 久病肺脾虚损，宗气逐渐亏虚，进而累及先天元气，致肺脾肾气皆虚，则宗气不足，严重者大气下陷，继而发生呼吸肌疲劳。因此，膈肌功能障碍的机械患者撤机困难可能与大气下陷有关。

6. 低蛋白血症、营养不良与宗气虚弱 低蛋白血症、营养不良可致呼吸肌无力，免疫力下降，继发感染等不良后果，加剧撤机困难。目前关于低蛋白血症、营养不良的中医药研究颇多，中医学认为水谷精微、营养物质由脾胃化生，所以基本认为两者与脾胃功能密切相关。《灵枢·营卫生会》云"人受气于谷，谷入于胃，以传与肺，五脏六腑，皆以受气，其清者为营，浊者为卫，营在脉中，卫在脉外"，可见营卫的化生除了水谷在脾胃中的运化，还需传与肺以分清浊；而张景岳在《类经·营卫三焦论》中云"营气卫气，无非资藉宗气，故宗气盛则营卫和，宗气衰则营卫弱矣"，可见营卫虽来自脾胃化生的水谷精微，但也赖于宗气的滋养，三者有着本质的联系，皆藉肺脾合气而成。因此营养不良患者可能存在宗气不足，若机械通气使虚弱的宗气下陷则可能导致撤机困难。

关于大气下陷的病因，张锡纯认为"其证多得之力小任重，或枵腹力作，或病后气力未复勤于动作，或因泄泻日久，或服破气药太过，或气分虚极自下陷，种种病因不同"，而对于困难撤机患者而言，宗气虚弱是潜在因素，而机械通气则是使大气下陷的外作用力。因此，困难撤机与大气下陷密切相关。

困难撤机的中医治疗思路

张锡纯在《医学衷中参西录》中首次系统论述胸中大气下陷之证候，云："治胸中大气下陷，气短不足以息，或努力呼吸，有似乎喘，或气息将停，危在顷刻。其兼证，或寒热往来，或咽干作渴，或满闷怔忡，或神昏健忘，种种病状，诚难悉数。其脉象沉迟微弱，关前尤甚。其剧者，或六脉不全，或参伍不调。""此气一虚，呼吸即觉不利，而且肢体酸懒，精神昏聩，脑力心思为之顿减。若其气虚而且陷，或下陷过甚者，其人即呼吸顿停，昏然罔觉。"由此可见大气下陷属中医虚证范畴，以心肺气虚为主要表现，总结其辨证要点包括：肢体酸懒、精神昏聩、脑力心思顿减、脉沉迟微弱等气虚征象，以及气短、胸闷、怔忡等心、肺系症状，严重者有喘促、呼吸顿停、昏迷等严重并发症。

张锡纯自拟升陷汤治疗大气下陷，其组方为黄芪、知母、柴胡、桔梗、升麻，气分虚极下陷者，酌加人参，或再加山茱萸，以收敛气分之耗散，使升者不至复陷更佳。从组方来推敲其用意，重用黄芪、人参补益宗气，少佐柴胡、桔梗、升麻旨在条畅气机、升提下陷的宗气，恐嫌升提太过则加山茱萸肉敛气，知母仅用于制约黄芪的燥性，即制性存用也。

机械通气患者在原发病控制后进入撤机阶段，表明病情好转，若邪去正安则撤机顺利，疾病向愈；若邪去正虚，或正虚邪恋，疾病进入慢性迁延期，撤机困难。从中医认识疾病的转归来看，疾病进入困难撤机阶段，是正虚或正虚邪恋的状态，治疗以扶正为主，当辨证考虑大气下陷时可使用升陷汤升补宗气。肺主肃降，肺气以降为顺，肺气上逆则为喘咳，机械通气可视作降气平喘的有效补充治疗手段。然宗气虚弱患者加上长时间机械通气，则易令虚弱的宗气下陷，故治疗上重用黄芪、人参补益宗气，少佐柴胡、升麻、桔梗升提气机，用量宜轻，一般在3～5 g。若患者合并津液不足或阴虚表现，可继续使用原方的知母以滋阴润燥，阴虚重者可酌情加用山茱萸、麦冬、沙参、生地黄等养阴药；若患者正虚邪恋，则在扶正的基础上，辨别邪气加用驱邪药，包括解表、清热、祛湿、化痰等。因此，困难撤机患者需甄别大气下陷证，以升补宗气为主要治法，以升陷汤为基本方随症加减。

困难撤机与大气下陷密切相关，其常见的危险因素与宗气虚弱有关，而机械通气抑制宗气的生理功能，使虚弱的宗气下陷，发展成为大气下陷，导致撤机困难。临床上可从升补宗气为方向治疗困难撤机。

234　从阳化气，阴成形探析自身免疫性甲状腺炎

自身免疫性甲状腺炎（AIT）是由于免疫功能紊乱，甲状腺抗体升高，进而诱发淋巴细胞浸润，导致甲状腺结构发生不同程度的破坏及甲状腺功能发生不同程度的减退的一种器官自身免疫性疾病，临床可表现为无症状的单纯甲状腺抗体升高，或弥漫性、甲状腺肿大，伴或不伴有甲状腺功能改变。包括桥本甲状腺炎、弥漫性毒性甲状腺肿，萎缩性甲状腺炎和产后甲状腺炎等，以桥本甲状腺炎者居多。研究指出 AIT 是导致临床甲状腺功能减退、桥本脑病、产后甲状腺炎发病以及影响子代智力发育的关键危险因素。且 AIT 可合并恶性贫血，肾功能不全等其他免疫性疾病，降低了患者生活质量。近年来，由于自然环境改变，生活节奏加快等多种因素的影响，我国 AIT 患病率呈逐年上升趋势，已引起广泛重视。中医药辨病与辨证相结合，调节脏腑，平衡阴阳，治疗 AIT 优势显著，学者田晓君等基于"阳化气，阴成形"理论探析了 AIT 的中医病机与治疗思路，以期为临床诊疗提供新切点。

阳化气，阴成形理论内涵

阴阳之论，始于《易经·系辞上》云："一阴一阳谓之道。"阴与阳代表了相互对立的两个事物（或属性）。阳化气，阴成形一说则源于《素问·阴阳应象大论》，其云："阴阳者，天地之道也……阳生阴长，阳杀阴藏，阳化气，阴成形。"后代医家对其多有阐述，如明代张景岳在《类经·阴阳应象》中注释云："阳动而散，故化气；阴静而凝，故成形。"宋代李中梓《内经知要·阴阳》注："阳无形，故化气；阴有质，故成形。"清代高世栻《素问直解》注："故阳化气，阴成形，言阳化而为气，阴变而为形。"王新华等著《黄帝内经素问译释》明确阐述"阳化气，阴成形"，即阳的运动，可以化生清气和能量，阴的凝聚，可以构成有形物质。李正福基于"气分阴阳"观点，提出"阳化气"是指当气作升、出运动时，弥散为无形的过程，属阳，而"阴成形"是指当气作降、入运动时，凝聚而为有形的过程，属阴。"阳化气，阴成形"是气化的两个过程，有形与无形之间的相互转换，概括了人体阳气和阴精的主要功能。

"阳化气"与"阴成形"是机体生命活动的基本形式，当"阳化气"与"阴成形"处于相对平衡时，形成生命稳态，有序发展，如《素问·生气通天论》云"阴平阳秘，精神乃治"。若"阳化气"与"阴成形"失衡，即阳化气不足，阴成形太过，则机体不得阳化气之温煦，精血津液不能正常的运行输布，痰湿、瘀血等病理产物随之而生；或阳化气太过，阴成形不足，则机体阳化气之温热太过，阴成形不足，阳热亢奋，热盛煎灼津血，出现津、血输布失常，津亏血滞，如"阴胜则阳病，阳胜则阴病"之言，甚者呈"阴阳离绝，精气乃竭"。

近年来，"阳化气，阴成形"理论广泛应用于冠心病、肿瘤、眩晕、干燥症等疾病中。由甲状腺分泌的甲状腺激素参与到人体新陈代谢过程，具有促进生长发育作用。宋清江等指出"阳化气，阴成形"与现代医学的新陈代谢理论具有高度相似性。何晶等提出"阳化气，阴成形"揭示了甲状腺作用于人体的基本生理病理之功用。

基于阳化气，阴成形理论析 AIT 中医病机

中医古籍中虽无"自身免疫性甲状腺炎"之名，但《释名·释疾病》云"瘿，婴也，在颈婴喉也。"

与 AIT 的病位一致，因此，可将其归于"瘿病""瘿瘤"范畴。鉴于"瘿病"不能完全概括 AIT 临床特点，亦有人将其归为"郁证""虚劳"等范畴。病因多究情志内伤、饮食劳倦、水土失宜及自身体质等因素。现代医家学者对于病机认识众说纷纭，如刘铜华认为气滞血瘀痰凝为主要病机，进一步导致气阴两虚，治疗以软坚散结、疏肝解郁为主，兼顾阴液。刘素荣认为血虚为 AIT 核心病机，重在补血。何泽认为 AIT 属络病范畴，毒邪损络为关键病理环节。林兰认为应将甲状腺划分为奇恒之腑，以肝郁脾虚、脾肾阳虚为主要病机，治法以肝肾论治为主。金美英等提出"伏邪阻络"是发病的核心病机。田晓君结合"阳化气，阴成形"理论，提出阳化气不足、阴成形太过为本病的基本病机。

1. 阳化气不足为发病基础 《素问·生气通天论》云"阳气者，若天与日，失其所则折寿而不彰"，指出阳气为万物生长提供能量并促进万物气化意义重大。《灵枢·口问》云"邪之所在，皆为不足"。因此，阳化气不足为疾病发生的基础条件。阳气虚而无力，气化不足，不得温煦推动，无力运行气血津液，气停为滞，津停为痰，血停成瘀，痰瘀互相搏结，阻塞气机，如明代吴有性《瘟疫论·四损不可正治》云"阳气愈消，阴凝不化，邪气留而不行"；亦如清代郑钦安《医理真传·阳虚症门问答》中所云"阳气流通，阴气无滞……阳气不足，稍有阻滞，百病丛生"。AIT 临床常见甲状腺肿大，属"瘿病""瘿瘤"。《济生方·瘿瘤论》云"夫瘿瘤者，多由喜怒不节，忧思过度，而成斯疾焉，大抵人之气血……气血凝滞，为瘿为瘤"，阳化气不足，气血运行不畅，气血凝滞，则形成瘿、瘤。邵迎新认为正气亏虚贯穿于其发生发展的全过程，其病因为元气不足，即气虚，因正气亏虚，导致痰湿、瘀血等病理产物壅滞搏结于颈前而发病。夏少农认为本病的病机以正气亏虚为关键。AIT 始于免疫功能紊乱，属于免疫性疾病，阳气具有防御、免疫之功，阳化气不足与免疫功能紊乱具有高度相似性，裴倩等认为甲状腺疾病责之于阳气异常，故而阳化气不足为 AIT 的发病基础。

2. 阴成形太过为发病之标 《气化论讲评》指出阴气是精、血、津液等物质的统称，阴成形之物质发挥濡养脏腑的作用。病理状态下，阴成形太过，则指血、津液生成过度，即为痰瘀之患。清代沈金鳌在《杂病源流犀烛·瘿瘤》中云"瘿瘤者，气血凝滞……渐长渐大之症"。明代陈实功《外科正宗·瘿瘤论》云："夫人生瘿瘤之症，非阴阳正气结肿，乃五脏瘀血、浊气、痰滞而成。"明代皇甫中的《明医指掌》指出"瘿瘤之患也，必因气滞痰凝，隧道中有所留""七情四气时冲逆，脾胃旋伤懒运行。胃口从此留宿饮，致令津液作痰凝。因而隧道皆壅塞，却是痰涎滞在经。痒或麻或痛痹，或留肌膜结瘤瘿"，均提出痰阻经络致瘿而发。AIT 者为阳化气不足，无力运行阴精，津液、血液输布运行障碍，形成气滞、血瘀、痰凝等阴邪凝聚于颈部甲状腺处，出现甲状腺肿大，即阴成形太过。加之痰瘀闭阻气机，导致阳化气受阻，阳虚生寒，可见 AIT 患者出现畏寒肢体，代谢减慢等情况。许芝银认为本病发生始终围绕气滞、痰凝、血瘀而进展，痰浊、瘀血是病理产物，亦是核心病机。司富春等研究文献后指出桥本甲状腺炎证候要素以实性居多，主要为痰凝、气滞、血瘀和火热。故而 AIT 患者以气滞、痰结、瘀血为标，即阴成形太过为发病之标。

3. 阴阳失和，浊毒内损为病变之果 清代尤怡《金匮要略心典·百合狐惑阴阳毒病证治第三》云"毒，邪气蕴结不解之谓"。刘更生指出内毒是由于机体功能、气血、津液运行输布失常而致其生理、病理产物无法排出体外，蕴积体内而生。AIT 患者阳化气不足则气化不利，不能温煦推动机体气血津液运行，输布障碍，形成痰、瘀等邪阻塞气机，气滞不行，痰、气、瘀三者相互搏结，日久可化热生火，火炼津液为痰，灼血为瘀，日久化毒。痰、气、瘀、毒相互转化，同时又可耗伤气血津液，呈气虚、血虚、津亏之状即正气亏虚，进而阳化气更不足，阴成形更太过，如此往复，循环无端。何泽认为毒邪是导致桥本甲状腺炎迁延并且反复发作胶结不去的一个重要因素，更是关键病理环节。并且毒邪致病既病势急骤、变化迅猛、预后凶险、缠绵难愈，又可隐伏暗耗、杂合多变如"伏毒"。AIT 患者后期出现甲状腺功能减退，桥本脑病，影响子代智力发育等并发症更加佐证了其浊毒内损的病机特点。房定亚认为，各种炎症介质、自身抗体等物质的产生，影响血液循环，其病理变化，与中医学的毒、瘀相似，提示热毒与免疫性疾病、慢性炎症性疾病的关系密切。故而阴阳失和，浊毒内损为其病变之果。

温阳化气，散结消阴治疗 AIT

清代郑寿全《医理真传·阳虚症门问答》云"子不知人之所以立命者，在活一口气乎，气者阳也……阳气流通，阴气无滞，自然胀病不作；阳气不足，稍有阻滞，百病丛生。"阴阳平衡，百病无生，阴阳失和，杂病丛疴。近年来，"阳化气，阴成形"理论在临床应用广泛，如张赛等从"阳化气，阴成形"探讨温通阳气治疗干燥综合征，王铁军等基于"阳化气，阴成形"理论探讨益气温阳解毒法治疗癌因性疲乏等，以补中益气汤作为基础方进行治疗，收效显著。田晓君基于"阳化气，阴成形"理论，结合 AIT 患者病机特点，提出临床治疗 AIT 时，应注意以下几点。

1. 健脾益气以温阳 祝味菊《伤寒质难》云"阳不患多，其要在秘，及其治病，则当首重阳用……得阳者生，失阳者死"，指出阳气是万物之根，治当保护阳气为本。《灵枢》云"壮人无疾，虚者有之""虚则补之"，强调阳气不足者需温补阳气。脾者，后天之本，气血生化之源，脾主运化，即气血津液的生成、输布均依赖于脾阳，阳化气不足当责脾阳不足，脾气亏虚，当健脾益气以温阳。补中益气汤为补气升阳的代表方，李东垣《内外伤辨惑论·饮食劳倦论》解释云"惟当以甘温之剂，补其中，升其阳，甘寒以泻其火则愈"。高天舒以"脾为之卫"立法，善用补中益气汤治疗 AIT 患者，杨潇等通过观察补中益气汤治疗 AIT 小鼠实验研究，发现补中益气方能够修复其超微结构的损害，对 AIT 有改善作用。加之，AIT 患者后期常伴有甲状腺功能减退，许芝银认为桥本甲状腺炎后期典型证型为阳虚寒凝证，强调健脾温阳，散结通腠以治本。故而在 AIT 治疗时，当遵从高师之道，健脾益气以温阳，且温阳化气之法应贯穿 AIT 治疗始终。

2. 辨证祛邪以消阴 《温疫论·四损不可正治》云"阳气愈消，阴凝不化，邪气留而不行"，阴气内结，痰湿、瘀血等阴浊之邪盛，气不行则郁难开，痰不化则结难散，相互搏结，同时阴邪日久不消，气机不运，日久暗耗阳气，循环往复。故温阳与行气、化痰、消瘀、散结之法并举。依据痰、滞、瘀侧重不同，辨证论治以祛邪，陈如泉认为治疗本病时重视疏肝理气、化痰活血，临床中运用自拟活血消瘿汤加减治疗每获效验。刘铜华认为气郁为先导，痰凝、瘀阻贯穿 AIT 病程始终，气、痰、瘀滞颈前为病，治疗以理气解郁、化痰祛瘀、消瘿散结为主。郑慧娟等总结桥本甲状腺炎相关文献后得出结论，指出治疗该病的排名在前的药物分别是黄芪、夏枯草、甘草、柴胡、白术、贝母、茯苓、当归等，以健脾、行气、活血、化瘀、祛痰、散结为主。故而 AIT 应辨证祛邪以消阴。

3. 解毒散结以防变 AIT 之毒，乃气滞、痰浊、血瘀搏结，久而化热生火所成。故有瘀毒、痰毒、热毒等之分。而治毒之法，当辨证分析，将化痰散结解毒、活血化瘀解毒、清热泻火解毒等法灵活应用。毒邪可循经扩散，影响他脏，"先安未受邪之地"，需解毒散结以防病情进展。如牟淑敏指出桥本甲状腺炎的毒邪贯穿始终，提出益气解毒消瘿的治疗原则，创制了益气解毒消瘿方。何泽认为桥本甲状腺炎早期"毒损气络"，主要病理产物是痰毒，以解毒化痰通络法治之。用药方面则多选用益气，化痰，通络之品。故而 AIT 治疗中，辨证后，诸法并举，以达"解毒防变"之效。

综上所述，AIT 为阳化气不足后，无力推动气血津液运行，形成痰饮、瘀血等病理产物，即阴成形太过，痰、瘀搏结成毒，毒、瘀、痰相互为患，胶结于甲状腺，导致甲状腺肿大、甲状腺功能异常，痰瘀等阴成形太过后，必然损伤阳化气之功，二者互为因果，如此反复，循环无端，呈阴阳失和，浊毒内损之果。故 AIT 在诊治过程中应抓住其病机的关键，健脾益气以温阳，辨证祛邪以消阴，解毒散结以防变，达温阳化气，散结消阴之功，延缓病情发展，提高临床疗效。

235　随变而调气论治慢性萎缩性胃炎

慢性萎缩性胃炎（CAG）系指胃黏膜上皮遭受反复损害导致固有腺体的减少，伴或不伴肠腺化生和（或）假幽门腺化生的一种慢性胃部疾病，大多数患者表现为进食后上腹部饱胀或堵闷、疼痛、嗳气、食欲不振等，根据其临床表现，可将 CAG 归属于中医"胃脘痛""痞满""呃逆"等范畴。CAG 病情易反复发作，难以治愈，并且具有癌变的风险，对患者的身心健康造成了严重威胁。

目前西医治疗缺乏特效药物，治疗主要根据症状采用促动力药、消化酶制剂、抑酸药，中医中药在治疗此病时针对病因，遵循个体化原则，延迟甚至逆转慢性萎缩性胃炎的进一步发展具有明显优势。刘启泉对于慢性萎缩性胃炎的治疗经验丰富，认为 CAG 病机繁杂，总以气机不调为基本病机，气机升降失常引发气滞、湿浊、血瘀之变，故将调气之法运用于治疗 CAG。

随变而调气治疗 CAG 之理

《内经》云"随变而调气，故曰上工"，病变无穷，能随其变而调治得宜者，可谓医术高明之人；《说文解字》云："变，更也。"由于多种变化因素相互交织，引起人体气血运动产生改变的特点或规律，CAG 病证不一，但究其病因，不外乎外感六淫、饮食失节、七情内伤、劳逸失调等，多种病因交织引起气机变化，气机不畅发为呕恶，气滞生湿而生腹胀，气不行血而成痛症，气机不降而发为嗳气，气行不畅以致食积；《说文·言部》云："调，和也。"五脏六腑气化失常，气机不调，则百病由生，升降相逆易生"飧泄""膜胀""薄厥"，出入相悖则气易闭、易滞、易脱，治病之根本在于治气，调理体内不正之气，使失衡之气恢复平衡，使气机清静和调，各安其位，阴阳平和，体遂安。"随变而调气"本为根据病位深浅及病情轻重，通过针刺以达到调气愈疾之效的针灸治则，刘启泉将此治则用于治疗 CAG，调理气机，随证治之，缓解症状，使湿化胀消、瘀消痛除、降逆噫止，脾运食增。

CAG 诸症与气机不调的关系

1. 气滞湿阻胀满生　百病皆因气机不运，气滞是 CAG 发生的主要原因之一，气滞的形成亦分虚实，《素问·至真要大论》云"诸湿肿满，皆属于脾"，先天脾虚或病后受损，脾弱气行无力，聚而不散，湿不自生，脾失运化而始生，《寿世保元代脾胃论》云"气健则升降不失其度，气弱则稽滞也"，中焦气虚，气络失和，脾胃未能发挥其正常生理功能，化生不足，不能运化水湿，水湿与停滞之气结聚，此胀满之所由生，此为虚证胀满；脾胃居中，为气机升降之枢，脾升胃降有序，气机调顺，阴阳平和，各种病因使之功能紊乱，脾中清阳不升，胃中浊阴不降，升降反作清浊相干而生胀也，此为实证胀满；气机停滞，致津液停滞，气不行水，津液停聚又致气机不利，水停气滞，二者互为因果，气为阳，水湿为阴，气滞则水湿不得阳化，虚实夹杂，成气滞湿阻之机，生胀满之症，现代研究表明，湿性胃肠微生态环境，利于幽门螺杆菌的生长，而幽门螺杆菌是 CAG 发生发展的重要因素，并可能介导复发。

2. 气不行血瘀痛成　气血变化是疾病发生的基础，而人身血随气行，气机不畅是 CAG 胃痛之根源，血瘀是其核心，CAG 病程较长，且迁延难愈。运血者为气也，脾胃失运，中焦气虚，运血无力，血行停滞，虚而夹瘀，气血同病，久病必虚必瘀，胃络血液流通不畅则生瘀血，胃络瘀阻，可见舌脉血瘀之象；气行则血畅，气机壅滞，血与气并，遂逢情志不舒，气机郁滞不能行血，血行不畅，留滞成瘀，气阻而血凝，血瘀又致气停，二者互因互果，瘀痛因血气壅滞不得宣通而得；中气不运，阳明不降，升而窒塞，此为气病之源，太阴不升，陷而凝瘀，此为血病之源，阳气不化，阴血不生，气血失和，不得流畅，《素问·调经论》云"血气不和，百病乃变化而生"，久则由浅入深，生瘀生痛，血瘀是CAG 久病的重要病机，在胃黏膜萎缩发生、发展乃至恶变的过程中起着重要作用。

3. 气不顺降嗳气发　胃中浊气上冲，经由口出而发为嗳气。嗳气的发生，除胃腑本身原因外，还与五脏之间关系密切。与肺相关，肺胃位置相邻，经络相连，两者息息相关，共同维持气机调畅，肺司肃降，助胃气通降，肺气郁闭痞塞，不得宣降，肺胃气机不和，气逆而上，则生嗳气；气机升降，亦受肝之疏导，《素问·宝命全形论》云"土得木而达"，肝胃分据左右，同属中焦，肝气宜升可启诸脏腑，肝气畅达胃腑气血调和，肝气郁结，木气上冲，阳明土气不降，则发为嗳气；心胃母子相生，又仅一膜之隔，心火心气郁结于中土，火土之郁，气发而不得，则为嗳气；嗳气者，因脾不运化，气郁中焦，其气郁极欲通，故嗳气以通之，脾胃主气机升降，司纳谷运化，脾升清之功赖胃降浊，胃中浊阴下降能助脾升清阳，脾运化有常亦助胃纳食消谷，若二者升降、纳化失常，气不升清，浊阴不降，清浊不分，食滞气停，滞逆不行，则发为嗳气。

4. 气不宣运食不化　脾主运化，胃主和纳，脾胃之气健旺，升降自如，则能纳能化；脾胃之气为清纯冲和之气，冲和之气升降失常，其气易虚易滞，脾气虚则运化不及，谷不能化精而成滞，食滞于胃，以致胃郁不思饮食，研究认为饮食积滞于胃，胃蠕动功能减弱，清除反流物能降低，引发胆汁反流，破坏胃黏膜屏障，胃黏膜可进一步萎缩、肠化甚至癌变；饮食不化，停蓄中脘，壅遏脾气，或食积停滞日久酿化湿热，蕴胃呆脾，脾气郁滞，可症见食少纳呆；心肝气机与脾运化功能密切相关，《辨证录·春温门》云"心既不舒不能生脾胃之土，肝又不舒必至克脾胃之土矣，所以虽饥不能食也"，肝调畅气机，气之所至，皆有肝的功能体现，肝木性升散，不受郁遏，郁则气逆，若见胸满不食，为肝气横决木气犯脾，肝脾不调，脾失健运之由也；忧思郁结，心脾俱伤，心气不足，无生化运转之力，诸症皆起，胃病纳呆为其症。

随变而调气治疗 CAG 之法

1. 行气化湿除胀满　CAG 患者以胃胀为主症，胃胀初起，脾气不运，气滞为主，胃胀日久，湿聚为标，脾虚为本，《仲景全书》云"水惟畏土，故其制在脾"，遂脾运则湿气难聚，气运则湿散；脾健则气行有力，气畅则胀消。

根据患者大便质稀、苔白腻、脉滑等症状体征，并结合病程长短予以治疗，胃胀初起，常以理气化湿为大法，理气机以促湿化，化湿邪以消滞气，脾不自运，气机鼓舞而始运，用轻灵调气之品，如佛手、八月札、香橼、白梅花等理气而不伤阴之类，《滇南本草》云"佛手和中行气"，理郁滞之气，畅中焦气机，"气不化津，以辛化之；气滞津停，以辛行之"，佛手味辛，有行气化津之效，八月札味甘，甘味可和中，2 药相伍可疏郁，消中焦气滞，且不伤正。胃胀日久，以化湿补脾为主，予罗勒、藿香芳香化湿，2 药除化湿外亦可调气，《嘉祐本草》云罗勒"调中消食，去恶气"，藿香可温中快气，2 药合用行气化湿而不伤阴血，或单予一味石菖蒲，理气去湿，消中脘胀气，现代研究表明石菖蒲煎剂具有促进消化液分泌及遏制胃肠道异常发酵的作用，对于保护胃黏膜有一定效果；配以豆蔻、厚朴、砂仁类味苦性温类药，燥化脾胃湿邪，《长沙药解》云厚朴"善止疼痛，最消胀满"；豆蔻功可行气宽中，砂仁可理气化湿，可行气调中，和胃醒脾，并于化湿之中兼以补脾，予党参、茯苓、甘草补益脾气，以促湿化。

2. 理气活血消瘀痛　CAG 患者疼痛症状反复发作，夜间尤甚，初起多为气机不畅，久病伤气，气不行血，血滞则痛。《临证指南医案·胃脘痛》云"夫痛则不通，通字须究气血阴阳"，调气行血，以通止痛。王清任亦云"治病之要诀，在明白气血"，遂治疗应从气、从血入手，郁结者解之，血积者行之，虚损者补之。

临证见以胃部夜间疼痛，质暗，脉涩为主的患者，结合有无乏力、气短等症，分型治疗，气虚血瘀型 CAG，以补气行血为法，益气补虚以促行血，予桃仁和炙甘草为对药，炙甘草可补脾胃，益气力，《别录》亦云"甘草可通经脉，利血气"，与桃仁配伍，既有活化瘀血之力，又有补益虚损之功；气滞血瘀型 CAG，以理气活血为法，疏理气机以活血，血瘀除之则痛消，予荆芥和柴胡、川楝子和延胡索等对药，因肝失条达之急，治以辛开、辛凉散其郁滞，荆芥入肝经气分、血分，为"散风清血之药"，逢肝血瘀滞之急，可予荆芥穗，性辛散疏肝气，理肝血瘀滞，配以柴胡，疏肝气，散血瘀；川楝子疏郁止痛，延胡索活血止痛，李时珍云延胡索为"活血，化气第一品药"，延胡索以温通为主，川楝子以寒降为主，两者配合，调气化血，气血同调；气药保中气，补中土；血药可化瘀活血理气机；气滞久者，气药可行气解郁；气虚久者，气药可补其亏虚。气血二药为对，动静相合以治 CAG 胃痛之症。

3. 降气和胃止嗳气　CAG 患者有嗳气或嗳气不出之症，是气机不降反逆上的缘由，气的升降有所舛违，则百病丛生，且气机不降与多个脏腑相关。

临证之时，辨症与舌脉相结合，细究与何脏相关，与肺相关者，脾胃患病，气机上逆，肺宣降失常，常见咳嗽、胸闷，或伴恶风，治宜宣肺气以降胃气；与肝相关者，胃气壅滞，易从热化，肝胃郁热，常见吞酸、胁胀等症，并随情志变化，治宜疏肝气以降胃气，与心相关者，脾胃升降失职，腑气不通，浊气攻心，常见口苦、夜寐不安等症，治宜清心降火以降胃气，与脾胃相关者，常见呕恶等，治宜升阳通腑以降胃气，故常选归经类药，以桑叶和苏叶为伍，取轻灵之性，宣肺散风，佐旋覆花和紫苏梗助胃气下降，气降则症除；以对药生麦芽和茵陈，2 药配伍可升肝气，和降胃气，麦芽有升发之性，与肝木同气相求，可宣通肝气之郁结，又无妨胃气下降；以半夏和竹茹配伍，功可降胃，并佐以鸡内金，行诸药之力；予远志、石菖蒲、郁金，远志可开心气，去心邪，郁金性清扬，散郁滞，3 药药性平和，酌情选用一二，顺逆气，调气机。诸药相合脏腑气机顺降调和，胃和降逆则嗳气除。

4. 运气健脾增饮食　CAG 患病久则饮食不消或食欲不振，气不能畅行化饮食，气虚不能养脾则不思食。脾气功可消水谷，散精微，输布水液，气调则脾健，脾健则食饮有力，化水谷精微；肝气升散，不遏制中土，则脾运化食；心神和畅，心气健运，则脾胃气机升降调顺，可消食化谷。按其所感所伤而调之，则饮食自进。临证见胃炎患者伴有不思饮食，常以运气健脾为法，运行脾气促消食，健脾开胃增食欲，予佛手、枳壳、木香行调气机以畅中，予隔山消、鸡矢藤、莱菔子、麦芽增食消积以开胃；《本草纲目》云隔山消"主腹胀积滞"；《岭南草药志》云鸡矢藤"预防暑毒，消肠胃积滞"。隔山消、鸡矢藤具有促胃肠道运动，改善消化功能的作用；佐白扁豆、山药、党参、甘草健中脾之气，《本草新编》云白扁豆"善理任督，又入脾胃"，《本草新编》云"山药补虚，而亦能补实"，二药相配健脾气以助消食；予木香、厚朴、乌药、佛手散郁气，郁解肝疏，木能疏土脾滞以行；加首乌藤、玫瑰花、白梅花、合欢花、绿萼梅等，养心安神，与调中相互促进，心定可安神，心气健运则脾胃升降自和；肝气疏，心气健，气机畅运可化水谷，脾健胃开可思饮食。

验案举隅

田某，男，65 岁，2020 年 4 月 6 日初诊。主诉胃脘胀满 1 年，加重 3 个月。患者于 3 年前情志不畅，胃脘堵闷，于当地医院查胃镜：慢性浅表性胃炎伴糜烂，间断予奥美拉唑、摩罗丹等口服，症状时轻时重。1 周前因与人发生口角出现症状加重，于省人民医院做胃镜：慢性萎缩性胃炎，为求系统治疗，遂就诊。现主症胃脘隐痛、嘈杂，时有胃脘胀满，饭后嗳气，偶有烧心及反酸，口中黏腻，心烦，纳差，夜寐欠安，小便可，大便偏稀，一日一行。体格检查：腹平坦，全腹触之柔软，剑突下轻压痛，肝脾肋下未触及，无腹肌紧张及反跳痛，墨菲征阴性，麦氏点无压痛，肝区无叩痛，肠鸣音存在。舌暗红，有瘀斑，苔薄黄，脉弦滑。西医诊断为慢性萎缩性胃炎，中医诊断为胃脘痛，辨为气滞湿阻血瘀证，治以理气活血化湿。

处方：黄芩 6 g，白豆蔻 6 g，莪术 6 g，黄连 9 g，佛手 10 g，延胡索 10 g，厚朴 10 g，麦芽 10 g，姜黄 12 g，郁金 12 g，连翘 12 g，白术 12 g，柴胡 12 g，首乌藤 15 g，石菖蒲 15 g，茯苓 20 g，香附

20 g。7 剂，每日 1 剂，水煎分 2 次服。

二诊（2020 年 4 月 13 日）：患者胃脘隐痛及嘈杂减轻，偶有嗳气，反酸，稍有口干、无口苦，纳食量明显增加，寐一般，大便仍旧偏稀。舌暗红，苔薄黄，脉弦滑。上方去莪术、香附，加远志 10 g，芦根 12 g。7 剂，煎服法同前。

三诊（2020 年 4 月 20 日）：患者诸症均有缓解，心情缓解，但夜间口干明显，纳食可，寐一般，大便正常。舌暗红，苔薄黄，脉弦。上方去连翘、白豆蔻、黄连，加麦冬 12 g，女贞子 20 g，以增养阴之功。10 剂，煎服法同前。患者症状基本未反复，守方加减治疗 50 余日。

四诊（2020 年 6 月 10 日）：患者状态佳，无明显不适感，舌暗红，苔薄白，脉弦细。要求复查胃镜，于门诊查电子胃镜：慢性浅表性胃炎伴灶性萎缩。

按：患者年过六旬，平素情志不遂，加之病程日久，气机升降失调，胃失和降，气机不畅，胃络瘀阻不通而见胃脘胀满疼痛；气机不畅则嗳气；脾失健运而纳差；脾运不畅致湿气阻滞则口黏，大便稀，纵观舌脉，舌暗红，苔薄黄，脉弦滑，辨为气滞湿阻血瘀证。方中厚朴、白豆蔻、连翘、黄连等清解湿气；柴胡、黄芩 2 药配伍，可疏调胃肠气滞，又可清泻内蕴湿气；香附、佛手、莪术、姜黄、延胡索气血并调，散瘀理气；石菖蒲、郁金清心除烦；予麦芽增食；病情日久伤阴，故加女贞子、麦冬滋养胃阴，诸药合用，使湿滞除、瘀血消、气滞行。

慢性萎缩性胃炎（CAG）与中医学"胃脘痛""痞满"相对，病因病机较为繁杂，且易反复，难治愈。气滞生湿是 CAG 发生的主要原因；气血变化为 CAG 发生的基础，亦为该病发展的重要病机；气不顺降既影响本腑，又影响他脏，相涉相及；气不得宣运饮食，食积日久亦在该病发展中起重要作用。在 CAG 治疗过程中，刘启泉从疾病本源出发，谨守病机，以"随变而调气"为理论依据，并应用于该病治疗中，注重辨证治疗，随症治之，以行气、理气、降气、运气四法为治疗原则，气行湿化则胀满消，且胃内微生态环境有所改善；气行血行则疼痛除，且胃黏膜征象有所好转；气行升降相宜则嗳气止，且诸脏和顺；气行以宣化饮食，使脾胃得水谷充养，亦无生邪之弊。

236 从气机升降理论探析胃食管反流病

胃食管反流病（GERD）是消化系统的常见疾病，定义为胃内容物反流进入食管、口腔甚至进入咽喉及肺所引起的临床表现及并发症。一般典型症状有烧心、反酸等，还可有上腹痛、胃脘烧灼感、嗳气，或兼有咳嗽、咽部异物感等消化道以外症状。临床根据内镜下表现分为非糜烂性反流病、反流性食管炎和 Barrett 食管 3 种类型。流行病学调查显示，该病发病率在消化系统疾病中约占 14%，并且随患者的年龄升高而增加。现代医学对 GERD 的诊断尚缺乏金标准，目前常采用的方法如 pH 监测和内镜检查，而患者主诉是中医诊断疾病的主要依据。根据临床 GERD 患者的症状描述，以反酸为主症者定义为"反酸"或"吐酸"，以烧心为主症者即诊断为"嘈杂"。《素问·举痛论》云："百病皆生于气。"本病典型的症状特点即为胃气上逆，气逆、气虚、气滞皆能导致胃失和降，胃气挟胃液上逆则发为本病。学者段园志等从气机升降失调的角度对 GERD 病因病机进行了探析，并结合现代实验研究及临床观察深化了对中医理论的认识，以期为临床患者治疗提供思路。

气机升降失调是 GERD 病理关键

1. 肝气郁结，横犯脾土 肝气具有疏通、畅达全身气机的作用，肝主疏泄，表现在促进脾胃运化和胆汁的分泌排泄。《血证论》云："食气入胃，全赖肝木之气以疏泄之，而水谷乃化。"《读医随笔》云肝主"升降发始之根也"。肝气疏泄，气机畅达，脾胃之气升降如常，胆汁正常分泌和排泄。若因情志抑郁，郁怒伤肝，导致肝气郁结、疏泄失职，出现悲忧欲哭、胸胁胀闷不舒、嗳气增多；疏泄太过，肝气亢逆，横克脾土，脾气不升，胃气不降反升，胃液亦随之上泛出现吐酸。《临证备要·吞酸》云："胃中泛酸，嘈杂有烧灼感，多因于肝气犯胃。"部分患者自述餐后有饱胀感，一般认为，此乃肝胃不和在临床的特征性表现。若肝失疏泄气失调达，日久郁结在内化火生热，进而横逆犯及脾土，肝胃郁热，胃失和降之性上逆食管，亦出现烧心、反酸、胸骨后烧灼感等症状。关于气郁化热这一病机的论述《内经》早有提及，如"诸呕吐酸，暴注下迫，皆属于热"；"少阳之胜，热客于胃……呕酸善饥"。

有医家将肝病病机分为肝气、肝火，此亦为现在多数医家所认同的 GERD 病因病机。本病基本病机为气机郁滞，而气机怫郁以肝气为首。临床观察也发现，患者初期气滞证和郁热证所占比例最大，但有医者对因患者经常有烧灼感而认为本病皆起于肝胃郁热这一观点持怀疑态度，在临床实践中发现，此病患者的烧灼感可由胃内容物包括胃酸和胆汁反流引起，不只由热导致。

多数 GERD 患者存在食管原发蠕动波减弱、传导速度减慢、胃排空延缓等异常表现，除饮食习惯因素外，精神心理异常越来越引起研究者的关注。临床观察发现，非糜烂性反流病、反流性食管炎患者均表现有一定的精神心理异常，且近年来由于社会压力增大、精神紧张等原因使 GERD 发病人群趋向于年轻化。一项关于 GERD 和精神心理因素相关性的研究显示，GERD 患者合并焦虑、抑郁时体内 5-羟色胺（5-HT）水平会不同程度的减低。5-HT 可以激动胃肠道平滑肌受体，当其水平降低时胃肠平滑肌张力减弱，蠕动变缓。中医学往往将精神心理因素归于肝郁不舒，肝气郁结，横犯脾土，引发本病。

2. 脾胃不和，枢机不利 李东垣创立"脾胃内伤百病由生"的理论，明代张景岳《景岳全书·吞酸》云"腹满少食，吐涎呕恶，吞酸嗳气，谵语多思者，病在脾胃"。说明本类疾病的本质多在脾胃，而气机的升降协调是脾胃功能正常运行的必要条件，若气机升降失调则导致疾病内生。

（1）脾不升清，胃失和降：脾宜升则健，胃宜降则和。董建华的"通降理论"认为在脾胃疾病认识方面要抓 3 个要素，即生理上以降为顺，病理上因滞而病，治疗上以通祛疾，三位一体。胃主受纳腐熟水谷，以降为顺，以通为用，只有胃气和降才能腑气畅通，使胃的生理功能发挥正常。若胃的通降异常，胃气不降甚或不降反升，则出现脘腹胀满、嗳气、呃逆、反胃等病症。胃气郁久影响脾之升清，故常伴有纳呆、倦怠、乏力等表现。气机郁滞日久水湿运行不畅，停而成痰、成饮，波及血分形成血瘀，使病情更加复杂。

（2）脾胃气虚，升降失常：脾胃乃气机升降的枢纽，主一身之气的调畅。《景岳全书·吞酸》云："脾胃气虚及中年渐弱，而饮食减少，时见吞酸、吐酸者。"GERD 的发病与脾胃气虚的关系则决定于脾胃的运化功能。张耀认为，凡一切上逆之物均为浊气。饮食水谷入于胃，在脾之运化及胃之腐熟的作用下转化为清气和浊气，清气上归于肺，浊气则下降小肠。《素问·阴阳应象大论》云"清阳出上窍，浊阴出下窍"；"清气在下，则生飧泄；浊气在上，则生䐜胀"。若患者素体或年老脾胃虚弱，或因久病、忧思伤脾导致脾胃气虚，当升不升，当降不降，则阴阳反作，清气流于下则出现泄泻，浊气不得下行聚集中焦则出现脘腹胀满，浊气壅滞必定寻一出路，上逆则嗳气、反酸甚而反食。长期暴露于酸性环境又会引起食道不适，如胸骨后烧灼感。此时治疗不局限于抑酸，当从疾病的根本出发，健脾益气以恢复脾胃升降功能。中医学认为，补脾益气能增强机体的原动力，促进脾升胃降功能。临床观察发现，以黄芪、党参、白术等健脾益气药为主，辅以理气降逆药治疗 GERD 患者，多数取得良好疗效，证实了部分患者发病的病机关键在于脾胃虚弱。

（3）肠腑郁滞，气失通畅：气滞的主要病变部位在中焦，中焦乃气血生化之所，是一身气机升降之枢纽，保持中焦的通畅在维持人体正常生理功能方面起到重要作用。中焦包括脾胃和肠腑，脾胃气机在前已有论述，而肠腑气机在 GERD 发病中也有重要作用。《内经》强调"六腑以通为用"，"以降为顺"。六腑的功能特点是以通畅为要，六腑不通则为病。研究结果表明，GERD 危险因素之一有经常性大便干燥难解及便秘。六腑的生理功能是传化饮食水谷并转化为水谷精微转输五脏，糟粕则下行排出体外，故六腑的生理功能可概括为"实而不能满"，若六腑传化功能失职，浊气逆而向上，则出现反流性疾病。外感、内伤皆能引起大肠传导失司而出现便秘。外感寒邪伤人，直中脏腑；或饮食不慎，贪食生冷，导致寒凝肠胃，寒性收引；或嗜食辛辣，肠道热盛，或病后余热未清，致肠道枯涩，津液耗伤，糟粕下行不畅，肠腑传导失常气机不通，在下表现为便秘，在上则浊气上逆出现反流。此时治疗 GERD 应以通降为重点，同时强调整体观念，上下兼顾，降气与通腑并用。

正常人生理状态下会偶有反流现象，病理状态下夜间是反流事件高发时段。现代人多晚上饱餐，白昼工作精神处于紧张状态，晚间大量饮酒、摄入大量高脂食物，加之活动减少使胃内容物堆积，入睡时迷走神经兴奋，胃肠活动减少，但由于食物的刺激使胃液及胆汁分泌旺盛，平卧时反流则表现更加频繁。这一现象在男性表现尤为明显，可能是男性发病率高于女性的原因之一。不良饮食习惯诱发本病常常表现为中医所说的湿热内蕴证，而夜间食物长时间在胃肠停留又使气之畅达受阻，促进了反流事件的发生，临床患者多自述夜间胃脘烧灼感、反酸，此时即可中医辨证治疗，清热利湿，抑酸通腑。

有国内资料报道，老年人反流性食管炎的内镜检出率要明显高于中青年人。GERD 的老年患者除胸痛、反酸等表现外，常兼见神疲乏力、纳呆等症状，或可从年老功能衰退、脾胃运化功能下降这一角度进行辨证治疗。现代医学研究发现，人体的器官组织随年龄衰老会出现解剖结构的改变，如出现胃排空延缓从而影响其功能。在动物实验中亦发现，随着小鼠月龄的增加，腺体的密度和高度均降低，但胃黏膜厚度增加。以上提示随着衰老进程的推进，胃的各方面功能如分泌、运动、防御等均会降低。随着衰老进程的整体推移，食管功能亦减退，食管下括约肌松弛，蠕动减弱，对食管壁的廓清功能减弱，更加诱发了该病的发生。中医学认为，老年人最大的特点为脾肾亏虚，先天之精耗竭，后天之气不能充养。结合中西医的病理机制，运用补气健脾兼顾元气治疗年老气虚型 GERD 患者，能收获良效。

3. 肺失肃降，肺胃皆病 《素问·咳论》将咳嗽病机概括为"此皆聚于胃，关于肺"，认为咳逆上气与胃相关，提示了肺胃之间气机的关联性。朱丹溪明确提出"吞酸者……出于肺胃之间"。从经络角度，手太阴肺经起于中焦，下络大肠，循胃口，上膈，属肺，肺与胃以经脉相通。《四圣心源》云："胃逆则肺金不降，浊气郁塞而不纳。"《古今图书集成医部全录·呃门》云："阳明所受谷气，欲从肺而达表，肺气逆还于胃，气并相逆，复出于胃，故为哕。"肺气的肃降功能关系到大肠的通畅功能，而胃为六腑之大源，胃腑通降功能正常则六腑皆通，胃腑和则六腑和，故而肺气肃降与胃腑气机通降利害相关。反之肺气失于宣降，上逆可见咳嗽，同时可引起中焦气机不畅，胃气不降反升则发为反酸、呕吐、呃逆等症；肺通调水道，参与机体水液代谢，宣降失职使水液运行输布异常，停聚成痰湿，有形之痰湿阻碍气机运行，痰气交阻搏结于咽喉，出现咽喉异物感等类似梅核气的表现。可见无论是因是果，肺与GERD的发生均有着不可忽视的联系。

一项针对有典型症状如烧心、反酸的GERD患者的调查显示，咽部异物感明显者占51.8%，声音嘶哑者占32.0%，有咳嗽症状者占32.0%，喘息者有17.3%。同时肺系某些疾病如慢性阻塞性肺疾病亦可加重反流现象的发生。目前认为，GERD或加重呼吸道疾病的机制主要有以下两方面。①吸入理论：GERD发展到高位反流时反流物可达咽喉，除直接对咽喉刺激外还有少量误吸入呼吸道，刺激气道黏膜，并引起气道痉挛。②食管-支气管神经反射：本身患有慢性咳嗽患者均存在轻度气道炎症，反流的胃酸或胆汁可激活因炎症导致暴露在外的食道黏膜上的化学感受器，经神经反射到达肺部，引起支气管痉挛。

从调畅气机治疗 GERD

现代医学认为，GERD的发病因素有食管下及贲门括约肌松弛、胃酸分泌增多、胃排空障碍、食管防御功能异常等。目前消化系统的功能在很大程度上依赖于胃肠动力学这一观点正逐渐被重视，对胃肠动力障碍导致消化疾病的研究已成为关注的焦点。西医治疗的原则以抑酸、促胃动力为主，目的在于增加食管下部括约肌张力，增强胃排空，防止胃食管反流。中医在治疗GERD的过程中，以调畅气机为核心，以和胃降逆为治则，兼顾脏腑气机之间的相互影响，佐以疏肝、健脾、宣肺之法，平衡脏腑间气机升降出入，以达到"以气相求，复运气机"的目的，使全身气机调畅，则诸症自愈。

1. 疏肝理气 临床GERD患者病情多见反复，在服用药物期间症状可有缓解甚至消失，遇生活环境的改变或情绪失常时症状往往又加重，因此，精神因素可能是该病反复不愈的一个重要原因。情绪主要影响肝，肝郁气滞进而横犯脾土，引发反流性疾病。以肝气不舒为病机起点的患者往往生活中情绪不稳定，或抑郁或焦虑，治疗从病因病机、患者心理状况等多方面出发，疏肝解郁、和胃降逆、调畅情志，伴有肝胃郁热者宜清泻肝热。临床常用左金丸，将黄连、吴茱萸以6∶1或3∶1比例，配以海螵蛸治疗肝郁化火证之吐酸，症状较重者或加龙胆，1周后症状常明显缓解或消失。左金丸乃寒热并用的代表方剂，亦可用于临床越来越多的寒热错杂证。疗效不佳者可能伴有胆汁反流，加入疏肝利胆药，利胆又有利于肝气之疏泄。含碳酸钙较高的药物一般有较强的抑酸作用，在临床应用频率较高，如用浙贝母、海蛤壳、煅瓦楞子、海螵蛸制酸止痛，效果亦佳。

2. 运脾和胃 脾胃为升降之枢，主一身之气机，李东垣治疗脾胃病倡导"升清阳，降浊阴"，擅调脾胃气机升降，并创补脾胃泻阴火升阳汤。董建华倡导的脾胃"通降理论"的核心即为"通"，胃气郁滞或兼湿郁、痰阻、血瘀等有形之邪时，患者除食道症状外胃脘不适亦为明显，当以通降之法，并审因对症，因势利导。当病位局限于胃则重点治胃，若病及脾脏则脾胃同治。以气虚为主要病机的患者除烧心、反酸等典型症状外，会伴有神疲乏力、纳谷不馨、食量减少等表现。GERD的发病脏腑在食管和胃，其转归也以脾胃为中心，而胃气上逆是出现临床各种症状的直接原因。有研究者总结临证经验发现，通过运用健脾益气药如四君子汤之类来治疗，患者烧心、反酸症状明显改善。以大肠郁滞为病因者苦于腑气不通，治疗时上调肝、肺、脾胃之气，下通肠腑之气，腑气畅通则胃中食糜顺利下行，气行通畅，上逆之气自平。

3. 肃肺降气 根据GERD中肺胃同病的因果关系，治疗一般分两种情况，若因腑气不通引发胃气上逆、肺气不降，出现反流症状及呼吸道症状，治疗时宜通腑方剂中加入杏仁、紫菀等肃肺降气之品。清代医家石寿棠云"升必少佐以降，降必少佐以升"，以降为主同时配合少量升气药，以防壅遏气机。若因肺失肃降引起腑气不通最终发为本病，治疗宜肃降肺气以通腑，通过恢复肺之宣降功能，而使胃复和降之性，此寓"提壶揭盖"之义，常用紫菀、款冬花、杏仁、桔梗等药。调理肺胃就是调理气机，肃降肺气，通腑降逆，正如《圣济总录》所云"若便上下升降，肺胃和平，则阴阳调顺"。

　　GERD 是以烧心和反酸为特征的疾病，但部分患者并无烧心及反酸的症状，或可表现为胸痛、上腹痛、上腹烧灼感、嗳气等不典型症状。西药对症治疗在一定程度上可缓解患者烧心、反酸症状，但并不能明显改善患者生活质量。中医学不同于西医学的优势之一即中医学大多是以症状命名，有是症用是药，根据患者症状做出诊断如反酸、嘈杂、胃脘痛等，再进一步辨证用药。针对 GERD 提出了气机升降失调致病的观点，并以调理气机为基本点，从肝、脾、胃、肺的脏腑角度进行治疗，以达到"以气相求，复运气机"的目的，从而为中医脾胃病理论的发展提供了理论支撑，为后续治疗提供了临床指导。

237 从三焦气化辨治胃食管反流病经验

胃食管反流病（GERD）是以烧心、反流为主要表现的上消化道疾病，包括酸反流、非酸反流、混合反流等。目前西医针对酸反流治疗多首选质子泵抑制剂（PPIs），钾离子竞争性阻滞剂（P-CABs）药物伏诺拉生临床疗效较好，对于需要长期药物治疗或难治性患者，建议手术治疗。而非酸反流和混合反流进行抑酸治疗效果有限。

中医学无 GERD 病名，根据症状表现，多将此病归于"吐酸""嘈杂""食管瘅"等疾病范畴。目前普遍认为胃失和降、酸水上犯是其基本病机，其中酸水并非单指胃酸，而是对各种反流物质的概称。"三焦气化"理论萌芽于《内经》，形成于明清，发展至今，有诸多医家将其用于慢性萎缩性胃炎、便秘、肠易激综合征等消化系统疾病的诊疗。学者郑艺君等从三焦气化理论角度出发，探索了三焦气化失常与 GERD 发生发展的关系，并以三焦气化理论指导该病治疗，以期拓展本病的临床诊疗思路。

三焦气化概述

1. 三焦的认识 《素问·灵兰秘典论》云"三焦者，决渎之官，水道出焉"，指出了三焦作为十二官之一的功能特点。后世医家对三焦的概念、形态、功能的认识争议较多。如巢元方《诸病源候论》云："谓此三气，焦干水谷，分别清浊，故名三焦。"杨玄操云："焦，元也，天有三元之气，所以生成万物，人法天地，所以亦有三元之气，以养人身形。"《难经疏证》云："凡骨肉藏府空隙之会，总谓之焦。"以上对三焦概念的争议实则源于对"焦"字义的理解不同。对三焦另一争议是其形态之争。《难经》提出"心主与三焦为表里，俱有名而无形"。杨上善对此解读："心包，名手厥阴，有脉别行，无别脏形；三焦有气有脉，亦无别形，故手厥阴与手少阳以为表里也。"（《黄帝内经太素·卷八·经脉之一》）明确提出三焦无形，不像其他脏腑一样有特定形态轮廓。

郑艺君认为对脏腑的认识应重点关注其在人体生命活动中发挥的功能作用，有别于对三焦概念、形态方面的争议，历代古籍中有关三焦功能的记载则较为统一。"三焦者，中渎之腑也，水道出焉"（《灵枢经·本输》），"三焦出气，以温肌肉，充皮肤，为其津，其流而不行者为液"（《灵枢·五癃津液别》），"中焦受气取汁，变化而赤是谓血"（《灵枢经·决气》），"三焦者，原气之别使也"（《难经》），对三焦参与代谢水液、通行元气、化生血液的功能进行了总结。《灵枢·营卫会生》云："上焦如雾，中焦如沤，下焦如渎"，形象地表明了三焦不同部位的功能特点，指出三焦在人体生命活动气、谷、水等各代谢环节的关键作用。由此可见，三焦功能主要集中于通行诸气、参与气血津液代谢。

2. 三焦气化 气化理论是中医理论的重要内容之一，源于古代哲学对"气"的认识，《道德经》云："天地之间，其犹橐籥乎？"指出天地之气生生不息、化生万物。气化是指人体内气的运行变化，囊括了水谷精微和气血津液的运转变化，《素问·阴阳应象大论》云："味归形，形归气；气归精，精归化；精食气，形食味；化生精，气生形。"就是对气化过程的概括。"三焦气化"在《内经》中已初步形成，《灵枢·本脏》云："上焦出气，以温分肉而养骨节，通腠理。"《灵枢·营卫生会》云："中焦亦并胃中。出上焦之后，此所受气者，泌糟粕，蒸津液，化其精微，上注于肺脉，乃化而为血，以奉生身。"经后世对此理论的认识深化，三焦气化被认为是络系上下表里、沟通内外、通达脏腑的纽带，调节气、血、津、液、精的生化。三焦气化正常，机体的各脏腑活动及气血津液等才能运行及化生有序，故三焦气化被认为是气化之总司，生命活动之本。三焦如虚甑，上中下部各具其职，若三焦气化失司，则气血津液的运转受滞，便会影响脏腑经络。

三焦气化失司是 GERD 的核心病机

三焦气化总司脏腑气化，在维系气、血、津液的正常运行和代谢中发挥关键作用。消化液是脏腑气化的产物，亦是气血津液代谢产物的一部分，GERD 发病过程中，胃酸扮演重要角色，三焦气化失司，会引起胃酸分泌过多、胃气上逆。

1. 三焦气化失司，气机升降失常 脾胃纳运水谷，有赖于三焦将水谷之气布散周身，水谷之气布散正常，脾胃中水谷才不会积滞不行。若三焦道路不通，不论是上焦不能宣发，还是中焦失于转输，又或是下焦通行受阻，都可直接导致水谷失布，滞于脾胃，影响胃气通降，甚者胃气反逆，正如《诸病源候论》所云："谷不消则胀满而气逆，所以好噫而吞酸，气息醋臭。"胃酸等消化液不安于位，反上行刺激食管，出现烧心、反酸等症，发为 GERD。此外，三焦气化失司，还可导致肝气升发受阻，使肝气失于疏泄，横逆犯胃，造成胃气上逆，胃酸亦随之上入食管；或是三焦气化异常，影响元气通行，导致胃不受先天之气充养，无力通降，或不降反逆，亦可造成胃酸等消化液上行而影响食管，发为本病。《医理真传》云："三焦之气，分而为三，合而为一，乃人身最关要之府，一气不舒，则三气不畅。"可见三焦气化正常是全身气机调畅的关键，若三焦气化失司，不仅可直接导致胃气上逆，还可通过影响肝、肾之气，间接造成胃失和降，使胃酸等消化液逆行于食管，引发 GERD 疾病。

2. 三焦气化不利，津液代谢异常 人体津液皆须借助三焦气化之功，方可正常输布代谢，如《医学实在易》云："三焦气治，则脉络通而水道利。"可知三焦气化畅达是津液得以输布代谢的必要条件。若三焦气化不利，通道受阻，可影响津液代谢。上焦不利，则妨碍肺脏行气布津之功，水气津液不行，停聚为痰为饮，凝于上焦食管咽喉，造成食管廓清功能下降等；中焦不利，津液水气不布，可聚而为湿，困阻脾胃，影响脾胃运化受纳，胃受纳有碍，可见进食后胃扩张异常，出现一过性食管下括约肌松弛等；下焦不利，肾枢开阖受阻，不能蒸化津液，导致胃酸等消化液凝聚，上泛食管，损伤食管黏膜。《圣济总录》云："气滞不通，决渎之官内壅也。盖水聚于胃，气能传化。今气不升降，水聚不行，则脾经受湿。"可知三焦气化壅滞，容易导致湿浊内生妨碍脏腑功能，其中又以脾胃最甚。三焦气化不利，津液代谢失常，化湿生痰，影响脏腑功能，引起胃酸等消化液出现空间上的转移，从而导致 GERD 发生。

3. 三焦气化失调，久病瘀血阻络 血不自行，赖气以动，三焦气化统领全身脏腑气机运动，对维持血运有至关重要的作用。三焦气化失司不仅影响胃气通降，导致胃气上逆，引发 GERD，日久还会妨碍血运，导致 GERD 病情发展。上焦气化失调，心肺之气运行受阻，气滞则行血不畅，导致瘀血阻滞；中焦气化失调，脾胃所化营气上输心肺受阻，造成气虚无力推动血行，出现瘀血内生；下焦气化失调，影响肝气疏泄血脉及藏血功能，血脉失于疏泄则易滞而不行，肝不藏血则易出血为患。总之三焦气化失司，可致气血失和，造成瘀血阻滞，使血脉痹阻。正如叶天士所云"初病在经，久病在络，以经主气，络主血，可知其治气治血之然也，凡气既久阻，血亦应病"，导致 GERD 患者出现瘀血症状，病情加重。

三焦气化失司所致 GERD 不同时期表现

三焦气化失常可影响脏腑气化及气血津液代谢，影响 GERD 发生发展。在三焦气化失司引起 GERD 疾病过程中，气血津液化生代谢又可相互影响，导致 GERD 病情出现变化，各时期患者临床表现也不同。

1. 初期气失升降，多郁多热 GERD 初期，主要为上焦气失升降所致，轻者表现为反酸、脘腹胀满、嗳气、反食等症；重者酸灼胃脘、食管，可见明显的胃脘及胸骨后灼痛感。浊邪上泛于口，则见咽干口苦等；影响情志，多有心烦、易怒等。然病机特点不外上焦气机不畅，肝气过旺则横逆犯胃，肝气郁结、化火化热，呈现肝胃郁热的表现。肺气不降则津液布散失常，上焦功能异常，致津液抟聚，变生浊邪。本阶段内镜下多见食管下段充血、水肿、糜烂等改变，食管 24 h pH 值检测显示有火热征象的 GERD 患者，反流次数更多。

2. 中期津液失常，多湿多虚　随着病情进展，三焦气化失常可影响津液代谢，造成津液内停化生痰湿，临床不仅见吐酸时作，还因痰湿阻滞，常伴吐涎沫或清水。若痰湿停滞上焦，可见咽喉不利，胸脘痞闷等症；若痰湿留于中焦，困阻脾胃，日久损伤脾胃阳气，可伴有口淡喜暖、肢倦不温、大便溏泄等表现。若湿郁化热，则见脾寒胃热，呈现寒热错杂。临床检查中，该阶段的食管下段括约肌压力、胃食管屏障压等降低，与初期检查结果相比，食管运动功能明显降低。此外，内镜下食管的炎症分级明显高于初期时镜下表现，多为Ⅲ级或Ⅳ级。这可能与反流侵袭食管的时间较长有关。

3. 后期久病入络，多瘀多滞　GERD 后期，因气机失畅，痰湿凝聚，致气不行血，血瘀阻络，可见胸骨后灼痛或刺痛、病情反复等症状，甚者可致后背痛，若瘀血较重，不循经络，可造成呕血或黑便等症状，还可见舌质紫黯、瘀斑等体征。瘀血阻滞导致食管黏膜失于荣养，可使食管正常的复层鳞状上皮被化生的单层柱状上皮所取代，本阶段内镜可见 Barrett 食管表现。

通调三焦是治疗 GERD 的基本思路

GERD 基本病机特点为三焦气化失司，在此基础上，提出通调三焦、标本兼顾的治疗原则，和内调外、营左养右、导上宣下，使气血津液运行通畅，脏腑各司其职，根除病症。

1. 初期重在调气、兼清火热　该阶段以三焦不通、气机失调为主要矛盾，故治疗当重在调气。常以旋覆花、赭石、枇杷叶降上逆之胃气；以香附、柴胡、枳壳等疏散郁结之肝气，使其不横逆犯胃。情志抑郁，肝气郁结，有余之气常化火化热，上灼食管，故当兼清火热，可予黄连、竹茹、牡丹皮、栀子等药物以清热泻火。调气为本，兼清火热为标，使三焦气化畅通，火热消除，则反酸、烧心等诸症自除。

2. 中期化湿祛痰、健运中焦　此阶段以痰困阻中焦为主要特点，故治疗当化湿祛痰、健运中焦，常用法半夏、厚朴、紫苏叶、茯苓、苍术等化湿祛痰。若痰湿伤阳，阳虚不运较重者，则用生姜、砂仁、豆蔻等药以温运化湿；痰脾胃运化，日久造成中焦不足，故在祛邪的同时，用太子参、白术、山药等补益健运中焦，以绝生痰之源；若见寒热错杂，可取半夏泻心汤之意，辛开苦降、平调寒热。此阶段正虚邪实同在，病情虚实夹杂，故治疗上当扶正祛邪同时进行，既施化湿祛痰之法以畅达通路，又行健运中焦之策防湿浊内生。

3. 后期行气活血、化瘀通络　该阶段瘀血既是主要病理产物，又是导致疾病加重的病理因素，故治疗当以活血化瘀为主。血运赖气推动，常用川芎、桃仁、红花、当归等辛窜力较强的药物以行气活血。对于瘀血较重，胶固难化者，多用降香、丹参、乳香、没药等药物以散瘀通络；若有血溢脉外之症，可用三七、白及行血止血。此外，由于在三焦气化过程中气血津液代谢具有紧密联系，故在 GERD 后期虽以瘀血阻滞为主要病理改变，但仍兼有气机不调、痰湿阻滞等病理改变，因此治疗上除活血化瘀外，还需要兼顾调气化湿祛痰等。

验案举隅

患者，男，56 岁，2019 年 3 月 12 日初诊。主诉反酸、烧心反复发作 9 年余。患者 9 年前出现反酸、烧心症状，并反复发作，常年服用西药雷贝拉唑肠溶胶囊，效果欠佳。2018 年 10 月行 24 小时动态 pH 和阻抗检查，提示重度混合性胃食管反流。刻下症见每日反酸、烧心发作数次，咽部如有物梗阻，进食后胃胀，易急躁，纳食不香，口酸口苦，眠差，大便黏，小便可。舌质红，苔黄腻，脉滑数。

西医诊断为 GERD；中医诊断为吐酸病，三焦气化失司，胃气上逆，痰湿阻滞。治以通调三焦，和胃降逆，祛痰化湿。

处方：黄连 6 g，制吴茱萸 3 g，柿蒂 15 g，煅赭石（先煎）20 g，炒紫苏子 15 g，炒枳实 15 g，竹茹 15 g，炒栀子 12 g，高良姜 10 g，厚朴 15 g，党参 15 g，炒白术 30 g，海螵蛸 30 g，浙贝母 15 g，佩兰 12 g，炒薏苡仁 30 g，豆蔻（后下）10 g。14 剂，每日 1 剂，水煎分早、晚 2 次服。

二诊（2019 年 4 月 2 日）：患者反酸、烧心明显减少，咽部阻塞感、口酸口苦减轻，仍纳食不香，食后腹胀稍减，睡眠改善，舌质红，舌苔腻，脉弦滑。上方去枳实、栀子、高良姜、党参、佩兰、豆蔻；竹茹减至 10 g；加醋香附 10 g、焦山楂 10 g、焦神曲 10 g、焦麦芽 10 g、陈皮 10 g、醋青皮 15 g。14 剂，煎服法同前。

三诊（2019 年 5 月 14 日）：患者反酸、烧心基本消失，咽部不适缓解，纳食可，眠可，二便调。舌质淡红，苔腻，脉弦。上方去白术、青皮。14 剂，煎服法同前。后随访半年，未再复发。

238　从脏腑气机升降辨治难治性胃食管反流病

胃食管反流病（GERD）是指胃或十二指肠内容物反流入食管出现烧心、反酸等症状的疾病，与抗反流屏障损伤、食管廓清能力降低及胃肠功能失常等因素有关。质子泵抑制剂（PPI）是临床治疗GERD的首选药物，双倍剂量PPI治疗8～12周后，烧心和（或）反流等症状无明显改善则被定义为难治性胃食管反流病（RGERD）。RGERD发病机制尚未完全明确，通常认为持续性弱酸和非酸反流、食管功能性障碍、食管高敏感性、夜间酸突破、心理因素及合并高血压、血脂异常、肥胖、糖尿病等其他疾病可能与RGERD发病有关。西医治疗RGERD要有抑酸、促胃肠动力等药物治疗以及射频消融、抗反流手术等治疗措施，短期内有一定的疗效，但远期效果尚不理想。中医药治疗RGERD有简、便、效、廉的特色，尤其在改善难治症状，降低复发风险等方面存在优势。学者苏坤涵等认为，RGERD难治在于脏腑气机升降失调，尤以中州升降失序为基础，亦不可忽视肝肺气血升降、心肾阴阳升降的紊乱，治疗从恢复脏腑气机升降立法，分化清浊、枢利气血、燮理阴阳，临床收效颇好。

病因病机

中医学无RGERD病名，临床多根据症状将其纳入"吐酸""嘈杂""嗳气""胸痛""噎证"等范畴。中医学认识RGERD较早，《内经》就有"诸呕吐酸，暴注下迫，皆属于热"之论；下迄诸家经典对六淫外感、袭扰中土；情志不遂，郁滞中焦；饮食不节，内伤中州；禀赋不足，损及后天等RGERD病因的认识较为充分。"百病皆生于气"，人的生理活动以气的升降出入为基础，气机升降失常是RGERD的重要病机。RGERD病位在食管、胃，胃属六腑，以通为用，因降方和，而食管为胃之系，通过蠕动推送食物，传化物不藏，为胃气所主而"通降"，故烧心、反酸等症状出现系胃失和降、胃气上逆所致。脾胃居中焦，总枢全身气机升降，受肝、肺、心、肾气机协调方纳运有常，苏坤涵认为，RGERD难治之源当责于脏腑间的气机升降平衡被破坏，如脾虚胃逆，肝肺不和，心肾失交，致气血失调，水火不济，脾胃升清降浊失职，腑气失于和降，故烧心、反酸等症状层见叠出，久而难愈。

1. 脾虚胃逆，升降失司　非酸或弱酸反流是RGERD的主要因素，RGERD患者中食管动力异常的比例较高，故使用PPI治疗的效果不理想时，应考虑调节食管及胃肠道动力使反流物向下行等治疗对策。促动力治疗能增强胃肠道平滑肌蠕动，但可能无法完全解决食管对反流物敏感性增高、抗反流防御机制减弱等问题。中医理论认为，RGERD的基本病机在于腑气不通，难以顺降；郁遏中土，不通则痛，胃气挟酸逆泛。中医强调整体观念下的辨病辨证原则，尤以恢复脏腑的气血阴阳平和为本。脾胃互为表里，有着升降相因的生理特性，诚如《四圣心源》云"脾为己土，以太阴而主升，胃为戊土，以阳明而主降，升降之权，则在阴阳之交，是谓中气"。胃气通降以脾气升发为基础，故对于RGERD不可忽视脾的作用。脾虚无力运化，清阳不升，则胃气壅塞，浊阴难降，中州升降失司，胃酸上逆；气机阻滞中焦，久则生变，如郁而化热，脾虚生痰成湿热、痰湿；痹阻血脉，脾阳困顿成血瘀等病理因素，病程中因虚致实，虚实夹杂，可出现热盛阴伤、痰瘀壅滞、寒热错杂等复杂病机，导致RGERD久治难愈。此外，脾主身之肌肉，肌肉得脾之精气滋养而维持生理功能。"脾主肌肉"，可能通过某种机制影响肌肉张力与抗疲劳能力，整个消化系统包括从口腔到直肠的黏膜发生病变需要从脾论治。

2. 他脏不和，中州失职　人体气机升降的秩序赖于中州的斡旋，脾胃一升一降，燥润相济，相辅相成，共司后天纳运之本。从五行、经络、阴阳学说等理论角度来看，脾胃升降与其他脏腑的生理功能密不可分。《素问·刺禁论》云"肝生于左，肺藏于右"。肝气有升发畅达之力，肺气有顺降清肃之用，肝升肺降，一气同流，呈"龙虎回环"之势，故肝肺存在左升右降动态的气机运行规律。肝气携脾气同升，肺气引胃气共降，若肝肺不和，如木亢侮金，金虚木侮，或子盗母气，母子同病，则肝肺乘侮失衡，可横克脾土，躁扰中焦，导致脾胃升降失序，腑气不通，酸浊逆泛。此外，脾胃升降亦受心肾阴阳水火升降互济的影响。《慎斋遗书》云"心肾相交，全凭升降。而心气之降，由于肾气之升；肾气之升，又因心气之降"。生理上，心为火脏，主神志，居上焦，温肾水而不寒；肾为水脏，主纳气，蛰藏下焦，滋心火而不亢，二者相养相制，阴阳交感，彼此升降相因而相互协调平衡。脾属阴土，得肾水充资而升清；胃为阳土，得心火温煦则降浊，且"胃为肾之关"，肾气摄纳有助胃气和降；心为脾之母，心气推动有助脾气运化。若心肾失交，水火不济，则中土升降失常，清气下陷，浊气上逆，逆气挟酸上泛，或灼蚀食管，则见烧心、反酸等胃食管反流的典型表现。总之，RGERD 因脏腑气机失调而难治，脾胃升降失职为本，但不可忽视肝肺不和、心肾失交对脾胃升降的影响。

治则治法

　　脏腑气机升降异常是 RGERD 的重要病机，穷原竟委于脾胃失养、肝肺失调或心肾失交，导致清浊不分、气血不和或阴阳不交，故 RGERD 难以有效痊愈。RGERD 治疗应从恢复脏腑气机升降立法，如脾虚胃逆则健脾和胃，斡旋仓廪，分化清浊；肝肺不和则调肝理肺，制衡乘侮，枢利气血；心肾失交则交通心肾，融济水火，燮理阴阳，随证配合解郁、化痰、燥湿、清热、活血、养阴等治法，降逆有和腑之益，祛邪无伤正之虞。遵循"和法缓治"的学术根蒂，临证治疗 RGERD 擅用古方化裁，用药多轻灵醇正，于平淡中见神奇，有"四两拨千斤"之妙。

　　1. 健脾和胃，分化清浊　　中虚气逆证是 RGERD 临床较多见的中医证候之一，证见口泛清水，胃脘隐痛，脘腹胀满，嗳气频作，神疲乏力，纳谷不馨，大便稀溏，舌淡，苔薄，脉细弱等。吴鞠通云"治中焦如衡，非平不安"。脾虚胃逆则升降失宜，痰浊内生，清浊不分，故治疗 RGERD 中虚气逆证应以益气健脾、和胃制酸、降逆化痰为大法，临证可选用旋覆代赭汤加减。旋覆代赭汤出自《伤寒论》第161 条"伤寒发汗，若吐若下，解后，心下痞硬，噫气不除者，旋覆代赭汤主之"，有降逆化痰、和中止噫的功用，方中旋覆花苦降辛开，擅下逆气而散痰结；赭石苦寒重坠，镇冲逆之力较强；半夏温燥，主降痰逆，消痞闷；生姜温通辛散，能温胃止呕，散寒降逆，四味相配，化痰降逆调中之效甚好，复胃纳谷通降之力。人参为补气之要药，长于益脾生津，固本培元；大枣甘温和中，养脾生血而补虚；甘草入中焦，甘缓平补，助参、枣扶助中气，亦调和药性，三味相伍，共治中虚气弱之本，复脾运化升清之力。诸药合用，标本兼治，邪正兼参，有利于脾胃升降的恢复。反酸甚者，加海螵蛸、白及成"乌及散"抑酸护膜；痰湿甚者，加茯苓、薏苡仁、苍术、厚朴燥湿运脾；腹胀甚者，加陈皮、枳壳、木香理气和中。实验研究发现，旋覆代赭汤通过调节反流性食管炎（RE）模型大鼠食管线粒体能量代谢，改善食管下括约肌的舒缩功能，缓解胃食管反流。

　　2. 调肝理肺，枢利气血　　气郁痰阻证之 RGERD 多系七情不遂所致，临床多见于青、中年女性，症见情绪波动，或抑郁，或忧思，口吐酸水，咽部似有痰梗，烧心，脘胁胀满，舌苔白腻，脉弦滑等。肝主疏泄，抑郁则木气郁滞，久而横伐脾土；或忧思伤脾，久则脾失健运，生湿聚痰，壅塞中焦。肝肺有左升右降的气机运行规律，共同参与对脾胃升降的调节，故治疗 RGERD（气郁痰阻证）应调理肝肺气机为先，以解郁化痰、畅达气血、和胃降逆为大法，临证可选用柴胡疏肝散为主方疏肝解郁，行气活血，并配肃肺化痰、健脾和胃之品。柴胡疏肝散出自《医学统旨》，是疏肝柔肝，行气活血的代表方剂，方中柴胡辛行苦泄，主条达木气而解郁，且能升举脾胃清阳之气；香附芳香辛行，擅疏肝行气止痛，亦可调中理气；川芎为"血中之气药"，通达肝经气血，病久用之可化瘀通络；枳壳宽中除胀，顺气开胸之力缓和；陈皮理气和中，有健脾化痰行滞之用；白芍酸敛养血，柔肝缓急，可防芳香辛散之品耗劫肝阴；甘草调和药性，甘温补脾，诸药合用，共奏解郁安中、枢利气血之功。肃肺化痰之品，如紫苏子、紫菀、款冬花、枇杷叶、桑白皮等，健脾和胃之品，如白术、茯苓、薏苡仁、太子参、山药等，与柴胡疏肝散相配，则肝肺气血升降畅达，脾胃清浊升降得宜。痰气交阻，气郁化热者，佐黄连、吴茱萸成"左金丸"清热制酸；若见热盛阴伤，则佐南北沙参、麦冬、石斛、玉竹等养阴生津；夜寐欠安者，佐酸枣仁、合欢皮、远志等养心安神。

3. 交通心肾，燮理阴阳　RGERD 患者烧心、反酸等症状经药物治疗常难以有效缓解，持续反复后多伴焦虑、抑郁、失眠等精神心理病症。现代研究认为，精神心理因素在 RGERD 发病机制中扮演着重要的角色，RGERD 治疗中应注重对精神心理因素的诊治。《素问·阴阳应象大论》云"阴在内，阳之守也；阳在外，阴之使也"。中医学认为，焦虑、抑郁、失眠多为脏腑气血阴阳失调所致，可见上盛下虚，或阴阳寒热虚实错杂，而交通心肾，滋水降火是纠正阴阳偏颇的治法之一。心肾失交，水火不济，则胃不得心火温煦、肾气摄纳而失于和降，脾不得肾水充养、心气推行而难于升清，导致 RGERD 反复发作，同时伴焦虑、抑郁、失眠等精神心理病症，故治疗应在和胃降逆的基础上交通心肾，滋水降火，燮理阴阳，遣方当选黄连阿胶汤加减。黄连阿胶汤为《伤寒论》第 303 条"少阴病，得之二三日以上，心中烦，不得卧，黄连阿胶汤主之"，功以育阴清热、滋阴降火，方中黄芩、黄连大苦大寒，专于清泻心经实火；阿胶、鸡子黄甘平质润，为血肉有情之品，长于养阴血滋肾水；白芍酸敛肝阴，养血柔肝，五味合用，心火下行，肾水上济，补泻兼施，协调脾胃升清降浊，且润养无燥伤之弊，亦显宁心安神之效。肾阴虚衰者，加黄精、枸杞子、龟甲等滋阴填精；阴损及阳者，加肉桂补命门之不足，阳中求阴，与黄连成"交泰丸"增强交通心肾的作用。

验案举隅

患某，男，65 岁，2017 年 10 月 9 日初诊。主诉烧心、反酸反复发作 1 年。患者 1 年前无明显诱因下出现胸骨后烧灼不适，口中有酸水上泛，时感胃脘隐痛，脘腹胀满，嗳气频作。当地某三甲医院查电子胃镜：反流性食管炎（B 级），慢性浅表性胃炎，Hp（－），治疗予奥美拉唑口服。2 个月后症状未能明显改善，遂调整治疗方案为艾司奥美拉唑口服，烧心、反酸等症状稍缓，但仍反复发作。现至本院脾胃病科就诊，查电子胃镜：反流性食管炎（A 级），慢性浅表性胃炎，Hp（－）。刻下症见胸骨后烧灼不适，口泛酸水，时感胃脘隐痛、脘腹胀满，嗳气频频，乏力，纳谷不馨，大便每日 2～3 次，量多，质稀，夜寐欠安，舌淡红，苔薄白，脉细弱。四诊合参，属中医学"吐酸病"范畴，辨为中虚气逆证，治以益气运脾、降逆安胃，方用旋覆代赭汤加减。

处方：太子参 15 g，炒白术 10 g，炒白芍 20 g，茯苓 10 g，姜半夏 10 g，厚朴 6 g，炙桔梗 6 g，旋覆花 6 g，赭石 15 g，陈皮 6 g，炒枳壳 10 g，煅海螵蛸 15 g，白及 10 g，炒谷芽 15 g，炒麦芽 15 g，炒山药 30 g，大枣 10 g，合欢皮 10 g，远志 10 g，甘草 3 g。14 剂，每日 1 剂，水煎分 2 次服。

二诊（2017 年 10 月 23 日）：服药后胸骨后烧灼不适、口泛酸水、嗳气等症状较前缓解，仍有胃脘隐痛、脘腹胀满，食欲好转，大便每日 1 次，量可，质软，夜寐安和。上方加煨木香 6 g，延胡索 10 g。14 剂。

三诊（2017 年 12 月 6 日）：服药后胸骨后烧灼感、口泛酸水、嗳气等症状明显改善，未诉特殊不适，续服 14 剂。

四诊（2017 年 12 月 20 日）：诸症已平，继服 14 剂。后续方 2 次，共 28 剂。2018 年 2 月 5 日复查电子胃镜：慢性浅表性胃炎，Hp（－），后随访症状未复发。

按：本案患者以胸骨后烧灼不适，口中有酸水上泛为主症，伴见胃脘隐痛，脘腹胀满，嗳气频作，乏力，纳谷不馨，便溏，此系脾虚失运、胃气壅滞所致清阳不升、酸浊上逆。察色按脉，辨为中虚气逆之证候，治以益气运脾，降逆安胃之法。治疗遣用旋覆代赭汤化裁，方中旋覆花和降腑逆，赭石重坠镇逆，二者相配，胃逆得安；姜半夏、厚朴下逆化痰，除胀消痞；太子参、白术、茯苓、山药、大枣益气健脾，补运兼施，以运促补，以补复健，顾护后天之本；枳壳、陈皮、木香、延胡索理气宽中，和中止痛；桔梗开宣肺气，引脾之清阳上行；白芍敛阴养血，柔肝缓急，有抑木扶土之用；海螵蛸、白及取"乌及散"之意，尤擅制酸和胃、护膜生新；谷芽、麦芽消食健脾，养胃和中；合欢皮、远志解郁安神、悦心助眠；甘草调和药性。诸药合用，邪正兼参，标本兼顾，共治中虚气弱之本，更好地恢复脾运化升清、胃通畅降浊之性。

　　RGERD 具有烧心、反酸等症状易反复、难治愈的特点，已然成为消化系统的常见疾病之一，但现代医学认识及治疗 RGERD 仍存在一定的难度。中医理论基于脏腑、经络、阴阳、五行等学说，在审证求因、司外揣内、辨证施治等思想指导下诊治 RGERD 颇具特色。气的升降出入关系人体生命活动的维持，RGERD 属于消化系统动力障碍疾病，脏腑气机升降失常是 RGERD 重要病机，如脾虚失运，胃气壅塞，则清阳不升，浊阴难降；肝肺不和，乘侮失衡，则中州升降失序；心肾失交，水火不济，则中焦枢转失常。RGERD 治疗当从恢复脏腑气机升降立法，如健脾和胃，斡旋仓廪，分化清浊；或调肝理肺，制衡乘侮，枢利气血；或交通心肾，融济水火，燮理阴阳，随证配合解郁、化痰、燥湿、清热、活血、养阴等治法，遣方用药和缓醇正，勿过偏执，有补泻共施，邪正同参，标本兼顾之妙，亦可体现中医药诊疗 RGERD 精、简、效、廉的优势。

239 从"乱气"理论辨治难治性胃食管反流病

胃食管反流病（GERD）的患病率逐渐增高，临床上有 10%～40% 患者使用双倍剂量的质子泵抑制剂（PPI）8～12 周后，烧心和（或）反流等症状无明显改善，称为难治性胃食管反流病（RGERD）。目前 RGRED 患病率不清，致病机制十分复杂，约占 GERD 的 40%。中医目前对 RGERD 病因病机的认识尚无统一的认识，大多数医家认为"气机逆乱、胃失和降"是其基本病机。学者黄飞霞等近年从《内经》"乱气"的角度研究 RGERD 的病因病机，并以"乱气则调之"论治此病，疗效尚可。

"乱气"理论来源

《灵枢·阴阳清浊》云："清浊相干，名曰乱气。"那何为清？何为浊？"受谷者浊，受气者清。清者注阴，浊者注阳。浊而清者，上出于咽，清而浊者，则下行……黄帝曰：夫阴清而阳浊，浊者有清，清者有浊，别之奈何？岐伯曰：气之大别，清者上注于肺，浊者下流于胃。"《素问·阴阳应象大论》云："清阳为天，浊阴为地；清阳出上窍，浊阴出下窍；清阳发腠理，浊阴走五脏；清阳实四肢，浊阴归六腑。"清阳浊阴与人体的天地相应，依据五脏和六腑的属性来区分。五脏六腑，皆以受气，营气归五脏，五脏受清气，故清者为营，卫气归阳腑，阳腑受浊谷，故浊者为卫。清阴营血，浊阳卫气各行其道，阴阳相随乃得天和，反之为逆为乱。"何谓逆而乱？""清浊相干，是谓乱。""清气在阴，浊气在阳。营气顺脉，卫气逆行。清浊相干，乱于胸中，谓大悗。"若"营卫相随，阴阳已和，清浊不相干"。清升而浊降，这是清浊活动的正常规律，也是人体气机"升降出入"的最主要的内容和形式。在正常情况下清气升而浊气降，阴阳调和，各循其道，脏腑可以发挥正常的生理功能。但是在病理情况下，清浊升降的正常活动受到影响，导致清阳不升、浊阴不降，甚或反其道而行之，这种清阴营气、浊阳卫气相逆、相犯，运行顺序紊乱，清浊升降出入的紊乱即称为"清浊相干"，也就是"乱气"。

《难经》云："气者，人之根本也。"按照气的来源、组成部分、分布部位和功能特点等的不同，主要分为元气、宗气、营气、卫气、脏腑经络之气。气是构成人体的最基本的物质基础，也是人体生命活动的最基本物质。人体的各种生命活动均需要通过气的运动变化来实现。由此，营卫之气的清浊相干可看作是狭义的"乱气"，而人体所有气之间的运行升降出入失常可看作广义的"乱气"。正如《左传·僖公十五年》云："乱气狡愤，阴血周作，张脉偾兴，外强中乾。"这里的"乱气"可泛指人体一切逆乱之气，也包括一切气机升降出入运行异常。

从"乱气"论治 RGERD 的理论基础

"百病皆生于气"，人体出现"乱气"时，气机升降失常，清浊相干，可发生种种病证。《灵枢·五乱》云："气乱于心，则烦心密默，俯首静伏；乱肺，则俯仰喘喝，接手以呼；乱于肠胃，则为霍乱；乱于胫臂，则为四厥；乱于头，则为厥逆，头重眩仆。"所以乱气可发生在全身上、中、下三焦，可涉及人体五脏六腑。而清浊相干之"乱气"，却最常发生于胃肠，如《素问·阴阳应象大论》云"清气在下，则生飧泄；浊气在上，则生䐜胀"。《诸病源候论·霍乱病诸候》云："阴阳清浊二气，有相干乱之时。其乱在于肠胃之间者，因遇饮食而变，发则心腹绞痛。"《济生方》亦云："脾气停滞，清浊不分，中焦为之痞塞，遂成呕吐之患焉。"可见所有胃肠疾病的发生机理均可责于清浊相干，即气机升降逆乱之"乱气"。

所以 GERD 的形成也是由"乱气"所生，只是乱气在中上焦（食管、胃），"清浊相干，气机逆乱，胃失和降"为其基本病机，病位在食管和胃，与肝、胆、肺、脾等脏腑功能失调密切相关。中上焦乱气，清浊相干，浊气在上不降，气逆而上则吐酸、嗳气、呃逆、呕吐、腹胀等，气逆化火，火热攻冲心胸则心慌胸闷、胸中灼热、胸骨后疼痛，部分患者气逆夹火热上冲至咽部则可见咳嗽、咽部不适。清气不升，见于下则出现泄泻、肠鸣、小便异常等。若治疗及时有效，气机升降恢复正常，则可清浊不相干，而阴阳相随病情缓解。若治疗不当，病情进一步发展，可出现上下逆乱、表里出入紊乱、痰瘀互结的 RGERD，最终病情反复，缠绵难愈。

从"乱气调之"的 RGERD 辨证论治

1. 肝气犯胃，胃气上逆——疏肝（胆）和胃　反酸、烧心为 GERD 的常见症状，与肝胆关系密切。对此，历代医家多有论述，如《素问·至真要大论》云："少阳之热，热客于胃，烦心心痛，目赤欲呕呕酸善饥。"《临证备要·吞酸》云："胃中泛酸，嘈杂有烧灼感，多因于肝气犯胃。"高鼓峰《四明心法·吞酸》云："凡为吞酸尽属肝木，曲直作酸也……然总是木气所致。"肝为脏，胃为腑，肝主疏泄，胃主通降，肝失疏泄，肝气逆乱，肝气升发太过，降不及，横逆犯胃，而可导致胃失和降，胃气上逆，而表现为反酸、呕吐、嗳气等。《灵枢·经脉》云"肝足厥阴之脉……属肝络胆"。厥阴肝经夹胃，布胁肋，循喉咙，故肝气疏泄不利时，可出现咽部灼热、胃脘不适、胸胁隐痛等症状。可见吞吐酸水、烧心等症状，虽出于胃，实当责之于肝，此为肝气逆乱犯胃，肝火随胃气上逆心胸所致，治当平肝疏肝和胃降逆。仅仅是单纯的肝气逆乱，可选用越鞠丸、四逆散化裁。但 RGRED 一般病机复杂，常出现气滞化火、气滞痰阻、气滞血瘀等变证。若是肝郁气滞化火，上腹部胀满、呃逆、反酸、口干口苦、烦躁明显的，可选用大柴胡汤和栀子厚朴汤加减。气滞痰阻、痰热结胸而胸痛、大便黏滞、舌苔厚腻的可合用小陷胸汤；气滞日久瘀血内生，胸痛部位固定，舌紫、舌下络脉迂曲的可选用血府逐瘀汤化裁。临床中有部分 RGERD 的患者反酸烧心症状多发生在夜间，凌晨 1~3 时（丑时）为厥阴经主旺"欲解时"，顾植山曾提出此时症状加重的患者，基本可以考虑病位在厥阴经，所以临床中症状发生或症状在夜间加重，病情呈现寒热错杂、虚实夹杂的 RGERD，常选用乌梅丸化裁。

2. 肺气不宣，胃失肃降——宣肺降胃　肺为华盖，居上焦，司呼吸，主宣降。《素问·六节脏象论》云："肺者，气之本。"《素问·五脏生成》亦云："诸气者，皆属于肺。"《灵枢·决气》云："万物之所以生者必由气，肺不主肃清，则一身之气皆滞也，故肺为气之总管。凡治气者，皆当论肺。"可见气机的升降与肺的关系密切。由于肺在诸脏腑中位置最高，虽然肺主宣发，但人体整体气机运行来看，肺以降为主。肺主宣发肃降，胃主降浊，肺胃之气皆以下降为和，并可互为影响。胃气不降可致肺气上逆，如《四圣心源》云"胃逆则肺金不降，浊气郁塞而不纳"；同时肺气上逆亦可促使胃气上逆，如《医部全录·呃门》云："阳明所受谷气，欲从肺而达表，肺气逆还于胃，气并相逆，复出于胃，故为哕。"若肺失宣降、脾胃升降失职，中焦气机阻滞则清浊相干而成乱气，乱于水谷之道而出现咽中梗塞如有痰凝、咳嗽气促、胸闷气窒、胸骨后背灼热疼痛、反酸嗳气、痞满呕恶等中上焦乱气的 RGERD。

食管属胃所主，为受纳食物的通道，叶天士《临证指南医案》云："气阻脘痹，饮下作痛，当开上焦。"若中上焦郁热结聚出现咽痛、咽中梗塞如有痰凝、吞咽不利、咳嗽、胸中灼热的 RGERD 患者，可宣发肺气而解中上焦郁热，使上焦气机宣畅，选用吴鞠通的上焦宣痹汤。若是胸中窒而烦躁失眠的，可合栀子豆豉汤；上腹胀满而烦躁的，可合用栀子厚朴汤；胸闷胸痛、舌苔厚腻的，可合小陷胸汤……治疗总的目的是使肺气得宣，胃气得降，升降有序则肺胃气逆之症除。

3. 脾气不升，胃气不降——升清（脾）降浊（胃）　叶天士在《临证指南医案》中指出"脾宜升则健，胃宜降则和"，脾胃为气血生化之源，也是周身之气运行的枢纽，脾主升清，胃主降浊，脾胃之病于升降二字尤为重要。李东垣在《脾胃论》所云"内伤脾胃，百病由生"。《脾胃论·长夏湿热胃困尤甚用清暑益气汤论》云："脾胃既虚，不能升浮……清气不升，浊气不降，清浊相干。"《医宗必读》亦云："大抵气血亏虚，复因悲思忧患，脾胃受伤，血液渐耗，郁气而生痰，痰则塞而不通，气则上而不下，妨碍道路，饮食难进，噎塞所由成也。"可见脾胃虚损，脾胃气机升降逆乱，上犯食管，可导致GERD 的发生，GERD 是脾胃病中动力障碍性疾病。《神农本草经疏》云"虚则气逆"。说明脾气不升，则胃浊不降，导致胃气上逆而出现反酸、嗳气、呕吐等症状。因此，升清（脾）降浊（胃）对于恢复气机升降十分重要。在临床中，常用补中益气汤或黄芪建中汤来补益中焦、升举脾气，根据情况稍佐少量枳实、厚朴等以通降胃气，再配合麦芽、神曲等以化中焦胃浊。升中有降，以升代降，促进脾胃气机运行正常。

验案举隅

蔡某，女，20 岁，2018 年 4 月 7 日初诊。主诉上腹胀痛、反酸、烧心 2 年，加重 3 个月。2 年前出现上腹胀痛、反酸烧心，西医诊断为 GERD，间断服用奥美拉唑肠溶胶囊，症状反复。近 3 个月情绪不佳后症状加重，刻下上腹胀痛，反酸、烧心，胸部灼热感，嗳气呃逆，烦躁，口干口苦，入睡困难，每晚仅仅睡 2～3 小时，睡眠浅易醒，食欲差，大便略干，小便正常，舌红苔黄略腻，脉弦。西医考虑存在焦虑症，给予口服抗焦虑西药及质子泵抑制剂艾斯奥美拉唑镁肠溶片，每次 20 mg，每日 2 次，治疗约 2 个月余，症状改善不明显。西医诊断为 RGERD。中医诊断为胃痛；吐酸。辨证为肝气犯胃，胃气上逆。治以疏肝理气，和胃降逆。治以大柴胡汤合栀子厚朴汤合栀子豆豉汤加减。

处方：柴胡 15 g，法半夏 10 g，黄芩 10 g，枳实 10 g，生姜 5 g，酒大黄 3 g，赤芍 10 g，党参 10 g，栀子 10 g，厚朴 10 g，豆豉 10 g，石膏 20 g。免煎颗粒中药，5 剂，每日 1 剂，开水冲服，分早晚 2 次服用。另外继续服用艾斯奥美拉唑镁肠溶片，每次 20 mg，每日 2 次。

二诊（2018 年 4 月 12 日）：患者上腹胀痛减半，烦躁减轻，口干口苦减轻，无反酸烧心，睡眠改善不明显，大便顺畅。原方继服 5 剂。

三诊（2018 年 4 月 19 日）：患者上腹胀明显减轻，饱餐后有少许饱胀感，烦躁减轻，轻微口干口苦，无诉反酸烧心，大便略软，睡眠仍差。改柴胡加龙骨牡蛎汤化裁 7 剂。停用奥美拉唑肠溶胶囊。

四诊（2018 年 4 月 26 日）：患者上腹胀进一步减轻，但夜间有胸骨后灼热、梗阻感，平卧时觉腹胀满，自觉气上冲，口干略口苦，睡眠改善不明显，多于凌晨 2 点钟醒来，醒后难以入睡，自觉乏力，转乌梅丸合栀子厚朴汤、栀子豆豉汤加减 7 剂，患者诸症明显减轻，睡眠改善。后间断门诊调治 2 个月，病情基本控制。

按：患者西医诊断为 RGERD 明确，西药治疗效果欠佳。究其病因，当是情志不畅而导致肝气郁滞失于疏泄，肝气横逆犯胃，导致胃气不降反升而出现上腹胀、反酸烧心、嗳气呃逆等症状，肝郁久而化火，故出现烦躁、口干口苦、失眠等肝胃郁热的表现。这里出现的乱气是肝胃气机失调。大柴胡汤为治疗少阳阳明合病的方子，具有疏肝利胆清胃降逆之功效，合用栀子厚朴汤、栀子豆豉汤以加强清降阳明、降逆消痞除烦的功用。治疗后"上腹胀、反酸烧心、嗳气呃逆"等症状减轻，但夜间睡眠改善不明显，多于凌晨 2 点易醒，气上冲症状明显，有乏力症状，结合患者病程久，病情复杂，已非单纯的阳证，虽然是年轻女性，却时常觉得乏力，结合"气上冲胸"、厥阴病欲解时加重，考虑病在厥阴经，改用乌梅丸联合栀子厚朴汤、栀子豆豉汤化裁，3 方合用可疏肝平冲降逆除烦、平调阴阳寒热虚实，诸症减轻。

RGERD 西药治疗效果不理想，且易迁延难愈。中医认为本病病位在食管、胃，与肝胆脾肺相关，其病因病机多为饮食不节或情志不调而致气机失调，符合《内经》"乱气"。此病清浊相干在中上焦，气机逆乱为本，酸水上逆、灼伤食管为标，故治疗当以调气顺气为本，制酸止痛以治其标。《内经》云"清浊相干者，以数调之"。也就是说气机逆乱者，当通过辨证论治，辨别哪个脏腑出现气机失常，通过调节气机升降，不使气机升降太过或不及而导致内生乱气。若乱气在胃、食管，如肝气郁，则调肝疏肝；如肺气逆，则宣肺理肺；如脾气虚，则健脾补脾。最终使得气行和顺、胃气和降，清浊不相干，病自除。

240　从化滞调气辨治腹泻型肠易激综合征

腹泻型肠易激综合征（IBS-D）是以腹痛、腹胀、腹部不适，伴随腹泻等症状为主要表现的一种功能性胃肠病，常持续反复发作，且发病机制尚未明确，严重影响患者身心健康。本病可归属于中医学"泄泻""腹痛""肠风"等疾病范畴。《素问·调经论》云"志有余则腹胀飧泄"，《素问·太阴阳明论》云："食饮不节，起居不时者，阴受之……阴受之则入五脏……入五脏则满闭塞，下为飧泄。"当时已经认识到本病与饮食不节、情志失调的相关性。至仲景《伤寒杂病论》，诸如四逆散、半夏泻心汤、葛根芩连汤、理中丸等治疗泄利名方为本病治疗开拓了思路。后世医家在此基础上也多有创见，如李中梓提出的"治泻九法"，张景岳"从肾论治"等。学者郑艺君等及其团队在多年临证过程中认识到，本病多由平素体弱、饮食失节、情志不畅等多种因素综合发病，气郁湿阻使其呈现慢性、反复发作的病机特点，故治疗时常从化滞调气角度入手，对改善临床症状、减少发作频率、提高患者生活质量方面获效明显。

气郁不畅致 IBS-D 反复发作

人体脏腑活动有赖气机运行，而气机贵在流通有序，《松峰说疫》云："天地有五运之郁，人身有五脏之应。结聚而不行，当升不升，当降不降，当化不化，而郁病作矣。"可知五脏皆可出现气郁为病，其中脾郁不能升清与 IBS-D 直接相关，即"清气在下，则生飧泄"是也。又因脾气升清离不开肝气的疏泄及肾气的煦养，所以本病与肝、肾也密切相关。

1. 脾胃气郁，升降失司　脾胃居于中焦，受盛化物，饮食水谷经胃之腐熟及脾之运化，生成水谷精微，并通过脾升清使饮食中精微部分上输心肺，残渣糟粕则依靠胃降浊功能下输大肠。生理状态下，脾升胃降，清浊分明，如《素灵微蕴》云"脾升则清气上达，粪溺无阻，胃降则浊气下传，饮食不呕"，可知中焦气机运行畅达、脾胃升降有序是清浊各走其道的关键。若饮食不节、过食生冷肥甘之物，可直接影响脾胃，使清浊不分，当升不升，当降不降，郁而不行，致清浊皆下走于肠，造成 IBS-D 腹泻反复出现。而中焦气郁日久，运化失常，又易水湿内生，阻滞气机，进一步影响脾胃运化，加重病情。

2. 肝气郁结，克犯阳明　肝为风木之脏，性主疏泄，喜条达而恶抑郁。肝失疏泄，则阳明胃与大肠均受影响，如《医经精义》云"大肠传导，全赖肝疏泄之力"。肝失疏泄，非但不能调畅气机，反而横逆乘土，妨碍脾土升清，胃土降浊，以及大肠传导功能，引起 IBS-D 疾病发生，《辨证录》云"脾乃湿土，畏肝之克，气不上升而下降，遂致成泻"，说明了肝木克土导致泄泻的病机。随着社会经济发展，生活节奏加快，社会生活压力增加，焦虑抑郁发病日益增加，使得情志刺激成为本病不可忽视的一环。

3. 肾气膹郁，胃关失阖　肾为先天之本，肾气充盛与否关乎全身气血运行，正如《难经·八难》所云："肾间动气，人之生命，五脏六腑之本，十二经之根，呼吸之门，三焦之原。"肾又为胃关，主司二便，《景岳全书》云"肾为胃之关，开窍于二阴，所以便之开闭，皆肾脏之所主"，故与本病密切相关。肾气上煦于脾，则荣养后天之本以助运化，上滋于肝，则可濡养肝木以助疏泄。肝肾同源，若肝郁日久，肾气不得通于肝，则肾气自郁；若惊恐伤肾，"恐则气下"，则肝失所养。总之，肾气膹郁，既会直接影响二便，也会通过影响肝脾，间接影响胃关开阖。

4. 气郁致变，诸症丛生　气为血之帅，气行则血行，然而 IBS-D 患者肝脾肾三脏气郁不畅，滞而不通，日久影响血运，导致气滞血瘀，如叶天士所云"初病在经，久病入络，以经主气，络主血"，即患病日久出现气血同病，病位由经及络，由浅入深，则可见腹痛时作，痛有定处。气有余便是火，IBS-D 者气机郁结，日久易滞而化火，肝体阴而用阳，最易为火所伤，使肝失条达柔顺之性，表现为急躁易怒；火热扰神，可见失眠多梦；火热伤阴，耗伤津液，津液亏虚，不能上润，则有口咽干燥；阴虚不能制阳，虚热内生，见五心烦热、潮热盗汗等，气郁化火伤阴，诸症丛生，致神魂不安，情绪不稳，进一步影响气机运行，以致痛泻反复。

湿邪阻滞致 IBS-D 缠绵难愈

脾为太阴湿土之脏，在天之六气与湿相应，同气相召，故以湿邪伤脾最多，害脾最深。脾虚失运，水湿代谢异常，下迫大肠，使 IBS-D 泻利时作；湿为阴邪，其性重浊黏滞，又阻气机，妨碍运化，令 IBS-D 病情缠绵难愈。

1. 同气相求，脾虚湿困　脾为土脏，行运化之功，以饮食精微滋养脏腑形骸，犹如土生万物。《素问·异法方宜论》云"中央者，其地平以湿""中央生湿，湿生土"，可知湿为土之性，五行中脾应土，因此湿气通于脾。脾运化水谷精微及水湿，又和湿气相通，若脾运稍有不足，湿气即易化为湿邪，害人致病，故脾运湿而恶湿，而脾、湿相应，因此湿邪伤人，也必困于脾。诸邪伤脾，皆可致泄，然而"无湿不成泄"，IBS-D 泄利以湿邪为主要病因。湿赖脾运，方能消散，当脾运不足，不能代谢水湿，湿邪下注大肠，出现泄下、便溏。湿土之气，同类相召，故内湿过盛又可引动外湿，导致脾土内外交困，为湿所伤，则泄利更作。脾虚不能运湿，化生湿邪，湿邪又反困脾土，影响脾运，二者相互加重，导致脾气渐衰，湿邪日盛，使 IBS-D 疾病脾虚湿困状态持续存在。

2. 湿性黏滞，病程缠绵　脾能运湿，依赖脾气的推动和升清作用，正如《医经溯洄集》所云"气行则水行，气滞则水滞"，表明水湿行化离不开气机运行，然而湿性黏腻，容易阻滞气机，可使脾升清不及，运化不能，水湿停聚，清浊不分，脾脏虽可自行调节，但由于气机受阻，升清功能难以恢复，终致脾土陷于腹泻频发的境况。《素问·生气通天论》云："阳气者，若天与日，失其所则折寿而不彰。"充分说明阳气和机体的整体生命活动有关，"太阴湿土，得阳始运"，直接指出了阳气与脾土运化的关联，然而湿为阴邪，易损阳气，可导致阳虚而不能温煦脾土，使脾运化无权，不仅出现水湿停滞，甚至还可见气血生化乏源，脏腑失养，进而降低整体功能。湿邪留滞，易变生痰邪，如《临证指南医案·卷五》云"一切诸痰，初起皆由湿而生"，说明湿可转化为痰。湿邪所变之痰，不仅胶着难解，加重气机阻滞，还可随气流行，无处不到，使 IBS-D 患者出现心慌、胸闷等多种兼症。湿邪阻滞，困遏脾土，并引起气滞、阳虚、痰浊等多种变化，致使 IBS-D 疾病虚实夹杂，迁延日久，病情难以向愈。

立化滞调气为 IBS-D 治疗之法

在对本病气郁湿阻的病机认识基础上，郑艺君团队提出化滞调气法治疗本病，化滞是消除影响脾运、妨碍中焦气机斡旋的湿滞之邪，调气则是调理运行失常、妨碍脏腑活动协调的郁滞之气，从"治病求本"出发，祛邪扶正，消除湿滞、气郁等病理改变，使湿去脾运，气机调畅，阴阳平衡，脏腑协调，痛泻则能逐渐向愈。

1. 行气解郁，以调肝为先　肝主疏泄，对全身气机的升降出入起着关键性调节作用，肝气郁结，疏泄失常，不能畅达气机，既横逆乘脾，又妨碍肾气布散，肝气受情志波动影响，时平时复，是导致 IBS-D 反复发作的关键。欲畅气机，首调肝木，调肝之法，又有疏肝解郁、柔肝缓急、行气活血等不同。

疏肝解郁，类以四逆散、逍遥散、柴胡疏肝散较为著名。临床常用的四逆散，方中柴胡疏肝解郁；枳实下气消滞，2 药一升一降，使清阳得升，浊阴得降，气机舒畅；白芍柔肝，柴胡理气，2 药配合，既养阴血以柔肝体；又防柴胡劫肝阴之弊；而白芍、甘草相配则可酸甘化阴，缓急止痛；4 药合用，共奏理气解郁，柔肝止痛之功。此方用药虽简，但配合精妙，于治疗肝脾不和十分切中要害，诚如《临证实验录》所云："肝木犯土之痛泄，其治莫如《伤寒论》四逆散。四逆散者，为肝气郁结、肝木乘土所设，非专治四末逆冷也。"肝气顺畅条达，疏泄有力，既助脾运化，又助肾气布散，令气机调畅，脏腑活动协调，可使 IBS-D 不易发作。气机失调，日久影响血运，致血瘀入络，腹痛时作者，治疗时重视行气以活血，用香附、青皮、佛手等解郁行滞的同时，配合郁金、姜黄、延胡索等既可行气解郁，又能活血止痛的药物，使气行血行，气顺血畅。气郁日久，滞而化火，伤阴耗液，致症状丛生，患者火象虽著，然火之源头在于气郁，若只见火治火，不重解郁，则如扬汤止沸，非其治也，用药时与薄荷、川楝子、夏枯草等寒凉之品以理气行滞，解郁清火，令气顺火消。通过调理气机，使气血阴阳调和平衡，各种兼症逐渐消除，机体状态稳定性增加，IBS-D 则不易被诱发。

2. 化湿除滞，以健脾为本　脾土为湿邪所滞，气机升降失调，以至不能分清泌浊，清浊俱走于肠，引起 IBS-D 腹泻发作。化滞之法，重在祛湿，湿去则脾运，方能使气机调畅，清浊可分。《医宗必读》云"脾土强者，自能胜湿"，因此祛湿若不注重健脾，则不能从根本上防止湿滞为患。故化滞之法，以健脾祛湿为主。临证时可用《明医杂著》中香砂六君子汤健脾化湿，方中参、苓、术、甘补益脾气；砂仁、藿香醒脾化湿，补脾、醒脾兼顾，可使脾气健旺，运化有力；而陈皮、半夏则既可燥湿，又能化湿邪变生之痰；木香则通散行气，使补而不滞，诸药相配，能够健运脾土、化湿行气，令湿去脾运，腹泻自止。若水湿过盛，可佐平胃散增强化湿之力。若患者少气懒言、神疲乏力，气虚明显者，酌加黄芪、山药以增强补气健脾之功。若有腹冷、口淡多涎等脾阳不足之象，则常配炮姜、益智、豆蔻等温阳散寒、健脾化湿。病情日久，见泄利无度、完谷不化，是脾肾阳虚，需伍附子、肉桂等温肾之品。

湿邪黏滞，不易速去，治疗还需使邪有出路，因此在健脾化湿的同时，投猪苓、薏苡仁、车前子等淡渗利湿之品，令湿从小便而去。此外，秦艽、防风、葛根、荆芥等风药升散透达，通阳化气，既能消散湿邪，又能畅通气机，为治疗 IBS-D 必不可少之良药，其中又以防风应用最多，因该药可同时入肝脾二经，不仅能祛湿止泻，还可解郁止痛，故为风药之首选。"脾健则湿邪得化，湿去则脾运有权"，补脾运脾使脾土健运，燥湿渗湿则湿去气畅，如此可恢复中焦气机升降，让清浊各走其道，下利能止，令 IBS-D 疾病逐渐消除。

验案举隅

患者，女，25 岁，2020 年 12 月 10 日初诊。因近两年腹痛、腹泻反复发作来诊。西医诊断为腹泻型肠易激综合征，服西药疗效不佳，近来因工作压力大症状有所加重。刻下每日排便 3～4 次，便前腹痛，便后痛减，伴排便不尽感，食凉则胃胀、胃痛，纳食一般，周身乏力，月经不规律，经期小腹隐痛，经色偏暗，带下异味，肢冷畏寒，眠可，舌红、苔薄腻，脉弦滑。中医诊断为泄泻，气郁湿阻、肝脾不和证。

处方：党参 15 g，白术 15 g，茯苓 30 g，猪苓 10 g，陈皮 10 g，法半夏 9 g，藿香 15 g，砂仁 12 g，炒薏苡仁 30 g，干姜 10 g，木香 12 g，炒谷芽 30 g，炒麦芽 30 g，柴胡 6 g，香附 12 g，赤芍 12 g，牡丹皮 12 g，延胡索 15 g，枳壳 15 g，防风 9 g。7 剂，每日 1 剂，水煎分 2 次服。

二诊（2020 年 12 月 25 日）：诉服药后症状明显减轻，故守方继进。

三诊（2021 年 1 月 11 日）：排便次数较前减少，1 日 1～2 次，排便前腹痛发作基本消失，仍不敢食凉，乏力，纳眠尚可。舌淡苔薄白，脉弦。上方去延胡索，改茯苓为 20 g，加高良姜 10 g，14 剂。3 个月后对患者随访，诉症状缓解，未再发作。

按：患者 IBS-D 反复发作 2 年余，素来食凉则胃痛，脾胃本不足，运化之力不及，湿邪内生，气机升降失常，清阳不升，浊阴不降，而见泄泻。近来又因压力增加，导致肝气郁结，疏泄失常，横逆乘脾，加重病情。是证脾虚湿阻与肝气郁结并见，故治疗用健脾化湿、疏肝理气之法，以祛除滞邪，畅达气机，方选经验方化滞调气汤化裁，方中用香砂六君子以健脾助运，取四逆散方义，以疏肝解郁，酌加香附、防风以增强解郁之力。配薏苡仁、猪苓淡渗利水，使邪有出路；脾虚无力运化水谷，以藿香、麦芽、谷芽以醒脾开胃，化滞和中；湿阻日久，耗伤阳气，致中焦虚寒，用干姜以温脾散寒；气滞则血瘀，故伴经行腹痛，投牡丹皮、延胡索以活血化瘀。全方肝脾同调，气血兼顾，扶正祛邪，二诊诸症改善，故守方继进，三诊仍见食凉后不适、乏力，加高良姜以增强暖脾祛寒功效，痛泻基本消失，故茯苓减量，去延胡索。诸药合用，标本兼治，立足气郁湿阻的病机特点，共奏解郁化湿，调和肝脾之功，使气机畅达，脾运湿除，清浊可分，疾病能愈。

IBS-D 反复发作、缠绵难愈，严重影响患者生活质量。诸多医家对本病论治，从肝脾不和入手，突出脏腑相关性，郑艺君团队在多年临证经验基础上，提出本病气郁湿阻为主要病机特点，将脾胃气郁、肝气郁结、肾气膹郁归纳于气郁病机，融合了脏腑辨证的思想。本病以泄泻为主要临床表现，"无湿不成泻"，湿邪是本病发病的主要病因，湿阻气机也是本病的重要病机特点，不容忽视。气郁不畅及脾虚湿困可致脏腑活动失调，气血阴阳失和，是造成 IBS-D 反复发作、久病不愈的主要原因。因此，以气郁湿阻概括其病机特点，不仅全面囊括了本病发展过程中的脏腑特性，也点明了病邪特征，立法选方更具指导性。治疗时以化滞调气为大法，用疏肝调气解郁之法，使脾受到肝气正常疏泄及肾气充分滋养，恢复中焦气机升降，行健脾祛湿化滞之策，使湿去脾运，脾旺湿除，从根本上消除气郁、湿滞，恢复脏腑功能，则泄泻可愈。

241 从调气安神辨治腹泻型肠易激综合征

  肠易激综合征（IBS）是最常见的功能性胃肠病之一，主要表现为腹痛、腹胀、排便习惯和（或）大便性状改变，其全球发病率达 11.2%。按照患者大便性状不同将 IBS 分为便秘型、腹泻型、混合型、不定型，其中腹泻型肠易激综合征（IBS-D）是发病率最高的分型，约占 40%。IBS-D 归属中医学"泄泻""腹痛"范畴，由内外邪气导致气机失调及脏腑功能紊乱引起五神不安是 IBS-D 的重要病机。学者吴宝麒等探析了"调气安神"治疗 IBS-D 的中医诊疗思路。

IBS-D 与气机五神

  1. 气机失调是 IBS-D 的基本病机 气机，即气的运动，主要表现为气的出入升降。气的有序运动是人体阴平阳秘正常运转的必要条件之一。若气的运动被邪气阻滞，气之升降出入失调，则会导致人体平衡被打破，出现一系列病变。IBS-D 主要由于各种内外邪气导致腹中气机不畅，不通则发为腹痛；脾气升清不能，陷而为泄。六淫常作为 IBS-D 的初发因素或症状加重的诱发因素出现。邪气若在数日间祛除，则表现为急性腹泻；若邪气久滞于肠，或邪气虽去而正气伤后长期不复，形成宿根，则演变为慢性疾病，发为 IBS-D。

  2. 五神不安是 IBS-D 的重要诱发因素 IBS-D 患者常伴有五神不安的病理状态，是患者 IBS-D 反复发作、迁延难愈的重要诱发因素。五神，即神、魂、魄、意、志。《灵枢经·本神》云："两精相搏谓之神，随神往来者谓之魂，并精而出入者谓之魄。"神可理解为人可主动控制的自由意志，魂可理解为潜意识及情感系统，魄可理解为人体本能以及自主神经系统。三者共同组成五神的基本架构，三者任一受损均会造成意志、情感、本能出现障碍，发生身心疾病，出现不寐、多梦、坐立难安，以及腹痛腹泻等躯体化症状。意、志则为神、魂、魄基本架构上的高级社会生物功能的补充。"心有所忆谓之意，意之所存谓之志"，人的基于记忆、好恶及外物刺激产生的临时意向、冲动为意，其中相对持久地保存下来，作为目标志向的则为志。过度的思劳可能导致意受损伤，失去对内外事物的兴趣，并难以控制自身。若志受损伤，则患者难以做出长远规划和决定，甚至难以坚持治疗。

  现代研究亦表明，IBS-D 患者多合并焦虑抑郁状态，其发生率为健康人群的近 3 倍；而焦虑抑郁等负面情绪又可通过下丘脑-垂体轴破坏脑肠稳态，使患者腹痛、腹泻等胃肠道症状的发生率增加 2 倍。这种精神-躯体的双重症状使 IBS-D 患者病情陷入恶性循环，是其病情复发的重要原因。

调气安神法治疗 IBS-D

  1. 调气止泻，详辨病邪之由来 邪阻经络，滞碍脾胃气机则为气滞，若原发病邪得去，则气机调畅，泄泻自除。调气应当详细辨别阻滞气机的邪气性质，"知犯何逆，随证治之"，IBS-D 外邪主要涉及风、寒、湿、热，内邪主要涉及食积、痰饮、瘀血等。

  （1）风邪：风善行数变，若风邪留滞，患者腹痛常痛无定处，游走不定。《素问·阴阳应象大论》云："春伤于风，夏必飧泄。"《脉因证治》云："风泄，久风为飧泄，乃水谷不化而出也。"《医经溯洄集·四气所伤论》云："风盖天地浩荡之气，飞扬鼓舞，神速不恒。人身有此，肠胃之职，其能从容传化泌别而得其常乎。故水谷不及分别而并趋下，以泄出也。"久风肆于肠间，患者排便紧迫，或呈喷射状，或便中带泡沫。治疗风泄重用防风 15～30 g，配芍药、黄芩，共成防风芍药汤以祛风止泻。

（2）寒邪：若寒邪留滞，常腹部冷痛，得温则减，《丹溪心法·泄泻》云："寒泄，寒气在腹，攻刺作痛，洞下清水，腹内雷鸣，米饮不化。"患者二便澄澈清冷，腹痛较重，可用理中汤化裁（太子参、干姜、白术、炙甘草）主之，寒邪尤重者加炮附子增强其温中散寒之效。

（3）湿邪：若湿邪留滞，常表现为大便黏腻不实，肢体困重。《卫生宝鉴·泄痢门》云"夫脾为五脏之至阴，其性恶寒湿。今寒湿之气内客于脾，故不能裨助胃气，腐熟水谷，致清浊不分，水入肠间，虚莫能制，故洞泄如水，随气而下，谓之濡泄。"可投藿香 30 g、佩兰 30g 化湿止泻。湿邪较重者，再投五苓散以渗湿止泻。

（4）热邪：若热邪留滞，常表现为泻下急迫，二便浑浊，肛门或有灼热感。经云"暴注下迫，皆属于热""水液浑浊，皆属于热"；《古今医鉴·泄泻》云："热泄，所下粘垢，小便赤涩，脉数烦渴"。此时当清热止泻，方用葛根芩连汤，方中君以葛根，先煎使其"解肌之力优而清中之气锐"；臣以黄芩、黄连清热燥湿止利；使以甘草调和诸药，缓急调中。四药合用，共奏清热导滞止利之功。

（5）食积：食积所致腹泻常有腹痛且大便臭秽，腹部拒按，食则痛甚。可加焦三仙，或加炒谷芽、炒麦芽以消食和胃止泻。

（6）痰饮：痰饮所致腹泻常时作时止，其脉弦滑，可用瓜蒌、法半夏，开结涤痰；又因痰饮常与热搏结，形成汪昂所谓"热痰塞胸"，则加用黄连，即以小陷胸汤清热涤痰，痰热去而泄泻自止。

（7）瘀血：患者久病成瘀。由于瘀之成因各异，变证多端，治疗应首审瘀血之时日近久，以精确把握祛瘀力度，防止活血力过而伐伤正气。对于瘀血初结者，投桃红四物汤即可，方用桃仁、红花为君，功能活血化瘀；生地黄、当归补血活血；川芎行气活血；白芍活血柔肝止痛，有热者可用赤芍凉血清肝。对于血瘀日久入络者，可用血肉有情之品如地龙、水蛭，破瘀剔络，2 药药力峻猛，当少量使用，中病辄止，恐久用耗正气，又生他变。瘀者常腹痛较重，则以大剂芍药甘草汤配醋延胡索缓急止痛，重者炒白芍、炙甘草可用至 60 g，醋延胡索用至 30 g。

2. 安神止泻，兼顾五神之清明

（1）安心神：心藏脉，脉舍神。《素问·六节脏象论》云："心者，生之本，神之变也。"若患者心火亢盛，常出现心烦不寐；心与小肠相表里，心火下移小肠则溲赤，小肠泌别清浊功能失司则泄泻，导赤散主之，方中生地黄、木通、竹叶、甘草清心除烦，使热自小便而出。对于心火亢盛、神无所依者，可以安宫牛黄丸清其宫火，以挽其神。需注意服用安宫牛黄丸后常致患者泄泻次数增加，此为热自大便而出。宫火去、心神复则泄自除。应提前告知患者，去其疑虑，且注意中病即止，勿使大寒之品败伤脾胃。

（2）调肝魂：肝藏血，血舍魂。《素问·六节脏象论》云："肝者，罢极之本，魂之居也。"肝魂不安，肝气乘脾可致腹痛、泄泻；脾意虚弱，肝血生化乏源，亦常招致肝魂失舍，出现情志失调、不寐等症状。肝郁者当疏肝解郁。然疏肝药多性温，而脾胃病中情志不舒者常肝火亢盛，若用柴胡等品恐劫肝阴，唯郁金性寒，功擅疏肝清火。此外，花类药常在调节情志方面有独到的功效。花者性多轻扬升散，芳香走窜，最入肝经，其开郁之效尤佳，如玫瑰花、白梅花、合欢花等。肝魂又常影响夜寐，唐容川云："昼则魂游于目而能视，夜则魂归于肝而能寐。"寐差者，则牡蛎、首乌藤合用安神。阴阳不交，肝火亢盛者，常用法半夏、夏枯草合用以安其眠。《冷庐医话》引《医学秘旨》云："半夏得阴而生，夏枯草得至阳而长。"二夏配合名双夏汤，使阴阳调和，自然眠安。

（3）定肺魄：肺藏气，气舍魄。《素问·六节脏象论》云："肺者，气之本，魄之处也。"《内经》将肛门称之为"魄门"。肺藏魄，与大肠相表里，魄伤则魄门不闭，如江河闸门大开，舟楫倾出而为泄。对于肺气不足，魄无所定者，则以大剂黄芪，用量 30～120 g，峻补肺气以定其魄。

（4）抚脾意：脾藏营，营舍意。脾虚意舍不清，思不能出则健忘。对于脾虚泄泻者，可用平胃散化裁。平胃散出自《简要济众方》，原方为炒苍术、厚朴、陈皮、炙甘草，临床可改用苍术、白术共用，疗效更佳。炒白术长于健脾，炒苍术长于燥湿；厚朴苦温燥湿，又可芳香化湿；陈皮可改为枳壳，枳壳与陈皮均为橘类行气药，其功效相似，而枳壳行气化痰之力更强，为行气除痞之要药，且不似枳实之峻猛耗气。脾为湿脏，喜燥恶湿，脾虚常致水饮结聚，枳、术同用，亦有金匮枳术汤治水饮停滞于胃所致心下坚之意。

（5）扶肾志：肾藏精，精舍志。若久病及肾，脾肾阳虚泄泻者，子时后阳气萌动，与丑时之阴寒交加，阳气升发受阻，每至五更发为泄泻。患者常畏寒肢冷，小腹冷痛绵绵，得温则减，腰膝酸软，可用四神丸加减主之，方中补骨脂、肉豆蔻、五味子、吴茱萸温涩并用，以温为主，温补脾肾、涩肠止泻。

3. 情志引导，以达身心之同调　IBS-D 为脑肠互动异常疾病，慢性压力、童年创伤等可造成情绪困扰的因素均可诱发或加重 IBS-D 症状，故除药物治疗，尤应注意对患者精神层面的引导教育。所谓"药以治病，医以疗心"，通过耐心听取患者倾诉，同时嘱患者修炼自身，心平气和，达到身心双重治疗的目的。

验案举隅

患者，男，56 岁，2020 年 10 月 15 日初诊。主诉间断腹痛、腹泻 3 年。患者于 3 年前夏季于劳作大汗后直吹空调并饮用冷饮，后即感到腹中雷鸣，腹痛里急，当日解水样便 5～6 次，自行服用蒙脱石散，约 1 周缓解。此后间断腹痛腹泻，曾就诊于某三甲医院，行肠镜检查全结肠未见明显异常。予匹维溴铵片 150 mg，每日 1 次口服，服用半个月后因疗效不佳停药。刻下症见脐周腹痛，腹胀，纳差，略有口干口苦，渴喜热饮，畏寒肢冷；肛门有重坠感，大便每日 2～4 行，小便黄，眠差。患者平素性急易怒，观其神情紧张，坐立难安。近半年体重无明显变化。查体无异常；舌淡胖大边有齿痕、边尖红赤，苔黄厚腻，脉弦滑。辅助检查均未见明显异常。西医诊断为 IBS-D；中医诊断为泄泻、中焦气滞、宫火扰神证，治以调气安神。

处方：补骨脂 30 g，肉豆蔻 30 g，枳壳（后下）30 g，厚朴（后下）30 g，郁金 18 g，炒苍术 10 g，炒白术 10 g，炒谷芽 30 g，炒麦芽 30 g，生黄芪 45 g，藿香 30 g，佩兰 30 g，炒酸枣仁 60 g，夏枯草 45 g，清半夏 10 g，干姜 10 g，黄连 8 g，黄芩 10 g，太子参 30 g，生姜 6 片，大枣 3 枚。6 剂，每日 1 剂，水煎 300 mL，分早晚 2 次服。另自备安宫牛黄丸 1 丸，随汤药服下，嘱服后当下利，勿再服。嘱患者忌生冷、油腻、辛辣刺激，保持心情舒畅。

二诊（2020 年 10 月 22 日）：患者诉服安宫牛黄丸后 2 日内，间泻十余次，泻后顿觉心烦明显减轻，腹泻好转，大便每日 2 行，但仍黏腻。眠可，苔腻已减，脉仍弦滑。上方加皂角刺 10 g、晚蚕沙 10 g 化湿，加玫瑰花 30 g 疏肝解郁。继服 12 剂。煎服法同前。

三诊（2020 年 11 月 5 日）：患者腹泻止，大便每日 1 行，偶饮冷水时略有腹痛。舌淡胖大边有齿痕，苔薄腻，脉弦滑。去藿香、佩兰，继服 12 剂，巩固疗效。

按：本病患者情况复杂，虚实寒热兼夹，其虚寒在脾胃，实火在心神。脾主肌肉，患者 3 年前劳作大汗后，肌肉已疲，玄府大开，直吹冷气本已易致寒邪入体；又入冷饮，直折其脾阳。寒饮留滞于内，困阻脾气之升清，清气不升，反携水谷直下大肠，发为泄泻。故本病中焦气滞、脾胃虚寒为其基本病机，表现为舌淡胖大有齿痕，苔厚腻，脉滑；又因中焦斡旋失司，肾水不能上济心火，使心火独亢，加之平素性急易怒，其肝魂之火素盛，故又表现有寐差、舌边尖红、苔黄脉弦等宫火实热之象。宫者，心包也，为心主之宫城，火亢则心主不能安居其宫。纵观其病机，中焦气滞，此滞为虚；宫火扰神，此火为实。患者神情紧张，坐立难安，其神已不堪宫火之扰；又中焦虚寒不可久耐寒凉之药，故当以雷霆之势直折其火，中病辄止；再以寒热平调之剂调护中焦，补其虚以通其滞。

用药中先以安宫牛黄丸折其宫火，宫火去则心神安，心烦自止；又恐大寒大凉之品再伤本已虚寒之脾胃，故仅服 1 丸令宫火自下利而出，则急停之不可再服。汤方中君以补骨脂、肉豆蔻，此为二神丸，温涩并用，补脾益肾；臣以炒苍术、炒白术健脾燥湿；佐炒谷芽、炒麦芽消食和胃，郁金疏肝清火，枳壳、厚朴调畅气机，炒酸枣仁安神养血，夏枯草一可配郁金清肝泻火，二可伍清半夏助眠；因患者肛门重坠，当是气虚下陷，以黄芪补气升阳，定其魄门；舌苔厚腻以藿香、佩兰芳香醒脾、化浊止泻，并入半夏泻心汤辛开苦降以调错杂之寒热。全方共奏温中调气、安神定魄之功。二诊患者诸症已减，只需对症加减，在一诊方中加化湿药对皂角刺、晚蚕沙，对大便黏腻者有桴鼓之效。玫瑰花解郁调神，并能醒脾化瘀，进一步调理患者神志。三诊时患者苔已不厚，湿浊已不似前盛，因"大泻之后，必多亡阴"，故去藿香、佩兰防止芳燥伤阴。后随访已愈。

242　从阳化气，阴成形辨治溃疡性结肠炎

"阳化气，阴成形"是中医理论的基础，在《素问·阴阳应象大论》即有论述，文中详细地论述了阴、阳二者的关系，指出了阴阳是一切生命活动的基础，阴阳平衡协调是治疗疾病的重要依据。明代医学家张景岳也提出"阳动而散，故化气，阴静而凝，故成形"。后世诸多医家对于"阳化气，阴成形"的生理病理也均有不同的论述。阴阳是一种功能属性，阳气易动，阴气易静，"阳化气，阴成形"是物质的动态与静态、气化与凝聚、分化与合成等的相对运动，是阴阳平衡的原动力，是能量的储存与释放的相互依存、相互转化的原动力，与现代医学的新陈代谢观是一致的，对疾病的诊疗有重要的指导意义。学者朱伟宁等对古今医家在"阳化气，阴成形"理念下指导溃疡性结肠炎的经验进行了概括总结，并重点归纳以"阳化气，阴成形"理论指导下"通阳化气、温阳补气、调整阴阳法"治疗溃疡性结肠炎的临床治疗方法。

阳化气，阴成形的理论基础

1. 阳化气，阴成形的理论溯源　古今思想家对阴阳概念有着深入的研究。阴阳是中国古代文明中对蕴藏在自然规律背后的、推动自然规律发展变化的基础因素的描述，是相互对立、相互联系，在一定条件下又可以相互转化的一种关系。阴阳是一切生命活动的原动力，中华民族最朴素的文化中对阴阳就有全方面的概括。阴阳起源于生活，与一切生命活动息息相关，面对的内外、上下、寒暖、光明黑暗、畏寒怕热等都是阴阳的概念。自然界万物的产生、发展和变化，离不开阴阳的相互作用。阳主动而散，可促进万物的气化。阴主静而凝，可促进万物的成形。化气与成形，是物质的两种相反相成的运动形式，也就说明阴阳对立与消长是事物本身所固有的，是宇宙间一切事物内部所固有的，是对立统一的运动。自然界的白昼与黑夜、天气的晴朗与阴雨、气候的炎热与寒冷、一年四季的季节变化等一系列现象，都是阴阳相互对立统一的具体体现，同样在疾病的发生发展过程中，寒证与热证、外感与内伤亦是如此相互转化、互根互用的，这一理论为后世疾病的诊断与治疗奠定了坚实的基础。

2. 阳化气，阴成形的功能定位　"阳化气，阴成形"的概念首见于《素问·阴阳应象大论》，文中对阴阳的功能进行了一个简要的论述，对阴阳的动态变化也进行了系统的阐述。依据阴阳的概念以及后世的研究，我们清楚地意识到，具有温热、上升、外向的特性的物质多属阳，具有寒冷、下降、内守的特性的物质多属阴。自然界的万物都是由阴阳组成的，阴和阳是物质气化凝聚的相对运动。明代医家李中梓《内经知要》云："阳无形，故化气；阴有质，故成形。"张景岳云："阳动而散，故化气，阴静而凝，故成形。"他认为阳具备动和变的特性，凡是表现在气化运动的功能方面而肉眼不见其形质者，属于阳（化气）的特性；阴具有主静、凝聚有形的特性，凡相对静止，不见其运动变化，只见其形质者，为阴之属性。凡是可见其形质，即物质的凝聚状态，而在气化运动方面不显者，则属于阴（成形）的特性。

阳主动而散，促进万物的气化，能化阴为气。阴主静而凝，促进万物的成形，能凝聚成形。由此可见，精血津液转化为气，需要依靠阳的气化作用；由气转化为精血津液，离不开阴的成形作用。自然界万物的生生化化，人体生理活动过程中的新陈代谢，都可以概括成"阳化气，阴成形"的过程。人体的生命活动就是在阳气与身体阴精的各自发挥功能的基础上，不停地进行"阳化气"和"阴成形"。

阴阳失衡是溃疡性结肠炎的基本病机

1. 古今对阳化气，阴成形疾病观的认识　人体是由阳气阴精构成的生命体，阴阳平衡能有序地推动着人体的各项生命活动正常进行。《素问·生气通天论》中指出"阴平阳秘，精神乃治"；"阴者，藏精而起亟也；阳者，卫外而为固也"。《素问·阴阳应象大论》在提出"阳化气，阴成形"理论的同时还系统论述了阴、阳其中一方偏胜偏强导致疾病产生的机制。"阴平阳秘，精神乃至"是人体处于正常健康状态的阴阳平衡，但只要阴阳的一方偏盛或偏衰，就会打破阴阳之间固有的平衡，一旦平衡被打破，就会影响到"阳化气，阴成形"功能失常，人体生命活动偏离正常的轨迹，从而导致疾病的发生。

朱丹溪在《丹溪心法·火》中所云"凡气有余便是火"，"阳化气"过盛，则表现为气的功能亢盛，即如火为阳，火热消灼形体则可见形体消瘦。"阳化气"不足，则表现为脏腑功能减退，气化不足，津液不能正常输布和排泄，则可导致阴津凝敛成形过度的表现。宋清江指出新陈代谢是人体生命活动最基本的特征，"阳化气，阴成形"是人体阳气阴精的主要功能，都能直接参与人体的生命活动，两者在参与人体生命活动中的意义是一致的。张学娅等认为在人体的小宇宙中，"阳化气，阴成形"发挥着至关重要的作用，是维持人体新陈代谢、发挥跑跳行走，乃至激发思维活动的重要动力，"阳化气，阴成形"的恒动观也体现了古代中医学派的"圆运动论"。

2. 阳化气，阴成形与溃疡性结肠炎的关系　溃疡性结肠炎临床多见，主要是肠道黏膜的慢性、炎症性、溃疡性病变，该病涉及脾、胃、肠、心、肾等多个脏腑，本病病机特点较为复杂，概括起来不外乎寒热错杂、本虚标实，临床中因寒热夹杂出现，病因复杂，使溃疡性结肠炎难愈。而寒邪与热邪交杂发病的本质即是"阳化气，阴成形"功能的失常，是阴阳平衡失调的延伸。溃疡性结肠炎临床主要症状为腹痛、腹泻及黏液脓血便，因溃疡性结肠炎的主要病机为寒热错杂，阴阳失调，"阳化气，阴成形"功能的失常出现一系列症状体征，阳化气不足，使温煦及运化功能失常，水液代谢失调，从而出现腹痛、腹泻等不适。阴成形太过，阴凉物质凝聚，出现黏液及脓血便等病理产物。张晓云等以中医辨证论治为基础，以寒热并用、清上润下、温通并行、平调阴阳的方法治疗溃疡性结肠炎。通过中医药治疗，调整阴阳，使阴阳自和，疗效显著。刘大铭等提出难治性溃疡性结肠炎的病机关键主要为脾肾两虚，湿浊稽留，气血同病，寒热错杂，虚实并见，也说明溃疡性结肠炎与阴阳失调关系密切。戴彦成等认为在溃疡性结肠炎的治疗上，中医中药、针灸、中药灌肠等疗效肯定，作用稳定，复发率低，且不良反应小。

"阳化气，阴成形"除与溃疡性结肠炎关系密切外，还与其他内科疾病的形成关系密切。如甲状腺功能亢进症患者，因"阳化气"过度，出现情绪激动、焦虑不安、食欲亢进、多汗、心动过速等过度的表现，同时因"阴成形"不足，又出现消瘦、体重减轻等不足的表现；肾病患者，由于"阳化气"不足，肾的气化、温煦、固摄作用不足，从而出现体力下降、怕冷、性功能减退等不足的表现，同时又因"阴成形"过度，而出现颜面及四肢水肿、舌体胖大等过度的表现。

基于阳化气，阴成形理论下的调整阴阳疗法

《素问·阴阳应象大论》云："善诊者，察色按脉，先别阴阳。""水为阴，火为阳。阳为气，阴为味。味归形，形归气……壮火之气衰，少火之气壮；壮火食气，气食少火；壮火散气，少火生气，气味辛甘发散为阳，酸苦涌泄为阴。"体现了阴阳互根互用和相互转化的辨证关系，为后世治疗奠定了理论基础。同时也将中医经典理论"补阳要从阴中求阳，补阴要从阳中求阴"的理论很好地运用到临床实践中，强调了阴阳平衡及调整阴阳的重要性。金丽提出"阳化气，阴成形"的生理作用表现为"气化"，为人体生命活动之根本。在疾病的诊疗过程中，"气化"失常的诊断与纠正，当是中医诊疗学的灵魂与支柱，是需要紧紧把握的理念。

当代许多医家对于"阳化气，阴成形"理论治疗溃疡型胃炎都有相同看法。施茵等提出使用隔药灸治疗溃疡性结肠炎疗效显著，其治疗机制也是灸补脾胃，通过调整阴阳的方法达到治愈疾病的目的。麻树文重视阴阳的辨证关系，提出在日常的饮食中要注意食物的气与味及浓与淡，荤素搭配，寒热相兼，阴阳相辅，合理膳食，才能达到"阴中求阳，阳中求阴"的效果。杨阔等自拟升阳益胃汤，利用动物实验验证气足阳升、阴阳相济在溃疡性结肠炎中的治疗效果，通过抑制炎症反应达到治疗疾病的目的。通阳化气法在消化系统疾病的临床应用中疗效显著。刘信才提出慢性溃疡性结肠炎患者使用芍药汤联合痛泻要方加减治疗，效果显著。庄小津等对应用灌肠治疗与针灸、穴位贴敷等其他中医外治法联用等方面探究近五年中药灌肠治疗溃疡性结肠炎的最新进展情况进行了系统的总结。

验案举隅

患者，男，59岁。腹痛、便血1年，近1个月来腹痛、便血明显加重，大便每日5～6次，质地稀夹黏液脓血，伴里急后重，感肛门重坠不适，伴乏力不舒，时口干，纳食可，睡眠安，小便正常。检查：腹软，右下腹压痛，无反跳痛，墨菲征阴性，麦氏征阴性，肝肾区无叩击痛。诊断为溃疡性结肠炎。

处方：黄连8g，干姜6g，炒白术6g，炒白芍5g，陈皮6g，防风6g，蒲公英8g，败酱草8g，马齿苋8g，白头翁8g，三七3g，白及8g，青黛3g，仙鹤草5g，当归3g，黄芪5g，炙甘草3g，党参8g。以此方随症加减治疗3个疗程，腹痛、便血明显改善，其余症状也呈缓解趋势，继续服用3个疗程，痊愈，半年后随访无复发。

按语：本方以通阳化气，温中补气，调整阴阳为总的治疗原则。方中干姜为君药，干姜主入脾胃而长于温中散寒，为温暖中焦之主药。黄连为臣药，功能清热燥湿、泻火解毒，干姜与黄连相配一阳一阴，一温一清、一寒一热，共奏清热祛湿，温中健脾之功；党参功能补脾肺气、补血、生津；黄芪功能补气健脾、升阳举陷、益卫固表、利尿消肿、托毒生肌；炒白术功能益气健脾、燥湿利水、止汗、安胎，主归脾、胃经，以健脾、燥湿为主要作用；白芍功能养血敛阴、柔肝止痛、平抑肝阳，若与木香、黄连通用，可治疗泻痢腹痛；陈皮功能理气健脾、燥湿化痰，本品辛行温通，有行气止痛、健脾和中之功。诸药配合，将温中补气、清热燥湿的作用发挥得淋漓尽致，也是对"阳化气，阴成形"理论最完美的诠释。

阴阳是自然界一切生命活动的基础，而"阳化气，阴形成"是对阴阳功能定位和作用机制最精准的概述，是人体正常活动的原动力。"阳化气，阴成形"在疾病的发生、发展、变化、诊治、转归乃至疾病的预防中有着重要的指导意义。通过研究，发现古今众多医家均将"阳化气，阴成形"作为疾病诊治最基本的理论指导，以此理论治疗溃疡性结肠炎不在少数，且疗效显著。朱伟宁结合古今医家及自身临床经验，以通阳化气、温中补气、调整阴阳为总的指导原则治疗溃疡性结肠炎，疗效显著。

243　从气理论探析水肿辨治

　　"气"属于中国古代的哲学范畴，包括自然界之清气、六淫邪气（风寒暑湿燥火）、人体五脏精气等。由于气的运动变化是万物运动变化的肇基，万物的运动首先是气的运动变化。人体疾病的发生、发展亦首先因之于气的异常变化，人体之气的失常变化万千，可因于气的生成不足，发为气虚；也可因于气的升降出入运动失常，而为"气机失调"，包括气滞、气逆、气陷、气闭、气脱等。一般来说，这里的"气虚"与"气机失调"之"气"指人体五脏之精气，元气、宗气、营气、卫气由五脏生化和贮藏。水肿是中医学以症状命名的一个疾病，《诸病源候论》将其描述为"目里上微肿，如新卧起之状，静脉动，时咳，股间冷，以手按肿处，随手而起，如物里水之状，口苦舌干，不得正偃，偃则咳清水；不得卧，卧则惊，惊则咳甚；小便黄涩是也"。历代医家对水肿的病机认识不尽相同，但其核心总不外气虚与气机失调。学者王萌萌等基于中医"气"理论探析了的水肿辨治

气机失调

　　1. 肺气失于宣发肃降　《素问·灵兰秘典论》云"肺者，相傅之官，治节出焉"。其中肺主治节的功能主要体现在气的升降出入有序进行，也就是气的向上宣发和气的向下肃降的正常运行。通过肺气向上升宣和向外布散的作用来实现肺的宣发，通过肺气向下通降的作用来完成肺的肃降，肺气升降运动正常则宣发肃降功能正常。宣发和肃降对于体内水液的运行、输布和排泄起着疏通和调节作用。宣发使水液向上、向外布散，外达皮毛肌腠，并通过汗和呼吸排出体外。肃降使水液向下、向内输送，通过肾和膀胱的气化，化为尿液，排出体外。六淫邪气中，风邪居首位，风为阳邪，易袭阳位，故风邪致病常侵袭人体的头面、咽喉、皮肤等属阳的部位，而肺主皮毛，咽喉为肺之门户，因此，风邪外袭最易使肺失通调。风为百病之长，风邪常为其他外邪致病的先导，寒、湿、热等邪气依附于风邪侵袭人体。如风寒、风热、风湿外袭，引起肺气向上升宣、向外布散或向下通降的运动异常。水液向上、向外输布失常，水液内停，出现眼睑头面先肿，继而遍及全身，小便短少，兼有恶寒无汗、咽喉痛。与此同时，水液的停聚亦会影响气的运行、津液的输布和排泄受阻，则气的升降出入运动随之不利，即水停气阻，从而出现气滞与水湿、痰饮并存的复杂病理变化，如水饮停肺，临床多表现为咳嗽、胸闷、喘促不能平卧等肺气失于宣发肃降的症状。

　　从古今医家对肺失宣降导致水肿的辨治可以看出，风邪外袭最易使肺失通调，而根据风邪所夹杂寒邪、热邪或素体虚弱情况进行遣方用药。如《金匮要略》水气病脉证并治第十四中对风水的描述为"风水其脉自浮，外证骨节疼痛，恶风"。肺主皮毛，风邪袭表，致肺失治节，肺气宣发、肃降失常不能通调水道，风气相击，水湿潴留于肌肤，故水肿。仲景治疗风水选用了3个方剂，防己黄芪汤、越婢汤和杏子汤。防己黄芪汤主要针对风水表虚证，以脉浮身重、汗出恶风为主症，因表气素虚、感受风邪、水湿停聚肌表所致，故用防己黄芪汤益气固表、利水除湿；越婢汤治疗风水夹热证，症见恶风，一身悉肿，脉浮而渴，续自汗出，无大热，因夹有郁热，治用越婢汤发越水气，兼清郁热；风水脉浮，身肿，咳嗽，为杏子汤主症，为风邪外束、肺气不宣所致，因水气在表，以杏子汤宣肺散邪。仲景所选方剂虽异，但在驱邪外出，恢复肺气的宣发、肃降，使肺通调水道的功能正常上是一致的。陈洪宇认为风水是因肺气失宣，不能通调水道，水液潴留发为水肿。应用发汗法治疗肾性水肿中医辨证属风水者，常用方剂为麻杏五皮饮、麻附五皮饮、越婢汤、麻黄连翘赤小豆汤及普济消毒饮加减。林锋敏等用小青龙加石

膏汤治疗肺胀（传风水），从宣发肺气论治水肿。

2. 肝气失于疏泄 《格致余论》中提出"司疏泄者肝也"，肝主疏泄生理功能的正常发挥是靠肝气的作用来维持的，肺的宣发肃降、脾气健运、肾与膀胱的气化、三焦气机顺畅均受肝主疏泄功能的调节。肝气条畅能够促进血液的正常运行，也能促进水液的正常输布。肝的疏泄功能失常，可通过形成的瘀血间接引起津液输布障碍，也可以直接导致水液停聚。肝主疏泄功能失常包括两个方面，疏泄太过和疏泄不及，疏泄太过，则肝气上逆，血随气逆；疏泄不及，则肝气郁结，气滞血瘀。瘀血作为病理产物，不仅影响气的运行，也会阻碍津液的输布，引起水液停聚，出现水肿。《金匮要略·水气病脉证并治》云："血不利则为水。"因瘀血闭阻不通，影响水液的运行，致水停泛滥为肿。人体的津液与肝气的疏泄有关联，津液的运行依赖于气的推动作用，肝气调畅，气行则水行，有利于津液的运行。若肝气郁滞，气不行水，则水液输布障碍，水液停聚；肝气调达是保证脾主运化功能正常的重要条件，其促进作用主要体现在肝的疏泄功能正常，气机调畅，有助于脾胃之气升降，保证脾对水液的吸收、转输和布散作用正常。若肝气失于疏泄则脾胃之气升降异常，影响水液的正常代谢，出现水肿。

《金匮要略·水气病脉证并治》云："肝水者，其腹大，不能自转侧，胁下腹痛，时时津液微生，小便续通。"肝水出现的原因是肝失疏泄，肝气运行失常，水液停聚。唐宗海在《血证论·脏腑病机论》中阐述了肝气与血脉通畅的关系，在《血证论·肿胀》中云："又有瘀血流注，亦发肿胀者，乃血变成水之证。"说明肝气郁滞可以导致血瘀，瘀血流注又可以导致水肿。现代医家从水肿的病因病机及临床治疗方面都有论述。水肿发生的原因和肝失疏泄有关，肝气失于调畅，会影响血液运行，导致血运不畅，血瘀阻络，阻碍气机调达和水液输布，出现心源性水肿。若肝失疏泄、肝气郁结、木郁气滞，气滞则血亦滞，气机阻滞，影响血液正常运行，使血液迟滞不畅，而致瘀血。现代研究表明，肝脏的病理变化贯穿于水肿整个发生、发展过程中。邓跃毅认为肝对于水肿发病的影响主要体现在其主疏泄方面。肝主疏泄，可通利水道；肝失疏泄，则气血运行及水液代谢障碍。李十红认为肝气郁滞、疏泄失常、升发无力，致使心脏气血功能失调，心气虚无力推动血液运行而致瘀血内停，故应调肝与益气活血并重。

3. 三焦气机壅滞 《难经·三十八难》云"腑有六者，谓三焦也，有原气别焉，主持诸气，有名而无形"。由于三焦之气从头至足布散上下实现其生理功能，故将其分为上焦、中焦、下焦三部，三焦之名即由此而出。三焦通行元气，有主持诸气，总司全身气机和气化的功能。元气是人体生命活动的原动力，根源于肾，由肾脏的先天之精所化生，通过三焦布达五脏六腑，运行全身，从而激发和推动各脏腑组织的功能活动。《素问·灵兰秘典论》云："三焦者，决渎之官，水道出焉。"指出三焦是一个运行水液的器官。人体水液代谢由多个脏腑共同协调完成，但必须以三焦为通道，以三焦通行元气为动力，才能正常升降出入，水液代谢的协调平衡通过三焦的气化作用实现，若三焦气化功能发生障碍，水道不利，就会出现尿少、水肿、小便不利等症。

《中藏经》云："三焦壅塞，荣卫闭格，血气不从，虚实交变，水随气流，故为水病。"《内经》云："阳气耗减于内，阴精损削于外，三焦闭塞，水道不行。"从两部医籍可以看出三焦气机壅塞是导致水肿的重要病机。《肘后备急方》描述腹水病病机为"皆从虚损大病，或下痢后，妇人产后，饮水不即消，三焦受病，小便不利，乃相结渐渐生聚，遂流诸经络故也"。葛洪表述水肿病多由虚损和三焦受病所致，其治法为利水消肿或峻下逐水之法，在水肿病机的认识上更侧重三焦受病、气机阻滞，其治疗目的是调畅三焦气机。因水液停聚可以阻滞气机，将停聚之水液排出体外，有利于三焦气机的正常运行。现代医家叶熙春，以宣肺气、理脾气、补益脾肾之阳气的方法使三焦元气通畅，从而起到治疗水肿的作用。

气 虚

1. 肾气虚 张景岳在《景岳全书·传忠录》中云"命门为元气之根，为水火之宅。五脏之阴气，非此不能滋；五脏之阳气，非此不能发"。认为肾为水火之脏。肾藏精，精化气，气分阴阳，肾阴、肾阳具有滋润和温煦各脏腑阴阳，发挥其正常生理功能的作用。肾主水，是指肾有主持和调节全身水液代谢的功能。人体的水液代谢包括水液的生成、输布和排泄等。肺、脾胃、肾、膀胱、三焦等都参与了人体的水液代谢，其中，肾起着主宰和调节作用。肾主水的功能是通过肾的气化作用实现的，具体表现为：一促进各脏腑的气化；二升清降浊；三司膀胱开阖。肾气充足，气化正常，膀胱开阖有度，尿液正常生成和排泄。肾气不足，则气化功能失常，膀胱开阖失度，可见尿少尿闭、肢体水肿。

《诸病源候论》水肿诸病中指出"肾主水，肾虚则水气妄行""夫水之病，皆由肾虚所为，肾虚则水流散经络，始溢皮毛""肾虚不能制水，故水妄行，浸益皮肤，而身体肿满"，强调肾虚是水肿的重要病因病机，这里的肾虚主要指肾气虚。应用沈金鳌《沈氏尊生书》卷三中参芪地黄汤，以六味地黄汤为主方配伍人参、黄芪，有补益肾气之功。严用和济生肾气丸可治疗肾虚腰重脚肿和小便不利。《景岳全书》中论治肾虚水肿"若肾虚兼寒者，宜理阴煎，或八味地黄丸，甚者加减《金匮》肾气汤主之"。现代医家韩明向认为肾性水肿其本在脾肾气虚，善用黄芪、白术、党参补脾虚，用杜仲、狗脊、巴戟天、菟丝子补肾虚。冉青珍认为肾气不足型特发性水肿可用《傅青主女科·胸满不思食不孕》中的并提汤，方剂由熟地黄、巴戟天、白术、人参、黄芪、山茱萸、枸杞子、柴胡组成，具有补肾气、兼补脾胃的作用。

2. 脾气虚　《素问·经脉别论》云："饮入于胃，游溢精气，上输于脾，脾气散精，上归于肺，通调水道，下输膀胱。水精四布，五经并行。"脾主运化的生理功能是脾气作用的集中体现。其中，脾主运化水液，是指脾对水液的吸收和输布作用。水入于胃，在脾的作用下将水液化为津液而被吸收，再经脾的转输作用，将津液输布致全身，以濡润脏腑组织器官。脾主运化，还可以将多余水液上输至肺，经过肺的宣发肃降及肾的气化，化为汗和尿，排出体外。由于脾居中焦，为气机升降的枢纽，因此脾在人体水液代谢过程中起着重要的调节作用。脾气健运，水液吸收输布正常，脏腑组织就能得到津液的濡润，多余水液及时排泄。若脾气虚，脾失健运，水液的吸收和输布发生障碍，则水液停聚，可出现水湿痰饮甚至水肿等病理产物。因此有"脾虚水肿"之说，如《素问·至真要大论》所云："诸湿肿满，皆属于脾。"

朱丹溪论水肿病因："其始则一，其变则二，皆脾胃之土生焉。盖脾虚不能制水，肾为胃关，不利则水渍妄行，渗透经络。"认为脾虚不能制水是水肿发生的主要原因，脾虚不能制水指脾运化水液功能障碍，脾气健运则水液输布正常，脾气虚则脾失健运，水液停聚，故脾虚应指脾气虚。在水肿治疗方面认为"脾极虚而败，愈下愈虚，虽劫效目前，而阴损正气，然病亦不旋踵而至"，说明使用峻下逐水的药物虽然会使水肿症状明显减轻，但是会损伤人体的正气，尤其是脾气，强调脾气在水肿治疗中的重要作用。现代医家廖辉等针对脾气虚出现的肝源性水肿，给予胃苓汤加减，健脾利水治疗。马鸿斌认为治疗肾性水肿首先要健运脾胃，自拟"芪苓健脾汤"，以黄芪、红参为君药补益脾气，培土制水。雷根平从太阴经辨治水肿，在临床可见脾气虚的患者，常以参苓白术散为主方，健脾益气、利水渗湿。

3. 阳气不足　《难经·二十二难》云"气主煦之"。通常将具有温煦功能的气作为阳气。命门内寓真火，是人体阳气的根本。陈士铎在《石室秘录》中云："命门者，先天之火也……胃得命门而收纳、脾得命门而转输……肾得命门而作强、三焦得命门而决渎、膀胱得命门而收藏。无不藉命门之火而温养之也。"认为命门真火相当于肾中阳气，是各脏腑功能活动的根本。被脏腑组织利用后归于肾的水液，在阳气充盛的情况下，通过肾的蒸腾气化作用升清降浊，水液之清者上升，重新参与水液代谢，浊者为尿液下输膀胱。若肾阳虚衰，肾的气化功能减弱，水液代谢障碍可导致水液停聚，出现水肿。

《严氏济生方·水肿门》云："水肿为病，皆由真阳怯少，劳伤脾胃，脾胃既寒，积寒化水。"这里的真阳指肾中之阳气，肾中阳气怯少又加劳伤，致使脾胃阳气不足，"脾者土地，肾者水也。肾能摄水，脾能舍水"。脾肾阳虚，则摄水、舍水的功能异常，严氏用实脾散温补脾胃阳气，复元丹温补肾阳以恢复阳气的摄水、舍水功能。洪钦国认为肾阳是发挥气化功能和水液代谢的基础，津液由阳气化生和输布。若脾肾阳虚，气化无力，津液停聚则出现水肿。用真武汤温肾阳，温脾汤补脾阳。

讨　论

"气"属于中国古代哲学范畴，具有流动性、整体性和模糊性的特点，以其为基础指导水肿辨治时，也表现出水肿病因病机的复杂性，常常多种病机一同出现，如肺气失于宣发肃降、肝气失于疏泄、三焦气机阻滞，脾肾气虚、阳气不足，甚至气机失调与气虚同时出现。

当水肿的病机主要为气机失调时，一般用攻邪的治法。《素问·汤液醪醴论》云："平治于权衡，去苑陈莝……开鬼门，洁净府。"提出水肿的治法为发汗、利小便、攻下逐水。《金匮要略·水气病脉证并治》云："诸有水者，腰以下肿，当利小便；腰以上肿，当发汗乃愈。"葛洪《肘后备急方》多采用峻下逐水之法。尽管发汗、利小便、峻下逐水法都是针对停聚体内的水液，水液停聚可以使气机阻滞，影响肺气的宣发和肃降、肝气的疏泄、三焦元气的运行，这些治法的运用目的都是使水液通过汗液及大小便排出体外，从而恢复气在体内的正常运行。

当气虚在水肿发病过程中起主导作用时，常采用温补的治法。《圣济总录》云："水肿之病，以脾肾气虚，不能制水，水气妄行，溢于皮肤。"治疗应补脾肾之气、温脾肾之阳。现代医家金劲松认为肾性水肿中期以脾肾气虚为主，治以参芪地黄汤滋肾健脾、益气养阴；病变后期多为脾肾阳虚，用五苓散、实脾饮治疗；气虚日久导致阳虚，加桂枝、附子温阳化气。

在气机失调与气虚共同出现时，治需攻补兼施。《血证论·肿胀》云："大腹胀满者，宜从脾治之，补土利水，则水行而土敦。胃苓汤主之。六君子汤加苡仁防己亦主之。""又有瘀血流注亦发肿胀者……再加琥珀、三七、当归、川芎、桃奴、蒲黄，以兼理其血。"论述脾气虚水肿兼有瘀血的证治，唐宗海补以胃苓汤、六君子汤益气健脾，攻用薏苡仁、防己利水，琥珀、三七、当归等活血化瘀以恢复气机调畅。申正日等提出肾病综合征病机复杂，主要包括脾肾两虚、肝气郁滞、三焦气机壅滞，兼有风湿瘀血阻络。治以健脾补肾，疏肝理气，通达三焦，兼有风湿瘀血者，加用祛风除湿、活血化瘀之品。其实质是通过攻补兼施恢复脾肾之气的运化和气化功能，调畅肝气与三焦气机。《景岳全书》云："凡治肿者必先治水，治水者必先治气，若气不能化，则水必不利。""治水必治气，气行则水行"中治气包括调畅气机、补益气虚。将中医"气"理论运用在水肿的辨证论治中，有利于多方面认识水肿，针对水肿的不同病因病机制定更有效的治疗方案，为临床治疗水肿提供新的视角。

244　从三焦气化辨治慢性肾脏病

慢性肾脏病（CKD）是由多种疾病引起的以肾脏结构和功能进行性恶化或不可逆转的损害为特征的一系列临床表现和代谢紊乱综合征。CKD发病率逐年上升，据中国横断面流行病学统计，我国CKD患病率已高达10.8%。本病病程迁延，预后欠佳，多系统受累，并发症多，最终进展为终末期肾病，目前尚无特效的治疗方案，西医早期以营养支持、控制蛋白尿、利尿消肿、降压、调脂、控糖、抗凝等治疗为主，后期采取肾脏替代治疗或肾移植可延长患者生命。因此，如何有效防治CKD是当前肾脏病学者正面临的一个严峻挑战。临床实践表明，在规律西药治疗的基础上，联合中医辨证论治能起到增效减毒的作用。

柳红芳从事肾病内分泌科临床、科研及教学近30载，对中医药治疗慢性肾脏病、肾病综合征、糖尿病肾病等泌尿系疾病以及内分泌疾病积累了丰富的临床经验，形成了一套完整、独特的辨治体系。学者宿家铭等将其临床诊治CKD经验做了归纳总结。

病因病机

传统中医典籍并无CKD之病名，但在"虚劳""水肿""尿浊""关格"等与肾脏有关的疾病中可见到与之相对应的症状。从CKD疾病发展规律来看，往往虚实证候夹杂，脏腑波及广泛，很难单一的将其定位在某一脏腑，或某一方面的亏损。《中藏经·论水肿脉证生死候》云："肾者，人之本也。肾气壮则水还于海，肾气虚则水散于皮。又三焦壅塞，荣卫闭格，血气不从，虚实交变，水随气流，故为水病。"柳红芳根据反复临床实践经验，基于肾与三焦气化的密切联系，结合张景岳肾精易亏理论与肾脏疾病本虚标实的病机特点，提出CKD"肾精亏损、命门火衰、三焦气化不利"的病机理论，认为三焦气化不利乃CKD的重要病机，而肾精亏损、命门火衰是其本质反映。

1. 肾精亏损、命门火衰乃三焦气化不利之本　古往今来诸医家对CKD的发病机理及辨证分型尚不统一，但对基本病机的认识多一致，属本虚标实之证。本虚为肾精亏损、命门火衰，其贯穿CKD全程，为三焦气化不利之根本。肾精作为肾中精气，藏于命门，寓有元阴、元阳，并能滋养元阴、元阳。其中元阴主一身阴液濡润五脏六腑，营养四肢百骸。元阳作为命门之火主一身阳气并温煦、蒸腾三焦气化，为三焦气化原始动力，如《难经》云："两肾中间动气，是三焦之本。"《本草纲目·火部·阳火阴火》云："命门相火也，起于北海，坎火也，游行三焦。"张元素亦云："命门为相火之源，主三焦元气……三焦为相火之用，分布命门元气。"三焦通过气化统领脏腑功能，是气、血、津、液、精之化生和升降出入的通道，其根源于肾与命门，精盛火旺则三焦气化通畅，元阴元阳输布周身，人体功能强健，脏腑充盈。若肾精亏损、火衰其本，元阴元阳不足，致三焦蒸腾气化功能失司，气机的升降出入失常，津液的分布代谢失调，精气不得充养五脏六腑，能维持人体正常的功能活动，故生"虚劳""水肿""尿浊""关格"等病症。

2. 三焦气化不利乃气血水失调、肾络受损之源　《内经》云"气化于人，关乎寿夭"。气化是指体内气血津液运行各自的发生代谢及相互的发生转化，是从生长发育到衰老死亡的整个过程。张锡纯提出"人体之气化以三焦为总纲"，《中藏经》云"三焦之气和，则五脏六腑皆和；逆则皆逆"，均强调三焦气化之重要作用。CKD虽病位在肾，但进一步审视其证候产生的背后机理当责之三焦气化不利。三焦气化不利所致气机壅塞不通，血脉周流不畅，水道决渎失司，形成气滞、血瘀、水停之病理产物，并逐渐蓄积化为浊邪，留滞体内，日久瘀聚肾络，化生"微型癥瘕"损伤肾脏络脉，进而令肾体受损，肾用失司，是导致 CKD 病程缠绵难愈、逐渐进展的关键因素。结合 CKD 证候特征，上焦气化不利可表现为头面眼睑浮肿，卫表易受邪袭，易于感冒等症状。此类 CKD 可归属中医"肾风"的范畴，由于外感风邪，侵袭上焦，内不得通，外不得泄，客于腠理，水道失调而发，并常诱发 CKD 病程中病情反复发作及加重的情况；中焦气化不利可表现为乏力、四肢水肿、脘腹胀满、不思饮食、恶心呕吐、口干口苦、便秘或便溏等症状。此类症状临床最为多见，此为中焦枢机不利，运化腐蚀失司，代谢废物蓄积留滞，上可蒙蔽肺气之宣肃，下可阻碍肾元之温煦，终致清浊混淆，湿浊中阻；下焦气化不利可表现为面色黧黑、畏寒怕冷、双下肢水肿、小便频急或少尿、蛋白尿、血尿等症状。下焦温煦推动不足，封藏失职，开阖失司，精气外泄，则肾精亏损日益严重，湿瘀等邪气胶结肾络更难清除，故 CKD 病情具有不断恶化并向肾衰竭"尿毒症"进展的趋势。

临证经验

《医学入门》云"肾与三焦相通"，并指出"肾病宜调和三焦"。柳红芳于 CKD 治疗中确立通调三焦为核心治法，结合《温病条辨》"治上焦如羽，治中焦如衡，治下焦如权"的三焦辨治原则，指导遣方用药，从而形成 CKD 的诊治体系。

1. 治上焦——巧用风药、燥升散通 《素问·奇病论》云"有病然如有水状，切其脉大紧，身无痛者，形不瘦，不能食，食少，名为何病？岐伯曰：病生在肾，名为肾风"。CKD 卫外不足，易感风邪或风邪夹杂他邪而为患，"伤于风者，上先受之"，风遏水阻，壅遏上焦气化。在中医"取类比象"观念下，CKD 治疗中，取风药味薄气淡，质清性浮，灵动风性，味辛而主升、散、行的特点，能直达上焦，发挥燥湿化湿、升发气机、散火透邪、通络祛风之功，从而疏调上焦气化。临证取风药辛燥水湿之性，以越婢加术汤开腠理通调水道，以藿香、佩兰、紫苏叶辛香利湿化湿，治风水相搏之头面、眼睑浮肿；取风药升提清阳之性，以升麻、桔梗宣发阳气，气行则水行，利于水肿消散，以葛根、防风升阳固表，则外邪难犯，谨防由外感导致病情复发或加重的情况；取风药散透宣疏之性，以金银花、连翘、牛蒡子、桑叶、薄荷、僵蚕、蝉蜕等疏风散邪、解表透热、发散郁火、条达气机，治疗风邪化热出现的咽喉肿痛、心烦急躁、小便短赤、尿血、舌质红、苔黄等一系列风热壅盛之象；取风药通络祛瘀之性，以荆芥、羌活祛风通络、活血散结，亦有搜剔肾络伏风之功。总之，取风药燥、升、散、通四大药物特性，在 CKD 治疗中辨证选用或与其他药物配伍应用，往往会产生意想不到的疗效。

2. 调中焦——枢转气机、升清降浊 中焦为三焦气化之枢纽，起到承上启下的作用，若中焦健运失司，清阳无力输布，浊阴失于运化，导致三焦气化失司，变生痰、湿、瘀等病理产物蓄积留滞脉络，并逐渐内化为浊邪，进一步痹阻脉络，是形成 CKD 各种症状及并发症的病理基础，枢转气机、升清降浊之法调运中焦气化。柴胡汤类方正是通过调控少阳枢机来改变人体气机紊乱，津液代谢失常，以及相火妄动等病症，枢转气机首选寒热并用之柴胡桂枝干姜汤，如章虚谷所云："此方柴胡用八两，实为少阳主治之方，佐以调和肝胃……肝胃调和，少阳枢转，则外邪自解，三焦气化。"同时，浊为阴邪，得温则化，气运始行，升清降浊之法当以温阳益气升清为主，清阳得升而浊阴自降，切不可纯用降浊治标之品，反伤正气，故临证多以苓桂术甘汤温阳化饮利水，阳虚明显则小剂量逐渐加用附子、干姜、肉桂等温化阳气，合清代名医杨栗山之升降散（僵蚕、蝉蜕、姜黄、大黄）通腑泄浊兼祛邪升清，并擅配伍薏苡仁、萆薢、晚蚕沙、石菖蒲、土茯苓等祛邪降浊而不伤正气之品，诸药相伍，升降相因，宣通三焦，条达气血，使痰浊水湿无以停聚。

3. 利下焦——阴阳互济、精气互补 下焦气化不利，突出矛盾体现于肾精亏损，肾脏精气互化功能失用至命门火衰，故肾失温煦而气化无根，肾失封藏而精气溢泄，肾失开阖而水液泛滥。《景岳全书》云："善治精者能使精中生气，善治气者能使气中生精。"吴鞠通云："补下焦之阴，以收藏纳缩为要；补下焦之阳，以流动充满为要。"针对下焦气化不利提出"阴阳互济、精气互补"的治疗大法，擅以济生肾气丸加减，其中君药为味厚、质重、沉降之熟地黄直达病所、阴阳并补、充盈精源，为求填补之力度，用量宜大，临床多用 60～90 g，必要时可加量至 120 g，同时合黄芪补益三焦元气，二者常共为君药以气精双补，使二者互生。合山药、山茱萸收敛固涩共补肝、脾、肾阴精，合牛膝、车前子引药力达下焦化气利水，合小剂量肉桂"少火生肾气"以阳中求阴。并注意配伍砂仁、陈皮、炒麦芽、白豆蔻等消滞除腻之品防滋腻碍胃，则补而不滞，而元气愈旺。每诊处方随症加减变换同时坚守填固肾精基本法则不变是柳红芳诊疗 CKD 的特色，其他补肾精药物如鹿角胶、龟甲胶、紫河车、巴戟天、菟丝子、覆盆子、枸杞子、沙苑子等均有补肾填精、助肾气化之功，临证均可酌情配伍使用。

验案举隅

孙某，男，72 岁，2020 年 11 月 24 日初诊。主诉颜面及双下肢水肿 50 年，加重 1 年余。患者 50 余年前因受凉后出现双眼睑晨起浮肿，双下肢可凹性水肿，服中药后痊愈。50 年来水肿症状反复发作，其间曾服用中药、利尿剂后有不同程度好转。2019 年 11 月劳累后出现感冒，并伴有颜面及双下肢水肿，于××医院查血肌酐 173.9 μmol/L，估算肾小球滤过率 33.04 mL/(min·1.73 m^2)，查尿微量白蛋白 27.2 mg/L（正常值＜20 mg/L）。刻下症见双眼睑晨起浮肿，双下肢中度凹性水肿，乏力，腰酸腿软，左耳听力减退，纳食可，眠差易醒，大便秘结一日一行（目前服用辅助排便药物），小便量可，夜尿每晚 1～3 次，泡沫尿。舌体胖大，舌淡红，中有裂纹，苔白厚腻，脉沉濡。西医诊断为慢性肾脏病 3 期；中医诊断为水肿，辨为肾精亏损，命门火衰，三焦气化不利证。治以通调三焦。

处方：熟地黄 60 g，蜜麻黄 10 g，炒苦杏仁 5 g，蜜百部 10 g，酒山茱萸 20 g，山药 30 g，肉桂 6 g，盐车前子 30 g，牛膝 20 g，炒枳壳 10 g，桔梗 6 g，北柴胡 10 g，益母草 10 g，当归 30 g，冬瓜皮 30 g。30 剂，每日 1 剂，水煎早晚分 2 次服。

二诊（2020 年 12 月 24 日）：服药后颜面浮肿减轻，双下肢仍轻度水肿，体力、精力可，夜间手足心热。纳眠可。大便日 1 行，成形，质干，夜尿 1～3 次。舌暗红，有瘀斑，苔根部黄腻，脉濡。予上方去百部、益母草，加黄连 5 g，生白术 60 g，肉苁蓉 30 g，14 剂，煎服法同前。

三诊（2021 年 1 月 3 日）：服药后诸症好转，已无颜面及双下肢水肿。纳眠可，大便日一行，成形，小便偶有泡沫，夜尿 2～3 次。舌黯红，苔薄黄腻。予二诊方去杏仁、桔梗，加茯苓 30 g，继服 4 周。现患者仍在随诊，服药期间未见明显不良反应，病情控制平稳。

按：患者 CKD 病程长、症状反复，既往所用之方皆为健脾化湿利水之品，未能兼顾三焦气化，故病情反复。针对患者肾精亏损、命门火衰、三焦气化不利之核心病机，治疗中注重通调三焦之法，知犯何逆，随其证而治之，旨在恢复三焦气化之功能，从而使水液归于正常循环，络脉癥瘕瘀滞得以清除，蛋白质等精微物质固摄于体内，最终患者诸症缓解，取得良效。方中以麻黄、杏仁、桔便、百部四药，一透一敛一升一降，开胸膈滞气，调气机升降，开宣上焦气化；以柴胡疏利少阳，合枳壳理气宽中、行滞除胀，共枢转中焦气化；以济生肾气丸之车前子、牛膝、熟地黄、山药、山茱萸填补肾精、化气利水，合小剂量肉桂温肾化气，共利下焦气化，同时伍以益母草、当归和血活血以利水，冬瓜皮利水渗湿，标本兼顾。二诊患者水肿略有好转，虑其中焦枢转不运，郁火内生，加黄连清热泻火，加生白术运脾利水、肉苁蓉补气行气，共枢运中焦；三诊患者诸症好转，效不更方，加茯苓增强调运中焦之功以善后。另外 CKD 作为慢性病绝非一朝一夕的用药，患者需要配合医师加强自我管理，规律服药，适时调方，方可维持病情长期处于稳定，达到减轻症状，改善肾功能，保护残存肾单位，延缓肾衰竭发展的目的。

肾精亏损，命门火衰，三焦气化不利之核心病机贯穿在慢性肾脏病整个气、血、水失调，精气亏损病程中，提出通调三焦法论治慢性肾脏病，并基于三焦气化的生理病理特性，分别以巧用风药、燥升散通之法疏调上焦气化，以枢转气机、升清降浊之法运转中焦气化，以阴阳互济、精气互补之法温煦下焦气化，从而形成慢性肾脏病三焦辨治理论体系，经过多年临床证实，可减缓疾病进展，提高患者生活质量，预防并发症的出现，临床疗效显著。

245 从五脏气化升降理论辨治肾病性水肿

水肿是临床常见症状，尤以在肾脏疾病中多见，中医从《内经》起就不断研究水肿的病因病机、治法方药。学者宋立群等温习经典，结合临床，认为气化是水液运化的根本，提倡以升降出入的理论辨治水肿，为临床治疗水肿提供了新思路。

气化升降理论

中医认为气是描述人体生命活动以及人与自然相联系的重要概念，如《素问·五常政大论》云："气始而生化，气散而有形，气布而蓄育，气终而象变。"气化升降理论源于《内经》，《素问·灵兰秘典论》中首见"气化"一词，"膀胱者，州都之官，津液藏焉，气化则能出矣。"《素问·六微旨大论》云"夫物之生，从于化，物之极，由乎变""故非出入，则无以生长壮老已；非升降，则无以生长化收藏""升降出入，无器不有"，说明事物的根本在于气的化生，且气化过程始终处在动态的平衡之中。现多认为气化是指各种由气的运动而引起的变化，包括精、气、血、津液各自的运化和相互转化。而气的运动形式即为升降出入。气化从宏观上理解是指无时不有、无处不在、生化不息的生化与演变的现象和过程，微观上可以理解为气血津液等基本生命物质运化、相互转化的过程，是生命的本质，贯穿生命始终。气化离不开气的作用，而五脏之气更是气化重要的物质基础。

五脏气化升降理论与肾病水肿的关系

水肿与气化是密切相关的，尤在泾云："气行即水行，气滞即水滞。"《温病条辨》云"善治水者，不治水而治气也"。脏腑气化是气的推动和调控脏腑的各种功能，影响精、气、血、津液的代谢和转化。《景岳全书》云"五脏五气，无不相涉，故五脏中皆有神气，皆有肺气，皆有胃气，皆有肝气，皆有肾气，而其中之或此或彼，为利为害，各有互相倚伏之妙"。五脏及其相关的组织器官在生理情况下相互促进及制约，协调机体正常活动，在病理情况下五脏系统又互相影响，而这些影响都是建立在五脏气化过程中的。肾病水肿涵盖的现代医学疾病，如肾病综合征、慢性肾小球肾炎、糖尿病肾病、慢性肾衰竭等，多因肾开阖失司而致精微物质外泄出现血尿、蛋白尿、进一步水液运化障碍、气不化水而致水肿，伴或不伴有湿、浊、瘀、毒的排出不畅，进而出现现代医学所说的血肌酐、尿素氮等衡量肾脏功能指标的升高。临床上对肾病水肿多责之于肾，事实上，其余四脏也起着重要作用。

1. 心　《素问·六节脏象论》云"心者，生之本，神之变也，其华在面，其充在血脉"。心之所以有主血、主汗之功能，就是由于心气的推动和调控血脉运行，并影响血与津液之间的转化，如《灵枢·痈疽》云："中焦出气如露，上注溪谷，而渗孙脉，津液和调，变化而赤为血。"心气推动血液在脉中运行，可渗出脉外而化为津液，脉外的津液也可入脉中化血。如果心气不足，推动无力，则气滞血瘀，日久则如《金匮要略》所云"血不利则为水"。《血证论》云"水病不离于血"，而生成水肿。只有心的气机不断升降出入，推动血、津液的运行转化，才能使"血行通畅而水津调和"。而现代医学研究表明，肾病之水肿与心钠素和醛固酮有关。心钠素由心房细胞合成分泌，有强大的利尿、利钠及舒血管作用。肾脏是心钠素的主要靶器官及降解场所。醛固酮由肾上腺皮质分泌，能促进肾对钠、水的重吸收。

2. 肝　肝主疏泄，调节全身气机，使全身脏腑升降出入通畅。朱丹溪在《格致余论·阳有余阴不足论》指出："主闭藏者，肾也；司疏泄者，肝也。"《金匮要略心典》中也有"肝喜冲逆而主疏泄，水液随之上下"的论述。若肝气郁滞，疏泄失衡，可导致水液无以上下，留滞而成肿。目前多认为肾病水肿由于有大量蛋白从尿中排出而出现低蛋白血症，导致肝脏合成脂蛋白和载脂蛋白增多，形成高脂血症和高凝状态。蛋白即中医的精微物质，肝肾同源，精血互化，肝对精微物质的生成、固摄也起到一定作用。而且很多学者都认识到高脂血症正成为肾脏损害的独立危险因素之一。传统医学中没有对于高脂血症的描述，但据其临床表现可将之归于"痰饮""瘀血"等范畴。肝疏泄功能障碍，气机不畅，可影响血液、津液运行，而形成痰饮、瘀血等证。

3. 脾　脾为后天之本，主运化水谷精微及水液，且脾为气血津液生化之源。《诸病源候论》中指出"水病无不由脾肾虚所为"。张景岳在《景岳全书》云："水为至阴，故其本在肾；水化于气，故其标在肺；水惟畏土，故其制在脾。"《问斋医案》云"治水先治气，气化水亦化，治气宜兼治水，水行气亦行。此脾肾气水之难分而当兼顾"。脾肾相关不仅体现在对水液运化的调节上，还体现在对精微物质的吸收、输布上。赵献可于《医贯》中云："饮食入胃，犹水谷在釜中，非火不熟，脾能化食，全借少阳相火之无形者，在下焦腐熟，始能运化也。"脾主升清，《素问》云"饮入于胃，游溢精气，上输于脾，脾气散精，上归于肺，通调水道，下输膀胱"。因此，脾肾不调则运化精微失职，精微不仅不能奉养五脏，反而泄之于外。影响现代医学所说的蛋白合成，从而加重蛋白随尿排出，水肿顽固不消。为此，临床上从脾肾相关角度治疗肾病水肿的相关研究很多。

4. 肺　中医认为肺主行水，为水之上源；肾主水液代谢，为主水之脏。肺气宣发肃降而行水，有赖于肾气的促进；肾气蒸化水液，有赖于肺气的肃降作用使之下归于膀胱。从五行上论，肺为肾之母，肺病则母病及子。《景岳全书》云："小水虽利于肾，而肾上连于肺，若肺气无权，则肾水终不能摄，故治水者必须治气，治肾者必须治肺。"说明肺在水液运行中起到重要的"气化"作用。《医学纲目·消瘅门》云："盖肺藏气，肺无病则气能管摄津液之精微，而津液之精微收养筋骨血脉，余者为溲。肺病则津液无气管摄，而精微者亦随溲下。"指出肺脏受损可致精微物质从尿中排出。肾病水肿基本病理基础为肾小球基膜通透性增高，导致大量蛋白从尿中漏出。故而在大量蛋白尿期从肺论治，补益肺气可减少精微物质随溲而下。另外，《素问·咳论》云"至于肺，使人多涕唾，而面浮气逆也"，指出肺失宣降，水气上乘而水肿见于面部。临床上水肿患者外感后症状加重的情况也屡见不鲜。

应用五脏气化升降理论治疗水肿

在治法上《素问·汤液醪醴论》云："平治于权衡，去菀陈莝，微动四极，温衣，谬刺其处，以复其形，开鬼门，洁净府。"即调和阴阳，阳者得降，阴者得升，阴阳相和，则气机调畅。《金匮要略》中记载："诸有水者，腰以下肿，当利小便，腰以上肿，当发汗乃愈。"张仲景提出在上在表之水当从汗液排泄，在下在里之水当从小便排出。其本质就在于通过发汗、利小便来宣通气机，使"五阳以布，巨气乃平"，"外窍开则里窍通，上窍通则下窍泄矣"。

从五脏气化分论，肺水当宣降肺气，通调水道，更要注意调护肺卫，顾及咽喉；心水当温通心阳，化气行水；肝水当疏泄肝气，调畅气机；脾水当健脾益气，运化水湿，恢复升降；肾水当益肾固精，通利水道。临证时要注意水肿之证虽根本在肾，但与其余四脏相关，更与气机升降密不可分，在治疗时除了要顾及五脏，更要重视调节气机。

从药性升降论，张元素在《医学启源》中云："升降者，天地之气交也。"又云："茯苓淡，为天之阳，阳也，阳当上行，何为利水而泄下？经云：'气之薄者，阳中之阴'。所以，茯苓利水而泄下，亦不离乎阳之体，故入手太阳也。"有些药物的升降具有双向性，比如黄芪，上能升阳补气，下能利水消肿，外能托毒生肌，内可固表止汗。这类药物在临床应用时究竟表现出何种趋势，要据病证和配伍而定。而有时临证为复杂病机时，如表里同病、上寒下热、上热下寒等情况时，用药当升降并举。如血府逐瘀汤中桔梗和枳壳同用，取桔梗开宣肺气、载药上行和枳壳苦而降气之效，二者一升一降则宣肺下气，宽胸利膈，气机条畅。另外药材的炮制也会改变药性的升降，如大黄生者具有沉降之性，苦寒泻下易伤胃气，酒制后药性缓和，且可借酒上行而清上焦之热，并增强活血祛瘀之效；砂仁生用作用于中焦，可用于腹痛、纳呆之症，盐制后入肾经，可温肾安胎，用于小便频数的治疗。

宋立群在临床上治疗肾病水肿时，认为其病机多为脾气不足以升清，肾气不足以固藏，肺气不足以宣发，从而出现水谷精微随尿外泄，水湿内停而成水肿。认为治宜宣肺健脾益肾，固精化瘀利水。自拟肾病水肿基础方，其组成为黄芪、白术、茯苓、桑白皮、桔梗、陈皮、浮萍、冬瓜皮、泽泻、路路通、漏芦、丝瓜络、泽兰、益母草、桑螵蛸、覆盆子、芡实、女贞子、金樱子、石莲子。方中黄芪、白术、茯苓、陈皮仿六君子汤之意，药性可升可降，可健脾益气利水渗湿，使水谷精微运化输布正常；桑白皮、桔梗、浮萍药性属升，重在宣肺，拟提壶揭盖之意，通利水道；桑螵蛸、覆盆子、芡实、女贞子、金樱子、石莲子药性属收，意在补益肝肾，固精摄微，助封藏之本；冬瓜皮、泽泻、路路通、漏芦、丝瓜络、泽兰、益母草药性属利，通经化瘀利水消肿。全方立足五脏气化，结合药性气味归经、升降出入的特性，共奏宣肺健脾益肾，固精化瘀利水之功，用于临床水肿患者，每每取得较好的疗效。

综上所述，五脏之气升降正常、出入有序，则"升降出入，无器不有"；反之，则会"升降息则气立孤危，出入废则神机化灭"。在水液运行中，五脏各司其职，心主温煦、推动，是"水之血泵"；肺主一身之气，为"水之气泵"；肾主摄纳，开阖，为"水之总泵"；脾（胃）为气血生化之源、气机升降之"水之枢纽"；肝的疏泄，可能助各脏气机出入，为"水之闸门"，都起到重要的作用，缺一不可。若脏腑气化失司、升降失常则气机紊乱、清浊相混，进而气血津液代谢失常，生湿、浊、痰、瘀、毒诸邪，而实邪内聚又会进一步壅遏气机，使慢性肾脏病病机复杂、缠绵难愈。临证时要结合症状，对脏腑各有侧重，着眼于调节气机升降，结合药物的升降浮沉，以药之势导病之势，从而使人体内气化正常，水液运化有常。

246 从三焦气化辨治特发性膜性肾病

特发性膜性肾病是成人原发性肾病综合征最常见的病理类型之一，其特征性病理改变为肾小球基底膜上皮细胞下免疫复合物沉积伴基底膜弥漫性增厚。其起病隐匿，进展缓慢，约 40%～60% 的患者在 10～20 年可发展为终末期肾衰竭。对于该病，目前尚无特效的治疗方案，西医以激素联合免疫抑制剂治疗为主，但疗效欠佳，且副作用多，患者大多不能耐受。中医并无"膜性肾病"之名，因其水肿、蛋白尿等临床表现，可将其归于"水肿""尿浊"等范畴，通过病证结合、辨证论治，可取得较为理想的疗效。目前中医对特发性膜性肾病的病机尚无完全一致的认识，大多以肺脾肾三脏受损，气血水代谢失常为核心病机，认为其当属本虚标实，本虚以脾肾气虚为主，标实又有湿、热、毒、瘀、气滞等多方因素。基于三焦与气血水代谢的密切联系，学者高燕妮等通过对三焦气化理论的探究，将其运用于特发性膜性肾病的辨治中，为辨治特发性膜性肾病的治疗提供了参考依据。

三焦气化理论

三焦气化理论源于《内经》。《素问·灵兰秘典论》首载"气化"："膀胱者，州都之官，津液藏焉，气化则能出矣。"指出了气化对水液排泄的作用。关于"三焦"，《素问·金匮真言论》云"胆、胃、大肠、小肠、膀胱、三焦六腑皆为阳"，将三焦列为六腑之一。《灵枢·营卫生会》指出"上焦出于胃上口，并咽以上，贯膈而布胸中"。可见历代医家对于三焦的部位颇有争议，但三焦不仅是解剖部位，更是基于生理病理联系建立的功能系统。《素问·灵兰秘典论》云："三焦者，决渎之官，水道出焉。"说明三焦为水道，运行水液。《难经·六十六难》云"三焦者，元气之别使也，主通行三气，经历于五脏六腑"，表明三焦为气道，通行诸气。《灵枢·营卫生会》云："上焦如雾，中焦如沤，下焦如渎。"概括了上、中、下三焦气化的特点，三焦共同参与水液代谢的全过程。《素问·水热穴论》云："其本在肾，其末在肺，皆积水也。"提出水液代谢失常的病机，张景岳增加"其制在脾"，使肺脾肾为核心的三焦气化理论更为完善。"三焦气化说"明确载于明清，之后张锡纯进一步阐述"人生之气化以三焦部位为纲"，他在《医学衷中参西录》中提出"人之一身，皆气所撑悬也，此气在下焦为元气，在中焦为中气，在上焦为大气"。以下从上中下三焦分别探析特发性膜性肾病的病机证治。

特发性膜性肾病的三焦辨证

水道出自三焦，非气莫化，三焦主司水道和通行诸气的功能相辅相成，二者协调则水液代谢正常，反之则为病。正如《证治准绳·杂病》所云"上中下三焦之气，有一不化，则不得如决渎之水而出矣"，指出了三焦气化失司的病机。《灵枢·邪气脏腑病形》云"三焦病者，腹气满，小腹尤坚，不得小便，窘急，溢则水留即为胀"，表明了三焦气化失司，气滞水停的主要临床表现。三焦病机离不开气化失司、气机阻滞、气血水失调。

1. 上焦病证 上焦病位主要在肺，肺为水之上源，《素问·经脉别论》云"脾气散精，上归于肺，通调水道，下输膀胱"，说明津液通过肺的宣发肃降，运行和输布周身。正如《医学衷中参西录》所云"其阳气宣通，若日丽中天，暖光下照，而胃中所纳水谷，实借其阳气宣通之力，以运化精微而生气血，传送渣滓而为二便"。

（1）邪犯上焦，肺失通调：特发性膜性肾病起病之初感受外邪或已有肾病复感外邪，邪犯上焦，肺失通调往往是本病发生发展的重要病机。风乃百病之长，常为外邪先导或挟寒、热、湿、毒等邪侵袭机体，为不可忽略的病因之一，风性疏泄，若正虚风邪入肾，导致肾失封藏，形成蛋白尿，肿势弥漫。此外湿性趋下，毒邪炽盛，邪气入里伤肾，是导致本病难治的重要原因。《金匮要略》云："风气相搏，风强则为隐疹……气强则为水，难以俯仰。风气相击，身体洪肿，汗出乃愈。恶风则虚，此为风水。"用"风气相搏"巧妙概括了外感水肿形成的病机。临床上感冒可能会导致膜性肾病的发生发展，有研究证实，长期暴露于高水平的PM2.5下可增加膜性肾病的发生风险。

（2）大气不足，气化无力：张锡纯认为"是大气者，原以元气为根本，以水谷之气为养料"，若元气不足、后天乏源，导致大气虚弱、气化无力，则津液敷布障碍，停聚为患。《素问·评热病论》认为"邪之所凑，其气必虚"，表虚则水液泛溢肌肤为肿，卫外不固则易感受外邪，此时正虚无力抗邪，往往邪犯中焦甚至深入下焦，加重病情。《灵枢·刺节真邪》云："宗气不下，脉中之血，凝而留止，弗火能取之。"说明宗气无力推动血脉运行，可致血行缓慢甚或瘀滞不行，有不少医家认为瘀血是肾病的病机关键。

2. 中焦病证　脾胃居中焦，为机体升降之枢，正如《医学衷中参西录》所云"中气为和降水火之机括，三焦气化之枢纽"。一则升清降浊，运化水谷与水液，《素问·经脉别论》云"饮入于胃，游溢精气，上输于脾，脾气散精，上归于肺"，故称脾胃为后天之本，气血生化之源；二则调节全身气机升降，正如《丹溪心法》所云："脾具坤静之德，而有坤健之运，故能使心肺之阳降，肝肾之阴升，而成天地之泰。"

（1）邪犯中焦，枢机不利：在特发性膜性肾病早期，邪犯中焦，或上焦病邪不解传中焦者，以水湿为主，水湿中阻或湿热毒壅，导致中焦升降失常，水湿停聚为肿，水谷精微不能归藏而外泄，形成蛋白尿。因湿性黏滞，往往病情缠绵，若湿与热合，易成正邪胶着之势，导致本病缠绵难治，正如《湿热条辨》所云："热得湿则愈炽，湿得热则愈横，湿热两分，其病轻而缓，湿热两合，其病重而速。"风湿、湿浊、湿热病邪内停日久，邪盛皆可化毒，而成湿热毒邪壅滞。研究证实，幽门螺旋杆菌感染可能在膜性肾病的发生中起一定作用。赵进喜认为无论风寒湿热病邪，总由邪毒入里伤肾气，加重病情发展。

（2）中气不足，气化乏源：中气虚弱，运化无力，导致气血生化乏源，水液停聚为肿，正如《素问·至真要大论》所云："诸湿肿满皆属于脾。"《脾胃论》认为"脾胃既为阴火所乘，谷气闭塞而下流，即清气不升，九窍为之不利。"余仁欢根据李东垣的阴火理论，指出"脾阳不升，郁而化热"是湿热病邪产生的重要病机，脾不升清也是蛋白尿形成的基础病机。随着疾病的发展，后期往往表现为脾阳虚。

3. 下焦病证　肝肾居下焦，肾主封藏，肝司疏泄。"肾藏精，精化气"，肾精化生的肾气即为元气，也称真火，为三焦气化的原动力，主司膀胱开合和小便排泄。《景岳全书》言"凡属气化之物，非火不足以生"，强调了肾气在气化中的关键作用。《医学衷中参西录》云"人之元气自肾达肝，自肝达于胸中"，说明肾气以封藏为本，与肝气之疏泄相辅相成，总司全身气化。

（1）肾失封藏，气化无根：肾以封藏为本，肾病多虚，肾虚则封藏失司，精微外泄，是蛋白尿形成的最根本病机。肾虚无以激发三焦气化，水道虚衰，见严重的水肿和大量蛋白尿。后期肾气虚多发展为肾阳虚，正虚邪恋导致病情缠绵难愈。此外还有肾阴亏虚，中医认为水肿多与阳虚相关，但不少医家认为本病阴虚证亦不少见，主要表现为气阴两虚、肝肾阴虚，其形成与感受湿热病邪伤阴、肾中阴阳互损、体质及激素用药等有关。

（2）肝失疏泄，气道不畅：肝肾同居下焦，《医学衷中参西录》云"肾失封藏之性，肝遂不能疏泄肾气使下行"。肝失疏泄也是本病不可忽略的病机之一。气虚推动无力、湿热瘀毒阻滞气机或情志郁结，皆可导致肝郁气滞。肝失疏泄，与三焦气机不畅、脾胃升降失衡、肾关开阖失常相互影响。

特发性膜性肾病的三焦论治

通过以上对特发性膜性肾病三焦病机的分析，得知其离不开气与水的失调，《类经·脏象论》云："气足则运化有常，水道自利，所以气为水母，知气化能出之旨，则治水之道，思过半矣。"因此治疗上应遵循治水先治气的原则，扶正祛邪，扶正以助三焦气化，祛邪以畅三焦气机，三焦通调则病证自除。

1. 祛邪宣肺，助上焦化气调水

（1）解表散邪，开宣肺气：邪犯上焦，肺失宣肃，治以解表散邪，开宣肺气。治疗风水当祛风固表利水，如防己黄芪汤；若水停化热，郁热在里则治以越婢汤，用麻黄、石膏发越水气兼以清热；若风挟寒，可加辛温散寒之麻黄、桂枝；若风挟热，热在表可加辛凉疏散之连翘等。治风湿当祛风除湿，如麻黄杏仁薏苡甘草汤，在麻黄、杏仁宣肺利气之上，用薏苡仁淡渗利湿。治风毒当祛风解毒，风挟热毒可用五味消毒饮加减，疏风清热解毒；风挟湿毒可用麻黄连翘赤小豆汤，宣肺清热，利湿解毒。

（2）益气活血，化气调水：肺气不足，虚者补之，常用玉屏风散或防己黄芪汤，重用黄芪补益脾肺，益卫固表，利水消肿。正如《金匮要略》所云："大气一转，其气乃散。"胸中大气充足，水气得以宣散。此外，大气充足，推动血脉运行，还能达益气活血之功。

2. 调理脾胃，益中焦气化之源

（1）辛开苦降，祛湿畅中：脾喜燥而恶湿，中焦之治当以祛湿为主。水湿停聚，则利水化湿，如茯苓、车前子等；湿浊中阻，当燥湿化浊，如芳香辛散之藿香、佩兰等；湿热内蕴，治以辛开苦降，如三仁汤，三仁合用，宣上、畅中、渗下，分消湿热；湿毒蕴结，当解毒祛湿，用白花蛇舌草、半枝莲、雷公藤等，此类药物多有调节免疫、抗炎的作用，在治疗上发挥着重要作用。

（2）益气升阳，健脾化湿：中气不足，虚者补之，其气主升，更当升之。治以补中益气升阳，培固后天之本，使三焦气化有源，如补中益气汤；脾虚湿盛者，可合参苓白术散，加强健脾祛湿之力；脾虚水停者，治以苓桂术甘汤，健脾利水消肿；阳虚较甚者，需用制附子、干姜温阳散寒，方用实脾饮加减。

3. 调补肝肾，生下焦气化之根

（1）补益肝肾，化气利水：肾乃水火之宅，治宜调理肾中水火，于水中求火，火中求水，常用六味地黄汤加减。肾气虚者治以肾气丸，于阴中求阳，少火生气；气阴两虚者治以参芪地黄汤，益气养阴；肝肾阴虚，湿热留恋者，方用知柏地黄汤加减，补益肝肾，清热燥湿；肾阳虚水泛者，温阳散寒，化气利水，常用真武汤加减治疗；肾虚不固，常用金樱子、芡实等益肾固精，减少蛋白尿。

（2）疏肝理气，调畅气机：肝主疏泄全身气机，肝郁气滞者，除恢复上、中、下三焦各自的气机升降外，还应疏肝理气。刘玉宁治疗上重视肝郁气滞，常在方中加入疏肝理气之柴胡、青皮等药。

瘀血的因机证治

特发性膜性肾病血栓发生率可达 25％～40％。瘀血对此病发生发展起着重要作用，"水不利则为血，血不利则为水"，瘀血的形成有虚有实，因虚致瘀是瘀血形成的始动因素，正如《读医随笔·虚实补泻论》所云："气虚不足以推血，则血必有瘀。"同时，血的运行又赖肾阳的温煦和推动，脾肾阳虚，寒从内生寒凝血脉则滞涩不畅，正如《灵枢·痈疽》所云："寒邪客于经脉之中则血泣，血泣则不通。"此外，阴血相生，若阴亏相火偏亢，煎熬阴液，则血液浓聚，瘀阻难行。"所以，因虚致瘀可以分为气虚血瘀、阴虚热瘀、阳虚寒瘀。实邪是加重瘀血的继发因素，实邪包括水湿、湿热阻碍气血运行，可以导致并加重瘀血。针对瘀血产生的病因，采取针对性的治疗如益气化瘀、温阳化瘀、养阴化瘀、清热祛湿化瘀、利水消肿化瘀。此外，部分医家阐释了膜性肾病肾脏病理与瘀血之间的关系，陈以平结合微观辨证认为"肾小球基底膜上皮下免疫复合物沉积当属湿热胶着成瘀"。吕仁和认为湿热毒瘀胶结于肾络，形成微型癥瘕，而肾中络脉迂曲，非草木之品能通，善用虫类、藤类药通经入络，剔邪化瘀，如全蝎、水蛭、鸡血藤、清风藤等。

验案举隅

患者，男，25 岁，2016 年 3 月 29 日初诊。主诉发现泡沫尿 4 年。患者 2012 年 3 月感冒后出现周身乏力，双下肢水肿，在××医院查尿蛋白（＋＋＋），诊断为肾病综合征，口服强的松治疗，未见好转，出院后至××医院行肾脏穿刺：膜性肾病（Ⅰ～Ⅱ期），在激素治疗基础上加用环磷酰胺，因出现明显肝损伤，遂停用，后改用他克莫司，复查尿蛋白为（4＋），2 个月后患者自行停服他克莫司，激素逐渐撤减，8 个月后停服，之后多次于我院就诊，予以口服正清风痛宁、肾炎舒、黄葵胶囊等，尿蛋白波动在（＋～＋＋＋）。2016 年 3 月复查尿蛋白（＋＋＋）、隐血（＋），以膜性肾病收住入院。刻下：患者泡沫尿明显，时有乏力，双下肢轻度水肿，舌淡红，苔黄腻，舌底脉络瘀曲，脉细弱。辅助检查：尿蛋白定量 5.6 g/24h，血浆 ALB 23.7 g/L。中医辨为脾肾气虚兼湿热血瘀证，治以益肾健脾、清利活血。

处方：黄芪 30 g，党参 20 g，当归 10 g，丹参 30 g，薏苡仁 30 g，茯苓 20 g，苍术 10 g，虎杖 20 g，白僵蚕 10 g，川芎 10 g，金樱子 30 g，芡实 15 g，半枝莲 10 g，白花蛇舌草 10 g，生地黄 10 g，车前子 10 g。6 剂，每日 1 剂，水煎分 2 次服；并配合甲泼尼龙片联合他克莫司抑制免疫，患者服用激素后出现心烦燥热、睡眠差等阴虚内热症状，调整中药，上方去黄芪、党参，加知母 15 g，黄柏 10 g，淡竹叶 15 g，酸枣仁 15 g，陈皮 10 g，法半夏 6 g。服后患者睡眠改善，未诉乏力，双下肢水肿不明显，出院后以原方加减治疗。

2017 年 1 月复查，尿蛋白（一），隐血（一），2017 年 2 月复查，尿蛋白（＋～一），隐血（＋～一），精神体力好转，浮肿消失。继续中药治疗 1 年，至 2018 年尿蛋白持续阴性，无明显不适。继续服用原方加减 2 年余，以巩固治疗。

按：此患者 2012 年发现肾病综合征、膜性肾病，经激素和环磷酰胺、他克莫司治疗，副作用明显，疗效欠佳。就诊时见大量蛋白尿、低白蛋白血症、双下肢轻度水肿，以身倦乏力等虚损症状为主，舌苔黄腻，舌下络脉迂曲为湿热血瘀之象，辨证为脾肾气虚、湿热血瘀证，治以益肾健脾、清利化瘀，方中黄芪、党参益气健脾；茯苓、苍术、薏苡仁、车前子健脾祛湿利水；生地黄、当归、川芎、丹参养血和血，活血利水；白花蛇舌草、半枝莲清热解毒，白僵蚕祛风通络，防止湿热瘀血化毒入肾，瘀阻肾络；金樱子、芡实益肾固精。治疗上正邪兼顾，血水同调，恢复脾胃运化，调畅气机。服用激素后出现心烦燥热，睡眠差，为阴虚内热证，继原方加减，变黄芪、党参为知母、黄柏，滋肾降火，减轻激素的不良反应。出院后一直口服中药治疗，激素、他克莫司逐渐撤减至停药后，继续服中药巩固治疗。随访至今，尿蛋白转为阴性未复发，因本病病程较长，治疗重在守方。

以肺脾肾为核心的三焦气化是中医整体观念的重要体现，在特发性膜性肾病的各个阶段，三焦气化失司、气机不畅、气血水失调的基本病机贯穿始终，三焦共同作用，推动疾病的进程．不同时期水肿、大量蛋白尿、瘀血形成及疾病缠绵难愈的病机关键又有虚实不同，因此治疗上应三焦兼顾，扶正祛邪，同时有所侧重，予以祛邪宣肺、调理脾胃、顾护肾气、疏肝理气、活血化瘀，使三焦气化有源有根，气机调畅，则气血水平衡协调。从整体出发，三焦气化理论可为临床辨治特发性膜性肾病提供重要指导。

247　气化理论在糖尿病肾病的应用

　　糖尿病（DM）是严重危害人民健康的常见病、多发病，其发病率呈逐年上升趋势。糖尿病肾病（DN）是糖尿病最常见和最严重的慢性并发症之一，临床主要表现包括早期的肾小球滤过率增高、蛋白尿、浮肿、高血压及肾功能衰退等。相关研究表明，约 40% 的糖尿病患者最后发生糖尿病肾病。而糖尿病患者一旦发生肾脏损害和出现持续性蛋白尿时病情已不可逆转，往往发展至终末期肾衰竭，成为糖尿病患者主要死亡原因之一。

　　现代医学治疗糖尿病肾病至今尚无有效方法，主要通过控制血糖、血压、饮食，使用 ACEI 和 ARB 药物，以及终末期肾衰竭时的透析治疗。早期糖尿病肾病，通过严格控制血糖、血压以及饮食，可在一定程度上延缓病情的进展。但是一旦进入临床期糖尿病肾病，则出现持续性蛋白尿及肾功能持续减退，直至发展为肾衰竭。因此，防治糖尿病肾病的发生、发展成为目前研究的热点和难点。糖尿病肾病在中医学中属消渴肾病范畴。然而，根据其临床表现及预后情况，又可将其归属于尿浊、腰痛、水肿、虚劳、关格等病。中医药干预治疗糖尿病肾病有价廉效著的优势，学者顾颖杰等对王晖以气化理论为指导治疗糖尿病肾病的临床思路和学术经验作了归纳总结。

气化的概念及《内经》气化理论的主要内容

　　中医学认为，气是构成自然界各种物质的本源，气是生命活动的物质基础。人生以气为主，气盛则强，气虚则衰，气顺则平，气逆则病，气绝则死。《素问·举痛论》云："百病生于气也，怒则气上，喜则气缓，悲则气消，恐则气下，寒则气收，炅则气泄，惊则气乱，劳则气耗，思则气结。"气化是中国古代哲学和自然科学研究中的重要概念，是对宇宙万物发展变化过程的认识，也是对人体生命产生、存在、发展以及消亡过程的认识。"气化"一词肇始于《太始天元玉册》，自彰于《素问·灵兰秘典论》《素问·运气微旨论》等诸篇之后，逐渐为历代中医学家所重视。可以说，《内经》是中医学气化理论形成的标志。

　　《内经》中的"气化"简言之，指的是真气运动而产生的各种变化。中医学气化理论是研究气的运动产生各种变化的理论。气化理论至少包含三方面内容。其一为天地之气的运动变化，诸如运气学说以气化说明天地阴阳五行之气的运动变化，如《素问·五常政大论》云："根于外者，命曰气立，气止则化绝。"其二为生命活动中气、血、津液、精的各自新陈代谢及其相互转化，如《灵枢·营卫生会》云："人受气于谷，谷入于胃，以传于肺，五脏六腑皆以受气。"其三指脏腑的某种功能活动，如《素问·灵兰秘典论》云：膀胱"气化则能出矣"。《素问·六微旨大论》对气化认识为"出入废则神机化灭，升降息则气立孤危。故非出入，则无以生长壮老已；非升降，则无以生长化收藏。是以升降出入，无器不有"。所以，气化乃是机体最基本的生命活动。

气化功能障碍与糖尿病肾病的发病

　　气化功能障碍包括机体真元之气不足与气机运行失调两方面。前者指因先天不足或后天失养，致气化无力；后者指因气机运行失调，致气血津液代谢失常、脏腑功能失调。简言之，气化功能障碍即"气病"，指的是真气不足，气机失调，机体气化功能障碍导致气血津液代谢异常、脏腑功能失调。这一病理过程符合糖尿病肾病的发病特点。

糖尿病肾病，特指糖尿病性肾小球硬化症，是糖尿病最严重的微血管病变之一。现代医学通常将其分为5期：Ⅰ期（肾小球高滤过率期）、Ⅱ期（正常白蛋白尿期）、Ⅲ期（微量白蛋白尿期）、Ⅳ期（临床消渴肾病期）、Ⅴ期（终末期肾病期）。Ⅰ、Ⅱ期仅以肾小球高滤过率为表现，一般的临床诊断方法无法发现；Ⅲ、Ⅳ期以尿中出现微量白蛋白尿、蛋白尿为主；Ⅴ期以肾小球滤过率、肌酐清除率下降为主要表现。上述各期的临床表现虽然各异，然气化功能障碍贯穿发病始终。

发病早期（糖尿病肾病Ⅰ、Ⅱ期），病位主要在脾胃、肝等脏腑。《素问·奇病论》云"此人必数食甘美而多肥也"，强调了过食肥甘厚味可致消瘅（糖尿病并发症期）。《素问·经脉别论》云："食气入胃，散精于肝，淫气于筋。食气入胃，浊气归心，淫精于脉。脉气流经，经气归于肺，肺朝百脉，输精于皮毛；毛脉合精，行气于府。府精神明，留于四脏，气归于权衡。""饮入于胃，游溢精气，上输于脾；脾气散精，上归于肺，通调水道，输膀胱。水精四布，五经并行。"《素问·五常政大论》云"土疏泄，苍气达"，可见水谷运化起于脾胃，赖于脾胃之气的正常运化，而肝气通过调节气机升降，助脾散精，参与水谷运化。若先天禀赋不足或后天失养，可致脾（胃）失运化、肝失疏泄，从而痰浊、瘀血内生，阻遏气机，怫郁化热，耗伤阴液，终致痰瘀互阻，气阴两虚之证。

发病中期（糖尿病肾病Ⅲ、Ⅳ期），病位主要在脾、肝、肾等脏。《灵枢·五变论》云："五脏皆柔弱者，善病消瘅。"《灵枢·本脏》亦云："肾脆则善病消瘅易伤。"由于发病早期失治、误治，致肝脾之气机运行失调愈甚，痰浊、瘀血等病理产物累及肾脏，加之肾中真元之气本不足，致肾气亏虚，肾精不固，精微下流，水湿内停，出现尿蛋白、水肿等临床表现，以肝肾阴虚，脾肾气虚，肾气不足之证多见。

发病晚期（糖尿病肾病Ⅴ期），病位亦在脾、肝、肾等脏。若上述病情未得到有效控制，肝肾之阴液、肾之精气进一步亏损，阴损及阳，进展为气血阴阳俱虚，水湿内停，肾元虚衰，痰湿、瘀血、浊毒内留，三焦闭塞，五脏受累，气机逆乱，出现腹部胀满、尿少、水肿、呕逆不能食等危症，以脾肾阳虚、阴阳两虚之证多见。

临床证治要点

王晖将糖尿病的发生发展过程分为原始期、前驱期、消渴期和逆归期。其中糖尿病肾病属逆归期范畴。早期的糖尿病肾病患者理化检查无明显异常，通过合理饮食调护及辨证中药调治，严格血糖控制，可明显减缓糖尿病肾病的进展，甚至阻断、逆转其发展成糖尿病肾病。中期的糖尿病肾病患者尿液中已有微量白蛋白甚至大分子蛋白，除了严格控制血糖、血压以及使用ACEI、ARB等药物之外，通过辨证论治，在减少蛋白尿、保护肾脏等方面的确大有作为。然病情进一步发展、恶化，进入糖尿病肾病晚期时，肾功能不全往往已难以逆转，此时中医药辨证论治以延缓肾衰竭、减少透析次数为主。根据其大量临床实践总结，将糖尿病肾病辨证分为气阴两虚证、痰瘀互阻证、肝肾阴虚证、阴阳两虚证论治，可以起到提纲挈领的指导作用。

1. 气阴两虚　辨证要点——口干，倦怠乏力，嗜睡，纳差脘痞，便干或溏，舌偏红、舌下脉络淡紫，苔少，脉细。治以益气养阴之剂，方用芪归玉精汤加减。处方太子参、生黄芪、黄精、玉竹、当归、白术、茯苓。便溏者加山药、煨葛根。方以生黄芪、白术、茯苓健脾利尿渗湿；太子参、玉竹、黄精益气养阴；当归养血活血。诸药合用，共奏气阴双补之功。

2. 痰瘀互阻　辨证要点——面色黯，渴不喜饮，胸闷脘痞，大便不调，舌紫黯，舌下脉络紫黯曲张，苔薄白，脉弦滑。治以益气活血、降浊化瘀之剂。方用自拟降浊合剂加减。处方生黄芪、丹参、葛根、山药、生扁豆、生苍术、生鸡内金、生麦芽、荷叶、桑叶、绞股蓝、薏苡仁。胸闷者加瓜蒌、降香、薤白；脘痞者加木香、厚朴。方以生黄芪、苍术、薏苡仁、山药、生麦芽、绞股蓝、白扁豆、鸡内金同用补气健脾、化湿浊痰饮，补中有清，补而不滞；葛根功能升清，升提脾气；丹参活血化瘀，通畅脾胃络脉结滞，恢复脾胃生化之功能，充足脾胃气血之源。诸药合用，调动脾胃气化功能，升清降浊。

3. 肝肾阴虚　辨证要点——头晕头痛，急躁易怒，腰酸耳鸣，五心烦热，面红目赤，舌红、苔薄黄，脉弦细数。治以补益肝肾，滋阴潜阳之剂。方用杞菊地黄汤加减。处方枸杞子、菊花、生地黄、山药、山茱萸、茯苓、牡丹皮。头痛易怒明显者加天麻、钩藤、石决明；烦热甚者加墨旱莲、女贞子、龟甲。方中生地黄主入肾经，长于滋阴补肾，填精益髓；山茱萸主入肝经，滋补肝肾，秘涩精气；山药主入脾经，补后天以充先天；泽泻利湿泄浊；牡丹皮清泄相火；茯苓淡渗脾湿，既助泽泻以泄肾浊，又助山药之健运以充养后天之本；加之补肾益精，养肝明目之枸杞子、菊花，全方共奏滋肾养肝之效。

4. 阴阳两虚　辨证要点——倦怠乏力，神疲嗜睡，形寒肢冷，面色萎黄或晦暗，胸闷纳呆，面目肢体浮肿，腰以下为甚，或全身悉肿，腹胀便溏，小便短少，恶心呕吐，口有秽臭，大便溏泄，尿少或无尿。治以温补脾肾，利水消肿之剂。方用苓桂术甘汤合真武汤加减。处方制附子、桂枝、白芍、茯苓、猪苓、白术、生姜等。方中制附子温壮肾阳；白术健脾燥湿；茯苓、猪苓利水渗湿；生姜温散水气；白芍敛阴缓急，并利小便；桂枝温阳化气。诸药相配，既能温补脾肾之阳，又可利水祛湿。阳虚水泛，眩晕恶心，呕吐甚者，宜温阳利水，逐毒降逆，方用大黄附子汤加减：制附子、生大黄、法半夏、生姜、砂仁、藿香、木香、苍术、厚朴等。

瘀血、水湿、湿浊为消渴肾病最常见的兼夹之邪，治疗时必须在治本的基础上，重视治标祛邪以提高疗效。夹瘀血：主要表现为肢痛肢麻，女性患者月经后期，色暗有瘀块或痛经，口唇暗，舌暗有瘀斑或瘀点。可在扶正方中酌加丹参、鸡血藤、泽兰、桃仁、红花、川芎等活血化瘀之品。夹水湿：主要表现为水肿，轻者仅下肢稍肿。可在扶正方中加怀牛膝、车前子、胡芦巴、赤小豆、冬瓜皮等；重者则宜温阳利水，可用实脾饮、济生肾气汤，或健脾利水，方用防己黄芪汤合防己茯苓汤加减。夹湿浊：如湿浊上逆而恶心、呕吐，舌苔黄腻，可在扶正方中加黄连、竹茹，甚则先清化湿热，用黄连温胆汤或苏叶黄连汤，待呕吐止后再予扶正；舌苔白腻者可在扶正方中加陈皮、生姜、竹茹等；甚则先化浊降逆，用小半夏加茯苓汤以控制呕吐，呕止再予扶正之剂。若湿浊上逆而口中有尿臭明显者，可在扶正基础上加大黄，或合并使用灌肠方（生大黄、生牡蛎、紫苏叶、六月雪）灌肠，使湿浊外泄，症状得以缓解。同时，临床上可以酌情选用浮萍、蝉蜕、荷叶、紫苏梗等有降尿蛋白作用的药物，可加快降低尿微量白蛋白，也可联合选用静脉滴注活血化瘀中药制剂。

验案举隅

陈某，女，70岁，2013年6月2日初诊。主诉发现泡沫尿半月。患者半月前无明显诱因下发现泡沫尿，伴有头晕、口干、腰膝酸软。既往糖尿病8年、高血压病20年、脑梗死1年（未遗留肢体活动不利、言语不清等后遗症）。目前治疗：赖脯胰岛素25笔芯，早16 U，晚12 U，餐时皮下注射；阿卡波糖片，每次50 mg，每天3次，口服。空腹血糖7～9 mmol/L，餐后2 h血糖12～15 mmol/L。血压130/80 mmHg左右。诊见泡沫尿，腰酸，头晕，一过性发作，口干欲饮，近半年来消瘦6 kg，目干涩糊，动则烘热汗出，无恶风怕冷，夜寐浅短易醒，纳可，大便调，舌暗红，舌下静脉蓝紫，苔薄白燥，脉细弦。体格检查：BMI 24.20。实验室检查尿四蛋白：尿微量白蛋白21.9 mg/dL，尿转铁蛋白1.65 mg/dL，尿α1微球蛋白84 mg/dL，尿免疫球蛋白G2.15 ng/24 h。空腹血糖9.64 mmol/L，糖化血红蛋白9.6%。西医诊断：①2型糖尿病，糖尿病肾病；②高血压病；③陈旧性脑梗死。中医诊断：消渴（逆归期）；消渴肾病。辨证属肝肾阴虚，脾肾气虚，脉络受损，精气下泄。治以滋肝益肾，健脾温肾，和营利络。

处方：生地黄30 g，生黄芪30 g，山药30 g，枸杞子30 g，牡丹皮10 g，泽泻10 g，蝉蜕10 g，茯苓12 g，山茱萸12 g，知母12 g，黄柏12 g，菊花12 g，当归20 g。14剂，每日1剂，水煎分2次服。西药治疗仍按原治疗方案。

二诊（2013年6月16日）：上方服毕，患者自觉目干涩糊、烘热汗出较前减轻，腰酸、头晕有所好转，口干、泡沫尿仍存，神疲乏力。故去枸杞子和菊花，黄芪量加至 45 g。如法再进 14 剂。

三诊（2013 年 6 月 30 日）：患者目干涩糊、烘热汗出已罢，腰酸、头晕、口干、泡沫尿较前减轻，神疲乏力好转。实验室复查尿四蛋白：尿微量白蛋白 15.9 mg/dL，尿转铁蛋白 1.55 mg/dL，尿 α1 微球蛋白 6.21 mg/dL，尿免疫球蛋白 G2.05 ng/24 h。空腹血糖 6.90 mmol/L。随访 1 年，患者血压、血糖控制平稳，复查尿四蛋白基本正常。

按：患者为老年女性，既往有糖尿病多年，发现泡沫尿半月，结合尿四蛋白检查，证属中医学消渴（逆归期）、消渴肾病范畴。消渴至逆归期，气血阴阳逆乱，脏腑功能失调，变证纷纭。本例消渴日久，肝脾之气机运行失调愈甚，痰浊、瘀血等病理产物累及肾脏，加之肾中真元之气本不足，致肾气亏虚，肾精不固，精微下流，水湿内停，出现尿蛋白、水肿等临床表现，以肝肾阴虚，脾肾气虚，肾气不足之证多见。本患者先天禀赋不足，加之后天失养，年逾古稀，天癸已绝，肝肾不足，气阴两虚，气不化津，津亏日久，津液不能上承于口，故见口干，肾气不固，膀胱失约，则多尿；消渴病日久，损伤肾络，故见泡沫尿；消渴伤精耗血，清阳不升，浊阴不降，故见头晕。治疗当以补益肝肾，和营利络。方用知柏地黄丸合当归补血汤为基本方，并根据患者临床症状进行随症加减，前方重在滋补肝肾，后方重在益气养血，和营利络。此外，蝉蜕一味，可入肾络疏散风热，乃退尿蛋白之良药。方不在奇，以合于病机为善，两方合用，兼顾阴分、血分，能养阴，能活血，可益气，可通络，可清热，甚合消渴肾病之病机，药证合拍，故每获良效。

248　从"虚气留滞"探析慢性肾衰竭微炎状态防治

"虚气留滞"是王永炎院士援引《仁斋直指方》中"虚者，时胀时减，虚气留滞，按之则濡，法当以温药和之"而形成的中医理论，是指因元气衰败、气血相失，气血津液运行不畅，导致气滞、血瘀、痰饮及水停的病理过程，是多种慢性疾病如心力衰竭、慢性肾衰竭（CRF）、糖尿病肾病等的共同病理环节。CRF是以肾功能缓慢进行性减退直至衰竭的临床综合征，可累及多系统，是临床治疗的一大难题。微炎状态在多种慢性疾病中普遍存在，其本质为免疫炎。研究已证实微炎症状态是影响CRF发生发展及预后的关键因素，严重时可致使肾功能恶化，加重营养不良、贫血、动脉粥样硬化等并发症的发生，增加心血管疾病发生风险。

CRF为本虚标实之证，本虚为脾肾气血阴阳亏虚，标实为湿浊、瘀血及浊毒，可将其病机概括为"虚气"和"留滞"两端。在CRF发病过程中，"虚气"与"留滞"互为因果，相互促进，形成恶性循环。微炎状态病理物质为炎症因子，故可将其归属为"浊毒""瘀血"等范畴，与CRF病机有异曲同工之妙。学者杨梦等基于"虚气留滞"理论，探析了中医对CRF的认识，并与微炎状态结合，从中西医两方面进一步阐述了CRF病理机制，并系统总结了中医防治CRF微炎状态研究进展，为CRF的治疗提供了指导。

微炎状态与 CRF

微炎状态指在微生物、内毒素等非致病性因素的影响下，以单核-巨噬细胞系统激活为中心的慢性、持续的免疫炎症反应，主要表现为全身循环中炎症标志蛋白及炎性细胞因子轻度升高，而无明显临床症状感染。其诊断尚未形成统一认识，目前较认可的是C反应蛋白（CRP）水平达 9.5～15 mg/L 时可作为微炎状态的判断指标。目前临床常用的检测指标有CRP、白细胞介素-6（IL-6）、肿瘤坏死因子-α（TNF-α），这些炎症蛋白、炎症因子均与肾病的发展密切相关，如 IL-6 是导致肾小球系膜细胞增殖、硬化的重要因子之一；CRP在终末期肾病患者体内呈高表达状态，是反映微炎状态的敏感指标之一。CRF普遍存在慢性微炎状态，其严重程度可作为判断CRF患者的预后指标，且长期存在可导致营养不良-炎症-动脉粥样硬化综合征。如CRF1～3期患者血清超敏CRP（hs-CRP）、同型半胱氨酸（Hcy）、TNF-α、IL-6水平较健康人明显升高；CRF血瘀证患者普遍存在微炎状态，血清中Hcy、血管紧张素转化酶（ACE）、CRP的表达可作为判断CRF患者血瘀证存在与否的参考指标。以上研究表明微炎状态与CRF密切相关，故临床改善CRF微炎状态，对于延缓病情进展及减少并发症具有重要意义。

虚气留滞与 CRF 微炎状态

在CRF微炎症发病过程中，脾肾虚衰和五脏虚损为CRF发病之本，概括为"虚气"。湿浊、瘀血等病理产物内生，日久化为浊毒，乃"虚气"所带来的"留滞"，为发病之标。"虚气"影响气血津液运行，血瘀、湿浊内停，浊阴难以从下窍而出，致使体内电解质紊乱、毒素及代谢产物潴留，导致"留滞"的产生；留滞日久，扰乱脾肾之功能，加重虚气，二者互为因果，反映于临床即本虚标实、因虚致实之证。故"虚气留滞"是 CRF 微炎状态的基本病机，贯穿疾病发展的始终。

1. 虚气为 CRF 微炎状态发病之本　CRF 为本虚标实之证，即脏腑（脾肾）气血阴阳亏虚为本，湿浊毒邪内盛为标。病机为脾肾衰惫，气化不利，湿浊毒邪内蕴三焦。病位在脾肾，涉及心、肝、三焦、肺等。脾主运化水湿，升清降浊。肾主气化开阖，二者在气血津液的化生、运行及代谢中起重要作用。若脾、肾两脏功能失调，其具体表现在 2 个方面：①脾肾衰惫，气血不生，日久则气血阴阳俱损，导致CRF 患者细胞免疫器官萎缩及免疫功能低下。现代研究已证实 CRF 患者均有不同程度的机体免疫功能异常，多种炎症因子的异常表达常贯穿于 CRF 发展的始终。②脾肾衰败，气化失司，不能"分解血中糟粕，下注膀胱，由尿除之"，产生湿浊、瘀毒等病理产物，壅滞三焦，上下阻隔不通。闭阻上焦，则头晕而痛，心悸喘脱，与 CRF 微炎状态脑病及心血管动脉粥样硬化病变类似；闭阻中焦，则恶心呕吐；闭阻下焦，则神昏惊厥，不省人事。综上所述，脾肾衰微为 CRF "微炎状态"发病之本，即脾肾主水、统五液功能失常，关门不利，导致体内代谢毒物停留，而致血浆内毒素水平升高，导致炎症状态。故益肾健脾法贯穿于 CRF 各阶段，临床通过健脾益肾，改善相关指标及临床症状，已延缓 CRF 发展进程，提高患者生活质量。国医大师张大宁认为脾肾虚损是 CRF 微炎状态发病之本，在遣方用药上，多采用补肾健脾之法，以扶正固本，调整阴阳，增强机体免疫力。

2. 留滞为 CRF 微炎状态发病之标　微炎状态实质为免疫炎症反应，对人体产生的影响可概括为两方面：一是免疫功能及脏腑功能下降；二是炎症因子过度释放及病理产物堆积，与 CRF 辨证中的标，即"浊毒"相关。CRF 久治不愈，元气（脾肾）亏虚，气血运行不畅，津液输布不利，导致体内产生的代谢产物不能及时排出，日久化生湿浊、瘀血等浊邪，浊邪进一步阻滞气机，郁久化热则为毒，在经为聚，入肾络成积（瘀），形成浊毒之证，故浊毒发展规律为虚→水→湿→浊→久郁→热→毒→浊毒，与现代医学所述的 CRF 因肾功能受损，致体内代谢毒物（尿素、肌酐、胍类、多肽类等）蓄积体内这一观点相一致。近年来随着中医对微炎状态研究的深入，发现 CRF 各证型中均存在微炎状态，但不同证候其微炎状态不同，尤以夹湿浊、湿热者突出，其中核转录因子-κB（NF-κB）、IL-6 与 CRF 浊毒内盛有关，水通道蛋白 2（AQP2）与水湿相关。临床研究亦证实，CRF 微炎状态最常见的本虚证为脾肾气虚证、气阴两虚证；标实证为血瘀证、湿浊证，其次为湿热证、风动证、水气证，说明"血瘀"和"湿浊"作为 CRF 标实证，贯穿于整个疾病的发展进程中。

综上所述，CRF 微炎状态发生多因脾肾衰惫，元气不足，因感受风、寒、湿、热之外邪或饮食不节、劳欲过度等内伤因素而致病。该病既有脾肾虚弱、气血亏虚，又有湿浊、瘀血等病理产物留滞。虚气与留滞胶着存在呈螺旋式发展，最终形成以虚为本，虚、滞兼夹相伴，贯穿疾病过程始终。正如《医宗必读·古今元气不同论》所言："气血虚损，则诸邪辐辏，百病丛集。"因此，临床治疗上应重视补脾益肾、祛瘀泄浊。

中药干预 CRF 微炎状态的研究

CRF 微炎状态为本虚标实之证，虚气（脾肾衰微）为 CRF 微炎状态发病之本，留滞（瘀浊毒邪）为 CRF 微炎状态发病之标，临床治疗以扶正祛邪为主。即扶正以补肾、健脾，祛邪以祛瘀、化湿、泄浊为主。近年来，在中医理论指导下，中医药以其辨证论治、扶正祛邪等优势，在延缓 CRF 发病进程、减轻临床症状及抑制 CRF 微炎状态方面发挥独特作用，以 CRF 早中期干预为最佳时期，合理治疗能使肾功能出现逆转，其治疗机制主要体现在抑制 CRP、IL-6、TNF-α 等微炎症指标，从而发挥保护肾功能、提高机体免疫力的作用。

1. 中药复方　CRF 多为内伤性疾病，临床中以虚实夹杂证最为多见，单一虚证或实证较少。通过查阅相关文献，根据中药复方功效可归纳为三类，即健脾益肾、祛瘀泄浊类，针对虚实夹杂证；补益脾肾类，针对虚证（脾肾虚衰为主）；化瘀泄浊类，针对标实证（湿浊证），其治疗作用机制与下调 CRP、IL-6、TNF-α 等微炎症指标相关，以改善微炎状态，提高免疫力，保护肾功能，达到扶正祛邪之目的。

（1）健脾益肾、祛瘀泄浊类：CRF 微炎状态多因脾肾衰败，瘀浊毒邪壅滞肾络、三焦所致，为虚中夹实之证，临床常扶正祛邪并用，以达到扶正不留邪，祛邪不伤正之目的。健脾益肾、祛瘀泄浊类中药复方主要针对虚实夹杂证，即（脾）肾虚衰、瘀浊内阻证。如肾衰宁胶囊益气健脾、活血化瘀、通腑泄浊，通过干预糖尿病肾病 CRF 慢性肾病（CKD）3～4 期患者 3 个月后，降低患者微炎状态，延缓肾脏的疾病进展。健脾益肾泄浊方通过降低 CRF 患者血清中 CRP、IL-6、TNF-α 水平，缓解机体微炎状态，保护残存肾功能。健脾清化汤益气和中、清热化湿，配合常规西医疗法治疗脾虚湿热型，能有效降低体内血清肌酐（SCr）、CRP、NF-κB 的表达水平，上调肾小球滤过率（GFR）、血浆白蛋白（ALB）、前白蛋白（PAB）及转铁蛋白（Tf）的表达，改善微炎症及营养不良状态，提高患者生存质量。补肾活血汤通过降低体内炎性因子 IL-6、hs-CRP 水平，改善微炎症和营养不良状态，保护肾功能。肾衰方补肾益气、祛瘀解毒，通过下调患者血清中 CRP、IL-6、TNF-α、β2－微球蛋白（β2-MG）、血尿素氮（BUN）、SCr 的含量，上调内生肌酐清除率（Ccr）、CD4$^+$、CD8$^+$、CD4$^+$/CD8$^+$ 的含量，保护肾功能，提高临床疗效。

肾衰康方补益脾肾、活血化瘀、解毒泄浊，可通过降低 CRF 患者血清 TNF-α、IL-6、CRP、β2-MG、SCr、BUN、丙二醛（MDA）水平，上调超氧化物歧化酶（SOD）的表达，改善微炎状态，抑制氧化应激水平。芪蛭地龙汤健脾益肾、化瘀降浊，可降低 CRF 患者血清 SCr、BUN、CRP、IL-6 水平，提高 ALB、血红蛋白（Hb）含量，进而改善肾功能。黄芪六味汤补肾健脾、化瘀利水，可通过降低 CRF 患者体内 CRP、IL-6、CD8$^+$ 水平，升高 CD4$^+$ 含量，改善微炎状态，提高免疫功能。丹芪益肾泄浊汤补脾益肾、祛湿泄浊、化瘀解毒，其干预 CRF 患者 3 个月后，可显著降低体内 CRP、IL-6、TNF-α 炎症因子表达，达到保护肾功能、减轻微炎状态作用。培本祛瘀冲剂健脾补肾、泄热化浊、补血活血，可通过降低脾肾虚衰、湿浊瘀阻型 CRF 患者血液中 CRP、IL-6、TNF-α 水平，改善微炎状态。黑地黄丸健脾补肾、补脾和胃、化湿降浊，可降低 5/6 肾切除大鼠血清 IL-1β、TNF-α、IL-6、CRP 的表达，提高其 IL-10 水平，以延缓 CRF 大鼠炎性进程。肾衰排毒胶囊扶正祛邪、化瘀解毒，可通过降低 CRF 2～3 期患者血液中 hs-CRP、IL-6、TNF-α 等炎症因子的含量，改善相关临床症状。大黄附子细辛汤温补脾肾、泄浊排毒，可通过降低 CRF 患者机体炎症因子（CRP、IL-6、TNF-α）水平，改善患者微炎状态，从根本上控制疾病的发展。肾衰营养胶囊益气活血、泻浊解毒，其干预 5/6 肾切除大鼠后可显著抑制 NF-κB p65、TNF-α、IL-6、细胞间黏附分子-1（ICAM-1）、血管细胞黏附分子-1（VCAM-1）等血管炎症因子的表达，提高内皮型一氧化氮合酶（eNOS）的含量，改善 CRF 大鼠微炎状态。

（2）补益脾肾类：脾肾阴阳衰惫为 CRF 微炎状态发病之本，补益脾肾类中药复方主要针对 CRF 虚证，即脾肾虚衰。该类复方以温补脾肾、益气养阴为主，通过减轻微炎状态（CRP、IL-6、TNF-α），改善肾功能（BUN、SCr），提高人体免疫力、免疫球蛋白（Ig）M、IgG、IgA，以恢复人体之阴阳、五脏之功能。如右归丸为温补脾肾的经典方剂，可通过降低 CRF 患者血、尿中 CRP、IL-6、TNF-α、β2-MG、BUN、SCr 水平，升高 CD4$^+$/CD8$^+$、CD4$^+$、IgM、IgG、IgA 水平，改善肾功能，提高免疫力。参芪地黄汤健脾补肾、益气养阴，可降低 CRF 患者 hs-CRP、IL-6、SCr、BUN 的表达，进而提高患者生存质量、预防心血管事件的发生。益气养阴方可降低患者血清 IL-6、hs-CRP 和 IL-10 水平，有效改善 CRF 气阴两虚证腹膜透析患者的微炎状态。

（3）化瘀泄浊类：瘀浊毒邪为 CRF 微炎状态发病之标，化瘀泄浊类中药复方主要针对标实证，即湿浊瘀毒证。如清肾颗粒清热化湿、祛瘀泄浊，联合黄苓解毒泄浊颗粒保留灌肠后能够有效降低 CRF 患者体内 SCr、IL-6、TNF-α、24h 尿蛋白（24hUP）水平，提高 GFR 估算值（eGFR），改善患者肾功能。固肾排毒液通腑泄浊、解毒活血，可降低 CRF 1～3 期患者血清中 hs-CRP、TNF-α、IL-6、Hcy 的含量，进而改善氧化应激及微炎状态。

2. 单味中药及注射液 目前研究较多的单味中药主要针对 CRF 微炎状态中的标实证，即湿浊、瘀血，注射液主要针对气阴两虚、瘀血。单味中药及注射液通过降低体内炎症因子、SCr、BUN 等表达来改善微炎状态、调节机体免疫功能。如大黄水煎液祛除毒邪、清热化浊，联合西医常规干预可显著降低 CRF 患者体内 BUN、SCr、CRP、IL-6 及 24hUP 水平，改善肾功能及微炎状态，其副作用小、价格低廉，可广泛用于临床。黄芩清热除湿，通过灌胃治疗后能显著降低 5/6 肾切除 CRF 大鼠体内 SCr、IL-6、CRP 水平，改善微炎状态。三七超微饮片活血化瘀，可降低 CRF 患者体内 SCr、BUN、TNF-α、IL-6、hs-CRP 水平，保护肾功能，疗效与血栓通注射液相当。参麦注射液益气固脱、养阴生津，可治疗气阴两虚证 CRF 膜透析患者，通过降低患者血清 hs-CRP、IL-6 水平来发挥抗炎作用。肾康注射液泻下导浊、益气活血、消除水肿，可降低 CRF 患者 hs-CRP、IL-6、TNF-α 水平，改善患者的微炎状态，延缓 CRF 病情进展。

CRF 为多种肾脏疾病的终末期阶段，病程长且发病机制复杂，久病不愈易蕴积瘀毒之邪阻滞肾络，致肾功能受损，使代谢产物停留体内，促进炎症因子的升高而呈现微炎状态。CRF 微炎状态为本虚标实之证，"虚气留滞"为其核心病机。虚气（脾肾虚衰）为发病之本，留滞（瘀血、浊毒）为发病之标，两者互为因果，形成恶性循环，诱发此病。具体表现为"虚气"影响体内气血津液运行，导致湿浊、瘀血等"留滞"的产生；"留滞"日久损及正气，则加重"虚气"的程度，形成虚浊瘀毒之邪，贯穿疾病发展的始终。临床以扶正祛邪为治疗原则，即补肾健脾、化瘀泄浊。通过文献分析，目前中药治疗 CRF 微炎状态以复方为主，多具有健脾益肾、化瘀泄浊功效，以虚实夹杂证为主，单一证候少见。

微炎状态贯穿于 CRF 发展的始终，是 CRF 发生发展关键病理因素。中药以健脾补肾、化瘀泄浊之法，通过抑制微炎症因子（hs-CRP、TNF-α、IL-6）的表达，从根本上祛除因脾肾虚衰衍生的病理废物，改善微炎状态，调节机体免疫功能，以恢复机体阴阳平衡而达到祛邪外出的目的，最终延缓疾病进展。

249　从阳化气，阴成形阐释肠促胰素在糖脂代谢中的作用

　　糖脂代谢是人体生命活动中重要的产能物质代谢，包括合成代谢和分解代谢 2 个过程，其中合成代谢消耗能量转为有形物质，而分解代谢消耗有形物质产生能量，二者维持平衡以确保机体的正常功能。阴阳学说作为中医理论体系的重要组成部分，常用来分析解读人体的生长和代谢过程。《素问·阴阳应象大论》中"阳化气，阴成形"理论就是对机体生命规律及物质与能量关系的生动描述，"阳化气"是指从有形变为无形，从静止变运动的过程，"阴成形"则指由无形变为有形，从运动变静止的过程。可见，糖类、脂质的分解利用、合成储存与阴阳学说中"阳化气""阴成形"的过程高度契合。

　　抑胃肽（GIP）和胰高血糖素样肽 1（GLP-1）是最主要的 2 种肠促胰素，分别由十二指肠及空肠近端黏膜 K 细胞、回肠及结肠 L 细胞产生，作用于胰腺、脑、肝脏等组织，共同协调糖脂代谢。通过对肠促胰素的进一步研究中发现 GIP 可刺激白色脂肪组织（WAT），促进脂质储存，合成能量，具有类似于"阴成形"的作用，GLP-1 则刺激棕色脂肪组织（BAT），促进脂质分解，增加产热，具有类似于"阳化气"的作用，且二者间的动态变化与糖脂代谢的生理、病理过程存在一定内在联系，学者庞湃等从中医阴阳理论探析了现代研究中 GIP 与 GLP-1 在糖脂代谢中的作用关系。

糖脂代谢与阴阳理论

　　《素问·阴阳应象大论》云："阴阳者，天地之道也，万物之纲纪，变化之父母，生杀之本始，神明之府也。"中医学借助阴阳的运动变化描述人体的生理、病理过程。《黄帝内经素问译释》云："阳的运动，可以化生清气和能；阴的凝聚，可以构成有形的物质。"阴成形是生命的物质基础，阳化气是生命的动力源泉，有形的精血津液属阴，无形的气卫火属阳，精血津液转化为气，赖于阳之气化，而由气转化为精血津液则不能脱离阴成形的作用。糖类、脂肪犹如精血津液，是水谷化生的精微物质，在阳气的推动下，得以正常输布，贯注血脉，温煦肌肤，濡养脏腑百骸，生成人体的脏腑形质。

　　从现代医学的角度来看，糖类、脂肪是生命所需能量的主要供能物质，其合成和分解的相互协调使体内的糖脂代谢趋于稳定。合成代谢是利用能量的过程，将化学能转移到糖类、脂肪等化合物中，使产热减少、物质储存增多、血液津液骨肉等有形成分得到补充，机体表现出趋静、抑制、降低、减慢、寒冷等特点，类似"阴成形"的过程。而分解代谢是消耗能量的过程，分解消耗糖类、脂肪，使产热增加、物质储存减少、能量释放，机体表现出活动、兴奋、升高、加快、亢进、发热等特点，类似"阳化气"的过程。由此可见，糖类、脂质的合成储存、分解利用与人体的"阴成形""阳化气"的概念高度契合，凡合成代谢相对高于分解代谢者属阴，分解代谢相对高于合成代谢者属阳。

GIP、GLP-1 的作用机制

　　1964 年 Elrick 等研究发现口服葡萄糖较静脉输注葡萄糖血浆胰岛素水平显著升高，从而发现 GIP 和 GLP-12 种肠促胰素。二者皆由肠道内分泌细胞产生，依赖肠道葡萄糖浓度成比例释放，作用于胰腺、脑、肝脏等组织，合成与分解饮食中的糖类与脂质，为机体提供能量并存储能量。

　　GIP 是由 42 个氨基酸组成的多肽，由十二指肠及空肠近端黏膜 K 细胞产生，其受体分布在胰腺、脂肪和脑等多种组织。GIP 除促进胰岛素分泌之外，对胰岛 α 细胞具有双重作用：在正常和低血糖状态下促胰高血糖素分泌，在高血糖状态下抑制胰高血糖素分泌。GIP 受体在 WAT 中表达，GIP 可刺激 WAT 扩张，促进脂肪细胞肥大和脂肪细胞增殖，从而降低游离脂肪酸，增加葡萄糖摄取和脂质的存储，提高脂质缓冲能力，在保持功能的同时容纳剩余能量的积累，减少异位脂肪堆积，改善肝脏、胰腺、骨骼肌等部位的胰岛素抵抗。GIP 受体亦在中枢神经系统弓状核、室旁核和背内侧核、下丘脑等部位表达，通过调控与食欲控制相关的神经肽受体产生饱腹感，减少热量的摄入。

　　GLP-1 是由 30 个氨基酸组成的多肽，由回肠及结肠 L 细胞产生，其受体分布在胰腺、脑、肾脏、肝脏及脂肪等多种组织。GLP-1 除促进胰岛素分泌之外，在高血糖状态下可产生锌和 γ-氨基丁酸等物质用于胰岛 α 细胞，抑制胰高血糖素的产生。中枢输注 GLP-1 受体激动剂，可增加小鼠支配棕色脂肪组织（BAT）纤维的交感神经，从而激活产热，诱导血浆中甘油三酯和葡萄糖的清除，减少 WAT 的储存。提示中枢 GLP-1 受体可能通过交感神经激活使脂肪组织处于分解代谢状态。GLP-1 受体亦表达在脑干孤束核神经元中，降低肥胖小鼠的食物摄入量、代谢率和葡萄糖生成，延缓胃排空时间。

GIP、GLP-1 的阴阳相关性

　　阴阳是中国古代哲学的一对范畴，是对自然界相互关联的某些事物或现象对立双方属性的概括，所谓"阴阳者，一分为二也"（《类经·阴阳类》）。GIP 与 GLP-1 同为胰高血糖素超家族的成员，皆由肠道内分泌细胞产生，由二肽基肽酶-4（DPP-4）降解，在进食后依赖肠道葡萄糖浓度释放，作用于胰岛 B 细胞，共同促进胰岛细胞增殖和胰岛素的分泌。同时 GIP、GLP-1 受体均在中枢神经系统中表达，参与食欲、饱腹感、食物摄入和能量消耗等过程，具有协同作用。然而二者的关系不是静止的，而是在对立制约、互根互用、消长平衡的运动变化中，达到阴平阳秘的稳定协调状态。

　　1. 阴阳对立制约　阴阳对立制约是指属性相反的阴阳双方在一个统一体中的相互斗争、相互制约和相互排斥，所谓"阴则能制阳矣，静则能制动矣"（《管子·心术上》）。"阳化气""阴成形"从中医角度展现了糖脂代谢中能量与物质的变化过程，与现代医学中通过分解和合成糖类、脂肪为机体供能、储能的过程高度契合。GIP 可增强食物中葡萄糖摄取和甘油三酯的清除，增加 WAT 的缓冲作用，促进脂肪的合成与储存，具有类似于"阴成形"的作用。GLP-1 经激活支配 BAT 纤维的交感神经，可增加脂肪的氧化分解，诱导血浆中甘油三酯和葡萄糖的清除，降低脂肪细胞的外周脂质储存，从而激活产热，为机体供能，具有类似于"阳化气"的作用。

　　2. 阴阳互根互用　阴阳互根互用是指相互对立的阴阳 2 个方面，具有相互依存，互为根本，相互资生、促进和助长的关系，正如《医贯·阴阳论》所云"阴阳又各互为其根，阳根于阴，阴根于阳；无阳则阴无以生，无阴则阳无以化"。空腹时，二者处于基础分泌状态，血浆浓度较低。进食后，二者受食物中消化吸收的葡萄糖刺激，快速分泌，共同刺激胰岛 B 细胞，促进胰岛素生成。清除进食食物中的胰岛素 44% 由 GIP 刺激分泌，22% 由 GLP-1 刺激分泌，二者互根互用，增加了彼此的降糖效果。当机体处于摄入过剩的状态时，GIP 与 GLP-1 分别作用于中枢神经系统的弓状核和孤束核，共同产生饱腹感，降低食欲，减少食物的摄入，从而维持机体的正常状态。

　　3. 阴阳消长平衡　阴阳消长是指对立互根的阴阳双方不是一成不变的，而是处于不断的增长和消减的变化中。当血糖偏高时，GIP 与 GLP-1 共同促进胰岛素分泌，抑制胰高血糖素分泌，产生更强烈的降糖作用，使血糖维持在正常状态；当血糖偏低时，GIP 则发挥促进胰高血糖素分泌的作用，而 GLP-1 不抑制胰高血糖素的生成，二者共同作用，使血糖升高，防止低血糖的发生。当这种"消长"关系超过了生理限度，阴阳两方将出现某一方面的偏盛或偏衰，人体生理动态平衡失调，导致糖脂代谢紊乱，疾病由此而生。

GIP、GLP-1 平衡与正常糖脂代谢

《医理真传·阳虚证门问答》云："阳者，阴之主也，阳气流通，阴气无滞，阳气不足，稍有阻滞，百病丛生。"机体内的精血津液等精微物质皆有赖于阳气的温化推动作用，进而周流全身发挥濡养诸脏腑的功能。饮食物的消化、吸收是人体从外界获取营养物质的主要方式，是糖脂代谢中营养物质的重要来源。《素问·经脉别论》云："食气入胃，散精于肝……饮入于胃，游溢精气，上输于脾；脾气散精，上归于肺；通调水道，下输膀胱。"经脾气的推动与激发，饮食物中的糖类、脂质……经胃的受纳腐熟、小肠的受盛化物，泌别为清浊 2 部分，其清者如葡萄糖、乳糜微粒等精微物质，经脾气的转输与阳气的推动作用化为精气血津液，输送到其他脏腑和四肢百骸，在阴气的敛聚作用下生成人体的脏腑形质，构成全身组织结构，类似现代医学中氧化分解产生能量和合成糖原、脂肪储存能量；其浊者则下输膀胱和大肠，形成二便排出体外。该过程需脾的运化、胃的受纳腐熟、小肠的泌别清浊、肝的输泄、肺的宣发肃降、肾的蒸腾气化等共同作用而完成。胰腺作为现代医学消化器官之一，隶属于中医学"脾"之中，其分泌的胰酶和胰岛素、胰高血糖素等，在人体糖脂代谢中发挥关键作用。

肠促胰素 GIP、GLP-1 皆由肠道内分泌细胞产生，依赖肠道葡萄糖浓度成比例释放，作用于胰腺、脑、肝脏等组织，合成与分解饮食中的糖类与脂质，为机体提供能量并存储能量，可视为"脾主运化"的作用。血浆中 GIP 和 GLP-1 的浓度在进餐后的 10～15 分钟开始分泌，45～90 分钟达到高峰，随后在几个小时内逐渐下降。血糖浓度越高，对 GIP 和 GLP-1 的刺激越大，胰岛素分泌的量越多。进食后，GIP、GLP-1 受体与胰岛 B 细胞上的 G 蛋白偶联，刺激腺苷酸环化酶，进而通过刺激蛋白激酶 A，促进胰岛素分泌、抑制胰高血糖素分泌，加速葡萄糖的合成与利用，该过程中 GIP 起主导作用，同时可刺激 WAT 的脂质缓冲，促进脂肪生成，使合成代谢大于分解代谢，储存能量。然而，当葡萄糖浓度低于 4 mmol/L 时，GIP 与 GLP-1 则不再刺激胰岛素分泌，GIP 发挥促进胰高血糖素分泌的作用，而 GLP-1 不抑制胰高血糖素的生成，二者共同作用，减少葡萄糖、脂质的合成与利用，使分解代谢大于合成代谢，使血浆中葡萄糖、脂肪酸升高，产生能量，防止低血糖的发生。

GIP、GLP-1 失衡与糖脂代谢紊乱

《素问·生气通天论》云："阴平阳秘，精神乃治，阴阳乖戾，疾病乃起。"糖脂代谢紊乱是糖尿病、肥胖症的主要发病基础，其与 GIP、GLP-1 失衡密切相关。《素问·奇病论》云："此五气之溢也，名曰脾瘅……此肥美之所发也，此人必数食甘美而多肥也，肥者令人内热，甘者令人中满，故其气上溢，转为消渴。"过食肥甘厚味，水谷精微的供给超过机体所需，导致谷物不化，精微郁滞，不得化气，形成膏脂。葡萄糖、脂肪酸等精微物质在体内蓄积，阻滞脾、胃气机升降，产生脘腹胀满、痞塞不适、嗳气等表现。该过程见于糖尿病及肥胖症患者早期，机体处于郁滞状态，营养物质过剩伴消化吸收不完全，精微蓄积，出现血糖升高、体质量增加等。与之对应的临床研究也发现糖耐量减低患者餐后 30～60 分钟葡萄糖、游离脂肪酸水平上升，胰岛素分泌增加，而 GLP-1、GIP 水平无明显变化，可知机体处于摄入大于消耗，葡萄糖、脂肪酸等精微物质逐步蓄积的瘀滞状态中。

《素问·著至教论》云"合而病至，偏害阴阳"。长期饮食不节，损伤脾胃之气，阴阳消长进一步失去相对的平衡，则出现阴阳偏盛、偏衰的病理变化。

1. 阳盛则阴病是糖尿病的核心病机　　阳胜则阴病，指阳的一方相对较盛，阴的一方相对偏衰的病理变化，即表现为阳化气偏盛，而阴成形不足，是糖尿病的核心病机。糖尿病病变早期以郁为主，中期以热为主，后期则出现虚、损的表现。精微郁滞日久而化热，胃喜湿而恶燥，壮火蒸腾阻碍正常饮食物的消化吸收，使水谷精微无法正常化生及输布，导致糖、脂毒性逐渐产生，葡萄糖、脂肪酸不归正化，聚集而形成高血糖、高血脂，出现口干、乏力、心烦、消谷善饥、大便干燥等表现，所谓"二阳结，谓

之消"(《素问·阴阳别论》)。此时 GIP 与 GLP-1 的肠促胰岛素的作用已从健康人的 70% 降至 30% 左右，胰岛 B 细胞上的 GIP 受体及 GLP-1 受体表达均下调，GLP-1 的促胰岛素分泌作用下降，而 GIP 的促胰岛素分泌作用更是几乎失效，甚至在高血糖状态下产生刺激胰高血糖素异常分泌的作用。机体胰岛素分泌减少或信号转导障碍，导致葡萄糖来源的供能减少，通过增强脂质的分解与释放为机体供能，从而出现血糖升高而体质量下降的表现。随着病程延长，火热之邪耗伤阴津，消耗正气，胰岛 B 细胞凋亡加重，GIP 与 GLP-1 分泌及其促胰岛素作用均进一步下降，阴阳之气的推动、敛聚作用下降，脾胃升清降浊之功逐渐减弱，精微不得正常输布，而肝的输泄、肾的蒸化作用皆受影响，阴阳互损而各种虚、衰之象逐渐加重，产生糖尿病各种并发症，出现口干咽燥、小便频数、夜尿增多、浑浊如脂如膏等清阳不升、浊阴不降的表现。

2. 阴盛则阳病是肥胖症的核心病机 阴胜则阳病，指阴的一方相对较盛，阳的一方相对偏衰的病理变化，即表现为阴成形偏盛，而阳化气不足，是肥胖症的核心病机。《景岳全书·非风诸证治法》云："肥人者，柔胜于刚，阴胜于阳者也。"长期肥甘厚味可致水谷精微在体内堆积，聚为膏脂，阻滞脾胃气机，脾不散精，精气不能上归于肺而朝百脉，水谷精华留滞不化，阳不化气，从而出现身体重着、肢体困倦等表现；脾喜燥而恶湿，水谷不化，致使湿浊内生，脾失健运，出现头晕目眩、神疲乏力等表现；清气不升，浊阴不降，终使膏脂、痰湿形成，损耗阳气，从而加重肥胖。相关研究表明，高脂饮食可刺激大量 GIP 分泌，然而此时 WAT 的扩张被限制，过多的热量导致脂肪细胞缺氧，产生纤维化和脂肪细胞死亡，热量不能被正常储存，饮食中的脂质就被肝脏、骨骼肌和胰腺吸收，发生脂肪异位堆积。同时，脾阳虚大鼠回肠组织中亦发现 GIP 含量及蛋白表达升高，胃肠的运动能力减弱，饮食物消化吸收不完全，出现腹胀、消化不良、体质量增加等表现。而肥胖患者 GLP-1 分泌受损 20%，使脂肪的氧化分解作用下降，而 GIP 促使合成代谢旺盛，脂质在体内堆积，增加体质量。

药物干预对 GIP、GLP-1 和糖脂代谢的影响

《素问·至真要大论》云："谨察阴阳所在而调之，以平为期。"治疗上紧扣阴阳失调的基本病机，调整其偏盛偏衰和互损，恢复阴阳的平衡协调，是治疗疾病的基本原则。

1. 中医药对糖脂代谢的调节 糖尿病早期以郁为主，中期以热为主，后期以虚、损为主。糖尿病处于郁的阶段时，中医常治以开郁消痞。研究发现半夏泻心汤可增加新诊断的 2 型糖尿病患者的 GLP-1 及 GIP 的水平，在餐后 0.5 h 和 1 h 中 GLP-1 的分泌水平明显优于格列美脲组，该方可通过恢复脾胃气机升降，使脾胃、胃肠气化归于正常，发挥调节胃肠动力、改善胰岛功能、降低体质量等作用。当处于热的阶段时，中医常采用苦寒之品清热泻火。苦寒中药黄连素、大黄素、龙胆、栀子等可激活肠道上的苦味受体，有效刺激糖尿病小鼠的 GLP-1 分泌；葛根芩连汤可通过苦味受体途径诱导 db/db 小鼠 GLP-1 的分泌；黄连解毒汤亦可增加糖尿病大鼠血浆和回肠 GLP-1 水平，增加胰岛素水平，降低空腹血糖，同时可降低小鼠食量，降胃热而助脾胃升降，从而恢复脾胃正常生理功能，使精微得化。当处于虚、损阶段时，运用人参、四君子汤健脾补气可提高 GLP-1 的分泌，恢复脾主运化的功能，滋阴类药物地黄、石斛等亦可促进肥胖糖尿病大鼠 GLP-1、GIP 的分泌，以恢复正常糖脂代谢。

肥胖症早期以胃热脾滞为主，后期气虚、阳虚为主。化浊解毒方由升降散合大柴胡汤化裁而来，其中升降散调理脾胃枢机，大柴胡汤通腑泄浊，排解已成之浊毒，该方可提高糖尿病大鼠肝脏组织 GIP 含量，增加糖尿病大鼠胰腺和脂肪组织葡萄糖依赖性胰岛素释放多肽受体（GIPR）含量，临床观察中发现该方可促进 2 型糖尿病患者 GLP-1 分泌，降低体质量，调节总胆固醇、甘油三酯、游离脂肪酸等血脂水平，减轻胰岛素抵抗状态，改善糖脂代谢紊乱。参苓白术散联合二甲双胍可恢复新发肥胖 2 型糖尿病患者空腹 GLP-1、GIP 和餐后 2 h GLP-1 以及胰岛素的分泌，同时降低脂联素、瘦素水平，降低腹部脂肪厚度、内脏脂肪水平；肉桂等温阳类药物可增加 GLP-1 的分泌及其受体的表达，在改善血糖水平的同时，降低肥胖小鼠体质量、体脂及 FFA 水平，增加产热，促进白色脂肪棕色化，达到糖脂同调

的作用效果。

2. 肠促胰素类药物对糖脂代谢的调节　现代医学研究中，GIP 与 GLP-1 相关药物的研发受到学者的日益关注。GLP-1 受体激动剂可以改善糖尿病患者胰岛 B 细胞功能、降低血糖、减轻体质量，心血管、肾脏获益，然而胃肠道的反应限制了其治疗。尽管高血糖状态下 GIP 的促胰岛素分泌作用几乎消失，但通过改善血糖可以恢复糖尿病患者 GIP 的促胰岛素分泌作用。大脑中 GIP 受体的激活和 WAT 的激活是对 GLP-1 受体信号的补充，GIP 可直接作用于中枢神经系统受体来抑制热量摄入，增强 GLP-1 的厌食作用，改善胰岛素抵抗，并通过减弱肠道肽酪酪肽，减少 GLP-1 受体激动剂引起的恶心等不良反应，从而扩大降糖疗效，进一步减轻体质量。给予 GIP 和 GLP-1 联合激动剂对胰岛素的分泌有叠加作用，同时产生显著的胰高血糖素抑制作用，故而正在研发的 GIP/GLP-1 双激动剂，临床研究发现其既会产生更强烈的厌食效应，又能减轻胃肠道反应，类似于中医双调阴阳之法，具有更好地降低糖化血红蛋白和减轻体质量的效果。

250 从气络理论探析代谢综合征

代谢综合征（MS）是因机体内碳水化合物、蛋白质、脂肪代谢异常，引起胰岛素抵抗、腹型肥胖、高血压、糖尿病、高尿酸血症、高脂血症等一系列代谢异常疾病症候群的总称。因代谢综合征患者存在多种物质代谢异常的生理病理基础，故代谢综合征是心脑血管疾病发生的高危因素。有研究表明，代谢综合征的患病率与肥胖的患病率有一定相关性。中医学并无"代谢综合征"的病名，根据其临床表现可归为"肥胖""脾瘅""肥满""湿阻"等范畴。学者周鸿儒等以络病理论为指导，提出气络气机升降出入及其伴随发生的形气转化的气化失常与代谢综合征的发生密切相关，治疗方面应注重对气化过程的调节，对于该类疾病的防治具有重要意义。

中医对代谢综合征的认识

中医将代谢综合征归于"肥胖""脾瘅""肥满""湿阻"等范畴，《说文解字》中对"肥"的解释是"肥，多肉也"，并有"膏者，肥也"之说。正如脂质为人体的六大营养素之一，"膏脂"也是人体所需的组成成分之一，《灵枢·五癃津液别》云"五谷之津液，和合而为膏者，内渗入于骨空，补益脑髓，而下流于阴股"，张景岳在《类经·五癃津液别》中云"津液和合为膏，以填补于骨空之中，则为脑为髓，为精为血。故上至巅顶，得以充实，下流阴股，得以交通也"，指出"膏"不仅是人体的组成成分之一，并且有着"化髓""化精""化血"的生理作用。而"膏"向"髓、精、血"转化的过程则为"气化"的过程，中医"气化"，既包括了外界营养的消化、吸收，也包括了气、血、津液、精在体内的代谢与相互转化。"气化"的关键在于脾，脾土居于中焦，《医纲总枢》中称"形如犬舌，状如鸡冠，生于胃下，横贴胃底，与第一腰骨相齐，头大向右至小肠，尾尖向左连脾肉边，中有一管斜入肠，名曰珑管"，其形态与位置的描述与现代医学中的脾与胰相似；功能上，脾主司饮食物运化，亦主水液的运化，《四圣心源》云"水谷入胃，消于脾阳……脾阳蒸动，水谷精华……如釜水沸腾，气蒸为雾也……精者入于脏腑而为津液，粗者入于膀胱而为溲溺"，脾的生理功能正常则能保证机体正常的能量代谢。脾的生理过程与现代医学中阐释的人体内维持生命活动的内分泌代谢功能有较高相似性，脾的功能更接近消化腺如唾液腺、胃腺、肝脏、胰腺、小肠腺等的生理功能，消化腺分泌消化酶将食物中的淀粉、蛋白、脂肪消化分解为人体可利用的糖、多肽、蛋白、脂肪等物质，维持生命的正常活动，同时将多余的能量储存在肝脏、肌肉、脂肪中。

若脾失健运，则如李中梓在《医宗必读》中云"脾土虚弱，清者难升，浊者难降，留中滞膈，瘀而成痰"，即饮食物摄入过多脾不能完全运化、或脾失健运不能正常运化水谷，两者互为因果相互关联，久之痰瘀化为膏脂凝于腰腹聚于体内，在外表现为"膏人""脂人"，《医经精义·五脏所生》将此过程概括为"凡膏油皆脾所生物……脾生油膜之上，脾气足则油多而肥……在内生为膏油，在外为肥肉"，周学海在《读医随笔》中将脾失健运后描述为"脾气不足，土不生金，膻中怯弱，则力不能达于肌肉，而停于肠胃，蕴而成痰矣。已达于皮膜者，又或力不能运达于筋骨，故有皮里膜外之痰也"。

《内经》中将人的体型分为"肥人""膏人""肉人"3类，并描述了3类体型的区别："䐃肉坚，皮满者，肥。䐃肉不坚，皮缓者，膏。皮肉不相离者，肉。"其中《灵枢·卫气失常》中将"膏人"描述为"膏者，多气而皮纵缓，故能纵腹垂腴"，"纵腹垂腴"即腹肌松弛、赘肉下垂；现代医学也通过体质量指数界定人体肥胖程度，将肥胖分为生理性肥胖及病理性肥胖两类。对于"膏人"的成因，张志聪在

《黄帝内经素问集注》提到"中焦之气，蒸津液化其精微，溢于外则皮肉膏肥，余于内则膏肓丰满"。即肥胖的病位在脾胃，而病机多为"脾失健运"。现代医学认为，摄入能量过剩时，能量则在体内转化为脂肪的形式储存，生化检查可表现为血脂异常；膏浊凝聚于脏腑，脏腑功能失调，气、血、津液、精不能正常转化，则表现为机体代谢紊乱。

代谢综合征作为代谢性疾病，与发生于气络的气机升降出入异常及形气转化失常紧密相关。气化是维持人体内外能量代谢平衡的基础，饮食物摄入过多，则出现膏脂堆积，导致能量代谢失衡，如《素问·奇病论》云"必数食甘美而多肥也"；伴随着气机、气化的失常，人体摄入的水谷精微无法通过脾散布于五脏六腑，气血津液代谢及脏腑功能失调，精微物质不能正常输布，水湿内停，膏脂凝聚，则发为肥胖。2005年国际糖尿病联盟在代谢综合征诊断标准中就指出，腹型肥胖为代谢综合征的基本诊断条件。有研究表明，腹部肥胖是导致胰岛素抵抗造成代谢综合征的重要因素之一。白色脂肪在体内主要负责能量的储存，在摄入热量过剩时，白色脂肪会随着体积的增大及细胞数量的增加而扩大，在肥胖患者体内，伴随着白色脂肪的扩增及结构变化，脂肪组织释放脂肪因子、免疫因子及炎性因子，造成胰岛素抵抗，最终导致代谢综合征等病症。

气络及气化

"络"是支横别出、逐层细分、遍布全身的网状结构，是气血运行的通道。"气"是构成万事万物的本源。气伴随血液行于经络之中，入经中为经气，经气行于络中则为络气，络气入脏腑则成为脏腑之气，而气络则承载着元宗营卫、经气、络气及脏腑之气。气络既能温煦充养、防御护卫，又能升降气机、统摄生化，还能起到络属调节、免疫监视的作用。气的运动在人体中表现为升降出入，气的运动伴随着形气转化，即气化。气络中运行的元宗卫气也承载着人体气、血、津液、精相互转化的作用。

《素问·阴阳应象大论》中提到"味归形，形归气，气归精，精归化；精食气，形食味；化生精，气生形"；《素问·阴阳应象大论》云"饮入于胃，游溢精气，上输于脾，脾气散精……水精四布，五经并行"。指出人体摄入五谷滋养形体，饮食物入于胃，胃腐熟水谷，脾运化水谷精微，水谷精微通过脾胃的腐熟作用，转化为"精气"滋养脏腑，维持人体的正常功能，如《灵枢·营卫生会》云"营出于中焦……中焦亦并胃中，出上焦之后，此所受气者，泌糟粕，蒸津液，化其精微，上注于肺脉，乃化而为血，以奉生身，莫贵于此，故独得行于经隧，命曰营气"，故营气在体内起到滋养形体、维持生命活动的作用。在现代医学中，"水谷精微"与营养素的概念相类似，营养素包括水、碳水化合物、脂肪、蛋白质、矿物质、维生素六大类，人体可通过食物摄取这六大类物质，这些物质营养人体的各个器官，从而维持人体活动的正常需求。

气络核心理论——承制调平指导代谢综合征研究

"承制调平"是基于"气-阴阳-五行""形而上"的整体系统思维和医学领域"形而下"的生命运动，与疾病治疗相结合而提出的气络学说的核心理论，是基于中医阴阳五行学说对生命运动的自稳平衡机制、病理损伤下代偿性调节与治疗及治疗效应的高度概括。"承"是保持生命运动自稳态的内部机制，是中医学生命观的体现；"制"是机体内不同层次间相互拮抗的矛盾运动超出了"承"的调控范畴出现病理状态时，发生的代偿性自愈调节能力，是中医学疾病观的体现；"调"集中体现了中医学天人合一、整体观念、辨证论治的治疗观，是中医治疗学的最高境界；"平"是在"调"的治疗作用下或通过病理状态下的"制"调动机体的自稳机制，提高机体自适应、自调节、自稳态能力，使机体重建自稳平衡健康态的过程，是中医学预后观的体现。正常情况下，机体的物质交换维持在平衡状态，处在"承"的调控下，气络中的气化运动维持着机体内外物质能量交换的平衡；一旦能量代谢失衡，超过了机体"承"

的范畴，则会出现气化功能紊乱，气、血、津液、精不能正常代谢、转化，就成为多种疾病发生的内在基础。

代谢综合征的发生与糖脂代谢紊乱密切相关，特别是与内脏脂肪的堆积相关，且研究证明，脂肪组织分泌的脂肪因子与代谢综合征的发生也密切相关，大量的脂肪细胞囤积于内脏，脂肪组织分泌的脂肪因子也影响着人体的代谢、反馈调节等各个方面。现代医学研究发现，人体的脂肪组织有 3 种，白色脂肪（WAT）、棕色脂肪（BAT）和米色脂肪（beige adipose tissue）。白色脂肪以单室性较肥大细胞为主，主要功能为储存能量和多余的脂质；棕色脂肪细胞质中充满着满载解偶联蛋白 1（UCP-1）的线粒体和少量的脂质，一定条件下棕色脂肪能够消耗三酰甘油及葡萄糖，同时燃烧脂肪酸，促进机体消耗热量维持能量的平衡；而米色脂肪则存在于白色脂肪中，但功能类似棕色脂肪的一类脂肪，在受到温度或药物刺激后形态及功能可向棕色脂肪转化。棕色脂肪和米色脂肪并称为产热性脂肪组织，在冷暴露时，产热性脂肪组织激活，起到保持体温恒定的作用；饮食摄入时，产热脂肪活化，缓解一过性能量高峰，从而维持代谢稳态。研究发现，米色脂肪能改善高脂饮食引起的胰岛素抵抗并调节糖代谢平衡。米色脂肪是存在于白色脂肪和棕色脂肪之间的组织，当缺少产热刺激时，米色脂肪此时发挥储存能量的作用，当遇上慢性冷刺激、运动或其他类 β 肾上腺素刺激，细胞中脂肪分解甘油三酯为脂肪酸和甘油，脂肪酸通过变构调节活化 UCP-1 进行产热。在体内能量摄入过剩，脂质堆积时，脂肪细胞白色化，出现增生异构，人体通过运动激活体内的产热脂肪，通过产热脂肪消耗能量以维持体内能量代谢的平衡，若单纯通过运动不能将能量代谢，则需要通过用药物刺激激活产热脂肪，增加能量代谢，以期平衡体内能量代谢，从而达到稳态。

气络学说认为，人体的正常状态是"平"即阴阳调平的状态，在外界因素作用于机体时，人体的自稳功能首先发挥作用，如人体摄入过多，有一部分能量以脂肪的形式储存在体内，储存起来的能量在机体活动或需要能量时，米色脂肪及棕色脂肪可活化，将白色脂肪中的脂滴分解应用；机体储存能量以维持机体能量代谢平衡的过程即"承"；而机体富余的无法正常储存的能量聚集在白色脂肪细胞的脂滴中，随着储存能量的增多，白色脂肪细胞的体积逐渐增大，最终会导致机体稳态被打破，产生病理状态，呈现出"失制"的状态；而在机体出现"失制"状态后，药物增强脾之运化功能即"调"，"调"的意义不仅限于改变病理状态，更多的是激活人体的代偿能力，即激活"制"的能力，从而改变"失制"的状态；米色脂肪及棕色脂肪有代谢能量的作用，但在脂肪大量堆积时，棕色脂肪及米色脂肪都会出现"白色化"，通过药物治疗则能使机体内部的产热脂肪激活，从而通过"制"的作用使机体自身代偿调节从而达到稳态，恢复机体阴阳平和的状态，达到"平"的治疗目的，从而实现病情的转归。

以"运脾津"为指导治疗代谢综合征

因脾主水液精微的布散，故消渴无论上、中、下三消皆与脾密切相关，脾之津液散布失常，不能润泽上焦，则发为口渴；脾阴不能制约胃燥，则消谷善饥；脾气下脱则水液代谢失调，溲如膏脂，故《灵枢》云"中气不足，溲便为之变"。糖脂代谢紊乱疾病的核心为脾的功能失调，以气络学说核心理论——"承制调平"为指导，以"运脾津"作为糖脂代谢紊乱疾病的基本治则，围绕治则选用益脾气、畅脾气、泻脾热、养脾阴、温脾阳、燥脾湿、升脾气、通脾络的药物合而成方津力达颗粒，全方共 17味中药，包括人参、黄精、苍术、茯苓、苦参、黄连、知母、淫羊藿、丹参等，全方既治阴虚燥热之标，亦重脾失健运之本，使脾气旺而运化健，脾阴足而精自生。临床研究表明，津力达颗粒能够降低BMI、减小腰围；实验室研究也指出津力达颗粒可以减轻小鼠体质量，降低小鼠脂肪质量，减少小鼠脂质沉积；同时研究表明，津力达颗粒能够激活小鼠棕色脂肪活性，使小鼠产热相关基因表达增加。在机体能量代谢异常，出现脂质堆积打破机体内稳态的情况下，津力达颗粒能够帮助机体发挥"制"的作用，调动产热脂肪的活性，从而增加机体耗能，代谢过多的能量，使机体重建稳态，达到"平"的治疗目的。

从气络学说的角度看，代谢综合征的发生与气络的功能失常及气化运动的失调而导致的能量代谢失调密切相关，"脾"作为人体运化精微物质的器官，"脾失健运"是导致代谢综合征发病的关键原因，故而在治疗时应围绕"运脾津"的治疗原则。以"运脾津"的方法调节糖脂代谢紊乱对临床治疗代谢综合征提供了新的思路，在此基础上组方的津力达颗粒或可通过激活米色脂肪，调动机体自稳平衡机制，从而平衡机体内的糖脂代谢，成为治疗代谢综合征的新的药物选择。

251　从气治痰理论探析代谢综合征

代谢综合征（MS）是一种表现为蛋白质、脂肪、碳水化合物代谢异常的症候群，流行病学调查发现性别、饮食和年龄等诸多原因引起该病。现代医学对 MS 发病机制并未完全阐述明确，多认为胰岛素抵抗和高胰岛素血症为主要发病机制。临床以中心性肥胖、脂代谢异常、高血压、糖尿病（葡萄糖耐量异常）及胰岛素抵抗为主要表现，常合并心脑血管疾病等并发症。中医认为本病归属"消渴""肥满""肥胖"的范畴。《素问·奇病论》云"此人必数食甘美而多肥也，肥者令人内热，甘者令人中满，故其气上溢，转为消渴"，认为过食肥甘引发本病。《临证指南医案》云"湿从内生者，必其人膏粱酒醴过度，或嗜饮茶汤太多，或食生冷瓜果及甜腻之物……其人色白而肥，肌肉柔软"，认为本病当从湿论治。王泽等认为本病当从"虚"与"郁"论述。然探求古今医家，皆认为本病属本虚标实之证，虚者责之脾与肾，实者为痰湿内蕴。学者温伟等对从气治痰理论角度探析了代谢综合征

运化失司——胰岛素抵抗是 MS 的中心事件

胰岛素抵抗（IR）指机体对胰岛素的敏感性降低，对葡萄糖摄取和利用效率的下降，继而体内胰岛 β 细胞过多分泌胰岛素引发高胰岛素血症。现认为肥胖是其发病的主要诱因，肥胖导致的脂肪细胞脂联素分泌减低以及大量游离脂肪酸产生可抑制胰岛素作用于机体的活性。胰岛素除降糖作用外，还参与调节糖脂代谢，改善血管内皮功能。当机体出现 IR 时会产生许多炎症因子，如 C 反应蛋白、纤维蛋白原、白细胞介素 6、肿瘤坏死因子-α 等，它们可诱导细胞信号传导引起 MS。IR 可诱导脂质合成转录因子 SREBP-1c 促进脂肪酸及甘油三酯的合成，形成高脂血症。同时，由于 IR 导致肾脏的水、钠重吸收增加，或通过刺激交感神经可继发引起高血压的发生。此外，胰岛素抵抗产生的高胰岛素血症可并发 2 型糖尿病。围绕胰岛素抵抗出现的糖尿病、高脂血症、高血压、超重等是 MS 的表现以及诊断指标，故胰岛素抵抗是 MS 发生的中心环节，并且二者互为因果。

肥胖是 MS 外在最显著的表现，朱丹溪云"肥白人多湿""肥白人必多痰"，可知痰湿是发病之根本。痰湿是水液代谢的病理产物，可阻滞经络脏腑，气行不畅则脏腑功能或虚或郁。虚则脏腑功能受到抑制（IR 形成），水行不布，痰湿愈盛，形盛质弱，形成 MS。《傅青主女科歌括》云："妇人有身体肥胖，痰涎甚多，不能受孕者，人以为气虚之故，谁知是湿盛之故乎！"湿性重着，阻滞气机而影响胞宫受纳，故而不能成孕，这与现代医学 MS 伴发的多囊卵巢综合征等疾病相吻合。郁则内生痰热，耗伤人体阴津，形成消渴。《素问·奇病论》云："肥者令人内热，甘者令人中满，故其气上溢，转为消渴。"故痰湿导致的胰岛素抵抗是 MS 发病的核心事件。虽然向心性肥胖是 MS 的诊断条件之一，但也存在形体消瘦症状并不明显的 MS 患者。中医认为此因痰湿内蕴而清气不升，脏腑失于濡养而功能失衡所致。西医认为此类患者胰岛 β 细胞功能逐渐减退，自身免疫是这类糖代谢紊乱患者的重要发病原因，目前临床主要治疗方法是皮下注射胰岛素，并兼以饮食控制。此类患者较其他外在表现明显者更易出现酮症酸中毒等恶性并发症，其预后常与患者自身规律治疗及血糖控制相关，因此对这类患者的健康教育更显重要。

MS 始动因素——气压失常，代谢异常

《内经》云"人以天地之气生，四时之法成""天地合气，命之曰人"。生命活动皆依赖气化，"天食人以五气，地食人以五味"，人体通过五脏气化（新陈代谢）将食入转为精微，以供生身。气化失常则疾病产生，如《灵枢·卫气失常》将肥胖分为膏、肉、脂3型："膏"者肥满松软，多指腹型肥胖者；"肉"者肌肉壮满，"上下容大"；"脂"者"肥白"，气虚之故，三者均由气机失常所致。

中医学认为气化是脏腑正常功能的体现，促进人体生长发育。而新陈代谢亦是物质与能量等精微物质的化生及转化的过程，故气化失职则人体代谢异常。而 MS 的特性为体内糖脂等精微代谢异常，二者相互统一，因此五脏气化失常即为 MS 发病始动环节。

《素问·阴阳应象大论》提及气化乃精气转化，实则更是气、血和津液相互转化，互相滋生。而嗜食肥甘或是情志抑郁等，可致阴阳失调、脏腑气机运动失和，表现为"虚"与"郁"。脾气不足是 MS 发病的主要原因，"脾气散精"输布于各脏腑，以支持其正常生理。脾气不足则运化无力，输布不畅，气机推动无力而水液聚积。

人体新陈代谢亦仰仗气循其道的推动作用，若气不循其道，代谢失司，痰湿困脾则加重周身气机阻滞。脾气主升，脾气虚弱则升降无力，故气机壅滞，精微难敷而聚生膏脂，以致 MS 病发。

三焦升降失常——氧化应激形成 MS 关键环节

三焦是人之大腑，有"孤腑"之称。《难经》云："三焦者，水谷之道路，气之所终始也。"故三焦通行元气，沟通五脏六腑，是人体重要的水液通道。《素问》认为三焦"转味而入出者也"，是五味转运化生以及气化之处。MS 病机的关键在于痰湿形成，而痰湿的产生源于水液代谢异常，其根本在于气机升降失常，水道壅塞不通。当前研究认为氧化应激对 MS 形成有着关键的作用，其中血游离脂肪酸和活性氧簇生成增多，激活应激敏感信号通路，使胰岛 β 细胞功能受损，形成 IR。这种慢性的炎症介质介导的全身氧化应激导致细胞膜上蛋白通道表达异常，细胞内线粒体能量代谢异常，继而引起胰岛素抵抗。中医学将这种病理、生理的表达看作是三焦气机升降异常，体内病理代谢物质聚集（痰浊、水饮），最终形成 MS。

《灵枢·营卫生会》形象地描述了三焦不同部位的功能差别。"上焦如雾"，在上则当宣发布散，将津液行散周身。肺主宣发肃降，若是肺气升降异常（特别是肃降异常，在上宜降），则津液不能经水道下降于肾，聚而成痰饮。"中焦如沤"，气之所生为中焦之脾，升于上焦之肺而清浊交换，行于下焦肾为水之所纳。脾为运化之本，水液之枢，若中焦脾气不行，则水液运化无力而生痰湿。"下焦如渎"，下焦肾为水脏，纳气之主，封藏之本，气机主升（下则宜升）。若是肾失封藏，则元气衰败不能行水。

是故气之运行仗三焦之通畅，升降之有序。三焦升降失常则水液不行，以致全身代谢紊乱，MS 形成。

MS 病理结果——脾肾气虚，痰湿内蕴

《杂病广要》云："人之气道贵乎顺，顺则津液流通，决无痰饮之患。"故气机是否通畅决定着人体津液运行是否顺畅，以及痰湿是否生成。气的运动变化源于脾之升清降浊与肾气之宣升。脾气主升，水谷精微随之上升，津液敷布全身。《医宗必读·痰饮》云"惟脾土虚湿，清者难升，浊者难降，留中滞膈，瘀而成痰"，认为脾气虚而清浊难以升降，留滞于脾，困阻成痰。痰气阻滞，水谷精微难化，四脏失职而出现湿毒内蕴。叶天士在《临证指南医案》中明确指出"外饮宜治脾，内饮治肾"。饮之形成概与脾肾相关，故治脾以行气而化其痰。由此可推知治肾当温阳利其水，概因"肾者水藏，主津液"之

故。《医贯·痰论》云"痰之本水也，原于肾"，将痰湿的形成与肾相关联。肾位下而主升，水液由肾升脾胃中，既有升势又趋降，故上下焦通畅运行。肾气虚则升势颓，阴寒盛而水液凝滞聚之成痰。痰郁于内而停滞，痰聚之处则生肿满。

从发病年龄看，青壮年患者虽形盛但气弱，多是贪食油腻冷饮而致脾气虚弱失于健运，继而痰湿内生，患者除肥胖外多表现为乏力、腹胀、便溏等症状。老者肾中真气不足，不能鼓动水行，此多气虚与痰湿同在，多表现为腰膝酸软、失眠多梦、动则喘甚。

MS 论治要点——从气治痰

中医学认为 MS 为代谢紊乱，气化失常，痰湿内蕴，故当从肥胖论之。《黄帝内经素问集注》云："脾主运化水谷之精以生养肌肉，故主肉，所以主一身之肥瘦。"《仁斋直指方》云："肥人气虚生寒……故肥人多寒湿。"结合上文可知痰湿是本病的核心，而气化失司、三焦升降失常引起痰湿内停是为病因，故应调气以治痰。

1. 补虚祛瘀，补气化痰　清代沈金鳌在《杂病源流犀烛》中云"随气升降，周身内外皆到，五脏六腑具有"，故治痰当详辨其因。MS 究其因，不过"虚"与"郁"，论其治当以补与疏，"治痰焉可仅治痰哉，必须补其气"。调气成为 MS 治疗的关键，故《仁斋直指方》云："痰盛则气愈结。"气虚之本在于脾之湿困，水谷不得化而气无所生，故治宜补、宜化湿。方用参苓白术散合防己黄芪汤，健脾行气以化湿。方中多用白术、茯苓、白扁豆、薏苡仁等健脾之药，同时人参补气益脾肺，砂仁、桔梗、防己等利水除脾之困。组方兼具补与疏，健脾生气且行气利水。《石室秘录》论治痰治法，"今健其脾气，则水湿之气下行，水湿既不留于脾中，又何从而上出"，脾不困湿，气机通畅而痰消。

2. 通调三焦，行气消痰　《素问·六微旨大论》论述气机变化云"升降出入，无器不有""死生之机，升降而已"。人体生长发育皆由气之变化，变动即为代谢，代谢异常则病发 MS。根据三焦升降理论，位有高下，高者下降，下者上升。若发于上焦，则多为肺失肃降，水不下行于肾，无形之痰积聚。治当降气消痰，气行则痰消，予前胡、杏仁、苏子、旋覆花等。发于中焦则脾气不升，胃气不降，气机枢纽不行，痰湿内生，久之郁而化热，症见乏力、气短、胸闷口苦、舌红苔腻。治疗当理气醒脾，和胃化痰，即通过平调脾胃气机，以行气利水化痰，可予二陈汤类方。久病之人脾气受损，伤及于肾，病从中焦累积下焦，三焦水道不通，下焦肾失封藏，阴寒内盛，不能运化津津。临证多周身无力酸楚、腰膝酸软、多尿遗精、脉沉细弱。此时必补益脾肾之气，气行则水行，可用金匮肾气丸。此外肝与肺为三焦左右气道通路，故治疗本病时，需要调节两者升降平衡。肝宜升发，宜用温胆汤类；肺宜潜敛，可用三子养亲汤。本病虽病发三焦，然则脾与肾当为病位核心。刘莉提出本病以脾肾气虚、水液代谢障碍、痰湿病理产物生成、随气升降壅堵体内为核心过程，故治疗本病不仅需"观其脉证，知犯何逆，随证治之"，更应注重从脾肾论治以治病求本。

MS 在临床的日益增多使得当代学者对其的研究也接踵而至。本病发病涉及多器官，发病后也损伤多器官，以心、脑、肾为代表的高血压病"损伤器官群"、眼底微循环为代表的糖尿病"微血管群"等均是代谢综合征的损伤范围。故西医极为重视对血压、血脂、血糖的控制，临床用药多以降压、降糖、降脂等缓解症状为主，或以生酮饮食、辟谷疗法等控制摄入，控制"微观"指标，以疗"宏观"之症。或有患者依从性差，治疗效果大打折扣，甚或加重病情，出现严重并发症，如心衰、脑卒中、糖尿病足等。代谢综合征中医属"消渴""肥满"之证，病位在肝、脾、肾三脏。同时，三焦是气机运行的重要通道，也是水液运行必经之路，故为痰湿化解的必要通路。因此 MS 治疗当以行气化痰，通调三焦，治气是本病治疗之关键所在。

252　从气行转枢理论辨治代谢综合征

代谢综合征是一组以腹部肥胖、胰岛素抵抗、高血压和高脂血症为特征的临床症候群。目前对于该病的病因认识不清，可能与感染、自身免疫相关，也与遗传易感性有关，往往出现的临床表现是代谢症候群的紊乱，如高血压、糖尿病、高尿酸血症等。

中医学并无本病，但多认为是与"消渴""肥胖""眩晕""心悸"等相关。《素问·奇病论》云："此人必数食甘美而多肥也，肥者令人内热，甘者令人中满，故其气上溢，转为消渴。"宋代杨士瀛云："肥人气虚生寒，寒生湿，湿生痰……故肥人多寒湿"（《仁斋直指方》）。清著名温病学家叶天士云："夫肌肤柔白属气虚，外似丰溢，里真大怯，盖阳虚之体，惟多痰多湿。"可见古人认识本病多认为与湿浊有关，从体质上看与肥胖相关。现代医家基于此也提出不同维度认识，仝小林就提出"脾瘅"一词，将病位定位于脾，与湿聚相关；丁元庆依据《灵枢·营卫生会》论治本病，认为是气血运行不调致病。学者张怡清等以人体气机运行为纲，探究了代谢综合征气机运行异常导致的三焦代谢紊乱，为临床中医治疗代谢综合征提供了新思路。

气化行枢，升降和调

《灵枢·根结》云"太阳为开，阳明为阖，少阳为枢"，认为以经论之，少阳为表里枢纽开关。《灵枢·经脉》云"经脉者，所以能决死生，处百病，调虚实，不可不通"，可见从物质功能言，气血为人体精微之要，从人体脏腑组织言，经脉为人体枢纽，畅行周身血脉。中医对于人体枢纽认识各有不同，人体脏腑之激发活动，必依赖于气行功能，"阳气者，若天与日，失其所则折寿而不彰"（《素问·生气通天论》），气的运动变化正常，即气化有度，脏腑气血通和，阴平阳秘，诸病不生。论气为人体枢纽，从4点概述而论。①气的运动。位有高下，高者下降，下者上升，气有盈虚，盈者溢出，虚者纳入，虚实上下的相对性，便出现升降出入的运动。中医认为无提升，则无下降，无固守则无外达，亦如太极二仪，相对而相向。如肺不宣发，则不能肃降，水道不行，则痰湿布聚，易发本病。②气的功能。气为生命活动的主宰，"气主煦之"（《难经·二十二难》），有温分肉、激发脏腑功能，气机不畅或气虚，则脏腑功能失常，气血津液代谢异常而发病。另气为人体之藩篱、屏障，有顾护机表、防止外邪入侵之效，人体正气不足，久涉湿地则外湿引动内湿，极易诱发代谢综合征。③气与脏腑相通。《脾胃论》载"运化万物，其实一气也……盖胃为水谷之海"，脾胃处中焦，有着运化转枢功效，脾胃气机升降异常，则代谢紊乱。从上焦与下焦的沟通而言，心与肾，二者有着重要的升降互补关系。心肾之间存在心肾相交，水火互济。若是脏腑气机不行，则脏腑功能紊乱，水浊内生发病。④内外交互。"人与天地相参也"（《灵枢·岁露》），人位于天地之间，必受于天地之气，并合人体真气，内外气行通畅，则阴阳气血调和；自然之气太过或不及，或感受虚邪贼风，体内脏腑之气不畅，水行不通，则发病。故气为人体水液正常运行之枢纽，精微代谢之要道，升降之动力，当气机异常之时，功能代谢紊乱而发为代谢综合征。

三焦气化失司为发病中心环节

《素问·宝命全形论》中有"人以天地之气生，四时之法成"和"天地合气，命之曰人"之论。气为人生之本，达于外者是为人之形体，行于内为人体能量源泉。三焦是气化之场所，脏腑之气汇聚而发生新陈代谢促进人体活动。代谢综合征是人体代谢异常所致的疾病，病位在三焦，病机为三焦气化异常，导致气血津液代谢紊乱。

1. 上焦——津液不布，邪气停聚 "上焦如雾"，即上焦散布精微物质弥漫周身的状态，这必须依赖肺气宣降，心气推动作用。当肺气不宣，津液不能输布于上，湿聚于下形成痰浊，反而阻碍脏腑经络气机的运动。"气通于肺脏，凡脏腑经络之气，皆肺气之所宣"（《医学实在易》），肺气不宣表现为咳嗽、咳痰、胸闷不舒，且致心行血不畅，脉道阻塞，久则心失所养，发为心悸、胸痹。因上焦气行不畅，痰湿内停，甚至瘀血停滞，气血津液代谢异常，故发为代谢综合征。其变化复杂，初病之人多为实证，久则痰阻血瘀，由实转虚。宗气积于胸中，可以灌心脉行气血、走息道司呼吸，为人体气海而调节一身之气的运动，故而宗气异常变化，往往导致本病。发病之初，宗气运行不畅，使得体内津液散布不行。后致血行涩滞，气血津液代谢紊乱。现代医学发现心肺指标改善时，代谢综合征表现有着明显的好转；并且认为阻塞性睡眠呼吸暂停低通气综合征可能与代谢综合征有着密切关系，呼吸不利时往往使得交感神经激活，引起血中皮质醇含量明显增加，导致体内血糖代谢异常，并可能与体内炎症介质有关，诱发胰岛素抵抗。

2. 中焦——脾胃失和，燥湿不济 《灵枢·营卫生会》云"此所受气者，泌糟粕，蒸津液，化其精微，上注于肺脉，乃化而为血，以奉生身"。中焦脾胃为"水谷之海""太仓"，是化生代谢之场所，故有"中焦如沤"之说。从位置来看，中焦为人体中部，有沟通上下精微气血的作用，从气机看，脾主升清，将人体代谢的精华输布于上以奉养生身，胃气和降，以行腐熟食糜入肠，排除糟粕，故中焦为人体气机枢纽。中焦之气便是胃气，当胃气运行不畅，不能转运津液，津液停聚，导致中焦水湿泛滥，则易发本病，此多为实证，表现为形体肥胖、少气懒言、四肢困重、脘痞呕恶、舌苔白腻、脉濡滑等。"肥者令人内热，甘者令人中满，故其气上溢，转为消渴"（《素问·奇病论》），过食肥甘之品，后期发病之人，往往口渴不解，嗳腐吞酸，饮一溲一，出现消渴病变，多是因胃气不行，久病郁而化热，胃中实热灼伤阴液所致。当胃气不足，脾失运化，则食少纳呆、气虚乏力；胃失腐熟则胃脘胀闷不舒、嗳气频发；同时胃气不行，以致痰湿内停，故《济生方·痰饮论治》云"人之气道，贵乎顺，顺则津液流通，决无痰饮之患"。由此当中焦脾胃不和，运化失常，可致生痰化湿代谢异常。目前现代医学认为代谢综合征多因胰岛素抵抗，机体胰岛素的异常分泌有关，实则多与中医胃气失和，或胃气亏虚相关。

3. 下焦——少阳失枢，少阴气虚 张景岳云"少阳为枢，为阳气在表里之间，可出可入，入枢机也"。少阳为人体表里之间，气机转运的重要枢纽，中医认为少阳之气升发，则脏腑活跃，阴阳平盛。《内经》就有"凡十一脏取决于胆也"之说。当少阳枢机不利，气行不畅，则痰湿停聚，瘀血内生，必发为代谢紊乱，而生本病。手足少阳经为肝胆经，肝为春木，升发调达之脏，肝气不行，肝气郁滞，枢机不利木郁横逆犯土，则脾胃运化失职，临床表现可见患者多是情志抑郁或生气易怒，两胁部疼痛，善太息，食少纳呆，痛泻，或是胃中嘈杂、反酸等。《景岳全书》云"肾气充则火能生土，中气有所恃，脾气散精，三焦水道自能通调"，肾为先天之本，内藏先天之精是人体的根本，可化为元气，是生命活动的原始动力。"真气又名元气，乃先身生之精气也，非胃气不能滋也。"当元气亏虚，不能激发脏腑经络的功能，脏器衰微，精微生化不足；且失于元气温煦，体内阴寒水湿较盛，发病之人常神情疲乏，气少无力，四肢水肿。目前临床可见诸多患有肾病者（如肾病综合征、肾炎等），出现高血压、高血脂等异常代谢，发病原因往往与一些炎症因子相关，损害 CHOP mRNA、GRP78mRN 等因子，而出现胰岛功能异常等。

4. 湿郁痰聚为病变产物 中医对于本病的认识，多从肥胖论述。其中《望诊遵经》云："富贵者，身体柔脆，肌肤肥白，缘处深闺广厦之间。"说明深居简出、四体不勤可导致肥满，并介绍肥胖之人特点。朱丹溪云"肥白人多湿"，表明本病患者多是由于湿浊内蕴，而导致气行不畅，血脉瘀阻。同时痰湿停聚体内，郁而化热，痰热互结形成"浊毒"。《内经》就有"肥者令人内热，甘者令人中满"的论述，认为痰湿是贯穿代谢综合征发病的整个过程，因过嗜肥甘、劳倦多病等原因，引起机体水液代谢紊乱，出现湿浊内蕴，因湿邪特性，阻碍经络气机、脏腑气血，影响机体津液的调节输布而发此疾。现代医学认为本病的发病机制多是因为肥胖、饮食异常导致的机体胰岛素敏感性较低，大量胰岛素分泌引发的代谢异常，出现水钠潴留、交感神经兴奋性增加等引起高血压，胰岛素抵抗则引起血脂异常。

论　治

《济生方》云："若三焦气塞，脉道壅闭，则水饮停聚，不能宣通，聚而成痰饮，为病多端。"从标本来看，病在三焦，气化失司为病本，痰饮蓄积为病标，故而治疗当标本皆治，畅通三焦气机，节制人体病理水液代谢。

1. 治上焦宣通　对于本病认识，上焦病多在气行不畅，导致气的代谢异常为主，治多以宣降，《灵枢·逆顺肥瘦》云："临深决水，不用功力，而水可竭也。循掘决冲，而经可通也。此言气之滑涩，血水清浊，行之逆顺也。"肥者发病，必责之痰湿，然言其传变，多是气行不畅。本病于上焦者，多与心肺相关，宗气运行不畅，气血停滞，津液不行，痰湿内停。故患者常表现为咳痰白滑，清稀，口渴少饮，胸中胀闷不适，语声低微，四肢不温，甚则呼吸困难，面色晦暗等，故而治当以畅宣上焦。因上焦属肺，极易受邪而肺气不畅，宗气流通涩滞，常用陈皮、枳壳、桔梗、黄芩、杏仁等药物，皆走行气分，同时畅湿祛痰。气病到血分，宗气不行，血行涩滞，此时心中悸动、胸痹疼痛等，用川芎、延胡索之类，具有行气活血之效。若是病久化热，损伤人体上部津液，出现口渴、口干、小便频数者，以消渴方，可加入黄连、生地黄、天花粉等。另外根据三仁汤特点，提出一焦病变必会影响其他部位发病，治疗应该适当注重中焦清利，下焦渗下，使湿邪有出去路径。

2. 治中焦健运　《素问·灵兰秘典论》云"脾胃者，仓廪之官，五味出焉"。脾胃是人体后天之本，气血生化之源，为人体重要的代谢器官。"饮入于胃，游溢精气，上输于脾，脾气散精，上归于肺"，当脾胃之气异常时，往往水湿停聚，故而中焦气化异常为发病的关键环节。疾病之成，为实证，多食则脾胃升降异常，燥湿不合，表现为胃脘不适、胸闷、食少、腹胀、腹泻等，治疗当健运。常用二陈汤为治疗方，方中陈皮、半夏为祛湿化痰要药，能去中焦邪气，并健运脾气；茯苓健脾利湿。若偏有热痰停聚，可予加减为黄连温胆汤。久病化热，胃阴枯涸，可予麦门冬汤或玉女煎。久病虚实夹杂，脾胃气虚，兼湿浊困重，见少气懒言、神疲乏力、面色暗淡、下肢水肿、脉虚弱等证候，常用参苓白术散，以健脾渗湿。若是胃气匮乏较重者，可予补益肾气，先后天通补，如党参、益智、山药之类。

3. 治下焦分经论治　朱丹溪认为"气血冲和，万病不生，一有怫郁，诸病生焉。故人身诸病，多生于郁"。肝主疏泄，可行气、活血、布津液，当肝失疏泄，气机不畅，津液停聚形成痰湿之患。并肝为少阳，本是人体枢纽，代谢重要环节，故而肝经抑郁则发本病，现代医学认为诸多肝病，如脂肪肝、肝硬化等易引起人体胰岛功能异常而发病。临床患者多表现为肥胖、善太息、胁肋部胀满疼痛、时时头部胀痛等肝经循行部位的异常症状，结合患者舌白腻、脉滑等特点，故可诊断本病。治疗多以疏肝利胆之品，如行气方之柴胡疏肝散。若是湿热停聚肝经，可表现为胁肋部灼热疼痛，肝经循行部位湿疹、黄疸等，此时可予龙胆泻肝汤。若是肝气抑郁化火上扰，则肝阴不能抑阳而阳气上亢，形成高血压病，治以天麻钩藤饮之类。

少阴经为人体之根本，内藏元阴元阳，元气封藏之处所，有着激发和温煦人体气血津液代谢、脏腑经络活动功效。元气不足，脾肾阳虚，水湿之邪泛溢人体，则发病。病变者多四肢不温，肢体倦怠蜷缩，下肢水肿，食少懒言，口不渴，面色暗滞，脉象沉迟滑。用药必须多从壮肾火以暖脾土出发，可用肾气丸之类，加入菟丝子、山茱萸等益肾填精之品。

4. 降浊化脂　因本病发病之人多是痰湿停聚体内，即使疾病发病病因也是病理产物，故而从湿浊论治本病当为要义。《傅青主女科》云："妇人有身体肥胖，痰涎甚多，不能受孕者，人以为气虚之故，谁知是湿盛之故乎！"湿停于体内，气血运行涩滞，胞宫不养故不能受孕，从现代医学认识多囊卵巢综合征引起不孕，原因往往与代谢综合征引起女性激素紊乱相关。并且由于湿邪致病，病程较长、缠绵等特点，极易出现并诸多并发症，如湿邪停聚胸中，影响血行，则心脉闭塞不通，出现胸痹心痛；湿停于脑，则发为痴呆健忘。故治疗当降浊化脂，常用泽泻、山楂、绞股蓝等药物；若是痰盛气行不畅可以酌加陈皮、半夏、香附等；久病由痰致瘀，痰瘀集聚，则需逐瘀汤等。

讨 论

代谢综合征又称 X 综合征，根据国际糖尿病联盟（IDF）2006 年的《国际糖尿病联盟餐后血糖管理指南》，凡腰围大于 94cm 的男性或是大于 80cm 的女性；或是血脂、血压、血糖超过定值；或是有明确相关疾病诊断者即可诊断本病。所以本病患者往往肥胖，血糖异常，血脂较高，血压异常，伴随高尿酸血症等。现代医学认识本病是胰岛素抵抗而引发的糖脂代谢异常，目前也没有针对性治疗，建议以控制血糖、血脂、改善饮食、提倡运动等治疗为主，所以患病个体选择性治疗偏多，依存性极差，加之社会、生活压力伴随着情志病，往往预后不良，常常出现多种并发症，如脑梗、冠心病、动脉硬化、高血压等一些老年病。中医从整体理论出发，应用辨证的思维探求本病，认为本病多是本虚标实之证，概因机体气机不行（气虚或是气郁），导致机体水湿痰聚，气血运行受阻，故表现多肥胖而少气。治疗上多是以健运气机、祛除湿浊为要。但是本病易传化转变它病，另外湿浊停聚导致病程较长，患者治疗依存性差。中医辨证施治，以症推证，病证结合，但患者症状时有不显，故而不能及时推断病情，故需要中西医结合，探求本病的病因及发病机制，从而更好地控制本病的进展。

253 从卫气探索血糖和糖尿病病机

血糖与卫气同源于水谷。饮食增多导致卫气失常，而卫气失常是肥胖的核心病机，因此，学者丁元庆提出血糖应该属于气的范畴，就其性状而言则与卫气相当，卫气失常与糖尿病发病具有相关性。

血糖与卫气

血糖是重要的生命物质、生化指标。中医虽无血糖的概念，但依据血糖功能及其影响因素，则知其来源、功能与卫气颇为一致。血糖异常主要有低血糖与高血糖，通过血糖异常之所见，可以认识血糖本质。

1. 低血糖 低血糖的诊断标准：①成年人空腹血糖浓度低于 2.8 mmol/L；②糖尿病患者血糖≤3.9 mmol/L。

（1）低血糖表现：血糖是神经系统活动的能量来源。因此，低血糖早期就会表现出自主神经功能失调的症状，如心慌乏力、面白冷汗、饥饿、虚弱无力等；血糖进一步降低会引起脑功能障碍，表现为精神意识障碍、语言行为异常、大小便障碍、抽搐、惊厥，严重者发生昏迷乃至死亡。

（2）低血糖的处置：纠正低血糖的常用方法主要有进食或静脉补充葡萄糖。若患者清醒，而仅见饥饿感、乏力等症状，可以通过进食诸如甜点、糖块糖水、果汁等得到缓解。如果表现为中枢神经功能障碍，神志异常，如抽搐昏迷时，则要静脉补充葡萄糖。

（3）低血糖病机分析：卫气源自水谷，能"温分肉，充皮肤，肥腠理，司开合"。低血糖所见的心慌乏力、冷汗面白、饥饿、虚弱等表现，属气虚范畴。如果发生精神意识障碍、大小便障碍、抽搐、惊厥、昏睡、昏迷等，应归于脱证，有学者称之为"脱汗"，严重者则因气竭而亡。纠正低血糖的方法是进食或补充葡萄糖。低血糖的症状和处置方法提示血糖与气特别是卫气来源及功能一致。

2. 高血糖

（1）高血糖：表现轻度高血糖时患者可以无症状，或表现为能食、容易饥饿、疲乏无力，甚则出现口渴、饥饿感、咽喉干燥严重，尿量增多，视物模糊，疲劳无力、嗜睡等症状。血糖继续升高，患者感觉不到明显症状，或仅感严重疲倦无力。

（2）高血糖病机分析：血糖升高大致表现为热邪内盛、伤津耗气、扰乱神机的症状，其中高血糖的典型症状"三多一少"是诊断中医消渴的依据。其口渴、饥饿、咽喉干燥责之气盛有余，化火伤阴耗气；口渴多饮、小便增多责之火热内扰，气化失常；火性炎上，火炎热扰，清窍不利则视物昏花；火热扰神、生风则神识异常、肢体抽搐。壮火之气衰，故高血糖时可见疲乏无力。总之，气盛有余，化热化火，伤阴耗气，扰乱神机，是产生高血糖临床表现的基本病机。

认识血糖

1. 血糖与营卫同源 进食影响并维持血糖。饮食水谷化生营卫，营卫是生命活动的基本物质，血糖与营卫同源于饮食水谷，其功能与卫气更为吻合。

2. 血糖属于气 血糖源于食物，能支持生命活动，决定死生。低血糖常表现为乏力疲惫、心悸多汗、厥脱等，高血糖则火热内盛，伤津耗气，扰乱神机。故血糖无论高低皆能损害人体，甚至危及生命。卫气源于饮食，是脏腑气化、肌肉运动的基础。《素问·病能论》云："食入于阴，长气于阳。"生命活动离不开水谷，饮食不足，血糖、卫气皆无以化生。卫气化于饮食，周行一身，温煦长养，蒸化鼓舞，《内经》有关卫气生成与功能的相关论述包含血糖在内。

糖代谢异常的临床表现属于卫气失常。血糖与卫气来源、生成一致，卫气涵盖血糖的生理功能。由于中医没有血糖的相关论述，因此，依据《内经》卫气功能与病机变化的相关理论，有助于阐释血糖及其异常特别是糖尿病病机变化。

卫气失常与肥胖、糖尿病发病

1. 卫气失常　与肥胖发病相关卫气有 3 种形态，饮食所化卫气可以转化为膏脂存储于体内。膏脂过多堆积，久则体质量增加乃至发生肥胖。人体卫气受多种因素影响，诸如饮食、劳作、运动、睡眠、情志等皆可影响卫气，故卫气是不断变化着的。上述因素中饮食所伤，体力活动减少对卫气的影响最为重要，因而，卫气失常是肥胖的核心病机。

2. 肥胖与糖尿病发病相关　已知肥胖是糖尿病的重要危险因素。研究证实，从超重、肥胖到糖尿病是一个不断进展的过程。一般而言，由各种因素导致超重在先，继而发生肥胖，在此基础上发生糖耐量低减，进而成为 2 型糖尿病患者，如果控制不良则逐步发展成难以控制的高血糖，继发各种并发症致残致死。

由上可知，血糖与卫气同源，其形状与生理效用属卫气功能范畴。卫气失常可以导致超重与肥胖，由于肥胖是糖尿病的重要危险因素，故认为卫气失常可以引发肥胖，继而可能发生糖尿病。

导致高血糖的因素引发卫气失常

高血糖的影响因素多端。饮食、运动、消化功能、肝脏、肌肉、胰腺与之密切相关。已知超重特别是肥胖、高热量食物、运动不足、高血压、脂代谢异常等因素可以引发 2 型糖尿病。在这个过程中，卫气失常存在其始终，提示引起血糖升高的因素同样可以影响卫气并导致卫气失常。

1. 摄食增多　饮食是影响血糖的基本因素之一。摄食过多，或高热量食物增多，必然影响血糖，最终导致高血糖。血糖持续升高，日久则发为糖尿病。古代医家对饮食失节引发消渴早有论述，《中藏经·论水肿脉证生死候》云："消渴者，因冒风冲热，饥饱失节，饮酒过量，嗜欲伤频，或饵金石，久而积成，使之然也。"饮食化生卫气，多食为过，过则伤正。《素问·至真要大论》在论述饮食五味对人体影响时提出"久而增气，物化之常也。气增而久，夭之由也"。

2. 劳动过少　卫气能温分肉。肌肉运动依赖卫气，运动过少，消耗卫气减少，卫气因而过剩，引起卫气失常。卫气失常久则渐成膏人、脂人，其形体日渐增粗，乃至肥胖，终则发生糖尿病。

3. 脾胃纳化　脾胃是决定进食、营卫生成与形体肥瘦的主要因素。《灵枢·邪客》云："五谷入于胃也，糟粕、津液、宗气分为三隧。"

（1）胃受纳消化水谷：胃主纳谷化物。胃强则善纳能化，营卫源源不绝充养周身，体健有力。《灵枢·五味》云："胃者五脏六腑之海也，水谷皆入于胃……谷气津液已行，营卫大通。"

（2）脾运化精微水湿：脾胃调节卫气生成、运行与形态转化。脾运强健，精微四布，支持脏腑气化活动，滋养百骸官窍；剩余部分则转化为脂膏贮存。脾胃损伤，纳化饮食与输布精微、水湿功能失常，调控失职，久则影响体态。

脾胃调节卫气转化。脾主肌肉四肢，以卫气为本，此即"清阳实四肢"。《素问·太阴阳明论》云："脾病不能为胃行其津液，四肢不得禀水谷气，气日以衰，脉道不利，筋骨肌肉皆无气以生，故不用焉。"提出脾胃化生水谷精微，滋荣肌肉百骸的机制以及脾胃病变的危害，阐明包括血糖在内的肌肉营养来源、功能及调节机制。

（3）脾胃失常导致肥胖与消渴：脾胃失调影响卫气的生成、输化。进食、运化、肌肉运动与血糖水平以及糖尿病发病密切相关，脾胃是介于饮食、运化、卫气与肌肉间的调控机制。脾能调节精微转化，若饮食肥甘，卫气增多，气盛有余，内热易生消瘅，久则变生消渴。对此，《素问·奇病论》云："夫五味入口，藏于胃，脾为之行其精气，津液在脾，故令人口甘也；此肥美之所发也，此人必数食甘美而多肥也。肥者令人内热，甘者令人中满，故其气上溢，转为消渴。"提出消瘅病起于中焦，责在饮食肥甘厚味，产生内热，损伤脾胃，进而累及五脏，引发消渴。

4. 肝助胃纳脾化 七情过用是引发消渴的常见原因。肝调情志、主疏泄，促进饮食水谷纳化输布。情志刺激，肝失疏泄，中焦纳化受损，卫气生成、输布失常，精气变浊，蕴而化热，引发消瘅，久成消渴。

5. 肌肉运动，卫气为本 卫气通过温煦脏腑、官窍、肌肉、肌肤等产生不同生理功能。肌肉运动与卫气密不可分，人体劳作、运动以卫气温养肌肉为基础，劳作必然消耗卫气。

6. 脾胃肝与卫气产生、利用、转化密切相关 脾、胃、肝、饮食、气与肌肉构成中医认识血糖及其代谢的基本环节。

（1）脾胃决定卫气生成、输布及状态：脾胃化生营卫。营卫多少随饮食与劳作变化。脾胃主肌肉，肌肉司运动，运动依赖卫气。卫气化于饮食水谷，劳作消耗卫气，血糖随劳作变化。饱食则精神饱满，身体有力；饥饿则精神不振，少气无力。故《灵枢·五味》云："谷不入，半日则气衰，一日则气少矣。"

（2）血糖属于气，性热属阳：血糖源于水谷，化于脾胃，赖肝气疏泄，其本质为气，随血运行，以鼓舞温煦为用，是脏腑气化的物质基础，肌肉运动的能量来源。血糖所产生的生理效用与卫气功能最为贴合，低血糖、高血糖的临床表现属卫气失常范畴，故可借助卫气认识血糖及其代谢异常。

卫气失常是糖尿病的基本病机

1. 卫气失常的原因 卫气失常，百病由生。过食高热量饮食、劳作运动过少是肥胖与糖尿病最常见的危险因素，也是导致卫气失常的基本原因。

（1）饮食过多：食量增大，或过食肥甘油腻，卫气生成增多，转化为膏脂，久则肥胖。

（2）运动不足：肌肉是运动的主要组织，营卫为肌肉供能。运动过少，卫气不耗，化为膏脂，久则超重乃至肥胖。

（3）精神压力：精神情感障碍是导致卫气失常的常见原因。情绪生于五脏，营卫为其基础。精神紧张压力过大易伤脏腑，导致肝气郁结，脾胃失和，影响营卫生化，以致卫气失常。

（4）睡眠障碍：卫气失常导致睡眠障碍。阳入于阴则寐，营卫消长出入是寤寐的内在机制。当下，人们的睡眠时间普遍减少，睡眠不足与失眠者不断增加，营卫失常已成新常态。卫气失常能引发肥胖，肥胖是造成打鼾或睡眠呼吸暂停的常见因素，由此导致睡眠片段化，此时，卫气出入消长失常，阳气旺盛，阳不入阴，因而不寐。卫气失常，睡眠异常、肥胖与鼾眠以及睡眠呼吸暂停皆为糖尿病发病的危险因素。

（5）家族因素：生活习惯、体禀差异受家族因素影响较为明显。对长期不良生活方式，特别是饮食偏于肥厚以及有糖尿病家族史者，则更易患糖尿病。

导致卫气失常的原因与糖尿病的危险因素相同。饮食增多、运动不足、睡眠障碍、情绪不良以及家族因素等是导致卫气失常的常见原因，卫气失常既可影响睡眠，也会使超重、肥胖渐次发生，并最终引发糖尿病。

2. 卫气失常是糖尿病发病基础

（1）卫气为百病母：卫气肥腠理司卫外，与人体脏腑气化密切相关，卫气失常，诸病由生。卫气是脏腑气化的基本物质。卫气失常，气化不利，脏腑百骸为之异常。

（2）卫气失和，邪自内生

1）脂膏渐多：卫气能化生膏脂，多食少动，卫气不耗，则膏脂化生增多，成为从超重到肥胖与糖尿病发病的病理基础。

2）火热内生：气有余则生火。气属阳，阳主热，卫气过多，则内热易起。临床所见肥胖者怕热、耐寒，皆与膏脂增多、内热结滞有关。

3）凝痰成瘀：卫气失常，脏腑气化失司，津液不化，血行不畅，津停痰生，血滞瘀成，成为消渴生变的发病基础。

3. 卫气失常贯穿于糖尿病病程始终

（1）卫气失常，化热化火，发生消渴：热盛津伤是中医对糖尿病表现为消渴特征时的病机认识。气盛有余从热而化，火热内炽，伤津耗气，产生三多一少的消渴症状。

（2）卫气失常，痰瘀内生：气化失司，凝痰成瘀，损害脏腑，累及血脉，扰乱神机。火热内扰，气机逆乱，气血失常，血随气逆并走于上则为大厥。

（3）火热耗气，血脉不畅：壮火食气。卫气失常，火热内生，消耗元气，导致气虚于内。气虚不化，鼓舞推动无力，气血津液停滞，血脉痹阻。

血糖属于气的范畴，血糖与卫气化于脾胃，汇聚心肺，与天气化合，形成宗气，行于周身，布于五脏，转为五脏之气，为百骸所用。血糖转化为膏脂，营卫与人体代谢密切相关。血糖与卫气皆生于饮食，并可转化为脂肪储存。构成多食少动发生肥胖的生理基础，而卫气失常则是代谢综合征的常见病机。血糖舍于血，赖肝疏泄，由肾闭藏，卫气生于中焦，随肺脉行于上焦，与宗气汇合，贯心脉，行呼吸，是血糖完成有氧代谢的基本条件，其间赖肝肾协调。卫气生热，郁则气滞，亢则为火，衰在虚脱，高血糖表现为气盛有余，火盛伤津，或壮火食气，甚则闭窍。低血糖则见卫气不足、气虚生寒，甚至衰竭而成厥脱，乃至死亡。

关于饮食与卫气、血糖的思考，中医有关气的理论表述包含对血糖物质与功能属性的认识。气包括卫气、营气、宗气等，《内经》对卫气论述尤多，《内外伤辨惑论》提出元气、谷气、荣气、清气、卫气源同名异，因此，基于卫气认识与阐述血糖颇为贴切。血糖源于水谷，其效用与卫气一致，属阳，性热，生于胃，藏于血，由肝疏泄，赖肾闭藏。血糖高则为热为火，扰乱清窍，伤阴化风；血糖低则为虚为寒，竭则厥脱而亡。

254　从气理论探析糖尿病病机

　　糖尿病是一种慢性代谢性疾病，发病机制在临床上尚未形成完全明确并统一的定论，目前普遍认为与胰岛素有关，或分泌不足，或发生抵抗；其临床表现并不唯一，唯血糖升高是其特征。中医学没有糖尿病病机的明确描述，一般多称为消渴，但也有诸多称谓，如"消渴""消瘅""消中""脾瘅""热中""肺消""膈消"等。《内经》认为消渴的病机是"五脏柔弱""数食甘美而多肥""怒则气上逆，胸中蓄积"等导致阴津亏缺、血脉瘀滞，进而化为燥热，引起消渴。参照《内经》所论，目前多数学者认为先天禀赋不足、元气亏虚是决定糖尿病发生和糖尿病预后转归情况的最关键因素。学者吉福玲等从气学理论探析了糖尿病病机。

先天之气为根本

　　1. 人成形之气　《素问·五常政大论》云"气始而生化，气散而有形，气布而蕃育，气终而象变，其致一也"。此谓"气"参与自然万物的构成是其原始，是形成人体的必需且重要的条件，而人在精神领域甚至是世界上的万事万物都可以寻到"气"的影响，故而不得不说自然界之事物诚服于"气"之统领。在人类的生命过程中，从出生开始，生长，强壮，衰老，直至死亡，"气"统帅全程。古人通过了解无法解释的自然现象，以及对复杂人体的观察，为了解怎样才能缓解或消除人体不适症状、怎样增强人类抵抗疾病能力、怎样延长人类寿命，通过长期的实践，认为"邪之所凑，其气必虚""正气存内，邪不可干"。正气强盛，则人体脏腑功能正常，抵御外邪能力强盛，疾病就无法侵入；而先天之气不足，正符合西医学糖尿病的发病体质因素。《素问·宝命全形论》云"人以天地之气生"，而在孕期胎儿的天地之气禀赋是先天体质形成的一个主要构成因素，尚可理解为是先天免疫力形成的重要过程。张洪钧等认为禀赋于胎体的天地之气不单单涵盖了《素问》的五运六气，地域之气自然亦为有功之臣，因此，所处地域的差别，五运六气亦会有不同的禀赋，此类迥异禀赋即是解释为何易患某类疾病的最好答案。糖尿病患者的特殊体质造就了其易患性，揭示了易患体质的成因，所患疾病之内因则迎刃而解。《管子·枢言》中亦有"有气则生，无气则死，生者以其气"之说，虽语言绝对，但说明了气对生命过程的重要性，对疾病发生、发展的影响。

　　2. 天地阴阳之气　八纲辨证为中医理论的治疗原则，阴阳为八纲之首。根据阴阳特性，天地之气亦分为阴、阳。《内经》认为天之气符合阳的特性，故为阳，地之气符合阴的特性，故为阴；将自然界中的具有温热之性的气，上位之气，人体表之气，具有推动、兴奋、亢进等作用的气归为阳气；具有寒凉之性的气，下位之气，人体内之气，具有宁静、抑制作用的气，内敛等属性的气归为阴气。阴阳二气中若某一方因强盛战胜另一方占到主导的地位，则会发生病症，如体内阳气偏盛，就会出现温热症状：积热于肺，则病"肺消"；积热于胃肠，善消水谷，病"消中，热中"；积热于心，"心脆则善病消瘅善中"；热盛促进新陈代谢增加，引起多食，多食致脾运化不及而脾虚，脾阳虚无力布散水谷精微，则精微沉积于血中，久之为糖尿病。阴气过盛，制约阳气，阳气不能推动精微物质，致使能量瘀积，进而形成糖尿病。又如根据药物升降沉浮及对机体发挥的主要作用，把药食之气分为温热寒凉四种气性，温热之气属阳，寒凉之气属阴。治温热以寒凉，治寒凉以温热，用药食的阴阳之气助体内的阴阳达到阴平阳秘，二气重归平衡。金智生等利用红芪温阳之性补气固本、健脾气、固肾元，从而治疗糖尿病胰岛素抵抗，是用反证法证明了阴阳二气对糖尿病的影响。

脏腑之气后天之因

1. 何为脏腑之气　《素问·阴阳应象大论》认为人的五脏能产生参与人体性状表达与功能运行的五气。如情志、呼吸、排泄等最基本的功能都依赖于五脏之气的推动。《素问·经脉别论》云："饮入于胃，游溢精气，上输于脾。脾气散精，上归于肺……水精四布。"人体最基本的先天之精气就来源于肾气的纳藏，脾气助运化和肺气促呼吸的作用保证了人体获取外界能量的正常运转。反过来，气的推动维持肺通调水道，气化助脾输布津液、肾主水液。因此，不论是邪气亦或是他脏伤脾，均碍脾散精，使营气上溢，血糖升高而患糖尿病。通过对五脏之气影响的总结，五脏之气又应五行。《内经》利用五行之间相互的关系赋予五脏之气以五气思想，利用五行生克制化规律进一步建立"五气"的运动模式，进而利用这种运动来解释病症的传变。如出现脾胃方面的病症表现多因脾土之气太过，亦或肝木之气不足不能制约脾土，根据五行生克规律，一方之气的太过或不足均可导致其他四气发生变化，从而出现别的脏气不足或太过可能导致的病症。总之，人体脏腑功能的正常运行，需通过五脏之气之间的生克制化推动"气"的协调运动来达到平衡。

2. 脏腑之气虚实　《素问·奇病论》云"此五气之溢也，名曰脾瘅……转为消渴。治以兰，除陈气也"。亦即消除饮食陈积之气。金智生等认为脾主运化非肾之阳气温煦不可，而肾藏之精气又需依赖脾气散精微物质所滋养而进一步充盛，即脾气化生水谷精微必须依赖于先天肾气的温煦，肾气贮藏精微物质必须依赖于后天脾气的健运。若脾气与肾气均不足以温煦和健运，则会发生脏腑虚实；而脏腑之气的虚实实际上就是脏气的盛衰，可导致人体转化及利用能量产生障碍，胃肠功能失调，肝脏不能代谢糖原，则血液中营养物质堆积，发生糖尿病。虚实之症的产生并不是绝对的，一方面可由虚证而生出假实证，另一方面可从实证生出假虚证。临床上脾土之气不足，辨为虚证；但因中气亏损，运化不畅日久，腹满产生邪气，则变为实证。又如肝气太过为内邪旺盛，是实证；肝木乘脾土，脾土的亏损又生出了虚证。脏腑之气盛衰可产生变化，正气长期不足，导致邪胜正衰，产生了由虚生实的现象，而邪气不能及时消除，致正气亏损，又可产生由实生虚的现象。《灵枢·五癃津液别论》有五脏之气对体液影响的描述，说明通过观察津液的产生和作用又可反证五脏之气对津液的影响。《素问·阴阳应象大论》云："形不足者，温之以气；精不足者，补之以味。"说明五脏之气虚衰需要以"气"温之。

情志失调推波助澜

《素问·举痛论》云："百病生于气也。"《素问·五运行大论》云："气相得则和，不相得则病。"《灵枢·五变》云："怒则气上逆，胸中蓄积，血气逆流……血脉不行，转而为热，热则消肌肤，故为消瘅。"喜、怒、思、悲、恐之气太过，郁久而化火，火热盛灼伤阴，就会引发消渴。过喜或过悲都会使气耗散，如果再遇寒湿中阻，进而血凝气散，气散致正气不足，血中营养物质的布散依赖于气的推动，气不足就不能运化水谷精微，故产生了虚证，虚证则易罹患消渴。再如《灵枢·五变》中，少俞说怒气上逆，郁怒蓄胸，气滞胸中日久；而血为气母，气为血帅，气滞则血不行，血不行则滞，血滞而化热，热盛阴伤发为消渴。刘水清等认为气机失调是糖尿病发生发展及病情转化的中枢环节，贯穿于消渴病的始终。

四时之气为虎作伥

《灵枢·五变》云："百疾之始期也，必生于风雨寒暑，循毫毛而入腠理……或为消瘅。"说明了四时之气会影响消渴的发生。古人将自然界气候的属性分为了六种，在解释人体发生病变的规律是怎样受到外界影响而产生变化时，将人体之气变化与六种气候变化进行类比。《灵枢·顺气一日分为四时》就这种变化导致病气的盛衰进行了论述：早晨人体之气开始生发，正气少长，邪气略安，人体抗病邪之气始强；至日中，人体之气最为旺盛，正气盛，邪气弱，人体抗病邪之气最强，疾病也会在此时得以控制；至傍晚，正气渐渐虚弱，邪气渐复，所患疾病开始活动，自感病情加重；至夜晚，人体之气封藏，病气很强盛，病情越来越重。《内经》认为春天万物复苏，一派生机之象，故春之气主生发，相应的人体的气在经脉中也较为强盛；夏天万物生长旺盛，故夏之气主生长，人体之气在孙络中较为强盛；长夏时万物长极，而人体之气在肌肉比较强盛；秋冬万物收藏，则秋之气主收降；冬之气主封藏，人体之气则在皮肤与骨髓中比较强盛。因此，不同的季节，不同的气候，人体之气的作用和影响也会受到影响，甚至人体之气会根据气候的不同做出顺应的调整。人体本正虚，或存在体质禀赋特异而易患糖尿病，又加四时之气非其时而见其行，则进一步激化糖尿病的形成。《素问·八正神明论》又提到人之气血随着月缺向月圆变化，也开始化生精气。月圆时为阳气盛时，在月圆的时候，人之血气亦随极盛的阳气达到最强盛，人体的肌肉也变得有力；等到月圆向月缺变化时，阳气渐衰，阴气渐渐旺盛，经络之气慢慢不再强盛，肌肉开始减弱，卫气也不再强盛，慢慢减弱。在《内经》看来，人体之气会随着自然界的变化而发生改变，受直接影响的人体之气变化的失调就会引起体质异常改变，为邪气侵入人体提供了便利途径，最终形成包括糖尿病在内的多类疾病。

255 基于肠道菌群从气机升降探析糖尿病

糖尿病是多种代谢途径失调引起的复杂内分泌系统疾病，其病因和发病机制尚不明确。人体微生态是宿主物质能量代谢、免疫反应的重要维持者，与机体的神经系统、内分泌系统、免疫系统存在着复杂的天然联系。其中胃肠道是微生物与宿主免疫系统发生相互作用的最主要场所，与糖尿病等多种代谢疾病发病机制密切相关。因此，进一步明确肠道菌群失调参与2型糖尿病的发病机制，以重建健康肠道菌群为新的干预靶点，有望为2型糖尿病患者的防治提供新思路。

当前从中医理论的整体观、阴阳失调、邪正交争、中土思想等诸多方面探讨中医药与肠道微生态的相互关系，并通过基础及临床试验均证实，中医药有助于维持肠道微生态的平衡，调节肠道菌群。肠道菌群部位在肠道，是饮食影响宿主代谢状态的调节因子，目前研究主要涉及脾胃证候。小肠受盛化物、分清泌浊，大肠传化糟粕，其生理功能的实现与"脾主运化"等功能密切相关，亦是脾胃气机升清降浊功能的具体表现。徐萌等研究表明，运用半夏泻心汤调和脾胃升之枢能够有效调节糖尿病胃轻瘫大鼠的肠道菌群比例。中医认为，脾胃居中焦，斡旋上下气机升降，肝肺辅佐脾胃协调气机升降，元阳为根，鼓动脏腑气机升降。人体各系统的整体稳态平衡依赖于五脏气机升降运动协调平衡，其功能障碍是导致机体各系统内环境失衡的主要原因。气机升降是人体气、血、津、液等水谷精微气化代谢之机，若气机升降相悖，则气化转输障碍，易致肠道菌群紊乱，清浊不泌进而酿成多种代谢紊乱，变生消渴病，形成恶性循环。因此推测气机升降失调可能是导致肠道菌群失衡，使精不归正化变生糖尿病的关键环节。学者朱建伟等藉气机升降理论，动态阐释了肠道菌群失衡在糖尿病的发生发展中的病机演变规律，旨在为今后从气机升降理论运用中医药调节、恢复机体肠道微生态平衡，改善糖代谢紊乱提供理论依据。

肠道菌群在糖尿病的病理生理机制中发挥重要的作用

1. 维持肠道微生态平衡具有重要作用 人体肠道是一个大型、复杂的生态系统，寄居着以细菌为主的微生物，其总数高达$1×10^{14}$个，种类超过1000多种；且易受饮食、地域、个体化等因素影响。生理情况下，肠道菌群及其代谢产物与宿主间通过免疫调节、能量代谢维持着复杂而特异的动态平衡，对宿主的健康起着重要作用。若宿主内外环境变化影响肠道菌群的结构，造成肠道微生态失衡，菌群就会通过能量代谢、免疫屏障、神经内分泌、炎性反应等多种途径影响宿主的健康，从而引发或加重疾病。近期研究发现，肠道菌群及其相关代谢产物在2型糖尿病及其并发症的病理生理机制中扮演着重要角色。

2. 肠道菌群失衡通过影响宿主信号传导途径导致糖尿病的发生发展 糖尿病是由遗传和环境因素共同作用引起的胰岛素相对或绝对缺乏以及不同程度的胰岛素抵抗，以糖代谢紊乱为主要特征的一种慢性代谢疾病。大量研究已证实，2型糖尿病与不良饮食和静态生活方式、肥胖等多重危险因素密切相关。饮食及运动可直接导致肠道菌群的结构和功能的改变。2012年一项宏基因组测序研究进一步发现，2型糖尿病患者肠道内常存在中度微生物菌群失调，肠道内产生丁酸的菌群减少而条件致病菌增多，并且肠道微生物的抗氧化应激能力增强。研究表明，肠道微生态主要通过以下途径导致糖尿病的发生发展：①肠道菌群相关代谢产物，肠道微生物群通过糖分解或蛋白质水解参与食物消化，产生代谢产物如短链脂肪酸（SCFA），激活G蛋白偶联受体41/43（GPCR-41/43）上调基因表达，调节肠蠕动，并可调节肠道内分泌L细胞影响胰高血糖素样肽-1（GLP-1）分泌及胆汁酸代谢水平。低度炎症，肠道菌群失衡导致革兰氏阴性菌比例增多，衍生脂多糖，导致大量炎性细胞积聚，引发低度炎症反应和"代谢性内毒素血症"，从而影响糖脂代谢的信号传导途径。②肠道黏膜通透性改变，肠黏膜屏障功能的破坏，可导致肠道上皮细胞渗透性增加，影响抗原的吸收，诱发全身性病理性免疫反应，进而攻击损伤胰岛β细胞，最终导致胰岛素抵抗和糖尿病。

3. 调控肠道微生态环境可有效改善和预防糖尿病的发生发展　肠道微生物群结构和功能上的变化影响着宿主的糖脂代谢、肠道分泌、慢性炎症、肠黏膜通透性、胰岛素抵抗等方面。肠道菌群与 2 型糖尿病密切相关，可能是 2 型糖尿病及其并发症发生发展的又一关键病理环节。改善肠道菌群有助于延缓和预防糖尿病的发生发展，肠道菌群的调控干预研究正成为糖尿病防治的新途径。此外，研究还发现中药复方能有效改善糖尿病患者血糖水平和不适症状，其机制可能与多种中药活性成分对肠道菌群的双向调节作用有关。

肠道菌群的动态微观生态平衡对维持机体正常生理运转起着关键作用。这与中医"气机升降"运动维持着人体脏腑气血津液等功能作用的发挥，使机体实现动态平衡的观点有许多相似之处。因此，从中医气机升降运动角度阐释肠道菌群与糖尿病的相关性，有助于更好地发挥中医药通过调节肠道菌群防治糖尿病的作用。

气机升降运动是机体维系物质代谢内稳态的具体表现形式

《素问·宝命全形论》云"人以天地之气生"，"气"是组成人体生命结构及体现生命运动的基本精微物质。物质因运动而发生各种变化，谓之"气化"，而"气化"的过程与表现形式则谓之"气机"。升降出入，是一切物质运动的基本形式，正如《素问·六微旨大论》云："非出入，则无以生长壮老已；非升降，则无以生长化收藏。是以升降出入，无器不有。"其中气的升降在气血精津液的输泄中起着关键作用，即前人所云"死生之机，升降而已。"《素问·刺禁论》云"肝生于左，肺藏于右，心部于表，肾治于里，脾为之使，胃为之市"，升降运动是脏腑的生理特性。在人体中气机升降常表现为肺气宣发肃降、脾胃升降相因、肝气升发疏泄、肾阳之蒸腾气化等形式。《景岳全书·诸气》云"气之为用，无所不至，一有不调，则无所不病"，若气机升降乖戾，则气血津液代谢平衡失常，清浊不分，滞而不行，百病丛生。气机升降理论立足于"动态平衡"，创造性地将气机升降与各脏腑组织的功能活动、精微物质的输布、能量的代谢等环节紧密渗透连贯，高度概括了机体生理活动及病理变化的基本表现形式。

升降运动阐释了机体内部既互根互用又对立制约阴阳气机的一种转化平衡过程，此运动过程中，此升彼降，此降彼升。这与健康人体肠道微生态中共生菌、条件致病菌处于动态平衡现代医学观点具有一致性。当某些因素破坏脏腑气机升降协调平衡，水谷精微转输障碍，清浊不分造成肠道微生态紊乱，致病菌趁乱作祟，进一步形成恶性循环易酿成他病。如宁玉楼等从针刺调理气机升降角度认为脾胃、肝肺气机升降维持着肠道菌群的稳态；李吉武等研究发现，肥胖型 2 型糖尿病患者肠道内双歧杆菌、拟杆菌、乳杆菌数量均下降，经以温补脾肾阳气、疏肝调枢解郁为主法的方药治疗后调节其肠道菌群失调。可见气机升降相悖则是导致肠道菌群紊乱，糖代谢紊乱的重要因素。

1. 气机升降有序是维持肠道菌群内稳态的必要条件　《素问·六微旨大论》云"气之升降，天地之更用也……故高下相召，升降相因，而变作矣"。人与天地相参，与自然界同处于不停的运动状态，天地之气的升降出入维持着人体内部的"高下""盈亏"的稳态。肠道微生态的稳定是人体内部脏腑功能和气血津液代谢之间稳态的重要组成部分，其动态平衡的实现也必然顺应着气机升降的客观规律。肠道菌群平衡实质为机体之"阴平阳秘，精神乃治"的具体表现，归根到底依赖于人体气机升降的有序运转，并行不悖。而这种气机的有序升降，其运转之枢机在于中州脾胃升清降浊，驱动枢机之原动力在于肾阳温煦蒸腾，维持枢机平衡之外轮在于肝肺条达舒畅，相互协调共同与肠道微生物参与水谷津液的消化吸收、转化输泄。

2. 气机升降相悖是导致气血津液代谢内稳态变生糖尿病的始动因素　糖尿病多为五脏柔弱，多嗜肥甘，情志失调，倦怠少动等内外相因而发病，归属于现代中医气血津液代谢失常性疾病。即《素问·奇病论》"此五气之溢也，名曰脾瘅。夫五味入口，藏于胃，脾为之行其精气，津液在脾，故令人口甘也"。糖尿病以高血糖为主要临床特征，机体血糖来源于"五气"，由水谷精微所气化而生。正常水谷津液生化、转输、降泄的复杂过程都是通过五脏气机的升降出入来实现的，正如《素问·经脉别论》所云："饮入于胃，游溢精气，上输于脾，脾气散精，上归于肺，通调水道，下输膀胱，水精四布，五经并行。"然或因五脏柔弱而脏腑气化升降功能减退，或因肥甘厚味而脾胃中满，升降受阻，或因忧思恼怒而肝失疏泄，气结而不行，造成上焦肺气通调失常，中焦脾胃转枢不利，下焦肝气横逆克伐，肾阳温煦蒸腾失职，三焦气化失权，精微物质代谢障碍，清浊相干，精气无以所化，无以所藏，藏化失调，溢于脉络，郁而化滞生热，久积形成"糖毒"，从而变生糖尿病。

气机升降失常引起机体肠道菌群代谢失衡，使精不归正化导致糖尿病的发生

中医学从阴阳角度出发，以"天人合一"的整体思维模式认识人体，强调气机升降出入协调激发并推动着机体的正常新陈代谢，是维持机体"内稳态"的必要条件。一旦升降出入失衡，则会出现"出入废，则神机化灭；升降息，则气立孤危"。肠道菌群的紊乱和糖尿病的发病息息相关，《素问·举痛论》云"百病生于气也"，二者在病因病机上也与气机升降运动失常密不可分。由此观之，肠道微生物稳态的调节作为糖尿病治疗靶点的提出使得现代医学与中医气机升降出入理论有了相应的契合点。

1. 斡旋中州，升清降浊　脾胃居于中焦，通过其升降纳运功能维持着水谷的消化、吸收和输布，是人体脏腑"稳态"调控的枢纽中心，主宰着肝肺气机的升降。《灵枢集注·卷四》载"胃主受纳水谷，肠主传道变化，其津液血气由此而生焉"，此言胃肠一气相通，在生理病理上相互影响。若脾胃气机升降失常，肠腑之气必然受阻而失于和降通畅，肠道微生态系统也失去自稳状态，久之临床则见消化不良、肥胖、乏力等症状。这种失稳状态进一步发展，水谷精微代谢藏化失职，精微不循常道则清气不升，浊阴不降，且壅滞之气郁久易化火毒，变生痰瘀，进而化燥伤阴耗气而形成糖尿病。肠道菌群及其代谢产物引起糖尿病的低度炎症及糖代谢紊乱等机制，即可认为是脾胃受损，升降失调，水谷精微不得运化利用，变生火毒的微观表现。孙晓泽等研究表明，运用升清降浊的升降散能降低糖尿病大鼠的血糖指标，其作用机制与调整肠道菌群的结构，从而抑制炎症状态，减轻胰岛素抵抗有关。

2. 肝肺制化，升降平衡　肺为脾土之子，水之上源，与外界相联，主一身之气，故《素问·五脏生成论》云"诸气者皆属于肺"。《灵枢·本输》云"肺合大肠，大肠者，传道之府"，此言肺与大肠一表一里，相互配合顺降以协调全身气机。《医学纲目·消瘅门》云："肺病则津液无气管摄，而精微者亦随溲下，故饮一溲为二。"若肺气不降，则失治节之能，由脾上输之精微失于布散，直趋而下，而大肠亦不能幸免则见肠腑气机郁滞，久而化燥郁热伤阴，临床症状则可见口渴多饮，便秘等。从现代微观角度来推测，肠道菌群所诱发糖尿病的肠道黏膜屏障功能破坏及其带来的病理性免疫反应，也可认为是肺卫不固，燥金不降，精微失于通调的表现。肝为厥阴风木之脏，以升发为顺，主疏泄而化生胆精，助脾胃运化，藏阴血而调血行，有《素问·宝命全形论》中"土得木而达"之用。若肝气怫郁，则木郁土壅，脾胃不能散精，肠腑亦郁结不通，精微不能顺利转化，故在《血证论·脏腑病机论》云："肝之清阳不升，则不能疏泄水谷，渗泄中满之证，在所不免。"即肝失疏泄，气机的升降出入无序，脾胃、胆、大小肠清浊不分，导致肠道内环境失于稳定，进而影响胆汁酸代谢水平及肝糖原合成等微观变化，组织细胞不能有效地吸收利用血糖而生消渴，正如《灵枢·五变篇》所云："怒则气上逆，胸中蓄积，血气逆留……转而为热，热则消肌肤，故为消瘅。"

《素灵微蕴·卷四》云："阴阳之升降，必由左右，左右者，阴阳之道路也。右为肺金，左为肝木。"肝升肺降是维系机体气机升降稳定性之外轮，也是维系肠道微生态及气血津液代谢稳定的重要环节。有研究表明，具有疏肝作用的醋炙柴胡有利于调节各种包括肠道菌群在内的代谢通路。

3. 元阳固密，升降不息　《景岳全书·命门余义气》云"命门为元气之根……五脏之阳气，非此不

能发"，元气寄居于肾，肾寓元阳，为一身阳气之根本，是驱动各脏腑气机升降的原动力。肾阳充足，则人体脏腑气化升降顺承有制，生化不息。一旦肾阳虚损，则五脏气化升降功能失常，日久肠道失去生物学屏障保护，肠道黏膜通透性改变，开阖失司，水精不归正化，变生痰瘀而致消瘅。这些病理变化从微观辨证而言，即为肾阳虚损，五脏气化无力，阴阳失度，精不归化的表现。

气机升降相因是维系机体内部气、血、津、精等精微物质生成、转化、代谢及其与外界物质交换，进而实现整体各系统"阴平阳秘"的关键条件。脾胃斡旋上下则枢机协调运转，肝肺制化调和则外轮平衡稳定，元阳充沛不断则根本固守，五脏气机协调则各守其道共同维持肠道微生态的平衡。在气机升降失权的病理状态下，金失敛降，土不散精，木郁不疏，元阳涣散，机体整体系统乘制失衡则会引起物质代谢障碍，精不归化，水精不行。这一动态失衡的演变规律与现代医学研究下的机体肠道微生态失衡而变生糖尿病的发病机制具有一致性。《素问·至真要大论》云："逆之从之，逆而从之，从而逆之，疏气令调，则其道也。"糖尿病以气机升降失调为根本，治以衡调气机、恢复升降为要，并强调"疏其气血，令其调达"的治疗观，以恢复肠道内环境的稳态为重要靶点，使气机升降出入失调归于相对平衡协调的正常状态，进而达到"水精四布"。临证当据辨证论治，重视整体联系，遵循以脾胃为先，顺应脏腑特性，升降相济的原则，灵活选用健脾助运、宣降肺气、疏达肝气、温肾益阳、升清降浊、升阳散火等治法。

立足气机升降理论，以肠道菌群为重要靶点，重视协调脏腑气机升降的研究思路有望拓展中医药肠道靶向给药防治糖尿病的新视野。如检测肠道中有临床诊断价值及中药治疗效应的关键菌群，用于预防及延缓糖尿病进展，可突显中医治未病理论的优势作用。

256 从气化失司角度辨治糖尿病

糖尿病中医称为"消渴","消"是指在病理状态下该功能的异常亢进；由此产生口渴的感觉为"渴"，病机与症状合而为一，称为"消渴"。以渴而多饮，饥而多食，小便频数，或尿有甜味，机体消瘦为临床特征，出现"何以饮水连连不解其渴，所饮之水反直趋下焦而为小便频频，何以消谷多食不为肌肤，饮食精微外泄而形体日见消瘦"的矛盾病理现象。目前普遍认为消渴的根本病机为阴虚燥热，并以养阴润燥为治疗准则。然而，养阴润燥法临床控制率低，奏效慢，效果差，差异大，不符合中医辨证论治、因人而异等治疗原则。学者李芷悦等则以气化失司为切入点论治糖尿病。

气化失司为本，阴虚燥热为标

中医的气化是指气的运动变化，是对人体内复杂的物质代谢过程的高度概括，它贯穿于生命始终。在这一过程中，气具体体现于各脏腑器官的生理活动之中。如脏腑的功能、气血的输布、经络的流注等。通过升降出入四种基本运动形式，促使体内精、气、血、津液等精微物质的化生及其相互转化，以及代谢产物的产生和排泄等。气化功能多与肺、脾、肾三脏有关，又与痰湿、瘀血等代谢废物有关。

1. 胰岛素合成和功能维持与脾主运化有关 饮食物进入胃后，经过胃的初步腐熟，然后下降到小肠分别清浊，这期间，必须依赖于脾的运化，才能把饮食水谷消化成可以被人体利用的精微物质。同样，也要靠脾的转输，才能将这些精微物质输送到各脏腑组织器官，使其发挥正常的生理功能。脾的运化实际包含了吸收、转化和代谢3部分内容，吸收、转化与代谢失衡，均是导致糖尿病的原因。

西医学认为，糖尿病是由于体内胰岛素缺乏或胰岛素因靶细胞不能发挥正常生理作用而引起的糖、蛋白及脂肪代谢紊乱的一种综合征。中医学认为，胰岛素的合成、分泌和功能的实现，全赖于脾气，脾气强健则水谷精微才得以正常的消化、吸收和转化，才能化生胰岛素，以及维持胰岛素正常的生理功能。若脾气虚损，运化水谷精微的功能减退，不仅会导致机体的消化、吸收、转化功能失常，出现胰岛素分泌下降等病变，还可因运化水液的功能失常，导致"功能缺陷的胰岛素"的产生，这种胰岛素类似于中医的痰湿。

祝谌予在《祝选施今墨医案》说"糖尿病之起于脏腑机能发生障碍，不能分泌分解糖分之特殊酸酵素，因之血中糖量增加，由于糖质过剩，所排泄之尿中遂亦有糖质"。认为脾为气血化生之本，脾气虚则无力化生"分解糖分之特殊酸酵素"，遂糖从尿出。祝谌予对糖尿病的中医中药治疗有独到的见解和丰富的经验，在糖尿病的辨证治疗中，他注重补养脾胃，因脾为后天水谷之本，认为"脾虚则运化无力，无以化生水谷精微，后天之源经久不济，致使病情进一步加重"；"如一味应用甘寒、苦寒、滋阴、降火，常使脾功受损，中焦不足，造成人气虚更趋严重，病情迁延不愈"。因此，他自拟的治疗糖尿病的基本方（黄芪、党参、麦冬、玄参、苍术、山药、生地黄、五味子等），皆离不开补养脾胃的中药。

脾胃的运化功能对维持人体的生命和健康具有极其重要的意义，故有脾胃为后天之本、气血生化之源的说法。胰岛素的合成分泌以及功能的实现，实际上是对脾主运化的重要生理意义在理论上的高度概括。

2. 糖尿病"三多一少"症状与肺、脾、肾气机运化有关 消渴的定位可以追溯到春秋战国时期，早在《内经》中，消渴病就已按肺、脾、肾三脏进行定位，有"消中""肺消""膈消"等不同称谓；宋代《太平圣惠方》云"夫三消者，一名消渴，二名消中，三名消肾"，最早提出了"三消"一词，并按

"消渴""消中""消肾"进行定位；金元时期，刘完素首次提出"上消""中消"的称谓，并提出以上焦、中焦、下焦三部病位对消渴作出分类的方法；明清时期的朱丹溪则首次提出了"上消""中消""下消"的"三消"辨证法，并影响至今。

关于糖尿病临床症状的详细记载同样最早见于春秋战国时期。《素问》中有详细论述："以水之本在肾、末在肺者，此也。真水不有所谓渴哉……胸中烦躁，舌赤唇红，此渴引饮常多，小便数而少，病属上焦，谓之消渴；热蓄于中，脾虚受之，伏阳蒸胃，消谷善饥，饮食倍常，不生肌肉，此不甚烦，但欲饮冷，小便数而甜，病属中焦，谓之消中；热伏于下，肾虚受之，腿膝，骨节酸疼，精走髓空，引水自救，此渴水饮不多，随即溺下，小便多而浊，病属下焦，谓之消肾。"《丹溪心法》中"上消者，肺也，多饮水而少食，大小便如常；中消者，胃也，多饮水而小便赤黄；下消者，肾也，小便浊淋如膏之状，面黑而瘦"。这些文献都详细描述了消渴病"上消、中消、下消"之间临床症状的区别。

中医认为，人体糖的代谢机制与肺、脾、肾三脏的气化功能最为密切。《圣济总录·渴》认为"膏粱之疾也，肥美之过积为脾瘅，瘅病既成，乃为消中"，《症因脉治》云"或悲哀伤肺，煎熬真阴，或思虑伤脾，脾阴伤损"。人体内糖的整个代谢过程：由脾胃吸收的糖通过脾的升清降浊作用，一是转化为人体的水谷精微，营养全身器官和组织，二是上至肺，由肺的宣发作用将水谷精微散布至全身；再通过肺的肃降作用，将糖的代谢废物下输于肾和膀胱，使之变为尿液排出体外。若脾气运化水谷受损，气血化生失源，就会出现"消谷多食不为肌肤，饮食精微外泄而形体日见消瘦"的现象。若肺气宣发肃降失常，转运水谷失施，水谷直驱于肾或膀胱，则会出现"饮水连连不解其渴，所饮之水反直趋下焦而为小便频频"的现象。若肾气不足，不固二便，精微下流，则会出现"腿膝，骨节酸疼，精走髓空，引水自救，此渴水饮不多，随即溺下，小便多而浊"的症状。因此，肺、脾、肾三焦气机运化正常，则糖代谢正常，而不会"直趋膀胱，随尿而走"。

3. 阴虚、燥热、血瘀与气化失司有关　肺、脾、肾三焦气化失常，水谷精微直趋膀胱，就会出现"阴虚"和"燥热"二证。两者又互为因果，阴愈虚则燥热愈盛，燥热愈盛则阴愈虚。糖尿病患者经常会出现"口渴""小便多""消瘦"等"阴伤"之象，应责之于肺、脾、肾、三焦气化不利；肺气化失常，则津液不能敷布而直趋下行，故小便频数量多；肺不布津则口渴多饮。《医学纲目·消瘅门》云："盖肺藏气，肺无病则气能管摄津液之精微，而津液之精微者收养筋骨血脉，余者为溲。肺病则津液无气管摄，而精微者亦随溲下。"脾为后天之本，主运化，为胃行其津液，脾气虚不能转输水谷精微，水谷精微下流注入小便，故小便味甘；水谷精微不能濡养肌肉，故形体日渐消瘦。肾为先天之本，主藏精而寓元阴元阳，肾失濡养，开阖固摄失权，则水谷精微直趋下泄，随小便而排出体外，故尿多味甜。

除了阴虚、燥热为最常见的糖尿病证候以外，血瘀也是较常见的证候。刘河间《宣明论方·消渴总论》中消渴一证"可变为雀目或内障"，《儒门事亲·三消论》云："夫消渴者，多变聋盲、疮癣、痤疬之类。"以上都指向了糖尿病的基本并发症——神经微血管病变，糖尿病的血瘀一是由于糖尿病患者气虚不能推动血行而瘀；二是阴虚内热，耗伤津液，亦使血行不畅而致血脉瘀滞；三是病久入络，血脉瘀滞。祝谌予最先提出治疗糖尿病需要活血化瘀，并自拟活血降糖方（生黄芪、玄参、生地黄、苍术、葛根、赤芍、当归、川芎、益母草、广木香等），将其化裁用于糖尿病的各个时期。

气化失司在糖尿病治疗中的指导意义

关于糖尿病的治疗，在各个历史时期，都留下了宝贵的诊治经验。总结历代名家经验，糖尿病的治疗不外乎清热、养阴、补气、化瘀、温阳等法。补气行气为根本方法，加上温阳法有利于气化功能的正常，气化正常则水谷精微各走其道，濡养机体。养阴清热治"标"方法，糖尿病常有口渴、烦热，此皆为水驱膀胱，阴液亏虚所致，治应养阴清热。活血化瘀法通常可以用于整个糖尿病时期，不仅防止后期视力减退、糖尿病足的产生，而且可以行气活血以动配静，有利于脏腑气化。祛湿化痰亦不容小觑，它对恢复脏腑功能和血液指标，佐制清润药物的寒湿之性有重要意义。

1. 补气行气为根本　补气行气对恢复肺、脾、肾气化功能有着十分重要的意义，特别是补养脾气，疏通肝气。在祝谌予的降糖要方中有大量的黄芪、党参等补气药；吕仁和将糖尿病分为 3 期，即糖尿病前期（脾瘅期）、临床糖尿病期（消渴期）和糖尿病并发症期（消瘅期），他强调在脾瘅期要注重养肝柔肝，行气清热，并拟养阴柔肝方。仝小林从"郁""热""虚""损"论证糖尿病，他认为"郁"和"热"阶段治以开郁清热，苦酸治甜为法；"虚"和"损"为晚期，治本以消膏降浊，郁则畅达以新开枯竭，用厚朴三物汤、四逆汤或小陷胸汤，热则清热，治以开郁清胃，善用大柴胡汤。

2. 温阳法有利于气化功能　温阳有利于化气行水，阳生则水精散，水精散则热自消。秉景武常用温阳法治疗消渴，认为附子、干姜、桂枝、肉桂为临证之佳品，喜用真武汤，每获奇效。任继学认为在糖尿病补阴的过程中配以温阳药，使阳生阴长，"以动配静，于阳中求之，则阳旺而阴生，阴生则津足；阴虚补阴，以静配动，于阳中求之，则阴复阳旺，阳化气而阴成行，津液乃冲，此为治疗消渴之正法"。

3. 养阴清热治其标　朱丹溪云"上消者，肺也…其燥在上焦，治宜流湿润燥；中消者，胃也……宜下，至不饮而愈；下消者，肾也……宜养血而肃清，分其清浊而自愈。"即上消需润燥清肺，中消需清热利尿，使火热从下而去，下消需滋补肾阴，肾不虚则可分清别浊，清升浊降，消渴自除。程钟龄在其《医学新悟》中云"治上消宜润其肺，清其胃；治中消者，宜清其胃，兼滋其肾；治下消者，宜滋其肾，兼补其肺"。养阴清热为糖尿病治疗的基本法则，针对口渴、心烦等症状有直接改善的作用，但任继学强调必须调整机体的阴阳和水火之平衡，使得脏腑气血相调和，相互为用，"人其水火得相平，气血得相养，何消之有"，即养阴可以阳中求阴，兼顾水火之平衡。

4. 活血化瘀防未病、利气化　糖尿病的血瘀证是由气阴两虚导致的。糖尿病的后期常伴有视力下降、糖尿病足等症，且糖尿病患者大量口服补剂恐损脾阳，需配伍活血化瘀之品。使用活血化瘀必须要辨证，气血相关，不可分离；气虚血瘀则益气活血，气滞血瘀则行气活血，阴虚血瘀则养阴活血。任继学认为消渴病宜动补忌静补，刚柔相济，动静结合，"每加行血药于补剂中，其功倍捷"，擅用藏红花、丹参、牡丹皮、郁金、鸡内金、酒大黄之品，取其活血生新之意。

5. 不容忽视祛湿化痰　脾气虚为糖尿病的根本病机，脾气虚易生痰湿等病理产物，胰岛素分泌及功能下降，祛湿化痰在糖尿病的治疗中有十分重要的意义。有医家主张"治上焦，当于大队清润中，佐以渗湿化痰之品，配伍浙贝母、茯苓、陈皮、法半夏和蛤蜊；治中焦，清阳明之热，润燥化痰，伍用茯苓、陈皮和法半夏"，此法可以通过运脾而减少病理产物的生成，改善胰岛素的有效性，提高胰岛细胞的功能。

李芷悦认为，气化失司为糖尿病的根本病机。气、化失司则三焦之气升降出入及精、气、血、津液生化异常；肺气宣发肃降失司则肺不布精，水液直趋膀胱，多饮而口渴；肾气蒸化作用异常，则渴而水饮不多，随即溺下，小便多而浊；脾失健运则胰岛素合成及功能障碍，多食而瘦。肺、脾、肾气化失常，水谷精微直趋膀胱，便出现阴虚和燥热二证，两者又互为因果，阴愈虚则燥热愈盛，燥热愈盛则阴愈虚。故阴虚燥热、气化失司实为糖尿病之标本，应以补气行气为治本大法，兼以养阴清热治标，再权变以温阳、化瘀、祛湿、化痰等法，标本兼治，才能取得良好疗效。

257　运用气机升降理论辨治糖尿病

近年来，随着生活方式现代化及人口老龄化等变化，糖尿病的发病率逐渐升高，且出现发病低龄化趋势，糖尿病及其并发症严重危害人类健康和生活质量。目前中医药疗法也越来越受到各方面的重视。学者李吉武等立足元气、从气机升降理论角度探析了糖尿病的辨治。

从元气认识糖尿病之发生

中医学以"天人合一"为医道，此为先哲上医对自然、宇宙、生命、疾病的一种认识方法。古贤已论及"气一元论"思想，如《论衡》云"元气未分，浑沌为一""万物之生，皆禀元气"。《白虎通义·天地》云："天地者，元气之所生，万物之祖也。"《内经》受先秦唯物主义"气一元论"思想的影响，认为天地万物均源于元气，人作为万物之一，也禀生于元气。《庄子·知北游》云："人之生，气之聚也，聚则为生，散则为死。"《素问·宝命全形论》云："人生于地，悬命于天，天地合气，命之曰人。"中医学之元气始于《难经》，云"脉有根本，人有元气，故知不死"。明确"元气"是人赖以生存的根本物质。人之所以生，人之所能长，全赖此气，如《难经·八难》云："气者，人之根本也，根绝则茎叶枯矣。"人之元气受于先后天之本，先禀于先天父母之精，纳藏于肾中，出生后须后天饮食之水谷精气的不断充养，两者有机混元为一体之气。《内经》云"阳化气，阴成形"。阳气为元气的升发状态，阴气为元气的敛藏状态。阳主无形之能量，阴主有形之物质，阴阳二气之间是相互变化，亦言物质与能量之相互转化。人体的元气可分为阴阳之气。有形质的部分属于元气之阴，可谓元阴、阴气；无形结构之元气，应该属于阳的方面，故谓之阳气。所以元气包括阴气（精、血、津、液等）与阳气（卫气、宗气、营气、脏腑之气、经脉之气、三焦之气等）。郑钦安云："人体合而观之，一阴一阳而已，更以阴阳凝聚而观之，一团元气而已。"总而言之，"万病起于一元伤损"。元气是维系人体生命的基始物质与总原助力，温煦和激发脏腑、经络等组织器官的生理功能。《辞海》云："元气，亦称'原气'，指人体组织、器官生理功能的基本物质与活动能力。"类似现代医学所称的机体新陈代谢，糖、脂肪、蛋白质三大物质，可认为是人体脏腑气化代谢过程中的物质，属中医"元气"的范畴。机体的血糖能够维持平衡也是人体重要的基本代谢之一，血糖应当归属精、血、津、液的范围，亦是元气之阴气。反而言之，人体气化不足，精、血、津、液运化失司，则血糖代谢失衡，可表现有血糖升高，从而出现现代医学之所谓糖尿病。治疗消渴病（糖尿病）从元气立论不乏理论依据。

基于元气升降析糖尿病病机

中医学立足"天人合一"的基调，以"天人相应"为准则，从阴阳角度认识人体，燮理阴阳，强调气机的升降，其内涵均不离整体观念。

1. 元气升降之传统认识　中医学渊源于《内经》等经典之作，其汲取圣贤之先知，基于天、地、人方面阐述元气之升降。《道德经》云："人法地，地法天，天法道，道法自然。"王充《论衡·变动》云："天气变于上，人物应于下。"人体与自然界有共同的运动规律，人体亦有相应变化。《素问·宝命全形论》云："人以天地之气生，四时之法成。"详略于《素问·四时调神大论》之四时升降，《素问·八正神明论》月之节律，《灵枢·顺气一日分为四时》日之变化。元气之升降变化无时无处不在，《素问·六微旨大论》云："出入废则神机化灭，升降息则气立孤危。故非出入则无以生长壮老已，非升降则无以生长化收藏。"故无不出入，无不升降，化有小大。因此，人体元气升降是有理有据的。

中医学早在《内经》中就提出"人与天地相应""人与天地相参"的医哲至理。自然界均含阴阳之气升降哲理之象。《素问·五运行大论》云："动静如何？曰：上者右行，下者左行，左右周天，余而复会也。"天地之气左升右降而变化。《素问·阴阳应象大论》云："地气上为云，天气下为雨；雨出地气，云出天气。"阴晴云雨的过程在于太阳，云升乃上升之阳气，雨降乃四合下降之阴气，云雨失令，万物枯焦。大自然气候变化主宰于太阳，阳气的升、降、浮、沉进而和合演化万物。《素问·六微旨大论》云："气之升降，天地之更用也。""天气下降，气流于地；地气上升，气腾于天。故高下相召，升降相因，而变作矣。"阴主静，阳主动，元气的升降无不维持"阳主阴从"而实现，关键在于阳气变动，表现出"阳统乎阴"，是在阳气的主导下形成。《素问·阴阳应象大论》云："阴静阳燥，阳生阴长，阳杀阴藏。"中医学根据脏气法时原则，运用类比推理法，结合临床实践经验，言人亦然。如四时之变，升、降、浮、沉则有春生、夏长、秋收、冬藏之化。《素问·金匮真言论》提出"五脏应四时，各有收受"之论断。《素问·脏气法时论》具体言到肝主春、心主夏、脾主长夏、肺主秋、肾主冬。以此应乎人体元气升降气化之机。

张景岳在《类经附翼》中云"天之大宝，只此一丸红日；人之大宝，只此一息真阳"。通过阳气与日的类比，强调阳气在人体中的重要地位。《灵枢·营卫生会》云："人与天地同纪。"天人同出一理，人的生命活动、生理病理变化都是元气的运动变化的结果。如郑钦安云"人之所以立命者，在活一口气乎？气者，阳也，阳行一寸，阴即行一寸，阳停一刻，阴即停一刻，可知阳者，阴之主也""阳旺一分，阴即旺一分，阳衰一分，阴即衰一分"。元气乃人身阴阳冲和之气，阴阳之气和谐是天地人立命之本。诚如《素问·生气通天论》云："阴平阳秘，精神乃治；阴阳离决，精气乃绝。"阳气、元气对人体而言，绝对没有过盛而变生邪气，《景岳全书·传忠录》云："难得而易失者惟此阳气，既失而难复者惟此阳气。"《内经》云"正气存内，邪不可干""善言天者，必有验于人"。只有阳气亏虚，元气虚弱，升降失序，才导致百病丛生，变证百出。郑钦安云："人身所恃以立命者，其惟此阳气乎。阳气无伤，百病自然不作，有阳则生，无阳则死。"糖尿病患者应遵循天、地、人之法道，故应以气之升降来重新审视其辨证。

2. 从元气升降重新认识糖尿病的病机　人体元气之升降气机理论肇始于《内经》，后世医论使其日臻完善，如近代黄元御《四圣心源》、彭子益《圆运动的古中医学》等。《素问·六微旨大论》云："升降出入，无器不有。故器者，生化之宇。器散则分之，生化息矣。"元气的升降有序形成了五方位之时空观，东升春木，南浮夏火，中央枢土，右降秋金，北沉冬水，对应于五脏的肝、心、脾、肺、肾之气。郑钦安在《医法圆通》云"人身五气还是一气""若执五方以求五行，而五行之义便失，以五行作一块论五行，而五行之义即彰。五行不出二气之中，二气即在五行之内。二气乃人身立极主宰，既生五行，又以五行为归"。一团元气在人体中升、降、浮、沉的变化过程中，通过气化作用生成五脏之气，左升之气者归属肝气，浮上之气者归属心气，右降之气者归属肺气，沉下之气者归为肾气，脾胃之气位居中焦寄旺四维，为肝、心、肺、肾升降的枢纽。阳气亏虚，且枢机不利，则升降失序，一切疾病均由此产生。《素问·生气通天论》云："阳气者，若天与日，失其所则折寿而不彰，故天运当以日光明。"

阳气是人之立命的根本，具有温养全身组织，维持脏腑气化功能的作用。《素问·六微旨大论》云："承乃制，制则生化。"阳气充足时，人体脏腑升降顺承有制，则生化不息。一旦阳气虚损，则五脏气化功能活动减退和衰弱。《灵枢·五变》云："五脏皆柔弱者，善病消瘅。"认为五脏元气虚弱的体质因素是糖尿病发生的内在基础与前提。阳气是人体气机升降的总始动力，总不离先后天之本。元气寄居于肾，肾藏先天之精，内寓元阴元阳。肾阳是各脏阳气之根本，具有促进各脏腑气化的作用。脾胃为"水谷之海"，居中央而灌溉四旁，为升降之中枢，五脏之源。脾主运化升清，胃主通顺降浊，脾胃相因，运化水谷精微以营养全身。人出生之后，先天之气非胃气不能充养。肝木生于水，肾水孕蕴成木，肝脏藏而始发升，为体阴而用阳。"一年之计在于春"，肝气升发具有疏通、畅达全身气机作用。肝气升，则气机畅达，血行畅通；肺气降，则水津下布，浊气下达，如《临证指南医案》云："肝从左而升，肺从右而降，升降得宜，则气机舒展。"升降之用不外乎清升浊降。气血津液的疏通畅达，全赖五脏气化升降之机。"三多一少"是消渴的典型症状，以阴虚燥热为病机，但临床并不多见，然其所现"阴虚燥热"之象皆为阳气不足所致。不少患者反而症见面色淡暗、神疲乏力、喜静倦卧、身重畏寒、形寒肢冷、少气懒言、口不欲食、渴不多饮、口干喜热饮、忧郁不乐、胆怯易惊、思维及认知缓慢、大便溏泄、夜尿频多、小便清白、夜寐不佳、舌质淡边有齿痕、舌苔白润或水滑、脉象沉细等阳气不足之证。

中医认为，2 型糖尿病的发病多与饮食不节，过食肥甘，损伤脾胃；情志不畅或精神刺激，郁怒伤肝；素体亏虚又过劳伤肾等有关。因此，认为糖尿病的发病与肝、脾、肾三脏关系最为密切。总而言之，发病与人体阳气的虚损有关。张仲景为立法之门祖，《伤寒论》是融会理、法、方、药一体之医经典范，助护阳气始终贯穿其整个学术思想，其辨证统万病之理，论治钤识百病之机。消渴病论治应强调"阳主阴从"及以"三阴病"为本。火土伤败，元气则难复。病在少阴、太阴，脾肾阳虚则元气匮乏，升降无源，当生不发，进而导致厥阴病之消渴。病在太阴、少阴宜服四逆辈，附子理中汤主太阴证，四逆汤主少阴证。附子、干姜、白术、甘草温补脾肾阳气，辛甘温以助阳升发；人参补益五脏脆弱之气，诸方大具阳升阴应，云行雨施之妙，云雨得令则津液常布，消渴亦自退，此不治之治也。太阴阳明同属中枢，为升降交通之要塞，太阴脾阳不升，则阳明胃气不降，中宫转输失职，郁滞而化热，寒热互结于中焦，表现为泻心汤类证，半夏、干姜、生姜、甘草、大枣甘温升阳以制寒，黄连、黄芩苦寒降浊以治热，则复"斡旋升降"之职。厥阴者为两阴交尽，厥阴在太阴、少阴之后，阴极而阳气得生，具有"阴尽阳生"的特点，阳复如常则不病或病向愈。病有阳复之不及、太过，故以寒热错杂、厥热交替为主要病性。升发不及者即是四逆汤证，升而太过者则为乌梅丸证。乌梅酸涩而温，敛降有补，敛肝木而助厥阴之气生；温热补升药为附子、干姜、当归、细辛、花椒、桂枝 6 味；寒凉苦降药为黄连、黄柏、人参 3 味。温补升中有降，不使阳气升发太过而致上热下寒。肝肾阳虚，母气及子，阳气无以升浮，则少阴心阳虚，亦为四逆汤之证。虚阳上浮，阴不敛阳，升极无能潜降，水火失济，虚火上越，燥热变生，则为少阴热化证，主方是黄连阿胶汤。白芍、黄芩、黄连酸苦敛降以制浮阳，白芍合鸡子黄、阿胶酸甘化阴以滋血，心阴可复，阴阳得以调和。心肺同处阳位居上焦，心为肺之母，肺藏于右，肺从右降。机体阳虚殃及燥金肃降之令，导致肺金降不及，阴虚阳浮，虚火上烦；另外，阳明燥金胃气不降，燥热化生，表现肺胃邪热，为阳明气分证，白虎汤或白虎加人参汤乃其主方。石膏、知母寒凉降肺胃之气，则肺胃之热得以清；甘草、粳米甘益脾土，助升清阳，以复中轴运转，则燥热消无迹。消渴发病总乃阳气不足，升降失常。《素问·六微旨大论》云："当其位则正，非其位则邪，邪则变甚，正则微。"阴虚燥热乃因阳气不足而现收敛不及、升发太过。人体阳气不足，则五脏之气脆弱，元气升降不当常循之道，难免气血津液代谢失常，则易致消渴之罹患。《灵枢·本脏》云"心脆则善病消瘅热中"。肺、脾、肝、肾脆"善病消瘅易伤"。此为消渴患者元气偏离升降恒常的致病之理。

元气是人体生命始终的基始物质与原总动力，维持着人体生命的正常活动，气机升降是人体脏腑功能和生命活动的基本形式。历代医家对此极为重视，正如《医学求是》所说"明乎脏腑升降之理，凡病皆得其要领"。用升降理论来阐述人体生理功能和病理现象的论述颇多，临床应用针对性也强。糖尿病的发病也不例外，如《素问·经脉别论》云："饮入于胃，游溢精气，上输于脾，脾气散精，上归于肺，通调水道，下输膀胱，水精四布，五经并行。"《素问·阴阳应象大论》云"清阳出上窍，浊阴出下窍"，是对水谷精微气化代谢过程的概括。先天禀赋不足，后天饮食失调，他病误治失治，房劳过度伤肾等损伤阳气，阳虚不能运动精微物质导致消渴之发生。糖尿病病机总体趋向于"阴虚燥热"及"阳虚不化"两途。知其要者，一言而终，归咎于阳气不足，"阳回则津液自生"。诊察疾病，中医强调"审察内外"。机体的血糖主要由饮食谷物所供给，其味甘平，为水谷精微之气化。无症状的糖尿病患者以高血糖为主要特征，微观辨证，亦为清浊升降失常，缘由阳气不足，失根于脾肾之元气。总之，消渴以阳气虚损为根本，法宜扶阳，应以助扶元气为圭臬，以温补脾肾为权衡，以恢复升降为规矩。由此健脾益肾固元、调理升降枢机、通阳化气复常不失为正治之权。临证既不排斥其他常规治法，又要详识病机以辨证治病，《素问·至真要大论》云"审察病机，无失气宜"。中医治病，贵在辨证论治，有其证便用其药。"必先五脏，疏其气血，令其调达，而致和平"。既不可刻意求奇、标新立异，亦不可墨守成规、以偏概全。

258　从壮火食气和线粒体探析糖尿病心肌病

　　糖尿病心肌病（DCM）继发于糖尿病，且在没有其他心脏危险因素（如冠心病、高血压心脏病、心脏瓣膜病以及其他原发性心脏疾病等）的情况下出现异常心脏结构和功能的心脏疾病。其典型的临床特征有心室顺应性降低、冠状动脉损伤以及舒张、收缩功能障碍等。据报道，80%的糖尿病患者最终死于心血管并发症，但针对 DCM 目前却尚无有效的治疗措施。"线粒体动力学"机制在 DCM 的发生发展中占据着重要位置。基于此，学者陈丽娟等从"壮火食气"理论的物质基础、科学内涵与"线粒体动力学"机制角度探析了 DCM，以期探索一条有效防治 DCM 的新思路。

壮火食气与 DCM 的联系

　　1. 壮火食气理论探源　　"壮火食气"一词，首载于《素问·阴阳应象大论》，其云"壮火之气衰，少火之气壮；壮火食气，气食少火；壮火散气，少火生气"。对于"壮火食气"的理解大致分为 3 个层面：其一，药食气味层面。气味纯厚之品谓"壮火"，过服易损害正气，即"食气"。气味温和之品谓"少火"，食之能补益正气，故"生气"。如马莳《黄帝内经素问注证发微·阴阳应象大论》云："气味太厚者，火之壮也，用壮火之品，则吾人之气不能当之，而反衰矣，如用乌、附之类，而吾人之气不能胜之，故发热。气味之温者，火之少也，用少火之品，则吾人之气渐尔生旺而益壮矣，如用参、归之类，而气血渐旺者是也。"其二，生理状态下人体阳气层面。人体阳气亢盛为"壮火"，过犹气衰则"食气"，平和阳气为"少火"可使气壮大，即"生气"，如李中梓《内经知要·阴阳》云："火者，阳气也。天非此火不能发育万物，人非此火不能生养命根，是以物生必本于阳。但阳和之火则生物，亢烈之火则害物，故火太过则气反衰，火和平则气乃壮。"其三，病理状态下对机体的损益层面。对机体产生伤害的邪气，为"壮火"，会消耗人之元气，即谓"壮火食气"。抵抗邪气的正气，即"少火"，可充盈元气，即为"少火生气"，如张景岳《质疑录·论气有余即是火》云："少火生人之元气，是火即为气，此气为正气。壮火食人之元气，是气即为火，此气是邪气。邪气有余即为火，若正气有余，便是人身之元气。"然病理之壮火可由外感、内伤而来，故亦可分为实火与虚火。如刘完素提"六气皆从火化"观点，认为"壮火"是外感六淫所化之实火。刘完素所持"五志过极皆能化火"的观点，认为"壮火"亦是过极五志所化之实火。李东垣《脾胃论·饮食劳倦所伤始为热中论》云："脾胃气衰，元气不足，而心火独盛。心火者，阴火也。起于下焦，其系系于心。心不主令，相火代之。相火，下焦胞络之火，元气之贼也。火与元气不两立，一胜则一负。"这里的"壮火"乃为元气受损，阴火内盛所化之内伤虚火。综上所述，不论是外源味厚的药食之壮火，还是人体亢盛的阳气之壮火，抑或是外感六淫所化之壮火，又或是过极五志所生之壮火，再或是元气受损，阴火内盛所成之壮火，均会消耗人体的正气，加重先天及后天的病理状态，导致恶性循环，从而影响疾病的发生发展。

　　2. 壮火食气贯穿 DCM 发展过程始终　　DCM 在古代医籍中并无独立的病名描述，根据其症状可归纳至"消渴"合并"心悸""胸痹""真心痛"范畴。古代医家多从内热的角度来论述消渴病的病因病机。如《素问·奇病论》云："此肥美之所发也……肥者令人内热……转为消渴。"此为饮食失宜致火热内生而发消渴。又如《灵枢·五变》云："刚则多怒，怒则气上逆，胸中蓄积。血气逆留，腹皮充肌，血脉不行，转而为热，热则消肌肤，故为消瘅。"此为情志失常致气机郁结而生内热发为消渴。再如《外台秘要·渴后小便多恐生诸疮方二首》云："房室过度，肾气虚耗故也。下焦生热，热则肾燥，肾燥则渴。"此为劳欲失度而生内热发为消渴。消渴日久，可并发多种疾病。DCM 作为消渴病的并发症之一，是消渴病迁延日久，燥热不断耗伤各脏气阴，机体阴阳失衡，湿热、痰浊、血瘀之毒趁机侵犯人体，滞于心络，加之心气阴耗损，以致心体严重受损、心脉痹阻，故而发为 DCM。由此可见，气阴两虚、痰瘀互结、心络痹阻是其基本病机，而"壮火食气"是导致此病机的基础，亦是引起 DCM 发病的主要原因。现代学者对于 DCM 病机的认识也基本立足于"壮火"之上。如陈寒昱提出瘀热病机贯穿DCM 病程，瘀热内生，耗气伤阴是发病关键。消渴病日久，缠绵难愈，瘀血内生阻脉络，久而不消终化火，瘀热所生之实火损耗心之气阴，致心脏亏损，久致心脉痹阻，发为消渴心病。宋玲总结出现代医家对 DCM 发病的认识，因心之气、血、阴、阳虚衰，各种病理产物凝滞成火，虚火灼伤心脉所致。消渴病病久入络，阴虚内热，久之耗气伤阴，病损及心，继而出现心气、血、阴、阳不足，以致气滞、血瘀、痰浊、寒凝等闭阻生热，侵害心脉。吴刚强则认为 DCM 的病机可以概括为"虚"和"瘀"。因消渴病机多为阴虚燥热，病久，气阴被热所伤，故此"虚"即为气虚和阴虚。气虚生痰化浊，阴虚气滞化瘀，气阴两虚，津血不生，脉络不濡，气血不行，脉络瘀滞，血虚血瘀之虚实火热夹杂而致消渴胸痹。总之，当代学者普遍认为"热"是推动 DCM 进程的核心。由上可见，饮食失宜、情志失常、劳欲失度等"壮火"之因，铸就实热之邪，损伤心之气阴，壮火食心气，是 DCM 早期发病的原因。心气亏虚，无力推动津液痰血运行，堆积于心脉而成浊邪，浊邪滞久化虚火，形成新的"壮火"，虚实"壮火"夹杂使心气亏损更甚，心搏无力，瘀滞更甚，加重 DCM 病情。综上所述，"壮火食气"不仅是 DCM 发病的原因，更是影响 DCM 病程发展的重要因素，"壮火食气"贯穿 DCM 发展过程始终。

线粒体动力学与 DCM 的联系

1. 线粒体动力学　线粒体动力学主要由线粒体分裂和融合蛋白控制。哺乳动物中，介导线粒体融合的分子包括线粒体融合蛋白 1（Mfn1）、线粒体融合蛋白 2（Mfn2）、视神经萎缩因子 1（Opa1）；介导分裂的主要因素包括动力素相关蛋白（Drp1）、分裂因子 1（Fis1）和线粒体分裂因子（Mff）。线粒体分裂-融合的动态平衡，是维持线粒体形态、数量、分布正常以及保持线粒体功能完整的基础。由于线粒体在能量代谢中处于核心地位，而心脏作为高能量代谢的脏器之一，对线粒体质量的要求极高，因此，可知线粒体动力平衡对心脏至关重要。并且已有研究证实，线粒体动力学失衡是 DCM 的特征之一。

2. 线粒体动力学在 DCM 中的作用

（1）线粒体动力学与胰岛素抵抗：胰岛素抵抗状态是一种胰岛素信号代谢和生长效应不平衡的状态，在此状态下会引起血管舒张功能受损、心肌葡萄糖利用率降低、心脏舒张功能受损等病理变化。研究表明，胰岛素与线粒体动力学，特别是线粒体融合相关，糖尿病患者胰岛素信号的缺陷伴随着 Mfn1、Mfn2 及 OPA1 的表达受损。胰岛素信号的直接心脏损害所导致的线粒体功能障碍与有丝分裂融合蛋白 Mfn1 的表达降低有关。Mfn2 缺乏会导致线粒体功能障碍、活性氧（ROS）产生增加、c-Jun 氨基末端激酶活性增强，从而导致胰岛素抵抗。然而胰岛素可通过激活 Akt-mTORNF-κB-OPA1 信号通路，导致线粒体融合，促进线粒体的氧化能力。相反，Drp1 激活的降低可能伴随着线粒体膜电位的增加、线粒体群体内线粒体通透性的降低、改善线粒体效率和降低胰岛素抵抗，研究发现运动训练可能通过抑制该途径提高胰岛素敏感性。

（2）线粒体动力学与心肌损伤线粒体融合相关：蛋白在 DCM 的心肌损伤中扮演着重要角色。在持续的高葡萄糖情况下，沉默的 OPA1 防止由胰岛素引发的所有代谢效应，并且通过激活 ERK1/2 和 ROCK1 来实现 Drp1 的磷酸化，并导致线粒体分裂、活性氧的生成和心肌细胞死亡。相反，上调 Mfn2 可抑制糖尿病心肌线粒体分裂，抑制线粒体途径凋亡，减轻氧化应激，改善线粒体氧化呼吸功能，抑制 DCM 的发生发展。除此之外，介导线粒体分裂的蛋白发生异变亦是诱发心肌损伤的重要因素。线粒体过度分裂会引起线粒体膜电位降低，细胞内氧化应激增加，激活细胞凋亡，从而导致线粒体功能障碍和胰岛素抵抗，进一步引起心肌损伤。研究证实，Drp1 激活可能通过线粒体通透性转换孔导致膜电位损失，线粒体膜电位的分散可能会导致呼吸加速且抑制三磷酸腺苷（ATP）的产生。而抑制 Drp1 活性可以抑制线粒体分裂，同时阻碍线粒体凋亡途径。但敲除小鼠 Drp1 后，心肌会出现替代性纤维化、心室壁变薄和心室扩张等 DCM 表现。然而，有学者发现通过靶向干预 PGC-1α/p-Drp1 调节 miR-23a 的活性可明显抑制线粒体依赖性心肌细胞的凋亡，恢复细胞活力。并且，研究还发现 Fis1 的下调抑制细胞死亡的程度显著大于 Drp1 的下调，其主要原因是 Fis1 的下调通过多种途径强有力地抑制细胞死亡，而且处于与 Drp1 抑制诱导的细胞凋亡阶段不同的细胞凋亡阶段。

DCM 线粒体动力学机制与壮火食气的联系

线粒体在能量代谢中处于核心地位，其占心肌细胞总体积的 30％，每天合成 6～7 kg ATP 为心脏供应所需能量，以支持心脏持续泵血功能。线粒体分裂-融合的动态平衡，是保持线粒体功能完整的基础，故可认为线粒体动力学的平衡是保证心脏持续泵血功能的前提条件。中医学中有"心主身之血脉"一说，认为心气是重要的介质，心气由水谷精微化生，根于元气，充养于后天。心气充沛，心阴与心阳协调，心脏搏动有力，频率适中，节律均匀，血液正常输布全身。由此可见，心气的充沛不仅为心脏泵血提供不竭动力，还为人体循环系统的正常运转提供先决条件。由此看来，"心气"与线粒体动力学的能量调控作用有异曲同工之妙。故"壮火食心气"可认为是各种因素所引起的线粒体动力学失衡。在持续的高血糖、高血脂等环境因素的影响下，超过心脏代谢能力范围定会出现糖代谢失调、脂代谢异常，心脏局部的高血糖、高血脂化成"壮火"。长期的糖脂代谢紊乱会导致胰岛素抵抗，胰岛素抵抗又可助"壮火"。在"壮火"的作用下，线粒体动力学的平衡状态被打破，致使线粒体形态结构与功能受损，使线粒体能量生成与运行受阻，加重胰岛素抵抗及糖脂代谢物的堆积，这无疑是在加重"壮火"的熊熊之势。线粒体功能受损进一步干扰线粒体融合与分裂，严重影响线粒体动力学功能的正常发挥，最终形成线粒体动力学失衡的局面，此为"食气"。"心气"虚弱，无以制衡病态之"壮火"，因此，线粒体动力学失衡会使 ROS 产生增加、细胞内氧化应激增加、细胞凋亡加重，进而形成一系列病理代谢产物，形成新的"壮火"。这些代谢产物与之前所成之热互结于体内，新旧"壮火"夹杂使得"壮火"更盛，所谓"火欲壮则气耗愈过"，此时"心气"更虚，线粒体动力学完全失衡，甚至影响机体其他正常代谢，导致心肌损伤、泵血功能障碍，最终影响 DCM 的发生发展。

基于壮火食气理论和线粒体动力学机制治疗 DCM 的指导意义

1. 壮火食气理论对气火并治的指导意义　《素问·阴阳应象大论》提出，壮火能散气，少火能生气，气伤于壮火，气由少火而生，这不仅说明了火与气之间存在着生化、损伤的关系，还诠释了火是病因，气虚是结果的道理。对于治疗"壮火"的方法，本用"苦寒"之品或可起效，但其有戕伐正气、助邪留滞之弊。然《素问·六元正纪大论》云："木郁达之，火郁发之。"朱丹溪认为"壮火"是由"气有余"所致，主张用清宣凉开之品给邪以出路，达泻火目的并且不伤正气。而对于补气的方法，益"少火"以补正气。生"少火"宜使用气味温和、不具攻伐之性的药物，如人参、黄芪等，这类药物可以补充人体的阳气；不宜助"壮火"，慎用气味刚烈、具有攻伐之性的药物，如附子、细辛等，以规避"壮火"之弊。因此，针对"壮火食气"的特点，应既注重从源头上治疗"火"，又不忘补充人体之"气"，围绕"壮火"与"食气"状态的偏颇，采取"气火并治"的方法，治以寒温并用，二者兼顾，达清热不伤正、补气不壮火之效。

2. 基于气火并治治疗 DCM 的现代研究　在 DCM 的临床治疗中，众医家大多以益气为基础，结合清热等治疗手段。例如，武明珠总结了 2000 年至 2016 年中医药治疗 DCM 的文献研究提出，中医治疗 DCM 用药频次最高的是益气药，用药次数高达 449 次，清热药的用药次数亦有 212 次。夏中尚基于

755 首中药处方治疗糖尿病及其并发症的用药规律的研究表明，糖尿病心血管并发症用药以补虚药为主，兼用清热药。现代实验研究表明，益气为主的治疗方法改善了线粒体动力学融合来减少心肌损伤。如吕旻发现，以益气养阴为主的活血降糖饮不仅能通过显著降低 DCM 大鼠肌酸激酶、乳酸脱氢酶、总胆固醇、甘油三酯水平，改善 DCM 大鼠心功能，并且可以通过上调 Mfn1、Mfn2 等表达保护心肌细胞。网络药理学研究证实，补气药可以阻断 DCM 的发展，如黄芪具有降糖、降压、保护心肌细胞、减轻心肌缺血-再灌注损伤、抗心律失常、强心等作用。而清热类药物不但可以调节糖脂代谢及胰岛素水平，而且可以抑制线粒体功能失调，如具有滋阴清热、生津止渴功效的方剂黄连地黄汤，常用于治疗 DCM 属阴虚火旺证者。实验研究表明，黄连地黄汤可显著降低 DCM 模型大鼠空腹血糖值、LDL-C 及 TC 含量，同时提高心肌细胞中 CTGF、FN1 的表达，增加其抗氧化能力，最终产生抗心肌细胞损害及纤维化的作用。又如有凉血、清热、解毒之效的黄芩，其中的黄芩素成分，可以降低血脂水平、改善胰岛素抵抗；而黄芩苷成分，不仅具有降低血糖的作用，且能抑制炎性因子释放，改善心肌纤维化，从而保护心肌。再如白羽用实验证明了马齿苋多糖不仅能够减少 DCM 大鼠的糖脂代谢紊乱，同时能够通过作用于 NRG-1/ErbB 受体减少 ROS，进而抑制线粒体凋亡通路并以此来抑制心肌细胞凋亡。

3. 气火并治对治疗 DCM 的指导意义　中医学认为"气能生血、精、津"，"气能行血、精、津"，气充盛顺畅则津自行、痰自消、瘀自化，益气可通络祛浊邪，使脉道通畅，气血运行流通无阻，则心脉得以濡养，心脉通畅则病自缓解。DCM 的主要病机是气阴两虚、痰瘀互结、心络痹阻，而"壮火"是导致该病机的根源。因此，治"气"是关键，但亦不可忽略治"火"。从现代医学角度理解，清热法可能从源头上改善 DCM 的糖脂代谢紊乱及胰岛素抵抗，阻断了线粒体动力学失衡的病因；益气法可能改善线粒体动力学失衡状态，减少 ROS、氧化应激因子、凋亡细胞的蓄积，从而进一步阻断 DCM 的发展。综上所述，临床上治疗 DCM 时不仅要谨记治"气"，同时还要注重治"火"，不但要益气补虚，以达通络化瘀祛毒邪及固本之效，还要清透内热，以达釜底抽薪之功，故益气清热才是真正的"气火并治"，如此方能使补气不壮火、清热不伤正。机体因此气血通畅、阴阳调和而病自愈。

壮火食气理论在长期的临床实践中逐渐形成，具有符合实际、切合临床、有理有据、变通周到的特点，临床基于这一理论对于疾病的防治涉及心血管、内分泌、消化等多个系统。DCM 作为糖尿病患者致死的主要原因之一，发病率呈逐年增高趋势。但治疗成效却往往不尽如人意，究其原因是 DCM 的发病机制尚未完全明确，且比较复杂。因此，从壮火食气理论出发探讨 DCM 就显得十分必要。本文讨论了 DCM 中"壮火""气"的中医物质基础，"壮火食气"与 DCM、"线粒体动力学"机制内在联系，并且从 DCM 的"线粒体动力学"角度揭示了"壮火食气"的理论内涵，从而进一步探讨 DCM 发病机制。还基于"壮火食气"提出了"气火并治"对治疗 DCM 的指导意义。有望为 DCM 临床的治疗提供一条新思路。

259　脾胃气化与难治免疫性血小板减少症证治

　　免疫性血小板减少症（ITP）是临床上的急危重症，常引起机体各部位自发的严重出血，其中难治ITP更容易引起致命性的颅脑出血和内脏出血等，且因其治疗难度大，相关用药不良反应明显、费用昂贵。学者曾英坚等在临床上以脾胃气化理论指导难治ITP的治疗，收到满意效果。

脾胃气化失常和疾病发生

　　脾胃气化理论首由张小萍提出用以指导脾胃病的诊疗，把脾胃气化高度概括为4个方面：升降有度、纳化相因、燥湿相宜、出入有序。大致说来，升降有度是脾胃气化功能的根本体现，纳化相因是脾胃气化功能的基本条件，燥湿相宜是脾胃气化功能的物质基础，出入有序是脾胃气化功能的重要体现。脾胃气化理论的核心，即脾胃气机的调畅是脾胃保持正常功能的关键。同时作为人体气机之枢纽，脾胃气化功能的4个方面也恰恰共同保证了机体气机升降出入的正常，也是其他五脏六腑和气血津液保持正常功能和状态的关键所在。因此，脾胃气化功能的失常不但会引起脾胃疾病，同样会造成其他脏腑和气血津液疾病的发生，脾胃气化失司的长期存在正是某些疾病慢性迁延、久治不愈的重要原因之一。

ITP 中医病机

　　ITP是因机体免疫功能异常导致血小板免疫性生成障碍和破坏过多所导致的疾病，属中医学"血证""紫癜"等范畴，其病位多归属于血分，外受六淫之变，内伤七情，气血生化异常为基本病因，或热毒内盛，迫使血液妄行于外，气血俱虚，气不摄血以致血液溢于脉外，瘀阻皮肤而发为紫癜瘀斑。也有医家总结热、瘀、虚是ITP发病的病机关键，热邪是诱发和加重ITP的始发因素，瘀血则贯穿了ITP的始终，而虚则是ITP发病的根本因素。治疗应以祛邪为标，注重虚实，活血化瘀法应贯穿治疗始终，且治病过程中应注重扶正补虚，以避免病情反复，只有气血阴阳调和，才能使病邪尽除。另有医家根据临床经验认为ITP常见病因是外邪感染及劳倦过度而致肝肾功能损伤，在治疗上应以补气摄血为主，以温阳及活血药为主。也有临证医家法从《血证论》的学术思想以凉血化瘀为主治疗ITP，再根据辨证论治分别运用"清血分之热、散血中之瘀、解血分之毒、止妄行之血"等对症治疗。

难治 ITP 与脾胃气化失司

　　脾胃作为人体气血津液以及阴阳升降出入和气化的枢纽，对血液疾病的发生发展有着密切的关系，脾胃气化功能的失调也是引起ITP发生与发展的重要原因之一。脾气主升，以升为顺；胃气主降，以降为和；升降有度是脾胃气化功能的根本体现；脾主升清功能正常，脾主肌肉四肢、统血等功能才能够实现；若脾主升清功能失常，脾失统血，血液逸于脉外，则发为紫癜。脾主运化，胃主受纳，纳化相因，水谷精微才得吸收，《景岳全书》中指出"胃司受纳，脾司运化，一运一纳，化生精气"，正是如此，脾胃被称为后天之本；脾胃纳运功能失常，水谷精微吸收障碍，则五脏六腑无以濡养，处于气虚状态，气虚无以摄血，亦可发为紫癜。脾为阴脏，喜燥而恶湿，胃为阳腑，喜润而恶燥；脾胃燥湿相宜，则脾胃纳运，升降协调；若脾胃燥湿失常，脾为湿阻，郁而化热，湿热蕴结，灼营动血，血逸脉外，同样可发为紫癜。同时，脾胃气机的出入表现为物质交换、储存和合成，在气的层面上则表现为营气的濡养及卫气的卫外作用。脾胃出入失常易致营卫失和，发病则外易感邪、内伤脏腑，损耗气血，出现免疫功能紊乱的表现，而现代医学也证明，ITP是一种复杂的多种机制共同参与的获得性自身免疫性疾病。

作为中医治疗血液疾病的优势病种，曾英坚在临床上运用中医中药介入、综合治疗ITP尤其是难治ITP病例颇多，疗效优于单纯的激素、免疫抑制剂等，并且在长期探索中总结出自己的心得体会，结合脾胃气化理论，曾英坚认为因受疾病病程、地域气候、饮食情志、幽门螺旋杆菌、长期药物干预等因素影响，难治ITP病因病机更有其特殊性，提出其病机最突出特点为"脾虚气滞、湿热瘀阻"，和脾胃气化不利关系十分密切。

1. 地域气候、饮食偏嗜、起居情志、药物摄入、疾病病程和难治ITP病因病机　我国南方地区潮湿多雨、气候氤氲，易使人体受湿生热，脾胃受损；北方虽然气候干燥，但由于人们饮食习惯的改变，无论南北肥甘厚腻之品均摄入过量，且喜食外卖夜宵，偏爱冷饮、辛辣杂食，且北方饮酒普遍量大，不健康的饮食习惯有碍脾阳伤胃阴之害，易酿生湿热。同时由于生活节奏加快，工作和生活压力日益增加，人们容易处于紧张焦虑状态，情志不畅，肝气郁结，横逆犯脾，气滞不化而使湿热内生、胶着难除而易致疾病缠绵难治。难治ITP病程普遍较长，患者来求诊中医之前多已四处求治，不可避免地多有激素、免疫抑制剂用药史，且用药量大、时间长，此类药物均属中医学"药毒"范畴，易加重脾胃损伤，导致水液运化功能障碍，水湿停滞化热，产生湿热夹杂的证候。疾病病程日久，本身亦会致虚致瘀，导致湿热胶着，稽留体内难除。诸因相合终致脾胃气化失司、疾病难愈。

2. 幽门螺旋杆菌（HP）感染和难治ITP　在临床工作中发现难治性ITP患者中HP感染率较高。早在1988年就有报道指出ITP与HP之间存在一定的关联，自此之后两者之间的相关性研究逐渐得到重视。有研究表明ITP患者对HP易感，且研究发现HP感染后通过抗原模拟机制导致难治性ITP的发生。HP按照中医论当属外来邪气，为外来湿邪、热邪，其易致湿热内生、气机不利、气化失司。相关研究也表明HP阳性患者中属脾胃湿热证型者比例最高。

3. 难治ITP病机关键　ITP根本的表现是血小板破坏过多和生成不足导致的血小板减少性出血。血小板是血液的重要成分，中医理论认为血液由胃纳饮食水谷之精微输脾化生，脾脏主统血，具有统摄血液在经脉之中运行流动，防止血溢出脉外之功效，脾经人一身之脉道以收摄血液，藏于肝，化精与肾，血之腑为脉，血自循经不妄行。从上述可见，在血小板的生成及维持正常功能、寿命过程中，脾的作用极为重要，脾胃的气化功能起着关键作用。虽然肾主骨生髓、髓生血，但如果脾胃气化功能失司、运化失常，髓虽生亦不可化血，临床常见许多血液疾病患者虽然骨髓增生活跃、髓腔内血细胞丰富，但外周却是全血细胞严重减少，即是此理。

曾英坚提出难治ITP病机为湿热瘀阻、脾虚气滞，其中"湿热瘀阻"总由前文所述之气候、饮食、作息、情志、药毒、病程等多方面因素交织作用而致，"脾虚气滞"核心即为脾胃气化失司，既是由"湿热瘀阻"所致，反过来亦会加重"湿热瘀阻"之证，两者相互影响，终致气血难生不化，导致ITP缠绵难愈而成难治。

健脾行气、清热利湿使脾胃气化复常

在临床上，曾英坚以健脾化气升板汤治疗难治ITP取得较好疗效，药用党参15 g，炒白术10 g，炒山药15 g，柴胡6 g，连翘10 g，羊蹄15 g，肿节风15 g，商陆10 g，茜草15 g，墨旱莲15 g，女贞子10 g，菟丝子10 g，炙甘草10 g。方中党参、炒白术、炒山药、炙甘草健脾益胃，脾胃健则气血生化有源，脾气运则湿易除、热易化；羊蹄、肿节风、商陆清热利湿解毒，湿热除则脾气运、气机畅、瘀结通；柴胡升清举阳于上，党参、炒白术、炒山药衡运脾气于中，羊蹄、肿节风、商陆清热利湿于下，使三焦气机通畅、脾胃气化复常；墨旱莲、女贞子、菟丝子滋阴补阳、补肾生髓；茜草凉血止血活血，安络散瘀；连翘疏风清热，以防外邪侵袭、内扰脾胃。诸药合用，湿热清、气化复、气血生、痼疾除。方中各药物用量可根据临证实际增减，随症加减：气虚明显，加黄芪 15g；血虚明显，加当归 6g；咽腭充血、出血严重者，加仙鹤草 30g；齿衄舌衄者，加藕节炭 15g；鼻衄者，加白茅根 15g；兼有表证，则去党参，加太子参 10g；兼有风寒，则去连翘，加防风 10 g。其余加减还可根据临床实际灵活变通。

验案举隅

　　患某，女性，4 岁，2019 年 1 月初诊。诊断为难治 ITP 数年。此前家长已带患儿辗转于数家省级医院，经标准剂量糖皮质激素治疗疗效欠佳，来诊前仍一直口服泼尼松片 20 mg/d，且每周需输注数瓶丙种球蛋白或注射促血小板生成素针才可使血小板保持在 $30×10^9$/L 左右，一旦停用，血小板计数即快速下降。来诊前因上呼吸道感染血小板降至 $6×10^9$/L，周身见较多散在紫癜瘀斑，口腔上颚及舌面见数个出血点，且患儿头晕、疲倦乏力感明显，考虑到患儿已出现明显出血现象，急需快速提升血小板计数，故仍立即予丙种球蛋白 10 g 冲击治疗，同时积极予以中药辨证介入综合治疗。除出血主症外，查其兼症：圆脸肥肚，饮食不化、口臭酸馊，大便黏滞不爽或干结难下，舌质淡红，苔黄白厚腻，脉微滑略数。虑其平素家长喂养失当，多食乳肉肥甘，且幼儿偏爱煎炸香甜之品，不加节制，湿热内生，加之外感风邪，侵袭肺卫、扰及脾胃，脾胃气化失司，气血生化失常，发为本病。

　　处方：太子参 6 g，白术 6 g，炒山药 12 g，柴胡 3 g，连翘 3 g，羊蹄 6 g，肿节风 9 g，商陆（先煎）3 g，茜草 6 g，墨旱莲 6 g，女贞子 6 g，菟丝子 3 g，仙鹤草 12 g，炙甘草 6 g。每日 1 剂，水煎分 2 次饭后 30 分钟温服。

　　次日复查血小板计数已升至 $45×10^9$/L，周身未见新发紫癜紫斑，精神好转，停用丙种球蛋白，继续服用中药调治，其后 1 个月内血小板计数均稳定在 $30×10^9$/L 上下，未再出现既往一停用丙种球蛋白血小板即快速下降的情况。方药随症加减半年余，其间逐渐减量至停用激素，亦未再使用丙种球蛋白、促血小板生成素针等，血小板始终保持在 $40～60×10^9$/L 安全范围，其后亦停用中药定期观察，至今已 3 个月有余，血小板计数也保持在满意水平，随访述小孩精神佳、纳食好、二便调，已无出血诸症，形神俱调，已正常上幼儿园。

260 基于气化理论辨治代谢相关脂肪性肝病

代谢相关脂肪性肝病（MAFLD），曾用名非酒精性脂肪性肝病（NAFLD），全球患病率高达25％，至今在美国和欧盟尚无药物获批用于治疗该病。久坐少动等不健康生活习惯，膳食热量过高、膳食结构不合理等不健康饮食习惯与MAFLD发病率不断增高密切相关。MAFLD严重危害人类健康，并对社会造成巨大经济负担。姚乃礼在临床中十分重视气化理论，认为MAFLD的发病与气化异常有关，并基于气化理论进行辨治，常能取得较好疗效。

气化理论及其作用

气化学说发端于中国古代的气一元论，气化指"气变化生万物"，其包括了一切物质形态的运动变化。《素问·天元纪大论》云："天地之变化，人神之通应。"其创造性地与生命相联系，形成了独特的以气化为灵魂和主线的认识自然、生命、健康与疾病的医学体系。气化的概念指通过气的运动而产生的各种变化。气化是中医学对人体物质新陈代谢的高度概括，包括饮食物的消化及吸收，化生水谷精微；二便、汗液的形成和排泄；精、气、血、津液的生成，代谢及其相互转化等。历代医家关于气化的讨论，都没有跳出这一含义的范畴。气化理论是中医理论的根和魂。

气化作用是生命活动最基本的特征。首先，气化参与各种精微物质的化生和转变。《灵枢·决气》云"余闻人有精、气、津、液、血、脉，余意为一气耳"，即指精、气、津、液、血、脉6种物质皆由一气化生而来。《素问·阴阳应象大论》云："味归形，形归气，气归精，精归化，精食气，形食味，化生精，气生形。"其次，气化是各种物质的运动和敷布，如《灵枢·决气》云"上焦开发，宣五谷味，熏肤充身泽毛，若雾露之溉"，《素问·经脉别论》云"饮入于胃，游溢精气，上输于脾，脾气散精，上归于肺，通调水道，下输膀胱。水精四布，五经并行"。气化参与水谷精微与津液、气的转化和敷布，当人体气化功能失衡，则会引起脏腑功能活动障碍，导致疾病的发生。如《素问·举痛论》云"百病生于气也"，任继学指出"气化是生理活动之原""气化异常是病理反应"。各种原因引起气化失司，则饮食水谷就不能转化成精微物质，反而化为湿、瘀、痰、浊等各种阴邪浊气留于体内，化生百病。

气化异常与MAFLD

MAFLD是一种胰岛素抵抗及遗传易感密切相关的代谢应激性肝脏损伤，属中医学"肝癖""胁痛""痞满""积聚"等范畴。天地水谷之气要转化为人身的"精、气、津、液、血、脉"，就必须依靠五脏化五气和六腑化水谷。气化参与人体各种精微物质的化生及各种精微物质的运动和敷布，MAFLD核心病机为气化失常。MAFLD多为饮食不节（高脂高糖）、情志失调（工作压力增大）、劳逸失度（久坐不动、熬夜、作息不规律）等病因导致脏腑气化不利，尤以肝、脾、肾及三焦气化功能异常为甚，引起气血津液代谢、输布及排泄逆乱，湿、瘀、痰、浊等各种阴邪留于体内，蕴结于肝而形成。

脾胃为气血化生之源，脾为气血津液输布代谢之枢纽，脾主升清，胃主降浊，一升一降为气机升降之枢纽。脾的运化功能健旺，津液上升，糟粕下降，就能防止气血津液发生不正常的停滞。脾胃升降功能异常，出现如《素问·阴阳应象大论》中"清气在下，则生飧泄，浊气在上，则生䐜胀，此阴阳反作，病之逆从也"，《张氏医通·胁痛》云"饮食劳倦之伤，皆足以致痰凝气聚……然必因脾气衰而致"。

本病的关键病机为脾胃虚弱，痰湿内生，正如《证治汇补·卷之二·内因门·痰症》云："脾虚不运，清浊停留，津液凝滞，变为痰饮。"患者嗜食肥甘，损伤脾胃，脾失健运，水谷精微不归正化，酿生痰浊。或饥饱失常，损伤脾胃，或肝郁克脾，或久坐脾弱，不能输布水谷精微，导致清阳不升，浊阴不降，气血津液停滞，则湿从内生，聚而成痰，痰湿膏脂客于肝络而致本病。

肝主疏泄，能调畅人体气机的升降出入，性喜调达而恶抑郁。清代周学海《读医随笔·卷四·证治类·平肝者舒肝也非伐肝也》强调"凡脏腑十二经之气化，皆必借肝胆之气化以鼓舞之，始能调畅而不病。凡病之气结、血瘀、痰饮、积聚……皆肝气之不能调畅所致也"。肝的疏泄功能正常，则气机调畅，气血和调，津液敷布。若失其疏泄，则气机不畅，水道不利，气津不化，气血津液输布代谢障碍，水停饮聚，凝而成痰，痰脂阻于肝络。另外肾主水，藏精，参与人体水液代谢。肾气不足，其气化功能失调，肝脾疏泄、运化水液之力不济，则痰湿内生或者加重痰湿和瘀滞。肾阳虚不能温煦脾阳，则津液内停，清阳不升，浊阴不降，清从浊化，津液内停化为痰浊，以致血脂无法得到正常的代谢。三焦气化正常，气血津液生成输布排泄正常，若三焦气化不利，则会影响周身气机，气血津液输布不畅，排泄障碍，兼之浊毒、痰饮、瘀血等病理产物蓄积停滞，导致脂肪肝。

MAFLD 治疗关键为恢复脏腑气化功能

在临床实践上，姚乃礼根据气化理论，重视脏腑气化功能，善用温阳化气、行化阴浊、守中致和等治法，将其贯穿于 MAFLD 的治疗中。

1. 温阳化气　在气化过程中阳气最为关键，如《素问·生气通天论》云"阳气者，若天与日，失其所，则折寿而不彰"。当阳气不足以气化时，体内痰、饮、水、湿、津、液等阴邪凝而不化，留而不行。《温疫论·四损不可正治》云："阳气愈消，阴凝不化，邪气留而不行。"在治疗过程中姚乃礼首重温阳化气，正如《金匮要略·水气病脉证治》所云"阴阳相得，其气乃行，大气一转，其气乃散"。在治疗过程中强调恢复肝、脾、肾的气化功能。脾虚运化失常，不能发挥通调水道的功能，水精四布失常，导致阴邪内停，脾不升则滞，脾不动亦滞，强调脾气健运是关键，避免呆补或壅补。常用四君子汤加减健脾；善用苍术、厚朴、陈皮、白豆蔻等运脾；柴胡、羌活、藿香、升麻、防风、荷叶等醒脾，恢复脾脏"散精"和"升清"的气化功能。如《素问·五常政大论》云："木得周行，阳舒阴布，五化宣平。"姚乃礼临证善用香附、郁金、紫苏梗、柴胡等疏肝理气；旋覆花、当归、桃仁、泽兰等疏肝通络；白芍、甘草、大枣缓肝之急；当归、牛膝、枸杞子等柔肝。气化生于肾，肾中精气渐虚，火不温土，用肉桂、附子、巴戟天、肉苁蓉等温肾助阳。

2. 行化阴浊　脂肪肝患者气化功能失常，痰饮、水湿、谷浊、瘀血等诸多"阴邪"停聚于肝脏，堆积日久又会影响阳气化生，并且进一步加重病情，影响预后。临床上扶阳化气的前提下兼顾祛湿、化瘀、化痰、去浊等行化阴浊的治法，不仅能够祛除"阴邪"，更能在一定程度上促进阳气的温通。姚乃礼善用薏苡仁、车前子、猪苓、泽泻、茵陈等利湿；藿香、苍术、白豆蔻、厚朴等化湿；三七、莪术、当归、牛膝、桃仁、红花、赤芍等活血化瘀；神曲、山楂、莪术等消食；陈皮、半夏、胆南星等化痰，达到消散阴浊之邪的目的。

3. 守中致和　姚乃礼推崇李东垣"内伤脾胃，百病由生"理论，如《脾胃论·脾胃虚实传变论》云"元气之充足，皆由脾胃之气无所伤，而后能滋养元气……脾胃之气既伤，而元气亦不能充，而诸病之所由生也"。认为脾胃虚损是 MAFLD 的核心病机，肝郁、痰饮、水湿、谷浊、瘀血皆为标。《素问·玉机真脏论》云"脾为孤脏，中央土以灌四傍"。脾胃为化生元气的根本，脾的运化功能健旺，津液上升，糟粕下降，就能防止气血津液发生不正常的停滞，阻止痰湿浊瘀等病理产物的生成，在临证治疗 MAFLD 中时刻顾护脾胃之气，同时兼顾肝脏及脾胃的不同生理特点进行调治。

（1）肝脾同调：肝属木，脾属土，肝木易克脾土，如《难经·八十一难》云"见肝之病，则知肝当传之与脾，故先实其脾气，无令得受化之邪，故曰治未病焉"，《金匮要略·藏府经络先后病脉证第一》

亦云"见肝之病，知肝传脾，当先实脾"。在临床中肝脾荣损相关，易出现"土壅木郁""土虚木乘"等肝脾失调，治疗上善用大柴胡汤、柴胡疏肝散等加减疏木运土、松土开壅，逍遥散、小柴胡汤、小建中汤等加减抑木扶土，临证中治木勿忘安土，时刻顾护中气。

（2）脾胃分治：脾胃同居中州，两者阴阳相合，燥湿相济，升降相因，纳化相助。脾宜升为健，胃宜降则和，脾胃为气机升降之枢纽。脾胃功能失常，易出现"阳道实，阴道虚"，姚乃礼临证中常攻补兼施、寒温并用、辛开苦降，恢复脾胃的气化功能。脾胃分治，是为了更好地顺应脾胃的生理特性之性，以复其常，而并不是简单地将脾胃分割开来。临证之时，既要明晰分治之理，也要立足整体，充分把握脾胃功能之间密切的关系。姚乃礼强调在治疗中脾宜升宜燥，胃宜降宜通，临证善用黄芪、党参、炙甘草等甘温补中，益气健脾；升麻、柴胡、葛根等升举阳气；茯苓、山药、陈皮等健运中气；防风、荆芥等升发脾阳；藿香、佩兰、豆蔻等诸芳香辛散之品运脾化湿；瓜蒌、枳实、厚朴等通降胃气；蒲公英、黄连、黄芩、虎杖等清降胃腑。通过升脾降胃分而治之，使糟粕去而精微存，恢复脾胃的升降之职，则邪不自留。

验案举隅

患者，女，43 岁，2019 年 7 月 25 日初诊。主诉右胁部胀满 8 个月余。患者 8 个月前因工作压力大出现右胁部胀满，脘腹胀满，食后明显，乏力气短，偶口苦，汗多，纳可，大便 1～2 日一行，质黏排不尽感，睡眠浅易醒。既往无糖尿病、无饮酒、无病毒性肝炎、自身免疫性疾病等病史。平素易生气，少动，喜食辛辣油腻食物，食后不适。体格检查：身高 163 cm，体重 95 kg，腰围 115 cm，形体肥胖，面色晦暗，精神倦怠，双下肢无水肿，近期 2 个月体重增加 2.5 kg，舌质暗红，舌苔白腻边有齿痕，脉左弦滑，右缓。腹部 B 超：中度脂肪肝。肝功能：总胆固醇（TC）6.1 mmol/L，甘油三酯（TG）1.6 mmol/L，低密度脂蛋白胆固醇（LDL-C）4.3 mmol/L，高密度脂蛋白胆固醇（HDL-C）1.2 mmol/L，谷草转氨酶（AST）26 U/L，谷丙转氨酶（ALT）49U/L。西医诊断为代谢相关脂肪性肝病（MAFLD）；中医诊断为肝癖（肝郁脾虚，痰浊内停），治以疏肝健脾、化痰泄浊。

处方：柴胡 10 g，白芍 20 g，炒白术 20 g，黄芪 30 g，茯苓 20 g，枳实 10 g，姜半夏 10 g，陈皮 10 g，当归 10 g，郁金 10 g，莪术 10 g，蒲公英 10 g，炙甘草 6 g。14 剂，每日 1 剂，水煎分 2 次服。同时取荷叶 10 g，每日代茶饮。嘱患者清淡饮食，适量运动，畅情志。

二诊（2019 年 8 月 8 日）：右胁部胀满及全身乏力明显减轻，体重未见增加，仍睡眠欠佳。舌红，苔白腻，边有齿痕，脉滑。上方加合欢皮 20 g、龙齿（先煎）30 g。继服 14 剂，服法同上。

三诊（2019 年 8 月 29 日）：患者诉无右胁部胀满，无口苦，偶感全身乏力，二便调，睡眠可，近期体重减轻 4 kg，舌红苔白稍腻边有齿痕，脉滑。续服上方。第四、第五诊时随症加减，嘱患者清淡饮食，适量运动，注意休息。

六诊（2019 年 11 月 24 日）：患者无不适，体重较前减轻 10.5 kg。复查肝功能及腹部 B 超未见异常。

按：患者肥胖，B 超提示中度脂肪肝，血脂异常，排除饮酒、病毒及免疫相关因素，目前诊断为 MAFLD。患者平素易生气，肝气郁结，横逆克脾土，加之喜食辛辣油腻食物，劳累导致脾胃运化功能减弱，痰浊内停，影响气血运行，导致浊邪停留于体内沉积于肝体出现 MAFLD。辨证为肝郁脾虚，痰浊内停。治疗运用疏肝健脾、化痰泄浊之法。肝木克脾土，脾土伐伤，则不能行津液，津停为湿，湿聚生痰浊，痰浊留于肝，出现右胁部胀满；六腑以通为顺，痰浊停滞于胃腑，清者不升，浊者不降，胃气不通则脘腹胀满，治疗当疏肝健脾，恢复肝脾的气化功能，同时祛痰浊以和胃气。方中以逍遥散加减疏肝健脾、柴胡、白芍、当归疏肝解郁，调达气机；炒白术、黄芪、茯苓益气健脾，恢复脾的运化功能；姜半夏、陈皮燥湿化痰；莪术、郁金疏肝逐瘀，其中莪术兼具有消积功效，无论血、食、浊积均可消之；枳实通降胃气，荷叶升清降浊。肝郁、痰浊积滞，日久可化热，故以味苦性寒之蒲公英清泄郁热，并防辛温之药化热。诸药合用，肝气得疏，脾气健运，胃气通降，痰浊自化。

261　基于气机升降理论辨治代谢相关脂肪性肝病

　　代谢相关脂肪性肝病（MAFLD），曾称"非酒精性脂肪性肝病"，新的诊断标准基于肝活检组织学或影像学，甚至血液生物标志物检查提示存在脂肪肝，同时满足超重/肥胖、代谢异常、2 型糖尿病。该病全球患病率高达 25%，对患者健康造成严重危害。有研究表明，MAFLD 若不积极进行治疗，可向恶病质如肝癌的方向发展。但因该病早期临床表现没有明显的特异性，不能明确诊断，患者也常未对其充分重视。此外，MAFLD 的发病机制复杂，目前没有针对 MAFLD 的特效药，临床常用的保肝及改善代谢的药物可在一定程度上改善 MAFLD，但其作用受限，临床疗效欠佳且存在不良反应。近年来随着医学界对 MAFLD 认识的不断提高，中医药以雄厚的理论基础和丰富的临床经验为基奠，在临床实践中以恢复气机升降功能为核心，从多方面、多靶点综合治疗 MAFLD，显示出良好的临床应用发展前景。赵琦长期致力于消化系统疾病的中西医治疗及内镜的操作和镜下治疗，尤其擅长中西医结合治疗胃肠疾病，对腹泻、便秘及脂肪肝的诊治有较多心得。学者亢文翠等将赵琦基于"气机升降"理论辨治 MAFLD 的经验作了归纳总结。

从中医角度认识 MAFLD

　　1. 气机升降理论　中医认为，凡能影响气的运动的因素皆能使脏腑功能失常。气的运动，称为气机，其基本形式是升降出入，气的升降出入也叫气机升降，是气在体内运动的最基本形式。人体脏腑、经络、腠理、官窍等都是气机升降的场所，气机升降正常，能使人体达到阴平阳秘的状态。所谓"百病生于气"，即指气机升降失常，人体生理活动异常，健康的生命状态就会遭到破坏，故有"气乱则病""气治则安"之说。

　　2. 气机升降与 MAFLD　MAFLD 属于中医"肝癖""痞满""积聚"等范畴。赵琦认为该病病因可归为肥胖、饮食失节、情志内伤、过逸少劳、气血津液代谢失常、他病失治等，气机升降无序是发病的基础，瘀、痰、湿、浊为主要诱因。该病病位在肝，与脾密切相关。中医认为，肝脾对气机运动有至关重要的作用。脾为气机升降之枢；肝主疏泄，主升、主动，具有维持全身气机疏通畅达、通而不滞、散而不郁的作用，同时协调脾胃升降，促进食物的正常消化及水谷精微的吸收传输，气血津液正常输布运行，可避免气机郁滞而生痰、湿、瘀血等。《素问·六微旨大论》云："气之升降，天地之更用也。"气机升降失常为 MAFLD 的基本病机，如情志失调导致肝气郁结，肝气乘脾致脾失运化；或日常饮食失于调节，嗜食肥甘厚腻、懒于运动及病后长期疏于调养等，导致脾胃气机运化失职，气血运行不畅，痰湿阻滞，瘀血内结而相互搏结，痰、湿、瘀、浊等凝滞，进一步导致气机升降失衡，使疾病难愈。

MAFLD 的基础治疗

　　MAFLD 的发生发展与情志失调、肥胖及日常生活方式、饮食习惯、代谢因素等密切相关，故赵琦认为，在给予药物治疗的同时，通过控制饮食、增加运动等控制体质量对 MAFLD 的治疗至关重要。另外，还需保持心情舒畅，保证充足的睡眠，禁烟及戒酒。对患者进行个体化、精准的健康生活方式指导，是治疗 MAFLD 的重要手段，能够取得显著的疗效。

基于气机升降理论治疗 MAFLD

祛脂愈肝汤是赵琦与何鲜平在总结前人经验的基础上发掘提炼的经验方，由白术、柴胡、枳实、黄芪、白芍、山楂、丹参、茯苓、三七、醋鳖甲、蜂房组成。方中柴胡疏肝和胃健脾、行气解郁，白术攻专健脾化湿，二者共为君药，达化湿行气之功。枳实破气消积、化痰除痞，与柴胡升降相合，使气机调畅，还能增强白术补脾之功；茯苓利水渗湿，使湿降浊化，与柴胡配伍通阳化气，祛痰化饮；丹参活血祛瘀之力强，有化瘀生新之功；黄芪为补中益气圣药，可增强白术补气健脾之力；四药共为臣药，可加强君药疏肝理脾、调畅气机之效。鳖甲善破坚积、消癥瘕，与白术、白芍配伍，可疏肝理气、软坚散结，尤其适用于肝脾肿大、癥瘕积聚；蜂房攻毒散结、消肿止痛；三七活血化瘀，能助丹参活血祛瘀止痛之力；3 药共为佐药，具有软坚散结、活血行气通络之功。白芍与山楂共为使药，山楂行气散瘀、化浊降脂减痰湿，白芍养血柔肝止痛。诸药合用，共奏疏肝理脾、行气活血、化痰祛湿降浊之功。前期临床研究结果显示，祛脂愈肝汤治疗 MAFLD 患者，能改善临床症状，降低谷丙转氨酶（ALT）、谷转氨酶（AST）、γ-转肽酶（γ-GT）及血清总胆固醇（TC）、甘油三酯（TG）水平，改善胰岛素抵抗等，且安全性高，患者易于接受。动物实验研究发现，祛脂愈肝汤还能改善 MAFLD 模型大鼠白细胞介素（IL）-6、IL-17、肿瘤坏死因子 α（TNF-α）、脂联素、瘦素等，进一步证实祛脂愈肝汤治疗 MAFLD 疗效显著。

临证时，部分患者出现肝区疼痛、呃逆、大便不畅等症，多因气机升降失常所致，故在祛脂愈肝汤疏肝理气、化痰祛湿的基础上加用升降散，取其调畅气机、通腑泄浊之意，临床疗效更佳。升降散是治疗温病名方，由僵蚕、蝉蜕、姜黄、大黄组成，杨栗山言升降散"盖取僵蚕、蝉蜕升阳中之清阳，姜黄、大黄降阴中之浊阴，一升一降，内外通和，而杂气之流毒顿消矣"。僵蚕行散、化痰软坚散结，蝉蜕善疏散肝经风热，二者相伍，升阳中之清阳；姜黄破血行气，理血中之气，利肝胆而散郁；大黄力猛善走、上下通行，活血祛瘀之力较强，具有推陈致新之效，姜黄、大黄合用，降阴中之浊阴。四药相合，具有开郁散火、升清降浊、调畅气机的功效，使阳升阴降，阴平阳秘。

《素问·六微旨大论》云："出入废则神机化灭，升降息则气立孤危。故非出入，则无以生长壮老已；非升降，则无以生长化收藏。"祛脂愈肝汤合升降散，取其调畅脏腑气机、祛瘀降浊、化痰除湿之效，方中蝉蜕、僵蚕为虫类药，具有走窜之性，能将潜伏的瘀脂、痰湿浊毒透达于外；柴胡、白芍疏解肝气、柔肝缓急，调肝用，补肝体，能透邪外出；姜黄破血，枳实破气，山楂消饮食、化积滞，可调畅脏腑气机，散结通络，痰瘀并治；醋鳖甲、蜂房软坚散结、消肿止痛，茯苓、白术、黄芪健脾益气、利水渗湿、化浊降脂，大黄、丹参、三七活血祛瘀、通腑泄浊、通络止痛。祛脂愈肝汤散中有补，可调理肝脾，疏通全身气机；升降散是治疗气机不畅病证的主要方剂，通过宣通三焦，使全身气血调和，两方相合，各司其职，相辅相成，兼顾气机之升、降、出、入，治疗 MAFLD，可使脏腑气机升降及气血津液输布功能得复，痰湿、瘀脂、浊毒得化，气血调和，邪有出路，从而达到治疗疾病的目的。

验案举隅

患者，男，39 岁，2019 年 10 月 5 日初诊。患者形体肥胖，嗜食肥甘厚腻。刻下症胁肋胀满不舒、呃逆，善太息，口干口苦，大便臭秽，时有里急后重，纳眠欠佳，无反酸、胃灼热、恶心呕吐，舌红苔黄腻，脉弦滑。肝功能：ALT 54 U/L，AST 92 U/L，谷氨酰转移酶（GGT）66 U/L；血脂：TC 6.31 mmol/L，TG 3.38 mmol/L；体质量指数（BMI）：30.2 kg/m²；腹围：106 cm；肝脏弹性 B 超：受控衰减参数（CAP）值 324 dB/m，肝脏硬度测定（F）值 7.3 kPa。治疗以疏肝理脾、调畅气机为法，方用升降散合祛脂愈肝汤化裁。

处方：柴胡 6 g，白术 20 g，枳实 6 g，白芍 10 g，山楂 10 g，黄芪 10 g，丹参 10 g，茯苓 10 g，三

七粉（吞服）2 g，醋鳖甲（先煎）10 g，蜂房 10 g，僵蚕 10 g，蝉蜕 10 g，姜黄 6 g，大黄 6 g。每日 1 剂，水煎分早晚 2 次温服，嘱患者控制饮食，适当运动。

连续治疗 2 周后症状明显好转，但仍偶感胁肋部胀满，大便稍臭秽，复查肝功能恢复正常，血脂较前下降，嘱其继续服用上方。2 个月后症状基本消失，复查肝功能、血脂正常；肝脏弹性 B 超：CAP 值 245 dB/m，F 值 7.2 kPa；BMI 27.8 kg/m²，腹围 98 cm。嘱患者停用中药治疗，继续控制饮食，配合运动控制体质量。

按语：此案患者肝气郁滞，肝失疏泄，日久耗伤脾气，脾虚失运，导致痰湿、膏脂、脂浊内生，进而影响中焦气机，郁遏肝木舒畅调达，导致肝、脾不能左升，肝气横逆犯胃，胃气不能右降，故而出现胁肋胀满不舒，呃逆，善太息；湿浊郁久化热，故见口干口苦，大便臭秽，时有里急后重。综观舌、脉、症，患者总属肝郁脾虚、气机升降失常，治当以疏肝、健脾、调气血为主，给予升降散合祛脂愈肝汤化裁，疏肝理气、化痰祛湿、调畅气机、通腑泄浊。此外，嘱患者控制饮食，适当运动，对患者适时加以心理疏导，增强其信心，医患配合，取得满意疗效。

《素问·举痛论》云"百病生于气"。MAFLD 的发生与肝主疏泄功能密切相关，气机升降失常为其主要病机。肝气郁滞易横逆犯脾，脾运化水湿失常，致湿浊内阻。脾为生痰之源，脾虚致痰湿内蕴、湿郁化热，而湿性缠绵，病久又致瘀。基于此，赵琦认为，MAFLD 的治疗应以调理脏腑气机为主，兼化痰除湿、降浊祛瘀，使气机升降有序，邪有出路，遵从整体观念和辨证论治，整体与局部同调，标本兼治。总之，治疗 MAFLD 时，以中医药治疗为主，辅以合理的生活和运动干预，同时吸收现代医学研究成果，利用中医药抗炎保肝，改善胰岛素抵抗，调节脂质代谢，阻断肝纤维化进程等，方能更好地发挥中医药的独特优势，提高临床疗效。

262 基于营卫学说探析血压昼夜节律

生物节律问题是近几年来研究的热点，人体的血压也有较为明显的昼夜节律，24 小时动态血压呈现"双峰一谷"的勺形曲线，反勺形高血压为夜间血压高于白昼血压，昼夜节律消失。血压节律受多个系统的调控，有研究表明血压节律异常可能继发于动脉粥样硬化，是血管的退行性病变的表现。并且高血压、糖尿病、血脂异常的患者数逐年攀升。随着病程的进展血压节律问题将日益严峻，目前没有针对血压节律改变的标准化治疗，主要通过调整服药时间、结合中药、改善生活方式及其他的个体化治疗来稳定血压。但越来越多的研究表明降压作为抗高血压治疗的唯一治疗目标不再合适，血压节律异常及对靶器官的损害更值得关注。

营卫学说是中医学根于华夏文化孕育而出。《灵枢·大惑论》云"夫卫气者，昼行于阳，夜行于阴，故阳气尽则卧，阴气尽则寤"。是对昼夜睡眠问题的认识，后世医家对其各有发挥，仲景时代患者营卫偏薄易感邪于表，故《伤寒杂病论》中重在治表邪以和营卫。当代社会温饱问题得以解决，饮食丰足，糖脂代谢异常导致血液内富营养化，"浊"邪的形成是阻碍营卫通利的重要因素。近年来"营卫学说"在论治高血压、冠心病、心律失常、心衰等心血管疾病中已显露优势，韩晓伟等研究发现调和营卫法能缓解内皮功能障碍、调节自主神经重构、抗氧化应激等作用。刘梦嵩等则认为调和营卫法可贯穿整个心血管事件链（由血管内皮损伤动脉粥样硬化—冠心病—心梗—心律失常—心衰）的始终，学者陈抒鹏等基于前人的研究成果进一步从营卫展开了对血压节律问题的探析，希望能给临床研究和治疗该病提供新的思路与方法。

从营卫认识人体的血压

营卫是起于中焦水谷之精，循十二经脉行于五脏六腑，营气行于脉内主要有濡养作用，卫气行于脉外，主要是防御作用。营属血，卫属气，营属阴，卫属阳；营气循经而行，而卫气滑利，其行并不循经，昼行于阳，夜行于阴，循行于体表，又随十二经络运行至全身，如环无端，循行不已，类似于现代医学中的人体循环系统。在人体循环系统中，血压是血管内血液对血管壁产生的压力，是血液循环的基本动力，血液内的物质具有营养与防御作用。人体的血液成分主要有血细胞、糖、脂、蛋白质、无机盐、水、氧等营养物质，循环通路：心脏—大动脉—动脉分支—毛细血管—静脉—心脏，形成一个闭合环路，在此通路任何一枢纽的输送障碍都会引起血压的升高，血压升高的主要机制有交感活性亢进、肾素-血管紧张素-醛固酮系统激活、胰岛素抵抗、血管的狭窄及硬化等。交感系统兴奋下机体的耗氧量增加，机体会促进心肌细胞收缩，增加每搏输出量及心率以升高血压；在体液不足的情况下，肾的入球小动脉的压力感受器激动以促使肾素的分泌，启动肾素-血管紧张素-醛固酮系统，以对血液的重新分配，增加外周阻力而升高血压；在毛细血管与组织液交换后糖及氧要进入肌肉组织细胞内进行氧化代谢的最后一道障碍就是胰岛素抵抗，胰岛素抵抗是指各种原因使胰岛素促进葡萄糖摄取和利用的效率下降，机体代偿性的分泌过多胰岛素产生高胰岛素血症，以维持血糖的稳定；在原发性高血压中发现约 50% 的患者存在胰岛素抵抗，其升高血压的机制仍未明晰；血管硬化及狭窄会增加外周的阻力以升高血压。故从血压的作用及循环路径分析：组织细胞耗氧量增加；重要脏器的循环灌注不足如肾的血流动力学改变；组织细胞对养分摄取能力下降；血管的硬化及狭窄都会促使机体的血压升高。血压的升高似乎是机体为满足自身需求的代偿反应，血压持续的处于高水平状态，反应机体内在的营卫失调，会进行性的加重血管的负担，由血压升高—动脉硬化—血压节律异常的逐步发展，故有学者也认为调和营卫法能运用整个心血管事件链中，可见脉管内营卫不和的状态是血压升高的一个重要因素。故营卫是本，血压是标。

营卫变化与血压节律

营卫的论述最早是对睡眠问题的提出，在《灵枢·大惑论》云"夫卫气者，昼行于阳，夜行于阴，故阳气尽则卧，阴气尽则寤"，越来越多的研究者发现血压节律的变化与睡眠有关，改善睡眠可降低血压，调节血压节律。生理状态下人体一天的昼夜血压呈勺形曲线变化，白天高于晚上，呈"双峰一谷"的特征。卫气也有昼行于阳，夜行于阴，营气具有子午流注的特点，如《灵枢·营卫生会》云"日中而阳陇为重阳，夜半而阴陇为重阴"。其阳陇于阳中之阳，阴陇于阴中之阴，而下午为阳中之阴，故在卯辰（6～8点大肠与胃经所主）、申酉（16～18点膀胱与肾经所主）出现血压峰值对应其"双峰"，丑时（2～3点肝经所主）出现血压低谷对应"一谷"。有研究表明动态血压似乎也具有子午流注特性。机体的营卫状态会季节变化，其主要体现在四时脉的升降沉浮，如《素问·玉机真脏论》云"春弦，夏钩，秋毛，冬石"，反映了不同季节的脉象的脉位，同样人体的血压也会随季节变化，夏日阳气外泄，阴气内浮，冬日阴气外达，阳气内敛，冬季血压明显高于夏季血压。故营卫的变化与血压节律基本同步。

营卫对血压调节的内在机制

1. 阳气渐衰，卫气内伐于脉　生理状态下卫气行于脉外，且有明显的昼夜规律，如《灵枢·营卫生会》云"卫气行于阴二十五度，行于阳二十五度，分为昼夜，故气至阳而起，至阴而止"。此处阳泛指脏腑以外的组织及肌表以发挥其卫外的功能，而阴则是指五脏，体现其藏神的作用，可见卫阳之气的功能主要是卫外与养神。又云"营出于中焦，卫出于下焦"。水谷精微虽在中焦脾胃运化，但赖于下焦命门之火的温煦，卫气才得温热之性，脾胃化生的水谷精微，清者为营，浊者为卫，达上焦心肺，通过肺的"朝百脉，主治节"的生理功能使得营卫得以正常的输布，濡养周身，故有"肺主气属卫"之说。此外，心藏神行血，为血脉之主，而血脉则为营卫循行所必备之通路；肝主疏泄，调畅气机，肝主藏血，对血量的调节作用，对营卫气血的运行起到重要的调节作用，因此五脏功能相协是周身营卫气血循行通畅的重要保障。

病理状态下，卫气可内伐于脉壅遏血脉之中，随着年龄的增长，身之阳气衰减日渐明显，《素问·上古天真论》提出了人体自然衰老的过程："女子七岁，肾气盛，齿更发长；丈夫八岁，肾气实，发长齿更。"张志聪认为肾气盛，发长齿更；七为阳数，八为阴数，女为阴体，男为阳体，是阴中有阳，阳中有阴也，所谓天乙生水，地二生火，离火坎水皆是阴阳之化。简言之在个体生长发育衰老的过程中阳气起重要的推动作用。人体的阳气自然发育致女子五七、男子五八之时开始由盛而衰。然而，当代社会的不健康的生活方式更加速体内阳气的耗损。如"以酒为浆，以妄为常，醉以入房，欲竭其精"等纵欲生活，及快节奏的生活方式、长期高强度的工作学习；不合理的饮食，高热量高蛋白的饮食，不合理的用药，抗生素、激素的滥用，及现代科技产品带来的干扰，手机、电脑长时间的使用等。会碍于中焦脾胃的运化，使清浊不分；肝失疏泄，肝气的不达，使气血不畅；心肺不调，气失宣发肃降，血脉不利的通路障碍，甚至加速肾气的损耗开始出现脱发、记忆力减退等早衰迹象，血液内成分血糖、脂等代谢功能障碍，血管壁结构的改变动脉粥样硬化等。开始出现血压的异常。因此脾胃的气化功能不及和下焦命门之火的衰退是卫气内伐之根本。

2. 浊邪内生，营血壅遏于脉　生理状态下营阴行于脉内，循环灌注营养周身，《灵枢·决气》对脉的认识，"壅遏营气，令无所避是谓脉"。脉又作为奇恒之腑之一，"藏精气而不泻"，可以"内舍神"，乃洁净精微之所，故不是任何营养物质均可自由出入的地方。营出于中焦脾胃运化的水谷之精，奉心化赤而为血，心主血脉，肺朝百脉，脾主统血，肝主藏血调节血量，而肝肾同源，肾主藏精，又可纳气，精可化血，气可生血及行血，故营血的生成与运行赖于五脏对血与气的调摄作用。病理状态下，随着机体阳气的衰减，摄入过多的饮食水谷不能有效运化，水湿内生，积而化为浊邪，故有"阳化气，阴成形"，浊邪的形成实则为机体脾阳的运化失常，内生的阴邪。浊邪可随五气从化，易夹杂他邪阻遏血脉，可分脂浊、瘀浊、血浊，当代人的饮食习惯，过食膏粱厚味之品，损伤脾胃，影响运化输布，脂质堆积，则脂浊（膏浊）形成。外感寒邪，或内生寒邪，凝滞血脉，使得血行不畅，血脉瘀滞，或由精神压力大，工作学习任务繁重，精神内耗严重耗伤营血；或由长时间的用眼、电子辐射、光污染等都会导致"久视伤血"等因虚致瘀，与体内的浊邪杂合化为瘀浊。血浊则为血液成分的异常，白细胞、红细胞、血小板异常增多，使血液黏稠度增加。卫气内伐于脉，营血壅遏于脉往往相互伴随，杂合而使血液成分改变、血管结构改变，会出现代谢综合征，进一步发展为血压的升高，血压节律的改变，营血壅遏会导致卫气内伐，卫气内伐同样会加重营血壅阻。

　　基于营卫学说对血压昼夜节律的影响机制，精心选用健脾化浊调脂颗粒调节血压昼夜节律，延缓动脉粥样硬化进程，具有显著疗效，在机制研究中发现其能抗氧化应激，药物组成主要有异功散加木香、砂仁、荷叶、薏苡仁、泽泻、丝瓜络、丹参等，主要能健脾益气，活血通脉等。对卫气内伐及浊邪内生，营血壅遏于脉患者颇有疗效，基于"营出于中焦，卫出于下焦"的认识，在健脾的基础上增加益气温阳之药或许能收获更佳的疗效。从营卫的整体对血压认识：营卫不调是血压升高的使动因素，血压节律同样受营卫的影响，或许可把血压视作机体营卫的状态，不能仅见血压升高就立即降压，窥见其背后的营卫机制将为临床治疗高血压提供一把新的钥匙。

263　基于营气昼夜节律与脾胃相关性探析原发性高血压

　　原发性高血压是一种遗传与环境因素共同作用，以不良生活方式为基本诱因，多危险因素影响、多基因调控、多脏腑关联及多种并发症可并存的心血管综合征。血压在一天 24 小时内的昼夜波动有规律可循，西医称之为"血压的昼夜节律性"，其变化特点总体呈现为"双峰一谷"的长柄勺形曲线，即 6:00—10:00、16:00—20:00 健康人血压较其余时间高，夜晚较其余时间低，而高血压患者表现更为突出。此外，通过分析营气在一天 24 小时中不同时辰的强弱变化及对应各自时辰的六经时相所主，发现营气的强弱变化同血压一样具有明显的昼夜节律性，且营气的昼夜节律性为认识高血压病提供一种新的认知与研究领域。学者何彦虎等从脾胃角度就高血压昼夜节律性与营气的相关性做了探析。

营气溯源

　　《说文解字》云："营，币居也。从宫，荥省声。"本义为"四周垒土而居"，段玉裁注："币居，谓围绕而居。"故"营"有"围绕"之意。《内经》与《难经》常把营气称为"荣气"，《说文解字》云："荣，桐木也。从木，荥省声。"本义"梧桐"，《尔雅》云："木谓之华，草谓之荣，不荣而实者谓之秀，荣而不实者谓之英。"由此可见，古代"营""荣"常常相通，均有营养、繁荣之意。《灵枢·营卫生会》云："何气为营？何气为卫？营安从生？卫于焉会……人受气于谷，谷入于胃，以传与肺，五脏六腑，皆以受气。其清者为营，浊者为卫，营在脉中，卫在脉外，营周不休，五十度而复大会。阴阳相贯，如环无端……营出中焦，卫出下焦……上焦出于胃上口，并咽以上，贯膈，而布胸中，走腋，循太阴之分而行……常与营俱行于阳二十五度，行于阴亦二十五度，一周也。故五十度而复大会于手太阴矣……中焦亦并胃中，出上焦之后，此所受气者，泌糟粕，蒸津液，化其精微，上注于肺脉，乃化而为血，以奉生身，莫贵于此，故独得行于经隧，命曰营气。"《内经》中与营气内涵相关的论述还有：①营气之道，内谷为宝（《灵枢·营气》）；②人受气于谷，谷入于胃……营出中焦（《灵枢·营卫生会》）；③谷始入于胃，其精微者，先出于胃之两焦，以溉五脏，别出两行，营卫之道（《灵枢·五味》）；④荣者水谷之精气也，和调于五脏（《素问·痹论》）；⑤脾、胃、大肠、小肠、三焦、膀胱者，仓廪之本，营之居也（《素问·六节脏象论》）；⑥其浮气之不循经者，为卫气；其精气之行于经者，为营气（《灵枢·卫气》）；⑦营气者，泌其津液，注之于脉，化以为血，以荣四末，内注五脏六腑（《灵枢·邪客》）；⑧壅遏营气，令无所避，是谓脉（《灵枢·决气》）；⑨刺营者出血，刺卫者出气，刺寒痹者内热（《灵枢·寿夭刚柔》）。可见，"营气"行于脉内，功为营养，气为动源，因其昼夜营周不休而立其名，因其濡养经脉而为之用。

营气贮藏于脾，以经络为"体"，以血脉为"用"

1. 脾胃与营气

　　（1）生理相关："脾藏营"源自《灵枢·本神》中"脾藏营，营舍意，脾气虚则四肢不用，五脏不安，实则腹胀，经溲不利"，为脾胃与营气的相关性奠定了理论基础。对此，后世医家多释为"脾贮藏营气"。如马莳云"人之荣（营、荣古通用）气藏于脾"（《黄帝内经灵枢注证发微》）。

何彦虎认为，"营"，转运也，在此含义为"转运功能"，乃动词活用为名词；"藏"者，主也。《灵枢·本神》之"脾藏营"，系指脾有转运水谷精微的功能。《素问·奇病论》云"夫五味入口，藏于胃，脾为之行其精气，津液在脾"，此"藏"即脾主营，系指脾有转运水谷精微之功用。于胃，脾为之行其津液，此津液为水谷精微所化；于脾、胃为之降其污浊，此污浊为糟粕所化。《素问·六节脏象论》云："脾、胃、大肠、小肠、三焦、膀胱者，仓廪之本，营之居也，名曰器，能化糟粕，转味而入出者也。"言脾似仓廪，寄"营运"之用，功类"传化之府"，转运不息，他如"脾气散精，上归于肺"（《素问·经脉别论》）；"脾脉者土也，孤脏以灌四傍者也"（《素问·玉机真脏论》）及"脾为之使"（《素问·刺禁论》）等，皆云脾有转运之功。盖水谷入胃，经胃腐熟，化为精微，经脾传输，以养经脉，以健体魄，五脏相和，言为"脾藏营也"。又《灵枢·营气》云："营气之道，内谷为宝，谷入于胃，乃传之肺，流溢于中，布散于外，精专者，行于经隧，常营无已，终而复始，是谓天地之纪。"营气藏于中宫而行于脉中，脾为枢机，调达转运全身水谷精微，使营气为之所化，气血为之所行。

（2）经脉相连：《灵枢·营气》云"营气之道，内谷为宝……故气从太阴出注手阳明，上行注足阳明，下行至跗上，注大指间，与太阴合，上行抵髀，从脾注心中；循手少阴，出腋中臂，注小指，合手太阳……合足厥阴，上行至肝，从肝上注肺，上循喉咙，入颃颡之窍，究于畜门"。指出十二经脉流注次序是营气有律可循、有据可依、有道可行的具体体现；营气依经脉有序而行，"营周不休，五十而复大会，阴阳相贯，如环无端"（《灵枢·营卫生会》）。《灵枢·营卫生会》云："清者为营，浊者为卫，营在脉中，卫在脉外。"营气"行于经隧"（《灵枢·营气》），充盈十二经脉，是脉中经气形成的基本物质。《类经·十二经脉》所谓"此十二经者，即营气也。营行脉中……经气归于肺，肺朝百脉以行阴阳，而五脏六腑皆以受气"，营气依次循行于十四正经，由手太阴肺经始，循经络脉，入足厥阴肝经，经任督二脉，向上一则复入肺中，二则三经（任、督、肝）相合会于巅顶，依次周身循环，往来复始，形成前后平面上的环形运行线。此间，营气一直处于动态循行过程中，如环无端，各经脉间通过络脉相连，《医门法律·切脉论》所谓"人有五脏六腑，十二经十五络，而营卫充灌于其间，若环转者，人之脉也"。生理状态下，经气在机体内循向而行，有道可依，恒定不变。而脉中营气强弱易变，经时盛衰不一，从而使转运受阻，出现脉气盛衰不一或脉气逆乱而行的不同病候（《灵枢·决气》）。"壅遏营气，令无所避，是谓脉。"脉为营运之所，可充盈、濡养经脉，故而营气的生成、循行、输布等均体现了"营气"为经络之"体"。

（3）功能相似：血脉是营气布散之所，可化赤生血。营气由脾胃所藏，水谷精微所化，"脾气散精，上归于肺"（《素问·经脉别论》），脏腑者，连其血脉而络大经。肺朝百脉，同时布散营气入十二大经与十二大脉，随血内连于脏腑、外散于周身。营气因其所在部位及功用而表现出不同的功能特性。散于血脉之营：其一，气可推动脾运，化赤为血，作为血的重要组成部分；其二，以奉血为养，以濡脏腑之邸，作为血的重要之用。《黄帝内经灵枢集注·邪客》所谓"宗气……以贯心脉而行呼吸焉。营气者……化以为血，以营四末"；营气与宗气相携，共奏营运行血之功，正如周学海所言"营气者，出于脾胃……充满推移于血脉之中而不动者也"（《读医随笔·气血精神论》），故营气以血脉为"用"。

2. 高血压病的脾胃机理　脾胃居中宫，生气血而主运化，为"仓廪之官"。脾性主升，胃性善降，乃气机升降之枢，脾升胃降，依性而用，为血压的正常调度提供重要保障。《格致余论》云："脾具坤静之德，而有乾健之运，故能使心肺之阳降，肾肝之阴升，而成天地之交泰，是为无病之人。"肝、肺、肾三脏之升发、宣发、上滋之用有赖脾升之性；心、肺、肾顺以胃性而降，心火可降、肺可肃降、肾可纳气。于是通上彻下，斡旋内外，心、肝、肺、肾脏性相合，各司其用，血压平稳；若脏腑违其所性，即升发太过，降而无度，水不滋木，火不生土，气机当升不升，当降不降，血停气滞，导致气血失调，血压升高，《医圣心源》所谓"脾升则肝肾亦升，故乙木不郁；胃降则心肺亦降，故金火不滞……以中气之善运也"。可见，气机升降失序，逆性而行是高血压病的病机关键。《素问·通评虚实论》云"头痛耳鸣，九窍不利，肠胃之所生也"，旨在言明肠-脑为轴，上下相通，病理相互影响，即所谓"下腑为病，其可上以受之"，故而脾胃纳运失职多为头痛发作的重要枢机，特别强调了其病位在"肠胃"值得深思。《临证指南医案·中风》"内风乃身中阳气之变动……更有风木过动，中土受戕，不能御其所胜"，将"中土受戕"联系到内风，实为临床鲜见而又不乏其创新。

高血压病夜节律性与中医的关联性

1. 与子午流注时辰的互参性　《素问·生气通天论》云"平旦人气生，日中而阳气隆，日西而阳气已虚，气门乃闭，是故暮而收拒，无扰筋骨，无见雾露，反此三时，形乃困薄"。人与自然是一个有机整体，血压的波动是人体阴阳强弱、气血盛衰变化的具体表现，每日随自然界运动变化而波动。子午流注是十二正经与一天 24 小时相对应的时间医学，"子午"表示时间演变过程中阴阳消长的情况，"流注"是将气血运行比喻为潺潺溪流，指人体的气血随十二时辰通过不同经络而灌注于全身。十二正经，经经各有其时，时时各有阴阳气血之变化。《灵枢·岁露》云"人与天地相参，与日月相应也"，强调人体的脏腑功能和经气盛衰具有一定的昼夜节律性。子午流注时辰与血压昼夜波动规律的相互参照，可为高血压病的治疗提供最佳的时间治疗窗。《证治汇补·眩晕》云"有早起眩晕，须臾自定，日以为常，谓之晨晕，此阳虚也；有日晡眩晕，得卧少可，谓之昏晕，此阴虚也"；《吴鞠通医案·滞下》云"凡病日轻夜重者，皆属阴邪"；《证治汇补·头风》云"血虚者，朝轻夕重，气虚者，朝重夕轻"。一般而言，阳盛病证多加重于午时过后；阴盛病证多加重于子时之前；阳虚病证多减轻于午时前后，加重于夜间子时之后；阴虚病证多减轻于子时前后，加重于白天午时前后。《医贯》所谓"阳病则昼重夜轻，阳气与病气交旺也。阴病则昼轻夜重，阴气与病气交旺也"。根据子午流注图，六经病的发作时间：巳、午之时为太阴病所主，申、酉之时为阳明病所主，寅、卯之时为少阳病所主，亥、子之时为太阳病所主，子、丑之时为少阴病所主，丑、寅之时为厥阴病所主。《素问·玉机真脏论》云"一日一夜五分之，此所以占死生之早暮也"，认为疾病的诊治预后也与昼夜节律密切相关。又《素问·藏气法时论》云"心病者，愈在戊己，戊己不愈，加于壬癸，壬癸不死，持于甲乙，起于丙丁。心病者，日中慧，夜半甚，平旦静"，将昼夜十天干与脏腑、五行所主及十二正经相对应，同时引入生克与乘侮关系，借此推测五脏疾病的好转、加重或痊愈的时间和趋势。

一般而言，原发性高血压病患者辰时（7：00 - 9：00）血压会出现一个峰值，且随着血压升高，严重心脏事件（如心肌梗死、心律失常、心脏性猝死）发生率明显高于同日其他时间。辰时为足阳明经脉所行，胃气最盛，而"阳明常多气多血……此天之常数"（《素问·血气形志》），该阶段气血最为充盈，此时调节血压，可因势利导，鼓动经气运行，使气调血顺，阴阳互补，则血压平稳有度。

2. 与六经时相的对应性　中医认为，血压在某个时间段内升高是由阴阳强弱不从其时、气机升降不从其性、脏腑功能不从其用、气血盛衰不从其经所致。《伤寒论》六经病"欲解时"，是根据天干地支所对应的时相变化规律，结合天、地、人三者顺时相应、阴阳相系的整体观念，强调人体阴阳强弱、气血盛衰的变化规律是以六经时相的变化为基础。根据六经所主对应时相，寅、卯、辰时由阳明、少阳所主，与六经中少阳"欲解时"和阳明"欲剧时"不谋而合，故从阳明、少阳经时相所对应的阴阳气血变化及对应的脏腑功能变化探讨高血压病的中医机理值得重视。

（1）阳明时相特性：阳明时相可分为二，即"欲解时"与"欲剧时"。阳明经，阴阳通上彻下，互滋互助，化精微为气血，通阳明之经隧，为多气多血之经。高血压病的昼夜节律性对应阴阳气血在一天 24 小时中的规律变动，实质是阳明时相之外象，即"阳明病，欲解时，从申至戌上"（《伤寒论·辨阳明病脉证并治》）。阳明为胃、大肠所主之经，二阳合一，司聚合而敛阳气，藏营蓄血，多气多血之腑也。引清阳之气通上彻下，通内达外，使气机升降有序，阴阳交合有时。又《素问·热论》"阳明者，十二经脉之长也"，卯、辰之时为阳明所主，经脉相通，同气相求，阴受阳补，多气多血，阳气充足，气机升降相因，气血营运相调，血压调控方能有序，故高血压病阳明而治是血压调控的新通路。

（2）少阳时相特性：《伤寒论·辨少阳病脉证并治》云"少阳病，欲解时，从寅至辰上"。少阳之经隧，是气机升降出入有序、气血运行有常的"阀门"。少阳气机之枢是调控人体气血阴阳、脏腑功能的重要"扳机"。《伤寒来苏集》云："寅卯主木，少阳始生，即少阳主时也。主气旺，则邪自解矣。辰上者，卯之尽，辰之始也。"少阳之气，半表半里，主枢机，五行属木，作为中正之官，性善曲直，喜条达，恶抑郁。少阳时相为寅、卯、辰三时所主，此时阳气始生，阴气始减，生发之机，以升为用。足少阳之脉，内应于胆，主决断，以降为顺，乃多气少血之腑，气盛为主；足厥阴之脉，内应于肝，主疏泄、善藏血，以平为期，以通为用，乃多血少气之脏，血充为要。《读医随笔》云："凡脏腑十二经之气化，皆必借肝胆之气化鼓舞之，始能条畅而不病。"子时，气血注入足少阳胆经，而胆主枢机，经气流通，升降出入，枢阴转阳，通降为宜；丑时，气血注于足厥阴肝经，肝主疏泄，调畅气机，以升为健，"肝藏血，心行之"（《素问·五脏生成》），心气行血，气血和调，脉络畅达，肝胆相照，血压调控正常。

3. 与营卫的相关性 关于营气的昼夜节律性，《灵枢·五十营》云"人经脉上下、左右、前后二十八脉，周身十六丈二尺，以应二十八宿，漏水下百刻，以分昼夜。故人一呼脉再动，气行三寸，一吸脉亦再动，气行三寸，呼吸定息，气行六寸。十息气行六尺，日行二分。二百七十息，气行十六丈二尺，气行交通于中，一周于身，下水二刻，日行二十五分。五百四十息，气行再周于身，下水四刻，日行四十分。二千七百息，气行十周于身，下水二十刻，日行五宿二十分。一万三千五百息，气行五十营于身，水下百刻，日行二十八宿，漏水皆尽，脉终矣。所谓交通者，并行一数也，故五十营备，得尽天地之寿矣，凡行八百一十丈也。"又《灵枢·根结》云："一日一夜五十营，以营五脏之精，不应数者，名曰狂生。所谓五十营者，五脏皆受气，持其脉口，数其至也。"可见，营藏于脾，行走于脉，功生于血，与卫相合，保持阴平阳秘，则血压平稳。《灵枢·痈疽》将营卫运行概括为"周流不休，上应星宿，下应经数"，且"卫气行于阴二十五度，行于阳二十五度，分为昼夜，故气至阳而起，至阴而止。故曰日中而阳陇为重阳，夜半而阴陇为重阴。故太阴主内，太阳主外，各行二十五度，分为昼夜。夜半为阴陇，夜半后而为阴衰，平旦阴尽而阳受气矣。日中而阳陇，日西而阳衰，日入阳尽而阴受气矣。夜半而大会，万民皆卧，命曰合阴，平旦阴尽而阳受气。如是无已，与天地同纪"（《灵枢·营卫生会》）。而《素问·生气通天论》也合理解释了营卫-阴阳在一天 24 小时的盛衰变化，即"阳气者，一日而主外，平旦阳气生，日中而阳气隆，日西而阳气已虚，气门乃闭"。可见，卫阳之气始生于平旦而盛隆于日中，营阴之气始生于日西而盛隆于夜半。营卫运行有时，阴阳消长平衡，形成营卫运行基本的昼夜节律。总之，通过营气的昼夜节律性而审其阴阳强弱，辨其气血盛衰，与高血压病阴阳失衡的病机不谋而合。

有关高血压病的论治多重于脏腑而略于营气的昼夜节律性、六经时相、十二经气血流注及子午流注。何彦虎认为，治疗高血压病应遵天人相应之理，即天开于子，地闭于丑，人生于寅，使天、地、人三才阴阳会通有序，气血流注有时，营卫运其有律，注重阴阳平衡，使气血畅通无阻。总之，高血压病治疗应先辨机制，再择其时，通其经而服其药，以达"药到病所，诸邪自除"目的。

264　营卫与血压和原发性高血压的相关性

血压是正常生命现象与生命体征。慢性病已经成为当代健康的重要问题，其中高血压在引发心脑血管病的危险因素中居于首位，对高血压的防治研究达到空前的高度。然而，如何用中医理论来表述血压与高血压，至今尚无公认的说法。营卫是生命活动的基础与重要变量，是生命活动中可变性最大的因素。学者丁元庆在营卫理论的基础上，探析了营卫与血压和原发性高血压的相关性。

血压与脉

1. 血压　血压是血液对血管壁的侧压力。通常指的是体循环动脉压，是推动血液持续流动的力量。临床常用测量血压的部位是肱动脉。心脏、血管、血液容量是决定血压的基本因素。通常这些因素可以在一定范围内变化或波动，但以血容量的变数最大。

2. 气口成寸　寸即寸口脉。肱动脉走行与手太阴肺脉循行一致，下行则为桡动脉，即寸口脉。气口成寸阐明脉行水谷精微所化气血以及寸口脉的发生机制。如《素问·经脉别论》云："食气入胃，浊气归心，淫精于脉。脉气流经，经气归于肺，肺朝百脉……气归于权衡。权衡以平，气口成寸，以决死生。"《四圣心源·寸口脉法》云："饮食入胃，腐化消磨，手太阴散其精华，游溢经络，以化气血。气血周流，现于气口，以成尺寸。"古代尚无仪器测量血压，但中医并未忽略这一生命指征，而是用脉来表达对血压及其相关因素的认识。

3. 脉由心主　心主血脉是中医对包括血压在内的血液循环功能与机制的高度概括。血舍于脉，营卫是出入并影响脉的基本物质，血液因营卫津液出入而不断变化。营卫变化必然影响心、血、脉。

4. 脉行血气营卫津液　首先，脉为血府，是容血之府与行血之道。其次，脉为奇恒之腑，容通营卫气血等精微物质。营行脉中，卫气与呼吸清气合成宗气以贯心脉。第三，津液循脉，津液入脉，成为血液组分。《灵枢·邪客》云："营气者，泌其津液，注之于脉，化以为血。"因此，脉裹挟血气营卫津液。《素问·经脉别论》云："饮入于胃……水精四布，五经并行，合于四时五藏阴阳，揆度以为常也。"营卫津液源自水谷，与三餐饮食攸关，可以说，脉汇聚营卫津液这些影响日常生活与受日常生活影响最大的因素于其中。第四，营卫气血是生命活动的基本物质与能量，脉的重要性由此凸显。至此，血压与脉成为中西医学体系中近乎等量齐观的概念。

5. 脉映血压　从脉可以知心、知血、知营卫。脉如环无端，其主在心，内行血气营卫，宗气贯心脉，津液行脉中，脉与血气营卫津液不可分离。营卫是气血之源泉，津液入脉，循脉而行。显然，与血压攸关的因素皆与脉相关。《灵枢·逆顺》云："脉之盛衰者，所以候血气之虚实有余不足也。"由脉可知血压，故曰脉映血压。

脉是中医认识血压的最佳切入点。血压的维持、变化与调节是极为复杂的系统。中医学不能深入到微观去认识，但是从脉及其相关因素来认识血压，从而使复杂的生理现象变得相对简单。

营卫与脉相关

1. 化血充脉　脉无营卫则不充。营卫入脉生血，充盈脉中。营卫不断生成布散，脉与脏腑百骸始得营养与支持。《灵枢·天年》云："血气已和，营卫已通，五脏已成，神气舍心，魂魄毕具，乃成为人。"《内外伤辨惑论·辨内伤饮食用药所宜所禁》云："人之真气衰旺，皆在饮食入胃，胃和则谷气上升。"生命之脉赖营卫化血充盈。

2. 养心主脉　营卫养心。脉主于心，血行于脉，源泉却在营卫。营卫不足，气血无继，心气匮乏，脉失其主。《灵枢·五味》云："天地之精气，其大数常出三入一，故谷不入半日则气衰，一日则气少矣。"营卫充脉养心，心能主持血脉。

3. 依脉而行　营卫无脉则不行。脉为奇恒之腑，内藏精气。营充脉化血且行于脉，而"入脉化血，环周不休是营气之特点，说明营气参与血液循环"。

4. 固护血脉　营卫能护脉。营气主滋养，且能制约火热；卫行脉外，贯脉行血，司腠理开合，卫外为固。卫气既能推动营血循脉，复能固脉摄血。故云"卫气主推动与固摄。卫行脉外，或并脉而行，推动与固护营血"。

5. 调节血脉　营卫出入，脉应之而变。《灵枢·邪客》云："天有昼夜，人有卧起。"昼夜变化，天阳消长，人体以营卫出入应之于内。起则劳作，营卫气血循脉行于周身，以滋养温煦；卧则阳入于阴，阴气用事，进入睡眠。《素问·生气通天论》云："故阳气者，一日而主外，平旦人气生，日中而阳气隆，日西而阳气已虚，气门乃闭。"《灵枢·顺气一日分为四时》提出人体阳气一日之内有如四季变化，凡此皆赖营卫消长出入。已知正常人的血压有昼夜变化，有赖营卫特别是卫气为之协调。

营卫昼夜盛衰消长，脉亦应之。卧则阳气闭藏，阴气主事，其脉是一日之内最为平静的时刻，最能反映人体阴阳气血状态。《素问·脉要精微论》云："诊法常以平旦，阴气未动，阳气未散，饮食未进，经脉未盛，络脉调匀，气血未乱，故乃可诊有过之脉。"血压通常有昼夜节律变化，称为杓型血压。研究发现，睡眠障碍会导致血压变化，表现为非杓型血压、超杓型血压，或反杓型血压。营卫消长出入失常，阳不入阴，阳气浮越在外，脉必应之，而有相应的变化。脉有气化，营卫为本，故曰营卫有调脉之用。

6. 营卫失常，损及血脉　营卫与脉密切相关。《内经》有关于血脉损伤的记载，如脉衰、脉不通、脉痹、阳络伤、阴络伤等。《素问·上古天真论》云"五七，阳明脉衰"。阳明胃为水谷之海，营卫化源，胃气、卫气异名同类。衰老始于阳明，脉衰为其肇端。营卫病变，必然累及血脉。营卫生于中焦，籍手太阴肺脉上行而周于身。因此，营卫与脉关系密切。

血压在脉

1. 脉行周身，独取寸口　脉行气血而营阴阳。其状如环无端，贯通脏腑百骸，营卫气血运行其间。从寸口脉能察知脏腑气血阴阳之常变，故曰气口独为五脏主。

2. 阳脉是测量血压的依据　脉分阴阳，阳脉即动脉。通常临床测量血压首选肱动脉，下行即为寸口脉，临床诊脉与测量血压本系一脉，惟方法不同。日常所用腕式血压计则直接测量寸口脉。

3. 脉集营卫气血形成血压　脉容血压的诸影响因素于一体。脉由心主，裹挟营卫气血，贯通百体，环行于身，形成、维持并体现血压。

（1）脉藏营血：营卫化血，充脉而行周身。《灵枢·决气》云："壅遏营气，令无所避，是为脉。"《灵枢·经脉》云："脉为营……谷入于胃，脉道以通，血气乃行。"卫气循于脉外，营卫之行则不离于脉，脉亦不可无营卫。因而，脉反映营卫气血之亏盈。《素问·刺志论》云："脉实血实，脉虚血虚，此其常也，反此者病。"营卫化血，影响脉之虚实。营卫充脉并化生气血，故诊脉可知营卫气血，血压是其外在表象。

（2）卫气与脉：脉司气化，以通为用，以气为本。气为血帅，能行血摄血。饮食入胃，"谷入气满"，气旺生血，亦能行血。《素问·刺志论》云："谷盛气盛，谷虚气虚，此其常也，反此者病。"卫气有三种形态，皆可影响血脉。功能态卫气能行血、摄血、护脉；液态卫气则循脉而行；其固态即脂肪，若过多停聚集于腹部，则需气血滋养。可知，三种形态的卫气均与血脉相关。

（3）宗气贯脉：功能态卫气与呼吸清气汇合，形成宗气"贯心脉以行呼吸"，并变见于气口。

（4）脉主于心：心气心阳为血行之动力。有心跳才有脉，有脉即有血压与血流。可由脉知脏腑气血阴阳。故《灵枢·经脉》指出经脉"不可不通"。心推动营血循脉而行，即心主血脉，是形成与维持血压的核心机制。《医门法律》云："盖人身一气周流，无往不贯，十二经脉有营卫，奇经八脉亦有营卫……一气流行，即得分阴分阳矣，营卫之义，亦何往而不贯哉。"

（5）百脉朝肺：诸脉皆由心主，百脉朝会于肺。手太阴肺脉"下循臑内"，达于寸口，肱动脉属于肺脉。心肺之气推动鼓舞呼吸循环，营血宗气藉此循脉而行。

（6）脉是中医对血压及其相关因素的综合表述：营卫循脉周行一身上下，以脉为本。《中西汇通医经精义·营卫生会》云："心者血，肺者气。血为营，气为卫，相随上下，谓之营卫。营卫虽生于中下二焦，然营卫之行，则统于心肺周行上下也。"

营卫通过上述方式影响心、血、脉，涉及了影响血压的诸因素。

（7）脉映血压：血压由脉而知。脉集形成、维持与调节血压的各种因素于一体，贯通脏腑百骸，因而，脉成为中医认识、研究与表述血压的客体。

脉本于脏腑，其主在心。心连血脉，如环无端，血气营卫贯充其中，周行不息，故曰脉映血压，亦即血压在脉。

营卫是影响血压的可变因素

营卫变化与血压相关。营卫生成消长，不断变化，出入血脉，化生气血，支持脏腑功能，故可影响血压。

1. 血压以脉为本　脉是测量和观察血压的客体。营卫是与脉相关的诸因素中变化、变数最大，也是最重要的方面。

2. 脉有三要　即胃、神、根，三者皆以营卫为基础。一曰胃。人有胃气，才能纳化水谷，产生营卫。营卫充脉而行于一身，是为脉有胃气。《内外伤辨惑论》云："元气、谷气、荣气、清气、卫气、生发诸阳上升之气，此六者，皆饮食入胃，谷气上行，胃气之异名。"人有胃气腐熟水谷，化生营卫，充盈于脉，是为脉行周身，胃气为本。《素问·平人气象论》云："人以水谷为本，故人绝水谷则死，脉无胃气亦死。"

二曰神。脉来和缓是为有神。脉有神即人有神，血气为其支持。营卫化生气血，气血旺盛，神明乃彰，神机灵动。《灵枢·天年》云："血气已和，营卫已通，五脏已成，神气舍心，魂魄毕具，乃成为人。"《素问·六节脏象论》提出五气入鼻、五味入口，"神乃自生"。脉之神来自营卫宗气。

三曰根。脉之根在肾。肾受脏腑精气而藏之，营卫滋贯脏腑，脏腑精气满盈，则肾能受脏腑之精。营卫能化精气充脏腑而归藏于肾，所谓脉有根，根在营卫化精归肾。

3. 脉以营卫为基础　营气、卫气、宗气是影响脉的3要素。平人之脉本于胃气，营卫为其基础。通常营卫变化可以影响心、血、脉及其功能，从而表现出血压的变化。一日三餐，饮食不断化生营卫津液，化血充脉。

（1）营能生血：营行脉中，是维持血容量的基础因素。《中西汇通医经精义·营卫生会》云"营在脉中，谓营血由心"。"体液是生命代谢的环境与基础，营卫参与体液代谢"。营气入脉生血，脉得充盈，血压乃成。

（2）卫气是维持血压的要素：卫气主推动鼓舞。寸口脉动由心肺阳气鼓舞使然，血液流动，便有血压。营卫调和，阴阳平秘，血脉和利，血压稳定。

1）卫气维持与影响血压：卫行脉外，能煦养心气，心气旺盛则能推动血行。

2）卫气护脉：固脉摄血是卫气之用。血脉完整，血不妄行，全藉卫气为之护卫。《血证论·吐血》云："盖人身之气游于血中，而出于血外，故上则出为呼吸，下则出为二便，外则出于皮毛而为汗，其气冲和则气为血之帅。"

3）化生营血：卫气蒸津，化血行血。卫气鼓舞脏腑气化，津液血液乃能生化。体液是形成与维持血压的重要因素，卫气推动津血运行，故能影响血压。

脉无卫气则不行、不充、不固。卫气运行，则血脉调畅，血不妄行。

（3）宗气贯心脉行呼吸：呼吸与血脉功能不同，但是目标一致。天地之五气五味由心肺入脉，形成有效的血液循环。

4. 营卫调脉 营卫能充脉护脉调脉。营卫与人体呼吸、循环、体液代谢相关，因而，营卫通过对呼吸、血液、体液的影响发挥调脉功能。血压在脉。营卫多用，营卫可变且多变，因而，营卫是与血压相关的可变因素，故能调节血压。

5. 胃气为本 脏腑一脉贯通，营卫气血运行其间。《四圣心源·寸口脉法》云："盖肺主藏气，而朝百脉，十二经之气，皆受之于肺。平旦寅初，肺气流布，起于寸口，运行十二经中，周而复始……故十二经之盛衰，悉见于此。"人本于胃气，营卫乃胃气之别名。故从寸口脉能知胃气、知营卫，从脉能知血压。

6. 与血压攸关 营卫充养一身，循脉运行，与血压密切相关。营气充脉，卫气护脉，宗气贯心脉行呼吸，是营卫与呼吸循环一气贯通，循脉行周身。营阴卫阳，阴静阳动。阳主动，心阳鼓动则脉动，卫气、宗气为之鼓舞，营气入脉，血充脉满，是营卫共同参与血压形成、维持和调节机制。

高血压影响因素与营卫

营卫影响血压。血压有常变，即正常血压、低血压、高血压。营卫与饮食、劳作、运动、情绪、睡眠、昼夜等有关，凡此亦皆高血压影响因素。

1. 生活方式与高血压 《中国高血压防治指南 2010》指出我国人群高血压发病的重要危险因素包括膳食高钠与低钾、超重、肥胖、饮酒、精神紧张等，此外高血压发病的危险因素，还包括年龄、高血压家族史、缺乏体力活动等。

2. 生活方式影响营卫 高血压影响因素中，除不可变因素，其余如高钠、低钾膳食、超重和肥胖、饮酒、精神紧张、缺乏体力活动等，皆可影响营卫。

（1）饮食影响营卫：饮食化生营卫津液，营卫津液影响血压。《灵枢·邪客》云："五谷入于胃也，其糟粕津液宗气，分为三隧：故宗气积于胸中，出于喉咙，以贯心脉而行呼吸焉。"饮食肥甘厚味，营卫产生过多。营气增多则血盈脉满，脉满则张。卫气增多，鼓舞力强，血充脉数；卫气增多，久则体质量增加；卫气过剩，余则化热，火热内生，营卫失常。饮食偏嗜，五味过盛，营卫生化失常，在一些个体会引发高血压。

（2）运动不足影响营卫：运动依赖营卫气血。运动耗气产热，劳作汗出，会消耗营卫津液。若劳作不足，或久坐不动，体内卫气营血不得消耗，以致卫气失常，体重增加乃至肥胖。

（3）精神情感与营卫：精神情感生于五脏。五脏赖营卫气血滋养，精神紧张、恐惧，或情感障碍、怏怏不乐、多思忧虑等，责在脏腑失常，营卫气血失和。营卫病变，累及脏腑气化，五志失和，神机不宁。神由心主，精神情绪失常，心受其累，脉失其主，以致血压变化。

（4）睡眠失常与营卫：营卫消长出入是睡眠的内在机制，睡眠异常与营卫失和互为影响。营卫失调，神机受损，脉受其害，损及血压。

（5）营卫失常引起血糖血脂异常：血糖血脂源于饮食水谷，与卫气关系密切。不良生活方式会导致血脂、血糖升高，继而发生超重肥胖，终则引发糖尿病、高血压。不良生活方式均可导致营卫失调。脉与营卫相关，营卫损伤，累及于脉，血压因之异常。

营卫失调是高血压发病的基础

营卫维持血压。营卫行于五脏则化为五脏之气，推动气血阴阳，鼓舞脏腑气化。因此，营卫是人体调控血压的基础因素。脉与血压一体，营卫是脉的生理基础与调节因素，不良生活方式通过影响营卫而累及血脉，引起血压变化。

1. 营气失常与高血压危险因素相关　营阴充脉化血，是维持血压的基础。营卫参与体液代谢与调节，在卫气的调节下，营阴可化汗化尿，以达阴阳平密，血脉和利。营气失常，血脉失和，影响血压。

2. 卫气失常与高血压发病　营卫失调特别是卫气失常通过不同环节影响血压引发高血压。不良生活方式是高血压常见危险因素，诸因素多可引起卫气失常。

（1）卫气影响体质量：超重尤其是肥胖是高血压的危险因素，肥胖与卫气失常密切相关。饮食化生卫气，卫气产生膏脂，膏脂堆积久则发生肥胖，肥胖影响血压。

（2）营卫影响睡眠：睡眠障碍是高血压的影响因素。营卫消长出入与睡眠相关，卫气出入，阳气消长，卧寐按时转化。睡眠则心神得以宁养，精神平和，心安神宁，主血脉功能正常。若阳不入阴，心神不宁，血脉失和，以致不寐、鼾眠等，血压随之变化。

（3）运动影响卫气：人要劳动，劳动消耗卫气。心主血脉，能运行血气营卫，劳动自然会影响血压。劳动不足，卫气营血不得消耗，心主血脉因而失和。

（4）精神情志活动影响营卫：《中国高血压基层管理指南（2014 年修订版）》指出日常生活中能够显著影响血压的因素包括精神心理与睡眠状态，因此，调整心理状态和改善睡眠已经成为防治高血压与心血管病的重要手段。脏腑依赖营卫滋养，乃生精神情志变化。脏腑之中，心肝为要，心主血脉而藏神明，肝主疏泄能藏血。血属阴，主血脉、藏血，必赖旺盛之阳气，故心肝二脏阳气因而旺盛，成为与高血压发病密切相关的主要病变脏腑，其病变对血脉影响最为突出。

（5）糖尿病是高血压的危险因素：卫气失常是糖尿病的发病基础。研究证实，糖尿病与高血压、心脑血管病发病密切相关。从超重、肥胖到糖尿病，再到高血压，卫气失常贯穿始终。

3. 卫气为百病母　营卫具有滋养、护卫与调节功能。营卫失常，诸病由生。营气化血，卫气随宗气进入血脉，共同维持呼吸与循环。卫气失常则累及血液循环，自然会影响血压。饮食、劳作、情志、烟草、睡眠等皆可导致卫气失常，卫气失常影响血压，引起血压异常。又卫气失常久则引起血脂、血糖升高，进而造成超重与肥胖。此外，卫气为使，能传达神机，协调脏腑气化，卫气失常，神机失和，气化失司，心主血脉异常，引发高血压。总之，卫气失常则脏腑气化失司，营卫失和，气血失调，累及血脉，成为高血压发病的基础。

血压在脉，营卫为用。营卫与心主血脉密切相关，营卫失调是高血压发病的基础。脉因血盈，胃气为本，脾胃化生营卫灌诸脉、行诸经，其主在心。心血管的健康因素，如适度运动、健康膳食构成有助于调养营卫；健康心理、良好睡眠则以营卫和调为基础。高血压是一种以血压持续升高为特征的"心血管综合征"。心主血脉是中医对血压形成与维持机制的高度概括，高血压以及心血管病危险因素皆可影响或损伤营卫，营卫失常因而是高血压的发病基础，同时通调营卫也就成为防治高血压的基本环节。

265 从肺主气理论探析原发性高血压发病机制

"肺主气"理论包含肺主气之生成、气之升降出入和气化三层含义。肺主气的功能失常，人体内的气血水运行失调，既可影响营卫、血脉、脏腑的功能，也会化生痰浊、血瘀等病理产物，终致营卫气血运行失常，相关脏腑功能失调。多数学者认为高血压属于中医学的"眩晕"。近几年，越来越多的学者将高血压归属于"脉胀"的范畴。高血压是由多种病因参与的不断进展的心血管综合征，可导致心脏和心血管系统的功能和结构改变，包括炎症反应、免疫抑制、高凝、缺氧等多种病理过程。学者张丽君从肺主气理论，根据高血压的发生发展过程并结合现代医学研究结果探析了高血压的发病机制。

中医学肺与现代医学组织器官的关系

中医学认为，肺为相傅之官，处上焦属金，有主气司呼吸、主宣发肃降、朝百脉主治节的生理功能。现代医学中，肺脏是重要的呼吸器官，参与了人体内外气体交换及全身血液循环的过程，除此之外，肺还有内分泌、代谢、免疫、水盐代谢等方面的功能，这些功能多与肺循环有关。

中医学"肺"是以呼吸和血液循环系统为主的多系统综合体系，其作用与心、肺等各个器官密切相关，故中医所述"肺"与现代解剖学中的"血管""肺脏""心脏"等概念有重叠之处。研究发现，当血管发生病变时，循环阻力增强，导致血压升高，则出现眩晕、头昏、头胀、面红等症状，说明中医学"肺"的生理功能失常与现代医学中的血管系统疾病密切相关。

肺与气的关系

《医学实在易》云"气通于肺脉，凡脏腑经络之气，皆肺气之所宣"。肺气通利不仅脉管内的气机条畅，人体周身之气都能运行正常。肺将从外界吸入的自然界与脾胃上承之水谷精气化合衍变为宗气，为"宗气之化源"。宗气是肺主气之升降出入的主要载体，《读医随笔》将其称作"动气"，可以三焦为通路运行水液、输布精血津液、通行诸气，维持机体正常生命活动。《医旨绪余》强调了宗气对营卫生成及运行的重要作用。宗气的清中之清运衍化合成营气，融于血脉，成为营血的组成部分，在肺的宣发肃降作用下，灌养周身。宗气的清中之浊在肺的布散下与水谷精微的重浊部分相交汇，除去消耗的部分，其余部分被肾阳温煦蒸化为卫气。"营得之而营于中，卫得之而卫于外。"肺通过宗气主司营卫二气的循行，进一步主司周身之气的升降出入。肺气化作用除上文所述肺气化生宗气之外，主要体现在"奉心化赤"上，《本草述钩元》云："肺合于心而气化，为血脉之所由始；肺合于脾而血化，为经脉之所由通。"在血的生成过程中，肺发挥着与脾胃和心同样重要的作用。李东垣云："肺主诸气，气旺则精自生，形自盛，血气以平。"更是将肺的气化作用提升到气与精、气与有形实体之间的转化上来。

"诸气者，皆属于肺"，肺主气之生成、气之升降出入和气化构成了肺与气之间的重要关系。这三个过程是互根互用，交融一体的。肺的其他各个功能都是建立在其主气的基础上的。

气与高血压发病机制的关系

《灵枢》云："脉大坚以涩者，胀也。""营气循脉，卫气逆为脉胀。"脉胀是营卫气血运行逆乱所致。

基于此，王清海独创性地提出将"脉胀"作为高血压病的中医病名，"脉胀"总的病机是气血运行失常，营卫气血留滞不畅，相关脏腑功能失调，并可将脉胀病的发展分为三个阶段：初期在血（单纯高血压阶段），中期在脉（高血压合并动脉硬化阶段），后期在脏腑（高血压合并心、脑、肾等靶器官损伤阶段）。这些都是以血脉理论为指导的，血脉理论认为，脉是主体，气血是物质基础，气血伤则脉病。《医学真传》述"气非血不和，血非气不运"，气病是高血压病的始动因素。"气"有物质和功能两方面含义，肺气是机体多种功能的综合表现，包含了内分泌、免疫、水钠代谢等多个方面。王埼等仔细研究了高血压患者中医体质分布特点，发现在 1454 例高血压病患者中，气虚质在偏颇体质中所占比例最高，尉敏琦取样 808 例高血压病患者也发现相同结论。可以运用传统运动疗法的补气、行气、降气之法从气辨治高血压。

1. 肺主气的运行与高血压的发病 《灵枢》云肺气"以息往来"，《丹溪心法附余》云"肺主气运行血液，周流一身，金也"，肺主呼吸之气、主一身之气的作用均影响血液在脉管中的正常循行。当从"经气""脉气"的循行来理解肺朝百脉。一旦肺脏受损，不能正常发挥功效，就会导致营卫气血留滞不畅，相关脏腑功能失调，而发为脉胀。现代医学认为肺内皮细胞本身与血小板一同参与凝血和纤溶系统；肺内皮含有丰富酶类物质，可活化纤维蛋白溶酶原，同时又可将纤维蛋白分解为纤维蛋白降解产物，并将其排出体外；肺内的肥大细胞可产生肝素。肺脏通过这些机制促进纤溶、延缓凝血，维持血液的可流动性。范文汇通过观察术后患者血浆凝血酶原时间、部分凝血活酶时间、纤维蛋白原、D-二聚体和血小板聚集率的变化，发现中药行气活血方在抗凝血和促进纤溶方面有一定作用。有研究显示行气活血法在降低血黏度，抑制血小板活化，调节内皮素和一氧化氮的分泌失衡方面比单纯的活血化瘀法有更好的作用。这些实验也证实肺所主之气在凝血方面发挥的作用，与现代医学理论相符合。

肺主气的功能与黏膜免疫识别和消除抗原异物的功能很相似。从胚胎学理论的角度出发，皮肤与肺均由外胚层发育而来，可以说是"肺主卫气"与黏膜免疫相关性的实质依据。国内有学者通过艾灸气海、关元穴进行临床和大鼠实验，治疗后艾灸组 IgG、IgA、C4 水平均较治疗前升高，其中 IgG、C4 高于对照组，模型组大鼠 IgA、IgM、IgG、C3、C4 水平低于对照组，而观察组以上指标高于模型组。另外，直接灸关元、气海穴可升高肿瘤化疗患者外周血中 $CD4^+$ 含量，降低 $CD8^+$ 含量及 Th17 细胞表达水平。免疫系统的激活、抗原呈递及 T 细胞的激活、适应性免疫系统等与高血压的发病具有一定联系。炎症是心血管疾病的"温床"，细胞炎性因子在高血压病程中起着重要作用。如 CRP 的大量产生，可使其受体活化，直接或间接造成血管损伤，促成高血压的产生和发展。李永春等用针刺通补宗气法治疗后，治疗组 CRP、TNF-α 的含量降低，含量降低的效果明显优于对照组。血管炎症和免疫系统的激活也是相互作用，共同参与高血压的发病机制。"正气存内，邪不可干"，人体之气充足则免疫力强盛，高血压病则无从发病或进展。

现代医学发现，一部分肺功能不全的患者会兼有高血压病，通过积极治疗肺部原发病来控制血压，故将此类疾病称为肺性高血压。肺性高血压的发生机制主要体现在肺功能不全者的通气和换气的能力下降，与传统医学所说的肺主呼吸之气一致。机体的长期低氧和高二氧化碳会影响肾素-血管紧张素-醛固酮系统、交感神经、血外周阻力、醛固酮灭活，从而升高血压，促进心血管系统疾病的发生发展。有临床研究发现与健康人相比较，气虚患者的 PO_2、$SaO_2\%$ 较低，而 PCO_2、TCO_2、HCO_3^-、pH 值较高，且气虚患者反映氧自由基含量的相关生化指标异常，其中 MDA 比正常参考值高，SOD 比正常参考值低。还有类似报道称气虚证患者 PO_2、CaO_2、$SaO_2\%$ 显著降低，PCO_2、TCO_2、HCO_3^- 显著增高，SOD 活力显著降低，MDA 含量显著升高。说明肺主气的功能确实参与到氧代谢的过程中了。Sparrow 和 Tockman 等通过前瞻性研究证实了基线肺活量（FVC）与高血压的发病危险呈显著负相关，且独立于其他因素之外，并且推测 FVC 可预测高血压发生，进而影响心血管病的发病和死亡。肺既主呼吸之气，也主人体一身之气，人体之气在肺的宣发肃降作用下将包括现代医学所说的氧气等各种精微物质，向外输注于皮毛玄府，向上滋养脑髓清窍，下蓄丹田，下注膀胱，向内灌溉五脏六腑。肺通过主持全身气机的升降，影响高血压病的各个靶器官。

2. 肺所化生之宗气与高血压的发病　宗气不仅是"诸气之纲领"，也是"血脉之纲领"。宗气上注心脉，推动心脏搏动，调节心率和心律，现代医学认为血压等于心输出量与外周总阻力的乘积，心率的改变会影响心输出量，导致血压的改变。《灵枢》所云"宗气不下，则脉中之血凝而留止"，指出了宗气在血脉流畅中发挥了重要作用。张珍玉以宗气宗心肺而主燮理为基础提出了"心肺一体"的观点，Ukena C 等也赞同这一假说，发现心肺共病现象在临床很常见，可以说宗气同时影响了循环系统的两大主体器官——心与肺。高敏等通过对照气虚（宗气虚）组与血瘀组，发现气虚组的管祥数目变少，长度变短，血流速度减慢，红细胞聚集，大血管管径较窄而微血管扩张、瘀血、通透性增高，提出微循环的部分功能是肺助心行血的生理基础。众多研究人员开始探讨宗气的实质，目前有窦房结说、胸内压说、三磷酸腺苷说、一氧化氮说、肠酵之气说等多种论说，宗气主要分布在胸膜腔及全身血液循环之中。心脏的舒缩活动是主动耗能的过程，需要 Ca^{2+} 的参与，同时所需能量主要来源于线粒体。心肌线粒体是储存 Ca^{2+} 的细胞器，它能量合成障碍，也同时影响着钙稳态的调节。宗气虚损可以影响"心肌线粒体"的功能，当心肌线粒体的功能及结构发生改变时，Ca^{2+} 摄取量过大，钙负荷过量，心肌细胞内钙和线粒体本身的稳态会发生改变。

综上可知，肺主气的功能失调，导致气的生成、运行和转化等失常，这些过程与高血压的发病机制紧密相关。从肺论治高血压，从补肺调气的角度出发，运用益肺气、调气机的中药、方剂或针灸疗法对于人体可增强免疫力、抑制炎症反应、提高血氧量、促进纤溶、延缓凝血、增强心肌能量代谢，在改善高血压患者的临床症状和西医指标方面有明显效果，这就是中医补肺调气法在现代医学研究中的体现。

临床治疗高血压病，多从肝、脾、肾三脏出发，忽略了肺的作用，而肺气虚损或是功能失调导致气的生成、运行和转化障碍是高血压病发生、发展的始动因素和关键，以上基于肺主气的理论，从免疫作用、炎症反应、缺氧、凝血纤溶、能量代谢等方面探析了高血压的发病机制，为从肺论治高血压的中医临床治疗提供了理论支持和实践参考，为临床治疗高血压提供了新思路。

266　从气血失和论线粒体功能障碍对动脉粥样硬化的影响

　　动脉粥样硬化（AS）是一种涉及血管内皮功能障碍、炎症细胞浸润、血管平滑肌异常增殖和迁移、脂质过氧化沉积、血管基质改变等多个过程的慢性病理状态，它是引起冠心病、脑梗死等心脑血管疾病的主要原因之一，中国心血管病患病率及死亡率仍处于不断上升的阶段，因此对于 AS 的防治引起了人们的高度重视。中医古籍中并无"动脉粥样硬化"记载，根据其致病特点及临床表现，可将 AS 归为"脉痹""中风"等范畴。中医从整体观念出发，认为气病及血，血病及气，气血失和致痰瘀互结、脉道涩滞是 AS 的主要中医病机。现代研究表明，AS 的诸多危险因素如高血脂、高血糖、吸烟、炎症、衰老等能够诱导线粒体损伤，导致 ATP 生成减少、氧化应激、细胞过度死亡等，从而促进 AS 的发生发展。学者耿爽等基于"气-线粒体"相关性理论，探析了气血失和与线粒体功能障碍导致 AS 的联系。

气血失和是 AS 主要的中医病机

　　中医的整体观起源于"气一元论"，认为气是构成天地间万物的本原。"道生一"，一即元气。《灵枢·决气》云："余闻人有精、气、津、液、血、脉，余意以为一气耳。"气是人体生命的物质基础，元气布发全身，能化血行血，主宰人体的各项生理功能。气血理论始于《内经》，如《素问·调经论》云："人之所有者，血与气耳。"《血证论》中指出"气为血之帅，血为气之母"，系统总结了气血相关理论。陈瑞芳认为气为人体之本，气血互根互用，内化关联生理之脏腑官体周身，中生关联心理之声动情神，外应关联自然界之气味音色方季，内外一体，动态相关，均以气血为用。《素问·调经论》云："血气不合，百病乃变化而生。"可见气血与人的生理病理密切相关。

　　随着现代生活节奏加快，人们面临的社会环境压力较大，在生活方式和饮食习惯上都发生了改变，情志方面更易于肝气郁结，饮食习惯上更偏于肥甘厚味。肝气郁结会使全身气机郁滞不畅，进而影响血的运行，久之形成瘀血，而瘀血会进一步阻滞气机，最终气血失和，脉道涩滞，形成 AS；长期肝气郁结或偏嗜肥甘厚味会伤及脾胃，脾失健运致气血生化乏源而气虚，水谷不化而痰浊内生，《医林改错》云："元气既虚，必不能达到血管，血管无气，必停留而瘀。"《景岳全书·痰饮》云"痰涎皆本气血，若化失其正，则脏腑病，津液败，而血气即成痰涎"。故气病所致气血失和，痰瘀互结，脉道涩滞，进而形成 AS。由此可见，气血失和是 AS 主要的中医病机，临床应以调气血、通脉道来防治 AS。《医林改错》云"治病之要诀，在明白气血"，指出治病的关键在于调和气血。《素问·至真要大论》中也提出了"疏其气血，令其调达，而致和平"的治疗方法。

气-线粒体相关性理论

　　1. 气　气的思想是《内经》的核心学术思想之一，中医学的诸多理论均建立在气理论的基础之上。气的概念被广泛地用来解释宇宙和生命的起源、组成、变化及关系，以及人体的健康、疾病等各个方面。如《医方考·气门》云："气化即物生，气变即物易，气盛即物壮，气弱即物衰，气正即物和，气乱即物病，气绝即物死。"可见气与生命的关系十分密切，气存在于整个生命的过程中。从气的功能上来说，气能行血、津、精液，激发机体的各项生理活动，促进人体生长发育，能维持体温，能护卫机体，能维系机体内外的整体联系。气化是精气、血、津液等物质新陈代谢和能量的相互转化过程。因此，认为气是构成生命最根本的物质，也是维持人体生命活动的动力源泉。

2. 线粒体 线粒体是存在于大多数细胞中的拥有着两层膜结构和自身遗传物质的半自主性细胞器。线粒体医学始于1959年，内共生学说认为线粒体起源于细菌，被真核生物吞噬后，达成互利共生的关系，最终演变为线粒体。经研究发现线粒体保留了许多细菌祖先的痕迹，有着双膜和环状基因组，并且可以不断移动、分裂和融合，形成一个动态的网络。线粒体除了对营养物质进行氧化分解给机体提供能量之外，还参与免疫反应、生物合成、调节细胞间分子信号等作用，有研究发现线粒体参与广泛的先天免疫通路，发挥信号平台的作用，以及参与程序性细胞死亡、钙稳态、氨基酸、脂类、核苷酸和血红素的生物合成过程。同时线粒体不断进行融合、裂解（线粒体动力学）和自噬（线粒体自噬），可以监控线粒体质量和维持细胞内线粒体数量的相对稳定（线粒体稳态），以保证对机体的能量供应和物质新陈代谢。

3. 气与线粒体的相关性 Wallace博士首先提出了线粒体与气之间的联系，他提出了用中药可能会研究出一些未被发现的线粒体相关通路，可为治疗线粒体相关疾病提供新策略。中医认为"气者，人之根本也"，然而气到现在仍然不能用现代技术来确切的衡量。线粒体被认为是生命的能量之源。中医系统中的气与现代医学系统中的线粒体都是生命活动的物质基础，在向机体提供能量、促进物质和能量转化方面具有相似的作用。宇宙万物的生成、发展、衰亡无不根源于气化。气生形，形化气，气聚则形生，气散则形亡；线粒体生成ATP的过程就是物质分解代谢的过程，当线粒体功能障碍时，物质分解代谢停止，那么生命也会停止。此外，许多研究者提出气与线粒体在特性和功能上有许多相似之处。林飞等将气与线粒体的相关性总结为5点：①均来自自然界；②均是构成生命的微小物质；③均为生命活动的物质基础，负载着生命现象；④功能相似，线粒体产生能量的同时还具有生物合成、免疫、调节等作用；气主宰整个生命活动，有化生如血、精、津液等营养物质、调节阴阳五行、防御等作用；⑤病理变化相似，线粒体功能障碍和气病均可表现出生命体多系统、多组织、多器官的代谢紊乱，功能失调，临床症状表现多样。因此提出了气与线粒体相关性理论。

Chen等研究发现黄芪可以改善线粒体功能，使ATP生成显著增加，抗氧化能力显著增强，ROS水平降低等。Wong等研究也证明益气药可以增加H9C2心肌细胞线粒体ATP生成。张晓杰等研究发现，电镜观察抑郁模型（气郁致气血不和型）大鼠海马CA3区，发现神经元细胞线粒体损伤，细胞发生凋亡。刘凯等研究发现益气养血药可通过调和气血对抗阿霉素对心肌细胞线粒体结构与功能的破坏。这些实验均可说明气病与线粒体功能障碍有关，调气（气血）可以缓解线粒体功能障碍。又因为气血互根互用，气病及血，血病及气，气血失和而致机体能量不足，痰瘀互结，脉道涩滞形成AS。线粒体功能障碍可致血管内皮细胞损伤、平滑肌细胞迁移和增殖、脂质堆积、炎症反应等而进一步促进AS的形成。

线粒体功能障碍与 AS

线粒体功能障碍主要表现为能量生成减少、ROS生成增多、钙稳态失衡、细胞过度死亡等，其机制可能有氧化应激、线粒体通透性转变（MPT）、累积的线粒体DNA（mtDNA）损伤等，AS的危险因素可以通过激活这些机制引起线粒体功能障碍，从而促进AS的发生发展。

1. 线粒体ROS、氧化应激与AS 线粒体不仅是细胞内ROS产生的主要场所，也是ROS首要攻击的对象，当ROS累积过多时会使线粒体功能受损。高脂、高糖、吸烟等AS危险因素可以增加线粒体ROS的生成，从而导致氧化应激，线粒体功能受损，当线粒体超氧阴离子生成增多时，还可与一氧化氮（NO）反应引起硝基化应激。氧化应激和硝基化应激不仅增加ROS产生，形成恶性循环；还可以使线粒体氧化磷酸化解偶联，减少ATP生成，进一步损伤线粒体功能，促进AS。大量ROS可激活

p38 信号，选择性地诱导 NF-κB 通路，介导 IL-6 等炎症因子的产生，这些信号通路诱导血管平滑肌细胞合成分化、迁移和增殖，导致脂质积聚进而促进 AS。ROS 堆积还会导致血管内皮细胞功能障碍，内皮一氧化氮合成酶（eNOS）受到抑制使得内皮细胞 NO 生成减少，氧化应激和内皮细胞 NO 的生成减少会促进在 AS 发生中关键作用的因素发生，如 LDL 氧化、内皮细胞激活和巨噬细胞浸润、激活等。ROS 及其修饰的 ox-LDL 涉及 AS 的各个病理过程，ox-LDL 可激活 LOX-1，二者结合产生一系列下游效应而促进 AS 的形成。有研究发现，ox-LDL 通过抑制血管内皮细胞线粒体呼吸链复合物多种酶的活性，减慢呼吸链的电子传递，使线粒体 ROS 生成增多，进一步促进血管内皮损伤、炎症反应和 AS 形成。此外，被氧化的脂质可以作为一种炎症刺激，使单核细胞迁移并分化成吞噬氧化脂质的巨噬细胞，巨噬细胞释放的炎症因子刺激血管平滑肌细胞（VSMCs）的迁移、增殖，进而促成 AS。

2. mtDNA 损伤与 AS　mtDNA 的损伤或缺陷也可以直接或间接的影响 AS 的发生，由于 mtDNA 位于线粒体基质，无组蛋白的保护，并且靠近 ROS 的生成位点，易受到氧化损伤，mtDNA 氧化损伤会导致线粒体功能障碍，又因为 mtDNA 缺少 DNA 损伤修复系统，所以极易发生突变。已有研究表明，累积的 mtDNA 的损伤和 ROS 的生成过多，都与 AS 的发生发展密切相关。mtDNA 损伤可以促进炎症、氧化应激、细胞凋亡，进一步影响 AS。另外，mtDNA 缺陷可能会不受 ROS 的影响直接促进 AS 和后期斑块易损性，随着年龄增长或长期高脂饮食，mtDNA 损伤会导致线粒体功能障碍，通过对平滑肌细胞和单核细胞的作用促进 AS。mtDNA 突变小鼠的实验结果表明，mtDNA 突变可能在不增加氧化应激的情况下驱动早衰表型，从而表明导致生物能量缺乏的 mtDNA 突变可能会促进衰老过程。过多衰老的血管平滑肌细胞、血管内皮细胞、巨噬细胞等会介导 AS 的发生发展，且 AS 斑块中衰老的血管平滑肌细胞易导致斑块趋于不稳定及破裂，从而增加急性临床风险。

3. 细胞死亡与 AS　大量研究发现，线粒体 ROS、游离脂肪酸、线粒体内 ATP 耗竭、线粒体膜电位降低、钙离子等可以刺激线粒体通透性转变孔（mPTP）长时间、不可逆开放，使得 ATP 合成停止，大量的 ROS 生成，线粒体膜通透性升高，线粒体发生肿胀，导致线粒体外膜破裂，释放出 ROS、损伤的 mtDNA、细胞色素 C 和凋亡诱导因子等，通过激活 Caspase 通路引起细胞凋亡。线粒体也可以通过心磷脂发出危险信号，心磷脂是一种通常存在于线粒体内膜的脂质。当线粒体功能障碍时，心磷脂会在线粒体外膜招募、结合并激活 NRLP3 炎症小体，通过激活 Caspase 通路诱导细胞焦亡并产生炎症因子 IL-18、IL-1β。血管内皮细胞过度凋亡或焦亡，导致不可逆的内皮损伤，内皮细胞过度死亡，血管壁结构破坏，出现脂质堆积，炎症因子释放，大量吞噬细胞聚集形成泡沫细胞，进而促成 AS 的形成。由此可见，线粒体功能障碍与 AS 密切相关。故认为线粒体功能障碍（气病）是"气血失和"所致 AS 的病理学基础。

综上所述，中医认为气病及血，血病及气，气血失和是 AS 的主要病机，现代医学研究发现线粒体功能障碍是 AS 发生发展的重要因素，而中医的"气"与现代医学中的线粒体无论是从形态、生理功能还是病理改变上都有高度的相似性、关联性，在中医气血理论的指导下，气病会致气血失和，从而会表现出一系列的病理改变。因此基于"气-线粒体"相关性理论从气血失和的角度来探讨线粒体功能障碍对 AS 的影响，提出了线粒体功能障碍是气血失和所致 AS 的现代医学解释这一假说。在基础实验方面有研究者发现气血失和型大鼠出现了线粒体损伤，也有研究者发现运用调和气血的中药方能够缓解线粒体损伤。在临床运用上，陈慧等提到中医药在通过调理气血来防治动脉粥样硬化性心血管疾病（ASCVD）上显示出较高的有效性和安全性，调理气血类中成药在中国被广泛应用于 ASCVD 患者的一、二级防治。

267　从宗气理论辨治心系疾病

丁书文从事中医工作 50 余年，在辨治心系疾病的过程中善于从宗气论治，每获良效。

宗气乃胸中最重要之气

宗气理论源远流长。自《内经》开始，关于宗气的论述历代各有特色，但对于宗气之来源基本持同一观点，即宗气来自脾胃运化的水谷精微之气和由肺脏吸入的自然界清气，二者相结合，形成居胸中的精气，即为宗气。《素问·经脉别论》中"食气入胃，浊气归心，淫精于脉，脉气流经，经气归于肺，肺朝百脉"的论述即是对宗气生成的最佳描述。清代医家喻嘉言在《医门法律·大气论》中云"大气，即宗气之别名。宗者，尊也，主也，十二经脉奉之为尊主也。"

历代对宗气的生理功能认识比较统一。丁书文认为宗气的生理功能主要有两个方面：①司呼吸，行气血：这一功能与《内经》上的描述一致，《灵枢·邪客》云"五谷入胃也，其糟粕、津液、宗气分为三隧，故宗气积于胸中，出于喉咙，以贯心脉，而行呼吸焉"。以往医家多认为司呼吸与行气血属两方面功能，这两者不能割裂开来。呼吸外界自然界清气，与脾胃化生的内在之清气混合，是脉道充利、气血循行的重要保障。气血得畅，则心肺也能更好地发挥作用。②宗气的生理功能本身具有与人体之"元气"相类似的功能：元气是人体生命的根本，是一切生理功能正常的保障。宗气的生理功能与元气具有一定相似之处，两者都有推动、激发、升腾的作用，是人体生理功能的始动因素。正如张锡纯所认为的，宗气即为大气，"是大气者，以元气为根本，以水谷之气为养料，以胸中之地为宅窟者也"，功能是"振作精神，以及心思脑力，官骸动作，莫不赖乎此气"，说明宗气具有部分元气的功能。张锡纯认为"天一生水，肾脏先成，而肾系命门之中，有气息萌萌动，此乃乾元资始之气，《内经》所谓'少火生气'也。此气即由少火发生以徐徐上达，培养于后天水谷之气而磅礴之势成，绩贮于膺胸空旷之府而盘踞之根固。是大气者，以元气为根本，以水谷之气为养料，以胸中之地为宅窟窿。"宗气畅达对气机在胸中循行具有重要意义。宗气乃胸中之"大气"，心为君主之官，主血脉，其生理功能的发挥与宗气功能正常密切相关。心与宗气的关系主要体现在两方面：第一，从生理位置讲，宗气居于胸中，正为心肺之所居处，两者相邻；第二，从功能上讲，宗气司呼吸，行气血，心主血脉，两者功能相辅相成，《医门法律》载"五脏六腑，大经小络，昼夜循环不息，心胸中大气斡旋其间"，说明周身气血运动、输布、循环以宗气为始动因素，心在此过程中也起到了重要作用。

宗气不足是心系疾病的重要病机

宗气是人体生理活动的主要支柱。著名医家张锡纯对宗气理论的研究具有重要意义，他对宗气的生成和生理功能提出了独到见解，云"是大气者，以元气为根本，以水谷之气为养料，以胸中之地为宅窟者也"，认为它具有"振作精神，以及心思脑力，官骸动作"的功能。宗气功能正常时，人体之"视、听、言、动"等功能均赖其发挥作用。宗气旺盛，气血充盈，心脏功能正常有序，推动血流畅通运行，推送气血达人体之四末，发挥其正常的生理功能。可见人体之生理活动，必须依赖宗气的支配。宗气在生理活动中有着十分重要的作用。

宗气不足是心系疾病的重要病机，宗气与营卫之气密切相关。《景岳全书》云："营气卫气，无非资借宗气，故宗气盛则营卫和，宗气衰则营卫弱矣。"宗气的来源主要有两端，一为水谷之精微，一为自然之清气，因此当这两个来源失司时宗气的生成就会产生障碍。老年体弱、久病失养、劳倦内伤等因素，易导致人体宗气化生无源，宗气不足，甚则下陷。宗气虚弱，推动鼓动无力，心血行而不畅，心系疾病油然而生。如大气下陷，则"气短不足以息，或努力呼吸，有似乎喘；或气息将停，危在顷刻"。宗气不足，对于心主血脉的功能正常发挥不利，气血瘀阻，脉络不通，发为心系疾病。

宗气不足与大气下陷不是同一证。宗气不足与大气下陷存在程度上的不同。宗气不足在心系疾病中具有更重要的地位，而大气下陷包括一部分脾胃病。具体讲，宗气不足与大气下陷证的区别主要表现为以下几方面：第一，病证范围不同。宗气与心均处于胸中，宗气不足多表现为心肺疾病的临床表现，如心慌、胸闷、气短等。而大气下陷证，除了表现为心肺疾病外，还合并有脾胃疾病的胃脘部不适、胃痛等表现，因此二证不能混为一谈。第二，病证程度不同。宗气不足的表现，张锡纯在《医学衷中参西录》中云"此气（指宗气）一虚，呼吸即觉不利。而且肢体酸懒，精神昏愦，脑力心思为之顿减"。大气下陷证除了胸闷、心悸、眩晕、乏力、胸痛等症状外，还伴有胃脘痛、胃下垂、少食即饱等中焦脾胃症状。宗气不足的程度较大气下陷证明显轻，治疗难度也更小。

宗气不足辨证"但见一证便是"

辨治宗气不足时遵循"但见一证便是"的原则，凡有心前区空虚感的患者俱可辨为宗气不足。宗气与心肺相邻，为肺脏呼吸与心脏搏动提供动力，宗气下陷，首先影响的即是心肺功能，出现呼吸不利、心悸怔忡等，进一步发展还可能出现呼吸将停、乳之下其动应衣的危重证候。在辨证宗气不足证时，有一点比较容易把握，就是心胸部空虚感，这是宗气不足的最具有代表性的特征，但见一证便是，有是症即可辨为此证。

宗气不足辨治

从宗气辨治心系疾病时，常分为宗气不足与宗气下陷两证，并分别采用不同方法治疗。

1. 宗气不足证　此期症状较轻，是因贯注心肺之气不足，心肺两脏生理功能轻微失调所致。此期症状因宗气虚程度不同而有所区别，只需"虚者补之"，预后好。症见心胸部空虚感，乏力，头昏沉，易倦怠，伴有心慌、胸闷、气短等心系疾病症状，舌淡，苔白，脉沉细。此证常用保元汤加升麻、柴胡、葛根、桔梗。升麻、柴胡是常用升补宗气的药对。升麻能令清气从右而上达，柴胡能令清气从左而上达。《内经》载，清气在下，则生飧泄，浊气在上，则生䐜胀。是以清气一升，则浊气得降，而无以上等症。葛根，味甘、辛，性凉，有解肌退热、透疹、生津止渴、升阳止泻之功，是升举宗气的常用药物。桔梗在古代医籍中常有载药上行的作用，常与葛根相须为用。

2. 宗气下陷证　主要表现为心胸部空虚感，乏力，眩晕，气短或喘憋明显，胸部似有重物压迫，少食即胃脘不适，体形消瘦，脘腹坠胀，心慌、胸闷等，舌淡，苔白，脉沉细弱。以升陷汤配合柴胡疏肝散论治。升陷汤，以黄芪为主药，因为黄芪既善补气，又善升气，同时以知母甘凉滋阴。柴胡与升麻相须为用，引大气之陷上升。桔梗为药中之舟楫，能载诸药之力上达胸中。补气最恐补而滞。肝主疏泄，性喜条达，情志不遂，或补益太过，易致肝气郁结，经气不利。遵《内经》"木郁达之"之旨，补大气的同时应疏肝理气。方中以柴胡功善疏肝解郁，香附理气疏肝而止痛，川芎活血行气以止痛，二药相合，助柴胡以解肝经之郁滞，并增行气活血止痛之效，共为臣药；陈皮、枳壳理气行滞，白芍、甘草养血柔肝，缓急止痛，均为佐药；甘草调和诸药，为使药；两方同用，既可补宗气之不足，亦可使补而不滞，补而能行。

验案举隅

1. 升补宗气治疗房颤 邓某，女，46 岁，起搏器置入术后 2 年，伴房颤 2 年。1989 年曾患心肌炎，2007 年出现 1 度房室传导阻滞，置入起搏器后出现房颤。现感心悸，体倦乏力，头晕，夜间头胀，胃脘怕冷，喜热饮食，大便不尽感，纳食可，睡眠一般。面色暗，舌暗红，舌苔腻，脉沉细缓。体格检查：BP 130/80 mmHg，HR 88 次/min，律不齐，心音强弱不一，脉搏短绌，双下肢无浮肿。西医诊断为持续性房颤；起搏器置入术后。中医诊断为虚劳，心气不足证。患者久病伤及人体胸中之宗气，加之曾行大手术，更加耗伤心气心阳，气虚则乏力，夜间阳伏阴盛，故头胀明显，气虚失于温煦故胃脘怕冷，得热则舒。治宜益气温阳，宁心安神，方药组成以黄芪、麦冬、五味子、生地黄益气养阴复脉；升麻、柴胡升补宗气；山茱萸、淫羊藿、肉桂、干姜温补脾肾之阳，丹参、川芎活血通络，茯苓、木香、砂仁健脾和胃，炒酸枣仁、炙甘草宁心安神。患者服 14 剂后，诸症明显好转，再服 14 剂，症状基本消失。

2. 升补宗气治疗病毒性心肌炎 房某，女，32 岁，心慌、心搏脱落感 12 年，加重 2 个月。患者 12 年前因上感引起心慌，早搏多，于当地医院诊为病毒性心肌炎，经静脉用药未痊愈。其后心慌、早搏反复出现，逐渐出现气短、胸闷。查心脏彩超：左室假腱索；前间壁功能减弱；节段性运动不良。心电图：T 波改变，于多所医院诊为心肌炎后遗症。2 个月前心慌、早搏频繁。现症心慌，心搏脱落感，低热，37 ℃～37.6 ℃，偶气短，偶胸闷，食欲差，睡眠差，二便调。舌暗红，苔薄黄，脉沉弱。体格检查：T 37.5 ℃，HR 98 次/min，心肺听诊（－），杂音（－）。辅助检查：心肌酶谱正常。心脏彩超：局灶性陈旧性心肌损害；房间隔局部增厚。西医诊断为病毒性心肌炎恢复期；心律失常；上呼吸道感染。中医诊断为心悸，热毒炽盛，气阴两虚证。病毒性心肌炎，乃正气内亏，复感外邪所致，在疾病的急性期，邪毒炽盛，正气已亏，治宜祛邪为主，兼顾扶正；在疾病的恢复期，患者往往气血阴阳不足，治宜扶正为主，兼顾祛邪，宗气不升在疾病迁徙过程中具有重要意义。治疗本病，丁书文注重辨病辨证相结合，强调清热解毒及时彻底，益气养阴贯穿始终，重视活血化瘀，酌用安神定志，体现了共性和个性的统一。本案患者素有心肌炎病史，邪毒伤正，宗气内亏，复感外邪，正邪交争，外邪入里化热，内外交攻，热毒遂成，充斥表里，耗气伤阴，气阴两虚。患者低热不退，舌暗红，苔黄乃邪热充斥表里内外所致，心慌、胸闷、气短、眠差乃正气耗伤，气阴两虚之征。其脉象亦支持以上病机。治疗以清热解毒、益气养阴为主，方中以双花、连翘、青蒿、白薇等甘寒之品清透表热，以升麻、柴胡、葛根升补宗气，以黄连、苦参等苦寒之品清解里热。以黄芪、麦冬、五味子、生地黄、山茱萸、当归、炙甘草益气养阴、生津复脉，以丹参辅以活血化瘀。二诊时患者胸闷，气短，头痛，乏力，大便溏泄，此乃气虚下陷、清阳不升之故，故治疗酌配人参，增加升麻、柴胡剂量增益气升提之力。患者共服药 20 剂痊愈。本病毒性心肌炎案，患者由急性期进入恢复期、缓解期，不同时期治疗方案不同，体现了中医同病异治的治疗原则，用药上不宜拘泥，不仅扶正祛邪、表里兼顾，而且寒热兼施、升降并用。患者最终得以痊愈，是中医辨证论治、整体观念发挥作用的结果。

268　从阳化气，阴成形探析冠心病证治

近年来冠心病的发病率和病死率迅速升高，且有加速上升趋势，冠心病作为导致人口死亡的主要疾病之一，是国内外学者研究的热点。《圣济总录·胸痹门》云："胸痹者，胸痹痛之类也……胸脊两乳间刺痛，甚则引背胛，或彻背膂。"因其症状与病位的相似性，故冠心病属于"胸痹""心痛"的范畴。胸痹病在病机上属本虚标实，学者张宜帆等认为冠心病病变过程及病理因素中动脉粥样硬化斑块的形成与阳气不足所致阴邪凝滞相关。从"阳化气，阴成形"理论探析了冠心病的证治机理。

阳化气，阴成形理论

《素问·保命全形论》云："人生有形，不离阴阳。"阴阳二气的相互作用，促成了人体的生命活动，同时也与疾病的发生、发展密切相关。就阴阳的具体作用而言，《素问·阴阳应象大论》认为"阳化气，阴成形"，阳主动，其功能是促进万物的气化；阴主静，与万物的成形密不可分。明代医家张景岳对于此观点的解释为"阳动而散，故化气，阴静而凝，故成形"。此处所言阳、阴与动、静相关，致散、致凝，分化、合成，可看作是人体内能量代谢与物质合成的动态变化过程，而这一过程在中医学中又称为气化。《素问·天元纪大论》云"物生谓之化，物极谓之变"，气化是人体生命活动中最基本的特征之一。《黄帝内经素问集注·卷二上》云："天主生物，地主成物，故阳化万物之气，而吾人之气由阳化之；阴成万物之形，而吾人之形由阴成之。"人体内无形之正气属阳，阳的气化功能可促进并激发各脏腑及经络的生理功能；阴静而凝滞，促成人体内的精血津液等有形物质的形成。阴阳互根互用又对立制约，维持人体正常的生理功能。

从阳化气，阴成形论心的生理功能

清代医家吴鞠通在《医医病书·五脏六腑体用治法论》中云："心之体主静，本阴也；其用主动，则阳也。"首次提出了心体阴而用阳的观点。《素问·五脏生成论》云："诸血者，皆属于心。"心血充盈心脏，本为静态，属阴。《血证论》云"心为火脏，烛照万物"，五行中心属火，以阳气为主，又称"阳脏"，为阳中之阳，以阳气鼓动为本。心气推动并调控着全身血液的生成与运行，就生血而言，水谷所化精微物质需经过心阳的"化赤"作用才能化生为血液；就行血而论，心之阳气激发心脏的搏动，推动血液输布全身。同时，心气充沛，心搏正常，脉道通利，血行无阻，正如《素问·痿论》云"心主身之血脉"，而心主血脉功能的前提就在于心阳所化心气。血得温则行，心阳另一重要的作用就是温煦作用。心血的正常运行及其作用的发挥，有赖于心气的充沛、血液的充盈与脉道的通利，除此之外，与阳气的温煦作用更是密不可分，其重要性在《素问·生气通天论》中就有记载，云："阳气者，若天与日，失其所，则折寿而不彰。"心主藏神，《素问·灵兰秘典论》云："心者，君主之官也，神明出焉。"《素问·生气通天论》云"阳气者，精则养神"，心神功能的正常发挥也离不开阳气的滋养。

心阳充足，气化功能正常，心脏才能正常运转。心血充盈心脏，在心阳的温煦作用下，输送至各处，濡养全身。由此可见，"阳化气，阴成形"理论是心脏功能正常发挥的生理基础。

从阳化气，阴成形论冠心病的病理状态

1. 从阴阳失调看冠心病的产生 《素问·生气通天论》云"阴平阳秘，精神乃治，阴阳离决，精气乃绝"。生理状态下，阴阳对立又统一，保持动态平衡。然而，当阴阳平衡被打破时，疾病就会产生。

冠心病的产生是在阴阳失调的基础上发生的先变再化的缓慢过程。中医认为胸痹、心痛是由于饮食不节、七情所伤、外感六淫之邪，或因年老体衰等病因使机体内阴阳失衡，进而伤及相应脏腑致使脏腑失和、气血失调，日久导致瘀血、痰浊等病理产物的产生，痹阻心脉引发。这一病理过程中阴阳的失衡是冠心病发生发展的第一步。

2. 从"阳化气"不足论冠心病的本质 东汉医家张仲景在《金匮要略》中云"阳微阴弦，即胸痹而痛，所以然者，责其极虚也"。指出胸痹病机属本虚标实，上焦阳虚是其主要原因。而后《医门法律·中寒门》云"胸痹心痛，然总因阳虚"，更加明确阳化气不足为冠心病发病之本。《素问·上古天真论》云"六七，三阳脉衰……六八，阳气衰竭"，当年老体衰，脏气渐虚，阳气渐亏，胸阳不足，或因患者素体阳衰，气化功能失调，鼓动无力，胸阳不振，在此基础上易引发阴寒之邪乘虚侵入人体，寒凝气滞，痹阻心脉，而成胸痹。诚如《类证治裁·胸痹》所云："胸痹，胸中阳微不运，久则阴乘阳位，而为痹结也。"

3. 从"阴成形"太过论冠心病的标实 《医学正传·气血》云"血非气不运"。《血证论·吐血》云"气为血之帅，血随之而运行"。血属阴主静，血在脉中的正常运行离不开气的推动作用。当心阳不足，阳不化气，气虚运血无力，导致血液在心脉瘀积不行，日久成瘀；同时，阳虚心脉失于温煦，血液滞涩而运行不畅，亦可成瘀。血为气之母，血载气行，瘀血形成必然会影响气行，导致气滞，瘀滞互结，引发胸痹。

气除了助血运行，还能调控津液的输布。若气虚，推动及调控功能减弱，气化无力，或致气机郁滞不畅，气化受阻，引起津液输布障碍，化生痰浊。痰浊为有形之实邪，停滞于心脉，加重气机阻滞，妨碍血液运行。而血行瘀滞也会导致水液运行障碍，加重痰阻，正如巢元方《诸病源候论》云："诸痰者，此由血脉壅塞，饮水结聚而不消散，故能痰也。"痰瘀互结，痹阻心脉。

《血证论·男女异同论》云："瘀血不行，则新血断无生理。"瘀血阻滞心脉，血行滞涩，影响新血生成，瘀停日久，心气痹阻，加重心阳不振；痰滞心胸，痹阻胸阳，痰浊胶结黏滞，日久难化，亦会耗气伤阳。综上所述，当阳虚化气不足，胸阳不振，会导致瘀滞、痰浊等有形病理产物阻滞心脉，日久又会耗损心阳，加重病情，反复发作，缠绵难愈。

4. 从阳化气，阴成形论冠状动脉粥样硬化斑块的形成 现代医学认为冠心病是由于冠状动脉粥样硬化阻塞血管所致的心肌缺血、缺氧引发的心脏病。冠心病发病重要的病理因素就是冠状动脉粥样硬化斑块的形成，脂质代谢异常是冠状动脉粥样硬化斑块形成最重要的危险因素。不良饮食、生活习惯等因素导致机体内环境稳态受损，血脂升高。长期的高脂血症会导致胆固醇和氧化低密度脂蛋白的升高，造成血管内皮的损伤，加速血小板聚集而形成斑块，当斑块破裂后的大量致凝血的物质释放入血管腔，导致局部血栓形成。研究表明，痰浊的形成与血脂代谢异常尤其是高脂血症密切相关。当血脂增高化生痰浊时，血液黏稠度也会随之升高，血流缓慢，久则成瘀。《丹溪心法》中云"痰挟瘀血，遂成窠囊"，冠状动脉粥样硬化斑块作为有形之实邪，其形成与痰瘀所致窠囊的形成有异曲同工之处。多数流行病学调查结果也表明痰瘀互结证是目前冠心病最常见的证型。因此，可认为痰瘀作为病理因素参与冠状动脉粥样硬化斑块的形成，属于"阴成形"太过的结果。

无论是从中医病机中分析胸痹病的成因，还是从现代医学角度解释冠状动脉粥样硬化斑块的形成过程，都可认为"阳化气，阴成形"是对冠心病病变过程的高度概括，"阳化气，阴成形"功能的失调是冠心病的发病机制。

阳化气，阴成形指导冠心病的治疗

《医门法律》云："诸经心痛，宜亟温其经，诸腑心痛，宜急温其腑。"因冠心病发病总因阳化气不足而致阴邪产物积聚，其治疗应遵循温阳以化气治本的总则，方能使心功能恢复正常，使阴邪产物得以消散，使心脉得以温通。

1. 温阳以化气 《素问·生气通天论》云"凡阴阳之要，阳密乃固"。当冠心病患者出现心神不足、阳虚阴盛和心血运行障碍等心阳虚证候，首当温补心阳，恢复"阳化气"的功能。临床多用桂枝甘草汤、桂枝甘草龙骨牡蛎汤、参附汤等温补心阳之气，以改善心肌功能，抗脂质氧化。脏腑亏虚，其本在肾。肾阳不足，不能上济心温煦心脉，可致心阳不足，行血无力，气虚血瘀，亦可因不能温煦脾土，导致气血生化不足，营血匮乏，脉道不充，血行滞涩，引发胸痹。《景岳全书》云："命门为元气之根……五脏之阳气非此不能发。"因此，在治疗中尤应重视温补肾阳，使"少火生气"功能得以正常发挥。

2. 标本兼顾以散形 冠心病病机为本虚标实，在治疗上应谨守病机，分清标本缓急，兼顾主次，标本同治。《太平惠民圣方》云"胸痹疼痛，痰逆于胸，心膈不利"。《寿世保元》云："血有败瘀，滞泥诸经，壅遏气之道路，经所谓去其血而后调之。"对于"阴成形"太过而形成的痰瘀标实，应采用化痰祛瘀之法。雷忠义、赵国定等从痰瘀角度治疗冠心病在临床上皆取得很好的疗效。在应用化痰祛瘀类方治疗冠心病痰瘀互结证患者的疗效观察中发现，此法不仅能改善患者症状，延缓"痰夹瘀血"所致的动脉粥样硬化斑块面积及脉搏波传导速度的进展，还可以调节血脂水平。《金匮要略》云："病痰饮者当以温药和之。"《素问·调经论》云："血气者……温则消而去之。"因冠状动脉粥样硬化斑块为痰瘀日久所化，一经形成，难以消散，"痰病久得涩脉，卒难得开，必费调理。"在治疗时，仅采用化痰祛瘀治标之法，恐"药不易到也"。因此，可在此基础上酌情加温阳之品，以助化气，气行助血行，使形消，斑块化，从根本上调节"阴成形"的病理环境，达"益火之源，以消阴翳"的效果。

3. 温通心脉以行血 胸痹之病，阳虚阴寒凝滞，心脉痹阻，需温阳散寒、宣痹通阳，宣畅胸中阳气，调达胸中气机，使血行畅通，心主血脉功能恢复正常。芳香之品，"能散能行"，早在《素问·五味》中就有芳香温通药治疗胸痹的记载，云"心痛宜食薤"。《金匮要略》在《内经》基础上创制的许多以薤白为主要的温通方剂（如枳实薤白桂枝汤、瓜蒌薤白白酒汤、瓜蒌泻白半夏汤等），对于扩张动脉血管，增加血流量具有一定疗效。《临证指南医案》云"病在脉络为之辛香开通也"。芳香温通药有改善心肌缺血，减少心肌耗氧量，抑制动脉粥样硬化，抗血栓，调节血脂等功效，具有很好的临床疗效。胸痹患者常伴有阳虚症状，故芳香温通药物宜配伍温阳之品，以取温阳散寒之功。芳香温通类药物有辛散走窜之弊，用量不宜大，且应中病即止，以防耗伤阳气。

"阳化气，阴成形"理论是对天地万物气化运动的高度概括，只有"阳化气"有序，"阴成形"有制，机体才能保持"阴平阳秘"的状态。从"阳化气，阴成形"理论探讨心脏正常生理功能，从其功能失调论冠心病形成过程中的病理状态，"阳化气"不足导致"痰夹瘀血"所形成的动脉粥样硬化斑块痹阻心脉是导致冠心病发病的重要环节，基于此理论冠心病的治疗应在化痰祛瘀、芳香温通的基础上，将温补阳气贯穿始终，以达阴阳和的目的，旨在从阴阳角度为冠心病的证治提供新思路。

269　从阳化气，阴成形辨治冠心病运用

流行病学调查显示，心血管疾病患病率持续上升，死亡率居于首位。根据冠心病发病的症状和特点，属于中医学"胸痹""心痹""心痛""真心痛"等范畴。现代医学研究从临床实践、理论探讨、实验研究、机制研究等多方面验证了中医药防治冠心病的显著疗效。中医药可以延缓疾病进程，改善症状及预后。《内经》有阴阳为生之本之论，又有"阳气者，若天与日，失其所，则折寿而不彰"之论，《素问·阴阳应象大论》提出了"阳化气，阴成形"的理论，基于此学者谭雨晴等立足临床，分析了冠心病发病的机制，提出扶阳活血法干预冠心病的思路并阐述了其内涵。

基于阳化气，阴成形理论对冠心病病机的认知

"阳化气，阴成形"简要说明了阴阳对立统一、相反相成的特点。《类经》云："阳动而散，故化气，阴静而凝，故成形。"说明阴阳动静不同的属性。王充云："气之生人，犹水之为冰也。水凝为冰，气凝为人。"认为气是形态的本原，是无形之体，可以构成人体有形的结构，气聚为形，形散为气，是自然界物质不同状态的体现。气的运动形式乃升降出入，然"升降出入，无器不有"，形是气的依托，气是形的流变表现。阳主动具有温散的特点，温润四末，行气而不滞；阴主静具有凝聚的特点，濡养周身，气行而不散。《淮南子·原道训》云："形者生之舍也，气者生之充也，神者生之制也。"以气充形，以形居气，以神制之，行气神兼备，人之为人。阴阳共生，互助互用，密不可分，"阴平阳秘"达到平衡。《景岳全书·新方八阵·新方八略引·热略》云："气有余便是火……气不足便是寒。""阳化气"过盛煎熬阴津，导致"阴成形"不足，阳亢阴衰，水不济火；"阳化气"不及，阳气运化不畅，阴邪内生，聚而凝痰生湿，"阴成形"太过甚至产生形变。

《金匮要略》总结胸痹的病机为"阳微阴弦"，《金匮悬解》云："胸痹、心痛之病，浊阴逆犯清阳，责在肝肾之阴盛，心肺之阳虚，而其原，总由于中气之败。"机体正气虚衰，上焦不充，中焦不足，下焦不固，胸阳不振，温煦无力，气血不行，阴乘阳位，出现喘息咳唾、气短难续、胸闷背痛、心下胀满等症。君不守，阳不卫，阴横逆。《灵枢·百病始生》云"积之始生，得寒乃生"，寒邪外犯，痰饮、水湿等阴邪阻滞、痰瘀等病理产物积聚，导致气血不畅，通行不利。胸痹病其本虚标实的特点与"阳化气，阴成形"的理论契合，可以认为胸阳不振，阳化气不足，阴邪上乘，成形有余。有形物质聚于脉内，阻塞脉道，瘀阻不通；聚于胸中，肺气不利，咳吐痰涎；聚于皮腠，水津不布，肿胀不行。

扶阳活血法治疗冠心病的内涵

《道德经·以为教父》云："万物负阴而抱阳，冲气以为和。"阴阳二气交感激荡，相汇相融，达到"和"的状态。《周易》以乾为六十四卦之首，乾为天，刚健，向上；坤为地，柔顺，沉敛。《素问·生气通天论》以太阳类比阳气，以"生气通天"为名，从生理病理、养生防病等角度论述了阳气于人体生命活动的重要意义。张景岳认为"阳常不足，阴常有余"，更有郑钦安认为"阳主阴从，阳统乎阴"，阴阳二气有主次关系，以元阳为主导，突出了阳的地位。

《医学实在易·心说》云："盖心，火也，不欲炎上，故颠倒之，以见调燮之妙也。"心是一个倒的火字。心为"火"脏，主血脉，出神明。心正常的生理功能赖于心阳温煦，心气行血，主宰人体思维活动和

精神意识。血行脉内有来于心气的推助和固摄，《仁斋直指方》云："气有一息之不运，则血有一息之不行。"心阳助心行血，心气运行通畅又可激发心阳。心阳和心气相互为用，密不可分，影响化赤为血这一功能。

多项流行病学调查显示，冠心病证候要素中血瘀、气虚、阳虚、寒凝等较为多见，气虚为阳虚之渐，阳虚为气虚之甚，阳虚、血瘀为冠心病的主要病机，针对阳虚血瘀证这一常见证型，提出扶阳活血之法。振奋心阳，补益心气，通行血脉之瘀滞，恢复阴阳化气与成形的平衡。

阳化气，阴成形理论下扶阳活血对冠心病的临床指导

张景岳云："凡诊病施治，必须先审阴阳，乃为医道之纲领。"审查阴阳，明辨过之与不及，权衡"阳化气"不及与"阴成形"有余，提出扶阳活血的治法。扶阳可分为补阳、通阳、固阳，而补阳又可以分为补气和补阳，正所谓气虚为阳虚之渐，在疾病发展阶段，早期予以补气，后期甚则补阳，然阳气以通为用，可外通皮腠，内达脏腑，通行四末，畅达血脉。阳气行散温通，补阳不可不固阳，以免脏腑开泄，阳气不藏。阴阳平衡不可分割，故扶阳不可忘阴。扶阳活血分为扶阳化气及活血化瘀两个方面，分补气、补阳、通阳、固阳、顾阴阐述，为进一步认识"阳虚血瘀"提供参考。

1. 扶阳化气

（1）补气：王冰云"气行乃血流"，心气充沛血行畅达，不生瘀痹。气虚为阳虚之渐，补气常常针对阳气衰少的早期阶段，此时主要是采用补气助阳的方法，患者常出现神疲乏力、面白少气、声低倦言等症状。肺主气，脾益气，肾纳气，脾为中焦之枢纽，纳水谷以化气血。《脾胃论》云"脾胃虚弱，阳气不能生长"，调理中焦对于受纳水谷精微以生阳气至关重要。"阳气上行……贯于肺，充实皮毛，散于百脉"，阳气具有蒸腾向上的作用，肺为人体与外界之气交接的枢机，肾为气之根，纳天地之气养人体，使阴阳相交，呼吸乃和，以利气血布散周身。"少火生气，壮火食气"，在阳气虚少早期阶段，不可投以峻补之剂，甘温益气，微微助火即可补气助阳，可选用黄芪、黄精、人参、党参、太子参、沙参、白术、茯苓、甘草等药物。

（2）补阳：阳气是生命的动力，御病的能力。阳虚出现在气虚益甚之后的阶段，补阳多选以阳补阳，药物之性多选用温热类，味多辛甘以化阳。阳虚于内，阴寒乃生，水液不行，痰湿凝滞，瘀阻血脉。助心阳，温脾阳，益肾阳，三焦兼顾，《难经·六十六难》云："三焦者，原气之别使也，主通行三气，经历于五脏六腑。"助阳化气以通利三焦。《金匮要略》云："大气一转，其气乃散。"气道通畅，水道疏利，阳气布散周身，痰饮可化，可选用如附子、干姜、肉桂、桂枝、淫羊藿、甘草等药物，或给予桂枝汤、四逆汤、真武汤等。

（3）通阳：《诸病源候论》云"诸阳之经，宣行阳气，通于身体"。阳气内通外达，四肢皮腠，经络百骸，无阳不至。《素问·四气调神大论》云："春三月，生发之气；夏三月，通泄自如；秋三月，平定收敛；冬三月，严守密藏。"阳气布达人体，和自然环境相通，与天人相应的观点一致。《类证治裁》论治胸痹有"胸中阳微不运……胸中阳气不舒"，叶天士谓之"中阳困顿"，指出"温通阳气，在所必施"，恢复气的升降出入，以通为补，并效张仲景取瓜蒌薤白类以辛滑微通其阳。此外，还常用桂枝、葱白、细辛、川芎、枳实等，有温散、调枢、承气法、利水法等多种治法。《温病条辨》云："除针灸之外，莫如吐法通阳最速。"总之，以疏经通络、交通成和而万物生。

（4）固阳：固阳不外乎表里，于里从肾论治。肾主先天寓真阴真阳，为气血之本源。心火衰微不能下制肾水，阳虚水犯，水气凌心；肾水不足，无以上交于心，心神不安。君火在上，相火在下，君相相安，上下相济，常用菟丝子、莲子、益智、山茱萸、生龙骨、生牡蛎、芡实等。《金匮要略》中提及腠理是三焦通会元真之处，是血气所注。卫气可以肥腠理、司开合、藩篱疏、腠理开、阳气泄。汗为心之液，汗出过多，心气受损，阴阳失调，心液不固。固表阳，实卫气。常选用桂枝甘草龙骨牡蛎汤、玉屏风散为主的方药，以潜阳固表、调和营卫。

（5）顾阴：《景岳全书》云"善补阳者，必于阴中求阳，阳得阴助而生化无穷"。扶阳的本质是利用

阴阳交感互生互用的特点，阳生阴长，达到阴平阳秘的平衡状态。"孤阳不生，独阴不长"，扶阳予以大量温热类药物切忌温燥灼伤阴津，君臣佐使搭配用药，注重整体一元的观念，不可求阳致阴阳俱失。临证调整药物比例，平衡药性，适当加入生地黄、玄参、石斛、麦冬、五味子、白芍、乌梅等。津液不伤，蒸腾气化功能正常，阴阳和合，生生不息。

2. 活血化瘀 活血类药物较多，一般可以根据功效强弱分为和血、活血和破血。瘀血可以贯穿冠心病整个病程。皇甫谧认为"血气者，人之神，不可不谨养"，也说明气血的重要性。中医以和为期，安和五脏、调和气血、通和经脉、谨和五味，和血既补血又活血，常用的药物有当归、鸡血藤、白芍、丹参及四物汤等方剂。血属阴，有形之物宜通，根据瘀滞的原因，又可分为理气、温阳、益气、化浊等治法。破血药功效峻猛，可以破血散积，治疗瘀血较重的病证。常用三棱、莪术、姜黄、血竭或虻虫、水蛭等虫类药物。《医林改错》认为血瘀气不达表，补气破血，通开血道。破血亦为破气，散气滞以气行血，气血通和。通过扶阳活血以恢复心主血脉、司神明的功能，去瘀生新，调和气血阴阳的功能，调畅气机升降，是以五脏元真通畅，人即安和。

验案举隅

周某，男，66岁，2019年8月27日初诊。主诉发作性胸闷气短10余年，加重半年。自诉10余年前发生显诱因出现胸闷气短未予重视诊治，半年前发生急性心肌梗死，于左前降支置入支架1枚，术后规律服用常规西药，症状反复。刻下症见发作性胸闷气短，畏寒乏力，四肢不温，偶反酸，纳呆，嗳气频频，喜热饮，眠差，大便可，小便量少，色黄。舌黯红，苔薄白，脉弦滑。诊断胸痹心痛病（阳虚血瘀证），治以扶阳活血。

处方：瓜蒌10 g，薤白15 g，法半夏9 g，桂枝15 g，柴胡9 g，枳实9 g，白芍12 g，甘草10 g，细辛3 g，当归12 g，丹参18 g，降香9 g，砂仁9 g，肉桂5 g，巴戟天18 g，淫羊藿18 g，酸枣仁40 g，百合15 g。14剂，每日1剂，水煎分早、晚2次服。

复诊（2019年10月12日）：胸闷气短缓解，四肢发凉减轻，耳鸣，纳呆，眠浅易醒，二便调。舌黯淡少苔，脉弦滑。

处方：制附子（先煎1小时）30 g，干姜9 g，法半夏9 g，黄连9 g，神曲15 g，苍术15 g，茯苓15 g，当归12 g，生地黄12 g，赤芍12 g，太子参15 g，麦冬12 g，五味子10 g，山药30 g，山茱萸20 g，枸杞子20 g，女贞子20 g，菟丝子20 g。14剂，每日1剂，水煎分早、晚2次服。

按：患者病程较长，长期反复发作，胸中之阳气不足，温煦无力，无以化气，阴邪内生，气不足无力行血，阴津布散不足，症见胸闷气短乏力、四肢不稳、纳呆尿少等，给予瓜蒌薤白桂枝汤合四逆散加减。瓜蒌涤痰散结，宽胸行气；薤白宣通胸阳，散寒化痰，二者散胸中凝滞阴寒，化上焦结聚痰浊，佐以法半夏增其化痰之功；桂枝上以宣通心阳，下以温散下焦阴邪。四逆散疏肝解郁，调和肝脾，宣郁达外，温运周身。细辛、肉桂助阳化气，当归、丹参养血活血，降香、砂仁行气化瘀止痛。"所以救阳、护阳、温阳、养阳、通阳，一刻不可忘"。求之于肾就是救阳，佐以巴戟天、淫羊藿温肾助阳，加酸枣仁、百合养心安神。复诊四末不温较前缓解，纳眠差，以四逆散为主方温补先天，配伍黄连汤清热和胃，除中焦痰湿，神曲、苍术、茯苓健运脾气，补益后天。

"阳化气，阴成形"理论是《内经》关于阴阳关系和阴阳功能的经典描述。朱熹云："天以阴阳五行化生万物，气以成形。"而养生之道亦法于阴阳，顺乎自然。生理状态下，人之生气秉承于天地，形气平调，阴阳相生。"形气相得者生，参伍不调者病"，病理状态下"阳化气"和"阴成形"太过或不足。结合君主之官的生理功能和病因病机，认为"阳化气"不足和"阴成形"太过为"阳微阴弦"的主要原因，应重视阳气于机体的作用，针对血瘀这一贯穿疾病的证候，提出扶阳活血的治疗理论。辨阴阳形气的功能，察机体阴阳气血的盛衰，明药物性味质地的特点，扶阳以化气，抑制成形太过，活血化瘀，清脉道，行气血。益火以消阴，宜时时审查阴阳，过之不及，顾护阴津，以致阴平阳秘。

270   从脏腑气机升降探析冠心病

中医认为"百病生于气也"（《素问·举痛论》），各种致病因素，包括饮食、劳伤、七情、六淫，都是通过干扰气机，以致升降无常、出入无序、清阳不升、浊阴不降，则变证丛生。对此，景岳论述尤详："夫百病皆生于气，正以气之为用，无所不至，一有不调，则无所不病。故其在外则有六气之侵，在内则有九气之乱。而凡病之为虚为实，为热为寒，至其变态，莫可名状。欲求其本，则止一气字足以尽之。盖气有不调之处，即病本所在之处也"（《景岳全书·杂证谟·诸气-经义》）。

心为"五脏六腑之大主""五脏之气，皆相贯通"（《侣山堂类辩·草木不凋论》），心主血脉有赖五脏气机升降相因，气血调和心脏自安。其中心肾升降相交为根本，脾胃升降相因为枢纽，肝气疏泄调达为主导，肺气宣肃为关键，若任一脏、腑功能紊乱，升降失常均会影响心之血脉畅达。学者郜亚茹等基于脏腑气机升降理论阐释了冠心病病机，以期拓宽冠心病临床辨证论治思路。

脏腑气机升降释义

脏腑气机升降，是指以天人相应这一哲学思想为指导，以阴阳界定上下趋势属性，与天地四时升降相顺应，以气的升降出入为运动形式，以脏腑功能协调平衡的活动为实质的理论。《内经》创立了阴阳升降学说，包括天地四时升降观与人身精气升降观。《素问·六微旨大论》云："是以升降出入，无器不有。故器者生化之宇，器散则分之，生化息矣。故无不出入，无不升降。"脏与脏、脏与腑之间都处在不断的升降运动中，每一脏一腑都包含着升与降的功能。

脏腑以升降为机，以出入为用维持人体的生命活动。"非出入则无以生长壮老已；非升降则无以生长化收藏"。脏腑气机升降通畅无阻，机体方可处于阴阳调和的健康状态。《金匮要略·脏腑经络先后病脉证》云："五脏脏元真通畅，人即安和。"气机升降出入的异常与息止，意味着疾病的产生与生命活动的终止。"出入废则神机化灭，升降息则气立孤危"。黄元御在《素灵微蕴·卷一脏象解》明确描述脏腑升降功能："水宜浮而火宜沉，木宜升而金宜降，土居中皇是为四象，转运之机。"临床治疗需五脏气机升降特点立法施治，如《素问·六元正纪大论》云："木郁达之，火郁发之，土郁夺之，金郁泄之，水郁折之。"因此，脏腑气机升降观是中医认识人体生理、病理指导临床实践、用药的重要理论。

脏腑气机升降失常是冠心病的核心病机

冠心病，属于中医"胸痹心痛""厥心痛""真心痛"范畴，《素问·痹论》云："心痹者，脉不通。"《类证治裁·胸痹篇》云"胸痹胸中阳微不运，久则阴乘阳位而为痹结也，其症胸满喘息，短气不利，痛引心背。由胸中阳气不舒，浊阴得以上逆，而阻其升降，甚则气结咳唾，胸痛彻背"，表明胸中气机失常直接导致胸痹心痛。

因此，冠心病的发生是以心之气、血、阴、阳亏虚或肝、脾、肺、肾失调为基础，加之痰浊、血瘀、气滞、寒凝等病理因素痹阻心脉而发病。无论因本虚，亦或标实，均因脏腑气机升降出入失常，其包括心肾不交、脾失升降、肝失疏泄、肺失宣肃。气机升降失常贯穿冠心病病程始终，是其核心病机。

1. 心肾失交为根本　肾为先天之本，心之阴阳根于肾中阴阳，肾阴阳冲和，则心之阴阳调和而心血运行有常，诚如赵献可所云："有命门，然后生心，心生血"（《医贯·玄元肤论·内经十二官论》）。

心肾同属少阴，以经络相连，气血相通，心血肾精，异源互化，心阳肾水，同质相济。肾水上奉而资心阴，濡养心阳，使心阳不亢；心火下蛰而温肾阳，使肾水不寒。《慎斋遗书·卷一阴阳脏腑》首次论述心肾升降相交："心肾相交，全凭升降，而心气之降，由于肾气之升，肾气之升，又因心气之降。"由此可见，心肾水火相须，上下相交，为升降出入之根本，是心脏生理正常的根基。

在病理方面，"肾病者……虚则心中痛"（《素问·脏气法时论》），心肾失调是冠心病的病机的根本。心肾失交，肾阴亏虚，无以上济心阴或肾气不足无以上承肾水，则心阴亏损，血行不畅，瘀血内生；阴虚内热，灼津成痰，痰瘀互结，闭塞心络发为胸痹。肾阳虚衰，无力上助心阳，心阳内虚则寒邪内侵，气滞寒凝、痹阻胸阳，而成胸痹；心阳不振，即无力鼓动血脉，心失所养、心脉不畅而引发心痛；又不能下温肾水，形成心肾不交恶性循环。诚如《景岳全书·杂证谟怔忡惊恐》所云："心本乎肾，所以上不安者，未有不由乎下，心气虚者，未有不由乎精。"

沈绍功在治疗心系疾病时善用升降理论，认为肾为水火之脏，内寓阴阳，是人体生命活动的原动力，因此补肾必调阴阳。在补肾时以滋肾阴为主，并遵张景岳之训，阳中求阴。以杞菊地黄汤（枸杞子、白菊花、生地黄、黄精、生杜仲、桑寄生）为基本方，再随证、随病加味。方中生地黄为君，滋肾阴，滋而不腻；黄精伍枸杞子滋肝肾之阴；白菊花平肝清肝滋肾阴；生杜仲、桑寄生调肾阴阳。

国医大师刘志明认为年老肾虚，心肾失于交泰不仅为冠心病发生始动环节，更是其发展恶化的根源，按阴阳互根与五脏相关理论、病情进展情况，辨证施以滋肾填精、补肾扶阳、潜敛浮火等药物，使补而不壅、填而不滞，俾使精血神气得以互化，下源培植之水不绝，临床常喜用生晒参-生地黄、黑桑椹-制何首乌、山茱萸-枸杞子、三七粉-丹参、瓜蒌-薤白等药对，其认为医者用药配伍，必须开合升降，气味薄厚，正反互佐，阴阳相须。

2. 脾失升降为枢纽 脾胃中土为后天气血生化之源，为人体阴阳升降之枢纽，且脾足太阴脉注心中，心脏生理功能正常与否依凭脾胃升降斡旋。"脾为己土，以太阴而主升；胃为戊土，以阳明而主降。升降之权，则在阴阳之交，是谓中气"。《外经微言·三关升降》云"气旺则升降无碍，气衰则阻，阻则人病矣"，即是此理。

心之气血赖脾胃运化水谷精微以充养，脾升则清阳之气上滋心肺，化气上贯心脉，生血以充养心神；胃降则浊阴之气下达肝肾。黄元御："胃主受盛，脾主消化，中气旺则胃降而善纳，脾升而善磨，水谷腐熟，精气滋生，所以无病。脾升则肾肝亦升，故水木不郁；胃降则心肺亦降，故金火不滞。火降则水不下寒，水升则火不上热。平人下温而上清者，以中气之善运也。"（《四圣心源·劳伤解中气》）

心居胸中清阳之腑，不容浊阴侵袭。若素体脾虚或饮食情志所伤致脾胃升降失司，清阳不升则心之气血生化无源，心神失养，心气逆乱为悸为烦，《金匮要略·胸痹心痛短气病》云"胸痹，心中痞气，气结在胸，胸满，胁下逆抢心，枳实薤白桂枝汤主之，人参汤亦主之"；浊阴不降，聚湿生痰，停滞胸腑、阻遏胸阳、心脉发为心痛；脾虚气机升降无序，气机不畅则导致脉道不通，心脉痹阻，终致胸痹。

《金匮要略·胸痹心痛短气病》亦云："胸痹，胸中气塞，短气，茯苓杏仁甘草汤主之，橘枳姜汤亦主之。"阎小萍认为，脾胃升降失和，积气上逆，虚里失常，宗气不行，心血受阻，脉道不通，心气不得宣行，可致心胸疼痛，发为心痹。此时，治宜复脾胃升降之机，则心脉气血调和，通则不痛。

论治胸痹的先河。路志正调脾胃治胸痹的辨证要点是：既有纳化失常，又有心系症状。立健运中气、调脾养血、醒脾化湿、健脾涤痰、温阳理中五法重脾胃升降、畅中焦气机。田俊重视调理脾胃以治疗胸痹，临床根据患者症状施以补益脾胃法、健脾养心法、化湿祛瘀法，选用补中益气汤、人参汤、归脾汤、生脉散、柏子养心汤、自拟方降脂通脉方等加减治疗。

3. 肺失宣肃为关键 "心主血""肺主气"。心肺气血相依，在生理上互为辅助，使身之百脉气血调和，"心为阳，父也。肺为阴，母也……心君无为而治，肺为相傅，华盖而覆于心上，以布胸中之气，而爕理其阴阳"（《医门法律·明切脉之法》）。李中梓云："肺主气，气调则脏腑诸官听其节制，无所不治"（《内经知要·卷上·脏象》）。因此，肺受病则"一身之气皆失其顺降之机"（《王氏医案释注·卷八》）。

心为君主之官，肺为相傅之官。肺气之升（宣发）、降（肃降），助心行血，是心脏气血调和的关键。若外邪袭肺或肺气亏虚，肺宣发肃降功能失司，既可致肺气膹郁，心气壅塞，心脉痹阻；又可使得肺通调水道功能失常，引起水饮内停或痰阻血瘀于心之血脉。《金匮要略心典卷·胸痹心痛短气病脉证治》云"胸痹不得卧。是肺气上而不下也""心痛彻背。是心气塞而不和也。其痹为尤甚矣"。

陈锋等根据心肺之间气血功能的密切联系，临床用生脉散、补肺汤、升陷汤等益肺之剂；调肺之剂用苏子降气汤等，治疗因肺主气功能失司而致心气生成不足无力行血，引起心血瘀滞、心悸心痛等症。

此外，宗气可贯心脉而行气血，《灵枢·邪客》云："宗气积于胸中……以贯心脉，而行呼吸焉。"宗气斡旋于胸中，使百脉气血宣畅，阴阳平衡。若因宗气虚而运行失常，则心脉不畅。《灵枢·刺节真邪》云："宗气不下，脉中之血，凝而流止。"宗气是由肺吸入的自然之气与脾胃运化水谷之气而形成，若肺、脾气虚，既可通过本脏气机异常影响心脏功能，又可致宗气不足使气血斡旋无力，可见气短、心悸、乏力等缺血性症状；甚则大气下陷，可致清阳不升，胸阳不能温通血脉以致胸中窒息感甚则唇舌青紫、胸痛、脉涩等冠心病心绞痛表现。此病机在冠心病老龄患者多见。

4. 肝失疏泄为主导 肝体阴而用阳，其性升发，主疏泄，为一身气机升降之主导。心、肝经气相通，肝气调畅，则心之气血营运周身。《明医杂著·处方药品多少论》云："肝气通则心气和，肝气滞则心气乏。此心病先求于肝，清其源也。"若五志过极、七情失调，均可导致肝气逆乱、气血运行失常，心络痹阻不通，引发胸痹心痛。《杂病源流犀烛·心痛源流》云："七情除喜之气能散于外，余皆令肝郁而心痛。"

肝木可助中焦运化水谷化血以荣心，"木之性主于疏泄。食气入胃。全赖肝木之气以疏泄之，而水谷乃化。"（《血证论·脏腑病机论》）若肝气郁滞，疏泄失职，土运失助，水谷不能化生精微，反生水湿痰浊滞留血中，阻滞心脉，可见胸闷窒痛；日久成瘀则见心胸刺痛、舌黯脉涩等。

肝木处水火之间，为肾水之子，心火之母。肝之疏泄主导心肾相交，陈士铎云："肾水润而肝不燥，肝血旺而心不枯，心欲交于肾，而肝通其气；肾欲交于心，而肝导其津，自然魂定而神安"（《辨证录·离魂门》），若肝之阴阳失调，因虚因郁，肝气滞而不达，以致心肾不交，心脉不畅。

薛一涛即从气机升降失常诊治胸痹，认为在临床中不乏因肝不左升，郁在胸胁，发为心痛者。其病机多因肝失疏泄主导作用而致脾升肺降气机失常，清阳郁滞不升则见胸闷、胸痛、心慌等症，临床治以疏肝解郁、调和肝脾之机，方用四逆散合失笑散加减，药用柴胡疏肝解郁、升举阳气；枳实苦能泄降；甘草味甘补中，佐以芍药之酸敛，四逆散升降并用，失笑散导瘀结而治气机升降失常所致胸痹心痛，临床治疗多获良效。

此外，有学者研究认为三焦气化失常为冠心病心绞痛重要病机。杨栗山云："一升一降，内外通和而杂气之流毒顿消矣……以升清降浊，调畅三焦气机。"升降散为调畅气机效方，辛以开郁，凉以清热，主要作用在于升清降浊、调理气机出入，方中白僵蚕、蝉蜕乃透邪气于外，引清气上达之意；姜黄、大黄乃凉降郁热，引浊阴下行之意。隋吉峰等将60例气滞血瘀型冠心病患者，随机分为治疗组30例，给予口服升降散联合血必净静脉滴注，对照组30例，给予静脉滴注丹参注射液。结果发现治疗组中医证候积分、临床疗效、VAS评分等均优于对照组，且差距具有统计学意义（$P<0.05$）。可见较之单纯活血化瘀、升清降浊，调节三焦气机升降，和脏腑气机阴阳，更可助心脉气血通畅。

《丹溪心法·六郁五十二》云："气血冲和，万病不生，一有怫郁，诸病生焉。故人身诸病，多生于郁。"冠心病病机，无论虚实，总因"心脉不畅"致痛，脏腑气机升降失调是冠心病病机的关键，在此病理过程中，心肾不交为根本，脾失升降为枢纽，肺失宣肃为关键，肝失疏泄为主导。气机升降有序，出入有常则脏腑生克制化有序，气血调和，心脉通畅。

近年，一方面冠心病发病年龄呈现年轻化趋势，另一方面科技日新月异，社会竞争激烈，焦虑抑郁情绪日益普遍，与冠心病老年患者多肾虚不同，气机运行异常、气血失和在冠心病青年患者病机中愈发多见。应根据疾病年龄构成改变及致病因素不同，灵活辨机，且从气机升降动态角度认识冠心病病机，可体现中医认识疾病动态变化的过程，进一步准确指导临床治疗。

271　中医气化与冠心病辨治

杜武勋多年从事心血管疾病的临床、科研、教学工作，推崇气化学说，重视气化论的研究，善于应用气化学说指导临床。学者丛紫东等就杜武勋对气化论在冠心病治疗中的认识和本人体会做了论述。

中医历代对冠心病的临床表现有很多记载和描述，在理论及临床上均有深入研究，取得了许多宝贵经验。现代认识到冠心病的主要病理是供应心肌血液的冠状动脉发生粥样硬化而形成粥样斑块。粥样斑块阻塞某一支或几支冠状动脉，达到一定程度可使冠脉血流明显减少而发生心肌缺血，就可出现胸闷、憋气、心绞痛等临床症状。而当斑块完全堵塞或者在狭窄的基础上同时有冠状动脉痉挛致使一支或多支冠状动脉闭塞时，则供应心肌的血流阻断，而发生心肌梗死。促使冠状动脉粥样硬化发生的危险因素主要有：一是饮食不当，摄入脂质过多，钠盐摄入过量等；二是工作生活习惯不健康，包括吸烟、饮酒、运动（体力活动）不足、身体肥胖；三是疾病因素，主要是高血压、糖尿病等；四是性别、性格、遗传环境因素。其治疗的手段包括药物治疗、介入治疗以及外科手术治疗。但是因动脉粥样硬化发病机制的不清楚，所有的治疗手段都是权宜之计，无法从根本上治愈冠心病。

中医药治疗冠心病的活血化瘀研究取得了重大成果，但是目前对冠心病的治疗中医药界似乎始终在现代医学治疗理念的影响下，研究中药如何扩张血管、如何稳定斑块、降脂、抗血小板、抗凝、抗血栓等，整个中医药的研究失去了中医药在治病、愈病机制方面的优势，没有找到中医药治疗冠心病的目标和疗效优势，不得不在冠脉血运重建后再狭窄、无复流等方面寻找中医药治疗的发展空间。那么中医药治疗冠心病在追求什么？其效应目标是什么？疗效的标准是什么？不从中医药本身特点来回答问题，中医药在冠心病的治疗中就没有地位，那么中医学是如何认识冠心病的？中医药治疗冠心病的愈病机理是什么？杜武勋、丛紫东从中医气化论角度进行了阐述。

冠心病气化病因病机论

1. 气化论与冠心病发病机制　中医学是从气化层面研究认识人体的，中医学所涉及的理论与实践有着鲜明的东方色彩，其中凝聚着东方精英们几千年的渊深智慧，与源自西方的基于原子论的现代科学的框架体系迥然有别。中医认为气，首先是无形质的存在，无形质的存在是生成有形质存在的前提和条件，无形质的气生成有形质的具体事物，便是"气合而有形"。气是物质存在的另一种形态；万物皆是"气"所呈现的不同状态，"聚则成形，散则为气"。气化学说坚持一气之中含有阴阳，阴阳二气对立互根互用而产生万物，故气化的动力即在于气之本身。阴阳二气的矛盾运动，是气升降出入的动力，是气化的基础。健康的机体，内自五脏六腑，外至四肢百骸，阴阳双方必须保持在动态的平衡之中，任何一方的偏盛偏衰都会引发对立面的偏衰偏盛，从而打破其平衡状态，导致疾病发生。"阴平阳秘"是人体健康状态；疾病状态则是"阴阳失调"，疾病危重或死亡，则机体处于"阴阳离绝"状态。气机是人体脏腑经络之气的运行规律，其表现形式是升降、出入、聚散。"气化"是中医学对人体新陈代谢的高度概括，人体要把饮食物变化为自身的营养成分（气、血、津、液），必须经过脏腑气机的升降出入运动才能实现，而这一新陈代谢的过程就是气化。"气化"是在以五脏为中心的整体之中进行的。五行学说的亢害承制理论确定了以五脏为中心的"气化"理论，即以五脏为中心的人体是通过生克制化这一过程，把饮食物变成人体所需的精微物质（气、血、津、液）的。在这一过程中，若生克制化功能失司，则为相乘相侮，就会导致痰、饮、水、湿、浊、毒、瘀等病理产物的产生，而痰、饮、水、湿、浊、毒、瘀等病理产物的形成，也会进一步导致气机升降失常，气化失司，形成复杂的因果互制关系，并在机体阴阳作用下或化寒或化热。从而打破了机体的阴阳、寒热的平衡，形成虚实不同的疾病状态。中药治疗的目的在于恢复人体正常的气机升降运动和脏腑的气化功能。因此中医学特别注重气机和气化理论，治疗中要紧守病机，着眼于气机、气化。五脏六腑气机升降失常是本，是发病的根源，而痰、饮、水、湿、浊、毒、瘀是代谢性的病理产物，是标，是发病的诱因，气机升降失调、气化失司，体内代谢产物（痰、饮、水、湿、浊、毒、瘀）停聚，阻塞心脉是冠心病发病的实质。因此冠心病的治疗主要有两点，一是舒展气机，恢复气化，保证人体的精微物质（气、血、津、液）的正常代谢；二是祛除停留的痰、饮、水、湿、浊、毒、瘀这些代谢性的病理产物。

2. 气化论与冠心病病理因素形成的关系　气化，就是指机体的新陈代谢过程，是体内各种生命物质基础的代谢与相互间的转化以及伴随产生的能量转化过程，而这个过程的表现形式，从宏观上看，就是气的聚、合、散、离。"有形之体"与"无形之气"之间存在着永不停息的"生生化化"，气聚以成形，形散化为气，这就是气化。从气化的角度认识到，疾病的发生主要有两个方面，本虚，五脏六腑气化功能失常；标实，由于气化功能失常，人体的精微物质（气、血、津、液）等不能正常代谢形成了代谢性的病理产物，也就是"有形之体"与"无形之气"的循环转化过程。

（1）冠心病本虚——五脏六腑气化功能失常：冠心病患者脏腑气化功能失常，而五脏六腑气化功能失常重点在心，旁及四脏。《金匮要略·胸痹心痛短气病脉证治》首条就指出："夫脉当取太过不及，阳微阴弦，即胸痹而痛，所以然者，责其极虚也。今阳虚知在上焦，所以胸痹、心痛者，以其阴弦故也。"明确提出胸阳不振，阴邪搏结为冠心病之主要病机，其病位在心，为本虚标实。追本溯源，治病当求其本，而病之本，本于心之气化功能失调，心之阴阳气血亏损。心气不足，心阳不振在发病中为重点。《内经》云"心者，生之本……为阳中之阳"，位于胸中，心气心阳虚损，阳微不运，心血失去推动，流行不畅，久则心脉瘀阻，出现胸痹、心痛、短气之证。极虚，乃心胸阳气之虚，虚则阴邪乘之，阴乘阳位之机关键在于阳微，故温通心阳，补益心气为治本之要，只要胸阳一振，得以宣发，有如光照万物，阴霾四散，即人体的精微物质（气、血、津、液）等不能正常代谢所形成的病理产物痰、饮、水、湿、浊、毒、瘀得以气化，变有形为无形。心与肝、脾、肺、肾关系密切，其功能失调对本病的发生发展息息相关。脾主中州，主灌四旁，胃为仓廪，摄水纳谷，同为后天之本，生化之源。若脾气失调，运化不健，则不能奉心化血，致心气不足，心血亏虚；脾又为生痰之源，如饮食不节，谷物不化，或过食肥甘，可聚湿为痰。肺居胸中，乃制气之主，贮痰之器，肺失宣降，水津失于布散，亦可聚而为痰。脾肺气虚，痰气交结，可阻遏心阳，痹阻脉络而发病。肝属于木，木气冲和条达，则血脉流畅；肾乃水脏，肾主气化，则水液正常代谢；肝郁不疏，疏泄不利，肾失气化，均不能正常发挥气化作用，可致痰、饮、水、湿、浊、毒、瘀潴留体内，阻塞心脉，造成胸痹心痛。因此，冠心病本虚，主要是五脏六腑气化功能失常，重点在心，旁及四脏，心之阴阳气血不足，重点是心阳不振，而全身脏腑功能失调与心又密切相关。

（2）冠心病标实——代谢性的病理产物：人体的精微物质（气、血、津、液）等不能正常代谢所形成的痰、饮、水、湿、浊、毒、瘀，潴留体内，痹阻心脉，乃病之标，属实。痰、饮、水、湿、浊其实皆一物，只是性质不同而已，其阻塞脉道而致瘀血形成。痰、饮、水、湿、浊的生成，首责正气不足、脏腑失调，其中肺、脾、肾、三焦关系最为重要，其中又以脾气为主，如果脾气运化失司，不能尽散水精上归于肺，以敷布全身内外，濡养百脉，而肺气不能下降，三焦失于通调，气亦不能下交于肾，肾气不能正常蒸化水液，水液停滞中焦，泛溢表里，即可积液为饮、为湿、为水，煎熬成痰、成浊。若伤暑、湿、寒、热之邪，或饮食不节，嗜食膏粱厚味，或起居失宜，情志抑郁，均可导致脏腑功能失调，影响气机升降出入，或营卫气血运行不畅，亦能致水谷精微不得敷布，津液停积而生痰、饮、水、湿、浊、毒。气机阻滞，气化不利，不仅生痰、饮、水、湿、浊，而且也导致血瘀。因此产生痰瘀互结、水湿互结、湿瘀互结、水瘀互结、浊瘀互结等错综复杂的情况，痰、饮、水、湿、浊可以致瘀，血瘀又可以致痰、饮、水、湿、浊形成。痰、饮、水、湿、浊、毒、瘀凝聚必然阻碍气血运行，气血不畅致脏腑功能失调，痰、饮、水、湿、浊、毒、瘀交阻愈甚则气机郁滞愈甚。

气化论与冠心病的中医分类与治疗

通过以上分析，冠心病患者不外两期，一是实证期，从中医学气化论角度考虑临床主要以水湿、痰浊、气滞、寒凝、血瘀、热毒等标实证病机特点为主，同时伴有脏腑气、血、阴、阳本虚。二是虚证期，标实证水湿、痰浊、气滞、寒凝、血瘀、热毒得到明显的缓解和好转，主要以脏腑气、血、阴、阳、脏腑亏损为主要病机特点。因此，冠心病临床可以分两类进行治疗。

1. 冠心病实证类

（1）心脉瘀阻型：本型冠心病患者主要病机特点为气滞、血瘀、心脉痹阻不通。心的生理特点决定了冠心病的基本病机为胸阳痹阻，阳气不通，心脉瘀阻。心阳受损，阴霾丛生，血脉不畅，瘀血内生，从而引发冠心病。瘀血既是冠心病发病的病理产物，又是其致病之邪，冠心病的瘀血表现特点每与胸阳痹阻兼见。临床症状主要表现为胸痛彻背，胸闷如窒或痛，固定不移或胸部刺痛，痛有定处，夜间痛甚；气短，胸胁胀满，善太息，遇情志变化而发病或心悸不宁，夜间较重；舌紫暗或舌淡暗有瘀点、瘀斑，脉沉涩或沉紧或沉弦。在冠心病的论治过程中，活血化瘀须以温运阳气为主，治其根本。临床上常用血府逐瘀汤，活血化瘀基础上，四逆汤、附子汤、通脉四逆汤是常用的合用方剂。治以活血通阳、行气止痛。方用血府逐瘀汤和丹参饮加减。主要药物有桃仁、红花、当归、川芎、赤芍、枳壳、柴胡、牛膝、甘草、生地黄、羌活、丹参、檀香、砂仁。

（2）痰瘀互结型：本型冠心病患者主要病机特点为痰、饮、水、湿、浊、毒、瘀血互结。冠心病患者瘀血为患，也易与痰饮、湿浊等有形之邪兼夹，故冠心病的病机演变多呈虚实相夹、寒热错杂、痰瘀互结等。既易寒化，又易热化，因此本类患者临床主要分为寒痰瘀结型和热痰瘀结型。临床必须辨析清楚。

寒痰瘀结型：本型的病因病机为心、脾、肾阳气亏虚，水湿运化失常，气滞、湿聚、痰凝、瘀阻，水、湿、痰、瘀阻于心肺，停于脾胃，心脉痹阻不通。临床症状主要表现为胸痛彻背，胸闷如窒或痛，固定不移，心前区疼痛以闷痛为主；咳嗽痰多，痰白易咳；心悸心慌，心神不宁；形体偏胖，肢体沉重，胸闷气短，面色苍白，腹胀纳呆；形寒肢冷，精神倦怠或萎靡，面色滞黯或晦黯；舌体胖大，边缘有齿痕；舌色紫黯，舌苔白厚腻；舌暗或暗淡苔白腻，脉滑或弦滑。治以化痰泄浊，通阳活血。方药使用瓜蒌薤白桂枝汤合丹参饮或血府逐瘀汤加减。主要药物有瓜蒌、薤白、桂枝、丹参、檀香、砂仁、羌活、川芎、枳壳、半夏、茯苓、白术、陈皮、甘草。

热痰瘀结型：本型的病因病机为湿、痰、饮、浊郁久化热，湿、痰、瘀、热、毒阻于心肺，停于脾胃，阻塞心脉，痹阻不通。临床症状主要表现为胸痛，痛引肩背，心前区疼痛以闷痛为主或心前区灼痛，形体偏胖，面色滞黯或晦黯；咳嗽痰多，痰黄难咳；心悸心慌，心神不宁，口干口苦，心烦；胸闷恶心，腹胀纳差，口气臭秽、小便黄赤，大便秘结；舌暗或暗红或舌色红紫，紫黯，舌下静脉曲张，苔黄腻，脉滑或弦滑数。治以清热化痰，活血通络。方药使用小陷胸汤、黄连温胆汤加丹参饮或血府逐瘀汤加减。主要药物有黄连、瓜蒌、丹参、檀香、砂仁、赤芍、虎杖、竹茹、牡丹皮、白花蛇舌草、半边莲、枳实、法半夏、陈皮、茯苓、白术、甘草。

2. 冠心病虚证类　患者水湿、痰浊、气滞、寒凝、血瘀、热毒等标实证基本得到控制，血瘀情况得到改善，脏腑功能气化不足导致的本虚症状成为主要临床矛盾。

（1）气阴两虚，瘀血内阻型：本型的病因病机为气阴两伤，心肺亏虚，肾失摄纳。临床症状主要表现为胸闷隐痛，时作时止；心悸心慌，疲乏懒动，动则汗出，心悸加重；失眠多梦，气短乏力，自汗或盗汗；五心烦热，口干口渴，面颧暗红，舌质红少苔，脉细数无力或结、代。治以益气活血，滋阴纳气。方药为生脉散合补阳还五汤加减。主要药物有党参、麦冬、五味子、丹参、当归、茯苓、陈皮、白术、枳实、生地黄、黄芪、赤芍、山茱萸、玉竹、桃仁、牡丹皮、甘草。

（2）气阳两虚，瘀血内阻型：本型的病因病机为气阳两伤，心肺脾肾亏损，肾失摄纳。临床症状主要表现为心胸闷痛或刺痛，时作时止；心悸心慌，疲乏懒动，动则汗出；失眠多梦，气短乏力，自汗或盗汗；神疲纳呆、胸满脘胀；颜面灰白，口唇青紫，四肢清冷，小便清少，舌质淡胖，苔白腻或水滑，脉细沉或结代。治以益气活血，温阳化瘀。方药为保元汤加减。主要药物有党参、黄芪、巴戟天、桂枝、茯苓、陈皮、白术、枳实、丹参、淫羊藿、菟丝子、甘草。

以上两型，虽然以本虚为主，但是在治疗过程中，必须兼顾痰、饮、水、湿、浊、毒、瘀的轻重多寡，灵活处置。

气化论与冠心病治疗效应目标及时效关系

冠心病的发病从气化论角度认为，是机体气化结构调控机制失常的自主性反应结果和表现。其发生机制主要可以归结为本虚、标实两个方面。本虚，五脏六腑气化功能失常；标实，在五脏六腑气化功能失常的基础上，人体的精微物质（气、血、津、液）等不能正常代谢形成代谢性的病理产物，这些病理产物因停留部位不同而造成组织器官的功能异常，表现为不同的外在表现。愈病，必须牢牢把握人体调控气化状态的自主性反应能力。中药的愈病机制，主要在于机体在药物的作用下进行的自主调控，机体才是治疗取效的关键。由于机体具有自主调理机制，依靠、调动、发挥机体的自主调理来防治疾病是中医治疗学的一大特色。中医药学是以"整体调整"人体的病理状态为学术特点的，药物的效应来自机体的"生生之气"，药物的作用只是激发机体的潜能，辅助或加强自稳调节能力，并为其创造条件或为自稳争取时间，但疾病的痊愈终究所依靠的是人的自稳能力，药物之所以能产生某种效应是因为机体本身就有这样的潜能，表现为在药物的作用下机体这种潜能的增强或抑制。

1. 冠心病治疗的效应目标　中药对人体调节作用是整体的、全方位的，是通过药物或药物之间的配伍最大限度地发挥其调节人体作用，其治疗的对象是有病的机体。中医药临床精髓是"辨证论治、整体观念"和"治病必求于本"，本就是阴阳。中医独特的"欲救其死，勿伤其生"理念，调节机体各个方面，恢复机体的和谐有序。从中药药性理论来看，中药治疗疾病的主要原理是药性理论，中药有四气（寒热温凉）、五味（酸苦甘辛咸）和升降浮沉，从四气而论，寒凉为阴，温热属阳，用寒凉药物治疗温热病证，用温热药物治疗寒凉病证，其实质就是纠正人体的阴阳失衡，维持人体的稳态。从整体上看机体"阴阳平衡"，是中药作用的最终目标，也是医学追求的最高境界。机体的平衡功能遭到破坏就产生疾病，机体病理状态的外在整体表现就是"诸外"，在冠心病来说就是胸闷、憋气、胸痛等，其病理状态就是"诸内"，在冠心病就是动脉粥样硬化斑块造成的心肌缺血；而中医药认识的病理就是人体的精微物质（气、血、津、液）等不能正常代谢形成的病理产物。中药就是根据人体不同气化状态的表现，也即"病机"，采用药物调整机体的功能状态，达到治愈疾病的目的。从这一点来说中药的效应目标，是病机，不是症状，症状消失不是中药追求的目标。复方中药临床大都是水煎煎剂口服、多次用药、动态地调整药物，治疗疾病的目的，追求的是远期的临床疗效，其复方与人体的互动，动态地调整人体的病理状态。复方中药优势在于"整体调整人体病理状态"，从而达到"阴阳平衡，阴平阳秘"的状态，使失衡的机体恢复正常。治疗疾病的效应是整体效应、远期效应和最终效应，然而短期的治疗难以显现上述效应。目前的中医药临床因为方方面面的原因，许多患者无法坚持长期服药；许多临床研究只是短期的疗效观察，无法达到治疗疾病的效应目标，即整体效应、远期效应和最终效应，也就无法体现出中医方药的优势。

2. 冠心病治疗的时效关系　方药从整体上综合、动态地调节疾病状态下的机体整体功能关系的失调，是与"病证"的内涵互动的，"病证"的内涵就是机体在疾病状态时整体功能关系失调的动态模型。虽然临床实践证明，中药临床疗效比起单一化学药品来说，具有无可比拟的优势，如作用点广泛、作用温和、毒副作用相对较少等，但总体上，中药的效应强度比起同类化学药品来说普遍较低。西药治疗疾病，多针对某单一靶点，这单一靶点往往对疾病的预后或进展起关键作用，治疗针对性强，可在短时间起效，并且疗效明显。与西药不同的是，大部分中药临床作用相对缓慢、温和，临床起效时间相对较长，有些中药甚至需要多次给药后才显现出其临床疗效。从这一角度讲，评价中药临床疗效的有无或强弱，选择合适的时间点至关重要。中药作用，主要在于助气，调理气机，调节气化，随着"气"之"增"，在一定的时间和量的范围内，表现出药物对人体脏腑生理功能的维持和促进，即"物化之常"，也就是扶助正气，依赖于机体脏腑功能的气化作用，促使痰、饮、水、湿、浊、毒、瘀变"有形为无形"，消失于无形之中。

272 从三焦气化论冠心病

冠状动脉粥样硬化性心脏病即冠心病，是指冠状动脉发生粥样硬化所引起的管腔狭窄或闭塞，导致心肌缺血缺氧或坏死而引起的心脏病。冠心病是临床最常见的心血管疾病，也是入院率和死亡率较高的一类疾病。中医学对冠心病的病名、病因病机及其治法都有比较成功的临床疗效，许多医家认为冠心病"不离于心，不止于心"。学者张鼎顺从中医"三焦气化"的角度探析了冠心病的中医病机。

中医学对冠心病的认识

中医学文献中并没有冠心病这一病名，从其临床表现上属于中医"胸痹""心痛""真心痛"等范畴。"心痛"一词最早见于《山海经·西山经》云"其草有草荔，状如乌韭，而生于石上，亦缘木而生，食之已心痛"，是中医学中关于心痛的最早记载。秦汉时期的文献中，多篇论及"心痛"。到了汉代张仲景《金匮要略》才正式提出"胸痹"这一病名。而"胸痹"的临床症状最早见于《内经》，《灵枢·五邪》云"邪在心，则病邪心痛"，《素问·脏气法时论》云"心病者，胸中痛，胁支满，胁下痛，膺背肩胛间痛，两臂内痛"。本病的病因病机在历代医籍中也均有论述，《素问·痹论》云："心痹者，脉不通。"《金匮要略·胸痹心痛短气病脉证治》对胸痹心痛病机进行了阐述，"夫脉当取太过不及，阳微阴弦即胸痹而痛，所以然者，责其极虚也，今阳虚知在上焦，所以胸痹心痛者，以其阴弦故也"；"阳微阴弦"是本病病因病机的总纲。"阳微"指寸脉微，寸脉在上，主上焦，寸为阳，寸脉微，知其为上焦阳虚；即正虚为本，"阴弦"指尺脉弦，尺脉在下，主下焦，尺为阴，尺脉弦，知其下焦阴寒气盛；即阴邪干犯为标，"阳微阴弦"高度概括了胸痹心痛的病因病机，故其根本病因病机为"责其极虚""所以胸痹心痛者，以其阴弦故也"，就是说在其上焦阳气极虚的情况下，阴寒之邪乘上焦之虚而发胸痹心痛，如果只虚而无实邪，亦不会发生疼痛，疼痛是由于邪盛痹阻胸阳心脉，不通则痛。所以该病在临床上绝大多数表现为虚实夹杂、本虚标实之证。即由于上焦阳虚，阴寒之邪易扰，胸阳痹阻，则胸痹而痛，而本虚标实则是病机的关键。本虚是该病的病理基础。关于对标实的论述，大体是寒凝、气滞、血瘀、痰阻等因素。《素问·至真要大论》"寒淫所胜，血变脉中……民病厥心痛"，又如《素问·调经论》云："寒气积于胸中而不泻，不泻则温气去，寒独留则血凝泣，凝则脉不通。"说明了由于寒邪入侵，气血运行不畅，凝滞脉中，心脉痹阻而发为心痛。《证因脉治》云"胸痹之因……痰凝血滞"。近代岳美中也说："年高者，代谢失调……血行缓慢瘀滞，易成痰浊、血瘀。"气为血之帅，血为气之母。维持气机的正常功能需要靠血的濡养；而血在脉中运行，又有赖于气的推动。如气虚无力运血或气机郁滞，血行阻滞，痹阻心脉，则发生胸痹心痛。寒凝、痰瘀、气滞之间的相互影响，导致痰浊内生，气滞血瘀，心脉痹阻，气血运行不畅，不能濡养于心，故发生胸痹心痛。而现代医家对待冠心病的病因病机的看法也是百家争鸣。蒲辅周认为胸痹者多虚，虚证的患者多于实证。病因是心气血不足，病位在心。汪慰寒认为，本虚标实是胸痹的病机核心。邓铁涛认为胸痹的邪实，不外乎气滞、痰阻、血瘀、寒凝、食积，而从中医病机理论分析，这些都属于内生之邪的范畴，为继发的第二病理因素。邓铁涛还认为"五脏相通，心脾相关"。由滋阴派创始人朱丹溪首创六郁学说认为，即"气火痰食湿血（瘀）"。方居正则认为胸痹的发病都与"气火痰食湿血（瘀）"这六郁有着密切的关系，尤其与气血痰之间有着密切的联系。任继学认为病虽在心，但不能唯知治心，要从中医的整体观出发，治病求因，推求致病之源，方是治病的根本之道。路志正善调脾胃以治疗胸痹，路志正认为冠心病的重要基础病机就是脾胃失调。许多医家认为"五脏六腑皆令人胸痹心痛，非独心也"，故本病病位虽然在心，却与肝、肾、脾、胃等脏腑有着密切关系。总结历代医家关于胸痹心痛的理论，其发生多与寒邪侵袭、饮食失调、痰瘀阻滞、热结、七情内伤及年迈体虚等因素有关。主要病机虚实夹杂，在病情的发展及其变化的过程中，病机转化可因虚致实，亦可因实致虚。

关于三焦气化说

"三焦""气化"之名首见于《内经》，而"三焦气化说"明确记载于明清时期文献。历代医家对此的研究与探讨莫衷一是，各有说辞。

1. 关于三焦 历代医家均对三焦进行过探讨，仁者见仁，智者见智。三焦的概念，综合《灵枢》《素问》三焦概念可以从以下三个方面进行理解：一是《素问·灵兰秘典论》云："三焦者，决渎之官，水道出焉。"二是对上焦、中焦、下焦的总称；三是指在病理方面，多以下焦代替三焦整体功能的失调。《内经》中认为三焦为"十二官之一"，即六腑之一。《难经》对三焦的功能进行了描述，如《难经·三十一难》云："三焦者，水谷之道路，气之所始终也。"说明了三焦同脾胃运化之间的关系。《难经·三十一难》云："上焦者，在心下，下膈，在胃上口，主纳而不出；中焦者，在胃中脘，不上不下主腐熟水谷；下焦者，当膀胱上口，主分别清浊，主出而不主纳，以传导也。"这表明文献对三焦的位置和功能也有叙述，《难经·二十五难》云"心主与三焦为表里，俱有名而无形"，其中提到"有名而无形"，"有名"是说三焦是有部位和功能，但是它的形质是看不见的，所以称为"无形"。纵观历代医家对三焦的认识是百花齐放，对当今中医学对三焦气化的研究与发展有着深刻的影响。

2. 关于气化 在《素问·灵兰秘典论》云"膀胱者，州都之官，津液藏焉，气化则能出矣"。后世医家都用此来说明气在津液转化为尿液过程中的作用。气化是精、津、液化生的动力。唐代王冰再次注"气化则出焉"时提及津液代谢是肺、脾、肾三脏的功能，并强调"肾"的气化是关键。宋元时期，气化论进一步发展。李东垣创脾胃元气说，尤其重视脾胃升发作用对气化的重要意义，明代命门学说的形成促进了气化学说的发展。古代医家对气化的理解大多推崇《内经》，多据自然界气候的物化现象类比气化在人体脏腑生理功能中的作用，并认为"气化"贯穿人体生命活动的始终，也为"三焦气化"奠定了基础。

3. 关于三焦气化 三焦与气化之间的关系在《内经》中早有阐述，但是只局限于与下焦的关系。赵献可认识到小便的排泄是一个由上、中、下三焦，肺、脾、肾多脏共同完成的过程，率先提出"三焦气化"之说。从明清时期有了"三焦气化说"之后，在《医学衷中参西录》中张锡纯进一步指出"人之一身，皆气所撑悬也，此气在下焦为元气，在中焦为中气，在上焦为大气"，在脏腑功能的正常发挥中三焦气化起到了举足轻重的作用。在三焦气化的作用下，脏腑功能正常，这样才能确保气、血、津液升降出入通畅，人体才会健康。

三焦气化与冠心病的关系

1. 从三焦气化析冠心病病机 冠心病的主要病位在心，心主血脉，心血的正常运行离不开心气的充沛、血液的充盈和脉管的通利。《灵枢·经脉》云："三焦手少阳之脉，起于小指次指之端……布膻中，散落心包，下膈，循属三焦"，可见三焦布气于心包络，三焦气化与心气气化不可分割。三焦主持全身气化，也是气血津液运行的通道，所以一旦三焦中任何一个脏（腑）气化功能异常，或是气血津液升降出入运行不畅，就会产生血瘀、痰浊、气滞等病理因素，导致三焦气化失司，气机升降不通，气血津液运行不畅，最终会导致经脉闭塞不通，血液运行失调，心血不能濡养心脏，心脏组织灌注不足，会出现心胸憋闷疼痛、唇舌青紫、脉涩的临床表现。因此，总结归纳从三焦气化角度论冠心病中医病机为三焦气化失司，气血津液运行不畅，"奉心化赤而为血"，气血生化不足，血虚不足濡养心脏，气虚则无力推动血液运行，三焦气化失司，气机的升降出入异常，心藏血脉之气，心动则血行诸经，心脉阻滞；最终导致心失所养，不荣则痛，脉络痹阻，不通则痛。

2. 三焦气化失司与冠心病发病的相关性 《灵枢·营卫生会》云"上焦如雾，中焦如沤，下焦如渎"。"上焦"是指胸中，包括心与肺及其功能，人体三焦之气化，依靠心肺之阳气以宣通。心和肺都隶属于上焦，经脉相同，心为君主之官，主血脉；肺主气主治节，朝百脉；血液的正常运行离不开气的推动，而气的正常输布也需要血为载体运行。再者，肺气不仅有助心行血的作用，还参与宗气的生成以"贯心脉"，心与肺在生理及其病理上的关系是密不可分的。如果感受外邪，肺为华盖，上先受之，肺失肃降，通调水道的功能受到影响，会产生痰饮、瘀血等病理产物；亦或是素体肺虚，生成宗气不足以"贯心脉"，气血运行无力，瘀阻脉络影响心血的正常运行，也会出现胸闷、痛、脉涩等冠心病初期的表现。

"中焦"主要指脾胃及其功能。脾与胃同属中焦，以膜相连，足太阴经属胃络脾，足阳明经属胃络脾，二者构成相互表里的配合关系。脾胃是后天之根本，气血化生之源泉，气机升降之枢。脾胃之气即中气。张锡纯认为，中气为和降水火之机括，三焦气化之枢纽。脾与胃之间一运一纳的功能协调才会使水谷纳运相得、气机升降相因、阴阳燥湿相济，才能完成饮食物的受纳、消化及其水谷精微的吸收、转输，确保中焦气机通畅，气血化生充足，气血阴阳调和。脾易湿，得胃阳以制之；胃易燥，得脾阴以制之。中焦脾胃之间的阴阳燥湿相济，才能保证气机纳运、升降的协调。脾胃阴阳燥湿异常，气机运行不畅，水谷精微不能完全被运化输布，膏堆积体内成为膏浊，聚湿成痰，导致痰饮，血瘀等病理产物的出现，导致经脉痹阻，气血运行失常；《内经》指出"脾足太阴之脉……其之者，复从胃，别上膈，注心中"，脾胃化生气血亏虚不畅，血不充，不能濡养心脏，心脏气血灌注不足，也会出现胸闷、痛及唇紫暗等表现。所以中焦气化失司也是引起冠心病的基础病机。

"下焦"的生理功能主要体现在肾脏，肾脏的生理功能与冠心病的发病也有着密不可分的关系。张景岳称"心本乎肾，所以上不安者，未有不由乎下，心气虚者，未有不由乎精""五脏之伤，穷必及肾"，久病的患者最终必将累及肾虚。而肾气是三焦气化的原动力。如今老年人是冠心病的高发人群，高龄久病的患者肾气虚衰，心无肾阴的滋润则火炽；肾为命火，命火秘藏，则心阳充足，若肾阳不足，则心气心阳亦不足，心肾不交。由于久病肾虚，易感受寒邪，寒邪侵袭，致寒凝经脉；而下焦肾阳又能温脾阳，运化水谷，水谷精微与肺中清气结合成宗气，通过三焦气化散布到五脏六腑，濡养五脏六腑、四肢百骸、经络皮部。而肾气亏虚的患者，气机运化不畅，无法濡养五脏六腑；下焦有主水液之所出的功能，肾气亏虚，调节机体的水液代谢功能也发生异常，均可产生血瘀、痰浊、气滞、寒凝等病理变化，瘀阻心脉，心脉不通，也是发生冠心病的病机。

三焦气化功能的正常运行，依赖于各个脏腑的共同协调发展，否则三焦气化升降失司，都会引起冠心病"不通则痛""不荣则通"等本虚标实的病机。

在冠心病治疗过程中，虽然强调辨证论治，但无论临床上从心论治、从脾胃治、从肾论治、从瘀论治、从痰论治、从火毒论治等治疗方向，都是三焦气化功能异常的某一环节的论述与侧重。人是一个有机整体，无论上焦心肺、中焦脾胃、下焦肝肾中的任何一个脏（腑）气化功能出现异常，都会导致气血津液通道不畅，化生、运行、输布异常，血瘀、痰浊、水饮、浊毒等病理产物随之而生。只有三焦气化功能正常，气机升降通畅，气血运行无阻，才会使身体处于阴阳调顺、气血调和的最佳状态。所以，从三焦气化的角度阐述冠心病的中医病机，三焦气化是中医学重要的理论之一。

273 从气理论辨治心病

气在中医学中是一个非常基本并且应用非常广泛的概念，几乎所有中医著作中都提到了"气"。可以说，气理论在整个中医理论体系中占据着举足轻重的地位，贯穿于中医学的各个部分。自 20 世纪 50 年代初开展中医现代化研究以来，气的本质、实质、物质基础研究一直是研究的重点和热点之一。学者何贵新等基于中医气理论阐述了"心病"的辨治。

中医气理论

1. 中医气的概念 在医学文献中，《内经》最早对气进行了阐述。气在《素问》中指寒、暑、燥、湿、风、火 6 种自然气候，而在《灵枢》中则是指存在于人体内的精、气、津、液、血、脉。如《素问·天元纪大论》云："寒、暑、燥、湿、风、火，天之阴阳也，三阴三阳上奉之。"又如《灵枢·决气》云："余闻人有精、气、津、液、血、脉，余意以为一气耳……六气者，各有部主也，其贵贱善恶，可谓常主，然五谷与胃为大海也。"以上便是《内经》中关于"五运六气"学说的描述。

西汉时期的学术典籍《淮南子》阐述了"形、气、神"三位一体的生命观。这里的气指的是维持人体生命活动的一种特殊物质，它存在于人体周身，如脏腑之气、营气、卫气等。此外，《淮南子》认为人体是由形、气、神三个基本要素组成的，它们之间相互作用、相互影响，共同组成一个相互依存、不可分割的整体。

明代杰出医学家张景岳曾发出这样的感叹："行医不识气，治病从何据？"随着中医学体系的不断完善，中医学将充斥人体周身内外的气归纳为以下几种：元气（又称真气）、营气、宗气、卫气、经络之气、脏腑之气；也有将其分为阴气、阳气，先天与后天之气；随着中医对气的认识程度不断加深，医学家们将气按三焦分处部位不同分为宗气、中气、元气。因此，调节人体气机的运动，使体内各气维持在一个相对稳定、和谐的状态，人体能够进行正常的新陈代谢，各器官生理功能正常，是能够达到身体健康、百病不生的效果的。

2. 气的中医学机理 所谓营气，是与血一道行于脉中，具有营养成分的一种气。卫气则是肾中阳气的一部分，行于脉外，抵御外邪入侵，是人体的免疫系统。《灵枢·营卫生会》云："人受气于谷，谷入于胃，以传心肺，五脏六腑，皆以受气，其清者为营，浊者为卫，营在脉中，卫在脉外，营周不休，五十而复大会。阴阳相贯，如环无端。"食物通过饮食摄入人体，在中焦脾胃处经过一系列复杂的转化形成营养物质，在心肺的气化作用下最终形成营卫之气。可以这样理解，营气是人体精气中最柔和的部分，散布在人体血脉之中；卫气则是精气中最雄厚的部分，依傍脉道分布于周身皮肤和肌肉处，这就是所谓的"营阴卫阳"。

宗气（又称大气），是由先天肾气、后天形成于脾胃中的水谷之气以及通过呼吸进入肺部的自然清气三者聚于胸中之气。宗气的概念最早在《内经》被提出，而较为完备的宗气理论到民国时期才被总结归纳出来。中西汇通派医学家张锡纯在《医学衷中参西录》中就宗气的生成和生理功能提出了独到的见解，其云："大气者，原以元气为根本，水谷之气为养料，以胸中之地为宅窟也。"宗气的功能有三：一是维持正常的心律，所谓"宗气贯心脉而行气血"，就是说宗气对心脏的跳动起促进作用，保证心脏正常的泵血功能；二是促进气血津液运行全身，明末清初著名医学家喻嘉言在其《医门法律》中云"五脏六腑，大经小络，昼夜循环不息，必赖胸中大气斡旋其间"，宗气的温煦和推动促进了血液循环，统领一身之气；三是宗气有促使呼吸顺畅的作用，"宗气走息道而行呼吸"，宗气可使肺中污浊之气排除，引导清新自然之气入肺，故宗气充足则语声响亮，嗅觉灵敏，呼吸正常。一方面宗气通过其主管呼吸的职责直接控制肺脏伸展和收缩，另一方面心气通过对肺气的控制作用来调控人体呼吸，中医称之为宗气对心肺二脏的协和治理。

　　中医元气论理论起源于《内经》，其总结归纳哲学中的气化思想，尝试用元气论为思想基础，讨论元气与人体生理、病理的关系。元气在《内经》中称为真气或原气，指经络的活动功能。而后《难经》在其基础上总结归纳出了中医元气论的雏形。在《难经·三十六难》中云："命门者，诸神精之所舍，原气之所系也。"元气是禀受于先天父母的精血真气，在人体中肾脏或命门处凝聚而成。清末著名伤寒学家郑钦安云："真气在一日，人即活一日。"强调元气是人体内维持生命活动最为根本的存在。此外，《医理真传》云："人在母腹中，禀父母精血中之真气而成形，形体虽全，然元气未始运行，仍靠母亲之呼吸而立，故为先天；及至婴儿下地，呼吸始运，先天元真之气流行于五脏，以坎离立极，是为后天。"元气形成后，经过后天水谷之精华不断滋养而逐渐充盈，通过三焦自上而下运输到人体各个角落，不仅对五脏六腑的正常运转起促进作用，也为保证整个机体正常的生命活动提供不竭动力。

心血管疾病

　　1. 心血管疾病概述　循环系统疾病，多表述为心血管疾病，它是由于血液黏稠、高血压、高血脂等因素所导致的如冠心病、心力衰竭和周围动脉血管疾病等一系列疾病的统称。心血管疾病因其高患病率、高致残率和高死亡率，成为21世纪严重威胁人类健康的常见疾病。目前，如何治愈心血管疾病仍是一个世界级难题。即便是最顶尖的医疗团队，使用最先进的医疗技术和治疗手段，其治愈率仍然不及50%，且都会留下后遗症。

　　导致心血管疾病的病因可以归纳为以下几个方面。①高血压：长期高血压会使得动脉血管壁变硬、形成血栓，影响心脏供血的同时更加重了心脏负荷，导致心血管疾病的发生。②血液黏稠：由于现在生活压力大，人们容易产生不稳定的情绪，再加上不健康的生活习惯如运动过少，吸烟饮酒，食用过多高脂肪类食物，这些最终都会导致人体毛细血管堵塞，血液流速减慢，黏度升高，进而引发心血管方面疾病。③血管壁平滑肌细胞非正常代谢：如果在血管壁平滑肌细胞代谢的过程，血管壁不能正常形成新的细胞，就会导致血管舒缩不能正常进行，就像是一条随时可能被堵塞的老旧管道。④遗传、肥胖、糖尿病、高龄（年龄越高发病概率越大）、性别（男性相对女性更易发病）等都是导致心脑血管疾病发病的相关危险因素。

　　2. 气与冠心病的关系　现代中医学认为冠心病的发生和发展与气的失常有很大关联。首先是心气和宗气的失常。心气与宗气的充沛调和不仅为心脏泵血提供不竭动力，还为人体循环系统的正常运转提供先决条件。心气根于元气，充养于后天，对解剖结构的心血管循环及电生理功能的正常运作有主导作用。《灵枢·邪客》中有说明宗气在人体中的分布以及功能，"五谷入于胃也……宗气积于胸中，出于喉咙，以贯心脉，行呼吸焉……内注五脏六腑，以应刻数焉"，心气、宗气由先天产生，而经过后天的充养发展壮大，可与进入体内的自然清气结合，贯穿于心脉间，对心脏的输血功能有促进作用。

　　其次是营气和卫气的失常。现代医学认为，冠心病是冠状动脉发生粥样硬化从而引起的管腔狭窄或闭塞，所以动脉粥样硬化是病情发展、恶化的关键因素。动脉粥样硬化是一种由高脂血症引起的动脉非炎症性病变，其主要特征表现为血管内膜处有粥瘤、脂质斑块或纤维斑块形成，这种斑块的不断堆积会导致动脉管壁的厚度和硬度不断增加，弹性渐渐丧失，最终导致血管腔通道狭窄，极易造成堵塞。正常情况下营卫两气相互调和，相互维系。而分布在血脉内的营气和血脉外的卫气一旦出现失和的情况，表明血脉已经处于不健康的状态，此时人具体表现为多汗。营气亏虚，与脉外之卫气不和谐，则腠理疏松，汗孔开张，出现表虚自汗的症状；卫气亏虚，无法调和脉内之营气，体内阳盛阴衰，迫津外出，出现阴虚盗汗的症状。而自汗、盗汗之症也是冠心病患者最常见的临床表现，故中医有"汗为心之液"

之说。

　　最后是阳气的失常。《素问·生气通天论》中对阳气的描述："阳气者，若天与日，失其所则折寿而不彰。"通过把阳气比作天和太阳，阳气之于人体相当于生命之于天于太阳，强调阳气在人体生命活动中的作用是不可替代的。《灵枢·阴阳系日月》云"心为阳中之太阳"，心居上焦，性属阳脏，心主血脉，主藏神。而中医认为肺相对于心属阴，心相对于肺属阳，故称"心为阳中之太阳"。心阳（气）的虚损，则会表现为"五脏阳以竭"，即心、肺、脾、肾阳气俱虚的状态，包含痰浊瘀血阻遏阳气、气津不行，阳气衰竭阴津不化。阳气虚会导致胸痹心痛，"五脏阳以竭"会出现气喘、水肿，这些都是冠心病的常见症状。

　　总而言之，心气和宗气在人体内的和谐、充沛对于心脏乃至整个血液循环系统的正常运行至关重要；营卫之气的调和是脉道通利的基础；心气（阳）根于元气（阳），充养于后天，而且三焦是气机通道中，中焦是枢机的关键。中焦气机失调，则会在人体内产生痰浊、瘀血、水饮等病理产物，气血瘀滞、闭阻心脉，这是引发冠心病并使病情发展的病因与病机。而冠心病患者出现胸痹心痛症状时的病机为阳气虚；倘若任由病情发展，患者出现气喘、身体局部水肿等症状时的病机可解释为五脏中阳气阻滞不通、不能化水。以上均体现了当心阳（气）、主血脉的重要功能失常后，心脏及循环系统无法自我调节，进而引发冠心病。根据冠心病气及气机失调，并参考余天泰调气法的经验，采用分阶段治疗：一调人体中气的虚损，通过健运中焦的方式升提宗气、滋补阳气、补益心气；二调理、疏通气机，调和营卫二气，促使阻滞的血脉恢复通畅；三调病理产物痰浊、瘀血和水饮，从气机升降入手，重点理气化痰、活血化瘀、利水通阳，畅气机、通心脉，最终达到治疗冠心病的作用。

　　3. 气与心衰病的探析　　慢性充血性心力衰竭（CHF），是由于各种原因引起的心室泵血和充盈功能下降，代谢功能不正常进行的一种临床综合征。该病常伴随着肺循环或体循环的被动充血，是多种心血管疾病的终末期阶段。古代中医没有心力衰竭这一病名，根据其临床表现，中医往往将其描述为惊悸、怔忡、水肿、喘证、痰饮、癥瘕、胸痹等症状。中医学界对引发心衰的病理基础存在多种意见，但随着时间的推移和医学研究的深入逐渐达成一致，认为"本虚标实"才是心衰病的病机。本虚是指脏器内虚如气虚、阳虚，功能失调；标实是指受外邪、劳力过度等原因，体内出现血瘀、痰浊。通俗地讲，把人体比作一条正常流水的水管，出现水量不足即为"本虚"，出现水流不通畅即为"标实"。疾病后期气、血、水湿、痰瘀互为因果，出现恶性循环。目前临床上心衰常见的中医分型为心气不足型、气虚血瘀型、心肾阳虚型、气阴两虚型、肾不纳气型和心阳虚脱型。

　　宗气可助心行血、调节心律，是维持心脏跳动乃至整个血液循环的动力来源。宗气足，心气充沛，则气血通畅。宗气亏虚，不能对心脏向外供血起促进作用，从而引起气短、心脏节律失常，最终可导致各脏腑中的血液和体液瘀积，出现心悸乃至心衰等心系疾病。近代张锡纯认为，宗气下陷，则"气短不足以息，或努力呼吸，有似乎喘；或气息将停，危在顷刻"。现代医学也认为心力衰竭早期会出现劳累后气喘多汗、夜间阵发性呼吸困难、双腿浮肿等症状，如病情不能得到有效控制从而加重，则出现端坐呼吸，甚至恶性心律失常、心源性休克。这些症状与张锡纯"气息将停，危在顷刻"的描述基本一致。由此可以得出，宗气虚损是心衰病发生的一个重要成因，若只是早期的宗气失调，可通过调理气机，病情可得到有效控制；若不引起重视，待病情发展成后期，形成喘脱之症，往往发展成不可逆的局面。

　　阳气理论在《内经》众多理论体系中占据着不可替代的地位。《素问·六节脏象论》指出"心者，生之本……为阳中之太阳"。心肺皆居上焦，属阳脏，而心性属火，故相对于肺而言，心为阳气之主，属阳中之阳。而《医理真传》则阐述了阳气对于健康的重要性："阳者阴之主也，阳气流通，阴气无滞，自然百病不作。阳气不足，稍有阻滞，百病丛生。"心阳虚者气化失司，畏寒肢冷，心脉痹阻，与之相应的疾病蜂拥而至。心脏阳气不足，鼓动血行和蒸化水液的功能无法正常进行，血液流动不畅，寒凝经脉，出现心衰。若发展至心阳暴脱，心液外脱，体温厥冷，影响肺、肾两脏的正常功能，则出现多汗、气喘之症。

　　综上所述，若宗气虚损，无法发挥其"助心行血"的功能，进而出现呼吸急促，甚至恶性心律失常的症状；若阳气亏虚，无法发挥其"阳中之太阳"的作用，血运障碍，经络阻滞，引发心衰疾病，"气息将停，危在顷刻"。故可以认为，心衰病脏腑定位在心肺，病机关键在于宗气和阳气亏虚，升提宗气，补益阳气乃是运用中医学治疗心衰类疾病的关键所在。总言之，调理气机，促使体内宗气、元气、营卫等气相互调和，为治疗心血管疾病拓宽思路。

274　从调气辨治冠心病

余天泰从事中医临床 30 多年，积累了丰富的临床经验。学术上力主百病调气为先的理念，尤其在冠心病等老年慢性病治疗中擅长运用"分阶段调气法"治疗，取得较好临床效果。学者王可文就余天泰调气法在冠心病的运用作了归纳阐述。

中医学将一身之气分为元气（真气）、宗气、卫气、营气、脏腑之气、经络之气，亦有分阴阳二气，先天、后天之气，后世逐渐将气按三焦分处部位不同而分为宗气、中气、元气。气机调和是维持机体的代谢平衡、生理功能正常，以及身体健康的关键之一。而枢机是维持气机升降出入正常的关键。故《素问·六微旨大论》云"亢则害，承乃制""出入废则神机化灭，升降息则气立孤危。故非出入，则无以生长壮老已；非升降则无以生长化收藏。是以升降出入，无器不有"。根据气的虚损和气的运动失常，气的病理可归纳为气虚、气滞、气陷、气逆、气闭、气脱等，采取气虚则补、气滞则疏、气陷则升、气逆则降、气闭则开、气脱则固调气法。余天泰认为又有调和营卫、阴阳、气血，调五脏、经络之气，调和气化、气机、枢机不同。明代张景岳云"行医不识气，治病从何据"，王清任亦云"治病之要，在明白气血"，明确指出治病关键在调理气血，而两者之中，又当以调气为先。《景岳全书》云"所以病之生也，不离乎气；而医之治病也，亦不离乎气"，故调气法贯穿治疗内伤杂病的过程中。

《灵枢·决气》云"上焦开发，宣五谷味，熏肤，充身泽毛，若雾露之溉，是谓气"。人体之气按一定规律，以三焦、血脉为通道，调畅不息地运转，即为气机。气的正常、气机调和是维持机体的代谢平衡、生理功能正常，以及身体健康的关键。人以气为本，任何气的虚损、气机失调、枢机不利均可导致疾病的出现，气一失调则变生百病，正如《素问·举痛论》所云"百病生于气"。并重视调气法治疗内伤杂病，认为治百病当以调气为要，治疗冠心病亦当如此，一调气（阳）的虚损，二调气机，三调病理产物痰瘀水。

冠心病的发生、发展，离不开心气、心阳，以及"心主血脉"与"心为阳中之太阳"的功能失常。

首先为心气、宗气的失常。现代医学认为，心脏能不停地进行有节律的收缩和舒张活动，是由构成心脏的心肌本身的特性所决定的，而心肌生理特性，又是以心肌细胞生物电现象为基础的。心的功能，首先应是心气（阳）的主导下，实现心主血脉的功能，即实现解剖结构心-血管循环及电生理功能。心气、宗气充沛调和是心脏的动力来源和循环系统的前提。心气的虚损与宗气、中气、元气密切相关，心气根于元气，充养于后天。心系病证的始动病机在于心气、宗气的失常，导致主血脉、贯心脉以助心行血的功能失常。《素问·经脉别论》云"食气入胃，散精于肝，淫气于筋。食气入胃，浊气归心，淫精于脉，脉气流经，经气归于肺，肺朝百脉，输精于皮毛。毛脉合精，行气于府，府精神明，留于四脏"；《灵枢·邪客》云"五谷入于胃也……宗气积于胸中，出于喉咙，以贯心脉，行呼吸焉……内注五脏六腑，以应刻数焉"，说明心气宗气根于先天，充养于后天，结合于自然清气，贯心脉以助心行血，下蓄丹田以资元气。否则《灵枢·刺节真邪》云"宗气不下，脉中之血，凝而留止"。虽然气的分类众多，"而实一气贯之"（《医学衷中参西录》）。故在调心气的虚损，实可调和、调养"一气"。《灵枢·通天论》云"阴阳和平之人，其阴阳之气和，血脉调"，"调"字在《说文解字》中释为"和也"，调法蕴含的调和、调剂、调节、调养、调达等；在调养、补益"一气"之中重视阴阳二气，先天、后天之气、营卫之气，重视温养升提。常常选用人参汤合桂枝（脉气流经归于肺）、柴胡（散精于肝）、黄芪善于补气升阳，养心汤，升陷汤，补中益气丸，肾气丸。适当加入运转枢机以及引经升提之药物如少阳之柴胡、阳明之升麻升举阳气，能升能降之桂枝等药物。

其次是主血脉的失常。现代医学认为，冠心病是由冠状动脉发生粥样硬化引起管腔狭窄或闭塞，所以动脉粥样硬化是病情发展的关键因素。各种动脉硬化的共同特点：由于血管内皮、中膜的病理改变，血管内皮损伤在动脉粥样硬化发生中的始动因素和关键作用，近年研究提示，血管外膜集神经-内分泌-免疫功能于一体，是血管组织中结构和功能复杂的重要组成部分，全程参与血管损伤和修复的全过程。这个过程符合中医学营卫的功能与特性，营卫和调是脉道通利的基础，故营卫失调是血脉病变的始动因素。《灵枢·决气》云"壅遏营气，令无所避，是谓脉"，《灵枢·痈疽》云"夫血脉营卫，周流不休"，《灵枢·本脏》云"经脉者，所以行血气而营阴阳"，《伤寒论·辨脉法》所谓"营卫不通，血凝不流"，这是对血脉的阐述，以及营气生理功能高度概括，同时表明了气运行血脉的重要作用，也道出了营卫二气失调，在动脉粥样硬化中占重要作用。虽然这个过程是渐进的、缓慢的以及不易察觉的，但容易出现血行涩滞、津液停滞，导致气机郁滞，此阶段是初始阶段，也是最容易忽视的阶段。故《难经·十四难》云"损其心者，调其营卫"为其治疗常用方法，桂枝、白芍即为常用药对。在疾病恢复期重视机体康复，选用小建中汤、黄芪建中汤、黄芪桂枝五物汤等。

如果说营卫失调是最容易忽视的阶段，那么气机失调引起痰阻、血瘀、津停等病理产物则是冠心病发病的基础。

"食气入胃，散精于肝，淫气于筋。食气入胃，浊气归心，淫精于脉，脉气流经，经气归于肺，肺朝百脉，输精于皮毛。毛脉合精，行气于府，府精神明，留于四脏"；"饮入于胃，游溢精气，上输于脾，脾气散精，上归于肺，通调水道，下输膀胱，水津四布，五经并行"，这不仅说明了气的生成、代谢过程及其生理功能；同时表明气的失常必然影响气、血、津液敷布及新陈代谢失常，引起痰阻、血瘀、津停等病理产物，王孟英亦有"百病皆由愆滞"之说；结合《难经·六十六难》中"三焦者，原气之别使也，主通行三气，经历五脏六腑"之说，同时表明了对"气"的重要来源地、气机枢纽、气机通道——中焦的重视。在冠心病的治疗过程中重视调和气血、调畅中焦气机与化解病理产物。脾胃不仅是水谷之气的生化来源，是心体现正常功能条件的气、血的重要来源，而且三焦是气机通道中，中焦是枢机升降的关键，同时也是生痰之源；营卫、心气、宗气本源于元气，充养于水谷之气。《读医随笔·卷一·证治总论·升降出入论》云："脾具坤静之德，而有乾健之运，故能使心肺之阳降，肝肾之阴升，为上下升降的枢纽。"脾通过气的升降出入运动，以及居中央，灌四旁，主运化而散精，以调节气机和转输布散精微两种重要途径完成了枢机的重要角色。《素问·阴阳离合》云"少阳为枢"。少阳枢机具有疏通、调节表里内外的作用，同时具有疏泄气机的重要作用。"食气入胃，散精于肝"，提示气的输布、气机调畅由肝主疏泄来实现，正如明代薛己所言"肝气通则心气和，肝气滞则心气乏"。同时《素问·刺禁论》云"肝生于左，肺藏于右"，通过肝气、肺气升降，辅佐君火，推动血行，调控阴阳之气的升降出入。故强调中焦气机调畅对于水、湿、痰、饮治疗的重要意义，而气滞痰阻正是本阶段的病机体现，疏调中焦气机升降出入，祛除痰阻，理气化痰亦成为关键。正如《锦囊秘录》云"故善治痰者，不治痰而治气，气顺则一身津液亦随气而顺，更不治痰而补脾，脾得健运而痰自化矣"。常用理气化痰法，自拟方"胸痹汤"（半夏厚朴汤合瓜蒌、薤白、柴胡、桂枝），或瓜蒌薤白类方。"胸痹汤"方中半夏、厚朴、茯苓、瓜蒌、薤白化痰散结药物外；法半夏、厚朴主入脾胃经，散结降逆，制约肝气之逆，调节脾胃升降；厚朴、紫苏梗、柴胡使肝气得降，宗气、脾气得升，则气机升降出入得以调和；桂枝温通心肺之阳，能升（升陷、升阳气）能降（平冲降逆）。宗气、心气虚损，气机郁滞贯穿于冠心病始终，也是冠心病的始动病机；不论文献分析、临床病证结合现况调查分析、中医证候分析，还是冠脉造影结果与中医证型的对比研究均提示：瘀阻心脉，是贯穿于冠心病全过程的病理基础；气（阳）虚、气滞、痰浊、血瘀占有较大的比例，存在复杂的恶性循环及相互兼夹的复杂病理状态。心血瘀阻是冠心病的转折点。其与心气、宗气、中气、元气均有密切相关。《灵枢·刺节真邪》云"宗气不下，脉中之血，凝而留止"，《医林改错》云"元气既虚，必不能达于血管，血管无气，必停留而瘀"，《灵枢·经脉》云"手少阴气绝，则脉不通，脉不通，则血不流"。故益气活血、理气活血亦成为关键。选方上常用人参汤合失笑散、血府逐瘀汤，而调节气机之升降出入之柴胡、升麻、桂枝、桔梗、牛膝、厚朴亦不可少。此外温阳理气、化痰活血联合应用亦不可少，如自拟方"君安汤"（附子、桂枝、黄芪、炙甘草、降香、枳实、姜半夏、石菖蒲、薤白、五灵脂、生蒲黄）等。

最后，出现"心为阳中之太阳"的功能失常。冠心病的发生始终带上年龄的烙印，《灵枢·天年》云"六十岁，心气始衰，苦忧悲，血气懈惰，故好卧"，说明心（阳）气虚损在老年冠心病发病中占重要因素之一；因不良的生活习惯、规律等危险因素，导致气的虚损、气机失调，故半百而衰也常有，"阳衰阴盛"病证不在少数。在气机失调，痰浊瘀血阻滞情况下，阳气阻遏，日久致阳气虚损；《内经》云"诸血者，皆属于心"，《金匮要略》云"血不利则为水"，说明心血瘀阻是心水的病机之一，也是阻遏心之阳气的重要病机一。说明从冠心病发展初期阶段的心气、宗气、中气、元气的虚损或气机失调，还是中后期心、肺、脾、肾阳气的互根互煦失常，均会出现痰浊瘀血水饮病理产物阻滞血脉，产生复杂病变机理。正如《医理真传》云"阳者阴之主也，阳气流通，阴气无滞，自然百病不作。阳气不足，稍有阻滞，百病丛生"，而冠心病出现胸痹心痛症状时总离不开"阳微阴弦"的病机；出现气喘、水肿时总离不开"五脏阳以竭"的病机。均体现心阳（气）、主血脉的重要功能失常。

《灵枢·阴阳系日月》云"心为阳中之太阳"，此为心的特性：心居上焦，胸中为阳，其性属火，故为太阳，心阳充沛才能温运一身之血脉。而《灵枢·根结》云"太阳根于至阴，结于命门"，心阳指根结于肾阳。《素问·生气通天论》云"阳气者，若天与日，失其所则折寿而不彰。故天运当以日光明。是故阳因而上，卫外者也"，强调阳气在人体生命活动中的重要性。冠心病一旦发展到心阳虚损阶段，则会出现心、肺、脾、肾阳气俱虚的状态，则出现《素问·阴阳应象大论》所述"五脏阳以竭"，包含痰浊瘀血阻遏阳气、气津不行，阳气衰竭阴津不化。心阳虚衰是心气宗气虚衰、气机阻滞、心脉瘀阻发展中后期复杂阶段，是冠心病发展到"心水（心衰）"阶段的重要病机。心阳虚不能温运一身之血脉，"血不利则为水"；肺"气主洵之"失常，不能调节气的升降出入及全身津液敷布；肺朝百脉失常，不能助心行血，水液不行，聚津成饮；脾阳不足，心阳失去后天之温煦、滋养，子病犯母，水饮内停；肾阳虚，心阳无根，温煦、推动失常，阳气调节枢纽失常，水火不济、心肾不交，水邪泛滥，则上凌心肺、中阻脾胃（肠）、外溢肌肤。则进入冠心病终末阶段。此时临证"功夫全在阴阳上打算"，在真武汤基础上，擅长运用较大剂量的姜、桂、附的基础上，配合活血、化痰、利水，有时需要快速高效扶助阳气，稳准狠的打击病邪，正如祝味菊所云"克奏平乱祛邪之功者，阳气之力也。夫邪正消长之机，一切以阳气盛衰为转归"。

综上所述，心的功能，首先应是中医气（阳）的主导下，实现西医心血管循环及电生理功能；心气、宗气充沛调和是心脏的动力来源和循环系统的前提；营卫和调是脉道通利的基础；心气的虚损与宗气、中气、元气密切相关，心气（阳）根于元气（阳），充养于后天，而且三焦是气机通道中，中焦是枢机的关键。中焦气机失调，痰浊、瘀血、水饮病理产物形成，气滞痰阻、瘀阻心脉，是贯穿于冠心病全过程的病理基础。瘀阻心脉是冠心病的转折点。而冠心病出现胸痹心痛症状时总离不开"阳微阴弦"的病机；在气喘、水肿时总离不开"五脏阳以竭"的病机。均体现心阳（气）、主血脉的重要功能失常。根据冠心病气及气机失调，分阶段调气治疗，一调气（阳）的虚损，二调气机，三调病理产物痰瘀水。或采取升提宗气、补益心气、温阳行气，或调和营卫，或健运中焦以补中气、元气，以益宗气、心气；疏调中焦气机升降出入，或理气化痰、活血化瘀、通阳散结以畅气机，或温阳益气以强心用，或活血化瘀、利水通阳以通心脉分阶段治疗，均属于调气法范畴，调气法始终贯穿在冠心病治疗过程。

275　从阳气痰瘀探析防治心肌缺血再灌注损伤

急性心肌梗死（AMI）是常见的循环系统危重疾病，由于其高发病率与严重的临床后果，使之成为人类健康的"头号杀手"。近年来，随着临床缺血再灌注技术的广泛应用，AMI 的死亡率已经明显下降，与此同时，术后引起的心肌缺血再灌注损伤（MIRI）已经成为影响患者预后的严重因素。在缺血的基础上恢复血流后缺血组织的损伤反而加重，甚至发生不可逆损伤的现象即为 MIRI。其主要临床表现包括室性心动过速，心肌顿抑，"无复流"现象等。传统中药含有多种有效成分，可通过抑制心肌细胞炎症，减轻细胞膜结构损伤，防止其发生钙超载，调节相关 microRNA 表达等多条路径参与对损伤心肌保护，以期降低 MIRI 发生率。就 MIRI 的中医发病机制而言，温阳化气是其治疗根本，阳气充盛，则温煦、推动之功正常，确保精、血、津液在脉管内畅通无阻，以濡养机体五脏六腑，四肢百骸，防止化生痰浊、瘀血等病理产物，阻滞经络，影响脏腑功能。心肌再灌注治疗后及早进行中医干预，将对患者预后产生积极作用。研究发现，中药复方柴胡三参胶囊可明显降低 MIRI 大鼠损伤心肌组织中 LDH、CK、MDA 水平，升高 SOD 水平，对缺血心肌产生保护作用。中医药以其多靶点、副作用小的临床特点，在治疗 MIRI 将具有广阔的前景。学者曹蛟等从中医"阳气亏虚，痰瘀内阻"理论探讨了中医药防治心肌缺血再灌注损伤的机制。

MIRI 的发生机制

1. MIRI 与自由基损伤　自由基是外层电子轨道上含有不配对的电子、原子团和分子的总称，由氧诱发的称为氧自由基。正常情况下机体处于氧化-抗氧化的平衡状态，当平衡被打破时，机体发生氧化应激反应，导致细胞膜损伤，线粒体呼吸链受损，蛋白质、糖类、核酸等生物大分子结构破坏引起细胞功能异常。缺氧时，ATP 合成减少，造成大量的次黄嘌呤堆积，再灌注之后，随着氧气的进入，次黄嘌呤经过两步氧化反应生成尿素与过氧化氢，随之产生大量的氧自由基。线粒体损伤时可使氧自由基清除剂 SOD 生成减少，引起氧自由基大量堆积于细胞内，损伤细胞膜及线粒体结构，影响 ATP 生成，促进中性粒细胞及单核巨噬细胞向损伤部位趋化，堵塞毛细血管，进一步加重炎症反应。

2. MIRI 与细胞内钙超载　Ca^{2+} 与心肌细胞兴奋收缩偶联和心肌电活动密切相关。在慢反应细胞中，参与动作电位 0 期的形成与 4 期自动除极，也是快反应细胞 2 期（平台期）形成的主要离子。钙超载指各种原因引起的细胞内 Ca^{2+} 异常增多并导致细胞结构损伤与功能代谢障碍的现象。正常状态下，细胞外 Ca^{2+} 浓度远高于细胞内，细胞膜表面存在 Na^+/Ca^{2+} 交换蛋白，将 3 个 Na^+ 摄入细胞内，同时排出 1 个 Ca^{2+} 至细胞外；此外细胞内的 Ca^{2+} 还可被肌浆网重新摄取，通过这两种方式保持细胞内的低 Ca^{2+} 状态。细胞缺血缺氧时，ATP 的生成减少，进而使 Na^+/Ca^{2+} 交换蛋白的功能降低，Ca^{2+} 不能被有效地被排出细胞外；与此同时缺氧导致组织的无氧酵解过程增强，产生大量的 H^+，使细胞膜 H^+/Na^+ 交换增强，进而引发 Na^+/Ca^{2+} 增强，细胞内的 Ca^{2+} 升高。心肌细胞内钙超载可损伤细胞膜及线粒体膜，破坏细胞的结构，还可激活细胞内蛋白酶，分解染色体，影响 ATP 生成，加速细胞死亡，因此，Ca^{2+} 既是 MIRI 发生的原因，也是结果。实验研究表明，细胞膜和线粒体膜的损伤与钙超载密切相关，当缺血造成细胞膜损伤时，生物膜的通透性增大，胞外的 Ca^{2+} 迅速进入胞内，生成大量的自由基，促进膜磷脂降解，进一步破坏膜结构。Ca^{2+} 进入线粒体后大量沉积于呼吸链结构，影响细胞氧化磷酸化过程，进而导致 ATP 合成减少，加快细胞损伤。当细胞内溶酶体膜被破坏后，大量的生物酶释放进入细胞基质，降解其他细胞器，导致 MIRI 发生。

3. MIRI 与炎症损伤　细胞的膜结构是典型的脂质双分子层生物膜，具有明显的流动性和选择透过性，是维持细胞生物功能的重要结构。再灌注时突然恢复供血会引发大量中性粒细胞从循环血液中进入缺血组织，导致急性炎性反应。心肌细胞膜结构会因炎性细胞激活和炎性因子释放而发生改变，调控炎性细胞的功能能够有效防治心脏疾病。成年小鼠心肌组织中多为心肌细胞、成纤维细胞、血管内皮细胞，而炎症细胞占比较低；树突状细胞（DC）是功能强大的抗原提呈细胞，可表达多种细胞因子，参与机体免疫及炎症反应，刘鸣等用 CD45 标记再灌注损伤时侵入心肌的白细胞，CD11c 和 Ly6C 标记损伤组织中侵入的 DC 与单核细胞，利用流式细胞技术观察各种细胞随时间变化的表达情况，结果显示缺血再灌注后第 1 天 CD45$^+$ 白细胞显著升高，CD11c 和 Ly6C 标记的细胞在第 4 显著升高，提示炎症反应参与 MIRI。曾雅琳等发现，缺血再灌注后损伤部位的炎症反应与巨噬细胞介导的非特异性免疫有关，心脏巨噬细胞有 M1、M2 两种亚型，促进心脏巨噬细胞向 M2 型转化可显示其吞噬活性，实验证实，经 PD1 处理后的大鼠体内血清心肌酶谱及炎症因子 IL-1β、TNF-α、IL-6 表达量显著降低；抗炎因子 IL-10、TNF-β 升高，从而减少心脏炎症反应，保护受损心肌。心肌梗死后产生的活性氧、腺苷、补体等物质可激活定植于心肌组织的肥大细胞发生脱颗粒，释放组胺、TNF-α、TGF-β 等细胞因子，趋化白细胞向坏死部位聚集，参与炎症反应；而心脏成纤维细胞具有"预警"作用，能提前识别 MIRI，再灌注损伤的炎症部位可释放 IL-1β 和 TGF-β，调节 ERK1/2 信号通路，促进成纤维细胞胶原形成，限制炎症范围。

4. MIRI 与 micro-RNA　micro-RNA 是一种长度约为 18～24 nt 的短链内源性非编码 RNA。它具有在转录水平调控基因表达的功能，成熟的 micro-RNA 可降解或抑制靶基因的表达，调控转录过程，影响蛋白质表达与细胞功能。在 MIRI 中，过度的氧化应激是其病理基础，micro-RNA 可通过干预氧化应激、线粒体完整性或凋亡相关机制作用于 MIRI。WilsonKD 等证实，miR-499 在正常生理情况下高表达，而在常见的心血管系统疾病中，如心肌梗死、心肌缺血再灌注损伤等心脏疾病中，miR-499 的表达量明显下调，引起心肌肥厚及心力衰竭等表现。有报道显示 miR-214 可调节 Na$^+$/Ca^{2+} 离子交换器，从而在调节 MIRI 中的钙稳态损伤时发挥重要作用。miR-195 在小鼠 MIRI 模型中表达水平明显升高，且心肌细胞凋亡率显著增加，使用 miR-195 抑制剂可缓解线粒体膜电位的损失而减少心肌细胞凋亡，且 Bax mRNA、Cyt-c 蛋白表达和 caspase-3 和 caspase-9 活性均显著下降，Bcl-2mRNA 表达上调，表明 miR-195 过表达可能通过 Bcl-2 诱导线粒体凋亡途径促进心肌细胞凋亡，由于 micro-RNA 的多靶点调节作用，其在防治 MIRI 中越来越被重视。

中医药防治 MIRI

1. 阳气亏虚，痰瘀内阻是 MIRI 的基本病机　MIRI 后可引起心肌细胞损伤、坏死，心肌纤维溶解等，导致心肌顿抑，室性心律失常，甚至发生心源性休克。由于 MIRI 是再灌注治疗后产生的一种临床综合征，根据特殊表现，可将其纳入"胸痹""真心痛"范畴，目前，对于 MIRI 的辨证论治尚未形成统一的专家共识。心脏居于上焦，五行属火，心气充沛，才可行温煦、推动之力，冠状动脉狭窄引起心肌血液供应减少，此病理过程并非一朝一夕形成。久病耗伤阳气，心气亏虚致阴偏盛，阴盛则阳病。"气为血之帅"，疾病日久，损伤脏腑阳气，血液停滞于心脉，久之化为瘀血，《金匮要略》所云"血不利则为水"，阳气亏虚，瘀血内停，导致津液运化失调，引起痰瘀互结；瘀血与痰浊留滞经脉，阻滞气机，造成恶性循环。对心脏进行再灌注后，短时间内大量血液涌入远端缺血部位，使损伤心肌的负荷突然加重，耗伤阳气，引起心阳暴脱。《素问》云"阳化气，阴成形"，气虚则气化功能失调，无以精、血、津液化为无形之精微充养心脉，酿生痰浊瘀血，使微循环功能障碍，引起 MIRI 发生。李辉认为，心肌梗死后损伤心肌阳气耗散，阴寒内生，再灌注后阳气突然来复，使阳不入阴，易致阴盛格阳之证；痰湿瘀血借再灌注之机进入损伤心肌，充于脉道，阻滞气机，引起"不复流"现象发生。张文高认为，气虚则心脏搏动无力，无以将血液输送至全身；气虚则血瘀，瘀血停于脉管，影响血液运行，易出现"心动悸，脉结代"之症，与 MIRI 后心律失常相似。

2. MIRI 的中医治疗 中医药防治 MIRI 的优势在于通过辨证论治，可以预先对机体进行干预。传统中药具有众多潜在治疗靶点，可抑制细胞内 Ca^{2+} 超载，稳定线细胞膜，减少氧自由基的生成等多方面防治 MIRI；通过这些机制可影响 MIRI 的发生、发展及其预后，为 MIRI 的防治提供新的临床思路。依据现代医学对 MIRI 的认识，选择相应的中医疗法，将明显提高患者的治愈率及生活质量。

（1）温阳化气：《素问》云"百病皆生于气也"，阳气是人体物质代谢和能量转化的根本动力，阳气亏虚，则弥散失常，无以行气化之功，痰浊瘀血随之而生，影响心脏功能。《医林改错》云"元气既虚，必不能达于血管，血管无气，必停留而瘀"；心之阳气亏虚，则胸阳不展，推动无力，使痰浊水湿痹阻心脉。《寿世保元》云"气有一息之不运，则血有一息之不行"，心脉瘀阻，阻滞气机，致血行不畅，瘀血内生，痰瘀互结，成为影响疾病发生的关键。《金匮要略》云"胸痹心中痞，留气结在胸，胸满，胁下逆抢心，枳实薤白桂枝汤主之"，仲景认为胸阳被遏，则气郁水停而致胸满，而此方则是宣痹通阳的代表方。

心肌细胞间存在细胞缝隙连接（GJ），Cx43 是其主要成分，细胞缺血坏死时，GJ 的通透性显著降低，以阻止有害物质流入正常细胞；张恒等研究发现枳实薤白桂枝汤可增强 MIRI 大鼠心肌细胞 Cx43 的磷酸化水平，保护 GJ 的功能，使其通透性降低，减少了 MIRI 过程中细胞间的 Na^+ 传递，从而抑制 NCX1 的反向转运，使细胞内 Ca^{2+} 含量减少，抑制钙超载，限制缺血再灌注细胞的死亡扩散，从而降低了心肌组织的损伤程度。张腾等发现具有益气温阳、活血化瘀之功的温心胶囊可减轻 MIRI 大鼠心肌病理改变，显著提高 Na^+/k^+-ATPase 与 Na/Ca^{2+}-ATPase 的活性，降低损伤心肌乳酸含量，改善细胞能量代谢，保护线粒体超微结构，从而缓解大鼠 MIRI。

（2）活血化瘀：《说文解字》云"瘀，积血也"。血行不畅则为瘀血，气行则血行，气虚、气滞均是瘀血形成的原因，《景岳全书》云"故气血不虚则不滞"，《素问》云"大怒则形气绝，而血菀于上"。血液不循常道，溢出于脉外而成离经之血，亦为瘀血，《素问》云"孙络外溢，则经有留血"。此外，寒邪入侵，热邪伤津均可致瘀。心为阳脏而主血，阳气亏虚，则阴寒内伤，以至瘀血生成，正如《素问》所云："寒独留则血凝泣，凝则脉不通。"瘀血停滞，脉络瘀阻，气机不畅，则胸阳不展，败血冲心，故见心悸怔忡之候，《血证论》云"有瘀血亦怔忡"。瘀血不去，新血不生，心脉瘀阻，气血不能濡养心脏，使心脏微循环障碍，成为 MIRI 发生的重要病因。

丁岩等发现，三七茎叶总苷能改善心肌梗死大鼠损伤心肌面积，降低血清心肌酶谱，改善心肌纤维化，升高 SOD、GSH-Px 的活性，具有明显的抗氧化作用。MIRI 与多种基因表达有关，Bcl-2 是经典的凋亡抑制基因，可与 Bax 基因形成二聚体，抑制 Bax 的促凋亡作用，Masashi Tanaka 等研究发现 Bcl-2 基因高表达可抑制 MIRI；基于这一理论，李建文等运用桃红四物汤及丹参饮，治疗种犬 MIRI 模型，实验结果显示两首活血化瘀方均可促进 Bcl-2 的表达，抑制 Bax 的表达，从而抑制心肌细胞凋亡，对心肌细胞产生良好的保护作用，减轻 MIRI。Ca^{2+} 在细胞内进出主要依赖 PMCA 与 SERCA 通道，PMCA 与 Ca^{2+} 外排有关，而 SERCA 调控细肌浆网对 Ca^{2+} 的重新摄入，MIRI 时两种通道的表达量明显降低，提示钙超载可能与 Ca^{2+} 外排减少及重新摄入障碍有关。炎症反应是引发 MIRI 的重要机制之一。MIRI 炎症反应多为非特异性，NF-κB、IL-6、TNF-α 等炎症因子在其过程中发挥着重要的作用，与疾病严重程度呈正相关，牛恒立等发现，中药红花有效成分红花素可显著降低 MIRI 大鼠血清中 CK-MB、LDH、NF-κB、IL-6、TNF-α 的表达，减少组织病理结构改变，证实红花素保护再灌注心肌与减少炎症因子表达有关。

3. 痰瘀同治 痰浊乃津液之变，肺主宣发与肃降，通调水道而下输膀胱；脾主运化水湿，乃气机升降之枢纽；肾者主水，司膀胱开合；三焦运行元气与水液，阳气亏虚则肺、脾、肾、三焦气化失常，水液停滞而成痰浊。血能病水，水能病血，再灌注时，心肌细胞水肿，微循环障碍，代谢产物增多，阻滞气机与血液，"痰""瘀"相互影响，互为因果，出现"痰瘀互结"的病理改变。心脏冠脉微循环障碍，引起心肌缺血缺氧，代谢产物堆积而成瘀血痰浊，使微血管阻塞，痉挛，血栓形成，诱发心肌缺血。再灌注之时，痰浊、瘀血随血流进入梗死部位，使原本处于缺血缺氧的心肌雪上加霜，进一步损伤心肌。痰瘀同源，相互转化，津血留滞成痰瘀，痰瘀内结，耗伤津血，唐容川云"血积既久亦能化为痰水"，叶天士认为"痰凝血瘀病，以通络之法祛瘀化痰为治"，故治疗痰瘀互结之证，应化瘀消痰并施，才可除痰行瘀，畅通血脉。

脂代谢紊乱是"痰浊"的病理基础，血栓形成是"瘀血"的具体表现，"痰浊""瘀血"是 MIRI 发生的内在因素，也是防止 MIRI 的关键。衷敬柏等利用攻逐痰瘀方配合生脉注射液，治疗 AMI 患者，结果显示患者室性心律失常的发生率明显降低。李茂微证实，丹蒌片可明显减少痰瘀互结型冠心病大鼠的梗死面积，降低心肌酶谱，减轻缺血心肌病理损伤，其机制可能与改善病程中血液高黏滞状态、血脂代谢异常以及抑制心肌细胞凋亡有关。谭亚芳等建立 H9c2 心肌缺氧模型，加入丹蒌片含药血清，发现丹蒌片通过调节细胞内 p-CaMKⅡ信号通路，显著降低细胞内钙超载，从而降低恶性室性心律失常的发生率，抑制心肌再灌注损伤。Beclin-1 和 LC3 是自噬研究中常用到的分子，其表达量与细胞自噬程度关系密切，唐丹丽等发现，在缺血初期，痰瘀同治方可引起 Beclin-1 与 LC3 基因高表达，说明此方在缺血初期能提高细胞自噬能力，保护心肌；而再灌注期间，这两种基因表达量均下调，说明此方能抑制再灌注期间自噬过程过度激活，证实痰瘀同治方在防治 MIRI 过程中起双重调节作用。

中医药抗 MIRI 的机制研究已成为心血管领域的热点，MIRI 是 AMI 治疗后的主要并发症，冠状动脉阻塞后，血液流动受阻，不能濡养心肌，缺血部位阳气随之消耗殆尽，使该处心肌搏动无力，不能将血液有效输出以供机体所需。MIRI 病机为本虚标实，阳气亏虚为本，痰浊瘀血为标，温阳化气，则阳气可复；痰瘀同治则脉道通畅。阳虚则阴寒内生，心肌代谢异常则形成痰浊、瘀血，充斥于缺血部位心肌。进行再灌注治疗后，短时间内心脏血供恢复，痰浊、瘀血随流动的血液，运输至心脏其他部位，阻塞心脏脉络，影响心肌功能，成为 MIRI 发病的重要机制。

MIRI 的发病机制与心肌细胞内 Ca^{2+} 超载，炎症反应，能量代谢障碍病理过程等密切相关，以中医"阳气亏虚，痰瘀内阻"理论为切入点，探讨 MIRI 的发病机制及辨证论治，运用中医药干预 MIRI 的疾病发展及防治，为其研究提供新的科研及临床思路。MIRI 是近年来新出现的一种临床综合征，目前尚无中医药治疗 MIRI 的完整方案，对于 MIRI 的中医药治疗多为复方制剂，在临床研究中如果能将现代科学技术与传统中医药理论相结合，提取出对 MIRI 治疗有特殊作用的单体化合物，有利于拓展传统中医药概念，也将为中医药现代化提供良好的理论与技术保障。中医药防治 MIRI 是目前心血管疾病研究的热点，将现代医学理论与传统中医理论有机结合，将有利于中医药的发展，也将为 MIRI 的防治提供新的科学方法。

276　从宗气不守探析长 QT 综合征病机

长 QT 综合征（LQTS）是一类包括晕厥、黑蒙、心悸、胸闷及头晕等症状的临床综合征，主要以特异性的心电图（ECG）表现以及现病史、家族史为诊断依据，LQTS 的特征性心电图表现为 QT 间期延长和 T 波异常，校正 QT 间期（QTc）>480 ms，伴 T 波交替提示心肌复极离散度增加，存在心肌不同部位的去极化与复极化同时发生的可能，若出现 RonT 现象，易诱发尖端扭转性室速（TdP）、室颤等恶性心律失常，引起血流动力学不稳定发生晕厥甚至猝死。

吴正波在临床中曾遇 1 例患者 QTc 长达 574 ms，透过现象看本质，从电生理学角度理解，其发病机制在于离子通道蛋白异常引起的心电活动离散度增加。从中医角度来看，LQTS 的病机归于气机失调，气为世间万物的本源，即中医所谓的"气一元论"，无论是离子通道蛋白的构象变化还是心肌细胞膜表面的电活动，都离不开物质基础，本质都是气的不同运动形式。对于人的复杂生命活动，中医并不是笼统以单纯的"气"概括所有现象，也有"宗气""卫气""营气""元气""脏腑之气"之分，这都是生命活动的功能体现。基于此，吴正波认为电生理学中的心电活动离散度相当于中医学的宗气概念，LQTS 的中医病机在于"宗气不守"，宗气为后天之气，也受先天禀赋影响，禀赋异常则肾精不足，封藏失司，易致宗气不守；若后天脾失健运、心失所养也可致宗气不守；一些急危重症见心阳暴脱，宗气随之离散；因此对于心血管病应重点关注宗气之虚实，使宗气复位，则心脉得充。基于上述理论基础，可从宗气角度分析 QTS 发病机制，因此学者吴正波等依据"宗气不守"的相关病理表现，阐释了其内涵，进一步探析了 LQTS 的中医病机。

宗气与心电活动离散度的关联

1. 宗气之功能，贯于心脉　中医学的"宗气"为胸中大气，聚于胸中，上出息道，贯注心脉，沿三焦下行布散全身，如《灵枢》中云"宗气积于胸中，出于喉咙，以贯心脉，而行呼吸焉"。宗者，尊也，宗气即"君主之气"，而心为"君主之官"，《素问·平人气象论》云："胃之大络，名曰虚里，贯膈络肺，出于左乳下，乳之下其动应衣，宗气泄也。"现代临床上常规应用心电图机描记心电活动，更先进的还可以通过导管电极测量心腔内电活动，而在古代并没有这些器械，在电气革命之前人们对电活动的认识尚处于蒙昧。但对于人体胸中之气——宗气来说，中医发明了按诊以候宗气之虚实，丰富了中医诊察人体的手段，和脉诊一起组成中医四诊中的切诊。"虚里"即心脏的搏动影响范围在体表的投影，位于左乳下，若其动应衣提示宗气外泄，为心阳不足之外候，可见心与宗气的密切关联。心脏能够持续有力地搏动数十亿次，离不开心肌细胞内大量线粒体的供能，宗气聚于胸中似乎与之有关。

2. 宗气的化源及本质　宗气能贯心脉以行气血，走息道以行呼吸，统领一身之气，其生化来源与肺、脾相关。《灵枢·刺节真邪》云："真气者，所受于天，与谷气并而充身也。"此处"真气"即宗气，是由自然界清气经肺脏吸入，结合脾脏运化水谷生成的精微而成。宗气的功能至关重要，清代医家喻嘉言称宗气为"大气"，认为"大气一衰，则出入废，升降息，神机化灭，气立孤危矣"。现代学者认为，宗气的现代医学本质为生物氧化分解营养物质过程中释放的能量，自然界清气即氧气，水谷精微即水、糖类、蛋白质、脂肪、维生素等营养物质，两者在线粒体通过氧化呼吸链分解释放能量，合成 ATP 为生命活动供能。因此，宗气有"君主之气""真气""大气"之说也就不奇怪了，而心电活动依赖于离子通道蛋白以及 ATP 的能量供应，对机体生命活动的运行同样至关重要，用数学方法描述其离散度，一定程度上能反映机体能量供应的稳定性，与中医学宗气的概念十分相似。

3. 心电活动离散度的内涵 人体最重要的脏器心和脑都有独特的电活动机制，大脑的电活动关乎意识的起源，过于复杂，如今尚未阐明，而心电活动机制在现代解剖学、电生理学的研究之下已相当明确。根据体表心电图可将心房与心室的电活动区分为 P 波与 QRS-T 波群，P 波关乎心电活动的始发点窦房结的自律性以及心房电活动，QRS 波为心室去极化形成，与心脏的机械活动联系相对密切，而 T 波主要由心室肌跨壁复极离散所形成，心电活动离散度即心脏不同部位存在的非均质性电活动。因房室之间存在天然的电学屏障，且心脏泵血需要心房心室之间协同，两者的电活动并不同步，存在先后之分。因此心电活动离散度可分为 P 波离散度（PWave Dispersion）与 QT 离散度（QTd），P 波离散度是根据 ECG 中最长 P-P 间期与最短 P-P 间期的差值计算平均值，QTd 的计算同理，但其对于心脏的意义更大，可反映心室复极化过程中的电活动稳定性，临床上 P 波离散度可以作为房颤的预测因子，而QTd 广泛应用于预测心脏的病理状态如心肌梗死、室性心律失常的发生，以及抗心律失常药物的疗效及安全性评价。

4. LQTS 的治疗与心电活动离散度的辩证关系 根据一项纳入 110 例冠心病患者的临床研究结果显示，冠心病中医证型与病情、预后以及心电活动离散度之间存在相关性，实证相比虚证心肌缺血更重，且 QTd 更大，发生心律失常的概率更高。另外一项随机对照试验证实，β 受体阻滞剂美托洛尔一方面可减轻心肌缺血，另一方面还可显著缩小 QTd，降低心电活动离散度，有利于稳定患者的心电活动。但需要注意的是，β 受体阻滞剂如美托洛尔可延长 QT 间期，理论上有加重 LQTS 的可能，而对于获得性 LQTS 的患者来说，β 受体激动剂异丙肾上腺素可提高基础心率预防 TdP 的复发，其中似乎很矛盾，为临床紧急处理 LQTS 带来困惑。根据《心律失常合理用药指南》2016 年版，对于先天性 LQTS 患者来说，β 受体阻滞剂是长期的治疗药物，而 β 受体激动剂的使用需要满足一些条件，包括 TdP 确切是由获得性 LQTS 引起的、有相应的心动过缓、心脏起搏不能立即实施等。可见 LQTS 的发病机制及治疗方案需要结合病情虚实、先天后天以及轻重缓急辨证认识。

宗气不守的病机内涵

传统中医虽无"宗气不守"一说，但宗气亏虚、宗气下陷、宗气外泄较为多见，如宗气外泄可见"按之弹手，洪大而搏或绝而不应"，宗气下陷可见"胸高而喘，虚里搏动散漫而数"，两者皆属心肺之气欲脱的证候。在这些病机演变过程中存在着一定规律，气虚是基础，气陷、气泄是气虚的进一步发展，"宗气不守"贯穿于其中。宗气为后天形成，聚集于胸中气海，反映在体表即膻中穴，元气作为先天之气，从关元穴出，汇集于其上 1.5 寸的气海穴，宗气通过三焦下蓄丹田，可资先天元气。道家认为，人有上中下三丹田，上丹田为督脉印堂，为藏神之处；中丹田为任脉膻中，为宗气之所聚；下丹田为任脉关元，为藏精之所；精气神作为人体三宝，储藏于丹田，因此丹田为"性命之根本"，以守为用。生理状态下宗气守于中丹田，若禀赋异常，元气不足导致宗气亏虚不能司其位，则诸气失之统摄。另一方面，若后天失养，宗气亏虚则无以资先天，导致肾精不足，精髓生血减少，而宗气又作为贯心脉、行气血的驱动力，宗气亏虚则机体无力鼓动气血，以致病情进一步加重。若宗气下陷则肺气无以宣降，脾之运化失司，升提无力，宗气外泄则心肺之气将绝。临床上可见许多老年人因肺部感染导致慢性心功能不全急性加重住院，多责之于宗气不守，一方面因年老则精衰神去，宗气亏虚致胸阳不振、心血不运，可见胸闷、心悸、乏力、脉细弱，另一方面因外邪犯肺，肺气不升则宗气下陷，故见呼吸困难，气短不足以息。

LQTS 的发病规律以及中医辨证分析

中医认为，病是指某种具有一定规律的病理过程，而病机则是该病理过程的发生、发展、转归的内在机理，认识中医病机可揭示疾病复杂变化中潜藏的一般规律，进一步描述人体各系统功能之间的信息关系。根据病机的阶段性特点，可结合 LQTS 的发生、发展、转归及预后，从核心病机"宗气不守"分别探讨 LQTS 发病各阶段的中医病机，为中医药诊治 LQTS 提供依据。

1. 先天因素——禀赋异常，宗气不守 心电活动从微观层面来看，受心肌细胞膜表面离子通道的调控，临床上许多年轻人猝死事件与离子通道蛋白异常疾病相关，如 Brugada syndrome（BrS），这些先天性离子通道病大多源于编码蛋白的基因发生突变，根据突变离子通道的不同可分为钠离子通道病、钾离子通道病、钙离子通道病、氯离子通道病等。与 LQTS 相关的离子通道蛋白有心脏缓慢延迟整流钾电流（IKs）通道、快速延迟整流钾电流（IKr）通道、电压门控钠（Nav1.5）通道，分别对应 LQTS1、LQTS2、LQTS3 这 3 种亚型，突变基因依次位于 11 号、7 号、3 号染色体，上述分型最初仅是根据 ECG 表现区分，也同样是临床上最常见的 LQTS 亚型，合计占比高达 90%，如今借助于基因测序技术，已发现 15 个不同致病基因的 LQTS 亚型。

中医的禀赋与现代医学的遗传概念相似，先天禀赋即子代从亲代秉承的遗传特性，包括"形态、行为、心理、疾病"等一系列特征，禀赋异常指的是遗传缺陷。中医虽然无法从微观层面探究 LQTS 相关的遗传缺陷因素，但从宏观角度分析 LQTS 患者的临床症状，也可归纳其病因病机。根据一项覆盖京津两地 6 个医疗单位的多中心研究，76 例 LQTS 患者的平均发病年龄仅为 17.2 岁，59.2% 的患者发病在 20 岁以前；在症状方面，可见晕厥、黑矇、心悸、胸闷等，诱发因素有情绪紧张激动、劳累、运动等。LQTS 发病的低龄现象主要归咎于禀赋异常，加之一些诱因导致宗气不守无以贯心脉、行气血，心脑虚象归因于气血不荣于头面及心脏，因此治疗应重视补益使气血得充，固护宗气使心脉搏动有力。临床研究发现，中成药参松养心胶囊、稳心颗粒的抗心律失常作用不劣于西医 AADs，在安全性上更优，在疗效上具有多靶点、多途径、多环节的整体特性，可尝试应用于 LQTS 的防治。

2. 后天因素——心失所养，宗气不守 LQTS 的发病并非仅限于先天性因素，临床上可因药物、电解质紊乱、心力衰竭、心肌缺血、心肌炎以及代谢异常等后天因素引起获得性 LQTS，表现为可逆性 QT 间期延长伴 TdP 发作。根据抗心律失常药（AADs）的 Vaughan Williams 分类，Ⅲ 类 AADs 会延长动作电位时程（APD），抑制多种钾离子电流，延长 QT 间期，诱发 TdP，这也是 AADs 致心律失常作用的表现之一；除此之外，电解质紊乱如低钾会抑制 IKr 通道钾外流，延长 QT 间期，增加复极离散度；心力衰竭、心肌缺血、心肌炎等心脏器质性疾病可引起复极异常，加重 QT 间期延长。

从中医角度分析，AADs 等药物作用于心脏调节心气运行，也可能损耗心气，有研究通过细胞学实验评价 7 种 AADs 的寒热属性，发现 Ⅱ 类 AADs 如美托洛尔、比索洛尔、卡维地洛等 β 受体阻滞剂的药性为热性，Ⅰ 类、Ⅲ 类、Ⅳ 类 AADs 包括普罗帕酮、胺碘酮、地尔硫卓、维拉帕米，其药性皆为寒性，实验结果表现为前者使细胞生长旺盛，结构致密；后者使细胞密度减小，固缩变圆。中医认为血得温而行，得寒而凝，心为阳中之阳，心气属阳，具有温煦、推动作用，这项研究进一步巩固了 β 受体阻滞剂作为治疗 LQTS 首选药的地位，Ⅱ 类 AADs 有益于心脏的气血流通，而其他类 AADs 却可能损耗心气致心失所养、宗气不守，延长 QT 间期，加重 LQTS 病情。

从电解质紊乱方面来说，各种带电离子在细胞膜内外流通形成电活动，这与气的概念颇为相似，电解质紊乱相当于气机升降异常，简单根据实验室检查中血清离子的多寡分病情虚实并无依据，例如对于低钾血症来说，血清钾离子水平低会引起心肌细胞兴奋性增强，而短时间大量输入钾离子会使快反应心肌细胞无法形成钠电流介导的快反应动作电位，进而导致心搏骤停，因此补钾需缓慢限速，使血清钾达到一个合适浓度范围，可见在电解质方面重点在于纠正紊乱，使机体达到平衡态，心气升降平衡则宗气得固。

冠心病、心力衰竭、心肌炎等心血管病同样影响宗气的盛衰平衡，这类疾病损伤的靶器官不仅在于心脏，因心失所养，血脉失司，一方面影响宗气的运行，另一方面还可损及同居于上焦的肺脏，损耗肺气，影响宗气的生成，其核心病机在于心失所养，宗气不守。

3. LQTS 的急性发作与转归预后 当 LQTS 诱发 TdP，进一步演变为室颤时，心电活动极度紊乱，心脏机械泵功能严重受损，引起血压骤降，出现大汗淋漓、脉微欲绝、头晕、黑矇等虚脱证候，重要靶器官缺血缺氧最终导致不可逆损伤，此为心阳暴脱的表现，若未得到及时救治，宗气离散，气血停滞最终导致死亡。从中医角度理解临床抢救手段，心肺复苏（CPR）通过按压心脏、开放气道、保持通气使机体气血再次流通，维持按压深度及频率，配合规律通气以及电除颤，使宗气得以聚散，若出现自主循环恢复（ROSC），意味着宗气复位，心脉得充，恢复期仍需密切监测心电活动，中医也可通过切诊候宗气虚实来判断预后，目前在恶性心律失常的预防及治疗方面西医更优，通过植入心电事件监测器以及埋藏式心脏转复除颤器（ICD）能极大改善 LQTS 患者的预后，在纠正 LQTS 的诱发因素、改善 LQTS 患者的体质方面，中医有希望发挥一定作用。

本研究从 LQTS 的发病特点及病理机制入手，将心电活动离散度与人体宗气的概念相结合，阐释"宗气不守"的理论内涵，分析 LQTS 的诱因以及发生发展、转归预后各阶段的中医病机。总结来说，LQTS 的发生发展归结于先天与后天两大类因素，先天性 LQTS 的病机为禀赋异常，宗气不守，后天性 LQTS 因于心失所养，宗气不守，根据发病缓急判断转归预后，若急性发作恶行心律失常，则病机为心阳暴脱，宗气离散，经抢救后宗气复位，心脉得充，自主循环恢复。

277　从气络学说辨治心血管神经症

心血管神经症（CN）是指患者出现心悸、心前区疼痛等心脏不适症状，但临床医学检查尚无证据表明其具有器质性病变的一类疾病，中青年人群多见，尤以围绝经期女性为主。西医认为其主要可能与遗传因素、神经类型、外界环境影响等有关，患者大多有抑郁、焦虑情绪。近年来，随着社会压力日益增加，CN 有明显年轻化趋势，且发病率越来越高，但目前国家尚未对 CN 病机与治则给出明确指导。气络学说作为络病理论的一大分支，无形之"气"所特有的功能性而非器质性结构概念与 CN 无器质性病变的诊断依据不谋而合，同时也打破传统西医还原论的束缚，与中医理论体系所倡导的整体观念相对应。学者宁博等就气络学说用于辨治 CN 做了梳理阐述。

气络学说

在有形的脉道血络系统无法满足对人体复杂生命现象的解释基础上，古代医家则探寻无形之"气"与其相关性。《内经》对无形之"气"的论述已可察"气络"之雏形，如"真气者，经气也"《素问·离合真邪论》），指出经气于人体之重要性，经络系统在《内经》的论述中将"气"与"络"在某种程度上已联系起来；而"血脉在中，气络在外，所当实其阴经而泄其阳络"（《类经》），则指出"血脉""气络"在人体之病位及其临床的相关应用。当代学者将气络理论进一步系统化。"气络"即气运行之通路，有广义、狭义之分，广义之"气络"主要为人体宗气、元气、卫气的载体；狭义之"气络"主要建立在肺之气络、脑之气络等生理解剖基础上，认为其管腔通道充当着"气络"的具体生理功能。吴以岭提出"气络-神经-内分泌-免疫（NEI）网络系统"，认为狭义之"气络"与神经-内分泌-免疫网络具有高度相关性，为从微观角度、分子水平研究气络及其功能提供了新方向。

心血管神经症病机探微

根据临床症状，CN 属中医学"心悸""郁证"范畴，其病位主要在心、肝，累及脾、肾，多与心神失养、肝气郁结相关。

1. 心络不荣，络气虚滞　《赤水玄珠·郁门·郁》云"有素虚之人，一旦事不如意，头目眩晕，精短神少，筋痿气急，有似虚证，先当开胸顺气，其病愈"。阐述体质素虚是诸病之源。CN 患者亦如此，其出现心悸、胸闷气短、睡眠障碍、眠浅易醒、焦虑抑郁、头晕耳鸣等皆由心络虚引起。《灵枢·本神》云"心气虚则悲，实则笑不休"，患者平素体虚，心气虚而致气机升降异常，心之络气，气机紊乱，心络不荣，虚而留滞，即"络虚之处便是留邪之处"。心之络气能维持心脏自律性搏动，推动血液运行，一旦心络气虚，则易引起心悸气短、神疲体倦、自汗少气等。心之气络病变初期可影响心脏搏动频率、节律，可见心悸、心率加快等，但尚未累及脉络，故患者临床具有一系列症状但未有器质性病变，心之结构功能均正常。

2. 肝络郁滞，气络失和　"肝者，将军之官，谋虑出焉"（《素问·灵兰秘典论》），肝脏决定气机调畅，究其根本以肝之络气疏泄功能为要。又"肝木性升散，不受遏郁，郁则经气逆，为嗳，为胀，为呕吐，为暴怒胁痛，为胸满不食，为飧泻，为癥疝，皆肝气横决也"（《类证治裁》），指出肝之络气郁滞可横逆犯脾胃，引起一系列气络失和之症。若肝之络气郁滞，可见胸胁胀满、急躁易怒、头晕目眩等，符合 CN 患者因情志引起的一系列络气输布运行障碍、脏腑气机郁滞不畅之症状。社会环境压力过大、饮食起居不慎、内伤七情等伤及肝脏，致肝失疏泄，肝络郁滞，气络失和，继而累及心神，出现心烦、失眠、心悸等。若木旺克土，木郁土壅，累及脾胃，则见腹胀、泄泻、纳呆等症状。

气络-神经-内分泌-免疫网络与心血管神经症相关性

气络-NEI 网络是指络病理论中的"气络"与现代医学"NEI 网络"的相关性，其系统阐释了中医理论体系中整体观念在微观领域即分子水平上的内涵，从络病理论的"三维立体网络系统"到整体系统的生命观，再到生命运动的稳态机制和功能状态研究，可充分用于人类疾病防治。气络-NEI 网络指导疾病研究并不局限于某一疾病本身，而是对其引起的 NEI 系统的整个改变进行研究，将中医宏观的形而上的整体观同现代医学形而下的微观研究有机结合，符合目前对疾病研究转向生物-心理-社会医学模式的大趋势，也将络病理论-气络学说有效用于微循环病变及疑难病的防治赋予更为显著的临床意义。

1. 心之气络与心脏传导系统 心之络气是维持心脏搏动、推动血行的主要动力及调控机制；而心跳是由窦房结指导发出的经心脏传导系统的兴奋引起，与迷走神经、交感神经均有密切关系。可见，心之气络与心脏传导系统的调控机制具有高度相关性及内在一致性。心之气络与心脏微毛细血管或有相关，有研究发现营气、卫气即心之络气与血管活性肠肽（VIP）、神经肽 Y（NPY）、血管活性物、凝血-抗凝物质等密切相关，心之络气参与的气化运行、推动血行过程同心脏传导系统的兴奋也具有一定联系。

2. 肝之气络与中枢神经系统 《知医必辨》云"故凡脏腑十二经之气化，皆必籍肝胆之气化以鼓舞之，始能调畅而不病"，肝之气络在脏腑活动中发挥不可替代的作用，肝主疏泄，主一身气机升降，使气机通而不滞、散而不郁。肝主疏泄是肝之络气的重要生理功能。研究表明，肝主疏泄可能与下丘脑-垂体-肾上腺轴有关，并与多种神经递质及其合成酶、激素、环核苷酸系统、神经肽及 FOS 蛋白表达变化有关；同时，情志应激因素可引发经脑-肠轴的神经反应，其涉及内分泌及其免疫反应，使肝脏疏泄功能引起的一系列变化作用于中枢神经系统的感觉、情绪、行为。表明肝之气络在影响机体中枢神经系统发挥重要作用。

治 疗

1. 络虚通补，补气扶正以荣养心络 《临证指南医案》云"大凡络虚，通补最宜"，若体质素虚，络气不足，并因络脉细窄、气血行缓，则易发展为虚而留滞。CN 患者病位在心，心络不荣，络气虚而运血无力，虚而留邪，络气虚滞。遵"虚则补之"（《灵枢·经脉》），治当补气扶正为主，益气补血养阴以荣养心络，取补药之体作通药之用，又因其虚而留滞，邪留络脉，当酌以通络祛滞药处之。此类患者多表现为心悸、心前区痛、全身乏力、多梦易醒、舌淡苔薄、脉细无力等，当以人参、黄芪处之。人参大补元气，"邪气之所以久留而不去者，无他，真气虚则不能敌，故留连而不解也，兹得补而元气充实，则邪自不能客"（《本草经疏》）；黄芪补气升阳，"性虽温补，而能通调血脉，流行经络，可无碍于壅滞也"（《本经逢原》）。此外应顾及养血，"血气之输，输于诸络"（《灵枢·卫气失常》），络脉为气血之充养，络气虚常兼血虚，可选当归补血和血通络，对络气虚滞而言，其气轻而辛，补药作通药用，补中有动，行中有补。兼以养阴，共合荣养心络之功，可选麦冬养阴清心。

2. 络以辛为泄，疏肝解郁以流畅络气 《金匮要略·脏腑经络先后病脉证》云"五脏元真通畅，人即安和"。若外邪侵袭，情志刺激，则易致肝络郁滞、气络失和，"络以辛为泄"（《临证指南医案》），辛能散能行，能达一般理气活血药难达之处，走窜通络，透邪外出，流气畅络，"肝欲散，急食辛以散之，用辛补之，酸泻之"（《素问·藏气法时论》），故当以疏肝解郁为主，舒畅气机，流畅络气，使肝之气络通畅。此类患者多表现为心前区刺痛、情志抑郁或烦躁易怒、口苦、口干、舌淡苔薄白、脉弦等，药选柴胡、佛手、延胡索处之。柴胡辛、苦，微寒，疏肝解郁，"治心下寐、胸膈中痛"（《医学启源》），为治少阳之要药，走肝之气络，解郁升阳，络气以和；佛手辛、苦、酸，微温，疏肝理气止痛，"专破滞气"（《本经逢原》），尤擅肝胃气滞，对 CN 引起的胸胁痛，甚或脘腹痛均宜；延胡索辛、苦，微温，活血行气止痛，"行血中气滞，气中血滞，专治一身上下诸痛"（《本草纲目》）。另外，临床可辨证加用地龙、全蝎等虫类之品，善行走窜，直达络脉末端，解郁之力更甚。地龙咸、寒，全蝎辛、平，合用共入肝经，性善走窜，平肝息风，搜风通络。

3. 祛邪调神，双心同调使气络和　双心医学既可指"血脉之心"与"神明之心"，如"心主身之血脉"（《素问·痿论》）、"心者，君主之官，神明出焉"（《素问·灵兰秘典论》），又可指现代医学对其从心脏解剖生理角度和精神心理角度来阐释。基于气络学说的核心理论——承制调平理论，从承——整体医学观、动态平衡观；制——代偿性调节修复；调——祛邪扶正；平——自适应、自调节、自修复，结合双心医学的"血脉之心"与"神明之心"，提出以祛邪、调神法治疗 CN。祛邪当分其性质，气为血行，血为气配，故邪不外乎以瘀、滞为主，即瘀阻气络、郁（虚）滞气络，药选郁金、降香。两药共入心、肝二经，既入血分活血止痛，又入气分行气解郁，行血中气滞，散气中血瘀，透达气络，使气络和。调神当主以《伤寒论》柴胡加龙骨牡蛎汤清心安神、疏肝解郁，可除心神之乱、肝络之郁，神安则人自安。方中柴胡解郁，走少阳之经；龙骨、牡蛎同用，重镇安神，加珍珠母更增安神之力，伍茯苓增宁心安神之效；黄芩增柴胡疏解之效，使邪郁透、气郁达；人参大补元气以扶正，半夏降逆化痰以祛邪，一升一降，气机得顺；大黄、桂枝同用，寒温并用，透气络使气络通；生姜、大枣益气健脾、调和诸药。研究发现，柴胡加龙骨牡蛎汤加减对 CN 患者疗效确切，汉密尔顿焦虑量表（HAMD）、汉密尔顿抑郁量表（HAMA）、躯体化症状自评量表（SSS）评分显示其可有效改善 CN 患者不良情绪及症状；还可上调 BDNF/Trk B/CREB 信号转导通路，对抑郁样行为、海马神经可塑性有显著改善作用。

验案举隅

患者，女，56 岁，2021 年 10 月 14 日初诊。半年前激动后出现心前区疼痛、心慌，每次发作持续 3～4 分钟，与情绪有关，舒缓心情后可自行缓解，伴神疲乏力，眠差、多梦易醒，面色少华，纳差，二便调，舌淡胖，苔薄白，脉弦细弱。曾服多种西药及中药治疗（具体不详），效不佳。心脏及胸腹疾病相关检查未见明显异常。西医诊断为心血管神经症。中医诊断为心悸（络气虚滞证）。治以补气扶正、荣养心络为主，辅以解郁安神。方以四君子汤合金铃子散加减。

处方：人参 10 g，黄芪 30 g，茯苓 10 g，炒白术 10 g，当归 10 g，炒川楝子 10 g，延胡索 10 g，佛手 15 g，地龙 6 g，全蝎 6 g，龙骨（先煎）30 g，牡蛎（先煎）30 g，桂枝 12 g，炙甘草 6 g。7 剂，每日 1 剂，清水煎取 400 mL，分早晚 2 次服。

二诊（2021 年 10 月 22 日）：心前区疼痛、心慌发作次数明显减少，情绪平稳，眠差明显改善。守方去炒川楝子，加炒鸡内金 15 g，继服 14 剂。

三诊（2021 年 11 月 6 日）：无明显不适症状。守方加麦冬 15 g，继服 7 剂善后。

按：本案根据患者表现，辨为络气虚滞证。心络不荣，络气虚而见心悸、神疲乏力等；虚而留滞，邪乘气络致心前区疼痛；舌淡胖、苔薄白、脉弦细弱均为络气虚滞之象，故治当补气扶正、荣养心络为主，辅以畅达络气、解郁安神，选用四君子汤合金铃子散加减。方中人参、黄芪合奏补气扶正、荣养心络之功；茯苓健脾宁心、白术益气健脾，茯苓、炒白术相配则益气健脾之效尤彰；桂枝、甘草荣养心络、调和诸药；共奏益气补虚、络虚通补之效。当归养血补血，气为血之帅，血为气之母，血旺则气不虚。取"金铃子散"炒川楝子与延胡索同用，流畅络气、疏通心络、行气解郁；加佛手则行气之功更显。地龙、全蝎合用活血行气止痛，走窜心络，达气络之末。龙骨、牡蛎同用意在重镇安神，与川楝子、延胡索、佛手共取祛邪调神之效。诸药合用，共奏补气血以荣养心络、畅络气以解郁安神之效。二诊时，患者诸症减轻，情绪平稳，故守方去川楝子以规避其苦寒伤阴，加炒鸡内金以顾护胃气；三诊时，患者无明显不适，加麦冬以防黄芪补益太过化热耗阴伤津。本案基于气络学说辨证为络气虚滞证，取四君子汤、金铃子散等经方之效，加用行气通络之品以补气扶正荣养心络为用药根本，辅以畅达络气解郁安神，获效尤佳。

上述基于气络学说，结合气络-NEI网络、双心医学等理论体系，提出CN治法以荣养络脉、调畅气机为主，络虚通补，补气扶正以荣养心络；络以辛为泄，疏肝解郁以流畅络气；用药上注重对气络-NEI网络的影响，以祛邪、调神，双心同调使气络和谐。总之，从气络学说出发论治CN或可为相关研究探索出新思路。

278　从气郁辨治功能性早搏

期前收缩又称早搏，指异位起搏点提前发生冲动而引起的心脏过早搏动，是临床最常见的心律失常之一。人群中 40%～75% 的健康人行动态心电图检查可检出早搏，其中绝大多数属于良性早搏，或称功能性早搏，即不伴有器质性心脏病的早搏，往往在精神紧张、过度劳累、饮用咖啡之后发生。随着社会迅速发展，竞争日益激烈，焦虑或抑郁等心理障碍普遍存在于心血管疾病患者中，是诱发功能性早搏的重要原因。早搏发生时常有明显自主神经功能紊乱，又会加重患者焦虑、抑郁等心理障碍，二者互相影响，形成恶性循环。西医抗焦虑抑郁药物能有效缓解患者的临床症状，同时减少房性早搏的发生，但存在副作用大、依从性差等问题。中医中药治疗本病具有副作用小，改善症状的特色和优势。学者林虹辰等在临床实践中体会到，治疗功能性早搏时应重视精神因素对本病的影响，认为其多由情志致病，气郁为其病机关键，气郁则疏之是本病的核心治则。

从气郁探析功能性早搏的发病机制

功能性早搏属于中医"心悸"范畴，是由气血阴阳亏虚、心失所养，或痰浊瘀血阻滞、心脉不畅引起的；以心中急剧跳动，惊慌不安，甚则不能自主为特征的一种病症。现代人生活节奏加快，精神压力较大，由此产生的焦虑、抑郁等负性情绪是导致功能性早搏发生和加重的重要因素。《灵枢·口问》云"悲哀愁忧则心动"，明确指出"悲哀愁忧"等情志因素可以导致"心动"，但对其机制阐述不明，林虹辰及课题组认为主要包含以下两个病理环节。

1. 气郁是功能性早搏的病机核心　气是人体生命活动的根本和动力。《素问·六微旨大论》云"升降出入，无器不有"，气的升降出入运动，对于促进机体的新陈代谢和维系正常的生命活动至关重要。当气机不能正常升降出入而结滞于内时，便形成"气郁"。中医认为，气郁多由情志不遂或体质因素所致，如《灵枢·本神》云"愁忧者，气闭塞而不行"，《诸病源候论·气病诸候·结气候》提出"结气病者，忧思所生也。心有所存，神有所止，气留而不行，故结于内"，可见悲哀愁忧等情志因素直接影响脏腑气机，使其结滞不通形成气郁。而与情志致郁最为相关的脏腑，莫过于肝、心，肝主疏泄，调畅情志，心为君主，总统神明。七情内伤，忧愁烦闷，志虑不伸，气先受病，随之肝失条达，肝司疏泄功能异常，情绪和气机皆无所控，患者表现为情绪不佳，闷闷不乐，烦躁不安，胸胁、少腹胀满，咽部异物感，善太息等肝气郁滞之症。肝为心之母，母病及子，肝气郁结进一步影响心之气机，导致心气郁结，正如《薛氏医案》所云："肝气通则心气和，肝气滞则心气乏。"此外，心为五脏六腑之大主，调控人体精神意识思维活动，七情致病往往伤及心神，如张景岳云："情志之伤，虽五脏各有所属，然求其所由则无不从心而发。"无论肝郁影响心之气机或是七情内伤心之神明，总致心气不畅，心神受扰，使心不能发挥"五脏六腑之大主"的作用而悸动不安，发为功能性早搏。由此可见心肝气郁是"悲哀愁忧"进而导致"心动"的关键病机。

在体质方面，功能性早搏患者多为中青年，身处快节奏的现代生活之中，受社会、工作、生活等各方面压力影响，精神高度紧张、身体疲倦不堪、性格焦躁易怒、情绪波动不稳，逐渐形成王琦院士所提出的气郁体质。体质是身体素质和心理状态的结合体现，与疾病发生显著相关，气郁体质便决定了其发病的特殊倾向为郁证、脏躁等病。有学者研究表明，气郁体质与焦虑抑郁状态和自主神经系统存在一定相关性，可反映此类人群心理状态的偏颇失衡。处在气郁状态时，焦虑、抑郁等负性情绪可激活下丘脑-垂体-肾上腺系统，导致交感神经系统功能亢奋，机体释放过多的儿茶酚胺，引起心肌细胞自律性异常，促使功能性早搏的发生。气郁体质者的自主神经活性和交感神经平衡均较差，这不仅是焦虑抑郁情绪的体现，更是功能性早搏的诱因，为气郁导致功能性早搏提供了有力佐证。

2. 气郁导致功能性早搏的病机演变及其影响　朱丹溪云"气血冲和，万病不生，一有怫郁，诸病生焉。故人身诸病，多生于郁"。气机调和，气化有度，脏腑安和，百病不生。气郁久而不解，气机失其常度，其后痰、血、火等随之而郁，诸疾蜂拥而起，如《古今医统大全·郁证门》云："郁为七情不舒，遂成郁结。既郁之久，变病多端。"其病机多从气机不畅，郁而不伸的基础上演变，气不布津则痰凝，气不行血则血瘀，气不流通则郁而化火，渐耗气阴，致心脉不畅，心神不宁，加重功能性早搏。

（1）气郁生痰：长期忧思恼怒，肝气不舒，气机不利，津液失于输布，水液运行障碍，停聚成痰；或肝失疏泄，乘克脾土，脾胃不能健运，水湿由内而生，凝聚成痰。唐容川云："痰入心中阻其心气，可致心悸。"痰浊聚集，伏于体内，壅遏胸中，阻遏心之气机，引起功能性早搏。其症状特征为心悸时作时止，胸脘痞闷，咳吐痰涎，泛恶纳呆，舌淡红，苔腻，脉弦滑等。若痰从热化，则见心烦失眠，咳吐黄痰，口干口苦，舌红，苔黄腻等症。

（2）气郁致瘀：气为血帅，血液运行依赖于气的推动，正如《沈氏遵生》所云"气运血乎，血本随气以周流，气凝则血亦凝矣"。又有《血证论》云："肝属木，木气冲和条达，不致遏郁，则血脉得畅。"若肝失冲和，气机不利，血壅不流，变生瘀血，将扰乱气机运行，使心之气血运行不畅，加重功能性早搏。其症状特征为心悸不安，胸闷不舒，时有心痛，痛有定处，面色晦暗，唇甲紫青，舌质黯或有瘀斑，脉弦涩等。

（3）气郁化火：肝气郁结不散，日久内遏化火，如朱丹溪云"气有余便是火"，火起于郁，内盛于里，肝气亦不疏达。又如叶天士《临证指南医案·郁》云："郁则所滞，气滞久则必化热，热郁则津液耗而不流，升降之机失度，初伤气分，久延血分，延及郁劳沉疴。"郁火上扰，火热内盛，扰动心神，心神不宁，发为功能性早搏。其症状特征为惊悸不安，心烦失眠，胸胁胀闷，急躁易怒，口干口苦，小便黄赤，大便秘结，舌红，脉弦等。

（4）气郁致虚：气郁生痰聚瘀，化火不解，日久伤阴耗气，致肝血不足，甚至肝阴亏虚，母不生子，心血失助，心脉空虚，不得濡养；或耗伤心之气阴，心气不足，心阴亏虚，心神无依，则心悸不止，均能促进功能性早搏的发生发展。心血虚者见心悸不安，头晕乏力，失眠健忘，面色无华，舌淡红，脉细弱等症；心气虚者见心中动悸，动辄加剧，胸闷气短，倦怠乏力，少气懒言，自汗，舌淡，苔白，脉细等症；心阴虚者则见心悸易惊，五心烦热，盗汗，虚烦不眠，口干舌燥，舌红少津，苔少，脉细数等症。

综上所述，气郁是功能性早搏的病机核心，可致痰、血、火稽留不去，进而产生痰浊、瘀血、郁火等，阻碍心之气机，致使心气失畅，诱发功能性早搏。这些新生之邪又成为致病的中间环节，进一步壅塞气机，加重气郁，暗耗气阴，使心之气阴亏虚，心神失于濡养，难以藏神而悸动不安，促进了功能性早搏的发生和发展。本病以虚实夹杂证多见，治疗时应根据虚实的主次、缓急不同，予以对应治法，勿忘虚实兼顾、标本兼治。

从气郁论治功能性早搏的临床应用

1. 疏肝解郁、调畅气机为本　人身气机，贵在畅达调和，木郁达之，诸郁自解，治疗功能性早搏应将疏肝解郁贯穿病程始终。正如《医碥》所云"治郁先治气，调气先治肝"，临床中常选用四逆散为基本方，其中柴胡入肝胆经，条达肝气，疏通郁结，配以白芍补养肝血，柔肝缓急，防柴胡升散而耗血伤阴，二者既助肝用又补肝体，实为治肝之良配。辅以枳实理气解郁，与柴胡相配，一升一降，共奏升降气机、解郁散滞之功；与白芍相伍，可理气和血，使气血调和。炙甘草与白芍合用能养血益阴、和中益气；炙甘草补中益气，扶土抑木，符合"见肝之病，知肝传脾，当先实脾"的学术思想。在四逆散基础上，可加用香附、郁金、陈皮、青皮、玫瑰花、合欢皮等疏肝解郁药，其中郁金、合欢皮归属心经，还有行心气、安心神之功。

肝为气机之枢，若肝失疏泄，枢机运转不利，则易引起其他脏腑气机的失衡。如《医学求是》因肝气郁结，气血失和，五脏皆受其害，而称"肝为五脏之贼"。肝气逆乱能侮脾乘胃，冲心犯肺，反之可采用调理肺、脾的方法来疏肝行气，以清上宣散气郁和调节中焦气机为方向，使气行则郁散。若伴肺气郁滞，宣降失常者，症见胸闷气短，咳嗽喘促，呼吸不利，治以宣肺疏肝，选用紫苏梗、桔梗、紫菀、桑白皮、杏仁、枇杷叶等宣肺理气药。若伴脾胃气滞，失于和降者，症见胃脘不适、嗳气呃逆、恶心呕吐，治以理脾调肝，选用白豆蔻、陈皮、木香等理气和中的药物。

2. 兼用化痰祛瘀，清热泻火　气郁可致气血运行、脏腑功能失常，助生痰浊、瘀血、郁火等，它们又会成为功能性早搏的致病因素，应辅以相应治疗，加以干涉。

若治疗肝气郁结，痰浊闭阻，或肝气犯胃，痰饮内生所致的功能性早搏，首推温胆汤理气化痰，方中半夏辛温，燥湿化痰，和胃降逆，辅以竹茹清热化痰，调和胆胃。陈皮理气健脾，助半夏燥湿化痰之功；枳实行气导滞，正所谓治痰先治气，气行痰满消。佐以茯苓健脾化痰，全方理气化痰，健脾和胃，脾胃和降则气机通畅。若痰与火结，痰热上扰，可选用黄连温胆汤，热清则气降，痰去而气顺。

若治疗肝郁日久，气滞血瘀所致的功能性早搏，选用血府逐瘀汤活血化瘀，方中桃仁、红花活血化瘀为君，助以赤芍、川芎，加生地黄、当归去瘀生新不耗血，牛膝引血下行逐瘀，桔梗载药上行，外加柴胡疏肝解郁，加强行气之功，气行则血瘀得解。因方中活血破血之药居多，长期使用难免破血伤正，应中病即止，改用丹参、降香等活血行气药。

若治疗肝气不畅，气郁化火所致的功能性早搏，每用丹栀逍遥散清热泻火，疏肝达郁，其中牡丹皮、栀子入血分，可从内清泄肝经郁热。亦可加柴胡、黄芩，经腑同治，和解枢机，使气郁得达，火郁得发。气滞化火，胸胁胀痛者加用川楝子、延胡索疏肝泄热，活血止痛；肝火旺盛，头痛眩晕者，加用夏枯草入肝经，清肝泻火。心火旺盛、失眠多梦者，加用黄连入心经，清泻心火，清心以泻肝，即所谓实则泻其子。

3. 辅以益气养阴，调补正气　无论是肝气郁滞，日久化火伤阴，或是肝阴亏虚，不能濡养心脉，均应顾护正气，根据心之气阴亏虚的情况，予以适当补益来改善功能性早搏的症状。若心气不足，动则尤甚等心气虚证为主，应补益心气，选用生脉散，可加黄芪、白术益气补中；若心烦失眠、口燥咽干等心阴虚证为主，宜滋养心阴，选用炙甘草汤，可加太子参、北沙参补益心阴；若心悸头晕、失眠健忘等心血虚证为主，宜补养心血，选用天王补心丹加减，可加龙眼肉、阿胶、首乌藤养心安神。调补正气，可使心气得壮，心阴得滋，心血得充，心有所养，则心神安宁。此外，如陈士铎云"心惊非心病也，乃肝血虚不能养心也"，补心勿忘补肝，肝旺则心亦旺，酌加酸枣仁、柏子仁养心补肝，肝心同治，阴血并补。

4. 勿忘重镇安神，宁心定悸　功能性早搏无论证属虚实，总以心神不宁为特征，均应加用安神定悸之法，使心神得安，心悸得宁。临床中常用龙骨、牡蛎、磁石、珍珠母、琥珀粉等重镇安神之品。在中医辨证论治的基础上，还需充分结合现代药理学研究，加用苦参、甘松、黄连等抗心律失常药物，减少异位心律，提高临床疗效。临床研究显示，黄连中提取的生物碱——小檗碱，可以阻断 β 受体以减慢心率，并能通过延长心肌动作电位的时程及有效不应期，阻断钾离子流而达到抗心律失常作用。大量实验研究和临床应用也证实，小檗碱对多种心律失常均有显著的抑制效果。苦参碱类具有一种非特异性的"奎尼丁样"作用，可通过影响心肌细胞膜钾、钠离子传递系统，延长其不应期，降低心肌应激性，从而抑制异位节律点。甘松的抗心律失常作用，则主要通过提取物甘松新酮，影响 cAMP-PKA 细胞信号传导通路，抑制心肌细胞钙超载来实现。

验案举隅

患者，女，35 岁，2019 年 7 月 29 日初诊。患者 2 个月前因工作压力过大出现心悸就诊，查动态心电图：①窦性心律；②频发室性早搏。汉密尔顿焦虑量表（HAMA）：20 分，提示轻度焦虑；汉密尔顿抑郁量表（HAMD）：15 分，提示轻度抑郁。查血生化、心肌酶、甲状腺功能及心脏彩超无明显异常。既往无冠心病、高血压、糖尿病等病史。刻诊间断心悸，伴胸闷、气短，每次发作与情绪波动有关，平素心烦易怒，胸胁胀痛，善太息，口干口苦，纳呆，眠差，小便色黄，大便偏干，两日一行。舌红，苔薄黄，脉弦。西医诊断为室性早搏。中医诊断为心悸，气郁化火证。治以疏肝解郁，清热泻火，安神定悸。方用丹栀四逆散加减。

处方：牡丹皮 10 g，栀子 6 g，柴胡 10 g，白芍 10 g，枳实 15 g，炙甘草 10 g，香附 10 g，川楝子 10 g，生龙骨 30 g，生牡蛎 30 g，酸枣仁 30 g，柏子仁 20 g，苦参 10 g，太子参 10 g。14 剂，每日 1 剂，水煎分早、晚 2 次温服。

二诊（2019 年 8 月 12 日）：患者心悸、胸闷、胸胁胀痛、口苦减轻，纳眠好转，仍有气短、乏力、善太息、口干，二便正常，舌淡红，苔薄白，脉弦细。上方去牡丹皮、栀子，加郁金 15 g、合欢皮 30 g、麦冬 10 g、五味子 10 g，14 剂。

三诊（2019 年 8 月 28 日）：患者诉无明显心悸，心情愉悦，诸症缓解，纳可，二便调。二诊方去川楝子，继服 14 剂巩固疗效。复查动态心电图：窦性心律；室性早搏。HAMA 量表：10 分；HAMD 量表：7 分。药后 2 个月电话随访，患者诉心悸未再发作。

按：患者青年女性，平素工作压力大，长期情绪不佳，肝郁气滞，化火扰心，发为功能性早搏。肝气久闷不舒，则见胸闷气短、善太息；气滞不通，中焦斡旋不利，则见纳呆；肝郁气滞，日久化火，则见胸胁胀痛、口苦；肝火扰心，心神不宁，则见心烦易怒、失眠；肝火灼伤阴液，则见口干、小便黄、大便干。舌红，苔薄黄，脉弦，为肝郁化火之象。此时治宜疏肝解郁，清热泻火，安神定悸，方用丹栀四逆散加减，以牡丹皮、栀子清肝热，柴胡、香附疏肝郁，枳实理肝气，白芍养肝阴，甘草缓肝急。川楝子疏肝行气止痛，生龙骨、生牡蛎重镇安神定悸，酸枣仁、柏子仁补血养心安神，再加心悸要药苦参，取其现代药理学之抗心律失常作用。因肝火炽盛，气阴难免受损，泻肝热不忘补心阴，用太子参益气养阴。全方攻补兼施，标本兼治。二诊时热证已减，故减去香燥伤阴的牡丹皮、栀子，患者仍有气郁阴伤表现，加用郁金、合欢皮行气开郁，麦冬、五味子益气生津。三诊患者诸症缓解，早搏次数显著减少。HAMA、HAMD 量表评分数值下降，可见其轻度焦虑、抑郁状态亦有好转。因川楝子具有毒副作用不宜长期服用，故从前方减去，另嘱咐患者规律起居，劳逸结合，调畅情志，适当锻炼，以助早日康复。

279　从气化理论辨治心律失常

　　心律失常是指心脏冲动的频率、节律、起源部位、传导速度或激动次序的异常，属于心血管领域重大、慢性、复杂疾病，是猝死最常见的原因，虽然药物和医疗器械的不断研发带来临床获益，但心律失常仍是棘手的问题之一。目前抗心律失常药物总有效率只有 30%～60%。而中药复方以整体综合调节为特点，在抗心律失常治疗领域优势凸显。杜武勋以气化理论为指导阐释心律失常的核心病机，并创立治疗心律失常基础方剂——连桂宁心汤，取得了显著的临床疗效。学者李晓凤等梳理归纳了杜武勋以气化理论为特色的中医基本诊疗思维，详细阐释心律失常的核心病机及连桂宁心汤组方思路，以期为心律失常临床诊疗提供参考，为中医认识与治疗传统及现代疾病提供方法学借鉴。

心律失常诊疗现状

　　心律失常属于中医"心悸"的范畴。病情较轻者为惊悸，终日悸动不安，稍劳尤甚，形体消瘦，病情较重者为怔忡。心悸的病名首见于汉代张仲景的《伤寒论》和《金匮要略》，有"心动悸""心下悸""心中悸""惊悸"之称，其后诸代多沿袭此病名；"怔忡"也作"怔忪"，首见于宋代《济生方·惊悸怔忡健忘门》。由于心悸是一种以症状特征命名的疾病，散见于内科杂病中，或单独为病，或见于其他内科疾病以心悸为主症的特定阶段，故其涉及范围广，病因病机复杂，历代医家对其病因病机的认识也有所不同。《内经》认为心下虚里跳动，多为"宗气泄"；《圣济总录》认为心悸"每本于心气之不足"；虞传认为心悸的主要病机为心血不足，神明不安；刘完素云"水衰火旺，其心胸躁动，谓之怔忡"，认为心悸的病机多为"心火热甚"；沈金鳌认为心悸乃水饮所作，提出"水饮停于心下，水乘其心，侮其所胜，心畏水自不安"；朱丹溪认为心悸乃痰阻所致，提出心悸患者"肥人属痰，寻常者多是痰"。王清任在《医林改错》中提出瘀血内阻以致心悸的观点。由于对心悸病因病机认识的不同，诸代医家诊疗心悸的思路亦不同，或补心气，或补心血，或化饮，或祛痰，或祛瘀。《中医内科学》将心悸病机概括为本虚标实，其本为气血不足，阴阳亏损；其标为气滞、血瘀、痰浊、水饮。并将其分为心虚胆怯、心脾两虚、阴虚火旺、心阳不振、水饮凌心、瘀阻心脉、痰火扰心虚实共 8 个证型。虚证治以补气、养血、滋阴、温阳；实证则祛痰、化饮、清火、行瘀。

　　由上可知，由于对心律失常的病机认识的不同，历代医家关于心律失常的治法用药亦不同；尽管《中医内科学》对心律失常的病因病机及辨证分型进行了统一归纳，但是依旧没有提出可以统领心律失常发病的核心病机，因此也无法创建治疗心律失常的基础方剂。杜武勋多年来致力于气化理论研究，并基于临床经验创立五脏生克制化辨证模式，通过五脏之间生、克、复的关系辨析心律失常的病因病机，认为"中气不健，心肾不交"是心律失常的核心病机，基于该核心病机建立了治疗心律失常的基础方——连桂宁心汤。

气化理论愈病思想

　　"气"指一元之气，是组成万事万物的根本；"化"指变化，可有升、降、出、入、聚、散、离、合等不同的形式；"气化"指气的运动与变化，一元之气的运动与变化带来了自然界万物的生、长、化、收、藏，也造成人的生、长、壮、老、已。气化是一切事物发生与变化的本原，中医学中"气一元论"

"天人相应""脏气法时""五脏整体"等观念，均是从不同角度阐述气化理论。具体而言，气化理论包括自然气化、人体气化与药物气化3个方面。

1. 自然气化　古人总结宇宙天体（主要是太阳）运动变化对自然界的影响，归纳出风、热、暑、湿、燥、寒的六气规律（天气），以及与之相应的木、火、土、金、水的五气规律（地气），两种规律具体呈现方式为三阴三阳（气候）与生长化收藏（物候）。即《天元纪大论》云："寒暑燥湿风火，天之阴阳也，三阴三阳上奉之。木火土金水火，地之阴阳也，生长化收藏下应之。"将春温、夏热、秋凉、冬寒的四季阳气布散规律以模型的方式呈现，便是春天阳气升发，夏天阳气鼎盛，秋天阳气敛降，冬天阳气闭藏。正如《五常政大论》所云："木曰敷和，火曰升明，土曰备化，金曰审平，水曰静顺。"此即自然气化。

2. 人体气化　《素问·天元纪大论》云"天有五行御五位，以生寒暑燥湿风。人有五脏化五气，以生喜怒思忧恐"。天体运动造成的复杂的气象、气候变化，使人体脏腑、经络等直接产生与之相应的感应方式，具有了年、月、日时间节律和空间特性。将自然气化模型引入人体即为人体气化，生动阐述人体气机的升降出入规律的当是黄元御"一气周流"理论："清浊之间，是谓中气，中气者，阴阳升降之枢轴，所谓土也。枢轴运动，清气左旋，升而化火，浊气右转，降而化水。化火则热，化水则寒。"认为"左路木火升发，右路金水敛降，中焦土气斡旋"，一元之气由脾胃化生，肝主阳气升发，心主阳气鼎盛，肺主阳气敛降，肾主阳气闭藏，此即人体气化。人体气化强调气化升降根于脾土，中气升降失调当责之水寒土湿。内外感伤杂病，多因脾湿。治疗多从温中补土立论。脾胃健运、四维和合则一气周流，百病不生；脾胃不健、四维不转则气机逆乱，百病丛生。可知气化失常是一切疾病的根源，治疗也应从调整五脏气化着手。

3. 药物气化　将自然气化模型引入药性理论即为药物气化，最具代表性的当是张元素在药物气味厚薄基础上，创立的中药升降浮沉理论，将药物分成5大类：风升生，热浮长，湿化成，燥降收，寒沉藏。药物"味之薄者，为阴中之阳。味薄则通，酸苦咸平是也"，法象春季的风升生；药物"气之厚者，为阳中之阳。气厚则发热，辛甘淡温热是也"，法象夏季热浮长；药物"戊，湿，其本气平，其兼气温凉寒热，在人以胃应之。己，土，其本味咸，其兼味辛甘咸苦，在人以脾应之"，法象长夏的湿化成；药物"气之薄者，为阳中之阴。气薄则发泄，辛甘淡、平凉寒是也"，法象秋季的燥降收；药物"味之厚者，为阴中之阴。味厚则泄，酸苦咸寒是也"，法象冬季的寒沉藏。通过由气、味决定的药物阴阳属性分别与四季相阴阳配属，再通过法象四季的气候特点赋予了药物升、降、浮、沉的作用趋势。

4. 气化理论指导下中医诊疗疾病的基本思维　自然界有春温、夏热、秋凉、冬寒，人体有肝风、心火、肺燥、肾寒，药物亦有升降浮沉之性，以药物气化调整人体气化，兼顾无形之气与有形之质，是中医诊疗疾病的基本思维。先有自然气化，而后有人体气化与药物气化，三者共同组成气化理论，即气化三论。气化三论构建出"病因-病机-用药"为一体的中医学基本诊疗架构，认识气化理论是学习中医药的根本。中医气化愈病的基本思维是以自然气化总结人体气化与药物气化规律，以人体气化认识疾病病因病机，以药物气化调整人体气化，最终实现五脏气化平衡。气化是致病和愈病的关键。

从气化论辨治心律失常

1. 心律失常病因病机分析　在气化理论的指导下，结合多年临床经验，杜武勋认为心律失常病因病机乃"心肾不交"，而心肾不交又因于"中气不健"。中医藏象学说认为心肾正常生理表现为"心肾相交"，体现了心肾两脏之间生理功能的协调平衡。心居上属阳，在五行属火，肾居下属阴，在五行属水。心火须下降于肾，才能使肾水不寒；肾水须上济于心，才能使心火不亢。如此心与肾水火升降互济则为"心肾相交"。病理上如果心火炎于上，肾水寒于下，则心肾不能既济。借助人体气化"一气周流"模型分析，心火的下潜，肾水的上升，有赖于中焦脾胃的枢转，脾气升则肝气上升，肾水上济；胃气降则肺气下降，心火下潜。脾胃为心肾相交的枢纽，中焦窒塞，枢转失职，则心火难以下温肾水，肾水难以上济心火，火焰于上，水寒于下，心肾不交，而出现心律失常。

基于以上病机认识，心律失常的病理基础可以表达为"中气不健，心肾不交，火扰心神"；病位在心，以脾胃为本，与肾相关；病性表现为上热中湿下寒，在上心火亢盛，在中脾湿不运，在下肾虚寒凝。故心律失常临床上可表现为上焦燥热火旺，如心悸、失眠、烦躁不安、胸闷气短、眩晕、耳鸣、口干等，中焦土湿窒塞，如食欲减退、胃脘痞满、嗳气、吞酸、便溏不爽、倦怠乏力等，下焦水寒，如腰膝酸软、肢体怕冷，小便清长等症状。由中失健运，君相上浮，拒阳下潜，肾虚寒凝而成。心火燔热，相火炽烈，鼓动心阳，则心悸；邪火扰心，神不守舍而失眠、烦躁不安；风热内动，耗气伤津，则眩晕、耳鸣、口干、胸闷气短。脾胃健运失司，清阳不升，浊阴不降，亦可致眩晕、耳鸣；脾虚湿盛，湿聚不化，或炼液成痰，则食欲减退、胃脘痞满；胃不受纳，不能腐熟水谷，则嗳气、吞酸；脾阳不振，混杂而下，则便溏不爽；脾失健运，气血乏源，则倦怠乏力。阳未下潜，肾失温煦，命门火衰，不能温煦四肢末端则腰膝酸软，肢体怕冷；肾阳虚衰，阴寒内盛，外府失养，则小便清长。均是中轴不健、心肾不交的表现。

2. 连桂宁心汤的创立 基于心律失常"中气不健，心肾不交"的核心病机，遵循"中气升降，和合四维"的一气周流原则，创立了治疗心律失常的基础方——连桂宁心汤。其药物组成为黄连，肉桂，陈皮，法半夏，茯苓，甘草，麦冬，葛根，延胡索。乃交泰丸合二陈汤化裁而成，在交泰丸交通心肾，二陈汤建中化湿，中焦开通，以使心火下潜，肾水上济，心肾相交则心神得安，心悸得缓。重视中焦脾胃，体现了"土枢四象、脾升胃降"的学术思想。方中黄连、肉桂乃交泰丸底方，黄连清泻心火，肉桂温补肾阳，一寒一热，一升一降，使心火下潜，肾水上济，心肾相交，火不扰神，则心悸得安，共为君药；陈皮、法半夏、茯苓、甘草乃二陈汤底方，意在健脾除湿，开通中焦，使阴阳升降有路，以助火潜水升，乃臣药之用；麦冬、葛根滋阴生津清热，助黄连泻火安神，为佐药之用；延胡索取其抗心律失常的现代药理作用。诸药合用，升降结合、补泻兼施、标本兼顾，则中焦脾胃得健，心肾交通，一气周流，心悸自安。

连桂宁心汤证多见上热中湿，寒象或可较轻，用药时以清心泻火、健运中土为主，虽有肾虚寒凝之机，仅用肉桂引火归元之力，温补肾阳，因恐温补肾阳会加重上热。临床应用时当灵活变通，随症加减。命门火衰，寒象较重，酌加花椒、干姜之类以温肾；神不交精，浮阳较重，酌加龙骨、牡蛎之类以藏精聚神；肝气下郁，气滞较重，酌加桂枝之类以升肝脾；肝血凝滞，瘀血较重，酌加川芎、丹参之类以活血；肺气上逆，加以咳喘，酌加杏仁、紫苏子之类以降气等。

气化理论是中医学诊疗疾病的基本思维模式，分为自然气化、药物气化及人体气化，即"气化三论"。中医气化愈病的基本思维是以自然气化总结人体气化与药物气化规律，以人体气化认识疾病病因病机，以药物气化调整人体气化，最终实现五脏气化平衡，天人相应观和五脏整体观是气化愈病的主要核心思想。"气"是连接自然界与人体的媒介，气化是致病和愈病的关键，"气病为百病之先，诸病之变"，"调理气机、推动气化为百病之要"，气化之道是中医学认知生命的原创思维，是中医理论的根和魂。

以"一气周流"人体气化理论分析，将心律失常核心病机概括为"中气不健，心肾不交"。基于该病机创立的连桂宁心汤旨在泻心火、健中气、温肾寒，"四维之病，悉因于中气，以故医家之药，首在中气"。故尤其重视健运中焦脾胃。令中焦通畅，心肾相交，一气周流，心神得安，心悸自平。

280 宗气在慢性心力衰竭治疗中的意义

现代社会心血管疾病的发生率明显提高，心衰是心血管病的终末阶段，预后较差。据统计，心衰的病死率明显超过癌症的病死率，心衰确诊后 1 年病死率为 20.2%，5 年病死率为 52.6%。我国慢性心力衰竭的再入院率为 24.5%，5 年病死率为一半以上。在心血管疾病中，宗气地位举足轻重，为全身之气、血脉的纲领，中医学认为心功能下降，宗气失调进而下陷，津液气血不能行则痰浊、瘀血内生，心肺之脉郁积，心肌变厚乃至心肌重塑，胸中大气虚极，进而心衰进展。学者赵玉珂等对宗气理论在慢性心力衰竭治疗中的指导意义进行了阐述。

宗气理论

宗气的生成：宗气是人体气之一，《素问·平人气象论》首次提及"胃之大络，名曰虚里，贯鬲络肺，出于左乳下，其动应衣，脉宗气也"。张锡纯云"是大气者，原以元气为根本，以水谷之气为养料，以胸中之地为宅窟"，指出宗气源于先天之精气，以水谷精微及清气为养料，搏于胸中，出于左乳下，并明确其重要作用，"夫均是气也，至胸中之气独名为大气者，诚以能撑持全身，为诸气之纲领"，"其为后天生命之宗主，故又曰宗气"。

宗气的分布及功能：《素问·气穴论》云"留止于上下之气海，其下者蓄于丹田，注阳明之气街而下行于足；其上者居于胸中，出于息道而为呼吸""宗气盈溢，分布四脏三焦，上下中外，无不周遍"；张锡纯"盖人之胸中大气，实司肺脏之呼吸"，且"胸中大气，出于肺循喉咽，呼则出，吸则入者，盖谓大气能鼓动肺脏使之呼吸，而肺中之气，遂因之出入也"，指出大气主肺脏之呼吸、肺气之出入；张山雷云"心以血为主，赖有大气流行以运用之，乃能鼓荡周旋，无微不至，而心家之全体大用乃备"；洪广祥指出"（宗气）经肺的肃降蓄于丹田"，丹田即所谓肾藏元气之地，宗气借肺气的肃降下资元气。可知宗气生成后积聚于胸中，向上则"走息道""贯鬲络肺""循喉咙""上出于鼻"则可行呼吸，"贯心脉"则可与血结合循至全身，向下则"注气街""蓄丹田""贯三焦"。且宗气主呼吸、行气血的功能并不是孤立的，而是相互关联的。宗气理心肺、行气血，是心肺之间的纽带，即宗气可宗心肺、主燮理，宗气作为气之纲领，心肺居于胸，其气必定属于宗气，其用也必定属于宗气之功用，"心肺一体"的观点极具创新性。另外，宗气可保持神志健旺、思维敏捷，张锡纯"此气且能撑持全身，振作精神，以及心思脑力，官骸动作，莫不赖乎此气"。宗气可司色、嗅、动、视、声，"宗气者，动气也。凡呼吸言语声，以及肢体运动，筋力强弱者，宗气之功用也"。宗气可鼓舞心脏搏动、调心率和心律。孙一奎指出"宗气者，当以营卫并称，以见三焦上中下，皆此气而为之统宗也"，董波据此认为其亦可协调营卫温养全身。

宗气异常产生心衰的病机

中医学古籍未明确心衰的病名，但对其病机、证候有散在描述，张锡纯云"咳嗽短气，大汗如洗，昼夜不止，心中怔忡，病势危急""心肺阳虚，大气又下陷。其人心冷，背紧，恶寒，常觉短气"。《素问·平人气象论》云"乳之下其动应衣，宗气泄也"。《灵枢·经脉》云"手少阴气绝则脉不通。心者脉之合也，脉不通则血不流……故其面黑如漆柴"。明代刘纯在《伤寒治例》云："气虚停饮，阳气内弱，心下空虚，正气内动而悸也。"指出心衰的基本证型表现为心气虚、阳虚、水停、血瘀 4 种类型组合、演变，并互为因果、恶性循环，核心是心肺之气即宗气的功用失常，"心肺一体"的理念解释了心气不足导致肺气不足而不能辅心行血、敷布精微、主治节等。水停、血瘀的形成也归结于宗气的亏虚，因此心衰不仅仅表现为心气的功能失常，更确切地表现为宗气的功用失常。

1. 宗气闭阻 宗气居胸中而行全身，与气机的升降出入密切相关，寒邪、水饮、瘀血、痰浊等病理产物或邪气使宗气闭阻，痹则不通，功能失常。如《金匮要略》云"气分，心下坚，大如盘，边如旋杯，水饮所作"，再如"故厥在于足，宗气不下，脉中之血，凝而留止，弗之火调，弗能取之"。杨上善云："厥，谓逆冷。胸之动气（指宗气），不循脉行下至于足，故曰浃而止也。"董波指出宗气影响全身气机的升降，脾升胃降，肝左肺右降，气血营卫濡养脏腑及经络，均依靠气机的升降出入运动，若心气心阳衰微，累及肾阳肾阴，中焦脾胃失温则水湿泛滥，闭阻宗气，气不行津，水饮更甚，二者互为因果。长期功能失常，导致肝风、肺燥、痰湿、胃火、气滞、腑实等。故治疗上重视调补宗气，调则活血、利水、渗湿，兼顾平肝、润肺、清火、通腑等，补则补气、温阳、益阴。

2. 宗气不足 宗气由外界清气及水谷精微之气生成，肺主呼吸和一身之气，脾主运化，可将饮食水谷化成水谷精微，若脾肺功能失常，则宗气生成不足，《医学衷中参西录》云"此气（指宗气）一虚，呼吸即觉不利。而且肢体酸懒，精神昏愦，脑力心思为之顿减"。中医学将心力衰竭的病因总结为先天禀赋不足、年龄、劳倦内伤、情绪不遂、饮食失节等，又在机体虚损的基础上复感外邪，伤及肺、脾、心，脾肺气虚则宗气不足，继而水饮、瘀血等病理产物的出现又加重宗气虚，宗气不足则无力推动血液运行，脏腑经络肌肉失濡养则全身乏力，肺气虚则肺主呼吸功能异常表现为气短，无力鼓动脉行则脉沉迟微弱，"劳则气耗"，动辄诸症状加剧。宗气是连接心肺的中心环节，宗气虚在心表现为心悸、胸闷、脉结代。刘彤认为宗气功能失调导致行血异常，其原因有二：其一，宗气居"气海"，宗气不足则全身气不足，并累及元气不足，气不足血不行；其二，宗气不能贯心脉直接导致心脏功能减退。《灵枢·刺节真邪》云"宗气不下，脉中之血，凝而留止"，因此心力衰竭的患者表现为面色晦滞，口唇青紫，舌下络脉迂曲等瘀血色脉征。

3. 宗气下陷 宗气下陷主要表现为呼吸困难，短气不足以息，胸部下沉感或胸部坠胀不适，心悸，健忘失眠，咳嗽咳痰，下肢凹陷性水肿，尿量少，舌紫黯，日久可见肝大、胸水腹水等。宗气极亏，气虚升举无力，张锡纯云"呼吸之气不能上达，胸中之气息息下坠"，则表现为心力衰竭患者尽力呼吸如喘息样，胸部坠胀不适等气虚气陷之症，心在膈上，本来大气包举，宗气下陷则心失所附或宗气虚无力推动血行，心失所养或瘀阻心脉、心脉不畅则心悸怔忡，宗气虚则清阳不升，脑髓失滋，健忘失眠，肺为水之上源，肺主行水，宗气下陷，气机升降失司，通调水道功能失职，不能下输膀胱，水液停聚，泛及肌肤之间则水肿尿少，气陷血瘀，"血不利则为水"，日久则表现为胸水、腹水。宗气下陷中焦导致脾胃升降失司、清阳不升浊阴不降，出现脘腹坠胀、大便不通，小便少。宗气沿三焦下行资先天，宗气虚弱下陷肾失所养、固摄失司，出现腰膝酸软、大小便失禁或癃闭不通等。

4. 宗气虚脱 心力衰竭患者的终末期表现为严重的呼吸困难，休息时也可出现，夜间可憋醒，端坐呼吸，汗出淋漓不止，面色苍白，极度烦躁，咳粉红色泡沫性痰，极严重者呈呼吸衰竭，血压持续下降，意识淡漠，可迅速发展为心源性休克、呼吸微弱而濒临死亡。宗气虚脱表现为宗气大虚，即将耗竭，肾失纳气，可见呼气不出，吸气不入，持续性憋喘，气脱则津脱，冷汗淋漓不止，最终阴阳离决，正如《内经》所云："出入废则神机化灭，升降息则气立孤危。"

如上所述，宗气失调是心力衰竭的关键病机，在疾病的发生发展中，宗气失调表现为宗气闭阻、宗气不足、宗气下陷、宗气虚脱四个病理阶段，而瘀血、水饮、痰湿等病理产物贯穿其中，故在调节宗气的治法上注重祛邪与扶正的关系，或先祛邪再扶正，或先扶正后祛邪，或攻补兼施，并重视调整阴阳、气血水同治。

宗气理论产生的治则治法选方

1. 流转大气 宗气闭阻则流转大气。张伟等提出水饮、瘀血有形之邪为心力衰竭的病机关键，用泻肺之品，气化则通，《内经》"去宛陈莝"提示应用利水行瘀法治疗心衰往往效果甚佳。如强心通脉方功在泻肺逐水、去宛陈莝，治疗短气喘促、咳嗽咳痰、肢体水肿、胸水腹水，舌紫黯苔腻的心衰患者。李彬等用葶苈大枣泻肺汤加枳壳、厚朴宣肺平喘，畅气机通血脉，他认为调理宗气、气机调畅是心衰治疗的根本，病理产物停聚，宗气亏耗，易表里同病，内外相合，通过辛散疏通之品助行瘀涤水。严夏、陈洁真重视升清降浊在心衰治疗中的重要作用，《素问·六微旨大论》云："气之升降，天地之更用也。"气机的升降出入正常维持人内外环境动态平衡，升清主要升补中气、培补宗气、温固肾元，降浊主要调畅肠腑，心衰者气阳不足，血行无力，可见大便秘结，艰涩不畅，或因年老肾亏、温燥之品损及阴液，虚则致秘，治疗上予兼具活血通便如桃仁、当归等药物。喻嘉言强调宣通胸中阳气，驱散阴邪，并强调临床要注重保护宗气，以免胸中痞塞痹痛，用桂枝去芍加麻辛附子汤，或瓜蒌薤白白酒汤以流转大气。

2. 温养宗气，燮理三焦 宗气不足可温养宗气燮理三焦。孔祥亮从宗气组成的角度将宗气虚损分为三个阶段，因吸入清气不足导致的宗气虚衰为第一阶段，脾胃生化不足导致的为第二阶段，肾气亏损为第三阶段，并指出三个阶段相互交叉，但有主次，因此治疗上先予瓜蒌薤白白酒汤、瓜蒌薤白半夏汤、茯苓杏仁甘草汤、橘枳姜汤等理肺通阳行气化；再用人参汤、小建中汤补中焦之虚；再严重者选真武汤、薏苡附子散、四逆汤温补肾气以利水。李忠业认为温养宗气为心力衰竭的根本治法，因心肺居阳脏，且宗气形成与脾胃水谷精微充养相关，中焦得充养，宗气得强壮，而四逆汤更突出了"温养"的主题，另外，临床常用真武汤、五苓散等温养利水而宣通上焦之阳气，正应"通阳不在温，而在利小便"之语。梁亮等将60例心力衰竭的患者分成2组分别接受常规治疗、常规治疗加中药治疗，对比发现加载中药治疗的患者左心室每搏量及左室射血分数明显优于对照组。他认为心衰的病机主要是宗气亏损、瘀血水饮内停，三焦瘀阻不通，通调水道失司，故认为补益宗气、燮理三焦是其主要治法，方用黄芪、山药、龙眼、白术、枳壳等，并加大黄、紫油肉桂粉通便以推陈出新。高立威等在强心、利尿、扩血管的基础上予加味益气升降汤治疗心力衰竭，治疗组BNP、脂蛋白相关磷脂酶A2水平下降优于对照组，且在心功能分级及症状上明显改善，方用黄芪、人参、桔梗、麦冬、五味子、葶苈子、丹参等，益气升清降浊，兼泻肺活血利水。李永民等用中药心衰康治疗心力衰竭取得了良好的效果，他认为宗气不足为慢性心力衰竭的病理基础，宗气虚则肺失清肃、心阳不振，痰浊、水湿、血瘀内生，因此治疗应立足于"宗气损益"，顺应宗气活泼清灵之性，心肺同治，邪正兼顾，补益与祛邪并进，方中人参、白术、茯苓、炙甘草补心肺之气，桑叶、杏仁、葶苈子等肃肺平喘，郁金、丹参、檀香、当归、车前子等渗湿活血利水，全方共奏益宗气、肃肺气、强心气、活血利水之功。

3. 升阳举陷 宗气下陷则升阳举陷。《素问·阴阳应象大论》云"气虚宜掣引之"。张锡纯创制升陷汤加减升阳举陷，方中黄芪补气升气，柴胡、升麻、桔梗升举阳气，知母甘凉质润，制约诸药温燥之性，日久气损及阳，阳损及阴，阴液化生不足，可配合生脉散益气养阴、收敛宗气，并兼顾瘀血水湿等病理产物，佐以活血化瘀利水等，邪正兼顾、攻补兼施。赵进喜认为宗气出入失常表现为喘息、心悸怔忡，脾肾阳气不升表现为肢体痿痹、癃闭水肿等，气虚则心主血脉功能异常，脉道失充，心率、心律失常则脉弱或三五不调。以上症状均为应用升陷汤的指征，并指出宗气下陷贯穿疾病的始终，应守方加减坚持治疗。对于阳气虚损明显者，张锡纯用回阳升陷汤回阳通脉、升阳举陷，方用黄芪、干姜、桂枝尖、甘草、当归。兼脾气虚弱者出现小便不禁者选醒脾升陷汤，兼气郁于肝者出现胁痛者加用柴胡、麦芽成理郁升陷汤。任卫全、黄力用升陷祛瘀汤以益气升陷、利水活血，在西医治疗基础上辨证施治，推荐中西医结合，可明显改善患者心力衰竭症状。刘彤用益气升陷方治疗心力衰竭症见心慌、胸闷、气短、乏力、动则诸症加剧，神疲等，对于兼水停者，加用葶苈子、茯苓、五加皮等成益气升陷利水方，有血瘀者，加丹参、赤芍、鸡血藤等成益气升陷活血方。田黎等将大气理论应用于心力衰竭的针灸治疗，以升补大气为治疗大法，选肺俞、中府、太渊、心俞、巨阙以补益心肺清气，选中脘、足三里、脾俞、中脘等补益脾胃谷气，选肾俞、气海、足临泣等培补元气，理下焦，为心力衰竭的治疗提供了新的思路和方法。汪再舫认为心力衰竭以气虚、阳衰为本，水邪瘀血为标，治疗上应温养益气，活血利水，而舒张性心力衰竭患者表现为乏力、心悸、咳嗽、呼吸困难，并伴瘀血水肿等，用益气舒心汤强心益气、升阳固脱，方用黄芪、酒山茱萸、炙甘草、升麻、太子参、柴胡、丹参、红景天等。李贵满等认为宗气下陷为因，血脉壅塞、痰浊闭阻为果，只有在补宗气的基础上酌情以升，宗气才可健旺，并佐降逆、清浊之品，祛邪扶正兼顾，病可向愈。

4. 救逆固脱　心衰宗气虚脱者，可救逆固脱、挽阴回阳。张锡纯方选来复汤加减以收敛宗气、益气固脱，有形之阴液阴血不能速生，无形之气所当急固，以四逆汤加减防阴阳离决，精气乃绝。宗气虚竭见于慢性心力衰竭终末期，急以益气固脱、收敛真气，来复汤方中山茱萸收涩固脱，且云"萸肉之性，不独补肝，凡人身阴阳气血之将散者，皆能敛之，故救脱之药，当以萸肉，为第一"，佐以龙骨、牡蛎敛收肝气，人参、附子回阳固脱。

现代研究

从现代医学探讨宗气的实质，"窦房结说"认为宗气灌注心脉行血气的功能与窦房结调节心脏收缩、舒张功能相类似，窦房结调节心脏的收缩、舒张，血液才能流注于全身，环周不休，发挥其滋润濡养的作用，中医学认为心脏的搏动及血液运行均和宗气相关，因此窦房结与宗气密切相关。"胸内压说"认为胸内压可保持肺的正常形态及有利于静脉血及淋巴液的回流，若循环功能障碍，胸内压力异常可导致胸闷、气短、呼吸困难等，这与宗气不足及宗气下陷的临床表现一致。"三磷酸腺苷说"认为三磷酸腺苷是宗气的实质，水谷精气即人体肠道吸收的营养物质，其代谢后最终产生三磷酸腺苷，清气与水谷之气相合即为氧气与营养物质相合。姜文睿认为，心肌线粒体异常导致能量代谢异常是心力衰竭的基本病因，改变心肌的舒张和收缩功能，最终心肌损伤，引起心功能下降，而宗气失调是心力衰竭患者的根本病机，两者扮演相同的角色，并且中药中补气的药物成分可纠正能量代谢，也为线粒体和宗气相关性提供了佐证，但宗气改变可导致心、肺等多系统的病变，而线粒体仅影响心脏的舒张和收缩功能，所以线粒体功能可能为宗气功能的一部分，并进一步提出，中药具有多靶点的作用机制，线粒体是能量代谢的中药场所，参与生命活动，若将线粒体能量代谢作为评价中药疗效的标准之一，可进一步推动中药现代化、国际化，为探索心力衰竭的病理机制提供研究新思路。林飞等认为宗气失调初期表现为气滞证，症见胸闷、气短、气闭神昏，主要与线粒体功能失调、ATP蓄积抑制线粒体功能相关，治疗上以调气为治疗原则，方用瓜蒌薤白白酒汤、瓜蒌薤白半夏汤、枳实薤白桂枝汤等，或用芳香开窍之安宫牛黄丸、苏合香丸等，使ATP转移出线粒体外。若不及时诊治，线粒体功能衰弱，则出现宗气衰竭之症，最终线粒体死亡引起"能量饥饿"。

慢性心力衰竭呈渐进性发展，不同阶段表现出病机的侧重，主要表现为宗气失调、宗气不足、宗气下陷、宗气虚竭。因此治则治法也应分阶段但连贯治疗，对应以流转大气、温养宗气、燮理三焦、升阳举陷、救逆固脱。慢性心力衰竭或由肺及心，或由心及肺，最终心肺同病，宗气不足，失其本位，升举脏器无力则心肺功能失常是发病的初始因素，宗气下陷是病情进行性加重的主要因素，宗气耗竭最终出入废则神机化灭，升降息则气力孤危而终。心衰的病机在于宗气虚损、脏腑功用下降为本，瘀血、痰浊、水饮等有形实邪为标，治疗上在温补升提大气的基础上予以祛邪，但强调中病即止，防止损伤已虚之宗气，等病情相对稳定后加强扶正之力，补益气血、调整阴阳，减少心衰的反复发作。

281　宗气与心力衰竭和能量代谢的相关性

宗气由水谷精微化生，聚积胸中，与呼吸之气相合发挥作用。《灵枢·邪客》云："宗气积于胸中，出于喉咙，以贯心脉而行呼吸焉。"其在心血管系统疾病中具有举足轻重的作用，历代医家对其生理功能、病理作用及治疗多有阐述，宗气宗心肺而主燮理，不但为全身诸气之纲领，并可为全身血脉之纲领，但宗气对心血管系统作用机制尚未清晰。随着现代医学对细胞的深入研究，组成心肌细胞的细胞器心肌线粒体的功能逐渐被认识，其对心血管系统疾病的作用也日益凸显，研究认为心肌线粒体的功能类似于宗气在心血管疾病中的功效，推测心肌线粒体与宗气具有一定的关联性，宗气的物质属性可能是心肌线粒体。学者林飞等对宗气、心力衰竭和能量代谢的相关性做了探析。

宗气与心力衰竭

《医旨绪余·宗气营气卫气》云"宗气者，为言气之宗主"，为全身诸气之纲领。宗气走息道而行呼吸，凡语言、声音、嗅味、呼吸皆与之相关，同时还有维持气血运行、维持心脏运动、维持肢体体温与活动能力的作用。宗气能撑持全身，振作精神，而且心思脑力、官骸动作皆莫不赖乎此气。此气一虚，呼吸即觉不利，而且肢体酸懒，精神昏愦，脑力心思为之顿减。若其气虚而下陷，或下陷过甚者，其人即呼吸顿停，昏然罔觉。张玉慧认为宗气的生理功能为走息道而行呼吸，贯心脉以行气血，统领诸气且布津液，抵御外邪，托举脏腑以各安其位，职司视、听、声、色、嗅、动，振作精神，维持心思脑力，下蓄丹田以充元气。

1. 宗气与心力衰竭　宗气贯注入心脉之中，"助心行血"，帮助心脏推动血液循环，表现在心主血脉和主神志功能正常。宗气足，心气充沛，血液充盈，脉道通利；神志清晰，寤寐有时。宗气不足，不能助心行血，就会引起血行瘀滞，《灵枢·刺节真邪》云"宗气不下，脉中之血，凝而留止"，即气血的运行与宗气盛衰有关。宗气具有推动心脏搏动、调节心率和心律等功能，宗气不下，脉中之血，凝而留止，而形成气滞血瘀型心系疾病。中医学虽无"心力衰竭"的病名，但对其症状早有类似"心悸""胸痹""水肿"等描述。中医学认为在正常情况下，虚里按之应手，动而不紧，缓而不急。若动而不显者，为不及，是宗气内虚；若动而应衣，为太过，是宗气外泄之象；宗气绝，则心脏搏动消失。虚里则是心脏部位，提示心脏搏动的强弱与宗气的直接相关性。气短不足以息，或努力呼吸，有似乎喘；或气息将停，危在顷刻。上述症状与心力衰竭的症状如胸闷气短、呼吸困难、心悸怔忡及疲乏无力等极为相似，同为其主要症状。

宗气与心血管相关的病理作用主要有宗气失调、宗气虚损、宗气下陷和宗气衰竭。临床上有很多用于治疗调理心胸气滞的方剂，如瓜蒌薤白白酒汤及其类方、丹参饮、柴胡疏肝散等。研究认为在心力衰竭初期，ATP产生的过多或不足均可能导致心肌线粒体功能失调。宗气功能失调为心力衰竭之根本，心力衰竭的基本证候表现为心气虚、心阳虚、心阴阳暴脱，演变过程始发于心气虚，逐步发展为心阳虚，最后导致心阴阳暴脱。血瘀和水饮为各类证候的病理产物，均为耗气伤阳之物，又会导致各类证候的加重。在上述恶性循环的链条中，决定的因素是宗气作用不能正常发挥。宗气失调的最初表现为气滞，症状为胸闷、气短，或者气闭神昏。气滞与ATP的转运相关，ATP大量积聚在心肌线粒体内，有抑制心肌线粒体的功能。如不及时治疗引起线粒体功能受损，出现宗气虚损，症状为胸闷、气短伴随疲乏无力。最终心肌线粒体死亡过多引起"能量饥饿"导致宗气下陷，症状为胸闷、气短、乏力、汗出、昏迷等。

李晶等认为临床上许多慢性心功能不全患者的表现，如阵发性睡眠性呼吸困难，脉搏沉细、微弱，以及许多心律失常的临床表现，与大气下陷甚是合拍。若宗气不足，不能助心行血，血液运行郁滞。若心脉瘀阻、脉络不通、气机不畅、心脉挛急或闭塞而发为心痛。焦树德认为，冠心病病机不离宗气不足、气滞痰瘀，宗气不足是根本；邓铁涛认为心气虚是心力衰竭最基本的病机，在所有患者中都有不同程度的存在，乃心力衰竭之共性；路志正认为宗气不足之人，多表现为心胸部隐隐作痛，时发时止，心悸气短；任应秋认为，心气虚，其症状为心痛、胸闷、气短、乏力、易倦、心悸、自汗。因此，心力衰竭是宗气虚损的渐进过程，初期宗气失调之际及时调理可治愈，若治疗不及时，病情继续发展成为不可逆之势。

2. 宗气和线粒体与心阳的相关性　"宗气者，为言气之宗主"，统领诸气，心气分阳气和阴气。心为阳脏而主阳气，心的阳气能推动血液循环，维持人的生命活动，使之生机不息。心脏阳热之气，不仅维持了心本身的生理功能，而且对全身又有温养作用。《血证论·脏腑病机论》云："心为火脏，烛照万物。"凡脾胃之腐熟运化，肾阳之温煦蒸腾，以及全身的水液代谢、汗液的调节等，心阳皆起着重要作用。心脏的正常搏动，主要依赖于心之阳气作用。心阳气充沛，才能维持正常的心力、心率和心律，血液才能在脉内正常地运行。一旦心阳虚衰，无以温养心神，机体表现出心悸不安，胸闷气短，动则尤甚，面色苍白，形寒肢冷，或是水肿。

以上症状类似于现代医学的如低排血量型心力衰竭的特征，即外周循环异常的临床表现，如全身血管收缩、发冷、苍白，偶有四肢发绀，晚期每搏血量下降使脉压变小。这是绝大多数类型心脏病心力衰竭的特征。心阳不振和低排血量型心力衰竭的共同特征是体温降低。线粒体影响热量的代谢过程，首先，ATP作为能量的基本载体在线粒体内进行合成，供生命活动之需。其次，糖、脂肪、蛋白质等营养物质代谢释放的化学能，多数以热能形式用于维持体温，这些生物氧化的过程也在线粒体内进行。再次，线粒体自身不断分裂和融合也是维持热量的一个方面。因此，线粒体的缺乏不仅对生物氧化（能量供应）造成影响，也对体温的上升和下降起到干预作用。

3. 宗气失调与宗气虚损的中医治疗　宗气失调发生在疾病的急性期或是初期，治疗多以调气为主，兼以化痰去浊。如瓜蒌薤白白酒汤，用于心阳不振、气滞痰阻的胸痹。随着病程的进展用薤白瓜蒌半夏汤方，见痰盛瘀阻胸痹证。而胸痹，心中痞，留气结在胸，胸满，胁下逆抢心者，枳实薤白桂枝厚朴瓜蒌汤主之，桂枝人参汤亦主之。瓜蒌和薤白具有调理气机的功效，气滞而导致的心力衰竭是疾病发展的前期病因，主要由线粒体功能失调，使ATP堆积于线粒体，抑制线粒体的功能而产生胸闷气短的病证。芳香开窍的安宫牛黄丸、苏合香丸、至宝丹、紫雪丹用于治疗由邪气壅盛、蒙蔽心窍而致窍闭神昏证，这几种中成药多由开窍药和理气药组成，而开窍药更是辛香行散，性善走窜，主入心经，能通闭开窍、苏醒神智，行气的功效胜于理气药多倍。如开窍、辟秽、通络、散瘀的麝香，《本草纲目》云："盖麝香走窜，能通诸窍之不利，开经络之壅遏。"如麝香保心丸芳香温通，益气强心，用于气滞血瘀所致的胸痹。临床上凉开三宝和苏合香丸对于急性窍闭神昏的治疗效果十分明显，但这种开窍醒神的功效是否源自其对线粒体功能失调的调节有待深入研究证实。

宗气虚损的治疗以温养宗气、升补宗气、补气升阳为主。张锡纯用升陷汤、回阳升陷汤、理郁升陷汤治疗呼吸短气、心中怔忡、淋漓大汗、神昏健忘等。除了三升陷汤组成中的黄芪、炙甘草、柴胡、升麻、桔梗、知母等药物外，党参、人参、茯苓、白术等补脾健脾之品亦常配伍应用。黄芪、党参、人参均为补虚药，补虚药可使心气充沛、血液充盈，促进心脏功能正常运行。现代药理研究表明，补虚药可增强机体的免疫功能，产生扶正祛邪的功效；加强神经系统功能；促进物质代谢；调节神经内分泌系统的影响；对心血管产生正性肌力，双向调节血压，抗心肌缺血和心律失常，扩张冠脉，改善心肌血氧供应等作用以及促进造血功能。吴发宝等证实黄芪具有增强免疫系统、抗氧化、延缓衰老、改善心功能状态、抗病毒等功能。黄芪皂苷甲是黄芪中一种具有多种药理活性的皂苷类化合物，通过钙拮抗作用达到护心、强心目的。同时，黄芪中富含的黄酮、氨基酸和多种微量元素，可抑制细胞中病毒核糖核酸的复制，扩张血管，抗缺氧，保护心血管内皮细胞，保护心肌细胞，用于治疗冠心病心绞痛、心肌炎、心力衰竭等。

心力衰竭与能量代谢

心力衰竭是一种复杂的临床综合征，为各种心脏病的严重阶段，具有较高的致病率和致死率。ATP 作为生命体能量的载体，为心肌组织提供必需的能量，主要由线粒体产生，心肌细胞内线粒体的含量非常丰富，可达细胞容量的 40%，提供给心肌 90% 以上的能量。目前研究已证实衰竭心肌组织中 ATP 含量减少，同时伴随总腺苷酸的减少，总腺苷酸能直接导致生成 ATP 的底物缺乏，腺苷酸的再合成过程非常缓慢，合成的过程本身也需要耗费 ATP，此外，ATP 减少与线粒结构和功能异常也有着重要的联系。另外 Ca^{2+} 储存在线粒体内，Ca^{2+} 稳态的均衡也影响着能量代谢。

1. 心力衰竭的病理因素和病理机制　心力衰竭的主要特点为呼吸困难、乏力、运动耐量下降及体液潴留造成的肺部淤血和外周水肿。基本病因有原发性心肌舒缩功能障碍如心肌病变和原发或继发性心肌代谢障碍，心脏负荷过度如压力负荷过度、容量负荷过度和心脏舒张受限。基本机制是心肌损害和心室重塑引起心脏收缩和（或）舒张功能障碍，导致心脏的摄血不能满足机体的需要。心肌收缩性减弱即心肌数量减少、心肌能量代谢障碍、兴奋-收缩偶联障碍。心室舒张功能异常即 Ca^{2+} 复位迟缓、肌钙蛋白-肌动蛋白复合体解离障碍、心室舒张势能减少、心室顺应性下降、心室各部舒缩活动不协调。心肌损害影响心肌细胞，进一步影响线粒体的能量合成和代谢，ATP 产能减少，形成能量饥饿，同时影响线粒体的生物氧化功能，使心肌功能下降，心脏组织功能下降。

2. 心肌线粒体在心肌细胞中的作用　心力衰竭存在能量和利用的障碍，衰竭心脏的心肌组织存在"能量饥饿"是公认的，这也是心力衰竭采用代谢支持治疗的理论基础。目前，虽不能证明心力衰竭和能量代谢二者的因果关系，但二者相互影响最终陷入恶性循环是常见的结果。心肌细胞含有大量的心肌线粒体，线粒体是氧化代谢产生能量的主要细胞器官，除红细胞外，普遍存在于真核细胞中。糖、脂肪、蛋白质等在体内分解时逐步释放能量，最终生成二氧化碳和水的这一生物氧化过程主要在线粒体中进行。心肌线粒体为心肌细胞提供能量，维持心脏的正常收缩和舒张，此外心肌线粒体储存 Ca^{2+} 的细胞器，参与固始免疫反应，调节细胞凋亡，参与体温的调节，合成氨基酸、脂肪、核苷酸和血红蛋白。同样丙酮酸氧化作用、柠檬酸循环、电子传递、氧化磷酸化等生物化学反应，均发生在有氧真核细胞的线粒体内。心力衰竭时存在能量产生和利用的障碍，已经证实了核基因和（或）线粒体基因突变导致心肌细胞能量代谢缺陷可直接引起心力衰竭。

3. 心力衰竭时心肌线粒体的变化　心力衰竭时能量产生的特征为有氧氧化受抑，葡萄糖无氧酵解增强；氧化磷酸化产能减少，底物水平磷酸化产能增强。无论何种原因导致的衰竭心脏，心肌组织中的线粒体结构均存在不同程度的改变，如线粒体肿胀、嵴膜增厚、嵴皱减少和嵴膜间融合。线粒体基因异常在心力衰竭心肌组织中的频率明显增加。衰竭心肌组织由于缺血、缺氧、中间代谢产物堆积及毒性作用、pH 值降低以及线粒体本身的异常导致线粒体结构及功能受损，氧化磷酸化效率明显减低。此外，衰竭心肌细胞除了线粒体电子传递活性明显减低外，肌红蛋白含量亦减少。

4. 心肌线粒体与能量代谢　心脏失去能量来源，初期则产生心脏搏动增速或心肌肥大等一些代偿反应，维持心脏的能量供应，后期消耗过多，超出正常阈值之内，轻则影响气血正常运行，重则影响到心脏结构和功能的变化如心肌肥厚、心肌损害和心室重塑等，使更多心肌细胞死亡，最终导致心力衰竭。心力衰竭时由于缺氧，能量代谢紊乱，线粒体跨膜电位下降，线粒体通透膜增大，细胞凋亡启动因子如细胞色素 C、凋亡蛋白酶激活因子和凋亡诱导因子等从粒体内释放出来引起细胞凋亡。此外，氧化应激和细胞因子均能引起心肌细胞死亡，而氧化应激和细胞因子均和线粒体具有关联性。心肌不能大量存储脂肪和糖原等能量产物，其储存的磷酸肌酸等高能磷酸化合物亦很有限，线粒体内的离子沿其电化学梯度移动时产生能量，线粒体膜能够将这部分能量加以转化供合成 ATP，用于细胞各种活动的需要。

5. Ca^{2+} 稳态与心力衰竭　　线粒体是储存 Ca^{2+} 的细胞器，由膜电位驱动，通过内膜中的钙单向转运蛋白转运，使 Ca^{2+} 进入线粒体。Ca^{2+} 在发挥信号转导的过程中具有双刃剑的特点，既是细胞正常生理活动所需，钙稳态又是介导细胞死亡的信使。钙稳态失衡是心力衰竭的标志之一，表现在 NCX 电流增加、SERCA2a 活性降低、PLN/SERCA2a 比值下降，RyR 开放频率增加，以及胞内钙致钙释放效率下降，从而导致肌质网 Ca^{2+} 储量减少、L-型钙通道触发的钙瞬变幅度减小，时程显著延长。同时，钙稳态失衡伴随的病理性钙信号转导过程亦参与心力衰竭中的病理性心肌重塑。

　　心力衰竭和宗气虚损的临床证候相似，均是心脏功能退变的过程，心肌线粒体失调或者死亡导致能量代谢障碍影响心肌供氧，逐渐影响整个组织直至衰竭。作为能量动力工厂的"心肌线粒体"与宗气虚损同样具有一定的相关性，线粒体功能正常，心肌细胞正常产生、转运和利用 ATP，氧化呼吸链、三羧酸循环等生物氧化过程也在线粒体内顺利进行，并且线粒体具有固始免疫、细胞凋亡、离子稳态的作用，这些作用均直接或间接地影响心脏有序地舒张、收缩等生理活动。这个过程是对"宗气积于胸中，出于喉咙，以贯心脉而行呼吸"的一种阐释，宗气推动气血运行，促进心脏功能。另外，生成的 ATP 必须很快转移出心肌线粒体，否则 ATP 堆积将对心肌线粒体的活性产生抑制作用。心肌线粒体的功能一旦受到抑制（类似于中医的气滞）就会影响到线粒体的正常运行，而心肌线粒体的产生、三羧酸循环、调节细胞凋亡势必受到一定影响，患者可能会表现出气滞的症状，以闷胀、疼痛为其临床特点。中医认为气滞主要是由于情志内郁，或痰、湿、食、积、瘀血等阻滞，以及外伤侵袭、用力努伤、跌仆闪挫等因素，使气机阻滞而不畅，从而导致某些脏腑经络的功能失调或障碍。气滞心胸则出现胸闷不舒，气滞头脑则头部闷痛不舒。久之，未能及时治疗，线粒体功能渐弱，甚至导致心肌细胞死亡，能量供应减少，出现衰竭之象。林飞推测，心力衰竭患者心肌线粒体和宗气具有类似的功效，宗气的物质属性应是心肌线粒体，是构成心脏和维持心脏活动的精微物质。

282　从"虚气留滞"理论辨治心力衰竭

心力衰竭是由多种原因引起的心脏结构或功能异常改变，导致心室泵血和/或充盈功能低下，心排血量不能满足机体组织代谢需要，以肺循环和/或体循环瘀血，器官、组织血液灌注不足为表现的一种复杂的临床综合征。心力衰竭是心血管疾病最终的发展结局及最主要的死因，其患病率随着年龄的增长而迅速增加，70 岁以上人群患病率超过 10%，住院患者的病死率达到 4% 左右，心力衰竭的防治已成为医学界亟待解决和极具挑战的课题。然而，西医对于慢性心衰仅以对症支持治疗为主，对阻止和延缓疾病的发展仍缺乏特异的方法。中医注重整体审查，辨证论治，大量临床研究结果表明，中医药联合常规西药治疗心力衰竭可稳定心力衰竭症状，抑制心肌纤维化，改善心肌重构，防止心功能恶化，改善患者的生活质量。基于"虚气留滞"理论，学者原梦飞等提出以"平治于权衡，去宛陈莝"之法治疗心力衰竭，通过平衡阴阳、补养气血、协调五脏以治本，同时将活血化瘀、利水消肿、理气化痰等治法贯穿治疗始终以治标，标本同治，主次兼顾，故临床收效满意。

虚气留滞是心力衰竭发病的基本病机

"虚气留滞"首见于金代成无己《伤寒明理论·卷一·腹满》中，"若腹满时减者，又为虚也，则不可下……此虚寒从下上也，当以温药和之。盖虚气留滞，亦为之胀"。阐释了因虚而无力使气机通畅以致壅滞发为腹满者，不可下之。王永炎结合自身多年临床经验，进一步阐释了虚气留滞，认为其核心乃因元气亏虚，气血流失，体内气血津液等流动性物质运行失常，滞而不行，从而导致气滞、痰阻、血瘀、水停。西晋王叔和《脉经》中有"心衰则伏，肝微则沉，故令脉伏而沉"之说，并提出治疗应"固转孔穴，利其溲便，遂通水道。甘液下流，亭其阴阳，喘息则微，汗出正流"。可见，心之阳气虚弱致水液停滞为心力衰竭的主要病机，可治以通调水道、通利小便、调和阴阳。目前多数医家认为心力衰竭乃因心病日久，阳气虚衰，运行无力，导致气滞血瘀水停，心脉不畅，以喘息心悸、不能平卧、咳吐痰涎、水肿少尿为主要表现。此外，心力衰竭之发病，还与外感风寒湿、风湿热、疮毒之邪，以及饮食不节、情志失调、劳逸失度、年老久病、禀赋不足等有关。由于气血阴阳虚衰、脏腑功能失调，导致病邪壅塞于心，心失所养而发为心力衰竭，其基本病机可概括为"虚气留滞"。

1. **"虚气"为本——气血阴阳俱虚，脏腑失和**　西医学将心力衰竭分为 4 个阶段，在前心力衰竭及前临床心力衰竭阶段，患者没有明显的临床症状，疾病处于初期，仅以轻度气虚为主；当出现了心力衰竭的症状和体征，疾病进展到临床心力衰竭阶段，气虚进一步加重，可致气阴两虚或阴阳两虚；疾病继续恶化，患者在休息时亦有临床症状，须长时间卧床，此时处于难治性终末期心力衰竭阶段，出现气、血、阴、阳俱虚，久之亡阴亡阳，最终致阴阳离决。

气血阴阳的虚损不仅在心，而是以心为本，关乎五脏。肺主一身之气，心主血脉，气为血之帅，肺气能够助心行血，当肺气虚损，不能生成足够的宗气贯注心脉，或肺失宣降，气机阻滞心胸，必然影响心主血脉的生理功能，导致心血痹阻；肺主通调水道，若水道不利，水津不布，则水饮停滞，阻塞心气。肾为气之根，肾不纳气，心气亦虚；肾主水，水火相济，若肾水不能上济心阴涵养心阳，则心火亢盛；或肾水过寒，寒水不化，则水气上凌心肺。脾气虚弱，失其统摄血液的功能，血溢脉外，则心血不足；脾主思，若思虑过度，影响脾胃的运化，气血生化乏源，最终心脾两虚。肝主藏血，肝血不足亦会引起心血亏损；肝失疏泄，肝气郁滞，气血不畅，痹阻心脉。可见，心力衰竭发病的本源是气血阴阳虚损，脏腑失和。

2."留滞"为标——血瘀水停，气滞痰阻　中医学将心衰归于"水肿""痰饮""喘证"等范畴。心力衰竭常见下肢水肿的表现，乃因心力衰竭患者心输出量下降，周围循环阻力增加，回心血量减少，导致周围血管内的容量负荷加重，发生全身浮肿。肺瘀血到一定程度，患者不能平卧，多呈现端坐呼吸，被迫采取坐位或半坐位，水肿多出现在双下肢的足部、踝部等，水肿的程度与心功能强弱密切相关。《金匮要略》提出"血不利则为水"，说明血瘀可致水肿。《金匮要略心典》云"血分者，谓虽病于水，而实出于血也"，也表明血瘀与水肿密切相关。气与血、气与水又密切相关，气虚无力推动血行则为血瘀；气机阻滞，影响全身津液代谢，水饮内停，泛溢肌肤则见水肿。水气内停，不得输布，停聚为痰，水痰互结，又会阻碍气机的升降出入。水饮、瘀血、痰浊、气滞四者关系密切，可以出现在心力衰竭的各阶段，与气血阴阳虚损互为因果，直接影响心力衰竭的形成、演变与预后。

基于"虚气留滞"理论的治法探究——"平治于权衡，去宛陈莝"

"平治于权衡，去宛陈莝"首见于《素问·汤液醪醴论》中"平治于权衡，去宛陈莝，微动四极，温衣，缪刺其处，以复其形。开鬼门，洁净府，精以时服，五阳已布，疏涤五脏，故精自生，形自盛，骨肉相保，巨气乃平"。此条详尽地阐释了水肿病的病因病机、治法调护与转归预后。"平治于权衡"是中医学整体观和平衡观的体现，即平调阴阳的偏盛偏衰，充养气血，调和五脏，使机体处于相对平衡或充盈的状态，属治本之法；"去宛陈莝"指去除体内瘀积之陈腐物质，《黄帝内经太素·知汤药》云："去宛陈，宛陈，恶血聚也。有恶血聚，刺去也。"明代张景岳将"莝"释为草茎、陈草，认为"去宛陈莝"乃去其水气之陈积，欲如斩草而渐除之也，临床应用中往往发散其内涵，运用发汗、利小便、理气化痰、活血化瘀等方法将水湿、痰饮、瘀血、气滞等一切有形或无形之瘀积于体内的病理物质清除，使水饮开化，气顺血行，属治标之法。标本同治，则心气自足，心血通畅，心功能渐得恢复。

1."平治于权衡"以治本

（1）平调阴阳——阴平阳秘，精神乃治：《景岳全书》云"凡诊病施治，必须先审阴阳"。阴阳失调使人体阴津、阳气等各种生理性矛盾和关系遭到破坏，是疾病发生发展的内在因素。阴阳辨证是八纲辨证的总纲，心力衰竭辨治亦如此，从阴阳入手可以提纲挈领，化繁为简。心衰早期有心悸怔忡、胸闷气短、神疲乏力等心气虚表现，若迁延不愈，将损及心阴心阳。"病在心，日中慧，夜半甚，平旦静。"日中阳气足，心脏功能强盛，心阳充盛，患者整体状态好，而夜间阴气盛，心脏失去心阳温煦，则心力衰竭加重。心为阳中之阳，当心阳虚衰，患者常见心悸怔忡、胸闷心痛伴有手足肢冷、面色㿠白等，治疗重在温阳益气，药物可选用人参、黄芪、大枣等温补阳气；若寒邪深重，可酌情使用桂枝、附子等通阳回阳。阴阳互根互用，阳损亦可及阴，且长期熬夜，嗜食辛辣，可致阴津暗耗，心阴受损，出现心烦失眠伴有潮热盗汗、咽干口干等症状，可选用麦冬、龟甲等养阴润燥、清心除烦。

（2）补养气血——益气补血，充养心主：《景岳全书》云"阳主气，故气全则神旺；阴主血，故血盛则形强"。心衰乃虚实夹杂之证，以虚为本，若气血不足，不能充养心之大主，心失气血温煦濡养，可出现心慌气短、面色淡白、健忘失眠等，方选养心汤（出自《医级》卷八）加味。方中人参、黄芪、当归补养心之气血；茯神、茯苓、酸枣仁、柏子仁、远志、五味子养心安神定悸；半夏曲和胃消食，配黄芪、人参补脾和中，以资气血生化之源；川芎调肝和血，使诸药补而不滞；炙甘草、生姜、大枣调和诸药，增强益气养血之功；肉桂引火归原，引诸药直达心经。诸药合用，共奏补益气血、养心安神之效。临床以养心汤为基础方加减辨治心血不足型心力衰竭，常取得较好的疗效。

（3）协调五脏——五脏相守，心自安和：《素问·玉机真藏论》云"五脏相通，移皆有次。五脏有病，则传其所胜"。心力衰竭乃全身性疾病，心功能的正常有赖于肺之宣肃治节通调、脾之运化升清统摄、肝之藏血疏泄条达、肾之滋养固摄封藏。五脏发病均可导致心衰，并影响疾病的进展与预后。临床上最常见心肾同病，肾无心火则寒，心无肾水则热，心肾虚损，水火逆乱。程冰洁以温补肾气、肾阳为法，使肾阳充盈则心阳自生，达到"真火旺，则君火自旺"的效果，多选用附子、肉桂等回阳温阳之品。《灵枢·经脉》云："心手少阴之脉……复从心系却上肺，下出腋下。"心肺同居胸中，同属上焦，经脉相连，阴阳相应。若肺失通调，水道不畅，水津失布，水饮凌心，壅遏心阳，发为心衰，治疗上以宣肺平喘、补肺强心为主，临床依据不同的证型可选用补肺汤、麻杏石甘汤、平喘固本汤等加减并联合养心汤治疗。"心受气于脾"，脾为后天之本，气血生化之源，通过运化水谷精微，化而为赤，濡润心脏。子不扶母，必致心病，临床上常因脾胃虚弱，气血生化乏源，导致心失所养，心脾两虚，可选用经典名方归脾汤加减。现代医学研究表明，归脾汤可保护血管内皮功能，抑制心肌纤维化，改善心肌重构，防止心功能恶化。"肝气通则心气和"，"肝旺则心亦旺"，肝之疏泄、藏血功能是心主血脉的重要保障，肝气不畅或肝藏血功能失司，母病及子，则心气匮乏、心血亏虚，研究表明，调节精神情志疗法可以改善患者心功能，提高患者的生活质量，临床治疗心力衰竭时可选用柴胡疏肝散、镇肝熄风汤等加减，常收良效。

2. "去宛陈莝"以治标

（1）水饮——水消负荷轻：水饮对心力衰竭的发生发展及治疗预后具有重要影响。戴雁彦等认为水饮贯穿于心力衰竭发病的始终。心力衰竭早期主要表现为气短乏力，听诊肺底可闻及少量细小水泡音，下肢或不肿或轻度水肿，称为"微饮"；病情加重，患者端坐呼吸，咳逆倚息，咳吐泡沫痰，双肺可闻及大量水泡音，水饮泛溢肌肤，下肢明显浮肿。水饮的增多必然加重心脏负担，心功能进一步恶化，因此控制水饮成为心力衰竭治疗中至关重要的一步。西医控制体液潴留使用利尿剂，是改善心力衰竭症状的基石。利尿剂可降低左心室充盈压和室壁张力，增加心排血量，使肺水肿减轻，间接延缓心室重构，但其剂量须严格掌握。中医祛除水饮方法各异，水肿位置在上在表可发汗（药用桂枝、麻黄、生姜等），位置在下则利小便（药用茯苓、车前子等），水饮停聚于胸肺则泻肺利水（药用葶苈子、桑白皮等），阳气不足则温阳化水（药用附子、桂枝、干姜等），气血虚弱则益气活血利水（药用黄芪、人参、桃仁、红花、丹参等），阴津亏损则养阴清热利水（药用猪苓、泽泻等），饮邪壅盛停聚于里则攻逐水饮（药用甘遂、芫花、大戟）。

（2）瘀血——瘀化血脉畅：仲景云"血不利则为水"，"血不利"即瘀血。《医门法律》云："瘀血化水，赤缕外现，其水不去，势必不瘀之血亦尽化为水矣。"《血证论》亦云："病血者未尝不病水，病水者亦未尝不病血也。"表明瘀血可致水肿，水肿亦可致瘀血。心力衰竭早期患者面色晦暗、口唇青紫、心胸憋闷，舌有瘀斑、脉结代等，并存在血液流变学、血脂异常等瘀血表现，中期颈静脉充盈、肺部湿啰音、血黏度增加，后期有肺水肿、下肢水肿、肝瘀血、颈静脉怒张等水瘀交阻的严重表现，可见活血化瘀大法应贯穿心力衰竭治疗的始终。常用药有牡丹皮、赤芍、丹参、桃仁、红花等，可配伍益母草和泽兰，前者主入血分，后者温通行滞，二者合用既能活血化瘀，又能利水消肿；若瘀滞较重，普通活血化瘀药物力量不足，可选用三棱、莪术，既入血分，又入气分，二者相须为用可加强破血行气、祛瘀散结之力。现代药理学研究表明，多数活血化瘀药可抑制血小板聚集，调节血液流变性，从而增加器官血流量、降低血管阻力。

（3）痰凝气滞——痰消气顺心通澈：《景岳全书》云"津凝血败，皆化为痰"。水饮、瘀血停聚日久皆可化为痰湿。"肝气滞，则心气乏"，表明气滞阻碍心气的生成与运行。若邪气滞于胸中，阻碍精血津液的运化，则水湿弥散，形成心水。气滞、痰凝、血瘀、水饮互为因果，不可分割。气虚无力推动血行，郁结于肝，气机不畅，水湿内停，气滞血瘀，临床可见心悸、胸胁疼痛、脉络怒张、心情抑郁、胁腹胀痛、爪甲青紫、咯痰、大便溏、舌质淡暗、苔白腻、脉滑弱等表现。心力衰竭病程长，迁延不愈，患者多易产生焦虑、抑郁、烦躁等消极情绪，肝气郁结于胸，会进一步加重心力衰竭。因此通过调理气机的运行，促使体内宗气、元气、营卫之气等相互调和，最终可使心脏气血协调。临证多选用川芎、薤白等调理气机，川芎为"血中气药"，既能活血祛瘀，又能行气通滞，薤白通阳散结，对于心脉闭阻、胸痹心痛者效果尤佳；若气滞较重，可选用青皮、枳实、三棱、莪术破气消积化滞。《丹溪心法》云："大凡治痰用利药过多，致脾气虚，则痰易生而多。"痰湿重者不宜过多用通利之品，宜从根本出发，实脾土，选用参苓白术散加减，促中焦运化，补脾胃之气，通上下气机，理气化痰，清则自安。

　　"虚气"是因，"留滞"是果，同时"虚气"与"留滞"又互为因果。气血阴阳与五脏紧密相关，气滞、血瘀、水饮、痰浊等病理产物临床上亦难分难解。不同阶段的心力衰竭"本虚"与"标实"的表现及轻重有所不同，治疗上应当有所区分。"平治于权衡"从内虚出发，"去宛陈莝"从病理产物论治，各有侧重，相辅相成。临床上心衰的病程较长，病机复杂，需要医者综合审查，仔细辨证，根据不同的情况，运用动态观念权衡各种致病因素的盛衰缓急，抓住主要病机，兼顾次要病症，平衡全局，于遣方施药时才能做到有的放矢。

283 从三焦气化失司辨治慢性心力衰竭

慢性心力衰竭（CHF），是一种不同病因引起的严重危害人类健康的器质性心血管病的临床综合征，是临床常见的危重症，以呼吸困难、体力活动受限和液体潴留为主要特征。属中医"心水""喘证""心悸""痰饮"等病范畴，病位多累及心、肺、脾、肝、肾、三焦等。《素问·逆调论》云："夫不得卧，卧则喘者，是水气之客也。"《素问·痹论》云"心痹者，脉不通，烦则心下鼓，暴上气而喘"，指出了心力衰竭病水饮凌心的征象。张仲景《金匮要略·水气病脉证并治》云"心水者，其身重而少气，不得卧，烦而燥，其人阴肿"及"水停膈下，咳逆倚息，短气不得卧，其形如肿，为支饮"，这些症状被认为是中医典籍中描述最类似于现代医学之慢性心力衰竭的论述，并形成了理、法、方、药较完整的辨证论治体系，所创立的真武汤、葶苈大枣泻肺汤、苓桂术甘汤等沿用至今，仍是目前中医治疗心力衰竭的常用方剂。

慢性心力衰竭其临床上分急性加重期和稳定期，故治当分期辨治、辨病与辨证相结合，辨病为先，辨证为主，治病求本，防止病情反复及恶化，"未病先防""已病防变"的诊治思路，这也体现了中医治未病的思想。调理三焦气机，明病位、病机、病势，知其生发传变，临床治疗将有的放矢，效如桴鼓。学者陈浩等将三焦气化失司与慢性心力衰竭的理论联系及临床经验做了论述。

三焦气化失司乃慢性心力衰竭的重要病机

从慢性心力衰竭其本虚的实质来看，很难单一的将其定位在某一脏腑，或某一方面的亏损。陈浩根据反复临床实践经验，认为三焦气化失司乃慢性心力衰竭的重要病机，而正气亏虚是其本质反映。《中藏经·论三焦虚实寒热生死顺逆脉证之法》云："三焦者，人之三元之气也，号曰中清之腑，总领五脏、六腑、营卫、经络、内外、左右、上下之气也。三焦通，则内外、左右、上下皆通也。其于周身灌体，和调内外，营左养右，导上宣下，莫大于此也。"正是源于三焦气机不调，故可见气喘、水肿等症状。

1. 阳气亏虚乃三焦气化无权之本　阳气乃生命活动的原动力，以肾阳为本，气阳虚实际涵盖了元气、宗气、卫气之虚，比肺虚、脾虚、肾虚或肺脾两虚具有更宽和更广的包容性。三焦不仅是气血精微等物质运行的通路，也是人体生理代谢、排泄糟粕的通道，其功能的正常发挥赖于阳气的生发推动功能；若阳气虚衰，则五脏六腑功能失调，或脏腑功能虚损，或内生五邪等，均可致三焦气化不利，气血津液运行失调，变生百症。临床医家对慢性心衰的辨证分型尚不统一，但对病因病机的认识基本一致，即本病为本虚标实之证，本虚为气虚、阳虚，标实为血瘀、水饮为标，痰饮水停乃最终的病理产物。

2. 三焦气化失司乃气机逆乱、痰饮水湿瘀血化生之源　《素问·经脉别论》云"饮入于胃，游溢精气，上输于脾，脾气散精，上归于肺，通调水道，下输膀胱，水精四布，五经并行。"三焦以通为用，人体之水液代谢是在多脏器的协调参与下完成的，其升降出入、周流全身又以三焦为通道，其功能赖于三焦气化来实现。《圣济总录·痰饮统论》云："盖三焦者，水谷之道路，气之所终始也。若三焦调适，气脉平均，则能宣通水液，行入于经，化而为血，灌溉周身。设三焦气塞，脉道闭塞，则水饮停滞，不得宣行，因之聚成痰饮。"《沈氏尊生书·三焦病源流》云："上焦如雾，雾不散，则为喘满，此出而不纳也；中焦如沤，沤不利，则留饮不散，久为中满，此上不能纳，下不能出也；下焦如渎，渎不利，则为肿满，此上纳而下不出也。"归纳起来不难得出三焦气化功能失调，将引起气血水液等代谢失常，壅塞于三焦通路，形成痰饮、水湿、瘀血等病理产物，而这些病理产物又是导致病情反复迁延不愈的原因之一。

益气温阳、通调三焦贯穿慢性心力衰竭治疗始终

慢性心力衰竭在其病情演变过程中，气阳亏虚之本和痰湿瘀血之标多互生并存，治疗当标本兼治、攻补兼施，以益气温阳、通调三焦气机为重要目的，发挥中医药治疗慢性心力衰竭的特长和优势将有重要意义。

1. 辨病辨证相结合，辨病为先 辨证论治乃中医鲜明特点，现代中医在临床上仍需遵循辨病辨证相结合的方法。《金匮要略》作为最早以"辨某某病脉证论治"为篇名的论著，强调在辨病的基础上，再根据患者具体脉证变现指导选方用药，实际上是一种先辨病、后辨证，辨病与辨证相结合的一种诊疗模式。辨病有利于临床诊疗过程中准确把握疾病的起因、发展演变规律及转归等整体特点，辨证有利于认识病证的主要矛盾，能够统筹全局执简驭繁。《赵锡武医疗经验》言"有病始有证，而证必附于病，若舍病谈证，则皮之不存毛将焉附"，及《本草经》中"凡欲治病，先查其源，候其病机"的论述，分别强调了辨病和辨证的重要性。慢性心力衰竭作为临床常见的危重病症，采用辨病与辨证相结合的诊疗方法，能够更准确的对病情做出判断，选择最为恰当的中西医结合治疗的措施，灵活辨证施治，详审证情，谨察病机，兼顾他证。

2. 明辨标本缓急，把握动态变化 《景岳全书》云"标，末也；本，源也"。《素问·标本病传论》云："谨察间甚，以意调之。间者并行，甚者独行。"也就是要求治病当遵循"急则治其标，缓则治其本"和"标本同治"的原则。现代医学研究证实，心力衰竭是一种进展性疾病，各阶段其病理机制有所差别，故治疗上当有侧重。慢性心力衰竭急性加重期多表现为本虚不支，标实邪盛，甚至阴竭阳脱，既要益气固本，更应治标以缓急，必要时中西医结合急救回阳固脱；稳定期本虚明显，标实不甚，应以益气温阳以固本培元，酌以活血利水以治标，以期"谨察阴阳所在而调之，以平为期"。此外，临证时尤需注意辨水饮之显性与隐性：兼见水肿者，为显性水饮，当以应用利水渗湿之类为宜；未见浮肿者，当辨明是否存在隐性水饮，详审病候，权衡应用利水之品。通过分期辨治心力衰竭，准确把握病情缓急，动态施治，从不同角度把握病情特点，是正确诊治的基础。

3. 因势利导，衷中参西 对于液体潴留的治疗，《素问·汤液醪醴论》提出"平治于权衡，去菀陈莝……开鬼门，洁净府"的治则并沿用至今。《素问·阴阳应象大论》云："其高者，因而越之；其下者，引而竭之；中满者，泻之于内；其有邪者，渍形以为汗；其在皮者，汗而发之；其慓悍者，按而收之；其实者，散而泻之。"《金匮要略》云"诸有水者，腰以下肿，当利小便，腰以上肿，当发汗乃愈"，提出了发汗及利尿的两大原则，至今仍指导着中医临床。

作为一名现代中医，不能固守成规，当积极学习现代医学，西为中用，衷中参西，将中医辨证与西医辨病相结合，既知中医病之病因病机，也知西医病之危险因素及转归，将从更高层次对疾病的发展全貌和本质做出更准确的判断，也将丰富中医辨证的内涵，而这也将有助于更好地运用中医药的整体观进行调治，从多靶点、多层次逆转病情进展，以期达到未病先防、已病防变的中医治未病的上工境界。中国心力衰竭诊断和治疗指南将 NYHA 心功能分级、心脏彩超、利钠肽测定、6 分钟步行试验、生活质量评估作为心力衰竭治疗效果的评估指标。目前中医药治疗心力衰竭的临床研究采用上述指标作为评估中医药治疗心力衰竭的标准，证实了中医药的有效性，为中医药治疗心力衰竭提供了有效的循证医学证据。中医药改善心力衰竭的相关试验也已得到临床证实，如心脉隆注射液、芪苈强心胶囊、生脉注射液不仅可以改善患者的 NYHA 心功能分级，也可以不同程度改善患者的心脏彩超相关指标。一项发表在美国心脏病学会杂志上的随机、双盲、多中心的临床对照实验证实了芪苈强心胶囊联合常规西医治疗较西医常规联合安慰剂治疗可明显降低患者的 NT-proBNP（N-端脑钠肽前体）。其他临床研究也表明，生脉注射液、芪参益气滴丸、参麦注射液、益安宁汤、麝香保心丸可以降低 6 分钟步行试验患者的脑钠肽水平。对病邪因势利导，治疗理念衷中参西，将会更好地发挥以人为本，因人施治的个性化治疗

方案。

4. 重视治未病，遣方用药宜平和 《难经·七十七难》云"所谓治未病者，见肝之病，则知肝当传之于脾，故先实其脾气，无令得受肝之邪，故曰治未病焉"。《温热论》云"务必先安未受邪之地"。结合个人临床体会，遵循心力衰竭病情发展由表入里、由浅入深、由低危转高危的趋势，治疗遵循"未病先防、已病防传、既病防变、久病防复"的原则，选药遵循"温阳宜适度、养阴防滋腻、活血不凉血、利水少攻逐"的原则，做到防微杜渐，做好"养生-预防-治疗-康复"每个环节，这也体现了中医的整体观。重视发挥中医药康复理论及方法，使中医药成为心脏康复的新动力。上工不治已病治未病，树立健康意识，重视养生思想，培养康复意识，构筑综合管理理念，将有助于更好地发挥中医药优势，传承传统中庸文化思想新理念，构筑防治心力衰竭新长城。

验案举隅

患者，男，53岁，2019年2月1日初诊。因反复气短喘憋半年，伴下肢水肿5天入院。刻诊神清精神倦怠，呼吸频快，喘憋不能平卧，动则加重，额头部少许汗出，周身乏力，咳少许白黏痰，脘腹胀满不思饮食，小便少，双下肢明显凹陷性水肿。体格检查：体温36.4℃、脉搏102次/min、呼吸频率26次/min、血压134/76 mmHg。口唇发绀，颈静脉充盈，双肺呼吸音低，双下肺可闻及少许细湿啰音。心界不大，律齐，各瓣膜听诊区未闻及病理性杂音。腹部无压痛及反跳痛。双下肢对称性凹陷性水肿。舌黯红，苔白腻，脉细数沉取无力。检验结果，血常规：白细胞8.76×10^9/L、中性比65.6%、超敏C反应蛋白16.1 mg/L，N-端脑钠肽前体5400 pg/mL，钾4.2 mmol/L、肌钙蛋白-Ⅰ、D-二聚体、肌酸激酶同工酶、血气分析阴性。心电图：窦性心动过速，V1～V3导联ST段压低约0.05 mv。心脏彩超：射血分数=45%，二尖瓣轻度反流，未见室壁节段性运动异常。胸部CT：双肺炎性改变，双侧胸腔积液。西医诊断为：①慢性心力衰竭急性加重（心功能Ⅲ级）；②双侧胸腔积液。中医诊断心衰病（气虚血瘀饮停证）。治法以益气温阳，降逆平喘，利水渗湿。

处方：生黄芪30 g，党参15 g，炒白术15 g，茯苓15 g，猪苓12 g，泽泻9 g，桂枝6 g，淫羊藿15 g，法半夏9 g，炒枳壳12 g，陈皮10 g，干姜3 g。3剂，每日1剂，水煎分2次温服。并配合心电监护、吸氧、静脉利尿，中医特色治疗予以穴位贴敷膻中、关元、定喘、内关等穴位。

二诊（2019年2月4日）：药后下肢水肿明显减轻，每日尿量约3000 mL，负平衡约1600 mL，气力增强，气喘好转，偶有干咳，大便通畅，腹胀减轻，舌淡红偏干，苔白滑，脉沉。拟原法治疗，于原方中加党参量至20 g，去猪苓、泽泻，加麦冬9 g，五味子6 g，5剂，服法同前。复查心脏彩超：射血分数升至51%。8天后患者好转出院。出院后继续巩固治疗，随访半年，患者诉病情稳定无急性复发。

按：患者病心力衰竭半年，急性发作表现为气短喘憋、尿少水肿、腹胀、咳嗽，兼脉细沉取无力，乃心阳不振、肺失宣降、肾失摄纳，气机逆乱，阳虚无以运化，水湿积聚所致，故益气温阳、通调三焦贯穿全程，标本兼治、攻补兼施。一则益气温阳以利水，通调三焦水道，二则益气温阳以复三焦气机，健脾化湿固肾培本，喘憋自除，终获佳效。

284　从宗气理论防治慢性心力衰竭经验

　　邢月朋幼承古训，熟读经典，崇尚仲景，效法东垣，对历代各家医论、医案烂熟于心，博采众长，勇于创新，形成了独特的学术思想。在心脑血管病、肺脏疾病、糖尿病、胃病、风湿病等内科病以及部分外科病领域，积累了丰富的临床经验。

　　慢性心力衰竭是由于各种心脏结构或功能性疾病导致心室充盈（舒张）和/或射血（收缩）功能下降，引起心排血量下降，导致组织、器官血液灌注不足，同时伴有肺循环体循环瘀血，是多种心血管疾病的严重和终末阶段的综合征，也是多数心血管疾病患者不可避免的结局。临床根据发病累及部位可以分为左心衰、右心衰与全心衰。左心衰表现为肺循环瘀血及心排血量降低，主要症状有呼吸困难，包括劳力性呼吸困难、夜间阵发性呼吸困难、端坐呼吸，以及咳嗽，咳痰，咯血，乏力，头晕，心悸等。右心衰表现为体循环及胃肠道、肝脏瘀血，主要症状有双下肢水肿，腹胀，纳差，恶心，呕吐等。临床上疾病发展到中后期，症状中常有左心衰与右心衰并见。学者韩玉洁等对邢月朋基于宗气理论防治慢性心力衰竭的经验做了归纳总结。

对慢性心力衰竭病因病机的认识

　　中医学治疗慢性心力衰竭有其独特优势。邢月朋在论治慢性心力衰竭时认为"宗气不足"为该病的始动环节，并作为病因病机贯穿疾病的始终。宗气即胸中大气，宗气由脾胃水谷精微之气与肺吸入的清气结合而成，其生理功能为"走气道以司呼吸，贯心脉以行气血"。宗气周转于胸中，推动心肺之阳运转，气与阳运转得利，可推动津血正常周行。疾病初起，宗气亏虚，无力走息道司呼吸、贯心脉行气血，胸中气体斡旋无力，发为胸闷气短；病情逐渐进展，宗气亏虚加重，水津失于布散，水饮内停，凌心射肺，肺气上逆，发为呼吸困难；宗气亏虚继续发展至周身气虚运血无力，血脉瘀滞；后期气虚及阳，不能化气行水，水饮停聚，流于胸腹，泛滥肢体，发为肢体水肿等，痰饮瘀血进一步阻滞气机，三焦气化不利，水道失于通调，气、血、水交互为患，而使病情进一步加重。

疾病分型及治法

　　1. 宗气亏虚型　此型主要见于心力衰竭早期，临床表现为胸闷、气短、善太息、乏力、懒言、不耐劳作，舌淡、苔薄白，脉沉。患者日常活动轻度受限，休息时无症状，日常活动后会有疲乏、心悸或呼吸困难的症状。根据美国心脏病协会纽约分级可以将此型诊断为心功能Ⅱ级。中医治疗应调补宗气、贯盈心脉，方用益气升降汤。

　　宗气亏虚贯穿于心力衰竭患者的始终，因此调补宗气是治疗心力衰竭的基本大法。益气升降汤是邢月朋调补宗气的经验方，由《医学衷中参西录》升陷汤化裁而来。药物组成为黄芪、党参、麦冬、五味子、桔梗、枳实、炙甘草。方中重用黄芪、党参为君药，张锡纯谓黄芪"能补气，兼能升气，善治胸中大气下陷"，《本草正义》谓党参"补脾养胃，润肺生津，健运中气"，黄芪配伍党参，养脾肺可助宗气之化源，以保证宗气"走息道"和"贯心脉"功能的实现；麦冬、五味子为臣药，麦冬养肺阴得以生津，五味子甘以益气，酸能生津，与君药相伍增强贯盈心脉之功。现代药理研究表明，与有正性肌力作用的益气温阳药物不同，麦冬具有 β 受体阻滞作用，对心肌有明显的保护作用，可使受损严重的心肌细胞较快地得到修复，提高抗缺氧能力；佐药桔梗可载药上行，枳实开气机之结而下行，此二味一升一降，共奏调畅气机，升清降浊之功，使宗气得以布散，故冠名"升降"以达意。使药炙甘草一味可补中益气，调和诸药。全方共奏补益宗气，调畅气机之功。

2. 水泛心肺型　症见胸闷气短、不能平卧、夜间阵发性呼吸困难、失眠多梦、舌质淡红或淡黯、苔薄白、脉沉。治以调补宗气，泻肺平喘。方用益气升降汤合葶苈大枣泻肺汤化裁。

仲景在《金匮要略·水气病脉证并治第十四》云"阴阳相得，其气乃行，大气一转，其气乃散"，此句可以看作水气病在气分的治法，意为当人体内达到阴阳平衡时，大气得以周转；大气流利周转，水饮痰气自得消散。宗气亏虚，津血无力运转，搏结胸中，则有胸闷气短、痰多喘咳等症状出现。对于此类因宗气亏虚，无力运化水饮痰瘀的疾病，治疗时应以补益宗气，调理气机为本，不可枉用攻伐之品，更伤胸中大气。宗气充足，气机条畅则水饮自除。用药应注意无形之气以辛甘调之，有形之水以苦寒泄之的原则，如补气之黄芪、人参，行气之桔梗、枳实，利水之葶苈子等药，要灵活运用于疾病的治疗中。

水气凌心犯肺则发为喘促，不能平卧，或夜间阵发性呼吸困难，咯吐痰涎泡沫，甚或咯吐粉红色泡沫样痰，泻肺利水法是左心衰表现为肺循环瘀血的必用之法。《金匮要略》云"喘不得卧，葶苈大枣泻肺汤主之"，葶苈子辛散苦泄，大寒沉降，专泻肺中水饮而平喘咳，又可泄肺气之壅闭，通调水道而利水消肿。现代药理研究还证实葶苈子有明显的强心作用，故在治疗心力衰竭的过程中葶苈子是众多医家公认的泻肺利水代表药。近来有强调应用大剂量葶苈子取效的文献，但葶苈子苦寒伤胃，临床观察20g即见呕吐、恶心、嘈杂，甚或上腹疼痛等症状，且有报道大剂量应用葶苈子可引起心律不齐等强心苷中毒症状。故治疗时应注重综合调理，灵活掌握葶苈子的用量，协同他法而取效，葶苈子用量一般不宜超过15 g。益气升降汤合葶苈大枣泻肺汤化裁在调理宗气气机的基础上，加以泻肺利水要药葶苈子，正与"大气一转，其气乃散"的治则相合，宗气充足且运转得利，水饮邪气可去。

3. 气虚血瘀型　症见胸闷气短，动则加重，口唇发绀，食欲不振，胃脘胁肋胀满疼痛，胁下癥积，颈静脉怒张，舌质紫黯、苔薄白、脉涩。查体见患者体力活动明显受限，休息时无症状，低于日常活动量即出现症状，根据美国心脏病协会纽约分级可以将此型诊断为心功能Ⅲ级。中医治法为调补宗气，活血通脉。方用益气升降汤合桃红四物汤。

宗气亏虚逐渐发展为周身气虚，气为血帅，气虚无力行血，血行不畅，渐致血瘀，日久则出现体循环、肺循环瘀血等征象。故活血化瘀法是慢性心力衰竭治疗中的常用治法。邢月朋善用桃红四物汤作为活血化瘀法的常用方。桃红四物汤活血之中寄以养血，化瘀之内寓有生新，重在活血化瘀，又可养血以有效改善慢性心力衰竭患者贫血症状。同时强调慢性心力衰竭发生时虽有胁下癥积，但破血药不可选用，因其易导致胃肠道反应，且易耗伤宗气。益气升降汤合桃红四物汤通过调补宗气以贯心脉行气血，而达条畅胸中气机，化解心脉瘀阻之目的。

4. 气阳两虚，血瘀水停型　表现为胸闷喘息，不能平卧，动则加重，周身无力，食欲不振，胃脘胁肋胀满，胁下癥积，时有恶心，肢体浮肿，舌质黯淡、体胖有齿痕、苔薄白、脉沉细无力或三五不调。患者休息时也有症状，稍有体力活动症状即加重，任何体力活动均会引起不适，根据美国心脏病协会纽约分级可以将此型诊断为心功能Ⅳ级。中医治法以益气温阳、化瘀利水为主。方用葶苈生脉五苓饮化裁。

气虚甚则伤及阳，血瘀随着气虚、阳虚而变化，水肿又随着气虚、阳虚和血瘀而加重。瘀血水饮作为阳气亏虚的病理产物可进一步损伤阳气，形成由虚致实，由实致更虚的恶性病理循环。补虚固本是截断这一恶性循环的关键，在补虚的基础上兼以活血化瘀，利水消肿，绝不可专事攻逐，本末倒置，使虚者更虚，病情加重。现代医学研究表明，益气药具有明显的强心作用，通过与温阳药配伍使用，可使强心疗效更为显著。在温阳益气的同时，兼以去除标实，采用活血利水法使瘀血得消，水湿得化，而达治疗之功。此时宜立益气温阳、化瘀利水综合大法以为治。

邢月朋所创经验方葶苈生脉五苓饮正是针对此型。葶苈生脉五苓饮由黄芪、人参、麦冬、五味子、当归、川芎、桃仁、红花、丹参、桂枝、白术、茯苓、猪苓、泽泻、车前子、枳实、葶苈子、大枣组成，即由生脉饮、桃红四物汤、五苓散、葶苈大枣泻肺汤、枳术汤几个经典方剂组合而来。方中黄芪补气升阳利水，人参补元气，振心阳，二药配伍使气充血畅，以达益气活血利水之功；麦冬、五味子及人参组方生脉饮补气生津养心；桂枝温通经脉，通阳化气利水，温阳效用虽不及附子，但实验证明附子具有显著的强心作用，而附子的主要强心成分为去甲乌药碱，其在体内发挥 cAMP 依赖性的正性肌力作用，通过兴奋 β 受体增强心肌收缩，这对心力衰竭患者长期预后不利，故选择组方药物时以桂枝通阳为先。茯苓健脾利水，桂枝与茯苓配合，温阳之中可制水，利水之中能复心阳；白术健脾，配茯苓以治水，可避免因攻逐利水太过而伤正；泽泻、猪苓、车前子利水消肿；丹参、红花、川芎、桃仁、当归活血祛瘀，当归兼有补血之功；葶苈子泻肺气之壅塞，止喘促，除胸中之痰饮；枳实配白术，行气健脾，破积消癥，有效缓解胁下癥积。全方配伍，攻补兼施，扶正不助邪，驱邪不伤正，补气而无温燥之弊，化瘀之余不伤血，利水而不伤阴，共奏益气温阳，活血利水之效，可谓恰合病机。

5. 心阳虚脱型　表现为喘憋，端坐呼吸，面色青灰，冷汗淋漓，四末冷凉，烦躁不安，血压下降，心率增快等。急宜益气温阳固脱。参附龙牡救逆汤合生脉饮化裁。

厥脱者正不抵邪，心伤神去，精气乃绝。此时患者病情危重，危在旦夕，不宜门诊治疗，收入院后可静点液体如参附注射液、参麦注射液或配合西药治疗，抢救患者生命。

验案举隅

患者，女，68 岁，2003 年 7 月 20 日初诊。主诉心悸，气短，喘息 10 年，加重 1 个月。刻下症心悸，胸闷，气短，喘息，夜间不能平卧，双下肢浮肿，右胁下闷胀，夜寐差，纳呆，小便量少，大便困难。表情痛苦，语声低微，言语不续，呼吸急促可闻及喘息声，面色无华，口唇青紫，舌黯苔薄白，脉沉细。辅助检查：心电图检查：心肌缺血；心脏彩超：左室扩大，室壁运动减弱。西医诊断为冠心病，心力衰竭。中医诊断为喘证、心悸（气虚血瘀、阳虚水泛）。治以益气活血、温阳利水。

处方：黄芪 30 g，生晒参 10 g，麦冬 10 g，五味子 10 g，葶苈子 15 g，桂枝 10 g，茯苓 15 g，猪苓 15 g，泽泻 30 g，车前子 30 g，当归 15 g，川芎 12 g，赤芍 15 g，桃仁 10 g，红花 10 g，郁李仁 10 g，枳实 12 g，白术 12 g。每日 1 剂，水煎，早晚分 2 次服。

服上方 7 剂，气短喘息明显减轻，小便量增多，下肢浮肿稍减。因感冒出现咽痛，诊为外感风热，治法加以辛凉解表，于前方基础上加金银花 30 g，连翘、板蓝根各 15 g，积极治疗感冒。5 剂后外感诸症消失，继以原方加减服用 20 余剂，患者自觉身体良好，能平卧睡眠，双下肢已不肿，无明显胸闷、心悸、气短，纳可，二便调。

按：患者年老久病，宗气不足，无力走息道以司呼吸则气短喘息，动则加重；无力贯心脉以行气血，则胸闷胁胀；久致脾肾阳虚，气化失司，水饮内停，则双下肢浮肿，小便量少，水气凌心则心悸、不得平卧。本证当为本虚标实，气虚为本，血瘀、水饮为标，治当益气活血、温阳利水。方选葶苈生脉五苓饮，方中黄芪生脉饮益气强心；桃红四物汤活血化瘀；五苓饮温阳化气利水；葶苈子泻肺平喘；枳术丸健脾利水、行气散结。药证合拍，故取良效。

慢性心力衰竭发生发展多以宗气不足为病因，并贯穿疾病全程，主要发展有由气及血，由血及水，由水及厥，病邪由浅入深，由轻变重的发展过程。但就某个具体病例来说，又不是绝对的、静止的，而是相对的、发展的。随着人体之正气与致病之邪气、治疗措施等多种因素的变化，疾病既可顺传，亦可逆传。慢性心力衰竭的发病和加重、致死多由感冒引起，患有心力衰竭的患者一旦罹患感冒，可根据病情表现应用银翘散、小青龙汤等，平时可选用玉屏风散预防感冒。

285　从气化理论辨治慢性心力衰竭经验

程志清业医 50 余载，经验丰富，擅治中医内科疑难杂症，对慢性心血管疾病尤有独到见解。学者余峥瑶等对程志清从气化理论辨治慢性心力衰竭的经验做了归纳总结。

慢性心力衰竭是慢性心血管疾病的终末阶段，也是主要死亡原因之一，给患者的生命健康带来极大威胁。现代医学治疗以利尿、扩血管等减轻心脏负荷的方法为主，但对于改善慢性心力衰竭的临床症状存在着一定的局限性，且容易出现不良反应。中医药的运用能在西药的基础上提升患者脏腑功能，缓解临床症状，减少不良反应的发生，有效改善预后，为慢性心力衰竭的治疗提供了新思路。

病因病机

古籍中早有关于心力衰竭症状的记载。《素问·举痛论》"劳则喘息汗出，外内皆越，故气耗矣"，指出心力衰竭的病机在于心气亏耗。《灵枢·经脉》"手少阴气绝，则脉不通，脉不通则血不流……故其面黑如漆柴"，指出血液运行有赖于心气推动，解释瘀血内生的病机。张仲景在《金匮要略》中提出了"心水"的病名。《金匮要略·痰饮咳嗽病脉证并治》"水在心，心下坚筑，短气，恶水不欲饮……水停心下，甚者则悸，微者短气"，提出了水饮的存在是心力衰竭的一大病理基础。《血证论》将以上二者相联系，提出"血积既久，其水乃成""瘀血化水，亦发水肿"，指出血瘀日久，经脉闭阻，影响水液的运行，导致水湿停聚。

程志清将慢性心力衰竭的病机归纳为气化失常，其发病根本为心气虚损，日久累及心肾之阳。阳气不足，气化无力而影响气、血、水的正常输布，水湿、痰饮、瘀血内生，从而引发一系列证候表现，最终可见阳气厥脱之危象。因此，心力衰竭属本虚标实之候，其根本病机可用虚、瘀、水来概括。气化的主体在于脏腑，气机的正常运行有赖五脏六腑的正常功能。其中，心为五脏六腑之大主，以阳气为用，心阳根于肾中真阳。在心阳的温煦与推动下，心气充沛，心血畅达，输布全身而生机不息。心力衰竭患者心气心阳亏虚日久，已累及肾阳，属心肾亏虚、阳虚水泛之证。阳气不足，推动无力，则血行瘀滞，瘀血内生；津液不行，水饮停聚，则见短气、胸闷、眩晕、水肿等症；心气虚弱，鼓动无力，则见心悸心慌；心阳不温，脏腑功能减弱，气化无力，精气血津液的生成、输布、代谢均减慢，病理产物的持续存在也进一步影响阳气的生成和运行，导致恶性循环。

在慢性心力衰竭的稳定期，患者的水饮和瘀血存在但未被引动，以心气虚、心阳虚为主要矛盾，但病理产物的存在也会阻滞机体气血津液的正常生化输布。故治疗当以温阳为主，复机体气化之功能，同时兼顾病理产物的祛除，以使气机运行通畅无阻。

治法方药

气化不利，瘀水内生是心力衰竭的基本病机。唐代王冰提出"益火之源，以消阴翳"，肾阳为心阳之根本，故温补肾阳，才能振奋心之阳气，并除内生之阴邪。此外，气化正常还需道路的通畅。人体的津液代谢以三焦为通道。《灵枢·营卫生会》"上焦如雾，中焦如沤，下焦如渎"，温通三焦的关键也在于阳气的敷布。胸阳得振则上焦开宣，出纳自如；脾阳得健则水液得消，精微得布；肾阳得煦则蒸腾气化，清浊互分。《金匮要略·痰饮咳嗽病脉证并治》云："病痰饮者，当以温药和之。"故治慢性心力衰竭，以温阳利水为大法，复机体之阳气是恢复正常气化的根本。

1. 组方用药　程志清治疗慢性心力衰竭以真武汤为底方，灵活化裁。真武汤出自《伤寒论》，以小便不利、肢体沉重、舌质淡胖苔白、脉沉为辨证要点，真武汤方的证候可与慢性心力衰竭的临床表现互参。全方益气温阳以治本，活血利水以治标。方中以附子为君，补命门之火以益五脏之阳；臣以茯苓、白术培土制水，湿运津生；佐以生姜助附子温阳，合苓术散湿。芍药行水气、止腹痛又制附子燥热之性，以便久服缓治。运用此方时尤重附子、生姜之配伍，温补脾肾之阳，复水液之气化。兼以活血利水，使血脉通畅，饮去津生，故能取得良效。现代药理研究亦证实，真武汤有抗心肌细胞凋亡、有效拮抗心室重构、改善肾脏功能等作用，可通过抑制神经内分泌系统的活性，舒张血管平滑肌、促进心房钠尿肽释放，起到减轻心脏负荷，改善心肌舒缩功能的作用。

2. 加减运用　在临床运用真武汤时，并不拘泥于原方，而是兼顾气化的各个方面，把握病机，灵活加减。

（1）兼补津液，驱邪护正：《素问·阴阳应象大论》云"味归形，形归气；气归精，精归化"；指出了精气血津液代谢及转化是气化的基本形式。阳气亏虚，气化不利，正常津液也无力化生，在水湿痰饮祛除之后，常常会显示出筋脉失养、手足拘挛等津液不足之象。因此，对于年老体衰或久病体虚的患者，考虑其正气不足、津液亏虚之病机，在温阳利水的基础上兼顾补益津液。用药以牛膝、桑寄生、杜仲补益肝肾之阴；又以山药、益智温补脾肾，补气生津；麦冬、五味子育阴柔肝，酸甘化阴。其利水药的选择也以利水而不伤正为标准，选用薏苡仁、茯苓、车前子、冬瓜皮等，并配合黄芪、姜枣等补气健脾之品。

（2）兼顾瘀血，活血利水：在驱邪方面，还兼顾久病入络，瘀水互结之病机。心主血脉，血脉运行全赖心中阳气的推动。王清任、唐容川云，"血管无气，必停为瘀""血积既久，其水乃成"，瘀血和水饮常兼夹存在。故临床常见心力衰竭患者舌质暗淡，舌下络脉迂曲，此为瘀水之夹杂。因此，程志清在使用真武汤时多选赤芍"散恶血，去水气，顺通血脉"。因其水瘀互结，亦常加活血利水之药，消水行血，去瘀生新。临床常用益母草和泽兰的搭配，益母草"消水行血，去瘀生新"，泽兰"走血分，治水肿，除痈毒，破瘀血，消癥瘕"。两药同用，一温一寒，使瘀化水行，血脉通畅。

（3）兼行气机，气畅水行：叶天士云"治湿还须重佐理气，气畅湿易散"，气的运行是水液输布的动力。在临床中，常加川厚朴、紫苏梗等药，理气化湿，以促气化，使气旺则津生。秦伯未《谦斋医学讲稿》中也有类似的看法，书中提出"气滞则湿滞，气行则湿化"，认为理气可以促进宣肺、健脾、温肾等功能，利于水肿的消散。故治疗水肿时也常以二陈汤、四逆散、柴胡疏肝散等加减使用。

验案举隅

患者，男，26岁，2019年8月16日初诊。主诉心慌、尿频、便溏1个月。有高血压病史4年，加重1年。血压（BP）最高200/100 mmHg，服阿利沙坦酯（每天210 mg）后血压降至正常。心慌，腰疲，膝软，尿频，小便有泡沫，大便溏泄，每天2次，平素自汗甚多，劳累则诸症加剧。BP 130/90 mmHg，舌红、苔薄微腻，脉细弦。辨证脾肾两虚，痰湿瘀阻。治以健脾益肾、温阳化气。

处方：制附子5 g，炙桂枝5 g，炒赤芍12 g，茯苓15 g，牛膝15 g，桑寄生15 g，炒杜仲15 g，益智15 g，炒白术15 g，罗布麻15 g，薏苡仁30 g，荠菜花30 g，炒山药30 g，生黄芪30 g，天麻（先煎）9 g，钩藤（后下）20 g，大枣15 g，生姜5 g，炮姜6 g。7剂，每日1剂，水煎分2次服。

二诊（2019年8月30日）：患者服药后主症稍减，但效果不明显，BP 130/80 mmHg。守原方加减，将制附子加至15 g，继服7剂。

三诊（2019年10月18日）：患者服药后症状明显好转，BP 120/80 mmHg，自述平日血压稳定，便溏好转，守二诊方至今，现出现入夜口干，舌红、苔薄微腻，脉细弦。治以益肾化气、育阴柔肝。原方加麦冬、五味子，继服7剂。患者口干缓解，血压稳定，获得满意疗效。

按：此患者为典型气化不利，阳虚水泛之心力衰竭。胸阳不足，水气凌心射肺，故见心慌；肾阳不固，气化无力，则见小便频数，有泡沫；脾肾阳虚水液不化，运化失司，水走肠间，清浊不分，则见大便溏泄。故用温阳利水之法加减，复其气化。以姜附二药之温补，固阳气之本，复全身之气化。用赤芍、薏苡仁、荠菜花活血利水，祛其标实之弊。一诊制附子用量偏少，疗效稍微，二诊原方加减，仅改变制附子用量，就取得了明显的疗效，说明此患者病程日久，以阳气亏虚、气化不利为主要矛盾，兼有水饮瘀血。重在益气温阳复其气化，兼以活血利水畅通气机，故效佳。因其脉弦细、自汗甚多，劳累加剧，可知有表虚不固之象，故加黄芪、桂枝以固表温阳，调和营卫。此外，考虑该患者患病多年，水饮内生，津液渐耗，有"腰疲膝软，稍劳则剧，脉细弦"等正气不固、津液亏虚之象，故在开始治疗的时候，就兼顾其津亏之病机，合补益肝肾、息风止痉之法，补益津液，以防恶变。用怀牛膝、桑寄生、杜仲补益肝肾之阴血，炒山药、益智仁温补脾肾化湿生津，又以天麻"益气长阴"和钩藤息风止痉，加生姜、大枣温补中焦，调和药性。三诊患者服药已近2个月，其阳气渐复，水湿得化，此时津液亏虚之病机开始显露，故患者自觉入夜口干，为阳入于阴，蒸耗津液之故。此时需兼顾津液，益肾化气，育阴柔肝，用甘寒之麦冬，酸甘之五味子补益津液，以复其阴阳。此案充分体现了程志清治疗阳虚水泛之慢性心力衰竭的思路，最终获得满意疗效。

慢性心力衰竭多与阳气亏虚、水湿泛溢有关。程志清从气化着手，温阳利水，振奋阳气。在临床用药时辨证准确，抓住其本虚标实的病机，选用真武汤为主方。以附子、生姜为组合，抓住阳气这一要点，温心肾之阳以助气化。加以活血利水之品，祛除水饮，温散瘀血，疏通三焦，畅气机之道路。同时注重因人制宜，不忘病程迁延产生的正虚之本，加以补益津液，以防变证。该方法的运用可以有效缓解阳虚水泛型慢性心力衰竭患者心悸、气喘、水肿等临床症状，并可防止过度使用利尿剂导致津液渐耗，正气亏损而产生的神疲乏力、手足震颤等不良反应，对改善慢性心力衰竭患者临床症状和生活质量有显著效果，验之临床，疗效显著。

286　透过慢性心力衰竭探析宗气与心肌线粒体的关系

慢性心力衰竭（CHF）是一种复杂的临床症状群，是各种心血管疾病的最后阶段。以线粒体异常引发的能量代谢异常是 CHF 的基本病因之一，同时中医认为，宗气功能失调引发心阳虚衰为心力衰竭之根本。因此传统医学中宗气的功能与现代医学中心肌线粒体的功能可能密切相关，因此学者姜文睿等通过 CHF 的病理过程探析了宗气与心肌线粒体的相关性。

CHF 与心肌线粒体

1. CHF 时心肌线粒体的改变　国际上公认 CHF 是一种主要由能量代谢障碍引起基因表达异常的超负荷性心肌病，包含了能量代谢障碍、基因表达异常，以及超负荷 3 方面的改变。因此发生 CHF 时，首先存在着能量代谢的障碍，其特征表现为有氧氧化受抑，葡萄糖无氧酵解增强；氧化磷酸化产能减少，底物水平磷酸化产能增强。这些能量代谢改变可引起心肌力能学改变，从而影响心肌舒缩功能。故称能量缺乏及能量代谢障碍是心力衰竭的主要标志之一。ATP 作为生命体能量的载体，主要是由线粒体产生，同时心肌中含有丰富的线粒体，供应心肌 90％以上的能量。发生 CHF 时心肌线粒体主要有以下 3 个改变。①线粒体本身结构的改变：无论何种原因导致的衰竭心脏，心肌组织中的线粒体结构均存在不同程度的改变，线粒体肿胀、嵴膜增厚、嵴皱减少和嵴膜间融合。②线粒体基因改变：线粒体基因异常在心力衰竭心肌组织中的频率明显增加，DNA 突变可导致心肌的损伤。③线粒体氧化呼吸链改变：衰竭心肌组织由于缺血、缺氧、中间代谢产物堆积及毒性作用、pH 值降低以及线粒体本身的异常导致线粒体结构及功能受损，氧化磷酸化效率明显减低。

另一方面，由于 Ca^{2+} 作为心肌细胞内重要的第二信使，在调控心肌细胞的收缩及舒张功能方面起着关键性作用，而线粒体具有完整的 Ca^{2+} 转运系统，可以通过其膜上的酶调节并缓冲胞浆中的 Ca^{2+} 浓度，起到维持细胞内及其自身稳态的作用。因此在发生心肌线粒体的功能及结构改变时，线粒体膜的通透性改变、线粒体肌浆网钙泵（SERCA）功能失调以及离子交换的异常，均可使线粒体摄取过量的 Ca^{2+} 而致钙负荷过量，改变心肌细胞内钙稳态。总之，细胞内钙调节机制的紊乱是心力衰竭进程中心肌收缩性下降的重要因素。

2. 心肌线粒体改变对 CHF 的作用　心脏正常的舒缩活动是一个主动耗能的过程，需要 Ca^{2+} 的参与，同时所需能量主要来源于线粒体。而心肌线粒体作为储存 Ca^{2+} 的细胞器，其形态的病理改变以及功能损伤不仅会引起能量合成障碍，同时也影响着钙稳态的调节。能量代谢的异常与钙调节机制紊乱两个因素共同作用于心肌细胞，一方面因 Ca^{2+} 失衡引起心肌舒缩功能障碍，引发心肌机械力学的改变，另一方面因供能障碍而引起心肌舒张受限，引发心肌力能学改变。加上心肌线粒体基因表达异常所致 DNA 突变之蓄积以及代谢产物变化引起一系列改变，最终导致心肌的损伤，加重心肌机械力学以及心肌力能学的恶化，而心肌损伤反过来会进一步影响线粒体的能量合成和代谢，使 ATP 产能减少，形成恶性循环，加剧心肌的病理改变。

这些病理改变会造成心肌及心脏组织功能下降。心脏失去能量来源，初期时产生心脏搏动增速或心肌肥大等一些代偿反应，以维持心脏的能量供应；而后期过度消耗，超出正常阈值影响心脏结构和功能的变化（如心肌肥厚、心肌损害和心室重塑等），使更多心肌细胞死亡，最终导致心力衰竭。同时，心力衰竭时由于缺氧、能量代谢紊乱、线粒体跨膜电位下降，线粒体通透膜增大，细胞凋亡启动因子如细胞色素 C、凋亡蛋白酶激活因子和凋亡诱导因子等从线粒体内释放出来，引起的细胞凋亡则会恶化心力衰竭。

由此可见，心肌线粒体的改变不仅影响着能量的代谢，同时从基因表达以及心肌负荷的方面作用于 CHF 的发生发展过程。因此，心肌线粒体的异常作为现代医学中 CHF 发生与发展的一个根本因素，线粒体形态与功能的正常与否直接影响着 CHF 的发生发展趋向。

CHF 与宗气

1. CHF 时宗气的改变　中医对于 CHF 的认识最早见于《内经》，认为其病理基础是心气不足，《素问·平人气象论》云"乳之下其动应衣，宗气泄也"。《灵枢·经脉》云："手少阴气绝则脉不通。心者脉之合也，脉不通则血不流……故其面黑如漆柴。"明代刘纯在《伤寒治例》云"气虚停饮，阳气内弱，心下空虚，正气内动而悸也"，明确指出心气（阳）虚是 CHF 病机的必要因素。而宗气为人身诸气之一，《内经》首次提出了宗气的概念，并认为宗气赖水谷精微所养。后世医家张锡纯认为"是大气者，原以元气为根本，以水谷之气为养料，以胸中之地为宅窟者。夫均是气也，至胸中之气独名为大气者，诚以能撑持全身，为诸气之纲领，包举肺外，司呼吸之枢机，故郑而重之曰大气"。而通过观察发现，CHF 的主要临床表现为心慌气喘，不得平卧，烦躁不安，腹大胫肿，小便短少，恶寒肢冷，皮肤发绀等。这不仅仅是心气功能的异常，同时亦有肺主气、司呼吸、输布津液等功能的改变。而宗气乃胸中之气之统领，心肺均居胸中，其气必属宗气，其用也必属宗气之所用。因此 CHF 不仅仅是心气的病理改变，更是作用更广的宗气的病理改变。

中医学认为 CHF 的病理变化可概括为宗气失调、宗气虚损、宗气下陷、终致宗气衰竭 4 个病理过程：最初表现为宗气失调，症状为胸闷、气短，或者气闭神昏；进而出现宗气虚损，症状为胸闷，气短伴随疲乏无力；宗气不足，不能助心行血，就会引起血行瘀滞，所谓"宗气不下，脉中之血，凝而留止"（《灵枢·刺节真邪》），而形成"气滞血瘀"型心系疾病，其病理产物反消耗宗气，进而产生宗气下陷。虚耗的宗气未补，同时继续消耗宗气，最后导致宗气衰竭，致使"心主血脉"的功能不能正常发挥。

2. 宗气的改变对 CHF 的作用　张锡纯认为宗气一虚，呼吸即觉不利，而且肢体酸懒，精神昏愦，脑力心思，为之顿减。若其气虚而且陷，或下陷过甚者，其人即呼吸顿停，昏然罔觉。并描述宗气虚损的症状为"气短不足以息，或努力呼吸，有似乎喘；或气息将停，危在顷刻"。"宗气者，为言气之宗主……及其行也，肺得之而为呼，肾得之而为吸，营得之而营于中，卫得之而卫于外"（《医旨绪余·宗气营气卫气》），可见宗气不仅可以贯心脉而行气血，还可走息道而行呼吸，凡语言、声音、嗅味、呼吸皆与之相关。有研究概括其生理功能为走息道而行呼吸、贯心脉以行气血、统领诸气且布津液、抵御外邪、托举脏腑以各安其位、职司视、听、声、色、嗅、动、振作精神维持心思脑力、下蓄丹田以充元气。因此宗气的改变引发 CHF 的变化是多方面的，不仅有心舒缩功能的异常，同时存在呼吸困难、津液输布等异常，而宗气失调带来的一些病理产物又会加重证候表现，产生恶性循环，加重 CHF 进程。

由此可见，宗气失调不仅影响着心力衰竭的发生发展，同时其病理产物亦可加重宗气的损耗，加剧 CHF 临床症状。因此，宗气失调作为中医学中 CHF 发生与发展的根本因素，其不足直接影响着 CHF 的发生发展趋向。

心肌线粒体与宗气的关系

1. 在 CHF 中作用的相通　心肌线粒体作为现代医学中 CHF 发生与发展的一个根本因素，其形态与功能的正常与否直接影响着 CHF 的发生发展趋向。而宗气失调作为中医学中 CHF 发生与发展的根本因素，直接影响着 CHF 的发生发展趋向。两者均为 CHF 发生发展的根本因素。然而心肌线粒体的改变主要影响心肌的舒缩功能，为心脏本体功能的失调，而宗气的改变不仅会引起心本体功能的失调，同时对其他系统也存在致病作用，如呼吸系统的呼吸困难以及泌尿系统的尿潴留等。可以说心肌线粒体的病理改变对 CHF 的作用是单方面的，而宗气的失调对 CHF 的作用在前者基础上对其他方面亦有影响。

2. 治疗上的相通之处　现代医学治疗心力衰竭主张多靶点联合用药的方法，并且早有学者提出可通过调整心肌能量代谢的方式提高心肌工作效率来治疗心力衰竭。由于现代医学认为 CHF 的本质是能量代谢障碍导致的生命活动力下降，中医学认为"气"是维持人体正常生理功能所必需的物质基础，同时中医学中补气药的多种成分具有潜在的纠正能量代谢的功能，因此"补气"理论很大程度上与纠正能量代谢障碍相关，并且已有较新的 Meta 分析证明中药对改善心肌线粒体损伤有确切的效果。张锡纯早在《医学衷中参西录》中提出升陷汤用以治疗"大气下陷"，并以生黄芪为君药，即是遵从了补气治疗 CHF 的治疗原则。同时根据现代研究显示，中药黄芪可通过一氧化氮合酶（NOS）产生一氧化氮（NO）激活环磷酸鸟苷/蛋白激酶 G（cGMP/PKG）信号通路，进一步使糖原合成酶激酶-3（GSK-3β）失活抑制线粒体通透性转换孔（mPTP）的开放，从而发挥心肌线粒体保护作用。同时也有其他现代药理研究显示，党参、人参等补气药含有的生物多糖均存在不同程度的改善心肌能量代谢作用。

通过以上两方面对比研究不难看出，首先心肌线粒体的病理改变对 CHF 的作用是单方面的，而宗气的失调则是多方面的。其次在治疗 CHF 时，中医学通过治疗"宗气"时采用的方药均在不同程度上对心肌线粒体有保护作用。然而"气"之功能失调的影响是多方面的，"补气"的方法对现代医学对应器官指标等的改善也不仅仅局限于心肌线粒体一方面，因此可以推断出，心肌线粒体生理功能属于宗气生理功能的一部分。

通过对比宗气与心肌线粒体在功能以及治疗上的相似相通之处，来探讨两者之间的对应关系，得出了以下结论：心肌线粒体生理功能属于宗气生理功能的一部分。也可以说线粒体的生理功能或可作为判断宗气的生理功能的一个指标。同时中药本身具有多靶点的作用特点，这与现代医学提倡的多靶点联合用药治疗心衰的治疗方法不谋而合，而线粒体作为能量代谢的中药场所参与机体各种生命活动，可以说在药物研究领域占有重要地位，若可以通过线粒体能量代谢评价中药药效，不失为中药现代化及国际化的一种有效途径。因此在今后中药治疗 CHF 的药效观察中，引入心肌线粒体能量代谢的评价方式，或可为今后进一步探索心力衰竭发生机制提供研究思路，同时为发现中西医结合治疗 CHF 新方法提供思路。

287　基于线粒体心肌能量代谢探析从气辨治慢性心力衰竭

慢性心力衰竭（CHF）是多种心血管疾病恶化的终末阶段，主要病理改变为心室结构损害和功能紊乱，继而心排血量减少不足以满足机体组织代谢需求，加重心脏负荷，形成恶性循环。由于我国人口老年化加剧，医疗水平提高，CHF 患者生存期延长，加之冠心病、高血压等慢性病导致的 CHF 新增患者增多，CHF 患病率呈持续上升趋势。治疗上，现代医学主要采取消除诱因、降低心脏负荷、抑制心肌重构、降低心肌耗氧量等治疗方案，临床具有很好的疗效，但患者仍易复发及反复住院。近年研究表明，CHF 的发生发展除了与心室重塑和神经内分泌细胞因子系统激活密切相关之外，通过调节心肌细胞能量代谢为 CHF 的治疗提供了新方向。学者向阳等通过探析气与线粒体的关系和医家在 CHF 中对气的运用，得出"益气"可提高线粒体心肌能量代谢水平来治疗心力衰竭的结论。

线粒体心肌能量代谢

1. 正常情况下线粒体心肌能量代谢　心脏是一个高耗能、低储备的器官，作为持续舒缩器官，心脏需要大量的能量来维持其代谢和功能，而心肌直接利用的能量形式是三磷酸腺苷（ATP）。研究表明，心脏每天的 ATP 转换量为其体质量的 15～20 倍。在供养充足的情况下，95％以上的 ATP 产生来自线粒体的氧化代谢，仅不足 5％的 ATP 来自糖酵解，因此线粒体是心肌细胞的主要动力来源。成人心脏中线粒体约占心肌细胞体积的 1/3，说明正常结构和功能在心肌能量代谢中的重要性。心肌细胞线粒体能量代谢包括三个环节：底物利用、氧化磷酸化和 ATP 的生成，当心力衰竭发生发展时，心肌细胞能量代谢紊乱，主要表现为底物利用的改变、氧化磷酸化损伤使 ATP 合成受阻和线粒体功能障碍。

2. CHF 时底物利用的改变　底物利用是线粒体心肌能量代谢第一步，发挥着至关重要的作用。正常情况下，心脏约 60％～90％的 ATP 来自脂肪酸（FA）的 β 氧化产生，其余部分主要来自葡萄糖氧化，葡萄糖和游离脂肪酸代谢产生能量保持平衡。当 CHF 发生发展时，糖脂代谢紊乱，由于耗氧相同时，葡萄糖相对脂肪酸产生更多的 ATP，心肌细胞自身保护性使游离脂肪酸代谢减少，相对依赖葡萄糖代谢。但从整体看，葡萄糖的供能并不能完全代偿脂肪酸供能的减少，总 ATP 生成不断减少，同时脂肪酸氧化代谢的中间产物聚集加重心肌细胞损伤，线粒体对底物利用能力不断减弱，CHF 不断加重。

3. CHF 时线粒体氧化磷酸化损伤　线粒体中的呼吸链氧化磷酸化发挥着重要作用，线粒体是氧化磷酸化的重要和关键调节因子。在心血管疾病发展的终末阶段，不论是长期原发性或继发性心肌损害，还是长期心脏负荷过重导致心肌失代偿，均会出现心肌结构和功能的改变，心肌细胞的改变主要表现在线粒体结构和功能的改变。线粒体是细胞内活性氧（ROS）的主要来源地，CHF 时线粒体功能障碍会造成 ROS 的大量产生，ROS 的过多蓄积也会攻击线粒体，对其造成损伤。氧化性损伤致使钙离子转运机制失常，大量钙离子进入细胞。由于线粒体是储存钙离子的细胞器，进入细胞的大量钙离子被线粒体摄取，出现线粒体肿胀变形，造成线粒体功能的损伤，还会触发线粒体所诱发的心肌细胞凋亡，进而导致线粒体化呼吸链的功能障碍又会增加 ROS 的产生，从而形成恶性循环。同时，线粒体功能障碍，ATP 的产生和储备减少，ATP 酶的活性降低，心肌细胞无足够的能量来源供应，处于"能量饥饿状态"。研究证实，与正常心肌细胞相比，衰竭心肌细胞产生的 ATP 含量以及作为能量储备指数的 PCr/

ATP 比值都是减低的，使得心肌收缩和舒张功能下降，心排血量不足以供应机体需求，从而加重心脏负荷，最终导致心肌细胞能量代谢紊乱。而结构重塑和氧化应激，也会由于心肌细胞能量代谢紊乱而激活，从而形成恶性循环。

4. 现代医学通过改善心肌能量代谢来治疗　CHF 通过优化心肌能量代谢来治疗 CHF 是现代医学不断尝试的方向。烟酰胺腺嘌呤二核苷酸（NAD$^+$）是不可缺少的氧化还原反应调酶类的辅酶，林敏聪认为 NAD$^+$ 能够通过影响心肌细胞能量代谢来维持心肌细胞正常功能，从而达到心肌保护，NAD$^+$的缺乏可视为多种心脏疾病的发病机制之一，通过补充 NAD$^+$ 对心脏疾病进行预防或治疗。夏钰琪等认为 β 受体阻滞剂、RAAS 抑制剂、利钠肽、SGLT 抑制剂、GLP-1 受体激动剂等能通过改善心肌细胞底物利用等途径优化心肌能量代谢，并提出如 RAO 抑制剂、曲美他嗪、雷诺嗪、过氧化物酶体增殖物激活受体等优化心肌细胞底物利用的药物作为 CHF 治疗的新靶点。

综上所述，线粒体心肌能量代谢在 CHF 的发生发展中具有重要影响，其能量代谢水平下降程度与 CHF 心力衰竭程度成正相关，所以通过监测线粒体相关结构和功能指标可体现出心力衰竭的程度和进展。线粒体的生物发生指细胞在能量需求增加的刺激下，产生新的线粒体以增加线粒体含量的过程。研究表明增加线粒体生物发生对治疗心力衰竭是有益的。因此，可通过以增强线粒体心肌能量代谢和增强线粒体生物发生的治疗来达到对 CHF 的调控。然而现代医学对人体心肌细胞线粒体的研究有限，对其影响因素的研究存在一定的局限性，为此可以换一个角度，从中医传统医学着手，通过中医药手段影响线粒体水平，以达到对 CHF 的治疗。

气和线粒体的关系

线粒体在生物学范畴是细胞功能活动的主要动力来源。"气"属于中医学的重要概念，气是构成人体和维持人体生命活动的基本物质之一。《灵枢·经脉》云："人始生，先成精。"《素问·阴阳应象大论》云："精化为气。"《难经·八难》云："气者，人之根本也。"《类经·摄生类》云："人之有生，全赖此气。"说明精是脏腑功能活动的物质基础，而气是由精化成出来、维系人体生命活动运行不息的不可或缺的物质。从功能上讲，气具有推动、温煦、防御、固摄、气化作用，因此气能行津血精液，能维持体温，能护卫机体，能维系机体内外的整体联系。气化是精气血津液等物质的新陈代谢和能量的相互转化的过程。《素问·天元纪大论》云："物生谓之化，物极谓之变。"但都离不开气的运动，即气机，可以说，气机的升、降、出、入运动形式是一切生命活动的基础动力。不难看出，气是人体一切生命活动的原动力，而线粒体产生 ATP 是为机体提供能量的主要来源，二者在功能上具有共同性，可划分为同一范畴。林飞等认为，气和线粒体具有相似性：①都来自自然界。②都是构成生命体的微小物质。③都是生命活动的物质基础，负载着生命现象。线粒体供能停止，生物反应即停止；气动而不息，气散则形亡。④功能相似，都承担着物质代谢和能量转换，主宰着整个生命过程。⑤病理变化相似，均会出现生命体多个系统或具体组织代谢紊乱，功能衰退，表现不一。张茂林等认为气和线粒体在本质、来源、功能上具有相似性：①本质相同：中医体系气是生命的本源，现代医学认为新陈代谢是生命的基本特征，而线粒体在新陈代谢中发挥着重要作用。②来源相似：元气由肾中先天之精气、脾胃运化之水谷精气和肺吸入之清气组成，而线粒体是细胞中唯一有独立 DNA 复制、转录和翻译系统的细胞器，认为线粒体来源于先天之精。③功能相近：均能推动、激发生理活动，温煦机体，防御外来病邪侵袭和调控体内细胞凋亡，固摄能量和防止体液无故流失。因此，气和线粒体可能具有相关性。

基于气各家对心力衰竭治疗的研究

1. 气与心力衰竭的关系　根据其呼吸困难、咳嗽、乏力、水肿等临床表现，中医将心力衰竭归属于"喘证""咳嗽""水肿""心悸"等范畴，病机主要概括为"气虚血瘀、气阴不足、阳虚水泛、痰浊阻肺、阴竭阳脱"，属本虚标实之证。本虚以气虚兼以阴虚、阳虚为主，标实以血瘀、痰饮为主，其中气虚为心力衰竭的根本因素，贯穿了心力衰竭发展的始终。中医范畴的"气"，在维持正常生命活动过程中，与线粒体一样，发挥着不可或缺的作用，对"心"的影响亦是如此。心气充足，则能主血脉与藏神，使血液灌送全身，绵延不绝，使神有所藏，精神活动正常。心气虚弱，则推动血液无力，血行不畅，出现瘀血痹阻，或气化失职，水液代谢失常，出现痰浊闭阻，或阳气暴衰，阳损及阴，出现阳脱阴竭。

2. 益气是心力衰竭治疗的基础　气是构成人体的基本物质之一，是推动人体生命进程的重要所在，"气绝则形亡"，众医家无论是从温阳利水，或活血化瘀，或滋养心阴等方向入手治疗心衰，均以益气为基础，体现出了中医思维中"气"的重要性。郝轩轩等认为黄芪具有改善心肌细胞能量代谢、强心、利尿及对血管的保护作用，延缓心力衰竭的进程，凸显了"气"对心力衰竭的影响。因此，以气虚为基点来研究心力衰竭的治疗，成为各医家不断尝试的方向。

（1）以益气温阳利水法治疗心力衰竭：有医家认为，心力衰竭的根本病机为内虚，以心阳虚损为基础。早期，表现为心气不足，兼以肺气虚；中期表现为脾气虚，脾失健运，则水湿内停；后期表现为肾阳虚衰，则水饮泛滥。刘洪伟等认为心力衰竭是以心阳气虚损为主，心阳不足则气血鼓动无力，导致周围组织器官能量供应缺乏。故治疗心力衰竭以益气温补心阳为基础，辅以活血化瘀、温肾利水、祛饮除湿、化痰开结。孙英元等认为慢性心衰的基本病机为本虚标实，本虚在于心气亏虚、脾肾阳虚，标实在于气化失司、痰饮水湿泛滥，故治疗以益气强心、温阳化湿为主，其经验方益气温阳汤在临床疗效显著。

（2）以益气活血化瘀法治疗心力衰竭：《医林改错》云"因虚致瘀，当以补气为主，兼顾活血"，故气虚和血瘀是气虚血瘀证证候的辨证重点，气虚和血瘀为心力衰竭发病的重要因素，阳气虚衰，血行无力，导致血瘀。刘红艳认为气虚血瘀病理特点贯穿整个慢性心衰过程，气虚血瘀是心力衰竭发病的主要病机，以益气活血汤联合通心络胶囊治疗慢性心力衰竭（气虚血瘀），在改善心功能，提高生活质量上取得良效。王东等强调，导致心力衰竭发生发展的基本机制是心室重塑，故临床对 CHF 治疗不仅局限于改善血流动力学，更重要的是兼顾到神经内分泌激活的干预和对心室重构的干预，而中药可通过多种环节发挥干预心力衰竭病理过程的作用，并通过研究结果表明，以益气活血、化瘀通络为基本治法，治疗慢性心力衰竭患者值得临床推广研究。

（3）以益气养阴法治疗心力衰竭：在临床中心力衰竭患者多为老年人，患者年老体衰，肾精不足，因精血同源，肾精不足以化生心血而导致血虚，血虚日久则为阴虚，加之心气不足，无力鼓动气血运行，表现为气阴两虚之证。张仲景在《伤寒论》中云："伤寒脉结代，心动悸，炙甘草汤主之。"指出心气亏虚则"心动悸"，阴血不足则"脉结代"，故用炙甘草汤益气养阴。李婷等认为，在心衰早期，其证型以气阴两虚为主，患者因久病耗伤、七情内伤、复感外邪等病因伤及心体气阴，心为君主之官，心耗伤，则心气亏虚，气化失司，导致阴虚，血瘀亦加重，故主张以养阴益气活血汤来治疗 CHF 患者，并通过研究表明其能有效提高 CHF 患者 LVEF，改善心功能，提高生活质量。

从气和线粒体的关系来探析 CHF 的治疗

综上所述，气和线粒体具有相关性。线粒体心肌能量代谢在 CHF 发生发展中起着重要作用，而中医的气虚也贯穿 CHF 发生发展的始终。现代医学和中医学在各自的领域，均不断研究以多样手段来治疗 CHF，取得了一定成果。若将气和线粒体放在同一基点，以"殊途同归，其致一也"的思维，通过以"益气"为基础的中医治疗，结合针对线粒体心肌能量代谢的现代医学手段，来改善心肌能量代谢，增强或者恢复线粒体结构和功能，进而达到治疗 CHF 的目的。黄凯等认为，中医药可通过多成分、多靶点的特点，通过抗氧化应激和改善能量代谢以达到对线粒体的治疗作用，进而治疗 CHF。高想等通过研究证明，利心冲剂（主要成分包括黄芪、黄精、补骨脂、益母草等）可改善大鼠心衰模型心肌细胞的能量代谢异常。张艳等研究证明，冠心舒通胶囊（具有活血行气、温阳止痛之效）可通过激活与心肌能量代谢有关的 PGC-1α、NRF-1、mtTFA 因子，增加线粒体生物发生，从而改善和纠正 CHF。白玲等研究表明，芪苈强心胶囊可通过保护心肌细胞线粒体结构和功能，部分抑制 CHF 心肌细胞线粒体的氧化应激过程，从而抑制心室重构，延缓 CHF 进展。王懿等强调，PGC-1α 可控制核膜和线粒体膜的基因表达而被认为是调控线粒体生化的重要因子，并通过研究证明，益气活血方可促进 PGC-1α 的生成，改善心肌能量代谢，延缓 CHF 发展。因此，中医学可从"气"的角度，多途径、多靶点改善线粒体功能和生物发生，进而治疗心衰。同时，通过改善心肌能量代谢在 CHF 的治疗中取得良好效果。孙建军通过临床研究，提出在应用曲美他嗪改善心肌能量代谢的同时，联合芪苈强心胶囊能显著改善 CHF 患者的心功能。周云洁等发现，桂枝甘草汤联合曲美他嗪治疗可有效减轻心阳不振型 CHF 患者的心力衰竭症状，改善心功能，并能延缓或逆转心室重构，保护血管内皮功能，对患者的预后有积极意义。袁志军等发现，人参煎剂联合曲美他嗪治疗要优于单用曲美他嗪治疗，可有效改善 CHF 患者心功能情况。从上述可知，在现代医学的基础上，联合中医学治疗 CHF，是医学领域的突破和未来 CHF 治疗的主流。

目前针对 CHF 的治疗，通过调控心肌能量代谢来实现越来越受重视。基于现代医学对线粒体心肌能量代谢的研究，并有医家对气与线粒体相关性的研究探析，中医学的"气"成为研究心肌能量代谢的新靶点，并从气的角度来调控心肌能量代谢、治疗心力衰竭取得了一定成果。

288　从阳化气，阴成形辨治慢性心力衰竭经验

慢性心力衰竭（CHF）是各种心脏结构或功能性疾病导致心室充盈和（或）射血功能受损，心排血量不能满足机体组织代谢需要，以肺循环和（或）体循环瘀血，器官、组织血液灌注不足为临床表现的一组综合征。流行病学数据显示，CHF患病率迅速增加。现代医学对于CHF的治疗主要分为药物治疗和非药物治疗两方面，药物治疗主要采用血管紧张素受体/脑啡肽酶抑制剂（ARNI）、醛固酮受体拮抗剂（MRA）、β肾上腺素能受体拮抗剂、利尿剂、正性肌力药等，非药物治疗主要采用心脏再同步化治疗、左室辅助装置等治疗，随着CHF的治疗措施不断规范和完善，CHF患者住院死亡率呈显著下降趋势，但如何进一步降低心力衰竭患者病死率及再住院率，改善患者心功能，提高患者生活质量仍是当前治疗的难点。中医学虽无心力衰竭的病名，但根据临床症状可归属于中医学"喘证""心水""心衰"等范畴。中医药因其具有增加运动耐量、提高生活质量、改善心功能的疗效特点，且显示出一定的安全性优势而被广泛应用于心力衰竭的临床治疗中。程丑夫从事中医临床近五十年，倡导疑难病治痰、治瘀、治郁、治虚的"四治"法则，对各种疑难杂症尤其是心血管疾病的诊疗经验颇丰。学者张柠惠等将程丑夫治疗慢性心力衰竭的经验做了归纳总结。

阳化气，阴成形理论内涵

"阳化气，阴成形"源于《素问·阴阳应象大论》，是论述阴阳气化规律两个基本过程的经典条文之一，原文记载"故积阳为天，积阴为地。阴静阳躁，阳生阴长，阳杀阴藏。阳化气，阴成形"。对于"阳化气，阴成形"，李中梓在《内经知要·卷上》中注"阳无形，故化气；阴有质，故成形"，阳气无形弥散而化气，阴气形质凝聚而成形。张景岳在《类经·二卷·阴阳类》中注"阳动而散，故化气，阴静而凝，故成形"，进一步指出阳气的特性是主升、主动，具有弥散、温煦、推动的化气功能，阴气的特性是主降、主静，具有凝聚、下降、收敛的成形功能，"阴阳二气"彼此对立统一、消长转化，共同推动机体不断地进行"化气"和"成形"的生命运动，正如张志聪在《黄帝内经素问集注·卷二上》中所云"天主生物，地主成物。故阳化万物之气，吾人之气由阳化之；阴成万物之形，而吾人之形由阴成之"。同时，"阳化气，阴成形"也是指机体物质与能量通过气化以阴与阳的形式互相转化的过程，"阳化气"的过程是"由阴化阳"，是以机体有形之质充盈为基础的，是指机体通过气的升、出运动将机体内精、血、津、液等有形之质通过阳气的鼓动和气化作用转化为无形之气，使得无形之气得以弥散而发挥相应的生理功能；"阴成形"的过程是"由阳化阴"，是以无形之气凝聚为前提的，是指机体通过气的降、入运动将机体无形之气通过阴气的成形和凝聚作用转化为精、血、津、液等有形之质，使得有形之质得以凝聚而充养机体。由此可见，"阳化气"侧重于人体生命活动的过程，"阴成形"侧重于人体形质及其变化过程，二者互根互用，协调统一，只有"阳化气"与"阴成形"保持动态平衡，才能达到"阴平阳秘，形气相合"的最佳生理状态。

阳化气，阴成形功能失调是 CHF 的发病机制

"阳化气"与"阴成形"功能的辨证统一是人体生命活动正常进行的根本保障，若化气不足或成形太过则会导致阴阳失衡进而引起疾病。CHF的发病机制正是由于阴阳失衡，"阳化气"不足，"阴成形"

太过，导致阴盛则阳病。五脏六腑之阳气亏虚，阳气失其推动、温煦、蒸化、鼓动之力，导致气化功能减弱，弥散功能失常，不能把机体的精、血、津、液等有形之质化为无形之气，致阴成形太过，水饮、痰湿、瘀血等有形之邪夹杂，继而阻滞气机升降出入，闭阻阳气布散，形成恶性循环，"阳化气"愈不足，"阴成形"愈太过，"阴成形"太甚，则"阳化气"进一步不足。CHF 的临床表现主要有呼吸困难、体力活动受限、体液潴留，呼吸困难、体力活动受限是由于阳不化气所致，阳气不能把机体的精、血、津、液等有形之质转为无形之气，心气虚弱，心血瘀阻，导致心体失养，心用失和，日久发为 CHF，心不主血，肺不主气，气血失和则见呼吸困难、气血不足，机体失于濡养，故见活动受限；体液潴留正是在"阳化气"不足的基础上导致的"阴成形"过盛所致。在 CHF 的发病过程中，"阳化气"不足是主因，"阴成形"太过是结果。心为火脏，以阳气为用，若心之阳气不振，失于鼓动温煦，一方面阳气失于鼓动，可以导致血液运行迟缓，瘀滞不畅，阳气失于温煦，则气不化水，水停为饮，最终导致水饮、痰湿、瘀血内生，发为本病。另一方面心为五脏六腑之大主，心阳不振可累及他脏，肺为水上之源，肺失通调，导致水肿，肺主气，失于宣降，导致气短，脾主运化水液，脾失健运，水饮泛溢肌肤为水肿，肺、脾二脏功能失调可进一步加重 CHF。肾阳为全身阳气之本，"阳化气"不足日久累及肾阳，且肾为主水之脏，肾阳虚衰可发为水肿之病。

此外，CHF 的发病呈季节性，袁志敏等进行的一项回顾性研究表明，CHF 患者的住院率和死亡率均存在冬高夏低的季节变异，冬季乃阳气潜藏，阴气盛极之季，成形胜于化气，CHF 患者属于阳虚体质的"阳化气"功能愈加不足，在冬季更易出现 CHF 加重或急性发作。总之，CHF 是由于"阳化气"不足，以心阳虚衰为主，牵涉肺脾，日久耗伤肾之阳气，"阴成形"过盛所致水饮内停为主，兼有瘀血阻滞所引起的本虚标实之病。

温阳抑阴是治疗 CHF 的总则

1. 温阳化气是治本之法　西医治疗 CHF 强调限制液体摄入量和应用利尿剂以减轻心脏前负荷，限制液体摄入量和应用利尿剂是治标之策，本末倒置，无法从根源上消除水饮。CHF 的治疗目的在于恢复机体阴阳平衡，使"阳化气"与"阴成形"功能相协调，如《素问·玉机真脏论》所云"形气相得，谓之可治……形气相失，谓之难治"，只有"阳化气"功能正常，全身气、血、津、液、精运行输布协调，则水饮、痰湿、瘀血等阴邪化生无源，不易发病。其中医治疗原则，王冰在《重广补注黄帝内经素问·至真要大论》中指出阴病治阳的关键在于"益火之源，以消阴翳"，其治本之法在于温阳化气。温阳化气既针对阳气不足而进行病因治疗，又能促使水饮、痰湿、瘀血等病理产物的消除，其通过助阳化气，加强机体"阳化气"的功能，使得阳气相对亢盛，使得水饮、痰湿、瘀血等阴邪得以温化而消散。根据 CHF 的病机特点，创制温阳化饮泻肺汤，方中桂枝、白术、人参、黄芪、炙甘草等皆是辛温之药，桂枝是温通阳气之品，人参、黄芪俱为补气助阳之药，阳虚日久累及肾阳时加用附子，助燃命门之火以促全身之"阳化气"。

2. 化饮消瘀是治标之策　CHF 是因虚致实之病，在发病过程中夹杂的水饮、瘀血、痰湿等病理产物皆是"阴成形"太过所化生的阴邪，阴邪能阻碍"阳化气"，所以在温阳化气的基础上运用化饮消瘀之法有利于"阳化气"功能的恢复。温阳化饮泻肺汤方中茯苓、葶苈子、丹参、苦杏仁皆是祛邪治标之法，茯苓、苦杏仁化痰除湿，葶苈子泻肺利水，丹参活血化瘀，与温阳化气药物同用可标本兼治。

温阳化饮泻肺汤是治疗 CHF 的基本方

基于以上对于心力衰竭病机的认识，程丑夫创制了温阳化饮泻肺汤。方由苓桂术甘汤合葶苈大枣泻肺汤，加人参、黄芪、丹参、杏仁而成。药物组成：茯苓 15 g，桂枝 10 g，炒白术 10 g，葶苈子 15 g，大枣 15 g，炙甘草 6 g，人参（另蒸，兑服）10 g，生黄芪 30 g，丹参 15 g，苦杏仁 10 g。对于心衰病的治疗，温阳化气是治本之法，化饮消瘀是治标之策，仲景之苓桂术甘汤标本兼治，有温心阳、健脾土、化水饮之效。茯苓具有健脾宁心、利水化饮的作用。白术可健脾益气、燥湿利水，《日华子本草》云其"治水气，利小便"。茯苓、白术为健运脾土、化饮除湿常用配伍；桂枝、甘草相伍为仲景之桂枝甘草汤，辛甘化阳，温运上焦心肺之阳气，桂枝还能通利膀胱水气、助阳化气，为温阳化气之要药。炙甘草用在此，其一助桂枝辛甘化阳以助阳化气，其二助白术培土制水，其三调和诸药。葶苈子为开泻肺气、破除水饮之要药，然其性大寒，药力峻猛，故配伍大枣甘缓补中扶正。人参、黄芪相伍为补气利水而设，人参大补元气，使阳气化生有源，黄芪既能益气健脾补肺，还有利水消肿之效。《金匮要略·水气病脉证并治》云"血不利则为水"，丹参入心、肝二经，具有活血化瘀、清心安神的作用。肺主通调水道，肺失通调可见水饮泛溢肌肤，苦杏仁具有肃降肺气、平喘化痰的作用，《药征·卷下》云其"主治胸间停水……形体浮肿"。诸药合用，心、脾、肺同治，气、血、津同调，助阳之化气为主，消阴之余形为辅，而达阴平阳秘之态。

临证加减：阳虚较甚，日久累及肾阳，导致水肿，日久难消者，加制附子（另包先煎）10 g，白芍10 g，生姜 6 g 以助肾温阳化气；阴津耗伤明显，出现口干喜饮者，减桂枝剂量至 6 g，加麦冬 15 g，五味子 6 g 以补益气阴；瘀血明显，出现口唇发绀者，加红景天 10 g、川芎 10 g 以活血化瘀；气滞明显，出现腹胀，胃纳欠佳者，加木香 6 g、砂仁（后下）6 g 以理气除胀。

验案举隅

朱某，男，71 岁，2019 年 10 月 8 日初诊。主诉反复胸闷、心悸 10 余年，气促、双下肢水肿 5 年多，再发加重 1 个月。现症胸闷，心悸，气促，活动后加重，口唇发绀，咳嗽咳痰，咯白色泡沫痰，口干不欲饮，口不苦，腹胀，胃纳欠佳，形寒肢冷，小便少，大便调，夜寐欠安，双下肢中度水肿，舌淡胖，苔薄白，舌边有齿痕，舌下络脉青紫，脉沉细无力。体格检查：①动脉血压为 132/90 mmHg；②肺部听诊：双肺呼吸音低，双下肺可闻及细湿啰音；③心脏听诊：心率 98 次/min，心律不齐，心尖区可闻及收缩期杂音。既往史：①2006 年 7 月因胸闷胸痛在某三甲医院行经皮冠状动脉介入治疗（PCI）后诊断为"冠状动脉粥样硬化性心脏病"，术中植入冠脉支架 2 枚，术后坚持服用氯吡格雷片抗血小板聚集、单硝酸异山梨酯片抗心肌缺血、阿托伐他汀钙片降脂稳斑、厄贝沙坦片抑制心室重构、琥珀酸美托洛尔缓释片控制心室率等；②2014 年 10 月患者出现气促、双下肢水肿，在当地某三甲医院诊断为 CHF，加用呋塞米片、螺内酯片利尿消肿，此后患者仍感气促，双下肢水肿时有反复；③有高血压病史 10 余年，目前服用左旋氨氯地平片控制血压，血压控制良好。辅助检查：①常规十二导联心电图：频发室性期前收缩，V3～V5 导联 ST-T 改变；②心脏彩超：二尖瓣中度反流，三尖瓣轻度反流，左心功能减低，左心室射血分数 40%；③脑自然肽氨基端前体蛋白（NT-proBNP）：4160 pg/ml。西医诊断：①CHF，心功能Ⅲ级（NHYA 分级），心力衰竭 C 期；②冠状动脉粥样硬化性心脏病，缺血性心肌病，PCI 术后；③心律失常，频发室性早搏；④高血压病 3 级，很高危组。中医诊断：心衰病，心阳亏虚，水瘀内停。治以温阳化饮，益气活血。方选温阳化饮泻肺汤加减。

处方：茯苓 15 g，桂枝 10 g，炒白术 10 g，葶苈子 15 g，大枣 15 g，炙甘草 6 g，人参 10 g（另炖，兑服），生黄芪 30 g，丹参 15 g，苦杏仁 10 g，红景天 10 g，川芎 10 g。14 剂，每日 1 剂，水煎，分早晚 2 次服。

二诊（2019 年 10 月 22 日）：患者诉服药后胸闷、心悸、气促较前明显减轻，咳嗽不甚，咯痰量少，口干不欲饮，口不苦，腹胀稍缓，胃纳转佳，双下肢水肿较前减轻，仍感形寒肢冷，小便量较前增多，大便调，夜寐改善，舌淡胖，苔薄白，边有齿痕，舌下络脉青紫，脉沉细。辅助检查：NT-proBNP：1820 pg/ml。续上方加制附子 10 g，白芍 10 g，生姜 1 片，助温肾化气利水。7 剂，每日 1 剂，水煎，分早晚 2 次服。

三诊（2019 年 10 月 29 日）：患者诉胸闷、心悸、气促较前改善，双下肢无水肿，口唇淡紫，口干喜饮，无咳嗽、咳痰，形寒畏冷较前好转，无腹胀，胃纳可，夜寐可，二便调。舌淡红，苔薄白，舌下络脉青紫，脉沉细。辅助检查：NT-proBNP：850 pg/ml。原法加减。

处方：茯苓 15 g，桂枝 6 g，炒白术 10 g，葶苈子 10 g，大枣 15 g，炙甘草 6 g，人参 10 g（另蒸，兑服），生黄芪 30 g，丹参 15 g，五味子 6 g，麦冬 15 g。14 剂，每日 1 剂，水煎，分早晚 2 次服。药后诸症悉除，病情稳定，随访 1 个月未见复发。

按：西医对于 CHF 的药物治疗以 ARNI、MRA、β 肾上腺素能受体拮抗剂为主，患者反复胸闷、气促、双下肢水肿，虽经过系统规范的西医治疗，但患者的 CHF 症状并未得到有效控制。CHF 是"阳化气"不足所致的"阴成形"太过所引起，温阳化饮是治疗核心，贯穿 CHF 的治疗始终。首诊患者心阳不振，水饮内停，心神被扰，故见胸闷、心悸、气短，夜寐欠安；肺失通调，水饮内停，故见水肿，肺气宣降失调，故见咳嗽咯痰；脾失健运，故见腹胀，胃纳欠佳。病机总属心之"阳化气"不足，而水饮、瘀血之"阴成形"太过。口唇发绀，舌下络脉青紫，瘀血之象明显，首诊加用红景天、川芎活血化瘀，红景天益气活血，川芎为血中之气药，活血行气，助气行血。二诊患者双下肢水肿较前减轻，小便量增多，治疗有效，但患者仍感形寒畏冷，此为阳气不足，机体失于温煦故也，肢体水肿，乃水饮失于温化故也。肾阳具有促进机体"有形化无形"气化过程的功能，故二诊合用真武汤温阳化气推动肾阳的蒸化作用，促进"阳化气"以消除水饮。三诊患者形寒畏冷好转，双下肢无水肿，但患者出现口干喜饮等津液耗伤之象，程丑夫强调临床上在运用温阳化气之法化饮之时，需注意阴阳平衡，不可使"阳化气"过亢而使得"阴成形"乏源，在疾病后期的治疗中须注意固护阴液，尤其是在进行液体容量管理以及应用利尿剂时，往往存在津液摄入不足，阴津耗伤太过之虞，三诊合用生脉散益气养阴，在养阴生津同时，亦能助"阳化气"，如张景岳在《景岳全书·新方八略》中所云："善补阳者，必于阴中求阳，则阳得阴助，而生化无穷。"

CHF 是心血管疾病的终末阶段和最主要的死因，作为 21 世纪心血管领域两大挑战之一，现代医学对于 CHF 的治疗仍不理想，致死率及病残率依旧很高。基于"阳化气，阴成形"理论，认为"阳化气，阴成形"功能失调是 CHF 的发病机制，采用温阳抑阴的治疗总则，创制温阳化饮泻肺汤以恢复机体"阳化气，阴成形"的动态平衡，临床疗效甚佳，为临床诊治 CHF 提供了新的治疗思路与方法。

289 从精、气、神析利钠肽系统在心力衰竭中的作用机制

心力衰竭是由多种原因导致的由心脏结构和（或）功能异常改变、心室收缩和（或）舒张功能障碍引起的一组复杂临床综合征，临床表现为呼吸困难、疲乏、液体潴留等，是高血压、冠心病、心肌病等多种疾病的晚期阶段。

2017 年，治疗射血分数降低心力衰竭的新型药物沙库巴曲缬沙坦钠在我国上市，该药是首个上市的血管紧张素受体脑啡肽酶抑制剂（ARNI），与传统药物相比，ARNI 通过抑制脑啡肽酶（NEP）活性，抑制利钠肽（NPs）分解，从而增强 NPs，拮抗肾素-血管紧张素-醛固酮系统（RAAS）和交感神经系统（SNS），抑制血管平滑肌增生，改善心脏重构等。有研究显示，与依那普利相比，沙库巴曲缬沙坦钠可降低心力衰竭患者风险，同时改善患者心力衰竭症状和体力受限等。

NPs 主要是由心房利钠肽（ANP）、B 型利尿钠肽（BNP）和 C 型利尿钠肽（CNP）等组成，由心脏、脉管系统、肾脏和中枢神经系统受到压力性牵张或其他刺激时产生，通过自分泌、旁分泌和内分泌方式与颗粒状鸟苷酸环化酶（GC）受体结合，激活第二信使环磷酸鸟苷（cGMP）及效应分子蛋白激酶 G，发挥保护心脏，改善心力衰竭的作用，包括利尿、舒张血管、减缓心肌重构等。陈可冀提出"在深入了解心力衰竭的病因、发病机制及病理基础上，从中西医理论入手进行分析探讨，寻求互补或结合点，从而指导用药，才能取得更好的疗效"。学者田文得等基于"精、气、神"理论，探讨了 NPs 与心力衰竭的关系，为 NPs 注入中医理念，对心力衰竭的中西医结合治疗进行了深度理论解析。

似精，心之泌也

精是关于生命本原的基本认识，《素问·金匮真言论》云"夫精者，身之本也"。人体之精，指藏于脏腑之中或流动于脏腑之间的液态精华物质，由先天之精和后天之精构成。脏腑之精是指藏于各脏腑的液态精华物质，可滋养、濡润本脏及其所属的形体官窍，推动并维持脏腑的正常生理功能。着眼于心，心所藏之精，化阴化阳，化气化血，使得阴平阳秘，气足血充，心神安宁，不受邪扰。现代医学中，心脏由心房、心室组成，特殊心肌细胞发出冲动，从而引起心房肌、心室肌兴奋，使心脏有节律地收缩、舒张，维持正常的生理功能。主要由心房肌细胞、心室肌细胞分泌的 NPs 也在维持心脏功能过程中发挥着重要的作用。

NPs 似精，原因有三。其一，NPs 为心脏等器官分泌的激素，为液态物质，而精是人体内一切有形液体的总称，故其似精。其二，NPs 主要由心肌细胞分泌，是调节自身和其他细胞生命活动的化学物质，通过与 GC 结合，激活第二信使 cGMP 及效应分子蛋白激酶 G，发挥排钠利尿、舒张血管、抑制SNS 及 RAAS 等作用，从而改善心力衰竭，预防心脏重构。马迎民等研究显示，"脏腑之精"与现代医学组织器官中的细胞间信号分子密切相关。NPs 作为细胞间信号分子，通过与相应受体结合，激活细胞内信号传导通路，从而调节细胞的生命活动，因此 NPs 具有"脏腑之精"的本质属性。其三，在人类基因中，NPs 系统的 3 个成员均有专属的编码基因，具有遗传变异性，可见其禀受于父母，与生俱来，与先天之精不谋而合。

似气，心之本也

"气者，人之根本也。"气是构成和维持人体生命活动的基础，是体内活性较强，运动不息的极细微物质，以升、降、出、入的运动形式，流行全身，推动人体的各项生理活动。《素问·六微旨大论》云"出入废则神机化灭，升降息则气立孤危，故非出入，则无以生长壮老已；非升降，则无以生长化收藏，是以升降出入，无器不有"。《类经·摄生类》云："人之有生，全赖此气。"可见，气在人体中至关重要，发挥着推动、温煦、防御、固摄及中介等作用。

张锡纯《大气诠》云："元气者，禀受先天，为胚胎之根基；大气肇始于先天，而培养于后天，为身体之桢干。"可见，居于胸中之大气与根源于肾中之元气对人体至关重要，二者在心力衰竭的发生发展中有重要作用。心力衰竭的病机演变规律，初起为心，日久及肾，心气根植于肾气，心之气阳亏虚日久，穷必及肾，后期而成阳气虚竭、元气虚脱之证。因此，心力衰竭初期责之于宗气，后期责之于元气。

张锡纯认为大气即为宗气。《素问·平人气象论》云："胃之大络，名曰虚里，出于左乳下，其动应衣，脉宗气也。"《灵枢·邪客》云："宗气积于胸中，出于喉咙，以贯心脉而行呼吸焉。"心之为病，不可忽视宗气之盛衰。心力衰竭患者常因心之气阳不足出现乏力、畏寒、舌质紫暗、脉涩等症状；因肺主气、宣发肃降功能失职而出现喘咳、胸闷、不能平卧、液体潴留等。心力衰竭常由外感诱发恰与肺卫不固相通。宗气贯心脉以行气血，走息道以司呼吸，是推动心肺功能的原动力，可撑持全身，振作精神，心思脑力。NPs保护心脏，舒张血管，改善心力衰竭症状，犹如宗气之功。

元气，《难经》称为"原气"，根源于肾，是人体中最根本、最重要的气。根据性质不同分为推动、温煦、兴奋之元阳及宁静、凉润、抑制之元阴。气行则血行，津液行；气滞则血滞，津液滞。NPs利尿，可将体内代谢废物和多余的液体排出；NPs抗炎、降脂、舒张血管，调节血液有形成分，使血液运行通畅，如元阳推动之功，促进机体津液及血液的运行及输布。Knowles等研究显示，A型利钠肽受体（NPR-A）缺陷的小鼠心脏肥大程度高于NPR-A正常的其他遗传模型。Barbee等研究显示，缺乏ANP的小鼠心脏较大，基因过度表达ANP的小鼠心脏较小。Tamura等研究显示，BNP缺失的小鼠心室纤维化程度增加，CNP可减轻心肌梗死引起的心脏重构。可见，NPs通过特定通路，产生心脏生长抑制信号，从而减缓心脏重构，使心脏发挥正常的生理功能。因此，NPs的负向调控作用与元阴抑制之效类似。

当容量及压力超负荷时，ANP和BNP由心室及心房牵拉产生，并释放到血液中，发挥利尿、排钠、诱导血管舒张的作用，从而降低心脏前后负荷，达到保护心脏的目的，该作用类似气具有防御之能。NPs作为信号分子，不仅在体内作为载体感应传导信息，同时也是诊断心力衰竭的生物标记物，正如气一般，发挥中介作用，是生命信息的载体。

似神，心之使也

人体之神有广义和狭义之分，广义之神指人体生命活动的主宰及其外在总体表现的统称，狭义之神指意识、思维、情志等精神活动。神对人体生命活动具有重要的调节作用，《素问·移精变气论》云："得神者昌，失神者亡。"心与神的关系密不可分，《素问·灵兰秘典论》云"心者，君主之官也，神明出焉"；《素问·六节脏象论》云"心者，生之本，神之变也"；《灵枢·邪客》云"心者，五脏六腑之大主也，精神之所舍也，其脏坚固，邪弗能客也。客之则心伤，心伤则神去，神去则死矣"。由此可知，神藏于心，从生理看，心为神之主；从病理看，心得神则生，失神则死。NPs受心脏功能的影响，也为心神之佐使。

"血-脉-心-神"一体观是常用的心力衰竭辨证及治疗理念，其中，"神"作为统领，可作用于血、脉、心的病变阶段。NPs 似神，通过"神经-内分泌"调控心力衰竭的各个阶段。SNS 与 NPs 可调节心血管，二者相互作用。有研究显示，心脏交感神经刺激可促进 ANP 和 BNP 释放，ANP 与 BNP 同时可抑制交感神经兴奋，从而保护心脏，改善心力衰竭症状。伴随心力衰竭的焦虑、抑郁状态是治疗的难点，随着兼顾心脏与心理治疗模式双心医学的提出，心理治疗成为心力衰竭治疗中的重要部分。

NPs 似神，主宰焦虑、抑郁情绪。一项纳入 36 项研究的荟萃分析显示，21.5％的心力衰竭患者有明显的抑郁症状，30.0％在问卷中提示抑郁症状较治疗前有加重趋势，19.0％符合抑郁的诊断标准，13.0％符合焦虑的诊断标准。焦虑、抑郁可能增加心力衰竭的发生风险。一项前瞻性观察研究显示，诊断为抑郁障碍的患者，即使控制了其他心血管风险因素，7 年内心力衰竭发生风险增加了 18％。可见，心力衰竭与焦虑、抑郁状态关系密切。

有研究显示，ANP 及其受体异常是焦虑发生的重要原因。促皮质素释放激素（CRH）可诱发焦虑、抑郁等不良情绪，是下丘脑-垂体-肾上腺（HPA）轴的重要调节肽。HPA 轴功能亢进导致焦虑、抑郁发生。有研究显示，ANP 通过阻断促肾上腺皮质激素（ACTH）和催乳素释放，导致皮质醇分泌延迟，同时减少血管升压素释放，进而抑制 CRH 释放，且对 HPA 轴有抑制作用，从而改善患者焦虑、抑郁状态。CNP 与 ANP 作用相反，有研究显示，在健康志愿者体内施行 CRH 刺激期间，CNP 通过增加 CRH 诱导的皮质醇和催乳素释放，从而增强 HPA 轴的功能，发挥与 ANP 相反的作用。《灵枢·本神》云"心藏脉，脉舍神"，心通过血脉及神明调控脏腑功能及精神活动。NPs 是由心所泌，为心所使，行于脉内，功用似神，在心力衰竭伴抑郁、焦虑状态中发挥着重要的作用。NPs 与"神"相关理论的提出为疏肝解郁、养心安神等形神共治法在心力衰竭诊治中的运用提供了理论依据。

基于精、气、神对 NPs 治疗心力衰竭的思考

中医药对心力衰竭的研究历史悠久，《内经》中有"心胀""心痹"等类似心力衰竭的病名，并提出"思虑而心虚""阳明不足""病久而不去""复感外邪"等病机；张仲景《金匮要略》中提出"心水"病名，沿用至今，《金匮要略·水气病脉证并治》云："心水者，其身重而少气，不得卧，烦而躁，其人阴肿。"唐宗海认为心力衰竭应责之于瘀血，认为"血积既久，其水乃成"；郭维琴认为，气虚血瘀、阳虚水泛是心力衰竭主要病机；陈可冀将病机概括为"虚、瘀、水"3 个方面，心气心阳亏虚，日久运血无力，瘀血内停，累及肺、脾、肾三脏，水液运化失常，水饮泛滥。

NPs 似精、似气、似神，心力衰竭患者 NPs 受体下调，肾脏对 NPs 反应减弱，从而导致精气神功能受损，精气转化失职，神明失主。肾主纳气，藏精；肺主气，散精。《灵枢·决气》云："肾为髓之下源，而肺为髓之上源也。"肺肾阳气充足可使精气周流畅达全身，二者与精气化生关系密切。一项关于证型与 BNP 相关性的研究显示，肾精亏损证患者 BNP 水平及再住院率高于气阴两虚、阳气亏虚等证型。多项临床研究显示，提升宗气法可有效改善心力衰竭患者 BNP 水平及临床症状。焦虑与失眠是加重心力衰竭的重要因素，张伯礼提出治疗心力衰竭应重视调节患者神志，治心不忘调神。目前治疗心力衰竭多以益气活血利水为大法，兼以温阳或养阴，治则治法局限。以 ARNI 在现代医学心力衰竭治疗中的进展为契机，结合"精、气、神"与 NPs 的理论探讨，在慢性心力衰竭、重症心力衰竭治疗中探讨补肾益精、益气升陷、养心安神等治法，深入研究代表方药、临床表现、作用机制、适用人群，对进一步提高心力衰竭中医治疗效果具有重要的意义。

在传统临床发展过程中，中医理论的每一次发展和创新，均带来治疗方法的改变和相应疾病防治疗效的进步。NPs 在心力衰竭的诊治中至关重要，发挥着扩张血管、拮抗 RAAS、抗心肌肥厚、抗心肌纤维化的作用，同时主宰焦虑、抑郁情绪。将现代医学与传统中医学理论结合，基于"精、气、神"理论将 NPs 在心力衰竭疾病中的作用进行阐述，可见其在人体中充当着似精、似气、似神的重要角色，同时提示治疗中不可忽视对肾精、宗气、心神的调治。

290　从三焦气化探析血管性帕金森综合征

血管性帕金森综合征（VPS）是脑血管因素引起的继发性帕金森病，临床以非对称性肌张力增高、非静止性震颤、慌张步态、呆滞及左旋多巴疗效欠佳为特征。根据《中医老年颤证诊断和疗效评定标准》，VPS属中医学"老年颤证"范畴，历代医籍经典虽无"颤证"之名，却早有"震颤""颤振""身振摇"等相关记载。本病多发于老年人，严重影响患者的生存质量。目前现代医学对VPS尚无确切有效的治疗方案，西药疗效不佳，且不良反应大，中医辨证施治VPS有其优势。学者王雅娟等从三焦气化理论探析了VPS中医病机，以期为临床辨证施治开拓思路。

VPS中医研究

历代医家对VPS多从五脏论治，责之肝、脾、肾居多，心、脑、肺亦与本病密切相关。任继学等认为本病形成以肾为本、以脾为根、以肝为标。隆呈祥总结认为脑窍经脉阻滞闭塞，神机失用，则发为颤证。蔡鑫昆等认为肺主气，其宣发肃降、通调水道之功是气血津液生化输布的重要环节，与颤证发病息息相关。也有学者从阴阳论治，因本病多卒中后发病，既往医家多依从中风之法，从阴虚阳亢、肝阳化风辨证。但梁寒梅研究表明，VPS临床以少动和肌肉强直为主要临床特征。陈婉珉等研究表明，少动型颤证基本证候以血瘀及阳虚最多。张秀敏等认为阳虚生风、血瘀动风是其基本病机，本《内经》之重阳思想，自拟温阳逐瘀定帕汤治疗VPS，疗效显著。李燕翀从气血论老年震颤，认为气虚血瘀是其基本病机。从风寒痰瘀论治者亦不在少数。纵观历代医家对VPS病机认识，可归纳为阴阳失衡、五脏气血亏虚为本，内风夹痰夹瘀为标，与五脏、脑均密切相关，本病本虚标实、虚实夹杂。因此单从五脏、阴阳、气血津液或风寒痰瘀分析其病因病机、辨证论治显然存在一定的局限性。

VPS中医病机

VPS属中医学"老年颤证"范畴，《赤水玄珠》指出"此病壮年鲜有，中年以后乃有之，老年尤多"，并认为"颤振者……风之象也"，故其直接致病因素为"内风"。人之年过半百，天癸渐竭，五脏皆虚。①肾虚：《素问·脉要精微论》云"骨者，髓之府，不能久立，行则振掉，骨将惫矣"。肾为先天之本，肾藏精，精生髓，"脑为髓之海""骨为髓之府"，髓实则脑健骨壮，神机敏捷，行动灵活。若肾阴难以滋养充髓，肾阳温煦推动不能，肾精亏虚髓无以生，骨失髓养，脑失髓充，清窍神机不利，筋骨四肢失养、失主，虚风内动，则行动迟缓，发为颤证。②肝虚：《素问·至真要大论》云"诸风掉眩，皆属于肝""诸暴强直，皆属于风"。肝主筋，体阴用阳，肝阴血不足，则阴虚阳亢，阳亢化风，筋失所养，以致手足颤动，屈伸不利，是为"肝风内动"所致震颤。③脾虚或心脾两虚："脾主运化，为后天之本，气血生化之源，心主血脉，脾虚或心脾两虚则气血生化不足，五脏脑髓失养俱虚，又脾为四肢之本，四肢乃脾之末，脾虚则气血不达四肢，肌肉失于濡养，则血虚生风，四肢拘急颤动。④肺虚：肺主气，肺气亏虚，则营气不得以生，元气不得以充，脏腑筋脉失养，肾精不生，精血亏虚，筋络骨节失荣，虚风内动，发为颤动。

是故五脏衰竭，阴阳皆虚，气血精髓不足，脑髓骨骼筋脉失荣，虚风内动发为本病。肺朝百脉，肺气虚，宣发肃降失常，则气不行血、津液输布异常，以致气滞痰阻、血瘀，甚则痰瘀互阻；心主血脉，心气不足，则无力推动血行以致瘀血内停；脾为生痰之源，脾胃虚弱，运化不利，则聚湿生痰；肾阳虚衰，无以温煦，阳不制水，水湿内停，寒凝经脉；加之肝失疏泄，气血津液输布失常，肝风内动，挟痰夹瘀，上扰神明，走窜经络，阻于脉道，发为震颤。是故风挟痰瘀阻于脉道或寒凝经脉，血脉经络不通亦可生风，发为本病。因此，VPS 病位在脑、筋骨，以五脏气血阴阳虚衰为本，气滞寒凝、痰瘀互阻为标，内风为其直接致病因素，本病本虚标实，病程迁延日久，病机关键在脉道"不荣""不通"所致虚风内生。

三焦气化论

三焦者"十二官之一"，归属六腑。《类经·脏象类》云："三焦者，确有一腑，盖脏腑之外，躯壳之内，包罗诸脏，一腔之大腑也。"意指六腑之中，三焦最大，故《灵枢·本输》中又称三焦为"孤府"。依据其在胸腹部位及功能分为上、中、下三焦，即心肺为上焦，脾胃为中焦，肝肾等为下焦。《难经·三十一难》指出"三焦者，水谷之道路，气之所始终也"。《中藏经》云："三焦者，人之三元之气也……总领五脏六腑，营卫经络，内外左右上下之气也，三焦通则内外左右上下皆通。"因此，三焦包括人体所有脏腑，并统领脏腑气化、气机升降、水谷运化、营卫终始，是水谷之道，亦为气之生发、运行的场所，是脏腑生理功能得以完成的枢纽，是气血津液、表里阴阳关系的高度概括。《灵枢·营卫生会》云"上焦如雾，中焦如沤，下焦如渎"，对三焦生理功能进行了高度概括。《医学衷中参西录》指出"人之一身，皆气所撑悬也，此气在下焦为元气，在中焦为中气，在上焦为大气"，明确指出"人生之气化以三焦部位为纲"。所谓"三元之气"，包括源于下焦的先天肾气，生于中焦的水谷之气及布于上焦的宗气，三气浑融，即为人身诸气之本源——元气。元气在人体内化生变化、运动作用的过程，即人体的气化过程。《难经·六十六难》云："三焦者，原气之别使也，主通行三气，经历于五脏六腑。"生发、聚合、输布、归藏是气机运行的四个环节，三焦主持诸气，元气生于斯，成于此，化物于斯，至其运作周身，则是以三焦为场所呈阶梯转输式运动，三焦气化是对水谷气血精津的生化输布调节及废料排泄等整个代谢功能而言，因此，三焦气化即是体内脏腑气化功能的整合，与各脏腑功能密不可分。总之，气化贯穿生命活动全程，三焦身兼三职，一是气、血、津液、精髓化生之场所，二是气血津液升降出入之通道，三是五脏气化之枢纽。老年患者多有三焦气化功能失常，气血津液精髓生化不足及其升降出入路径不通，导致"不荣"和/或"不通"而致病，故三焦气化失司是诸多老年病的共同病机，与 VPS 病机关键脉道"不荣""不通"所致虚风内生相符。

从三焦气化论 VPS 中医病机

脑健骨壮、神机敏捷、筋骨灵活有赖于元气充足、髓血充盈、脉道通利三个条件。三焦为气化之总司，统领五脏六腑的功能活动，若上焦心肺、中焦脾胃、下焦肝肾中任一脏腑气化功能异常，或气血津液升降出入通道不畅，均会导致气血津液精髓的化生、运行、输布异常，血脉经络"失荣"，髓海筋骨五脏"失养"，气滞、寒凝、血瘀、痰浊等病理因素随之而生，加重脉道"不通"，最终导致三焦气化失司，气机升降失常，气血津液精髓生化不足、运行失调，以致脉道不通，虚风内生，发为颤证，即为VPS。因此，从三焦气化角度探讨 VPS 中医病机可概括为：三焦气化失司，气血津液精髓化生不足，脑髓筋骨失于濡养，气滞寒凝痰瘀加重脉道闭塞，不荣不通以致虚风内动发为颤证。

1. 上焦气化失司　《灵枢·营卫生会》云"上焦如雾"，意指上焦心肺宣发散布水谷精气如雾露弥漫灌溉全身，全身脏腑、筋骨、肌肤得以滋养灌注，通调腠理，是谓心肺生理功能正常发挥。心肺同居上焦，经脉相通，心主血脉，肺主气、朝百脉，"气为血之帅，血为气之母"，心气推动血行、肺气助心行血，并于上焦参与宗气生成以贯心脉，心血亦能载气助其输布。是故上焦心肺密切相关。若上焦气化失司，心肺气虚不足则宗气生成不足、心血生化乏源，气血无力行血，以致血虚血瘀，虚风内生；肺失宣肃，通调水道失利，则水湿内停、痰瘀阻络，脉道不通，邪风自生，发为肢体拘挛震颤。因此上焦气化失司与VPS发病密切相关。

2. 中焦气化失司 所谓"中焦如沤"，"沤"为浸泡之意，此处形容中焦脾胃腐熟、运化水谷，进而化生气血的作用。中焦脾胃乃后天之本、升降之枢，气血生化之源，以膜相连，经脉互络，毗邻中焦，一升一降，一运一纳，一湿一燥，以行中焦气机之升降运动。脾胃升降有度、纳运配合、燥湿互济，共奏水谷精微腐熟、吸收、输布之功，中焦气机方可升降通畅，阴平阳秘，气血充盈调和。若升降失司，清阳不升、浊阴不降，水谷精微不能输布，糟粕浊污不能通降，则气机不利、脉道不通，筋骨拘挛不展。若纳运失调、脾失健运、胃不受纳，则水谷精微之转化吸收传输无以为继，气血生化乏源，筋骨脉道无以充气血，虚风自生。若燥湿失济，气血失和，水湿运化不利，则聚湿成痰，甚则痰瘀互结，或津液乏源干燥，则脉道失润，气滞血涩运行不畅，均可导致脉道闭塞。因此，中焦气化失司与VPS之"不荣、不通"以致虚风内动密切相关。

3. 下焦气化失司 《灵枢·营卫生会》云"下焦如渎"，指下焦灌渗水液、泌别清浊、排泄二便等，其功能如同沟渠排水，决渎流通。下焦气化集中体现于肝肾功能，肾主水，肝主疏泄。肝血不足，则阴虚阳亢，肝风内动发为颤证。肝之疏泄功能失常，则下焦气机不利，脉道不通，水液灌渗不利，可聚湿生痰阻塞脉道。张景岳云"五脏之伤，穷必及肾"，VPS患者多为高龄久病患者，天癸渐衰、肾阳虚衰、肾精不足。肾为先天之本，元阴元阳之根，肾阳虚衰不能温煦蒸腾，以致心阳不足，心气无力行血，加之寒凝血脉，血行不畅，又肾主水，肾气亏虚，通调水液不能，则气滞、血瘀、寒凝、痰湿之邪随之而生，阻于脉道，邪风内生。肾精亏虚，髓海脑窍失于充养，神机失用，筋骨失主，则发为震颤。

由此可见，三焦气化功能的正常发挥需要各脏腑功能正常及其相互间协调，否则三焦气化失司，气血津液精髓化生不足，脑髓筋骨失于濡养，气滞寒凝痰瘀加重脉道闭塞，不荣不通以致虚风内动发为颤证。

综上所述，在VPS的辨证施治过程中，无论从五脏论治，从阴阳论治，或从气血津液论治，或从风寒痰瘀论治，实则均是三焦整体气化失司所致发病过程的阶段性侧重。唯三焦气化如常，方可五脏安和阴平阳秘，气血精津生化充足运行通利，气滞寒凝痰湿瘀血无以为生。因此，在治疗VPS时应考虑三焦气化的重要作用，以拓宽临床辨证思路。

291　从"虚气留滞"病机探析心脑同治

随着人口老龄化的加速，饮食结构以及生活习惯的改变，心脑血管疾病的发病率逐年增长，并成为城乡居民死亡的主要原因。随着对心脑这两个独立器官机制的进一步了解，科学家们开始寻求心脏和大脑之间的联系。目前西医将心脑分属循环和神经两大不同系统，存在不足之处，寻求中西医的联合治疗逐步成为共识，中医"心脑同治"理论为心脑血管疾病的治疗提供了新的思路。学者古金晓等基于"虚气留滞"病机探析了中医心脑同治理论

心脑同治是心脑血管疾病的理论基础

中医理论认为心乃"君主之官"，主神明而藏神；脑为"元神之府"，主管一切精神活动、统帅全身。心主血脉，心功能正常，则推动血液在脉中运行，滋养各脏腑器官，保证脑正常运行，心脑功能协调，共同调节气血运行以及精神活动。清代名医张锡纯提出"心脑共主神明"，认为"脑中为元神，心中为识神"，此观点逐渐发展为"心脑同治"理论，"神明不能由脑达心，是以神明顿失其司"，充分说明心脑功能密切，若二者相互协调，则能"鉴别是非，而毫无错谬"，二者不能协调统一，则功能发生异常，最终导致形神相离。

"心脑同治"目前主要用于心脑血管疾病的临床治疗，其含义主要有两个方面：第一，心脑血管疾病同时治疗；第二、心脑血管疾病同法治疗。心脑同治理论的提出不仅符合中医传统理论，也符合心脑血管疾病的病理生理特点。

1. 心脑同治符合中医整体观念　心脑同治体现了中医理论的整体观念。《道德经》记载的"道生一，一生二……冲气以为和"，《内经》提到的"人与天地相参"以及北宋哲学家张载的"天人合一"思想都是整体观念的重要表现。需要强调的是，中医的整体观念，并不单纯意味着人与自然的和谐一致，它涉及人与外界环境的统一以及人体内环境的统一，内环境的统一主要有五脏一体观和形神一体观。心脑同治理论将心脑当作一个整体，而非独立开来，这是由心脑系统的病理生理、解剖等因素决定的。首先，就解剖而言，脑血管是由心血管延伸入颅而成，心脏供血能力直接影响大脑的供血状态，同时，脑组织耗氧量大，对缺血和缺氧的耐受性低，血管狭窄或者心功能不全导致心输出能力降低，供血不足，极易导致脑组织低灌注、缺血缺氧，从而引发脑梗死；其次，心主血脉，心气充足推动血液运行脉中，故心气不足，血液无力上行至脑络，脑失濡养，发为中风。心主神，脑为髓海，元神之府，张锡纯提出"神志活动的产生，是由脑而达于心，由心而发露于外"，形成"脑心共主神明"派。心脑之间存在双向互动，主要机制包括下丘脑-垂体-肾上腺轴（HPA）、免疫和炎症反应等，陈星研究后认为，丘脑下部和大脑所产生的神经活动对心血管功能有重大影响，是调节心血管活动的高级中枢。反之，心脏也从多方面影响大脑功能，如血流动力、磁场、内分泌等。此外，就病理而言，心脑血管疾病有共同的病理基础，即动脉粥样硬化，有效缓解动脉粥样硬化发展进程是心脑血管疾病预防的关键因素，糖尿病、高血压、高同型半胱氨酸血症、吸烟饮酒等是动脉粥样硬化可控危险因素，积极控制这些风险因素是脑血管疾病必不可少的。心脑血管疾病危险因素相似，患病率相当。通过特殊的二级预防性治疗，可以减少此类疾病未来的并发症和表现。

2. 心脑同治体现中医异病同治　心脑同治体现了异病同治原则，王方方等认为异病同治有两种解释：一种是对于不同患者而言，不同的疾病在某一阶段出现相似的证，用相同方法治疗；一种是对于同

一患者而言，即使身患多种疾病，表现出一种最显著的证候，所谓主证。心脑血管疾病的治疗有众多相似之处，二者病机相同，本虚标实，本虚多见阳（气）虚，标实以痰、瘀、火为主，临床以补气、化痰、降火、活血化瘀为主。

"虚气留滞"是心脑同治病机概括

心脑血管疾病多见于中老年人群，或脾肾不足，或气血亏虚，正气不足，中医认为"正气存内，邪不可干"，正气亏虚邪犯心脑脉络，出现络脉空虚的病理变化。（阳）气虚是心脑疾病发病的根本原因，其对于心脑血管疾病的认识及治疗尤为重要。对于心脑血管疾病早期治疗，侧重于化痰、活血，以祛邪为主，临床可见部分患者疾病初期即出现气虚或阳虚，常规治疗难以取效，及时给予益气温阳活血通络治疗，疗效显著。

1. 虚气留滞总括心脑血管疾病病机　宋代《仁斋直指方》中首次提出"虚气留滞"，王永炎院士在此基础上，结合多年脑病临床经验形成此独特病机理论，即元气虚衰（虚气），气血津液等流动物质发生阻滞（留滞）的病机变化，作为类病病机，成为心脑血管疾病、代谢性疾病等多种慢性疾病的共同病理环节。

心脑血管系统同属络脉系统，"络脉空虚"是其共同的病机。心脑经络相通，络脉畅通，统御心神，濡养脑髓，则心脑俱荣，神明清灵。络脉病多"痰、瘀、虚"，符合心脑血管疾病病理特点，与疾病虚标实病性一致。虚气致病、留滞致病是疾病发生的两个主要方面：其一，气血阴阳不足等导致络脉失养；其二，气滞、痰浊、瘀血等病理产物停滞积聚，络脉失于濡养。络脉细小迂曲，易成瘀滞，叶天士云"最虚之处，便是容邪之处"，病久入络，气滞瘀血痰浊相互胶结，迁延反复，病情难愈。

2. 虚气是脑血管疾病发病之本　中风病、胸痹是最常见的心脑血管疾病，多由饮食或情志不调、先天不足、年老体虚、久病失养等病因导致气机失常、血液运行不畅，脑络心脉闭阻所致。年龄是心脑血管疾病的相关危险因素，发病率随着年龄的增长而升高，中医认为本病多发于中老年人，年老体衰，脏腑功能失调，气血不敷，致脉络失养。此外，心脑血管疾病病程长，容易反复发生，病久入络，络虚邪犯，本虚更著。

"虚气"并非单纯是气虚，而是元气亏虚，脏腑功能减退，气血阴阳偏损。其中，虚气在心脑血管疾病主要表现为（阳）气虚，历代医家重视中风病及胸痹从虚论治，东汉张仲景认为中风病的主要病因是"络虚风中"，这与此时期的"内虚中邪"学说是一致的；李东垣认为中风离不开气虚劳倦，指明气虚与中风发病的关系；明代张景岳认为中风乃"内伤积损颓败"所致，清代王清任提出中风病机是"元气亏损"；沈金鳌认为"曰痰曰火，总由于虚，故虚为中风之根也"，气虚证在中风占据重要地位；当代名医任应秋认为心脏病变首先耗伤阳气，其次为血脉，而心气不足是导致胸痹的根本原因，中风病和冠心病治疗当以培补元气为基础。

虚气致病，一方面，（阳）气不足，无力助血运行，气血精微物质难以濡养脑窍、心脏，或出现气血运行不畅，瘀血阻滞脉络，使脑髓心脏失养；另一方面，（阳）气不足则气化不利致病理产物（痰、饮、瘀）的积聚，使心脉脑络闭阻。反之，进一步阻碍气机运行、影响（阳）气的生成。

3. 留滞是心脑血管疾病发病之标　"留滞"是因虚致滞，"滞"是气血津液不通的结果，既是致病因素，也是病理产物，气滞、血瘀、痰浊是具体表现形式。"滞"是心脑血管疾病发病的关键，虚气致痰浊瘀血内停，痰瘀互结，日久蕴毒，毒损脉络，心脑血管疾病由此发生。

因虚则滞，气滞为先，痰瘀为病。气具有推动、温煦、气化等作用，气虚推动无力、运行不畅，导致气滞。气为血帅，气行助津血畅行周身，滋养肢体九窍。气滞则行津运血作用减退，津血代谢不利，聚集成痰成瘀，痰瘀为阴邪，耗损阳气、阻遏气机，进一步影响气血化生，心脉脑络失荣。靳宏光等认为动脉粥样硬化是心脑血管疾病的病理基础，痰瘀证是其主要证候要素，痰瘀在加速心脑血管疾病进展中的作用不可忽视。

因虚则滞，久病入络，毒损脉络。"毒"是内生之毒，是风火、痰瘀等邪盛导致络脉瘀阻，卫气壅滞局部而化生，进而损伤络脉而导致气血敷布及营卫交会异常，以损伤络脉、败坏形体组织为特点。内毒因其偏颇性，又有热毒、寒毒、痰毒、瘀毒、湿毒区别，解毒通络临床常用治疗原则，临床多以醒脑静注射液、牛黄和栀子清热解毒，黄芪、甘草扶正解毒，瓜蒌、胆南星化痰解毒，丹参、三七等化瘀和络解毒，疗效显著。毒邪形成以络脉损伤最常见，累及脑络、心脉、肝络、肾络等，导致中风、胸痹、臌胀等多种疾病的发生。对于部分病情复杂、病机错杂、疑难患者单纯祛瘀化痰效果不明显，以解毒通络兼以化痰祛瘀等，可提高临床疗效，例如中风患者脑神活动受损出现的记忆障碍、语言表达困难、精细动作受损等诸多问题，只有解毒凉血通络甚至是破瘀醒神治疗，才能从根本上阻抑病机转化，达到治疗目的。

4. 虚气、留滞互相影响，互为因果 "虚气""留滞"密不可分，互为因果，其形成是一个动态演变的过程。《内经》云"气并则无血，血并则无气，今气血相失，故为虚焉"，即气并于血，则气虚血实，血并于气，则气盛血虚。元气虚衰一方面导致气虚血瘀，如王清任认为元气虚衰，血管无气，必停留成瘀；另一方面发生"归并"，虚气不能正常敷布，使虚者更虚，"血气以并，阴阳相倾……血气离居，一实一虚"。虚气是留滞的前提，虚则易受邪动风，留滞会加重虚气程度，两者互为因果。元气虚衰，气血津液滞留络脉，络脉受损，脑络心脉阻塞不通；络脉不通反过来影响气血津液的正常生成和运行，所谓"瘀血不去，血难归经"，进一步加重留滞状态，二者相互作用，最终发生中风、胸痹疾病。

心脑同治宜益气消滞、解毒通络

"虚气留滞"即因虚而滞，"虚气"为本，"留滞"为标。《景岳全书》指出临床治病，不用拘泥于有无虚证，但凡无实证者皆可使用补法，"以调营卫精血之气"，强调了补虚在疾病治疗中的重要地位，在心脑血管疾病中，尤其需要重视补气作用。气旺则血畅津行，因而，治病必求于本，补气成为心脑血管疾病治疗的源头。

1. 补气以行气活血 心脑功能正常发挥离不开气血，气血失和是脑心病变的始动因素。气能化生血液，故脉道充盈，气能运行血液，脉道畅通无所闭，气能摄血于脉中，血行脉中循环往复。气行则血行，气滞则血凝，凝则脉道不通，络脉拘急失荣，心脑失司。此外，血液在脉中正常运行，不致溢出脉外而出血，离不开气的摄血作用。补气则气旺血行脉中，脉络畅达，则心脑自安，外邪无以入体。黎莉莉等认为气的推动作用与内皮细胞维持血管内稳态的作用相似，气正常运行利于维持血管内皮稳定，此外，临床研究发现气虚血瘀证、气虚证、痰瘀互结证、痰浊阻滞证、血瘀证这五大证候是动脉粥样硬化性心脑血管疾病的共同之处，因此，临床治疗心脑血管疾病可从"痰、气、瘀"着手。

2. 补气以行津化痰 "津气理论"与气血理论相似，气能生津、气能行津、气能摄津，气的升降出入正常，才能保证津液濡润作用的发挥，相反，气滞津停，津液聚集化湿成痰，停于脉中，影响心脉脑络血液运行。《丹溪心法》认为"治痰"首当治气而非治痰，"气顺"可使"一身之津液随之而顺"。现代研究表明，血管内皮损伤是中风病、冠心病等血管性病变的动因，贯穿疾病始终，脂质代谢异常会损伤血管内皮，导致动脉粥样硬化发生，而痰浊的物质基础脂质代谢紊乱，故痰浊可直接导致血管内皮损伤。在动物实验中显示，补气化痰方对于氧化低密度脂蛋白诱导的血管内皮细胞损伤具有保护作用。在临床中同样发现，对于大动脉粥样硬化型脑梗死急性期患者，使用补气化痰法提高患者生活质量，改善神经功能缺损症状，临床切实有效。

3. 补气以解毒通络 毒损络脉，以内毒为患，所谓"内毒"是指原本适应机体生命活动的物质超过了机体的需求而对机体形成危害。心脑血管疾病的内毒来源于气血失和，"血气不和，百病乃变化而生"，常表现为气虚运化无力，血液津液滞涩，生痰致瘀，日久痰瘀互结，邪盛伤正，或郁而化热生热毒，或积聚不散成痰瘀之毒，冯兴中认为此为"气虚生毒"，以益气解毒通络治疗糖尿病合并心脑血管疾病，取得了较好的临床疗效。赵洁等使用益气通络解毒汤联合美托洛尔改善了患者心功能、远期预后以及生活质量，疗效确切。同样，在另一项研究中发现，益气解毒通络汤可缓解糖尿病性脑梗死的临床症状、改善患者血糖、血脂情况。临床常用益气解毒药物有人参、生地黄、黄芪、生甘草等，此外常配伍清热、活血、化痰解毒药物。王军玲等从氨基酸代谢角度，证实了益气解毒配伍中药（人参、黄连、栀子）改善大鼠神经缺损症状，具有协同抗脑缺血作用。

补气解毒，能够增强患者免疫力、提高机体运化能力，助痰瘀湿邪排出体外。根据邪正盛衰调整用药，配合使用其他解毒药物，对于以毒邪显著者，灵活重用活血祛瘀、清热解毒及化痰通络药物，提高临床疗效。需注意解毒祛邪不伤正，防止虚者更虚，补气解毒不生滞，防止气机壅滞化火助邪。

西医认为心脑相互作用通过"脑心轴"（大脑影响心脏功能）和"心脑轴"（心脏直接影响大脑功能）实现，然而探讨心脏病对大脑功能影响的研究很少，中医学方面，可将其统一归于"心脑同治"理论，由于心脑血管疾病的生理相关、病理相似，在异病同治原则下，心脑同治理论被逐渐认可和接受，在临床不断得到验证。"虚气留滞"病机理论最初用于脑血管疾病的阐述，本文用来解释心脑血管疾病的心脑同治理论，是从新角度对心脑同治理论进行补充，执简驭繁，将复杂病机理论简单化，为心脑血管疾病的中医药防治提供了新理论、新思路。

292　从三焦气化失司论中医脑病的防治

中医脑病涉及的主要中医病症有痴呆、郁证、癫痫、不寐及中风等，相当于现代医学中的阿尔茨海默病（AD）、血管性痴呆（VD）、脑梗死等。目前西医对于脑病无成熟的治疗方案，中医认为三焦气化调节机体五脏六腑的功能，从而影响脑病的发生，学者马亚敏等基于"三焦气化失司"理论，从三焦论治脑病，取得了较好的效果。

三焦气化失司与中医脑病的关系

头脑居人体脏腑之首位，居于人体最上部，为诸阳之会，为清窍之所处。《临证指南医案·眩晕门》云"头为诸阳之首，耳目口鼻皆系清空之窍"。《寓意草·卷一》云"头为一身之元首……其所主之脏，则以头之外壳包藏脑髓"。古代医者认为脑部活动与五脏关系极为密切，而五脏通过三焦气化相联系。

明代医家赵献可首次明确提出"三焦气化"，但仅局限于小便的生成和排泄。张锡纯进一步提出，人体之气化以三焦部位为总纲，"人之一身，皆气所撑悬也"。《中藏经·论三焦虚实生死顺逆脉证之法》云："三焦，总领五脏六腑、营卫经络、内外左右上下之气也；三焦通，则内外左右上下皆通也，其于周身灌体，和内调外，荣左养右，导上宣下，莫大于此者也。"三焦通行元气首见于《难经》，"三焦者，原气之别使也，主通行三气，经历五脏六腑"。三焦是人体元气（原气）升降出入的通道，人体元气通过三焦到达五脏六腑和全身各处，元气是生命活动的原动力，维持着各脏腑正常生理功能，以及全身精气血津液的正常输布与代谢。《素问·五脏别论》称三焦为传化之府，其具有传化水谷的功能，保证五脏六腑功能的正常运行。《素问·灵兰秘典论》云："三焦者，决渎之官，水道出焉。"说明三焦有疏通水道，运行水液的作用。三焦功能正常则五脏六腑功能正常，精、气、血、津液运行输布畅达；三焦功能异常，三焦通道运行不畅或阻塞，就会导致全身或某些部位的气虚现象，水谷运行受阻，水液停聚，机体易生痰瘀浊毒，影响各脏腑的生理功能。目前中医学认为脑为髓海、为精明之府、元神之府，主宰着人体的生命活动、精神意识、感官运动，为神、魂、魄、意和志五脏神汇聚之所，人体一切生命活动外在表现都受首脑元神之统帅，故言语、记忆、认知、呼吸等功能归属于脑。

中医脑病病位关键在脑，与心、肝、脾、肺、肾功能关系密切。《素问·痿论》云"肾主身之骨髓"。可见脑髓乃肾精所生，肾精亏虚，髓海不足，脑失所养。《灵枢·海论》云"髓海不足，则脑转耳鸣，胫酸眩冒，目无所见，懈怠安卧"。《医学心悟》明确指出"肾主智，肾虚则智不足"。肾精的充足与否，直接关系到人的智力。《素问·灵兰秘典论》云："心者，君主之官，神明出焉。"张景岳云："心为一身之君主……脏腑百骸，惟所是命，聪明智慧，莫不由之。"又有《灵枢·邪客》云："心者，五脏六腑之大主，精神之所舍。"心主血脉，五脏六腑、四肢百骸、五官九窍等之营养，皆赖其血液之供应，因此脑之血脉的充盈与否依赖于心的血液的供给。此外，舌为心之苗，心气通于舌，心神失常，则舌强语謇等。脾胃为后天之本，气血生化之源，主统摄血液，气机升降之枢纽，为全身各部输送营养物质。脾胃功能异常，则气血生化乏源，脑失所养，气机枢机不利，痰瘀浊毒瘀于脑络，发为"中风""痴呆"等脑血管疾病。《内经》中有"肝肾同源"的记载，肝藏血，肾藏精，精血同生，肝阴与肾阴相互滋养，肝肾相生。肺主气，司呼吸。宗气是由脾胃运化的水谷之气和肺吸入的自然界之清气积于胸中而成的，宗气走息道推动肺的呼吸，凡是呼吸、语言、发声皆与宗气有关。宗气充盛则呼吸徐缓而均匀，语言清晰，声音洪亮。反之，则呼吸短促微弱，语言不清，发声低微。因此，三焦气化失司可直接影响五脏六腑的功能，五脏六腑的功能异常则引起脑病的发生。

<h1 style="text-align:center">三焦气化失司理论在中医脑病的应用</h1>

1. 三焦气化失司与 AD

（1）三焦气化失司是 AD 的关键病机：AD 是一种与年龄相关的、进行性的、不可逆转的和多因素的神经退行性大脑疾病。临床上以记忆障碍、失语、失用、失认、视空间技能损害、执行功能障碍以及人格和行为改变等全面性痴呆为特征，严重危害老年人的身心健康和生活质量。古代医家并未对 AD 有直接的论述，根据其病理表现将其归属于"痴呆""健忘""呆病"等范畴。老年痴呆病为本虚标实，发病特点多为肾虚为本，是以痰瘀为标，虚实夹杂的一类病证。清代王清任《医林改错·脑髓说》云："高年无记性者，脑髓渐空，年老气血不足，脑髓失养，发为痴呆。"气是构成人体和维持人体生命活动的基本物质之一，气的运动而产生的各种变化是生命最基本的特征之一。《素问·举痛论》云"百病生于气"。《内经》又云："气化于人，关乎寿夭。"血液的运行及营养的输送依赖气的推动，气虚则推动无力，痰液停滞，痰凝血瘀，则脑窍失养。《医林改错》云："癫狂一证，哭笑不休，詈骂歌唱，不避亲疏，乃气血凝滞于脑，与脏腑气不接，如同做梦一样。"三焦是气血津液升降出入的通道，又是气血津液精生化的场所。韩景献根据三焦气化的生理功能将其归纳为 3 点：①三焦是气血津液升降出入的通道。②三焦是气、血、津液、精生化之所。③五脏通过三焦气化相联系。并创立了"三焦气化失常-衰老"相关说，认为人体的衰老引起的老年痴呆与三焦气化失司密切相关。三焦为六腑之一，是上中下三焦的合称。机体某一脏腑出现气机阻滞均会导致三焦气化的功能失调。导致瘀血的主要原因是体弱之人和内伤七情，相对应的脏腑是心、脾、肝，心脾气虚，则生痰瘀，肝气郁结，气血瘀滞，经脉受阻，三焦枢转不利，阴阳失调，清阳不升则神失所养，浊阴不降则神明被扰，病损元神，发为痴呆。三焦针法通过调节三焦气机，调动五脏六腑及全身经脉的正常生理功能，使气机通畅，水谷得以运化，水液得以输布，使全身阴阳调和，精神乃至。

（2）三焦气化失司理论在 AD 的临床应用：近年来研究表明，基于"三焦气化失司"理论，根据中医整体辨证论治，在防治 AD 方面取得了良好的效果。韩景献等通过临床实验研究表明老年痴呆不是某单因素所导致的单脏器病变而是涉及上中下三焦多个脏腑。在治疗中重视三焦整体气机的调节并将治疗原则概括为："三焦并举，重调脾胃，旨在气机，阴中求阳"。痴呆的主要致病因素为虚、痰、瘀，又因三焦是气血津液精升降出入之枢纽，针刺可调气、补气，气畅则痰瘀化，气机升降出入正常，五脏六腑功能正常，气血津液精营养脑髓，则会改善和预防老年痴呆，基于对三焦功能的深刻认识，提出了"三焦气化失常——衰老"相关论，创立了以治则为"益气调血，扶本培元"的三焦针法和黄地散颗粒治疗老年痴呆。三焦针法，主穴以膻中、中脘、气海分别调理上、中、下三焦，配以外关、足三里、血海、通调三焦，补气和血。中医讲究处方因人而异，一人一方，故上焦突出证即心肺系症状为主者，配神门、劳宫、肺俞、心俞；中焦突出证即以中焦脾胃系为主者，配丰隆、脾俞、胃俞；下焦突出证即肝肾系症状为主者，配中封、复溜、悬钟。黄地散组方中，黄精补肾填精、益气健脾，生地黄滋阴凉血，当归补血活血、佩兰芳香化湿、醒脾开胃，砂仁健脾化湿开胃，全方发挥"益气调血，扶本培元"的功效。同时三焦针法与黄地散相结合治疗老年痴呆重在"疏调三焦、行气活血、蠲化痰浊"，使脉道通、气血化，疗效佳。

大量研究发现针药结合可弥补西药治疗 AD 的不足，减轻不良反应，进一步提高疗效。有研究者发现三焦针法结合口服多奈哌齐和吡拉西坦片改善 AD 患者的临床症状效果优于单一西医治疗，β-淀粉样蛋白在脑内的异常沉积，是诱导 AD 的一种重要病理特征，加用三焦针法可通过下调炎性介质水平，减少 Aβ 沉淀达到临床治疗效果。石江伟等发现采用黄地散颗粒联合"三焦针法"治疗脑血管疾病效果优于单纯的针灸治疗和西药治疗。王煜等认为黄地散颗粒联合"三焦针法"能改善 AD 患者髓海不足证，可以增强患者的认知功能和日常生活能力，调节抗氧化应激反应及抗炎功能的作用。有研究发现盐酸金美刚可有效改善 AD 患者的语言功能及生活自理能力，应用针灸联合服用盐酸金美刚，针刺不仅能抵制金美刚的不良反应且可激发人体正气，改善语言功能提高疗效。另有临床研究发现针刺或服用盐酸多奈哌齐均可改善 AD 患者的认知功能和整体临床状况且针灸疗法的安全性可能高于药物治疗。最新研究显示，中药红景天中的红景天苷具有抗炎、抗氧化的药用特质，改善神经元的损伤，降低神经元的凋亡率，改善 AD 的认知功能。

2. 三焦气化失司与 VD

（1）三焦气化失司是 VD 的重要病机：VD 是指由缺血性卒中、出血性卒中以及脑缺血缺氧等造成记忆、认知和行为等严重功能障碍的综合征。中医学将血管性痴呆归属于中医伤寒三阴病属"善忘""呆病""郁证""痴呆"等范畴，三焦气化失常是其关键病机。人体五脏功能的正常发挥，依赖于气的推动和阳气的温煦，人到老年，人体阳气渐衰，气的鼓动无力，气滞痰浊血瘀壅于五脏，影响五脏功能，脑髓失养，神不守舍，导致痴呆。手少阳三焦经与足少阳胆经为同名经，同属少阳经。胆居六腑之首，主断决，为少阳春升之气，寄相火。《素问》云"在人以温养五脏""凡十一脏取决于胆也"。《素问·天元纪大论》云："少阳之上，相火主之。"相火属三焦，三焦相火为一身阳气之始发。许多医家认为，生理之相火源自肾间命门，有温养脏腑、推动全身脏腑及全身功能，主司生殖之功，为生命的原动力。《医学求是》云："人身自幼至成人，生长之机全赖少阳相火，形体既实……用为生育。"少阳之火激发人体正气，调动五脏六腑及全身机体的生理功能正常运行，气滞痰浊血瘀得以宣散，精气血津液正常输布，脑髓得以濡养，则会改善痴呆的症状。

（2）三焦气化失司在 VD 中的临床应用：张雪竹等治疗血管性痴呆采用"三焦针法"从气论治，由气入手，穴位组方以上焦膻中、中焦中脘与下焦气海三穴相合疏调三焦气机，补益人身元气，有效改善了患者的认知及行为能力，尤其对于急性期的患者，疗效更为显著。研究发现三焦次第疗法（桂枝法宣通中上二焦，后期再用四逆法温补下元治其本）联合常规西医治疗可更显著改善血管性痴呆患者的行为、认知障碍等一系列临床表现，提高患者临床疗效。研究者发现，VD 患者脑脊液中的乙酰胆碱（Ach）含量较对照组显著降低，且下降幅度与痴呆程度一致。闫美花认为三焦次第疗法通过增加患者血清中的 Ach 和降低血清中一氧化氮（NO）的含量而调节三焦气机，进而有效改善血管性痴呆患者的临床症状。

3. 三焦气化失司与帕金森病

（1）三焦气化失司是帕金森病的关键病机：帕金森病是以运动强直、运动迟缓、震颤和非运动症状，如睡眠障碍、抑郁、便秘、疼痛等，发生于中老年人群的神经退行性疾病。帕金森病的发病机制尚无定论，研究发现黑质纹状体神经营养因子减少，可能是诱导多巴胺能神经元变性、坏死，出现帕金森的临床症状的主要原因。本病属中医学"颤证""颤震""振掉"等范畴，首见于《内经》。如《素问·至真要大论》云："诸风掉眩，皆属于肝，诸寒收引，皆属于肾……诸暴强直，皆属于风。"认为"颤证"的核心病机为风气内动，筋脉失养。历代医家认为本病为本虚标实、虚实夹杂，本虚有气血亏虚、阴阳两虚、肝肾亏虚，标实主要有"风、痰、火、瘀"。因肝藏血主筋，肾藏精生髓，脾胃运化水谷，输布于肺，病涉上中下三焦，肺主宣发肃降，调节人体水液的输布，脾胃生津，上输于肺，主肌肉，肝主疏泄，肝气升发，喜条达而恶抑郁，具有调节全身气机，调畅人的情绪等，肾主水液，与肺脏共同调节体内的津液和水液的输布与排泄，同时肾主纳摄，将肾吸入的自然界清气纳摄体内，保证呼吸的深度。上中下三焦气机正常运行，五脏气化功能正常，水液输布畅通，则痰瘀得化，三焦气机失运，则风火痰瘀侵犯脏腑，脏腑枢机不利则生痰瘀，形成恶性循环，则诸病皆生。根据帕金森患者的临床表现从六经少阳病来看，则均是少阳证虚损和枢机不利的表现。如《素问·调经论》云"血并于下，气并于上，乱而喜忘""血气不和，百病乃变化而生"。对于三焦气化失司引起的各种临床表现在张仲景的《伤寒杂病论》中也有所论述，如《伤寒论·辨太阳病脉证并治》第 107 条："伤寒八九日，下之，胸满烦惊，小便不利，谵语，一身尽重，不可转侧者，柴胡加龙骨牡蛎汤主之。"说明运用和解少阳，调节三焦气机之法均能改善烦闷、行动不便、肢体沉重等一系列类似帕金森症状的疾病。

（2）三焦气化失司在帕金森病中的临床应用：王宏献在临床上运用调节三焦气机失司理论，治疗头痛、失眠、郁证等，认为发病病因为肝阴不足，肝风内动，气机枢机不利，三焦运行不畅，郁而化热，在头出现头痛、失眠，在四肢出现震颤、强直等。采用柴胡加龙骨牡蛎汤，疏利三焦气机，疏肝解郁，镇静安神，使诸证得除，取得良好的效果。杨敏等认为帕金森病的主要病机是少阳虚损，枢机不利，方用柴胡加龙骨牡蛎汤加减治疗一位十年之久的帕金森患者，方中柴胡解少阳经邪，黄芩清肝胆腑热，共利少阳枢机，通达疏利三焦、宣通内外气机，使少阳经气正常输散精气于五脏、六腑、筋脉、肌肉、官窍等，有效地缓解患者的症状。韩景献根据多年治疗帕金森病临床经验，认为三焦气化失司是帕金森病的重要发病机制，采用以三焦针法为主调理患者三焦气机。韩景献应用三焦针法治疗帕金森病，能够有效地改善患者的肢体震颤、睡眠、流涎等症状，同时还可以延长西药疗效的维持时间。

4. 三焦气化失司与癫痫

（1）三焦气化失司是癫痫病的关键病机：癫痫是大脑神经元突发性异常放电，导致短暂的大脑功能障碍的一种慢性疾病，俗称"羊角风"或"羊癫风"，其功能失常可表现为运动、感觉、意识、行为、自主神经功能等不同障碍。目前西医应用选择性靶向IGLU受体的药物（吡仑帕奈）用于治疗局灶性癫痫，而对于耐药性癫痫患者只能采用手术治疗和神经调节治疗，虽然这些治疗方法对癫痫患者的临床症状具有积极影响，但仍有一定的局限性。此外对于治疗顽固性癫痫的儿童和成人或不适合手术的患者，还可采用生酮饮食（KD）、Atkins饮食（MAD）、低血糖指数治疗（LGIT）和中链甘油三酯饮食（MCTD）等，这些均起到一定的效果。中医学上有关本病始称"癫疾"，如《素问·奇病论》。孙思邈《备急千金要方·论治病略例第三》首次提出"癫痫""痫"病名。而陈无择则对本病的病因病机有较深刻的认识，如《三因极一病证方论·癫痫方论》云："夫癫痫病，皆有惊动，是脏气不平，郁而生涎，闭塞诸经，厥而乃成，或在母胎中受惊，或少小感风寒暑湿，或饮食不节，逆与脏气。"认为癫痫是由多因素导致脏气不平，阴阳失调，气机逆乱，津液凝聚，炼液为痰，扰乱神志而为病。因三焦为气机升降的枢纽，全身及脏腑的气机依赖于三焦功能的正常运行，三焦就其位置来论在脏器之外，筋肉以内，经络上属于少阳经，与足少阳胆经是同名经，少阳属半表半里，其发病多为寒热往来。如《医宗金鉴》云："少阳主春，其气半出地外，半在地中，人身之气亦如之，故主半表半里也。"《伤寒论·辨少阳病脉证并治》云："本太阳病不解，转入少阳者，胁下硬满，干呕不能食，往来寒热，尚未吐下，脉沉紧者，与小柴胡汤。"少阳主枢，外为太阳，内为阳明，枢转太阳阳明经之气，故少阳枢机不利，邪气郁于表，则热；邪气郁于内，不能疏于外，则寒。故感受外邪，多表现为寒热往来。《诸病源候论》云："痫法之状，或口眼相引，或目睛上摇，或手足瘛疭，或背脊强直，或头项反折，或屈指如数，病发时身软，时醒者谓之痫。"指出癫痫的发病是由于气机逆乱，扰动肝风，筋骨瘛疭且有反复发作性，与少阳的发病特点极为相似，手少阳三焦经、足少阳胆经均属于少阳经，相火居于胆，三焦枢机不利气血津液输布失常，胆之相火炼液为痰，瘀于脑络，发为癫痫。

（2）三焦气化失司在癫痫病中的临床应用：小柴胡汤具有和解少阳、枢转气机的功效，主要治疗脏腑在三焦和胆，临床当中多用小柴胡汤加减治疗因三焦气化失司和胆的枢机不利引起的癫痫、郁证、肾病综合征、胁痛等一系列内科杂病。张横柳等在足少阳胆经、手少阳三焦经与癫痫关系理论的基础上，认为脾虚痰阻、营卫不和、枢机不利为痫证的基本病机，以调枢机、和营卫、益气健脾为主，配合息风化痰、活血化瘀法，应用以柴胡桂枝汤为基础方创立"痫宁片"，在改善癫痫临床症状上疗效颇佳。夏凡等认为癫痫的病机为三焦气化失司导致脏腑之气机逆乱，气血津液运行不畅，久则生风火痰瘀，上扰清窍，扰乱神明，发为癫痫，应用韩景献"益气调血，扶本培元"理论创立的"三焦针法"并随症加减，即可通调三焦气机，又可益气补虚，使全身气机通畅无阻，脏腑各司其职，使痰瘀化，经络通，脑髓充养，则效显而弊微。此外，利用三焦气化失司理论，通过三焦针法、三焦次第疗法，以及小柴胡汤加减法还能治疗中风、耳鸣耳聋、膝骨性关节炎及癌症术后淋巴水肿等。

三焦气化调节五脏六腑的功能，脑隶属于五脏，故三焦气化功能的正常与否可直接影响脑病的发生，目前西医对于脑病的发病机制尚不清楚且无确切的治疗方案，在中医基础理论的指导下，基于三焦气化功能失司对于脑病的影响，中医采用针灸、中药及针灸结合中西药的方法调节三焦气化，有效改善了脑病患者的临床症状，弥补了西医治疗脑病的不足，这可能将为今后探索中医治疗脑病开辟有效渠道。

293 从"血者，神气也"论治老年脑病

老年脑病是一系列常见的老年人多发的与脑和神经相关的疾病，多属中医学中风、郁证、痴呆、失眠、癫狂等范畴，常与脑血管病、癫痫、中枢神经系统脱髓鞘疾病及运动障碍性疾病等相关。脑在《内经》中被称为"元神之府""诸髓之海""清灵之窍""诸阳之会"和"精明之府"。《素问·八正神明论》云："血气者，人之神。"中医学总结老年脑病的病因多为年迈体亏，脏腑虚损，内伤七情，外感邪气，久病生变等。张仲景云："阳明证，其人喜忘者，必有蓄血。所以然者，本有久瘀血，故令喜忘。"张景岳云"久视则劳神，故伤血"，其认为视物过久则劳神，神损则血伤。张锡纯云"盖言神明虽藏于脑，而用时发露于心"，心与脑是血和神联系的高度反映。故后世医家多从"血""神"立论。血的生成与营气和心神密切相关，气血异名而同物，营气是血生理功能的内在体现，神又是血与气生理功能的外在反映。《灵枢·营卫生会》云："营卫者，精气也，血者，神气也。"《灵枢·本神》亦云："血脉营气精神，此五脏之所藏也。"血运通和则心神得安，心藏神、主血脉是《内经》对气-血-神三者联系的高度阐释。从气-血-神辨析老年脑病的病机，多以五脏精亏血虚为本，血虚挟瘀为标，证属本虚而标实，虚瘀并存致神失所养。五脏藏神的人体生理特点，丰富了神志病的诊疗思路，其中理气、调血、生神的思想贯穿于中医辨治老年脑病始终。

王平在老年脑病治疗中善用固本培元、行气化瘀和养血健脑之法以养心调神，对失眠、焦虑、中风、抑郁、眩晕、头疼等老年脑病疗效显著。学者王文晟等通过对"血者，神气也"思想内涵的剖析，总结了王平固本培元、行气化瘀和养血健脑的学术思想及其在老年脑病中的临床应用，反映了《内经》中气-血-神的生理联系，进而探及了老年脑病论治中的中医学理论内涵。

从气-血-神的生理联系阐释老年脑病的病机

1. 气与血的关系

（1）气为血帅：气对血有生化、推动和固摄的作用。《灵枢·邪客》云："营气者，泌其津液，注之于脉，化以为血。"阐述营气和津液是化生血液的物质基础，亦如当归补血汤以补血为名，而以黄芪为君，实则补脏腑之气兼以生血，因五脏皆可生血，脏腑气足，则血化充沛，该方全面强化了气生血的作用。《难经·二十一难》云"气主煦之"，揭示了气有温煦作用，气对血的温煦使气能行血。齐秉慧云："有形之血不能速生，无形之气所当急固。"阐释了气对血固摄的作用。《景岳全书》云："人之大宝，只此一息真阳。"此处所言真阳，是人身之阳气，强调气对人体生命活动的重要性，进而深化气为血帅的地位。血得气统则诸髓之海得充。

（2）血为气母：血对气有濡养和运载的作用。《难经·二十一难》云"血主濡之"。首次记载了血有濡养的功用。《素问·五脏生成》云："肝受血而能视，足受血而能步，掌受血而能握，指受血而能摄。"阐释了脏腑、形体及器官的功能发挥均有赖血的濡养。《活人书》云："血脉者，营养百骸，滋润五脏者也。"五脏的功能发挥由五脏气机所主，血充足则五脏得养，气机得以正常发挥。《血证论·吐血》云"血为气之守"。气失去血则不得固摄，故血对气有运载的功能。《血证论·脉证死生篇》云"载气者，血也"。气血相较，血属阴偏静，气属阳偏动，气得血载可运行通利，不致耗散太过。亦如补阳还五汤以补气为名，实则活血以养气，血对气的濡养和运载奠定了血为气母的地位。气得血养则清灵之窍得通。

2. 血与神的关系

（1）神可生血：作为人体生命活动的主宰，神与中医学五脏联系紧密。《灵枢·平人绝谷》云："神者，水谷之精气也。"此处认为神是水谷中的精微之气。中医学认为神不仅参与对五脏生理功能的主持，同时也参与血的生成。《灵枢·营卫生会》云："血者，神气也。"血液生成的物质基础除肾精、营气与津液外还有心神的参与。《医碥·血》云"血为心火之化"。

心神由心所奉，津液由脾所转输至心，心神与津液相合化为赤色而成血。《侣山堂类辩》云："血乃中焦之汁，流溢出于中以为精，奉心化赤而为血。"其认为神是生成血液的重要物质。酸枣仁汤，虽以酸枣仁为君，仍佐以清心除热与宁心安神之药治疗不寐，使心神得安，肝血得补。

（2）血可养神：血作为人体内的生理产物，不仅是生命延续的基础，也是人体精神活动的保障。血化充足则神识得养。《灵枢·平人绝谷》云："血脉和利，精神乃居。"神受血的濡养得以发挥其主宰生命活动的重要作用。中医学认为神是人生命活动的总体现，是精神、情志、感觉等的概括。《内经》强调五脏神的思想。《伤寒论》中张仲景通过经方阐发，以六经辨证为基础，将气、血、神与瘀血、蓄血和出血等病证联系。温病学家根据温热病热邪伤及营血以致神失所养的发病特点，确立了滋阴养血和清窍凉血等治则治法，对温热病神志异常进行改善。《古今医鉴》中用开迷散养血、活血兼以宁神。《景岳全书·血证》云："滋脏腑，安神魂……无非血之用也。"更进一步阐释了血与神在生理上的密切联系和对人体生命的重要性。沈凤阁对热入营血的温病神昏证候，采用清热凉血的治则以安神。阐释了理血安神的治则。

3. 气与神的关系

（1）神可驭气：神对气的控驭，主要体现在对脏腑精气的统驭。《理虚元鉴·心肾不交论》云："以先天生成之体质论，则精气生，气生神；以后天运用之主宰论，则神役气，气役精。"神宅为形，形主为神。中医学认为五脏藏神，以五脏为中心的生命观同时体现了五脏神的思想，五脏之气皆由五脏之神所主。《素问·三部九候论》云"神脏五，形脏四"。《素问·上古天真论》云"形与神俱"。两处从神对生命的主宰和生理活动的维持功能阐释了神在精气控驭中的重要地位。神对精气的控驭作用主要以五脏藏神所体现，五脏神气充沛，精气运化如常，神气亏虚，精气运化失司。把握好神统精驭气的功用，可以更好地为老年脑病的诊疗提供思路。如《医方类聚》中的大归神丹以安神之药兼驭心气，既得安神之效又得驭气之功。

（2）气可生神：气对神的调摄多以血作为媒介养神，以脏腑气机作为枢纽调神。《素问·五脏别论》云"或以脑髓为脏"。《内经》中脑的地位不亚于五脏，通过对脑为脏或为奇恒之腑的论断，后世医家将脑作为"元神之府""诸阳之会""人身之元首"和"髓海"的命名渊源，也同时阐释了脑髓藏神的生理功能受气和血所调控，尤其以元气调控为主。元气禀于先天而多藏于肾，并受五脏充养。作为人体生命活动的最基本物质，元气的运化直接体现了脏腑功能的发挥，亦可同时反映气-血-神的联系。肾气化髓生血以充脑；脾气化气血以滋后天；心气统神化血兼以养神；肝气调畅神志；肺气宣降兼以诸心行血以调控情志和气血。五脏元气是调控神志和运化气血的根本，安神定志丸从益气镇惊入手，以求定志安神。后世医家多用调元气以安神志，论治老年脑病。

从气-血-神的病理联系阐释老年脑病的病因

1. 气滞血瘀则神乱　气能化血生津，气行则津血皆行；气滞则痰凝血瘀。王清任《医林改错》云："元气既虚，必不能达于血管，血管无气，必停留而瘀。"气血本于元气，元气亏则诸气虚、津血停。元气亏虚，津停血瘀，五脏藏神失司。五脏所藏之神受心神和气血的共同调控发挥各自的生理功能。《素问·离合真邪论》云"寒则血凝泣"。后世医家认为，此血凝乃血寒致瘀而致，血液凝涩不能濡养人体，则成为瘀血。气滞血瘀则神乱。

2. 气血两虚则神散　中医学认为生理状态下气血相互为用，而在病理状态下相互影响。老年人无论气虚或血虚，日久皆可致气血俱虚。《内经》和《伤寒论》中气血两虚常与神志异常同时出现。后世医家多据此探讨老年脑病血虚证的发病机制。气能生血行血，血亦能养气载气。《灵枢·营卫生会》云"老者之气血衰……营气衰少……故不得卧"。此处之"卧"字一为睡眠之卧，一为起卧之动作，不得卧为神志异常的外现，此病状由老者气血皆虚，血不养神。《灵枢·绝气》云"气之多少，脑髓之虚实……液脱者……脑髓消"。津液不充，脑髓亦虚；气血俱虚，神失所养，则神气涣散。

3. 血虚挟瘀则神伤 因"津血同源"，健康之人津液充足，血行畅达而神清气爽。若邪热伤津，津液运行不畅，血虚挟瘀可致神识不清。实热邪气可由经入腑、由表传里，耗伤血气。太阳小肠经与少阴心经相表里，心主血统脉，邪热由腑传脏灼伤血络致血虚挟瘀，证属实虚相杂。因气血亏虚，血不养神，易生狂乱、健忘、愚钝等神伤证候。《伤寒论》中阳明蓄血所致的神志异常，主要病机为瘀血内停、血虚挟瘀、气化失司、阳明气化不足致神识异常。《灵枢·绝气》云："中焦受气取汁，变化而赤是为血。"胃居中焦，阳明胃经与气血生化密切相关。《素问·太阴阳明论》云"太阴阳明为表里……四肢皆禀气于胃"。老年人脾胃多虚，瘀热内结不化，化血乏源，血虚挟瘀兼脑髓不充故常见失神。

4. 气血失和则神扰 气血相较，气为阳、血为阴。《素问·阴阳应象大论》云："阴阳者，血气之男女也。"血气不足易致阴阳不调。老年脑病患者的发病具有明显的阶段性特征，随着人体年龄逐步增加，肾中天癸呈抛物线样改变，达到峰值后精血逐步衰减，气血不足，阴阳失调以加速人的衰老而导致老年脑病发生。《灵枢·天年》云"五十岁，肝气始衰……目始不明"。肝藏血五志主怒，肝阴不足致肝气不得血涵养，以致老年人气血失和，神识不清，髓消脑弱。气虚血热易致邪热壅滞，邪热留于脑窍，易使神机被扰。五脏气血失和常见肝阳上亢，心肾不交，脾气亏虚，肺失宣降。以上均可致五脏藏神不及，加剧气血阴阳失调。气血失和则神明扰动。

从气-血-神的关系探析常见老年脑病的治法

1. 不寐 现代医学多称其为失眠，是指尽管有合适的睡眠机会和睡眠环境，依然对睡眠时间和（或）质量感到不满足，并且影响日间社会功能的一种主观体验，是老年人常见的疾病，亦属老年脑病的范畴。老年不寐患者多见入睡困难、寐浅、多梦、困乏及健忘等症。中医学认为不寐多因气血阴阳失和、脑络失养而致。老年人长期不寐常出现焦虑和烦躁的症状，其病机为气血俱虚，神失所养。《灵枢·天年》云"血气已和，营卫已通……神气舍心"。血运正常则心神得安。《灵枢·大惑论》云"心肺虚，虚则营卫留于下"，营卫留于下焦使"上气不足而下气有余"，上气不足致脑窍失养，神机失用则心生焦虑。邪实留于胃可致脑络不通，夜寐不安。《素问·逆调论》云"胃不和则卧不安"。《灵枢·营卫生会》云"老者之气血衰……其营气衰少而卫气内伐，故昼不精，夜不瞑"。脾胃之气升降失司兼化血乏源则脑窍不清，营卫血气不和，则夜寐不安。脾胃为生化血气之源，培补脾胃以生气血，可荣脑窍、调精神。《素问·五脏生成》云"人卧则血归于肝"。故肝不藏血则魂不守舍而寐浅多梦，气畅血和则神魂安宁而寐安。《灵枢·本神》云"随神往来者谓之魂""肝藏血，血舍魂"。魂乃神之变，魂发于心而受于肝，其活动"随神往来"，并以肝为居，以肝血为依，随寤寐而有动静。在老年不寐患者的治疗中，应把握好血可养神，将调和气血阴阳作为施治目标。在老年不寐患者的诊疗中，根据气-血-神三者联系，用养血安神的治法，强调血脉通畅是心神清明的前提。

2. 中风 现代医学多称其为卒中，是指急性脑血管病，是老年脑病中较为常见和严重的一类疾病。因其发病病因复杂，加之老年人气血虚衰，发病时易致老年人脏腑阴阳失衡，血气骤然不行，周身瘫痪残疾，甚则影响老年人生命。老年人中风后不仅可以出现肢体运动障碍，日久亦可出现抑郁和烦躁等神志改变，其中神志后遗症以抑郁多见。关于中风《素问·调经论》中云"血之与气，并走于上，则为大厥，厥则暴死"。中风后肢体痿废，《景岳全书》云"元气败伤，则精虚不能灌溉，血虚不能营养者，亦不少矣"。张锡纯云："脑充血者，其脑中之血过多，固能伤其脑髓神经。脑贫血者，其脑中之血过少，又无以养其脑髓神经。是以究其终极，皆可使神经失其所司也。"故不论充血亦或贫血皆可致神经失其所司而脑失所养。本病病位在脑；病机多属于气虚血瘀兼以化热，上浊而下虚，故临床常取补下清上的治法。老年中风患者要把握气-血-神的辨证，从气-血-神论治，不可偏执一端。从而制定了补气活血兼以化痰清热的治则治法，在脑卒中患者中颇具疗效。

3. 痴呆 指慢性进行性智能障碍综合征，亦属老年常见脑病，临床上种类繁多，其中以阿尔茨海默病、血管性痴呆、路易体痴呆和额颞叶痴呆较为多见。痴呆的发病可由脑损伤或脑部病变加重引起，且常伴随老年人的年龄增加呈进行性发展。痴呆患者临床多以缓慢出现的记忆减退为主要表现，亦可出现情绪异常及人格改变。中医学认为记忆、情绪及人格改变皆属于"神"的范畴，血的生成依靠神的化生；神的安稳有赖血的濡养，血与脉和则心神得安。《素问·阴阳应象大论》云："阴阳者，万物之能始也。"《素问·生气通天论》又云"阴平阳秘，精神乃治"。痴呆患者的病因以肾气虚衰、天癸将竭、冲任脉衰、精血不足致髓海失充为多。因此老年人气血不足致阴阳失衡为痴呆的发病基础。孤阴不生，独阳不长，因阴阳互根互用，该病在临床中多见阴阳失和。治疗须遵循张仲景"阴阳自和者必自愈"与张景岳"善补阳者，必阴中求阳兼顾，以求阴阳同调"的古训。老年人肾气虚衰，肾为水火之脏，肾虚兼瘀，则气血失常。痴呆的老年患者病机多属虚瘀并存、痰热内蕴。治疗如陈士铎所云："大补其心肝之气血，加之祛痰开窍之药，则肝中枯竭得滋润而自苏，心内寡弱得补助而自旺，于是心气既清，肝气能运。"老年痴呆患者多是血气亏虚以致血虚挟瘀，故王平临床多从元气理论为源头，从气-血-神三者联系出发，创固本培元、行气化瘀、养血健脑的治法，对痴呆患者颇有疗效。

气-血-神联系频现于历代医家的著作中，《仁斋直指方论》云："人之一身，所以得全其性命者，气与血也。"朱丹溪据此联系创越鞠丸治疗六郁，其认为"气血冲和，万病不生"，并认为"人生诸病，多生于郁"。从《内经》营卫气血的角度把握慢性病的治疗，亦为中医学对老年脑病诊疗提供更多理论支持。根据《内经》所阐述的气-血-神联系对脑病治则深化，对于老年脑病的发生、发展和传变研究有着重要的指导意义。以元气理论作为老年脑病诊疗的基础，从气-血-神联系对老年脑病的诊治方向进行丰富，使患者得到了较好的疗效。展望现代医学与中医学脑病发展的未来，根据中医学血神联系，把握中医药多靶点特性，发掘中医学联合现代医学的基础研究，推广中医药国际化进程，为老年脑病的诊疗开辟新思路。

294 从百病生于气解析抑郁症五脏病机

"百病生于气"出自《素问·举痛论》"余知百病生于气也，怒则气上，喜则气缓，悲则气消，恐则气下，寒则气收，炅则气泄，惊则气乱，劳则气耗，思则气结"，以"九气"为例阐述了"百病生于气"的发病学观点，认为气的失常是疾病发生、发展和变化的基本机理。情志因素在九气致病中占有6位之多，足见情志刺激在发病中的重要地位，也表明气的失常是情志病的基本病机。抑郁症是一种以显著而持久的心境低落为特征的情感障碍性精神疾病，属于中医情志病的范畴。抑郁症在全世界范围内的发病率逐年上升，已变成导致人类负担最大的第二号疾病，被精神学家和心理专家形象的称为"精神科的感冒"。但迄今为止，中西方对抑郁症病因和发病机制的认识尚不明确。学者徐云浩等冀求借助《内经》中"百病生于气"这一经典的发病观，增添对抑郁症病因病机的认识，为临床诊疗提供更为多元的思路与方向。

百病生于气的内涵

"气"原为中国古代哲学概念，谓其是构成天地万物的本原，既包括如《管子·内业》所言的物质之气"凡物之精，此则为生，下生五谷，上列为星"，也包括如"浩然之气"（《孟子·公孙丑上》）在内的精神之气，是物质和精神的混沌与统一。中医学将其引入后，构建了以"气一元论"为基础的独特理论体系，认为人处于天地之间，气交之中，天地阴阳二气氤氲交感，化而为人。气是构成人的形体乃至于内部精神的源泉。人身之气，又称作一身之气，是无形而运动不息的极细微物质，升降出入是其基本运动形式。以脏腑气机的运动而言，肝气生发肺气肃降，肾水上升心火下降，脾主升清胃主降浊，其他另有五脏的"藏而不泄"、六腑的"泄而不藏"等，都是升降出入的具体体现。人体之气的升降出入运动及产生的相应变化，推动和调控着各脏腑的功能，精气血津液的新陈代谢及机体生长壮老已的生命进程。气在则人在，气止则人亡，"死生之机，升降而已"。

"百病生于气"在病理状态下具有病因、发病及病机多层面的含义。在病因学方面，《素问·举痛论》以"九气"为例从外感、情志、劳倦3方面阐述疾病发生之因，为后世"三因学说"的提出奠定了基础。在发病层面，百病生于气，此"气"谓与一身之气相对应的邪气而言，疾病发生与否取决于邪正双方力量的对比。正所谓"正气足则邪入可拒，正气虚则邪入相混，凡病皆然也"（《伤寒论本义·卷之七·少阳全篇》），而"百病生于气"公认最为核心的内容是认为气的失常是疾病的基本病机。五脏六腑皆赖气为之用。气之为病，包含气的耗散太过或者生化不足而导致的气虚和气的运动变化失常造成的气机失调。气为脏腑形体官窍功能活动的物质基础，气虚可表现为相关的功能活动的减退或者低下，如《灵枢·口问》云："上气不足，脑为之不满，耳为之苦鸣，头为之倾，目为之眩。"气机失调指气的升降出入方向与形式的异常，主要包括升降异常的气逆，气陷；出入异常的气闭，气脱；气机郁滞的气滞。故有"气息得理，即百病不生，若消息失宜，即诸疴竞起"之说以为借鉴。

气与情志病

情志活动，属狭义之神，是全部生命功能基础上产生的更加高级的功能活动，是气化作用的表现。气化生天地万物，人身为气所充，气藏寓在人体内，构成人的精神世界，正如《庄子·人间世》所云

"气也者，虚而待物者也"，孟子之"我善养吾浩然之气"，表明气是受人的意志支配的一种精神状态。中医学认为气能化神养神，如《素问·六节脏象论》云"气和而生，津液相成，神乃自生"，《灵枢·小针解》云："神寓于气，气以化神，气盛则神旺，气衰则神病，气绝则神亡。"

情志活动是人的精神意识对内外环境的变化做出的应激性反应，人人皆有，一般不会致病。但如果强烈、突然或者持久的情志刺激作用于人体，超出人体的承受范围，则发为情志病。《灵枢·百病始生》云"喜怒不节则伤脏"，《素问·阴阳应象大论》云"怒伤肝""喜伤心""思伤脾""忧伤肺""恐伤肾"，说明情志内伤可直接伤及内脏，并且不同的情志刺激损伤不同脏腑。《三因极一病证方论·七气叙论》云："喜伤心，其气散；怒伤肝，其气出；忧伤肺，其气聚；思伤脾，其气结……恐伤肾，其气怯；惊伤胆，其气乱。虽七诊自殊，无逾于气。"解释了气机升降失调乃是情志伤脏的中间环节，并且七情致病表现虽然千差万别，但是归根结底都是气的失常所致。情志内伤可导致脏腑气机逆乱，相反，脏腑之气的虚实变化，也会直接影响人的情志活动，如《灵枢·本神》云"肝气虚则恐，实则怒……心气虚则悲，实则笑不休"。除此之外，情志为病，不仅影响气机，还可损伤精气，造成形神俱病，如《素问·阴阳应象大论》云"心怵惕思虑则伤神，神伤则恐惧自失……毛悴色夭，死于冬"。

气与抑郁症

抑郁症是一类具有复杂症状和体征的情感或心境障碍性疾病，以情感或心境低落、兴趣缺失、快感丧失为核心症状，伴随有思维迟缓、精神运动性迟滞或激越、自我评价过低及自杀、自伤等行为，躯体症状可见睡眠障碍、食欲减退、体重明显减轻、性欲减退、精力缺失及非特异性的头痛头晕、肢体麻木、肌肉跳动、心慌气短、恶心呕吐等。中医学中并没有抑郁症的病名，但据症状可归于传统情志病如"郁证""脏躁""百合病""癫病"甚至"奔豚"等疾病范畴中，现临床多以"郁证"论治。抑郁症病位在脑，涉及五脏，虚实错杂。

抑郁症多以情志所伤为病因或诱因而发病。《张氏医通》云"郁证多缘于志虑不伸"，《临证指南医案》云"癫由积忧积郁"，《医宗金鉴》指出脏躁是"七情所伤……而神躁扰不宁也"，此皆是情志因素为病因直接致病者。而气机紊乱是抑郁症的主要发病机制，如《证治汇补·郁证》所言"郁症虽多，皆因气不周流"。此外，尚有素体脏气虚弱，精神状态、体力等比较差，遇情志诱因则抑郁难解，较易发为抑郁症者，如孙一奎在《赤水玄珠·郁门》云"有素虚之人，一旦事不如意，头目眩晕，精神短少，筋痿气急"。

抑郁症初起以忧思郁怒，气机郁滞或脏气虚衰，因虚致郁的气郁多见。若气郁日久，易化热化火，发为火郁。气为血之帅，气行则血行，气郁日久，由气及血，发为血郁。气郁不宣，气化受阻，水湿潴留，发为湿郁。气机阻滞，水湿凝聚，发为痰郁。脾失健运，食积不消，发为食郁。临床上六郁可错杂为病，气郁可致诸郁的产生，诸郁又可影响五脏气机发为气郁，从而形成抑郁症错综复杂的症状、体征。但归根究底，气郁为诸郁之先导，气机失调贯穿了抑郁症发病的始终。

气在抑郁症五脏发病中的作用

1. 心　心藏神，为神明之府，既包含主宰一身上下，统率脏腑内外的广义之神，也包含调控精神意识思维活动的狭义之神。心为产生精神活动的场所，虽然怒、喜、思、悲、恐五志分属于五脏，但却总属于心。如张景岳所云："情志之伤，虽五脏各有所属，然求其所由，则无不从心而发。"气为"神之母"，气能化神养神，心气不足可致心主神明功能异常，出现精神、情志、意识思维及语言等方面的功能不足，如《诸病源候论·脏腑病》云"心气不足……惊悸恍惚……善忧悲""心气不足，其病苦惊悸，汗出，心中烦闷，短气，喜怒悲忧，悉不自知"。善悲易哭、情绪低落是抑郁症患者最常见的症状，是心气不足所致，其他另有多畏善恐，言语无序，精神萎靡，思维迟钝，白日困倦并见夜晚难以入睡，多梦易惊，心悸，神疲乏力等症状。其次，心主血脉，血液在脉管中正常运行是以心气充盛为基础的。若心气不足，则会出现血流不畅导致气滞血瘀，出现面色无华或暗滞，胸部憋闷刺痛，心悸怔忡等躯体性症状。因而《赤水玄珠·郁证门》将心在抑郁症发病中的表现概括为"心郁者，神气昏昧，心胸微闷，主事健忘"。

2. 肝　肝为刚脏，主升主动，在五行属木，通于春气，主一身之生机，是人体气化之始。肝主疏泄，首要调畅气机，肝气舒则通而不滞，肝气泄则散而不郁。肝的疏泄亦可调畅情志之变化，若肝脏生理功能正常，则情绪稳定而不低沉（太息，沉闷欲哭），不亢奋（易怒，躁动不安），性格随和而不孤僻，睡眠安稳而不惊骇多梦。若情志不舒导致肝失疏泄，肝气郁结，可出现精神抑郁，闷闷不乐，多疑善虑，胸闷不舒，喜叹息，胸胁、乳房等肝经循行部位疼痛等。肝脏的疏泄功能是脾胃消化水谷的重要条件，如《血证论》所云"食气入胃，全赖肝木之气以疏泄之，而水谷乃化"。若气机郁滞影响脾胃的运化功能，可见食欲不振、脘闷不舒等症。肝主疏泄可调节气血津液的流通，气机郁滞，可发为气郁，气郁日久，可变生血、湿、痰、瘀、火诸郁交杂之证。肝气虚也是抑郁症发病的重要因素。《素问·脏气法时论》云："肝……虚则目䀮䀮无所见，耳无所闻，善恐，如人将捕之。"肝气为人体升生之气，肝气虚则生机不振，极易出现恐惧、害怕，精神抑郁，意志消沉。肝主筋，为"罢极之本"，肝气虚则运动迟缓，疲乏。肝经环绕阴器，肝气虚则性欲减退。胆主谋虑，肝主决断，如胆气不足，常可以出现决断能力下降，犹豫不决，自我认知异常等，甚至会出现自杀这样极端的想法。

3. 脾　脾主运化，与胃同居中焦，为气血生化之源，后天之本。脾气健运，则脾可运化水谷精微和津液至全身各脏腑形体官窍，五脏和脑神得养，精神情志功能正常。脾气不足，清阳之气不升，脑神失养，可见心境低落，精力减退，兴趣丧失，无愉快感；无法温阳头部、肌表、四肢，可见眩晕，耳鸣，视物不清，肢体萎软无力，肌肉消瘦，食少便溏等。脾主运化水液，喜燥恶湿，脾气虚则无力散精布津，痰饮水湿内生，脾为湿困，可见头身困重，肢体浮肿，泛恶欲吐，口味异常，纳呆便溏等症。另脾气虚，中气不足，阴火内生，可导致发热，如《脾胃论》所云："凡忿怒、悲思、恐惧皆能损伤元气，夫阴火之炽盛，由心生凝滞、七情不安故也。"

脾在志为思。研究发现，抑郁症发病与七情中思的关系最为密切，因抑郁症主要是过度思虑导致情绪郁闷，心境低落。《三因极一病证方论》云："思伤脾，气留不行，积聚在中脘，不得饮食，腹胀满，四肢怠惰，故曰思则气结。"过度思虑，气机郁滞，出现情绪低落，郁郁寡欢，表情呆滞，遇事想不通，安静无语；脾运化功能失常，可见饮食无味，不思饮食，腹胀，疲乏无力等症状。《三因极一病证方论》又云"思则兼心之所为也……言心未必是思，言思必是心"，说明思虽发于脾却成于心，且心为脾之母，生理上相互联系，病理上互相影响，故心脾皆可病于思，发为心脾两虚证，出现多思善疑、心悸、眩晕、失眠健忘、多梦、腹胀、纳差便溏等症状。

4. 肺　抑郁症患者多见情绪低落，悲忧易哭，而悲和忧皆为肺志，因而抑郁症与肺脏关系密切。悲、忧皆由肺气所化，正常情况下，可以防止心喜及肝怒太过，保持心情平稳。但过度的悲伤或者忧愁，则可损伤肺之精气，《素问·举痛论》云"悲则气消"，出现肺气不足的情况。《千金要方》云"肺气不足，惕然自惊，或哭或歌或怒"，临床多表现为精神恍惚，多疑易惊，悲忧易哭，喜怒无常等。

抑郁症多责于气之失常，而肺主气，以宣发和肃降为主要形式，调控一身之气的生成和运行。《辨证奇闻·痹症门》云："肺……统辖一身之气，无经不达，无脏不传……肺乃气之主也。"《理虚元鉴》云"肺气一病，百病蜂起"。肺主气的功能异常，既可影响宗气乃至全身脏腑经络之气的形成，出现声低气怯，少气不足以息，动则气喘等气虚症；又可影响一身之气的升降出入。若肺气郁闭，失于宣畅，可见胸胁胀闷，善太息。肺气不降，则一身之气皆郁，脑神不畅，可出现抑郁病变。《素问·刺禁论》云"肝生于左，肺藏于右"，肝肺升降协调，则全身气机通畅，气血调和。肺气闭郁，则肝气不舒，亦可导致郁证的发生。肺气之宣发肃降与脾气之升清相应，脾气运化的水谷精微赖于肺的宣降才能敷布全身，若精微不能上奉于脑，则头目之清窍失养，脑不主神。肺通调水道，有赖于肺气的宣发肃降。若肺气的宣降失职，可见体内水液停聚为痰为饮，痰气交结，扰及脑神而发病。

5. 肾 肾为"先天之本"。目前临床上病位在肾的抑郁症多责之肾精亏虚，但肾气为肾生理活动的物质基础，是元气的主要组成部分，在抑郁症发病中也占有举足轻重的地位。其中，以肾气虚损之病变居多。《中医大辞典·基础理论分册》云"肾气盛则精神健旺，筋骨强劲，动作敏捷"。肾气充盛则精力旺盛，思维敏捷，意志坚定，动作迅速。肾藏精，精生髓通于脑，肾气虚则不能载精上行，髓海空虚，脑失所养，可出现眩晕，精力减退，注意力不集中，记忆力下降等。《诸病源候论·肾病候》云"肾气虚则梦见舟船溺人，得其梦伏水中，若有所怖"，说明肾气虚可导致失眠多梦。《诸病源候论·肾病候》云"肾气不足……腰背冷……耳鸣若聋"。肾开窍于耳，肾气虚则精不能上荣于耳窍，可见耳鸣甚至耳聋。腰为肾之府，肾气亏虚，腰府失养，可见腰膝酸软无力，绵绵不绝，喜揉喜按，卧则减轻等症。

气为人身之本。五脏在抑郁症发病中可出现气虚、气滞、气逆等病变，气机失调为抑郁症的基本病机。但必须指出的是，气的失常只是抑郁症发病机制之一，诊疗中可多种辨证方法相结合，更有良效。

295　从五脏化五气理论认识抑郁症

五脏为人身之本，一切生理活动均离不开五脏功能的参与。《灵枢·本脏》云："人之血气精神者，所以奉生而周于性命者也。"精为其物质基础，气为其动力之源，神主宰调控五脏的整体活动，三者主奉养生命，为"人身三宝"，是维持人体生理活动的基本要素。五脏充则五气调，五脏虚则五气损。就抑郁症而言，"五脏化五气"更为强调的是五脏藏精、化气、生神的生理过程贯穿于抑郁症发病始终，学者周苗苗等认为"五脏化五气"功能失调为抑郁症发病之基础。正确认识五脏精气之变不仅有利于进一步剖析抑郁症病因病机，更为临床处方遣药提供了新的思路与方法。

抑郁症相关诸病症

抑郁症临床表现形式多样，症状隐匿多变，传统医学虽未有抑郁症病名，但与中医"郁证""不寐""脏躁""卑慄"有颇多相似之处，在抑郁症的研究及治疗过程中可相互借鉴。

郁证，"郁"即郁滞不畅之意，因情志不舒、气郁不畅致脏腑功能失调所引起的疾病，具体表现为气血津液之郁、脏腑之郁、经络之郁等。朱丹溪云："血气冲和，万病不生，一有怫郁，诸病生焉。"郑宋谦云："郁非一病之专名，乃百病之所由起也。"二位前贤所言之理，皆强调郁证一成，诸郁遂生，百病发之。究其缘由，在于气机结聚、郁滞不得发散，当升不升，当降不降。据此，《丹溪心法》提出解气、血、痰、火、湿、食诸郁之越鞠丸，开气郁予以香附，行血郁予以川芎，除湿郁予以苍术，栀子以清火郁，神曲消食郁以解中焦脾胃之郁结。

不寐：即以不能获得正常睡眠为特征的一类病证，临床常表现为难以入寐，或寐而易醒，醒后不能再寐，或时寐时醒，重则彻夜不寐等。究其缘由，或李中梓所云"不寐之故，大约有五：一曰气虚，一曰阴虚，一曰痰滞，一曰水停，一曰胃不和"；或《伤寒论》及《金匮要略》外感内伤之别；或张锡纯认为忧愁思虑等情志因素困扰是引起不寐的主要原因。就抑郁症患者而言，睡眠障碍是临床常见症状之一，相关流行病学调查结果显示，有睡眠障碍的人抑郁症发生风险明显高于无睡眠障碍的人，抑郁症患睡眠障碍的人远远高于健康人。

脏躁：《金匮要略·妇人杂病脉证并治》首载其病名，原文云"妇人脏躁，喜悲伤欲哭，象如神灵所作，数欠伸"，《灵枢·本神》对脏躁的类似症状也进行了描述，原文云"心藏脉，脉舍神，心气虚则悲，实则笑不休"。认为此类精神情志异常症状多属情志不遂，五志化火，伤及脏阴所致。临床治疗多沿用仲景治脏躁名方甘麦大枣汤予以加减治疗。

卑慄：卑慄作为病名始见于《伤寒论·平脉法》"卫气弱，名曰慄；荣气弱，名曰卑；慄卑相搏，名曰损"。此言卑慄因荣、卫气弱不足以养神，致神之衰乏、意下志薄而发为卑慄，治疗当予以人参养荣汤，诚如《奇症汇》所云"有一人痞塞，不饮食。心中常有所歉。爱处暗地，或倚门后，见人即避，似失志状。此为卑慄之病，以血不足故尔，人参养荣汤主之"。卑慄主要症状与抑郁症部分症状相似，临床治疗可相互借鉴。

五脏化五气

《素问·天元纪大论》云："天有五行，御五位，以生寒暑燥湿风。人有五脏化五气，以生喜怒思忧恐。"七情赖五脏精气化生和充养，是以五脏为中心的整体观在情志方面的体现。而精、气、神作为代表生命活动的物质基础、动力、主宰及外在征象，是五脏系统的功能保障，精为五脏提供物质基础，气为激发五脏的动力之源，神主宰调控五脏的整体活动。此外，精气神的化生、储藏、运行均由五脏主持完成，五脏系统实则为精气神发挥作用的场所及载体。以五脏功能为轴心的情志活动的发挥是生命活动有序进行的必要保证。而《内经》五脏化五气理论实则强调以五脏功能活动为中心的精气神在精神、情志、思维活动中的具体体现。

1. 五脏藏精 《素问·金匮真言论》云"夫精者，身之本也"。此精不仅指生命的本原物质，还包括构成人体、维持人体生命活动的精华物质。张志聪云："夫神气血脉皆生于精，故精乃生身之本，能藏其精，则血气内固，邪不外侵。"此处之精涵盖了各种类别的精所形成的综合概念，是与气、神相对应的特定名词。精为命宝，不可妄泻，精足则正气旺盛，生命力强，不易感邪发病；精亏则正气虚衰，易感邪患病。五脏所藏精气，既是五脏进行生理活动的基本物质，同时也为组织器官及精神活动提供营养支持。若五脏中的某一脏精气虚衰，其他脏腑所藏精气反应性的聚合此脏，则与五脏相关的组织器官及精神活动的荣养难以得到保证而导致疾病发生。此即《素问·宣明五气论》所云："五精所并，精气并于心则喜，并于肺则悲，并于肝则忧，并于脾则畏，并与肾则恐。"

2. 五脏化气 《素问·刺禁论》云"脏有要害，不可不察。肝生于左，肺藏于右，心部于表，肾治于里，脾为之使，胃为之市"。《内经》从气机运行的角度阐述了五脏的功能特征，揭示了五脏在气机活动中的作用和相互关系。

"肝生于左，肺藏于右"，大多数观点认为肝左肺右取象天体左升右降运动以类比体内肝肺的气机运行。肝居人体下焦，肺位居上焦，在下者必升，在上者必降，故人体左右两侧分别为气机升、降的道路，正如《素问·阴阳应象大论》云："左右者，阴阳之道路也。"肺气右降，可"通调水道，下输膀胱"，并制约肝气升发太过。肝通过升发亦可制约肺气肃降太过，助心火，开肾脏，升元气，亦可疏通脾胃，化生、排泄胆汁，促进消化。

"心部于表，肾治于里"，此处"表""里"，论及心属火，为阳之太阳，心火炎上外达，其主持之气机布达于表，临证多火热之邪外张于表，发生肌肤诸症；肾属水，为阴中之阴，水性沉降收敛，主持气机潜至于里，临证多水寒之邪内凝于胸腹，发生内寒及胸腹水诸症。故张志聪《素问集注》云："心为阳脏而主火，火性炎散，故心气分部于表；肾为阴脏而主水，水性寒凝，故肾气主治于里。"

"脾为之使，胃为之市"，脾胃居中焦，行转枢之职，主脾胃气机升降斡旋。诚如《素问释义》所云："中枢旋转，水木因之而左升，火金因之而右降"，经脾胃转枢，机体气机正常升降出入，上者宜降，下者当升，"能使心肺之阳降，肾肝之阴升"（《格致余论·臌胀论》），清阳得以出上窍、发腠理、实四肢，浊阴得以出下窍、走五脏、归六腑。若中焦脾胃的转枢功能失常，无论其虚实，皆可致全身气机失常，五脏不安。即《素问·阴阳应象大论》所云："清气在下，则生飧泄；浊气在上，则生䐜胀。"黄元御在《四圣心源》中也云"中气衰则升降窒，肾水下寒而精病，心火上炎而神病，肝木左郁而血病，肺金右滞而气病……四维之病，悉因于中气。中气者和济水火之机，升降金木之轴"。

3. 五脏主五神 《灵枢·本神》云"生之来谓之精，两精相搏谓之神，随神往来者谓之魂，并精而出入者谓之魄，所以任物者谓之心，心有所忆者谓之意，意之所存谓之志"。《内经》言五神即神、魂、魄、意、志，伴随新生命的产生而存在，先天禀赋是其形成的基础。五神亦是人体自身产生心理认知的前提，在神的统一支配调节下，以魂魄感知外界，形成初步认知，经意志支配，后通过分析思考，形成系列复杂情绪、动作反应。《内经》认为神以五脏精气为物质基础，将五神分属五脏所藏，诚如《素问·宣明五气》所云："心藏神，肺藏魄，肝藏魂，脾藏意，肾藏志，是谓五脏所藏。"在《黄帝内经太素·五脏精神》提到五脏藏神的目的为"舍五神"，"舍五神"乃《黄帝内经太素》脏象理论的重点所在，即"肝、心、脾、肺、肾，谓之五脏，藏精气也。血、脉、营、气、精，谓之五精气，舍五神也"。五脏生理功能是五神活动产生的前提，另一方面，五神统精驭气，对五脏的生理有反向调节作用，诚如《灵枢·本脏》所云："志意和则精神专直，魂魄不散，悔怒不起，五脏不受邪矣。"故而中医视角下的神与脏腑包括与之密切相关的情志活动息息相关，且存在一种生理与心理、物质与精神、体与用的辩证关系。基于《内经》五神藏理论分析精神心理症状时常将其归于五神的一种或多种，依据其所属脏腑调其气血，使其神志安和。又因神为诸神之首，"总统魂魄，兼赅志意"，五神中任一环节失调，均会影响神监督和制约之力，故当以调神为第一要务。

五脏化五气与抑郁症的关系

《素问·气交变大论》云："有喜有怒，有忧有丧，有泽有燥，此象之常也。"情志乃人体接受客观事物刺激后经过复杂的生理活动所产生的行为反应，属正常心理活动。人体情绪的变化均需"气"的参与，气流注于脏腑、经络之间，其运行受阻或失调必影响脏腑功能。《素问·举痛论》有"怒则气上，喜则气缓，悲则气消，恐则气下，惊则气乱，思则气结"之说，九气为病，情志因素占 6 位之多。抑郁症亦如此，在其发病过程中情志因素起重要作用，甚至可成为决定性成因，常因其突然、长期、剧烈的情志变化扰乱五脏气机及代偿能力使气机升降失调，损及脏腑气血。诚如《素问·阴阳应象大论》所云："喜怒伤气……暴怒伤阴……喜怒不节，寒暑过度，生乃不固，故重阴必阳、重阳必阴。"《内经》常以"暴""盛""不节""无穷"等修饰词表述情志的过激、过度、超过常量，或因喜怒无常、太过伤及内脏精气；亦或过度着急、生气损肝伤阴；或喜怒不节、寒暑过度影响人体正常生命活动。阴极必衰、衰则阳气来复；阳极必衰，衰则阴气来复，是物极必反之理。此外，五志伤人可引发脏腑间的相互传变，五脏实则传他脏，虚则被传。诚如《素问·玉机真脏论》所云："传化有不以次，不以次入者，忧恐悲喜怒，令不得以其次，故令人有大病矣。因而喜，大虚则肾气乘矣，怒则肝气乘矣，悲则肺气乘矣，恐则脾气乘矣，忧则心气乘矣，此其道也。"虽情志因素在抑郁症的发生过程中占重要地位，但并非所有的情志变化都导向抑郁症的发生，其中，"怒""思""悲"较为常见。

《内经》所论怒有忿怒、恚怒、大怒之分，忿，《广雅》释："怒也。"恚，《说文解字》释："恚也，从心奴声"。忿怒二者互意，《类经》云："秋之忿者，为冬怒之渐也。"恚，《说文解字》释："恨也。"《广雅·释诂》释："怒也。"则说明忿为怒之渐，怒为忿之极，大怒为怒之甚。《内经》对"怒"情志的描述较为详尽，提及大怒、暴怒、次怒等致病因素的划分，欲怒、善怒等表现形式以及伤气、伤阴、气机失调等致病特点。怒，为一种情绪性变化，表现为对事情的强烈不满，急于发泄，若机体承受持久反复的郁怒刺激，必损及机体而发病。

《尔雅·释诂》云："忧，思也。""思"与"忧""愁""哀""怨"等消极情绪相通，与抑郁症发病关系最为密切。《灵枢·本脏》云"愁忧者，气闭塞而不行"，此言过度思虑损及气机正常的升降出入必致郁滞不行，伤气而出现嗳气、呃逆胃脘部不适等症状。巢元方亦认识到忧思则"气留而不行"，将忧思致郁称为结气病。思者脾也，黄元御在《四圣心源·劳伤解》中提出中土五行是以土为中心的"土控四行"模式，称"脾为孤脏，中央土以灌四旁"。着重突出"脾土"居中央位，寄旺四季，又可滋养五脏六腑及相应的形体官窍，若脾气闭塞则五脏皆受其害。《景岳全书·五脏质类》云"过于思者，伤脾而气结"，思虑过度，伤及脾运，易致血气不足，肌肉日削，精神日渐颓废，四肢疲乏。此外，脾之中气是脏腑气机升降的重要枢纽，脾气升发则"水木不郁""金火不滞"，五脏气机不郁、不滞则情志调畅，反之则易发为郁证。

《素问·宣明五气》云"精气并于肺则悲"，《素问·玉机真脏论》论及情志致病时云"悲则肺气乘矣"，悲忧虽有别，但皆由肺主。《素问·举痛论》云："悲则气消……悲则心系急，肺布叶举，而上焦不通，营卫不散，热气在中，故气消矣。"说明悲的产生和肺气乘有关，产生后又反作用于肺，使上焦气机不畅，营卫不和致气消。悲伤日久会影响肺主治节的功能致心情不畅，血压降低，往郁症的方向发展，如《金匮要略·妇人杂病脉证并治》云"妇人脏躁，喜悲伤欲哭，像如神灵所作，数欠伸"。

验案举隅

　　张某，女，42 岁，2017 年 10 月 3 日初诊。患者系企业职工，一日发现电动车丢失，回家后堵闷心烦。次日上班，自认为电动车为同事所偷，后因情绪激动斯打，劝慰无果回家后仍哭闹不休，于当地医院诊断为抑郁症，予少许镇静安眠药治疗，回家后病情加重，病初狂躁不安，日久则无精打采、不吃不喝、喃喃自语，并见自杀倾向。后经患者高中同学介绍前来求治。见面色无华无神，精神萎靡。自诉不想吃东西、憋气、胸闷、胸胀、两胁胀满、腹胀、全身乏力，欲睡复不能睡。舌质黯、少苔、脉弦。辨证分析，该患者素体虚弱、突然丢失电动车，怒气即来，悲忧联想，致使肝气不舒、肺气不利以致气滞血瘀、心神紊乱、突发崩溃、打骂等；素体虚弱，连续几日未进食，生化无源，脏腑精血亏虚，故面色无华、无神。肺气不利则胸闷胸胀等；心血亏损，故心神不宁、难眠；肝气不畅，而两胁胀满；病程日久，虚实并见，治以补脾养心、宣肺利气、解郁安神，方予归脾汤加减。

　　处方：白术 10 g，红参 10 g，黄芪 10 g，厚朴 10 g，节菖蒲 6 g，远志 10 g，龙眼肉 15 g，酸枣仁（炒）20 g，枸杞子 15 g，生甘草 10 g。5 剂，每日 1 剂，水煎分 2 次服。

　　二诊：服上药后诸症见轻，饮食正常，可睡眠约 4 小时。属有效治疗，效不更方。按上方再服 5 剂。数日后诸症消失，正常上班。

296 从阳气-阴分角度探析不寐症

不寐作为单纯性情志类疾病或其他精神类疾病（如慢性疲劳综合征）的主症，以其高频发、难治愈、易复发的特性对现代人的生活质量造成了负面影响。不寐，是以经常不能获得正常睡眠为特征的一类病症。历代医家对于其病机的研讨多方面覆盖，产生了以营卫、阴阳、心神、魂魄、脑髓等主导睡眠的不同学说，其中尤以阴阳论证最为多见，仅从此角度就发散出多个维度，如阴阳与营卫学说、阴阳与脏腑学说等，其病机核心都是论述如何通过影响阴阳的正常运行而导致不寐，但从阴阳本质的角度论述者尚少。学者沈家雯等依从古籍，回归本质，探究经典中对阳气、阴分的认识，以阳气的虚大与实大、阴分的厚薄为据，对不寐病机进行剖析。

概念溯源

1. 阳分-阴分 《素问·阴阳应象大论》认为"积阳为天，积阴为地""清阳为天，浊阴为地"。李东垣在《脾胃论》中云："夫阳气走空窍者也，阴气附形质者也。如阴气附于土，阳气升于天，则各守其分也。"此谓之在自然界中，轻清之阳气趋上于外，盈于天，天盖四方，故阳气可于六合之内无处不及，无处不达，而厚重之阴气趋下入里，附于地，并为阴分，故阴分固守于下，厚德载物，以养四方。须知阴阳本一气，其性相述，故阴气与阳气可相互交感，然二者同源殊途，阴主静而气主散，阴气唯着于有形之物方可聚气守蛰，此即为阴分，故阴分外可交感阳气而有运化之机皆因秉受阴气之性，阴气为因，阴分为果，阴分是阴气的具象表现，也是阴阳有别的必然结果。阴气得附方可显形，则人足立在地可躬行，阳气不附则氤氲无形，故气运在天莫可闻。《素问·宝命全形论》云："人以天地之气生，四时之法成。"人形象天，可以取譬。阴分可见而阳气不可见，阳气主动，性轻清，升降出入，无处不达，以游离性状态存在于人体内，具有推动气化的功能，表现在外则是一种充满活力的状态。阴分主静，性厚浊，以稳定性状态存在于体内，具有敦厚养藏的功能，表现在外是一种安静内收的状态。

2. 阴分与营血 阴分在外表现为静，而其内部又是动态的。《素问·阴阳离合论》云："天覆地载，万物方生，未出地者，命曰阴处，名曰阴中之阴；则出地者，命曰阴中之阳。"阴阳之中复有阴阳，阴分内包含营血。血者，精血也，主濡养，为阴中之阴，主静，是阴分的物质基础，而阴分长养阳气，故血亦为阳气正常充盈运行的基础；营者，主运行血脉，主动，为阴中之阳，负责阳气入内时与阴分的交合。《灵枢·邪客》云："营气者，泌其津液，注之于脉，化以为血。"故而相对于浊厚濡养的血，营则更多包含的是清稀漾流之津液。营血合和，则可充养阴分，故而阴分有厚薄，其厚薄不同将影响阳气入里的趋势，进而影响人之寤寐。

3. 阳气-阴分与营卫 王冰在注解《素问·阴阳离合论》时云"阳施正气，万物方生；阴为主持，群形乃立"。阳气主气化，气化为五脏六腑实现功能的途径，故而阳气主一身之功能，阴分主养藏，养藏则形质得以化生，故而阴分主器形。阴分得阳气才可实现功能，不然则为死阴；阳气得阴分才可遍及周身，有所依托，不然则升降出入无常。朱丹溪在《格致余论》云"夫自清浊肇分，天以气运于外而摄水，地以形居中而浮于水者也……故曰大气，至清、至刚、至健，属乎金者也。非至刚，不能摄此水；非至健，不能运化无息以举地之重；非至清，其刚健不能长上古而不老……阳为外卫，非皮毛乎，此天之象也；其包裹骨肉、腑脏于其中，此地之象也；血行于皮里肉腠，昼夜周流无端，此水之象也。"此言明了阳气与阴分的关系，即阳气外浮而笼罩阴分，其中卫气为阳气中最为轻清之气，上达下传之势最为刚猛，其力最为健达，可外达穹隆内彻浊土，与阴分之营血汇融而傍行，助其营运亦受其滋养，周流于阴分之表以气化其中之精血。故而营卫为阳气-阴分交接之纽带，如古时两国联邦之接洽官，互基而生，共利而运，从而使阳气与阴分互通互融，相辅相成，共同实现人体正常的生理功能。不寐病机中营卫学说已被广泛论述，此是因其周流之性，然追根溯源应知其归属于阳气与阴分，营卫的生理特性仍是受其影响，故而深入探讨阳气与阴分对睡眠的影响是分辨不寐病机的必要条件。

阳气-阴分与睡眠

《类证治裁·不寐》云："阳气自动而之静，则寐；阴气自静而之动，则寤；不寐者，病在阳不交阴也。"正常状态下，白天阳气周游于全身各处，阴分自持于内，以待阳气入里。此所谓"阴藏精而起亟，阳卫外而守固"。夜晚，阳气进入阴分而入眠，气化赤为血以养阴分，血蒸腾于上以足阳气，白天耗散的阳气得以补足充养，阴分得以流通四布以养神明，为次日的生理活动进行良性调整。

《素问·调经论》云："血气离居，一虚一实。"病理状态下，阴分不足就会导致阳气的相对有余，阳气不足亦会导致阴分的相对有余，二者之间相互依存的关系决定了不寐的病机是复杂多元的，因此，在认识病机上要抓主要矛盾，以主导性病理因素为主线来分析。

阳气-阴分与不寐

1. 阴分不足，阳气相对有余 《灵素节注类编》云"而阳独盛于外，阴分之气虚，阴虚阳盛，故目不瞑也"。阴亏则入夜后阳难入阴而见不易入睡，阴分本薄，阳气出入轻浅，出则不寐，入又耗阴故阴分更薄，入则能睡，阴分薄而留不住阳气则眠浅易醒，同时阳入阴便耗阴更多而增加内热，故其人多见入夜烦躁。《格致余论》云："夫阳在外为阴之卫，阴在内为阳之守。精神外驰，嗜欲无节，阴气耗散，阳无所附，遂致浮散于肌表之间而恶热也，实非热，当作阴虚治之，而用补养可也。"此病机下主要会出现入睡困难、醒后不易入睡。此时起主导作用的是阴分的浅薄，究其根本实为营亏与血虚。营亏则血难行而留滞于下，同时又可见津液不足，则此时阴分不足生热更多见的是燥象，热象反而相对不明显，神不受扰故见无梦，用药时更多的使用麦冬、知母等滋补阴液类。《素问·阴阳应象大论》云："清阳上天，浊阴归地，是故天地之动静，神明为之纲纪。"血乃神的基本物质组成，血虚则神明不充而动荡阴阳，其人必神思惶惶而难以入睡，又或睡后极易复醒，甚者常睡梦中突然惊醒，心悸而不能自持。

同时，血虚亦可生热，相较于营亏导致燥象，血虚更易导致热象，其人多入夜热甚、小腿抽筋，并见神明被扰而见梦境纷扰，故血虚者必见梦多，用药时多选择牡丹皮、赤芍等清热凉血药及炒酸枣仁、琥珀等养血安神药。基于前文"血气离居，一虚一实"而知阴分不足会进一步导致阳气相对亢盛，其通达上下之力更盛，夜晚虽可入于阴分但因收敛不及又会亟待而出，阴分本为阳气之根，现阳气入里时少，阳气尚未被充养便出于阴分之外，且阴分本身不足亦不能上蒸化气，故长此下去阳气内亏，白天不能气化功用，而阳气本身是一种非实质性的亢盛，进而呈现出一种虚性的亢奋，勉其力而主一身之用，其人必渐觉乏力、热伏周身。治疗立法时仍应抓住主要矛盾，主以滋阴，兼以补气。此种类型在临床最为多见，司国民在处方时常以二至丸、四物汤、六味地黄汤合用，增血养营以厚阴分，于此基础上加用浮小麦、琥珀等安神药。常根据脏腑病位择用黄连阿胶汤、百合地黄汤、酸枣仁汤为基础方，随证治之。

2. 阳气虚大，阴分相对有余 古人云"若夫凉台水馆、大扇风车、阴水寒泉、果冰雪凉之伤""或涉冷水，或立湿地，或扇取凉，或卧当风、寒凉外搏"，此之种种，现代人更是不甚注意，喜冷贪凉，无不耗伤阳气。此外，现代社会生活节奏加快，工作压力增大，人多处于烦劳的状态。《素问·生气通天论》云："阳气者，烦劳则张。"无论老幼，阳气多有不足，或多或少而已。此种病机的主要矛盾为阳气之不足，内空则外濡，不能依附于阴分则外彰而虚大，其本质是阳气上达下行的力量不够，常态下阳气欲入阴分需有卫气之锐达之势与行气之力完备的物质基础（即阴分气化所供），卫气为阳气中最为轻清之气，上达下行力最强而具锐达之势，正如古时战前之先行官，向外可达最外之肌表一层，向内则可透入阴分，与阴中之营交汇，以助营运之力。故而阳气不足则卫气首当其冲，其上达下行之力受挫而阳气入阴之势削弱。阳不入里则浮散在外而发热，然此热为虚性之热，虽自觉发热恶热，其人必无精神，表现为白天精神疲劳，且于充分休息后仍得不到缓解（此亦为慢性疲劳综合征的一类病机），虚烦而不能自持。此类病机有较为特殊的表现，即患者虽入睡困难，辗转反侧，一旦睡着却不易复醒，或可一觉天明，但多梦境纷扰，虽睡眠时间尚可，睡眠质量往往不佳。久之则夜不能寐时间变久。此之谓阳气虽虚大在外，若自身功能调整，增益其下行之力尚可入阴，阴分浑厚而可留之不散，一旦入之则可安眠不复醒，但日久阳气不能气化阴分，则多为死阴而无器用，其人疲乏之感更甚，此时阴分中虽血盈而营不足，故而营卫交合失利，其阳本为虚大而外走，阴分更难挽之则睡眠时间渐少，甚者可彻夜不寐。立法当固密阳气，重镇潜阳。陈新宇善采用化裁桂枝加龙骨牡蛎汤治疗此种类型，唯有用晶石类药物重镇降逆，增强下行之力，方可镇守外张之阳气，同时用安神益气类药物以解除其疲羸之势，助气化之功。

3. 阴分有余，阳气相对不足　《医理真传》云"阳气过衰，阴气盛，势必上犯。而阴中一线之元阳，热必随阴气而上升"。此之阴分有余非真阴过剩，乃阳气不能气化孕育真阴，阳弱一分则死阴便多一分，此即"气不足便是寒"，死阴愈多，渐以雾溉覆原之势裹于真阴之外，如阴云蔽日，阻隔内外。初起雾薄露稀，阳气尚可温煦入里而气化真阴，阴分承之则营血流通以养心神，神安则寤寐适时从度，然其人必入睡渐难，因阳气渐不足，透彻入里之势渐缓，真阴承接渐少，营流渐枯，积之久久，血无营运则渐痼，痼于里渐多则阴分渐厚，虽厚而无长养之功，因死阴愈多而布于上，真阴愈少而封于下，看似阴分有余实则阴分不足。阳气隔于外而无透照之力，辗转不果且无阴分所附，必躁动反炽，似有虚大之势，实为阳气不足。其本质是阴阳皆不足，关键在不同阶段哪一方占主导地位，从而在症状上集中表现出来。其人必有寒热错杂之征象，初起以入睡时长、畏寒，自汗为主，后死阴渐隔阳气于真阴之外，以彻夜不寐、情绪极不稳定，易怒并伴自汗，昼日疲乏无力常畏寒，夜间不寐、手足烦热并伴盗汗，虽有阴虚之象其人又常吐痰涎，或周身易起肿块，色暗不痛，同时舌苔脉象常有血瘀之象为主。此类病机覆盖疾病广泛，轻者体内痰饮不化，此痰饮冷着下流，或为留饮，或为伏饮，或为胃中不化水谷之浊流，此皆为死阴，阻于阴阳之间，且今人多不注意防护，湿聚于皮下，再发汗不彻，湿无透发，进而则化痰饮，久之湿亦为干，内燥湿相踞，外则寒热错杂，为难治。重者体内痰瘀互搏，结为阴实，即为结节、肿瘤。除却有君火之气的心外，各脏腑皆可出现阴实，初起占位较少，阳气只在其所主时段被隔绝于外，患者亦只在特定时段失眠，如肝经主丑时，常人此时阳可入阴，然今有阴实阻于肝家，隔阳于外，故其人必于此时醒来，且阳隔于外必感发热，若久不治而加重，则阳入阴之时间更少，其人不寐时间渐多，发展至一日皆不可寐则为阴阳离绝，其人不治。然此类病机症状虽错综复杂，究其根本实为死阴阻隔，郑钦安以从阳引阴、滋阴化阳为治疗大法，遵循张仲景通阳以化阴思想，阴阳并治以通阳为主，方以炙甘草汤加减，酌加软坚祛实药，因为，类型发病具有时间性，故可针药并用，择时以施。

4. 阳气实大，阴分相对不足　《素问·阴阳离合论》云"太阳为开，阳明为阖，少阳为枢，三经者，不得相失也。搏而勿浮，命曰一阳"。一阳被细分为三阳，三阳相融又为一阳。若以人之一日来论，晨起目开，此为太阳，一日劳作，此为少阳，入夜目闭，此为阳明。若阳明有恙，则目不能闭，人不能寐。阳明者，阳盛而明，为纯盛之阳。纵观张仲景之六经，虽有三阴三阳之分，唯阳明一经阳气实大。《四圣心源》中黄元御对此评价为"阳明虽燥，病则太阴每胜而阳明每负，土燥而水亏者，伤寒阳明承气证外，绝无而仅有"。而"阳明主阖"言出阳明与睡眠的关系，至此而知阳气实大中主言阳明对睡眠的影响。《素问·太阴阳明论》云："故犯贼风虚邪者，阳受之……阳受之则入六腑……入六腑则身热不时卧，上为喘呼。"《素问·阳明脉解》云："阳明主肉，其脉血气盛，邪客之则热，热甚则恶火。"进一步言明阳明本就是多气多血，纯热无寒之经，若更受外热甚者弃衣而走，登高而歌。张仲景更于辨阳明病脉证并治篇中系统论述了阳明经证与腑证。经证为热未入腑或入腑但未结实，故热呈弥散性，如栀子豉汤证、白虎加人参汤证。待热实结成，其热胶着牢固，便多见神志症状，如谵语、循衣摸床等。此实为阳明腑中宿便久酿之沼气上逆横膈，膈间主分清浊，即清气上胸而浊气被截于此，今浊气并阳上逆，清玄之位夺而躁狂。阳气实大非阳独外亢，乃并浊外亢，故其阳热之势猛烈而持续，驰骋于外，势不可挡，向内则耗灼阴津，病程短而转折急，患者表现亦是一派实热之象，昼则烦闷欲呕，日晡尤甚，夜则辗转反侧，彻夜不寐，甚者昼夜躁狂，腹痛拒按，数日不圊。然虽其症急，并无性命之虞，一因阳明主阖，三阳传变于此即止，不会再传入三阴，在病势控制上有其独有的优势；二因阳气实大有外走之机，热多但性上，对阴分的损耗不易至深，但若是女性经期则较为危险，因血趋下行有引热入里之势，张仲景在《伤寒论》第 216 条"阳明病，下血谵语者，此为热入血室"进行了提示，故时机的掌握是必要的。基于此，遵循张仲景存津液思想，清热护阴为其治疗原则。判断阳热所处阶段，经证可选用白虎汤类与后世温病学方药，清散热气以截断阳气实大燥扰之势，再以竹叶、芦根等清轻双补气阴类药恢复平衡；腑证则选用承气类方，急下存阴复阳，再以麦冬、石斛等味厚滋养营津类药缓缓调养。

不寐的病机复杂多样，大而言之无外乎阴阳二字，当法从天地，比之人身，阳气与阴分是人体的构成基础，因而也是病机核心，临床诊断关键在于二者孰多孰少、谁为主次，把握住主要矛盾会事半功倍，在杂乱的病理线索中抓住"命门"，执简驭繁，或可取得意想不到的治疗效果。

297　老年性痴呆是生命气化阶段性异常病变

　　目前大多数学者认为老年性痴呆的病位在脑，涉及五脏，证属本虚标实；并以年高体衰、肝肾亏虚、气血不足、清阳不展为发病之本；而痰浊瘀血上蒙清窍，致窍闭神匮、神明失用，为病机之标。大体将本病分为髓海不足、肝肾阴虚、心脾两虚、痰浊蒙蔽、气滞血瘀、脾肾阳虚、五志化火等证型。中医学中，气是最基本也是最高层次的概念，"百病皆由气生"，即脏腑经络的气机逆乱是百病发生的根源。而三焦在气化及气机的调节中起着主导作用，是气机升降出入的通道，气化进行的场所。《中藏经·论三焦虚实寒热生死顺逆脉证之法》认为三焦"总领五脏六腑、营卫经络、内外左右上下之气；三焦通，则内外左右上下皆通也"。《难经·六十六难》云"三焦者，元气之别使也"，人体的元气通过三焦通达于五脏六腑、四肢百骸。衰老过程中，三焦的气化功能日趋低下，加之各种致病因素的影响，最易出现气机升降出入失常的气化病变，如出现气虚、气滞、气郁等，随之产生痰浊、血瘀、浊毒等病理产物，脑衰老正是这种气化失常的具体体现。韩景献提出了老年性痴呆的病机是多因素的，但其根本在于三焦气化功能失常的观点；学者罗本华等在此基础上进一步提出了老年性痴呆是生命气化阶段性异常病变。

老年性痴呆是关乎脑神的三焦气化失常疾病

　　首先，心神与脑神的关系——脑神为神志的外在表现，传统中医认为"调控、主宰精神意识思维情志等活动"是"心藏神""心主神明"的内容。《类经》所云"心为君主之官"包括"总统魂魄，并赅意志""统摄情志""主管视、听、触等感知觉"等方面。"心藏神"之神是"元神"，是一身的最高级主宰，实际上是生命活动的内在机制——生命活动的根本气机，即气的运动及其所产生的各种变化，就是气机与气化，二者统一是生命活动的根本。人的精神意识思维情志等活动是狭义的"神"，现代医学认为"精神意识思维情志活动"是"脑"的功能。《本草纲目》"脑为元神之府"创"脑神"之说，指"脑主神明"；《本草备要》云"人之记性，皆在脑中"，《医林改错》云"灵机记性不在心在脑"等论述，现代文献多有报道，指脑是机体进行精神意识记忆思维情感活动的器官，主宰生命活动。"识神"是生命功能的总体意识，是"元神"的表现形式，是次高级的主宰，是生命功能的最高形式；识神产生的器官主要是脑，精神意识是一种功能表现，它直接发生于大脑这个器官。在人体，精神活动只是一种生命功能，而不是主宰生命活动的东西，是以"心藏神"为前提的。"神"是精神意识的内在根据，精神意识是"神"作用的表现之一。脑是精神活动这一功能的实现者，心则是精神活动这一功能的主宰者；"识神"能反作用于"元神"，识神间接地通过元神发挥对全身的主宰支配作用，从而对全身的元神发挥更高层次的调控作用，体现出"心的君主之官"的作用，构成这种由识神和元神共同的主宰系统。

　　其次，罗本华曾就"三焦气化化生气血精津液是脑神外在表现的物质基础""三焦及气化将五神五志紧密联为一体""血和脑髓是脑神主要居所，离不开三焦气化""脑神及其血、髓等物质基础依赖三焦气化的具体气机而各就其所""三焦气化是脑神整体神志观的基础"及"三焦气化是实现脑神作用的基础"等论点分别论述，并提出了"三焦气化是脑神的基础"的观点。

　　老年性痴呆是关乎脑神的三焦气化失常疾病。由于三焦气化为脑神的基础，故脑神之病变是三焦气化失常疾病；在人生衰老阶段的气化出现了异常，导致五脏功能的异常、气血津液精等三焦气化失司为基本的病理改变，气血精气不能上养并精气不足化髓充脑以养脑神，而代谢病理产物邪实干犯于脑神，而出现如老年性痴呆的以脑神病变为核心症状表现的病症，因而，老年性痴呆是关乎脑神病症。因为随着年龄增长，精的运动呈现衰退，相应人体气化气机衰退，由气维系的生命衰退，脏腑气化功能衰退，无论上焦心肺、中焦脾胃、下焦肝肾中的任何一个脏（腑）气化功能出现异常致气血精津液不足，抑或是气血精津液升降出入的通道不畅，都能导致气血精津液的化生、运行、输布异常，而气血精津液虚损不足表现之症状；而气血精津液的不足、运行、输布异常亦能内生风、火、湿、热诸邪，血瘀、痰浊、水饮、浊毒等病理产物随之而生，加剧了衰老的进程，从而导致阴阳失调，清阳不升、浊阴不降。"阳气者，精则养神"，清阳不升则神失所养，浊阴不降则神明被扰，如是则呆病作矣。中医对痴呆、老年性痴呆的论述散见于"呆病""善忘""痴症""癫症""郁症""神呆"等病症中，均表现病位在脑的智能、精神障碍、情感障碍、人格障碍之病变。说明老年性痴呆是关乎脑神，以学习、记忆方面等认知障碍为核心症状并有一定情感障碍、人格障碍、精神障碍等症状的脑神病变，归因于一定精气血虚损基础及痰饮水浊瘀血等邪实的三焦气化失常疾病。故《黄帝内经素问集注》云："神气血脉，皆生于精，故精乃生身之本，能藏其精，则血气内固，邪不外侵。"《素问玄机原病式》云："是以精中生气，气中生神，神能御其形也。由是精为神之本，形体之充固，则众邪难伤，衰则诸病易染……由是气化则物生，气变则物易，气甚即物壮，气弱即物衰。"《重庆堂随笔》云："盖脑为髓海，又名元神之腑，水足髓充，则元神清湛而强记不忘矣。"

而究其根本，脑髓源于肾中精气，肾中精气又赖五脏六腑化生之精的补养，三焦气化联系五脏为一功能整体，故人生三焦气化是机体脑髓状态的根源，是"脑神"功能状态的基础；三焦气化失司致脑髓不充则是脑神病变的基础。脑神归属于五脏所藏五神五志，而以脑神为之主，以三焦气化的根本气机为具体外在形式，反映出大脑功能的全身性作用；反之如正常肾精所主的人生衰老阶段的三焦气化失司、或正常人生衰老气化阶段提早，而所致的五脏的功能失常、气化失司也必然影响脑神的某些功能，而引起脑神所主的神志变化，主要表现为老年性痴呆认知功能障碍，并有一定的精神障碍和人格障碍等。故老年性痴呆是关乎脑神的生命气化阶段相关疾病。

老年性痴呆既是与三焦气化失常相关的人生衰老异常疾病，又是关乎脑神的疾病。主要归之脑神病变，而责之于五脏，根因于三焦气化失司。故治疗上，调理三焦气化为根本，为基本治则，而恢复调理五脏的功能、调理气血津液精功能、祛除邪实、畅通三焦气道等为重要的治法，以达恢复脑神之用、之明的目的。故最基础和根本的是根据人生阶段气化的特点、调理三焦气化及相关环节（如五脏、五神、五志）确立的治法，如韩景献所创的"益气调血、扶本培元"治则。

老年性痴呆是以多脏腑相关、夹杂邪实为表现的三焦气化失常病变

脏腑虚损是衰老的病因，古人有丰富的记载。《内经》明确指出随着年龄的增加，腑虚衰则会导致衰老的发生与发展，并最终引起死亡。如《灵枢·天年》云："五十岁，肝气始衰……百岁，五脏皆虚，神气皆去，形骸独居而终矣。"首先提出了脏腑虚衰是导致人体衰老、死亡的原因。后世医家在此基础之上，结合各自临床经验，对衰老的脏腑虚衰学说又各有发挥，并形成了两种主要观点：①肾气亏虚为主说。这一观点主要依据《素问·上古天真论》的论述"女子七岁，肾气盛，齿更发长……七七，任脉虚，太冲脉衰少，天癸竭，地道不通，故形坏而无子也。丈夫八岁，肾气实，发长齿更……八八，则齿发去。肾者主水，受五脏六腑之精而藏之，故五脏盛，乃能泻……此其天寿过度，气脉常通，而肾气有余也。"认为肾为先天之本，人体生长、发育、衰老以至死亡的过程就是肾气逐渐充实、隆盛、亏虚乃至衰竭的过程。肾气有余，则能体健长寿，肾气不足，则发生衰老，乃至死亡。明代虞搏在《医学正传·命门主寿夭》中云："夫人有生之初，先生二肾，号曰命门，元气之所司，性命之所系焉，是故肾元盛则寿延，肾元衰则寿夭。"简要总结了该学说。②脾胃虚衰为主说。中医学认为脾胃主运化受纳，为气血生化之源，为人体后天之本。虽然肾为先天之本，人之初本于肾，但肾中的先天精气也依赖于脾

胃化生的后天水谷精微的充养，才能充分发挥其作用。《灵枢·五味》云"五脏六腑皆禀气于胃"，《素问·平人气象论》云"人无胃气曰逆，逆者死"。李东垣《脾胃论》提出"诸病从脾胃而生"，脾虚则"气促憔悴""血气虚弱""皮毛枯槁"等观点，认为脾胃气衰是导致衰老发生的主要原因。张景岳在《景岳全书》中云："盖人之始生，本乎精血之原，人之既生，由乎水谷之养，非精血无以立形体之基，非水谷无以成形体之壮，精血之司在命，水谷之司在脾胃。"张志聪注《内经》云："受五脏六腑之精而藏之者，受后天水谷之精也……是以老年之人能饮食而脾胃健者尚能筋骨坚强，气血尤盛。"这些观点说明，先天肾气亦必须依赖后天脾胃运化的水谷精微的濡养，脾胃功能强盛则身体健康而长寿，脾胃虚衰则百病丛生而早衰。

俞征宙等通过 878 例中老年人中医证候流行病学调查结果表明，随着年龄的不断增长，机体各脏器虚损及气滞、血瘀、痰浊等伴随证也不断出现，呈显著正相关，进而提出多脏器虚损与气滞血瘀痰浊等实邪相互作用，即本虚标实证的相互作用，本虚导致标实，标实使本更虚，如此恶性循环，导致全身功能减退，以至衰竭。上述调查结果进一步说明了衰老是一个整体的变化过程，不是某一脏器单个虚损，而是多脏器相互受累。多脏器虚损中又以强调肾虚是致衰的重要原因。因此提出了多脏器虚损与气滞血瘀痰浊衰老说。延缓衰老中药制剂宜补虚为主，泻实为辅，补虚又以补气阳、补肾为基础，兼顾心、肺、肝、脾、气血，泻实以活血化瘀为主，兼顾祛痰。姜惟研究认为，随着年龄的增长，以肾为主的脏器组织的生理功能逐渐减退，同时由于脏腑功能的减退，导致血瘀、痰饮等病理产物的产生，瘀、痰一旦留于体内，又进一步损伤正气，影响脏腑的气化功能，结果脏器功能越衰，瘀、痰越积，机体越来越衰老。

韩景献在观察 90 例老年性痴呆患者中，85 例有耳目失聪、毛发枯焦、头晕健忘、腰膝酸软、二便失司、舌淡苔少、脉细无力等肝肾亏损、髓海不足之表现，80 例兼有肌肤甲错、舌质紫暗、舌下脉络明显迂曲、脉细涩等血瘀征象，72 例兼有言语颠倒、举动不经、哭笑无常、喉中痰鸣、头身困重、胸脘痞闷、苔腻、脉滑等脾胃痰湿征象，17 例兼有心烦易怒、失眠多梦、口渴、尿赤、舌边尖红等心火上炎症状，表明老年性痴呆不是某单一因素所导致的单一脏器病变，而是涉及上、中、下三焦多个脏腑。人体是一个有机的整体，各脏腑之间在生理和病理上随时互相影响；老年人随着衰老的进程，脏腑的生理功能减退，脏腑气化功能日趋低下，无论上焦心肺、中焦脾胃、下焦肝肾中的任何一个脏（腑）气化功能出现异常，多脏器可同时受到影响，都可最终导致三焦整体气化失常，气血津液升降出入的通道不畅，脏腑新陈代谢病理产物增多，从而内生风、火、湿、热诸邪及痰、瘀、浊毒等病理产物。《素问》云"使道闭塞不通……以此养生则殃"，"使道"即血脉，明确指出血脉不通有碍养生长寿；瘀血产生后，气血运行受阻，脏腑得不到正常濡养，气化功能受损；同时代谢产物不能排泄，堆积体内，毒害机体，从而形成恶性循环，加速衰老；说明瘀血痰浊等邪实亦是导致痴呆的病因，也可表现为痴呆的症状。这种失常的气化状态因而成为许多老年性疾病发生的根源，疾病的存在又进一步加重三焦气化失常，促进机体衰老，如此形成"因衰老而易病，因病而加速衰老"的恶性循环。因此，尽管衰老是生理性的，但衰老的生理改变和病理变化之间并无明确的界线。有些疾病与老化过程同时发生，如动脉粥样硬化、退行性关节病、骨质疏松等；有些疾病则随年龄增长而增多，如高血压、糖尿病、老年性痴呆、肿瘤、自身免疫疾病等。因此老年性痴呆除表现以学习、记忆障碍、一定的精神症状为主的脑神经病变外，尚是以多脏腑相关、夹杂邪实为基础表现的三焦气化失常病变。

老年性痴呆是生命气化阶段性失常病变

1. 气分阴阳，化生天地万物及人体　气自身的运动变化，化为天地阴阳二气。《淮南子·天文训》云"清阳者薄靡而为天，重浊者凝滞而为地"。古人从男女生殖之精相结合而孕育一个新生命的过程中推理出阴阳二气交感合和而生物的普遍规律，如《易传·系辞下》云"天地氤氲，万物化醇。男女构精，万物化生"。故明代王廷相认为，气有阴阳，"天地未判之前只有一气而已，一气中即有阴阳"，而阴阳相互感应，"二气流行，生物不休"。在人体，气化学说来源于《内经》的运气学说，《素问·天元纪大论》云："物生谓之化，物极谓之变……在天化气，在地成形，形气相感而化生万物矣。"在气的运动的促进作用下，不仅自然界的万事万物都有生长化收藏或生长壮老已的变化，而且人类自身也出现了生长壮老已的变化规律。人体内的物质与能量的新陈代谢过程，也是气的运动所产生的气化过程；《素问·阴阳应象大论》云："味归形，形归气，气归精，精归化，精食气，形食味，化生精，气生形……精化为气，气伤于味。"由此概括出饮食物"气""味"与人体的"形""气"之间的转化关系，这种物质之间的气化为形，形化为气的过程，也就是气化过程。人体内的气化过程是由人体内之气的升降出入气机运动来推动，来完成人体生理功能；如《素问·灵兰秘典论》云："膀胱者，州都之官，津液藏焉，气化则能出矣。"故《内经》不但从哲学而且从医学的角度以气化阐述了人体内的精、气、血、津液的新陈代谢及其相互转化的内在机制。

2. 老年性痴呆是生命气化阶段性失常病变　气化是人体生命运动的普遍属性和机体内部功能物质的系统概括（因素性气化、结构性气化、功能性气化和时序性气化）。气化除了协调机体与脏腑、脏腑与脏腑及机体与环境之间的关系外，还要协调生命运动过程中各阶段之间的关系。气化依其自身的特性和机体需要的不同，在运动方面表现出不同的时序，这就是时序性气化。气化活动的每个环节都有其特定的作用，它或者发生量的变化，或者出现质的飞跃，结果呈现出阶段性和一贯性。各脏腑、各阶段的气化衔接是至关重要的，如果没有先后秩序的紧密衔接，任一链环脱落或易位，那么整个气化过程就会失稳和紊乱。人体自身的新陈代谢，是由于人体之气的不断运动而推动和调控的气化过程，人体内之气的升降出入运动，推动和调控着精、气、血、津液的新陈代谢及其与能量的相互转化，推动和调控着各脏腑的功能活动，推动和调控着人体生长壮老已的生命过程。故气化决定了人身生长壮老已的基本过程，故人之一生是以表现为生长壮老已生命特征的气化过程，这也属时序性气化的一种形式。而人生之气化是本原于精的生命之气化，即"生命维系于气"。

肾藏精，精化气，肾气为生气之源，是生命活动的原动力，具有推动人体生长发育、促进人体生殖功能、防御外邪入侵的作用。《素问·上古天真论》云："人年老而无子者，材力尽耶，将天数然也。岐伯曰：女子七岁，肾气盛，齿更发长；二七而天癸至，任脉通，太冲脉盛，月事以时下，故有子；三七，肾气平均，故真牙生而长极；四七，筋骨坚，发长极，身体盛壮；五七，阳明脉衰，面始焦，发始堕；六七，三阳脉衰于上，面皆焦，发始白；七七，任脉虚，太冲脉衰少，天癸竭，地道不通，故形坏而无子也。丈夫八岁，肾气实，发长齿更；二八，肾气盛，天癸至，精气溢写，阴阳和，故能有子；三八，肾气平均，筋骨劲强，故真牙生而长极；四八，筋骨隆盛，肌肉满壮；五八，肾气衰，发堕齿槁；六八，阳气衰竭于上，面焦，发鬓颁白；七八，肝气衰，筋不能动，天癸竭，精少，肾藏衰，形体皆极；八八，则齿发去。肾者主水，受五脏六腑之精而藏之，故五藏盛，乃能泻。今五藏皆衰，筋骨解堕，天癸尽矣。故发鬓白，身体重，行步不正，而无子耳……此虽有子，男不过尽八八，女不过尽七七，而天地之精气皆竭矣。"此明确地将"人生生长壮老已的气化过程，很重要地通过肾中精气决定人体生殖功能和决定人体生命活动呈现生长壮老已的规律性变化体现出来"。气化作为生命活动的标志贯穿于生命始终，气机与气化二者统一是生命活动的根本。一方面，机体只有通过气的不断升降出入运动，才能吐故纳新，生化不息，维持正常的新陈代谢；另一方面，机体只有通过脏腑气化功能，把纳入体内的水谷和清气转化为精、气、血、津液等自身物质，才能激发和推动各项生理活动，各脏腑之气的升降开阖才能正常协调，经络的流注、气血津液的运行输布才能畅通无阻。同时，只有通过脏腑气化功能，把体内的代谢产物排出体外，使"浊阴出下窍"方能"清阳出上窍"，吐故方能纳新，从而维持气机升降出入的正常和阴阳平衡。

《淮南子·精神训》云"烦气为虫，精气为人"，又《论衡·论死》云"人之所以生者，精气也"，这里提出"人的生命由本原于精（由精化生），由气维系"，这就是中医学的生命本原说。《周易·咸》云"天地感而万物化生"，《周易·系辞下》云"男女构精，万物化生"，故《素问·金匮真言论》云

"夫精者，身之本也"。故人体生命本原于父母生殖之精的结合。《灵枢·经脉》云："人始生，先成精，精成而脑髓生，骨为干，脉为营，筋为刚，肉为墙，皮肤坚而毛发长。"而人既生之后，对生命过程维持的机理，中医学主要以气的运动不息以及由此产生的气化过程来阐释的；此"气"在《内经》称为"人气"，又称"一身之气"，是指人体内客观存在的、生命力很强的、不断运动且无形可见的极细微物质。气的运动，激发体内的气化过程，推动和调控着人体内外的新陈代谢，激发物质和能量的转化，负载和传递着生命信息，激发和调节着脏腑经络功能，抗御病邪的侵袭并能从体内驱除病邪，从而维系着人体的生命。气的运动止息，气化过程也就停止，生命活动因而终止。故《管子·枢言》云"有气则生，无气则死，生者以其气"，《内经》云"气化于人，关乎寿夭"。

衰老是生物体在正常环境条件下发生的功能减退，逐渐趋向死亡的现象，有人认为"衰老是机体结构、代谢功能以及适应性逐渐衰退的现象"，有人则认为"自然衰老的机体可视为生理性肾虚"。然而，均认可衰老是人类生命活动中的一种正常现象、自然规律，是人类不可避免的一个生命过程，具有时间性、整体性、进行性等特点。老年病即人在老年阶段所患的具有其特点的疾病，是老年人在衰老基础上发生的疾病，老年病包含衰老因素，老年病患者身上体现出一定衰老的特征；衰老虽然不是疾病，但是老年病的重要内因，衰老使得老年人对体内外各种刺激的抵抗力、适应性和自身稳定性下降，有些刺激即使正常也非常容易导致疾病的发生，形成老年病；衰老具有共性，老年病具有个性。因而，引起衰老的各种因素和引起生物由生至死过程中的反应顺序、具体方式和环节的衰老的机制在老年病的发生、防治中具有重要意义。老年病期痴呆是一种老年期出现以痴呆、学习与记忆等认知功能减退为主要症状的老年病患，以老年性痴呆和血管性痴呆最为多见。

《素问·上古天真论》云："上古之人，其知道者，法于阴阳，和于术数，食饮有节，起居有常，不妄作劳，故能形与神俱，而尽终其天年，度百岁乃去。"只有顺应机体与自然界的规律，最根本的是能内外顺应机体和自然界的人生阶段的气化规律，才能享有机体及自然赋予人的自然寿命、机体及各脏器的功能、正常精神状态以及由此而确定的生活工作能力和生活质量。而机体内外各方面的原因、自然界的各方面原因干扰机体，影响机体脏腑功能、气血功能、机体阴阳等的失调，而最根本的是人生阶段的气化规律失常，导致人生不能享有正常的天年，或生命气化阶段特征的不正常，衰老的提早而至，形体、功能、精气和精神方面在生命气化阶段特征上表现出异于正常现象的异常等，就表现出生命气化阶段性失常病变，在人生生命气化阶段最易出现异常病态的衰老阶段，老年性痴呆是最常见的人生气化阶段的病症，故表现为衰老提早而至、形体的衰老、生命功能及脏腑气血退化衰减以及精神情志的异常等特征，由"精"与"气"决定强化的衰老之时间性、整体性、进行性等特点，因而，"精"与"气"进一步表现为老年性痴呆的时间性、进行性及整体性的特点。因此，老年性痴呆是本原于精、维系于气的生命气化运动的阶段性失常病变，具有时间性、进行性、整体性的特点。

气由精生，人生气化气机以"气"维系的生命应感同人体"精"盛衰变化，体现人生前升后降的生命气化论。故人生气化的特点是前升后降。《灵枢·天年》云："人之寿百岁而死，何以致之？岐伯曰：使道隧以长，基墙高以方，通调营卫，三部三里起，骨高肉满，百岁乃得终。黄帝曰：其气之盛衰，以至其死，可得闻乎？岐伯曰：人生十岁，五藏始定，血气已通，其气在下，故好走。二十岁，血气始盛，肌肉方长，故好趋。三十岁，五藏大定，肌肉坚固，血脉盛满，故好步。四十岁，五脏六腑十二经脉，皆大盛以平定，腠理始流，荣华颓落，发颇斑白，平盛不摇，故好坐。五十岁，肝气始衰，肝叶始薄，胆汁始减，目始不明。六十岁，心气始衰，苦忧悲，血气懈惰，故好卧。七十岁，脾气虚，皮肤枯。八十岁，肺气衰，魄离，故言善误。九十岁，肾气焦，四藏经脉空虚。百岁，五藏皆虚，神气皆去，形骸独居而终矣。"故按天年的生命气化规律，少年之人气化气机呈蓬勃上升；壮年之人则气化气机隆盛；衰老之人，气化气机衰弱，人气日渐式微；而渐至人气的运动止息，气化过程也就停止，生命活动因而终止。这些天年的生命气化规律正是老年性痴呆的发病演变的内在基础，也是其防治的基础，因而，也决定了老年性痴呆是本原于精的生命之气化阶段性异常病变，以脏腑、精气血津液、脑神及痰饮水湿浊等方面的综合病变为基础症状表现，也决定了老年性痴呆具有时间性、进行性基础特征，同时其以整个机体精气为基础的整体性的特点，其时间性和进行性体现为不可逆的退行性病变。鉴于此，韩景献率先把三焦气化与衰老联系起来，提出了"三焦气化失常"是衰老的根本机制和诸多老年病的关键病机；以此为基础，罗本华进一步提出"老年性痴呆是生命气化阶段性失常病变"的观点，并由此提出生命气化阶段性失常是"衰老"病机之长、是老年性痴呆的基本病机的观点。

298　从一气周流理论探析血管性痴呆从肺治

　　血管性痴呆（VD），是指在缺血性、出血性及急性慢性缺血缺氧性脑血管性疾病引起的脑组织损害基础上产生的以高级神经认知功能障碍为主的一组临床综合征。现代医学研究认为，血管性痴呆为多因素疾病与高血压、糖尿病、高血脂等致动脉粥样硬化的因素有关。随着社会老龄化的加剧和脑血管病患者数量的不断升高，深入探讨其病因病机及中医疗法对于改善症状及控制病情进展具有重要的意义。

　　中医学认为，血管性痴呆病位在脑，由髓减脑消、神机失用所致，是以呆傻愚笨为主要特征的一种神志疾病。本病与脏腑功能失调密切相关，病性属本虚标实，五脏虚衰是其本，其中主要是肾虚，血瘀、痰浊为其标。通过查阅大量文献发现在讨论五脏虚衰及功能失调与血管性痴呆的关系时大多数从肾、心、脾三脏进行论述，少数从肝论述，但对肺脏极少涉及，应该说这是有失偏颇的。五脏藏五神主五志，中医五脏与精神神志均有密切关系，且五脏相关，肺脏虚损及功能失调在血管性痴呆的发生发展过程中的作用不能被忽视，学者赵清山等结合黄元御一气周流理论探析了血管性痴呆从肺论治的机理。

肺与血管性痴呆的关系

　　1. 肺主气司呼吸与血管性痴呆的关系　肺主气，包括呼吸之气和一身之气，《素问·阴阳应象大论》云"天气通于肺"。即肺通过主呼吸之气，呼浊吸清，吐故纳新，实现体内外气体的交换，从而保证脑的新陈代谢过程中，氧的供应并排出代谢产物二氧化碳，确保大脑功能的正常发挥。如《灵枢·邪气脏腑病形》云："十二经脉，三百六十五络其血气皆上于面而走空窍。"由于肺居上焦，主气，朝百脉，故此血气上于面走空窍以充养脑海与肺有关。若肺的呼吸功能减弱吸入清气不足，则气的化生乏源，以致气虚不能充养脑髓，浊气不能排出，留积体内，可随血上行瘀滞于脑，均可引起注意力不集中，定向能力减退，神态恍惚、淡漠严重则出现精神意识障碍，甚至发为痴呆。正如《灵枢·天年》所云"肺气衰，魄离，故言善误"，而"言善误"正是老年痴呆病的重要症状，在此为肺气虚脑海失养所致。

　　肺主一身之气是指肺通过呼吸运动，具有主持和调节全身脏腑组织之气的作用，体现在气的生成主要是宗气的生成和调节全身气机两个方面。宗气是由肺吸入之清气和脾胃运化之水谷精气相结合而成，宗气上出喉咙走息道以促进肺的呼吸运动，并贯通心脉、行气血而布散周身，以温养脏腑组织和维持其正常功能活动。肺的一呼一吸，直接对全身的气机运动起着调节作用。肺主一身之气的作用正常，则宗气充足、气机通畅、气血运行正常。倘若肺气受损，宗气不足，即不能贯心脉以助血气上达脑而荣神，以致脑失所养肺不能主持一身之气，全身气机升降出入功能失常，则体内易产生一系列的病理产物，如气滞痰凝、气虚血瘀、气郁血瘀等，而"瘀血"和"痰浊"正是引起血管性痴呆的最主要的病理因素。

　　2. 肺主通调水道与血管性痴呆的关系　肺的通调水道功能是指肺的宣发和肃降对体内水液的输布、运行和排泄起着疏通和调节的作用，《素问·经脉别论》云："饮入于胃游溢精气，上输于脾，脾气散精，上归于肺，通调水道，下输膀胱，水精四布，五经并行。"高度概括了人体内水液的输布、运行和排泄过程。其中，肺的通调水道作用将津液布散到全身并将部分无用的水液以汗、涕、尿液等形式排出体外。肺气宣发，一是使水液迅速向上向外输布，布散到全身，外达皮毛，"若雾露之溉"以充养、润泽、护卫各个组织器官；二是使经肺代谢后的水液，即被身体利用后的废水和剩余水分，通过呼吸、皮肤汗孔蒸发而排出体外。肺气肃降使体内代谢后的水液不断地下行到肾，经肾和膀胱的气化作用，生成尿液而排出体外。

如上所述肺为水之上源，肺气的宣发与肃降失常是痰浊产生的原因。如果肺气宣降失常，失去行水的职能，水道不调，则会出现水液输布和排泄障碍。老年体虚之人脏腑功能衰弱，肺气不足，肃降失常，治节无权，体内水液正常的输布调节作用减弱，易致水湿停而成饮、聚而成痰。痰湿重浊，可阻遏气机，致清阳不升、浊阴不降，影响神明，痰浊亦可上扰蒙蔽清窍，使脑失清灵，出现神识及智能的异常，"痰浊"在VD的发生发展过程中起到重要的作用，老年病流行病学的调查表明，痰浊证的患病率与年龄的增长呈显著的正相关，王永炎等认为"浊毒"是VD发生发展的根本原因。

3. 肺朝百脉与血管性痴呆的关系　肺朝百脉，是指全身的血液都通过经脉首先聚会于肺，通过肺的呼吸，进行体内外清浊之气的交换，然后将富含清气的血液输送至全身。因此所谓肺朝百脉，实际上是指肺具有协助心推动血液在脉管内运行的作用。正常情况下，肺气充沛，宗气旺盛，气机通畅，肺朝百脉，则助心行血功能正常，表现为机体血液循环正常。如果肺气虚衰，则宗气不足，气机失畅就不能帮助心脏推动血行，必然影响心主血脉的功能，使心血运行不畅而形成瘀血。瘀血一旦形成，可阻滞经络，气血无法正常充养元神之府，以致脑失所养，神明失用而发生痴呆。

4. 肺合大肠与血管性痴呆的关系　《灵枢·本输》云"肺合大肠"，是指肺通过经脉与大肠相互络属并构成表里关系。《素问·灵兰秘典论》云："大肠者，传导之官，变化出焉。"大肠的传导气化与魄门的启闭排便，有赖于肺气的推动及宣降作用，肺气阴充足，宣降协调，津液得布，则大肠气化有力，魄门启闭正常，糟粕可及时排出。若肺气不足，肃降失职则大肠传导缓慢，魄门开启无力，而致便秘。若肺气壅滞，失于肃降，易使大肠气滞，魄门启用失常，亦见便秘。若肺阴亏虚，津不下达，肠道失于濡润，亦可致腑气不通，肠燥便秘。《素问·五脏别论》有"魄门亦为五脏使，水谷不得久藏"之说，"水谷不得久藏"是说饮食水谷消化吸收后的渣滓糟粕，由大肠传导至魄门，即宜适时排出体外，久留则可致污浊腐秽蓄积为害。因糟粕久留产生浊毒，浊毒上扰清窍，可使智能、记忆受到损害，出现痴呆的表现。

据临床观察，老年人随着年龄增长，可出现不同程度的便秘，而且衰老现象明显的老年人，大多伴有便秘的症状。肺与大肠相表里，肺的正常宣降是大肠传导通畅的重要保证。可见老年习惯性便秘大多与肺失宣降相关，而其宣降失常又与肺虚有关。因此，老年习惯性便秘的产生与肺虚有关，便秘导致衰老进程的加速，肺虚是衰老和痴呆发生的重要原因之一。

5. 肺主宣发肃降与血管性痴呆的关系　肺主宣发肃降，是指肺气向上向外宣发与向内向下肃降的相反相成的运动。肺气宣发，能向上向外布散气与津液，一是排出体内浊气，二是将脾所转输来的津液和部分水谷精微上输头面诸窍，布散到全身，外达于皮毛，三是宣发卫气，调节腠理之开合将代谢后的津液化为汗液，并控制和调节其排泄。肺气肃降，能向内向下布散气和津液，主要体现在三个方面：一是吸入自然界的清气，并将吸入之清气与谷气相融合而成的宗气，向下布散至脐下，以资元气。二是将脾转输至肺的津液及部分水谷精微，向下向内布散于其他脏腑以濡润之。三是将脏腑代谢后产生的浊液下输于肾或膀胱成为尿液生成之源。肺的宣发和肃降运动协调，肺的主气司呼吸和行水功能才能正常进行。若肺失宣肃，导致机体的气血津液失去正常的运行、输布和排泄，不能正常充养脑髓，或气、痰、瘀、浊毒等病理产物的堆积致病，可引起或加速机体衰老进程，久则亦可引起痴呆。

6. 肺在志为悲与血管性痴呆的关系　血管性痴呆属中医神志疾病，五脏藏五神，主五志，五志七情过极亦可影响五脏功能，《灵枢·本神》云"愁忧者，气闭塞而不行"。肺在志为悲，悲忧虽略有差异，但对人体的影响相似，故悲忧同属肺志。长期或过度悲忧，内合于肺，肺气耗伤，导致肺的宣发肃降运动失调，气行不利，继而影响脑髓的气血运行变化，久之亦可产生智能及神志的异常，甚则发生痴呆。

一气周流理论

1. 一气周流理论的提出　清代著名医家黄元御在其著作《四圣心源》中提出"一气周流"理论体系，认为"气含阴阳，则有清浊，清则浮升，浊则沉降，自然之性也。升则为阳，降则为阴，阴阳异位，两仪分焉。清浊之间，是谓中气，中气者，阴阳升降之枢轴，所谓土也。枢轴运动，清气左旋，升而化火，浊气右转，降而化水。化火则热，化水则寒。方其半升，未成火也，名之曰木。木之气温，升而不已，积温成热，而化火矣。方其半降，未成水也，名之曰金。金之气凉，降而不已，积凉成寒，而化水矣。水、火、金、木是名四象。四象即阴阳之升降，阴阳即中气之浮沉。分而名之，则曰四象，合而言之，不过阴阳，分而言之，则曰阴阳。合而言之不过中气所变化耳。四象轮旋，一年而周。阳升于岁半之前，阴降于岁半之后，阳之半升则为春，全升则为夏，阴之半降则为秋，全降则为冬。春生夏长，木火之气也，故春温而夏热，秋收冬藏。金水之气也，故秋凉而冬寒"。

黄元御提出"左升右降，中气斡旋，一气周流"理论模型，认为脾胃是人体的中焦，人体这团气是从脾胃开始升降周流出来的，这一气往上升的时候，就是身体的肝气和心气，往下降的时候，就是人体的肺气和肾气。脾胃之气位居中焦，成为肝心肺肾升降的枢轴。人体的这一气升不上去会生病，降不下来也会生病，中焦脾胃之气转动不利也会生病。人所有的疾病，其实都是这样产生的或者升不上去，或者降不下来，或者枢轴不利。一气周流论简洁地阐释了人体的生理病理的精髓，自然也可以解释血管性痴呆的机理。

2. 从一气周流看血管性痴呆从肺论治的机理　人体气机有升方降，有降方升，升降正常有序，唯赖一气周流。血管性痴呆的机理亦不例外。

肺气的宣发，充分体现了升的一面。肺气能向上向外布散气与津液，排出体内浊气，将脾所转输来的津液和部分水谷精微上输头面诸窍，布散到全身，外达于皮毛，宣发卫气，调节腠理之开合，控制和调节汗液的排泄。肺气失宣，则会引起机体的气血津液失去正常的运行输布，不能正常充养脑髓，亦会导致气、痰、瘀、浊毒等病理产物的堆积致病。

肺气的肃降，则充分体现了降的一面。肺气向内向下布散气和津液，将吸入之清气与谷气相融合而成的宗气，向下布散至脐下，以资元气，将脾转输至肺的津液及部分水谷精微向下向内布散于其他脏腑以濡润之，将脏腑代谢后产生的浊液下输于肾或膀胱，成为尿液生成之源。肺气不足，肃降失职，则大肠传导缓慢，腑滞浊留，加速机体衰老进程。

痴呆病的特征是记忆的不同程度丧失，而记忆的丧失实际上是肾的"藏纳"功能障碍，即收藏不利，则直接影响到信息的存储。而肾之"藏"是以肺之"收"为前提条件的，肺是启动记忆存储过程的关键环节，正如《素问微蕴·耳聋解》所云"肾主髓"，《灵枢·决气》云"谷入气满，淖泽注于骨，补益脑髓，是肾为髓之下源，而肺为髓之上源也。肺郁化痰，无缘下生肾水，故骨髓空虚"。《素问微蕴·惊悸解》亦云"以神发于魂，肝之魂生则胎心神，故魂含子气而知来，精产于魄，肺之魄结则孕肾精，故魄含子气而藏往。胃土上逆，肺金不降，阴魄浮升，不能并肾精下蛰，故往事遗忘而不藏也"。肾藏精，主骨生髓，关系着髓海的盈亏。肾的功能都与其主藏直接相关，因为"肾者主蛰，封藏之本"。而肺属金主收生水，即肾封藏必须以肺的收为前提。藏实际是收的延续，若肺虚宣降失司，则肾封藏之功难以保障，不能补益脑髓则记忆自然逐渐减退。

总之，血管性痴呆的发生与肺脏的虚损及功能失调关系密切，肺气虚损，升机不利则无以充养脑髓，亦会导致气、痰、瘀、浊毒等病理产物的堆积致病，肺气不足，肃降失职，则大肠腑滞浊留加速机体衰老亦会影响肾之封藏。

299　从阳化气，阴成形探析阿尔茨海默病

阿尔茨海默病是老龄社会面临的最主要的神经退行性疾病，也是世界性的难题之一。由于其发病机理不清，临床防治手段和新药研发面临诸多瓶颈，医疗市场巨大需求和新药上市的缺乏已经成为该领域的最大矛盾。阿尔茨海默病的研究重点应该从痴呆阶段转移到痴呆前阶段。中医学虽无"阿尔茨海默病"之名，但根据其临床表现属于"善误""健忘""善忘""忘事""呆病""痴呆""癫狂错乱"等范畴。虽然目前普遍认为本病病位在脑，与五脏关系密切，其实质为本虚标实证，风、火、痰、瘀共同作用致病，但对其病机衍变规律缺乏系统梳理和论述。《素问·阴阳应象大论》中"阳化气，阴成形"理论不仅是对机体生命规律及物质与功能关系的生动描述，也为认识阿尔茨海默病的中医病机衍变规律及防治提供了新的视角。学者魏江平等从"阳化气，阴成形"理论探析了阿尔茨海默病病机演变规律。

阳化气，阴成形是机体生命活动的基本规律

气化运动是生命活动本质现象和基本规律，也是阴阳互根互化的基本形式。阳主动而形散，阴主静而形凝，二者是物质相反相成的两种运动形式。化气和成形是气化运动的本质体现，是物质和功能的对立统一。机体生命活动是本源化气成形三维运动的结果，"阳化气，阴成形"是机体能量和物质通过阴阳转化的内生规律。本源之"精"是生命的起始，贯彻生命的全过程。五脏血脉"阳化气，阴成形"是链接精气的生、长、化、收、藏和机体的生、长、壮、老、已的桥梁。中医学是通过肾精和五脏血脉两个角度来认识机体生命活动规律的，一是"男八女七"的肾精充盈变化规律，即"女子七岁，肾气盛，齿更发长……七七，任脉虚，太冲脉衰少，天癸竭，地道不通，故形坏而无子也"；"丈夫八岁，肾气实，发长齿更……八八，则齿发去"（《素问·上古天真论》）。但肾精充盈变化与五脏气血及机体结构功能的完善存在一定的时间差，也就是说从"阳化气"到"阴成形"有一个过程，因此，《灵枢·天年》以岐伯之问的形式提出了以十年为节点的生命气化规律，曰"人生十岁，五脏始定，血气已通，其气在下，故好走；二十岁，血气始盛，肌肉方长，故好趋；三十岁，五脏大定，肌肉坚固，血脉盛满，故好步；四十岁，五脏六腑十二经脉，皆大盛以平定，腠理始疏，荣华颓落，发颇斑白，平盛不摇，故好坐；五十岁，肝气始衰，肝叶始薄，胆汁始减，目始不明；六十岁，心气始衰，苦忧悲，血气懈惰，故好卧；七十岁，脾气虚，皮肤枯；八十岁，肺气衰，魄离，故言善误；九十岁，肾气焦，四脏经脉空虚；百岁，五脏皆虚，神气皆去，形骸独居而终矣"。但无论是哪一种认识，其起源均为"人始生，先成精，精成而脑髓生"（《灵枢·经脉》），其内生动力和基本规律为"阳化气，阴成形"，父母先天生殖之精为阴，故"成形"为受精卵，逐步化生五脏六腑、五官九窍、四体百骸，并贯穿出生后婴、幼、青、壮、老人生整个过程。精气属阳，组织器官功能的发生与成熟均为"阳化气"所主导，阳气的"生、长、化、收、藏"决定了机体各组织器官细胞功能的"生、发、壮、衰、已"及以结构的协调、适应与平衡，在此过程中，气血精（津）液是生命"阳化气，阴成形"的气化运动中的物质基础和功能载体，贯穿生命活动的全过程。

阳化气，阴成形功能衰退是阿尔茨海默病发生的基础

阿尔茨海默病是神经退行性疾病，65岁后高发，但近年来发病出现年轻化趋势。在一定年龄段后

记忆力有所下降当属正常现象，如《千金翼方·养老大例》云"人年五十以上，阳气始衰，损与日至，心力渐退，忘前失后，兴居怠惰，计授皆不称心"。《素问·阴阳应象大论》云"年四十而阴气自半也，起居衰矣"；《灵枢·天年》云"六十岁，心气始衰，若忧悲，血气懈惰，故好卧"。当老化加速，"阳化气，阴成形"功能衰退，记忆认知下降比预期年龄显著提前，出现健忘、好忘、喜忘等症时便可能会出现阿尔茨海默病或轻度认知障碍。近年大量研究报道，"起居异常"会增加脑内 Aβ 水平和寡聚化，反过来，聚集的 Aβ 会导致睡眠障碍。随着年龄的增加，糖尿病、高血压病、高脂血症及动脉粥样硬化等基础病变增多，中年之后"阳化气，阴成形"功能衰退，肾精不足，肾阳匮乏，"阳化气"功能减退，气血津液化源不足，化髓充脑匮乏；或由于痰浊瘀血阻塞，络脉痹阻或不通，精血上充受阻，"阴成形"不够，元神之府失养；或由于阳气虚衰，无力振动"五谷之精膏"以"流汁上补于脑"（《黄帝内经太素》）；或由于肝气衰，难以疏泄藏血化髓充脑；或由于心力渐退，致主血不能或主神无力，终致脑髓渐空，"智不足"（《医学心悟》）而"高年无记性者"（《医林改错》）或"神明不清而成呆病"（《内经精义》）。"阳化气，阴成形"功能衰退，老化加速导致脏腑经络功能逐步减弱，气血津液生成不足，化髓充脑或脑络痹阻，最终可使认知功能等下降。可见"阳化气，阴成形"功能衰退是阿尔茨海默病发生的基础。

阳化气，阴成形功能异常是阿尔茨海默病病机核心

"阳化气，阴成形"是"阴阳互根互化"理论的具体体现，气和精血津液相互转化，机体功能和结构正常得益于阳气温煦推动和阴精塑造成形。人到中年，阴阳之气逐渐衰退，逐渐步入阳不化气、阴不成形阶段。气不足则推动血行、精微及水液无力。"元气既虚，必不能达血管，血管无气，必停而为瘀"（《医林改错》）；"气虚不足推血，则血必有瘀"（《读医随笔》）。阳气不足，无力推动血行而血瘀，血瘀则令人健忘。"心有瘀血，亦令健忘……血在上则浊蔽而不明矣"（《血证论》），这与现代医学中的脑卒中、脑出血、脑梗死引起阿尔茨海默病病变具有一致性。"上气不足，脑为之不满"（《黄帝内经太素》）；"上气不足，下气有余，肠胃实而心肺虚。虚则营卫留于下，久之不以时上，故善忘也"（《灵枢·大惑论》），明确指出气不足不能输布精微，脑髓长时间得不到濡养从而导致脑髓渐空，认知下降，这与现代医学的脑能量代谢障碍和胰岛素抵抗类同。"气行水亦行"（《血证论·阴阳水火气血论》），水不行则聚而成痰，痰浊上扰，蒙蔽清窍以致神智混乱。"痰积于胸中，盘踞于心外，使神明不清而成呆病矣"（《临证录》）。痰浊瘀血久郁化生火毒，火热上扰神明或毒损脑络，亦可促进阿尔茨海默病形成。这与我们前期提出的本病是渐进的、三维的、由脑能量代谢障碍启动的、由功能性改变缓慢演变为器质性改变的、存在物质流、能量流和信息流障碍并相互影响的慢性神经退行性疾病的认识不谋而合。

阴不足则无以成形充脑，维持脑实质及结构的完整性。"年至四十，而阴气自半也"（《素问·阴阳应象大论》），"阴气自半"则化形的精血津液等有形之物不足。"人之始生，本乎精血之原；人之既生，由乎水谷之养。非精血，无以充形体之基；非水谷，无以成形体之壮"（《景岳全书·脾胃》），明确指出有形之物对塑造形体结构的重要性。《黄帝内经太素》强调"阴成形"对脑髓的重要性，云"谷气满，淖泽注于骨，骨属屈伸，光泽补益脑髓"；"液脱者，骨属屈伸不利，色夭，脑髓消"；"两大骨相接之处，有谷精汁，补益脑髓"。脑为髓海，髓海充盈赖于肾精，"水足髓充，则元神清湛而强记不忘矣"（《灵枢·经脉》），肾精亏虚则健忘，"肾主智，肾虚则智不足，善忘其前言"（《医学心悟》）；"人之精与志皆藏于肾，肾精不足则志气衰，不能上通于心，故迷惑善忘也"（《医方集解·补养之剂》），而"髓伤则脑髓销铄"（《素问经注节解篇》）而成阿尔茨海默病。此外，《灵枢·营卫生会》云"老者之气血衰，其肌肉枯，气道涩，五脏之气相搏，其营气衰少而卫气内伐，故昼不精，夜不眠"，说明阴气衰微，致使营气不足而使卫气内伐，进而导致机体精神不振，睡眠障碍，这恰是诱发阿尔茨海默病的重要风险因素。

综上可知，"阳化气，阴成形"功能异常是阿尔茨海默病病机核心，贯穿于整个疾病过程；人至中

年，机体阴阳始衰，步入阳不化气、阴不成形阶段。初期阳不足则引起血行缓慢、精微输布下降和精（津）液布施降低，这三者相互影响，同时阴不足所致气血精（津）液化生减少也加剧了上述三个循环，这一时期易致水饮、瘀血等病理形成，可导致肥胖症、动脉粥样硬化等疾病形成；若初期疾病情况未得到有效改善，将引起阴阳不足加剧，即引起血行不畅、精微输布不足和精（津）液布施不力，同时气血精津液生化不足也进一步加剧三者循环，此期（中期）易形成痰浊、瘀血等病理因素，可导致脑梗死、脑缺血或出血、糖尿病等疾病发生；后期阶段痰浊、瘀血痹阻脑络，或痰瘀化火，或酝酿成毒，以致上扰神明或毒损脑络，最终导致脑髓渐空，形成阿尔茨海默病。值得注意的是，初、中期阶段是以阳不化气为主，表现为物质流和信息流障碍的功能性改变如能量供给障碍、神经递质传导混乱等；后期阶段以阴不成形为主，表现为神经结构破坏，细胞凋亡及白质减少等。

改善阳化气，阴成形功能异常是防治阿尔茨海默病的有效策略

根据阿尔茨海默病的临床表现，本病最早记载可追溯至春秋时期《左传》，云"不慧，盖世人所谓白痴"。历代古籍也收录了大量应对方药。如针对好忘的枕中方、开心散、八味散方等；针对健忘的归脾汤、状元丸、天王补心丹、七福饮、大补元煎等；针对善忘的定志丸、加减固本丸等；针对痰浊的芩连二陈汤，针对血瘀的血府逐瘀汤等。对时机定位和病机衍变把握选择，结合现代临床主观认知下降、轻度认知障碍和阿尔茨海默病的阶段认识，以及阳气（能量）在本病发生发展中的始动作用，并在上述"阳化气，阴成形"在其衍变过程中的认识，改善"阳化气，阴成形"功能异常在阿尔茨海默病防治中具有重要价值和指导意义。遵"气为血之帅"之意，平调阴阳、鼓动阳气当是中年以后预防主观认知功能下降、减缓或阻断其向轻度认知障碍甚至阿尔茨海默病发展的关键。其次进入阳不化气、阴不成形初、中期阶段（主观认知下降、轻度认知障碍），遵《医宗必读·水火阴阳论》所云"血气俱要，而补气在补血之先；阴阳并需，而养阳在滋阴之上"，治疗当以补气助阳（促进脑能量）为主，兼以养阴补血，调补阴阳要以补阳（气）为重。而当疾病衍变为阳不化气、阴不成形后期阶段（阿尔茨海默病），治疗当以养阴补髓、填精充脑、化阴成形为主，兼顾益气助阳，重在修复或重建脑络。在此基础上，根据患者病机兼夹和体质特征，辅以豁痰开窍、化瘀通络、解毒益智、行气活血等。

300   中风与五脏气机的关系

中风（stoke）是一种好发于中老年的急性脑血管意外，是由脑部出血或缺血引起脑损伤而出现一系列临床症状和体征的疾病。由于中风后患者身体病变的部位、范围和性质的不一，中风患者发病后在临床上的表现亦大不相同，临床上常见患者一侧上下肢体瘫痪无力，肌肤麻木不仁，口眼歪斜，偶有流口水，颜面部皮肤萎黄。久而久之，则可见肢体逐渐痉挛僵硬，拘急不张，甚则肢体出现失用性僵直、挛缩，进而导致肢体畸形和功能丧失等，其中以偏瘫、失语、吞咽困难常见。由于长期缺乏有效的临床治疗措施，所以预防和保健教育非常重要。学者王菊枚等对中风与五脏气机的关系做了探讨。

气机失调是中风的关键病机

气机是人体诸气运行活动的机制和规律，其运动特点是循着固有的方式进行出入、升降、循环、转化等生理活动，由此不断激发和推动体内各组织器官发挥相应的功能，共同维持人体生命。《内经》曾指出人体之气"非出入无以生长壮老已，无以生长化收藏"而"流溢之气，内溉脏腑，外濡腠理"，一旦气机失调便"出入废则神机化灭，升降息则气立孤危"，人体若出现"神灭机息，气止化灭"的状态则是死亡的表现，可见人体气机的正常运行是生命的前提和保证。人体气机根据中医藏象学说具有整体性、层次性、活动性且相互联系，是维持生命的多组综合功能，其集中表现即是脏腑气机。中医学认为，中风的发生是多种因素导致的复杂病理过程，其既有外邪侵袭所引发的外因，也有未有外邪而导致发病的内因，但是都离不开气、血、阴、阳的运行失常，脏腑功能失调，气机的逆乱、升降失调。然而脏腑的损伤、阴阳的失调、气血津液的紊乱是中风病患者气机失调的病理基础，故气机失调是中风病发病的关键病机。王菊枚等认为，中风的病位在于脑，但与五脏有着密切的关系。

中风与五脏气机的关系

1. 中风与肝　　肝在五行中居于首位，"在气……在脏为肝……其用为动"。主谋虑，体柔性刚，储藏血液，体阴而用阳，性喜条达而恶抑郁，能条畅人体全身之气机，维护人体正常的生理活动。如"木能疏土"有利于促进脾胃对饮食水谷之受纳及其中精微之运化与输布。"气为阳，血为阴，阳生明长"，肝气正常则藏血充盈，冲脉有持任脉有载，可使妇女月经正常，孕育得到保障。"肝藏魂"，"魂者……可随神往来"《灵枢·本神》，乃是"神之弼辅"，而肝之气机疏调则可使人体神情安宁，寤寐不失其常，情绪平静，无忧虑烦恼。

首次提出肝与中风存在密切关系论点的是宋代许叔微，其认为肝虚受风、风邪扰动而魂散不守，为后世建立的中风类疾病肝风内动学说奠定了理论基础。一直到清代的缪希雍提出了肝阴虚与中风之间的关系，其《先醒斋医学广笔记》提出"其地绝无刚猛之风……真阴即亏……亦致猝然僵仆类中风证"。在此之后清代叶天士通过"体用一源"理论重新建立了肝风概念，阐述了"肝阴虚与肝阳化内风"理论，将肝与中风之间的关系逐渐深化。华岫云在《临证指南医案·中风篇》中云"今叶氏发明内风……肝为风脏……故肝阳偏亢，内风时起"，表明了肝阴虚与肝阳偏亢导致中风的观点，主张温补肝肾与甘柔养阴相结合，创立了地黄饮子及还少丹等方治疗中风。到了清代的后期，汇通学派的代表人物张伯龙指出"今西国医家，以中风证……皆主于脑……盖皆由木火内动，肝风上扬……而为昏不知人，倾跌猝倒，肢体不用诸证。其虚者……肝阳内动，生风上扬……口眼㖞斜，手足搐搦，口不能言，或为僵仆，或为瘫"，明确地阐述了中风是由于肝风内动、肝阴虚或者肝阳上亢所致。民国时期曹家达在《金匮发微》中"肝中风"条目下云"肝为藏血之脏……所谓中风者，亦血虚生风之类……真有外风袭之也？"他提出了血虚生风而致中风的论点。现代的一些医家认为脑动脉粥样硬化是导致人体中风的一个重要因素，而影响动脉粥样硬化的主要的一些原因如血脂异常和胆红素异常常与肝胆脏腑功能调节相关，由此，可从现代医学的角度阐述中风与肝之间的关系。

2. 中风与心 《内经》云"心者……精神之所舍也"，心气充盛则"其藏坚固，邪弗能容也"。否则心易受伤，"心伤则神去、死矣"。《素问·痿论》云"心主血脉"，说明心气的作用能使全身血液循环畅旺，通达周身，既内润脏腑，又外濡养肌肤，营养全体。"其华在面"是指人的颜面部皮肤色泽的状态，是心气盛衰状况的具体临床表现之一，正如张景岳所云"脏居于内，而形见于外"。人的面色红润有光泽则是心气足心血旺盛外化的直接征象。"心藏神……神之舍也"（《灵枢·大惑论》）。明代李健斋解释云"神者气血……主宰万事万物……然形神亦恒相同"（《医学入门·卷一·脏腑》），心气充沛神形才能够安然。另外在《医学入门·卷八·怔忡》中又云"男妇心气不足……多盗汗"等。因为"汗为心之液"，心气正常在一般情况下才不会导致多汗的情况发生。其次"心气通于舌"，"心气和则能知五味"《灵枢·脉度》）。心与心包络"本同脏，其气相通"（《类经·六卷》）。

心直接与中风有着密切相关的记载最早在《内经》中，《内经》认为，"胃为水谷之海……气之本源虚者，反心阳虚，或心阴不足……皆可影响气血，致气血阻滞不通，而易发生半身不遂。"赵献可亦云："心者……因元阳不足，阴寒乘之，故心脉小坚急……而宗气散矣，故分布不周于经脉则偏枯。"自唐宋以后，医家们才逐渐认识到了中风与心之间的关系，从文献研究依据来看主要包括了心脏的自病及心与他脏合病两个方面导致中风。心脏自病包括了心火暴甚与心气乏绝两个方面；心与他脏合病导致中风的情况包含了肝火引动心火及心脾同病。从发病的相关依据来看，精神、心理、神志即"心神"与瘀血、痰浊均有着十分密切的关系，常常心神的失常会导致心的气机失调，从而产生痰浊、瘀血，使得心所主之血脉失常，而发为中风。可知，心神功能的失常，特别是人的情志的异常波动是中风病发病的重要因素，它不仅可以导致风、火、痰、虚、瘀、气等的失常，而且还经常作为疾病的诱因而致中风病的发生。

姚润伟等在急性出血性脑卒中合并脑心综合征患者 QT 离散度与室性心律失常的关系临床研究中，发现了室性心律失常患者的 QTd 及 QTcd 明显地增加了，而 QTd 和 QTcd 常常可以作为预测患者发生室性心律失常的一个参考指标。葛迎辉分析了阵发性房颤患者发生急性缺血性脑卒中的一些相关性因素，发现了在阵发性房颤患者发生脑卒中的危险因素中，其中左心房内径与脑卒中的发病具有一定的联系，f 波振幅较小的患者更容易发生脑卒中，而心室率却对是否发生脑卒中无影响；但是心力衰竭的患者更容易发生脑卒中。众多医家通过临床的实验对比观察，持续性房颤与阵发性房颤患者出现急性缺血性脑卒中的临床风险，各种类型的心房颤动都可以导致脑内血管的栓塞以及梗死，通常其病势都比较凶险，在临场诊疗上应该予以重视，应做到提前预防及时治疗。

3. 中风与脾 脾居中土，其气冲和，可从摄入的水谷饮食中提取人体所需的精微的营养成分"灌注于四傍"，且能够"升举清阳"。《内经》云"脾主为胃行其津液者也""脾气散精，上归于肺"，于是"水精四布"满润全身。脾气又能生血、统血、摄血，"中焦受气取汁，变化而赤是谓血""中焦……所受气者……乃化为血，以奉生身，莫贵于此"。张景岳云"血即精之属也……生化于脾"，脾气不但可以生血，而且还能够统摄血液令其行于脉中，不致溢出脉外。除此之外《素问·痿论》亦指出"脾主身之肌肉"，脾气正常则人体肌肉丰满、壮实有力，相反则肌肉消削痿软，甚至于瘫痪。《素问·阴阳应象大论》云"脾开窍于口"故而与味觉有关，"脾气和则能知五味"，否则味觉减退或消失从而影响了食欲。脾气不仅具有运化饮食之精微之功，还关系到人体内水湿的运化，若是脾气失常体内则会湿聚生痰，从而导致多种继发性病证。

对于中风急性期病因病机的论述多集中在"风火痰瘀"等方面。然而对于中风后遗症期，大多数的医家则认为病机以"痰""瘀""虚"为主，据此提出"从虚从瘀从痰论治中风病后遗症期"理论。中风急性期的治疗多以寒凉开窍醒神为主，此类药物用久易损伤脾胃，加之中风后多遗留有饮水呛咳，造成水谷难入，吞咽困难，脾胃化生乏源，患病日久则会造成脾胃虚弱。脾为人体后天之本，气血生化的源头，脾胃一旦受到了损伤，则可导致气机的升降失调；气为血之母，气机不畅则不足以推动血液的运行，从而导致瘀血内生于脑窍发为中风。正如王清任《医林改错》中所云"元气既虚……血管无气，必停留而瘀。脾主运化，脾气的虚弱，导致脾失去健运……肢体失去了濡养而见肢体肿胀疼痛等阻滞之象。其次脾气虚弱……不能够为胃行其津液"，导致饮食水谷之中的精微物质不能够布达于机体四肢，四肢失去了濡养而见机体肌肉瘦削、软弱而无力，最终导致人体运动功能的失常。亦有医家从现代医学角度分析脾与中风的关系；提出引起中风的危险因素如高血压、高血糖、高血脂等都与脾有关。

4. 中风与肺　《内经》云"肺者气之本也""诸气者，皆属于肺"，肺司呼吸，主一身之气，能够从自然界的天气之中汲取精气充实人体的元气。李士材云："肺吸之则满，呼之则虚，一呼一吸，消息自然。"《内经》中亦云"肺朝百脉"又"治节出焉"，肺气能辅助心主血脉，节制脉搏的跳动，维持一息四至的正常节律。肺气既有宣发之功，又有肃降之能，前者如《灵枢·决气》中所云"上焦开发，宣五谷味……如雾露之溉"，后者则输送吸入的天气中之精气下降入肾以补充先天之气，以保持呼吸之平稳、顺畅，不至于气短、喘促，并且能"通调水道，下输于膀胱"，维持人体生理正常的水液代谢。除此之外，肺气与人的声音也有一定的关联，《难经·四十难》云"肺主声"，肺气正常则声音高亢、洪亮，反之低沉、消弭。"肺合皮毛"，肺气不足则皮毛缺乏固护，那么外邪就容易入侵。

古代的医家们早就指出不论是外风还是内风所致的中风均涉及了肺，肺的气机失调，是中风的重要原因之一，并且还认为肺与中风病的发生发展过程以及转归都有着密切的关系。孙思邈在《千金要方》诸风篇中论述："凡风……肺最急……冒闷汗出者肺风之证也。"

现今在临床上中风的治疗与康复中也多从肺出发。李晓红等观察了在实施肺功能的康复训练干预下的脑卒中偏瘫患者心肺功能和运动功能的变化，研究结果显示了对脑卒中偏瘫患者实施肺功能康复训练干预，有利于改善患者的心肺和运动功能。陈彦在肺康复训练干预下对于脑卒中患者肺功能影响的Meta分析中，评价脑卒中患者肺功能在肺康复训练干预下的改善情况，结果显示了以呼吸肌训练为主的肺康复训练结合常规卒中康复治疗，可以提高脑卒中患者肺功能指标中的 FVC 和 FEV1、吸气肌肌力和 6 min 步行距离。

5. 中风与肾　《内经》云"肾主水，受五脏六腑之精而藏之""肾者主水，以化生津液"。表明肾气能在储藏先后天之精的基础上，使饮入体内的水液之清者转化为津液以滋润全身，水液之浊者而"下留膀胱则为溺"。肾气的另一个重要作用是以 7 或 8 年为一个周期调控着人体的生长、发育、生殖、衰老过程。《素问·上古天真论》云"女子七岁齿更发长。二七天癸至……月事以时下，故有子……地道不通，故形坏无子也。丈夫八岁发长齿更；二八肾气盛，天癸至……五脏皆衰"等。此外肾气还与人的呼吸功能有关，肾可以"纳气归根"，即可将肺所吸入的天气中之精华（精气）吸纳后储存于肾中以保持人体呼吸之平顺与正常，从而避免气短不续或喘促不适等不良现象的发生。同时肾气还可与人体的骨骼和骨髓相关，能主骨生髓，《素问·宣明五气论》等分别指出"肾主骨"与"肾者髓之海"以及"肾主身之骨髓"等，肾气的正常则可避免骨枯髓减等相关疾患的发生。

《灵枢·经脉》云："人始生，先成精，精成而脑髓生。"《难经·二十八难》云："督脉者，起于……入属于脑。"据此可见，肾与脑无论是从功能上还是从结构上均有着十分密切的联系。肾通过督脉和膀胱经与脑相连，肾藏精，精化生髓，肾精充足则髓充足，髓足则脑充。若肾中的阴精不足则可导致肾水不能够制约心火，使得心火相对亢盛，火性炎上，易灼伤人体血络，血离经而成为瘀血，或肾阳不足，导致寒气内生，水液凝聚而成为痰，由此而形成了以肾虚为本，痰、瘀为标的致病机理。金代刘完素开创了中风从肾论治的先河，在《黄帝素问宣明论方》中的地黄饮子，具有补肾阳、滋肾阴、化痰开窍之功，主治喑痱舌强不能言、足废不能用之证，临床上常作为治疗脑卒中的常用方剂之一，具有较好的疗效。

　　现代临床医学主要是从神经内分泌的角度研究脑与肾之间的相互关系，相关实验研究证明中医学中的肾虚证主要是影响下丘脑-垂体-肾上腺轴，在中风病的发病过程中，HPA 轴相关激素的变化均显示的是升高，垂体所释放的促肾上腺皮质激素和肾上腺皮质所释放的皮质醇都是能够加重神经元的损伤与坏死的，增加了脑损伤的范围与程度。研究表明地黄饮子加减方能够使得 HPA 轴的紊乱状态得到改善，从而抑制了细胞的凋亡，充分发挥了其对脑的保护作用。

　　从五脏气机论治中风，不仅完善了中风病的病因病机，而且还为中风病在临床上的一些相关预防、康复和治疗提供了一定的理论基础，与此同时在既往研究基础之上扩展了新的论治思维。如若在掌握五脏气机和中风病之间关系的基础之上，明确相应脏腑气机的职责，便可根据不同脏腑气机的失调，在临床上有针对性地进行干预，便可效如桴鼓。

301　从"虚气留滞"探析脑缺血再灌注损伤

脑缺血再灌注损伤（CIRI）是指缺血性脑卒中后，因再灌注治疗所引起的脑组织进一步损伤现象。脑卒中是导致人类残疾和死亡的主要病因之一，其中急性缺血性脑卒中约占80%。临床中通过再灌注疗法开通闭塞血管、恢复血液运行从而挽救缺血组织。但是大量研究证明再灌注易引起机体产生矛盾的组织反应。导致脑功能不但不能恢复，甚至出现更加严重的功能障碍。中医认为本病多是继发于中风。又因其病理阶段的特殊性，以虚实夹杂为多见，而传统中风的病理机制事实上不能完全解释CIRI的病机。现"虚气留滞"理论从中医整体观出发，能更加精确地概括脑缺血再灌注损伤的整个病理过程，目前该理论已应用于指导脑、心、肾等多系统疾病的诊治。学者李为成等基于"虚气留滞"理论探析了脑缺血再灌注损伤发病机理和临床治法，以期为临床治疗CIRI提供理论依据。从而能够指导临床辨证施治。

"虚气留滞"是缺血再灌注损伤的基本病机

"虚气留滞"理论是王永炎依据宋代杨士瀛《仁斋直指方》中"虚气留滞"理论，并结合自身多年的脑病临床经验实践所形成的病机理论。"虚气留滞"，指元气虚衰，气血津液等流动物质发生郁滞的病理变化。"虚气留滞"是缺血再灌注损伤的基本病机。贯穿于整个病理过程中，并以不同的形式影响CIRI的形成与转归。在缺血再灌注病理过程中，"虚气"，一指因患者年老体虚，机体整体元气不足，肝肾亏虚所致精亏髓减的状态；二指因玄府阻滞导致局部以及末端脉管气血不足的病理状态。"虚气"影响津血运行，病变管道气血运行无力，导致"留滞"的产生；"留滞"以内毒积聚为先，痰瘀阻络为损，"留滞"日久伤及正气，加重"虚气"的程度，两者互为因果共同导致缺血再灌注损伤的发病，其中"虚气"是发病的内在根据，"留滞"是发病的重要条件。

1. "虚气"为发病之根本

（1）肝肾不足之为根：CIRI的发生以缺血性脑卒中为前提。缺血性脑卒中多发于中老年人群，其高发病率与该类人群生理病理特性密切相关。老年患者年过半百，肝肾渐亏，脉道虚滞，脉络失养，弛张不利，功能紊乱，则引起脉中血流动力学的变化，脉中气血失和，气滞血阻而为病。此外肝肾为精血同源之脏，患者年老体虚，肝肾渐亏，精血渐衰，诸脏失养，脾虚失运，胃虚失化，水谷精微运化不利，引起脉中血液成分异常，则致津聚成痰，痰阻成浊，浊滞成瘀，瘀壅成毒，促使栓塞的形成。研究观察发现年龄与缺血性脑卒中发生率呈正相关，是缺血性脑卒中的重要独立危险因素之一，正是老年人生理特殊性决定其作为缺血性脑卒中的高发人群，高龄导致机体各器官功能下降，血管脆性增加。弹性降低，导致血流速度减慢，引发血栓形成，增加罹患心脑血管疾病的风险。患者年老而肝肾衰，与本病的发生发展密切相关。

（2）气血不足之为本：缺血性脑卒中发生后，血栓导致病变血管完全或不完全闭锁，从而气血运行受阻，加之脉管缺血缺氧，出现局部及末端微循环气血不足之象。此时进行血管再通治疗，即使恢复氧气与营养物质的供应，但由此引发的一系列级联反应进一步阻碍气血运行，加重气血不足之象。气血之于脑血管既是物质基础，更是其功能发挥的能量来源，气血不足则直接影响脉管结构的完整与功能的正常发挥。

韩晶岩认为氧气（气）和水谷精微（血），经过三羧酸循环产生ATP。缺血栓塞、病变血管局部及末端微循环缺血缺氧、气血不足，则产生 ATP 的氧气及水谷精微缺乏，导致 ATP 合成减少、降解增加，线粒体呼吸链功能紊乱，能量代谢异常。此时再灌注恢复血供，不但不能增加 ATP 的生成且易诱发氧自由基损伤与钙离子超载，影响血管壁细胞收缩及内皮细胞间连接，出现气血不足之象。在中医学理论中，气能运行固摄精血津液。血能濡养滋润脉腑官窍，若气不足则失用，血不足则失荣，进而导致血管舒缩功能降低以及通透性增加。其中血脑屏障通透性增高是缺血再灌注损伤病理过程的中心环节，也是各种病理作用的共同通路，现代研究证明，缺血再灌注后 ATP 耗竭，可通过增加细胞内 K^+ 水平、乳酸酸中毒以及细胞外谷氨酸的释放等因素，加剧血脑屏障结构的破坏，导致通透性增加。此外，相关研究发现再灌注后细胞内钙超载可扩大脑血管内皮细胞间隙，增加血脑屏障通透性，并且可以通过增加活性钙调蛋白，使 5-羟色胺和去甲肾上腺素释放增多，导致脑血管收缩痉挛，影响血液的运行，造成脑缺血后低灌注。正是由于整体或者微观的气血不足，从而导致 CIRI 的发生或发展。

2."留滞"为发病之标

（1）内毒积聚为损："虚气"导致"留滞"的产生，气不足则失用，血不足则失荣，脉府失和，脉中气血留滞，壅滞脑络，脑络不通。脑缺血再灌注发生于脑缺血之后，此时病理阶段特殊，以邪毒内生，积聚脉府为主。能量代谢障碍所引发的瀑布级联反应，才是脑缺血再灌注损伤的主要原因。再灌注治疗后，血管再通以恢复氧气及营养物质的供应，但因大部分线粒体已在缺血过程中被破坏。ATP 耗竭所引发的复杂级联反应如自由基迅速增加、兴奋性氨基酸大量释放、炎症介质、趋化因子以及黏附分子表达的堆积，进一步加重脑组织损伤，该过程所产生的大量有害物质类似于中医的"内毒"。中医所谓"内毒"是指原本适应机体生命活动的物质超过了机体的需求而对机体形成危害。现代研究认为"内毒"主要来源之一是机体在病理过程中所产生的各种代谢产物如毒性氧自由基、炎性介质等，超过机体清除代谢的能力范围，进而诱导一系列的病理改变。

邪毒内生，积聚脉府，以致损伤脑络，脑失充养，最终导致神机失用。神经细胞的坏死、凋亡是脑缺血再灌注损伤的另一主要形式。缺血再灌注过程中，神经元损伤是多个病理过程共同作用的结果，其中氧自由基扮演重要角色。一方面其能够直接杀伤神经元，大量的自由基与细胞内的蛋白、核酸、脂质等发生反应使之过氧化，导致细胞代谢功能障碍、质膜破裂、线粒体等细胞器解离，最后溶酶体系激活、细胞完全死亡。另一方面，缺血再灌注后，其可使兴奋性氨基酸沉积增加，研究发现兴奋性氨基酸是中枢神经系统主要的兴奋性神经递质，是引起神经元水肿以及毒性损伤的重要原因。

（2）痰瘀阻络为病："虚气"导致"留滞"的产生，气血不足加之邪毒留滞，脑络受损逐渐加重，进一步阻碍气血津液的运行，加重"留滞"状态。津液不行则为痰，血液不行则为瘀，痰瘀互结，阻于脑络，脑络的损伤进一步加重，出现脑水肿以及微血栓等形成"留滞"之象。脑组织水肿是脑缺血再灌注后供血区域的基本病理改变。

研究发现缺血再灌注后脑水肿与细胞能量代谢有关，脑缺血再灌注时，脑细胞缺氧损伤，ATP 生成减少或耗竭，细胞内外离子环境紊乱，细胞膜上能量依赖的离子泵功能失调。大量的 Na^+、Cl^-、Ca^{2+} 积聚细胞内，细胞内渗透压升高，导致脑细胞水肿的发生。此外血脑屏障渗透性增高是脑水肿另一个重要原因。血脑屏障结构与功能的损害是脑水肿发生的病理基础。其机制可能包括酶屏障受损，紧密连接蛋白、缝隙连接蛋白以及水通道蛋白表达异常。再灌注治疗后，微循环状态是决定缺血脑组织功能恢复的关键因素之一，而微血栓栓塞所介导的微血管阻塞是临床常见的脑缺血再灌注损伤现象，直接影响再通治疗后患者症状的改善与疾病的进展。研究证明，缺血氧化应激引起血管内皮细胞损伤并导致其基质在再灌注过程中暴露于血流中，进而触发血小板黏附与过度活化聚集，诱导微血栓形成。此外白细胞浸润是另一个导致微栓塞的常见原因。在脑缺血再灌注过程中，流入的活化白细胞与内皮细胞相互作用，引起白细胞、红细胞和活化血小板聚集在微血管床中，导致微血栓的形成。

虚气为本，留滞为标，互为因果成复合病邪

缺血再灌注损伤的发生发展是一个动态过程，在不同的病理阶段具有不同的特征。但总体以虚气

（肝肾亏虚、气血不足）为本，留滞（内毒积聚、痰瘀阻络）为标，且两者相互影响，互为因果成螺旋柱模式。所以针对复合病邪，治疗时应"补虚"与"通滞"双管齐下，滋补肝肾、补益气血以补其虚，活血解毒、涤痰祛浊以通其滞。

1. 滋补肝肾、补益气血以补其虚　年老体衰，元气亏虚，气血不足为本病之本。肝肾不足，气血生化乏源而发病，故应滋补肝肾、补益气血论治。大量的单味中药以及中药处方已经用于 CIRI 治疗，具有多环节、多途径、多组分、多靶点的特点和优势。

王文硃等认为益气健脾补肾法防治 CIRI 有积极疗效，单味药、复方均在改善 CIRI 损伤当中获得了较为显著的进展。刘钊等基于中医传承辅助系统软件，分析和总结中医药治疗实验性脑缺血再灌注损伤的用药规律。发现实验性脑缺血再灌注损伤的药物主要以益气活血化瘀类药物为常见，但同时又参以补肝肾精血之药物，以补肾中精气之不足。高晓兰等发现了加味当归补血汤能增加大鼠脑缺血再灌注损伤后海马区 NGB 阳性神经元的表达，减少脑缺血再灌注损伤后大鼠的脑组织梗死体积，对大鼠脑缺血再灌注损伤后的神经组织具有一定的保护作用。还有以补阳还五汤化裁而来的康脑液可以通过降低缺血再灌注损伤大鼠脑组织中谷氨酸含量和谷氨酸/氨基丁酸的比值从而发挥脑保护作用。通过相关文章的论述可以发现，益气活血类方药可以从不同方面，通过抗炎、抗细胞凋亡、抗氧化应激等途径对 CIRI后神经血管单元损伤起到良好的保护作用。李净等引实验研究证明益气活血法具有降低血脑屏障通透性的作用，其机制可能与减少 ICAM-1、MMP-2/9 蛋白表达相关。同样，黄太权等实验研究证明益气活血方具有改善神经功能，减轻脑水肿的作用，其可通过不同的作用环节，阻断脑缺血再灌注后的瀑布性损害反应，具有比较好的保护脑缺血再灌注损伤的整体疗效。

2. 活血解毒、涤痰祛浊以通其滞　内毒积聚、痰瘀阻络为本病之标。脉府失和，脉中气血留滞，壅滞脑络，脑络不通，以致邪毒内生、积聚脉府，当以活血解毒；津液不行则为痰，血液不行则为瘀，痰瘀互结，阻于脑络，当以涤痰祛浊以通其滞。

赵见文等在浊毒理论指导下，进行了化浊解毒活血通络方的相关研究，发现化浊解毒活血通络法对脑缺血再灌注损伤小鼠的行为学能力及海马 CAl 区的神经细胞具有保护作用。中药脑脉通（大黄、人参、川芎、葛根）通过益气活血、解毒降浊的作用，可使骨髓干细胞移植治疗 CIRI 的修复神经功能作用提前并且增强，其作用途径可能与增强突触重建相关生长蛋白 GAP-43 水平，进而促进神经元突触重建相关。加味涤痰汤（胆南星、石菖蒲、橘红、栀子、半夏、枳实等）可改善脑缺血再灌注大鼠脑组织损伤和自噬，减轻炎症反应。调节自噬活性，可能与下调 LC3 1I、Beclinl 表达，上调 p62 表达有关。血府逐瘀胶囊（川芎、当归、红花等）行气活血、化瘀通络，通过调节 NOS 亚型的表达来发挥对脑缺血再灌注大鼠脑组织的保护作用。

脑缺血再灌注损伤是一个由不同的病理机制相互作用而形成的共同病理改变，再灌注后的损伤程度与众多因素有密切关系，这些众多因素或环节相互作用，互为因果，最终导致缺血区域不可逆性损伤。"虚气留滞"较全面地概括了缺血再灌注损伤的基本病机，其贯穿于整个病理过程中，并以不同的形式影响 CIRI 的形成与转归。从"虚气留滞"论治，可将缺血再灌注损伤复杂的病机特点简单化、条理化，抓住疾病的主要病机，注重对 CIRI 不同阶段进行病理概括，为辨证治疗脑缺血再灌注损伤的临床实践提供一定的理论依据。

302　运用调气化痰预防缺血性中风病复发经验

近年来，受人口老龄化和社会环境因素影响，我国中风病发病率不断上升。有研究报告显示，初发中风病患者潜在的复发因素将使其中 1/4～1/3 的患者面临再次复发的风险，缺血性中风病复发带来的危害将远远高于首次发病，中风病患者每复发 1 次，其病情就会加重，死亡率和致残率也会明显上升。研究表明，首次中风病 28 日病死率为 24.5%，而中风病复发的病死率高达 60%。因此，预防中风病患者再次发病，已成为临床亟待解决的重大问题。崔金海从事中医临床工作 50 余载，治学严谨，学验俱丰，提出了"分清表里上下，辨别寒热虚实，重视病因病机，抓重点顾整体"的临证要诀。对各种内科杂病和外科急腹症的中医防治颇有独特见解。而调气化痰法是崔金海立足于中风病发病机制独创的重要预防法则，有上万的中风病患者因此而受益。学者王开成等将崔金海此方面的学术经验做了梳理归纳。

缺血性中风病病因

关于中风病之症的认识始源于《内经》"虚邪偏客于身半，其入深，内居营卫，营卫稍衰，则真气去，邪气独留，发为偏枯"，而对于中风病病因的认识，唐宋以前的医家多认为是"正虚邪中"的"外风"理论，唐宋之后"内风"致病的观点逐渐形成。崔金海秉承"内风"理论，深入研究，提出中风病成因不外乎风、火、痰、瘀。风是指中风病发病经过，火是疾病初期加速疾病进展的影响因素，痰指痰浊，是人体津液不归正途的病理产物，津液停聚，积水成饮，饮凝成痰。痰阻经络，血凝不通，滞而成瘀，瘀的产生受痰浊的影响。当代医家提出中风病发病责在气机逆乱，同时痰浊和瘀血作为中风病的主要病理产物和致病因素均可独见，是气机不畅导致并加重了各种病理产物的存在。认为气机逆乱和痰浊内阻不仅是首发中风病的成因，更是中风病病理过程量变到质变的转折点，决定了疾病的转归，因此痰浊内阻成为中风病复发的发病基础，气机逆乱则是中风病复发的直接诱因。

调气化痰法预防缺血性中风病复发

1. 调理气机　中风病的复发责在气血逆乱，升降失常，故预防之法重在调理气机。中焦通联上下，职司通降，故以畅理中焦为要，次以调肝。

脾胃是人体气机升降运动的中枢，"脾气升则肝肾亦升，故水木不郁；胃气降，则心肺亦降，故金火不滞"。可见脾居中州，人体气机升降运动皆以脾胃为枢纽。中风病的发病与脾胃功能失调有关联，因而在预防中风病复发的治疗中要重视调理患者脾胃功能。人体各脏腑功能的正常均有赖于气机功能的调顺，中风病本是脑功能的异常，脑部气机降多于升，只有中气矫健，阳生阴降，五行生克复位，引动脑络气血运行正常，调节脑部气血阴阳平衡，病情才得以稳定恢复。故调气机是恢复脑功能的重要大法，而健脾胃则是调气机之关键。《血证论》言："木之性主于疏泄，食气入胃，全赖肝木之气以疏泄之，而水谷乃化。"肝之清阳不升则水谷精微不能上达，胃气不降则浊气不能向下传输，故胃气上逆，气机随之郁结。可见肝胃升降相和，为饮食水谷运化的重要基础，崔金海有言"气机升降在中焦，气机舒畅在于肝"，在临证中凡因不良或恶性生活事件引发五志过极激发中风病的患者，治疗早期皆以疏肝理气、安神镇静为主法调畅气机，同时与患者交流，运用共情理论开导患者注意自我情志调节，鼓励患者顺应天地自然规律达到气顺血畅阴阳平和，促使疾病早日向愈。"血之与气，并走于上，则为大厥，气复返则生，不返则死"是对中风病发病形势的一种经典概述，由此也看出气血逆乱是缺血性中风病发病之关键病机，气为血之帅，气乱则血不顺，气血不顺则病生，气血顺则病除，在预防中风病复发中要注意观察患者气血，帮助其调理气机。气血顺畅后患者病情才能得到根本性改善。

2. 化痰通络　痰浊作为脏腑功能失调的重要病理产物，"百病多由痰作祟"，中风病患者痰的表现形式是多种多样的，痰浊内阻是中风病的重要病机。《丹溪心法》云"痰之为物，随气升降，无处不到""中风大率主血虚有痰""湿土生痰、痰生热、热生风"。李东垣云："风为百病之长，乃气血闭而不行，此最重痰。"《症因脉治·内伤半身不遂》云"半身不遂之因，或气凝血滞，脉痹不行，或胃热生痰，流入经隧"。现代研究发现痰浊中阻型中风病患者脑血管多伴有炎症损伤、脑组织存在水肿；并且存在能量代谢失衡，表现为酸性代谢产物增加，脑脊液中钙离子浓度大幅降低，同时痰与血脂增高及脂蛋白异常相关，这在一定程度上增加了脑中风病再发的风险。

崔金海主张应当重视痰邪对中风病患者的伤害。痰浊阻碍经脉气血，经脉失养则见肢体不遂，麻木；阻碍气机升降，清阳不升则见眩晕、头晕、头痛；痰浊蒙蔽神窍，元神失控则见昏仆，现代中医内科学中，中风闭证仅有的两种证型就是痰热内闭清窍和痰湿蒙塞心神。痰既是中风病的病理产物，又是中风复发的致病因素。临床中痰浊内阻而致中风病复发者多见，患者在中风后，面对突如其来的偏身瘫痪、言语謇涩、情感失控等后遗症都会让患者忧思过度而致肝气不舒，肝郁乘脾，脾失健运而蕴湿成痰，气郁痰瘀阻滞经络，气血流行不畅，会使脏腑功能失调，气血精液得不到正常的运化，导致痰瘀的产生，同时痰浊血瘀相互滋生，易使神灵中风，因此痰瘀互阻为中风病复发提供了病理基础。

验案举隅

患者，男，61岁，主诉右侧半身不遂，言语謇涩2日，于2018年11月10日入住××中医院，体温36.3℃，脉搏98次/min，呼吸12次/min。患者于2日前情绪激动后，突发右侧肢体不遂，言语謇涩，口舌歪斜，偏身麻木，右侧口角下垂，头昏沉感，反应慢，无半身不遂，喉中有痰，纳可，无恶心呕吐，小便黄，大便3日未行，舌红，舌苔黄腻，脉象弦滑。中医诊断：①类中风；②真中风；③缺血性中风病。结合头颅CT检查，按缺血性中风病给予药物和早期康复治疗，患者住院12日病情好转准备出院。出院时症见言语謇涩，能交流，但欠流利，右侧口角轻度下垂，偶有口角流涎，头昏沉感，右半身无力，但能独立行走，有偏瘫步态，上下楼梯困难，喉中有痰，纳可，无恶心呕吐，二便正常，舌质暗，舌苔白腻，脉象弦滑。出院时西医诊断：脑梗死（恢复期）；中医诊断：缺血性中风病（恢复期）。患者病程14日，病情平稳，中医证型稳定，故在西医二级预防的基础上启动中医二级预防，给予调气化痰方口服。

处方：金礞石15g，玫瑰花15g，醋柴胡12g，清半夏12g，生白术10g，麸炒枳壳12g，赤芍12g，橘红15g，茯苓15g，胆南星10g，石菖蒲10g，郁金10g。每日1剂，水煎分2次饭后1小时温服，疗程1个月。患者后期配合针灸，出院时患者已经能和家属简单交流，反应基本正常，无头昏头沉。

复诊（2018年12月8日）：患者临床症状明显改善，稍有语言謇涩，但不影响正常交流，无口角歪斜，慢走时无偏瘫步态，能上下4楼，舌淡红，舌苔白，脉象和缓。复查肝肾功能正常，复查血脂系列中，甘油三酯由2.15mmol/L降至1.35mmol/L，总胆固醇由5.56mmol/L降至4.02mmol/L，低密度脂蛋白胆固醇由3.03mmol/L降至2.0mmol/L。效果明显，无明显不良反应，患者及家属非常满意。从上可见，中风病患者在病情好转、出院后继续服用"调气化痰方"，可以进一步改善其临床症状和生理指标，防止病情恶化和复发。

按语：本例中风病恢复期患者，其急性期过后仍留有后遗症，生活上难以自理，思想负担过重，心情不畅肝气不达，存在头昏沉、身乏力等气机不调的表现，患者痰浊胶腻，阻塞气道以致口中痰涎泛溢，痰浊留恋经络，以致言语謇涩、半身不遂恢复缓慢，崔金海主张化痰通络，疏利气机以改善症状，预防复发，立调气化痰法，组"调气化痰方"，方中选用咸甘软坚之品金礞石、芳香理气之品玫瑰花为君药，金礞石首见于《目经大成》，为"治顽痰痹结之神药"，其通过使上蒙心神之痰下行，以达到化浊开窍之目的，金礞石味咸、甘，性平，能除其痰湿之本，柯韵伯曾云"礞石性悍，可以迅扫其曲折依伏之处，使秽浊不得腻滞而少留"。玫瑰花始载于《食物本草》，其言玫瑰"主利肺脾，益肝胆，辟邪恶之气"，《本草纲目拾遗》有云玫瑰花能够"和血行气，治风痹"，吴鞠通谓"芳香所以败毒而化浊"，黄丽丽等研究发现中风病患者无论是否伴有意识障碍，及时地选用芳香避秽之品除去痰湿，均可阻止疾病的进一步发展。中焦是气机升降的枢纽，调理枢机，才能平逆乱之气，故以柴胡、枳壳、赤芍调畅气机、宣闭救逆作为臣药，诸药合用取"四逆散"之意，方中柴胡主升，入肝经，能疏肝行气，宣畅气血；枳壳破瘀消滞，化痰散结，既助胃气以宣降，令上逆之气下降，又能助气以上升；赤芍辛散上行，入肝胆经，通络和血，令气血升降出入复归有序，方中又以清半夏、橘红、茯苓、生白术补气健脾、淡渗利湿，以杜生痰之源；胆南星清火化痰，石菖蒲芳香化浊与郁金相伍豁痰开窍醒神，共为佐药，诸药合用具有气顺、痰消、窍开、经络通的作用。

本治疗中，应用调气化痰法对中风病患者进行复发预防，效果明显。中风发病，气血逆上，挟痰挟瘀，壅塞脑络，进而营卫运行受阻，壅塞失和，卫气不得宣通致火毒内生，又进一步灼伤脑络，形成脑络损伤的恶性循环状态。自拟调气化痰汤可调理气机、清化痰浊，通络搜风，达到改善微循环作用，从而减少缺血性中风病复发。

中风病已经成为危害人类健康的第一杀手，并具有发病率高、复发率高、致残率高、死亡率高四大特点。中医药对于中风病的治疗著述颇多，但在中风病复发的防治经验中临床报道较少，崔金海从中医学对于中风病渊源理论中汲取宝贵经验，对中风病发病及转归过程进行研究，在预防中风病复发上独辟蹊径，提出了痰浊内阻成为中风病复发的发病基础，气机逆乱则是中风病复发的直接诱因，并立"调气化痰法"，组"调气化痰方"，充分体现了中医学"以人为本、辨病与辨证相结合"的思维优势，为中风病的防治贡献了新的思路。

303　疏调气机在中风后抑郁症的临床应用

中风后抑郁症（PSD）是中风病发病之后严重的并发症之一，是多以患者食欲不振、情绪不佳、失眠多梦、兴致不高、性情急躁易怒，更有甚者产生厌世自杀念头等为主要临床表现。作为脑血管疾病的头号杀手的中风病，不仅其致残率和致死率常年居高不下，且近年来因其患病人数的逐年增长，大约有30％～50％的中风患者会伴发抑郁症。郁证的存在对患者的生活质量和中风病的预后存在着严重的影响，因而对中风患者需要积极地予以治疗。中医认为，中风后抑郁症这一疾病在中医领域里应当归属于"中风病"与"郁症"的合病范畴，先发的"中风病"，其病位主要在于脑，脑络的瘀滞是其关键，但是外累及的肝、肾、脾，气机的郁滞，肝气的不疏；患者中风病发病之后四肢不健又导致伤情失志、忧惧烦思、心神不宁、食不下、卧不安，"因病而生郁"，因而郁病皆是因气血不通所导致，故而在治疗上应当以顺气为先。"疏调气机理论"主要是以疏调人体气机为基本法则，以疏调肝气、调护脾肾为基础，同时再兼顾以其他相关的证候作统筹处理，即其治疗是以肝为主体，脾、肾为其侧翼，兼及其他的治疗法则。在维护肝的正常生理疏泄功能的同时辅以补脾、益肾，来保持人体正常气机的调畅运行，使人体内的气血阴阳相对协调与平衡，将有利于患者病体的生理常态的恢复。学者王菊枚等基于国医大师张震的"疏调气机理论"，探讨了在其干预下的中风后抑郁症患者临床症状的改善，以期对提高临床治疗中风后抑郁症患者的预后提供思路与方法。

疏调气机理论

张震是我国研究中医证候学的著名学者，对于中医学证候的结构层次提出了新的理论见解，提出了"欲求临床疗效的提高，不要忘记对病体气机的疏调"等治疗理念；在分析归纳证的基础之上提出了新的辨证分类法，深入地研究了疑似病证之间的鉴别和中医内治规律，继承并发展了《医诊》《景岳全书》《内经》《医贯》《丹溪心法》等的关于疏调气机的治疗学理论，并且形成了一套独特、完整的理论体系——疏调气机理论，用以阐释疏调气机在临床诊疗疾病中的重要性。

张震根据我国古典哲学"气一元论"思想，溯源人身之气，定义气机概念，剖析人体气机失常之原因及其证候表现，阐明疏调人体气机之治疗原理，通过长期的临床实践，最终形成疏调气机理论。疏调气机理论认为气机失调是疾病发生发展的根本原因，并提出在维护肝的正常疏泄功能的同时辅以健脾补肾，以保持人体气机的条畅运行，使体内气血阴阳协调与平衡，以利于病体生理常态之恢复。该理论体现了对于人体气机失常病证的一种较全面的治疗理念。当生命体的相对自稳态受到挑战时，采用针对性方药去协助机体增强其自身调控能力，恢复或重建其相对的自稳态，从而缓解或消除有关病证，对于临床治疗而言，此法有较广阔的应用前途与空间。

1. 疏调气机理论的主要内容　张震根据 60 年之临床诊疗实践经验体会，认为疏调人体的气机须以疏利肝气与调护脾肾结合作为治疗原则的基础，与此同时需要兼顾其他相关并发证候而作统筹的处治，并非单纯之疏肝理气解郁所能圆满实现治疗之目的。就此提出了以肝为主体，脾、肾为两翼之"一体两翼"的基本临床治疗理念，不仅可以促进肝之正常生理疏泄条达之功能，还能顾护脾、肾先后天之本的气机，再根据患者临床实际情况的需要结合其他必要的治疗之法，针对性地选用针刺、药物等灵活施治。运用以疏调气机为基础的治疗方药于临床，对于不少常见病和部分疑难病证之患者进行治疗，均能不同程度地获得病情之缓解和最终临床治愈之效果。

　　至于"一体两翼"的疏调气机治疗方案，是根据中医学肝、脾、肾等脏象相互间功能紧密联系的理论结合其本人长期临证诊疗之心悟而逐步形成之理念制订的。因为肝为刚脏，体阴用阳，体柔用刚，性主疏泄条达而恶抑郁，可助人体气机之舒展畅行，又主风、主升发，藏血，脏腑经络冲任之血均受自于肝，藏魂能随神往来而主谋虑决断等。清费伯雄云"肝具有生发长养之机"（《医方论·卷二》）。"肝和则生气，发育万物，为诸脏之生化。若衰与亢，则为诸脏之残贼"（《杂病源流犀烛·卷十·肝病源流》）。脾主运化饮食水谷之精微以奉养全身，化生气血，是维系生命的后天之本。肾主藏精，其间之元气为诸气之根，是人身生命之源，乃先天之本。若脾失健运，水谷精气无源，肾间元气不充，元阴匮乏，水不涵木，肝失濡养则何来正常疏泄之力。所以，健脾可开益气之源，补肾能够滋水养肝，于疏肝之同时宜结合补肾健脾，非单纯之疏肝理气便可一举达到疏调整体气机之目的。

　　从更早一些的原始类比推理的观念看，就《素问·灵兰秘典论》关于人体脏腑功能的定性而言"肝为将军之官，谋虑出焉"，"脾为仓廪之官，五味出焉"，"肾为作强之官，技巧出焉"。据此，若以具有谋略之将军挂帅为主体；以仓廪之官保障后勤给养之供应；以能出技巧的作强之官为参谋，两者互为主体之两翼，使主导层之组织结构合理化，则对疾病作战之胜算自可增大。

　　2. 疏调气机理论下创立的基础通用方　张震疏调气机学术思想拓展范围较广，在其指导下的遣方用药既非只为某一具体之证而设，也不是治疗某一专病之专方，治疗过程中应在其基础上进行全面而有重点的灵活治疗，做到"纵横跌宕，惟变所适"，以免胶柱鼓瑟。由此理论创立了基础通用方——疏调汤，同时在疏调汤的基础上，化裁出疏调解郁汤、疏调安神汤、疏调消核汤、疏调宁坤汤、疏调保育汤、疏调安胃汤、疏调通便汤、疏调生血汤、疏调增力汤、疏调健骨汤、疏调抗艾汤共计十一个方，涉及神经系统疾病、消化系统疾病、妇科疾病等，在临床广泛应用，取得了良好疗效。

　　疏调汤中之核心成分柴胡、白芍、枳实具有四逆散之意，可助气机之条畅与敷布，有缓解抑郁之作用。刺蒺藜可疏肝气之郁积，平抑肝阳之上亢，解心经之郁火。石菖蒲能开宣心窍肾窍，宁神益智。佛手疏调肝气。甘松解郁畅中。玫瑰花气味甘香，芬芳袭人，能柔肝散郁、行气活血。素馨花清馨典雅，可舒发体内之郁气，令人神爽。厚朴花利气宽中散郁。诸药合用，可增强抗抑郁之作用。

　　中风后抑郁症一般皆由忧思、疑虑，情志内伤所致。病变部位与心、肝、肾、脾密切相关。其病机复杂多变，然而其核心乃是肝失疏泄、体内气机陷入郁滞紊乱，继而引发湿滞、痰阻、瘀血等实证病候。当病情迁延日久，气机不利、木郁侮土脾运失健，气病及血，酿热化火、阴伤液灼，导致心阴不足、肾阴亏耗、脾虚失运等脏腑功能失调。诚如《杂病源流犀烛》所言"诸郁脏气病也，其原本由思虑过深，更兼脏气虚"（《杂病源流犀烛·卷十八·诸郁源流》）。

　　治疗提要：可予疏肝解郁，疏调气机，和谐脏腑功能为基础。由于抑郁患者病程绵缠，其证往往由实转虚或虚实互见。施治之际当权衡标本缓急，攻补兼施。对于泻实之剂欲理气行气者宜防过用而耗气，活血即可者不必破血，清热泻火者应避免伤中，祛瘀除痰者不能伤正，祛湿之药首选淡渗之品为宜。扶正补虚之剂，健脾不可过用温燥，养心、柔肝、补肾之阴者不可过于滋腻。同时辅以必要之心理疏导则更为全面。处于不同病程阶段之患者其病机变化不可能完全相同，且患者体质亦有差异性，因此疏调解郁汤之具体运用必须从治疗对象的实际证候出发，因势利导加减化裁，灵活治疗。

　　凡具有抑郁"三联征"等有关表现之抑郁症患者又诉胸胁胀满，呼吸不畅，喜长出气，常叹息或不得矢气等肝郁滞现象者，则可适当增加枳壳、香附之用量，并酌加木香、紫苏叶、台乌等行气消滞。若伴有口淡无味，胃纳呆滞，四肢乏力，便溏，面色萎黄，形体消瘦等肝郁脾虚证候者，可减去素馨花等，酌加谷芽、砂仁、麦芽、山药、鸡内金、党参等健脾补中之品。出现心烦失眠，心悸健忘、手足心热、腰酸腿软、耳鸣等肝郁心肾不交现象者，可选加酸枣仁、山茱萸、五味子、肉苁蓉、知母、黄柏、黄连、肉桂等以交通心肾。对于嗽痰较多，泛吐黏涎，恶心欲呕，脘腹闷胀或咽部异物感，甚则神识昏聩、躁狂谵妄，或出现某些怪异症状，属于肝郁痰阻，肝郁痰结，肝郁痰火上扰者，可按下法处理。①痰浊阻中，症见脘腹滞闷，恶心欲呕，纳呆眩晕，身重倦怠，苔心垢腻者，可酌情选加苍术、法半夏、薤白、佩兰等祛痰化浊。②痰气郁结咽部、状似梅核梗于喉者，宜以厚朴易厚朴花，加法半夏、桔梗、生姜等化痰散结。③痰火上扰，神识昏聩，谵妄狂躁者，可酌情选用礞石、天南星、天竺黄、铁落、大黄、知母等豁痰泻火治狂。

气机失调是中风后郁症的关键病机

中风后抑郁症，是因中风病发病之后继发的一种的心理疾病，是中风病发病之后最为常见的并发症之一，是发生于患中风病之后所产生的情感障碍，是一种继发性抑郁。在中医学古代典籍中并没有发现对中风后抑郁症或是因中风继发抑郁症的直接记载，根据中风后郁症的临床表现应当归属于中医的"郁症"范畴。然而中风后抑郁症又与单纯的郁症在发病机理上是有所不同的，单纯的郁症是精神情志改变所引起的，而中风后抑郁症却是中风病发病在前，患者精神情志的改变在后。中风后抑郁症是患者在中风病发病之后肢体的不遂，言语的艰涩，患者易于产生情绪低落、郁郁寡欢或焦躁不安、脾气暴躁等情绪异常的表现。中风后抑郁症患者的形体和神志均有失调的表现，脏腑气机失调为其主要发病的机制，特别是肝、肾、脾三脏功能的失调。

1. 肝与中风后郁症的关系　在古代中医学对于人体的生命活动的观察是与自然环境及物候现象紧密结合在一起进行的，认为"人体与天地合参"进行取象比类。东方甲乙木"万物之所以生也"，肝在五行之中居于首位，"在气为柔，在脏为肝……其用为动"。主谋虑，体柔性刚，藏血，体阴而用阳，性喜调达而恶抑郁，能疏调人体之气机，维护人体生理活动。如"木能疏土"有利于促进脾胃对饮食水谷之受纳及其中精微之运化与输布。"气为阳，血为阴，阳生阴长"，肝气正常则藏血充盈，冲脉有持任脉有载、司使妇女月经正常，孕育得到保障。"肝藏魂"，"魂者，神之助，可随神往来"（《灵枢·本神》），乃是"神之弼辅"，而肝气正常则可使人体神情安宁、寤寐不失其常，情绪平静，无忧虑烦恼。

肝肾阴虚是中风的病理基础，肝阳的偏亢在临床上较为多见，导致气血逆乱，再加中风病发病之后出现肢体偏瘫、言语謇涩、饮水呛咳、口角流涎等临床表现，患者在发病后产生的心理落差感和机体能力的减退感，致使患者忧思郁虑，情志不遂。《内经》中就明确地指出了情志因素与中风病的发生存在着病机相关方面的密切关联。古代中医学家基于整体观的治疗特点，并没有单独地将中风后郁症作为一种疾病进行临床诊疗研究，而是将中风后抑郁症纳入了"郁症"的范畴进行论述。《灵枢·本神》云："忧愁者，气闭塞而不行。"《证治汇补·郁证》云："郁证虽多，因气不周流动。"由此可见气机不畅为中风后抑郁症发病的主要因素。

2. 脾与中风后抑郁症的关系　脾在五行中属土，"土生万物"，能为人类提供各种所需的营养物质。脾居中土，其气冲和，可从摄入的水谷饮食中提取人体所需的精微的营养成分"灌注于四傍"，且能够"升举清阳"。《内经》云"脾主为胃行其津液者也""脾气散精，上归于肺"（《素问·经脉别论》），于是"水精四布"濡润全身。脾气又能生血、统血、摄血，"中焦受气取汁，变化而赤是谓血"。张景岳云"血即精之属……盖其源源而来，生化于脾"（《景岳全书·论证》），脾气不但可以生血，而且能统摄血液令其行于脉中，不致外溢。此外《素问·痿论》云"脾主身之肌肉"，脾气正常则肌肉丰满壮实有力，反之则消削痿软，甚至瘫痪。《内经》又云"脾主口……在窍为口"故与味觉有关，"脾气和则知五味"，否则味觉减退或消失而影响食欲。脾气的运化功能，不仅是运化饮食之精微，还关系到体内水湿之运化，如若脾气失常则体内湿聚生痰，导致多种继发性病证。

中风后抑郁症的发生与脾关系大致有两方面。一方面是中风之后，患者忧思多虑内伤脾，亦或肝气郁结之后不能为脾的正常疏泄，均可以导致脾气虚怠，脾失健运。脾虚则致人体气血的生化不足，日久则伤血耗气，终气血心脾俱虚。如果得不到及时的治疗，脾虚则气血生化乏源，不能濡养脑络，而心血亏虚不仅可以导致脑络失养，还可导致神明失司，形成精神障碍，非常不利于患者康复。另一方面中风患者多饮食不节，而伤及脾胃，导致脾失建运，脾不能为胃行其津液，聚湿生痰，阻滞人体气机，会影响肝的正常疏泄功能，从而发为郁症。

3. 肾与中风后抑郁症的关系　《内经》云"肾主蛰，封藏之本，精之处也""肾者主水，受五脏六腑之精而藏之""肾者主水，以化生津液"《素问·六节脏象论》，表明肾气能在储藏先天后天之精的基础上，使饮于人体内的水液之清者转化为津液以浸润全身，水液之浊者"下留膀胱则为溺"。另一重要作用是以 7 年或 8 年为一周期，调控着人体的生长、发育、生殖、衰老过程。此外肾气还与人的呼吸功能有关，肾可以"纳气归根"，即可将肺所吸入的天气中之精华（精气）吸纳后储存于肾中以保持人体呼吸之平顺与正常。从而避免气短不续或喘促不适等不良现象的发生。同时肾气还与人的骨骼和骨髓有关，能主骨生髓，《素问·宣明五气》《素问·脉要精微论》及《素问·痿论》分别指出"肾主骨""肾者髓之海""肾主身之骨髓"等，肾气正常则可避免骨枯髓减等疾患。

中风病多发于中老年人群，《灵枢·天年》云"年过四十，阴气自半"。《千金翼方》亦指出"人年五十以上，阳气日衰"。由于人体脏腑功能的生理性虚衰，导致人体正气不足，许多疾病也就随之而产生，正所谓"邪之所凑，其气必虚"。人体肾中精气逐渐亏虚，再加上中风病的发生，肾中的元气也大量亏耗，肾主骨生髓而上通于头脑，肾精的亏耗，导致脑髓失去濡养，神机枢转不利而见人的精神、思维、记忆、语言等功能受损。由此可见肾中精气的亏虚是中风后抑郁症发生的病理基础。

疏调理论在治疗中风后抑郁症的临床应用

1. 疏肝调气　毛亮等探讨眼针联合柴胡疏肝汤治疗肝气郁结型中风后抑郁的疗效及血清 5 -羟色胺、去甲肾上腺素的影响，结果显示眼针联合柴胡疏肝汤治疗肝气郁结型中风后抑郁患者的疗效确切，有助于降低抑郁分级，提高 5-HT、NE 水平。赵宾彦等观察疏肝解郁活血通腑法治疗中风后抑郁患者的临床疗效，结果显示疏肝解郁活血通腑法治疗中风后抑郁，能有效地改善患者的抑郁临床症状，提高患者的日常活动能力和生活质量。李志强等观察舒肝颗粒联合通督调神针法治疗中风后抑郁的临床疗效，结果显示舒肝颗粒联合通督调神针法治疗 PSD 可有效地改善患者的抑郁症状和日常生活活动能力，提高患者的生活质量，疗效确切。

2. 补脾、益肾调气　王立应用自拟补脾通络汤治疗中风后遗症患者，取得了较好的疗效。李泽民研究运用温补脾肾、化痰通络法治疗中风后痉挛性偏瘫，研究结果显示真武汤加减对治疗脾肾阳虚、痰瘀滞络证的中风后痉挛性偏瘫临床疗效显著，能明显促进患者偏瘫侧肢体的恢复，降低患侧的肌张力，改善患者的生活能力，提高患者的生活质量。因此运用温补脾肾、化痰通络法治疗痉挛性偏瘫可推广应用于临床，也可减少中风后抑郁症的发生与发展。

罗斌等观察了脑出血后抑郁模型大鼠脑内的脑源性神经营养因子的表达，研究益肾调气法，在研究中运用中药颐脑解郁方治疗脑出血后抑郁的机理，研究结果显示了益肾调气法中药颐脑解郁方能够通过增加脑出血后抑郁模型大鼠脑内脑源性神经营养因子的表达，促进神经元的修复与再生，改善了抑郁的临床症状。裴清华从 cAMP 通路观察缺血性卒中后抑郁模型大鼠皮质、海马神经元信号转导通路上重要调节因子 CREBmRNA 及 PDE4mRNA 的表达，以及益肾调气法的干预作用，曾炜针对 PSD 患者，采用益肾调气法治疗轻、中度脑卒中后抑郁具有较好的疗效，成功凸显临床应用意义。

在普遍联系和永恒运动变化的物质世界之中，有关事物之间总是既有区别又有联系的，在生理常态下，人体个别的气与气机的关系也就是局部与整体、个别与群体的关系，是既有区别又有联系的。各个局部之气相互联系共同构成比较完整的生命活动，即是人体气机的表现。在中医学中，气机大致可以理解为是各组织器官、脏腑经络等生理功能活动规律的集中表达。这种表达是维护人体内外环境的统一与协调平衡的必要条件。只有人体气机有序地活动和协调运行，才能保持人体的健康和生命的延续。

304　从气机升降出入辨治癫痫

癫痫是一种发作性神经功能异常的慢性脑部疾病，属于中医学"痫证"范畴。古代医家多认为本病系各种因素导致"脏气不平"，"痰涎壅塞"所致。目前，一般认为，本病多由七情失调，先天因素，脑部外伤，饮食不节，劳累过度，或患他病造成脏腑功能失调，痰浊阻滞，气机逆乱，风阳内动所致，而尤以痰邪作祟最为重要。流行病学调查显示，25%～30%的癫痫患者发展成为难治性癫痫。因此，进一步系统梳理、挖掘癫痫发病、发展及预后的中医基础理论以释疑解惑成为必要。

中医气机升降出入理论是中医学理论的重要组成部分。气机升降理论源于《内经》，历经张仲景、刘河间、张洁古、李东垣、张景岳、叶天士等医家的发挥，逐步形成了系统完整的学说。由于癫痫患者大多具有"脏气不平"的先天因素或病理体质，学者江涛等认为从气机升降出入论癫痫，特别是难治性癫痫可能是癫痫辨证论治的病机关键。

气机升降出入异常是癫痫发病的关键

气机升降出入是人体脏腑功能和生命活动的基本形式之一，"气"的不断运动，维持着人体正常生命活动。《素问·六微旨大论》云："出入废则神机化灭，升降息则气立孤危。故非出入，则无以生长壮老已；非升降则无以生长化收藏。是以升降出入，无器不有。故器者生化之宇，器散则分之，生化息矣。故无不出入，无不升降。"气机的升降出入功能一旦紊乱，人体的生命和健康状态就会受到极大的影响。

气机升降出入理论强调人体是一个有机整体，各脏腑之气不仅各自进行升降出入运动以完成自我的新陈代谢，而且各脏腑之间气机的升降出入运动又相互为用、相互制约。当脏腑气机升降出入运动失常时，临床治疗首先要明确病变脏腑生理特点，顺应脏腑气机升降出入特性，再结合药物的升降浮沉合理组方用药，因势利导或逆向调整，使失常的升降出入状态恢复正常。金代名医李东垣认为中焦是脾胃所居，乃人体气机升降之枢纽。后世医家对此多有认同，如清代名医黄元御认为中气在阴阳之间，处五行之中位，职司调和六气，其功在枢转升降、圆融五行。然其在《四圣心源》又云："中气衰则升降窒，肾水下寒则精病，心火上炎而神病，肝木左郁则血病，肺金右窒而气病。"故脾胃虽为人体气机升降之枢纽，但各脏腑及其经络"脏气不平"皆可影响人体气机之升降，亦可影响中焦气化功能。故可认为，"脏气不平"即为病变脏腑气机升降功能失调，此为癫痫患者的一种病理体质状态。《简明医彀》补充章节卷四亦云："此病皆由惊动其神，使脏气不平，郁而生涎，闭塞诸经，痰涎壅积，变热生风。"由于各脏腑之间气机升降相因相用，"脏气不平"导致痰涎、瘀血等内生病理产物偏胜，痰涎、瘀血等内生病理产物亦可加重病变脏腑气机升降功能紊乱，如此相互影响，相互作用，"脏气不平"一经触发，则可出现全身气机逆乱，风阳内动，发为癫痫，此即为王清任所言"活人死脑袋"。

此外，气机升降运动与出入运动是相辅相成的，共同完成着机体营养物质的受纳、消化、传输、吸收、排泄以及吸清和呼浊的功能，维持着人体与外环境的物质交换和体内的物质代谢。正如《读医随笔》所云："不止言升降，而必言出入，升降直而出入横，气不能有升降而无出入，出入废则升降亦必息矣。"《内经》云"少阳为枢"。正是强调少阳为枢转之机，具有开合内外、通达上下的功能，使气机不仅上下升降有度，亦能表里开合如常。临床上对于外感致痫，症见神昏、抽搐伴有寒热往来的患者用小柴胡汤收效较好，究其原因，并非小柴胡汤多用醒脑开窍、镇惊止痫之品，而是通过调和少阳气机出入，开合内外，进而通达上下，使气机升降恢复如常，间接起到镇惊止痫的作用。

同为气机逆乱，癫痫发病、转归、预后及治疗均明显不同于中风：中风发病可兼有癫痫发作，癫痫发病则无偏瘫等后遗症；治疗上，对于中风而言，针对顽痰、瘀血等病理产物蓄积，进而蒙蔽清窍，开展超早期救治是关键，而针对癫痫的治疗其目的并不是终止一次痫性发作，而是预防下一次癫痫的发作，何其因也？此皆因气机升降异常是癫痫发病的关键。各脏腑及其经络"脏气不平"是癫痫患者的一种特定病理体质，是始动因素，而外邪、瘀血、伏痰等更多是作为触发因素，二者相互影响，故调整气机为癫痫治疗的原则，而气机升降出入理论提供了调控气机的整体原则，以及分析药物性能之升降浮沉和遣方用药的规律。

重视气郁在癫痫发病中的作用

气郁病机是中医理论重要的组成部分，与气机升降理论一脉相承。气机升降出入论癫痫为癫痫论治提供了整体治则，而"气郁"学说则从方法学上进一步发展和丰富了癫痫的临床辨治体系。气郁病机首载于《内经》，以《内经》提出的"五郁"为核心，对五运六气异常引起对应人体五脏的气郁有一定认识。金元时期，气郁病机理论有了新的发展，影响最大的当为朱丹溪，朱氏从机体的某些物质与病理产物运化失常出发，提出了气血痰湿食火"六郁之说"，六郁学说的特色为凡郁皆在中焦，中焦致郁多见；无郁不关乎气，六郁相因为病，并将六郁看作许多疾病的肇始，尤其重视对"气郁"的治疗，创"越鞠丸"以一方统诸郁。明清时期是气郁病机理论完善的时期，但临证多重视对情志内伤导致气郁病机和肝气郁结病机理论的研究。气郁病机理论提出，临床的各种常见病、多发病，都有可能与气郁有关，尤其是疑难杂证，更要从气的方面来考虑。同时，认为气郁不仅是疾病初起的常见病机，而且气郁病机与体质有密切的关系。气郁的形成，可以是由外界致病因素所致，也可以是由情志内伤所引起，还可以因痰、湿、食、血等郁积所成，常互为因果。总之，气郁病机可发生于各脏腑，五脏中任何一脏的郁滞都可影响其他脏腑使其致郁，虽清代以来多重视对肝气郁结病机理论的研究，但无论从临床中或理论上，应着重肝与脾兼顾的观点。如李东垣《脾胃论》云："治肝、心、肺、肾，有余不足，或补或泻，唯益脾胃之药为切。"即便肝郁亦应体现张仲景"见肝之病，知肝传脾，当先实脾"之旨。近代名医张锡纯亦云："欲治肝者，原当升降脾胃，培养中官，俾中官气化敦厚，肝木自理，即有时少用理肝之药，亦不过为调理脾胃剂中辅佐之品。"

在癫痫特别是难治性癫痫的临床观察中发现，多数患者存在不同程度的焦虑、抑郁等精神障碍，严重影响了患者生存质量。通过前瞻性临床证候研究发现，肝郁气滞，风痰闭窍的证候表现突出，脏腑辨证多定位在肝、脾、脑，病理因素主要以郁、风、痰为主。故临床上以疏风解郁，化痰定痫为大法，外参四时节气变化，内考气郁相因为病，重视肝脾同调，升降相宜，从郁、风、痰论治癫痫能收到较好的疗效。

以"玄病""络病"理论为补充

"玄病"即玄府病变。"玄府"之病名首见于《内经》，《灵枢·小针解》云："玄府者，汗孔也。"金元四大家之首刘河间扩大了玄府内涵并外延，提出全新的玄府概念，其在《素问·玄机原病式》中云："玄府者，无物不有。人之脏腑、皮毛、肌肉、筋膜、骨髓、爪牙，至于世之万物，尽皆有之，乃气出入升降之道路门户也。"主张"玄府闭塞"为百病之根，并创立"开通玄府法"。

玄府现代认识属于超微结构。季帅等认为脑内微循环系统、血脑屏障和离子通道都可能是玄府内涵的一种表现形式。王永炎等提出脑内玄府丰富，气液流通最旺，血气渗灌最多，玄府闭塞，除造成气液流通和血气渗灌障碍外，常引起神机运转失常，出现临床上的神志障碍。常富业等认为玄府为神机运转之道路门户。敬樱等亦提出开通玄府法是治疗神志病的基本原则。因脑为元神之府，人神之所居，人身之大主，诸阳之会，凡十二经脉三百六十五络之气血汇集于头，脑内玄府甚丰，气血流通最旺，脑之神机藉此不断升降出入。故神机开阖通利障碍是神机运转失常的基本病机。总之，"玄病"病机是由于玄府开阖通利障碍，导致升降出入失常而引起的，以气血津液运行失调，神机运转不灵为主要病理变化的总称。

"玄病"病机对于癫痫发作类型的认识具有重要的指导意义。掌握"玄病"关于神机失转的病机特点，有助于认识、区别对待癫痫全面性发作与部分性发作、单纯部分性发作与复杂部分性发作。了解"玄病"关于血气渗灌障碍的病机特点，有助于认识强直性发作与失张力性发作等不同癫痫发作类型的多态性，正如《景岳全书·非风·论治血气》云"凡血中无气，则病为纵缓废弛；气中无血，则病为抽掣拘挛"，无论是强直性发作还是失张力性发作，均是血气渗灌障碍的不同征象，均为"玄府未通"所致。"玄病"病机对于癫痫频发及癫痫持续状态的临床治疗具有重要的指导意义。

临床观察发现，癫痫患者虽然抽搐样发作终止，但若神志未明，仍可有下一次抽搐样发作，甚至表现为癫痫持续状态，此为"玄府未通"所致，当"开通玄府"。常富业等总结了开通玄府的九种治疗方法可供参考。临床上对于癫痫频发及癫痫持续状态患者，运用麻黄、桂枝、细辛、川芎等辛窜宣通之风药，借其辛宣通利作用，使玄府尽快开通，可收到较好的临床效果。

络病泛指以络脉为主要病位、以络脉的功能和/或结构失常为主要病机的一类疾病。《内经》首次提出"络脉"概念。清代叶天士汲取《内经》及前代医家之经验，认为疾病的发展为"初为气结在经，久则血伤入络"，提出"久病入络"的理论，并以通络为"久病入络"基本治则，善用虫蚁通络及补虚通络药物，标志络病学说成为中医学的重要病机理论。王永炎院士等进一步发展了络病理论，将络病辨证分为络气病证、络血病证、络脉虚证和络脉毒滞证，将络脉为病出现动风征象称为"络风内动"，包括络虚动风、热毒生风及外风引动3种。络病学说的发展对于难治性癫痫的治疗具有明确的指导意义。

玄府与络脉均为遍布全身上下内外的微小结构，具有普遍存在性特点。在生理功能上，除玄府有运转神机的特殊功能外，玄府与络脉均具有相同的沟通表里、渗灌气血等作用，络脉与玄府均为运行气血津液的通道，具有"以通为顺""不通为病""以通为治"的特点，故虽"玄病""络病"各自具有特殊性，但治疗上仍离不开气机升降出入理论的总体治则。以"玄病""络病"理论为补充，论治癫痫及难治性癫痫，其实质是气机升降出入理论在人体超微结构的延伸与拓展，具有重要的指导价值。

验案举隅

患者，男，64岁。因癫痫控制不佳转入住院，外院诊断为难治性癫痫。既往脑膜炎病史50年，高血压病史20年，脑梗死病史15年。首次发作时间1994年。初诊时发作形式为两种：第一种发作表现为双目凝视，呆滞，喉中痰声漉漉，进食样自动症，发作前有奔豚、头晕、惊悸、幻视。第二种发作表现为卒然昏仆，不省人事，四肢抽搐，口吐涎沫，无大小便失禁。患者曾求治于多家医院，来诊前每日规律服用卡马西平1.2 g，丙戊酸钠1.8 g，两种药物服用3年，剂量较大。来诊前第二种发作已明显减少，而第一种发作每周3～4次。外院MRI：右颞叶软化灶，双基底节腔隙性脑梗死；脑电图：右颞叶棘慢波。

初诊时，患者面色少华，神色胆怯，失眠易醒，纳呆便溏，胸闷咯痰，郁郁不乐，不愿交往，舌暗淡而胖，苔白腻而厚，脉沉细弦。此为病病发作日久，正气日衰，痰气郁滞之证。继用原西药治疗方案同时，加服中药煎服，予柴贝止痫汤加减。

处方：柴胡12 g，升麻6 g，天麻10 g，羚羊角（冲服）0.5 g，川芎10 g，桂枝10 g，香附10 g，石菖蒲9 g，茯神15 g，白术15 g，山药30 g，薏苡仁30 g，陈皮10 g，法半夏9 g，枳实9 g，煅牡蛎30 g，浙贝母9 g，地龙9 g，当归12 g，三七粉（冲服）1 g。每日1剂，水煎分2次服。

服药28日后，第一种发作次数明显减少，由月发10余次减少为月发2～3次，大便溏泄及睡眠明显好转，饮食及精神状态改善，后患者难以煎熬中药自行停用中药。单用西药约4个月后复诊：第一种发作次数增加，恢复到原水平，再次出现腹胀、失眠、便溏等症状，重新加用中药煎剂，第一种发作次数又明显减少，其余伴随症状亦有明显改善。

难治性癫痫常有肝郁风动表现，治宜肝脾同调，体现张仲景"见肝之病，知肝传脾，当先实脾"之旨，故方有白术、山药、薏苡仁健脾益气，陈皮、法半夏燥湿化痰。中焦脾胃为气机升降之枢，方中升麻是足阳明胃经之引经药，可升发脾胃之清阳；柴胡为足少阳胆经之引经药，可升发少阳春升之气，而胆气能否升发，对脾胃升降功能影响甚大。李东垣在《脾胃论》中云："胆者，少阳春升之气，春气升则万化安，故胆气春升，则余脏从之；胆气不升，则飧泄、肠澼不一而起。"枳实泻胃浊通腑气，与升麻、柴胡升降相因。难治性癫痫发作频繁，多有玄府不通，须用辛窜宣通之风药开通玄府，方中柴胡、升麻、川芎、香附、桂枝并非解表之用，取其升阳、散郁、开通玄府之功。难治性癫痫久病入络，方用地龙逐瘀通络、当归补虚通络、三七活血通络。余药之石菖蒲、茯神开窍安神，天麻、羚羊角、煅牡蛎息风止痉，浙贝母化痰开郁，其所含生物碱具有降低难治性癫痫耐药基因高表达的功效。

305 基于大气理论探析头痛病机和辨治

头痛是临床中常见的自觉症状，多局限于头颅上半部，包括眉弓、耳轮上缘和枕外隆突连线以上部位的疼痛，多呈搏动样、撕裂样、压迫样等，可并发于急慢性疾病中，也可单独出现。在全球范围内，一生中从未头痛过的人群仅占总人口的 4%，头痛患病率高达 47%，其中终生患病率为 66%。国内流行病学调查显示，我国头痛患病率为 28.5%，女性远高于男性。

头乃清空之位，是气机升降的转折点，脏腑经络气机紊乱是头痛的核心病机，治法以调畅气机，使其升降出入有序为主。然身形中，有营气、卫气、脏腑之气、经络之气等，在诸气中，有一气与各气紧密相关，起到了枢纽的作用，那便是"大气"。张锡纯上溯《内经》之渊源，整合前代医家之论述，认同大气即宗气说，阐明大气的生理功能和大气失调的病理变化（大气上逆、大气郁滞、大气下陷），并将大气理论广泛应用于临床，形成了完整的大气理论体系。他主张"头疼之证，西人所谓脑气筋病也"，而"脑筋之病与不病关乎胸中大气"。学者刘雪颖等从张锡纯大气理论出发，尝试探究了大气病理变化与头痛发病的联系，以期为头痛的辨证论治提供新角度、新思路。

大气理论

"大气"一词首见于《内经》，《灵枢·五味》云"谷始入于胃，其精微者，先出于胃之两焦，以溉五藏。别出两行，营卫之道。其大气之抟而不行者，积于胸中，命曰气海。出于肺，循喉咽，故呼则出，吸则入"。《灵枢·邪客》云："五谷入于胃，其糟粕、津液、宗气分为三隧。故宗气积于胸中，出于喉咙，以贯心脉，而行呼吸焉。"对比分析后发现大气与宗气的积聚之所、化生之源、功能特点近乎相同，后世医家基于此，多认为大气即宗气。明代医家孙一奎在《医旨绪余》中云："人与天地生生不息者，皆一气之流行尔，是气也，具于身中名曰宗气，又曰大气。"清代医家冯兆张《冯氏锦囊秘录》强调"夫胃纳谷气，脾乃化之，其精微之气……别出两行营卫之道，其大气（即宗气）之抟而不行者，积于上焦（即胸中，又名膻中），命曰气海（主气海），主出于胸，循咽喉而出入之"。张锡纯深入研究《内经》，法效前贤，结合自身多年临床经验，对大气理论多有发挥。他认可大气即宗气说，提出大气肇始于先天元气，化生于水谷之气，鼓动肺从自然界吸入清气，清气、谷气贮积于胸中而成大气。

张锡纯强调"大气虽在胸中，实能统摄全身"，认为大气具有以下功用：①司呼吸，行血气；大气为后天诸气和周身血脉之纲领，在鼓动肺脏吸清吐浊、维持心机之跳动、推动气血运行等方面发挥重要作用。②宣布周身营卫之气；张锡纯直言"营卫原与胸中大气息息相通，而大气实为营卫内部之大都会"，可见营卫二气周流全身，与大气密切相关。③统摄三焦之气化；"人之元气自肾达肝，自肝达于胸中，为大气之根本"，大气以三焦为通道，借肺脏吸气之力节节下移，下行中焦敷布热力，助脾胃腐熟水谷，化生水谷精微之气，补助中气；凭脾胃升清降浊之能，直达下焦资助先天元气，如此升已而降，降已复升，如环无端。④上贯脑筋，司功能活动。张锡纯在《医学衷中参西录》强调"此气且能撑持全身，振作精神，以及心思脑力、官骸动作，莫不赖乎此气"。可见大气上贯脑筋，使其有所凭借，保合神明，司心思脑力及知觉运动。综上所述，大气实乃人身后天之桢干，其充盛畅达的重要性可见一斑。

大气与头痛

　　头痛是一种自觉症状，是感知觉紊乱的复杂性病症。张锡纯认为"头疼之证，西人所谓脑气筋病也""脑筋之病与不病关乎胸中大气"。脑气筋，亦名脑髓神经，滋养于脑髓，其在脊者名脊髓神经，共四十三对，散布于全体之内外，为知觉运动之枢机。"中医尚理想不尚实验，故精于人身之气化，而略于人身之组织；西医尚实验而不尚理想，故精于人身之组织，而略于人身之气化……诚非沟通中西不可也"。张锡纯突破西医拘于迹象的局限，力图探本求源，提出脑气筋先天发源于肾，分派于督脉，后天运用于大气。脑气筋为大气所统摄，大气斡旋之力是知觉运动爽健的关键因素，故大气病理变化与头痛的发病密切相关。

　　大气，即宗气，属中医学"气"的范畴，其运动的基本形式包括升、降、出、入4种。气的升降出入运动失常，气机失调，主要有气郁、气逆、气陷、气脱、气闭5种状态。大气病理变化符合其一般规律，大致可分大气上逆、大气郁滞、大气虚陷三端。刘雪颖在此基于张锡纯大气理论，从大气上逆、大气虚陷、大气郁滞3种病理状态探究了头痛的病机。

　　1. 大气上逆，气血上冲，排挤脑筋　《素问·方盛衰论》云"气上不下，头痛巅疾"。《类证治裁》云："凡上升之气，自肝而出。肝木性升散，不受遏郁，郁则经气逆……且相火附木，木郁则化火。"《证治准绳·头痛》云："怒气伤肝及肝气不顺，上冲于脑，令人头痛。"脑充血头痛多责之于肝气上逆，牵动大气，气血上冲。若长期忧思恼怒，肝失疏泄，气郁化火，气火上冲，或怒则气上，"肝气忿急，可透隔以干大气"，大气上逆，鼓动肺脏吸清吐浊失职，肺失肃降，金不制木，肝木横恣上干心脏，以致心机亢进，《难经·十难》所云"心脉急甚者，肝邪干心也"颇有此意。盖"血生于心，上输于脑（心有四血脉管通脑）""西人谓脑之左右，各有血脉管两支分布，两支在前，两支在后，此管由心而出，运血养脑，以全体之血计之，脑得七分之一"。胸中大气为心输脑之血脉管之枢，大气上逆，心机亢进，心动太急，逼血上输之力超于常度，血随气升充塞脑部，排挤脑筋，故见脑充血热胀作痛，伴头目眩晕，心胸烦热，目胀耳鸣等症状，脉象多为弦硬而长，左部尤甚，或寸盛尺虚，或大于常脉数倍，而毫无缓和之意。

　　2. 大气虚陷，斡旋不利，脑筋失养　《医学衷中参西录》云"人之脑髓神经，虽赖血以养之，尤赖胸中大气上升以斡旋之"。《灵枢·口问》云："上气不足，脑为之不满，耳为之苦鸣，头为之倾，目为之眩。"其中张锡纯认为"上气者，即胸中大气上行，贯注于脑"。大气充盛畅达是维持脑筋气血灌注的重要保障。劳力过度、情志失调、久病体虚、失治误治等病因杂合而至，大气虚陷，斡旋不当，失于助心贯注血脉之能，气血精微不能上养脑筋，喻嘉言在《医门法律》云："阳主开，阳盛则有开无塞。"《温疫论补注》云："阳气愈消，阴凝不化，邪气留而不行。"《灵枢·刺节真邪》云："宗气不下，脉中之血，凝而留止。"胸中大气就是上焦阳气，上焦阳虚，温煦气化失司，痰饮、瘀血等阴邪留而不行，遏制大气，斡旋不利，加之壅阻脉络，心输脑之脉管不畅，脑络凝滞，脑筋失养，发为脑际紧缩作疼，或有头昏沉，脉象常表现为脉沉迟微弱，关前尤甚，右部为甚或脉沉迟涩，寸弱尺强，甚或六脉不全、参伍不调，全因《医经允中》云"迟者阴寒之脉，迟滞而不中和也……此阳气失职，胸中大气不能敷布之候"。

　　3. 大气郁滞，伏气化热，熏蒸脑筋　外邪侵袭是引起大气郁滞的原因之一，伏气化热是大气郁滞所致头痛的重要环节。"人四时皆可受外感，其受外感之轻者不即发病，皆可伏于三焦脂膜之中而为伏气。"《医学衷中参西录》云："三焦即是膜，发源于命门，下焦为包肾络肠之膜，中焦为包脾连胃之膜，上焦为心下膈膜及心肺一系相连之膜。"张锡纯持三焦一气观，区域虽分（上焦大气、中焦中气、下焦元气），实乃大气贯之，正如孙一奎所云："此宗气者，当以营卫并称，以见三焦上中下，皆此气而为之统宗也。"三焦气化正常，则大气又可以"与周身卫气息息相通""密护于周身，捍御外邪，使不得着体"。四时皆可感受风寒之邪，寒性凝滞，恰袭大气稍衰，邪气留伏于三焦脂膜之中，然"凡外感之来，大抵先侵上焦"，上焦膈膜"纹理独横"而"旁连四围"，外感风寒之邪易伏藏于此，与之横连，从而抑遏大气，阻塞气化升降流通，阳气怫郁化热；然三焦气化失调，大气失于助卫气密护周身之职，卫外不固，春日薄受外感则发，激动郁热上冲熏蒸脑筋而作痛，大气郁滞，营卫不得贯通，是故多伴无汗、心中烦热等症。

调补大气，复其常度

1. 镇肝养肝，降气引血　《素问·调经论》云："气反则生，气不反则死。"《素问·至真要大论》云："逆之从之，逆而从之，从而逆之，疏气令调，则其道也。"脑充血头痛以大气上逆为病机，临床上要注重平调气机，达调气血。《医学衷中参西录》云："牛膝味甘微酸，性微温，原为补益之品，而善引气血下注……然《别录》又谓其除脑中痛……重用牛膝引其气血下行，并能引其浮越之火下行，是以能愈也。愚因悟得此理，用以治脑充血证，伍以赭石、龙骨、牡蛎诸重坠收敛之品，莫不随手奏效，治愈者不胜纪矣。"然肝为刚脏，其性刚强，为"将军之官"，若一味用药强制，或转激发其反动之力，故当以镇肝养肝，降气引血为主要治法。一方面以金石重坠之属止其气火上逆之势，使诸气得降，另一方面以味厚之品填补下焦，火得水则不致过升。再佐以养肝血、顺肝性之类，庶几得全。张锡纯自拟建瓴汤、镇肝熄风汤等皆为此法指导，重用怀牛膝、生赭石降气敛冲引血；生龙骨、生牡蛎、生龟甲等镇肝降逆、敛镇元气；天冬、玄参取其善能滋阴之效；生麦芽、茵陈等顺肝木升发之性，生杭芍、柏子仁等滋养肝血，以除"将军"反动之弊。"脑充血证，宜于引血下行药中加破血之药以治之"，若患者身形脉象皆壮实，可佐以大黄数钱；其身形脉象不甚壮实，辅以桃仁、丹参等活血调气。痰多者，究其原由为郁热化火，炼津成痰，加胆南星清热化痰；两尺重按虚，肾脏真阴虚损者，真阳失于维系，脱而上奔，此时最忌用黄芪、升麻、柴胡等升提之品，而加熟地黄、山萸萸等补肾敛肾。

2. 升补大气，通阳止痛　"阴阳互为之根，人之气壮旺者，其血分自易充长。况人之脑髓神经，虽赖血以养之，尤赖胸中大气上升以斡旋之"。大气充盛、阴阳互生、气血和调是达到脑筋和同的必要条件。高士宗在《医学真传》云："通则不痛，理也……调气以和血，调血以和气，通也……虚者助之使通，寒者温之使通，无非通之之法也。"《素问·阴阳应象大论》云："血实宜决之，气虚宜掣引之。"大气下陷所致脑贫血头痛必当升补大气，通阳止痛，以复大气斡旋之力，以升补大气之药为主，以养血之药为辅，而以通活经络之药为使。张锡纯主张升补大气首重黄芪，认为"黄芪性温，味微甘，能补气，兼能升气，善治胸中大气下陷"，《医学衷中参西录》中治疗脑贫血头痛所用方——加味补血汤中，黄芪用量多达一两，其余用以升补大气的处方多为四钱到六钱不等，气分虚极者，还可酌加人参、山萸萸以培气之本，防气之涣。是故张锡纯常以黄芪倍于当归为主，"缄中大气不温，其机不灵……即以甘温药，灼缄中大气以治之"。寒饮凝结者加桂枝、干姜之属以辛甘化阳，配以茯苓、白术、甘草之类健运脾胃。叶天士《临证指南医案·头痛》云："如阳虚浊邪阻塞，气血瘀痹而为头痛者，用虫蚁搜逐血络，宣通阳气为主。"张锡纯同意此观点，若气滞血瘀，加地龙、蜈蚣等搜逐血络、宣通阳气、安养神经，伍以柴胡、川芎、乳香、没药等辛味药，活血调气。以上组方思路在回阳升陷汤、理郁升陷汤、加味补血汤、干颓汤、补脑振痿汤等名方中均有所体现。

3. 宣阳解郁，畅达大气　《素问玄机原病式》云"阳热发则郁甚于上，故多目昏眩，耳聋鸣，上壅巅疾"。大气乃上焦心肺之阳气，外邪侵袭，抑遏大气，阳热怫郁，上冲脑筋作痛，是故多治以宣阳解郁，畅达大气。《医学入门·治热门》云："治热以寒……郁火宜发散，宜用风门药，火郁则发之，升阳散火也。""发之"意为可视火热的病因病位病势，因势利导，疏风散邪，阳气伸展，郁热自散。风药不专在于发汗，重在解其郁闭，宣通阳气，调畅气血。张锡纯认为伤寒、温病皆有伏气化热，寒邪引动者，辛温发散之风药为主；温热之邪引动者，辛凉透表之风药为主，皆可稍佐辛散凉润之品以助解其郁热。《名医别录》云："石膏除时气，头疼身热，三焦大热，肠胃中结气，解肌发汗，止消渴烦逆，腹胀暴气，咽痛，亦可作浴汤。"张锡纯擅用石膏，认为其辛散凉润，质重而气轻，透散而不凉遏，不但长于清解内热，还可借其凉润与燥热化合为汗，使内蕴之热自毛孔而出。伤寒伏气化热头痛治以大青龙汤，方中麻、桂、姜辛温风药之类，解寒邪闭锢，佐石膏以清内热，诸药合用阳气伸展，内热得清。温病伏气化热头痛者，为解热邪之郁闭，张锡纯自拟三解汤（清解汤、凉解汤、寒解汤），三方蝉蜕、薄荷辛凉风药之属，佐以石膏兼清里热，或可酌加生地黄、生山药、玄参等滋阴之品以防化热迅速，耗损阴精。

"大气者，原以元气为根本，以水谷之气为养料，以胸中之地为宅窟者也"。大气主要功能包括走息道行呼吸、贯心脉行血气、统摄三焦、斡旋脑筋，其关于人身之紧要者明矣。大气病理变化不外大气上逆、大气虚陷、大气郁滞3种，其斡旋失职造成脑筋气血灌注失常，是头痛发病的基础。头痛的治疗方案可从首重大气，兼重五脏，气血调治入手，大气上逆所致脑充血头痛当治以镇肝养肝，降气引血；大气虚陷所致脑贫血头痛当治以升补大气，通阳止痛；大气郁滞所致头痛当治以宣阳解郁，畅达大气。大气理论为研究头痛的发病机制、辨证论治提供了新角度、新思路，值得反复精研，应用于临床实践。

306　从气机升降理论辨治偏头痛

偏头痛是由于神经-血管功能障碍，导致周期性发作的一种头痛，以频繁的单侧或双侧搏动性难愈性头痛为主要表现，具有易复发、疗程长、预后差等特点。早前世界卫生组织（WHO）将偏头痛之重症划到使人丧失工作能力的前 20 种内科疾病之中，是慢性功能障碍性疾病中最严重类型，与痴呆、瘫痪、精神障碍并驾齐驱。近 10 年的全球疾病负担调查显示，偏头痛在致残疾病中处于第 7 位。目前，西医治疗偏头痛不良反应较多，缓解期预防性治疗药物疗效欠佳，部分患者甚至存在治疗无效、不能停药、药物依赖、成瘾等问题。中医药治疗偏头痛临床疗效确切，中医认为偏头痛与气血不畅、经络不通密切相关。学者冉清智等运用中医学气机升降学说，以中医辨证作为基本原则，探索了偏头痛的病因病机、临床表现和治疗规律，以期为偏头痛的中医辨证论治提供参考。

偏头痛气机升降学说的理论基础

关于气机升降理论的描述最早见于《内经》，其中有生理病理方面的描述，认为气是一种精微物质，富有活力，对于临床遣方用药有指导作用。人体中的气化作用表现为升降出入不断地发生于机体，周身运行，生生不息，对生理活动起着激励作用。中医学中的气机是气的运动的统称，表现为升、降、出、入 4 种形式。气由下向上为升；气由上向下为降；气由内向外为出；气由外向内为入。《素问·六微旨大论》云：“升降出入，无器不有。故器者，生化之宇，器散则分之，生化息矣。故无不出入，无不升降。”“非出入则无以生长壮老已，非升降则无以生长化收藏。”“出入废则神机化灭，升降息则气立孤危。”升降出入就是气化运动的基本形式，生命活动就寓于升降出入的矛盾运动之中。五脏宜升藏精气；六腑宜降传化物。故而协调、配合、升降相因、互为其用是脏腑气血相互作用的主要形式，脏脏、腑腑、脏腑之间在升与降中得到统一。脏腑气机调畅，从而发挥其维持人体生命活动的作用。若气机失调，人的生命活动就会出现气郁、气滞、气逆、气闭、气虚、气陷、气脱、气结等各种病理变化；气为血帅，气行则血行，气止则血止，气机失调也可形成血瘀、血寒、血热、血虚、出血、血脱等各种病理变化；具体到五脏六腑上，表现为肝气郁结、肺失宣降、脾气下陷、胃气上逆、肾不纳气、心肾不交。《内经》关于气机升降的学说奠定了气机升降运动存在于生命运动全过程，并维持生命运动的理论基础，为偏头痛的辨证论治提供了重要临床指导。

偏头痛的病因病机

1. 偏头痛气机升降学说的病因　偏头痛属中医学“偏头痛”“头痛”“头风”“脑风”等范畴。中医学认为外感和内伤多为致病因素。《素问·调经论》云：“夫邪之生也，或生于阴，或生于阳，其生于阳者，得之风雨寒暑。其生于阴者，得之饮食居处，阴阳喜怒。”其把病因分为阴阳两大类，“风雨寒暑”等外感六淫之邪属阳邪，而脏腑、经络、情志等内伤之邪属阴邪，气血病的病因不外乎这阴、阳两大类。关于外感六淫致病，《素问·至真要大论》云：“夫百病之生也，皆生于风寒暑湿燥火，以之化之变也。”《素问·风论》云“风气循风府而上，则为脑风”“新沐中风，则为首风”；《素问·刺热论》云“伤寒一日，巨阳受之，故头项痛”；《素问·生气通天论》云“因于湿，首如裹”；《素问·五脏生成》云“头痛巅疾，下虚上实，过在足少阴，巨阳，甚则入肾”；《素问·脏气法时论》云“肝病者，气逆则头痛";《灵枢·厥病》云"厥头痛，项先痛，腰脊为应"等。《内经》从六淫、七情、饮食、劳逸、痰饮、瘀血等因素出发，把头痛与五脏六腑以及整个人体的生命活动联系起来。《伤寒论》中头痛涉及太阳、阳明、少阳、厥阴。《东垣十书》将头痛分为内伤头痛和外感头痛两大类。外感头痛因病因不同，分为伤寒、湿热两种；内伤头痛分气虚、血虚、气血俱虚等3类。偏头痛的病因与肝密切相关，分为郁而化火、阳偏于亢、风火上扰3型。头为诸阳之会，清明之府，三阳经交汇于头面，厥阴肝经与督脑会于巅顶，五脏六腑之阴精、阳气皆上奉于头，故凡经络之病皆可发生头痛；若风寒湿热之邪外袭，上犯巅顶，或痰浊、瘀血阻滞，致使经气逆上，经气上干于清道，不得运行，则壅遏而痛；或气血不足，中气虚弱，清阳不升，浊阴不降，清窍不利，脑髓失养，从而导致真头痛、偏头痛、痹症头痛、湿郁头痛、热郁头痛、血瘀头痛和六经头痛等。

2. 偏头痛气机升降学说的病机 偏头痛成因不同，发病途径和发病形式及其转归也不同，但总以外感内伤、气血亏损、肝精不足、痰浊瘀血、气机升降不畅为基本病机。头为身之首，五脏精华皆上聚于头。偏头痛病位在头，但与气、血、经络、肝、脾、肾诸脏密切相关。分清外感与内伤处于辨证之首。风邪为六淫之首致病属外感，常合而为患，与寒、热、湿相兼致病。气、血、肝、脾、肾多虚；痰浊、瘀血多实，内伤头痛则应分清。肾、脑多与髓相关，肾阴不足，水不涵木，则肝木失养，虚风内动；肾精不足则髓海空虚，脑髓不充，而发作头痛。久病耗伤，局部气机不畅，瘀血阻络，气血不通，不通则痛，发为头痛。五脏六腑气机升降不利，功能失衡，外感清阳受阻，内伤肝肾不足、痰浊瘀血、络滞交互作用，从而形成偏头痛的病理状态，导致头痛的发生和发展。偏头痛多虚实夹杂，本虚标实，上实下虚。实证为急性期，虚实夹杂多为缓解期。要整体把握"不通则痛"和"不荣则痛"的病机核心，调畅患者机体气血有序运行。

偏头痛的临床表现

1. 偏头痛的定位及症状 偏头痛病位在头部，头为"诸阳之会"，即手足之阳经和主一身之气的督脉皆上至头部，另外足厥阴肝经亦上会于巅，使脏腑的气血均上荣于头部。头为"清阳之府"，头颅为髓海所在，凡五脏精华之血，六腑清阳之气皆上注于头。头为至清至阳之脏，不能容邪，若气机郁滞，五脏六腑的邪气上犯脑府，则致脑机不畅。偏头痛发作时常以一侧（也可双侧或交替性）额颞部痛为主，性质多为钝痛、有搏动感，可伴眩晕、头晕等前庭症状；有的伴有视觉、嗅觉异常等头面部症状；有的伴有幻觉、偏盲、肢体感觉异常和运动障碍；有的伴有睡眠障碍、焦虑、抑郁等身心症状；有的伴有恶心呕吐、纳少等胃肠症状；有的伴有颈部疼痛、皮肤痛觉敏感等其他疼痛症状。慢性头痛常为"多瘀、多风、多湿、多虚"四者杂合致病，情志不畅及脏腑病变累及各器官，均可导致气血、阴阳偏颇失衡，偏头痛由此发生。

2. 外感内伤偏头痛相关症状 偏头痛多由外感和内伤所致。外感多因起居不慎，感受风、寒、湿、热之邪致头痛，以风邪最为多见；内伤主要涉及五脏六腑，常因情志失调、饮食不节、劳逸失度、年迈体衰、劳欲过度而致。外感多属实证，夹寒者，寒凝经脉，经脉不畅而头痛；夹热者，风热上犯清空，壅滞不畅而头痛；夹湿者，风湿蒙蔽清窍而头痛。内伤头痛虚实皆有，但以虚证或虚实夹杂为主。痰浊中阻、肝阳、瘀血者以实证为主；气虚血亏，脑脉失养或肾阴亏虚多属虚证。若肝经实邪日久伤阴，可转为肾经精亏之头痛或阴虚阳亢、虚实夹杂之头痛。无论虚证、实证、虚实夹杂的头痛，反复发作，迁延不愈，久病入络，均可致瘀血而为病。临床根据证候特征，通常分为前驱期、先兆期、头痛期和恢复期四个阶段，要全面准确地掌握偏头痛的不同病程表现，以便制定不同的治疗目标和对策。

3. 辨偏头痛的病邪性质 偏头痛属于原发性头痛中最常见的一种慢性神经血管性疾病。是由脏腑失衡、气血失调、阴阳逆乱导致，痰浊、瘀血阻于内，风、寒、湿、热因于外发作的疾病。临床要确定虚实寒热，确定是发作期还是缓解期，找出病性和病理产物的性质，然后进行分经辨证。发作期多见寒凝、湿热、肝阳上亢、肝风、瘀血、痰浊等实邪，病理产物多为四邪（寒、火、热、湿）、痰火、血瘀为患或相兼发病。缓解期多以本虚为主，其虚多为阴虚、阳虚、气虚、血虚或兼而有之，多为气血不足及肝肾亏虚。外感偏头痛多为风寒、风热、风湿所致，多为实证；内伤头痛多为肝气郁滞、肝阳上亢、痰浊内阻、痰热上熏、瘀血阻络、瘀热内阻、气血两虚、肝肾亏虚、阳虚寒凝所致，多为本虚标实或虚实夹杂。从病邪性质上看，痰浊头痛见沉重痛、钝痛，兼恶心呕吐；火邪头痛见胀欲裂；瘀血头痛见固定部位的刺痛、跳痛，常有外伤史或其他慢性病；久病入络，一些疑难复杂头痛常与瘀血有关，活血化瘀治疗有效。要加强偏头痛中医辨证分型的临床流行病学研究，以完善中西医综合治疗方案，不断提高临床疗效。

4. 偏头痛的中医治疗现状　针对偏头痛复杂的发病机制，许多医者分别从各个不同侧面加以阐述。①从风论治：关幼波认为顽固性偏头痛多为血虚肝旺，兼受风邪。张仁国等认为风为百病之长，其性上浮，头为人体至高之处，故头痛多与"风"相关。赖星等丰富的经验来自于从风治头，因脏腑亏虚，正虚不能卫外，风袭气滞，经络阻滞不通，强调治疗要标本结合，在疏肝、平肝潜阳、柔肝的基础上配合疏散之法（疏风热、风寒、风湿），可以兼顾其表，表里同治，相得益彰。②从多脏腑论治：刘正华认为偏头痛病因病机，一是内外风、阴寒、痰湿、瘀血、热邪等浊邪痹阻脑络，不通则痛；二是精气、清阳、真阴、气血亏乏而使脑府不荣，不荣则痛。病位在脑络，脏腑主要为脾肾及肝。王永炎用平肝醒脾、息风通络法；清肝胃热、息风活络法；清肝胃活血络为主，适当加养阴生津之品，治疗偏头痛属肝、脾、肾失调证。③从瘀论治：脑为元阳之腑，外伤可致瘀血内停，或头痛日久，久病入络，致瘀血内阻脑脉，发为头痛。方珣等认为偏头痛主要病机为肝郁气滞，瘀血内阻，脑络不通。李寿山治顽证之头痛从瘀出发治疗。尧忠然认为偏头痛以肝火扰清窍为主因，久病入络必瘀，病情反复，从通窍化瘀活血论治。杨春霞采用通心络胶囊治疗偏头痛，冰片可清热止痛，人参安神益智，蜈蚣通络止痛，水蛭破血通经，檀香理气止痛。诸药合用，共奏益气活血、通络止痛之效，切中偏头痛瘀血阻络之病机。④从痰论治：百病皆由痰作祟，头痛久发，多生于痰。胡志强等认为偏头痛诱因复杂，情志不畅，精神紧张，劳累失眠均可导致；病机多为肝阴不足，肝阳上亢，水不涵木，风阳上扰或脾不健运，痰浊内生。⑤从肝论治：诸风掉眩，皆属于肝。朱良春从久痛入络、久痛多瘀出发，搜逐血络，开瘀宣痹，同时滋益肝肾，潜阳息风，运用钩蝎散治疗。⑥痰瘀同治：赵培基认为偏头痛主要病因为风、痰、瘀、虚，其病位在脑，肝风上扰、痰瘀阻窍、气血亏虚、肝肾不足为病机转机，注重痰瘀同治。⑦活血化瘀：丁光迪治疗经前偏头痛之特殊证候，通过调肝和络、升降气机达到气血通畅、肝气舒畅的效果。⑧从气虚、血虚、肾虚、阴虚论治：马晓花等认为偏头痛多见气虚血瘀证，运用益气活血法治疗气虚血瘀型偏头痛取得良好疗效。刘金展等认为阴血亏虚是偏头痛之本，以养血平肝为治法，用养血平肝汤治疗血虚肝旺型偏头痛。张海等认为肝肾同源，肝肾阴虚是慢性血管性头痛的主要病因，用六味地黄丸治疗。

从气机升降论治偏头痛的原则

1. 坚持气机升降的协调观念　慢性偏头痛病理因素复杂，病程长，病情重，症状多，病情顽固，患者生活质量降低，生活负担加重，它不仅表现为头部疼痛，也是心脑血管等疾病的危险因素，可与多种疾病共患，如癫痫、抑郁症及情感性精神障碍。病因涉及遗传因素、内分泌因素、血脂异常、血液流变学异常、血管-神经因素、血镁水平低、AVT 及 OT 水平降低、气候变化、疲劳、过敏、气味、特殊食品等致病因素。在中医来看涉及脑、肝、脾、肾、肺、心、胆、胃等多个脏腑，以及全身的气血经络阴阳，从始至终与全身的气机升降活动密切相关。调理升降是一种整体性疗法，所以治疗偏头痛一定要有"天人合一"的整体观念。同时，还要全面考虑人的社会因素、心理因素、生物学因素，统筹身心，形神兼顾，动态地考虑影响机体的相关问题，努力做到诊治的高度个体化。脏腑各有其升降规律，脾胃是气机升降的枢纽。黄元御云："脾为己土，以太阴而主升；胃为戊土，以阳明而主降……脾升则肾肝亦升，故水土不郁；胃降则心肺亦降，金火不滞。火降则水不下寒，水升则火不上热。平人下温而上清者，以中气之善运也。"如肺居高位，以降为主，肺失清降则痰瘀内阻，久而蕴毒，而致头痛。肝居下焦，藏血主疏泄，以升为常，肝失条达，血瘀不行而为病。《慎斋遗书》云："心肾相交，全凭升降……盖因火中有真阴，故火亦随真阴而降于肾，则生肾中之水。升降者水火，其所以使之升降者，水火中之真阴真阳也。"临床调和脏腑、气血、阴阳以达到协调平衡。

2. 坚持从气机升降辨证　偏头痛与脏腑、气血阴阳、经络的气机运动关系密切，是全身脏腑、经络功能失调在局部的反应。人体是一个辨证统一的整体，各组织以五脏（心、肝、脾、肺、肾）为中心，以经络为枢纽，使得各部分表里相联，上下相济，协调互助。中医学认为，因实者谓不通则痛，因虚者谓不荣则痛，因而痛分虚实而治。《素问·举痛论》云"痛而闭不通矣""脉泣则血虚，血虚则痛"；《证治要诀》云："痛则不通，通则不痛。"《医宗金鉴》云："伤损之证，血虚作痛。"临床治疗偏头痛必须把不通、不荣的脏腑、血脉、气机调动起来，把气机升降学说与阴阳五行学说、脏象学说有机结合起来，整体把握脏腑、气血阴阳、经络的平衡运动。要运用系统辨证脉学的理论及技法，分析头部气机升降特点，指导临床辨证施治，发挥脉诊对偏头痛的诊断作用。要重视运用五行相生相克关系调整脏腑、气血、阴阳关系，同时重视人体的生理、病理之间以及人体与外界自然环境、社会之间的平衡关系，坚持以气机升降辨证指导临床诊断和治疗。

3. 坚持用气机升降指导用药治疗　气机升降理论既是组方的重要原则，也是临床指导用药的根本，升降运动失序乃诸病之源，临证辨证的纲要即是审查升降，诊治的法则即为调理升降。治疗上不能仅注重头部，拘泥于疾病症状，而是应从整体出发。脏腑气机紊乱，升降失调，清浊相干，导致了人体内环境的紊乱，阴阳失衡，产生疾病。临床实践也要先进行辨证立法，也就是依据人体气机升降失调的情况，辨别升降失调的脏腑以及失调的程度，确立能纠正升降失常的法则，再依据相应的法则遣药组方。要分析气机升降与药物"四气五味"的关系，辨证运用药物的性味归经。要从气机升降原则出发，辨证运用以升制降、以降制升、升降共制、以出入调升降、以升降调出入等气机升降调整规律，合理选择相应方药。头痛患者体质较弱，多为疲劳、紧张、失眠、月经期失血所诱发，发作时多有受风史，气血至虚复为外邪侵袭使头痛发作，患者脉象多表现为虚证，故治疗时扶正祛邪方能达到较好效果。头痛缓解期以扶正为主，同时固表以防风邪入侵，从而达到临床治愈。治疗时兼顾患者体质加活血化瘀、通络祛痰、清热平肝等药物，并给予护理指导，固护正气抗疲劳，防风邪入侵，使清气上升，浊气下降，气血调和，以达到荣则不痛、通则不痛。临床主用升陷汤加减治疗可取得较好效果。

人体气机升降的核心是脏腑、经络、气血、阴阳的升降运动。脏腑功能决定着后天谷气的运化、代谢残渣排泄等来保证机体各个功能的正常。偏头痛的病理机制复杂，病因亦未完全阐明，然气机失调、升降逆乱、气血亏虚是机体各种病理变化的关键，气机调畅、升降出入有序是机体处于"阴平阳秘"的生理状态的前提。中医学综合运用诊断学中的升降、针灸学中的升降、中药学中的升降于临床，按照脏腑、经络、气血的升降规律遣方用药，通过沉降、升举、内收、外散、扶正、祛邪、汗法等诸多方法，以疏通经络、调畅气机、交通心肾、宣肺解郁、健运脾胃、升清降浊，从而达到治疗疾病的目的。如患者头痛日久，反复发作，治疗时间要长，一般需要服药2～4个月方可明显好转及痊愈。

307 基于卫气理论辨治周围神经病

周围神经是脑肌肉通路的重要组成部分。周围神经病以受损神经的分布形式分为多发性神经病、单神经病、多数神经病，表现为受损神经支配范围内的神经功能障碍，即刺激性和麻痹性的症状和体征；或周围神经病损引起中枢神经结构和功能的改变，表现为广泛性和持续性疼痛。常见的周围神经病损有三叉神经痛、面神经炎、急性感染性多发性神经根神经炎、臂丛神经损伤、桡神经损伤、正中神经损伤、胫神经损伤、腓总神经损伤、坐骨神经痛、肋间神经痛等。中医学一般将周围神经病归属于痛证、痹证、络病、痿病等范畴。也有研究认为解㑊涉及脊神经根炎、神经干损伤等疾病；肉烁属于周围神经疾病范畴，如灼性神经痛、多发性末梢神经炎等。卫阳之气是精神中枢与外周经筋相互联系的重要媒介，对精神和经筋都有动态的调养作用。有学者认识到卫气的分布和一些基本功能，与周围神经的感觉神经、运动神经以及内脏神经的分布和作用近似。学者周德生等基于卫气理论阐释了周围神经病病机变化，探析了周围神经病辨治的临床体会。

卫气理论与周围神经的相关性

正气是生命功能的总称，卫气属于正气的一种，包括物质、功能、精神。避开卫气的各种学术争议，卫气即起维护、保护或蔽护作用的正气。《素问·刺法论》云："气出于脑，即不邪干。"人类趋利避害适应环境，脑心命门出纳神气，泥丸百节神机调节，卫气不失其常度，则为正气的一部分。

1. 卫气的运行与功能 《易经·泰》云"无平不陂，无往不复"。运用传统中医思维，卫气的运行体现了圜道时中观。《灵枢·营卫生会》云"与天地同纪"，《素问·玉版论要》云"神转不回，回则不转"，说明卫气循行的规律性和特异性，卫气循行与神机运行的相关性。卫气之名因用而得之，其体可变，其用不变。即凡是体现卫气功能的气或任何物质，都可为卫气之体，行卫气之功。《灵枢·本脏》中论述卫气功能："卫气者，所以温分肉，充皮肤，肥腠理，司开阖者也。"

卫气由元气、清气、谷气合成，三焦为气化之场所和气化之通道，卫气遍历三焦，可以看成卫出三焦，《灵枢·五癃津液别》概括为"三焦出气"，《素问·上古天真论》归纳为"气脉常通"。气脉气络径路比较模糊，但气道的末端明确，一致认为是气门、腠理、玄府。《千金要方·三焦论》云"卫出上焦"。卫气上出于脑心命门，通过太阳经、督脉、维脉分别向各阳经散行，此气慓悍滑疾，经气街蓄灌调节，在头面、关窍、脊背、躯体运行，敷布到体表，达于四肢末端。四肢汇聚了阴阳经脉的卫气，卫气留止于肉分之间或溪谷之会。四街是承载和聚散卫气的主要空间。《灵枢·动输》云："夫四末阴阳之会者，此气之大络也。四街者，气之径路也。"体内各脏腑通过太阳经背俞与督脉阳气相通，卫气转输以达各部。卫气通过阳经循行至足心，出内踝，下行阴分，阴分受气，从足少阴肾经开始循行，遍历脏腑，经蹻脉复合于脑心命门，所谓环转因化，双向调控。此即《灵枢·营卫生会》所谓"卫出于下焦"。此外，卫气还与营气同周共度循行，应急时散行于全身，从而实现多种特定的生理病理功能。

2. 从卫气理论认识周围神经的生理特征 基于卫气理论解读周围神经的生理特征，认识卫气与神经分布部位、卫气与神经传导方向、卫气与神经功能特点等相关性如下。

（1）卫气出于脑，双向调控全身神机：《云笈七签·太上老君内观经》云脑髓"总众神也……照诸百节，生百神也，所以周身，神不空也"。熊笏所著《中风论·论卫气》云卫气"行于手经，而手为之用；行于足经，而足为之用""卫气又名人气，以其纲维群动，为知觉运动之主也；又名阳气，以其温养一身也；合而凝之则为卫阳，此受命养生之主也"。脑神经和脊神经、内脏神经及躯体神经、运动神经与感觉神经、传入神经与传出神经、交感神经与副交感神经的分别，周围神经的生理特征各不相同。主明则下安，脑心命门由此神机轴支配人体的运动、视觉、触觉、协调、姿势、平衡等。当然，神机通路不能与神经传导通路等同。

（2）卫气并脉，与营气耦合承制衡铨：《灵枢·营卫生会》云"营在脉中，卫在脉外"。《灵枢·胀论》云："卫气之在身也，常然并脉循分肉，行有逆顺，阴阳相随，乃得天和。"可见，脉络之气亦分阴阳，营为阴，卫为阳；脉中以营气为主，脉外以卫气为主；营行脉中亦行于脉外，卫行脉外亦行于脉中。营卫耦合，互相交通；营卫承制，不失衡铨；营卫流行，同周共度。故《伤寒论·平脉法》云："荣卫流行，不失衡铨。"营卫权衡是指机体内自主涨落和调节、重新回归和维持有序稳态的过程和机制。《类经·营卫三焦》云："营中未必无卫，卫中未必无营，但行于内者便谓之营，行于外者便谓之卫，此人身阴阳交感之道，分之则二，合之则一而已。"卫气充络脉，玄府气液宣通，滋养腠理、皮肤、肌肉、筋骨。《灵素节注类编·营卫经络总论》云："营卫经络者，合言之，即皮肉筋骨浅深之部位也。"目前已认识到，周围神经与血管有一种伴行或相距很近的关系，两者走向一致，甚至被包绕在同一筋膜鞘中。周围神经结构内微血管的分布，保证了周围神经血液供应。

（3）卫气分阴阳，变化有序自稳调节：卫气本身也有阴阳之分。卫气运行有内外、左右、前后、上下之聚散浮沉，卫气随之而分阴阳，卫气的阴阳交感互藏是其气化运行的动力源。一气分阴阳，阳气精者养神，柔者养筋，从而使经筋具备了感应、整合、传导神机的功能，同时具备充养、濡养、温养形体的功能。《素问·生气通天论》所云："阴者，藏精而起亟也，阳者外而为固也。"卫气处于不断运动变化之中，神气游行出入。卫气作为一个有序化和稳定化的阴阳统一体，其自身阴阳的多重变化形式维持在一个适度的自稳状态，内环境与外环境才能达到最佳的适应性。天人合一，卫气的周期变化，即生物节律内源性调控机制之一。《类经·阴阳类》释义："阳生阴长，言阳中之阴阳也。"周围神经轴突与局部微环境相适应，才能维持神经纤维和髓鞘结构完整和功能正常。因此，与中枢神经不同，周围神经损伤后，在一定的情况下可以再生。

卫气病变与周围神经病的病机特征

《素问·举痛论》云"百病皆生于气"，有人认为是百病皆生于营卫之气，卫气的失常产生皮肉气血筋骨之病，有浮沉深浅的变化，也会导致神机的逆乱，故《灵枢·禁服》提出"审察卫气，为百病母"。

从卫气病变探讨周围神经病的病机特征，卫气病变有失衡、失常、失序、失稳等，以致神机抑遏或神机紊乱。

1. 卫气内伐　《素问·生气通天论》云"圣人抟精神，服天气，而通神明。失之则内闭九窍，外壅肌肉，卫气散解，此谓自伤，气之削也"。精神散佚、七情不调、不顺四时之气、感受外邪、劳倦过甚、衰老等各种病因引起气道涩滞，卫气内伐于脉，遏阻脉中，升降出入受阻，玄府开合不利，化生内热、瘀血、痰浊等；卫气与邪气并，则筋缓、筋急、筋痹、筋溜之类；化生疼痛、麻木、不仁、瘙痒、漏泄、偏枯、溃疡等形神病变。卫气具有感应传导信息的功能，卫气与神经传导相关；卫气内伐则产生神经传导功能的改变。

2. 卫气不足　素体阳虚、酒色过度、外邪郁闭、久病耗伤卫阳等，卫气不充，卫阳不足，症见疲倦乏力、恶寒、肢冷、眩晕、听力下降、视力下降、记忆下降、肌力下降等；一般而言，卫气失常多生气病，营卫失常气血同病；但也并非尽然。研究表明，卫气虚相关的氨基酸代谢、脂类代谢、神经递质以及激素调节水平等生物标志物，也随季节变化发生相应的变化。《灵枢·岁露论》云："人气血虚，其卫气去，形独居，肌肉减，皮肤纵，腠理开，毛发残。"卫气生物标志物的总量不足或功能低下，从而影响周围神经的结构完整及传导功能。

3. 卫气归并　营卫倾移归并，气、血或气血偏聚一处，而生虚实；相倾之处为实，相离之处则为虚。《素问·调经论》云："气血以并，阴阳相倾，气乱于卫，血逆于经，血气离居，一实一虚。"根据《灵枢·动输》的记载，营卫以循行为用，四末"络绝则径通，四末解则气从合，相输如环"，如果超过了四街对卫气的调节范围，则产生卫气归并、营卫倾移、气血逆乱、阴阳失衡。权衡相失、权衡相夺是营卫权衡失常的病理机制。如荣气虚则不仁，卫气虚则不用。卫弱营强，营卫不和，出现自汗、流涎、小便失禁等。《医林改错》认为气归并于一侧，则另侧活动障碍。

4. 卫气逆行 卫气逆行，分为卫气升降失常与出入失常。卫气逆则病，或行乱，或留止，或逆行，多挟肝气相火，其病多变。卫气入脊内，注入冲脉的分支，卫气随冲气上逆则四肢厥冷、脉胀或肤胀、不寐、眩晕、胸闷、喘满、癫狂等。卫气出入失常，发为寒热、出汗异常。

从卫气病变辨治周围神经病临床体会

卫气病变导致神机紊乱。基于卫气理论探讨周围神经病治疗原则，应当坚持形神一体观，谨守病机，权衡和法，调畅气机，以通为用。《读医随笔·气血精神论》云："神之病，其变不可测，而又最不易治。"

1. 卫气病变有寒热虚实之象，必须坚持辨证用药 《灵枢·禁服》云"审察卫气，为百病母，调其虚实，虚实乃止"。《读医随笔·气血精神论》云："卫气者，热气也……虚则病寒，实则病热。"卫气虚者，补气之中兼以温阳，用四君子汤、补中益气汤、保元汤、神效黄芪汤等，配伍桂枝、细辛、附子之类为向导，补火即是补气。卫气实者，用竹叶石膏汤、五味消毒饮、凉膈散、清热除痹汤等，配伍紫苏子、白茅根、法半夏、槟榔等，降气即是降火，泻肺即泻卫气。《素问·痹论》云："卫者……不与风寒湿合，故不为痹。""所谓痹者，各以其时重感于风寒湿之气也。"卫气病变因虚致实，症见麻木、不仁、疼痛、肌肉无力、萎缩痉挛等肢体痹病，选择用人参、黄芪等补益卫气，苦参、忍冬藤、虎杖、牡丹皮、赤芍、川芎、姜黄、莪术、鬼箭羽、羌活、独活、制川乌、白芥子、土茯苓、小通草等疏通卫气。周德生经验方逐末饮由片姜黄、王不留行、白芥子、桂枝组成，能温卫气，通经络，达四末，加减应用于各种周围神经病治疗。

2. 卫气病变有升降沉浮之乱，必须坚持气化用药 卫气有发散外达之性，循行运动之用，玄府气化之能，故调营卫之倾移，顺卫气之性，调和营卫，以治百病。卫气滞于络脉者，"目无所见，耳无所闻，鼻不闻香，舌不知味，筋痿、骨痹、爪退、齿腐、毛发堕落、皮肤不仁、肠胃不能渗泄者"（《读医随笔·升降出入论》），疏通气道，旋转温化，并"通其荣输""泻其血络""而后调之"（《灵枢·禁服》）。卫气病变以虚、郁、滞、结及杂合之邪为病理特征，重视应用动药温通、宣通、疏通、通利，以祛除各种内外之邪。选择防风、威灵仙、鹿衔草、桑枝、白芷、葛根、苍术、独活、海风藤、石楠藤等风药，配伍川芎、郁金、延胡索、乌药、姜黄、王不留行、虎杖、苏木、川牛膝、鸡血藤、乳香、没药、蜈蚣等理气通络、活血通络药物。

3. 卫气病变有调控制衡之变，必须坚持双向用药 卫气通行表里上下左右，"卫气行度"，"大开阖之中，复有小开阖"（《中风论·论卫气》）。由此畅达脑髓督脉神机，与头面肢体各部神机互相影响。《素问·调经论》云："病在脉，调之血；病在血，调之络；病在气，调之卫；病在肉，调之分肉；病在筋，调之筋；病在骨，调之骨。"卫气病变随其病所居而调之，根据卫气循行障碍的病机特点，必须秉持升降同施、敛散合用、上下兼顾、表里同治、营卫并调等双向用药方法。如出汗异常多选择桂枝汤养营化卫，宣通卫阳并和营益阴，偏于卫气不足者加黄芪、浮小麦，偏于卫阳不足者加附子、山茱萸、黄芪、浮小麦，汗出甚者加煅龙骨、煅牡蛎。带状疱疹后神经痛用升降散基本方（白僵蚕、蝉蜕、姜黄、千年健、制大黄、王不留行、炮山甲、桂枝、白芷、郁金、路路通、丝瓜络），病位在头面或上肢者加升麻、柴胡、白芷、苏木、桑枝，在胸肋者加徐长卿、柴胡，在下肢者加怀牛膝、干地龙。

4. 卫气病变受多因素影响，必须重视对症用药 卫气病变有病候之变、形质之变、日月四时之变，遵循卫气病变规律治疗，《灵枢·卫气失常》归纳为"随变而调气"。《素问·针解》释义："补泻之时以针为之者，与气开阖相合也。"《针灸大成·穴有奇正策》云："变通随乎症，不随乎法。"对症用药是治标的重要原则，外治与内治同理，针药同理。周围神经病四肢远端为主的弛缓型不全瘫痪，肌张力减低，腱反射减少或消失，随后可有肌肉萎缩，选择人参、黄芪、炙麻黄、红景天、葛根、山楂、附子、枳实、毛冬青、蜈蚣等正性肌力中药；手足部血管舒缩、出汗、皮肤苍白、变冷或发红发热、变嫩或角化过度、干燥易裂等自主神经功能障碍，根据不同症状选择诃子、浮小麦、桑叶、白薇、地骨皮、秦艽、五味子、乌梅、天麻、制鳖甲、制龟甲、鹿胎胶、阿胶、紫河车等止汗、退热、潜阳、填阴中药；肢端麻木或疼痛，或感觉过敏或异常，如蚁走感，随后感觉减退甚至消失，典型者呈手套、袜套型感觉障碍，选择磁石、龙骨、牡蛎、琥珀、赭石、合欢皮、钩藤、益智、酸枣仁、五味子、女贞子、佛手、栀子、蔓荆子、蛇床子等镇静中药，马钱子、川乌、乌药、沉香、郁金、吴茱萸、乳香、没药、海风藤、白芷、细辛、独活、威灵仙、寻骨风、海桐皮、蚕沙、菝葜、秦艽、川芎、延胡索、没药、三七、重楼等止痛中药；外治选择川乌、草乌、祖师麻、八角枫、徐长卿、露蜂房、天仙子等。

5. 卫气病变属于广义表证，必须重视外治方法 《素问·痹论》云卫气"循皮肤之中，分肉之间，熏于肓膜，散于胸腹。"有学者认为卫气常汇聚于表，皮毛、肌腠"表之表"，经脉、筋骨、血脉"表之里"，官窍、脏器内膜、玄府"里之表"，均由卫气司其开合。《灵枢·邪客》云："卫气者，出其悍气之慓疾，而先行于四末分肉皮肤之间，而不休者也。"标本根结联通四肢与头面躯干，经络以四末为重。风淫末疾，四肢为末；五脏有邪，留于肢节；故周围神经病属于末疾，乃卫气病变之一。卫气病变重视外治方法如推拿、按摩、针刺、穴位注射、艾灸、敷贴、涂擦、熏洗、药熨、药浴、中药离子导入、超声药物导入等中医特色疗法单独或联合应用，乃宣通气机，沟通阴阳，以振奋卫气，通达表位，给邪气出路。

基于卫气理论辨治周围神经病医案

1. 面神经炎案 黄某，女，36岁，2016年12月29日初诊。因骑摩托车在吹寒风，口角右侧歪斜3日。左侧口角流涎，左侧面部感觉减退，舌暗红，苔黄厚腻，脉沉细濡。体胖。既往于2年前有同侧"面神经炎"病史，无后遗症状。诊断为左侧面神经炎。中医辨证为风邪袭表，气道涩滞。治以祛风解表，疏通气道。予泼尼松片60 mg，每日1次，每5日递减10 mg；维生素B_1片10 mg，每日3次；甲钴胺片500 μg，每日3次。

处方：连翘15 g，白花蛇舌草15 g，金银花10 g，白菊花10 g，荆芥10 g，防风10 g，丝瓜络10 g，秦艽10 g，通草10 g，石菖蒲10 g，僵蚕5 g，全蝎3 g，甘草6 g。7剂，每日1剂，水煎分2次服。局部红外线灯照射热疗，并嘱避风保暖。

二诊（2017年1月6日）：两侧面部基本对称，左侧面部浅感觉稍有异常，舌暗红苔黄腻，脉沉细弱。上方去荆芥、防风、通草，加忍冬藤、石楠藤、南沙参、麦冬各15 g，王不留行10 g。14剂，每日1剂，水煎分2次服。

三诊（2017年1月22日）：两侧面部对称，浅感觉无异常，停中药汤剂，舌红苔薄黄腻，脉沉细。予医院内制剂正斜丸（白附子、白僵蚕、全蝎）、维生素B_1片、甲钴胺片，维持用药1个月。泼尼松片20 mg，每日1次，治疗中，嘱再用3日后，改为10 mg，每日1次，治5日，之后停用泼尼松片。

按语：面神经炎急性期属于中医学面风、面瘫、卒口僻等范畴，为风邪袭表，气道涩滞，卫气不得宣行；寒热并存，则健侧经筋"急引颊移口"，病侧"筋弛纵缓不胜收"（《灵枢·经筋》），太阳经筋及阳明经筋不调，令口㖞口僻。本案治法祛风解表，寒热并用；疏通气道，上下分施。中西药并用，内外同治，故卫气循行得以恢复。

2. 三叉神经痛案 熊某，男，49岁，2014年7月8日初诊。发作性左侧头面部疼痛4年余。4年前"左侧颊部溃疡"愈后，出现发作性左侧头面部疼痛，吹风、说话、洗脸、刷牙、咀嚼时引发剧烈疼痛，骤发骤停，疼痛历时数秒至1～2分钟，疼痛呈闪电样、刀割样，难以忍受。发作间歇期如常人。

外院诊断为"三叉神经痛"，一直用"卡马西平片 0.2 g，每日 2 次"治疗中。仍然时有左侧头面部疼痛发作，以刷牙、咀嚼时引发为多。舌面光红有瘀斑，根苔少，黄腐厚干，脉沉弦细。头部 MRI 见异常。诊断为三叉神经痛。中医辨证为肝热化风，瘀血阻络。治以清肝息风，活血通络。

处方：连翘 15 g，钩藤 15 g，骨碎补 15 g，天花粉 15 g，威灵仙 10 g，龙胆 10 g，玄参 10 g，川楝子 10 g，通草 10 g，乳香 10 g，没药 10 g，土茯苓 30 g，蜈蚣 2 条，甘草 6 g。14 剂，每日 1 剂，水煎分 2 次服。

二诊（2014 年 9 月 6 日）：用药后，左侧头面部疼痛发作次数减少，疼痛程度明显减轻，2014 年 8 月 2 日开始自己减少卡马西平片至 0.2 g，每日 1 次，疼痛发作症状也能忍受，舌红有瘀点，苔黄干，脉沉细。上方去龙胆、土茯苓、通草，加白芍 10 g，生地黄、何首乌各 15 g。自觉左侧头面部疼痛发作症状加重，或者发作次数增多时，连续服 7 剂。

三诊（2014 年 12 月 24 日）：服药后疼痛症状发作 4 次，发作时遵医嘱加用中药汤剂，每次连用 7 剂，均能缓解疼痛。刻诊时病情稳定。舌红，苔薄黄，脉沉细。不能除去病根，然发作亦稀少。上方去川楝子，减少蜈蚣、乳香、没药用量。钩藤、骨碎补、天花粉、生地黄、何首乌、连翘各 15 g，威灵仙、白芍、玄参各 10 g，乳香、没药、甘草各 6 g，蜈蚣 1 条。自觉疼痛发作或者有发作症状时，即加用中药汤剂 3 剂。

四诊（2015 年 10 月 8 日）：三诊后疼痛症状发作 2 次，发作时即加用中药汤剂 3 剂。刻诊时病情稳定，舌红，苔薄黄润，脉沉细。医嘱停用卡马西平片，自觉疼痛发作或者有发作症状时，继续使用中药汤剂 3 剂，或临时加用卡马西平片。

按语：三叉神经痛呈发作性症状，类似于《灵枢·经脉》提到的颔痛、颊痛、目外眦痛，内在病机因素为风、痰、热、瘀等，久则兼虚。诱因有六淫、七情、接触、运动等，故外在病机因素随证而异。《杂病证治准绳·面痛》云："面痛皆属火。盖诸阳之会，皆在于面，而火阳类也。心者生之本，神之变，其华在面，而心君火也。暴痛多实，久痛多虚。高者抑之，郁者开之。血热者凉血，气虚者补气。不可专以苦寒泻火为事。"本案壮年男性体实，有左侧颊部溃疡史，足阳明脉挟口鼻、循颊车，手阳明脉经面颊、交口鼻，溃疡阳毒余邪稽留；暑热季节生病，内外之热燔灼引动，火炎风生上攻面颊，结合卫气逆多挟肝气相火及肝气左升理论，故辨证属于肝热化风；久治不愈，瘀血阻络，兼有阴虚。正如《张氏医通·面痛》所云："鼻间痛……连口唇颊车发际皆痛，不能开口言语，饮食皆妨，在与颊上常如糊，手触之即痛，此是足阳明经络受风毒，传入经络，血凝滞而不行。"用药不可执于苦寒泻火，必须辨证处理好内风、热、痰、瘀、虚以及外邪等病机因素的相互关系。

3. 非霍奇金淋巴瘤胸腔引流术后肋间神经痛案　李某，男，40 岁，2013 年 11 月 15 日初诊。非霍奇金淋巴瘤胸腔引流术后疼痛 2 月余。外院淋巴结穿刺病理检查诊断为"B 免疫原始母细胞型淋巴瘤"，40 次 CHOP 方案（环磷酰胺＋多柔比星＋长春新碱＋泼尼松龙）化疗术后，胸腔引流术后保留胸腔闭式引流管 2 月余，术后肋间神经疼痛，呈带状分布，右侧穿刺处疼痛明显，咳嗽、喷嚏、排便、转身时疼痛加重，疼痛呈刺样或烧灼样。长期低热，失眠，大便干，小便黄。依赖"对乙酰氨基酚缓释片""曲马多片"等药物方可维持睡眠。舌紫暗苔薄黄腐干，脉沉细。诊断为非霍奇金淋巴瘤胸腔引流术后肋间神经痛。中医辨证为热毒浊结，瘀血阻络。治以理气活血止痛，清热化浊解毒。

处方：白花蛇舌草 30 g，土茯苓 30 g，延胡索 15 g，莱菔子 15 g，臭牡丹 15 g，百合 15 g，乳香 10 g，没药 10 g，土鳖虫 10 g，熟地黄 10 g，川楝子 10 g，甘松 10 g，阿魏 5 g，蜈蚣 2 条。7 剂，每日 1 剂，水煎分 2 次服。

二诊（2013 年 11 月 22 日）：服药后肋间神经疼痛明显减轻，可以停用"对乙酰氨基酚缓释片""曲马多片"等药物，睡眠好转，饮食增加，大便质软成形，1 日 2 次，小便清长，舌紫暗苔薄黄，脉沉细缓。证候未变，续予原方去百合，土茯苓改为 15 g，加威灵仙 10 g，海风藤 15 g。21 剂，水煎服。

三诊（2013 年 12 月 14 日）：服药期间于 2013 年 12 月 3 日于当地医院拔去胸腔闭式引流管，之后未再出现肋间神经疼痛，舌暗红苔薄黄，脉沉细缓。中医辨证为瘀毒内结。治以活血化瘀，散结消肿。

处方：乳香 200 g，没药 200 g，三七 200 g，土鳖虫 200 g，阿魏 100 g，蜈蚣 100 条，将诸药研为细末装入胶囊，每次 5 g，每日 2 次。

四诊（2014 年 3 月 25 日）：患者病情稳定，颈部及腹股沟等淋巴结肿大增多不明显，体质尚可，口干，时有便秘，舌暗红苔薄黄干，脉沉细涩。中医辨证为瘀毒内结，兼阴虚内热。继续上药胶囊，配合西黄丸内服。2015 年 10 月 8 日随访，仍然在间断服用上述两种药物，病情稳定。

按语：淋巴系统是运行气血、津液，调解阴阳平衡的系统，也是内生之邪聚集、运转、排泄的场所。非霍奇金淋巴瘤属于"痰核""恶核"等，其病机要素在于瘀血、热毒、湿浊。术后肋间神经疼痛，除直接损伤肋间神经之外，大多数情况为继发性根性或者干性肋间神经痛，属于"胁痛""胸肋骨痹"等，肝经布胁肋，胆经循胁里，故有热入营血，瘀血归肝，经络阻滞。《灵枢·百病始生》云："气上逆则六输不通，湿气不行，凝血蕴裹而不散，津液濇渗，著而不去，而积皆成矣。"《针灸甲乙经》释义"卫气失常"云："肝受病及卫气留积，发胸胁满痛。"《医林改错·膈下逐瘀汤所治之症目》云："血受热则煎熬成块。"《医学入门·胁痛》云："瘀血必归肝经，夜痛或午后发者，小柴胡汤合四物汤加桃仁、红花、乳没。"由于引流通畅，悬饮、留饮、痰饮必少，故本案处方重点不在痰饮，而在于气滞、血瘀、毒浊。临床选择乳香、没药、阿魏、海风藤等理气活血止痛，川楝子、臭牡丹、土茯苓、白花蛇舌草清热化浊解毒，土鳖虫、蜈蚣虫类搜剔散结，是对证之治。用西黄丸（人工牛黄、人工麝香、乳香、没药）清热解毒，消肿散结，适合本病长期使用。

4. 酒精中毒性周围神经病案　谭某，男，33 岁，2017 年 7 月 27 日初诊。四肢麻木 6 年余。患者从 21 岁以来长期酗酒、抽烟、吃槟榔，因四肢麻木于 2010 年 11 月诊断为"酒精中毒性周围神经病"，予甲基泼尼松注射液冲击治疗后、泼尼松片递减治疗，症状好转。但患者仍然未能戒酒。2011 年 5 月开始，四肢远端麻木加重，伴感觉异常，双手不自主抖动，触碰时指尖刺痛，行走时足底疼痛，四肢肌肉无萎缩，多处求医症状仍旧，手指皮肤黯黑，面色暗红油腻，失眠，抑郁焦虑，口臭，大便黏滞不爽，舌紫暗苔黄厚腐，脉浮弦细有力。神经肌电图：神经源性损害，下肢较上肢明显，髓鞘和轴索同时受损，并以轴索受损为主；正中神经、尺神经、胫神经、腓总神经感觉传导速度减慢，尺神经、腓总神经运动传导速度减慢；F 波潜伏期正常。HAMD 评分 16.34 分，HAMA 评分 15.28 分。中医辨证为湿热壅阻，气脉不通。治以清热毒，化湿浊，通气脉。

处方：薏苡仁 30 g，土茯苓 30 g，忍冬藤 15 g，海风藤 15 g，海桐皮 15 g，白茅根 15 g，木瓜 15 g，红景天 15 g，白花蛇舌草 15 g，草薢 15 g，黄柏 10 g，青黛 10 g，甘草 6 g，蜈蚣 2 条。14 剂，每日 1 剂，水煎分 2 次服。并予服用长春西汀片、艾地本醌片、黛力新片、甲钴胺片。

二诊（2017 年 8 月 11 日）：麻木病情好转，睡眠改善，大便不畅，舌老红，苔黄黑厚腻，脉弦细有力。此乃热毒蕴结，损伤阴津，去薏苡仁、土茯苓、海桐皮、白茅根，加虎杖、玄参各 15 g，熟大黄、佛手、九香虫各 10 g，龙胆 6 g，20 剂。

三诊（2017 年 8 月 31 日）：HAMD 评分 8.29 分，HAMA 评分 8.72 分。患者心情好，四肢麻木减轻，大便通利，睡眠得安，舌红，苔黄厚腻，脉弦细。守方 30 剂。

四诊（2017 年 9 月 30 日）：四肢麻木，手指肤色稍暗，睡眠可，舌红苔黄厚腻，脉弦细。要求不服中药汤剂，改为通塞脉片（黄芪、当归、党参、玄参、金银花、石斛、牛膝、甘草）与长春西汀片、艾地本醌片、甲钴胺片、黛力新片，维持治疗至 2018 年春节前停药。嘱其戒酒、戒烟、戒槟榔，养生贵在有恒也。

按语：麻木表现为主观感觉异常或客观感觉减退甚则丧失的一种病证。《医宗金鉴·删补名医方论》云："酒为水谷精液所化，体湿性热，少饮则能调和气血，流畅阴阳，内助中气，捍御外邪。若过饮无度，轻则伤人脾胃，重则损人神气。"本案长期酗酒，酒生湿热，甚则化为浊毒实邪；酒能耗伤卫气也能消耗津液，营卫行塞，营卫不和，更加损伤神机，形神同病，以致四肢麻木，失眠，抑郁焦虑，因此，酒精中毒性周围神经病属于酒风病、酒客病。经筋起于指端，四肢行远，营卫凝滞，怫热内作，故麻木多见于手指，不可误作风治。其治法必须"外解肌肉，内清阳明，令上下、内外，分消其患，使胃中秽为芳变，浊为清化，泰然和矣"。本案清化湿热毒浊，疏通气脉，调衡阴阳，以恢复卫气循行。

　　中医治疗周围神经病具有西医无法比拟的特长。但是，长期以来多数临床中医师局限于因袭窠臼，未能区分周围神经病与周围血管病的差异，将各类周围神经病都归属于《金匮要略》之"血痹"，从络病论治，人云亦云盲目拥戴。中医学过于强调辨证论治不可避免的对周围神经病不同的病程阶段的归类造成不统一，或风，或痛，或痹，或痿，人人相异认识分散。周德生认为，用卫气理论涵盖的自然与人体、身体内部与外部、整体与局部、脉内与脉外、表与里、形与神、动与静、常与变的辩证思维方法，全面实用地分析周围神经病的诊疗措施，一定能够避免凝固僵化的思维倾向。

308 基于脑气理论辨治自身免疫性小脑性共济失调

自身免疫性小脑性共济失调（ACA）是一类病因多样，由自身免疫机制介导的神经炎症性疾病，临床以头晕、行走不稳、小脑性语言等为主要表现的小脑综合征。相关的抗神经抗体检测（如抗 Caspr2 抗体、抗 GAD65 抗体、抗 Homer3 抗体等）对本病具有重要诊断价值。目前本病的西医治疗个体化差异大，免疫治疗虽有一定的效果，但易复发。中医治疗本病有一定的特色，王松龄认为小脑性共济失调以虚为主，治疗当补肾益髓、补益气血，同时配合服用祛痿启废丸；韩碧英提出肾精不足、脾胃失养为本病的基本病机，主张以"调理髓海"为治疗原则。可见现代学者治疗本病多以补虚为主，鲜少兼顾祛邪。学者薛静等在传承王永炎"脑气-脑气络"学术观点的基础上，结合临床经验及文献考证，从脑气理论出发，对 ACA 的病因病机及辨治进行了探析，以期为中医药治疗本病提供新思路。

脑气理论的溯源与含义

"脑气"一词始于《黄帝外经·瞳子散大篇》，云："瞳子之系通于脑，脑热则瞳子亦热，热极而瞳子散大矣……得脑气之热，则水中无非火气，火欲爆而光不收。"指出瞳子之系与脑相通，得脑气之热则见瞳子散大。《素问·刺禁论》云："脑为髓海，乃元阳精气之所聚，针刺入脑户，真气泄，故立死"，可见脑气作为一种精微物质，在疾病中起着重要作用。王清任《医林改错·脑髓说》云："脑髓一时无气，不但无灵机，必死一时，一刻无气，必死一刻。"脑气由元气充养，入于脑髓，若脑气不足，则见思维迟钝，甚则死亡，说明脑气盈亏布散是脑功能活动的物质基础。王清任《医林改错·脑髓说》亦云："两耳通脑，所听之声归于脑，脑气虚，脑缩小；脑气与耳窍之气不接，故耳虚聋；耳窍通脑之道路中，若有阻滞，故耳实聋。"论述了脑气通于耳，因脑气与耳窍之气"不接""阻滞"，可致耳聋；脑气与脏腑之器不通，则百病丛生，故脑气以通为用。梁启超在《南海康先生传》中云："其演讲也，如大海潮，如狮子吼，善能振荡学者之脑气。"严复《国闻报馆附印〈说部〉缘起》云："盖血气之世界已变为脑气之世界矣，所谓天衍自然之运也。"均认为脑气是智慧的象征。现代学者韩自献认为五脏六腑皆有运行之气，如肝气、心气、脾气，脑作为奇恒之腑，其运行之气为脑气，脑气的产生依赖于脑组织细胞，脑组织细胞炎症反应引起的自身免疫应答，是脑气失衡的一种病理表现。王永炎提出脑部存在脑气运行的通道，即脑气络，功能与大脑神经网络相似，通过脑气与神机传导的作用以维持脑部的正常运行。基于以上论述，脑气作为一种精微物质，有物质和功能的双重性，可流行全身，以熏肤、充身、泽毛；脑气不足，肾虚髓亏，或夹邪酿毒损络，枢机不利，脑气运行紊乱，则百病丛生。

基于脑气理论认识 ACA 的病因病机

ACA 是一种起病隐匿或亚急性起病的自身免疫性疾病，主要表现为行走不稳、肢体动作不灵活、言语含糊不清、头晕，可伴有肢体晃动、肌张力减低、腰膝无力、耳鸣、记忆力下降等症状。中医学根据不同临床症状，对该病有"骨繇""风痱""眩晕"之称。张志聪《素问集注》云："'骨繇'者，节缓而不收，故筋骨繇挛不收，足胫纵缓而不能任地也。"目前认为本病的病因病机多涉及肾精不足、脾肾亏虚等以虚证为主，鲜少有虚实夹杂之证。本病为本虚标实，即脑气不足、肾虚髓亏为本，邪扰脑气、酿毒损络为标，同时由于本病的迁延反复、起病迅速，故需注意患者的心理调护，调燮脏腑气机，使脑气升降如常，以助脑统摄全身之气，防邪气侵袭或伏而后发致病。

1. 脑气不足，肾虚髓亏 《难经·八难》云"气者，人之根本也，根绝则茎叶枯矣"。提出人的生命活动与气的盛衰相关。脑气作为髓海之气，统摄脏腑之气上达入脑以维持机体的平衡；脑气盛则生化肾气之功亦盛，可涵养脑气；脑气不足，肾虚髓减则致病。肾中精气不足，则伎巧不能，见肾气亏虚之行走不稳、肢体动作不灵活；肾虚不能生髓，则见髓海失养之头晕，正如《灵枢·口问》所云："上气不足，脑为之不满，耳为之苦鸣，头为之苦倾，目为之眩。"脑气化生于中焦脾胃，依赖肺气宣布、心脉温运、肝气升腾、肾气激发以循行于脑，与骨髓、肾精等精微物质相互资生。若脾胃运化失常，脑气生化乏源或五脏之气失司，脑气不能循行于脑，影响脑气充盈，脑气不足、肾虚髓亏，则见行走不稳、腰膝无力、头晕、耳鸣、记忆力下降等症。脑髓、脑神、脑气在脑系疾病中关系密切，脑气是连接脑神与脑髓的枢纽，共同参与脑的功能活动。脑髓根于肾，肾藏先后天之精化为肾气，为脑神、脑髓提供物质和功能基础，以维持脑气的正常运行。若肾虚不能主骨生髓，肾精亏虚，髓海不足，则脑髓损伤，脑神失用，脑气亏虚，表现为肢体运动不灵活、失眠、认知障碍等髓减脑消症状。脑气不足与肾虚髓亏是相互作用的，脑气不足，生血养精充髓之力弱，则肾虚髓亏越重，临床可见肢体无力、视物模糊、记忆力下降、腰膝酸软、脉沉细等症状。脑气不足，肾虚髓亏是本病发生的根源。

2. 邪扰脑气，酿毒损络 脑气运行体内，维持正常生命活动。若机体内外之邪扰乱脑气运行，使津液循行受阻，痰瘀互结，毒自内生，久蓄不除，残余之邪毒损害脑络致病。若脑气不足、脑精血亏虚或邪气暴戾，正不胜邪，则痰瘀等易伏于体内发病，外风侵袭，内风扰动，脑气瘀滞，肠、膀胱功能受碍，则见大、小便失常；脑气运行紊乱，风痰上蒙清窍，则反应迟钝、头晕。清代医家随霖《羊毛瘟论》云："夫天地之气，万物之源也；伏邪之气，疾病之源也。"邪扰脑气日久，脏腑气血运行不畅，瘀毒内生，肌肤络脉失养，则感觉异常、肌肤麻木不仁；邪盛蕴结，浊毒内生，毒损脑络，则言语謇涩、记忆力下降、耳鸣；毒损脉络，四肢经筋失濡，则运动迟缓、筋脉挛急。王永炎从现代医学角度出发，认为脑气络作为承载脑内之气运行、流动的网络通道，其神经生物学本质是大脑神经网络；而脑气络所传导之气——脑气，作为脑功能活动的一种精微物质，其实质包括神经递质、神经电信号等。邪在体内结聚损伤脑气与自身免疫引起的脑组织炎症反应导致脑功能受损有相通之处，认为神经炎症反应引起神经细胞的坏死、凋亡是中医学邪扰脑气、酿毒损络引起 ACA 发病的一种现代医学的微观阐述。因此，邪扰脑气、酿毒损络是本病发生的外在条件。

3. 脑气郁闭，枢机不利 脑气作为脑腑之气，由脑髓化生，又赖脏腑之气上溢清窍以充养；若脑气郁闭，气血运行不畅，则不能升降有序，宣通内外，畅达气机，交感化物，正如《素问·六微旨大论》所云："升降出入，无器不有。"脑气郁闭，枢机不利，则影响脏腑、经络，波及表里内外，从而发生多种病变。《素问·六微旨大论》云："出入废则神机化灭，升降息则气立孤危。"气的升降出入关系人的生命活动，脏腑之气的升降出入与相互协调，如肝气生发、肺气宣降、脾气散精、肾气藏纳等。若脑气运行紊乱，气机阻滞郁闭，脏腑升降出入失常，枢机不利，人体之气不得宣越，气、血、精、髓生化失衡，则诸症乃发。脑气不降，脾不升清，胃失和降，阳明之气不能濡养肢体筋脉，则见行走不稳。脑气上逆郁闭不通，气血逆乱，不能调燮脏腑气机，脑髓不充则记忆力下降；心气通于舌，而舌为音声之机，心气不足则言语謇涩；肝失疏泄，横窜经络则肢体晃动，肝气不升则头晕；肾气通于耳，肾气不足则耳鸣。因此，脑气郁闭、枢机不利是本病发生的重要环节。

脑气理论在 ACA 治疗中的应用

ACA 是一种自身免疫性疾病，与中医学中先天肾精不足相关，脑气与肾精相互资生，脑气不足，肾虚髓亏，故补肾益髓充脑气为治疗之本；该病多由免疫抗体介导，抗 Caspr2 抗体、抗 GAD65 抗体、抗 Homer3 抗体等物质类似于中医学中的"毒邪"，脑气夹风、痰、瘀等邪气易伏于体内，酿毒损络，故解毒通络复脑气为治疗之标；脑气郁闭，枢机不利，影响脏腑、经络，故调畅气机通脑气为治疗之关键。疾病发生毒邪邸张，祛邪为先，根据脑气夹风、痰、瘀邪轻重缓急，选用白花蛇舌草、山慈菇等祛邪解毒之品，宜中病即止；毒邪因脑气虚而生，多选用肉苁蓉、巴戟天、山茱萸、黄芪等填精益髓、补益脑气。脑气郁闭、脏腑升降失常、枢机不利，故调畅气机是治疗本病的重要环节，可选用黄芪、防风、赤芍以调燮脏腑气机。脑气以通为用，切不可过用升麻、柴胡、人参、黄芪之属，防升阳助火之弊。本病多属本虚标实之证，治疗当补虚祛邪、调畅气机。

临证治疗本病以地黄饮子和黄芪赤风汤加减，地黄饮子仿叶桂善用血肉有情之品，配伍柔和补阳之品以填精益髓、资充脑气。黄芪赤风汤加减遵《医林改错》甘温补气之法，以黄芪走上之性，补益脑气；防风升达肝气入脑，预知子疏肝理气，赤芍活血通达脑窍，有"调其气，使其平"之功，酌加黄精以防升发太过、灼耗肝阴之弊；同时兼顾祛邪解毒之品，酌加半枝莲、白花蛇舌草、山慈菇，缓缓图之，以通脑气。随症加减：伴言语含糊不清、吞咽困难，酌加穿山龙；尿频急、小便失禁，加锁阳、金樱子。现代研究发现，地黄饮子可减轻神经炎症反应，对神经变性、免疫类疾病疗效显著。黄芪赤风汤加减能调节机体免疫蛋白细胞反应，对气虚血瘀兼风、痰、热毒引起的免疫球蛋白 IgA 肾病疗效颇佳。药理研究发现，白花蛇舌草具有抗菌消炎及抗氧化作用；而半枝莲和白花蛇舌草作为抗炎抑瘤常用药对，其解毒抗炎、调节机体免疫方面较单味药效佳。

验案举隅

患者，女，52 岁，2021 年 5 月 27 日初诊。主诉行走不稳 3 年，加重 3 个月余。1 年前行糖皮质激素治疗，行走不稳的症状反复发作，3 个月前自行停药。刻诊头晕，视物模糊，言语含糊不清，双下肢乏力，腰膝酸软，行走不稳，搀扶下可行走 300 m，夜间喊叫，大便正常，小便频急，偶有尿失禁，舌淡暗、苔薄黄，脉弦细。实验室检查：血清抗 Homer3 抗体（＋）。改良 Rankin 量表（MRS）评分：4 分。西医诊断为 Homer3 抗体相关性小脑性共济失调；中医诊断为骨繇（肾虚髓亏，毒损脑络证）；治宜补肾益髓，解毒通络。

处方：鹿角片（先煎）30 g，龟甲（先煎）12 g，熟地黄 12 g，山茱萸 20 g，巴戟天 15 g，肉苁蓉 20 g，石菖蒲 20 g，天麻 12 g，楮实子 15 g，沙苑子 12 g，黄精 20 g，川牛膝 15 g，桑寄生 12 g，黄芪 20 g，半枝莲 30 g，白花蛇舌草 20 g，预知子 12 g，穿山龙 20 g，甘草 10 g。28 剂，每日 1 剂，水煎分早、晚饭后半小时 2 次温服。

二诊（2021 年 6 月 25 日）：双下肢乏力减轻，搀扶下可行走 500 m，仍觉头晕、视物模糊，余诸症减轻，初诊方去半枝莲、白花蛇舌草，加茺蔚子 9 g、葛根 20 g、炒僵蚕 12 g、炒蒺藜 9 g。28 剂，煎服法同前。

三诊（2021 年 7 月 23 日）：患者自觉行走不稳、头晕、视物模糊减轻，小便频急，偶有失禁，上方加锁阳 25 g、金樱子 30 g。28 剂，煎服法同前。

3 个月后随访，患者诉右下肢行走有力，无需搀扶可独自行走 800 m。诸症较前缓解，MRS 评分：3 分；复查血清抗 Homer3 抗体（－）。嘱规律口服中药，定期复诊。

按语：此案患者脑气不足，统摄、温煦肾气失司，肾虚伎巧不能，则见小便频急、尿失禁，腰膝酸软；邪扰脑气，酿毒损络，经筋失濡，则双下肢乏力、行走不稳；脑气不足，肾虚髓亏，则见髓海失养之头晕；脑气郁闭，枢机不利，气、血、精、髓化生失衡，影响官窍则见视物模糊、小脑性语言；脑气运行紊乱，脑气推动脑神外化为人的精神活动，则见夜间喊叫。该病患者属本虚标实之证，即脑气不足、肾虚髓亏为本，邪扰脑气、酿毒损络为标，治疗从脑气理论着手，补肾益髓以充脑气，解毒通络以复脑气，调畅气机以通脑气。方中鹿角、龟甲为血肉有情之品，滋阴潜阳以填精益髓充脑气之效；熟地黄、黄精、山茱萸滋补肾阴；巴戟天、肉苁蓉温补肾阳；气为血之帅，黄芪、甘草生精血，养精充脑；

天麻、石菖蒲化痰息风；楮实子、沙苑子补肾益精；牛膝、桑寄生、穿山龙化瘀通络；半枝莲、白花蛇舌草、预知子清热利湿解毒。二诊时，患者下肢乏力较前减轻，毒邪已减半，故去白花蛇舌草、半枝莲；肝风引动脑气，痰蒙脑窍，见头晕，酌加茺蔚子、葛根、炒僵蚕、炒蒺藜以祛风定眩，平衡脑气。上四味药是由天葛定眩方加减而来，对改善头晕症状疗效显著。三诊时，患者小便频急，偶有失禁，考虑肾气不足，固摄不能，加之痰瘀扰乱脑气，升降失司，故加金樱子、锁阳以补肾固精缩尿。3 个月后随访，患者血清 Homer3 抗体由阳性转为阴性，MRS 评分较前改善，提示临床治疗有效。治疗全程以扶正祛邪，调节脑气平衡为原则，使扶正不留邪、祛邪不伤正。总之，从脑气理论出发，在 ACA 发病中应审酌脑气不足、邪扰脑气、脑气郁闭致病的病机，治疗时通达权变，以补脑气、复脑气、通脑气，从而达到维持脑气平衡的目的。

309 宗气与重症肌无力辨治

重症肌无力是一种神经肌肉接头障碍的免疫相关性疾病，临床表现为骨骼肌无力，不能耐疲劳，症状轻重不一，轻者上睑下垂、复视；稍重者言语不清、乏力；严重者可发生肌无力危象，或呼吸困难，或头颈不能俯伸、水米不下，生命垂危。目前西医治疗以抗乙酰胆碱酯酶、激素、免疫抑制剂为主，或选用血浆置换和免疫球蛋白。中医药治疗该病疗效显著，临床多从肝、脾、肾论治，选用健脾益气、补益脾肾、养血柔肝之法，常用补中益气汤、升陷汤等，从病机来看，重症肌无力发病多与清阳不升，大气下陷有关，与宗气具有一定相关性。学者冉宁晶从调补宗气治疗着手，分析了宗气与重症肌无力的关系。

宗 气

1. 形成和部位　宗气由肺吸入的清气和脾胃所化生的谷气结合而成。"五谷入于胃也，其糟粕、津液、宗气，分为三隧。故宗气积于胸中，出于喉咙，以贯心肺，而行呼吸焉"。张锡纯认为"夫均是气也，至胸中之气，独名为大气者，诚以其能撑持全身，为诸气之纲领，包举肺外，司呼吸之枢机，故郑而重之曰大气""胸中大气亦名宗气，为其实用能斡旋全身，故曰大气，其为后天生命之宗主，故又曰宗气"。宗气位居胸中，胸中又称膻中、气海，是全身诸气会聚之所，故胸中大气即宗气。

2. 生理作用　"熏肤、充身、泽毛，若雾露之溉，是谓气"，说明气无形而有机，各有属性而不可名状。《内经》中有多处论及气，如元气、营气、卫气、大气、宗气等。《说文解字》云："宗，尊祖庙也。"宗气与各气之间关系密切，具有主导地位。元气禀于父母，源于肾脏，为先天之精而成。宗气由肺所吸入的自然界清气和脾胃化生的水谷之气组成，先天元气须赖后天脾胃之气充盈，发挥生理效应，而元气又可激发脾胃之气，形成宗气，元气为树之根，宗气为树之身，互根互用。宗气、营气、卫气同源而异名，都由脾胃化生的水谷之气与肺吸入的自然界的清气所化生，积聚于胸中者为宗气，行于脉中者为营气，行于脉外者为卫气。宗气与中气之间亦有不同，中气即脾胃之气，是化生宗气的重要物质基础，宗气统诸气而安脏腑，心肺功能的正常运行也依赖"脾主升清"的托举作用，相辅相成。张锡纯云："人之脏腑皆赖气以撑悬，是以膈上有大气，司肺呼吸者也；膈有中气，保合脾胃者也；脐下有元气，固性命之根蒂者也。"中医气学理论中各气的分布及功能不同，诸气相互联系，各司其职，相互协调，使人体气机升降有序，维持正常生命活动。宗气积于胸中，贯注心肺，一为华盖，一为君主，在气血运行中的重要地位，不言自喻。

3. 病理表现　《灵枢·邪气脏腑病形》云"宗气上出于鼻而为嗅"。《灵枢·刺节真邪论》云"宗气留于海，其下者注于气街，其上者，走于息道"。胸及膻中为宗气循行出发的地方，宗气聚集在人体胸中，贯注于心肺之脉，向上出于肺，循喉咙而走息道，经肺的作用布散于胸中上气海，向下通过肺之肃降而蓄于下气海，并注于足阳明之气街而下行于足。言语呼吸，声音强弱，双足行走，皆与宗气有关。与宗气有关的病变，一为宗气亏虚，将外界清气与身体水谷精微合为宗气的功能下降；另一个是因为宗气瘀滞，病理产物造成运行通路受阻，或因痰凝、气滞、血瘀。

宗气与重症肌无力

中医学关于痿病、睑废、足痿、大气下陷、视歧、胞垂的论述与重症肌无力症状类似，尤其是痿病和睑废，是目前与重症肌无力中最为接近的中医诊断。虽肝开窍于目，肝藏血，双目受血而视，但重症肌无力患者罕有视力下降，眼胞属脾，即肉轮。睑废因眼周肌肉失于约束，或上睑下垂，或视物双影，此种表现，当与脾胃之气有关，与肝经关联不显。

重症肌无力出现身体痿软无力，属于痿病。痿病描述渊源于"其阳明者，则五脏六腑，其主润宗筋，则宗筋主束骨以利机关也，其阳明虚，而宗筋纵，其带脉不利，所以足痿不用""治痿独取阳明"，说明宗筋失用是痿病的直接原因，宗筋的润养依靠宗气。《景岳全书·痿证》强调"非尽为火证……而败伤元气者亦有之"，强调精血亏虚致痿，《临证指南医案·痿》指出本病为"肝肾肺胃四经之病"。此四经皆与宗气的生成密切相关。

在时间上，重症肌无力表现为晨轻暮重，因晨起之时，宗气初生，休养生息，气机较为充盛。随一天中时间推移，阴气渐长，阳气渐衰，宗气升发不足，不能循全身经络，症状加重。从病因看，重症肌无力患者发病前有劳累、感冒、情绪等波动，约60%患者伴有胸腺瘤或胸腺增生，此处为膻中，气所处之地，说明疾病本身因邪气或气血闭阻于膻中，妨碍宗气运行失常。从部位上，随阳气式微涉及的部位，症状不同。头部有手三阳、足三阳、督脉交汇，为一身之阳聚结之地，阳气不能升发到头面部，出现头面症状，表现为复视或上睑下垂，即眼肌型，此时仅是中气不足，自然界清气和水谷精微尚能维持宗气基本功能；吐词不清、言语鼻音、吞咽困难，出现咽喉部肌肉无力症状，宗气不能达及咽喉关隘，则即延髓肌受累，此时宗气已经不足以维持，但尚未累及元气。宗气严重不足，大气下陷，外不能吐纳清浊之气，内不能散布水谷精微，气机不能上达胸中，则出现胸闷、呼吸困难、全身无力的全身型或肌无力危象，此时中气、宗气、元气皆有受损，一损俱损，说明重症肌无力病情轻重与宗气强弱关系密切。

药物调补宗气

临床治疗医家均以脏腑辨证为指导，分析病机，升阳举陷，补益脾胃或脾肾，是治疗重症肌无力的常用方法。总结发现重症肌无力证型9个，脾胃亏虚、脾虚夹湿、脾肾两虚为常见证型，占76.92%，单味中药中，黄芪、白术、熟地黄、山药、升麻、柴胡、淫羊藿等频次最高。基于循证医学和专家共识，研究重症肌无力（痿病）中医证候分型，确定了益气升阳、调补脾胃、温补脾肾、益气养阴、益气回阳升陷5个治则及补中益气汤加减、补中益气汤合右归丸加减、生脉散合补中益气汤、升陷汤加减等5个方剂。尚尔寿认为重症肌无力病位主要在肝，与风有密切关系。裘昌林认为关键为肾气衰、脾气败、肺气竭、心气虚，邓铁涛则从五脏相关角度治疗重症肌无力，在用药上也较为偏重以脾论治。

补益脾气是补益宗气的基础，宗气得补，邪气得除，气血周流，宗气功能正常发挥，病情可缓解。对于病情严重，元气不足，宗气已无生化之源的危象患者，当以固本培元。

验案举隅

患者，男，66岁，2016年8月29日初诊。头痛1年，加重3日，伴言语不清，双下肢无力。1年前突发头晕，早上加重，晚上减轻，3日前明显加重，言语含糊不清，动则气促，汗多，双下肢酸软无力，夜间呼吸困难，口涎清长，约10分钟吐1次，夜不能寐，面色晦暗浮肿，畏风加剧，大便难解。X线胸片：胸腺无增大。服溴吡斯的明等治疗效果不佳。无既往史、家族史。刻诊头晕昏沉，如有物裹，头胀痛，畏风，夏日戴帽，汗多清冷，出后无力，眼眶胀，语声低微，喉间如鲠，言语不清，舌麻，双下肢酸软无力，行走后稍缓，纳差，眠差，小便少，大便可，伸舌无力，齿痕舌，舌淡红，苔白腻，脉濡。血气分析：氧分压偏低，血氧饱和度92%。肘腱反射（＋），Hoffmann sign（－）。双下肢肌力Ⅴ级，肌张力可，跟、膝腱反射（＋），Babinski sign（－），深浅感觉未见明显异常。肌电图：低频电刺激衰减明显，高频无递增；新斯的明试验阳性；肌疲劳试验阳性；胸腺CT：未见异常。西医诊断为重症肌无力。中医诊断为眩晕、痿病。治以小青龙汤和玉屏风散加减。

处方：法半夏15 g，麻黄（炙）5 g，细辛3 g，五味子5 g，芥子15 g，姜干5 g，桂枝10 g，党参15 g，防风10 g，白术（生）20 g，黄芪15 g，麦冬10 g，火麻仁15 g。每日1剂，水煎分2次服。并配合针刺脾俞、肾俞、足三里等穴。

2016年8月31日，服药后病症减轻，夜间涎多，约1小时吐1次，大便一日一次，小便增多，头部畏风好转，能摘帽外出，汗多流涎明显减少，夜间可入睡5小时，语声较前清晰有力，继服1周后，以附子理中汤加减。

按语：患者以头晕沉为主诉，伴言语不清、双下肢无力。年老体虚，久居四川盆地，气候多湿。发病节气为处暑，长夏之际，湿邪尤甚。湿邪困阻脾胃，脾失健运，不能运化水湿，脾胃升降失常，上扰清窍，故头昏如裹，头眼胀痛，升举无力，则语声低微，少气懒言。脾开窍于口，其华在唇，则湿邪困脾，出现言语不清，舌部麻木。脾主肌肉四肢，故有肢体无力酸软。脾在液为涎，为生痰之源，肺为储痰之器，故多涎，同时痰饮阻于胸膈出现胸闷、呼吸困难。脾阳得肾阳温煦，方能运化水湿，土不制水，湿邪困阻清阳，头晕同时畏风，汗出不畅，小便不利。后患者多涎多汗加重，因津液输布功能异常，不循常道。肺主皮毛，土生金，脾经久病故母病及子，痰饮束肺且伴有畏风脉浮滑等表证，肾不纳气而有动则气促。因肺与大肠为表里，肺气不通而大便不下，出现便秘。肺主通调水道，故小便少，治法上提壶揭盖，温上清下。

小青龙汤方始载于张仲景《伤寒论》，由麻黄、白芍、细辛、干姜、甘草、桂枝、五味子、半夏等药物组成，功用解表散寒，温肺化饮，专为"伤寒表不解，心下有水气，干呕发热而咳，或渴，或利，或噫，或小便不利、少腹满，或喘者"而设，为温肺化饮，解表散寒之名方。然其作用不是一味地发散表邪，主要是具有散寒温肺化饮的作用。方中干姜、桂枝、细辛、半夏制温肺化饮；白芍、五味子敛阴止涕；白术、茯苓健脾化湿，以绝生饮之源；辛夷宣通鼻窍引诸药上行；炙甘草调和诸药，全方共奏温肺、散寒、化饮之功。前医用补肺汤加减而效不佳，何也？该案流涕源于寒饮伏肺，肺失宣降而致流涕不止，患者所见征象皆由寒邪、水饮杂合而为患，故单纯以培补之法，实难奏效。小青龙汤既能温肺化饮，又能祛除寒邪而使阳气自复，实为温肺化饮之良方，另气为血之帅，血为气之母，本案初诊用补中益气汤加血肉有情之品紫河车养血以加强补气之力，治疗1个月后，病情稍有好转，但"常畏风，时喷嚏，无寒热"，这是肺气虚弱、卫表不固之表现，故复诊时倍黄芪，加防风，与原方中的黄芪、白术相合为玉屏风散；加荆芥、辛夷、苍耳子祛风通鼻窍。后继则以附子理中汤健脾温阳。

治疗重症肌无力，应以整体观和脏腑辨证为基础，以调补宗气为指导思想，从宗气亏虚、气血瘀滞两方面入手，从气的不同层次分析脏腑虚实及邪正关系。五脏之中肺、脾、肾与宗气生成有关，宗气升降布散调达关乎肝，心主心血充盈和血脉通畅，气血相依，故宗气生成布散亦不离乎心血充盈顺畅。邪气中痰湿、瘀血、气滞也各由不同脏腑所致。重症肌无力首先当从肺、脾、肾论治，但并非一成不变。不同时期，三脏可相互转化，根据病情缓急当有不同侧重，随时调整。缓解期培土生金，补益中焦，出现肌无力危象时，急则治其标，除外邪，顺津液，护宗气，尤以从肺、肾论治为重，使肝气调达，心脉充畅。

310 从气机升降探析失重和失重性肌萎缩

20 世纪 60 年代初期，人类实现了载人航天。航天员在入轨后，处于一种失重状态，作用于运动器官的重力负荷消失，人在维持姿势和进行运动时不需要对抗重力的作用，长时间的失重状态会引起肌肉系统的失用性变化，尤以下肢抗重力肌萎缩最为显著，被称为失重性肌萎缩。失重所致的肌萎缩不仅影响骨骼肌的运动协调能力，进而影响航天员正常工作及应急离舱能力，还影响航天员返回地面后的再适应能力，是航天医学亟待解决的问题之一。中医学在分析和治疗复杂疾病上有着深厚的理论积淀和丰富的临床经验，学者张燕等从气机升降理论的角度对失重的中医学认识及失重性肌萎缩的中医病机展开探析，为中医学在航天医学中的应用提供了理论依据。

失重的中医病机

航天员在太空中以下肢抗重力肌为主出现的失用性萎缩，其最直接的病因就是失重。虽"失重"一词未曾出现在古代文献中，但用中医学透过疾病的表象去剖析本质的辨证方法，可以对"失重"这个现代医学概念进行中医辨证分析。

从地球表面出现原始的生命开始到最终进化成最高级的动物——人，都是在地球的引力场中完成。人作为地球上的最高级生物，其全部生理特点的形成都与地球表面的重力状态密切相关，并与之高度相适应，因此人体在地面上处于阴阳顺接、气血和调、升降有序及阴阳平衡的状态，正如《素问·六微旨大论》云："升降出入四者之有，而贵常守，反常则灾害至矣。"

1. 气血 人体在地球表面时，流体静压对体内血液分布、流动以及整个血液循环起重要作用，然而航天员从地面进入太空，突然处于失重的环境下，体内的血液和其他物体一样失去重量而出现血液头向分布效应。用气机升降理论分析，则因失重状态使全身气机升腾太过，阻碍浊阴下降，清阳不能上升，阴阳不相维系，气血失于和调，即始则气浮血燥，久则气虚血瘀，出现"经气厥逆""血瘀滞不行""血凝而不流"及"血壅气滞"等表现，则见头胀、眩晕、脸充血、鼻堵、面部浮肿、颈静脉膨出、两足无力，甚则昏仆等血液头向分布症状。

2. 脏腑 航天员在失重状态下，随着全身气机升降失常，其脏腑功能也出现紊乱。

（1）肝与肺：航天员在失重飞行时，体内的体液进行重新分布，主要为头向分布，出现头部充血、眼窝浮肿、头和颈部静脉扩张、腿围径变小等症状；并出现水丢失，主要表现为体内总体水和血浆容量减少及排尿增加，体重下降等。上述体液系统的变化与肺之通调水道、宣发肃降以及肝之疏泄等脏腑功能相关。肝为刚脏而主疏泄，以升为常；肺为娇脏而主宣肃，以降为顺。肝居下焦，从左而升，肺居上焦，从右而降，肝升肺降，是为升降之外轮，如此周转运行，方可使气机条畅，气血流行，由此而脏腑安和。但失重时，因肝升太过，肝火上窜，则见头晕目眩、耳聋耳鸣、自觉头重脚轻；因肺降不及，宣降失职，浊气壅滞，水精不得四布，水湿潴留于肌表，则见头面肿等症状。

（2）心与肾：航天员在失重飞行中会出现心悸、晕厥等心功能失调以及腰酸背痛等肾虚表现，由此推断，失重对心肾两脏功能亦有影响。心为阳脏，其性属南方热火；肾为阴脏，其性属北方寒水。心肾以三焦为通路，上下相交，水火既济，是为升降的根本。但失重时，升降失常，心火不能下蛰于肾，肾水不能上奉于心，心肾不交，航天员在飞行中则出现腰背酸痛、五心烦热、便秘溺赤、口干、自汗及失眠等肾阴虚、心阳上亢之症。

（3）脾与胃：在五脏气机中，属脾升胃降的作用最为重要，脾胃同居中州，共属中央湿土，脾宜升则健，胃宜降则和，实为全身气机升降之枢纽。航天员在太空飞行中出现的典型症状如航天运动病症状，即呕吐、恶心、厌食等；还有感觉-运动功能障碍，如肌肉工作不协调、肌紧张度过高等均与中医的脾胃功能密切相关。失重引起的脾胃气机失常为清气不升反陷、浊气不降反逆，这一升清降浊的对立统一体功能失常，常导致水谷之精输布四肢肌肉皮毛受阻、影响食物运化，故见食欲减退、神疲懒言、肌肉萎缩、肌肉功能障碍、舌胖齿痕及舌苔白润等症状。

综上所述，张燕等把人体"失重"状态辨证分析为气机升降失常的状态，由于升降互相对立，因此失重的初期表现为降不及而升太过，但升降又是互相统一和依赖，因此后期转化为降不及且升不及，导致气血经脉的运行逆常以及脏腑亏虚，故失重性相关疾病皆由此生，如水和电解质平衡紊乱、血循环紊乱、肌肉萎缩以及心功能下降等。

失重性肌萎缩的中医病机

失重条件下，肌肉萎缩的病机责之于以脾胃为主的气机升降失常，导致气血经脉运行逆常、脾胃及其他脏腑功能失调。

1. 气血运行逆常　气血作为人体的物质基础，从营养物质化生，而正常的气血循行又能濡养周身，二者相互转化，贯穿于生命活动始终。气血运行亦无不是升降运动的结果。气的升降终而复始，内溉脏腑，外濡肌肉，遍及周身内外表里。若气的升降失调或运行阻滞或运行逆乱，均影响五脏六腑上下内外，发生各种病变。而血随脉循行人体上下，灌润周身。四肢之用，筋骨之和柔，肌肉之丰盛，润颜色，凡形质所在，无非血之升降之用也。在失重条件下，由于气机降不及、升太过，导致气血运行逆乱，"久病成虚"，逐渐转化为气血亏虚及瘀滞，气血输布不利，闭阻血脉肌肉失其濡养，故出现肢体疼痛、肌肉萎缩，尤以下肢和后背承重肌出现萎缩为主，而头部、胸部及上肢肌萎缩不明显。

2. 脏腑功能失调　失重性肌萎缩是由多方面病因所致，责之某一脏或某一腑均不能自圆其说，且这些病因在本证形成过程中又互相影响，故宜全面考虑。失重性肌萎缩在传统医学中属"痿证"的范畴，《临证指南医案·痿·邹滋九按》云"夫痿证之旨，不外乎肝肾肺胃四经之病。盖肝主筋，肝伤则四肢不为人用，而筋骨拘挛；肾藏精，精血相生，精虚不能灌溉诸末，血虚则不能营养筋骨；肺主气，为高清之脏，肺虚则高源化绝，化绝则水涸，水涸则不能濡润筋骨；阳明胃宗筋之长，阳明虚则宗筋纵，宗筋纵则不能束筋骨以流利机关，此不能步履，痿弱筋缩之症作矣"，可见气机升降异常引起脏腑功能失调与失重性肌萎缩的生成有密切关系。

（1）肺失肃降：因失重时肺气肃降功能失司，肝气升发太过而化火上窜、心火亦得不到肺之肃降敛抑而上炎，导致上焦火盛，而肺居上焦，则肺脏受热伤津，如《医宗必读》云"五脏之热火熏蒸，则金被克而叶热肺焦"，临床试验中亦有报道模拟失重会引起口干、咽干、鼻出血等肺热伤津之症，《素问·痿论》云"肺热叶焦，则皮毛虚弱急薄，著则生痿躄也"，故失重导致的各脏上犯之火，波及于肺，则肺之津液消耗，不能濡养肌肉，久则成痿。又肺失肃降，则通调水道之功能失调，即体内水液头向分布，下肢肌肉失于水液滋润，随体重下降，肌肉重量亦减少。

（2）脾不升清，胃不降浊：失重环境使人体气机"向下的趋势"减少，即"降浊"不利，故与其相互对立统一的"升清"亦失常。而脾胃同居中土，脾气能升清阳上达，胃气能降浊阴下行，故失重时清气升而不升，则物停于中，浊气难降；浊气降而不降，清气难升，食不入胃，必影响气血生化之源。脾气升清阳而难升，"脾气散精"减弱，则水谷精微物质不能敷布全身，造成五脏六腑、四肢百骸功能的障碍。肌肉又属脾土，如黄元御《四圣心源》所述"肌肉者，脾土之所生也，脾气盛则肌肉丰满而充实"，以及《灵枢·经脉第十》云"足太阴气绝者，则脉不荣肌肉"。因此，人体在失重状态下，胃气浊阴不降，影响气机升降平衡状态，脾气升清功能减弱，其变化在临床上表现为脾升不及、脾虚下陷和胃降不及、胃气上逆，在太空中表现为对人体消化系统功能的减弱及对肌肉质量及功能的严重影响，即出现胃脘胀满痛、纳谷不香、食欲减退、呕吐、恶心、疲乏无力、小腿痛、四肢关节痛、肌肉变消瘦以及痿弱不用等症。肝胆之气机对脾胃亦有影响。肝气升发不郁不亢，有助于条达脾土，若肝不升则克脾土；胆气和降，助胃纳化，若胆不降则克胃土。因此，失重引起的肝胆升降失调对脾胃气机有直接的影响，从而阻碍水谷之精布散周身、营养四肢百骸和肌肉皮毛等。

（3）肝肾阴虚：失重引起的气机升降失司能导致肝肾阴虚而肌肉失于血脉濡养致痿。肝与肺的关系是肺主气、性肃降，肝藏血、性升发的互根关系，故肝向体内外输血液需要气的推动。因气机反逆而致肺热津亏，肃降失司，则肝少滋营，输布血液不足以濡养筋脉肌肉。而肺与肾的关系表现在气与水之升降贯通。肺属金，肾属水，肺气降下，化为阴血即金能生水于下，如今气机反逆而致肺热伤津，肺阴不足延久，必下耗肾水，肾精不足导致形体消瘦。再次，肝肾升降适宜，方水盈木秀，精血相生。若肾水不足，木少滋荣，谓之水不涵木；肝血不足，下劫肾水，谓之子盗母气，见下使宗筋弛缓无力，手足麻木不仁或痿废不用。可见由各脏腑气机升降失常导致的肝肾阴虚是长期失重引起的肌肉萎缩的重要病机。

综上所述，脏腑气机升降调节失职而出现的气虚血瘀、肺失肃降、脾胃升清失司而致脾胃虚弱、肝肾亏虚等均为失重性肌萎缩生成的重要病机，治疗时应结合病机根本与各脏腑气血之间的关系，抓住关键环节，用药施治。

航天医学诸多待解决的问题，日益推动着研究者从不同角度展开思考，并用不同的方法进行防治措施的研究。因太空环境给人体带来的生理紊乱具有整体性、复杂性和模糊性，因此中医学能更好地发挥其注重整体、辨证论治的理论特点，从宏观把握生命现象的全局，进而提出系统的应对办法。从气机升降理论的角度结合脏腑辨证思考失重给人体生理带来的影响，不仅从整体宏观把握太空生理紊乱的病机特点，且有助于深入探讨包括失重性肌萎缩以及其他相关失重性病症的中医病机，随之推论其防治原则及治疗方法。如能将调理气机升降作为治则，筛选有效方剂如补中益气汤、升阳散火汤等，观察其对失重性肌萎缩及失重相关病证的疗效，有望为载人航天提供有中国特色的健康支持，发挥中医药优秀民族文化宝库的实用价值。

311 从阳化气，阴成形探析 IgG4 相关疾病的辨治

IgG4 相关性疾病（IgG4-RD）是一种较罕见的免疫性疾病，以组织器官慢性、进行性炎症伴纤维化为特征。随着病情进展，本病可累及多器官同时发病，严重影响患者的生活质量。目前，针对 IgG4-RD 的治疗，西医学主要以糖皮质激素、免疫抑制剂、生物制剂为主，其最优治疗方案仍颇受争议；中医学对本病的相关治疗论述较少。学者何青蔓等从"阳化气，阴成形"角度探析了 IgG4-RD 的病机，并提出温阳化气法为本病的中医治疗方法，以期为 IgG4-RD 的临床治疗提供新思路。

对 IgG4-RD 的认识及治疗

IgG4-RD 可累及全身多器官，如淋巴结、唾液腺、泪腺、胰腺、肝胆、肺脏、腹膜后组织，主要表现为受累组织器官肿大、异常肿块、结节，以及纤维化病变，以血清 IgG4 升高及受累组织器官大量 IgG4$^+$ 浆细胞浸润为主要特点。流行病学显示，IgG4-RD 的发病率为 0.28/10 万～0.08/10 万，确诊年龄多在 50～70 岁，中老年男性多见。其病理特征为 IgG4$^+$ 淋巴浆细胞浸润、席纹状纤维化和闭塞性静脉炎，组织活检为明确诊断的金标准。当前 IgG4-RD 的治疗主要基于专家共识及临床经验，公认的活动性 IgG4 的一线治疗药物是糖皮质激素，免疫抑制剂如环磷酰胺、霉酚酸酯，以及生物制剂利妥昔单抗等也常联合糖皮质激素使用。由于 IgG4-RD 病情的反复性与难治性，其最优化的治疗方案仍颇受争议。

IgG4-RD 在中医典籍中无相关确切病名的记载，根据其临床表现，可归于中医学"痰饮""积证""痰核""水肿""痹证"等范畴；高永翔根据"阳化气、阴成形"理论认为，本病的病机特点为本虚标实，本病是素体阳虚或阳气亏虚致痰浊、水饮、瘀血等有形阴邪形成太过所致。

阳化气，阴成形理论探讨

阴阳源于古代哲学，是对自然界相互关联的某些事物或现象对立双方属性的概括，两者对立统一。"聚者，阳气也"，阳具有外向、温煦、推动、升举、兴奋等功能属性，阳的运动，散而无形，可化生清气和能量。"积者，阴气也"，阴具有内守、凉润、抑制、沉降、宁静等特征，阴的凝聚、积而有形，可构成有形物质。"阳化气，阴成形"是对阴阳二气生理功能的总结性概括，《黄帝内经素问集注》云："阳化万物之气，而吾人之气由阳化之；阴成万物之形，而吾人之形由阴成之有形。"阴精在阳气的制约下可化为气推动人体正常生理功能的运行，无形之阳气可在阴气的制约下化为精血津液等阴精濡润机体，充养人体形质。《王乐亭指要》云："盖阳化气，阴成形，阳虚则阴无以生，阴虚则阳无以化。"阴阳相互滋生，不可分割。阳气虚弱，则无足够的温煦之力助阴精静凝不滞；阴精不足，阳气便乏化生之源。两者不可或缺，人体只有保持"阳化气，阴成形"的相对平衡，才能达到"阴平阳秘，精神乃治"的最佳生理状态。

阳化气，阴成形失常可作为 IgG4-RD 发病机制之一

人体正常生理功能的维持依赖于阴阳动态平衡，即阴气平顺，阳气固守。《格致余论·阳有余阴不足论》云："夫以阴气之成，止供得三十年之视听言动而先亏矣。"朱丹溪认为，阴阳基本关系中，阳占主导，以阴为用，阳气动用阴气以维持脏腑官窍的生理活动。若其中一方不足或制约太过，将会形成"阴盛则阳病，阳盛则阴病"的病理状态。当机体患病时，均可认为是"阳化气，阴成形"的失调。

高永翔认为，"阳化气不足，阴成形太过"为 IgG4-RD 的病机关键所在；并认为本病的发生是有形蓄积的过程，即"阴成形"的过程，究其内在病因，则以"阳化气"功能的失调为先导。《瘟疫论补注》云："阳气愈消，阴凝不化，邪气留而不行。"人体的脏腑功能有赖于阳气的温养维持，机体内的气血津液等营养精微物质皆赖于阳气的温化与推动。若素体阳虚或大病久病，阳气亏损，化气不足，散精不畅，水谷精微无法输布全身；加之阳化气温煦功能失常，日久则阴邪积聚成形，水饮聚而为患，津凝为痰，血停为瘀。《丹溪心法》云："凡人身上、中、下有块者，多是痰。"《诸病源候论》云："诸痰者，此由血脉壅塞，饮水积聚而不消散，故成痰也。"阳虚气化不利，水饮停聚，津溢脉外，形成津液充廓的病理改变，可表现为局部器官肿大，下肢水肿。水湿之邪多为阴气所化，气不化津则痰饮暗生，凝而成痰，揭示有形包块的属性为阴。《丁甘仁医案》云："阳气不到之处，即浊阴凝聚之所。"阳不制阴，有形阴邪蓄积而生，其停聚部位多为机体阳气偏弱之处，发于体表，可表现为眼睑、唾液腺等肌肤浅薄处的肿块；发于脏腑，可表现为内里器官的异形肿物。《灵枢·百病始生》云："温气不行，凝血蕴里而不散。"《素问·调经论》云："寒独流，则血凝泣，凝则脉不通。"气为血之帅，阳虚不温，气血流通不畅，加之痰饮既成，经络滞隔，日久成瘀，痰瘀互阻，阻于内脏致脏腑生理功能失常，甚至衰败。水饮、痰浊、瘀血胶固难解，又可作为致病因素伤及机体，加重阳气的亏耗，导致疾病的慢性化、复杂化。久病其气更虚，局部功能长期失于濡润，牵一发而动全身，可见全身多器官同时发病，导致病情进一步发展。

IgG4-RD 的病理表现为淋巴细胞的异常浸润、增殖，并伴有组织纤维化，从中医学角度认为，其与"阳化气"不及致"阴成形"失去有效调控有异曲同工之处。机体细胞汲取氧气发挥正常的生理功能类似于有形精微转化为气，是"阳化气"的体现；淋巴细胞在组织器官的异常增生、浸润类似于湿、痰、瘀等阴邪聚凝成形，是"阴成形"的体现。阳虚不制阴，发生异常的免疫反应，淋巴细胞得不到有效约束继而持续增殖，最终过度积聚、侵袭组织器官，形成纤维化，是"阳化气，阴成形"引起 IgG4-RD 发病之西医学的微观阐述。

阳化气，阴成形理论在治疗 IgG4-RD 中的应用

高永翔根据多年临床经验指出，IgG4-RD 的常见辨证分型为脾肾阳虚型、气血亏虚兼瘀滞型、痰湿内阻型、肝气郁结型 4 型，其中以脾肾阳虚型多见；并认为本病虽临床证型多样，若细细思悟，其既然可表现为有形病理物质，肯定不出"阴成形"太过的规律，而阳气不足则是其发病的主导因素。《素问·生气通天论》云："阳气者，若天与日，失其所，则折寿而不彰。""阳气"的盛衰通常决定了疾病的转归，因此，治疗 IgG4-RD 的关键在于恢复机体促阳化气的功能。可从阳入手，助阳抑阴，促阳化气，温阳与消积并举，并设立温阳化气为中医治疗 IgG4-RD 的原则。

"盖血中温气，化火之本，而温气之源，则根于坎中之阳，坎阳虚亏，不能生发乙木，温气衰损，故木陷而血瘀"，"若五脏元真通畅，人即安和"，可见阳气的重要作用。元阳为阳气之本，如若元阳亏虚，则阳化气之功下降，后天之脾阳失于温养，运化失调，气血推动无力而致气滞血瘀。高永翔认为，肾为先天之本，脾为后天之本，温阳化气，当着重温补脾阳、肾阳，使阳气升发，阴翳祛除，可选用党参、白术、桂枝、附子、肉桂、淫羊藿等补阳气之虚，助阳气之用，使水饮、痰凝、血瘀等"阴成形"

过度的病理产物得以温散，如是则阳气敷达宣通，阴无所遁形。针对 IgG4-RD 中阴凝而成的有形包块，可因势利导，位于"阳位"者，如体表、头面部、机体上部等，应升阳发散；位于机体下部、脏器等"阴位"者，当温阳通里。温阳之药多味辛散、性温热，如乌头、附子类更是大辛大热，此类药物聚集一起，久服反易消噬人体之正气，形成"壮火食气"，故应谨慎选用峻补阳气之药，以温化、温运为原则，而不可过于温补。《景岳全书》云"善补阳者，必于阴中求阳，则阳得阴助，而生化无穷。"患病日久，迁延难愈，必定耗损精血，在温阳化气的同时应固护阴精，可选用黄柏、麦冬、沙参等滋阴清热之品，使阳气得阴精之助生化无穷，且无伤阴之弊。临床温阳化气法应贯穿治疗始终，须详审病程阶段及证候虚实，重视阴阳的辨别，结合疾病的标本缓急、兼夹邪气，有的放矢充养阳气；根据临床辨证，酌情配伍活血化瘀、疏肝行气散结、燥湿化痰等药物，以助阳化气，以消阴翳。

验案举隅

患者，男，56 岁，2020 年 8 月 12 日初诊。主诉双眼睑肿胀 3 个月余，颈部淋巴结肿大 2 周。3 个多月前患者无明显诱因出现双侧上眼睑肿胀，均可触及绿豆大小包块，眼眶 CT：双侧眼眶内软组织影，建议进一步检查，患者未予治疗。2 周前，患者上述症状逐渐加重并出现双侧颈部淋巴结肿大。刻诊：双上眼睑肿胀，可触及蚕豆大小包块，双侧颈部淋巴结肿大，乏力，偶胸闷，口干，眼干，四肢不温，纳差，夜尿 2～3 次，大便黏腻。舌淡，苔白稍腻，脉弦滑。13 年前诊断为水肿型胰腺炎。完善相关检查：血红蛋白 110 g·L^{-1}，红细胞沉降率 33 mm·h^{-1}，免疫球蛋白 G 22.8 g·L^{-1}，血清 IgG4 21.3 g·L^{-1}；自身免疫抗体谱、抗中性粒细胞胞浆抗体、血生化、凝血功能、风湿三项、肿瘤标志物、甲状腺功能、感染标志物（乙型肝炎病毒定量＋梅、丙、艾）、结核感染 T 细胞检测、胸部 CT 未见异常。眼科检查排除干眼症。双眼彩超：双侧泪腺增大，回声减弱不均匀。IgG4 相关性疾病待排（右侧大小约 39 mm×22 mm，左侧大小约 33 mm×21 mm，回声增粗、减弱，内见线样分隔较强回声，腺体内血流信号较丰富）。全身淋巴结彩超示：双侧颈部、左侧锁骨上窝及双侧腹股沟区淋巴结肿大。右侧颈部淋巴结穿刺组织免疫组化示：CK（－）、CD20（＋）、CD3（＋）、CD138（＋）、CD38（＋）、IgG（＋）、IgG4（＋，＞50 个·HP^{-1}）、Ki-67（＋，滤泡间区 20％）、BCL-2（边缘区＋）。病理诊断：淋巴结反应性增生，多量 IgG4$^+$ 浆细胞浸润，IgG4$^+$ 浆细胞计数＞50 个·HP^{-1}，IgG4/IgG＞40％。西医诊断为 IgG4-RD。中医诊断为痰饮（脾肾阳虚兼湿浊瘀阻证）。治宜温补脾肾，助阳化气，化痰活血通络。2020 年 8 月 20 日开始予西药醋酸泼尼松片 20 mg，每日 1 次，口服；静脉滴注环磷酰胺 0.8 g，每 2 周 1 次。中药给予苓桂术甘汤加减。

处方：茯苓 15 g，生黄芪 30 g，生白术 10 g，桂枝 15 g，泽泻 10 g，薏苡仁 10 g，附子（先煎）10 g，干姜 10 g，当归 10 g，丹参 10 g，柴胡 10 g，郁金 10 g，炙甘草 5 g。7 剂，水煎，每次 150 mL，每日 3 次温服。

二诊（2020 年 9 月 2 日）：患者诉双上眼睑肿块及双侧颈部肿大，淋巴结体积缩小，乏力、四肢不温改善，夜尿次数减少，仍口干、眼干，偶感心烦气躁，大便稍黏腻。舌淡红，苔白黄稍腻，脉弦稍滑。复查血清 IgG4 13.7 g·L^{-1}。遂将泼尼松片减量至 10 mg，每日 1 次，口服；继续予静脉滴注环磷酰胺 0.8 g，每 2 周 1 次。中药在原方基础上加麦冬 10 g，知母 10 g，黄柏 10 g，五味子 10 g。7 剂，煎服方法同前。

三诊（2021 年 9 月 20 日）：患者服药后口干、眼干改善，双上眼睑肿胀及双侧颈部淋巴结肿大较前明显消退，查体无新增阳性体征，纳眠尚可，二便调。舌淡红，苔薄白，脉稍滑。复查血清 IgG4 7.6 g·L^{-1}。将醋酸泼尼松片减量至 5 mg，每日 1 次；环磷酰胺 50 mg，每日 1 次，口服。中药在二诊方基础上去附子、五味子，加鸡血藤 15 g。7 剂，煎服方法同前，巩固疗效。

按语：患者年近六旬，诸阳渐虚，元阳不足，脾阳虚衰，温运失职，则见四肢不温，夜尿频多。脾失健运，故见纳差，乏力。阳虚则温化无权水湿潴留，加之血行不畅，瘀阻而成有形包块。水湿痰浊类阴邪作为致病因素，更易戕伐脾阳（气），加重脾阳虚衰。湿邪中阻不能布津，口、眼失于阴精濡润，故见眼干、口干。本案患者主要是由于脾肾阳虚，"阳化气"不足，使阳气不能流通布散，津停痰凝为病。中药方以苓桂术甘汤加减化裁而成，方中茯苓、黄芪共为君药，茯苓健脾益气、渗湿化饮，黄芪甘温补中。桂枝温中州之气，与茯苓同用，暖脾化气。附子、干姜二药合用，温补脾肾，加桂枝温阳通经，三药合用，阳气得温乃复。泽泻、薏苡仁健脾燥湿。当归、丹参活血通经，血行瘀自除。柴胡、郁金疏肝行气解郁，调畅气机的同时舒畅患者情绪。佐以甘草，甘温和中，调和诸药。本方温补脾肾为治本，化痰活血通络为治标。二诊时，患者口干、眼干明显，时有心烦气躁，考虑为患者长时间口服激素，燥热伤阴，加用麦冬、知母、黄柏共奏滋阴清火之效，虚火得制，则阴液来复。加用五味子收涩生津，同时可以敛火归元，阳中求阴，阴得阳生而泉源不竭。三诊时，患者症状改善明显，温热之药不可久用，去附子；恐五味子敛邪于内，去五味子；又有久病多瘀，加用鸡血藤增强活血通络之功。

本例中西医结合治疗，临床症状改善明显，短期疗效可，为 IgG4-RD 的临床治疗提供了新的思路；但本病病情复杂、变化多样且易于反复，尤其在激素的撤减和免疫制剂使用期间，建议长时间随访观察以求更好的远期效果。

312　从气化理论辨治干燥综合征

　　干燥综合征（SS）是一类以侵犯唾液腺和泪腺为主的自身免疫性疾病，目前病因及发病机制尚不明确。口干渴为本病最常见也是患者最为痛苦的临床症状，目前现代医学对于 SS 严重口干者通常采用口服毛果芸香碱等副交感胆碱能 M3 受体的拮抗剂，该类药物有一定疗效但亦可引起诸多不良反应，且停药后症状反复。中医学对本病无明确记载，多归属于"燥证""燥痹"等范畴，在中医学宏观思维指导下，对口干症状的缓解有明显优势。

　　因临床上大多数 SS 患者存在烦渴多饮、舌红绛少苔、目干涩等阴亏表现，故医家多认为其病机为燥邪伤津，或气虚津生乏源，甚则伤及营血、精髓，以致皮毛、孔窍、脏腑失于濡养发为 SS。如路志正认为其病机总属阴血亏虚、津液枯涸，治疗上以益气养阴、润燥生津为治疗大法。燥邪耗血炼液日久，产生的瘀血、痰湿等病理产物又可阻滞津血输布，从而产生血亏津伤、虚实夹杂的情况，正如《医学入门》云"盖燥则血涩而气液为之凝滞，润则血旺而气液为之流通"。这类患者临床多表现为舌黯胖而干，皮肤干燥甚则肌肤甲错等阴虚夹实之象，治当视实邪之性质，分别采用祛瘀、除湿兼以养阴的方法。

　　临床还有很多 SS 患者既无阴虚表现，亦无明显的阴虚夹实之象，且采用养阴、化瘀、除湿等治法不能缓解症状和控制病情发展。通过总结姜萍临床经验，学者王鹏飞等认为这类患者的病理机制虽与水液输布障碍有关，但主要为脏腑气化不利。

气化不利，水津失布

　　《素问·经脉别论》云："饮入于胃，游溢精气，上输于脾。脾气散精，上归于肺。通调水道，下输膀胱。水精四布，五经并行。"而水液"下输膀胱"之后，若欲使其能够"水精四布，五经并行"，必赖以膀胱水腑、三焦水道、主水之肾脏三者气化功能的正常发挥。若三者气化不利，则水津不能正常布散，反聚成水饮痰湿之邪，水饮内停则气化受阻更甚，二者互为因果，内损脏腑功能，外致皮肤孔窍失养，病程缠绵，难以速愈。而气化不利或单独致病，亦可与阴虚并存，并且也是导致湿热、痰湿、瘀血等病理产物出现的因素。其病机如下：

　　1. 太阳膀胱腑气化不利　临床部分 SS 患者虽口干明显，但不思饮水，或饮水而不能解渴，舌淡胖质嫩，苔白滑，脉或濡或滑，多伴见小便频而不通畅。这类患者既非阴虚，亦非单纯的水湿内阻，乃膀胱气化不利，水津布散失常。"膀胱者，州都之官，津液藏焉，气化则能出矣"，膀胱储藏一身之津液，在肾阳的温煦下通过气化作用布散全身。若膀胱气化不行，水津则不能正常敷布，反潴留于膀胱而成水饮之邪，皮肤、孔窍不得水液之濡养，则表现为口干缠绵不解。水津失于蒸化，水之浊者亦不能自尿道排出体外，故小便不畅；因水饮内阻，且并非水津内乏，故渴而不思饮水，饮而不能解渴。

　　此类患者，治当促膀胱气化以行水，方用五苓散等，正如《伤寒论》云："其人渴而口燥烦，小便不利者，五苓散主之。"方中泽泻、茯苓、猪苓、白术各有利水之能，与桂枝配伍，可引桂枝入水，助阳化气，使膀胱之水得以"气化能出"，水之浊者走溺道而出体外，水之清者别三焦、走经隧而布五经，如《本草汇言》言本方"甘淡能渗利走散，升而能降，降而能升"。若气化不利，水蓄为重者，可见水入口即吐等新水不能受纳的表现，水不得纳则津生乏源，故日久亦可累及阴津亏损而产生阴虚之象，治法上仍当以化气行水为主，待气化得行而阴津未复者，亦当滋养之。若日久水蓄化热，水热伤及精血，则可致水气不化与阴伤并存，症见渴欲饮水，尿急溲赤，心烦失眠，治当育阴利水，方以猪苓汤为宜。

2. 少阳腑气化不利　部分 SS 患者口干的特点为口咽干且味苦，不思饮水，多饮则小便增多而口渴不减、双目干涩、视物模糊，舌苔白或白腻，脉弦滑或沉弦，伴见情绪低落，食欲减退，胸胁满痛等症，多见于更年期女性。此乃少阳气化不利所致之水津失布。手少阳三焦腑是阴阳水火升降出入的通道，足少阳胆腑主疏泄、畅气机，为一身之枢。胆腑气机郁滞则水运失助，三焦气化不行则水道不通，故少阳气化不利亦可致水津布散失常，而口干渴不解。水道不通，津不上潮，加之气郁化火，故口干而味苦；饮阻水道，膀胱之津液不能上承，自小便而出，故尿多；舌苔白腻、脉弦滑、情绪低落、胸胁满痛等均为气化不利、气郁湿阻之象；目干涩、视物不清则为失于濡润、胆热上扰所致。

对于此类患者，当畅枢机、通水道，方用小柴胡汤等，正如《伤寒论》所云："与小柴胡汤，上焦得通，津液得下，胃气因和，身濈然汗出而解。"方中柴胡配黄芩通行经腑之郁结；半夏配生姜除水道之饮邪，促三焦之气化；人参、甘草、大枣益气固本，充太阴以助少阳，全方可使气机得畅，水道得通，则津液得布矣。若少阳枢机不利、水道不通兼见脾寒津伤，症见口干渴不解、大便稀溏、胸胁满痛者，治当和枢机、化气行水兼以散寒养津，则柴胡桂枝干姜汤为宜。胆腑气郁日久则易气滞血凝，三焦久失和畅则易痰湿内结，痰浊、瘀血等实邪愈遏气机而阻碍津液、荣血敷布，故少阳气化不利亦实邪所生之由，实邪内生更碍气化之行，治当枢少阳，畅三焦，复气化之机，兼以行气、化瘀、除湿而去内阻之实邪，方以柴胡加龙骨牡蛎汤加减。

3. 少阴肾阳不足，气化不利　部分 SS 患者口干的特点为口渴思热饮但不能多饮，舌淡而苔白，脉微细或沉紧；伴见小便清长或排尿不畅，恶寒，肢节冷痛，多见于病程较长的老年患者。此乃久病及肾，损及少阴真阳，阳虚失于气化所致之水津失布。下焦是水液储藏、输布的重要场所，而肾为水火之脏，内寓元阴元阳，故肾的气化作用是水液输布的动力。如《素问·逆调论》云："肾者水脏，主津液"，若肾阳不足，失于蒸腾，则水津不能正常布散，或潴留于下焦，或自小便而出，亦可致肌肤、孔窍失于濡养而致口干不解。肾阳不足，阳不化水，故渴思热饮，正如《伤寒论》云"虚故引水自救"；并非水津不足，加之阳虚不化，故饮而不多；舌淡苔白、脉微细，恶寒肢冷，小便清长或不畅均为阳虚气化不利，阴寒内盛之象。

对于此类患者，治当温阳化气行水，方用真武汤等。方中附子虽性醇燥烈，然少阴真阳之损，非此莫能回，故为切中病机之选，正如张志远所云："附子属阳性药物，并不伤损津液，相反血通阴上、火复水升，口干反而解除"；配芍药酸敛阴柔，既能利小便而去水饮，又可缓附子辛燥之性；茯苓、白术、生姜者，化水利水，引水液各归其路，则阳复水行，津液得布矣。若水湿久蓄下焦，则可郁而生热，而致阳虚不化与湿热阻滞并存，治当温阳化气兼以清热利湿，方用真武汤合四妙散为宜。

验案举隅

患者，女，56 岁，2017 年 3 月 21 日初诊。主诉口干、双目干涩 1 年，加重 2 周。1 年来口干逐渐加重，虽渴而不思饮，强行饮水口渴亦不缓解，眼干眼涩，无龋齿，伴小便灼热，尿短而频，心烦失眠，舌胖嫩，苔白滑中后黄腻，脉濡。实验室检查：抗核抗体（ANA）1∶1000，抗 SSA 抗体（＋＋＋），抗 SSB 抗体（＋＋＋）；组织学检查：涎腺组织内有 1 灶淋巴细胞浸润（＞50 个/灶）。西医诊断为原发性干燥综合征；中医诊断为燥证。属膀胱气化不利，水津失布，饮郁化热。治当化气育阴行水，方用五苓散合猪苓汤化裁。

处方：泽泻 15 g，茯苓 15 g，猪苓 15 g，桂枝 9 g，滑石 15 g，炒白术 10 g，阿胶（烊化）9 g。14 剂，每日 1 剂，水煎分 2 次温服。

二诊（2017 年 4 月 7 日）：心烦失眠，小便频急灼热感俱已不显，口干有所缓解，舌淡嫩，苔后部白腻，脉濡。上方去滑石、阿胶，加太子参 30 g，继服 14 剂。

三诊（2017 年 4 月 22 日）：口干、眼干明显减轻，舌淡，苔薄白，上方继服 14 剂，后制水丸，服用 6 个月，随访病情稳定。

按：患者初诊见口干而不思饮，舌胖嫩，苔白滑腻，尿短而频，据《伤寒论》云"小便不利，微热消渴者，五苓散主之"，知此非津伤，乃膀胱气化不利，水津失布使然。气不化水，水蓄下焦，郁而化热，故见溲赤尿频，水热扰心故见心烦失眠，治以五苓散促膀胱之气化，合猪苓汤兼以清化热饮。二诊溲赤、失眠等症减而口渴仍在，可见水热已清而气化仍未恢复，故仍以五苓散主之，配太子参健脾益气，一则补后天以助膀胱之气化，再则益气以生津，乃求蓄水得去之时，津液可以速回。三诊诸症大减，效不更方，然膀胱气化之功仍非正常，故制水丸，缓服善后。

313　从"玄府主气液宣通"论治干燥综合征

　　干燥综合征（SS）是以外分泌腺受累为主要表现的自身免疫性疾病，除了眼干、口干、猖獗性龋齿等表现外，还可出现疲劳、焦虑抑郁、关节疼痛等，重则累及脏腑。西医方面，缺乏高质量循证医学论证的有效药物，多为经验性治疗。干燥综合征好发于中老年女性，归于中医"燥痹"范畴。现代医家多从阴虚燥热论治，然燥痹病程长、缠绵难愈，多发变证、坏证，单以滋阴润燥为法收效甚微。玄府理论首见于《内经》，金元时期刘完素指出玄府是气机升降出入的道路门户，为气液之隧道纹理，"气液宣通"是其最重要的作用，玄府闭塞则百病皆生。学者徐江喜等结合刘完素《素问玄机原病式》原文及"燥痹"与"玄府气液"的关系，以"玄府主气液宣通"论治"燥痹"，阐述了"玄府闭塞"导致燥痹的病机及治法。

玄府理论含义

　　"玄府"一词最早见于《素问·水热穴论》中"所谓玄府者，汗孔也"。以玄府指代汗孔，即"玄府"狭义层面之义。广义层面，"玄府"结构细微、遍布全身，功能多，致病繁杂，刘完素对其描述详尽细致。《素问玄机原病式》云："玄府者，谓玄微府也。然玄府者，无物不有，人之脏腑、皮毛、肌肉、筋膜、骨髓、爪牙，至于世之万物，尽皆有之，乃气出入升降之道路门户也。"刘完素将玄府的含义丰富升华，认为气机的升降出入寓于玄府之中。还指出"玄府为气液之隧道纹理"，并以"气液宣通"来概括气血津液在机体经络脏腑、四肢百骸、肌肤孔窍的运转。在《黄帝素问宣明论方》中云："玄府主人形精神与营卫气血津液之出入流通。"表明玄府不仅关乎气血津液流通，还与机体形神密切相关。玄府在功能上是气、血、津、神运行的终端道路和最微小的载体，以通为顺，玄府流通气液作用是玄府气液理论最关键的核心部分。病理上，玄府闭塞为百病之根。外邪侵袭、饮食劳倦、情志失调、气血津液不足均可导致玄府闭塞，反之玄府闭塞又可引起气滞、血瘀、水停、精困、神阻等病变。

玄府闭塞，气液宣通受阻是干燥综合征病机关键

　　津液输布失常是燥痹的病理基础，从宏观来说，津液输布依赖于肺脾肾及三焦；微观来说，津液输布失常与遍布全身的玄府密切相关。《医略十三篇》云："玄府者，所以出津液也。"《匮玉函经二注》云"津液充其玄府则不渴"。玄府所具备的至微至小的孔隙结构，相互连接，构成一个相互交通、内外连贯的网络通道系统，与三焦、腠理相连，共同构成贯通全身的气液运行通路，成为气液化生、气液运行的场所和通路。玄府闭塞，气液停滞积聚则可发展为病理产物，反过来又是致病因素。玄府存在于全身各处，在微观理论中又有宏观微观之分。宏观上的玄府分布于五脏六腑，微观上的玄府存在于机体内部更微小的结构，如外分泌腺（颌下腺、腮腺等）的腺泡细胞。王明杰等认为玄府为病的病机包括气机不得宣通、津液不得输布、血液不得畅通及神机不得其用四个方面。玄府不仅是滋润濡养机体的精微物质所流通的通道，也是痰浊、燥毒、瘀血等病理产物得以排出体外的通道，任何因素导致的玄府闭塞、气液流通失常都会导致机体脏腑功能失调，阴阳失衡，而生百病。玄府闭塞、气液宣通受阻是燥痹的病机关键。

　　1. 内外燥邪相合，肺玄府郁闭是始动环节　干燥综合征初期以邪实为主，病位表浅，多在肺卫、

口鼻等上焦清窍，并有秋季加重的特点。五脏六腑皆有玄府，肺在上焦，主通调水道，《素问·调经论》云："上焦不通利，则皮肤致密，腠理闭塞，玄不通，卫气不得泻越，故外热。"究燥痹发病之根源，不外乎肺玄府郁闭失养。肺为娇脏，为华盖，外邪侵袭，首先犯肺。《类证治裁》云："燥有外因，有内因，因于外者，天气肃而燥胜，或风热致伤气分，则津液不腾……阴于内者，津血夺而燥生。"同气相求，燥痹发病之燥，并非单独外燥，而是同气相求，内外燥邪相合。玄府易热易燥，易虚易萎，是气液流通的终端载体，内外燥邪煎灼津液致肺络受损，肺玄府为肺络之门户，被燥邪所累，则失养郁闭。肺开窍于鼻，气通口咽，肺玄府郁闭则口干需频繁漱水、鼻燥声嘶；肺在体合皮毛，玄府失养则发枯皮肤干燥。正如刘完素在《素问玄机原病式》中论述的"若目无所见，耳无所闻，鼻不闻香，舌不知味，筋痿骨痹，齿腐，毛发脱落，皮肤不仁"。

2. 气机升降失常，玄府闭塞是病程转折　肺为娇脏，较其他四脏更易亏虚，肺络损，玄府亏，肺之清气、宗气宣降失常。而五脏六腑为相互依存关系，肺玄府郁闭，各脏之玄府气机安得独善其身。如明代医家李中梓指出"肺主气，气调则脏腑诸官听其节制，无所不治"。全身玄府气机升降出入有序是精微物质正常布散、津液得以输布周身的关键因素。《素问·六微旨大论》云："出入废，则神机化灭，升降息，则气立孤危，故出入，则无以生长壮老已；非升降，则无以生长化收藏。是以升降出入，无器不有。"玄府作为气机运行通路，贵在通畅，除肺玄府郁闭引起气机郁滞，情志不调、气血津液不得正化演变为病理产物均可导致玄府气机郁滞，气液失宣。如朱丹溪所云"一有怫郁，诸病生焉，故人身诸病，多生于郁"。早期气机郁滞较轻，局部津液流通不畅，表现不明显。若未及时纠正，气机郁滞由轻到重，气郁化火伤津耗液，口干眼干等症状日渐加重，甚者出现口疮、口腔溃疡。病久津液消烁，机体孔窍毛骨齿发不能得到濡养，则可出现猖獗性龋齿、脱发、关节疼痛、疲乏无力等表现，如《内经》云："毛发堕落、皮肤不仁……悉由玄府闭塞……清浊之气不能升降出入故也。"玄府为"出入升降之道路门户"，玄府气机郁滞导致玄府闭塞，闭塞的玄府又可进一步加重气机升降出入失常，脏腑功能失常皆因气机宣降失调所致，因此玄府气机变化是疾病发展的关键因素，并影响疾病转归。

3. 燥毒瘀互结，玄府闭阻贯穿始终，是变证坏证发生的主因　玄府以其"通道"作用及气机运行、血气渗灌维系津液的生成输布及排泄，是津液流畅运行的通路。燥毒瘀是干燥综合征发病的重要环节，瘀血既是病理产物也是致病因素，是导致本病迁延难愈的关键。玄府作为津液运行之"孔隙"，具有易郁易闭、久郁成毒的特点。一旦玄府发生病变，通道作用失常，气机运行无力或郁滞，则津液可停滞发为水饮痰浊之邪，血气渗灌是玄府生理作用之一，血气渗灌不足或太过或不循其道，均可引起玄府瘀滞。《血证论》云："有瘀血，则气为血阻，不得上升，水津因不得随气上升。"瘀血内停，气机阻滞，津液不布可致燥。《医学入门》云："盖燥则血涩而气液为之凝滞，润泽血旺而气液为之流通。"说明燥亦可致瘀。瘀血与燥邪相合，阻滞于玄府，致病性更强，二者胶着更加不易排出体外，蓄积体内日久则亢盛成毒。可以说玄府闭塞是燥毒瘀互结的始动因素，燥毒瘀互结是玄府闭塞的病理结果，燥毒瘀互结能加重玄府闭塞，成为致病因素，二者互为因果，相互影响。燥毒瘀互结瘀滞玄府非本病的终点，燥毒瘀互结可引发全身玄府萎闭导致变证、坏证。燥邪炼津，化而为痰、为瘀、为毒，玄府为通道，痰、毒、瘀随津液气血流行周身，停于上，可见猖獗性龋齿、腮腺肿硬如石，甚者发展为淋巴瘤。津血同源，邪滞新血不生，恶血不去，可发展为恶性贫血。流窜四肢，阻滞经络，可见关节肿胀、积液、雷诺现象。阻于肺，气血津液不得布，可见咳嗽气喘，临床可发展为肺间质纤维化，如《轩歧救正论·论诸痿》云："肺痿吐涎沫而不咳，此为……上焦热则思郁而肺之玄府燥涩。"肺肾相关，为母子关系，肺萎而久肾必伤，可见肾小管酸中毒，齿骨与肾相关，可见牙齿片状脱落及骨质疏松等。《素问玄机原病式》云："人之眼、耳、鼻、舌、身、意、神识能为用者，皆由升降出入通利也；有所闭塞者，则不能为用也。"痰、毒、瘀阻于全身玄府，不仅可导致脏腑虚衰，痰阻血瘀毒聚等病理产物大量郁积亦是神机失用的重要原因，临床可见肺性脑病、多器官衰竭等。

以开通玄府为干燥综合征的重要治法

玄府喜开通，恶郁闭，以通为顺，以闭为逆。玄府通畅，荣卫、气血、津液运行通畅调和，周身得以荣养，可维持正常的生理功能。外邪、内伤、情志不调均可导致玄府闭塞，气液流通受阻，因此治疗应根据玄府"贵开阖，以通为顺"的特点，以"通"立法。《医学真传》云："但通之法，各有不同。调气以和血，调血以和气，通也；下逆者使之上行，中结者使之旁达，易通也；虚者助之使通，寒者温之使通，无非通之之法也，若必以下为通，则安矣。"内治、外治皆可开通玄府，祛除导致不通的病因。

1. 内治通玄

（1）生津润燥以养玄：玄府的渗灌、流通，有赖于气血津液充盈。内外燥邪相合劫烁津液，玄府因虚而滞，功能失常。而《医略十三篇》谓"玄府者所以出津液也"，玄府因燥邪侵袭而萎闭，当遵循"燥者濡之"的原则。治疗上一方面以桑叶、金银花等清轻之品疏散温燥，杏仁、紫苏叶祛散凉燥；另一方面当充养其源。《素问·经脉别论》云："饮入于胃，游溢精气，上输于脾，脾气散精，上归于肺，通调水道。"《医学入门》云："盖燥则血涩气液为之凝滞，润则血旺而气液为之流通。"临床常以天花粉、麦冬、南北沙参充养胸肺之液；石斛、山药、玉竹、黄精养护脾胃之阴；白芍、山茱萸、五味子补益肝阴；生地黄、玄参填补肾脏阴精。同时，应注重辛味药物的使用，治燥不可单纯填补阴精。《内经》云："肾苦燥，辛以润之，开腠理，致津液，通气也。"温燥致病者，应辛甘寒合用，可用生地黄、知母；凉燥致病者，应辛甘温并用，可用桂枝、附子。辛味药能散能行，并有辛润之功。正如刘完素《三消论》云："辛能散抑、散结、润燥，辛者金也，金主散落，金生水故也。况抑结散，则气液宣行，而津液生也。"

（2）活血解毒以通玄：干燥综合征是由于脏腑功能失调，气液流通失常，渗灌不足或太过，燥毒瘀互结为病，因此治疗当注重行气活血、化瘀解毒。瘀血去则燥邪不易生，瘀血燥邪不成则毒邪生化无源。活血必行气，常用行气药物有青皮、郁金、川芎等，郁金行气兼泻火，川芎行气活血且能通利关节。《血证论》云："瘀血在里则渴……血与气本不相离，内有瘀血，故气不得通，不能载水津上行，是以口渴，名曰血渴，瘀血去则不渴矣。"《金匮要略·惊悸吐衄下血胸满瘀血病脉证治》云："患者胸满，唇痿舌青，口燥，但欲漱水不欲咽，无寒热，脉微大来迟，腹不满，患者言我满，为有瘀血。"丹参、玄参、鸡血藤、当归常用以活血，有"推陈致新"之意。刘完素在《素问玄机原病式》云："悉由热气怫郁，玄府闭密而气液血脉荣卫精神不能升降出入故也。"《格致余论》云："清浊相混，隧道壅塞，气化浊血瘀郁而为热。"热盛者当配伍清热解毒之品，如连翘、栀子、浙贝母、蒲公英、白花蛇舌草等，避免热毒损人体之正气，气血失调，更助痰瘀互结之势。《周慎斋遗书·卷十·外科杂证》指出"气血凝滞，毒之所由发也"。

（3）温通阳气以启玄：干燥综合征好发于中老年女性，阴精亏虚为发病基础，但阳虚阳郁不容忽视。阳气不足、阳气阻遏，均能导致玄府气机郁滞，气液不能正化，而成为病理产物，恶性循环又为致病因素。张景岳《类经》注解云："阳动而散，故化气，阴静而凝，故成形。"表明阳气不足则津血输布障碍，甚者形成积聚。津液代谢过程中，玄府网络系统通畅，开阖有度，直接关乎人体气液平衡。在治疗中，针对阳虚阳郁引起水停痰凝血瘀，玄闭络阻，津液失布，燥象丛生者，治疗应遵从"使道路散而不结""气血利而不涩"的原则。张景岳指出"善补阳者，必于阴中求阳，则阳得阴助，则生化无穷；善补阴者，必于阳中求阴，则阴得阳升而泉源不竭"。运用辛温药以启玄散结，畅通气机，通阳助阳，宣通气液。临床中黄芪、党参，小剂量附子、肉桂、桂枝、干姜、细辛等益气温阳药多用。黄芪益气升阳，助津液上承；附子通行十二经，有助于调畅周身玄府气机的升降出入。《医贯·消渴》云："盖命门火衰，不能蒸腐水谷，水谷之气不能熏蒸上润于肺，如釜底无薪，锅盖干燥，故渴……故用附子、肉桂之辛热，壮其少火，灶底加薪，枯笼蒸溽，槁禾得雨，生意维新。"阳气充足，气机通畅，玄府开阖有常，则病理产物水湿、痰浊、瘀血、燥毒等可正常排出体外，避免邪气蓄积而生变证坏证。

2. 外治以开玄 清代吴师机云"外治之理即内治之理，外治之药即内治之药，所异者，法耳"。中医外治法常用来治疗风湿免疫病中的类风湿关节炎、骨关节炎及痛风性关节炎，在干燥综合征的治疗中使用率较低。实则可通过选择恰当的外治方法，达到畅通玄府、宣通气液，缓解临床症状的目的。张从正云"圣人之刺热五十九刺，为无药而设也。皆所以开玄府而逐邪气，与汗同"，认为针刺、熏渍、导引都可通利玄府。《理瀹骈文》中云熏渍"可以升降变化，分清浊而理阴阳。营卫气通，五脏肠胃既和，而九窍皆顺，并达于腠理，行于四肢也"。表明中医外治法并非单纯作用于局部发挥作用，而是使全身气机升降出入有常，营卫正常输布脏腑九窍，清浊各得其位，使玄府得通，精微物质正常发挥生理功能。干燥综合征病理基础在于津液不足、不通，而玄府作为气血津液运行的通路，运用外治法直接开通玄府是行之有效的方法。《通俗伤寒论》云："病变不同，一气之通寒耳。寒则病，通则安。"《读医随笔·燥湿同形同病》云："郁则津液不得流通，而有所聚，聚则见湿矣；积久不能生新，则燥化见矣。"将中药与熏蒸、渍渍等外治法相结合，能宣通玄府气液通路。"辛者能散能润能横行"，因此外治常以辛味药物为主。《珍珠囊》云"辛主散……辛能散结润燥，致津液，通气"。刘完素云"辛热之药，能令郁结开通，气液宣行，流湿润燥，热散气和而愈"，辛味药物能够通过肌腠毛窍发散外邪，而经熏洗作用于全身，借助热力，药物直接由表透入肌腠玄府，可奏温通经脉，舒畅玄府之功，促进气血津液运行周身。津液得以布散则不渴，气血灌注骨节肌肉则关节滑利，四肢可用，疲乏得散，神机得养则精神内守，体态自若。

干燥综合征发病机制复杂，现代医学对其认识尚不清楚，临床治疗缺乏特效药物，中医药治疗具有优效、价廉、安全等优势。玄府气液理论近年研究较多，也有很多研究者对其进行了现代生理病理的研究，不乏医家将其应用到肿瘤、心脑血管疾病、皮肤五官疾病的治疗当中。现代医学研究较热的"新器官"理论，在概念和功能上与刘完素提出的"玄微府"有较高的相似度，都是极细微遍布周身的结构，具有沟通内外物质交换的作用。有研究表明玄府流通气血津液的功能与水通道蛋白介导水的跨膜转运和调节体内水代谢平衡的功能十分相似，存在密切的内在联系，水通道蛋白可能是玄府的重要实质之一。将玄府理论应用于干燥综合征的辨证论治，不失为一种新型的微观辨证方法，为临床治疗提供一种新思路，也可能是现代医学与传统医学对疾病认识的一个交汇点。

314　形不足者，温之以气理论在干燥综合征的应用

干燥综合征（SS）是一种表现为损害外分泌腺体为主的慢性炎症性自身免疫疾病，临床常见累及唾液腺、泪腺而导致口眼干燥的症状以外，另可发生多器官、多系统受损的临床表现。SS 在古代无中医病名，属中医的"燥痹"范畴，其临床辨证复杂多变，多数医家从阴论治，以阴虚为本，燥、毒、瘀、湿为标，治疗多以滋阴润燥、清热解毒、祛瘀化湿为主，滋阴润燥贯穿始终。然而临床部分 SS 患者表现为形寒肢冷、口渴但饮水不多、服用寒凉甘润的中药后出现腹泻等，治疗此类患者当审症求因，不可只知养阴生津，当知扶助阳气为要。《内经》云"阳化气，阴成形"，张景岳释"阳动而散，故化气，阴静而凝，故成形"，阳气主动，主生发，是生命的源动力，推动脏腑功能正常运行，阳气充足则脏腑气化得常，精血津液生成、输布、代谢正常，内在脏腑外在形体官窍均能得以濡养。"气能生津，亦能行津"，阳气亏虚无力推动精血津液运行，从而产生瘀血痰湿等病理产物加重气机阻滞、津液失布，如此恶性循环，机体内外失养愈甚。全小林把这种病机称之为内生凉燥。由此可见，阳气不足是 SS 发病的重要原因之一。"形不足者，温之以气"理论是《内经》中"因其衰而彰之"的具体阐释，是治疗一切阳气虚损病证的指导原则。学者成嘉莉等认为，"形不足者，温之以气"理论可为中医治疗 SS 提供新思路。

形不足者，温之以气理论

"形不足者"，《内经》原旨形体虚弱之人。"形归气，气生形"，水谷精微之气供养着人体，形体的壮实需要水谷精微之气来供养。"形寓气，气充形"，人体之气，充塞于形体中，推动脏腑功能的运行，维持人体的正常生命进程。王冰认为"气谓卫气，卫气温则形分足矣"。卫气充足则肌腠紧实，使人体免于邪气侵袭。张景岳认为"形不足者，阳之衰也，非气不足以达表而温之。阳气不足而至机能衰弱形体虚寒者，可用人参、黄芪、肉桂、附子等温阳益气"。李中梓云："此彰之法也。阳气衰微，则形不足，温之以气，则形渐复也。"张志聪认为"形，谓形体肌肉……夫形归气，气生形，温热气盛者，主补阳气"。任继学认为"形不足者"是言阳（卫阳、中阳、元阳）、气（表气、中气、真气）不足的虚损性疾病。由此可见，"形不足"即指阳气的不足。

"温之以气"，《内经》原旨为气厚之品可温补阳气，对此众多医家有不同的见解。虞抟《医学正传》云："温，养也，温存以养，使气自充，气充则形完矣，曰补曰温，各有其旨。"秦景明《证因脉治》云："世人皆因错解《内经》劳者温之、形不足者温之以气，误认温字为热，不知形不足者温之以气，但言温润和养以培元气，非言用温热之药。"叶天士《叶选医衡》云："其温字亦是滋养之义，非指药也……温字固具二义，然终不可视为温凉之温。"《中医名词术语选释》中指出"形不足温之以气，意指由于中焦虚弱而产生的形体虚弱，须用温气药补养中气，则脾能健运，营养增加，使肌肤形体逐渐丰满"。任继学认为，温之以气是指"培元（元气）、建中（中气）、固卫（表气）"之法治疗阳气虚所致的虚性不足、虚性发热的疾病。综上所述，温之以气是指以益气温阳法治疗因阳气不足所致的形体失养的虚损病证。

形不足者，温之以气理论在 SS 的应用

SS 患者临床多见于中老年女性，以形体瘦削、口眼干燥、皮肤毛发干涩、关节疼痛、低热等为主要表现，部分患者见易于疲倦、四肢乏力、手脚冰凉、纳少便溏、口干欲热饮或不欲饮水、易感冒等，这些均为阳气不足，脏腑功能衰退，津液生成、运行、输布失常而致津液不足，形体失充的表现。可见阳气不足是 SS 的重要发病机制，与肺、脾胃、肝肾等脏腑功能有着密切联系。

1. 肺气与 SS

（1）肺气不足，津液失布："脾气散精，上归于肺，通调水道，下输膀胱，水精四布，五经并行"。肺居上焦，通调水道，朝百脉，主治节，这有赖于肺气的宣发肃降功能。脾胃运化生成的精微物质上输至肺，通过肺的宣发及朝百脉功能濡养周身。肺在体合皮，肺气充足，则卫表充实，邪不能干。若肺病日久或年高体弱，都可致肺气不足。肺气亏虚，宣发功能减弱，精微物质及水液失于布散，肌肤孔窍及脏腑失于滋养，自然出现口眼鼻及皮肤干燥、大便干燥、少气懒言、乏力等表现。又肺气虚弱，卫表不实，平素则易感燥邪，症见干咳少痰或无痰，低热，咽干口燥等。肌腠疏松，汗孔不密，营阴失摄则会出现自汗。燥邪伤津耗气，自汗导致汗出过多，津液丢失，均会导致津气耗伤，加重干燥的表现。

（2）补肺实卫，宣肺布津：肺气不足治疗上当重视补肺实卫，宣肺布津。可选用人参、黄芪等甘温气厚之品益气补肺，同时当兼顾宣肺气、养肺阴，临床可选用补肺汤。正如叶天士所云："燥自上伤，肺气受病。故用轻药以清上焦。"药物可选用桑叶、枇杷叶宣肺，以川贝母、杏仁、桔梗调畅气机。若燥邪伤肺，当治燥养肺，可选桑杏汤或杏苏散等轻宣燥邪，同时加以沙参、麦冬、石斛、百合、天花粉等救已伤之肺阴。肺气虚损日久见目眩、气短乏力、多吐涎沫、咳或不咳、小便清频或遗尿、自汗、畏寒、舌淡苔白、脉细弱等，为气损及阳，肺阳虚而病为肺痿，当温肺化饮，药物首选桂枝、附子、干姜等温阳散寒化饮，选方可用甘草干姜汤。若卫气虚弱平素易于外感者，加防风、白术，取玉屏风散之义，益气实卫，燥不可侵。

2. 胃气与 SS

（1）胃气亏虚，摄纳不足："饮入于胃，游溢精气，脾气散精"，胃为太仓，水谷气血之海，能受纳腐熟饮食水谷。饮食不洁、禀赋不足或虚劳日久致胃气亏虚，受纳腐熟功能减退，气血津液生成乏源。又胃为阳土，若过食生冷，阳气不足，胃中无火，犹如釜底无薪，腐熟功能衰弱，亦致气血津液生成减少，机体失养，内燥乃生。

（2）健胃助纳，津化有源：胃气不足，饮食积滞，见胃脘痞满、隐痛喜按，纳少，嗳腐吞酸，可选用山楂、六神曲、麦芽、鸡内金、莱菔子、厚朴、枳实等健胃消食，行气导滞。若胃阳不足，中寒内生，见纳少，脘腹冷痛，喜温喜按，呕吐泄泻等表现，加干姜、高良姜、砂仁、肉豆蔻等温胃驱寒，助胃受纳。

3. 脾气与 SS

（1）脾气虚损，运化无权：脾主运化，为胃行其津液，脾气能将胃腐熟的水谷运化为精微物质，由脾气的升清上输心肺，再经心的"化赤"及肺"朝百脉"化生气血津液营养全身。脾胃居中焦斡旋诸气，是全身气机的枢纽，胃气充得以顺降，脾气实得以升清，一身气机通畅，津液才能正常输布，润养周身。若因饥饱无常、思虑过度或久病虚劳等致脾虚失运，清阳不升，机体失养，自会出现一系列干燥的表现。脾开窍于口，在液为涎，脾气虚则饮食口味寡淡，食欲欠佳，进食减少，气血生成乏源。涎由脾精所化，脾精随脾气上溢于口滋润口腔，脾气不足脾精则失于上承，故见口舌干燥。脾主四肢，脾气脾精充养四肢肌肉，若脾气虚，肌肉失养，则会出现肌肉瘦削、四肢乏力和不耐劳动的表现。脾气虚，不能运化水液，水液留滞，痰湿内生。因先天不足、阳气素虚或过食生冷等损伤脾阳，寒从中生，气机凝滞，津液不行，亦可生痰生湿。脾虚无力灌溉四旁，五脏失养，气化推动作用减弱，气血津液生成运行输布失常，产生痰湿瘀等病理产物，进一步加重干燥表现。由此可见，脾气虚、脾阳虚和气滞、痰

饮、水湿、瘀血等病理因素互为因果，循环往复，持续加重津液不足及失布的情况，致使燥象愈胜。

（2）健脾益气，运化有权：治疗上总以益气健脾，生津润燥，同时兼顾温中化痰，行气祛瘀。脾气虚见纳呆腹胀、泄泻、神疲乏力、面色无华、消瘦者，药物当选人参、黄芪、白术、白扁豆、山药、茯苓、薏苡仁等健脾益气，选方首选四君子汤。若脾虚日久，有甚者无力升提，见低热、脘腹重坠、内脏下垂等，为脾虚气陷证，可加用柴胡、升麻，取补中益气汤举陷升提之义。兼胃脘满闷，胸胁胀痛，喜叹息者，可加用陈皮、砂仁、香附、木香、佛手等舒畅气机。若见腹痛喜按、大便清稀、形寒肢冷等，可加附子、干姜温中散寒，白芍、饴糖缓急止痛。若见呕恶痰涎、腹胀泄泻、水肿尿少等痰湿壅滞之象，加用陈皮、法半夏、苍术、厚朴健脾化痰，藿香、佩兰等燥湿和中，泽泻、猪苓等利水渗湿。若见心胸、脘腹等刺痛、舌紫暗、脉涩等瘀血征象，加川芎、丹参、红花、郁金等行气祛瘀。

4. 肝气与 SS

（1）肝气虚弱，疏泄失职：肝体阴而用阳，肝气升发，主疏泄，调畅气机。肝气具有疏通、畅达全身气机的生理功能，维持气血津液的运行输布及脾胃之气的升降正常。因先天禀赋不足、屡犯寒邪、情志不遂，日积月累导致肝气虚弱，升发无力、疏泄不及，致气机郁滞、血液停滞、津液不达，机体内外均失濡养，燥象乃生。如《血证论》云："木之性主于疏泄，食气入胃，全赖肝木以疏泄之，而水谷乃化；设肝之清阳不升，则不能疏泄水谷，渗泄中满之症，在所不免。"若肝失疏泄，影响脾胃气机，升降无序，纳运失常，致气血津液生成减少，不足以荣养机体，亦可出现燥象。气能行津，亦能行血，若肝气虚弱无力推动津血运行，则会出现因虚而郁滞产生的痰饮、水湿、瘀血等病理产物，痰湿瘀又再加重气机的阻滞，致津液更难于输布。肝主藏血，在体合筋，开窍于目，筋、目皆受肝血和肝气的濡养，若肝气虚弱，肝血不足，筋目失养，则出现两目干涩、视物不清、关节屈伸不利、爪甲薄脆、月经愆期或经血量少等干燥失养的表现。

（1）补养肝体，舒畅气机：由于肝体阴用阳的特性，临床医家论治肝虚，多立足于阴血不足，肝失涵养，治法总以滋阴养血为主。而治疗肝气虚弱，不可拘泥于滋阴养血。肝气升发，有木善条达之性，故可顺其特性，应用甘温之品补养肝气，辛散之品疏散肝郁。肝气虚症见善太息、抑郁、胆怯、易于疲惫、不耐劳累，治疗上当以补肝、散肝为要，辅以健脾。甘温补肝之要药当选黄芪，正如张锡纯所云："肝属木而应春令，其气温而性喜条达。黄芪之性温而上升，以之补肝，原有同气相求之妙用。"选方可用滑伯仁的验方"补肝散"，方中重用黄芪为君药。若肝虚日久，阳气受累，出现巅顶、少腹冷痛或拘挛作痛等肝阳虚的表现，可加肉桂、肉苁蓉、花椒、吴茱萸等温阳散寒。肝阳亏虚，相火不得敷布，郁而化热见头痛、心烦、口干咽燥、腹痛、下痢、呕吐、手足厥冷等寒热错杂之象，临床可法乌梅丸。辛味药物能行能散，顺应肝气主升主动的特点，正如张锡纯在《医学衷中参西录》所言："肝于五行属木，木性原善条达，所以治肝之法，当以散为补，散者即升发条达之也。"临床可选用细辛、防风、桂心、川芎、柴胡、前胡等发散、行气、行血的药物。若兼呕逆嗳气、脘腹胀满、大便稀溏，甚则飧泄等脾虚湿困者，加用人参、山药、白扁豆、白术、茯苓，取参苓白术散健脾祛湿之义。

5. 肾气与 SS

（1）肾阳虚衰，气化失司：《素问·逆调论》云"肾者水脏，主津液"。肾脏主一切水液的代谢，肾气能促进参与津液代谢的脏腑功能，亦称为肾的气化。无论是脾胃二气的升降、肺气的宣降、肝气的疏泄、膀胱的蒸腾气化、三焦的通利都需要肾阳的推动。素体阳虚、年老体衰或久食寒凉之品，均可致肾阳虚损，蒸腾气化功能减弱，膀胱水液停聚，从而出现尿少、水肿、口燥咽干、渴而不欲饮水或饮水即吐、皮肤干燥等表现。肾在液为唾，唾由肾精化生，随肾气上升，分泌于舌下濡润口腔及牙齿，若肾气虚损，精不能上乘，唾液分泌匮乏，可见口舌干燥、猖獗龋齿。肾脏气化无权，脏腑功能减退，因气血津液运行输布异常产生的气滞、水停、痰饮、瘀血等病理因素同样会加重干燥表现。

（2）补肾助阳，气化得常：《素问》云"肾苦燥，急食辛以润之，开腠理，致津液，通气也"。辛味药能行、能散，因肾阳虚衰致水液输布代谢异常而产生的燥象，治法以温肾助阳，行气散津。临床可使用辛味药开通腠理、舒畅气机、行散津液，恢复肾阳气化，以达滋润之功。药物可选桂枝、附子、肉桂等，选方可选金匮肾气丸、五苓散或真武汤。若阳损及阴，出现潮热盗汗、两颧潮红、五心烦热等肾阴虚的表现，可加熟地黄、山茱萸、枸杞子、阿胶等滋阴养血之品，效法左归丸。症见肠鸣腹胀、五更泄泻、谷物不化等脾肾阳虚者，加用补骨脂、肉豆蔻、五味子，取四神丸温脾暖肾、涩肠止泻之义。

当下医家多从阴虚论治 SS，成嘉莉提出的"形不足者，温之以气"理论从阳虚的角度探讨了 SS 的病机，临床因阳气不足，形体失养导致的 SS 患者可采用益气助阳、补肺布津、健运中焦、养肝温肾等治法，恢复脏腑气化功能，使津液生成、输布、代谢得以正常进行，同时去除相关病理因素，使津生有源，津布得道，燥象自然得以解除。

315 气有余便是火与甲状腺功能亢进症病机和治疗

甲状腺功能亢进症（简称甲亢），是指甲状腺腺体不适当地持续合成和分泌过多甲状腺激素而引起的内分泌疾病。目前临床主要依靠抗甲状腺药物治疗、^{131}I治疗、手术治疗等方法，虽然疗效确切，但副作用较为显著且极易复发。流行病学调查显示，甲亢高发年龄为30~60岁，发病特点是女性患病率高于男性。《外科正宗》云"瘿者阳也，色红而高突，或蒂小而下垂"，说明甲亢临床辨证过程中属火热之证。气机运动，循经布于全身，维持着人体生命活动的基本运行。《华佗神方》记载："瘿之种类甚多，形亦各异，然皆为湿热之病。"华佗认为瘿病都属湿热之邪所致。火热之邪郁积体内可炼液为痰，痰湿与火热壅塞于颈部乃至全身脉络，从而导致甲亢。《丹溪心法》谓"凡气有余便是火"与甲亢的病机特点极为相符，对于临床上甲亢病因病机分析及辨证论治具有重要指导意义。学者王英娜等基于这一理论对甲亢的发病机制及治疗原则进行了详细探析，以期为临床提供新的治疗思路。

气有余便是火理论源流

"气有余便是火"出自《丹溪心法》"凡气有余便是火，不足者是气虚"，故而理解朱丹溪所述之"气有余便是火"，当从"气"和"火"两个方面进行把握。中国古代哲学中气学说认为"气"是构成世界万物的最基本物质，气的运动变化可以调控宇宙间事物的发生与发展。中医学将这一思想用在人体生命活动上，形成了中医学"气"的基本概念，即气是人体内活力很强、运行不息的极精微物质，是构成和维持人体生命活动的最基本物质，根据其功能不同可分为"元气""宗气""营卫之气""脏腑之气""经络之气"等。《素问·举痛论》云"百病生于气也"，而《丹溪心法》所论述之"余气"则是指阴虚火旺之气。金元时期医家多擅选用补气升阳等温燥之品，此类药物最易助火伤阴，导致机体阴液不足不能制约阳气，进而阳气相对亢盛，浮越于外，从而产生阴虚火旺之虚火。

气有余便是火的扩展性认识

后世医家多注重"伤阴"之果，而忽略了"助火"之因。温燥类药物可助气生气，此类药物内服于人体，以药物之气力助人体生理气机运转。然药力不当，药气不化，郁滞体内，余气内生，化生火热；热耗阴液，阴不守气，余气外越，化为病理之火，与药物余气相结，更助火热之势。朱丹溪倡导滋阴清热法，虽只言阴虚所致"余气"，但究其背景可得知"余气"产生的原因不止阴虚，外气（药力之气）入体，疏泄不当，亦可变生"余气"。随着中医理论研究的不断深入和临证经验的不断积累，对"气有余便是火"理论源流具有扩展性的认识。郭锦晨等认为机体"余气"可扩展为阳气亢盛之实火，阳气怫郁之火，失常之气致火，以及六淫邪气化火。阳气怫郁之火为气的运行受到阻碍，郁滞一处，不得通达，郁而化火。失常之气致火，指的是除郁滞不通之外其他情况下导致的气机失调，如肝气疏泄太过出现肝火旺盛即气机运动的偏失，亦如七情致病为失常之气致火。《证治汇补》云"故滞气逆气上气，皆气得炎上之化，有升无降，蒸熏清道"，此中所载之"滞气""逆气"则为怫郁之阳气和失常之气。六淫邪气化火，风寒暑湿燥火侵袭机体，此六淫之邪在一定条件下可发生转化进而导致火热之证。

关于"气"与"火"的致病关系，李东垣亦有阐述。《脾胃论·饮食劳倦所伤始为热中论》云："脾胃气衰，元气不足，而心火独盛。心火者，阴火也。"李东垣认为脾胃损伤，元气不足，气的调控失常，心火引动，相火妄为，此为中焦气虚所致火证，与"余气致火"截然不同。

气有余便是火与甲亢的关系

人体之气的运动协调平衡则脏腑活动正常，若气的运动受阻或失于平衡，导致脏腑之气失调，则会出现脏腑不同的病理状态。甲亢患者初期多表现为烦躁易怒、焦虑、失眠等情绪异常，符合七情致病为失常之气致火的描述。随着甲亢病程进展，日久必耗气伤津，出现心悸、自汗、口渴、乏力、手足颤动等阴虚之表现，因实致虚，符合阳气亢盛或阴虚阳亢之实火与虚火的描述；火热之邪亦可炼液为痰，凝痰成瘀，出现甲状腺结节、胸胁疼痛等表现。脏腑之气为机体气机的重要组成部分。《局方发挥》云"五脏各有火，五志激之，其火随起"，说明甲亢的病机与"脏腑余气化火"密切相关。

1. 阴虚火盛之虚火　肝为刚脏，体阴而用阳。"阳"即为"气"，"用阳"意为肝的生理功能由肝气的运动体现；"阴"即为"血"，"体阴"意为肝脏需要储藏一定的血量才能使肝气功能正常。肝阴充足则能制约肝气，若肝阴亏虚不能制约部分肝气，致使肝之余气化火，疏泄太过化生肝之火热证。临床可见甲状腺肿大伴两目干涩、视物不清等肝阴不足的症状。《辨证奇闻》云"夫心火肾水似相克，然心火非肾水不能养，肾不交心，必烦躁"，水火相济旨在肾水上济于心使心火不亢，心火下降于肾使肾水不寒。但当今社会生活节奏速度加快，心理压力剧增，加之起居无时、饮食不节，暗耗真阴，阴不敛阳，真阳上炎，相火失于潜，则亢而为害，致使肾之余气化火，导致虚火上炎。此外，肾主纳气，真阴精亏虚，肾之纳气功能失常，气浮于外，亦可致肾之余气化生虚火。临床可见甲状腺肿大伴面红烦躁、潮热盗汗、腰膝酸软、头晕健忘、手足心热等肾阴不足的表现。现代医学显示，中医肾的概念涉及机体体液代谢、内分泌代谢、生殖代谢等诸多方面，与之相对应则是下丘脑、垂体与靶向器官之间激素水平动态平衡过程。甲状腺激素生物学功能的正常发挥与中医肾的功能定位具有相似性。

2. 阳气亢盛之实火　《景岳全书》云"善食而瘦者，多因有火，然当察火之微甚"。实火者当为嗜酒失度、过食辛温香燥或饮食停滞，胃气亢盛，致使胃之余气化火，化生火热之证。心为五脏六腑之大主，为火热之脏，故心之余气最易化生火热之证。现代研究显示，甲亢患者心肌细胞代谢和耗氧过程加速，心输出量增多，出现心律失常、心率增快，严重者可发生心肌缺血、心力衰竭。甲亢出现心悸、气促、活动后加剧等临床表现多责之于心。

3. 阳气怫郁之火　《灵枢·经脉》云"肝足厥阴之脉……循喉咙之后，上入颃颡，连目系""脾足太阴之脉……上膈，挟咽，连舌本，散舌下""胃足阳明之脉……其支者，从大迎前，下人迎，循喉咙，入缺盆""心手少阴之脉……其支者，从心系，上挟咽，系目系，肾足少阴之脉……循喉咙，挟舌本"。《太平圣惠方》云："夫瘿气咽喉肿塞者，由人忧恚之气，在于胸膈，不能消散，搏于肺脾故也。"甲亢以颈前肿大、眼突为典型临床表现，故从经络循行角度来看，甲亢的发病与多条经脉具有相关性。肝脏的生理功能主疏泄，具有调畅全身气机运行的功能。肝失调达，肝气不畅，脏腑之气郁滞经脉，阻于颈前，发为瘿病。脾为后天之本，脾胃之受纳运化功能正常发挥靠脾胃之气的推动，进而将饮食水谷变成精微物质以化生气血，濡养百骸。若脾气虚弱或忧思伤脾，则清气不升，浊气不降，导致气机郁滞，无力推动血行则血停为瘀；若脾失健运，则化生水谷精微无权，无力推动津行则聚湿为痰。痰瘀壅积日久，亦可化热化毒，形成瘀、热、毒互结之势。其中甲亢性重症肌无力、甲亢性周期麻痹病情，大多因肝木传乘脾土，脾气虚弱，导致脾主四肢肌肉功能失司，属病情较为深重者。脾胃主受纳运化与甲状腺激素促进葡萄糖、蛋白质、脂肪代谢的功能极为相似。

4. 失常之气致火　情志因素为甲亢的常见病因之一。肝在志为怒，情绪过激可使肝之气机逆乱，肝气浮越于肝阴之外，或情绪抑郁可使肝郁气滞，不得通达，郁而化火。"心为七情之所主而应于五脏"，心位于胸膈以上，其气主降，情志失调、心神受损易致五脏气化功能失调，心气运动失常，不降反升，心气上逆，致使心之余气化火，出现心火上炎、心火亢盛诸证，日久则可出现心阴亏耗、心失濡养、虚火扰神之虚火诸证。临床可见甲状腺肿大，触之较软，心悸怔忡、心烦不宁、失眠多梦等表现。

5. 六淫邪气化火　《素问·五脏生成论》云"诸气者，皆属于肺"，肺为娇脏，其位至高，乃五脏六腑之华盖，最易受外邪侵袭，进而肺气闭塞不通，宣发肃降失司，六淫邪气郁滞而化生火热之证。

基于脏腑余气化火论治甲亢

甲亢发病主要与水土环境、外感六淫、情志失调和体质因素密切相关，病机多为脏腑功能失常，气滞痰凝壅于颈前，气郁化火，耗气伤阴。对甲亢证候分布特征进行总结归纳后发现其证候频次以肝火旺盛证、阴虚火旺证为主，实证多责之于火热，虚证多责之于阴虚。如高天舒通过问卷方式分析研究甲亢患者证候学特点，结果显示肝肾阴虚证与心肝火旺证的证候频率占比高达81%。故而基于"脏腑余气化火"论治甲亢具有重要临床指导意义，为从火论治甲亢提供理论依据。如戴芳芳通过对现代文献治疗甲亢方剂配伍规律进行统计分析，发现频次最高的药物依次为清热药与补益药，证明从火论治甲亢是临床上最常用治法，且获效颇丰。

1. 疏肝理气，清肝泻火　肝之余气化火主要为阳气亢盛或阴虚阳亢，肝主疏泄功能正常可保证全身脏腑经络之气运行畅通无阻，故治疗时首辨肝气尤为重要。从肝论治主要以烦躁易怒、焦虑、失眠、目突目赤、口干口苦、耳鸣为突出表现，治疗多以清泄肝火为法，药用夏枯草、龙胆、牡丹皮、柴胡、黄芩、玄参等；若出现手足颤动、目赤肿痛、皮肤瘙痒等症状时应注重肝风之弊，因"脏腑余气化火"致使甲亢火热之证，热极生风、肝阳化风、阴虚生风均可生于内风，进而肝风内动，治疗多以平肝息风为法，药用升麻、钩藤、薄荷、龙骨、牡蛎等。

2. 滋阴清热，降火除烦　心之余气化火主要为七情致病，为失常之气致火或阴虚阳亢。从心论治主要以心悸怔忡、心烦不宁、失眠多梦为突出表现，治疗多以清热除烦或滋阴安神为法，药用五味子、生地黄、麦冬、天冬、栀子等。肾之余气化火主要为阴虚阳亢证。从肾论治主要以潮热盗汗、腰膝酸软、头晕健忘为突出表现，治疗多以滋肾养阴为法，药用枸杞子、熟地黄、菊花、知母、黄柏等；若女性表现为月经稀发甚至闭经，男性表现为乳房发育、阳痿早泄，甚则出现骨量降低或骨质疏松等表现时均应从肾论治，治疗多以补肾填经为法，药用肉苁蓉、黄精、淫羊藿、女贞子、菟丝子等。

3. 健脾和胃，宣肺化痰　脾胃之余气化火主要为失常之气致火，故治疗甲亢时应注意顾护脾胃，调节脾胃升降平衡。从脾论治主要以消谷善饥或纳差、消瘦、呕吐、多汗、腹泻为突出表现，治疗多以益气健脾为法，药用党参、薏苡仁、白术、茯苓、山药等。肺之余气主要为六淫邪气皆从火化或失常之气致火。从肺论治主要以胸胁疼痛、咽部噎塞、心胸憋闷为突出表现，治疗多以祛邪宣肺为法，药用黄芪、半夏、沙参、陈皮等；甲亢的发生发展与痰瘀密切相关，"肺为贮痰之器"，故而出现甲状腺结节性肿大、质地较硬时亦可从肺论治当注意活血化痰，药用浙贝母、郁金、赤芍、枳壳、香附等。

《灵枢·忧恚无言》云"喉咙者，气之所以上下者也"，说明气的运行状态最易影响甲亢的发生发展，因脏腑各自生理功能不同，故病理状态下亦表现不同气机运动的偏失。脏腑辨证法是根据脏腑各自不同的生理特性和病理特点，辨别脏腑阴阳、气血、虚实、寒热等多变化，为临床治疗提供依据的辨证方法。

甲亢病机特点与"气有余便是火"密切相关，"气有余便是火"贯穿于甲亢疾病发展的始终。因脏腑各自生理功能不同，病理状态下可表现不同气机运动的偏失。阴虚火盛之虚火多责之于肝、肾、心；阳气亢盛之实火多责之于心、胃；阳气怫郁之火多责之于肝，与脾相关；失常之气致火多责之于肝、心；六淫邪气化火多责之于肺。因此，基于"气有余便是火"论治甲亢具有重要临床指导意义，可达事半功倍之效。临床患者病情复杂，不单纯患有一证，应"观其脉证，知犯何逆，随证治之"，抓准病机，明确证型，遵"余气化火"之理，治疗时不可盲目清火，使余气归位，气归入阴，升降平衡。

316　运用气机升降理论辨治慢性疲劳综合征

古人以"升降出入"来说明气的运动规律及具体表现形式。《素问·六微旨大论》云："出入废，则神机化灭；升降息，则气立孤危。故非出入，则无以生、长、壮、老、已，非升降，则无以生、长、化、收、藏。"气的"升降出入"运动存在于整个生命的活动的始终，人体脏腑、经络、腠理都是气机升降的场所，故云"升降出入，无器不有"。而气机的升降规律主要体现于脏腑的各种功能运动和各种物质的代谢运动，即肝木升于左，肺金降于右；心火宜降，肾水宜升；脾胃位居中焦，作为升降之枢纽，脾主升而胃主降。只有当人体各脏腑间的气机升降出入处于协调状态，才能使人体的生命活动正常进行；气机升降失常则可导致脏腑功能失常，气化失常，产生疾病。一旦气机运动停止，则生命终止。学者左瑞等从气机升降理论角度探析了慢性疲劳综合征的辨治。

病因病机

慢性疲劳综合征是一组以慢性或是反复发作的极度疲劳，休息后不能缓解，且症状持续时间至少半年为主要特征，严重影响着人们的工作、学习、教育、社会行为和个人活动的症候群。本病发生多因先天之禀赋不足，体力、脑力过度劳累，长期情志刺激，亦或应激，大病之后久虚而不复，饮食失节，等等。这些因素直接影响相关脏腑的功能，久而久之，可导致肾精不足、肾元亏虚。元气虚，则元阳不足，其作为人体气机升降的原始动力的作用被削弱，导致气机的升降失常。表现为肝气的升发无力，气陷于下、气郁于内及脾胃的枢转失常，导致清阳不得升、浊阴不能降。因此，肾中真元不足是慢性疲劳综合征形成的关键，肝气亏虚、升发无力，脾胃枢转失常是慢性疲劳综合征发生的重要环节。

1. 肾元亏虚，肾精不足　肾为先天之本，其内藏精，为气血化生之根源，是人体正常进行各项生命活动的根本保证。肾精充盛则精力旺盛，体力充沛；反之，随着肾精的逐渐耗竭，人体气血、脏腑功能也随之衰退。《灵枢·海论》云"髓海不足，则脑转耳鸣，胫酸眩冒，目无所见，懈怠安卧"。此为肾精不足、髓海失充时所致疲劳的表现；《灵枢·口问》中亦云"上气不足，脑为之不满，耳为之苦鸣，头为之苦倾，目为之眩"，充分说明肾精亏虚，可导致髓海空虚、脑失充养、官窍不利，从而出现头晕、失眠、耳鸣、健忘、神疲乏力等慢性疲劳综合征的常见症状；《灵枢·经脉》记载的足少阴肾经所生病中也有对"咽肿""嗜卧""嗌干及痛"等症状的描述。同时，肾主骨而生髓，腰为肾之府，肾虚使骨失所养，则易出现腰膝酸软、行走无力等体力疲劳表现；《医方集解·补养之剂》进一步阐释"人之精与志，皆藏于肾，肾精不足则志气衰，不能上通于心，故迷惑善忘也"。说明肾虚导致记忆力衰退、健忘、不能集中注意力等脑力疲劳表现。

另一方面，肾阳是各脏阳气之根本，具有促进各脏腑气化的作用。当先天禀赋不足或病后失调损伤正气、劳役过度、饮食不节、情志失调等因素导致肾中元气不足，出现肾阳亏虚，其作为人体气机升降的原始动力的作用被削弱，导致气机的升降失常。

2. 肝气虚，生发无力　肝为风木之脏，体阴用阳，其性刚，主动主升，主疏泄。肝木与春气相通应，肝气充足，气机的生发，阳气的上升就会像春天一样生机盎然。肝木生于水，肾水孕蕴成木，肝脏藏而始发升。若元气亏虚，肾中阳气不足，肾精虚损，将会导致肝阳不得相助而升发无力，出现气虚下陷或阳虚下陷之证，左路阳气不升，则中上二焦气虚，而以肝气虚为主，推动无力则气血运行不畅、筋脉失于濡养则现疲乏无力，木不生火，则见心气不足或心阳亏虚，可见气短、心慌心悸、失眠等症。因此有"肝为罢极之本"之说。另外肝气不足，疏泄功能减弱，易导致肝气郁结，而见心情抑郁不乐，悲忧善虑；加之许多慢性疲劳综合征患者发病前多有应激事件的发生，情志不畅，所欲不得，心理压力过大则会造成或加重肝气郁滞的程度，气机不畅，郁而不伸，亦可见郁闷不舒、精神不振、情绪低落及疲乏困倦；肝气郁结亦会影响精血津液的运行，形成痰核、瘀血等病理产物，有形之邪阻滞肢体经络，不通则痛，则会导致关节、肌肉的疼痛。

3. 脾胃升清降浊失常　脾胃为气机升降之枢纽。脾胃的升降功能对整个脏腑气机的升降出入具有至关重要的作用。脾胃同居于中焦，脾为阴脏，其性主升，阳气升则水谷精微得以向上输布；胃为阳腑，其性主降，水谷之气得以顺下而行，全有赖于胃腑下降之功能。脾主运化宜升，胃主受纳宜降，故叶天士云"脾宜升则健，胃宜降则和"。同时，脾胃居中央，作为气机运转的"枢纽"，使人体之气协调通畅，升降出入正常，人体则健康。脾胃虚弱一方面表现为脾气不升，则清阳不举；胃气不降，则浊阴不降，由此产生中气下陷和中焦气机阻滞之证而出现气虚气短、疲乏无力、四肢沉重甚至脏器下垂等症；另一方面表现为脾虚水湿代谢障碍，则会产生脾为湿困，则进一步导致四肢酸困、沉重等症。若思虑太过，可直接损伤脾气、暗耗心血，以致脾虚而生化乏源，不仅会导致脑力衰弱，记忆、思维减退，还会引起肢体四肢重浊沉困、倦怠、疲乏无力等症状，从而进一步导致慢性疲劳综合征的发生。

基本治法——补肾健脾、升阳举陷

根据气机升降，慢性疲劳综合征以肾元亏虚、肾精不足，肝气虚、生发无力气虚下陷及脾胃升清降浊功能障碍为其主要病机，治疗大法为补肾填精，健脾，益气升提举陷。临床中选用张锡纯的升陷汤和李可的肾四味加减化裁，取得了良好的效果。

肾为先天之本，是气机升降之始动力，以"补肾填精"之法作用于生之根本，培补肾之精气，使其充和调达，从而达到精力旺盛、体力充沛、身强体健；乙癸同源，肝木生于水，肾水孕蕴成木，肾精、肾气充沛则肝气升发有源，肝脏藏而始发升，以"益气升提"之法，使肝气得升而疏泄正常、情志通畅调达，筋脉有所濡养而四肢经络通畅、气血充足、活动自如；脾主运化升清，胃主通顺降浊，脾胃为升降之中枢，以"健脾"之法，使脾气充足而其所主的四肢肌肉丰满有力，使中焦枢轴灵转则生成水谷精微物质并运化输布到达营养全身，且因先后天相滋而充养先天之元气。方用张锡纯《医学衷中参西录》所载升陷汤合肾四味（补骨脂、淫羊藿、菟丝子、枸杞子）为基础方，随症加减。组方黄芪、白术、党参、柴胡、升麻、桔梗、山茱萸、补骨脂、菟丝子、淫羊藿、枸杞子、甘草、大枣、生姜等。其中大剂量黄芪为君，既能补气又可升气，其质轻而能行于上，同时黄芪又能健脾土、定中焦，大剂量使用，健脾益气；但黄芪性较温热，故加知母凉润而济之，以防黄芪温热伤阴；白术、党参、甘草、大枣为补中健脾之药；柴胡、升麻，分别从左右两旁引气上升；桔梗、枳壳为常用气机升降的对药，桔梗为药中之舟楫，方中之向导，能载诸药之力上行直达病所，枳壳之性味辛苦微寒，既能破气消积，化痰除痞，又可泄至高之气。肾四味药性平和，温而不燥，润而不腻，补益肾精，鼓动肾气，四味药共奏温补肾阳、补肾填精之效。气虚较甚，红参换党参；形寒怕冷、情绪低落、小便清长等肾阳虚症状，加附子、干姜。急躁易怒、情绪波动、心烦、失眠等，肝气郁滞，肝郁化火症状明显者加郁金、香附、炒栀子、牡丹皮等。

验案举隅

张某，男，38岁，2013年2月15日初诊。主诉全身困乏无力6月。诊见自觉全身困乏无力，肌肉酸痛，劳累后加重，休息后缓解不显，时有胸闷、气短不足以息，平素情绪低落，懒动、怕冷，夜间易醒，面色萎黄，舌胖，边有齿痕，苔薄白，脉沉、左关脉沉弱。患者为IT工作者，长期在外企工作，压力大，工作劳累，日久则损伤元气，气虚肾亏，出现身困乏力、怕冷等一系列脾虚肾亏的表现，治疗采用益气健脾补肾之大法。

处方：黄芪 45 g，知母 9 g，党参 15 g，白术 30 g，柴胡 9 g，桔梗 12 g，升麻 12 g，生麦芽 12 g，菟丝子 15 g，淫羊藿 15 g，枸杞子 15 g，山茱萸 15 g，制附子（先煎 1 小时）20 g，甘草 30 g，生姜 20 g。7 剂，每日 1 剂，水煎分早晚 2 次温服。

二诊（2013 年 2 月 22 日）：身困乏力减轻，肌肉酸痛不减，劳累后仍有加重，食纳增加，夜间易醒。上方黄芪加量至 60 g，加生龙骨、生牡蛎（先煎）各 30 g。7 剂，每日 1 剂，水煎分早晚 2 次温服。

三诊（2013 年 3 月 2 日）：身困乏力明显减轻，纳可，眠安。上方去党参、生龙骨、生牡蛎，黄芪加量至 90 g，红参（另炖）15 g。7 剂，每日 1 剂，水煎分早晚 2 次温服。服药后偶有乏力，休息后可缓解。

按：患者因过劳后引起元气亏损，导致脾虚肾亏而出现身困乏力、纳呆、怕冷等一系列症状；又因肾元亏虚，肾阳无以助肝气生发，致肝气生升发无力，因此情绪低落、发困无力。治疗采用"补肾填精，健脾益气升提"之大法，以升陷汤合肾四味加减化裁。其中升陷汤以益气升提；肾四味温补肾阳、补肾填精，合附子以加大温肾助阳之力量；黄芪、白术、党参、甘草、生姜等药共奏健脾之效。后期加入生龙骨、生牡蛎以收敛、敛降、镇静安神；逐渐加大黄芪用量，并佐以红参，增强全方益气升提、健脾之功效。

本例附子、甘草用量均较大，但两药搭配使用，意在用足量的炙甘草同煎来牵制附子的毒性，同时附子得甘草相助则温阳散寒而不过辛烈，无伤阴耗气之弊，即以甘草甘缓附子辛热燥烈之性，可更好地发挥温阳散寒之功效。同时在煎药时注意将附子武火煮开，文火久煎 1 小时以此缓解、制约药物毒性，后再与群药同煎。

317　从气辨治亚健康的理论和方法

　　亚健康是介于健康与疾病之间的一种状态，亚健康人群临床上会有精神状态不佳、情绪低沉或烦躁易怒、注意力不集中、记忆力减退、懒言少语、心慌不适、易出汗、腰膝酸软、手足麻木发凉、抵抗力差等表现，很容易影响日常工作、生活，以至无法承担相应的社会角色。由于亚健康属于新兴领域，现代医学对其检测、评估以及干预尚处于探索阶段，相应理论体系有待逐步完善。王超针对亚健康的临床特点，充分挖掘中医药干预优势，基于从气论治的理念开展临床工作，收效显著。学者王政研等总结了王超从气论治干预亚健康态的理论与方法。

亚健康的概念和特点

　　世界卫生组织将健康定义为："健康是一种在身体上、精神上的完满状态，以及良好的适应力，而不仅仅是没有疾病和衰弱的状态。"意为，完全健康的人会表现为躯体、心理、社会适应力和道德四方面的良好状态。《亚健康中医临床指南》中指出亚健康包含身心上不适应的感觉所反映出来的种种症状及与年龄不相适应的组织结构或生理功能减退所致的各种虚弱表现，并认为这是一种微生态失衡状态，也是某些疾病的病前生理病理学改变。因此，亚健康是处于健康与疾病之间的一种状态，虽无临床症状或症状轻微，但会表现出一定时间内的活力降低、功能和适应能力减退的症状。

　　睡眠难安、食饮不下、周身酸痛、倦怠疲乏等都是常见的亚健康表现。如果在机体处于亚健康状态期间适时、适度干预，消除病因或影响健康的不利因素，就可使亚健康状态发生"逆转"，从而向着健康状态转化，而中医药在干预亚健康状态方面具有鲜明优势。

亚健康中医干预优势

　　1. 中医理论特点适用于亚健康诊疗　整体观念是中医特色理论，中医学认为人与自然、社会的协调及人体自身阴阳动态平衡的结果便是健康，并以扶正祛邪为治疗原则，或补虚、泻实或攻补兼施，综合运用各种疗法以调和阴阳平衡。亚健康状态可以理解为疾病前期的脏腑气血功能失衡状态，其很难通过现代理化方法检测出来，而患者自身的症状描述也往往被证实是片面的。所以，中医四诊辨证评估可以更准确地描记亚健康临床表现，指导临床有针对性地施以针、灸、药、导引、按跷等特色疗法，辨证论治以达"阴平阳秘，精神乃治"的平衡状态。

　　2. 中医治未病思想提挈亚健康诊疗思路　中医学早在《内经》中就提出"圣人不治已病治未病，不治已乱治未乱"的治未病思想，体现了未病先防、既病防变、瘥后防复的医学防治境界。当今医学理念正在从以疾病为导向逐渐转变为以人的健康为导向，这也是亚健康领域备受关注的根本动因。亚健康的防治观念正契合了中医治未病的思想。同时，亚健康人群作为"治未病"的主要目标人群，其诊疗思路更应遵循中医治未病思想。

亚健康从气论治的理论基础

　　1. 气之于人体的重要性　中医学认为，气是构成和维持人体生命活动的最基本物质，与脏腑、精、血、津液之间关系密切。气布散全身，无处不在，无时不有，运动不息，不断地推动和激发脏腑经络组织器官的生理活动，还可推动人体精、气、血、津液之间的互相转化。《类经·疾病类》云："气之在人，和则为正气，不和则为邪气。凡表里虚实，逆顺缓急，无不因气而生，故百病皆生于气。"机体正常生命活动依赖于气的正常活动，而异常活动的气则会影响机体生理平衡，因此，百病之生，气病为先。外感六淫、内伤情志、过度劳伤等因素均可导致气机失常，引起脏腑、经脉的功能紊乱，诸病从而发生。

2. 气之正邪反应机体状态趋势 《灵枢·百病始生》云"风雨寒热，不得虚，邪不能独伤人。卒然逢疾风暴雨而不病者，盖无虚，故邪不能独伤人。此必因虚邪之风，与其身形，两虚相得，乃客其形"。由此可见，疾病发生与正气和邪气盛衰关系密切。正气不足是疾病发生的内在因素，邪气侵袭是发病的重要条件。邪气影响发病的性质、类型和特点，而正气的强弱盛衰可决定发病的变化趋势。

3. 从气论治符合亚健康调治需求 《素问·气交变大论》云"善言气者，必彰于物"。气虽无形，无形之用却可以通过一定的运动形式表现出来，所以，气是无形有征的能量运动，是一种生命功能的体现。正如亚健康状态，虽经检测后无具体指标阳性，尚未产生器质性病变，但却表现出睡眠质量下降、周身不适等种种外在征象，即属于生命功能下降。因此，中医对气的认识和理解更符合亚健康功能性疾患的特点，从气论治观点更适用于指导亚健康调治。

亚健康状态从气论治思路举隅

亚健康状态在临床常有不同表现，运用从气论治观点指导亚健康临床诊疗，每获良效。下面分别从失眠引卫气、疼痛通经气、情绪异常调肝气几个方面简要介绍亚健康状态从气论治干预思路。

1. 失眠主导的亚健康——引卫气 睡眠是人体内环境修复最重要的环节之一。躯体疲劳、中枢感知、记忆重组、组织分泌代谢、生长发育等诸多生理功能都会在正常的睡眠过程中得到改善。因此，日间疲劳、记忆力减退、入睡困难、多梦等各种异常，往往是失眠主导的亚健康状态的主要表现。如果要从中医的角度干预睡眠主导的亚健康，就要先认识睡眠的中医生理机制。《灵枢·口问》云："卫气昼日行于阳，夜半则行于阴。阴者主夜，夜者卧……阳气尽，阴气盛，则目瞑；阴气尽而阳气盛，则寤矣。"可见，正常的睡眠与觉醒的规律转换是卫气运行随昼夜阴阳消长交替的结果，卫气于阴阳之间循环往复，人则寤寐交替。清代医家汪文绮《杂症会心录》云："不寐一证，责在营卫之偏盛，阴阳之离合。医家于卫气不得入于阴之旨，而细心体会，则治内虚不寐也，亦何难之有哉？"因此，干预失眠的一个重要思路就是从调卫气入手，针刺跷脉导气入阴是重要方法之一。《灵枢·大惑论》云："卫气不得入于阴，常留于阳。留于阳则阳气满，阳气满则阳跷盛，不得入于阴则阴虚，故目不瞑矣。"因此，阳跷脉盛，目张而醒；阴跷脉盛，目合而睡。《杂病源流犀烛》中指出"跷脉之剽悍，同于卫气，而皆出目眦"；《灵枢·卫气行》云"阳尽于阴，阴受气矣。其始入于阴，常从足少阴注于肾"。说明跷脉有涵藏与布散卫气的功能，卫气的阴阳出入正是借助于跷脉才得以与外界自然昼夜交替相应的。卫气从阳入阴、由表返内的主要通道是足少阴肾经，阴跷脉为足少阴肾经之别，故阴跷脉是主要桥梁。因此，常用阴跷脉交会穴照海穴，配合足少阴原穴太溪穴以从阴引阳，对虚证失眠每获奇效，亦有只针此照海一穴得效。《灵枢·邪客》云："补其不足，泻其有余，调其虚实，以通其道，而去其邪。饮以半夏汤一剂，阴阳已通，其卧立至。"可见，畅通卫气运行之道路，使其不为所阻复入于阴，便可治疗失眠。知常达变，多种病因皆可影响卫气从阳入阴，出现不寐。因此，治疗不寐可采用不同方法恢复卫气的正常运行、引卫入阴。阴阳脉气交接的子、午时分是干预的绝佳时机，鉴于夜间操作不便选择午时治疗。主穴为手少阴心经之原穴神门，并依据症状辨经选穴治疗，补虚泻实，以恢复卫气的正常运行。亦有依据脏腑经络辨证施治之法，如见有情绪异常、眼干口苦、胁肋胀闷不舒等临床表现的不寐患者，选用从肝论治针刺法。常配合五输穴异经补泻法，虚则补其母经（肾经）之母穴复溜穴，实则泻其子经之子穴神门穴。诸法虽异，异曲同工，皆收经络疏通、阴阳调和、引卫入阴之功效。

2. 疼痛主导的亚健康——通经气　以疼痛为主导的亚健康状态临床最为常见，亦有专家将其称为躯体疼痛性亚健康，患者常以躯体某一部位疼痛或不适为主诉，常规影像检查却未显示异常。疼痛主导的亚健康状态总病机为阴阳失衡，进而脏腑气血失调，临床上直接感受外邪所致确为少见，常因内生五邪耗伤正气，致"不通则痛"或"不荣则痛"，不通为实、不荣为虚，亦有虚实错杂甚至发生转化的情况，治疗都是以通畅经气运行为要。因此，针对疼痛主导的亚健康注重应用针刺干预以通调经气，常分为局部刺和远道刺。局部刺法主要基于经筋理论开展。如亚健康态肩背不适属经筋病范畴，病灶特征常表现为以线性为基础，进而向平面及多维度转变。诊疗时重视查体，依据反应点在肩背局部取穴排刺，疏通局部经气，可达"通则不痛"之目的。远道刺法主要应用巨刺法与五输穴理论。《针灸大成》云："巨刺者，刺经脉也，痛在左而右脉病者，则巨刺之，左痛刺右，右痛刺左，中其经也。"依据疼痛部位定位经脉，辨虚实后可选择以下 3 种刺法。选择对侧经脉五输穴施以补母泻子治法；或针刺对侧本经本穴，同时配合疼痛局部运动以通经气；或依据"同气相求"理论，手足同名经上下经气贯通，可取上肢或下肢对应的穴位治疗。

3. 情志主导的亚健康——调肝气　《素问·举痛论》云"余知百病生于气也。怒则气上，喜则气缓，悲则气消，恐则气下，寒则气收，炅则气泄，惊则气乱，劳则气耗，思则气结，九气不同"。九气为病，情志因素引起的就有六种，可见情志致病的广泛性。亚健康门诊常遇患者主诉多系统症状，如周身不适、乏力但又难以明确疼痛或者不适部位，时有纳呆、呃逆等消化不良表现，虽然不失眠但自觉睡眠质量低下，而各种理化检查、内镜检查无显著异常，舌脉皆可见肝经证候之表现，此种情况便可诊为情志主导的亚健康。情志活动是人体正常生理表现，而异常的情志刺激会导致脏腑经络、气血、阴阳失调而发病，即所谓七情内伤。情志因素致病机理的关键在于扰乱人体的气机，因此可采用调理气机的方法。在干预情志主导的亚健康状态时，从调节气机的思路立法，利用肝脏主升、主动、主散，可调畅全身气机"升降出入"的生理特点，调肝气、畅情志。首先，针刺四关穴以调和气血阴阳、疏肝气以调节气机升降。然后，基于从肝论治理念，临床上结合多种特色疗法施治。如围绝经期女性给与舒肝丸、疏肝散或逍遥丸口服；有睡眠异常的患者行肝经俞募穴刺络拔罐治疗；亦有导引功法练习先调形以调气，助气机运行顺畅。诸多亚健康人群在辨证论治干预下久难见效，究其原因极有可能与情志因素密切相关，即其实为情志主导的亚健康。因此，无论患者何种主诉，既然已确定为亚健康状态，便应尽早注重情绪的疏导，甚至应在实施中西医干预的过程中时刻不忘情绪的疏导，发挥情志对人体气机的正向调节作用，进而通过气机的改变而治疗情志疾病。如此，便可有效避免病情反复迁延，以达事半功倍之效。

随着新时代疾病谱的改变和人们对健康的需求提升，医疗战略关口前移势在必行，亚健康理论和学科的发展也将日趋成熟。中医药在亚健康防治方面优势突出，尤其是《内经》中"不治已病治未病"的理论，对亚健康的预防和干预指导意义重大。在此背景下，中医提出"中医重气、西医善器，以气入器，效如桴鼓"的中西医结合主张，强调"调气"在亚健康调治的核心作用。

318 从五脏气机升降辨治肾结石

　　肾结石是主要发生于肾盏、肾盂及输尿管连接部的结石，是泌尿系常见的疾病之一，临床症见腰部绞痛，掣引腹痛，伴排尿不畅，有时可见血尿等。若不及时治疗，可因肾结石转移，引发膀胱结石、输尿管结石，损伤肾脏功能，严重影响患者的健康。近年来，肾结石的发病率呈上升趋势，且在性别、种族和环境方面存在一定的差异性。本病多起病较急，目前西医以消炎镇痛、体外冲击波碎石术、镜下取石等治疗为主，但往往不能根治，且没有降低肾结石的复发率，对肾脏有一定的损伤。中医药治疗肾结石具有无创、价格低廉、复发率低等优点，可减轻患者痛苦及由此带来的经济压力。中医学虽无肾结石病名，但根据其临床症状可归属为"淋证"范畴，以小便不爽、尿道刺痛为特点。诚如张仲景在《金匮要略》中描述："淋之为病，小便如粟状，小腹弦急，痛引脐中。"临床上常以小便排出砂石为主症，中医称之为"石淋"。目前中医学对肾结石的病因病机认识较为统一，即本虚标实和虚实夹杂，以脾、肾、气虚为本，湿热、气滞、血瘀为标，其中肾虚、膀胱湿热是形成结石的主要病机。五脏气机升降理论作为中医学的基础理论之一，广泛用于临床多种疾病的治疗中。在肾结石治疗方面，五脏气机升降与其发病密切相关，亦涉及防治。学者孙月蒙等从五脏气机升降理论阐述了肾结石的病机及防治，以期更好地服务临床。

五脏气机升降与肾结石发病密切相关

　　1. 心肾失交，湿聚膀胱　《诸病源候论·诸淋病候》云"诸淋者，由肾虚而膀胱热故也"。《医宗金鉴》云"石淋犹如碱结档，是因湿热炼膀胱"。《医略六书》亦云："湿热蕴蓄膀胱，其气不能施化而结成沙石，故小便涩痛，淋漓不止焉。"明确指出淋证的病机以肾虚为本，膀胱湿热为标。肾脏主水，对水液有分泌、蒸腾、升清降浊的作用。肾气有助于膀胱气化，肾气充足，气化正常，膀胱开阖有度，水液代谢正常。肾气亏虚，膀胱气化无力，水湿内停，日久化热，煎熬水液，聚为砂石，发为石淋。因心为"五脏六腑之大主"，统领脏腑功能正常运行，故膀胱气化尤与心密切相关。心居膈上，肾居膈下，心肾相交，共同维持机体的正常运行。心为"火脏"，位于上焦，可温煦全身，下降以温肾水，使肾水不寒；肾为"水脏"，位于下焦，可上济心火，使心火不亢。心火炽盛，下劫肾阴，肾水耗竭不能上济，心阴无源，与肾相表里之腑膀胱亦受热灼。心与小肠相表里，心阳循经下煦小肠，助其吸收水液，宣通运化。心火循经下扰，小肠积热则泌别清浊功能失调，湿阻水停，与热相搏，客于膀胱，膀胱湿热，气不能施，结为砂石。

　　2. 脾失升清，浊阴不降　《素问》云"谷气通于脾，六经为川，肠胃为海，九窍为水注之气"。《脾胃论》云："夫脾胃虚，则湿土之气溜于脐下，肾与膀胱受邪。"《医学正传·淋闭》云："原其为病之由，皆膏粱之味……郁遏成痰，以致脾土受害乏力，不能运化精微，清浊相混……渐成淋闭之候。"可见脾胃与淋证有着密切关系。脾胃为气机升降之枢，气血之海，与膀胱气化功能密切相关。《圣济总录·卷八》云："膀胱州都出入，全在真气充足，故能化其津液，而不致泄泻癃肿之患。"脾气主升，散精于上，上归于肺，通调水道，下输膀胱。土旺气升，升清降浊，则小便善行。若脾气虚弱，清阳不升，不能统摄精微，浊阴下降，水液直趋下走，精微相混，水道不清，湿浊内生，下注膀胱，久则郁而化热，湿热互结，炼液为石；气虚不及州都，膀胱开合失司，蓄水内停，日久化热，煎液成石，发而为病。加之脾病日久累及肾脏，肾与膀胱气化失司，水道不利，亦可发为石淋。

3. 肝失疏泄条达　《灵枢·经脉》云"是主肝所生病者……遗溺闭癃"。《素问玄机原病式》云："岂知热甚于肾部，干于足厥阴之经，廷孔郁结极甚……而神无所用……而旋溺遗失，不能收禁也。"赵羽皇云："盖肝性急善怒，其气上行则顺，下行则郁，郁则火动而诸病生矣……发于下，则小腹痛而或溲溺不利。"均指出淋证之为病与肝经有关，升达怫郁在淋证中起着重要的作用。清代名医叶天士亦有"淋属肝胆"之说，提示着淋之为病与厥阴肝经相关。人体的水液代谢有赖于肺的宣发、脾的运输、肾的蒸腾气化，同时与肝的疏泄条达密切相关。肝者将军之官，体阴而用阳，主疏泻，畅达气机，敷布阳和之气，使阳气舒而阴气散，以舒调五脏，协调脏腑气机，调理三焦水道。肝胆疏泻升降正常则膀胱开阖有度；肝失疏泄，气机不畅，则膀胱失约，气化不利，湿浊内停，久则化热，煎液成石，发为石淋。

4. 肺失宣降塞水道　《重庆堂随笔》云"肺主一身之气，肺气清则治节有权，诸脏皆资其灌溉"。《医学正传·医学或问》云："水谷入胃，其清者，倏焉而化气，以脾气而上升于肺。其至清而至精者，由肺而灌溉乎四体，而为汗液津唾，助血脉，益气力，而为生生不息之运也。其清中之浊者，下入膀胱而为溺，以出乎小便耳。其未入而在膀胱之外者，尚为浊气，即入而在膀胱之内者，即化为水。"《温病条辨》云："大凡大小便不通，有责之膀胱不开者，有责之上游结热者，有责之肺气不化者。"明确说明了肺宣发肃降失调可导致淋证。肺居上焦，为华盖，主气司呼吸，主宣发肃降，通调水道。肺与膀胱经气相通，肺为手太阴经之属，膀胱属足太阳经。卫行于脉外，肺输布于全身，太阳膀胱经气统一身营卫于体表，膀胱经气可助肺通行卫气于体表，肺通调水道、宣发肃降，可助膀胱气化。因此，肺与膀胱在输散津气、宣气行水等生理作用方面相互配合，病理方面紧密关联。藏于膀胱的津液，在肾的气化作用下，清者复上升至肺，浊者化为尿液排出体外。正如《血证论·脏腑病机论》云："小便虽出于膀胱，而实则肺为水之上源，上源清，则下源自清。"肺气旺盛，宣发肃降正常，水道自利，下注膀胱，膀胱气充，开合有度，小便得行。若劳倦太过，饮食不节，久病过后，耗气伤正，宣发无力，肃降无权，气虚不能摄纳，水液直趋下行，则小便频数而有余沥，气虚不及州都，膀胱气化失司，蓄水内停，小便滞涩不利，日久化热，煎熬津液成石。

基于五脏气机升降相佐治疗肾结石

1. 心火下济达肾水　肾结石的发病基础为肾虚、膀胱有热。正如《灵枢·本枢》中云："肾合膀胱，膀胱者，津液之腑也。"肾与膀胱相表里，共同完成"藏津液"与"气化则能出"的过程。此类患者主要表现为肾阳虚惫，推动无力，肾经有湿热尤易及膀胱，影响膀胱气化，阻碍其升降气机，湿热蕴久可成石，结于肾内，影响肾的功能。且膀胱气化与心密切相关，心火炽盛，下劫肾阴，循经下扰，小肠积热，湿浊内停，与热相结，留于膀胱，湿热内生，日久结为砂石。临床上常表现为腰腹隐痛，尿无力，畏寒怕冷，舌淡胖，脉弦细等症状。因此，在排石的过程中，宜补肾升阳、利湿清心，方选加味肾气丸。若腰痛明显，可加延胡索、川楝子、乳香、没药等；若小便带血，可加白茅根、大小蓟等；若畏寒怕冷明显，可增加附子、肉桂用量。加味肾气丸由生地黄、山茱萸、山药、牡丹皮、泽泻、茯苓、肉桂、附子、牛膝、车前子组成。方中以桂附温肾升阳，微生少火以生肾气，扶正培本，促进尿液的排泄，推动结石的排出；山茱萸滋补肝脾；牛膝滋阴益肾，引火下行；茯苓、泽泻、车前子利水渗湿；牡丹皮清肝泻火，与温补药相伍，补中有泻，补而不腻。方中加入金钱草、海金沙、鸡内金，三者共达消食化石之功；加入淡竹叶清泻心火，使得心火不旺，可下济肾水。此方阴阳双补、补泻兼施，清热祛湿，与肾结石的湿热病机、正虚邪实之病机相合。现代药理学表明，山茱萸、茯苓、车前子、地黄、泽泻、牛膝、肉桂均有利尿作用，可明显改善循环障碍的功能。加味肾气丸富含多种生物碱、糖类、氨基酸类、黄酮类等，可有效改善患者临床少尿症状，增加肾组织灌流，减少残余结石数量，保护肾功能。

2. 脾气升清降胃浊　脾胃为中焦之枢纽，气血之海，主水谷精微，主升清降浊，与水液代谢密切相关。脾胃为后天之本，运化失司，水液代谢失调，水液瘀滞，湿热蕴结，流于下焦，日久煎液成石。加之脾病日久，气虚不固，累及肾脏，肾与膀胱气化失司，水道不畅，湿热内停，煎液成石。诚如《景岳全书·淋浊》云："淋之初病，则无不由乎热剧，淋无容辨也……又有淋不止……此惟中气下陷及命门不固之症也。"明确指出中气下陷及肾虚不固为淋证的发病基础。此类患者多表现为腰腹酸痛，乏力懒言，纳差，舌淡胖，苔薄白等症状。因此，在治疗过程中，常用补脾益肾、通淋化石之品，方选补中益气汤加减。若纳差，可加鸡内金、生山楂等；若乏力懒言，可加大黄芪、党参用量；若腹泻，可加木香、枳壳、五味子等。补中益气汤由黄芪、陈皮、白术、党参、升麻、柴胡、甘草等组成。方中黄芪补后天脾气；柴胡、升麻配伍，二者上提下陷之气，与黄芪配伍，三者共同升举阳气，以畅气机；白术健脾除湿利尿；党参补益正气，顾护中气，甘草和中缓急，以止腰腹痛。方中加入枳实、荷叶，取枳术丸之意，荷叶升清，枳实降浊，以助脾升胃降，气机升降正常。现代药理研究表明枳实具有利尿作用，配伍白术以取"治湿不利小便非其治也"原则，湿化则气机畅，膀胱气化正常有利于结石的排出。加入白芍以缓急止痛，配伍甘草，以取白芍甘草汤之意，减轻结石排出过程对输尿管和尿道的刺激。

3. 升发清阳畅肝气　肝喜条达而恶抑郁，肝木升发，有调节气血、疏通三焦水道之作用。若患者素体阳虚，先天禀赋不足，升发之用不足，调达之性多郁，升发不能，疏泄不利，膀胱开阖失司，制约不利，小便排泄失常，出现小便淋沥不尽，尿频急涩痛，日久水湿化热，煎熬成石。此类患者常表现为腰腹疼痛，小便色黄频急，口干口苦，心烦易怒，胁肋胀痛等症状，治宜疏肝清热，利尿通淋。方选四逆散加减。若口干苦可加龙胆、黄芩、黄连，腹痛可加延胡索、香附，大便偏干可加大黄。四逆散由柴胡、枳实、白芍、甘草组成。方中柴胡入肝经，疏肝解郁，升达阳气，引阴从阳，顺接阴阳；枳实具有降气破积、化痰散痞之效，二者配伍，一升一降，既可调肝胆升降，又可调脾胃气机，以调气机郁滞；白芍平肝止痛，养血敛阴，与柴胡合用以补养阴血，条达肝气，合肝"体阴而用阳"之性；甘草调中，与芍药相配，酸甘养阴，以调阴阳。全方透邪解郁，调畅气机，清阳得伸，疼痛得解。方中加入青皮、麦芽疏肝破结以行气；加入蒲黄，取其活血散瘀、通利小便之功；加入桔梗、牛膝宣通上下气机，促进结石排出；加入虎杖，清热利湿，以助结石排出。现代药理学亦表明，虎杖具有扩血管作用，有利于结石的排出。

4. 金水相生宣降肺　肺主气，为水之上源，又主宣发肃降，通调水道。肺功能之盛衰影响着三焦水液运行与膀胱气化功能。《温病条辨》云："大凡大小便不通，有责之膀胱不开者，有责之上游结热者，有责之肺气不化者。"肺之宣发肃降失调，肾与膀胱气化失司，小肠分清泌浊功能障碍，致使水湿、浊邪停聚而渐成结石。此类患者多表现为腰腹疼痛，咳嗽，小便灼热刺痛，欲出未尽，舌质红，苔薄白，脉数。治宜宣肺降气，清热益肾，配伍利尿通淋之品。方选黄芪四君汤加减。若小便灼热刺痛、血尿，可加小蓟、白茅根、茜草等；若小便不畅，可加冬葵子、车前子、萹蓄等；若咳嗽，可加桔梗、桑白皮、苦杏仁等。黄芪四君汤由黄芪、党参、茯苓、白术、甘草组成。方中黄芪补益肺气，茯苓、白术健脾化湿利水，党参扶正固本，配伍甘草，甘中缓急，减缓腰腹疼痛。方中加入麻黄、杏仁以宣肺气，葶苈子、桑白皮以清肺泻热，使肺热清则膀胱湿热除，麦冬、沙参、玉竹以滋肺阴，金水相生，以补肾气。同时现代药理学表明麻黄具有利尿作用，杏仁中含有杏仁苷能明显减轻肾脏病理损害的程度，均可促进结石的排出及保护肾脏。

五脏气机升降理论作为指导中医临床及实践的重要理论之一，涉及各个脏腑功能的正常运行。"升降息则气立孤危，出入废则神机化灭"、"升降为百病之纲领，生死之枢机"，进一步阐明了，一切生命活动起源并依赖于脏腑气机升降运动。升降有序，阴阳平衡，反则阴阳失衡，百病即生。五脏均有其自身的升降运动，每一脏的升降运动又是整体气机升降出入运动的一部分。诚如《临证指南医案》云："肝为风木之脏，因有相火内寄，体阴用阳，其性刚，主动，主升，全赖肾水以涵之，血液以濡之，肺金清肃之令以平之，中宫之土培之，刚劲之质，得为柔和之体，遂其条达畅茂之性，何病之有？"说明五脏气机升降，各司其职，整个气机升降体系才得以完成。肾结石的形成与五脏气机升降密切相关，其病在肾虚、膀胱湿热，肾阳衰惫，心火炽盛不能下济肾水，脾失健运，胃失降浊，肺失宣发肃降，肝气不能条达，气机不畅，膀胱气化开阖失司，水道不行，湿浊停聚，日久煎液成石，发而为病。因此从五脏气机升降理论调节机体整体气机，顺应脏腑升降特性。五脏气机升降有序，人体气机趋于协调，临床结合专病专用药物的升降浮沉组方用药，因势利导，使失常的气机升降状态恢复正常，从而防治肾结石。

319　从调和气机论腹腔间隙综合征的诊疗

腹内压是指密闭的腹腔内稳定状态时的压力，成人腹内压正常的范围为 5～7 mmHg，任何导致腹腔容积升高的原因均可升高腹内压。当腹腔内压持续（至少测量 2 次，间隔 1～6 小时）均超过 20 mmHg 并伴有新发的器官衰竭时，称为 ACS。ACS 概念由 Kron 等首次提出，其主要表现为腹胀，甚至伴有腹痛、呕吐、便秘等相关症状，有时也可见气促、发热、嗳气等，有研究指出，ACS 患者持续升高的腹内压可引起肠黏膜屏障损伤，从而使得肠道细菌易位甚至入血形成脓毒血症，而腹内压则会继续升高，腹内压的升高易发生呼吸、循环、泌尿、消化系统及中枢神经系统等全身器官功能障碍。极大增加了临床救治困难，而常规方法保守治疗 ACS 往往效果不理想。学者潘沐勇等从调和气机的角度论述了腹腔间隙综合征的诊疗。

中医病因病机

中医学疾病的名称中并无直接与 ACS 对应的疾病，根据 ACS 的临床常见表现，中医可归于"臌胀""痞满"等范围。《内经》首先提出"臌胀""痞满"病名，《素问·腹中论》云："病心腹满，旦食则不能暮食名为臌胀。"《素问·至真要大论》云："心胃生寒，胸膈不利，心痛痞满。"这是臌胀、痞满的最早论述。就病因病机而言，患者长时间患病，或者病情比较危重，耗伤了人体之中的正气，导致正气的亏虚；或手术、外伤等外部原因伤及气血，导致气和血两者亏虚。同时气虚还可致不能正常推动血液运行，从而血液瘀阻，血液瘀滞肠道，则大肠气机受到阻碍，腑气不得通降，腑气以通为顺，气机阻滞不通则大肠降浊功能失常，排气和排便受阻，临床可见腹部胀满甚至疼痛。脾胃为气机的升降要道，血液瘀滞在中焦脾胃，导致气的升降受阻，可导致气机的逆乱，气逆于上则可见呕吐，气当升不升则导致腹泻，气机壅滞，则见痞满，甚至由于不通则痛，出现胃脘疼痛；脾主运，胃主纳，脾胃两者称为后天之本，为人体气和血化生的源头，当脾胃出现功能上的一些问题，纳运失常，无以化生气血，脏腑组织失去气血充养，不荣则痛；肝藏血，气血亏虚，肝失所养，则封藏失调，疏泄失职，血液失于固摄，古人认为血瘀证原因主要有二，一为离经之血，二为不畅之血；血溢脉外，则更加加重瘀滞；肝在生理功能上还主疏泄，即表现为气血的疏通和气机的条达。肺主气，司呼吸，当气机被阻，肺主气的功能必将受到影响，两者互为因果，肺主气功能失常也更加重了气机失调。由此可见 ACS 病位在脾胃、大肠，涉及肝、胆、肺等脏。在疾病分期上，初期外邪犯于上焦肺卫，肺的宣发异常则呼吸功能异常，肺的肃降异常，则不能协助大肠将体内的浊气运输下传，表现为大肠传导功能的减弱或丧失，腑气阻塞不通；邪气积聚在中焦，脾胃的升降运化失调，或中焦气机不利，脾气不升则腹痛腹泻，胃气不降则腹胀；邪气蕴结下焦，以致大肠传导失职，腑气通降不利而出现腹胀、腹痛。进展期为邪阻气滞，肝胆不利，湿热蕴结，可见发热、皮肤黄染；蕴于中焦，脾喜燥恶湿，脾被湿困，气机不畅，气、湿、热结聚中焦，酿生热毒，毒热伤气耗血，形成瘀血而阻滞气机，逐渐可发展到后期变为热毒炽盛状态，气滞血瘀，或瘀与热相互搏结，肉腐为脓，甚至发展为气血逆乱长期存在的晚期危重证候。恢复期病情迁延，导致气血的虚弱，不能温养各脏腑，而致脏腑失荣则痛，发为腹痛。

中医治疗

中医讲究整体观念，即人是一个整体；治疗上应从整体的角度探索疾病的根源。从以上我们可以发现，"气"在疾病的发生发展过程中一直起着重要的作用，气是构成宇宙万物的基本物质，气的正常运行维持着人体的生命活动，也就是生命活动需要气机的和顺畅达。因此单纯通腑泄下并不能完全根治ACS。而应辨证施治，以调节周身脏腑的气机为关键，从而使腑气得通、浊气得降，诸症得消。

1. 宣肺理气通腑气 "大肠者，传导之官"。大肠为中医中的六腑之一，六腑生理上传化物而不藏，以通为顺，当腑气不能通降时则气机受阻，发为肠道痞满。肠道阻滞不通，腑气不能顺利下传，积聚腹腔内，导致腹腔的压力升高；《素问·阴阳应象大论》云："其下者，引而竭之；中满者，泻之于内。"指出对于腹腔有积聚的患者，应因势利导、泄下攻积、通调六腑，从而达到减轻腹内压的目的。中药芒硝是一个常用的通腑泄下药物，性味苦寒，经典方剂中多处有运用，如黄龙汤、承气汤类等。临床上适用于胃肠道等相关疾病的治疗。研究表明芒硝在辅助治疗急性重症胰腺炎（SAP）合并ACS中，它不仅可以降低腹部压力，而且能够促进肠道的功能恢复，保护肠道生理屏障功能不受到损害，减少细菌及肠毒素移位感染的风险，对疾病的快速恢复是有效的。而大承气汤作为泄下方的代表方剂，主治阳明腑证，具有峻下热结的作用，表现为承胃气以下行。通腑饮是大承气汤发展衍生而成的，通过对文献的回顾和分析发现，临床上使用通腑饮治疗腹腔高压具有较高的频率，其有行气通里、化瘀解毒的效果，能够使六腑的气机通畅。但单纯通腑泄下只是其中一种治疗手段，中医在整体观念的理论指导下认为人体是一个有机整体，大肠与肺为相表里的关系，经络在中间起连接作用，两者以气相连通。肺主气，其主气功能主要体现在主一身之气的宣发肃降。因此腑气不通还可通过治肺气来助通降。孙思邈注《华佗神方》云："肺疾则大肠之力不足，故便不畅，或便后失力，若大肠过疾，则肺之鼓动力受阻，故气常不舒。"大肠升清降浊，肺气可宣发肃降，大肠之中清气的升发需要肺对气的宣发功能来协助，大肠的降浊需要肺气的肃降功能资助，同时二者在生理功能上也相辅相成，大肠在升清的同时又有助于肺气的宣发，大肠的传导正常，也带动了肺的肃降。因此若大肠之中升清降浊失常，浊气当降的时候不得降，必将导致大肠在传导功能上的异常，腑气通降受限，可导致腹部胀满，胀大如鼓，肺气不畅，亦可导致呼吸困难，唇口发绀。叶天士在《临证指南医案》论肠痹中指出"丹溪每治肠痹，必开肺气"。因此李国菁等依据此理论采用"提壶揭盖"思想治疗功能性便秘，在归肺经的药物中选取宣肺药而助肃降，宣导大肠，从而使肺气下达，助大肠以通腑气。现代研究也发现，在治疗腹腔间隙综合征中，加入治疗肺部疾病的药物，能够更好地改善病情，减少并发症。如陈鸣娣发现在治疗腹腔间隙综合征时在常规减压治疗的方式中加入氨茶碱，它可以迅速缓解临床症状，同时有助于恢复各种组织和器官的功能，降低死亡风险。氨茶碱是一种常用的支气管扩张剂，主要运用在各种肺系疾病的治疗中，氨茶碱在临床中使用范围比较广泛，可抑制组织细胞应激诱导，相关研究发现氨茶碱对肠道作用主要是改善肠道屏障之间的通透性，减少应激反应及促进肠道的排泄从而减轻腹腔压力，这一研究理论也为中医诊治ACS治肠病兼顾治疗肺部疾病药物提供了一定的理论基础。

2. 健脾和胃舒气机 中医气机不可避免脾胃，脾主运化，以升为健，胃主受纳，主通降，脾胃位于人体的中焦，为气机升降的枢纽。气机的升降是对脏腑功能上的概括，脏腑病证的发生必然会出现气机升降方面的异常，因此任何原因导致脾胃升降功能障碍，均可导致气机异常从而引发各种病理表现。脾胃气机失调主要表现为脾不升清与胃不降浊两个方面。正常状态下脾胃一升一降，两者相互协调，则可保持一身气机的平稳运行。脾胃为后天的基础，脾升清，亦表现在水谷精微的输布上，升清功能出现异常，无以化生气血，水谷精微不能运输到全身各个脏腑组织，全身脏腑失去气血的滋养，导致功能上出现紊乱，大肠失养，则大肠不能正常传化物，糟粕蓄积肠道，腹部膨隆；胃不降浊，更加重了肠道的阻滞。故而恢复脾胃的升清降浊常常是调节一身气机的关键。脾为脏，胃为腑，脏满而不能实，腑则实而不能满，五脏虚损证为多，六腑实证多见。"实则阳明，虚则太阴"，这里的阳明、太阴多指足阳明胃，足太阴脾。这也说明了脾脏多为虚损的表现，即不能正常发挥生理功能，胃多积聚的实证。因此，脾胃病尤其是腹部胀满多为胃气受阻，当降不降，以致脘腹胀满；脾气虚弱，当升不升，停留于胃肠则腹胀，甚至腹泻。《素问·阴阳应象大论》云："清气在下，则生飧泄；浊气在上，则生䐜胀。"因此临床上治疗当调理脾胃气机的升降，使得中焦气机枢纽正常运作，则诸症自除。从而近年来多有运用健脾和胃方法治疗腹胀、腹泻等脾胃气机失调所致病症。中药讲究升降浮沉和归经，药物的归经理论使得药物从特性上与各脏腑通过经络相对应，认为某药物具有某性能，则通过经络归属于某脏腑，因此临证处方对药物的选用时多根据各脏腑病证的气机升降异常选择。高奎亮等在脾胃升降理论指导下总结出党参配半夏、补中益气汤配旋覆代赭汤药对经验，补中有泄，升中有降，两者相合，从而维持全身气机调畅。方霜霜等在治疗功能性消化不良时以香砂六君子汤健运脾气药中加枳壳、厚朴等降浊气升降相因以达到中焦平衡，从而恢复中焦脾胃的功能。

3. 疏肝行气助疏泄　《脾胃论》云"胆者，少阳春升之气，春气升则万化安"。中医认为肝胆是表里关系，对应着万物复苏的季节——春天。阳气在这个季节开始逐渐上升，故肝胆也具有春季升发这一特性，肝胆疏泄调达是五脏功能得以正常运转的关键。肝脏的升发之性主要通过"升"环节影响全身的气机升降，促进各脏腑发挥正常生理功能。肝主疏泄，调畅气机、调节情志，促进脾胃运化功能。《血证论》云："设肝不能疏泄水谷，渗泻中满之证，在所不免。"肝主疏泄，即疏通和调节，脾胃升降功能由肝疏泄功能维持，肝疏泄功能又是依赖脾胃理气功能支持。疏肝和运脾的功能相互配合、相互帮助的。肝喜条达而恶抑郁，如果各脏腑功能失调或机体情志不遂，则导致肝气的郁积，肝气郁结，则肝疏泄失职。现代人们普遍生活在一个快节奏的环境下，有来自各方面的压力，高压的环境容易导致人精神过度紧张，从而思虑过甚，思则气结，引发肝气不畅，停聚胸胁，阻滞气机；或肝疏泄太过，表现为肝火亢盛，横逆犯胃，胃失和降，或耗气伤津。肝之疏泄功能的失常，必导致脾胃各方面的异常；同时五行属性上肝脏属木，脾脏属土，根据五行生克理论，木克土，肝脏功能失常，则所克之脾气失所不胜，脾胃之气失去制约之气，则升降失常，气逆于上则发为呕吐，气泄于下则泄泻，气停滞胃脘则腹胀。部分学者认为肝为气血调节的关键，调畅气血应从肝来论治，因此临床上治气多治肝，肝气畅，腑气通，脾胃、大肠运化有力，糟粕排泄通畅。余清等认为 SAP 并发 ACS 为少阳枢机不利，胆腑郁热过甚，在临床中主张用疏肝解郁、和解少阳之法治疗，发现能够减轻重症急性胰腺炎患者腹腔压力，有助于恢复肠道功能。在治疗急性胰腺炎中多数医家喜欢运用柴芍承气汤，方中柴胡性凉，入肝胆经，可疏肝理气，助胃肠腑之气通畅，气行则血行，白芍调肝养血，与柴胡配伍，疏散相合，既能够疏肝又能止痛；枳实、厚朴宽中除满，行气消胀；黄芩燥湿清热，清利胆热，与柴胡相结合，起到和解少阳的作用。运用该方治疗可以有效改善患者的临床症状，快速恢复胃肠功能和血清胰淀粉酶水平。在 SAP 合并 ACS 的患者中，联合柴芍承气汤可很好地缓解患者的临床不适，改善血气分析指标。具体的原因可能与方中柴胡可抑制内毒素，枳实、厚朴、黄芩所具有的抗菌消炎作用有关。

4. 活血化瘀助行气　《素问·至真要大论》指出对瘀的治疗上应"疏其血气，令其调达"。脾胃两者同处于中焦，为气血生化之源，脾胃生理功能的正常与气和血相互影响。脾胃是多气多血的脏腑，脾胃与气血相互资助，一升一降有条不紊，则脾气得运，胃气得畅，人体功能正常。气血不调，可致气血相互搏结，从而影响胃之和降、脾之健运。在传统中医中，气被认为是血的统帅，血为气母，气与血相互作用，气不仅能固摄血液，还能推动血的运行，血则能运载气行；在生理上气血能够互相化生，气血同出一源。气滞则血停，血停也加重了气滞。气机失调日久易致血瘀；同时血液瘀滞，也将导致气机受阻。又因为血瘀，气失所承载，从而气机不循常道，发为逆乱之候。血瘀之证，在内部原因上主要为脏腑各项功能的失调，气虚或气滞所致血瘀滞不能正常运行；外因上主要为外伤或术后所致，破坏了脉管或伤及了人体正气，正气受到损伤，导致腑气不通，痰湿瘀热内停，糟粕滞留。根据气血理论，现代运用活血化瘀法治疗气机失调的研究并不少见。刘相英认为胸腰椎骨折术后患者多存在瘀血不通、气血运行不畅，在大承气汤基础上加桃仁、红花活血化瘀治疗术后腹胀，发现相较于对照组疗效显著。随着现代研究的深入，肠内营养的治疗价值已经越来越受到人们的重视，甚至有些称为肠内营养治疗，YA-

MASHITA K 等将急危重症患者作为研究对象，研究认为早期肠内营养支持治疗的效果优于常规的药物治疗。SUN 等的研究也指出早期肠内营养的支持能够降低患者营养不良的发生率。对急危重症患者而言，以常规药物治疗作为基础，进行早期肠内营养支持治疗不仅可以改善患者的营养不良状况，而且可提高机体免疫力，减少各种感染的发生，特别是呼吸机引起的肺部感染，减少肠道菌群移位所致的肠道菌群失调及菌群入血引起的菌血症，此外，肠内营养可以促进肠蠕动，并能够更好地排气和排便，减少和预防肠道梗阻的发生，对 ACS 有积极作用，可以缩短机械通气时间和住院时间。对于瘀血所致气机失调导致 ACS 的现代常见病因主要为各类手术、车祸等。腹部手术后易致肠道粘连，肠道排气和排便功能受限，腑气不通，腹腔压力逐渐升高。桃仁承气汤是临床常用方，主要用于瘀热互结下焦所致的各种病症，研究发现桃仁承气汤加味治疗脉络瘀阻型的术后粘连性肠梗阻，其疗效明确，对改善临床症状有显著效果，缩短了排气拔胃管的时间，有利于尽早恢复正常饮食，降低了肿瘤坏死因子-α（TNF-α）、白细胞介素 6（IL-6）的含量，减轻炎症反应。

调和气机是中医理论指导下的基本治法之一，是从各脏腑特性出发来调理各脏腑生理病理的异常，临床诸多病症都是气机失调所导致，从调节全身气机角度治疗腹腔间隙综合征是从根本上探讨疾病的机理，体现了中医整体观念、治病求本的特色。腹腔间隙综合征是人体气机失常的一个常见症候群，治疗上重在恢复全身气机的正常运行，这不仅需要六腑的通降，还需要肺的宣发肃降、脾升胃降的有序，同时也需要全身血液载气正常运行，肝的疏泄调达，任何一个环节功能失司，都会影响整个气机的平衡。故临证治疗腹腔间隙综合征还要综合分析，才能提高中医的治病能力，注意抓住疾病的主要病机，灵活运用，顺应疾病的规律，使得各脏腑气机恢复正常，和缓有序。

320　从形气神三位一体探析强直性脊柱炎

强直性脊柱炎（AS）是属于风湿免疫类疾病的范畴，在我国约有 0.3% 的 AS 患者受到该疾病的困扰。本病多发生于青壮年男性群体，是一种累及脊柱、骶髂关节和周围小关节的慢性炎性疾病，以往研究发现，由于 AS 骶髂关节病变早期没有显著的特异性临床表现，因此诊断难度比较大，该病的病理性标志和早期表现之一为骶髂关节炎，晚期的典型表现为脊柱的"竹节样改变"，并呈渐进性加重，严重畸形者甚至会导致残疾，同时该病还可引发诸多关节外表现：如眼葡萄膜炎、炎性肠病、心包炎等，极大地影响患者的生活质量。现代医学对于本病的病因及发病机制还在研究探索阶段，普遍认为本病与遗传、免疫、感染等因素相关。随着对本病认识的不断深入，中医学者在科研与临床治疗等方面积攒了诸多经验，从中医学理论出发能阐明其病因病机。在治疗方面，除药物治疗外，利用针灸、推拿、艾灸等中医外治法对本病均能起到良好的临床疗效，中医治疗具有方法多、不良反应少、疗效稳定等优势，对该病的诊疗有一定的指导意义。学者杜雨璇等从形气神三位一体生命观探析了强直性脊柱炎的病机。

中医学对 AS 的认识

现代医学中，AS 可隶属于运动系统疾病，其发病部位包括骨、关节及其周围软组织。中医学中没有 AS 的病名，但从临床特点来看 AS 应归为"痹证"范畴，痹证泛指邪气闭阻机体某些部位，导致脏腑、肢体、经络闭阻不通，同时伴有疼痛等临床表现。《素问·痹论》明确指出"风寒湿三气杂至，合而为痹"，《杂病源流犀烛·诸痹源流》云："痹者，闭也。三气杂至，壅蔽经络，血气不行，不能随时祛散，故久而为痹。"故痹证的治疗一般将祛风、散寒、除湿相结合。但临床上单用祛风寒湿的药物效果欠佳，由此认为，风、寒、湿邪为 AS 的基本致病因素，但又因个体差异、后天因素等致病。《素问·痹论》中将"痹证"按其发病部位由浅入深的特点细分为"五体痹"，分别是"皮痹、肌痹、脉痹、筋痹、骨痹"。《临床风湿病学》称"风湿性疾病是指影响骨、关节及周围软组织，如肌肉、滑囊、肌腱、筋膜、神经的一组疾病"。这些组织结构在解剖位置上相互连结，发病时也多相互牵连。《儒门事亲》云："皮痹不已，而成肉痹。肉痹不已，而成脉痹。脉痹不已，而成筋痹。筋痹不已，而成骨痹。"这均说明痹证之间有从表皮向里达骨的由浅入深的递进传变关系。

经现代医学研究，AS 的基本病理改变是以肉芽肿为特征的滑膜炎伴纤维化，滑膜增厚，巨噬、淋巴和浆细胞浸润，即引发关节纤维性改变，因椎骨骨质疏松，最终引起局部骨化。临床表现为腰骶、髋关节的疼痛及腰僵，此为气血不通而产生的症状，病位在"筋"。刘慧敏等认为本病因肾气虚弱，督脉空虚致气血瘀滞，督脉受阻而发病，治疗上以补肾强督为主，同时辅以调阴阳、和气血、祛湿散邪之法。朱秀惠等认为"督络瘀阻"是本病的基本病机，瘀阻日久"络息成积"是本病的病理基础，治疗以"通络"调整络病病理状态。也有学者认为人体焦膜属于中医三焦的范畴，姚荷生等提出三焦的实质应该是人体内遍布胸腔、腹腔的大网膜，包括胸膜、肋膜、膈膜、腹膜等，而 AS 所侵犯的部位和发病途径与人体焦膜密切相关，又以整个腰椎所附着的筋膜组织为主要病灶，病位以下焦焦膜为主，病变脏腑与肝肾有较密切的关系，故该病应从三焦焦膜论治。

形气神三位一体生命观

　　形气神三者的关系首见于《淮南子·原道训》，书中云："夫形者，生之舍也；气者，生之充也；神者，生之制也。"同时指出形、气、神"一失位则三者伤矣，是故圣人使人各处其位，守其职而不得相干也。故夫形者，非其所安也而处之则废。气不当其所充而用之则泄，神非其所宜而行之则昧。此三者，不可不慎守也。"表明形、气、神是构成生命的三个基本要素，正是因为形气神三者各司其职，同时相互作用，才使得机体处于平衡的状态，倘若其中有一方出现失衡，将会引起整个人体生命活动的病理改变。章文春认为形气神三位一体生命观，肯定了形、气、神三者之间密不可分、共同构成人体生命活动的关系。因此，在疾病的发生及发展过程中，形、气、神三个要素也均受到不同程度的影响，所以从形气神的角度探究疾病的发生、发展、预后与转归就能在形态结构、功能、心理等各个方面更好地把握和分析病势。

AS 与形气神的关系

　　AS 属于慢性炎性疾病，病情易反复，也有可能累及其他脏腑器官，并有逐渐加重的趋势，这对患者的日常生活带来诸多不利影响，同时也可给患者带来焦虑、抑郁等心理问题，影响患者生活质量。从形、气、神三位一体生命观的角度能从生理、心理等方面对本病进行更为全面的认识。

　　1. AS 对"形"的影响　形，即人体内全部的有形实体，包括五脏六腑、形体官窍、四肢百骸、精血津液等有形组织结构。"形"的正常、功能的强健是人体能进行正常生命活动的根本，现代医学研究表明"当人体胚胎分化时，细胞分泌出肽链蛋白交联成为三焦器官支架，并且最终以筋膜的形式分布在机体之中，发挥了筋膜的作用"。《素问·痿论》云："宗筋主束骨而利机关也。"因此，AS 的发病部位首先为三焦焦膜，因焦膜的形态经巨噬、淋巴和浆细胞浸润，进而发展为关节纤维性病变甚则局部骨化，最终表现为骨性强直。从中医的角度：风、寒、湿邪首先侵袭焦膜导致焦膜受损，气血津液的代谢在焦膜处均受影响，故瘀阻膜络气血不通，久而久之形成"不通则痛"的病理状态。从现代医学来看，长期慢性损伤导致焦膜代偿性增厚、挛缩，同时代谢产物堆积、瘀堵，相关肌肉、神经等皮下组织因受病变焦膜的牵引、炎性浸润等出现不同程度的病理变化，表现为筋肉组织发生拘急、痉挛、强直等"形"的病理改变。由此可见，焦膜是 AS 发病的主要部位，也是病势发展的关键，临床上在本病早、中期针对焦膜的治疗得当可有效阻止病情的进行性发展，进而避免骨性结构发生改变。

　　赵勇等分析软组织力学后，通过在焦膜层张力高点针刺或刺络拔罐对焦膜起到减压减张的作用，从而使筋骨关节应力逐渐恢复平衡，缓解痹痛。刘洪强等采取松解疏通疗法应用中医药结合射频热凝靶点技术，通过祛痛、松筋、通络、体疗等治疗取得明显效果。中医治疗可采取针刺、膏熨、按摩、导引等方法在疾病早、中期对焦膜采取针对性治疗，加以配合辛味、虫类、藤类等药物往往效果更好。

　　2. AS 对"气"的影响　气，即充斥于形体官窍之内，也弥散在形体周围的特殊非实体性物质。人体之气来源于先天之气与后天之气，《灵枢·刺节真邪》云："真气者，所受于天与谷气，并而充身也。"同时《素问·六微旨大论》指出"出入废则神机化灭，升降息则气力孤危"。气作为人体生命的维系，其运动与变化均依附于形体，气机失调会影响气、血、津液、精等重要生命活性物质的正常运行与代谢，大多数病理产物又会成为新的致病因素进而加重病情。

　　三焦作为六腑之一，是气机升降出入的重要部位，其总体生理功能为通行诸气和运行水液，病理状态下即为邪气传变的通道。中医认为在 AS 初期，外邪阻碍三焦气机，焦膜受邪气阻滞出现局部痹痛、拘急、挛缩等"筋痹"表现，中后期邪气进一步发展至关节、脊柱等骨性部位形成"骨痹"，同时邪气经三焦传变至脏腑导致脏腑功能失常，多表现为中下焦肝肾亏虚。《诸病源候论·腰痛不得俯仰候》云："肾主腰脚，而在三阳、十二经、八脉，有贯肾络于腰脊者，劳损于肾，动伤经络，又为风冷所侵，血气捕击，故腰痛也，阳病者不能俯，阴病者，不能仰，阴阳俱受邪气者，故令腰痛，不能俯仰。"肾阳亏虚导致阳气开阖失司，寒邪深侵至骨，肾为肝之母，肝失濡养导致血海不足，筋骨失养。临床通过针刺、隔蒜灸夹脊穴同时配合益肾活血通络药物治疗 AS 疗效显著。中医外治法其作用在焦膜，同时配合中药有助于进一步生发阳气、条畅三焦气机，标本兼治，驱邪外散，使治疗效果达到最大化。

3. AS 对"神"的影响   神是人体生命活动的主宰，是机体生命存在的根本标志。《灵枢·天年》云："失神者死，得神者生。"狭义之神是人的情感、思维、意识等精神活动的体现，是脏腑精气外在的表现。神离不开精气血津液的濡养，正如《素问·六节脏象论》云："气和而生，津液相成，神乃自生。"神以精气为物质基础又能驾驭精气，《类经》云："形者神之体，神者形之用，无神则形不可活，无形则神无以生。" AS 早期症状主要表现为关节晨僵、疼痛、肿胀，后期则出现关节强直、畸形等，不及时治疗会引起功能障碍甚至致残。本病常采用非甾体抗炎药（NSAIDs）、抗肿瘤坏死因子 α 拮抗剂（TNFi）、慢作用抗风湿药（DMARDs）等治疗，这些药物均有较为明确的不良反应及副作用。本病也可伴随其他并发症，这些原因不仅对患者身体造成影响，还会增加精神与经济上的双重负担，严重降低患者的生活质量，打击患者对治疗的积极性。随着心理压力增大，可出现焦虑、抑郁、烦躁、悲观等不良情绪，这些不良情绪会影响气机的调达，如不加以疏导和重视又会进一步加重病情，所谓神伤则脏伤，故诊疗过程中也要关注患者的心理情况、情绪状态等，鼓励患者保持乐观心态，积极配合治疗。

强直性脊柱炎在疾病发生发展的过程中均有形、气、神的改变，其主要发病部位在焦膜，发病初期焦膜受邪表现为"不通则痛"，中期焦膜层因整体张力不均导致挛缩，屈伸不利，后期病邪深入形成"骨痹"，骨关节呈强直性改变。焦膜因受邪气阻滞导致气机不利，日久影响脏腑气机，同时患者易出现悲观消极的情绪和不良心理状态也会对机体产生不良影响，由此可见人体作为一个有机的整体，仅着重于"形"的治疗是不够全面的，"气"和"神"的正常运行也是不可或缺的重要环节。依据本病的病程发展特点，发挥中医药对本病早、中期治疗的优势，同时在今后的诊疗中增加对患者情绪状态、日常生活、作息习惯的关注，也可配合八段锦、易筋经等健身功法的锻炼，在调节"形"的同时调畅气机、宁心安神，有助于本病的缓解与康复。

321　从宗气理论辨治脊髓梗死

　　脊髓梗死（SCI）是一种以急性下肢轻瘫或四肢软瘫为主要临床表现的脊髓血管缺血性疾病，目前据报道 SCI 约占所有缺血性卒中的 1%，占脊髓疾病的 8%，在青年患者中更常见，女性患者居多。SCI 包括创伤性和非创伤性，本文主要论述其后者。SCI 常因起病突然，范围剧烈著称，所涉及的病因和表现也各不相同。病因主要包括主动脉疾病、动脉栓塞、血管炎、全身性低血压、椎间盘压迫神经根动脉等危险因素。另有研究显示，部分患者经过广泛的检查，仍无法识别出病因且没有血管危险因素。由于该病罕见，目前西医主要的治疗原则仍参考于缺血性卒中指南，包括气道和通道管理、血液动力血和液化优化检测、发热和血糖检测，以及抗凝、抗血小板和血栓预防治疗的管理。目前没有大型临床实验针对 SCI 的治疗研究，只有个别关于用 rt-PA 治疗成功的报告，但这种疗法的益处及相关风险尚不清楚。虽有针对自发性脊髓梗死的特征和建议的诊断标准，但因 SCI 临床早期的不易诊断性和缺乏针对性强的治疗措施，常会延误病情，加重 SCI 的并发症发生，最终导致预后的不良。学者白烨升等从中医出发，阐述了 SCI 的发病机制，梳理了本病的辨证论治，为本病的治疗及预后提供了新的方法。

脊髓血管的组成

　　脊髓血供主要源于颈部椎动脉的 3 条主要血管，有 1 条脊髓前动脉（ASA）和 1 对脊髓后动脉（PSA）。ASA 供应脊髓的前 2/3，包括灰质前角、皮质脊髓束和外侧脊髓丘脑束。PSA 在后外侧沟内分别下降，并接受来自锁骨下动脉、肋间动脉和腰动脉的侧支，供应后柱、本体感觉和振动感觉，以及后角。SCI 临床表现因不同动脉的闭塞而表现出不同的症状：ASA 综合征是脊髓梗死最常见的临床表现，表现为虚弱、背痛、反射障碍、脊髓丘脑感觉丧失和自主神经功能障碍。累及 C3～C5 节段的病变可影响呼吸，累及 T4～T9 节段的内脏神经可导致直立性低血压、性功能障碍和体温调节失调。PSA 综合征因有良好的侧支循环，对血管有较好的耐受性，临床表现为病变脊髓平面以下损伤平面全部感觉缺失为主，以神经根痛及肌无力症状为主，但通常症状较轻微且短暂，单侧受累更常见。一项病例研究表明，在特定情况下，儿童乃至新生儿也会发生 SCI。此情况在中医古籍《幼科切要》中有记载"治小儿纵口，食物过多，填塞肠胃，不能转运传达，脾气抑郁，所以人食昏沉，四肢瘫软，俨若虚极之象"，书中用三仙丹（五灵脂、木香、巴豆仁）治疗而愈，因小儿形体未充，脾主四肢，脾气未实，脾气一旦抑郁，宗气不能将气血输送至全身各处，不能将气血运达于四肢而致的四肢瘫。

脊髓梗死（骨痿）的发病机制

　　痿证是指肢体筋脉弛缓，软弱无力，且日久不用并伴有肌肉萎缩的一类病症，可伴随人体呼吸、运动、感觉、二便功能等不同程度的损伤。中医根据 SCI 临床特点将其归属于"骨痿"。古代医家对痿证已有深入的认识，早在《内经》中就有详细的论述。《素问·阴阳别论》云"三阳三阴发病，为偏枯痿易，四支不举"，提示三阴三阳的病变可以导致肢体痿废的发生，然三阴三阳作为五脏的载体，与《素问·痿论》中"以五体为基础，五脏皆可令人痿"的观点不谋而合，提出了因情志不遂、劳倦过度、感受湿热邪气等病因从而导致五脏疾病令人痿，即"心气热则生脉痿""肝气热则生筋痿""脾气热即生肉痿""肾气热即生骨痿""肺气热则发痿足"。

《素问·痿论》云："意淫于外，入房太甚……及有所远行……内伐则热舍于肾。"肝主血，肾主精，因劳倦过度、病久体虚或房劳过度等伤其气血，耗津伤精，导致肝肾不足，肝血肾精亏虚，阴虚阳亢，阳热偏盛，继发内耗阴血，则骨筋脉失其濡润，而致痿证，四肢不为人用也。金代李东垣《脾胃论》云："脾病则下流于肾……则肾乏无力，是为骨蚀，令人骨髓空虚，足不能履也。"脾土湿气属阴邪，肾主水，居下为阴中之阴，因脾胃气虚，水谷精微不能上承，不能运化水湿，湿浊下趋于下焦，久则至骨痿也。《素问·痿论》开篇云"五脏因肺热叶焦，发为痿躄足"。《内外伤辨惑论》云"骨痿者，生于大热也。此湿热成痿，令人骨乏无力，故治痿独取于阳明"。以上论述均提示肺热及脾胃湿热，化燥伤阴，湿热成痿，也可导致骨痿的发生。除此之外，当今学者亦有从瘀血、肝郁气滞等角度探索骨痿的发病，但总不离乎肾虚髓减、脾胃亏虚或失于健运。根据目前临床症状所说的"骨痿"通常包括肢骨结核病、脊椎结核病、运动失调、骨质疏松症以及儿童股骨头无菌坏死症等。古今医家认为骨痿的病因病机是以肾虚髓减致痿、湿热成痿、脾胃气虚致痿为主，均有相应的对症治疗措施。SCI作为骨痿的一种，该病不同于其他疾病，发展迅速，症状严重，少有学者论述其相关治疗，更无阐述宗气与骨痿之间的联系。

宗气理论与骨痿的发病机制

宗者，尊也主也，聚也众也。宗气的最早来源亦即《内经》。《灵枢·邪客》云"五谷入于胃也，其糟粕、津液、宗气分为三隧，故宗气积于胸中，出于喉咙，以贯心脉，而行呼吸焉。"《灵枢·五味》云："谷始入于胃……其大气之抟而不行者，积于胸中，命曰气海，出于肺，循喉咽，故呼则出，吸则入也。"上述皆说明了宗气的生成来源和生理功能，此处五谷应指广义的饮食，包含了维持人体正常生命所需的各种饮食物，人食五谷以充养形体，五谷入胃，经脾化为水谷精微，以此化生宗气，宗气包举肺外，鼓动肺进行自然呼吸，肺通过呼吸维持人体新陈代谢，自然之清气摄于肺，为宗气的源泉，即宗气来源是水谷精微之气和自然之清气之合，是人身之大气。宗气的生理功能主要作为"贯心肺"以助心行血和助肺呼吸，全身的血液需要依靠宗气的推动来濡养全身，然人体生命的维持主要依靠呼吸和循环系统，宗气功能的异常会直接影响和它密切相关的呼吸和循环系统的功能，结合《难经·四难》"呼出心与肺，吸入肾与肝，呼吸之间，脾受谷味也"的观点可知宗气除与心肺直接联系外，间接还影响脾肝肾三脏，宗气功能的正常与否直接影响五脏之间的气化等功能，与"五脏痿"观点不谋而合。张锡纯云"大气者，充满胸中，以司肺呼吸之气也……然此气有发生之处，有培养之处，有积贮之处"。培养及积贮在《内经》中论述详细，发生之处，在经典中亦有迹可循，《难经·八难》云"诸十二经脉者……谓肾间动气也……呼吸之门，三焦之原"，肾间动气即元气也，《医宗金鉴》云："元气者，人得之则藏乎肾，为先天之气，肾间动气者是也。"肾主髓生精，即脊髓与骨髓的充满依赖于肾气的充沛，肾气足，则骨髓坚满，筋骨固。肾为呼吸之门，可知宗气作为司呼吸之枢机，以肾间动气为根本，以水谷精微之气和自然之清气为养料，合先后天之气，充斥于胸中以之为宅也。从以上可知宗气为胸中之气，通内外，周流一身，为诸气之纲领，从而支持人体的各种功能活动。宗气作为维持生命活动的基础，人体的一切生命活动离不开宗气的功用，而作为人体之心思脑力、官骸动作等精神、运动、感觉是宗气作用于人体的具体外在表现形式。《灵枢·经脉》云"骨为干，脉为营，筋为刚，肉为墙，皮肤坚而毛发长"，骨、筋脉、肌肉构成人体的运动系统，肝主筋膜，身主骨，人体的各种运动功能有赖于筋骨的支撑，肌肉对人体有着辅助作用，人体以脉为通路，将水谷精微物质输送于人体全身各处，肝主藏血，肾主藏精，肝肾之营阴、肾精濡养筋骨，阴精充盈，则筋强力壮、爪甲坚。营阴、卫阳等精微物质虽来源于脾胃的运化功能，但需依赖于宗气的推动。《素问·风论》云："卫气有所凝而不行，故其肉有不仁也。"《素问·逆调论》云"荣气虚则不仁，卫气虚则不用，荣卫俱虚，则不仁且不用，肉如故也"，均提示了营卫与四肢运动及感觉的密切联系。感觉是作用于各个感受器的各种形式刺激在人脑中的直观反映，包括浅感觉、深感觉、复合感觉。宗气虚是其根本病机，失常则皮肤分肉腠理失和以致感觉或运动异常。

《温病条辨》云："诸气奋郁，诸痿呕喘之因于燥者，清燥救肺汤主之也。"提示骨痿的发生与宗气有直接的关系。《脉经》云"大气一转，其气乃散，实则失气，虚则遗尿"。指出宗气虚下可以导致大小便的失禁，这与SCI出现自主神经功能障碍相互吻合。清代名医周学海在其《读医随笔》云："宗气者，动气也，凡呼吸言语声，以及肢体运动、筋力强弱者，宗气之功用也。"得知宗气不仅与呼吸言语有关，亦与肢体运动，筋脉的强弱有关。张锡纯曰"凡肢体痿废者，皆与胸中大气虚下有关"。宗气以肾中元气为本源，存储于胸中也。盖大气旺则气血流通，腠理密固，风寒痰瘀皆不能久留。若患者因长期力小任重或勤于动作等，肾中元气不固，偶因个中病因便可猝然大气虚陷，腠理不固，导致该病的发生。虚邪贼风易侵，血脉运行不畅，进一步产生痰湿瘀血等病理产物停留于经络之中，因痰瘀血瘀及风寒湿痹皆能阻塞经络也，进一步加重病情。

梳理 SCI 的中医诊疗系统

从以上可知SCI作为骨痿的一种，其发病机制前已论述。针对SCI急性期笔者治疗的基础方以升陷汤为主，该方由生黄芪、知母、柴胡、桔梗、升麻5味中药构成，方中以黄芪为君，功专益气升阳，补大气，主治大气下陷证，唯其性稍热并配知母之凉润，以制黄芪之温性；升麻为阳明经之药；柴胡为少阳之药，能引大气之陷者向左右上升；桔梗为药中之舟楫，能载诸药之力上达于胸中，为之向导也。尝观此方功专补气升阳，升举大气。该病以宗气下陷为主，兼脾肾气虚不固，处方中再加人参、白芍、甘草甘温补益元气、健脾益肺；加菟丝子、五味子以补肾敛气，防大气固脱。针对SCI后期康复的患者，则以升陷汤合振颓汤为主，即在升陷汤方上加白术以健运脾胃，当归、乳香、没药、牛膝以活血化瘀，流通血脉，威灵仙祛风化痰，干姜以开气血之痹。若有实热或有凝寒等，则又当随症加减，灵活应用。如阳明有热则加石膏以清阳明之热，营卫经络有寒加附子以解经络之寒，如内风煽动加龙骨、牡蛎以息内风，如筋骨有风则加天麻以搜其风，若其四肢瘫痪宜加桂枝引之上行。

验案举隅

患者，男，50岁，2020年11月5日初诊，家属代诉四肢软瘫3日，伴呼吸力弱3周。1月前无明显诱因出现间断性头痛、头晕不适，疼痛以单侧为著，晨轻夜重，疼痛每次持续时间约数分钟，发生频率为每日3~5次，经休息后头痛症状可缓解。患者及家属未予重视，未给予治疗。约1周后因晨起受凉后头痛症状有所加重，至午时休息时突发双下肢力弱，不能独立行走，未出现昏迷、心慌、胸闷症状，伴呼吸力弱、四肢麻木等症，前往当地医院住院完善相关检查后提示"延髓梗塞急性期"，入院诊疗过程不详，经家属告知入院后患者四肢力弱症状逐渐加重，出现四肢运动及感觉丧失，出院后即转入我院，自发病以来，患者神志清，精神一般，胸腔积液，周身汗出，心慌、呼吸力弱，气短、咳嗽、咯痰，鼻饲饮食，留置导尿，大便不行。观其患者舌质红，舌苔少，双手脉浮大，重按无力，双尺沉弱。患者既往体健，无"三高"病史、脊柱退行性病变等。体格检查：T 37.8 ℃，双侧咽反射消失，四肢肌力0级，肌张力稍低，腱反射减弱，肛门括约肌自主收缩正常，四肢位置觉、图形觉减退，双侧巴氏征（＋），余查体一切正常。脊髓MRI：所扫层面DWI显示延髓及颈髓前角楔形扩散受限高信号，考虑急性梗塞，脊髓前动脉综合征。目前对脊髓缺血的治疗研究还不够深入，还没有公开发表的指南。遂拟定给予脑血管缺血性疾病的治疗原则，西医给予抗血小板聚集、调脂稳斑、改善脑代谢、抗感染等综合治疗。因患者四肢瘫痪，综合四诊中医辨证为骨痿（大气虚下证），给予升陷汤加减以补气升阳，升举大气。

处方：生黄芪30 g，知母9 g，柴胡6 g，桔梗6 g，升麻6 g，人参18 g，白术15 g，当归9 g，白芍9 g，菟丝子18 g，五味子12 g，甘草6 g。每日1剂，水煎分早、晚2次温服。

服20剂后，患者心慌、气短、声音嘶哑等症较前减轻，自觉呼吸较前顺畅，咳嗽、咳痰仍存在，四肢肌力可达Ⅰ级，可见肌肉收缩，但不能引起肢体的运动。继续配合给予中药治疗，考虑其卧床已足月，气血不能流通，上方加乳香 9 g，没药 9 g，淫羊藿 6 g，干姜 6 g，牛膝 12 g，桂枝 9 g，鹿角胶 8 g，以活血通络、祛痰开痹。20 剂，煎服法同前。

服药后患者心慌、呼吸力弱、气短等较前明显好转，自觉呼吸正常，无声音嘶哑咳嗽、咯痰，四肢肌力可达 2 级，肢体能在床上平行移动，但不能抵抗自身重力，即不能抬离床面。仍留置尿管，大便 2～3 日一行。后因患者家中原因出院，上方加焦麦芽 12 g，鸡内金 15 g，陈皮 6 g，玄参 12 g，黄芩 9 g，以消食健脾理气，恐方中燥热药多，加用黄芩、玄参以佐制，嘱其继服 30 剂。约 1 个月后随访患者家属，告知患者间断服药，现心慌、气短等症均以正常，四肢肌力为 3 级，左腿能抬高 40 cm，右腿 20 cm，左手能抬到头上，右手到嘴边，两人搀扶能走 5 m 左右。小便利，大便 2 日一行。患者因不想继服中药嘱其行康复治疗给予善后。

SCI 因最初的临床表现多种多样且无特异性，故而在临床早期不易诊断，有学者认为突然出现的虚弱和感觉症状应被认为是 SCI，脊椎 DWI 的 MRI 应该尽快进行，以确保正确的治疗。白烨升从宗气角度，即以大气亏虚、下陷为根，湿痰瘀血为其标来理解此病，体现了中医的整体观，也体现了中医辨证的脏腑思维，五脏中肾关乎宗气发源，脾关乎宗气发展，心肝肺关乎宗气的充盈与布散。大气虚陷，则腠理不固，气血经脉运行不畅，进一步产生痰湿瘀血等病理产物停留于经络之中，湿痰瘀血与五脏互为根本、互相影响，进而加重疾病。因此运用张锡纯宗气理论作为指导进行宗气辨证，以升陷汤和振颓汤加减治疗 SCI 也是一个可供参考的方法，查阅相关文献，均无报道有关 SCI 的理论探讨及中医治疗和预后，而白烨升将中医理论应用于临床实践，不失为一种有益探索，若西医结合中医治疗可事半功倍。

322　卫气理论与免疫性风湿病

《内经》最早提出营卫气血理论，后世医家逐渐发展形成了营卫理论、营血理论、气血理论、温病学派的卫气营血理论。学者沈丕安等阐述了卫气理论与免疫性风湿病的关系。

中医卫气理论

1. 卫气的概念和功能　卫气是运行于脉外之气，"卫"为捍卫、护卫之意。相对营气而言，卫气属于阳，故又称"卫阳"，为人体正气之一。卫气的特性是"慓疾滑利"，也就是说在人体中活动力强，流动迅速，强悍有力，滑疾利落，守卫在体表、皮肤和肌肉之间，散布于胸腹包膜之中，具有卫外固表的功能，以抵御外邪六气的入侵，捍卫人体健康。卫气慓悍，驱邪才能强大有力；卫气滑疾，祛邪才能快速利落，从而使人体不易感受外邪的侵袭而致病。因此，卫气的作用只是针对外来的入侵，而不是针对体内的。《内经》还提出卫气的运行只在脉外，与脉内之营气一起运行，不进入脉内，如果卫气进入脉内，机体就会患病。

卫气主要由水谷精气所化生，《灵枢·五癃津液别》云"脾为之卫"，即说卫气是从水谷等食物中取得，脾气强盛，食物营气充实，卫气才能强悍，身体才能健壮；脾气虚弱，食物营气不足，卫气就会虚弱，容易致病。

2. 卫气的病变

（1）卫气虚实为百病之母：《内经》提出"卫气虚实为百病之母"的观点。《灵枢·禁服》云"审察卫气为百病母，调其虚实"，说明卫气有两面性，卫气虚弱与卫气实滞都能患病，都需要调节。卫气虚弱者，腠理开放，卫气不循其道，六淫之邪最易入侵而致病。卫气实滞也会引起体内的许多病症，因此人体的卫气不是越实越好。

（2）卫气稽留而致病：《灵枢·口问》云"脉道不通，卫气稽留"，提出"卫气稽留"而致病的观点。卫气应中正平和，并与营气在脉外、脉内一起运行。如果阴阳相逆，卫气会进入脉道中，引起卫气稽留实滞，脉道不通，卫气失去正常的运行而致病。

（3）卫气内伐而致病：《灵枢·营卫生会》云"营气衰少，卫气内伐"，提出"卫气内伐"而致病的观点，说明卫气在体内能够戕伐自身，卫气过实过强，在脉道内留滞逆行都能克伐自身而致病。另外，卫气与正气、抵抗力是有区别的：抵抗力是抵御抗击外邪之力，是对外而不是对内的。正气充沛，抵抗力越强越不容易患病；反之，则容易致病，但正气和抵抗力不会因太强而致病。因此，卫气与正气、抵抗力既相同又有所不同。

3. 卫气异常而致的病症

（1）风湿痹病：《内经》提出风湿痹病与营气卫气运行涩滞或逆行有关，并且有专题阐述。《素问·痹论》云"卫者……不与风寒湿合，故不为痹""所谓痹者，各以其时重感于风寒湿之气也"，是说第一次外感风、寒、湿之邪时，由于营卫之气顺畅，没有与风、寒、湿之邪交合，不会发病；第二次及重复外感风、寒、湿之邪，并且与营卫之气交合相逆，才会发病。因此，《内经》提出风湿痹病的发生，并非卫气虚弱，而是卫气稽留逆向之实滞。不仁不用为荣卫虚证，不仁而疼痛为卫之实证。至今这些观点对于免疫病、风湿病的治疗仍有指导意义，不是增强卫气功能，而是疏通经络血脉，找到了《内经》的理论依据。

（2）胀证：《内经》阐述了五脏六腑都有胀证，以及"营卫留止，寒气逆上"与之相合为胀的观点。《灵枢·胀论》云"然后厥气在下，营卫留止，寒气逆上，真邪相攻，两气相搏，乃合为胀也""营气循脉，卫气逆为脉胀，气并脉循分为肤胀"。胀证有两种：①脉胀证。卫气不与营气循脉同行，卫气逆行可患脉胀证，脉胀证为血脉胀大胀粗之血脉病证，现代常为免疫病、风湿病栓塞性血管炎的表现。②肤胀证。肤胀为卫气血脉逆滞之肌肤病证，出现肿胀手、肿胀指、肿胀皮肤、肿胀关节等，现代常为免疫病、风湿病栓塞性末端微小血管炎弥漫性渗出的表现。

（3）胁满证和喘呼证：卫气不行，留积腹中，能发生气滞胁满、气逆喘呼的症状。《灵枢·卫气失常》云："卫气之留于腹中，搐积不行，苑蕴不得常所，使人肢胁胃中满，喘呼逆息者，何以去之？"免疫病有胁满胁胀症状者，多为免疫性肝病；免疫病有喘呼症状者，多为肺间质炎、肺功能减退与支气管哮喘。

（4）不仁证：不仁而疼痛为卫之实证。《内经》不仁证与麻木证是有区别的，不仁为皮肤没有感觉的意思。《灵枢·寿夭刚柔》云："卫之生病也……寒痹之为病也。留而不去，时痛而皮不仁。"《素问·痹论》云："其不痛不仁者，病久入深，荣卫之行涩。"王冰注："不仁者，皮顽不知有无也。"不仁证既有卫之实证，也有荣之虚证，荣气虚而不仁为营养性失用性萎缩，但不一定麻木。麻木、不仁、疼痛三证，可能单独发生，也可能同时发生，大多属于本虚标实之证，既有肾虚，又有脉络瘀滞，风瘀相搏，卫气留滞内伐。脱髓鞘症、多发性硬化症为神经系统免疫病，早期有皮肤感觉减退、麻木、不仁和疼痛的症状；晚期有瘫痪、不痛不仁的症状。

（5）瞋目证和目不瞑证：瞋目为瞪眼，瞑目为闭眼。目不瞑为眼睛不能闭合，如失眠而夜不瞑目。瞋目证为患者瞪大眼，而不能闭合，临床上是存在的。《灵枢·寒热病》云："阴跷阳跷，阴阳相交，阳入阴，阴出阳，交于目锐眦，阳气盛则瞋目，阴气盛则瞑目。"《灵枢·大惑论》云："卫气不得入于阴，常留于阳，稽留于阳则阳气满，阳气满则阳跷盛；不得入于阴，则阴气虚，故目不瞑矣。"Graves病、甲状腺功能亢进、突眼，严重者不能闭合，为免疫病。卫气留于阳而不入于阴，阻滞于阳跷，阴虚阳盛，因而目不能闭合。这与卫气内伐而致病为一实证的观点是一致的。

（6）睢目证：睢目为上眼睑下垂而睁不开。《诸病源候论·睢目候》云："风客于睑肤之间，所以其皮缓纵，垂覆于目，则不能开，世呼为睢目。"睢目证显然是重症肌无力的临床表现，是由风邪稽留于卫气，奇经八脉气血阻滞而致病。

中医卫气理论与西医免疫功能的关系

《内经》提出营气卫气虚者和盛者都可以致病的观点，符合阴阳盛衰均可以致病的理论，一直指导着中医临床。但现代大多数有关中医的论著只阐述了营气卫气虚弱而致病的一面，却忽略了营气卫气过盛也可以致病的另一面。导致这种现象的原因有二：一是由于中医教学上的不足，历史文献对营气卫气的论述过于简单；二是由于商业广告效应，社会上片面强调增加营养、增强免疫。营养不良性疾病确实是明显减少了，但营养过剩的系列疾病却增多了，如高脂血症、糖尿病、高尿酸血症、肥胖症等。免疫低下性疾病、感染和肿瘤没有减少，自身免疫性疾病发病率却在增多。现在很多人发病以后还在服用补药，用以补益卫气，增强免疫。其结果是增强了卫气，激活了抗体，加重了疾病的损害。

中医卫气与西医免疫功能的关系。卫气与人体的免疫功能之间有许多共同点，可以作进一步研究的参考。

1. 西医免疫低下与亢进，中医卫气衰弱与实滞致病的观点是一致的 随着近代西医免疫学与免疫病的发展，西医认识到人体的免疫系统，尤其是 B 细胞系统，低下和亢进都可以致病。免疫低下抗体缺陷能引起严重的疾病，主要是上呼吸道感染、机会性感染和肿瘤。免疫功能过强抗体亢进也可以致病，主要引起自身免疫性疾病。西医免疫低下和免疫亢进都可致病，中医卫气衰弱与卫气实滞都可致病，说法不同，其观点的两面性是一致的。

2. 西医认为抗体损伤自身，中医认为卫气戕伐体内 免疫功能亢进主要是抗体亢进而损伤自身，免疫复合物造成血管内栓塞，并引起血管内皮炎、结缔组织炎和关节炎，从而发生一系列严重的自身免疫性疾病，最常见的如类风湿关节炎抗 CCP 抗体亢进，系统性红斑狼疮抗 dsDNA 抗体亢进，干燥综合征抗 SSA、抗 SSB 抗体亢进等一系列结缔组织病。中医认为这类疾病大多数属于痹病范围。

根据《内经》的观点，痹病是由卫气阻滞经络血脉，卫气内伐脏腑所引起，是个实证，而不是卫气虚弱所引起。患者有虚弱，但这是由先天不足和慢性病长期消耗所引起，主要是肾虚，待病邪祛除，经脉血脉疏通后，身体会渐渐康复，中医调理则康复得更快。如果以扶正为主，则不但不能增强身体素质，反而会补了病邪，增加了阻滞。西医认为抗体亢进血管栓塞引起自身免疫性风湿病；《内经》认为卫气阻滞血脉经脉，卫气内伐引起风湿痹病，理论虽然不同，但是观点却是一致的。

3. 中医西医都认为免疫性风湿病是系统性损害 免疫性风湿病是全身性系统性损害，五脏六腑、皮肤黏膜、浆膜纤维、肌肉、骨骼、关节、腺体、血管、血液细胞、脑和神经系统等都会有损害，并且都可以通过理化检查以明确诊断。

中医认为痹病也为全身性广泛性损害，而不仅仅是单一的关节酸痛。《内经》提出风湿痹病侵犯的部位有全身的皮肤、肌肉、血脉、经脉、筋骨、关节等，以及五脏六腑的损害。虽然比较宏观，但记载是明确的，有肢体痹、五脏痹等一系列的痹病。

4. 西医抑制免疫，中医疏通卫气经脉 在治疗方面，西医使用皮质激素、免疫抑制剂等多种药物，以抑制免疫，消除炎症，抗血管炎，抗栓塞，对各大类免疫功能都具有抑制作用。皮质激素的效果是显著的、快速的，可用于抢救急危重症患者，但不良反应也是明显甚至是严重的；当剂量逐渐减少，或者停用后，病情会出现反复。

古代中医有大量的治疗风湿痹病有效的方药，为现代中医所借鉴，并进一步创新研制了许多新型的方药，协助皮质激素等西药减量和停用，在临床上，取得了使病情显著好转或完全缓解的效果。

现代中医有关卫气的争论

1. 增强卫气和疏通卫气 由于中医过去对营卫理论阐述不足，现代临床上对于增强卫气还是疏通卫气发生了争论。增强卫气的主要方剂为玉屏风散、参苏饮，用以防治虚人外感；补中益气汤用以治疗气虚发热，其君药均为人参与黄芪。20 多年前已有风湿病专家报道，人参能激活抗体，加重病情，因而免疫性风湿病不用人参的意见是一致的。至于黄芪，争论较多，沈丕安曾多次提出黄芪能激活抗体，加重病情，这是从临床上观察而来的。但许多中医专家认为这是一家之言。有人提出使用黄芪是病情的需要，也有人提出双方都是片面性的，用与不用应服从辨证论治。

《内经》认为，痹病、脉胀证等免疫性风湿病不是增强卫气，而是疏通经脉血脉。使用黄芪增强卫气，促进了卫气阻滞戕伐自身，加重了病情。因而，清初的叶天士、徐灵胎早就提出痹病历节使用人参、黄芪是错的。现代中药药理研究证实人参、黄芪能全面地增强免疫功能，包括非特异性免疫、特异性免疫、细胞免疫、体液免疫、补体免疫、分子免疫、T 细胞、B 细胞、NK 细胞等。古代中医认为人参、黄芪有扶持正气、增强卫气、扶正托毒之功效，其实质就是增强免疫功能。在增强人体的抵抗力方面，西医免疫理论与中医卫气理论观点是一致的。中药与西药相比，有相似之处，更有很多不同之处。

2. 抑制卫气和调节卫气 中医没有抑制卫气的理论。对于卫气实者，中医理论是调节卫气，是说中医能使卫气虚弱者得到增强，卫气阻滞者得到疏通；而不是抑制卫气。因此，患者不会因为长期服用中药而引起卫气虚弱，使人体变得弱不禁风；而是恢复了健康，很少发生呼吸道感染。这是中医与西医理论上的不同。中药调节卫气的观点与西药免疫抑制剂的应用是治疗理念方法上的最大区别。

姜黄、莪术、鬼箭羽、接骨木、金雀根、虎杖、羊蹄根、羌活、独活、制川乌、制关白附、白芥子、葶苈子等。这些都是沈丕安的常用药，经验方有红斑汤、清肾汤、羌活地黄汤等。在临床实践中观察到，这些药物不仅可缓解病情，而且还有降低抗体滴度、阳性转阴，并促使高滴度免疫球蛋白下降至正常范围的效果。中药药理研究报道，这些中药大多具有抑制体液免疫、抑制抗体的作用，并且不影响细胞免疫和分子免疫功能，从而使人体不会发病，其中大多还具有消除炎症、抗血管炎、抗凝血抗栓塞、促进渗出吸收，以及镇静解痛等多方面的作用。中药的力度虽然不及西药强劲快速，但是不良反应也很轻微甚至没有，可以长期服用，远期疗效会更好，可以达到完全缓解的效果，这是西药所不及的。

3. 风湿病和中医卫气的关系　有学者认为所有风湿病都与中医卫气有关。沈丕安认为风湿病大致可分 3 类。除了免疫性风湿病以外，一类是中老年人常见的关节肌肉酸痛的痹病，为退行性病变，也属于风湿病，如骨质增生症、骨质疏松症、肩周炎等。这些痹病与免疫关系不大，属于与抗体亢进无关的风湿病。许多中老年人免疫功能减退后，长期使用人参、黄芪，并与祛风活血药（如独活寄生汤、三痹汤等）同用，不但可以缓解关节酸痛，而且对于增强体质、增强精神、增强免疫、增强抵抗力、抗衰老、延年益寿等都是有帮助的。此外，还有一类为代谢性风湿病，如痛风性关节炎等，也属于与免疫抗体无关的风湿病。急性发作时红肿热痛，辨证属于湿热痰瘀的风湿痹痛，当然不是人参、黄芪的适应证。但平时调理，只要符合辨证，人参、黄芪并不禁忌。

由于痹病概念比较宏观，免疫性风湿病与退行性风湿病都属于痹病范畴（风湿阻滞关节脉络），祛风活血的治疗方法都是一致的。因而临床上常将两类风湿病混为一谈，在治疗上混淆不清。因此，有必要进一步认识卫气理论，将 3 类风湿病在理论上和治疗方法上做进一步的阐述，除了其共性外，在免疫方面尚有相反的理论和治法。

中医卫气理论是中医基础理论之一，卫气作为防御外邪的藩篱，是人体抵御外邪的第一道屏障。但历史文献对卫气理论的论述较少，且大多数只强调卫气虚而致病，而鲜有论述卫气实致病者；更无论述因"卫气过实过强"在脉道内留滞逆行或克伐自身而致病的。沈丕安根据《内经》有关卫气理论，提出"卫气虚实""卫气稽留"和"卫气内伐"均能致病的观点，并认为中医卫气理论与西医免疫理论有相似之处，特别是与免疫性风湿病的关系密切。而中医药能调节免疫系统治疗风湿病是临床和实验研究所证实的。卫气理论对中医药治疗免疫性风湿病有着指导作用。

323　温扶阳气辨治类风湿关节炎

类风湿关节炎（RA）是一种原因不明的全身性自身免疫病，可发生于任何年龄段，我国发病率约为0.42%，男女患病比率约为1:4。RA以慢性、对称性、进行性多关节炎为主要临床表现，可导致关节畸形和功能丧失，且多合并肺间质病变、贫血、白细胞降低、周围神经病变、焦虑抑郁等多系统损害。RA属中医学"痹病"范畴，历代医家多遵从《素问·痹论》中提出的"风寒湿三气杂至，合而为痹"理论，认为风、寒、湿三邪是导致痹病的主要因素。现代中医学者在继承前人研究成果的基础上，总结RA病机以本虚标实、虚实夹杂为要点，阳气不足、精血亏虚为发病之本，风寒湿邪、痰浊、瘀血是发病之标。学者陈霞等认为，阳气不足是导致RA发病的首要内因之一，尤其是脾肾阳气不足。RA患者在机体阳气不足基础上，逐渐出现精血亏虚、脏腑失和、外感风寒湿邪等一系列病理变化，并形成瘀血、痰浊等病理产物，导致关节疼痛、肿胀、麻木、困重、屈伸受限、强直畸形，甚至损害脏腑功能。治疗上，应以温扶阳气为RA的主要治疗原则之一，处处固护阳气，阳气充沛流畅则外邪祛、瘀血化、痰浊消，确保病情稳定。

阳气不足是 RA 的发病基础

1. 阳虚体质与 RA 发病　体质是人体在先天禀赋和后天获得等多种因素共同作用下形成的形态结构、生理功能和心理状态等方面综合且相对稳定的固有特质。这种特质决定了不同体质人群对致病因素的易感性和对疾病发生、发展过程中的倾向性，即《灵枢·五变》云："肉不坚，腠理疏，则善病风。""小骨弱肉者，善病寒热。""粗理而肉不坚者，善病痹。"研究发现，RA发病与阳虚体质密不可分。如韩盛昊等对190例初治的RA患者进行中医体质类型调查，结果发现，虚性体质是RA的易感体质，其中以阳虚质最为多见。朱丽芳等对322例RA患者的体质类型进行问卷调查，结果发现，阳虚质最多，约占30.72%，其中又以病程<2年、年龄<30岁、关节功能在Ⅲ级以下的女性患者最为多见。这提示阳虚证候在RA病情早期就已有表现，且阳虚质RA患者发病年龄更小，关节病变较重，功能较差。李博等进一步研究发现，阳虚质RA患者外周血单个核细胞中miR-146a的表达显著高于其他体质类型的RA患者，而miR-146a多态性是影响RA发病的主要遗传因素之一。寿旗扬等动物实验也发现，切除肾上腺制成的肾阳虚大鼠模型能促进佐剂性关节炎的发病程度，是研究RA良好的动物模型。

阳虚体质人群易患RA主要与先天肾阳不足有关。肾为先天之本，主骨而生髓，人体生命活动为阳气所主，肾藏真阳，既是一身阳气之统帅，也是肾精源源不断产生的原动力，正如郑钦安所云："阳者，阴之主也。""火盛则水盛，火衰则水衰。"若先天肾阳不足，日久必累及肾精，最终导致阳虚精亏，骨髓失养。此外，肾经为寒水之经，同气相求，更易受寒湿之邪侵袭，痹阻肢体关节气血运行。研究发现，RA发病与遗传因素密切相关，且具有高度家族聚集性倾向。

2. 阳虚邪凑与 RA 发病　《素问·痹论》云"风寒湿三气杂至，合而为痹也"。《类证治裁·痹证》云："诸痹……良由营卫先虚，腠理不密，风寒湿乘虚内袭，正气为邪所阻，不能宣行，因而留滞，气血凝涩，久而成痹。"《灵枢·百病始生》云："风雨寒热不得虚，邪不能独伤人……此必因虚邪之风，与其身形，两虚相得，乃客其形。"由此可见，在RA发病中，风、寒、湿邪是重要外因，而阳气不足则是首要内因之一，外因需要通过内因起作用，即"正气存内，邪不可干；邪之所凑，其气必虚"。RA患者多属阳虚体质，卫阳不足无力抵抗外邪，风、寒、湿邪侵袭肌表，痹阻经络气血，日久势必耗伤本已不足之阳气，导致阴液停滞，酿生痰浊、瘀血等有形之病理产物。若痰浊、瘀血互结，可进一步阻遏经络气血运行，耗伤不足之阳气，导致 RA 病情缠绵反复，关节肿大畸形。吴生元认为，阳虚邪凑是 RA 发病关键，虚、邪、痰、瘀为病机要点，其中"虚"以阳气亏虚为本，尤其是脾阳不足为主，"邪"以外感风、寒、湿邪为标。朱良春也认为，RA 发病过程多为阳气先虚，腠理不密，外感风寒湿诸邪，盘踞经髓，深入骨节，阻遏气血运行。冯福海则认为，RA 发病日久，风、寒、湿邪进一步耗伤机体阳气，导致脏腑功能失调，尤以脾阳不足为主，随之痰浊、瘀血内生，造成难治性 RA 的出现。

由此可见，在 RA 病机中阳虚邪凑主要责之于脾阳不足。脾为后天之本，脾阳虚弱不运则人体气血生化乏源，卫阳不充，难以抵抗外邪侵袭，而且也使机体对药物的吸收达不到应有的程度，影响疗效。

3. 阳虚与 RA 并发症　肺间质纤维化、焦虑抑郁状态等关节外病变是 RA 的常见并发症，这些并发症的出现也多建立在阳气不足的基础上，主要涉及肺脾肾等多脏之阳。如李松伟等调查 207 例合并肺间质病变 RA 患者中医证型与肺部高分辨 CT 和肺功能之间的关系，发现在病变早期肺功能出现轻度下降时，肾阳虚证、肺肾虚证为患者主要证型；当病情进展至晚期，肺功能重度降低时，多阳损及阴，肺肾气阴两虚证最为多见，主张应尽早使用温阳益气之品。郭德强等认为，阳气不足是 RA 伴发焦虑抑郁状态的基础，或因脾肾阳虚，元神失养，无力鼓舞精神；或因阳虚湿阻，气机运行不畅，疏泄不及而致。临证以温阳化湿法为原则，通过温补阳气、温散寒湿、开达气机达到治疗目的。宋维海等认为，肾阳亏虚是高原地区 RA 患者并发维生素 D 缺乏的基础，采用温阳补肾药物治疗后，患者血清 25 -羟维生素 D3 水平显著提升。马玉琛等认为，在 RA 治疗过程中，患者出现的消化系统并发症与中焦脾胃之气受损有关，临证多以加减升阳益胃汤治疗，重用黄芪、党参补气固表，柴胡升举阳气，取得了较好的疗效。

温扶阳气是 RA 的主要治法

1. 温阳以祛邪　基于阳虚邪凑是 RA 关键病因病机的特点，临床治疗中当温阳以祛邪，尤以温健脾阳为主。阳气充沛流畅，则外邪可散，内邪得化，肢体经络气血运行无阻，痹病难成，正如《扁鹊心书》云："凡治痹，非温不可。"赵建平等运用温阳散寒除湿汤治疗 RA，并与常规西药对照，结果发现，温阳散寒除湿方可有效改善 RA 患者关节肿痛、晨僵等症状。王彦鹏等以温阳散寒除湿汤联合依那西普治疗 RA，并与单用依那西普的对照组比较，发现治疗组 RA 患者关节症状改善更为明显，且血清肿瘤坏死因子-α、白细胞介素- 17 水平更低。熊永梅等采用乌附麻辛桂姜汤加减治疗 153 例 RA 患者，并以塞来昔布作为对照用药，发现乌附麻辛桂姜汤整体疗效优于塞来昔布。宋欣伟治疗 RA 多遵从叶天士"通阳必以辛热"之论，临证常用半夏、制天南星、白附子，三者联用可温运脾阳，增强阳气推动力以散脏腑经络肌表上下之痰湿。

2. 温阳以通络　扶阳学术流派代表人物吴生元认为，阳虚气血运行受阻是 RA 重要的病理基础，而"气主煦之""血得温而行，得寒而凝"，气血流通的关键在于阳气的周流循环，阳虚气血运行受阻，则可化生痰浊、瘀血，因而温阳通络是 RA 治疗的重点，强调应"专用""重用""善用"附子。马武开主张从气虚血瘀论治 RA，以温阳益气健脾为基础达到养血活血的目的。展俊平等以补阳还五汤联合甲氨蝶呤片治疗 RA，结果发现，整体疗效优于单用甲氨蝶呤的对照组，提示补阳还五汤可以提高甲氨蝶呤治疗 RA 的疗效。宋欣伟临证治疗病程长久的 RA 患者，也多加用黄芪 60~120 g，取补阳还五汤之意。陆雯俊则自拟通阳活络汤治疗 RA，结果发现，可明显减轻关节肿痛、晨僵等症状，疗效显著。

3. 温阳以养脏　《素问·痹论》云"痹病，五脏亏虚为之大因"。强调了脏腑亏虚在 RA 发病中的重要作用。另一方面，发病初期 RA 病位多在肌表经络，病久正虚邪进，病位由表入里，深入心、肝、脾、肺、肾五脏，形成五脏痹，进一步加重脏腑亏虚。明代医家李中梓在《医宗必读》中总结痹病论治经验时，提出"在外者祛之犹易，入脏者攻之实难；治外者散邪为急，治脏者养正为先"的原则，即注重温补五脏之阳气，尤其以温补脾肾之阳为主。焦树德治疗 RA 强调以温补肾气为主，并创立补肾祛寒治尪汤、加减补肾治化汤、补肾清热治尪汤、补肾清化治尪汤等，取得了较好的临床疗效。郭会卿强调补运脾阳法为治疗 RA 的基础，临证常用附子理中丸联合桂枝、松节、木瓜等药物，不仅可改善关节疼痛，还能显著缓解关节肿胀。李宇等认为，若脾肾阳虚，则全身阳气俱虚，肌表失于固摄温煦，腠理疏松，风、寒、湿之邪易侵袭关节肌肉而发为 RA，因此，治疗上当以温补脾肾为主，可选用金匮肾气丸、右归丸、附子理中汤等，可重用附子、骨碎补、肉苁蓉、干姜、牛膝、狗脊、仙茅、淫羊藿、杜仲、菟丝子、鹿角霜等。有学者通过动物实验也发现，温补脾肾类方药可延缓骨关节退化，抑制骨质破坏，促进骨质修复，并改善骨骼肌肌纤维成分，增加肌糖原的含量。

用药特点

1. 温补温通并重　《医法圆通》云"阳者，阴之主也，阳气流通，阴气无滞。阳者，阴之根也，阳气充足，则阴气全消，百病不作，阳气散漫，则阴邪立起"。由此可见，健康的阳气不仅要充足，更要流畅，这也决定了阳气不足可分为绝对不足与相对不足两种类型。其中绝对不足者，即阳气虚损，表现为整体阳气亏虚，或因先天不足、后天失养，或因年老体衰而致；相对不足者，多属邪气阻遏阳气运行，以致阳气流通不畅，病变部位局部阳气不足。RA 是一种异质性很强的疾病，可发生于任何年龄段，且不同患者的病情严重程度、症状体征、疾病转归等均存在较大差异，这就决定了既有阳气绝对不足的患者，也存在阳气相对不足的患者。因此，治疗上当温补与温通并重，不可偏废。阳气绝对不足者以温补为主，药用黄芪、白术、党参、狗脊、巴戟天、淫羊藿、补骨脂等；阳气相对不足者当以温通为主，药用附子、桂枝、麻黄、细辛、威灵仙、羌活、独活等。但在临证中还需要注意，阳气绝对不足与相对不足可同时存在，这就要求仔细辨别两者的主次，在用药上有所偏重。

2. 重用辛温类药物　辛温类药物是指味辛或性温，或两者兼顾的中药，具有行气、宣发、升散、开腠、通络等功效，即《本草从新》云"辛者能散，能润，能横行"。阳气主动、主升，阳气不升，则浊阴不降，阴寒内停，正如近代医家丁甘仁所云："阳气不到之处，即浊阴凝聚之所。"由此可见，温扶阳气必用辛温类药物。在 RA 治疗中，一方面，附子、肉桂、干姜、细辛、补骨脂、淫羊藿、巴戟天、菟丝子等辛温类药物具有较好的温补肾阳功效，同时还可借助其辛以温通阳气；另一方面，羌活、白芷、桂枝、藿香、佩兰、苍术、半夏、生姜、陈皮、厚朴等辛温类药物具有解表开腠、健脾促运、宣通肺气等功效，既可祛除在表之风、寒、湿邪，也可温化内生之痰湿，避免阻遏阳气运行。

此外，叶天士认为，"络主血""久病入络""血结必入于络"，强调"络以辛为泄""络以辛为治"，首创"辛味通络大法"，主张以辛味药宣行散作用以疏通血络之痹窒不通，临证中又细分为辛温通络、辛香通络、辛润通络、辛咸通络 4 种方法。在 RA 的治疗中，应视络脉瘀阻程度灵活使用上述方法。如对于络脉瘀阻程度不重者，运用辛温通络法治疗即可，药用附子、桂枝、细辛等；若络脉瘀阻程度较重，且气滞明显者，当联合辛香通络法治疗，药用木香、香附、降香、小茴香、乳香、没药等。若除络脉瘀阻外，伴有阴血不足者，还应联合辛润通络法，加用当归、桃仁、柏子仁等质润之养血活血之品，防止辛温活血药耗伤阴血。对于络脉瘀阻日久且程度严重，并夹杂痰湿等有形之邪者，应不忘联合辛咸通络法，使用露蜂房、土鳖虫、全蝎、地龙、蜈蚣、水蛭、穿山甲等虫蚁类药搜剔络邪，攻积除坚。

3. 佐以滋阴，行气透热　人体阴阳互根互用，张景岳在此基础上提出了"阴中求阳"的补阳法则，并总结为"善补阳者，必于阴中求阳，则阳得阴助而生化无穷"。在 RA 治疗中，若单纯使用温热助阳之品效果不显著，应及时辅以养阴填精之药，如熟地黄、枸杞子、山茱萸、黄精等。但需注意的是，此类厚味滋补之品剂量不可过大，否则有助湿生痰、滋腻碍胃之弊。

此外，瘀血日久易阻遏阳气，阳气伏于患处，即《金匮要略》云："癥坚之处必有伏阳。"患者可出现心烦、燥热、失眠、心悸、舌质暗红、脉数等表现，此时需少佐行气透热之品，如知母、黄柏、黄芩、陈皮等。

阳气不足是导致 RA 发病的主要内因之一。一方面，RA 患者体质类型以阳虚质居多，且主要责之于先天肾阳不足，在此基础上波及脾、肺等多脏阳气，导致气血生化乏源。正气无力抗御外邪，风、寒、湿邪侵袭肌表，痹阻经络气血，日久酿生痰浊、瘀血等病理产物，导致关节肿痛、强直畸形，使RA病情缠绵反复。另一方面，肺间质纤维化、焦虑抑郁状态、维生素D缺乏、消化系统病变等RA常见并发症，其发病也多建立在阳气不足的基础上，日久阳损及阴，耗伤脏腑气血，影响脏腑功能。因此，在RA治疗上应当重视温扶阳气法的运用。但温扶阳气是一个非常广泛的概念，绝非单纯使用温热药补充阳气，而是要顺应阳气充沛流畅的特点，分清阳气不足的类型，温补阳气与温通阳气并重。在具体临证遣方用药上，可重用辛温类药物，取其"能行、能散、能补"的功效特点，温阳以祛邪、温阳以通络、温阳以养脏，同时也要根据患者的不同证候及疾病所处不同时期灵活配伍其他药物，避免辛温类药物耗伤阴血。

324　从阳化气，阴成形辨治难治性痛风

痛风是一种尿酸盐晶体异常沉积性疾病，与嘌呤代谢紊乱和/或尿酸排泄障碍所致的高尿酸血症直接相关，属于代谢性风湿病范畴。主要临床表现为反复发作的关节红肿热痛、功能障碍，严重者可出现痛风石、关节畸形、肾功能不全，可并发高脂血症、糖尿病、心脑血管疾病等，近年呈现明显上升和年轻化趋势。近年来难治性痛风逐渐成为临床关注的重点，当痛风患者出现急性发作≥2次/年或存在严重的痛风石，或经降尿酸药物足量足疗程治疗后，血尿酸仍≥360 μmol/L，考虑为难治性痛风。顽固的高尿酸水平、发作频繁及痛风石是难治性痛风的特点，其常规治疗效果不显，预后相对较差，会严重影响患者的生活质量。痛风属于中医学"痛风""痹证"范畴。在难治性痛风的治疗中，中医药治疗具有标本兼顾的优势，缓解关节症状的同时，还可降低尿酸水平、明显减少痛风的发作次数、改善全身症状。

姜泉从事中医风湿病的临床30余年，经验丰富，治疗痛风等风湿免疫疾病屡获良效。学者徐润等从"阳化气，阴成形"的角度探析了姜泉治疗难治性痛风的经验，以期为中医药的临床应用提供更多的思路和方法。

阳化气，阴成形理论内涵

1. 阳化气，阴成形之生理　　阴阳是世间一切对立物质属性的概括。《素问·阴阳应象大论》论述了阴阳总纲"阴阳者，天地之道也"，"阳化气、阴成形"是其后对阴阳的补充说明与举例，张景岳《类经·二卷·阴阳类》解释："阳动而散，故化气，阴静而凝，故成形。"用阳和阴概括了物质的动与静、气化与凝聚、分化与合成等的相对属性。张志聪《黄帝内经素问集注》云："天主生物，地主成物。故阳化万物之气，而吾人之气由阳化之；阴成万物之形，而吾人之形由阴成之。"这里"阳化气，阴成形"用以说明人体阳气与阴精、功能与形体之间的关系。于人体而言，用为阳，体为阴，"阳化气"和"阴成形"共同构成了生命的完整活动。

从代谢的角度看，人生长于自然界中，既要从自然界获取营养物质以充养身体，又要将代谢产物排出体外，"阳化气"与"阴成形"互化的过程，就是通过新陈代谢维持正常生命活动的过程。在以五脏为核心的人体中，五脏以"气"为媒介，以"化"为方式来配合运动。其中，脾主气机升降，是主导气机运行、输布水谷精微、升清降浊的关键，肾的气化对人体水液生成、输布、排泄也起着重要作用，可以说，脾肾的气化乃代谢之根本动力，是"阳化气"与"阴成形"协调运动的关键。

2. 阳化气，阴成形之病理　　《素问·生气通天论》云"阴平阳秘，精神乃治"。只有"阳化气"与"阴成形"保持着相对的平衡，人体才能保持健康状态。"阳化气"太过或不及都能够造成"阴胜则阳病，阳胜则阴病"的病理状态。在人体，若先天禀赋不足、饮食七情内伤或外邪侵袭等因素导致"阳化气"不足，则会表现为五脏功能减退，尤其是脾肾的气化作用减退，《难经》云："积者，阴气也。"脾肾气化不利，导致津液不能正常输布和排泄，阴津凝敛成形，终致"阴成形"太过，"阳虚阴结"，即表现为各种有形之邪积聚，出现湿浊、痰凝、血瘀等病理产物。

难治性痛风的病因病机

1. 阳化气不足之脾肾气化不利　高尿酸血症是痛风的生化基础，从现代医学的角度看，遗传、基因突变等因素可导致尿酸代谢过程中酶和转运体的功能异常，而个人生活方式、饮食习惯等因素也会影响尿酸代谢，遗传因素和后天因素影响了高尿酸血症和痛风发生发展的全过程。这恰与中医理论共通，浊邪的产生与先后天之本——脾肾二脏密切相关。《素问·经脉别论》云："饮入于胃，游溢精气，上输于脾，脾气散精，上归于肺。"脾主输布水谷精微。《灵枢·五癃津液别》中也论述："五谷之津液，和合而为膏者。"若脾气不足，运化不力，水谷精微不能被完全运化输布，即造成尿酸代谢紊乱，多余的尿酸留置体内，从而导致阴成形太过，变生"尿酸浊"。肾为水脏，主津液，主一身之气化，司二阴之开阖，有促进水液代谢、生尿和排尿的作用，即肾主人体浊气的排泄，以肾气为鼓舞，分清泌浊。若肾虚气化失常，开阖不利，会引起水液代谢障碍，也可导致代谢产物尿酸不能及时排出体外，引起血尿酸升高。

简而言之，脾肾气化不利，升清化浊功能失调，是过高的尿酸等湿浊之邪内停的根本原因。湿性黏滞，蕴久难化，聚而为痰，久而成瘀，湿痰瘀遇内外邪引动发为痛风，故脾肾气化不利为病机之本。

2. "阴成形太过"之湿痰瘀邪凝聚　痛风属正虚邪实之病，湿浊痰瘀是难治性痛风的主要致病因素，贯穿整个疾病的始终。现代医学指出，血尿酸超过其在血液或组织液中的饱和度会形成单钠尿酸盐结晶，单钠尿酸盐结晶沉积诱发局部炎症反应和组织破坏是痛风的病理基础。脾肾气化不利之人，易生湿浊痰瘀之邪——单钠尿酸盐结晶，有形实邪留滞肢体骨节，不通则痛。体内有形之邪难以速去，而内伤外因时时引动体内实邪，会导致气血愈加凝滞不通，痛风反复发作，迁延难愈。此外，痛风病程日久，湿浊痰瘀久滞于关节筋肉之间，则会聚结成痰核，即"痛风石"；"浊邪居下"，湿浊痰瘀流聚于中下二焦，脾肾更易受损，日久脾肾愈衰，肾脏因湿浊痰瘀等实邪壅滞，甚至出现实质病变。

《瘟疫论补注》云："阳气愈消，阴凝不化，邪气留而不行。"难治性痛风病机虚实夹杂，有形实邪由脾肾气化不利所致，湿浊痰瘀能久羁于体内，也责于脾肾之不足，而实邪壅滞会导致脾肾失养愈加亏虚。"阳化气不足""阴成形太过"互为因果恶性循环正是痛风难治、久久不愈的原因。

难治性痛风的治则治法

基于"阳化气，阴成形"的理论，姜泉临证治疗难治性痛风时，以"助气化"为本，"祛实邪"为标，标本同治，缓急有度，辨证求因，审因论治，强调祛邪而不伤正，扶正而不助邪。

1. 调理脾肾，以助气化

（1）健脾益气而化湿痰：难治性痛风患者尿酸之浊邪久滞于体内，故于治病时，当健脾气，中气得转，则清浊复位。明代名医张璐云："气虚者，补之以甘，参、术、苓、草，甘温益胃，有健运之功。"临床上，病情相对稳定的患者常有乏力倦怠，食少纳呆，腹胀便溏，舌淡胖或有齿痕苔薄白，脉沉细无力等症，则酌情予甘温和缓的四君子汤化裁以健运脾气、运化湿浊。乏力甚者，常加用生黄芪，也常用对药白术配山药来健脾，相互配伍，使温而不燥、滋而不腻；佐用少量陈皮理气，使守而能运，助湿痰瘀邪外出。

（2）少火生气而泄湿浊：《素问·生气通天论》云"清阳出上窍，浊阴出下窍"。指出肾的蒸腾气化之功，可分清泌浊，促进尿酸之浊的排泄。而难治性痛风患者，不仅泄浊之力不足，也常因邪深久恋，湿浊痰瘀痹阻肾络损伤肾脏实质，临床部分患者可兼见腰膝酸痛、小便频多或少尿，甚则可见水肿、尿浊诸肾虚之症。"损其肾者，益其精"，张景岳提出"善补阳者，必于阴中求阳，则阳得阴助则生化无穷"。补肾之法，以平补肾精为要，一则难治性痛风患者实邪壅滞，不宜壮火助热；二则肾之阴阳同出肾精，互根互用，肾精得充肾之气化必得复。故临床见肾虚之症，常取六味地黄丸、金匮肾气丸之义，予女贞子、生地黄、熟地黄、山茱萸、山药等滋阴补肾之品平补肾精，酌加菟丝子、肉桂微微生火以生肾气，肾精得充，肾火有源，则体内蒸腾气化之功得复，湿浊之邪得以排出，起到"益火之源以消阴翳"之功。而对实邪痹阻日久，后期肾脏实质受损的患者，常酌情加用龟甲、枸杞子等补益真阴，同时还根据病情在辨证的基础上加用利湿泄浊、通经活络等药物，以起"标本同治"之效。

（3）时刻顾护先后天之本：《素问·生气通天论》云"高粱之变，足生大疔"。《万病回春》云："膏粱之人，多食煎炒、炙煿、酒肉，热物蒸脏腑，所以患痛风，恶疮痈疽者最多。"以上正说明饮食失调、过食肥甘厚味导致脾胃功能受损者，易发痛风。临床上可见痛风患者多形体肥胖，为痰湿之体，并有嗜食肥甘、饮酒之好。《医学正传》论治痛风时云"更能慎口节欲，无有不安者也……不可食肉，肉属阳，大能助火"。现代研究提示高嘌呤饮食导致的高尿酸水平是痛风形成的重要原因，减少外源性嘌呤的摄入意义重大。故在治疗难治性痛风的过程中，注重指导患者的生活调摄，建议低嘌呤饮食，提倡患者忌食海鲜、骨肉汤、羊肉、啤酒等厚味生湿之品，以顾护脾胃；同时多饮水，通利小便，渗利下焦，自利湿浊而顾护肾气。此外，还强调患者应规律作息、劳逸有度以养脾肾、调畅情绪以防肝郁克脾。

2. 审因论治，多法祛邪　难治性痛风病程较久，邪深杂糅，湿浊可郁而化热，痰浊可聚而成核，血瘀常滞而作痛，诸有形之邪胶结难解，临床上，根据患者病情轻重缓急，在辨证的基础上多法活用以祛实邪。

（1）湿热甚，则主以利湿清热：难治性痛风患者，尿酸水平顽固不降，湿浊之邪黏腻难解，临证时应积极清利稽留在体内的湿浊之邪。常用薏苡仁、茯苓、苍术、防己等清利中焦湿邪，车前草、金钱草、玉米须、泽泻、淡竹叶、茵陈、酒大黄、川牛膝等渗利下焦湿邪。另一方面，内外之邪引动蕴结体内的湿浊痰瘀之邪时，会诱发痛风急性发作。《丹溪治法心要》云："治肢节肿痛，痛属火，肿属湿，此湿热为病，兼之外受风寒而发动于经络之中，湿热流注肢节之间而无已也。"痛风发作之时，关节肿痛难忍，多是诸郁化热、湿热胶结、火热熏灼所致，临床上见急性痛风患者口中黏腻或渴不欲饮、发热、心烦、小便黄赤、大便黏滞、舌质红、苔黄腻或黄厚、脉弦滑或滑数等湿热之症时，常用四妙丸以清热利湿止痛，苍术妙于燥湿，黄柏妙于去热，牛膝引湿热下流，薏苡仁健脾利湿。此外，若关节肿胀甚，酌加玉米须、茯苓、泽泻等渗湿利水消肿，若疼痛热毒甚，加土茯苓、虎杖、苦参清热除湿。

（2）见痰核，则主以化痰散结：难治性痛风往往伴发痛风石，痛风石是由单钠尿酸盐、炎症细胞及纤维组织共同构成的病理组织，常发于温度较低的外周关节中。痛风石一旦形成，难以消散，据其局部破溃时排出物往往为白色粉状或糊状物、周围皮温不高、疼痛不甚等特点，痛风石非热非毒，乃有形之痰核。《医宗必读》云"惟脾土虚湿，清者难升，浊者难降，留中滞隔，瘀而成痰，故治痰先补脾，脾复健运之常，而痰自化矣"。对于难治性痛风之痛风石，健脾益气乃治痰之本，故常予健脾之品消导有形痰核，此外，当以清化体内之痰、消散体表之核为主，常用胆南星、浙贝母、皂角刺、山慈菇等化痰散结之品。《丹溪心法》云："痰挟瘀血，遂成窠囊。"痰核必阻滞气血，气血瘀滞则加剧痰核之积，故姜泉认为，痰核血瘀常宜同治，治疗痛风石时，据血瘀之症，酌加桃仁、红花、赤芍、川芎等活血之品来条达气血。

（3）瘀积久，则主以活血化瘀：难治性痛风属于"痹证"的一种，痹病必挟瘀，即使是在非急性期，患者也常有局部皮色暗红、关节隐痛不适、疼痛夜剧等血瘀症状特点。见血瘀之症时常用桃仁、红花活血化瘀，虑其气血不通必不荣，瘀久必虚，因此活血亦不忘养血，也常用四物汤。若逢痛风急性发作，此时可加大活血之力，以通而止痛，热甚者加凉血活血之丹参，肿甚者加祛瘀消肿之泽兰。此外，姜泉善用虫藤类药来搜风通络、破血逐瘀。《本草汇言》云"凡藤蔓之属，皆可通经入络"。同类相从，藤类药走经通络，可使药力直达病所，虫类药走窜，动越攻冲之性能逐积瘀，所以瘀痛甚者常加入清热逐瘀通络之忍冬藤、络石藤，活血搜风通络止痛之虫药僵蚕、蜂房。

验案举隅

患者，男，30 岁，2020 年 10 月 8 日初诊。主诉多关节间断疼痛 6 年，加重 3 日。患者 6 年前出现左踝关节疼痛，查血尿酸偏高，诊断为痛风。此后患者治疗不规律，关节疼痛症状反复发作，每年 4 次左右，主要累及双踝、右腕关节，血尿酸波动处于 600～900 μmol/L。3 日前患者运动过量后出现左踝关节及足背疼痛来诊。现症左踝关节及足背疼痛，疼痛剧烈难忍，皮温略高，轻微肿胀；右腕关节轻度疼痛，内侧可见豌豆大小"痛风石"，局部皮色暗红；患者平素作息不规律，喜食海鲜、烧烤等，形体偏胖，乏力易倦，气短，偶有头晕，偶有腰酸，纳眠可，小便黄，大便黏，每日 3 次；舌质暗红，苔白腻，脉沉滑。当日查血尿酸 697 μmol/L。西医诊断为难治性痛风（急性发作）。中医诊断为痛风，证属湿热瘀阻、脾肾亏虚。法以利湿清热、活血止痛、健脾益肾为主。

处方：虎杖 15 g，土茯苓 30 g，车前草 30 g，绵萆薢 15 g，玉米须 30 g，川牛膝 15 g，当归 15 g，川芎 15 g，丹参 15 g，忍冬藤 30 g，络石藤 30 g，蜂房 9 g，僵蚕 12 g，女贞子 30 g，山药 15 g。14 剂，每日 1 剂，水煎分 2 次服。并嘱患者大量饮水，低嘌呤饮食，注意休息，避免剧烈运动。

二诊（2020 年 10 月 26 日）：患者左踝关节及足背疼痛明显减轻，略有压痛，皮温不高，肿胀减轻，乏力甚，眠差，多梦；予上方加茯神 15 g，远志 12 g，生黄芪 30 g，继服 14 剂。

此后又多次复诊，结合症状于前方加减治疗，2020 年 12 月 27 日复诊时，患者关节疼痛肿胀症状基本缓解，偶有隐痛不适，活动无明显受限，仍有乏力，偶有头晕、腰酸，纳眠可，小便黄，大便黏，查双足双能 CT：左踝关节多发痛风石形成。血尿酸 494 μmol/L。证属痰湿瘀阻、脾肾亏虚。

处方：车前草 30 g，金钱草 30 g，绵萆薢 30 g，玉米须 30 g，炒皂角刺 15 g，山慈菇 15 g，胆南星 9 g，当归 15 g，川芎 15 g，丹参 15 g，生黄芪 30 g，生白术 15 g，山药 15 g，茯苓 20 g。继服 14 剂后，患者已无明显不适。此后患者规律于门诊复诊，痛风未再发作，病情控制良好。

按语：本患者治疗前血尿酸水平为 600～900 μmol/L，痛风频发，查体可见痛风石，符合难治性痛风诊断。根据患者关节疼痛剧烈难忍、皮温高、轻肿胀，局部痛风石皮色暗红，小便黄、大便黏等表现，结合舌脉，痛属火，肿属湿，辨证为湿热瘀阻；据患者形体胖、乏力易倦、气短、头晕、腰酸等表现，辨其兼有脾肾亏虚证，综合分析，证属湿热瘀阻、脾肾亏虚。实邪动越，急则治其标，方中虎杖、土茯苓为君药，《本草正义》有论，土茯苓可"利湿去热，可搜剔湿热蕴毒"，配合虎杖苦以燥湿，寒以清热，以达"湿去热除痛止"之效，臣药车前草、绵萆薢、玉米须利湿清热，佐用川牛膝、当归、川芎、丹参养血活血化瘀，忍冬藤、络石藤、蜂房、僵蚕逐瘀通络止痛，兼治其本，加女贞子、山药补益脾肾。二诊病情好转，但关节轻肿胀、略压痛，提示湿热瘀余邪未清，故继续前方利湿清热活血，结合患者乏力甚，眠差，多梦，故加茯神、远志安神定志，生黄芪以益气。多次复诊后，患者关节仅留有隐痛不适症状，伴乏力，头晕，腰酸等症，尿酸水平下降，检查提示关节多发痛风石，故较前诸方，减清热利湿之虎杖、土茯苓，活血通络之忍冬藤、络石藤，通络止痛之蜂房、僵蚕等，加强化痰散结及健脾益肾之功，加用炒皂角刺、山慈菇、胆南星以化痰散结，健脾益肾之药加用生白术、茯苓。此案患者长期坚持用药，由于辨证准确，方药贴切，取得了满意疗效。

"阳化气，阴成形"的理论用以指导治疗难治性痛风，"阳化气"主要用以说明脾肾气化之功，"阴成形"主要用以解释病理状态下积聚于体内的湿痰瘀实邪，但"阳化气，阴成形"之理并非拘于此论。治疗时，也应注意脾肾之虚与诸邪之积乃是统一体，应据其缓急整体论治，诸邪也是杂糅之邪，并非湿、痰、瘀独邪为患，治疗时不应拘泥于一法，宜辨证求因，多法兼用或各有侧重论治。

325　从阳化气，阴成形辨治膝骨关节炎

膝骨关节炎（KOA）是骨科常见疾病，临床以关节软骨的退变及骨质增生为特征，主要表现为膝关节疼痛、僵硬、畸形和功能受限。随着社会老龄化的加速，KOA 的发病率呈逐年上升趋势。目前普遍认为，力学和炎症因素共同作用致软骨细胞、细胞外基质及软骨下骨三者降解与合成失衡，从而导致 KOA 的发生。KOA 属于中医学"骨痹"范畴，因"阳化气不足，阴成形太过"，致使寒、痰、湿、瘀等秽浊之邪停滞并侵蚀骨节筋肉而发。明代龚信《古今医鉴》云："痹因无精内虚，肾阳不足，感受外邪，不能祛散，搏于经脉，留于关节或内注筋骨所致。"阐述了肾阳虚是致痹的根本原因。基于"阳化气，阴成形"理论认为，KOA 是由于机体阳气受损，使阴成形太过的结果。学者郭啟镕等阐述了以"阳化气，阴成形"理论为指导论治脾肾阳虚型 KOA 的经验。

阳化气，阴成形理论

《素问·阴阳应象大论》云："阴阳者，天地之道也……阳生阴长，阳杀阴藏，阳化气，阴成形。"认为阴阳是天地宇宙间的普世大道，万事万物发展变化所遵循的纲领，阴阳的矛盾运动是生命活动的基本内在规律，也是治疗疾病的理论基础。于人而言，生命进步发展源源不断、生机勃勃的动力是生命现象的主要矛盾，这一矛盾存在于生命进程的始终，是阴阳的对立统一。明代张景岳《类经》提出"阳动而散，故化气。阴静而凝，故成形"。对于生命整体的结构和功能而言，生命结构为阴，即阴成形，生命功能为阳，即阳化气。生命运动即生命形体的气化活动，气化活动本质上是化气与成形的对立统一。化气与成形达到平衡，这是人体正常生理功能的基础。

明代刘全德《王乐亭指要》云："所谓治病必求其本也，总之不越乎阴阳者也。盖阳化气，阴成形，阳虚则阴无以生，阴虚则阳无以化。"其概括了人体阳气与阴精的功能，"阳化气"体现的是生命活动的气化功能，即具备变动、上升性质，机体气化运动而不见其形质方面的功能归属于"阳化气"范畴；"阴成形"则说明了病理产物及致病因素的形成，即具备凝聚、安静性质，机体正常物质或病理性质产物形成归属于"阴成形"范畴。

中医强调"阴平阳秘"，人体"阳化气"与"阴成形"始终处于动态平衡状态，一旦阴阳对立斗争中的某些时刻阴阳相对稳定被打破，"阳化气"不足，则出现"成形太过"的病理状态。表现出温煦推动功能减退，气化失司，致阴精成形太盛，最终导致"阴盛阳病"。

KOA 与阳化气，阴成形功能失调的关系

中医学认为，脾主四肢肌肉，肾主骨生髓充盛筋骨。随着人体衰老和慢性劳损的产生，人体脏腑功能逐步减退，脾肾亏虚，脾阳虚则无以温煦充养四肢肌肉，肾阳虚则不能主骨生髓。脾、肾皆虚导致经脉功能减退、肌肉充盈不足及关节失于濡养，相对应地出现筋膜挛急疼痛、肌肉萎软无力、关节不稳及屈伸不利等症状。虚证既成，则风、寒、湿等外邪乘机侵袭筋肉骨节，导致经脉骨节气血瘀阻不行，久则为痛。这反映出 KOA 本虚标实的病理特质。

由此认为，对于脾肾阳虚型 KOA，阳气不足是发病之本，寒痰湿瘀等阴浊之邪为致病之标。"阳化气"不足，影响正常的"阴成形"，导致精血津液不能正常输布，化生湿浊瘀结留滞关节经脉。再者，

"阳化气"不足不能制衡"阴成形"，无形之气转化有形之浊邪的病理性功能太过，有形之浊邪在体内积聚，日久成痹。阳气虚弱，阴不化精，阴阳失去平衡，发为本病。

1. 阳化气不足是脾肾阳虚型 KOA 发病之本　　随着年龄的增加、劳损的积累会使阳化气的功能逐渐减退，阳消阴长，则会出现阴成形功能失调。KOA 首先表现为脾、肾二脏阳气不足，阳虚是水湿运化功能衰退、气血化源不足的根本。《灵枢·百病始生》云："风雨寒热不得虚，邪不能独伤人。"阳虚是外邪入侵的根源。阳虚之人不能温化外邪，所以寒湿之邪就凝聚于体内。阳虚则气化失司，运化与蒸腾水湿功能减弱，使膝关节出现水湿痰瘀积聚，经脉痹阻，从而出现膝关节肿胀、疼痛等症状。元代李仲南《永类钤方》云："体虚之人，受风寒湿毒之气，使血气筋脉凝滞，传于骨节四肢间，肉色不变，骨如虎噬之痛，昼静夜剧。"指出 KOA 的内因主要是由体虚导致，体虚则外邪乘机而入，阻碍骨节气血运行，停而成瘀，致使膝关节夜间疼痛加剧。明代吴又可《瘟疫论补注》云："阳气愈消，阴凝不化，邪气留而不行。"当阳气不足以推动体内气化的顺利进行时，体内痰、饮、水、湿等阴邪则凝而不化，困扰不消。"正气存内，邪不可干"。阳气虚，则卫外不固，肌肉、皮毛、腠理疏松，风、寒、湿之阴秽浊邪更易侵袭膝关节，逐渐导致气滞血瘀、经络痹阻，因此出现关节剧痛，痛点固定，关节活动受限。《素问·逆调论》云："是人多痹气也，阳气少，阴气多，故身寒如从水中出。"机体阳气亏虚则水湿痰瘀等阴邪积聚于膝关节，可表现为膝关节肤温降低、肿胀疼痛、屈伸活动不利、畸形、僵直废用等病变。由此可见，KOA 患者大多先天禀赋不足，阳气受损，寒湿之邪侵袭，气血瘀滞于筋脉骨节而发病。加之饮食生冷、起居外感寒湿、熬夜等原因致人体阳气虚弱，体内阴寒之邪过盛，阴不得温化则形成病理产物，水液积聚成痰饮，血液停滞成瘀血，痰饮血瘀积聚于膝关节，日久则成痹。

2. 阴成形太过是脾肾阳虚型 KOA 发病之标　　《素问·痹论》指出"风、寒、湿三气杂至，合而为痹"。表明感受风、寒、湿等外邪是致痹之标。人自身阳气越虚，则外邪更易直中病位，而外邪的侵袭久之不消势必进一步加重阳虚。外受风邪越盛，则膝关节疼痛游走不定；外受寒邪越盛，则膝关节疼痛较剧烈，痛有定处；外受湿邪越盛，则膝关节肿胀酸痛、重着乏力。风、寒、湿等外邪痹阻关节筋脉，随后出现膝关节局部肿胀，或见皮下结节者，为痰；膝关节出现僵硬，疼痛不移，膝周出现瘀斑者，为瘀。《素问·调经论》云"寒独留，则血凝泣，凝则脉不通"。阳气虚，温煦与气化功能减退，使阴寒凝滞血脉，日久成瘀。随着阳化气不足的病理状态形成，水湿等无形阴邪无以气化消散，积聚于膝关节局部，终成痰瘀或水结成石等有形阴邪，表现为膝关节退化增生，骨赘形成。凡痰、瘀、水湿等病理产物的积聚，造成筋脉闭塞、脉道不利，皆需阳气的温化才得以运化。风、寒、湿、瘀、痰积聚于膝关节，导致闭阻经络，气血运行不畅，引起膝关节肿胀疼痛等症状的发生。风、寒、湿、瘀、痰的存在皆属于"阴成形"太过，其是致痹之标，随着疾病的发展，机体阳气亦日渐虚衰，如此循环往复，致使疾病缠绵难愈。

从阳化气，阴成形论治脾肾阳虚型 KOA

依据"阳化气，阴成形"理论，本虚标实为 KOA 的根本病机，脾肾阳虚是疾病的本质，风、寒、水、湿、痰、瘀等为疾病之标。因而"温阳化气泄浊"应当贯穿于 KOA 的治疗全程，同时需结合患者病变的标实灵活运用。李可认为，人的整体发展离不开阳气的温煦气化作用，阳气宣通，阴霾自消，则周身不病。阳气减弱，则人体脏腑气化失司，水饮痰浊不消，由此提出"阳光一照，阴霾尽消"理论。现代中医多认为 KOA 多因年老体衰，渐而出现肾阳亏虚，导致骨失所养，或是气血不足，加之外伤瘀血，骨节留瘀，感风、寒、湿邪，造成气机郁滞，痹阻于经脉，引起膝痹骨痛，因此中医治疗应注重温阳补肾，兼以活血化瘀，除痹止痛。临床治疗 KOA 用药多以熟地黄、附子、补骨脂、续断、淫羊藿、牛膝等为方之根本，以补肾阳，养肝血，强筋骨，辅以威灵仙、独活、桂枝等祛风散寒除湿之品，以及骨碎补、赤芍、鸡血藤等共奏活血化瘀之功效，再配合伸筋草、全蝎、蜈蚣、松节等舒筋活络、通利骨节。诸药诸法合用，共奏"温阳化气泄浊"之效，从而达到调节"阳化气不足，阴成形太过"的作用。

临床运用经验方补肾通痹汤治疗脾肾阳虚型 KOA，取得较好的疗效。药物组成肉桂 10 g，补骨脂 15 g，杜仲 20 g，熟地黄 15 g，川牛膝 10 g，当归 10 g，红花 10 g，赤芍 15 g，威灵仙 15 g，土鳖虫 5 g，全蝎 5 g，甘草 5 g。若寒邪较重，方中温性药用量宜重，酌加制附子 5 g；若湿邪较重，可加用薏苡仁 15 g，苍术 10 g，防己 15 g 等。方中补骨脂补肾温脾；肉桂温补脾阳；配合杜仲、熟地黄、川牛膝补肾助阳，强筋壮骨；当归、红花、赤芍活血化瘀；威灵仙祛风湿，通经络；虫类药有走窜通络的功用，故使用土鳖虫破血逐瘀，全蝎通络止痛；甘草调和诸药。诸药合用，共奏温补脾肾、活血化瘀、除痹止痛之功。此外，治疗 KOA 需注重内外、动静结合。不论急性、慢性，在内服药物的同时要适当配合外治疗法。吴师机认为"外治之理，即内治之理"。除了中药治疗外，临床上还可配合中医外治法，如针灸、中药外敷等，再结合日常生活调护可起到很好的疗效。针灸通过在主配穴中选取温阳行气、活血通络的穴位如血海、梁丘、足三里等，结合温补之运针手法，使骨节筋脉气血通畅，濡养筋脉骨髓，阴邪随之散去，通则不痛，荣则不痛，由此达到宣通止痹痛的治疗效果。四肢是诸阳之末，得阳气则温，借温针灸给人体以温热刺激，起温通经脉的作用。温性膏药外敷是最为方便易行的外治法之一，通过皮肤吸收的作用使温经通络的药力直接渗透至病灶。日常的生活调理中要注意膝关节的保暖，在外可趋避风寒，由表及里，得温则血行，血行则寒散，亦可达到温阳化气的作用。游泳、步行、太极拳等运动及膝关节股四头肌功能锻炼作为非药物治疗手段，简便易行，可以调动全身阳气，鼓舞阳气的温煦、推动功能，驱散关节筋肉的风寒痰湿浊邪。运动疗法推动的是人体本源的阳气，坚实内在，有"微微生火"之意，既能增强下肢肌力，调整关节活动度，纠正关节稳定性，也能起日常固本保健作用。

验案举隅

王某，女，56 岁，2020 年 12 月 22 日初诊。主诉左膝关节疼痛 5 年余，加重 1 个月。1 个月前左膝关节肿胀、疼痛加重，以上下楼梯时明显，呈刺痛，双膝怕风怕冷，得温痛减，恶风恶寒，无口干口苦，时有腰酸痛，纳食睡眠一般，小便清长，大便每日 1 次，质偏稀。舌淡，舌体稍胖大，舌边有齿痕，苔白腻，脉沉缓。左膝关节负重正侧位 X 摄片：左膝退行性骨关节病。西医诊断为原发性左侧 KOA。中医诊断为膝痹，证属脾肾阳虚。病机为脾肾阳虚，风寒湿侵袭，邪滞骨节经脉，气血闭阻。治宜温补脾肾，活血通络，除痹止痛。方用补肾通痹汤。

处方：川牛膝 10 g，杜仲 20 g，补骨脂 15 g，当归 10 g，熟地黄 15 g，肉桂 10 g，土鳖虫 5 g，红花 10 g，全蝎 5 g，赤芍 15 g，威灵仙 15 g，甘草 5 g。14 剂，每日 1 剂，水煎分早、晚 2 次服。配合温性经筋通贴膏（院内制剂）外敷，嘱患者佩戴护膝保暖及进行膝关节功能锻炼。

二诊（2021 年 1 月 5 日）：患者左膝关节疼痛较前减轻，关节活动明显改善，左膝内侧仍疼痛，仍恶风恶寒，偶有腰酸，纳眠可，小便正常，大便日行 1 次，便质偏软。舌淡红，舌体稍胖大，有齿痕，苔薄白，脉沉细。考虑患者总体仍以脾肾阳虚为主，疼痛症状较前减轻，初诊方减去红花、全蝎，加党参 15 g，茯苓 10 g，白术 10 g 健脾。14 剂。继续配合温性经筋通贴膏外敷，佩戴护膝保暖，并进行膝关节功能锻炼。

三诊（2021 年 2 月 2 日）：左膝关节疼痛较前明显减轻，左膝内侧疼痛基本消失，左膝屈伸活动度亦有明显改善，恶风、恶寒症状较前好转，舌淡红，舌边少量齿痕，苔薄白，脉弦。继续守二诊方 7 剂巩固疗效，继续外敷膏药及佩戴护膝，并坚持康复锻炼。

按：本例患者诊断为膝痹，证属脾肾阳虚。因脾肾阳虚，气化无力，浊邪内生，加之风、寒、湿侵袭，邪滞骨节经脉，气血闭阻而致。治以温补脾肾、散寒通络为法。方用补肾通痹汤，全方以温补脾肾、活血化瘀，除痹止痛为主。二诊、三诊疼痛明显减轻，风寒、湿、瘀明显减少，但脾肾阳虚较明显，原方基础上减去红花、全蝎，加党参、茯苓、白术行健脾的作用。外治法为治疗 KOA 的主要方法之一，院内制剂温性经筋痛贴膏中含有补骨脂、干姜、安息香等成分，具有温阳通络、活血化瘀的作用，体现中医治疗"由外到内，治外通内"思想，加之护膝保暖固护阳气及膝关节功能锻炼调动阳气，配合汤剂，针对脾肾阳虚之病机，以温补脾肾为主兼以祛风散寒、活血通络标本兼顾，效果显著。

　　"阳化气，阴成形"理论概括了阴阳之间的关系，表述了人体间"气"与"形"的统一，体现了生命观、恒动观与疾病观。人体阴阳失调致使"阳化气不足，阴成形太过"，便是脾肾阳虚型 KOA 的病机概括。而温阳化气是治疗该类 KOA 的根本原则。基于"阳化气，阴成形"理论指导脾肾阳虚型 KOA 的治疗，体现了中医辨证以阴阳为纲的基本思想，实现人体阴阳平衡，形气相得。

326 从阳化气，阴成形探析骨质疏松症证治

骨质疏松症（OP）是临床常见的代谢性骨病，以骨含量减少、骨微观结构破坏和骨密度降低，致使骨脆性增高易发骨折等为主要临床特征。2017 年我国发布的骨质疏松症诊疗指南显示，OP 的发病与年龄密切相关，随着年龄的增加，OP 的患病率也随之升高，在我国中老年人口中，OP 处于发病率高、患者基数大、诊断率治疗率低、骨折后果严重等严峻形势，给临床工作带来巨大挑战。

中医学无"骨质疏松症"病名记载，根据其临床特点属于中医学"骨枯""骨痿"等范畴，目前大多数医家倾向于"骨痿"之称。学者肖勇洪等以"阳化气，阴成形"理论为基础，结合现代医学认识探析了 OP 的发病与临床治疗，认为 OP 是阳气亏虚，清气和能量不足，影响水谷精微化生，继而导致阴血亏虚、有形物质凝聚及形成乏源而致，是"阳化气"与"阴成形"生理功能失调的结果。

阳化气，阴成形理论探源

"阳化气，阴成形"理论源自《内经》，是古人对阴阳气机、功能关系总结性的论述，是对阴阳属性的高度概括。《素问·阴阳应象大论》云："故积阳为天，积阴为地。阴静阳躁，阳生阴长，阳杀阴藏。阳化气，阴成形。"张景岳所著《类经》对此注云："阳动而散，故化气，阴静而凝，故成形。"《黄帝内经集注》云："天主生物，地主成物。故阳化万物之气，而吾人之气由阳化之；阴成万物之形，而吾人之形由阴成之。"《黄帝内经素问译释》云："阳的运动，可以化生清气和能量；阴的凝聚，可以构成有形的物质。"以上经典基本阐述了"阳化气，阴成形"的含义，即具备变动、上升性质，表现为气化方面的功能，处于弥散状态而不见其形质者属于"阳化气"范畴；具有沉静、凝聚性质，表现为凝聚功能状态而形成有形物质者属于"阴成形"范畴。故将机体气化运动而不见其形质方面的功能归属于"阳化气"范畴，机体正常物质或病理性质产物形成的归属于"阴成形"之谓，二者一阴一阳互为协调，相互制约。亦有现代学者根据"阳化气，阴成形"与现代医学代谢观，将新陈代谢中能量代谢过程概括为"阳化气"，物质代谢过程概括为"阴成形"。

阳化气，阴成形功能正常是健康的基础

《素问·阴阳应象大论》云："阴胜则阳病，阳胜则阴病。阳胜则热，阴胜则寒。"若"阳化气"太过则气化功能亢进，即朱丹溪"气有余便是火"之谓，火热消灼耗散形体则新陈代谢亢盛，表现为消瘦、亢奋等征象；"阳化气"不及，则气化不足、脏腑功能衰退，新陈代谢缓慢，凝聚成形过度而表现为肥胖、痰浊、瘀血等。"阴成形"过度表现类似"阳化气"不及，"阴成形"不及表现则类似"阳化气"过度，即《素问·阴阳应象大论》"阴胜则阳病，阳胜则阴病"之谓，表明疾病的发生与阴阳失衡密切相关，"阳化气"与"阴成形"的动态平衡是机体健康的基础。

《素问·阴阳应象大论》云："善诊者，察色按脉，先别阴阳。"《素问·至真要大论》云"谨察阴阳所在而调之，以平为期"等论述表明，调和阴阳为治疗疾病的关键所在，故"阳化气，阴成形"理论具有极大的临床指导意义。

阳化气，阴成形失调是 OP 的发病机理

由精血津液等有形物质转化为气，是阳化气作用的体现，而由气转化为精血津液等有形物质，则是阴成形作用的表达。结合 OP 的临床特点，进一步提出 OP 的根本病因病机为年老体弱、脾肾阳虚的观点。"阳化气"生理性功能低下，化生清气和能量不足，胃脾纳化水谷功能失调，导致精血化生不足，继而"阴成形"生理性功能低下，无法凝聚出足量的精血津液等有形物质以充养于骨，骨失所养而发为 OP；或阳虚则阴偏盛，"阴成形"病理性功能亢进，病理性产物痰瘀等有形物质生成，阻碍正常的新陈代谢，导致"阴成形"生理性功能失常而发为 OP，且有形病理产物可进一步加重病情。

现代医学研究提示，骨骼的完整性由不断重复、时空偶联的骨吸收及骨形成过程维持，当骨形成与骨吸收呈负平衡，则骨重建失衡造成骨丢失，导致 OP 的发生。骨吸收类似于有形物质转化为气，是阳化气作用的体现；骨形成是类似由气转化为有形物质，是阴的成形作用的表达，故骨重建失衡是"阳化气，阴成形"功能失调的现代医学诠释。

温阳补肾，健脾养血为治疗 OP 基本原则

《素问·五脏生成》云："肾之合骨也，其荣发也，其主脾也。"脾气亏虚，"阳化气"功能低下，气血化生不足，则骨髓失充，日久而形成骨痿。OP 发病以中老年为多，《素问·上古天真论》谓："女子七岁，肾气盛……五七，阳明脉衰……丈夫八岁，肾气实……五八，肾气衰，发堕齿槁。"以上论述均指出脾肾亏虚在 OP 发病中的重要性；结合"阳化气，阴成形"理论对 OP 的认识，提倡 OP 的中医药论治当重视温阳补肾、健脾养血，辅以祛瘀通经、化痰通络，以达助阳化气、辅阴成形之效，治疗上可采用补中桂枝汤加减等方药治疗。

补中桂枝汤乃吴生元在继承云南吴佩衡扶阳学术思想及临床经验的基础上，结合其长期临床实践，将《脾胃论》补中益气汤合《伤寒论》桂枝汤化裁而来。《成方便读方》云："（补中益气汤）治中气不足，营卫衰弱……人身中真阳之气，虽藏于两肾之中，然自生以来，莫不籍脾胃以为充长。"《医方集解》云："（桂枝汤）此不专于发散，又以行脾之津液而和营卫者也。"两方合用则具有温阳补肾、健脾养血之功。补中桂枝汤方中黄芪、桂枝温阳益气为君，人参、甘草健脾为臣，白术燥湿强脾，当归、白芍和血养阴，升麻以升阳明清气，柴胡升少阳清气，陈皮理脾胃之滞气，淫羊藿、巴戟天等温补肾阳为佐，生姜、大枣和营卫、调和诸药为使。如是则阴阳并补，助阳化气，辅阴成形。挟瘀阻者可加丹参、苏木、赤芍等活血化瘀之品，挟湿热者则加茯苓、泽泻、黄芩等清热利湿之药，挟痰湿则加菖蒲、法半夏等燥湿化痰。

崔世奎将 60 例 OP 患者按随机数字表法分为治疗组、对照组各 30 例，分别采用补中桂枝汤、骨肽片治疗，治疗 3 个月后观察前后主要症状缓解程度。结果补中桂枝汤组总有效率 93.3%，对照组 86.7%，2 组治疗结果比较差异有统计学意义（$P < 0.05$），提示补中桂枝汤治疗 OP 临床疗效可靠，无明显毒副作用。黄和涛等通过中医传承辅助平台软件数据挖掘技术，对现代中药治疗 OP 进行常用药物规律研究，发现临床治疗 OP 常用中药以补阳药、补血药及活血化瘀药为主，归肝、脾、肾经为多，性味温、平、辛、苦、甘，研究结论亦提示温阳补肾、健脾养血当为 OP 的中医治疗原则。

验案举隅

陈某，女，45 岁，2016 年 11 月 6 日初诊。主诉类风湿关节炎病史 14 年余，服用甲泼尼龙片、甲氨蝶呤片等药物治疗，近期于他院检查骨密度后诊断为骨质疏松症。刻诊四肢麻木、酸痛乏力，双上肢指间关节肿痛、晨僵，自觉畏冷，易疲乏，未诉异常汗出，胃脘部时有胀满，余无特殊不适，纳寐可，

二便调，舌淡红有瘀点，苔薄白，脉沉细。西医诊断为类风湿关节炎、骨质疏松症，中医诊断为尪痹、骨痿，辨证属脾肾亏虚、气血不足，宜温阳补肾、健脾养血，方以补中桂枝汤加减。

处方：黄芪 30 g，白术 15 g，陈皮 10 g，升麻 10 g，柴胡 10 g，苏木 10 g，丹参 15 g，党参 30 g，当归 10 g，桂枝 15 g，淫羊藿 10 g，巴戟天 10 g，细辛 3 g，白豆蔻 10 g，砂仁 10 g，白芍 15 g，甘草 10 g 生姜，3 片，大枣 3 枚。10 剂，每日 1 剂，水煎分早、中、晚 3 次饭后温服。并嘱患者适劳逸，避风寒，晒日光。

复诊（2016 年 12 月 2 日）：诉服药后明显好转，因路遥远故自行照原方抓药 10 剂。症见四肢稍有麻木酸痛，轻微怕冷、疲乏，未诉异常汗出，胃脘部正常，余无特殊不适，纳寐可，二便调，舌淡红有瘀点，苔薄白，脉沉细。上方去白豆蔻、砂仁继服 10 剂，并嘱患者若无明显他症发生可长期服用。

按语：患者以肢体疼痛麻木为主，西医 RA 诊断早已确诊，近期于他院骨密度检查后诊断为 OP。该患者长期服用激素，亦佐证 OP 诊断，中医诊断为尪痹、骨痿。肢体麻木、酸痛乏力为脾肾亏虚、气血不足之征；麻则气虚，木为血不足，气血亏虚肌腠失于荣养，故麻木；脾肾不足，气血亏虚，精血化生乏源，骨髓失于充养，故肢体酸痛、乏力。治以温阳补肾，健脾养血，方用补中桂枝汤加减。"有形之血不能速生，无形之气所当急固"，方中补中益气汤以补气健脾，重用黄芪，合当归有当归补血汤之意；桂枝汤调和营卫，巴戟天、淫羊藿补肾健骨，白豆蔻、砂仁理气健胃，丹参、赤芍活血化瘀以通经络，诸药合用以恢复机体阳化气、阴成形生理功能为主，通而不泄，补而不滞，益气健脾以培生化之源，补肾养血以达成形之功。

综上所述，OP 的发病与《内经》中"阳化气，阴成形"理论密切相关。基于"阳化气，阴成形"理论，脾肾阳虚，阳化气功能低下，精血生成不足，继而阴成形生理性功能低下，无法凝聚足量骨质等有形物质为 OP 的发病根本；治以温阳补肾、健脾养血为主，以恢复机体"阳化气，阴成形"的正常功能；补中桂枝汤加减为治疗 OP 的有效方剂之一。

以"阳化气，阴成形"理论指导 OP 的中医论治思想，既具中医理论特色，又在一定程度上符合现代医学研究结果，且有临床研究证实其有效性。因此，"阳化气，阴成形"理论在 OP 的中医论治中具有较高的指导意义。该理论虽未能诠释 OP 发病的中医病因病机，但亦能较好地解释其基本病因病机，并有效指导于临床，具备一定的理论及应用价值。但临证不可偏执一法一方，当以辨证论治为最高准则，随症加减为要。若患者因熬夜、嗜食辛辣、劳欲过度等多种原因导致阴成形不足，而阳化气大致正常，治疗则当以左归丸、地黄丸补肾滋阴之类方剂为主；抑或因湿热、寒湿等外邪侵犯导致急性发作，则当以祛邪为先。

327 从宗气理论辨治硬皮病合并肺间质病

硬皮病是一种病因未明的结缔组织疾病，临床表现初起多以指端皮肤肿硬、遇冷变紫，继而皮损累及面部、四肢或躯干，甚者多系统出现病症，病理表现为系统毛细血管扩张或广泛纤维组织增生硬化。硬皮病主要包含局灶性硬皮病和系统性硬化症 2 大类。局灶性硬皮病以皮肤损害为主，无其他脏腑器官受累。而系统性硬化症除广泛皮肤症状外，还累及肺脏、食管、心脏、肾脏等多系统病变。其中系统性硬化症常合并肺间质病变出现，症状变化多端，严重者会出现呼吸系统的危重症状。目前西医治疗仍以血管活性剂、免疫抑制剂、糖皮质激素为主，无特效疗法。刘维从医数十载，以《内经》宗气理论为指导，灵活运用调补宗气法治疗硬皮病合并肺间质病变，疗效显著。

宗气理论的概述

1. 宗气理论渊源 宗气首见于《素问·平人气象论》云"胃之大络，名曰虚里，贯膈络肺……脉宗气也"，功以"贯心脉、司呼吸"，后经历代医家深入研习，到民国时期张锡纯提出"大气学说"，指出胸中大气亦名宗气，为后天生命之宗主，形成较完整的宗气理论。

2. 宗气的概念和走向 宗气源于脾胃和肺，饮食水谷纳入胃，脾升清胃降浊，脾气散精，上输于肺，与呼吸纳入的清净之气，汇聚于胸中气海之处而为宗气。宗气上下分行，如《灵枢·刺节真邪》载"宗气留于海，其下者，注于气街，其上者，走于息道"。

3. 宗气的生理与病理

（1）贯心脉而通气血：古以虚里搏动之盛衰，推测宗气之虚实，宗气充足则心血充盈，宗气助心推动血液在脉络中正常运行，营养和滋润周身皮肤、筋脉及各脏腑器官。若宗气虚，一血脉不充盈，营血不敷周身，皮肤失去滋润濡养，则皮毛干瘪无光泽；二无力推动血行脉中，血行迟缓、涩滞不畅，见唇周发绀，皮肤瘀点。

（2）走息道而行呼吸：张锡纯《医学衷中参西录》云"大气能鼓动肺脏使之呼吸，而肺中之气遂因之出入也"。宗气上循咽喉，助肺吸入自然界清气，呼出体内浊气，进行气体交换维持生命。宗气充足，助肺宣发肃降，呼吸均匀，呼吸道通畅；宗气失调，肺失吐故纳新，则清浊之气不分，痰饮湿浊留于体内，则生咳嗽喘憋等症。

（3）与视听言动、思维精神密切相关：周学海《读医随笔·气血精神论》云"宗气者，动气也。凡呼吸言语声音，以及肢体运动、筋力强弱者，宗气之功用也"。宗气充足，则视物清晰、听觉敏锐、言语准确表达，筋脉关节活动自如。宗气盛则精神振作，神思敏捷。若"此气一虚，呼吸即觉不利，而且肢体酸懒，精神昏愦，脑力心思为之顿减"。

（4）调摄营卫，统领脏腑百骸：张景岳《类经·经络类》云"然营气卫气，无非资藉于宗气，故宗气盛则营卫和，宗气衰则营卫弱矣"。宗气充足，则营卫调和，卫守外营护内，在外可护肌表抵外侵；在内可调节津血代谢，协调肢体运动、平衡，使脏腑官窍各司其职。

宗气，诸气之宗主，《脉诀汇辨》云："大气即膻中之气，所以膻中为心主，宣布政令，臣使之官……大气即宗气之别名。"因此，宗气为膻中之阳，主心肺阳气，有阳气之升发温煦的特性，微至玄府孔窍、周身络脉，宏至气血津液、五脏六腑，无所不达。

从宗气理论认知硬皮病合并肺间质病

中医无硬皮病病名记载，现多归于"痹证""皮痹"范畴。"风寒湿三气杂至，合而为痹也……以秋遇此者为皮痹"。"皮痹不已，复感于邪，内舍于肺"发为"肺痹"，"凡痹之客五藏者，肺痹者，烦满喘而呕"，病久肺燥失润、肺热叶焦，则生"肺痿"，喘鸣肺胀，气不足以息，此为硬皮病合并肺间质病变的发展演变过程。宗气致病亦分"虚实"，虚证多为宗气不足，实证多为宗气痹阻，日久虚甚则为宗气下陷，从宗气这3个阶段阐述硬皮病合并肺间质病。

1. 宗气不足　宗气一是源于肺的清气，靠肺气给养，同时肺之宣发肃降、吐故纳新，也靠宗气的推动。宗气足，肺气畅可"薰于皮，充其身形、泽其毫毛，若雾露之灌溉万物"；宗气虚，肺失宣降，皮毛失养，见皮表干燥少汗、皮肤增厚，毛发稀疏。宗气另一源于脾之精微，脾气亏虚，则气短懒言，四肢酸软；脾虚不运水湿，见皮肤光亮紧绷、手指肿似腊肠；脾升胃降失司，则脘腹胀满、嗳气。肺主卫，心主营，宗气充沛营卫相合，营行脉中化气血，卫行脉外通玄府护肌肤。若宗气不足，卫阳不温则身冷，营血不濡则肤硬，营卫失和则肢体顽痹不仁，如《伤寒论》云"寸口脉微而涩，微者卫气不行，涩者荣气不逮，营卫不能相将，三焦无所仰，身体痹不仁"。宗气有心肺阳气之温煦，宗气虚，心阳虚则恶寒心悸、气短；肺阳不足不御寒，见肤冷色白或变紫的雷诺现象；寒邪耗阳则筋脉拘急，关节屈伸不利。《医学衷中参西录》云"肺之所以能呼吸者，实赖胸中大气……此气一虚，呼吸即觉不利"，因此，宗气虚实直接影响肺之宣降呼吸通畅，"皮痹不已，内舍于肺"，出现硬皮病合并肺间质病变。宗气虚肺宣发肃降功能失调，见咽干、咽痒、轻微咳嗽，肺部受累隐匿早期可无明显呼吸道症状，但研究发现患者早期 HRCT 影像可见支气管血管束增粗、小叶间隔增厚、散在微结节分布的肺部病变。因此硬皮病的早期明确诊断，早期"拦截"治疗，是非常必要的。

2. 宗气痹阻　《景岳全书》云"盖痹者，闭也，以气血为邪所闭，不得通行而为病也"。宗气不足，营卫失和，气血运行失常，则如叶天士云"气血皆伤，败瘀凝痰，混处经络"，宗气运行被痰凝、血瘀等病理产物所闭塞，出现宗气痹阻。宗气乏源肺脾气虚，肺失通调水道，脾失运化津液，水湿泛溢、湿邪凝聚而成痰饮，痰随气动，无处不及，《类证治裁·痰饮》云："痰则随气升降，遍身皆到……在肺则咳，在胃则呕……在经络则肿，在四肢则痹。"痰湿阻滞气机运行，宗气痹阻不畅。痰湿聚于皮毛，则肌肤硬化板结；痰湿滞于关节，则肢体重着肿胀；痰阻于咽，如脔在喉，吞吐不利；痰阻气道，咳喘痰鸣、气息短促。宗气不足，气血不畅瘀血内生，心不行血、肺失宣降不朝百脉，为气虚血瘀；心血不盈，脾统血乏源，见血虚血瘀；胸阳不展、心阳无温煦，血行涩滞，阳虚血瘀；病久蕴热，暗灼阴液，血液黏稠，阴虚血瘀。"痹……在于皮则寒"，四肢不温，寒凝血瘀，则肌肤青紫甲错或黧黑，枯槁无泽；舌质紫黯或瘀斑。皮痹不愈，营卫失和，痰瘀胶结于脉络痹阻宗气，若复感外邪与内伤，循经内舍入肺，肺失宣降、肺络壅滞而成肺痹。除皮痹不已，如外邪直中、情志因素、脾胃失和、少阴不足等病因都可导致肺痹。肺痹病位在肺，与心、脾、肾等脏有关，肺气虚，则宗气不足为本，痰凝血瘀为标，痰凝、血瘀既为宗气不足的病理产物，亦为宗气痹阻的病因。本病是一个因虚致实，痰、瘀、虚并存，虚实夹杂的病变，日久伤津耗气继现机体虚损下陷之症。现代研究认为硬皮病是炎症和免疫反应，使微血管损伤、纤维组织增生，胶原蛋白沉积在皮肤、血管，出现血管壁增厚，管腔狭窄，对于皮肤、肌肉、肺脏造成不可逆的病理改变，甚至使脏器硬化。

3. 宗气下陷　张锡纯释义宗气下陷为"以膈上之大气，入于膈下脏腑……此乃胸中大气下陷之证也"。宗气下陷是硬皮病合并肺间质病变的后期阶段，宗气亏虚，气血无力循常运行，由此产生痰湿、瘀血等内伤之邪痹阻宗气，痹损日久宗气不固胸中，下陷至中下二焦。"人觉有呼吸之外气于内气不相接续者，即大气虚而欲陷，不能紧紧包举肺外也"。宗气下陷，肺无所依，肺经之气衰竭，外合皮毛失养，见皮肤变薄甚则萎缩，毛发稀疏枯萎易折，皮下组织紧贴关节面，指端溃疡不愈甚则指骨溶解。宗气下陷除爪枯毛折之皮损，肺津耗久则"肺热叶焦，痿废不用"，为肺痿。宗气痹阻，痰瘀阻于肺络成肺痹，邪实郁久伤津耗气，宗气虚极下陷无以濡肺，成肺痿，"至虚之处，便是留邪之地"，肺痿阶段仍可出现痰瘀痹阻肺络之证，出现肺痿、肺痹同时存在，形成因实致虚，虚中夹实或虚实夹杂的复杂病情，胶结难愈。宗气下陷多脏受损，肺脏痿废，痰鸣喘息，张口抬肩，甚可呼多吸少，并心律结代等心肺衰竭之相。中阳下陷脾失升清，见腹胀纳呆，胃垂飧泄。"是大气者，原以元气为根本"，宗气下陷不反哺元气，且"久病，穷极伤肾"引起肾阳亏虚，出现肾不纳气，下元脱垂等症。肺气虚及子，肾失摄纳，肾之水液不上润肺脏，加重肺叶焦燥，肺肾两虚，呼吸尤困难，甚现呼吸顿停，昏然不觉等衰败重症，宗气下陷是疾病的危重阶段。因此，宗气不足产生痰凝、血瘀，使宗气痹阻气血不畅，各脏腑气血失于濡养，气无统摄升提，血无濡养滋润，宗气下陷，脏腑百骸痿弱不用，无法维持机体的生理需要，寒热错综，日渐衰败，脏腑痿废不用。所以早期诊断，早期防护，阻断病势的不良发展，是疾病治疗的关键。

从宗气理论治疗硬皮病合并肺间质病

硬皮病合并肺间质病变虚实夹杂、寒热错综，不可一味峻补或攻伐，应扶正不恋邪，祛邪不伤正，刘维运用张锡纯大气理论，认为以"调补宗气"为大法，使阴阳平衡，疾病乃愈。"调"即通调，因势利导，使宗气运行畅通，不被寒邪、气滞、痰凝、血瘀等痹阻；"补"即补益，包含补肺气以护肌表，补脾气以培土生金，补元气以升阳举陷。宗气"调""补"兼施，辨证施治，疗效尤佳。

1. 通调宗气　"通调"即以"通"为和，调理顺遂，审因辨治，寒凝者温而通之，痰阻者排而通之，成瘀者化而通之，毒聚者散而通之，以使宗气运行通畅，营卫调和，气血津液正常运化敷布周身。

（1）调和营卫：病初卫阳不固，寒邪易侵，治宜祛风解表，散寒温经，通调肺之开阖，恢复肺之宣发肃降，使邪透玄府而出，微微汗出一则邪气除，二则润肌肤。可选桂枝汤调和营卫，桂枝温阳解表达四肢，配伍白芍益气敛营不伤正，或配荆芥、防风以宣通肺气，使营卫相合，御邪入里。若邪入半表半里，配小柴胡汤之柴胡、黄芩，理气血、调营卫。

（2）祛痰逐饮：宗气不足源于肺失宣降、脾失运化，"脾为生痰之源，肺为贮痰之器"，祛痰以二陈汤为基础，配三子养亲汤以涤痰湿，再辨寒痰温之如天南星、热痰清之如浙贝母；湿痰燥之以苍术；燥痰润之如玄参；郁痰开之如佛手、香橼；顽痰软之如海藻；食痰消之如厚朴。肺痹症状如咽痒咳嗽，加百部、杏仁、桔梗；若黄痰难咳，加鱼腥草、瓜蒌仁。"善治痰者，不治痰而治气"，利痰药中须加行气药，如木香、香附、砂仁之类，胃气得香味而能行，痰涎因气行而不滞。

（3）化瘀通络：宗气痹阻，瘀血阻络，方选桃红四物汤；若肝郁胁痛，选血府逐瘀汤。上方含四物汤，熟地黄、白芍益精敛阴，当归、川芎行气活血化瘀。随症配伍，肩颈及上肢疼痛，加桑枝、姜黄、天仙藤以通络活血；下肢疼痛，加牛膝、泽兰、木瓜以化瘀引血下行；腰脊疼痛，加续断、杜仲、狗脊以补肝肾、强腰背；屈伸不利，以伸筋草、鸡血藤化瘀通脉；疼痛明显者，加延胡索、乳香以祛瘀止痛；皮肤拘紧板硬，加醋鳖甲、积雪草；肺痹者痰瘀互结，加瓜蒌、丹参、红景天等，以宽胸活血；化瘀不忘行气，加佛手、香附以理气活血。其中积雪草为本病特色用药，能抑制成纤维细胞增生，促进皮肤疮面愈合，使皮肤柔软有弹性。治皮肤关节顽症选用虫类药，但不过于峻猛，如土鳖虫、地龙、僵蚕之类，用药中病即止，少用蜈蚣、全蝎之类药力过猛，恐伤正。

2. 补益宗气

（1）补肺气以护肌表：早期补益肺气，以恢复肺的宣发肃降、通调水道之功，推动气血运行。常选用黄芪、党参、白术、防风以补益肺气，桔梗、桑白皮、白前、百部以宣降肺气，使补而不滞。咽干咽痒等早期症状，可酌加玄参、甘草、射干宣肺利咽；补肺气酌配养阴药，如麦冬、玉竹等，使补肺而不燥；不可过用补益药，如鹿茸、淫羊藿等，易留恋外邪致病难愈。

（2）补脾气以培土生金：硬皮病患者素寒湿内蕴伤及脾胃，又长期服药刺激胃肠，脾升胃降不和，水谷营养难以吸收。因此，将"补脾气，护胃气"贯穿"调补宗气"全程，以控制疾病进展。①直接补脾益气，培土生金，使气血生化有源，顾护中焦，选茯苓、白术、山药、炒薏苡仁等补脾益气药。②顾护胃气，"治中焦"以陈皮、砂仁、木香，燮理三焦，使上焦肺宣降有度，下焦肾可固原；若肝胃不和，宜青皮、吴茱萸等疏肝和胃；开胃消导宜焦稻芽、炒麦芽、炒神曲、鸡内金。③顾护胃阴，温补药及本病日久伤阴，选太子参、麦冬、黄精等以"阴中求阳"滋阴护阳气，使温阳不灼阴。

（3）补元气以升阳举陷：病至后期宗气下陷阶段，一补元阳，二升提气机。肾为元阳，宜温补肾阳，方选肾气丸，补肾以滋肺。如腰酸腿软、关节肿痛，加杜仲、鹿衔草、补骨脂以补肝肾、通络；如肢体四末冰冷感、指端溃疡，以桂枝、细辛温补通滞；皮肤皲裂、硬紧贴于骨面，加太子参、玉竹、醋鳖甲等以滋阴软坚、阴阳双补。补元阳，同时强调升提气机，升阳举陷，黄芪为补气升提之要药，再配以引经药。如柴胡为少阳之药，引大气自左上升；升麻为阳明之药，引大气自右上升；桔梗载药上达胸中，诸药配伍下陷之气得以上升。

后期肺痹部分发为肺痿，肺痹重于化痰通络，散郁结，但不可承受峻猛之药。肺痿为肺肾亏虚，宜补肺气、纳肾气，如山药、金樱子、山茱萸。治疗平稳期可缓加补气药用量，适时温补肾阳，引火归源，改善机体整体的虚寒状态。

硬皮病属难治的结缔组织疾病，除皮肤受累外，还会影响多脏器多系统损伤，硬皮病合并肺间质病变是其中很常见的一类，随着病情迁延会发展到危及生命的重症。目前治疗大方向是控制并减缓疾病发展、最大程度减少对脏器的损害，西医无特效治疗，不良作用明显，临床应挖掘中医治疗硬皮病的优势和特点，中西医结合互补，发挥最大药效。宗气具有中医"气"的特点，又与肺脾密切相关，从宗气理论"虚、实"不同阶段来认识和治疗本病是突破点。目前宗气理论的研究多局限于心肺系统，逐渐扩展到对三焦及肢体经络疾病的研究，现代技术对宗气理论未有深入研究，应将"气"的宏观和"细胞、血管"等微观概念有机结合，从而及早识别疾病，客观地评估病情，以进行明确的疗效评价。

328 阳气在硬皮病治疗中的应用

韩世荣擅长硬皮病等皮肤科疑难杂症的中医诊治，特别注重阳气与硬皮病的关系，而临床医家多从"虚滞、痰瘀、从肺脏"等角度论治硬皮病。学者孙丹等就韩世荣"阳气论"思想在硬皮病治疗中的应用做了归纳总结。

阳气与硬皮病的关系

阴阳乃天地之道，万物纲纪，变化之父母，生杀之本始。"阳气者，若天与日，失其所则折寿而不彰"，指出阳气乃生命之根本，是气血运行的动力及本源。硬皮病可归为中医"皮痹"范畴，皮肤的健康需依靠卫阳之气，阴阳失衡是一切疾病的基本病机，"阳气不足"为硬皮病发病根本，"风寒湿三气杂至，合而为痹也"（《素问·痹论》）成为硬皮病发病之标。肾为先天之本，内藏元阳元阴，元阳为一身阳气之本；脾胃为后天之本，运化水谷精微，为气血营卫化生之源。脾肾失其调摄则易损伤阳气，导致五脏气化功能失常，使气血营卫温煦布散失常，脾肾阳气失常为痹邪发病的病理基础。现代生活节奏快，人们工作烦劳过度，作息非时、心性浮躁，嗜食生冷寒凉，不少人长期伏案压抑督脉；自然环境变迁致使空调使用过度，空气及水质污染；临床激素、抗生素、免疫抑制剂等药物滥用等，凡此种种导致阳气耗损难以温养气血津液，阴寒凝结所致发病。

阳气生化失司时，气血津液等精微物质无法正常生成、输布及代谢。阴气滋生有形之邪蓄积体内形成寒、湿、痰、瘀等病理产物加重阳气运化负担，阳气不足可见生理功能减退，以"怕冷喜暖"为主要表现。皮痹作为痹症的一种，理应因人禀赋的不同而有寒热之分，但理论源自实践，韩世荣经过多年对硬皮病的临床实践，进一步证实本病病性应属阳气耗损导致的寒湿证，而无热证。硬皮病患者常因"阳气少，阴气多"，或后天摄养不慎，阳气受损，临床多伴有不同程度的阳虚表现，如畏恶风寒，肢体清冷，耐夏不耐冬，喜温饮食等，部分硬皮病早期可见皮损紫红斑、红肿或轻微痒痛等表现是由于寒湿瘀阻血脉，邪正交争，欲驱邪外出，并非热证或湿热证，若误用寒凉则势必如同助纣为虐，致病情加重，迁延难愈。

硬皮病通常以皮肤肿胀、萎缩、硬化等为主要表现，多数医家能考虑到寒凝、痰湿、瘀滞等病理因素，上述致病因素中，阳虚为发病之根本，阳气亏虚，阳气不能化津为气而成内湿，湿邪蕴积肌肤、腠理，则形成皮肤肿胀；阳虚则寒，寒凝经脉，气血运行不畅，皮肤失养而逐渐萎缩；寒湿相合皮肤如水遇冷成冰而皮肤逐渐硬化，触之石硬冰冷；阳虚日久则脾肾虚衰，如不及时治疗可累及五脏甚至可能危及生命。"阳化气，阴成形"，有形之病邪乃为阴成形的产物，阳化气才能维持阴成形的正常运行，气血得阳气鼓动则生化有源，脏腑得阳气温煦则复健有力，肌肤充养有源方能润泽丰满。

从温扶阳气论治硬皮病

从温扶阳气论治是硬皮病的基本治则，且需贯穿到治疗的各个阶段。硬皮病主要以脾肾阳气虚损为主，出现生命的活力降低，经络、脏腑等组织器官功能减退，气血津液的化生和运行迟缓，功能衰退、反应低下、代谢热量不足。治疗应以"温扶阳气"为主要大法。韩世荣临证喜用通脉四逆汤加减治疗硬皮病。在"附子辛温、无姜不热、无麻黄不通"的理论指导下，宣痹通阳喜用麻黄、干姜辅佐君药附子；同时又善加桂枝、羌活、路路通等引经药，辅以熟地黄、当归、白芍等固护津液之品共为佐药；同时注重外治法的温阳通脉之功。

1. 妙用附子　附子辛温性热，性走不守，通行十二经，上下内外无处不到，既能温脾肾之阳，又能扶命门之火，兼有通阳、潜阳、回阳、固阳之效，散寒除湿止痛之功。应用附子必须具备以下条件。

（1）神行具备方可用附：以"舌脉神色口气便"为纲，归纳为舌质淡或淡红、黯淡、青黯或者淡白，舌体胖大或有齿痕，舌苔白滑润腻、灰腻等舌无热象；脉息无神，沉细微无力或者浮空；其人四肢不温或手脚冰凉，行多安静，目暝倦卧，声低息短；面色唇口淡白无华，口不渴或者渴喜热饮；二便自利或者小便清长，大便稀溏；只有具备这些症状才能使用附子，万万不可非其证而用之。

（2）使用炮制附子从小剂量开始：具体根据虚寒轻重严格掌握附子的用量，即一份寒一份量。第一次宜 10 g 起始，根据病情逐渐加量至有效剂量，病退十之七八就要更方。附子有毒，正如祝味菊先生所云："附子是心脏之毒药，又是心脏之圣药。变更附子的毒性，发挥附子的特长，医之能事毕矣。"炮制过的附子方可入药，根据病证分别选择盐附子、黄附子、黑附子。临床应用最多为黑附子，其温热作用强。盐附子有咸味，力宏毒大，然其温补肾阳、镇痛作用极佳；黄色附子适宜寒邪重者或者兼有脾胃功能虚寒者，药力较大，初次剂量需在 20 g 以下。

（3）鲜姜长煮以祛毒：鲜姜同煮后可以增强附子辛热之效，可引药入中焦，小剂量制附子需与鲜姜同煮半小时，40～80 g 用量者至少煮 1 小时以上。若需要长期使用宜加薏苡仁、生姜、泽泻、通草等，以甘淡渗泄其毒，防其逐渐蓄积为害。

2. 不废养血益阴　硬皮病虽然由阳气不足，邪气痹阻脉络而成，但纯以温阳为治，则恐有烁阴耗血之变，故在鼓舞阳气同时，需配伍滋阴养血之剂，既可制辛温劫阴，又可益阴化阳，所谓"善补阳者，必于阴中求阳，阳得阴助而生化无穷"。常用药有熟地黄、白芍、石斛、麦冬、山药等，益阴而不滋腻。又由于寒湿入络，经脉久闭，气血不得灌流经脉，故皮损麻木不仁、不觉痛痒，"其不痛不仁者，病久入深，荣卫之行涩，经络时疏，故不通，皮肤不荣，故为不仁"《素问·痹论》，所以在补阳同时，常伍以当归、熟地黄、黄精、丹参等以充养营血。

3. 详审细辨，重视通络引经　硬皮病每在阳虚阴盛基础上，兼有其他病理因素，进而影响经络畅通，变证百出。故在温阳益气同时，特别重视详审病机及通络引经药的使用。临证用药不可固守一端，需详审细辨，随症加减。如兼见脾阳虚弱，水湿不运者，则兼温补脾胃以去湿，使湿浊去而络自通，并绝生痰之源，药用党参、白术、干姜、半夏、茯苓之属；兼心阳不足，瘀血阻络者，必以温心阳通络，使阳气复，络脉得温以通，药选红参、桂枝、薤白之类。血虚者，养血荣脉以通之，如黄芪、当归、阿胶之类；津液有伤者，润养滑利以通之，如山药、生地黄、沙参之属。尽管所用之药不尽属温阳活血通络之品，然而用之得当，则何药无温阳活血通络之功？正如高士宗《医学真言》所云："通络之法各有不同，调气以和血，调血以和气，通也；下逆着使之上行，中结者使之旁达，亦通也；虚者助之使通，无非通通之法也。"

重视引经药在温阳通痹中的协同作用，凡是能让药物直达病所者均可作为引经药，加入引经药后可起到事半功倍的效果。用浮萍、桂枝、生姜皮、艾叶以引药达皮；加入葛根、白芷、羌活引药上达头面；加入桑枝、姜黄、乌梢蛇引药于上肢；加入瓜蒌壳、薤白、丝瓜络引药上胸廓；加入川楝子、延胡索、小茴香、乌药引药入腹；加入向日葵、路路通、天龙等药入食管；加入白芥子、浙贝母、杏仁等药入肺；合并全身症状者加入王不留行、蜈蚣等引药温通全身；皮损泛发或表里同病者，辄用附子、王不留行、蜈蚣等以通行十二经。具体应用时，常根据辨证，灵活选用。另外，引经药可引导气血，同时引导病邪使邪有所出。例如以附子、王不留行、蜈蚣、威灵仙等通行十二经的中药，祛除寒痰瘀滞，开通经络，以使气血布散荣通，逐邪外达。

4. 注重外治　临床用外治法以温经通络、蠲痹散结。常用的有中药热敷法、灸法及火针法。用"血竭、艾叶、桂枝、麻黄、落得打"等 18 味草药研发的软皮热敷散是院内制剂，临床应用效果较好，使用时将散剂用布包好，淋黄酒后蒸透，趁热煨敷患处以温通血脉，黄酒辛温散寒通络可以增加药物温散寒凝、温阳通脉之功。灸则多选阿是穴及督脉灸以温阳通脉，督脉灸宜在三伏天进行以取"春夏养阳"之义。从硬皮病的病机来看，阳气不足，邪气锢结肌肤络脉，气血凝滞，药力难达，而局部施灸后，热力直达病所与硬皮病阳虚寒凝之病机最为相合。另外，火针治疗通过借助火热温壮阳气，也有开门祛邪、以热引热之用。

验案举隅

患者，女，37岁，2011年6月5日初诊。主诉皮肤变硬2年，加重2个月。发现胸前皮肤变硬2年，未重视，未用药治疗，近2月无意中发现右侧腰腹部及四肢内侧皮肤变硬发白，有蜡样光泽，无自觉症状。在当地医院行病理检查确诊为硬皮病，治疗给予中药汤剂（桃红四物汤），效果欠佳。神志清、精神差，形神倦怠，面色淡白无华，四肢偏凉，口唇色淡暗，胸腹及四肢内侧皮肤变硬、色白伴有蜡样光泽，口不渴，畏寒喜暖，纳寐可，小便调，五更泻，舌质淡，红舌边有瘀斑，舌体胖大有齿痕，舌苔白滑，脉沉细。肝功能：总蛋白82.7 g/L，白蛋白/球蛋白比下降。抗核抗体谱：抗核抗体（＋），RO-52（＋），SS-B（＋＋＋），SCL-70（＋＋）。血沉：40 mm/h。心电图：2、3、avF导联ST段下移。血尿粪常规、肾功能、胸部CT等其他检查未见特殊异常。西医诊断为硬皮病。中医诊断为皮痹（脾肾阳虚证）。治以温补脾肾，活血通络。方用通脉四逆汤合桃红四物汤加减。

处方：制附子10 g，干姜10 g，炙甘草6 g，桃仁15 g，红花8 g，当归12 g，熟地黄15 g，川芎10 g，白芍15 g，黄芪20 g，王不留行10 g，肉豆蔻10 g，牛膝10 g，蜈蚣1条。14剂，每日1剂，水煎分2次服。首次用制附子，嘱其将与10 g鲜姜同煮30分钟后混合其他药同煮30分钟。

外治：软皮热敷散，黄酒拌湿后蒸热，局部热敷，每次30分钟，每日2次。同时配合艾灸悬起灸，每次20分钟，每日1次。

二诊（2011年6月19日）：四肢不温症状较前改善，胸部皮肤仍硬，四肢皮肤较前变软，纳寐可，大便成形，小便调。将上方制附子调为20 g，加麻黄10 g，丝瓜络10 g引药上达胸表，14剂，煎煮法同上。继续进行软皮热敷散及艾灸治疗。

三诊（2011年7月3日）：治疗皮肤症状好转，无其他不适，上方中制附子加至30 g，14剂，嘱其将制附子与30 g鲜姜同煮1小时混合其他药同煮30分钟，每日1剂，水煎分2次服。其他治疗方法不变。2011年8月5日随访诸症改善。

按语："血得温则行，得寒则凝"，本例患者发病日久，虽未有出现系统症状，但病程日久伤及脾肾阳气。阳气不足则四肢不温、畏寒喜暖；阳虚阴盛，虚寒中生，与风寒之邪同气相求，凝结肌肤腠理，阴血水津凝结不布致使皮肤肿胀硬化；阳气长期受阻，寒湿瘀阻血脉，则可伴有口唇淡暗，舌有瘀斑，可伴有口渴不喜饮或口不渴等瘀症；其初诊医师见有瘀证给予桃红四物汤未获效，其虽有瘀，但为何无效？实乃阳虚瘀阻，营血疏布失常，气机受阻，同时有脾气运化失常等。只需在桃红四物汤基础上合通脉四逆汤温通经脉即可使瘀得温而行，合黄芪益气助阳，蜈蚣善行通络，王不留行引药通络，肉豆蔻温中健脾，牛膝少许苦寒药以求阴中求阳。诸药合用，标本兼治，后随症加减，药证相应，故得获效。

329　从百病皆生于气探析痤疮发病和诊疗

　　痤疮是一种好发于青春期并主要累及面部毛囊皮脂腺单位慢性炎症性皮肤病。研究发现超过95%的人会有不同程度痤疮发生，3%～7%痤疮患者会遗留瘢痕，给患者身心健康带来较大影响。中医自古就有痤疮病名，粉刺为轻，痤为重，如"寒薄为皶，郁乃痤"中皶即粉刺，痤即粉刺较重后形成的小疖。各代医家在治疗痤疮时审证求因、辨证论治，运用中医中药取得了明显的疗效，也在很大程度上缓解了患者的身心痛苦。现在随着人们工作和生活节奏的加快和心理压力加大，痤疮的发病率越来越高。学者彭梓等梳理了程宏斌从百病皆生于气探析痤疮的发病及诊疗的思路。

百病皆生于气的含义及临床意义

　　《素问·举痛论》云："夫百病皆生于气也，怒则气上，喜则气缓，悲则气消，恐则气下，寒则气收，炅则气泄，惊则气乱，劳则气耗，思则气结。"这里通过情志不调、外邪及劳倦所致气失常的9种病机变化和具体表现，阐述了一系列病理改变，皆与气的虚实及其升降出入的失调密切关联，从而提出了"百病皆生于气"的发病学观点。《灵枢·五变》云："夫百病之始生也，皆生于风雨寒暑，阴阳喜怒，饮食居处，大惊卒恐。"指出疾病发生的病因可归属为外感六淫、房劳、七情或饮食等，但正气不足才是发病的关键。《内经》亦云"正气存内，邪不可干""邪之所凑，其气必虚"，认为正气不足是发病的内在根据，邪气亢盛是发病的重要条件，这也衍生出扶正与祛邪两个不可偏废的基本治疗原则。

　　两虚相得，乃发其病。《灵枢·百病始生》云"邪不能独伤人，此必因虚邪之风，与其身形，两虚相得，乃客其形"，指出不正之气只有在机体正气不足时才能作用于机体而发病，强调正气不足是导致邪气侵入而发病的决定性因素。当代社会特性以及人们的生活习性已经发生了很大改变，工作的压力、生活作息的不规律，以及滥用化妆品等，即云"以酒为浆，以妄为常，醉以入房，以欲竭其精，以散耗其真，不知持满，不时御神，务快其心，逆于生乐，起居无节"（《素问·上古天真论》），这些不良习惯都在慢慢地耗损着年轻人的精气，使其处于一个亚健康状态，形成一个虚证体质，而虚证体质中最常见者为气虚质。国内大样本流行病学调查显示，气虚体质是最基本且常见的体质类型，其中气虚体质占40.38%，位居第一。亚健康状态下的虚证体质，正是虚邪乘虚而入的关键。

先天禀赋是发病的内因，竭精散真是致病的条件

　　痤疮的发病与遗传有很大的关系，有国内学者对痤疮的遗传模式进行了探究，结果发现，在痤疮的遗传中，一级亲属患病率最高，群体患病率最低。中医学中亦有"精气伏邪，遗传生病"之论，认为先天禀赋是体质形成的基础，也是人体体质强弱的前提条件。在体质的形成过程中，先天因素起着关键性的作用，决定着体质的基调，但是体质的发育和最终的定性，仍受后天各种综合因素的影响。王政洁等在研究痤疮与中医体质的相关性中发现，气虚质的痤疮患者临床表现具有轻度和重度痤疮的倾向。彭梓也发现痤疮患者往往都有家族聚集性，这一特点更能说明先天禀赋对痤疮发病的重要性。再者，在诸多的患者中，发病前往往都有熬夜过度、饮酒应酬、过多使用化妆品等诱因，正是这些因素不断地耗损脏腑精气，使五脏元真不畅，精竭真散，形成病理性气虚体质。国内亦有学者研究发现，气虚体质患者在顽固性痤疮中的比例逐渐增加，这与生活节奏加快、运动时间少、饮食不节、久坐久卧、情绪不调等有

一定关系。总的来说，先天禀赋不足形成的生理性气虚体质是痤疮发病的内因，精竭真散导致的病理性气虚体质是痤疮发病的重要条件。

气不生精，精不化气是痤疮发病的核心环节

1. 玄府郁闭是痤疮发病的直接因素 《素问·生气通天论》云"汗出见湿……劳汗当风，寒薄为皶，郁乃痤"。这是中医对于痤疮的病因病机最早的观点。唐代医家王冰认为阳气亏虚，风寒邪气客于肌肤腠理，久则热，热怫内郁，脂液凝于玄府，而发痤疮。清代名家黄元御认为邪气郁闭玄府，滞津凝，郁而发痤。当代有医家从玄府角度着手，认为玄府郁闭是痤疮发病的重要原因。临床发现毛窍堵塞是导致痤疮发病的直接因素，但是部分患者是因虚而塞，而非宣发卫气泄腠理能解，应以补开塞，从肺脾二脏精气互生互化入手反而取得更好的疗效。

2. 精气互生互化是痤疮发病中的核心要点 一身之精分藏于脏腑，成为脏腑之精，各脏腑之精具有不同的存在形式及生理功能。在这类痤疮发病的环节中，肺脾两脏之精气起着重要作用。《素问·示从容论》认为脾精由水谷之精构成，并由脾气转输至其他脏腑，化为该脏腑之精，因此有"中央土以灌四傍""脾主为胃行其津液""脾气散精，上归于肺"之言。《素问·经脉别论》论肺"输精于皮毛"，认为肺精与脾转输至肺的水谷精微和津液融合储藏于肺中，具有滋养肺脏及皮毛的作用。脏腑之精不仅濡养脏腑，而且化生脏腑之气，推动和调控身体功能。脏腑之气分阴阳，气中属阳的部分（阳气）具有激发、推动、兴奋、促进等作用，气中属阴的部分（阴气）具有减缓、抑制、宁静等作用。综上所言，脾气健运，化生脾精，上归于肺，化为肺精，一者肺精输散濡养皮毛，二者肺精化肺气，调控玄府、毛窍。因此肺脾相协以濡养皮毛，调控腠理、玄府，二者协调有序，才不致毛窍、玄府郁闭发而为病。如若有过度熬夜、饮食不节、情志不畅等因素，导致脾胃亏虚，气化无权，母病及子，肺气调控腠理失职，皮肤屏障受损，肺精输散皮毛堵塞毛窍，故发痤疮；脾气亏虚，生精受损，损及手太阴肺经，气阴不足，气中属阳的部分相对亢盛，过度推动、激发、促进肺精输散皮毛，故痤疮患者多见面部油腻；脾失健运，痰湿停聚，循阳明经上循面部，故发脓疱、结节。痤疮病的临床表现虽不尽相同，如粉刺、脓疱、结节、囊肿，甚至瘢痕疙瘩等，但综合其发病特点，从气而论痤疮发病规律，往往取得较好的临床疗效，即张景岳所云"行医不识气，治病从何据"。在临床研究中，赵东瑞等总结临床经验亦认为顾护脾胃之气应贯穿治疗始终，而非一味使用苦寒清利。

以补开塞指导下治以气中生精

综上而言，玄府郁闭、毛窍堵塞是导致痤疮发病的直接因素，气不生精、精不化气所导致的腠理调控失司是其发病的核心环节。因此对于此类患者，需要"以补开塞"，立法以"气中生精"为主，如张景岳云："善治气者，能使气中生精"（《景岳全书》），艾儒棣提出本病的主要病位责之在肺脾两脏，而脾胃为生气之源，肺为生气之主，肾为生气之根，一身之气皆源于此，因此择药以黄芪、白术、茯苓、防风为基础，拟之"黄芪白术茯苓防风汤"：黄芪重用，补肺健脾益气生精，脾胃为生化之源，后天之精由此而生，李东垣云"脾胃损伤，百病由生"，脾胃健则气化有权，精气血津液得以生，五脏得以藏，六腑得以养，脏腑协调，各司其责。白术，性温入脾胃，本草学中常称之为"脾脏补气健脾第一要药"，助黄芪培补脾胃，上而皮毛，中而心胃，下而腰脐，在气主气，在血主血，合黄芪共奏培土生金之效。茯苓，气味淡而渗，其性上行，生津液，滋水源而下降，利小便，故张洁古谓其属阳，浮而升，言其性也；李东垣谓其为阳中之阴，降而下，言其功也。防风，味甘性温，一者黄芪得之，其功愈大，乃相畏而相使也；二者白术得之，共奏除湿之效，白术温而燥湿，防风祛风胜湿，是谓脾喜燥而恶湿，顺其性也。临床运用时随症加减，脓疱较多者，加野菊花、蒲公英、白花蛇舌草等清热解毒；有结节、囊肿者，加连翘、夏枯草、炒白芥子、皂角刺等散结化瘀；颜色黯淡，经久不愈者，加女贞子、墨旱莲、生

地黄等益肾养阴；纳差腹胀者，加山楂、稻芽、麦芽健运脾胃。

验案举隅

宋某，男，30 岁，2020 年 10 月 14 日初诊，主诉颜面部丘疹、脓疱 5 年余，加重 1 月。诊断为面部痤疮。患者颜面部较油腻，可见散在炎性丘疹、脓疱，稍显红肿，伴有瘙痒，平素嗜好烟酒，近月因工作经常熬夜，少气懒言喜坐，纳眠差，大便黏腻，经常腹泻，小便尚可，舌暗红苔白腻，脉沉细数。方用黄芪白术茯苓防风汤加减。

处方：生黄芪 30 g，麸炒白术 15 g，茯苓 15 g，防风 10 g，陈皮 15 g，紫荆皮 15 g，炒蒺藜 15 g，车前草 30 g，桔梗 10 g，白芍 15 g，白花蛇舌草 20 g，合欢花 30 g，生甘草 10 g。7 剂，每日 1 剂，水煎分 2 次服。

二诊（2020 年 10 月 21 日）：丘疹仍有少发，部分脓疱稍有结痂、变硬，大便稍成形，上方去白花蛇舌草、白芍、桔梗，加浙贝母 15 g，炒芥子 10 g，鸡血藤 30 g，皂角刺 15 g 化瘀散结。

三诊（2020 年 10 月 28 日）：患者诉丘疹、脓疱未有明显新发，脓疱平塌，无明显瘙痒，大便尚可，舌淡红苔滑，脉沉细，继续守方，加当归 15 g，川芎 10 g 佐以活血行气。

按：患者平素嗜好烟酒、作息不规律，损伤脾胃，即"精化为气，气伤于味"，后天之精来源受伐，母及子，肺精不足，化气无源，调控腠理失职，肺精外散皮毛堵塞毛窍，故发痤疮；久之气阴不足，损及手太阴肺经，经气不足，气中属阳的部分过度激发、促进肺精散发，故见面部油腻；气虚推动无力，痰湿内生，聚而化热，循阳明经上扰头面，故发脓疱；四诊合参，患者为脾胃损伤，气不生精，精气紊乱，精不循经，故而运用黄芪白术茯苓防风汤加减以期气归精，使精有所藏，藏有所用，用而不伐。

痤疮是临床上常见的皮肤疾病，传统的辨证思路有所局限，从肺热、痰瘀等论治时疗效往往欠佳，尤其是部分迁延不愈且稍加清热寒凉药物则纳差、腹泻的患者，应当重视"气"在此类患者中的病机规律，"以补开塞"原则下治以"气中生精"。医者在临床上固当要谨遵整体观念、辨证论治，做到"谨守病机，各司其属"。

330 艾滋病元气损伤病机

艾滋病是由人类免疫缺陷病毒（HIV）感染所导致的以进行性 $CD_4{}^+$ 细胞数量减少与功能受损为特征的机体免疫缺陷、并易继发多种机会性感染和肿瘤的一系列综合征。艾滋病是近 20 年发现的新型传染病，古代文献无此记载，目前中医在该领域的研究尚处于探索阶段。学者杨凤珍等以中医元气理论与温疫理论作指导，通过艾滋病患者临床症候/证候横断面观察，对艾滋病疫毒致元气损伤的病机进行了初步探索。

中医元气理论及元气病机特点

《难经》在继承《内经》真气、肾-精（气）与三焦理论内核基础上，创立了以肾·命门-元气-三焦为轴心的人体生命科学的理论体系，并经历代医家的医疗实践与理论发展而不断成熟完善。中医命门元气三焦理论是关于元气产生、输布、效应、诊察和调控的系统理论。其基本内涵为肾间命门元气是人体生命的根本，它由命门元精化生，经三焦敷布于周身，表达和激发各脏腑经络组织及其功能；同时在脏腑经络组织正常功能活动前提下，命门元气得到充养、施布与调达，从而维持机体生生不息。命门元气，又称"守邪之神"（《难经·八难》），是人体防御功能的集合和根本；各脏腑经络营卫气血的卫外防御功能，无不是命门元气"守邪之神"功能的表达。造成元气虚损或衰竭的原因，一是先天禀赋不足；二是机体生理性衰老；三是致病因素直接损伤元气，或通过五脏病变进而导致命门元气损耗。五脏病理与命门元气病理的关系表现为命门元气不足必影响五脏；五脏病深必穷及命门元气。在脏腑经络组织局部病变时，通常未涉及元气根本；一旦出现多脏腑系统广泛而深重的病变，必然涉及命门元气。命门元气三焦系统的病理变化具有以下特点：元气盛衰存亡在命门，元气调达与否在三焦；元气虚衰可表现为精气亏虚、阳虚和/或阴亏，命元阳虚与阴虚的结果，可导致元阴或元阳的亡脱，乃至阴阳离绝；三焦为邪气所阻，则气化失司而气机不利，可出现上中下三焦广泛的证候，如严重气机障碍，则三焦气道闭塞，元气出入废、升降息，各脏腑失去温养与激发，功能活动停止而导致死亡。由此可以看出，涉及命门元气损伤的病证具有明显的广泛性、复杂性、凶险性、顽固性等特点。因此，命门元气三焦理论不仅对慢性虚损性疾病的诊治，对包括外感、内伤在内的危重病证或重大疑难疾病的辨治均具有较高的临床指导价值。艾滋病是由于感受疫毒之邪引起的温疫和全身慢性进行性虚损性病变，运用命门元气三焦理论结合温疫理论来探索艾滋病，方能达到辨治求本的目的。

艾滋病是一种由温疫致全身慢性进行性虚损性病变

艾滋病是由逆转录病毒科慢病毒属人类免疫缺陷病毒（HIV）感染的传染病。根据其强烈传染性与流行性特点，以及发病和临床特征的相似性，归属中医疫病范畴；主要病因为感受疫毒之邪已成共识。在急性 HIV 感染期、艾滋病前期与艾滋病早期，以发热、咽痛、瘰疬、皮疹、腹泻、尿黄、口干、舌红、苔厚腻等为主要临床表现，呈现一派温邪疫毒或湿热秽浊之邪致病特点，故又属于温疫；该病急性期后或未经原发感染而进入长达约 10 年的潜伏期，且发病多呈现由里出表的特点，此时属于伏气温疫过程。随着病情进展，患者同时出现全身疲乏、进行性消瘦、自汗盗汗、频繁感冒、气短或喘、纳呆便溏、头晕目昏、耳鸣健忘、腰膝酸痛、性功能减退、月经减少或闭经、舌淡或嫩、脉虚软或沉弱，终晚期极度恶液质等一派元气亏损、精气不足甚至衰竭的临床表现，属于中医慢性虚损性病变。然而，本病既不同于以急性感染过程为主的"温病"，因为它伴随着进行性全身性虚损；又不同于因劳伤过度导致的以慢性虚弱证候为主要表现的"虚劳"，而是一种由温疫（伏气温疫）致全身慢性进行性虚损性病变。当艾滋病发展至终末期，由于命门元气及五脏精气虚衰，各种病邪纷至沓来，诸多变证丛生，而呈现正虚邪陷、痰瘀结聚、阴阳寒热虚实错杂，使病情异常复杂而预后凶险。

精气亏虚、元气不足是艾滋病发病的内因

艾滋病疫毒侵入人体直至发病，不仅取决于病邪的致病强度，还取决于人体元气或精气的盛衰。"夫精者身之本也，故藏于精者，春不病温"（《素问·金匮真言论》）；又云"五疫之至，皆相染易……不相染者，正气存内，邪不可干"（《素问·刺法论》）；相反，"邪气盛者，精气衰也"（《素问·玉机真藏论》）。明代吴又可在讨论温疫发病时也指出"本气充满，邪不易入，本气适逢亏欠，呼吸之间，外邪因而乘之……其感之深者，中而即发，感之浅者，邪不胜正，未能顿发，或遇饥饱劳碌，忧思气怒，正气被伤，邪气始得张溢"（《温疫论·原病》）。在艾滋病发病的内因方面，诸如禀赋不足或易感体质、房劳过度、供血体弱、毒品损伤等，均可导致精气亏虚、元气不足，而成为由 HIV 感染发展为 AIDS（艾滋病期）的内因。

疫毒致元气损伤是艾滋病重要病机之一

1. 温疫毒邪致气阴两伤、元气虚损的机理　温疫毒邪因具阳热之性，而最易伤阴耗液。不仅如此，温疫毒邪又能损耗元气，所谓"壮火食气"。其病理机制主要有：①在正邪抗争过程中，疫毒对元气的消耗性损耗；②热盛伤阴，进而阴伤及气；③热邪逼迫，汗出过多，可致气随汗泄；④病变过程中，呕吐泻痢、血热妄行皆可导致阴液外脱、气无所附，甚至阴竭阳脱。

虚损，指精气血阴阳之亏虚与五脏六腑之损害。虚损这一病理改变多由劳伤过度所致，故又称虚劳，一般属于内伤范畴。然而，清代吴澄指出"虚损一症，不独内伤，而外感者亦有之矣"，他将外感病所致虚损称为"外损"，并指出"时行疫厉……若治疗无法，拖延数月，必致真气大伤，终成外损之症"（《不居集·吴师朗治虚损法》）。疫毒致病，除具有传染性、流行性，多数又具有酷烈性、广泛而深重性，因此，温疫病变过程中除表现邪毒炽盛的特点倘若久延失治容易造成对人体脏腑精气及命门元气的损伤。

2. 艾滋病元气损伤病机

（1）艾滋病病变特点——病及三焦内外、病性虚实错杂：对 72 例 HIV/AIDS（CD_4^+ 细胞 100～500/mm^3）患者常见中医证候观察发现，近半数的患者出现发热、消瘦、乏力、自汗、盗汗、五心烦热、口干、尿黄、咳嗽、胸闷、气短或气喘、纳呆、腹泻、腹痛、皮疹、瘰疬等；1/3 患者出现面黄、头痛、头晕、性功能减退/月经失调，近 1/5 患者有恶风、畏寒或肢冷等；而发热患者中 4/5 表现为持续或间断午后与前半夜低热，或伴恶风寒，或见寒热往来；脉象常见滑脉、弦脉、细脉、各种无力脉、尺部脉弱、沉脉等。对 218 例 HIV/AIDS 患者进行舌象观察显示，常见有舌红、舌暗红或绛红、舌质瘀暗、舌嫩胖大、或舌淡、舌有裂纹、腐腻垢浊苔，也可见到少苔无苔、花剥苔、燥苔、滑润苔等。艾滋病病变范围波及三焦上下内外多脏腑系统，累及卫气营血，损伤精气血阴阳，证候性质常阴阳、寒热、虚实俱存。

（2）艾滋病早中期中医病机特点——热毒浊瘀、气阴两虚：72 例患者证候观察显示，邪实方面，全部具有热证成分，其次浊阻证（包括痰湿浊阻）成分检出率为 81.95%，血瘀证成分检出率为 44.44%，风证或风痰证检出率为 22.22%；正虚方面，阴（血）虚证成分检出率 62.50%，气虚证成分检出率为 63.89%，阳虚证成分检出率为 13.89%。表明艾滋病患者早中期主要病机特点为热毒浊瘀、

气阴两伤、虚实错杂。

进一步对艾滋病中医证候与免疫功能相关性研究结果显示，气虚证检出率及气虚程度随着 CD4$^+$ 细胞数下降而增加，表明元气亏虚与机体细胞免疫损伤呈现较高相关性，提示 CD4$^+$ T 淋巴细胞可以作为本病元气损伤程度评价参考指标；血瘀证检出结果，显示随着 CD4$^+$ 细胞数下降与病情进展瘀血病理呈现加重趋势，可能与热伤津液、痰湿浊阻、气阴耗伤等原因导致血瘀有关。

（3）艾滋病病变发展趋势——命门三焦元气虚衰，虚者愈虚；热毒浊瘀阻遏三焦，实者愈实，艾滋病晚期出现极度恶液质及各种机会性感染与肿瘤，说明随着三焦脏腑精气血阴阳日衰，疫毒内蕴愈深，同时各种外邪乘虚而入，邪毒流溢阻遏三焦，从而形成全身性寒热虚实错综复杂的证候；病至终末期邪毒滞留不去而命元（包括元阴元阳）诸脏衰竭，以致命元败亡、阴阳离绝而死。

以上表明，艾滋病临床特征为病变广泛而深重，是由温邪疫毒或湿热浊毒流溢三焦、累及卫气营血，热毒易消的五脏阴精、损耗三焦元气，湿浊之邪则阻遏三焦气机、损伤五脏阳气，从而呈现一派热毒浊瘀内蕴、气阴（血）或阴阳虚损的征象。其虚损病变涉及多脏腑的精气血阴阳，非一脏一腑亏虚可比；虚损可谓深达命门根本，也非一般脏腑虚损可言。实际上，艾滋病三焦诸脏腑广泛而深重的病理特点和正虚邪陷、虚者愈虚、实者愈实的病变发展趋势，恰恰符合命门元气三焦系统的病理过程。本观察还发现，该组患者相当部分出现尺部脉弱（56%）或沉弱脉（29%），已显示出肾命元气根本性损伤的倾向。此外，艾滋病具有如此酷烈性与难治性，与疫毒对元气的直接损伤有着密切关系。因为元气又称"守邪之神"，是人体防御功能的集合和根本，现代医学大量研究表明，HIV 的主要靶目标是直接攻击宿主免疫应答的核心——CD4$^+$ T 淋巴细胞（T 辅助淋巴细胞），并且以前病毒形式整合于宿主细胞的基因组中，造成免疫细胞的破坏或功能缺失，导致机体防御系统根本性毁坏。因此，HIV 对宿主免疫核心乃至整个防御系统的损害，和伴随出现的全身多系统病变，可以说已构成对机体命元根本性损伤。那么，运用命门元气三焦理论结合温疫理论作指导，或许才能全面而准确地把握艾滋病中医病因病机及演变规律，也才能更好地指导艾滋病中医证治规律的研究。

从以上论述可看出，艾滋病主线病机一方面是热毒浊瘀、邪阻三焦；另一方面是疫毒导致气阴两伤、命元虚损甚至衰竭。这将为探索艾滋病从肾命元气虚衰为本、邪毒为标的诊治体系，也为确立艾滋病中医扶正培元、解毒逐邪的治疗思路提供了理论依据。

331 从阳化气，阴成形论排卵障碍证治

排卵障碍是指由于女性体内生殖内分泌异常，导致下丘脑-垂体-卵巢轴（HPO轴）功能失调，继而导致卵子生长发育和排出障碍的一类疾病。临床以月经周期紊乱甚或闭经为主要表现，继而引发排卵障碍性不孕、子宫内膜癌等并发症。现代医学根据世界卫生组织（WHO）分类方法将排卵障碍分为三类以用于临床定性及病因诊断，其中以卵巢储备功能减退（DOR）和多囊卵巢综合征（PCOS）两类疾病最为常见，西医目前主要采取序贯疗法、促排卵等治疗。中医古籍中对排卵障碍并无确切的描述，多根据临床表现将其归属于"崩漏""闭经""不孕证"等范畴，现代医家普遍认为排卵障碍应从肾论治，兼顾心肝脾及冲任二脉。"阳化气，阴成形"理论是《内经》中论及人体阴精与阳气主要功用的经典条文，学者闫菲等结合该理论对卵子的生理及排卵障碍的中医证治进行了探析，旨在为中医药治疗该疾病提供新思路。

阳化气，阴成形的源流及内涵

阴阳理论首见于《周易》，是对自然界事物之间对立统一属性的高度概括，属于中国古代哲学的范畴。作为中医基础理论的经典医籍，《内经》是将阴阳和医理相结合进行论述的开端："阴阳者，天地之道也，万物之纲纪，变化之父母，生杀之本始，神明之府也。"揭示了阴阳二气是世间万物生命之源始，是人身立命之根本。

"阳化气，阴成形"理论首见于《素问·阴阳应象大论》，其云："阴静阳燥，阳生阴长，阳杀阴藏，阳化气，阴成形。"张景岳注云："阳动而散，故化；阴静而凝，故成形。"对阴精、阳气独特的生理功用进行了具体阐述。阳气温躁，主动，主散，主向上向外，性温煦且布散无形，中焦脾胃运化的精微中偏轻灵的部分可受阳气的蒸腾，转化为无形之营卫之气，进一步生成宗气，推动人体生命活动的正常运行和机体功能的正常表达；阴气柔润，主静，主凝，主向下向内，性寒凉且凝聚有形，脾胃运化的精微中偏稠厚的部分可受阴气的敛聚，凝结敛聚成有形之精血津液，进而生成人体的脏腑形质，构成全身组织结构。这是对阴阳成形、化气规律的核心总结，对气血津精液等精微物质与无形之气和有形的脏腑组织结构之间辩证关系的高度概括。"阳化气，阴成形"理论是人体生命活动中的重要理论和基本规律，正如《黄帝内经素问集注》云"天主生物，地主成物。故阳化万物之气，而吾人之气由阳化之；阴成万物之形，而吾人之形由阴成之"。

阳化气，阴成形与卵子的生长发育排出的关系

中医古籍中并无卵子一说，多根据功能将其归属于生殖之精、胞宫胞脉的范畴。古今医家认为卵子正常生长发育排出与肾及天癸之精密切相关。肾为水火之宅，内寓元阴元阳。女子二七之岁，肾阴充盛化源充足，肾阳充沛气化有力，阴阳交感相合，天癸泌至并逐渐满盈，冲任胞脉和顺，女子方才具备产生卵子之力。

卵子一月一行的生长排出过程遵循着月经周期的节律性，这是以阴阳理论为基础进行的一种消长平衡、动静升降的圆运动，是遵循着"阳化气，阴成形"理论进行的。经行之后阴血下泄，胞宫胞脉处于空虚状态，随着先天肾精的不断供养，后天水谷精微的不断充填，空虚的血海逐渐达到充盈状态，此时

是月经周期中的阴长高峰，在癸水、阴精、血气的不断充填下，"有形之质"不断增加，是"阴成形"的具体表现。临床中可以观察到此时在卵巢的生发皮质中，卵泡膜不断增长，卵泡液不断积聚，卵泡腔不断充盈，生长卵泡数量不断增多，为后续卵子顺利排出做准备。随着阴精的不断积累，冲任气血逐渐旺盛直至满盈充斥胞宫胞脉之中，在排卵期的阴长至极之时重阴转阳，阴盛阳动，阳气旺则经络气血、冲任胞脉受到激发、振奋、鼓舞，优势卵泡被选择而蓄势待发，是"阳化气"的具体表现。在临床中可以观察到在此时的卵巢皮质中，被选择的优势卵泡较其他生长卵泡体积更大，生长动力更足，在雌孕激素都达到高峰之时，顺势凸向卵泡膜方向形成排卵柱头，最终挣脱束缚，冲破卵巢皮质而出排向腹腔，完成最终的排卵过程。

阳化气，阴成形与排卵障碍的关系

卵泡排出障碍的重要因素，是阴阳之间的不协调而导致的阴阳偏颇。"阴成形"不足则卵子生长缓慢；"阳化气"虚弱则难以在排卵期顺势排出。借助阴阳的互根互用、对立制约的属性，有助于理解排卵障碍的病因病机。

1. 阴虚则形陷，滋养不足难生长　女子先天禀赋不足，或房劳多产，或久病大病，均可耗损肾中贮藏之阴精，肾主封藏失职，精气外泄，则成肾精不足之态。肝肾"乙癸同源，精血互生""精不泄，归精于肝而化清血"，肾精亏则肝血难以化生，肾水虚则肝木失于濡养，肝气滞而火火生，炎愈灼而阴愈涸，终成阴精血液两相亏虚的状态。天癸失于充养，血海难以满盈，冲任胞脉失于调摄，卵子失去精微精血津液的滋养，有形之质无法填充，"阴成形"难成。

卵巢储备功能减退（DOR）是指卵巢内存留卵泡的数量和质量均低于正常水平，导致女性生育能力减弱及性激素缺乏，临床以月经稀发、闭经、不孕等为主要表现的一类疾病。临床对患者进行 B 超监测，可以观察到相比于同年龄正常女性，患者整体窦卵泡数目明显减少，卵泡生长速度缓慢、质量差、张力差，甚则难以生长为成熟卵泡即发生萎缩，同时伴有子宫内膜的变薄。患者临床中除排卵障碍导致的月经失调和不孕外，常伴有潮热汗出、腰膝酸软、耳鸣眼干、烦躁易怒等围绝经期综合征表现，临床总以肝肾阴虚为典型证型。

2. 阳微则气弱，温煦无力阻排卵　肾阳为元阳之根，主蒸腾气化，为一身阳气之本，五脏之阳气，非此不能发；脾胃主运化水谷精微，为后天之本，人身之精气血津液，非此无以化。若女子素体阳虚，或久病大病伤肾，或嗜食生冷损伤脾胃中阳，脾肾虚则"阳化气"功能减弱，形体官窍失于温煦，脏腑组织功能减弱，正值氤氲排卵之时，卵子动力不足，难以挣脱胞宫胞络束缚，故排出障碍。肾为生痰之源，脾为贮痰之器，脾肾阳虚则气血津液周流不利，阳虚气化异常不能化水谷为精微，反而酿生水湿、痰浊、瘀血，久则互相胶结，积聚于冲任胞宫脉络之处，壅逆为患，正如《素问遗篇》所云"脾肾气虚，运化输布失司，清浊相混，不化精血，膏脂痰浊内蓄"。卵子不得精微精血的滋养，反为痰湿瘀浊充斥，则卵子体积稍大于正常，数量增多，是阳气虚导致的无用之"阴精"成形太过。阳气本弱，又被痰湿阻滞难以敷布，温煦之力更加被阻，卵子排出无力，最终在卵巢皮质中形成多个大卵泡围绕、堆积的形态，犹如喻嘉言《寓意草》中的"窠囊之形"。

多囊卵巢综合征（PCOS）是一类雄激素生成分泌过多，进而导致稀发排卵或无排卵，同时伴有卵巢多囊样改变为基本特征的临床综合征，临床主要以闭经、不孕、多毛、肥胖以及双侧卵巢多囊性增大为主要表现。临床对患者进行 B 超监测，可见患者卵巢体积正常或稍大，卵泡数目多、体积大，但卵泡长速慢、质量差，在排卵期无优势卵泡形成进而导致排出障碍，数个体积较大的卵泡环绕卵巢皮质呈多囊样改变。临床患者常见形体肥胖以腹部尤甚，食少但体重明显增加，下颌面颊易生痤疮，常伴有畏寒肢冷、腹胀便溏等临床表现，临床总以脾肾阳虚兼夹痰湿为典型证型。

排卵障碍的中医证治

卵子排出障碍的根本因素是阴阳之间的不协调，临床治疗应该"谨察阴阳所在而调之，以平为期"，明确是"阴成形"不足，抑或是"阳化气"衰惫，从而进行针对性治疗，同时兼顾阴阳之间对立制约、互根互用的特性，以期达到"阴平阳秘"的最佳状态。

1. 补血填精，滋阴以充形　《景岳全书·脾胃》云"非精血，无以充形体之基；非水谷，无以成形体之壮"。精血对于形体的组成具有重要作用，后天水谷对于形体充盛也不可或缺。因此，临床上对于"阴成形"不足导致卵子发育不良进而排出障碍的病证，当以补肾填精、滋阴养血为治疗大法，同时兼顾肝脾。临床常用《景岳全书》归肾丸为基础方进行化裁，原方主治肾水真阴不足，精衰血少之证。方以熟地黄、山茱萸、杜仲为君，熟地黄、山茱萸为六味地黄丸之首，配以杜仲滋阴补肾，三药配伍精巧，共奏滋肾水、益真阴、补肾气之功效。加入紫河车血肉有情之品，黄精味重醇厚之辈，诸药同用而大补阴精。佐以当归、白芍为臣，《医学衷中参西录》云白芍"善滋阴养血"，归芍同用酸甘化阴，滋养肝体；人参、茯苓、白术、甘草为佐使，取其"补脾和胃，血自生也"之意，健脾益气，固后天之本。肾肝脾三脏同治，先天亏虚之精血可补，脾胃健固则精微化生源源不断，"阴形"可成。若临床见患者伴有情绪烦躁、两目干涩等阴精亏而肝火上炎之象，可用赤芍易白芍，酌加柴胡之品疏解肝郁以治标，但柴胡不可过量以防升散太过反而劫伤肝阴。肾阴精不足也不可一味滋阴填精，临证多加菟丝子、淫羊藿、补骨脂等味甘性温之品，平补肾阳而不燥，取其"阳中求阴"之意，则全方补肾填精而不腻，滋阴养血而不滞，符合"形不足者，温之以气，精不足者，补之以味"之旨。

2. 微微少火，扶阳以益气　《景岳全书》云"难得而易失者惟此阳气，既失而难复者也惟此阳气"，阐述了顾护阳气的重要性。对于"阳化气"不足导致卵子动力减弱，体积异常增大进而排出障碍的疾病，临床常以温补脾肾为主。右归丸主治肾阳不足、命门火衰之证，临床常用此方辨证加减。方中鹿角胶、菟丝子为君，二药味甘性温，主入肾经，气味温和而不壮烈，温补肾阳而不燥，有"少火生气"之意。去原方附子、肉桂，此二药辛热燥烈，稍有过量极易伤阴动火，且女子本为阴柔之体难以耐受，故去之以防"壮火食气"；酌加干姜，配山药温补脾胃，祛中焦阴寒。如李东垣在《脾胃论》中云"甘温之剂以生阳，阳生则阴长"，脾胃健则后天之本固，气血精微化生源源不断；熟地黄、枸杞子、山茱萸、杜仲滋阴益肾，当归养血和血，取"善补阳者，必于阴中求阳，则阳得阴助，而生化无穷"之意，肾阴阳并补，以肾阳为重。

临床多数患者伴见头重如裹、四肢沉重、体态臃肿、舌苔厚腻的痰湿阻滞之证，此为"阳化气"不足，"阴成形"偏盛，痰瘀脂浊壅塞带脉胞宫，治法当宗仲景《金匮要略》所云"病痰饮者，当以温药和之"之意，临床当在温肾助阳的基础上，增加行气化痰之法贯穿始终。临证可遵《素问·阴阳应象大论》中"结者散之"之意，酌加苍术、胆南星、陈皮燥湿化痰，泽泻、路路通、浙贝母利湿通络以治标。痰湿之标实已去，阳虚之本虚可补，阳气敷布正常，气血津液运行流利，病愈而不复发。临床对于痰湿已不明显，但尚无法正常排卵的患者可遵循月经周期阴阳特性顺势而为，在经间期重阴转阳之际酌加升麻、细辛、紫苏叶、蔓荆子之风类药，风药味辛性轻、升散动窜而主入膀胱经，膀胱经气动则肾经阳气亦被鼓动，同时可酌加羌活、全蝎、苏木、皂角刺，破血利气通络，促进排卵柱头的形成，进一步推动卵子的排出。

"阳化气，阴成形"是对阴阳主要功用的高度概括，体现了机体的功能活动和脏腑组织结构与阳气温煦推动和阴精塑造成形之间的密切关系。卵子的生长发育排出过程，是遵循着阴阳太极图的周期性转变的，"阴成形"不足，卵子难以长大；"阳化气"虚弱，卵子排出动力不足是导致卵子不能正常生长发育和排出的核心病因病机。在临床诊断及治疗时应当在整体脏腑辨证下，明确"阴成形"不足还是"阳化气"虚弱，从而针对性的或温煦机体阳气或充养机体阴精，方能达到阴平阳秘的最终状态，根本性地治疗排卵障碍类疾病。

332　基于营卫理论探析经前烦躁障碍症

随着社会压力的增加与生活节奏的加快，越来越多的人呈现出亚健康状态，抑郁症、焦虑症、创伤后应激障碍等精神类疾病发病率逐年增高，其中，经前烦躁障碍症（PMDD）在育龄期女性中的发病率为 3%～8%，不能自控的悲观或亢奋情绪严重影响患者自身和家庭的日常生活。寻求更明确的发病机制，找到更合适的治疗药物，是当今亟待解决的问题。情志刺激为重要诱因，肝疏泄失常为致病机制，一直是国内中医界对 PMDD 发病的基本认识。学者孟辰等总结营卫理论近年来的研究，结合PMDD 发病机制的最新研究进展，从营卫理论补充 PMDD 发病机制，为今后的实验研究和临床治疗提供了依据。

PMDD 致病机制与营卫理论的联系

"营卫"二字最早可追溯于《内经》，《灵枢·营卫生会》云："谷入于胃，以传于肺，五脏六腑，皆以受气，其清者为营，浊者为卫。"从《内经》对营卫的来源描述中能够看出，中焦脾胃受纳由口而入的饮食物，化生精气上注于肺，肺朝百脉，布散精气游逸五脏六腑。精气中比较柔和的部分称为营气，又称荣气，营以阴用，入脉化血，滋养周身；而慓悍滑利的部分则称为卫气，卫以阳用，布散脏腑，推动脏腑气化。营卫一阴一阳，起到传递人体功能信息、维持正常生命活动的作用。PMDD 作为育龄期女性的易发精神类疾病，其发病与女子经期气血波动、肝主疏泄功能失常紧密相关，若营气不能化血滋养，卫气不能推动肝藏气化，则易使女子经前期情绪不稳，发为 PMDD。

1. 气血运行失常　营气主滋养、营养血脉，可以维持血脉中精微物质的动态平衡，保证人体处于自我调节的正常生理状态；卫气主推动一身气化，布散脏腑，通调血液、水液的运行。《医宗金鉴》云："营即血中之精粹者也，卫即气中剽悍者也，以其定位之体而言，则曰气血，以其流行之用而言，则曰营卫。"由此可见，在一定程度上，调和营卫即调节气血，营卫失畅则气血运行受阻，百病应之而生，出现如月经紊乱、痛经等月经前后诸证。中医认为，生理状态下男子多气，女子多血，病理情况则与之对应，男子多气病，女子多血病。女子血病与其生理构造紧密相关，《素问·上古天真论》论述"女子七岁，肾气盛，齿更发长；二七而天癸至，任脉通，太冲脉盛，月事以时下"。女子经带胎产，血液易于损耗，使机体处于血偏衰、气偏盛的状态，太冲脉盛，阴血下注胞宫，血海满溢，月经来潮之际，女子体内气血运行剧烈波动，如先天禀赋不足，或加之情志刺激，气血运行失和，气机逆乱，卫气不能维持肝藏象的稳定，肝藏象失去对气机的正常调控，则易出现诸如经前期头痛、乳房胀痛等 PMDD 症状。调和营卫，协调气血运行的正常状态，最大限度减轻经前期气血波动对女性的影响，可以从源头减少PMDD 的发病。

2. 肝主疏泄功能失常　营卫输布因之受损肝藏血、主疏泄，是人体内气机升降的枢纽，营卫的输布调节也离不开肝对周身气机的疏泄调控作用。肝疏泄功能失常，营卫的输布因之受损，七情内伤随之产生，如《素问·举痛论》云："怒则气上，喜则气缓，悲则气消……悲则心系急，肺布叶举，而上焦不通，荣卫不散，热气在中，故气消矣。"有学者认为，帕金森病合并抑郁可能是肝失疏泄导致营卫不和、神机阻遏而产生的。帕金森病属中医颤证范畴，以患者年老体虚、肝脾肾阴精气血不足为本，风火痰瘀之邪损伤藏血之肝为标，肝体阴而用阳，肝"体阴"藏血功能受损，肝体失养，则"用阳"疏泄功能随之受损，肝疏过度，肝风走窜易袭筋脉，引为震颤。营卫之气源自脾运化之水谷精微，营阴的滋养作用受肝藏血功能正常以及肾阴的充养所维持，卫阳的推动作用则有赖于肝的疏泄及肾阳的温煦，帕金森患者肝脾肾精气血不足，脏腑功能较常人已弱，则必然存在营阴受损、卫阳阻遏的情况，正如《兰室秘藏》云：“营散卫亡，神无所依。”治疗以疏肝理脾、调和营卫为法，复肝疏泄之功，调营卫之畅，恢复神机清明。由此可见，对于肝失疏泄的病证，从调和营卫入手治疗，可以取得满意疗效。情志刺激为诱因，肝失疏泄为机制，营卫失和为结果，情志异常为病理，这可能是 PMDD 发病的机制之一。乔明琦等通过流行病学调查研究发现，成年女性由于家庭与工作压力的增大，容易在经前期对外界的情志刺激产生应激，当这种应激超过人体的耐受，加之先天禀赋不足，就会破坏人体的阴阳平衡，肝失去对气机的调控，导致肝失疏泄，发为肝郁证。后经大量临床试验研究，其团队将传统的肝郁证细化为气机不达、疏泄不及、郁于体内发生的肝气郁证，或肝阳上亢、疏泄太过发生的肝气逆证，二证发病率可占 PMDD 总发病率的 90％以上。临床上对于二证的治疗，多从恢复肝疏泄功能入手，若兼配伍调和营卫的中药，可有更为明显的治疗效果。

3. 情志失畅，营卫失和，体内阴阳失衡　“肝主疏泄，调畅情志”是中医学情志学的基本理论之一，“情志”是中医学理论的专属名词，属于“神”的一种。根据中国古代哲学和中医学理论，如《灵枢·营卫生会》云“血者，神气也”，神更像是一种赖于五脏精气充养的精微物质。《素问·八正神明论》云“血气者，人之神，不可不谨养”，提示医者在对“神”进行治疗时，必须顾护患者的气血，即调和营卫，使气血充而五脏调和。有学者在治疗冠心病伴发抑郁时发现，患者胸闷痛与其情志波动紧密相关，情志刺激或病后抑郁倾向明显时胸痛加剧。卫阳阻遏，不能完成正常的信息传导，故抑郁；脉道不利，营在脉中却不能濡养心脉，故心胸疼痛，方用柴胡桂枝汤加减治疗。其中柴胡疏肝解郁，疏散脉外壅遏的卫气，恢复卫气对情志的调控；重用桂枝振奋心阳，濡养受损的心脉；再以白芍养阴敛血柔肝，恢复心脉的运血与肝之疏泄，共奏调和营卫、调畅情志、通而不痛之效。西医治疗 PMDD 多服用调节情绪的药物如五羟色胺再摄取抑制剂，中药多选择白芍、牡丹皮、柴胡、香附等疏肝理气之品配伍使用，再配合心理疏导，若根据养神之法兼选顾护患者营卫，则营卫情志双调。

营卫气血在脉络、脏腑、孔窍内的正常流动，是人体功能正常的基础，营气属阴，入血脉滋养全身，这与现代医学中血液内各种免疫活性物质、血管紧张因子等极为相似，通过血液的流动将这些极细微而又功能强大的物质运送至五脏六腑发挥作用。卫气属阳，推动人体脏腑正常气化，通过其对人体的调控作用，发挥信息传递及防御功能，这可能与现代医学的神经-内分泌-免疫系统存在关联。神经-内分泌-免疫系统可以通过介导下丘脑-垂体这一经典的信号通路组合分泌人体所需的各种重要促腺体释放激素和促腺体激素，通过激素的调节作用调控人体功能的正常稳态，这与卫气的信息传导功能极为相像。下丘脑-垂体-肾上腺（HPA）轴是人体内神经-内分泌-免疫系统的重要组成部分，通过下丘脑对刺激的感应和负反馈调节保护人体神经系统不受外界刺激的过度影响，其功能异常在 PMDD 发病中起到极为关键的作用。研究人员观察到 PMDD 女性的 HPA 轴对比正常女性存在异常激活和易敏感现象，这可能与 PMDD 女性经前期孕酮含量波动异常相关。孕酮是人体内一种重要的神经甾体，通过与神经受体的结合或生成代谢物参与情绪调控，同时孕酮也是 HPA 轴功能的重要调节因子，可以增强女性 HPA 轴的功能，改变 HPA 轴激活的敏感性。孕酮可以通过直接结合Ⅰ型和Ⅱ型肾上腺素能受体，打乱受体结合规律，干扰激素调节机制，扰乱 HPA 轴的正常功能。营卫失和，体内阴阳失衡，卫气不能完成原有的信息传递工作，造成中枢神经系统内的 HPA 轴紊乱，加剧神经甾体等对 HPA 轴的刺激，导致进一步的情志损伤，加剧 PMDD 症状。

PMDD 症状与营卫失和的关系

PMDD 的诊断主要以国际最新的《精神障碍诊断与统计手册（第五版）》为准，除连续两个月经周期及以上出现不可自制的情绪症状外，同时伴随一系列社会适应症状和躯体症状，包括常见的头痛、体温异常、水肿、失眠、多梦等，某些症状的产生与营卫失和紧密相关。

1. 精神症状

（1）焦虑和抑郁：PMDD 对女性的危害，不仅在于难以忍受的躯体症状，更为严重的是对患者精神的折磨，难以自制的悲观或亢奋情绪，不仅会在经前期对患者造成影响，还会与焦虑症、抑郁症产生共病，增加患者自杀倾向，进一步威胁其生命健康。国际上治疗 PMDD 以心理疏导和服用药物为法，常用的一线药物有抗抑郁的五羟色胺再摄取抑制剂氟西汀等，这类药物对于有抑郁表现的 PMDD 患者有良好的治疗效果，与此同时，长期服药的不良反应也十分明显，且对相当一部分确诊为 PMDD 而没有抑郁表现的患者治疗作用不明显，由此引起了国内中医界对该病的思考，通过中医辨证，将其分为抑郁为主的肝气郁证和焦虑易怒为主的肝气逆证。

现在临床对于 PMDD 的治疗多以平肝解郁、疏肝理气为主，恢复肝藏象的正常生理功能，使疏泄有度，气机调畅，则郁解病消。对于此类焦虑、抑郁症状的治疗，营卫理论也有其独到之处，且疗效明显。有医家认为，情绪低落、兴趣丧失、沉默寡言这些抑郁症状的出现，与卫阳郁闭、神机不振密切相关，而烦躁易怒、亢奋不能自制这些焦虑症状的出现则与卫阳化热、扰乱神机有关。"心为火脏，烛照万物"，若心所主之君火安位，则脏腑之火可充养其身；心血充足，脉道通利，则可维持机体处于正常的生理状态。若卫气郁闭，营气不能于脉中平稳而行，心脉失养，则会出现心慌、易紧张等症状；若君火不安其位，则心火不能振奋神机，使神机不振，心情低落、精神不振等抑郁症状应之而生；若卫气郁久化热，与内瘀交结，随血上行扰乱神机，则会出现过度亢奋、易怒等焦虑症状。对于此种营卫不和导致的情志问题，诸医家多从调和营卫入手治疗。何迎春在治疗营卫不和、阴不敛阳导致的焦虑患者时，选用心理疏导配合桂枝加龙骨牡蛎汤合酸枣仁汤加减治疗，桂枝汤主调和营卫，酸枣仁汤清热除烦、调整气机，患者服 7 剂，症状明显改善。PMDD 与抑郁症等精神疾病的主要区别在于患者随月经周期波动而出现情绪症状，这就要求 PMDD 患者的服药时间、处方药物要与常规患者有所不同，借鉴调和营卫治法，选用更合适的中药配伍，对日后 PMDD 的治疗不失为一种合理手段。

（2）睡眠障碍：研究表明，66％的 PMDD 女性存在睡眠问题，包括入睡困难、多梦、睡眠浅、易觉醒等。正常的睡眠对身心健康至关重要，尽管个体的睡眠需求存在差异，但为保持最佳的健康状态，80％以上的成年人每晚通常要满足深度睡眠 7 小时。如果睡眠质量得不到保证，会对第二天的工作、生活造成一定的影响，如注意力不集中、白天瞌睡、工作表现不佳等，且易怒，进一步激化 PMDD 症状，造成精神损伤的不间断循环，恶化病情。研究人员认为，相较于男性，女性更容易存在睡眠问题，这与女性体内的激素波动密切相关。PMDD 患者黄体晚期体内激素含量稳态变化异常，孕激素与雌激素的比例常处于失衡状态，加之孕酮水平的升高导致褪黑激素分泌减少，共同影响 PMDD 患者的睡眠质量。

中医对失眠的论述最早可考于《灵枢·大惑论》中"卫气不得入于阴，常留于阳，留于阳，则阳气满……故目不得瞑"，因此医家认为造成失眠的基本诱因责之"阳不入阴"。《内经》认为，水谷之气入胃化为营卫，营阴走脉中，卫阳行脉外，阴阳相贯如环无端，夜半营卫大会，卫阳入脉阴会，则万民皆卧；情志所伤、久病体虚、五志过极等均可以起阴虚阳盛，阴阳失交，则阳不入阴而不寐。PMDD 患者易受情志刺激导致肝主疏泄功能受损，肝失疏泄，则体内气机逆乱，阴阳失衡，阴阳不交，则"不寐"；肝体阴而用阳，肝失疏泄，血运不畅，卫气不疏，则气机失和，阴阳失衡，卫阳不得入阴，故"不得卧"。朱敬等认为，营卫虽无法找到与之确切对应的西医名称，但作为一类具体物质，卫阳可能发挥西医神经系统的功能，营阴则发挥循环系统的功能，且卫气对睡眠的作用与西医大脑中枢白天工作、夜间休息的理论一致。因此，从营卫理论解释 PMDD 患者的睡眠障碍，从营卫调和治疗 PMDD 的失眠症状，不失为一种好的选择。

2. 躯体症状

（1）头痛：研究报道，经前期综合征（PMS）可以困扰 48％～90％的育龄期女性，其中 40％的女性仅有轻微疼痛等感觉症状；25％的女性可以出现精神症状但并不影响生活；而 10％～15％的女性则会有较为严重的精神症状及躯体症状，这其中少部分患者则会由 PMS 发展为 PMDD。尽管这些经前期症状对不同患者所造成伤害和困扰的严重程度不同，但这些症状的基本性质是相对固定的。头痛是

PMDD 的常见症状，好发于头侧部以及巅顶部，常突然发作、持续时间长且不易缓解，严重影响患者的日常工作。

月经期偏头痛（MM）是发生在月经来潮前 2 日至月经来潮后 3 日内的疾病，其发作时间、疼痛部位、头痛性质与经前期头痛极为相似，Facchinetti 等使用月经窘迫问卷（MDQ）研究了 MM 与 PMS 之间的关系，研究表明，对比没有偏头痛的 PMS 患者，患有偏头痛的 PMS 患者 MDQ 得分明显升高，提示 MM 与 PMS 之间存在共病关联。偏头痛证属头风，而 MM 则是在伴随月经波动而产生的特殊头风。经前气血从冲脉下注胞宫，使女子机体处于气虚血弱的状态，如脏腑功能失调，肝主疏泄功能失常，则易导致气机郁滞；气机郁滞日久，不能推动血行，血行不畅，则易阻滞脉络，发为瘀血；经期气血波动剧烈，则瘀随血动，由周身各处随血入脑，阻塞清窍，发为头痛；气血不和，营卫失畅，太阳经气困厄不舒，易出现颈项强痛，临床因此多将其病机归结为营卫失调、血瘀气滞。李守然等使用柴胡桂枝汤加味对 MM 患者进行治疗，小柴胡汤与桂枝汤合用，共奏调畅气机、和调营卫之效，加之活血化瘀之品，取得满意疗效。

现代研究认为，MM 的发作与卵泡期及黄体期激素含量波动存在关联，雌激素水平的剧烈变化可以导致一氧化氮的合成与释放，而血清一氧化氮含量的异常变化会导致血管的扩张，进而造成头痛的出现。PMDD 患者，尤其是肝气逆证患者，其体内的雌激素水平较常人存在异常，因此更容易出现头痛，从调畅气机、调和营卫角度对该症状进行治疗，比单纯疏肝理气止痛更为有效。

（2）体温异常：某些疾病的发生，常常伴随患者体温的异常改变，如外感发热、女性围绝经期综合征潮热等，运用营卫理论对异常的体温进行调节，是中医常用的治疗思路。《灵枢·本脏》云："卫气者，所以温分肉，充皮肤，肥腠理，司开阖者也。"生理情况下，人体阳气上升则热，卫气通过温分肉的功能，蒸化营阴，使汗出而热退，从而维持体温的正常。若肝失疏泄，营卫失和，内热郁于体内，则会出现体温异常改变的病理情况，《素问·调经论》云："上焦不通利，则皮肤致密，腠理闭塞，玄府不通，卫气不得泄越，故外热。"

现代医学认为，下丘脑是人体体温的感应和调节中枢，生理情况下体温异常会激活下游的体温负反馈调节通道，信息上行传入下丘脑，下丘脑接收信息后传达下游指令，从而恢复体温的正常。体温异常是 PMDD 患者在经前期出现的常见问题。一项对比试验显示，PMDD 患者黄体期，即经前期夜间体温比正常女性明显升高，且脑内孕酮水平与正常女性比较存在显著性差异，两者呈正相关。研究人员认为，这种现象可能与孕酮的热源性有关，孕酮直接作用于下丘脑，通过上调下丘脑温度调节设定点升高了体温，这也解释了 PMDD 患者体温感觉异常的原因。这种夜间体温升高的现象可能与营卫循行有关，"营在脉中，卫在脉外，营周不休，五十度而复大会，阴阳相贯，如环无端，卫气行于阴二十五度，行于阳二十五度，分为昼夜"，在阴阳交汇的夜间，卫气可以传递温度调节信号，但 PMDD 患者气血已损，营卫失和，不能完成正常的体温调节，所以体温升高。刘文琼将 100 例辨证为肝经郁热证的 PMDD 患者分为两组，分别使用丹栀逍遥散和复方维生素 B 胶囊进行治疗，检测发现丹栀逍遥散组患者体温比对照组明显下降，PMDD 患者体内孕酮含量较治疗前明显下降，经前期症状明显减轻，这可能与丹栀逍遥散疏散肝经郁热，使营卫正常功能恢复，从而恢复体温调节功能有关。

（3）水肿：机体水液代谢失常，体内水液难以正常排出体外，游溢肌肤，常于头部、躯干肢体、胸腹腰背甚至全身发为浮肿，水肿患者常感发病部位沉重不舒，困扰工作生活。水肿作为 PMDD 的好发症状之一，国内外学者对此展开了针对性的研究。有研究发现，PMDD 患者常于黄体晚期，即经前期出现情绪症状，并有脚踝水肿的现象。研究人员通过测量月经周期不同时期正常女性和 PMDD 患者血液中雌激素、孕激素和血浆醛固酮含量发现，黄体晚期 PMDD 患者脚踝水肿程度与血液孕酮水平呈正相关，与血浆醛固酮水平也存在明显关联，这可能与血浆中高水平孕酮增加了毛细血管的通透性有关，再加黄体晚期外周动脉血管舒张，导致液体和白蛋白从血管内溢出；且孕酮可以作为醛固酮的激动剂，直接以钠尿抵消的方式增加肾素，造成患者排尿减少，发为水肿。

中医认为，水肿的发生多与脏腑功能失常、水液输布代谢异常有关，历代医家从多种角度对水肿进行治疗，均取得满意疗效。以营卫理论论治水肿，可从《金匮要略·水气病脉证并治》中找到记载。张仲景认为，营卫不和导致水肿可分为营卫不通和营卫俱虚两方面，其中营卫不通多因外邪入体或内邪入络，导致气血瘀滞，水液停留；营卫俱虚则多为脏腑阴阳失衡，正气不足，无力鼓动水液。金智生对张仲景从营卫治水肿进行了总结，归纳出以下几种治疗方法。①补卫通荣法：此法多用于卫阳已虚，无力推动营阴运行导致的水肿；②通卫补荣法：此法用于卫气不通，肺、脾、肾脏气阴不足导致营阴不足而致的水肿；③益营补卫法：此法用于营卫俱虚导致营卫失和而造成的水肿；④通调营卫法：PMDD 患者因素体禀赋不足，情志刺激后易导致肝藏象疏泄无度，气机横逆、上逆或不舒，势必造成体内营卫失和，影响体内气血水液的正常运化代谢，引为水肿。因此从营卫理论选择对应方法治疗水肿，是未来中医治疗 PMDD 水肿合理且有效的方式。

PMDD 发病机制复杂，近年来国内外研究人员对 PMDD 的研究由浅入深，发现涉及情绪调控的五羟色胺能系统、γ-氨基丁酸能系统、经前期雌激素、孕激素水平波动、孕酮四氢孕酮受体配体结合等都参与了 PMDD 的发病，但又不能单纯从某一方面对其下定论，这与中医学的整体观念较为一致。PMDD 的发病离不开中枢神经系统的异常变化，且与女性周期性波动的激素密切相关，营卫理论作为中医理论的核心内容之一，随着现代中医对其认识的逐渐深入，发现其与西医的神经内分泌系统存在关联，且营卫的时间节律变化与月经周期也有关联。

333　基于六经气化诊治绝经期综合征经验

绝经期综合征（MS）指妇女绝经前后出现的由于性激素波动或减少所致的一系列症状，包括血管舒缩症状、精神神经症状、骨骼肌肉症状、泌尿生殖症状等。据统计，有超过 90％的围绝经期女性会出现与绝经相关的症状。其中有些症状会反复出现，甚者可长达 5～10 年，严重影响绝经期女性的生活质量，甚至影响家庭和谐。中医治疗绝经期综合征具有一定优势，疗效显著且安全性较高；《绝经管理与绝经激素治疗指南》也指出，中成药、针灸等中医疗法对缓解绝经相关症状安全、有效。杨洪艳提出的基于《伤寒论》六经气化学说诊治绝经期综合征的经验较有特色，学者温兆瑞等将其做了归纳整理。

六经气化学说

六经气化学说是我国古代医家研究《伤寒论》的重要学说。六经气化学说的主要内容是六经营卫气血在正常及遭受外邪侵袭时的变化规律，六经的开阖枢及标本中见是气化学说的中心。六经气化学说的"六经"是指阴阳的动态变化导致三阴经与三阳经产生的开、阖、枢的六种状态。六经气化是以风寒暑湿燥火之化为本，三阴三阳之辨为标，三阴与三阳相互协调的过程。张景岳《类经图翼》云"六经之气，以风寒热湿火燥为本，三阴三阳为标，本标之中见者为中气。中气者，如少阳厥阴为表里，阳明太阴为表里，太阳少阴为表里，表里相通，则彼此互为中气"。由此可见，三阴三阳两两互为表里，其气互通，称为"中见之气"。《素问·六微旨大论》提出太阳之上，寒气治之，中见少阴；阳明之上，燥气治之，中见太阴；少阳之上，火气治之，中见厥阴；太阴之上，湿气治之，中见阳明；少阴之上，热气治之，中见太阳；厥阴之上，风气治之，中见少阳。由此可见标本中气的对应关系，即寒热二气合化成太阳少阴，太阳与少阴互为表里；燥湿二气合化成阳明太阴，阳明与太阴互为表里；风火二气合化成少阳厥阴，少阳与厥阴互为表里。再结合顾植山根据《素问·阴阳离合论》所创的"三阴三阳开阖枢图"、"三阴三阳太极时相图"以及三阴三阳与脏腑的联系，可知太阳与少阴同居北方，均含一水寒气，"实则太阳，虚则少阴"；阳明与太阴同居西方，均含四金燥气，"实则阳明，虚则太阴"；少阳与厥阴同居东方，均含三木风气，"实则少阳，虚则厥阴"。除了上述六气的配属关系，六经气化还存在标本从化规律。《素问·至真要大论》认为少阳太阴从本，少阴太阳从本从标，阳明厥阴，不从标本，从乎中。从本者，化生于本；从标本者有标本之化；从中者以中气为化也。少阳本火标阳，火属阳，火与阳标本同气，太阴本湿标阴，湿属阴，湿与阴标本同气，故少阳太阴标本同气，当从本；少阴本热标阴，热属阳，热与阴标本异气，太阳本寒标阳，寒属阴，寒与阳标本异气，故少阴、太阳标本异气，当从本从标，然治之有先后。本中相从即本气与中气相从。阳明本燥，因本气阳明燥金与中气太阴湿土相从，燥从湿化，故从中见太阴湿土；厥阴本风，因本气厥阴风木与中气少阳相火相从，木从火化，故从中见少阳相火，故阳明厥阴不从标本，从乎中也。从化关系的本质是阴阳二气的对立统一、互根互用、消长转化的动态变化。

由以上六经气化的标本中气的对应关系（六气的配属关系）及六经气化的标本从化规律可看出，六气分主六经，三阴三阳六气发挥各自的属性特点，遵循标本中气的配属和从化关系，形成了一个相互资助、相互制约的气化关系体，共同完成升降出入、周而复始的生命周期规律。

《素问·六微旨大论》云"出入废则神机化灭，升降息则气立孤危。故非出入，则无以生长壮老已；非升降，则无以生长化收藏。是以升降出入，无器不有"。由此可见，任何原因导致六经气化异常，都会使得气机周流转化失常，从而导致标、本、中气的太过与不及，出现寒热、燥湿、升降调节功能失常，发生从寒化、从热化、从燥化、从湿化等临床证候。杨洪艳基于临床实践，认为绝经期综合征虽然表现为多系统症状，究其根本也是六经气化失常所致。故提出以六经辨证为纲，运用气化理论对绝经期综合征进行辨证施治。

基于六经气化理论诊治绝经期综合征

杨洪艳基于六经气化理论诊治绝经期综合征患者，常结合不同系统的症状特点进行辨治，其具体临证思路如下。

1. 潮热汗出等血管舒缩症状　血管舒缩症状是围绝经期最常见的症状，多表现为潮热汗出，面部和颈部皮肤阵阵发红，伴有烘热，继之汗出。症状轻者每日发作数次，重者出现十余次或更多，夜间或应激状态易促发。杨洪艳结合六经辨证，认为此类病症的病位主要在少阴，心肾同处少阴，肾虚则首先影响及心。"少阴肾经，水火之脏，邪伤其经，随人虚实。或从水化以为寒，或从火化以为热。水化为阴寒之邪，是其本也，火化为阳热之邪，是其标也"。肾虚为病之根本，少阴肾为病之本脏，少阴之为病多从本从标，少阴本热标阴，中见太阳寒水，少阴之为病，从本从标，多寒化或热化。少阴精不足，则君火失潜，浮火上游，出现少阴热化证。

治疗此类肾虚所致的潮热汗出等血管舒缩症状，宜引火归原，代表方剂为黄连阿胶汤、封髓潜阳丹、引火汤等。阴损及阳，继之肾阳不足，出现少阴寒化证，治宜温肾养心，可予附子类方等扶阳方剂。女子年过七七，任脉虚，太冲脉衰少，天癸竭，少阴精亏，精不足气化不及则阴损及阳，导致肾阴阳不足，出现少阴阴阳不足证，治疗代表方剂为二仙汤。少阴阴阳不足，易气化不及，表现为阴阳升降失调，治疗时主要代表方剂为玉浊汤，方药组成主要包含生黄芪、香附、柴胡、当归、生地黄、玄参、知母、甘草等。

在临床实践中，尚需辨别潮热、汗出两个症状的轻重，以潮热为主时，偏阴虚，可加大中药黄柏、知母的用量，另可酌加地骨皮、白薇、银柴胡等清热凉血之品，肝肾阴虚甚者加龟甲、鳖甲；以汗出为主时，偏阳虚，可加大淫羊藿、仙茅的用量，另可加桂枝汤；汗出阳虚甚者可加防己黄芪汤，酌情给予仙鹤草、糯稻根、浮小麦等收涩敛汗之品。

临床实践过程中发现变证时，需仔细甄别，抓准病机，辨证施治。心肾同处少阴，常同时发病，肾阳虚衰则肾水上泛凌心，心火偏衰，心肾虚寒，易出现肢体与面部浮肿、心悸怔忡、畏寒肢厥等心肾阳虚证，治宜温阳化气，代表方剂为五苓散。久病不愈，缠绵日久，水气聚而成湿，湿气郁而化热，出现四肢倦怠、关节酸痛重着，情绪烦躁，舌苔厚腻等湿热证，治宜祛湿化热，代表方剂为温胆汤。气血同源，阴血不足则气化不及，易致气阴不足，出现精神倦怠、少气懒言、心悸乏力、皮肤干枯无泽等气阴两虚证，治宜益气养阴，代表方剂为炙甘草汤。女子以血为用，气行不畅则血瘀，出现胸胁胀闷、面色鳌黑、肌肤甲错、口唇爪甲紫暗、舌质紫暗、脉细涩等气滞血瘀证，治宜行气化瘀，代表方剂为四物汤及二仙汤、血府逐瘀汤等，可酌加丹参、北刘寄奴等活血化瘀之品。

2. 焦虑失眠等精神神经症状　围绝经期妇女精神神经症状的发生率也很高，多表现为易怒、焦虑不安、情绪低落，兼有失眠多梦、记忆力下降等。杨洪艳认为此类病症的病位主要在厥阴、少阳。风火二气合化成少阳厥阴，少阳与厥阴互为表里，体现了木火相生，木随火化的运化关系。少阳本火标阳，标本同气，少阳气化从本火。厥阴本风属阳而标阴，中见少阳之气，厥阴气化从中。少阳为一阳初生，由阴出阳；厥阴为两阴交尽，阴极阳升。少阳藉赖厥阴风阳温煦，向上向外，生长不息。气化易太过，生长气机被遏而致枢机不利或相火郁极乃发，火性上炎，轻则气机不畅，重则郁久化热，出现口苦咽干目眩、胸胁苦满、头汗出、四肢不温、情绪焦虑抑郁、性格急躁等少阳郁热证。

治疗此类病症宜和解少阳，代表方剂为柴桂龙骨牡蛎汤。少阳位于半表半里，其病每多传变，故常兼夹厥阴、阳明等为病，出现情绪易激、面红、胃脘不舒、肛门灼热、大便秘结或下利臭秽不爽等少阳阳明合病，治宜少阳阳明合治，代表方剂为大柴胡汤。部分患者以失眠为主症求诊，则临床辨治的核心多从"六经病欲解"着手治疗，常用方剂为乌梅丸，疗效显著。

3. 骨质疏松、关节肌肉疼痛等骨骼肌肉症状 围绝经期妇女骨骼肌肉症状多易表现为骨质疏松、关节肌肉疼痛等。脾在体合肉，脾失健运，气血亏虚，肌肉失养，则肌肉瘦弱，倦怠无力。肾主骨生髓，肾精不足，髓化无源，骨骼失养，则骨质脆弱，易于骨折。结合六经辨证，杨洪艳认为此类病症的病位主要在太阴、少阴、厥阴。"太阴之上，湿气治之，中见阳明，太阴从本。太阴本湿标阳，中见阳明燥化，气化从本湿，多见寒湿证。"因此太阴为病，运化失司而导致湿浊停滞为患，中阳不运，则易寒化，治宜温阳利湿，代表方剂为理中汤、附子理中汤、甘草干姜汤等；湿邪郁而化热，则易热化，治宜祛湿除热，代表方剂为温胆汤、茵陈蒿汤。太阴为后天之本，先天之肾经有赖于后天滋养，太阴脾虚累及少阴肾虚，命门火衰难以温煦脾阳，二阴同病，治宜养血健脾补肾，代表方剂为当归芍药散、当归生姜羊肉汤、胶艾汤合左归丸、右归丸、六味地黄丸等。足厥阴肝藏血，主筋，为风木之脏，内寄相火，体阴用阳，性刚，主动主升。肝郁化火，热甚动风或阴虚血少，筋脉失养皆可致筋脉拘急，治宜养肝舒筋通络，代表方剂为黄芪桂枝五物汤、一贯煎、当归四逆汤等。

4. 膀胱炎、尿频尿急等泌尿生殖症状 围绝经期妇女泌尿生殖症状多表现为易反复发作的膀胱炎、尿频尿急、尿道缩短、黏膜变薄、肛门括约肌松弛、盆底松弛、乳房萎缩、下垂等。肾在窍为耳及二阴。二阴是指前阴和后阴，前阴是指排尿和生殖器官，后阴是指排泄粪便的通道。尿液的生成、粪便的排泄均依赖于肾气的蒸化、推动及固摄，若肾气虚衰，则见尿频尿急、遗尿、尿失禁、尿少或尿闭，及便秘、大便失禁或久泻滑脱等。肾主生殖，肾气不足，则可见女子月经异常或不孕等。杨洪艳认为临证过程不必拘泥于临床症状的具体表现形式，把握病机为关键。此类病症的病位仍主要在少阴，以少阴肾虚为病之根本，其治疗可采用左归丸、右归丸、六味地黄丸等为基础方，根据症状进行加减用药。

验案举隅

1. 少阴太阳合病 患者，女，52岁，2019年12月26日初诊。患者因月经紊乱1年，潮热汗出心悸半年就诊。自诉14岁月经初潮，平素月经规律，30日行经1次，5～6日干净。近1年开始月经周期紊乱，25～60日行经1次，末次月经（LMP）：2019年12月15日。已婚育，无生育要求，避孕环避孕。2019年12月18日辅助检查：①性激素检测：卵泡刺激素（FSH）：28.16 U/L；促黄体生成素（LH）：26.63 U/L；雌二醇（E2）：48.15 pmol/L。②妇科B超：子宫内膜厚约4 mm，子宫大小、双附件未见明显异常；可见宫内节育环（T环）。近半年开始出现潮热汗出，白天5～6次，夜晚1～2次，伴明显心悸，易心烦，口干，纳可，眠差，失眠多梦，二便调。舌淡红，苔薄白，脉细数。西医诊断为围绝经期综合征；中医诊断为绝经前后诸症（证属少阴太阳同病）。治宜滋肾填精，引火归原，佐以清宣肺气。方以黄连阿胶汤为主。

处方1：炒黄连5 g，黄芩10 g，白芍10 g，阿胶10 g。炒黄连、黄芩、白芍同煮30分钟后，去渣，100 ℃时放入阿胶烊化，50 ℃～70 ℃放入1枚鸡子黄搅拌、摇匀，睡前服。14剂。

处方2：栀子豉汤（颗粒剂）：山栀子颗粒1袋，淡豆豉颗粒1袋，炙甘草颗粒1袋。7剂，早饭后冲服。连服2周。

二诊（2020年1月2日）：患者自诉潮热汗出次数较前减少，白天2～3次，偶有夜晚盗汗，心烦心悸、失眠多梦等症状也较前好转，仍有口干，舌淡红，苔薄白，脉细数。继以黄连阿胶汤加减。

处方：炒黄连5 g，黄芩10 g，白芍10 g，阿胶10 g，麦冬15 g。煎服法同前，14剂，续服2周。

2周后随访，患者自诉服药后基本无潮热汗出，睡眠较前明显好转，但心悸心烦等症状改善不明显。因春节已回老家，未能继续复诊。

按语：肾为封藏之脏，先天之本，元气之根，主藏精气，内寓元阴元阳，与人体生长、发育和生殖密切相关。此患者年过七七，天癸将竭，月经紊乱，少阴肾虚为其根本病因。少阴肾水亏少，不能上济心火，使心火独亢于上，出现从阳化热的少阴热化证，故见心神不宁、心烦；心不宁则魂不安，故眠差、失眠多梦；汗为心之液，虚火内扰，迫津外泄，故潮热汗出；少阴太阳同居北方，互为表里，少阴肾虚常累及太阳，太少两感，肺肾气虚，气不化水，故口干，水饮内停，饮邪凌心则悸；舌淡红，苔薄白及脉细数均为水亏火亢之象。本病虚实互见，阴阳错杂，病位主要在少阴太阳，肾虚火亢为其主要病机。治以滋肾填精，引火归原为法，佐以清宣肺气，方药选用黄连阿胶汤滋阴清热，栀子甘草豉汤清宣肺气，使心火不亢，水火互济，肺气得宣，则心肺肾阴阳气血得以协调，诸症皆除。黄连阿胶汤出自《伤寒论·少阴热化证》，云"少阴病，得之二三日以上，心中烦，不得卧，黄连阿胶汤主之"。黄连阿胶汤为少阴病阴虚火旺的专方，病机为肾水不足，不能上济心阳，而致心火独亢于上，即所谓心肾不交，水火失济，采用黄连阿胶汤可滋阴清热，交通心肾。栀子甘草豉汤出自《伤寒论·太阳病变证·热证》，云"发汗吐下后，虚烦不得眠，如剧者，必反复颠倒，心中懊侬，栀子豉汤主之；若少气者，栀子甘草豉汤主之"。栀子甘草豉汤为太阳病热扰胸膈，气机不畅的专方。病机为无形之热郁于胸膈，以致烦扰不宁，甚则心中懊恼，反复颠倒，只有轻苦微辛的栀子豉汤可清宣其胸膈郁热；少气者，指患者兼气息不足，故加甘草补益中气，即栀子甘草豉汤。"从寅至辰上"为少阳病欲解而阳气升发之时，病邪易于向外发越，"从亥至丑上"（21 时至次日 3 时）为太阴病欲解时，结合天人相应理论，故栀子豉汤晨起早饭后冲服，黄连阿胶汤睡前服，服药后人体正气得天时相助，有利病症解除。

2. 少阳阳明合病　患者，女，48 岁，2019 年 11 月 28 日初诊。患者因失眠多年，停经半年就诊。自诉 13 岁月经初潮，既往月经规律，30 日行经 1 次，5～7 日净，量中，色暗红，末次月经 2019 年 4 月至今无月经来潮，已婚育，无生育要求，避孕套避孕。2019 年 10 月 15 日行妇科阴道彩超：子宫内膜厚 3 mm，子宫及双附件未见异常。患者有多年失眠病史，平素入睡困难，夜间易醒，醒后难以入睡，曾多次受到惊吓，无口干口苦、心慌心悸、头晕头痛等不适，纳可，小便调，大便偏干，2～3 日大便 1 次，舌暗红，苔薄白，脉弦紧。西医诊断为围绝经期综合征；中医诊断为绝经前后诸症（证属少阳胆火内郁，兼阳明燥热里实证）。治宜和解少阳，通下热结。方以柴胡加龙骨牡蛎汤合大柴胡汤加减。

处方：柴胡 10 g，法半夏 10 g，党参 10 g，黄芩 6 g，茯苓 15 g，桂枝 10 g，煅龙骨 30 g，煅牡蛎 30 g，酒大黄 10 g，干姜 5 g，大枣 15 g，火麻仁 20 g。14 剂。每日 1 剂，水煎取药汁约 300 ml，分早晚 2 次温服。

二诊（2019 年 12 月 12 日）：患者诉大便较前明显好转，每天 1 次，质软，睡眠较前有所好转，仍多梦，夜间易醒，醒后较前易入睡，舌暗红，苔薄白，脉弦细。上方酒大黄、火麻仁用量减半，酌加远志 10 g、首乌藤 10 g 以加强安神定志之力。续服 2 周，煎服法同前。

三诊（2019 年 12 月 26 日）：患者诉大小便正常，偶有心事时入睡困难，其他时间入睡尚可，做梦、夜间觉醒次数较前减少，舌暗红苔薄白，脉弦细。上方去火麻仁，余同前。续服 2 周，煎服法同前。

按：少阳之本为暑气，证多热化，总以枢机不利、内郁化热为少阳病的主要病机。此患者既往受惊吓病史，邪火内郁少阳，少阳枢机不利，胆火内郁，心神逆乱，故入睡困难，夜间易醒。少阳位于半表半里，其病每多传变，病证常有兼夹。邪传阳明，故见大便偏干，肠中燥实结聚之象。本病虚实互见，治疗当和解少阳与通下阳明并施，使气机得通，血气得调，气血调和，阴阳自调，故诸症自愈。柴胡加龙骨牡蛎汤出自《伤寒论·少阳病本证》，云"伤寒八九日，下之，胸满烦惊，小便不利，谵语，一身尽重，不可转侧者，柴胡加龙骨牡蛎汤主之"。该方为治疗少阳邪气弥漫，烦惊谵语的专方，具有和解少阳、通阳泻热、重镇安神之功效。大柴胡汤出自《伤寒论·少阳病兼变证》，云"太阳病，过经十余日，反二三下之，后四五日，柴胡证仍在者，先予小柴胡汤。呕不止，心下急，郁郁微烦者，为未解也，予大柴胡汤，下之则愈"。该方为少阳阳明双解之剂，具有和解少阳、通下热结之功效。

3. 厥阴少阴合病　患者，女，51 岁，2019 年 10 月 31 日初诊。患者因停经 4 个月，晨起手指关节痛 1 个月余就诊。自诉 15 岁月经初潮，既往月经规律，30～35 日一行，5～7 日干净，量中，色红，经行夹血块，偶有痛经，LMP 为 2019 年 6 月 10 日，量色质同前。已婚育，已结扎。2019 年 9 月 15 日妇科 B 超：子宫内膜厚 2 mm，子宫及双侧附件未见异常。2019 年 9 月开始出现晨起双手指关节痛，以刺痛为主，不伴红肿、灼热感，曾于骨科门诊就诊，查风湿免疫相关指标未见异常。平素神清，精神一般，无口干口苦、心慌心悸、头晕头痛等不适，纳一般，眠差，夜尿频，大便正常，舌淡红，苔白，脉细沉。西医诊断为围绝经期综合征；中医诊断为绝经前后诸症（证属少阴厥阴合病）。治宜温养厥阴、补益少阴，佐以活血化瘀。方以黄芪桂枝五物汤加减。

处方：黄芪 50 g，桂枝 10 g，白芍 10 g，干姜 5 g，大枣 20 g，当归 10 g，甘草泡地龙 10 g，法半夏 15 g，酸枣仁 30 g。14 剂。每日 1 剂，水煎取药汁约 300 ml，分早晚 2 次温服。

二诊（2019 年 11 月 15 日）：患者自诉晨起关节痛、睡眠均较前明显好转，舌淡红，苔白，脉细沉。守原方，续服 2 周，煎服法同前。

按：此患者年过七七，冲任二脉衰少，精气、精血不足，肾精亏虚，肝肾同源，加之气血亏虚导致营卫失和、卫外不固，邪毒侵袭关节、经脉等而致经脉痹阻，所谓"不通则痛"；瘀血阻滞则气血运行不畅，关节经脉失之濡养，遂出现关节疼痛不适，所谓"不荣则痛"。眠差为脑髓失养，心神不宁所致，夜尿频为肾气不固，膀胱失约所致。故本病为虚实夹杂之证，治疗当标本兼顾，以温养厥阴、补益少阴为主，酌加活血化瘀之品，使气机得通，气血调和，则疾病自愈。黄芪桂枝五物汤出自《金匮要略·血痹虚劳病脉证并治》，云"血痹阴阳俱微，寸口关上微，尺中小紧，外证身体不仁，如风痹状，黄芪桂枝五物汤主之"。该方为治血痹病重证的专方，具有温通阳气，祛邪行痹之功效。

4. 少阴热化证　患者，女，66 岁，2019 年 11 月 8 日初诊。患者因绝经 11 年，尿频尿痛 1 年就诊。自诉 16 岁月经初潮，既往月经规律，35 日一行，6 日干净，量中，色暗红，2008 年自然绝经，至今无阴道不规则出血、阴道异常排液等不适。已婚育，近 10 年余无性生活。2018 年 2 月开始出现尿频、尿痛等不适，曾至泌尿科查尿常规：尿白细胞（＋＋）。予抗生素对症处理，但患者上述症状仍反复。平素神清，精神一般，无口干口苦、心慌心悸、头晕头痛等不适，纳眠一般，舌淡红，苔薄白，脉细滑。西医诊断为围绝经期综合征；中医诊断为绝经前后诸症（证属少阴热化证），治宜清热利水滋阴。方以猪苓汤加减。

处方：猪苓 20 g，茯苓 20 g，泽泻 10 g，滑石 10 g，阿胶 10 g，炒白术 15 g。7 剂。每日 1 剂，水煎取药汁约 300 ml，分早晚 2 次温服。

二诊（2019 年 11 月 15 日）：患者尿频尿痛等不适较前好转，舌淡红，苔薄白，脉细滑。守原方，续服 1 周，煎服法同前。

按：该患者年过七七，冲任二脉衰少，天癸已竭，精气、精血不足，肾脏亏虚。肾虚津液运行不畅，复生内热而伤阴，水热而水道不利为其病机。湿热之邪居于下焦，气化受阻，故见尿频、尿痛。故此病阴不足为正虚，水内停为邪实，虚实夹杂，治宜清热利水为主，同时顾护阴津，使邪去而正复，故疾病自愈。《诸病源候论·淋病诸候》指出诸淋者，由肾虚而膀胱热故也。猪苓汤出自《伤寒论·少阴热化证》，云"少阴病，下利六七日，咳而呕渴，心烦不得眠者，猪苓汤主之"。该方为治疗阴虚水热互结-水气病的方药，具有清热育阴利水之功效。

围绝经期女性因个体生理和心理素质的差异，以及发病前后人体内外环境因素影响的不同，临床症状表现多样，病症的严重程度亦不同，临证时需仔细审察，因人因时因症施治。本文以六经气化理论为辨证纲领，提出临证选方用药需顺应三阴三阳开阖枢升降出入的气机变化，灵活运用，恢复六经气化功能，以解除临床诸症，为绝经期综合征的辨证论治提供了新的思路。

334　基于数据挖掘从百病生于气辨治子宫腺肌病

　　子宫腺肌病（AM）是一种常见的妇科疾病，指异位的子宫内膜腺体或间质侵入到子宫肌层，导致周围基层细胞的肥大和增生。临床多表现为进行性加剧的痛经、经期延长、月经过多等并可导致不孕。近年来本病的发病率持续上升，严重影响了患者的生存质量。西医治疗本病通常分为保守和手术疗法，常采用药物有 GnRH 类似物、孕激素、达那唑、复方口服避孕药、非甾体抗炎药等，但药物治疗暂停后的几个周期会出现症状复发的问题，并会带来包括血管舒缩综合征、骨密度降低、生殖器萎缩和情绪不稳定等副作用。放置左炔诺孕酮宫内缓释系统（LNG-IUS）也可明显改善子宫腺肌病症状，减少手术干预的需要。手术治疗包括子宫动脉栓塞术、宫腔镜机械剥离腺肌病囊壁和隐窝、子宫内膜切除术、子宫切除术等。但随着患者对生育及生活质量要求的提高，西医逐渐无法满足治疗需求，中医药从整体观念出发辨证论治，疗效确切且不良反应较小。学者刘双等通过收集整理 2015 年 1 月 1 日至 2020 年 12 月 31 日就诊于某大学附属医院妇科门诊的子宫腺肌病患者中药处方信息，从"百病生于气"分析其用药特点，为中医药治疗子宫腺肌病提供了新思路。

气是人体生命活动之本

　　气是构成人体和维持人体生命活动的精微物质之一，具备推动、温煦和调控脏腑及经络的功能。中国古代哲学认为，气是宇宙万物的本原，是具有意义的客观存在；与人的精神意志相关，反映了人的精神活动及道德修养；升降出入是气的基本运动形式，"气聚形生，气散形消"，气的运动和变化促进人体内能量和物质的新陈代谢，从而维持人体正常生命活动。同时气并不仅仅是物质载体，还在不同层次上认识人体生命活动及指导疾病的诊疗。"百病生于气"源自《素问·举痛论》，描述了气机失调是多种疾病发病的重要病机。"余知百病生于气也，怒则气上，喜则气缓，悲则气消，恐则气下，寒则气收，炅则气泄，惊则气乱，劳则气耗，思则气结"，不论是情志过极，超出了机体所能承受的限度，还是外感邪气、劳倦内伤均可导致气的升降开阖失调，影响体内津血的正常代谢，产生瘀血、痰浊等病理产物，日久损伤脏腑，导致多种疾病的发生。正如《素问·六微旨大论》所云："出入废则神机化灭，升降息则气立孤危，故非出入则无以生长壮老已，非升降则无以生长化收藏。升降出入，无器不有，器散则分之，生化息矣。"气机调畅，则阴阳调和；气机紊乱，则百病始生。《丹溪心法·六郁》云"气血冲和，万病不生"，因升降出入"总不外乎一气"，病之发生，气血首当其冲，故"百病生于气也"。

子宫腺肌病发病与气密切相关

　　中医学中并没有子宫腺肌病这一病名，但根据其临床表现，多归属于经行腹痛、不孕、经期延长、癥瘕等范畴。现代医家多以"瘀血"立论为子宫腺肌病的核心病机，具体治疗上各有侧重。正如《景岳全书·妇人规》中所云"瘀血留滞作癥，唯妇人有之……气逆而血留，或忧思伤脾，气虚而血滞，或积劳积弱，气弱而不行，总由血动之时，余血未尽，而一有所逆，则留滞日积而以成癥矣""气有一息息不通，则血有一息息不行""盖血随气行，因气先不调，然后血脉不顺，变生诸病"，由此可见子宫腺肌病的发病与气机失调密切相关。

　　1. 气滞血瘀　气能行血，五脏六腑功能正常，正气充盛，则可推动血液在全身正常的输布和运行。

气畅则血脉流通，无以成瘀。《知医必辨》认为"五脏之病，肝气居多，且妇人尤甚"。肝主疏泄，可调畅一身气机，为一身气血调节之枢纽，多易发生气滞。周学海《读医随笔》云"肝者，贯阴阳，统气血……握升降之枢也""凡脏腑十二经之气化，皆必藉肝胆之气以鼓舞之，始能调畅而不病"。若肝气不疏，气机不得畅达则会影响全身津血的正常运行，进而酿生痰浊、瘀血。多种病理产物阻滞于冲任胞宫，结于下腹日久成癥。"妇人月水当月数来，而反悲哀忧恐……生狐瘕之聚"，情志内伤亦是导致妇人癥瘕的因素之一。在生活、工作等多方面压力下"女子嗜欲多于丈夫，感病倍于男子，加以慈恋爱憎，嫉妒忧恚，染着坚牢，情不自抑，所以为病根深，疗之难瘥"。腺肌病患者月经量多如崩，或者下腹部疼痛难以忍受，故心理负担较重，常易出现害怕、抑郁等情绪，是导致人体之气郁结的关键因素。而肝脏为人体七情调畅的保障，肝气协调则得以正常表达情志。叶青对 350 例子宫腺肌病患者进行统计分析发现，气滞血瘀为 AM 最常见的症型。若病程日久则郁而化热，或妇人素体湿热，与血搏结阻滞于下焦，气滞血瘀，发为本病。

2. 气虚血瘀 气虚则无力推动血行。若先天正气不足，或后天房劳多产、大病久病、熬夜或贪凉喜冷等不良生活习惯也可损伤正气。"邪之所凑，其气必虚"，气虚以致冲任通畅乏力，经血凝结，日久成瘀，瘀结阻滞，不通则痛；有形血瘕阻滞冲任、胞宫、胞脉，冲任不能相资，两精不能相搏而不能成孕。瘀血不去新血不生，正如《医林改错》云"瘀血亦可引起气血虚弱"，二者互为因果，最终致虚瘀并存。子宫腺肌病患者以肾阳气虚弱较为常见，一方面阳虚导致血液失于温煦，丧失运行动力，经行不畅，不通则痛；另一方面，阳虚气化不利，湿浊潴留机体，日久变生癥瘕。

脾胃为后天之本，血液化生之源，又是全身气机升降之枢。若脾气虚弱，则血液生化乏源，脉道失充，血行滞缓而成瘀血；脾主统血，脾气虚则无法固摄血液在脉道中正常运行，且不能帮助衃血的排出，更易加重病情。另一方面，脾气虚则无力运化水湿，正如《关幼波临床经验选》中所记载"痰与血属阴……气血流畅则津液并行……气滞则血瘀痰结"，湿聚为痰，痰湿阻滞于下焦，湿（痰）之邪与余血搏结阻滞冲任胞宫，久而为瘕，正如《景岳全书·积聚》云："凡脾肾不足，及虚弱失调之人，多有积聚之病。"若瘀血与痰湿胶结难解，则易酿生湿热，使病情更为复杂。

3. 寒凝气滞 寒邪为腺肌症的关键致病因素，巢元方认为"妇人月水来腹痛者，由劳伤血气，以至体虚，受风冷之气，客于胞络，损冲任之脉"，首次明确了寒凝血瘀的机制。妇女摄生不慎外感寒邪，或贪凉喜冷以致寒气客于胞中，寒主收引，血得寒则凝，气血运行不畅，衃血不得下，日久则成癥瘕。

资料与方法

1. 数据来源 将 2015 年 1 月 1 日至 2020 年 12 月 31 日某大学附属医院门诊就诊的患者信息作为数据来源，提取此时间段内在本院妇科门诊部就诊的患者信息，包括一般信息、用药、诊断及影像学信息等资料。

2. 纳入标准 ①年龄 20～50 岁；②妇科超声影像学信息完整，且诊断为包含子宫腺肌病或子宫腺肌症、子宫腺肌瘤；③患者一般信息完整，包括姓名、年龄、病历号、诊断、处方等；④治疗以中草药为主，若配合其他治疗方法，则只保留中药治疗部分。

3. 排除标准 ①诊断不符合子宫腺肌病的患者；②未服用中药的患者；③基本信息缺失的患者。

4. 建立数据库并进行预处理 将符合纳排标准的子宫腺肌病患者门诊病例数据导入 Excel 形成数据库；以"腺肌"为关键词提妇科彩超室进行超声检查的患者影像学信息形成影像学数据库。将电子病历数据库与影像学数据库进行匹配。最终形成包含患者姓名、性别等基本信息及中医证候、方药的原始数据库。

对原始数据库进行预处理，依据《中医临床诊疗术语》及《中国药典》进行中药名称规范，例如"莲子芯"规范为"莲子心"。

5. 数据统计与分析 利用 MicrosoftExcel 软件，对规范后的数据进行功效、归经、使用频次、四气、五味的频数分析。运用复杂网络软件 Liquorice 系统对药物执行多尺度骨干网络分析，抽取中药核心配伍网络，得到核心处方。同时采用多层核心网络分析从复杂的网络中抽取多层核心子网，得出 3 层药物加减配伍网络。

结　　果

1. 药物功效频次统计　参考《中国药典》《中药学》对 347 味药物进行归类，发现使用补气药的频次最高为 14188 次（10.68%），其次为理气药 12890 次（9.70%）、补血药 11427 次（8.60%）、活血止痛药 11028 次（8.30%）、活血调经药 9709 次（7.31%）、补阳药 7901 次（5.94%）、清热解毒药 6041 次（4.55%）、化瘀止血药 5877 次（4.42%）、补阴药 5276 次（3.98%）。

2. 药物脏腑归经统计　根据纳入及排除标准，共收集处方 5791 首，涉及中药 347 味，总计使用频次 132834 次。统计后发现 693.5 次（52%）药物归属于肝经，其次为脾经 20276 次（15%）、心经 19518 次（15%）、肺经 17935 次（14%）、肾经 3792 次（2.8%）、胃经 1053 次（0.79%）。

3. 用药频次统计　高频用药（频次＞2000 次）共 15 味，累计使用频次 45247 次，其中频次最高的为醋香附 5350 次（92.34%），其次为当归 4375 次（75.55%）、醋延胡索 3509 次（60.59%）、益母草 3346 次（57.78%）、川芎 3424 次（57.78%）、蒲黄 3270 次（56.47%）、白芍 3163 次（54.62%）、党参 3104 次（53.60%）、炙甘草 2376 次（41.03%）、盐小茴香 2369 次（40.91%）等。

4. 药物四气统计　统计 347 味中药归经，温性药物出现最多，共 49720 次（37.4%），寒性药物 40975 次（30.8%）平性药物 36600 次（27.6%），热性药物 2958 次（2.2%），凉性药物最少，共出现 2581 次（1.9%）。

5. 药物五味统计　对所有出现的药物进行性味统计可发现，甘味药出现频次最多，共 46989 次（35.5%），辛味药有 39258 次（29.6%），苦味药 37379 次（28.1%），咸味药 6715 次（5.1%），酸味药 2493 次（1.9%）。

6. 复杂网络分析

（1）多尺度骨干网络分析：利用 Liquorice 复杂网络软件进行多尺度骨干网络分析，置信度设为 0.99，得到醋香附、当归、醋延胡索、白芍、川芎、盐小茴香、蒲黄、益母草、党参、麸炒枳壳、炙甘草处于复杂网络核心，为治疗 AM 的核心处方组成。

（2）多层核心网络分析：采用多层核心网络分析将复杂网络进行层次划分，以探讨中医药治疗 AM 的加减配伍用药规律。将决定网络图的个数的层数（LayerNumber）设为 3，决定网络图的密集程度的度系数（DegreeCoefficient）设为 2。第 1 层药物加减子网络的中药有醋香附、当归、川芎、白芍、蒲黄、醋延胡索、熟地黄、党参、益母草、川牛膝、醋没药、盐小茴香、麸炒枳壳。第 2 层药物加减子网络的中药有炒桃仁、红花、连翘、醋鸡内金、牡蛎、醋莪术、浙贝母、薏苡仁、茜草、醋三棱、海螵蛸、醋鳖甲、三七粉、木香、炙甘草、续断、盐杜仲。第 3 层药物加减子网络的中药有麸炒白术、醋五味子、茯苓、五灵脂、甘草、炒白芍、知母、枸杞子、菟丝子、柴胡、炙黄芪、覆盆子、炙淫羊藿、酒女贞子、盐车前子、墨旱莲。

讨　　论

通过上述数据挖掘及统计分析可知，补气、理气、补血、活血药物的使用频次居于前列。瘀血为子宫腺肌病发病的病理基础，运用党参、白术、醋香附、麸炒枳壳等补气、理气药物，气机调畅则血行通畅，瘀血消散，新血归经，通则不痛，由此可有效解决 AM 所带来的痛经、月经过多问题。子宫腺肌病程迁延日久不断耗伤气血，随着病程进展，本病常由初期以气滞、血瘀为主的实证转化为气血两虚之象。在运用活血化瘀药物的同时配伍补血药物，避免行血以致伤血的弊端，更有"养正积自消"之意。

从药味分布来看，治疗子宫腺肌病药物以甘、辛、苦为主。甘味药"能补能和能缓"，能补虚和中、缓急止痛。辛味药"能散能行"，可发散气血，散结通窍。苦味药"能泄、能燥、能坚"，可泄气、泻火、燥湿、坚气阴。从药性上来看，以温性药物运用最多，温性药物可温里散寒，温经通络，治疗因寒凝胞宫所致的子宫腺肌病。其次为平性药物，平性药物作用缓和，可配合温性或寒性药物治疗本病。寒性药物以微寒居多，治疗因热灼血脉所致的子宫腺肌病。

在使用的 132834 次药物中，有 69305 次（52%）中药归属于肝经，频率最高，其次为脾经 20276 次（15%）、心经 19518 次（15%）。调肝是治疗妇科疾病的根本大法，《知医必辨》认为"五脏之病，肝气居多，且妇人尤甚"，叶天士在《临证指南医案》中提出"女子以肝为先天"，强调了肝脏对妇女的重要性以及妇科疾病从肝论治的必要性。从中医学整体观念出发，若肝失疏泄则影响五脏六腑，克伐脾胃，上乘肺金，影响冲任血海，出现一系列病理表现。现代女性面临多方面压力，情绪紧张，肝气不疏，气不行血，留而成瘀，日久则形成气郁、血瘀质等子宫腺肌病易感体质。若肝郁乘脾或其他多种因素导致脾失健运，则酿生痰浊，日久则成癥瘕；脾主统血，脾气虚弱则无力统摄血液，出现月经过多等症状，治宜肝脾同调。"胞脉者属心而络于胞中"，故诊治 AM 应考虑其发病与心的关系。唐代王冰注《素问•五脏生成》云"肝藏血，心行之，人动则血运于诸经，人静则血归于肝脏"，血液的正常运行依赖心气的推动。《素问•至真要大论》云"诸痛痒疮，皆属于心"，说明疼痛与心有关，子宫腺肌病患者常有焦虑、抑郁等情绪，"情怀不得解，草木无能矣"。李坤寅临证遣方常配伍宁心安神之品，以达到身心兼顾、形神同调的目的。

对药物使用频率进行统计后结果显示，使用频次>2000 的中药共 15 味，分别为醋香附、当归、醋延胡索、益母草、川芎、蒲黄、白芍、党参、炙甘草、盐小茴香、麸炒枳壳、三七粉、川牛膝、熟地黄、麸炒白术。其中醋香附、醋延胡索、川芎皆能入肝经，功能行气活血，气血同调。《本草纲目》中记载"香附之气平而不寒，香而能窜，其味多辛能散，微苦能降，微甘能和"，更有"气病之总司，女科之主帅"之称，醋炙后更加强其疏肝、行气止痛之功；延胡索被称为"止痛圣药"，能行血中气滞、气中血滞，专治上下一身诸痛症；川芎则有"血中气药"之称，性擅走窜，行气活血效果显著。麸炒枳壳则偏重于理中焦之气，脾气健运，则全身津血运行通畅，无瘀阻之忧。川牛膝逐瘀通经，攻破之力胜，能有效治疗瘀血实证。五药合用达到肝脾同调，气血兼顾的治疗效果。气机调畅，瘀血消散，新血得以归经，冲任胞宫通畅而痛自除。益母草、蒲黄与三七粉，化瘀兼顾止血，使血止而不留瘀；若病程日久迁延不愈，益母草还可发挥清热解毒功效。麸炒白术、党参补气生津，与理气药物相配伍，既能避免行气的损耗，又可补益子宫腺肌病日久损耗的正气。当归长于补血，但其味辛，辛行温通，又能活血，配伍白芍更能加强养血疏肝，缓急止痛的效果。《本草汇言》记载"茴香为温中快气之药"。《唐新修本草》中也有记载"茴香善主一切诸气，为温中散寒、立行诸气之要品"，可用于治疗寒凝型子宫腺肌病。

醋香附、当归、醋延胡索、白芍、川芎、盐小茴香、蒲黄、益母草、党参、麸炒枳壳、炙甘草处于复杂网络核心，为治疗 AM 的核心处方组成，同时也位于前 15 位高频药物中，整方以理气活血、行气止痛为主要功效。多层核心网络分析结果显示，第 1 层次子网络药在核心处方基础上增加了熟地黄、醋没药，《珍珠囊》中云熟地黄能"大补血虚不足，通血脉，益气力"，配伍白芍、当归、川芎则是补血调经基本方——四物汤，在理气活血的基础上兼顾补血；没药止痛之力专，善于治疗各类瘀血疼痛，与延胡索相配伍，止痛之效更为显著。第 2 层药物加减网络中的木香、醋三棱、醋莪术、炒桃仁、红花合用可破气消积、活血止痛，与牡蛎、醋鳖甲连用可软坚散结，有效消除子宫腺肌病病灶。茜草、海螵蛸、三七粉化瘀止血，使血止而不留瘀，缩小子宫腺肌病局部病灶的同时减轻临床症状。"血不利则为水"，经血中含有大量体液，薏苡仁、醋鸡内金可健脾祛湿，化湿利浊有利于经血的排出，同时鸡内金还具有消除瘀血的作用。子宫腺肌病病程日久，多瘀而化热，瘀热胶结进一步加重病情，连翘与浙贝母可清化热毒，治疗瘀热互结型子宫腺肌病。《药性论》云续断"主绝伤，去诸温毒，能宣通经脉"，与盐杜仲相配伍可补益肝肾，阳气充盛则瘀结得以温化。第 3 层药物加减子网络中柴胡与炒白芍相配伍，一散一敛，疏泄肝胆气机的同时养血敛阴，配伍茯苓健脾祛湿、麸炒白术与炙黄芪益气摄血，顾护脾胃，肝脾同调。"胞脉者系于肾"，菟丝子、淫羊藿温补肾阳，肾阳充盛，则瘀结得以温化，配伍覆盆子、知母、枸杞子、墨旱莲、酒女贞子、醋五味子滋补肾阴，更有"阴中求阳，阳中求阴"之义，肾气充盛，脏腑功能得以恢复。此外五灵脂可行气活血止痛，盐车前子清热利湿，治疗湿热瘀结型 AM。

综上所述，补气理气，活血止血为子宫腺肌病治疗的侧重点，气机调畅则血行通畅。具体到脏腑功能定位来看，疏肝气、补脾气、滋肾气值得重点关注。一方面，肝主疏泄，调畅全身气机，若疏泄功能异常，势必导致各种病理产物的生成。另外，足厥阴肝经循行于两侧胸胁，"不通则痛"则会导致经期小腹胸胁疼痛难忍。"见肝之病，知肝传脾，当先实脾。四季脾旺而不受邪"，肝气怫逆常易影响脾脏，故补脾气以固摄血液，推动血行；理中焦之气有助于痰湿等病理产物的消除。AM 病程较长，用药多偏于攻伐，日久及肾，肾虚也是子宫腺肌病的重要病机。肾通血而具有"寒则涩而不流，温则消而去之"之机制，温肾通达，温热通络，且能助诸味药力流通之品，有利于异位病变的吸收。

子宫腺肌病为育龄期妇女常见得妇科疾病，中医药治疗 AM 具有其独特优势，在中医学整体观念及辨证论治思维指导下，挖掘分析中医药治疗子宫腺肌病用药规律，基于"百病生于气理念"，以气血为纲，通过调节气机升降，以恢复脏腑正常生理功能。

335　运用阳化气、阴成形防治子宫内膜息肉经验

　　子宫内膜息肉是由子宫内膜局部血管或结缔组织异常增生所致的突出于子宫腔内的单个或多个局限性肿物，多见于育龄期，不孕是其主要临床表现之一。目前的治疗手段主要为宫腔镜下手术切除术，术后辅以短效避孕药、孕激素以及宫腔内置入曼月乐节育环等手段以防止复发。但多项多中心临床研究表明这些方法效果欠佳，术后复发率及不孕不育发生率均较高，且激素的使用可能导致肝肾功能损害、乳腺增生、静脉血栓等多脏器及系统不良反应。子宫内膜息肉属于中医"崩漏""月经过多""癥瘕""不孕"等范畴，临床上以心肾阳虚证最为多见，国医大师夏桂成运用"阳化气、阴成形"理论，以中医治未病思想，结合其创立的补肾调周法防治子宫内膜息肉，不仅可以恢复经期、经量，并能大大提高妊娠率。

阳化气、阴成形的理论渊源

　　《素问·阴阳应象大论》开篇即论："阴阳者，天地之道也，万物之纲纪，变化之父母，生杀之本始，神明之府也。治病必求于本。故积阳为天，积阴为地。阴静阳躁。阳生阴长，阳杀阴藏。阳化气，阴成形。""阳化气"是指从有形变为无形，从静止变运动的过程；"阴成形"则指由无形变为有形，从运动变静止的过程。《黄帝内经集注》云："天主生物，地主成物。故阳化万物之气，而吾人之气由阳化之；阴成万物之形，而吾人之形由阴成之。"精血津液转化为气，赖于阳之气化；而由气转化为精血津液则不能脱离阴成形的作用。"升、降、出、入"乃气的运动方式，"升、出"占矛盾的主要方面，则机体呈阳的趋势，人体内的精血津液等阴性物质则正常布散；若"降、入"占主要方面，阳化气不足，难以调节机体的气机及气化，而致气血津液生化异常，凝聚成有形之阴邪。"阳化气、阴成形"是机体新陈代谢的关键，两者处于动态平衡的状态时，生命才得以协调有序发展。

从阳化气、阴成形阐释主要病因病机

　　子宫内膜息肉在中医古籍中无明确记载，根据其临床表现，可归属于中医学"崩漏""月经过多""癥瘕""不孕"等中。夏桂成认为，子宫内膜息肉属本虚标实证，盖因七情内伤、生活因素或体质因素等导致机体阴阳失衡，肾阳虚衰，胞宫虚寒，冲任失于温煦，下不能暖胞宫，血失温运，运行迟滞成瘀，经脉瘀阻，寒凝、痰瘀等阴邪内生进一步滞留胞宫而致病。本病不仅与血瘀有关，血瘀属阴邪，与阳对立，又与阳相关，阴盛或阳虚，致阳长不利，瘀浊增生，久而结为癥瘕；病机实为心肾阳虚，尤其血中阳虚，阴寒内盛，胞宫失于温煦，气化功能失司，经前期阳长不足，"六阳"不能到位，无法实现重阳转阴，子宫内膜的瘀浊不能排净，瘀积于胞宫而发此病。

运用温阳化气法治疗子宫内膜息肉

　　夏桂成临证多以温补心肾，助阳化气为治则治法，以消阴翳，调整阴阳，补其不足，泻其有余，恢复阴阳的相对平衡。要重视经前期的助阳，血中补阳，一方面在于温暖子宫，疏利子宫内膜，使坚实板硬的子宫内膜变为松软；另一方面由于阴长至重所带来的阴液水湿等过多物质，也必须得到重阳的输化

和有力的排除，有利于残余的瘀浊吸收。因为只有调节阳长水平，阳长至重才能较好地溶解子宫内膜性质的瘀浊。经前期助阳抑阴，阳长则阴消，阴浊消散，才能有效地控制子宫内膜息肉的生长，达到真正的治未病。在此基础上，针对子宫内膜息肉心肾阳虚，气化失常，瘀滞胞宫的病机，治以温阳化气法，温补心肾，助阳化气，以消阴翳。结合补肾调周理论，创立温阳化气方（肉桂 5 g，桂枝 10 g，生姜 5 g，茯苓 10 g，牡丹皮 9 g，赤芍 10 g，黄芪 15 g，白术 15 g，续断 10 g，菟丝子 10 g，琥珀粉 3 g）。方中肉桂为君药，因肉桂气厚纯阳，主入肾经，味辛能散，味甘能补，性热助阳，通阳化气，可补元阳暖脾胃，除积冷，通血脉，治经闭癥瘕。《本草纲目》云其"补命门不足，益火消阴"。《得配本草》云其"通上下之阴结，升阳气以交中焦，开诸窍而出阴浊"。肉桂擅补命门之火，以助阳消阴，作用温和持久，为治命门火衰之要药。且肉桂温肾，守而不走，能够将温热之气一直留于下焦，促进下焦气化。桂枝，色赤而味辛温，温通经脉而行瘀滞，又具有温通心阳的功效，助人体的阳气发散到全身。生姜味辛性温，可化生阳气，而且心主神明，生姜"通神明"的作用可以使心阳调达，两药相配伍既可以补真阳也可以调整阳气。茯苓补中健脾，渗湿利水，宁心安神；牡丹皮凉血祛瘀；赤芍酸苦微寒，益阴敛血，可调节瘀血所致的血液运行不畅，通顺血脉。桂枝、赤芍为调整人身整体阴阳的关键所在；黄芪、白术补气健脾，气旺血行；续断、菟丝子，重在温补肾阳，阳旺则血脉流通，并能融解内膜样瘀血。琥珀粉，性味甘、平，归心、肝经。有镇静安神，活血散瘀作用。《本草经疏》记载"琥珀，专入血分。心主血，肝藏血，入心入肝，故可消瘀血也"。全方共奏温补心肾，助阳化气之效。

重视心之主导功能

《素问》云："女子胞（子宫）属于奇恒之腑，有藏有泻。"子宫之泻受制于心，因而降心气安心神，才能使子宫泻之顺利。泻者，可排出经血及排出过多的阴液水湿。子宫内膜息肉为血分之病症，心主血脉。临证治疗之时当重视心（脑）的主导作用。同时子宫内膜息肉反复发作，影响妊娠期女性受孕，患者容易焦虑不安，临证之时需配合心理疏导。

验案举隅

患者，女，33 岁，2019 年 8 月 14 日初诊。主诉未避孕 1 年未孕，子宫内膜息肉术后 3 月。患者平素月经周期 25 日，经期 6～7 日，经量中等，色鲜红，夹血块，经期第 1 天腹痛，尚能忍耐。男方精液常规正常，女方月经第 2 天空腹查性激素处于正常水平，2019 年 3 月 6 日月经干净 3 日行 B 超下输卵管造影提示双侧输卵管通畅，宫腔占位，子宫内膜息肉可能（大小约 1.3 cm×1.0 cm）。2019 年 4 月 26 日于我院行日间宫腔镜手术切除息肉，术后病理为子宫内膜息肉。术后予地屈孕酮口服治疗 3 周期。术后 3 月复查宫腔三维 B 超：宫腔占位（1.2 cm×0.8 cm）。末次月经：2019 年 8 月 3 日。刻下：月经周期第 12 天，未见明显锦丝带下，少腹隐痛，易疲乏，纳不香，夜寐不安，睡眠浅，尿频，夜尿 1～2 次，大便质偏稀不成形，舌质淡胖，边有齿痕，苔薄根白腻，脉细濡。基础体温监测（BBT）示双相，温度偏低。西医诊断为子宫内膜息肉，原发性不孕症。中医诊断为癥瘕病，不孕症；辨证属心肾阳虚，气化不足，瘀滞胞宫，发为癥瘕。经间期以温补心肾，助阳化气论治，方选温阳化气方加减。

处方：肉桂 5 g，桂枝 10 g，生姜 5 g，茯苓 10 g，牡丹皮 9 g，赤芍 10 g，黄芪 15 g，白术 15 g，续断 10 g，菟丝子 10 g，琥珀粉 3 g，鹿角片 3 g，黄连 3 g。7 剂，每日 1 剂，水煎分早、晚 2 次服。

二诊（2019 年 8 月 21 日）：患者疲乏稍有改善，仍感烦躁不安，乳微胀。BBT 示高温相波动，属经前期，治以补肾助阳，宁心安神。前方加减进退。上方去生姜，加莲子心、酸枣仁各 10 g。9 剂。

三诊（2019 年 8 月 30 日）：患者月经将至，BBT 高相，温度偏低，属行经期，调整治法为理气活血，通瘀调经。方选加减通瘀煎。

处方：当归 10 g，生山楂 10 g，香附 9 g，红花 6 g，乌药 6 g，青皮 5 g，广木香 9 g，赤芍 10 g，

泽兰叶 10 g，牛膝 10 g，桃仁 6 g。7 剂。

此后运用补肾调周法调理 2 个月经周期，28 日一行，经期 7 日，经量中等，经行腹痛缓解。2019 年 10 月复查宫腔三维 B 超提示子宫内膜正常。2019 年 11 月月经逾期未至，自测尿妊娠试验阳性，现已自然分娩一子。

按：子宫内膜息肉与《灵枢》中所论石瘕十分相似，寒邪与正气相搏结，正气不荣，恶血乃起，瘀而内着，息肉生焉。该患者婚后未能受孕，因心肾阳虚，寒邪客于胞宫，胞宫失于温煦，故症见经行腹痛，经间期锦丝带下甚少；心主血脉，主不明则血道不通也，故见血瘀征象；肾阳不足，则夜尿频；脾阳亦不足，症见大便质稀不成形，舌淡胖，边有齿痕。经间期为重阴转阳之期，方中以肉桂为君药，通阳化气，通血脉，消冷积；桂枝温通心阳，调节人体一身阳气；黄芪、白术补气健脾，气旺血行；续断、菟丝子，重在温补肾阳；再入琥珀粉活血散瘀，镇静安神。二诊患者处于经前期，情绪焦虑，烦躁不安，心神不宁，方中去生姜，加入莲子心、酸枣仁等宁心安神之品，心安则神明。三诊时患者处于行经期，此期为重阳转阴，气血活动最显著时期，重在活血化瘀，促进转化，方选加减通瘀煎，方中当归、红花、生山楂以通瘀；瘀之所化亦赖乎气，血之运行赖乎气，气行则血行，方中乌药、香附、木香、青皮之属，理气行滞，活血通经；泽兰叶有活血、利水之功，可消癥瘕；全方共奏活血调经，利水通瘀，保证子宫内膜瘀浊及水液的排净。此后灵活运用调周法，抓住经间排卵期和行经期阴阳转化之期，因势利导，以获良效。

336 从阳化气，阴成形探析子宫肌瘤辨治

子宫肌瘤是女性生殖系统最常见的良性肿瘤，主要有下腹胀痛、不规则阴道出血等临床症状，常见于 30～50 岁妇女，育龄期发病率为 20％～40％。近年来，该病的发病率呈增长趋势。现代医学认为，子宫肌瘤的发生发展可能与雌（孕）激素水平、血管内皮生长因子、神经中枢的活动及不良生活方式等方面有关，但是具体机制尚未阐明。现代医学以手术及抑制性激素类药物治疗为主，但又各有利弊。有研究表明，肌瘤术后复发率高达 38.24％，腹腔镜术后 5 年累积复发率达 21.4％，且手术本身亦会对患者生育能力产生影响、术后也有残留可能性；抑制性激素类药物本身的不良反应如头疼潮热、闭经，停药后肌瘤增大等问题。

因此，对于有生育要求、恐惧手术、抑制性激素类药物治疗不良反应较大、术后残留或复发、近绝经年龄且有临床症状等，上述患者如何选择合适的治疗方案，如何预防或抑制肌瘤的生长、控制临床症状，医者都不得不追本溯源，寻找其发病根源，思考其治疗对策以及调养预防。学者周艳艳等基于"阳化气，阴成形"探析了子宫肌瘤的辨治

病 名

癥瘕是中医妇科学的特有病名。《诸病源候论》云："其病不动者，名为癥；若病虽有结瘕而可推移者，名为瘕，瘕者假也。"其中推之不移，痛有定处谓之"癥"；推之可移，痛无定处谓之"瘕"，也有"血瘕""石瘕"之名，是指妇女下腹部有结块，伴有或胀或痛，严重者甚至出现全身不适症状的一类疾病。子宫肌瘤患者多无明显症状，严重者会出现经量增多、经期延长、下腹包块、白带增多、压迫等症状。根据其临床表现，本病归属中医学"癥瘕""血瘕""石瘕"等范畴。

病 因

1. 以寒邪为源 历代医学典籍对癥瘕的病因有诸多阐述。《内经》最早提出了寒邪致病学说。《灵枢·水胀》描述"石瘕生于胞中，寒气客于子门，子门闭塞，气血不通，恶血当泻不泻，衃以留止，日以益大，状如怀子，月事不一时下，皆生于女子，可导而下。"既明确指出本病的症状，也提出其发病源于寒气。《灵枢·百病始生》云："积之始生，得寒乃生。"指出了积聚、癥瘕等疾病的发生与寒邪、与阳气不足有重要关系。王叔和在《脉经》中云："脉沉重而中散者，因寒食成癥。"

寒邪导致癥瘕的理论仍可在《内经》中得到溯源。《素问·阴阳应象大论》云："故积阳为天，积阴为地，阴静阳躁，阳生阴长，阳杀阴藏，阳化气，阴成形。"气化与成形是物质的两种相反相承的运动形式，正如张景岳所言："阳动而散，故化气，阴静而凝，故成形。"人体的气是无形的，属阳；精血津液为有形的，属阴。《黄帝内经素问译释》云："阳的运动，可以化生清气和能量；阴的凝聚，可以构成有形的物质。"意思是阴精和阳气可以互相转化，阳可以把机体有形物质化为无形的气，即阳有气化、化气的功能。阴可以合成、转化有形物质，即阴有成形的功能。进一步解释，由精血津液转化为气，要依靠阳的气化作用；由气转化为精血津液，离不开阴的成形作用。从生理上来讲，阳能化生力量，《素问·生气通天论》云："阳气者，若天与日，失其所则折寿而不彰，故天运当以日光明，是故阳因而上，卫外者也。"阳的化生力量的发挥，需要精血津液等阴精物质不断地提供营养濡润。这些阴精物质还能

够抑制阳的过度张扬、功能的太过；阴构成形体，阴液物质发挥作用，离不开阳气的蒸化，即它要借助脾气的运化、肾气的主宰、肺气的宣散和三焦之气的温煦和交通，使阴精运行上下、布达内外，才能发挥濡润脏腑四肢百骸的作用，如《素问·宝命全形论》云："人生有形，不离阴阳。"

相反，如果阳气虚弱、功能不足，阴精物质失去阳气的蒸腾气化、无法弥散运动于全身，反而停留于机体某处聚而形成痰饮水湿等有形物质。这些物质对人体无滋养濡润作用，久而久之还会导致经络阻塞、瘀血阻滞、痰凝毒聚等相互胶结，形成癥瘕积聚。

2. 由寒而郁致瘀　妇人以血为主，血液的运行得温则行，得寒则凝，正如《诸病源候论·疝病诸候》云"夫积聚者，由寒气在内所生也，血气虚弱，风邪搏于腑脏，寒多则气涩，气涩则生积聚也"。《灵枢·五音五味》云："妇人之生，有余于气，不足于血，以其数脱血也。"是指妇女一生中的经孕产乳数伤其血，致使肝体不足，其用不得发散而易于抑郁，气机郁结，血运受阻，久则血瘀，亦如《杂病源流犀烛》所云："其有脏腑虚弱，寒热失节，或风冷内停，饮食不化，周身运行之血气，适与相值，结而生块，或因跌仆，或因闪挫，气凝而血亦随结，经络壅瘀，血自不散成块，心腹肱胁间苦痛，渐至羸瘦，妨于饮食，此之谓血癥。"女性特殊的生理与血液的生成与运行关系密切，而寒又是重要的致病因素，因寒而影响肝之疏泄升发，由郁而导致血液的运行迟缓而致瘀。在现代研究中，亦有学者认为寒凝血瘀型子宫肌瘤最为常见。

3. 湿瘀互结　饮食寒凉则伤中焦，中阳虚衰，寒邪阻于中土，脾不能运化水液，外感寒邪袭肺，气机升降失调，肺无法通调水道，"阴"成形太过，水饮湿邪停聚，水湿流注于下焦，阻滞冲任胞脉。《金匮要略》云："妇人少腹满如敦状，小便微难而不渴，生后者，此为水与血俱结在血室也。"认为血水互结而成瘀。《丹溪心法》云："聚块乃有形之物也，痰与食积、死血而成也。"唐容川在《血证论》亦云"血病而不离于水"。癥瘕的发生并非单一因素引起，临床上单纯的血瘀证或痰饮水湿证也不如湿瘀互结者多见，癥瘕的发生与瘀血、痰饮水湿均有密切关系。正如曹颖甫云："妇人腹中疾痛，大要由于水湿太甚，血菀不通……之咎。"

4. 瘀毒胶着　瘀血既成，阻于胞脉胞络，影响下焦气化，水液代谢失调，加之脾肺运化不足，水湿痰饮内生，趋于阴位居于下焦，生湿化浊，阳气不足以化气，痰饮水湿瘀血有形之阴集聚日久，聚而化热蕴毒，进一步表现为"瘀毒互结"；另一方面，毒热内蕴，进一步煎熬营血，血运迟缓，加重瘀血，毒瘀凝结，导致疾病缠绵难愈，或术后容易复发。《四圣心源》云："癥瘕之病，多见寒热，以气血集聚，阳不外达，故内郁而发热，阴不内敛，故外束而多寒。"阳气失于阴精的制约滋养，功能下降，不能升散外达，郁于体内，出现标为发热、口渴的热证，由于阳不足不能固护肌表，患者也会出现真寒假热、上热下寒、内热外寒等症状，进一步表明癥瘕的亦寒亦热，真寒假热，本虚标实的复杂特性。

"阳化气，阴成形"阐明了癥瘕的本源。许博文等认为，"阳化气，阴成形"理论可诠释肿瘤的本质与病机特征，具有广泛的适用性。有调查发现，高危型人乳头瘤病毒患者以阳虚体质为主；而阳气不足的三阴体质人群发生肿瘤概率较高。外感寒邪或饮食寒凉导致的阳气不足是本病发生之本，临床上的湿热、热毒、瘀毒等多是阴成形之后，阻碍血经络而形成，为标。治疗时祛其胶着的瘀热毒为治标。而固其阳气，助其气化，使气有能力化阴，使成形之物得以化或改善内环境，防止有形湿瘀等胶着复发，调整阴阳、以平为期的阴平阳秘、阴阳和谐，化生有序状态才是治疗的目的。

辨证论治

基于"阳化气，阴成形"的理论指导，癥瘕的发生多是由感受外界寒邪或饮食寒凉，影响阳气之气化，瘀血、痰饮水湿等"阴"成形太过，聚结冲任胞宫，抑或瘀久成毒，缠绵难愈。手术本身损伤阳气，加之患者素体阳不足，术后若阳气未复、阴形成太过的状态未纠正，所以导致术后复发。根据《素问·汤液醪醴论》对水气病提出的"开鬼门，洁净府，去宛陈莝"的治疗大法，周艳艳在临床中拟定癥瘕活血方。本方主要由桂枝、茯苓、桃仁、牡丹皮、白芍、干姜、附子、麻黄、醋北柴胡、枳实等组成。以桂枝、桃仁、白芍、牡丹皮祛血中瘀滞，茯苓利水除湿助瘀血之消散，麻黄破癥瘕积聚同时开上焦手太阴肺之腠理，附子通足少阴肾之寒闭，干姜温化足太阴脾之寒湿。方中以柴胡、枳实、白芍取四逆散之意，以畅达厥阴，助由阴转阳。临床上根据患者具体情况另临证加减化裁，全方通过开三阴以助阳，以奏温阳化气、活血消癥之功。

验案举隅

顾某，女，35 岁，2018 年 6 月 19 日初诊。主诉月经量过多，经行下腹疼痛半年。患者平素月经欠规律，周期 35~50 日，经期 7~14 日，量多，色暗红，有血块，经来下腹刺痛难以忍受，最后一次月经：2018 年 5 月 15 日，持续 14 日。一般情况可，形体肥胖，面色黧黑，皮肤粗糙。门诊彩超：子宫增大，子宫多发肌瘤（57 mm×52 mm、27 mm×26 mm），子宫内膜厚约 16 mm。刻下症乏力、腹胀、腰酸痛、纳眠可、二便调、舌淡、体胖大、脉沉弦。治以健脾益气、化瘀止血。方以举元煎加减。

处方：黄芪 50 g，黄芩 20 g，白术 20 g，升麻 10 g，党参 15 g，贯众 15 g，香附 15 g，小蓟 15 g，炒红花 10 g，山茱萸 15 g，茜草 15 g，海螵蛸 30 g，炮姜 10 g，乌梅 15 g，鳖甲 15 g。7 剂，每日 1 剂，水煎分 2 次服。嘱月经来时服药。

二诊：服药后月经 7 日净，月经量正常，月经来时仍下腹刺痛。舌淡、水滑苔、脉沉细略滑。以温阳化气、活血消癥为治则。方以癥瘕活血方加减。

处方：桂枝 10 g，桃仁 10 g，赤芍 15 g，牡丹皮 15 g，蜜炙麻黄 6 g，附子 6 g，茯苓 20 g，柴胡 10 g，枳实 6 g，白芍 30 g，吴茱萸 3 g，火麻仁 15 g，柏子仁 20 g。10 剂，经后服。经期口服散结镇痛胶囊及止痛化癥胶囊。并嘱远风寒、畅情志、多运动、忌寒凉油腻之品。

三诊：药后经期腹痛减轻，经量、经期正常，诉腹泻明显，每日 3~5 次，泻后身体轻松，无其他不适。后继守二诊方案治疗共 6 个月经周期，月经基本正常，经期症状明显改善，2019 年 1 月 15 日复查彩超：子宫及双侧附件未见异常，继续 3 个周期后复查：子宫及双侧附件正常。

按语：本案患者彩超提示子宫多发肌瘤，西医诊断为子宫肌瘤，中医诊断为癥瘕。患者形体肥胖、乏力、腹胀、腰酸痛、舌质淡、舌体胖大、脉沉弦，该病病机为脾肾阳虚，阳化气不足，不能固摄经血，而致月经量多、经期延长。阳气不足，精血津液等阴精物质运化乏力，而致瘀血、痰饮、水湿瘀滞下焦，导致患者经期下腹疼痛、面色黧黑、皮肤粗糙。瘀血、痰饮水湿"阴"形太过，阻滞胞宫，日久化热，湿瘀互结，痰毒凝聚，形成癥瘕。首诊时即将月经来潮，以健脾益气、化瘀止血为治则，给予举元煎加减。二诊根据患者阳虚血瘀之本质，给予癥瘕活血方温阳化气、活血消癥，从根本上治疗子宫肌瘤。患者诉用药期间轻微腹泻，然泻后无乏力、心慌等不适，而身体轻松，证明体内邪气正在排出，邪去则身自安。再加上患者依从性较好，连续治疗 6 个月经周期，取得了较好疗效。

337 从阳化气，阴成形辨治女性卵巢储备功能低下

女性卵巢储备功能低下（DOR）是指由多种致病因素导致的女性40岁以前出现卵巢内卵母细胞质量、数量下降，可募集的窦卵泡数量减少，伴随体内激素水平失衡，引起女性月经量少、闭经、不孕等临床症状，严重影响女性的生活质量。现代医学认为卵巢储备功能下降的发生主要与年龄、遗传因素、免疫因素、社会与环境因素等有关，随着社会的发展，女性生活压力的增大，本病的发病率逐年升高且发病年龄日趋年轻化，如不及早干预治疗，在1～6年内将逐渐演变成卵巢早衰。目前治疗本病主要采用雌孕激素序贯疗法，但长期服用会增加患者罹患子宫内膜癌、乳腺癌和血栓性疾病的风险。中医对本病无明确记载，根据其临床表现可将其归属为"月经过少""月经后期""血枯""经断前后诸症"等范畴，历代名家多从五脏角度论述本病，但从阴阳角度论述的较少，学者张泓源等基于"阳化气，阴成形"的理论，探析了卵巢储备功能低下的发病机理及辨证论治思路。

阳化气，阴成形的理论渊源及含义

"阳化气，阴成形"出自《素问·阴阳应象大论》，云："积阳为天，积阴为地。阴静阳躁，阳生阴长，阳杀阴藏。阳化气，阴成形。""阴阳"高度概括了天地万物发生、存在、运动的基本规律。该篇还记载"清阳为天，浊阴为地。地气上为云，天气下为雨，雨出地气，云出天气"，说明自然界中，轻清无形者上升为天，重浊有形者下降为地，以阳化气、阴成形的理论概括了自然界物质的变化。人体有形的脏腑、奇恒之腑及无形的气机功能也是在这一规律的基础上发生形成的。张景岳在《类经·二卷·阴阳类》中云："阳动而散，故化气；阴静而凝，故成形。"阳以其温煦、推动作用而渐化无形之气以推进人体生命活动的正常运行，阴以其沉静、内敛作用而滋生有形之质以长养人体之五脏六腑、四肢百骸。气是人体内活力很强的运动不息的极细微物质，气化是人体最基本的生命活动，其表现为升、降、出、入四种形式，人体的各种功能活动的协调平衡和稳定有序，皆是阳之向上、向外的推动作用和阴之向下、向内的沉降作用相反相成的结果。清代何梦瑶《医砭石·杂症·气》云："阳气者，温暖之气也。"人体之阳气若天予日以其温热、兴奋之性而激发和调控机体的新陈代谢，推动人体的生命进程，天不得无日，日失其行，则天不明也，天之运需借日行方得光明，人与阳气不得相无，失其所则折寿而不彰，若人体失之温煦，阳不制阴则五脏六腑生理功能减退，精血津液生成、代谢减缓、运行迟缓，可见血瘀、痰饮等病理产物。如若人体之阴不足，宁静、抑制减退，阴不制阳，阳气相对亢奋，则脏腑功能亢奋，精气血津液生成、输布代谢加快，可见多汗、烦躁、失眠等，是以"阴平阳秘，精神乃治；阴阳离决，精气乃绝"，阴阳互根互用，相互依存，阳本动，其贵秘，阴本静，其贵平。

阳化气，阴成形功能正常是卵巢储备功能正常的基础

《素问·上古天真论》云："女子七岁，肾气盛，齿更发长；二七而天癸至，任脉通，太冲脉盛，月事以时下，故有子……七七，任脉虚，太冲脉衰少，天癸竭，地道不通，故形坏而无子也。"肾者，主蛰守位，封藏之本，其内寓元阴元阳，乃冲任之根本。肾阴乃命门之水，为卵泡发育成熟提供源源不断

的物质基础；肾阳乃命门之火，为卵泡的进一步成熟与排卵提供动力。天癸，乃肾中精气充盈到一定程度而产生的，具有促进人体生殖器官发育成熟和维持人体生殖功能的精微物质，天癸促发，女子胞发育成熟，至阳之气加之于至阴之精，血海按时满盈，应时排卵，此时女子具备了生殖能力；至七七之年，阴成形和阳化气的能力逐渐减退，肾中精血化生生殖之精的能力逐渐减退，天癸随之衰竭，卵巢内卵泡数量减少，卵泡成熟减慢，生殖器官渐萎，直至天癸竭绝，月经闭止，女子步入老年期而丧失生殖功能。机体生殖器官的发育，性功能的成熟与维持，皆有赖于有形之精的充养和无形之气的鼓动化生。

基于阳化气，阴成形理论探析卵巢储备功能低下的发病机理

1. 肾阴不足，癸水失充是发病基础　《素问·生气通天论》云"阴者，藏精而起亟也"，人体之阴是生命活动的物质基础和前提，阴足是实现"阴平阳秘"的物质基础，滋阴派医家朱丹溪历来主张涵养阴血，认为"阴常不足"，阴精会随着时间流逝而不断消耗，且易损难益，故阴常不足。《诸病源候论·虚劳病诸候下》云："肾藏精，精者，血之所成也。"《医学正传》云："经水全赖肾水施化，肾水既乏则经水日以干涸。"皆说明肾中藏精的盛与衰关系着月经的潮与竭，妇人以血为本，经血乃有形之体需要依靠阴精方能"成形"，所以肾阴是血海满盈、卵泡成熟以及孕育胎儿的物质基础，乃如《傅青主女科·女科上卷·种子》中所述"精满则子宫易于摄精，血足则子宫易于容物"，倘若肾精不足，则天癸难盛，冲任不足，胞宫失养，经候异常，种子困难。故治疗本病时当"谨查阴阳所在而调之，以平为期"，此"平"乃阴平，以滋阴养血、填补肾精为要。

《傅青主女科》云："夫经水出诸肾，而肝为肾之子，肝郁则肾亦郁矣。"肝肾之阴阳相互滋养、相互制约。肾属五行之水，肝属五行之木，木为水之子，肾中阴阳不足，久则损及肝之阴血。女子以肝为先天，肝属乙木，肾属癸水，乙癸同源，肝藏血，肾藏精，精血同源皆源于水谷精微，相互转化滋生，肾精肝血，一荣俱荣，一损俱损，倘若肝气郁结，藏泻失司，则血海不能按时满溢，故欲调经当兼顾滋补肝肾之阴，使精血互化，癸水源源不竭。

2. 肾阳失煦，阴阳失衡是发病主因　天地万物生长化收藏皆赖于阴精的成形与阳气的推动，人体的气血津液需要阴精的沉静、凝聚方能成形，人体的生命活动需要阳气的温煦、推动方能运行。血海满盈、卵泡发育不仅需要肾精滋养以成形，同时需要肾阳的蒸腾鼓动，使胞宫温煦，氤氲之时卵子蓬勃而出。倘若肾阳虚，命门火衰，则温化无力，胞宫、冲任失温，无以行血通脉，影响卵泡正常发育成熟。

所以在治疗本病时应在滋阴养精的基础上，顺应月经周期阴阳之变化，调节肾中之阴阳，建立规律的月经周期，以提高卵巢的储备功能。

补有形之精，温无形之气，以提高卵巢储备功能

根据本病的发病机理，治疗重在滋肝肾之阴，补有形之精，为卵泡发育提供物质基础。同时兼顾温肾助阳，阴阳相互滋生，相互转化，以助癸水源源不竭。

女性的月经周期犹如生物钟，治疗本病应当顺应月经的阴阳消长变化规律，分期用药。如经后期即卵泡期，经血溢泻，血海空虚，阴渐长而阳渐消，阴精在阳气温煦、推动作用下，为卵泡成熟提供物质基础。治疗时注重于此时应用滋肾养阴之方药，有助于卵泡的募集和发育，以使"阴成形"。临床常以滋肾调经方为主方加减，以熟地黄、菟丝子、枸杞子、山茱萸、酒黄精和桑葚等滋阴之品以补肾填精、养阴生血，现代药理学研究证明滋阴药可以通过调节体内激素、调节免疫功能，通过对抗自由基等延缓衰老；稍加淫羊藿、续断温补肾阳，一是于阳中以求阴，则阴得阳升而泉源不竭，二是阳气为阴血的化生提供动力，补血调经事半功倍，阳气充盛推动冲任气血运行，亦有利于经血泄溢，醋香附、陈皮以健脾理气，使诸滋补之品补而不滞。经间期即排卵期，阴气至盛而衰，血海渐充，卵泡亦趋于成熟，重阴转阳，阳气氤氲诱发排卵，临床常以温肾调经方为主加减治疗，方中重用紫石英、淫羊藿温肾助阳，并

加肉桂补命门之火，以激发阳气，有助阴精的气化蒸腾，推动卵泡破裂，诱发排卵。经前期即黄体期，阳气渐生，用药当注重维持阴阳之平衡，使阳气充盛又不乏阴气沉静的辅助中和。阴血沉静，得阳则能运，故此期用药当以温补脾肾之阳兼滋阴为要，常以寿胎丸为主方加减，方中菟丝子、杜仲平补肾阴肾阳，补而不燥；阿胶乃血肉有情之品，滋阴养血之力优；桑寄生、续断、酒山茱萸补肝肾、强筋骨；党参、白术、黄芪健脾益气之品，以后天养先天；醋香附行气开郁，引药归经，使补而不滞；甘草以调和诸药。月经期阳气至盛而衰，经血排泄，重阳转阴，常以川芎、益母草、牛膝等活血化瘀药以引血下行，去旧生新。

验案举隅

李某，女，35 岁，2020 年 7 月 15 日初诊。主诉月经周期延后伴量少 2 年，未避孕未再孕 1 年。患者既往月经规律，7/28～30 日，近 2 年因工作压力大等诱因月经周期延后至 40～50 日伴经量较前减少 1/2，近 3 个月月经未潮，末次月经（LMP）：2020 年 4 月 27 日。刻下症：平素易心烦，白带量少，入睡困难，多梦，纳可，小便调，大便干，三五日一行。舌体瘦小，舌质黯红，苔薄白，脉细。辅助检查：2019 年 1 月 1 日于当地医院复查性激素：促卵泡生成素（FSH）14.35 mIU/ml，雌二醇（E2）68 pg/ml，AMH 0.21 ng/ml；2020 年 4 月 30 日于当地医院查性激素：促卵泡生成素（FSH）15.47 mIU/ml，雌二醇（E2）65 pg/ml，AMH：0.18 ng/ml。2020 年 1 月于当地医院输卵管造影：双侧输卵管通畅。2020 年 7 月 15 日于本院妇科彩超：子宫大小 79 mm×54 mm×36 mm，内膜厚约 97 mm，右侧卵巢体积小 25 mm×13 mm×10 mm，回声实；左侧卵巢大小 25 mm×15 mm，AFC<5 个。男方 2020 年 1 月查精液常规：未见异常。西医诊断为：①卵巢储备功能低下（DOR）；②继发性不孕症。中医诊断为月经后期，辨证为肾精亏损、冲任失调，兼有肝郁证。处方予滋肾调经方加柴胡 12 g，当归 15 g，白芍 15 g，炒白术 15 g，牛膝 9 g，炒酸枣仁 15 g。14 剂，每日 1 剂，水煎分早、晚 2 次服。配合口服定坤丹，每次 7 g，每日 2 次。嘱患者于每日晨起自测基础体温。

二诊（2020 年 8 月 10 日）：患者服药后月经来潮，末次月经：2020 年 8 月 1 日，量较前明显增多，色红，心烦、口干较前明显改善，纳可，睡眠仍旧多梦易醒，二便调。舌红，苔白，脉细。上方加减治疗 3 个周期，患者月经按月来潮，月经周期约 32～35 日，经量较前明显增多，且基础体温示：双向体温。

复诊（2021 年 3 月 5 日）：患者末次月经：2021 年 2 月 19 日，量中，色红，7 天净。当日复查妇科彩超：子宫及双附件未见明显异常。左侧卵巢探及一优势卵泡（1.8 cm×1.7 cm），遂予初诊方中加炙淫羊藿 18 g，紫石英 30 g，肉桂 6 g。14 剂，每日 1 剂，水煎分早、晚 2 次服。

复诊（2021 年 4 月 15 日）：患者月经延后，基础体温示高温相 18 日，考虑患者妊娠可能性大，当天查 HCG：1923 mIU/ml；血清孕酮：27.16 ng/ml，予寿胎丸加味，7 剂，每日 1 剂，水煎分早、晚 2 次服。中药保胎至患者孕 12 孕周，因患者妊娠反应明显，拒服中药，考虑到患者血值及彩超均理想，遂停服中药观察，随访妊娠情况稳定，疗效可喜。

按语：该育龄期女性，因停经 2 月余，月经周期延后伴经量减少 2 年，未避孕未再孕 2 年就诊，2 次于经期查基础性激素水平均提示 FSH、FSH/LH 升高，E2 降低，AMH 降低，彩超示卵巢体积偏小，卵巢内窦卵泡数量少，诊断为卵巢储备功能低下，患者平素心烦，多梦，皆是一派肾阴亏虚之象，肾阴亏虚，卵巢无阴精的滋养则无源以"成形"，故在经表现为经量减少，月经周期延后，在卵巢表现为体积小，窦卵泡数量少，肾中阴阳失于平衡，故胞宫不能按时满溢，发为月经后期，辨证为肾精亏损、冲任失调，治疗以滋肾填精、调节阴阳为治疗原则。现代研究证明治疗 DOR 的常用药物为补虚药、化瘀药，药物多归肝肾两经，且患者就诊时子宫附件彩超示内膜厚约 97 mm，故此时可于滋肾养阴基础方中酌加疏肝理气活血之品以引经下行，方中熟地黄、菟丝子、酒山茱萸滋阴养血以助"阴成型"之势，稍佐淫羊藿温阳以助阴长之势；柴胡疏肝理气；当归、白芍养血柔肝，炒白术益气健脾、顾护脾胃，共奏气血双补之妙，炒酸枣仁以宁心安神、交通心肾，以改善患者睡眠质量，牛膝引血下行。此方阴阳同调，又有活血通经之力，且配合中成药定坤丹以助药效，定坤丹出自《医宗金鉴》，现代临床研究已证实其阴阳双补的临床疗效显著，患者药后月经来潮。二诊时患者睡眠仍旧多梦，遂于上方中加入酸枣仁安神以助睡眠。患者经上述方药加减服用 3 个周期后，月经周期恢复正常，且临床症状明显改善，彩超提示左侧卵巢见一优势卵泡，此时于方中加炙淫羊藿、紫石英等温肾助阳之品，以助肾精蒸腾气化，当归等活血养血之品改善卵巢局部微循环以帮助卵泡顺利排出。再次就诊结合患者症状及基础体温，考虑妊娠的可能性大，早孕三项提示确有妊娠，遂予寿胎丸以滋肾安胎。考虑到患者年龄偏大，且受孕困难，因此建议患者继续服用补肾安胎之品以稳固胎元，最终收效甚佳。

卵巢储备功能不足发病率逐年升高，严重影响女性的生活质量，本病的发病具有隐匿性，中医认为本病系由肾精不足、阴阳失调导致，其本在肾，不离肝脾，治疗时常补肾填精、调节肾中阴阳，灵活辨证用药，以达到恢复排卵、建立正常月经周期的目的，"阳化气，阴成形"的思想贯穿于整个诊治过程，为加深对疾病认识及提高临床诊疗能力提供了坚实的理论基础。

338　从阳化气，阴成形探析多囊卵巢综合征的辨治

多囊卵巢综合征（PCOS）是一种最常见的妇科内分泌疾病之一，在临床上以雄激素过高的临床或生化表现、持续无排卵、卵巢多囊样改变为特征，常伴有胰岛素抵抗和肥胖。中医中对该病并无专门记载，但根据其临床表现，多归为中医学"月经后期""月经过少""闭经""不孕""癥瘕"等范畴，于红娟在长期的临床中发现多囊卵巢综合征患者多伴有长期熬夜史，饮食不规律，缺乏锻炼等，此种生活方式最易耗伤精气。PCOS患者卵巢内大量积聚的小卵泡及增生的子宫内膜组织均属于阴浊之物，此类患者往往形体偏胖，一派痰湿内盛、形盛气虚之象。基于此，于红娟在《内经》"阳化气，阴成形"理论的指导下，使用温阳化瘀法治疗多囊卵巢综合征，疗效颇佳。

阳化气，阴成形的内涵

"阳化气，阴成形"首见于《素问·阴阳应象大论》，其云："积阳为天，积阴为地。阴静阳躁，阳生阴长，阳杀阴藏。阳化气，阴成形。"张景岳认为"阳动而散，故化气；阴静而凝，故成形"。指出阴阳双方对立统一，共同维持气机的升降出入。《素问·六微旨大论》云："故非出入，则无以生长壮老已；非升降，则无以生长化收藏。是以升降出入，无器不有。"只有"阳化气，阴成形"双方相互制约、协调平衡，人体的生命活动才能够健康有序的运行。张志聪注云："天主生物，地主成物。故阳化万物之气，而吾人之气由阳化之；阴成万物之形，而吾人之形由阴成之。"指出只有化气和成形的功能正常，才能使生命生生不息。生理情况下阳气温煦，推动人体的功能正常发挥；阴气柔静，生成人体的有形之质。

阳化气，阴成形与多囊卵巢综合征

于红娟认为本病的基本病机总属本虚标实，与脾肾不足密切相关，从中医学整体观念来看，人与自然为一体，卵巢内的小卵泡就如同初春时节植物的嫩芽，既需要阴精的滋养化生，又需要阳气之温养、推动才能茁壮成长。若阳不化气，则人体正常之气血津液不能输布，既不能化生有形之质，又使得正常的精血津液聚集而生痰生瘀，日久阻滞胞宫，而致月经失调甚则不孕。

1. 肾之阴阳俱虚　《傅青主女科》云"经原非血，乃天一之水，出自肾中"。国医大师夏桂成认为，PCOS多因天癸不足，肾之阴阳俱虚，久致痰湿壅滞，气滞血瘀，痰瘀胶结，终至月经量少、月经后期甚则闭经。肾为先天之本，元气之根。肾虚日久，可损伤天癸。而天癸是蕴涵阳气生发之机的精微物质，在PCOS患者中，天癸水平处于一种低迷的状态，此类患者往往有月经过少、形寒怕冷、腰膝酸软、小便清长、大便稀溏等肾阳虚的表现。《内经》云："肾者，主蛰，封藏之本，精之处也。"先天生殖之精藏于肾，而卵子乃肾中精气之所化生，肾精滋长是卵子发育成熟的物质基础。从"阳化气、阴成形"角度来讲，肾之阴精不足则子宫内膜生长及卵子生化乏源；肾阳是促进内膜剥脱和卵子成熟及顺利排出的内在动力，肾阳亏虚，命门火衰，阳化气功能不足，既不能鼓舞肾阴化生，又使卵子的排出缺乏原动力，故引起月经后期、经量过少以及持续无排卵的发生，最终可致不孕。

2. 痰湿瘀血胶结　痰湿瘀血等病理产物的形成与阳化气的功能不足密切相关。若贪凉饮冷或过食肥甘厚味，损伤脾胃阳气，以致运化功能失常，腐熟功能不足，既不能化生精微奉养全身，影响肾精肾气充盛，冲任气血不足，则经水不能按时满溢；久而久之又可导致阴寒凝滞，水湿痰浊停聚，阻于肌肤表现为肥胖、多毛；阻于胞宫胞脉，一则经血排泄受阻，导致月经过少，甚至闭经；二则影响卵子生长的内环境及卵子排出的通路而致不孕。此外，阳气不足则湿无以化，血无以行，痰浊、瘀血阻滞胞络，日久结而成块，可见卵巢增大、包膜增厚以致卵子不能顺利排出，卵巢呈多囊样改变。

温阳化瘀法在多囊卵巢综合征中的运用

1. 温阳化气为主　肾为水火之宅，寓元阴元阳。肾之阴阳俱不足是 PCOS 发病之本，而由阳化气功能不足所导致的痰湿瘀血则为发病的关键因素。经过多年的临床总结，于红娟在《内经》"阳化气，阴成形"理论的指导下，临床治疗多以温阳化气为先，辅以益精填髓。在临证中，多以补肾助阳方为基本方，药用枸杞子、菟丝子、续断、紫石英、淫羊藿、巴戟天等温润平和、温而不燥的平补之品，既可入胞宫温肾助阳，又可防治峻补太过而致上火之虞。在补阳时往往加入熟地黄、山茱萸、怀牛膝等滋补阴精之品，既可补充生成有形之质的物质基础，又寓张景岳"善补阳者，必于阴中求阳，则阳得阴助而生化无穷"之理。在平补阴阳的同时还注重加用生黄芪、太子参、陈皮等药以补气行气，红花、当归、益母草、路路通等药以活血通络，即"益肾温煦助卵泡发育，补气通络促卵泡排出"之理。

2. 化痰散瘀为辅　中医认为，阴阳理论强调阴阳双方的对立统一、互根互用，整体来看多囊卵巢综合征病机以本虚标实为主，痰湿、瘀血等病理产物的形成与脾肾不足密切相关。一方面，阳气不足加速阴浊之物的产生；另一方面，阴浊之物阻碍水谷精气的正常输布运行，此即"阳化气"与"阴成形"的对立统一。治疗痰湿阻滞的患者时用"半夏"来化痰，盖《灵枢》有云："阳气满则阳盛不得入于阴，阴虚则目不瞑，饮以半夏汤一剂，通其阴阳，其卧立至。"半夏者，生当夏半，此时节之后，天气逐渐转凉，阳气逐渐收敛，大自然赋予半夏引阳入阴的特性，而痰湿阻滞则是因阳气不足，水湿津液失其输布，凝结而成，半夏引阳入阴，可攻坚消痞。

《证治准绳》云："妇人癥瘕，并属血病……瘀血停凝，结为痞块。"指出"瘀"为导致癥瘕的重要原因。在治疗瘀滞症状明显的 PCOS 患者时，常选用益肾通经汤加减，药用当归、赤芍、泽兰、益母草等药活血化瘀，活血兼补血之功，熟地黄、续断、牛膝等大补肝肾，使精血互生，酌加淫羊藿、巴戟天、枸杞子、菟丝子等温而不燥的补阳之品，以图"少火生气"之理，促进阳化气功能的恢复，《素问·生气通天论》云："阳气者，若天与日，失其所则折寿而不彰。"表明在阴阳的关系中阳为主导，阴为从属，因此在消散阴浊之物的同时注重温化阳气，往往疗效显著。

3. 调周贯穿全程　妇科疾病虽临床表现各有不同，但女性处在不同的月经周期中，其整体的生理特点总体一致，在临床中，根据行经期、经后期、经间期、经前期不同的生理状态，并结合患者的临床症状、舌苔、脉象等，随症加减。

行经期：月经来潮标志着旧周期的结束，也代表新周期的开始，此时重阳转阴，经血下泄。经期以调经为要，"行经必须完全、干净、彻底、全部排尽应泄之经血"，"留得一分污浊，影响一分新生"。治疗上，常采用活血通经，引血下行的方法，常用五味调经散，药用丹参、赤芍活血化瘀，五灵脂、益母草化瘀止痛，艾叶温暖胞宫，寓血得温则行之意，有助经血顺利排出。

经后期：经后血海空虚，胞宫以藏为主，此期的生理特点以降为主，降中有升，常使用归肾丸加减，药用熟地黄、山茱萸、菟丝子、杜仲补肾填精，丹参、赤芍、五灵脂活血化瘀，茯苓、白术顾护脾胃，当归补血活血，使补而不滞。临证酌情加用紫河车、川续断、菟丝子等补阳之品，补阳助阴，使"阳化气"的功能得以充分发挥，则可促进精卵发育，此乃治阴不忘阳，则阴得阳助而泉源不竭。

经间期：此时阴长至重，出现拉丝状带下，基础体温持续高水平，之后重阴开始转阳，卵子排出，重阴下泄，开始阳长运动，此时期如若阴阳转化不协调，则易出现排卵障碍，导致无排卵。为此期治疗应以促进卵子排出为要，选方常用促排卵汤，以归芍地黄汤化裁补养肾阴，续断、菟丝子、鹿角霜补肾阳，使之有高水平的阴阳条件，以当归、赤芍、五灵脂、红花等活血化瘀以促进卵子从卵巢表面突破排出。

经前期：此时期阳分逐渐增长，温煦子宫，溶解子宫内膜，分利重阳所带来的水湿、瘀浊等，为受孕和排泄月经做准备。只有达到重阳水平，才能保证行经期的顺利转化，故此时期的治疗应以补肾助阳为主，佐以温经通络，方选毓麟珠或益肾通经汤加减，既可益肾助阳，补血养血，为下一次的月经来潮提供物质基础，又有活血通经、引血下行之意，使升中有降，升降协调；基于经前期冲任气血相对旺盛，气机以升为主，患者常常有经前烦躁、乳房胀痛之表现，常酌情加用炒栀子、川楝子、延胡索等药以疏肝理气，清肝泻火。

验案举隅

患者，女，26岁，2018年7月26日初诊。主诉月经每30～60日1行1年余。患者形体肥胖，既往月经尚规律，5～6 d/30 d，2年前曾行药流＋清宫术，1年前开始月经时有推迟，每30～60日1行，经量较前减少约1/3，伴有血块，轻微痛经，经前自觉乳房胀痛，无明显腰酸，末次月经：2018年6月16日，此次为肌注黄体酮后方月经来潮。就诊时月经41日未潮，带下量色质正常，晨起自觉喉中有痰，饮食睡眠可，大便不畅，小便调。舌淡红胖大，苔白腻，脉沉细。2018年7月20日B超：子宫内膜厚5 mm，双侧卵巢呈多囊样改变。查尿妊娠试验（－）。性激素：促黄体生成素（LH）15.8 U/L，促卵泡生成激素（FSH）6.79 U/L，睾酮（T）1.75 nmol/L，抗苗勒氏管激素（AMH）8.88 ng/ml。西医诊断为多囊卵巢综合征，中医诊断为月经后期，辨证为肾虚兼痰湿瘀阻，总体治疗当以补肾健脾，兼以化痰通络，方以归肾丸合半夏厚朴汤加减。药用当归、炒白术、丹参、枸杞子、菟丝子、覆盆子、续断、山楂、枳壳、皂角刺、法半夏、厚朴、炮姜、茯苓，共14剂，每日1剂，水煎分早、晚2次服。

二诊：月经仍未潮，晨起咳痰明显好转，饮食欠佳，寐可，二便调。治疗仍以补肾为主，辅助以益气健脾化瘀，以归肾丸合越鞠丸加减，药用当归、川芎、枸杞子、菟丝子、续断、巴戟天、炒白术、牛膝、山楂、枳壳、神曲、香附、生黄芪，共14剂。

三诊：患者月经于5日前来潮，量中。此诊时月经将净，入夜多梦，腰酸神疲乏力，舌质淡红，苔薄白，脉沉细。以经后期论治，治以补肾为主，佐以宁心安神，并嘱患者保持充足睡眠，适当运动，以归肾丸合六君子汤加减，药用黄芪、当归、炒白术、炒白芍、丹参、山茱萸、枸杞子、菟丝子、续断、桑寄生、法半夏、枳壳、山楂、陈皮、合欢皮，共14剂。

四诊：值经周第19天，带下一般，大便偏稀，小便可，胃纳欠佳，寐可，舌淡红胖大，苔薄白，脉沉细。从经前期论治，以补肾助阳为主，佐以健脾化湿，引血下行。以毓麟珠加减，药用当归、黄芪、炒白术、菟丝子、续断、杜仲、淫羊藿、茯苓、鹿角片、牛膝、山楂，共10剂。

五诊：值经周第31天，舌胖大，苔薄白，脉沉细，治疗仍以补肾滋阴助阳为主，辅以活血通经，以益肾通经汤加减，药用当归、赤芍、丹参、续断、桑寄生、淫羊藿、巴戟天、牛膝、泽兰叶、黄芪、山楂，共8剂。并予河车大造胶囊同时服用，患者服药1剂后月经来潮，后继续以温阳化瘀调周法论治，随症加减，患者后3个月月经均正常来潮，复查性激素5项未见异常。

按语：本案患者月经后期而至1年有余，患者平素生活调摄不慎，复加术后耗气伤血，初次就诊月经虽逾期未潮，但子宫内膜偏薄，物质基础不足，治疗以大补肝肾，促进子宫内膜生长为主，故在初诊、二诊时均以归肾丸为基本方，以补精血、温阳气为主，辅以化痰散瘀，在补阴精的同时促进阳化气功能的发挥，既可使补而不滞，又可消散阴浊。待患者肾精渐充，肾气渐复，月经复潮之后，加用六君子汤化裁以健脾益气，促进脾阳功能的恢复，同时注重随月经周期的生理特点而治之，在益精养血的同时不忘顾护阳气，临证用药多选用牛膝、生山楂之类消中兼补之品，以免损伤人体正气，并适时选用巴戟天、淫羊藿、生黄芪等以补气助阳，随阴阳消长而施治。

中医的阴阳理论强调阴阳双方的对立统一，互根互用。而有形之物与无形之气的判别即可用"阳化气，阴成形"理论来解释。PCOS 患者多先天禀赋不足，加之常因肥胖、多毛、月经不调、不孕等而承受来自多方面的压力，又易导致肝气郁结，木郁乘土，日久可损伤脾胃，精微物质不能正常输布，"阳化气，阴成形"功能失衡，水湿痰浊聚集，其病因总属因虚致实，故临床治疗当以温化阳气为先，促进"阳化气"功能得以正常发挥。

339　从气机理论辨治阳痿

　　勃起功能障碍（ED），中医称为阳痿，是指阴茎持续不能达到或维持足够的勃起以完成满意的性生活，病程在 3 个月以上。近些年，ED 病率增长迅速，且呈年轻化趋势。根据 ED 的病因可分为器质性、心理性、混合性三类，药物治疗以磷酸二酯酶 5 抑制剂（PDE5i）为主，但仍有部分 ED 患者服用无效，亦有患者在停用 PDE5i 后病症依然存在。ED 在中医学属"勃起功能障碍""阴痿""筋痿""阴茎不举""阳事不用"等范畴，中医药治疗有一定的优势。历代医家辨治该病有从肾论治、从肝论治、因证分类论治、多因论治等，各具特色。学者宋连英等受《玄女经》中"四至"理论的启发，结合临证经验，认为气机失常、脏气失调是该病的重要病机，责之于肝气、脾气、心气、肾气，提出从气机理论辨治 ED。

从气机理论探析 ED 病机

　　《素问·痿论》云"宗筋弛纵，发为筋痿"，可见 ED 的病位是中医学所说的宗筋，宗筋充养则勃起有力，宗筋失养则勃起功能障碍不举。《玄女经》云："意贪交接而茎不起，可以强用不？玄女曰：不可矣。夫欲交接之道，男候四至，乃可致女九气。黄帝曰：何谓四至？玄女曰：玉茎不怒，和气不至；怒而不大，肌气不至；大而不坚，骨气不至；坚而不热，神气不至。故怒者，精之明；大者，精之关；坚者，精之户；热者，精之门，四气至而节之以道，开机不妄，开精不泄矣。""四至"是指男子阴茎勃起程度的四种不同情况，与四气（即和气、肌气、骨气、神气）相关。结合《竹林寺女科证治》中所云"男有三至者，谓阳道奋昂而振者，肝气至也；壮大而热者，心气至也；坚劲而久者，肾气至也"，认为"四气"是言脏气的功能，指脏气到达宗筋所形成的功能之气，此描述亦体现了脏气到达宗筋发挥功能时所具有的特征和意义。因此，肝气即和气、脾气即肌气、肾气即骨气、心气即神气，阴茎勃起与肝、脾、肾、心四脏的气机条达密切相关。气机条达，脏气调畅，气血运行通畅，则四气可至，宗筋得养，勃起有力。若各种原因造成气机郁滞，脏气郁结；或脏气亏虚，化源不足；或脏气不平，相互制约，均可导致气机失常，脏气失调，气血运行不畅，宗筋失于濡养，则阳事无用，发为 ED。

基于气机理论辨治 ED

　　1. 肝之和气与勃起功能　《玄女经》云"玉茎不怒，和气不至""怒者，精之明"，"怒"是对勃起的形象描述，是精气的外在表现，体现出情志和悦对勃起的重要作用。和气属肝所主，肝主疏泄，可条达全身气机，调畅情志。《灵枢·经脉》云"肝者，筋之合也；筋者，聚于阴器"，可见宗筋亦为肝所主。肝气调和，情志和悦，达于宗筋而成和气，和气至则宗筋怒。若肝气郁结，疏泄失司，情志抑郁，致气机失常，肝气不能下达宗筋，宗筋和气郁滞，则不能勃起，正如《景岳全书》所云"凡思虑、焦劳、忧郁太过者，多致勃起功能障碍"。又如《杂病源流犀烛》所云"又有失志之人，抑郁伤肝，肝木不能疏达，亦致阴痿不起"。研究亦表明，抑郁症可导致 ED 的发生，而肝郁气滞证是抑郁症的基础证候。《类经·脏象类》云："肝为阴中之阳，其脉绕阴器，强则好色，虚则妒阴，时憎女子。"肝气亏虚，无力疏泄条达，则肝气郁结，情志不舒，血行不畅，亦导致和气不足，宗筋无力而不举。

　　临证可见肝气亏虚的 ED 患者，常有郁郁寡欢，性欲低下，意志消沉，胆怯善恐，视物不明，胁肋不舒，喜按畏寒，舌淡，脉濡弱无力、以左关为甚等症状。治疗以升发肝气为主，将益气与升提相结合，常以西洋参、太子参、黄芪、红芪配伍升麻、柴胡、乌梅以益气补气，升发肝气，同时可加白蒺藜助肝气达宗筋而成和气；兼有肝血虚，常用山茱萸、生地黄、熟地黄、枸杞子以养血柔肝。对于肝气郁滞的 ED 患者，临床常表现为性欲强烈、临房不举、急躁易怒，甚至两胁胀痛、少腹疼痛、失眠多梦、阴囊汗出、口气臭秽、大便不爽等。临证常用柴胡、蒺藜、青皮、木香等疏肝行气；兼有瘀血较重者，加生蒲黄、土鳖虫、蜈蚣等活血化瘀；兼肝火旺者，可用牡丹皮、栀子、龙胆草等清肝泻火；兼寒凝肝脉者，可用丁香、九香虫、沉香等暖肝散寒，理气止痛。凡实邪已除、宗筋痿软者，是和气未至宗筋，可局部应用外用药，疏通宗筋而使和气达，如细辛、伸筋草、水蛭等煎煮后湿敷。

2. 脾之肌气与宗筋勃起 《玄女经》云"怒而不大，肌气不至""大者，精之关"。脾主肌肉，故认为宗筋壮大是脾气外达宗筋后形成肌气的表现。《素问·痿论》云："治痿者，独取阳明。"《素问·厥论》亦云："前阴者，宗筋之所聚，太阳阳明之所合也。"指出宗筋与脾关系密切，可从脾论治 ED。脾为后天之本，气血生化之源，可运化水谷精微。脾气升降有序，运化正常，则气血充盈，宗筋得以濡养，勃起壮大。若脾气升降失常，或脾气不足，则运化无权，气血化生乏源，致宗筋不得充养，举而不壮大。此外，邪气阻滞，气机不畅，脾气不能化为肌气而达宗筋，导致 ED 的发生；或脾虚而生痰生湿，痰湿聚于宗筋，可形成硬结，致勃而不大，甚至出现弯曲、疼痛等。

脾气不足的 ED 患者，临证可见阴茎虽能勃起但不壮大，伴有倦怠无力、纳差便溏、阴茎回缩不展或坠胀潮湿。临证时，常用四君子汤为基础方，选用红参、西洋参、黄芪、红芪等益气健脾；若寒湿困脾，可温化水湿、升清降浊，用炒白术、茯苓、高良姜、泽泻等，佐以升麻、柴胡、葛根以升阳止泻。脾属土而肾属水，脾虚易肾水泛滥，故制水可使脾气外达，宗筋方大，可选加理中丸、桂枝茯苓丸等。对于邪气阻滞、痰湿聚集宗筋，可用化痰软坚、通经活络、温通化瘀之品，如半夏、浙贝母、竹茹、胆南星、鸡内金等，可配伍白芷、薤白、炙僵蚕、皂角刺等通滞散结。

3. 肾之骨气与宗筋勃起 《素女经》云"大而不坚，骨气不至""坚者，精之户"，提示阴茎勃起不够坚挺是肾气不足所致。肾主骨生髓，肾气外达表现为骨气，阴茎大而不坚，是骨气不至，故以硬度不足为主的 ED，需补肾气。《素问·上古天真论》云"肾者主水，受五脏六腑之精而藏之"，肾是固守五脏六腑精气的精室，肾气足则精室封藏有力。肾所藏之精为先天之精，可温煦濡养全身，推动气机运动。肾中精气、阴阳亏虚均可致气机失调，肾气不足，骨气不能达于宗筋则发为 ED，故《诸病源候论》云"肾开窍于阴，若劳伤于肾，肾虚不能荣于阴器，故痿弱也"，《竹林寺女科证治》云"肾气未至而强合，则伤其骨，其精不出，虽出亦少矣"。

从临床实际情况来看，笼统从肾论治，常常不能准确把握勃起不坚，而从骨气论治则更显精准。当肾虚消除，但仍有举而不坚者，则为痰瘀诸邪阻滞骨气。肾虚的 ED 患者，临床常表现为阴茎勃起硬度不足，伴性欲低下、神疲乏力、头晕耳鸣、记忆力下降、腰膝酸软等。临证治疗当调补脏腑，纳精气于精室，以壮骨气，以六味地黄丸为主；偏于阳虚可用右归丸；偏于阴虚可用左归丸。腰酸重者常加断续、狗脊；肾精不足可用鹿角胶、龟甲胶等血肉有情之品峻补精血。当痰瘀诸邪阻滞骨气，可有下腹隐痛、舌有瘀斑等症状，当加通经活络之品，如土鳖虫、细辛、白芷、天麻、忍冬藤、王不留行等。

4. 心之神气与宗筋勃起 《玄女经》云"坚而不热，神气不至""热者，精之门"，指出神气至则阴茎触之有热的感觉，坚而不热说明气血凝聚不足。"精之门"指精气出入的门户，由神气控制，即为心所主，如《景岳全书》所云"精之藏制虽在肾，而精之主宰则在心"。心为君主之官，主血脉而藏神，心气足可推动气血正常运行，使气血外达宗筋，阴茎勃起而有热感。各种原因导致的心气不足使其无力行血，则有《竹林寺女科证治》所云"心气未至而强合，则伤其血，其精清冷而不暖矣"。

阴茎勃起而不热虽没有纳入现代勃起硬度的评估内容，临证时亦多无关于"热"的描述。但临床常伴随心气不足表现，如心悸、失眠、多梦健忘，自述脑力不足、思维迟钝等。若心气不虚，但邪气阻络，则心之气机失于条达，心气不达宗筋亦不能发挥神气的作用，表现为胸痛隐隐、胸闷不舒、失眠心悸、舌苔厚腻、脉滑大或沉涩等症状。临证治疗当注重从心论治，心气虚者加茯神、麦冬、桂圆、人参、当归、远志、熟地黄、赭石、龙骨、牡蛎等。而邪气阻络、心气失调者，当祛邪通络，偏于痰邪阻络加瓜蒌、枳实、半夏、石菖蒲等化痰开窍；偏于瘀阻络脉加丹参、赤芍、桃仁、红花、地龙等化瘀通经；络脉瘀阻明显者还可用忍冬藤、路路通、蜈蚣等通经活络加强通络之效。

5. 脏气失调与宗筋勃起　《素女经》云"四气至而节之以道，开机不妄，开精不泄矣"。和气、肌气、骨气、神气在宗筋勃起时有怒、大、坚、热的表现，可以说完全性勃起是四气至的表现。临证中常遇到或一气，或二气，或三气不至，即怒、大、坚、热不同时出现，主要是由脏气不平、阴阳失衡或经络阻滞不通，兼夹并成导致。治疗应关注肝、脾、肾、心四脏的气机变化，以调畅气机为核心，多脏同调。临床常见有心肾不交、肝脾不和、心肝火旺、脾肾两虚等证。治疗当兼顾正邪，制化五脏，以求平衡协调，如清上温下、水火既济；疏肝和脾、升清降浊；清心泄肝、滋阴潜阳；健脾益肾、益气壮骨等。临证中根据年龄和兼夹证的不同，精细辨证，精准施药，如年轻之时，或有意贪交接，或多有阻滞，而致不举，当封养疏通为主，不宜峻补猛填；中年之人，虚实参半，攻补各半，疏通在先，补益在后；老年之时，补养为主，壮其根源，脏气协调，阴阳平衡，乃成气至。

ED的病因复杂，其发生发展与多脏腑有关。根据《玄女经》中的"四至"理论，提出肝之和气、脾之肌气、肾之骨气、心之神气，虽仍基于气机理论，但对ED的中医诊治提供了新的思路。临证时还应关注五脏病机传变、影响的特点，充分利用脏气之间的关系来调节气机，使四气能达于宗筋，则ED可治。

340 从五脏气化辨治阳痿

勃起功能障碍（ED）是指男子在性交时阴茎不能勃起，或者勃而不坚，或射精前即软的男科疾病。勃起功能障碍中医学称为阳痿，古亦有"阴痿""宗筋弛纵""筋萎"等别称。本病的发病率呈上升趋势，病因复杂，西医多采用口服药物疗法、真空勃起装置疗法（VED）、低能量体外冲击波疗法（LI-SWT）和心理行为疗法等。中医学认为，男性性欲及性功能均与五脏气化相关。勃起功能障碍的发病涉及全身多个系统，往往由于器质性因素与心理因素相互影响所致。随着中医临床研究的深入，逐渐形成了五脏皆可致痿理论，其中肝郁致痿和肾虚致痿理论在临床尤为常见，肝肾生理功能又受到心、肺、脾三脏的影响，故对勃起功能障碍的辨证论治，在重视肝肾两脏的同时不可忽视五脏间的相互作用。学者卢冬冬等从五脏气化角度探析了勃起功能障碍，以期为中医药辨治勃起功能障碍提供理论基础。

勃起功能障碍病因及其与五脏关系

现代解剖和生理学研究表明，阴茎血供丰富，其勃起能力受副交感神经控制。遇到外界刺激时，冲动由副交感神经传入海绵体，阴茎小动脉开放，分流处的小静脉和小血管腔被部分封闭，入窦的血液增加，海绵体膨胀扩大。中医理论同样认为，阴茎勃起功能受气血运行和精神情绪的影响。《格致余论》云："心，君火也，为物所感则易动，心动则相火亦动，相火在下应之，宗筋自可勃然而起。"心在志为喜，男女情欲由心而起，情谊相和而宗筋起；肺主宣发肃降，脾主运化散精，共同滋养宗筋，使气血充沛；肝主疏泄，情志畅达，则鼓动气血滋养宗筋；肾中精气旺盛，则阴器自用。肾虚者大多肾脏精气阴阳不足，肾阳虚的症状为腰酸、四肢发冷、畏寒，甚至还有水肿，肾为作强之官，肾中精气阴阳的盛衰均与性生活存在一定关系。肝藏血，在肝气推动下，布血于宗筋；肺主气，布气于宗筋，不管是男女相爱之情，还是男性自发的勃起，均为人体本能的表现。气血充盈宗筋，宗筋得养是勃起的最终环节，气血充足是宗筋得起的必要前提，脾为气血生化之源，脾运化水谷，为胃行其津液，浇灌四旁，从而宗筋受气血之养。若五脏之气不和，气血失运，则宗筋失养而致痿。而五脏相互作用，五脏之精气化交融，是维持人体正常生理功能的基础，对阴茎正常勃起亦起到重要的作用。由此可见，勃起功能障碍的发生与五脏气化失常密不可分。

从五脏气化论治勃起功能障碍

中医认为气是人体生命活动和人与自然联系的重要物质，气化与气的功能密不可分，五脏之气是气化的重要物质基础，是气血津液等生命基本物质运化之源。《景岳全书·妇人规》云："五脏五气，无不相涉，故五脏中皆有神气，皆有肺气，皆有胃气，皆有肝气，皆有肾气，而其中之或此或彼，为利为害，各有互相倚伏之妙。"五脏本身及人体其他组织器官相互促进、制约，协调人体活动，这些都是建立在五脏气化的过程上。总之，人体是一个有机整体，各脏功能正常发挥是五脏气化协调完成的结果。

1. 从心论治　益气养心，安养心神，振奋心阳心神、心阳功能减退可致心气不足，导致勃起功能障碍。①心气不足：心气不足是导致勃起功能障碍的重要病机之一，清代陈士铎《辨证录·阴痿门》

云："人有交感之时，忽然阴痿不举，百计引之，终不能鼓勇而战。"心气不足的情况下，机体内缺乏足够动力运行血脉，心气不足则气血失于鼓舞，不能达于阴茎，故痿而不用，常表现为心悸气短、神疲乏力、面色白等，治以益气养心，临床常用酸枣仁汤加减治疗。②心神失养：心藏神，为五脏之主，《素问·灵兰秘典论》云："主明则下安，主不明则十二官危。"心神可统全身活动，包括性活动。心主情欲，男女相悦，情欲萌动，心神有所感则相火动性，阴茎血脉充盛方能勃起。反之，心失所养，情欲低下，可见男子勃起功能障碍，常表现为阴茎痿软或勃而不坚、性欲低下、惧怕房事、胆怯易惊等，治以安养心神，临床可用忘忧散（《辨证录》），由茯神、远志、柴胡、郁金、白芍、白术、巴戟天等组成。另外，药物治疗同时，常需配合心理疏导，夫妻同治。③心阳不振：心为阳中之阳，男为阳体，心阳的温煦对男性性功能起着重要作用。心阳的正常发挥，可鼓舞心气推动气血运行，濡养宗筋，发挥男性功能。反之，心阳失煦，则男子可表现为性欲低下、阴茎勃起艰难、怕冷喜暖、舌淡苔白、脉沉，治以振奋心阳、鼓舞心气，临床常用桂枝甘草龙骨牡蛎汤加减，伴心脉不畅者，加丹参、川芎、红花、枳壳、赤芍通利心脉。

2. 从肺论治 补肺益气，调畅气血，清热利湿，肺的主气司呼吸、朝百脉、主治节、通调水道等功能与肺脏气化密切相关。①肺气不足：肺主气司呼吸，其功能主要体现在宗气的生成，此功能与勃起功能障碍的病机关系密切。现代研究也表明肺通气功能障碍的患者常伴有不同程度的勃起功能障碍。《难经·八难》云"气者，生之根本也"，李时珍在《本草纲目·主治第三卷·百病主治药·痿》云："阴痿……有虚者，属肺肾。"说明肺气不足，肾气失于纳藏，直接影响男性生殖功能。若肺气不足，可导致男子阴茎勃起困难，伴气短、房事中亦感短气乏力等，治以补肺益气，临床常用补肺汤（《永类钤方》）加减，佐以淫羊藿、锁阳等温肾阳助肺气之品。②气血不畅：气血不通是导致勃起功能障碍的重要原因，与肺朝百脉、主治节功能失调密切相关。肺朝百脉、主治节主要是在肺气参与下推动全身血液、水谷精微等布于四肢百骸，该功能正常则可宣肃散精，运行气血，使机体内气血津液通畅，亦使得宗筋得以濡润，伸缩自如，该功能失调则宗筋不得濡养，阴茎勃起失常。临床治疗时常在补肺汤的基础上佐以丹参、鹿茸、川芎、王不留行、淫羊藿、肉苁蓉等活血化瘀、通络温阳之品。③肺失宣肃：《素问·经脉别论》提及肺主宣发肃降，能使"水精四布，五经并行"，从而濡养周身脏腑。若肺失宣肃，则气血津液不得布散周身百骸，宗筋失于濡养，则阴茎痿弱不用。另外，肺有通调水道之功，肺宣发、肃降是肺通调水道的调节机制，若肺失宣肃，水道不通，则水、湿、痰、饮聚而为邪，变生疾病，邪气郁久化热，湿热下注宗筋致阴茎勃起功能失常。明代张景岳在《景岳全书·杂证谟·勃起功能障碍》中云："湿热炽盛，以致宗筋弛缓，而为痿弱者。譬以暑热之极，则诸物绵萎。"由此可知，湿热为勃起功能障碍的重要病因之一，肺的气化功能正常，则湿热自除，勃起功能障碍可愈。湿热勃起功能障碍者临床常表现为阴茎勃而不坚，伴阴囊潮湿、小便黄浊、舌红苔黄、脉滑数，治疗时常在补肺汤的基础上佐以龙胆草、桑白皮、黄芩、生地黄、泽泻、车前子等清热利湿之品。

3. 从脾论治 健脾益气，濡养宗筋脾统血，主运化散精。《素问·玉机真脏论》云："脾为孤脏，中央土以灌四傍。"《素问·痿论》云："阳明者，五脏六腑之海，主润宗筋。"《脾胃论·脾胃盛衰论》云："百病皆由脾胃衰而生。"治痿独取阳明，阳明主润宗筋，脾气虚衰而水谷不化，则周身失养，四肢百骸皆枯而不用，宗筋不润，则阴茎必然痿而不能起。清代陈士铎《辨证录·阴痿门》云"人有精薄、精冷，虽亦能交接，然半途而废，或临门即泄，是脾胃之阳气不旺""脾胃之阳气不旺，仍是命门之火衰。后天之土，本生于先天之火，先天之火不旺，则后天之土不能生。然脾胃之土虽属后天，而其中未常无先天之气，命门之火寒，则脾胃先天之气，何能生哉？命门既不能生脾胃先天之气，而脾胃后天之气益加衰微，欲其气旺而能固，精浓而不薄，乌可得乎"。认为治疗勃起功能障碍，应当重视脾胃功能，以健脾药物使脾胃功能健运，后天之精与先天之精的相互培补。

勃起功能障碍脾气亏虚者，临床常表现为阴茎痿弱不用，伴乏力、纳差、大便先干后稀、舌淡苔白、脉沉缓，治以益气健脾，临床常用四君子汤（《太平惠民和剂局方》）化裁，方由人参、白术、茯苓、炙甘草组成，湿邪阻络者，加黄连、苍术、厚朴、细辛化湿通络。现代研究中，赵文等用健脾起痿汤治疗脾虚型勃起功能障碍，组方（红参、白术、炒山药、补骨脂、茯苓、黄芪、陈皮、砂仁、炙甘草、九香虫）意在健脾益气、通络起痿，结果发现健脾起痿汤治疗脾虚型勃起功能障碍，可以调节阴茎动脉平均血流速度和人体桡动脉血流速度，改善临床症状。

4. 从肝论治 疏肝理气，养血助肝藏血，主升发疏泄，宗筋因肝而起，肝经循行经过阴器，故能助气血充盈宗筋，因此肝病致痿大多为以下三个方面的功能失调导致。①肝气郁滞：肝气郁滞多化热而致人精神紧张躁郁。倪晨等指出心理性勃起功能障碍是因精神因素使阴茎功能障碍，阴茎无法勃起而完成满意的性交，研究表明勃起功能障碍大部分是心理因素引起的。对于性取向正常的心理性勃起功能障碍患者治疗时结合中医情志调理，更有助于患者恢复勃起功能。肝气郁滞勃起功能障碍者，临床常表现为阴茎勃起困难，伴情志抑郁、善太息或胁肋胀痛不适等，治以疏肝理气，临床常用柴胡疏肝散加减。另外，肝经湿热及肝经寒湿皆可导致肝气郁滞，肝经湿热是肝病导致勃起功能障碍的主要病机之一，喜辛辣之食、嗜酒、饱食太过者，均会生湿热浊邪，使湿热毒邪由下窍而入。湿热留于肝经，阻碍阳气，久而气血阴阳皆为所伤，因此需要早期治疗，临床多用龙胆泻肝汤疏肝理气、清热利湿。肝经寒湿较为少见，宜温肝燥湿法，临床常用暖肝煎理气暖肝治疗。②肝气虚而不升：肝气虚而不升会使气郁难行，经络不利，宗筋不养。患者也会出现情绪低落的情况，性欲下降，容易导致勃起功能障碍。治疗上需要养肝通络，临床常用逍遥散养肝疏肝。③肝血不足：肝主藏血，可在肝气作用下推动气血濡养宗筋，若肝血不足，男性可表现为阴茎痿软不用，伴头晕、失眠多梦、面白无华、两目干涩等症状，治疗时在疏肝的基础上，佐以养血濡肝，临床常予四物汤、当归芍药散以养血助肝。另外，以上三种情况治疗期间，还需嘱咐患者调畅情志，适当锻炼。

5. 从肾论治 补肾益气，调和阴阳肾藏精，主闭藏与生殖。《素问·上古天真论》云："丈夫二八，肾气盛，天癸至，精气溢泻，阴阳和，故能有子。"天癸是人体生殖系统发育成熟而产生的精微物质，肾气充盛天癸至，阴茎发育成熟，男子可行房事而有子，年老则肾中精气渐衰，故而老人勃起功能障碍多为肾虚，而中青年气血尚盛，肾气尚充，则肾虚之痿较少。肾中精气亏虚患者不仅出现勃起功能障碍的情况，而且会出现性欲低下，亦有精神萎靡、健忘恍惚等症状。机体生殖功能的提高需补肾益精。肾阴肾阳为人体之根本，肾阴濡养滋润全身脏腑器官，肾阳鼓动命门之火激发人体活动，肾阴不足则机体失于濡养，肾阳不足则机体失于温煦，《景岳全书·勃起功能障碍》云："凡男子勃起功能障碍不起，多由命门火衰，精气清冷。但火衰者十居七八，而火盛者仅有之耳。"说明针对男子勃起功能障碍的治疗，补益肾阳为根本。肾主闭藏，司开阖，男性生殖功能的发挥、精液的排泄均与肾的功能关系密切，若神主闭藏的功能受损，开阖失司，则机体生殖功能异常，临床可见射精困难或遗精等疾病。

勃起功能障碍肾虚的患者常表现为房事后腰酸乏力，或伴耳鸣、头晕、性欲低下等，治以补肾为要，阴虚者以六味地黄丸加减滋阴补肾，阳虚者以右归丸加减补肾壮阳，阴阳俱虚者可用五子衍宗丸（《丹溪心法》，由枸杞子、菟丝子、覆盆子、五味子、车前子组成）或金匮肾气丸（《金匮要略》，由附子、肉桂、泽泻、茯苓、牡丹皮、熟地黄、山药、酒山茱萸组成）阴阳双补。

辨证与辨病结合

临床中在五脏辨证基础上，根据疾病继发及伴随症状的不同，可选用不同的药物。如糖尿病性勃起功能障碍多阴虚血瘀所致，在服用降糖药的同时，加麦冬、沙参、玉竹、丹参、川芎、酒山茱萸、枸杞子等滋阴补肾，活血起痿。高血压继发的勃起功能障碍，口服降压药为基，情绪急躁、头晕者佐以天麻、钩藤、栀子、黄芩、牛膝、杜仲、桑寄生等平肝息风、补益肝肾；头晕、面色苍白、少气乏力者佐以茯苓、白术、甘草、人参、熟地黄、白芍、川芎、当归等补益气血，濡养宗筋。勃起功能障碍日久情绪低落者，加柴胡、白芍、川芎、陈皮、香附、枳壳、茯苓、薄荷等疏肝起痿。勃起功能障碍伴阴茎附近瘀青者，可用红花、丹参、川芎、王不留行等药物外洗以活血起痿。

勃起功能障碍之为病，与五脏功能密切相关，五脏与五行相应，相生相克，关系密切，局部病变则必然牵连全身。男性生殖功能的正常进行，阴茎的正常勃起，乃五脏气化交融而成，相互影响相互鼓动，故而在临床上针对勃起功能障碍的治疗应重视整体与辨证的统一，充分利用五脏气化理论治疗勃起功能障碍，可为临床合理遣方用药、发挥中医特色论治勃起功能障碍提供新思路。

341 从阳化气，阴成形辨治特发性少弱精子症经验

《内经》是中医学理论基础的奠基之作，蕴含着丰富的阴阳学术思想，其中"阳化气，阴成形"理论体系是研究阴阳学术的理论支柱。"阳化气，阴成形"理论体系认为人体精神活动、水谷运化、精微物质以及气血津液的代谢均要依赖"阳化气，阴成形"的调控，若"阳化气，阴成形"功能失常，会导致人体疾病的发生。特发性少弱精子症属于中医学"无嗣""精冷"等范畴，是导致男性不育的常见疾病。随着现代科学技术的不断进步，本病已成为目前研究的热点，但临床辨证施治时往往缺少明显的症状依据，运用常规的辨证方法很难做出辨证。

郭军在临床治疗特发性少、弱精子症时基于"阳化气，阴成形"理论体系，运用微观辨证与宏观调理相结合的辨治方法，认为特发性弱精子症多是"阳化气"不足，精子失去气的温煦、推动导致活力低下，治多以温阳、益气为主，促使"阳化气"，从而促进精子活力增加；特发性少精子症多是"阴成形"不足导致的精子生成减少，精液密度不足，治当以滋阴为主，促进"阴成形"，从而促使精子数量的增加。临床治之若能以此为要，则事半功倍，以收卓效。

从精液有阴阳属性论精液与阳化气，阴成形的联系

"阳化气，阴成形"理论出自《素问·阴阳应象大论》之"治病必求于本"，"本"即阴阳，治疗用药亦必须要辨证阴阳。阴阳是事物对立统一属性的高度概括，是中医学体系重要的理论内容。"阳化气，阴成形"是阴阳学术思想的进一步延伸，其意义不仅是描述物质动与静、气化与凝聚的相对运动形式，而且是指导用药的理论依据。气不足则要以阳药温之，形不足则要以阴药补之。精液成分亦有阴阳属性，精液中具有活动力的精子相对于其他精液成分是动态的，属阳；与此相对的，精液中没有活动力的精子是静态的，属阴。据此便能更好地指导对特发性少、弱精子症的诊治。由于特发性少、弱精子症缺乏可用于宏观辨证的症状，所以微观辨证在其诊治过程中具有重要的指导意义。

特发性弱精子症多责之于阳化气失司

特发性弱精子症是精子浓度正常，但具有活动力的精子数量减少，属气虚、阳虚，责之于"阳化气"的失常。阳主动，气属阳，中医所谓的"气"，在人体内发挥着推动、温煦作用，气虚会出现人体活力低下的表现，如气短、懒言、少动。特发性弱精子症实质是精子失去气的温煦、推动所致的活动力减低，属于"阳化气"功能失常表现。其治疗当以属阳性的药物温阳、益气为主，促使人体"阳化气"恢复正常，精子活力也会随之增加。这与既往学者在归纳五子衍宗丸治疗男性少弱精子症研究进展时发现弱精子症与肾气亏虚有关，少精子症与肾精（阴）不足有关的观点完全一致。

郭军临床上治疗特发性弱精子症常以自拟益气助精汤、自拟参附益精汤结合右归丸、桂附地黄丸、五子衍宗丸等益气温阳为主。若气虚，重用人参、黄芪、党参、白术；若阳虚，重用桂枝、肉桂、附子、鹿角胶、菟丝子、韭菜子、熟地黄；若湿盛，重用茯苓、通草、车前子、薏苡仁利水除湿以通阳。

特发性少精子症多责之于阴成形不足

特发性少精子症是精子总体数量不足，属阴虚，责之于"阴成形"的不足。阴主静、主润、主沉降，属于人体有形物质，发挥支持人体功能活动的基础作用。阴虚会出现形体消瘦、物质凝聚减少，如人体之血、津液的亏虚、精子数量的减少。特发性少精子症实质是精子失去人体之阴的滋养而生成减少，属于"阴成形"功能失调所致，治当以属阴之药滋阴为主，促进人体"阴成形"恢复常态，精子数量随之增加。现代研究也表明，补肾精法能显著提高特发性少精子症患者的精子浓度。

郭军临床治疗特发性少精症常以自拟六五生精方为主，常用药以生地黄、女贞子、山药、山茱萸、阿胶、当归、黑芝麻、枸杞子、五味子、乌梅等为主。

用药有道，兼顾温阳与滋阴

特发性少、弱精子症是"阳化气、阴成形"功能的失常，用药自然也要遵从阴阳的关系，以期达到更好的治疗效果。在治疗特发性弱精子症时，虽然以温阳益气的阳性药物为主，但也要少佐生地黄、麦冬、枸杞子、五味子、黄连等，寓意阴中求阳，阴生阳长，使阳有所根、有所长、有所化，但切不可颠倒，防止属阴性之药多于温阳益气之药的弊端。在治疗特发性少精子症时，要以滋阴潜阳的阴性药物为主，同时少佐以肉桂、干姜、桂枝、附子等，取阳中求阴、促进阴长、预防滋腻碍胃之意，但不可过多使用，否则成阴不足，反倒伤阴。若特发性少精子症和特发性弱精子症同时存在，属于阴阳两虚，治疗时要阴阳双补，温阳益气与滋阴同时辨证用药，切不可拘泥、死板，要灵活统筹，以达到预期治疗目的。

重视血肉有情之品类药物

中医药历来重视取象比类，动物药属于血肉有情之品，具有其他药物所不能及的妙处。在治疗特发性少、弱精症时亦要重视动物药的应用，尤其重视鹿角胶、龟甲胶的应用。

特发性弱精症多是"阳化气"不足所致，治当以益气温阳为主。鹿角胶为温肾壮阳、补督脉、益精血之要药，诸温阳益气之药若能和鹿角胶配合使用，效果更佳。鹿角胶是鹿角经水煎熬浓缩而成的固体胶，性味甘、咸、温，归肝、肾经。功能温补肝肾，益精血，止血。《本经逢原》云："鹿茸功用……补火助阳，生精益髓，强筋健骨，固精摄便，下元虚人，头旋眼黑，皆宜用之。"特发性少精子症多属于"阴成形"功能失调所致，治当以滋阴为主。龟甲性味甘、咸、寒，归肝、肾、心经，禀水之特性，具有滋阴潜阳之功效，和其他滋阴药配合使用，能事半功倍，滋阴效果更佳。《本草纲目》云："龟甲，补心、补肾、补血，皆以养阴也。"龟、鹿二者一静一动，当为滋阴、温阳的典型代表药。有学者考证对鹿角、龟甲的应用历史悠久，自古为诸家所青睐。临床治疗特发性少、弱精症在阴阳辨证的基础用药上酌情使用龟鹿二胶，常可显著增强疗效。

验案举隅

患者，男，33 岁，已婚，2019 年 10 月 7 日初诊。患者诉 2 年前结婚，婚后一直备孕未育。曾先后就诊于当地多家医院，诊断为少弱精子症。间断服用"补肾"类中药及生精胶囊等中成药治疗，无效，遂来就诊。配偶 30 岁，妇科检查未见异常。有频繁熬夜史，熬夜频率约 4~6 次/周，每次凌晨 1~2 点入睡。舌质淡暗，苔薄白，脉微沉弱。精液检查：PR＋NP＝10.05＋13.83%，精子浓度：13.56×10^6/ml。西医诊断为少弱精子症；中医诊断为无嗣（气阴两虚兼血瘀）。基于"阳化气、阴成形"理论，属于阳化气与阴成形功能失司所致。治当以温阳化气、滋阴成形，兼活血化瘀。方选六五生精汤合桃红四物汤加减。

处方：黄芪 30 g，当归 20 g，桂枝 10 g，肉桂 6 g，菟丝子 20 g，麦冬 20 g，五味子 20 g，炒酸枣仁 20 g，生地黄 30 g，知母 6 g，川牛膝 20 g，煅牡蛎（先煎）30 g，鹿角胶（烊化冲服）12 g，龟甲胶（烊化冲服）12 g，川芎 20 g，桃仁 10 g，生姜 10 g，炙甘草 10 g。10 剂，每日 1 剂，水煎分 2 次服。

二诊（2019 年 10 月 18 日）：诉疲乏寐差，腰困，舌淡暗，苔薄白，脉沉，但较前有力。上方去辛散之品生姜，加酒山茱萸 15 g、珍珠母 20 g，以潜阳归肾。28 剂。

三诊（2019 年 11 月 17 日）：诉服药 4 周后诸症皆有缓解，大便次数较前增加，舌质由暗转淡。上方去桃仁活血之品及珍珠母，继服 30 剂。

四诊（2019 年 12 月 17 日）：诉服药 1 个月后，无不适，舌淡红，脉沉有力。上方去麦冬、生地黄，加龙眼肉 15 g、炒白术 20 g、干姜 10 g，加强温阳以助化气，继服 30 剂。

五诊（2020 年 1 月 18 日）：复查精液：$PR+NP=34.61+25.81\%$，精子浓度：$32.53\times10^{6}/ml$，患者精液质量明显提高，上方去鹿角胶、龟甲胶贵重药品，加枸杞子 15 g、韭菜子 20 g，以温阳补肾，继服 30 剂以巩固疗效。后爱人已怀孕。

按：患者诊断特发性少、弱精子症，宏观辨证缺乏资料，故行微观辨证，基于"阳化气，阴成形"理论指导，患者既有"阳化气"失司，也有"阴成形"不足，病久致瘀，治当以温阳化气、滋阴成形，兼活血化瘀，以促进精子活动力、提高精子密度。首先予以温阳益气、滋阴、活血，治疗过程中精子密度恢复正常后，予以温阳益气，如此调整用药，患者精子活动力逐渐改善，服药 4 月余，其爱人已然怀孕。

对于特发性少弱精子症的诊疗，有学者从肾论治，有学者从先、后天之本论治，有学者从肝论治，有学者从五脏六腑论治，亦有学者从化痰祛湿论治，都有收效。但"阳化气，阴成形"理论是辨治疾病的总纲，即所谓"治病必求阴阳"，在缺乏全身典型症状时，可行微观辨证，考证阴阳，要善于借助现代检查手段，进行微观环境辨证，得出阴阳失调的结果。

特发性弱精子症是精子浓度正常而具有活动力的精子数量减少，属于"阳化气"功能失常表现；特发性少精子症是精子密度下降，属于"阴成形"功能失调所致。正如《素问·至真要大论》所云："谨守病机，各司其属……疏其血气，令其调达，而致和平。"在临床诊疗工作的过程中无论何病都要求之于阴阳，其意义有二：一方面要求辨证必求阴阳，另一方面用药时也要按照阴阳原则遣方用药。《素问·至真要大论》云："辛甘发散为阳，酸苦涌泄为阴，咸味涌泄为阴，淡味渗泄为阳。""阳化气"不足要以阳性药物温阳益气，"阴成形"不足要以阴性药物滋阴。在辨证阴阳的情况下指导用药的方向，平和阴阳，才能有望精液正常。

342 从阳化气，阴成形探析精液异常不育症的辨治

精液异常是引起男性生育问题的最常见原因之一，主要表现为精子数量减少及活力下降，病因多数不能明确。中医辨治精液异常男性不育症通常将精液微观指标与宏观症状一同作为辨证依据，治疗以补肾为中心，同时配合健脾、疏肝、活血、祛湿等方法。但临床上许多患者系统检查后仅表现为精液质量的异常，症状、体征表现不明显甚或无症状、体征，无法做到精准分证论治，因而临床疗效欠佳。精液质量可以从微观角度反映出不育症患者的病理变化，异常精液的不同指标多体现不同的微观病因。精液微观辨证作为宏观辨证的补充显得尤为重要，但因缺少相关中医理论支持而无法单独指导临床治疗。学者韩亮等从"阳化气，阴成形"理论探析了精液异常的发病机制及辨治方法，以期丰富男性不育症的辨治思路。

阳化气，阴成形功能失调导致精液异常

1. 阳化气，阴成形理论的内涵与外延 "阳化气，阴成形"首见于《素问·阴阳应象大论》，该书云"积阳为天，积阴为地。阴静阳躁，阳生阴长，阳杀阴藏。阳化气，阴成形"。《景岳全书》注解为"阳动而散，故化气；阴静而凝，故成形。"即阳气的运动可以化生清气和能量，阴气的凝聚可以构成有形的物质。人体亦是"阳化气，阴成形"的产物，《素问注证发微》云："阳化万物之气，而吾人之气由阳化之；阴成万物之形，而吾人之形由阴成之。"就人体的结构和功能而言，阳气通过升降出入完成气化功能，具有激发脏腑经络功能、推动气血津液运行的作用；阴气通过凉润聚敛完成成形功能，形成四肢百骸、脏腑经络、精血津液等物质基础。《素问·生气通天论》云"阴平阳秘，精神乃治，阴阳离决，精气乃绝""阳化气，阴成形"功能异常，引起阴阳失调，导致疾病产生。凡形质上偏少偏衰，气化功能上旺盛者，即阳化气为主的表现；凡形质上较多较盛，气化功能表现较弱者，即阴成形为主的表现。人体有形物质病理性增多可以看作是阴成形太过所致，如瘀血、痰饮、积聚等，相对阳化气不足，将无形积为有形；人体有形物质病理性减少，可以看作阴成形不足，如血虚、津亏、精少等，相对阳化气过盛，将有形化为无形。从微观角度来看，细胞增殖、死亡、分化过程是多细胞生命体三种最基本的生命活动，也是物质与能量转换的过程。细胞的增殖分化，需要阳化气的推动，同时需要阴成形提供物质基础，将无形化为有形，正所谓"阳生阴长"。细胞的死亡，如凋亡、自噬、死亡，需要阳化气的推动，将有形化为无形，正所谓"阳杀阴藏"。一般来讲细胞分化、凋亡属于细胞功能执行，原有细胞数量会减少，偏于"阳化气"；细胞的增殖属于数量增多，形体增长，偏于"阴成形"。

2. 生殖之精化生是阳化气，阴成形的过程 人的生命来源于父母之精，两精相搏，合二为一，构成先天之精。《灵枢·决气》云"两神相搏，合而成形，常先身生，是谓精"。先天之精化生阴阳二气，在"阳化气，阴成形"的作用下，渐次化生脏腑经络，四肢百骸，终至一朝分娩。《灵枢·经脉》云"精成而脑髓生，骨为干，脉为营，筋为刚，肉为墙，皮肤坚而毛发长，谷入于胃，脉道以通，血气乃行""肾藏精，主生长、发育、生殖"，出生后，先天之精依赖于后天水谷之精的充养，与后天水谷之精、五脏六腑之精藏于肾，构成肾精。肾精化生肾气，肾气分为肾阴、肾阳，肾阴发挥"阴成形"的功能，肾阳发挥"阳化气"的功能，气血逐渐充盈，形体逐日丰盈，骨骼逐日强壮，肌肉逐渐丰隆，身高

逐渐长高。男子随着年龄的增长，肾气逐渐充实，至二八左右，肾气盛，天癸出现，精室充盈，生殖之精形成，精气溢泄，具备了生殖能力。从微观角度来看，生殖之精发挥繁衍生殖的功能经历了由胚胎干细胞完成胚胎发育——成体干细胞的增殖分化完成组织器官发育及成熟——生殖干细胞（精原干细胞）增殖分化为精子的过程，也是在"阳化气，阴成形"推动下完成细胞增殖、分化、凋亡的过程。简而言之，生殖之精是以肾精、肾气为物质基础，通过"阳化气，阴成形"过程转化而来。

3. 精液异常是阳化气，阴成形失常的表现 精液是男性生殖之精的外在表现，由精浆与精子组成的。精浆是精液的主要成分，由前列腺、精囊腺、附睾、睾丸等生殖腺体分泌物共同组成，这些腺体称之为精室，皆为肾所主。在"阳化气，阴成形"的推动下，精浆由肾精转化而来，组成生殖之精的成分。阳化气不足，导致生殖腺体分泌功能下降；阴成形不足，导致精液量减少。精子产生于睾丸，从精原细胞的增殖、分化开始，经过精母细胞的减数分裂等一系列过程，最终形成精子。这一系列过程也是通过"阴成形，阳化气"完成的。生精细胞的增殖体现了阴成形的功能，从无形变有形，同时需要"阳化气"的推动；生精细胞的分化，体现了阳化气的功能，同时需要阴成形提供物质基础；生精细胞的凋亡，体现阳化气的功能，从有形变无形。"阳化气，阴成形"功能正常，生精细胞增殖与分化、凋亡正常，保证了精子正常发生。生精细胞增殖能力衰退或凋亡过度会导致生精细胞的整体减少，使得产生精子的"种子"缺乏，即阴成形不足。反之，生精细胞增殖过度或凋亡、分化减少，则导致生精小管内生精细胞的堆积，即阳化气不足。精子的成熟在附睾，进入附睾的精子已经具备了形态学的完整性，完成了阴成形过程，但还不具备运动的能力，在"阳化气"的作用下精子在附睾中获得运动的能力。"阴成形，阳化气"功能异常会导致精子活力减弱，受精能力下降。

调整阳化气，阴成形功能治疗精液异常

根据中医学脏腑理论，肾所藏之精包括先天之精、后天之精、脏腑之精、生殖之精。生殖之精由肾精化生，以先天之精、后天之精、脏腑之精为基础。生殖之精属阴、属水，其外在表现精液，为有形之物。精浆静而为阴，为阴中之阴；精子动而为阳，为阴中之阳。精液量多少、精液的液化、精子浓度、精子的形态取决于阴成形，主要与肾阴（血）相关；而精子活动力、成活率、受孕能力主要与肾阳（气）有关。治病必求本，本于阴阳，治疗精液异常，要从补先天养后天、调畅气血、协调五脏六腑入手，以恢复"阳化气，阴成形"的功能，使精气溢泻正常。

1. 补益先天，微调阴阳 生殖之精为肾所主藏，"补肾生精"治疗男性不育有独特疗效。基于"阳化气，阴成形"理论，精液量少、精液液化异常、精子浓度下降、精子形态异常与"阴成形"不足有关，治疗以补肾滋阴为主，同时配合温阳化气，取"善补阴者，必于阳中求阴，则阴得阳升而泉源不竭"之意，方剂以左归丸为代表。研究显示左归丸可以显著提高精子数量。对于精液不液化的治疗，更多学者采用补肾滋阴法。精子活力下降多与"阳化气"不足有关，治疗以温阳化气为主，同时配合养阴益精，取"善补阳者，必于阴中求阳，则阳得阴助而生化无穷"之意，方剂以右归丸为代表。研究显示补肾壮阳中药可以显著提高精子活力。若兼见少弱畸形精子症，治疗以补肾填精为主，温阳养阴，阴阳双调，方剂以五子衍宗丸为代表。研究显示五子衍宗丸可以显著增加精液量，提高精子数量及活力。微观指标的异常治以微调阴阳，宜选用药性温和的药物。滋阴少用石膏、知母等大寒之品，药物过于寒凉损伤阳气，容易导致精子活力下降；温阳少用附子、干姜等辛燥之品，药物偏于温热损伤阴液，容易导致精子浓度下降、精液液化不良。

2. 调畅气血，扶阴助阳 脾胃为后天之本，运化水谷精微并输布五脏六腑之精以维持生命活动，其盈者藏于肾，以滋先天之精。脾胃强盛，气血化生充足，能滋先天之精，肾精充沛。脾气虚弱，运化不及，水谷精微化生无源，则肾精虚弱。无论肾虚、脾虚或脾肾两虚，脾肾相互滋生功能异常则导致"阳化气，阴成形"功能失调，影响生殖之精生成。王杰等认为脾肾两虚是男性不育症的主要病机，脾肾同治可以显著提升精子活力。治疗弱精子症时，脾肾同治应增加补气药以助"阳化气"，如黄芪、党

参、黄精等甘平益气之品。

肝肾同居下焦，肝藏血，肾藏精，精血同源互化，肝血肾精皆来源于先天之精，皆由水谷之精化生和充养。无论肝血不足、肾精亏虚或肝肾不足，皆可引起精血互化功能异常，导致"阳化气，阴成形"功能失调，影响生殖之精生成。精、血为阴，为生殖之精的产生提供物质基础。刘春英等认为治疗少弱精子症应首先注重补肝以充肾精，即养血以生精。肝肾同治可以显著改善提升精子的浓度。治疗精液量减少、少精子症、畸形精子症时，肝肾同治应增加养血药以助"阴成形"，如当归、鸡血藤、阿胶等养血滋阴之品。

生殖之精藏于精室，精室属于奇恒之腑，奇恒之腑有易虚易瘀的特点，精室瘀阻导致气血不畅。气机阻滞，阳不化气，血不化精，阴难成形，影响生殖之精生成，出现少弱畸形精子症。因此，调整阴阳，恢复"阳化气，阴成形"的功能，要在补益气血、滋补肝肾的基础上，重视理气活血。从瘀论治男性不育症越发受到临床重视。病程较长者应考虑久病入络，治疗时要兼以化瘀通络，加用丹参、水蛭、三七等活血搜络之品。

3. 协调脏腑，平复阴阳 针对精液异常导致的男性不育症患者，宏观症状明显时以宏观辨证为主，精液微观辨证为辅。五脏六腑之精是肾精的重要组成部分，五脏六腑受邪或功能不足，不能藏精于肾，或是其他脏腑受邪影响肾藏精功能，导致"阳化气，阴成形"失调，可影响生殖之精生成。如肺朝百脉、主治节，通调水道。肺与肝升降相因，两者共调精血。肺失其节，则脏腑不得养，肾无精可藏，影响生殖之精形成。治则调其制节，使肺精藏于肾。李波等研究发现采用补肺法可以显著提高精子活力。心藏神，主神明，为人体五脏六腑之大主。心火亢盛，虚火内扰精室影响生殖之精产生，治以滋阴降火，交通心肾，使心精藏于肾。李曰庆认为心肾不交是导致男性不育的重要病机，可从交通心肾治疗男性不育症。

对于患者症状和体征不显著，仅有精液检查异常的情况，"肾藏精，主生殖"理论为男性不育症提供辨病论治的依据。但仅仅从补肾入手存在局限性，精液微观指标变化可以提供更多的辨证依据。精液异常涉及精子浓度下降、精子活力下降、精液量少、精液液化异常等问题，这些指标异常可以单独出现，也可以同时出现，提示不同病机的存在。如何将精液微观指标与中医理论体系相衔接，实现辨证微观化，成为指导临床治疗的关键。将"阳化气，阴成形"理论应用到精液辨治中，进一步完善男性不育症的辨证方法，对探索男性不育症治疗方法具有现实意义。

343 从气机升降辨治非动脉炎性前部缺血性视神经病变

非动脉炎性前部缺血性视神经病变（NA-AION）是好发于中老年人的视神经疾病，其主要表现为突然出现的无痛性视力下降、局限性或弥漫性视乳头水肿，伴有视乳头充血及视乳头周围线状出血、视野缺损为与生理盲点相连的绕过中心注视点的象限性视野缺损。西医常规治疗包括糖皮质激素治疗、控制全身疾病及其危险因素和其他辅助治疗。但由于患者自身的基础疾病及 NA-AION 组织解剖学特点，治疗效果不尽满意，再者 NA-AION 常双眼先后发病，其间隔数周、数月或数年，如何降低健侧眼的发病风险及保护其视神经、保存其视功能成为当下急需解决的问题。

依据 NA-AION 的视力及视野表现，其归属于中医眼科"暴盲"范畴。本病首载于《证治准绳·杂病·七窍门》，书中云："平日素无他病，外不伤轮廓，内不损瞳神，倏然盲而不见也。"目者，居于头面，为九窍之一，《素问·阴阳应象大论》云"清阳出上窍，浊阴出下窍"，目为上之清窍，其正常生理功能的发挥与气机的升降出入关系密切。《四圣心源·目病根源》释目病与阴阳二气之关系，云"目病者，清阳之上衰也。金水为阴，阴降则精盈，木火为阳，阳升则神化，精浊故下暗，神清故上光"，气机升降不利、是目病发生的关键因素。《素问玄机原病式》云"人之眼、耳、鼻、舌、身、意、神，识能为用者，皆升降出入之通利也"，气机升降不利，眼不能为之用，暴盲为患者"倏然盲而不见也"，其治疗思路亦需从恢复气机的升降出入出发，令眼能为之所用。学者宁志豪等从"气机升降"辨析了 NA-AION 的病因病机及治疗。

气机升降概述

论气机之升降，需晓天地之升降。天地之升降者，清阳为天，升已而降，降者谓天；浊阴为地，降已而升，升者谓地，天地二气上下相召，升降相因，合则化生万物。日月之升降者，乃阴阳二气之升降，阳气者主动趋上，其性直升，阴气者主静趋下，其性直降，升降相因，交感互藏，轮转不停，运化万千。人者，居天地之间，本阴阳之法，其气亦遵循升降出入之理而成气机。其一，精气之藏泄，五脏者，藏而不泄；六腑者，泄而不藏，此为精气之升降出入。其二，清浊二气，肺者，吸入清气而化宗气，呼出浊气，清阳之气上走清窍，浊阴之气下归下窍，此为清浊二气之升降出入。其三，脏腑者，肝者应春木之气而升于左，肺应秋金肃杀之气而降于右，此为"左升右降"；心者应夏火之气居上而下行以温肾水，肾者应冬水之气居下而上行以降心火，此为"水火既济"；脾胃者，一者主升，升发清阳，一者主降，下降浊阴，一升一降，应土爰稼穑之意，居中央生化气血，为升降之枢纽，此五脏者，升降相因，轮转不停，如太极一般，周而复始，变化无穷，此为脏腑气机之升降出入。

因此，谨调人体之气机之升降出入，使之与天地之气相应，本阴阳之道，升降相因，出入有序，轮转不停，变化无穷，终达"阴平阳秘"之态，诚如《素问·六微旨大论》所云"出入废则神机化灭，升降息则气立孤危。故非出入，则无以生长壮老已；非升降，则无以生长化收藏"。

气机失常导致 NA-AION

《素问玄机原病式》云："若目无所见……悉由热气怫郁，玄府闭密而致，气液、血脉、荣卫、精神，不能升降出入故也。"而西医认为 NA-AION 的发病是由于供应视乳头的睫状后短动脉短暂无灌注或低灌注引起的视乳头急性缺血，极少数因供应视乳头的动脉或小动脉栓塞导致。二者虽阐述不同，但其理皆为充养目之物质缺乏而致病，故 NA-AION 的病因病机亦不离气机升降出入。

《证治准绳·杂病·七窍门》阐述暴盲的病因病机为 4 种，一者病于阳伤者，缘忿怒暴悖，恣酒嗜辣，好燥腻及久患热病、痰火之人，其损伤肝木、脾胃之生理功能，肝木、脾土主升，胃土主降，此三脏腑受损，清阳不升，浊阴不降，窍蔽则晦明。二者病于阴者，色欲、悲伤、思竭、哭泣太频，色欲房劳，耗伤阴精，肾水匮乏，水火既济之平衡被打破，心火独亢于上，继而上逆，壅阻玄府，神光晦暗；七情内伤之害，悲则气消，思则气结，恐则气下，气机失于升提，气血不得上承，则神光晦暗，盲无所见。三者伤于神者，思虑太过，用心罔极，忧伤至甚，惊恐无措，其心火、肾水、肺金、肝木、脾土皆因七情内伤而失于升降，清阳不达上窍，晦暗神昏。四者屡有因头风、痰火、元虚、水少之人眩晕发而醒则见头风、痰火、元虚及水少者，不外虚与实。邪实者，壅阻于脉，脉道不利，清阳无以上发，或邪气壅盛，郁滞于上，碍阻浊阴，浊阴不降，则晦暗不明；体虚者，气血阴阳虚少，脏腑功能失司，精微物质及其清阳无以上呈清窍，清窍失灵则晦暗光损。

因此，NA-AION 的病因病机可概括为气机不利，失于调畅，升降失司，或为郁滞，或为虚损，令清阳不升，不得上达于目，浊阴不降，稽留清窍，精微物质不得充养于目，目失濡养而致病。

调气机治疗 NA-AION

中医认为人乃"器"，是生化之宇，故人身之气机调畅，则清阳归上窍，浊阴走下窍，神气发现，开双窍而为精明。在诊疗上，《四圣心源·目病根原》云："清升浊降，全赖于土。水木随己土左升，则阴化而为清阳，火金随戊土右降，则阳化而为浊阴。阴暗而阳明，夜晦而昼光，自然之理也。"脾胃二脏的中焦气机升降枢纽作用在 NA-AION 的诊疗中尤为重要。其次，肝与目休戚相关，目者乃肝之窍，足厥阴肝经连目系，肝者喜条达而恶抑郁，其主疏泄，可调畅气机，故 NA-AION 的诊疗亦重视肝脏的条达之性及其肝主疏泄的生理功能，加之受金元四大家之一的刘完素"玄府学说"及后世医家楼英、王肯堂等继承并发展的"玄府学说"影响，临床诊疗尤重"开玄府、散郁结"，以调畅气机，使升降相因，出入有序。因此，NA-AION 的病位虽在于眼，其本在乎气机，与脾胃、肝关系密切，气机升降通利则上通下达，故需调气机、复升降、开玄府之法。辨证亦分虚与实，实者通利为主，后期佐以补益之法，此乃《审视瑶函》中"开导之后宜补"的论述；虚者通利与补益共进，只补益不通利则易形成郁滞，只通利不补益则易耗伤气血。

调气机、复升降、开玄府，其法以气机通利为要，而通利气机则需药石之功与针刺之用。庞午等对 2014 年 11 月以前以针刺联合中药为主治疗前部缺血性视神经病变的随机对照试验进行循证医学系统评价，发现针刺联合中药治疗的临床有效性较单纯西药治疗高。故药石之功和针刺之用，二者常相须为用，以求速疗暴盲，防变青盲。

1. 药石之功　药石之功，一者药物的四气五味，二者药物的组方功效。药物本身即有"四气五味"，《神农本草经疏》云："天布令，主发生，寒热温凉，四时之气行焉，阳也；地凝质，主成物，酸苦辛咸甘淡，五行之味滋焉，阴也……凡言微寒者，禀春之气以生，春气升而生；言温热者，盛夏之气以生，夏气散而长；言大热者，感长夏之气以生，长夏之气化；言平者，感秋之气以生，平即凉也，秋气降而收；言大寒者，感冬之气以生，冬气沉而藏。"可见药物是通过自身的"四气五味"影响人体的气机升降，从而达到治疗的目的。药物组方，诸药合用，以期达到单味药不能之功。

升降散源自《伤寒瘟疫条辨》，为调升降的名方，其"僵蚕、蝉蜕升阳中之清阳，姜黄、大黄降阴中之浊阴，一升一降，内外通和，而杂气之流毒顿消矣"，热毒之邪壅塞玄府，玄府不利，神光不得发越而病，适用于热毒明显的 NA-AION 患者，以升降散为基础方，可达升清降浊，清利玄府之功；小柴胡汤为和解少阳之方，其功善条畅气机，疏利三焦，适用于有少阳证的 NA-AION 患者，以小柴胡汤为基础方，可达调畅气机，枢解少阳之郁，复气机升降之功；四逆散为疏肝理脾，透邪解郁之剂，《伤寒来苏集·伤寒附翼》云"四逆皆少阴枢机无主，升降不利所致"，适用于肝气不舒，手足逆冷，属四逆散证的 NA-AION 患者，以四逆散为基础方，先调气机，再复升降，升降有序，令气血得以上承眼目；逍遥散为疏肝理脾养血之方，清代医家费伯雄言"逍遥散，于调营扶土之中，用条达肝木、宣通胆气之法，最为解郁之善剂"，适用于以气郁为主，伴有脾虚及血虚之证的 NA-AION 患者，以逍遥散为基础方，疏利气机，健脾养血，气郁得疏，气机升降有序，则玄府通利，脾健则生化有源、升清如常，血盛则濡养有力，气血充盈，加之玄府通利，目得气血濡养则暴盲得疗。

2. 针刺之用　针刺之用，在于调气。《灵枢·刺节真邪》云"用针之类，在于调气"。NA-AION 为目系疾病，属"目系暴盲"范畴，故首取足厥阴肝经和足少阳胆经之腧穴，足厥阴肝经与目系相连，针刺此经腧穴可调整肝经之经气，一则影响肝之疏泄功能，调畅气机，令周身气机通利，升降出入有序；二则影响肝之藏血功能，肝受血则能视，肝藏血功能正常，加之人动则血运诸经，血随肝经而运抵目系，目系受气血充养则功能正常。足少阳胆经起于目锐眦，其支者络肝属胆，肝与胆互为表里，故针刺胆经腧穴亦可影响肝经之气血，影响气机之升降。再者足太阳膀胱经为阳经中经气最盛之经，针刺此经腧穴，可引领清阳之气随本经之经气而上达头面，令清阳之气上归于清窍。足阳明胃经和足太阴脾经，脾胃二脏同居中焦，为气机升降之枢纽，针刺此二经腧穴，可调整脏腑经络气血，影响脏腑生理功能，令清升浊降，升降有序。诸如此类。《灵枢·邪气脏府病形》云"十二经脉，三百六十五络，其血气皆上于面而走空窍，其精阳气上走于目而为睛"，故针刺经络腧穴，可调整全身经脉之经气，影响全身气机的升降出入，从而达到治疗的目的。

验案举隅

患者，女，48 岁，2019 年 3 月 4 日初诊。主诉左眼突然视物不清，视野缺损 2 个月，加重 1 周。患者曾就诊于当地某综合医院，行左眼 30°视野检查：左眼下方扇形视野缺损。诊断为左眼非动脉炎性前部缺血性视神经病变。予改善循环及营养神经药物治疗，症状未改善。来诊时患者左眼视物不清，下方视野缺损，偶有头痛，无头晕，无恶心、呕吐，手脚冰凉，平素性情善抑郁，叹息，自诉体弱，易外感，腰膝酸软，纳可，夜寐差，入睡困难，二便可，平素月经规律，经量可，无痛经现象，舌质红，苔薄白，脉弦。专科检查：右眼视力 0.8（矫正 1.0）、左眼 0.6（矫正不提高），双眼前节（-），右眼眼底未见明显异常，左眼眼底视盘边界模糊，轻度水肿，色淡，视网膜血管动脉细，静脉充盈，余为阴性体征。西医诊断为左眼非动脉炎性前部缺血性视神经病变；中医诊断，左眼暴盲（气滞血瘀证）。治以理气活血。

处方：柴胡 10 g，枳壳 10 g，赤芍 10 g，防风 10 g，木贼 10 g，蝉蜕 6 g，石菖蒲 10 g，远志 6 g，百合 10 g，生地黄 10 g，知母 10 g，酸枣仁 18 g，川芎 10 g，茯苓 15 g，车前子（包煎）12 g，茺蔚子 10 g，女贞子 10 g，牡丹皮 10 g，僵蚕 10 g，葛根 12 g，丹参 10 g，珍珠母（先煎）15 g，当归 10 g，炒麦芽 15 g。14 剂，每日 1 剂，水煎分早晚 2 次温服。

辅以针刺治疗，选穴睛明（左）、攒竹（双）、光明（双）、风池（双）、太冲（双）、合谷（右）、足三里（双）、承泣（左）、三阴交（双）、太阳（左），平补平泻，留针 30 分钟，每日 1 次。

二诊（2019 年 3 月 18 日）：患者诉左眼视物不清，视野缺损症状改善，夜寐改善，腰膝酸软改善。查视力，左眼 0.8（矫正 1.0）。左眼眼底视盘边界较前清晰，水肿减轻，色淡，余同前。行视野检查，较首诊时视野开阔。治疗同前。

按语：患者平素性情抑郁，善叹息，加之手脚冰凉，考虑肝气郁结于里，气机出入失序，阳气不达四肢所致。故拟四逆散为基础方，以枳壳替枳实，增宽中理气之功，减破气除结之效。夜寐较差，入睡困难，考虑肝郁日久，耗伤阴血所致，故方中亦存酸枣仁汤、百合地黄汤及百合知母汤以清热养阴、安神助眠，加珍珠母以增安神之效。目为九窍之一，用石菖蒲、远志以开窍；防风、木贼等风药，辛温走窜，通利玄府气机。诸"子"合用，寓"子能明目"之意；且子类药中亦有补益之品，与《审视瑶函》中"开导之后宜补"的论述契合。丹参、当归活血行气，调畅气机。炒麦芽替甘草以和胃、顾护胃气，且麦芽有疏肝之功，可助诸药调畅气机。

腧穴中，睛明穴与攒竹穴同属足太阳膀胱经，针刺此经腧穴，可令清阳升发，布散于头面。光明穴与风池穴同属足少阳胆经腧穴，太冲穴为足厥阴肝经腧穴，肝与胆互为表里，肝经连目系，加之肝居于左，顺木之条达之性，从左而升，上呈清阳于清窍。其次合谷穴与光明穴相伍，《针灸大全》云"睛明治眼未效时，合谷光明安可缺"。足三里与承泣穴为足阳明胃经腧穴，三阴交为足太阴脾经腧穴，脾、胃居中焦，针刺此三穴旨在契合《圆运动的古中医学》中云"中气左旋则木火左升，中气右转则金水右降，转者由上而下，旋者由下而上。中气如轴，四维如轮"。太阳穴为经外奇穴，乃"腧穴所在，主治所在"之意。

NA-AION 是临床上较为常见的缺血性视神经疾病，因患者自身的基础疾病，发病时视力损伤严重，多为单眼、对侧健眼易受累等问题，成为神经眼科领域研究的热点。中医认为气乃人身之根本，气机升降出入是人正常生理活动得以发挥的基础。

344　从络脉-气络论中心性浆液性脉络膜视网膜病变证治

　　中医学与现代医学对疾病的认识有着高度的一致性，亦有其独特的理论视角。络病的发生是以络脉为载体的，容易找到和现代医学的结合点，学者李丽英等从络脉-气络理论出发对中心性浆液性脉络膜病变（CSC）的病因病机和辨证治疗进行了探析，以期为 CSC 等脉络膜肥厚谱系疾病从"络"论治寻求理论基础。

现代医学对 CSC 的认识

　　1. CSC 的临床表现　　CSC 是以黄斑区视网膜神经上皮和/或色素上皮浆液性脱离为主要特征的脉络膜循环障碍疾病，好发于中青年男性，具有一定自限性和复发性，视力预后相对较好。但本病若迁延 6 个月以上，黄斑区视细胞将受损凋亡而影响视功能，其中部分病例在此基础上可继发脉络膜新生血管（CNV）而进一步损害视力。

　　2. CSC 的病因及机制　　CSC 病因至今不完全清楚，2016 年一项针对 CSC 的 Meta 分析表明，高血压、幽门螺杆菌感染、类固醇使用、睡眠障碍、自身免疫性疾病、精神药物使用、A 型性格、心理压力、怀孕、酒精等是 CSC 病变的主要危险因素。

　　CSC 的发病机制尚不十分明确，以往多认为 CSC 是视网膜色素上皮（RPE）功能障碍，RPE 细胞的局灶性损害导致 RPE 离子泵逆转，从而引起视网膜下液体积聚。近年来，国内外学者对 CSC 病机的研究重点由 RPE 转移至脉络膜。基于光学相关断层扫描（OCT）对脉络膜越来越精细的成像特点，提出了肥厚型脉络膜疾病谱的概念。CSC 作为首个肥厚型脉络膜谱系疾病，也具有肥厚型脉络膜疾病的共性影像特征：局灶性或弥漫性脉络膜厚度增加；脉络膜中/大血管扩张和脉络膜毛细血管萎缩；脉络膜血管高通透性。这提示 CSC 可能存在脉络膜异常的血液循环，其可能与脉络膜血流中自动调节的变化有关，临床大量吲哚菁绿血管造影（ICGA）检查也提示，CSC 患者的脉络膜动脉充盈局部延迟、毛细血管充盈延迟、脉络膜引流小静脉扩张和脉络膜毛细血管通透性增加。有学者推测，脉络膜毛细血管萎缩、Haller 层血管扩张引起脉络膜缺血、炎症反应及循环障碍等，使内层脉络膜结构损伤，导致脉络膜动静脉分流和静脉扩张，新生血管因子表达升高，从而形成 CNV 及息肉样病灶，其机制有待于进一步研究。

　　3. CSC 的病程　　根据临床病程可将 CSC 分为急性和慢性（病程超过 6 个月）。急性 CSC 患者初步诊断后，约 70%～80% 的病例中视网膜神经上皮下液自发消退，愈后不影响视功能，但其复发率约为 50%。病程超过 6 个月及反复发作的 CSC 存在广泛的 RPE 萎缩变化，伴有光感受器退行性变化，患眼的视力缓慢下降，色觉、对比敏感度降低。此外，病程超过 5 年的 CSC 眼内持续存在的视网膜神经上皮下液可导致黄斑囊样变性和视网膜下纤维化以及脉络膜萎缩等病理性改变，导致患者视功能损害加剧。

　　CSC 主要临床表现是黄斑区神经上皮和/或色素上皮浆液性脱离。其发病与循环、感染、神经、内分泌及免疫等全身多因素密切相关，其病机很可能与脉络膜循环瘀滞、缺血或炎症所致的脉络膜血管高通透性密切相关。具有自限性、复发性、迁延性的病程特点。

络脉-气络学说

1. 络病-气络理论　络病理论是中医学体系的独特组成部分，是研究络病发病和诊治规律的应用理论。源于《内经》，奠基于《伤寒杂病论》，至叶天士提出久病入络而形成较完整的病机理论。20世纪80年代，吴以岭团体在前人的基础上系统研究了络病学说，初步建立了络病证治法，对中医络病自身学术体系的发展，对多种内伤疑难杂病和外感重症临床疗效的提高都具有重要的促进作用，并完成了著作《络病学》及《气络论》，研究指出，经脉包括气（经）络和血（脉）络，气络运行经气，血络运行血液；中医经脉之气包括在气络中运行的元气、宗气、卫气和在血络中伴随血液运行的营气；气络作为气的功能实现的载体，承载了元气、宗气、卫气及脏腑经络之气的功能，具有络属调节、温煦充养、防御卫护、信息传达、自稳调控等生理功能，与神经、内分泌、免疫系统密切相关，伴随着气络中元气、宗气、卫气与脏腑之气的升降出入，发生着形气转化的物质交换与能量代谢的气化运动，亦即精、气、神、血、津、液等新陈代谢和相互转化的过程，从而维持机体内部及机体与自然界的物质能量交换。

2. 络脉-气络理论与目

（1）目中络脉的特点：目之所以能视万物、辨五色，有赖于五脏六腑精气之上注、滋养。眼与脏腑的密切关系，但还须依赖经络为之贯通，才能构成一个活动完整的系统，以保持视觉功能的健全。十二经脉或直通于目，或以其支者络于目，或通过别络与目相联系；此外，在奇经八脉中，任脉、督脉、阳维、阴跷、阳跷五条经脉，也是以眼部作为起合处所的，共同构成目中复杂的络脉系统。

肝开窍于目，目为肝之外候。目内通五脏、气贯五轮，然五脏之中唯有肝的经脉直接上连目系，而目系为裹挟筋骨血气之精与脉，是眼球内连于脑的脉络，是目中复杂的络脉系统中重要的组成部分。肝藏血，以血为体，肝主疏泄，以气为用，体阴而用阳，视觉有赖于肝气之疏泄和肝血的滋养，气非血不和，血非气不运，肝脏疏泄条达的功能正常，使目中复杂的络脉系统的气机调畅、血脉流通，气血和畅则目能辨五色。

目居高位，目为宗脉之所聚，其脉道幽深、经络细微、构造复杂、功能特殊、属于清窍，非轻清精微之性，难以升腾上达，故目内脉络运行之气血谓真气、真血，肝生理上主升、主动，是气机得以疏通、畅达、升发的重要因素，亦是目内气血之"真"生理基础。"真血者，即肝中升运于目，轻清之血，乃滋目经络之血也……真气者，即目经络中往来生用之气，先天真一发生之元阳也，大宜和畅，少有郁滞，诸病生焉"。真血具轻清升运之性，真气以和畅为重，以适应目居高位，脉道幽深细微的生理特点。

目络主布散和渗灌气血，目得血而视，"血气者，人之神"。"神光者，谓目中自然能视之精华也。夫神光原于命门，通于胆，发于心，皆火之用事"。目内络脉皆悬贯于脑，脑为髓海，元神之府，神机之用，目络在运行真气、真血的同时，也必然将目内神光进行运转、传递，目络的正常运行则神光畅达，以朗视四方，洞察万物。

（2）目中真气及气络：目中之气谓真气，居血络之外气络之中，生于先天之肾，源于后天之脾，具有全身气的共同性质，如行于脉内或与脉伴行，推动、调节血液运行、统摄血液等。真气同时具有目的特性，推动着真精、真血、神水运行于目，并能收敛瞳神，是目洞观万物，朗视四方功能的体现和物质载体。目内真气的功能主要有瞳孔对光反射；吞噬和更新光感受器的外界盘膜；合成和再生视色素；发挥血-视网膜的屏障功能；合成生长因子和其他代谢物等。在视觉活动产生的各种酶、神经递质，和大量的选择性的离子通道，以及参与这些复杂生理过程中的能量，亦可视为目内真气气化活动的物质基础。三焦主持诸气，总司全身气机和气化；肝主疏泄，调畅气机，气机调畅则三焦气治，目中精、气、神、血、津、液等新陈代谢和相互转化的气机和气化过程得以正常运行，故目中真气的运行"大宜和畅"，其"大"字强调了作为肝之外候的"目"中气机和畅的重要性。

目内气络即承载目内真气发挥气化功能的所有通道所构成的网络系统，是神光发越，神机传导的通道，是目朗视四方功能赖以实现的结构基础。同时，目内脉道幽深、经络细微，目内真气运行尤宜和畅，不宜郁滞，否则诸病生焉。

络脉-气络理论与 CSC

CSC 属中医视瞻昏渺、视瞻易色、视直如曲等病范畴，目为宗脉之所聚，络脉与目有着密切的关系，眼底血管细微，当属络脉，CSC 是与脉络膜中/大血管扩张、脉络膜毛细血管萎缩；脉络膜血管高通透性密切相关的病变，符合中医络病理论。故从络脉角度对 CSC 进行探讨，以期能为 CSC 的治疗开拓思路。

1. 络脉-气络理论指导下 CSC 病机

（1）正气亏虚，气络失和，气滞水停："初为气结在经"，疾病初起在气分阶段，主要表现为机体组织的功能失调。CSC 急性期以局部脉络膜增厚，神经上皮浆液性脱离为主症，这是气络失和，气化不利，水湿内停的征象。津液出入于络脉内外，依络脉输布，赖阳气运行。三焦主持诸气，通行水液，总司全身气机和气化，是人体气津互化的重要场所。正气亏虚，三焦气化不利，气化不利一方面可致气络失和，络脉舒缩失调致局部脉络膜增厚。另一方面气不化津，水津停滞致神经上皮浆液性脱离。三焦气化不利一方面由元气不足、气化无权直接导致；另一方面可因脏腑功能失调而引起，最常见的是脾虚或肝郁脾虚。脾虚失于运化，肝郁失于疏泄，气虚气滞，气机不利，气不布津，水湿积聚，引发本病。

（2）气络失和，络脉郁滞，CSC 迁延："久则血伤入络"，疾病日久不愈，病邪深入血络，则发展为器质性病理损害。CSC 初期目络失和，气化功能异常，气滞水停，CSC 发病日久，三焦气化功能进一步减退，聚湿生痰，凝结稠浊；津血同源，水津凝蓄为痰饮，则无以充血化血而致血脉枯涩，血行不畅，终致气滞、痰凝、血瘀，进而导致局部脉络膜增厚，所谓"百日久恙，血络必伤"；同时，目内组织失于濡养而发生萎缩，目内神光发越受阻，视功能损害。气滞、痰凝、血瘀这些病理改变进一步阻碍了目络的运行，致使疾病迁延不愈。若发病再久，络脉运行气血输布渗灌功能失常，气血两亏日甚，络体失养，可能还会成为络息成积，产生 CNV 及息肉样病灶，所谓"至虚之处，便是客邪之处"。

（3）脾肾亏虚，络气乏源，气络不振，CSC 复发："正气存内，邪不可干。"中医学之"正气"泛指人体维持正常生命活动、适应环境、抗御病邪损伤及康复能力，主要是元气和卫气。卫气昼行于体表皮肤之阳络以防御外邪之侵袭，夜行于脏腑膜原之阴络以发挥温煦脏腑、自稳监视等功能。但遇病邪，无论内外均可与之抗衡，从而起到抵御外邪、护卫机体的作用。卫气出下焦，根源于肾，为元气的一部分。肾藏先天之精及其所化生之元气，有赖于脾胃运化水谷精微的不断化生与补充。

"邪之所凑，其气必虚"。CSC 的复发性和迁延性的根本病理亦在"虚"，主要是由于脾肾亏虚，络气乏源，肾气虚，则元气弱，不能蒸发肾精化生卫气，脾气虚，不能运化水谷精微滋养卫气，卫气乏源，气络不振，气不布津而致 CSC 的复发。

2. 络脉-气络理论指导下 CSC 治则　CSC 是以气络失和、络脉郁滞为特征的眼部络病，络以通为用，目内真气大宜和畅，治以解郁和络、利水祛湿之法，迁延复发患者在解郁和络利水基础上，还当侧重于健脾补肾填精。全程注意疏肝解郁，和畅络气。愈后注意顾护脾胃，健旺脾气，充养肾本，祛除诱发因素，降低复发的次数。

（1）急性期治以解郁和络、利水祛湿："三焦主持诸气"，通行水液，总司全身气机和气化，是气津互化的重要场所。《温病条辨》云："善治水者，不治水而治气。"《类经》云："三焦气治，则脉络通而水道利。"小柴胡汤为和解少阳的代表方，具有疏利三焦、宣通内外、畅达气机的作用。方中柴胡能疏畅气机、升发阳气、解肝中诸郁，为主药；黄芩、生姜、半夏辛开苦降，寒温并用，调其津气；人参、炙甘草、大枣匡扶正气，补益中焦，缓和膜络。当归芍药散调和肝脾，养血利湿，方中重用芍药柔肝利滞，当归、川芎补血活血；白术、茯苓、泽泻益脾渗湿。小柴胡汤合当归芍药散为柴归汤，扶正祛邪、舒畅气机、升清降浊，并调气血津液，使三焦通利而目络和畅。

五苓散善化气布津、分消水气，方中泽泻、茯苓、猪苓淡渗利湿，白术伍茯苓健脾化湿，桂枝温化阳气利水，辛甘入血温经达络，而调畅血脉和经络。方中调气、益气、温阳并用，而治气化气，以助利水。与小柴胡汤合用即柴苓汤，功善和畅气机、疏利三焦、温阳化气、淡渗利湿。

小柴胡汤和三仁汤均可治疗上焦不畅之证，然而小柴胡汤治疗气不行津之证，故以柴胡、黄芩为其主药，两药皆质地疏松，善走气分而舒展气机，调气以行津；三仁汤证则因水湿停滞而使气机不畅，故用药化湿兼以行气。二者合用即柴胡三仁汤，功善调畅少阳枢机，宣上畅中渗下，三焦通则气机复，湿气化，诸症自除。

以上诸方均是在小柴胡汤调畅气机的基础上合方而成，临床应仔细审察疾病方证特点及病机，辨证应用。

（2）迁延期预防络积之变：在急性期治疗的基础上兼顾健脾补肾，可辨证选择合用苓桂术甘汤、真武汤等。另外，"诸子明目"，多种子仁类药物具有补益肝肾、活血明目的功效，在目内组织失养萎缩时，亦可辨证合用四物五子丸、五子衍宗丸、加减驻景丸等。现代药理学研究认为，子类药物有眼科"中药维生素"之称。临床实践证实，以子类药物为主的中药复方对预防和修复视网膜损伤有明显的优势。

（3）愈后防复发：四季脾旺不受邪，现代医学研究表明，人体免疫功能的减退和内分泌功能的失调是导致疾病的重要原因，而免疫功能和内分泌功能失调又与"脾虚"有着密切的关系，平素注意顾护脾胃、调畅情志，可辨证服用参苓白术散、逍遥丸等。

345　基于圆运动的一气周流理论辨治神经性耳鸣

神经性耳鸣是耳鼻喉科常见病、难治病，其主要表现为患者主观感觉到一侧或者双侧耳内不同程度的蝉鸣音、轰鸣声等异常声音感觉，多伴有患侧听力的逐渐衰退。由于本病病机复杂且临床表现多样，患者有极强的主观性，使得临床诊治难以判断确切疗效。西医治疗神经性耳鸣主要以对症治疗为主。中医古籍称耳鸣为"聊啾""苦鸣""蝉鸣"等，在其发病理论及治法上多有见解，现代临床亦有从心、肝、脾、胃、肺、肾等不同方面论治耳鸣的主张，以中药联合针灸治疗也已显示了较好效果。该病感而易发，发则经久难愈。学者廖垚等受《易经》河图中气升降圆运动之理启发，根据中医学圆运动的气机升降模式，结合清代医家黄元御"一气周流"理论，认为该病的病机特点为中土亏虚，斡旋失司，清阳虚于下、浊阴逆于上，阳气微弱激荡在上之浊阴，治疗当斡旋中土，轴轮并运，补土生源，使得升降复序、阴阳归位。

圆运动气机降沉升浮规律及一气周流模式

《圆运动的古中医学》以《易经》河图中气升降圆运动之理，构建了"人生中气如轴，四维如轮，轴运轮行，轮运轴灵"的圆运动气机升降模式。河图洛书是阴阳五行术数之源，河图以十数合五方、五行、阴阳，解释天地之象；宇宙大气（阴阳交感二气）在一年（秋冬春夏四季）之中也具有"降沉升浮中"的圆运动规律，并产生"五行"。在自然界变化中，秋季下沉之气属金，冬季下潜之气属水，春季升浮之气属木，夏季上炎之气属火；圆运动的"中气"居升浮降沉中，为大气升降的交合，故中气属土。《四圣心源·阴阳变化》云："清浊之间，是谓中气，中气者，阴阳升降之枢纽，所谓土也。"可见一气来源于中气，中气从本质上讲是人体内后天形成的浑然一体的土气，即中焦脾胃之气。

《四圣心源·脏腑生成》云："土分戊己，中气左旋，则为己土；中气右转，则为戊土。戊土为胃，己土为脾。己土上行，阴升而化阳，阳升于左则为肝，升于上则为心；戊土下行，阳降而化阴，阴降于右侧为肺、降于下侧为肾，肝属木，而心属火，肺属金而肾属水，是人之五行也。"在临床实践中结合"一气周流"理论，人体左路肝、心在脾主升清的作用下化为清阳而上升，右路肺、肾在胃土和降的作用下化为浊阴而下降，从而形成"循环不休，周流不息，如环无端"的圆运动的一气周流模式。脾胃清阳之气升则肝肾亦升，肝木其气以升发为顺，肝气生发条达则可化生气血，诸脏之气血冲合，五脏即安定；肾为阴脏，位居下焦，五行属水，在下者以上升为顺，故肾水（阴）必须上济于心，而水火互济，上下交通，心神平衡。胃主降浊，胃气保持通畅下降则心肺亦降，肺气肃降，肺通过向内向下的肃降运动，使周身血液百脉流经肺，通过宣发肃降调节气的升降出入以固护肌表；心为阳脏，居上焦，五行属火，在上者以下降为和，心火（阳）必须下降以资肾阳，使肾水不寒。

黄元御提出"中土斡旋，木火随己土左升，金水随戊土右降"的结构，如《四圣心源·阴阳变化》云："枢轴运动，清气左旋，升而化火，浊气右转，降而化水。方其半升，未成火也，名之曰木，方其半降，未成水也，名之曰金。"因此，"一气周流"可以用来解释人体脏腑之间、脏腑与体表组织器官之间，以及人体与外环境之间的生理关系、病理影响，正如《四圣心源·劳伤解》所云"中气衰则升降窒，肾水下寒而精病，心火上炎而神病，肝木左郁而血病，肺金右滞而气病。神病则惊怯而不宁，精病则遗泄而不秘，血病则凝瘀而不流，气病则痞塞而不宣。四维之病，悉因于中气"，即一气周流循环过程中任何一个环节失调都会导致疾病发生。

从圆运动及一气周流理论认识神经性耳鸣的病因及发病

《圆运动的古中医学》云："大气的五行运动不圆，则时令病发生；人生的五行运动不圆，则个体之病发生，作用偏见之气。"一个完整的圆运动有轴有轮，缺一不可，若轴、轮任何一个环节出现问题导致运动不圆则机体发病。圆运动阴先升而后阳乃降，阳能降而后阴转升。若中焦脾胃为轴，脾升胃降，枢转中焦气机，使升降协调，阴阳平衡则百病不生；在此过程各种病邪的影响均可引起任何一个环节出现病变，从而导致各种疾病的发生。

《素问·脉解》云："阳气万物盛上而跃，故耳鸣也。"人体五脏功能失调皆可导致耳鸣的发生。基于临床实践发现，多数神经性耳鸣患者存在不同程度的食欲减退、肌肉乏力等脾胃系症状，同时伴有情绪急躁、焦虑紧张等肝系症状。根据"圆运动"及"一气周流"理论，结合神经性耳鸣的临床特征，脾为己土，本应顺"一气"自左路上行，化生阳气充盈脑髓，使五官九窍通利空明，但若脾虚，气血化源不足，中气衰则升降窒，斡旋失司，气运升降逆乱，阳气不上，髓海难充，同时脾虚则人体浊阴之邪散溢，降浊之功失调，浊阴上扰清窍，使五官九窍壅滞，而上行头面九窍清阳之气微弱，浊阴激荡微弱的清阳之气则发为耳鸣。若中土之气微弱则气机升降失司，脾之阳气独啸于下，上跃无果，胜复往返，成为神经性耳鸣经久难愈的重要原因。若脾虚之证未予重视，病发日久则肝木过亢反克脾土，使病情迁延难愈，患者多出现情绪急躁、焦虑紧张等症状。因此，提出"中土亏虚，气血乏源，斡旋失司，气运升降逆乱，清阳虚于下，浊阴逆于上，阳气微弱，激荡在上之浊阴"是神经性耳鸣发病的核心病机，并据此主张补土生源、斡旋中土、佐金抑木、枢利气机、降火暖水、既济阴阳的治疗原则。

基于圆运动的一气周流理论辨治神经性耳鸣

1. 补土生源，斡旋中土　在临床实践中，发现神经性耳鸣的患者多出现脾胃气虚、纳运乏力的表现，具体可见面色萎黄、纳食减退、语声低弱、四肢困乏、大便溏薄、舌质淡嫩、苔薄白、脉虚缓而弱，此时治疗当补脾益胃、复其纳运。临证常用甘温益气的党参以复其源，黄芪补中升阳，茯苓健脾以渗泻湿浊，白术健脾祛湿以增加纳运之力，茯苓、白术药对相伍，健脾土而泻湿浊之功相得益彰。诸补益药大补脾气，使气血生化有源，营卫之气充足，血脉充利，水道通调，气行络通。配伍葛根可解胃中邪热，热解而火息，火息而土之气生，土之气生而金之气亦生，金之气生而肺之燥自解；法半夏燥性和缓，除燥湿化痰外尚有调脾和胃之功，能降利浊阴秽邪。葛根与法半夏相伍，一升一降，升降相因，阴阳交感相通。临证若患者出现湿浊中阻、气机失调的表现，见胃脘胸膈痞闷，酌加砂仁和胃醒脾，行气化浊；桔梗宣利气机，载诸药自一气周流左路而上行；炙甘草和中脾土，调和诸药。诸药合用共奏补脾生源、斡旋中土、轴轮并运之功。

2. 佐金抑木，枢利气机　神经性耳鸣是集生理、心理及社会因素"三维"一体模式的身心疾病。耳鸣之患既久，脾愈虚则肝愈郁，肝郁久则积热生火，暗耗肝阴。以百合入方取其"佐金抑木，养阴润燥"之意，且肝体阴用阳，百合泻邪火又养真阴，与肝脏之生理特点合拍，故临证常予百合使理气而免伤阴之弊、养阴而无恋邪之虞。针对患者出现失眠多梦、精神烦乱，伴两胁作痛、头晕目眩、口燥咽干，女性则多出现月经不调、乳房胀痛、善太息而嗳气，舌质淡、苔薄白或微黄、脉弦缓或弦滑等一派肝系症状。以醋炙北柴胡入方，因"醋"味酸辛而能行散，力主疏肝，可增强柴胡疏肝之性；《医学衷中参西录》言柴胡"肝气不舒畅者，此能舒之"，且柴胡鼓舞脾胃清阳，与党参、黄芪、茯苓、白术等补益剂相伍始易见功。郁金为血家气药，可开郁通滞，对血瘀气滞而又有郁热者最为适宜，其药性轻扬，上达巅顶以顺逆气机而通窍，中消火痰之郁滞，下通下焦治经脉逆行，临床常醋炙入方。百合润肺下降，醋北柴胡配醋郁金升举阳气、疏利气机、佐金抑木，药组整体着力于圆的运动及气机周流。

3. 降火暖水，既济阴阳　脾虚日久必伤及肾阳，肾中元阳欠固，生化乏力，根本动摇，导致耳鸣反复发作，难以根治。孤阳上扰，心火独亢，患者多出现心烦失眠、惊悸怔忡、健忘、耳内鸣响不断甚至一过性耳聋等症，其舌象、脉象多表现为舌尖略红、苔薄白或微黄而腻、脉细数。磁石有益阴潜阳、聪耳明目、交通心肾之功；配伍生龙骨、生牡蛎以降火潜阳，以蛰阳根，使气机升降复序、阴阳归位；山茱萸为平补肾中阴阳之要药，《名医别录》言其可"治耳聋、安五脏、通九窍"；酌加附子使肾阳足则左旋温化风木，风木足则积温成热而化心火，此人身阳气化生之道也。诸药合用，阴阳和合，如环无端，阳根既足，合二为一，阴阳归位，清窍空灵，故耳鸣渐止。

4. 自拟百合鸣宁方　《圆运动的古中医学》认为中医之法包括运轴以行轮之法、运轮以复轴之法、轴轮并运之法，故圆运动不圆可以通过"运轴行轮法、运轮复轴法、轴轮并运法"组方用药以恢复一气周流圆运动。轴轮并运法是指通过恢复中土运转枢纽以助四维之轮升降，调理四维升降之轮以助中土之轴运转，从而使心、肝、肺、肾各司其位，最终使诸症皆愈。轴轮互相推动运转、相辅相成，能使不圆的运动较快复圆并且长期稳定地运转。据此，根据临床实践自拟百合鸣宁方治疗神经性耳鸣，药物组成黄芪 20 g，茯苓 30 g，白术 10 g，山茱萸 15 g，醋郁金 10 g，醋北柴胡 10 g，葛根 30 g，川芎 12 g，法半夏 10 g，磁石（先煎）20 g，石菖蒲 20 g，当归 10 g，百合 15 g，炙甘草 5 g。方中黄芪、茯苓、白术、炙甘草相配健运中土，渗利湿浊，生发脾胃清阳之气；山茱萸平补肾中阴阳，通利九窍，兼能利通气血；神经性耳鸣患者多有木气不达、郁而化火的烦躁易怒症状，方中醋郁金即取其疏肝凉肝祛邪之意，配伍醋北柴胡又使"一气"润养升达左路，取其寒热同调、去性取用之意；葛根升脾胃清阳之气；法半夏降利浊阴秽邪，升发左路肝木、降泄右路胃之浊阴，使阴阳交感相通；磁石性降，聪耳息鸣，调复气机升降；川芎行气通络开窍，石菖蒲"通九窍，明耳目"（《神农本草经》）；"血以载气""血为气母"，用当归养血，以防补气行气太过而耗血，兼能活血通络；百合润肺下降，佐金抑木，有"强志宁神，敛肝定魂"之效且有多脏调燮之功；炙甘草调和诸药。诸药共伍使轴轮并运，一气周流，升降复序，故鸣响渐止。

验案举隅

患者，女，26 岁，2016 年 5 月 12 日初诊。主诉右耳内鸣响 3 个月余。患者 3 个月前无明显诱因出现右侧耳内鸣响，自诉呈嗡嗡声，午休及夜间睡眠时明显。查双耳鼓膜标志清，活动正常；纯音测听：双耳听阈正常；声导抗：双耳 A 型图。西医诊断为神经性耳鸣。予银杏叶片及甲钴胺片口服治疗，诉服药后症状无明显改善。后再行针灸治疗亦无明显好转。刻诊右耳内嗡嗡鸣响，午休及夜眠时鸣响尤甚，手足不温，畏寒怕冷，近期食欲减退，纳呆腹胀，头晕，四肢疲倦乏力，眠差，多梦易醒，夜间因耳内鸣响较甚，辗转反侧，每晚仅睡三四个小时，小便正常，大便不成形、日行一二次，既往月经正常，舌淡嫩、苔薄白稍湿滑，脉细弱。中医诊断为耳鸣（中土亏虚证）。治当补土生源，斡旋中土，枢利气机，升清降浊，予百合鸣宁方加减。

处方：百合 15 g，黄芪 20 g，茯苓 30 g，白术 10 g，醋北柴胡 10 g，山茱萸 15 g，当归 6 g，醋郁金 10 g，葛根 30 g，川芎 15 g，法半夏 10 g，石菖蒲 20 g，磁石（先煎）20 g，炙甘草 5 g。7 剂，每日 1 剂，水煎分 2 次在每日 7：00—9：00 及 21：00—23：00 期间服药。

二诊（2016 年 5 月 20 日）：患者诉右耳鸣响音较前发作次数减少，呈阵发性，夜间睡眠间歇性出现鸣响，偶有心悸感，仍诉手足怕冷，头晕、疲倦乏力感较前减轻，服药后食欲增加，已无纳呆腹胀感，晨起大便渐成形、日行一次，舌淡嫩、苔薄白，脉细缓。上方加制附子（先煎）10 g、桂枝 6 g、生龙骨（先煎）18 g、生牡蛎（先煎）18 g。14 剂，煎服法同前。

三诊（2016 年 6 月 3 日）：患者诉近期工作生活时右耳内已无鸣响，夜间睡眠时偶有鸣响，已无心悸感，手足冰凉、疲倦乏力感较前明显好转，晨起大便已成行、日行一次。舌淡红、苔薄白，脉浮缓而有力。

处方：百合 15 g，醋北柴胡 10 g，山茱萸 15 g，黄芪 20 g，茯苓 20 g，当归 6 g，醋郁金 10 g，葛根 20 g，炙甘草 5 g，石菖蒲 20 g，制附子（先煎）6 g，桂枝 6 g，生龙骨（先煎）10 g。14 剂，煎服法同前。2016 年 7 月 2 日电话随访诉夜眠时右耳已无鸣响，诸症好转，精神状态可，食欲可，余无不适。2016 年 9 月 12 日电话随访，症状无反复。

按语："土枢四象，一气周流"，今升降逆乱、斡旋失司，中土必虚，土虚必自现其本气而湿，故曰土虚必湿。患者一派脾虚气弱证候，故以黄芪大补土气，白术、炙甘草、茯苓合用以补中、益气、渗湿、培土建中。清阳不升、浊阴不降故头晕，以葛根升清，法半夏降浊、交通阴阳，磁石性降而聪耳息鸣，三药合用，调复气机升降。浊阴逆盛于上，清窍壅塞，以柴胡、郁金、川芎行气通络开窍，山茱萸平补肾中阴阳并通利气血，石菖蒲通九窍、明耳目；佐用当归以防补气行气太过，兼能活血通络，患者大便不成形，故当归用量宜少；百合润肺下降，与上述诸药配伍共同着力于运轴行轮、运轮复轴、轴轮并运及一气周流。根据子午流注之理论，7：00—9：00 及 21：00—23：00 时间段脾胃二经气血旺盛，此时服药，补益中土之力事半功倍。患者脾阳素虚，患病日久必损及肾阳，肾中元阳欠固，生化乏力，则肾中元阳更虚，根本动摇，导致耳鸣反复，故二诊方中加制附子补肾温阳、暖水温土；少佐桂枝取其助阳化气之意，生龙骨、生牡蛎入方以降火潜阳，以蛰阳根，则肾阳足。三诊患者诸症减轻，酌减药物用量坚持服用以求缓缓图治，固其本源。诸药合用，使气机升降复序，阴阳归位，圆运动的一气周流复动而诸症渐愈。

神经性耳鸣病因复杂，其发生发展与多脏腑密切相关，根据圆运动的一气周流理论，提出以"斡旋中土、轴轮并运，补土生源，升降复序，阴阳归位"为治疗原则，为神经性耳鸣的诊治提供了新思路。但临证时依然应该关注五脏病机传变、脏腑形窍之间的影响等特点，充分利用脏腑气机之间的关系来斡旋气机，守中正土。土虚气弱，非一朝之疾；培土益气，亦非一日之功，还需缓缓图治。

346　一气周流理论与梅尼埃病证治

　　梅尼埃病是一个以发作性眩晕、波动性听力下降、耳鸣及耳胀闷感为典型表现的慢性反复发作性疾病，在疾病发展的不同阶段会表现出不同的病理变化及临床特征。根据病情可分为发作期和间歇期，急性发作期典型表现有突发剧烈眩晕，耳鸣及耳闷，伴恶心呕吐、面色苍白、汗出、跌倒等；在缓解期眩晕减轻，出现持续性耳鸣，听力下降，甚或耳聋。梅尼埃病一般为单耳发病，随着病程的进展，双耳均可受累。梅尼埃病在各年龄段人群中均可发生，40～60岁之间高发，女性发病多于男性，且部分患者的发病存在一定的家庭聚集倾向。梅尼埃病的病因至今尚未完全阐明，可能与内淋巴产生和吸收障碍相关。目前比较公认的发病机制有内淋巴吸收障碍学说、淋巴管机械阻塞学说、免疫反应学说、变态反应学说及内耳微循环障碍学说等。当前在梅尼埃病发作期以控制眩晕、消除恶心呕吐、减轻耳鸣等对症支持治疗为主，间歇期则以减少、控制和预防眩晕发作，尽可能保护现存的内耳功能为主。针对不同的病情可选择药物治疗或手术治疗。目前药物治疗仍然是梅尼埃病治疗的首选方案，比较常用的口服药物有前庭抑制剂、抗胆碱能药、抗组胺类药等，对药物不能控制或反复多次发作的顽固性梅尼埃病患者，可采用局部给药或外科手术治疗。但无论是口服药物治疗、局部给药还是手术治疗，由于个体体质、遗传、社会环境等因素的影响，梅尼埃病的治疗都面临着远期效果欠佳、复发率高等问题。在这种背景下，中医药彰显出了其在梅尼埃病诊疗方面的独特优势。中医药治疗梅尼埃病历史悠久，不仅能够有效改善全身症状，而且能够缩短病程、明显减少梅尼埃病的发作频率，提升患者生活质量。学者何玉瑶等从一气周流理论探析了梅尼埃病的证治

梅尼埃病的中医认识

　　在传统中医中并无梅尼埃病的概念，根据临床表现特征，将梅尼埃病归为"眩晕、耳鸣"范畴。历代医家对其病因病机的阐述虽不甚相同，但不外乎风、火、痰、瘀、虚五个方面。

　　《灵枢·卫气》云"上虚则眩"，《灵枢·口问》云"上气不足，脑为之不满，耳为之苦鸣，头为之苦倾，目为之眩"，认为上虚是导致眩晕发生的主要病机。明代张景岳在"上虚则眩"的理论基础上，对下虚致眩作了详细论述，他在《景岳全书·眩晕》中云："头眩虽属上虚，然不能无涉于下。盖上虚者，阳中之阳虚也；下虚者，阴中之阳虚也。"进一步强调了"无虚不作眩"。《素问·至真要大论》云"诸风掉眩，皆属于肝"，指出眩晕的发病与肝风关系密切，肝风内动、肝阳上亢可致眩。汉代医家张仲景《金匮要略·痰饮咳嗽病脉证并治》云"心下有支饮，其人苦冒眩，泽泻汤主之"，认为痰饮是眩晕发病的原因之一，开后世治痰以治眩的先河。元代朱丹溪在此基础上进一步提出"无痰不作眩"，倡导痰火致眩，他在《丹溪心法》中云"头眩，痰夹气并火，无痰不作眩。痰因火动，以有湿痰者，有火痰者"，突出了痰火在眩晕发病中的重要作用。宋代杨士瀛在《仁斋直指方》中云"瘀滞不行，皆能眩晕"，首倡瘀血致眩，认为瘀血阻滞、脑络不通可发眩晕。清代王清任《医林改错》中记载使用通窍活血汤治疗昏晕，丰富了中医对眩晕的治疗。

　　总结经典医籍论述，梅尼埃病的病机可以概括为痰浊中阻、肝阳上亢、肝风内动、肾精亏损、气血不足、瘀血阻窍等。临床上梅尼埃病是一个发作缓解性疾病，在疾病的不同阶段，由于患者的体质、病邪的性质等因素的不同往往有不同的临床表现。基于传统的病机研究系统地揭示了疾病发生发展的总体特征，为梅尼埃病的临床诊疗奠定了深厚的基础，但没有结合梅尼埃病在临床上分为发作期和缓解期的

特殊性来分析其病机特征，在一定程度上限制了人们对其更深刻、更广泛的认识。"一气周流"是一个基于整体观的、动态化的气机运转模式，它从不同病程阶段人体气机不同的升降特征出发动态地阐释疾病发生发展的机制，更深层次地揭示了疾病发生的本质特征。故而从"一气周流"的理论出发去论治梅尼埃病具有重要的现实意义。

一气周流的内涵

气化理论是中医理论的核心和基础。《素问·六微旨大论》云："出入废则神机化灭，升降息则气立孤危。故非出入，则无以生长壮老已；非升降，则无以生长化收藏。是以升降出入，无器不有。"认为阴阳五行之气的气化造就了天地间有章可循、周而复始的运转与演化，人体内部各脏腑的气化，精、气、血、津液等生命物质的生化与代谢无一不与气化相关。"一气周流"理论是清代医家黄元御通过学习黄帝、岐伯、秦越人、张仲景等四圣的医学观点，在气化理论的基础上总结所得的以"左路木火升发，右路金水敛降，中焦土气斡旋"为主要结构的理论模型，以此阐述人体一气"如环无端，周流不息"的运行状态。其本质是一个气机从中土出发，左旋右降，升则为木火，降则为金水，如此凯旋不已，清升浊降，动态的、一体化的元气周流模式。李玉宾认为一气周流是天地万物的共同规律，虽然可以分为五行、脏腑、精神等不同的层次，但这些不同的层次，实际上是完全一体的浑然一气。一气周流的这种规律外至皮毛筋骨，内至五脏六腑，通彻内外，遍达全身，周流不息。目前已有相关文章表明临床上运用"一气周流"理论来指导老年性高血压、阻塞性肺疾病、情志病及便秘等疾病的治疗，均取得了不错的临床疗效。

一气周流与梅尼埃病病因病机

梅尼埃病的发生归风、火、痰、瘀、虚五个方面，其病机的基本特点为"本虚标实"。发作期以邪实为主，病邪多风、火、痰；缓解期以正虚为主，病邪多虚、瘀。其虚者，以脾、肾虚损为多，是导致梅尼埃病的发病之本。风、火、痰、瘀则是由脏腑功能失调或虚损所产生的内源性致病因素，是导致梅尼埃病发作的直接病理因素。一般而言，发作期多表现为风火上扰、痰湿中阻等证候；缓解期多表现为脾气亏虚、肝郁不疏、肾精亏损、肝肾阴虚等证候。

1. 发作期

（1）木郁不疏，风火上扰：肝主疏泄，喜条达而恶抑郁，乃己土清气半升而化。《四圣心源·六气解》云："风木者，五脏之贼，百病之长，凡病之起，无不因于木气之郁。"可见肝木为病是梅尼埃病发作期重要的病机。性情急躁、忿郁恼怒等情志因素致肝木受损，一气周流平衡打破，气机升降失常。肝气郁滞，肝木升发不畅，横逆犯脾，脾失健运，痰浊内生。《四圣心源·天人解》云："木之气温，升而不已，积温成热，而化火矣。"肝为风木之脏，内寄相火，体阴而用阳，主升主动，肝气不能顺利升发，郁而化火，肝火挟痰上扰清窍，则眩晕时作。痰属阴，其性重浊，肝郁化火，火势炎上，肝火携痰上冲于耳窍，痰火胶结，则出现严重耳鸣及耳胀闷感，甚至耳聋。肝木随己土之气上升以化心火之气，肝火叠加心火，则火势更旺，症状更重，发作期持续时间更长。日久肝火灼伤肝阴，阴不制阳，风阳升动，上扰清空，亦出现眩晕欲仆，耳鸣等症。

（2）中土不运，痰湿中阻：中土脾胃是一气周流运动的枢轴与核心。《四圣心源·劳伤解》云："脾为己土，以太阴而主升；胃为戊土，以阳明而主降。升降之权，则在阴阳之交，是谓中气……中气旺则胃降而善纳，脾升而善磨，水谷腐熟，精气滋生，所以无病……湿则中气不运，升降反作，清阳下陷，浊阴上逆，人之衰老病死，莫不由此，故医家之药，首在中气。"足太阴脾以湿土主令，阴易盛而阳易衰，易被湿所困，若感受外邪、饮食不节、忧思劳倦等伤于脾胃，使脾胃健运失司，水谷不化精微，聚湿生痰，痰浊中阻，清阳不升，浊阴不降，则出现耳闷，耳鸣，头晕目眩，恶心呕吐等症。中土不运，延及他脏，则疾病进一步发展。土湿脾陷，无力推动一气的运转，己土左旋不足，左路肝木升发不畅，肝气郁滞，化火生风，风火夹痰上扰清窍，使病情胶结难愈；此时，肾水亦不能随己土之气上行以化肝木，肾水凝滞，失于气化，体内痰湿日甚；戊土右降不利，肺金之气敛降不及，使肺气壅滞，津液布散失常，进一步加重痰湿；在这种状态下肾水亦不能上行以济心火，心火不能潜降以温肾水，使心火独亢于上，而肾水独寒于下，心肾失交，症状难祛……各种因素相互作用，一气运转不畅，使梅尼埃病反复发作，缠绵难愈。

2. 缓解期

（1）中土亏虚，痰瘀互结：脾胃居中枢转津液，全身津液随脾胃之气的升降而上腾下达，感受外邪，饮食劳倦等致脾气亏虚，健运失司，可使全身水液代谢失常，酿生痰饮，痰浊中阻，上犯清空，则在梅尼埃病缓解期反复出现头晕，头昏如蒙，胸闷脘痞，纳呆等症；脾气亏虚，气血化源不足，不能上养耳窍，发为头晕、耳鸣；肾为先天之本，脾为后天之本，脾气亏虚，气血乏源无以滋养先天，肾精不充，髓海不足，亦出现头晕、耳鸣等症。脾气不升，肝木升发受阻，使气血运行不畅，痰瘀阻滞耳络，耳聋日甚。中土脾气亏虚，不仅可以聚湿生痰，而且使肝木不疏，气血运行不畅，瘀血内生，痰瘀互结，影响气机的运转。

（2）木气郁滞，风火相煽：肝为刚脏，喜条达而恶抑郁。平素性情急躁，或长期精神紧张、焦虑抑郁，使肝郁不疏，不仅容易诱发梅尼埃病，而且容易导致眩晕的反复发作。肝气郁滞，日久木郁生风、化火生痰，扰及耳窍，皆能导致持续性头晕、耳鸣等症状。《血证论·脏腑病机论》中云："肝属木，木气冲和调达，不致郁遏，则血脉得畅。"肝气郁结，气机升发受阻，气血运行不畅，瘀阻耳络，则头晕不断，耳聋渐重。肝木不舒，气机升降不利，不仅可以化火生风、横逆犯脾生痰，而且会进一步加重中土的亏虚，令气机升发不足，影响血运，使头晕、耳鸣等症状持续出现，耳聋症状逐渐加重。

（3）肾水不足，风痰瘀阻：《四圣心源·天人解》云"五脏皆有精，悉受之于肾"。肾为先天之本，藏精生髓，禀赋不足、年老肾亏、久病等，皆可伤肾。肾阴亏虚，髓海失充，则出现头晕、耳鸣如蝉、健忘、腰膝酸软等症；肾水随己土之气上行以化肝木，肾阴虚不能上滋肝木，则肝肾阴虚，水不涵木，风阳升动，头晕持续发作，伴肢麻震颤、腰膝酸软、耳鸣等症；肾主水，肾水温则化气，肾水寒阳不化饮，水湿不运，聚而成痰，上蒙清窍，亦发为头晕；肾水左升滋养心火，心火右降温养肾水，若肾水虚损，坎中之阴不足，不能上济于心，可致心火偏亢，孤火上逆，扰及耳窍，则头晕耳鸣，甚或耳聋；日久肾阳亏虚，推动、温煦之力不足，血行无力，瘀血内生，阻滞耳窍，则耳聋日甚。肾水不足，不能随己土之气上升化肝气、上济心火，则出现肝阴不足、肾水凝滞、心火独亢等一周运转失调之象，随着病程的进展，化火生风生瘀，虚实夹杂，使病情迁延缠绵。

治则治法

梅尼埃病的发作期根据病邪性质的不同，应合理选择疏肝泻火、健脾化痰等治法，以期迅速缓解眩晕、恶心呕吐、耳鸣等症状；缓解期根据患者的体质特点、生活习惯等，可以选用健脾益气、疏肝理气、补肾益精等治法，并酌情使用祛痰、息风、活血等手段，调节脏腑功能，使一气运转流畅，阴阳平衡，减少其发作的频率，延缓病程。

1. 发作期——下痰下火

（1）泻火息风，条畅肝木：在梅尼埃病发作期，证候属肝火亢盛者，多起病急骤，病势较猛，发病多与情绪相关。表现为突发剧烈眩晕、恶心呕吐、耳闷、耳鸣如潮，甚或耳聋，伴急躁易怒、面红目赤、口干口苦、舌红、苔黄、脉弦数等症。此类患者急当泻火息风，用通下之法，使上炎之火下行，方用龙胆泻肝汤合（或）天麻钩藤饮加减。可选用龙胆、夏枯草、菊花、川楝子、黄芩、栀子等清泻肝火，天麻、钩藤、石决明、生龙牡、珍珠母等平肝息风，佛手、郁金、香附、陈皮、枳壳、柴胡等疏肝解郁，半夏、生姜、制南星等祛风化痰，降逆止呕，生地黄、当归、白芍等养血益阴，川牛膝引火下行，首乌藤、茯神宁心安神。诸药合用肝火得清，肝风得息，肝木恢复正常升发之性，从而使气机运转流畅，阴阳实现平衡。

（2）利湿化痰，健运中土：临床上在梅尼埃病的发作期证候属痰湿证的患者不甚其数，大多数此类患者体型偏胖，临床多表现为眩晕剧烈，兼有恶心呕吐、嗜睡、头重如裹、口中黏腻、多浊唾涎沫、舌体胖大、边有齿痕、苔厚腻或水滑、脉濡滑等症状。此类患者首当健脾利湿、化痰通窍，方可用加味泽泻汤加减。泽泻汤出自《金匮要略》，原方由泽泻、白术组成，主治饮停心下，头目眩晕，胸中痞满，咳逆水肿。方中用泽泻利水祛饮，导浊阴下行；白术健脾燥湿，崇土以制水饮上犯，二者一升一降，水饮自去，中土功能恢复，气机运转流畅。加味泽泻汤在泽泻汤的基础上加大泽泻的用量，增强其利水除湿之功，加茯苓健脾燥湿以杜生痰之源，加半夏燥湿化痰、降逆止呕；加陈皮燥湿健脾、理气化痰；加天麻平肝息风止眩，风痰并治，标本兼顾，气机运转流畅，有效改善梅尼埃病眩晕、恶心呕吐及耳鸣等症状。若恶心呕吐较重者，可加旋覆花、赭石、竹茹等以降逆止呕；耳鸣较重者，可加用石菖蒲、郁金增强化痰开窍之功；胸闷纳差者，可加砂仁、白豆蔻等以行气化痰；有瘀血者，可加川芎、赤芍等以活血化瘀。

2. 缓解期——散火升气

（1）调中轴以助四运：脾喜燥恶湿，以升清为用，胃喜润恶燥，以通降为和，二者升降相因共同维持全身气机的正常运行。在梅尼埃病的缓解期属脾气亏虚者，当以健运中土、恢复气机正常运转为主要治疗原则。方用补中益气汤加减，方中黄芪补中益气，党参、白术、甘草补气健脾，当归、白芍养血和营，陈皮理气和胃，升麻、柴胡、葛根升举清阳，诸药合用补气健脾，使后天生化有源，同时升提中气，恢复机体正常的升清降浊功能。兼见心火上炎、心悸烦乱者，加黄连、白芍以清心；兼肾水下寒、遗泄滑溏者，加附子、花椒以温肾；兼肝血左郁、凝涩不行者，加桂枝、牡丹皮以疏肝；兼肺气右滞、痞闷不通者，加陈皮、杏仁以理肺。

（2）疏肝木以散郁火：肝主疏泄，肝木疏泄功能正常，则周身气机运行通畅，升降有序，从而推动全身血液和津液生成、运转、输布，助清阳上达脑窍，从而使人头目清明。在梅尼埃病缓解期属肝木不畅者，可通过疏泄肝木之法，清散郁火，使全身气机升降有序，运转流畅，兼有血瘀、痰浊者，辅以活血、化痰等法。其中肝郁不舒者，常用四逆散加减以疏肝理气、调畅气机；肝火上炎、热扰脑窍者，常用龙胆泻肝汤加减以清肝泻火；肝阳上亢，风阳上扰者，常用天麻钩藤饮加减以平肝潜阳；肝气乘脾，痰浊上蒙者，常用逍遥散加减，以疏肝健脾，清利头目；肝风夹痰，上扰清空者，常用半夏白术天麻汤加减，以息风潜阳，化痰降浊；肝郁血瘀者，常用破瘀汤加减，以健脾升阳，通窍活络。

（3）滋先天以化源泉：《素问·上古天真论》云"女子七岁，肾气盛，齿更发长。二七而天癸至……五七阳明脉衰，面始焦，发始堕。六七三阳脉衰于上，面皆焦，发始白"。随着年龄的增长，人体的肾精、肾气愈发虚衰，肾精、肾气不足，髓海不充，故发为眩晕。梅尼埃病缓解期属肾气亏虚、气机失调者，在治疗上应重视补益肾脏、平调阴阳，使一气流转，病得自愈；肾精不足，髓海失养者，常用左归丸加减以滋养肝肾、填精益髓；肾阴亏虚、肝阳上亢，扰动清窍者，常用六味地黄丸合天麻钩藤饮加减以滋补肝肾、平抑肝阳；肾阳亏虚，化气不足者，常用天魂汤加减以温肾暖脾，化气利水；对于肾气虚致血瘀痰阻者，常用肾气丸合通窍活血汤加减以补益肾气、活血化瘀祛痰。

从整体出发，根据人体气机左升右降的运转特性，运用一气周流理论系统地阐释了梅尼埃病发作期和缓解期不同病理阶段病因病机的动态演变过程及辨证论治。无论是发作期还是缓解期，病机总归于人体一气运转失常，治疗上都应重视恢复气机的中土斡旋、左升右降之势。在发作期，针对其病位主要在肝脾，病邪以痰、火、风为主的特性，治法要以健脾利湿、疏肝泻火息风为中心来去除邪实，恢复气机的正常运转；缓解期病位主要在肝脾肾三脏，病性以虚为主，多夹痰、夹瘀、夹火……当根据疾病发生的主要矛盾，采用健脾、疏肝、益肾之法，辅以化痰、祛瘀、息风等法调节脏腑功能，使一气周流，循环不绝。"一气周流"理论来源于经典又丰富了经典，为临床治疗梅尼埃病开拓了新的思路。

347 卫气与变应性鼻炎黏膜免疫机制的相关性

变应性鼻炎（AR）在中医理论中称"鼻鼽"，是以突然反复发作的鼻痒、喷嚏频频、清涕如水、鼻塞等症为主要表现的一种鼻科常见病。其病因病机多为肺、脾、肾三脏虚损，卫表不固，风寒侵袭所致。近年来众学者多认为卫气失调乃鼻鼽发病的重要原因之一。在现代医学理论中，AR 的发病机制多以免疫学说为主，主要由 IgE 介导的 Ⅰ 型变态反应。而随着对 AR 研究的不断深入，越来越多的问题被提出，如 AR 患者会在接触变应原后的几秒钟内迅速产生症状，并且在最初发生症状的时间内患者 IgE 等实验室检查指标多无异常，这些问题都不能用传统的免疫学理论进行阐释。近年来，黏膜免疫理论的提出却对上述问题进行了合理的解答，黏膜免疫系统（MIS）是指广泛分布于呼吸道、胃肠道、泌尿生殖道黏膜下及一些外分泌腺体处的淋巴组织（MALT），是机体抵抗感染的第一道防线，也是机体整个免疫网络的重要组成部分。而中医理论中"卫气"的概念与黏膜免疫具有很强的理论相关性，学者刘洋等以"卫气"为切入点，通过其与黏膜免疫的相关性探析，进一步阐释了变应性鼻炎的发病机制。

卫气的屏障作用与 MIS 非特异性免疫

1. 卫气与 MIS 的结构相似性 卫气是中医理论中人体最外层的防御之气，布于皮毛，何为"皮毛"，《灵枢·经脉》云"人始生，先成精……肉为墙，皮肤坚而毛发长"。皮毛在中医理论中，原指皮肤、肌表、毛发。随着中医理论研究的不断深入，对于皮毛的结构有了进一步的认识，发现中医理论中的"皮毛"与现代医学理论中黏膜的概念相似。吴秋玲依据《内经》"卫出下焦"，下焦肾"主骨、生髓"的理论，提出卫气的生成与"骨髓"具有密切的关系，而现代医学中白细胞、单核巨噬细胞等都由骨髓多能干细胞衍化而来，故而认为这些非特异性免疫细胞功能都属于"卫气"范畴。

2. 卫气与 MIS 非特异性免疫的功能相关性 病原微生物和外来抗原物质属于外邪，卫气对外邪的"屏障"相当于皮肤黏膜的非特异性免疫作用。卫气行于脉外，布于肌表、皮毛，填充于毛发之间，作为体表的第一层免疫防线，使人体与邪气相隔离，从而免受外邪的侵袭。而黏膜的非特异性免疫主要依赖于 3 个屏障：首先，致密的上皮细胞及其附属成分构成体表机械屏障，可以阻止病原微生物的入侵；其次，皮肤和黏膜分泌物中杀抑菌物质构成体表分泌物屏障，可以对体表的细菌等进行清除；再者，由皮肤和某些腔道黏膜的正常菌群构成体表的生物屏障，阻碍病原体在上皮表面的黏附和生长。

在 AR 中，外邪侵犯首先侵犯的就是体表屏障，所以体表屏障的充实与否与机体非特异性免疫功能的状况有着密切的关系。当卫气充盛，鼻腔黏膜非特异性免疫功能正常，鼻腔黏膜对外界刺激的耐受性以及对侵入黏膜的变应原清除能力较强，则 AR 发生的概率较低，正所谓"正气存内，邪不可干"。而当卫气虚弱，鼻腔黏膜的非特异性免疫功能下降，变应原容易突破屏障，进入体内，从而引发免疫反应，出现喷嚏、流涕等症状，正所谓"邪之所凑，其气必虚"。

卫气的防御作用与 MIS 特异性免疫

1. 卫气能在最快的时间、最短的距离发挥防御之功 卫气其性慓疾滑利、游走透窜，具有"游动性"，"散者，卫之悍气，循足太阴之脉而有余别"。如果将循行于经脉外之卫气从阳经至阳经间的直接弥散看作其横向运动，那么可以将行于经脉内之卫气从阳经至阴经间的逐经循行看作卫气的纵向运动。

这样就构成如刘文昭等所提出的一个立体的纵横交错的首尾相贯循环形式。卫气这种交叉循环的特点，既有利于卫气充分发挥其卫外功能，使其能在最快的时间、最短的距离内到达体表的任何部位，以抵御外邪的侵袭；又可以在局部"卫气"不足时，引动其他部位"卫气"向患处不断积聚，同起抗邪之功效。

2. 鼻腔黏膜的特异性免疫应答　黏膜免疫系统不但具有非特异性免疫，其特异性免疫也具有相当重要的作用。特异性免疫主要指体内的细胞免疫与体液免疫，而黏膜特异性免疫由于受黏膜部位特殊的环境影响具有与系统特异性免疫不同的特征：首先，黏膜中具有调节或效应功能的 T 细胞是黏膜特异性免疫的基础，其免疫球蛋白以分型免疫球蛋白 A（sIgA）为主，具有黏膜亲和性、聚合性及抗蛋白酶作用；其次，黏膜下淋巴组织中发育的淋巴细胞具有黏膜归属性，使黏膜免疫反应局限于黏膜组织中，并通过黏膜细胞交通系统而达成一种免疫共享的共同黏膜免疫机制。

在 AR 中，当变应原侵入黏膜后，MIS 会对大量抗原进行识别，对无害抗原进行免疫耐受，而当抗原被识别为有害性时，黏膜内的巨噬细胞便对其进行吞噬；同时黏膜中的 sIgA 可以干扰病原微生物对黏膜的黏附，并在巨噬细胞、淋巴细胞的参与下介导抗体依赖细胞的细胞毒作用（ADCC）清除抗原。当抗原刺激黏膜相关淋巴组织（NALT），再以出胞方式从 M 细胞转运到黏膜下层，由抗原呈递细胞处理后，诱导黏膜内的 B 细胞与 T 细胞进行特异性免疫应答。

通过对 MIS 特异性免疫机制的分析，AR 患者在接触变应原时会在短时间内产生症状而实验室检查指标并无异常这个问题便可迎刃而解，因为 MIS 特异性免疫是机体的第一层免疫，在时间方面明显早于 IgE 介导的速发相反应，从而在症状发生的短时间内患者周围血清中的 IgE 浓度并没有明显的变化。当抗原持续性存在引发体内的系统免疫应答，被 IgE 包被的肥大细胞增多，通过脱颗粒释放炎性介质使鼻部症状加重，同时血清内的 IgE 浓度也会相应的提升。

3. 卫气的防御与 MIS 特异性免疫的相关性　从上述研究不难发现二者有很强的相关性。首先，二者均有"迅速防御"性，人体与外界环境是直接接触的，变应原侵入人体时必先经过皮肤、黏膜，后才会侵入体内，因此在防御方面，黏膜免疫具有启动时间最早、反应速度最快的特点，这也同卫气"卫外"理论不谋而合。其次，二者均具有"游动"性，卫气"日行于阳，而夜行于阴，周而复始，往返不息"，而黏膜上的纤毛、分泌物形成的"黏液毯"以及黏膜下的免疫细胞也在不断地"游动"中，由于其"游动"性特点，所以当人体遭遇外邪侵袭时，抗邪既具有局部性同时又具有系统性。再者，二者均具有"趋向性"，当人体局部受邪，周围组织中的卫气通过循行向受侵犯部位聚集，从而限制邪气的进一步入侵；而同样当黏膜受到变应原侵犯时，黏膜下淋巴组织（NALT）的淋巴细胞、细胞因子、补体会向受侵犯黏膜积聚靠拢进行免疫应答。

卫气的监督作用——连接黏膜免疫与系统免疫的枢纽

1. 卫气的"感知"性是监督作用的基础　在中医理论中，气具有"游走"的特性，或循于脉络或散于脉外，周而复始，川流不息。其中卫气又为"阳气"的重要组成部分，其"游走"特性必会更加显著，《灵枢·邪客》云："卫气者，出其悍气之慓疾，行于四末分肉皮肤之间而不休者也。"由于卫气有"游走"的特性，因此仅仅把卫气的作用看作防御、屏障是局限的，卫气还应具有联系内外的功能，也就是具有监督作用，而要起到良好的监督作用，其必具有"感知性"。《灵枢·本脏》云："卫气者，所以温分肉，充皮肤，肥腠理，司关合者也。"可见卫气能够调节毛孔的开放，具有"感知"性。其如何"感知"呢，从现代医学理论来研究，当人体处于高温环境中，体表感受器感知周围温度，在体温调节中枢作用下，体表毛细血管血流加速、毛孔开放、汗腺分泌，以保持体温的平衡。正是通过其"感知"作用，卫气才能起到"司开阖、调腠理"之职责。然而，对于外邪的侵袭，卫气仅有"感知"性是不足的，当以"感知"为基础，兼具有"监督"的特性，"监"为感知外邪，"督"为系内而调外，通过"监督"作用使卫气与体内多种"气"相联系。当外邪犯表，卫气除发挥其屏障和防御作用外，同时会传递信息于体内"营气""脏腑之气"等多种"气"，以同起御邪之功。

2. 卫气"监督"作用与抗原信息的呈递 从整个免疫病理生理来说，除黏膜免疫外还包括系统免疫如体液免疫、细胞免疫等。系统免疫通过多种淋巴细胞、炎症介质及细胞因子的参与，构建成一个复杂的免疫网络。中医理论中，人体御邪依靠正气，而正气由多种"气"组成，其分布与循行也呈现网络状的特点，这与人体的免疫系统的结构和功能上是非常相似的。相对于系统免疫而言，黏膜免疫为局部免疫，由腺体分泌溶菌酶、免疫球蛋白及黏膜下淋巴组织等组成，其自身也是一个网络结构。而局部免疫网络与整体免疫网络之间的连接依靠呈递作用，这也与卫气的"监督"作用不谋而合。在外邪侵袭时，卫气如果不足以抗邪便会引动体内多种"气"，如"营气""脾气""肺气""肾气"等与外邪的抗争，这与抗原呈递细胞（APC）及树突状细胞（DC）的呈递作用具有非常高的相似性。现代中医学家提出"卫气"与多种免疫细胞间存在某些内在联系，通过相关免疫细胞对抗原的作用可能是"卫气"发挥防御功能的免疫学基础。

AR患者鼻腔受到变应原刺激后，首先会启动局部免疫调节，当抗原到达黏膜下层淋巴组织，激活黏膜下T细胞，辅助B细胞进行IgA类型转化，通过抗原提呈细胞（APC）产生CD4$^+$、CD8$^+$T细胞反应，从而开启呈递作用。CD4$^+$T细胞识别与组织相容性复合物Ⅱ类分子相关的外源性抗原，而产生分泌性IgA反应，sIgA能阻止病原菌的复制或中和表面的作用毒素，上皮内的IgA可以抑制细胞内的病毒复制；同时CD4$^+$T细胞可以帮助B细胞辅助抗体的生成，并在细胞介导的免疫反应中发挥功能，产生具有调节功能并对病原菌入侵具有直接作用的细胞因子。而当变应原与上皮间和黏膜下的淋巴细胞、树突细胞相接触，或直接被上皮中的M细胞摄取，经过NALT引流至锁骨淋巴结，可引起系统免疫应答。这与卫气的"监督"作用具有一致性。

3. 卫气的"监督"作用与γ/δT细胞 对卫气的"监督"作用，现代的中医学家也在不断研究中，许朝进研究发现"卫气"监督功能与γ/δT细胞相关；细菌、寄生虫、病毒等的抗原成分，如分支杆菌抗原、葡萄菌内毒素以及某些肿瘤细胞可以激活γ/δT细胞，在微生物入侵的部位聚集增殖，杀伤表达热休克蛋白的感染细胞、胞内寄生菌或病毒感染细胞等，发挥抗免疫功能。而γ/δT细胞功能的发挥与卫气的监督功能相关，当外邪侵袭，卫气通过监督作用，及时抗邪避免"积聚"形成，限制其发挥扩散，保护人体稳态。而当卫气监督失司，则"积聚"形成，即"积之成着，正气不足，而邪气据之"，则人体会产生严重的免疫反应。

营卫相随是黏膜免疫应答的物质基础

《难经·三十难》云："营气之行，常与卫气相随。"卫气主要运行于脉外，营气主要运行于脉内，但绝不能理解成"卫气独行于脉外，营气独行于脉中"。而是脉外以卫气为主，但卫中有营；脉内以营气为主，但营中有卫。诚如张景岳所云："卫主气而在外，然亦何尝无血，荣主血而在内，然亦何尝无气，故荣中未必无卫，卫中未必无荣。"李今庸对卫外营内的运行方式曾总结说："营卫二气在正常情况下，虽然分别循环于经脉内外，互不相乱，但它们并不是墙内墙外绝不相通，相反，二者有着阴阳相关的密切关系。二者对立统一，互相联系，在经脉内外环流不休的过程中相互交通而不已。"

从营卫的生成方面分析，营卫皆源于水谷精微。刘杰民从《内经》"卫者，水谷之悍气"等论述出发，提出"脾为卫"的概念，认为"卫气"源于脾胃运化所生成的水谷精微，是机体阳气的一个部分；其中由脾胃水谷精微化生出来的血液由血浆、血细胞和血小板等构成，血浆内含有各种营养物质，相当于中医学的"营气"；而血细胞中含有中性粒细胞、单核细胞、淋巴细胞等免疫细胞，就是"营中有卫"；白细胞能够以变形运动穿过血管内皮到达周围组织，吞噬、消灭入侵的病原微生物，而单核细胞穿出血管后又可演变成巨噬细胞，并能做变形运动等，这些特性与"卫气"具有很强的相似性。而鼻腔黏膜中分布着大量的毛细血管，通过血液-淋巴循环，具有免疫活性的细胞及因子能够不断交通、聚集、趋化，而血液及淋巴液本身既作为免疫细胞及因子进行转运的介质，同时又为其提供了转化及能量来源，成为黏膜免疫进行发挥的物质及结构基础。刘啸等提出"营气"中具有生理活性且循环于血液-淋巴液体系中的免疫细胞及免疫活性物质既是"卫气"生成的重要来源，也是其卫外作用的物质基础。

卫气的调节与黏膜免疫功能发挥

sIgA 在黏膜免疫功能的发挥中起着至关重要的作用，现代医学已经对影响黏膜分泌 sIgA 的因素作了深入的研究，认为 IgA 浆细胞、分泌片段（SC）以及多聚免疫球蛋白受体（plgR）等的表达与 IgA 的合成和发挥正常功能密切相关。中医药领域在卫气与黏膜免疫相关性方面的研究也在不断进行，现代中医学家通过"脾为之卫""培土生金"等理论对其进行探讨，边红荣等发现应用黄芪等药物补充卫气能使大鼠呼吸系统 sIgA 含量增加，对预防变态反应性疾病的发生具有一定的意义；李群英等研究发现应用黄芪注射液能够提高人体呼吸道黏膜的保护性抗体 sIgA 升高，增强机体的抗病能力。在临床研究方面，通过调节卫气治疗变应性鼻炎效果显著，祁方应用益气固表法治疗变应性鼻炎 63 例，治疗组总有效率 90％明显高于对照组（西替利嗪）；张世中等应用温阳益气法治疗变应性鼻炎 26 例，治疗组总有效率 91％，各项指标改善均优于对照组（特非拉丁）。通过卫气调节黏膜免疫系统虽取得了一定成果，但在黏膜上皮内的淋巴细胞、树突细胞和巨噬细胞，以及相关细胞因子的研究方面尚处于空白状态。

同时，针灸作为中医领域里重要的治疗方式，在多种疾病的治疗中发挥了重要的作用，经过前期临床研究，针灸对变应性鼻炎的治疗，在改善临床症状及延长发作时间方面效果显著。因此，刘洋大胆提出"针灸-卫气调节-黏膜免疫系统平衡"假说，提出通过针灸调节人体的卫气具有 4 个方面的功能：①能够促进 sIgA 的分泌，提高黏膜免疫系统的局部免疫效能；②增加"抑制 T 细胞"的功能，抑制不必要的免疫应答，提高黏膜免疫局部耐受性，减轻鼻部症状；③通过针灸进行刺激，使鼻腔黏膜进入免疫状态，达到"黏膜免疫接种预防"的效果；④提高黏膜免疫网络与系统免疫网络之间的联系，提高整体免疫能力。

黏膜免疫系统作为机体抵御病原微生物的第一道防线，在对变应性鼻炎及哮喘等方面的疾病防治中具有重要的意义。中医理论强调"治未病"的重要性，提高鼻腔黏膜免疫功能无疑将是无病防病和有病防变的"治未病"思想的重要体现。

348　从三焦气化辨析变应性鼻炎

变应性鼻炎，是一种常见的耳鼻咽喉类疾病。我国《变应性鼻炎诊断和治疗指南（2009）》定义为：机体接触变应原后主要由 IgE 介导的鼻黏膜非感染性炎性疾病。根据症状持续时间分为间歇性、持续性两类，主要症状表现为鼻塞、喷嚏、流清水样涕、鼻痒，或伴有眼痒、流泪、结膜充血等眼部症状。我国其发病率大约为 8%～21.4%。并且，该病多见于过敏性体质的患者，常以青壮年为主，且有低龄化倾向，发病率逐年上升，在西医治疗方面，常采用外科手术、药物治疗等。从疗效而言，大多数治疗在短期内效果显著，但由于无法改变患者的过敏体质，因此难以根治，导致病程冗长、停药后反复发作，或使机体耐受、患者体质下降，从而表现出药物失效或鼻咽喉敏感程度加重而易外感等不良后果，长期疗效难尽人意。学者蔡泳源等从三焦气化阐述了变应性鼻炎病机

变应性鼻炎源流

中医上无"变应性鼻炎"之病名，而称其为"鼻鼽""鼽嚏""鼽水"，是以长期反复发作的以鼻塞、喷嚏、流清涕为主要特征之鼻病，《释名·释疾病》云："鼻塞曰鼽。鼽，久也。涕久不通，遂至窒塞也。"叙述的便是该病。而对于该病病机，历代医家各有阐发。有肺脏感邪之说，《诸病源候论校释·鼻病诸候·鼻窒塞气息不通候》云："肺气通于鼻，其脏为风冷所伤，故鼻气不宣利，壅塞成鼽。冷气结聚，搏于血气，则生息肉。冷气盛者，则息肉生长，气息窒塞不通也。"《杂病源流犀烛·卷二十三》云："又有鼻鼽者，鼻流清涕不止，由肺经受寒而成也。"阐述了该病病机，风寒外袭、肺虚受邪、鼻窍不利、津液不行。又有脏腑虚衰学说。如《内外伤辨惑论》云："元阳本虚弱，更以冬月助其今，故病者吾嚏，鼻流清涕……嚏不止。"说明脾胃阳气不足亦可引起该病。还有膀胱气化失司之说，《素问·痹论》云："少腹膀胱按之内痛，若沃以汤，涩于小便，上为清涕。"王冰对此理解为膀胱受邪、太阳不利、小便少而上为清涕。另外，还有肝寒、脑冷、痰火、经络郁阻之说，从中亦延伸出多种辨治方法。

近年来随着生活环境、工作方式改变等多种影响，各地变应性鼻炎的发病率大幅攀升。多数人常采取手术、药物等西医治疗手段，短期疗效显著，但难以根治、反复发作，尤其在天气突变、季节交替时更为严重。长此以往，使患者机体受损、易感多病。经过多年探索研究，关于变应性鼻炎的中医辨证理论逐渐发展，并分出多个证型，于五脏六腑论治不离心、肺、脾、肾；于病因病机不离风寒邪气外袭，致肺气不利、鼻窍不和，或卫气不固、阳气亏虚而感邪，或脾虚湿盛等，治法亦不离此。在临床上，变应性鼻炎与感冒有着诸多类似症状，病因皆因环境改变而诱发，但感冒的本质在于机体短期内外感邪气，而变应性鼻炎则在于长久的人体内在整体的功能失调。患者长期反复出现鼻痒鼻塞、鼻流清涕等症状，原因在于最初的症状是祛邪外出的正常表现，久不愈而转变为内在正气亏损，水液代谢功能失调的长期病态。而人体的水液代谢在于三焦气化、通调水道，其功能的正常运行，是避免变应性鼻炎症状发作的关键。因此，该病的病机在于三焦气化不利。三焦通调则气机运转顺畅、津液输布正常、正气旺盛；三焦不调、气化不利则致代谢输布异常，若遇外感则病症始生。中医讲究整体观念，从三焦气化整体论治，是长期有效治疗变应性鼻炎的中医特色思路。

变应性鼻炎和三焦气化的关系

变应性鼻炎的病症特点中，既有肺气失宣的外在表现，又有脾、肾、膀胱等脏腑的内在病变：脾肾阳虚，津液不得运化而成病理之水液，阳气不能外达运转而使水液停聚，阳虚则体弱，使病更难痊愈。因此，单治肺、脾、肾等并不能根治该病，原因在于单纯一个或几个脏腑不足以实现整体津液代谢的正常，需要三焦气化来统一，即三焦为运化津液之本；因此三焦的整体气化失司，难以用局部论治的方法调整。变应性鼻炎的长久不愈在于整体的功能失调，其与三焦及各所属脏腑有着密切联系。

1. 上焦肺宣发肃降　《素问·五脏别论》云"五气入鼻，藏于心肺，心肺有病，而鼻为之不利"。肺开窍于鼻，肺卫之气正常敷布，既能与外气相适，又能让上焦通道宣发畅达，则鼻窍清开通畅；肺在液为涕，为上焦水道承中下焦津液化布而成，上焦畅达则涕液为生理产物，润泽鼻腔而不外流、不滞塞。若肺卫之气不利，或感邪，或气虚，或气阻不行，气机失调导致精气血津液的代谢失常，则不能充养机体，御邪外出；津液化布失调则变为病理产物滞塞、泛流于局部。这与临床中因外感寒邪、心下水饮而引起咳、喘及兼有类似变应性鼻炎症状的小青龙汤证相较有些许差别，变应性鼻炎的上焦证表现为局部水液的潴留，而小青龙汤证更偏向于脏腑内生水饮。

2. 中焦脾胃运化水湿　《素问·通评虚实论》云"头痛耳鸣，九窍不利，肠胃之所生也"。《素问·玉机真脏论》又云："脾不及，则令人九窍不通，名曰重强。"提出了脾胃之于九窍的关系。人一身有卫气、营气、宗气、元气等之分，无外乎先天之气和后天之气。先天本于肾，后天本于脾胃。脾为阴土、胃为阳土，阴静阳动，承物化气。若脾胃不能运化散津，则一身之气无处化生、不得充养，日久则虚；脾胃之气虚弱，又不能升清降浊，则水湿内生，四处流潆。九窍以清灵宣通为常，气不上升，则九窍不利，九窍不利则代谢产物堆积，易生诸病；脾胃虚弱而内生水湿亦能加重。临床中许多变应性鼻炎患者，常有舌淡胖大边齿痕的体征，正是脾胃虚弱而不能运化水湿之气，久之体内水湿停聚后所反应出的舌象。水湿内停，一方面阻于中焦脾胃，更耗损阳气，运化更为不利；另一方面随周身气机运转而四处停留，若停于鼻窍，又受风寒袭表、肺卫不利时，便可出现鼻窍堵塞、流清涕等典型症状。

3. 下焦肾膀胱气化水液　变应性鼻炎的一大症状是流清涕，甚者流涕不止犹如漏状，并且多见于阳气本较为充盛的青壮年。这不仅表现为水液阻滞鼻窍失司的征象，亦是阳气与邪抗争、气机失调的变化过程，与肾、膀胱密切相关。

人体脏腑中参与水液代谢的主要有肺、脾、肾、膀胱、三焦等，膀胱为津液之府，调节水液代谢。《素问·水热穴论》所云"肾主水"，既从五行角度说明肾与水相适应，又从生理功能角度说明肾主藏蓄气化之用。肾与膀胱相表里，有经隧相连，其气化水液的功能由膀胱具体表现，并非直接参与水液代谢。膀胱不仅气化水液，变为小便排出，亦通过升清降浊，重新输布水液，携一部分上承至中上二焦，化为汗、涕、泪、涎而排出。当膀胱气化异常时，可出现水液潴留、水蓄膀胱的小便不利、水肿等症状，亦可出现局部或大范围的水液排泄异常，流清涕不止便是具体表现之一。

膀胱经气宣通阳气而主外。首先，足太阳膀胱经被覆体表，在十二经络行经中路程最长、范围最广。起于目内眦、上额交巅，从解剖学角度而言与鼻中筛窦、额窦、蝶窦、上颌窦相连，故其联络鼻窍；又沿脊背下行贯穿上下，为通调之水道。其次，其称太阳，正气充盛，是统摄营卫、主司卫外之官，是抵御风寒等外邪的第一防线，因此称其"六经藩篱、受邪当先"。倘若外感邪气，太阳被郁，正邪相争必然导致膀胱经气不畅，阳气不能四达、水液代谢也不得正常。临床中变应性鼻炎发作严重者的多为青年男女，原因在于青年人本身正气旺盛，与邪抗争的程度较为剧烈，反映出的流涕、打喷嚏、鼻痒等为了祛邪外出的症状便显得十分明显。

五行言"水曰润下"，"润"是滋润脏腑官窍，"下"则是"水"的生理特性，主要表现在下行化为尿液而排出。邪气外袭，郁于体表，局部的气机、水液运行不畅，因此出现鼻塞流涕，正气为了鼓邪外出而与之相争，又使症状加重；邪气郁表、客于膀胱，使膀胱气化不利，致水液循行失司、不下而上，在局部潴留变为病理产物，滞留不通则出现排泄异常，涕流不止。

4. 三焦统领脏腑，开合水道 《华佗神方·论三焦虚实寒热生死逆顺脉证之法》云"三焦者，人之三元之气也，号曰中清之腑，总领五脏六腑、荣卫经络、内外左右上下之气也。三焦通，则内外左右上下皆通也"。三焦遍布全身，为一身津液的运行通道，其功用为气化，气化本质为生化津液而形成不同生理产物，并使生理产物的运行畅通、排泄正常。人体脏腑分居三焦，各司其职，行使不同的生理功能，参与到体内的津液代谢之中；而三焦为"统领"、容身之所，连接五脏六腑、沟通上下内外，促进各脏腑功能相互配合影响、紧密关联，从而使机体津液代谢形成一个整体。因此，三焦气化津液的功能由各个脏腑具体的生理功能共同体现；各脏腑通过自身功能代谢局部津液需要三焦的调节和统一。

对于人体而言，三焦并非无从寻找，人体一身之筋膜、窦隙、组织及其所含物质等，皆为三焦。其统一肺、脾、胃、肾、膀胱等运行水液的正常生理功能，为津液的生发之所，但因其遍布周身、通达上下内外的生理特点，更是运行津液的通道。其中，津液通过三焦气化而化生为汗、涕、泪、涎、唾等生理产物，濡养不同的脏腑官窍，并有对应的代谢途径。若三焦气化不利、水道不通，加之外邪侵袭，郁阻三焦通路，使局部水液停聚于局部鼻窍而不能下行通过小便或汗液排出，日久则鼻塞，变为清涕，自鼻窍而出；三焦气化以阳气充盛为先导，若症状反复，亦可损伤体内阳气，则三焦病变愈甚，病情愈重。因此，变应性鼻炎的病机在于整体三焦气化不利，不仅仅在于单纯的一脏病变，治疗该病应以调理三焦、恢复气化功能为基本方法。

从三焦气化辨治变应性鼻炎规律

《伤寒论》中，运用五苓散通阳化气，以利小便泄去潴留之水液，并兼解表散邪，用于治疗太阳病膀胱蓄水之五苓散证，从方义而言，猪苓、茯苓、泽泻通利小便，白术健脾燥湿而助利水，桂枝通阳而开膀胱水道，温肾利小便。但五苓散证机在于三焦气化不利，虽然亦是以通利小便作为具体的治疗表现，但治法是通过三焦同治，即调和三焦水道而恢复其气化之功能。变应性鼻炎出现水液停聚于上焦鼻部之鼻塞、流清涕之症状，病机在于整体三焦气化不利，与五苓散证机不谋而合。因此以五苓散为主，通调三焦，恢复气化功能，引水下行，是治疗变应性鼻炎的基本方法，其中桂枝内能解有余之结，外能散不尽之表，入上焦肺，提壶揭盖而开水道；白术、茯苓能燥脾土而逐水湿，入中焦脾补中气，增强水液运转；猪苓、泽泻渗泄三焦之水饮，引三焦之水下行，从小便而走，为通腑之用。另外，在五苓散基础上，又根据三焦各脏腑虚实状况而作调整。若以上焦肺失宣降为重，表现为鼻塞、痒甚而少流清涕者，可增苍耳子、辛夷花、桔梗助桂枝宣肺散结通窍；若外寒蕴结，兼恶寒发热头痛者，可增麻黄、细辛解表散寒。若以中焦脾胃运化失司为重，在鼻塞、鼻痒等原有鼻部症状基础上兼便溏腹胀、恶风多汗者，可增党参、黄芪、白芷、柴胡等升阳益气，口渴者可增麦冬、五味子、乌梅等收敛生津。若以下焦肝肾疏泄水液异常为重者，表现为小便黄少而有虚热之状者，可加牡丹皮、天花粉等兼清内热；表现为四肢欠温，或躯体反发热者，是虚阳浮越、不得内敛，可加细辛、肉桂等温肾散寒、引火归元。

"阳气者若天与日，失其所则折寿而不彰"（《素问·生气通天论》）。阳气对于人体的生理病理而言是至关重要的。而小儿之体，是未全之姿、稚嫩之形，其阳气易于充盛或虚衰，从而极易引起其机体生理病理的变动，而生病端。《素问·生气通天论》云："故阳强不能密，阴气乃绝，阴平阳秘，精神乃治，阴阳离决，精气乃绝。"阴阳相合对于人体是极为重要的，而其中的阳是占绝对重要位置的。

349　基于气本体论探析巨噬细胞极化和肿瘤

在气本体论的宏观视角下，肿瘤发生发展的本质是机体一气失于中和，气不居其位则正化为邪，现代医学中的诸多微观事件均可以此正邪转化理论阐释。大量研究表明，肿瘤微环境（TME）中的肿瘤相关巨噬细胞（TAMs）可促进肿瘤的发生、发展及转移。TME 相对于正常组织微环境属于"不正之位"，TME 中的 M2 型 TAMs 与"邪气"相类，提示中医"非其位则邪，当其位则正"可与 TME 中的巨噬细胞极化表征关联。中医药干预 TAMs、调节 TME 的研究众多，但鲜有以中医气化思维将二者有机结合，学者周舒雯等探析了正邪之气转化与 TME 中巨噬细胞极化的关联性，或可为中医药防治肿瘤提供新方向。

气本体论之中医疾病观

1. 气本体论之"正邪本为一气"　在中国古代哲学体系中，"气"为天下万物的同质、本源，具有本体意义。《中国大百科全书》中释"本体论"为"探究天地万物产生、存在、发展变化的根本原因和根本依据的学说"。顾名思义，气本体论是以气为万物基始的学说。张载所云"太虚无形，气之本体，其聚其散，变化之客形尔"，道出气本体论之内核，宇宙本体、万物基始皆为气，气散则生无形太虚，气聚则生有形万物，万物皆由气化而来。现今学者多强调正与邪的对立性，其实不然，在气本体论物我合一、主客相融的本体认识下，正邪皆由"气"化。张景岳如是注解《素问·举痛论》中"百病生于气"："气之在人，和则为正气，和则为邪气"。正邪之气为本体之气的不同状态，其产生原由为所处之"位"不同，《素问·六微旨大论》对此有明确定义："非其位则邪，当其位则正"，仅因"位"之恰当与否，气之正邪便就此殊途。

2. 邪气致病实质之"非其位则邪，当其位则正"　在气一元论的本体认知下，天地万物本于一气，正邪之气分别为气的不同状态，气所处"位"恰当则可尽生化之用，名曰"正"；"位"偏离便不能发挥其用，甚至扰乱余之生化运转，名曰"邪"。天地、人体的"常"与"病"是赖一气之偏正与否。人体的症状、体征，实为人体一气状态的彰显。气当其位则一气中和，岐伯所曰"至而至者和"的中和之象可谓人体之"常"态。气非其位则失于中和，《素问·气交变大论》云"真邪相薄，内外分离，六经波荡，五气倾移，太过不及，专胜兼并"，所谓天地之病乃时气运行偏失所致。有形人体亦为无形之气所化，与天地同，是故邪气致病始于一气之偏，气运失和。《灵枢·决气》云："人有精气津液血脉，余意以为一气耳。"气运失和、本气逆乱则气所化生精血津液失其本位，血瘀痰湿等有形之邪遂生，此即气不居其位则正不得化，而变生为邪，是邪所以致病也。

巨噬细胞极化与肿瘤发生发展

1. 巨噬细胞 M1/M2 极化分型　巨噬细胞有显著的可塑性和异质性，其表型与功能受周围环境调控的过程称为巨噬细胞极化。当前的范式将巨噬细胞分为两个亚群：经典激活的 M1 型和替代激活的 M2 型。M1 型巨噬细胞常单独或与 Th1 型细胞因子（如干扰素-γ、粒细胞-巨噬细胞集落刺激因子）协同致炎和极化。在功能上，M1 型巨噬细胞有高度吞噬性，能快速清除入侵病原体，介导组织损伤并启动炎症反应，可在炎症初期发挥重要作用。M2 型巨噬细胞则由 Th2 细胞因子（如 IL-4、IL-10 和 IL-13）

调控极化。在功能上，M2 型巨噬细胞具有抑制炎症反应、促进组织修复及伤口愈合、清除凋亡细胞和碎片、改善免疫调节、促血管生成和促纤维化等特性。TAMs 被认为主要以 M2 表型存在于 TME 中。

2. TME 中的巨噬细胞募集与极化　在肿瘤进展的各个阶段，巨噬细胞会呈现不同表型，TME 是巨噬细胞表型转变的重要因素。TME 中存在多种可募集巨噬细胞的信号，如微环境中的细胞因子、趋化因子、细胞外基质成分及缺氧等。在 TME 中的基质细胞和肿瘤细胞分泌的趋化因子作用下，外周血单核细胞被招募至肿瘤组织。CSF1 是多数巨噬细胞的主要调节因子和趋化因子，CSF1R 是一种发现于TAMs 和其他髓系细胞表面的酪氨酸激酶受体。当 CSF1 参与时，CSF1R 促进循环单核细胞的招募并促使其向 M2 表型极化。IL-34 是 CSF1R 的替代配体，其与 IL-4 和 IL-13 在 TME 中的大量分泌，有利于 M2 型 TAMs 的积聚和维持。另有研究显示，在进展期肿瘤组织的低氧区域内发现 TAMs 的大量聚集，当 TAMs 趋化至缺氧区域，缺氧能促使巨噬细胞表型向 M2 型发展。巨噬细胞的募集和 M2 型转变又进一步加剧了 TME 的改变，形成恶性循环。

3. TAMs 参与肿瘤发生发展的机制　TAMs 与 TME 相互作用，分泌多种与肿瘤生长、增殖、转移和预后密切相关的细胞因子，是肿瘤发生发展的关键。大量数据显示 TAMs 主要通过间接增加 TME 中选定营养物质的利用率，向肿瘤细胞提供营养信号及介导强大的免疫抑制功能等支持肿瘤进展。TAMs 对恶性肿瘤细胞营养支持的主要机制是促进新生血管生成，并依赖于血管内皮生长因子 A、肾上腺髓质素、C-X-C 基序趋化因子配体 8 等对内皮细胞的招募或激活。另外，M2 型 TAMs 释放多种抗炎性细胞因子和趋化因子抑制树突状细胞成熟，从而减少抗原提呈，有助于免疫抑制 Treg 细胞的招募。M2 型 TAMs 还通过膜结合免疫抑制分子、吞噬作用抑制剂、氨基酸分解代谢酶及有利于胞外腺苷积累的胞外酶的表达来抑制免疫反应。以上结果均揭示，TAMs 在肿瘤发生发展过程中起着重要的作用。

气本体论视角下的巨噬细胞极化与肿瘤进展

1. "位"与机体组织微环境　"至而至者和；至而不至，来气不及也；未至而至，来气有余也。"天地之气运转不息，时、位恰当即在其"位"，和则"万物育焉"，太过、不及均为不处其"位"的状态，偏则云物飞动，草木不宁，"位"的意义当是涵盖质、量与空间而言。将视角聚焦于人体，气循经脉而行，当"位"者为《太素·真邪补泻》中所云："经气者，谓十二经脉正气者也。"生理状态下的十二经脉于经气而言是为正确之"位"，微观视角下，机体先天禀赋的生理性微环境即是正常细胞之正"位"。巨噬细胞作为机体防御系统的重要组成部分，类于中医御外之"卫气"，不同组织微环境中驻留的巨噬细胞功能各异，卫气循其道而行，则巨噬细胞各司其职，共同护卫机体，如肠道中的巨噬细胞共同工作以维持对正常肠道菌群的耐受性，被膜下淋巴窦巨噬细胞从淋巴中清除病毒并启动抗病毒免疫反应。气处不当之位，则"折寿而不彰"，如 TME 中的缺氧状态、酸化环境、细胞外基质形成的高间质压力、外泌体的异常通信等，均偏离了机体正常的组织微环境，巨噬细胞进入其"位"则会转变为 TAMs，不仅丧失"御外"之能，反向免疫抑制转变，故 TME 于机体先天禀赋的正常细胞而言是为不当之"位"。

2. "非其位则邪"与 TME 中的巨噬细胞极化　气所处之"位"的恰当与否决定了正邪的殊途。气循其位、遵其术可谓之正气，当气不在其"位"时，正如《素问·生气通天论》所云"阳气者，若天与日，失其所，则折寿而不彰"，时位出现偏差、气出现偏盛，则正转而为邪。中医"正气"已被广泛认为与现代医学的免疫系统有共通之处，巨噬细胞作为防御系统的重要组成部分，亦为人体之正气；反之，不能护卫，甚至侵害人体的 TAMs，亦或是持续过量表达的炎症因子等，则为机体之邪气。巨噬细胞极化便是正气向邪气转化的一种微观病理过程。单核细胞在血液中以吞噬和产生抗体等方式来抵御和消灭入侵的病原微生物，为机体御外之"正气"，但当其被募集入 TME，进入此不当之"位"，则巨噬细胞在 IL-4、IL-13、IL-25 等刺激因子直接或间接作用下表型由 M1 型向以 M2 型为主的 TAMs 极化。TAMs 作为免疫抑制细胞中的重要一员，为机体之"邪气"，其与 TME 相互促进，加剧局部微环境的恶化，从而诱导更多巨噬细胞表型向促瘤型发展。显见 TME 中巨噬细胞由卫外之正常细胞向肿瘤帮凶的转变，即非其位则正气化邪的微观具象。

3. "气本体论"下的 TAMs 与肿瘤发生发展　《灵枢·水胀》中载有肿瘤发生之机"寒气客于肠外，与卫气相搏，气不得荣，因有所系，癖而内著，恶气乃起，瘜肉乃生"。卫气运行受寒气所阻，是进入不当之位，离位之正气转邪而化生恶气，故生息肉。肿瘤发生探其根本，并非外生邪毒盘踞而起，而是气失其位，本气逆乱，机体中正常的气血津液偏离其位而化生血瘀痰凝，气郁、痰湿、瘀血等"邪气"不断积聚，伏而化恶，恶气熏蒸、凝聚于机体组织内部，则生癌肿。

TME 作为肿瘤发生发展的"温床"，充斥恶气，其支持肿瘤生长的方式包括提供氧合的血管系统，以及肿瘤生长过程所需的营养和废物处理，通常被称为"血管生成开关"，为肿瘤细胞的生长提供支架和屏障，产生免疫豁免区域，是正常细胞的不当之"位"。巨噬细胞是 TME 中最丰富的正常细胞之一，其本为机体之"卫气"，进入 TME 中则不在其位化而为邪，获得肿瘤表型。极化为 M2 型的 TAMs 可刺激血管生成，增强肿瘤细胞的侵袭、运动和血管内灌注，加剧了 TME 的进一步改变，使不正之"位"愈发偏颇，其还具有免疫抑制作用，可防止自然杀伤细胞和 T 淋巴细胞攻击肿瘤细胞，阻止了邪气向正气转归。酸化、缺氧的 TME 进一步诱导巨噬细胞向 M2 型极化，循环往复，机体之气愈失中和，正向邪化加剧，恶气大量堆积，最终推动了肿瘤的发生发展。

"致中和"为中医药防治肿瘤基本理念

1. 治病本质——归人体之气于中和　中和之态乃天地万物归位之正态，既病之本质为气"非其位"而失中和，则治病之根本就在于纠正偏离之气使之归于本位，即《素问·至真要大论》所云"调其气使其平也"。

《内经》中涉及方药治法时笔墨亦多在勾勒药物气味对人体气机的调整之上，而鲜有对某病专方专药的记载。《神农本草经》亦重药物的偏性气味，其中麻黄"味苦，温，主中风伤寒头痛温疟，发表，出汗"，现世多只见其发汗之效，并以此推断其味辛，而忽略《神农本草经》所云麻黄之味苦，故用药纠偏当先熟其性味，方可知其所治。由此得麻黄治太阳病本质非以其辛散之性祛除表邪，实以其苦味向内疏通太阳病闭塞之肌表。以麻黄升麻汤治喉痹举隅，咽喉为机体之门户，气运受阻不能循其位则结聚于喉，郁久化热灼伤经络，喉痹之症由生，此时麻黄升麻汤重用麻黄是借其苦降之力散郁结、开皮毛，使壅滞之气通达则气归于中和而阴阳调顺。麻黄之性如此解读方冰释理顺，可见后世重药物之功效而轻其气味实乃舍本逐末之举。《景岳全书》云："和方之制，和其不和者也……和之义广矣，亦犹土兼四气，其于补泻温凉之用，无所不及，务在调平元气，不失中和之为贵也。"故中医治病本质亦非借药物之性行使滥补杀伐之能，而是以其偏性纠正人体气机之偏颇，治病者借调一气之升降出入，使人体归于中和之态，是谓"致中和"。致中和则天地归其位，万物皆得育，万化归正则邪无从生。

2. "致中和"理念下中医药重塑 TME 以逆转 TAMs 向 M2 型极化防治肿瘤可能　气非其位致气血津液运化转枢失常，而生血瘀痰凝，是肿瘤形成的关键机制。《医宗必读·积聚》提出"屡攻屡补，以平为期"，即是在致中和理念下，攻以除占位之邪气，补以复离位之正气，从而平调人体之气，故治癌务当归气于正位，使气血津液调则恶气自散。

朴炳奎提出治疗恶性肿瘤以"和其不和"的学术思想，包括调和阴阳、气血、脏腑、虚实、经络等多方面，便是秉承着"致中和"理念。刘嘉湘国医大师首倡"扶正治癌"之法，他认为肿瘤发生与正气关联密切，扶正并非单纯补养气血阴阳，亦包括调和脏腑功能，根本目的是使体质归于常，阴阳归于平衡。故临床上中医药治疗肿瘤常采用扶正散结、行气化痰、活血解毒，亦或以汗、吐、下等法平调气机，使气归其位而邪无从化，气血津液调复则癌肿失其生存环境而无可生长。已有数据表明，通过消融 TAMs 可抑制肿瘤进展和转移，而 TME 是逆转 TAMs 表型的关键。相关研究证实，TME 中的 CSF-1、

TGF-β、CCL2 等多种趋化因子、JAK/STAT 等信号通路在 TAMs 的集聚、转化中起着重要作用，通过抑制其表达，可使 TAMs 表型由 M2 型向 M1 型转化。以中药偏性纠正非位之邪气、匡复正气，即重塑 TME 以逆转 TAMs 表型的宏观思维体现。现代研究发现，扶正解毒方可能通过干预 TME 中诱导巨噬细胞极化的趋化因子，诱导 M2 型巨噬细胞向 M1 型转化，发挥对小鼠胃癌的抑制作用。另有实验证明，扶正散结方可通过下调肺癌免疫微环境中的 IL-4、IL-13、TGF-β 等，上调 IFN-γ 等细胞因子，以逆转 TAMs 的免疫重塑作用，从而控制肿瘤生长。故此以"致中和"理念，指导中医药重塑 TME，以逆转 TAMs 向 M2 型极化获得可能。

TAMs 与 TME 的相互作用是肿瘤发生发展的关键因素，基于气本体论的视角，其本质为人体之气偏离正位，失于中和之态的表现。将 TME 中的巨噬细胞极化与"非其位则邪，当其位则正"的理论相结合，不仅能更好阐释肿瘤的发生机制，还可从细胞与分子水平深入揭示中医邪气致病的理论内涵。基于此，在"致中和"理念指导下，将中医药作为干预 TME 以逆转 TAMs 表型转化的重要手段，摒弃传统一味攻伐邪气、杀灭肿瘤细胞的思维枷锁，借中药之偏性纠人体气机之偏颇，归邪为正以达到防治肿瘤的目的，如此将中医气化思维与现代医学微观事件有机结合，为肿瘤的中医药防治提供方向性指导、开拓新思路。

350　　基于意象思维和气学理论辨治恶性肿瘤

中医学理论认为，气是世界万物的本原，是构成宇宙和天地万物的最基本元素，天地万物的发生、发展和变化，皆取决于气的作用。由于人体也是由气构成的，所以人体内不断发生着升降出入、形气转化的运动过程，当气的生成或运行转化受阻时便会产生疾病，正如《医门法律》指出"惟气以形成，气聚则形存，气散则形亡"，"气聚则生，气散则死"。肿瘤作为有形之邪，多为脏腑气血凝聚，痰饮瘀毒结聚而致，而气主行血，通行津液，所以肿瘤的发生发展亦与人体之气密切相关。学者胡帅航等基于意象思维和气学理论阐述了恶性肿瘤的辨治。

气与人

传统中医学理论认为气是构成世界万物的本源，《内经》继承和发展了先秦气一元论学说，建立起宇宙与个体生命间气的联系，完善气在生命各个过程中的表现并将其应用到医学中来，逐渐形成了中医学的气学理论。"人以天地之气生，四时法成"，"天地合气，命之曰人"，人体亦是天地形气阴阳相感的产物，是物质自然界有规律地运动变化的结果，因此，气也是构成人体生命的最基本物质。中医学中的气分类众多，包括元气、宗气、营卫之气等，其功能包括维持生命活动，促进人的生殖发育，抵御外邪，调畅精神情志。在气的诸多功能当中，起着促进物质间转化和形成的作用称之为气化，正如人类必须同自然界进行物质交换，才能维持生命活动，"五味入口，藏于肠胃，味有所藏，以养五气，气和而生，津液相成，神乃自生"，这种气与味濡养五脏六腑正是通过一系列气化功能得以实现，通过五脏六腑呼吸清气，受纳水谷，将其变为人体生命活动需要的气血津液等各种物质，由经脉而运送至全身。人和自然同属一个整体，物质世界处于永恒运动变化之中，故人的生命活动亦处于一个由气到形，由形到气，即形气转化的循环往复的无穷过程。

中医学理论中气的作用通过人体的功能活动而表现出来，人体脏腑组织的生理功能就是气的功能表现，故临床有心气、肺气、脾气之说。中医学把人体当作一个活动的整体来把握，这与现代医学具有显著差异，主要是从功能方面来揭示脏腑经络的本质，通过生理功能和病理现象来感知生命物质的存在。从古至今诸多医家注重从气来论治疾病，更有"百病生于气"之说，在疾病发展方面有气虚、气滞、气郁、气脱等诸多表现形式，因此在生理和病理上从"气"辨证论治，从气的类型、生成、运行、调控等多方面论治疾病具有重要临床意义。

气与肿瘤

气最早的概念可追溯至《内经》中所提及之真气，"恬淡虚无，真气从之"，强调真气作为人体生命的主要来源，在医学领域建立了独具特色的"真气本根论"。真气可具化成为人体脏腑经络之气，并决定人体的生命盛衰，故脏腑经络之气与邪气的强弱盛衰直接决定着发病与否。经气、元气、藏气、宗气等作为真气在人体内某部位所具化出的概念，其功能的正常运行影响人体疾病的发生发展。肿瘤的分类众多，但大多有停滞不行，结聚成块的特性，历代医家多认为肿瘤是由于机体阴阳失衡，脏腑功能失调，痰瘀毒等相互搏结而成，强调肿瘤的形成涉及气血阴阳等诸多方面。在《灵枢》中格外强调阳气的作用："积之始生，得寒乃生"，认为人体内气血津液转化均依靠阳气的气化作用，强调"阳化气"不及和"阴成形"太过为主要病机，阳气亏虚加之阴寒凝聚日久不化而成积块，正如《难经》指出"积者，阴气也"，这种阴阳之气概括肿瘤形成的理论在后世不断完善，如张景岳提出"阳动而散，故化气，阴静而凝，故成形"。巢元方认为"积聚者，由寒气在内所生也。血气虚弱风邪搏于腑脏……寒多则气涩气涩则生积聚也"，均以阳气虚弱，阴寒凝聚作为肿瘤病机。但不论是脏腑气血失调，还是阴阳之气盛衰，在以"气一元论"和"真气本根论"为核心的中医学理论下，肿瘤的发病均离不开"气"的失调，正如《医宗必读》所云"积之成者，正气不足，而后邪气居之"，也正是由于气的失调，则间接引起血、痰、瘀等诸多方面病变，朱丹溪强调从气、血、痰、郁四方面治疗积聚，而其中尤其注重气的治疗，指出"善治痰者，不治痰而治气，气顺则一身之津液亦随气顺矣"。而由于"气"的分类众多，分布和功能亦不同，所以根据"气"分类的不同，其治疗方法亦有不同，以下则详细介绍不同"气"与肿瘤的关系。

1. 元气　元气作为人体最根本，最原始的气，源于先天而根于肾，依赖于肾中精气所化生，并赖后天之精以充养，是人体生命活动的原动力，故云"元气是生来便有，此气渐长渐消，为一生盛衰之本""三焦资始于肾间……下焦禀元气……达至于中焦，主受五脏六腑精悍之气也，化而为营卫，营卫之气得真元之气相合……故以三焦所留止之处辄以为原"，故元气发于肾间，主要通过三焦循行全身，内而五脏六腑，外而肌肤腠理，且并营卫之气循环往复于十二经脉之中，对全身之气的分布有调节作用。

元气与肿瘤的关系主要体现在培育元气的治疗作用上。张元素云"壮人无积，虚人则有之，脾胃虚弱，气血两衰，四时有感，皆能成积"。可见素体亏虚是肿瘤发病的内在原因，故肿瘤患者患病之初机体便处于元气亏耗状态，加之疾病长期消耗，元气更衰，气血俱虚，进而导致肿瘤进展。因此，治疗肿瘤应首先以元气的培育为主，元气充足，则精神昌盛；若元气微虚，则神微去；若元气衰竭，则神去机息。朱丹溪云："人以气为主……阴阳之所以升降者，气也；血脉之所以流行者，亦气也；荣卫之所以运转者，此气也；五脏六腑之所以相养相生者，亦此气也。"此处气多指元气，培育元气可调阴阳之升降，促气血之流通，养脏腑之精气。《医林改错》中则强调元气推动作用，"元气既虚，必不能达于血管，血管无气，必停留而瘀"。故培补元气亦可活血化瘀，通过元气推动激发作用使气血流通，使瘀血积聚得行。现代医家经过总结古代经验，并结合现代医学治疗模式，将肿瘤的治则概括为扶正培本，又称为扶正培元，认为肿瘤主要由于人体元气亏虚，痰饮瘀毒结聚而成，故通过扶助补益患者阴阳气血，调节改善"虚证"状态，不仅可提高人体抗病能力，还可保证放化疗顺利实施，这也正是中医治疗培育元气的重要体现。

2. 宗气　宗气形成于肺，聚于胸中，由水谷精微和自然界之清气相合而成，肺和脾胃在宗气的形成过程中起着重要的作用，故云"膻中宗气主上焦息道，恒与肺胃关通"。宗气可走息道而司呼吸，亦可灌心脉而"助心行血"，人体视、听、言、动、呼吸强弱、血液循行均与宗气密切相关。宗气理论最初形成于《内经》，在历代典籍中均有论述，但临床应用者却凤毛麟角，《金匮要略》云"大气一转，其气乃散"，此处指出胸中之大气不转则变证多起，多数医家认为大气此处便指胸中宗气，这不仅是治疗水肿病的原则，也是阴寒之邪引起的各种水、湿、痰等各种内科杂病的治疗原则。这种宗气理论在《医学衷中参西录》中得到了充实和发展，张锡纯提出"大气下陷"，大气即《内经》所云之宗气，"其大气之挬而不行者，积于胸中，命曰气海，出于肺循喉咽，故呼则出，吸则入"，并指出其功能为"而谓肺之所以能呼吸者，实赖胸中大气"；"其能撑持全身，为诸气之纲领，包举肺外，司呼吸之枢机"，张锡纯于临床中广泛应用大气理论，治疗如怔忡、胸闷、喘证、自汗、消食等疾病。

宗气与肿瘤的关系主要体现在大气下陷，宗气虚衰所引起的肿瘤患者相关症状上，故"大气下陷"理论对肿瘤治疗具有重要参考意义。张锡纯认为宗气病变为宗气虚衰、宗气郁滞、宗气下陷，创立调补宗气治则，通过调补宗气从而治疗全身性疾病，所创升陷汤在心脑血管疾病中应用广泛。而对于肿瘤，宗气虚衰和宗气郁滞的参考意义更大，对此张氏以补益宗气兼破气行瘀治法，以理冲汤治疗"一切脏腑癥瘕、积聚、气郁、脾弱、满闷、痞胀、不能饮食"。正如《杂病源流犀烛》所云："邪居胸中，阻塞气道，气不宣通，为痰，为食，为血，皆得与正相搏，邪既胜，正不得而制之，遂结成形而有块。"故宗气不仅应补益，更要注重调节，调节即是调宗气之通路，使癌毒不得滋生，瘀血者活血化瘀；痰饮者散结化痰；寒邪者辛温通阳；气滞者调畅气机。此外，张锡纯指出宗气还有统摄三焦气化的功能，"胸中大气，原为后天生命之宗主，以代先天元气用事，故能斡旋全身，统摄三焦气化"，故肿瘤患者宗气亏虚，间接可影响三焦气化，导致痰饮水湿不行，不仅促进肿瘤发生发展，同时导致各种病理性积液的产生。从宗气论治痰饮水湿、积液，这一理论恰与"大气一转，其气乃散"不谋而合。现代医家多将宗气理论应用于肿瘤相关症状的治疗，如李杰等认为手术创伤造成的宗气虚衰是肺癌术后气短、自汗、神疲乏力的重要病机，宗气不足，气虚不固表而自汗；宗气下陷，肺失肃降而气短，此时单纯以补气养血效果不佳，应升补宗气，以升陷汤为主方。谭新华进一步发展宗气下陷理论，创立了益气升陷法，随之加减以解郁、化痰、活血、解毒、温阳，用于治疗不同证型的癌因性疲乏患者。此外，临床上常常以"虚里"的搏动和脉象状况，来测知宗气的盛衰，薛功友以"虚里"处触诊以探知宗气盛衰，认为食管癌的预后与宗气正相关，提出食管癌应该补养宗气，可以见得宗气理论不仅具有治疗意义，更具有诊断意义。

3. 营卫之气 《内经》最早记载营卫之气的生成与运行，"人受气于谷……其清者为营，浊者为卫。营在脉中，卫在脉外。营周不休，五十而复大会。阴阳相贯，如环无端"。营气，其性精专，行于脉中而化生血液，营养周身。卫气性剽疾滑利，行于脉外而温养脏腑，护卫体表。两者各司其职，又相互为用，均由脾胃水谷精微化生而成，正如《医门法律》所云："营卫同行经脉中，阴自在内为阳之守，阳自在外为阴之护，所谓并行不悖也。"

营卫之气与肿瘤的关系主要体现在两方面，一方面是营卫不和导致肿瘤的发生发展，如《伤寒论·平脉法》云："卫气弱，名曰愒。荣气弱，名曰卑。愒卑相搏，名曰损。"卫虚营竭，营卫气虚而导致虚劳之病，而虚劳之人则多易发积聚之病，在《内经》中亦云"营气不从，逆于肉理，乃生痈肿"。营卫不和导致卫气无力抗邪，营阴不能内守，而积聚自生。有学者从营卫二气论述肠癌病因，营卫不和，则营阴不得卫阳温煦，卫阳不得营阴濡养，日久阴阳相隔化为肿瘤，以营卫二气代表体表体内的阴阳，亦与"阳化气"不足，"阴成形"太过的肿瘤病因不谋而合，有学者从营阴受寒的理论理解肿瘤转移特性，如潘磊等认为营阴癌毒之寒邪随血脉得以流通，肿瘤得以经血脉转移，应从营卫之气论治肿瘤应激发卫阳，温阳化气以驱散寒邪。营卫之气与肿瘤关系的另一方面体现在肿瘤患者营卫不和所致的相关症状，如患者正气亏虚，加之癌毒内聚，气血壅塞，营卫不和，故而导致玄府闭塞而发热，不同于《伤寒论》所记载外感的营卫不和，此时患者伴有的癌性发热以常法治疗往往效果不佳。此外，营卫不和又可导致气血壅塞，化生痰瘀，阻滞经络，日久营卫俱虚，脏腑失去濡养，导致晚期患者肿瘤恶病质的发生，故营卫二气的理论在肿瘤的生成和肿瘤患者治疗上均具有重要意义。

4. 阴阳之气 《中医基础理论》中将人体之气划分为元气、宗气、营气、卫气，并未详细提及"阴阳之气"的作用，但"阴阳学说"作为中医理论重要部分，阴阳二气贯穿于辨证论治和临床用药的诸多方面。人体阴阳平衡，"阴平阳秘"的状态是维持健康的必要条件，也是临床诊疗的出发点，"谨察阴阳所载而调之，以平为期"，阴阳失调是疾病发生发展的基本病机，临床治疗必先明辨阴阳，寒者热之，热者寒之，临床症状纵使千变万化，也总不出阴阳两纲的范围。

"阳化气，阴成形"高度概括了肿瘤与阴阳二气的关系，即"阳动而散，故化气，阴静而凝，故成形"。肿瘤是由于"阳化气不足、阴成形太过"而成，阳气亏虚不得气化，阴气偏盛而致瘤成。基于此理论诸多医家认为阴阳失调是肿瘤形成的根本原因，阴气亢盛导致痰饮不化，停留积聚而成肿物，阳气亏虚导致患者乏力虚弱、气短懒言，并以此理论治疗肿瘤着重温补阳气，使化气与成形状态复归于平衡。这一治疗思路则极为体现中医学治疗特色，现代医学着重祛除机体有形实邪，运用手术或者攻伐之品，损伤患者气血津液，更易损伤机体阳气，不利于患者后续恢复，更易导致肿瘤复发转移，基于阴阳二气理论治疗肿瘤，以"温阳化气"补充人体之阳，减缓抑制"阴聚成形"，并基于"邪之所凑，其气必虚"理论，有针对性的温补人体阳气极虚弱部位，不仅有利于消除有形病灶，更利于预防肿瘤的复发转移，这种着重温阳的治疗方法亦体现了"先安未受邪之地"的理论。

从气论治——培元气，调宗气，和营卫，化阴阳

从中医学气理论论治肿瘤，其主要治则可归纳为"培元气，调宗气，和营卫，化阴阳"。以气论治肿瘤不能孤立的从某一气辨证，亦不能四者共调共补无所侧重，根据患者当前治疗阶段辨证结合，审视患者何气待补，何气待调，从而选择偏重于何气入手。

培元气，即培先后天之元气，先天以命门之火与肾气为主，后天以脾胃水谷之气为要。命门为元气之根，水火之宅，五脏之阴气非此不能滋，五脏之阳气非此不能发，培育命门之火应法肾气丸之旨，用以肉桂"少火生气"，不可峻补。肾为一身阴阳之本，内蕴真阴真阳，培育肾气应法张景岳左归丸、右归丸之旨，左归丸"壮水之主，以培左肾之元阴"，右归丸"益火之源，以培右肾之元阳"，两药配伍体现其"育阴以涵阳为度，补阳以配阴为尺"的思想，共奏阴阳互济，培本固元之效。补益后天脾胃则遵"损者益之"之理，方可选《脾胃论》补中益气汤，以黄芪大补肺脾之气，人参、白术、甘草健脾益气，当归、陈皮理气调血，更佐以柴胡、升麻升举清阳，为补益脾胃之名方。肿瘤患者素体元气亏虚，加之各种现代治疗措施有损正气，故培元气之法应贯穿肿瘤治疗的始终，时刻注重元气的培育。

调宗气，应法张锡纯调用药理论，重在调补宗气，以活血化瘀、化痰散结之品调节宗气运行之障碍，以补脾益肺、升提气机之药补益宗气之虚衰。此法多用于各种癌症术后及化疗后，宗气亏虚，中气下陷，此时常见疲乏气短、自汗、腹泻、食欲不振等症，单纯补益多疗效不佳，应仿张锡纯之法，治以升陷汤升阳举陷，配伍大剂量黄芪补益宗气，佐以小剂量桔梗起药中舟楫之效，同时兼顾宗气司呼吸，行气血之能，于方药之中加以活血化瘀、行气除痰之品，如红花、当归、川芎、陈皮、半夏等药物，以除宗气流通之阻碍。

和营卫之法多用于伴有长期低热，证属营卫不和的肿瘤患者，方药不应仅局限在桂枝汤，应结合肿瘤患者个体禀赋和治疗阶段而论，若患者正处于放化疗阶段，此时外感放射火毒，或内存化疗寒邪，应辨证结合施治，体虚者可以补营血为主，选用八珍汤配伍血肉有情之品补营血之虚；体实者多见瘀热内入营分，则可以辛凉清润之品透热转气，引邪外出；若患者素体营卫虚弱，易感风寒，则可选用玉屏风散增卫阳之能，加以柴胡、连翘、细辛等疏散风邪之品。同时，肿瘤患者由于长期正气亏虚，元气虚衰，脾胃运化失常，营卫之气乏源，日久若营卫分离，营阴失去卫阳的温煦，而成阴邪，卫阳失去营阴的滋养，而成卫邪。此时不宜用桂枝汤伤阴动血，由于营行脉中走血分，卫行脉外走气分，恢复营卫之通利则应以气血同调之芍药散，调气行血而恢复气血之流通，使营卫运行有道，同时补益中焦脾胃，使营卫化生有源，以绝有形之"痰瘀"生成。

化阴阳，即调和人体阴阳之气。阴阳二气以"化"为要，立足于肿瘤"阳化气"不足和"阴成形"太过的成因，治疗肿瘤应温阳以化气，用热药以攻寒积，纠正人体偏离之阴阳。此调和阴阳中的温阳化气并非"火神派"的单纯扶阳，而是以"少火生气，壮火食气"为理论基础，以"病痰饮者，以温药和之"为治则，选用肉桂、肉苁蓉、山药等温阳益气之品恢复人体气化之能，使诸如痰饮之类的有形之邪随人体气化而消散。化阴阳治法同培元气可结合用于肿瘤患者治疗的始终，阴阳偏亢是肿瘤发病的重要病因，现代医家强调在培补元气的基础之上选用温阳化气药物，以调动机体阳气驱散寒邪，这正是培元气与化阴阳相结合的重要体现。

气与意象思维诊疗

中医学强调"气"既是有形的，也是无形的，具有客观性、流动性、整体性、模糊性等特点，这种"气"的理论广泛记载于众多医学典籍之中，而对于"气"概念与内涵的确切表述一直是中医理论现代化的难题之一。《淮南子》云："天地之和合，阴阳之陶化万物，皆乘一气也。"立足于我国传统哲学思

维上理解气的概念则更加符合中医"气"学理论，这种哲学思维注重的不是"气"的本质，而是"气"的作用与万物的关系，正如中医学理论强调气的临床指导意义，并非指气的本质与来源，而是从气的规律和功能层面把握人体的变化规律并应用于理解生理病理改变之中，正是这种由传统文化所延伸的气学理论，体现了中医学独特的意象思维诊疗模式。不同于现代医学思维，单纯以某种具体物质诠释"气"则易偏离传统中医理论，偏离这种意象思维诊疗模式会局限在见某"症"用某"方"，而不是辨"证"论治，因"证"选方。以"气"学理论所延伸的意象思维诊疗也体现了中医学特有的"天人合一"整体观思想，这种整体观还包括了"形"与"神"的概念，正如肿瘤发病多发于神，结于气，最终化为形，最后造成形伤、气乱、神离，所以在治疗的过程中把握"形气神"的协调统一，立足于意象思维诊疗模式，才可使传统中医学理论具有现实的临床诊疗意义，才可使患者达到"形与神俱，而尽终其天年"的理想状态。

运用气学理论指导肿瘤的治疗，其治法如同越鞠丸加减之巧妙，即示人以大法，临证运用当根据何气虚为主，针对患者不同体质和不同治疗阶段灵活运用"培元气，调宗气，和营卫，化阴阳"四法。目前对于肿瘤的中医治疗，切不可采用"辨病治疗"模式，即凡见肿瘤便用以"活血化痰、清热解毒"等法，再加以现代研究证实具有抗肿瘤作用的中药，这种诊疗模式不仅偏离了中医学辨证论治的诊疗模式，更缺失了传统中医理论对于理法方药的指导。以气学理论为指导的意象思维诊疗模式更符合我国传统中医理论，在肿瘤治疗过程中建立意象思维诊疗模式，对于从整体上把握患者当前状态，以及中医理论切实应用于临床诊疗疾病、遣方用药均具有重要指导意义。

351　卫气与现代免疫调节及肿瘤发生的关系

据 2018 年全球癌症统计年报显示：2018 年全球将有大约 1810 万癌症新发病例和 960 万癌症死亡病例。恶性肿瘤发展迅猛，死亡率高，严重威胁着人类的健康。虽然医学界对肿瘤的研究已进入了基因组学、蛋白组学等小分子水平，但是仍然没有特效的药物来彻底治疗并改善肿瘤患者的预后状态。当前社会对于肿瘤的治疗仍然以化疗为主，并结合其他辅助药物（如 5-HT 受体拮抗剂、造血细胞集落刺激因子、生长因子及物理辅助疗法等）以提高化疗药物的疗效并降低化疗药物化疗的副作用，从而改善患者的预后。随着 21 世纪肿瘤免疫编辑理论在肿瘤医学中的确立，及 PD-1/PDL-1 等免疫抑制剂在肿瘤患者中的应用，肿瘤免疫相关治疗显著改善了肿瘤患者的预后，成为医学界研究的热点。

《灵枢·本脏》云："卫气者，所以温分肉，充皮肤，肥腠理，司开阖者也。"《医旨绪余·宗气营气卫气》云："卫气者，为言护卫周身……不使外邪侵犯也。"认为卫气是机体护卫周生、防御外邪功能的一种体现，相当于现代医学的非特异性免疫与特异性免疫；中医认为肿瘤的发生主要由于卫气亏虚，邪气留着；《内经》云："若劳伤肺气，腠理不密，外邪所搏而壅肿者……名曰气瘤……夫瘤者，留也。随气凝滞，皆因脏腑受伤，气血乖违。"认为卫气在肿瘤的形成发展过程中相互制约，互为消长。学者李晶等以中医"卫气"的功能为切入点，探析了其与现代免疫调节及肿瘤发生的关系。

卫气与免疫

中医认为免疫功能是"气"的功能的一种具体体现，免疫功能的失常，总属于"气"功能的失常。如《素问·刺法论》云"正气存内，邪不可干"，《素问·评热病论》云"邪之所凑，其气必虚"，《灵枢·本脏》云："卫气者，所以温分肉、充皮肤、肥腠理、司开合者也。"说明气具有抵御外邪，护卫机体，温养肌肉肌肤，推动和调控人体器官功能活动作用。中医"气"根据来源和功能的不同可分为"元气""宗气""营气""卫气"，"元气"由肾所藏的先天之精所化生，通过三焦而流行于全身，与人体的生长发育和生殖有关，是人体最根本、最重要的气，是人体生命活动的原动力；"宗气"积于胸中，是以肺从自然界吸入的清气与脾胃所化生的水谷之气结合而成，主要有行呼吸、行血气和资元气的功能；"营气"是行于脉中而具有营养作用的气，可化生血气并营养全身，主要来源于脾胃所化生的水谷精微。关于"卫气"，《素问·痹论》云"卫者，水谷之悍气也，其气慓疾滑利，不能入于脉也，故循皮肤之中，分肉之间，熏于肓膜，散于胸腹"，说明卫气由水谷之气所化生，中医认为"卫"有保卫、卫护之义，认为"卫气"有护卫肌表、防御外邪、调节内外的作用。因此根据中医对人体各种"气"的功能认识的不同，可认为人体免疫功能的失常主要体现为"卫气"功能的失常。"免疫"，是免疫系统识别及清除"非己"物质（凋亡细胞等）的整个过程。《灵枢》云"卫气不营，邪气居之"，明确指出"卫气"是机体内与邪气相抗衡的一种防御机制，其盛衰是机体发生疾病的内在原因。

1. 卫气与黏膜免疫　皮肤黏膜免疫是人体免疫系统的第一道关卡。皮肤黏膜免疫系统又称为皮肤黏膜相关淋巴组织系统，包括皮肤、呼吸道、胃肠道及泌尿生殖道黏膜表层、固有层和一些器官的淋巴组织，如扁桃体、小肠集合淋巴结以及阑尾。参与皮肤黏膜免疫系统的主要有黏膜淋巴组织中的 B 细胞、T 细胞、微皱褶细胞（M 细胞）及与固有免疫防御机制相关的一些细胞和分子。中医卫气与皮肤黏膜免疫系统的分布，具有一定的相似性。中医认为，"卫气"属于"阳气"的一种。卫气生于水谷，源于脾胃，出于上焦，行于脉外，其性刚悍，运行迅速流利，具有温养内外，护卫肌表，抗御外邪，滋养腠理，开阖汗孔等功能；中医阴阳两分论认为在"表"为"阳"，在"里"为"阴"，"六腑"属"阳"，"五脏"属"阴"，"卫气"属"阳"，"营气"属"阴"，属阴的"营气"正常情况下大多分布在属"阴"的部位（如人体的内部及五脏等），属"阳"的"卫气"正常情况下大多分布在属"阳的部位"（如肌表及脏腑器官的表面等）；而《灵枢·本脏》云"卫气者，所以温分肉、充皮肤、肥腠理、司开合者也""卫气和则分肉解利，皮肤调柔，腠理致密矣"，说明卫气具有护卫肌表，抗御外邪，温养肌肤的作用，其分布和功能与现代医学皮肤黏膜免疫系统功能具有一定的相似性。

中医认为"邪之所凑，其气必虚"（这里的"其"很大程度上指人的"卫气"）。这与西医所认为的疾病的发生，主要由于人体免疫系统不能抵御病原体及其毒性产物侵犯，病原体及其毒性产物感人而发病；这与中医对"卫气"及外感疾病的认识极其相似。中医麻黄汤主要用于风寒之邪外袭肌表，使卫阳被遏，所致的腠理闭塞，营阴郁滞，经脉不通的外感风寒表实证，其临床主要表现为恶寒、发热、无汗、头身痛等症状以及流行性感冒、支气管炎、支气管哮喘等疾病。刘林等对麻黄汤（含药血浆与血清蛋白质肽）组学比较发现，麻黄汤有助于 ApoE、ApoA-I 和 α-1-AT 蛋白的分泌，从而发挥由 ApoE、ApoA-I 和 α-1-AT 蛋白所介导的抗氧化和免疫调节功能。sIgA 是黏膜免疫主要功能执行者，其主要分布于呼吸道、胃肠道等机体各处的黏膜区；同时 sIgA 也是联系各处黏膜免疫的共同分子基础，刘薇薇等研究发现小儿反复呼吸道感染患者在服用参苓白术颗粒后，其唾液 sIgA 较治疗前显著升高；认为 sIgA 所介导的黏膜免疫反应与"卫气"的功能密切相关，是"卫气"功能的具体体现。成映霞等研究发现服用四君子汤脾虚型大鼠基础肛温和血清 D 糖含量显著升高，小肠 SDH 活性显著升高而 LDH 活性显著降低，肠黏膜组织 IL-1β、IL-6 水平显著降低，而 IL-2、IL-4 水平显著升高，且其疗效与用药量成一定的剂量依赖效应。以上研究均表明卫气"参与"了黏膜免疫过程，黏膜免疫 IgA、SDH、LDH、IL-1β、IL-6、IL-2、IL-4 的活动与卫气的活动存在显著的相关性。

2. 卫气与非特异性免疫 非特异性免疫是生物体在长期种系进化过程中逐渐形成的一系列防御机制。皮肤黏膜屏障，是人体免疫功能的第一道屏障，隶属于非特异性免疫。当皮肤黏膜屏障无法清除病原体时，则激活非特异性免疫的第二阶段，参与非特异性免疫第二阶段的细胞及小分子主要有单核细胞/巨噬细胞、树突状细胞、粒细胞、NK 细胞和 NKT 细胞等，卫气除了参与非特异性免疫中的皮肤黏膜免疫过程之外，还参与了特异性免疫，张建雄将《素问·调经论》中"阳受气于上焦，以温皮肤分肉之间"，出于上焦之卫气，以及《灵枢·营卫生会》称"营出于中焦，卫出于下焦"的卫气，分别称为"肺皮卫气"和"肾骨卫气"，通过"肺主气，司呼吸"及"肺主皮毛"的功能，认为"肺"参与了皮肤、黏膜对体表病原微生物的杀灭和清除；而现代免疫学认为当病原微生物侵入患者体内处于特异性免疫阶段时，则由骨髓造血干细胞分化而来的固有免疫细胞及其所分泌的固有免疫分子抗菌肽、溶菌酶、急性期蛋白、补体等参与发挥免疫效应，构成免疫的第二道防线。杨巧丽等认为卫气"源"于肾，"养"于脾，而"宣"于肺，从卫气的总体功能而言，其性质属"阳"，张景岳《类经·卫气运行之次》云"卫本属阳"；因此认为温补肾阳法可用于人体免疫功能低下方面的疾病如艾滋病等疾病的治疗。张建雄认为第二道防线中免疫细胞均由造血干细胞分化而来，根据"肾主骨""藏精""生髓"理论，认为"肾骨卫气"参与了体内固有免疫反应中病原微生物的清除。谢世平等根据《灵枢·五癃津液别》"五脏六府，心为之主……脾为之卫"，及《灵枢·师传》"脾者主为卫，使之迎粮，视唇舌好恶，以知吉凶"，《灵枢·营卫生会》中"人受气于谷，谷入于胃，以传与肺，五脏六腑皆以受气，清者为营，浊者为卫"的描述，认为卫气生于先天，由后天脾脏化生水谷精微充养，根据中医"脾旺不受邪"的观点，认为艾滋病患者脾虚细胞因子分泌的紊乱、功能上的失常，造成了细胞和体液免疫功能的低下。正常状态下随着年龄的增长动物表现出活动能力、抗氧化能力、体液免疫、细胞免疫等功能的下降。马双通过给 2 月龄小鼠服用卫气补药（四君子汤加当归、黄芪等药）30 天后发现服用卫气补药小鼠 IL-2 及 IFN-γ 均显著高于未服用卫气补药者，且 IL-2 及 IFN-γ 升高的程度与小鼠服用卫气补含量成一定的正相关关系。

3. 卫气与特异性免疫 特异性免疫主要指通过 T、B 淋巴细胞接受抗原刺激后，自身活化、增殖、分化为效应细胞，从而产生一系列生物学反应，清除抗原的过程。人类白细胞抗原（HLA）是人类主要组织相容复合体的产物，主要介导内、外源性抗原的提呈（HLA1 介导内源性抗原提呈，HLA Ⅱ介导外源性抗原提呈），在抗原提呈的过程中，HLA 通过与已暴露抗原信息的小分子结合，形成 MHC-抗原肽复合物。在 T 细胞活化时，TCR 通过特异性的识别 APC 所提呈抗原肽的同时结合 MHC-抗原肽复合物，从而产生 T 细胞激活。王洪琦对 44 例卫气虚弱人群采用序列特异性引物聚合酶链反应（PCR-SSP 法）研究显示与对照组比较，卫气虚弱型人群 HLA-DR4 抗原上的阳性率显著升高。"卫气者，所以温分肉，充皮肤，肥腠理，司开阖者也"。刘洋认为卫气之所以能固护肌表，抗御外邪，主要与其具有一定的"感知"和"监督"功能有关，当外邪侵入机体时，机体当知邪之所在，能发挥卫气正常的抗邪作用，当变应原进入机体后，机体内巨噬细胞对其表面抗原进行的修饰作用，CD4＋T 和 CD8＋T 细胞对其进行的提呈作用，均与卫气的"监督"功能有关。

4. 卫气功能在肿瘤学中的认识 "元气"由先天之精所化生，受后天水谷精气充养；"卫气"由肾中阳气所化生，出于下焦，受中焦水谷之气滋养，由上焦肺宣发疏布于全身；"卫气"是现代免疫调节功能的具体体现，"元气"亏虚，癌毒乘虚侵袭，情志抑郁，"元气"不寻常道，"元气"异变是癌肿的发生机制。《景岳全书·传忠录》云："命门为元气之根，为水火之宅，五脏之阴气非此不能滋，五脏之阳气非此不能发。"《难经·八难》云："所谓生气之原者，谓十二经之根本也，谓肾间动气也。""此五脏六腑之本，十二经脉之根，呼吸之门，三焦之原。"故"元气"是人体最根本、最重要的气，是人体生命活动的原动力；推动和调控各脏腑、经络、形体、官窍的生理活动；人体"元气"亏虚则会导致五脏阴阳失调，脏腑功能失常，从而导致脏腑、经络、形体、官窍的各种病变。现代医学认为癌肿的发生与机体免疫功能下降密切相关，由于机体免疫系统不能识别突变的癌肿细胞而导致了癌肿的发生与发展；中医认为癌肿的发生，是由于"卫气"亏虚，不能护卫机体，癌毒之邪内生而为癌肿；虽然"卫气"是现代免疫调节功能的具体体现，但是脏腑"元气"亏虚是其根本，"营气"参与其中。林伟波根据《灵枢·水胀》中"肠覃何如？岐伯曰：寒气客于肠外，与卫气相搏，气不得荣，因有所系，癖而内著，恶气乃起，瘜肉乃生"，认为癌肿的发生是由于营卫二气不合癌毒内生所致。西医认为癌肿的发生具有一定的遗传性，是遗传因素和环境因素共同作用的结果；中医认为，"元气"为先天之精气，禀受于父母，受后天水谷之精气所充养。李晶认为癌肿的发生主要在于先天禀赋不足，后天失养，"元气"虚弱，生化异常所致。卢文杰认为元气"非出入，则无以生长壮老已；非升降，则无以生长化收藏"，"出入废，则神机化灭，升降息，则气立孤危"，认为"元气"是形成和维持人体生命活动的最基本的物质，更是推动和促进人体生长发育，温煦和激发脏腑、经络等组织器官生理活动的原动力。认为先天禀赋异常致后天脏腑功能失调，邪自内生，"元气"化生运行的异常；后天饮食失常，辛辣炙烤、烟熏、腌制、发霉之品大毒之物，损伤脾胃，脾胃"元气"化生异常；情致抑郁，三焦"元气"不通，"元气"的逆乱等原因导致"元气"化生异常，"元气"亏虚，不寻常道，"元气"异变而产生癌毒。虽然目前各医家均认为："元气"亏虚，癌毒乘虚侵袭，情志抑郁，"元气"不寻常道，"元气"异变是癌肿的发生机制；但李晶认为，"卫气"在其中扮演了关键的角色，"元气"亏虚，同样导致"卫气"功能失常，卫气不能适时清除"癌毒"，导致癌毒积聚，发为癌肿。因此，"元气"和"卫气"功能亏虚或异常是导致癌肿发生的重要病机。

中医"卫气"的功能与现代免疫调节理论在分布、功能及对疾病的反应有诸多相似之处，一场古今的相互凝视，虽然并不尽善尽美，但仍然值得深入探索与交流。经过以上讨论李晶认为"卫气"是现代免疫调节功能的具体体现；"元气"亏虚，癌毒乘虚侵袭，情志抑郁，"元气"不寻常道，"元气"异变是癌肿的发生机制；而"元气"亏虚，导致"卫气"功能失常，卫气不能适时清除异变的"癌毒"，导致癌毒积聚，发为癌肿。

352 从阳化气，阴成形析炎-癌转化

1863年德国病理学家 Rudolf Virchow 发现肿瘤组织中存在白细胞，并推测肿瘤发展源于慢性炎症，由此提出"炎-癌转化"学说。随后，对肿瘤炎性微环境的研究进一步支持该学说，并以此对肿瘤的预防和治疗产生影响。中医学以整体观为核心，对肿瘤的理解有其独特的一面。《内经》中"阳化气，阴成形"理论与现代医学"炎-癌转化"学说不谋而合，学者沈曼娜等从"阳化气，阴成形"理论探析了"炎-癌转化"学说，以期为中医药干预"炎-癌转化"过程提供理论支持。

炎-癌转化学说

自 Rudolf Virchow 发现肿瘤组织中存在白细胞，提出肿瘤发展源于慢性炎症后，不到1个世纪时间，Dvorak 发现肿瘤与炎症具有相似的发展机制，例如增殖、细胞迁移、血管生成等，并提出"癌症是不愈合的伤口"，认为长期的慢性炎症状态促进肿瘤的发生发展。

一般情况下，炎症可在人体自身调节或者药物作用下消退。适度的炎症是一种生理过程，反映身体的防御反应，可激起人体的免疫功能，对人体有一定的保护作用。19世纪末，Coley 曾利用这一机理，创造了"Coley 毒素"，诱发炎症反应刺激机体免疫系统，抑制肿瘤生长。这种短期的炎症反应被称为可控性炎症。若炎症反应持续存在于机体某部位，细胞因子、趋化因子及炎症细胞的代谢产物持续作用于局部组织细胞，可打破其损伤修复平衡，导致癌症的发生，这种持续性的炎症反应被称为不可控性炎症。

"炎-癌转化"主要存在于不可控性炎症过程。一方面，持续的炎症反应，使活化的白细胞释放过多活性氧（ROS）和活性氮（RNS），导致细胞 DNA 损伤和基因组不稳定，为细胞突变提供条件。另一方面，慢性炎症在改变血管通透性的同时，也改变内皮细胞基因表达谱，主要是血管内皮生长因子（VEGF）的上调，导致内皮细胞活化，促进新生血管生成，为局部细胞增殖提供养分。而局部微环境中聚集的细胞因子、趋化因子则通过多种通路促进细胞的异常增殖跟转移，如转录因子 NF-κB、信号转导和转录激活因子3（STAT3）是"炎-癌转化"信号通路上的关键分子；转化生长因子β（TGF-β）诱导上皮细胞-间充质转化（EMT），促进肿瘤细胞侵袭和转移。总之，这种不可控性的炎症微环境从基因突变及表达、局部新生血管形成和细胞异常增殖及转移等方面促进肿瘤的生成和发展。

阳化气，阴成形理论

中医理论中的"阴阳"源于中国古代哲学。《易经》云："易有太极，是生两仪。"即阴阳由气所生，乃气的两个方面，彼此对立统一、消长转化。《内经》基于此理论，言"阳化气，阴成形"，对气分阴阳这一特性作出高度概括。张景岳《类经》云："阳动而散，故化气。阴静而凝，故成形。"杨上善《黄帝内经太素》云："阴阳化起物气，以阳为父，故言阳也；阴阳共成形于阴，以阴为母，故言阴也。"李中梓《内经知要》云："阳无形，故化气；阴有质，故成形。"高世栻《素问直解》云："阴阳者，变化之父母，故阳化气，阴成形，言阳化而为气，阴变而为形。"历代医家对此语注解基本一致。"阳化气"是指气向上、向外时，弥散而无形的功能状态；"阴成形"是指气向下、向内时，凝聚而成形的功能状态。

"阳化气，阴成形"是阴阳生理功能的概括。"阴平阳秘，精神乃治"，阴阳平衡，阳能化气，阴能

成形，形神具备。若"阴胜则阳病，阳胜则阴病"，阴阳对立制约失衡，阴阳功能状态受影响，可使阳化气太过或阳化气不足，阴成形太过或阴成形不足，进而"无以生长壮老已""无以生长化收藏"，导致疾病发生。

阳不化气，阴凝成形与炎-癌转化

古代医书中对肿瘤描述为"瘤""岩""癥瘕""积聚"等。《说文解字》云："瘤，肿也。流聚而生肿也。"《灵枢·百病始生》云："积之始生，得寒乃生。"阳化气不足，气、血、津、液运化不畅，局部酿生痰、瘀、毒，日久聚而成形，则癌瘤生。局部不可控性炎症使细胞因子、趋化因子、炎性细胞及其代谢产物聚于局部，形成炎性微环境，促使局部组织细胞癌变成瘤。这两者具有相似的发生发展过程，推测阳化气不足导致机体正常炎症反应发展成不可控炎症，使局部形成炎性微环境，即气、血、津、液的病理积聚，进而导致阴凝成形，肿瘤的发生。

1. 阳不化气与不可控炎症 《素问·生气通天论》云"阳气者，若天与日，失其所则折寿而不彰"，指明具有温化作用的阳气是人体生命活动的主宰。若阳气不足，阳不化气，人体正常生命活动难以正常维持，寿命缩短。这如同人体的免疫功能，具有免疫防御、免疫自稳、免疫监视等作用，能确保机体生长代谢活动正常进行，若免疫功能受损，导致人体防御能力低下、自身维护功能及监视力度不足，导致疾病发生。

气血津液作为人体重要的基本物质，靠阳气的推动和气化，上输于脾、上归于肺、淖泽注于骨、补益脑髓、润泽皮肤，起到濡养五脏六腑、四肢关节的作用。阴平阳秘，气血津液周流全身，环周不休，无以化生有形阴邪。若机体受外感、内伤，阴阳失衡，阳不化气，气血津液气化不足，积聚于局部，化生有形阴邪痰、瘀。除了痰瘀之阴邪，国医大师周仲瑛提出癌毒学说，认为邪气蓄积体内，过盛而为毒。阳不化气，毒郁积体内，气机运行不畅，与痰、瘀搏结，化生痰毒、瘀毒。痰、瘀、毒聚于局部，构成局部微环境，进一步阻滞气血运行。病原体或机体组织损伤，诱导局部发生炎症反应，当机体损伤修复平衡时，即阴平阳秘时，炎症反应可适当诱发机体免疫反应，达到修复目的。当机体损伤修复平衡被打破时，即阴阳失衡、阳不化气时，修复功能不足，局部持续诱发产生细胞因子、趋化因子，诱使炎性细胞大量聚集于局部，这种不可控性炎症产生的细胞因子、趋化因子、炎性细胞及其代谢产物构成局部炎性微环境。

2. 阴凝成形与肿瘤 无阳阴无以化生，痰、瘀、毒等阴邪聚于局部，虚实夹杂；阴胜则阳病，阴邪进一步损伤机体阳气，如此循环反复，痰瘀毒互结渐成癥瘕、积聚，本虚标实。炎性微环境中的细胞因子、趋化因子、炎性细胞及其代谢产物犹如痰瘀毒，聚于机体局部，诱导细胞基因突变、异常增生，促进血管形成，进一步营养局部恶化细胞，如此循环反复，最终形成肿瘤。肿瘤的发生是量变到质变的过程。"炎-癌转化"是机体阴阳失衡的渐进过程，阳化气不足是因，终致阴凝成形。

3. 阳化气，阴成形与肿瘤的防治 不可控性炎症发生早期，如慢性萎缩性胃炎、慢性病毒性肝炎、溃疡性结直肠炎、人乳头瘤病毒（HPV）感染性宫颈炎等，西医治疗采取抗炎、抗病毒等治疗，可一定程度上防止癌变。而中医学有着独特的理论体系，提倡辨证论治。在阳不化气早期，痰、瘀、毒始结，以虚实夹杂为主，治疗应采取扶正与化痰散结、活血化瘀、清热解毒共施，可防止机体局部气血津液代谢进一步紊乱，防止癥瘕积聚发生。袁嘉嘉等以慢性萎缩性胃炎为例，认为正虚是"炎-癌转化"的内在因素，外感邪气、七情内伤、饮食失调、劳倦损伤是其病因，治疗上提倡益气活血、清热化湿为法。国医大师张琪认为慢性乙型肝炎的基本成因是正虚邪恋，提倡调理脾胃、补益肝肾、燮理气血为主，辨证论治兼以清热化湿解毒；叶柏认为脾肾两虚是溃疡性结肠炎发病之本，湿热血瘀是其发病之标，提倡健脾温肾、清热化湿活血；李光荣认为肝肾阴虚、气血两虚是HPV感染性宫颈炎发病之本，肝郁气滞、湿毒蕴结是其发病之标，提倡健脾益气补血、补益肝肾为法，兼以清热解毒、活血散结。综上可见，对于慢性萎缩性胃炎、慢性病毒性肝炎、溃疡性结肠炎、HPV感染性宫颈炎等癌前病变多以脾肝肾亏虚为本，痰、瘀、毒为标，提倡扶正祛邪以助阳化气，防止阴邪进一步结聚成癥瘕，预防癌瘤发生。

当疾病恶化，变生肿瘤，西医治疗以手术、放疗、化疗等为主，防止肿瘤进一步发展威胁生命。而中医学提倡整体观念，认为人是一个有机整体，治病必求于本。若阳化气不足，痰、瘀、毒等阴邪渐长，日久结聚成癥瘕，以本虚标实为主，治疗上应"求于阴阳""谨察阴阳所在而调之，以平为期"，辨证论治兼以化痰散结、活血化瘀、清热解毒。刘晓莹等认为肺癌患者应辨证论治，以阴阳平衡为基点，扶阳抑阴，选用温阳药物助阳化气，以期达到阴平阳秘，抑制肿瘤的目的。赵希忠等认为正邪斗争日久、邪盛正衰而发肿瘤，正衰为本，治疗应当重视培补阳气，蒸解寒凝，提倡直肠肿瘤治疗应以培补脾肾之阳为主，助阳化气，温化有形之阴邪。胡文斌等认为对骨肿瘤的防治，可通过服用温热药物或练习导引术来提升阳气，增强阳化气功能，加速气的弥散，预防气的凝聚，抑制阴成形，以达到抑瘤目的。综上可见，若癌瘤已成，多属正虚邪盛，正虚为本，提倡温化阳气，调动阳化气功能，以抑制阴凝成形。

"炎-癌转化"学说的具体机制尚未完全明确，但学术界现已普遍认同不可控性炎症是肿瘤发生、发展的关键因素，尤其是慢性萎缩性胃炎、慢性病毒性肝炎、溃疡性结直肠炎、慢性 HPV 感染性宫颈炎等癌前病变。中医学"阳化气，阴成形"理论是对阴阳的高度概括，对多种疾病的诊治具有指导意义，在干预"炎-癌转化"方面也有一定的优势。

353 气机升降与肿瘤病机

气机升降理论是中医理论体系的重要组成部分，它客观地揭示了自然界事物之间或者事物自身内部相互作用和转化的规律，并从动态角度阐明了机体的稳态机制，以及人体生理活动和病理变化的基本形式，可以说是对脏腑特性、气化功能乃至整个人体生命活动的高度概括。左升右降的机理研究、升降出入的机理研究、升降理论的核心脏腑是气机升降理论研究的基础，而这些方面与肿瘤的病机及病理变化有着密切的联系。学者刘瑞等从气机升降理论对肿瘤病机做了探析。

气机升降理论的基本思想

1. 左升右降的内涵 左升右降主要涵盖了两个方面：一是阴阳升降的运行道路；二是肝肺两脏的升降特性，后世医家对于后者的论述较多。阴阳升降的运行道路："阳从左，阴从右"（《素问·方盛衰论》）；"上者右行，下者左行"（《素问·五运行大论》）。所谓上者右行，言天气右旋，自东而西以降于地，所谓"下者左行"，言地气左转，自西而东以升于天，故云"左右者，阴阳之道路也"（《素问·阴阳应象大论》）。从阴阳学说的角度说明阳气从左上升，阴气从右下降，阳升阴降，左右为其道路。

肝肺两脏的升降特性：《素问·刺禁论》有"肝生于左，肺藏于右"之说，后世医家在此基础上发挥，认为"左升"是指肝的升发之性，如《类证治裁·肝气肝火肝风论治》云："凡上升之气，自肝而出""凡脏腑十二经之气化，皆必借肝胆之气化以鼓舞之。""右降"是强调肺的肃降功能在升降运动中的重要作用，并且认为肝肺之间升降相因。叶天士对此做了阐述，云"人身左升属肝，右降属肺，当两和气血，使升降得宜"；"肺气从右而降，肝气从左而升，升降得宜，则气机舒展"。

2. 气机升降出入的内涵 升降出入有序运动是物质能量转化的基础，升降出入是人体之气的基本运动形式，是维持正常生命活动及人体内外阴阳平衡的基础，是脏腑生成气、血、津、液等精微物质及其能量转化的根基，故而云"非出入，则无以生、长、壮、老、已；非升降，则无以生、长、化、收、藏。是以升降出入，无器不有，出入废，则神机化灭；升降息，则气立孤危"（《素问·六微旨大论》）。《素问·经脉别论》中对气的升降运动、津液代谢过程的阐述当属升降理论的经典，即"饮入于胃，游溢精气，上输于脾，脾气散精，上归于肺，通调水道，下输膀胱；水精四布，五经并行"。

升降理论是阴阳矛盾运动理论的延伸与升华。《医原》云："若是阴阳互根，本是一气，特因升降而为二耳。"二者既相互对立，又相互联系，既相互制约，又相互依赖。周学海《读医随笔》云："无升降则无以为出入，无出入则无以为升降。升降出入，互为其枢者也。"并进一步指出，"升降出入者，天地之体用，万物之橐，百病之纲领，生死之枢机也"。中医学认为，升降出入有其特定的含义，"升"指升其清阳，"降"指降其浊阴，"出"指浊气汗液、水谷糟粕等的排出，"入"指空气、饮食等的摄入。升降侧重脏腑及脏腑之间物质代谢和能量转换，指的是人体自身的气化过程；出入则侧重脏腑之气与自然界物质代谢和能量转化，侧重人体与外界环境的各种交换。故周学海云："升降者，里气与里气相回旋之道也；出入者，里气与外气相交接之道也。"

3. 气机升降运动中起主导作用的脏腑 气机升降运动中起主导作用的脏腑为脾胃和肝肺，脾胃为升降之枢纽，肝肺为升降之关键，决定着全身气机升降的平衡。

脾胃为升降之枢纽：脾胃是气机升降运动中的核心脏腑。由于脾胃位于中焦，无上下之偏，脾升胃降在人体升降运动中居主导地位，正如《格致余论》云："脾居坤静之德，而有乾健之运，故能使心肺之阳降，肾肝之阴升，而成天地之交泰，是为无病之人。"不论上焦之降，或下焦之升，中焦都是必由之路，如《四圣心源·劳伤解》云："脾升则肾肝亦升，故水木不郁；胃降则心肺亦降，故金水不滞，火降则水不下寒，水升则火不上热。平人下温而上清者，以中气善运也。"中焦运则全身气机畅达，中焦滞则全身气机停滞，故称脾胃为升降之枢纽。国医大师路志正重视脾胃在调升降中的核心作用，认为调升降为"燮阴阳"之根本，其义当有广狭之分，狭者即脾升胃降统摄余法，广者即为诸法之中心，诸法皆含升降，持中央为调升降之核心，运四旁为调升降之手段，怡情志为调升降之技巧，顾润燥为调升降之特性，纳化常为调升降之基础。从而看出，路志正在调升降中重视脾胃在维持整体气机升降平衡中的核心脏腑的作用，令其沟通上下，使纳运协调，从而保证气机升降条畅。

肝肺为升降之关键。五脏生理功能，唯肺主气，包括主一身之气和呼吸之气，如《素问·五脏生成》云"诸气者，皆属于肺"；对于肝而言，其主情志，喜条畅，在七情致病中起着重要作用，如王孟英云"七情之病，必从肝起"。《读医随笔》云"凡脏腑十二经之气化，皆必籍肝胆之气以鼓舞之，始能调畅而不病""肝者，贯阴阳，统气血，居贞元之间，斡升降之枢者也""肝者，升降发始之根也"。再从"左升右降"的机理分析，也可以看出肝肺两脏对整体气机调节的关键作用。肝肺之升降，引发着全身之气的上升与下降，它不仅调节气血的运行和津液的输布，调节呼吸，而且对脾胃升降起着促进和调节作用。

气机升降失调是肿瘤形成的基本病理过程

各种疾病尽管其部位、性质、症状千差万别，但从疾病发生的根本原因和疾病总的表现趋势来看，升降失常无疑是疾病的共性和基本特征。肿瘤作为机体失衡的突出疾病，气机升降失调是引起其整体与局部变化的内在机制。

1. 现代中医学对肿瘤病机的认识　目前认为，肿瘤的形成主要归为虚、痰、瘀、毒等病理因素导致机体的阴阳失衡，而此认识仍然存在一定的局限性。因为虚、痰、瘀、毒等病理产物可以导致许多疾病，并不是形成肿瘤的特有病理因素。那么肿瘤的形成除上述因素参与外，一定有其他因素的参与，"种子-土壤"学说可以为解释这一现象提供一定的理论依据，其中"土壤"在肿瘤的发生中起着重要作用，"土壤"即目前认为的肿瘤微环境，其由"虚微环境""痰微环境""瘀微环境"及"宿主微环境（体质）"等组成；而"癌毒"即肿瘤细胞作为"种子"，共同导致肿瘤的形成以及肿瘤的转移。肿瘤作为一种慢性病，其形成是由痰、瘀、毒等各种病理产物引起体内肿瘤细胞（癌毒）不断堆积进而形成肿块的渐变过程。而从肿瘤病理产物、肿瘤微环境以及肿瘤微环境的异常信号网络转导来讲，这只是机体失衡导致肿瘤形成的中间过程，其关键基础环节是气机升降失调。

2. 气机升降失调是肿瘤形成的关键病机　肿瘤作为一种机体整体失衡性疾病，从阴阳角度来看，是整体和局部阴阳之间的失衡；从宿主平衡角度，存在机体与肿瘤之间的失衡；从基因角度，属于增殖基因与凋亡基因之间的失衡。这些失衡的内在机制均为气机升降失调，存在升发太过、降之不及以及升降反作等导致机体、肿瘤及基因之间的失衡。

气的升降出入运动之间的协调平衡，称作气机调畅，升降出入的平衡失调，即是气机失调的病理状态，是导致肿瘤病理产物产生的基本原因。气是各脏腑功能相互作用，精、血、津液相互转化的媒介，气机的升降失调（如推动、温煦、固摄、防御、气化等功能的失常）致使气血津液不能正常化生或者转化，从而产生湿、痰、瘀、毒等一系列病理产物；气机升降失衡则精、血、津液无以化，湿停为痰、血液运行不畅则瘀血内停，最终引起湿、痰、瘀的蓄积，进而停滞于"最虚之处"，随病理因素产生蓄积又进一步加重气机运行的失衡，如此恶性循环最终形成肿瘤。而气机升降条畅，痰、瘀、毒等病理产物则难以形成，即使形成肿瘤病理产物也可以得到逆转，转化为正常的气血津液进行正常的机体代谢，从而进行补养正气、荡涤浊物等一系列的生理功能。因此气机的升降失常是导致精、血、津液成为病理产物的基本病理因素，是肿瘤形成的关键病机。

肿瘤治疗应顺应脏腑升降生理特性

1. 脏腑升降特性　脏象理论与升降出入理论的结合，为动态地阐述人体功能活动变化奠定了独特的理论基础。《素问·刺禁论》云："肝生于左，肺藏于右，心部于表，肾治于里，脾为之使，胃为之市。"表明了各脏腑生理上升降出入的特性。气机升降出入是人体脏腑功能和生命活动的基本形式，随脏腑功能不同而表现各异。根据"五脏者，藏精气而不泻"的生理特点，主要体现五脏以"入"为主的内守基本特征；根据"六腑者，传化物而不藏"的生理特点，主要体现六腑以"出"为主的降泻基本特征，而要保证五脏六腑的"满而不能实，实而不能满"的特点，则需要气机升降出入运动的协调平衡。具体到脏腑气机升降出入亦有侧重，如从人体整体气机运行来看，肺以降为主，其实肺亦主升。"水谷入口，则胃实而肠虚，食下，则肠实而胃虚"（《素问·五脏别论》）。可见胃肠皆有出、入、降。气机升降是脏腑间联系的一种基本形式，脏腑之间在功能上相互协同、相互依赖，是通过脏腑气机协调的升降运动维持的，正如《慎斋遗书》云"心肾相交，全凭升降。而心气之降，由于肾气之升；肾气之升，又因心气之降"。

2. 肿瘤治疗应顺应脏腑升降生理特性　肿瘤的形成是由气机升降失调导致，而对于治则治法历代医家已有陈述。《灵兰要览》云"治积之法，理气为先"；《丹溪心法·痰》云"善治痰者，不治痰而治气，气顺，则一身之津液亦随气而顺矣"；《景岳全书·血》云"血必由气，气行则血行，故凡欲治血，则或攻或补，皆当以调气为先"。而脏腑气机各有特定的升降特性，故治疗时应明辨并顺应这种规律，应用药性升降浮沉的趋势，重视脏腑之间的整体关系以及核心脏腑在调节升降中的作用，因势利导或逆向调整，使异常的升降状态恢复正常。如肺气不降，气血津液化生痰浊、瘀血，日久胶着成癌毒，进一步阻碍气机，使局部正气趋于邪化则易致肺癌；胃气不降则致胃癌，肠的通下功能失调，则易致肠癌等。故而认为在顺应脏腑升降生理特性基础上，调气机升降是干预肿瘤及其相关病理产物的根本方法。

重视肿瘤正虚与气机升降的关系

气病包括气虚与气的运动失常。气机则用以概括各脏器的生理性或病理性活动，气机升降的调畅，必以气的充足为根本，气的充足必以气机升降通条为基础。中医学认为，肿瘤的发生是内因（正气不足、七情内伤、脏腑功能失调）与外因（外邪、饮食不节）等多种病因综合作用的结果，其中尤其重视正虚在肿瘤发病中的意义。"正虚"是对人体气、血、精、津液等物质不足，以及脏腑功能低下、失调的概括。人体正气虚损后，外邪乘虚而入，导致机体脏腑气血阴阳失调，出现气滞血瘀、痰湿结聚、热毒内蕴等病理变化，日久而成积块。纵观诸家对肿瘤发病学说的论述，可将肿瘤学说归纳为内虚学说、痰瘀学说、癌毒学说等，其中"内虚学说"是肿瘤发生形成的决定性因素及主要病机。气机升降的正常运行是补益正气的前提，气机升降的条畅是气、血、精、津液等物质正常转化，以及推动和激发脏腑、经络等组织器官生理活动的基础条件，气机升降正常则气、血、精、津液得化，正气得以补养；反之，气机升降失调则气、血、津液不能正常化生，导致正气得不到补养，加之痰、瘀、毒的产生，而进一步加重气机升降失调。正气充足是保证气机升降正常运行的根本；若正气不足，则气行无力则易致气滞，引起肿瘤病理产物，进一步加重气机升降失调，导致疾病恶化；二者的关系是相互依赖，互为基础。因而气机升降正常与否与正虚有着密切的联系，在肿瘤研究中应予以重视。

气机升降理论在多种疾病中已成熟运用，在肿瘤治疗理论中虽鲜有提及，但在临床上通过运用气机升降理论治疗肿瘤每每收到良好效果。运用升降理论辨证肿瘤（升降辨证）、指导临床用药（升降用药）、防止肿瘤复发转移的思想以及肿瘤康复理念的革新，均具有较高的理论价值。重视升降理论在肿瘤临床及研究中的应用，将为中医肿瘤的基础理论以及临床治疗增添新的科学内涵。

354 从阳化气，阴成形论温阳法在恶性肿瘤的应用

恶性肿瘤是临床常见重大恶性疾病之一，其发病率呈逐年上升趋势。学者王红玲等结合自己多年的临证经验，并根据中医经典"阳化气，阴成形"理论，认为阳气不足，寒凝积聚是恶性肿瘤形成的主要原因，故将其理论在临床上的应用进行探讨，以期为推动中医药治疗肿瘤疾病提供理论指导。

阳化气，阴成形的内涵

《素问·阴阳应象大论》云"故积阳为天，积阴为地。阴静阳躁，阳生阴长，阳杀阴藏。阳化气，阴成形"，提出"阳化气，阴成形"的理论。明代张景岳提出"阳动而散，故化气；阴静而凝，故成形"，这种生命活动的表现形式即是气的升降出入运动，即《素问·六微旨大论》云："故非出入，则无以生长壮老已；非升降，则无以生长化收藏。是以升降出入，无器不有。"只有气化功能正常，才能使生命生生不息。"阳化气，阴成形"还表现为人的形体与功能之间的关系。"阳化气"推动人体的功能，包括气化功能等，"阴成形"则生成人的形质。"阳化气"强调人体生命活动的过程，而"阴成形"则强调人的形体及其变化。"阳化气"可以把有形物质化为无形之气，"阴成形"可以把无形之气及外界物质化为自身物质。故从生理角度讲，自然界万物的生化，人体生理活动的新陈代谢，都可以概括为"阳化气，阴成形"。

阳化气，阴成形与肿瘤的形成

通常情况下，只有"阳化气"与"阴成形"之间保持相对平衡，人体才能维持健康状态。若"阳化气"太过或不及均可导致"阴胜则阳病，阳胜则阴病。阳胜则热，阴胜则寒"的病理状态，从而产生气化病。"阳化气"太过则弥散气化的功能亢盛，即所谓"壮火食气"，表现为阳有余的证候及阴精物质损耗的"阴成形"不足证候，如发热、烦躁易怒、失眠、消瘦等症状。"阳化气"不及则表现为脏腑功能不足、温煦及推动无力，导致"阴成形"太过，有形物质形成过多而见异常肿物形成、虚寒、水肿、痰浊等临床表现。

肿瘤的形成即是"阳化气"不及导致"阴成形"太过而成。简言之，阳气不足、气化异常而使寒凝、痰浊、湿阻、血瘀等阴邪内生并滞留体内，日久成瘤。加之现代社会多数患者都会接受手术、放化疗等"攻邪"手段治疗，使阳气更加亏虚，又助长了肿瘤的生长，使之陷入恶性循环。传统古籍中有不少类似的论述，如《灵枢·百病始生》云："积之始生，得寒乃生，厥乃成积也……卒然外中于寒……温气不行，凝血蕴里而不散，津液涩渗，著而不去，而积皆成矣。"《素问·调经论》云："血气者，喜温而恶寒，寒则泣而不能流，温则消而去之。"《素问·举痛论》云："寒气客于小肠膜原之间，络血之中，血泣不得注于大经，血气稽留不得行，故宿昔而成积矣。"《诸病源候论·寒疝积聚候》云："积聚者，由寒气在内所生也。血气虚弱，风邪搏于脏腑，寒多则气涩，气涩则生积聚也。"《医宗必读·积聚》云"积之成者，正气不足，而后邪气居之"，皆为"阳化气"不及致使寒凝与痰湿、瘀血等阴邪积聚而成，即"阴成形"。现代医家认为，"阳化气"不及致阳虚寒凝成积，是形成肿瘤根本原因者亦是不

在少数。刘洋等认为，寒为癥积的本因，至于积形成以后产生的热毒痰瘀虚等不过是瘤体的自身形态，或阻滞压迫损伤带来的继发反应。薛雪认为，肿瘤是一类本虚标实亦是阳不足而阴有余的病变，以（脾肾）阳虚为本，可兼见多症。因而阳虚是形成肿瘤的主要原因。肾阳为一身元阳之根，故肿瘤形成的病机是肾阳不足，导致寒凝、痰浊、湿阻、血瘀等阴邪凝积于内而成；以肾阳虚为本，以寒凝、痰浊、湿阻、血瘀为标，属本虚标实之证。现代医学分子生物学认为，恶性肿瘤是细胞的生长失控、缺乏分化而异常增生，通过多阶段逐步演变而成，是一个由量变到质变的过程。从中医学角度认为细胞的分化与增殖分别是"阳化气"与"阴成形"的作用使然，阳化气不足则不能调控阴成形，表现为细胞分化能力低下不能成熟，畸形生长且旺盛，最终导致肿瘤细胞的积聚及无限增殖，符合现代医学对恶性肿瘤生物学特性的认识。

温阳法是治疗恶性肿瘤的基本大法

基于上述对肿瘤病因病机的认识，温阳法是其基本治疗大法，可通过温阳来补充阳气，恢复"阳化气"的功能，从而使肿瘤逐渐弥散为无形之物。叶峥嵘等认为，温阳法是治疗肿瘤的一种重要方法，但在具体应用中存在着温阳散寒法和温补肾阳法的不同，应视具体情况单用或相互配伍应用。王文苹等研究发现，保元解毒汤对改善肺癌恶病质小鼠生活质量有较好作用，可延长其生存期。王中霞等研究发现，保元解毒汤可通过 UPP 信号途径抑制肌细胞萎缩，改善肿瘤恶病质肌肉萎缩状态，为临床应用提供新的治疗思路和有效方药。在"阳化气，阴成形"理论指导下，运用温阳法治疗肿瘤，在临证时疗效明显。张永杰等在晚期非小细胞肺癌化疗过程中及化疗后应用温阳法，给予麻附益阳汤治疗，经观察能显著改善临床证候，提高生活质量，具有明显的增效减毒作用。荣震等在化疗的基础上分别加益肾温阳的参附注射液与清热解毒的痰热清注射液各治疗 28 例晚期非小细胞肺癌患者，结果显示益肾温阳组在改善证候（头痛、腹泻）积分、提高 TL-CFU 水平方面优于清热解毒组（$P<0.05$），说明在改善中医证候、提高免疫力方面，益肾温阳法效果显著。邓玉艳等用温阳散寒方麻黄附子细辛汤联合温阳救逆、益气固脱之参附注射液治疗肺癌疼痛 30 例，结果显示治疗组总有效率优于单服西药镇痛药氨酚羟考酮胶囊（$P<0.05$），提示温阳法能有效减轻肺癌疼痛。故温阳法治疗恶性肿瘤的实验及临床研究证实，温阳法能有效改善患者症状，提高生活质量，延长生存期，使患者能长期带瘤生存，体现了中医药的优势，同时也表明温阳法是治疗恶性肿瘤的有效疗法。

温阳法治疗肿瘤方药配伍证治

针对恶性肿瘤的病因病机，采用温阳补血、散寒通滞之功效的阳和汤作为基本方，在此基础上随症加减治疗恶性肿瘤。阳和汤出自清代王维德《外科全生集》，是治疗外科阴疽的主方，基于"异病同治"的思想，现已用于临床许多疾病的治疗。方中重用熟地黄补血养阴、益精生髓；鹿角胶为血肉有情之品，补肝肾、壮元阳，与熟地黄合用蕴涵"阳中求阴，阴中求阳"之意，二者共为君药；麻黄、肉桂、炮姜配伍，王维德自解"非麻黄不能开腠理，非肉桂、炮姜不能解其寒凝。此三味虽酷暑不可缺一也。腠理一开，寒凝一解，气血乃行，毒迹随之消矣"；白芥子通阳化痰散结，祛皮里膜外之痰；生甘草既解毒又调和诸药，诸药合用共奏温阳补血、散寒通滞之功。诚如清代张秉成《成方便读·补养之剂》云："非有形精血之属难收速效，无温中散寒之品不能直入其地，以成其功。"本方药简效宏，温而不燥，补而不腻，犹如自然之阳光徐徐照来，融化冰川，驱散阴霾，令寒邪无稽留之所，则痰浊、湿阻、血瘀等阴邪凝积之肿块自散，即"阳化气"。

现代药理研究表明，阳和汤组方中多数药物具有抗肿瘤作用。熟地黄水提液能明显刺激单核细胞分泌细胞因子 TNF-α，从而杀伤肿瘤细胞活性。熟地黄主要成分地黄多糖，可延长荷瘤小鼠存活时间，明显抑制 Lewis 肺癌、H22 肝癌、B16 黑色素瘤、S180 肿瘤生长；肉桂中桂皮醛对 HeLa 细胞、A549

细胞和 HepG2 细胞等 3 种肿瘤细胞均有抑制作用，且呈剂量依赖性；白芥子挥发油能够上调 Bax 的表达、下调 Bcl-2 的表达，进而诱导细胞凋亡，达到抑制肿瘤生长；炮姜能够抑制肺癌 A549 细胞、胃癌 SGC-7901 细胞的增殖。阳和汤复方经现代实验研究证实，阳和汤具有一定的抗肿瘤作用，能够干扰肿瘤细胞生长周期，诱导肿瘤细胞的分化和凋亡，促进小鼠机体产生干扰素，提高抗氧化能力，降低肿瘤的解毒能力，增强免疫功能；还可激活细胞凋亡通路，促进阿霉素引起的 HL-60 细胞生长抑制、DNA 断裂、细胞色素 C 释放和 Caspase-3 激活，上调 Bax/Bcl-2 表达比率，对阿霉素等化疗药物具有显著增敏作用。阳和汤在临床中治疗多种恶性肿瘤，疗效良好。陈志伟等应用阳和汤联合 NP 方案治疗晚期非小细胞肺癌，并与艾迪注射液联合 NP 方案对照，阳和汤组治疗有效率为 52.94%，艾迪组治疗有效率为 46.66%，表明阳和汤与艾迪注射液同样具有抗非小细胞肺癌的作用。

阳和汤抗肿瘤的现代研究成果，为在临床上的使用提供了理论指导，故在临证时常用剂量为熟地黄 30 g，鹿角胶（烊化冲服）15 g，炮姜 15 g，肉桂（后下）10 g，麻黄 10 g，炒白芥子 20 g，生甘草 10 g。方中鹿角胶也可换做鹿角霜，《本草便读·兽类》云："鹿角胶、鹿角霜，性味功用与鹿茸相近，但少壮衰老不同，然总不外乎血肉有情之品，能温补督脉，添精益血。如精血不足，而可受腻补，则用胶；若仅阳虚而不受滋腻者，则用霜可也。"因此根据患者能否耐受滋腻选用二者之一。若患者脾肾阳虚较重则用肉桂温补脾肾，若寒凝较重则用桂枝温经散寒通脉，根据不同肿瘤，选用针对性较强的抗癌药物。肺癌用金荞麦、贝母等，肝胆癌用蜈蚣、白花蛇舌草等，食管癌用威灵仙、黄药子、地龙等，胃癌用藤梨根、土茯苓、薜荔果等，结肠癌、直肠癌用苦参、半枝莲等，胰腺癌用肿节风等，胃肠淋巴瘤选用夏枯草、山慈菇等。肿瘤发生后，随病程发展会出现许多变证或兼症，则应随症加减药物。消食导滞加焦三仙、鸡内金等，软坚散结加牡蛎、莪术等，清热解毒加蒲公英、菝葜等，化瘀止痛加全蝎、水蛭等，痰湿者加薏苡仁、威灵仙等，气血不足加黄芪、党参等，失眠烦躁加石菖蒲、首乌藤等。

验案举隅

李某，男，57 岁，2015 年 6 月 1 日初诊。背部脂肪肉瘤 2 次术后，多发骨转移。症见背部疼痛，夜晚痛甚，畏寒，乏力，纳眠可，活动正常，大便溏，每日 1 行，舌淡暗，苔薄白，舌左侧缘可见黑斑，舌下脉络轻瘀，脉细。诊断为脂肪肉瘤，辨证属阳虚寒凝、气虚血瘀，治宜温阳散寒、祛瘀通络。方用阳和汤加减。

处方：熟地黄 30 g，鹿角霜（先煎）15 g，炒白芥子 20 g，肉桂（后下）10 g，麻黄 10 g，干姜 10 g，黄芪 50 g，制附子 10 g，淫羊藿 10 g，蜈蚣（研末冲服）3 条，三七粉（冲服）10 g，徐长卿 30 g，制南星 10 g。10 剂，每日 1 剂，水煎分 2 次服。配合中成药小金胶囊口服，每次 4 粒，每日 3 次。

二诊（2015 年 6 月 13 日）：诉畏寒、乏力减轻，仍背疼痛、大便溏，舌脉同前。守上方增制南星 15 g、蜈蚣（研末冲服）4 条、黄芪 60 g，继服 10 剂，小金胶囊继服。

三诊（2015 年 7 月 4 日）：诉背疼、乏力减轻，大便溏，余无症状，守上方加减继服。患者一直坚持来诊，处方以阳和汤加减并配合小金胶囊，症状缓解明显，背部间断疼痛，余无不适，定期复查病灶均稳定。至 2017 年 4 月 26 日，复查 CT：左肺小结节疑为转移灶。来诊诉背部间断疼痛、夜甚，舌淡暗、苔薄白，舌下脉络轻瘀、脉细。

处方：熟地黄 40 g，鹿角霜（先煎）40 g，干姜 10 g，肉桂（后下）10 g，炒白芥子 18 g，麻黄 6 g，制附子（先煎 1 小时）40 g，金荞麦 30 g，蜂房 15 g，鱼腥草（后下）30 g，制马钱子 1 g，黄芪 120 g，蜈蚣（研末冲服）30 条，黄芩 30 g，橘红 15 g，龙葵 30 g，贝母 30 g，蛤蚧 1 对。15 剂，每日 1 剂，水煎分 2 次服。配合小金胶囊每次 4 粒，每日 3 次。后肺部放疗 33 次，末次放疗时间为 2017 年 4 月 28 日，放疗前后仍坚持来诊，定期复查肺部结节稳定，余未见病灶进展，未诉明显不适。患者一直口服中药至 2017 年 9 月 19 日来诊，诉右背疼痛，舌淡暗、苔薄白，舌下脉络轻瘀、脉细。仍以阳和汤加减。

处方：熟地黄 50 g，鹿角胶（烊化冲服）15 g，麻黄 12 g，炒白芥子 30 g，干姜 20 g，肉桂（后下）20 g，甘草 20 g，砂仁（后下）15 g，黄芪 180 g，蜈蚣粉（冲服）10 g，制南星（先煎 1 小时）50 g，细辛（先煎 1 小时）20 g，三七粉（冲服）10 g，制附子 10 g，露蜂房 15 g，羌活 15 g，徐长卿 30 g，15 剂，每日 1 剂，水煎分 2 次服。配合小金胶囊每次 4 粒，每日 3 次。

按：脂肪肉瘤是软组织肉瘤（STS）的一种恶性肿瘤。目前西医治疗疗效并不理想，其复发率高，预后较差，但中医治疗很有优势。本例患者脂肪肉瘤术后多发转移病属晚期，以肾阳虚为本，以寒凝、痰瘀胶结为标，处方以阳和汤为基本方加减。阳和汤温阳补血、散寒通滞为本，黄芪、蜈蚣、制南星、细辛的使用亦较为频繁，常从小剂量开始逐步加量，以增强益气温阳、通络止痛。黄芪起始量为 50 g，最大用到 180 g；蜈蚣起始量 3 条，最大用到 32 条；制南星起始量 10 g，最大用到 60 g；细辛起始量 3 g，最大用到 20 g，制南星、蜈蚣、细辛均为有毒之物，本患者所用剂量较大，但并未出现不适，反而获得到了很好的控制效果，表明只要辨证准确，运用得当，有毒中药能发挥意想不到的效果。配合中成药小金胶囊散结消肿，化瘀止痛。同时中西医结合，提高了疗效，在最大程度上缓解了患者病情。诸法合用疗效较为明显，极大提高了患者生活质量，延长了生存期。

355　从气化论疏肝理脾干预能量代谢重编程延缓肿瘤进程

　　肿瘤作为严重威胁人类健康的恶性疾病，是世界范围内的主要死亡原因。基础研究表明，肿瘤细胞能量代谢重编程是一种有效的能维持肿瘤细胞生物能学和大分子物质合成的途径，靶向干预肿瘤能量代谢途径是肿瘤治疗的有效手段。中医学思想中，"气"是构成包括人体在内宇宙万物的最基本元素，人体内部不断发生着形气转化、气机聚散升降出入等气化活动，"气化"活动是生命活动存在的基本方式和状态，"气化"之道是机体内稳态的自稳调节机制。学者徐爽等以中医学理论为指导，探讨了人体气化活动与肿瘤能量代谢重编程的相关性，以期为肿瘤疾病的防治提供更深刻的理论基础。

中医气化内涵的诠释与气化学说的沿革

　　1. 古代哲学思想和《内经》对气化学说的影响　"气化"指气的运动及其所产生的各种变化，其概念本源于中国古代哲学思想，是古人对宇宙、自然、生命的观察和领悟。《老子·四十二章》云："道生一，一生二，二生三，三生万物。万物负阴而抱阳，冲气以为和。""道"是化生天地万物的最基础物质，阴阳之气不断"冲和"变化从而"道"生万物。管子在此基础上建立了"气一元论"的宇宙观，认为"气"（精气）宇宙间运行不息、无形可见的最精微物质，是构成万物的本源，推动宇宙万物发展变化的原始动力。在古代哲学思想基础上，《内经》以"运气七篇大论"从宏观、中观、微观的角度解读了自然界的五运六气以及人体内部气化的变化规律与关联，初步形成了中医气化理论。就微观层面而言，气化指人体在自然之气的参与下进行的一系列生化活动，包含了饮食物化生精微物质、精微物质的代谢、人类生命活动进程的演化、人体在致病因素下的调节作用以及病理状态下治疗手段相应效应等。这体现着与自然界进行物质与能量交换的过程，也体现着人体内环境的新陈代谢过程，其实质也就是中医学气化活动在人身的过程，是中医学对人类生命活动的本质概括。

　　2. 古代医家对气化的认识　后世医家不断继承创新中医气化理论，形成了独具中医特色的气化学说。张仲景将自然界六气与六经相结合，以此分析六经的生理特性和疾病传变模式，确立了六经辨证论治体系，利于在不同阶段辨证论治以及预测预后反应。"六经气化"说是解读《伤寒论》的重要学说之一，以张志聪、张令韶为代表的医家基于《内经》中"天人相应""六气标本从化"等观点，构建"六经气化"说，六经之病实为六经气化之病。黄元御精通五运六气，在五行生克上重气而不重形，提出"土枢四象，一气周流"的观点，脾土之气乃阴阳二气升降气化而生，脾土是清气左旋、浊气右转的关键枢轴，发挥了脏腑气化之间的关系。清代医家张锡纯在其著作中多次提及气化，认为阴阳、气血化合所产生的变化即是气化，天地乃阴阳气化而生，人身乃气血气化而生。张锡纯以为肝脏为人体气化活动中最活跃、最要紧的脏腑，并提出"肝主气化"，肝具有统帅全身气化功能的作用，对于疾病的治疗独树一帜。李东垣在治疗疾病时注重气化活动的升降浮沉，创立了脾胃学说，认为诸多人体之气皆来自于胃气，人体的健康与否，关键点在于脾胃气化是否正常，格外重视脾胃气化对机体的作用。从各家学者的阐释可见，人体是一个不断进行气化活动的有机体，气化活动影响着机体的生命健康，与疾病关系密切，肝和脾在全身气化活动中有着重要地位，深刻理解气化学说的内涵，探索生命活动的规律与本质，从而指导防病治病。

3. 中医气化学说对肿瘤防治具有重要的临床指导意义　殷东风以中医学整体观念为基础构建机体系统论，认为"调畅气机"能使恶性肿瘤患者机体在非稳态下重新建立稳态平衡，维持生命体和谐稳定和功能的正常发挥，从而恢复身心健康状态。耿良认为微环境对肿瘤的发生发展有重要影响，调节气化功能可对癌症患者肿瘤微环境进行调控和改变。人体具有自稳态调节能力，健康状态下处于动态平衡，疾病状态稳态平衡被打破，超过机体可调节范围。调节机体不平衡状态至最佳稳态平衡，病情得以稳定或转归，气化理论的核心思想就是"自稳平衡思想"。肿瘤的发生与转变及肿瘤微环境的形成是人体内环境稳态失衡的表现，以中医气化学说为指导防治肿瘤疾病，调节机体气化活动，可提高机体抗邪能力、代谢能力，影响肿瘤生长微环境，干预肿瘤生长发展进程，促进机体内环境进入自稳平衡状态，实现肿瘤患者"带瘤生存"的生活方式。

气化活动参与人体能量代谢过程

"人之有生，无非受天地之气化耳"，人体乃天地气化活动的产物，故而人体的生命活动过程也是气不断运动变化而产生的结果。气机指气的运动变化及其规律，气机是气化活动的基础，气化功能主要体现于气的运动变化中，气化活动参与的人体能量代谢自始至终伴随着气机升降出入运动的有序进行。《素问·六微旨大论》云"是以升降出入，无器不有"。气的升降出入运动是脏腑功能活动的体现，是机体吐故纳新维持新陈代谢的主要方式，通过气的升降出入活动将人体从外界摄入的饮食物气化成为最小的能量单元，构成满足五脏六腑，形体经络功能活动的气、血、精、津等营养物质。机体所需能量小于摄入量时，摄入的大分子物质如蛋白质、碳水化合物经物质代谢以"有形"之物的形式储存在肌肉、血液、脂肪等组织中。当人体进行需要消耗能量的活动时，这些"有形"之物再次分解用于供能，从而建立并维持物质输布与能量代谢的动态平衡。

人体内各脏腑的生理功能均是各自气机、气化活动的结果，各脏腑组织共同参与人体能量代谢主要体现在物质的合成和分解，物质与能量的转化，能量的储存与供应等方面。通过心的气机、气化活动鼓动血液在脉中周流不息；通过肺的气机、气化活动宣发布散精微物质，调节水液代谢并影响大肠的传导功能；通过脾的气机、气化活动化生水谷精微物质、升托内脏，且脾胃同居中焦乃全身气机气化的重要枢纽；通过肝的气机、气化活动调节血液归藏，影响脾胃的消化吸收，肝之疏泄又可条达全身的气机、气化活动；通过肾的气机、气化活动促进人体生殖发育；六腑的气机、气化活动"以通为用"，"以降为顺"，其"传化物而不藏"的生理特性使人体的新陈代谢物质得以顺利进行。由此可见，人体气化活动参与能量代谢的有序进行需要各脏腑共同协作，任何脏腑的生理功能障碍均能导致人体能量代谢异常，及时调节脏腑气机、气化活动的稳态才是治疗代谢异常性疾病的重要着眼点。

能量代谢重编程是肿瘤生长的重要特征

肿瘤细胞能量代谢重编程是肿瘤生长的重要特征，肿瘤细胞及癌旁组织相关信号转导、代谢酶以及癌基因的异常表达是驱动肿瘤细胞能量代谢重编程的重要因素。人摄取食物后主要以葡萄糖代谢的方式为人体供能，在氧气充足条件下，葡萄糖在糖酵解关键酶的催化下生成丙酮酸，后氧化脱羧变成乙酰辅酶A进入线粒体，在线粒体中氧化分解释放出大量水和二氧化碳，并伴随着腺嘌呤核苷三磷酸（ATP）的高效率产出，而肿瘤细胞的生长需要大量物质和能量代谢作为基础条件，为满足其快速增殖的能量需求，肿瘤细胞进行了适应性的"代谢重编程"，主要表现为即使氧气充足条件下，肿瘤细胞也依然偏好低产能、高速率的糖酵解途径获取能量，此过程又被称为"瓦博格效应"，是肿瘤细胞最常见的能量代谢重编程特征。肿瘤细胞能量代谢重编程还以谷氨酰胺的代谢增强为特征，肿瘤细胞异常增殖所需的各种生物大分子如氨基酸、蛋白质、脂质和核苷酸等均是以谷氨酰胺作为碳源原料进入线粒体中氧化代谢产生的。一种新型谷氨酰胺代谢阻断药物，不仅可以消除肿瘤细胞的免疫抑制微环境、改善肿瘤细胞氧化应激及糖酵解带来的缺氧、酸性微环境、营养消耗等肿瘤代谢特征，还可以上调效应 T 细胞的活性增强对癌细胞的摧毁作用，从而达到"饿死"肿瘤细胞的目的，并增强了免疫细胞。除此之外，胆固醇及其衍生物等脂类代谢的改变也是肿瘤细胞能量代谢的另一重要特征。

肿瘤细胞异常增殖过程中表现为氧含量分布不均，肿瘤组织局部乏氧，缺氧诱导因子 1α（HIF-1α）表达上调。HIF-1α 的上调可能造就了癌细胞的缺氧保护机制，促进了血管内皮生长因子（VEGF）的表达，抑制线粒体的生物活性并上调葡萄糖转运蛋白 1（GLUT-1）等糖酵解关键酶，降低了氧化磷酸化水平。乏氧组织微环境中葡萄糖与氨基酸含量降低，代谢产物乳酸堆积，而相对氧气充足的非缺氧区肿瘤细胞则主要以乏氧区肿瘤细胞的代谢产物乳酸进行氧化磷酸化作为能量生成的原料，这种"互帮互助"的生长模式形成了独特的肿瘤细胞能量代谢方式。肿瘤能量代谢重编程是肿瘤细胞适应新环境满足自身生长需求的策略，针对肿瘤能量生物合成途径的代谢特点进行靶向干预，从而干预肿瘤生长，是癌症治疗的可行性手段。

气化失司可能是引起肿瘤能量代谢重编程的重要原因

气化活动参与人体能量代谢以确保脏腑功能的正常发挥，维持人体正常的新陈代谢状态，气化失司可能是肿瘤能量代谢重编程的至关因素。若气化失司，机体阴阳失调，经络气血运行障碍，气、血、精、津液等物质化生、输布、代谢等过程异常，日久则生瘀、生热、生痰，再遇各种病理因素和人体正气亏虚的情况下就会化为癌毒，这些癌毒很可能是启动能量代谢重编程的催化剂，而瘀、痰等病理产物相互搏结成为癌瘤生长的原料。此时及时恢复气化活动稳态，截断病邪发展，痰饮瘀结等病理产物得化，肿瘤渐消。若癌毒稽留日久，久则正气虚损更重，机体不耐受攻伐，癌毒流注，病情进一步加重。气化失司引起人体升清降浊功能的紊乱，导致乳酸、炎症因子、趋化因子等代谢废物不能及时被清理，形成有利于肿瘤能量代谢重编程的生存微环境。气机升降失调导致机体癌基因与抑癌基因、癌细胞与非癌细胞的平衡被打破，进而启动肿瘤能量代谢重编程。肿瘤的能量代谢重编程是多因素多步骤的过程，气化失司是导致人体新陈代谢障碍，形成利于肿瘤生长的生存微环境，引起癌基因的改变等，这些都是引起肿瘤能量代谢重编程的重要因素，调节气化活动可以改善组织细胞活动的信息传递、物质能量转化并且利于提高机体免疫能力，是逆转肿瘤能量代谢重编程的有效手段。

木郁土湿是气化失司的主要病机

张锡纯强调气化活动对于人体健康的重要性，并认为"肝主气化"，肝气上达能宣通心气、下达助肾气疏泄，肝又与气海相连故能宣通先天之元气，使先后天之气互济，人身之气周流不息，因此肝能主持全身气化功能，在治疗疾病时格外重视调肝以调气化。黄元御在治疗疾病时重视补土，恢复脾土中气才可使清阳左升、浊阴右降，恢复"一气周流"，机体才可阴平阳秘。可见，肝、脾两脏在人体气化活动中具有十分重要的地位，五行脏腑之间通过生克制化来维持其动态平衡，一旦动态平衡被打破，则机体失稳而出现疾病状态，肝、脾两脏相互影响是导致气化失司的根本原因。肝为风木之脏，主疏泄，性喜条达而恶抑郁，肝气冲和条达，舒畅全身气机；脾为湿土之脏，主升清、运化水谷，性喜燥恶湿，脾气健运，运化水湿，精微物质化生顺畅。脾在肝之疏泄功能协助下，维持自身运化、升清、排泄功能的健旺，肝在脾化生精微物质的滋养下，体阴而用阳发挥其正常生理功能。黄元御在《四圣心源·厥阴风木》云："故风木者，五藏之贼，百病之长，凡病之起，无不因于木气之郁。"提出肝气失于条达郁而生风，是为百病之因。又云："然土气不升，固赖木气以升之，而木气不达，实赖土气以达焉。盖厥阴肝木，生于肾水而长于脾土。水土温和，则肝木发荣，木静而风恬；水寒土湿，不能生长木气，则木郁而风生。"提示木气的生发不离脾土，土湿则木郁。肝气郁结，木气不达，肝木太过，遂乘脾土，脾之运化不及，湿邪过剩，化为病理产物积聚影响气化活动，木郁土湿是全身气化失司的主要病机，也是百病由生的重要因素。

疏肝理脾法调气化逆转能量代谢重编程延缓肿瘤进展

　　肝能够调畅气机和维持气化活动稳态，肝代谢稳态失衡则生"浊"，进而糖脂代谢异常。癌症患者常伴见情绪抑郁等负面情绪，疏肝能够调畅情志解郁，缓解癌症患者的负面情绪。能量代谢异常是抑郁的关键病机，疏肝方可改善抑郁模型大鼠不同大脑区域的葡萄糖代谢异常，进而影响能量代谢，改善抑郁情绪。贾英杰善"调气运中"治疗恶性肿瘤，认为中焦不运五脏失养，中焦气机失调是化成癌毒的重要因素，健运中土，调畅气机，助升降有序通行祛邪，从而恢复机体阴平阳秘的状态。"中医脾-线粒体相关"理论认为，中医脾主运化功能参与线粒体氧化磷酸化产能过程。脾气虚大鼠肝脏、心肌和骨骼肌线粒体结构功能异常，健脾法有助于扭转线粒体损伤。脾虚可导致线粒体功能紊乱，理脾可调节线粒体功能进而调控肿瘤细胞的能量代谢。疏肝理脾代表方丹栀逍遥散可抑制人乳腺癌 MCF－7 细胞系移植型裸鼠移植瘤的生长。疏肝理脾能调气机、助气化，提高细胞代谢能力，推动机体整体自我更新。在疏肝解郁的同时应注重理脾，在燥湿理脾的同时也应注重疏达木气，脾不为湿困则肝气调达，肝气舒畅则脾健运生旺，疏肝、理脾同时进行，使气化活动恢复正常，能量生化充足、输布有序，有助于逆转病态的能量代谢重编程，机体重新进入内环境稳态，从而达到防治肿瘤的目的。

　　"气化"活动维系机体的生命活动，"气化"活动正常则生命活动如常，"气化"活动失常则机体生理功能出现紊乱。中医在防治肿瘤时，以整体观念为根本出发点，注重治人，切中病机，通过疏肝理脾法疏木之郁遏之气，泻脾土壅遏之邪，重建人体气化稳态，影响肿瘤细胞的能量代谢，使其"发育不良"，实现肿瘤-宿主的和谐共生的"和"状态。

356 气化理论在肿瘤防治中的意义

肿瘤是目前人类面临的主要威胁之一，多年来世界各国在其筛查、防控、诊断、治疗等方面耗费巨大；但该病的发病率和病死率始终居高不下，传统的手术、放化疗以及近年来兴起的靶向治疗、免疫治疗在控制肿瘤、延长患者生存期上仍不尽如人意。学者耿良等参考中医学理论，结合现代医学的研究成果和临床实践经验，将中医气化理论在肿瘤防治中的意义做了探析。

微环境在肿瘤的发生发展中起关键作用

过去人们对肿瘤的研究主要集中在肿瘤细胞本身；但随着研究的不断深入，人们逐渐认识到机体的内环境或微环境在肿瘤的发生、发展和转移中起着重要作用，并影响着治疗的效果。1889 年，Stephen Paget 在分析了乳腺癌患者的尸体解剖数据后提出了著名的"种子-土壤"学说，认为特定的肿瘤细胞（种子）在转移部位（土壤）上有其倾向性，只有遇到适合的土壤，种子才会生长并发生转移。经过100 多年世界各国研究者的不断努力，人们发现不单是肿瘤的转移，包括肿瘤启动在内的整个肿瘤过程都与机体微环境相互影响、密不可分。肿瘤微环境是指肿瘤细胞周围对其生长、转移起支持作用的环境，不仅包括肿瘤细胞，而且包括被肿瘤细胞通过自分泌和旁分泌途径募集过来并修饰过的免疫细胞、脂肪细胞、成纤维细胞、内皮细胞等各种细胞成分，以及它们分泌的趋化因子、生长因子、基质降解酶乃至细胞外基质等。现有研究发现正常细胞处于一个相对稳定的内环境（稳态），按正常的程序进行着增殖、分化、凋亡，以及相关因子的分泌和表达，而肿瘤在发生、发展的过程中不断打破这一平衡。从肿瘤的发生而言，目前的研究认为干细胞突变成为肿瘤干细胞是肿瘤的根源，而体内微环境在这一转变中起到了重要作用，增多的外界增殖信号是造成微环境失稳进而促成这一转变的原因之一；当组织慢性损伤时，受损和坏死细胞会释放信号分子激活 Wnt、Hh 等信号通路，使干细胞被持续性激活，从而不断地产生新的干细胞和分化的子细胞，以修复慢性的组织损伤。在这种异常环境中，持续活化的干细胞更容易成为基因事件的靶标，从而发生恶性转化，最终导致肿瘤发生。正常细胞转变为肿瘤细胞后，其无限增殖需要不停地塑造一个适合自己的外部环境，主要包括组织缺氧和酸中毒、间质高压形成、大量生长因子和蛋白水解酶的产生、免疫炎性反应等。这种特性十分有利于肿瘤的增殖、侵袭、黏附、血管生成，以及降低放、化疗敏感度，促使恶性肿瘤复发转移。在这一过程中，肿瘤细胞与微环境中的各种细胞、组织成分相互作用，形成正反馈通路，肿瘤细胞分泌各种因子，招募和修饰机体细胞，使之成为肿瘤相关巨噬细胞、肿瘤相关成纤维细胞等，这些细胞被肿瘤细胞招募和修饰后，即失去正常的生理功能，反而为肿瘤细胞服务，通过旁分泌产生更多的生长因子，塑造低 pH 值、血管生成优势、免疫抑制的内环境，并形成恶性循环，反过来招募更多的细胞，从而促进肿瘤的生长和转移。反之，如果改变肿瘤的微环境状态，肿瘤的生长则可受到抑制，例如仅仅给小鼠口服碳酸氢钠，增加其癌周的 pH 值，即可有效地抑制肿瘤生长及局部浸润。

肿瘤微环境在肿瘤发生发展中的作用如此重要，可是现有的抗肿瘤手段如手术、放化疗、靶向治疗等靶标都在消灭肿瘤细胞上，而这些手段既不能完全消灭肿瘤细胞，又不能改变甚至逆转肿瘤微环境，即使手术切除了可见的肿瘤病灶，或短时间内放化疗把肿瘤控制住；但种子既存，土壤仍在，那么肿瘤的死灰复燃也就在所难免了。

人体微环境是在气的升降出入运动下形成的

人的生命活动从本质上讲是机体与外界环境之间的物质和能量交换，以及生物体内物质和能量的自我更新过程，也就是常说的新陈代谢。人体微环境的形成与维持正是在新陈代谢中实现的。与现代的新陈代谢相对应，《素问·经脉别论》有一段论述对人体与外界的这种物质交换和体内传输过程进行了概括，云："饮入于胃，游溢精气，上输于脾，脾气散精，上归于肺，通调水道，下输膀胱，水精四布，五经并行。"在这一系列活动中，不论是胃的游溢精气、脾的散精，还是肺的通调水道，及至水精四布、五经并行，均是在气的升降出入——气化运动中实现的。古代唯物主义认为气是构成宇宙和天地万物的最基本元素和最小单位，气化即通过气的升降出入运动而产生的各种变化，是古人用以说明自然界气与万物化生关系的特定概念。自然界中的一切事物包括人在内都是由气构成并在气的升降出入中维持存在的。具体到人体而言，气是构成人体的基本元素，也是精、气、血、津液之间转化的原动力，而精微物质之间的正常转化则依赖于气有规律的升降出入运动。人体是一个时刻发生着形气转化（气化作用）的运动着的有机体，气化作用是生命活动的必要条件和基本特征，人体的各种生理功能都是在气的推动下完成的，正如《素问·六微旨大论》云："故非出入，则无以生长壮老已；非升降，则无以生长化收藏。是以升降出入，无器不有。"

如果各种原因导致气化失常，就会出现气滞、气郁、气逆等情况，津液的生成输布出现异常，就会生瘀、生热、化毒，造成体内的微环境失衡，导致包括癌症在内的各种疾病。精微得正化则为气血津液，不得正化则为痰湿，日久生瘀化毒则为癌。痰、瘀、毒既在，再遇先天之禀赋为火种，则癌毒成矣。因此，癌毒的产生有两个必要条件：一是气化失常，津液不归正化；二是先天体质。目前在癌症的发病上，大多数医家以虚、痰、瘀、毒立论，并以内虚为发病之根本，即正虚阴阳失调，津液代谢异常，痰湿内结，气血瘀滞，痰瘀交阻，癌毒乃成。在后来的临床工作中发现许多癌症患者平素非常健康，根本没有正虚的表现，却发生了癌症。《素问·举痛论》云"百病生于气也"，而未言百病生于虚也。正气亏虚确实会生痰、生瘀、化毒，进而出现癌症，但并不是癌症产生的必要条件；因六淫、七情、饮食，以及"生病起于过用"等因素导致的气化失常才是癌症产生的必要条件。痰、瘀、毒或者气化失司，多种疾病均有，并非癌症所独有，那么癌症的发生还需要什么特异性条件呢？耿良认为个体体质的差异在癌症的发生中起着重要作用，气化失司所致痰、瘀、毒必须与先天体质相互作用才会导致癌邪产生。现代医学也认为癌症是遗传与环境相互作用的结果，包括生活方式在内的各种环境因素是癌症发生的始动因素和主要推动力，而遗传因素在其中占次要地位，决定对癌症的易感性。

调气以致和平是防癌治癌的重要着眼点

人体的各项功能是在气的有规律的升降出入运动中维持的，气化活动所产生的人体内环境在癌症的发生发展中起决定性作用。因此，在癌症的预防和治疗中应时刻不忘调畅气机，使五脏六腑功能正常，气机升降有序，才能维持内环境的稳态，减少癌症发生。中医学自形成以来就有一个非常重要的理念，即强调未病先防，在日常生活中应注意饮食适度、情绪平和、适量运动、起居有常，以保持气机的正常运行，从源头上减少不良环境因素对人体的影响，从而抑制癌症发生。《素问·四气调神大论》云："是故圣人不治已病治未病，不治已乱治未乱，此之谓也。夫病已成而后药之，乱已成而后治之，譬犹渴而穿井，斗而铸锥，不亦晚乎。"

然而，就现实而言，人们所处的整个社会和自然环境短期内很难得到根本改变，肿瘤临床工作者主要面临的仍是已经发生的癌症患者，且以中晚期的患者为主。那么在癌症形成后，其中医治疗亦应以调气致和为主要治疗目的。癌毒一旦产生，有两大标志性的特征，一是其性峻烈难除，二是可熏染正气为己所用，使所掳之正气不能御邪反而侵削正气。在持续的正消邪涨下，最终患者"正气乃竭"而死亡。

在这点上，肿瘤相关巨噬细胞、肿瘤相关成纤维细胞、调节性 T 细胞就是很好的例子，它们本来是正常细胞，本应发挥包括监视并攻击癌细胞的正常生理功能；但在被癌细胞熏染之后，就成为癌细胞的帮凶，为癌细胞的生长转移服务。而癌邪对正常细胞的熏染正是通过痰、瘀、毒，或者是以缺氧、炎症、免疫抑制为主要特征的肿瘤微环境来实现的。因此，调畅气机，使痰湿去、瘀血行、癌毒清，消灭或改变肿瘤复发、转移所依赖的土壤，正是中医治疗的重点所在。

毋庸讳言，在中西医结合肿瘤临床工作中，中医目前处于从属地位。控制癌症病情进展目前主要以现代医学的放、化疗以及近年来兴起的靶向治疗为主，特别是靶向治疗。虽然近年来新药层出不穷，且呈现逐渐加速的趋势；但即使是靶向药物，也面临着肿瘤耐药的难题，究其原因，很可能与肿瘤患者体内的微环境未获得改变有关，就像肿瘤异质性一样，每个患者的体内微环境也是有其特异性的。中医药的基本特点包括辨证论治和整体观念。辨证论治是一种个体化治疗，是根据每个患者的独特的"证"所给与的具有针对性的治疗，可以精确地调控患者的内环境，克服内环境的异质性，使之恢复到气调以顺、阴平阳秘的状态。再者，中医学将人体作为一个整体，从多通路、多靶点进行整体调理，而不是像现代医学治疗是把靶标定在肿瘤细胞甚至某几条信号通路上。须知人体的信号通路错综复杂，是一种网状结构，仅仅阻断一条或几条通路是难以从根本上解决问题的，肿瘤细胞可通过其他通路的代偿获得对这种治疗的耐受。中医治疗的个体性和整体性，是中医的特点，也是相对于现代医学的主要优势。而以肿瘤微环境为靶点，以调畅气机以致和平为根本原则，相对于诱导凋亡、抑制增殖、抗血管生成的中医抗癌研究固有思路，更应该是医者治疗的主要着眼点和未来的方向。

357 调气解毒论治癌性疼痛

癌性疼痛是恶性肿瘤患者的主要伴随症状之一，在新诊断为癌症的患者中疼痛的发生率为30%～50%，而晚期癌症患者疼痛的发生率高达70%～90%。据不完全统计，约56%～82.3%的癌性疼痛没有得到有效的治疗。癌性疼痛的病因一方面是肿瘤细胞浸润、转移、扩散或压迫有关组织导致，另一方面可能由于手术、放疗或者化疗的并发症或神经毒性导致，给患者带来了包括躯体、心理、精神的多重痛苦和经济压力。对于癌性疼痛的治疗，目前广泛使用世界卫生组织推荐的"三阶梯止痛方法"，在一定程度上可缓解癌痛的发生，但一些止痛药临床效果并不令人满意，而且部分阿片类药物如吗啡具有依赖性及成瘾性，可能会出现便秘、恶心、呕吐、呼吸抑制等不良反应，临床使用具有一定的局限性。患者存在对"止痛药"成瘾性的恐惧导致依从性较差。因此，癌性疼痛仍是我们面临的棘手问题。中医药具有整体论治、标本兼治的优势，荟萃分析研究显示中西医结合观察组与西医组比较，可明显提高镇痛疗效、改善癌痛患者生命质量和降低镇痛药物不良反应。

花宝金系岐黄学者，从事中医临床肿瘤20余年，在癌性疼痛治疗方面积累了丰富的经验，临床擅用调气解毒法论治癌性疼痛，健脾益气斡旋升降、疏理肝气调畅气机、化痰逐瘀通络散毒疗效较佳。

癌痛的中医病机

癌症疼痛不是单纯的实证或虚证，病机复杂，尚未形成统一的认识。但目前大多数学者认为不外"不通则痛""不荣则痛"。二者互相影响，互为因果。

1. 正气本虚为癌痛发作的内因 《内经》云"邪之所凑，其气必虚""正气存内，邪不可干"。《活法机要》云："壮人无积，虚人则有之，脾胃虚弱，气血两衰，四时有感，皆能成积。"恶性肿瘤的根本原因在于气血亏虚，正气不足，邪阻经脉，导致气滞、血瘀、湿毒、痰结等有形之邪聚而形成癌毒，本虚标实贯穿于疾病的全过程。

花宝金认为正虚是导致癌性疼痛发病的根本原因。正气亏虚，气血不得濡养，脏腑经络不通，反之，脏腑经络受阻又会加重肿瘤患者的正气不足，气血亏虚，致不荣则痛，而且肿瘤放化疗使用的药物多是大毒之品，可伤及人体阳气，造成元阳亏损，温煦不足，推动无力，阳气不能达于四末，阴血内虚不能充盈血脉，遇寒则营血凝滞，出现手足麻木、疼痛等症状。因此，针对癌性疼痛的核心病机，中医辨证属气血亏虚，营卫失和，血行涩滞，筋脉失养，治宜益气活血，温经止痛。中医证候研究证实癌痛患者中医证型以正虚为主。

2. 癌毒内蕴为癌痛发作的原因 肿瘤因癌毒致病，癌毒是在正虚的基础上发展而成，正虚为癌毒形成的先决条件。癌毒为正气亏虚及各种病理因素相互搏结的基础上内生而成的一类特异性致病因子，邪盛生毒，毒必附邪，反复搏结而致病。正气不充，气不布津，聚而成痰湿，湿性重浊黏滞，阻遏气机，郁久化热，热盛生毒，湿热合而为患，湿热内蕴，湿毒结聚，日久积滞而成有形之肿块，邪阻经脉，经气不畅，筋脉失舒，气血运行障碍而疼痛；湿热积聚日久，邪盛正衰，气结血停之内热煎灼津液而成瘀，气郁痰凝湿浊血瘀相互搏结，邪气内盛，痰瘀内热等病邪胶着难解，恶性循环使气血亏虚，脏腑经脉失于温养濡润而疼痛，即"不荣则痛"。同时随着病情的进展，邪毒肆虐，损伤脏腑，耗竭气血，从而因病致损，进一步加重了郁、痰、瘀的结聚，促进癌毒的化生。国医大师周仲瑛认为癌病为患必夹毒伤人，癌毒留结、流注是肿瘤发生发展的主要病机，癌毒与痰瘀相搏致使经络壅滞不通，癌痛乃生。

3. 气滞于内为癌痛发作的诱因 《金匮勾玄·六郁》云"郁者，结聚而不得发越也。当升者不得升，当降者不得降，当变化者不得变化也"。情志不遂、外邪侵袭，气机郁结，阻滞经络，经气不利，化生癌毒，为癌痛发作的诱因。肝主疏泄，是人体气机升降出入的枢纽，其中肝癌癌痛在古代中医典籍多有论述，《脉经·平五脏积聚脉证》云"诊得肝积，脉弦而细，两胁下痛……身无膏泽……爪甲枯黑"，《灵枢·胀论》云"肝胀者，胁下满而痛引小腹"。肝气郁结亦可导致癌毒形成，引起疼痛加剧，正如《外科正宗》云："忧郁伤肝，思虑伤脾……致经络痞涩，聚结成核……日后肿如堆粟，或如覆碗，色紫气秽，渐渐溃烂，深者如岩穴，高者若泛莲，疼痛连心。"朱丹溪《格致余论》云"忧怒抑郁，朝夕积累，脾气消阻，肝气积滞，遂成隐核"，可见癌肿与情志内伤、气滞于内密切相关。张景岳云："气之在人，和则为正气，不和则为邪气。凡表里虚实，逆顺缓急，无不因气而生，故百病皆生于气。"人体的生理活动有赖于气机升降出入的推动。若气机升降失调则气、血、津液代谢失常，痰、瘀、毒等内生日久则化生癌肿，阻滞经络，加之耗伤气血，机体失于濡养，导致癌痛。有学者通过数理统计学方法，对中医药诊治癌性疼痛相关文献分析研究证实气滞是癌性疼痛的基本证素。

癌性疼痛治疗观

1. 健脾益气，斡旋升降 《脾胃论》云"元气之充足，皆由脾胃之气无所伤，而后能滋养元气；若胃气之本弱，饮食自倍，则脾胃之气既伤，而元气亦不能充，此诸病之所由生"。脾胃为后天之本，水谷经脾胃进行消化、吸收后转换为营卫气血津液，从而灌溉脏腑经络，营养四肢百骸。《活法机要》云："壮人无积，虚人则有之，脾胃虚弱，气血两衰，四时有感，皆能成积。"脾胃虚弱，气血亏虚，正气不足，邪阻经脉，本虚标实贯穿于肿瘤的全过程。素体脾胃虚弱，加之化疗药物多为大毒之品损伤脾胃，责之于脾失运化，胃失受纳，气血生化乏源，机体失养而痛。花宝金强调癌性疼痛为虚损性疾患，脾胃气虚存在于疾病的全过程中，临床常见畏寒、手足麻木、肢体疼痛、纳呆食少、神疲乏力、面黄、消瘦、舌淡体胖、脉细弱等，所以健脾益气应贯穿治疗的始终，临床中常以黄芪桂枝五物汤化裁以健脾益气，和营止痛。用药多选黄芪、桂枝、当归、白芍、生姜、大枣、党参、白术、炒麦芽、炙甘草等，黄芪甘温，健脾益气，气足则运血有力，配伍党参、白术健运脾胃，增强补气之功；桂枝温经散寒，白芍养血和营止痛，当归养血兼能活血，三者合用温经养血通脉，开辟气血津液输运之通路；生姜辛甘发散，助桂枝之温阳通脉之功；大枣甘温，养血益气以资黄芪、白芍之力；炒麦芽、炙甘草顾护中焦，调和诸药。脾胃为气机升降之枢纽，升清降浊，纳运以健。肿瘤患者多久病缠绵，中焦失司，致气机升降失调，脾清不升，胃浊不降，气机壅滞，湿浊停聚，瘀血内停阻滞经络，不通则痛。治疗过程中应注重调节气机升降，升降得宜则气机调畅，疼痛则减。治疗中尤为注重升降药物的配伍，健脾益气的黄芪、党参配以主升之葛根及主降之莱菔子调畅气机，化湿健脾配苍术主升及厚朴主降。临床研究发现具有健脾益气功效的补中益气汤加味联合 3 阶梯止痛疗法可显著降低 C 反应蛋白、5-羟色胺、前列腺素 E_2 等疼痛相关血清因子，有效缓解中晚期恶性肿瘤患者的癌性疼痛程度，提高患者的生命质量。

2. 疏理肝气，调畅气机 《临证指南医案》云"肝为风木之脏，因有相火内寄，体阴用阳，其性刚，主动，主升"。肝为风木之脏，主疏泄，其气升发，是人体气机升降出入的枢纽。机体脏腑的功能全赖气的升降出入，肝主疏泄，助气机的疏通、畅达、升发，对于气的升降出入之间的平衡协调、起着调节作用。肝的疏泄功能正常，则气机调畅，气血和调，经络通利。《素问·五脏生成》云："故人卧血归于肝，肝受血而能视，足受血而能步，掌受血而能握，指受血而能摄。"癌毒侵害肝脏，肝失疏泄，气机不畅气血运行障碍，经脉不通，不通则痛；唐容川云"肝主藏血……以肝属木，木气冲和调达，不致遏抑，则血脉得畅"。肝主藏血有赖于肝气的调达，若肝气郁滞则肝失藏血，阴血不足，血脉不充，失于濡养，不荣则痛。临床治疗上，花宝金重视疏理肝气以调畅气机缓解癌痛，多以柴胡桂枝干姜汤化裁，药用柴胡、香附、延胡索、白芍、黄芩、桂枝、干姜、牡蛎、甘草等，柴胡疏肝解郁，具有疏利少阳气机的功效；配以香附、延胡索加大疏肝理气之功，桂枝、干姜、甘草温补脾阳，顾护中焦以防疏泄太过横犯脾胃；配以黄芩苦、寒防止温燥太过，同时辛开苦降，调理气机；牡蛎生津液防行气太过以耗伤阴液，同时兼以软坚散结，消除癌肿。因肝以血为体，以气为用，体阴而用阳，集阴阳气血于一身，所以癌性疼痛治疗要点在于调理气血阴阳，气血同治。特别强调疏肝行气，但不宜太过，应阴阳并治，行肝气不忘养阴血，益肝体，多选用桑叶、生地黄、当归、枸杞子、白芍等滋养肝血，滋水涵木。疏肝理气法在癌痛治疗中应用广泛，疏肝理气法可增强镇痛效果及延缓药物升阶，同时具有延缓阿片类药物剂量增加及改善阿片类药物不良反应的作用。

3. 化痰逐瘀，通络散毒 瘀血、痰浊是恶性肿瘤的病理产物，又是癌性疼痛的重要致病因素及发病基础。《灵枢·百病始生》云"壮人无积，虚则有之"。正气亏虚，气血津液运行失常，加之气机不畅，血行壅滞不通，水液代谢障碍凝聚为痰。正气衰痰瘀积损，脏腑功能衰败，机体紊乱，体内排毒系统功能发生障碍，痰瘀互结，结聚为毒。叶天士云"积伤入络，气血皆瘀，则流行失司，所谓痛则不通也"。痰浊、瘀血、癌毒阻滞脏腑经络，络脉阻滞不通则致癌痛，同时亦为肿瘤的进一步发展提供了土壤。仲景言"病痰饮者，当以温药和之"。无论痰饮、瘀血为主导致的癌痛，均应以"温""和"为要，肿瘤患者本虚切不可过用消磨攻伐之法。祛痰多以温胆汤、瓜蒌薤白半夏汤、二陈汤、苓桂术甘汤加减，常选用紫苏子、清半夏、竹茹、陈皮、瓜蒌、槟榔、木香、茯苓等健脾祛痰。祛瘀可选三七、蒲黄、桃仁、川牛膝等。"温"之要在于以温阳之品补阳以津液气化，助血液运行，正如《内经》云："血气者，喜温而恶寒，寒则泣不能流。"临床多选用桂枝、附子、黄芪、补骨脂、吴茱萸等以温阳通利。"和"之要在于补津液以润化痰浊，益阴活血。多选用熟地黄、天冬、麦冬、肉苁蓉、枸杞子、沙棘等养阴润燥，于化痰逐瘀药中配伍养阴药物使其温燥而不伤阴，滋润而不阻遏气机，宣通而不助邪传变，此为"和"之妙。针对癌毒，花宝金强调勿过施清热解毒之品，白花蛇舌草、龙葵、山慈菇等虽抗癌活性强，但性味寒凉极易耗伤元阳，阻滞气机，凝滞血脉，导致病情加重，故不可贯穿治疗始终。临床多选用虫类药以通络解毒，常用鳖甲、露蜂房、龟甲、僵蚕、全蝎等，借虫类药搜剔经络之性，攻通毒结，同时虫类药多为血肉有情之品，鳖甲、露蜂房、龟甲等亦有补益培元之功效。现代药理学研究发现具有解毒通络、化痰逐瘀功效的癌痛平胶囊可降低下丘脑、垂体、腰髓一氧化氮含量，提高外周血中β-内啡肽及降低血清5-羟色胺、前列腺素E_2的含量、抑制环氧合酶活性、抑制脊髓肿瘤坏死因子-α、白细胞介素-1表达，减少c-fos（原癌基因）蛋白、P物质的释放，具有镇痛、减轻瘤重、增强免疫功能等作用。

验案举隅

患者，男，56岁，2018年8月29日初诊。主诉腹痛伴便血1个月余，加重10日。患者近半年情绪压力大，熬夜较多，1个月前患者暴怒后出现两胁及下腹疼痛伴便血，未予重视，10日前疼痛加重，痛甚影响睡眠，就诊于当地医院，行MRI检查提示升结肠管壁增厚，考虑结肠癌；肝内多发乏血供结节及肿块，考虑转移可能性大。PET/CT考虑结肠癌，肠周淋巴结转移，肝多发转移；双肺多发小结节；左肾上腺结合部结节样增粗伴高代谢。病理示管状腺癌，上皮轻度异型增生。医师意见无手术机会，建议化疗治疗，患者为求进一步诊治，减轻痛苦，遂前来就诊。刻下两胁及下腹疼痛，胀痛明显，痛甚难以入眠，便血，大便日2～3次，不成形，口苦口黏，咳嗽，有少量白黏痰，纳眠差，小便调。舌暗苔白厚腻，脉弦滑。中医诊断为积聚类病，肝郁气滞，痰浊内蕴证。治以疏肝理气化痰。方选小柴胡汤合半夏厚朴汤加减。

处方：柴胡10 g，黄芩6 g，枳实12 g，白芍45 g，生姜10 g，大枣10 g，法半夏9 g，厚朴12 g，茯苓20 g，炒紫苏子10 g，麻黄6 g，杏仁10 g，生薏苡仁30 g，滑石（包煎）5 g，淡竹叶5 g，车前子10 g，生地黄炭10 g。颗粒剂14剂，每日1剂水冲服。嘱忌食辛辣、肥甘、油腻、生冷之品。

二诊：患者诉两胁及下腹胀痛明显减轻，目前胀痛以下腹为主，便血量减少，食欲好，眠可，舌苔较初诊明显变薄。原方的基础上加延胡索 15 g，继服 14 剂，疼痛明显减轻，便血消失。

　　按语："升降出入，无器不有"，气机升降相应为大肠通降的重要条件，正如《灵枢·五变》云"人之善病肠中积聚者……则胃肠恶，恶则邪气留止，积聚乃伤，肠胃之间，寒温不次，邪气稍至，蓄积留止，大聚乃起"。患者近期情绪压力大，情志不遂，肝气郁结后发现疾病，其病因与气滞密切相关。气机郁滞，结聚于内，毒邪内阻，腑气不通，发为癌肿。研究证实肝气郁结可通过作用于 β 肾上腺素能受体信号通路，促进各种神经递质及免疫抑制因子与肿瘤细胞相互作用，打破机体内环境的平衡及稳定，营造出有利于肿瘤侵袭转移的环境。《血证论》云："木之食气入胃，全赖肝木之气以疏泄之，而水谷乃化。设肝之清阳不升，则不能疏泄水谷，渗泻中满之症在所不免。"肝气不疏，水谷运化及津液输布失常，湿浊内蕴，流于肠腑，进一步加重郁滞，肠道传导失司，不通则痛；肺与大肠相表里，大肠传导失司，肺失宣降，则咳嗽；脾胃运化失司，升降失调则纳差。舌暗苔白厚腻，脉弦滑亦是肝郁气滞，痰浊内蕴之象。方选小柴胡汤，疏肝理脾，升降气机，调畅少阳枢机，推动津液的输布与排泄，调理气机，祛除癌痛发生的诱因，减缓疼痛。法半夏厚朴汤行气化痰，痰气并治，燥中焦痰湿，兼以理肺疏肝；加用麻黄、杏仁，一升一降，宣降肺气以助津液输布，宣上焦以除湿；重用白芍以缓急止痛，现代药理研究证实白芍中含有芍药苷可提高痛阈，且具有镇静作用，能明显延长环己烯巴比妥钠睡眠时间；薏苡仁、滑石、淡竹叶以利湿，配伍生地黄炭止血，配伍牡丹皮、桃仁止血而不留瘀。

358　扶正调气论治肿瘤

随着人口老龄化和主要风险因素的流行，癌症的发病率和死亡率在全球范围内迅速增长，使得癌症成为我国的头号死亡原因。以靶向药物、免疫治疗为代表的干预措施体现了目前现代医学治疗肿瘤的新方向。而现代中医肿瘤学经历了半个世纪的发展，也取得了长足的进步，中医肿瘤学理论和实践不断发展和完善。近年来，学者李要远等团队在传承"扶正培本"治疗肿瘤理念的基础上，进一步提出了"扶正调气"法论治恶性肿瘤，在临床实践中显示出了良好的效果。

正气不足与气机失调共同作用是恶性肿瘤发生发展的核心病因病机

历代医家多认为正气不足是肿瘤发生的根本原因，如《素问·经脉别论》云"勇者气行则已，怯者则著而为病也"；《景岳全书·积聚》云"凡脾肾不足，及虚弱失调之人，多有积聚之病"；《杂病源流犀烛·积聚癥瘕痃癖痞源流》云"壮盛之人，必无积聚。必其人正气不足，邪气留着，而后患此"；《外证医案汇编》云"正气虚则成岩"。首届国医大师治疗肿瘤的经验，均强调正气亏虚是肿瘤发生和转移的重要因素。余桂清认为恶性肿瘤属本虚标实，以本虚为主，提出扶正固本治疗肿瘤，至今仍然指导着中医肿瘤研究和临床的方向。然而，正气不足直接导致的是诸如虚劳之类的疾病，并不能直接导致恶性肿瘤的发生。恶性肿瘤的发生必然存在着能够引起不正常细胞、组织异常增生的关键扳机点，现代医学称之为癌基因，中医多称之为癌毒。癌毒不能单纯理解为热毒、痰毒或瘀毒，它应当具有致癌性，是在脏腑功能失调、气血郁滞的基础上，受内外多种因素诱导而生成，是导致癌病的一类特异性致病因子。正气不足往往导致脏腑经络功能失调、精气血津液代谢运行异常，从而刺激、诱发内生癌毒的产生，且正气不足减弱了机体对癌毒的抵抗能力，错失了在萌芽阶段将其清除和消灭的良机，最终促进了恶性肿瘤的发生和发展。

癌毒的产生除了与正气不足有关，还与机体"气"的平衡失调密切相关。气机"升降出入"的有序运动是脏腑物质能量相互转化的根基，是维持正常生命活动及人体内外阴阳平衡的基础。如《素问·六微旨大论》云："非出入，则无以生长壮老已；非升降，则无以生长化收藏。是以升降出入，无器不有，出入废，则神机化灭；升降息，则气立孤危。"《读医随笔·升降出入论》云："升降出入者，天地之体用，万物之橐籥，百病之纲领，生死之枢机也"。通过气机的一升一降，"里气与里气相回旋"；一出一入，"里气与外气相交接"，共同维持机体基本的生理功能。"百病生于气"，一旦气机逆乱，升降出入之间的平衡与协调被打破，"气能行津，气能行血"，必然引起气血津液运行的异常，从而导致局部气、津、痰、血的瘀积，并相互纠葛形成局部肿块，可以表现为良性肿瘤。如果这种瘀积纠缠的微环境刺激了局部癌毒的产生，在正气不足以祛除癌毒的情况下，必然在"至虚"之处引起细胞、组织的异型增生，最终发展为恶性肿瘤。

并且气机失调和正气不足之间存在着密切的相关性。正气不足无力推动气的代谢和运行，易导致气机运行涩滞不畅；气机失调导致气、血、痰、湿、瘀滞于脏腑经络，影响正气的生成和敷布，导致了局部或整体的虚证。二者相互影响，共同作用诱发了癌毒的产生，并由于正虚不足以抵抗癌毒祛除病邪，最终导致了恶性肿瘤的发生。随着原发部位恶性肿瘤的不断增大，会进一步阻滞局部气机、津液、血液的运行，并不断消耗本已虚衰之正气，形成恶性循环，加重其病理改变，促进肿瘤的发展及转移。其所传舍之处亦多为气机失调、正气亏虚之部位，此类部位气机升降出入运行失调，局部瘀滞便于癌毒附着，同时正虚不能及时识别清除癌毒导致癌邪留驻，产生继发性肿瘤。

扶正调气是防治恶性肿瘤的基本治则

相较于现代医学的"对抗性治疗"，中医学偏向于"平衡性治疗"，以致中和为目的。正气不足和气机失调的共同作用是恶性肿瘤形成和发展的关键始动因素，那么中医治疗肿瘤的出发点当是改变这种失衡状态，恢复欲发或已发局部微环境及整体内环境的"平和"状态，达"消瘤控瘤"及"带瘤生存"的效果。基于此，提出了"扶正调气"作为防治肿瘤的基本法则。

1. 扶正培本是防治恶性肿瘤的根本 扶正培本治疗可以提高患者的机体功能，有利于使机体不平衡的内环境逐渐趋向平衡，从而达到相对稳定的、癌细胞不宜增殖的状态，并能减少肿瘤复发及转移的机会。然中医所谓之正气不足，包括气血阴阳之亏虚，进一步细分为五脏体系之气血阴阳虚损，实为繁杂。临床应用中切不可诸补虚药并用，堆砌"大方"以掩盖辨治思路的混乱，即使不得不使用较多药味处方，也应当为病症所需，遵循组方规律。

脾胃为后天之本，气血生化之源，故云"百病皆由脾胃衰而生""胃虚则五脏、六腑、十二经、十五络、四肢皆不得营运之气，而百病生焉"。脾胃健，纳运相得，水谷精微可以源源不断供给诸脏腑以补充其气血阴阳之不足。因此，在扶正培本治疗中首当重视调补脾胃，起到执简驭繁之目的，适用于各种恶性肿瘤的不同治疗阶段。正如《医悟·积聚》所云："超前培养脾胃，使中土健运，元气充足，残破之余积将不攻自散。"调补脾胃需要注意健脾与开胃的结合，"脾者阴土也，至阴之气主静而不动；胃者阳土也，主动而不息……脾受胃禀，乃能熏蒸腐熟五谷者也"。因此，在应用人参/党参、黄芪、炒白术、炙甘草等健脾益气之品时，定要佐用焦山楂、焦神曲、鸡内金、炒谷芽、炒麦芽等消食开胃之品，以助胃纳促脾运，并避免单纯补益壅滞脾胃。另外，健脾益气需要兼顾脾气主升、喜燥恶湿的生理特性，可仿李东垣意在补益之中加用升麻、柴胡、羌活、独活、防风、葛根等风药升提、除湿，临床多选用补中益气汤、升阳益胃汤等加减。

先天禀赋不足，或后天水谷失养，或放疗、化疗、手术等治疗都能导致"先天之本"肾气亏虚。肾藏先天之精，人体五脏六腑需要先天之精源源不断地濡养才能发挥正常的生理功能，因此补益肾气亦是肿瘤扶正培本治疗的重要组成部分。中医肿瘤专家也多注重健脾益肾合用，以补"后天"为主，辅以补肾之品，如杜仲、牛膝、菟丝子、女贞子、黄精、淫羊藿等，以阴阳虚损之不同择机而用。

另外，在此基础上，需要注意不同系统肿瘤病机及治疗措施的差异。例如肺癌常表现为气阴两虚证，则补气时需兼顾养阴；妇科肿瘤需要注意补益冲任；化疗后的骨髓抑制需要加用四物汤、阿胶、紫河车等补血之品；放疗后需加强养阴清热之药的运用等。

2. 调理气机是防治恶性肿瘤的关键 调气之法当以维持或恢复气机升降为首务，如《重订灵兰要览·积聚》云"治积之法，理气为先，气既升降，津液流畅，积聚何由而生"。《读医随笔·升降出入论》云："内伤之病，多病于升降，以升降主里也。"脾胃位居中焦，脾宜升则健，胃宜降则和，为脏腑气机上下升降之枢纽。脾气升则肾气、肝气皆升，胃气降则肺气、心气皆降，因此维持脾胃气机升降的有序运动是调理全身气机之关键。调气之法多以此为基础，临床宜用辛开苦降之法，可以张仲景泻心汤系列加减应用。对于消化系统肿瘤，如食管癌、胃癌、肝胆肿瘤、胰腺癌、肠癌等，或者化疗、靶向治疗后出现脾胃不和症状，如恶心、呕吐、腹泻等，此法为基础治法之一。而对于上焦、下焦部位的肿瘤亦可酌其病机而用，如肺癌若表现为中焦气机不畅导致的咳喘憋闷，即可从调理脾胃气机升降着手；口腔癌、泌尿系统肿瘤、外阴肿瘤等因于中焦湿热之极反灼蚀上下者，可从甘草泻心汤加减治疗。

肝主疏泄，可以疏通畅达全身气机，维护气血津液的正常输布，而肝郁气滞导致的瘀滞状态是肿瘤发生发展的常见诱因之一，如《外科正宗》云乳腺癌的病因病机为"忧郁伤肝，思虑伤脾，积想在心，所愿不得，致经络痞涩，聚积成核"。因此，肿瘤的临床治疗中需要充分重视调理肝气的重要性。诸多肿瘤患者确诊前经历过长时期的情绪压抑或重大精神刺激，发病后抑郁状态极为常见，以肝郁脾虚证多见。肝气不舒甚则久郁化火，进而乘土侮金，导致肝脾不调、肝胃不和或肝气犯肺等症状。诸如此类当以疏肝为基础治法，宜柴胡剂系列加减，可从仲景之四逆散、大小柴胡汤、柴胡桂枝干姜汤，也可依后世方柴胡疏肝散、逍遥散等加减，其核心均为疏肝理气。

肿瘤发生的病位不同，其脏腑生理特性各异，因此调理气机还需要在疏肝理气、调理脾胃气机升降的基础上结合肿瘤的发病脏腑具体用药。如病位在肺，宜注重宣降肺气，常加用前胡、桔梗、枳壳或紫苏梗、桔梗、荷梗等药；病位在食道胃肠胆胰，腑气以通为用，多加用厚朴、枳实、木香、槟榔、大腹皮等条畅腑气；病位在肝及乳腺、甲状腺、生殖腺等腺体肿瘤，则须加强疏理肝气，以四逆散、逍遥散等加减为主；病位在脑颅，宜息肝风为主，常用天麻、钩藤、僵蚕、全蝎等。

气机失调常伴随瘀血、痰浊、水湿等病理因素的瘀滞，调理气机有利于诸病理因素的消散。但对于瘀滞比较明显者，而正气不甚虚弱或与扶正之品同用的情况下，可在调气的基础上灵活加减化痰散结、活血消癥、利水祛湿之品以促进相关病理因素的祛除，加快机体生理功能的恢复。

3. 扶正与调气相辅相成 扶正培本之法补充机体精、气、血、津液，强壮脏腑四肢百骸等组织结构，为调理气机发挥生理功能提供充分的物质基础。正气充足则推动有力，脏腑经络之气方能畅达运行，反之可因虚而导致气、血、津液涩滞不畅，凝结成块或激发癌毒产生。调理气机即为恢复和维持机体生理之气的正常输布，使其阴阳平衡，不衰不亢，升降出入有序，利于消除气滞、痰凝、血瘀的瘀滞状态。并且调气可使补益之品不壅滞、不阻塞，有利于物质基础通过"气化"合理地转化为机体所需之能量，各行其道敷布周身，以维持机体正常的生理功能，而生理功能旺盛又可以进一步提高机体的物质储备能力，为扶正创造条件。

由此可知，"扶正""调气"两大治则互根互用、相得益彰，协同作用以恢复和保持各脏腑组织"协调平衡"的生理功能，避免癌毒的产生；即使癌毒已产生，通过此法调理肿瘤微环境，也可能将癌毒及时消灭祛除，起到预防肿瘤的作用；肿瘤已成，通过"扶正""调气"的协同作用调控机体内环境，可以控制肿瘤生长的速度，保持长期"带瘤生存"的状态，并可能缩小瘤体，减少转移。

正气不足与脏腑气机失调的共同作用是恶性肿瘤形成和发展的关键因素，并且手术、放疗、化疗等治疗多会进一步加重这种病理状态，"扶正调气"法作为肿瘤防治的基本法则可贯穿治疗始终。从肿瘤预防、癌前病变的调治到单纯中医药或中西医结合治疗恶性肿瘤，都能够体现其应用价值。扶正与调气相辅相成，二者合理运用在临床中取得了不俗的疗效，值得进一步深入研究，以剖析其详实内涵和具体作用机制。

359　恶性肿瘤从气而治

恶性肿瘤成为慢性病，现代医学认为肿瘤细胞的不断进化，常伴随大量分子机制的改变，最终导致癌细胞生存与增殖能力不断增强，从而促使细胞异质性的形成。同时现代研究认为，情绪变化会对患者免疫功能及预后产生负面影响，对肿瘤患者康复非常不利。然而临床治疗目前还是以手术、化疗、放疗等综合治疗措施为主，情志疗法甚少，同时伴随着高昂的费用和治疗过程中药物毒性的作用，给绝大多数患者及家属造成了严重的心理和生理困扰。然而中医药有其独特的见解和治疗方式，临床上此类疾病多从调畅情志、平顺气机、养生养性治疗而且效果显著。学者李玉来等对恶性肿瘤从气而治做了论述。

恶随情起，畅情以治

恶性肿瘤属中医癥积范畴，主要病位在于肝脾，历代医家认为癥积病多因情志失调、饮食所伤、感受寒邪及病后所得，致使肝疏泄、藏血及脾运化、统血功能失调，引起肝气不畅，脾失运职，肝脾失调，气血涩滞，壅塞不通，化而成形，结聚于脏腑。气机郁滞，瘀血内结，未及消散，久而内散，不可逆也，此阴阳离决，药石罔效也。

1. 调情畅志　恶性肿瘤的发生多与情志有关，临床询问病史，绝大多数患者都有过大悲大喜的经历，只是当时未曾重视，最终导致疾病的快速发展，不可逆转。然而吾辈祖先早就认识到了这点，且有详细记载，如《素问·阴阳应象大论》云"百病生于气也，怒则气上，喜则气缓，悲则气消，恐则气下，惊则气乱，思则气结"及"恐伤肾，思胜恐""忧伤肺，喜胜忧""思伤脾，怒胜思"。明确阐述了五志过极的病理危害及所伤脏器，然而今人却相背而行，这些都在潜移默化地损害我们的情志，恶性肿瘤由此而生，由此而传变，只是我们忽略了情志的重要性，所以临床常倡导调情畅志疗法，医生及家属应多与患者沟通，转移其注意力，疏发其烦闷之气，不至于患者忧思过度，损伤后天脾之中气，加重病情；若中气失运，水谷精微布散不能，他脏无所养，则上下交乱，诸恙蜂起，百病丛生。另外可投其所好，想他所想，做他所做。正如《理瀹骈文》所云："七情之病，看花解闷，听曲消愁，有胜于服药者矣。"

2. 从气而治　恶性肿瘤的病机主要是气机郁滞，情志致病多从气机，《素问·阴阳应象大论》云"怒则气上，喜则气缓，悲则气消，恐则气下，惊则气乱，思则气结"，情志过极则气机逆乱，气逆而乱驶，乱驶而耗血伤神，神伤则阴不敛阳，阳不守阴，阴阳离决，真气乃散，故亡也。所以究其根本，乃气不顺也，宣发肃降、离入出合皆逆乱，则邪从中生，随气而动，遍游周身，寻地而守，千变万化，损其之功，改其之貌，吞其之实，攻城略地，无所不用其极，故治起病当先顺其气。《素问·六微旨大论》云："出入废则神机化灭，升降息则气立孤危。故非出入，则无以生长壮老已，非升降，则无以生长化收藏。"着重强调了气的作用，通过出入进行新陈代谢和吐故纳新；通过升降调理五脏六腑内气的平和柔顺；《难经·八难》云："气者，人之根本也。"中医学认为，"气"既是构成人体的基本物质，又是维持人体生理功能的动力，所以人体活动及思维意识都依气而生，依气而立，如《素问·五常政大论》云："根于外者，命曰气立，气止则化绝。"张景岳注："物之根于外者，必假外气的成立，而其生长收藏，即气化之所立也，故气止则化亦随之而绝矣。"如《素问·五常政大论》云："根于中者，命曰神机，神去则机息。"张景岳注："物之根于中者，以神为之主，而其知觉运动，则神机之所也，故神去则机亦随而息也。"《素问·移精变气论》云："余闻古之治病，唯其移精变气，可祝由而已。"所以临床虽以有形之包块为见，然实质病由气生，病根在气，气顺则阴平阳秘，精神乃治，治疗着重在于辨气，气乱则以平，气逆则以顺，气滞则以消，气虚则以补，因人制宜，因时制宜，因地制宜。现代医学认为成熟的 T 淋巴细胞可直接杀伤肿瘤株靶细胞；NK 细胞在机体固有免疫和过继免疫中作用显著。中医认为正气存内，邪不可干，或许现代医学中的免疫系统正是中医人所说的正气。

3. 养生养性　无论是情志致病还是六淫、内伤因素，皆因消耗太过，不时补之，亡羊而不知补牢，遂欲愈而难也。故倡导效仿古人，重视养生养性，既可预防恶性肿瘤及其他病症的发生，又可防止其传变迅速，古人云"正气存内，邪不可干"。另外必须纠正错误的生活方式，一方面欲望不可太过，正如《素问·上古天真论》所述："是以志闲而少欲，心安而不惧，形劳而不倦，气从以顺，各从其欲，皆得其愿。"知足常乐；另一方面要养成良好的生活习惯，正如《素问·上古天真论》所云"上古之人，其知道者，法于阴阳，和于术数，食饮有节，起居有常，不妄作劳，故能形与神俱，而尽终其天年，度百岁乃去""静则神藏，躁则消亡"，所以应顺应自然，调节自己的生活节奏，戒骄戒躁，清心静气，尽可能效仿古人生活之道。真正做到"恬淡虚无，真气从之，精神内守，病安从来"的生活理念。

4. 常用药物　赵凯在治疗恶性肿瘤时常依据攻癌夺命汤加减，临床疗效颇佳，方中海藻味苦、咸、性寒，归肝、胃、肾经，具有消痰软坚散结、利水消肿之功效，现代药理研究表明海藻中的海藻多糖具有抗肿瘤活性；方中海藻、甘草同用，虽属十八反，但药理研究表明甘草、海藻只利水消肿功效而言两药相反。然而甘草味甘能缓急，温海藻之寒，又可温脾健阳，二者相反相成，激荡磨积，清除痰毒，冲散无形之气结，增强攻积化瘤之功。昆布功同海藻，但力不及海藻，二者常配伍使用，药理研究表明昆布中的主要活性成分昆布多糖、多酚、蛋白质及纤维素等，具有抗氧化、抗肿瘤等多种药理学作用；醋鳖甲，性微寒。《本草纲目》云："鳖甲乃厥阴肝经血分之药，肝主血也。"具有滋阴潜阳、软坚散结之功效，药理研究表明，鳖甲中的寡肽类化合物能通过抑制炎症反应、抗氧化损伤、调控肝细胞外基质的产生和降解、抑制肝星状细胞的活化增殖并促使其凋亡来抑制肝纤维化。白花蛇舌草性味苦寒，临床上具有抗肿瘤、抗菌抗炎、抗氧化、增强机体免疫等的作用。夏枯草味苦，辛、寒，主寒热瘰疬，破癥散瘿结气，药理研究表明其具有抗氧化、调节免疫、抑制细胞凋亡等作用。莪术性味温、辛、苦，有消积破血、止痛行气的功用。药理研究表明莪术具有抗肿瘤、抗血小板聚集、抗血栓形成、保肝、抗氧化以及抗炎、抗菌和抗病毒活性。赤芍具有保肝、抗肿瘤、抗血栓等药理作用；丹参有抗炎、保肝、抗肿瘤等药理作用，且丹参、赤芍、醋鳖甲配伍使用能有效治疗肝硬化。同时赵凯还善用血肉有情之品，如烫水蛭、蜈蚣、全蝎，取其善行而搜风剔络引药直行之效；还强调重用生黄芪，《医学衷中参西录·治疮科方·内托生肌散》中记载"黄芪必用生者，因生用则补中有宣通之力"，药理研究表明黄芪汤水提物和黄芪汤注射液可有效地预防肝癌。藿香、苍术、白术、细辛具有扶正固本，解表化湿之能。柴胡、郁金能疏肝解郁，调畅气机；黄药子、山慈菇为近代筛选的抗癌要药。

验案举隅

陈某，男，49 岁，2018 年 8 月初诊。患者 2 年前因腹痛于当地医院行电子胃镜检查：胃体后壁可见一巨大不规则溃疡，累及胃壁，周边黏膜环堤隆起，中央覆污苔，十二指肠可见一直径约 0.4 cm 增生灶。诊断为胃体癌，增生性十二指肠炎。于 2018 年 8 月 31 日就诊于我院胃肠外科，胃 CT：胃窦癌，Borrmann Ⅰ型，T4aN0M0 期。肝右前叶下段及左叶多发囊肿。病理检查：（胃体后壁）分化差的恶性肿瘤组织，结合免疫组化检查结果，符合低分化腺癌伴神经内分泌分化。免疫组化结果：CKpan（＋），CEA（－），C-erbB＋2（0），CgA（局灶＋），P63（－），P40（－），Syn（少部分＋），P53（＋），LCA（－），CD56（局灶＋），Ki67Cindex 约 85％。

评估无手术禁忌症，于 2018 年 9 月 6 日行"根治性全胃切除食管空肠 R-XY 吻合脾脏切除术"，术中探查：腹腔内无明显腹水，盆腔、肝脏未见转移结节，病灶位于贲门小弯侧，浅溃疡型，约 2 cm×2 cm×0.5 cm 大小，胃周可见肿大淋巴结。术中取脂肪组织内触及淋巴结 18 枚。术后病理：（胃体）

低分化腺癌，部分区域伴神经内分泌分化。后进行"XELOX 方案"术后辅助化疗。2020 年 12 月全腹 CT：胃呈术后改变，吻合口未见复发，肝脏右叶单发转移成肿块，腹主动脉旁及肝门区淋巴结多发转移，转移淋巴结侵犯周围血管和肝门，引起肝内胆管轻度扩张，左侧腹膜后转移淋巴结侵犯左侧输尿管，引起左侧肾积水，与 2020 年 8 月 18 日腹部增强 CT 对比，肝内转移肿块增大，转移淋巴结明显增大。肝脏多发小囊肿。脾脏缺如。上腹部磁共振平扫＋增强（含弥散）：胃呈术后改变，吻合口未见明显复发征象；腹主动脉旁及肝门区多发淋巴结转移；肝右前叶单发转移。肝脏多发囊肿。（1.5T）上腹部磁共振平扫＋增强：胃呈术后改变，腹主动脉旁及肝门区可见多发不规则软组织肿块影，较大约 7.5 cm×8.0 cm，局部与胰腺分界不清，增强扫描明显不均匀强化。肝右前叶见不规则异常信号灶，大小约 5.7 cm×3.9 cm，边界尚清，T1 呈混杂信号，T2 呈混杂稍高信号，DWI 呈混杂高信号，增强扫描呈边缘环形强化；另肝内多发类圆形长 T1、长 T2 信号影，较大直径约 1.7 cm，边界清，增强扫描未见强化。诊断：①肝内转移肿块增大，转移淋巴结明显增大；②肝内多发小囊肿；③腹主动脉及肝门区多发淋巴结转移；④肝右前叶单发转移。进一步完善肝脏肿物穿刺病检：（肝脏）条索状肝脏组织，部分区域可见肿瘤组织，瘤细胞呈腺管样排列，细胞核大、深染，异型性明显，结合免疫组化检查结果及病史，符合转移性腺癌，来源于胃可能性大。免疫组化结果：CK7（＋），CK20（－），Ki67（index 约 60％），Heppart-I（正常肝细胞＋）。

结合患者个人情况，制定"s0x"化疗方案，于 2020 年 12 月 24 日给予静脉化疗第 1 周期，后患者头晕恶心等副作用明显，因胃癌根治术后 2 年，肝转移 4 月余遂就诊于我院肿瘤科，辅助检查：2020 年 12 月 13 日（1.5T）上腹部磁共振平扫＋增强：胃呈术后改变，腹主动脉旁及肝门区可见多发不规则软组织肿块影，较大约 7.5 cm×8.0 cm，局部与胰腺分界不清，增强扫描明显不均匀强化。肝右前叶见不规则异常信号灶，大小约 5.7 cm×3.9 cm，边界尚清，T1 呈混杂信号，T2 呈混杂稍高信号，DWI 呈混杂高信号，增强扫描呈边缘环形强化；另肝内多发类圆形长 T1、长 T2 信号影，较大直径约 1.7 cm，边界清，增强扫描未见强化。诊断：①肝内转移肿块增大，转移淋巴结明显增大；②肝内多发小囊肿；③腹主动脉及肝门区多发淋巴结转移；④肝右前叶单发转移。为求中西医结合治疗，遂来我科就诊，刻下症见神清，精神差，气短乏力，少气懒言，自汗盗汗多，恶心呕吐，情志抑郁，面色青灰，恶风寒，眠差，入睡困难，纳差，大便干，小便调，舌红绛少苔，脉弦细。中医诊断：胃脘痛-肝气犯胃证；西医诊断：胃恶性肿瘤，肝内转移肿块增大，转移淋巴结明显增大；肝内多发小囊肿；腹主动脉及肝门区多发淋巴结转移；肝右前叶单发转移。师追问病史，患者 5 年前因事业失利，忧思过度，未重视，遂得其因，故给予攻癌夺命汤合旋覆代赭汤加减。

处方：海藻 15 g，昆布 20 g，白花蛇舌草 30 g，海螵蛸 30 g，夏枯草 40 g，莪术 15 g，生牡蛎（先煎）40 g，醋鳖甲（先煎）30 g，赤芍 15 g，丹参 30 g，煅赭石（先煎）30 g，全蝎 6 g，蜈蚣 4 g，水蛭 3 g，法半夏 15 g，旋覆花（包煎）15 g，郁金 15 g，生黄芪 60 g，甘草 15 g。众药合之，共达调情畅志，消积磨岩之功效。10 剂，每日 1 剂，水煎分早、晚 2 次服。嘱抒情调志，放松心情，不宜劳累。

二诊（2020 年 12 月 21 日）：自觉恶心呕吐减轻，乏力气短明显好转，自汗盗汗减少，心情大好，眠改善，食欲增多，面色由青灰转红润，舌红绛有苔，脉弦滑。此结郁之气消散之佳兆，故原方煅赭石加至 40 g，法半夏加至 30 g，海藻 20 g，昆布 30 g，加苍术 15 g，白术 15 g，陈皮 15 g，枳实 15 g，燥湿健脾，建立中焦脾胃之中气，后天有所得则五脏六腑有所养。嘱再进 14 剂。

三诊（2021 年 1 月 5 日）：患者诉自汗盗汗明显改善，睡眠可，纳香，大便由干转软，行动有力，舌红苔薄黄，脉弦滑。自汗盗汗明显减少，舌红绛少苔转至舌红苔薄黄，由此可知患者气已盛阴已充，故上方生黄芪减至 40 g，醋鳖甲减至 20 g。嘱再进 10 剂，以观后效。

四诊（2021 年 1 月 19 日）：患者因食生冷，故感脘腹胀满，两胁胀痛，故上方去苍术、白术、陈皮、枳实，加肉桂 10 g，厚朴 10 g，川楝子 15 g，金樱子 10 g、生姜 6 片。以宽中理气，温中健阳。

后患者坚持服药，积极治疗，病情平稳，未见恶化；2021 年 3 月 25 日复查（1.5T）上腹部磁共振平扫＋增强：胃呈术后改变，肝脏大小、形态未见异常，叶间比例适中，肝脏多发异常信号，较大约

2.5 cm×1.6 cm，边界欠清，呈长 T1、长 T2 信号，DWI 呈高信号，增强后不均匀强化。前后对比肝脏病灶明显缩小，结合患者的精神状态，说明肿瘤从气而治效果非常明显。故嘱患者继续维持治疗，忌生冷肥腻及烟酒，保持心情舒畅，早睡晚起，伏养真气。

恶性肿瘤发展迅速，治疗棘手，难以治愈，只能缓解症状，力求不扩散，维持患者的正常行为生活，药物治疗固然重要，但患者平时规律生活，情绪控制及乐观的生活态度也尤为重要。当效仿古人，要有"恬淡虚无，真气从之，精神内守，病安从来"的生活认知，也要有"上古之人，法于阴阳，和于术数，饮食有节，起居有常，不妄作劳，故能形与神俱"的生活方式。另外，恶性肿瘤不能只拘泥于瘀血、痰浊等有形之邪，更要着眼于病机的根本，有形之邪易辨，无形之邪难识也；有形之邪易除，无形之邪难祛也；正如《金匮要略·脏腑经络先后病脉证》中就指出"夫诸病在脏，欲攻之，当随其所得而攻之"。又如《锦囊秘录》云："故善治痰者，不治痰而治气，气顺则一身津液亦随气而顺。"还如《血证论》言："瘀血在经络脏腑之间，则为癥瘕。瘕者，或聚或散，气为血滞，则聚而成形，血随气散，则没而不见。"所以临床治疗恶性肿瘤当重视气的离入出合和功能状态，要有邪从气去的临床思维。

360   运用形、气、神思想治疗恶性肿瘤

恶性肿瘤是全人类不容忽视的疾病之一，2020 年有报告指出整体呈上升趋势。近年来，恶性肿瘤治疗趋向于多学科综合治疗，根据患者病情，有计划、合理地选择手术治疗、化学药物治疗（化疗）、放射治疗（放疗）、介入治疗、靶向治疗、免疫治疗、中医药治疗、心理治疗等方式，以便达到更好的治疗效果。"形、气、神"乃中医认识人体的思想理论之一，是意象思维的重要体现，至今仍指导着中医诊疗，临床应用价值较高。在恶性肿瘤趋于综合治疗的背景下，学者曹康迪等将"形、气、神"思想从中医临床的范围中拓展开来，探讨了在中医学原理、中医意象思维指导下的中医临床思想指导西医学临床诊疗的可能性。

形、气、神思想的内涵

"形、气、神"出自《淮南子·原道训》，原文云："夫形者，生之舍也；气者，生之充也；神者，生之制也。一失位则三伤矣。是故圣人使人各处其位，守其职而不得相干也。故夫形者非其所安也则废，气不当其所充而用之则泄，神非其所宜而行之则寐。此三者，不可不慎守也。"形、气、神构成人体，三者相互联系、相互影响。形乃载体，包括人体一切的有形之物，是人体生命活动的物质基础；气指功能，维持人体生命活动的进行；神为主宰，控制人体的生命活动，表现在精神、意识、思维、情感等。形、气、神的合理运行构成了正常人体的生理基础，三者中任意一方超出调控范围时，疾病就随之产生，并且随着病情发展，异常的一方会影响到其余两方。

以河图洛书、太极图为根基的中国传统哲学，以意象察天地。《周易·系辞上》云"圣人立象以尽意"，意即思考过程。又云"见乃谓之象"，象即征象，万物的一切性状都可用"象"表述。意象思维即指通过各种收集的征象进行综合思考，形成另一种象（事物本质或规律）的思维。意象思维体现在中国传统文化的各个方面，中医药作为中国传统文化的一部分，无论是象、数、易、气、神五位一体的整体观念，还是"以象为素，以素为候，以候为证"的辨证论治，都有意象思维的身影。以诊疗过程为例，"医者，意也，易也，理也"，诊疗之初，医者怀有以往学到的医学知识及临床经验，称为意之志象，加以望闻问切收集到的症状、体征及天地之性状等意之忆象，二者联系结合为意之心象（证候），随之选穴立方，与之施治，称为意象诊疗模式。中医认为，象即知识的载体，大象无形亦化形，道生一，一生二，二生三，三生万物，气聚而成形，形具而神生，故"形气神"亦可谓之象，形、气乃具象，神为原象，此为具象原象共存，以"形气神"思想论治恶性肿瘤的综合治疗，亦为以意象诊疗思维贯穿恶性肿瘤治疗的始终。

从形、气、神论治肿瘤

基于"形、气、神"思想，中医学认为恶性肿瘤是"形""气""神"俱病的复杂疾病，该病的治疗要做到"形""气""神"同调。西医学中恶性肿瘤的病理基础为癌细胞的异常增生，增生的癌细胞会影响全身，出现不同程度的形体改变、生理功能障碍及心理精神波动，其认识与中医相统一。因此，"形、气、神"思想可以作为恶性肿瘤综合治疗的指导思想，从"形""气""神" 3 个方面论治恶性肿瘤。其中治"形"为针对有形肿物所做的治疗；治"气"为针对无形功能所做的治疗；治"神"为针对心理情

志所做的治疗。

1. 从"形"论治　对恶性肿瘤患者而言，如何祛除肿物是治疗的核心问题，因此从"形"论治是核心。

（1）中医治疗：恶性肿瘤属中医"积聚"范畴，《灵枢》云"皮肤薄而不泽，肉不坚而淖泽，如此则胃肠恶，恶则邪气留止，积聚乃作"。认为积聚的发生与外邪密切相关。现代中医认为积聚病由素体内虚、外邪侵袭、饮食失调、七情内伤等因素致脏腑功能失调，引起气滞、血瘀、痰阻、毒聚，久而形成肿物。针对肿物，中医有活血化瘀、化痰散结、疏理气机、解毒抗癌之法，均可破肿物、祛邪气，属于从"形"论治。例如北京中医医院肿瘤科围绕活血化瘀法治疗肿瘤开展一系列研究，自拟化瘀丸、固本抑瘤Ⅱ号、固本抑瘤胶囊等，可通过诱导肿瘤细胞凋亡、调控免疫功能、抑制血管生成等机制抑制肿瘤增殖；化痰散结类中药如贝母、桔梗、山慈菇等也可通过诱导肿瘤细胞凋亡的机制达到缩小瘤体的效果；郁仁存从肺、肝、脾三脏理气机、解癌毒，同时参考现代药理学研究，常用前胡、柴胡、升麻、枳壳等药物，抑瘤疗效颇为显著；解毒抗癌法为中医抑瘤的基本治法之一，现代研究表明，薏苡仁、白花蛇舌草、藤梨根等抑制肿瘤生长的作用较强，治"形"效果显著。在肿瘤发病过程中，瘀血、痰饮、毒邪等病理因素常相互搏结，故在临床上，以上几种治"形"方法常根据患者病情的侧重点进行合理搭配使用，这样才能最大程度地发挥破肿物、祛邪气的作用。

（2）西医治疗：西医治疗恶性肿瘤有手术治疗、化疗、放疗、免疫治疗、靶向治疗等手段，其共同点在于均可缩小甚至消除瘤体，属于从"形"论治。目前手术治疗仍是早期肿瘤首选的治疗方法，应用在某些中晚期肿瘤时，与新辅助治疗相结合也可取得较好的疗效。化疗与放疗是恶性肿瘤的传统治疗方法，适用病种广泛，可以有效地杀灭癌细胞，其作用尚不可替代。免疫治疗与靶向治疗是近年来肿瘤研究的热点，免疫治疗通过激发人体免疫系统识别肿瘤细胞发挥抗肿瘤作用，具有特异性高、疗效显著等特点；靶向治疗是精准医学的体现之一，虽然具有易耐药、副作用大等缺陷，但疗效较为突出，仍有大量患者为之获益。

2. 从"气"论治　《庄子·知北游》云"人之生，气之聚也"。恶性肿瘤的发生会引起人体生理功能的改变，常表现出各种症状，影响患者的生存质量，所以调节异常的功能是维持患者生活质量的前提，故从"气"论治是基础。

（1）中医治疗：中医认为恶性肿瘤的发生包含气滞、血瘀、痰阻、毒聚等因素，日久会打破五脏六腑的阴阳平衡，出现人体气血紊乱、功能异常，此时从"气"论治以调节阴阳平衡。具体而言，元气乃根本之气，推动各脏腑功能的正常运行。肺为华盖，主治节，发于肺则影响肺气宣发肃降，出现咳嗽咳痰，以法半夏、桔梗、杏仁等药理气化痰；脾胃为水谷之海，"大肠者，传道之官，变化出焉……小肠者，受盛之官，化物出焉"，发于胃肠则化物、变化受阻，出现食欲不振、腹泻便秘，以枳实、砂仁、厚朴等药和胃通腑；"头者，精明之府"，发于头部则清阳受蒙，表现为头晕头沉，以全蝎、川芎、石菖蒲等药醒脑开窍；肾主水，膀胱贮藏津液，发于肾、膀胱则水道不利、津液不藏，出现小便不利、尿频尿痛，以薏苡仁、泽泻、山茱萸等药通调水道。积聚后期，有形之物消耗人体气血津液，日久则元气亏虚，体质虚弱，以黄芪、白术、茯苓等药益气扶正。《灵枢·邪客》云"宗气积于胸中，出于咽喉，以贯心脉，而行呼吸焉"，人身之肿物影响宗气，呼吸、言语、声音、肢体运动、筋力强弱都会为之改变，而从宗气的角度治疗肿瘤无外乎虚实两端，实者予行气、活血、化痰、解毒，恢复宗气正常运行；虚者予补肺健脾，恢复脾肺功能，使之原料充足。《难经·五十五难》云"积者，阴气也；聚者，阳气也"，营卫之气，亦可为阴阳之气。积聚的发生乃内守外卫失司，卫不护表，营不养身，调和营卫之法亦在攻邪扶正，邪去则阴阳自和，正足则气血旺盛，营卫二气随之调和。

（2）西医治疗：恶性肿瘤对人体的影响可分为局部、临近、远端3个层次。局部影响即瘤体对周围组织所产生的压迫、侵蚀，阻止其正常功能的运行，此时表现的典型症状是疼痛、胀满，基于此，西医学提出3阶梯止痛原则缓解癌性疼痛。临近影响即瘤体所在器官产生的病理改变，不同癌肿的症状有所不同，例如肺癌可表现为咳嗽、咳痰；脑瘤可表现为头晕、肢体活动不利；消化道肿瘤可表现为厌食、消化不良等。远端影响即远离原发瘤体所在部位的异常，包括全身性的症状及瘤体转移，例如消瘦、乏力、骨转移、脑转移等。现代研究表明，因肿瘤引起的功能改变给予对症支持治疗可以有效地改善症状，提高患者的生存质量，因此对症支持治疗属于从"气"论治范畴。

3. 从"神"论治　《素问·灵兰秘典论》云"主明则下安"，神为生命活动的主宰，神乱也是积聚发生的原因之一。大多数人"谈癌色变"，容易产生心理压力，出现焦虑、抑郁，影响疾病的治疗。治"神"则调畅情志，舒缓压力，建立治疗肿瘤的信心，故从"神"论治是关键。

（1）中医治疗：《儒门事亲》云"积之成也，或因暴怒、喜、悲、思、恐之气"。《金匮翼·积聚统论》云："凡忧思郁怒，久不得解者，多成此疾。"七情作为"神"的外在表现之一，与积聚的发生极为密切。情志不畅，气机运行紊乱，以致痰凝血瘀，脏腑失和，日久发为积聚。发生积聚后，或恐于肾，或思于脾，"恐则气下""思则气结"，影响脾肾气机升降，精血津液运化不利，加重痰凝血瘀。肝主疏泄，情志失调必责之于肝，肝郁气滞则为痰凝血瘀。《素问·宝命全形论》云："凡刺之真，必先治神。"中医自古重视"神"在治疗中的作用，临床诊疗遵循"天人合一""以人为本"的原则，争取达到患者与外界环境、医生与患者"神"的平衡，患者信任医生，医生尊重患者。在药物疗法上，多从肝、脾、肾入手，疏肝、健脾、补肾，调节气机，调畅情志。如刘冬博等使用柴胡、佛手、白术等疏肝健脾之品治疗乳腺癌，可以提高化疗的有效率；在其他疗法上，开创了五行针灸、五音疗法等，例如吴忠芳等利用五行音乐畅五志，加以情志护理可有效缓解恶性肿瘤患者焦虑、抑郁状态。

（2）西医治疗：研究显示，恶性肿瘤患者在治疗过程中常因治疗的痛苦、对疾病的恐惧而发生焦虑、抑郁。过大的心理压力会造成人体自主神经功能、免疫功能、内分泌功能紊乱，肠道菌群失调，不利于肿瘤的治疗。基于此，心理疗法的重要性逐渐凸显，医生需要与患者充分沟通，有意识地引导患者正确认识肿瘤，打开心扉，建立治疗的信心。同时医生、护士与家属要相互配合，为患者创造积极、轻松的生活环境，严重时可配合抗精神病药、抗抑郁药等，调整患者的不良状态。已有研究表明，心理干预疗法能够减轻肿瘤患者的术前焦虑、抑郁状态。

形、气、神三者合为人体，人体患病则不外乎"形气神"的异常。基于恶性肿瘤的疾病特点，临床诊疗当以治"形"为核心、治"气"为基础、治"神"为关键。具体而言，用活血化瘀、豁痰解毒之药以治形，调气之味以治气，畅情志之法以治神，使患者形气神兼养、形气神共调，此为中医药象、数、易、气、神五位一体的整体观念，"以象为素，以素为候，以候为证"辨证论治的优势体现。西医学理论体系虽与中医学不同，但"形气神"思想仍可应用其中，其中手术、化疗、放疗、靶向治疗、免疫治疗等方法可认识为治"形"，对症支持治疗可认识为治"气"，心理干预可认识为治"神"。值得注意的是，无论中医学还是西医学，每一种治疗方法皆可同时干预"形""气""神"，只是偏于"形"、偏于"气"、偏于"神"的治疗重点不同。"形气神"三位一体，形是气舍、气是形充；神是形主、形为神附；神是气主、气充于神，三者有别而相关联。故在临床诊疗中要把握"形""气""神"病变的主次，根据病情严重程度决定三者治疗的轻重缓急，适当地选取中西医治疗方法，有目的地调整"形""气""神"的修正方向，尽可能改善患者的生活质量，提高肿瘤治疗的有效率。

由此可见，意象诊疗模式并非局限于中医临床，也可指导西医学的临床诊疗。在倡导中西医并重的国策下，以"形气神"思想新应用为范例，应在国学原理、中医意象思维的指导下，将更多中医临床思想融入西医学的临床诊疗当中，发挥出更好的临床疗效。

361 气火理论视角下肺癌的中医发生学

气火学说源于李东垣《脾胃论》，主要从气火失调、升降失常论述了内伤杂病的病理变化及治法。历代医家对"气、火"实质进行了广泛而深入的探讨，使得引火归元、益气升陷等治法已广泛应用于临床各科疾病的治疗。而历代各家中有诸多有关"气、火"与"肺积""息贲""肺痿"等疾病的论述，说明肺癌的发生发展与气火的生理病理有着密切的联系。学者李晓红等对"气火"理论视角下肺癌的中医发生学做了探析。

气火的生理病理及气火失调的实质

1. 气火的生理特性及内在联系 人体动力之源从何而来？法国的拉·梅特里把人体比喻成一架发动机，而气与火就是维持这架"发动机"正常运转的动力，即机体生命的基础和动力。气，是生命的基本条件，气的运动形式有升降出入，是维持生命活动的关键。火，是机体组织、器官和细胞生长发育和新陈代谢的直接动力。朱丹溪云："人有此生，亦恒于动，其所以恒于动，皆相火之为也。"因此，相火为人体生命活动的原始能量，即组织、器官生长发育和细胞分化成熟的原动力。《素问·阴阳应象大论》云："壮火食气，气食少火。"生理上，气受养于火，气火相互资生与制约；而火能行使其生理功能，须依赖气的充养。正气充沛，相火潜藏，则机体健康。因此，气、火是人体生命的基础和动力，气火之间存在着密切的联系。

2. 相火妄动在气火失调中的主导作用 气火失调，即谓人体正气与相火间稳态失衡的病机概括，其实质为气火关系在发展过程中出现的一种病理状态。火与气不两立，一胜则一负。气相对于火而言，因元气禀受于先天有限，宗气得水谷之化源而能得到不断的补充，故机体的充养主要依赖于宗气的生成及其对全身气机的调节方面。而宗气来源于脾胃。病理状态下，若脾胃虚弱，则宗气化生不足。李东垣云："脾胃气虚，则下流于肾，阴火得以乘其土位。"此"阴火"，即妄动离位之相火。《素问·天元纪大论》云："君火以明，相火以位。"说明君相二火，各守本位，升降出入，中气斡旋，则气立如故，神机不息。相火当位，则为动力之源；相火离位，则成燔灼之势。朱丹溪云："火起于妄，变化莫测，无时不有，煎熬真阴。"相火易妄而失位，动而无序，浮越飘散，引起局部组织能量代谢异常，影响机体结构和功能失常、阴阳平衡失调从而导致各种病变。因此，气火失调主导方面在于相火妄动，相火妄动失位，便不能保证健康机体的正气充足，细胞的正常生长、分化、成熟亦受到影响。

3. 大气下陷是久病气火失调的基本病理趋势 肺为娇脏，易受内外之邪气侵袭，喜润恶燥，故易伤阴血，又主一身之气，肺气易损，影响一身之气机。"大气下陷"首见于《医学衷中参西录》，是张锡纯据《灵枢·五色》中"大气入于脏腑者，不病而卒死"而提出，乃胸膈上之大气陷于膈下之脏腑。大气下陷进程可归纳为大气渐虚，重则致陷。肺气虚则呼吸不利，心气虚则运血无力，脾胃虚失于运化，肾气虚则根源匮乏，病久则发展为虚以致陷的结果。李东垣《脾胃论》云："脾胃气虚，则下流于肾，阴火得以乘其土位。"因此，大气虚主要指上焦气虚，因虚致实，导致下中焦相火乘虚上冲而形成病理"阴火"。而相火妄动又可进一步损耗正气，出现邪火炽盛、"壮火散气"，病程日久，则形成大气虚陷的病理变化。如相火妄动所致脾虚，在组织细胞水平可表现为线粒体功能障碍、组织缺氧、干细胞越位、低 pH 值、ATP 合成减少等，这种能力不平衡的机体内环境是孕育肿瘤发生及细胞增殖转移的土壤。

肺癌发生发展的中医病机

1. 相火妄动是肺癌发生的原动力　相火是维持生命活动的原动力，生命的诞生与延续都与相火密切相关，无论整个机体，还是单个细胞的生长、分化、成熟均赖于此。相火安位，能确保机体元气充足，维持细胞正常的生命周期。离位相火，被称为"阴火""元气之贼"，会在肺部（如肺泡）组织诱发细胞异常分化、增殖，在局部可表现为新生命的开始，这与肺癌的发生若合一契。因此，相火离位为诱发肺癌的发生之源，可表现在细胞周期失控、细胞凋亡调节失控、细胞分化不及等方面，主要表现为：

（1）水失遁藏，火不戢敛：肺癌病变可由相火妄动离位引起，缺少元气的温煦，组织上难以分化成熟，病理学表现为幼稚细胞核的异型性。相火妄动致肺癌发生表现为两方面：①水失遁藏。相火乃坎中真阳，系一阳落于二阴之间，坎中有火，则坎水得温，坎中一阳得水，则能安位，潜藏于寒水（肾精）中，既为水所藏，又为水所制。故正常情况下保持着水火相济的平衡关系。《素问·六微旨大论》云"相火之下，水气承之""亢则害，承乃制"，因先天不足或后天失养，导致元气耗散过度，水失遁藏，相火失于戢敛，离开本位，变为邪火，上越为害。因相火离位导致元气不足，使肺癌细胞失去相火的温煦，缺乏分化成熟的推动力。在肺组织局部，出现大量高度扩张、迅速增殖的幼稚细胞，生命体因整体阳气匮乏、阴精耗损表现为一种低水平的状态。②相火失于戢敛。相火根于上而藏于下，其性下降。相火下降一则赖于肺金的收敛作用，二则依靠少阳经气的降沉作用。金气收敛不及，少阳经气降沉不力，则相火升腾浮越于上而为害。相火妄动时，机体处于整体温煦不及的低水平的生命状态，细胞不能分化成熟，大量幼稚、异形细胞在局部堆积增殖扩张形成新生物，类似于肺癌微环境的分泌因子、外泌体、骨髓来源细胞等作用，形成适宜肺癌细胞定植的微环境。研究表明，细胞周期调控通路中基因及 Kaiso 蛋白的异常改变或功能失调与肺癌密切相关，而相火妄动可诱导细胞不断增殖，促进一些基因、蛋白的高表达，从而导致细胞周期失控、代谢旺盛、生长因子需求降低，局部组织处于高代谢的状态。

（2）土虚失蕴，相火妄越：脾为后天之本，为胃行津液，生化气血，上归于肺。气血充足则人体脾胃土气敦厚，故中土为相火蕴藏的重要场所。彭子益提出"中气如轴，四维如轮"，若中气不足，一则相火不降，升腾为害；二则木气不升，水中火气壅塞而妄自疏泄。如李东垣在《内外伤辨惑论》中提出脾胃气虚而致使"脾胃下流之湿气，闭塞其下，致阴火上冲"，而出现"阴火得以乘其土位"。因此，土气不足，相火下降、蕴藏于水气中的生理过程受阻，出现相火不降，火路越轨，釜底无火无以化生中气，中气虚弱则线粒体的活性降低，ATP 产生减少，影响细胞的分化成熟。有研究提出"脾虚-线粒体-有氧糖酵解-肿瘤关联"的假说，相火妄动导致脾虚可引发有氧糖酵解占细胞能量代谢的主要地位，从而抑制肺癌细胞凋亡。

2. 大气下陷是肺癌发生转移的关键病机　肺为气海而居于胸中，喻嘉言创"胸中大气"之名并指出肺主气赖于胸中大气充沛，其功能的发挥有赖于气的激发和推动。张锡纯强调"夫均是气也，至胸中之气，独名为大气者"，对大气的部位进行了具体阐释，并以"大气下陷"命名胸中之病变。胸中之地本为大气之宅所，把人体肺脏比作一只热气球，当气球中热气充足，气球就能保持向上升举的状态，如果气球中的热量和气体不足，气球就难以飞升高处而出现干瘪下陷的状态。然因胸中阳气不足、痰瘀毒结阻滞胸中、等诸多因素导致肺腑中大气不能维持之时，气虚持续性加重，肺主气功能下降，此量变引起质变的改变过程就是大气"因虚致陷"的过程，即"大气下陷"。大气"虚"则无力撑持胸腔鼓动，肺部肿瘤内外应力失去平衡，导致肿瘤细胞刚度、弹性、黏滞性等力学特性变化，从原发灶脱落，并向外播散。大气"陷"则无力升举肺部，细胞密度、张力、接触力增大，影响其迁移、聚集、黏附，进而定植血管周围小生境，最终达到新的内外应力平衡，唤醒肺癌播散肿瘤细胞（DCC）增殖、生长能力，从而发生转移性定植。因大气下陷无力制约癌毒，癌毒肆意扩张，盘根据地，清降浊升，挟瘀、痰、毒流窜全身脏腑经络，上窜下达，或上犯于脑（脑转移），或滞于肺（肺转移），或滞于肝（肝转移），或流窜于经络、筋骨、皮毛（淋巴转移、骨转移、皮下转移）等，停滞聚结成积，而为转移癌。因此，胸中大气"因虚致陷"的递衍过程，与肺癌细胞从原发灶脱落、DCC 转移性定植的生物学行为相契合，故"大气下陷"是肺癌转移性定植的病机关键。

肺癌的治法

1. 引火归元，截断肺癌发生之原动力   相火妄动是肺癌发生的原动力，离位相火使癌细胞在生长过程中夺取人体元气，因相火系于命门，命门居于两肾之中，肾藏真阴而寓真阳，截断该过程须使浮越之相火安位于寒水之中，即引火归元。张景岳在《景岳全书》中提出"若下焦虚寒，法当引火归元者"。强调相火宜温养。叶天士在此基础上提出引火归元，当用滋阴降火之法，少加热药为向导，引之下降，使无拒格之患。肺癌患者若表现为相火不能被元气制约而亢盛于上，日久煎熬阴津，而阴损及阳。治疗上既不能以大辛大热温阳而耗竭真水，亦不能苦寒清热而折伐虚阳，用药应阴中求阳、敦厚和平，代表方剂为引火汤。若元气亏损明显，有明显的阴阳虚损所致的寒热异常，可予六味丸、八味丸以之引火归元法以截断肺癌发生之原动力。

2. 益气升陷，阻延肺癌转移的相关路径   大气下陷为肺癌发生转移的关键病机。《素问》"气虚宜掣引之"，陷降之气需以补益和升提之力，使之回归胸中。"益气升陷"出自张锡纯《医学衷中参西录》，是大气下陷的基本治法法，其代表方是升陷汤。原方组成为生黄芪、知母、柴胡、桔梗、升麻。方中黄芪有补气、固摄、升提之效，且其质轻松，富含氧气，与胸中大气有同气相求之妙，故能使"虚"之大气有源可充，"陷"之大气有力可举，是本方益气之根本，惟其性稍热，故以知母之凉润者济之；柴胡、升麻质清且味薄，一左一右牵引下陷之大气向上升提，桔梗为药中之舟楫，载诸药之力上达胸中，诸药共奏"益气升陷"之功效。如此，大气归源，胸肺内部结构发生相应的力学变化，继而改变肺癌转移的生物学行为，阻延转移性定植的发生。已有研究证实，升陷汤不仅可有效改善肺癌患者术后的相关症状，提高其生活质量，还有效干预相关通路抑制肺癌细胞增殖、侵袭、转移等。因此，可通过益气升陷法来阻延肺癌发生转移。

肺癌发生发展的病机复杂多变，并非单纯以"正虚"或"邪实"为主。目前中医根据其病变趋势进行分析，"截断阻延"本病演进的研究尚为鲜见。李晓红等从气火相关学说的角度提出相火妄动是肺癌发生的原动力，气火能量失衡导致"大气下陷"是肺癌发生转移的关键病机，以引火归元、益气升陷分期论治，突出中医治疗特色，促进肺癌治法提升和凝练，丰富肺癌治法，为临床干预本病提供了新思路。

362　从一气周流论肺癌因机证治

肺癌是全世界最常见的恶性肿瘤，其发病率及死亡率均居恶性肿瘤首位。我国是肺癌大国，其发病率每年增长约 26.9％。尽管现代医学在降低肿瘤负荷、延长生存期上取得了重大突破，但肺癌死亡率仍居高不下。中医药是治疗肺癌的重要手段，其在改善症状、减轻不良反应、延长生存期等方面有明确的临床疗效。中医认为，肺癌是全身虚、局部实的疾病，把握局部与整体间阴阳平衡是疗效提升的关键。许玲擅长应用一气周流理论来调节气机升降，平衡周身阴阳，从而达到治疗肺癌的目的。学者王怡超等将许玲应用一气周流分析肺癌因机证治的学术观点做了阐述归纳。

从一气周流理论探析肺癌的发生

1. 一气周流理论模型　一气周流是清代医家黄元御总结的中医气化模型。黄元御认为土居中位，斡旋升降，脾土左旋化生肝木，肝木左升生成心火；胃土右转化生肺金，肺金右降生成肾水。一气周流通畅则安和无病，一气周流阻闭则生百疾，病初多为脾胃气虚、肝肺升降不利，日久会影响心肾阴阳相交。肺癌早期多无明显表现，但随着疾病进展，患者可出现咳嗽咯血、胸闷气促、胸腔积液、下肢浮肿、失眠抑郁等症状。肺癌及相关症状的出现皆与人体脾胃气虚、气机升降异常、阴阳不交，一气周流滞闭相关。

2. 脾胃中气虚损是肺癌生成的前提　《四圣心源·噎膈根原》云"上下之开，全在中气"；《四圣心源·劳伤解》又云"胃主受盛，脾主消化，中气旺则胃降而善纳，脾升而善磨，水谷腐熟，精气滋生，所以无病"。脾胃居中焦为气血生化之源，脾胃一病则中气渐萎、升降渐废。脾主升清，脾气虚则左旋不行，精微不生，清阳不举，正气渐虚；胃主降浊，胃气虚则右转不利，腐熟失权，糟粕不排，浊邪日盛。正气虚弱，浊邪内盛，外可致卫气不充，六淫不御，内可致脏腑失调，酿生癌毒，内外合邪，形成肺癌。所以脾胃中气虚损是肺癌生成的前提，肺癌患者的体质及证型多表现为气虚。

3. 肝肺失于升降是肺癌生成的要点　痰瘀是肺癌生成的重要病机，而痰瘀的形成源于肝肺升降不利，气血津液失布。《四圣心源·噎膈根原》云："中气虚败，湿土湮塞，则肝脾遏陷……肺胃冲逆。"肝主藏血，肝气不升则血运失常，化生瘀血。瘀血贯穿于肺癌的全过程，可表现为人体凝血功能异常，呈现高凝的状态。肺主运气，肺气不降则气行失常，津气不能随肺气下降输布，与瘀血相搏结形成痰瘀。《医旨绪余·瘘论》云"脾胃一虚，肺气先绝"。中气不足可致肺气不充，肺气一虚则右降更废。《医宗必读·积聚》云："积之成也，正气不足，而后邪气踞之。"肺虚失降可使痰瘀留置于肺，不但加重阻闭气机周流，更会积久蕴毒，形成肺癌。故肝肺失于升降是肺癌生成的要点，并且肺癌患者以肺不肃降为主。

4. 阴阳不交是肺癌进展的关键　《四圣心源·带伤解》云"脾土不升，木火失生长之政，一阳沦陷，肾气渐亡，则下寒而病阳虚。胃土不降，金水失收藏之政，君相二火泄露而升炎，心液消耗，则上热而病阴虚"。中气大亏，升降失常，痰瘀阻滞，使周身气不周流。气郁于上而形成郁火，周身失于温煦则形成虚寒，表现为局部郁热、周身虚寒，阴阳不交的证候，是肺癌进展的关键。本证一般出现于肺癌中晚期，或经现代医学治疗后。

郁火是肺癌加重和转移的重要病机。郁火炼液成痰，灼血成瘀，加重痰瘀阻滞，使肺癌生长迅速；痰瘀在郁火的扰动下可周流全身，形成肺癌转移。此外，郁火迫血行而外溢脉道，患者可见咳嗽咯血；

郁火扰心，痰瘀闭窍，患者可见心烦失眠、精神抑郁，肺癌患者约有 17.9％的抑郁病率。虚寒初为脾气不足，随着肺癌的发展或治疗损伤，多见脾肾气虚或肾阴阳两虚之证。气虚则水液失布，水停成饮，患者可见咳嗽胸闷、咯吐泡沫样痰；水液泛溢，停滞形成水肿，患者可见胸腔积液、肢体浮肿。水不暖土，脾失健运，精微不生，患者多见消瘦乏力、肢冷便溏。

总体而言，肺癌早期主要病在脾胃，兼及肝肺，病机以肺脾气虚兼有升降失常，病情较轻，一般仅有咳嗽咳痰，或无明显症状。肺癌中期脾胃肝肺俱损，中气亏虚，升降忤逆，气血俱病，病情较重，可见咳嗽咯血、胸闷水肿等症状。晚期肺癌五脏俱病，中气虚衰，升降俱废，阴阳不交，虚实并重，病情危重，可见胸腔积液、癌栓、远处转移等。

从一气周流理论探析肺癌的证治

1. 补气健脾，同调升降　脾胃中气虚损，肝肺升降不利，痰瘀蕴毒，形成肺癌。根据一气周流理论，脾胃为气机升降之枢，肝肺为气机升降之轮，脾旺气充，气机流行，病趋稳定。故肺癌的证治首应补气健脾，以充实中气，次应同调升降，以恢复气机流行。补气健脾可参考《四圣心源》的黄芽汤加减，常用人参、黄芪、炙甘草、茯苓。人参、炙甘草补中益气，茯苓、黄芪健脾祛湿。同调升降应枢轮同治，治以升脾降胃，疏肝肃肺。对于肺癌患者，尤其要重视肃肺降气，可另外予养阴清热以治火逆，软坚散结以畅降路，从而辅助肺气下降。同调升降可参考《四圣心源》中的下气汤加减，常用炙甘草、茯苓、法半夏、白芍、贝母、陈皮、杏仁、五味子、桂枝、牡丹皮、鳖甲、穿山甲。炙甘草健运脾胃以固中气，茯苓健脾利湿以升脾气，法半夏燥湿和胃以降胃气，三者相伍能调中焦升降。桂枝、牡丹皮疏升肝气；陈皮、杏仁、五味子润肺化痰，结合白芍养阴降火，使火清阴养而不伤肺气，共降肺气。更加鳖甲、穿山甲等散结软坚之品，以消散瘤块，通畅升降之路。

2. 清热补虚，交通阴阳　肺癌阻滞气机周流，使阴阳不交而寒热各现。根据一气周流理论，交通阴阳应首先恢复气机升降，再治以清热补虚。郁火多有郁结、伤阴、炎上、蕴毒的特点，涉及气分和血分，故治疗上应结合火郁发之、甘寒润之、酸苦降之、热毒解之，气血同治，宣畅气机。气分热者，可用蝉蜕、薄荷、金银花、连翘等轻宣透散之品。血分热者，可用大黄、牡丹皮、赤芍配伍玄参、生地黄，活血养阴以透血热。郁火伤阴者，可用麦冬、南沙参、北沙参、玄参甘寒养阴。火炽上炎者，可选白芍、黄连、炒栀子、龙骨、牡蛎，合用酸寒、苦寒和重镇之品以降火逆。热毒壅盛者，可选白花蛇舌草、山慈菇、石上柏等清解癌毒。虚寒应补益脾肾，以温润平补为佳，少用大辛大热之品，以防耗气增热。根据气虚与阳虚的程度，可用蜜黄芪、南沙参、北沙参、山药、黄精、菟丝子、淫羊藿、肉苁蓉、鹿角霜等。

验案举隅

病案 1：患者，女，43 岁，2019 年 2 月 13 日初诊。主诉左肺肺癌术后 1 个月余。患者于 2019 年 1 月 4 日上海某院查胸部 CT：双肺上叶磨玻璃结节，左肺上叶者大小 10 mm，右肺上叶者大小 6 mm。同月至该院行胸腔镜下左肺上叶肺癌根治术，术后病理：浸润性腺癌。术后未行其他治疗。患者欲控制结节大小，改善术后症状，故来求诊。刻诊：咳嗽频频，凡遇寒热异味刺激即咳嗽不已，无痰，咽痒，潮热汗出，胃纳可，二便调，夜寐易醒，醒后难眠；舌红，苔薄白，脉细弦。西医诊断为肺恶性肿瘤术后 pT1aN0M0ⅠA1 期，ECOG-PS0 分。中医诊断为肺癌病（升降失调，郁火上炽）。治以斡旋升降，清热降火，方用下气汤加减。

处方：炙甘草 6 g，姜半夏 15 g，茯苓 15 g，杏仁 9 g，浙贝母 9 g，白芍 12 g，夏枯草 30 g，桂枝 6 g，鳖甲（先煎）30 g，牡丹皮 15 g，丹参 30 g，乌梅 9 g，百合 30 g，酸枣仁 30 g，浮小麦 30 g，煅牡蛎（先煎）30 g，煅龙骨（先煎）30 g。7 剂，每日 1 剂，水煎早晚分 2 次温服。

二诊（2019 年 2 月 21 日）：患者上方服后咳嗽明显缓解，潮热盗汗已除，余症均略有减轻，纳寐可，二便可；舌红，苔薄白，脉细。效不更方，继续予 14 剂。此后患者以上方加减治疗至今，右肺上叶结节无明显进展，并且术后不适症状均已消除。

按语：多发肺磨玻璃结节是肺癌治疗的难点。有学者认为肺部手术可能会促进未切除的磨玻璃结节增长，并且出于对患者肺功能的保留，一般多建议患者长期随访，再酌情采取手术治疗。本案患者术后气机升降失调，肝升太过，肺降不及，郁火上扰。火灼肺金，肺失宣降，故咳嗽咽痒。郁火扰心，故潮热汗出，夜寐易醒。治疗当斡旋升降，调节脾胃肝肺，结合清热降火，使气顺而火消，诸症自平。方予下气汤加减。方中以甘草、姜半夏、茯苓健脾固中，调节脾胃升降；桂枝、牡丹皮活血疏肝；杏仁、浙贝母化痰降肺；丹参、鳖甲、牡丹皮凉血清热；乌梅、百合养阴清心；白芍、龙骨、牡蛎潜镇降火；夏枯草清肝散结。诸药共治郁火，兼顾软坚散结。另予浮小麦敛汗、酸枣仁安神等对症治疗。二诊时，咳嗽明显改善，为周流渐复、气顺火降的表现，故守方继续治疗。患者随访至今，肺部结节无明显进展，不适症状均已缓解，为体内气机调和、周流顺畅之象。

病案 2：患者，男，62 岁，2020 年 1 月 7 日初诊。主诉肺肉瘤样癌术后 2 年，复发伴淋巴结转移 9 个月。患者 2018 年 8 月 24 日于上海某医院行胸腔镜下左肺上叶肺癌根治术，术后病理：肉瘤样癌，免疫组化提示部分有鳞癌分化。术后化疗 3 周期（卡铂＋培美曲塞）。2019 年 3 月复查 PET/CT 提示右肺肿瘤伴淋巴结多发转移。2019 年 4 月 26 日患者于上海某医院行右肺肿瘤微波消融术，术后患者出现颌下及颈部淋巴结肿痛，并逐渐加重。患者因畏惧化疗，且淋巴肿痛剧烈，故来求诊。刻诊：患者颌下及颈部淋巴结肿痛剧烈，夜间尤甚，局部皮色、皮温未见异常，口干不欲饮，纳可，大便日一行，干结难出，小便可，夜寐差；舌质暗红，苔白腻，脉细弦。辅助检查：2019 年 10 月 29 日胸部 CT：右肺中叶软组织肿块，最大径 32 mm；超声：颌下淋巴右侧大小 32 mm×16 mm，左侧大小 40 mm×20 mm。西医诊断为左肺上叶肉瘤样癌术后 pT1cN0M1（肺）Ⅳ期 rT0N3M1（肺）Ⅳ期，ECOG-PS 1 分。中医诊断为肺癌病（脾虚肺逆，郁火夹痰）。治以健脾降肺，清热散结，方用下气汤加减。

处方：姜半夏 9 g，茯苓 5 g，炙甘草 6 g，陈皮 9 g，杏仁 9 g，桂枝 6 g，牡丹皮 12 g，白芍 9 g，鳖甲（先煎）30 g，玄参 9 g，桔梗 6 g，牡蛎（先煎）30 g。7 剂，每日 1 剂，水煎早晚分 2 次温服。

二诊（2020 年 1 月 14 日）：患者上方服用后淋巴肿痛明显缓解，口渴欲饮，纳可，二便可，夜寐一般；舌质暗红，苔白薄腻，脉细。予上方改玄参为 30 g，加炮山甲（先煎）6 g，浙贝母 9 g。此后患者以上方加减治疗至今，肺癌病情稳定，右肺中叶肿块大小控制在 27 mm×24 mm，颌下淋巴双侧大小均控制在 14 mm×5 mm 至 16 mm×5 mm。

按语：肺肉瘤样癌是一种罕见的肺癌类型，约占所有肺癌的 0.1％～0.4％，其进展迅速，预后较差，治疗以手术为主，中位生存期仅 11.54 个月。《四圣心源·瘰疬根原》云："相火上炎，瘀热抟结，则瘰疬生焉。"本案患者升降失调，肺不右降，郁火挟痰瘀流窜，故出现肺癌复发和淋巴转移。郁火灼津，内蕴痰瘀，故口干不欲饮，大便干结，舌暗苔白腻，脉细弦；郁火灼络扰心，故淋巴肿痛，晚间尤甚，夜寐不安。治疗重在健脾降肺，清热散结，予下气汤加减。方中以半夏配炙甘草、茯苓健脾化痰，调节中焦升降；陈皮、杏仁配合少量桔梗以利肺降气；白芍、牡蛎酸咸并用，能养阴降火；玄参、鳖甲配合牡丹皮能滋阴活血，以透血热；稍佐桂枝疏肝升阳，其性温通还能助牡丹皮、鳖甲、玄参、牡蛎软坚散结。二诊时，患者疼痛明显减轻，口渴思饮，为气机周流渐复、郁火痰浊渐去之象，故加浙贝母、炮山甲以加强散结通络，重用玄参养阴清热。此后随症加减治疗至今，以调畅气机周流，患者肺癌病情稳定，淋巴结明显缩小，并且无其他不适症状。

363　肺癌从气论治

肺为人体五脏之一，居于胸腔，呈分叶状，左二右三，质地疏松。其上连咽喉，开窍于鼻；气通于秋，味通于辛；在体合皮，其华在毛；在志为忧，在液为涕；与大肠相表里，为百脉之朝会。气乃构成人体的物质基础，又是脏腑功能活动的源泉，具有推动、温煦、防御、固摄及气化之功。《素问·举痛论》云："百病生于气也。"明代张景岳《类经·疾病类》云："气之在人，和则为正气，不和则为邪气。凡表里虚实，逆顺缓急，无不因气而生，故百病皆生于气。"《素问·五常政大论》云："气始而生化，气散而有形，气布而蕃育，气终而象变，其致一也。"故万事万物从有生于无，疾病的发生必以伤气为先，从无形之疾至有形之病，气病贯穿始终。肺癌是呼吸系统最常见的一种恶性肿瘤，以咳嗽、痰中带血或咯血、喘鸣、气急、胸痛、声嘶、发热、消瘦等为主症，与中医学的"肺积""息贲""肺花疮"等疾病描述极为相似。学者夏小军临证三十余载，常从气论治肺癌，每获良效。

肺主诸气、职司呼吸是肺脏的主要生理功能

《素问·五脏生成论》云："诸气者皆属于肺。"肺主呼吸之气，乃人体气体交换之场所。天气通于肺，肺主宣发，呼出浊气；又主肃降，吸入清气，吐故纳新，循环往复，乃有生机。《素问·六节脏象论》云："肺者，气之本。"一身之气，其生成及运行全赖于肺。宗气乃后天之气，由肺吸入之清气与中焦产生的水谷精气相合而成，其生成于肺，积存于胸，促进肺之呼吸，又助心以行血。肺之呼吸均匀通畅，节律一致，和缓有度，则脏腑经络之气升降出入运动通畅协调，生命活动正常。若肺之呼吸失常，不但宗气生成不足，一身之气尽虚，而且脏腑经络之气升降出入运动失调，气虚、气滞诸证丛生。

《灵枢·决气》云："上焦开发，宣五谷味，熏肤充身泽毛，若雾露之溉，是谓气。"肺为清虚之脏，外合皮毛。肺之精气具有润泽皮毛、固护肌表之功。肺气充足，则皮毛润泽，汗孔开合正常，机体不易受外邪侵袭；若肺气虚弱，则卫外之气不足，肌表不固，易受六淫毒气侵袭，出现咳、喘、痰或发热诸症。

由此可见，肺主气包括主呼吸之气和主一身之气；肺职司呼吸，实际上是肺气的宣发和肃降功能在气体交换过程中的具体表现，两者都基于肺的呼吸功能。同时，肺的固护肌表、输布水液、助心行血作用都是通过肺气的润泽和固护、宣发和肃降、推动和调节来实现的。肺主气、司呼吸是肺脏的主要生理功能。

正气内虚、肺气郁滞是肺癌发病之根本

肺癌的发生是在脏腑正气亏损的基础上，外感六淫毒气，内伤七情饮食，或嗜食烟酒辛热之品，导致肺气宣降失司，津液不布，积聚成痰，痰凝气滞，血行受阻，痰瘀毒蕴，日久形成肺部积块，阻塞气道所致。

《素问·刺法论》云"正气存内，邪不可干"，《素问·评热病论》云"邪之所凑，其气必虚"。肺癌病位在肺，机体正气内虚、脏腑阴阳气血失调是发病的主要基础。年老体衰，或慢性肺病久治不愈、正气不足，或七情所伤、气滞气逆、升降失调，或劳累过度耗伤肺气、损伤肺阴，六淫毒气乘虚而入，客邪留滞不去，痰浊内生，阻碍气机，最终导致肺部血行瘀滞，痰瘀毒蕴结而成块。

肺为贮痰之器。体虚之人，或脾虚失运，津液失布，湿聚成痰，留于肺脏；或饮食不节，水湿痰浊内蕴，痰贮肺络，肺气升降失常，痰凝气滞；或肾阳不足，蒸化不利，水饮犯肺，酿湿生痰；痰阻气机，气血瘀阻，毒聚邪留，郁结胸中，肿块渐成。

肺朝百脉。肺气虚弱，气门无力，肺气不宣，气血不畅，气滞则血凝；或脾胃虚损，致生痰浊，痰气交阻，上储于肺，壅塞不通，气滞血瘀；或六淫毒气，吸入于肺，裹挟成痰，沉积肺中，阻碍气血运行，终致肺血瘀阻，肿块乃成。

肺为娇脏，不耐邪侵。举凡六淫毒气、内生诸毒，一有所著，即能致病。外毒者，乃烹饪烟雾、工业废气、矿石粉尘、煤焦烟炱、吸烟之烟毒、外感之六淫、放射物质、药物之毒也；内毒者，乃先天之胎毒、饮食之食毒、体内之湿毒、痰毒、瘀毒、郁毒也。内外之毒，统称癌毒。诸毒交扰，犯及娇脏，炼液为痰，羁留肺窍，肃降失司，肺气郁滞不宣，进而血瘀不行，痰瘀、癌毒胶结，久而形成肿块。

综上所述，肺癌的发生不外乎虚、痰、瘀、毒四端。机体正气不足，肺气虚弱是发病之本。外感六淫毒气、肺气郁滞不宣，痰浊内聚胸中、肺气宣降失常，瘀血沉积于肺、阻碍气血运行，皆为发病之标。此外，诸因交扰，互为因果，促生癌肿，或使病情加重，缠绵难愈。正气内虚、肺气郁滞是肺癌发病的主要病理机制。

扶助正气，祛除邪气是肺癌治疗之总则

明代张景岳《景岳全书·积聚》云："凡积聚之治……然欲总其要，不过四法，曰攻，曰消，曰散，曰补，四者而已……而攻补之宜，当于孰缓孰急中辨之。"肺癌之病位在肺，总属本虚标实之证。其本虚有气、血、阴、阳之分，以气虚为主；标实有痰浊、瘀血、癌毒之别，以癌毒为重。清代周学海在《读医随笔·升降出入论》中云："气之亢于上者，抑而降之；陷于下者，升而举之；散于外者，敛而固之；结于内者，疏而散之。"推而广之，气虚则补，气滞则疏，气陷则升，气逆则降，气闭则开，气脱则固。临证当根据病机衍变、体质盛衰、脏腑虚实、疾病缓急，或补气，或理气，或降气，或敛气，或固气，灵活变通，权宜论治。由此可知，肺癌的治疗当以扶正祛邪为大法，扶助正气，祛除邪气，总以治气为首务。

1. 补气以固本　元代罗天益《卫生宝鉴·养正积自除》云"养正积自消，犹之满座皆君子，纵有一小人，自无容地而出。今令真气实，胃气强，积自消矣"。肺癌疾病早期，正气尚实，邪气不盛，治疗以祛邪为主，兼顾正气；病变中期，虚实夹杂，治宜攻补兼施，扶助正气，祛除邪气；病至晚期，迁延日久，邪实壅盛，正气耗损，机体不堪攻伐，治疗应以扶助正气为要，兼以祛邪。肺癌之扶助正气有补益肺气、气血双补、养阴益气、温阳益气、培土生金诸法，然补益肺气之法最为常用，临证常选用补肺汤（出自《永类钤方》，药用人参、黄芪、五味子、熟地黄、桑白皮）、玉屏风散（出自《究原方》，药用黄芪、白术、防风）、生脉散（出自《医学启源》，药用人参、麦冬、五味子）等方加减，药用人参、黄芪、党参、太子参、红景天、山药、黄精、蛤蚧等补益肺气。气血两虚者，加当归、川芎、熟地黄、白芍、阿胶、大枣、鸡血藤等，气血双补；气阴两虚者，加西洋参、沙参、麦冬、百合、玄参、山茱萸、生地黄、五味子等，益气养阴；脾肾阳虚者，加红参、补骨脂、菟丝子、淫羊藿、炮附子、肉桂等，温阳益气；肺脾气虚者，加党参、茯苓、白术、白扁豆、莲子肉、陈皮、法半夏、砂仁等，培土生金，并应时时顾护胃气，以"有胃气则生"，并防止疾病复发或转移。肺癌疾病晚期，元气衰败、阴阳俱脱者，治宜阴阳气血双补，急以益气固脱，选用参附汤（出自《正体类要》，药用人参、炮附子）或四逆加人参汤（出自《伤寒论》，药用炮附子、干姜、炙甘草、人参）合固阴煎（出自《景岳全书》，药用人参、熟地黄、山药、山茱萸、远志、菟丝子、五味子、炙甘草）加减以治之，冀其生机渐复，或可救治。

2. 补气以消痰　清代沈金鳌《杂病源流犀烛·痰饮源流》云"痰饮……而其为物则流动不测，故其为害，上至巅顶，下至涌泉，随气升降，周身内外皆到，五脏六腑俱有"。清代汪昂《汤头歌诀·滚

痰丸》云："百病多由痰作祟。"肺气虚弱，宣降失司，脾气虚弱，运化无权，水精不布，津聚为痰，蕴结胸中，乃发肺癌。肺为贮痰之器，痰为致病因素和病理产物，可加重肺癌的进展。清代陈士铎《石室秘录·气治法》云："气虚痰多之症，痰多本是湿也，而治痰之法，又不可徒去其湿，必须补气为先，而佐以消痰之品。"《傅青主男科·湿痰》云："治痰之法，不可徒去其湿，必以补气为先，而佐以化痰之品，乃克有效。"故肺癌气虚痰凝者，欲消其痰，必先补气，在使用消痰药物的基础上加用补气之品，常选用人参、党参、黄芪、茯苓、白术、山药、五味子、沙参、麦冬、陈皮、法半夏、胆南星、川贝母、炙甘草等。

3. 补气以行瘀　清代王清任的《医林改错·论小儿抽风不是风》云"元气既虚，必不能达于血管，血管无气，必停留而瘀"。气为血之帅，血为气之母，气行血亦行，气止血亦止。宋代杨士瀛《仁斋直指方·血荣气卫论》云："盖气者，血之帅也。气行则血行，气止则血止，气温则血滑，气寒则血凝，气有一息之不运，则血有一息之不行。"论述了各种状态下气与血的关系，其中最常发生的是气虚所致的血行瘀阻。气虚则推动无力，血行不畅，统摄无权，血溢脉外，则成瘀血，阻塞气道，肺失宣降，肺癌乃作。瘀毒阻肺，而肺朝百脉，助心行血于周身，因此，血瘀证是肺部肿瘤发生和转移的重要因素。故肺癌气虚血瘀者，欲行其瘀，当益其气，在使用活血化瘀药物的基础上加用补气药物，常选用人参、黄芪、当归、川芎、白术、山药、桃仁、红花、鸡血藤、仙鹤草、郁金等。此法对于咯血者亦有补气摄血之效。

4. 补气以祛毒　隋代巢元方《诸病源候论·积聚候》云"积聚者，由阴阳不和，脏腑虚弱，受于风邪，搏于脏腑之气所为也"。机体正气不足，卫外不固，或脏腑虚损，癌毒内生，邪毒犯肺，羁留肺窍，升降失司，肺气郁滞，发为肺癌。明代李中梓《医宗必读·积聚》云："积之成也，正气不足，而后邪气踞之，如小人在朝，由君子之衰也。"清代吴谦《医宗金鉴·血痹虚劳病脉并治》云："正虚之处，便是容邪之处也。"是故肺癌之病，正虚而邪侵，应补气扶正，以祛邪外出。《四圣心源·癞风根原》云："肺司卫气而主皮毛，卫气清和，熏肤，充身，泽毛，若雾露之溉焉，则皮毛荣华。"《医旨绪余·宗气营气卫气说》云："卫气者，为言护卫周身，温分肉，肥腠理，不使外邪侵犯也。"故肺癌之病，肺虚则卫气不盛，邪气易侵，治疗应补气充卫，实表御邪。气虚是难治性疾病迁延难愈的病理基础，毒损为难治性疾病急性加重的关键环节。故肺癌气虚毒聚者，欲祛除癌毒，当补气扶正，在使用祛除癌毒药物的基础上加用补气药物，常选用人参、黄芪、当归、茯苓、白术、猫爪草、龙葵、莪术、山慈菇、露蜂房、苦参、夏枯草等，同时防止疾病复发或转移。

5. 顺气以化痰　《医林绳墨》云"大抵气顺则痰清，痰行则病去，不可专治其痰，而不理其气，使气聚而痰易生也"。《丹溪心法·破滞气》云："人以气为主，一息不运则机缄穷，一毫不续则穷壤判。阴阳之所以升降者，气也；血脉之所以流行者，亦气也；荣卫之所以运转者，此气也；五脏六腑之所以相养相生者，亦此气也。盛则盈，衰则虚，顺则平，逆则病。"气为人体之根本，气不顺则疾病生。基于此，朱丹溪提出了"顺气为先，分导次之"的治痰原则，强调"善治痰者，不治痰而治气，气顺则一身津液亦随气而顺矣"，如"治风者以理气为急，气顺则痰消""痰涎壅盛者，治之必先理气为急"。故治肺癌之痰，因于气滞者，当以行气为要；痰随气结者，治宜理气清痰；痰郁于肺者，治宜开郁行气；痰阻气道者，治宜降逆化痰。行气理气化痰，常选用清气化痰饮（出自《瘀胀玉衡》，药用贝母、姜黄、细辛、陈皮、青皮、厚朴、荆芥、乌药），清气化痰汤（出自《医方考》，药用杏仁、枳实、茯苓、胆南星、法半夏、瓜蒌子、陈皮、黄芩、生姜），顺气导痰汤（出自《李氏医鉴》，药用陈皮、茯苓、法半夏、胆南星、木香、香附、枳实、甘草）加减；降气化痰，常选用苏子降气汤（出自《太平惠民和剂局方》，药用紫苏子、法半夏、当归、前胡、厚朴、肉桂、甘草），定喘汤（出自《摄生众妙方》，药用麻黄、白果、紫苏子、款冬花、杏仁、桑白皮、法半夏、黄芩、甘草），旋覆代赭汤（出自《伤寒论》，药用旋覆花、人参、生姜、赭石、甘草、法半夏、大枣）化裁。

6. 行气以散瘀　明代李中梓《医宗必读·辨治大法论》云"血实则瘀，轻者消之，重者行之。更有因气病而及血者，先治其气"。肺朝百脉，运血者，即是气。《素问·至真要大论》云："寒者热之……抑者散之，燥者润之……各安其气，必清必静。"故因气不运血而成瘀者，应散之、收之，必以行气为要。《素问·六微旨大论》云："出入废则神机化灭，升降息则气立孤危。故非出入，则无以生长壮老已；非升降，则无以生长化收藏。是以升降出入，无器不有。"自然界，气的运动形式为升、降、聚、散；在人体中，气的运动形式为升、降、出、入。故行气应当重视脏腑之生理特征，如肝气、脾气主升，肺气、胃气主降，然后再依药性施药。如此，既可使气的运动畅通无阻，又可使气的运动平衡协调，从而达到"气机调畅"之状态，进而"散结化瘀"，正如《素问·至真要大论》云："气调而得者，何如？岐伯曰：逆之，从之，逆而从之，从而逆之，疏气令调，则其道也。"明代王肯堂《证治准绳·杂病》云："气与血犹水也，盛则流畅，少则壅滞。故气血不虚则不滞，既虚则鲜有不滞者。"明代龚廷贤《寿世保元·脾胃论》云："气健则升降不失其度，气弱则稽滞矣。"气滞则血瘀，血瘀则气滞。故治疗肺癌之血瘀，因于气滞者，当行气理气，常选用血府逐瘀汤（出自《医林改错》，药用桃仁、红花、生地黄、当归、赤芍、川芎、柴胡、枳壳、牛膝、桔梗、甘草），瓜蒌薤白半夏汤（出自《金匮要略》，药用瓜蒌、薤白、法半夏、白酒），行气活血汤（出自《古今名方·关幼波方》，药用葛根、重楼、白芷、郁金、枳壳、红花、泽兰、赤芍、五味子、甘草）加减化裁。

7. 理气以解毒　清代尤在泾《金匮要略心典·百合狐惑阴阳毒病证治》云"毒，邪气蕴结不解之谓"。清代柯韵伯《伤寒来苏集·伤寒附翼》云："诸病皆生于气，秽物之不去，由于气之不顺，故攻积之剂，必用气分之药。"癌毒阻肺，气机郁滞，津聚为痰，血结为瘀，相互胶结，此起彼伏，致病无逾期；况癌毒流注，为肺癌转移之因、恶化之本。故欲除癌毒，并防止其扩散转移，当理气解毒，使邪有出路，且应贯穿始终。临证当视痰、瘀、毒之不同，选用清气化毒饮（出自《医宗金鉴》，药用前胡、桔梗、瓜蒌子、连翘、桑白皮、杏仁、黄芩、黄连、玄参、麦冬、甘草），清痰降火汤（出自《仁术便览》，药用法半夏、陈皮、茯苓、黄芩、栀子、枳壳、桔梗、柴胡、石菖蒲、木通、甘草），化瘀解毒汤（出自《千家妙方·王连舫方》，药用赤芍、败酱草、金银花、木香、延胡索、当归、桃仁、紫花地丁、大黄）灵活加减，以行气解毒。肺与大肠相表里，六腑以通为用，肺癌合并便秘者，常选用小承气汤（出自《伤寒论》，药用大黄、枳实、厚朴），六磨汤（出自《证治准绳》，药用乌药、木香、沉香、槟榔、枳实、大黄）化裁，以行气导滞、泻浊解毒。

中医学从形、气、神3个角度来观察并认识人体的生理及病理特征，此三者也是构成人体生命活动的基本要素。《淮南子·原道训》云："形者，生之舍也；气者，生之充也；神者，生之制也。"形为气、神之载体。气充斥于周身，是构成人体且维持人体生命活动的基本物质；气的运行推动并调控生命活动，维系生命进程。神主宰人体一切生命活动。肿瘤生于人体，始于神乱，发于癌毒，扰乱气机，逐渐发展成为有形肿块，肿块反之又影响人体的气与神，最终使"气立孤危"导致"神机化灭"。《景岳全书·传忠录上》云："所以病之生也，不离乎气，而医之治病也，亦不离乎气。"由此可见，肿瘤的防治应注重气的调治。而肺为相傅之官，主一身之气及呼吸之气，故从气论治肿瘤更应得到重视。肺癌之病位在肺，其发病不外乎虚、痰、瘀、毒四端，总属本虚标实、虚实夹杂之证，正气内虚、肺气郁滞是其病机之关键。因此，肺癌的治疗当以扶助正气、祛除邪气为大法，且总以治气为首务。从扶正方面来看，补气以固本，补气可消痰，气足则瘀行，补气能祛毒；从祛邪角度而言，气顺则痰化，行气能散瘀，理气可解毒。此外，扶正固本、顾护胃气、抗癌解毒应贯穿疾病治疗之始终，这也是防止复发或转移的关键。然肺癌病因繁多，证候复杂，病情凶险，预后不良，临证虽以治气为首务，但仍应谨守病机，兼顾整体，辨证论治，方可取效，切不可执于一法一方而孟浪从事，诚如《存存斋医话稿》云："病有浅深，体有强弱，证有寒、热、虚、实，断不能执一病之总名，而以一药统治之也。"

364　从五脏阳气论治肺癌

肺癌是全球病死率最高的癌症，其死亡人数占所有癌症死亡人数的18%，全球发病率仅次于乳腺癌，而在我国肺癌发病率居于首位，是危害人民健康的重大公共卫生问题。现代医学主要采取手术切除、放疗、化疗及靶向治疗等手段，但不良反应较多。根据临床表现，肺癌可归于中医学"肺积"范畴。多数学者认为"虚""痰""瘀""毒"贯穿肺癌全程，治疗当以扶正祛邪为则，益气健脾、温阳养阴、化痰利湿、活血化瘀等法在改善症状、提高生存质量、防止肺癌复发转移、减毒增效等方面已取得显著疗效。研究发现阳气失常是恶性肿瘤的核心病机，对肺癌治疗多以升阳举陷、益肺清化、健脾补肾等法从不同脏腑及阶段治疗。然《诸病源候论·积聚病诸候》云："积聚者，由阴阳不和……积者阴气，五脏所生。"认为肺癌的发生与人体五脏阴阳失衡相关，学者韩莹莹等从五脏阳气探析了肺癌发生发展及辨治，以期更好地指导临床治疗。

阳气与肺癌

《灵枢·百病始生》云"积之所生，得寒乃生"，认为阴寒是肿瘤的关键病因。《丁甘仁医案·肿胀案》云"阳气不到之处，即浊阴凝聚之所"，人之气血津液均需阳气温煦推动方可运行布散全身，若阳气不足，气化失职，则气血津液输布失常，日久痰气瘀毒聚集为病。郭立中认为肺为至清之地，清阳所聚，易为形寒饮冷所伤，阳气亏虚，寒痰湿瘀伏肺是肺癌的主要原因。回顾性调查发现肾阳亏虚在肺癌发展过程中尤为重要，患者多以阳气亏虚与湿浊内盛并见。研究发现，阳虚和机体免疫功能低下呈正相关，肿瘤晚期，阳气不足，机体免疫功能下降，免疫监视能力失常，更易发生转移。

有学者指出，阳气有生理（正阳）与病理（邪阳）之分，病理之阳即"妄动之相火"。研究发现，生理之阳不足是肿瘤的发病基础，病理之阳有余也能助力其发展，如阳郁化热，病理之阳炼液成痰，灼血化瘀，导致患者出现咳嗽咯血、烦躁失眠、精神抑郁等症状；病理之阳妄动则不寻常道，推动癌毒循行脉络，客于脏腑孔窍，导致肿瘤复发转移。

五脏阳气与肺癌

《医法圆通·心病不安》云"古人立方，皆是握定上中下三部之阴阳"，阳气失常虽是肺癌的核心病机，但五脏因其生理功能及位置的不同使其"脏阴""脏阳"功能也各有异同，在肺癌不同阶段，患者阳气盛衰、病变脏腑均有不同，诊疗中应因人、因时、因期，三因制宜。

1. 术后气陷，心肺阳虚　手术是肺癌，尤其是Ⅰ期、Ⅱ期和部分Ⅲ期非小细胞肺癌的首选治疗方式，但在临床实践中，发现术后患者多伴有气短、自汗、乏力等不良反应。中医认为手术会使人体生理功能减弱或丧失，导致气血津液生成不足，其濡养、温煦、推动等功能紊乱，从而产生一系列病理表现。手术会导致患者肺之结构受损，宗气失其所居，不能包举肺外，轻则气虚不固；阳虚为气虚之极，重则大气下陷，宗气陷而不升，心肺之阳不足。

《血证论·阴阳水火气血论》云："食气入胃，脾经化汁，上奉心火，心火得之，变化而赤，是之谓血。"认为脾胃化生的津液精微，经脾气上升至心肺，通过心阳的温煦、推动"奉心化赤"为营血。肺主气，朝百脉，人身之血脉汇聚于肺，通过肺的呼吸功能，与清气结合，生成宗气。有学者指出宗气实质为心肺之阳。肺癌手术伤及宗气所居之地，轻则心阳不能"奉心化赤"，肺阳虚不能司呼吸，见神疲倦怠、头晕、面色不华、气短、自汗等气血两虚之症；重则宗气下陷，无力鼓动呼吸及助心行血，见胸闷心悸、形寒肢冷、气短不足以息，甚或大汗淋漓、精神萎靡、二便自遗等气息将停、危在顷刻之宗气下陷、心肺阳虚之象。

2. 化疗伤脾，脾阳不足　化疗是中晚期肺癌常见治疗方式，但其杀伤肿瘤细胞的同时也会杀伤人体正常细胞。研究发现，消化道反应是其最常见的毒副反应，发生率可达 77.5%～97.4%，严重影响患者生活质量，甚至影响临床疗效。《景岳全书·积聚》云："凡脾肾不足及虚弱失调之人，多有积聚之病。"患者素体脾虚，化疗药多为苦寒败胃之品，更易伤及脾胃阳气。脾为后天之本，脾阳受损，则纳运失调，痰湿内生，阻碍脾胃气机升降，清阳不升，浊阴不降，故常见疲乏、食欲不振、胃脘怕凉、纳差、恶心、呕吐、腹胀、腹泻等消化道症状。铂类药物被广泛用于肺癌的治疗中，研究发现铂类衍生物不易透过血脑屏障，但与周围神经具有很高亲和力，常引起神经毒性等不良反应。《四圣心源·中风根原》云"阳亏土湿，中气不能四达，四肢经络，凝涩不运，卫气阻梗，则生麻木"，脾主四肢肌肉，化疗后脾阳受损，阳虚则寒，寒则血凝泣；脾虚则不运，气血乏源，无力推动血行易致瘀，瘀阻脉络，久则四末失养，故患者常见四肢麻木、刺痛、感觉异常等症状。

《医宗必读·肾为先天本脾为后天本论》云"胃气一败，百药难施"，化疗药物易伤脾胃且需周期性治疗，不仅会引起一系列不适症状，还会降低患者对药物的耐受性，而影响疗效。有学者发现，化疗药物戕害阳气，导致"阳虚毒结"，是化疗耐药的核心机制，阳虚是非小细胞肺癌治疗中表皮生长因子受体-酪氨酸激酶抑制剂（EGFR-TKI）耐药的核心机制。

3. 久病及肾，肾阳虚衰　《类证治裁·喘证》云"肺为气之主，肾为气之根，肺主出气，肾主纳气，阴阳相交，呼吸乃和"。肺属金，肾属水，肺司呼吸，肾主纳气，肺为水之上源，肾为水之下源，二者生理上"金水相生"相互促进，病理上亦可"母病及子"或"子盗母气"而相互影响，因此，对肺癌的论治应重视补肾之法。有学者认为肺癌的发生发展与肾相关，肾阳不足不仅是晚期肺癌的常见证型，更与晚期转移密切相关。

《医贯·内经十二官论》云"命门无形之火……为十二经之主，脾胃无此则不能蒸腐水谷，心无此则神明昏而万事不能应矣"，指出肾阳命门之火为阳气之根本，五脏之阳，非此不能发，肾阳充盛，则全身脏腑形体官窍得以温煦，人体各项功能旺盛。肺癌患者，素体阳虚，晚期母病及子，久病及肾，又多经手术、放疗、化疗等治疗，正气耗伐更甚，脾虚失运，肾阳来源不足又耗伐太过，故肾阳亦不足。肾阳虚衰，纳摄无力，且无力温煦肺阳，肺失宣降，故见呼吸微弱、动则尤甚、畏寒乏力、四肢不温、腰膝酸软、夜尿频多等症状。《医贯·阴阳论》云"阳根于阴，阴根于阳；无阳则阴无以生，无阴则阳无以化"，阳虚日久，阳损及阴，肾阴亦可不足。肾阴不能上滋肺阴，易见干咳、音哑、骨蒸潮热、盗汗、两颧嫩红等肺肾阴虚之象。肺癌晚期患者可见咳嗽气急、口干少饮、呼多吸少、张口抬肩、动则喘促、畏寒肢冷、腰酸膝软、夜尿频、脉沉细无力等肺肾阴阳两虚之证。此外，肾主骨生髓，脑为髓海，晚期肾阳不足，肾精不充，则骨髓不坚，髓海空虚，骨失所养，易受癌毒侵袭，故常见脑及骨转移。

4. 气郁之体，肝阳不舒　《儒门事亲·五积六聚治同郁断》云"积之成也，或因暴怒、喜、悲、思、恐之气"，指出情志异常会导致积聚病。现代研究表明，恶性肿瘤与情志异常多相互影响，情志通过影响神经内分泌系统、免疫系统、肠道菌群、氧化应激及代谢导致肿瘤发生发展，而肿瘤的发生发展、抗肿瘤治疗的毒副作用及社会与经济负担可逐渐导致患者情志异常。

《读医随笔·卷四》云："凡脏腑十二经之气化，皆必籍肝胆之气化以鼓舞之，始能调畅而不病。"肝主疏泄，主升主动，以阳为用。肝以阳为用的根本体现在调畅全身气机，病理表现多为疏泄不及或太过。情志不舒，肝郁气滞，疏泄不及，不能调畅全身气机，日久肺失宣降、脾失健运、肾失开阖、三焦运行水液失司，水湿痰饮内生，痰瘀胶结日久则为积聚。程昌培等认为，肝郁无力升发元气上腾于胸，宗气亏虚，胸阳不振，气血痰瘀凝滞蕴结则为癌毒，肺癌的发生与肝之气化失常密切相关。《类证治裁·肝气肝火肝风论治》云："肝木性升散，不受遏郁，郁则经气逆，为嗳，为胀，为呕吐……皆肝气横决战也。"素体脾虚，肝郁日久，土虚木乘，致脾胃运化更差，临床易见急躁易怒、纳呆腹胀、肠鸣腹泻、脉弦等肝郁脾虚之症。"气有余便是火"（《丹溪心法·火六》），肝郁日久化火，病理之阳燔灼，横犯脾胃，故见口苦、恶心、呕吐、泛酸、烧心等肝火犯胃之征；木火刑金，肺络受损，宣降失常，可见咳嗽频作、气粗声高、胸胁胀满、痰咳不畅、痰中带血或咯血等症状。此外，动物实验表明，强烈心理应激导致的肝郁脾虚型小鼠免疫功能的下降，尤其是 CD4＋TH 细胞 TH1 亚群功能降低引起的免疫失衡与其肿瘤的发生发展密切相关。

调五脏阳气在肺癌中的应用

1. 益气升陷，以宣心肺　《素问·阴阳应象大论》云"形不足者，温之以气"。然而临床仅以益气温阳之品用于肺癌术后患者多疗效不佳。盖心肺之阳以宗气为基础，若宗气不足，大气下陷，则心肺之阳亦虚，故欲助心肺之阳，不能一味益气温阳，还应药到病所升提下陷之宗气。

《素问·阴阳应象大论》云"气虚宜掣引之"，提示对气虚证治疗除补益之法，也应选用升提之药，对肺癌术后见神疲倦怠、头晕、面色不华、气短、自汗、胸闷等症者，属于大气下陷，率先将升陷汤化裁应用于肺癌术后症状管理以促进快速康复，升补宗气以助心肺之阳。以往研究发现，升陷汤化裁能明显改善非小细胞肺癌患者术后症状及生活质量。若大气下陷、心肺阳虚，症见四肢寒凉、胸闷心悸、气短不足以息者，可合桂枝汤加减，以温经通脉，助阳化气。自汗、平素易外感者，合玉屏风散化裁以益气固表。病久气阴两虚，伴干咳无力、声低音哑、五心烦热、舌红少苔、脉细无力者，合生脉散加减以益气养阴。

2. 健脾益气，以温脾阳　《景岳全书·论治脾胃》云"能治脾胃，而使食进胃强，即所以安五脏也"。化疗阶段，患者多见神疲乏力、纳差、恶心、呕吐、腹胀、腹泻等，治疗应以顾护脾胃阳气，恢复脾胃功能为主。临床症见面色萎黄、少气懒言、四肢倦怠乏力、纳呆、脘腹胀满等脾胃虚弱者，宜益气健脾，用甘温气味之品鼓舞脾胃升发之气。汪霞等将益气健脾方用于化疗患者，发现其不仅能改善患者食欲减退、乏力、呼吸困难等症状，提高其生活质量，还能减缓 T 淋巴细胞下降速度，提高患者免疫功能。若中阳不足偏甚，见四肢不温、畏寒、纳差、脘腹喜温喜按、大便稀溏等症状者，可用建中汤、理中丸之辈健脾温中。用加味理中丸联合化疗治疗脾阳虚型肺腺癌，发现与对照组相比，其不仅能改善患者相关消化道反应，还能降低化疗药对骨髓及肝功能的损害。临证中，伴恶心、呕吐甚者，可予姜半夏、竹茹、旋覆花、赭石和胃降逆止呕；若呕吐清水痰涎，予肉桂、吴茱萸温中止呕。《素问·阴阳应象大论》云："清气在下，则生飧泄。"伴肠鸣、腹痛、腹泻甚者，可予升麻、防风、柴胡升发脾阳，茯苓、薏苡仁利水渗湿，麦芽、莱菔子消食和胃，同调脾胃升降之职；伴四肢寒凉，手足麻木或感觉异常者，予黄芪、桂枝益气温阳，当归、川芎、赤芍活血祛瘀，少佐桑枝、牛膝、鸡血藤等通经活络。

3. 温阳补肾，以复肾阳　有学者认为包括肺癌在内的多种晚期肿瘤证属脾肾阳虚，治疗时不仅强调益气健脾，更重视鹿茸、淫羊藿、肉桂、补骨脂、附子等温阳补肾之品的应用。刘伟胜认为肺肾二脏在经络循行与功能上联系紧密，治疗晚期肺癌常以补肾培元为则，尤重视应用温阳补肾之品。研究显示，阳和汤、金匮肾气丸合赞育丸联合化疗治疗晚期非小细胞肺癌，不仅能显著提高临床疗效，改善患者生活质量，还可减轻化疗不良反应。治病应"先安未受邪之地"，化疗对脾胃的损伤最为直接，但多程化疗后脾胃严重受损，肾阳来源不足亦多虚，故化疗中酌加补肾阳之品以防戕害肾阳太过。临床研究显示，补骨脂、肉苁蓉等温补肾阳之药对化疗后骨髓抑制、阳虚便秘者疗效颇佳。临床症见喘咳，呼多吸少，甚或动则喘促、张口抬肩者，可予细辛、沉香、蛤蚧、鹿茸等温阳补肾纳气；小便清长、夜尿频数者，予益智、桑螵蛸、乌药、山茱萸等固泉缩尿；同时可予补骨脂、骨碎补、淫羊藿、巴戟天等补肾健骨之品防治晚期转移；晚期气滞、血瘀、癌毒等病邪聚集体内易化为妄动之相火（邪阳），煎灼真阴，故见干咳音哑、身热心烦、潮热盗汗、腰膝酸软、舌红脉细等阴精不足症状，酌加熟地黄、女贞子、墨旱莲、鳖甲、龟甲等填精益髓之品，寓阴中求阳，使阳得阴助而生化无穷。

4. 疏肝理气，以通肝阳　《冯氏锦囊秘录·积论大小合参》云"治积之法，以理气为先"，指出理气法是治疗肿瘤的重要法则之一。情志不畅、肝郁不舒是肺癌发生发展的重要因素，临床实践表明，疏肝理气法治疗肺癌已取得显著疗效。如刘建秋以柴胡疏肝散化裁治疗肝肺失调、气滞血瘀型肺癌，临床疗效显著。武维屏认为，肝郁贯穿肺癌的始终，自拟畅金煎疏利少阳之枢，调通上下内外以保肺安。临证中，肝郁日久化热，木火刑金，见咳嗽频作、气高声粗、咳痰不畅或干咳呛咳者，可予青黛、蛤壳、栀子、浙贝母、杏仁、桔梗等清肝利肺；伴急躁易怒、口干、口苦、胸胁灼热者，可予郁金、川楝子、青皮、预知子等疏肝理气、清泄郁热；肝火燔灼犯胃，伴吞酸呕恶者，予黄连、吴茱萸清肝泻火、和胃降逆；肝气犯脾，见急躁易怒、纳呆腹胀、肠鸣腹泻等肝郁脾虚者，可予柴胡、白芍疏肝柔肝，白术、茯苓、陈皮理气健脾，少佐防风健脾疏肝。

中医治疗肺癌有独特优势，基于"积聚者，由阴阳不和……积者阴气，五脏所生"，从五脏生理及病理之阳探讨论治肺癌，对术后患者，以益气升陷，宣发心肺之阳为主；化疗阶段，重视健脾益气温中，顾护脾胃纳运之职；晚期则以温补先天肾阳为主；同时肺癌患者多为肝郁之体，治疗始终不忘疏肝理气，调畅肝阳。

365　从阳化气，阴成形探析食管癌吞咽困难辨治

食管癌是全球高发的恶性肿瘤，在所有肿瘤中分别排在第 7 位和第 6 位。吞咽困难是食管癌患者最常见的临床表现，中晚期患者发生率可达 90% 以上。缓解吞咽困难、改善进食是晚期食管癌治疗的重点，目前已有姑息性放化疗、姑息性手术、支架治疗、光动力治疗等方法，但患者预后仍然欠佳。食管癌在中医学中并无确切的病名，但其吞咽困难症状与"噎膈"极为相似。噎膈病名历史悠久，最早见于《素问·阴阳别论》，云："三阳结，谓之膈。"并已经初步对噎膈的病因进行分析，如《素问·通评虚实论》云："膈塞闭绝，上下不通，则暴忧之病也。"《灵枢·四时气》云："食饮不下，膈塞不通，邪在胃脘。"提出噎膈的形成与情志、胃脘损伤等相关。后世医家对噎膈进行了进一步探讨，认为痰气交阻、津亏热结、瘀血内结、气虚阳微为其主要病机，治疗虽有收效，但"膈"依旧为四大难治之症之一。临床中食管癌吞咽困难可受病理类型、治疗前后影响而不同，在此基础上对辨证进行优化可能是中医药治疗食管癌吞咽困难疗效进一步提升的方向。

"阳化气，阴成形"来源于《素问·阴阳应象大论》，总结了阳气的推动作用和阴静而凝的成形作用，符合食管癌本质为阴邪成形、吞咽困难为阳气不推的疾病本质。学者朱潇雨等从不同类型的食管癌吞咽困难入手，分析了食管癌机械性吞咽困难属于"阴成形"太过、动力性吞咽困难属于"阳化气"不足、术后吞咽困难属于"阴阳不调"的基本病机，提出了在食管癌吞咽困难治疗中分型调和阴阳有利于症状缓解的观点。

吞咽困难是食管癌典型症状，直接反映治疗效果

肿瘤生长所导致的局部压迫是吞咽困难最主要的原因，过大的瘤体引起机械性的梗阻，促使吞咽困难进行性加重。早期的患者亦可见到吞咽困难的发生，此时肿瘤还未形成压迫，但可能已对周围的正常组织产生影响，如食管肌肉痉挛、神经压迫、精神神经状态等均可诱发食管动力障碍，产生吞咽困难，而食管动力障碍的典型疾病贲门失弛缓症与食管癌关系紧密。

食管支架植入为恶性食管梗阻即局部压迫所致的机械性梗阻姑息治疗的最佳选择，具有即刻缓解吞咽困难的独特优势，是改善患者营养状态、提高生活质量的安全有效的方法。然而专家共识提出支架植入后复发梗阻发生率约 31%，依然无法完全解决吞咽困难。姑息性放化疗对于晚期食管癌患者吞咽困难也有一定的改善，姑息性光动力治疗和激光治疗短期效果更优，但长期疗效均不如支架植入。支架植入联合放、化疗对吞咽困难有更好的疗效，但同时也增加了其他并发症的发生风险。对于动力性的吞咽困难目前治疗研究较少。假性贲门失弛缓症或称继发性贲门失弛缓症占失弛缓症患者的 4% 左右，但因原发性或继发性肿瘤所致的失弛缓症达到 70% 以上，部分患者正是因为动力性吞咽困难的发生方检查出早癌，而此时机械性压迫远未形成。动力性吞咽困难会随着患者病情的进展逐渐加重，并与机械性吞咽困难合并构成恶性食管梗阻，目前尚未形成较有体系的治疗方案。

食管癌进行性吞咽困难是病情逐渐加重的结果，机械性吞咽困难虽然可行支架植入，但复发率、远期疗效均不尽如人意，动力性吞咽困难尚无针对性治疗方案。中医药对与"噎膈"类似的食管癌吞咽困难研究历史悠久，也有一定成果，因此，进一步探究中医理论，更好发挥增效作用更加有利于提升食管癌吞咽困难患者的预后。

食管癌吞咽困难与阳化气，阴成形关联性

食管癌吞咽困难症状与"噎膈"症状高度相似，历代医家对于噎膈的认识不尽相同，如巢元方在《诸病源候论》中提出"脏气冷"可导致噎膈，张从正在《儒门事亲》中指出了足太阳、手太阳、足阳明3条阳经热结可导致噎膈。明清时期对噎膈的认识更加完善，叶天士《临证指南医案》认为阴阳两伤是噎膈发生发展的病机关键，以通降温阳、利气豁痰、滋阴清燥为主要治法。黄元御《四圣心源》认为噎膈"阳衰土湿，中气不运"。尤在泾在《金匮翼》中提出噎膈的治法为"调阴阳"。可以看出，噎膈病机涉及气血阴阳诸多方面，但阴阳不和为其本质特点。

现代对食管癌与噎膈证素特点比较研究发现：食管癌吞咽困难与噎膈证候分布上有很高的类似度，但食管癌有更强的湿、毒及情志证素差异，证素组合规律方面食管癌更加突出痰瘀交结等实性病变关系及"阳气虚"的虚性病机特点。痰瘀湿毒等阴性病理产物"阴成形"太过及整体上的阳气虚导致"阳化气"不及可能是食管癌吞咽困难更加难以治疗的关键因素。

1. 机械性吞咽困难——阴成形太过 机械性吞咽困难根本原因在于食管癌的形成。患者情志不遂，气机不畅，水停血滞，聚而成结；或饮食不节，灼伤食管兼助生痰、生热、生湿，最终导致食管癌的发生。研究发现肿瘤成型究其根本是体内气血津液代谢失衡所形成的病理产物停聚于人体虚损之处，本质是阳虚不化、阴毒积聚，但肿瘤的快速增殖中也可体现局部的阳盛之象。肿瘤外周环绕的物质有形而属"阴"，内部无形的摄取增高属"阳"，实体瘤有形虽为阴邪，其内必定有"阳气"的推动，整个瘤体"体阴而用阳"。因此，机械性吞咽困难形成的原因阴强为本，阳弱为标，治疗时应注意辨别，不可单用温补或寒凉。

2. 动力性吞咽困难——阳化气不足 动力性吞咽困难可见于肿瘤相关的神经肌肉功能障碍，引起类似食管——贲门失弛缓症的表现，病理上以食管缺乏蠕动为特征，具体机制尚未完全明确。此型吞咽困难可见于肿瘤初起，尚未压迫，但已经影响到了食管的正常功能，造成活动受限，吞咽困难发生。"阳化气"指阳性热主动而散，有气化温煦及推动作用，可促进万物的气化，推动人体脏腑发挥正常的功能，"阳化气"不足表现为脏腑功能退化，气化不足，因而会产生消化系统的功能受阻，并促进痰、瘀等病理产物的形成，加速肿瘤进展。因此，动力性吞咽困难形成原因阳弱为本，阴强为标，治疗时首重温阳化气，温化阴邪。

3. 术后吞咽困难——阳化气未复，阴成形再起 手术治疗是食管癌早中期的治疗方案，然而术后3个月吞咽困难的发病率可达71.4%，支架植入术后也有较高概率的复发梗阻。食管癌术后吞咽困难多由吻合口狭窄所致，如术口的炎性水肿、瘢痕形成等，形成机械性吞咽困难。同时术中食管的剥离可能会破坏支配食管运动的神经，导致残留的食管运动功能紊乱，形成动力性吞咽困难。术后患者"阴成形"之癌毒虽已去，但"阳化气"功能再受重创，依旧有利于新的"阴成形"，如痰瘀再次结聚为增生组织，或者痰瘀久而成毒，引起癌毒复发。因此，术后患者形成"阳化气"未复，"阴成形"再起的病理状态，治疗时应调和阴阳状态。

分型治疗，调和阴阳是食管癌吞咽困难的治疗法则

不同类型食管癌吞咽困难虽症状相似，但阴阳状态不同，治则治法也有所差异。孙桂芝总结为"机械性吞咽困难"主要是由于食管腔内发生梗阻或管腔壁受压，食管变形狭窄所致，而"动力性吞咽困难"主要是由于机体气血推动无力，食管蠕动减缓，饮食物在管腔内无力向下推动所致。本病与"阴成形"太过和"阳化气"不足密切相关，故治疗上遵从"阴成形"太过须散阴结，"阳化气"不足须温养阳气的原则，并整体调和防止偏颇。

1. 温化痰瘀，阴形不聚梗阻去 机械性吞咽困难时"阴成形"为疾病的主要矛盾，应温化痰饮，

温行血瘀，兼以解毒散结，同时患者的正常津血转化为病理产物被损耗，治疗时也需固护阴液。《备急千金要方》中的五膈丸是较早用来治疗噎膈的方剂，多用行气温补药物如木香、半夏、人参、肉桂等，对多种原因的噎膈均有效果，后世医家虽逐渐加大了滋阴药物的使用以缓解症状，但以温药行气、化痰、化瘀来治本病贯穿用药组方始终。使用芪术郁灵汤治疗食管癌患者获得疗效。芪术郁灵汤全方性温，共奏行气活血解毒之功，起到健脾疏肝、开郁散结、解毒抗癌作用。孙桂芝在临床中发现石见穿、威灵仙除可祛痰解毒外，亦可舒张食管平滑肌，减轻梗阻症状，治疗机械性吞咽困难效果颇佳。

2. 助阳化气，畅达食管难阻滞 动力性吞咽困难时"阳化气"为疾病的主要矛盾，此时多为疾病早期，阴邪尚未完全成型，应助阳化气，兼以解毒散结，恢复正常的食管功能。叶天士《临证指南医案·噎膈反胃》记载了 38 个方剂，涉及 65 味药，而频率最高的药物为半夏、姜汁，体现了叶氏对阳虚、阳结病机在噎膈早期中的认识。黄元御认为"噎膈"为阳衰土湿，中气不运，治疗时宜以干姜、砂仁温中破滞，从而益脾阳而开窍，以桂枝达木郁而行疏泄，重用肉苁蓉来润滑食管。沈金鳌提出标本兼治，先用辛甘气味升阳之品引胃气以治其本，再加通塞之药以治其标。现代的临床观察也发现，采用益气温阳法可治疗功能性的吞咽困难。孙桂芝在临床中发现，莪术、白术、郁金治疗动力性吞咽困难效果较好。

3. 阴阳平调，阳畅阴和不复膈 食管癌术后患者"阴成形"已去，"阳化气"未复，此时须阴阳同调，重塑机体内正常的阴阳平衡，防治术后并发症以及肿瘤的复发。国医大师徐景藩认为噎膈根源在于阴阳两伤，多虚实兼杂，需注重阴平阳秘，使用"六调法"调理术后患者的阴阳状态，并提出吞咽困难使用鹅管石宣通胸膈、温阳治劳。杨倩运用启膈散加减，以行气化痰、滋阴润燥之意治疗食管癌支架置入术后并发症可提高患者的生活质量。临床研究证实，使用寒热阴阳同调的温肾启膈汤治疗食管癌术后吻合口炎导致的吞咽困难总有效率可达 92.1%。针刺同样具有调和阴阳的作用，食管癌术后食管梗阻使用强刺激手法针刺心俞（双）、膈俞（双）、胃俞（双），治疗后可增强食管蠕动功能。

食管癌在我国高发且 5 年生存期持续处于低位，发挥中医药优势可能是提升食管癌治疗水平的重要方向。吞咽困难是食管癌患者最常见的症状，尤其在中晚期极大地降低患者的生活质量，而目前的医学手段仍旧无法解决这一难题。本文将食管癌吞咽困难进行分型，并结合中医经典理论探索了对应的病机、治法，提出了机械性吞咽困难多为"阴成形"太过、动力性吞咽困难多为"阳化气"不足、术后吞咽困难多为"阴阳不调"，总结了对应的治法。

366 从气机升降探究胃癌前病变的炎性微环境

气机升降学说是中医基础理论的重要组成部分，指气自下而上、自上而下、由内而外、由外而内的4种基本运动形式，这种运动是一切变化的由来，它从本质上揭示了人体生命活动的根本，包括气血津液的运行、脏腑组织器官的活动等。正如《素问·六微旨大论》所云"故非出入，则无以生长壮老已；非升降，则无以生长化收藏"，可见升降出入是万事万物变化的根本，是生命活动的体现。由此可见，气机升降出入影响人体的内环境变化，与疾病的发生、发展及转归密切相关。胃癌前病变（PLGC）是慢性萎缩性胃炎发展过程中的特定阶段，存在气机升降出入异常，并随之出现体内微环境的变化，由此学者陈建权等推论气机升降可影响 PLGC 患者的体内炎性微环境，并做了深入的论述。

气机升降与人体正常的饮食、水液代谢

中医学认为，"升降出入"有其特定的概念，"升"指清阳之动，"降"指浊阴之行，"出"指浊气、汗液、水谷糟粕等排出之过程，"入"指空气、饮食等摄入之径。"升降"侧重脏腑及脏腑之间物质代谢和能量转换，是人体自身的气化过程；"出入"则侧重脏腑之气与自然界物质代谢和能量转化，侧重人体与外界环境的各种交换。正如《素问·六节脏象论》中所强调的"天食人以五气，地食人以五味。五气入鼻，藏于心肺，上使五色修明，音声能彰。五味入口，藏于胃肠，味有所藏，以养五气，气和而生，津液相成，神乃自生"。《素问·经脉别论》云"食气入胃，散精于肝，淫气于筋。食气入胃，浊气归心，淫精于脉。脉气流经，经气归于肺，肺朝百脉，输精于皮毛。毛脉合精，行气于府。府精神明，留于四脏，气归于权衡。权衡以平，气口成寸，以决死生"。论述了饮食的消化吸收及精微输布的复杂生理过程，涉及脏腑经脉的一系列生理活动及其相互的协调。尤其是脾胃中焦枢纽的作用尤为突出。正如《格致余论》言"脾具坤静之德，而有乾健之运，故能使心肺之阳降，肾肝之阴升，而成天地之交泰，是为无病之人"。亦如国医大师路志正提出的"持中央，运四旁，怡情志，调升降，顾润燥，纳化常"，重视脾胃在调升降中的核心作用，认为调升降为"燮阴阳"之本。《素问·经脉别论》云"饮入于胃，游溢精气，上输于脾。脾气散精，上归于肺，通调水道，下输膀胱。水精四布，五经并行，合于四时五脏阴阳，揆度以为常也"。提出了津液生成、输布及排泄的过程，饮入胃后，脾的散精、肺的通调、膀胱的气化影响着整个水液输布的过程。

气机升降失常与脏腑痰浊瘀毒

气机升降失常就会出现各种病理变化，可表现为升降不及、升降太过、升降失常。"升降不及"可见肝气升发不及则见肝郁不达；脾虚运化失常，则清气不升，运化无力，日久浊毒之邪蕴结不去；肺气虚弱，清肃失职，可见呼吸少气，津液留滞不化，酝酿痰浊之邪；大肠传导功能失司，浊毒之邪内结脏腑，日久化为瘀毒，影响气血运行。"升降太过"表现肝气当升，若太过则易化火扰神、动血；胃气当降，若通降太过则成泄泻。"升降失常"指当升不升反降，当降不降反升，轻者见嗳气、反酸、呕吐、腹泻，重者则见神乱、神昏、气厥、血厥。正如《素问·六微旨大论》云"是以升降出入，无器不有""出入废则神机化灭，升降息则气立孤危"。气机升降出入有序运动被打破，维持正常生命活动及人体内外阴阳平衡失去基础，脏腑生成气、血、津、液等精微物质及其维持的能量转化的根基发生变化，从而

影响机体的正常新陈代谢。升降出入每一个环节并不孤立存在，其存在是循环过程中的一个有机整体，正如周学海《读医随笔》所云"无升降则无以为出入，无出入则无以为升降。升降出入，互为其枢者也"。

脏腑痰浊瘀毒与炎性微环境

炎性微环境是一个以复杂微生态网络存在的外环境，其中的细胞包括中性粒细胞、淋巴细胞、巨噬细胞和髓源性抑制细胞（MDSC），及其分泌的细胞因子、趋化因子和生长因子，如肿瘤坏死因子 α（TNF-α）、转化生长因子 β（TGF-β）、白细胞介素 6（IL-6）、成纤维细胞生长因子（FGF）、表皮生长因子（EGF）及人类生长因子（HGF）等。长期存在的炎性微环境可造成机体组织中持续上皮细胞结构及周围基质成分损伤，从而促进正常上皮细胞突变，而一旦恶性细胞形成又可加重难以消退的炎症，在此过程中成倍增加的炎性细胞分泌大量细胞因子、趋化因子和生长因子，从而启动相关分子信号传导通路以促进恶性细胞的生长、血管新生、侵袭，最终形成恶性循环。气机升降失常导致气、血、津、液不能正常产生或利用，从而产生痰、浊、瘀、毒等病理产物，最终导致气、血、津、液等精微物质无以化生，痰、浊、瘀内停，浊邪瘀毒蓄积日久入络，随病理因素产生蓄积，又进一步加重气机运行失衡，成为"瘤、岩"形成的物质基础。可见痰、浊、瘀是人体微环境中气血津液代谢失常停滞局部而致。而毒邪则是一类特殊病邪，不同于以往外感与内生邪气，其性更暴烈凶猛，患之为病缠绵，黏滞不化，病变较深。正如《金匮要略心典》所云"毒，邪气蕴结不解之谓"。局部机体组织产生的痰浊瘀毒在内环境紊乱的前提下，可乘"虚"向全身蔓延，当局部机体组织器官及所在系统达到代偿极限时，就进一步影响到全身多系统的稳态，最后出现全身症状及体征。由此可见，炎性微环境中大量炎症介质释放及扩大基本类似于中医学的痰浊瘀毒等病理产物之间互相交织，互为因果，但两者的相关性还需大量的基础实验与临床研究证实。

PLGC 的炎性微环境基础

PLGC 是指具有恶性转化可能的胃黏膜病理改变，包括萎缩、肠上皮化生和异型增生。目前幽门螺杆菌（Hp）与胃癌发生的密切关系已被国际医学界公认，Hp 感染已被认为是胃癌的 I 类致癌原。虽然目前 Hp 感染引起胃癌的分子机制仍不完全清楚，但根除 Hp 治疗可阻断、延缓肠化生和不典型增生的发展。此外，目前通过胃黏膜反复损伤造模方法、免疫造模方法、小剂量 X 线胃局部照射造模方法、主动免疫结合胃黏膜损伤造模方法、结合致癌物的综合造模方法建立 PLGC 模型也从侧面说明炎性微环境与 PLGC 的相关性。可见，Hp 感染是促进胃黏膜萎缩、肠上皮化生和异型增生的炎性微环境的重要致病因素。研究还发现，促炎细胞因子 IL-1β、IL-8、TNF-α 及 γ-干扰素（IFN-γ）等在 PLGC 中发挥重要且复杂的作用。IL-1β 可促进胃上皮增生及胃黏膜的萎缩，在胃黏膜肠上皮化生中有重要作用；IL-8 水平增加，可通过活化的信号转导及转录因子 3 途径，使 Hp 感染相关的慢性胃炎转变为胃黏膜肠上皮化生；IFN-γ 水平与胃慢性炎症、萎缩及上皮增生显著相关；TNF-α 可参与炎症反应及免疫应答、内毒素性休克、引起恶液质等，在胃黏膜肠上皮化生中发挥作用。

综上所述，正常的气机升降调节人体正常的饮食、水液代谢，气机升降失常导致脏腑痰浊瘀毒的产生，脏腑痰浊瘀毒影响炎性微环境变化，炎性微环境变化又影响脏腑痰浊瘀毒的产生，互为因果。PLGC 患者体内炎性微环境的变化表现为脏腑痰浊瘀毒的存在基础，如宏观的排泄物及分泌物的臭秽、口气、舌苔厚腻等；微观上的组织黏膜的萎缩、肠上皮化生和异型增生。

化浊解毒中药分析

1. 化浊解毒中药与气机升降　"浊毒"理论由国医大师李佃贵首创，刘建平深得其精髓。化浊解毒中药治疗范围包括"天之浊毒、地之浊毒、人之浊毒"，疾病治疗多从少阳、太阴入手，即气机之枢，调其气机升降出入。常用方剂如小柴胡汤、桂枝茯苓丸、茯苓饮。小柴胡汤是少阳病代表方剂，柴胡苦平，《神农本草经》谓其"主心腹，去胃肠中结气，饮食积聚，寒热邪气，推陈出新"；黄芩苦寒，有清热燥湿、泻火解毒作用；人参补中益气，和脾胃，除烦渴；法半夏性温味辛苦，入肺、脾、胃经，《药性论》记载其"消痰涎，开胃健脾，止呕吐，去胸中痰满，下肺气，主咳结"。桂枝茯苓丸是《金匮要略》中活血化瘀的代表方剂，桂枝为治"气上冲"之要药；茯苓甘淡性平，入肝、脾、心、肾经，具有健脾和胃、利水渗湿、宁心安神的功效，其特点是补而不峻，利而不猛，性质平和，扶正祛邪；桃仁、牡丹皮、芍药均可祛瘀而治腹满痛，桃仁之甘以散血为仲景用药之深意；牡丹皮辛苦凉，入肺经，可清热凉血，和血消瘀；芍药分白芍、赤芍，对于腹胀满者遵仲景之意多选白芍，对于血瘀明显者或腹痛剧烈者常白芍、赤芍联用，以增强解痉止痛作用。《金匮要略》云茯苓饮"治心胸中有停痰宿水，自吐出水后，心胸间虚，气满不能食，消痰气，令能食"，亦是推陈出新的代表方剂。其中以枳实、白术联用即为枳术汤，为理气宽中代表方剂；陈皮协助枳术汤增强行气消胀作用，同时疏肝解郁，以缓解胃肠病患者长期病痛引起的焦虑情绪；生姜味辛微温，归肺、脾、胃经，具有解表散寒、温中止呕、温肺止咳、解毒功效，为呕家圣药，与半夏、茯苓合用亦是小半夏汤温化水饮的基础方。

2. 化浊解毒中药与炎性微环境　化浊解毒中药包括临床上常用的清热解毒药，因脾胃升清降浊的特点，临床用药以蒲公英、虎杖、半枝莲、半边莲、白花蛇舌草为代表。蒲公英是菊科多年生草本植物，味苦甘寒，入肝、胃经，《本草正义》云其性清凉，治一切疔疮、痈疡、红肿热毒诸证；虎杖味微苦性平，功效为活血通络，清热利湿，祛风，破瘀，通经；半枝莲、半边莲配合使用具有清热解毒、利尿消肿、化瘀功效；白花蛇舌草甘淡凉，入胃及大肠、小肠经，具有清热解毒、利尿消肿、活血止痛作用。现代药理研究认为，蒲公英、虎杖、半枝莲、半边莲、白花蛇舌草均有抑制肿瘤、抗炎、调节免疫、抗凝等作用，对于萎缩性胃炎患者体内炎性微环境异常有着调节作用。

验案举隅

孟某，男，51岁，2017年2月13日初诊。因剑突下疼痛伴嗳气3年，加重20日入院。患者于3年前饮食不节后出现剑突下疼痛伴嗳气，疼痛位置相对固定，无他处放散及转移，夜间明显加重，进食逐渐减少，体质量减轻约6 kg，偶有烧心、口干、口苦，无反酸，无恶心、呕吐，二便及夜寐尚可。当地电子胃镜：慢性萎缩性胃炎伴糜烂。病理：胃体细胞腺体萎缩伴中度肠上皮化生，分型：小肠型。自服奥美拉唑肠溶胶囊、气滞胃痛颗粒等药物治疗，症状时轻时重。20日前进食油腻食物后出现剑突下疼痛加重，呈持续性隐痛，嗳气，恶心，晨起口干、口苦明显加重，无反酸、呕吐，大便偏黏，小便自觉烧灼感，夜寐欠安。入院后体格检查：剑突下压痛，无反跳痛及肌紧张。肠鸣音正常存在。内科及神经系统查体未见明显异常。舌质黯边有齿痕，苔薄黄腻，脉沉涩。入院后血常规、尿液分析、粪常规＋隐血、肝肾功能、心肌酶、电解质、血脂、微量元素、胃蛋白酶原系列及肿瘤标记物检查均未见明显异常。红细胞沉降率（ESR）80 mm/1 h，C反应蛋白（CRP）112.4 mg/L，TNF-α 193.5 ng/L，IL-6 48.65 ng/L，^{14}C-尿素呼气试验（＋）。电子胃镜：慢性萎缩性胃炎。病理：①（胃角）活检黏膜重度炎症，中度活动，黏膜糜烂，间质水肿伴肌组织增生，灶性淋巴细胞密集伴淋巴滤泡形成。②（胃窦）活检黏膜中、重度慢性炎症，中度活动，间质少许肌组织增生，腺体重度肠上皮化生。小肠型肠上皮化生。找到Hp。西医诊断为慢性萎缩性胃炎伴肠上皮化生。予标准四联疗法，枸橼酸铋钾颗粒220 mg，雷贝拉唑肠溶胶囊20 mg，阿莫西林分散片1.0 g，克拉霉素分散片0.5 g，均每日2次口服。

中医诊断为胃脘痛。证属浊毒内蕴。治宜化浊解毒，调畅气机。予小柴胡汤合桂枝茯苓丸加减。

处方：蒲公英 15 g，虎杖 12 g，白芷 15 g，枳实 12 g，青皮 9 g，陈皮 9 g，茯苓 12 g，法半夏 12 g，党参 9 g，桂枝 9 g，黄芩 9 g，柴胡 15 g，瓜蒌 9 g，牡丹皮 12 g，桃仁 12 g，赤芍 12 g，半枝莲 12 g，半边莲 12 g，白花蛇舌草 15 g，黄连 6 g。每日 1 剂，水煎分早、晚 2 次服。治疗 14 日。患者剑突下疼痛及嗳气症状明显减轻，偶有口干、口苦，进食逐渐增加，无烧心、反酸及嗳气，大小便正常，夜寐尚可。舌质黯边有齿痕，苔薄白，脉沉。病情评估符合出院标准，调整中药汤剂继续调理，初诊方减桂枝为 6 g，枳实 6 g。

二诊（2017 年 3 月 12 日）：患者饮食不节后出现嗳气加重，剑突下偶有隐痛、烧心，无口苦、口干、反酸，进食较前增加，无明显腹胀，夜寐欠安，大便每日一行，质软成形，舌质黯边有齿痕，苔薄白，脉沉。出院方去牡丹皮，加百合 12 g、乌药 12 g、合欢皮 15 g。继服。

三诊（2017 年 4 月 13 日）：又服药 14 剂后，患者无明显嗳气、剑突下疼痛及烧心，无口苦、口干、反酸，夜寐安，大便偏稀，每日一行，舌质黯边有齿痕较前变浅，苔薄白，脉沉有力，二诊方去蒲公英、虎杖、青皮、瓜蒌，增加党参用量至 15 g。中药治疗约 3.5 个月。2017 年 6 月 8 日复查 ESR 12 mm/1 h，CRP 9.1 mg/L，TNF-α 106.4 ng/L，IL-6 37.25 ng/L。胃镜复查：慢性非萎缩性胃炎；病理：①（胃角）活检黏膜中度慢性非萎缩性胃炎，灶性淋巴细胞密集，间质水肿。②（胃窦）活检黏膜慢性炎症，间质水肿，腺体呈增生性息肉样改变。^{14}C-尿素呼气试验（－）。停用所有药物，定期复查胃镜。

按语：患者为中年男性，饮食不节损伤脾胃，日久出现浊毒内蕴，影响气机升降，治疗以化浊解毒为大法，初诊方选用小柴胡汤合桂枝茯苓丸加减，调少阳之枢机，内化脏腑之瘀毒。出院时患者剑突下疼痛及嗳气症状减轻，偶有口干、口苦，进食逐渐增加，初诊方减桂枝、枳实量，避免降气、行气太过。二诊患者饮食不节后症状反复，出院方去牡丹皮，加百合、乌药、合欢皮，以加强理气止痛、解郁安神之效。三诊患者症状明显减轻，只留大便不成形，二诊方去蒲公英、虎杖、青皮、瓜蒌，调整党参用量至 15 g，加强健脾之效，同时避免苦寒清热之药伤及中焦，影响气机升降。纵观全方，化浊不忘补虚，推陈不忘养阴，祛瘀又兼顾固本，恢复气机升降出入，最终逆转慢性萎缩性胃炎。

气机升降是人体生理活动和病理变化的基本形式。气机升降的调畅是气、血、精、津液等物质正常转化，以及推动和激发脏腑、经络等组织器官生理活动的基础。气机升降失常则气、血、精、津液无以化，湿停为痰，血行不畅为瘀，最终导致脏腑痰浊瘀毒的产生，引起体内癌毒不断堆积而成肿块。由此可见，气机升降失调导致脏腑痰浊瘀毒是肿瘤发生、发展的基本病理环节，脏腑痰浊瘀毒是产生"瘤、岩"的"微环境"。现代医学认为，胃癌为目前公认的与炎性反应密切相关的肿瘤之一。Hp 感染、吸烟、高盐饮食及饮食不规律等因素导致胃黏膜损伤，造成氧化损伤、炎性反应细胞募集、炎症因子释放，构成 PLGC 相关的炎性反应微环境，增加胃癌的风险。PLGC 患者体内炎性微环境的变化表现为中医学脏腑痰浊瘀毒的存在。因此，以气机升降理论为指导，采用化浊解毒中药调畅机体气机升降出入，改变机体炎性微环境状态，有助于防治 PLGC。

367　从三焦气化失司论慢性萎缩性胃炎癌前病变

胃癌是消化系统较为常见的恶性肿瘤之一，胃癌前病变是一个病理性概念，指较易转变为胃癌组织的病理学变化，包括肠上皮化生和异型增生，主要伴存于慢性萎缩性胃炎中，是正常胃黏膜向胃癌转变过程中的一个重要阶段。中医学并无胃癌前病变的概念，多数学者将胃癌前病变归入"胃痞"的研究范畴。目前，慢性浅表性胃炎→慢性萎缩性胃炎→肠上皮化生→异型增生→胃癌的 Correa 模式已被广泛接受。近年来，随着环境因素、人们生活方式和饮食习惯的改变，本病的发病率呈逐年上升的趋势，严重威胁着人类的健康。西医学对胃癌前病变仍缺乏理想的治疗手段和疗效肯定的治疗药物。中医药在改善胃黏膜萎缩、逆转肠上皮化生和异型增生、改善临床症状、提高生存质量等方面具有一定的优势。现代医家认为胃癌前病变为本虚标实之证，以脾胃虚弱为本，气滞湿阻、痰凝血瘀为标，病位在胃腑，涉及肝、脾等脏。学者张泽等从三焦气化角度入手，探析了慢性萎缩性胃炎癌前病变的中医病机，以期更好地指导中医临床。

慢性萎缩性胃炎癌前病变的中医病机

胃癌前病变归属于"痞满""胃胀""胃痛"等病症范畴。胃腑和脾脏同居中焦，为后天之本，气血生化之源，两者在生理上密切联系。如叶天士在《临证指南医案·脾胃门》中指出"脾宜升则健，胃宜降则和"。巢元方在《诸病源候论·脾胃诸病候》中云："脾胃二气相为表里，胃受谷而脾磨之，二气平调，则谷化而能食。"同时，脾、胃在病理上亦相兼为病。如寒湿困脾，运化失职，清气不升，可影响胃的受纳功能，正如《素问·阴阳应象大论》云："寒气生浊，热气生清，清气在下，则生飧泄，浊气在上，则生䐜胀。"

感受外邪、内伤饮食、情志失调、药物所伤等因素均可损伤脾胃，导致脾胃虚损证候，引发脾胃气机升降失调而致本病的发生。张景岳在《景岳全书·心腹痛》里指出"胃脘痛证……惟气滞者最多"。刘完素于《素问病机气宜保命集》中亦云："脾不能行气于肺胃，结而不散，则为痞。"由此可见，气滞是脾胃病发生的主要原因之一。另外，脾胃湿热也是引发本病的因素之一，林佩琴《类证治裁·痞满》云："有湿热太甚，土来心下为痞。"李东垣在《兰室秘藏·中满腹胀》中亦云"膏粱之人，湿热郁于内而成胀满者"。同时，胃为多气多血之腑，疾病初期在气分，久病则致血伤入于胃络，血行壅滞，胃络瘀阻。如巢元方在《诸病源候论·痞噫病》中云"血气壅塞而成痞也"。叶天士在《临证指南医案·胃脘痛》中亦指出"胃痛久而屡发，必有凝痰聚瘀"。因此，血瘀亦是本病的基本病机之一。对于胃癌的治疗，路志正提出"正虚邪实是恶性肿瘤的主要病理特征，而诸虚之中，脾虚至为关键"。国医大师李佃贵认为胃癌的主要病机以"脾胃虚弱，浊毒蕴结"为关键。

袁红霞积累了丰富的胃癌前病变辨治经验，进一步发展和完善了胃癌前病变的病机，提出胃癌前病变病位在胃腑，主要涉及肝、脾等脏，致病因素包括气滞、湿阻、痰凝、血瘀。强调胃癌前病变病机关键除脾胃虚损外，三焦气化失司尤为重要，三焦主决渎水液并运行元气，一旦气化无权，则气、血、水暗生而交结作病，常波及胃腑，成为胃癌前病变发生的病理基础，故认为本病常本虚标实、虚实夹杂，脾胃虚弱、三焦气化失司为发病之本，气滞、湿阻、痰凝、血瘀为发病之标。

关于三焦与气化

1. 三焦　三焦为十二官之一，又称"外腑""孤腑"，具有主持诸气、运行水液及协调血液生成的功能。人体一身之气由先天之元气、水谷精微之气、自然界的清气相融合而成。《难经·六十六难》云"三焦者，原气之别使也……经历于五脏六腑"。元气根于肾，是人体生命活动的原动力，通过三焦别入十二经脉而达于五脏六腑，故称三焦为元气之别使。《难经·三十一难》云："三焦者，水谷之道路也。"水谷精气化生于脾胃，通过三焦布散于全身各处发挥其作用。《灵枢·刺节真邪》云："真气者，所受于天，与谷气并而充身也。"清气受于天，与水谷之气相合为宗气，其上出息道，贯注心脉，助心行血，下沿三焦行于丹田，以资先天元气。《中藏经》云："三焦者，人之三元之气也，号曰中清之腑，总领五脏六腑，荣卫经络，内外左右上下之气也。"故三焦主持诸气，总司一身气机和气化的功能。《素问·灵兰秘典论》云："三焦者，决渎之官，水道出焉。"《灵枢·本输》云："三焦者，中渎之府也，水道出焉，属膀胱，是孤之府也。"说明三焦为主管全身水液代谢的器官，有疏通水道、运行水液的作用。《素问·经脉别论》云："饮入于胃……水精四布，五经并行。"全身水液的输布和排泄，是由肺、脾、肾等脏协同而完成的，其功能的正常发挥是以三焦通畅为前提，若三焦水道不利，则水液代谢失调。正如《类经·脏象类》所云："上焦不治则水泛高原，中焦不治则水留中脘，下焦不治则水乱二便。"血行于脉内，有濡养全身脏腑组织器官和化神的作用，似乎与三焦并无明显联系，然从其生成来看，《灵枢·决气》云："中焦受气取汁，变化而赤，是谓血。"《灵枢·营卫生会》云："此所受气者，泌糟粕，蒸津液，化其精微，上注于肺脉，乃化而为血。"血液的生成与中焦脾胃化源及上焦心肺功能密切相关，且需要下焦先天之精的充养和转化。因此可以认为，三焦是人体气、血、津、液生发和运行的场所。《灵枢·营卫生会》云："上焦如雾，中焦如沤，下焦如渎。"描述的是精微物质在人体不同部位、不同脏腑作用下所产生的不同形态功能表现，这是对三焦生理功能的形象描述和高度概括。

2. 气化　历代医家对三焦认识的不断深入，对后世"三焦气化"概念的产生具有很大启发。"气化"一词亦首见于《素问·灵兰秘典论》中"膀胱者，州都之官，津液藏焉，气化则能出矣"。所谓功能，即是气化，指通过气化以实现脏腑的生理功能。后世医家通常将人体脏腑的生理功能与自然界气候的物化紧密联系在一起，认为"气化"贯穿于人体生命活动的始终，这为"三焦气化"学说的建立奠定了理论基础。明末医家赵献可首次提出"三焦气化"之说，他认为人体尿液的排泄涉及肺、脾、肾等多个脏器，是上、中、下三焦共同参与的复杂过程。

纵览历代医家所言，"三焦气化"是对人体水谷、气血、津液的生化敷布以及废液排泄等整个生理功能的高度概括，是体内脏腑气化功能的整合，与各个脏腑的功能紧密联系，是生命活动之本。

从三焦气化析慢性萎缩性胃炎癌前病变的病机

胃腑和脾脏同居中焦，为人体气机升降出入的枢纽，亦为"后天之本""气血生化之源"。脾胃功能的正常发挥依赖于"脾主升清"以及"胃主降浊"的生理功能。叶天士云："脾宜升则健，胃宜降则和。"三焦作为人体气化之总司，统领五脏六腑的生理活动，一旦上焦之心肺、中焦之脾胃、下焦之肝肾中任何一个脏腑的功能出现异常，引起气血津液的化生、运行和输布失常，气滞、湿阻、痰凝、血瘀等病理因素随之产生。这些病理产物又会影响脾之健运、胃之和降的生理功能，从而出现以"痞满""胃胀""胃痛"等为主要临床表现的疾病。脾胃与三焦生理功能关系密切，清阳赖脾升清，必得中上两焦方有"游溢精气"之功，浊阴依胃降浊，必得中下两焦才有"水精四布"之效，反之，三焦壅塞，气血痰湿内生必戕伐脾胃，胃久不主和降，则变证作焉，胃癌前病变常为主要变证。三焦气化失常本质是气血水的代谢障碍，邪滞胃腑，经久不化，胃黏膜失养，腺体萎缩，甚则导致肠上皮化生及异型增生，即胃癌前病变的产生。

可见，从三焦气化角度探寻慢性萎缩性胃炎癌前病变的中医病机为：三焦气化失司，气血津液运行、输布失常，导致气滞、湿阻、痰凝、血瘀等一系列病理因素的产生，以致胃络失养，"不荣则痛"，或胃络瘀滞，"不通则痛"，进而导致胃黏膜萎缩及胃癌前病变的发生。三焦气化不利的程度及范围，既是病变程度及预后转归的主要判断依据，也是指导方剂、针灸、食疗、心理、气功等中医药防治手段实施的重要理论依据。

三焦气化失司与慢性萎缩性胃炎癌前病变的相关性

1. 上焦气化失司　《难经·三十一难》指出"上焦者，在心下，下膈，在胃上口"，认为上焦是指横膈之上的心肺以及其生理功能。《灵枢·营卫生会》云"上焦如雾"，则是对心肺功能正常发挥的概括。脾胃与上焦心、肺在生理上关系密切，脾胃主运化，化生的水谷精微与肺纳入自然界的清气在胸中汇成宗气。且脾胃所运化之水谷精微，赖肺的宣肃运动以输布于全身。《素问·经脉别论》云："食气入胃……脉气流经，经气归于肺，肺朝百脉，输精于皮毛。"同时，心肺的生理活动又依靠脾气运化的水谷精微以充养。如《薛生白医案》云："脾为元气之本，赖谷气以生；肺为气化之源，而寄养于脾者也。"说明脾胃虽为元气提供物质化源，但有赖于肺的气化功能。同时，脾胃与肺在病理上亦相互影响，《素问·示从容论》云："夫伤肺者，脾气不守，胃气不清。"因此，肺气失宣，上焦气化失司，一则在气的方面累及中焦气机升降失畅，二则肺主通调水道，水液代谢失调，气滞、痰饮并生，则出现短气、痞满、纳呆、嗳气、泄泻等症。《临证指南医案》云："脾胃之病……于升降二字，尤为紧要。"故治疗此类胃癌前病变以调达肺气、恢复中焦气机升降为第一要务。临证常用小柴胡汤、五苓散、上焦宣痹汤等辨治，用小柴胡汤者，取其疏通上焦气机，冀得"上焦得通、津液得下"之功，使肺气肃降，而"胃气因和"从而治疗胃脘痞满、嗳气等症；用五苓散以开太阳行水气，旨在开宣上焦耳，使水道通畅，痰饮自消；若痰湿久而夹热，郁阻上焦，出现咽堵、胸闷不舒等症，可加用上焦宣痹汤，轻清宣透以除湿痹郁热，则诸症自消。

2. 中焦气化异常　中焦是人体气机升降的枢纽，为气血生化之源。《素问·太阴阳明论》云："脾与胃以膜相连耳。"其脉相互络属，同属中焦，脾与胃纳化相依、升降相因、燥湿相济，共同维系着中焦气机的升降运动，完成水谷精微的腐熟、运化与输布，从而使中焦气机升降协调，阴阳匀平，气血调和。若纳运失常，脾失健运，胃失和降，则不能维持食物的消化和吸收，水谷精微无由生成而无以充气血；若升降失司，脾之清阳不升，胃之浊阴不降，水谷精微不能正常输布，糟粕亦不能通降下行，则气机壅滞，遂成胃痞之疾；若燥湿失济，病从燥化，则脉络失润，气血运行不畅，胃络随之失养。病从湿化，则聚湿成痰，痰瘀互结。胃癌前病变从病位来说属中焦，中焦气化异常最易导致本病，同时中焦承接上下，气血同出于中焦，若中焦斡旋运化失司，则上焦之气无从生化，下焦之精血无以充盈。因此，中焦运化失司与导致胃癌前病变发生的病理因素——气滞、湿阻、痰凝、血瘀均密切相关。故临证时灵活多变，用动态有机的观点权衡病理因素之间的相互关系，抓住病机关键辨证论治。临床应诊时以气滞痰湿偏盛时，常以小柴胡汤合苓桂术甘汤，气水并调，温运中焦；血水不利者，以当归芍药散合五苓散，血水同治；偏气滞血瘀者多以小柴胡汤合桂枝茯苓丸，调气活血。

3. 下焦气化不利　人体下焦的生理功能主要体现在肾阳与肾气的作用，而肾与脾胃生理相关，病理相及，经脉相联，两者关系甚为密切。《素问·上古天真论》云："丈夫五八，肾气衰，发堕齿槁……男女寿臻七十岁，脾气虚，皮肤枯，脉道涩，营气衰少而卫气内伐，肠胃皮薄，多食不消，昼不精，夜不冥。"阐明了人到中年，肾气衰与阳明胃脉弱的双关之理。肾衰胃虚是老年易发脾胃病的根源，这是中医对肾虚致脾胃病最早的理论认识。脾为后天之本，肾为先天之本；脾主化生水谷精微，肾主藏精。脾主运化，需藉肾之阳气以温煦，脾气借肾阳之鼓舞上升，肾中精气又赖水谷精微之滋养。正如《景岳全书》所云："是以水谷之海，本赖先天为之主；而精血之海，又必赖后天为之资。""五脏之伤，穷必及肾。"胃癌前病变病史较长，久病皆可及肾，且病久血滞入络。胃癌前病变病久肾精虚衰，不能滋养于脾胃，胃络失养；肾阳虚不能温煦蒸腾，气血运行无力，气血瘀滞于胃络。所以胃癌前病变后期多以肾虚血瘀证最为多见。治疗此类病证多用金匮肾气丸培补其本，旨在摄纳下焦。以桂枝茯苓丸祛其瘀，或酌加补虚祛瘀之药，如三七粉、仙鹤草等，有祛瘀不伤正、扶正不留邪之效。

人体脾胃气机升降功能的正常发挥有赖于全身各脏腑功能正常及其相互间的协调，否则"上焦雾之敷布、中焦沤之腐熟、下焦渎之排泄"不能，皆可形成气滞、湿阻、痰凝、血瘀等诸多导致慢性萎缩性胃炎癌前病变的病理因素，因此，慢性萎缩性胃炎癌前病变的产生始终离不开三焦气化失司中的任一环节。在慢性浅表性胃炎→慢性萎缩性胃炎→肠上皮化生→异型增生→胃癌的 Correa 模式这一模型中，早期症状为上腹部不适、隐痛、食欲减退等表现，随着病变的扩展和不典型增生的出现，症状逐渐加重甚至出现恶病质，其演变过程类于三焦气化失司导致的气滞、湿阻、痰凝、血瘀等病机。

验案举隅

患者，男，50 岁，2019 年 12 月 14 日初诊。主诉胃脘痞满 3 年余。胃镜：慢性胃炎；病理：（胃体）中度黏膜慢性炎症，（胃窦）重度萎缩性胃炎，腺体重度肠化伴轻度非典型增生。刻诊胃脘痞满连及两胁，嗳气，平素怕凉，纳一般，口干苦，寐可，小便频数，大便每日 1 次，质稀溏，舌暗红，齿痕多，苔白稍腻，脉弦细。予以小柴胡汤＋五苓散＋当归芍药散加减。

处方：柴胡 15 g，黄芩 10 g，法半夏 10 g，炙甘草 10 g，茯苓 15 g，猪苓 15 g，党参 10 g，桂枝 10 g，泽泻 10 g，白术 6 g，当归 10 g，川芎 10 g，仙鹤草 30 g，莪术 10 g，生姜 4 片，大枣 5 枚。7 剂，每日 1 剂，水煎分 2 次服。嘱患者规律饮食，调畅情志，忌生冷、辛辣、烟酒等。

二诊：患者自诉诸症减轻，但仍有胃脘及两胁隐痛微胀，矢气不畅，大便每日 2 行，不成形，舌暗红，苔根稍腻，脉弦细。上方加木香 9 g，生薏苡仁 30 g，细辛 3 g，路路通 15 g。14 剂。

三诊：胃脘几无不适，稍有口苦。守方加减再进 14 剂，并嘱咐患者自行购买肾气丸与中药同服。症悉除，予水丸调理善后，并嘱其不适随诊。于 2020 年 6 月 7 日随访诉诸感良好，复查胃镜：慢性胃炎，病理：（胃窦）轻度黏膜慢性炎症。

按语：本案患者症见胃脘痞满、大便稀溏、舌有齿痕之症，均为脾胃气机逆乱，脾失升清，胃失降浊所致。肝气郁滞，胆汁疏泄失常，则见口苦、两胁胀满等症。气滞则津液输布不利，不能上呈于口，故口干；水饮下走肠间，小肠泌别清浊功能失调，则小便少、大便溏稀。舌暗红为瘀血内停之症。其气血水相兼为患，成气滞瘀血水停之证。选方以小柴胡汤疏肝利胆、和调脾胃，五苓散温通阳气、化气行水，当归芍药散活血利水。3 方合用，可运转枢机，调气活血利水，疏利恢复三焦气机。组方配伍严谨，恢复三焦气化功能，故二诊时患者诉诸症好转，但仍有大便不成形之症，故加用木香、生薏苡仁增强行气利水之力。考虑其胃镜病理示肠化及异型增生较重，故加细辛、路路通之通络之品，对症治疗。二诊时患者几无不适，守方加减治疗，因其平素畏寒，稍显阳气不足之象，故加用肾气丸，温下焦并除水湿，增强三焦气化之功，并以丸药调理善后。半年后复查胃镜，肠化、增生得到逆转，疗效满意。

在慢性萎缩性胃炎癌前病变的临床辨证施治过程中，无论是从脾、胃、肺、肝、肾等脏腑论治，抑或从气滞、湿阻、痰凝、血瘀等诸多病理因素论治，以上诸多观点，都只是对人体三焦整体气化失司中某一发病环节的个别侧重。只有三焦气化功能正常，全身气血津液通畅，五脏安和，阴阳匀平，才能使机体处于"阴平阳秘"的健康状态。因此，在临床治疗慢性萎缩性胃炎癌前病变时，应充分考虑到三焦气化在本病发生、发展中所起的重要作用，恢复三焦气机流转，畅达气血津液的运行、输布、代谢，提高机体抗邪能力，阻断胃癌前病变发生的三焦通道途径，是中医药辨治胃癌前病变、有效改善胃黏膜萎缩、逆转肠上皮化生和异型增生的关键环节。

368　从阳化气，阴成形探析晚期胃癌的辨治

　　胃癌是世界五大常见恶性肿瘤之一，我国胃癌发病率、转移率、病死率均较高，由于起病隐匿，非特异性表现较多，胃癌早期诊断率、手术切除率低，约有 1/3 的患者在确诊时已发展至晚期。虽手术、化疗、放疗、靶向治疗等现代医学手段均有一定疗效，但晚期胃癌患者从中获益受限，因此，如何延长晚期胃癌患者的生存期、改善生存质量十分必要。近年来越来越多研究表明，中医药联合现代医学治疗对于晚期胃癌患者而言在增效减毒、抗转移复发等方面确有疗效。中医学对胃癌认识悠久，其可归于中医学"胃脘痛""胃反""噎膈""积聚"等范畴，在机体正气亏虚基础上，痰、瘀、毒等因素混杂而逐步发展至晚期。学者赵若含等基于"阳化气、阴成形"中医理论，探析了晚期胃癌的发病机制与辨治，以期为晚期胃癌的治疗提供参考。

阳化气、阴成形理论内涵

　　"阳化气、阴成形"首见于《素问·阴阳应象大论》，是对阴阳气化规律的高度概括，"阳生阴长，阳杀阴藏，阳化气，阴成形"。阴静阳动，相互为用，共同参与和影响事物的生长收藏。张景岳注解"阳动而散，故化气；阴静而凝，故成形"，阳气主升主动，具有推动、发散、温煦等作用，将事物从有形转变为无形，即"化气"；阴气主降主静，具有收敛、内守、凝聚等作用，将事物从无形转变为有形，即"成形"。

　　"化气"和"成形"是人体各项生命活动正常运转的关键。阳气的推动使有形阴精化气输布全身，濡养五脏六腑、四肢关节，维持正常生理功能；阴气的收敛使无形之物及精微物质转变为有形之体，促进机体正常生长。无阴则阳无根，无阳则阴无以化，"阳化气"与"阴成形"两者既对立又统一，阴平阳秘，气充血畅，各项生理活动正常进行，人体才能保持健康。

阳化气、阴成形理论与晚期胃癌

　　"气者，人之根本也。"气的升降出入运动正常是维持机体正常运转的关键，而疾病的发生与"化气""成形"两者失衡密切相关，如"阳化气"太过，则灼伤阴液，机体代谢旺盛，可有消瘦、心悸、不寐、便干等"阴成形"不足的表现；如"阳化气"不及，则温煦推动无力，脏腑功能无法正常发挥，有形之物过度堆积可有痰浊、水肿、结石、包块等"阴成形"太过的表现。中医学对肿瘤的认识由来已久，《灵枢》中云"四时八风客于经脉之中，为瘤病也"，《诸病源候论》云"诸脏受邪，初未能成积聚，留滞不去，乃成积聚"，肿瘤发生的关键在于阴阳失调，"邪之所凑，其气必虚"，或外感六淫，或饮食内伤，阳气气化不利，血行不畅，水谷精微物质运化障碍，阴精无法正常化生，产物不能及时代谢，在机体阳气薄弱处凝敛聚集日久成毒。阳虚不化，阴聚成形，"阳化气"不及导致"阴成形"太过，逐步发展为肿瘤，而随着肿瘤的不断进展，"阴成形"太过造成"阳化气"进一步不及，机体的正气不断耗伤，形成恶性循环直至生命终点。

　　中医学认为，脾为后天之本，胃为水谷之海，与其他肿瘤患者相比，肿瘤原发病灶在胃，胃癌患者的脾胃腐熟水谷、运化吸收功能相对较弱，营养物质吸收较少，阳气不足，不能调控阴精成形，阴精不断异常积聚成瘤，胃癌早期阳气尚足，实证居多，且常伴有食欲减退、胃脘部不适等非典型性表现，不

易令人察觉，随着肿瘤进展，正气耗伤不断，脾胃功能受损加重，虚证较多，待发现时已到"阳化气"不及的晚期，常伴有纳呆、腹胀、便溏、乏力等表现。有研究显示，胃癌患者分期越晚，脾虚程度越严重。可见脾胃虚弱贯穿胃癌始终，在晚期胃癌中表现更为明显，"阳化气"不及是晚期胃癌的根本原因。

由于"阳化气"不及日久，有形之物"成形"太过而生痰浊、瘀血、寒凝，与早期胃癌相比，晚期胃癌的症状更加明显。阳气不足，无力推动血行，血行不畅则生瘀，瘀血阻滞胃络，不通则痛，故患者胃脘部常感疼痛且疼痛位置固定，且多有口唇青紫、舌有瘀斑等瘀血表现；脾胃虚弱，水谷精微运化失常，寒湿内盛，气机升降失司，水饮久之停于腹中，常表现为腹腔积液；癌毒旺盛者可在局部摸到明显肿块，或伴有进食阻挡、梗阻等表现。晚期胃癌阳气无法约束癌毒，肿瘤突破机体防卫系统在机体阳气薄弱之处停留，常在肝、肺、骨等脏腑组织形成转移灶，进一步加重患者病情。从晚期胃癌的症状可以看出，"阴成形"太过是晚期胃癌的具体表现，也是影响患者生存质量及生存时间的重要因素。

胃癌的发病机制错综复杂，基于"阳化气""阴成形"理论可理解为"阳化气""阴成形"功能失常、机体阴阳平衡状态打破是晚期胃癌的发病关键，其中"阳化气"不及是根本原因，"阴成形"太过是具体表现。一方面，"阳化气"不及，正气亏虚，有形之物堆积，"阴气"不化日久成瘤；另一方面，"阴成形"太过，邪气过盛，痰、毒、瘀交错，正气进行性消耗，加重"阳化气"不及，阴阳进一步失衡促进胃癌进展、转移。有临床研究发现，晚期胃癌的中医证素中气虚证占 93.59%、痰湿证占 60.26%、瘀血证占 42.31%。这与"阳化气"不及、"阴成形"太过的理论解释不谋而合，"阳化气"不及则气虚，气虚则血行无力故产瘀血，水湿运化不利则生痰湿。总体而言，晚期胃癌的病机总属本虚标实，即机体正气亏虚为本，痰瘀凝结太过为标，结合"阳化气，阴成形"理论及晚期胃癌的病因病机，晚期胃癌的中医证型以痰瘀互结证、气血双亏证、脾胃虚寒证多见。因此晚期胃癌的治疗关键不在于消除局部病灶，而应着重调整失衡的阴阳状态，从而实现提高患者生存质量、延长生存期的治疗初衷。

阳化气、阴成形理论在晚期胃癌治疗中的应用

基于"阳化气、阴成形"理论，机体正气亏虚，痰瘀凝结太过，在机体阳气薄弱处凝敛日久成瘤。阴阳失衡是晚期胃癌发生的关键，因此晚期胃癌的治疗核心是调整阴阳，补"阳化气"之不及，消"阴成形"之太过，阳气得充，阴形渐散，从而改善晚期胃癌患者的临床症状，延长生存期。

1. 补"阳化气"不及——固护正气是根本 《内经》云"正气存内，邪不可干"。人体只有内在阳气充养，才能不受邪气侵扰，"阳化气"是生命活动正常运转的核心，由于原发肿瘤位置、放化疗、手术等因素综合影响，脾胃虚弱在胃癌各个阶段都有表现，晚期胃癌脾胃功能损伤较为严重，只有改善脾胃虚弱状态，才能延缓肿瘤进展。因此"阳化气"思想要贯穿晚期胃癌治疗的始终，健脾益气、扶正培本是晚期胃癌的治疗大法。

益气健脾的中药主要包含黄芪、白术、太子参、山药、薏苡仁等。药理研究表明，黄芪、白术、薏苡仁等药物有抑制炎性因子分泌、抗肿瘤血管生成、调节肿瘤微环境等作用。近年来很多研究证实，益气健脾法在晚期胃癌的治疗中疗效显著。朱利峰等研究发现益气健脾养胃方能提高化疗效果，延长晚期胃癌患者的生存期；黄光钺等发现在化疗基础上配合益气健脾解毒方，晚期胃癌患者机体免疫相关指标提高明显；龚艳青等的研究显示，益气健脾化积方能显著改善胃癌患者的骨髓抑制、胃肠道反应、肝损伤等化疗不良反应；李恒等发现黄芪、白术、党参等益气健脾类中药能减轻靶向药物治疗的不良反应，降低 CEA、CA199、CA724 等的水平。此外，王兴龙的实验发现，益气健脾方剂能降低胃癌 SGC-7901 细胞增殖活力、诱导其凋亡；郭隽馥等发现四君子汤含药血清能显著增加胃癌 MGC803 细胞凋亡，促进基因 Bax 和 Caspase3 的表达水平；卜文静等的研究显示由黄芪、薏苡仁、玄参等中药组成的健脾化痰方能有效降低 SGC-7901 细胞中 PD-L1 的表达水平。

2. 消"阴成形"太过——兼消痰瘀癌毒 晚期胃癌患者脏腑正气亏虚，无力推动血液运行，且癌

毒积聚，经络阻滞，瘀而不通。有研究显示，相较于其他分期、其他瘤种而言，晚期胃癌的静脉血栓发生率较高，甚至威胁患者生命。这说明晚期胃癌患者在补"阳化气"不及的基础上，还应注重消痰化瘀，消"阴成形"太过，改善血液高凝状态，延长患者生存期。在晚期胃癌的中药治疗中，可根据患者实际情况，适当加入桂枝、川芎、当归、赤芍等通经活络、化瘀行血之药物。已有药理研究证实赤芍总苷能改善微循环，桂枝中的桂皮醛等成分可以改善血液流变，川芎中藁本内脂可抑制肿瘤细胞增殖，当归可明显抑制血小板聚集，赤芍总苷能降低血液黏稠度、诱导肿瘤细胞凋亡改善微循环。此外凌博凡等的临床研究也表明，健脾化瘀方能降低血清炎性因子水平，改善血液的高凝状态；夏芸发现通补化瘀方能改善患者的症状，且不增加出血风险；王朋等用化瘀消瘤方配合化疗，发现血瘀证相关证候积分显著降低。晚期胃癌"阴成形"太过，但在治疗中不宜过度活血祛瘀，以免加重肿瘤进展，应以益气健脾为基础，结合患者不同阶段的症状、体征适当增减，以期将疗效发挥至最大。

　　气化是人体生命活动的根本，"阳化气、阴成形"是对气化过程的高度概括。基于"阳化气、阴成形"理论，机体阴阳失衡是晚期胃癌发病的关键，其中"阳化气"不及是根本原因，"阴成形"太过是具体表现，晚期胃癌病机总属本虚标实，即机体正气亏虚为本，痰瘀凝结太过为标，证型以痰瘀互结证、气血双亏证、脾胃虚寒证多见，因此治疗上"阳化气"思想应贯穿始终，在健脾益气、扶正培本的基础上，根据患者实际病情，酌情增减通经活络、化瘀行血药物，逐步纠正晚期胃癌患者机体阴阳失衡状态，从而改善临床症状，更好地服务临床。

369　从阳化气，阴成形探析原发性肝癌病因和治法

原发性肝细胞癌（HCC）是世界范围内最常见的恶性肿瘤之一，是第三常见的癌症死亡原因，是男性第五常见的肿瘤，女性第七常见的肿瘤。世界卫生组织（WHO）发布的《全球癌症报告2014》指出，中国肝癌的新增病例和死亡人数均居世界首位。《2013年中国肿瘤登记年报》显示，在中国肝癌是第二常见的肿瘤死亡原因。HCC在早期发现时可采取手术治疗，但是由于肝脏特殊的生理特点，导致原发性肝癌早期时缺乏明显症状体征，多半患者发现时已经处于中晚期阶段，难以采用手术方法进行治疗。而由于HCC对常规的化疗及放疗并不敏感，因此导致了临床中HCC的治疗困难。目前常规的HCC多采用肝动脉化疗栓塞术进行，而肝动脉化疗栓塞术对HCC总体治疗效果较差，极易导致术后的复发转移，预后不良，无法对HCC产生有效的治疗或姑息效果。据流行病学调查统计，HCC的五年生存率仅有8%～15%，总体生存率较低。HCC在中医学中属于"积聚""癥瘕""胁痛""黄疸"等病范畴，其发病的机理多是由于正气亏虚，气滞、血瘀、津停、湿阻等多种有形实邪瘀积肝脏日久，化生癌毒。而目前部分中医医家认为，"阳气不足"，进而使得"阴邪"瘀积太多，使得机体出现"阳虚阴实"的病理状态是导致HCC及大部分恶性肿瘤的重要病因。通过以"扶阳抑阴"的治疗大法，以"扶助阳气"和"布散阳气"的治疗措施对HCC进行治疗。因此"助阳化气"和"抑阴祛邪"的观念应贯穿整个HCC治疗全过程，使患者达到阴阳平衡的状态，实现带瘤生存的目的。学者徐爽等通过以"阳化气，阴成形"的根本原则论治HCC的病因与治疗，为HCC的中医治疗提供了全新的理论基础和治疗指导，以期提高肝癌患者的生活质量和治疗疗效，延长患者的无进展生存期和总生存期。

HCC 病因

1. 阴阳理论　"阳化气，阴成形"的论述出自《素问·阴阳应象大论》，原文云"故积阳为天，积阴为地，阴静阳躁，阳生阴长，阳杀阴藏，阳化气，阴成形"。中医认为，人体内的生理功能包括阴与阳两个方面。明代著名的医学家张景岳对"阳化气，阴成形"的解释为"阳动而散，故化气，阴静而凝，故成形"。凡是具有主动性，具有气化功能，能够促进脏腑发挥正常将各种有形物质气化而成阳气的功能就属于阳。阳性为热，因此可以化阴为气。凡是具静止性，具有凝敛功能，能够将各种物质凝聚而化成有形物质的功能就属于阴。阴性为寒，因此可以聚阳而成形。"阳化气"是指阳气具有的蒸腾和气化作用，能够促进万物的气化转变和脏腑正常功能活动的发挥。通过"阳化气"的功能，能够将体内诸多的有形的阴精和一些有形的垃圾性的"阴精"在阳气的鼓动下转变成为弥散的气体，维持机体正常的生理活动平衡，并将一些实质性的废物排出体外。"阴成形"只是阴气具有的促进万物凝聚成形的功能，能够将无形之气与其他的细小精微和有形的垃圾性"阴精"通过阴气的凝聚作用而形成有形的阴精。化气与成形，凝聚与弥散，是气最基本的两种运动状态。无形的物质通过"阴成形"作用凝聚成为可见的有形实体；可见的有形实体经过"阳化气"的作用弥散成为无形之气。有形与无形两种物质形态在运用中相互转化，是自然界中物质的固有特性，是不以人的意志为转移的客观规律。因此，阳和阴作为两种相对的物质运动形态与趋势，是动与静、气化与凝聚、分化与合成等的相对立的部分，能够说明自然界中物质和能量的相互依存、相互转化的作用。"阳化气"的过程是"由阴化阳"的过程，从有形

弥散而成无形的过程；"阴成形"的过程是"由阳化阴"的过程，以无形凝聚成有形的过程。由于人体的正常生命活动是阴阳保持相对协调平衡的过程。而阴阳的协调平衡作用中，古人更为侧重于阳气的主导作用。《素问·生气通天论》云："阳气者，若天与日，失其所则折寿而不彰。"张景岳在《类经附翼·大宝论》云："天之大宝只此一丸红日，人之大宝只此一息真阳。"人体的阴阳平衡作用中，阳气的功能正常为最为重要的一方面，即"凡阴阳之要，阳密乃固"。这也说明了人体的正常功能活动中，阳气是生命之本，万骨之根。后代的扶阳学派的创始人郑钦安指出"阳气不足，稍有阻滞，百病丛生"，"坎中一点真阳乃人身立命之本"，更是强调了阳气与"阳化气"的主导作用。

　　2. HCC 病因　　人体内的正常生理功能活动，依赖于阳气的正常功能。当阳气功能正常时，体内的气血津液和脏腑能够得到温煦和濡养，并推动人体内气机的正常运行和生命活动的运行；当阳气功能异常时，体内的气血津液和脏腑无法得到温煦和濡养，无法进行正常气化转变，导致属阴的气血津液化生异常，进而凝聚成有形之邪，即为阴实。阴实是痰、湿、浊、毒、瘀等实质性病理性产物的总结，是化生癌毒的重要物质基础。阴实之邪的日渐蓄积不仅会造成恶性肿瘤的发生，也会阻碍阳气的正常运行和输布，导致"阳化气"功能的进一步障碍。孙耀先认为，当阳气功能失调时，会导致阴精无法弥散运动全身，进而停留于机体某处，形成"垃圾阴精"。而这种"垃圾阴精"正是形成恶性肿瘤的重要物质基础。人体内的"垃圾阴精"在阳气的影响下会有两种发展变化趋势：一种是垃圾阴精无法得到足够阳气的温煦和/或水谷精微的滋养，则自行腐败，破溃成脓，也就是西医所说的炎症。二是当它得到足够的阳气的温煦和/或水谷精微的滋养，就会自立门户，自立为王，夺食机体营养物质，攻城略地，侵犯机体其他部位，形成恶性肿瘤。由于早期的"阴实"之邪较小，停留部位较为局限，性质也较柔和，导致早期肿瘤患者多无任何症状及体征，此时可采用"攻邪"的办法进行治疗，祛除"阴实"之邪。当"阴实"之邪瘀积日久，导致恶性肿瘤的恶性复发和/或转移，说明"阴实"之邪的毒性较强，病位广泛，控制较难，此时的治疗也较为棘手。"阳化气，阴成形"是对恶性肿瘤的疾病本质和病机的高度概括。"阳化气"不及是恶性肿瘤的成因，"阴成形"太过是恶性肿瘤形成的结果。二者相互作用，不可分离。

　　由于原发性肝癌的相关病因和发病机制至今尚未明确。结合"阳化气，阴成形"的相关理论和临床经验，荣震认为虽然 HCC 的临床表现众多，但究其原因，HCC 的病机总体可以概括为两方面：一方面由于"阳化气不足，阴成形太多"导致机体内阴阳失调，肝脏功能失司，使得正气亏虚，邪气从生，瘀结日久，化生癌毒，导致 HCC 的产生；另一方面，由于肝脏恶性肿瘤的生长也会不断加重"阴实"之邪的生长，并耗散阳气，加重"阳化气"功能的失常，使得人体内的阴阳失调进一步加重，导致 HCC 的进展、复发和转移。由于肝脏本身"体阴而用阳"的生理特性与恶性肿瘤"体阴而用阳"的特点较为类似，恶性肿瘤本身是属于"阴邪"的实质性占位，且具有无限生长和转移的特性，因此 HCC 患者体内的阴阳失调往往较其他恶性肿瘤患者的阴阳失调更为严重，疾病进展也更为迅速。因此 HCC 患者体内多表现出气血亏虚，阴损及阳，痰凝血滞，既虚且寒的症状体征，正如张秉成《成方便读》所言"非有形精血之属难收速效，无温中散寒之品不能直入其地，以成其功"的相关论述。对于 HCC 的治疗大法，只要能够阳气充足，气血旺盛，使机体内恢复阴阳平衡，就能消痰毒、除久病。荣震指出，HCC 的治疗不能以消除病灶为目的，应该调整体内已经失衡的阴阳，恢复失调的脾胃功能，做到"扶阳抑阴"，达到带瘤生存的目的。因此，"阳化气"的观念应该贯穿整个中医肿瘤治疗的始终，做到立足阳气，扶助阳气，消散阴邪，以平为期。

　　（1）阳化气不足是因：阳气作为一种性热、主动，能够将精、血、津液等有形物质转为无形之气的物质，能够保持五脏六腑的正常生理活动。张志聪云："阳化万物之气，而吾人之气由阳化之；阴成万物之形，而吾人之形由阴成之。"由于先天禀赋不足或后天的饮食失节、外感邪气、久病虚劳、情志失调等众多病因皆可导致脾胃功能失司。由于脾胃作为后天之本，气血生化之源，是阳气的重要来源，当脾胃功能受损时，阳气生化不足，百病丛生。阳虚损导致的气化不足是"阴实"之邪内生的重要始动因素，五脏六腑皆有阳气，而阳气主要根源于肾，充养于脾胃。"阳化气"的功能不足，是 HCC 病变的重要病因，也是脏腑功能衰退的一种病理性的表现。由气虚、阳虚到亡阳的过程，不仅是疾病进展的过程，更是脏腑功能衰败的外在表现。由阳气虚衰所导致的 HCC 发病和进展过程，不仅是发病的重要内在条件，也是疾病进展过程的病理性表现。由于肝脏"体阴而用阳"的基础，肝脏阳气作为肝脏生理活动的一种重要外在表现，当发生病理性变化时，可以由阳虚的程度来推测内在肝脏功能活动的病变情况和疾病情况。

（2）阴成形太过是果：阴气作为具有凝敛功能的物质，能够将无形之气凝聚收敛而成为有形的诸多物质，保持体内的器官功能活动和形态的正常平衡。在病理条件下，人体受到邪气的侵扰，导致脏腑功能活动失调，气血运行失司，日久影响体内阴阳失调，进而阳不化气，阴邪凝聚，"垃圾阴精"瘀积日久生毒，导致恶性肿瘤的发生。《诸病源候论》云："积聚者，由阴阳不和，脏腑虚弱，受于风邪，搏于脏腑之气所为也。"可见积聚产生的根本病因是由于阴阳失衡所导致的，而"阳化气"功能不足最为关键。当"阳化气"功能失常时，会导致阳气的推动功能不足，使得脏腑功能不能得到足够的充养，出现脏腑功能活动降低；也会导致机体内温煦不足，阴寒内生，导致血寒脉涩，气血凝滞，脉络蜷缩，进而导致气血功能异常。阳虚则阴盛，"阴成形"太过寒邪内生，则渐成积聚。《灵枢•百病始生》云："积之始生，得寒乃生，厥乃成积。"《难经•五十五难》云"积者，阴气也"。由于阳气虚衰，无法进行正常的气化功能，导致体内有形物质堆积日久，加上温煦、濡养、推动功能不足，血脉流行失常，精血津液等有形物质的气化、生成、输布和排泄功能障碍，导致病理性的痰饮、水湿、谷浊、瘀血堆积日久，最后化生癌毒。大量的病理产物堆积导致"阴邪"内盛，耗伤阳气，进而导致"阴邪"内实，彻底阻碍阳气的化生。阳气虚衰所导致的阴邪内生，"阴实"堆积日久又会加重阳气亏虚，相互缠绵日久，导致实质性的"阴实"邪气堆积日久，这也是恶性肿瘤生成的关键环节。"阴实"之邪瘀积越久，形体越大，越会阻碍阳气的正常化生和输布，也会导致正常气机的郁滞，气机郁滞日久化生热邪，加重"阴邪"的生成；加上长期瘀积在此的痰凝、血瘀、津停等诸多有形实邪，导致"阴邪"当中内有蕴热，表现出恶性肿瘤"体阴而用阳"的特性。由于老年人阳气虚衰，阴气自半，因此体内阳虚阴盛，易出现恶性肿瘤。其关键在于阳气虚衰，无法将体内的阴邪转化为阳气排泄出去，因此阴邪往往在体内阳气最为薄弱的地方化生肿瘤。而肝脏以其"体阴而用阳"，肝体以阴血为本，肝脏功能以阳气为用。只有当肝体阴血充足的前提条件得到满足时，肝脏以阳气为用的功能才能达到正常平调。而由于肝脏以体阴为本，因此最容易受到"阴邪"的侵袭，导致肝体受到"阴邪"进而表现出阴气的有余，使得"阴成形"太多的病理性情况的出现。

HCC 相关治法

关于恶性肿瘤的阴阳寒热属性，历代医家认识不同。在肿瘤的治疗中，有部分医家认为恶性肿瘤为"阳毒"，主张以清热解毒、凉血散结为大法，配合化痰祛湿、活血化瘀等方法，达到对恶性肿瘤的治疗效果。但是由于恶性肿瘤"体阴而用阳"的生理特性，以清热的方法治疗恶性肿瘤只能达到治标的范畴，一定程度控制恶性肿瘤无限生长的特性。但是由于恶性肿瘤"体阴"的特定，过量使用清热药可能会伤及气阴，加重阳虚，导致"阳化气"程度的进一步不足，进而使得实质性肿块难以消散。而且以清热解毒、凉血散结为大法属于攻邪范畴，一开始往往能获得较好的疗效，然而过度使用可能会伤及正气，进一步损害脏腑阴阳平衡，导致疾病的进一步进展。《外科证治全生集》云："世人但知一概清火以解毒，殊不知毒即是寒，解寒而毒自化，清火而毒愈凝。"应在"谨守病机，各司其属"的法则下，针对恶性肿瘤"体阴而用阳"的病机特性，寻求针对恶性肿瘤，尤其是 HCC 的合理治法。近代不少医家提出恶性肿瘤为"阴邪"的理论，提倡以扶阳为大法来论治肿瘤，临床中往往取得较好的疗效。刘嘉湘提出了"扶正是根本，祛邪是目的"的治疗大法，主张通过扶助正气达到遏制恶性肿瘤生长的目的。张正标对 1000 例恶心肿瘤患者的临床观察发现，约 80％的患者属阳虚型或气虚型证候，并总结出"寒性体质的人多数患有痰湿积滞或癥瘕积聚"，"阳虚的人患恶性肿瘤的较多"。由于肝脏本身肝体属阴，蕴藏阴血，最易受到寒邪、湿邪等阴邪的侵袭，加上肝脏以阳气为用，当发生外邪侵袭时，导致肝气郁滞不舒，加重积聚的产生。因此，恶性肿瘤尤其是 HCC 的治疗当以扶阳抑阴为第一大法。

1. 扶阳化气为根本治疗法则 《扁鹊心书》中记载了扶助阳气的重要性，认为人体中阳气为根本，只有阳气充盛时，方能抗邪，方可长生，方可化生万物。书中还针对性提出"阳精若壮千年寿，阴气如强必毙伤"。因此，人体内的阳气作为人体内生命之本，与恶性肿瘤尤其是 HCC 的关系密切，在治疗肿瘤方面亦占主导地位。针对 HCC 的扶阳抑阴法，应该在辨证施治的原则下，通过扶助和补益体内不足的阳气，达到恢复阳气在人体内量之充沛和功能之正常的目的，进而治疗 HCC 及各种恶性肿瘤。《素问·至真要大论》云"寒者热之""损者益之""虚者补之""劳者温之"等治法纲要，张仲景《伤寒杂病论》中有"以阳为本""扶阳气"思想，明末张景岳首先提出"扶阳抑阴"的思想。而近代扶阳学派也提出扶阳法的相关基本理论，认为人身立命在于以火立极，治病立法在于以火消阴以及扶阳基本治则——病在阳者扶阳益阴，病在阴者用阳化阴。

通过扶阳抑阴、温阳散邪的办法，祛除在表、在外，以及肌肉、筋骨、中上二焦的寒湿，使上焦能明、心神能主、中焦能运、脾胃能纳。再配合扶阳抑阴、纳下归根的方法，使阳气有根。同时由于 HCC 表露在外的无限生长性的热性，可以针对性使用清热之品来清除积聚所生瘀热，达到阳气得通、阴实得散，气血畅通，郁热自消。实验室研究发现，通过温阳法能够提升肝细胞周围相关免疫细胞水平，提高免疫细胞杀伤能力，降低肿瘤组织中炎症相关免疫因子水平，并能抑制肿瘤相关信号通路的表达。宋雅楠通过使用温阳解毒汤联合肝动脉化疗栓塞术治疗中晚期肝癌患者，有效提高患者的中位生存期，改善患者术后的肝功能水平，降低甲胎蛋白水平，提高患者的生活质量。黄金昶认为，肝癌患者的门静脉癌栓主要由于阳气虚衰，阴血亏虚，水湿不化所致，主张用养阴活血、温阳利水的办法治疗。因此，在 HCC 的治疗中应当注重调整"阳化气，阴成形"二者的平衡状态，侧重于阳气的气化作用，扶助"阳化气"不及，抑制"阴成形"过度，使体内瘀积过久的阴寒等"阴邪"之物通过阳气的化气作用，将秽浊之物气化，使肿瘤组织逐渐温化而减少、缩小甚或消失，达到温化扶阳、培元固本目的。

2. 抑阴散邪是首要治疗手段 临床上，扶阳化气的前提必须搭配驱寒散邪的药物方能达到最佳功效。现代医学化疗可归结为"苦寒""克消""攻伐"等治疗方法范畴，日久必将损伤后天之本，耗损人体之阳，使不足之"阳"锐减，助长肿瘤发展。肿瘤是"阴成形"太过所表现出的病理产物，阳虚为其病理基础，阴实是其病理表现。寒凝、气滞、血瘀、津停、湿阻等诸多"阴邪"停聚，阻碍阳气的生化，影响脾胃功能，导致阳气的虚衰。倘若单用温阳补益类的药物，可能助长恶性肿瘤的生成特性，无法达到消散"阴邪"的目的。在扶助阳气的同时，搭配性地使用活血、化湿、行气、散结等方法，不仅能够抑制"阴邪"，更能在一定程度上促进阳气的温通。由于肝脏与脾脏同属中焦，易受外来邪气困扰。加上肝脏体阴的生理特性，同气相求，易受阴邪困扰。因此 HCC 患者在温阳同时搭配抑阴散邪的相关药物能够有效提升疗效。

因此，阳虚不足引起的"阳化气"功能衰退是 HCC 形成的始动因素，而阴邪太过导致的"阴成形"太过是 HCC 形成的病理表现。而内生的"阴邪"又能同时加重阳虚，促进"阴成形"的进一步发展，导致 HCC 及其他恶性肿瘤的形成与发展。"阴邪"越加凝结，有形之阴实就越阻滞阳气的生化与通达，加重肝脏的"阳化气"功能不足；阳气不通达，阴实越凝结，则导致瘀热内生结于阴实之中；而瘀热郁于阴实之中又容易促进阴实突变而产生有形之肿瘤，形成恶性肿瘤"体阴而用阳"的生理特性。而且一切的本质都是由于阳虚气化不利，"阴成形"太过所形成的。治疗时当以坎中一阳生为主导，以扶阳化气为根本方法，搭配抑阴散邪等手段，使阳气充足通达，阴邪消散，恢复机体内阴阳平衡，达到"带瘤生存"甚至肿瘤消散的目的，提高 HCC 患者的治疗疗效。

370　从阳化气，阴成形探析胰腺癌的辨治

　　胰腺癌是恶性程度极高的消化系统肿瘤之一，随着社会的发展，其发病率及死亡率呈逐年增长趋势。由于胰腺癌起病隐匿，进展速度快，容易发生转移，往往发现便是晚期，手术、放疗、化疗、靶向及免疫等西医治疗方式疗效欠佳。中医学中并无胰腺癌的病名，但根据胰腺癌患者"腹痛""黄疸""腹部包块"等症状，可将其归属于中医"腹痛""黄疸""积聚"等范畴。《素问·六元正纪大论》云"民病胃脘当心而痛，上支两胁，隔咽不通，食饮不下"。中医药治疗胰腺癌有其独特优势，学者孟小莎等从"阳化气，阴成形"理论着手，探析了胰腺癌的病因病机、治则治法，以期为胰腺癌的中医治疗提供新的理论依据。

阳化气，阴成形的内涵

　　"阳化气，阴成形"源自《素问·阴阳应象大论》，其原文云："积阳为天，积阴为地，阴静阳燥，阳生阴长，阳杀阴藏，阳化气，阴成形。"人体的生命活动离不开阴阳两个方面。张介宾在《景岳全书》中云："阳动而散，故化气；阴静而凝，故成形。"李中梓在《内经知要》中云："阳无形，故化气阴，有志固成形。"这些都是对阴阳生理功能的高度概括。阳气主升、主动，具有发散、温煦、推动的功能，在此作用下，可将事物从有形转变为无形；阴气主静、主降，具有下降、凝聚、收敛的功能，在此作用下，可将事物从无形转变为有形。在人体内，通过阳化气的作用，将精血津液等有形物质转变为无形之气，以维持各脏腑官窍的生理功能；通过阴成形的作用，将人体内的无形之物及其他的细小精微物质转变为有形之体，以推动机体的正常生长。

　　《素问·生气通天论》云："阳气者，若天与日，失其所则折寿而不彰。"人体正常的生命活动是阴阳保持相对动态平衡的过程，在这一过程中，阳气占据主导作用。精血津液作为人体重要基本物质，依靠阳气的推动和气化，上归于肺，下输于脾，淖泽注于骨，补益脑髓，润泽肌肤，起到濡养五脏六腑、四肢关节的作用。阴平阳秘，气血周流全身，环周不休，阴邪无以化生；阴阳失衡，则发为疾病。

阳化气，阴成形与胰腺癌病因病机

　　从现代医学角度而言，炎性微环境是胰腺癌发病的重要基础之一，炎-癌转化学说是当今胰腺癌发病机制的研究热点。若人体的免疫功能受损，人体内的炎症可能会逐渐不可控，炎性细胞则会分泌大量的炎症介质，如细胞因子、趋化因子等，形成炎性微环境；同时，肿瘤细胞逃脱了免疫功能的监督作用，在炎性微环境下，人体血管的通透性增高，增强了肿瘤细胞的活性，促使其不断的增长繁殖和转移，有研究认为这与中医理论中的痰、瘀、毒相互交融、互为因果相吻合。

　　中医认为胰腺癌的发病主要是由于机体正气亏虚，阳化气功能不足，精血津液运行不畅，阴凝成形致使局部酿生痰瘀毒，聚于胰腺，日久形成恶性肿瘤。因此，从中医微观角度看，阳化气不足，形成痰瘀毒的局部微环境相当于免疫功能受损，形成的炎性微环境；大量炎性细胞分泌炎症介质达成炎-癌转化实际上就是痰瘀毒等病理因素在阴成形的作用下进一步聚集化生癌毒的过程。

　　1. 阳化气与炎性微环境　人体的免疫功能，具有免疫防御、免疫自稳、免疫监视等作用，以确保机体代谢活动的正常进行，若免疫功能受损，则机体防御能力降低、自身维护功能及监视力度不足，就

会导致疾病发生。从中医角度而言，人体内具有温化作用的阳气是生命活动的主宰，若阳气不足，阳不化气，则人体正常生命活动难以维持，寿命将会缩短。机体组织损伤，诱导局部发生炎症反应，当人体内的免疫功能失常时，则机体修复功能不足，局部持续诱发产生细胞因子、趋化因子、炎性细胞及其代谢产物，大量聚集于局部，构成炎性微环境。这如同人体阳气亏虚，阳不化气，气机运行不畅，痰、瘀、毒郁积体内，三者相互搏结，聚于局部，构成局部微环境，进一步阻滞精血津液的运行。

2. 阴成形与肿瘤 炎性微环境中的细胞因子、趋化因子、炎性细胞及其代谢产物犹如痰瘀毒，聚于机体局部，诱导细胞基因突变、异常增生，促进血管形成，进一步营养局部恶化细胞，如此循环反复，最终形成肿瘤。阴胜则阳病，痰、瘀、毒等阴邪聚于局部，进一步损伤机体阳气，如此循环反复，痰、瘀、毒互结渐成癥瘕、积聚。

阳化气，阴成形与胰腺癌治则治法

肿瘤的发生是量变到质变的过程，阳化气不足是胰腺癌发病的重要原因，胰腺癌的形成是阴凝成形由量变发展成质变的结果。因此，在长期的诊疗过程中，刘华常立足于扶阳消阴这一基本原则进行处方，往往取得较好的临床效果。

1. 扶阳为先 《扁鹊心书》云"阳精若壮千年寿，阴气如强必毙伤"；张仲景在《伤寒杂病论》中提出"以阳为本""扶阳气"思想。这都突出了人体内阳气的重要作用。王文苹等研究发现，保元解毒汤对改善肺癌恶病质小鼠生活质量有较好作用，可延长其生存期。张永杰等在晚期非小细胞肺癌化疗过程中及化疗后给予麻附益阳汤治疗，经观察能显著改善临床证候，提高生活质量，具有明显的增效减毒作用。荣震等在化疗的基础上分别加益肾温阳的参附注射液与清热解毒的痰热清注射液各治疗 28 例晚期非小细胞肺癌患者，结果显示益肾温阳组在改善证候（头痛、腹泻）积分、提高 TL-CFU 水平方面优于清热解毒组（$P<0.05$），说明在改善中医证候、提高免疫力方面，益肾温阳法效果显著。人体生命活动的正常进行主要依靠阳气的推动，大量临床及实验研究证实了补益阳气能有效改善患者临床症状，提高生活质量，同时也表明扶阳法是治疗恶性肿瘤的主要方法。

人体的阳气可分为先天之阳和后天之阳，先天之阳与生俱来，又被称之为命门之火；后天之阳主要源于脾胃，脾胃运化水谷精微，以源源不断补充人体所需阳气，促进机体的不断生长。叶天士在《临证指南医案》中指出"脾宜升则健，胃宜降则和"；《内经》中更是直言"有胃气则生，无胃气则死"。这都表明了调理脾胃在疾病治疗中的关键作用。现代医学认为，脾脏具有重要的免疫功能，其在一定程度上可以发挥抗肿瘤的作用，脾胃功能的强弱，直接决定了人体体质的强弱、正气的盛衰，以及免疫功能及抗肿瘤能力的强弱。中医认为胰腺属于中医"脾"的范畴，因此顾护脾胃之阳，补益正气是治疗胰腺癌应遵循的重要原则。在长期的临床诊疗过程中，刘华常以六君子汤为基础方进行加减，通过振奋脾胃之阳，防止水湿进一步积聚，从而防止瘤体等阴实更加壮大。

2. 兼顾消阴 痰、瘀、毒等病理产物的不断积聚，不仅促使恶性肿瘤更加凝实，而且更进一步阻碍了阳气的正常运行，因此在扶阳同时更应兼顾清除阴邪的聚集，阻止其进一步加重胰腺癌患者病情。刘华常在补益脾胃之阳的同时佐以麦芽、鸡内金、神曲、山楂、芡实、山药等消食和胃；柴胡、郁金、佛手、香附、川芎等理气解郁；茵陈、虎杖、金钱草、大黄、栀子、车前子等利湿退黄；山慈菇、藤梨根、白花蛇舌草、重楼、半枝莲、木蝴蝶等解毒散结；延胡索、乳香、莪术、郁金、没药等行气活血。通过这些方式以化有形之阴实，从而减缓肿瘤的进展，乃至缩小癌肿，达到临床缓解胰腺癌患者病情的目的。

验案举隅

患者，女，59 岁，2019 年 7 月 2 日初诊。主诉胰腺癌术后 1 年余，放疗后 11 天，腹痛 5 天。2018

年 4 月患者无明显诱因出现上腹部疼痛，为明确诊疗，于 2018 年 5 月就诊于××省人民医院，完善相关检查，排除手术禁忌，于 5 月 15 日在全麻下行胰腺体尾部切除＋脾切除＋左侧肾上腺切除术，术后病检提示胰腺中分化导管腺癌，术后未行放化疗，出院后定期复查。2019 年 6 月 10 日患者复查腹部CT 时发现胰头部病灶较前增大，为进一步治疗，就诊于××省第二人民医院，予以陀螺刀立体定向放疗，辅以抗瘤、抗感染等对症治疗后出院。5 天前患者无明显诱因出现腹胀痛，为求中医治疗，故来我院就诊。现症见腹胀痛，恶心呕吐，全身乏力，纳食欠佳，性情烦躁，舌淡红，苔白，脉弦细。中医辨证为肝郁脾虚证，治以疏肝健脾，方以柴芍六君子汤加减。

处方：柴胡 10 g，白芍 15 g，党参 15 g，白术 10 g，陈皮 6 g，法半夏 10 g，茯苓 10 g，莪术 10 g，醋延胡索 10 g，鸡内金 15 g，六神曲 10 g，佛手 10 g，山慈菇 10 g，重楼 10 g，灵芝 20 g，甘草 5 g。

2019 年 8 月 13 日复诊：患者腹胀痛较前减轻，恶心呕吐较前好转，乏力缓解，纳食好转。之后患者定期复诊内服中药，症状较前逐步缓解，肿瘤未见明显增大。

按语：年老患者，胰腺癌术后、化疗后，机体正气亏虚，阳化气功能不足，脏腑功能紊乱，气机升降失常，肝气郁结，失于疏泄，则腹胀痛；肝气横逆犯脾，脾虚失运，则纳食欠佳；脾不升清，胃失和降，气逆于上，则恶心呕吐；气郁化火，则性情烦躁。方中以陈皮、党参、法半夏、白术、茯苓取六君子之意健脾扶正，顾护脾胃之阳；柴胡、佛手行气疏肝，白芍敛阴柔肝，三者合用疏肝柔肝；莪术、醋延胡索归肝、脾经，活血行气、消积止痛；鸡内金、六神曲健脾消积；山慈菇、重楼、灵芝清热解毒抗瘤；甘草调和诸药。通过内服中药振奋脾胃之阳，兼以疏肝理气、健脾消积、解毒抗瘤等方法消除有形阴邪，有效缓解了患者的临床症状，提高了生活质量，在一定程度上有助于延长其生存期。

"阳化气，阴成形"理论是对阴阳相互作用的高度概括，对中医辨治胰腺癌有重要的指导意义。人体内的阴阳属性是一个动态变化的过程，阴平阳秘则有利于人体正常生长发展，阳化气不足、阴成形太过则诱发疾病的产生与增长。在胰腺癌的中医临床诊疗过程中，首先，应重视对人体阴阳属性的辨别；其次，根据其化气与成形的能力，有针对性地充养阳气，消散阴气，固本清源，直达病所。在临证遣方用药中，通过顾护脾胃之阳，补益正气，兼顾消食和胃、疏肝解郁、利湿退黄、解毒抗瘤、行气活血等消阴之法，可有效改善胰腺癌患者临床症状，提高其生活质量，甚至可进一步起到阻止病情进展、缩小癌肿的作用。

371 从气机升降与传舍理论探析胰腺癌转移

侵袭和转移是恶性肿瘤的重要生物学特征，也是肿瘤治疗困难、失败和致死的最主要原因，已成为当今生物医学和肿瘤研究工作亟待解决的难题。胰腺癌是一种侵袭能力强、极易发生转移的恶性肿瘤，大部分患者确诊时已属中晚期，仅有 15%～20% 的患者可行手术切除，且术后仍有超过 80% 的患者会出现复发转移。目前，晚期胰腺癌患者放化疗治疗效果较差，致使患者总生存期较短，死亡率在全世界范围内居高不下。

中医药是防治肿瘤复发转移的重要方法。胰腺癌归属"癥瘕""积聚""黄疸""伏梁""腹痛"等范畴，从中医"气机升降"与"传舍"理论的角度认识胰腺癌转移的病机，将为新的治疗方法的开发奠定基础。学者姜菊玲等对胰腺癌转移的现代机制、途径以及中医病机做了探析。

胰腺癌转移的现代医学机制与途径

1. 胰腺癌转移具有器官定向性，肝转移最常见 1889 年 Stephen Paget 在《种子与土壤假说》中提出，癌细胞（"种子"）只存在于有助于其生存和生长的器官（肥沃的"土壤"），即所谓"器官定向性转移"或"器官特异性转移"。根据尸检报告，90% 的胰腺癌病例发生远处转移，其中肝转移最为常见，占 76%～80%，其次为腹膜（48%）和肺（45%）。

2. 胰腺癌转移的现代医学机制 胰腺位于上腹部深处，属腹膜后器官，与多个脏器相邻，包膜不完整，且有丰富的血管及淋巴管走行，为胰腺癌局部侵犯或远处转移创造了有利条件。目前关于胰腺癌侵袭转移的机制研究主要集中在靶基因或相关信号通路促进增殖、抑制凋亡、促进血管生成，改变肿瘤细胞代谢等方面，尽管肿瘤医学在近些年有了很大的进展，但是胰腺癌转移的具体机制仍有待于进一步深入研究。

3. 胰腺癌转移的常见途径 胰腺癌转移的方式有以下几种。①直接浸润：转移的主要形式之一，可直接侵犯腹腔重要血管及邻近器官、组织。②淋巴转移：早期最主要的转移形式，与伴行的血循环和神经网络产生广泛交通，成为局部及远处转移的驱动因素。③血行转移：直接浸润侵及周围血管，可通过门静脉转移至肝脏，通过静脉系统迁移至肺，进而侵犯其他脏器或组织。④种植转移：胰腺被膜受侵后，胰腺癌细胞脱落可播散于腹腔大、小网膜等形成转移瘤。⑤神经转移：可沿神经丛扩散转移，是胰腺癌特有的转移方式。

从气机升降与传舍理论认知胰腺癌转移

"传舍"一词初见于《内经》，意指外感或内伤病邪或由表至里，或循经入络，或脏腑相传，终致经络失常或他脏病变。《灵枢·百病始生》云："是故虚邪之中人也，始于皮肤……留而不去，则传舍于络脉……留而不去，传舍于经……留而不去，传舍于肠胃……留著于脉，稽留而不去，息而成积。或著孙脉，或著络脉……或著于肠胃之募原。"文中对传舍的过程、机理、途径以及所传部位等认识达到了一定的深度，其中，"传"指病邪离开原发部位传播、扩散的过程，"舍"是指病邪传变并停留于其他部位。

气机升降是人体生理和病理最基本的活动形式，是脏腑功能和属性的高度概括。《内经》奠定了气机升降理论的学术思想，《素问·六微旨大论》云："出入废，则神机化灭；升降息，则气立孤危。故非出入，则无以生长壮老已；非升降，则无以生长化收藏。"气的升降出入是生命活动的根本保证，也是人体基本物质血、津、液代谢的原动力。

中医理论认为，胰腺癌是气滞、血瘀、痰凝、湿热、癌毒等各种因素在机体正气不足的情况下综合作用的结果。汉代华佗在《中藏经》中指出肿瘤的发病是由脏腑"蓄毒"所生，一方面，正气虚弱、无力抗邪。另一方面，气机升降出入失调，病理产物积蓄，蓄毒深陷，日久入络，痰瘀裹结，形成癌瘤。徐经世认为胰腺癌病机"气郁"为先，气机升降失调，气郁化火，郁火携痰瘀升窜，搏结而成。尤建良认为正气不足，脾胃气机失调是病机关键。而胰腺癌转移即是各种病理因素流窜、播散并停留于他脏或者组织的过程，《内经》将恶性肿瘤转移称为"传舍"，认为主要和经络、藏象等相关。由此可见，病理因素是胰腺癌转移的先决条件，气机升降失调是疾病发展的关键病机，正气不足是内在条件，也是根本原因，经络是肿瘤转移的路径，所"舍"脏腑是癌毒等病理因素的归宿。

1. "传"之根本——本虚与癌毒　"癌毒"是二十世纪八九十年代，由中医界多位医家提出的概念，认为其是导致恶性肿瘤产生、转移和影响预后的根本。古代医籍虽未有"癌毒"一词，但是在毒邪理论中可见相关论述，如王冰注《素问·五常政大论》云"夫毒者，皆五行标盛暴烈之气所为也"，此毒指内生偏胜之"毒"，是脏腑功能失调的病理产物，包括痰凝、血瘀、湿热、癌毒等，在机体呈现一种"过"的状态。又如《中藏经·论痈疽疮肿》云"夫痈疽疮肿之所作也，皆五脏六腑，畜毒不流则生矣"，文中未明确述及癌病，但是"痈疽疮肿"实则包含了恶性肿瘤在内。

癌毒又不同于六淫邪气，是在恶性肿瘤发生发展过程中体内产生的一种特殊的毒邪，具有发病猛烈、善行扩散、易伤正气、易与痰瘀凝结等特点，这与中医毒邪有很大的相似性。癌毒形成和传舍过程中裹挟瘀血、痰湿等有形之邪，血瘀成栓、痰毒流窜，致舍于他脏或组织，形成转移病灶。高秉钧《疡科心得集》云："瘤者，非阴阳正气所结肿，乃五脏瘀血浊气痰滞而成也。"《杂病源流犀烛》云："人身非痰不能滋润也。而其为物则流动不测，故其为害，上致巅顶，下至涌泉，随气升降，周身内外皆到，五脏六腑俱有。"《丹溪心法》云："痰之为物，随气升降，无处不到。"痰湿之毒可随气血流动，四处灌注。《内经》云"血气稽留不得行，故宿昔而成积矣"。瘀滞日久，离经涩脉，聚为癌栓，随气血运行，形成转移。郁仁存认为，瘀血阻滞与现代医学血液高凝状态类似，是恶性肿瘤转移的重要因素。研究发现，血瘀证与肿瘤的转移密切相关，运用活血化瘀中药可抑制癌毒传舍。然癌毒产生和流窜均本于正虚，正虚则不抵癌毒侵犯，癌毒亦损伤正气，随着病情进展，正气益虚，致正不敌邪，癌毒肆意流窜，发生多处转移，虚者亦虚，实者亦实，终致正气耗竭，阴阳离决。

2. "传"之途径——经络系统　正虚与癌毒是恶性肿瘤发生传舍（转移）的基础，经络则是转移的重要路径。经络广泛分布于脏腑组织之间，布满全身，是联络内外、沟通表里和运行气血、输送营养的通道，亦是癌毒侵袭和传变的途径。《内经》所述，癌瘤形成后，癌毒播散转移，经由孙脉、络脉、经等各级脉络，进而侵犯脏腑、组织（胃肠、募原等），《金匮要略》云"经络受邪，入脏腑，为内所因也"，说明经络脏腑相连，病邪可循经络入脏腑，导致疾病的发生，癌毒亦可循经播散。经络系统是机体生理通道，也为肿瘤的转移建立了网络。

3. 传之关键——气机升降　《素问·举痛论》云"百病生于气也"，气机的升降失常是疾病的发生发展最基本的病机。中医古籍没有"胰腺"的概念，对其描述不尽相同，现代医家多根据其结构功能进行脏腑归属，大部分认为胰腺分属于脏，以归属于"脾"观点居多，而《医碥》则明确指出"脾胃居中焦，为上下升降之枢纽"。脾脏居中，为上下升降之枢纽，因此脾升胃降则可使气机调和、气血调畅。胰腺癌患者多表现为气机基本形式的异常，如气逆引起的呕吐，气滞引起的腹痛、脘腹不适、胀满等。气机调畅，则升清降浊，摄取精微，排泄废物，维持物质代谢和能量转换的动态平衡，促进了生命活动的正常进行；气机失调，则痰浊、血瘀、癌毒等肿瘤病理产物积聚，或随气机升降，在体内无处不到，或阻于肺，或郁于肝，或流窜经络等，痰瘀着而不行，促进胰腺癌转移，然其病机错综复杂，但总以气机升降失调为先，是肿瘤进展的关键病机。

4. 舍之部位——肝、肺、募原

（1）"舍"于肝：胰腺癌易传舍于肝有以下几点原因。①解剖相邻：胰腺功能归属"脾"，脾属土，气血生化之源，具有统摄之功；肝属木，藏血，具有舒畅调达之用。肝脾同居中焦，两脏比邻，存在血脉上的联系。②经络交会：肝脾两经在内踝上八寸处相互交会，当机体失其常态时，邪气就可循经相传，由脾经传至肝经。③制约失衡："最虚之处，便是客邪之地"，机体某一局部的"最虚"，亦是癌毒传舍（转移）的一个重要条件。《素问·评热病论》云"邪之所凑，其气必虚"。《医宗必读·积聚》云："积之成也，正气不足，而后邪气踞之。"癌毒所舍之处，必为虚处。正虚则癌瘤失于固摄，从而发生扩散或转移。胰腺癌多为脾虚湿滞，致土壅木郁，肝气不舒，气郁血瘀而成肝积，或湿郁化热，湿、痰、瘀毒互结，随气血流窜，至肝脏形成转移。因此，尤其是脾虚失于固摄，肝郁血瘀，极易发生胰腺癌肝转移。

（2）"舍"于肺：胰腺癌易传舍于肺有以下几点原因。①功能相辅：《素问·经脉别论》云："饮入于胃，游溢精气，上输于脾，脾气散精，上归于肺，通调水道。"肺主行水而通调水道，脾主运化水湿，脾之运化水湿赖以肺气宣降的协助。脾肺两脏互相配合，共同参与水液代谢过程。②经络相连：又因足太阴脾经与手太阴肺经交会于胸部中府穴，癌毒则可循经络流窜于肺虚之处，其病在肺，其本在脾。③母病及子：《素问·玉机真脏论》云"脾受气于肺"，脾属土，肺属金，土能生金，脾土病变则发生母病及子的传变。《灵枢·口问》云"故邪之所在，皆为不足"。胰腺癌多有脾虚，母脏脾土亏虚，则子脏肺金不足，易于癌毒传舍于肺。又李用粹《证治汇补·痰证》提出"脾为生痰之源，肺为贮痰之器"，胰腺癌之痰毒生于脾，随气升降，易贮于肺，形成转移。

（3）"舍"于募原："募原"又通"膜原"，首见于《内经》中"留而不去，传舍于肠胃之外，募原之间"，明代张景岳于《类经·疾病类·痿证》云："凡筋膜所在之处，脉络必分，血气必繁，故谓之膜原，亦谓之脂膜。"清代薛生白《湿热病篇》云："膜原者，外通肌肉，内近胃腑，即三焦之门户，实一身之半表半里也。"由此可见，募原是位于肠胃附近，有脉络、气血运行其间的筋膜、脂膜及其形成的腔隙结构，对组织起保护作用，然其处深隐曲折，是邪气侵入人体内的必经之路，易为邪气所留著，所舍血脉、络脉为癌毒传舍提供物质基础和转移通道。胰腺位于腹腔内胃和小肠之间，癌毒侵犯流窜则易直趋胃肠之间，故病多归募原。

传舍与气机升降理论在胰腺癌转移病机中的思考

胰腺癌复发转移的防治是目前研究领域的难题，中医药自古至今在癌瘤以及转移防治方面发挥了重要的作用，但总以正气亏虚，邪毒亢盛，循经传舍，变化丛生，致肿瘤扩散、转移为病机纲要。正如《灵枢·百病始生》所云："其中于虚邪也，因于天时，与其身形，参以虚实，大病乃成。"癌瘤转移的病机学说有"痰毒流注病机""伏毒""经络转移""内风""经络-气街-四海和三焦-膜原-腠理通道"以及"瘀血内阻"等学说，但总结起来终归不离癌毒"传舍"，癌毒和本虚是传舍的根本，气机升降失调是传舍的关键，所舍部位是至虚之处。若机体气机调和，则癌瘤处于本位而不肆意流窜，气机逆乱则病理因素积聚传于至虚之处，或肝，或肺，或募原。所以，在胰腺癌转移防治过程中除了化痰湿、祛瘀毒等方法消除各种病理因素外，还要注意易传部位的调护以"先安未受邪之地"，以及气机的调和，通过调节气机升降，则可化其痰湿瘀毒、散其邪实，防止转移。

372   从气机升降理论辨治胰腺癌

　　胰腺癌是一种恶性程度很高的消化道恶性肿瘤，被称为"癌中之王"。胰腺癌早期诊断率较低，虽然目前医学科学的进步提升了胰腺癌的诊断率，但癌细胞在早期就已有高侵袭性，即使及时首选手术治疗，术后 5 年生存率仅仅为 15％～25％。现代医学的手术治疗、放化疗、免疫治疗、分子靶向治疗、新辅助治疗等方法对胰腺癌患者的生存获益仍然有限，近年来胰腺癌患者的总生存率没有明显的改善，5 年生存率甚至不超过 7％。有研究证实，中医药对不同发展阶段的恶性肿瘤均有着重要的作用。中医认为癌肿为局部属实、整体属虚的疾病，脏腑气机紊乱可以导致痰湿、瘀血、癌毒等病理产物的产生，进一步导致胰腺癌的发生，故气机升降失调是胰腺癌的基本病机。学者陈慧芳等从气机升降理论认识胰腺癌的发病机制，探讨了胰腺癌的治疗。

气机升降理论

　　中国古代哲学认为气是万物的本原，气的升降出入是自然界运动变化的基本形式。《素问·六微旨大论》云："出入废则神机化灭，升降息则气立孤危，故非出入，则无以生长壮老已，非升降，则无以生长化收藏。"由此可见其气机的升降出入运动是人体生命活动的重要形式，气机升降的正常与否与人体的生理病理密切相关。后世医家在不同程度上丰富了气机升降理论，并将此运用于临床。李东垣云："升已而降，降已而升，如环无端，运化万物，其实一也。"升和降是气机运动相互矛盾而又互相统一的体现，是人体生命活动的基础。李东垣在领悟《内经》气机升降理论后，提出脾胃为气机升降的枢纽。脾胃升降相因，气机出入有序，"后天之本"可以上输精气于肺，下降浊气于膀胱，中灌四旁。反之，气机出入失序，血、津、精运行失常，清浊失其所，则如明代薛己所云"气血冲和，万病不生，一有拂郁，诸病生焉"。

胰与脾的关系

　　胰既不是中医五脏六腑之一，也不属奇恒之腑，甚至在明代《本草纲目》之前没有明确提出胰的名字。虽未提名，但诸中医古籍在阐述脾脏时却有胰的描述。《难经·四十二难》云："脾重二斤二两，扁广三寸，长五寸，有散膏半斤。"从重量考量，推测这里的脾应该包括胰在内；根据《医林改错》中描述"脾中间有一管，体相玲珑；易于出水，故名珑管"，通过珑管易于出水可得知珑管即是代指胰，又见"脾中间有一管"体现王清任认为胰与脾在位置上相邻近；《难经正义》云"胰……所生之汁，能消化食物"，从胰分泌液汁及现代医学对胰腺的认识，胰能辅助"脾"运化水谷。两者位置相近，若胰发生"积聚""伏梁"等病理变化时，中焦气机不畅则不能升清降浊，运化失常则不能中灌四旁，营养脏腑。故中焦气机郁滞，气滞津停，珑管中汁液阻塞于内，与瘀阻之血相搏结，愈加影响气机运动，导致脏腑功能失调。

胰腺癌发病的病因病机

1. 正虚是胰腺癌发病的根本原因　　《素问·刺法论》云"正气存内，邪不可干"。指出正气抵御邪气的重要性，相反，正气不足使邪气有机可乘，体内气机受邪气影响而运行失常，气血津液不循其道，体内痰、热、虚、瘀、毒等相继产生，胶结形成肿块，故正虚是癌肿发病的根本原因。前有《医宗必读》云："积之所成，正气不足，而后邪气踞之。"后有郁存仁提出肿瘤发生发展的关键因素是正虚，诸多医家观点及临床实际运用皆可佐证。机体正气的形成，一方面受先天之本肾中元气的影响，另一方面吸收后天之本脾胃运化水谷的精微之气。在此基础上，张仲景指出"四季脾旺不受邪"，李东垣亦提倡"脾胃内虚为百病之源"，可见后天之本脾胃运化正常对于增加人体的正气，抵御病邪具有重要的意义。

2. 气机升降失调是胰腺癌发病的基本病机　　现代医学对于胰腺癌的病因并不明确，家族遗传是胰腺癌发病的高风险因素，另外，吸烟、高脂饮食、肥胖等因素可能与胰腺癌发病相关。根据胰腺癌的临床症状，可视其为中医"伏梁""积聚""黄疸"等范畴。《证治汇补》云："积之始生，因起居不时，忧虑过度，饮食失节，脾胃亏损，邪正相搏，结于腹中。"综合来看，胰腺癌的病位在胰，由于饮食、外邪、起居、情志因素等导致脾胃气机不畅，气滞血停瘀阻，湿热瘀毒互结，阻塞胰管，胰液排出受阻，日久化毒结成肿块，故而腹部疼痛；津停湿蕴化痰，故纳差、恶心呕吐；邪踞中焦，脾胃升降失调，气血生化乏源，肝胆失养，疏泄失职，胆汁随血流泛溢肌肤，形成黄疸。因此，胰腺癌的基本病机是气机升降失调。

调理气机是基本治则

1. 调枢纽　　《素问·经脉别论》云"饮入于胃，游溢精气，上输于脾。脾气散精，上归于肺，通条水道，下输膀胱"。脾胃是气血生化之源，是"后天之本"，更是人体气机升降道路上的枢纽。气机失调，脾该升未升，胃应降未降，清浊不分，脏腑失其濡养，机体正气不足，无力抗邪；气机不畅，痰毒、瘀血相继产生而互结于中焦，发为肿块，故调畅枢纽之气机具有重要的意义。畅通中焦一要清除枢纽处的障碍，如痰湿、瘀血、癌毒等邪气；二要枢纽动力充足，脾胃运化功能正常，升降有序。临床常用调和脾胃法以健运中焦，常用党参、茯苓、白术、甘草之类益气健脾化湿，配山楂、神曲、麦芽、鸡内金之品辅助脾胃运化，根据患者个体湿、热、毒、瘀的偏盛予以相应的药物配伍。另外，辛开苦降是调理中焦气机的大法，常用仲景泻心汤之类，辛以升散、苦以降散、一升一降调畅中焦气机；寒热互用、补泻兼施则内外通和。

2. 顺四旁　　《素问·六微旨大论》云"升降出入，无器不有"，《素问释义·玉机真脏论》云"五脏相通，其气之旋转本有一定之次……土居中央，以应四维"。气机的升降运动，上之心肺、下之肝肾，均以中央脾土为中心运行周转，循环往复。从整体观出发，枢纽的气机通畅与否，直接影响到其他脏腑，如《四圣心源》云"四维之病，皆因于中气"。反之，其他脏腑的气机是否通畅也影响着全身气机的运行。"木曰曲直"，肝脏具有升发之性，主疏泄，维持着全身气机的通畅。肝失疏泄，气血津精运行失畅，继而生痰成瘀，与胰内所积之癌毒相搏结形成肿块。肺居高位，吸自然界之清气与脾上升于肺之水谷精微相结合成宗气，"上息道以行呼吸，贯心脉以行气血"，为"气之主"。肺的宣发配合脾胃输布精微于全身，肃降以清除脏腑之浊气，并促进肠道的蠕动，有助脾胃消化排泄之功用。肝与肺一升一降，气血津液各行其路，脏腑功能正常。反之，若肝肺升降失调，脏腑功能紊乱，则气机逆乱，气血瘀积，百病始生。胰腺癌患者调理肾脏，一者肾为气之本也，是全身气机升降出入的原动力，顺应肾主蛰守位，是维持全身气机通畅的要点之一；二者"久病及肾"，充足的肾元能滋养中焦脾胃及其他脏腑，正气充沛才能抗邪有力。

3. 和攻补　　胰腺癌肿块的发展过程，亦是邪正相互斗争的过程。平衡攻补是治疗胰腺癌过程中的难点。邪气盛需攻、正气虚应补，且无论胰腺癌处于哪一发展阶段，正邪孰强孰弱，处方用药始终应该顾护正气。由于癌毒性质不同于六淫等邪气，一般采用攻邪药物有动物类，如全蝎、蜈蚣、水蛭、壁虎、斑蝥、土鳖虫等；植物类如半夏、天南星、半枝莲、半边莲、白花蛇舌草、大戟、甘遂、芫花等。部分攻邪药物攻伐之力太强，过用容易伤正。一味扶正则有闭门留寇之嫌，故治疗胰腺癌，应在调气的基础上，根据具体的病情，攻补适宜。

验案举隅

患者，男，44 岁，2020 年 6 月 4 日初诊。主诉胰头癌术后 1 个月。患者 1 个月前因反复上腹部疼痛至当地医院就诊，完善腹部 CT 发现胰头占位，遂行手术治疗，术后病检：（胰十二指肠）中-低分化腺癌。AJCC 第七版病理分期：T3N0M0IIA 期。现症面色微黄，形体消瘦，精神较差，间断上腹部胀痛，进食后腹胀明显，纳差，暂无全身乏力，喉间有少量黄色黏痰、暂无咳嗽，小便正常，大便偏干，夜寐一般，舌淡红、苔黄腻，脉弦。中医诊断为积聚病——脾虚气滞，湿热中阻证。治以从中焦脾胃着手，健运中焦、清热化湿。

处方：人参 15 g，黄芪 30 g，茯苓 15 g，土炒白术 10 g，陈皮 10 g，法半夏（先煎）10 g，薏苡仁 30 g，山药 15 g，黄芩 10 g，黄连 6 g，砂仁（后下）6 g，乳香 10 g，没药 10 g，鸡内金 15 g，谷芽 15 g，半枝莲 15 g，白花蛇舌草 15 g，甘草 6 g。15 剂，每日 1 剂，水煎分早晚 2 次服。

二诊（2020 年 6 月 20 日）：患者腹胀腹痛较前明显缓解，纳食较前稍增，但稍多食则腹部胀满不适，喉间痰较前减少。因效不更方，予原方继续服用。

2020 年 7 月 30 日电话随诊，患者精神逐渐好转，诉正常进食后无明显腹胀，余症好转，拟至当地医院复查行术后辅助治疗。

按语：胰腺癌患者，胰腺肿块阻于中焦，中焦气机运行不畅，再加之手术伤伐正气，致脾胃亏虚，运化无力，气滞于中则腹胀；气不行血则瘀阻，故见腹痛；气不布津则水停，聚湿生痰滞于喉间；中焦虚弱、运化失司，故见纳差、全身乏力。治疗关键在健运中焦脾胃，通畅气机，用党参、茯苓、白术、甘草、山药之类健脾益气，薏苡仁利湿健脾、砂仁燥湿行气，鸡内金及谷芽助脾胃消食之功，辅以芩、连之品清热燥湿、防治气滞食积湿聚化热，乳香、没药行气止痛，加用法半夏、陈皮，归脾、肺经，一散一降，脾气健运而痰自化，半枝莲、白花蛇舌草清热解毒。全方以中焦脾胃为中心、兼顾肺气、调和攻补，服用上方后，患者症状逐渐改善。

气是人体生命活动的根本，气机调畅时，气的升降出入运动将气血津液等精微物质散布于五脏六腑、四肢百骸，同时也带走体内的糟粕，维系体内正常生命活动的平衡；气机失调时，则百病生焉，《内经》云"百病生于气也"。由于中焦的中枢特殊位置与脏腑功能，使其在气的生成与转输中都有重要的作用。主疏泄之肝、"气之主"之肺，"气之根"之肾，四旁之气机异常将直接影响中枢，故全身气机通畅与否影响着胰腺癌的发展转归。胰腺癌的发生发展复杂、不外乎正邪两端，或实或虚。一般而言，胰腺癌病初以邪实为主，病理产物"湿、热、毒、瘀"等各有偏重，随疾病发展，再加之手术、放化疗等抗肿瘤治疗伤伐正气，正气愈亏。因此，调理气机是胰腺癌的基本治则，调理中焦气机的同时，应兼顾各脏腑的气机，再针对个体邪正虚实矛盾具体用药，平衡攻补。

373　胰腺癌从调气解毒立论辨治

　　肿瘤是当今全球所需共同面对的持续性公共卫生挑战，得益于早诊早治及诊断手段的日趋完善，多数肿瘤得以在早期被发现与诊治。但就目前情况而言，全球肿瘤发病率及病死率仍在持续增长。而在我国，胰腺癌是预后最差、生存率最低的恶性肿瘤之一，在男性人群中发病率呈明显上升趋势。胰腺癌发病常呈现隐匿性，临床确诊病例多为中晚期，未经干预的转移性胰腺癌患者中位生存期仅为 3～6 个月，整体防控形势较为严峻。花宝金基于临床诊疗实践，着眼于肿瘤研究的宏观与微观视角，认识到肿瘤气郁升降失常、气滞出入失司、气虚正衰邪复的核心病机，创新性地提出"调气解毒"治疗肿瘤的新思路。同时立足于中医药"治未病"理念在肿瘤预防中的特色与优势，构建了从肿瘤癌前病变、肿瘤发生、复发转移到肿瘤康复的全周期治疗体系。对临床诊治恶性肿瘤，尤其是对以胰腺癌为代表的临床根治手术率不高的恶性肿瘤，起到了提高患者生命质量，延长生存周期及"带瘤生存"的效果。

辨病位分情况，气机升降是关键

　　中医经典古籍中并无"胰腺癌"的直接描述，根据其病位、脏腑归属及患者腹部包块、腹痛、纳差、消瘦、黄疸、消化道出血等症状表现，可将其归属为中医"痞气""伏梁""积聚""癥瘕""黄疸""腹痛"等范畴。现代医学则根据胰腺癌肿瘤始生部位之不同，又将其分为胰头癌、胰体癌、胰尾癌和全胰癌。从胰腺癌局部病位而言，在结合前期研究的基础上，胰头癌可归属《难经·五十六难》中所论述之痞气，属脾积范畴。《外台秘要》云："心腹积聚，日久癥癖，块大如杯碗，黄疸，宿食朝起呕变，支满上气，时时腹胀，心下坚结，上来抢心，傍攻两胁，彻背连胸。"胰头癌病位在胰头部，可侵袭门静脉、肝总动脉、腹主动脉、肠系膜上动脉等血管，以黄疸、体质量减轻为明显临床特征，且存在胰液等消化液不能归于肠道，影响机体消化等情况，故患者"黄疸""饮食不为肌肤"。其中肝外阻塞性黄疸的成因与肿瘤早期常压迫或浸润至胰内胆总管有关。胰头癌之病机总属湿邪凝滞、胆失疏泄、腑气不通，患者临床中常有胀闷感等典型症状，其因机体气血失和，湿、痰、瘀等癌毒之邪客于胰头，致肝胆脾胃功能失调，气机不利，癌毒化生，故《增补内经拾遗方论》云"升降不通而名痞也"。

　　《难经·五十六难》云："心之积，名曰伏梁，起脐上，大如臂，上至心下。久不愈，令人病烦心。"《难经》中论述的"伏梁"病根据其病位及症状表现，与现代医学认识之囊腺瘤或胰体尾癌密切相关。胰体尾部肿瘤体积相较胰头肿瘤而言，多呈现体积较大的特征，常可出现腹腔转移与播散等情况，其病机总属湿邪凝滞、脾失运化、瘀浊互阻。早期胰体尾癌多局限于胰实质内，最易形成胰管的梗阻，诱发胰管收缩，临床首发症状多以上腹部疼痛为主。而胰体尾肿瘤发展至中晚期，癌瘤可引起胰岛细胞的破坏，损伤胰岛功能，严重者诱使相关细胞分泌胰岛淀粉样多肽干扰糖原物质的正常合成，影响机体对血糖的调节，基础代谢及能量消耗增加，使得身体功能每况愈下，这与《素问·腹中论》中所云之"伏梁……裹大脓血，居肠胃之外，不可治，治之每切按之致死"和"人有身体髀股皆肿，环脐而痛……病名曰伏梁"疾病描述相合。

　　胰腺作为人体重要的消化与内分泌器官，兼具外分泌和内分泌的双重功能，这也赋予了胰腺在脏腑生理、病理方面的独特属性。《素问·太阴阳明论》云："脾与胃以膜相连耳，而能为之行其津液。"《难经·四十二难》云："脾重二斤三两，扁广三寸，长五寸，有散膏半斤，主裹血，温五脏，主藏意。"西医解剖学认识到胰腺位于腹后壁，质地柔软，形态狭长，其长 17～20 cm，宽 3～5 cm，这与《难经所载脾之长宽比例相符。吕玉萍等研究认为，胰腺的外分泌功能属于脾，内分泌功能归属肾，但依托古代典籍论述及现代解剖认识，将其归属于中医藏象思维中脾之概念是兼具哲学性与科学性的。脾土居中央，调养四藏，是人体一身之气升降之通路，是物质与能量的交接转枢之地，是养化生生之气的源泉。《四圣心源·天人解》云："清浊之间，是谓中气，中气者，阴阳升降之枢轴，所谓土也。"《庄子·至乐》云"万物皆出于机，皆入于机"，从气机的视角辨识胰腺癌的发生，其本在中土虚弱，枢机不利，脾土气机转运失常。机窍不利，则脾失运水谷、化精微、升清阳，其沟通经脉、通利三焦、输布水液、调达内外、畅行气机功能失常，日久气滞血瘀痰凝毒聚，根据所生部位之不同又区分出胰头癌、胰体尾癌、全胰癌。胰头癌早期多以湿邪凝滞为主，胰体尾癌多以气机郁结为主，而至中晚期则血瘀、气虚并见。但无论痰毒、瘀毒、郁热之毒皆可化癌、成毒、致虚，证候有别但总属气机升降失司。临床辨证施治虽各有侧重，但仍以调气为核心，谨守胰腺癌病位所在，运筹帷幄，随证辨识。

辨病机分主次，调气解毒为靶点

辨病重在识机，关于胰腺癌的病机学认识，古籍中虽无直接论述，但诸多基于宏观层面对肿瘤病机学的探讨值得我们借鉴。《灵枢·百病始生》云："积之始生，得寒乃生，厥乃成积。"《内经》最先认识到肿瘤的形成存在感受外寒，寒邪入里伏藏经脉，致血气稽留不行，渐至成癌的病理因素。《杂病源流犀烛·积聚癥瘕痃癖痞源流》云："壮盛之人，必无积聚。必其人正气不足，邪气留着，而后患此。"指出患者本有内虚，积聚形成的病理变化是虚处留邪，邪气（癌毒）客于脏腑之气薄弱部位，渐而癌毒鸱张亢盛，化为癌瘤。以血瘀研究为长的《医林改错》则强调"肚腹结块，必有形之血"。意在说明瘀毒是肿瘤演进的关键。国内众多学者基于胰腺病理变化特点及对中医典籍的思考，提出对胰腺癌不同的病机认识。周仲瑛从癌毒立论，依据胰腺癌患者生存周期短、病情变化迅速等特征，总结出其癌毒具有内损性、暴戾性、多发性、难治性，核心病机要素是湿毒、热毒、瘀毒；刘沈林认为胰腺癌中医病机为肝胆湿热、脾失健运、中焦气滞、肝脾瘀毒4个层面，以肝、胆、脾为核心病变脏腑辨证施治；杨金坤则根据胰腺癌患者的起病情况及体质状态等规律综合分析，认为患者痰结、湿热、脾虚等病机因素共存，治以化痰散结、清热攻毒、化湿理气、健脾益气四法。

花宝金在继承朴炳奎"扶正培本"治疗肿瘤疾病的基础上，在临床中认识到肿瘤患者气短、神疲、疼痛、腹胀、消瘦、黄疸等复杂的证候表现皆与人体之气的状态有关，将气机失调、癌毒亢盛与传统认识之正气不足相结合，引领肿瘤相关研究向体系更加完善、认识更加全面的方向发展。花宝金认为胰腺癌病在肝、胆、脾、胃，其形成过程是气滞、血瘀、痰阻等病理因素复合作用的结果，肝胆之气郁结而致气不行血，脾气不升而致气不行津，胃气不降而致气不化水，气滞、气逆、气结的综合改变又诱导气虚，形成以气变为发病轴心，癌毒贯穿肿瘤演进始终的认识思维。而胰腺癌的转移过程也是在气机升降出入失谐与癌毒因素的影响下共同形成"阴""静""凝"的局部转移前微环境，最终引发胰腺癌细胞"舍"于机体虚处而变生转移瘤。总结来看，胰腺癌病机分主次，其本在虚，其末在痰瘀郁毒，气的病理变化自发病而至终末，临证诊疗当以调气解毒为核心治疗靶点，厘清胰腺癌病机内在逻辑，复归其内在机制。

辨病势分阶段，分期治疗为轴心

在胰腺癌的治疗过程中应注重辨病分期的思维方法，所谓辨病分期即是指在辨病的前提下，把疾病归纳划分为不同病期，并在结合疾病自然病程特点的基础上，依据疾病不同阶段的核心病机、证候表现、病势演变，灵活采取相应的治疗方法，分期施治。胰腺癌发病虽隐匿，但在部分人群中依然存在癌前病变、肿瘤发生、复发转移、肿瘤康复的周期过程，而胰腺癌病机复杂，分期诊疗的思维方式为中医药的有效介入提供了更加精准的方案。基于这些认识，依据胰腺癌病势演变特点，围绕改善局部环境、调节气机升降、消解亢盛癌毒等层面，从胰腺癌炎癌转化期、气聚成癌期、缓解康复期探讨，构建控上游（截断）、治病本（逆转）、防下游（守御）的肿瘤全周期分期诊疗思维框架，形成把握肿瘤局部与整体、瘤体与伴发症的治疗思维。

1. 炎癌转化期　控上游，理气疏肝达邪郁文献研究表明，胰腺炎尤其是慢性胰腺炎是胰腺癌重要的危险因素，慢性胰腺炎作为胰腺癌潜在的癌前病变，可使患者罹患胰腺癌的风险增加，约5%的慢性胰腺炎可随着时间发展逐步演变为胰腺癌。慢性胰腺炎是指在各种不良因素的刺激下，胰腺发生节段性或弥漫性的慢性进展性炎症，其病理表现以胰腺胰管钙化及纤维化变形、腺泡萎缩为主，可造成胰岛细胞的丢失，进而由胰腺炎转变为侵袭性胰腺癌。慢性胰腺炎与胰腺癌之间存在的炎癌转化期，属邪正相持阶段，是中医药有效介入的最佳时期。胰腺癌作为恶性程度较高的肿瘤，临床确诊时多为中晚期，因此在此期抑制胰腺炎癌转化是肿瘤防控关口前移，消除致癌因素、降低肿瘤发生率的重要方法。

慢性胰腺炎的发病常与情志因素有关，情绪状态的不稳定可使肝气郁结，由慢性胰腺炎到胰腺癌的转化则是肝失疏泄引起脾胃气机升降失调，气血、津液代谢障碍，致使癌毒伏藏，日久正气失荣、卫气失护，癌毒入里损正伤及胰腺的过程。炎癌转化期属肿瘤局部还未成实，其本质仍以"气滞""气郁"病变为核心，此期癌毒还未化生或已化生但处于伏藏阶段，治疗上以理气疏肝为主，辅以解毒祛邪，清化隐匿邪气。《重订灵兰要览·积聚》云："治积之法，理气为先，气既升降，津液流畅，积聚何由而生。"花宝金临证中十分注重疏肝理气法的运用，治疗过程中常以疏肝解郁柴胡剂系列方、辛开苦降泻心汤系列方加减化裁，并在理肝气的基础上，灵活应用荷叶、荷梗、前胡、枳壳等降肺胃之气，以达到多靶点调理周身气机的功用。在疏理肝气的同时，还考虑到肝体阴而用阳的特点，酌加护养肝阴血的药物如白芍、地黄、当归等，权衡疏泄与补益的平衡。除药物治疗外，还对患者进行心理疏导，减轻不良情志因素的刺激，并根据胰腺疾病特点告知要少食多餐，细粮为主，低脂优质蛋白饮食，帮助患者减轻胰腺负担，养成良好的饮食习惯。

2. 气聚成癌期　治病本，破气散结消癌毒胰腺癌气聚成癌期属早期癌前病变诊治不当，致使炎症进一步发展，发生炎癌转化或早期癌毒隐匿未能及时发现治疗，转归为胰腺癌的阶段。此期伏藏的癌毒已传变于脏腑之中，邪毒鸱张，卫气衰乏，正气已无力抗邪。严重者癌毒已由胰腺本脏循经传舍转移他脏，发生肺、肝转移等。胰腺癌气聚成癌期病机极为复杂，是胰腺癌发病全周期中虚实夹杂程度最大的阶段。气聚而成形，癌瘤因从中起，此期癌毒来势凶猛、性善扩散、抢夺精微、耗损正气、兼夹他邪，常存在肿瘤细胞多药耐药现象，使得此期西医治疗效果往往不甚理想。中医药疗法可破气散结、消解癌毒，维持内环境的动态平衡，近年来研究发现部分中药还可逆转胰腺癌化疗耐药，起到减毒增效的独特效果。针对胰腺癌此期的治疗，常聚焦于胰腺癌本病特点，协调组方理气、破气、降气、祛痰、散瘀药物比例，常以古方脾积丸为核心方药加减化裁。脾积丸始见于《圣济总录》，后世《仁斋直指方论》在《圣济总录》脾积丸基础上再度变通，组方以三棱、莪术、高良姜、巴豆、青皮、木香、大皂角、百草霜。临床用脾积丸法，常以"三棱-莪术""青皮-木香"药对破气散结，高良姜温散寒积，叠以大柴胡汤理气、降气并用，条畅中焦以推陈致新。针对癌毒，施以"白英-龙葵""蛇莓-藤梨根""白花蛇舌草-猫爪草"等药对。此外虎杖、大黄、姜黄亦是常选之药，一因其可降气泄浊，恢复气机的升降出入，二因其含有的大黄素、姜黄素等可抗肿瘤，还可增强胰腺癌细胞对化疗药物的敏感性，逆转化疗耐药指数。

3. 缓解康复期　防下游，益气健脾稳化生缓解恢复期属患者通过中医药、手术、化疗治疗后，胰腺癌得以控制的良性转归阶段，治疗上将控制伴发症状、提高患者生命质量、预防肿瘤复发作为主要治疗目的。此期病机以正虚为主，属正虚邪衰，或兼有余毒未清的特点，临证治疗当以益气养血为先，补脾土育肾精，稳化源，助生机，以求守御、调节机体平衡。花宝金临证中重视改善肿瘤患者机体"正虚"状态，针对胰腺癌术后患者气短、神疲、纳少的症状，常以补中益气汤、六君子汤、黄芪建中汤、黄芪赤风汤、防己黄芪汤等为底方补益、升提脾气，"女贞子-墨旱莲""牛膝-杜仲-枸杞子"等药物育养肝肾。胰腺作为人体重要的消化腺，其分泌胰液参与六腑"传化物"，一味补益恐机体虚不受补，加重胰腺负担。因此在益气的基础上，酌加香橼、佛手、杏仁、紫苏梗、绿萼梅等起到运转气机之效。而针对余毒未清者，则在益气药物应用的基础上，加用中成药西黄丸等，取解毒祛邪之丸药水滴穿石，清散余邪之功。

中医药作为我国肿瘤诊疗的特色方法，其疗效确切，安全性好。立足于中医学"治未病"的思维视角，将肿瘤定义为慢性病，分期分阶段诊疗进而实现患者"带瘤生存"是未来肿瘤学科发展的前进方向。花宝金"调气解毒"理念治疗胰腺癌的中医药诊疗策略，提出肿瘤形成、演变、扩散、转移的病理过程皆与一身之气的运动变化及癌毒相关，从宏观与微观的不同维度，认识到胰腺癌气郁升降失常、气滞出入失司、气虚正虚邪复的核心病机。围绕胰腺癌不同时期病机特点，灵活抓气变之不同主要矛盾，行理气、降气、破气、益气之法，同时着眼于中医整体观、恒动观、预防观等思维视角，创新突破原有思维定式，实现中医肿瘤治疗的传承精华、守正创新。

374 从"气郁生岩"理论辨治乳腺癌经验

乳腺癌是以乳房肿块，质地坚硬，高低不平，病久见肿块溃烂，脓血污秽恶臭为主要表现的肿瘤性疾病。在女性中，乳腺癌是最常被诊断的癌症，也是癌症死亡的主要原因。在古代文献中，乳腺癌多称为"乳岩""乳石痈""石奶"等。东晋葛洪《肘后备急方·治痈疽妒乳诸毒肿方》云："痈结肿坚如石，或如大核色不变，或作石痈不消。"目前现代医学对乳腺癌的治疗主要是以手术治疗为主，结合放疗、化疗、内分泌治疗及靶向治疗等，但根治乳腺癌、防止其复发转移、延长晚期患者生存期仍是难题。古代文献中记载了众多医家对乳腺癌病因病机的认识、治法方药的使用等，中医药防治乳腺癌具有一定疗效和优势。现代实验研究与临床研究也为中医药治疗乳腺癌的疗效提供了证据。

吴煜临证 30 余载，擅长中西医结合治疗肿瘤疾病，对中医药治疗消化道肿瘤、肺癌、乳腺癌等多种恶性肿瘤疾病有独到的见解。学者邹建华等将吴煜"气郁生岩"理论在乳腺癌治疗中应用的临床经验及遣方用药特点做了归纳整理。

乳腺癌病机

气郁为乳腺癌病机核心。治病求因，吴煜临床运用中医药治疗疾病时，强调不仅要根据患者发病原因、症状来辨证施治，更注重病机，掌握疾病发生、发展和变化的趋势。《金匮要略·脏腑经络先后病脉证》中"见肝之病，知肝传脾，当先实脾"，这是通过了解病机，在脾未受邪之时予以治疗的一个典型例子，即治病先安未受邪之地，可见掌握病机的重要性。肿瘤是全身脏腑功能不足，致气滞、痰凝、瘀毒等互结在局部而形成的异常肿块，吴煜强调恶性肿瘤是全身性疾病在局部的表现，临床治疗恶性肿瘤应以整体观念辨病辨证，抓住不同肿瘤的核心病机，掌握其病机特点，应用于疾病全病程中，指导用药。

1. 经络相系，肝经布乳 《内经》中记载了乳房与经络的关系，"足阳明胃经，行贯乳中；足太阴脾经，络胃上膈，布于胸中；足厥阴肝经上膈，布胸胁绕乳头而行；足少阴肾经，上贯肝膈而与乳联"。乳房与肝经、脾经、胃经及肾经关系密切。肝主疏泄，乳汁的分泌、排出受肝疏泄功能调节。足厥阴肝经分布于乳，乳房的生理功能受肝调控，因此肝疏泄功能失常，导致气机运行不畅，久郁不得疏则乳病内生。

2. 乳岩为病，气郁为因 乳腺癌之为病，气滞、痰凝、瘀血互结生岩。其病因病机多是女性因故而情志不畅，忧思郁怒，致肝气不舒，气机郁结，故肝郁气滞；情志失调，气滞不畅，素体脾虚，肝郁乘脾，肝脾不和，脾虚而生痰湿，故气滞痰凝；肝主疏泄且藏血，肝气郁结，气机疏泄失调，而致血行障碍，瘀滞内停，故气滞血瘀。因此乳腺癌发病首要原因是肝气郁结，气郁导致其他病理因素积聚，合而生乳岩。

3. 气郁生岩 吴煜根据乳腺的生理功能、乳岩的病因和疾病特点等，提出乳腺癌核心病机为气郁生岩。气郁生岩导致乳腺癌发生，其病机变化主要分为 4 个阶段。①气机不畅：肝主疏泄，调畅全身气机，女性情感丰富，受琐事或外界压力困扰更易恼怒抑郁，肝木喜条达，恼怒伤肝，忧思抑郁伤脾，肝脾不和，肝木乘脾土，而致肝气疏布不畅，则气机阻滞，运行不畅。②气郁成结：肝郁未得及时调节，气滞于某处，血行不畅，聚而生瘀，气、瘀在乳房互结，或肝郁乘脾，脾虚失健，脾运化水湿功能失常，水液在体内停滞而生痰湿，气滞与痰湿在局部互结，乳房结生。③气结化毒：气滞、痰凝、血瘀互结后，经久蕴而化热，和内外之邪成毒，瘀滞乳房。④蕴毒成岩：气、血、痰久郁而化毒后，长期蕴毒而积聚成，形成肿块，发为乳岩。

用气郁生岩理论，择相应有效方剂

1. 方用四逆散，全程疏肝　根据气郁生岩理论，乳腺癌病因首责为肝郁，临证治疗乳腺癌应以疏肝解郁理气为主，在乳腺癌全病程中均可从疏肝论治。吴煜临证选方用药从病证结合考虑，注重辨病机，强调用专方专药治疗肿瘤。常以四逆散为主方加减治疗乳腺癌。方由柴胡、白芍、枳实、炙甘草组成，原方主治少阴病，枢机不利、阳郁厥逆之证。方中柴胡主升，疏肝解郁，枳实主降，行气散结，一升一降，调畅气机；白芍柔肝养阴，与甘草合用制肝和脾而益阴缓急。结合乳腺癌核心病机气郁生岩，四逆散用于乳腺癌，可奏疏肝理气散结之效。故治疗乳腺癌抓住气郁的主线，以四逆散为主方，再根据其化毒、成癥、伤阴、气血俱虚等情况进行主方的调整和加减。

肿瘤患者需长期服药，施治时重视守法守方。乳房肿物形成的病程时间长，辨证加减治疗改善症状显效后，应在原方基础上加减，或根据乳腺癌疾病"气郁生岩"核心病机、症状和疾病治疗阶段（如放疗、化疗或内分泌治疗等）遣方用药，忌仅随症而脱离乳腺癌核心病机频繁换方治疗。故治疗肿瘤，明辨核心病机，守方治之尤其重要。用四逆散治疗乳腺癌，贯穿病程始终。

2. 药用理气，兼顾活血　在乳腺癌"气郁生岩"4 个阶段，疏肝理气药必不可少。除四逆散为主方外，吴煜临证常用香附、佛手、郁金、香橼等疏肝解郁，理气止痛；乌药温肝经，散寒止痛；麦芽疏肝行气，健脾和胃；木香行气止痛，健脾消食；陈皮健脾理气；玫瑰花疏肝理气，和血散瘀。治疗乳腺癌疏肝药须与活血药同用。乳腺癌发生发展的过程中，气郁而致血行不畅成瘀，气滞、血瘀久郁成毒，互结而成岩，因此瘀在乳岩的形成中也是主要的病理因素。气滞则血瘀，血瘀停滞也会影响气的宣降，仅治以理气不活血，气机宣降也会受阻，血能载气，血行通畅则助气行。因此疏肝药与活血药需配伍使用以治乳腺癌，临床常用当归活血养血，王不留行、桃仁、红花、乳香、川芎活血祛瘀止痛，赤芍凉血散瘀止痛，丝瓜络通络活血等。

临床用药遵循一药双效多能原则，既重视中药的传统功效，又关注中药的抗肿瘤作用，专药治疗专病。常用的疏肝药、活血药，除其疏肝理气、化瘀止痛等功效以外，现代研究表明这些中药具有抗肿瘤的作用。如柴胡的主要活性成分柴胡皂苷可抑制乳腺癌细胞生长；香附提取物可增强表柔比星对三阴性乳腺癌细胞的促凋亡作用；当归具有抑制肿瘤生长，诱导细胞凋亡等作用；川芎具有抑制恶性肿瘤侵袭与转移的作用。

3. 病分阶段，药有区别　根据疾病处于不同阶段及西医治疗，采取分阶段用药治疗。根据"气郁生岩"的病机变化，气血郁结而致肝郁血瘀证，治以疏肝理气活血，予四逆散加减配伍上述理气药和活血药；气郁与痰湿互结，见脾虚痰凝证，予四逆散加苍术、法半夏健脾燥湿，薏苡仁健脾利湿，浙贝母、胆南星化痰散结；气、血、痰久郁成毒，见乳腺肿物破溃流脓、疼痛、乳房色红或紫等症，治以理气解毒，常用四逆散配伍半枝莲解毒化瘀，半边莲、龙葵、白花蛇舌草等清热解毒，土贝母、蒲公英、猫爪草解毒散结，土茯苓除湿解毒，石见穿活血解毒。

此外，根据西医不同治疗方案而加减药物，如手术后或化疗后骨髓抑制，治以调气养血，予四逆散合八珍汤加减，用太子参易人参，加党参、黄芪、黄精等健脾益气，鸡血藤养血活血；化疗患者见恶心呕吐等胃肠道毒副反应，治以健脾和胃，降逆止呕，常用陈皮、焦山楂、炒麦芽、焦神曲、木香等消食和胃；放疗患者多见阴虚热毒，治以清热解毒滋阴之法，予生地黄、女贞子、墨旱莲、玄参、北沙参、熟地黄、麦冬、百合等；内分泌治疗患者多见恶心、食欲不振等胃肠道副作用，以及潮热盗汗、皮疹、心烦失眠等胃肾阴虚之症，常予石斛、天花粉、桑寄生、枸杞子、交泰丸等滋阴、交通心肾之品；乳腺癌靶向治疗的患者，注重固本培元，常予四逆散合六君子汤加减配合治疗。

调畅情志，利于康复

情志内伤是乳腺癌成因之一，焦虑抑郁状态和乳腺癌较高的死亡率密切相关。女性本感性易情绪波动，患乳腺癌后忧虑抑郁更影响病情，术后常自觉形体缺陷而产生自卑心理，放疗、化疗、长期内分泌治疗所产生毒副作用让患者身体不适，易致患者焦虑、情绪波动，而不利于患者康复。因此治疗乳腺癌重视调畅情志，药物上予以理气解郁、缓解患者不适症状等治疗，生活上嘱患者适当参与工作、进行体力范围内的劳动及规律的运动，不必过分关注病情。药物、情志调节等综合治疗能使患者获得良好疗效，有利于康复。

验案举隅

患者，女，53 岁，2017 年 1 月 12 日初诊。患者乳腺癌术后 5 个月 28 日，化疗后 3 个月，内分泌治疗中。2016 年 6 月患者自检发现右乳肿物，行右乳肿物穿刺术，术后病理：导管内原位癌。2016 年 7 月 15 日行右乳腺癌改良术，术后病理示：右乳腺高级别导管内癌，局灶伴微小浸润，局灶导管内癌病变紧邻底切缘（最近距离＜0.2 mm）；免疫组化：ER（90％＋），PR（30％＋），HER-2（－），KI-67（50％＋）。2016 年 8 月至 2016 年 10 月口服卡培他滨（希罗达）化疗 4 周期。2016 年 10 月开始口服托瑞米芬。刻下症：乏力，心烦，时有胸胁胀痛，腹胀，梦多，纳食尚可，二便调；舌淡红苔薄白，脉细弦。患者平素性格急躁，情绪易波动。中医诊断为乳岩（肝气郁结证）。治以疏肝解郁，方用四逆散加味。

处方：北柴胡 10 g，枳壳 10 g，赤芍 15 g，甘草 6 g，鸡血藤 10 g，威灵仙 10 g，茯神 30 g，浙贝母 10 g，黄精 15 g，太子参 30 g，女贞子 10 g，蒲公英 10 g，白蒺藜 10 g，合欢皮 10 g，墨旱莲 10 g，远志 10 g。30 剂，每日 1 剂，水煎分早晚 2 次温服。同时予西黄胶囊（0.25g/粒）口服，每次 4 粒，1 日 2 次。每月规律门诊随诊，守方随症加减，患者诉服药后症状改善，无明显不适。每 3 个月复查 1 次，未见复发转移情况。

复诊：2019 年 12 月 12 日，患者 2019 年 11 月复查乳腺、子宫彩超，胸腹部 CT，肿瘤标志物，肝肾功能，血常规等，未见明显异常。目前纳寐可，二便调，无特殊不适。患者术后 3 年病情稳定，未发现复发转移，无不适，停中药治疗。

按语：该患者为中年女性，平素情绪易波动，急躁易怒，病因病机为郁怒伤肝，影响肝的疏泄功能，出现肝郁气滞，久郁易致血行不畅而瘀血内阻，且气郁导致津液输布不畅，停而生痰，气滞、血瘀、痰湿等互结停聚乳房，久而化毒，生为乳岩。患者初诊时胸胁胀满，心烦易怒，脉弦细，皆为肝郁气滞的表现，故辨病辨证为乳腺癌（肝气郁结证），治以疏肝理气，主方以四逆散加味。结合西医内分泌治疗，在柴胡、枳壳、赤芍、甘草疏肝解郁的基础上，加女贞子、墨旱莲滋补肝肾之阴，黄精补气养阴，茯神、远志、合欢皮安神宁心，浙贝母、蒲公英化痰散结，白蒺藜疏肝解郁，太子参健脾益气，鸡血藤活血养血，威灵仙祛风止痛。复诊时患者诸症好转，继予上方加减巩固治疗。患者服药期间无复发转移，术后 3 年停药。

375　从气机升降理论辨治乳腺癌相关性抑郁

乳腺癌是妇女最常见的恶性肿瘤，近年来发病率有上升的趋势。目前乳腺癌的治疗仍以手术为主，结合化学治疗、放射治疗、内分泌治疗及靶向治疗的综合治疗模式。乳腺癌术后躯体形态的变化及性功能障碍及配偶心里情绪的改变，加上放化疗带来的一些不良反应甚至担心病情的复发和转移致使患者心里一直处于焦虑、紧张、恐惧的不良情绪当中。患者长期处于不良的情绪中，不利于疾病术后的康复，影响治疗效果；同时，疾病的复发和转移也会加重患者的抑郁状态。因此，乳腺癌相关性抑郁的发病率要高于其他恶性肿瘤合并抑郁的情况。西医的发病机制目前尚不明确，治疗上主要以抗抑郁药物为主，有一定的缓解但不良反应较多，使得患者依从性下降。李全治疗乳腺癌相关性抑郁基于气机升降理论从肺脏出发，进行辨证论治，形成自己的治疗特色。学者孙立巧等将李全治疗乳腺癌相关性抑郁的经验做了归纳总结。

乳腺癌相关性抑郁的病因病机

乳腺癌中医称为乳岩，《外科正宗》云："乳岩由于忧思郁结，所愿不遂，肝脾气逆，以致经络阻塞，结积成核。"乳腺癌相关性抑郁，中医将其归属于"郁证"的范畴。在《内经》中没有郁证之名，但在《素问·六元正纪大论》中根据五运太过提出了"土郁、木郁、金郁、火郁、水郁"等五郁之说。东汉张仲景在《金匮要略》中最早提出属于郁证的百合病、奔豚气等情志引起的疾病。金代朱丹溪首倡气、血、痰、热、湿、食之"六郁"。金代刘完素在"火热论"的基础上提出"若病热极甚者则郁结"，表明温热之邪可致郁。隋代巢元方在《诸病源候论》中也有对结气病、气病等类似郁证的记载。南宋陈无择在《三因极一病证方论》中提出七情致郁。明代虞抟首次提出"郁证"病名。明代张景岳在《景岳全书·郁证篇》提出"因病而郁""因郁而病"等观点。诸多医家认为，该病主要和肝的关系密切，其次和心、脾、肾有关，主要考虑为郁怒伤肝、思虑伤脾、恐惧伤肾、忧思气结、气郁生痰，伤及脾胃生化气血之源、气血匮乏无以濡养肾脏。中医对乳腺癌相关性抑郁的治疗以疏肝解郁为主。李全认为该病除了疏肝解郁之外，还和肺具有一定的密切关系。

气机的升降在情志病的发生发展中具有不言而喻的地位。《灵枢·寿夭刚柔》云："忧恐忿怒伤气，气伤脏，乃病脏。"《素问·举痛论》云："百病皆生于气也。"《丹溪心法·六郁》言："气血冲和，万病不生。"中医学者皆知"肺在志为忧"，长时间的忧愁和悲伤不良情绪的刺激，会不断消耗人体之气，而肺的主要功能是行气和利水，其中最重要的便是行气。一旦确诊乳腺癌，对于分期较早的乳腺癌，医生会结合患者不同的意愿选择改良根治术或者保乳术。不同的手术方式对患者的情绪影响有所差异。其中，改良根治术的抑郁发生率要高于保乳术后的患者。这其中原因有可能和患者自身形态的改变、术后性功能的心理障碍以及改良根治术后的并发症较多有关。乳腺癌手术对于机体伤害较大，乳腺位于上焦胸部，手术损伤人体正气，而宗气产生于胸部，加上手术之后气虚，加上未能及时康复进行紧接着多疗程的化疗和放疗给患者造成机体和心理的双重打击，使气虚下陷兼有气郁。综上所述，患者经历了乳腺癌手术的疼痛、并发症的不适，以及放化疗的再次冲击，使心理变得脆弱，加上多次治疗后使得患者身体正气虚弱，未能及时给予正确情绪的疏泄，造成患者气虚兼气郁病因病机。

治　则

1. 补肺疏肝为准则　肝主生发，肺主肃降，肝升肺降则气机调畅，气血上下贯通。二者相互制约，影响气体的升降，全身气血周而复生。因此，李仝尤注重乳腺癌患者在疏肝的同时，先安未受邪之地，增强肺脏的功能，常以理郁升陷汤方为主进行加减，该方见于张锡纯《医学衷中参西录》，主要由生黄芪、知母、当归身、桂枝、柴胡、乳香、没药7味药组成，其中生黄芪既善于补气，又善于升气。现代药理研究表明黄芪具有提高自身机体免疫力、抗炎、抗氧化、抗肿瘤等作用。知母性味苦、甘、寒，具有清热泻火，滋阴润燥的作用，以其凉润而制约黄芪之性热。现代药理研究表明其具有抗炎、抗肿瘤、抗血栓等作用。黄芪配知母一温一凉，温补凉润，共同发挥益气、养阴、升阳之功效。二者常配合使用常用于恶性肿瘤手术后、放化疗结束后大气下陷者。此时患者不宜用大量抗肿瘤药物，常用少量山慈菇、半枝莲清热解毒，消肿散结。对于化疗期间的患者常用姜半夏、茯苓、陈皮、鸡内金、焦三鲜理气和胃，降逆止呕减轻化疗给患者带来的不良反应，帮助患者顺利渡过化疗期，以减轻不良情绪的发生。

2. 补肺疏肝兼养心　乳腺癌患者常由于思虑过重，担心病情的复发及转移，心理负担重，出现睡眠障碍。长时间的睡眠质量的下降，会伴有记忆力减退，精神不佳，易激怒。因此，除了注重患者术后及放化疗之后的气机调畅之外，也应关注乳腺癌患者的睡眠情况，患者睡眠一旦调整规律，人的精气神就会恢复，不良情绪会减少。在临床上，根据不同人群，使用不同的炮制方法的酸枣仁。对于临床上白天精神萎靡，嗜睡者常用生酸枣仁，对于晚上睡眠难安，无明显实火之邪者常用炒酸枣仁，正如《药性歌》中记载："酸枣仁味酸，敛汗驱烦，多眠用生，不眠用炒。"另外，针对部分患者本身具有阴虚内热的体质，常容易出现虚热上扰心神，而见心烦、心神不安、不欲饮食、沉默寡言、舌红苔少，脉微数者，常用百合地黄汤养心润肺，益阴清热。百合色白入肺，养肺阴而清气热；生地黄色黑入肾，益心营而清血热，二者合用心肺同治，阴复热退，百脉调和，眠可治愈。

3. 补肺疏肝兼健脾　乳腺癌患者情绪不佳，常常影响脾胃的运化功能，从而出现食少纳呆、胃脘满闷、反酸、嗳气、少腹胀痛、肠鸣、矢气、神疲懒言、体倦乏力、舌质淡、舌体胖、脉弦细滑等表现。李仝擅长用木香、砂仁、厚朴、党参、茯苓、生姜、半夏、柴胡、香附等疏肝健脾药。其中木香，辛温芳香、健脾消食、行气消胀止痛。正如明代李时珍云："诸气膹郁，皆属于肺。上焦气滞用之者，金郁泄之者；中气不运，皆属于脾。中焦气滞用之者，脾胃喜芳香也。"砂仁，气味辛温芳香，化湿而能行气，辛香而散，温而不烈，利而不削，和而不争，通畅三焦，温行六腑，暖肺醒脾，疏肝利胆从而发挥行气调中、消食止痛之功效。砂仁配伍陈皮、半夏治疗脾胃运化不足，湿阻中焦之脾胃食欲不佳，临床用之效果不错。若但大气下陷，而中气不下陷者，白术亦不可用，针对其气分或有郁结，而芪术并用，易生胀满。党参，甘温补中，调和脾胃，益气生血。如《本草正义》云："党参补脾养胃，润肺生津……健脾运而不燥，滋胃阴而不滞，润肺而不寒凉，养血而不偏滋腻，鼓舞清阳，振动中气，而无刚燥之弊。"

4. 补肺疏肝兼调肾　乳腺癌患者情绪不佳，肝郁化火，久则灼伤肾阴，肾阴亏虚，不能上滋肝木而出现肝肾阴虚，加上对于服用内分泌治疗的患者来说，由于药物降低体内雌激素水平影响患者的情绪状态而出现类似围绝经期的症状，此时患者会表现为面部潮红、盗汗、心情烦躁、烘热、失眠、口干口渴等阴虚的表现。因此，常用青蒿、鳖甲、女贞子、墨旱莲清热养阴，补益肝肾。女贞子，味甘苦，性平，入肝、肾经，具有补肾滋阴，养肝明目之功效。《本草备要》中指出其具有"益肝肾，安五脏，强腰膝，明耳目，乌须发，补风虚，疗百病"功效。墨旱莲味甘酸性寒，入肝肾经，降肾中之火，具有益肾养阴，凉血止血之功效，二者药性平和，相须为用，补而不滋腻，益上荣下，相互促进，共奏补肝肾、清虚热、疗失眠之效。对于老年人乳腺癌的发病情况来说，随着年龄的增长，肾中元气的不足，常常表现出畏寒怕冷、腰膝酸软、手脚冰凉、神疲乏力、精神不振、失眠健忘、夜尿频、下肢浮肿等肾阳虚的表现。有学者提出肾阳不足是抑郁的核心病机，因此除了补肾阴之外，应根据患者的临床表现给予温补肾阳，常用淫羊藿、杜仲、补骨脂、骨碎补等，其中杜仲甘、微辛、性温，具有补肝肾，强筋骨的作用，搭配补骨脂温补肾阳力增，兼补脾肝，既涩下元，又固冲任。

验案举隅

患者，女，45 岁，2018 年 7 月自觉乳房胀痛不适，就诊于当地医院，发现右乳肿块，大约 2 cm×3 cm，完善术前检查后于当地行右侧乳腺癌根治术，术后前哨淋巴结阴性，术后病理：浸润性导管癌 2 级，免疫组化：ER＋，PR＋，HER2－；术后行 AC-T 方案化疗 7 周期。目前口服他莫昔芬 10 mg，1 日 2 次；同时配合皮下注射醋酸戈舍瑞林（诺雷得 3.6 mg/支），28 日一次。为求进一步治疗，2018 年 12 月就诊于北京××医院肿瘤科门诊。刻下症见术后淋巴回流受阻，上肢肿胀，患者情绪低落，由家人陪同看病，不愿与人交流，言语沉默寡言，自觉委屈想哭，乏力，胸闷，气短、体力较差，动则易累，精神萎靡，神志正常，可进行简单交流，时有烘热汗出，食欲不佳，不欲饮食，食后腹胀，睡眠较差，醒后不易入睡，大便不规律，时干时稀，小便可，舌淡暗苔薄白，脉弦细。

处方：生黄芪 30 g，知母 12 g，当归 12 g，仙鹤草 30 g，茯苓 15 g，青蒿 12 g，醋鳖甲（先煎）30 g，大腹皮 10 g，木香 6 g，枳实 10 g，荷叶 10 g，白芍 30 g，醋香附 12 g，柴胡 12 g，桑枝 12 g，生杜仲 12 g，黄连 5 g，肉桂 10 g，半枝莲 15 g，车前子（包煎）10 g。14 剂，每日 1 剂，水煎分早、晚 2 次服。

2 周后复诊，患者体力较前好转，偶有烘热汗出，腹胀好转，睡眠好转，情绪稍有改善，食欲、腹胀好转，新增心慌、胸闷的症状。上方去大腹皮、枳实、荷叶、仙鹤草，加合欢皮 15 g，瓜蒌 30 g，檀香 6 g，砂仁（后下）10 g，土鳖虫 12 g，桃仁 12 g，泽兰 15 g，28 剂。

第 3 次就诊，患者精神状态好转，主动诉自己的身体不适，上肢水肿减轻，但仍有水肿，遇事心烦，容易着急，口干，无明显口苦，喜冷饮，舌红，苔薄黄。

处方：生黄芪 30 g，太子参 15 g，麦冬 15 g，醋五味子 10 g，半枝莲 30 g，茯苓 30 g，桃仁 12 g，泽兰 15 g，熟地黄 24 g，杜仲 15 g，柴胡 12 g，黄芩 12 g，白芍 15 g，香附 12 g，川楝子 12 g，土鳖虫 12 g，炒麦芽 15 g，枳壳 10 g，生牡蛎（先煎）30 g，黄山药 15 g。14 剂。患者于门诊调方近 1 年，目前病情稳定，肿瘤标志物未有所浮动，情绪稳定，体力恢复可。

按语：患者为年轻女性，经历了手术的创伤，化疗药物的损伤以及内分泌治疗的副作用等综合治疗手段，加上经济负担的加重，家人不能感同身受，致使患者的心理负担加重，情绪变得不稳定，情绪不安，遇事过忧思虑伤肺脏，使得患者形成了气虚兼气郁的病因病机。因此，在治疗上给予益气补肺，理气疏肝为主要治疗大法；其中，生黄芪为君药配合当归、仙鹤草二味臣药发挥益气补虚、补血活血之功效；青蒿性寒而不伤胃，既能将肌间郁热透达于表，又能入里升发舒脾，配合鳖甲软坚散结，清骨间邪热。黄连配合肉桂交通心肾，清火安神。同时加入少量半枝莲清热解毒，消炎抗肿瘤，以上 6 味共同为佐药发挥清虚热、抗肿瘤的功效，改善患者内分泌治疗后出现的烘热汗出之不适。木香、大腹皮、枳实、荷叶四者为使药，起到健脾和胃，理气化湿，调和诸药的作用，以改善患者腹胀，增强患者食欲。二诊时患者腹胀情况好转，去枳实、荷叶等调理脾胃的药，同时患者新增心慌、胸闷症状，所以加瓜蒌、合欢皮以宽胸散结，加入活血药桃仁、泽兰、土鳖虫等，起到活血利水给邪以出路的目的。全方以扶正为主，兼顾祛邪抗肿瘤改善患者体质，李仝态度和蔼，仁心仁术，使患者放下自身的不安，疏解其心理压力，同时让其家属增加对其理解和照顾，为她营造了良好疾病康复氛围。

近几年随着乳腺癌的发病率增加，跃居于女性恶性肿瘤的第一位，其中乳腺癌合并相关抑郁的发生率要高于其他恶性肿瘤合并抑郁的情况。随着生活节奏的加快，我们需重视乳腺癌患者的情绪问题及术后生活康复问题。乳腺癌手术治疗后损伤人体正气，使得胸中宗气升发不足，未能及时康复加上术后并发症存在不适以及放化疗后造成患者心理负担加重，患者常常忧悲，情绪低落从而出现气虚兼气郁的病因病机，因此在治疗上依据张锡纯的理郁升陷汤理论进行加减，发挥补肺益气、理气疏肝兼顾心脾肾脏腑的治疗理念，发挥中医药的优势，为他人提供一定的治疗思路。

376　从阳化气，阴成形探析卵巢癌的防治

　　卵巢癌（OC）是世界上最致命的妇科肿瘤之一。根据流行病学调查显示，尽管卵巢癌只占女性所有恶性肿瘤的 2.5%，但该病的死亡率较高，占所有癌症死亡的 5%。这是由于大部分卵巢癌患者早期并没有明显症状，超过 70% 的女性一旦被诊断为卵巢癌，就已经是晚期疾病（Ⅲ 或 Ⅳ 期）。10 年前，在全球女性恶性肿瘤中排名第三的宫颈癌，从发现与持续性 HPV 感染密切相关，到 HPV 疫苗研发成功，宫颈癌的预防和治疗，取得了卓越的进步。受此启发，探索与卵巢癌发病相关的中医病因病机，早期发现、预防、合理治疗、延长卵巢癌患者的无进展生存期，是中医治疗卵巢癌需要攻克的重点方向之一。学者刘芳媛等基于中医"阳化气，阴成形"理论探析了卵巢癌的防治策略，以期达到早预防、降低卵巢癌患者死亡率及延长卵巢癌患者无进展生存期的目的。

阳化气，阴成形理论基础

　　"阳化气，阴成形"理论来源于《素问·阴阳应象大论》，其云："故积阳为天，积阴为地，阴静阳燥，阳生阴长，阳杀阴藏，阳化气，阴成形。"对"阳化气，阴成形"理论，后世各家的注解各有千秋。张景岳注云："阳动而散，故化气；阴静而凝，故成形。"张志聪在《黄帝内经素问集注》中，阐述"天主生物，地主成物，故阳化万物之气，而吾人之气由阳化之。阴成万物之形，而吾人之形由阴成之"。万物皆可分阴阳，人体亦是如此，人体之气由阳而化，有形之物由阴而成形，故"阳化气，阴成形"反映了人体生命活动的基本规律。阳多指动态的，具有温煦和推动力量的物质；而阴多指静止的，具有凝聚与收敛作用的物质。若人体阴阳平衡，互根互用，则机体处于"阴平阳秘"的状态，就不会形成疾病。反之，若阳气虚弱，其化生、温煦的功能失常，则阴精的功能也会发生异常，而过度凝聚、收敛，两者相互作用，阳失温煦而阴敛，阴阳交错凝聚，而形成瘤体，所谓"阳气者，若天与日，失其所则折寿而不彰"。可见阳气的虚衰在肿瘤的形成中有着重要的影响。中医"阳化气，阴成形"理论，解释了多种恶性肿瘤的发生与发展。许博文等认为，瘤体有形属阴，以阳气虚损为主的病机是大部分肿瘤患者的发病机制。蒋锐沅等提出原发性肝癌的发生，根本病机在于阴阳失调，阳虚不运，导致"阳化气"不足，进而"阴成形"太过，使得实质性的痰、湿、瘀等有形实邪，停留堆积日久，化生癌毒。黄晓朋等也提出，前列腺癌是由于各种病因病机导致"阳化气"不足，而"阴成形"的结果。刘晓莹等也将"阳化气，阴成形"理论应用到肺癌的治疗中。由此可见，"阳化气，阴成形"理论已经被众多医家所肯定和应用。无论是外邪因素、情志因素，还是饮食劳倦等因素，一旦损伤了机体的阳气，都会导致阳气虚弱，阴阳失衡。阳气虚衰，失于运化则生水饮；失于温煦则为寒凝；失于行气则生瘀滞；阴精收敛凝聚，日久而形成肿瘤等疾病。

阳化气、阴成形与卵巢癌的关系

　　中医古籍中未见对"卵巢癌"病名的记载，然根据卵巢癌的临床表现及特征，目前在中医学中主要归属于"石瘕""肠覃""积聚""癥瘕"等疾病范畴，一般属于中医妇科学的研究范围。中医妇科学秉承《内经》理论，"女子七岁，肾气盛，齿更发长；二七而天癸至，任脉通，太冲脉盛，月事以时下，故有子；三七，肾气平均，故真牙生而长极；四七，筋骨坚，发长极，身体盛壮；五七，阳明脉衰，面

始焦，发始堕；六七，三阳脉衰于上，面皆焦，发始白；七七，任脉虚，太冲脉衰少，天癸竭，地道不通，故形坏而无子也"。基于此，中医认为，肾者为人体生长、生殖的根本，对女性的月经、妊娠、哺乳等生理情况，发挥了主导作用。《傅青主女科》也有"经本于肾""经水出诸肾"的记载，可见女性的正常生理功能的维护与肾的关系极为密切。肾又分为肾阴肾阳，亦称元阴元阳，其为"五脏阴阳之本"，肾阳更是机体阳气的本源，起到推动机体气血等精微物质的运行和温煦机体的作用。若邪气、情志等因素损伤肾阳，则肾阳虚衰、气化无权、无力运行胞宫气血，血瘀于下，阴邪成实，蓄积成形，聚于卵巢局部，日久而发为卵巢癌。王秀霞根据多年临床经验，认为"肾阳虚衰，血瘀于胞"是卵巢癌的主要病因病机。综上所述，卵巢癌的形成是由于各种病理因素作用于机体，损伤机体阳气，使得阳气虚衰，尤以肾阳虚衰为主，导致"阳化气"功能失常，阳气推动机体运行功能失常，而瘀血不化，聚于卵巢，从而形成"阴成形"的病理产物；一旦"阴成形"的病理产物形成，且阳虚的病理特点一直存在，则形成的瘤体进一步生长，从而发生卵巢癌的转移和复发。可见，"阳化气，阴成形"理论与卵巢癌的形成、发展密切相关。故而基于"阳化气，阴成形"理论对预防卵巢癌的发生、阻止卵巢癌的进展、延长卵巢癌患者的无进展生存期，使得机体恢复"阴平阳秘"的状态，具有重要的指导价值。

阳化气、阴成形理论防治卵巢癌

1. 未病先防，温补阳气　自从 1990 年以来，抑癌基因 BRCA1/2 基因突变导致卵巢癌的发生一直是广泛研究的问题。由此，西医学对预防卵巢癌的发生制定了不同的措施：对于普通人群，不鼓励筛查卵巢癌；对于 BRCA1/2 基因突变但尚未生育的女性，推荐应用口服避孕药以预防卵巢癌的发生；而对于 BRCA1/2 基因突变并且已经完成生育的女性，建议行双侧预防性输卵管-卵巢切除术，然而对这样的措施仍然存在争议。由于卵巢癌的筛查和早期发现，迄今尚未有临床统一认可的策略，故预防卵巢癌发生仍是目前国内外医学研究的重要领域。

中医方面，有学者通过研究中医体质与卵巢癌发病的关系，发现阳虚体质相对于其他类型体质来说，更容易形成卵巢癌。吴晓晴等认为，中医对卵巢癌病因多从寒、虚、瘀、毒四个角度论述，阳虚体质易患寒证，因而阳虚体质与卵巢癌发病密切相关。《灵枢·水胀》中对"肠覃"的病因进行了描述："寒气客于肠外""久者离岁，按之则坚，推之则移，月事以时下，此其候也"，指出其与寒邪相关。寒为阴邪，易伤阳气，影响气血运行，血瘀于局部，形成癥瘤。卵巢癌的发生与"阳化气"功能失调密切相关，即"阳化气"功能受损是卵巢癌发生的根本，故对于预防卵巢癌的发生，应该保证女性患者的阳气充沛，以此预防"阴成形"的病理结局，降低卵巢癌的发生，即未病先防，温补阳气。在生活中，女性朋友应注意御寒防湿，不仅是在东北这样的苦寒之地，即使在我国的南方，有的地区的寒湿之邪也较为严重，也当注意避寒保暖，防止损伤阳气，从而才能"正气存内，邪不可干"；在饮食上，当合理膳食，避免过于寒凉的食物摄入；在情绪上，当心胸豁达，保持良好的心态，避免气机郁滞，久而气病及血，瘀于局部。总体来说，应"法于阴阳，和于术数，食饮有节，起居有常，不妄作劳"，以达到预防卵巢癌发生的目的。

2. 既病防变，补阳抑阴　对于已经诊断为卵巢癌的患者，西医根据其不同的分期来采取不同的治疗方案。对于早期的卵巢癌患者，临床一般采用全面分期手术；对于晚期患者主要应用初始肿瘤细胞减灭术和中间性肿瘤细胞减灭术等措施；对于卵巢癌伴有盆腹腔广泛种植，且不能完全切除干净，或对手术不耐受者，采用化学治疗、放射治疗等方法；此外，生物治疗，包括免疫治疗、基因治疗和生物反应调节剂等也在临床中开展使用。中医在此时期的治疗方式是以辅助西医为主。卵巢癌患者在接受西医治疗后往往会产生阳虚的表现，如乏力、倦怠、畏寒肢冷、腰痛如折等；在治疗上，基于"阳化气，阴成形"理论，当以温阳为主，温补阳气，活血消癥，促使阳气恢复温煦、推动的功能，不仅可以帮助患者恢复机体功能，还能帮助患者增强化疗耐药性，降低不良反应，以及抑制卵巢癌的转移等作用。

田璐等研究扶正抗癌汤对于卵巢癌大鼠的免疫作用，其研究结果发现，可以增加卵巢癌移植瘤大鼠

T 细胞免疫过程中的重要因子 CD4$^+$，CD8$^+$ 比例以及 CD4$^+$/CD8$^+$ 比值，改善卵巢癌移植瘤大鼠免疫功能，且长久发挥抗卵巢癌作用。茅菲等应用自拟扶阳益肾方及 TC 治疗方案，以探索温阳在改善卵巢癌患者方面的效果，结果表明，通过调节 CD4$^+$ 和 CD8$^+$，自拟扶阳益肾方联合 TC 可以更好地改善卵巢癌患者的免疫功能，提高机体抵抗力，降低肿瘤标志物水平。付杨等通过实验研究具有温阳祛瘀作用的理冲生髓饮（人参，鹿茸，黄芪，淫羊藿，水蛭，莪术，三棱，浙贝母），发现其可以通过顺铂增加卵巢癌 SKOV3 细胞的凋亡，调节细胞周期阻滞，减少卵巢癌 SKOV3 细胞的干细胞数量。另外，相关实验研究也表明，理冲生髓饮在抑制血管生成、改善肿瘤微环境方面，均取得了良好疗效，而且理冲生髓饮辅助化疗治疗卵巢癌患者，可改善骨髓的造血功能，降低化疗的毒副反应，增强化疗药物对肿瘤细胞的杀伤作用以及提高患者的生存质量。

由此可见，基于"阳化气，阴成形"理论，采用温阳化瘀的治则以及相应的方药，可以恢复"阳化气"的功能，抑制"阴成形"的发生与发展，调节人体的阴阳平和。通过实验研究和临床研究证实，在"阳化气，阴成形"理论指导下，对于确诊为卵巢癌的患者，不仅可以辅助西医增强疗效、减轻化疗治疗后的不良反应，而且可以有效阻止卵巢癌的发展。

3. 术后防复，温阳祛瘀　无进展生存期（PFS），是指肿瘤疾病患者从接受治疗开始，到观察到疾病进展或者发生因为任何原因死亡之间的这段时间。虽然卵巢癌的治疗已经取得了很大的进展，但是对于卵巢癌的无进展生存期仍然没有太大的提升，因此目前延长卵巢癌患者的无进展生存期也是临床医学关注的热点话题。卵巢癌患者在无进展生存期中，虽然肿瘤已经消除，但是在手术或化疗等治疗方式之后，仍然存在着阳虚的病理因素。若合理介入中医的温阳作用，改善患者的机体状态，可以延后"阴成形"的病理结果的发生，也就是延长卵巢癌的复发时间，以此延长卵巢癌患者的无进展生存期。

肖乔等研究复发性卵巢癌的中医体质，发现复发性卵巢癌仍然以阳虚质为主。朱耀东等回顾性分析了 87 例卵巢癌患者的病例资料以观察生存期超过 3 年的卵巢癌患者的预后情况，结果显示卵巢癌患者在合理的时期，进行合理的手术治疗，并配合相应的中医药，是延长卵巢癌患者生存期的关键因素。综上，基于"阳化气，阴成形"理论，合理补充人体阳气，应用温阳祛瘀等方药，避免"阴成形"的再次发生，在延长卵巢癌患者的无进展生存期上，有着重要的临床研究价值。

卵巢癌作为致死率很高的妇科恶性肿瘤之一，严重影响了女性的身心健康，是国内外学者研究的热点问题。基于中医"阳化气，阴成形"理论，探讨卵巢癌的防治策略，为临床提供有效的治疗思路。外因、内因等病理因素均可耗伤阳气，导致卵巢癌的发生，外因如久居寒冷之地、感受寒湿之邪等损伤阳气，内因则为素体阳虚或嗜食寒凉之品等，阳气虚弱，推动及温煦功能失职，导致"阳化气"功能失调，阴阳失衡，产生"阴成形"的病理产物，若未患卵巢癌时，合理预防，即生活上，御寒保暖；饮食上，合理膳食、避免寒凉；情绪上，心胸豁达、调畅情志；则可以在一定程度上阻止卵巢癌的发生；若已经形成卵巢癌，则在西医治疗时，辅助中医治疗以阻止卵巢癌的发展，在癌瘤消除后，基于温阳祛瘀方剂调理善后，以改善患者体质，延长无进展生存期，提高卵巢癌患者的生存质量。

377　从阳化气，阴成形探析软组织肉瘤发病和治法

软组织肉瘤是一类起源于软组织及内脏器官的间叶组织恶性肿瘤，其发病机制目前尚不明确，发病原因可能与外伤、家族遗传、化学刺激、病毒感染、放射线刺激等因素有关。该病好发于四肢、躯干和腹膜后，恶性程度较高，转移和复发的可能性较大，5年总体生存率低于10%。目前，临床治疗软组织肉瘤仍以手术为主，但局部切除后易复发和发生转移，即使是局部广泛切除术后的复发率仍较高，预后差，放疗化疗效果不理想。软组织肉瘤属中医"肉瘤""筋瘤""血瘤""石疽"等范畴。中医认为该病的基本病机为阳气不足，气化异常，致寒湿、痰浊、瘀血等有形阴邪滞留体内，日久成瘤。中医药辨治该病有着独特优势，学者梁磊等从"阳化气，阴成形"理论出发，探析软组织肉瘤的病因病机及其治疗原则，以期为软组织肉瘤提供新的诊疗思路。

阳化气，阴成形理论

《素问·阴阳应象大论》云："故积阳为天，积阴为地……阳化气，阴成形。""阳化气，阴成形"是相对于物质的运动状态而言的，物质的弥散状态属阳，凝聚状态属阴。正如《景岳全书》云："阳动而散，故化气，阴静而凝，故成形。"阳主动，阴主静；阳气散，阴气凝。人体不断运动的极细微物质化生"气"，阴气宁静、抑制，聚气而为形，即"气合而有形"。化气与成形是阴阳的两种运动形式，相互对立又相互统一。"有形化无形，无形生有形"，其中人体之气既是这一气化过程的推动力，又是其中间产物。精化气，为有形化无形；气化精，为无形化有形。《道德经》云"有生于无""有形与无形"，"化气与成形"不断运动转化，激发物质与能量的相互转化，推动和调控人体的新陈代谢，调整脏腑功能，从而维系人体的生命过程。人体内在的整体性也是阴阳二气对立统一的结果。《周易》言："立天之道，曰阴与阳，一阴一阳之谓道。"

《素问·阴阳应象大论》云："阴阳者，天地之道也，万物之纲纪，变化之父母，生杀之本始，神明之府也。治病必求于本……阴静阳燥，阳生阴长，阳杀阴藏……此阴阳反作，病之逆从也。"阴阳之气运动有序、平衡、稳定，人体则健康无病。若阴阳之间动态平衡失调，则人体易受病邪侵扰。《素问·阴阳应象大论》云："阴胜则阳病，阳胜则阴病。"无论阴阳哪一方偏盛或偏衰，均可致精、血、津液等有形之物运化失常，或瘀滞不行，或凝聚为癥积。若阳气不足，温煦及推动无力，则"阳化气"不及，致"阴成形"太过，而出现寒凝、水湿、痰浊、瘀血等病理产物，日久形成肿块。

中医对软组织肉瘤的认识

软组织肉瘤属中医"肉瘤""筋瘤"等范畴。先天不足、外感六淫、内伤七情、饮食不节等导致机体阴阳失衡、脏腑功能失调，经脉闭阻，气滞血瘀，痰凝湿聚，邪毒蕴结，从而形成痰核、肿块。《灵枢·九针论》云："四时八风之邪客于经络之中，为瘤病者也。"《灵枢·刺节真邪》云："虚邪之入于身也深，寒与热相抟，久留而内著……邪气居其间而不反，发为筋瘤。"提示软组织肉瘤的发生可能与正气不足、外邪内侵有关。《丹溪心法》云："人上中下有痰块者，多属痰；痰之为物，随气升降，无处不

到。"提示软组织肉瘤可能由痰随气结而发，发无定处。《外科正宗》云："肉瘤者，软若绵，硬似馒，皮色不变，不紧不宽……乃五脏瘀血浊气痰滞而成。"提示软组织肉瘤可发生于皮肉之内，由痰瘀互结而成。《医林改错》言"肚腹结块，必有形之血"，提示结块的病因病机与痰血凝滞有关。

现代医家在古人认识的基础上，对软组织肉瘤有了新的认识。裴正学认为软组织肉瘤的发生与先天不足、寒凝气滞血瘀、痰湿凝聚有关，临床表现为单发或多发肿块，疼痛肿胀，四肢怕冷，倦怠乏力，胸腹胀满，舌苔白腻，脉滑。袁长深等认为肉瘤的形成是由正气虚弱、邪气乘袭、癌毒内淫等导致机体阴阳失调，脏腑功能紊乱，出现阴寒气滞、瘀毒热郁、湿浊留滞等病理变化，痰、瘀、毒相互搏结，日久积滞，渐成有形之肿块。蒋士卿根据多年的临床经验，认为软组织肉瘤性属阴，乃阳气虚弱，化气不足，致使阴寒凝聚之有形之邪郁于体内，日久致病，其根本原因在于"阳化气，阴成形"功能失常。

阳化气，阴成形失衡为软组织肉瘤的发病机制

人体阳气偏衰，则阴气偏盛，表现为"阳化气"不及，"阴成形"太过。《灵枢·百病始生》云"积之始生，得寒乃生"。"阳化气"功能不足，不仅会直接形成水湿等无形之阴邪，还可因阳气的运动过缓导致脏腑功能减退，气、血、津液等基础物质不能正常输布和代谢，再加上阴寒之邪偏盛，使基础物质积聚于局部而形成痰瘀等有形之邪，痰瘀日久阻塞经络，致使气滞、血瘀、痰凝，而成肿瘤。总之，软组织肉瘤的形成是由"阳化气，阴成形"功能失常引起的。孙耀先等认为，肿瘤的本质是"垃圾阴精"，其形成与"阳化气，阴成形"功能失常有关，阳气不足（阳化气能力减弱）时，阴精难以敷布全身，进而停聚于机体某处，变成瘀血、痰滞、浊气等"垃圾阴精"。夏克春等认为，肾阳为先天之本、五脏阴阳之本，是调节脏腑功能的中心，肾阳不足则气、血、津液代谢失常，痰瘀、寒滞、瘤毒等停留于机体组织间形成肿块。李爽等认为，阴寒凝滞，易损伤阳气，阳化气能力减弱时，阳气不能正常布散全身，阴精无法弥散全身，进而停留于机体某处，变成"阴成形"。"阳化气，阴成形"是对软组织肉瘤产生机制的高度概括。蒋士卿认为，软组织肉瘤为阴邪凝聚体内日久所致，其性属阴。该病患者术后、化疗后易损伤肾阳及脾胃，致使气血生化不足，后天之阳失去滋养，故使患者阳虚更甚，终成阳虚瘀结之证。

温阳化气是治疗软组织肉瘤的基本原则

软组织肉瘤的发生和发展与人体阳气盛衰关系密切。《素问·生气通天论》云："无阳则阴无以生，无阴则阳无以化。"《素问·调经论》云："血气者，喜温而恶寒，寒则泣不能流，温则消而去之。"阳气具有温煦、宣发、推动的作用，气能行津，是气血、津液输布和排泄的动力。因此，保证"阳化气"的正常进行，实现阴阳平衡是治疗软组织肉瘤的关键所在。温阳化气，旨在调整阴阳，既能消除阳虚病因，又能消除痰浊、水饮、瘀血等病理因素，减少有形实邪积聚，治疗时应在温阳的基础上酌情给予化痰、活血、行水治疗。

阳气充足，则阴寒积聚自化，若阳气衰弱，气化无力，"气不化水"则可以引起精、血、津液输布及排泄障碍，并形成痰、饮、水湿、瘀血等病理产物，久之积聚成形。和贵章认为脂肪肉瘤是由寒湿侵体，伤阳聚阴，湿凝成痰，留伏组织、经络而发，痰湿阴邪蓄积体内，阻络滞气，凝血恶变，以回阳玉龙膏加味治疗收效显著。欧秀梅等认为肾藏元阳，肿瘤的主要病机为命门火衰，阳虚寒痰凝结，即"阴成形"太过，治疗主张扶肾阳以化阴寒、散凝结，用温肾阳之方药治疗临床疗效显著。研究表明，温阳散寒代表方阳和汤能下调荷 S_{180} 肉瘤小鼠肿瘤组织中血管内皮生长因子（VEGF）、缺氧诱导因子-1α（HIF-1α）蛋白表达，减少肿瘤组织的供血与供氧，从而抑制肿瘤组织血管生成及肿瘤组织生长。

"阳化气，阴成形"功能失调是软组织肉瘤的病机之一，"阳化气"功能不足为根本内因，"阴成形"功能亢进为病理表现。"阳化气"功能不足，气化异常，导致机体阴精输布和排泄失常，水饮停聚、寒湿凝滞、瘀血痹阻而发病。水饮、痰湿、瘀血为阴邪，非温不散，故治疗上以温阳化气为基本治疗原则。

378　阳化气，阴成形理论与骨肿瘤防治

骨肿瘤作为中医骨伤科疾病之一，相比其他骨科疾病来看，其致残率和致死率相对较高。长期以来给人类带来极大的痛苦。学者胡文斌等认为《素问·阴阳应象大论》中"阳化气，阴成形"理论对骨肿瘤的防治具有一定的指导意义，为该病的防治提供了新的思路。

阳化气，阴成形理论

1. 气的含义　中医学理论体系是以中国古代哲学思想为基础的，特别是儒家思想和道家思想。人类认识世界皆是由感性认识上升到理性认识的，中医学中对气的认识亦然。中国古人首先通过对蒸气、云雾之气、呼吸之气等日常可见物质的感性认识，获得了大量的感性知识，随着时间的推移人们对气的认识慢慢上升到了哲学的高度。"精气学说"的提出者宋钘、尹文认为气是世间的原始物质，气变化形成万物，指出"凡物之精，比则为生，下生为谷，上为列星。流于天地之间，谓之鬼神；藏于胸中，谓之圣人。是故名气"。气是物质的本源及载体，是中国古代朴素唯物主义一元论的观点。元气是最原始的物质，其组成并化生宇宙万物包括人。中医学是在长期的生活实践中形成的本土医学，中医学家深受元气论的影响，并且用它指导人们治病防病。

（1）气与形的内在联系：气是物质的，《素问·六节脏象论》云"气合而有形，因变以正名"。当气聚集在一起之时，可呈现出一定的形态，此种形态的物亦是物质的。故具有物质性的气聚集在一起，组成具有一定形态的物。当气聚合之时发生不及或太过，即出现成形异常，比如在人体内就可出现五迟五软、痰饮水湿、结块肿物等。

（2）气与阴阳的内在联系：《春秋繁露·五行相生》云"天地之气，和而为一，分为阴阳"，其中"一"是指元气，是说天下之气统称为元气，本质是相同的；气分而有阴阳两面，即阴阳既对立又同根。万物皆由气组成又皆分阴阳，没有独立的阴，亦无独立的阳。由上可知，阴阳概念刚开始是物质性的，随着历代医家和哲学家的推演，阴阳概念亦具有哲学意义：阴是指具有消极安静属性的一方；阳是指具有积极活跃属性的一方。

2. 阳化气，阴成形的生理病理特点

（1）阳化气，阴成形的生理特点：《素问·阴阳应象大论》云"积阳为天，积阴为地。阴静阳躁，阳生阴长，阳杀阴藏。阳化气，阴成形"。气的运动是物质和功能之间的纽带。气的运动分阴阳，运动必然带来变化，变化分两端。气学理论认为气凝后成"有形"，气散后成"无形"，"有形"与"无形"又在气的运动下不断转化。正如张景岳注云："阳动而散，故化气；阴静而凝，故成形。"凝聚与弥散是气运动的两种状态。细微不可见的气凝聚后则为可见的形体，可见的形体弥散后复为细微不可见的气，气和形在运动中相互转化，是气的固有属性，是不以人的意志为转移的客观规律。

（2）阳化气，阴成形的病理特点：若"阳化气"太过，则表现为气的运动过速，功能亢奋，而出现高代谢状态，可见食欲亢进、低热或壮热、形体消瘦、善惊、心悸、不寐等表现。若"阳化气"不足则为气的运动过缓，脏腑功能低下，而出现形体内气血津液等基础物质不能正常输布和代谢，气化缓慢甚至停滞，则可导致基础物质的凝敛成形过度，表现出肿胀、肿块、痰凝、瘀血等。总之，如果"阳化气"过亢，可使"阴成形"相对偏弱，表现为过度消耗基础物质；同样，如果"阴成形"过盛，可使"阳化气"相对偏缓，表现为基础物质的堆积。

骨肿瘤

1. 古代对骨肿瘤的认识　我国对骨肿瘤的认识最早可追溯到殷商时期，当时的甲骨文中就有瘤的病名记载。在《五十二病方》中已对骨疽（疽）有所描述。唐代孙思邈在《备急千金要方》中将肿瘤分成瘿瘤、骨瘤、脂瘤、石瘤、肉瘤、脓瘤、血瘤和息瘤八类，首次提出"骨瘤"病名。刘献祥等对明清以前中医学对骨肿瘤的认识总结之后，将骨肿瘤分为骨瘤、骨疽、石疽、肉瘤、石痈、恶疮、筋瘤、骨痿疮、石榴疽、胫阴疽 10 类。

（1）对骨肿瘤病因的认识：《灵枢·刺节真邪》云"有所结，深中骨，气因于骨，骨与气并，日以益大，则为骨疽"。阐明骨疽是先有所结，气血津液积聚，日久深入骨而发生的。元代齐德之在《外科精义·论附骨疽》中云："盖缓疽、石疽皆寒气所作，深伏于骨髓之间，有肿与皮肉相似，若疼而坚硬如石，故谓之石疽。"明代薛己在《外科枢要》中云："若伤肾气，不能荣骨而为肿者，其自骨肿起，按之坚硬，名曰骨瘤。"从外邪和内伤两方面说明发生骨肿瘤的原因。即外因为寒邪侵入，内因为肾虚骨枯。

（2）对骨肿瘤病机和症状的认识：隋代巢元方在《诸病源候论·痈疽病诸候上》云"石痈者，亦是寒气客于肌肉，折于血气，结聚所成。其肿结确实至牢有根，核皮相亲，不甚热微痛，热时自歇。此寒多热少，坚如石，故谓之石痈也。久久热气乘之，乃有脓也"。可见骨肿瘤的临床表现多为局部肿块，坚硬如石，微热，微痛，间歇性发热，后期可有化脓等。清代祁坤在《外科大成·石疽》中云"石疽生颈项间，坚硬如石，皮色不变，由沉寒克于经络，气血凝结而成""生腰胯之间，肿而无头，皮色不变，坚硬如石，属少阴阳明二经积热所致""生膝部，肿不变色，漫肿疼痛，坚硬如石，此寒气之肿也"。其把骨肿瘤按发生部位分为上、中、下三部分，各部分肿瘤病因病机及症状各有不同。

（3）对骨肿瘤治疗的认识：对骨肿瘤的治疗，前人多从脾肾论之，配合清热解毒、散寒止痛、调气化瘀之法。如明代陈实功在《外科正宗·多骨疽论》中云："多骨疽者，由疮溃久不收口，乃气血不能运行至此，骨无荣养所致。细骨由毒气结聚化成，大骨由受胎时精血交错而结，日后必成此疽也。但肾主骨，宜服肾气丸、十全大补汤先补脾肾；次用艾附饼灸之令温暖，腐毒朽骨自然脱尽，生肌敛口而愈。"清代张锡纯的活络效灵丹，为治疗恶性肿瘤疼痛运用活血化瘀法的第一方。清代王清任在《医林改错》中提出的活血化瘀的汤剂如血府逐瘀汤、身痛逐瘀汤、通窍活血汤等，对骨肿瘤的治疗也取得了一定的临床疗效。

2. 现代医学对骨肿瘤的认识

（1）对骨肿瘤定义及分类的认识：骨肿瘤是指发生于骨骼或起源于骨各附属组织的原发与继发性肿瘤。原发性骨肿瘤占人类全部肿瘤的 0.2%。其中，恶性骨肿瘤占全部恶性肿瘤的 1% 左右。相对于恶性骨肿瘤来说，原发性良性骨肿瘤较多见。继发性骨肿瘤是指肿瘤骨转移，晚期肿瘤患者发生骨转移的概率约为 20%～95%。

（2）对骨肿瘤症状及诊断的认识：原发性恶性骨肿瘤好发于四肢的长骨干骺端，特别是膝关节周围；而发生在脊柱、骨盆和股骨等处的多为继发性骨肿瘤。骨肿瘤是一种病理改变，但其临床表现多不明显，有的患者甚至出现病理骨折后才被发现。常见症状有肿胀、疼痛、功能障碍、畸形、压迫症状、病理性骨折等。骨肿瘤的诊断需结合症状、年龄分布、发病情况等信息，与其他影像学及病理学资料进行综合分析，可明确诊断。

（3）对骨肿瘤治疗的认识：对于骨肿瘤的治疗，应依据肿瘤的性质、部位及大小来拟定治疗方案。良性骨肿瘤一般予以手术切除，术后其复发率及致残率相对较低。对于恶性骨肿瘤的治疗，一般采取综合疗法，首选新辅助化疗模式，结合放疗、热疗技术、免疫治疗、中药治疗等，一定程度上延长了患者生存时间、提高了生活质量。选用新辅助化疗模式后，仅 5%～10% 的骨肿瘤患者需要施行截肢手术。

阳化气，阴成形与骨肿瘤病因病机的关系

原发性骨肿瘤是骨及骨附属组织异常分化增殖形成的；继发性骨肿瘤是由于原发病灶的肿瘤细胞随着血液运行，在适当的土壤中生长增殖，形成肿瘤，破坏周围组织。从症状方面来看，都是骨及骨附属组织遭受损害，所以不论是原发性的还是继发性的均应统称为骨肿瘤。中医学认为骨肿瘤多是由于气滞血瘀、寒邪侵袭、肾虚骨枯等病因，导致骨内有所结，日久形成肿块，破坏骨组织。从"阳化气，阴成形"理论理解是："阳化气"运动过缓，"阴成形"太过，气血津液等基础物质代谢缓慢，代谢产物堆积，日久化为水湿、痰凝、瘀血等病理产物并作为致病因素，进一步影响全身气血津液的运化，最终形成肿块结节，破坏骨组织。

"阳化气，阴成形"理论对理解骨肿瘤的形成有一定的价值，可为防治骨肿瘤提供新的思路。通过服用温热属阳的药物或练习导引术来提升体内阳气，进而增强体内衰弱的"阳化气"功能，抑制亢进的"阴成形"运动，加速气的弥散，预防或消散气的凝聚状态，从而预防或治疗骨肿瘤。据研究报告称对骨肿瘤治疗有肯定疗效的药物有白花蛇舌草、透骨草、寻骨风、补骨脂、徐长卿、乳香、没药、红花、骨碎补等。在骨肿瘤的防治过程中，可运用"阳化气，阴成形"理论，调理机体在"阳化气，阴成形"生理平衡下进行气血津液等基础物质的代谢，从而达到阴平阳秘的状态，减少骨肿瘤的发生，获得高质量的生活。

379　从气机升降理论探析多发性骨髓瘤的辨治

　　多发性骨髓瘤（MM）是骨髓浆细胞克隆性增殖的恶性血液系统疾病。现今 MM 的主要治疗手段为化疗，但其肝毒性、耐药性等毒副反应，常导致化疗效果不如人意。中医以整体观、辨证论治为特色，可有效降低化疗引起的毒副作用，提高治疗效果。学者杜宛阳等以天人合一理论为基础，结合黄元御一气周流理论，从气机升降角度探析了多发性骨髓瘤的中医辨治。

气机升降：一气周流

　　1. 天人合一理念　中国古代哲学家老子的《道德经》云"人法地，地法天，天法道，道法自然"。法字最早现于金文，当时以一侧为水，另一侧为廌（古代神兽之一，可辨忠奸）而构成，意为法律、法令或效法，表示人应以自然为法令，人与自然融为一体，遵循自然规律，顺应、效法自然，不应违背自然原有的规则，否则后患无穷。

　　《内经》云："太虚寥廓，肇基化元，万物资始，五运终天，布气真灵，总统坤元，九星悬朗，七曜周旋，曰阴曰阳，曰柔曰刚，幽显既位，寒暑弛张，生生化化，品物咸章。"《素问·咳论》云"人与天地相参"，真灵与坤元为化生万物之精微基础，九星七曜悬朗周旋之间，化生阴阳柔刚、寒暑交替、生长化收藏。人体仿佛一个小宇宙，其五脏六腑的运动体系可取象参照天地四季交替、阴阳更迭，气机升降与天地类似而相通。

　　2. 一气周流之阴阳转化　清代医学大家黄元御以《内经》中天人合一、天人相参的思想为纲领，结合临床应用，创作出《四圣心源》，提出"一气周流"理论。其认为，气机升降出入遵循升清降浊、阴升阳降之规律，也代表了阴阳的更迭消长，如地气升腾为云，天气降而为雨，周而复始。《四圣心源·咽喉》云："六腑阳也，而阳中有阴则气降，故浊阴由咽而下达；五脏阴也，而阴中有阳则气升，故清阳自喉而上腾。盖六腑者，传化物而不藏，不藏则下行，是天气之降也；五脏者，藏精气而不泄，不泄则上行，是地气之升也。"《四圣心源·精神化生》云"阴极则阳生，故纯阴之中，又含阳气……阳极则阴生，故纯阳之中，又胎阴气"，说明阴阳之间互相转化，互含彼此。阳中含阴，具有降浊的趋势；阴中含阳，带着升清的走向。如甲木胆为阳，乙木肝为阴，甲木胆降，体阳而用阴；乙木肝升，体阴而用阳。阴升阳降，阴升而化阳，阳降而化阴，阴阳转化无碍，才能使一气周流顺利进行，循环不息。

　　3. 一气周流运转模式　《四圣心源·阴阳变化》云"中气者，阴阳升降之枢轴，所谓土也"。一气意为中气、土之气，土分己阴、戊阳，分别指脾脏、胃腑。脾之己土左旋阴升而化阳，胃之戊土右转阳降而化阴。土生四象，木火金水浑然一气，因状态不同而区分为四象。人体脏腑五行阴阳之间的运动关系也体现于此。脾土为中央枢纽，象广袤无垠的大地，为阴中之至阴，滋养万物，是万物生长之根基；左路己土脾阴升化阳，肾水渐温而升至肝木，阴中之阳，象万物复苏之春季，树木枝条向四周伸展，芽尖蓄势待长，带着蓬勃生机及发散趋势；肝木积温再升为心火，如烈日炎炎之盛夏，为阳中之阳，纯阳含阴，有潜降之势，火性趋上，光明而炎热，温煦万物，为万物活动提供动力；右路戊土胃阳降而化阴，心火遇寒渐降敛气成肺金，为阳中之阴，如枯叶飘落、萧瑟静寂的秋季，性收敛肃杀；肺金清凉敛降为寒冷肾水，为阴中之阴，似万物沉睡、冰雪皑皑的寒冬，主封藏，纯阴含阳，有升发之意。冬去春来，为阴阳转化、气机升降蕴藏精微物质基础。

　　气机升降如同一个不断运转的圆轮，脾土为中轴，带动肝木、心火、肺金、肾水在升降中循环交接，周流不息。圆轮中的清阳从左路升起，浊阴则从右路降下。一气周流的中轴枢纽脾土始终为主动力，分左右两路，升清阳降浊阴，温肾水而升肝木，遂积温化心火；凉心火而肺金降，故寒敛成肾水，肾水升为心火，心火降至肾水，水火并济，各司其职。

总而言之，以脾胃之己戊土为转轴、枢纽，宛如风扇之主轴，轴动则扇动风起，脾胃中轴的正常运作，是发挥其余脏腑功能的基础。它保证了气机顺畅有序的升降出入，使阴阳转化有条不紊地进行而保持平衡，故五脏六腑安和泰然，人体健康无疾。《素问·举痛论》云"百病生于气也"，可知气机升降出入紊乱与疾病的发生有密切联系。所谓牵一发而动全身，气机升降的哪一步细节出现问题，都可能引起整体各种变化，导致诸病丛生。

多发性骨髓瘤的病因病机

多发性骨髓瘤（MM）是浆细胞克隆性增殖的恶性血液系统疾病，常见于中老年人。浆细胞的恶性增殖可引起溶骨性破坏，产生单克隆免疫球蛋白（M蛋白）沉积，并且降低正常多克隆免疫球蛋白的生成，促使机体免疫功能下降，以骨骼破坏、骨痛、肾功能损害、感染、贫血等为主要临床表现。根据其骨痛（腰痛、肋骨痛等）、贫血等症状表现，中医将其命名为骨痹、虚劳、痹证等。

MM的发病年龄中位数为60岁，可见大多数确诊MM的患者年逾半百。《内经》中提到女子五七至七七之间，从阳明脉开始衰弱，渐至三阳脉，后及太冲脉；男子五八至七八，肝肾皆衰，精少天癸竭。可知50岁至60岁的男女在此时机体五脏六腑功能已较前衰退，以肾脏为甚，阳气虚衰，脉衰精乏，天癸已竭，筋骨懈软无力，行动不如年轻时灵活，严重者伛偻驼背、行动不便。肝肾分别主筋、骨，年逾半百后，肝肾亏虚，而肾气不足尤为明显，此为生理规律使然，程度上或多或少，因人而异。

除了生理因素，可能有饮食劳逸不节、情志不畅等引起内在脏腑失调、气机紊乱，六淫邪毒趁年老之躯正气较虚弱而侵犯人体。正虚毒盛，正气不足以抵邪，加之肝肾亏虚，肝肾分别主筋、骨，因此邪毒在骨髓蓄积，气血运行不通，瘀滞不畅，发为骨痹。邪毒内蕴，影响气机升降及水液津血运行，气虚则无力运血，血运不畅则血瘀，血瘀继而生痰凝湿阻，总体病机以邪毒内蕴、肾虚血瘀为主。正虚毒盛，邪毒蕴积，气虚血瘀，进而导致气血亏虚，可见面色萎黄，疲乏无力，少气懒言，头晕心悸等症状。肾主骨兼髓，腰为肾之府，肾虚兼有血瘀，不通不荣则发为疼痛，故见骨痛，多见于腰痛；痰凝湿阻而凝结成痰核痰瘀，阴成形，故见淋巴结、肝脾肿大。黄智莉等总结临床中医证型，分为脾肾阳虚、阴虚、阴阳俱虚、痰毒瘀阻、水湿内蕴5种类型。MM主要是脾肾虚，兼有痰瘀湿毒。梁冰认为，MM主因肾虚，邪毒积蕴于骨髓，耗伤精血，髓枯失养而发为骨痛。总而言之，MM的病机不离毒、虚、瘀，病位在骨髓，涉及脾肾二脏，进而波及其他脏腑，病理因素有痰浊、水湿、血瘀、邪毒、气滞等。

一气周流与多发性骨髓瘤

MM的病因可见饮食劳逸不节、情志不畅、邪毒侵袭、年老肾虚；病机以毒、虚、瘀并存，脾肾两虚兼有邪毒内蕴，病理因素有痰浊、水湿、血瘀、邪毒、气滞等。中老年人为MM的好发人群，此时人体阳气衰减，肝肾亏虚，肾气不足尤甚，此为生理基础。肾主骨，骨生髓，髓为血之源，MM多见肾气不足，精血不藏，骨髓枯空，邪毒乘虚而入，正如《素问·评热病论》中云"邪之所凑，其气必虚"。邪毒蓄积此处，阻碍气血生成，气血无以化生，导致气血两亏之证。气血虚损又影响着脾胃的运化腐熟功能，进而阻碍气血化生，造成恶性循环。

MM发病多见骨痛、贫血之症，皆因肾水不温、中土不运。一为肾水不温。肾水为一气周流左路的始端，气机升降需要肾阳温煦肾水及脾土中的先后天之精，精化气，而后升发至肝木。肾为藏精之所、先天之本，年老体衰，正气虚弱，肾气不足，阴静阳动，加之年老后活动减少，阳气更为衰退，遂本性极寒之肾水不得温煦，肾水不温而左路肝木难以升发。《灵枢·天年》云"五十岁，肝气始衰"。肝木不长、升发不及，木越郁闭，木陷水中，膀胱为壬水，积郁怒发，故小便清长或遗尿失禁；肝木郁则肾水不可上承而济心火，继而影响心气之形成，缺乏心气则不生血，血虚无以濡养躯干及四肢末端，故见四肢麻木疼痛；心之少阴君火不旺，无力温煦而致血运不畅，生瘀血痰湿，遂成痰核痰瘀，见淋巴结、肝脾肿大；心血不得充盈而无法濡养神明，遂精神疲倦，萎靡健忘，目光呆滞无神。肾水过寒、肝木郁闭，发为腰痛。《四圣心源》云"肾居脊骨七节之中，正在腰间，水寒不能生木，木陷于水，结塞盘郁，是以痛作"，意指肾水生肝木，肾水得温则生机蓬勃，左路顺右路畅而升降得利。左路肝木得水之营养而升发，如春季之嫩芽得阳光温煦照耀，水源充足，可茁壮生长；一旦肾水过寒，则如同寒冰骤结，攻伐生气，抑遏生机，木枯而下陷寒水中，气机郁闭，经络不通，则患腰痛。

二为中土不运。《四圣心源·阳虚》云："人知其木火之衰，而不知其脾土之弱……是宜升肝脾以助生长，不止徒温肾气也。"表明肾水寒与中土弱有关。饮食不节属 MM 的病因之一，贪食过多生冷瓜果海鲜等寒湿之物，或肥甘厚腻之品易伤中土脾胃，生湿聚痰，阻碍中土之升降。中土脾胃作为一气周流的中央枢纽，中土健运则为一气周流的启动提供源源不断的动力，脾生血而胃化气。一气又为土气，一气周流以土气为中心。黄元御云"土为四象之母"，四象为木火金水，均来源于土气的变化，可见中土无与伦比的重要地位。脾胃是气血化生的根本脏腑。《四圣心源·气血》云："胃阳右转而化气，气降则精生，阴化于阳也；脾阴左旋而生血，血升则神化，阳生于阴也。"胃为纯阳，阳中含阴，遂降浊阴，完成水谷的受纳及腐熟；脾为纯阴，阴中含阳，故升清阳，完成水谷精微的传输。水谷入脾胃，磨炼精微，区别糟粕与精华，糟粕下至大肠，成粪便排出体外；精华向上走，上输肺部，如雨雾将精华撒向五脏六腑，气血乃生。脾胃之枢升降有序则气血充足，升降失调则气血化生不利，呈现两亏状态。脾土旺、肾水暖，土沃水暖，肝木方可生长。肝主血，为藏血之处，五脏的血皆来源于肝，肝木升发不受郁闭则津血运行无阻；肝木郁闭，升发不及乃生血瘀，血行受阻，痰湿随之而来。左路脾土不运，肝木升发不及，清阳不升；右路胃土不降，肺金不敛，心火不得潜降于肾水而温之，肾水愈发寒冷，故见骨痛、贫血、淋巴结肿大等症状。

综上所述，从一气周流角度分析，MM 主因肾水不温、中土不运，进而伴随肝木郁闭。中医治疗 MM 应注重恢复气机的正常升降出入，从肾水、中土、肝木出发，温肾水、调中土、升肝木而使脾肝升、肺胃降，一气周流顺利运转。

1. 温肾水以济水火　MM 患者年老脉衰，正气虚弱，肾阳不足，加之年老后活动减少，阴静阳动，阳气更为衰退，遂本性极寒之肾水温煦不足。肾水不温而左路肝木难升发，肾水无以济心火，心火后续又不可温煦肾水，肾水愈发寒冷，形成恶性循环。黄元御多用附子、蜀椒以温肾暖水，《长沙药解·卷四·附子》云："暖水燥土，泻湿除寒，走中宫而温脾，入下焦而暖肾。"现代医学认为，附子中的乌头类生物碱为发挥药用的重要成分，可镇痛、强心、调节免疫功能。附子入脾肾，走脾燥土，入肾暖水；蜀椒暖命门温中焦，附子温燥水土之力较蜀椒强。肾水寒冷不离中土虚弱，《长沙药解·卷四·附子》云"欲调水火，必先治土"。温肾水需兼顾中土，不可忽视中土的枢纽作用。临床上 MM 见腰痛畏寒、四肢不温、水肿等肾阳亏虚之证候，使用炮附子、蜀椒等温肾水、暖脾土之药，脾土肾水得温，则湿寒皆去，一气周流复有动力，续行周转。肾水温而升肝木，肝木积温而升心火，心火旺而不衰，肺胃降而潜心火，左右两路循环升降有序，形成肾水上济心火，心火下温肾水之良性循环，周而复始，流转不息。

2. 调中土以转四象　温肾水的同时需调中土，盖因黄元御提出阳虚治法不仅需要暖肾水，更需顾及脾土。中土作为一气周流之枢轴，对维持气机正常升降起着不可或缺的作用。中土蕴含脾胃己阴、戊阳二土，遵循脾升胃降的运动模式。脾属纯阴中含阳，左旋升清阳；胃乃纯阳中含阴，右转降浊阴。黄元御提出"中气者，乃和济水火之机，升降金木之轴也"。中气正常升降运转，是四象升降有序的基础。黄元御调中土多用黄芽汤，《周易参同契·章六两孔穴法》云"阴阳之始，玄含黄芽"，意在调中气枢机，阴阳始合。方中含人参、干姜、炙甘草、茯苓，以参姜补阳生火、甘苓培土制水，与张仲景的理中丸十分相似，除了剂量上的差别。四味药中相似三味：参、姜、草，不同的是茯苓，取代了理中丸的白术。黄元御认为土易湿难燥，土湿则枢轴不运，升降反作，因此调中气枢机以燥土为主。白术虽也可燥湿，但性守而不走，不增加中土枢纽运转的力量，遂不用白术。该方人参益胃气、助脾阳、理中土；干姜温中燥土，土湿得燥而降浊行郁；甘草炙用入脾、胃两经，起补益中土之功；茯苓泻饮燥土，消痰祛湿极佳。参、姜、苓、草合用，燥土运脾，脾升则左旋水木升，肝木得以升发，肾水精血上承于心，心火随肺胃潜降于肾水，四维转而枢机利。除了骨痛，贫血是 MM 患者最常见的症状，应予黄芽汤加减调中土以转四象，通过调节中土枢机，强化一气周流运转的力量，气血化生无阻则阴阳调和五脏安。

3. 升肝木以畅气机 除了温肾水、调中土，升肝木也尤为重要。一方面，现代社会青壮年因面临工作、感情、家庭等各种方面的问题而压力较大。老年人则因孤独、身体状况愈下等而思虑忧愁。MM 作为难治之病，患者难免心理负担沉重，加上化疗的毒副作用较强，容易复发；化疗费用昂贵，对普通家庭来说经济也容易出现困难，加大了 MM 患者的精神压力。因此 MM 患者容易情志不畅、肝气郁闭，故需升肝木以调畅气机升降。另一方面，MM 主因肾水寒、中土不运，必然导致肝木郁。肝木作为肾水与心火交济的中间站，其作用也不容小觑，肝木积温而升心火，是气血化生的重要一环。土生四象，木火金水浑然一气，因状态不同而区分为四象，升肝木、疏肝气以条达，可贯通一气，促进一气周流的运转。黄元御常用桂枝、牡丹皮疏肝气解郁闭而升肝木，温凉并用。《长沙药解》提及，桂枝最为擅长调木气，入肝而走血分，祛风湿寒、解营郁，升降皆可，舒筋通痹；牡丹皮辛凉，活血破癥，泻郁热而清风燥。临床上 MM 患者肾气虚衰招邪毒侵蚀，内蕴于骨，肝木郁闭，肝为厥阴风木，积郁则酿成风热，药不解郁则反复发热，牡丹皮可清泻肝木郁热，而桂枝既可祛土湿而运脾土，又能入肝血调肝气而条达肝木，如此肝木得解郁而升发，气机升降恢复如常，一气周流运转顺畅，则热自去。

总而言之，MM 属本虚标实，本质上因肾水寒、中土虚而致病，导致气机升降失常、肝木郁闭，应治以温肾水、调中土、升肝木，调节紊乱的气机升降，复予一气周流运转之动力，一气周流恢复运转，则重现生机。另外需慎用熟地黄、鹿茸、阿胶等滋腻补品，滋腻大补之物徒增土湿而有碍中土健运，易导致枢机不利。

黄元御之一气周流理论反映了中医整体观，形象地诠释了人体气机升降出入的运动模式，富含中国古代哲学五行阴阳转化的奥妙，为临床上中医治疗各种内伤杂病提供了丰富的理论基础。MM 属疑难杂症，目前现代医学多从基因分子水平上展开各种研究，而缺乏对人体整体观的认识。从气机升降角度分析，充分利用整体观，更全面深入地了解多发性骨髓瘤的本质及病因病机，遣方用药更能命中其关键，运用温肾水、调中土、升肝木之法可起到事半功倍的效果，从而更有效地减轻化学疗法产生的毒副作用，提高 MM 患者的生存质量。

参 考 文 献

[1] 腊永红，张丽娟. 先秦"气"论演变及《内经》对其继承与发展 [J]. 广西社会主义学院学报，2012，23 (3)：73-77.

[2] 贺娟. 气一元论思想对《内经》理论的影响 [J]. 北京中医药大学学报，2014，37 (6)：365-368.

[3] 韩诚，张俊龙，郭蕾，等. 气一元论及其对中医学的影响 [J]. 中医杂志，2017，58 (20)：1711-1715.

[4] 何清湖，孙相如，陈小平，等. "气一元论"学说对藏象理论形成的影响 [J]. 中医杂志，2015，56 (17)：1445-1448.

[5] 王明辉. 《内经》中有关气学说的论述 [J]. 辽宁中医杂志，1987，11 (1)：10-11.

[6] 邓萍，赵吉超，章文春，等. 《内经》气学说探析 [J]. 中华中医药杂志，2022，37 (3)：1299-1302.

[7] 刘革命. 浅谈内经气学理论体系的形成及其应用 [J]. 中国中医药现代远程教育，2014，12 (14)：10-12.

[8] 张莽. 解密《内经》"气"理论 [J]. 现代中西医结合杂志，2004，13 (15)：1963-1964.

[9] 武峻艳，张俊龙，王杰，等. 《内经》之"气"与中医学"元整体观" [J]. 中医杂志，2015，56 (2)：91-94.

[10] 云玉芬，王琦，张其成. 从《内经》看"气"的本质属性 [J]. 山西中医，2009，25 (11)：1-3.

[11] 陈倩亮. 试述《内经》论"气"的哲学基础 [J]. 中医研究，2000，13 (2)：2-3.

[12] 王永哲. 因挂搭而发微——《内经》"气"观念的逻辑建构 [J]. 江西中医药大学学报，2017，29 (3)：12-14.

[13] 王霜，杨威. 《内经》"六气"内涵考释 [J]. 中国医药导报，2022，19 (4)：144-147.

[14] 张登本，李翠娟，陈震霖. 《内经》"三阴三阳"六气发病机理模型的研究 [J]. 中医药通报，2022，21 (3)：7-11.

[15] 赵心华，王庆其，鲍计章. 《内经》"气-精-神"生命核心理论研究 [J]. 南京中医药大学学报（社会科学版），2014，15 (4)：211-215.

[16] 李斌，纪立金，闵寅，等. 从《内经》的思维方法探讨"气"和能量的相关性 [J]. 中华中医药杂志，2019，34 (11)：5033-5036.

[17] 孔庆浩，图娅. 言气彰物论要 [J]. 山东中医药大学学报，2016，40 (3)：211-214.

[18] 李具双. 凡"气"皆象 [J]. 浙江中医药大学学报，2016，40 (1)：4-6.

[19] 董晓艳. "气"含义嬗演及中医气理论发生 [J]. 辽宁医学院学报（社会科学版），2016，14 (4)：63-66.

[20] 陈利国. 对气学理论有关问题的讨论 [J]. 山东中医药大学学报，1998，22 (3)：166-169.

[21] 王小平. 关于气现代诠释的几个问题 [J]. 陕西中医学院学报，2014，37 (5)：11-14.

[22] 王小平. 论中医气概念的内涵 [J]. 陕西中医学院学报，2015，38 (2)：1-5.

[23] 王爱云，张婷婷，韦忠红，等. 气学理论的现代内涵研究 [J]. 时珍国医国药，2020，31 (8)：1955-1957.

[24] 李婷，陈晓东. 试析对中医之"气"的理解中的思维方式 [J]. 南京中医药大学学报（社会科学版），2002，3 (1)：1-4.

[25] 张梅，龚方琴. 气概念的本质刍议 [J]. 时珍国医国药，2021，32 (2)：411-413.

[26] 宋铮，郑晓红. 气与中医自然观 [J]. 中医杂志，2018，59 (6)：459-463.

[27] 和晓婕，潘赐明，王雨情，等. 气与人体的客观性 [J]. 实用中医内科杂志（网络论文），2021，11，5.

[28] 王明辉，王风雷. 发掘中医气学理论创新人类生命科学 [J]. 中医药学刊，2005，23 (5)：798-803.

[29] 杨晓丽，曹姗，冯闲，等. 中医气理论与健康状态关系 [J]. 天津中医药大学学报，2014，33 (2)：65-68.

[30] 严名扬，王云亭. 论中医"气"语词指称的概念性与时序性事态的对象化 [J]. 北京中医药大学学报，2018，41

（9）：717-724.

［31］　严名扬，黄悦，谢明坤，等. 论气指称事态时序性处理方式的预设和途径［J］. 光明中医，2021，36（24）：4013-4107.

［32］　王琦. 基于中国哲学与现代科学视域的中医学气本体论［J］. 北京中医药大学学报，2022，45（1）：1-10.

［33］　田进莹，李秀美，王全年. 基于中国古典哲学元素系统发生同构律的中医气同构律发生学研究［J］. 光明中医，2022，37（9）：1537-1540.

［34］　严家凤，林家虎. 论哲学之气与中医之气的分殊［J］. 医学与哲学，2019，40（19）：17-20.

［35］　陈兆学，夏冰. "气"之内涵及其当代科学诠释探析［J］. 中华中医药杂志，2022，37（10）：5593-5595.

［36］　邢玉瑞. 现代科学语境下"气"的诠释思考［J］. 北京中医药大学学报，2019，42（6）：445-449.

［37］　张海生. 揭示中医学说中"气"概念的本质：信息就是中医的气［J］. 医学与哲学，2020，41（8）：77-81.

［38］　张海生. 揭示中医学说中"气"概念的本质：古代文献的理解及生理学的事实［J］. 光明中医，2013，28（12）：2470-2481.

［39］　张永忠. 论中医学人体之气的实质是新陈代谢［J］. 中国中医基础医学杂志，2000，6（5）：8-11.

［40］　吴昊天，魏聪，常成成，等. 评述近20年传统医学"气本质"的理论研究进展［J］. 中国中医基础医学杂志，2016，22（2）：281-283.

［41］　刘长林. 关于"气"的几点浅见［J］. 中华中医药杂志，2022，37（10）：5585-5589.

［42］　西旺，宋楠楠，梁华，等. 蛋白质组学在中医"气"实质研究中的应用［J］. 中华中医药杂志，2021，36（2）：683-686.

［43］　蒋晓林，王必勤，刘昭明，等. 从现代分子生物学探讨中医气学理论的实质［J］. 中医杂志，2003，44（8）：568-570.

［44］　陈文为. 从生物能学探讨中医"气"的实质［J］. 北京中医药大学学报，1994，17（2）：7-9.

［45］　葛巍，王海燕，张磊昌，等. 论肠道菌群与中医"气"的相关性［J］. 中华中医药学刊，2019，37（2）：354-356.

［46］　林飞，郭丽丽，王阶. 基于线粒体的功能阐释中医"气"的作用［J］. 中国中西医结合杂志，2014，34（8）：903-906.

［47］　常兴，姚舜宇，郭艳琼，等. 基于"气分阴阳"理论探析人体之气与细胞自噬的联系性［J］. 辽宁中医杂志，2020，47（12）：74-76.

［48］　黄海，陈丽，李必保，等. 从中医气、血浅议细胞自噬［J］. 中医学报，2021，36（10）：2035-2039.

［49］　章文春，吴选辉，刘争强. 基于气论的经络实质探析［J］. 中华中医药杂志，2019，34（12）：5533-5536.

［50］　章文春，张舟南，邱烈泽. 基于中医气理论探讨腧穴的现代科学研究进展［J］. 中华中医药杂志，2020，35（4）：1937-1940.

［51］　薛公佑，程旺. 中医气论的本质是关系本体论［J］. 医学与哲学，2020，41（11）：24-26.

［52］　秦立新，刘天君. 气本体论溯源及其对中医学的影响［J］. 医学与哲学（人文社会医学版），2009，30（10）：59-61.

［53］　严名扬，雷磊. 中医气学理论的生命程序学假说初探［J］. 湖南中医药大学学报，2008，28（11）：10-12.

［54］　庞鹤鸣. 气本质研究：宇宙物质结构三层面理论假说［J］. 江西中医药大学学报，2021，33（3）：18-22.

［55］　黄志杰. 中医"气"名考辨［J］. 中国中医基础医学杂志，2001，7（10）：65-66.

［56］　吴以岭，魏聪，赵珊珊. 气与气络学说探讨［J］. 中医杂志，2017，58（21）：1801-1807.

［57］　赵凯维，刘寨华.《内经》之"大气"探析［J］. 中国中医基础医学杂志，2011，17（12）：1295-1296.

［58］　陈强，李朝敏.《内经》形气内涵阐释［J］. 中国民间疗法，2021，29（12）：15-17.

［59］　刘媛.《内经》中"阳气""阴气"概念之探微［J］. 中国中医基础医学杂志，2017，23（8）：1042-1043.

［60］　张学娅，饶宇东，郭春霞，等.《内经》"阳化气，阴成形"含义探讨［J］. 辽宁中医杂志，2020，47（4）：80-82.

［61］　范继东，谷松.《伤寒杂病论》"阳气"实质探析［J］. 现代中西医结合杂志，2022，31（9）：1235-1238.

［62］　马子华，白云峰，白宇宁，等. 基于李东垣"阳气不足，阴气有余"致诸脏病证治初探［J］. 辽宁中医药大学学报，2022，24（9）：214-217.

［63］　刘珍珠，刘修超，佟常青，等. 元气、原气、真气、正气的内涵及相互关系探析［J］. 中医杂志，2022，63（5）：

401 - 405.

[64]　刘哲，翟双庆. 试论元气与真气 [J]. 中医学报，2016，31 (1)：57 - 60.

[65]　王一强，张玉香. 气与元气 [J]. 西部中医药，2016，19 (10)：68 - 70.

[66]　马富羽，谌向忠. 元气在中医历史发展中的概况 [J]. 中国民间疗法，2022，30 (5)：123 - 125.

[67]　钱会南. 《难经》元气之论及其临床启示 [J]. 中国中医基础医学杂志，2015，21 (6)：629 - 630.

[68]　曹征，王河宝，叶明花. 明代元气论 [J]. 江西中医学院学报，2011，23 (3)：15 - 18.

[69]　李吉武，彭万年. 从元气升降角度析识脉象之理 [J]. 国医论坛，2014，29 (6)：9 - 11.

[70]　黄琳，崔应麟，朱广领. 中医元气学说研究进展 [J]. 中华中医药杂志，2021，36 (12)：7219 - 7221.

[71]　许博文，朱雅文，赵硕琪，等. "大气理论"学术思想内涵及发展沿革浅析 [J]. 中国民族民间医药，2021，30 (15)：11 - 14.

[72]　张维波，宋晓晶. 《内经》真气及相关气概念解析 [J]. 中医学报，2022，37 (1)：1 - 6.

[73]　贺娟. 《内经》本体论自然观：真气论 [J]. 北京中医药大学学报，2019，42 (3)：181 - 184.

[74]　徐宁，孙广仁. 《内经》中精的含义及相互关系 [J]. 山东中医药大学学报，2006，30 (6)：472 - 474.

[75]　马迎民，徐德成，范吉平. 中医 "肾精化生元气和脏腑之气" 的现代医学机制 [J]. 中医杂志，2016，57 (12)：1000 - 1004.

[76]　孙广仁. 中医学精气理论的逻辑建构 [J]. 中医药学刊，2006，24 (6)：981 - 983.

[77]　李平华. 《内经》卫气循行探析 [J]. 国医论坛，2022，37 (2)：13 - 16.

[78]　张维波，王泽，宋晓晶. 《内经》卫气卫外功能解析 [J]. 中国针灸，2021，41 (3)：343 - 347.

[79]　周东浩，夏菲菲，刘震超，等. 《内经》卫气防御作用特性概览 [J]. 中国中医基础医学杂志，2019，25 (5)：573 - 574.

[80]　张安玲，丁元庆. 基于《内经》探讨卫气的三种状态 [J]. 山东中医药大学学报，2015，39 (4)：309 - 311.

[81]　马宁. 《内经》卫气出入升降模型的重建 [J]. 山东中医药大学学报，2018，42 (4)：390 - 396.

[82]　李建国，王洪琦. 卫气学说研究进展 [J]. 安徽中医学院学报，2002，21 (1)：61 - 63.

[83]　顾恪波，孙桂芝. "卫气" 与免疫相关性研究进展 [J]. 江苏中医药，2012，44 (10)：75 - 76.

[84]　张健雄，张毅，张启明，等. 中医卫气的执行结构和作用靶点 [J]. 环球中医药，2016，9 (1)：50 - 51.

[85]　孙广仁，高博. 《内经》中营气、卫气概念及相关的几个问题 [J]. 山东中医药大学学报，2006，30 (1)：65 - 66.

[86]　丁元庆. 《内经》营卫理论回顾 [J]. 山东中医药大学学报，2017，41 (1)：3 - 7.

[87]　李具双. 试析营气与卫气的清浊、逆顺 [J]. 中华中医药杂志，2017，32 (3)：983 - 985.

[88]　李具双. 营气卫气的体、象之辨 [J]. 中国中医基础医学杂志，2016，22 (1)：7 - 9.

[89]　杨柏灿，修琳琳. 从营卫的实质探讨营卫关系 [J]. 中国中医基础医学杂志，2010，16 (7)：537 - 538.

[90]　丁元庆. 对营卫实质的认识与思考 [J]. 山东中医药大学学报，2017，41 (2)：99 - 101.

[91]　罗峰，张羽，谭金晶，等. 论中医营卫之气与褪黑素的相关性 [J]. 中医杂志，2022，63 (220)：1901 - 1905.

[92]　朱敬，朱翰学. 中医营气卫气与西医循环系统和神经系统的关系 [J]. 中华中医药杂志，2016，31 (10)：4159 - 4161.

[93]　夏菲菲，刘震超，周明爱，等. 近十年营卫学说研究进展 [J]. 中华中医药杂志，2018，33 (4)：1474 - 1477.

[94]　温武兵. 论宗气的生理功能 [J]. 山东中医药大学学报，2000，24 (4)：247 - 250.

[95]　王九龙. 宗气理论的研究进程与思考 [J]. 中国中医基础医学杂志，2007，13 (6)：401 - 402.

[96]　邵牛，包素珍. 宗气与生命节律的调控 [J]. 中国中医基础医学杂志，2021，27 (10)：1543 - 1544.

[97]　杨燕，胡镜清，彭锦，等. 宗气理论概述及现代研究进展 [J]. 世界科学技术-中医药现代化，2014，16 (11)：2435 - 2438.

[98]　孙广仁. 《内经》中脏气的概念及相关的几个问题 [J]. 山东中医药大学学报，2001，25 (4)：242 - 277.

[99]　郝宇，贺娟. 论《内经》气化学说 [J]. 北京中医药大学学报，2016，39 (5)：357 - 358.

[100]　孙洁，李秋芬，王坤根. 浅谈《内经》中的 "气" 和 "气化" [J]. 浙江中医药大学学报，2017，41 (4)：274 - 277.

[101]　陈曦，潘桂娟. 论《内经》"气化" 概念与特点 [J]. 中华中医药杂志，2012，27 (9)：2258 - 2260.

[102]　陈曦. 论《内经》气化理论的思维特点 [J]. 中国中医基础医学杂志，2012，18 (3)：236 - 237.

［103］ 夏梦幻，王庆其.《内经》气化理论发微［J］. 中华中医药杂志，2021，36（10）：5774-5776.

［104］ 张登本.《内经》中的气化理论［J］. 陕西中医药大学学报，2016，39（6）：8-12.

［105］ 孟庆云. 知气化者通神明：《内经》中的气化论［J］. 中医学报，2012，27（3）：261-263.

［106］ 赵博. 气一元论与《内经》气化理论形成的探讨［J］. 陕西中医，2007，28（1）：70-73.

［107］ 马源，曲保利. 从三阴三阳气化理论探析气立与神机［J］. 国医论坛，2022，37（1）：65-68.

［108］ 黄德彬，张沁园. 从《内经》气化理论探析伤寒六经实质与传经［J］. 山东中医药大学学报，2021，45（2）：164-168.

［109］ 杨茹芸，姚鹏宇.《伤寒论》"六经气化"说探析［J］. 陕西中医药大学学报，2017，40（3）：82-74.

［110］ 陈曦. 论刘完素对气化理论的认识与发挥［J］. 中国中医基础医学杂志，2012，18（4）：351-352.

［111］ 陈曦. 论李东垣对气化理论的理解、发挥与运用［J］. 中国中医基础医学杂志，2012，18（7）：707-708.

［112］ 刘兵，杨芳. 黄元御气化理论研究［J］. 辽宁中医药大学学报，2018，20（10）：158-160.

［113］ 金莉，汪向红，戴超颖，等. 张锡纯论气化［J］. 中国中医药科技，2018，25（4）：523-524.

［114］ 戴超颖，汪向红，金莉，等. 气化与感应：论《医学衷中参西录》的临床思维特征［J］. 中华中医药杂志，2017，32（7）：2885-2887.

［115］ 刘燕池，李晓君. 试论气化学说的内涵、外延和应用［J］. 中国中医基础医学杂志，2009，15（6）：401-404.

［116］ 陈曦. 中医"气化"概念诠释［J］. 世界中医药，2014，9（11）：2258-2260.

［117］ 王海亭，王全年. 论中医气化观［J］. 中华中医药学刊，2007，25（9）：1900-1902.

［118］ 陈曦. 论中医气化生命观［J］. 中国中医基础医学杂志，2010，16（11）：973-974.

［119］ 林齐鸣，虞学军. 论气化形式［J］. 成都中医药大学学报，1997，20（1）：8-10.

［120］ 王正山，张其成. 气化动力初探［J］. 中医学报，2015，30（4）：515-517.

［121］ 孟庆云. 论气化学说［J］. 中医杂志，2007，48（5）：389-391.

［122］ 裴丽敏，杜武勋，李晓凤. 中医气化理论探讨［J］. 陕西中医，2021，42（11）：1586-1590.

［123］ 张登本. 中医气化理论的意涵及其意义［J］. 中医药通报，2021，20（3）：1-4.

［124］ 郑燕飞，陈雪梅，杨寅，等. "气化-调控"论［J］. 安徽中医学院学报，2013，32（4）：1-4.

［125］ 胡臻. 中医气化理论探新［J］. 中国中医药现代远程教育，2005，3（10）：25-27.

［126］ 李晓凤，邓芳隽，陈金红，等. 中医气化愈病思维［J］. 辽宁中医杂志，2022，49（9）：61-64..

［127］ 孙朝润. 中医学气化学说探讨［J］. 中医研究，2019，32（7）：1-4.

［128］ 杜武勋，朱明丹，张斐，等. 中医气化论与中药愈病机理探讨［J］. 中医杂志，2013，54（13）：1081-1084.

［129］ 龚文波，王晖. 中医气化模型的理论基础与应用探讨［J］. 浙江中医药大学学报，2014，38（3）：255-258.

［130］ 宋欣，宋泰宁. 人生命活动的"气化层次"特征［J］. 山西中医学院学报，2017，18（1）：1-2.

［131］ 烟建华. 五脏者气化之器也［J］. 中国中医基础医学杂志，2017，23（9）：1185-1187.

［132］ 吴强. 一气圆通，气化五象［J］. 光明中医，2018，33（11）：1544-1547.

［133］ 吴强. 气化圆通，行之有道［J］. 中华中医药杂志，2019，34（8）：3788-3790.

［134］ 袁亮，王朝阳. 脉象气化结构原理探析［J］. 中华中医药杂志，2015，30（8）：2765-2768.

［135］ 孙洁，李秋芬，王坤根，等. 王坤根主任"气化"理论与中医临床关系的辨析经验研究［J］. 浙江中医药大学学报，2016，40（2）：81-83.

［136］ 陈靓，王建康，陈霞波，等. 从点、线、面、维、元、圆的气化交动谈中医象思维［J］. 中华中医药杂志，2022，37（7）：4152-4155.

［137］ 毛文艳，杜武勋. 黄元御一气周流理论探析［J］. 江苏中医药，2016，48（3）：6-8.

［138］ 王振国，余楠楠，王凌立，等. 从一气周流到五行脏腑气机气化［J］. 陕西中医药大学学报，2021，44（5）：50-52.

［139］ 杜武勋，刘岩，丛紫东，等. 论中医学气一元论与气化论［J］. 中医杂志，2016，57（11）：908-911.

［140］ 祝世讷. 气化学说：开辟解剖结构的发生学研究［J］. 山东中医药大学学报，2007，31（3）：179-181.

［141］ 王蓓蕾，阮越勇，于洋，等. 从中医"气化"角度探讨自噬现象［J］. 中华中医药杂志，2020，35（11）：5452-5454.

［142］ 郑玲玲，张美玉，张瑜，等. 基于代谢组学阐释中医之"气化"［J］. 中华中医药杂志，2015，30（11）：3918-3921.

［143］ 白煜，姚乃礼，郝钰，等. 基于肠道微生态探讨脾胃气化内涵及中医药的作用途径［J］. 中华中医药杂志，2022，37（3）：1790－1793.

［144］ 刘亚楠，冯珂，陈丽斌，等. 肠胃气化规律探析［J］. 中华中医药杂志，2021，36（12）：7455－7457.

［145］ 黄丽琼，黄贵华，林华胜，等. 关于脾胃气化理论的临床研究进展［J］. 四川中医，2012，30（12）：151－153.

［146］ 罗本华，于建春，韩景献. 论三焦气化为气的生化之源［J］. 浙江中医杂志，2010，45（1）：1－3.

［147］ 罗本华，于建春，成海燕，等. 论三焦气化是脑神的基础［J］. 辽宁中医杂志，2010，37（6）：1001－1007.

［148］ 余亚娜，于建春，刘存志，等. 论三焦气化说［J］. 中医杂志，2009，50（5）：389－391.

［149］ 王洪蓓，傅延龄. 略论气机升降学说［J］. 中国老年保健医学杂志，2006，4（1）：45－47.

［150］ 张弛，王强. 气机升降流转与平衡［J］. 中国民间疗法，2022，30（12）：11－13.

［151］ 王芬，冯明. 气机升降出入辨证在现代临床中的应用［J］. 世界中西医结合杂志，2011，6（8）：729－732.

［152］ 李吉武，李双蕾，唐爱华，等. 基于升降气机浅析中医对人体认知与辨证论治的一些问题［J］. 世界中医药，2016，11（9）：1689－1692.

［153］ 魏永彬，晁若瑜，孙德禹，等. 基于气机升降出入的"六经病欲解时"阐释［J］. 山东中医药大学学报，2022，46（4）：471－474.

［154］ 曾庆利，张德新，赖展少. 从气机升降谈六经病病机［J］. 四川中医，2006，24（2）：31－33.

［155］ 易志忠，陈国忠，欧智海，等. 基于"升降相因"探讨脏腑气机升降及药对配伍理论［J］. 中国中医基础医学杂志，2021，27（2）：228－229.

［156］ 常兴，张恬，隋雨言，等. 脏腑气机升降理论的渊源探析［J］. 时珍国医国药，2018，29（6）：1397－1399.

［157］ 王世敏，彭玉，蒋兴燕莹，等. 脏腑气机升降理论的理法方药探析［J］. 贵州中医药大学学报，2021，43（6）：7－10.

［158］ 李磊，孙广仁，张庆祥，等. "气机升降"在"肺合大肠"关系中的生理意义［J］. 山东中医杂志，2013，32（10）：699－710.

［159］ 杨曙光，王鹏. 从《内经》气机升降出入学说谈升降沉浮药性理论之渊薮［J］. 中华中医药杂志，2021，36（2）：698－701.

［160］ 田福玲，张庆祥.《内经》"气郁"理论研究［J］. 时珍国医国药，2018，29（7）：1680－1682.

［161］ 吴立芬，王飞，章文春，等. 中医气郁体质研究进展［J］. 中医临床研究，2020，12（29）：143－145.

［162］ 殷鸣，张琦. "本气自病"理论今诠［J］. 中华中医药杂志，2021，36（11）：6374－6376.

［163］ 陆明，吾买尔江. 胃气理论的源流［J］. 新疆中医药，2010，28（4）：1－3.

［164］ 茹清静. 胃气理论的内涵与外延研究［J］. 浙江中医药大学学报，2010，34（6）：804－806.

［165］ 陈长林，彭志谋，王云亮，等. 胃气理论的形成与发展及其临床意义［J］. 浙江中医药大学学报，2018，42（11）：896－899.

［166］ 薛雨芳，李振波. 胃气的实质及其临床意义［J］. 湖北中医杂志，1996，18（6）：4－6.

［167］ 杨李军，朱曙东. 胃气学说的现代生理学研究进展［J］. 内蒙古中医药，2008（1）：15－17.

［168］ 吴凡伟，周仙仕，陈敏，等. 现代研究对中医"胃气"的认识［J］. 国际中医中药杂志，2016，38（6）：496－497.

［169］ 郭蕾，乔之龙，窦志芳，等. 论脾气概念的内涵和外延［J］. 光明中医，2008，23（10）：1401－1403.

［170］ 王晓玲，王彩霞. "脾气主升"之释义及机理初探［J］. 辽宁中医药大学学报，2016，18（5）：95－97.

［171］ 李福海，苏凤哲，张小光，等. 中医之气与脾胃关系的理论探索［J］. 环球中医药，2021，14（11）：2000－2002.

［172］ 徐文海，徐文萍. 肾气的实质及其在人体长寿中的重要作用［J］. 中国中医基础医学杂志，2001，7（6）：14－17.

［173］ 简法元，曹海仙，刘杰民. "肾主纳气"及"补肾纳气"源流探析［J］. 中国民间疗法，2021，29（4）：4－6.

［174］ 蒋璐，杜武勋，王智先，等. 基于中医形、气、神理论探讨中医药愈病机［J］. 中医杂志，2015，56（6）：451－454.

［175］ 刘艳丽，王秀秀，韩金祥. 中医"气"学说研究60年［J］. 辽宁中医杂志，2014，41（11）：2299－2303.

［176］ 郭建红. 基于"气"与微观物理学探索中医科学性的研究方法［J］. 中华中医药杂志，2018，33（10）：4399－4402.

[177] 王明辉，蒋士生，王风雷. 从"气"学说探索中医科研的思路与方法 [J]. 中国中医基础医学杂志，1998，4 (9)：14－19.

[178] 刘争强，章文春. 中医气论创新技术探析与研究进展 [J]. 中华中医药杂志，2022，37 (10)：5596－5600.

[179] 章文春. 中医气论证构探析 [J]. 中华中医药杂志，2022，37 (10)：5580－5584.

[180] 章道宁. 从现代心理学的角度探析气论的证构 [J]. 中华中医药杂志，2022，37 (10)：5602－5605.

[181] 张庆祥. 论《内经》"百病皆生于气"的内涵及其临床意义 [J]. 山东中医药大学学报，2013，37 (2)：141－142.

[182] 陆明，伍镝，吴涛. 论百病生于气的义理 [J]. 四川中医，2008，26 (12)：55－57.

[183] 唐瑜之. 论"百病生于气也" [J]. 中国中医急症，2012，21 (10)：1621－1623.

[184] 冯兴中，王永炎. 论"百病生于气也" [J]. 北京中医药大学学报，2014，37 (1)：5－8.

[185] 李国菁，冯兴中. 论"百病生于气也"及其对临床的指导意义 [J]. 中华中医药杂志，2013，28 (12)：3479－3482.

[186] 陈照云. 调气法治疗脏腑病证探讨 [J]. 山东中医药大学学报，2013，37 (5)：370－372.

[187] 牛菲，姬水英，马娟娟. 经方配伍中调气法的应用规律探析 [J]. 云南中医中药杂志，2014，35 (5)：26－28.

[188] 李永红，汪艿，张俞，等. 《卫生宝鉴》中的调气法 [J]. 中医临床研究，2020，12 (23)：21－23.

[189] 王镓，吕玉宝，董竞成. 中医的"气"与补气 [J]. 光明中医，2014，29 (3)：494－498.

[190] 邹勇. 老年气衰理论探讨 [J]. 中国中医药现代远程教育，2012，10 (8)：3－8.

[191] 罗本华，成海燕，赵岚，等. 论生命气化阶段性失常是衰老病机之长 [J]. 辽宁中医杂志，2012，39 (12)：2391－2394.

[192] 孟丹，赵岚，于建春，等. 三焦气化失常与老年病 [J]. 中医杂志，2012，53 (19)：1648－1650.

[193] 徐放，尹远平. 从"百病生于气"论治老年病 [J]. 中华中医药学刊，2009，27 (9)：1836－1837.

[194] 邹金明，杜武勋，张少强，等. 基于气化理论论治痰饮内生 [J]. 辽宁中医杂志，2016，43 (2)：264－266.

[195] 孙洁，李秋芬，王坤根. 王坤根主任"气化"理论与中医临床关系的辨析经验研究 [J]. 浙江中医药大学学报，2016，40 (2)：81－84.

[196] 何晓晖. 从脾胃论治气化病的理论与临床探讨 [J]. 江西中医药，2010，41 (6)：8－12.

[197] 王政研，张巍，鲜琦琦，等. 王超从气论治亚健康的理论与方法探析 [J]. 四川中医，2021，39 (9)：9－11.

[198] 李秋慧，黄智斌，陈延. 浅析李东垣调形、调气、调神"三维一体"调理观 [J]. 环球中医药，2021，14 (2)：285－287.

[199] 苏嘉，谢平金，廖璐，等. "形-气-神"三位一体理论在中医康复学中的核心作用探讨 [J]. 中国中医基础医学杂志，2020，26 (12)：1775－1778.

[200] 严冬，张丽. 从"气"论肝主疏泄与情志病之间的作用机理 [J]. 中国民族民间医药，2021，30 (12)：1－3.

[201] 杨震，郝建梅. "气机学说"在肝病诊治中的应用 [J]. 中西医结合肝病杂志，2020，30 (3)：193－195.

[202] 刘继东，王建波，曲怡，等. 言治脾当先调气 [J]. 中华中医药学刊，2015，33 (8)：1947－1949.

[203] 姜鑫，庞立健，吕晓东，等. 调气思维论治肺系疾病 [J]. 辽宁中医药大学学报，2023，25 (1)：175－177.

[204] 黄冬慧，袁庆亮，王平，等. 基于"元气论"探析慢性肺疾病的中医药防治策略 [J]. 湖北中医药大学学报，2021，23 (5)：51－54.

[205] 朱为坤，张喜奎. 《温疫论》阳气郁滞理论及其对新型冠状病毒肺炎防治的启示 [J]. 北京中医药大学学报，2022，45 (8)：775－779.

[206] 张雁，周庆伟. 运用气机升降理论论治顽固性频发咳嗽 [J]. 环球中医药，2021，14 (5)：920－922.

[207] 张元兵，章程，胡志平，等. 国医大师洪广祥教授应用气机升降理论辨治肺系病症思想探讨 [J]. 中华中医药杂志，2018，33 (11)：4964－4967.

[208] 柯婷，肖洋. "宗气为本"学术思想在支气管哮喘合并低钾血症病症诊治中的体现 [J]. 四川中医，2019，37 (3)：36－38.

[209] 贺梦雪，孙增涛. 从黄元御一气周流理论探析支气管扩张 [J]. 吉林中医药，2021，41 (10)：1279－1282.

[210] 李江，张文娟，白丽，等. 基于"阳化气，阴成形"理论探讨补虚化痰祛瘀法在支气管哮喘中的应用 [J]. 中医药临床杂志，2022，34 (10)：1807－1810.

[211] 邓兆岿，阚诗云. 调补宗气在老年社区获得性肺炎中的应用 [J]. 中医药临床杂志，2022，34 (7)：1201－

1204.

[212] 吴清原，李晓丹，孙增涛. 基于线粒体功能探讨中医药"治痰先治气"理论治疗 COPD 气道黏液高分泌的生物学基础 [J]. 辽宁中医杂志（网络论文），2022，7，8.

[213] 胡涛，林琳，吴蕾. 宗气与慢性阻塞性肺疾病膈肌疲劳相关理论浅析 [J]. 时珍国医国药，2015，26（5）：1183-1185.

[214] 苏健，阎小燕，张伟. 从宗气论治慢性阻塞性肺疾病 [J]. 辽宁中医药大学学报，2021，23（12）：170-173.

[215] 李馨仪，何燕，麻文菁，等. 宗气理论指导下慢性阻塞性肺疾病合并认知功能障碍的辨证论治研究进展 [J]. 中国药房，2021，32（9）：1142-1144.

[216] 丁元庆. 卫气失常与慢性阻塞性肺疾病病机相关性探讨 [J]. 山东中医杂志，2018，37（7）：533-537.

[217] 叶文彬，何红霞，马旭红，等. 从三焦气化论治慢性阻塞性肺疾病 [J]. 中华中医药杂志，2017，32（4）：1618-1621.

[218] 姜云宁，王琦，滕俊，等. 从调畅三焦气机论治慢性阻塞性肺疾病 [J]. 长春中医药大学学报，2021，37（2）：251-254.

[219] 蓝嘉欣，韩云，赖芳. 基于脏腑气机理论分析脓毒症急性呼吸窘迫综合征 [J]. 中医药导报，2021，27（7）：221-225.

[220] 于睿智，庞立健，臧凝子，等. 从气络论探讨特发性肺纤维化急性加重的危险因素 [J]. 中华中医药杂志，2022，37（9）：5131-5134.

[221] 陈凤，张伟. 基于"三焦气化论"探讨特发性肺间质纤维化 [J]. 中医杂志，2020，61（14）：1238-1240.

[222] 张秀，王振兴，杨昆，等. 从"百病生于气"论治肺间质纤维化 [J]. 山东中医杂志，2016，35（4）：275-277.

[223] 杭程，肖洋，王高雷，等. 米烈汉教授基于宗气为本防治肺纤维化经验浅析 [J]. 陕西中医，2021，42（9）：1282-1284.

[224] 王济梅，赵文娟，段伟伟. 从元气论治间质性肺病 [J]. 光明中医，2016，31（14）：2009-2011.

[225] 刘艳彬，徐梦娇，郑佳昆，等. 从"阳化气，阴成形"失常论治肺结节 [J]. 北京中医药，2022，41（5）：543-545.

[226] 王铭钧，庞立健，吕晓东，等. 从"阳化气，阴成形"论肺结节 [J]. 辽宁中医药大学学报，2022，24（5）：209-212.

[227] 钟佳燕，倪锆文，王雅琴，等. 从"阳化气，阴成形"论治肺结节 [J]. 浙江中医药大学学报，2022，46（4）：424-427.

[228] 黄文博，付西，黄娅，等. 基于"玄府气液"学说探析肺结节的治疗 [J]. 中医杂志，2022，63（12）：1189-1192.

[229] 亓润智，赵雨薇，栾美琪，等. 花宝金调气解毒治疗肺结节思想探析 [J]. 世界中医药，2022，17（11）：1535-1539.

[230] 李要远，郑红刚，程孟祺. 基于扶正调气法治疗肺结节的运用初探 [J]. 中医药学报，2022，50（4）：1-3.

[231] 张妙芬，刘城鑫，黄慧婷，等. 基于"阳化气，阴成形"理论探讨温阳散结法治疗肺结节 [J]. 中医杂志，2021，62（22）：1960-1962.

[232] 尚昊，贾新华，张心月，等. 基于"气有余便是火"论治孤立性肺结节 [J]. 中国中医药信息杂志，2022，29（9）：135-138.

[233] 周扬海，谷孝芝. 从宗气理论论治机械通气-困难撤机 [J]. 中国中医急症，2022，31（9）：1295-1297.

[234] 田晓君，韦冰晨，高天舒. 基于"阳化气，阴成形"理论探析自身免疫性甲状腺炎中医病机与治疗思路 [J]. 中华中医药学刊，2023，41（3）：63-65.

[235] 王雨鸽，许静茹，王俞铧，等. 刘启泉教授基于"随变而调气"论治慢性萎缩性胃炎 [J]. 陕西中医，2022，43（2）：236-239.

[236] 段园志，王凤云，唐旭东，等. 基于气机升降理论探讨胃食管反流病的病机及治疗 [J]. 中医杂志，2017，58（6）：470-473.

[237] 郑艺君，史中斐，吕咪，等. 基于"三焦气化"论治胃食管反流病经验 [J]. 北京中医药，2022，41（5）：524-527.

[238] 苏坤涵，刘万里. 从脏腑气机升降论治难治性胃食管反流病 [J]. 中国中医急症，2020，29（7）：1224－1227.

[239] 黄飞霞，邓明，裴霞，等. 从"乱气"理论探讨难治性胃食管反流病的辨治体会 [J]. 深圳中西医结合杂志，2022，32（3）：71－74.

[240] 郑艺君，史中斐，吕咪，等. 从化滞调气论治腹泻型肠易激综合征 [J]. 环球中医药，2022，15（4）：657－659.

[241] 吴宝麒，刘倩，张涛，等. "调气安神"治疗腹泻型肠易激综合征 [J]. 北京中医药，2022，41（5）：520－523.

[242] 朱伟宁，王丽媛，许明岩. 基于"阳化气，阴成形"理论治疗溃疡性结肠炎的经验 [J]. 中医临床研究，2022，14（18）：81－83.

[243] 王萌萌，郭宏伟，王超众. 基于中医"气"理论探讨水肿辨治 [J]. 中国医药导报，2022，19（12）：129－132.

[244] 宿家铭，柳红芳，赵丽，等. 柳红芳教授从三焦气化论治慢性肾脏病经验 [J]. 四川中医，2022，40（3）：19－21.

[245] 宋立群，负捷，宋业旭. 从五脏气化升降理论辨证论治肾病水肿 [J]. 中国中西医结合肾病杂志，2014，15（6）：471－473.

[246] 高燕妮，袁军. 基于三焦气化理论辨治特发性膜性肾病 [J]. 亚太传统医药，2021，17（1）：99－102.

[247] 顾颖杰，王晖. 《内经》气化理论在糖尿病肾病中的临床应用 [J]. 新中医，2014，46（10）：1－4.

[248] 杨梦，胡思远，李琳，等. 基于"虚气留滞"理论探讨慢性肾衰竭"微炎症状态"的病机及中药防治进展 [J]. 中国实验方剂学杂志，2022，28（16）：229－233.

[249] 庞湃，马运涛，王斌. 从"阳化气，阴成形"角度阐释肠促胰素在糖脂代谢中的作用 [J]. 世界中医药，2022，17（11）：1594－1598.

[250] 周鸿儒，魏聪. 基于气络学说对于代谢综合征的理论探讨 [J]. 疑难病杂志，2022，21（2）：204－206.

[251] 温伟，赤艺，张怡清，等. 从气治痰理论探治代谢综合征 [J]. 环球中医药，2021，14（9）：1650－1652.

[252] 张怡清，赤艺，温伟. 从中医气行转枢理论探治代谢综合征 [J]. 中医药学报，2022，50（3）：12－15.

[253] 丁元庆. 从卫气探索血糖与糖尿病病机 [J]. 山东中医药大学学报，2017，41（3）：195－198.

[254] 吉福玲，金智生，何流. 从《内经》"气"的理论探讨糖尿病病机 [J]. 中医研究，2018，31（1）：7－9.

[255] 朱建伟，冷玉琳，周秀娟，等. 基于肠道菌群从气机升降理论探析糖尿病发病机制 [J]. 中国实验方剂学杂志，2019，25（21）：189－193.

[256] 李芷悦，吴凤芝，张炜悦，等. 从气化失司角度论治2型糖尿病 [J]. 现代中医临床，2017，24（11）：48－50.

[257] 李吉武，唐爱华. 运用气机升降理论论治糖尿病 [J]. 中医杂志，2013，54（15）：1283－1286.

[258] 陈丽娟，文颖娟，仝武宁. 基于"线粒体动力学"机制探讨糖尿病心肌病"壮火食气"的科学内涵 [J]. 湖南中医药大学学报，2022，42（5）：820－824.

[259] 曾英坚，彭国蕊，周露，等. 从脾胃气化探讨难治免疫性血小板减少症证治 [J]. 中国中医急症，2020，29（12）：2141－2143.

[260] 张荣，刘慧敏，王少丽，等. 姚乃礼基于气化理论治疗代谢相关脂肪性肝病经验 [J]. 中华中医药杂志，2022，37（6）：3279－3282.

[261] 亢文翠，赵琦，陈亮，等. 赵琦基于"气机升降"理论辨治代谢相关脂肪性肝病经验 [J]. 中国民间疗法，2020，28（24）：21－23.

[262] 陈抒鹏，唐娜娜，王思梦，等. 基于"营卫学说"探析血压昼夜节律 [J]. 医学争鸣，2023，44（4）：356－358.

[263] 何彦虎，金华，刘志军，等. 基于营气昼夜节律与脾胃相关性探讨高血压病机制 [J]. 中国中医药信息杂志，2021，28（10）：15－19.

[264] 丁元庆. 营卫与血压及高血压发病的相关性探讨 [J]. 山东中医药大学学报，2017，41（4）：299－303.

[265] 张丽君. 从肺主气理论探讨高血压病的发病机制 [J]. 长春中医药大学学报，2018，34（6）：1036－1038.

[266] 耿爽，王凤荣. 从"气血失和"探讨线粒体功能障碍对动脉粥样硬化的影响 [J]. 中医药学报，2022，50（9）：5－7.

[267] 焦华琛，李运伦. 丁书文教授从宗气理论辨治心系疾病 [J]. 亚太传统医药，2019，15（9）：95－97.

[268] 张宜帆，周曼丽，刘培，等. 从"阳化气，阴成形"理论浅析冠心病证治机理 [J]. 中医药信息，2022，39（7）：45－47.

[269] 谭雨晴，李军，陈恒文．基于"阳化气，阴成形"论扶阳活血法在冠心病的运用［J］．中国中医基础医学杂志，2022，28（6）：986-988.

[270] 郜亚茹，韩学杰，刘大胜．从脏腑气机升降观探讨冠心病病机［J］．辽宁中医药大学学报，2019，21（1）：133-135.

[271] 丛紫东，杜武勋，朱明丹，等．杜武勋教授论中医气化与冠心病的中医中药治疗［J］．时珍国医国药，2014，25（4）：917-919.

[272] 张鼎顺．从三焦气化角度论冠心病的中医病机［J］．中西医结合心脑血管病杂志，2018，16（19）：2902-2904.

[273] 何贵新，肖婷，申永艳，等．基于中医"气"理论辨谈心病［J］．辽宁中医杂志，2021，48（5）：64-67.

[274] 王可文，余天泰．余天泰教授调气法治疗冠心病的经验［J］．中国中医药现代远程教育，2015，13（13）：25-27.

[275] 曹蛟，张杼惠，刘建和．从中医"阳气亏虚，痰瘀内阻"理论探讨中医药防治心肌缺血再灌注损伤的机制［J］．世界科学技术-中医药现代化，2021，23（2）：510-514.

[276] 吴正波，李文逸，谢连娣．从宗气不守探讨长QT综合征的中医病机［J］．四川中医，2022，40（3）：32-35.

[277] 宁博，赵明君，葛腾，等．基于气络学说辨治心血管神经症［J］．中国中医药信息杂志，2023，30（3）：148-151.

[278] 林虹辰，崔向宁．从气郁论治功能性早搏［J］．环球中医药，2021，14（2）：324-326.

[279] 李晓凤，刘津，邓芳隽，等．从气化论辨治心律失常［J］．辽宁中医杂志，2022，49（7）：64-66.

[280] 赵玉珂，陆峰．宗气理论在慢性心力衰竭治疗中的指导意义［J］．辽宁中医药大学学报，2022，24（11）：211-214.

[281] 林飞，许娜，刘巍，等．宗气、心力衰竭和能量代谢的相关性研究［J］．北京中医药，2013，32（9）：659-662.

[282] 原梦飞，沈晓旭，翁洁琼，等．基于"虚气留滞"理论以"平治于权衡，去宛陈莝"法论治心力衰竭［J］．江苏中医药，2022，54（9）：9-12.

[283] 陈浩，吴伟，王庆凯．从三焦气化失司论治慢性心力衰竭［J］．环球中医药，2020，13（6）：1044-1046.

[284] 韩玉洁，王海娟，高凡，等．邢月朋基于宗气理论防治慢性心力衰竭经验研究［J］．河北中医药学报，2021，36（6）：46-48.

[285] 余峥瑶，沈祥峰．程志清从气化理论辨治慢性心力衰竭临床经验介绍［J］．新中医，2021，53（20）：195-198.

[286] 姜文睿，王阶．透过慢性心力衰竭探讨宗气与心肌线粒体的关系［J］．中华中医药杂志，2017，32（5），2084-2086.

[287] 向阳，杨海燕，赵春生，等．基于线粒体心肌能量代谢探讨从"气"治疗慢性心力衰竭［J］．中国民族民间医药，2021，30（2），5-8.

[288] 张杼惠，刘建和，曹蛟，等．程丑夫基于"阳化气，阴成形"理论治疗慢性心力衰竭经验［J］．湖南中医药大学学报，2021，41（10），1606-1610.

[289] 田文得，张贺，鞠建庆，等．基于中医"精""气""神"理论探讨利钠肽系统在心力衰竭中的作用机制［J］．中西医结合心脑血管病杂志，2022，20（16）：3047-3050.

[290] 王雅娟，张秀敏．从三焦气化探讨血管性帕金森综合征的中医病机［J］．北京中医，2016，35（5）：475-477.

[291] 古金晓，于海青，李伟荣，等．基于"虚气留滞"病机探讨心脑同治理论［J］．环球中医药，2022，15（5）：792-796.

[292] 马亚敏，王沛君，赵岚．基于"三焦气化失司"理论探讨中医脑病的防治策略［J］．辽宁中医杂志，2022，49（3）：70-73.

[293] 王文晟，刘尚志，王平．从《内经》"血者，神气也"论治老年脑病的理论初探［J］．中华中医药杂志，2021，36（8）：4595-4598.

[294] 徐云浩，赵博．从"百病生于气"解析抑郁症五脏病机［J］．中医药信息，2018，35（4），84-87.

[295] 周苗苗，张明宽，韩穆轩，等．从五脏化五气理论认识抑郁症［J］．辽宁中医杂志，2022，49（9），65-67.

[296] 沈家雯，司国民．从阳气-阴分角度探析不寐病机［J］．山东中医药大学学报，2022，46（3），313-317.

[297] 罗本华，赵岚，成海燕，等．论老年期痴呆是生命气化阶段性异常病变［J］．中国老年学杂志，2014，34（13），

3791－3795.

［298］赵清山，李天威，王清碧，等．应用一气周流理论探讨血管性痴呆从肺论治的机理［J］．贵阳中医学院学报，2013，35（6），51－53.

［299］魏江平，代渊，文跃强，等．从"阳化气，阴成形"理论探讨阿尔茨海默症病机演变规律［J］．中医杂志，2018，59（24），2099－2102.

［300］王菊枚，冯丝丝，吕玉兰，等．中风与五脏气机关系的探讨［J］．按摩与康复医学，2021，12（24），91－94.

［301］李为成，黎培爱，武志全．基于"虚气留滞"理论探讨脑缺血再灌注损伤［J］．环球中医药，2020，13（10），1702－1705.

［302］王开成，王秀芳，卢成杰，等．崔金海应用调气化痰法预防缺血性中风病复发的经验探讨［J］．中国医药导报，2022，19（24），140－143.

［303］王菊枚，冯丝丝，吕玉兰，等．国医大师张震疏调气机理论在中风后郁证的临床应用理论探讨［J］．按摩与康复医学，2022，13（13），38－42.

［304］江涛，刘金民．从气机升降出入论癫痫［J］．湖南中医药大学学报，2016，36（8）：4－7.

［305］刘雪颖，王力苇，刘美斯．基于张锡纯大气理论探讨头痛的病机及治疗［J］．世界中医药，2022，17（17）：2406－2409.

［306］冉清智，李彩．从气机升降论治偏头痛的思路与方法［J］．现代中西医结合杂志，2021，30（33），3698－3701.

［307］周德生，蔡昱哲．基于卫气理论辨治周围神经病：中医脑病理论与临床实证研究［J］．湖南中医药大学学报，2019，39（6），677－683.

［308］薛静，陈志刚，李楠楠，等．基于脑气理论辨治自身免疫性小脑性共济失调［J］．中医杂志，2022，63（21），2094－2097.

［309］冉宁晶．宗气与重症肌无力辨治［J］．实用中医内科杂志，2018，32（10），15－17.

［310］张燕，高明泽，孙玉秀，等．用气机升降理论探讨对失重的中医学认识及失重性肌萎缩的中医病机［J］．世界科学技术-中医药现代化，2014，16（4），749－751.

［311］何青蔓，赵美，付康华，等．从"阳化气，阴成形"理论探讨IgG4相关性疾病的中医论治［J］．风湿病与关节炎，2022，11（5）：58－61.

［312］王鹏飞，姜萍，刘英．从气化角度探讨干燥综合征的辨治［J］．中华中医药杂志，2019，34（6）：2531－2534.

［313］徐江喜，沈正东，杜芸，等．从"玄府主气液宣通"论治干燥综合征［J］．四川中医，2022，40（7）：45－48.

［314］成嘉莉．王新昌．"形不足者，温之以气"理论在干燥综合征中的应用探讨［J］．时珍国医国药，2022，33（4），931－933.

［315］王英娜，高天舒，李品，等．基于"气有余便是火"探讨甲亢发病机制及治疗原则［J］．环球中医药，2021，14（9），1593－1596.

［316］左瑞，吕富荣，王晓燕．运用气机升降理论探讨慢性疲劳综合征的治疗［J］．陕西中医学院学报，2015，38（2）：13－15.

［317］王政研，张巍，鲜琦琦，等．王超从气论治亚健康的理论与方法探析［J］．四川中医，2021，39（9）：9－11.

［318］孙月蒙，刘冬，李梦然．从五脏气机升降相佐浅析肾结石的治疗［J］．现代中西医结合杂志，2021，30（7）：737740.

［319］潘沐勇，郭文龙，王琪．从调和气机论腹腔间隙综合征的诊疗［J］．中医临床研究，2021，13（15）：22－24.

［320］杜雨璇，张敬文，章文春，等．从形气神三位一体生命观探讨强直性脊柱炎的病机［J］．江西中医药大学学报，2022，34（2）：12－14.

［321］白烨升，陈伟佳，曾奇，等．基于"痿-宗气理论"辨治脊髓梗死［J］．中国中医急症，2022，31（5）：820－822.

［322］沈丕安．中医卫气理论与免疫性风湿病［J］．风湿病与关节炎，2013，2（3），41－44.

［323］陈霞，何晓芳，韦尼．基于温扶阳气法论治类风湿关节炎探析［J］．风湿病与关节炎，2022，11（6），53－56.

［324］徐润，姜泉，韩曼，等．从"阳化气，阴成形"理论探讨姜泉教授治疗难治性痛风经验［J］．中国医药导报，2022，19（24），119－122.

［325］郭啟镕，柴生颋，李飞龙．从"阳化气，阴成形"论治脾肾阳虚型膝骨关节炎［J］．河北中医，2021，43（9）：1559－1561.

[326] 肖勇洪，彭江云，李兆福，等. 基于"阳化气，阴成形"理论探讨骨质疏松症的中医证治 [J]. 中国中医基础医学杂志，2020，26（3）：401-403.

[327] 于广莹，刘维. 从宗气理论探治硬皮病合并肺间质病变 [J]. 光明中医，2021，36（19）：3233-3236.

[328] 孙丹，卞旭，马科党，等. 韩世荣"阳气论"思想在硬皮病治疗中的应用简析 [J]. 成都中医药大学学报，2022，45（1）：69-71.

[329] 彭梓，黄田，程宏斌. 从百病皆生于气探讨痤疮的发病及诊疗思路 [J]. 云南中医中药杂志，2021，42（12）：94-96.

[330] 杨凤珍，烟建华，王健. 艾滋病元气损伤病机的研究 [J]. 中国中医基础医学杂志，2005，11（2）：147-148.

[331] 闫菲，刘雁峰，史云，等. 基于"阳化气，阴成形"理论探讨排卵障碍的中医证治 [J]. 中医学报，2022，37（2）：263-266.

[332] 孟辰，魏恩华，张长龙，等. 基于营卫理论探析经前烦躁障碍症发病机制 [J]. 山东中医药大学学报，2022，46（2）：175-179.

[333] 温兆瑞，刘建，聂广宁，等. 杨洪艳基于六经气化学说诊治绝经期综合征经验 [J]. 广州中医药大学学报，2021，38（11），2506-2512.

[334] 刘双，王雁飞，张绪丹，等. 基于数据挖掘探讨"百病生于气"观点论治子宫腺肌病 [J]. 世界中西医结合杂志，2022，17（1），48-54.

[335] 郭红玉，任青玲，胡荣魁，等. 国医大师夏桂成运用"阳化气、阴成形"理论防治子宫内膜息肉经验 [J]. 南京中医药大学学报，2021，37（4），574-576.

[336] 周艳艳，任静雯，徐江雁. 基于"阳化气，阴成形"探讨子宫肌瘤 [J]. 中医学报，2021，36（6），1187-1190.

[337] 张泓源，王丽，刘静君. 基于"阳化气，阴成形"探讨女性卵巢储备功能低下 [J]. 中医药信息，2022，39（5），23-26.

[338] 梁春云，于红娟. 基于"阳化气，阴成形"理论探讨温阳化瘀法治疗多囊卵巢综合征 [J]. 天津中医药，2022，39（2），228-231.

[339] 宋连英，张耀圣，武艺超，等. 从气机理论辨治勃起功能障碍 [J]. 中医杂志，2022，63（8），798-800.

[340] 卢冬冬，陶晨凯，焦薇薇，等. 从五脏气化论阳痿辨治思路 [J]. 山东中医药大学学报，2022，46（4），458-461.

[341] 付海强，赵丰，郭俊，等. 郭军教授运用"阳化气，阴成形"理论辨治特发性少弱精子症经验 [J]. 环球中医药，2021，14（7），1280-1282.

[342] 韩亮，厉将斌，李海松. 基于"阳化气，阴成形"理论探讨精液异常男性不育症辨治思路 [J]. 环球中医药，2022，15（1），46-48.

[343] 宁志豪，邢璐璐，陈小华. 从"气机升降"浅析非动脉炎性前部缺血性视神经病变 [J]. 中国中医眼科杂志，2020，30（8），584-587.

[344] 李丽英，沈立台，陈强，等. 从络脉-气络理论探讨中心性浆液性脉络膜视网膜病变的证治 [J]. 新中医，2022，54（18），159-163.

[345] 廖垚，曹凤珍，邱思月，等. 基于圆运动的一气周流理论论治神经性耳鸣 [J]. 中医杂志，2022，63（19），1894-1897.

[346] 何玉瑶，钟利群. 从一气周流理论浅析梅尼埃病证治 [J]. 现代中西医结合杂志，2021，30（36），4044-4047.

[347] 刘洋，李昕蓉，陈晴，等. 卫气与变应性鼻炎黏膜免疫机制的相关性探讨 [J]. 中华中医药杂志，2014，29（5），1530-1533.

[348] 蔡泳源，李奕祺. 从三焦气化分析变应性鼻炎病机 [J]. 中医眼耳鼻喉杂志，2020，10（2），124-126.

[349] 周舒雯，黄娅，肖冲，等. 基于气本体论探讨巨噬细胞极化与肿瘤 [J]. 医学争鸣，2022，43（6），788-790.

[350] 胡帅航，王欣妍，马秀梅，等. 基于意象思维和"气"学理论论治恶性肿瘤 [J]. 辽宁中医药大学学报，2023，25（4），130-133.

[351] 李晶，赵良辰，唐幸林子，等. 中医"卫气"与现代免疫调节及肿瘤发生的关系 [J]. 中医肿瘤学杂志，2019，1（1），19-22.

[352] 沈曼娜，李永浩. 从"阳化气，阴成形"理论探讨"炎-癌转化"学说 [J]. 中医药导报，2019，25（24），13-

14.

［353］ 刘瑞，花宝金，侯炜. 从气机升降学说论肿瘤病机［J］. 中医杂志，2014，55（7），544－547.

［354］ 王红玲，康斐，黄兴. 基于"阳化气，阴成形"理论探讨温阳法在恶性肿瘤中的应用［J］. 中国中医基础医学杂志，2019，25（7），999－1001.

［355］ 徐爽，刘立萍，李然. 从"气化"论疏肝理脾法干预能量代谢重编程延缓肿瘤进程［J］. 辽宁中医杂志，2021，48（3），56－58.

［356］ 耿良，范敬，高启龙，等. 中医气化理论在肿瘤防治中的意义［J］. 中医研究，2016，29（6），1－3.

［357］ 郑广达，汤怡婷，陈玉鹏，等. 花宝金教授基于调气解毒法论治癌性疼痛［J］. 世界中医药，2022，17（11），1511－1514.

［358］ 李要远，郑红刚，花宝金. 运用扶正调气法论治肿瘤［J］. 中医杂志，2022，63（6），588－591.

［359］ 李玉来，周丽萍，柳强龙，等. 恶性肿瘤从气而治［J］. 中医药临床杂志，2022，34（3），399－402.

［360］ 曹康迪，胡帅航，王瑾琨，等. 运用"形气神"思想治疗恶性肿瘤［J］. 北京中医药大学学报，2021，44（12），1126－1229.

［361］ 李晓红，由凤鸣，祝捷，等. "气火"理论视角下肺癌的中医发生学探微［J］. 四川中医，2022，40（7），32－34.

［362］ 王怡超，焦丽静，胡佩珮，等. 许玲从一气周流分析肺癌的因机证治［J］. 中医药导报，2021，27（8），185－187.

［363］ 夏小军，任德祥. 肺癌从气论治［J］. 中医研究，2022，35（8），1－4.

［364］ 韩莹莹，李杰，曹璐畅，等. 从五脏阳气论治肺癌［J］. 中医杂志，2022，63（16），1585－1588.

［365］ 朱满雨，赵静雪，李杰. 基于"阳化气，阴成形"理论探讨食管癌吞咽困难辨治［J］. 吉林中医药，2021，41（12），1541－1544.

［366］ 陈建权，刘建平，张海生，等. 从气机升降学说探究胃癌前病变的炎性微环境［J］. 河北中医，2019，41（2），297－300.

［367］ 张泽，詹观生，袁红霞. 从三焦气化失司论慢性萎缩性胃炎癌前病变的中医病机［J］. 天津中医药大学学报，2020，39（5），520－523.

［368］ 赵若含，李慧杰，李秀荣. 基于"阳化气，阴成形"理论探讨晚期胃癌的中医辨治［J］. 中国中西医结合消化杂志，2022，30（8），595－597.

［369］ 徐爽，刘立萍，李然. 从"气化"论疏肝理脾法干预能量代谢重编程延缓肿瘤进程［J］. 辽宁中医杂志，2021，48（3），56－58.

［370］ 孟小莎，孙铜林，刘华. 基于"阳化气，阴成形"理论初探胰腺癌的中医论治［J］. 中国民族民间医药，2021，30（14），89－91.

［371］ 姜菊玲，袁奕昕，刘瑞，等. 从"气机升降"与"传舍"理论浅析胰腺癌转移的病机［J］. 北京中医药，2020，39（11），1184－1187.

［372］ 陈慧芳，曾柏荣. 从气机升降理论论治胰腺癌［J］. 中国民族民间医药，2021，30（10），77－79.

［373］ 李奕，张曦元，庞博，等. 胰腺癌从"调气解毒"立论的中医药治疗策略与实践［J］. 世界中医药，2022，17（11），1502－1505.

［374］ 邹建华，肖战说，吴娇，等. 吴煜运用"气郁生岩"理论治疗乳腺癌的经验［J］. 中医药导报，2021，27（8），182－184.

［375］ 孙立巧，刘凤智，康宁，等. 吴煜运李全教授基于气机升降理论治疗乳腺癌相关性抑郁［J］. 辽宁中医杂志（网络论文），2022，7，8.

［376］ 刘芳媛，徐佳越，沈影，等. 基于"阳化气，阴成形"理论探讨卵巢癌防治策略［J］. 辽宁中医杂志，2022，49（10），46－49.

［377］ 梁磊，魏丹丹，李闪闪，等. 基于"阳化气，阴成形"理论探讨软组织肉瘤的发病机制及治法［J］. 中国民间疗法，2021，29（17）：7－8.

［378］ 胡文斌，张华，宋敏. "阳化气，阴成形"理论为骨肿瘤防治提供新思路［J］. 西部中医药，2015，28（8）：51－53.

［379］ 杜宛阳，胡莉文. 从气机升降探讨多发性骨髓瘤的治疗［J］. 中医学报，2021，36（8）：1619－1622.

图书在版编目（ＣＩＰ）数据

辨证求因从气论 ： 名医解读中医学理论框架的基石 / 瞿岳云
编著. -- 长沙 ： 湖南科学技术出版社，2024. 8.(中医从基础走向
临床丛书). -- ISBN 978-7-5710-3098-8

Ⅰ. R22

中国国家版本馆 CIP 数据核字第 20246GL110 号

BIANZHENG QIUYIN CONGQI LUN——MINGYI JIEDU ZHONGYIXUE LILUN KUANGJIA DE JISHI

辨证求因从气论——名医解读中医学理论框架的基石

编　著：瞿岳云

出 版 人：潘晓山

责任编辑：李　忠

出版发行：湖南科学技术出版社

社　　址：长沙市芙蓉中路一段 416 号泊富国际金融中心

网　　址：http://www.hnstp.com

湖南科学技术出版社天猫旗舰店网址：

　　　　　http://hnkjcbs.tmall.com

邮购联系：0731-84375808

印　　刷：长沙艺铖印刷包装有限公司

　　　　（印装质量问题请直接与本厂联系）

厂　　址：长沙市宁乡高新区金洲南路 350 号亮之星工业园

邮　　编：410604

版　　次：2024 年 8 月第 1 版

印　　次：2024 年 8 月第 1 次印刷

开　　本：889mm×1194mm　1/16

印　　张：92

字　　数：2834 千字

书　　号：ISBN 978-7-5710-3098-8

定　　价：498.00 元